MEDICINA INTERNA DE PEQUENOS ANIMAIS

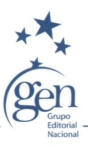

O GEN | Grupo Editorial Nacional – maior plataforma editorial brasileira no segmento científico, técnico e profissional – publica conteúdos nas áreas de ciências da saúde, exatas, humanas, jurídicas e sociais aplicadas, além de prover serviços direcionados à educação continuada e à preparação para concursos.

As editoras que integram o GEN, das mais respeitadas no mercado editorial, construíram catálogos inigualáveis, com obras decisivas para a formação acadêmica e o aperfeiçoamento de várias gerações de profissionais e estudantes, tendo se tornado sinônimo de qualidade e seriedade.

A missão do GEN e dos núcleos de conteúdo que o compõem é prover a melhor informação científica e distribuí-la de maneira flexível e conveniente, a preços justos, gerando benefícios e servindo a autores, docentes, livreiros, funcionários, colaboradores e acionistas.

Nosso comportamento ético incondicional e nossa responsabilidade social e ambiental são reforçados pela natureza educacional de nossa atividade e dão sustentabilidade ao crescimento contínuo e à rentabilidade do grupo.

MEDICINA INTERNA DE PEQUENOS ANIMAIS

Richard W. Nelson, DVM, DACVIM
Professor Emeritus
Department of Medicine and Epidemiology
School of Veterinary Medicine
University of California, Davis
Davis, California

C. Guillermo Couto, DVM, DACVIM
President
Couto Veterinary Consultants
Hilliard, Ohio

Tradução e Revisão Técnica
Profa. Dra. Renata Scavone de Oliveira
Médica-veterinária pela Faculdade de Medicina Veterinária e Zootecnia
da Universidade de São Paulo. Doutora em Imunologia pelo Instituto de Ciências
Biomédicas da Universidade de São Paulo.

6ª edição

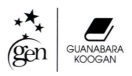

- Os autores deste livro e a editora empenharam seus melhores esforços para assegurar que as informações e os procedimentos apresentados no texto estejam em acordo com os padrões aceitos à época da publicação. Entretanto, tendo em conta a evolução das ciências, as atualizações legislativas, as mudanças regulamentares governamentais e o constante fluxo de novas informações sobre os temas que constam do livro, recomendamos enfaticamente que os leitores consultem sempre outras fontes fidedignas, de modo a se certificarem de que as informações contidas no texto estão corretas e de que não houve alterações nas recomendações ou na legislação regulamentadora.
- Data do fechamento do livro: 30/09/2022
- Os autores e a editora se empenharam para citar adequadamente e dar o devido crédito a todos os detentores de direitos autorais de qualquer material utilizado neste livro, dispondo-se a possíveis acertos posteriores caso, inadvertida e involuntariamente, a identificação de algum deles tenha sido omitida.
- **Atendimento ao cliente: (11) 5080-0751 | faleconosco@grupogen.com.br**
- **Traduzido de:**
  SMALL ANIMAL INTERNAL MEDICINE, EDITION 6
  Copyright © 2020, 2014, 2009, 2003, 1998, 1992 by Mosby, Inc., an imprint of Elsevier Inc. All rights reserved.
  This edition of *Small Animal Internal Medicine, 6th edition*, by Richard W. Nelson and C. Guillermo Couto is published by arrangement with Elsevier Inc.
  ISBN: 978-0-323-57014-5
  Esta edição de *Small Animal Internal Medicine, 6ª edição*, de Richard W. Nelson e C. Guillermo Couto, é publicada por acordo com a Elsevier Inc.
- Direitos exclusivos para a língua portuguesa
  Copyright © 2023 by
  GEN | Grupo Editorial Nacional S.A.
  Publicado pelo selo Editora Guanabara Koogan Ltda.
  Travessa do Ouvidor, 11
  Rio de Janeiro – RJ – 20040-040
  www.grupogen.com.br
- Reservados todos os direitos. É proibida a duplicação ou reprodução deste volume, no todo ou em parte, em quaisquer formas ou por quaisquer meios (eletrônico, mecânico, gravação, fotocópia, distribuição pela Internet ou outros), sem permissão, por escrito, do GEN | Grupo Editorial Nacional Participações S/A.
- Capa: Bruno Gomes
- Imagens da capa: iStock (©decade3d; ©adogslifephoto; ©GlobalP)
- Editoração eletrônica: Viviane Nepomuceno

Nota

Este livro foi produzido pelo GEN | Grupo Editorial Nacional, sob sua exclusiva responsabilidade. Profissionais da área da Saúde devem fundamentar-se em sua própria experiência e em seu conhecimento para avaliar quaisquer informações, métodos, substâncias ou experimentos descritos nesta publicação antes de empregá-los. O rápido avanço nas Ciências da Saúde requer que diagnósticos e posologias de fármacos, em especial, sejam confirmados em outras fontes confiáveis. Para todos os efeitos legais, a Elsevier, os autores, os editores ou colaboradores relacionados a esta obra não podem ser responsabilizados por qualquer dano ou prejuízo causado a pessoas físicas ou jurídicas em decorrência de produtos, recomendações, instruções ou aplicações de métodos, procedimentos ou ideias contidos neste livro.

- Ficha catalográfica

CIP-BRASIL. Catalogação na Publicação
Sindicato Nacional dos Editores de Livros, RJ

N349m
6. ed.

Nelson, Richard W. (Richard William), 1953-
  Medicina interna de pequenos animais / Richard W. Nelson, C. Guillermo Couto ; tradução e revisão técnica Renata Scavone de Oliveira. - 6. ed. - Rio de Janeiro : GEN | Grupo Editorial Nacional S.A. Publicado pelo selo Editora Guanabara Koogan Ltda., 2023.
  1560 p. ; 28 cm.

  Tradução de: Small animal internal medicine
  Inclui bibliografia e índice
  Inclui vídeos
  ISBN 9788595158948

  1. Medicina interna veterinária. 2. Cão - Doenças. 3. Gato - Doenças I. Couto, C. Guillermo. II. Oliveira, Renata Scavone de. III. Título.

22-77457	CDD: 636.0896
	CDU: 636.09

Meri Gleice Rodrigues de Souza – Bibliotecária – CRB-7/6439

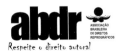

Editores de Partes

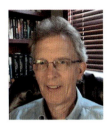

Richard W. Nelson, DVM, DACVIM (Internal Medicine), Professor Emeritus, Department of Medicine and Epidemiology, School of Veterinary Medicine, University of California, Davis, EUA. O Dr. Nelson recebeu seu diploma de médico-veterinário pela University of Minnesota em 1979; fez estágio em Pequenos Animais na Washington State University em 1980 e residência em Medicina na University of California, Davis (UC Davis) em 1982; então, entrou para o corpo docente de Medicina de Pequenos Animais da Purdue University. Em 1989, uniu-se ao corpo docente de Medicina de Pequenos Animais da UC Davis. O interesse maior do Dr. Nelson é a endocrinologia clínica, com foco no pâncreas endócrino e nas glândulas tireoide e adrenal. O Dr. Nelson é autor de várias publicações científicas e capítulos de livros, além de coautor de dois livros didáticos, *Canine and Feline Endocrinology and Reproduction*, com o Dr. Ed Feldman, e *Small Animal Internal Medicine*, com o Dr. C. Guillermo Couto, e deu palestras em todo o mundo. Foi editor associado do *Journal of Veterinary Internal Medicine* e revisor de várias revistas veterinárias. O Dr. Nelson é cofundador e membro da Society for Comparative Endocrinology, foi presidente do Department of Medicine and Epidemiology e Diretor da Small Animal Clinic em UC Davis. Recebeu o Prêmio *Norden Distinguished Teaching* na Purdue University e na UC Davis, o Prêmio *BSAVA Bourgelat* e o Prêmio *ACVIM Robert W. Kirk* de Excelência Profissional.

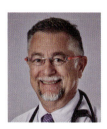

C. Guillermo Couto, DVM, Dipl. ACVIM (Internal Medicine and Oncology), formou-se na Universidad de Buenos Aires, Argentina, em 1976. Passou 5 anos como clínico particular de pequenos animais e, em seguida, fez residência em Oncologia Clínica na UC Davis. É coautor do livro *Small Animal Internal Medicine* com o Dr. Richard W. Nelson e tem mais de 350 artigos revisados por pares e capítulos de livros nas áreas de oncologia, hematologia e medicina de Greyhounds. O Dr. Couto foi editor-chefe do *Journal of Veterinary Internal Medicine* e recebeu vários prêmios de ensino e serviço enquanto estava na universidade. Após 30 anos na academia, agora presta serviços educacionais e de consultoria por meio da Couto Veterinary Consultants, Hilliard, Ohio, EUA.

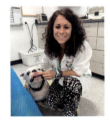

Kristen M. Couto, DVM, DACVIM (Oncology), Vista Veterinary Specialists by Ethos Veterinary Health, Sacramento, California, EUA. A Dra. Couto é bacharel em Biologia pela The Ohio State University desde 2009 e médica-veterinária pela Ohio State desde 2013. Fez estágio em Medicina e Cirurgia em Pequenos Animais na North Carolina State University em 2014 e residência em Oncologia Médica na UC Davis em 2017. Entre seus interesses clínicos estão o tratamento multimodal de pacientes oncológicos e a promoção do vínculo entre humanos e animais, especialmente por meio de todos os aspectos de diagnóstico e tratamento do câncer. Participa de programas de educação continuada de associações médicas-veterinárias locais na Califórnia, EUA, sobre vários tópicos de oncologia.

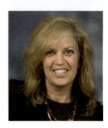

Autumn P. Davidson, DVM, MS, DACVIM, Clinical Professor, Department of Medicine and Epidemiology, School of Veterinary Medicine, University of California, Davis, EUA. A Dra. Davidson é bacharel e mestre pela University of California, Berkeley, com ênfase em Ecologia e Manejo da Vida Silvestre. A Dra. Davidson é formada pela School of Veterinary Medicine, University of California. Fez estágio em Medicina e Cirurgia de Pequenos Animais na Texas A&M University e residência em Medicina Interna de Pequenos Animais na UC Davis. Recebeu o certificado do conselho em medicina interna em 1992. A Dra. Davidson é especialista em reprodução de pequenos animais, pediatria e doenças infecciosas. Entre 1998 e 2003, foi Diretora da clínica veterinária de San Rafael de Guide Dogs for the Blind, Inc., supervisionando a saúde de mil filhotes gerados ao ano, bem como uma colônia de 350 reprodutores e cerca de 400 cães em treinamento. A Dra. participou do comitê diretivo da Society for Theriogenology de 1996 a 1999 e do Institute for Genetic Disease Control de 1990 a 2002. Ela é consultora do Smithsonian Institution National Zoological Park de Washington, DC, em Teriogenologia e Medicina Interna. É autora de várias publicações científicas e capítulos de livros, além de conhecida palestrante internacional nos tópicos de teriogenologia e doenças infecciosas de pequenos animais. Viajou o mundo trabalhando a campo com chitas, lêmures de cauda anelada e pandas gigantes. Em 2003, recebeu o Prêmio *Hill's Animal Welfare and Humane Ethics*, que reconhece pessoas responsáveis por avanços no bem-estar animal por meio de serviços extraordinários ou pela promoção de princípios humanos, educação e compreensão.

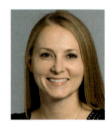

Ann-Marie Della Maggiore, DVM, DACVIM (Internal Medicine), Mar-Queen Pet Emergency and Specialty Group, Roseville, California, EUA. A Dra. Della Maggiore é médica-veterinária pela UC Davis desde 2008. Fez estágio em Medicina e Cirurgia de Pequenos Animais no Veterinary Medical and Surgical Group de Ventura, Califórnia. Depois, fez residência em Medicina Interna de Pequenos Animais na UC Davis e recebeu o certificado em Medicina Interna do ACVIM. Depois da residência, assumiu como docente da área clínica na UC Davis. Em 2014, passou a ser professora assistente de Medicina Interna Clínica no Department of Medicine and Epidemiology. Seus interesses científico e clínico são em endocrinologia de pequenos animais. A Dra. agora pratica medicina interna no Mar-Queen Pet Emergency and Specialty Group em Roseville, Califórnia, uma importante clínica particular. Lecionou medicina interna canina e felina e, principalmente, endocrinologia, nos EUA e em outros países.

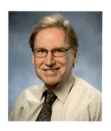

Stephen P. DiBartola, DVM, DACVIM (Internal Medicine), Emeritus Professor of Medicine, Department of Veterinary Clinical Sciences, College of Veterinary Medicine, The Ohio State University, Columbus, Ohio, EUA. O Dr. DiBartola recebeu seu diploma de médico-veterinário pela UC Davis em 1976. Fez estágio em Medicina e Cirurgia de Pequenos Animais na Cornell University em Ithaca, Nova York, em junho de 1977, e residência em Medicina de Pequenos Animais no The Ohio State University College of Veterinary Medicine, de julho de 1977 a julho de 1979. Foi professor assistente de Medicina no College of Veterinary Medicine, University of Illinois, entre julho de 1979 e agosto de 1981. Em agosto de 1981, voltou ao Department of Veterinary Clinical Sciences da The Ohio State University como professor assistente de Medicina. Foi promovido a professor associado em 1985 e a professor em 1990. Recebeu o Prêmio *Norden Distinguished Teaching* em 1988 e o Prêmio *Zoetis Distinguished Teaching* em 2014. Seu livro *Fluid Therapy in Small Animal Practice* está em sua quarta edição (2012). O Dr. DiBartola é hoje coeditor-chefe do *Journal of Veterinary Internal Medicine*. Suas áreas clínicas de interesse incluem doenças renais e distúrbios fluidos, ácido-básicos e eletrolíticos.

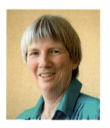

Eleanor C. Hawkins, DVM, Dipl. ACVIM (Internal Medicine), Professor, Department of Clinical Sciences and Director, Clinical Study Core, Comparative Medicine Institute North Carolina State University College of Veterinary Medicine, EUA. A Dra. Hawkins foi presidente do American College of Veterinary Internal Medicine (ACVIM) e presidente da especialidade de Medicina Interna de Pequenos Animais (ACVIM). Foi membro do conselho da Comparative Respiratory Society. Foi palestrante convidada nos EUA, na Europa, na América do Sul e no Japão. A Dra. é autora de muitas publicações e textos científicos. Também é autora ou editora da área respiratória de vários textos veterinários conhecidos. Em 2014, a Dr. Hawkins recebeu o Prêmio *ACVIM Distinguished Service*. Entre suas áreas de pesquisa estão a bronquite crônica canina, os exames de função pulmonar e o lavado broncoalveolar como ferramenta diagnóstica.

Medicina Interna de Pequenos Animais vii

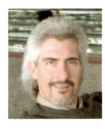

Michael R. Lappin, DVM, PhD, Dipl. ACVIM (Internal Medicine), Kenneth W. Smith Professor of Small Animal Clinical Veterinary Medicine, College of Veterinary Medicine and Biomedical Sciences, Colorado State University, EUA; Director of the Center for Companion Animal Studies. Depois de se formar em Medicina-Veterinária na Oklahoma State University em 1981, o Dr. Lappin fez residência em Medicina Interna de Pequenos Animais e doutorado em Parasitologia na University of Georgia. O Dr. estudou doenças infecciosas felinas e é autor de mais de 250 artigos científicos e capítulos de livros. É editor associado do *Journal of Veterinary Internal Medicine* e participa do conselho editorial do *Journal of Feline Medicine and Surgery*. O Dr. Lappin recebeu o Prêmio *Norden Distinguished Teaching*, o Prêmio *Winn Feline Foundation* por Excelência em Pesquisa Felina e o Prêmio Internacional *ESFM* por Contribuição Extraordinária para a Medicina Felina.

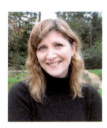

Jennifer A. Larsen, DVM, MS, PHD, DACVN, Chief of Service, Nutrition Support Service, Veterinary Medicine Teaching Hospital, Professor of Clinical Nutrition, Department of Molecular Biosciences, School of Veterinary Medicine, UC Davis, EUA. A Dra. Larsen é bacharel e mestre em Ciência Animal e médica-veterinária pela UC Davis. Trabalhou 1 ano em uma clínica particular local antes de fazer a residência em Nutrição Clínica na UC Davis. A Dra. recebeu o diploma do American College of Veterinary Nutrition em 2007 e terminou seu doutorado em Biologia Nutricional em 2008. Hoje, a Dra. Larsen presta consultoria nutricional clínica por meio do Nutrition Support Service no UC Davis Veterinary Medical Teaching Hospital. Também orienta residentes e alunos, além de lecionar no curso de graduação em Medicina-Veterinária e no grupo de pós-graduação em Biologia Nutricional.

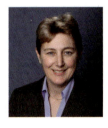

J. Catharine R. Scott-Moncrieff, MA, VetMB, MS, DACVIM (SA), DECVIM (CA), Professor, Department of Veterinary Clinical Sciences, College of Veterinary Medicine, Purdue University, EUA. A Dr. Scott-Moncrieff se formou na University of Cambridge em 1985, fez estágio em Medicina e Cirurgia de Pequenos Animais na University of Saskatchewan e residência em Medicina Interna na Purdue University. Em 1989, ingressou no corpo docente da Purdue University, onde hoje é professora de Medicina Interna de Pequenos Animais e chefe do Department of Veterinary Clinical Sciences. Entre seus interesses clínicos e científicos estão distúrbios hematológicos imunomediados e endocrinologia clínica. É autora de inúmeros manuscritos e capítulos de livros e deu muitas palestras em âmbitos nacional e internacional.

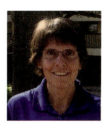

Susan M. Taylor, DVM, DACVIM (Internal Medicine), Professor of Small Animal Medicine, Department of Small Animal Clinical Sciences, Western College of Veterinary Medicine, University of Saskatchewan, EUA. A Dra. Taylor recebeu vários prêmios por excelência em ensino, inclusive o Prêmio *Norden Distinguished Teaching*. É autora de vários manuscritos e capítulos de livros e de um livro didático (*Small Animal Clinical Techniques*, Elsevier, 2016). Também é uma das criadoras de um programa baseado na *web* para o ensino de neurologia clínica e neuroanatomia (WCVM NeuroVet). A Dra. apresentou pesquisas e deu palestras de educação continuada no Canadá, nos EUA e em outros países. Entre seus interesses clínicos, acadêmicos e científicos estão neurologia, doenças neuromusculares, imunologia clínica e doenças infecciosas. A Dra. Taylor tem um programa ativo de pesquisa em distúrbios médicos e neurológicos em atletas caninos, em especial as síndromes hereditárias de colapso induzido por exercício associadas à dinamina em Labradores Retrievers (d-EIC) e colapso em Border Collies.

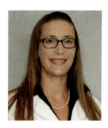

Jessica L. Ward, DVM, DACVIM (Cardiology), Assistant Professor, Department of Veterinary Clinical Sciences, Iowa State University, EUA. A Dra. Ward obteve seu diploma em Medicina Veterinária pela North Carolina State University em 2011. Depois de um estágio rotativo em Pequenos Animais na The Ohio State University, voltou à North Carolina State University para fazer residência em Cardiologia. A Dra. Ward ingressou no corpo docente da Iowa State University em 2015, onde leciona Cardiologia Clínica. Recentemente, recebeu o Prêmio *Early Achievement in Teaching* da faculdade. É autora de vários manuscritos e artigos científicos e deu palestras como convidada nos EUA e na China. Entre seus interesses científicos estão a ultrassonografia no local de atendimento, os efeitos cardiovasculares dos esteroides e a bolsa de ensino e didática.

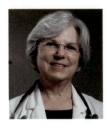

Wendy A. Ware, DVM, MS, DACVIM (Cardiology), Professor, Departments of Veterinary Clinical Sciences and Biomedical Sciences, Iowa State University, EUA. A Dra. Ware se formou em Medicina Veterinária e fez residência na The Ohio State University. Em Iowa, lecionou Cardiologia Clínica e Fisiologia Cardiovascular, além de trabalhar como cardiologista clínica no ISU Lloyd Veterinary Medical Center por muitos anos. A Dra. é autora do livro clínico *Cardiovascular Disease in Small Animal Medicine*, rico em ilustrações, e prepara uma segunda edição expandida (*Cardiovascular Disease in Companion Animal Medicine*). Também escreveu e editou *Self-Assessment Color Review of Small Animal Cardiopulmonary Medicine* (2012, Manson Publishing), baseado em casos clínicos, além de numerosos artigos de periódicos e mais de 60 capítulos de livros. A Dra. Ware foi palestrante convidada em muitos programas de educação continuada. Entre suas outras atividades profissionais estão a atuação como presidente do Conselho de Regentes do American College of Veterinary Internal Medicine, editora associada de cardiologia do *Journal of Veterinary Internal Medicine* e revisora de várias revistas científicas veterinárias.

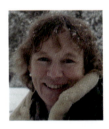

Penny J. Watson, MA, Vet.MD, CertVR, DSAM, DECVIM, MRCVS, Senior Lecturer in Small Animal Medicine, Queen's Veterinary School Hospital, University of Cambridge, Reino Unido. A Dra. Watson se formou em Medicina Veterinária na University of Cambridge. Trabalhou 4 anos como clínica veterinária particular no Reino Unido antes de retornar à Cambridge Veterinary School, onde agora ajuda a administrar o hospital-escola de Medicina Interna de Pequenos Animais. É membro do Royal College of Veterinary Surgeons e especialista reconhecida na Europa em Medicina Interna de Pequenos Animais. A Dra. fez parte da banca examinadora do European College of Veterinary Internal Medicine (ECVIM) por 5 anos, 2 como presidente. Seus interesses clínicos e científicos estão focados em gastroenterologia, hepatologia, doenças pancreáticas e metabolismo comparativo. Fez doutorado em Pancreatite Crônica Canina em 2009 e continua a pesquisar, dar palestras e publicar artigos sobre os aspectos das doenças pancreáticas e hepáticas caninas e felinas.

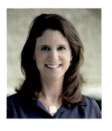

Jodi L. Westropp, DVM, PhD, DACVIM (Internal Medicine), Associate Professor, School of Veterinary Medicine, University of California, Davis, EUA. A Dra. Westropp se formou em Medicina Veterinária, fez residência em Medicina Interna e doutorado na The Ohio State University antes de ingressar no corpo docente da UC Davis em 2003. Entre seus interesses clínicos e científicos estão a cistite idiopática felina, as infecções do trato urinário, a incontinência urinária e a urolitíase. É autora de inúmeros manuscritos e capítulos de livros e deu muitas palestras em âmbitos nacional e internacional. Também é diretora do G.V. Ling Urinary Stone Analysis Laboratory na UC Davis.

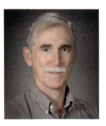

Michael D. Willard, DVM, MS, DACVIM (Internal Medicine), Senior Professor, Department of Veterinary Small Animal Medicine and Surgery, Texas A&M University, EUA. O Dr. Willard é gastroenterologista e endoscopista veterinário de renome internacional. Recebeu o Prêmio *National SCAVMA Teaching* de ensino clínico e o Prêmio *National Teaching*. Ex-presidente da Comparative Gastroenterology Society e ex-secretário da especialidade de Medicina Interna, seus principais interesses são gastroenterologia clínica e endoscopia (flexível e rígida). O Dr. Willard publicou mais de 85 artigos em periódicos e 140 capítulos de livros sobre esses tópicos e, como convidado, deu mais de 3.600 horas de palestras sobre esses assuntos em todo o mundo. O Dr. é editor associado do *Journal of Veterinary Internal Medicine*.

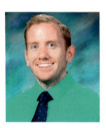

Andrew Woolcock, DVM, DACVIM (Internal Medicine), Assistant Professor, Department of Veterinary Clinical Sciences, School of Veterinary Medicine, Purdue University, EUA. O Dr. Woolcock se formou na Michigan State University em 2011; fez estágio em Medicina e Cirurgia de Pequenos Animais na North Carolina State University e residência em Medicina Interna de Pequenos Animais na University of Georgia. O Dr. ingressou no corpo docente da Purdue University em 2015, onde hoje é professor assistente de Medicina Interna de Pequenos Animais. Entre seus interesses clínicos e científicos estão distúrbios hematológicos imunomediados e estresse oxidativo em doenças inflamatórias.

Dedicamos este livro a Kay e Graciela. Este projeto não seria possível sem a compreensão, o incentivo e a paciência delas. Eu (Guillermo) também dedico este livro a Jason e Kristen, que, ao seguirem meu caminho, fazem de mim o pai mais orgulhoso. Ser coautor da parte sobre oncologia com Kristen é um dos pontos altos da minha carreira.

Agradecimentos

Gostaríamos de estender nossos mais sinceros agradecimentos a Wendy, Eleanor, Mike, Penny, Sean, Sue, Michael, Catharine, Jodi e Autumn pela dedicação contínua e pelo trabalho árduo neste projeto; a Kristen, Ann-Marie, Jennifer, Jessica, Michael e Andrew pela disposição em participar deste projeto; e a Jennifer Catando, Rich Barber e muitos outros da Elsevier pelo comprometimento e pela dedicação no desenvolvimento deste livro.

Prefácio

Na sexta edição de *Medicina Interna de Pequenos Animais*, mantivemos nosso objetivo original de criar um texto prático com forte tendência clínica e que fosse útil para profissionais e alunos. Continuamos a limitar o número de autores e cada um foi escolhido por sua experiência clínica em determinada área, a fim de assegurar a consistência dentro das partes e salientar as diferenças em caso de sobreposição de tópicos entre elas; isso ilustra a frequência com que abordagens diferentes nos levam ao mesmo destino: o diagnóstico. Continuamos a nos concentrar nos aspectos de maior relevância clínica dos problemas mais comuns em Medicina Interna, apresentando informações em formato conciso, compreensível e lógico. O massivo uso de tabelas, algoritmos, referências cruzadas dentro das Partes e entre elas e o índice abrangente ajudam a tornar a obra uma referência de uso fácil e rápido.

ORGANIZAÇÃO

Como na edição anterior, o livro possui 14 partes organizadas por sistemas orgânicos (p. ex., cardiologia, medicina respiratória) ou, em caso de acometimento de vários sistemas, por disciplina (p. ex., oncologia, doenças infecciosas, distúrbios imunomediados). Cada parte, sempre que possível, começa com um capítulo sobre sinais clínicos e diagnósticos diferenciais; depois estão os capítulos sobre indicações, técnicas e interpretação de exames diagnósticos; princípios terapêuticos gerais; doenças específicas; e, por fim, tem-se uma tabela com as doses recomendadas dos medicamentos comumente usados no tratamento dos distúrbios do sistema orgânico ou da disciplina em questão. As partes apresentam tabelas, fotografias, ilustrações esquemáticas, vídeos e algoritmos com quadros clínicos, diagnósticos diferenciais, abordagens diagnósticas e recomendações terapêuticas. Referências bibliográficas e textos recomendados são colocadas sob o título *Leitura sugerida* no fim de cada capítulo. Além disso, estudos específicos são citados no texto pelo nome do autor e ano de publicação e estão incluídos nessa lista.

PRINCIPAIS CARACTERÍSTICAS DA SEXTA EDIÇÃO

Mantivemos todos os recursos que foram populares nas primeiras cinco edições e atualizamos e expandimos esta nova edição de forma significativa.

Entre as características desta edição estão:
- Conteúdo completamente revisado e atualizado, com discussão mais abrangente de centenas de tópicos ao longo do texto
- A *expertise* dos diversos novos autores
- Novo capítulo sobre neonatologia na parte sobre reprodução
- Vídeos sobre técnicas de exame físico, diagnóstico e tratamento
- Referência cruzada para outros capítulos e discussões, formando um bom roteiro e reduzindo a redundância no livro
- Centenas de tabelas e boxes de resumo com ícones coloridos e específicos para chamar a atenção do leitor para informações de acesso rápido, como:

 Etiologia

 Diagnósticos diferenciais

 Fármacos (entre os capítulos)

 Bulários (no fim das partes)

 Tratamento

 Informações gerais (p. ex., fórmulas, valores de patologia clínica, informações sobre fabricantes, predisposições raciais)

Por fim, somos gratos aos muitos profissionais, professores e alunos de todo o mundo que enviaram comentários construtivos nas primeiras cinco edições, possibilitando, assim, a criação de uma sexta edição ainda mais forte. Acreditamos que o conteúdo expandido, os recursos e a apresentação visual serão recebidos positivamente e continuarão a fazer deste livro um recurso valioso e de fácil uso para todos os leitores.

RICHARD W. NELSON
C. GUILLERMO COUTO

Material Suplementar

Este livro conta com o seguinte material suplementar:

- Vídeos sobre técnicas de exame físico, diagnóstico e tratamento.

O acesso ao material suplementar é gratuito. Basta que o leitor se cadastre e faça seu *login* em nosso *site* (www.grupogen.com.br), clique no menu superior do lado direito e, após, em Ambiente de aprendizagem. Em seguida, clique no menu retrátil (☰) e insira o código (PIN) de acesso localizado na primeira capa interna deste livro.

O acesso ao material suplementar online fica disponível até seis meses após a edição do livro ser retirada do mercado.

Caso haja alguma mudança no sistema ou dificuldade de acesso, entre em contato conosco (gendigital@grupogen.com.br).

Sumário de Vídeos

PARTE 1 DISTÚRBIOS DO SISTEMA CARDIOVASCULAR

1. Manifestações Clínicas da Doença Cardíaca
   Vídeo 1.1 Dicas para ausculta cardíaca
2. Exames Diagnósticos do Sistema Cardiovascular
   Vídeo 2.1 Colocação de monitor Holter
   Vídeo 2.2 Eletrocardiograma em *smartphone*
   Vídeo 2.3 Introdução a algumas projeções ecocardiográficas básicas
11. Hipertensão Arterial Sistêmica
    Vídeo 11.1 Aferição de pressão arterial com método Doppler

PARTE 2 DISTÚRBIOS DO SISTEMA RESPIRATÓRIO

13. Manifestações Clínicas de Doença Nasal
    Vídeo 13.1 Espirro reverso
16. Manifestações Clínicas de Doenças Laríngea e Faríngea
    Vídeo 16.1 Paralisia de laringe
19. Manifestações Clínicas de Distúrbios do Trato Respiratório Inferior
    Vídeo 19.1 Tosse em gatos
21. Doenças da Traqueia e dos Brônquios
    Vídeo 21.1 Bronquite canina – broncoscopia
    Vídeo 21.2 Traqueobroncomalácia (colapso de traqueia) em cães

PARTE 3 DOENÇAS DO SISTEMA DIGESTÓRIO

26. Manifestações Clínicas de Doenças Gastrintestinais
    Vídeo 26.1 Gato com fraqueza esofágica grave
27. Exames Diagnósticos do Trato Alimentar
    Vídeo 27.1 Colonoscopia em cão com colite grave
    Vídeo 27.2 Colonoscopia em cão com infiltrados linfossarcomatosos na mucosa
    Vídeo 27.3 Colonoscopia em gato
29. Distúrbios da Cavidade Oral, Faringe e Esôfago
    Vídeo 29.1 Esofagoscopia em cão com fraqueza esofágica adquirida grave
    Vídeo 29.2 Exame fluoroscópico do esôfago com contraste de bário
    Vídeo 29.3 Exame fluoroscópico da região inferior do esôfago com contraste de bário
    Vídeo 29.4 Uso de cateter de Foley para retirada de corpo estranho do esôfago
    Vídeo 29.5 Esofagoscopia em cão com estenose benigna crônica
30. Distúrbios do Estômago
    Vídeo 30.1 Exame endoscópico com início no duodeno
    Vídeo 30.2 Exame endoscópico do estômago de cão submetido ao procedimento de Billroth I
    Vídeo 30.3 Exame endoscópico do estômago mostrando uma grande úlcera benigna no antro

PARTE 5 DISTÚRBIOS DO TRATO URINÁRIO

38. Manifestações Clínicas dos Distúrbios Urinários
    Vídeo 38.1 Cistoscopia em animal com hematúria idiopática (Cortesia do Dr. Dennis Chew)
39. Exames Diagnósticos do Sistema Urinário
    Vídeo 39.1 Biópsia renal por laparoscopia (Cortesia do Dr. William Culp)
42. Cistite, Pielonefrite e Prostatite Bacteriana em Cães e Gatos
    Vídeo 42.1 Uretrite proliferativa
    Vídeo 42.2 Carcinoma de células de transição no ápice, biópsia de bexiga
    Vídeo 42.3 Biópsia de bexiga
43. Urolitíase Canina e Felina
    Vídeo 43.1 Uroidropropulsão por micção
    Vídeo 43.2 Retirada de cálculo com cesto via cistoscópio
    Vídeo 43.3 Litotripsia com *laser* de Hólmio:YAG
    Vídeo 43.4 *Stent* ureteral anterógrado (Cortesia do Dr. William Culp)
44. Cistite Idiopática Felina Obstrutiva e Não Obstrutiva
    Vídeo 44.1 Cistoscopia em gato com cistite idiopática felina
45. Distúrbios da Micção
    Vídeo 45.1 Ultrassonografia abdominal
    Vídeo 45.2 Cistoscopia
    Vídeo 45.3 Ablação cistoscópica a *laser*
    Vídeo 45.4 Injeção de colágeno
    Vídeo 45.5 Cistoscopia e colocação de *stent* uretral

PARTE 6 DOENÇAS ENDÓCRINAS

47. Doenças da Glândula Paratireoide
    Vídeo 47.1 Ultrassonografia de massa na paratireoide (Cortesia do Dr. Craig Long, DVM, DACVR)

48 Doenças da Glândula Tireoide
  Vídeo 48.1 Gato com hipertireoidismo
49 Doenças do Pâncreas Endócrino
  Vídeo 49.1 Gato diabético com neuropatia periférica
50 Distúrbios da Glândula Adrenal
  Vídeo 50.1 Tomografia computadorizada da região da hipófise em um cão
  Vídeo 50.2 Cirurgia laparoscópica para remoção de tumor adrenal (Cortesia do Dr. Phil Mayhew BVMS, DACVS)

PARTE 8 DISTÚRBIOS DO SISTEMA REPRODUTIVO

54 Prática da Teriogenologia
  Vídeo 54.1 Comportamento de *flagging* em cadela durante o estro
  Vídeo 54.2 Comportamento durante o estro
  Vídeo 54.3 Cateterismo transcervical
  Vídeo 54.4 Determinação da idade gestacional com base na medida do crânio biparietal
55 Doenças de Cães e Gatos Fêmeas
  Vídeo 55.1 Técnica de ultrassonografia abdominal para localização de remanescentes ovarianos
56 Doenças de Cães e Gatos Machos
  Vídeo 56.1 Ultrassonografia transabdominal na criptorquidia canina pediátrica (Cortesia de T. W. Baker)
57 Neonatologia e Pediatria
  Vídeo 57.1 Etapas da reanimação neonatal após a cesárea
  Vídeo 57.2 Vocalização indicativa de sucesso na reanimação cardiopulmonar do neonato
  Vídeo 57.3 Ultrassonografia sagital ilustrando a presença de um ureter ectópico (Cortesia de T. W. Baker)
  Vídeo 57.4 Ablação cistoscópica endoscópica a *laser* de um ureter ectópico intramural
  Vídeo 57.5 Ultrassonografia intercostal transversa de *shunt* portocaval no ducto intra-hepático (Cortesia de T. W. Baker)
  Vídeo 57.6 Ultrassonografia abdominal transversal de intussuscepção do intestino delgado (Cortesia de T. W. Baker)

PARTE 9 DISTÚRBIOS NERVOSOS E NEUROMUSCULARES

58 Localização da Lesão e Exame Neurológico
  Vídeo 58.1 Ataxia proprioceptiva geral em um Dogue Alemão
  Vídeo 58.2 Ataxia vestibular em um Golden Retriever com doença vestibular canina geriátrica
  Vídeo 58.3 Ataxia cerebelar em um gato adulto com hipoplasia cerebelar
  Vídeo 58.4 Teste de reação postural
  Vídeo 58.5 Manipulação e palpação da coluna
  Vídeo 58.6 Exame regional rápido de nervos cranianos
59 Exames Diagnósticos de Doenças Neurológicas e Neuromusculares
  Vídeo 59.1 Coleta de liquor da cisterna

PARTE 10 DISTÚRBIOS DAS ARTICULAÇÕES

68 Manifestação Clínica e Exames Diagnósticos de Doenças Articulares
  Vídeo 68.1 Coleta de fluido sinovial da articulação radiocarpal

PARTE 11 DISTÚRBIOS IMUNOMEDIADOS

70 Patogênese das Doenças Imunomediadas
  Vídeo 70.1 Doação de sangue em cão
  Vídeo 70.2 Coleta de fluido sinovial em cão
  Vídeo 70.3 Tipagem de sangue felino
  Vídeo 70.4 Teste de aglutinação em lâmina em cães

Sumário

PARTE 1 DISTÚRBIOS DO SISTEMA CARDIOVASCULAR, 1
Wendy A. Ware e Jessica L. Ward

1 Manifestações Clínicas da Doença Cardíaca, 1
Sinais de doença cardíaca, 1
Sinais de insuficiência cardíaca, 1
Exame cardiovascular, 3

2 Exames Diagnósticos do Sistema Cardiovascular, 12
Marcadores bioquímicos cardíacos, 12
Radiografia cardíaca, 13
Ecocardiografia, 17
Eletrocardiografia, 32
Outras Técnicas, 49

3 Tratamento da Insuficiência Cardíaca, 53
Visão geral da insuficiência cardíaca, 53
Doença cardíaca pré-clínica, 59
Tratamento da insuficiência cardíaca congestiva aguda, 59
Tratamento da insuficiência cardíaca crônica, 64

4 Arritmias Cardíacas e Terapia Antiarrítmica, 76
Considerações gerais, 76
Diagnóstico e tratamento de arritmias comuns, 77
Agentes antiarrítmicos, 87

5 Doença Cardíaca Congênita, 100
Considerações gerais, 100
Shunt arteriovenoso extracardíaco, 101
Obstrução do fluxo de saída ventricular, 105
Shunt intracardíaco, 109
Malformação da valva atrioventricular, 112
Anomalias cardíacas causadoras de cianose, 113
Outras anomalias cardiovasculares, 116

6 Doença Valvar e Endocárdica Adquirida, 119
Doença degenerativa da valva atrioventricular, 119
Diagnóstico, 122
DVMC pré-clínica (estágio B), 126
Início da ICC na DVMC (estágio C), 126
Complicações comuns, 129
Endocardite infecciosa, 131

7 Doenças Miocárdicas do Cão, 140
Cardiomiopatia dilatada, 140
Cardiomiopatia arritmogênica do ventrículo direito, 147
Doença miocárdica secundária, 149
Cardiomiopatia hipertrófica, 151
Miocardite, 152

8 Doenças Miocárdicas do Gato, 157
Cardiomiopatia hipertrófica, 157
Hipertrofia miocárdica secundária, 166
Cardiomiopatia restritiva, 166
Cardiomiopatia dilatada, 168
Outras doenças do miocárdio, 169

9 Doença Pericárdica e Tumores Cardíacos, 173
Doenças pericárdicas congênitas, 173
Derrame pericárdico, 175
Doença pericárdica constritiva, 183
Tumores cardíacos, 184

10 Hipertensão Pulmonar e Dirofilariose, 189
Hipertensão pulmonar, 189
Dirofilariose, 192
Dirofilariose em cães, 192
Dirofilariose em gatos, 202
Infecção por *Angiostrongylus*, 206

11 Hipertensão Arterial Sistêmica, 210
Considerações gerais, 210

12 Doença Tromboembólica, 220
Considerações gerais, 220
Tromboembolismo pulmonar, 223
Tromboembolismo arterial sistêmico em gatos, 223
Trombose arterial sistêmica em cães, 229
Trombose venosa, 232

PARTE 2 DISTÚRBIOS DO SISTEMA RESPIRATÓRIO, 240
Eleanor C. Hawkins

13 Manifestações Clínicas de Doença Nasal, 240
Considerações gerais, 240
Rinorreia, 240
Espirro, 244
Estertor, 245
Deformidade facial, 245

14 Exames Diagnósticos para Cavidade Nasal e Seios Paranasais, 246
Técnicas de diagnóstico por imagem da cavidade nasal, 246
Rinoscopia, 250
Exploração do seio frontal, 252
Biópsia nasal: indicações e técnicas, 252
Culturas nasais: coleta de amostras e interpretação, 254

15 Doenças da Cavidade Nasal, 256
Infecção do trato respiratório superior felino, 256
Rinite bacteriana, 258

Micoses nasais, 259
Parasitas nasais, 262
Pólipos nasofaríngeos em gatos, 263
Pólipos nasais em cães, 263
Tumores nasais, 264
Rinite alérgica, 265
Rinite idiopática, 265

16 Manifestações Clínicas de Doenças Laríngea e Faríngea, 269
Sinais clínicos, 269
Diagnósticos diferenciais dos sinais laríngeos em cães e gatos, 270
Diagnósticos diferenciais de sinais faríngeos em cães e gatos, 270

17 Exames Diagnósticos para Laringe e Faringe, 271
Radiografia, 271
Ultrassonografia, 272
Fluoroscopia, 272
Tomografia computadorizada e ressonância magnética, 272
Laringoscopia e faringoscopia, 272

18 Doenças da Laringe e da Faringe, 275
Paralisia laríngea, 275
Síndrome das vias respiratórias braquicefálicas, 277
Laringite obstrutiva, 278
Neoplasia laríngea, 279

19 Manifestações Clínicas de Distúrbios do Trato Respiratório Inferior, 280
Sinais clínicos, 280
Abordagem diagnóstica em cães e gatos com doença do trato respiratório inferior, 282

20 Exames Diagnósticos para o Trato Respiratório Inferior, 285
Radiografia torácica, 285
Ultrassonografia, 292
Tomografia computadorizada e ressonância magnética, 293
Imagem nuclear, 294
Parasitologia, 294
Sorologia, 295
Detecção de antígenos na urina, 295
Testes de reação da cadeia da polimerase, 296
Lavado traqueal, 296
Lavado broncoalveolar não broncoscópico, 302
Aspiração pulmonar transtorácica e biópsia, 307
Broncoscopia, 309
Toracotomia ou toracoscopia com biópsia pulmonar, 309
Gasometria, 310
Oximetria de pulso, 315

21 Doenças da Traqueia e dos Brônquios, 318
Considerações gerais, 318
Complexo respiratório infeccioso canino, inclusive influenza canina, 318
Bronquite crônica canina, 321
Bronquite felina (idiopática), 325
Traqueobroncomalácia (colapso de traqueia), 330
Bronquite alérgica, 334
Oslerus osleri, 335

22 Distúrbios do Parênquima Pulmonar e da Vasculatura, 337
Pneumonias virais, 337
Toxoplasmose, 340
Pneumonia fúngica, 341
Parasitas pulmonares, 341
Pneumonia por aspiração, 343
Doença pulmonar eosinofílica (broncopneumopatia eosinofílica), 345
Pneumonias intersticiais idiopáticas, 346
Neoplasia pulmonar, 348
Hipertensão pulmonar, 350
Tromboembolismo pulmonar (TEP), 351
Edema pulmonar, 353

23 Manifestações Clínicas e Exames Diagnósticos de Doenças da Cavidade Pleural e do Mediastino, 357
Sinais clínicos, 357
Abordagem diagnóstica geral, 357
Abordagem diagnóstica para derrames pleurais com base na citologia de fluidos, 358
Exames diagnósticos para a cavidade pleural e o mediastino, 361
Drenos torácicos: indicações e colocação, 364

24 Distúrbios da Cavidade Pleural e do Mediastino, 367
Piotórax, 367
Quilotórax, 370
Derrame neoplásico, 371
Pneumotórax, 371
Massas mediastinais, 373
Pneumomediastino, 373

25 Tratamento Emergencial de Problemas Respiratórios, 375
Considerações gerais, 375
Tratamento de emergências conforme a localização, 375
Suplementação de oxigênio e ventilação, 379

PARTE 3 DISTÚRBIOS DO SISTEMA DIGESTÓRIO, 385

Michael D. Willard

26 Manifestações Clínicas de Distúrbios Gastrintestinais, 385
Disfagia, halitose e sialorreia, 385
Diferenciação entre regurgitação, vômito e expectoração, 387
Regurgitação, 387
Vômito, 389
Hematêmese, 392
Diarreia, 394
Hematoquezia, 398
Melena, 398

Tenesmo, 399
Constipação intestinal, 400
Incontinência fecal, 400
Perda de peso, 401
Anorexia/hiporexia, 402
Derrame abdominal, 402
Abdome agudo, 403
Dor abdominal, 405
Distensão ou aumento de volume abdominal, 405

27 Exames Diagnósticos do Trato Alimentar, 407
Exame físico, 407
Avaliação laboratorial de rotina, 407
Exame coproparasitológico, 408
Exames de digestão fecal, 408
Cultura bacteriana de amostras de fezes, 409
Análises fecais por ELISA, IFA e PCR, 409
Avaliação citológica de fezes, 410
Microscopia eletrônica, 410
Radiografia do trato alimentar, 410
Ultrassonografia do trato alimentar, 410
Imagem da cavidade oral, faringe e esôfago, 411
Imagens do estômago e intestino delgado, 414
Análise de fluido peritoneal, 418
Exames de digestão e absorção, 418
Concentrações séricas de vitaminas, 418
Endoscopia, 419
Técnicas de biópsia e envio, 422

28 Princípios Terapêuticos Gerais, 426
Fluidoterapia, 426
Manejo alimentar, 428
Antieméticos, 432
Antiácidos, 433
Protetores gástricos e citoprotetores, 433
"Protetores" intestinais, 434
Suplementação de enzimas digestivas, 434
Modificadores de motilidade, 434
Anti-inflamatórios e antissecretores, 435
Antibacterianos, 436
Probióticos/prebióticos, 437
Transplante fecal, 438
Fármacos anti-helmínticos, 438
Enemas, laxantes e catárticos, 438

29 Distúrbios da Cavidade Oral, Faringe e Esôfago, 441
Massas, proliferações e inflamação da orofaringe, 441
Disfagias, 445
Fraqueza esofágica/megaesôfago, 446
Obstrução esofágica, 451

30 Distúrbios do Estômago, 456
Gastrite, 456
Obstrução da saída gástrica/estase gástrica, 459
Úlcera/erosão gastrintestinal, 463
Doenças gástricas infiltrativas, 465

31 Distúrbios do Trato Intestinal, 468
Diarreia aguda, 468
Diarreia infecciosa, 470

Doenças bacterianas: temas comuns, 474
Parasitas do trato alimentar, 479
Doenças associadas à má digestão, 484
Doenças associadas à má absorção sem perda de proteínas, 484
Relação entre a diarreia do intestino delgado responsiva à dieta e a enteropatia responsiva a antibióticos, 485
"Doença intestinal inflamatória" do intestino delgado (enteropatia crônica), 486
Enteropatia com perda de proteínas, 488
Obstrução intestinal, 491
Outras doenças intestinais, 495
Neoplasias do intestino delgado, 495
Neoplasias do intestino grosso, 496
Doenças das áreas perineal e anal, 497
Neoplasias perianais, 499
Constipação intestinal, 499

32 Distúrbios do Peritônio, 503
Doenças inflamatórias, 503
Hemoabdome, 505
Distúrbios peritoneais diversos, 506

PARTE 4 DISTÚRBIOS HEPATOBILIARES E DO PÂNCREAS EXÓCRINO, 512

Penny J. Watson

33 Manifestações Clínicas de Doenças Hepatobiliares e Pancreáticas, 512
Considerações gerais, 512
Sinais gastrintestinais, 512
Dor abdominal, 513
Poliúria e polidipsia, 513
Encefalopatia hepática, 516
Alteração do tamanho do fígado, 518
Icterícia, bilirrubinúria e alteração na cor das fezes, 520
Coagulopatias, 523
Desnutrição proteico-calórica, 523

34 Exames Diagnósticos para o Sistema Hepatobiliar e Pancreático, 525
Abordagem diagnóstica, 525
Técnicas de diagnóstico por imagem, 540
Biópsia e citologia, 547

35 Doenças Hepatobiliares em Gatos, 555
Considerações gerais, 555
Lipidose hepática, 555
Doença biliar, 560
Obstrução do ducto biliar extra-hepático, 567
Anomalias da placa ductal, 568
Amiloidose hepática, 569
Doença do armazenamento de cobre em gatos, 570
Neoplasia, 570
Shunts portossistêmicos congênitos, 571
Infecções hepatobiliares, 573

Hepatopatia tóxica, 574
Manifestações hepatobiliares de doença sistêmica, 575

36 Doenças Hepatobiliares em Cães, 578
Considerações gerais, 578
Hepatite crônica, 578
Hepatite aguda, 592
Distúrbios do trato biliar, 593
Distúrbios vasculares congênitos, 597
Lesões hepáticas focais, 605
Síndrome hepatocutânea e dermatite necrolítica superficial, 608
Hepatopatias secundárias, 610

37 Pâncreas Exócrino, 614
Considerações gerais, 614
Pancreatite, 615
Insuficiência pancreática exócrina, 630
Neoplasias do pâncreas exócrino, 634
Abscessos, cistos e pseudocistos pancreáticos, 635

PARTE 5 DISTÚRBIOS DO TRATO URINÁRIO, 642

Stephen P. DiBartola
Jodi L. Westropp

38 Manifestações Clínicas de Distúrbios Urinários, 642
Abordagem clínica, 642
Alterações clínicas, 643

39 Exames Diagnósticos do Sistema Urinário, 651
Função glomerular, 651
Função tubular, 655
Urinálise, 657
Microbiologia, 663
Imagem diagnóstica, 663
Exames urodinâmicos, 664
Uretrocistoscopia, 665
Biópsia renal, 665

40 Doença Glomerular, 667
Estrutura normal, 667
Patogênese, 668
Mecanismos de lesão imunológica, 669
Progressão, 669
Lesões histopatológicas de glomerulonefrite, 669
Amiloidose, 670
Achados clínicos, 671
Tratamento de pacientes com doença glomerular, 673
Complicações, 676

41 Lesão Renal Aguda e Doença Renal Crônica, 678
Lesão renal aguda, 678
Doença renal crônica, 684

42 Cistite, Pielonefrite e Prostatite Bacteriana em Cães e Gatos, 695
Introdução, 695
Classificação da cistite bacteriana, 695
Prostatite bacteriana, 700

43 Urolitíase Canina e Felina, 703
Introdução, 703
Cálculo de oxalato de cálcio, 705
Ureterolitíase em cães e gatos, 705
Conclusões, 713

44 Cistite Idiopática Felina Obstrutiva e Não Obstrutiva, 715
Introdução, 715
Fisiopatologia, 715
Exames diagnósticos para gatos com sinais do trato urinário inferior, 716
Opções terapêuticas, 716
Conclusões, 719

45 Distúrbios da Micção, 721
Anatomia e fisiologia, 721
Definições e tipos de incontinência urinária, 722

PARTE 6 DOENÇAS ENDÓCRINAS, 732

Richard W. Nelson
Ann-Marie Della Maggiore

46 Doenças do Hipotálamo e da Hipófise, 732
Poliúria e polidipsia, 732
Diabetes insípido, 733
Polidipsia primária (psicogênica), 738
Alopecia endócrina, 739
Acromegalia felina, 741
Nanismo hipofisário, 745

47 Doenças da Glândula Paratireoide, 750
Classificação do hiperparatireoidismo, 750
Hiperparatireoidismo primário, 750
Hipoparatireoidismo primário, 755

48 Doenças da Glândula Tireoide, 759
Hipotireoidismo em cães, 759
Hipotireoidismo em gatos, 777
Hipertireoidismo em gatos, 778
Neoplasia de tireoide em cães, 791

49 Doenças do Pâncreas Endócrino, 797
Hiperglicemia, 797
Hipoglicemia, 797
Diabetes melito em cães, 799
Diabetes melito em gatos, 820
Cetoacidose diabética, 830
Neoplasia de células β secretoras de insulina, 836
Neoplasia secretora de gastrina, 842

50 Distúrbios da Glândula Adrenal, 846
Hiperadrenocorticismo em cães, 846
Hiperadrenocorticismo oculto (atípico) em cães, 866
Hiperadrenocorticismo em gatos, 866
Hipoadrenocorticismo, 871
Hipoadrenocorticismo atípico, 877
Feocromocitoma, 877
Massa adrenal incidental, 880

PARTE 7 DISTÚRBIOS METABÓLICOS E ELETROLÍTICOS, 885

Jennifer A. Larsen
Ann-Marie Della Maggiore

51 Perda de Peso e Obesidade, 885
Polifagia com perda de peso, 885
Obesidade, 886

52 Hiperlipidemia, 894
Hiperlipidemia, 894

53 Desequilíbrios de Eletrólitos, 901
Hipernatremia, 901
Hiponatremia, 903
Hiperpotassemia, 905
Hipopotassemia, 907
Hipercalcemia, 909
Hipocalcemia, 913
Hiperfosfatemia, 915
Hipofosfatemia, 915
Hipomagnesemia, 917
Hipermagnesemia, 918

PARTE 8 DISTÚRBIOS DO SISTEMA REPRODUTIVO, 921

Autumn P. Davidson

54 Prática da Teriogenologia, 921
Consulta pré-acasalamento, 921
Ciclo estral da cadela, 923
Ovulação canina: avaliação do ciclo estral para a identificação do momento ideal para a cópula, 926
Cães e gatos machos, 931
Inseminações artificiais com sêmen fresco, fresco refrigerado e congelado, 932
Ciclo estral da gata, 934
Obstetrícia, 935

55 Doenças de Cães e Gatos Fêmeas, 939
Variações normais do ciclo estral, 939
Anomalias do ciclo estral canino, 940
Manipulação do ciclo estral, 944
Distúrbios pré-natais, 946
Perda gestacional associada a doenças infecciosas, 950
Aborto associado a outras bactérias, 951
Distúrbios metabólicos, 952
Parto e distúrbios parturientes, 954
Distúrbios pós-parto, 960
Distúrbios do trato reprodutivo em cadelas e gatas ovário-histerectomizadas, 965
Infertilidade/subfertilidade em cadelas e gatas, 969
Microbiologia e fertilidade feminina, 970
Complexo hiperplasia endometrial cística/piometra, 971

56 Doenças de Cães e Gatos Machos, 976
Criptorquidia, 976
Torção testicular, 977
Persistência do frênulo peniano, 978
Prolapso uretral, 978
Dermatite escrotal, 978
Balanopostite, 978
Priapismo, parafimose e fimose, 979
Neoplasia testicular em cães machos não castrados, 982
Microbiologia e fertilidade masculina, 983
Distúrbios prostáticos em cães machos não castrados, 987
Infertilidade congênita, 991
Distúrbios de diferenciação sexual, 991

57 Neonatologia e Pediatria, 993
Reanimação neonatal, 993
Anomalias aparentes no exame neonatal, 998

PARTE 9 DISTÚRBIOS NERVOSOS E NEUROMUSCULARES, 1023

Susan M. Taylor

58 Localização da Lesão e Exame Neurológico, 1023
Anatomia funcional do sistema nervoso e localização da lesão, 1023
Exame neurológico de triagem, 1028
Abordagem diagnóstica, 1045

59 Exames Diagnósticos de Doenças Neurológicas e Neuromusculares, 1048
Exame neurológico, 1048
Avaliação laboratorial de rotina, 1048
Imunologia, sorologia e microbiologia, 1049
Técnicas de diagnóstico por imagem de rotina, 1049
Técnicas de diagnóstico por imagem do sistema nervoso, 1049
Coleta e análise de liquor, 1052
Exame eletrodiagnóstico, 1057
Biópsia de músculos e nervos, 1057

60 Doenças Intracranianas, 1059
Considerações gerais, 1059
Alteração de consciência, 1059
Hipermetria, 1060
Abordagem diagnóstica em animais com doença intracraniana, 1060
Distúrbios intracranianos, 1060

61 Perda de Visão e Anomalias Pupilares, 1069
Considerações gerais, 1069
Avaliação neuro-oftalmológica, 1069
Perda de visão, 1072
Síndrome de Horner, 1074
Protrusão da terceira pálpebra, 1076

62 Convulsões e Outros Eventos Paroxísticos, 1078
Convulsões, 1078
Eventos paroxísticos não epilépticos, 1078
Descrições das convulsões, 1078
Classificação e localização da convulsão, 1079
Diagnóstico diferencial, 1080

Avaliação diagnóstica, 1083
Tratamento com medicamentos antiepilépticos, 1085
Medicamentos antiepilépticos, 1087
Outros tratamentos, 1089
Tratamento emergencial em cães ou gatos com estado de mal epiléptico, 1090
Eventos paroxísticos não convulsivos, 1090

63 Inclinação de Cabeça (*Head Tilt*), 1094
Considerações gerais, 1094
Localização das lesões, 1095
Distúrbios que causam doença vestibular periférica, 1096
Distúrbios associados à doença vestibular central, 1100

64 Encefalite, Mielite e Meningite, 1102
Considerações gerais, 1102
Dor cervical, 1103
Distúrbios inflamatórios não infecciosos, 1103
Distúrbios inflamatórios infecciosos, 1108

65 Distúrbios da Medula Espinal, 1115
Considerações gerais, 1115
Localização das lesões na medula espinal, 1115
Disfunção peraguda ou aguda da medula espinal, 1118
Disfunção progressiva da medula espinal, 1127

66 Distúrbios dos Nervos Periféricos e da Junção Neuromuscular, 1141
Considerações gerais, 1141
Neuropatias focais, 1141
Polineuropatias, 1146
Distúrbios da junção neuromuscular, 1152
Disautonomia, 1156

67 Distúrbios Musculares, 1158
Considerações gerais, 1158
Miopatias inflamatórias, 1158
Miopatias metabólicas adquiridas, 1162
Miopatias hereditárias não inflamatórias, 1163
Alterações involuntárias no tônus e movimento musculares, 1165
Discinesias, 1167
Distúrbios que causam intolerância ao exercício ou colapso, 1167

PARTE 10 DISTÚRBIOS DAS ARTICULAÇÕES, 1172

Susan M. Taylor

68 Manifestação Clínica e Exames Diagnósticos de Doenças Articulares, 1172
Considerações gerais, 1172
Manifestações clínicas, 1172
Abordagem diagnóstica, 1172
Exames diagnósticos, 1174

69 Distúrbios das Articulações, 1180
Considerações gerais, 1180
Doença articular não inflamatória, 1180
Doenças articulares inflamatórias infecciosas, 1182
Poliartrite não infecciosa: não erosiva, 1186
Poliartrite não infecciosa: erosiva, 1191

PARTE 11 DISTÚRBIOS IMUNOMEDIADOS, 1196

Andrew Woolcock e
J. Catherine R. Scott-Moncrieff

70 Patogênese das Doenças Imunomediadas, 1196
Considerações gerais e definição, 1196
Mecanismos imunopatológicos, 1196
Patogênese dos distúrbios imunomediados, 1197
Sistemas orgânicos e distúrbios autoimunes, 1199

71 Exames para Diagnóstico de Doenças Imunomediadas, 1200
Abordagem clínico-diagnóstica, 1200
Exames diagnósticos específicos, 1200
Anticorpos antiplaquetários, 1201

72 Tratamento de Doenças Imunomediadas Primárias, 1205
Princípios do tratamento de doenças imunomediadas, 1205
Introdução ao tratamento imunossupressor, 1205
Glicocorticoides, 1206
Azatioprina, 1208
Clorambucila, 1209
Ciclosporina (Ciclosporina®), 1209
Leflunomida, 1211
Micofenolato de mofetila, 1212
Esplenectomia, 1213
Imunoglobulina intravenosa humana, 1213
Pentoxifilina, 1213
Vincristina, 1214

73 Doenças Imunomediadas Comuns, 1216
Anemia hemolítica imunomediada, 1216
Anemia hemolítica imunomediada felina, 1223
Aplasia eritrocitária pura, 1223
Anemia aplásica idiopática, 1224
Trombocitopenia imunomediada, 1224
Neutropenia imunomediada, 1228
Poliartrite, 1229
Lúpus eritematoso sistêmico, 1231
Glomerulonefrite, 1232
Miastenia *gravis* adquirida, 1234
Fístula perianal, 1235
Miosite imunomediada, 1236

PARTE 12 ONCOLOGIA, 1241

C. Guillermo Couto

74 Citologia, 1241
Considerações gerais, 1241
Punção aspirativa com agulha fina, 1241
Esfregaços por impressão, 1242
Coloração de amostras citológicas, 1242
Interpretação de amostras citológicas, 1242

75 Princípios do Tratamento do Câncer, 1249
Considerações gerais, 1249
Fatores relacionados com o paciente, 1249

Fatores relacionados com a família, 1250
Fatores relacionados com o tratamento, 1250

76 Quimioterapia Prática, 1253
Célula e cinética tumoral, 1253
Princípios básicos da quimioterapia, 1254
Indicações e contraindicações da quimioterapia, 1256
Mecanismo de ação dos medicamentos antitumorais, 1256
Tipos de medicamentos antitumorais, 1257
Quimioterapia metronômica, 1258
Manuseio seguro de medicamentos antitumorais, 1258

77 Complicações da Quimioterapia do Câncer, 1260
Considerações gerais, 1260
Toxicidade hematológica, 1262
Toxicidade gastrintestinal, 1264
Reações de hipersensibilidade, 1265
Toxicidade dermatológica, 1266
Pancreatite, 1267
Cardiotoxicidade, 1267
Urotoxicidade, 1268
Hepatotoxicidade, 1269
Neurotoxicidade, 1269
Toxicidade pulmonar, 1269
Síndrome de lise tumoral aguda, 1270

78 Abordagem ao Paciente com Massas, 1271
Abordagem ao gato ou ao cão com massa solitária, 1271
Abordagem ao paciente com lesões metastáticas, 1272
Abordagem ao paciente com massa mediastinal, 1273

79 Linfoma, 1277

80 Leucemias, 1293
Definições e classificação, 1293
Leucemias em cães, 1295
Leucemias em gatos, 1301

81 Algumas Neoplasias em Cães e Gatos, 1304
Hemangiossarcoma em cães, 1304
Osteossarcoma, 1307
Mastocitomas em cães e gatos, 1310
Sarcomas em sítio de injeção em gatos, 1316

PARTE 13 HEMATOLOGIA, 1322
C. Guillermo Couto

82 Anemia, 1322
Definição, 1322
Avaliação clínica e clínico-patológica, 1322
Tratamento do paciente anêmico, 1327
Terapia de transfusão, 1338

83 Patologia Clínica em Greyhounds e Outros Galgos, 1341
Hematologia, 1341
Hemostasia, 1342
Bioquímica sérica, 1342
Patologia clínica em Greyhounds: a experiência do autor, 1345
Conclusões, 1347

84 Eritrocitose, 1349
Definição e classificação, 1349

85 Leucopenia e Leucocitose, 1352
Considerações gerais, 1352
Morfologia e fisiologia de leucócitos normais, 1352
Alterações leucocitárias em doenças, 1353

86 Citopenias e Leucoeritroblastose Combinadas, 1361
Definições e classificação, 1361
Características clínico-patológicas, 1361

87 Distúrbios da Hemostasia, 1367
Considerações gerais, 1367
Fisiologia da hemostasia, 1367
Manifestações clínicas de distúrbios hemorrágicos espontâneos, 1368
Avaliação clínico-patológica do paciente com sangramento, 1370
Tratamento do paciente com sangramento, 1373
Defeitos hemostáticos primários, 1374
Defeitos hemostáticos secundários, 1379
Defeitos hemostáticos mistos (combinados), 1380
Trombose, 1384

88 Linfadenopatia e Esplenomegalia, 1387
Anatomia aplicada e histologia, 1387
Função, 1387
Linfadenopatia, 1387
Esplenomegalia, 1391
Abordagem a pacientes com linfadenopatia ou esplenomegalia, 1394
Tratamento da linfadenopatia ou esplenomegalia, 1398

89 Hiperproteinemia, 1400

90 Febre de Origem Indeterminada, 1403
Febre e febre de origem indeterminada, 1403
Distúrbios associados à febre de origem indeterminada, 1403
Abordagem diagnóstica ao paciente com febre de origem indeterminada, 1405

PARTE 14 DOENÇAS INFECCIOSAS, 1407
Michael R. Lappin

91 Diagnóstico Laboratorial de Doenças Infecciosas, 1407
Demonstração do microrganismo, 1407
Detecção de anticorpos, 1413
Diagnóstico *ante mortem* de doenças infecciosas, 1415

92 Quimioterapia Antimicrobiana Prática, 1416
Infecções anaeróbias, 1420
Bacteriemia e endocardite bacteriana, 1422
Infecções do sistema nervoso central, 1422
Sistema gastrintestinal e infecções hepáticas, 1422
Infecções musculoesqueléticas, 1424
Infecções respiratórias, 1424
Infecções de pele e tecido mole, 1425
Infecções do trato urogenital, 1426

93 Prevenção de Doenças Infecciosas, 1428
  Procedimentos de biossegurança para hospitais de pequenos animais, 1428
  Procedimentos de biossegurança para tutores, 1430
  Protocolos de vacinação, 1431

94 Doenças Bacterianas Polissistêmicas, 1437
  Bartonelose canina, 1437
  Bartonelose felina, 1438
  Peste felina, 1440
  Leptospirose, 1442
  Mycoplasma e *Ureaplasma*, 1444

95 Doenças Polissistêmicas Causadas por Riquétsias, 1449
  Anaplasmose granulocitotrópica canina, 1449
  Anaplasmose granulocitotrópica felina, 1451
  Anaplasmose trombocitotrópica canina, 1452
  Erliquiose monocitotrópica canina, 1453
  Erliquiose monocitotrópica felina, 1457
  Erliquiose granulocitotrópica canina, 1458
  Febre maculosa, 1459
  Outras infecções por riquétsias, 1460

96 Doenças Virais Polissistêmicas, 1465
  Cinomose, 1465
  Coronavírus felino, 1468
  Vírus da imunodeficiência felina, 1471
  Vírus da leucemia felina, 1474

97 Infecções Micóticas Polissistêmicas, 1482
  Blastomicose, 1482
  Coccidioidomicose, 1484
  Criptococose, 1487
  Histoplasmose, 1490

98 Infecções Polissistêmicas por Protozoários, 1494
  Babesiose, 1494
  Citauxzoonose, 1496
  Hepatozoonose, 1497
  Leishmaniose, 1498
  Neosporose, 1500
  Toxoplasmose felina, 1501
  Toxoplasmose canina, 1504
  Tripanossomíase americana, 1505

99 Zoonoses, 1511
  Zoonoses entéricas, 1511
  Zoonoses por mordeduras, arranhaduras ou exposição a exsudatos, 1518
  Zoonoses oculares e do sistema respiratório, 1521
  Zoonoses dos tratos genital e urinário, 1522
  Zoonoses com vetores compartilhados, 1522
  Zoonoses de ambientes compartilhados, 1523

Índice Alfabético, 1525

PARTE 1 — Distúrbios do Sistema Cardiovascular
Wendy A. Ware e Jessica L. Ward

CAPÍTULO 1

Manifestações Clínicas da Doença Cardíaca

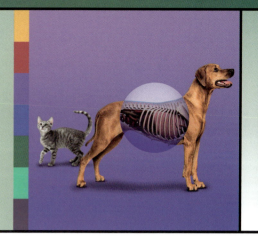

SINAIS DE DOENÇA CARDÍACA

Vários sinais podem indicar a presença de doença cardíaca, mesmo que o animal não apresente quadro clínico de insuficiência cardíaca (IC). Os chamados sinais objetivos de doença cardíaca são, em sua maioria, específicos do coração, como sopros cardíacos, distúrbios do ritmo, pulsos jugulares e aumento da silhueta cardíaca. Exceções notáveis a essa generalização são os sopros de natureza funcional (não patológica) e o ritmo irregular da arritmia sinusal. Outros sinais clínicos podem indicar doença cardíaca, embora também sejam observados em doenças não cardíacas. Dentre eles, estão síncope, pulsos arteriais muito fracos ou muito fortes, tosse ou dispneia, intolerância ao exercício, distensão abdominal e cianose. Outras avaliações, por meio de radiografia torácica, análise de biomarcadores cardíacos, ecocardiografia, eletrocardiografia (ECG) e, às vezes, exames adicionais, são geralmente indicadas na presença de sinais condizentes com doença cardiovascular (CV).

SINAIS DE INSUFICIÊNCIA CARDÍACA

De modo geral, considera-se que há desenvolvimento de IC quando o coração não pode atender bem às necessidades circulatórias do corpo ou é capaz de fazê-lo apenas com altas pressões de enchimento (i. e., altas pressões venosas). Nem todos os animais com doenças cardíacas desenvolvem IC. A maioria dos animais com o problema apresenta sinais clínicos (Boxe 1.1) relacionados à alta pressão venosa em um ou ambos os ventrículos (sinais congestivos); alguns também manifestam sinais de ejeção inadequada de sangue do coração (sinais de baixo débito). Os sinais congestivos associados à insuficiência cardíaca direita (ICD) derivam da hipertensão venosa sistêmica e do decorrente aumento da pressão hidrostática capilar sistêmica. A alta pressão de enchimento do coração esquerdo causa ingurgitamento venoso e edema pulmonar. Alguns animais desenvolvem sinais de insuficiência biventricular. A insuficiência cardíaca congestiva (ICC) crônica do lado esquerdo pode levar ao aparecimento de sinais congestivos do lado direito, quando a hipertensão venosa pulmonar provoca um aumento significativo da pressão arterial pulmonar. Os sinais de baixo débito cardíaco são semelhantes, independentemente do ventrículo acometido, porque o débito do coração esquerdo está acoplado àquele do coração direito. A IC é discutida com mais detalhes no Capítulo 3 e no contexto de doenças específicas.

 BOXE 1.1

Sinais clínicos de insuficiência cardíaca.

Sinais congestivos — lado esquerdo (↑ pressão de enchimento do coração esquerdo)
Congestão venosa pulmonar
Edema pulmonar (causa taquipneia, ↑ esforço respiratório, tosse, ortopneia, estertores pulmonares, cansaço, cianose, hemoptise)
Hipertensão pulmonar pós-capilar
Insuficiência cardíaca direita secundária
Arritmias cardíacas

Sinais congestivos — lado direito (↑ pressão de enchimento do coração direito)
Congestão venosa sistêmica (causa ↑ pressão venosa central, distensão da veia jugular)
Congestão hepática ± esplênica
Derrame pleural (causa ↑ esforço respiratório, ortopneia, cianose)
Ascite
Derrame pericárdico de extensão pequena
Edema subcutâneo
Arritmias cardíacas

Sinais de baixo débito cardíaco
Cansaço
Fraqueza após esforço
Síncope
Azotemia pré-renal
Cianose (devido à má circulação periférica)
Arritmias cardíacas

FRAQUEZA E INTOLERÂNCIA AO EXERCÍCIO

Animais com insuficiência cardíaca geralmente não conseguem aumentar o débito cardíaco a ponto de sustentar altos níveis de atividade. Além disso, as alterações vasculares e metabólicas que ocorrem ao longo do tempo prejudicam a perfusão do músculo esquelético durante o exercício e contribuem para a redução da tolerância ao esforço. O aumento da pressão vascular e o edema pulmonar também reduzem a capacidade de exercício. Episódios de fraqueza ou colapso após esforço podem estar relacionados a essas mudanças ou a uma diminuição aguda do débito cardíaco causada por arritmias (Boxe 1.2).

BOXE 1.2

Causas de síncope ou fraqueza intermitente.

Causas cardiovasculares
Bradiarritmias (bloqueio AV de segundo ou terceiro grau, parada sinusal, síndrome do nó sinusal, átrio silencioso)
Taquiarritmias (taquicardia atrial ou ventricular paroxística, taquicardia supraventricular reentrante, fibrilação atrial)
Obstrução congênita do fluxo ventricular (estenose pulmonar, estenose subaórtica)
Obstrução adquirida do fluxo ventricular (dirofilariose e outras causas de hipertensão pulmonar, cardiomiopatia hipertrófica obstrutiva, tumor intracardíaco, trombo)
Doença cardíaca cianótica (tetralogia de Fallot, hipertensão pulmonar e *shunt* "reverso")
Redução do débito cardíaco anterior (insuficiência valvar grave, cardiomiopatia dilatada, infarto ou inflamação do miocárdio)
Redução do enchimento cardíaco (p. ex., tamponamento cardíaco, pericardite constritiva, cardiomiopatia hipertrófica ou restritiva, tumor intracardíaco, trombo)
Medicamentos cardiovasculares (diuréticos, vasodilatadores)
Reflexos neurocardiogênicos (vasovagais, tosse-síncope, outras síncopes situacionais)

Causas pulmonares
Doenças que causam hipoxemia
Hipertensão pulmonar
Tromboembolismo pulmonar

Causas metabólicas e hematológicas
Hipoglicemia
Hipoadrenocorticismo
Desequilíbrios eletrolíticos (em especial de potássio e cálcio)
Anemia
Hemorragia súbita

Causas neurológicas
Acidente vascular cerebral
Tumor cerebral
(Convulsões)

Doença neuromuscular
(Narcolepsia, cataplexia)

AV: atrioventricular.

SÍNCOPE

A síncope é caracterizada por inconsciência transitória, com perda do tônus postural (colapso), devido ao fornecimento insuficiente de oxigênio ou glicose para o cérebro. Como visto no Boxe 1.2, várias anomalias cardíacas e não cardíacas podem causar síncope, que pode ser confundida com episódios convulsivos, e fraqueza intermitente. Uma descrição cuidadosa do comportamento ou da atividade do animal antes, durante e depois do colapso, bem como o histórico de medicamentos, pode ajudar na diferenciação de síncope, fraqueza episódica e convulsões verdadeiras. A síncope geralmente está associada a esforço ou excitação. O evento real pode causar fraqueza do membro posterior ou colapso repentino, decúbito lateral, enrijecimento dos membros anteriores, opistótono e micção (Figura 1.1). A vocalização é comum; entretanto, o movimento tônico/clônico, as expressões faciais típicas da convulsão e a defecação não são usuais. Aura (que geralmente precede a atividade convulsiva), demência pós-ictal e déficits neurológicos não são esperados em cães e gatos com síncope CV. Às vezes, a hipotensão profunda ou assistolia causa "síncope convulsiva" hipóxica, com atividade semelhante a convulsão ou espasmos; no entanto, esses episódios são precedidos por perda de tônus muscular. A pré-síncope, em que a redução da perfusão cerebral (ou da distribuição de substrato) não é grave o suficiente para levar à perda de consciência, pode ser observada como "oscilação" ou fraqueza transitória, em especial nos membros posteriores.

Os exames para explorar a causa da fraqueza intermitente ou síncope geralmente são eletrocardiograma (ECG) (em repouso, durante o exercício e/ou após o exercício ou manobra vagal), hemograma completo, bioquímica sérica (inclusive eletrólitos e glicemia), exame para diagnóstico de dirofilariose, exame neurológico, radiografias torácicas e ecocardiografia. Outros estudos para diagnóstico de doenças neuromusculares ou neurológicas também podem ser valiosos. Arritmias cardíacas intermitentes que não são aparentes no ECG em repouso

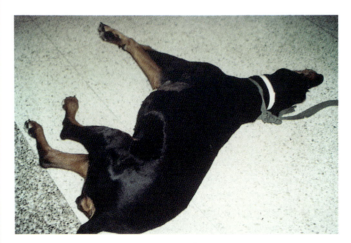

Figura 1.1 Síncope em um Pinscher Doberman com taquicardia ventricular paroxística. Observe a extensão da cabeça e do pescoço e o enrijecimento dos membros anteriores. Houve também micção involuntária, logo seguida por retorno da consciência e atividade normal.

podem ser descobertas por monitoramento eletrocardiográfico ambulatorial, com Holter de 24 horas, monitor de eventos ou *looper* implantável. Ocasionalmente, o monitoramento contínuo de ECG no hospital por um certo período também revela a arritmia responsável pela síncope.

Causas cardiovasculares de síncope

Diversas arritmias, obstrução do fluxo ventricular, defeitos cardíacos congênitos cianóticos e doenças adquiridas que reduzem o débito cardíaco são causas comuns de síncope cardiovascular (CV). A ativação dos reflexos vasodepressores e doses elevadas de medicamentos CVs também podem induzir síncope. As arritmias que provocam síncope geralmente estão associadas a frequências cardíacas muito altas ou muito baixas e podem ser relacionadas ou não a uma doença cardíaca orgânica subjacente identificável. A obstrução do fluxo ventricular pode provocar síncope ou fraqueza súbita, caso o débito cardíaco caia durante o exercício, ou se a alta pressão sistólica ativar os mecanorreceptores ventriculares, o que causa bradicardia reflexa e hipotensão. Tanto a cardiomiopatia dilatada quanto a insuficiência mitral grave podem reduzir o débito cardíaco anterior, especialmente durante o esforço. Se administrados em excesso, medicamentos vasodilatadores e diuréticos podem induzir síncope.

A síncope causada por respostas vasculares periféricas e/ou neurológicas reflexas anormais não foi bem definida em animais, mas acredita-se que ocorra em alguns pacientes. A síncope associada a bradicardia súbita foi documentada após um episódio de taquicardia sinusal, principalmente em cães de raças de pequeno porte com doença valvar atrioventricular (AV) avançada; esse episódio é muitas vezes precedido por excitação. Do mesmo modo, Doberman Pinschers e Boxers podem apresentar síncope após bradicardia súbita. A hipotensão postural e a hipersensibilidade dos receptores do seio carotídeo raramente provocam síncope por vasodilatação periférica e bradicardia.

O desmaio após um ataque de tosse (síncope associada à tosse) é observado em alguns cães com aumento acentuado do átrio esquerdo (AE) e compressão brônquica, além de cães com doença respiratória primária. Vários mecanismos foram propostos, inclusive diminuição aguda do enchimento cardíaco e do débito cardíaco durante a tosse, vasodilatação periférica após a tosse e aumento da pressão do liquor com compressão venosa intracraniana. Doença pulmonar grave, anemia, certas anomalias metabólicas e doenças neurológicas primárias também podem causar colapso que se assemelha à síncope CV.

TOSSE E OUTROS SINAIS RESPIRATÓRIOS

Em cães, a ICC causa taquipneia, dispneia e, às vezes, tosse. Esses sinais também podem estar associados à patologia vascular pulmonar e à pneumonia da dirofilariose em cães e gatos. Doenças não cardíacas, inclusive das vias respiratórias superiores e inferiores, parênquima pulmonar (inclusive edema pulmonar não cardiogênico), vasculatura pulmonar e espaço pleural, bem como certas doenças não respiratórias, também devem ser consideradas em pacientes com tosse, taquipneia ou dispneia (ver Capítulo 19).

A tosse associada ao edema pulmonar cardiogênico em cães geralmente é branda e úmida; às vezes, soa como engasgo. Os gatos, no entanto, raramente tossem por causa de edema pulmonar. As duas espécies apresentam taquipneia que evolui para dispneia. Derrames pleurais e pericárdicos também são ocasionalmente associados à tosse. O colapso ou a compressão do brônquio principal associado ao aumento grave do AE pode estimular uma tosse seca em cães com doença da valva mitral crônica, mesmo na ausência de edema ou congestão pulmonar. Nesses casos, é provável que a broncomalácia concomitante seja um fator contribuinte. Tumores na base do coração, aumento de volume dos linfonodos hilares e outras massas que afetam as vias respiratórias também podem estimular esse tipo de tosse.

Quando os sinais respiratórios têm causa cardíaca, outras evidências de doença cardíaca geralmente são evidentes, como cardiomegalia generalizada, aumento do AE, congestão venosa pulmonar, infiltrados pulmonares que diminuem com a administração de diuréticos ou diagnóstico positivo de dirofilariose. Achados no exame físico, radiografias torácicas, ensaios de biomarcadores cardíacos, ecocardiograma e, às vezes, ECG ajudam a diferenciar as causas cardíacas das não cardíacas.

EXAME CARDIOVASCULAR

A anamnese (Boxe 1.3) é uma parte importante da avaliação CV e pode orientar a escolha dos exames diagnósticos ao sugerir várias doenças cardíacas ou não cardíacas. A raça e a idade do paciente são importantes porque algumas anomalias congênitas e adquiridas são mais prevalentes em determinadas raças ou estágios de vida, ou porque achados específicos são comuns em animais de determinada raça (como o sopro de ejeção basilar esquerdo brando em Greyhounds e outros galgos saudáveis).

 BOXE 1.3

Informações importantes da anamnese.

Identificação (idade, raça, sexo)?
Status vacinal?
Qual é a dieta? Houve alguma mudança recente no consumo de alimentos ou água?
Onde o animal foi obtido?
O animal está alojado dentro de casa ou ao ar livre?
Quanto tempo passa ao ar livre? É supervisionado?
Qual o nível normal de atividade do animal? Ele agora se cansa com facilidade?
Houve tosse? Quando? Descreva os episódios.
Houve respiração ofegante intensa ou inesperada?
Houve vômito ou engasgo? Diarreia?
Houve alguma mudança recente nos hábitos urinários?
Houve algum episódio de desmaio ou fraqueza?
A língua e/ou as mucosas do animal estão sempre rosadas, especialmente durante o exercício?
Houve alguma mudança recente no comportamento ou nível de atividade do animal?
O animal está tomando algum medicamento para esse problema? Qual? Em que dose? Com que frequência? Ajudam?
O animal já tomou algum medicamento para esse problema no passado? Qual? Em que dose? Foi eficaz?

A avaliação física do paciente com suspeita de doença cardíaca inclui observação (p. ex., de comportamento, postura, condição corpórea, nível de ansiedade, padrão respiratório) e exame físico geral. O exame CV consiste na avaliação da circulação periférica (mucosas), veias sistêmicas (em especial das veias jugulares), pulsos arteriais sistêmicos (geralmente das artérias femorais) e do precórdio (parede torácica esquerda e direita sobre o coração), além de ausculta do coração e pulmões, e palpação ou percussão, para detecção de acúmulo anormal de fluido (p. ex., ascite, edema subcutâneo e derrame pleural). A proficiência em todos os aspectos do exame CV requer prática, mas é importante para a avaliação e o monitoramento precisos do paciente.

PADRÕES RESPIRATÓRIOS

A dispneia geralmente faz com que o animal pareça ansioso. O aumento do esforço respiratório, a dilatação das narinas e a alta frequência respiratória são evidentes (Figura 1.2). O aumento da profundidade da respiração (hiperpneia) pode ser causado por hipoxemia, hipercarbia ou acidose. O edema pulmonar (ou outros infiltrados pulmonares) aumenta a rigidez pulmonar; a respiração rápida e superficial (taquipneia) resultante ajuda a diminuir o trabalho respiratório. Na ausência de doença pulmonar primária, o aumento da frequência respiratória em repouso é um dos primeiros indicadores de edema pulmonar. A rigidez pulmonar também aumenta devido ao acúmulo pleural de fluido ou ar, podendo provocar taquipneia. No entanto, na presença de derrame pleural de grande volume ou pneumotórax, os movimentos respiratórios ficam cada vez mais difíceis e exagerados enquanto o animal tenta expandir os pulmões em colapso; nesses casos, a frequência respiratória não é elevada.

É importante observar se a dispneia é mais intensa durante uma determinada fase da respiração. A inspiração prolongada e difícil está geralmente associada a distúrbios obstrutivos das vias respiratórias superiores, enquanto a expiração prolongada ocorre na obstrução das vias respiratórias inferiores e na doença infiltrativa pulmonar (inclusive edema).

Animais com comprometimento grave da ventilação podem se recusar a deitar; em vez disso, ficam em pé ou sentados com os cotovelos abduzidos, para permitir a expansão máxima das costelas, e resistem ao posicionamento em decúbito lateral ou dorsal (ortopneia). Gatos com dispneia costumam se agachar em posição esternal com os cotovelos abduzidos. Nesses animais, a respiração com a boca aberta é geralmente um sinal de dispneia grave (Figura 1.3). O aumento da frequência respiratória associado à agitação, febre, medo ou dor pode ser diferenciado da dispneia por observação cuidadosa e exame físico.

MUCOSAS

A cor da mucosa e o tempo de preenchimento capilar (TPC) são usados para avaliação da perfusão periférica. A mucosa oral é geralmente analisada, embora as mucosas caudais (do prepúcio ou da vagina) também possam ser examinadas. O TPC é determinado pela aplicação de pressão digital para embranquecer a mucosa; a cor deve retornar em 2 segundos. O aumento do TPC é provocado por desidratação e outras causas de diminuição do débito cardíaco devido à elevação do tônus simpático periférico e à vasoconstrição. A palidez de mucosas é observada em caso de anemia ou vasoconstrição periférica. O TPC é normal em animais anêmicos, a menos que também haja hipoperfusão. No entanto, a avaliação do TPC em animais com anemia grave pode ser difícil devido à ausência de contraste de cor. Nos casos de policitemia (eritrocitose) ou fraqueza em membros posteriores induzida por exercício, a cor das mucosas caudais deve ser comparada à cor das mucosas orais para determinar a presença de evidências de cianose diferencial (ver Capítulo 5). Em animais com mucosas orais muito pigmentadas, a conjuntiva ocular pode ser avaliada. O Boxe 1.4 descreve as causas das anomalias de cor das mucosas. Animais com distúrbios plaquetários podem apresentar petéquias nas mucosas (ver Capítulo 87). Além disso, mucosas orais e oculares costumam ser os primeiros locais de detecção de icterícia, e o tom amarelado dessas mucosas deve levar a mais avaliações para diagnóstico de hemólise (ver Capítulo 82) ou doença hepatobiliar (ver Capítulo 33).

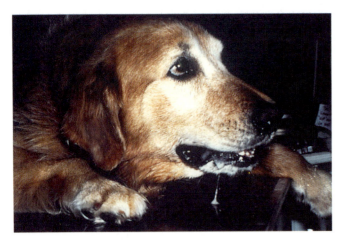

Figura 1.2 Dispneia em um Golden Retriever macho idoso com cardiomiopatia dilatada e edema pulmonar fulminante. O cão parecia muito ansioso e apresentava alta frequência respiratória e hipersalivação. A parada respiratória ocorreu poucos minutos após a foto ser tirada, mas o cão foi ressuscitado.

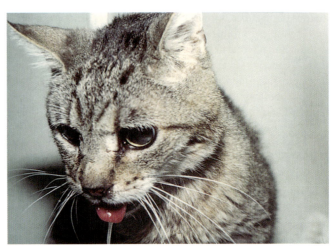

Figura 1.3 Nesse gato, a dispneia grave se manifesta por respiração com a boca aberta, deglutição pouco frequente (salivação excessiva) e relutância em se deitar. Observe também as pupilas dilatadas devido ao aumento do tônus simpático.

BOXE 1.4

Mucosas de cor anormal.

Mucosas pálidas
Anemia
Débito cardíaco baixo/tônus simpático alto

Mucosas injetadas, com cor de tijolo
Policitemia (eritrocitose)
Sepse
Agitação
Outras causas de vasodilatação periférica

Mucosas cianóticas*
Doença do parênquima pulmonar
Obstrução de vias respiratórias
Doença do espaço pleural
Edema pulmonar
Defeito cardíaco congênito de shunt da direita para a esquerda
Hipoventilação
Choque
Exposição ao frio
Metemoglobinemia

Cianose diferencial
Persistência de ducto arterioso em forma reversa (a cabeça e os membros anteriores recebem o sangue normalmente oxigenado, mas a parte caudal do corpo recebe sangue dessaturado por meio do ducto, que surge da aorta descendente)

Mucosas ictéricas
Hemólise
Doença hepatobiliar
Obstrução biliar

*Animais anêmicos podem não parecer cianóticos mesmo com hipoxemia intensa, já que 5 g/dℓ de hemoglobina dessaturada são necessários para causar cianose visível.

VEIAS JUGULARES

As pressões de enchimento venoso sistêmico e do coração direito se refletem nas veias jugulares, que não devem estar distendidas com o animal em pé e a cabeça em posição normal (mandíbula paralela ao chão). A distensão persistente da veia jugular é observada em pacientes com ICC do lado direito (por causa da alta pressão de enchimento do coração direito), compressão externa da veia cava cranial (p. ex., por uma massa mediastinal cranial) e trombose da veia jugular ou da veia cava cranial (Figura 1.4).

Os pulsos jugulares que se estendem por mais de um terço do caminho até o pescoço a partir da entrada do tórax também são anormais. Às vezes, a onda de pulso carotídeo é transmitida pelos tecidos moles adjacentes, imitando um pulso jugular, em animais magros ou agitados. Para diferenciar um pulso jugular verdadeiro da transmissão carotídea, deve-se ocluir levemente a veia jugular abaixo da área de pulso visível. Se o pulso desaparecer, é um pulso jugular verdadeiro; se continuar, é originário da artéria carótida. As ondas de pulso jugular estão relacionadas à contração e ao enchimento atrial. Os pulsos são visíveis em animais com insuficiência tricúspide (após a primeira bulha cardíaca, durante a contração ventricular), doenças que causam enrijecimento e hipertrofia do ventrículo direito (VD) (logo antes da primeira bulha cardíaca, durante a contração atrial) ou arritmias que provocam contração dos átrios contra valvas AVs fechadas (chamadas "ondas 'a' em canhão"). As causas específicas de distensão e pulso da veia jugular estão listadas no Boxe 1.5. A redução do enchimento do VD, a diminuição do fluxo sanguíneo pulmonar e a regurgitação tricúspide podem gerar resultado positivo no teste de *refluxo hepatojugular (abdominojugular)*, mesmo na ausência de distensão ou pulso jugular em repouso. Para esse teste, deve-se aplicar uma pressão firme no abdome cranial com o animal parado, com cabeça e pescoço em posição normal. Isso provoca um aumento temporário do retorno venoso. A distensão jugular que persiste durante a pressão abdominal constitui o resultado positivo (anormal). Em animais normais, essa manobra causa pouca ou nenhuma alteração na veia jugular.

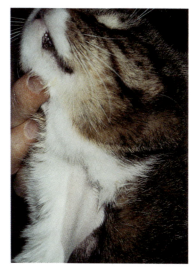

Figura 1.4 Distensão proeminente da veia jugular em um gato com sinais de insuficiência cardíaca congestiva do lado direito por cardiomiopatia dilatada.

 BOXE 1.5

Causas da distensão/pulso da veia jugular.

Apenas distensão
Derrame/tamponamento pericárdico
Massa/obstrução do fluxo atrial direito
Cardiomiopatia dilatada
Massa mediastinal cranial
Trombose da veia jugular/veia cava cranial

Distensão ± pulso
Regurgitação tricúspide por qualquer causa (degenerativa, cardiomiopatia, congênita, secundária a doenças que causam sobrecarga de pressão ventricular direita)
Estenose pulmonar
Dirofilariose
Hipertensão pulmonar
Contrações ventriculares prematuras
Bloqueio cardíaco completo (bloqueio atrioventricular de terceiro grau)
Pericardite constritiva
Hipervolemia

PULSOS ARTERIAIS

A intensidade e a regularidade das ondas de pressão arterial periférica e a frequência de pulso são avaliadas pela palpação da artéria femoral ou de outras artérias periféricas (Boxe 1.6). A avaliação subjetiva da intensidade do pulso é baseada na diferença entre as pressões arteriais sistólica e diastólica (i. e., a pressão de pulso). Quando a diferença é grande, o pulso é forte à palpação; os pulsos de intensidade anormalmente alta são chamados *hipercinéticos*. Quando a diferença de pressão é pequena, o pulso parece fraco (*hipocinético*). Se o aumento da pressão arterial sistólica máxima for prolongado, como na estenose subaórtica grave, o pulso também tende a ser fraco (*pulsus parvus et tardus*). Ambos os pulsos femorais devem ser palpados e comparados; a ausência de pulso ou a menor intensidade em um lado pode ser causado por doença tromboembólica. A palpação dos pulsos femorais em gatos pode ser difícil mesmo em animais saudáveis. Um pulso elusivo pode ser frequentemente encontrado por meio de palpação cuidadosa, com a ponta do dedo entre os músculos dorsomediais da coxa em direção ao fêmur, na área do triângulo femoral, onde a artéria femoral entra na perna.

A frequência do pulso arterial femoral deve ser avaliada simultaneamente com a frequência cardíaca direta, que é obtida por ausculta ou palpação da parede torácica. O número menor de pulsos femorais em comparação a batimentos cardíacos constitui um déficit de pulso. Várias arritmias cardíacas induzem déficits de pulso, fazendo com que o coração bata antes do enchimento ventricular adequado. Consequentemente, há pouca ou nenhuma ejeção de sangue nesses batimentos e ausência de pulso palpável. Outras variações do pulso arterial também podem ser observadas. A alternância de pulsos fracos e fortes pode ser causada por insuficiência miocárdica grave (*pulsus alternans*) ou pela alternância de um batimento cardíaco normal com um batimento prematuro (*bigeminia*), que reduz o enchimento e a ejeção ventricular. Devido à diminuição exagerada da pressão arterial sistólica durante a inspiração em virtude do tamponamento cardíaco (*pulsus paradoxus*), esses pacientes podem apresentar pulso arterial fraco durante a inspiração.

 BOXE 1.6

Pulsos arteriais anormais.

Pulsos fracos
Cardiomiopatia dilatada
Estenose (sub)aórtica
Estenose pulmonar
Choque
Desidratação

Pulsos fortes
Agitação
Hipertireoidismo
Febre
Cardiomiopatia hipertrófica

Pulsos muito fortes, limítrofes
Persistência do ducto arterioso
Febre/sepse
Regurgitação aórtica grave

PRECÓRDIO

O termo "precórdio" se refere à área da parede torácica que recobre o coração nos dois lados do tórax. Para palpar o precórdio, coloque a palma e os dedos de cada mão no lado correspondente da parede torácica do animal sobre o coração (p. ex., a mão direita sobre a área precordial direita e a mão esquerda sobre a área precordial esquerda). Normalmente, o impulso sistólico é mais forte sobre a área do ápice cardíaco esquerdo (localizada aproximadamente no quinto espaço intercostal próximo à junção costocondral). A cardiomegalia ou a presença de uma massa no interior do tórax pode deslocar o impulso precordial para um local anormal. A diminuição da intensidade do impulso precordial pode ser causada por obesidade, contrações cardíacas de baixa intensidade, derrame pericárdico, massas intratorácicas, derrame pleural ou pneumotórax. O impulso precordial deve ser mais forte na parede torácica esquerda do que na direita. O impulso precordial direito pode ser mais forte em animais com hipertrofia do VD ou deslocamento do coração para o hemitórax direito por uma lesão em massa, atelectasia pulmonar ou deformidade torácica. Sopros cardíacos muito altos causam vibrações palpáveis na parede torácica conhecidas como *frêmito precordial*, parecidas com uma sensação de "zumbido" na mão. O frêmito precordial geralmente está localizado na área com intensidade máxima do sopro.

DETECÇÃO DE ACÚMULO DE FLUIDO

A ICC do lado direito promove o acúmulo anormal de fluido dentro das cavidades corpóreas (Figura 1.5; ver também Figura 9.3) e, ocasionalmente, na região subcutânea de áreas dependentes. A palpação e o balotamento do abdome, a percussão do tórax com o animal em estação e a palpação das áreas dependentes são usados para detectar derrames e edema subcutâneo. O acúmulo de fluido secundário à ICD é geralmente acompanhado por distensão anormal da veia jugular com ou sem pulsos, a menos que o volume de sangue circulante esteja diminuído pela administração de diuréticos ou outra causa. A hepatomegalia e a esplenomegalia também podem ser observadas em cães e gatos com ICC do lado direito.

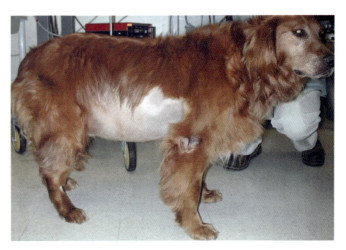

Figura 1.5 Distensão abdominal causada por ascite relacionada à insuficiência cardíaca direita em um Golden Retriever de 7 anos.

AUSCULTA

A ausculta torácica é usada para avaliar a frequência cardíaca e o ritmo cardíaco, identificar as bulhas cardíacas normais, determinar presença ou ausência de sons anormais e avaliar sons pulmonares. As bulhas cardíacas são criadas pelo fluxo sanguíneo turbulento e pelas vibrações associadas no tecido adjacente durante o ciclo cardíaco. Embora muitos desses sons tenham frequência ou intensidade muito baixa para serem audíveis, outros podem ser auscultados com o estetoscópio ou, até mesmo, palpados. As bulhas cardíacas são classificadas como transitórias (de curta duração) e sopros cardíacos (sons mais longos em uma parte normalmente silenciosa do ciclo cardíaco). Sopros cardíacos e sons transitórios são descritos por seu tempo dentro do ciclo cardíaco e por características gerais do som, como frequência, amplitude das vibrações (intensidade/volume), duração e qualidade (timbre). A qualidade do som é influenciada pelas características físicas das estruturas vibratórias.

Como a ausculta de muitas bulhas cardíacas pode ser difícil, é importante que o animal seja cooperativo e que a sala esteja silenciosa. O animal deve estar em pé, se possível, para que o coração fique na posição normal. Em cães, o arfar é desencorajado ao manter a boca do animal fechada. O ruído respiratório pode ser reduzido ainda mais colocando um dedo sobre uma ou ambas as narinas por um curto período. Em gatos, o ronronar pode ser interrompido pela breve colocação de um dedo sobre uma ou ambas as narinas (Figura 1.6), suave pressão da região do ligamento cricotireóideo com a ponta do dedo, agitação de uma bola de algodão embebida em álcool perto do focinho ou abertura de uma torneira perto do animal. Vários outros artefatos podem interferir na ausculta, inclusive estalidos respiratórios, sons do movimento do ar, tremores, contrações musculares, atrito do pelame contra o estetoscópio, sons gastrintestinais e ruídos ambientais.

O auscultador do estetoscópio tradicional dispõe de um diafragma plano e rígido e um sino. O diafragma, quando aplicado com firmeza na parede torácica, permite a melhor ausculta das bulhas cardíacas de alta frequência do que daquelas de baixa frequência. O sino, aplicado levemente na parede torácica, facilita a auscultação de sons de baixa frequência, como B_3 e B_4 (ver seção *Sons de galope*). Estetoscópios com auscultador de um lado só são projetados para funcionar como diafragma quando usados com pressão firme contra a pele e como sino, quando usados com pressão leve. Idealmente, o estetoscópio deve ter tubo duplo curto e fones confortáveis. Os tubos auriculares binaurais devem ser angulados em sentido rostral, para alinhamento com os canais auditivos do médico (Figura 1.7).

Os dois lados do tórax devem ser auscultados com cuidado, dando especial atenção às áreas valvares (Figura 1.8). O estetoscópio é movido de forma gradual para todas as áreas do tórax. O médico deve se concentrar nos vários sons do coração, correlacionando-os aos eventos do ciclo cardíaco, e auscultar os sons anormais na sístole e na diástole de maneira sucessiva. As bulhas cardíacas normais (B_1 e B_2) são usadas como estrutura para cronometrar sons anormais. O ponto de intensidade máxima (PIM) de quaisquer sons anormais deve ser localizado. O médico deve se concentrar na ausculta cardíaca separadamente da ausculta pulmonar, porque a assimilação completa dos sons dos dois sistemas de forma simultânea é improvável. A ausculta pulmonar é descrita em mais detalhes no Capítulo 20.

Bulhas cardíacas transitórias

As bulhas cardíacas normalmente auscultadas em cães e gatos são B_1 (decorrente do fechamento e deformação das valvas AVs e estruturas associadas no início da sístole) e B_2 (decorrente do fechamento da valva aórtica e da valva pulmonar após a ejeção). Os sons diastólicos (B_3 e B_4) não são audíveis em cães e gatos normais. A Figura 1.9 correlaciona os eventos hemodinâmicos do ciclo cardíaco ao ECG e ao tempo das bulhas cardíacas. É importante compreender esses eventos e identificar o momento (de uma perspectiva clínica) da sístole (entre B_1 e B_2) e da diástole (após B_2 até a próxima B_1). O impulso precordial ocorre logo após B_1 (sístole), e o pulso arterial ocorre entre B_1 e B_2.

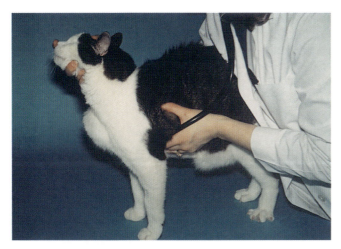

Figura 1.6 Durante a ausculta cardíaca, os ruídos respiratórios e o ronronar podem ser diminuídos ou eliminados pela colocação breve e cuidadosa do dedo sobre uma ou ambas as narinas.

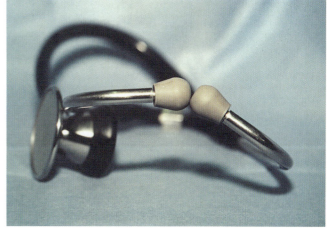

Figura 1.7 Observe a angulação das hastes binaurais do estetoscópio para alinhamento ideal com os canais auditivos do médico (o topo da imagem é rostral). O diafragma plano do auscultador está à esquerda; e o sino côncavo, à direita.

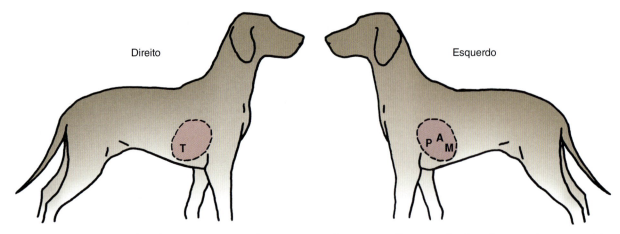

Figura 1.8 Sítios aproximados das várias áreas valvares na parede torácica. T: tricúspide; P: pulmonar; A: aórtico; M: mitral.

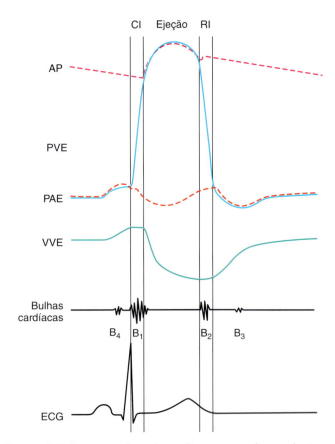

Figura 1.9 Diagrama do ciclo cardíaco retratando as relações entre os grandes vasos, as pressões ventriculares e atriais, o volume ventricular, as bulhas cardíacas e a ativação elétrica. AP: pressão aórtica; ECG: eletrocardiograma; CI: contração isovolumétrica; RI: relaxamento isovolumétrico; PAE: pressão do átrio esquerdo; PVE: pressão do ventrículo esquerdo; VVE: volume do ventrículo esquerdo.

Às vezes, a primeira (B_1) e a segunda (B_2) bulhas cardíacas têm intensidade alterada. As bulhas cardíacas normais podem ser mais altas em cães e gatos com parede torácica fina, alto tônus simpático, taquicardia ou hipertensão arterial sistêmica. A redução do intervalo PR aumenta a intensidade de B_1. Os sons podem ser abafados por obesidade, derrame pericárdico, hérnia diafragmática, cardiomiopatia dilatada, hipovolemia/enchimento ventricular insuficiente ou derrame pleural. A divisão ou abafamento de B_1 pode ser normal, especialmente em cães de grande porte, ou ser causada por contrações ventriculares prematuras ou retardos na condução intraventricular. A intensidade de B_2 pode ser aumentada pela hipertensão pulmonar por qualquer causa (ver Capítulo 10). As arritmias cardíacas frequentemente provocam variação de intensidade (ou mesmo ausência) das bulhas cardíacas.

A divisão fisiológica normal de B_2 é ocasionalmente auscultada em alguns cães (especialmente os de grande porte) por causa da variação no volume sistólico durante o ciclo respiratório. Durante a inspiração, o aumento do retorno venoso para o VD tende a retardar o fechamento da valva pulmonar, enquanto a redução do enchimento do ventrículo esquerdo (VE) acelera o fechamento da aorta. A divisão patológica de B_2 pode ser causada por retardo da ativação ventricular ou do prolongamento da ejeção do VD secundário a batimentos ventriculares prematuros, bloqueio de ramo direito, defeito do septo ventricular ou atrial ou hipertensão pulmonar.

Sons de galope

A terceira (B_3) e a quarta (B_4) bulhas cardíacas ocorrem durante a diástole (ver Figura 1.9) e normalmente não são audíveis em cães e gatos. Na presença de B_3 ou B_4, o coração pode soar como um cavalo a galope, daí o termo *ritmo de galope*. Esse termo pode ser confuso porque a presença ou a ausência de B_3 ou B_4 audível não tem nada a ver com o ritmo cardíaco (i. e., a origem da ativação elétrica cardíaca e o processo de condução intracardíaca). Os sons de galope geralmente são mais bem auscultados com o sino do estetoscópio (ou com a aplicação de pressão leve à peça torácica de um único lado) porque sua frequência é mais baixa em comparação a B_1 e B_2. A diferenciação entre B_3 e B_4 pode ser impossível em frequências cardíacas muito altas. As duas bulhas podem se sobrepor, no chamado *galope de soma*.

O galope B_3, também conhecido como *galope ventricular*, está associado a vibrações de baixa frequência no final da fase de enchimento ventricular rápido. Em cães e gatos, a B_3 audível geralmente indica dilatação ventricular com insuficiência miocárdica. Embora às vezes possa ser bastante alto e detectado com facilidade, o som extra tende a ser muito sutil, sendo mais bem auscultado sobre o ápice cardíaco. Esse som pode ser a única anomalia passível de ausculta em um animal com cardiomiopatia dilatada. O galope B₃ também pode ser audível em cães com doença valvar mitral avançada e ICC.

O galope B₄, também chamado *galope atrial* ou *pré-sistólico*, está associado a vibrações de baixa frequência desencadeadas pelo fluxo sanguíneo para os ventrículos durante a contração atrial (logo após a onda P do ECG). Em cães e gatos, a B₄ audível está geralmente associada a aumento da rigidez e hipertrofia ventricular, como na cardiomiopatia hipertrófica ou no hipertireoidismo felino. Um galope B₄ transitório de significado pouco claro é ocasionalmente auscultado em gatos estressados ou anêmicos.

Outros sons transitórios

Outros breves sons anormais são audíveis em alguns casos. Os cliques sistólicos são sons sistólicos médios a tardios, geralmente mais bem auscultados na área da valva mitral. Esses sons têm sido associados à doença valvar degenerativa (endocardiose), prolapso da valva mitral e displasia mitral congênita; um sopro de insuficiência mitral pode ser observado de maneira concomitante. Em cães com doença valvar degenerativa, um clique mitral pode ser o primeiro som anormal auscultado, com posterior desenvolvimento de sopro. Um som de ejeção sistólica precoce e de alta frequência na base esquerda pode ocorrer em animais com estenose pulmonar valvular ou outras doenças que causam dilatação de uma grande artéria. Acredita-se que o som surja da parada repentina de uma valva pulmonar fundida ou do rápido enchimento de um vaso dilatado durante a ejeção. Raramente, a doença pericárdica constritiva causa uma batida pericárdica audível. Esse som diastólico surge da interrupção súbita do enchimento ventricular pelo pericárdio constritivo; seu tempo é semelhante ao de B₃.

Sopros cardíacos

Os sopros cardíacos podem ter muitas causas, em sua maioria uma anomalia cardíaca estrutural, sendo assim considerados sopros patológicos. No entanto, alguns sopros não são associados a essas anomalias e são, por isso, ditos não patológicos, de natureza sistólica. Esses sopros, conhecidos como *funcionais*, podem ocorrer por razões fisiológicas, por exemplo, redução da viscosidade do sangue pela anemia ou aumento do débito cardíaco devido à febre, hipertireoidismo etc. Às vezes, um sopro brando é auscultado em um animal sem evidências de doença cardíaca estrutural ou alteração fisiológica. Esses sopros são considerados *inocentes* e frequentemente observados em filhotes. Muitos animais com sopro patológico também apresentam outros sinais clínicos condizentes com doença cardíaca. No entanto, sopros patológicos e não patológicos costumam ser achados incidentais do exame físico. Nesses casos, é importante determinar se sua causa é uma doença cardíaca ou uma anomalia fisiológica clinicamente importante. O exame físico cuidadoso e a ausculta podem ajudar o médico a decidir com que agressividade (ou se) deve imediatamente solicitar outros exames diagnósticos.

Os sopros cardíacos são descritos por seu momento dentro do ciclo cardíaco (sistólico, diastólico ou suas divisões), intensidade, PIM no precórdio, irradiação sobre a parede torácica, qualidade e frequência. Os sopros sistólicos podem ocorrer no início (protossistólicos), no meio (mesossistólicos) ou no final da sístole (telessistólicos), ou, ainda, durante toda a sístole (holossistólicos). Os sopros diastólicos geralmente ocorrem no início da diástole (protodiastólicos) ou durante toda a diástole (holodiastólicos). Os sopros no final da diástole são denominados *pré-sistólicos*. Os sopros contínuos começam na sístole e se estendem por B₂ em toda a diástole ou parte dela. A intensidade do sopro é classificada em uma escala de 1 a 6 (às vezes escrita de I a VI) (Tabela 1.1). O PIM é indicado pelo hemitórax (direito ou esquerdo) e pela área da valva ou espaço intercostal em que está localizado, ou, ainda, pelos termos *ápice* ou *base*. Como os sopros podem se irradiar de maneira extensa, todo o tórax, a abertura torácica e as áreas das artérias carótidas devem ser auscultados. O tom e a qualidade de um sopro estão relacionados à sua frequência e avaliação subjetiva. Sopros "ruidosos" ou "ásperos" apresentam frequências mistas. Sopros "musicais" têm, essencialmente, frequência e tons secundários, que podem soar como "gritos" ou "buzina".

Os sopros também podem ser descritos por sua configuração fonocardiográfica (Figura 1.10). Um sopro em forma de platô ou "regurgitante" começa em B₁ e continua a apresentar intensidade bastante uniforme ao longo da sístole. Às vezes, essa configuração de sopro também é chamada *holossistólica* por ser consistente durante toda a sístole. Sopros regurgitantes/

TABELA 1.1

Classificação dos sopros cardíacos.

Classificação	Sopro
1	Sopro muito suave; auscultado apenas sobre seu local de origem, após exame prolongado em ambientes tranquilos
2	Sopro suave, mas facilmente auscultado sobre seu local de origem (geralmente uma determinada área valvar)
3	Sopro de intensidade moderada, que geralmente se irradia para outras áreas precordiais/valvares
4	Sopro alto, mas sem frêmito precordial, que se irradia de maneira ampla e geralmente pode ser auscultado sobre a maioria das regiões precordiais
5	Sopro alto com frêmito precordial palpável que se irradia de forma ampla e geralmente pode ser bem auscultado sobre todas as regiões precordiais
6	Sopro muito alto com frêmito precordial que se irradia de forma ampla, é geralmente auscultado com clareza sobre todas as áreas precordiais e pode ser ouvido com a peça torácica do estetoscópio ligeiramente elevada (cerca de 1 cm) da parede torácica (no ponto de intensidade máxima do sopro)

10 PARTE 1 ■ Distúrbios do Sistema Cardiovascular

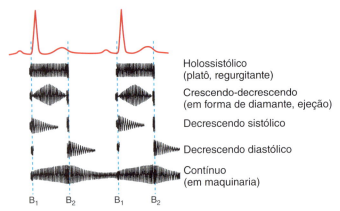

Figura 1.10 Forma fonocardiográfica (configuração) e momento dos diferentes sopros.

holossistólicos altos podem mascarar B_1 e B_2. A insuficiência da valva AV e os defeitos do septo interventricular comumente causam esse tipo de sopro porque o fluxo sanguíneo turbulento começa no momento do fechamento da valva AV e continua durante a sístole ventricular. Um sopro em crescendo-decrescendo ou em forma de diamante começa suavemente, aumenta em intensidade no meio da sístole e depois diminui; de modo geral, B_1 e B_2 podem ser auscultados antes e depois do sopro, respectivamente. Esse tipo também é chamado *sopro de ejeção* por ocorrer durante a ejeção ventricular, geralmente devido a uma obstrução do fluxo ventricular. Um sopro em decrescendo apresenta diminuição de intensidade ao longo do tempo e pode ocorrer na sístole ou na diástole. Sopros contínuos (em maquinaria) ocorrem durante a sístole, podem se estender à diástole ou, ainda, ser auscultados durante a diástole.

Sopros sistólicos

Os sopros sistólicos podem ter configuração decrescendo, holossistólica (em forma de platô) ou de ejeção (crescendo-decrescendo). Sua diferenciação à ausculta pode ser complicada. No entanto, as etapas mais importantes para o diagnóstico são a determinação da ocorrência do sopro na sístole (em vez da diástole), seu PIM e sua intensidade. A Figura 1.11 mostra o PIM típico de vários sopros na parede torácica.

Sopros funcionais não patológicos geralmente são mais bem auscultados sobre a base cardíaca esquerda. São de intensidade suave a moderada e configuração em decrescendo ou crescendo-decrescendo. Sopros funcionais não têm causa estrutural CV aparente e podem acompanhar anomalias fisiológicas (também são chamados *sopros fisiológicos*). Os sopros fisiológicos foram associados a anemia, febre, tônus simpático elevado, hipertireoidismo, bradicardia acentuada, fístulas arteriovenosas periféricas, hipoproteinemia e desempenho atlético. A dilatação da aorta (p. ex., por hipertensão) e a obstrução dinâmica do fluxo de saída do VD também são associadas a sopros sistólicos em gatos. Em cães, os sopros inocentes também são não patológicos e tendem a desaparecer aos 6 meses de idade.

O sopro de insuficiência (regurgitação) mitral é mais frequentemente auscultado no ápice esquerdo, na área da valva mitral. É bem irradiado em sentido dorsal, para a base esquerda e a parede torácica direita. A insuficiência mitral causa um sopro característico em forma de platô (tempo holossistólico), mas, em seus primeiros estágios, o sopro pode ser protossistólico, diminuindo para uma configuração em decrescendo. Ocasionalmente, esse sopro tem qualidade musical ou se assemelha a um "uivo". A intensidade do sopro geralmente está relacionada à gravidade da doença degenerativa da valva mitral.

Os sopros de ejeção sistólica são auscultados com maior frequência na base esquerda. A obstrução do fluxo ventricular, geralmente por um estreitamento fixo (p. ex., estenose da valva subaórtica ou pulmonar) ou obstrução muscular dinâmica, é a causa típica. Os sopros de ejeção ficam mais altos com o aumento do débito cardíaco ou da força contrátil. O sopro da estenose subaórtica é bem auscultado na base inferior esquerda e na base direita, pois se irradia para cima no arco aórtico, que se curva para a direita. Esse sopro também se irradia pelas artérias carótidas e, quando alto, é ocasionalmente auscultado no crânio. Sopros de ejeção sistólica de grau brando (grau 1 a 2/6), não patológicos (funcionais), são comuns em galgos, Boxers e algumas outras raças de porte grande, e podem estar relacionados a um grande volume

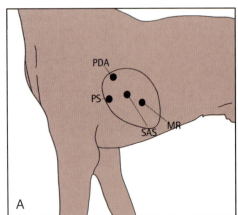
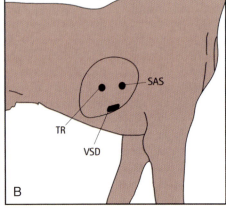

Figura 1.11 O ponto de intensidade máxima (PIM) usual e a configuração de sopros típicos de várias causas congênitas e adquiridas são retratados na parede torácica esquerda (**A**) e direita (**B**). RM: regurgitação (insuficiência) mitral; PDA: persistência do ducto arterioso; EP: estenose pulmonar; SSA: estenose subaórtica; RT: regurgitação (insuficiência) tricúspide; DSV: defeito do septo ventricular. (De Ware WA: *Cardiovascular disease in small animal medicine*, London, 2011, Manson Publishing.)

sistólico, bem como às características raciais do trato de saída do VE. O sopro da estenose pulmonar é mais bem auscultado na base cranial. A estenose pulmonar relativa ocorre quando há aumento anômalo do volume de fluxo por uma valva de estrutura normal (como em um grande *shunt* atrial da esquerda para a direita ou defeito do septo ventricular).

A maioria dos sopros auscultados na parede torácica direita são sopros holossistólicos em forma de platô, exceto o sopro da estenose subaórtica (já discutido). O sopro da insuficiência tricúspide é mais alto no ápice direito, sobre a valva tricúspide. Seu tom ou qualidade pode ser bastante diferente de um sopro de insuficiência mitral concomitante. A insuficiência tricúspide moderada a grave é geralmente acompanhada por pulsos jugulares. Os defeitos do septo ventricular também causam sopros holossistólicos. O PIM geralmente está na borda esternal direita, refletindo a direção do *shunt* intracardíaco. Um grande defeito do septo ventricular também pode causar o sopro de estenose pulmonar relativa.

Na população geral de gatos aparentemente saudáveis, a prevalência de sopros sistólicos é estimada em até 40%, sendo ainda maior em animais mais idosos. Embora o sopro sistólico possa acompanhar a doença cardíaca estrutural subclínica, especialmente em gatos idosos, cuja prevalência de cardiomiopatia pode ser de quase 30%, a presença de um sopro por si só não é um fator preditivo altamente sensível de cardiomiopatia. Isso é observado principalmente em gatos jovens. O PIM da maioria dos sopros felinos é próximo à borda do esterno. Muitos desses sopros estão associados à obstrução dinâmica do fluxo ventricular esquerdo (ou direito). Malformações cardíacas congênitas são outra possível causa de sopros em gatos. A medida da porção N-terminal do pró-hormônio peptídeo natriurético cerebral (NT-proBNP) pode ajudar no rastreamento de doenças estruturais em gatos. No entanto, um ecocardiograma realizado por um cardiologista veterinário ou outro profissional com treinamento avançado em ecocardiografia é a ferramenta mais sensível para detectar doenças estruturais em gatos com sopro.

Sopros diastólicos

Os sopros diastólicos são incomuns em cães e gatos. São sempre patológicos. A insuficiência da valva aórtica decorrente de endocardite infecciosa é a causa mais comum, embora uma malformação congênita ou doença degenerativa da valva aórtica seja ocasionalmente observada. A insuficiência da valva pulmonar clinicamente relevante é rara, mas um sopro de insuficiência pulmonar audível é mais provável em face da hipertensão pulmonar. Esses sopros diastólicos começam em B$_2$ e são mais bem auscultados na base esquerda. Sua configuração é em decrescendo, e esses sopros se estendem por um tempo variável até a diástole, dependendo da diferença de pressão entre o grande vaso e o ventrículo. Alguns sopros de insuficiência aórtica têm qualidade musical.

Sopros contínuos

Como o nome indica, os sopros contínuos ("em maquinaria") ocorrem ao longo do ciclo cardíaco e indicam a existência contínua de um gradiente de pressão substancial entre dois vasos conectados. O sopro não é interrompido em B$_2$; pelo contrário, nesse momento, sua intensidade tende a ser maior. O sopro fica menor no final da diástole e, em baixas frequências cardíacas, pode até se tornar inaudível no meio ou no final da diástole. A persistência do ducto arterioso (PDA) é, de longe, a causa mais comum de sopro contínuo. Na PDA, o sopro é mais alto na base esquerda, dorsal à área da valva pulmonar, e tende a se irradiar em sentido cranial, ventral e para a direita. O componente sistólico geralmente é mais alto e bem auscultado em todo o tórax. O componente diastólico tende a ser localizado na base esquerda. O componente diastólico (e o diagnóstico correto) pode ser perdido se apenas a área apical cardíaca for auscultada.

Sopros contínuos podem ser confundidos com ejeção sistólica concomitante e sopros diastólicos em decrescendo (o chamado *sopro para frente e para trás*). No entanto, nesses sopros, o componente de ejeção (sistólica) diminui no final da sístole e B$_2$ pode, em geral, ser auscultada como um som distinto. A causa mais comum de um sopro para frente e para trás é a combinação de estenose subaórtica e insuficiência da valva aórtica (decorrente de endocardite da valva aórtica). A estenose e a insuficiência da valva pulmonar raramente causam esse tipo de sopro. Da mesma maneira, um sopro holossistólico e um sopro diastólico em decrescendo podem ser ocasionalmente observados juntos (como em um defeito do septo ventricular e insuficiência aórtica por perda de suporte da raiz da aorta); esse sopro não é considerado um verdadeiro sopro *contínuo*.

Leitura sugerida

Côté E, et al. Management of incidentally detected heart murmurs in dogs and cats. *J Am Vet Med Assoc*. 2015;246:1076-1088. Also published in *J Vet Cardiol* 2015;17:245-261.

Côté E, et al. Assessment of the prevalence of heart murmurs in overtly healthy cats. *J Am Vet Med Assoc*. 2004;225:384-388.

Dirven MJ, et al. Cause of heart murmurs in 57 apparently healthy cats. *Tijdschr Diergeneeskd*. 2010;135:840-847.

Fabrizio F, et al. Left basilar systolic murmur in retired racing greyhounds. *J Vet Intern Med*. 2006;20:78-82.

Ferasin L, et al. Risk factors for coughing in dogs with naturally acquired myxomatous mitral valve disease. *J Vet Intern Med*. 2013;27:286-292.

Hoglund K, et al. A prospective study of systolic ejection murmurs and left ventricular outflow tract in Boxers. *J Small Anim Pract*. 2011;52:11-17.

Koplitz SL, Meurs KM, Bonagura JD. Echocardiographic assessment of the left ventricular outflow tract in the Boxer. *J Vet Intern Med*. 2006;20:904-911.

Paige CF, et al. Prevalence of cardiomyopathy in apparently healthy cats. *J Am Vet Med Assoc*. 2009;234:1398-1403.

Payne JR, Brodbelt DC, Fuentes VL. Cardiomyopathy prevalence in 780 apparently healthy cats in rehoming centres (the CatScan study). *J Vet Cardiol*. 2015;17:S244-S257.

Rishniw M, Thomas WP. Dynamic right ventricular outflow obstruction: a new cause of systolic murmurs in cats. *J Vet Intern Med*. 2002;16:547-552.

Szatmari V, van Leeuwn MW, Teske E. Innocent cardiac murmur in puppies: prevalence, correlation with hematocrit, and auscultation characteristics. *J Vet Intern Med*. 2015;29:1524-1528.

Wagner T, et al. Comparison of auscultatory and echocardiographic findings in healthy adult cats. *J Vet Cardiol*. 2010;12:171-182.

Ware WA. The cardiovascular examination. In: Ware WA, ed. *Cardiovascular disease in small animal medicine*. London: Manson Publishing; 2011:26-33.

Ware WA. Syncope or intermittent collapse. In: Ware WA, ed. *Cardiovascular disease in small animal medicine*. London: Manson Publishing; 2011:139-144.

CAPÍTULO 2

Exames Diagnósticos do Sistema Cardiovascular

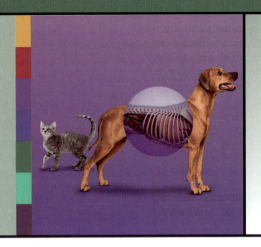

MARCADORES BIOQUÍMICOS CARDÍACOS

Certos biomarcadores cardíacos têm utilidade diagnóstica e prognóstica em cães e gatos, em especial as troponinas cardíacas e os peptídios natriuréticos. As troponinas cardíacas são proteínas reguladoras ligadas aos filamentos contráteis (finos) da actina cardíaca. Embora sua concentração circulante normalmente seja muito baixa, a lesão do miócito permite o extravasamento das troponinas cardíacas para o citoplasma e o fluido extracelular. Geralmente medida com fins cíclicos, a troponina cardíaca I (cTnI) é mais sensível na detecção de lesão miocárdica do que outros marcadores bioquímicos de lesão muscular (como a creatinoquinase cardíaca específica), embora não diferencie a causa subjacente. A concentração sérica de cTnI aumenta de forma relativamente rápida em lesões graves. Como a meia-vida desse biomarcador é curta, essa concentração pode cair com rapidez; em cães, a meia-vida foi estimada em cerca de 6 horas. O aumento persistente de cTnI indica dano miocárdico contínuo. Por sua vez, elevações moderadas podem ser observadas na doença cardíaca crônica, embora os níveis tendam a ser normais nos casos brandos. Acredita-se que isso reflita o remodelamento miocárdico. Inflamação miocárdica, trauma, várias doenças cardíacas adquiridas e congênitas e insuficiência cardíaca congestiva (ICC) estão associados ao aumento das concentrações de cTnI, que também pode ocorrer em animais clinicamente normais. Exercícios extenuantes e algumas doenças não cardíacas, como dilatação/vólvulo gástrico, podem estar associados a aumentos mínimos da cTnI. A disfunção renal pode causar falsa elevação de cTnI e animais mais velhos podem apresentar aumento discreto da referida troponina. Greyhounds normais parecem apresentar concentração ligeiramente maior do que outras raças. Ensaios humanos de cTnI podem ser usados em cães e gatos. Os exames comuns (mais antigos) de cTnI têm limites de detecção de cerca de 0,02 a 40 ng/mℓ. Alguns laboratórios consideram a concentração de cTnI de 0,09 ng/mℓ como o limite superior de normalidade; outros indicam que concentrações abaixo de 0,2 ng/mℓ devem ser consideradas normais (Troponina I Canina/Felina®, IDEXX, EUA; também disponibilizado no Brasil). Um ensaio de cTnI com alta sensibilidade (faixa de detecção entre 0,006 e 50 ng/mℓ) foi validado em cães e gatos e detectou elevações mais brandas da molécula na doença cardíaca em estágio inicial a moderado (como na doença valvar mitral crônica canina), embora sua utilidade clínica ainda precise ser definida.

Os peptídios natriuréticos (ou seus precursores) podem ser bons biomarcadores indicadores da presença e, talvez, do prognóstico de doença cardíaca e ICC. O aumento das concentrações circulantes ocorre na expansão do volume vascular, na redução do *clearance* (depuração) renal e no estímulo de sua produção (causado por estiramento atrial, deformação e hipertrofia ventricular, hipoxia e taquiarritmias; ocasionalmente, há síntese ectópica, não cardíaca). Os peptídios natriuréticos (atrial [ANP] e cerebral [BNP]) ajudam a regular o volume e a pressão sanguínea, além de, entre outros efeitos, antagonizar o eixo renina-angiotensina-aldosterona. São sintetizados como pré-pró-hormônios, degradados em um pró-hormônio e, por fim, em seus fragmentos aminoterminais (NT-pro) inativos e carboxi-terminais (C-) ativos. Os fragmentos N-terminais permanecem na circulação por mais tempo e atingem concentrações plasmáticas maiores do que as moléculas de hormônio ativo.

O NT-proBNP é medido com mais frequência, e seu grau de elevação é geralmente correlacionado à gravidade da doença cardíaca. Em animais com dispneia, a medida de NT-proBNP pode ajudar a discernir a maior probabilidade de ICC ou uma causa não cardíaca. Como a cTnI, os peptídios natriuréticos são mais usados como marcadores funcionais de doença cardíaca do que de patologias específicas. No entanto, as concentrações circulantes de (NT-pro)BNP também podem aumentar em certas anomalias não cardíacas, como disfunção renal, hipertensão pulmonar e hipertireoidismo (em gatos). Há ensaios específicos para cada espécie. A medida de NT-proBNP em cães e gatos é realizada por laboratórios comerciais (Cardiopet proBNP®, Canino e Felino; IDEXX). As concentrações plasmáticas abaixo de (800 a) 900 pmol/ℓ para cães e 100 pmol/ℓ para gatos estão associadas a um baixo risco de doença cardíaca clinicamente significativa. No entanto, alguns Doberman Pinschers com cardiomiopatia oculta apresentaram concentrações de NT-proBNP abaixo desse limite. Cães com sinais respiratórios, em especial sopro, e concentração plasmática de NT-proBNP acima de (1.400 a) 1.800 pmol/ℓ apresentam maior probabilidade de ICC como causa subjacente. A concentração plasmática de NT-proBNP entre 901 e 1.800 pmol/ℓ em cães representa uma zona "cinzenta", com provável aumento do estresse cardíaco, mas não permite a diferenciação confiável de ICC. Outros exames diagnósticos (como radiografia torácica e ecocardiografia) são recomendados em animais com elevação de NT-proBNP. Cães de raças de pequeno porte com doença da valva mitral crônica e concentração de NT-proBNP acima de 1.500 pmol/ℓ apresentam alto risco de desenvolvimento de ICC nos próximos 12 meses. Há também um ensaio para detecção de C-BNP no plasma canino (CardioBNP; ANTECH, EUA); o fabricante relata um valor de corte de 6 pg/mℓ como altamente sensível e específico para ICC em cães com dispneia.

Em gatos, a concentração de NT-proBNP acima de 100 pmol/ℓ provavelmente indica maior estresse ou estiramento do miocárdio, e exames de acompanhamento, com ecocardiografia, medida da pressão arterial e determinação de tetraiodotironina (T_4; em gatos idosos) são recomendados. Hipertensão, hipertireoidismo e disfunção renal podem elevar os níveis de NT-proBNP. Gatos com sinais respiratórios e NT-proBNP acima de 270 pmol/ℓ têm maior probabilidade de ICC. Em gatos com NT-proBNP entre 100 e 269 pmol/ℓ, é menos provável que os sinais respiratórios sejam causados por ICC; no entanto, outros exames, como já mencionado, são recomendados para a triagem de doença cardiovascular pré-clínica. Um exame em ponto de atendimento (POC), chamado "SNAP Feline proBNP (IDEXX)", pode auxiliar a diferenciação da ICC de causas não cardíacas de dispneia, embora a interpretação deva ser feita com cuidado. Nesse exame, o resultado negativo em um gato com derrame pleural, por exemplo, é bastante sugestivo de uma causa não cardíaca; entretanto, o resultado positivo pode ser menos específico. Em gatos, esse exame é mais indicado à identificação da ausência de doença cardíaca moderada a grave (alto valor preditivo negativo), sejam os felinos sintomáticos ou não.

RADIOGRAFIA CARDÍACA

As radiografias torácicas são importantes para avaliação do tamanho e da forma geral do coração, dos vasos pulmonares e do parênquima pulmonar, bem como das estruturas adjacentes. As incidências laterais e dorsoventrais (DVs) ou ventrodorsais (VDs) devem ser obtidas; um estudo de três incidências, com imagens laterais esquerda e direita, é geralmente preferido. Em incidências laterais, as costelas devem estar alinhadas umas às outras em sentido dorsal. Nas incidências DVs ou VDs, o esterno, os corpos vertebrais e os processos espinhosos dorsais devem ser sobrepostos. As incidências escolhidas devem ser sempre as mesmas, já que diferentes posições provocam pequenas alterações na aparência da sombra cardíaca. O coração, por exemplo, tende a parecer mais alongado na incidência VD em comparação à DV. De modo geral, a incidência DV delineia melhor a área hilar e as artérias pulmonares caudais. O posicionamento cuidadoso do paciente (sem inclinação oblíqua) é importante. A exposição deve ser feita no pico da inspiração. Na expiração, os pulmões parecem mais densos, o coração é relativamente maior, o diafragma pode se sobrepor à borda caudal do coração e os vasos pulmonares são mal delineados.

A conformação do tórax deve ser considerada na avaliação do tamanho e da forma do coração em cães, já que a aparência cardíaca normal pode variar entre as raças. A sombra cardíaca em cães com tórax arredondado ou em formato de barril tem maior contato esternal na incidência lateral e forma oval na incidência DV ou VD. Em contrapartida, o coração tem uma aparência ereta e alongada na incidência lateral e forma pequena, quase circular, na incidência DV ou VD em cães de tórax estreito e profundo. Devido às variações na conformação do tórax e às influências da respiração, do ciclo cardíaco e do posicionamento no tamanho aparente da sombra cardíaca, a identificação de cardiomegalia branda pode ser difícil. Além disso, o excesso de gordura pericárdica pode mimetizar a aparência de cardiomegalia. Em filhotes, a sombra cardíaca tende a parecer ligeiramente grande em relação ao tamanho do tórax, em comparação a cães adultos. A sugestão radiográfica de tamanho ou formato cardíaco anormal deve sempre ser considerada no contexto do exame físico e outros achados diagnósticos.

O sistema de escala vertebral (VHS, do inglês *vertebral heart score*) é um meio bastante utilizado para avaliação da cardiomegalia em cães e gatos porque há uma boa correlação entre o comprimento do corpo e o tamanho do coração, apesar de alguma influência da conformação do tórax. Em cães adultos e filhotes, as medidas para o VHS são obtidas em incidência lateral (Figura 2.1). O eixo cardíaco longo é medido da borda ventral

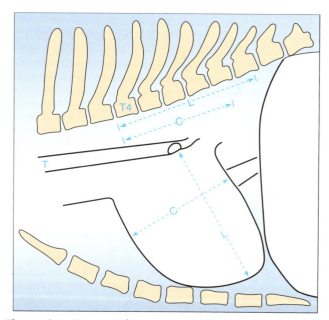

Figura 2.1 Diagrama ilustra o sistema de escala vertebral (VHS) usando uma radiografia lateral de tórax. As dimensões do eixo longo (L) e do eixo curto (C) do coração são transpostas para a coluna vertebral e registradas como o número de vértebras a começar pela borda cranial de T4. Esses valores são somados para a obtenção do VHS. Nesse exemplo, L = 5,8 v e C = 4,6 v; logo, VHS = 10,4 v. T: traqueia. (Modificada de Buchanan JW, Bücheler J: Vertebral scale system to measure canine heart size in radiographs, *J Am Vet Med Assoc* 206:194, 1995.)

do brônquio principal esquerdo até o aspecto mais ventral do ápice cardíaco. Essa mesma distância é comparada à coluna torácica, começando na borda cranial de T4; o comprimento é estimado com a aproximação de 0,1 vértebra. O eixo curto perpendicular máximo é medido no terço central da sombra cardíaca; o eixo curto também é medido em número de vértebras (com precisão de 0,1) a partir de T4. As duas medidas são somadas para produzir o VHS. Um VHS entre 8,5 e 10,5 vértebras (v) é considerado normal na maioria das raças. No entanto, existe certa variação racial. Em cães com tórax curto (p. ex., Schnauzer miniatura), um limite superior a 11 v pode ser normal. O VHS em Greyhounds, Whippets e algumas outras raças, como o Labrador Retriever, pode exceder 11 v e, em Boxers, chegar a 12,6 v. No entanto, um limite superior de 9,5 v pode ser normal em cães com tórax longo, como o Dachshund.

Em gatos, a silhueta cardíaca na incidência lateral é alinhada de forma mais paralela ao esterno do que em cães; isso geralmente é acentuado em gatos mais velhos. O posicionamento radiográfico pode influenciar o tamanho, o formato e a posição relativa do coração porque o tórax felino é muito flexível. Na incidência lateral, o coração de um gato saudável tem largura inferior ou igual a dois espaços intercostais (ICSs) e menos de 70% da altura do tórax. Na incidência DV, o coração normalmente não tem mais do que metade da largura do tórax. A medida do VHS também é útil em gatos. Nas radiografias laterais, o VHS médio em gatos normais é de 7,3 a 7,5 vértebras (variação de 6,7 a 8,1 v). O VHS acima de 9 v é bastante sugestivo de doença cardíaca. Em gatos normais, a dimensão cardíaca média em eixo curto na incidência DV ou VD, em comparação à coluna torácica a partir de T4 na incidência lateral, é de 3,4 a 3,5 v; 4 v é o limite superior da normalidade. Em gatos filhotes, assim como em cães, o tamanho relativo do coração em comparação ao tórax é maior do que em adultos devido ao menor volume pulmonar.

A sombra cardíaca muito pequena (microcardia) é geralmente causada pela redução acentuada do retorno venoso devido à hipovolemia grave. O ápice cardíaco parece mais pontudo e pode ser elevado em relação ao esterno.

CARDIOMEGALIA

O aumento generalizado da silhueta cardíaca em radiografias simples do tórax pode indicar cardiomegalia ou distensão pericárdica verdadeira. No aumento cardíaco, os contornos das diferentes câmaras ainda são evidentes, embora a dilatação maciça do ventrículo direito (VD) e do átrio direito (AD) possa fazer com que a silhueta cardíaca fique arredondada. Fluido, gordura ou vísceras dentro do pericárdio tendem a obliterar esses contornos e podem criar uma sombra globoide no coração (ver Figuras 9.1 e 9.4). Os diagnósticos diferenciais comuns para os padrões de aumento cardíaco estão listados no Boxe 2.1. Uma analogia com o mostrador do relógio é frequentemente usada para identificar regiões na silhueta cardíaca em que um aumento de câmara ou vascular específico é observado, em especial em incidência DV/VD.

PADRÕES DE AUMENTO DE VOLUME DA CÂMARA CARDÍACA

A maioria das doenças que causa dilatação ou hipertrofia cardíaca afeta duas ou mais câmaras. A insuficiência mitral, por exemplo, provoca aumento do ventrículo esquerdo (VE) e do átrio esquerdo (AE); a estenose pulmonar causa aumento do VD, uma protuberância do tronco da artéria pulmonar e, frequentemente, dilatação do AD. Mesmo quando há acometimento de apenas um lado do coração, a silhueta cardíaca pode parecer aumentada devido à sobreposição das câmaras. Para fins descritivos, entretanto, padrões específicos de aumento do volume das câmaras são mostrados nas próximas seções. A Figura 2.2 ilustra vários padrões de ampliação das câmaras.

Átrio esquerdo

O AE é a câmara mais dorsocaudal do coração, embora seu apêndice auricular se estenda para a esquerda e em sentido cranial. Na incidência lateral, o AE com aumento de volume se projeta em sentido dorsal e caudal, elevando o brônquio principal esquerdo e, às vezes, o direito. O aumento grave do AE pode estar associado ao colapso ou à compressão do brônquio principal esquerdo. Em gatos, a borda do coração caudal é normalmente bastante reta na incidência lateral; o aumento do AE forma uma convexidade sutil a acentuada da borda dorsocaudal do coração, com elevação dos brônquios principais.

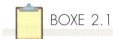

BOXE 2.1

Diagnósticos diferenciais comuns para sinais radiográficos de cardiomegalia.

Aumento de volume generalizado da sombra cardíaca
Cardiomiopatia dilatada
Insuficiência mitral e tricúspide crônica
Derrame pericárdico
Hérnia diafragmática peritônio-pericárdica
Displasia tricúspide
Defeito do septo ventricular ou atrial
Persistência do ducto arterioso

Aumento de volume apenas do átrio esquerdo
Insuficiência mitral em estágio inicial
Cardiomiopatia hipertrófica
Cardiomiopatia dilatada em estágio inicial (em especial em Doberman Pinschers)
Estenose (sub)aórtica

Aumento de volume do átrio e do ventrículo esquerdo
Cardiomiopatia dilatada
Cardiomiopatia hipertrófica
Insuficiência mitral
Insuficiência aórtica
Defeito do septo ventricular
Persistência do ducto arterioso
Estenose (sub)aórtica
Hipertensão sistêmica
Hipertireoidismo

Aumento de volume do átrio e do ventrículo direito
Dirofilariose avançada
Doença pulmonar crônica e grave
Insuficiência tricúspide
Estenose pulmonar
Tetralogia de Fallot
Defeito do septo atrial
Hipertensão pulmonar
Lesão em massa no interior do coração direito

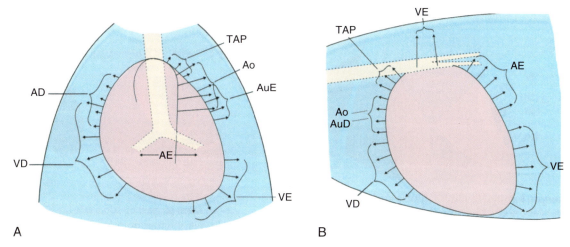

Figura 2.2 Padrões comuns de aumento de volume em radiografias. Os diagramas indicam a direção da ampliação das câmaras cardíacas e dos grandes vasos em incidência dorsoventral (**A**) e lateral (**B**). Ao: aorta (descendente); AE: átrio esquerdo; AuE: aurícula esquerda; VE: ventrículo esquerdo; TAP: tronco da artéria pulmonar; AD: átrio direito; AuD: aurícula direita; VD: ventrículo direito. (Modificada de Ware WA: *Cardiovascular disease in small animal medicine*, London, 2011, Manson Publishing.)

Na incidência DV ou VD, os brônquios principais tendem a ser deslocados em sentido lateral e podem se curvar levemente em torno do AE muito aumentado (no chamado "sinal de vaqueiro" ou "pernas tortas"). O aumento simultâneo da aurícula esquerda causa uma protuberância na área de 2 a 3 horas da silhueta cardíaca. Às vezes, o aumento maciço do AE é observado como uma opacidade grande e arredondada de tecido mole sobreposta à área apical do VE na incidência DV (VD) (Figura 2.3). Em alguns gatos, o aumento acentuado do AE cria uma silhueta cardíaca em forma de "coração" (ver Figura 8.7) porque amplia a região cardíaca cranial. O tamanho do AE é influenciado pela pressão ou carga de volume imposta, bem como por sua duração. A regurgitação mitral de gravidade gradualmente crescente, por exemplo, pode causar aumento maciço do AE sem edema pulmonar caso a dilatação da câmara ocorra de forma lenta e com pressão relativamente baixa. Contudo, a ruptura de cordas tendíneas pode causar regurgitação valvar grave com aumento rápido e acentuado da pressão do AE, o que provoca edema pulmonar com AE de tamanho relativamente normal.

Ventrículo esquerdo
Na incidência lateral, o aumento do VE é observado pela silhueta cardíaca mais alta, com elevação da carina e da veia cava caudal (VCCa). A borda caudal do coração se torna convexa, mas o contato cardíaco apical esternal é mantido. Na incidência DV/VD, o arredondamento e a ampliação ocorrem na posição de 2 a 5 horas. Em alguns gatos com cardiomiopatia hipertrófica, o ápice do VE é pontiagudo.

Átrio direito
O aumento do AD expande a borda cranial do coração e amplia a silhueta cardíaca na incidência lateral. A elevação traqueal pode ocorrer sobre a porção cranial da sombra do coração. Na incidência DV/VD, a sombra cardíaca apresenta uma protuberância na posição de 9 a 11 horas. O AD é bastante sobreposto ao ventrículo direito (VD), de modo que a diferenciação do aumento do VD é difícil; no entanto, o aumento simultâneo das duas câmaras é comum.

Ventrículo direito
O aumento do VD (dilatação ou hipertrofia) geralmente implica o aumento da convexidade da borda cranioventral do coração e a elevação da traqueia sobre a borda cranial do coração na incidência lateral. O aumento grave do VD no coração esquerdo de tamanho relativamente normal provoca a elevação do ápice a partir do esterno (ver Figura 10.1); a carina e a VCCa também são elevadas. O grau de contato esternal da sombra do coração não é, por si só, um sinal confiável de aumento do VD devido à variação racial na conformação do tórax. Na incidência DV/VD, o coração tende a assumir uma configuração em D invertido, especialmente na ausência de aumento simultâneo do lado esquerdo. O ápice pode ter se deslocado para a esquerda e a borda direita do coração se projeta para a direita.

VASOS SANGUÍNEOS INTRATORÁCICOS
Grandes vasos
A aorta e o tronco da artéria pulmonar dilatam em resposta à hipertensão arterial crônica ou ao aumento da turbulência (dilatação pós-estenótica). A estenose subaórtica causa dilatação da aorta ascendente. Devido à sua localização no mediastino, essa dilatação não é detectada com facilidade, embora o aumento de volume e da opacidade da sombra dorsocranial do coração possa ser observado. A persistência do ducto arterioso causa uma dilatação localizada na aorta descendente imediatamente caudal ao arco de onde sai o canal, e essa "protuberância ductal" é observada na incidência DV/VD na posição de 2 a 3 horas. O arco aórtico proeminente é mais comum em gatos do que em cães. A aorta torácica de gatos mais velhos também pode ter aparência ondulada. Nesses casos, a hipertensão arterial sistêmica deve ser considerada.

A dilatação grave do tronco pulmonar principal (geralmente associada à estenose pulmonar ou hipertensão pulmonar) pode ser observada como uma protuberância sobreposta

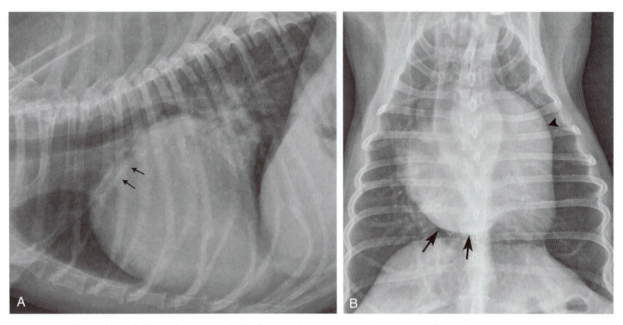

Figura 2.3 Incidência lateral (**A**) e dorsoventral (**B**) de um cão com regurgitação mitral crônica. O aumento acentuado do ventrículo esquerdo e do átrio é evidente. O deslocamento dorsal da carina e a distensão venosa pulmonar (*setas*) são vistos em **A**; a borda caudal do átrio esquerdo (*setas*), sobreposta à sombra ventricular, e uma protuberância auricular esquerda proeminente (*ponta de seta*) são observadas em **B**.

à traqueia em radiografias laterais. Em cães, o aumento do tronco pulmonar principal causa uma protuberância na posição de 1 a 2 horas na incidência DV. No gato, o tronco pulmonar principal é ligeiramente mais medial e tende a ser obscurecido pelo mediastino.

A VCCa faz um ângulo em sentido cranioventral do diafragma até o coração, e sua largura é aproximadamente igual à da aorta torácica descendente, embora seu tamanho mude com a respiração. A junção VCCa-coração é empurrada em direção dorsal pelo aumento de qualquer um dos ventrículos. O aumento persistente da VCCa pode indicar insuficiência do VD, tamponamento cardíaco, constrição pericárdica ou outra obstrução ao fluxo do coração direito. Os seguintes achados comparativos sugerem distensão de VCCa: diâmetro VCCa/aorta (no mesmo ICS) acima de 1,5; VCCa/comprimento da vértebra torácica diretamente acima da bifurcação traqueal maior que 1,3; e VCCa/largura da quarta costela direita (imediatamente ventral à coluna) maior que 3,5. O pequeno diâmetro da VCCa pode indicar hipovolemia, deficiência do retorno venoso ou hiperinsuflação pulmonar.

Vasos pulmonares lobares

As artérias pulmonares estão localizadas dorsal e lateralmente às veias e brônquios que as acompanham. Em outras palavras, as veias pulmonares são "ventrais" e "centrais". Na incidência lateral, os vasos lobares craniais no pulmão não dependente (lado superior) são mais ventrais e maiores do que os do pulmão dependente. A largura dos vasos lobares craniais é medida no ponto em que cruzam a quarta costela em cães ou na borda cranial do coração (quarta a quinta costela) em gatos. Esses vasos têm normalmente 0,5 a 1 vez o diâmetro do terço proximal da quarta costela. A incidência DV é melhor para avaliação dos vasos pulmonares caudais. Os vasos lobares caudais com 0,5 a 1 vez a largura da nona (cães) ou décima (gatos) costela no ponto de intersecção são normais. No entanto, em muitos cães saudáveis, os vasos pulmonares caudais direitos são ligeiramente mais largos que a nona costela. Isso também pode ser observado em gatos. Quatro padrões vasculares pulmonares são geralmente descritos: sobrecirculação, subcirculação, proeminência das artérias pulmonares e proeminência das veias pulmonares.

O padrão de sobrecirculação é observado na hiperperfusão pulmonar, como em *shunts* da esquerda para a direita, hidratação excessiva e outros estados hiperdinâmicos. As artérias e veias pulmonares são proeminentes. De modo geral, o aumento da perfusão também aumenta a opacidade pulmonar.

A subcirculação pulmonar é caracterizada por artérias e veias pulmonares delgadas e pelo aumento da radiotransparência pulmonar. Desidratação grave, hipovolemia, obstrução ao influxo do VD, ICC do lado direito e tetralogia de Fallot podem causar esse padrão. Alguns animais com estenose pulmonar parecem ter subcirculação pulmonar, embora a hiperinsuflação dos pulmões ou a superexposição da radiografia também minimizem o aparecimento de vasos pulmonares.

Artérias pulmonares maiores do que as veias que as acompanham indicam hipertensão arterial pulmonar. As artérias pulmonares ficam dilatadas, tortuosas e embotadas, e suas porções terminais não são visualizadas. A dirofilariose tende a causar esse padrão vascular pulmonar, além de infiltrados pulmonares intersticiais irregulares e difusos.

Veias pulmonares proeminentes são um sinal de congestão venosa pulmonar, geralmente ocasionada por ICC do lado esquerdo. Na incidência lateral, as veias lobares craniais são maiores e mais densas do que as artérias que as acompanham, e podem formar uma depressão ventral. Em cães e gatos com hipertensão venosa pulmonar crônica, as veias pulmonares dilatadas e tortuosas podem ser vistas entrando no aspecto dorsocaudal do AE aumentado. No entanto, a dilatação venosa pulmonar nem sempre é visualizada em pacientes com insuficiência cardíaca esquerda. O aumento das veias e artérias pulmonares é comum em gatos com edema pulmonar cardiogênico agudo.

PADRÕES DE EDEMA PULMONAR

O acúmulo de fluido intersticial pulmonar aumenta a opacidade pulmonar. Os vasos pulmonares parecem mal definidos e as paredes brônquicas são espessas devido ao acúmulo de fluido intersticial ao redor dos vasos e brônquios. Com a piora do edema pulmonar, as áreas de opacidade fluida de aparência regular ou mosqueada ficam cada vez mais confluentes. O edema alveolar aumenta a opacidade nos campos pulmonares e obscurece os vasos e as paredes brônquicas externas. Os brônquios cheios de ar são observados como linhas brilhantes e ramificadas cercadas por densidade de fluido (broncogramas aéreos). O padrão intersticial e o padrão alveolar de infiltração pulmonar podem ser causados por muitas doenças pulmonares, bem como por edema cardiogênico. A distribuição desses infiltrados pulmonares é importante, principalmente em cães, nos quais o edema pulmonar cardiogênico é classicamente localizado nas áreas dorsais e peri-hilares e tende a apresentar simetria bilateral. No entanto, alguns cães desenvolvem edema cardiogênico de distribuição ventral assimétrica ou concomitante. Em gatos, a distribuição do edema cardiogênico geralmente é irregular, embora alguns pacientes apresentem padrão difuso e uniforme. Os infiltrados podem se distribuir pelos campos pulmonares ou se concentrar nas zonas ventrais, médias ou caudais. Tanto a técnica radiográfica quanto a fase da respiração influenciam a gravidade aparente dos infiltrados intersticiais. Outras anomalias em radiografias torácicas são discutidas no Capítulo 20.

OUTRAS TÉCNICAS DE IMAGEM
Tomografia computadorizada e ressonância magnética cardíaca

A tomografia computadorizada (TC) e a ressonância magnética (RM) do coração são, agora, mais utilizadas na clínica veterinária e dão mais detalhes anatômicos do que as radiografias simples. Seus requisitos de maior conhecimento técnico, duração e custos, bem como a necessidade de sedação intensa ou anestesia geral, podem ser limitações em alguns casos. A TC combina vários cortes de imagem radiográfica para produzir imagens detalhadas em seção transversal a partir de orientações tridimensionais (3D) reconstruídas. Em vez de radiação ionizante, a RM usa ondas de rádio e um campo magnético para criar imagens detalhadas do tecido. Essas técnicas podem permitir maior diferenciação entre as estruturas cardiovasculares, os diversos tipos de tecido e o *pool* de sangue. A identificação da morfologia patológica, como nas malformações cardíacas congênitas ou lesões em massa, é uma aplicação importante. Essas modalidades também são mais sensíveis do que as radiografias simples na detecção de nódulos pulmonares. Como o movimento cardíaco durante a sequência de imagens reduz a qualidade da imagem, um *gate* fisiológico (eletrocardiográfico) é usado. A avaliação dos volumes cardíacos, da função miocárdica, da perfusão ou da função valvar também é possível. Diferentes sequências de imagens de RM cardíaca são usadas dependendo da aplicação ou do tipo de informação desejada. As varreduras de RM com "sangue preto", por exemplo, permitem melhor avaliação dos detalhes anatômicos e anomalias, enquanto as sequências de "sangue brilhante" são usadas para análise da função cardíaca.

Cardiologia nuclear

Alguns centros de referência veterinária realizam métodos nucleares ou com radionuclídios de avaliação da função cardiopulmonar. Essas técnicas podem avaliar o débito cardíaco, a fração de ejeção e outras medidas do desempenho cardíaco, bem como o fluxo sanguíneo e o metabolismo do miocárdio, de maneira não invasiva.

ECOCARDIOGRAFIA

A ecocardiografia (ultrassonografia cardíaca) é uma importante ferramenta não invasiva para obter imagens do coração e das estruturas adjacentes. As relações anatômicas e a função cardíaca podem ser avaliadas pelo tamanho da câmara cardíaca, espessura e movimento da parede, configuração e movimento da valva, grandes vasos proximais e outros parâmetros. Os fluidos pericárdico e pleural são facilmente detectados, e lesões em massa no interior do coração ou em suas adjacências podem ser identificadas. Esta seção mostra informações básicas sobre o exame ecocardiográfico e faz uma introdução à ecocardiografia com Doppler e outras modalidades. Os leitores em busca de mais detalhes devem consultar o excelente capítulo sobre ecocardiografia de Bonagura e Luis-Fuentes (ver *Leitura sugerida*).

Como outras modalidades diagnósticas, a ecocardiografia deve ser utilizada no contexto de anamnese e exame cardiovascular completos, além de outros exames apropriados. O conhecimento técnico é essencial à realização e interpretação adequada de um exame ecocardiográfico completo. A importância da habilidade do ecocardiografista e da compreensão da anatomia e fisiologia cardiovascular normais e anormais não pode ser subestimada. No entanto, muitas vezes, algumas informações importantes podem ser obtidas até mesmo com treinamento e experiência ecocardiográfica rudimentar, na chamada "TFAST", do inglês *Thoracic Focused Assessment with Sonography for Trauma* (avaliação ultrassonográfica focada no tórax em trauma). Um grande derrame pericárdico, aumento acentuado do AE e dilatação grave do VE com movimentação fraca ou vigorosa da parede ventricular, por exemplo, são detectados com facilidade e podem orientar o tratamento inicial. No entanto, a avaliação de acompanhamento por um cardiologista veterinário ou outro profissional com treinamento ecocardiográfico avançado é aconselhável. Além disso, um exame de ultrassonografia pulmonar pode logo restringir a lista de diagnósticos diferenciais e ajudar a orientar o tratamento inicial em pacientes com sinais respiratórios.

PRINCÍPIOS BÁSICOS

A ecocardiografia usa ondas sonoras pulsadas de alta frequência que sofrem reflexão, refração e absorção nas interfaces do tecido corpóreo. Apenas a parte refletida pode ser recebida e processada para exibição. A frequência do transdutor, a potência de saída e vários controles de processamento influenciam a intensidade e a clareza das imagens ecocardiográficas exibidas. As características individuais do paciente também afetam a qualidade das imagens obtidas. As ondas sonoras não se propagam bem através dos ossos (costelas) e do ar (pulmões); essas estruturas podem impedir a boa visualização de todo o coração. Várias modalidades ecocardiográficas são comumente usadas nos exames clínicos: as modalidades bidimensionais (2D, em tempo real), o modo M e o Doppler. Cada uma tem aplicações importantes (descritas mais adiante).

As ondas sonoras são propagadas através dos tecidos moles a uma velocidade característica ($\cong$ 1.540 m/s), o que permite a determinação da localização e do tamanho de várias estruturas em relação à origem do feixe de ultrassom em qualquer momento. Na ecocardiografia 2D e em modo M, os ecos que retornam são mais fortes quando o feixe de ultrassom é perpendicular à estrutura visualizada. Os ecos também são mais fortes quando há maior incompatibilidade na impedância acústica (relacionada à densidade tecidual) entre dois tecidos adjacentes, porque isso aumenta o limite de reflexão. Interfaces muito reflexivas, como osso/tecido ou ar/tecido, interferem na imagem de ecos mais fracos de interfaces teciduais mais profundas. O feixe de ultrassom diminui de intensidade à medida que penetra nos tecidos do corpo (por causa da divergência do feixe, absorção, dispersão e reflexão da energia da onda nas interfaces teciduais); os ecos que retornam de estruturas mais profundas tendem a ser mais fracos.

De modo geral, a energia de ultrassom de alta frequência permite a melhor resolução de pequenas estruturas por causa das características do feixe (campo próximo mais longo e divergência de campo distante menor). No entanto, frequências mais altas têm menor capacidade de penetração, pois mais energia é absorvida e espalhada pelos tecidos moles. Em contrapartida, um transdutor que produz frequências mais baixas oferece maior profundidade de penetração, mas imagens de menor definição. As frequências geralmente usadas na ecocardiografia de pequenos animais variam de cerca de 3,5 MHz em cães grandes a mais de 10 MHz para gatos e cães pequenos. No entanto, a otimização de imagem também envolve muitos outros fatores técnicos e configurações que podem variar entre os fabricantes e estão além do escopo deste capítulo.

Os tecidos fortemente reflexivos são chamados *hiperecoicos* ou *de maior ecogenicidade*. Os tecidos com reflexão fraca são *hipoecoicos*; o fluido, que não reflete o som, é *anecoico* ou *sonotransparente*. O tecido atrás de uma área de sonotransparência parece hiperecoico devido ao realce acústico. Contudo, a transmissão direta do feixe de ultrassom é bloqueada por um objeto fortemente hiperecoico (como a costela) e uma sombra acústica (ausência de imagem) é projetada atrás dele.

Na maioria dos exames ecocardiográficos, o animal é contido com delicadeza em decúbito lateral; as imagens de melhor qualidade geralmente são obtidas quando o coração é examinado do lado deitado. Para isso, o animal é colocado em uma mesa ou plataforma com uma borda recortada, que permite o posicionamento e a manipulação do transdutor do lado dependente do animal. Alguns animais podem ser bem examinados em estação, mas a movimentação do paciente pode dificultar o procedimento. A tricotomia de uma pequena área para colocação do transdutor melhora o contato com a pele e, de modo geral, a clareza da imagem. O gel de acoplamento é aplicado para produzir contato sem ar entre a pele e o transdutor. O transdutor é colocado sobre a área do impulso precordial (ou outro local apropriado) e sua posição é ajustada para encontrar uma boa "janela acústica" que permita a boa visualização do coração. A posição paraesternal direita e esquerda do transdutor são as mais utilizadas. Um pequeno ajuste da posição do membro anterior ou torso do animal pode ser necessário para a obtenção de uma boa janela acústica. Quando o coração é localizado, o transdutor é inclinado ou girado para obter as visualizações desejadas. Os fatores como intensidade do feixe, foco e parâmetros de pós-processamento são ajustados como necessário para otimizar a imagem. Nos estudos 2D e em modo M, a orientação do feixe de ultrassom perpendicular às estruturas cardíacas melhora a definição da imagem. Artefatos de imagem são comuns e podem mimetizar uma anomalia cardíaca. Às vezes, suspeita-se de uma lesão que não está realmente presente; outras vezes, uma anomalia real é obscurecida. A visualização de uma lesão suspeita em mais de um plano de imagem aumenta a segurança do diagnóstico.

Um exame ecocardiográfico básico é obtido na posição paraesternal direita e inclui planos de imagem 2D padrão e incidências em modo M cuidadosamente obtidas. O exame mais completo inclui incidências paraesternais esquerdas, bem como quaisquer outras incidências modificadas necessárias à avaliação de lesões específicas. O Doppler fornece importantes informações adicionais. O exame completo pode ser bastante demorado em alguns pacientes.

A ecocardiografia é geralmente realizada com contenção química mínima ou nula. Os animais que não ficam em decúbito com a contenção manual delicada podem precisar de sedação leve. Dentre os protocolos de sedação para cães, estão butorfanol (0,2 a 0,3 mg/kg, intravenosa [IV] ou intramuscular [IM]) que pode ser combinado, na mesma dose, à acepromazina (0,02 a 0,03 mg/kg IV ou IM); a buprenorfina (0,005 a 0,01 mg/kg IV ou IM) também pode ser combinada à acepromazina (0,02 a 0,03 mg/kg IV ou IM). Em gatos, a combinação de butorfanol (0,2 a 0,25 mg/kg IM) e acepromazina (0,05 a 0,1 mg/kg IM) ou midazolam (0,2 mg/kg IM) é geralmente adequada após um período de descanso de 20 a 30 minutos em uma sala silenciosa. No entanto, alguns gatos precisam de sedação mais intensa. Uma combinação de butorfanol (0,2 a 0,4 mg/kg IM) e alfaxalona (1 a 2 mg/kg IM) pode ser eficaz e não aumenta a frequência cardíaca, como a quetamina. Os gatos previsivelmente irascíveis também podem ser pré-medicados em casa (cerca de 2 a 3 horas antes do exame) com gabapentina, em dose de 50 mg (animais pequenos) a 150 mg (gatos muito grandes); peça para o proprietário misturar o conteúdo da cápsula com uma pequena quantidade de alimento úmido e administrar ao animal em jejum. Em caso de necessidade de maior sedação para realização do exame, uma dose baixa de butorfanol pode ser eficaz. Outra estratégia é a administração de acepromazina (0,1 mg/kg IM) seguida em 15 minutos por quetamina (2 mg/kg [ou 5 a 10 mg/gato] IV), mas esse esquema pode causar aumento indesejado na frequência cardíaca.

ECOCARDIOGRAFIA BIDIMENSIONAL

A ecocardiografia bidimensional exibe um plano do tecido (profundidade e largura). Estrutura anatômica e movimento, inclusive alterações causadas por várias anomalias adquiridas ou congênitas, são evidentes; o fluxo sanguíneo real não é visualizado nas imagens 2D ou em modo M.

Incidências ecocardiográficas bidimensionais comuns

Diversos planos podem ser obtidos a partir de vários locais da parede torácica. A maioria das incidências comuns é obtida em posição paraesternal direita ou esquerda (diretamente sobre o coração e perto do esterno). Às vezes, as imagens são obtidas na posição subxifoide (subcostal). As incidências em eixo longo são obtidas com o plano de imagem paralelo ao eixo longo do coração; as incidências em eixo curto são perpendiculares a ele (Figuras 2.4 a 2.9). As imagens são descritas pela localização do transdutor e pelo plano de imagem (p. ex., incidência paraesternal direita em eixo curto, incidência paraesternal esquerda em eixo longo). A imagem bidimensional permite uma avaliação geral da orientação, do tamanho e da espessura da parede da câmara cardíaca. A parede do VD normalmente tem cerca de 1/3 da espessura da parede livre do VE e não deve ser superior à metade desse valor. O tamanho do AD e do VD é comparado ao tamanho do AE e do VE; a incidência paraesternal direita em eixo longo e as incidências apicais esquerdas de quatro câmaras são as mais indicadas para isso. Todas as valvas e estruturas relacionadas, bem como os grandes vasos, também são examinados de forma sistemática. Qualquer suspeita de anomalia deve ser examinada em vários planos para melhor verificação e delineamento.

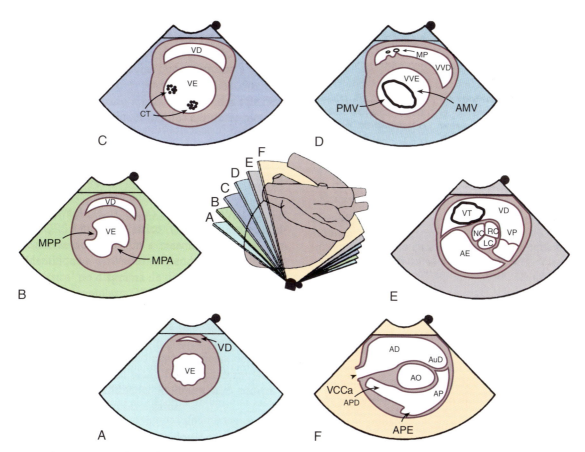

Figura 2.4 Incidências ecocardiográficas bidimensionais em eixo curto na posição paraesternal direita. O diagrama central indica a orientação do feixe de ultrassom usado para criação das imagens das estruturas cardíacas nos seis níveis mostrados. Várias dessas posições orientam a colocação do feixe em modo M e, ocasionalmente, podem ser utilizadas para avaliação com Doppler do fluxo tricúspide e pulmonar. As imagens ecocardiográficas correspondentes são mostradas em sentido horário a partir da parte inferior. **A.** Ápice. **B.** Músculo papilar. **C.** Cordas tendíneas. **D.** Valva mitral. **E.** Valva aórtica. **F.** Artéria pulmonar. AMV: cúspide anterior (septal) da valva mitral; AO: aorta; MPA: músculo papilar anterior; VCCa: veia cava caudal; CT: cordas tendíneas; AE: átrio esquerdo; APE: artéria pulmonar esquerda; VE: ventrículo esquerdo; VVE: via de saída do ventrículo esquerdo; AP: artéria pulmonar; MP: músculo papilar; PMV: cúspide posterior da valva mitral; MPP: músculo papilar posterior; VP: valva pulmonar; AD: átrio direito; AuD: aurícula direita; RC, LC, NC: cúspides direita, esquerda e não coronária da valva aórtica; APD: artéria pulmonar direita; VD: ventrículo direito; VVD: via de saída do ventrículo direito; VT: valva tricúspide. (Modificada de Thomas WP et al.: Recommendations for standards in transthoracic 2-dimensional echocardiography in the dog and cat, *J Vet Intern Med* 7:247, 1993.)

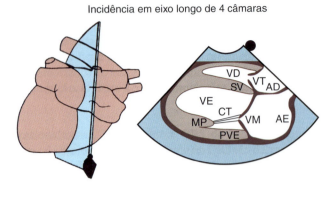
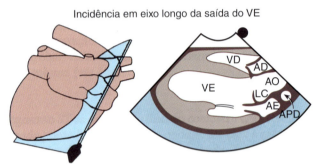

Figura 2.5 Incidências ecocardiográficas bidimensionais em eixo longo na posição paraesternal direita. Cada diagrama à esquerda indica a localização do feixe de ultrassom ao transectar o lado direito do coração e gerar a imagem ecocardiográfica correspondente à direita. A incidência em eixo longo de quatro câmaras (entrada do ventrículo esquerdo) está acima. A incidência em longo eixo da via de saída do ventrículo esquerdo está abaixo. AO: aorta; CT: cordas tendíneas; AE: átrio esquerdo; LC: cúspide coronária esquerda da valva aórtica; VE: ventrículo esquerdo; PVE: parede ventricular esquerda; VM: valva mitral; MP: músculo papilar; AD: átrio direito; APD: artéria pulmonar direita; VD: ventrículo direito; VT: valva tricúspide; SV: septo interventricular. (Modificada de Thomas WP et al.: Recommendations for standards in transthoracic 2-dimensional echocardiography in the dog and cat, J Vet Intern Med 7:247, 1993.)

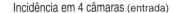
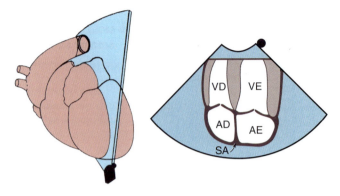
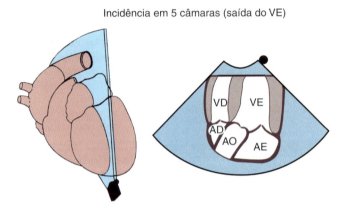

Figura 2.6 Posição paraesternal caudal (apical). A visualização de quatro câmaras otimizada para a entrada do ventrículo está acima. A incidência de cinco câmaras otimizada para a saída do ventrículo esquerdo está abaixo. Essas incidências fornecem bons sinais de velocidade Doppler a partir da valva mitral e, às vezes, das regiões da valva aórtica. AO: aorta; SA: septo interatrial; AE: átrio esquerdo; VE: ventrículo esquerdo; AD: átrio direito; VD: ventrículo direito. (Modificada de Thomas WP et al.: Recommendations for standards in transthoracic 2-dimensional echocardiography in the dog and cat, J Vet Intern Med 7:247, 1993.)

As dimensões internas e as espessuras da parede do VE no final da diástole e no pico da sístole são geralmente obtidas em modo M, mas quadros (*frames*) 2D com temporização apropriada também podem ser usados. Vários métodos podem estimar o volume e a massa da parede do VE. O tamanho do AE deve ser avaliado a partir de imagens 2D, e não em modo M. Há diversos métodos para medida do tamanho do AE, mas não são intercambiáveis. O método utilizado deve ser especificado para minimizar a variabilidade dos resultados, especialmente em estudos comparativos e repetidos.

Um método é a medida do diâmetro craniocaudal interno do AE no final da sístole (AEs) (de cima para baixo na tela), logo antes da abertura da valva mitral, em incidência paraesternal direita em eixo longo de quatro câmaras otimizadas para a valva mitral/trato de entrada do VE, e exclui a raiz aórtica. A linha de medida deve ser posicionada no meio do átrio e alinhada de forma paralela ao ânulo mitral. Em gatos, essa dimensão do AEs normalmente é menor que 16 mm, embora esse valor deva ser ajustado para cima ou para baixo em felinos muito pequenos ou muito grandes, respectivamente. O diâmetro de AEs em gatos acima de aproximadamente 22 mm é considerado aumento grave do AE e indica maior risco de tromboembolismo. Como os cães têm maior variação de tamanho corpóreo, a dimensão do AE é, geralmente, comparada a uma medida aórtica, tanto para a dimensão sistólica em eixo longo quanto para a dimensão diastólica em eixo curto (ver o próximo parágrafo). Com relação à comparação de AEs em eixo longo, alguns autores defendem o uso da distância entre os folhetos aórticos abertos (nos pontos em dobradiça da valva) no meio da sístole (AoVs), medida a partir de uma incidência direita em eixo longo otimizada para a via de saída do VE e a valva aórtica. A razão AEs:AoVs em cães normais é < 2,6. No entanto, se o diâmetro da raiz aórtica em 2D for medido nos seios de Valsalva, a razão AEs:raiz aórtica em cães normais é geralmente ≤ 1,9.

CAPÍTULO 2 ■ Exames Diagnósticos do Sistema Cardiovascular **21**

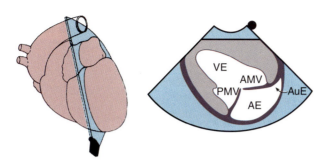

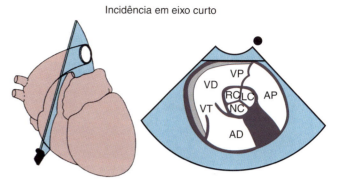

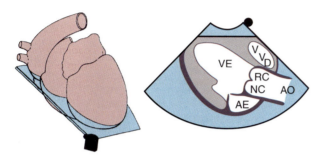

Figura 2.7 Incidências bidimensionais caudais (apicais) otimizadas para o fluxo de entrada do ventrículo esquerdo e da aurícula esquerda (incidência de duas câmaras; acima) e o fluxo de saída do ventrículo esquerdo (incidência de três câmaras; abaixo); a visualização do fluxo de saída é, às vezes, obtida com a aorta apontando para a porção inferior esquerda da imagem. A incidência de três câmaras pode permitir o bom alinhamento com a velocidade de saída do ventrículo esquerdo (embora a posição subcostal [não ilustrada aqui] seja melhor). AMV: cúspide anterior (septal) da valva mitral; AO: aorta; AE: átrio esquerdo; AuE: aurícula esquerda; VE: ventrículo esquerdo; PMV: cúspide posterior da valva mitral; RC, NC: cúspide direita e não coronária da valva aórtica; VVD: trato de saída do ventrículo direito. (Modificada de Thomas WP et al.: Recommendations for standards in transthoracic 2-dimensional echocardiography in the dog and cat, *J Vet Intern Med* 7:247, 1993.)

Outro método de avaliação do tamanho do AE bastante usado em cães emprega a incidência paraesternal direita em eixo curto e compara a dimensão do AE na diástole (AEd) ao diâmetro aórtico. Esse método é, às vezes, chamado "escandinavo". A imagem 2D é otimizada para incluir o AE e a aurícula, bem como a valva aórtica. A dimensão interna do AE é medida no início da diástole, ao longo de uma linha que se estende de forma paralela à comissura formada pelas cúspides fechadas da valva aórtica esquerda e não coronariana. A medida da dimensão aórtica, da mesma estrutura 2D congelada, também se alinha com a mesma comissura da valva e inclui apenas um seio de Valsalva. A relação AEd: raiz aórtica usando este método de eixo curto em cães normais é geralmente entre 1,3 e 1,4. Proporções acima de 1,5 a 1,6 indicam aumento de AE. No entanto, a avaliação do tamanho do AE usando este método do eixo curto pode ser confundida pelo

Figura 2.8 Incidência paraesternal cranial esquerda em eixo curto otimizada para o fluxo de entrada e saída do ventrículo direito. Essa incidência é utilizada na interrogação com Doppler dos fluxos da valva tricúspide e da artéria pulmonar. AP: artéria pulmonar; VP: valva pulmonar; AD: átrio direito; RC, LC, NC: cúspides direita, esquerda e não coronária da valva aórtica; VD: ventrículo direito; VT: valva tricúspide. (Modificada de Thomas WP et al.: Recommendations for standards in transthoracic 2-dimensional echocardiography in the dog and cat, *J Vet Intern Med* 7:247, 1993.)

fato de que o tamanho máximo do AE não é medido, pela variabilidade no plano de imagem usado pelos ecocardiografistas e pela inconsistência do tempo de determinação, em especial quando os folhetos da valva aórtica não são claramente visualizados.

ECOCARDIOGRAFIA EM MODO M

Esta modalidade oferece uma incidência unidimensional (profundidade) do coração. As imagens em modo M representam ecos de várias interfaces teciduais ao longo do eixo do feixe (exibido verticalmente na tela). Esses ecos, que se movem durante o ciclo cardíaco, são exibidos contra o tempo (no eixo horizontal). Assim, as linhas "onduladas" observadas no exame correspondem às posições de estruturas específicas em relação ao transdutor, bem como umas às outras em um dado momento. O posicionamento preciso do feixe em modo M, usando uma linha móvel apropriada do cursor sobreposta a uma imagem 2D (tempo real), é essencial para medidas. Em geral, as imagens em modo M têm melhor resolução das bordas cardíacas do que as imagens 2D devido à sua maior taxa de amostragem. As medidas das dimensões cardíacas e do movimento ao longo do ciclo cardíaco são obtidas com mais precisão a partir dos traçados em modo M, especialmente quando combinadas a um eletrocardiograma (ECG) ou fonocardiograma (FCG) simultâneo. A dificuldade de posicionamento consistente e preciso do feixe para medidas e cálculos comuns pode ser uma limitação dessa modalidade.

Incidências em modo M

As incidências comuns em modo M são obtidas a partir da posição paraesternal direita do transdutor. O cursor do modo M é posicionado em orientação 2D usando a incidência paraesternal direita em eixo curto; a inclinação do transdutor para que o VE pareça o mais redondo possível ajuda a assegurar a orientação perpendicular do feixe de ultrassom ao eixo do VE.

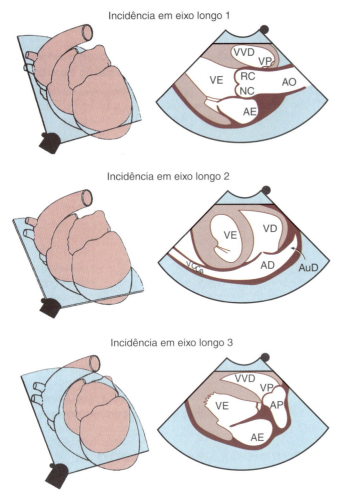

Figura 2.9 Incidências paraesternais craniais esquerdas em longo eixo otimizadas para a raiz aórtica (acima), o átrio direito e a aurícula direita (meio) e o fluxo de saída do ventrículo direito e o tronco da artéria pulmonar (abaixo). Essas incidências são usadas para avaliação da base cardíaca e podem dar bons sinais de Doppler dos fluxos tricúspides e pulmonares. AO: aorta; VCCa: veia cava caudal; AE: átrio esquerdo; VE: ventrículo esquerdo; AP: artéria pulmonar; VP: valva pulmonar; AD: átrio direito; AuD: aurícula direita; RC, NC: cúspide direita e não coronária da valva aórtica; VD: ventrículo direito; VVD: trato de saída do ventrículo direito. (Modificada de Thomas WP et al.: Recommendations for standards in transthoracic 2-dimensional echocardiography in the dog and cat, *J Vet Intern Med* 7:247, 1993.)

Alguns médicos preferem usar a incidência em eixo longo para obtenção de imagens para determinação de medidas ventriculares; no entanto, talvez isso dificulte o corte do VE em sua dimensão máxima. O posicionamento preciso do feixe de ultrassom dentro do coração (perpendicular às estruturas a serem medidas) e imagens endocárdicas nítidas são essenciais para cálculos e medidas precisas em modo M. Os músculos papilares dentro do VE, por exemplo, devem ser evitados ao medir a espessura da parede livre. A Figura 2.10 ilustra as incidências comuns em modo M. Nos casos em que o cursor do modo M não pode ser alinhado de maneira ideal (p. ex., em animais com hipertrofia focal ou assimétrica), as medidas da espessura da parede a partir de imagens 2D são preferidas; no entanto, em animais com frequência cardíaca alta, a obtenção de quadros realmente no final da diástole pode ser incerta.

Medidas comuns e valores normais

As dimensões comuns medidas com o modo M e o momento em que são obtidas no ciclo cardíaco também são indicados na Figura 2.10. A técnica de "borda principal" é usada quando possível (i. e., da borda mais próxima ao transdutor [borda principal] de um lado da dimensão até a borda principal do outro). Dessa maneira, apenas uma espessura endocárdica é incluída na medida. As espessuras da parede do VE e do septo interventricular, bem como as dimensões do VE, devem ser determinadas à altura das cordas tendíneas, não no ápice ou à altura da valva mitral. As medidas também podem ser feitas a partir de imagens 2D em alta resolução, com utilização dos quadros dos momentos apropriados do ciclo cardíaco. O tamanho corpóreo influencia muito as medidas ecocardiográficas, principalmente em cães. No entanto, a relação entre o peso corpóreo ou área de superfície e as dimensões cardíacas não é linear. Em vez disso, as dimensões lineares cardíacas estão mais intimamente relacionadas ao comprimento do corpo, que é proporcional ao peso corpóreo à potência de 1/3 ($PC^{1/3}$). A escala alométrica foi usada para determinação de valores de referência das dimensões cardíacas comuns em cães normais (Tabela 2.1). Os valores médios são listados de acordo com o peso junto com intervalos de previsão de 95%. Esses intervalos, no entanto, são bastante amplos, em especial em cães maiores, e podem abranger algum grau de aumento do VE. O somatótipo e a raça podem ter certa influência nos valores ecocardiográficos normais em alguns cães. Boxers saudáveis, por exemplo, podem apresentar aumento da espessura da parede do VE e aorta de dimensões menores em comparação a cães de outras raças, embora as dimensões das câmaras sejam semelhantes. A espessura da parede e as dimensões da câmara ligeiramente maiores do VE foram observadas em Greyhounds, em comparação a outros cães de peso compatível. O treinamento de resistência também influencia os parâmetros medidos, refletindo o aumento da massa e do volume cardíaco associado a exercícios extenuantes frequentes. As medidas normais em gatos são mais uniformes, mas também são influenciadas pelo tamanho do corpo (Tabela 2.2). O volume da câmara e a fração de ejeção são mais bem estimados a partir de quadros 2D otimizados usando o método modificado de Simpsons, em vez de imagens em modo M, devido à maior possibilidade de suposições geométricas imprecisas das medidas unidimensionais (ver mais informações em *Leitura sugerida*). A incidência paraesternal direita em eixo longo de quatro câmaras, otimizada para o maior tamanho do VE, tende a ser melhor para avaliação do volume do VE do que a incidência apical esquerda.

As medidas diastólicas são feitas no início do complexo QRS de um ECG simultâneo. As medidas sistólicas do VE são feitas do pico do movimento descendente do septo até a borda anterior do endocárdio da parede livre do VE no mesmo instante. O septo e a parede do VE normalmente se movem em direção um ao outro na sístole, embora seu pico de movimento possa não coincidir caso a ativação elétrica não seja simultânea. O movimento septal paradoxal, em que o septo parece se

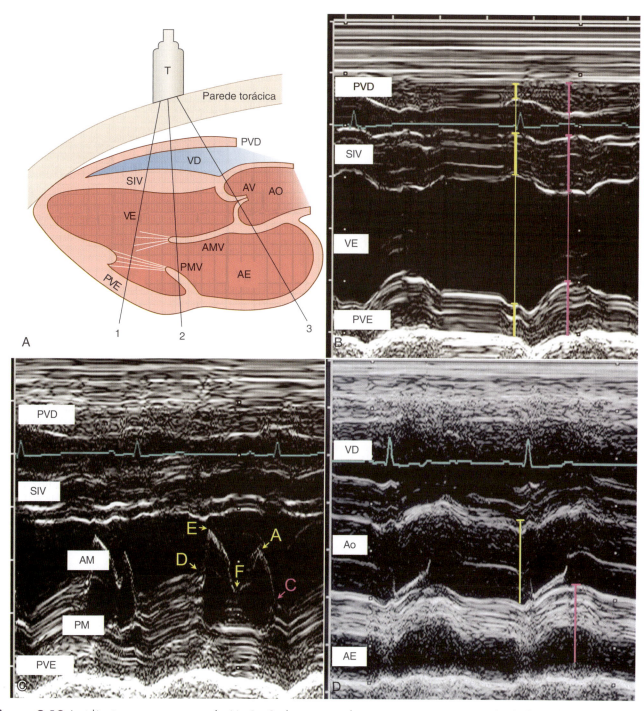

Figura 2.10 Incidências comuns em modo M. **A.** O diagrama indica a orientação aproximada do feixe de ultrassom unidimensional através do coração para obtenção das imagens correspondentes em modo M. **B.** Imagem à altura das cordas tendíneas dentro do lúmen do ventrículo esquerdo (VE), correspondente à linha do cursor "1" em **A**. O ECG em derivação II é registrado com as imagens ecocardiográficas para cronometragem do ciclo cardíaco. O final da diástole ocorre no início do complexo QRS (linha amarela de tempo/medida); o final da sístole (linha rosa de tempo/medida) é o momento em que a dimensão entre o septo interventricular (SIV) e a parede livre do ventrículo esquerdo (PVE) é menor. As dimensões internas do VE são medidas da borda (anterior) da parede endocárdica esquerda do SIV até a borda principal (superfície luminal) da PVE posterior. A espessura do SIV é medida da superfície endocárdica direita do SIV até a borda superior da parede septal endocárdica esquerda no final da diástole e final da sístole; a PVE posterior é medida, ao mesmo tempo, da superfície do endocárdio até (mas não inclusive) a borda principal dos ecos epicárdicos. **C.** Imagem à altura do nível da valva mitral, linha do cursor "2" em **A**. O movimento do folheto mitral anterior (AM) e posterior (PM) é descrito pelas letras. A abertura diastólica da valva ocorre em D e o fechamento sistólico se dá em ponto C (ver mais informações no texto). **D.** Imagem à altura da raiz aórtica (Ao), "3" (onde as bordas da valva são observadas). O diâmetro é medido no final da diástole da borda principal (anterior) da parede aórtica anterior até a borda principal da parede posterior. O átrio esquerdo (AE; geralmente a região auricular) fica abaixo da aorta (linha rosa de medida, em sístole); no entanto, a dimensão em modo M subestima o tamanho do AE na maioria dos animais (ver texto). VD: lúmen do ventrículo direito; PVD: parede do ventrículo direito.

TABELA 2.1

Medidas ecocardiográficas em cães.*

PC (kg)	LVID_D (cm)	LVID_S (cm)	LVW_D (cm)	LVW_S (cm)	IVS_D (cm)	IVS_S (cm)	AO (cm)	AE** (modo M; cm)
3	2,1 (1,8 a 2,6)	1,3 (1 a 1,8)	0,5 (0,4 a 0,8)	0,8 (0,6 a 1,1)	0,5 (0,4 a 0,8)	0,8 (0,6 a 1)	1,1 (0,9 a 1,4)	1,1 (0,9 a 1,4)
4	2,3 (1,9 a 2,8)	1,5 (1,1 a 1,9)	0,6 (0,4 a 0,8)	0,9 (0,7 a 1,2)	0,6 (0,4 a 0,8)	0,8 (0,6 a 1,1)	1,3 (1 a 1,5)	1,2 (1 a 1,6)
6	2,6 (2,2 a 3,1)	1,7 (1,2 a 2,2)	0,6 (0,4 a 0,9)	1 (0,7 a 1,3)	0,6 (0,4 a 0,9)	0,9 (0,7 a 1,2)	1,4 (1,2 a 1,8)	1,4 (1,1 a 1,8)
9	2,9 (2,4 a 3,4)	1,9 (1,4 a 2,5)	0,7 (0,5 a 1)	1 (0,8 a 1,4)	0,7 (0,5 a 1)	1 (0,7 a 1,3)	1,7 (1,3 a 2)	1,6 (1,3 a 2,1)
11	3,1 (2,6 a 3,7)	2 (1,5 a 2,7)	0,7 (0,5 a 1)	1,1 (0,8 a 1,5)	0,7 (0,5 a 1,1)	0,7 (0,5 a 1,1)	1,8 (1,4 a 2,2)	1,7 (1,3 a 2,2)
15	3,4 (2,8 a 4,1)	2,2 (1,7 a 3)	0,8 (0,5 a 1,1)	1,2 (0,9 a 1,6)	0,8 (0,6 a 1,1)	1,1 (0,8 a 1,5)	2 (1,6 a 2,4)	1,9 (1,6 a 2,5)
20	3,7 (3,1 a 4,5)	2,4 (1,8 a 3,2)	0,8 (0,6 a 1,2)	1,2 (0,9 a 1,7)	0,8 (0,6 a 1,2)	1,2 (0,9 a 1,6)	2,2 (1,7 a 2,7)	2,1 (1,7 a 2,7)
25	3,9 (3,3 a 4,8)	2,6 (2 a 3,5)	0,9 (0,6 a 1,3)	1,3 (1 a 1,8)	0,9 (0,6 a 1,3)	1,3 (0,9 a 1,7)	2,3 (1,9 a 2,9)	2,3 (1,8 a 2,9)
30	4,2 (3,5 a 5)	2,8 (2,1 a 3,7)	0,9 (0,6 a 1,3)	1,4 (1 a 1,9)	0,9 (0,7 a 1,3)	1,3 (1 a 1,8)	2,5 (2 a 3,1)	2,5 (1,9 a 3,1)
35	4,4 (3,6 a 5,3)	2,9 (2,2 a 3,9)	1 (0,7 a 1,4)	1,4 (1,1 a 1,9)	1 (0,7 a 1,4)	1,4 (1 a 1,9)	2,6 (2,1 a 3,2)	2,6 (2 a 3,3)
40	4,5 (3,8 a 5,5)	3 (2,3 a 4)	1 (0,7 a 1,4)	1,5 (1,1 a 2)	1 (0,7 a 1,4)	1,4 (1 a 1,9)	2,7 (2,2 a 3,4)	2,7 (2,1 a 3,5)
50	4,8 (4 a 5,8)	3,3 (2,4 a 4,3)	1 (0,7 a 1,5)	1,5 (1,1 a 2,1)	1,1 (0,7 a 1,5)	1,5 (1,1 a 2)	3 (2,4 a 3,6)	2,9 (2,3 a 3,7)
60	5,1 (4,2 a 6,2)	3,5 (2,6 a 4,6)	1,1 (0,7 a 1,6)	1,6 (1,2 a 2,2)	1,1 (0,8 a 1,6)	1,5 (1,1 a 2,1)	3,2 (2,5 a 3,9)	3,1 (2,4 a 4)
70	5,3 (4,4 a 6,5)	3,6 (2,7 a 4,8)	1,1 (0,8 a 1,6)	1,6 (1,2 a 2,2)	1,1 (0,8 a 1,6)	1,6 (1,2 a 2,2)	3,3 (2,7 a 4,1)	3,3 (2,6 a 4,2)

FS (25 a) 27% a 40 (a 47)%.
EPSS ≤ 6 mm.
Medidas aproximadas em modo M em cães normais com base na escala alométrica em relação ao peso corpóreo (kg) à 1/3 da potência ($PC^{1/3}$). Os valores podem não ser precisos para cães extremamente obesos ou magros, idosos ou jovens, ou, ainda, atléticos. A extremidade superior do intervalo de previsão de LVID_D também pode incluir a dilatação branda do VE.
AO: raiz aórtica; PC: peso corpóreo; EPSS: ponto E de separação do septo mitral; FS: fração de encurtamento; IVS_D: espessura do septal interventricular em diástole; IVS_S: espessura do septo interventricular em sístole; AE: átrio esquerdo; LVID_D: diâmetro do ventrículo esquerdo em diástole; LVID_S: diâmetro do ventrículo esquerdo em sístole; LVW_D: espessura da parede livre do ventrículo esquerdo em diástole; LVW_S: espessura da parede livre do ventrículo esquerdo em sístole.
*Valores médios das medidas em modo M e intervalos de previsão de 95% para cães normais.
**Observe que a medida do AE em modo M não reflete o diâmetro máximo de AE. O tamanho do AE deve ser avaliado a partir de imagens 2D apropriadas.
(De Cornell CC et al.: Allometric scaling of M-mode cardiac measurements in normal adult dogs, *J Vet Intern Med* 18:311, 2004.)

afastar da parede do VE e ir em direção ao transdutor na sístole, ocorre em alguns casos de volume do VD e/ou sobrecarga de pressão. Esse movimento septal anormal também pode ser visualizado em imagens 2D; impede a avaliação precisa da função do VE usando a fração de encurtamento (FS; também chamada "% delta D").

A FS é comumente usada para estimativa da função sistólica do VE em cães e gatos. FS é a mudança percentual na dimensão do VE da diástole à sístole ([LVIDd − LVIDs]/LVIDd × 100). Na maioria dos cães normais, FS vai de (25 a) 27% a 40 (a 47%); a FS na maioria dos gatos está entre 35 e 65%, embora haja alguma variabilidade. É importante lembrar que esse

TABELA 2.2
Medidas ecocardiográficas em gatos.*

LVID_D (mm)	LVID_S (mm)	LVW_D (mm)	LVW_S (mm)	IVS_D (mm)	IVS_S (mm)	AE** (mm)	AO (mm)
12 a 18	5 a 10	≤ 5,5	≤ 9	≤ 5,5	≤ 9	7 a 14	8 a 11

FS 35 a 65%.
EPSS ≤ 4 mm.
AO: raiz aórtica; EPSS: ponto E de separação do septo mitral; FS: fração de encurtamento; IVS_D: espessura do septal interventricular no final da diástole; IVS_S: espessura do septo interventricular no final da sístole; AE: átrio esquerdo (sístole); LVID_D: diâmetro do ventrículo esquerdo no final da diástole; LVID_S: diâmetro do ventrículo esquerdo no final da sístole; LVW_D: espessura da parede livre do ventrículo esquerdo no final da diástole; LVW_S: espessura da parede livre do ventrículo esquerdo no final da sístole.
*Esses valores são baseados na experiência do autor e na compilação de estudos publicados. As medidas podem ser mais altas em gatos grandes. A quetamina aumenta a frequência cardíaca e diminui o LVI_D. Veja mais referências em *Leitura sugerida*.
**A orientação do cursor em modo M em todo o AE varia entre os animais; a dimensão máxima do AE é mais bem avaliada em imagens bidimensionais.

índice, como outros obtidos durante a fase de ejeção cardíaca, tem a importante limitação de ser dependente das condições de carga ventricular. A redução da pós-carga do VE (como na insuficiência mitral, defeito do septo ventricular ou vasodilatação periférica), por exemplo, facilita o fluxo sanguíneo para fora do VE durante a sístole e, portanto, diminui a dimensão sistólica final e aumenta a FS. Esse "aumento" ocorre mesmo que não haja aumento da contratilidade miocárdica intrínseca. A FS exagerada, comum em pacientes com regurgitação mitral grave, cria a aparência de aumento da contratilidade nos animais com função miocárdica normal e pode mascarar a deterioração da função contrátil. Arritmias e anomalias regionais do movimento da parede também podem afetar a FS.

O cálculo do índice de volume sistólico final (ESVI) tem sido sugerido como uma forma mais precisa de avaliação da contratilidade miocárdica na presença de regurgitação mitral em cães. Esse índice (ESVI/m^2 da área de superfície corpórea) compara o tamanho ventricular após a ejeção com o tamanho do corpo em vez do tamanho do ventrículo dilatado no final da diástole. Os volumes do VE devem ser estimados a partir de imagens 2D, em vez de imagens em modo M. A extrapolação de estudos humanos para cães sugere que um ESVI menor que 30 mℓ/m^2 é normal; valores de 30 a 60 mℓ/m^2 indicam disfunção sistólica branda do VE, 60 a 90 mℓ/m^2 representam disfunção moderada do VE e acima de 90 mℓ/m^2 indicam disfunção ventricular esquerda grave. Outros métodos também podem ser usados para avaliação da função do VE.

O movimento da valva mitral também é avaliado em modo M. O folheto anterior (septal) é o mais proeminente; seu movimento tem uma configuração "M". O folheto posterior (parietal) é menor; seu movimento reflete o folheto anterior, aparecendo como um "W". O movimento da valva tricúspide é semelhante. O padrão de movimento da valva mitral é identificado por letras (ver Figura 2.10 C). O ponto E ocorre na abertura máxima da valva durante a fase de enchimento ventricular rápido. A valva muda para uma posição mais fechada (ponto F) no final do enchimento ventricular rápido. A contração atrial faz com que a valva se abra novamente (ponto A). Em frequências cardíacas rápidas, os pontos E e A geralmente se fundem. A valva mitral fecha (ponto C) no início da contração ventricular. Em animais normais, o ponto E mitral está próximo ao septo interventricular. O aumento da separação entre o ponto E e o septo geralmente está associado à redução da contratilidade miocárdica, embora a insuficiência aórtica também possa causar isso. Em animais com obstrução dinâmica do fluxo do VE, as forças hemodinâmicas durante a ejeção puxam o folheto mitral anterior em direção ao septo, causando o chamado *movimento sistólico anterior* (MSA). No MSA, alguns dos ecos mitrais normalmente retos (entre os pontos C e D) se curvam em direção ao septo durante a sístole (ver Figura 8.5). O movimento diastólico do folheto mitral anterior às vezes pode ser visto quando o folheto vibra devido a um jato de insuficiência aórtica (Figuras 2.11 e 2.12).

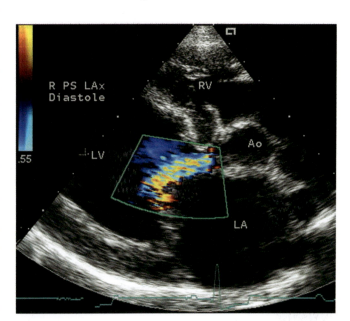

Figura 2.11 Doppler colorido de um jato de regurgitação aórtica em direção e ao longo do folheto anterior da valva mitral em um Rottweiler de 2 anos com endocardite da valva aórtica. O jato regurgitante faz com que o folheto mitral oscile na diástole, como mostra a Figura 2.12. Imagem em eixo longo da posição paraesternal direita. Ao: aorta; LA: átrio esquerdo; LV: ventrículo esquerdo; RV: ventrículo direito.

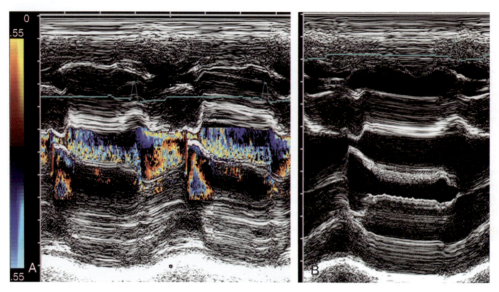

Figura 2.12 Imagem em modo M colorido (**A**) e modo M padrão (**B**) da valva mitral do cão da Figura 2.11. O fluxo alterado pela regurgitação aórtica é representado pelas cores ao longo do folheto anterior na região do fluxo de saída do ventrículo esquerdo. As finas oscilações do folheto mitral anterior são observadas em **B**; o folheto aparece maior e "indistinto" em comparação ao folheto posterior fino e discreto.

O diâmetro da raiz aórtica e, às vezes, seu movimento são medidos em modo M. As paredes paralelas da raiz aórtica se deslocam para a direita (para cima na tela) na sístole. Durante a diástole, uma ou duas cúspides da valva aórtica podem ser visualizadas como uma linha reta paralela e centrada entre os ecos da parede aórtica. No início da ejeção, as cúspides separam-se em direção às paredes da raiz aórtica e logo se unem novamente no final da ejeção. A forma desses ecos (duas cúspides) foi descrita como vagões de trem ou caixinhas retangulares presas por um fio. O diâmetro da aorta é medido no nível do ânulo valvar no final da diástole. A amplitude do movimento posterior para anterior da raiz aórtica tende a ser menor em animais com baixo débito cardíaco. A dimensão do AE (caudal à raiz aórtica) é medida na excursão sistólica máxima. Em cães e gatos normais, a razão (em modo M) entre os diâmetros do AE e da raiz aórtica é de cerca de 1:1. No entanto, o tamanho do AE é subestimado por essa visualização em modo M porque (especialmente em cães) o cursor do modo M geralmente corta o AE perto da aurícula esquerda, não em sua dimensão máxima. Em gatos, o feixe do modo M tem maior probabilidade de cruzar o corpo do AE, mas sua orientação pode ser inconsistente. A colocação do feixe de ecocardiografia pode ser difícil em alguns animais, e imagens da artéria pulmonar podem ser obtidas de forma inadvertida. Portanto, a avaliação do tamanho do AE deve ser feita a partir de imagens 2D.

Os intervalos de tempo sistólico (ITSs) são esporadicamente utilizados para estimativa da função cardíaca, mas também são influenciados pelo enchimento cardíaco e pela pós-carga. Esses intervalos podem ser calculados em caso de observação clara da abertura e do fechamento da valva aórtica em modo M e um registro simultâneo do ECG. Os ITSs comuns são: tempo de ejeção do VE (duração da abertura da valva aórtica), período de pré-ejeção (tempo desde o início do QRS até a abertura da valva aórtica) e sístole eletromecânica total (tempo de ejeção do VE mais período de pré-ejeção). Os ITSs também podem ser derivados por meio da ecocardiografia com Doppler.

ECOCARDIOGRAFIA CONTRASTADA

Essa técnica, muitas vezes chamada "estudo de bolhas", usa a injeção rápida de uma substância contendo "microbolhas" em uma veia periférica ou de maneira seletiva no coração. Essas microbolhas geram pequenos ecos pontuais que "opacificam" temporariamente o *pool* de sangue sendo visualizado (Figura 2.13). As microbolhas aparecem como faíscas brilhantes que se movem com o fluxo sanguíneo. O soro fisiológico estéril agitado, uma mistura de soro fisiológico e sangue do paciente, e contrastes ecocardiográficos comerciais podem ser usados nesse exame. As bolhas aparecem nas câmaras cardíacas direitas após a injeção em uma veia periférica. Quando observadas no coração esquerdo ou na aorta, indicam um *shunt* da direita para a esquerda. Como as microbolhas de soro fisiológico não passam pelos capilares pulmonares (embora alguns contrastes ecocardiográficos comerciais o façam), a injeção de solução agitada por meio de cateterismo cardíaco esquerdo seletivo é necessária para visualização de *shunts* intracardíacos da esquerda para a direita ou regurgitação mitral. A ecocardiografia com Doppler substituiu amplamente os estudos de ecocontraste, que ainda são uma boa ferramenta em alguns casos.

ECOCARDIOGRAFIA COM DOPPLER

A ecocardiografia com Doppler mostra a direção e a velocidade do fluxo sanguíneo. Há vários tipos de ecocardiografia com Doppler em uso clínico, inclusive ondas pulsadas (PW, do inglês *pulsed-wave*), ondas contínuas (CW, do inglês *continuous wave*) e mapeamento de fluxo em cores (CF, do inglês *color flow*). As

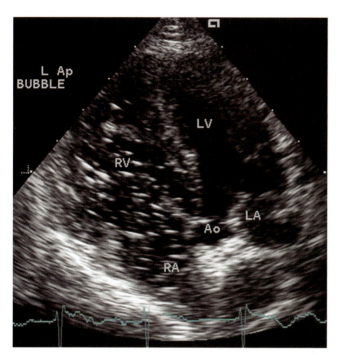

Figura 2.13 Ecocardiograma contrastado em um cão com hipertensão pulmonar. Manchas brilhantes preenchem a câmara ventricular direita e atrial direita após a injeção de soro fisiológico agitado em uma veia periférica. Como esse cão não apresentava *shunt* intracardíaco, não há "bolhas" nas câmaras do coração esquerdo, apesar das pressões cardíacas direitas anormalmente altas. Incidência da posição apical esquerda; Ao: aorta; LA: átrio esquerdo; LV: ventrículo esquerdo; RA: átrio direito; RV: ventrículo direito.

aplicações clínicas mais importantes são relacionadas à identificação da direção do fluxo anormal, da turbulência e do aumento da velocidade de fluxo. Isso permite a detecção e a quantificação de insuficiência valvar, lesões obstrutivas e *shunts* cardíacos. O débito cardíaco e outros indicadores da função sistólica, bem como os índices da função diastólica derivados do Doppler, podem ser avaliados. Os bons exames com Doppler são tecnicamente exigentes e requerem uma boa compreensão dos princípios hemodinâmicos e da anatomia cardíaca.

A modalidade Doppler é baseada na detecção de mudanças de frequência entre a energia ultrassonográfica emitida e os ecos refletidos pelas células sanguíneas em movimento (o efeito Doppler*). Os ecos que retornam das células que se afastam do transdutor têm frequência menor, e aqueles das células que se movem em direção ao transdutor têm frequência maior do que o sinal emitido. Quanto maior a velocidade das células, maior a mudança da frequência. Perfis ideais de fluxo sanguíneo e o cálculo da velocidade máxima desse fluxo podem ser obtidos quando o feixe de ultrassom é alinhado paralelamente ao fluxo. Isso contrasta com a orientação perpendicular do feixe necessária às imagens em modo M e 2D. A velocidade calculada do fluxo sanguíneo diminui à medida que o ângulo de incidência entre o feixe de ultrassom Doppler e a direção do fluxo sanguíneo diverge de 0°. Isso ocorre porque a velocidade de fluxo calculada é inversamente relacionada ao cosseno desse ângulo (cosseno de 0° = 1). Enquanto o ângulo entre o feixe de ultrassom e o caminho do fluxo sanguíneo for inferior a 20°, a velocidade máxima de fluxo pode ser estimada com precisão razoável. À medida que o ângulo de incidência aumenta, a velocidade calculada diminui. Em um ângulo de 90°, a velocidade calculada é 0 (cosseno de 90° = 0); portanto, não há registro de sinal de fluxo quando o feixe de ultrassom é perpendicular ao fluxo sanguíneo. Os sinais de fluxo geralmente são exibidos com o tempo no eixo x e a velocidade (em m/s ou cm/s) no eixo y. Uma linha basal igual a zero demarca a direção do fluxo; o fluxo que se distancia do transdutor é mostrado abaixo da linha basal, enquanto o fluxo que se aproxima do transdutor é mostrado acima da linha basal. As velocidades maiores são exibidas mais longe da linha basal. Outras características de fluxo (como a turbulência) também influenciam a exibição espectral do Doppler.

Doppler de onda pulsada

O Doppler PW usa pequenas rajadas de ultrassom para analisar ecos que retornam de uma área especificada (o chamado "volume da amostra") ao longo da linha do cursor Doppler. A vantagem do Doppler PW é que a velocidade, a direção e as características especiais do fluxo sanguíneo podem ser calculadas a partir de um local específico dentro do coração ou vaso sanguíneo. A principal desvantagem é que a velocidade máxima mensurável é limitada. A frequência de repetição de pulso (tempo necessário para enviar, receber e processar ecos de retorno), bem como a frequência transmitida e a distância entre o volume da amostra e o transdutor, determinam a velocidade máxima mensurável (no chamado *limite de Nyquist*). O limite de Nyquist é definido como o dobro da frequência de repetição de pulso. Transdutores de menor frequência e colocados mais perto do volume amostral aumentam esse limite. Quando a velocidade do fluxo sanguíneo é maior que o limite de Nyquist, há *aliasing* (mascaramento) ou ambiguidade de velocidade. O *aliasing* é exibido como uma faixa de sinais de velocidade que se estende acima e abaixo (ao redor) da linha basal, impedindo a mensuração da velocidade ou da direção (Figura 2.14). O movimento das células sanguíneas em um volume amostral na mesma direção e na mesma velocidade faz com que o espectro de velocidade exibido com o Doppler PW seja relativamente fino (estreito). A variação da velocidade de fluxo dentro do volume amostral causa ampliação espectral (alargamento).

Padrões de fluxo sanguíneo característicos são obtidos de diferentes áreas valvares. O fluxo através das duas valvas AVs tem padrão semelhante; do mesmo modo, os padrões de fluxo nas áreas das valvas semilunares são semelhantes. O fluxo diastólico normal através da valva mitral (Figura 2.15) e da valva tricúspide consiste em um primeiro sinal de velocidade mais alta durante a fase de enchimento ventricular rápido

---

*$V = C(\pm \Delta f / 2f_0 \cos \theta)$
V: velocidade calculada de fluxo sanguíneo (m/s); C: velocidade do som em tecido mole (1.540 m/s); ± Δf: mudança de frequência do Doppler; f_0: frequência transmitida; θ: ângulo de interceptação (entre o feixe de ultrassom e a direção do fluxo sanguíneo).

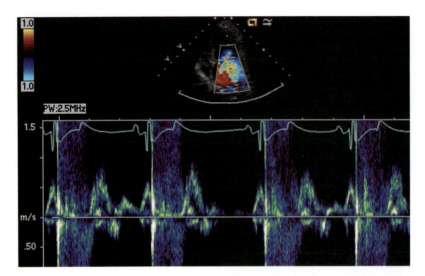

Figura 2.14 Fluxo regurgitante mitral diastólico e fluxo regurgitante sistólico em um cão com doença degenerativa da valva mitral registrados com Doppler em ondas pulsadas (PW) em posição paraesternal caudal esquerda. O fluxo regurgitante mitral se afasta do transdutor (abaixo da linha basal). No entanto, essa direção não pode ser discernida com PW porque a velocidade de fluxo é muito alta e o sinal é *aliased* (enrolado na linha basal).

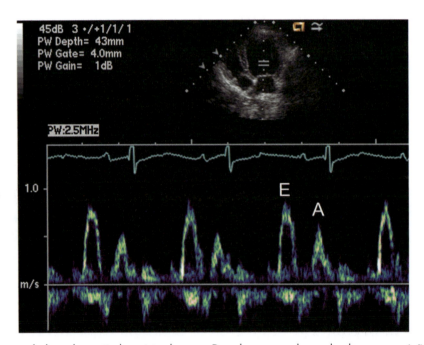

Figura 2.15 Fluxo normal da valva mitral registrada com Doppler em ondas pulsadas em posição paraesternal caudal esquerda (apical) de um cão. O sinal de fluxo (acima da linha basal) após QRS-T do ECG representa o fluxo diastólico inicial no ventrículo (E); o segundo pico menor após a onda P representa o fluxo por contração atrial (A). A escala de velocidade em metros por segundo está à esquerda.

(onda E) seguido por um sinal de velocidade menor associado à contração atrial (onda A). Raça, idade e peso corpóreo têm pouca influência nas medidas normais do Doppler. As velocidades máximas normalmente são maiores na valva mitral (pico E ≤ 0,9 a 1 m/s; pico A ≤ 0,6 a 0,7 m/s) em comparação à valva tricúspide (pico E ≤ 0,8 a 0,9 m/s; pico A ≤ 0,5 a 0,6 m/s). A incidência apical esquerda em quatro câmaras geralmente permite o alinhamento ideal para avaliação das velocidades de entrada na valva mitral; a incidência cranial esquerda em eixo curto geralmente é melhor para o influxo tricúspide, embora outros planos de imagem permitam o alinhamento adequado em alguns casos. Múltiplos derivados do Doppler pulsado e outros índices foram usados para avaliação da função diastólica; no entanto, nenhum índice sozinho dá uma ideia completa do complexo processo de enchimento ventricular. Alguns deles são o padrão de entrada na valva mitral (razão E/A), a imagem em Doppler tecidual do movimento da parede do VE, o tempo de relaxamento isovolumétrico (IVRT), E:IVRT mitral, padrões de fluxo venoso pulmonar e outros (ver mais informações em *Leitura sugerida*).

O fluxo através das valvas pulmonares e aórticas (Figura 2.16) acelera rapidamente durante a ejeção, mas sua desaceleração é mais gradual. O volume da amostra é colocado sobre a valva ou imediatamente distal a ela. O pico da velocidade pulmonar sistólica é ≤ 1,4 a 1,5 m/s na maioria dos cães normais; as incidências craniais esquerdas geralmente proporcionam melhor alinhamento de fluxo. A velocidade aórtica máxima é geralmente ≤ 1,6 a 1,7 m/s, embora alguns cães normais (em especial aqueles não sedados) apresentem picos de velocidades aórticas ligeiramente acima de 2 m/s devido ao aumento do volume sistólico, alto tônus simpático ou características estruturais do trato de saída relacionadas à raça. A obstrução do fluxo ventricular acelera o fluxo, aumenta a velocidade máxima e causa turbulência. De modo geral, as velocidades aórticas acima de 2,2 (a 2,4) m/s indicam obstrução de saída. Valores entre 1,7 e cerca de 2,2 m/s ficam em uma "zona cinzenta" onde a obstrução branda da saída do VE (p. ex., em alguns casos de estenose subaórtica) certamente não pode ser diferenciada da ejeção normal, mas vigorosa, do VE. As velocidades máximas da saída da aorta/VE são obtidas em posição subcostal (subxifoide) na maioria dos cães; no entanto, em alguns deles, a incidência apical esquerda permite registros de maior velocidade. A região de saída do VE deve ser investigada tanto a partir das duas incidências quanto do maior valor utilizado de velocidade máxima.

Doppler de ondas contínuas

O Doppler CW emprega transmissão de ultrassom contínua e simultânea e recepção ao longo da linha de interrogação. Teoricamente, o Doppler CW não tem limite de velocidade máxima, permitindo a medida de fluxos de alta velocidade (Figura 2.17). A desvantagem do Doppler CW é que a amostragem da velocidade e a direção do fluxo sanguíneo ocorrem ao longo do feixe de ultrassom, não em uma área especificada (a chamada "ambiguidade de alcance").

Estimativa do gradiente de pressão

Em combinação ao modo M e à imagem 2D, a estimativa de gradientes de pressão por Doppler é usada para avaliação da gravidade das obstruções de fluxo congênitas ou adquiridas. Além disso, a velocidade máxima de um jato de insuficiência valvar pode ser usada para estimativa do gradiente de pressão por uma valva regurgitante. O gradiente de pressão instantânea por uma valva estenótica ou regurgitante é estimado usando a velocidade máxima medida do jato de fluxo. O Doppler CF é empregado para descrever a orientação do jato de fluxo e auxiliar o alinhamento do cursor. O alinhamento cuidadoso do feixe de Doppler é essencial para registro da velocidade máxima. O Doppler CW é realizado caso haja *aliasing* com o Doppler PW. Uma modificação da equação de Bernoulli estima o gradiente de pressão (outros fatores nessa relação geralmente têm importância clínica mínima e são ignorados):

$$\text{Gradiente de Pressão} = 4 \times (\text{velocidade máxima})^2$$

A pressão sistólica da artéria pulmonar pode ser estimada a partir da velocidade do jato de regurgitação tricúspide máxima (TRmáx) se não houver obstrução de saída do VD ou estenose da valva pulmonar. O gradiente de pressão sistólica calculado mais a pressão do AD (estimada em cerca de 5 a 10 mmHg ou a pressão venosa central [PVC] medida) é igual ao pico de pressão sistólica do VD, que se aproxima da pressão sistólica da artéria pulmonar. A hipertensão pulmonar (HP) está associada a valores de TRmáx acima de 2,8 m/s. A gravidade da HP é geralmente categorizada como branda (pressão arterial sistólica estimada ≈ 35 a 50 mmHg; TRmáx 2,9 a 3,5 m/s), moderada (≈ 51 a 75 mmHg; TRmáx 3,6 a 4,3 m/s) ou grave (> 75 mmHg; TRmáx > 4,3 m/s). Do mesmo modo, a pressão diastólica pulmonar pode ser estimada a partir de uma velocidade de jato regurgitante pulmonar (PR) no fim

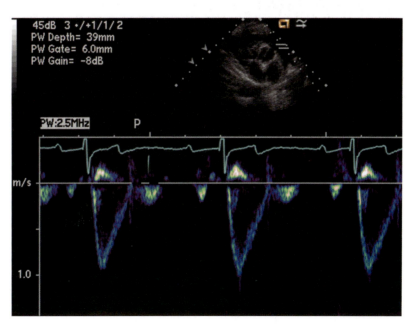

Figura 2.16 Fluxo pulmonar normal registrado com Doppler em ondas pulsadas da posição cranial esquerda em eixo curto em um cão. Há aceleração rápida do fluxo sanguíneo (abaixo da linha basal) para a artéria pulmonar, com velocidade máxima de cerca de 1 m/s. A escala de velocidade em metros por segundo está à esquerda.

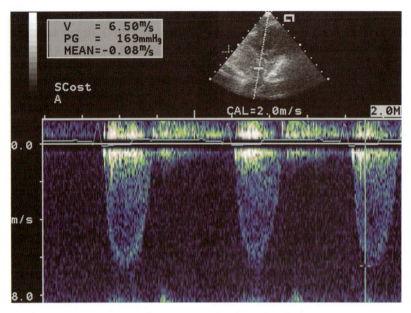

Figura 2.17 Doppler em onda contínua registra o fluxo aórtico de alta velocidade em um cão com estenose subaórtica grave; imagem da posição subcostal. O gradiente estimado de pressão sistólica em toda a região do fluxo de saída é de 169 mmHg, com base em uma velocidade máxima de 6,5 m/s. A escala de velocidade em metros por segundo está à esquerda.

da diástole. O gradiente calculado de pressão no final da sístole entre a artéria pulmonar e o VD, mais a pressão diastólica estimada do VD, representa a pressão diastólica da artéria pulmonar. O pico (no início da diástole) PR fornece uma aproximação da pressão média da artéria pulmonar; picos de velocidades PR acima de 2,2 m/s sugerem HP.

Mapeamento de fluxo em cores

O mapeamento CF é uma forma de Doppler PW que combina o modo M ou a modalidade 2D com a imagem do fluxo sanguíneo. No entanto, em vez de um volume de amostra ao longo de uma linha de varredura, muitos volumes de amostra são analisados ao longo de múltiplas linhas de varredura. O desvio da frequência média obtida a partir de múltiplos volumes amostrais é codificado em cores conforme a direção (em relação ao transdutor) e a velocidade. A maioria dos sistemas codifica o fluxo sanguíneo em direção ao transdutor em vermelho e o sangue que flui para longe do transdutor em azul. A velocidade zero é indicada por preto, ou seja, ausência de fluxo ou fluxo perpendicular ao ângulo de incidência. Diferenças na velocidade relativa do fluxo podem ser acentuadas, e a presença de múltiplas velocidades e direções de fluxo (turbulência) pode ser indicada por diferentes mapas de exibição que usam variações de brilho e cor. O *aliasing* ocorre com frequência, mesmo em fluxos sanguíneos normais, devido aos baixos limites de Nyquist. O *aliasing* de sinal é mostrado como inversão de cor (p. ex., de vermelho para azul; Figura 2.18). A turbulência produz múltiplas velocidades e direções de fluxo em uma área, com mistura de cor; essa exibição pode ser aprimorada por um mapa de variância, que adiciona tons de amarelo ou verde ao vermelho/azul (Figura 2.19).

A gravidade da regurgitação da valva é estimada de maneira subjetiva pelo tamanho e pela forma do jato regurgitante na imagem CF. Embora fatores técnicos e hemodinâmicos confundam a precisão de tal avaliação, jatos regurgitantes largos e longos geralmente estão associados à regurgitação mais grave do que jatos estreitos em seu ponto de origem. Outros métodos para quantificar a regurgitação da valva também foram descritos. A velocidade máxima do jato regurgitante não é um bom indicador de gravidade, especialmente na regurgitação mitral. Alterações no tamanho da câmara (i. e., hipertrofia excêntrica e remodelamento) são indicativos melhores da gravidade da regurgitação crônica.

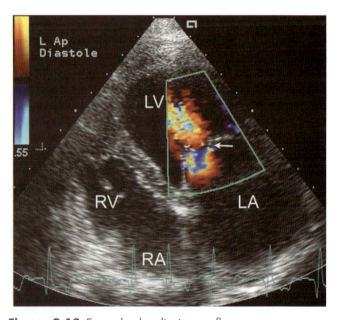

Figura 2.18 Exemplo de *aliasing* no fluxo em cores em um cão com estenose da valva mitral e fibrilação atrial. O fluxo diastólico em direção ao orifício mitral estenosado (*seta*) acelera além do limite de Nyquist, fazendo com que o fluxo codificado em vermelho (sangue que se move em direção ao transdutor) passe a azul, volte a vermelho e mais uma vez fique azul. O fluxo turbulento é visto no interior do ventrículo esquerdo no topo da imagem bidimensional. LA: átrio esquerdo; LV: ventrículo esquerdo; RA: átrio direito; RV: ventrículo direito.

OUTRAS MODALIDADES ECOCARDIOGRÁFICAS

Doppler tecidual e *speckle tracking* em 2D

O Doppler tecidual (DTI, do inglês *Doppler tissue imaging*) é uma modalidade utilizada para avaliação do movimento do tecido, em vez de células sanguíneas, alterando o processamento de sinais e o filtro dos ecos retornados. Os padrões de velocidade do miocárdio podem ser avaliados com técnicas de DTI espectral CF e PW. O DTI espectral tem maior resolução temporal e quantifica a velocidade do movimento miocárdio em locais específicos, como os aspectos laterais ou septos do anulo mitral (Figura 2.20). Os métodos de DTI em cores exibem as velocidades do miocárdio de diferentes regiões. Outras técnicas utilizadas para avaliação da função miocárdica regional e da sincronia podem ser derivadas de métodos de DTI, inclusive gradientes de velocidade do miocárdio, deformação do miocárdio e taxa de deformação.

A deformação do miocárdio e os índices de deformação podem auxiliar a avaliação de anomalias subclínicas do movimento da parede do miocárdio e de dissincronia ventricular. A medida da deformação do miocárdio se refere à mudança percentual de sua dimensão original. A taxa de deformação é uma medida temporal. Uma limitação significativa das técnicas baseadas em Doppler é sua dependência angular, complicada pelo movimento translacional cardíaco. Uma modalidade de "rastreamento de manchas" (*speckle tracking*, em inglês), baseada na ecocardiografia 2D em vez de DTI, é hoje bastante usada como uma maneira mais precisa de avaliação do movimento, da deformação e da taxa de deformação regional do miocárdio. Essa modalidade se baseia no acompanhamento do movimento das "manchas" em escala cinza dentro do miocárdio à medida que se movem ao longo do ciclo cardíaco. Mais informações podem ser encontradas em *Leitura sugerida*.

Ecocardiografia transesofágica

A ecocardiografia transesofágica (TEE) emprega transdutores montados em uma ponta de endoscópio flexível e direcionável para obtenção de imagens de estruturas cardíacas através da parede esofágica. A TEE pode gerar imagens mais claras de algumas estruturas cardíacas (em especial daquelas na junção AV ou acima dela), em comparação à ecocardiografia transtorácica, por evitar a interferência da parede torácica e dos pulmões. Essa técnica pode ser muito importante para definição de alguns defeitos cardíacos congênitos e identificação de lesões com trombos, tumores ou endocardite, bem como para orientação de procedimentos intervencionistas cardíacos (Figura 2.21). A necessidade de anestesia geral e as despesas dos transdutores endoscópicos são as principais desvantagens da TEE. Complicações relacionadas ao procedimento de endoscopia são incomuns.

Ecocardiografia tridimensional

A capacidade de geração e manipulação de imagens ultrassonográficas em 3D do coração e de outras estruturas é cada vez mais disponibilizada como um meio de avaliação maior da estrutura e da função cardíaca. Anomalias anatômicas e do fluxo sanguíneo podem ser observadas de qualquer ângulo ao girar ou bissectar as imagens em 3D. A capacidade tridimensional é incorporada em alguns transdutores transtorácicos e transesofágicos multimodais. A aquisição de dados para reconstrução 3D de todo o coração geralmente requer vários ciclos cardíacos.

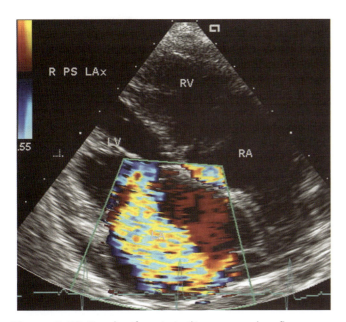

Figura 2.19 Quadro (*frame*) sistólico mostrando o fluxo regurgitante turbulento para o átrio esquerdo aumentado de um cão com doença crônica da valva mitral. O jato regurgitante se curva em torno do aspecto dorsal do átrio esquerdo. Imagem paraesternal direita em longo eixo, incidência de quatro câmaras. LA: átrio esquerdo; LV: ventrículo esquerdo; RA: átrio direito; RV: ventrículo direito.

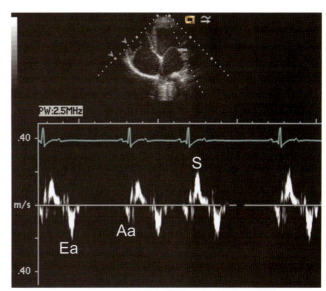

Figura 2.20 Doppler tecidual em ondas pulsadas de um gato. O ânulo mitral se move em direção ao ápice esquerdo (e o transdutor) na sístole (*S*). O enchimento diastólico inicial (*Ea*) afasta o ânulo do ápice à medida que o ventrículo esquerdo expande. O movimento adicional se deve ao enchimento diastólico tardio devido à contração atrial (*Aa*).

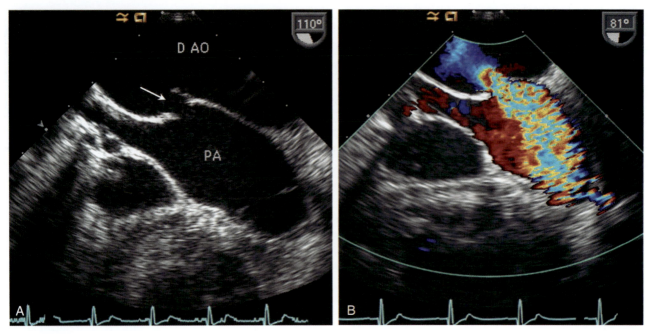

Figura 2.21 A. Ecocardiograma transesofágico (TEE) bidimensional na base cardíaca de um cão mostra a persistência do ducto arterioso (seta) entre a aorta descendente (D Ao) e a artéria pulmonar (PA). **B.** Doppler em fluxo colorido em diástole a partir da mesma orientação demonstra a aceleração do fluxo em direção à abertura na D Ao e o fluxo ductal turbulento para a PA.

ULTRASSONOGRAFIA PULMONAR

A ultrassonografia (USG) pulmonar em POC (protocolo VetBLUE; Lisciandro, 2014) é um meio de detecção de infiltrados pulmonares e determinadas anomalias pelos padrões de artefato ou interface tecidual que causam. Nos pacientes com dispneia, a USG pulmonar rápida pode ajudar a determinação da maior probabilidade de ICC ou doença não cardíaca. O exame pode ser feito com rapidez com o paciente em posição esternal ou em estação e sem tricotomia para minimizar o estresse. Embora não substitua as radiografias torácicas, a técnica pode ajudar a direcionar a terapia aguda até que o paciente esteja estável o suficiente para realizar esse exame. A USG pulmonar detecta edema pulmonar e outros infiltrados pela presença de artefatos conhecidos como "linhas B" (também chamados "artefatos em foguete pulmonar" ou "cauda de cometa"). As linhas B são criadas pelo grande descompasso acústico entre pequenos espaços pulmonares cheios de fluidos e o ar circundante, e aparecem como artefatos verticais hiperecoicos que se estendem da interface pleural-pulmonar até a profundidade mais distante observada na imagem ultrassonográfica (Figura 2.22); essas linhas são mais estreitas em sua origem e se movem com a respiração. O edema pulmonar cardiogênico está fortemente associado à presença de três ou mais linhas B em pelo menos duas das quatro posições-padrão nos dois lados do tórax; são mais frequentes nas zonas pulmonares médias. As infiltrações pulmonares não relacionadas ao edema cardiogênico também podem produzir linhas B, embora muitas vezes não de forma tão extensa; essas causas podem incluir infiltrados intersticiais ou alveolares associados à síndrome do desconforto respiratório agudo, neoplasia, pneumonia, pneumonia por dirofilariose, tromboembolismo pulmonar, edema não cardiogênico (por eletrocussão ou afogamento) e hemorragia pulmonar. A alta razão AE:Ao, vista no ecocardiograma focado simultâneo, fornece mais evidências de doenças cardíacas. O histórico clínico e os primeiros achados do exame físico também podem sugerir uma causa cardíaca ou não cardíaca. Derrames pleurais e pericárdicos também podem ser observados à USG. Veja mais informações sobre a USG pulmonar em POC em *Leitura sugerida*.

ELETROCARDIOGRAFIA

O ECG é a representação gráfica da despolarização e repolarização elétrica do músculo cardíaco. O exame fornece informações sobre frequência cardíaca, ritmo cardíaco e condução intracardíaca; também pode sugerir aumento de volume específico de câmaras, doença miocárdica, isquemia, doença pericárdica, certos desequilíbrios eletrólitos e algumas intoxicações medicamentosas. No entanto, o ECG sozinho não pode ser usado para identificar a presença de ICC, avaliar a força (ou mesmo presença) de contrações cardíacas ou prever a sobrevida do animal a um procedimento anestésico ou cirúrgico.

ONDAS NORMAIS DO ECG

O ritmo cardíaco normal tem origem no nó sinoatrial (SA). Vias de condução especializada facilitam a ativação dos átrios e ventrículos (Figura 2.23). As ondas do ECG, P-QRS-T, são geradas pela despolarização e repolarização do músculo cardíaco (Figura 2.24 e Tabela 2.3). O complexo QRS, como representação da ativação elétrica do músculo ventricular, não tem necessariamente componentes individuais de ondas Q, R e S (ou suas variações). A configuração do complexo QRS depende da derivação registrada, bem como das características de condução intraventricular do animal.

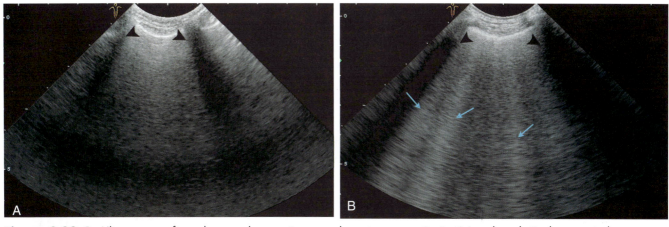

Figura 2.22 A. Ultrassonografia pulmonar de um cão normal mostra a aparência típica de pulmão bem arejado, com seu padrão horizontal fino em "A", entre as sombras de duas costelas (*pontas de seta*). **B.** Ultrassonografia pulmonar de um cão com edema pulmonar. As "linhas B" hiperecoicas e verticais (*setas pequenas*), que se estendem da interface pleural-pulmonar (no topo) até a parte inferior da imagem, representam artefatos causados pela justaposição de fluido/infiltrado intrapulmonar e alvéolos cheios de ar, criando um alto gradiente de impedância acústica.

ELETRODOS E DERIVAÇÕES

Várias derivações são usadas para avaliação do processo de ativação cardíaca. A orientação de uma derivação em relação ao coração é chamada *eixo de derivação*. Cada derivação tem direção e polaridade. A onda de despolarização ou repolarização do miocárdio que trafega paralelamente ao eixo da derivação provoca o registro de uma deflexão relativamente grande nessa derivação. À medida que o ângulo entre o eixo de derivação e a orientação da onda de ativação aumenta para 90°, a deflexão do ECG para essa derivação fica menor, tornando-se isoelétrica quando a onda de ativação é perpendicular ao eixo de derivação. Cada derivação tem um polo ou uma direção positiva e negativa. Uma deflexão positiva é registrada em uma derivação caso a onda de ativação cardíaca trafegue em direção ao polo positivo (eletrodo) dessa derivação. O afastamento da onda de despolarização do polo positivo leva ao registro de uma deflexão negativa nessa derivação do ECG. Derivações bipolares e unipolares de ECG têm utilidade clínica. A derivação bipolar registra diferenças de potenciais elétricos entre dois eletrodos na superfície do corpo; o eixo de derivação é orientado entre esses dois pontos. Os condutores unipolares têm um eletrodo de gravação (positivo) na superfície do corpo. O polo negativo das derivações unipolares é formado pelo "terminal central de Wilson" (V), que é uma média de todos os outros eletrodos e é análogo a zero.

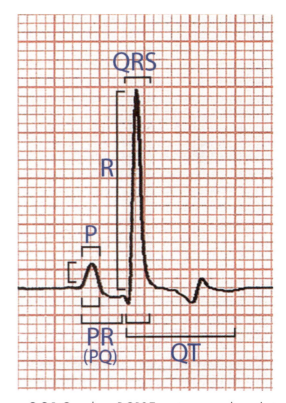

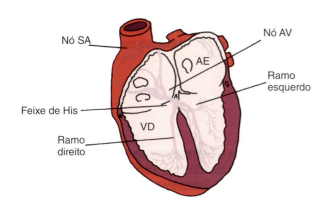

Figura 2.23 Esquema do sistema de condução cardíaca. AV: atrioventricular; AE: átrio esquerdo; VD: ventrículo direito; SA: sinoatrial. (Modificada de Tilley LE: *Essentials of canine and feline electrocardiography*, ed 3, Philadelphia, 1992, Lea & Febiger.)

Figura 2.24 Complexo P-QRS-T canino normal na derivação II. A velocidade do papel é de 50 mm/s (0,02 segundo por cada quadrado pequeno); a calibração é padrão (1 cm = 1 mV, 0,1 mV por quadrado pequeno). Os intervalos de tempo (segundos) são medidos da esquerda para a direita; as amplitudes das ondas (milivolts) são medidas como movimento positivo (*para cima*) ou negativo (*para baixo*) a partir da linha basal.

TABELA 2.3

Ondas cardíacas normais.

Onda	Evento
P	Despolarização (ativação) do músculo atrial; é normalmente positiva nas derivações II e aVF
Intervalo PR	Tempo a partir do início da ativação muscular atrial, passando pela condução sobre o nó AV, feixe de His e fibras de Purkinje; também chamado *intervalo PQ*
Complexo QRS	Despolarização do músculo ventricular; por definição, Q é a primeira deflexão negativa (se presente), R é a primeira deflexão positiva e S é a deflexão negativa após a onda R
Ponto J	Fim do complexo QRS (e ativação do músculo ventricular); junção do segmento QRS e ST
Segmento ST	Representa o período entre a despolarização ventricular e a repolarização (é correlacionado à fase 2 do potencial de ação)
Onda T	Repolarização do músculo ventricular
Intervalo QT	Tempo total de despolarização e repolarização ventricular

AV: atrioventricular.

O sistema de derivação padrão do membro registra a atividade elétrica cardíaca no plano frontal (como em uma radiografia DV/VD). Nesse plano, correntes da esquerda para a direita e craniocaudais são registradas. A Figura 2.25 retrata as seis derivações frontais padrão (sistema de derivação hexaxial) sobrepostas aos ventrículos cardíacos. As derivações unipolares de membros são "aumentadas" (aVF etc.) porque sua voltagem é muito baixa. As derivações unipolares do tórax (precordial) "veem" o coração em plano transversal (Figura 2.26). O Boxe 2.2 lista os sistemas comuns de derivação do ECG.

ABORDAGEM À INTERPRETAÇÃO DO ECG

O ECG de rotina é geralmente feito com o animal em decúbito lateral direito em uma superfície não condutora. Os membros proximais são paralelos uns aos outros e perpendiculares ao torso. Outras posições corpóreas podem alterar as várias amplitudes de onda e influenciar o eixo elétrico médio (EEM) calculado. No entanto, para avaliação apenas da frequência cardíaca e do ritmo cardíaco, qualquer posição pode ser usada. No membro anterior, as derivações são colocadas nos cotovelos ou ligeiramente abaixo deles, sem tocar parede do tórax ou encostar uma na outra. No membro posterior, as derivações são colocadas nos joelhos ou jarretes. Com clipe de jacaré ou eletrodos de botão/placa, uma quantidade abundante de gel condutor ou álcool (menos ideal) é usada para assegurar o bom contato. A

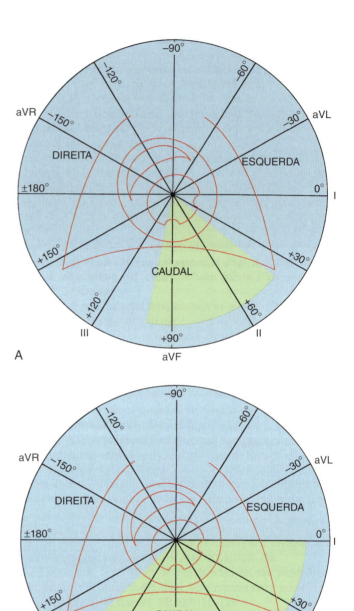

Figura 2.25 Sistema frontal de derivações: diagramas de seis derivações frontais sobre ilustração esquemática do ventrículo esquerdo e do ventrículo direito dentro do tórax. O campo circular é usado para determinar a direção e a magnitude da ativação elétrica cardíaca. Cada derivação é identificada em seu polo positivo. A área sombreada representa a faixa normal do eixo elétrico médio. **A.** Cão. **B.** Gato.

comunicação entre dois eletrodos por uma ponte de gel ou álcool ou contato físico deve ser evitada. O animal deve ser contido com delicadeza para minimizar artefatos de movimento. O exame tem qualidade melhor em pacientes relaxados e tranquilos. O fechamento da boca de animais ofegantes ou a colocação da mão no tórax de um animal trêmulo talvez ajude.

CAPÍTULO 2 ■ Exames Diagnósticos do Sistema Cardiovascular 35

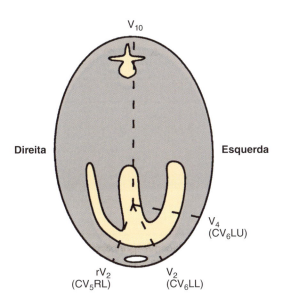

Figura 2.26 Derivações torácicas comumente usadas em incidência transversal. CV₅RL está na borda direita do esterno, no quinto espaço intercostal (ICS), CV₆ LL está perto do esterno no sexto ICS, CV₆ LU está na junção costocondral do sexto ICS e V₁₀ está perto do sétimo processo espinhoso dorsal.

 BOXE 2.2

Sistemas de derivações eletrocardiográficas para animais pequenos.

Derivações bipolares padrões dos membros
I   RA (−) em comparação a LA (+)
II RA (−) em comparação a LL (+)
III LA (−) em comparação a LL (+)

Derivações unipolares aumentadas dos membros
aVR RA (+) em comparação à média de LA e LL (−)
aVL LA (+) em comparação à média de RA e LL (−)
aVF LL (+) em comparação à média de RA e LA (−)

Derivações unipolares do tórax
V₁, rV₂ (CV₅RL)   Quinto ICS direito perto do esterno
V₂ (CV₆ LL)   Sexto ICS esquerdo perto do esterno
V₃   Sexto ICS esquerdo, equidistante entre V₂ e V₄
V₄ (CV₆ LU)   Sexto ICS esquerdo perto da junção costocondral
V₅ e V₆   Espaçados como de V₃ a V₄, continuando dorsalmente no sexto ICS esquerdo
V₁₀   Sobre o processo espinhoso dorsal da sétima vértebra torácica

Derivações ortogonais
X   Derivação I (da direita para a esquerda) no plano frontal
Y   Derivação aVF (de cranial a caudal) no plano sagital medial
Z   Derivação V₁₀ (de ventral a dorsal) no plano transversal

ICS: espaço intercostal; AE: braço esquerdo (membro anterior); LL: perna esquerda (membro posterior); AD: braço direito (membro anterior).

Um bom ECG tem quantidade mínima de artefato por movimentação do paciente, não apresenta interferência elétrica e sua linha basal é limpa. Os complexos de ECG devem ser centralizados e totalmente contidos no papel quadriculado para que não haja corte da parte superior ou inferior do complexo QRS. Se os complexos forem muito grandes para caber inteiramente no papel, a calibração deve ser ajustada (p. ex., do padrão [1 cm = 1 mV] a 1/2 padrão [0,5 cm = 1 mV]). A calibração utilizada durante o exame deve ser conhecida para medida precisa da amplitude da onda. Uma onda quadrada de calibração (amplitude de 1 mV) pode ser escrita manualmente durante o exame caso não seja feita de maneira automática. A velocidade de gravação digital ou do papel e a(s) derivação(ões) utilizada(s) também devem ser evidentes para interpretação.

Recomenda-se uma abordagem consistente para a interpretação do ECG. Primeiro, são identificadas a velocidade de gravação, a(s) derivação(ões) e a calibração. A seguir, a frequência cardíaca, o ritmo cardíaco e o EEM são determinados. Por fim, as ondas são medidas de maneira individual. A frequência cardíaca é o número de complexos (ou batimentos) por minuto. Salvo especificação em contrário, isso significa que os complexos QRS (em vez de ondas P) são contados para dar a frequência cardíaca (ventricular). A frequência cardíaca pode ser calculada contando o número de complexos em 3 ou 6 segundos e, em seguida, multiplicando-se por 20 ou 10, respectivamente. Se o ritmo cardíaco for regular, 3.000 dividido pelo número de quadrados pequenos (em velocidade de papel/exame de 50 mm/s) entre intervalos RR sucessivos é igual à frequência cardíaca instantânea. Como as variações na frequência cardíaca são muito comuns (principalmente em cães), a determinação da frequência cardíaca média ao longo de vários segundos tende a ser mais precisa e prática do que o cálculo da frequência cardíaca instantânea.

O ritmo cardíaco é avaliado pela análise de todo o ECG para detecção de irregularidades e identificação das ondas. A presença e o padrão das ondas P e dos complexos QRS-T são determinados. A relação entre as ondas P e os complexos QRS-T é, então, avaliada. Compassos de calibre auxiliam a avaliação da regularidade e das inter-relações das ondas.

As ondas e os intervalos são, por convenção, medidos na derivação II. A amplitude dos complexos é registrada em milivolts, e sua duração, em segundos (ou ms). Apenas uma espessura da linha traçada deve ser incluída em cada medida. À velocidade de gravação de 25 mm/s, cada quadrado pequeno (1 mm) no papel de ECG tem 0,04 segundo de duração (da esquerda para a direita). À velocidade de gravação de 50 mm/s, cada quadrado pequeno equivale a 0,02 segundo. Uma deflexão da linha basal (para cima ou para baixo) de 10 quadrados pequenos (1 cm) equivale a 1 mV em calibração padrão (0,1 mV por quadrado pequeno). As faixas de referência do ECG para cães e gatos (Tabela 2.4) são representativas da maioria dos animais normais, embora medidas de complexos de algumas subpopulações possam ficar fora dessas faixas. Por exemplo, cães submetidos a treinamento de resistência podem apresentar medidas de ECG que excedem a faixa "normal", o que provavelmente reflete os efeitos do exercício sobre o tamanho do coração. Em cães não treinados, essas alterações sugerem aumento cardíaco patológico. Filtros de frequência manual, disponíveis em muitos equipamentos de ECG, podem

TABELA 2.4

Valores de referência do eletrocardiograma em cães e gatos.

Cães	Gatos
Frequência cardíaca	
60 a 160 bpm (adultos) a 220 bpm (filhotes)	(120 a) 140 a 240 bpm
Eixo elétrico médio (plano frontal)	
+40 a +100°	0 a +160°
Medidas (Derivação II)	
Duração da onda P (máxima)	
0,04 s (0,05 s em raças gigantes)	0,035 a 0,04 s
Altura da onda P (máxima)	
0,4 mV	0,2 mV
Intervalo PR	
0,06 a 0,13 s	0,05 a 0,09 s
Duração do complexo QRS (máxima)	
0,05 s (raças de pequeno porte)	0,04 s
0,06 s (raças de grande porte)	
Altura da onda R (máxima)	
2,5 mV (raças de pequeno porte)	
3 mV (raças de grande porte)*	0,9 mV em qualquer derivação; QRS total em qualquer derivação < 1,2 mV
Desvio do segmento ST	
Depressão < 0,2 mV	Desvio < 0,1 mV
Elevação < 0,15 mV	
Onda T	
Normalmente < 25% da altura da onda R; pode ser positiva, negativa ou bifásica	Valor máximo de 0,3 mV; pode ser positiva (mais comum), negativa ou bifásica
Duração do intervalo QT	
0,15 a 0,25 (a 0,27) s; varia de maneira inversa à frequência cardíaca	0,12 a 0,18 (variação, 0,07 a 0,2) s; de maneira inversa à frequência cardíaca
Derivações torácicas	
V_1; rV_2: onda T positiva	Onda R de no máximo 1 mV em derivações torácicas
V_{2-3}: Onda S de no máximo 0,8 mV; onda R de no máximo 2,5 mV*	
V_{4-6}: Onda S de no máximo 0,7 mV; onda R de no máximo 3 mV*	
V_{10}: QRS negativo; onda T negativa	R/Q < 1; onda T negativa

Cada quadrado pequeno no papel de ECG tem 0,02 segundo de largura a 50 mm/s de velocidade do papel, 0,04 segundo de largura a 25 mm/s e 0,1 mV de altura a uma calibração de 1 cm = 1 mV.
*Pode ser maior em cães magros, com tórax profundo e menos de 2 anos.

atenuar as voltagens registradas em algumas ondas de forma significativa, embora reduzam o artefato basal. Os efeitos dos filtros na amplitude do QRS podem complicar a avaliação dos critérios eletrocardiográficos do aumento de câmaras.

RITMOS SINUSAIS

O ritmo cardíaco normal se origina no nó sinusal e produz as ondas P-QRS-T já descritas. As ondas P são positivas em derivações caudais (II e aVF) e os intervalos PR (também chamados "PQ") são consistentes. O ritmo sinusal regular é caracterizado por uma variação inferior a 10% no tempo entre intervalos QRS (ou R a R). Normalmente, os complexos QRS são estreitos e eretos nas derivações II e aVF. No entanto, uma alteração da condução intraventricular ou padrão de aumento de volume ventricular pode fazer ampliar ou modificar o formato dos complexos QRS.

A arritmia sinusal é caracterizada por aceleração e desaceleração cíclica da frequência sinusal. De modo geral, é associada à respiração; a frequência sinusal tende a aumentar durante a inspiração e diminuir com a expiração devido a flutuações no tônus vagal. Além disso, pode haver uma mudança cíclica na configuração das ondas P ("marca-passo migratório" ou "errante"), que se tornam mais altas e apiculadas durante a inspiração e mais planas na expiração. A arritmia sinusal é uma variação comum e normal do ritmo em cães. Ocorre em gatos em repouso, mas é raramente observada na clínica. A arritmia sinusal pronunciada pode estar associada a doenças pulmonares crônicas, especialmente em cães.

"Bradi" e "taqui" são termos modificadores que descrevem ritmos anormalmente lentos ou rápidos, respectivamente, sem identificação de origem intracardíaca. Tanto a bradicardia sinusal quanto a taquicardia sinusal são ritmos que se originam no nó sinusal e são conduzidos de maneira normal; no entanto, a frequência cardíaca da bradicardia sinusal é menor do que o normal para a espécie, enquanto a frequência cardíaca da taquicardia sinusal é mais alta do que o normal. Algumas causas de bradicardia e taquicardia sinusal são listadas no Boxe 2.3.

A parada sinusal é a ausência de atividade sinusal por pelo menos o dobro do tempo do maior intervalo RR esperado do paciente. Um complexo de escape geralmente interrompe a pausa caso a atividade sinusal não seja retomada em breve. Pausas longas podem causar desmaios ou fraqueza. A parada sinusal não pode ser diferenciada com a certeza do bloqueio SA no ECG de superfície. A Figura 2.27 ilustra vários ritmos sinusais.

RITMOS ECTÓPICOS

Impulsos com origem fora do nó sinusal (conhecidos como impulsos *ectópicos*) são anormais e criam uma arritmia (disritmia). Os impulsos ectópicos são descritos com base em seu local geral de origem (atrial, juncional, supraventricular, ventricular) e suas sincronizações (Figura 2.28). A *sincronização* se refere à ocorrência do impulso antes do próximo impulso sinusal esperado (logo, *prematuro*) ou depois de uma pausa mais longa (*escape*). Os complexos de escape representam a ativação de um

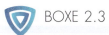

BOXE 2.3

Diagnósticos diferenciais comuns para sinais radiográficos de cardiomegalia.

Bradicardia sinusal
Hipotermia
Hipotireoidismo
Fármacos (p. ex., alguns tranquilizantes, anestésicos, betabloqueadores, bloqueadores de entrada de cálcio, digoxina)
Aumento da pressão intracraniana
Lesões cerebrais
Pressão ocular
Pressão do seio carotídeo
Outras causas de aumento do tônus vagal (p. ex., obstrução das vias respiratórias)
Doença do nó sinusal
Doença metabólica grave (p. ex., hiperpotassemia, uremia)
Variação normal (cão atlético)
Parada cardíaca (antes ou depois)

Taquicardia sinusal
Hipertermia/febre
Hipertireoidismo
Anemia/hipoxia
Insuficiência cardíaca
Hipotensão
Choque
Sepse
Ansiedade/medo
Agitação
Exercício
Dor
Fármacos (p. ex., anticolinérgicos, simpatomiméticos)
Intoxicação (p. ex., chocolate, anfetaminas, teofilina)
Choque elétrico
Outras causas de aumento do tônus simpático

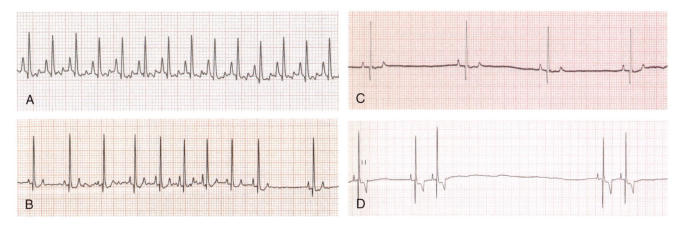

Figura 2.27 Ritmos sinusais. **A.** Taquicardia sinusal em um Shih Tzu idoso; frequência cardíaca de cerca de 200 bpm. **B.** Arritmia sinusal com marca-passo errante em um cão. Note a variação gradual na altura da onda P associada a alterações respiratórias na frequência cardíaca; essa variação é normal em cães. Algum artefato de tremor muscular basal é evidente. **C.** Bradicardia sinusal (frequência cardíaca de 40 bpm) em um cão com doença cerebral. **D.** Períodos intermitentes de parada sinusal em um Cocker Spaniel de 13 anos. Todos os ECGs são em derivação II, 25 mm/s, 1 cm = 1 mV.

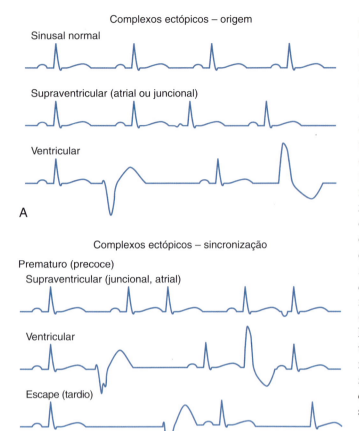

Figura 2.28 Os diagramas ilustram a aparência dos complexos ectópicos. Os impulsos anormais podem se originar acima do nó AV (supraventricular) (**A**) ou de dentro dos ventrículos (ventricular). Os complexos ectópicos supraventriculares têm QRS normal. Uma onda P anormal geralmente precede o complexo originário do tecido atrial; nenhuma onda P (ou uma onda P retrógrada no segmento ST – não mostrada) é comum quando o impulso é originário da junção AV. Os complexos QRS de origem ventricular têm uma configuração diferente do QRS sinusal normal. A sincronização (**B**) dos complexos ectópicos se refere ao aparecimento antes do próximo complexo sinusal esperado (prematuro) ou depois de uma pausa mais longa do que o esperado (escape).

marca-passo subsidiário e funcionam como um mecanismo de resgate do coração. Os impulsos ectópicos prematuros (complexos) são únicos ou múltiplos; grupos de três ou mais desses impulsos constituem um episódio de taquicardia. Os episódios de taquicardia podem consistir em um breve período de complexos ventriculares prematuros (CVPs; taquicardia *paroxística*) ou serem bastante prolongados (taquicardia *sustentada*). A ocorrência de complexo prematuro após cada QRS sinusal normal cria um padrão bigeminal; a origem dos complexos prematuros determina a descrição do ritmo como *bigeminia* atrial ou ventricular. A Figura 2.29 mostra exemplos de complexos e ritmos supraventriculares e ventriculares ectópicos.

Complexos supraventriculares prematuros

Complexos supraventriculares prematuros são impulsos que se originam acima do nó atrioventricular (AV), seja nos átrios ou na área de junção AV. Como são conduzidos dentro e através dos ventrículos pela via de condução normal, sua configuração QRS é normal (a menos que também haja um distúrbio de condução intraventricular). Os complexos ectópicos prematuros que surgem nos átrios (complexos atriais prematuros, CAPs) geralmente são precedidos por uma onda P anormal (de configuração positiva, negativa ou bifásica) chamada *onda P'*. A ocorrência de uma onda P' ectópica antes da repolarização completa do nó AV impede a condução do impulso pelos ventrículos (um exemplo de bloqueio AV fisiológico). Em alguns casos, o impulso prematuro é conduzido de maneira lenta (intervalo P'Q prolongado) ou em um padrão de bloqueio de ramo. Embora as ondas P' geralmente não precedam complexos juncionais, a condução retrógrada nos átrios pode fazer com que uma onda P' negativa ocorra depois, se sobreponha ou mesmo preceda o complexo QRS associado. Se a origem específica do(s) complexo(s) ectópico(s) não for clara, o termo mais geral *complexo supraventricular prematuro* (ou *taquicardia supraventricular*) é utilizado. Clinicamente, muitas vezes é mais importante determinar a origem da arritmia acima (supraventricular) ou abaixo do nó AV (ventricular) em vez de localizá-la de forma mais específica. Complexos supraventriculares prematuros que também despolarizam o nó sinusal reiniciam o ritmo sinusal e criam uma *pausa não compensatória* (i. e., o intervalo entre os complexos sinusais antes e depois do complexo prematuro é menor que o de três complexos sinusais consecutivos).

Taquicardias supraventriculares

As taquicardias de origem supraventricular muitas vezes são associadas a uma via reentrante usando o nó AV (no interior do nó AV ou por uma via acessória); um impulso supraventricular ou ventricular prematuro pode iniciar a taquicardia supraventricular (TSV) reentrante. Durante episódios de TSV reentrante em animais com pré-excitação ventricular, o intervalo PR geralmente se normaliza (ou se torna prolongado) e ondas P' retrógradas podem ser evidentes. Os complexos QRS têm configuração normal, a menos que também haja uma alteração da condução intraventricular.

A taquicardia atrial é causada pela ativação rápida de um foco atrial anormal ou por reentrada atrial (ativação repetitiva causada pela condução do impulso elétrico em um circuito anormal no interior dos átrios). Em cães, a frequência de ativação atrial é geralmente entre 260 e 380/min. As ondas P' tendem a ficar escondidas nos complexos QRS-T. A taquicardia atrial pode ser paroxística ou sustentada. De modo geral, é um ritmo regular, a menos que a frequência seja muito rápida para que o nó AV conduza todos os impulsos; nesse caso, o bloqueio AV fisiológico provoca ativação ventricular irregular. A razão consistente entre impulsos atriais e ativação ventricular (p. ex., condução AV em 2:1 ou 3:1) preserva a regularidade dessa arritmia. Às vezes, os impulsos atravessam o nó AV, mas são retardados dentro do sistema de condução ventricular, causando um padrão de bloqueio de ramo no ECG. Nesses casos, a diferenciação da taquicardia ventricular pode ser difícil.

Flutter atrial

O *flutter* atrial é produzido por ondas rápidas (geralmente > 400 impulsos/min) de ativação elétrica em ciclos regulares pelos átrios. A resposta ventricular pode ser irregular ou regular,

CAPÍTULO 2 ■ Exames Diagnósticos do Sistema Cardiovascular 39

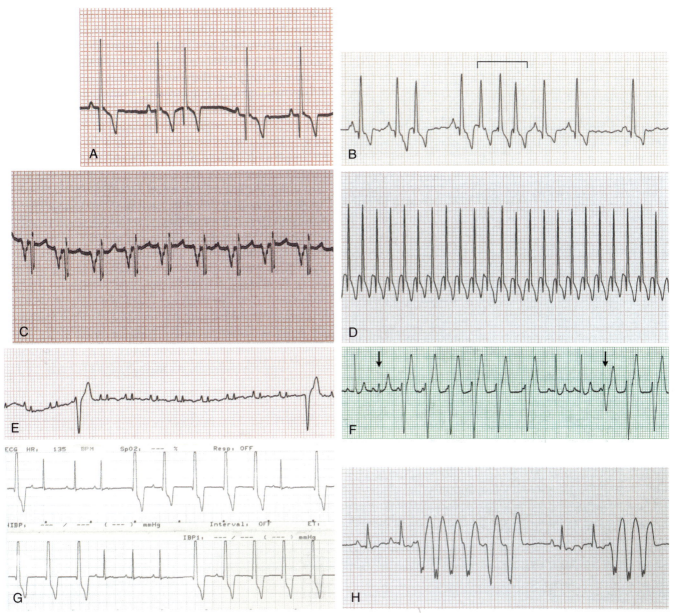

Figura 2.29 Complexos e ritmos ectópicos. **A.** Complexo supraventricular prematuro em um Doberman Pinscher idoso. **B.** Paroxismo curto de taquicardia supraventricular (*colchete*) com um único complexo prematuro em um cão mestiço com regurgitação mitral (derivação II, 25 mm/s). **C.** Taquicardia atrial sustentada em Setter Irlandês com estenose mitral. Note as ondas P negativas, anormais. **D.** Taquicardia supraventricular rápida em um filhote de Labrador Retriever (frequência cardíaca de cerca de 360 bpm). **E.** Ritmo sinusal com dois complexos ventriculares prematuros isolados em um gato com cardiomiopatia hipertrófica. **F.** Paroxismos intermitentes de taquicardia ventricular com complexos de fusão (*setas*) em um cão. **G.** Ritmo idioventricular acelerado intercalado com um fundo de arritmia sinusal em um cão. **H.** Taquicardia ventricular paroxística rápida em um cão com cardiomiopatia dilatada. Todos os ECGs são de derivação II a 25 mm/s.

dependendo do padrão de condução AV. A linha basal do ECG mostra ondas de *flutter* em "dentes de serra" que representam a ativação atrial rápida e recorrente. O *flutter* atrial não é um ritmo estável; muitas vezes, sofre degeneração em fibrilação atrial (FA) ou volta a ritmo sinusal.

Fibrilação atrial

Esta arritmia comum é caracterizada pela ativação elétrica rápida e caótica nos átrios. Não há ondas P no ECG porque não há uma onda de despolarização atrial uniforme. Em vez disso, a linha basal geralmente apresenta pequenas ondulações irregulares (ondas de fibrilação). A ausência de atividade elétrica organizada também impede a contração atrial eficaz. O nó AV, sendo bombardeado por esses impulsos elétricos caóticos, conduz o máximo possível para os ventrículos. Em última análise, a frequência cardíaca (ventricular) é determinada pela velocidade de condução AV e pelo tempo de recuperação, que são influenciados pelo tônus autônomo predominante. A FA causa um ritmo cardíaco irregular que é bastante rápido quando o tônus simpático é alto (Figura 2.30). Os complexos QRS geralmente têm configuração normal porque a condução intraventricular é normal. No entanto, uma pequena variação

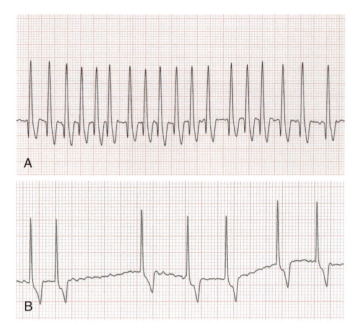

Figura 2.30 Fibrilação atrial. **A.** Fibrilação atrial descontrolada (frequência cardíaca de 240 bpm) em um Labrador Retriever com cardiomiopatia dilatada (derivação II, 25 mm/s). **B.** Resposta ventricular bem controlada após o tratamento em outro cão (frequência cardíaca de cerca de 100 bpm). Observe as ondas basais de fibrilação, a ausência de ondas P identificáveis e os intervalos RR irregulares. Derivação II, 25 mm/s.

na amplitude dos complexos QRS é comum e bloqueios intermitentes ou sustentados de ramos podem ser observados. A FA tende a ser uma consequência do aumento atrial acentuado em cães e especialmente em gatos; muitas vezes, é precedida por taquiarritmias atriais intermitentes e, talvez, *flutter* atrial. A FA pode ocorrer de forma espontânea em cães de raças gigantes sem evidências de doenças cardíacas subjacentes, na chamada *FA solitária*. Cães com FA solitária tendem a apresentar frequência cardíaca normal.

Complexos ventriculares prematuros

Os CVPs são originários abaixo do nó AV. Portanto, a ativação do músculo ventricular não se dá pela via de condução ventricular normal e a configuração QRS dos CVPs difere dos complexos QRS sinusais normais do animal. Os complexos ectópicos ventriculares geralmente são mais largos do que os complexos de origem sinusal devido à condução intramuscular mais lenta. Como os CVPs não voltam do nó AV para os átrios, a frequência sinusal continua intacta e são seguidos por uma *pausa compensatória* no ritmo sinusal. Quando a configuração de vários CVPs ou taquicardia ventricular é consistente, os complexos são descritos como *uniformes* ou *monomórficos*. CVPs de um mesmo animal com configurações diferentes são chamados *multiformes* ou *polimórficos*. O aumento da instabilidade elétrica pode acompanhar CVPs multiformes ou taquicardia ventricular.

Taquicardia ventricular

A taquicardia ventricular consiste em uma série de CVPs (geralmente a uma frequência > 100 bpm). O intervalo entre complexos QRS (RR) tende a ser regular, embora possa apresentar alguma variação. As ondas P sinusais não conduzidas podem se sobrepor aos complexos ventriculares ou entre eles, embora não estejam relacionadas aos CVPs porque o nó AV e/ou os ventrículos estão em período refratário (dissociação AV fisiológica). O termo *batimento de captura* se refere à condução eficaz de uma onda P sinusal nos ventrículos, sem interrupção por outro CVP (i. e., o nó sinusal "recapturou" os ventrículos). A interrupção da sequência de ativação ventricular normal por um CVP pode criar um complexo de *fusão*. O complexo de fusão representa a fusão da configuração do QRS normal com o CVP (ver Figura 2.29 F). Os complexos de fusão são frequentemente observados no início ou no final de um paroxismo de taquicardia ventricular; são precedidos por uma onda P e intervalo PR curto. A identificação de ondas P (conduzidas ou não) ou complexos de fusão auxilia a diferenciação da taquicardia ventricular da TSV com condução intraventricular anormal (aberrante).

A taquicardia ventricular polimórfica é caracterizada por complexos QRS de tamanhos, polaridades e, muitas vezes, frequências variáveis; às vezes, a configuração QRS parece girar em torno da linha isoelétrica basal. *Torsade de pointes* é uma forma específica de taquicardia ventricular polimórfica associada ao prolongamento do intervalo Q-T.

Ritmo idioventricular acelerado

Também chamado *ritmo ventricular acelerado* ou *taquicardia idioventricular*, o ritmo idioventricular acelerado se origina nos ventrículos e tem frequência de cerca de 60 a 100 bpm em cães (talvez seja um pouco maior em gatos). Como a frequência é menor do que a taquicardia ventricular verdadeira, tende a ser uma alteração rítmica de menor gravidade. O ritmo ventricular acelerado pode ser intermitente durante a arritmia sinusal, à medida que a frequência sinusal diminui; então, o ritmo idioventricular é geralmente suprimido pelo aumento da frequência sinusal. Esse ritmo é comum em cães em recuperação de traumas por veículos automotores; também ocorre em muitos cães com doença intra-abdominal ou sistêmica grave. Muitas vezes, essa alteração rítmica não tem efeitos deletérios, embora possa progredir para taquicardia ventricular, em especial em pacientes clinicamente instáveis.

Fibrilação ventricular

A fibrilação ventricular (FV) é um ritmo letal caracterizado por múltiplos circuitos reentrantes que causam atividade elétrica caótica nos ventrículos. O ECG mostra uma linha basal com ondulações irregulares, sem ondas reconhecíveis (Figura 2.31). A ativação elétrica caótica provoca apenas ativação mecânica fraca e descoordenada, de modo que não há uma função de bombeamento ventricular eficaz. O *flutter* ventricular, observado como ondas rápidas no ECG, pode preceder a fibrilação. A FV "grosseira" apresenta oscilações do ECG ligeiramente maiores do que a FV "fina" e pode precedê-la antes da morte.

Complexos de escape

A assístole ventricular é a ausência de atividade elétrica (e mecânica) nos ventrículos. Os complexos de escape são originários de células automáticas (*marca-passo subsidiário*) nos átrios, na junção AV ou nos ventrículos (ver Figura 2.32 B) e constituem um mecanismo de proteção. Um complexo de escape só ocorre

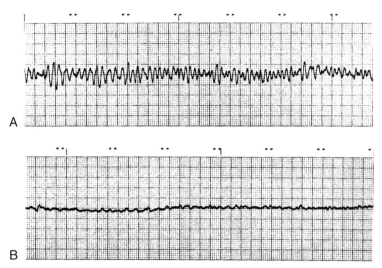

Figura 2.31 Fibrilação ventricular. Note o movimento basal caótico e a ausência de ondas organizadas. **A.** Fibrilação grosseira. **B.** Fibrilação fina. Derivação II, 25 mm/s, cão.

após uma pausa no ritmo dominante (geralmente sinusal). Na ausência de retomada do ritmo dominante, o foco de escape continua a descarregar em sua própria frequência intrínseca, produzindo um *ritmo de escape* (ver Figura 2.32 C). Os ritmos de escape geralmente são regulares. Os ritmos de escape ventriculares (ritmos idioventriculares) tendem a apresentar frequência intrínseca inferior a 40 a 50 bpm em cães e 100 bpm em gatos, embora frequências maiores de escape ventricular possam ser observadas. Os ritmos de escape juncional geralmente variam de 40 a 60 bpm em cães e sua frequência é maior em gatos. É importante diferenciar o escape de complexos prematuros. A atividade de escape nunca deve ser suprimida com medicamentos antiarrítmicos.

DISTÚRBIOS DE CONDUÇÃO

O impulso pode ser conduzido de forma anormal em vários locais dos átrios. O bloqueio SA impede a transmissão de impulso do nó SA para o músculo atrial adjacente. Embora não possa ser diferenciado de maneira confiável da parada sinusal no ECG, o bloqueio SA multiplica o intervalo P-P normal. Um ritmo de escape (atrial, juncional ou ventricular) deve assumir o ritmo cardíaco se houver parada ou bloqueio sinusal prolongado. Na parada atrial, o músculo atrial doente impede a função elétrica e mecânica normal, independentemente da atividade do nó sinusal, gerando um ritmo de escape juncional ou ventricular resultante. Não há ondas P na parada atrial. A hiperpotassemia interfere na função atrial normal e, assim, pode mimetizar a parada atrial.

Distúrbios de condução dentro do nó atrioventricular

Anomalias da condução de AV podem ser causadas por alto tônus vagal, fármacos (p. ex., digoxina, xilazina, medetomidina, verapamil, agentes anestésicos) e doença orgânica do sistema de condução do nó AV e/ou intraventricular. Existem três tipos principais de alteração da condução AV (Figura 2.32).

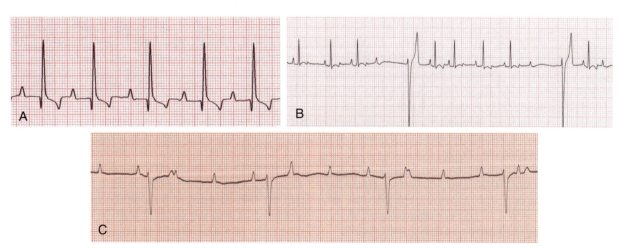

Figura 2.32 Anomalias de condução atrioventricular (AV). **A.** Bloqueio AV de primeiro grau em um Cocker Spaniel idoso (derivação II, 50 mm/s). **B.** Bloqueio AV de segundo grau (Wenckebach) com dois complexos de escape ventricular em um West Highland White Terrier. A diferenciação entre complexos de escape e prematuros é crucial (derivação II, 25 mm/s). **C.** Bloqueio cardíaco completo (terceiro grau) em um Lhasa Apso de 19 anos. Há ritmo sinusal subjacente, mas sem condução de onda P, gerando um ritmo lento de escape ventricular (derivação II, 25 mm/s).

O bloqueio AV de primeiro grau, o mais brando dentre os distúrbios de condução AV, é caracterizado por aumento do tempo de condução atrial a ventricular. No bloqueio AV de primeiro grau, todos os impulsos são conduzidos, mas o intervalo PR é maior do que o normal.

O bloqueio AV de segundo grau é caracterizado pela intermitência da condução AV; não há complexo QRS após algumas ondas P. No bloqueio AV de segundo grau intenso, muitas ondas P deixam de ser conduzidas. Existem dois subtipos de bloqueio AV de segundo grau. O Mobitz tipo I (Wenckebach) é caracterizado por prolongamento progressivo do intervalo PR até a ausência de condução da onda P; esse tipo é bastante associado ao alto tônus vagal ou alterações do próprio nó AV. O bloqueio AV de segundo grau de Mobitz tipo II é caracterizado por intervalos PR uniformes que precedem o impulso bloqueado; tende a ser associado a doenças em áreas mais baixas do sistema de condução AV (p. ex., feixe de His ou ramos principais). Há uma classificação alternativa do bloqueio AV de segundo grau com base na configuração QRS. Pacientes com bloqueio AV de segundo grau de tipo A apresentam QRS de configuração normal e estreita; aqueles com tipo B apresentam QRS de configuração ampla ou anormal, o que sugere doença difusa em uma parte mais baixa do sistema de condução ventricular. O bloqueio AV de Mobitz tipo I geralmente é tipo A, enquanto Mobitz tipo II tende a ser tipo B. Os complexos de escape tendem a aparecer durante longas pausas na ativação ventricular. O bloqueio AV de terceiro grau ou completo é caracterizado por ausência completa da condução AV; nenhum impulso sinusal (ou supraventricular) é conduzido para os ventrículos. Embora um ritmo sinusal regular ou arritmia sinusal seja muitas vezes evidente, as ondas P são completamente dissociadas dos complexos QRS, gerados (em grande parte) por um ritmo de escape ventricular regular.

Distúrbios de condução intraventricular

A condução ventricular anormal (aberrante) é associada à transmissão lenta ou bloqueada do impulso em um ramo principal ou na região ventricular. O ramo direito, ou os fascículos anteriores ou posteriores esquerdos do ramo esquerdo, podem ser afetados de forma isolada ou combinada. O bloqueio dos três ramos principais causa bloqueio cardíaco de terceiro grau (completo). A ativação elétrica do miocárdio suprido pela via bloqueada ocorre de maneira relativamente lenta, de miócito a miócito. Portanto, os complexos QRS são largos e anormais, semelhantes aos complexos QRS de origem ventricular (Figura 2.33). O bloqueio do ramo direito (BRD) é, às vezes, identificado em cães e gatos normais, embora possa ser causado por doença ou distensão do VD. De modo geral, o bloqueio de ramo esquerdo (BRE) está relacionado à doença clinicamente relevante do VE. O padrão de bloqueio fascicular anterior esquerdo (BFAE) é comum na hipertrofia concêntrica do VE e em gatos com cardiomiopatia hipertrófica.

Pré-excitação ventricular

A ativação precoce (pré-excitação) de parte do miocárdio ventricular pode ser feita por uma via de condução acessória que contorna a via do nó AV normal e mais lenta. Vários tipos de vias acessórias e de pré-excitação foram descritos. A maioria encurta o intervalo PR. A pré-excitação de Wolff-Parkinson-White (WPW) também é caracterizada pela ampliação e inclinação precoces do complexo QRS por uma onda chamada *delta* (Figura 2.34). Esse padrão ocorre porque a via acessória (feixe de Kent) fica fora do nó AV (é extranodal) e permite a despolarização precoce (representada pela onda delta) de parte do ventrículo distante do ponto de início da ativação ventricular normal. Outras vias acessórias podem conectar os átrios ou áreas dorsais do nó AV diretamente ao feixe de His. Essas vias encurtam o intervalo PR sem causar o aumento inicial de QRS. A pré-excitação pode ocorrer de forma consistente, ou ser intermitente ou oculta (não evidente no ECG). O perigo da pré-excitação é a ocorrência de uma TSV reentrante por uma via acessória e pelo nó AV (também chamada *taquicardia AV recíproca*). No padrão mais comum, os impulsos da taquicardia descem pelos ventrículos por meio do nó AV (condução anterógrada ou ortodrômica) e depois voltam para os átrios pela via acessória; no entanto, às vezes, a direção é invertida. A taquicardia AV recíproca rápida pode causar fraqueza, síncope, ICC e morte. A presença do padrão WPW no ECG em conjunto com a taquicardia AV recíproca que causa sinais clínicos é conhecida como *síndrome de WPW*.

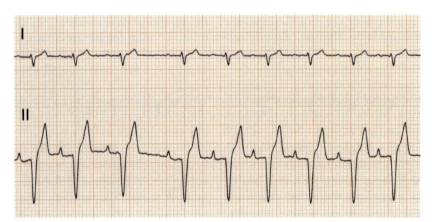

Figura 2.33 Eletrocardiograma de um cão com bloqueio de ramo direito e bloqueio AV de primeiro grau após o tratamento com doxorrubicina. Arritmia sinusal, derivação I e II, 25 mm/s, 1 cm = 1 mV.

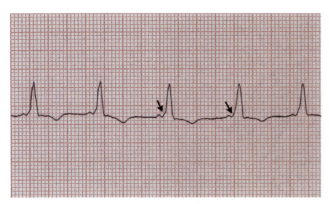

Figura 2.34 Pré-excitação ventricular em um gato. Note a atenuação da linha ascendente do QRS (onda delta; *setas*) imediatamente depois de cada onda P. Derivação II, 50 mm/s, 1 cm = 1 mV.

EIXO ELÉTRICO MÉDIO

O eixo elétrico médio (EEM) descreve a direção média do processo de despolarização ventricular no plano frontal e representa a soma dos vários vetores instantâneos que ocorrem desde o início até a conclusão da despolarização do músculo ventricular. Os grandes distúrbios de condução intraventricular e/ou o aumento ventricular podem mudar a direção média da ativação ventricular e, portanto, o EEM. Por convenção, o EEM é determinado a partir apenas das seis derivações do plano frontal. Qualquer um dos seguintes métodos pode ser usado:

1. Encontre a derivação (I, II, III, aVR, aVL ou aVF) com a maior onda R (*Nota*: a onda R, por definição, é uma deflexão positiva). O eletrodo positivo dessa derivação é a orientação aproximada do EEM
2. Encontre a derivação (I, II, III, aVR, aVL ou aVF) em que o complexo QRS é mais isoelétrico (i. e., as deflexões positivas e negativas do QRS têm a mesma amplitude). Em seguida, identifique a derivação perpendicular a essa derivação "isoelétrica" no diagrama de derivação hexaxial (ver Figura 2.25). Se o complexo QRS nessa derivação perpendicular for, em grande parte, positivo, o EEM é orientado para o polo positivo (eletrodo) dessa derivação. Se o QRS na derivação perpendicular for, em grande parte, negativo, o EEM é orientado para o polo negativo dessa derivação. Caso todas as derivações do plano frontal pareçam isoelétricas, o EEM é indeterminado. A Figura 2.25 mostra a gama normal de EEM em cães e gatos.

AUMENTO DE VOLUME DA CÂMARA E PADRÕES DOS BLOQUEIOS DE RAMOS

Alterações nas ondas do ECG podem sugerir aumento de volume ou condução anormal em uma determinada câmara cardíaca, embora o aumento de volume nem sempre produza essas alterações. A ampliação da onda P ampliada é o padrão clássico de aumento de volume do AE (a chamada *p mitrale*); às vezes, a onda P é bífida e larga. Ondas P altas e apiculadas (as chamadas *p pulmonale*) sugerem o aumento de volume do AD. No aumento de volume atrial, a onda de repolarização

 BOXE 2.4

Padrões de aumento de volume da câmara ventricular e anomalias de condução.

Normal
Eixo elétrico médio normal
Ausência de onda S na derivação I
Onda R mais alta na derivação II do que na derivação I
Onda R maior que a onda S na derivação V_2

Aumento de volume do ventrículo direito
Desvio do eixo direito
Onda S presente na derivação I
Onda S maior que a onda R em V_{2-3} ou > 0,8 mV
Q-S (formato em "W") em V_{10}
Onda T positiva na derivação V_{10}
Onda S profunda nas derivações II, III e aVF

Bloqueio de ramo direito (BRD)
Como no aumento do ventrículo direito, com prolongamento da parte terminal de QRS (onda S profunda e em declive)

Dilatação do ventrículo esquerdo (hipertrofia excêntrica)
Eixo frontal normal
Onda R mais alta que o normal nas derivações II, aVF, V_{2-3}
QRS pode ser ampliado; apagamento ou deslocamento do segmento e alargamento de ondas T também podem ser observados

Hipertrofia (concêntrica) do ventrículo esquerdo
Desvio do eixo esquerdo
Onda R na derivação I mais alta que nas derivações II ou aVF
Ausência de onda S na derivação I

Bloqueio fascicular anterior esquerdo (BFAE)
Como na hipertrofia do ventrículo esquerdo, talvez com alargamento de QRS

Bloqueio de ramo esquerdo (BRE)
Eixo frontal normal
QRS muito largo e inclinado; as ondas R podem ser mais altas que o normal nas derivações II, aVF, V_{2-3}
Pequena onda Q pode ser observada nas derivações II, III e aVF (BRE incompleto)

atrial (T_a), geralmente obscura, pode ser evidente como uma mudança da linha basal na direção oposta da onda P.

Um desvio do eixo direito e uma onda S na derivação I são fortes critérios para determinação do aumento de volume do VD (ou BRD). Outras alterações também são observadas no ECG. De modo geral, há três ou mais dos critérios listados no Boxe 2.4 na presença de aumento de volume do VD. O aumento de volume (dilatação ou hipertrofia) do VD tende a ser pronunciado quando evidente no ECG porque as forças de ativação do VE normalmente são muito dominantes. A dilatação e a hipertrofia excêntrica do VE aumentam a amplitude da onda R nas derivações caudais (II e aVF) e, às vezes, ampliam o QRS. A hipertrofia concêntrica do VE pode produzir desvio do eixo esquerdo.

O bloqueio de condução em qualquer uma das vias principais de condução ventricular perturba o processo normal de ativação e altera a configuração do QRS. A ativação elétrica em regiões do músculo ventricular supridas pelo ramo afetado ocorre de maneira tardia e progride com lentidão. Isso amplia o complexo QRS (especialmente em sua parte terminal) e desloca a orientação do QRS (e o EEM) para a área de ativação retardada. O Boxe 2.4 e a Figura 2.35 resumem os padrões de ECG associados ao aumento de volume ventricular ou retardo de condução. O Boxe 2.5 lista associações clínicas comuns.

Outras anomalias de QRS

Ocasionalmente, há complexos QRS de baixa voltagem. As causas de diminuição da amplitude do QRS são derrames pleurais ou pericárdicos, obesidade, lesões com massa intratorácica, hipovolemia e hipotireoidismo. Complexos pequenos são, às vezes, observados em cães com cardiomiopatia dilatada ou sem anomalias identificáveis.

A alternância elétrica é uma alteração recorrente no tamanho ou na configuração do complexo QRS em batimentos alternados. É observada em animais com derrames pericárdicos de grande volume (ver Capítulo 9).

ANOMALIAS ST-T

O segmento ST se estende do final do complexo QRS (também chamado *ponto J*) até o início da onda T. Em cães e gatos, esse segmento tende a se inclinar para a onda T seguinte sem demarcação clara. A elevação (> 0,15 mV em cães ou > 0,1 mV em gatos) ou depressão (> 0,2 mV em cães ou > 0,1 mV em gatos) anormal do ponto J e do segmento ST nas derivações

BOXE 2.5

Associações clínicas dos padrões eletrocardiográficos de aumento de volume.

Aumento de volume do átrio esquerdo
Insuficiência mitral (adquirida ou congênita)
Cardiomiopatias
Persistência do ducto arterioso
Estenose subaórtica
Defeito do septo ventricular
Estenose mitral (em casos raros)

Aumento de volume do átrio direito
Insuficiência tricúspide (adquirida ou congênita)
Doença respiratória crônica
Defeito septal interatrial
Estenose pulmonar

Aumento de volume (dilatação) do ventrículo esquerdo
Insuficiência mitral
Cardiomiopatia dilatada
Insuficiência aórtica
Persistência do ducto arterioso
Defeito do septo ventricular
Estenose subaórtica

Aumento de volume (hipertrofia) do ventrículo esquerdo
Cardiomiopatia hipertrófica
Estenose subaórtica

Aumento de volume do ventrículo direito
Estenose pulmonar
Tetralogia de Fallot
Insuficiência tricúspide (adquirida ou congênita)
Doença cardíaca grave
Hipertensão pulmonar grave (por outra causa)

I, II ou aVF geralmente tem importância clínica. Dentre suas possíveis causas, estão a isquemia do miocárdio e outros tipos de lesões miocárdicas.

O aumento de volume atrial ou taquicardia pode causar pseudodepressão do segmento ST por causa de ondas T_a proeminentes. Outras causas secundárias de desvio do segmento ST são hipertrofia ventricular, retardo de condução e alguns fármacos (p. ex., digoxina).

A onda T representa a repolarização do músculo ventricular; pode ser positiva, negativa ou bifásica em cães e gatos normais. Alterações no tamanho, no formato ou na polaridade da onda T em comparação a exames anteriores em um determinado animal provavelmente têm importância clínica. As anomalias da onda T podem ser primárias (i. e., não relacionadas ao processo de despolarização) ou secundárias (i. e., relacionadas a anomalias da despolarização ventricular). As alterações secundárias do segmento ST-T tendem a estar na direção oposta da deflexão QRS principal. O Boxe 2.6 lista algumas causas de anomalias ST-T.

Intervalo QT

O intervalo QT representa o tempo total de ativação e repolarização ventricular. Esse intervalo é inversamente proporcional à frequência cardíaca média; frequências mais altas, por exemplo, estão associadas a um intervalo QT mais curto.

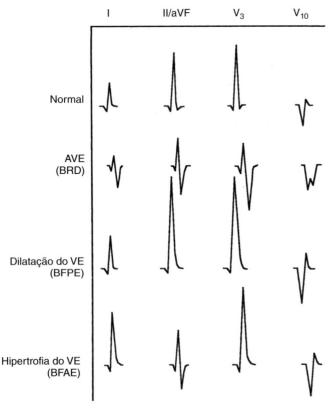

Figura 2.35 Esquema dos padrões comuns de aumento de volume ventricular e anomalias de condução. As derivações do eletrocardiograma são listadas no topo da imagem. BFAE: bloqueio fascicular anterior esquerdo; BFPE: bloqueio fascicular posterior esquerdo; VE: ventrículo esquerdo; BRD: bloqueio de ramo direito; AVE: aumento do ventrículo direito.

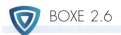

BOXE 2.6

Causas de anomalias no segmento ST, onda T e intervalo QT.

Depressão do ponto J/segmento ST
Isquemia miocárdica
Infarto/lesão do miocárdio (região subendocárdica do ventrículo esquerdo)
Hiperpotassemia ou hipopotassemia
Trauma cardíaco
Alteração secundária (hipertrofia ventricular, distúrbio de condução, CVP)
Digitálicos (aparência "afundada")

Elevação do ponto J/segmento ST
Pericardite
Lesão do epicárdio do ventrículo esquerdo
Infarto do miocárdio (transmural)
Hipoxia do miocárdio
Alteração secundária (hipertrofia ventricular, distúrbio de condução, CVP)
Intoxicação por digoxina

Prolongamento do intervalo QT
Hipocalcemia
Hipopotassemia

Secundário ao prolongamento de QRS
Hipotermia
Anomalias do sistema nervoso central
Envenenamento por etilenoglicol
Intoxicação por quinidina

Encurtamento do intervalo QT
Hipercalcemia
Hiperpotassemia
Intoxicação por digitálicos

Ondas T largas
Hipoxia miocárdica
Aumento de volume ventricular
Anomalias de condução intraventricular
Hiperpotassemia
Doenças metabólicas ou respiratórias
Variação normal

Ondas T apiculadas (em tenda)
Hiperpotassemia

CVP: complexo ventricular prematuro.

O tônus nervoso autônomo, vários fármacos e distúrbios eletrolíticos influenciam a duração do intervalo QT (ver Boxe 2.6). O prolongamento inadequado do intervalo QT pode facilitar o desenvolvimento de arritmias reentrantes graves em caso de ausência de uniformidade na repolarização ventricular. Há equações que determinam a duração esperada de QT em cães e gatos normais.

MANIFESTAÇÕES ELETROCARDIOGRÁFICAS DE INTOXICAÇÃO POR FÁRMACOS E DESEQUILÍBRIOS ELETROLÍTICOS

Agentes antiarrítmicos, digoxina, anestésicos e outros fármacos alteram o ritmo cardíaco e/ou a condução cardíaca, seja por seus efeitos eletrofisiológicos diretos ou ao influenciar o tônus autônomo (Boxe 2.7).

O potássio tem influências marcantes e complexas na eletrofisiologia cardíaca. A hipopotassemia pode aumentar a automaticidade espontânea das células cardíacas, bem como a repolarização e condução não lenta de maneira não uniforme; esses efeitos predispõem a arritmias supraventriculares e ventriculares. Além disso, a hipopotassemia pode causar depressão progressiva do segmento ST, redução da amplitude de ondas T e prolongamento do intervalo QT. A hipopotassemia grave também pode aumentar as amplitudes e durações de ondas P e complexos QRS. A hipopotassemia exacerba os efeitos tóxicos da digoxina e diminui a eficácia dos antiarrítmicos de classe I (ver Capítulo 4). A hipernatremia e a alcalose pioram os efeitos da hipopotassemia no coração.

Na verdade, a hiperpotassemia moderada tem efeito antiarrítmico ao reduzir a automaticidade e aumentar a uniformidade e a velocidade da repolarização. No entanto, aumentos rápidos ou intensos na concentração sérica de potássio (K^+) são arritmogênicos, principalmente por diminuírem a velocidade de condução e o período refratário. O aumento da concentração sérica de K^+ pode provocar uma série de alterações no ECG que, clinicamente, são observados de maneira inconsistente, talvez devido a outras anomalias metabólicas simultâneas. Estudos experimentais indicam que o aumento da concentração sérica de K^+ acima de 6 mEq/ℓ é associado a uma onda T apiculada ("em tenda") e ao encurtamento do intervalo QT. No entanto, a característica simétrica da onda T "em tenda" pode ser evidente apenas em algumas derivações e ter amplitude pequena. Além disso, a desaceleração progressiva da condução intraventricular amplia os complexos QRS. Experimentalmente, a condução pelos átrios diminui à medida que a concentração sérica de K^+ se aproxima de 7 mEq/ℓ e as ondas P se achatam. As ondas P desaparecem na ausência de condução atrial, em cerca de 8 mEq/ℓ de K^+. O nó sinusal é relativamente resistente aos efeitos da hiperpotassemia e continua a funcionar, embora a frequência sinusal possa diminuir. Apesar da progressiva ausência de resposta muscular atrial, as fibras especializadas transmitem impulsos sinusais aos ventrículos, produzindo um ritmo *sinoventricular*. A hiperpotassemia deve ser um diagnóstico diferencial em pacientes com ritmo de complexo QRS largo sem ondas P, mesmo que a frequência cardíaca não seja baixa. Concentrações séricas de

BOXE 2.7

Alterações eletrocardiográficas associadas ao desequilíbrio eletrolítico e efeitos adversos/tóxicos de alguns fármacos.

Hiperpotassemia (ver Figura 2.36)
Ondas T apiculadas (em tenda) (podem ser grandes ou pequenas)
Intervalo QT curto
Ondas P planas ou ausentes
Ampliação de QRS
Depressão do segmento ST

Hipopotassemia
Prolongamento do intervalo QT
Depressão do segmento ST
Ondas T pequenas e bifásicas
Taquiarritmias

Hipercalcemia
Poucos efeitos
Intervalo QT curto
Prolongamento da condução
Taquiarritmias

Hipocalcemia
Prolongamento do intervalo QT
Taquiarritmias

Digoxina
Prolongamento de PR
Bloqueio AV de segundo ou terceiro grau
Bradicardia ou parada sinusal
Ritmo juncional acelerado
Complexos ventriculares prematuros
Taquicardia ventricular
Taquicardia atrial paroxística com bloqueio
Fibrilação atrial com frequência ventricular baixa

Lidocaína
Bloqueio AV
Taquicardia ventricular
Parada sinusal

Betabloqueadores
Bradicardia sinusal
Prolongamento do intervalo PR
Bloqueio AV

Quinidina/Procainamida
Efeitos semelhantes à atropina
Prolongamento do intervalo QT
Bloqueio AV
Taquiarritmias ventriculares
Ampliação do complexo QRS
Parada sinusal

Medetomidina/xilazina
Bradicardia sinusal
Bloqueio sinusal/sinoatrial
Bloqueio AV
Taquiarritmias ventriculares (especialmente com halotano, epinefrina)

Barbitúricos/tiobarbituratos
Bigeminia ventricular

Halotano/metoxiflurano
Bradicardia sinusal
Arritmias ventriculares (aumento da sensibilidade às catecolaminas, especialmente halotano)

AV: atrioventricular

K+ extremamente altas (> 10 mEq/ℓ) são associadas ao desenvolvimento de ritmo ventricular ectópico irregular, fibrilação ou assístole. A Figura 2.36 ilustra os efeitos eletrocardiográficos da hiperpotassemia grave e a resposta ao tratamento em um cão com doença de Addison. A hipocalcemia, a hiponatremia e a acidose acentuam as alterações eletrocardiográficas causadas pela hiperpotassemia, enquanto a hipercalcemia e a hipernatremia tendem a combatê-las.

Grandes alterações do ECG causadas por outros distúrbios eletrolíticos são incomuns. A hipercalcemia e a hipocalcemia grave podem ter efeitos perceptíveis (ver Boxe 2.6), mas são raramente observados na clínica. A hipomagnesemia grave pode predispor a taquiarritmias ventriculares e pode levar ao aparecimento de ondas U no ECG; além disso, pode exagerar os efeitos da hipocalcemia, bem como predispor à intoxicação por digoxina.

Variabilidade da frequência cardíaca

Flutuações fásicas no tônus vagal e simpático durante o ciclo respiratório, bem como durante oscilações periódicas mais lentas da pressão arterial, influenciam a variação do tempo entre batimentos cardíacos consecutivos. A *variabilidade da frequência cardíaca* (VFC) se refere à flutuação dos intervalos de tempo de um batimento a outro em torno de seu valor médio. A VFC é influenciada pela função barorreceptora, pelo ciclo respiratório e pelo equilíbrio simpático/parassimpático. O grau de VFC diminui na disfunção miocárdia grave e na insuficiência cardíaca, bem como em outras causas de aumento do tônus simpático. A VFC instantânea (intervalos R-R) pode ser avaliada em função do tempo (análise do domínio tempo) e em termos de frequência e amplitude de seus componentes oscilatórios somados (análise do domínio frequência ou espectral de potência). A análise do domínio frequência permite a avaliação do equilíbrio entre modulação simpática e vagal do sistema cardiovascular. A avaliação da VFC pode ser um indicador de função autônoma e talvez de prognóstico, embora seu potencial clínico em pacientes veterinários não tenha sido explorado por completo.

ARTEFATOS COMUNS

A Figura 2.37 ilustra alguns artefatos comuns do ECG. A interferência elétrica (60 Hz) pode ser minimizada ou eliminada pelo aterramento adequado do equipamento de ECG. O desligamento de outros equipamentos elétricos ou luzes do mesmo circuito e a presença de outra pessoa para conter o animal também podem ajudar. Outros artefatos às vezes são confundidos com arritmias; no entanto, os artefatos não alteram o ritmo cardíaco subjacente. Em contrapartida, complexos ectópicos tendem a interromper o ritmo subjacente; além disso, são seguidos por uma onda T. Um exame cuidadoso dessas características geralmente permite a diferenciação entre artefatos intermitentes e arritmias. Caso várias derivações possam ser registradas ao mesmo tempo, deve-se comparar o ritmo cardíaco e as configurações complexas em todas as derivações à disposição.

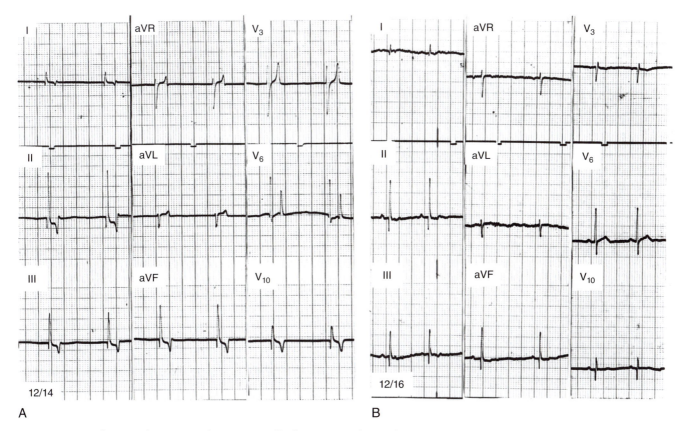

Figura 2.36 Eletrocardiogramas de uma Poodle fêmea com hipoadrenocorticismo à primeira consulta (**A**) (K$^+$ = 10,2; Na$^+$ = 132 mEq/ℓ) e 2 dias depois, após o tratamento (**B**) (K$^+$ = 3,5; Na$^+$ = 144 mEq/ℓ). Note a ausência de ondas P, as ondas T acentuadas e em tenda (em especial nas derivações torácicas), intervalo QT curto e a ligeira ampliação dos complexos QRS em **A** em comparação a **B**. Derivações indicadas na figura, 25 mm/s, 1 cm = 1 mV.

ELETROCARDIOGRAFIA AMBULATORIAL
Monitoramento com Holter

O monitoramento com Holter permite o registro contínuo da atividade elétrica cardíaca durante as atividades diárias normais (exceto natação), o exercício extenuante e o sono. Esse exame pode auxiliar a detecção e a quantificação de arritmias cardíacas intermitentes e, portanto, a identificação de causas cardíacas de síncope e fraqueza episódica caso ocorram durante o período de monitoramento. O monitoramento com Holter também é usado para avaliar a eficácia do tratamento antiarrítmico e analisar arritmias associadas à cardiomiopatia ou outras doenças. O monitor Holter é um pequeno gravador digital (ou analógico), movido a bateria, que é usado pelo paciente normalmente por 24 horas. Dois ou três canais de ECG são registrados a partir de derivações torácicas modificadas com eletrodos adesivados. Durante o período de registro, as atividades do animal são anotadas em um diário para posterior correlação aos eventos simultâneos de ECG. Um botão de evento no aparelho pode ser ativado para marcar o momento em que um episódio de síncope ou de outra natureza é testemunhado.

O registro é analisado com algoritmos de computador que classificam os complexos gravados, idealmente com supervisão e edição por um técnico treinado e com experiência em exames veterinários. Isso é importante porque a análise computadorizada totalmente automatizada pode prejudicar a classificação de alguns complexos QRS e de artefatos em cães e gatos. Um resumo de todo o período de registro e alguns segmentos do ECG são incluídos no laudo do exame. A avaliação do exame completo também auxilia a comparação aos segmentos de ECG selecionados pelo técnico e os tempos de eventos clínicos e atividades anotados no diário do paciente (ver mais informações em *Leitura sugerida*). O monitor Holter e os equipamentos de conexão e análise podem ser obtidos de alguns serviços comerciais destinados a humanos, bem como muitos hospitais veterinários e centros de referência em cardiologia.

Animais normais podem apresentar uma grande variação na frequência cardíaca ao longo do dia. Em cães, batimentos cardíacos máximos de até 300 bpm foram registrados em caso de agitação ou atividade. Episódios de bradicardia (< 50 bpm) são comuns, em especial em períodos tranquilos e durante o sono. Arritmia sinusal, pausa sinusal (às vezes por mais de 5 segundos) e, ocasionalmente, bloqueio AV de segundo grau parecem ser comuns em cães, em especial nos momentos com menor frequência cardíaca média. As frequências cardíacas em gatos normais também variam muito ao longo de 24 horas, às vezes de cerca de 70 a 290 bpm. O ritmo sinusal regular é predominante em gatos normais, embora a arritmia sinusal seja evidente em batimentos cardíacos mais lentos. Os CVPs são somente esporádicos em cães e gatos normais; sua prevalência parece aumentar pouco com a idade.

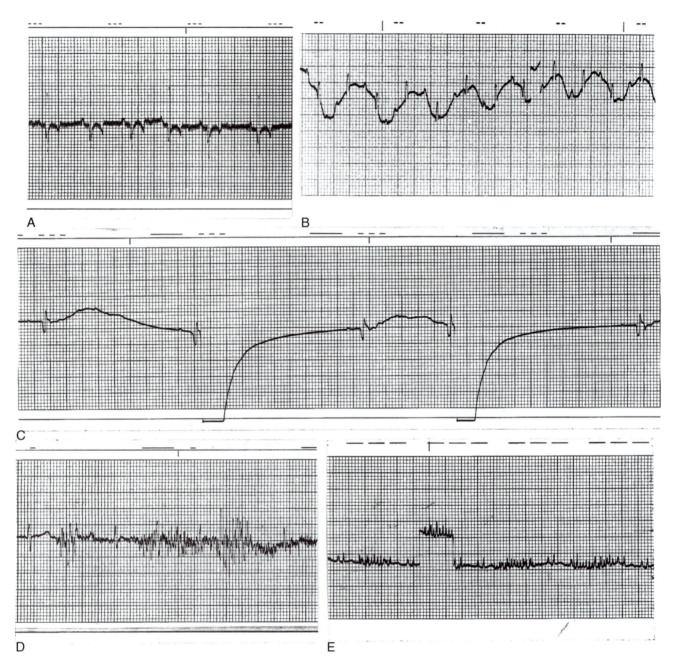

Figura 2.37 Artefatos eletrocardiográficos comuns. **A.** Interferência elétrica de 60 Hz; derivação III, 25 mm/s, cão. **B.** Movimentação basal causada pela respiração ofegante; derivação II, 25 mm/s, cão. **C.** Artefato de movimento respiratório; derivação V_3, 50 mm/s, cão. **D.** Artefato por tremor muscular grave; derivação V_3, 50 mm/s, gato. **E.** Picos basais intermitentes e rápidos causados por ronronar em gato; há uma marca de calibração imediatamente à esquerda do centro da tira. Derivação aVF, 25 mm/s.

Monitor de eventos intermitentes

Monitores de eventos cardíacos são pequenos gravadores. Ao serem ativados, períodos breves de ECG de uma única derivação torácica modificada são armazenados na memória de seu microprocessador. Esses monitores são mais utilizados para determinar se a causa da fraqueza episódica ou da síncope é uma arritmia cardíaca. O monitor é usado por 1 semana ou mais, em especial por pacientes com fraqueza intermitente ou colapso que pode não se repetir o suficiente para ser capturado em um único registro contínuo de ECG por 24 horas.

No entanto, como não pode armazenar as atividades prolongadas e contínuas de ECG, o monitor deve ser manualmente ativado durante o episódio. A seguir, o gravador armazena o ECG por um período predeterminado (p. ex., de 30 a 45 segundos antes da ativação a 15 a 30 segundos depois) para recuperação e análise posteriores.

Os monitores implantáveis (subcutâneos) de ECG também podem ser usados em pacientes veterinários e permitem o monitoramento intermitente por meses. O ECG é registrado a partir de duas derivações e mantido em um *buffer* temporário de memória, como nos monitores externos, até que a ativação manual ou automática leve ao armazenamento de um breve segmento na memória mais permanente. Um programador compatível de marca-passo é usado para definir os parâmetros para ativação e registro e para baixar os segmentos de ECG. A ativação automática é desencadeada por determinantes predefinidos para "bradicardia, taquicardia e assístole".

A aquisição intermitente de ECG com dispositivo portátil (Kardia Mobile®, AliveCor.com; Monitor de ECG veterinário para iPhone, AliveCorVet.com) e interface com *smartphones* é outro meio para avaliação da frequência cardíaca e do ritmo cardíaco que pode ser usado em qualquer lugar. O paciente é colocado em decúbito lateral direito e álcool é aplicado para melhorar o contato da pele com os eletrodos na parte de trás do aparelho; o dispositivo, pareado ao *smartphone*, é posicionado na parede torácica sobre o coração e a função de gravação é ativada. Após o registro, o ECG é enviado por *e-mail* para avaliação pelo veterinário. Esse método pode auxiliar a análise domiciliar periódica do ritmo cardíaco em casos com suspeita de arritmias e verificações pontuais do controle da frequência cardíaca em animais com fibrilação atrial. Artefatos podem dificultar a interpretação em alguns casos, em especial naqueles pacientes que não ficam tranquilos e relaxados durante o exame.

OUTRAS TÉCNICAS

MEDIDA DE PRESSÃO VENOSA CENTRAL

A pressão venosa central (PVC) é a pressão do fluido dentro do AD e, por extensão, da veia cava cranial intratorácica. É influenciada pelo volume intravascular, complacência venosa e função cardíaca. A PVC ajuda a diferenciar a alta pressão de enchimento cardíaco direito (por insuficiência cardíaca direita ou doença pericárdica) de outras causas de derrame pleural ou peritoneal. No entanto, é importante notar que o próprio derrame pleural pode aumentar a pressão intrapleural e elevar a PVC mesmo na ausência de doenças cardíacas. Portanto, a PVC deve ser determinada após a toracocentese em pacientes com derrame pleural de volume moderado a alto. Às vezes, a PVC é usada no monitoramento de pacientes em estado crítico que recebem grandes infusões de fluidos intravenosos. No entanto, a PVC não é um reflexo preciso da pressão de enchimento do coração esquerdo e, portanto, não é uma maneira confiável de monitorar o desenvolvimento de edema pulmonar cardiogênico. Em cães e gatos normais, a PVC geralmente varia de 0 a 8 (até 10) cmH$_2$O. Flutuações na PVC, paralelas às da pressão intrapleural, são observadas durante a respiração.

A PVC é medida com um cateter jugular calibroso que se estende até o interior do AD ou suas adjacências. O cateter é colocado de maneira asséptica e conectado a tubos extensores e uma válvula tripla a um conjunto de administração de fluidos e recipiente de fluido cristaloide. O fluxo livre de fluido por esse sistema de cateter para o paciente deve ser verificado (com a válvula lateral fechada). Um manômetro de água é conectado à válvula e posicionado em sentido vertical a ela (representando 0 cmH$_2$O), que é colocada no mesmo nível horizontal que o AD do paciente. Normalmente, a medida da PVC é feita com o paciente em decúbito lateral ou esternal. A válvula para o animal é fechada, permitindo que o manômetro se encha de fluido; em seguida, a válvula do recipiente de fluido é fechada para que a coluna de fluido no manômetro se equilibre à PVC do paciente. As medidas devem ser repetidas com o animal e o manômetro na mesma posição e durante a fase expiratória da respiração. Pequenas flutuações no menisco do fluido do manômetro são associadas aos batimentos cardíacos e um movimento ligeiramente maior está associado à respiração. A mudança acentuada na altura da coluna de fluido associada ao batimento cardíaco sugere insuficiência tricúspide grave ou a entrada da ponta do cateter no VD.

ANGIOCARDIOGRAFIA

A angiocardiografia não seletiva pode ser usada para definição de várias doenças adquiridas e congênitas, inclusive cardiomiopatia e dirofilariose em gatos, estenose pulmonar ou (sub) aórtica grave, persistência do ducto arterioso e tetralogia de Fallot. Defeitos septais intracardíacos e regurgitação valvar não podem ser identificados de forma confiável. A qualidade desses estudos é maior com uma injeção rápida de contraste radiopaco por um cateter calibroso e em pacientes de porte pequeno. Na maioria dos casos, a ecocardiografia fornece informações semelhantes ou mais detalhadas de maneira segura. No entanto, a avaliação da vasculatura pulmonar pela angiocardiografia não seletiva é melhor.

A angiocardiografia seletiva é realizada com cateteres cardíacos em áreas específicas do coração ou dos grandes vasos. As medidas de pressão intracardíaca e vascular e aquisição de amostras de sangue para avaliação do teor de oxigênio (oximetria) são geralmente feitas antes das injeções de contraste radiopaco. A angiocardiografia seletiva permite a identificação de anomalias na anatomia e no caminho do fluxo sanguíneo. Informações diagnósticas comparáveis podem ser obtidas de maneira não invasiva com a ecocardiografia com Doppler. No entanto, a angiografia seletiva é um componente necessário de muitos procedimentos intervencionistas cardíacos.

CATETERISMO CARDÍACO

O cateterismo cardíaco permite a determinação da pressão, do débito cardíaco e das concentrações de oxigênio no sangue de sítios intracardíacos específicos. Cateteres especiais são seletivamente colocados em diferentes áreas do coração e da vasculatura por meio da veia jugular, da artéria carótida ou dos vasos femorais. Anomalias cardíacas ou vasculares congênitas e adquiridas podem ser identificadas com esses procedimentos combinados à angiocardiografia seletiva. As vantagens da ecocardiografia com Doppler muitas vezes superam as do cateterismo cardíaco, em especial tendo em vista a boa correlação entre certas medidas derivadas do Doppler e do cateterismo. No entanto, o cateterismo cardíaco é necessário para realização de valvuloplastia com balão, oclusão ductal e outros procedimentos de intervenção.

O monitoramento da pressão capilar pulmonar em cunha (PCPC) é raramente feito para medir a pressão de enchimento do coração esquerdo em cães com insuficiência cardíaca. Um cateter de monitoramento Swan-Ganz (com orifício na ponta do balão) é introduzido até o tronco da artéria pulmonar. Quando o balão é inflado, a ponta do cateter fica presa em uma artéria pulmonar menor, ocluindo o fluxo naquele vaso. A pressão medida na ponta do cateter reflete a pressão capilar pulmonar que, na prática, equivale à pressão do AE. Essa técnica invasiva permite a diferenciação entre o edema pulmonar cardiogênico e não cardiogênico e o monitoramento do débito cardíaco e da eficácia do tratamento da insuficiência cardíaca. No entanto, requer colocação meticulosa e asséptica do cateter, além de monitoramento contínuo do paciente.

Biópsia endomiocárdica

Pequenas amostras de endocárdio e miocárdio adjacente podem ser obtidas com um biótomo especial inserido no VD pela veia jugular. A histopatologia de rotina e outras técnicas para avaliação de anomalias metabólicas do miocárdio podem ser realizadas nas amostras. A biópsia do endomiocárdio é às vezes usada em pesquisas sobre doenças do miocárdio, mas é raramente solicitada na prática veterinária clínica.

Leitura sugerida

Biomarcadores cardíacos

Borgeat K, Connolly DJ, Luis Fuentes V. Cardiac biomarkers in cats. *J Vet Cardiol*. 2015;17:S74–S86.

Connolly DJ, et al. Assessment of the diagnostic accuracy of circulating cardiac troponin I concentration to distinguish between cats with cardiac and non-cardiac causes of respiratory distress. *J Vet Cardiol*. 2009;11:71–78.

Ettinger SJ, et al. Evaluation of plasma N-terminal pro-B-type natriuretic peptide concentrations in dogs with and without cardiac disease. *J Am Vet Med Assoc*. 2012;240:171–180.

Falk T, et al. Cardiac troponin-I concentration, myocardial arteriosclerosis, and fibrosis in dogs with congestive heart failure because of myxomatous mitral valve disease. *J Vet Intern Med*. 2013;27:500–506.

Fox PR, et al. Multicenter evaluation of plasma N-terminal probrain natriuretic peptide (NT-pro BNP) as a biochemical screening test for asymptomatic (occult) cardiomyopathy in cats. *J Vet Intern Med*. 2011;25:1010–1016.

Langhorn RJ, Willesen JL. Cardiac troponins in dogs and cats. *J Vet Intern Med*. 2016;30:36–50.

Machen MC, et al. Multi-centered investigation of a point-of-care NT-proBNP ELISA assay to detect moderate to severe occult (preclinical) feline heart disease in cats referred for cardiac evaluation. *J Vet Cardiol*. 2014;16:245–255.

Oyama MA. Using cardiac biomarkers in veterinary practice. *Vet Clin Small Anim*. 2013;43:1261–1272.

Singh MK, et al. NT-proBNP measurement fails to reliably identify subclinical hypertrophic cardiomyopathy in Maine Coon cats. *J Feline Med Surg*. 2010;12:942–947.

Singletary GE, et al. Effect of NT-pro-BNP assay on accuracy and confidence of general practitioners in diagnosing heart failure or respiratory disease in cats with respiratory signs. *J Vet Intern Med*. 2012;26:542–546.

Singletary GE, et al. Prospective evaluation of NT-proBNP assay to detect occult dilated cardiomyopathy and predict survival in Doberman Pinschers. *J Vet Intern Med*. 2012;26:1330–1336.

Smith KF, Quinn RL, Rahilly LJ. Biomarkers for differentiation of causes of respiratory distress in dogs and cats: Part 1–Cardiac diseases and pulmonary hypertension. *J Vet Emerg Crit Care*. 2015;25:311–329.

Wells SM, Sleeper M. Cardiac troponins. *J Vet Emerg Crit Care*. 2008;18:235–245.

Wess G, et al. Utility of measuring plasma N-terminal pro-brain natriuretic peptide in detecting hypertrophic cardiomyopathy and differentiating grades of severity in cats. *Vet Clin Pathol*. 2011;40:237–244.

Radiografia

Benigni L, Morgan N, Lamb CR. Radiographic appearance of cardiogenic pulmonary oedema in 23 cats. *J Small Anim Pract*. 2009;50:9–14.

Boddy KN, et al. Cardiac magnetic resonance in the differentiation of neoplastic and nonneoplastic pericardial effusion. *J Vet Intern Med*. 2011;25:1003–1009.

Buchanan JW, Bücheler J. Vertebral scale system to measure canine heart size in radiographs. *J Am Vet Med Assoc*. 1995;206:194–199.

Coulson A, Lewis ND. *An atlas of interpretive radiographic anatomy of the dog and cat*. Oxford: Blackwell Science; 2002.

De Rycke LM, et al. Computed tomography and cross-sectional anatomy of the thorax in clinically normal dogs. *Am J Vet Res*. 2005;66:512–524.

Diana A, et al. Radiographic features of cardiogenic pulmonary edema in dogs with mitral regurgitation: 61 cases (1998-2007). *J Am Vet Med Assoc*. 2009;235:1058–1063.

Drees R, et al. 64-multidetector computed tomographic angiography of the canine coronary arteries. *Vet Radiol Ultrasound*. 2011;52:507–515.

Ghadiri A, Avizeh R, Yadegari A. Radiographic measurement of vertebral heart size in healthy stray cats. *J Feline Med Surg*. 2008;10:61–65.

Gilbert SH, et al. The potential role of MRI in veterinary clinical cardiology. *Vet J*. 2010;183:124–134.

Guglielmini C, Diana A. Thoracic radiography in the cat: identification of cardiomegaly and congestive heart failure. *J Vet Cardiol*. 2015;17:S87–S101.

Lamb CR, et al. Use of breed-specific ranges for the vertebral heart scale as an aid to the radiographic diagnosis of cardiac disease in dogs. *Vet Rec*. 2001;148:707–711.

Lehmkuhl LB, et al. Radiographic evaluation of caudal vena cava size in dogs. *Vet Radiol Ultrasound*. 1997;38:94–100.

Litster AL, Buchanan JW. Vertebral scale system to measure heart size in radiographs of cats. *J Am Vet Med Assoc*. 2000;216:210–214.

Mai W, Weisse C, Sleeper MM. Cardiac magnetic resonance imaging in normal dogs and two dogs with heart base tumor. *Vet Radiol Ultrasound*. 2010;51:428–435.

Marin LM, et al. Vertebral heart size in retired racing Greyhounds. *Vet Radiol Ultrasound*. 2007;48:332–334.

Oui H, et al. Measurements of the pulmonary vasculature on thoracic radiographs in healthy dogs compared to dogs with mitral regurgitation. *Vet Radiol Ultrasound*. 2014;56:251–256.

Oura TJ, et al. A valentine-shaped cardiac silhouette in feline thoracic radiographs is primarily due to left atrial enlargement. *Vet Radiol Ultrasound*. 2015;56:245–250.

Sanchez X, et al. A new method of computing the vertebral heart scale by means of direct standardisation. *J Small Anim Pract*. 2012;53:641–645.

Schober KE, Wetli E, Drost WT. Radiographic and echocardiographic assessment of left atrial size in 100 cats with acute left-sided congestive heart failure. *Vet Radiol Ultrasound*. 2014;55:359–367.

Sleeper MM, Buchanan JW. Vertebral scale system to measure heart size in growing puppies. *J Am Vet Med Assoc*. 2001;219:57–59.

Sleeper MM, Roland R, Drobatz KJ. Use of the vertebral heart scale for differentiation of cardiac and noncardiac causes of respiratory distress in cats: 67 cases (2002-2003). *J Am Vet Med Assoc*. 2013; 242:366–371.

Ecocardiografia

Bonagura JD, Luis-Fuentes V. Echocardiography. In: Mattoon JS, Nyland TG, eds. *Small animal diagnostic ultrasound*. 3rd ed. St. Louis: Elsevier-Saunders; 2015:217–331.

Campbell FE, Kittleson MD. The effect of hydration status on the echocardiographic measurements of normal cats. *J Vet Intern Med*. 2007;21:1008–1015.

Chetboul V. Advanced techniques in echocardiography in small animals. *Vet Clin North Am Small Anim Pract*. 2010;40:529–543.

Cornell CC, et al. Allometric scaling of M-mode cardiac measurements in normal adult dogs. *J Vet Intern Med*. 2004;18:311–321.

Culwell NM, et al. Comparison of echocardiographic indices of myocardial strain with invasive measurements of left ventricular systolic function in anesthetized healthy dogs. *Am J Vet Res*. 2011; 72:650–660.

Goncalves AC, et al. Linear, logarithmic, and polynomial models of M-mode echocardiographic measurements in dogs. *Am J Vet Res*. 2002;63:994–999.

Linney CJ, et al. Left atrial size, atrial function and left ventricular diastolic function in cats with hypertrophic cardiomyopathy. *J Small Anim Pract*. 2014;55:198–206.

Lisciandro GR, et al. Frequency and number of ultrasound lung rockets (B-lines) using a regionally based lung ultrasound examination named vet BLUE (veterinary bedside lung ultrasound exam) in dogs with radiographically normal lung findings. *Vet Radiol Ultrasound*. 2014;55:315–322.

Ljungvall I, et al. Assessment of global and regional left ventricular volume and shape by real-time 3-dimensional echocardiography in dogs with myxomatous mitral valve disease. *J Vet Intern Med*. 2011;25:1036–1043.

Loyer C, Thomas WP. Biplane transesophageal echocardiography in the dog: technique, anatomy and imaging planes. *Vet Radiol Ultrasound*. 1995;36:212–226.

Rademacher N, et al. Transthoracic lung ultrasound in normal dogs and dogs with cardiogenic pulmonary edema: a pilot study. *Vet Radiol Ultrasound*. 2014;55:447–452.

Rishniw M, Erb HN. Evaluation of four 2-dimensional echocardiographic methods of assessing left atrial size in dogs. *J Vet Intern Med*. 2000;14:429–435.

Schober KE, Maerz I. Assessment of left atrial appendage flow velocity and its relation to spontaneous echocardiographic contrast in 89 cats with myocardial disease. *J Vet Intern Med*. 2006;20:120–130.

Schober KE, et al. Detection of congestive heart failure in dogs by Doppler echocardiography. *J Vet Intern Med*. 2010;24:1358–1368.

Serrano-Parreno B, et al. Evaluation of pulmonary hypertension and clinical status in dogs with heartworm by right pulmonary artery distensibility index and other echocardiographic parameters. *Parasit Vectors*. 2017;10:106.

Silva AC, et al. Longitudinal strain and strain rate by two-dimensional speckle tracking in non-sedated healthy cats. *Res Vet Sci*. 2013; 95:1175–1180.

Simak J, et al. Color-coded longitudinal interventricular septal tissue velocity imaging, strain and strain rate in healthy Doberman Pinschers. *J Vet Cardiol*. 2011;13:1–11.

Smith DN, et al. Left ventricular function quantified by myocardial strain imaging in small-breed dogs with chronic mitral regurgitation. *J Vet Cardiol*. 2012;14:231–242.

Thomas WP, et al. Recommendations for standards in transthoracic two-dimensional echocardiography in the dog and cat. *J Vet Intern Med*. 1993;7:247–252.

Tidholm A, et al. Comparisons of 2- and 3-dimensional echocardiographic methods for estimation of left atrial size in dogs with and without myxomatous mitral valve disease. *J Vet Intern Med*. 2011;24:1320–1327.

Tidholm A, et al. Diagnostic value of selected echocardiographic variables to identify pulmonary hypertension in dogs with myxomatous mitral valve disease. *J Vet Intern Med*. 2015;29:1510–1517.

Tse YC, et al. Evaluation of a training course in focused echocardiography for noncardiology house officers. *J Vet Emerg Crit Care*. 2013;23:268–273.

Visser LC, et al. Diagnostic value of right pulmonary artery distensibility index in dogs with pulmonary hypertension: Comparison with Doppler echocardiographic estimates of pulmonary arterial pressure. *J Vet Intern Med*. 2016;30:543–552.

Volpicelli G, et al. International evidence-based recommendations for point-of-care lung ultrasound. *Intensive Care Med*. 2012;38:577–591.

Ward JL, et al. Accuracy of point-of-care lung ultrasonography for the diagnosis of cardiogenic pulmonary edema in dogs and cats with acute dyspnea. *J Am Vet Med Assoc*. 2017;250:666–675.

Wess G, Killich M, Hartmann K. Comparison of pulsed wave and color Doppler myocardial velocity imaging in healthy dogs. *J Vet Intern Med*. 2010;24:360–366.

Wess G, Sarkar R, Hartmann K. Assessment of left ventricular systolic function by strain imaging echocardiography in various stages of feline hypertrophic cardiomyopathy. *J Vet Intern Med*. 2010;24: 1375–1382.

Eletrocardiografia

Bright JM, Cali JV. Clinical usefulness of cardiac event recording in dogs and cats examined because of syncope, episodic collapse, or intermittent weakness: 60 cases (1997-1999). *J Am Vet Med Assoc*. 2000;216:1110–1114.

Crosara S, et al. Holter monitoring in 36 dogs with myxomatous mitral valve disease. *Aust Vet J*. 2010;88:386–392.

Gelzer AR, Kraus MS, Rishniw M. Evaluation of in-hospital electrocardiography versus 24-hour Holter for rate control in dogs with atrial fibrillation. *J Small Anim Pract*. 2015;56:456–462.

MacKie BA, Stepien RL, Kellihan HB. Retrospective analysis of an implantable loop recorder for evaluation of syncope, collapse, or intermittent weakness in 23 dogs (2004-2008). *J Vet Cardiol*. 2010; 12:25–33.

Motskula PF, et al. Prognostic value of 24-hour ambulatory ECG (Holter) monitoring in Boxer dogs. *J Vet Intern Med*. 2013;27: 904–912.

Norman BC, Cote E, Barrett KA. Wide-complex tachycardia associated with severe hyperkalemia in three cats. *J Feline Med Surg*. 2006;8:372–378.

Perego M, Ramera L, Santilli RA. Isorhythmic atrioventricular dissociation in Labrador Retrievers. *J Vet Intern Med*. 2012;26: 320–325.

Rishniw M, et al. Effect of body position on the 6-lead ECG of dogs. *J Vet Intern Med*. 2002;16:69–73.

Santilli RA, et al. Utility of 12-lead electrocardiogram for differentiating paroxysmal supraventricular tachycardias in dogs. *J Vet Intern Med*. 2008;22:915–923.

Santilli RA, et al. Evaluation of the diagnostic value of an implantable loop recorder in dogs with unexplained syncope. *J Am Vet Med Assoc*. 2010;236:78–82.

Santilli RA, et al. Orthodromic atrioventricular reciprocating tachycardia conducted with intraventricular conduction disturbance mimicking ventricular tachycardia in an English Bulldog. *J Vet Cardiol*. 2012;14:363–370.

Stern JA, Hinchcliff KW, Constable PD. Effect of body position on electrocardiographic recordings in dogs. *Aust Vet J*. 2013;91:281–286.

Stern JA, et al. Ambulatory electrocardiographic evaluation of clinically normal adult Boxers. *J Am Vet Med Assoc*. 2010;236:430–433.

Tag TL, Day TK. Electrocardiographic assessment of hyperkalemia in dogs and cats. *J Vet Emerg Crit Care*. 2008;18:61–67.

Ware WA, et al. Sudden death associated with QT interval prolongation and KCNQ1 gene mutation in a family of English springer spaniels. *J Vet Intern Med*. 2015;29:561–568.

Wess G, et al. Ability of a 5-minute electrocardiography (ECG) for predicting arrhythmias in Doberman Pinschers with cardiomyopathy in comparison with a 24-hour ambulatory ECG. *J Vet Intern Med*. 2010;24:367–371.

CAPÍTULO 3

Tratamento da Insuficiência Cardíaca

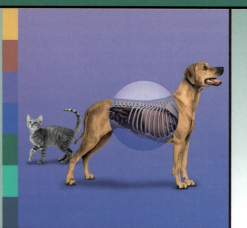

VISÃO GERAL DA INSUFICIÊNCIA CARDÍACA

A insuficiência cardíaca altera as funções sistólica e/ou diastólica. Essas alterações podem ocorrer sem evidência de acúmulo anormal de fluidos (congestão), principalmente nos primeiros estágios da doença. A *insuficiência cardíaca congestiva* (ICC) é caracterizada por alta pressão de enchimento cardíaco, que causa congestão venosa e acúmulo de fluido nos tecidos. É considerada uma síndrome clínica e não um diagnóstico etiológico específico. A fisiopatologia da insuficiência cardíaca é complexa, caracterizada por mudanças estruturais e funcionais no coração, nos vasos sanguíneos e em outros órgãos. O processo de remodelamento cardíaco progressivo inerente à insuficiência cardíaca pode se desenvolver de maneira secundária à lesão cardíaca ou estresse de doença valvar, mutações genéticas, inflamação aguda, isquemia, aumento da carga de pressão sistólica e outras causas.

RESPOSTAS CARDÍACAS

Remodelamento cardíaco se refere às alterações no tamanho, no formato e na rigidez do miocárdio, em resposta a vários sinais mecânicos, bioquímicos e moleculares induzidos por lesão ou estresse. Dentre essas alterações, estão a hipertrofia das células miocárdicas, a perda ou autodestruição (apoptose) das células cardíacas, a formação excessiva de matriz intersticial, a fibrose e a destruição do colágeno normal entre os miócitos. Esta última, decorrente dos efeitos das colagenases miocárdicas ou metaloproteinases da matriz, pode levar à dilatação da câmara cardíaca ou à distorção do movimento do miócito. O remodelamento é estimulado por forças mecânicas (p. ex., aumento do estresse da parede por sobrecarga de volume ou pressão) e por efeitos de vários neuro-hormônios (como angiotensina II, norepinefrina, endotelina e aldosterona), citocinas pró-inflamatórias (inclusive fator de necrose tumoral [TNF]-α) e outras citocinas (como osteopontina e cardiotrofina-1). Anomalias bioquímicas, relacionadas à produção celular de energia, fluxos de cálcio, síntese de proteínas e metabolismo de catecolaminas, foram identificadas de forma variável em diferentes modelos de IC e em pacientes clínicos. A hipertrofia dos miócitos e a fibrose reativa aumentam a massa cardíaca total por padrões excêntricos e, em alguns casos, concêntricos de hipertrofia. A hipertrofia ventricular pode aumentar a rigidez da câmara, diminuir o relaxamento e aumentar as pressões de enchimento. Essas anomalias da função diastólica também podem ter um efeito negativo na função sistólica. O remodelamento ventricular também pode promover o desenvolvimento de arritmias. O primeiro estímulo que leva ao remodelamento cardíaco crônico pode ocorrer anos antes do aparecimento de evidências clínicas de IC.

Aumentos agudos no enchimento ventricular (pré-carga) elevam a força de contração e de ejeção de sangue. Essa resposta, conhecida como *mecanismo de Frank-Starling*, permite ajustes batimento a batimento, que equilibram o débito dos dois ventrículos e aumentam o débito cardíaco geral em resposta aos aumentos agudos na carga hemodinâmica. A curto prazo, o efeito Frank-Starling ajuda a normalizar o débito cardíaco em condições de aumento da carga de volume ou pressão, mas essas condições também aumentam o estresse da parede ventricular e o consumo de oxigênio.

O estresse da parede ventricular está diretamente relacionado à pressão ventricular e às dimensões internas e é inversamente relacionado à espessura da parede (Lei de Laplace), por isso, o aumento do estresse da parede induz a hipertrofia miocárdica. O padrão de hipertrofia que se desenvolve depende da doença subjacente. Uma carga de pressão sistólica ventricular induz hipertrofia *concêntrica*; as fibras miocárdicas e as paredes ventriculares ficam mais espessas devido à adição em paralelo de unidades contráteis (sarcômeros). Na hipertrofia grave, a densidade capilar e a perfusão miocárdica podem se tornar inadequadas, especialmente em áreas subendocárdicas. A hipoxia miocárdica crônica e a isquemia aumentam a fibrose e a disfunção. A carga volumétrica crônica aumenta o estresse da parede diastólica e causa hipertrofia *excêntrica*; há alongamento da fibra miocárdica e dilatação da câmara por adição em série de novos sarcômeros. Reduções na matriz de colágeno extracelular e na estrutura de suporte intercelular foram documentadas em cães com sobrecarga volumétrica crônica por insuficiência mitral. A hipertrofia compensatória diminui a importância do mecanismo de Frank-Starling na insuficiência cardíaca crônica estável. Embora as cargas volumétricas sejam mais bem toleradas porque a demanda de oxigênio do miocárdio não é tão alta, tanto a pressão quanto o volume anormal prejudicam o desempenho cardíaco com o passar do tempo. Por fim, há descompensação e insuficiência miocárdica. Em pacientes com doenças miocárdicas primárias, a pressão cardíaca e as cargas volumétricas são, a princípio, normais; entretanto, defeitos intrínsecos do músculo cardíaco causam a hipertrofia ou a dilatação secundária observada.

A hipertrofia cardíaca e outras alterações de remodelamento começam muito antes de a IC se manifestar. Anomalias bioquímicas envolvendo a produção celular de energia, fluxos de cálcio e função da proteína contrátil podem contribuir para esse processo. Por fim, há deterioração progressiva da função ventricular pela maior alteração da contratilidade e do relaxamento. A insuficiência cardíaca clínica pode ser considerada um estado de hipertrofia descompensada.

RESPOSTAS SISTÊMICAS
Mecanismos neuro-hormonais

As respostas neuro-hormonais (NH) contribuem para o remodelamento cardíaco e têm efeitos de maior alcance. Com o tempo, a ativação excessiva dos mecanismos NH "compensatórios" leva à síndrome clínica de ICC. Embora esses mecanismos sustentem a circulação em face da hipotensão e da hipovolemia aguda, sua ativação crônica acelera a deterioração da função cardíaca. As principais alterações NH na insuficiência cardíaca são o aumento do tônus nervoso simpático, a atenuação do tônus vagal, a ativação do sistema renina-angiotensina-aldosterona e o aumento da liberação de vasopressina (hormônio antidiurético, ADH) e de endotelina. Esses sistemas NH trabalham de maneira independente, além de interagirem para aumentar o volume vascular (aumentando a retenção de sódio e de água e a sede), bem como o tônus vascular (Figura 3.1). O volume vascular expandido aumenta o enchimento ventricular (pré-carga) que, então, aumenta o débito cardíaco. No entanto, isso ocorre às custas do aumento da pressão venosa e capilar, o que promove o acúmulo intersticial de fluidos. Embora o aumento do fluxo linfático ajude a moderar os efeitos do aumento da pressão venosa, a retenção contínua de volume pode causar edema e derrame. A vasoconstrição sistêmica prolongada aumenta a carga de trabalho do coração e pode reduzir o débito cardíaco direto e exacerbar a regurgitação valvar. A extensão da ativação desses mecanismos varia conforme a gravidade e a etiologia da insuficiência cardíaca. De modo geral, a piora da insuficiência aumenta a ativação NH. O aumento da produção de endotelinas e de citocinas pró-inflamatórias, bem como a alteração da expressão de fatores vasodilatadores e natriuréticos, também contribuem para a complexa interação entre esses mecanismos NH e suas consequências.

A princípio, os efeitos da estimulação simpática (como aumento da contratilidade, frequência cardíaca e retorno venoso) podem aumentar o débito cardíaco. No entanto, com o tempo, esses efeitos se tornam prejudiciais ao aumentar o estresse pós-carga e as necessidades de oxigênio do miocárdio, o que contribui para a ocorrência de danos celulares e de fibrose miocárdica, e o aumento da possibilidade de arritmias cardíacas. A estimulação simpática persistente reduz a sensibilidade cardíaca às catecolaminas. A regulação negativa (redução numérica) de receptores β_1 no miocárdio e outras alterações na sinalização celular podem ajudar a proteger o miocárdio contra os efeitos cardiotóxicos e arritmogênicos das catecolaminas. Os agentes betabloqueadores podem reverter a regulação negativa dos receptores β_1, mas podem piorar a insuficiência cardíaca. O coração também possui receptores β_2 e α_1, mas não são regulados de maneira negativa; acredita-se que esses receptores contribuem para o remodelamento miocárdico e a arritmogênese. Outro subtipo de receptores cardíacos (β_3) pode aumentar a deterioração da função miocárdica por meio de um efeito inotrópico negativo.

A regulação normal do *feedback* do sistema nervoso simpático e do sistema hormonal depende da função dos barorreceptores arteriais e atriais. A responsividade dos barorreceptores é atenuada pela insuficiência cardíaca crônica, o que contribui para a contínua ativação simpática e hormonal e a redução dos efeitos vagais inibidores. A função dos barorreceptores pode melhorar com a reversão da insuficiência cardíaca, o aumento da contratilidade miocárdica, a diminuição da carga cardíaca ou a inibição de angiotensina II e aldosterona (que atenuam a sensibilidade dos barorreceptores de forma direta). A digoxina tem um efeito positivo na sensibilidade dos barorreceptores.

O sistema renina-angiotensina-aldosterona (SRAA) tem efeitos de longo alcance. Não está claro se a ativação sistêmica de renina-angiotensina-aldosterona sempre ocorre antes da insuficiência congestiva evidente, já que pode depender da etiologia subjacente. A liberação de renina do aparelho justaglomerular renal é secundária à baixa pressão de perfusão da artéria renal, estimulação do receptor beta-adrenérgico nos rins e redução da liberação de Na^+ para a mácula densa do túbulo renal distal. A restrição dietética de sal e a administração de diuréticos ou vasodilatadores podem promover a liberação de renina. A renina facilita a conversão do peptídeo precursor angiotensinogênio em angiotensina I (uma forma inativa). A enzima conversora de angiotensina (ECA), encontrada no pulmão e em outros locais, converte a angiotensina I em angiotensina II ativa e participa da degradação de certas quininas vasodilatadoras. Existem também vias alternativas para a geração de angiotensina II.

A angiotensina II tem vários efeitos importantes, inclusive vasoconstrição potente e estimulação da liberação de aldosterona do córtex adrenal. Outros efeitos da angiotensina II são o aumento da sede e do apetite por sal, a facilitação da síntese e da liberação neuronal de norepinefrina, o bloqueio da recaptação neuronal de norepinefrina, a estimulação da liberação de vasopressina (ADH) e o aumento da secreção adrenal de epinefrina. A inibição de ECA pode reduzir a ativação NH e promover vasodilatação e diurese. A angiotensina II também é produzida no coração, na vasculatura, nas glândulas adrenais e em outros tecidos de cães e gatos. A atividade local afeta a estrutura e a função cardiovascular, aumentando os efeitos simpáticos e promovendo o remodelamento do tecido, que pode incluir hipertrofia, inflamação e fibrose. Acredita-se que a quimase tecidual seja mais importante na conversão em angiotensina II ativa do que a ECA no miocárdio e na matriz extracelular.

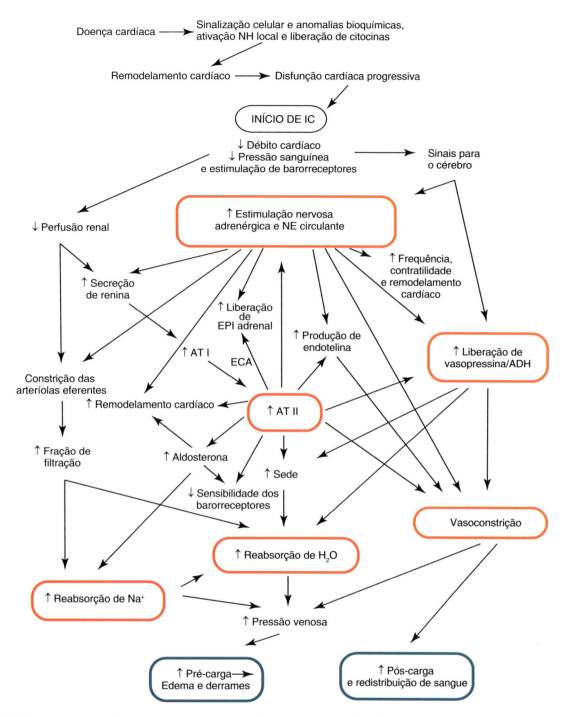

Figura 3.1 Mecanismos neuro-hormonais importantes, que levam à retenção de volume e ao aumento da pós-carga na insuficiência cardíaca congestiva (ICC). *Nota:* outros mecanismos e interações também contribuem para o desenvolvimento de ICC. Mecanismos vasodilatadores e natriuréticos endógenos também são ativados durante a evolução da ICC. ECA: enzima conversora de angiotensina; ADH: hormônio antidiurético (vasopressina); AT: angiotensina; EPI: epinefrina; IC: insuficiência cardíaca; NE: norepinefrina; NH: neuro-hormonal.

A aldosterona promove a reabsorção de sódio e de cloreto, bem como a secreção de potássio e íon hidrogênio nos túbulos coletores renais; a reabsorção simultânea de água aumenta o volume vascular. O aumento da concentração de aldosterona pode promover hipopotassemia, hipomagnesemia e diminuição da função dos barorreceptores. Também pode potencializar os efeitos das catecolaminas por bloqueio da recaptação de NA. Os receptores de aldosterona também são encontrados no coração e na vasculatura; a aldosterona produzida localmente no sistema cardiovascular medeia a inflamação e a fibrose. A exposição crônica contribui para o remodelamento patológico e a fibrose miocárdica.

A arginina vasopressina (ADH) é liberada pela glândula hipófise posterior. Esse hormônio causa vasoconstrição de maneira direta e promove a reabsorção de água livre nos néfrons distais. Embora o aumento da osmolalidade plasmática ou a redução do volume de sangue sejam estímulos normais para a liberação de ADH, a redução do volume efetivo circulante e de outros estímulos não osmóticos (inclusive estimulação simpática e angiotensina II) causam liberação contínua de ADH em pacientes com insuficiência cardíaca. A liberação contínua de ADH contribui para a hiponatremia por diluição, observada, às vezes, em pacientes com insuficiência cardíaca.

O aumento das concentrações circulantes de outras substâncias que atuam na hipertrofia e/ou fibrose cardiovascular anormal, inclusive citocinas (p. ex., TNF-α) e endotelinas, também foi detectado em animais com insuficiência cardíaca grave. A endotelina é um vasoconstritor potente cujo peptídeo precursor é produzido pelo endotélio vascular. A produção de endotelina é estimulada por hipoxia, fatores mecânicos vasculares e substâncias como angiotensina II, ADH, norepinefrina, citocinas (inclusive TNF-α e interleucina-1), entre outros fatores.

Mecanismos endógenos que se opõem às respostas vasoconstritoras também são ativados. Dentre eles, estão peptídeos natriuréticos, adrenomedulina, óxido nítrico (NO) e prostaglandinas vasodilatadoras. Normalmente, um equilíbrio entre os efeitos vasodilatadores e vasoconstritores mantém a homeostase circulatória, bem como a excreção renal de solutos. A progressão da insuficiência cardíaca aumenta a influência dos mecanismos vasoconstritores, apesar da maior ativação dos mecanismos vasodilatadores.

Os peptídeos natriuréticos são sintetizados no coração e desempenham papel importante na regulação do volume e da pressão sanguínea. O peptídeo natriurético atrial (ANP) é sintetizado pelos miócitos atriais, como um pró-hormônio que é, então, degradado em peptídeo ativo após a sua liberação. O estiramento mecânico da parede atrial estimula a liberação de ANP. O peptídeo natriurético cerebral (BNP) também é sintetizado no coração, principalmente pelos ventrículos em resposta à disfunção miocárdica ou isquemia. Os peptídeos natriuréticos promovem diurese, natriurese e vasodilatação periférica, além de antagonizar os efeitos do SRAA e poder alterar a permeabilidade vascular e inibir o crescimento de células musculares lisas. Os peptídeos natriuréticos são degradados por endopeptidases neutras. As concentrações circulantes de ANP, BNP e seus peptídeos precursores (como NT-proBNP) são maiores em pacientes com insuficiência cardíaca. Esse aumento foi correlacionado à pressão capilar pulmonar e à gravidade da insuficiência cardíaca em cães e seres humanos. A adrenomedulina é outro peptídeo natriurético e vasodilatador produzido na medula adrenal, no coração, no pulmão e em outros tecidos que se acredita atuar na insuficiência cardíaca.

O NO, produzido pelo endotélio vascular em resposta à óxido nítrico sintetase (NOS), é um antagonista funcional da endotelina e da angiotensina II. Essa resposta é menor em pacientes com insuficiência cardíaca. Ao mesmo tempo, a expressão de NOS induzível pelo miocárdio é maior; a liberação miocárdica de NO tem efeitos negativos na função dos miócitos. As prostaglandinas vasodilatadoras intrarrenais opõem-se à ação da angiotensina II na vasculatura renal. O uso de inibidores da síntese de prostaglandinas em cães ou gatos com insuficiência cardíaca grave pode reduzir a filtração glomerular (aumentando a resistência arteriolar aferente) e aumentar a retenção de sódio.

Efeitos renais

A constrição arteriolar glomerular eferente renal, mediada por estimulação simpática e angiotensina II, ajuda a manter a filtração glomerular em face da redução do débito cardíaco e do fluxo sanguíneo renal. Nos capilares peritubulares, as pressões oncóticas maiores e as pressões hidrostáticas menores aumentam a reabsorção tubular de fluidos e de sódio. A liberação de aldosterona, mediada pela angiotensina II, aumenta ainda mais a retenção de sódio e de água. A ativação contínua desses mecanismos causa edema e derrames.

A vasodilatação arteriolar aferente mediada por prostaglandinas endógenas e peptídeos natriuréticos pode compensar os efeitos da vasoconstrição eferente de maneira parcial, mas o comprometimento progressivo do fluxo sanguíneo renal leva à insuficiência renal. Os diuréticos não só podem aumentar a azotemia e a perda de eletrólitos, mas também reduzir ainda mais o débito cardíaco e ativar os mecanismos NH.

Outros efeitos da insuficiência cardíaca

Pacientes com insuficiência cardíaca apresentam capacidade de exercício reduzida. Embora o débito cardíaco possa ser razoavelmente normal em repouso, há capacidade reduzida de aumentar o débito cardíaco em resposta ao exercício. O débito direto inadequado, a deficiência de enchimento diastólico e o edema pulmonar ou derrame pleural podem interferir na capacidade de exercício. Além disso, a menor vasodilatação periférica durante o exercício contribui para a menor perfusão muscular esquelética e a fadiga. O aumento de tônus simpático periférico, de angiotensina II (circulante e de produção local) e de vasopressina pode contribuir para o comprometimento da capacidade vasodilatadora do músculo esquelético em pacientes com ICC. O aumento do teor de sódio na parede vascular e da pressão do fluido intersticial enrijece e comprime os vasos. Outros mecanismos são a diminuição do relaxamento dependente do endotélio, o aumento da concentração de endotelina e as alterações da parede vascular induzidas pelos efeitos do fator de crescimento de vários NH vasoconstritores. O tratamento com inibidores da ECA, com ou sem espironolactona, pode melhorar a função vasomotora endotelial e a capacidade de exercício. Os inibidores da ECA melhoram a função endotelial pulmonar em cães com ICC.

CAUSAS GERAIS DE INSUFICIÊNCIA CARDÍACA

As causas da insuficiência cardíaca são bastante diversas. É bom pensar nelas em termos de fisiopatologia subjacente. Na maioria dos casos de insuficiência cardíaca, as primeiras anomalias importantes são a insuficiência miocárdica (bomba sistólica), a sobrecarga de pressão sistólica, a sobrecarga de volume ou a redução da complacência ventricular (diminuição do enchimento). No entanto, várias anomalias fisiopatológicas tendem a coexistir. As anomalias da função sistólica e diastólica são comuns em pacientes com insuficiência avançada.

A insuficiência miocárdica é caracterizada por uma deficiência da função contrátil ventricular. É comumente associada à cardiomiopatia dilatada (CMD) idiopática, mas também a causas conhecidas de comprometimento da contratilidade miocárdica. A princípio, a insuficiência valvar pode não estar presente, mas geralmente se desenvolve com a dilatação do ventrículo acometido. Taquiarritmias persistentes, algumas deficiências nutricionais e outras lesões cardíacas também podem causar insuficiência miocárdica (ver Capítulos 7 e 8). As doenças que impõem uma sobrecarga de volume ou de fluxo no coração são geralmente associadas a um problema primário de "encanamento" (p. ex., uma válvula com extravasamento ou conexão sistêmico-pulmonar anormal). A função da bomba cardíaca tende a se manter em nível quase normal por um longo período, embora a contratilidade miocárdica acabe por se deteriorar (ver Capítulos 5 e 6). A sobrecarga de pressão ocorre quando o ventrículo gera pressão sistólica acima do normal para ejetar o sangue. A hipertrofia concêntrica que se desenvolve como mecanismo compensatório aumenta a espessura e a rigidez da parede ventricular e pode predispor à isquemia miocárdica. Cargas pressóricas excessivas também podem reduzir a contratilidade miocárdica. A sobrecarga de pressão miocárdica é causada por obstruções no fluxo ventricular (congênitas ou adquiridas) e hipertensão sistêmica ou pulmonar (ver Capítulos 5, 10 e 11). Doenças que restringem o enchimento ventricular prejudicam a função diastólica. Isso inclui cardiomiopatias hipertróficas e restritivas e doenças pericárdicas (ver Capítulos 8 e 9). A princípio, a capacidade contrátil tende a ser bem mantida; entretanto, a alta pressão de enchimento ventricular causa congestão relacionada ao(s) ventrículo(s) acometido(s) e pode diminuir o débito cardíaco. Outras causas menos comuns de redução do enchimento são as lesões com massa intracardíaca, estenose congênita da valva atrioventricular (AV) e *cor triatriatum*. A Tabela 3.1 lista as doenças comuns de acordo com a sua fisiopatologia inicial principal e as manifestações clínicas típicas da ICC.

ABORDAGEM AO TRATAMENTO DA INSUFICIÊNCIA CARDÍACA

O tratamento atual da ICC é baseado não apenas na mitigação dos resultados da ativação NH excessiva (principalmente retenção de sódio e água), mas também na modificação ou no bloqueio do próprio processo de ativação, com o objetivo de minimizar a progressão do remodelamento e da disfunção miocárdica. Diuréticos, restrição alimentar de sal e alguns vasodilatadores ajudam a controlar os sinais de congestão. Os inibidores da ECA, a aldosterona e os antagonistas simpáticos ajudam a modular as respostas NH. As estratégias terapêuticas se concentram no controle de edema e derrames, na melhora do débito cardíaco, na redução da carga de trabalho cardíaca, no apoio à função miocárdica e no manejo de arritmias concomitantes. A abordagem para esses objetivos varia um pouco nas diferentes doenças, principalmente naquelas que causam restrição ao enchimento ventricular.

Classificação de gravidade

As diretrizes para o estadiamento clínico da insuficiência cardíaca (baseadas no sistema da American Heart Association e do American College of Cardiology [AHA/ACC]) também se aplicam a pacientes veterinários (Tabela 3.2). Essas diretrizes descrevem a progressão da doença ao longo do tempo em quatro estágios. Esse sistema enfatiza a importância da triagem do paciente e do diagnóstico precoce e é recomendado como um guia para coordenar o tratamento apropriado (e, idealmente, baseado em evidências), de acordo com a gravidade dos sinais

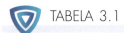

TABELA 3.1

Causas comuns de insuficiência cardíaca congestiva (ICC).

Fisiopatologia principal	Manifestação típica de ICC*
Insuficiência miocárdica	
Cardiomiopatia dilatada idiopática	ICC-E ou D
Miocardite infecciosa	ICC-E ou D
Intoxicação medicamentosa (p. ex., doxorrubicina)	ICC-E
Isquemia/infarto do miocárdio (raro)	ICC-E
Sobrecarga de volume/fluxo	
Regurgitação da válvula mitral (degenerativa, congênita, infecciosa)	ICC-E
Regurgitação aórtica (endocardite infecciosa congênita)	ICC-E
Defeito do septo ventricular	ICC-E
Persistência do ducto arterioso	ICC-E
Regurgitação da válvula tricúspide (degenerativa, congênita, infecciosa)	ICC-D
Endocardite tricúspide (rara)	ICC-D
Anemia crônica	ICC-E ou D
Tireotoxicose	ICC-E ou D
Sobrecarga de pressão	
Estenose (sub)aórtica	ICC-E
Hipertensão sistêmica	ICC-E (raro)
Estenose pulmonar	ICC-D
Dirofilariose	ICC-D
Hipertensão pulmonar	ICC-D
Enchimento ventricular prejudicado	
Cardiomiopatia hipertrófica	ICC-E (± D)
Cardiomiopatia restritiva	ICC-E (± D)
Tamponamento cardíaco	ICC-D
Doença pericárdica constritiva	ICC-D

*ICC-E: sinais de insuficiência cardíaca congestiva do lado esquerdo (o principal sinal de congestão é o edema pulmonar); ICC-D: sinais de insuficiência cardíaca congestiva do lado direito (derrame pleural e/ou ascite como principais sinais de congestão). Fraqueza e outros sinais de baixo débito podem ocorrer em qualquer uma dessas doenças, em especial aquelas associadas a arritmias.

clínicos de cada estágio da doença. Também tira da ICC a ênfase do termo "congestivo", porque os sinais clínicos de edema ou derrame não estão necessariamente presentes o tempo todo nos estágios posteriores (ou seja, quando a ICC é "compensada" pelo

TABELA 3.2

Sistemas de classificação da gravidade da insuficiência cardíaca.

Classificação	Grau de gravidade
Sistema modificado de estadiamento da insuficiência cardíaca da AHA/ACC	
A	Não há doença estrutural aparente, mas "risco" de desenvolvimento de doenças cardíacas (p. ex., risco associado à raça para cardiomiopatia dilatada em Doberman Pinschers e disfunção microvascular cardíaca em Cavalier King Charles Spaniels)
B	A anomalia estrutural cardíaca é evidente (como um sopro), mas não há nenhum sinal clínico de insuficiência cardíaca
B1	Doença assintomática, com evidências radiográficas ou ecocardiográficas mínimas ou nulas de aumento/remodelamento da câmara cardíaca
B2	Doença assintomática, mas o aumento das câmaras cardíacas é evidente
C	Anomalia cardíaca estrutural evidente, com sinais clínicos de insuficiência cardíaca no passado (resolvida com tratamento) ou no presente *Nota:* alguns médicos subdividem o estágio C, com base nos sinais atuais de ICC, em C1 – sem sinais atuais; C2 – sinais congestivos leves (grau baixo/médio); C3 – ICC evidente/grave (alto grau)
D	Sinais de insuficiência cardíaca persistente ou em estágio final, refratários ao tratamento padrão (p. ex., requer ≥ 8 a 12 mg/kg/dia de furosemida)
Classificação funcional modificada da NYHA	
I	Há doença cardíaca, mas nenhuma evidência de insuficiência cardíaca ou de intolerância ao exercício; a cardiomegalia é mínima ou ausente
II	Há doença cardíaca, mas os sinais clínicos de insuficiência são observados apenas em exercícios extenuantes; radiografias geralmente revelam cardiomegalia
III	Sinais de insuficiência cardíaca em atividade normal ou exercício brando (p. ex., tosse, ortopneia); sinais radiográficos de cardiomegalia e edema pulmonar ou derrame pleural/abdominal
IV	Sinais clínicos graves de insuficiência cardíaca em repouso ou com atividade mínima; sinais radiográficos importantes de ICC e cardiomegalia
Classificação funcional do International Small Animal Cardiac Health Council	
I	Paciente assintomático
Ia	Sinais de doença cardíaca sem cardiomegalia
Ib	Sinais de doenças cardíacas e evidências de compensação (cardiomegalia)
II	Insuficiência cardíaca branda a moderada; os sinais clínicos de insuficiência são evidentes em repouso ou com exercícios leves e diminuem a qualidade de vida
III	Insuficiência cardíaca avançada; os sinais clínicos de ICC são óbvios
IIIa	Há possibilidade de cuidado domiciliar
IIIb	Internação recomendada (choque cardiogênico, edema com risco de vida, derrame pleural extenso, ascites refratárias)

AHA/ACC: American Heart Association e American College of Cardiology; ICC: insuficiência cardíaca congestiva; NYHA: New York Heart Association.

tratamento médico apropriado). No entanto, a atenção ao estado de fluidos do paciente é muito importante.

A gravidade clínica da insuficiência cardíaca também é, algumas vezes, descrita de acordo com o esquema modificado de classificação da New York Heart Association (NYHA) ou os critérios do International Small Animal Cardiac Health Council (ISACHC). Esses sistemas agrupam os pacientes em categorias funcionais, com base em observações clínicas e não da doença cardíaca ou função miocárdica subjacente. Essa classificação ainda pode ser conceitualmente interessante e usada para categorizar os pacientes de estudos, bem como complementar o sistema de estadiamento já descrito. Independentemente do esquema de classificação clínica, a identificação da etiologia subjacente, das fisiopatologias contribuintes e da gravidade clínica é importante para a individualização do tratamento.

DOENÇA CARDÍACA PRÉ-CLÍNICA

As indicações para administração de medicamentos cardiovasculares em animais com doença cardíaca pré-clínica (estágio B) nem sempre são claras. Cães e gatos com hipertensão sistêmica devem receber tratamento anti-hipertensivo apropriado para ajudar a evitar lesões em órgãos-alvo (ver Capítulo 11). Nos cães com doença da valva mitral crônica em estágio B2, a pimobendana retardou o início da ICC; o tratamento com pimobendana é recomendado para cães com evidências claras de aumento de volume cardíaco e que ainda não desenvolveram sinais de ICC (ver Capítulo 6). No entanto, não há evidências suficientes sobre o uso de pimobendana em cães com doença valvar mitral em estágio inicial (B1) e, hoje, sua administração não é recomendada nesse estágio. O tratamento com inibidores da ECA geralmente não é recomendado em cães com doença pré-clínica da valva mitral, exceto para redução da pressão arterial elevada. No entanto, ainda há algumas controvérsias e, embora os inibidores da ECA não pareçam retardar o início da ICC na maioria dos cães com doença da valva mitral, alguns cães com doença em estágio avançado, B_2, podem se beneficiar da sua administração. Doberman Pinschers, Wolfhounds Irlandeses e provavelmente outros cães com CMD oculta também se beneficiam da introdução de pimobendana e de um inibidor da ECA antes do desenvolvimento de ICC franca (ver Capítulo 7). Nos gatos com cardiomiopatia hipertrófica (CMH) pré-clínica (estágio B), a estratégia ideal não é clara e não há consenso (ver Capítulo 8).

MANEJO DOS SINAIS INICIAIS OU BRANDOS DE ICC

O edema pulmonar brando pode produzir sinais clínicos sutis e variáveis, inclusive aumentos modestos, mas persistentes, na frequência respiratória em repouso (FRR; veja mais adiante neste capítulo), redução da tolerância ao exercício, respiração ofegante excessiva (em cães) ou tosse ocasional. A detecção de mudanças brandas na FRR é mais fácil quando os proprietários conhecem a frequência normal do animal e a monitoram de maneira periódica. As radiografias torácicas são indicadas quando aparecem sinais sugestivos de descompensação da ICC, principalmente se for o primeiro episódio. Quando os achados radiográficos condizem com edema pulmonar cardiogênico brando, o tratamento inicial para ICC (furosemida, um inibidor da ECA e pimobendana, se indicado), junto com a restrição de exercícios, geralmente pode ser instituído em ambulatório. Caso as radiografias não sejam diagnósticas, mas haja suspeita de ICC, a furosemida (em dose de 2 mg/kg/dia), acompanhada ou não por um inibidor da ECA, pode ser administrada por 1 semana ou mais com monitoramento de FRR. Os sinais clínicos, se causados por ICC, tendem a se resolver ou melhorar de forma substancial com bastante rapidez; nesses casos, o tratamento da ICC é ampliado, como indicado para a doença de base. A quantificação de NT-proBNP também pode ajudar em casos pouco claros, pois a ausência de elevação diminui a probabilidade do diagnóstico de ICC.

TRATAMENTO DA INSUFICIÊNCIA CARDÍACA CONGESTIVA AGUDA

CONSIDERAÇÕES GERAIS

A ICC fulminante é caracterizada por edema pulmonar cardiogênico grave, com ou sem derrames pleurais e/ou abdominais ou baixo débito cardíaco. Pode ocorrer em pacientes em estágio C ou D. O tratamento visa a rápida eliminação do edema pulmonar, a melhora da oxigenação e a otimização do débito cardíaco (Boxe 3.1). A toracocentese deve ser realizada, assim que possível, na presença de derrame pleural extenso. Do mesmo modo, a ascite de grande volume deve ser drenada, pelo menos parcialmente, para melhorar a ventilação. Animais com ICC grave estão muito estressados. A atividade física deve ser restringida ao máximo para reduzir o consumo total de oxigênio; o confinamento em gaiola é preferido. Estresses ambientais, como excesso de calor e umidade ou frio extremo, devem ser evitados. No transporte, o animal deve ser colocado em gaiola ou carregado no colo. O manuseio desnecessário do paciente e o uso de medicamentos orais devem ser evitados, quando possível.

OXIGÊNIO SUPLEMENTAR

O oxigênio administrado por máscara facial ou capuz improvisado, cateter nasal, tubo endotraqueal ou gaiola de oxigênio é benéfico, desde que o método escolhido não aumente o sofrimento do paciente. A gaiola de oxigênio com controles de temperatura e umidade é o método preferido; a configuração em 18,3°C é recomendada para animais normotérmicos. O fluxo de oxigênio de 6 a 10 ℓ/min é geralmente adequado. A princípio, concentrações de 50 a 100% de oxigênio podem ser necessárias, mas devem ser reduzidas em algumas horas para 40% para evitar lesão pulmonar. Ao utilizar o tubo nasal, o O_2 umidificado é administrado em taxa de 50 a 100 mℓ/kg/min. O edema pulmonar extremamente grave com insuficiência respiratória pode responder à colocação de tubo endotraqueal ou traqueotomia, sucção das vias respiratórias e ventilação mecânica. A pressão expiratória final positiva ajuda a limpar as pequenas vias respiratórias e a expandir os alvéolos. No entanto, as pressões positivas das vias respiratórias podem prejudicar a hemodinâmica e o uso prolongado de altas concentrações de oxigênio (> 70%), podendo causar lesões no tecido pulmonar (ver mais informações em *Leitura sugerida*). O monitoramento contínuo é essencial em animais intubados.

TRATAMENTO MEDICAMENTOSO
Diurese

A diurese rápida pode ser conseguida com a administração intravenosa (IV) de furosemida; os efeitos começam em 5 minutos, são máximos em 30 minutos e duram cerca de 2 horas. Essa via é também associada a um efeito venodilatador brando. Alguns pacientes precisam de doses iniciais agressivas ou doses cumulativas administradas em intervalos frequentes (ver Boxe 3.1). A furosemida pode ser administrada por infusão em taxa contínua (CRI), que pode gerar maior diurese do que a injeção em *bolus*. A formulação veterinária (50 mg/mℓ) pode ser diluída a 10 mg/mℓ para CRI com dextrose a 5% em água, solução de Lactato de Ringer ou água estéril. A diluição a

BOXE 3.1

Tratamento agudo da insuficiência cardíaca congestiva descompensada.

Minimize o estresse e a agitação do paciente!
  Descanso em gaiola; transporte em maca (sem permitir nenhuma atividade)
  Evite calor e umidade em excesso
Melhore a oxigenação:
  Desobstrua as vias respiratórias
  Administração suplementar de O_2 (evite > 50% por > 24 h)
  Suporte postural, se necessário (ajuda a manter o decúbito esternal, elevação da cabeça)
  Na presença de espuma evidente, faça a sucção das vias respiratórias
  Intubação e ventilação mecânica, se necessário
  Toracocentese se houver suspeita/documentação de derrame pleural moderado ou grave
Diurese
  Furosemida (cães: 2 a 3 [a 5] mg/kg em *bolus* inicial IV (ou IM ou SC), depois 1 a 4 mg/kg a cada 1 a 4 h até que a frequência respiratória diminua; então, 1 a 4 mg/kg a cada 6 a 12 h; ou 0,6 a 1 mg/kg/h em CRI nas próximas 6 h, se a resposta aos *bolus* for inadequada [ver texto]; gatos: 1 a 2 [a 4] mg/kg em *bolus* inicial IV (ou IM ou SC); então, 1 a 2 mg/kg a cada 1 a 4 h até que a frequência respiratória diminua; então, 1 a 2 mg/kg a cada 6 a 12 h)
  (Permitir o acesso à água após a diurese ser evidente)
Suporte à função de bomba cardíaca (inodilatador)
  Pimobendana (cães: 0,2 a 0,3 mg/kg VO a cada 12 h, começando o mais rápido possível; gatos: na ICC associada a cardiomiopatias em estágio avançado ou terminal ou com redução de contratilidade, a mesma dose usada em cães [controverso na ICC em estágio inicial por cardiomiopatia hipertrófica; não aconselhado na cardiomiopatia hipertrófica obstrutiva])
Reduza a ansiedade:
  Butorfanol (cães: 0,2 a 0,3 mg/kg IM [ou IV SC], pode repetir entre 30 e 60 min, se necessário; gatos: 0,1 a 0,3 mg/kg IM [ou IV SC]); *ou*
  Morfina (cães: 0,025 a 0,1 mg/kg IV em *bolus* a cada 2 ou 3 min até o efeito desejado ou 0,1 a 0,5 mg/kg dose única IM ou SC; não usar em gatos); *ou*
  Buprenorfina (gatos: 0,005 a 0,02 mg/kg IV IM SC)
± Vasodilatadores:
  Nitroglicerina, pomada a 2%: cães: 0,6 a 3,8 cm por via cutânea a cada 6 h, por 24 a 48 h (pode combinar com hidralazina em cães); gatos: 0,6 a 1,3 cm por via cutânea a cada 6 a 8 h, durante 24 a 48 h; *ou*
  Nitroprussiato de sódio (se puder monitorar a pressão arterial com cuidado): 0,5 a 1 µg/kg/min (inicial) em CRI em dextrose a 5% em água (para gatos, diluir a 100 a 300 µg/mℓ). Aumente por titulação conforme necessário; cães: até 5 (a 15) µg/kg/min; gatos: até 2 (a 5) µg/kg/min; até a pressão arterial sistólica chegar a cerca de 90 a 100 mmHg (ou média de 70 mmHg). Proteja da luz e não dê por mais de 24 h; *ou*
  Hidralazina (para maior redução da pós-carga em cães com regurgitação mitral, se não estiver usando nitroprussiato); cães: 0,5 a 1 mg/kg VO inicial, repetir em 2 a 3 h (até a pressão arterial sistólica ficar em 90 a 110 mmHg), a seguir a cada 12 h; *ou bolus* IV por cuidado, a 0,05 a 0,1 mg/kg, repetir a cada 1 a 2 h se necessário; *ou*
  (De menor utilidade como tratamento agudo [e evite a administração concomitante de nitroprussiato]: inibidor da ECA; *ou* anlodipino [cães: começar com 0,05 a 0,1 mg/kg, passando a 0,3 mg/kg VO a cada 12 a 24 h]; ver texto)
± Suporte inotrópico (em caso de insuficiência miocárdica ou hipotensão persistente):
  Dobutamina* (comece com 1 µg/kg/min em CRI; aumente por titulação até o efeito desejado a cada 15 a 30 min, conforme necessário; cães: até 20 µg/kg/min; gatos: até 10 µg/kg/min) por 24 a 48 h; a seguir, reduza a dose de forma gradual até o término do tratamento. Alternativamente, pode-se usar dopamina** (cães: 1 a 10 µg/kg/min em CRI; gatos: 1 a 5 µg/kg/min em CRI; inicie com dose baixa, titule até o efeito desejado a cada 15 a 30 min) por 24 a 48 h e, a seguir, reduza a dose de forma gradual até o término do tratamento; *e/ou*
  Anrinona (1 a 3 mg/kg IV; 10 a 100 µg/kg/min em CRI) ou milrinona (50 µg/kg IV durante 10 min; depois, 0,375 a 0,75 µg/kg/min em CRI [dose para humanos])
  Digoxina (geralmente não utilizada, exceto como adjuvante no tratamento da fibrilação atrial em cães) VO (ver Tabela 3.3); (dose de ataque de digoxina [ver indicações no texto]: 1 ou 2 doses com o dobro da manutenção calculada; cão IV [NÃO recomendado, a menos que outro tratamento não seja eficaz ou esteja à disposição]: 0,0025 mg/kg em *bolus* IV lento, repetir de hora em hora, durante 4 h até o efeito desejado (ou total de 0,01 mg/kg)
± Reduza a broncoconstrição:
  Aminofilina (cães: 4 a 8 mg/kg IV lenta IM SC ou 6 a 10 mg/kg VO a cada 6 a 8 h; gatos: 4 a 8 mg/kg IM SC VO a cada 8 a 12 h) ou medicamento semelhante
Monitore e resolva as anomalias na medida do possível:
  Frequência respiratória, frequência e ritmo cardíaco, pressão arterial, saturação de O_2, peso corpóreo, produção de urina, hidratação, comportamento, apetite, bioquímica sérica e gasometria sanguínea.
Na ICC aguda por disfunção diastólica (p. ex., gatos com cardiomiopatia hipertrófica):
  Recomendações gerais, administração de O_2, furosemida e sedação, como no texto anterior.
  Toracocentese, se necessário.
  ± Nitroglicerina
  Em caso de obstrução grave de saída do ventrículo esquerdo ou taquicardia sinusal persistente e rápida, considere a administração por via intravenosa de esmolol (200 a 500 µg/kg IV ao longo de 1 min, seguidas por 25 a 200 µg/kg em CRI) ou diltiazem (0,15 a 0,25 mg/kg ao longo de 2 a 3 min IV)
  ± Pimobendana (ver texto anterior)
  Monitore e resolva as anomalias na medida do possível (ver texto anterior)
  Inibidor da ECA (instituição após o retorno do apetite)

ECA: enzima conversora de angiotensina; CRI: infusão em taxa contínua; ICC: insuficiência cardíaca congestiva; VO: via oral; IM: via intramuscular; IV: via intravenosa; SC: via subcutânea.
*A diluição de 250 mg de dobutamina em 500 mℓ de dextrose a 5% em água ou solução de Lactato de Ringer produz uma solução de 500 µg/mℓ; a CRI de 0,6 mℓ/kg/h fornece 5 µg de dobutamina/kg/min.
**A diluição de 40 mg de dopamina em 500 mℓ de dextrose a 5% em água ou solução de Lactato de Ringer produz uma solução de 80 µg/mℓ; a infusão a 0,75 mℓ/kg/h fornece 1 µg de dopamina/kg/min.

5 mg/mℓ em dextrose a 5% em água ou água estéril também é descrita. A frequência respiratória do paciente, bem como outros parâmetros (discutidos em mais detalhes posteriormente), orienta a intensidade da administração contínua de furosemida. Com o início da diurese e a melhora da respiração, a dose é reduzida para evitar a contração volumétrica ou a depleção eletrolítica em excesso.

Vasodilatação

Os medicamentos vasodilatadores podem reduzir o edema pulmonar ao aumentar a capacitância venosa sistêmica, diminuir a pressão venosa pulmonar e reduzir a resistência arterial sistêmica. Embora os inibidores da ECA sejam a base do tratamento da ICC crônica, uma redução mais imediata da pós-carga é geralmente desejável em animais com edema pulmonar agudo. A dose inicial de um vasodilatador arteriolar deve ser baixa, com aumento subsequente por titulação, conforme necessário, com base na pressão arterial e na resposta clínica. A vasodilatação arteriolar não é recomendada na insuficiência cardíaca causada por disfunção diastólica ou obstrução do fluxo ventricular.

O nitroprussiato de sódio é um potente dilatador arteriolar e venoso com ação direta no músculo liso vascular; infelizmente, seu custo é proibitivo nos EUA.[a] O nitroprussiato é administrado por infusão intravenosa devido à sua ação de curta duração. A pressão arterial deve ser monitorada com cuidado durante a administração desse medicamento. A dose é titulada para manter a pressão arterial média em cerca de 80 mmHg (pelo menos > 70 mmHg) ou a pressão arterial sistólica entre 90 e 110 mmHg. A CRI com nitroprussiato é geralmente mantida por 12 a 24 horas. Ajustes de dose podem ser necessários devido ao rápido desenvolvimento de tolerância ao medicamento. A hipotensão grave é o principal efeito adverso. O uso excessivo ou prolongado (p. ex., mais de 48 horas) pode causar intoxicação por cianeto. O nitroprussiato não deve ser infundido com outros medicamentos e deve ser mantido ao abrigo da luz.

A hidralazina é uma alternativa ao nitroprussiato. É um dilatador arteriolar puro. A hidralazina é eficaz no edema pulmonar refratário causado por regurgitação mitral (RM), pois pode reduzir o fluxo regurgitante e diminuir a pressão no átrio esquerdo (AE). Deve ser usada com cautela em pacientes com CMD. Uma dose oral inicial de 0,5 a 1 mg/kg (ou 0,05 a 0,1 mg/kg IV ou intramuscular [IM]) pode ser repetida a cada 2 a 3 horas, até que a pressão arterial sistólica esteja entre 90 e 110 mmHg ou a melhora clínica seja óbvia. Se a pressão arterial não puder ser monitorada, uma dose oral inicial de 1 mg/kg pode ser repetida em 2 a 4 horas, em caso de ausência de melhora clínica suficiente. A adição de pomada de nitroglicerina a 2% pode proporcionar bons efeitos venodilatadores.

Um inibidor da ECA ou anlodipino, com ou sem pomada de nitroglicerina, é uma alternativa à hidralazina/nitroglicerina. No entanto, seu início de ação é mais lento e os efeitos são menos pronunciados, mas ainda pode ser eficaz. Normalmente, um inibidor da ECA é introduzido após a estabilização do paciente e o retorno do apetite. De modo geral, o anlodipino é reservado a cães com ICC refratária causada por RM ou pacientes com hipertensão.

A nitroglicerina (e outros nitratos administrados por via oral [VO] ou transcutânea) atua principalmente no músculo liso venoso para aumentar a capacitância venosa e reduzir a pressão de enchimento cardíaco. A principal indicação da nitroglicerina é o edema pulmonar cardiogênico agudo. A pomada de nitroglicerina (2%) é aplicada na pele, geralmente na virilha, área axilar ou pavilhão auricular; entretanto, sua eficácia na insuficiência cardíaca não é clara. A aplicação deve ser feita com papel ou luvas para evitar o contato com a pele do responsável pelo tratamento.

Suporte inotrópico

O inodilatador pimobendana é usado na ICC provocada por RM e CMD crônica, mas também por uma série de outras causas. Seu início de ação é bastante rápido, mesmo com a administração oral. A dose inicial é geralmente administrada assim que possível e as doses subsequentes são dadas como parte do tratamento da IC a longo prazo (Tabela 3.3). Ainda não há uma forma intravenosa de pimobendana nos EUA.[b]

Outro tratamento inotrópico positivo também pode ser indicado na ICC aguda, causada por baixa contratilidade miocárdica ou na presença de hipotensão persistente. O tratamento por 1 a 3 dias com um simpaticomimético IV (catecolamina) ou inibidor da fosfodiesterase (PDE) pode ajudar a manter a pressão arterial, o débito cardíaco e a perfusão de órgãos em caso de insuficiência miocárdica ou hipotensão grave.

As catecolaminas aumentam a contratilidade por meio de um aumento mediado por monofosfato de adenosina cíclico (cAMP) na concentração intracelular de Ca^{++}. Podem provocar arritmias e aumentar a resistência vascular pulmonar e sistêmica (o que pode exacerbar a formação de edema). Sua meia-vida curta (inferior a 2 minutos) e extenso metabolismo hepático requerem infusão intravenosa constante. A regulação negativa e o desacoplamento do receptor β limitam sua eficácia alguns dias após a administração. O uso concomitante de um betabloqueador também atenua o efeito das catecolaminas. A dobutamina (um análogo sintético da dopamina) tem menor efeito na frequência cardíaca e na pós-carga e é preferida à dopamina. A dobutamina estimula os receptores $β_1$ e tem ação fraca nos receptores $β_2$ e α. Doses mais baixas (p. ex., 3 a 7 μg/kg/min) têm efeitos mínimos na frequência cardíaca e na pressão arterial. A princípio, a taxa de infusão deve ser baixa e pode ser aumentada de maneira gradual ao longo de horas para alcançar maior efeito inotrópico e manter a pressão arterial sistólica entre 90 e 120 mmHg. A frequência cardíaca, o ritmo cardíaco e a pressão arterial devem ser monitorados com cuidado. Embora a dobutamina seja menos arritmogênica do que as demais catecolaminas, taxas de infusão mais altas (p. ex., 10 a 20 μg/kg/min) podem precipitar arritmias supraventriculares e ventriculares. Os gatos são mais propensos aos efeitos adversos, como náuseas e convulsões em doses relativamente baixas.

---

[a] N.R.T: O custo desse medicamento no Brasil é igualmente proibitivo.

[b] N.R.T.: No momento desta revisão (2021), o pimobendam em forma injetável não é comercializado no Brasil.

TABELA 3.3

Fármacos para tratamento da insuficiência cardíaca crônica.

Fármaco	Cães	Gatos
Diuréticos		
Furosemida	1 a 3 (ou mais) mg/kg VO a cada 8 a 24 h (longo prazo); use a menor dose eficaz. Na ICC refratária, várias doses intermitentes de 2 mg/kg SC/semana podem substituir o tratamento VO (ou use torasemida). Veja as recomendações para a ICC aguda no Boxe 3.1	1 a 2 (ou mais) mg/kg VO a cada 8 a 24 h; use a menor dose eficaz. Veja as recomendações para a ICC aguda no Boxe 3.1
Torasemida	A dose é de $1/12$ a $1/10$ da dose total diária de furosemida do paciente; administre em duas doses divididas	Idem
Espironolactona	(0,5 a) 2 mg/kg VO a cada 24 h (ou divididos a cada 12 h)	0,5 a 1 mg/kg VO a cada 24 h (ou divididos a cada 12 h)
Clorotiazida	10 a 40 mg/kg VO a cada 12 a 48 h (comece com dose baixa em dias alternados)	10 a 40 mg/kg VO a cada 12 a 48 h (comece com dose baixa em dias alternados)
Hidroclorotiazida	0,5 a 4 mg/kg VO a cada 12 a 48 h (comece com dose baixa em dias alternados)	0,5 a 2 mg/kg VO a cada 12 a 48 h (comece com dose baixa em dias alternados)
Inibidores da ECA		
Enalapril	0,5 mg/kg VO a cada 12 a 24 h	0,25 a 0,5 mg/kg VO a cada (12 a) 24 h
Benazepril	0,25 a 0,5 mg/kg VO a cada (12 a) 24 h	0,25 a 0,5 mg/kg VO a cada (12 a) 24 h
Captopril	0,5 a 2 mg/kg VO a cada 8 a 12 h	0,5 a 1,25 mg/kg VO a cada (8 a) 24 h
Lisinopril	0,25 a 0,5 mg/kg VO a cada (12 a) 24 h	0,25 a 0,5 mg/kg VO a cada 24 h
Ramipril	0,125 a 0,25 mg/kg VO a cada 24 h	0,125 mg/kg VO a cada 24 h
Imidapril	0,25 mg/kg VO a cada 24 h	–
Outros vasodilatadores		
Hidralazina	0,5 a 2 (até 3) mg/kg VO a cada 12 h (até a dose inicial de 1 mg/kg). Veja as recomendações para a ICC aguda no Boxe 3.1	2,5 (até 10) mg/gato VO a cada 12 h
Anlodipino	0,05 (dose inicial) a 0,3 (a 0,5) mg/kg VO a cada (12 a) 24 h	0,3125 a 0,625 (a 1,25) mg/gato (ou 0,1 a 0,5 mg/kg) VO a cada (12 a) 24 h
Prazosina	0,05 a 0,2 mg/kg VO a cada 8 a 12 h	0,25 a 0,5 mg/gato VO a cada 12 a 24 h
Nitroglicerina pomada a 2%	Aplicação cutânea de 0,6 a 3,8 cm por via cutânea a cada 4 a 6 h por 24 a 48 h	Aplicação cutânea de 0,6 a 1,2 cm por via cutânea a cada 4 a 6 h, por 24 a 48 h
Dinitrato de isossorbida	0,5 a 2 mg/kg VO a cada (8 a) 12 h	–
Mononitrato de isossorbida	0,25 a 2 mg/kg VO a cada 12 h	–
Inotrópicos positivos		
Pimobendana	0,2 a 0,3 mg/kg VO a cada 12 h; na ICC refratária (estágio D), pode aumentar até 0,4 a 0,5 mg/kg a cada 8 h	Como em cães ou 1,25 mg/gato VO a cada (8 a) 12 h
Digoxina	VO: 0,003 a 0,005 mg/kg VO a cada 12 h. Se elixir, diminua em 10%. Máximo: 0,5 mg/dia ou 0,375 mg/dia para Doberman Pinschers. (Ver doses de ataque no Boxe 3.1.)	0,007 mg/kg (ou 1/4 do comprimido de 0,125 mg) VO a cada 48 h

ICC: insuficiência cardíaca congestiva; VO: via oral.

A dopamina em doses baixas (< 2 a 5 µg/kg/min) também estimula os receptores dopaminérgicos vasodilatadores em algumas circulações regionais. Doses baixas a moderadas aumentam a contratilidade e o débito cardíaco, mas doses altas (10 a 15 µg/kg/min) causam vasoconstrição periférica e aumentam a frequência cardíaca, o consumo de O_2 e o risco de arritmias ventriculares. Uma infusão intravenosa inicial de 1 µg/kg/min pode ser aumentada por titulação até o efeito clínico desejado. A taxa de infusão deve ser reduzida se houver desenvolvimento de taquicardia sinusal ou outras taquiarritmias.

Outro tratamento inotrópico intravenoso agudo pode incluir os inibidores de PDE da classe da bipiridina, como anrinona e milrinona. Esses fármacos aumentam a concentração intracelular de Ca^{++} por inibição de PDE III, uma enzima intracelular que degrada cAMP. No entanto, é improvável que ofereçam uma vantagem substancial em relação à pimobendana. Esses fármacos também causam vasodilatação, porque o aumento de cAMP promove o relaxamento do músculo liso vascular. Hipotensão, taquicardia e sinais gastrintestinais (GIs) podem ocorrer durante a administração de altas doses. Esses medicamentos podem exacerbar as arritmias ventriculares. Os efeitos da anrinona são de curta duração (< 30 minutos) após a injeção IV em cães normais; portanto, o efeito sustentado requer a administração em CRI. Os efeitos máximos ocorrem após 45 minutos de CRI em cães. A anrinona é algumas vezes usada em *bolus* intravenoso lento e, depois, administrada em CRI; metade da dose original em *bolus* pode ser repetida após 20 ou 30 minutos. A milrinona é muito mais potente que a anrinona, mas há poucas informações sobre a forma intravenosa em pequenos animais. Esses agentes podem ser combinados à digoxina e uma catecolamina, mas sua administração com pimobendana parece redundante.

Em caso de arritmias durante o tratamento inotrópico intravenoso, a taxa de infusão é reduzida ou a administração do medicamento é interrompida. É provável que a infusão de catecolaminas aumente a taxa de resposta ventricular em animais com fibrilação atrial (FA) por aumento da condução AV. Se a dobutamina ou dopamina for considerada necessária em tal caso, o diltiazem (intravenoso ou oral) é usado para reduzir a frequência cardíaca (ver Tabela 4.2). A digoxina oral em dose de ataque é uma alternativa. A administração de digoxina IV não é recomendada; a única e rara exceção pode ser uma taquiarritmia supraventricular sustentada caso outra terapia antiarrítmica aguda não esteja disponível ou seja ineficaz (ver Capítulo 4). A acidose e a hipoxemia associadas ao edema pulmonar grave podem aumentar a sensibilidade miocárdica às arritmias induzidas por digitálicos.

Outros tratamentos agudos

A sedação branda (ver Boxe 3.1) pode reduzir a ansiedade. Como a morfina pode induzir o vômito, o butorfanol é a melhor escolha em cães. A morfina é contraindicada em cães com edema neurogênico, porque pode aumentar a pressão intracraniana. A morfina não deve ser usada em gatos.

Alguns cães com edema pulmonar grave e broncoconstrição se beneficiam da terapia broncodilatadora a curto prazo. A aminofilina, administrada de forma lenta IV ou intramuscular, tem ação diurética e inotrópica positiva branda, bem como efeito broncodilatador; também diminui a fadiga dos músculos respiratórios. Dentre os efeitos adversos, estão aumento da atividade simpaticomimética e arritmias. A VO pode ser usada após a melhora da respiração, porque a absorção GI é rápida.

INSUFICIÊNCIA CARDÍACA CAUSADA POR DISFUNÇÃO DIASTÓLICA

Na ICC aguda causada por CMH ou restritiva, toracocentese (se necessária), diuréticos e oxigenoterapia são administrados como já descrito. A nitroglicerina cutânea também pode ser usada. Nos gatos com taquiarritmia rápida, taquicardia sinusal persistente ou obstrução extensa do fluxo de saída do VE, um bloqueador-β_1, como atenolol ou esmolol IV, pode reduzir a frequência de batimentos ectópicos, controlar a frequência cardíaca e reduzir o gradiente de pressão de saída do VE. No entanto, o propranolol (ou outro betabloqueador não seletivo) deve ser evitado em pacientes com edema pulmonar fulminante, porque o bloqueio β_2 pode induzir broncoconstrição. A pimobendana pode ser utilizada em gatos com redução da contratilidade miocárdica, cardiomiopatia restritiva ou em estágio final, e ICC recorrente ou progressiva associada à CMH. Não se sabe se o tratamento com pimobendana deve ser instituído no início da ICC em gatos com CMH; mais evidências clínicas prospectivas devem apoiar ou refutar esse uso. Em gatos com cardiomiopatia hipertrófica obstrutiva (CMHO), há preocupação quanto ao uso de pimobendana (bem como de outros agentes inotrópicos ou vasodilatadores positivos). Como o aumento da contratilidade e a vasodilatação arterial podem piorar a obstrução dinâmica do fluxo do VE e causar hipotensão, a pimobendana é teoricamente contraindicada.

Os vasodilatadores arteriolares podem ser prejudiciais na presença de obstrução do fluxo de saída do VE, porque a redução da pós-carga aumenta a obstrução sistólica (ver Capítulo 8). No entanto, os inibidores da ECA em doses padrões não parecem piorar o gradiente de saída do VE. A adição de um inibidor da ECA é recomendada assim que o animal voltar a se alimentar.

MONITORAMENTO E ACOMPANHAMENTO

A avaliação repetida é importante para monitorar a eficácia do tratamento e para a detecção precoce de hipotensão ou azotemia grave causada por diurese excessiva. A azotemia branda é comum. A hipopotassemia e a alcalose metabólica também podem ser observadas após diurese agressiva. A manutenção da concentração sérica de potássio dentro da faixa normal de média a alta é especialmente importante em animais com arritmias. A bioquímica sérica a cada 24 a 48 horas é recomendada até que o paciente ingira água em quantidade adequada e volte a se alimentar.

A pressão sanguínea arterial deve ser monitorada, geralmente por meios indiretos, porque o acesso arterial pode aumentar o estresse do paciente. Medidas indiretas de perfusão de órgãos, como tempo de enchimento capilar, cor das mucosas, oximetria de pulso, produção de urina, temperatura das membranas interdigitais e determinação do estado mental, também são importantes. O peso corpóreo deve ser monitorado, em especial durante o tratamento diurético agressivo.

A pressão venosa central (PVC) não reflete bem as pressões de enchimento do coração esquerdo. Não deve ser usada para orientar a terapia com diuréticos ou fluidos em pacientes com edema pulmonar cardiogênico. Embora a pressão capilar pulmonar possa guiar o tratamento de maneira confiável, a colocação de um cateter na artéria pulmonar e seus cuidados requerem atenção meticulosa quanto à assepsia e ao monitoramento rigoroso.

A oximetria de pulso auxilia o monitoramento da saturação de oxigênio (SpO_2). A administração suplementar de O_2 deve ser instituída caso a SpO_2 seja inferior a 90%; a ventilação mecânica é indicada se a SpO_2 for inferior a 80%, apesar da terapia com O_2. A coleta de amostras para gasometria arterial é mais precisa, mas é estressante para o paciente. A resolução de evidências radiográficas de edema pulmonar geralmente ocorre 1 a 2 dias após a melhora clínica.

O oferecimento de água potável é reinstituído depois que os sinais respiratórios começam a diminuir e a diurese é evidente. A administração de fluidos (por via subcutânea [SC] ou IV) geralmente NÃO é aconselhada em pacientes com ICC. Na maioria dos casos, é preferida a reidratação gradual por ingestão de água por livre escolha, mesmo após a diurese agressiva. No entanto, a fluidoterapia cautelosa talvez seja necessária em pacientes com insuficiência cardíaca e disfunção renal avançada, hipopotassemia grave, hipotensão, anorexia persistente, intoxicação por digoxina ou outra doença sistêmica grave. Alguns animais precisam de pressão de enchimento cardíaco relativamente alta para manter o débito cardíaco, em especial aqueles com insuficiência miocárdica ou redução significativa da complacência ventricular (por CMH ou doença pericárdica). Nesses casos, a diurese e a vasodilatação podem prejudicar o débito cardíaco e causar hipotensão. Na maioria dos pacientes com ICC descompensada, que precisam da administração de medicamentos por CRI, o menor volume de fluidos possível deve ser usado. O monitoramento cuidadoso e o uso contínuo de diurético são importantes para evitar o desenvolvimento de edema pulmonar recorrente. Caso haja necessidade de maior fluidoterapia, a solução de dextrose a 5% em água ou um fluido com baixo teor de sódio (como NaCl a 0,45% com dextrose a 2,5%) com adição de KCl é administrado em taxa conservadora (p. ex., 15 a 30 mℓ/kg/dia IV). Alternativamente, a solução de NaCl a 0,45% com dextrose a 2,5% ou solução de Lactato de Ringer pode ser administrada por via subcutânea.

A suplementação de potássio é feita em taxa de manutenção, de 0,05 a 0,1 mEq/kg/h (ou, de maneira mais conservadora, de 0,5 a 2 mEq/kg/dia). Os animais com hipopotassemia devem receber doses maiores: 0,15 a 0,2 mEq/kg/h na deficiência branda de K^+; 0,25 a 0,3 mEq/kg/h na deficiência moderada; e 0,4 a 0,5 mEq/kg/h na deficiência grave. A medida da concentração sérica de K^+ em 4 a 6 horas é aconselhada nos casos de suplementação em pacientes com deficiência de moderada a grave. Alguns pacientes podem apresentar hiponatremia e piora da retenção de fluidos após a administração de soluções IV com baixo teor de sódio. Esses animais requerem cristaloides mais equilibrados. Outros tratamentos de suporte para a ICC e para qualquer doença subjacente dependem das necessidades individuais dos pacientes. A administração parenteral de fluidos é interrompida quando o animal é capaz de retomar a ingestão oral de alimentos e água.

TRATAMENTO DA INSUFICIÊNCIA CARDÍACA CRÔNICA

CONSIDERAÇÕES GERAIS

Esta seção apresenta uma abordagem geral para o tratamento crônico da insuficiência cardíaca. Mais informações são encontradas nos capítulos que descrevem diferentes doenças.

O tratamento da insuficiência cardíaca, a longo prazo, em cães com doença crônica da valva mitral ou CMD, geralmente, compreende uma combinação de furosemida, pimobendana, um inibidor da ECA (enalapril ou benazepril) e espironolactona. A redução moderada do teor de sal na dieta também é recomendada na maioria dos pacientes com insuficiência cardíaca. O tratamento é adaptado às necessidades individuais do animal, com ajuste de doses, adição ou substituição de fármacos e modificação do estilo de vida ou dieta. O derrame pleural e ascites de grande volume, apesar do tratamento médico, devem ser drenados para facilitar a respiração. Da mesma maneira, o derrame pericárdico, que compromete o enchimento cardíaco, deve ser drenado (ver Capítulo 9). A progressão das doenças cardíacas tende a requerer tratamentos mais agressivos.

A restrição do exercício ajuda a reduzir o trabalho cardíaco, independentemente da etiologia da insuficiência cardíaca. Nos animais com ICC ativa, os exercícios não devem ser permitidos até o bom controle de todos os sinais de congestão. Exercícios extenuantes podem provocar dispneia e arritmias cardíacas graves, mesmo em animais com ICC compensado. No entanto, a atividade regular de leve a moderada (conforme tolerada) é considerada benéfica para pacientes sem sinais clínicos de congestão (ou seja, insuficiência cardíaca compensada). A insuficiência cardíaca crônica está associada a alterações musculares esqueléticas que causam fadiga e dispneia. O treinamento físico melhora a função cardiopulmonar e a qualidade de vida em pacientes humanos com insuficiência cardíaca crônica. Isso é parcialmente mediado pela melhora da função endotelial vascular e pelo restauro da vasodilatação dependente do fluxo. Embora seja difícil saber qual a quantidade ideal de exercício, a atividade regular (não esporádica) de leve a moderada é incentivada, desde que não induza o esforço respiratório ou a fadiga excessiva. Períodos curtos de atividade extenuante devem ser evitados.

DIURÉTICOS

A terapia diurética permanece fundamental para o manejo a longo prazo da ICC, devido à sua capacidade de diminuir o edema pulmonar cardiogênico e os derrames (ver Tabela 3.3). A furosemida (e outros diuréticos de alça) interfere no transporte de íons na alça de Henle e tem grande capacidade de promoção na perda de sal e água. Diuréticos de outras classes, como agentes poupadores de potássio e tiazidas, às vezes são combinados à furosemida para exacerbar a diurese em pacientes com insuficiência cardíaca avançada. Em excesso, os diuréticos promovem contração de volume e ativam a cascata de renina-angiotensina-aldosterona. Os diuréticos também podem exacerbar a desidratação ou azotemia preexistente. Portanto, seu uso nesses animais requer indicação clara e com a menor dose efetiva.

Furosemida

A furosemida é o diurético de alça mais utilizado em cães e gatos com insuficiência cardíaca. Atua no membro ascendente da alça de Henle e inibe o cotransporte ativo de Cl^-, K^+ e Na^+, promovendo a excreção desses eletrólitos e as substâncias H^+; Ca^{++} e Mg^{++} também são perdidas na urina. Os diuréticos de alça também podem aumentar a capacitância venosa sistêmica, talvez por mediarem a liberação renal de prostaglandina. Além disso, a furosemida pode promover a perda de sal ao aumentar o fluxo sanguíneo renal total e, preferencialmente, o fluxo cortical renal. Os diuréticos de alça são bem absorvidos quando administrados por via oral. Após a administração oral, a diurese ocorre em 1 hora, é máxima entre 1 e 2 horas e pode durar 6 horas. A furosemida é altamente ligada às proteínas; cerca de 80% são ativamente secretadas de forma inalterada nos túbulos renais proximais e o restante é excretado como glicuronídeo.

Embora o tratamento agressivo com furosemida seja indicado no edema pulmonar agudo e fulminante, as menores doses eficazes devem ser usadas na terapia crônica da insuficiência cardíaca. A dose varia dependendo da situação clínica. Padrão respiratório, hidratação, peso corpóreo, tolerância ao exercício, função renal e concentrações séricas de eletrólitos são usados para monitorar a resposta terapêutica. A furosemida (ou outro diurético) por si só não é recomendada como o único tratamento para a insuficiência cardíaca crônica, pois pode exacerbar a ativação NH e reduzir a função renal.

Os efeitos adversos geralmente estão relacionados a perdas excessivas de fluidos e/ou eletrólitos. Doses mais baixas são usadas em gatos, que são mais sensíveis à furosemida do que os cães. Embora a hipopotassemia seja a alteração eletrolítica mais comum, não é muito observada em cães que não são anoréxicos. A diurese excessiva pode causar alcalose hiponatrêmica hipoclorêmica.

Outros diuréticos de alça

Outros diuréticos de alça mais potentes ocasionalmente substituem a furosemida. A torasemida (em dose inicial de um décimo da dose prévia de furosemida administrada ao paciente) tem sido utilizada em cães com ICC refratária e resistência a diuréticos. Produz maior excreção de Na^+, tem meia-vida mais longa e exerce algum efeito antialdosterona. Seus efeitos adversos são semelhantes aos da furosemida, mas podem ser mais intensos.

Espironolactona

A espironolactona é provavelmente mais utilizada por seus efeitos antialdosterona no coração e em outros tecidos do que por seu efeito diurético, embora talvez seja um bom adjunto em pacientes com insuficiência cardíaca refratária crônica. A espironolactona é um antagonista competitivo da aldosterona. No rim, promove perda de Na^+ e retenção de K^+ no túbulo distal, podendo reduzir a perda renal de potássio associada à furosemida e outros diuréticos, em especial na presença de alta concentração circulante de aldosterona. No entanto, tem efeito diurético insignificante em cães normais.

Embora os inibidores da ECA provoquem um declínio inicial na liberação de aldosterona, os níveis dessa molécula podem aumentar com o tempo (o chamado "escape de aldosterona"). Esse aumento pode ser causado por redução da liberação hepática, aumento da liberação estimulada pela elevação de K^+ ou perda de Na^+ e produção tecidual local de aldosterona. Acredita-se que o efeito antialdosterona da espironolactona atenue o remodelamento cardiovascular induzido pela aldosterona e a disfunção de barorreceptores. A espironolactona melhorou a sobrevida de humanos com ICC de moderada a grave. Essa melhora pode estar relacionada a uma redução da suscetibilidade a taquiarritmias ventriculares por redução da fibrose miocárdica e da expressão de citocinas inflamatórias. Em cães com CMD e RM crônica, a espironolactona (em dose de 2 mg/kg/dia VO) esteve associada à melhora da morbidade e da mortalidade, embora nem todos os relatos notem o aumento da sobrevida.

O início da ação de espironolactona é lento; o pico do efeito ocorre em 2 a 3 dias. A administração com alimentos aumenta sua biodisponibilidade. Por ser um diurético poupador de potássio, deve ser usado com cautela em pacientes tratados com inibidores da ECA ou suplementos de potássio, além de ser absolutamente contraindicado em pacientes com hiperpotassemia. De modo geral, os efeitos adversos são relacionados ao excesso de retenção de K^+ e a distúrbios GIs. A espironolactona pode diminuir a liberação de digoxina. A espironolactona foi associada à dermatite facial ulcerativa em gatos, especialmente em doses mais altas.

A eplerenona é outro antagonista da aldosterona de ação mais seletiva. Na insuficiência cardíaca experimental, a eplerenona reduziu significativamente o remodelamento e a fibrose ventricular. No entanto, há pouca experiência clínica em cães e gatos e não está claro se esse fármaco é mais vantajoso do que a espironolactona.

Diuréticos da classe das tiazidas

Os diuréticos da classe das tiazidas diminuem a absorção de Na^+ e Cl^- e aumentam a absorção de Ca^{++} nos túbulos distais convolutos. Podem causar diurese branda a moderada com excreção de Na^+, Cl^-, K^+ e Mg^{++}, além de alcalose. As tiazidas diminuem o fluxo sanguíneo renal e não devem ser usadas em animais azotêmicos. Efeitos adversos das tiazidas são incomuns quando usadas sozinhas (não são aconselhadas na ICC) na ausência de azotemia. No entanto, hipopotassemia grave ou outra alteração eletrolítica, azotemia grave e desidratação podem ser observadas quando as tiazidas são combinadas a outros diuréticos, administradas em doses altas ou dadas a pacientes anoréticos. As tiazidas podem causar hiperglicemia em animais diabéticos ou pré-diabéticos por inibição da conversão de proinsulina em insulina. Os efeitos da clorotiazida começam em 1 hora, são máximos em 4 horas e duram de 6 a 12 horas. A hidroclorotiazida produz diurese em 2 horas, com efeito máximo em 4 horas e cerca de 12 horas de duração. A administração a cada 2 dias ou até menos (em vez de a cada 12 a 24 horas) talvez seja necessária para evitar azotemia e anomalias eletrolíticas graves durante o tratamento da insuficiência cardíaca refratária crônica.

INIBIDORES DA ENZIMA CONVERSORA DA ANGIOTENSINA

Os inibidores da ECA são indicados para a maioria das causas de insuficiência cardíaca crônica (ver Tabela 3.3). Seu uso foi associado à melhora clínica e à redução das taxas de mortalidade em seres humanos com insuficiência cardíaca. Benefícios semelhantes parecem ocorrer em cães com insuficiência cardíaca em estágios C e D por insuficiência do miocárdio ou sobrecarga de volume. Gatos com disfunção diastólica também são beneficiados por inibidores da ECA. Embora a administração de inibidores da ECA não retarde o início da ICC na maioria dos cães com RM crônica pré-clínica (estágio B), esses medicamentos continuam a fazer parte do tratamento padrão após o desenvolvimento de ICC (estágio C).

Os inibidores da ECA moderam as respostas NH em excesso de várias maneiras; portanto, têm vantagens consideráveis sobre a hidralazina e outros dilatadores arteriolares. Os inibidores da ECA têm efeitos diuréticos e vasodilatadores apenas modestos; seus principais benefícios surgem da oposição aos efeitos da ativação NH e do remodelamento cardiovascular.

Ao bloquear a formação de angiotensina II, os inibidores da ECA permitem a vasodilatação arteriolar e venosa. A iniação secundária da liberação de aldosterona ajuda a reduzir a concentração de Na+ e a retenção de água e, portanto, reduzir edema/derrames, além de efeitos adversos da aldosterona diretamente no coração. Os inibidores da ECA reduzem arritmias ventriculares e a taxa de morte súbita em seres humanos (e provavelmente em animais) com insuficiência cardíaca, possivelmente por inibir a facilitação induzida por angiotensina II da liberação de norepinefrina e epinefrina. Seus efeitos vasodilatadores podem ser aumentados por cininas vasodilatadoras, normalmente degradadas pela ECA. Um efeito vasodilatador local pode ser mediado pela inibição da ECA no interior das paredes vasculares, mesmo na ausência de altas concentrações circulantes de renina. A inibição local de ECA talvez seja benéfica por modular o remodelamento do músculo liso vascular e miocárdico. No entanto, não está claro se os inibidores da ECA previnem o remodelamento e a dilatação ventricular em cães com doenças cardíacas espontâneas; no entanto, esses inibidores têm eficácia variável no tratamento de cães com hipertensão.

A maioria dos inibidores da ECA (exceto o captopril e o lisinopril) é profármaca, convertida à sua forma ativa no fígado; portanto, a disfunção hepática grave pode interferir com essa conversão. Os efeitos adversos dos inibidores da ECA são vômito/diarreia, deterioração da função renal, hipotensão e hiperpotassemia (em especial quando associados a um suplemento de potássio ou diurético poupador de potássio). A angiotensina II é importante na mediação da constrição arteriolar renal eferente, que mantém a filtração glomerular em caso de diminuição do fluxo sanguíneo renal. Enquanto o débito cardíaco e a perfusão renal melhorarem com a terapia, a função renal tende a ser mantida. Provavelmente, a redução da filtração glomerular é mais associada à diurese intensa, vasodilatação em excesso ou disfunção miocárdica grave. A medida da concentração sérica de creatinina e eletrólitos é recomendada em 1 semana após o início do tratamento e, depois, em intervalos periódicos. A azotemia começa a ser abordada com a diminuição da dose de diurético. Se necessário, a dose de inibidores da ECA é diminuída ou sua administração é interrompida. De modo geral, a hipotensão pode ser evitada pelo início do tratamento com doses baixas. Outros efeitos adversos relatados em seres humanos são a erupção cutânea, o prurido, o comprometimento do paladar, a proteinúria, a tosse e a neutropenia. O mecanismo da tosse induzida por inibidores da ECA em humanos não foi esclarecido, mas pode ser associado à inibição da degradação endógena de bradicinina ou ao aumento da geração de NO. O NO tem efeito inflamatório nas células epiteliais brônquicas.

Enalapril

O enalapril é cerca de 20 a 40% biodisponível; sua administração com alimentos não reduz essa biodisponibilidade. É hidrolisado no fígado em enalaprilato, sua forma mais ativa. Em cães, o pico de atividade inibidora de ECA ocorre em 4 a 6 horas. A duração da ação é de 12 a 14 horas e os efeitos são mínimos após 24 horas da administração da dose recomendada uma vez por dia. De modo geral, o enalapril começa a ser dado uma vez ao dia, mas a administração passa a ser feita a cada 12 horas em cães com ICC. Nos gatos, a atividade máxima ocorre 2 a 4 horas após a administração de uma dose oral de 0,25 ou 0,5 mg/kg; alguma inibição da ECA (50% do controle) persiste por 2 a 3 dias. O enalapril e seu metabólito ativo são excretados na urina. A insuficiência renal e a ICC grave prolongam sua meia-vida; por isso, doses menores ou a substituição por benazepril é recomendada nesses pacientes. A disfunção hepática grave interfere na conversão do profármaco em enalaprilato ativo. Há uma forma injetável de enalaprilato, mas há poucos dados veterinários sobre o seu uso; esta forma não é bem absorvida após a administração oral.

Benazepril

O benazepril é metabolizado em sua forma ativa, benazeprilato. Apenas cerca de 40% de benazepril é absorvido após a administração oral, mas a alimentação não afeta a absorção. Após a administração oral, o pico de inibição de ECA ocorre em 2 horas em cães e gatos; seu efeito pode durar mais de 24 horas. Em gatos, doses de 0,25 a 0,5 mg/kg provocam 100% de inibição de ECA, que se mantém em mais de 90% por 24 horas e cai para cerca de 80% por 36 horas. O benazepril tem meia-vida inicial de 2,4 horas e meia-vida terminal de cerca de 29 horas em gatos. A administração repetida causa aumentos moderados em sua concentração plasmática. O benazepril é um dos inibidores da ECA preferidos em animais com doença renal. É eliminado igualmente na urina e na bile de cães. Em gatos, cerca de 85% são excretados nas fezes e apenas 15% na urina. De modo geral, é bem tolerado. O benazepril também pode retardar a deterioração da função renal em gatos com nefropatia.

Outros inibidores da enzima conversora de angiotensina

Outros inibidores da ECA usados em animais com insuficiência cardíaca são ramipril, imidapril, lisinopril e captopril. O ramipril é rapidamente absorvido e convertido em ramiprilato, embora sua biodisponibilidade seja bastante baixa (como o benazepril). O ramipril produz boa inibição da ECA em 1 a 2 horas; tem alta afinidade pela ECA e seu efeito inibidor pode durar cerca de 24 horas, apesar do *clearance* rápido de ramiprilato livre. As propriedades farmacocinéticas do ramipril não são significativamente alteradas por disfunção renal moderada. O imidapril tem eficácia comparável ao enalapril e ao benazepril. Parece ter meia-vida mais longa em cães, de cerca de 18 a 20 horas. A eliminação de ramipril e imidapril é feita pelo rim (cerca de 40%) e pelo fígado (60%). O captopril, o primeiro inibidor da ECA de uso clínico, contém um grupo sulfidrila, diferentemente do enalapril e de outros fármacos. Embora metabólitos dissulfetos possam inativar radicais livres, o significado clínico disso em animais com insuficiência cardíaca não foi esclarecido. O captopril é raramente usado, pois requer a administração mais frequente. Os efeitos hemodinâmicos são máximos em 1 a 2 horas após a administração oral e duram menos de 4 horas em cães. O captopril é excretado na urina. O lisinopril é um análogo lisínico do enalaprilato com efeitos inibidores diretos da ECA. Sua biodisponibilidade é de 25 a 50% e sua absorção não é afetada pela alimentação.

O efeito máximo é observado em 6 a 8 horas. A duração da inibição ECA parece longa, mas faltam informações mais específicas em animais. A administração uma vez ao dia tem sido realizada com aparente eficácia.

Bloqueadores de receptores de angiotensina

Os bloqueadores de receptores de angiotensina (BRAs) agem diretamente sobre receptores de angiotensina II do tipo I, em vez de reduzirem a produção de angiotensina II. Os agentes BRA são às vezes chamados "sartanas" (valsartana, losartana, telmisartana etc.). Em modelos experimentais de isquemia miocárdica e insuficiência cardíaca, o tratamento com BRAs reduziu o remodelamento, a fibrose e a disfunção ventricular, assim como os inibidores da ECA. Algumas evidências experimentais sugerem que a combinação de um BRA com um inibidor da ECA pode causar redução maior do remodelamento ventricular do que o tratamento isolado. No entanto, seu uso combinado não é defendido em seres humanos com insuficiência cardíaca. A experiência clínica com BRAs em cães e gatos com ICC é pequena, embora alguns estudos estejam em andamento. Não foi estabelecido se, ou em quais situações, um BRA deveria substituir (ou ser associado a) um inibidor da ECA no tratamento da ICC em cães e gatos.

Um novo medicamento combinado para tratamento da insuficiência cardíaca humana (Entresto, Novartis) incorpora valsartana, um BRA, e sacubitril, um inibidor de neprilisina (a enzima que degrada peptídeos natriuréticos). Em seres humanos com ICC e redução da contratilidade do miocárdio, essa combinação de fármacos reduziu a mortalidade e a internação em comparação ao enalapril. A experiência clínica com este agente em cães (e gatos) com ICC ainda é limitada.

AGENTES INOTRÓPICOS POSITIVOS
Pimobendana

A pimobendana (Vetmedin®) é chamada *inodilatadora* porque aumenta a contratilidade, além de causar vasodilatação sistêmica e pulmonar (ver Tabela 3.3). A pimobendana aumenta a sensibilidade das proteínas contráteis ao cálcio por aumentar a afinidade da proteína reguladora troponina C a Ca^{++}. Isso aumenta a contratilidade sem elevação da concentração livre de Ca^{++} e, portanto, o requerimento do miocárdio por O_2. Como um inibidor de fosfodiesterase III de derivado do benzimidazol, a pimobendana também retarda a degradação do cAMP e aumenta os efeitos adrenérgicos nos fluxos de Ca^{+++} e na contratilidade do miocárdio. É possível que tenha outros efeitos benéficos de modulação NH e ativação de citocinas pró-inflamatórias. Também tem algumas propriedades antitrombóticas, mas apenas em altas doses. As concentrações plasmáticas máximas ocorrem em até 1 hora após a administração oral. A biodisponibilidade é de cerca de 60% em cães, mas diminui na presença de alimentos; por isso, a administração pelo menos 1 hora antes da alimentação é às vezes recomendada. A pimobendana é altamente ligada a proteínas. A eliminação se dá, principalmente, por metabolismo hepático e excreção biliar. Há um metabólito ativo com efeito inibidor da fosfodiesterase III, que contribui para seus efeitos vasodilatadores sistêmicos e pulmonares. A administração simultânea de Ca^{++} ou betabloqueador pode diminuir o efeito inotrópico positivo da pimobendana. Efeitos adversos são incomuns, mas podem incluir anorexia, vômito ou diarreia.

A pimobendana melhora o estado clínico e a sobrevida de cães com ICC por CMD ou RM crônica, quando adicionado ao tratamento padrão. A pimobendana estar associada ao aumento da sobrevida em comparação aos inibidores da ECA em cães com ICC, embora sua combinação com um inibidor da ECA seja comum. A pimobendana não parece aumentar a frequência de arritmias ventriculares e morte súbita em cães com ICC. Hoje, a pimobendana também é recomendado no tratamento de cães com doença de valva mitral crônica pré-clínica (estágio B2) avançada, porque pode retardar o início da ICC, como mostra um grande estudo multinacional prospectivo (estudo Epic). Do mesmo modo, a pimobendana retardou o início da ICC e melhorou a sobrevida de Doberman Pinschers e Wolfhounds Irlandeses com CMD oculta. Acredita-se que, também, beneficie outros animais com deterioração progressiva da função do miocárdio. Há discordância quanto ao seu uso em gatos com ICC em estágio inicial causada por CMH; além disso, ela pode ser contraindicada na CMHO, como já observado. No entanto, a pimobendana é um componente recomendado no tratamento de gatos com ICC e cardiomiopatias dilatadas, restritivas e outras em estágio final.

Digoxina

A digoxina foi eclipsada pela pimobendana como medicamento inotrópico positivo oral. No entanto, a digoxina ainda é usada em alguns casos de CMD avançado e RM em estágio final como medicamento adjunto e é combinada à pimobendana para dar suporte à função miocárdica. A capacidade da digoxina de sensibilização dos barorreceptores e, assim, modulação da ativação NH, é provavelmente seu atributo mais importante em pacientes com insuficiência cardíaca. A digoxina tem apenas um modesto efeito inotrópico positivo e janela terapêutica; assim, deve ser administrada com cuidado e monitoramento. A digoxina é mais usada no controle da frequência cardíaca em cães com fibrilação atrial (FA); é moderadamente eficaz no retardo da condução AV. A digoxina também pode suprimir algumas outras arritmias supraventriculares (ver Capítulo 4). De modo geral, a digoxina é contraindicada na presença de doença do nó sinusal ou AV. Outras contraindicações são azotemia e taquiarritmias ventriculares (que podem ser exacerbadas); além disso, alguns fármacos podem potencializar os efeitos da digoxina. A digoxina é geralmente contraindicada em pacientes com CMH, especialmente aqueles com obstrução de saída ventricular. Hoje, quase nunca é usada em gatos, além de não ser útil em pacientes com doença pericárdica. Devido à sua possível toxicidade, as doses utilizadas são baixas e suas concentrações séricas devem ser monitoradas. As concentrações séricas desejadas ficam na faixa terapêutica de baixa a média.

A digoxina aumenta a contratilidade por ligação competitiva e inibição da bomba de Na^+, K^+-ATPase na membrana celular do miocárdio. O acúmulo intracelular de Na^+ promove a entrada de Ca^{++} pela troca de sódio e cálcio. No entanto, o efeito inotrópico da digoxina pode ser mínimo em células miocárdicas doentes com redução da liberação e recaptação diastólica de

Ca^{++}; assim, a digoxina pode predispor ao desenvolvimento de sobrecarga celular de Ca^{++}, retardo de pós-despolarizações e instabilidade elétrica.

Os efeitos antiarrítmicos da digoxina são mediados, principalmente, pelo aumento do tônus parassimpático no nó sinusal, no nó AV e nos átrios. Alguns efeitos diretos prolongam ainda mais o tempo de condução e o período refratário do nó AV. Isso causa desaceleração da frequência sinusal, a redução da taxa de resposta ventricular à FA e ao *flutter* atrial e a supressão de despolarizações atriais prematuras atrial. Embora algumas arritmias ventriculares possam ser suprimidas (provavelmente por aumento do tônus vagal), a digoxina pode ter efeitos arritmogênicos, em especial nos pacientes com insuficiência cardíaca.

O tratamento com digoxina começa com a administração oral de doses de manutenção. Caso um aumento mais rápido na concentração sérica seja importante, a dose de digoxina pode ser dobrada e administrada uma a duas vezes. No entanto, as doses de ataque podem gerar concentrações tóxicas. A administração por via intravenosa de digoxina em dose de ataque não é recomendada. De modo geral, a terapia medicamentosa intravenosa alternativa para taquicardia supraventricular é mais eficaz (ver Capítulo 4) e outros inotrópicos positivos (ver Boxe 3.1) são mais seguros e eficazes do que a digoxina para apoio imediato à contratilidade miocárdica.

A digoxina é bem absorvida após a administração oral e sofre metabolismo hepático mínimo; a absorção é de aproximadamente 60% na forma de comprimido e 75% como elixir. Compostos de caolim-pectina, antiácidos, alimentos e síndromes de má absorção diminuem a biodisponibilidade. Cerca de 27% do fármaco no soro são ligados a proteínas. A meia-vida sérica em cães varia de menos de 23 a mais de 39 horas; as concentrações terapêuticas no soro são alcançadas em 2 a 4,5 dias com administração a cada 12 horas. Em gatos, a meia-vida sérica é bastante variável, de cerca de 25 a mais de 78 horas; a administração oral crônica aumenta a meia-vida da digoxina. O elixir à base de álcool produz concentrações séricas aproximadamente 50% maiores de digoxina do que a forma em comprimido. No raro caso felino em que a digoxina pode ser útil, a administração a cada 48 horas produz concentrações séricas eficazes, com estado estacionário alcançado em cerca de 10 dias. Sua eliminação ocorre, principalmente, por filtração glomerular e secreção renal em cães, embora cerca de 15% sejam metabolizados pelo fígado. A eliminação renal e a eliminação hepática parecem igualmente importantes em gatos.

A concentração sérica de digoxina (e o risco de intoxicação) é maior em pacientes com insuficiência renal, devido à redução do *clearance* e do volume de distribuição. No entanto, não há correlação consistente entre o grau de azotemia e a concentração sérica de digoxina em cães. Doses menores e o monitoramento cuidadoso da concentração sérica de digoxina são recomendados em animais com doença renal.

A dose de digoxina e a concentração sérica são pouco correlacionadas em cães com insuficiência cardíaca. Como grande parte da digoxina é ligada ao músculo esquelético, animais com massa muscular reduzida ou caquexia, bem como aqueles com função renal comprometida, podem apresentar intoxicação com as doses habituais calculadas. A digoxina tem baixa solubilidade lipídica. A dose inicial deve ser baseada no peso corpóreo magro estimado do paciente, especialmente em animais obesos. O tratamento da intoxicação por digoxina é discutido mais adiante. A administração de doses conservadoras e o seu monitoramento das concentrações séricas são importantes para prevenção de intoxicações.

A medida da concentração sérica é recomendada 7 dias (ou 10 dias para gatos) após o início do tratamento com digoxina. Sua concentração sérica também deve ser medida após uma mudança de dose ou sempre que possíveis sinais de intoxicação forem observados. As amostras devem ser colhidas 8 (a 10) horas após a administração. A concentração sérica alvo é de 0,8 a 1,5 ng/mℓ. Se a concentração sérica for inferior a 0,8 ng/mℓ, a dose de digoxina pode ser aumentada em 25 a 30% e a determinação da concentração sérica é repetida na semana seguinte. Caso as concentrações séricas não possam ser medidas e houver suspeita de intoxicação, o tratamento deve ser interrompido. Se necessário, a digoxina pode ser reinstituída em metade da dose original depois de alguns dias.

Efeitos tóxicos da digoxina

A azotemia e a hipopotassemia predispõem à intoxicação por digoxina. Por isso, é importante monitorar a função renal e as concentrações séricas de eletrólitos durante o tratamento com digoxina. A hipopotassemia predispõe o paciente à intoxicação do miocárdio por permitir a maior ligação da digoxina à Na^+, K^+-ATPase de membrana; em contrapartida, a hiperpotassemia desloca o digitálico desses sítios de ligação. A hipercalcemia e a hipernatremia potencializam os efeitos inotrópicos e tóxicos da digoxina. O hipertireoidismo pode potencializar seus efeitos miocárdicos da digoxina, e a hipoxia sensibiliza o miocárdio aos seus efeitos tóxicos. Certos fármacos podem afetar as concentrações séricas de digoxina quando administrados de forma simultânea, como amiodarona, quinidina e verapamil. Diltiazem, prazosina, espironolactona e trianteneno podem aumentar a concentração sérica de digoxina. Fármacos que afetam as enzimas microssômicas hepáticas também podem influenciar o metabolismo da digoxina.

A intoxicação por digoxina é caracterizada por sinais GIs, miocárdicos e, às vezes, relacionados ao sistema nervoso central (SNC). O trato GI pode ser acometido antes do miocárdio. Dentre os sinais GIs estão anorexia, depressão, vômitos, borborigmos e diarreia. Alguns desses sinais GIs são causados por efeitos diretos da digoxina sobre os quimiorreceptores na área postrema do bulbo. Os sinais do SNC são depressão e desorientação.

Os efeitos tóxicos sobre o miocárdio podem causar taquiarritmias ventriculares ou supraventriculares, parada sinusal, bloqueio AV de segundo grau de Mobitz tipo I e ritmos juncionais. Esses efeitos podem ser observados antes de qualquer outro sinal e provocar colapso e morte, especialmente em animais com insuficiência miocárdica. Portanto, a prorrogação do intervalo PR no eletrocardiograma (ECG) ou os sinais de toxicidade GI não devem ser usados para orientar a administração progressiva de digoxina. A digoxina pode estimular a automaticidade espontânea das células miocárdicas por indução e potencialização das despolarizações tardias; estiramento celular, sobrecarga de cálcio e hipopotassemia aumentam esse efeito.

As concentrações tóxicas aumentam a automaticidade por elevação do tônus simpático do coração, enquanto os efeitos parassimpáticos da condução tardia e da alteração do período refratário facilitam o desenvolvimento de arritmias reentrantes. Em pacientes tratados com digoxina, o aparecimento de arritmias ventriculares ou taquiarritmias com alteração de condução deve levar à suspeita de intoxicação.

O tratamento da intoxicação por digoxina depende de suas manifestações. Os sinais GIs geralmente respondem à interrupção do tratamento e à correção de anomalias de fluidos ou eletrólitos. Os distúrbios de condução AV se resolvem após a interrupção do tratamento, embora a administração de anticolinérgicos possa ser necessária. A lidocaína é usada para tratamento de taquiarritmias ventriculares induzidas por digoxina, porque pode suprimir as arritmias causadas por reentrada e pós-despolarizações tardias, com pouco efeito sobre a frequência sinusal e condução AV. Um betabloqueador pode ajudar a controlar as taquiarritmias ventriculares que não respondem apenas à lidocaína, mas não é usado na presença de um bloqueio de condução AV. A fenitoína (difenil-hidantoína) é um agente antiarrítmico alternativo, raramente usado em cães com taquiarritmias ventriculares induzidas por digoxina, que pode ser administrado caso a lidocaína seja ineficaz (ver Capítulo 4).

Se a concentração sérica de potássio for inferior a 4 mEq/ℓ, a suplementação de potássio por via IV deve ser realizada. A suplementação de magnésio também pode auxiliar a supressão de arritmias; o $MgSO_4$ tem sido usado em dose de 25 a 40 mg/kg em *bolus* IV lento, seguido de infusão da mesma dose ao longo de 12 a 24 horas. Nos pacientes com insuficiência cardíaca, a fluidoterapia para correção da desidratação e maximização da função renal deve ser feita com cuidado e em volumes conservadores. A quinidina não deve ser administrada, porque aumenta a concentração sérica de digoxina. A administração oral de colestiramina, uma resina ligante de esteroides, logo após a administração acidental excessiva de digoxina é útil, porque o fármaco sofre circulação êntero-hepática mínima. Um preparado de fragmentos ligantes de antígenos específicos de digoxina (digoxina imune Fab), derivados de anticorpos antidigoxina ovina, é ocasionalmente utilizado nos casos de superdosagem de digoxina; o complexo fragmento Fab-digoxina inativa os efeitos da digoxina e depois é excretado pelos rins.

OUTROS VASODILATADORES

Os vasodilatadores podem afetar arteríolas e/ou vasos de capacitância venosa (vasodilatadores "equilibrados"). Os dilatadores arteriolares relaxam o músculo liso arteriolar e, assim, diminuem a resistência vascular sistêmica e a pós-carga no VE. Em pacientes com RM, os dilatadores arteriolares diminuem o gradiente de pressão sistólica pela valva mitral, reduzem o fluxo regurgitante e aumentam o fluxo para a aorta. O menor fluxo regurgitante pode diminuir a pressão no AE, a congestão pulmonar e, talvez, o tamanho do AE. Os vasodilatadores arteriolares são usados na insuficiência cardíaca avançada associada à RM e, às vezes, à CMD e combinados aos inibidores da ECA e outros fármacos para maior redução da pós-carga.

A terapia vasodilatadora arteriolar (ou mista) começa com doses baixas para evitar hipotensão e taquicardia reflexa. A redução simultânea da dose de diurético pode ser aconselhável. O monitoramento de sinais de hipotensão é muito importante. O ideal é que a pressão arterial seja medida várias vezes, por diversas horas após o início da terapia ou aumento da dose. A titulação da dose até a pressão arterial média de 70 a 80 mmHg tem sido sugerida como objetivo terapêutico; no entanto, pressões sistólicas inferiores a 90 e 100 mmHg devem ser evitadas. A pO_2 venosa acima de 30 mmHg (de uma veia jugular de fluxo livre), como forma de indicação da redução da extração tecidual de oxigênio, também pode orientar a titulação da dose. Os sinais clínicos de hipotensão induzida por fármacos são fraqueza, letargia, taquicardia e má perfusão periférica. A dose de vasodilatador pode ser aumentada por titulação, se necessário, com monitoramento da hipotensão a cada elevação da dose.

Os venodilatadores relaxam as veias sistêmicas, aumentam a capacitância venosa, diminuem as pressões de enchimento cardíaco (pré-carga) e reduzem a congestão pulmonar. São mais usados na ICC aguda.

Hidralazina

A hidralazina provoca relaxamento direto do músculo liso arteriolar, caso o endotélio vascular esteja intacto, mas tem pouco efeito sobre o sistema venoso. A hidralazina reduz a pressão arterial, melhora o edema pulmonar e aumenta a tensão de oxigênio na veia jugular (talvez por aumento do débito cardíaco) em cães com RM e insuficiência cardíaca. A indicação mais comum da hidralazina é a ICC aguda e grave por RM, quando o uso de nitroprussiato é impraticável. A hidralazina pode causar taquicardia reflexa grave. Nesse caso, sua dose deve ser reduzida. A hidralazina pode contribuir para a maior resposta NH em pacientes com insuficiência cardíaca, o que a torna menos desejável do que os inibidores da ECA para uso crônico.

A hidralazina tem início de ação mais rápido do que o anlodipino. Seu efeito é máximo em 3 horas e dura até 12 horas. A administração de hidralazina com alimentos diminui a biodisponibilidade em mais de 60%. Há também um extenso metabolismo hepático de primeira passagem. No entanto, o aumento das doses satura esse mecanismo e aumenta a biodisponibilidade em cães. As precauções gerais para a instituição e titulação do tratamento foram descritas na seção anterior.

A hipotensão é o efeito adverso mais comum da hidralazina. Problemas GIs também podem ocorrer e exigir a interrupção do tratamento. Doses altas têm sido associadas a uma síndrome semelhante ao lúpus em seres humanos, mas isso não foi relatado em animais.

Anlodipino

Esta di-hidropiridina bloqueadora de canais de Ca^{++} de tipo L tem a vasodilatação periférica como sua principal ação. O anlodipino tem pouco efeito na condução AV. Além de ser usado no tratamento da hipertensão em gatos e, às vezes, em cães (ver Capítulo 11), é uma terapia aditiva para a insuficiência cardíaca de estágio C (e estágio D) avançada. Em cães que não toleram inibidores da ECA, o anlodipino pode ser combinado a um nitrato.

A biodisponibilidade oral de anlodipino é boa. Sua ação é prolongada (pelo menos 24 horas em cães). O pico de concentração plasmática é atingido em 3 a 8 horas; a meia-vida é de cerca de 30 horas. As concentrações plasmáticas aumentam com o tratamento a longo prazo. O efeito máximo é observado mais de 4 a 7 dias após o início do tratamento em cães. O anlodipino é metabolizado no fígado e eliminado na urina e nas fezes. Devido ao longo tempo necessário para atingir o efeito máximo, recomenda-se a administração de doses baixas e monitoramento semanal da pressão arterial durante as titulações. Uma dose inicial de 0,05 a 0,1 mg/kg VO a cada (12 a) 24 horas é sugerida para maior redução da pós-carga em cães submetidos a outro tratamento para a insuficiência cardíaca. A administração crônica de anlodipino (por ≥ 5 meses) tem sido associada ao desenvolvimento de hiperplasia gengival em um pequeno número de cães em tratamento por doença valvar degenerativa crônica; a hiperplasia parece se resolver após a interrupção do uso.

Prazosina

A prazosina é um bloqueador seletivo de receptores α_1 em paredes arteriais e venosas. É raramente usada no tratamento crônico da ICC, devido ao desenvolvimento de tolerância ao longo do tempo; além disso, a dose em cápsulas não é conveniente para animais pequenos. Há poucos estudos clínicos controlados em cães. A hipotensão, especialmente após a primeira administração, é o efeito adverso mais comum. A prazosina é menos associada à taquicardia do que hidralazina, porque os receptores α_2, importantes no controle de *feedback* da liberação de norepinefrina, não são bloqueados.

Nitratos

Os nitratos atuam como venodilatadores (embora a administração por via intravenosa de nitroprussiato tenha efeitos vasodilatadores mistos). São metabolizados nos músculos vasculares lisos para produção de NO, um mediador indireto da vasodilatação. A pomada de nitroglicerina e o dinitrato de isossorbida são ocasionalmente usados no tratamento da ICC crônica, combinados à terapia padrão para a ICC refratária ou associados à hidralazina ou anlodipino em animais que não toleram inibidores da ECA. Os nitratos afetam a redistribuição de sangue em seres humanos, mas há poucos estudos em cães, em especial sobre a VO no tratamento da ICC. O metabolismo hepático de primeira passagem é extenso e a eficácia dos nitratos orais é questionável. A nitroglicerina (2%) em pomada é aplicada na pele. Preparados autoadesivos de liberação sustentada podem ser utilizados, mas não foram sistematicamente avaliados em animais de pequeno porte. Há relatos informais de sucesso do tratamento com *patches* transdérmicos (sistema transdérmico de nitroglicerina em dose de 0,2 mg/h [5 mg/24 horas]), aplicados durante 12 horas por dia em cães grandes. Doses altas, aplicação frequente ou formulações de longa duração são mais associadas à tolerância ao medicamento. Não se sabe se o tratamento intermitente (com intervalos livres de fármacos) impede o desenvolvimento de tolerância ao nitrato em cães e gatos. O dinitrato e o mononitrato de isossorbida são os nitratos administrados por via oral. Sua eficácia em cães é desconhecida. São ocasionalmente usados na insuficiência cardíaca refratária (estágio D) ou combinados a um dilatador arteriolar em pacientes intolerantes a inibidores da ECA.

CONSIDERAÇÕES DIETÉTICAS

Uma dieta de boa qualidade, com teor adequado de calorias e proteínas e restrição moderada de sal, é recomendada para a maioria dos pacientes com insuficiência cardíaca crônica. A perda progressiva de peso pode ser problemática, em especial com o avanço da insuficiência cardíaca e, por isso, a palatabilidade da dieta e seu teor calórico são importantes. A restrição proteica não é recomendada a menos que haja doença renal simultânea. A insuficiência cardíaca pode interferir na capacidade renal de excreção de sódio e água. Portanto, recomenda-se a restrição moderada do sal dietético para ajudar a controlar o acúmulo de fluidos. No entanto, a baixa ingestão de sal pode aumentar a ativação do SRAA. Não está claro se a menor ingestão de sal é necessária antes do desenvolvimento de ICC; no entanto, no mínimo, o não oferecimento de alimentos para humanos ou guloseimas com alto teor de sal é prudente. Dentre os alimentos com alta quantidade de sal estão carnes processadas, enlatados (peixes, legumes, sopa), queijo, pães, salgadinhos processados e muitos petiscos para cães.

Um grau moderado de restrição de sal implica uma ingestão de sódio de cerca de 30 mg/kg/dia (cerca de 0,06% de sódio em rações úmidas ou 210 a 240 mg/100 g de rações secas). Embora as dietas para animais idosos ou com doença renal geralmente apresentem esse nível de sal, sua restrição proteica é uma desvantagem em muitos casos. A suplementação proteica (como ovos cozidos ou frango cozido) é uma estratégia. Existem outras dietas comerciais com baixo teor de sal, quantidade adequada de proteínas e suplementação de ácido graxo ômega-3 (inclusive Royal Canin Veterinary Diet Canine Early Cardiac®, Hill's Prescription Diet j/d®, Purina Veterinary Diets JM Joint Mobility ou Purina's CV Cardiovascular Feline Formula®);[c] uma boa fonte de mais informações e atualizações pode ser encontrada em www.tufts.edu/vet/heartsmart. Dietas cardíacas específicas (como a Hill's Prescription Diet h/d®) geralmente têm maior restrição de sódio (p. ex., 13 mg de sódio/kg/dia, ou cerca de 90 a 100 mg de sódio/100 g de ração seca ou 0,025% de sódio na ração úmida), mas também pode apresentar maior restrição proteica. Embora possa auxiliar o tratamento da ICC refratária, outra fonte de proteína talvez seja necessária. A maior restrição de sódio (p. ex., 7 mg/kg/dia) pode exacerbar a ativação NH e contribuir para a hiponatremia. Existem dietas caseiras com baixo teor de sal, mas talvez seja difícil oferecer o teor necessário de vitaminas e minerais.

As alterações alimentares devem ser instituídas de forma gradual e na ausência de ICC aguda; por exemplo, misture o alimento novo ao antigo em uma proporção de 1:3 ou 1:4 por vários dias e depois aumente gradualmente a proporção da nova dieta por 1 semana ou mais até oferecer apenas o novo alimento. A água potável de algumas regiões pode conter altas concentrações de sódio. Isso pode ser importante em animais com ICC em

---

[c] N.R.T.: Desses produtos, apenas o último não é regularmente comercializado no Brasil.

estágio final de difícil controle. A água não tratada ou (nos locais em que a água do abastecimento público contém > 150 partes por milhão [ppm] de sódio) a água destilada pode ser recomendada para diminuir ainda mais a ingestão de sal. A suplementação de nutrientes específicos é importante em alguns casos (ver discussão posterior).

A inapetência é um problema comum na insuficiência cardíaca avançada, embora as necessidades de energia sejam maiores. Fadiga, aumento do esforço respiratório, azotemia, efeitos adversos de medicamentos (inclusive a toxicidade da digoxina) e a baixa palatabilidade da dieta podem contribuir para a redução do apetite. Ao mesmo tempo, a má perfusão esplâncnica, o edema intestinal e pancreático e a linfangiectasia intestinal secundária podem reduzir a absorção de nutrientes e promover a perda de proteínas na ICC avançada. Isso pode levar ao desenvolvimento de hipoalbuminemia e redução da função imunológica. Esses fatores, bem como a disfunção renal ou hepática, também podem alterar a farmacocinética de certos fármacos.

Dentre as estratégias que podem ajudar a melhorar o apetite, estão o aquecimento dos alimentos para melhorar seu sabor, a adição de pequenas quantidades de alimentos humanos mais palatáveis (p. ex., carnes ou molhos não salgados, sopa de baixo teor de sódio) ou rações úmidas com baixo teor de sódio para gatos. O uso de um substituto do sal (KCl) ou alho em pó, a alimentação manual e o oferecimento de pequenas quantidades de alimento várias vezes por dia também podem ajudar. Em alguns casos, um medicamento com propriedades estimulantes do apetite (como mirtazapina ou capromorelina, ou cipro-heptadina para gatos) pode ajudar, embora seus efeitos em pacientes com ICC não sejam bem relatados.

A caquexia cardíaca é a síndrome da perda muscular e adiposa progressiva associada à ICC crônica avançada. O aumento dos requerimentos energéticos, as anomalias metabólicas e a redução da ingestão de alimentos são fatores contribuintes. A caquexia cardíaca é geralmente identificada somente após o desenvolvimento de ICC e fica mais evidente em casos de insuficiência cardíaca mais crônica e refratária. É mais observada em cães do que em gatos, em especial naqueles com sinais de ICC do lado direito e/ou CMD. A perda muscular sobre a coluna vertebral e a região glútea tende a ser vista primeiro. A perda de massa corpórea magra causa fraqueza e fadiga; a massa cardíaca também pode ser afetada. Acredita-se que a caquexia cardíaca seja um mau fator preditivo de sobrevida. Também está associada à redução da função imunológica em seres humanos. A patogênese da caquexia cardíaca envolve múltiplos fatores, em especial citocinas pró-inflamatórias, TNF-α e interleucina-1. Essas substâncias suprimem o apetite e promovem o hipercatabolismo. A suplementação dietética com óleos de peixe, que são ricos em ácidos graxos ômega-3 (ácido eicosapentaenoico [EPA] e ácido docosaexaenoico [DHA]), pode reduzir a produção de citocinas e melhorar a função endotelial; além disso, parece ter efeitos antiarrítmicos, entre outros benefícios. As doses orais sugeridas são de 40 mg/kg/dia de EPA e 25 mg/kg/dia de DHA. O óleo de peixe de venda livre, com 180 mg de EPA e 120 mg de DHA por cápsula de 1 g, pode ser administrado em dose de 1 cápsula por 4,5 kg de peso corpóreo por dia. Há vários suplementos veterinários de óleo de peixe. O óleo de fígado de bacalhau e o óleo de semente de linhaça não são recomendados para suplementação de ômega-3.

Os animais com doenças cardíacas podem se beneficiar de uma dieta de redução de peso. A obesidade aumenta as demandas metabólicas do coração e expande o volume sanguíneo. A interferência mecânica com a respiração promove hipoventilação, o que pode contribuir para o *cor pulmonale* e complicar a doença cardíaca preexistente. No entanto, animais com insuficiência cardíaca e peso ligeiramente acima do normal, ou ainda que ganham ou mantêm o peso, podem ter uma vantagem de sobrevida.

Taurina

A taurina é um nutriente essencial para gatos. A deficiência prolongada causa insuficiência miocárdica e outras anomalias (ver Capítulo 8). A maioria das rações para gatos apresenta boa suplementação de taurina, o que reduziu significativamente a prevalência de CMD resistente a ela em gatos. No entanto, as concentrações de taurina devem ser medidas em gatos diagnosticados com CMD, porque a dieta de alguns animais ainda pode ser deficiente. Os gatos com deficiência dessa substância recebem suplementos orais (com 250 a 500 mg) duas vezes por dia.

Alguns cães com CMD parecem apresentar deficiência de taurina e/ou L-carnitina, em especial Cocker Spaniels Americanos (ver Capítulo 7). Cães que recebem dietas com restrição proteica ou vegetarianas podem apresentar deficiência de taurina e alguns desenvolvem evidências de CMD. A suplementação de taurina em cães com menos de 25 kg é de 500 a 1.000 mg a cada 8 horas; para cães de 25 a 40 kg, a dose é de 1 a 2 g a cada 8 a 12 horas. A maioria dos Cocker Spaniels Americanos com deficiência de taurina parece também precisar de L-carnitina.

L-carnitina

Embora a deficiência de carnitina tenha sido identificada em Boxers e Doberman Pinschers com CMD, sua prevalência é considerada baixa e o número de cães acometidos que responde à sua suplementação de carnitina é ainda menor. No entanto, um período experimental de suplementação (em uma dose maior) talvez valha a pena. Depois de pelo menos 4 meses, a reavaliação por ecocardiograma é feita para detecção da melhora funcional do VE. Cães que recebem suplementação de L-carnitina podem apresentar um odor peculiar.

A dose mínima efetiva de L-carnitina não é conhecida; pode variar conforme o tipo de deficiência presente. Várias doses foram sugeridas, inclusive de 50 a 100 mg/kg VO a cada 8 a 12 horas para deficiência sistêmica ou 200 mg/kg a cada 8 horas para deficiência miopática. Outros administram 1 g de carnitina oral a cada 8 horas para cães com menos de 25 kg e 2 g a cada 12 horas para cães entre 25 e 40 kg. Meia colher de chá de L-carnitina pura em pó equivale a 1 g. Tanto a taurina quanto a L-carnitina podem ser misturadas aos alimentos para facilitar a administração.

Outros suplementos

O papel de outros suplementos alimentares não é claro. O estresse oxidativo e o dano mediado por radicais livres provavelmente participam da patogênese da disfunção miocárdica.

O aumento da concentração circulante de citocinas na insuficiência cardíaca pode promover o estresse oxidativo. Embora a suplementação com vitamina C tenha um efeito benéfico na função endotelial, o papel das vitaminas antioxidantes em animais com ICC não foi esclarecido. A coenzima Q-10 é um antioxidante e cofator envolvido na produção celular de energia. Há controvérsias quanto a seu benefício; doses de 30 (a 90) mg VO a cada 12 horas têm sido usadas em cães com efeito incerto.

Betabloqueadores em pacientes com insuficiência cardíaca

Os betabloqueadores devem ser usados com cautela, especialmente em animais com insuficiência do miocárdio, devido ao seu efeito inotrópico negativo. Seu principal papel é no tratamento de certas arritmias, como a FA, e, às vezes, taquiarritmias ventriculares (ver Capítulo 4). Embora o uso crônico de alguns betabloqueadores possa melhorar a função cardíaca e reduzir o remodelamento ventricular patológico e a mortalidade em humanos com insuficiência cardíaca, um benefício clínico semelhante da administração crônica de betabloqueadores em baixa dose não foi comprovado em cães ou gatos. Atualmente, os betabloqueadores não são recomendados como parte do tratamento combinado de rotina para a insuficiência cardíaca crônica, exceto para controle do ritmo cardíaco ou da frequência cardíaca. O monitoramento cuidadoso é importante devido à possibilidade de descompensação, bradicardia e hipotensão, exigindo a redução da dose ou a interrupção do tratamento com betabloqueador.

DISFUNÇÃO DIASTÓLICA CRÔNICA

A furosemida continua a ser administrada por via oral em pacientes com ICC por CMH e outras causas de disfunção diastólica. O objetivo é a redução gradual para a menor dose e frequência eficaz no controle do edema. A administração de um inibidor da ECA é considerada benéfica na maioria dos casos e é instituída durante a transição para o tratamento crônico, se não antes. A terapia antiplaquetária é recomendada em gatos (ver Capítulo 12). Alguns gatos parecem se beneficiar da pimobendana, em especial aqueles com doença avançada ou redução da função sistólica (ver discussão anterior). A espironolactona também pode ser útil como terapia adjunta, principalmente nos casos com derrame pleural recorrente. A administração de diltiazem ou betabloqueador não é recomendada rotineiramente na maioria dos gatos com ICC por CMH, porque sua eficácia não foi estabelecida e seu efeito a longo prazo é questionável. No entanto, o diltiazem ou um betabloqueador pode ser indicado na terapia antiarrítmica (ver Capítulo 4). O uso de ivabradina (um inibidor de corrente de marca-passo [I_f]) para o controle da frequência cardíaca pode vir a ser útil, melhorando o tempo de enchimento diastólico; sua recomendação específica requer maior experiência clínica.

REAVALIAÇÃO E MONITORAMENTO

A educação do proprietário é importante para o tratamento a longo prazo da insuficiência cardíaca crônica. Uma boa compreensão da doença subjacente do paciente, dos sinais de insuficiência cardíaca e dos possíveis efeitos adversos de cada medicamento aumentam a adesão ao tratamento e a probabilidade de identificação precoce de complicações. O monitoramento domiciliar da FRR (idealmente durante o sono) é muito importante no controle do edema pulmonar em animais com insuficiência cardíaca crônica. Mesmo antes do início da ICC, quando o paciente ainda apresenta a doença do estágio B, os autores recomendam a avaliação da FRR pelos proprietários, para que fiquem confortáveis com a técnica e estabeleçam a FRR basal do animal (Boxe 3.2). As FRRs de animais normais no ambiente doméstico geralmente são 30 movimentos por minuto (mpm) ou menos. Muitas vezes, o aumento persistente (de ≥ 20% acima do valor basal normal) da FRR é o primeiro sinal de descompensação da insuficiência cardíaca. FRRs acima de 40 mpm são normalmente associadas a edema pulmonar de importância clínica. Isso ocorre porque o edema pulmonar aumenta a rigidez pulmonar; as respirações mais rápidas e menos profundas reduzem o trabalho de ventilação de pulmões mais rígidos. O monitoramento da frequência cardíaca sem perturbar o descanso ou o sono do animal é mais difícil. No entanto, nos casos em que isso pode ser feito, o aumento persistente da frequência cardíaca em repouso geralmente acompanha a elevação do tônus simpático da ICC descompensada.

Além do monitoramento domiciliar, exames periódicos são importantes por causa do possível desenvolvimento de complicações. As consultas podem ser repetidas em alguns dias a cada 4 meses ou mais, dependendo da gravidade da doença cardíaca e estabilidade do paciente. Todos os medicamentos e seus horários de administração devem ser revistos a cada consulta. Questione o proprietário sobre a FRR do paciente, dieta, apetite, atividade e resistência e se há algum problema com a administração dos medicamentos e necessidade de novas prescrições.

 BOXE 3.2

Instruções para monitoramento da frequência respiratória em repouso pelo proprietário.

> Com o animal dormindo calmamente (ou quase dormindo) e sem tocá-lo ou perturbá-lo, conte o número de respirações durante um período de 15 s. (Ver a movimentação do tórax.)
>
> Multiplique este número por 4 para obter o número de respirações por minuto.
>
> Guarde esse número, marcando-o em um calendário ou diário, ou registre-o em um aplicativo para celular de monitoramento de frequência respiratória.
>
> Na maioria dos cães e gatos com pulmões normais, a frequência respiratória em repouso é de < 30 movimentos por minuto (mpm); em alguns, é < 20 mpm.
>
> Depois de determinar a frequência respiratória em repouso basal normal do seu animal, continue monitorando-a de maneira periódica.
>
> O aumento persistente da frequência respiratória em repouso em mais de 20% acima do basal (e, em especial, caso fique superior a 40 mpm) pode ser um indicador precoce de congestão (fluido) nos pulmões; entre em contato com seu veterinário.

Um exame físico minucioso (ver Capítulo 1) deve ser feito a cada avaliação. Dependendo do estado do paciente, exames adicionais podem incluir aferição da pressão arterial, radiografia torácica, bioquímica sérica, ECG em repouso ou ambulatorial e ecocardiograma. A determinação das concentrações séricas de eletrólitos, creatinina e ureia é geralmente solicitada a cada consulta. O desequilíbrio eletrolítico (em especial hipopotassemia ou hiperpotassemia, hipomagnesemia e, às vezes, hiponatremia) pode ser causado pelo uso de diuréticos ou inibidores da ECA e pela restrição de sal. A inapetência, assim como os diuréticos de alça, podem promover hipopotassemia; no entanto, os suplementos de potássio não devem ser usados sem documentação da hipopotassemia, principalmente durante o tratamento com inibidores da ECA e espironolactona. A concentração sérica de magnésio não reflete com precisão as reservas corpóreas totais; no entanto, a suplementação pode ser benéfica em animais que desenvolvem arritmias ventriculares ao receber furosemida e digoxina. A hiponatremia em pacientes com ICC grave é causada pela incapacidade de excreção de água livre (hiponatremia por diluição), e não por um déficit corpóreo total de sódio. Essa hiponatremia pode ser difícil de corrigir e é considerada um sinal de mau prognóstico. Em alguns casos, a redução da dose de furosemida e/ou outro diurético, a adição/aumento cuidadoso de um vasodilatador arteriolar (para melhora da perfusão renal) ou o aumento do suporte inotrópico (com dose maior de pimobendana ou adição de outro inotrópico) pode melhorar a concentração de Na^+. No entanto, o monitoramento é necessário para evitar o agravamento da congestão, hipotensão e outros possíveis efeitos adversos.

Muitos fatores podem exacerbar os sinais de insuficiência cardíaca, inclusive esforço físico, infecção, anemia, administração de fluidos (excesso de volume ou sódio), dieta com alto teor de sal ou indiscrição dietética, administração errática de medicamentos, dose de medicamentos inadequada para a gravidade da doença, desenvolvimento de arritmias cardíacas, estresse ambiental (como calor, umidade, frio, fumaça), desenvolvimento ou agravamento de doença extracardíaca simultânea e progressão da doença cardíaca subjacente (inclusive ruptura de cordas tendíneas, hipertensão pulmonar secundária à insuficiência cardíaca direita e laceração do AE). Episódios repetidos de insuficiência congestiva aguda e descompensada, às vezes com necessidade de internação e diurese intensiva, são relativamente comuns em pacientes com insuficiência cardíaca progressiva crônica.

ESTRATÉGIAS PARA TRATAMENTO DA INSUFICIÊNCIA CARDÍACA CONGESTIVA RECORRENTE OU REFRATÁRIA

É importante ter certeza da administração adequada das terapias padrão para insuficiência cardíaca em estágio C a pacientes com ICC recorrente e descompensada. Em cães, em especial naqueles com RM crônica ou CMD, o tratamento é feito com furosemida (aproximadamente 2 mg/kg a cada 8 a 12 horas), pimobendana (0,2 a 0,3 mg/kg a cada 12 horas) e um inibidor da ECA (enalapril ou benazepril, 0,5 mg/kg a cada 12 horas); a espironolactona (2 mg/kg a cada 24 horas) também pode ser usada. A princípio, os episódios recorrentes de ICC tendem a responder a uma dose maior de furosemida e/ou pimobendana (passando a cada 8 horas ± maior dose; ver texto a seguir). A função renal e os eletrólitos devem ser avaliados; em última análise, o aumento da dose de furosemida é limitado principalmente pela função renal. Caso o inibidor da ECA seja administrado apenas uma vez por dia, aumente-o para cada 12 horas, a menos que não tolerado. Adicione espironolactona se ainda não estiver sendo administrada. Animais com insuficiência cardíaca avançada tendem a apresentar arritmias, que podem precipitar sinais congestivos. É importante caracterizar o tipo e a gravidade da arritmia para orientar o tratamento. O tratamento antiarrítmico eficaz pode ajudar a controlar os sinais de ICC. Na FA, o tratamento é ajustado para manter a frequência cardíaca de até 140 ou 150 bpm no hospital ou entre 80 e 110 bpm em casa (p. ex., com aumento gradual na dose de diltiazem e uso da concentração sérica de digoxina para otimizar a dose administrada; ver mais informações no Capítulo 4). O encaminhamento a um cardiologista veterinário ou internista com vasta experiência no tratamento de ICC é incentivado em pacientes com doença cardíaca avançada e ICC. A consulta especializada pode ajudar a caracterizar ainda mais o estado cardíaco do paciente e quaisquer fatores complicadores, otimizar o tratamento e dar suporte ao cuidado contínuo do paciente. A insuficiência cardíaca refratária, em estágio D, é determinada pela necessidade de mais de 8 a 12 mg/kg/dia de furosemida para controle do edema, apesar de outra terapia padrão de insuficiência cardíaca previamente delineada. O edema pulmonar agudo que requer internação é tratado como descrito no Boxe 3.1. Há outras estratégias para o manejo crônico da ICC; de modo geral, são instituídas uma de cada vez (não necessariamente na ordem apresentada) para que sua eficácia possa ser avaliada. Como sempre, o tratamento deve ser adaptado para as necessidades do paciente. A maior redução de pós-carga (anlodipino ou hidralazina) pode ser útil em cães com RM e, às vezes, CMD; comece com doses baixas e gradualmente aumente-as por titulação conforme necessário, enquanto monitora a pressão arterial. Vasodilatadores arteriolares não são recomendados a gatos com CMH ou cães com obstrução fixa de saída ventricular (p. ex., estenose subaórtica). A frequência de administração de pimobendana pode ser aumentada para a cada 8 horas ou a dose pode passar para 0,4 a 0,5 mg. Na maioria dos gatos com ICC refratária, a pimobendana pode ser adicionada à terapia ou ser administrada em dose maior.

Em cães com hipertensão pulmonar grave e episódios de colapso ou sinais de ICC do lado direito, a adição de sildenafila (1 a 2 mg/kg a cada 12 horas VO) pode reduzir os sinais clínicos. A modificação da terapia diurética pode ser útil em cães que precisam de doses muito altas de furosemida. A torasemida pode substituir a furosemida, começando com uma dose diária total (mg) de $\frac{1}{12}$ a $\frac{1}{10}$ da dose total de furosemida administrada por dia. Outra estratégia, na ausência de torasemida, é a adição de um terceiro diurético (tiazida) à furosemida e espironolactona; no entanto, a dose deve ser muito conservadora e é preciso prestar muita atenção à função renal e aos eletrólitos devido ao possível desenvolvimento rápido de alterações graves. A digoxina, caso ainda não usada e não contraindicada, pode dar maior suporte inotrópico e ainda sensibiliza os barorreceptores. Uma restrição mais rigorosa do sal dietético pode ser tentada; no entanto, é importante estimular o apetite do paciente e a ingestão alimentar. Cães sem edema pulmonar com tosse seca persistente associada à broncomalácia e/ou compressão de brônquios principais por aumento de volume grave do AE podem ser tratados com antitussígeno. Nos cães com doença simultânea das vias respiratórias, um broncodilatador também pode ser útil desde que não provoque taquiarritmias.

Leitura sugerida

Fisiopatologia da insuficiência cardíaca

Cunningham SM, Rush JE, Freeman LM. Systemic inflammation and endothelial dysfunction in dogs with congestive heart failure. *J Vet Intern Med*. 2012;26:547–557.

Freeman LM, et al. Antioxidant status and biomarkers of oxidative stress in dogs with congestive heart failure. *J Vet Intern Med*. 2005;19:537–541.

Mochel JP, Danhof M. Chronobiology and pharmacologic modulation of the renin-angiotensin-aldosterone system in dogs: what have we learned? *Rev Physiol Biochem Pharmacol*. 2015;169:43–69.

Scollan KF, Sisson DD. Pathophysiology of heart failure. In: Ettinger SJ, Feldman EC, Cote E, eds. *Textbook of veterinary internal medicine*. 8th ed. St. Louis: Elsevier; 2017:1153–1163.

Spratt DP, et al. Cardiac troponin I: evaluation of a biomarker for the diagnosis of heart disease in the dog. *J Small Anim Pract*. 2005;46:139–145.

Tidholm A, Haggstrom J, Hansson K. Vasopressin, cortisol, and catecholamine concentrations in dogs with dilated cardiomyopathy. *Am J Vet Res*. 2005;66:1709–1717.

Tratamento da insuficiência cardíaca

Adin DB, et al. Intermittent bolus injection versus continuous infusion of furosemide in normal adult greyhound dogs. *J Vet Intern Med*. 2003;17:632–636.

Atkins C, et al. Guidelines for the diagnosis and treatment of canine chronic valvular heart disease. (ACVIM Consensus Statement). *J Vet Intern Med*. 2009;23:1142–1150.

Atkins CE, et al. Results of the veterinary enalapril trial to prove reduction in onset of heart failure in dogs chronically treated with enalapril alone for compensated, naturally occurring mitral valve insufficiency. *J Am Vet Med Assoc*. 2007;231:1061–1069.

Bernay F, et al. Efficacy of spironolactone on survival in dogs with naturally occurring mitral regurgitation caused by myxomatous mitral valve disease. *J Vet Intern Med*. 2010;24:331–341.

Bonagura JB, Lehmkuhl LB, de Morais HA. Fluid and diuretic therapy in heart failure. In: DiBartola SP, eds. *Fluid, electrolyte, and acid-base disorders in small animal practice*. 4th ed. St Louis: Elsevier Saunders; 2012:514.

Boswood A, et al. Effect of pimobendan in dogs with preclinical myxomatous mitral valve disease and cardiomegaly: the EPIC study—a randomized clinical trial. *J Vet Intern Med*. 2016;30:1765–1779.

Boyle KL, Leech E. A review of the pharmacology and clinical uses of pimobendan. *J Vet Emerg Crit Care*. 2012;22:398–408.

Chetboul V, et al. Comparative adverse cardiac effects of pimobendan and benazepril monotherapy in dogs with mild degenerative mitral valve disease: a prospective, controlled, blinded, and randomized study. *J Vet Intern Med*. 2007;21:742–753.

Edwards TH, et al. Outcome of positive-pressure ventilation in dogs and cats with congestive heart failure: 16 cases (1992-2012). *J Vet Emerg Crit Care*. 2014;24:586–593.

Esposito CT, et al. Spironolactone improves the arrhythmogenic substrate in heart failure by preventing ventricular electrical activation delays associated with myocardial interstitial fibrosis and inflammation. *J Cardiovasc Electrophysiol*. 2013;24:806–812.

Freeman LM. Cachexia and sarcopenia: emerging syndromes of importance in dogs and cats. *J Vet Intern Med*. 2012;26:3–17.

Freeman LM. Beneficial effects of omega-3 fatty acids in cardiovascular disease. *J Small Anim Pract*. 2010;51:462–470.

Freeman LM, Rush JE. Nutritional management of heart disease. In: Ettinger SJ, Feldman EC, Cote E, eds. *Textbook of veterinary internal medicine*. 8th ed. St. Louis: Elsevier; 2017:764–771.

Goutal CM, et al. Evaluation of acute congestive heart failure in dogs and cats: 145 cases (2007-2008). *J Vet Emerg Crit Care*. 2010;20:330–337.

Haggstrom J, et al. Short-term hemodynamic and neuroendocrine effects of pimobendan and benazepril in dogs with myxomatous mitral valve disease and congestive heart failure. *J Vet Intern Med*. 2013;27:1452–1462.

Haggstrom J, et al. Longitudinal analysis of quality of life, clinical, radiographic, echocardiographic, and laboratory variables in dogs with myxomatous mitral valve disease receiving pimobendan or benazepril: the QUEST study. *J Vet Intern Med*. 2013;27:1441–1451.

Haggstrom J, et al. Effect of pimobendan or benazepril HCl on survival times in dogs with congestive heart failure caused by naturally occurring myxomatous mitral valve disease: the QUEST study. *J Vet Intern Med*. 2008;22:1124–1135.

Helms SR, et al. Compounded pimobendan for canine chronic degenerative mitral valve disease and pulmonary hypertension. *Int J Pharm Compd*. 2012;16:34–41.

Hopper K, et al. Indications, management, and outcome of long-term positive-pressure ventilation in dogs and cats: 148 cases (1990-2001). *J Am Vet Med Assoc*. 2007;230:64–75.

Kvart C, et al. Efficacy of enalapril for prevention of congestive heart failure in dogs with myxomatous valve disease and asymptomatic mitral regurgitation. *J Vet Intern Med*. 2002;16:80–88.

Lake-Bakaar GA, et al. Effect of pimobendan on the incidence of arrhythmias in small breed dogs with myxomatous mitral valve degeneration. *J Vet Cardiol*. 2015;17:120–128.

Lefebvre HP, et al. Safety of spironolactone in dogs with chronic heart failure because of degenerative valvular disease: a population-based, longitudinal study. *J Vet Intern Med*. 2013;27:1083–1091.

Lefebvre HP, et al. Angiotensin-converting enzyme inhibitors in veterinary medicine. *Curr Pharm Des*. 2007;13:1347–1361.

Lombarde CW, Jöns O, Bussadori CM. Clinical efficacy of pimobendan versus benazepril for the treatment of acquired atrioventricular valvular disease in dogs. *J Am Anim Hosp Assoc*. 2006;42:249–261.

O'Grady MR, et al. Efficacy of pimobendan on case fatality rate in Doberman Pinschers with congestive heart failure caused by dilated cardiomyopathy. *J Vet Intern Med*. 2008;22:897–904.

O'Grady MR, et al. Efficacy of benazepril hydrochloride to delay the progression of occult dilated cardiomyopathy in Doberman Pinschers. *J Vet Intern Med*. 2009;23:977–983.

Ohad DG, et al. Sleeping and resting respiratory rates in dogs with subclinical heart disease. *J Am Vet Med Assoc*. 2013;243:839–843.

Oyama MA, et al. Use of the loop diuretic torsemide in three dogs with advanced heart failure. *J Vet Cardiol*. 2011;13:287–292.

Oyama MA, et al. Perceptions and priorities of owners of dogs with heart disease regarding quality versus quantity of life for their pets. *J Am Vet Med Assoc*. 2008;233:104–108.

Peddle GD, et al. Effect of torsemide and furosemide on clinical, laboratory, radiographic and quality of life variables in dogs with heart failure secondary to mitral valve disease. *J Vet Cardiol.* 2012;14:253–259.

Porciello F, et al. Sleeping and resting respiratory rates in dogs and cats with medically-controlled left-sided congestive heart failure. *Vet J.* 2016;207:164–168.

Rush JE, et al. Clinical, echocardiographic and neurohormonal effects of a sodium-restricted diet in dogs with heart failure. *J Vet Intern Med.* 2000;14:512–520.

Schober KE, et al. Effects of treatment on respiratory rate, serum natriuretic peptide concentration, and Doppler echocardiographic indices of left ventricular filling pressure in dogs with congestive heart failure secondary to degenerative mitral valve disease and dilated cardiomyopathy. *J Am Vet Med Assoc.* 2011;239:468–479.

Schuller S, et al. Lack of efficacy of low-dose spironolactone as adjunct treatment to conventional congestive heart failure treatment in dogs. *J Vet Pharmacol Ther.* 2011;34:322–331.

Slupe JL, Freeman LM, Rush JE. Association of body weight and body condition with survival in dogs with heart failure. *J Vet Intern Med.* 2008;22:561–565.

Smith PJ, et al. Efficacy and safety of pimobendan in canine heart failure caused by myxomatous mitral valve disease. *J Small Anim Pract.* 2005;46:121–130.

Summerfield NJ, et al. Efficacy of pimobendan in the prevention of congestive heart failure or sudden death in Doberman Pinschers with preclinical dilated cardiomyopathy (the PROTECT Study). *J Vet Intern Med.* 2012;26:1337–1349.

Suzuki S, et al. The effect of furosemide on left atrial pressure in dogs with mitral valve regurgitation. *J Vet Intern Med.* 2011;25:244–250.

Thomason JD, et al. The influence of enalapril and spironolactone on electrolyte concentrations in Doberman pinschers with dilated cardiomyopathy. *Vet J.* 2014;202:573–577.

Thomason JD, et al. Gingival hyperplasia associated with the administration of amlodipine to dogs with degenerative valvular disease (2004-2008). *J Vet Intern Med.* 2009;23:39–42.

Vollmar AC, Fox PR. Long-term outcome of Irish Wolfhound dogs with preclinical cardiomyopathy, atrial fibrillation, or both treated with pimobendan, benazepril hydrochloride, or methyldigoxin monotherapy. *J Vet Intern Med.* 2016;30:553–559.

Ward DM, et al. Treatment of severe chronic digoxin toxicosis in a dog with cardiac disease, using ovine digoxin-specific immunoglobulin G Fab fragments. *J Am Vet Med Assoc.* 1999;215:1808–1812.

CAPÍTULO 4

Arritmias Cardíacas e Terapia Antiarrítmica

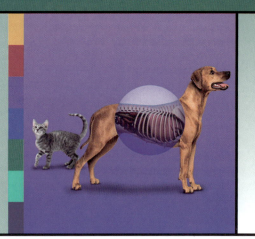

CONSIDERAÇÕES GERAIS

As arritmias cardíacas têm diversas causas. Embora algumas delas não tenham consequências clínicas, outras causam comprometimento hemodinâmico grave e morte súbita, principalmente em animais com doença cardíaca subjacente. É importante fazer um diagnóstico eletrocardiográfico preciso, bem como considerar o contexto clínico da arritmia, antes de decidir instituir a terapia antiarrítmica. O risco de morte associado a taquiarritmias ventriculares, por exemplo, é maior em seres humanos com comprometimento da função miocárdica. Cães com cardiomiopatia também apresentam maior risco de morte súbita, em especial Doberman Pinschers e Boxers. Além disso, uma doença hereditária, que predispõe à morte súbita, foi identificada em Pastores Alemães jovens. Em contrapartida, a atividade ventricular prematura comumente observada após trauma torácico ou esplenectomia em animais antes saudáveis tende a ser benigna e desaparece sem tratamento.

As contrações ventriculares prematuras (CVPs) ocasionais não têm consequências em muitos animais. No entanto, as arritmias que comprometem o débito cardíaco e a perfusão coronariana promovem isquemia miocárdica, hipotensão, redução da função de bomba cardíaca e, às vezes, morte súbita. Essas arritmias tendem a ser bastante rápidas (como taquiarritmias ventriculares ou supraventriculares sustentadas) ou lentas (como bloqueio atrioventricular [AV] avançado com ritmo de escape ventricular lento ou instável). Às vezes, porém, uma arritmia letal, como a fibrilação ventricular (FV), não é precedida por uma arritmia sustentada. A taquicardia sustentada de origem ventricular ou supraventricular reduz o débito cardíaco de forma aguda e, por fim (em semanas), causa disfunção miocárdica e insuficiência cardíaca congestiva (ICC).

DESENVOLVIMENTO DE ARRITMIAS

Vários fatores são responsáveis pelos distúrbios do ritmo cardíaco. Anomalias de condução ou automaticidade causadas por remodelamento estrutural ou fisiopatológico do coração podem predispor arritmias, mesmo na ausência de doença cardíaca evidente. Fatores genéticos e estresses ambientais são contribuintes. No entanto, outros fatores desencadeantes (como um estímulo prematuro ou mudança abrupta da frequência cardíaca) e/ou moduladores (como mudanças no tônus autônomo, catecolaminas circulantes, isquemia ou distúrbios eletrolíticos) são considerados necessários para causar e manter a alteração de ritmo. Episódios de raiva ou comportamento agressivo, por exemplo, têm sido associados a maior suscetibilidade de arritmias isquêmicas e de morte arrítmica súbita em cães e seres humanos. Vários estresses que levam ao remodelamento cardíaco anormal também podem atuar no desenvolvimento da arritmia. O remodelamento pode envolver hipertrofia de miócitos, mudanças nas estruturas ou nas funções dos canais iônicos, fibrose do tecido e outras alterações relacionadas à atividade neuro-hormonal, às citocinas e a outros sistemas de sinalização (ver Capítulo 3). Embora algumas dessas alterações atuem como mecanismos compensatórios positivos a curto prazo, elas podem ter efeitos prejudiciais e arritmogênicos a longo prazo. Acredita-se que o controle ou a redução desses moduladores arritmogênicos poderia diminuir as arritmias. A maior sobrevida em seres humanos com insuficiência cardíaca tratados com inibidores da enzima conversora de angiotensina (IECA), espironolactona e alguns betabloqueadores apoia esse conceito. Existem evidências semelhantes acerca dos IECA em cães com cardiomiopatia dilatada (CMD) e motivos para suspeitar que outros tratamentos também podem ser benéficos.

ABORDAGEM AO TRATAMENTO DA ARRITMIA

A terapia antiarrítmica específica pode ou não ser indicada a um determinado paciente (ver diretrizes a seguir). Caso instituída, a terapia deve ter objetivos definidos. Um objetivo imediato comum, por exemplo, é o restauro da estabilidade hemodinâmica. Embora os objetivos ideais possam incluir a conversão para o ritmo sinusal, a correção da causa subjacente e a prevenção de novas arritmias e de morte súbita, a supressão de todos os batimentos anormais geralmente não é um objetivo realista. A terapia bem-sucedida pode significar a redução suficiente da ocorrência (p. ex., em ≥ 70 a 80%) ou da frequência repetitiva de batimentos ectópicos para a eliminação dos sinais clínicos. Deve-se reconhecer, entretanto, que ainda há risco de morte súbita por arritmia letal, mesmo após a aparente conversão completa para o ritmo sinusal. Também é importante lembrar que todos os medicamentos antiarrítmicos podem ter efeitos adversos, e inclusive causar outras arritmias (efeito pró-arrítmico).

Várias arritmias e suas características eletrocardiográficas são descritas no Capítulo 2. Esta seção mostra a abordagem geral para o tratamento de distúrbios do ritmo cardíaco. No entanto, ainda há muito a se aprender sobre o tratamento eficaz da arritmia e sobre a prevenção da morte súbita.

1. Solicite e interprete um eletrocardiograma (ECG) (Boxe 4.1); identifique e defina qualquer arritmia. Um período maior de registro de ECG pode ser necessário (p. ex., com Holter, monitoramento de evento ou monitoramento hospitalar estendido).
2. Avalie o paciente todo, inclusive os achados da anamnese e do exame físico e os resultados de exames clínicos/laboratoriais. Há sinais evidentes de comprometimento hemodinâmico (p. ex., fraqueza episódica, síncope, sinais de ICC)? Existem outros sinais de doença cardíaca (p. ex., sopro cardíaco, cardiomegalia)? Há outras anomalias (p. ex., febre, alterações na bioquímica sérica ou no hemograma, comprometimento respiratório com hipoxia, outra doença extracardíaca, trauma ou dor)? O animal recebe algum medicamento? Corrija o que puder ser corrigido!
3. Decida a instituição da terapia com fármacos antiarrítmicos. Considere idade, raça, sexo, histórico, sinais clínicos e doença subjacente, bem como os possíveis benefícios/riscos do(s) medicamento(s).
4. Em caso de instituição da terapia antiarrítmica, defina seus objetivos para esse paciente.
5. Inicie o tratamento e determine a eficácia do medicamento. Ajuste a dose ou tente agentes alternativos se necessário.
6. Monitore o paciente. Avalie o controle da arritmia (considere a repetição do monitoramento com Holter), trate a(s) doença(s) subjacente(s) e observe os efeitos adversos dos medicamentos e outras complicações.

DIAGNÓSTICO E TRATAMENTO DE ARRITMIAS COMUNS

As arritmias cardíacas em um determinado animal costumam ocorrer de maneira inconsistente e são influenciadas pela terapia medicamentosa, tônus autônomo predominante, reflexos barorreceptores e variações na frequência cardíaca. As decisões terapêuticas são baseadas na origem (supraventricular ou ventricular), sincronicidade (prematura ou escape) e gravidade no distúrbio do ritmo, bem como no contexto clínico. A interpretação precisa do ECG é importante. Embora um ECG de rotina (em repouso) documente as arritmias presentes durante o período de exame, é apenas um vislumbre do ritmo cardíaco ao longo do tempo. Como a frequência e a gravidade das arritmias podem sofrer variação acentuada ao longo do tempo, é fácil ignorar arritmias que podem ser graves. Por isso, o monitoramento com Holter (ou outro ECG ambulatorial) pode auxiliar na avaliação da gravidade, na frequência das arritmias e no monitoramento da eficácia do tratamento. Algumas anomalias do ritmo não requerem terapia, enquanto outras exigem tratamento agressivo imediato. O monitoramento cuidadoso é muitíssimo importante em pacientes com arritmias mais graves.

As taquiarritmias supraventriculares são causadas por vários mecanismos, inclusive reentrada no nó AV, vias acessórias ou nó sinoatrial (SA) e automaticidade anormal no tecido atrial ou juncional. Muitos pacientes apresentam aumento atrial. As doenças cardíacas subjacentes comuns incluem degeneração da valva mitral ou tricúspide crônica com regurgitação, CMD, malformações congênitas e neoplasia cardíaca. Outros fatores também podem predispor a taquiarritmias atriais (Boxe 4.2).

As CVPs são observadas em doenças que afetam o tecido cardíaco de forma direta ou indireta, por meio de efeitos neuro-hormonais (ver Boxe 4.2). Distúrbios do sistema nervoso central (SNC), por exemplo, podem produzir efeitos nervosos autônomos anormais no coração e provocar arritmias ventriculares ou supraventriculares (síndrome cérebro-coração).

BOXE 4.1

Guia de interpretação de eletrocardiograma.

1. Determine a frequência cardíaca. É muito rápida, muito lenta ou normal?
2. O ritmo é regular ou irregular?
3. Há ritmo sinusal (com ou sem outras anomalias) ou ausência de relações P-QRS-T consistentes?
4. Todas as ondas P são seguidas por um complexo QRS e todos os complexos QRS são precedidos por uma onda P?
5. As contrações prematuras, caso presentes, se parecem com os complexos QRS sinusais (implicando origem atrial ou juncional [supraventricular]), ou são largas e de configuração diferente dos complexos sinusais (implicando uma origem ventricular [ou talvez a condução ventricular anormal de um complexo supraventricular])?
6. Os complexos QRS prematuros são precedidos por uma onda P anormal (sugerindo origem atrial)?
7. Existem ondulações basais em vez de ondas P nítidas e consistentes, com ocorrência de complexos QRS rápidos e irregulares (achados compatíveis com fibrilação atrial)?
8. Existem longas pausas no ritmo subjacente antes da ocorrência de um complexo anormal (batimento de escape)?
9. Há um distúrbio de condução AV intermitente?
10. Há ausência de relação temporal consistente entre as ondas P e os complexos QRS, que ocorrem de forma lenta e regular (implicando em bloqueio AV completo com ritmo de escape)?
11. O eixo elétrico médio dos complexos sinusais e supraventriculares é normal?
12. Todas as medidas e durações das ondas estão dentro dos limites normais?

Ver informações mais específicas no Capítulo 2.
AV: atrioventricular.

BOXE 4.2

Fatores que predispõem a arritmias.

Arritmias atriais
Fatores cardíacos
Insuficiência mitral ou tricúspide
Cardiomiopatia dilatada
Cardiomiopatia hipertrófica
Cardiomiopatia restritiva
Neoplasia cardíaca
Malformação congênita
Trato(s) de desvio do nó AV acessório
Fibrose miocárdica
Tônus simpático alto
Isquemia
Colocação de cateter intra-atrial

Fatores extracardíacos
Catecolaminas
Desequilíbrios eletrolíticos
Intoxicação por digoxina
Outros medicamentos (anestésicos, broncodilatadores)
Acidose/alcalose
Hipoxia
Tireotoxicose
Anemia grave
Choque elétrico
Cirurgia torácica

Arritmias ventriculares
Fatores cardíacos
Insuficiência cardíaca congestiva
Cardiomiopatia (principalmente em Doberman Pinschers e Boxers)
Miocardite
Pericardite
Doença valvar degenerativa com fibrose miocárdica
Isquemia
Trauma
Neoplasia cardíaca
Dirofilariose
Doença cardíaca congênita
Dilatação ventricular
Estimulação mecânica (cateter intracardíaco, fio de marca-passo)

Fatores extracardíacos
Hipoxia
Desequilíbrios eletrolíticos (especialmente K^+)
Acidose/alcalose
Tireotoxicose
Hipotermia
Febre
Sepse/toxemia
Trauma (torácico ou abdominal)
Dilatação/vólvulo gástrico
Massa esplênica ou esplenectomia
Hemangiossarcoma
Doença pulmonar
Uremia
Pancreatite
Feocromocitoma
Outras doenças endócrinas (diabetes melito, doença de Addison, hipotireoidismo)
Tônus simpático alto (dor, ansiedade, febre)
Doença do sistema nervoso central (aumento da estimulação simpática ou vagal)
Choque elétrico
Fármacos (digoxina, simpatomiméticos, anestésicos, tranquilizantes, anticolinérgicos, antiarrítmicos)

Quando as CVPs não são frequentes ou a função cardíaca subjacente é normal, os efeitos hemodinâmicos adversos podem ser desprezíveis. No entanto, o comprometimento hemodinâmico pode ser grave em cães ou gatos com doença cardíaca subjacente, altas frequências ventriculares ou depressão miocárdica em decorrência de uma doença sistêmica.

Fatores como hipoxia subjacente, desequilíbrios eletrolíticos ou ácido-básicos e concentrações anormais de hormônios (p. ex., hipertireoidismo) podem exacerbar as arritmias. Sua correção, portanto, melhora o controle da arritmia. Como alguns medicamentos podem provocá-las, pode ser necessário reduzir a dose ou interromper sua administração.

QUADRO CLÍNICO

O Boxe 4.3 lista as arritmias comuns de acordo com uma descrição clínica do batimento cardíaco.

TAQUIARRITMIAS
Ritmos irregulares rápidos

Os ritmos cardíacos irregulares são comuns. O ECG é importante para diferenciar ritmos anormais e arritmia sinusal. Os déficits de pulso e o pulso fraco e irregular com sons cardíacos de intensidade e regularidade variáveis podem ser detectados no exame físico. As contrações prematuras interrompem o enchimento ventricular e reduzem o volume sistólico, às vezes a ponto de não haver ejeção nesse ciclo (Figura 4.1). A fibrilação atrial (FA) rápida e as contrações prematuras de qualquer origem costumam causar esses déficits de pulso. As CVPs podem causar divisão audível das bulhas cardíacas devido à ativação ventricular assíncrona. As taquicardias ventriculares, as taquicardias supraventriculares (TVS) e a FA causam comprometimento hemodinâmico mais grave do que as contrações prematuras isoladas, principalmente em pacientes com doença cardíaca subjacente.

Ritmos regulares rápidos

Os ritmos regulares rápidos são taquicardia sinusal, TVS sustentada e taquicardia ventricular sustentada. A taquicardia sinusal é causada por tônus simpático alto ou bloqueio vagal induzido por fármacos. Dentre os fatores subjacentes estão ansiedade, dor, febre, tireotoxicose, insuficiência cardíaca, hipotensão, choque e ingestão de estimulantes, toxinas (p. ex., chocolate, cafeína) ou fármacos (p. ex., catecolaminas, anticolinérgicos, teofilina e agentes similares). A frequência cardíaca

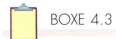

BOXE 4.3

Caracterização clínica de distúrbios comuns da frequência e do ritmo cardíaco.

Ritmos rápidos e irregulares
Contrações atriais ou supraventriculares prematuras
Taquicardia atrial ou supraventricular paroxística
Flutter ou fibrilação atrial
Contrações ventriculares prematuras
Taquicardia ventricular paroxística

Ritmos rápidos e regulares
Taquicardia sinusal
Taquicardia supraventricular sustentada
Taquicardia ventricular sustentada

Ritmos lentos e irregulares
Bradiarritmia sinusal
Parada sinusal
Síndrome do nó sinusal
Bloqueio AV de segundo grau grave

Ritmos lentos e regulares
Bradicardia sinusal
Bloqueio AV completo (terceiro grau) com ritmo de escape ventricular
Parada atrial com ritmo de escape ventricular

AV: atrioventricular.

em cães e gatos com taquicardia sinusal tende a ser inferior a 300 bpm, embora possa ser maior em animais com tireotoxicose ou (especialmente gatos) que ingeriram estimulantes exógenos ou fármacos. A resolução da causa subjacente e a administração intravenosa (IV) de fluidos para reversão da hipotensão (em animais sem edema) devem diminuir o tônus simpático e a frequência sinusal.

A TVS por várias causas pode ser difícil de diferenciar da taquicardia sinusal. Na TVS, a frequência cardíaca pode ser superior a 300 bpm, mas é incomum que a frequência sinusal seja tão alta. Pacientes com TVS tendem a apresentar complexo QRS de configuração normal (estreita e para cima na derivação II). No entanto, em caso de distúrbio da condução intraventricular, a TVS pode se assemelhar a uma taquicardia ventricular. Uma manobra vagal pode auxiliar a diferenciação entre taquicardias com complexo QRS estreito.

Arritmias rápidas e sustentadas diminuem o débito cardíaco, a pressão arterial e a perfusão coronária. Por fim, pode haver desenvolvimento de ICC. Os sinais de baixo débito cardíaco e de hipotensão incluem fraqueza, depressão, palidez, aumento do tempo de preenchimento capilar, intolerância ao exercício, síncope, dispneia, azotemia pré-renal, agravamento dos distúrbios do ritmo e, às vezes, alterações de consciência.

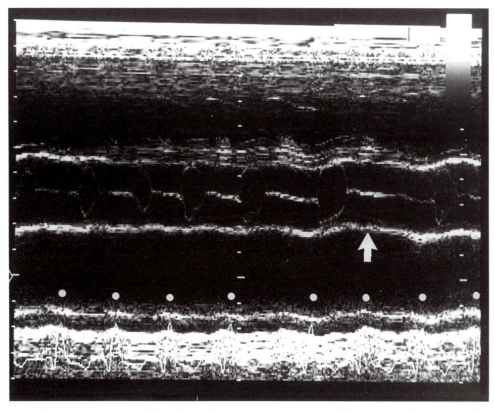

Figura 4.1 O ecocardiograma em modo M à altura da raiz aórtica em um Doberman Pinscher com cardiomiopatia dilatada e fibrilação atrial (FA) ilustra a abertura variável (ou ausente) da valva aórtica; essa alteração da abertura é causada pela variação do enchimento ventricular induzida pela FA, que provoca uma redução irregular do volume sistólico. Assim, há pulsos de intensidade variável e déficits de pulso. O movimento de dois folhetos da valva aórtica é visto entre os ecos paralelos da raiz aórtica. A abertura irregular e abreviada da valva aórtica ocorre após a maioria dos complexos QRS (*indicados por pontos brancos*), mas a valva aórtica não abre depois do sexto complexo QRS à esquerda (*seta*).

Taquiarritmias supraventriculares

Batimentos prematuros ocasionais não requerem terapia específica. Os fatores predisponentes dessas arritmias devem ser minimizados o quanto possível (p. ex., interrupção do tratamento ou diminuição da dose de alguns fármacos, controle da insuficiência cardíaca, se presente, e tratamento das anomalias metabólicas ou endócrinas).

Tratamento oral dos batimentos prematuros frequentes ou da taquicardia supraventricular paroxística

O tratamento oral das contrações atriais prematuras (CAPs) frequentes ou TVS paroxística pode começar com diltiazem, digoxina e/ou um betabloqueador (Figura 4.2). Nos pacientes com ICC, se a arritmia não for suficientemente controlada com diltiazem (ou digoxina) associado a outra terapia indicada para a insuficiência cardíaca, a combinação de diltiazem com digoxina (ou de um betabloqueador com digoxina) pode ser eficaz. Gatos com cardiomiopatia hipertrófica (CMH) ou hipertireoidismo geralmente são tratados com um betabloqueador como o atenolol, embora o diltiazem possa ser uma alternativa. Taquiarritmias supraventriculares frequentes e refratárias podem responder à amiodarona, sotalol, procainamida ou propafenona.

Tratamento agudo da taquicardia supraventricular

As taquiarritmias supraventriculares sustentadas e rápidas exigem tratamento mais agressivo devido ao comprometimento hemodinâmico. A princípio, uma manobra vagal pode ser tentada. O acesso intravenoso é instituído para administração de fluido para manter a pressão arterial e aumentar o tônus vagal endógeno. No entanto, é preciso cautela. De modo geral, os pacientes com insuficiência cardíaca conhecida ou suspeita não devem ser submetidos à fluidoterapia intravenosa ou devem receber apenas um pequeno volume de fluido administrado de maneira lenta. Caso a manobra vagal não interrompa a arritmia, o diltiazem IV (ou VO, em dose de ataque) é um bom agente de primeira escolha. No entanto, tem efeito inotrópico negativo; assim, deve ser administrado por via IV em doses baixas e de forma lenta, principalmente em pacientes com suspeita de CMD. A administração intravenosa lenta de um betabloqueador (como esmolol ou propranolol) é uma alternativa, mas também tem efeitos inotrópicos negativos. Alguns casos de TVS reentrante ou taquicardia atrial automática respondem à lidocaína IV, o que talvez valha a pena tentar devido à relativa segurança desse medicamento. Outras estratégias em casos refratários são amiodarona IV, sotalol por via oral (VO) ou um fármaco de classe IA ou IC. A digoxina VO tende a ser menos eficaz do que o diltiazem, mas pode ser útil em alguns casos. A digoxina tem início de ação mais lento e aumenta o tônus vagal. A digoxina IV não é recomendada, pois também pode aumentar o débito simpático central. A adenosina é ineficaz nas TVSs de cães. Outros exames diagnósticos cardíacos são indicados logo após a conversão ou a diminuição da frequência ventricular para menos de 200 bpm. As opções de terapia oral a longo prazo para controle de recidiva incluem diltiazem, amiodarona, um betabloqueador, digoxina ou propafenona; o tratamento combinado pode ser necessário.

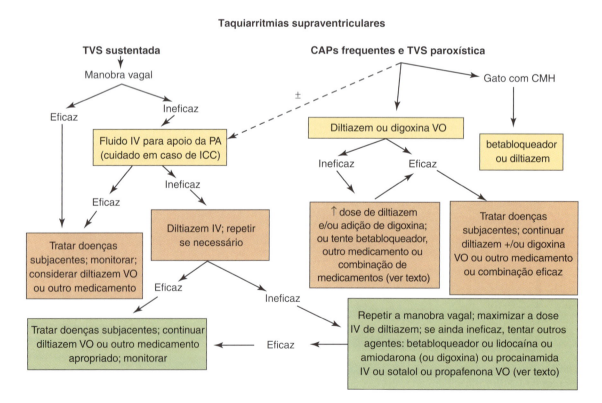

Figura 4.2 Abordagem terapêutica para taquiarritmias supraventriculares. Veja as doses dos medicamentos na Tabela 4.2 e consulte o texto para mais informações. CAPs: contrações atriais prematuras; PA: pressão arterial; ICC: insuficiência cardíaca congestiva; CMH: cardiomiopatia hipertrófica; IV: via intravenosa; VO: via oral; TVS: taquicardia supraventricular.

A taquicardia AV recíproca (TAVR) paroxística é uma taquicardia por reentrada envolvendo uma via acessória e o nó AV. É interrompida pelo retardo da condução ou do prolongamento do período refratário desses dois tecidos. A manobra vagal pode retardar suficientemente a condução AV para terminar o ritmo. O diltiazem e os betabloqueadores retardam a condução de AV e aumentam a refratariedade. Outra abordagem é a administração intravenosa de amiodarona ou procainamida. A digoxina não é usada em casos de pré-excitação. Embora desacelere a condução AV, pode acelerar a condução na via acessória e provocar taquicardia ou fibrilação ventricular. A procainamida e a quinidina podem prevenir a TAVR, porque alongam o período refratário da via acessória. Embora a alta dose de procainamida, com ou sem um betabloqueador ou diltiazem, tenha evitado alguns casos de taquicardia recorrente, a procainamida de administração oral não é mais comercializada nos EUA.[a] O mapeamento eletrofisiológico intracardíaco e a ablação de vias acessórias por cateterismo têm sido usados com sucesso para resolução da TAVR refratária em cães, embora a disponibilidade dessa técnica seja limitada.

A supressão da taquicardia atrial causada por um foco ectópico automático persistente pode ser bastante difícil. Se as estratégias antiarrítmicas descritas nos parágrafos anteriores não forem bem-sucedidas, o objetivo terapêutico passa a ser o controle da frequência ventricular. O prolongamento do tempo de condução e da refratariedade AV reduz os impulsos atriais e diminui a frequência ventricular (que, muitas vezes, se torna irregular). A administração combinada de diltiazem ou um betabloqueador com digoxina, sotalol ou amiodarona pode ser eficaz. O animal com taquicardia atrial automática persistente pode ser candidato a um procedimento de ablação cardíaca, se disponível. Alternativamente, o controle da frequência cardíaca pode ser alcançado pela ablação do nó AV com implante de um marca-passo permanente.

Manobra vagal
A manobra vagal pode ajudar a diferenciação entre taquicardias causadas por um foco ectópico automático, dependentes de um circuito de reentrada envolvendo o nó AV ou relacionadas à ativação excessiva do nó sinusal. A manobra vagal pode bloquear a condução AV de maneira temporária, expondo ondas P' anormais e, assim, permitir a identificação de um foco atrial ectópico. Manobras vagais podem resolver TVSs reentrantes envolvendo o nó AV ao interromperem o circuito de reentrada. A manobra tende a causar uma diminuição temporária da frequência da taquicardia sinusal.

A manobra vagal consiste na massagem firme da área sobre os seios carotídeos (abaixo da mandíbula, nos sulcos jugulares) ou pressão ocular bilateral firme por 15 a 20 segundos. Embora as primeiras tentativas geralmente sejam infrutíferas, a repetição da manobra vagal após a injeção de fármacos antiarrítmicos talvez seja mais eficaz. O diltiazem, um betabloqueador, a digoxina e outros agentes podem aumentar o efeito da manobra vagal. A manobra pode ser potencializada ainda mais em cães pela administração intramuscular (IM) de sulfato de morfina (0,2 mg/kg) ou cloreto de edrofônio IV (mas tenha atropina e uma sonda endotraqueal à mão).

Taquiarritmias ventriculares
CVPs ocasionais em um animal assintomático não são tratadas. De modo geral, CVPs únicas de frequência moderada também não requerem tratamento antiarrítmico, desde que a função cardíaca subjacente seja razoavelmente normal. No entanto, diretrizes específicas sobre quando e como tratar taquiarritmias ventriculares intermitentes ainda não foram definidas. Além do custo, os antiarrítmicos podem ter efeitos adversos graves, provocando outras arritmias (efeitos pró-arrítmicos), e podem não ser eficazes. A observação de uma redução de pelo menos 70 a 80% na frequência de arritmias em ECGs, realizados antes e 24 a 48 horas após o tratamento, é o melhor indicador da eficácia de um fármaco na supressão desses eventos. O ECG intermitente não permite a diferenciação entre o efeito dos fármacos (ou sua ausência) e a grande e comum variabilidade espontânea na frequência de arritmias. No entanto, os ECGs hospitalares de 15 segundos a vários minutos de duração são, muitas vezes, usados em uma tentativa pragmática, se não completa, de monitorar as arritmias.

Vários fatores influenciam a decisão de instituição da terapia antiarrítmica ventricular. Esses fatores incluem a natureza da doença subjacente, a gravidade da arritmia e as evidências de comprometimento hemodinâmico. Doenças como CMD, cardiomiopatia arritmogênica do ventrículo direito (CAVD), CMH e estenose subaórtica, entre outras, são frequentemente associadas à morte súbita por arritmias. Assim, a terapia antiarrítmica ventricular pareceria mais urgente em animais com essas doenças. No entanto, é difícil avaliar, de maneira precisa, a eficácia de um tratamento específico no prolongamento da sobrevida e da supressão da arritmia. As diretrizes tradicionais de instituição da terapia antiarrítmica ventricular foram baseadas em frequência, prematuridade e variabilidade da configuração dos complexos QRS da arritmia. Acredita-se que algumas características aumentem a instabilidade elétrica, como taquicardia ventricular paroxística rápida ou sustentada, CVP de configuração multiforme (polimórfica) ou proximidade de CVPs a complexos precedentes (fenômeno R sobre T). No entanto, não há evidências claras de que essas diretrizes prevejam o maior risco de morte súbita em todos os pacientes. É provável que seja mais importante considerar a doença cardíaca subjacente do animal e verificar se a arritmia causa sinais de hipotensão ou baixo débito cardíaco. Animais com instabilidade hemodinâmica ou uma doença associada à morte cardíaca súbita são tratados de forma mais precoce e agressiva.

Tratamento agudo da taquicardia ventricular
A taquicardia ventricular sustentada deve ser tratada de maneira agressiva, porque pode causar diminuição acentuada da pressão arterial, principalmente em frequências mais altas. De modo geral, a lidocaína IV é o principal fármaco escolhido para o controle das taquiarritmias ventriculares graves em cães. É eficaz contra arritmias causadas por vários mecanismos subjacentes e tem pouquíssimos efeitos hemodinâmicos adversos. Como os efeitos de um *bolus* intravenoso de lidocaína duram apenas de 10 a 15 minutos, a infusão em taxa contínua (CRI) é justificada se o fármaco for eficaz. Pequenos *bolus* intravenosos

---
[a] N.R.T.: No Brasil, a forma oral de procainamida é comercializada sob nome Procamide® (Zambon Laboratórios Farmacêuticos Ltda., São Paulo, SP).

suplementares podem ser dados além da CRI, se necessário, para manter as concentrações terapêuticas do medicamento até o estado estacionário. A infusão intravenosa pode ser mantida por vários dias, se necessário. Caso a lidocaína seja ineficaz mesmo em doses máximas recomendadas, várias outras estratégias podem ser tentadas (Figura 4.3).

A administração intravenosa de amiodarona e a administração oral de sotalol ou mexiletina podem ser mais eficazes em alguns casos. Para administração intravenosa, apenas a preparação aquosa de amiodarona (p. ex., Nexterone®; Baxter International, EUA), mais recente, deve ser usada. Formulações mais antigas de amiodarona podem causar reações graves de hipotensão e hipersensibilidade por causa dos solventes utilizados. Alternativamente, pode-se tentar a administração de procainamida (IV ou IM) ou quinidina (IM ou VO). Os efeitos de uma única dose intramuscular ou oral devem ocorrer dentro de 2 horas. Em caso de eficácia, doses mais baixas podem ser dadas a cada 4 a 6 horas por via intramuscular (ou oral, se possível). Se ineficaz, a dose pode ser aumentada ou outro fármaco antiarrítmico é escolhido. A quinidina não é dada por via intravenosa por causa de seus efeitos hipotensivos; também não é recomendada para pacientes tratados com digoxina ou que apresentem intervalos QT prolongados. Se a arritmia não tiver sido controlada, um betabloqueador pode ser adicionado.

A princípio, gatos com taquiarritmias ventriculares frequentes são tratados com um betabloqueador. Alternativamente, baixas doses de lidocaína podem ser administradas. No entanto, gatos podem ser bastante sensíveis aos efeitos neurotóxicos desse fármaco. A procainamida ou o sotalol também podem ser usados.

A digoxina não é usada no tratamento de taquiarritmias ventriculares, porque pode predispor ao desenvolvimento de arritmias ventriculares. Pacientes com insuficiência cardíaca e/ou arritmias supraventriculares que são tratados com digoxina e desenvolvem CVPs frequentes ou repetitivas podem precisar de terapia antiarrítmica adicional (p. ex., lidocaína) ou retirada de digoxina, bem como medida da concentração sérica do fármaco. A suplementação com KCl (se a concentração sérica de $K^+ \leq 4$ mEq/ℓ) com ou sem $MgSO_4$ pode aumentar a eficácia antiarrítmica.

Depois do início do tratamento, o ECG e o paciente devem ser monitorados em intervalos curtos e novos exames diagnósticos devem ser solicitados. A supressão total de taquiarritmias ventriculares persistentes não é esperada. O estado clínico do paciente, a(s) doença(s) subjacente(s), o sucesso do fármaco no controle da arritmia e sua dose (i. e., a possibilidade de aumento dentro da faixa recomendada) influenciam a decisão de continuar ou interromper o tratamento atual ou usar outro medicamento. O estado clínico e os resultados dos exames diagnósticos também orientam as decisões sobre a terapia oral crônica.

Se a taquiarritmia ventricular parecer refratária às primeiras tentativas terapêuticas, uma ou mais das seguintes considerações podem ajudar:

1. Reavalie o ECG – o ritmo pode ter sido diagnosticado de forma incorreta? Por exemplo, a TVS com alteração de condução intraventricular (condução ventricular aberrante) pode mimetizar a taquicardia ventricular. Nesses casos, o diltiazem administrado por via intravenosa é geralmente mais eficaz do que a lidocaína.

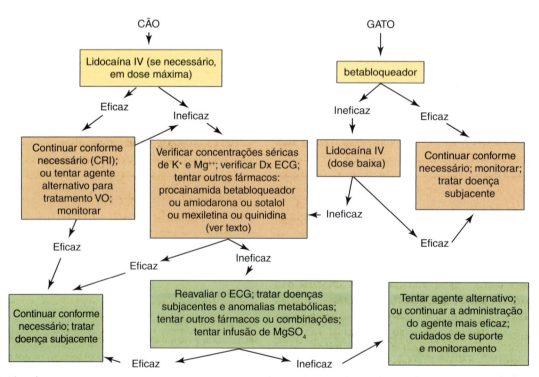

Figura 4.3 Abordagem terapêutica para taquiarritmias ventriculares. Veja as doses dos medicamentos na Tabela 4.2 e consulte o texto para mais informações. CRI: infusão em taxa contínua; Dx: diagnóstico; ECG: eletrocardiograma; IV: via intravenosa; VO: via oral.

2. Reavalie a concentração sérica de K$^+$ (e Mg^{++}). A hipotassemia reduz a eficácia dos fármacos antiarrítmicos de classe I (como lidocaína, procainamida, quinidina) e pode predispor ao desenvolvimento de arritmias. Se a concentração sérica de K$^+$ for inferior a 3 mEq/ℓ, uma solução de KCl pode ser infundida a 0,5 mEq/kg/h; em concentrações séricas de K$^+$ entre 3 e 3,5 mEq/ℓ, a solução de KCl pode ser infundida a 0,25 mEq/kg/h. O objetivo é chegar à concentração sérica normal de K$^+$. Se a concentração sérica de Mg^{++} for inferior a 1 mg/dℓ, MgSO$_4$ ou MgCl$_2$ em solução de dextrose a 5% em água pode ser administrado a 0,75 a 1 mEq/kg/dia em CRI.
3. Experimente amiodarona (IV), sotalol (VO) ou um betabloqueador com um fármaco de classe I (como esmolol, propranolol ou atenolol com procainamida ou lidocaína) ou um fármaco de classe IA com um fármaco IB (como procainamida com lidocaína ou mexiletina).
4. Maximize a dose do fármaco antiarrítmico de maior efeito.
5. Considere a possibilidade de que a terapia medicamentosa esteja exacerbando a alteração do ritmo (pró-arritmia). A taquicardia ventricular polimórfica (*torsade de pointes*) tem sido associada à intoxicação por quinidina, procainamida e outros medicamentos.
6. O MgSO$_4$ pode ser eficaz em animais com taquiarritmias ventriculares associadas à intoxicação por digoxina ou com suspeita de taquicardia ventricular polimórfica (*torsade de pointes*). Um *bolus* IV em administração lenta, em dose de 25 a 40 mg/kg, diluído em água com 5% de dextrose, seguido de uma infusão da mesma dose ao longo de 12 a 24 horas, foi sugerido. Como o MgSO$_4$ contém 8,13 mEq de magnésio por grama, uma dose semelhante de magnésio é fornecida pelo cálculo de 0,15 a 0,3 mEq/kg.
7. Se o animal tolera bem a arritmia, continue o cuidado de suporte, corrija outras anomalias possíveis e mantenha o monitoramento cardiovascular sozinho ou com o fármaco antiarrítmico mais eficaz.
8. A cardioversão ou o ritmo ventricular com corrente direta (DC) talvez possa ser realizado em alguns centros; requer equipamentos sincronizados por ECG e anestesia ou sedação. O choque de alta energia e não sincronizado (desfibrilação) pode ser usado na taquicardia ventricular polimórfica rápida ou *flutter*, que degenera em fibrilação.

Tratamento oral crônico das taquiarritmias ventriculares

O mesmo fármaco que foi mais eficaz durante a terapia aguda, ou semelhante, é muitas vezes mantido por via oral em caso de necessidade de tratamento a longo prazo. Embora a supressão da ectopia ventricular seja um dos objetivos, reduzir o risco de morte súbita arrítmica é o principal alvo da terapia a longo prazo. Como os fármacos de classe IB (lidocaína e mexiletina) parecem elevar o limiar de fibrilação mais do que os agentes de classe IA (procainamida e quinidina), os agentes da classe III parecem ter mais efeitos antifibrilatórios do que os fármacos de classe I. A doença simultânea deve ser tratada da forma mais minuciosa possível. É provável que animais com arritmias associadas a doenças cardíacas subjacentes também se beneficiem de betabloqueadores, IECAs e outros medicamentos, assim como os humanos. No entanto, os betabloqueadores sozinhos não parecem eficazes na supressão de taquiarritmias ventriculares em Doberman Pinschers com cardiomiopatia. Suplementos de óleo de peixe (ácido graxo ômega-3) parecem reduzir a frequência de CVPs em Boxers com CAVD e talvez em outros pacientes também.

Há várias estratégias de tratamento oral a longo prazo para pacientes com taquiarritmias ventriculares. Hoje, as principais opções são sotalol, mexiletina com atenolol, mexiletina com sotalol ou amiodarona. É provável que esses medicamentos tenham efeito antifibrilatório maior do que os agentes da classe I sozinhos. É preciso considerar a possibilidade de ocorrência de efeitos adversos graves no tratamento prolongado ou com altas doses.

A reavaliação frequente é importante em pacientes submetidos à terapia antiarrítmica a longo prazo (independentemente da alteração de ritmo). Quando possível, o ECG ambulatorial contínuo por 24 a 48 horas é mais preciso para avaliação da eficácia. Embora claramente não seja uma estratégia ideal, o proprietário do paciente também pode ser ensinado a usar o estetoscópio ou palpar a parede torácica para contar, em casa, o número de batimentos "pulados" por minuto, para a determinação da frequência aproximada de eventos arrítmicos (simples ou paroxísticos). A decisão de continuar ou interromper a terapia antiarrítmica bem-sucedida também é baseada na situação clínica e em qualquer doença cardíaca subjacente.

Fibrilação atrial

A FA tende a se desenvolver na presença de grande aumento de volume do átrio. É uma arritmia grave, principalmente quando a frequência de resposta ventricular é alta. Dentre os fatores predisponentes, estão CMD, doença degenerativa avançada da valva mitral, malformações congênitas que causam aumento de volume atrial e CMH ou restritiva em gatos. A insuficiência cardíaca clínica é comum nesses animais. A FA é caracterizada por uma frequência de resposta ventricular irregular e geralmente rápida. O pouco tempo para o enchimento ventricular compromete o volume sistólico. Além disso, há perda da contração atrial (o "chute atrial"), muito importante para o enchimento ventricular em frequências cardíacas maiores. Em pacientes com disfunção cardíaca subjacente, o desenvolvimento de FA tende a causar diminuição considerável do débito cardíaco. Por isso, é importante controlar a frequência de resposta ventricular (ou seja, a frequência cardíaca) o mais rápido possível.

A conversão duradoura ao ritmo sinusal é incomum diante de doenças cardíacas subjacentes graves, mesmo após a cardioversão elétrica bem-sucedida. Portanto, na maioria dos casos, o tratamento é direcionado para a redução da frequência de resposta ventricular, retardando a condução AV (Figura 4.4). A frequência cardíaca menor dá mais tempo para enchimento ventricular e diminui a importância relativa da contração atrial. No ambiente hospitalar, frequências cardíacas inferiores a 150 bpm (ou < 180 bpm em gatos) são desejáveis. A frequência ventricular do paciente deve ser documentada por ECG; a determinação da frequência cardíaca por ausculta ou palpação pode ser muito imprecisa em animais com FA. A frequência cardíaca em repouso em casa, que alguns proprietários podem

84 PARTE 1 ■ Distúrbios do Sistema Cardiovascular

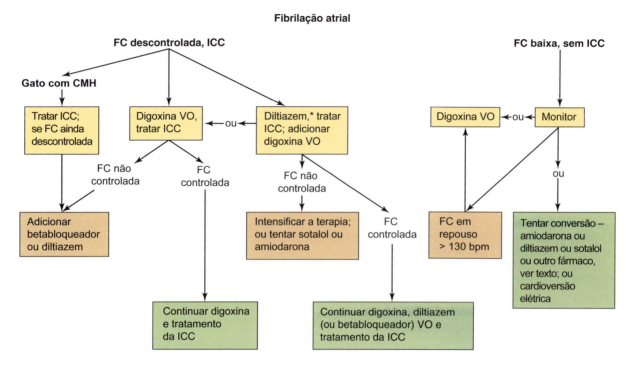

Figura 4.4 Abordagem terapêutica para fibrilação atrial. Veja as doses dos medicamentos na Tabela 4.2 e consulte o texto para mais informações. * Ou IV com cuidado ou dose de ataque VO. ICC: insuficiência cardíaca congestiva; CMH: cardiomiopatia hipertrófica; FC: frequência cardíaca; VO: via oral.

monitorar, é um melhor indicador da eficácia do fármaco. É provável que frequências cardíacas de 70 a 110 bpm em cães e 80 a 140 bpm em gatos sejam aceitáveis.

Tratamento da fibrilação atrial
Na presença de frequência cardíaca superior a 180 a 200 bpm em repouso, principalmente em animais com insuficiência cardíaca, a frequência ventricular deve ser reduzida com rapidez. O diltiazem IV tem ação mais rápida do que a dose oral, mas deve ser dado com cautela, especialmente em pacientes com CMD, porque tem efeitos inotrópicos negativos. A administração intravenosa é feita com doses bem baixas, com instituição imediata de pimobendana (se ainda não iniciada). A pressão arterial e a frequência cardíaca devem ser monitoradas. Uma abordagem mais conservadora é a administração de doses de ataque de diltiazem VO, embora o início do efeito seja mais gradual. O efeito inotrópico negativo do diltiazem é menor que o de verapamil (que não deve ser usado na ICC) ou betabloqueador IV, embora o esmolol possa ser usado com cautela, se necessário, devido à sua meia-vida curta. A digoxina VO em doses de manutenção pode ser usada no início do controle da frequência cardíaca (ver Tabela 3.3), especialmente em cães sem ICC. No entanto, o dobro da dose de manutenção oral pode ser dado por 1 a 2 dias para obtenção de efeito mais rápido; essa estratégia também pode ser usada em cães com ICC. Embora a digoxina IV tenha sido usada, tende a ser evitada devido ao risco de efeitos tóxicos. A acidose e a hipoxemia associadas ao edema pulmonar grave podem aumentar a sensibilidade do miocárdio a arritmias induzidas por digoxina; além disso, a rápida administração intravenosa de digoxina pode promover vasoconstrição periférica por aumento do tônus simpático central. A administração intravenosa de digoxina, caso necessária por falta de outras opções, deve ser feita lentamente e em pequenas doses. A infusão de dobutamina ou dopamina para suporte da função miocárdica durante o tratamento agudo da ICC (ver Boxe 3.1) geralmente evita o uso de um betabloqueador. Recomenda-se diltiazem (IV, com cuidado, ou VO) mas, se não estiver disponível, uma dose de ataque VO de digoxina pode ser usada. Em última análise, a combinação de diltiazem e digoxina é normalmente usada, porque controla a frequência cardíaca em FA melhor do que qualquer um dos agentes sozinhos.

A digoxina por si só não controla totalmente a frequência cardíaca em muitos animais com FA. Aumento no tônus simpático por ICC, exercício ou agitação podem substituir o efeito vagal da digoxina na condução AV. O diltiazem ou um betabloqueador VO podem ser adicionados, a princípio em uma dose conservadora e, depois, aumentada por titulação, conforme necessário para retardo adequado da condução AV e para controle da frequência ventricular. Os betabloqueadores e bloqueadores de canais de Ca^{++} devem ser usados com cautela em pacientes com insuficiência miocárdica, devido a seus possíveis efeitos depressivos sobre o músculo cardíaco. Recomenda-se a administração simultânea de pimobendana ou 1 a 2 dias de digoxina antes da adição ou aumento da dose. A digoxina não é usada em gatos com CMH e FA, sendo substituída por um betabloqueador ou diltiazem. Amiodarona e sotalol são outros agentes que podem ser usados para o controle da frequência cardíaca em cães. Ocasionalmente, a conversão ao ritmo sinusal ocorre em resposta à amiodarona ou mesmo ao diltiazem. Em modelos experimentais caninos, a administração de óleo de peixe reduziu a ocorrência de FA.

Em pacientes com FA e pré-excitação ventricular, os bloqueadores do nó AV (bloqueadores de Ca^{++}, digoxina e talvez betabloqueadores) não devem ser usados, porque podem causar aumentos paradoxais na frequência de resposta ventricular. Nesses casos, recomenda-se a administração de amiodarona; sotalol ou procainamida também podem ser usados.

A cardioversão elétrica da FA é bem-sucedida em alguns animais, mas, de modo geral, não naqueles com grande aumento de volume atrial. O uso de corrente bifásica combinada à administração de amiodarona (ou outro fármaco) pode aumentar a eficácia. No entanto, a maioria dos animais com doenças cardíacas subjacentes significativas reverte para FA.

Fibrilação atrial solitária

A FA, às vezes, se desenvolve em cães de porte grande ou gigante sem cardiomegalia ou outras evidências de doenças cardíacas estruturais. Essa doença é chamada "FA solitária". Nesses cães, a FA com baixa frequência de resposta ventricular pode ser um achado incidental. Às vezes, a FA é transitória, geralmente associada a trauma ou cirurgia. A FA aguda, sem sinais de doença ou insuficiência cardíaca, pode se converter em ritmo sinusal de maneira espontânea ou em resposta ao tratamento medicamentoso ou cardioversão elétrica. Dentre os fármacos que podem ser eficazes, estão amiodarona, diltiazem (p. ex., VO por cerca de 3 dias) ou, talvez, sotalol ou outros agentes de classe III ou IC. A FA de início agudo, associada ao alto tônus vagal, pode ser convertida com a administração intravenosa de lidocaína. A quinidina VO ou IM tem sido usada na conversão aguda da FA em cães de grande porte sem sinais de doença cardíaca, mas seus efeitos adversos podem incluir aumento da frequência de resposta ventricular de seus efeitos vagolíticos, ataxia e, com maior gravidade, convulsões ou taquicardia ventricular polimórfica. Se eficaz, a administração do fármaco é interrompida após a obtenção de ritmo sinusal. Cães que não apresentam conversão para o ritmo sinusal são tratados com digoxina ou diltiazem para controle de frequência. Alternativamente, se a frequência ventricular for sempre baixa em repouso, os cães podem ser monitorados de maneira periódica sem tratamento; no entanto, ainda é provável que o animal apresente frequências cardíacas elevadas em caso de exercício ou agitação. A FA solitária precede o desenvolvimento de CMD em alguns casos.

BRADIARRITMIAS
Bradicardia sinusal

O ritmo sinusal lento (ou arritmia) pode ser um achado normal, especialmente em cães atléticos. A bradicardia sinusal também tem sido associada a vários fármacos (p. ex., xilazina, tranquilizantes da classe da clorpromazina, alguns anestésicos, medetomidina, digoxina, bloqueadores de entrada de cálcio, betabloqueadores, fármacos parassimpáticos), trauma ou doenças do SNC, doença orgânica do nó sinusal, hipotermia, hiperpotassemia e hipotireoidismo, entre outros distúrbios. Condições que aumentam o tônus vagal (p. ex., doença respiratória ou gastrintestinal [GI] ou uma massa no tronco vagossimpático) podem induzir bradicardia sinusal. A doença pulmonar crônica é, muitas vezes, associada à arritmia sinusal respiratória pronunciada.

Na maioria dos casos de bradicardia sinusal, a frequência cardíaca aumenta em resposta ao exercício ou à administração de atropina, e não há nenhum sinal clínico associado à baixa frequência cardíaca. Cães sintomáticos geralmente têm frequência cardíaca abaixo de 50 bpm e/ou doença subjacente pronunciada. Como a bradicardia sinusal e a bradiarritmia sinusal são extremamente raras em gatos, doenças cardíacas ou sistêmicas subjacentes (como hiperpotassemia) devem ser suspeitas em qualquer felino com frequência cardíaca baixa.

Quando a bradicardia sinusal está associada a sinais de fraqueza, intolerância ao exercício, síncope ou agravamento da doença subjacente, um agente anticolinérgico (ou adrenérgico) é administrado (Figura 4.5). Se a bradicardia sinusal for o resultado de um efeito medicamentoso, interrompa ou diminua a dose do fármaco implicado ou ainda o substitua por outro tratamento, como for apropriado (p. ex., reversão de anestesia, sais de cálcio ou atropina em caso de superdosagem de bloqueador de entrada de cálcio, dopamina ou atropina em caso de intoxicação por betabloqueador). O aumento inadequado da frequência cardíaca com a terapia médica é uma indicação para o uso de marca-passo temporário ou definitivo (ver mais informações em *Leitura sugerida*).

Síndrome do nó sinusal

A síndrome do nó sinusal é uma condição de função SA errática caracterizada por fraqueza episódica, síncope e, às vezes, síncope convulsiva (convulsões de Stokes-Adams) desencadeada por hipoxia cerebral. Schnauzers e West Highland White Terriers fêmeas idosas são mais acometidas, mas a síndrome também é observada em Dachshunds, Cocker Spaniels, Pugs e cães mestiços. Os cães afetados têm episódios importantes de bradicardia sinusal, marcados com parada sinusal (ou bloqueio SA). A síndrome do nó sinusal é extremamente rara em gatos.

Anomalias do sistema de condução AV podem coexistir, o que deprime a atividade de marca-passos subsidiários e causa períodos prolongados de assístole. Alguns cães acometidos também têm TSVs paroxísticas, na chamada *síndrome*

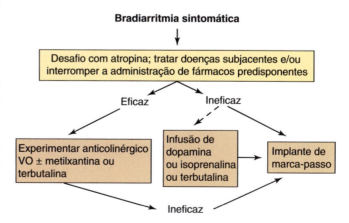

Figura 4.5 Abordagem terapêutica para tratamento das bradiarritmias sintomáticas. Veja as doses dos medicamentos na Tabela 4.2 e consulte o Boxe 3.1 e o texto para mais informações. VO: via oral.

bradicardia-taquicardia (Figura 4.6). As contrações prematuras podem ser seguidas por longas pausas antes da retomada da atividade do nó sinusal, indicando um tempo prolongado de recuperação do nó. Há também períodos intermitentes de ritmos juncionais acelerados e ritmos variáveis de escape juncional ou ventricular.

Os sinais clínicos são causados por bradicardia e parada sinusal e/ou taquicardia paroxística. Os sinais podem imitar convulsões por distúrbios neurológicos ou metabólicos. A doença degenerativa da valva mitral concomitante também é observada com frequência. Alguns cães apresentam evidências de ICC, geralmente secundária à regurgitação da valva mitral, embora as arritmias possam ser um fator complicador.

Cães com síndrome do nó sinusal de longa data geralmente apresentam anomalias pronunciadas no ECG. No entanto, alguns cães têm um ou mais ECGs em repouso com achados normais. O monitoramento visual prolongado do ECG ou o ECG ambulatorial por 24 horas podem ajudar a estabelecer um diagnóstico definitivo. O desafio com atropina é feito em cães com bradicardia persistente. A resposta normal é um aumento na frequência cardíaca de 150% ou para mais de 130 a 150 bpm. Cães com síndrome do nó sinusal geralmente apresentam resposta subnormal.

A administração de um agente anticolinérgico, broncodilatador (metilxantina) ou terbutalina por via oral pode ajudar temporariamente alguns animais com resposta positiva ao desafio com atropina. No entanto, fármacos anticolinérgicos ou simpatomiméticos usados para aumentar a frequência sinusal também podem exacerbar taquiarritmias. Em contrapartida, fármacos usados para suprimir essas taquiarritmias supraventriculares podem ampliar a bradicardia. No entanto, o uso cauteloso de diltiazem ou digoxina pode auxiliar o controle da TVS paroxística em alguns cães, desde que a função do nó sinusal não esteja mais deprimida. O melhor tratamento para a síndrome do nó sinusal com sinais clínicos frequentes ou graves é o ritmo artificial permanente (ver maiores detalhes sobre marca-passo em *Leitura sugerida*). Os cães que continuam sintomáticos devido à TVS paroxística podem receber a terapia antiarrítmica adequada com mais segurança após a normalização da função do marca-passo.

Parada atrial

A parada atrial persistente é uma alteração rítmica caracterizada pela perda de atividade elétrica atrial eficaz (sem ondas P e com linha basal achatada); o coração é controlado por um ritmo de escape juncional ou ventricular. Esta bradiarritmia é rara em cães e ainda mais incomum em gatos. A maioria dos casos ocorreu em Springer Spaniel Ingleses com distrofia muscular, embora doenças infiltrativas e inflamatórias do miocárdio atrial também possam causar parada atrial. A doença orgânica do miocárdio atrial também pode acometer o miocárdio ventricular; a parada atrial persistente pode ser um prenúncio de doença cardíaca progressiva.

O tratamento medicamentoso da parada atrial persistente raramente é gratificante; no entanto, um anticolinérgico ou a infusão de dopamina ou isoprenalina às vezes provoca a aceleração temporária do ritmo de escape. Se esse tratamento causar taquiarritmias ventriculares, o fármaco deve ser descontinuado ou a dose reduzida. A administração oral de terbutalina também pode ter algum efeito benéfico. Agentes antiarrítmicos são contraindicados nesses casos, porque podem suprimir o foco de escape além da taquiarritmia. O implante de marca-passo é o tratamento de escolha, embora o prognóstico seja mau em cães com disfunção miocárdica ventricular concomitante.

A hiperpotassemia pode mimetizar a parada atrial e deve ser descartada em animais sem ondas P. A aparente ausência de atividade elétrica e mecânica atrial ("átrio silente"), causada

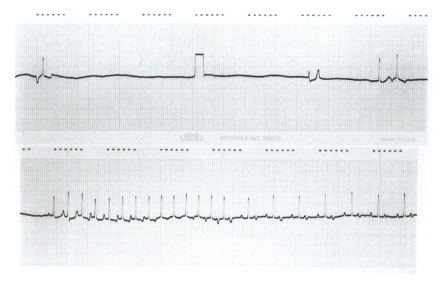

Figura 4.6 O eletrocardiograma de uma Schnauzer miniatura fêmea de 11 anos com síndrome do nó sinusal ilustra bradicardia e taquicardia típicas. A parte superior desse registro contínuo mostra a parada sinusal persistente com três diferentes complexos de escape, seguida por um complexo atrial prematuro. A marca de calibração de 1 mV é vista no meio da faixa superior. A bradicardia é interrompida por um período de taquicardia atrial em frequência de 250 bpm e, a princípio, condução atrioventricular 1:1; a partir do meio da faixa inferior, porém, todas as outras ondas P' são bloqueadas (condução atrioventricular 2:1).

pela hiperpotassemia, é reversível com o tratamento. A atividade do nó sinusal (e as ondas P) tornam-se evidentes à medida que a concentração sérica de K+ volta ao normal.

Bloqueio da condução atrioventricular

O bloqueio AV de segundo grau ou intermitente geralmente causa um ritmo cardíaco irregular. Contudo, o ritmo de escape ventricular associado ao bloqueio AV de terceiro grau (completo) tende a ser bastante regular, embora batimentos prematuros ou mudanças no foco de escape ventricular possam causar algumas irregularidades. Os distúrbios de condução AV podem ser provocados por certos fármacos (como α2-agonistas, opioides, digoxina), tônus vagal alto ou doença orgânica do nó AV. Dentre as doenças associadas aos distúrbios de condução AV, estão endocardite da valva aórtica, CMH, infiltração neoplásica do miocárdio e miocardite. O bloqueio cardíaco idiopático pode ocorrer em cães de meia-idade e idosos; o bloqueio AV de terceiro grau congênito também foi relatado em cães. O bloqueio AV de terceiro grau sintomático é menos comum em gatos, mas evidências de qualquer alteração da condução AV devem levar a uma nova avaliação diagnóstica, pois a maioria dos casos tem sido associada à CMH. O bloqueio AV completo é ocasionalmente observado em gatos idosos sem doença cardíaca orgânica detectável.

Em cães, o bloqueio AV de segundo grau de tipo I e o bloqueio AV de primeiro grau são bastante associados aos efeitos do alto tônus vagal ou de medicamentos. Esses animais são muitas vezes assintomáticos; o exercício ou a administração de anticolinérgicos (atropina ou brometo de glicopirrônio) geralmente abole a alteração de condução. O bloqueio AV de segundo grau de alta gravidade (com muitas ondas P bloqueadas) e o bloqueio cardíaco completo (de terceiro grau) geralmente causam letargia, intolerância ao exercício, fraqueza, síncope e outros sinais de baixo débito cardíaco. Esses sinais tornam-se graves em frequências cardíacas consistentemente abaixo de 40 bpm em cães. Há desenvolvimento de ICC secundário à bradicardia crônica em alguns casos, principalmente na presença de outras doenças cardíacas.

O desafio com atropina é usado para determinar o grau de influência vagal no bloqueio AV. A terapia anticolinérgica (ou simpatomimética) oral pode ser tentada em animais sintomáticos que respondam à atropina (ver Figura 4.5). No entanto, a atropina e a terapia anticolinérgica oral muitas vezes são ineficazes, em especial no bloqueio AV de segundo grau de alta gravidade; assim, o ritmo artificial é indicado. Uma infusão emergencial de dopamina (ver Boxe 3.1) ou isoprenalina pode aumentar a frequência de escape ventricular em animais com bloqueio de segundo ou terceiro grau de alta gravidade, embora também possa provocar taquiarritmias ventriculares. A administração oral de isoprenalina é geralmente ineficaz. A realização de exames cardíacos minuciosos é indicada antes do implante de um marca-passo artificial definitivo, porque algumas doenças subjacentes (miocardite progressiva, endocardite) estão associadas a um mau prognóstico, mesmo após o procedimento. O uso de um marca-passo transvenoso temporário pode ser tentado por 1 a 2 dias em casos questionáveis para avaliar a resposta do animal a uma frequência cardíaca normal antes do implante do dispositivo definitivo. Mais informações sobre marca-passo são encontradas em *Leitura sugerida*.

AGENTES ANTIARRÍTMICOS

Os fármacos antiarrítmicos podem diminuir a frequência da taquicardia, abolir uma arritmia reentrante ou impedir a formação ou condução de impulsos anormais. Esses efeitos dependem da modulação de propriedades eletrofisiológicas teciduais e/ou de efeitos sobre o sistema nervoso autônomo. Os fármacos antiarrítmicos tradicionais (Vaughan-Williams) são classificados de acordo com seus principais efeitos eletrofisiológicos sobre os potenciais de ação das células cardíacas (Tabela 4.1). Embora esse sistema de classificação tenha várias deficiências (p. ex., alguns fármacos com efeitos antiarrítmicos são excluídos, vários medicamentos têm efeitos multiclasses e há pouca atenção aos mecanismos de canais iônicos), ainda é utilizado na clínica. Veja as doses de antiarrítmicos e os métodos de cálculo de CRI na Tabela 4.2 e no Boxe 4.4.

Os agentes de classe I tendem a retardar a condução e diminuir a automaticidade e a excitabilidade por meio de seus efeitos estabilizadores de membrana; os antiarrítmicos ventriculares mais antigos pertencem a essa classe. Os fármacos de classe II são os antagonistas beta-adrenérgicos (betabloqueadores), que inibem os efeitos das catecolaminas no coração. Os fármacos de classe III prolongam o período refratário efetivo dos potenciais de ação no coração sem diminuir a velocidade de condução; podem ser mais eficazes na supressão de arritmias reentrantes e na prevenção de FV. Os fármacos de classe IV são os bloqueadores de entrada de cálcio; as arritmias ventriculares geralmente não respondem a esses agentes, que são importantes contra as taquiarritmias supraventriculares. Os agentes antiarrítmicos dessa classe são contraindicados em animais com bloqueio AV completo e devem ser usados com cautela em animais com bradicardia sinusal, síndrome do nó sinusal e bloqueio AV de primeiro ou segundo grau. Às vezes, a designação de classe V é utilizada para fármacos com efeitos antiarrítmicos por outros mecanismos, além dos descritos para as quatro classes originais.

FÁRMACOS ANTIARRÍTMICOS DE CLASSE I

Os fármacos antiarrítmicos de classe I bloqueiam os canais de Na+ da membrana e deprimem o potencial de ação de despolarização (fase 0), que diminui a velocidade de condução ao longo das células cardíacas. Esses medicamentos foram subclassificados de acordo com diferenças em outras características eletrofisiológicas. Essas diferenças (ver Tabela 4.1) podem influenciar sua eficácia contra arritmias específicas. Os efeitos da maioria dos agentes de classe I dependem da concentração extracelular de K+; assim, esses fármacos perdem eficácia em pacientes com hipopotassemia.

Lidocaína

O cloridrato de lidocaína é o agente antiarrítmico ventricular de primeira escolha para administração intravenosa em cães. Não é eficaz contra arritmias supraventriculares, à exceção de algumas FAs de início recente e indução vagal ou taquicardias. Nas doses recomendadas, tem pouco efeito sobre a frequência do nó sinusal, a condução AV e a refratariedade. A lidocaína suprime a automaticidade das fibras de Purkinje normais e do tecido miocárdio doente, retarda a condução e reduz o período

PARTE 1 ■ Distúrbios do Sistema Cardiovascular

 TABELA 4.1

Classificação e efeitos de fármacos antiarrítmicos.

Classificação	Fármaco	Mecanismo e efeitos sobre o ECG
Classe I		Diminuição da corrente de entrada rápida de Na^+; efeitos de estabilização da membrana (diminuição da condutividade, excitabilidade e automaticidade)
IA	Quinidina Procainamida	Diminuição moderada da condutividade, aumento da duração do potencial de ação; pode prolongar o complexo QRS e o intervalo Q-T
IB	Lidocaína Mexiletina Fenitoína	Pouca alteração na condutividade, diminuição da duração do potencial de ação; complexo QRS e intervalo Q-T inalterados
IC	Flecainida Propafenona	Grande diminuição da condutividade sem alteração da duração do potencial de ação
Classe II	Atenolol Propranolol Esmolol Metoprolol Carvedilol Outros	Bloqueio beta-adrenérgico – redução dos efeitos da estimulação simpática (sem efeitos miocárdicos diretos em doses clínicas)
Classe III	Sotalol Amiodarona Ibutilida Dofetilida Outros	Prolongamento seletivo da duração do potencial de ação e do período refratário; efeitos antiadrenérgicos; prolongamento do intervalo Q-T
Classe IV	Verapamil Diltiazem Outros	Diminuição da corrente de entrada lenta de Ca^{++} (maiores efeitos sobre os nós SA e AV)
Outros agentes antiarrítmicos	Digoxina Atropina Brometo de glicopirrônio Outros	A ação antiarrítmica é causada principalmente por efeitos autônomos indiretos (especialmente aumento do tônus vagal) Os agentes anticolinérgicos se opõem aos efeitos vagais nos nós SA e AV (o brometo de glicopirrônio e outros fármacos também exercem esse efeito)

AV: atrioventricular; ECG: eletrocardiograma; SA: sinoatrial.

 TABELA 4.2

Doses de medicamentos antiarrítmicos.

Agente	Dose
Classe I	
Lidocaína	Cão: *bolus* iniciais de 2 mg/kg IV de forma lenta, até 8 mg/kg (por ≥ 10 min); ou infusão IV rápida a 0,8 mg/kg/min; se eficaz, CRI em dose de 25 a 80 mcg/kg/min Gato: *bolus* inicial de 0,25 a 0,5 (a 1) mg/kg IV de forma lenta; o *bolus* de 0,15 a 0,25 mg/kg pode ser repetido até o total de 4 mg/kg; se eficaz, CRI em dose de 10 a 40 mcg/kg/min
Procainamida	Cão: 2 mg/kg IV durante 2 min; repetir se necessário até a dose cumulativa de 20 mg/kg; CRI em dose de 10 a 50 mcg/kg/min; 6 a 20 (até 30) mg/kg IM a cada 4 a 6 h (VO, se possível, 10 a 20 mg/kg a cada 8 a 12 h [preparação de liberação prolongada]) Gato: 1 a 2 mg/kg IV durante 2 min, repetir se necessário até a dose cumulativa de 10 mg/kg; CRI em dose de 10 a 20 mcg/kg/min; 7,5 a 20 mg/kg IM a cada (6 a) 8 h
Quinidina	Cão: 6 a 20 mg/kg IM a cada 6 h (dose de ataque, 14 a 20 mg/kg); 6 a 16 mg/kg VO a cada 6 h; preparações de ação prolongada, 8 a 20 mg/kg VO a cada 8 h Gato: 6 a 16 mg/kg IM ou VO, a cada 8 h

(continua)

TABELA 4.2
Doses de medicamentos antiarrítmicos. (*Continuação*)

Agente	Dose
Mexiletina	Cão: 4 a 6 (a 8) mg/kg VO a cada 8 h Gato: –
Fenitoína	Cão: 10 mg/kg IV de forma lenta; 20 a 50 mg/kg VO a cada 8 h Gato: não use
Propafenona	Cão: 2 a 4 (até 6?) mg/kg VO a cada 8 h; começar com dose baixa Gato: –
Flecainida	Cão: 1 a 2 (até 4?) mg/kg VO a cada (8 a) 12 h (começar com dose baixa; não recomendado na presença de ICC ou diminuição da função do VE) Gato: –
Classe II	
Atenolol	Cão: 0,2 a 1 mg/kg VO a cada 12 (a 24) h; começar com dose baixa Gato: idem ou 6,25 (a 12,5) mg/gato VO a cada 12 (a 24) h
Propranolol	Cão: *bolus* inicial de 0,02 mg/kg IV de forma lenta (até o máximo de 0,1 mg/kg); dose oral inicial, 0,1 a 0,2 mg/kg VO a cada 8 h, até 1 mg/kg a cada 8 h Gato: mesmas instruções IV; 2,5 até 10 mg/gato VO a cada 8 a 12 h
Esmolol	Cão: 50 a 100 mcg/kg IV durante 5 min (dose de ataque), seguidos por infusão de 25 a 50 mcg/kg/min Gato: idem
Metoprolol	Cão: dose inicial de 0,1 a 0,2 mg/kg VO a cada 24 (a 12) h, até 1 (a 2) mg/kg a cada 8 (a 12) h Gato: 2 a 15 mg/gato VO a cada 8 (a 12) h; começar com dose baixa
Classe III	
Sotalol	Cão: 1 a 3 (até 5?) mg/kg VO a cada 12 h Gato: 10 a 20 mg/gato VO a cada 12 h (ou 2 a 4 mg/kg VO a cada 12 h)
Amiodarona	Cão: dose de ataque VO: 10 (até 15) mg/kg VO a cada 12 h por 4 a 7 dias, então a mesma dose a cada 24 h por 7 dias; depois, reduza para a dose de manutenção Manutenção VO: 5 a 7,5 mg/kg VO a cada 24 h Para administração por VI, use a formulação aquosa (Nexterone®, 1,5 mg/mℓ), não amiodarona comum: 3 a 5 mg/kg IV de forma lenta ao longo de 15 min; pode continuar em CRI, com dose de 0,05 mg/kg/min, se necessário Gato: formulação aquosa IV (1,5 mg/mℓ): *bolus* IV administrado de forma lenta, em dose de 2,5 mg/kg durante 15 min (dose ideal incerta)
Classe IV	
Diltiazem	Cão: IV aguda para controle rápido da frequência de FA: 0,05 a 0,10 mg/kg IV por 2 a 5 min; pode repetir se necessário IV aguda para TVS: 0,1 a (0,2) mg/kg IV durante 2 a 5 min; pode repetir até a dose IV cumulativa de 0,3 a 0,4 mg/kg; monitorar a pressão arterial. CRI (se houver recidiva frequente de TVS): 0,002 a 0,006 mg/kg/min (ou 0,12 a 0,35 mg/kg/h) Dose de ataque VO: 0,5 mg/kg VO seguido por 0,25 mg/kg VO a cada 1 h até um total de 1,5 (a 2) mg/kg ou conversão Manutenção oral: dose inicial de 0,5 a 1 mg/kg (até 2 a 3 mg/kg) VO a cada 8 h Liberação prolongada (diltiazem ER): 1 a 4 (até 6) mg/kg VO a cada 12 h Gato: Idem? Ou 1,5 a 2,5 mg/kg (ou 7,5 a 10 mg/gato) VO a cada 8 h; preparações de liberação prolongada: diltiazem ER, 30 mg/gato/dia (metade de um comprimido de liberação controlada de 60 mg em uma cápsula de gelatina de 240 mg); a dose pode ser aumentada para 60 mg/dia em alguns gatos, se necessário Cardizem® CD, 10 mg/kg/dia (45 mg/gato ≅ 105 mg de Cardizem® CD ≅ quantidade compatível com a ponta menor da cápsula de gelatina número 4)

(*continua*)

TABELA 4.2
Doses de medicamentos antiarrítmicos. (*Continuação*)

Agente	Dose
Verapamil	Cão: dose inicial de 0,02 a 0,05 mg/kg IV de forma lenta; pode repetir a cada 5 min até um total de 0,15 (a 0,2) mg/kg; 0,5 a 2 mg/kg VO a cada 8 h. (*Observação:* preferencialmente diltiazem) Gato: dose inicial de 0,025 mg/kg IV de forma lenta; pode repetir a cada 5 min até um total de 0,15 (a 0,2) mg/kg; 0,5 a 1 mg/kg VO a cada 8 h. (*Observação:* preferencialmente diltiazem)
Anticolinérgico	
Atropina	Cão: 0,02 a 0,04 mg/kg IV, IM, SC; 0,04 mg/kg VO a cada 6 a 8 h Gato: idem Teste de desafio de atropina: 0,04 mg/kg IV
Brometo de glicopirrônio	Cão: 0,005 a 0,01 mg/kg IV ou IM; 0,01 a 0,02 mg/kg SC Gato: idem
Propantelina	Cão: 0,25 a 0,5 mg/kg ou 3,73 a 7,5 (a 15) mg/cão VO a cada 8 a 12 h Gato: –
Hiosciamina	Cão: 0,003 a 0,006 mg/kg VO a cada 8 h Gato: –
Simpatomimético	
Isoprenalina	Cão: 0,04 a 0,08 mcg/kg/min em CRI Gato: idem
Teofilina (liberação prolongada)	Cão: 10 mg/kg VO a cada 12 h Gato: 10 a 15 mg/kg a cada 24 h
Terbutalina	Cão: 0,14 mg/kg ou 2,5 a 5 mg/cão VO a cada 8 a 12 h Gato: 0,1 a 0,2 mg/kg ou 0,625 a 1,25 mg/gato VO a cada 12 h
Outros agentes	
Digoxina	Veja a dose VO na Tabela 3.3; veja a dose IV no Quadro 3.1
Edrofônio	Cão: 0,05 a 0,1 mg/kg IV (tenha atropina e sonda endotraqueal à mão) Gato: idem?
Fenilefrina	Cão: 0,004 a 0,01 mg/kg IV Gato: idem?

CRI: infusão em taxa contínua; ER: excreção renal; FA: fibrilação atrial; ICC: insuficiência cardíaca congestiva; IM: via intramuscular; IV: via intravenosa; SC: via subcutânea; VO: via oral; VE: ventrículo esquerdo; –: dose eficaz desconhecida.

supernormal (durante o qual a célula pode ser novamente excitada antes da repolarização completa). Tem mais efeitos sobre células cardíacas doentes e hipóxicas e em maiores frequências de estimulação. Os efeitos eletrofisiológicos da lidocaína são influenciados pela concentração extracelular de potássio. A hipopotassemia pode tornar o fármaco ineficaz e a hiperpotassemia intensifica seus efeitos depressivos nas membranas cardíacas. A lidocaína produz pouca ou nenhuma depressão da contratilidade em doses terapêuticas quando administrada por via intravenosa lenta. O congênere da lidocaína, mexiletina, também produz efeitos inotrópicos negativos e hipotensivos mínimos. No entanto, concentrações tóxicas de lidocaína podem causar hipotensão.

A lidocaína sofre metabolismo hepático rápido pela atividade da enzima citocromo P-450 (CYP); alguns metabólitos podem contribuir para seus efeitos antiarrítmicos e tóxicos.

A lidocaína não é eficaz por via oral, devido à sua eliminação hepática em primeira passagem praticamente completa. A administração intravenosa, geralmente como *bolus* lentos seguidos por CRI, é mais eficaz. Os efeitos antiarrítmicos, após o *bolus* IV, ocorrem em 2 minutos e diminuem entre 10 e 20 minutos. A CRI sem dose de ataque produz concentrações de estado estacionário entre 4 a 6 horas. A meia-vida é de menos de 1 hora em cães. Um *bolus* inicial de 2 mg/kg é usado em cães e, se necessário, pode ser repetido duas a três vezes. Doses menores devem ser usadas em gatos para evitar toxicidade (dose de ataque de 0,25 a 0,5 mg/kg IV de forma lenta). A meia-vida em gatos é de 1 a 2 horas. Acredita-se que as concentrações plasmáticas terapêuticas variem de 1,5 a 6 µg/mℓ em cães. A terapia antiarrítmica deve ser feita apenas com lidocaína, sem epinefrina. Na ausência de acesso intravenoso, administração intramuscular pode ser realizada, mas é menos eficaz.

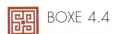

BOXE 4.4

Fórmulas para cálculo da infusão em taxa contínua.

Método 1
(Permite o "ajuste fino" da taxa de administração de fluidos e medicamentos)
Determine a taxa desejada de infusão de medicamentos:
    μg/kg/min × kg de peso corporal = μg/min (A)
Determine a taxa desejada de infusão de fluidos:
    mℓ/h ÷ 60 = mℓ/min (B)
(A) ÷ (B) = μg/min ÷ mℓ/min = μg fármaco/mℓ de fluido
Converter de μg para mg de fármaco (1 μg = 0,001 mg)
    mg fármaco/mℓ fluido × mℓ de fluido na bolsa
    (ou frasco etc.) = mg de fármaco para adição
    do recipiente de fluido

Método 2
(Para uma dose total durante um período de 6 h, calcule também o volume de fluido e a taxa de administração)
Dose total em mg para infusão durante um período de 6 h =
    peso corpóreo (kg) × dose (μg/kg/min) × 0,36

Método 3 (para lidocaína)
(Mais rápido, mas menos útil se a taxa de fluido for importante ou ajustes finos na dose de medicamento forem necessários)
Para CRI de 44 μg/kg/min de lidocaína, adicione 25 mℓ de lidocaína de 2% a 250 mℓ de água com 5% de dextrose
Infundir a 0,25 mℓ/25 lb (11,3 kg) de peso corpóreo/min

O efeito tóxico mais comum da lidocaína em cães é a excitação do SNC. Os sinais são agitação, desorientação ou ataxia, contrações musculares, nistagmo e convulsões generalizadas; náuseas também podem ocorrer. O agravamento das arritmias (efeito pró-arrítmico) é ocasionalmente observado, como em qualquer tratamento com efeitos eletrofisiológicos cardíacos. Há relatos informais de depressão e parada respiratória após a administração de lidocaína em pacientes inconscientes. Os gatos são bastante sensíveis aos efeitos tóxicos do fármaco e podem desenvolver convulsões, parada respiratória, bradiarritmias e morte súbita. Em caso de toxicidade, a administração de lidocaína deve ser interrompida até o desaparecimento dos sinais tóxicos; a infusão em frequência mais baixa pode, então, ser instituída. O diazepam IV (0,25 a 0,5 mg/kg) é usado para controle das convulsões induzidas por lidocaína. A doença hepática pode retardar o metabolismo do fármaco. Os medicamentos que diminuem o fluxo sanguíneo do fígado (como propranolol, cimetidina e cloranfenicol) também retardam o metabolismo da lidocaína e predispõem à intoxicação. Os animais com insuficiência cardíaca podem apresentar diminuição do fluxo sanguíneo hepático e, portanto, precisar de uma dose menor do fármaco.

Procainamida

O cloridrato de procainamida tem efeitos eletrofisiológicos semelhantes aos da quinidina. Esses efeitos podem ser diretos e indiretos (vagolíticos). A procainamida é indicada para o tratamento de taquicardias e despolarizações ventriculares (e, às vezes, atriais) prematuras. É menos eficaz que quinidina nas taquiarritmias atriais. A procainamida prolonga o período refratário efetivo e retarda a condução da via acessória em cães com TAVR ortodrômica. A procainamida deve ser usada com cautela em animais com hipotensão.

A procainamida é bem absorvida após a administração oral em cães, com meia-vida de 2,5 a 4 horas; a meia-vida da procainamida de liberação prolongada é de 3 a 6 horas. Infelizmente, a procainamida em formulação oral não é mais comercializada nos EUA. O fármaco sofre metabolismo hepático e excreção renal proporcional à depuração (*clearance*) de creatinina. A procainamida pode ser administrada por via intramuscular sem grande efeito hemodinâmico, mas a injeção intravenosa rápida pode causar hipotensão e depressão cardíaca, embora em um grau muito menor do que a administração intravenosa de quinidina. A administração em CRI pode ser usada se a arritmia responder a um *bolus* IV; o estado estacionário é atingido de 12 a 22 horas. Acredita-se que a concentração plasmática terapêutica seja de 4 a 10 μg/mℓ.

Os efeitos tóxicos da procainamida são semelhantes aos da quinidina (ver mais adiante), mas tendem a ser mais brandos. Distúrbios GIs e prolongamento dos intervalos QRS ou QT podem ser observados. A procainamida pode aumentar a frequência de resposta ventricular à FA (ou seja, a frequência cardíaca) se usada sem diltiazem, digoxina ou um betabloqueador. Dentre os efeitos tóxicos mais graves, estão hipotensão, depressão da condução AV (que às vezes causa bloqueio AV de segundo ou terceiro grau) e pró-arritmia. Esta última pode causar síncope ou FV. A hipotensão deve responder à fluidoterapia intravenosa e à administração de soluções com catecolamina ou cálcio.

Quinidina

A quinidina, o fármaco prototípico da classe IA, tem sido usada no tratamento de taquiarritmias ventriculares e algumas taquiarritmias supraventriculares. Em cães de grande porte com FA de início recente e função ventricular normal (FA solitária), a quinidina pode levar à conversão ao ritmo sinusal. Esse fármaco deve ser usado com cautela em animais com insuficiência cardíaca ou hiperpotassemia. Os efeitos eletrofisiológicos característicos da quinidina são a depressão da automaticidade e da velocidade de condução e o prolongamento do período refratário efetivo. No ECG, as alterações dependentes de dose incluem prolongamento de PR, QRS e QT. A quinidina também tem efeitos vagolíticos indiretos. Em doses baixas, esses efeitos vagolíticos podem aumentar a frequência sinusal ou a frequência de resposta ventricular à FA, antagonizando os efeitos diretos do fármaco. Como acontece com outros agentes de classe I, a hipopotassemia reduz a eficácia antiarrítmica da quinidina.

O fármaco é bem absorvido após a administração oral, mas hoje é raramente usado no tratamento oral crônico, devido aos seus efeitos adversos frequentes. A quinidina é metabolizada extensivamente pelo fígado; a meia-vida é de cerca de 6 horas em cães e 2 horas em gatos. A quinidina é altamente ligada à proteína; a hipoalbuminemia grave pode predispor à toxicidade. Cimetidina, amiodarona e antiácidos também podem predispor à toxicidade por retardarem a eliminação do fármaco. A quinidina pode precipitar a intoxicação por digoxina (quando usada de maneira simultânea) ao deslocar a digoxina dos sítios de ligação nos músculos esqueléticos e reduzir seu *clearance* renal. A administração intravenosa de quinidina não é recomendada por causa da propensão à vasodilatação (devido ao bloqueio inespecífico do receptor alfa-adrenérgico), depressão cardíaca e hipotensão. A administração oral ou intramuscular geralmente não causa efeitos hemodinâmicos adversos, mas, a princípio, o monitoramento deve ser cuidadoso. As concentrações sanguíneas terapêuticas (2,5 a 5 μg/mℓ) são alcançadas de 12 a 24 horas após a administração oral ou intramuscular. Os sais de sulfato (83% de fármaco ativo), gliconato (62% de fármaco ativo) e poligalacturonato (80% de fármaco ativo) de quinidina de liberação lenta prolongam a absorção e a eliminação do fármaco. O sal de sulfato é absorvido com maior rapidez do que o sal de gliconato; o efeito máximo é alcançado de 1 a 2 horas após a administração oral.

O grande prolongamento de QT, o bloqueio do ramo direito ou o aumento de QRS em mais de 25% do valor pré-terapêutico sugere intoxicação por quinidina; vários bloqueios de condução e taquiarritmias ventriculares são outras manifestações. O prolongamento de QT implica aumento da dispersão temporal da refratariedade miocárdica; isso predispõe a *torsade de pointes* e FV. Acredita-se que episódios transitórios dessas arritmias graves sejam responsáveis pelos ataques de síncope em seres humanos tratados com quinidina. Letargia, fraqueza e ICC podem ser causadas por efeitos inotrópicos negativos e vasodilatadores do fármaco e hipotensão subsequente. A cardiotoxicidade e a hipotensão podem ser parcialmente revertidas com bicarbonato de sódio (1 mEq/kg IV), que provoca diminuição temporária da concentração de K$^+$, aumenta a ligação da quinidina à albumina e reduz seus efeitos eletrofisiológicos cardíacos. Sinais GIs (p. ex., náuseas, vômito, diarreia) são comuns após a administração oral de quinidina. A trombocitopenia (reversível após a interrupção da quinidina) pode ser observada em seres humanos e, talvez, em cães e gatos.

Mexiletina

O cloridrato de mexiletina é semelhante à lidocaína em suas propriedades eletrofisiológicas, hemodinâmicas, tóxicas e antiarrítmicas. Pode ser eficaz na supressão de taquiarritmias ventriculares em cães. A combinação de sotalol ou um betabloqueador tradicional e mexiletina pode ser mais eficaz e associada a menos efeitos adversos do que a mexiletina isolada (permitindo a redução da dose). O fármaco é facilmente absorvido quando administrado por via oral, mas o retardo do esvaziamento gástrico, narcóticos e antiácidos à base de hidróxido de magnésio-alumínio, supostamente, atrasam sua absorção em seres humanos. A mexiletina sofre metabolismo hepático (influenciado pelo fluxo sanguíneo do fígado) e alguma excreção renal (que é mais lenta caso a urina seja muito alcalina). A cimetidina pode ter efeitos variáveis na concentração plasmática de mexiletina; no entanto, é improvável que o omeprazol e a famotidina influenciem seu metabolismo. A doença hepática moderada a grave pode prejudicar o metabolismo da mexiletina. Indutores de enzimas microssomais hepáticas podem acelerar sua depuração. A meia-vida em cães é de 4,5 a 7 horas (em parte dependente do pH da urina). Aproximadamente 70% do fármaco é ligado à proteína. Acredita-se que a concentração sérica terapêutica varie de 0,5 a 2 μg/mℓ (como em seres humanos). Os efeitos da mexiletina em gatos não são bem conhecidos. Dentre os efeitos adversos estão vômito, anorexia, tremor, desorientação, bradicardia sinusal e trombocitopenia.

Fenitoína

A única indicação para fenitoína como agente antiarrítmico é nas taquiarritmias ventriculares induzidas por digoxina em cães que não respondem à lidocaína ou a outros agentes. Assim, a fenitoína quase nunca é usada. Do ponto de vista eletrofisiológico, é semelhante à lidocaína, mas também tem alguns efeitos inibidores sobre os canais lentos de cálcio e o SNC que contribuem para sua eficácia contra arritmias induzidas por digitálicos. A infusão IV lenta (de 10 mg/kg) e a administração oral (de 20 a 50 mg/kg VO a cada 8 horas) têm efeitos hemodinâmicos mínimos; no entanto, a biodisponibilidade oral é baixa. A injeção IV rápida pode deprimir a contratilidade do miocárdio, exacerbar arritmias e causar vasodilatação, hipotensão ou parada respiratória relacionada ao veículo propilenoglicol. A meia-vida da fenitoína em cães é de cerca de 3 horas. O fármaco é metabolizado no fígado; medicamentos que inibem a atividade da enzima CYP aumentam a concentração sérica de fenitoína. A administração intravenosa de fenitoína tem sido associada a bradicardia, bloqueio AV, taquicardia ventricular e parada cardíaca. Os sinais de toxicidade do SNC são depressão, nistagmo, desorientação e ataxia. O fármaco não é usado em gatos por causa de sua meia-vida longa (> 40 horas) e toxicidade.

Outros agentes de classe I

A flecainida e a propafenona são agentes de classe IC. A flecainida prolonga a duração do ciclo sinusal, o tempo de condução AV e a refratariedade. Também apresenta um efeito bloqueador da corrente de potássio (retificadora tardia, I_k) como os agentes de classe III; no entanto, o prolongamento do potencial de ação é compensado por seu efeito de bloqueio do canal de Na$^+$ e, assim, a duração do potencial da ação é pouco alterada. Por prolongar a refratariedade e retardar a condução, pode ser pró-arrítmico e aumentar o risco de morte súbita, principalmente em altas doses e em pacientes com danos miocárdios anteriores. A propafenona aumenta o período refratário do nó AV, retarda a condução intra-atrial e reduz a excitabilidade ventricular. Também tem baixa atividade betabloqueadora e de bloqueio de canais de cálcio, além de um efeito vagolítico. Dentre os efeitos adversos em seres humanos, estão vertigem, náuseas, vômito e pró-arritmia. Doses mais altas desses agentes deprimem a automaticidade do nó sinusal e dos tecidos especializados de condução. Vasodilatação, depressão miocárdica e hipotensão grave foram observadas após a injeção intravenosa. Bradicardia, distúrbios de condução intraventricular e hipotensão consistente (embora transitória), bem como náuseas, vômitos e anorexia, ocorreram em cães. A pró-arritmia é um possível efeito adverso grave desses agentes. A flecainida pode ser utilizada no tratamento da TVS paroxística ou da FA, mas não faz parte do tratamento a longo prazo da FA, nem é administrada a pacientes com disfunção miocárdica, hipertrofia ventricular, doença valvar ou doença cardíaca isquêmica. A propafenona tem sido eficaz na supressão de várias TVSs, inclusive naquelas associadas às vias acessórias.

FÁRMACOS ANTIARRÍTMICOS DE CLASSE II: BLOQUEADORES BETA-ADRENÉRGICOS

Os fármacos antiarrítmicos de classe II bloqueiam os efeitos de catecolaminas. Diminuem a frequência cardíaca, reduzem a demanda miocárdica por O_2 e aumentam o tempo de condução AV e a refratariedade. O efeito antiarrítmico dos betabloqueadores se deve ao bloqueio do receptor β_1 e não a efeitos eletrofisiológicos diretos. Esses fármacos são bastante usados em combinação a um agente de classe I (como a procainamida ou mexiletina), embora seu efeito inotrópico negativo exija cautela quando usados em animais com insuficiência miocárdica. Os bloqueadores de receptores β são usados em animais com taquiarritmias supraventriculares e ventriculares (especialmente aquelas induzidas por alto tônus simpático), certas obstruções congênitas e adquiridas do fluxo de saída ventricular, doenças cardíacas associadas ao hipertireoidismo, CMH e outras doenças ou intoxicações que causam estimulação simpática excessiva. Um betabloqueador, em vez de diltiazem, é às vezes associado à digoxina para redução da frequência de resposta ventricular à FA. Um betabloqueador, como o atenolol ou o propranolol, é considerado o agente antiarrítmico de primeira linha em gatos com taquiarritmias supraventriculares e ventriculares.

Os receptores beta-adrenérgicos foram classificados em subtipos. Os receptores β_1 estão localizados principalmente no miocárdio e medeiam aumentos na contratilidade, frequência cardíaca, velocidade de condução AV e automaticidade em fibras especializadas. Os receptores β_2 extracardíacos medeiam a broncodilatação e a vasodilatação, bem como a liberação de renina e insulina. Há também alguns receptores β_2 e β_3 no coração. Os betabloqueadores "não seletivos" inibem a ligação de catecolamina tanto em receptores β_1 quanto β_2-adrenérgicos. Outros betabloqueadores são mais seletivos e antagonizam principalmente um ou outro subtipo de receptor (Tabela 4.3). Os betabloqueadores de primeira geração (p. ex., propranolol) têm efeitos não seletivos. Os agentes de segunda geração (p. ex., atenolol, metoprolol) são relativamente β_1-seletivos. Os betabloqueadores de terceira geração agem sobre receptores β_1 e β_2, mas também antagonizam receptores α_1 e podem ter outros efeitos. Alguns betabloqueadores têm certo grau de atividade simpatomimética intrínseca.

Acredita-se que o efeito antiarrítmico clínico dos fármacos de classe II esteja relacionado ao bloqueio de receptores β_1 e não a mecanismos eletrofisiológicos diretos. Em animais normais, os receptores β têm pouco efeito inotrópico negativo. No entanto, devem ser usados com cautela em animais com doença miocárdica subjacente, porque o aumento do tônus simpático pode ser necessário para manter o débito cardíaco; isso pode causar depressão intensa da contratilidade cardíaca, da condução ou da frequência cardíaca e levar ao desenvolvimento de ICC. Os betabloqueadores são geralmente contraindicados em pacientes com bradicardia sinusal, síndrome do nó sinusal, bloqueio AV de alto grau ou ICC grave, além de animais tratados com bloqueador de Ca^{++}. Os betabloqueadores não seletivos podem aumentar a resistência vascular periférica (devido aos efeitos alfa-adrenérgicos sem oposição) e provocar broncoconstrição. Os betabloqueadores também podem mascarar os primeiros sinais de

TABELA 4.3

Características de alguns betabloqueadores.

Fármaco	Seletividade ao receptor adrenérgico	Lipossolubilidade	Principal via de eliminação
Atenolol	β_1	0	ER
Carvedilol	β_1, β_2, α_1	+	MH
Esmolol	β_1	0	ES
Labetalol	β_1, β_2, α_1	++	MH
Metoprolol	β_1	++	MH
Nadolol	β_1, β_2	0	ER
Pindolol*	β_1, β_2	++	ER/MH
Propranolol	β_1, β_2	++	MH
Sotalol**	β_1, β_2	0	ER
Timolol	β_1, β_2	0	ER

ES: esterases do sangue; MH: metabolismo hepático; ER: excreção renal.
*Tem atividade simpatomimética intrínseca.
**Também tem atividade antiarrítmica de classe III.

hipoglicemia aguda em diabéticos (como taquicardia, alterações na pressão arterial) e reduzir a liberação de insulina em resposta à hiperglicemia. Como o efeito dos betabloqueadores depende do nível de ativação simpática, a resposta individual do paciente é bastante variável. Portanto, as primeiras doses devem ser baixas e aumentadas por titulação, com cuidado, conforme necessário.

Os betabloqueadores aumentam a depressão da condução AV produzida por bloqueadores de Ca^{++}, fármacos antiarrítmicos de classe I e digoxina. O uso simultâneo de um betabloqueador e um bloqueador de Ca^{++} pode diminuir significativamente a frequência cardíaca e a contratilidade do miocárdio. Devido a uma possível regulação positiva de receptores β (aumento do número ou da afinidade dos receptores) associada ao bloqueio beta-adrenérgico a longo prazo, o tratamento não deve ser interrompido de forma abrupta. A terapia crônica com betabloqueador pode aumentar o risco de hipotensão e bradicardia durante a anestesia.

Atenolol

O atenolol é um $β_1$-bloqueador seletivo. É comumente usado para diminuir a frequência sinusal e a condução AV e suprimir as CVPs mediadas por mecanismos simpáticos. A meia-vida do atenolol é de pouco mais de 3 horas em cães e cerca de 3,5 horas em gatos. Sua biodisponibilidade oral é alta (≈ 90%) nas duas espécies. O atenolol é excretado na urina; a disfunção renal retarda sua depuração. O efeito betabloqueador do atenolol dura mais de 12 horas, mas menos de 24 horas em gatos normais. Esse fármaco é hidrofílico. Efeitos adversos associados ao SNC são improváveis, porque o atenolol não atravessa a barreira hematencefálica. Como outros betabloqueadores, pode causar fraqueza ou exacerbação da insuficiência cardíaca.

Propranolol

O cloridrato de propranolol é um betabloqueador não seletivo. Não é recomendado em pacientes com edema pulmonar, asma ou doença crônica de vias respiratórias menores, devido ao possível desenvolvimento de broncoconstrição pelo antagonismo de receptores $β_2$.

O propranolol sofre extenso metabolismo hepático de primeira passagem e sua biodisponibilidade oral é baixa; no entanto, a biodisponibilidade aumenta com a saturação da enzima hepática. O propranolol reduz o fluxo sanguíneo hepático, o que prolonga sua eliminação, bem como a de outros fármacos cujo metabolismo depende do fluxo sanguíneo hepático (como a lidocaína). A alimentação retarda a absorção oral e aumenta a depuração do propranolol após a administração intravenosa (por aumento do fluxo sanguíneo hepático). Em cães, sua meia-vida é de apenas 1,5 hora (0,5 a 4,2 horas em gatos); há metabólitos ativos. A administração a cada 8 horas parece ser adequada em ambas as espécies. O propranolol IV é usado principalmente na taquicardia ventricular refratária (em conjunto com um fármaco de classe I) e no tratamento de emergência de taquicardia atrial ou juncional.

Na maioria das vezes, a toxicidade está relacionada ao bloqueio excessivo de receptores β, o que pode acontecer em doses relativamente baixas em alguns animais. Bradicardia, insuficiência cardíaca, hipotensão, broncospasmo e hipoglicemia podem ser observados. A infusão de uma catecolamina (dopamina ou dobutamina) ajuda a reverter esses efeitos. O propranolol e outros betabloqueadores lipofílicos podem causar efeitos no SNC, como depressão e desorientação.

Esmolol

O cloridrato de esmolol é um agente de ação $β_1$-seletiva ultracurta. É metabolizado rapidamente por esterases do sangue e tem meia-vida de menos de 10 minutos. O estado estacionário ocorre 5 minutos após a administração de dose de ataque ou 30 minutos na ausência de dose de ataque. Os efeitos do esmolol terminam em 10 a 20 minutos após interrupção da infusão. Esse fármaco é usado no tratamento agudo de taquiarritmias e da cardiomiopatia obstrutiva hipertrófica felina.

Outros betabloqueadores

Há muitos outros betabloqueadores. Sua seletividade a receptores e características farmacológicas são variáveis. O sotalol é um betabloqueador que também prolonga a duração do potencial de ação em doses mais altas; portanto, é geralmente considerado um agente de classe III (ver mais adiante). Certos betabloqueadores têm sido úteis em seres humanos com insuficiência miocárdica crônica e estável, reduzindo os efeitos cardiotóxicos da estimulação simpática excessiva, melhorando a função cardíaca e aumentando o tempo de sobrevida. Dentre eles, estão o betabloqueador de terceira geração carvedilol, o agente de segunda geração metoprolol e alguns outros fármacos. Apesar do benefício teórico e experimental, o tratamento com betabloqueador não retarda o desenvolvimento de ICC ou aumenta a sobrevida em cães e gatos.

O carvedilol bloqueia receptores $β_1$, $β_2$ e $α_1$-adrenérgicos, tem efeitos antioxidantes, reduz a liberação de endotelina e tem algum efeito de bloqueio de Ca^{++}; além disso, acredita-se que promova a vasodilatação ao agir sobre mecanismos de óxido nítrico (NO) ou prostaglandinas. Em cães, a administração oral produz uma ampla gama de picos de concentrações plasmáticas. O carvedilol é eliminado principalmente pelo metabolismo hepático; sua meia-vida terminal em cães é inferior a 1 a 2 horas (ou seja, é menor do que em seres humanos) e o fármaco é altamente ligado a proteínas. Seu efeito de bloqueio de receptores β dura 12 horas e algum efeito residual persiste por até 24 horas, consistente com metabólito(s) ativo(s). Em cães saudáveis, baixas doses de carvedilol têm efeito hemodinâmico mínimo, mas é importante lembrar que nenhum betabloqueador é tolerado por animais com insuficiência cardíaca, nem mesmo em pequenas doses.

O tartarato de metoprolol é outro agente $β_1$-seletivo. É bem absorvido por via oral, mas sua biodisponibilidade é reduzida por um grande efeito de primeira passagem. Sua ligação a proteínas é mínima. O fármaco é metabolizado no fígado e excretado na urina. A meia-vida é de 1,6 hora em cães e 1,3 hora em gatos.

FÁRMACOS ANTIARRÍTMICOS DE CLASSE III

Dentre as características comuns dos fármacos de classe III, estão o prolongamento do potencial de ação no coração e do período refratário efetivo sem diminuição da velocidade de condução. Seus efeitos são mediados pela inibição de canais de potássio responsáveis pela repolarização (corrente retificadora tardia). Esses agentes são utilizados no tratamento de arritmias ventriculares, em especial aquelas causadas por reentrada. Os fármacos de classe III também têm efeitos antifibrilatórios. Compartilham algumas características com outras classes de fármacos antiarrítmicos, além de seus efeitos de classe III.

Sotalol

O cloridrato de sotalol é um betabloqueador não seletivo que tem efeitos de classe III em doses mais altas. Sua biodisponibilidade oral é alta, embora a absorção seja reduzida quando administrado com alimentos. A meia-vida do sotalol é de cerca de 5 horas em cães. É eliminado inalterado pelos rins e a disfunção renal prolonga a eliminação. O efeito betabloqueador do sotalol supera sua meia-vida plasmática. O fármaco tem efeitos hemodinâmicos mínimos, embora possa causar redução na frequência sinusal e causar bloqueio AV de primeiro grau e hipotensão. Pode ter efeitos pró-arrítmicos (como todos os agentes antiarrítmicos), inclusive *torsade de pointes* (um tipo de taquicardia ventricular multiforme). Os efeitos de classe III do sotalol ocorrem em doses mais altas em cães do que em seres humanos. As doses administradas clinicamente a cães podem causar, principalmente, efeitos de bloqueio beta-adrenérgico. Uma alta incidência de pró-arritmia (especialmente *torsade de pointes*), que é preocupante em seres humanos tratados com sotalol, não tem sido relatada clinicamente em cães. Experimentalmente, em cães com hipopotassemia, a coadministração de mexiletina reduziu o potencial pró-arrítmico.

O sotalol pode piorar a insuficiência cardíaca em animais com CMD. No entanto, acredita-se que o sotalol tenha menos efeitos inotrópicos negativos do que o propranolol. Outros efeitos adversos do sotalol são hipotensão, depressão, náuseas, vômito, diarreia e bradicardia. Há relatos informais esporádicos de agressividade que se resolveram depois da interrupção da administração de sotalol. O sotalol pode induzir ou piorar a bradicardia neurogênica em alguns Boxers com taquicardia ventricular. Como outros betabloqueadores, o tratamento com sotalol não deve ser interrompido de maneira abrupta.

Amiodarona

Acredita-se que o cloridrato de amiodarona tenha efeitos antiarrítmicos por prolongar a duração do potencial de ação e o período refratário efetivo em tecidos atriais e ventriculares. Embora considerado um agente de classe III, compartilha propriedades com todas as outras três classes de fármacos antiarrítmicos. A amiodarona é um composto iodado que também tem efeitos não competitivos de bloqueio α_1 e beta-adrenérgico, bem como efeitos de bloqueio de canais de Ca^{++}. Os efeitos de bloqueio beta-adrenérgico ocorrem logo após a administração, mas os efeitos máximos de classe III (e o aumento da duração do potencial de ação e do intervalo QT) não são alcançados por semanas de administração crônica. Seus efeitos de bloqueio de Ca^{++} podem inibir arritmias desencadeadas por redução de pós-depolarizações. As doses terapêuticas retardam a frequência sinusal, diminuem a velocidade de condução AV e provocam depressão mínima da contratilidade do miocárdio e da pressão arterial. As indicações para administração de amiodarona incluem taquiarritmias atriais e ventriculares refratárias, em especial arritmias reentrantes com via acessória. A forma intravenosa foi utilizada no tratamento da taquicardia ventricular e da FA. No entanto, o uso da formulação intravenosa comum (mais antiga) muitas vezes precipita a hipotensão e as reações anafilactoides, relacionadas aos solventes (polissorbato 80 e álcool benzílico) usados para manter o fármaco em solução. O tratamento da reação de hipersensibilidade aguda incluiu a interrupção do fármaco e o uso de difenidramina (p. ex., 1 mg/kg IV), um corticosteroide (p. ex., prednisolona, 1 a 2 mg/kg IV), fluidoterapia intravenosa e outros cuidados de suporte, conforme necessário. Embora o pré-tratamento anti-histamínico, a dose conservadora e a injeção lenta ao longo de 10 a 20 minutos tenham sido úteis em alguns casos, o uso de amiodarona IV padrão NÃO é recomendado hoje. Uma formulação mais nova de amiodarona (Nexterone®) sem polissorbato 80 e álcool benzílico é considerada mais segura.

A farmacocinética da amiodarona é complexa. O uso oral crônico está associado a um tempo prolongado até o estado estacionário (de várias semanas), concentração de fármaco no miocárdio e outros tecidos e acúmulo de metabólito ativo (desetilamiodarona). Acredita-se que a concentração sérica terapêutica seja de 1 a 2,5 µg/mℓ. A amiodarona tem menos efeito pró-arrítmico do que outros agentes e poderia reduzir o risco de morte súbita devido ao prolongamento uniforme da repolarização nos ventrículos e à supressão da automaticidade das fibras de Purkinje. Em cães normais, a amiodarona IV não afeta negativamente a contratilidade em doses cumulativas inferiores a 12,5 a 15 mg/kg. No entanto, existe possibilidade de desenvolvimento de depressão cardíaca mais profunda e hipotensão em cães com doença miocárdica. O uso de amiodarona não é descrito em gatos.

A amiodarona está associada a muitos efeitos adversos. Hepatopatia, anomalias GIs e um teste positivo de Coombs foram relatados em Dobermans tratados com esse fármaco. Outros efeitos adversos a longo prazo podem ser redução do apetite, distúrbios GIs, pneumonia com desenvolvimento de fibrose pulmonar, disfunção tireoide, trombocitopenia e neutropenia. Reações de hipersensibilidade (com eritema agudo, angioedema, prurido, agitação), hipotensão ou tremores foram observados em cães, especialmente após a administração intravenosa (da formulação mais antiga). Outros efeitos adversos observados em seres humanos foram microdepósitos na córnea, fotossensibilidade, cianose cutânea e neuropatia periférica. A amiodarona pode aumentar a concentração sérica de digoxina, diltiazem e, talvez, procainamida e quinidina.

Outros agentes de classe III

O fumarato de ibutilida é um pouco eficaz na conversão da FA de início recente em seres humanos, mas há pouca experiência veterinária com esse fármaco. Em estudos experimentais com cães, suprimiu a condução sinusal e do nó AV, aumentou a refratariedade e prolongou o intervalo QT; teve eficácia apenas moderada na supressão da FA e causou *torsade de pointes*. A dofetilida é outro fármaco que bloqueia seletivamente o componente rápido da corrente de K^+ de repolarização.

Também é usada em seres humanos para conversão da FA e manutenção do ritmo sinusal, mas talvez seja mais eficaz na prevenção, em vez da interrupção, da FA. Experimentalmente, em cães, prolonga o intervalo QT e pode induzir *torsade de pointes*, embora não exacerbe a disfunção do ventrículo esquerdo. A dofetilida é metabolizada no fígado e sofre depuração hepática e renal; sua meia-vida é de cerca de 4,5 horas em cães.

FÁRMACOS ANTIARRÍTMICOS DE CLASSE IV: BLOQUEADORES DA ENTRADA DE CÁLCIO

Os bloqueadores da entrada de Ca^{++} são um grupo diverso de fármacos que têm a propriedade comum de diminuir o fluxo celular de Ca^{++} ao bloquear os canais transmembrânicos de tipo L deste íon. Como grupo, esses fármacos podem causar vasodilatação coronária e sistêmica, melhorar o relaxamento do miocárdio e reduzir a contratilidade cardíaca. Os bloqueadores de Ca^{++} do grupo da di-hidropiridina (como o anlodipino) têm efeitos principalmente vasodilatadores e não alteram a condução ou contração cardíaca de maneira considerável. O grupo não di-hidropiridina (inclusive o diltiazem) retarda a condução em tecidos dependentes da corrente de entrada lenta de Ca^{++}, como o nó sinusal e o nó AV, exercendo, assim, alguns efeitos antiarrítmicos.

Os possíveis efeitos adversos dos bloqueadores de Ca^{++} são redução da contratilidade, hipotensão, depressão, anorexia, letargia, bradicardia e bloqueio AV. As doses iniciais são baixas e aumentadas conforme necessário até o efeito desejado ou a dose máxima recomendada. As contraindicações ao uso de bloqueadores de canais de Ca^{++} são bradicardia sinusal, bloqueio AV, síndrome do nó sinusal, insuficiência miocárdica (para agentes com efeito inotrópico negativo pronunciado) e intoxicação por digoxina. De modo geral, não são prescritos a pacientes tratados com betabloqueador por causa de efeitos negativos aditivos sobre a contratilidade, a condução AV e a frequência cardíaca. A superdosagem ou resposta exagerada a um bloqueador de Ca^{++} é tratada com cuidados de suporte, inclusive administração de atropina para bradicardia ou bloqueio AV, dopamina ou dobutamina (ver Boxe 3.1) e furosemida para insuficiência cardíaca e dopamina ou sais de cálcio IV para hipotensão.

Diltiazem

O cloridrato de diltiazem é uma benzotiazepina e um bloqueador de canais de Ca^{++}. Retarda a condução AV, causa vasodilatação coronária potente e periférica branda e tem efeito inotrópico negativo menor do que o bloqueador de entrada de Ca^{++} prototípico, o verapamil. O diltiazem é frequentemente combinado à digoxina para diminuir ainda mais a frequência de resposta ventricular à FA em cães com insuficiência cardíaca. Também é indicado em outras taquiarritmias supraventriculares. O diltiazem tem sido usado em gatos com CMH por diminuir a frequência cardíaca, a contratilidade e a demanda por oxigênio do miocárdio e por melhorar o relaxamento e a perfusão do miocárdio. No entanto, o diltiazem não parece melhorar o desfecho clínico.

Os efeitos máximos são observados 2 horas após a administração oral; os efeitos duram pelo menos 6 horas em cães. O extenso efeito de primeira passagem limita a biodisponibilidade, principalmente em cães. A meia-vida do diltiazem no cão é de pouco mais de 2 horas, mas a administração crônica a prolonga devido à circulação êntero-hepática. Em gatos, a meia-vida é de cerca de 2 a 3 horas; as concentrações plasmáticas atingem o pico em 30 a 90 minutos e os efeitos duram 8 horas, embora exista muita variabilidade na farmacocinética entre animais. A faixa terapêutica é de 50 a 300 ng/mℓ. O diltiazem é metabolizado no fígado e há metabólitos ativos. Os fármacos que inibem sistemas de enzimas hepáticas CYP diminuem o metabolismo do diltiazem. O propranolol e o diltiazem diminuem a depuração um do outro quando usados simultaneamente. O diltiazem ER é uma preparação de liberação prolongada; as cápsulas de 240 mg contêm quatro comprimidos de 60 mg cada. Doses de 30 a 60 mg a cada 24 horas produziram concentrações séricas acima de 200 ng/mℓ por 24 horas em gatos, embora alguns animais tratados com a dose inferior tenham apresentado concentrações abaixo de 50 ng/mℓ por 24 horas. A dose de 60 mg (cerca de 9 a 15 mg/kg) causou letargia, sinais GIs e perda de peso em cerca de um terço dos gatos submetidos ao tratamento crônico. Em gatos, outra preparação de liberação prolongada (Cardizem® CD em cápsulas), em dose de 10 mg/kg/dia, produz concentrações plasmáticas que atingem o pico em 6 horas e permanecem na faixa terapêutica por 24 horas. Uma dose de 45 mg por gato equivale a 105 mg de Cardizem® CD (ou a quantidade compatível com a ponta menor de uma cápsula de gelatina número 4; uma cápsula de 300 mg fornece cerca de 6,5 doses); essa dose é dada uma vez por dia.

Os efeitos adversos do diltiazem são incomuns em doses terapêuticas, embora anorexia, náuseas e bradicardia possam ocorrer. Raramente, há outros efeitos adversos GIs, cardíacos e neurológicos. Alguns gatos apresentam elevação das atividades de enzimas hepáticas e anorexia e outros se tornaram agressivos ou sofreram outros distúrbios de personalidade quando tratados com esse fármaco.

Verapamil

O cloridrato de verapamil é uma fenilalquilamina com potentes efeitos cardíacos. Hoje, porém, é raramente usado em cães e gatos, sendo preterido pelo diltiazem. O verapamil causa desaceleração dose-dependente da frequência sinusal e da condução AV. Embora possa ser eficaz em taquicardias supraventriculares e atriais, tem importantes efeitos inotrópicos negativos e alguns efeitos vasodilatadores, que podem causar descompensação cardíaca, hipotensão e até morte em animais com doença miocárdica subjacente. O verapamil é dado em dose baixa por via intravenosa muito lenta; a administração pode ser repetida em intervalos de 5 minutos ou mais na ausência de efeitos adversos e persistência da arritmia. A pressão arterial deve ser monitorada devido ao possível desenvolvimento de hipotensão. O verapamil não deve ser usado em animais com insuficiência cardíaca. Dentre os efeitos tóxicos do verapamil, estão bradicardia sinusal, bloqueio AV, hipotensão, redução da contratilidade miocárdica e choque cardiogênico. O verapamil reduz a depuração renal de digoxina.

Outros bloqueadores de canais de cálcio

O besilato de anlodipino é uma di-hidropiridina e um bloqueador de canais de Ca^{++} recomendado como agente anti-hipertensivo de primeira linha em gatos. Também é usado em alguns cães hipertensos (ver Capítulo 11), geralmente com um IECA. O anlodipino também é usado para aumentar a redução da pós-carga em cães com insuficiência cardíaca refratária crônica por doença da valva mitral (ver Tabela 3.3). O anlodipino não é utilizado como agente antiarrítmico. O nifedipino é outro vasodilatador potente sem efeitos antiarrítmicos.

OS CHAMADOS FÁRMACOS DE CLASSE V
Digoxina

A digoxina é considerada, principalmente, um fármaco inotrópico positivo (ver Capítulo 3); no entanto, também é usada para diminuir a frequência de resposta ventricular (frequência cardíaca em animais com FA). A digoxina também pode suprimir algumas despolarizações supraventriculares prematuras. Esses efeitos são mediados pelo aumento do tônus parassimpático, que afeta principalmente os nós SA e AV e o tecido atrial; além disso, a digoxina tem efeitos diretos que prolongam a condução do nó AV e o período refratário.

Ivabradina

A ivabradina é um inibidor da corrente sinusal *funny* (I$_f$), que causa desaceleração dose-dependente da frequência cardíaca. Tem efeito mínimo em outros canais iônicos e na função mecânica cardíaca. A redução da frequência cardíaca pode diminuir a demanda miocárdica por oxigênio e melhorar a perfusão coronária. A ivabradina pode ser utilizada no controle da frequência cardíaca em gatos com cardiomiopatia ou animais com insuficiência cardíaca e taquicardia sinusal persistente, apesar do controle razoável de sinais congestivos. No entanto, há pouca experiência clínica veterinária com esse agente. A ivabradina e seu principal metabólito ativo parecem atingir concentrações plasmáticas máximas cerca de 1 hora após a administração oral em cães e gatos, com pico de efeito cronotrópico em aproximadamente 3 horas. A meia-vida plasmática da ivabradina é de cerca de 2 horas em cães e 3,5 horas em gatos. A ivabradina é metabolizada por vias hepáticas do citocromo P450. A administração em intervalos de 12 horas parece apropriada em gatos saudáveis. A ivabradina deve ser evitada em pacientes com síndrome do nó sinusal.

FÁRMACOS ANTICOLINÉRGICOS
Atropina e brometo de glicopirrônio

Os fármacos anticolinérgicos aumentam a frequência do nó sinusal e a condução AV quando o tônus vagal é aumentado (ver Tabela 4.2). A administração parenteral de atropina ou brometo de glicopirrônio é indicada na bradicardia ou bloqueio AV induzido por anestesia, lesões do SNC e algumas outras doenças ou intoxicações. A atropina é um antagonista competitivo do receptor muscarínico. É usada para determinar se o tônus vagal excessivo é responsável pelas bradiarritmias causadas por disfunção do nó sinusal e/ou AV no *desafio com atropina* (ou *teste de resposta à atropina*). A resposta ao desafio com atropina é mais consistente com a administração intravenosa de 0,04 mg/kg. Um ECG é realizado 5 a 10 minutos após a injeção de atropina. Se a frequência cardíaca não tiver aumentado em pelo menos 150%, o ECG é repetido 15 a 20 minutos após a injeção de atropina; às vezes, o efeito vagomimético no nó AV dura mais de 5 minutos. A resposta normal do nó sinusal é um aumento de frequência para 150 a 160 bpm (ou acima de 135 bpm). No entanto, a resposta positiva à atropina pode não prever a eficácia da terapia anticolinérgica oral. A atropina tem pouco ou nenhum efeito sobre bradiarritmias causadas por doença intrínseca do nó sinusal ou AV.

A atropina dada por qualquer via parenteral pode causar uma exacerbação transitória do bloqueio AV, mediada por mecanismos vagais, quando a velocidade de aumento da frequência atrial supera a capacidade de resposta da condução AV. No entanto, a administração IV causa início e resolução mais rápidos e consistentes do bloqueio exacerbado, assim como maiores frequências cardíacas pós-bradicardia, em comparação às vias IM e SC. Ao contrário da atropina, o bromето de glicopirrônio não tem efeitos mediados por mecanismos centrais e seus efeitos são mais duradouros.

Fármacos anticolinérgicos orais

Alguns animais que respondem à administração parenteral de atropina ou brometo de glicopirrônio também respondem a um agente anticolinérgico oral. Nesses animais, os anticolinérgicos orais podem reduzir os sinais clínicos, pelo menos por um tempo. No entanto, a maioria dos animais com bradiarritmias sintomáticas por fim requer o implante de um marca-passo definitivo para controle eficaz da frequência cardíaca. O brometo de propantelina e o sulfato de hiosciamina são comumente usados, mas há outros agentes anticolinérgico orais. A dose individual é ajustada até o efeito desejado. A absorção oral de propantelina é variável; os alimentos podem diminuir a absorção dos fármacos.

Fármacos vagolíticos podem agravar taquiarritmias supraventriculares paroxísticas (como na síndrome do nó sinusal) e devem ser usados com cautela como terapia crônica nesses pacientes. Outros efeitos adversos da terapia anticolinérgica são vômito, boca seca, constipação intestinal, ceratoconjuntivite seca, aumento da pressão intraocular e redução de secreções respiratórias.

FÁRMACOS SIMPATOMIMÉTICOS

O cloridrato de isoprenalina é um agonista de receptores β que tem sido usado no tratamento do bloqueio AV sintomático ou bradicardia refratária à atropina, embora o ritmo elétrico seja mais seguro e eficaz. Também pode ser eficaz em *torsade de pointes*, embora possa exacerbar essa arritmia em alguns animais. Devido à sua afinidade com receptores β$_2$, a isoprenalina pode causar hipotensão. Não é usada no tratamento de insuficiência cardíaca ou parada cardíaca. A isoprenalina pode ser arritmogênica, assim como outras catecolaminas. A menor dose efetiva (ver Tabela 4.2) é usada e o animal é cuidadosamente monitorado quanto ao desenvolvimento de arritmias. A administração oral não é eficaz por causa do extenso metabolismo hepático de primeira passagem.

O sulfato de terbutalina é um agonista de receptores β_2 que pode ter brando efeito estimulador na frequência cardíaca após a administração oral. Os broncodilatadores da classe das metilxantinas (como a aminofilina e a teofilina) aumentam a frequência cardíaca em alguns cães com síndrome do nó sinusal ou bloqueio AV quando administrados em doses mais altas.

OUTROS FÁRMACOS

O cloreto de edrofônio é uma anticolinesterase de ação curta com efeitos nicotínicos e muscarínicos. Embora usado principalmente no diagnóstico de miastenia *gravis*, retarda a condução AV, o que pode ajudar no diagnóstico e na resolução de alguns casos de TVS aguda. O efeito do fármaco começa em 1 minuto e dura até 10 minutos após a injeção intravenosa. Os efeitos adversos são principalmente colinérgicos e incluem distúrbios GIs (vômito, diarreia, salivação), respiratórios (broncospasmo, paralisia respiratória, edema), cardiovasculares (bradicardia, hipotensão, parada cardíaca) e musculares (contração, fraqueza). Atropina e cuidados de apoio são usados, se necessário.

O cloridrato de fenilefrina é um agonista alfa-adrenérgico que aumenta a pressão arterial por vasoconstrição periférica. Um aumento mediado por barorreflexo no tônus vagal retarda a condução AV e acredita-se que seja responsável por seus efeitos no TVS. O efeito pressor da fenilefrina começa rapidamente após a injeção intravenosa e persiste por até 20 minutos. O fármaco é contraindicado em pacientes com hipertensão ou taquicardia ventricular. O extravasamento pode causar necrose isquêmica do tecido circundante.

Leitura sugerida

Arritmias e fármacos antiarrítmicos

Bicer S, et al. Effects of chronic oral amiodarone on left ventricular function, ECGs, serum chemistries and exercise tolerance in healthy dogs. *J Vet Intern Med*. 2002;16:247–254.

Bright JM, Martin JM, Mama K. A retrospective evaluation of transthoracic biphasic electrical cardioversion for atrial fibrillation in dogs. *J Vet Cardiol*. 2005;7:85–96.

Brundel BJJM, et al. The pathology of atrial fibrillation in dogs. *J Vet Cardiol*. 2005;7:121.

Cober RE, et al. Pharmacodynamic effects of ivabradine, a negative chronotropic agent, in healthy cats. *J Vet Cardiol*. 2011;13:231–242.

Cober RE, et al. Adverse effects of intravenous amiodarone in 5 dogs. *J Vet Intern Med*. 2009;23:657–661.

Coronel R, et al. Electrophysiological changes in heart failure and their implications for arrhythmogenesis. *Biochim Biophys Acta*. 2013;1832:2432–2441.

Cote E, et al. Atrial fibrillation in cats: 50 cases (1979-2002). *J Am Vet Med Assoc*. 2004;225:256–260.

Estrada AH, Pariaut R, Moise NS. Avoiding medical error during electrical cardioversion of atrial fibrillation: prevention of unsynchronized shock delivery. *J Vet Cardiol*. 2009;11:137–139.

Finster ST, et al. Supraventricular tachycardia in dogs: 65 cases (1990-2007). *J Vet Emerg Crit Care*. 2008;18:503–510.

Gelzer AR, et al. Combination therapy with digoxin and diltiazem controls ventricular rate in chronic atrial fibrillation in dogs better than digoxin or diltiazem monotherapy: a randomized crossover study in 18 dogs. *J Vet Intern Med*. 2009;23:499–508.

Gelzer AR, et al. Combination therapy with mexiletine and sotolol suppresses inherited ventricular arrhythmias in German Shepherd dogs better than mexiletine or sotolol monotherapy: a randomized cross-over study. *J Vet Cardiol*. 2010;12:93–106.

Johnson MS, Martin M, Smith P. Cardioversion of supraventricular tachycardia using lidocaine in five dogs. *J Vet Intern Med*. 2006;20:272–276.

Kellum HB, Stepien RL. Third degree atrioventricular block in 21 cats (1997-2004). *J Vet Intern Med*. 2006;20:97–103.

Kovach JA, Nearing BD, Verrier RL. Anger-like behavioral state potentiates myocardial ischemia-induced T-wave alternans in canines. *J Am Coll Cardiol*. 2001;37:1719–1725.

Kraus MS, et al. Toxicity in Doberman Pinschers with ventricular arrhythmias treated with amiodarone. *J Vet Intern Med*. 2009;23:1–6.

Menaut P, et al. Atrial fibrillation in dogs with and without structural or functional cardiac disease: a retrospective study of 109 cases. *J Vet Cardiol*. 2005;7:75–83.

Meurs KM, et al. Use of ambulatory electrocardiography for detection of ventricular premature complexes in healthy dogs. *J Am Vet Med Assoc*. 2001;218:1291–1292.

Meurs KM, et al. Comparison of the effects of four antiarrhythmic treatments for familial ventricular arrhythmias in Boxers. *J Am Vet Med Assoc*. 2002;221:522–527.

Miyamoto M, et al. Acute cardiovascular effects of diltiazem in anesthetized dogs with induced atrial fibrillation. *J Vet Intern Med*. 2001;15:559–563.

Moneva-Jordan A, et al. Sick sinus syndrome in nine West Highland White Terriers. *Vet Rec*. 2001;148:142–147.

Oyama MA, Prosek R. Acute conversion of atrial fibrillation in two dogs by intravenous amiodarone administration. *J Vet Intern Med*. 2006;20:1224–1227.

Pariaut R, et al. Lidocaine converts acute vagally associated atrial fibrillation to sinus rhythm in German Shepherd dogs with inherited arrhythmias. *J Vet Intern Med*. 2008;22:1274–1282.

Penning VA, et al. Seizure-like episodes in three cats with intermittent high-grade atrioventricular dysfunction. *J Vet Intern Med*. 2009;23:200–205.

Riesen SC, et al. Pharmacokinetics of oral ivabradine in healthy cats. *J Vet Pharmacol Ther*. 2011;34:469–475.

Riesen SC, et al. Effects of ivabradine on heart rate and left ventricular function in healthy cats and cats with hypertrophic cardiomyopathy. *Am J Vet Res*. 2012;73:202–212.

Santilli RA, et al. Utility of 12-lead electrocardiogram for differentiating paroxysmal supraventricular tachycardias in dogs. *J Vet Intern Med*. 2008;22:915–923.

Saunders AB, et al. Oral amiodarone therapy in dogs with atrial fibrillation. *J Vet Intern Med*. 2006;20:921–926.

Smith CE, et al. Omega-3 fatty acids in Boxer dogs with arrhythmogenic right ventricular cardiomyopathy. *J Vet Intern Med*. 2007;21:265–273.

Stafford Johnson M, Martin M, Smith P. Cardioversion of supraventricular tachycardia using lidocaine in five dogs. *J Vet Intern Med*. 2006;20:272–276.

Thomason JD, et al. Bradycardia-associated syncope in seven Boxers with ventricular tachycardia (2002-2005). *J Vet Intern Med*. 2008;22:931–936.

Thomasy SM, et al. Pharmacokinetics of lidocaine and its active metabolite, monoethylglycinexylidide, after intravenous administration of lidocaine to awake and isoflurane-anesthetized cats. *Am J Vet Res*. 2005;66:1162–1166.

Wall M, et al. Evaluation of extended-release diltiazem once daily in cats with hypertrophic cardiomyopathy. *J Am Anim Hosp Assoc*. 2005;41:98–103.

Wright KN, Knilans TK, Irvin HM. When, why, and how to perform cardiac radiofrequency catheter ablation. *J Vet Cardiol*. 2006;8:95–107.

Marca-passo cardíaco

Bulmer BJ, et al. Physiologic VDD versus nonphysiologic VVI pacing in canine third degree atrioventricular block. *J Vet Intern Med.* 2006;20:257–271.

Côté E, Laste NJ. Transvenous cardiac pacing. *Clin Tech Small Anim Pract.* 2000;15:165–176. (erratum: *Clin Tech Small Anim Pract* 2000; 15: 260).

Fine DM, Tobias AH. Cardiovascular device infections in dogs: report of eight cases and review of the literature. *J Vet Intern Med.* 2007;21:1265–1271.

Francois L, et al. Pacemaker implantation in dogs: results of the last 30 years. *Schweiz Arch Tierheilkd.* 2004;146:335–344.

Genovese DW, et al. Procedure times, complication rates, and survival times associated with single-chamber versus dual-chamber pacemaker implantation in dogs with clinical signs of bradyarrhythmia: 54 cases (2004-2009). *J Am Vet Med Assoc.* 2013;242: 230–236.

Johnson MS, et al. Results of pacemaker implantation in 104 dogs. *J Small Anim Pract.* 2007;48:4–11.

Oyama MA, Sisson DD, Lehmkuhl LB. Practices and outcomes of artificial cardiac pacing in 154 dogs. *J Vet Intern Med.* 2001; 15:229–239.

Santilli RA, et al. Long-term intrinsic rhythm evaluation in dogs with atrioventricular block. *J Vet Intern Med.* 2016;30:58–62.

Visser LC, et al. Outcomes and complications associated with epicardial pacemakers in 28 dogs and 5 cats. *Vet Surg.* 2013;42: 544–550.

Ward JL, et al. Complication rates associated with transvenous pacemaker implantation in dogs with high-grade atrioventricular block performed during versus after normal business hours. *J Vet Intern Med.* 2015;29:157–163.

Wess G, et al. Applications, complications, and outcomes of transvenous pacemaker implantation in 105 dogs (1997-2002). *J Vet Intern Med.* 2006;20:877–884.

CAPÍTULO 5

Doença Cardíaca Congênita

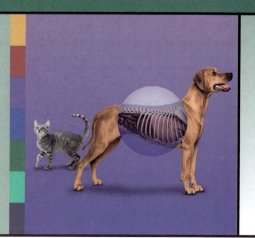

CONSIDERAÇÕES GERAIS

Este capítulo descreve malformações cardíacas congênitas comuns, bem como algumas de ocorrência mais esporádica. A maioria dos defeitos cardíacos congênitos produz um sopro audível (Figura 5.1), embora algumas malformações graves não o façam. Os sopros causados por doenças congênitas variam em intensidade, de muito altos a muito suaves, dependendo do tipo e da gravidade do defeito e dos fatores hemodinâmicos. Além dos sopros de doença congênita, os sopros "inocentes", sem relevância clínica, são relativamente comuns em cães e gatos filhotes. A causa fisiológica desses sopros não é compreendida por completo, mas pode envolver incompatibilidade na taxa de crescimento entre o coração e os grandes vasos, anemia relativa ou tônus simpático alto em comparação a animais adultos. Os sopros inocentes geralmente são sopros sistólicos suaves de tipo ejeção e são mais bem ouvidos na base cardíaca esquerda; sua intensidade pode variar conforme a frequência cardíaca ou a posição do corpo. Os sopros inocentes tendem a ficar mais suaves e geralmente desaparecem por volta dos 4 meses de idade. Os sopros causados por doenças congênitas tendem a persistir além dos 6 meses de idade e podem ficar mais altos com o tempo, embora nem sempre isso aconteça. O exame e a ausculta cuidadosa são importantes, não apenas em animais destinados à reprodução, mas também em cães de trabalho e animais de estimação. Cães e gatos filhotes com sopro sistólico basilar esquerdo brando e nenhum outro sinal clínico ou radiográfico devem ser auscultados repetidamente durante a fase de crescimento para determinar o desaparecimento do sopro. Outros exames diagnósticos são indicados em cães ou gatos filhotes com sopros altos (audíveis em ambos os lados do tórax), auscultados em um ponto mais alto do hemitórax direito ou com componente diastólico ou ainda com qualquer sopro que persista por mais de 4 a 6 meses de idade. Outros motivos para realização precoce de exames diagnósticos são a presença de sinais clínicos e casos com necessidade de decisões econômicas ou de potencial reprodutivo.

Os defeitos cardíacos congênitos geralmente acometem uma valva (ou região da valva) ou criam uma comunicação anormal entre a circulação sistêmica e a circulação pulmonar. As valvas com formação anormal podem ser insuficientes e/ou estenóticas. Outras malformações podem ser observadas e alguns pacientes apresentam várias anomalias. As malformações congênitas são bastante variáveis em tipo e gravidade. O prognóstico do paciente e as opções terapêuticas dependem do diagnóstico definitivo e da gravidade da lesão. O primeiro exame não invasivo é geralmente composto por radiografias torácicas, um ecocardiograma completo (em modo M, bidimensional [2D] e com Doppler colorido e espectral) e, às vezes, um eletrocardiograma (ECG). A determinação do hematócrito (Ht) é indicada em casos de *shunt* da direita para a esquerda para documentar a eritrocitose. O cateterismo cardíaco com angiocardiografia seletiva pode ajudar a definir algumas anomalias estruturais e orienta procedimentos intervencionistas transvasculares. O reparo cirúrgico ou paliativo, valvoplastia por balão, oclusão transcatetérica do *shunt* e outras técnicas de intervenção podem ser úteis em alguns casos.

A persistência do ducto arterioso (PDA), a estenose pulmonar (EP) e a estenose subaórtica (ESA) foram identificadas em diferentes pesquisas como as anomalias cardiovasculares congênitas mais comuns em cães. A persistência do arco aórtico direito (uma anomalia do anel vascular), o defeito do septo ventricular (DSV), as malformações (displasias) das valvas atrioventriculares (AVs), o defeito do septo atrial (DSA) e a tetralogia de Fallot (T de F) são menos frequentes, mas não são raros. A malformação congênita mais comum em gatos é o DSV; outras lesões são displasias da valva AV, lesões estenóticas (ESA e EP), DSA, T de F e PDA. O defeito do septo AV (coxim endocárdico) é mais comum em gatos e consiste em DSV alto, DSA baixo e/ou malformações em uma ou ambas as valvas AVs. A fibroelastose endocárdica, principalmente em gatos Sagrados da Birmânia e Siameses, também foi relatada. As malformações congênitas são mais prevalentes em gatos machos do que em fêmeas. Nas duas espécies, as malformações congênitas podem ser defeitos isolados, o que é mais frequente, ou ocorrer em diversas combinações.

A prevalência de defeitos congênitos é maior em animais de raça pura do que em mestiços. Alguns estudos sugeriram um padrão de herança poligênica, embora haja um enfoque mais recente no efeito de um único gene principal influenciado por outros genes modificadores. As predisposições raciais conhecidas estão listadas na Tabela 5.1; animais de outras raças também podem ser acometidos por qualquer um desses defeitos.

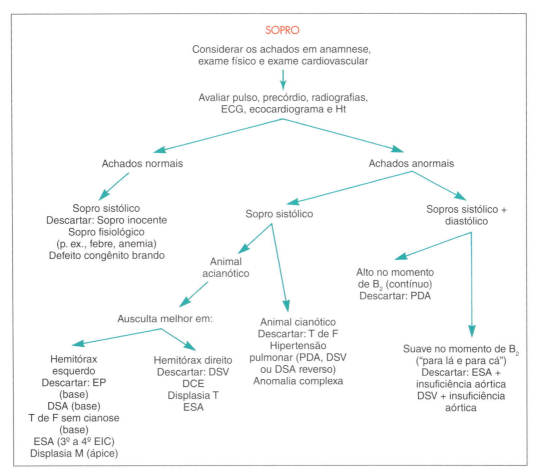

Figura 5.1 Fluxograma para diferenciação de sopros em cães e gatos filhotes. As radiografias torácicas acompanhadas ou não por um ECG também podem ajudar a triagem de anomalias estruturais; no entanto, o encaminhamento a um cardiologista veterinário é recomendado para avaliação mais definitiva. DSA: defeito do septo atrial; DCE: defeito do coxim endocárdico; ECG: eletrocardiograma; EIC: espaço intercostal; EP: estenose pulmonar; M: valva mitral; Ht: hematócrito; PDA: persistência do ducto arterioso; ESA: estenose subaórtica; T: valva tricúspide; T de F: tetralogia de Fallot; DSV: defeito do septo ventricular; B_2: segunda bulha cardíaca.

SHUNT ARTERIOVENOSO EXTRACARDÍACO

O *shunt* arteriovenoso congênito mais comum é a PDA. Raramente, anomalias hemodinâmicas e clínicas semelhantes são causadas por uma janela aortopulmonar (uma comunicação entre a aorta ascendente e a artéria pulmonar) ou alguma outra comunicação funcionalmente semelhante na região hilar.

PERSISTÊNCIA DO DUCTO ARTERIOSO

Etiologia e fisiopatologia

O ducto normalmente se contrai e é funcionalmente fechado horas após o nascimento. Nas semanas seguintes, sofre mudanças estruturais e se fecha de maneira permanente. A parede ductal em animais com PDA hereditária é histologicamente anormal e contém menos músculo liso e maior quantidade de fibras elásticas, semelhante à parede aórtica; assim, não pode se contrair da forma adequada. Em caso de ausência de fechamento, o sangue passa pelo ducto e passa da aorta descendente para a artéria pulmonar. Como a pressão aórtica tende a ser mais alta que a pulmonar ao longo do ciclo cardíaco, o *shunt* ocorre de maneira contínua durante a sístole e a diástole. Esse *shunt* da esquerda para a direita causa sobrecarga de volume na circulação pulmonar, no átrio esquerdo (AE) e no ventrículo esquerdo (VE). O volume do *shunt* está diretamente relacionado à diferença de pressão (gradiente) entre as duas circulações e o diâmetro do ducto.

A PDA é caracterizada por pulsos arteriais hipercinéticos. O escoamento de sangue da aorta para o sistema pulmonar permite a rápida diminuição da pressão aórtica diastólica para valores abaixo do normal. O aumento da pressão de pulso (diferença entre a pressão sistólica e a diastólica) gera pulsos arteriais mais fortes à palpação (Figura 5.2).

Mecanismos compensatórios que promovem aumento da frequência cardíaca e retenção de volume mantêm o fluxo sanguíneo sistêmico em nível adequado. Entretanto, o VE está sujeito a uma grande carga hemodinâmica, especialmente quando o ducto é grande, porque o maior volume sistólico é bombeado para a aorta de pressão relativamente alta. A dilatação do VE e do ânulo mitral, por sua vez, causa regurgitação mitral e aumenta a sobrecarga de volume. A grande retenção de fluidos, a redução da contratilidade miocárdica decorrente da sobrecarga volumétrica crônica e as arritmias contribuem para o desenvolvimento de insuficiência cardíaca congestiva (ICC) do lado esquerdo.

TABELA 5.1
Predisposições raciais para doenças cardíacas congênitas.

Doença	Raça
Persistência do ducto arterioso	Maltês, Lulu da Pomerânia, Pastor de Shetland, English Springer Spaniel, Keeshond, Bichon Frisé, Poodle Toy e miniatura, Yorkshire Terrier, Collie, Cocker Spaniel, Pastor Alemão, Chihuahua, Kerry Blue Terrier, Labrador Retriever, Terra-nova, Welsh Corgi; fêmeas > machos
Estenose subaórtica	Terra-nova, Golden Retriever, Rottweiler, Boxer, Pastor Alemão, Dogue Alemão, Braco Alemão de Pelo Curto, Bouvier des Flandres, Samoieda (estenose da valva aórtica: Bull Terrier)
Estenose pulmonar	Buldogue Inglês (machos > fêmeas), Mastiff, Samoieda, Schnauzer miniatura, West Highland White Terrier, Cocker Spaniel, Beagle, Labrador Retriever, Basset Hound, Terra-nova, Airedale Terrier, Boykin Spaniel, Chihuahua, Terrier Escocês, Boxer, Chow, Pinscher miniatura, outros Terriers e Spaniels
Defeito do septo ventricular	Buldogue Inglês, Spaniel Springer Inglês, Keeshond, West Highland White Terrier; gatos
Defeito do septo atrial	Samoieda, Doberman Pinscher, Boxer
Displasia tricúspide	Labrador Retriever, Pastor Alemão, Boxer, Weimaraner, Dogue Alemão, Old English Sheepdog, Golden Retriever; outras raças grandes (machos > fêmeas?); gatos
Displasia mitral	Bull Terrier, Pastor Alemão, Dogue Alemão, Golden Retriever, Terra-nova, Mastim, Dálmata, Rottweiler(?); gatos (machos > fêmeas)
Tetralogia de Fallot	Keeshond, Buldogue Inglês
Persistência do arco aórtico direito	Pastor Alemão, Dogue Alemão, Setter Irlandês

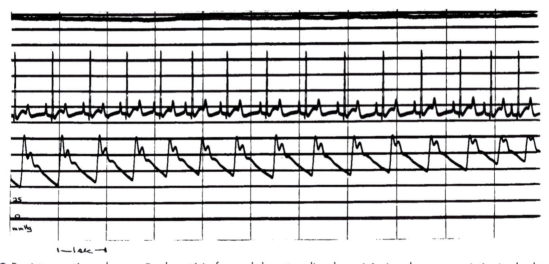

Figura 5.2 Registro contínuo da pressão da artéria femoral durante a ligadura cirúrgica de uma persistência do ducto arterioso em um Poodle. A ampla pressão de pulso (lado esquerdo do traçado) diminui conforme o ducto é fechado (*lado direito do traçado*). A pressão arterial diastólica aumenta em virtude da redução do escoamento de sangue para a artéria pulmonar. (Cortesia do Dr. Dean Riedesel.)

Em casos raros, o fluxo sanguíneo pulmonar excessivo de um grande ducto causa alterações vasculares pulmonares, elevação anormal da resistência e hipertensão pulmonar. O aumento da pressão da artéria pulmonar em direção à pressão aórtica provoca a diminuição progressiva do *shunt* de sangue. Se a pressão da artéria pulmonar exceder a pressão aórtica, o *shunt* é revertido (fluxo da direita para a esquerda). Aproximadamente 15% dos cães com PDA têm *shunt* reverso (da direita para a esquerda). No entanto, como a maioria desses *shunts* já estão "revertidos" (da direita para a esquerda) à primeira avaliação, é difícil saber se esses pacientes mantiveram a resistência vascular pulmonar fetal (hipertensão pulmonar congênita) responsável pelo *shunt* da direita para a esquerda desde o nascimento ou se o fluxo do *shunt* realmente sofreu uma reversão pós-natal em consequência de alterações vasculares pulmonares por sobrecarga de volume.

Características clínicas

A PDA com *shunt* da esquerda para a direita é, de longe, a forma mais comum; as características clínicas da PDA reversa são descritas neste capítulo. A prevalência de PDA é maior em certas raças de cães; acredita-se que exista um padrão de herança poligênica, em especial em Poodles miniatura. A prevalência é duas ou mais vezes maior em cães fêmeas do que machos. A maioria dos animais é assintomática ao diagnóstico, embora alguns pacientes possam apresentar sinais clínicos de ICC do lado esquerdo, inclusive intolerância ao exercício, taquipneia ou tosse. Um sopro contínuo, auscultado melhor na base esquerda, geralmente com frêmito precordial, é típico da PDA da esquerda para a direita; às vezes, apenas o componente sistólico do sopro é ouvido mais caudalmente, perto da área da valva mitral. Outros achados são pulsos arteriais hipercinéticos e mucosas rosadas.

Diagnóstico

As radiografias geralmente mostram alongamento cardíaco (dilatação do coração esquerdo), aumento do átrio esquerdo (AE) e da aurícula esquerda e sobrecirculação pulmonar (Tabela 5.2). Há um abaulamento na aorta descendente e/ou no tronco pulmonar principal (Figura 5.3). A tríade dos três abaulamentos (no tronco pulmonar, na aorta e na aurícula esquerda), localizada nessa ordem da posição de 1 a 3 horas em uma radiografia dorsoventral (DV), é um achado clássico, mas nem sempre observado. Animais com ICC do lado esquerdo também apresentam evidências de edema pulmonar. Os achados característicos do ECG sugerem aumento do VE e AE, com ondas P amplas, ondas R altas e, frequentemente, ondas Q profundas nas derivações II, aVF e CV_6LL. Alterações no segmento ST-T podem ocorrer secundárias ao aumento do VE. No entanto, o ECG é normal em alguns animais com PDA. A maioria dos pacientes tem ritmo sinusal normal, embora arritmias ventriculares ou supraventriculares (inclusive fibrilação atrial) possam ocorrer.

A ecocardiografia também mostra aumento do coração esquerdo e dilatação do tronco pulmonar. A fração de encurtamento do VE pode ser normal ou menor e a separação ponto E-septo costuma aumentar. A visualização do próprio ducto pode ser difícil devido à sua localização entre a aorta descendente e a artéria pulmonar e a angulação a partir da projeção cranial esquerda em eixo curto pode auxiliá-la. O Doppler documenta o fluxo turbulento contínuo na artéria pulmonar (Figura 5.4). O gradiente máximo de pressão entre a aorta e a artéria pulmonar pode ser estimado pela velocidade do fluxo sistólico na PDA. O cateterismo cardíaco é geralmente

TABELA 5.2

Achados radiográficos em defeitos cardíacos congênitos comuns.

Defeito	Coração	Vasos pulmonares	Outros achados
PDA	AAE, AVE; abaulamento da aurícula esquerda; ± aumento da largura cardíaca	Supercirculação	Abaulamento(s) em aorta descendente + tronco pulmonar; ± edema pulmonar
ESA	± AAE, AVE	Circulação normal	Aumento da cintura cardíaca cranial (dilatação da aorta ascendente)
EP	AAD, AVD; aparência em "D" invertido	Circulação normal à subcirculação	Abaulamento do tronco pulmonar
DSV	AAE, AVE; ± AVD	Supercirculação	± Edema pulmonar; ± abaulamento do tronco pulmonar (*shunts* extensos)
DAS	AAD, AVD	± Supercirculação	± Abaulamento do tronco pulmonar
Dis T	AAD, AVD; ± forma globoide	Circulação normal	Dilatação da veia cava caudal; ± derrame pleural, ascites, hepatomegalia
Dis M	AAE	± Hipertensão venosa	± Edema pulmonar
T de F	AVD, AAD; aparência em "D" invertido	Subcirculação; ± vasos brônquicos proeminentes	Tronco pulmonar normal a pequeno; ± abaulamento da aorta cranial em projeção lateral
PAAD	Normal	Circulação normal	Desvio traqueal focal esquerdo e ventral ± estenose cranial ao coração; mediastino cranial amplo; megaesôfago (± pneumonia por aspiração)

DSA: defeito do septo atrial; AAE: aumento de volume do átrio esquerdo; AVE: aumento de volume do ventrículo esquerdo; Dis M: displasia mitral; PDA: persistência do ducto arterioso; PAAD: persistência do arco aórtico direito; EP: estenose pulmonar; AAD: aumento de volume do átrio direito; AVD: aumento de volume do ventrículo direito; ESA: estenose subaórtica; Dis T: displasia tricúspide; T de F: tetralogia de Fallot; DSV: defeito do septo ventricular.

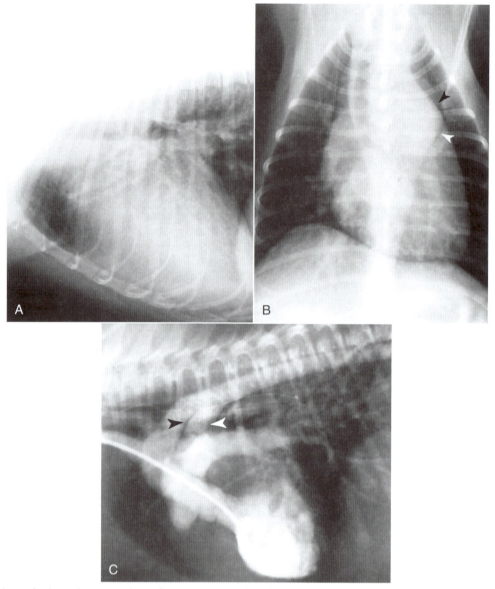

Figura 5.3 Radiografia lateral (**A**) e radiografia dorsoventral (DV) (**B**) de um cão com persistência do ducto arterioso. Note o coração aumentado e alongado e a vasculatura pulmonar proeminente. Um abaulamento extenso é observado na aorta descendente na projeção DV (*pontas de seta* em **B**). O angiograma (**C**) obtido com injeção ventricular esquerda delineia o ventrículo esquerdo, a aorta, o ducto persistente (*pontas de seta*) e a artéria pulmonar.

desnecessário para o diagnóstico, embora seja importante em procedimentos intervencionistas. A angiocardiografia mostra o *shunt* da esquerda para a direita pelo ducto e facilita a medida do diâmetro ductal mínimo (ver Figura 5.3 C).

Tratamento e prognóstico

O fechamento da PDA da esquerda para a direita, por métodos cirúrgicos ou transcatetéricos, é recomendado assim que possível em quase todos os casos. A ligadura cirúrgica por meio de toracotomia lateral esquerda é bem-sucedida na maioria dos casos. A mortalidade perioperatória foi relatada em cerca de 5%. Existem vários métodos de oclusão transcatetérica da PDA, com colocação de um dispositivo de oclusão vascular no interior do ducto, como o dispositivo Amplatz® Canine Ductal Occluder (ACDO; distribuído por Infiniti Medical, LLC Haverford, PA, EUA) ou molas de embolização com tufos trombogênicos. O acesso vascular é geralmente feito pela artéria femoral, embora alguns tenham usado uma abordagem venosa ao ducto. Quando possível, a oclusão transcatetérica da PDA é uma alternativa muito menos invasiva à ligadura cirúrgica. De modo geral, o uso de ACDO apresentou as maiores taxas de sucesso e menores taxas de complicações entre os métodos de oclusão, sendo considerado o tratamento de escolha; no entanto, o tamanho mínimo do dispositivo (3 mm) é uma limitação para cães muito pequenos. O fechamento, tanto cirúrgico quanto intervencionista, pode causar complicações, como hemorragia, fluxo ductal residual e embolização aberrante pelo dispositivo. A maioria dos cães apresenta remodelamento reverso do aumento do VE e do AE após a oclusão bem-sucedida. Embora a dimensão e a função sistólica do VE possam nunca se normalizar por completo, as alterações residuais tendem a ser clinicamente insignificantes.

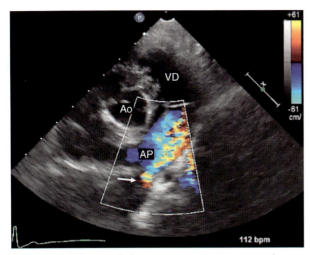

Figura 5.4 O fluxo turbulento contínuo na artéria pulmonar a partir da área do ducto arterioso persistente (*seta*) é ilustrado em uma imagem de Doppler de fluxo em cores da posição paraesternal cranial esquerda de uma Boston Terrier fêmea adulta. Ao: aorta; AP: tronco principal da artéria pulmonar; VD: ventrículo direito.

A expectativa de vida pode ser normal após o fechamento não complicado do ducto.

Animais com ICC do lado esquerdo são tratados com furosemida, pimobendana, um inibidor da enzima conversora de angiotensina (IECA), repouso e restrição dietética de sódio (ver Capítulo 3). As arritmias são tratadas como necessário. O fechamento ductal é recomendado assim que possível após a estabilização da ICC. A redução gradual da dose ou interrupção dos tratamentos para ICC pode ocorrer depois do fechamento bem-sucedido.

Na ausência de correção da PDA, o prognóstico depende do tamanho do ducto e do nível de resistência vascular pulmonar. Há desenvolvimento de ICC do lado esquerdo na maioria dos pacientes que não são submetidos a fechamento ductal; mais de 50% dos cães acometidos morrem no primeiro ano de vida. Em animais com hipertensão pulmonar e reversão do *shunt*, o fechamento do ducto é geralmente contraindicado porque a estrutura atua como uma "válvula de descarga" para as altas pressões do lado direito. É improvável que a ligadura ductal em animais com PDA reversa produza melhora; além disso, pode causar insuficiência aguda do ventrículo direito (VD).

OBSTRUÇÃO DO FLUXO DE SAÍDA VENTRICULAR

A obstrução do fluxo de saída ventricular pode ocorrer na valva semilunar, logo abaixo (subvalvar) ou acima da valva (supravalvar) no grande vaso proximal. A ESA e a EP são mais comuns em cães e gatos. As lesões estenóticas impõem uma sobrecarga de pressão no ventrículo acometido, exigindo maior pressão sistólica e um pouco mais de tempo para ejetar o sangue pela saída mais estreita. Há geração de um gradiente de pressão sistólica ao longo da região estenótica, pois a pressão a jusante é normal. A magnitude desse gradiente está relacionada à gravidade da obstrução e à força da contração ventricular.

A hipertrofia miocárdica concêntrica normalmente se desenvolve em resposta a uma sobrecarga de pressão sistólica; o ventrículo acometido também pode sofrer certa dilatação. A hipertrofia ventricular pode impedir o enchimento diastólico (aumentando a rigidez ventricular) ou causar regurgitação secundária da valva AV. As pressões ventriculares diastólicas e atriais aumentam, o que causa insuficiência cardíaca. As arritmias cardíacas podem contribuir para o desenvolvimento de ICC. Além disso, a combinação de obstrução do fluxo de saída, arritmias paroxísticas e/ou bradicardia desencadeada de forma reflexa pela estimulação dos barorreceptores ventriculares pode provocar sinais de baixo débito cardíaco. Esses sinais são mais frequentemente associados à obstrução grave do trato de saída e incluem intolerância ao exercício, síncope e morte súbita.

ESTENOSE SUBAÓRTICA

Etiologia e fisiopatologia

A estenose subvalvar causada por um anel fibroso ou fibromuscular é o tipo mais comum de estenose do trato de saída do VE em cães. Certas raças de porte grande são predispostas a esse defeito, inclusive Terra-nova, Golden Retriever e Rottweiler. A ESA é herdada como característica autossômica dominante, com genes modificadores que influenciam sua expressão fenotípica; uma mutação genética causal foi identificada em cães Terra-nova. A ESA é ocasionalmente observada em gatos; as lesões supravalvares também foram relatadas nessa espécie. A estenose da valva aórtica é relatada em Bull Terriers.

O espectro de gravidade da ESA é muito variável; três graus de ESA foram descritos em cães da raça Terra-nova. O mais brando (grau I) não causa sinais clínicos ou sopro e apenas sulcos sutis de tecido fibroso subaórtico são observados no exame *post mortem*. A ESA moderada (grau II) causa evidências clínicas e hemodinâmicas brandas de doença e um anel fibroso incompleto é observado abaixo da valva aórtica no exame necroscópico. Os cães com ESA de grau III têm doença grave e um anel fibroso completo ao redor do trato de saída. Alguns casos apresentam uma obstrução alongada em forma de túnel. A malformação do aparelho da valva mitral também pode ser observada e um componente de obstrução dinâmica do trato de saída do VE (com ou sem movimento anterior sistólico da valva mitral) pode ser importante em alguns cães.

Ao contrário de muitos outros defeitos cardíacos congênitos, a lesão em si não está presente ao nascimento; na verdade, os pacientes nascem com um tecido anormal na região subvalvar do septo conotruncal que retém a capacidade de se proliferar e sofrer diferenciação condrogênica. A lesão obstrutiva da ESA, portanto, desenvolve-se após o nascimento, durante os primeiros meses de vida, e pode continuar a piorar até o crescimento total do cão (1 a 2 anos). Assim sendo, a intensidade do sopro tende a aumentar com o tempo e, de modo geral, é aumentada de maneira dinâmica por exercício ou agitação. Por causa desses fatores, bem como da presença de sopros fisiológicos em alguns animais, o diagnóstico definitivo e o aconselhamento genético dos criadores podem ser difíceis.

A gravidade da estenose determina o grau de sobrecarga de pressão do VE e hipertrofia concêntrica resultante. A perfusão coronária é facilmente comprometida em animais com hipertrofia ventricular esquerda grave. A progressão da hipertrofia pode tornar a densidade capilar miocárdica inadequada. Além disso, a alta tensão sistólica da parede, com a estenose coronária, pode causar reversão do fluxo sistólico em pequenas artérias coronárias. Esses fatores contribuem para a isquemia miocárdica intermitente e fibrose secundária. As sequelas clínicas são arritmias, síncope e morte súbita. Muitos animais com ESA também apresentam regurgitação da valva aórtica ou mitral causadas por malformações relacionadas ou alterações secundárias; isso aumenta a sobrecarga de volume do VE. Em alguns casos, há desenvolvimento de ICC do lado esquerdo. Acredita-se que os animais com ESA apresentam maior risco de endocardite da valva aórtica devido a lesão por jato na parte inferior da valva (ver Figuras 6.5 e 6.6).

Características clínicas

A princípio, a maioria dos pacientes com ESA é assintomática. Sinais clínicos de fadiga, intolerância ao exercício ou fraqueza ao esforço, síncope ou morte súbita ocorrem em cerca de um terço dos cães com ESA. Os sinais de baixo débito podem ser provocados por obstrução grave do fluxo, taquiarritmias ou bradicardia reflexa súbita e hipotensão decorrente da ativação de mecanorreceptores ventriculares. Pode haver desenvolvimento de sinais de ICC do lado esquerdo, geralmente em conjunto com regurgitação mitral ou aórtica concomitante, outras malformações cardíacas ou endocardite adquirida. A dispneia é o sinal mais relatado em gatos com ESA.

O sopro característico da ESA é um sopro de ejeção sistólica forte, auscultado perto da área da valva aórtica na base cardíaca esquerda e acompanhado ou não por frêmito precordial. Esse sopro tende a se irradiar de maneira igual ou mais alta para a base cardíaca direita por causa da orientação do arco aórtico. O sopro é normalmente ouvido nas artérias carótidas e, em casos graves, às vezes irradia até o crânio. A regurgitação aórtica pode produzir um sopro diastólico na base esquerda ou ser inaudível. Outros achados comuns ao exame físico de cães com estenose moderada a grave são pulsos femorais fracos e de aumento tardio (*pulsus parvus et tardus*), embora a regurgitação aórtica grave simultânea possa aumentar a força do pulso arterial. Evidências de edema pulmonar ou arritmias podem ser observadas.

Em casos brandos, um sopro de ejeção suave e mal irradiado na base cardíaca esquerda e às vezes direita pode ser a única anomalia encontrada no exame físico. Sopros funcionais de baixo grau do trato de saída do VE, não associados à ESA, são comuns em Greyhounds normais, outros Galgos e Boxers; a presença desses sopros de fluxo fisiológico pode complicar o diagnóstico de ESA.

Diagnóstico

As anomalias radiográficas (ver Tabela 5.2) podem ser sutis, especialmente em animais com ESA branda. O VE pode parecer normal ou aumentado; o aumento brando a moderado do AE é mais provável na ESA grave ou RM concomitante. A dilatação pós-estenótica da aorta ascendente pode causar proeminência da cintura cranial na silhueta cardíaca (principalmente em projeção lateral) e aumento de volume do mediastino cranial. O ECG é geralmente normal, embora evidências de hipertrofia (desvio do eixo para a esquerda) ou aumento (ondas R altas) do VE possam ser observadas. A depressão do segmento ST nas derivações II e aVF pode ser causada por isquemia miocárdica ou ser secundária à hipertrofia; o exercício induz mais alterações isquêmicas do segmento ST em alguns animais. As taquiarritmias ventriculares são comuns.

A ecocardiografia revela a extensão da hipertrofia do VE e do estreitamento subaórtico. Uma pequena crista tecidual abaixo da valva aórtica é evidente em muitos animais com doença moderada a grave (Figura 5.5). A maior ecogenicidade subendocárdica do VE (provavelmente por fibrose) é comum em animais com obstrução grave; o movimento anterior sistólico do folheto mitral anterior e o fechamento mesossistólico parcial da valva aórtica sugerem obstrução dinâmica concomitante do fluxo de saída do VE. Dilatação da aorta ascendente, espessamento da valva aórtica e aumento do AE com hipertrofia também podem ser observados. Em casos brandos, os

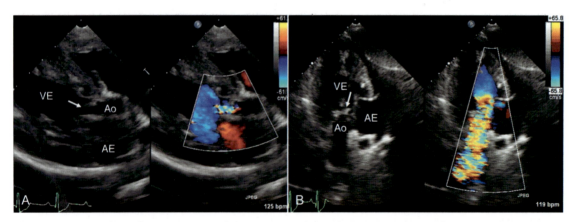

Figura 5.5 Imagens ecocardiográficas paraesternal direita (**A**) e subcostal (**B**) em eixo longo de um Rottweiler macho de 3 meses de idade com estenose subaórtica grave. Observe a crista de tecido que causa um defeito em forma de túnel (*seta*) abaixo da valva aórtica, criando uma obstrução fixa do trato de saída. O Doppler colorido revela fluxo turbulento de alta velocidade pelo trato de saída do ventrículo esquerdo e aorta ascendente na sístole (**B**), além de insuficiência aórtica branda (**A**). Ao: aorta; AE: átrio esquerdo; VE: ventrículo esquerdo.

achados do exame 2D e em modo M podem não ser dignos de nota. A ecocardiografia com Doppler revela turbulência sistólica que se origina abaixo da valva aórtica e se estende até a aorta, bem como alto pico de velocidade de saída na sístole (ver Figura 5.5). Algum grau de regurgitação aórtica ou mitral é comum. Os estudos de Doppler espectral são usados para estimar a gravidade da estenose por meio do cálculo do gradiente de pressão ao longo do trato de saída do VE (entre o VE e a aorta). A estenose branda é definida pelo gradiente de pressão inferior a 50 mmHg; na estenose moderada, o gradiente de pressão varia de 50 a 80 mmHg e, na estenose grave, é superior a 80 mmHg. O trato de saída do VE deve ser interrogado em mais de uma posição para obter o melhor alinhamento possível com o fluxo sanguíneo. A posição subcostal (subxifoide) geralmente produz os sinais de maior velocidade, embora a posição apical esquerda seja ideal em alguns animais. Os gradientes de pressão sistólica estimados por Doppler em animais não anestesiados são geralmente 40 a 50% maiores do que aqueles registrados durante o cateterismo cardíaco sob anestesia.

A velocidade de fluxo aórtico estimada por Doppler pode ser apenas equivocadamente alta em animais com ESA branda, em especial quando o alinhamento do feixe de Doppler é abaixo do ideal. Com o alinhamento ideal, as velocidades da raiz aórtica inferiores a 1,9 m/s são típicas em cães normais não sedados; velocidades acima de cerca de 2,25 m/s são geralmente consideradas anormais. Picos de velocidades na faixa questionável entre esses valores podem indicar a presença de ESA branda, principalmente se houver outra evidência de doença, como membrana subaórtica, regurgitação aórtica ou alteração de fluxo no trato de saída ou aorta ascendente com aumento abrupto de velocidade. Isso é motivo de preocupação, principalmente na seleção de animais para reprodução. Em algumas raças (p. ex., Boxer, Golden Retriever e Greyhound), velocidades de fluxo de saída nessa faixa (1,8 a 2,25 m/s) são comuns em cães normais. Isso pode refletir a variação específica da raça na anatomia do trato de saída do VE ou a resposta à estimulação simpática, não a ESA. Uma limitação do uso do gradiente estimado de pressão para avaliação da gravidade da obstrução do fluxo de saída é sua dependência do fluxo sanguíneo. Fatores que provocam estimulação simpática e aumento do débito cardíaco (p. ex., agitação, exercício, febre) aumentam as velocidades de fluxo, enquanto insuficiência miocárdica, fármacos cardiodepressores e outras causas de redução do volume sistólico diminuem as velocidades registradas. Hoje, o cateterismo cardíaco e a angiocardiografia são raramente usados para diagnóstico ou quantificação da ESA, exceto em conjunto com a dilatação por balão da área estenótica.

Tratamento e prognóstico

Várias técnicas cirúrgicas paliativas foram tentadas em cães com ESA grave. Embora algumas tenham reduzido o gradiente de pressão sistólica do VE e, talvez, melhorado a capacidade de exercício, a cirurgia não é recomendada devido às altas taxas de complicações, os custos e a ausência de aumento de sobrevida a longo prazo. Do mesmo modo, a dilatação transvascular com balão da área estenótica pode reduzir o gradiente medido em alguns cães; no entanto, este procedimento não gerou benefício significativo de sobrevida. Recentemente, uma valvoplastia combinada com uso de *cutting balloon* e dilatação por balão de alta pressão tem sido tentada com o objetivo de "romper" o anel fibroso e tornar a região subvalvar mais sensível à dilatação por balão. Esse procedimento pode reduzir o gradiente de pressão do VE e parece ser seguro, embora possa ser associado a complicações graves; no entanto, algum grau de restenose é comum 6 a 12 meses após o procedimento. Como em outras intervenções para ESA, o benefício de sobrevida a longo prazo desse procedimento combinado não foi documentado.

O tratamento medicamentoso com um betabloqueador tem sido defendido em pacientes com ESA moderada a grave para reduzir a demanda de oxigênio do miocárdio e minimizar a frequência e a gravidade das arritmias. Animais com alto gradiente de pressão, depressão acentuada do segmento ST, contrações ventriculares prematuras frequentes ou histórico de síncope tendem a ser mais beneficiados por essa terapia. Não está claro se os betabloqueadores prolongam a sobrevida. A restrição de exercícios é recomendada em animais com ESA moderada a grave. A antibioticoterapia profilática é recomendada em animais com ESA antes de qualquer procedimento com possibilidade de desenvolvimento de bacteriemia (p. ex., procedimentos odontológicos), embora a eficácia dessa prática na prevenção da endocardite não seja clara.

O prognóstico em cães e gatos com estenose grave (gradiente de pressão acima de 80 mmHg) é reservado. O tempo médio de sobrevida é de, aproximadamente, 4 a 5 anos e a causa da morte tem distribuição etária bimodal. A morte súbita é mais comum em cães com menos de 3 anos; de modo geral, cerca de 20% dos cães com ESA morrem de maneira repentina. Em contrapartida, cães sobreviventes tendem a desenvolver endocardite infecciosa e ICC com o passar do tempo (8 a 10 anos). Arritmias atriais e ventriculares e piora da regurgitação mitral são fatores complicadores. Cães com estenose branda (gradiente de pressão abaixo de 50 mmHg) podem ter vida normal, sem sinais clínicos.

ESTENOSE PULMONAR

Etiologia e fisiopatologia

A EP é mais comum em cães de porte pequeno. Alguns casos de EP valvar são causados pela simples fusão das cúspides valvares, mas a displasia valvar é mais comum. Os folhetos da valva displásica apresentam espessamento, assimetria e fusão parcial de forma variável, com ou sem hipoplasia do ânulo valvar. A sobrecarga de pressão do VD leva à hipertrofia concêntrica, bem como à dilatação secundária do VD. A hipertrofia ventricular grave promove isquemia miocárdica e suas sequelas. A hipertrofia muscular excessiva na região infundibular abaixo da valva pode dar à estenose um componente subvalvar adinâmico. Outras variantes da EP, inclusive estenose supravalvar e partição muscular do VD (VD de dupla câmara), são mais raras.

A turbulência causada pelo fluxo de alta velocidade pelo orifício estenótico leva à dilatação pós-estenótica do tronco pulmonar principal. A dilatação do átrio direito (AD) por insuficiência tricúspide secundária e alta pressão de enchimento do VD predispõe a taquiarritmias atriais e ICC do lado direito.

A combinação de EP e a persistência do forame oval ou DSA pode permitir o *shunt* da direita para a esquerda à altura do átrio.

Uma única artéria coronária anômala foi descrita em alguns Bulldogs e outras raças braquicefálicas com EP e parece contribuir para a obstrução do fluxo. Nesses casos, procedimentos cirúrgicos paliativos e valvoplastia por balão podem causar morte secundária à transecção ou avulsão do ramo coronário esquerdo principal ao redor do ânulo da valva pulmonar estenótica.

Características clínicas

Muitos cães com EP são assintomáticos quando diagnosticados, embora alguns tenham ICC do lado direito ou histórico de intolerância ao exercício ou síncope. Os sinais clínicos podem não se desenvolver até que o animal tenha vários anos, mesmo naqueles com estenose grave. Os achados do exame físico característicos de estenose moderada a grave são impulso precordial direito proeminente e sopro de ejeção sistólica, que é ouvido melhor na base do coração esquerdo, com ou sem frêmito precordial. O sopro pode se irradiar em sentido cranioventral e para a direita em alguns casos, mas, de modo geral, não é auscultado sobre as artérias carótidas. Um clique no início da sístole é às vezes identificado; é provavelmente causado pela parada abrupta de uma valva fundida no início da ejeção. Alguns casos podem apresentar sopro de insuficiência tricúspide e arritmias. Os pulsos femorais são normais e as mucosas, rosadas. Ascite, distensão ou pulso da veia jugular e outros sinais de ICC do lado direito estão presentes em alguns casos. Ocasionalmente, a cianose acompanha o *shunt* da direita para a esquerda por um DSA ou DSV concomitante.

Diagnóstico

Os achados radiográficos comumente observados na EP são descritos na Tabela 5.2. A hipertrofia grave do VD muda o ápice cardíaco em sentido dorsal e para a esquerda. O coração pode ter forma de "D invertido" em projeção DV ou ventrodorsal (VD). O abaulamento de tamanho variável do tronco pulmonar (dilatação pós-estenótica) é mais bem observado na posição 1 hora em projeção DV ou VD (Figura 5.6). O tamanho da dilatação pós-estenótica não é necessariamente correlacionado à gravidade do gradiente de pressão. A vasculatura pulmonar periférica diminuta e/ou a dilatação da veia cava caudal dilatada podem ser aparentes. As alterações do ECG são mais comuns na estenose moderada a grave e incluem padrão de hipertrofia do VD, desvio do eixo para a direita e, às vezes, aumento do AD ou taquiarritmias.

Achados ecocardiográficos característicos de estenose moderada a grave são hipertrofia concêntrica e aumento do VD. O septo interventricular parece achatado quando a pressão no VD excede a pressão do VE e o empurra para a esquerda; um movimento septal paradoxal pode ser observado. O aumento secundário do AD também é comum, especialmente na regurgitação tricúspide (RT) concomitante. A valva pulmonar espessada, assimétrica ou malformada geralmente pode ser identificada (Figura 5.7), embora a região de saída às vezes seja estreita e difícil de visualizar com clareza. Dilatação pós-estenótica do tronco pulmonar principal é esperada. Ascite ou derrame pleural acompanham a ICC secundária do lado direito. A avaliação com Doppler e os achados anatômicos permitem a estimativa da gravidade da EP. O gradiente de pressão entre o VD e a AP é estimado pelo pico de velocidade do fluxo sanguíneo pela valva. De modo geral, a EP é considerada branda se o gradiente derivado do Doppler for inferior a 50 mmHg, moderada se o gradiente de pressão for de 50 a 80 mmHg e grave se for superior a 80 mmHg. O cateterismo cardíaco e a angiocardiografia também podem ser usados para avaliação do gradiente de pressão pela valva estenótica, o diâmetro do ânulo valvar e outras características anatômicas. Os gradientes de pressão sistólica estimados por Doppler em animais não anestesiados geralmente são 40 a 50% maiores do que aqueles registrados durante o cateterismo cardíaco.

Tratamento e prognóstico

A valvoplastia com balão é recomendada para alívio da estenose grave (e, às vezes, moderada), principalmente se a hipertrofia infundibular não for excessiva. Esse procedimento pode reduzir ou eliminar os sinais clínicos e melhorar a sobrevida a longo prazo de animais com doença grave. Na valvoplastia com balão, realizada em conjunto com o cateterismo cardíaco e a angiocardiografia, há passagem de um cateter-balão especialmente projetado através da valva e o enchimento do balão para ampliação do orifício estenótico. É provável que a dilatação eficaz seja mais fácil em valvas pulmonares com espessamento brando a moderado, fusão simples dos folhetos e tamanho anular normal. A dilatação de valvas displásicas com hipoplasia anular pode ser mais difícil, mas bons resultados são possíveis em alguns casos. O sucesso da valvoplastia por balão é geralmente definido pela redução de pelo menos 50% no gradiente de pressão anterior à valvoplastia ou redução do gradiente de pressão de menos de 50 mmHg. Vários procedimentos cirúrgicos também foram usados para alívio da EP moderada a grave em cães, inclusive arteriotomia pulmonar para valvotomia e enxerto de retalho (*patch*) ou colocação de um conduto VD-AP valvulado. A valvoplastia com balão é geralmente tentada antes de um procedimento cirúrgico por ser menos arriscada. De modo geral, os animais com uma única artéria coronária anômala não devem ser submetidos a procedimentos de dilatação por cirurgia ou com balão devido ao maior risco de morte, embora o uso conservador desse dispositivo tenha sido considerado paliativo em alguns casos. A colocação de um conduto VD-AP valvulado para desvio do fluxo da valva pulmonar poderia ser uma opção para esses pacientes. A princípio, a anatomia coronária pode ser avaliada com ecocardiografia, mas o diagnóstico definitivo de anomalias da artéria coronária pode exigir angiografia da raiz aórtica ou tomografia computadorizada com angiografia.

A restrição de exercícios é recomendada em animais com estenose moderada a grave. O tratamento com betabloqueadores pode ser útil em casos de EP moderada a grave, especialmente em pacientes com hipertrofia infundibular proeminente do VD e componente dinâmico na obstrução do trato de saída do ventrículo direito (TSVD). O uso de betabloqueadores também diminui a demanda miocárdica por oxigênio e as arritmias, melhora a perfusão coronariana e pode reduzir a síncope. Os sinais de ICC são tratados clinicamente com abdominocentese ou toracocentese, furosemida, pimobendana, um IECA e espironolactona (ver Capítulo 3).

CAPÍTULO 5 ■ Doença Cardíaca Congênita

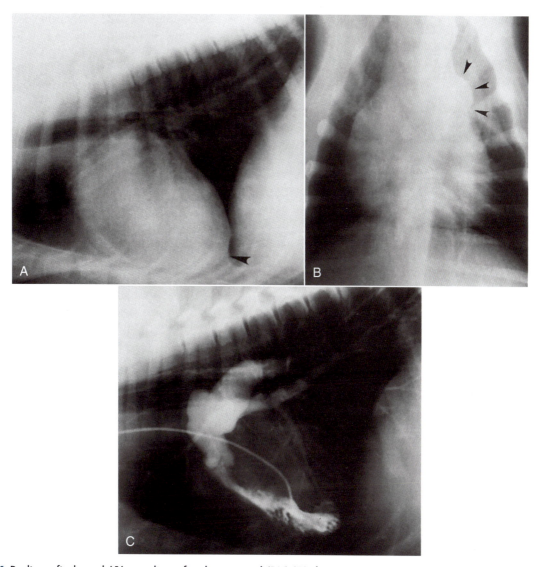

Figura 5.6 Radiografia lateral (**A**) e radiografia dorsoventral (DV) (**B**) de um cão com estenose pulmonar, mostrando aumento do ventrículo direito (elevação do ápice na projeção lateral [*ponta de seta* em **A**] e configuração em D invertido na projeção DV) e abaulamento do tronco pulmonar (*pontas de seta* em **B**) em projeção DV. A angiocardiografia com injeção seletiva no ventrículo direito (**C**) demonstra dilatação pós-estenótica do tronco pulmonar principal e das artérias pulmonares. A valva pulmonar espessada está fechada neste quadro (*frame*) diastólico.

O prognóstico de pacientes com EP é variável e depende da gravidade da lesão e de quaisquer fatores complicadores. A expectativa de vida é geralmente normal em animais com EP branda, enquanto os com EP grave morrem em 3 anos após o diagnóstico. Há alguns casos de morte súbita; o desenvolvimento de ICC do lado direito é mais comum. O prognóstico é consideravelmente pior em animais com RT, fibrilação atrial ou outras taquiarritmias ou ICC. A dilatação com balão bem-sucedida melhora o prognóstico em cães com EP grave; alguns cães podem ter vida normal após o procedimento.

SHUNT INTRACARDÍACO

O volume de fluxo sanguíneo por um *shunt* intracardíaco depende do tamanho do defeito e do gradiente de pressão que conduz esse fluxo pela lesão. Na maioria dos casos, a direção do fluxo é da esquerda para a direita, causando sobrecirculação pulmonar. A sobrecarga de volume é imposta a todas as câmaras cardíacas que recebem o fluxo sanguíneo "extra" desviado. Aumentos compensatórios no volume sanguíneo e no débito cardíaco ocorrem em resposta ao desvio parcial do sangue da circulação sistêmica. O aumento das pressões do coração direito devido ao aumento da resistência pulmonar ou presença simultânea de EP pode equilibrar o fluxo do *shunt* ou mesmo causar sua reversão (ou seja, passar a ser da direita para a esquerda).

DEFEITO DO SEPTO VENTRICULAR

Etiologia e fisiopatologia

A maioria dos DSVs está localizada na parte membranosa do septo, logo abaixo da valva aórtica e abaixo do folheto tricúspide septal (DSV perimembranoso). Os DSVs também são esporadicamente observados em outros sítios septais, inclusive

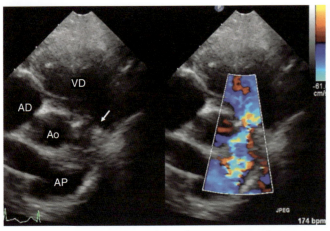

Figura 5.7 Imagem ecocardiográfica paraesternal direita em eixo curto à altura da base do coração de uma Buldogue Inglês fêmea de 3 meses de idade com estenose pulmonar grave. Os folhetos espessados e parcialmente fundidos da valva pulmonar malformada (*seta*) são responsáveis pelo fluxo turbulento e de alta velocidade pela valva pulmonar no Doppler colorido. Observe o grande aumento e a hipertrofia do ventrículo direito. Ao: raiz aórtica; AP: tronco principal da artéria pulmonar; AD: átrio direito; VD: ventrículo direito.

o septo muscular (DSV muscular), abaixo e entre as valvas AVs (VD de entrada) e logo abaixo da valva pulmonar (DSV justa-arterial, de saída ou supracristal). O DSV pode ser acompanhado por outras malformações do septo AV (coxim endocárdico), especialmente em gatos. De modo geral, os DSVs causam sobrecarga de volume da circulação pulmonar, AE, VE e trato de saída do VD; no entanto, como a maioria dos DSVs ocorre em uma região muito alta do trato de saída do VD (no septo membranoso), a sobrecarga de volume significativa no VD em si é rara. Defeitos pequenos podem não ter importância clínica. Defeitos moderados a grandes tendem a causar dilatação do coração esquerdo e podem levar à ICC do lado esquerdo. O DSV muito extenso faz com que os ventrículos funcionem como uma câmara comum e induz dilatação e hipertrofia do VD. *Shunts* grandes têm maior probabilidade de desenvolvimento de hipertensão pulmonar secundária à supercirculação. Alguns animais com DSV perimembranoso ou justa-arterial também apresentam regurgitação aórtica, com prolapso diastólico de um folheto valvar. Acredita-se que isso ocorra porque o septo deformado dá suporte inadequado para a raiz aórtica. A regurgitação aórtica aumenta a carga volumétrica sobre o VE.

Características clínicas

A maioria dos animais com DSVs é assintomática no momento do diagnóstico. Se houver doença clínica, as manifestações mais comuns são intolerância ao exercício e sinais de ICC do lado esquerdo. O achado auscultatório característico é um sopro holossistólico, auscultado principalmente na borda esternal direita cranial (que corresponde à direção usual do fluxo do *shunt*). Um grande volume de *shunt* pode produzir um sopro relativo ou funcional de EP (sopro de ejeção sistólica na base esquerda). Com a regurgitação aórtica concomitante, um sopro diastólico decrescendo correspondente pode ser audível na base esquerda. O desdobramento da segunda bulha cardíaca (B_2) pode ser audível devido ao fechamento tardio da valva pulmonar, embora seja geralmente obscurecido pelo sopro alto.

Diagnóstico

Os achados radiográficos associados ao DSV variam com o tamanho do defeito e o volume do *shunt* (ver Tabela 5.2). Grandes *shunts* geralmente causam aumento do coração esquerdo, aumento do tronco principal da artéria pulmonar e sobrecirculação pulmonar.

O ECG pode ser normal ou sugerir aumento do AE ou VE. Em alguns casos, a alteração da condução intraventricular é sugerida por complexos QRS "fracionados" ou fragmentados ou bloqueio de ramo direito. De modo geral, um padrão de aumento do VD indica um defeito extenso, hipertensão pulmonar ou obstrução simultânea do trato de saída do VD.

A ecocardiografia permite a visualização do defeito. Os DSVs perimembranosos geralmente são mais bem observados logo abaixo da valva aórtica na projeção paraesternal direita em eixo longo do trato de saída do VE (Figura 5.8). O folheto tricúspide septal está localizado à direita do defeito. Como o artefato de movimento (*dropout*) ecocardiográfico no fino septo membranoso pode mimetizar um DSV, a área de um defeito suspeito deve ser visualizada em mais de um plano. O tamanho do DSV é geralmente indexado ao diâmetro aórtico. O Doppler colorido demonstra o fluxo do *shunt* no defeito (ver Figura 5.8). A avaliação com Doppler espectral do pico de velocidade do fluxo do *shunt* estima o gradiente de pressão sistólica entre o VE e o VD. Os DSVs pequenos (restritivos) causam um fluxo de *shunt* de alta velocidade ($\approx 4,5$ a 5 m/s) devido à diferença de pressão sistólica normalmente elevada entre os ventrículos. O menor pico de velocidade do *shunt* (DSV não restritivo) implica aumento da pressão sistólica do VD, seja por EP, seja por hipertensão pulmonar. A dilatação

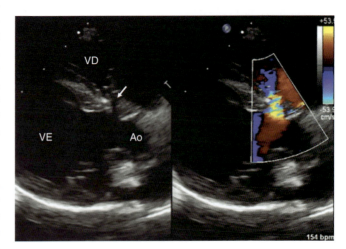

Figura 5.8 Imagem ecocardiográfica paraesternal direita em eixo longo de um Bassett Hound macho de 4 meses de idade. Um pequeno defeito do septo ventricular perimembranoso (*seta*) pode ser visto logo abaixo da raiz aórtica. O Doppler colorido revela o fluxo turbulento (da esquerda para a direita) pelo defeito durante a sístole. Ao: raiz aórtica; VE: ventrículo esquerdo; VD: ventrículo direito.

do coração esquerdo é evidente quando o *shunt* é grande; a dilatação do VD é incomum, pois a maioria dos DSVs está na porção mais alta do septo interventricular com *shunt* de sangue quase imediatamente para o trato de saída do VD. A ecocardiografia deve ser repetida quando os pacientes atingem o tamanho adulto (com cerca de 1 ano).

O cateterismo cardíaco, a oximetria e a angiocardiografia são raramente realizados na clínica, mas podem permitir a medida das pressões intracardíacas, indicar a presença de um aumento do teor de oxigênio à altura do trato de saída do VD e mostrar o caminho do fluxo sanguíneo anormal.

Tratamento e prognóstico

Pequenos DSVs restritivos (com menos de 40% do diâmetro aórtico e velocidade de *shunt* acima de 4,5 m/s) têm prognóstico excelente; os animais geralmente têm vida normal sem necessidade de tratamento. Há relatos esporádicos de fechamento espontâneo do DSV nos primeiros 2 anos de vida, seja por hipertrofia miocárdica ao redor da lesão, seja por um selo formado pelo folheto tricúspide septal ou prolapso do folheto aórtico. Animais com grandes DSVs não restritivos (maior que 60% do diâmetro aórtico e velocidade de *shunt* abaixo de 4 m/s) têm prognóstico mais reservado; a ICC do lado esquerdo é o desfecho mais comum, mas, em alguns casos, há desenvolvimento de hipertensão pulmonar com reversão do *shunt*. Os animais que desenvolvem complicações clínicas relacionadas a um DSV extenso geralmente apresentam sinais clínicos em idade precoce. Em uma grande série retrospectiva de casos de DSVs em cães e gatos, a grande maioria dos pacientes (81%) era assintomática no momento do diagnóstico e assim permaneceram durante uma sobrevida média de 12 anos.

Nos pacientes assintomáticos com pequeno DSV restritivo, não há indicação de tratamento. Nos pacientes com DSV não restritivo maior, a ICC do lado esquerdo é tratada clinicamente quando e se ocorrer. O tratamento definitivo dos grandes DSVs não restritivos geralmente requer circulação extracorpórea para cirurgia de coração aberto (enxerto de retalho). O implante transcatetérico de um dispositivo de oclusão pode ser bem-sucedido em cães de raças de porte médio a grande com DSVs – musculares; de modo geral, DSVs em outros sítios são menos passíveis de fechamento intervencionista em virtude da proximidade do defeito à valva aórtica ou pulmonar. Historicamente, grandes *shunts* da esquerda para a direita foram atenuados pela colocação cirúrgica de uma banda constritiva ao redor do tronco pulmonar para criação de EP supravalvar branda. Isso aumenta a pressão sistólica do VD em resposta ao aumento da resistência ao fluxo de saída, diminuindo o volume do *shunt* do VE para o VD. No entanto, uma banda excessivamente estreita pode causar *shunt* da direita para a esquerda (funcionalmente análogo a um T de F). A cirurgia paliativa não deve ser tentada na presença de hipertensão pulmonar e reversão do *shunt*.

DEFEITO DO SEPTO ATRIAL
Etiologia e fisiopatologia

Existem vários tipos de DSAs. As localizadas na região da fossa oval (defeitos do *ostium secundum*) são mais comuns em cães. É provável que um DSA no septo interatrial inferior (defeito do *ostium primum*) faça parte do complexo de defeito do septo AV (coxim endocárdico ou canal AV comum), especialmente em gatos. O DSA em outras localizações (defeitos do seio venoso ou seio coronário) é raro. Os animais com DSA geralmente apresentam outras malformações cardíacas. Na maioria dos casos de DSA, o sangue passa do AE para o AD e causa uma sobrecarga de volume no coração direito e na circulação pulmonar. No entanto, na presença de EP ou hipertensão pulmonar, podem ocorrer *shunt* da direita para a esquerda e cianose. A persistência do forame oval, em que houve septação atrial embrionária normal, mas sem fechamento da sobreposição entre o *septum primum* e o *septum secundum*, não é considerada um DSA "verdadeiro", mas é uma causa comum de *shunt* da direita para a esquerda na presença de pressão anormalmente elevada de AD (como na EP ou hipertensão pulmonar).

Características clínicas

O histórico clínico de animais com DSA é geralmente inespecífico. Os achados do exame físico associados a um DSA isolado não são dignos de nota. Como a diferença de pressão entre o átrio direito e o átrio esquerdo é mínima, não há sopro esperado no DSA, embora grandes *shunts* da esquerda para a direita possam causar um sopro de EP relativa. O desdobramento fixo (i. e., sem variação respiratória) de B_2 é o achado clássico à ausculta e é causado pelo fechamento tardio da valva pulmonar e pelo fechamento precoce da valva aórtica. Raramente, um sopro diastólico suave de estenose tricúspide relativa pode ser audível. Os DSAs extensos podem levar ao desenvolvimento de sinais de ICC do lado direito ou biventricular.

Diagnóstico

O aumento do coração direito, com ou sem dilatação do tronco pulmonar, é observado em radiografias de pacientes com grandes volumes de *shunt* (ver Tabela 5.2). A sobrecirculação pulmonar pode ser aparente, a menos que tenha havido desenvolvido hipertensão pulmonar. O aumento do coração esquerdo geralmente não é evidente, a menos que outro defeito, como insuficiência mitral, esteja presente. O ECG pode ser normal ou mostrar evidências de aumento do VD e do AD.

É provável que a ecocardiografia mostre dilatação de AD e VD, com ou sem movimento paradoxal do septo interventricular; os DSAs maiores podem ser visualizados. Deve-se ter cuidado para não confundir a região da fossa oval, mais fina, do septo interatrial com um DSA, porque aqui também há artefato de movimento do tipo *dropout*. A ecocardiografia com Doppler pode permitir a identificação de *shunts* menores que não podem ser claramente visualizados no exame 2D, mas os jatos de influxo venoso podem dificultar essa tarefa. Um estudo de contraste com soro fisiológico agitado pode ser usado para identificação de DSAs com *shunt* da direita para a esquerda. Embora raramente realizado na clínica, o cateterismo cardíaco mostra um aumento do teor de oxigênio à altura do átrio direito (AD). O fluxo anormal pelo *shunt* pode ser evidente após a injeção de contraste na artéria pulmonar.

Tratamento e prognóstico

Os *shunts* extensos podem ser tratados com cirurgia de coração aberto e enxerto de retalho sob circulação extracorpórea, como os DSVs. Os defeitos do *ostium secundum* às vezes podem ser tratados com implante transcatetérico de um dispositivo de oclusão, dependendo do tamanho do paciente, do tamanho do DSA e da presença de uma margem adequada de tecido do septo atrial ao redor do defeito. Caso contrário, os animais são tratados clinicamente caso desenvolvam ICC. O prognóstico é variável e depende do tamanho do *shunt*, dos defeitos concorrentes e do nível de resistência vascular pulmonar.

MALFORMAÇÃO DA VALVA ATRIOVENTRICULAR

DISPLASIA MITRAL

As malformações congênitas do aparelho da valva mitral são variáveis; dentre elas, estão: encurtamento, fusão ou alongamento excessivo de cordas tendíneas; fixação direta da cúspide a um músculo papilar; encurtamento, espessamento ou presença de fissuras das cúspides valvares; prolapso de folhetos da valva; posicionamento anormal ou malformação dos músculos papilares; e dilatação excessiva do ânulo da valva. A displasia da valva mitral (DM) é mais comum em cães de raças grandes e ocorre em gatos; a DM é a malformação concomitante mais comum entre cães com ESA. A regurgitação valvar é a anomalia funcional predominante, podendo ser grave; a fisiopatologia e as sequelas se assemelham às da regurgitação mitral adquirida. A ICC de lado esquerdo é a manifestação clínica mais comum. A estenose da valva mitral é incomum; quando presente, a obstrução do fluxo ventricular aumenta a pressão do AE e pode precipitar o desenvolvimento de edema pulmonar. A regurgitação mitral geralmente acompanha a estenose.

Os sinais clínicos associados à DM são semelhantes aos observados na doença degenerativa da valva mitral, exceto pela menor idade do paciente. A redução da tolerância a exercícios, os sinais respiratórios de ICC esquerdo, a inapetência e as arritmias atriais (especialmente a fibrilação atrial) são comuns em animais acometidos. A regurgitação mitral normalmente causa um sopro holossistólico mais bem auscultado no ápice esquerdo. Animais com DM grave, especialmente aqueles com estenose, também podem desenvolver síncope associada a esforço, hipertensão pulmonar pós-capilar e, ocasionalmente, sinais de ICC do lado direito (além do lado esquerdo).

Os achados radiográficos, eletrocardiográficos, ecocardiográficos e do cateterismo são semelhantes aos de pacientes com insuficiência mitral adquirida. A ecocardiografia pode revelar as malformações específicas do aparelho mitral, bem como o grau de aumento de volume da câmara e as alterações funcionais. Animais com estenose mitral apresentam um padrão típico de entrada mitral com alta velocidade prolongada, refletindo o gradiente de pressão diastólica entre AE e VE.

O tratamento é medicamentoso e dirigido à ICC. Animais com disfunção branda a moderada da valva mitral podem ficar clinicamente bem por anos. No entanto, naqueles com regurgitação mitral grave ou estenose, o prognóstico é mau. A reconstrução da valva cirúrgica ou a substituição sob *bypass* cardiopulmonar é possível em alguns casos.

DISPLASIA TRICÚSPIDE

Animais com displasia tricúspide (DT) apresentam malformações variáveis da valva tricúspide e estruturas relacionadas, como na DM. Em alguns casos, a valva tricúspide pode estar deslocada em sentido ventral para o ventrículo (uma anomalia semelhante à de Ebstein). A DT é identificada com mais frequência em cães de raças grandes, principalmente Labradores Retriever, e em machos; gatos também são acometidos. A DT é concomitante à EP em alguns cães.

As características patofisiológicas da DT são as mesmas da RT adquirida. Casos graves causam ampliação acentuada das câmaras cardíacas direitas. O aumento progressivo das pressões diastólicas finais de AD e VD acabam por causar ICC do lado direito. A estenose tricúspide pode ocorrer, mas é rara.

Os achados à anamnese e ao exame clínico também são semelhantes aos da doença tricúspide degenerativa. A princípio, o animal pode ser assintomático. No entanto, há desenvolvimento de intolerância ao exercício, distensão abdominal por ascites, dispneia em decorrência de derrame pleural, anorexia e caquexia cardíaca. O sopro holossistólico do lado direito da RT é característico. No entanto, nem todos os casos têm sopro audível porque os folhetos displásicos podem se distanciar tão amplamente na sístole que há pouca resistência ao fluxo retrógrado e, portanto, turbulência mínima. Pulsos jugulares são comuns. Outros sinais que acompanham a ICC do lado direito são distensão da veia jugular, abafamento de sons cardíacos e pulmonares e fluido abdominal passível de balotamento.

As radiografias demonstram o aumento de volume de AD e VD. Em alguns casos, a aparência arredondada da sombra cardíaca é semelhante à observada em pacientes com derrame pericárdico ou cardiomiopatia dilatada. A distensão da veia cava caudal, efusão pleural ou peritoneal e hepatomegalia sugerem ICC do lado direito.

Padrões de aumento do volume do VD e, ocasionalmente, do AD são observados no ECG. O complexo QRS pode apresentar configuração fragmentada. Fibrilação atrial ou outras taquiarritmias atriais são comuns. Evidências de pré-excitação ventricular são observadas em alguns casos, em especial em pacientes com anomalia semelhante à de Ebstein.

A ecocardiografia revela dilatação cardíaca direita, que pode ser extensa. Malformações do aparelho da valva podem ser evidentes em várias projeções (Figura 5.9), embora a projeção apical esquerda de quatro câmaras seja bastante útil. Os padrões de fluxo ao Doppler são semelhantes aos da DM. A eletrocardiografia intracardíaca é necessária para confirmar a presença de anomalia de Ebstein, que é sugerida pelo deslocamento ventral do ânulo da valva tricúspide; um eletrograma ventricular registrado no lado AD da valva é diagnóstico. A ICC e as arritmias são tratadas com medicamentos. A abdominocentese ou toracocentese pode ser necessária em animais com derrames cavitários que não podem ser controlados com medicamentos e dieta. O prognóstico depende do grau de disfunção da valva. Cães com RT grave e cardiomegalia extensa têm mau prognóstico, mas alguns cães sobrevivem por muitos anos. A substituição cirúrgica da valva tricúspide sob *bypass* cardiopulmonar foi descrita em um pequeno número de cães. A dilatação com balão é ocasionalmente bem-sucedida no tratamento da estenose tricúspide.

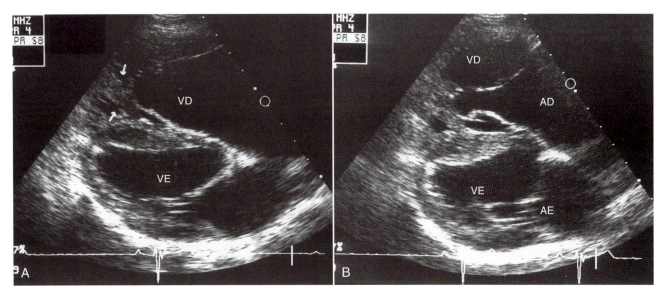

Figura 5.9 Ecocardiograma paraesternal direito em eixo longo de um Labrador Retriever macho de 1 ano com displasia da valva tricúspide durante a diástole (**A**) e a sístole (**B**). O ânulo valvar parece deslocado em sentido ventral; as pontas dos folhetos se inserem em um músculo papilar largo e malformado (*setas* em **A**). A separação ampla da ponta do folheto na sístole (**B**) causou regurgitação tricúspide grave e insuficiência cardíaca congestiva clínica. AE: átrio esquerdo; VE: ventrículo esquerdo; AD: átrio direito; VD, ventrículo direito.

ANOMALIAS CARDÍACAS CAUSADORAS DE CIANOSE

Malformações que permitem que o sangue desoxigenado atinja a circulação sistêmica (*shunts* da direita para a esquerda) causam hipoxemia. O *shunt* da direita para a esquerda requer (1) a presença de uma conexão anômala entre a circulação sistêmica e a circulação pulmonar e (2) pressões suprassistêmicas do coração direito, geralmente devido à hipertensão pulmonar ou EP. A cianose é visível quando a concentração de hemoglobina dessaturada é superior a 5 g/dℓ. A hipoxemia arterial estimula o aumento da produção de hemácias, causando uma eritrocitose compensatória que aumenta a capacidade de transporte de oxigênio. No entanto, o aumento do Ht também eleva a viscosidade sanguínea e a resistência ao fluxo. A eritrocitose grave (Ht ≥ 65%) causa hiperviscosidade, que pode diminuir a velocidade do fluxo microvascular, má oxigenação tecidual, trombose intravascular, hemorragia e arritmias cardíacas. A eritrocitose pode se tornar extrema, com Ht superior a 80% em alguns animais.

De modo geral, o primeiro sinal clínico em animais com doença cardíaca cianótica é fraqueza ou síncope induzida pelo exercício. Esses eventos "hipercianóticos" ocorrem porque o exercício estimula a vasodilatação sistêmica para aumentar o fluxo sanguíneo para os músculos esqueléticos; essa diminuição da resistência vascular sistêmica provoca um aumento transitório do volume de *shunt* da direita para a esquerda. Complicações posteriores da doença cardíaca cianótica geralmente estão relacionadas à hiperviscosidade associada à eritrocitose, inclusive anomalias metabólicas e hemostáticas, convulsões e acidentes vasculares cerebrais. A possibilidade de embolia venosa passar pelo *shunt* e chegar à circulação sistêmica é outro perigo. Apesar da sobrecarga de pressão no coração direito, a ICC é rara em animais com doenças cardíacas cianóticas; o *shunt* é uma via alternativa para o fluxo em alta pressão.

As anomalias que mais frequentemente causam cianose em cães e gatos são T de F, EP associada ao *shunt* intracardíaco (DSV ou DSA) ou hipertensão arterial pulmonar com *shunt* intracardíaco ou extracardíaco (PDA, DSV ou DSA). Outras anomalias complexas, mas incomuns, como a transposição dos grandes vasos ou *truncus arteriosus*, também enviam sangue desoxigenado para a circulação sistêmica.

TETRALOGIA DE FALLOT
Etiologia e fisiopatologia

A T de F é classicamente definida por seus quatro componentes: DSV, EP, dextroposição da aorta e hipertrofia do VD. No entanto, a T de F é, na verdade, causada por um único defeito embriológico: a rotação incompleta e particionamento defeituoso do cone truncal durante a septação dos grandes vasos. O desalinhamento da aorta e da artéria pulmonar em relação ao septo interventricular causa um grande DSV não restritivo, obstrução do trato de saída do VD (EP) e extensão da raiz aórtica sobre o lado direito do septo interventricular; todos esses componentes facilitam o *shunt* do VD para a aorta. A EP é geralmente subvalvar ou infundibular, mas pode envolver a valva; em alguns casos, a artéria pulmonar é hipoplásica ou mesmo fechada (atresia). A hipertrofia do VD ocorre em resposta à sobrecarga de pressão imposta pela EP e circulação arterial sistêmica. O volume de sangue do *shunt* do VD para a aorta depende do equilíbrio da resistência à saída causada pela EP fixa em comparação à resistência arterial sistêmica, que varia com exercício e tônus autônomo. A resistência vascular pulmonar é geralmente normal em animais com T de F. Um padrão de herança poligênica de T de F foi identificado em Keeshonds. O defeito também ocorre em outras raças de cães, em especial Terriers, e em gatos.

Características clínicas

Fraqueza associada ao exercício, dispneia, síncope, cianose e retardo de crescimento são achados comuns à anamnese. Os achados do exame físico são variáveis, dependendo da gravidade relativa das malformações. Alguns animais apresentam cianose em repouso, enquanto outros são cianóticos apenas ao fazerem exercícios. O impulso precordial geralmente tem intensidade igual ou maior na parede torácica direita em comparação à esquerda. Um sopro holossistólico na borda esternal direita condizente com um DSV e/ou um sopro de ejeção sistólica na base esquerda compatível com EP podem ser detectados à auscultação. No entanto, alguns animais não têm sopro audível porque a hiperviscosidade associada à eritrocitose diminui a turbulência sanguínea e, portanto, a intensidade do sopro.

Diagnóstico

As radiografias torácicas revelam cardiomegalia variável, geralmente do coração direito (ver Tabela 5.2). O tronco principal da artéria pulmonar geralmente parece pequeno, diferentemente da EP valvar típica. A redução de marcas vasculares pulmonares é comum. A aorta mal posicionada pode criar um abaulamento cranial na sombra cardíaca em projeção lateral. A hipertrofia do VD causa deslocamento dorsal do ápice cardíaco em projeções laterais e um ápice cardíaco voltado para cima em projeções VDs, levando à clássica descrição do coração "em forma de bota". O ECG normalmente sugere aumento de volume do VD, embora um desvio do eixo esquerdo tenha sido observado em alguns gatos acometidos.

A ecocardiografia retrata o DSV, uma grande raiz aórtica deslocada para a direita e se sobrepujando à hipertrofia ventricular, EP e VD. Estudos com Doppler revelam o *shunt* da direita para a esquerda e o jato de saída pulmonar estenótica de alta velocidade. Um estudo de ecocontraste também pode documentar o *shunt* da direita para a esquerda. Anomalias clínicas típicas são aumento do Ht e hipoxemia arterial.

Tratamento e prognóstico

O reparo definitivo da T de F requer cirurgia de coração aberto. Procedimentos cirúrgicos paliativos podem aumentar o fluxo sanguíneo pulmonar ao criar um *shunt* da esquerda para a direita. A anastomose de uma artéria subclávia na artéria pulmonar (um *shunt* modificado de Blalock-Taussig) é o procedimento paliativo mais usado em animais de pequeno porte.

A eritrocitose grave e os sinais clínicos associados à hiperviscosidade (p. ex., fraqueza, falta de ar, convulsões) podem ser tratados com flebotomia periódica ou, alternativamente, hidroxiureia. O objetivo é manter o Ht em um nível com sinais clínicos mínimos (o objetivo geral é de 62 a 65%); a maior redução do Ht (na faixa normal) pode exacerbar os sinais de hipoxia. Um betabloqueador, como atenolol ou propranolol, pode ajudar a reduzir os sinais clínicos em alguns cães com T de F, diminuindo o tônus simpático, a obstrução do trato de saída de VD (muscular) e o consumo miocárdico de oxigênio. Além disso, os betabloqueadores ajudam a limitar a vasodilatação periférica induzida pelo exercício que pode exacerbar o *shunt* da direita para a esquerda e causar episódios hipercianóticos. A restrição de exercício também é aconselhável. Fármacos com efeitos vasodilatadores sistêmicos não devem ser utilizados. A suplementação com O_2 tem benefício insignificante em pacientes com T de F.

O prognóstico de animais com T de F depende da gravidade da EP e da eritrocitose. Os quadros brandos e os animais submetidos a um procedimento cirúrgico paliativo bem-sucedido podem sobreviver bem até a meia-idade. No entanto, hipoxemia progressiva, eritrocitose e morte súbita em idade menor são comuns. O tempo médio de sobrevida após o diagnóstico é de cerca de 2 anos.

HIPERTENSÃO PULMONAR COM REVERSÃO DE *SHUNT*

Etiologia e fisiologia

Em cães e gatos, a supercirculação pulmonar normalmente causa ICC do lado esquerdo. Os *shunts* da esquerda para a direita raramente causam vasoconstrição reativa e hipertensão arterial pulmonar em pequenos animais porque o sistema vascular pulmonar de baixa resistência (com capacidade significativa de circulação colateral) pode aceitar um grande aumento no fluxo sanguíneo sem elevação acentuada da pressão arterial pulmonar. No entanto, uma pequena porcentagem de cães e gatos com *shunts* desenvolvem hipertensão arterial pulmonar que causa reversão do *shunt* (*shunt* da direita para a esquerda). Não se sabe exatamente por que a hipertensão pulmonar se desenvolve em alguns animais, embora o tamanho do defeito nos animais acometidos geralmente seja bastante grande. É possível que a alta resistência pulmonar fetal não regrida da forma normal nesses animais ou que sua vasculatura pulmonar reaja de maneira anormal ao fluxo inicialmente grande do *shunt* da esquerda para a direita. De qualquer modo, as artérias pulmonares apresentam alterações histológicas irreversíveis que aumentam a resistência vascular. Dentre elas, estão espessamento da íntima, hipertrofia medial e lesões plexiformes características.

O aumento da resistência vascular pulmonar eleva a pressão arterial pulmonar e diminui a extensão do *shunt* da esquerda para a direita. Se as pressões cardíacas direitas e pulmonares excederem as da circulação sistêmica, a direção do *shunt* se inverte e o sangue desoxigenado flui para a aorta. Essas alterações normalmente se desenvolvem em animais muito jovens (com cerca de 6 meses de idade), indicando que, nesses casos, a hipertensão pulmonar pode representar a retenção da resistência vascular pulmonar fetal. O termo *fisiologia de Eisenmenger* se refere à hipertensão pulmonar grave com reversão de *shunt*; os animais com sinais clínicos são às vezes descritos como portadores de *síndrome de Eisenmenger*.

Os *shunts* da direita para a esquerda causados por hipertensão pulmonar provocam sequelas patofisiológicas e clínicas semelhantes às relacionadas à T de F. A grande diferença é que o impedimento ao fluxo pulmonar ocorre à altura das artérias pulmonares e não da valva pulmonar. As manifestações clínicas são hipoxemia, cianose (agravada pelo exercício), hipertrofia e aumento de volume do VD e eritrocitose e suas sequelas. A ICC do lado direito é incomum, mas pode se desenvolver em resposta à insuficiência miocárdica ou tricúspide secundária.

O *shunt* da direita para a esquerda pode permitir a entrada de êmbolos venosos no sistema arterial sistêmico, causando derrame ou outra embolia arterial.

Características clínicas

O histórico e o quadro clínico de animais com hipertensão pulmonar e reversão de *shunt* são semelhantes aos associados à T de F. Intolerância ao exercício, dispneia, síncope (principalmente associada a exercícios ou agitação) e morte súbita são comuns. A cianose pode ser evidente apenas durante o exercício ou agitação. Os *shunts* intracardíacos causam cianose igualmente intensa em todo o corpo, enquanto a PDA invertida causa cianose apenas das mucosas caudais (cianose diferencial). Na PDA invertida, o sangue oxigenado flui para o corpo cranial pelo tronco braquicefálico e artéria subclávia esquerda (do arco aórtico); como o ducto está localizado na aorta descendente, o corpo caudal recebe sangue dessaturado (Figura 5.10). A fraqueza de membros posteriores é comum em animais com PDA invertida.

O sopro típico do defeito subjacente pode ser auscultado. No entanto, em muitos casos, não há sopro audível porque as pressões do coração direito e do coração esquerdo são quase equivalentes, minimizando o gradiente de pressão e, portanto, a velocidade do fluxo sanguíneo desviado. Além disso, a alta viscosidade sanguínea causada pela eritrocitose minimiza a turbulência. Os pacientes com PDA invertida não apresentam sopro contínuo. A hipertensão pulmonar muitas vezes faz com que B_2 seja alta, em "estalos" ou desdobrada. Outros achados do exame físico podem incluir impulso precordial direito pronunciado e pulsos jugulares.

Diagnóstico

As radiografias torácicas normalmente revelam aumento de volume do coração direito, tronco pulmonar proeminente e artérias pulmonares tortuosas e mais largas em sua área proximal. O abaulamento da aorta descendente é comum em cães com PDA invertida. Em animais com PDA invertida ou DSV, o coração esquerdo também pode ser aumentado. O ECG geralmente sugere aumento de volume do VD e, às vezes, do AD, com desvio do eixo direito.

A ecocardiografia revela hipertrofia do VD, defeitos anatômicos intracardíacos e, às vezes, um grande ducto, bem como dilatação do tronco pulmonar. O estudo com Doppler ou ecocontraste pode confirmar o *shunt* intracardíaco da direita para a esquerda. A imagem da aorta abdominal durante a injeção de ecocontraste venoso pode mostrar o fluxo de PDA invertida. O pico de pressão do VD (e, na ausência de EP, da artéria pulmonar) pode ser estimado pela medida da velocidade máxima de um jato de RT. O fluxo de insuficiência pulmonar pode ser usado para estimar a pressão diastólica da artéria pulmonar. O cateterismo cardíaco pode confirmar o diagnóstico e quantificar a hipertensão pulmonar e a hipoxemia sistêmica.

Tratamento e prognóstico

O tratamento visa reduzir a pressão arterial pulmonar, bem como controlar a eritrocitose secundária para minimizar sinais de hiperviscosidade. A restrição de exercício também é aconselhável.

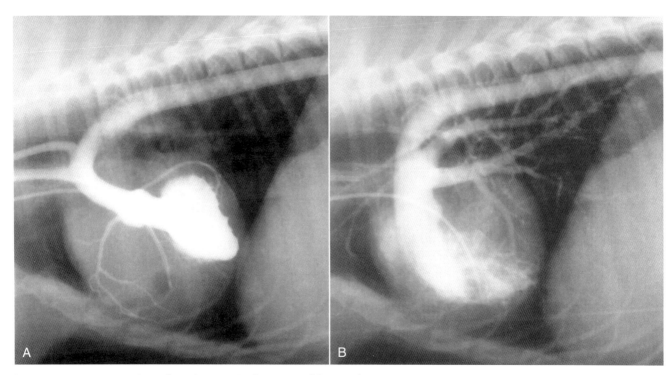

Figura 5.10 Angiocardiografias de uma Cocker Spaniel fêmea de 8 meses com persistência do ducto arterioso, hipertensão pulmonar e reversão do *shunt*. A injeção no ventrículo esquerdo (**A**) mostra o deslocamento dorsal do ventrículo esquerdo pelo ventrículo direito aumentado. Observe a diluição da solução de contraste radiográfico na aorta descendente (a partir da mistura com sangue não opacificado do ducto) e na artéria coronária direita proeminente. A injeção no ventrículo direito (**B**) revela a sua hipertrofia e a dilatação do tronco pulmonar secundária à hipertensão pulmonar grave. O sangue opacificado corre pelo grande ducto até a aorta descendente.

O citrato de sildenafila é um inibidor seletivo de fosfodiesterase-5 que reduz a resistência pulmonar via vasodilatação pulmonar dependente de óxido nítrico. Esse fármaco pode reduzir o grau de *shunt* da direita para a esquerda em cães com hipertensão pulmonar, melhorando os sinais clínicos e a tolerância ao exercício, além de diminuir a eritrocitose. Doses de 1 a 3 mg/kg a cada 8 ou 12 horas são geralmente bem toleradas e podem produzir alguma redução da pressão arterial pulmonar estimada com Doppler. Dentre os efeitos adversos da sildenafila, estão hipotensão, eritema cutâneo, congestão nasal ou efeitos adversos sexuais, especialmente em animais não castrados. Outros fármacos vasodilatadores tendem a produzir efeitos sistêmicos que são semelhantes ou maiores do que observados na vasculatura pulmonar; portanto, são de pouco benefício e podem ser prejudiciais.

A eritrocitose pode ser controlada com flebotomia periódica ou administração oral de hidroxiureia. Idealmente, o Ht é mantido em um nível com sinais mínimos de hiperviscosidade (p. ex., fraqueza de membros posteriores, dispneia, letargia). O Ht de cerca de 62 a 65% foi recomendado, mas esses valores podem não ser ideais para todos os casos.

Um método de realização de flebotomia é a remoção de 5 a 10 mℓ de sangue por quilograma de peso corpóreo. Em outro cálculo, o volume sanguíneo removido é relacionado ao Ht real e ao Ht desejado, da seguinte forma: volume de flebotomia = peso corpóreo (kg) × 0,08 (volume sanguíneo em porcentagem) × 1.000 mℓ/kg × (hematócrito real − hematócrito desejado)/(hematócrito real). Independentemente do cálculo escolhido, é aconselhável repor o sangue por um volume igual de fluido isotônico para evitar alterações hemodinâmicas significativas. Na maioria dos pacientes com eritrocitose intensa, uma agulha calibrosa (acima de 1,20 mm) deve ser usada.

A administração de hidroxiureia (40 a 50 mg/kg VO a cada 48 horas ou três vezes na semana) pode ser uma boa alternativa à flebotomia periódica em pacientes com eritrocitose secundária. A princípio, o hemograma completo com contagem de plaquetas deve ser monitorado semanal ou quinzenalmente. Os possíveis efeitos adversos da hidroxiureia são anorexia, vômito, hipoplasia da medula óssea que causa citopenias, alopecia e prurido. Dependendo da resposta do paciente, a dose pode ser dividida em 12 horas em dias de tratamento, administrada duas vezes por semana ou ser inferior a 40 mg/kg.

De modo geral, o prognóstico é mau em animais com hipertensão pulmonar e reversão de *shunt*, embora alguns pacientes tenham ficado bem durante anos com o tratamento médico. O fechamento cirúrgico de um *shunt* invertido tende a ser contraindicado, porque o *shunt* age como uma "válvula de descarga" para as altas pressões pulmonares e cardíacas direitas. O aumento agudo da pressão da AP após a correção do *shunt* pode causar insuficiência do miocárdio do VD e morte. A correção do *shunt* só pode ser considerada se a terapia com sildenafila efetivamente reduzir a pressão da AP abaixo da pressão sistêmica, para que a direção do *shunt* seja da esquerda para a direita. Há raros relatos de correção bem-sucedida de PDAs invertidas após o tratamento com sildenafila.

OUTRAS ANOMALIAS CARDIOVASCULARES

ANOMALIAS DO ANEL VASCULAR

Há diversas malformações vasculares originárias do sistema embrionário do arco aórtico. Essas malformações podem aprisionar o esôfago e, às vezes, a traqueia em um anel vascular na base dorsal do coração. A persistência do arco aórtico é a anomalia do anel vascular mais comum em cães. Essa malformação do desenvolvimento cerca o esôfago dorsalmente e à direita com o arco aórtico, à esquerda com o *ligamentum arteriosum* e ventralmente com a base do coração. Diferentes anomalias do anel vascular também podem ser observadas. Além disso, outras malformações vasculares, como veia cava cranial esquerda ou PDA, podem acompanhar essa anomalia. As anomalias do anel vascular são raras em gatos.

O anel vascular impede que alimentos sólidos passem normalmente pelo esôfago. Os sinais clínicos de regurgitação e retardo de crescimento geralmente se desenvolvem em 6 meses após o desmame. A dilatação esofágica é cranial ao anel; alimentos podem ficar retidos nesta área. Às vezes, o esôfago também se dilata caudal à estenose, indicando a alteração concomitante da motilidade esofágica.

A princípio, a condição corpórea do animal é normal, mas a debilitação é progressiva. Em alguns casos, a dilatação do esôfago cervical (contendo alimentos ou gás) é palpável na entrada do tórax. Febre e sinais respiratórios, inclusive tosse, estertoração e cianose, geralmente indicam pneumonia por aspiração secundária. No entanto, em alguns casos, o arco aórtico duplo pode causar o estridor e outros sinais respiratórios secundários à estenose traqueal. As anomalias do anel vascular, por si só, não causam sons cardíacos anormais.

As radiografias torácicas mostram o desvio traqueal para a esquerda perto da borda cranial do coração na projeção DV. Outros sinais comuns são a ampliação do mediastino cranial, o estreitamento focal e/ou deslocamento ventral da traqueia, a presença de ar ou alimento no esôfago torácico cranial e, às vezes, evidências de pneumonia aspirativa. O contraste de bário administrado por via oral permite a visualização da estenose esofágica sobre a base cardíaca e da dilatação esofágica cranial (com ou sem dilatação esofágica caudal).

A secção cirúrgica do *ligamentum arteriosum* (ou de outro vaso caso a anomalia não seja a persistência do arco aórtico direito) é o tratamento recomendado. Alguns casos também apresentam artéria subclávia esquerda retroesofágica ou arco aórtico esquerdo, que deve ser seccionado para libertar o esôfago. O tratamento médico consiste em refeições pequenas, semissólidas ou líquidas frequentes, oferecidas em posição vertical. Esse método de alimentação pode ser necessário de forma indefinida. Alguns cães apresentam regurgitação persistente apesar da cirurgia bem-sucedida, sugerindo um transtorno permanente de motilidade esofágica.

COR TRIATRIATUM

Cor triatriatum é uma malformação incomum causada por uma membrana anormal que divide o átrio direito (*dexter*) ou o átrio esquerdo (*sinistro*) em duas câmaras. O *cor triatriatum dexter* é esporadicamente observado em cães, muitas vezes em combinação à EP; já o *cor triatriatum sinistro* é raramente observado em gatos; suas consequências funcionais são semelhantes às da estenose da valva mitral.

O *cor triatriatum dexter* é causado pela ausência de regressão da valva do seio venoso direito embrionário. A veia cava caudal e o seio coronário deságuam no AD caudal à membrana intra-atrial; o orifício tricúspide está dentro da "câmara" cranial do AD. A obstrução do fluxo venoso pela abertura na membrana anormal eleva a pressão vascular na veia cava caudal e nas estruturas que nela deságuam.

O *cor triatriatum* é mais comum em cães de porte médio a grande. A ascite persistente de desenvolvimento precoce é o sinal clínico mais proeminente. Intolerância a exercícios, letargia, distensão de veias abdominais cutâneas e, às vezes, diarreia também são relatadas. Essa anomalia não é caracterizada por sopro cardíaco ou distensão venosa jugular.

As radiografias torácicas indicam distensão da veia cava caudal sem cardiomegalia generalizada. O diafragma pode ser deslocado em sentido cranial pela ascite maciça. De modo geral, os achados do ECG são normais. A ecocardiografia revela a membrana anormal e a proeminência da câmara AD caudal e da veia cava. Estudos com Doppler mostram a alteração de fluxo no interior do AD e permitem a estimativa do gradiente de pressão transmembrânica intra-AD.

O sucesso do tratamento requer o aumento do orifício da membrana ou a excisão da membrana anormal para remoção da obstrução do fluxo. Uma opção minimamente invasiva é o procedimento percutâneo de dilatação com balão do orifício da membrana. Um pequeno *cutting balloon* pode ser usado para marcar a abertura do orifício antes da dilatação com um balão maior. Alternativamente, uma abordagem cirúrgica usando oclusão de fluxo, com ou sem hipotermia, pode ser usada para excisão da membrana ou sua ruptura com um dilatador de valva.

FIBROELASTOSE ENDOCÁRDICA

O espessamento fibroelástico difuso do endocárdio do VE e do AE, com dilatação das câmaras acometidas, caracteriza a fibroelastose endocárdica. Essa anomalia congênita é relatada ocasionalmente em gatos, em especial Sagrados da Birmânia e Siameses. O desenvolvimento de insuficiência cardíaca do lado esquerdo ou biventricular geralmente ocorre no início da vida. Um sopro de regurgitação mitral pode ser observado. Os critérios para aumento de volume do VE e AE são vistos em radiografias, ECG e ecocardiograma. Evidências de redução da função do miocárdio do VE podem estar presentes. O diagnóstico definitivo *antemortem* é difícil.

OUTRAS ANOMALIAS VASCULARES

Diversas anomalias venosas foram descritas, mas a maioria não tem relevância clínica. A veia cava cranial esquerda persistente é um remanescente venoso fetal que segue lateralmente ao sulco AV esquerdo e esvazia no seio coronário do AD caudal. Embora não cause sinais clínicos, sua presença pode complicar a exposição cirúrgica de outras estruturas na base cardíaca esquerda. *Shunts* venosos portossistêmicos são comuns e podem causar encefalopatia hepática, bem como outros sinais. Acredita-se que essas malformações, discutidas no Capítulo 38, sejam mais prevalentes nas raças Yorkshire Terrier, Pug, Schnauzer miniatura e Standard, Maltês, Pequim, Shih Tzu e Lhasa Apso.

Leitura sugerida

Referências gerais

Beijerink NJ, Oyama MA, Bonagura JD. Congenital heart disease. In: Ettinger SJ, Feldman EC, Cote E, eds. *Textbook of veterinary internal medicine*. 8th ed. St Louis: Elsevier; 2017:1207–1248.

Buchanan JW. Prevalence of cardiovascular disorders. In: Fox PR, Sisson D, Moise NS, eds. *Textbook of canine and feline cardiology*. 2nd ed. Philadelphia: Saunders; 1999:457.

Oliveira P, et al. Retrospective review of congenital heart disease in 976 dogs. *J Vet Intern Med*. 2011;25:477–483.

Schrope DP. Prevalence of congenital heart disease in 76,301 mixed breed dogs and 57,025 mixed-breed cats. *J Vet Cardiol*. 2015;17: 192–202.

Tidholm A, et al. Congenital heart defects in cats: a retrospective study of 162 cats (1996-2013). *J Vet Cardiol*. 2015;17(suppl 1): S215–S219.

Obstrução do trato de saída ventricular

Buchanan JW. Pathogenesis of single right coronary artery and pulmonic stenosis in English bulldogs. *J Vet Intern Med*. 2001;15: 101–104.

Bussadori C, et al. Balloon valvuloplasty in 30 dogs with pulmonic stenosis: effect of valve morphology and annular size on initial and 1-year outcome. *J Vet Intern Med*. 2001;15:553–558.

Estrada A, et al. Prospective evaluation of the balloon-to-annulus ratio for valvuloplasty in the treatment of pulmonic stenosis in the dog. *J Vet Intern Med*. 2006;20:862–872.

Fonfara S, et al. Balloon valvuloplasty for treatment of pulmonic stenosis in English Bulldogs with aberrant coronary artery. *J Vet Intern Med*. 2010;24:354–359.

Francis AJ, et al. Outcome in 55 dog with pulmonic stenosis that did not undergo balloon valvuloplasty or surgery. *J Small Anim Prac*. 2011;52:282–288.

Kienle RD, Thomas WP, Pion PD. The natural history of canine congenital subaortic stenosis. *J Vet Intern Med*. 1994;8:423–431.

Kleman ME, et al. How to perform combined cutting balloon and high-pressure balloon valvuloplasty for dogs with subaortic stenosis. *J Vet Cardiol*. 2012;14:351–361.

Koplitz SL, et al. Aortic ejection velocity in healthy Boxers with soft cardiac murmurs and Boxers without cardiac murmurs: 201 cases (1997-2001). *J Am Vet Med Assoc*. 2003;222:770–774.

Locatelli C, et al. Independent predictors of immediate and long-term results after pulmonary balloon valvuloplasty in dogs. *J Vet Cardiol*. 2011;13:21–30.

Meurs KM, Lehmkuhl LB, Bonagura JD. Survival times in dogs with severe subvalvular aortic stenosis treated with balloon valvuloplasty or atenolol. *J Am Vet Med Assoc*. 2005;227:420–424.

Orton EC, et al. Influence of open surgical correction on intermediate-term outcome in dogs with subvalvular aortic stenosis: 44 cases (1991-1998). *J Am Vet Med Assoc*. 2000;216:364–367.

Patterson DF, Haskins ME, Schnarr WR. Hereditary dysplasia of the pulmonary valve in Beagle dogs. *Am J Cardiol*. 1981;47:631–641.

Pyle RL, Patterson DF, Chacko S. The genetics and pathology of discrete subaortic stenosis in the Newfoundland dog. *Am Heart J*. 1976;92:324–334.

Schrope DP. Primary pulmonic infundibular stenosis in 12 cats: natural history and the effects of balloon valvuloplasty. *J Vet Cardiol*. 2008;10:33–43.

Stafford Johnson M, et al. Pulmonic stenosis in dogs: balloon dilation improves clinical outcome. *J Vet Intern Med.* 2004;18:656–662.

Stern JA, et al. A single codon insertion in PICALM is associated with development of familial subvalvular aortic stenosis in Newfoundland dogs. *Hum Genet.* 2014;133:1139–1148.

Shunts cardíacos

Birchard SJ, Bonagura JD, Fingland RB. Results of ligation of patent ductus arteriosus in dogs: 201 cases (1969-1988). *J Am Vet Med Assoc.* 1990;196:2011–2013.

Blossom JE, Bright JM, Griffiths LG. Transvenous occlusion of patent ductus arteriosus in 56 consecutive dogs. *J Vet Cardiol.* 2010; 12:75–84.

Bomassi E, et al. Signalment, clinical features, echocardiographic findings, and outcome of dogs and cats with ventricular septal defects: 109 cases (1992-2013). *J Am Vet Med Assoc.* 2015;247:166–175.

Buchanan JW. Patent ductus arteriosus morphology, pathogenesis, types and treatment. *J Vet Cardiol.* 2001;3:7–16.

Buchanan JW, Patterson DF. Etiology of patent ductus arteriosus in dogs. *J Vet Intern Med.* 2003;17:167–171.

Bureau S, Monnet E, Orton EC. Evaluation of survival rate and prognostic indicators for surgical treatment of left-to-right patent ductus arteriosus in dogs: 52 cases (1995-2003). *J Am Vet Med Assoc.* 2005;227:1794–1799.

Campbell FE, et al. Immediate and late outcomes of transarterial coil occlusion of patent ductus arteriosus in dogs. *J Vet Intern Med.* 2006;20:83–96.

Chetboul V, et al. Retrospective study of 156 atrial septal defects in dogs and cats (2001-2005). *J Vet Med A Physiol Pathol Clin Med.* 2006;53:179–184.

Cote E, Ettinger SJ. Long-term clinical management of right-to-left ("reversed") patent ductus arteriosus in 3 dogs. *J Vet Intern Med.* 2001;15:39–42.

Fujii Y, et al. Transcatheter closure of congenital ventricular septal defects in 3 dogs with a detachable coil. *J Vet Intern Med.* 2004; 18:911–914.

Fujii Y, et al. Prevalence of patent foramen ovale with right-to-left shunting in dogs with pulmonic stenosis. *J Vet Intern Med.* 2012; 26:183–185.

Goodrich KR, et al. Retrospective comparison of surgical ligation and transarterial catheter occlusion for treatment of patent ductus arteriosus in two hundred and four dogs (1993-2003). *Vet Surg.* 2007;36:43–49.

Gordon SG, et al. Transcatheter atrial septal defect closure with the Amplatzer atrial septal occluder in 13 dogs: short- and mid-term outcome. *J Vet Intern Med.* 2009;23:995–1002.

Gordon SG, et al. Transarterial ductal occlusion using the Amplatz Canine Duct Occluder in 40 dogs. *J Vet Cardiol.* 2010;12:85–92.

Margiocco ML, Bulmer BJ, Sisson DD. Percutaneous occlusion of a muscular ventricular septal defect with an Amplatzer muscular VSD occluder. *J Vet Cardiol.* 2008;10:61–66.

Moore KW, Stepien RL. Hydroxyurea for treatment of polycythemia secondary to right-to-left shunting patent ductus arteriosus in 4 dogs. *J Vet Intern Med.* 2001;15:418–421.

Nguyenba TP, Tobias AH. Minimally invasive per-catheter patent ductus arteriosus occlusion in dogs using a prototype duct occlude. *J Vet Intern Med.* 2008;22:129–134.

Orton EC, et al. Open surgical repair of tetralogy of Fallot in dogs. *J Am Vet Med Assoc.* 2001;219:1089–1093.

Saunders AB, et al. Long-term outcome in dogs with patent ductus arteriosus: 520 cases (1994-2009). *J Vet Intern Med.* 2013;28: 401–410.

Saunders AB, et al. Pulmonary embolization of vascular occlusion coils in dogs with patent ductus arteriosus. *J Vet Intern Med.* 2004;18:663–666.

Saunders AB, et al. Echocardiographic and angiocardiographic comparison of ductal dimensions in dogs with patent ductus arteriosus. *J Vet Intern Med.* 2007;21:68–75.

Schrope DP. Atrioventricular septal defects: natural history, echocardiographic, electrocardiographic, and radiographic findings in 26 cats. *J Vet Cardiol.* 2013;14:233–242.

Seibert RL, et al. Successful closure of left-to-right patent ductus arteriosus in three dogs with concurrent pulmonary hypertension. *J Vet Cardiol.* 2010;12:67–73.

Singh MK, et al. Occlusion devices and approaches in canine patent ductus arteriosus: comparison and outcomes. *J Vet Intern Med.* 2012;26:85–92.

Outras anomalias

Arai S, et al. Bioprosthesis valve replacement in dogs with congenital tricuspid valve dysplasia: technique and outcome. *J Vet Cardiol.* 2011;13:91–99.

Arndt JW, Oyama MA. Balloon valvuloplasty of congenital mitral stenosis. *J Vet Cardiol.* 2013;15:147–151.

Buchanan JW. Tracheal signs and associated vascular anomalies in dogs with persistent right aortic arch. *J Vet Intern Med.* 2004; 18:510–514.

Buchanan JW. Persistent left cranial vena cava in dogs: angiocardiography, significance, and coexisting anomalies. *J Am Vet Rad.* 1963;4:1–8.

Chetboul V, et al. Epidemiological, clinical, and echocardiographic features and survival times of dogs and cats with tetralogy of Fallot: 31 cases (2003-2014). *J Am Vet Med Assoc.* 2016;249:909–917.

Famula TR, et al. Evaluation of the genetic basis of tricuspid valve dysplasia in Labrador Retrievers. *Am J Vet Res.* 2002;63:816–820.

Isakow K, Fowler D, Walsh P. Video-assisted thoracoscopic division of the ligamentum arteriosum in two dogs with persistent right aortic arch. *J Am Vet Med Assoc.* 2000;217:1333–1336.

Kornreich BG, Moise NS. Right atrioventricular valve malformation in dogs and cats: an electrocardiographic survey with emphasis on splintered QRS complexes. *J Vet Intern Med.* 1997;11:226–230.

LeBlanc N, et al. Cutting balloon catheterization for interventional treatment of cor triatriatum dexter: 2 cases. *J Vet Cardiol.* 2012; 14:525–530.

Lehmkuhl LB, Ware WA, Bonagura JD. Mitral stenosis in 15 dogs. *J Vet Intern Med.* 1994;8:2–17.

Muldoon MM, Birchard SJ, Ellison GW. Long-term results of surgical correction of persistent right aortic arch in dogs: 25 cases (1980-1995). *J Am Vet Med Assoc.* 1997;210:1761–1763.

Stafford Johnson M, et al. Management of cor triatriatum dexter by balloon dilatation in three dogs. *J Small Anim Pract.* 2004;45: 16–20.

Zook BC, Paasch LH. Endocardial fibroelastosis in Burmese cats. *Am J Path.* 1982;106:435–438.

CAPÍTULO 6

Doença Valvar e Endocárdica Adquirida

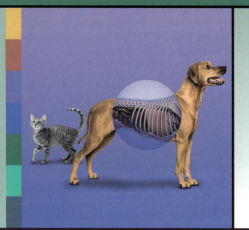

DOENÇA DEGENERATIVA DA VALVA ATRIOVENTRICULAR

A doença degenerativa crônica da valva atrioventricular (AV) é a causa mais comum de insuficiência cardíaca em cães; estima-se que seja a causa de mais de 70% das doenças cardiovasculares reconhecidas nessa espécie. Quase todos os cães de raças pequenas desenvolvem algum grau de degeneração valvar ao envelhecerem, assim como muitos cães de raças maiores. A doença valvar degenerativa também é chamada endocardiose, degeneração valvar mucoide ou mixomatosa e fibrose valvar crônica, entre outros nomes. Como a doença valvar degenerativa clinicamente relevante é rara em gatos, este capítulo enfoca a doença valvar crônica canina. A valva mitral é acometida com mais frequência e em maior grau; portanto, a doença valvar degenerativa é geralmente referida como doença da valva mitral crônica (DVMC) (ou degenerativa ou mixomatosa). Lesões degenerativas também afetam a valva tricúspide em muitos cães; entretanto, o acometimento isolado da tricúspide é incomum. O espessamento da valva aórtica e da valva pulmonar é às vezes observado em animais idosos, mas raramente causa mais do que uma insuficiência branda.

A fase pré-clínica da DVMC é prolongada. As lesões valvares em estágio inicial são evidentes apenas no exame *post mortem*. A continuidade do processo degenerativo leva ao desenvolvimento, ao longo de anos, de insuficiência valvar (regurgitação) com piora progressiva da regurgitação mitral (RM) e sobrecarga de volume no átrio e no ventrículo adjacentes. Embora muitos cães acometidos desenvolvam insuficiência cardíaca congestiva (ICC) e outras complicações, outros não as desenvolvem.

ETIOLOGIA E FISIOPATOLOGIA

Vários fatores participam do desenvolvimento de DVMC. Embora as alterações estruturais e celulares tenham sido muito bem descritas, os mecanismos moleculares e bioquímicos envolvidos são menos claros. Estudos mostram a expressão diferencial de vários genes, com alguns sendo regulados de forma positiva e outros de maneira negativa. Os genes acometidos parecem estar relacionados à sinalização celular, metabolismo, matriz extracelular, inflamação, desenvolvimento cardiovascular, estrutura da membrana basal e outras funções. Algumas funções de genes negativamente regulados estão relacionadas à formação de feixes de colágeno resistentes à tração, estrutura da membrana basal, metaloproteinases de matriz envolvidas na maturação do colágeno e formação de fibras elásticas e à recaptação de cálcio no retículo sarcoplasmático.

Acredita-se que o estresse mecânico nas bordas dos folhetos valvares, causado pelo impacto repetido, desencadeie o processo de degeneração mixomatosa. Alterações subsequentes no fenótipo e na função das células endoteliais e intersticiais da valva são importantes nesse processo. Essas mudanças provocam perda de mecanismos homeostáticos normais da matriz extracelular, causando alterações características em sua organização, quantidade e distribuição dos componentes. O principal mediador da degeneração mixomatosa parece ser as células intersticiais valvares ativadas, que passam de seu fenótipo fibroblástico normal para uma forma miofibroblástica de coloração positiva para actina de músculo liso α (α-SMA). O aumento dessas células transformadas promove o remodelamento da matriz valvar. A atividade de várias enzimas catabólicas da matriz extracelular (como metaloproteinases, colagenases e elastases da matriz) se altera durante o processo de degeneração da valva, o que aumenta o teor de colágeno, diminui a quantidade de elastina e aumenta a rigidez da valva. A sinalização mediada por fator transformador do crescimento β (TGF-β) e serotonina (5-HT) também parece atuar na patogênese da DVMC. As valvas acometidas apresentam produção localizada de TGF-β e aumento da expressão de subtipos de TGF-β e seus receptores. Por meio de um mecanismo com participação de TGF-β, a 5-HT induz a transformação das células intersticiais da valva em sua forma ativada. A sinalização das células endoteliais das valvas, danos à membrana basal, alterações fenotípicas nas células endoteliais das valvas e aumento da liberação de substâncias vasoativas atuam na patogênese da DVMC. Vários mediadores são conhecidos por aumentar a atividade das metaloproteinases de matriz, como angiotensina II, endotelina, norepinefrina e outras catecolaminas, fator de necrose tumoral α (TNF-α, do inglês *tumor necrosis factor alpha*), interleucina 1β e, talvez, estresse oxidativo e mecânico.

O espessamento progressivo da camada esponjosa da valva se deve ao aumento da deposição de glicosaminoglicanas (GAGs), proteoglicanas e outros componentes. Além disso, o arranjo normal em camadas do colágeno dentro da camada fibrosa da valva é alterado e atenuado, pois a infiltração de GAGs rompe os feixes de colágeno. A orientação alterada das fibras de colágeno dentro dos folhetos da valva afeta as forças de tensão mecânica durante o ciclo cardíaco e, por sua vez, influencia várias funções celulares. A organização alterada das fibrilas de colágeno enfraquece as valvas, que também perdem flexibilidade. As alterações mixomatosas são mais graves da borda livre ao terço distal dos folhetos valvares. Os folhetos engrossam e alongam conforme a progressão da DVMC. A degeneração mixomatosa das cordas tendíneas reduz sua resistência à tração e pode predispor à ruptura.

As alterações valvares patológicas macroscópicas se desenvolvem de maneira gradual com a idade. As primeiras lesões consistem em pequenos nódulos nas margens livres da valva. Com o tempo, se tornam placas maiores e coalescentes que engrossam e distorcem a valva. Essa degeneração intersticial mixomatosa causa espessamento e deformidade nodular valvar, enfraquecendo a valva e suas cordas tendíneas. O tecido redundante entre as inserções das cordas geralmente se projeta (prolapso) como um paraquedas em direção ao átrio. O prolapso da valva mitral pode ser importante na patogênese da doença, pelo menos em algumas raças. Em regiões gravemente acometidas, a superfície da valva também é danificada e há perda de células endoteliais de algumas áreas. Apesar da perda da integridade endotelial valvar, a trombose e a endocardite são complicações raras.

O extravasamento gradual das valvas acometidas é causado pela ausência de coaptação correta de suas bordas. De modo geral, a regurgitação se desenvolve de forma lenta, ao longo de meses a anos. As alterações fisiopatológicas estão relacionadas à sobrecarga de volume no lado afetado do coração depois que a valva se torna incompetente, com aumento progressivo das câmaras atriais e ventriculares. A pressão atrial média tende a ser bastante baixa nesse período, a menos que haja um aumento repentino no volume de regurgitação (p. ex., ruptura de cordas tendíneas). Há desenvolvimento de lesões secundárias ao jato atrial e fibrose endocárdica. Pacientes com doença avançada podem apresentar lacerações atriais de espessura parcial ou total. Com a piora da degeneração da valva, um volume cada vez maior de sangue se move para frente e para trás entre o ventrículo e o átrio, diminuindo o fluxo direto para a aorta. Mecanismos neuro-hormonais compensatórios são ativados e aumentam o volume de sangue para atender às necessidades circulatórias do corpo (ver Capítulo 3); dentre eles, estão aumento da atividade simpática e ativação do sistema renina-angiotensina-aldosterona (SRAA). A produção de peptídeo natriurético também é maior na doença avançada.

A dilatação e o remodelamento do ventrículo (e do átrio) acometido ocorrem de forma gradual em resposta ao estresse crescente sobre a parede no final da diástole. Uma infinidade de mudanças na expressão do gene ventricular esquerdo (LV) foi demonstrada, muitas relacionadas às respostas pró-inflamatórias reguladas positivamente, degradação do colágeno e redução da produção de matriz intersticial. O processo de remodelamento do ventrículo esquerdo (VE) é caracterizado pela degradação e perda do tecido de colágeno normal entre os cardiomiócitos; acredita-se que isso seja causado, em grande parte, por aumento da produção de metaloproteinases de matriz e quimase dos mastócitos. A quimase, e não a enzima conversora de angiotensina (ECA), é a enzima responsável pela produção intersticial de angiotensina II no miocárdio, que contribui para o remodelamento ventricular contínuo. A perda de colágeno intersticial permite o deslizamento das fibras miocárdicas e, junto com o alongamento das células miocárdicas, hipertrofia e alterações na geometria do VE, produz o padrão de hipertrofia excêntrica (dilatação) progressiva típica da sobrecarga crônica de volume. O alongamento do ânulo valvar à medida que o ventrículo se dilata aumenta ainda mais a regurgitação valvar e a sobrecarga de volume.

As alterações compensatórias no tamanho do coração e no volume sanguíneo permitem que a maioria dos cães continue assintomática por um período prolongado. O aumento do átrio esquerdo (AE) pode se tornar maciço antes do aparecimento de quaisquer sinais de descompensação e alguns cães nunca apresentam sinais clínicos de insuficiência cardíaca. A taxa de piora da regurgitação, assim como o grau de distensibilidade atrial e contratilidade ventricular, influenciam a tolerância à doença. Um aumento gradual nas pressões hidrostática atrial, venosa pulmonar e capilar estimula aumentos compensatórios no fluxo linfático pulmonar. Há desenvolvimento de edema pulmonar evidente quando a capacidade do sistema linfático pulmonar é excedida. A hipertensão pulmonar (HP) secundária à elevação crônica da pressão do AE e da pressão venosa pulmonar e o agravamento da regurgitação tricúspide (RT) podem provocar sinais de ICC do lado direito. Além da hipertensão venosa pulmonar, outros fatores que contribuem para o aumento da resistência vascular pulmonar são a vasoconstrição arteriolar pulmonar hipóxica, a vasodilatação dependente da alteração endotelial e a ativação neuro-humoral crônica.

De modo geral, a função da bomba ventricular continua razoavelmente bem até fases tardias da doença, mesmo diante de sinais congestivos graves. No entanto, estudos com células miocárdicas isoladas de cães com RM subclínica apresentaram redução de contratilidade, anomalias da cinética de Ca^{++} anormal e evidências de estresse oxidativo. A disfunção miocárdica progressiva exacerba a dilatação ventricular e a regurgitação valvar e, assim, pode piorar a ICC. A avaliação da contratilidade do VE em animais com RM é complicada pelo fato de que os índices clínicos comumente usados (fração de encurtamento ou fração de ejeção à ecocardiografia) superestimam a contratilidade por serem obtidos durante a ejeção e, portanto, são influenciados pela redução da pós-carga ventricular causada pela RM. A estimativa do índice de volume sistólico final (ESVI, do inglês *end-systolic volume index*) e alguns outros índices de eco/Doppler também podem auxiliar a avaliação da função sistólica e diastólica do VE.

A doença valvar crônica também está associada a arteriosclerose coronária intramural, infarto do miocárdio intramural microscópico e fibrose miocárdica focal. A extensão em que essas alterações causam disfunção miocárdica clínica não está clara porque cães idosos sem doença valvar também têm lesões vasculares semelhantes.

FATORES COMPLICADORES

Embora a DVMC tenda a progredir de maneira lenta, certos eventos complicadores podem precipitar sinais clínicos agudos em cães com doença antes compensada (Boxe 6.1). As taquiarritmias, por exemplo, podem ser graves a ponto de causar ICC descompensada e/ou síncope. Contrações atriais prematuras frequentes, taquicardia atrial paroxística ou fibrilação atrial podem reduzir o tempo de enchimento ventricular e o débito cardíaco, aumentar o requerimento miocárdico de oxigênio e piorar a congestão pulmonar e o edema. As taquiarritmias ventriculares também ocorrem, mas são menos comuns.

 BOXE 6.1

Possíveis complicações da doença crônica da valva mitral.

Causas de piora aguda do edema pulmonar
Arritmias
    Complexos atriais prematuros frequentes
    Taquicardia atrial/supraventricular paroxística
    Fibrilação atrial
    Taquiarritmias ventriculares frequentes
Ruptura de cordas tendíneas
Sobrecarga volumétrica iatrogênica
    Administração intravenosa de volumes excessivos de fluidos ou sangue
    Fluidos com alto teor de sódio
Administração irregular ou inadequada de medicamentos
Medicação insuficiente para o estágio da doença
Aumento do trabalho cardíaco
    Esforço físico
    Anemia
    Infecções/sepse
    Hipertensão
    Doença em outros sistemas orgânicos (p. ex., pulmonar, renal, hepática, endócrina)
    Ambiente quente e úmido
    Ambiente excessivamente frio
    Outros estresses ambientais
    Alta ingestão de sal
    Degeneração miocárdica e baixa contratilidade

Causas de redução do débito cardíaco ou fraqueza
Arritmias (ver anteriormente)
Ruptura de cordas tendíneas
Tosse-síncope
Hipertensão pulmonar
Insuficiência cardíaca direita secundária
Ruptura do átrio esquerdo
    Sangramento intrapericárdico
    Tamponamento cardíaco
Degeneração miocárdica e baixa contratilidade
Hipertensão
Anemia ou outra doença sistêmica

A ruptura aguda de cordas tendíneas doentes provoca o aumento agudo do volume regurgitante e pode precipitar o rápido desenvolvimento de edema pulmonar fulminante e sinais de baixo débito cardíaco em cães antes assintomáticos ou compensados. A ruptura de cordas tendíneas menores pode ser um achado incidental em alguns cães. O próprio aumento acentuado do AE pode contribuir para a compressão ou colapso do brônquio principal esquerdo e estimular a tosse persistente mesmo na ausência de ICC. A doença inflamatória simultânea das vias respiratórias e a broncomalácia são comuns em cães de raças pequenas com RM crônica.

A distensão atrial esquerda (ou direita) maciça pode provocar laceração de espessura parcial ou total. A ruptura da parede atrial pode causar tamponamento cardíaco agudo ou defeito do septo atrial adquirido. Essa complicação parece mais prevalente em machos das raças Cocker Spaniel, Dachshund e, talvez, Poodle miniatura. Em Cavalier King Charles Spaniels, a prevalência parece ser semelhante entre machos e fêmeas. A doença valvar grave, o aumento atrial acentuado, as lesões por jato atrial e a ruptura de cordas tendíneas de primeira ordem são achados comuns nesses casos.

CARACTERÍSTICAS CLÍNICAS

Os animais de meia-idade e idosos de raças de porte pequeno a médio são os mais acometidos; acredita-se que haja uma forte base hereditária e tanto a prevalência quanto a gravidade da doença aumentam com a idade. A maioria dos cães de raças pequenas com mais de 10 anos é acometida. As raças mais afetadas são Cavalier King Charles Spaniel, Poodle Toy e miniatura, Schnauzer miniatura, Chihuahua, Lulu da Pomerânia, Fox Terrier, Cocker Spaniel, Pequinês, Dachshund, Boston Terrier, Pinscher miniatura e Whippet. Uma prevalência bastante alta de DVMC de início precoce é observada em Cavalier King Charles Spaniels; nestes animais, suspeita-se que a doença seja um traço poligênico autossômico complexo com penetrância variável. A prevalência geral de sopros de RM e doença valvar degenerativa parece semelhante em cães machos e fêmeas, mas a doença começa mais cedo e progride com maior rapidez no sexo masculino. Alguns cães de raças de porte grande também são acometidos, embora o grau de espessamento e prolapso das valvas tenda a ser menos pronunciado do que em raças pequenas. Pastores Alemães podem estar super-representados. Os cães de raças maiores também são propensos a cardiomiopatia dilatada (DCM, que pode ser concomitante) e são mais suscetíveis à disfunção miocárdica secundária à sobrecarga volumétrica crônica.

Muitos cães com DVMC não apresentam sinais clínicos, mesmo com a doença bastante avançada. Nos animais sintomáticos, os primeiros sinais de ICC geralmente são redução da tolerância ao exercício e taquipneia ou tosse relacionada ao esforço. Como um aumento persistente na frequência respiratória (FR) basal tende a sinalizar o início do edema intersticial pulmonar antes do desenvolvimento de outros sinais, o monitoramento da FR em repouso (com o animal dormindo) pelo proprietário é interessante mesmo em cães com evidências precoces de doença (ver Capítulo 3). A tosse pode ocorrer à noite e nas primeiras horas da manhã, bem como durante as atividades. No entanto, em muitos cães com DVMC, a gênese da tosse pode estar mais relacionada à doença crônica concomitante das vias respiratórias do que à própria ICC. Um estudo com cães com DVMC mostrou que a ICC (avaliada por evidências radiográficas de edema pulmonar) não estava significativamente associada à tosse; no entanto, um padrão anormal das vias respiratórias e o aumento do tamanho do AE apresentavam associação significativa à tosse. A tosse persistente sem aumento progressivo da FR e na ausência de esforço está geralmente relacionada a doenças das vias respiratórias e não à ICC. A tosse por compressão ou colapso das vias respiratórias costuma ser descrita como seca ou com som de "buzina". O edema pulmonar grave causa dificuldade respiratória óbvia, geralmente com uma tosse branda e úmida. Os sinais de edema pulmonar grave podem se desenvolver de forma gradual ou aguda. Episódios intermitentes de edema pulmonar sintomático intercalados a períodos de insuficiência cardíaca compensada ao longo de meses a anos também são comuns.

Episódios de fraqueza transitória ou colapso agudo (síncope) são mais comuns em cães com doença avançada, podendo ser causados por taquiarritmias, resposta vasovagal aguda, HP ou ruptura atrial. As crises de tosse podem precipitar síncope, assim como o exercício ou a agitação. Os sinais de ICC do lado direito geralmente estão associados a RT e/ou HP graves. Dentre eles, estão distensão abdominal (ascite, hepatomegalia) e desconforto respiratório por derrame pleural. Sinais gastrintestinais (GIs) podem acompanhar a congestão esplâncnica. O desenvolvimento de edema tecidual periférico perceptível é raro em cães com DVMC.

O achado auscultatório típico é um sopro holossistólico auscultado principalmente na área do ápice esquerdo (quarto ao sexto espaço intercostal esquerdo). O sopro pode irradiar em qualquer direção. A regurgitação branda pode ser inaudível ou causar sopro apenas no início da sístole (protossistólico). O exercício e a agitação tendem a aumentar a intensidade dos sopros suaves de RM. Os sopros mais altos foram associados a doenças mais avançadas; em cães com regurgitação maciça e insuficiência cardíaca grave, no entanto, o sopro pode ser suave ou até mesmo inaudível. Ocasionalmente, o sopro tem tom musical ou se parece com um grito agudo. Alguns cães com doença da valva mitral (DVM) em estágio inicial apresentam um clique sistólico audível do meio ao fim da sístole, com ou sem sopro suave. Em cães com doença avançada e insuficiência miocárdica, o galope da terceira bulha cardíaca (B_3) pode ser audível no ápice esquerdo. A RT geralmente causa um sopro holossistólico melhor ouvido no ápice direito. As características que ajudam a diferenciar um sopro de RT da irradiação de um sopro de RM para a parede torácica direita são pulsos da veia jugular, frêmito precordial no ápice direito e qualidade diferente do sopro auscultado na região tricúspide.

Os sons pulmonares podem ser normais ou anormais. Sons respiratórios ásperos e acentuados e estertores no final da inspiração (principalmente em campos pulmonares ventrais) são observados com a piora do edema pulmonar. O edema pulmonar fulminante causa estertores inspiratórios, expiratórios, crepitações e sibilos generalizados. Alguns cães com RM crônica têm sons pulmonares anormais causados por doença pulmonar ou das vias respiratórias subjacentes, em vez de ICC. Embora não seja um achado patognomônico, os cães com ICC frequentemente apresentam taquicardia sinusal, enquanto a arritmia sinusal acentuada é comum em pacientes com doença pulmonar crônica. O derrame pleural pode causar diminuição dos sons pulmonares na área ventral.

Outros achados do exame físico podem ser normais ou não contribuintes. A frequência e o ritmo cardíacos geralmente são normais, embora a taquicardia sinusal seja mais típica conforme o desenvolvimento de ICC. As arritmias são mais prováveis na doença avançada. A perfusão capilar periférica e a força do pulso arterial geralmente são boas, embora déficits de pulso possam ser observados em cães com taquiarritmias. O frêmito precordial palpável acompanha sopros altos (grau 5 a 6/6). A distensão e o pulso da veia jugular não são esperados em cães apenas com RM. Em animais com RT, especialmente HP, os pulsos jugulares ocorrem durante a sístole ventricular e são mais evidentes após o exercício ou associados à agitação. A distensão venosa jugular é causada pelas elevadas pressões de enchimento do coração direito. A distensão e os pulsos jugulares são mais evidentes em caso de compressão abdominal cranial (refluxo hepatojugular positivo). Ascite ou hepatomegalia podem ser evidentes em cães com ICC do lado direito.

As doenças concomitantes que podem ser confundidas com ICC descompensada associada à DVMC são colapso traqueal, bronquite crônica, bronquiectasia, fibrose pulmonar, neoplasia pulmonar, pneumonia, faringite, dirofilariose, CMD em raças de grande porte e endocardite infecciosa (que é rara com DVMC).

DIAGNÓSTICO

ACHADOS CLÍNICO-PATOLÓGICOS

Os achados dos exames laboratoriais de rotina geralmente são normais ou refletem alterações condizentes com ICC ou doença extracardíaca concomitante. As elevações nas concentrações de peptídeos natriuréticos tendem a refletir o aumento da gravidade da doença. Cães com níveis elevados (p. ex., fragmento N-terminal do peptídeo natriurético tipo B [NT-pro-BNP] ≥ 1.500 pmol/ℓ) são mais propensos à ICC (ou ao seu desenvolvimento precoce) e ao mau prognóstico. Aumentos na concentração circulante de troponina I cardíaca (cTnI, do inglês *circulating cardiac troponin I*) também são observados na DVMC moderada a grave e aumentam com a gravidade dos sinais clínicos. Esses aumentos poderiam ser um marcador de fibrose miocárdica em doenças cardíacas crônicas.

RADIOGRAFIA

As radiografias torácicas são normais em cães com DVMC inicial (estágio B1). O aumento da gravidade da RM leva ao aumento progressivo do volume do AE e, em seguida, do VE (estágio B2), geralmente ao longo de anos (Figura 6.1). Há elevação dorsal da carina e, com o aumento do tamanho do AE, deslocamento dorsal do brônquio principal. O aumento grave do AE pode causar a aparência de compressão da carina e do brônquio principal esquerdo (Figura 6.1 C). A fluoroscopia pode demonstrar o colapso dinâmico das vias respiratórias (do brônquio principal esquerdo ou de outras regiões) durante a tosse ou até mesmo a respiração silenciosa, porque a doença concomitante das vias respiratórias é comum nesses casos. O AE pode sofrer dilatação extrema com o passar do tempo, mesmo sem insuficiência cardíaca clínica. O sistema de escala vertebral (VHS, do inglês *vertebral heart score*) do coração aumenta com a crescente sobrecarga de volume. Em cães com tosse e DVMC, o VHS ≤ 11,4 v sugere uma causa não cardíaca; cães com tosse cardíaca ou de origem mista tendem a apresentar VHS mais alto. A magnitude de alteração do VHS e as dimensões ecocardiográficas do AE e do VE na diástole e na sístole aumentam devido ao desenvolvimento de ICC. O aumento do tamanho do coração é mais rápido do que nos 12 meses anteriores ao início da ICC. O aumento variável do coração direito é associado à RT crônica, mas pode ser mascarado por alterações no coração esquerdo e no pulmão decorrentes da DVM concomitante.

A congestão venosa pulmonar pode ser um dos primeiros sinais de insuficiência congestiva do lado esquerdo. No entanto, a distensão visível das veias pulmonares nem sempre é observada. O edema intersticial se deve ao início da ICC do lado esquerdo. Os achados radiográficos associados ao edema pulmonar em estágio inicial podem parecer semelhantes aos causados por doença crônica de vias respiratórias ou do pulmão. A ICC leva ao desenvolvimento de edema alveolar e intersticial pulmonar progressivo. Embora o padrão típico do edema pulmonar cardiogênico em cães seja hilar, dorsocaudal e bilateralmente simétrico, a distribuição assimétrica é observada em muitos animais e pode estar relacionada à angulação do jato de RM. A presença e a gravidade do edema pulmonar não são necessariamente correlacionadas ao grau de cardiomegalia. A RM aguda e grave (p. ex., por ruptura de cordas tendíneas) pode causar edema grave com aumento mínimo do AE. Em contrapartida, a RM com piora lenta pode produzir um aumento maciço do AE sem evidências de ICC. Os primeiros sinais de insuficiência cardíaca direita são distensão da veia cava caudal, linhas de fissura pleural e hepatomegalia. A insuficiência avançada causa derrame pleural e ascite evidentes.

ELETROCARDIOGRAFIA

O eletrocardiograma (ECG) pode sugerir aumento do AE ou de ambos os átrios e dilatação do VE, embora o traçado geralmente seja normal. A ecocardiografia é uma ferramenta muito mais sensível para detectar o aumento da câmara. Um padrão

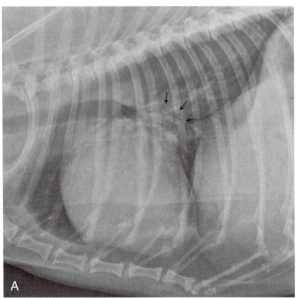

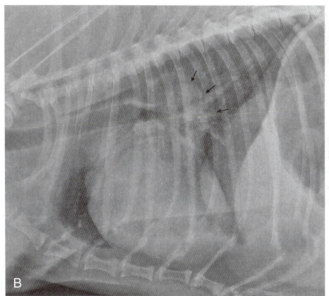

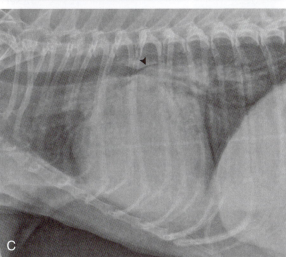

Figura 6.1 Radiografias laterais direitas de cães com doença avançada da valva mitral crônica. **A.** Um Cavalier King Charles Spaniel de 10 anos com doença em estágio B2. **B.** O mesmo cão aos 12 anos e ainda com doença em estágio B2; observe o aumento do tamanho do AE (*setas*, **A** e **B**). **C.** Um cão mestiço de 14 anos com doença compensada em estágio D. Observe o aumento acentuado do ventrículo esquerdo e do átrio esquerdo e o estreitamento do brônquio principal esquerdo (*ponta de seta*).

de aumento do VD é ocasionalmente visto em cães com RT grave. Arritmias, em especial taquicardia sinusal, complexos supraventriculares prematuros, taquicardias supraventriculares paroxísticas ou sustentadas, contrações ventriculares prematuras e fibrilação atrial, são comuns em cães com doença avançada. Essas arritmias podem estar associadas à ICC descompensada, fraqueza ou síncope.

ECOCARDIOGRAFIA

A ecocardiografia mostra alterações estruturais da valva e aumento da câmara secundária à insuficiência valvar; além disso, permite a estimativa da função ventricular. O Doppler de fluxo em cores mostra a direção e a extensão do fluxo alterado no átrio. No início da DVMC, geralmente há apenas espessamento brando do folheto mitral, com ou sem um pequeno jato de RM, e tamanho normal da câmara. Com a progressão da doença, as cúspides das valvas acometidas se tornam mais espessas. No início da doença, alguns cães apresentam prolapso mitral brando. O prolapso mitral geralmente acomete o folheto anterior ou ambos os folhetos. Sua gravidade tende a aumentar com o agravamento da doença (Figura 6.2). Às vezes, uma corda tendínea rompida ou a eversão da borda do folheto é vista durante a sístole (Figura 6.2 C). O Doppler de fluxo em cores permite a avaliação semiquantitativa da gravidade da RM, com base na largura do jato regurgitante em sua origem ao longo da valva fechada, bem como da magnitude da área atrial acometida pelo padrão de fluxo alterado (Figura 6.3). Cálculos mais quantitativos da gravidade da RM podem ser obtidos pelo método da área da superfície de isovelocidade proximal (PISA) (ver *Leitura sugerida*); no entanto, esse método pode ser impreciso e, por isso, não é realizado clinicamente com frequência.

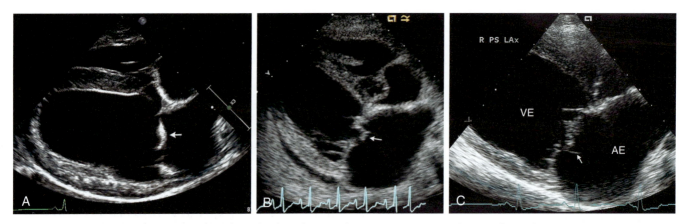

Figura 6.2 A. Espessamento e prolapso brando da valva mitral (*seta*) em projeção de eixo direito longo em um cão sem raça definida com doença crônica da valva mitral em estágio inicial (estágio B1). **B.** Prolapso pronunciado do folheto mitral anterior (*seta*) e aumento do átrio esquerdo em um Schnauzer miniatura de 10 anos com doença degenerativa grave da valva mitral (estágio C). A valva tricúspide também está espessada e há uma pequena quantidade de derrame pericárdico. **C.** A ruptura da corda tendínea é evidenciada pelo segmento evertido (*seta*) visto no átrio esquerdo aumentado de um Pointer Inglês de 12 anos. AE: átrio esquerdo; VE: ventrículo esquerdo.

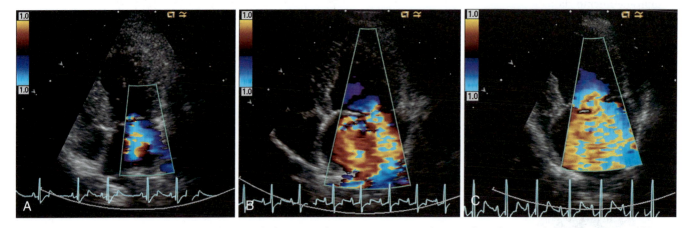

Figura 6.3 Regurgitação mitral (RM) de gravidade variável em três cães com doença da valva mitral crônica, observada com Doppler de fluxo em cores em projeção apical esquerda de quatro câmaras (o ventrículo esquerdo [VE] está no topo de cada imagem, com o átrio esquerdo [AE] na parte inferior). **A.** RM branda em um Schnauzer miniatura de 10 anos. **B.** RM de gravidade moderada em outro Schnauzer miniatura, mais velho. **C.** RM grave, do mesmo cão da Figura 6.2 B. Comparando (**A**) e (**C**), observe a largura crescente do distúrbio de fluxo em sua origem na valva mitral, a maior mistura de cores (representando fluxo turbulento) e intensidade no AE; note também o aumento do AE proeminente em (**B**) e (**C**). *Observação:* a cor é visível apenas dentro do setor delineado pela linha verde.

O grau de dilatação atrial e ventricular aumenta conforme o aumento da sobrecarga de volume secundária ao agravamento da regurgitação valvar. A elevação do tamanho do AE e da razão AE/raiz aórtica (Ao) é associada ao mau prognóstico. O aumento da dimensão diastólica final do VE (DDFVE) também foi associado a resultados negativos. A razão entre DDFVE e o diâmetro da raiz aórtica ≥ 3 foi identificada como um fator de risco independente para desenvolvimento de ICC. O VE se torna mais esférico à medida que se dilata com o aumento da sobrecarga de volume. Esse aumento do VE e a mudança de sua geometria estão associados a um maior risco de ICC e podem contribuir para o comprometimento do funcionamento da bomba. À medida que o VE se torna mais esférico, o aumento do tamanho do ânulo mitral exacerba a RM, o que eleva o risco de descompensação da ICC.

A RT e a HP provocam dilatação do VD e do AD; a dilatação da câmara do VD é mais proeminente do que a hipertrofia da parede do VD na HP secundária à DVMC. O movimento septal paradoxal pode ser causado pela sobrecarga acentuada de volume do VD e interfere na avaliação da fração de encurtamento. A interrogação com Doppler espectral do pico de velocidade da RT é a maneira mais fácil de estimar a presença e a gravidade da HP (ver Capítulo 2). Na ausência de jato mensurável de RT, outros parâmetros de eco podem sugerir HP, como dilatação do anel pulmonar, velocidade do jato PR, índice de distensibilidade da artéria pulmonar direita, diminuição da razão entre o tempo de aceleração e desaceleração (AT/DT), aumento (corrigido para o peso corpóreo) da dimensão interna do VD e aumento da razão AE:Ao. Ver mais informações no Capítulo 10 e em *Leitura sugerida*.

A parede do VE e o movimento septal geralmente parecem bastante vigorosos em animais com RM moderada a grave porque, na maioria dos casos, a função geral da bomba está bem preservada até o final da doença. A separação ponto E-septo é pequena ou nula e a fração de encurtamento é alta (Figura 6.4). Embora a RM aumente a dimensão diastólica do VE, a dimensão sistólica continua normal caso a contratilidade seja boa. O aumento da dimensão sistólica do VE implica comprometimento da contratilidade miocárdica, o que pode ocorrer antes mesmo do desenvolvimento de ICC. O declínio da função sistólica pode ser identificado em ecocardiogramas seriados; no entanto, as alterações na carga ventricular associadas à DVMC podem interferir. As frações de encurtamento e ejeção, por exemplo, tendem a aumentar na RM grave, mesmo na presença de ICC e na diminuição da contratilidade miocárdica. O ESVI normaliza o volume sistólico final do VE conforme a área de superfície corpórea. Esse índice tem sido usado para estimar a função sistólica miocárdica em pacientes com insuficiência valvar, já que é minimamente influenciado pelas alterações de pré-carga. O ESVI derivado de imagens bidimensionais (2D) em eixo longo otimizadas para tamanho máximo de VE, usando o método de discos, é considerado mais preciso do que a estimativa de volume derivada de uma única medida de dimensão do VE em modo M. A interrogação com Doppler espectral da taxa de aceleração do jato RM também pode ser usada para estimar a contratilidade do VE (dP/dtmáx) e o pico de velocidade da RM pode ser usado para estimativa do gradiente de pressão sistólica entre o AE e o VE, embora a excentricidade do ângulo do jato e o prolapso mitral possam reduzir a acurácia da medida.

O fluido pericárdico (sangue), com ou sem sinais de tamponamento cardíaco (ver Capítulo 9), pode ser evidente após a ruptura de espessura total do AE. O derrame pericárdico brando (transudato) também pode ser observado em animais com ICC do lado direito. O derrame pericárdico secundário à ICC geralmente não causa tamponamento.

O Doppler espectral da velocidade de fluxo mitral e do tempo de relaxamento isovolumétrico (IVRT, do inglês *isovolumic relaxation time*) e a medida de Doppler tecidual (TDI) da velocidade do ânulo lateral ou septal ajudam a caracterizar a função diastólica do VE e sua pressão de enchimento. A discriminação da disfunção diastólica branda induzida por doença é difícil porque muitos cães idosos têm retardo do padrão de relaxamento do fluxo mitral (E/A < 1). No entanto, padrões pseudonormais e restritivos de fluxo são comuns em cães com DVMC avançada, especialmente aqueles com ICC. Velocidades mitrais E bem acima de 1 m/s são comuns em animais com DVMC avançado. No entanto, o padrão de fluxo mitral por si só não é um correlato sensível para identificação da pressão elevada do AE e do edema pulmonar. A razão entre velocidade de enchimento inicial E do fluxo mitral no Doppler pulsado e a velocidade diastólica inicial Ea no Doppler tecidual à altura do ânulo mitral, E/Ea (também expressa como E/E' e E/Em), também não auxilia a estimativa da pressão de enchimento do AE (ou ICC) em cães com DVMC. No entanto, a razão entre a velocidade de fluxo mitral inicial e o IVRT (E:IVRT) é mais útil na identificação de pressão elevada do AE (enchimento do VE) em cães com RM. Esse índice combina o pico da velocidade mitral E (determinada principalmente pela pressão de enchimento e relaxamento do VE) e o IVRT (dependente principalmente do relaxamento do VE). A razão E:IVRT> 2,5 foi proposta como um valor de corte para prever o desenvolvimento de ICC em cães com DVMC.

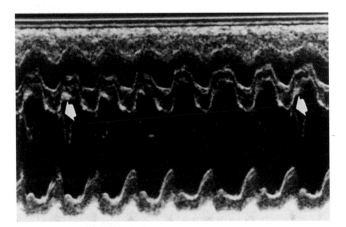

Figura 6.4 Ecocardiograma em modo M de um Maltês macho com insuficiência valvar mitral avançada e insuficiência cardíaca congestiva. Observe o movimento vigoroso da parede posterior do ventrículo esquerdo e septal (fração de encurtamento = 50%) e a ausência de separação ponto E-septo da valva mitral (*setas*).

Tratamento e prognóstico

Os objetivos do tratamento pré-clínico (estágio B) da DVMC são o retardo do início da ICC e a identificação e o tratamento dos primeiros sinais de descompensação antes do desenvolvimento de edema pulmonar fulminante. Nos cães que já desenvolveram ICC (estágio C), o tratamento visa ao controle dos sinais de congestão por meio do aumento do fluxo sanguíneo anterógrado e redução do volume regurgitante e da ativação neuro-hormonal excessiva. Em última análise, o objetivo é proporcionar boa qualidade de vida e aumentar o tempo de sobrevida. O Boxe 6.2 descreve as diretrizes terapêuticas para a DVMC com base na progressão da doença.

DVMC PRÉ-CLÍNICA (ESTÁGIO B)

A avaliação da gravidade da RM e do remodelamento cardíaco é importante, já que ajuda a determinar o risco de ICC e orienta as recomendações para monitoramento, tratamento e reavaliação. As radiografias torácicas e a medida de NT-proBNP são úteis nessa avaliação. No entanto, especialmente com o avanço da doença, a ecocardiografia se torna mais importante para avaliar o tamanho do AE e do VE, a função ventricular e outros fatores.

ESTÁGIO B1

Radiografias torácicas, aferição da pressão arterial (PA) e medida da concentração plasmática de NT-proBNP ou ecocardiografia são, de modo geral, recomendadas anualmente para monitoramento de cães com doença em estágio B1; embora as reavaliações semestrais sejam consideradas prudentes em cães de raças de grande porte com DVMC avançada por causa de sua tendência de desenvolvimento precoce de redução da função miocárdica. Os cuidados preventivos de rotina devem ser mantidos, inclusive a profilaxia da dirofilariose, vacinações, profilaxia dentária, entre outros. Problemas médicos simultâneos devem ser identificados e tratados como apropriado. A educação do proprietário sobre a doença e os primeiros sinais de insuficiência cardíaca é importante.

Os proprietários devem ser ensinados a avaliar a frequência respiratória em repouso (FRR; de preferência, durante o sono) de seu animal para estabelecer o valor basal normal desse animal e, com o avanço da doença, ajudar a triagem de possíveis sinais precoces de descompensação (ver Capítulo 3 e Boxe 3.2). Atualmente, nenhum tratamento cardíaco específico é recomendado para cães em estágio B1. Nos cães com PA elevada, um inibidor da ECA (IECA) é recomendado para manter a pressão arterial normal e pós-carga cardíaca. Exercícios e atividades normais, bem como a dieta normal, podem ser mantidos nesse estágio, embora seja recomendado evitar alimentos e petiscos com alto teor de sal. Cães extremamente obesos podem se beneficiar da redução de peso durante esse estágio pré-clínico; no entanto, o excesso brando de peso não é considerado problemático e pode vir a ser útil caso o tratamento da ICC crônica se torne necessário.

ESTÁGIO B2

Cães com aumento mensurável do coração esquerdo, mas sem nunca ter desenvolvido sinais clínicos de ICC, apresentam DVMC em estágio B2. O monitoramento e as recomendações de rotina para esses cães são semelhantes aos do estágio B1, exceto que a frequência de novas consultas aumenta para cada 6 a 9 meses ou até menos em caso de avanço acentuado da doença. Além do exame físico completo e aferição da PA, radiografias torácicas e ecocardiograma ou NT-proBNP são solicitados para monitorar a progressão; a ecocardiografia fornece informações mais específicas sobre o aumento de câmaras e a função cardíaca. A pesquisa de problemas médicos concomitantes também é recomendada. O monitoramento domiciliar, já descrito para cães em estágio B1, deve ser continuado com maior atenção.

A pimobendana (Vetmedin®, Boehringer Ingelheim, Paulínia, SP) em dose padrão descrita na bula é hoje recomendada a cães com DVMC em estágio B2. Esse fármaco retardou o início da ICC (por um período mediano de 15 meses) e prolongou a sobrevida sem aumentar os eventos adversos em comparação ao placebo em cães com DVMC em estágio B2. As evidências atuais sugerem que o início do tratamento com IECA no estágio B2 não retarda o início da ICC de maneira significativa na maioria dos cães. No entanto, ainda há algumas controvérsias e, especialmente em cães com DVMC avançada e grande aumento do coração esquerdo, um IECA pode ter algum benefício no retardo da ICC. De qualquer maneira, em cães com hipertensão sistêmica, a inibição da ECA é recomendada como terapia de primeira linha para moderar a PA. O exercício regular (brando a moderado) deve ser mantido como tolerado. Exercícios extenuantes que provoquem dispneia ou fadiga excessiva devem ser evitados. Recomenda-se a transição gradual para uma dieta com teor moderadamente reduzido de sal, mas também bem balanceada e com teor proteico adequado. Embora alguns estudos experimentais tenham relatado um possível efeito de proteção miocárdica da terapia com betabloqueadores, os ensaios clínicos com esses medicamentos em cães com DVM em estágio B2 não retardam o desenvolvimento de ICC. Portanto, o uso rotineiro de betabloqueadores não é recomendado.

INÍCIO DA ICC NA DVMC (ESTÁGIO C)

Os sinais congestivos surgem de maneira gradual em alguns cães, mas outros podem rapidamente apresentar edema pulmonar fulminante ou episódios de síncope. O tratamento deve ser orientado pelo estado clínico e pela presença de fatores complicadores. O tratamento medicamentoso é o pilar para cães com ICC descompensada. Embora o reparo ou a troca cirúrgica da valva às vezes seja uma opção e possa ser realizado em alguns centros de referência, o tratamento é exclusivamente médico na maioria dos cães. A compensação clínica (sem sinais de congestão) por meses a anos pode ser estabelecida pela terapia apropriada, embora a reavaliação frequente e o ajuste da medicação se tornem necessários com a progressão da doença. Episódios intermitentes de descompensação (sinais congestivos) são comuns em cães com insuficiência cardíaca em tratamento prolongado; de modo geral, o manejo é eficaz.

Furosemida, pimobendana e um IECA constituem a chamada "terapia tripla" padrão para cães que desenvolveram ICC. No entanto, como a espironolactona costuma ser adicionada a esses três outros medicamentos para tratamento da ICC crônica, "terapia quádrupla" talvez seja uma descrição mais

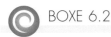

BOXE 6.2

Diretrizes para o tratamento da doença crônica da valva mitral.

Estágio B1 (assintomático, aumento cardíaco mínimo ou nulo)
Educação do proprietário (sobre a doença e os primeiros sinais de insuficiência cardíaca)
Manutenção de rotina de saúde
  Medida da pressão arterial
  Radiografias de tórax, ± ecocardiograma ou fragmento N-terminal do peptídeo natriurético tipo B (NT-proBNP) basais e repetições anuais
  Manutenção do peso/condição corpórea normal
  Exercício regular, conforme tolerado
  Exame para detecção de dirofilariose e profilaxia em áreas endêmicas
Tratamento de outros problemas médicos (inclusive hipertensão branda/moderada)
Evite alimentos ricos em sal
Faça com que o proprietário comece a monitorar a FRR para estabelecer o valor normal para aquele animal (ver Boxe 3.2)

Estágio B2 (assintomático, evidência de aumento cardíaco progressivo)
Educação do proprietário (ver estágio B1)
Manutenção da rotina de saúde
  Medida da pressão arterial
  Radiografias de tórax, ecocardiograma ou NT-proBNP uma vez ao ano (ou a cada 6 meses em cães com doença avançada ou de porte grande)
  Manutenção do peso/condição corpórea normal
  Atividade regular branda a moderada, conforme tolerado
  Evite atividades excessivamente cansativas
  Exame para detecção de dirofilariose e profilaxia em áreas endêmicas
Tratamento de outros problemas médicos (se a pressão arterial elevada, instituir terapia com IECA)
Evite alimentos ricos em sal; considere a introdução de dieta com restrição moderada de sal
**Nova recomendação: instituir terapia com pimobendana (0,2 a 0,3 mg/kg a cada 12 h) no estágio B2
Faça com que o proprietário continue monitorando a FRR periodicamente para ajudar a detectar o início dos primeiros sinais de ICC (ver Boxe 3.2)

Estágio C (atendimento crônico/ambulatorial; sem sinais atuais de ICC [Estágio C1] ou sinais brandos a moderados de ICC [Estágio C2])*
Considerações previamente discutidas
Furosemida, conforme necessário
Pimobendana
IECA
Espironolactona
Terapia antiarrítmica, se necessário (ver Capítulo 4)
Na presença de sinais de ICC: restrição completa de exercício até depois da resolução total dos sinais
Na ausência de sinais atuais de ICC: atividade regular branda (a moderada), conforme tolerado; evitar exercício extenuante
Restrição moderada do sal dietético
Continue o monitoramento domiciliar da FRR para ajudar a detectar os primeiros sinais de descompensação de ICC (ver Boxe 3.2)

Estágio C (necessidade de cuidados agudos/hospitalização; sinais graves de ICC [Estágio C3])*
Suplementação de O_2
Repouso em gaiola e manuseio mínimo do paciente
Furosemida (doses mais agressivas, via parenteral)
Pimobendana (continuar ou adicionar assim que a administração VO for possível; ou usar IV, se disponível)
Terapia vasodilatadora (considere nitroprusseto IV ou hidralazina [IV ou VO] ± nitroglicerina tópica)
± Sedação, conforme necessário
Terapia antiarrítmica, se necessário
Ver outras recomendações no Boxe 3.1
Toracocentese em caso de derrame pleural de volume moderado a grande

Estágio D (insuficiência cardíaca recorrente crônica ou refratária) (estratégias para atendimento hospitalar ou ambulatorial conforme necessário)*
Certifique-se da administração dos tratamentos recomendados para o estágio C nas doses e intervalos ideais, inclusive furosemida, IECA (a cada 12 h), pimobendana, espironolactona (ver Capítulo 3)
Exclua hipertensão arterial sistêmica, arritmias, anemia e outras complicações
Aumente a dose/frequência de furosemida conforme necessário (verificar função renal e eletrólitos); talvez seja possível reduzi-las um pouco vários dias depois da resolução dos sinais
Repouso forçado até depois da diminuição dos sinais
Aumento da redução da pós-carga (como anlodipino [ou hidralazina]); monitorar a pressão arterial
Outras estratégias a serem consideradas:
  Aumentar a dose de pimobendana (até a administração a cada 8 h, +/ou até 0,4 a 0,5 mg/dose)
  Mudar de furosemida para torasemida (dose inicial de $\frac{1}{10}$ a $\frac{1}{12}$ da dose total diária de furosemida, dividida)
  ± Adicione um diurético da classe das tiazidas (se não estiver usando torasemida) – use baixa dose, monitore cuidadosamente a função renal e os eletrólitos!
  ± Adicionar digoxina, se ainda não prescrita; monitorar a concentração sérica
Terapia antiarrítmica, se indicada (ver Capítulo 4)
Na presença de hipertensão pulmonar com sinais de ICC do lado direito ou colapso, adicione sildenafila (1 a 3 mg/kg a cada 8 a 12 h VO)
Adicionar (ou aumentar a dose de) um segundo diurético (p. ex., espironolactona, cloridrato)
Toracocentese (ou abdominocentese) conforme necessário
Considere um broncodilatador ou antitussígeno para tosse seca persistente
Restringir ainda mais a ingestão de sal dietético; verificar se a água potável tem baixo teor de sódio

IECA: inibidores da enzima conversora de angiotensina; FRR: frequência respiratória em repouso; ICC: insuficiência cardíaca congestiva; IV: intravenoso; VO: via oral.
*Ver Tabelas 3.2 e 3.3 e Boxe 3.1 para mais detalhes e doses.

adequada. A pimobendana é geralmente bem tolerada e, em comparação direta a um IECA, é mais benéfica no tratamento da insuficiência cardíaca a longo prazo. De modo geral, um IECA e a pimobendana são usados juntos no tratamento da ICC, embora não esteja claro se seus benefícios são aditivos. Essa combinação pode reduzir a pressão do AE. A espironolactona pode reduzir o risco de morte cardíaca ou eutanásia por causa da ICC em cães com DVMC. Alguns cães podem desenvolver distúrbios eletrolíticos séricos ou azotemia durante o tratamento com espironolactona; portanto, recomenda-se a verificação 1 a 2 semanas após o início da terapia e de forma periódica a partir de então. Se, por algum motivo, a pimobendana não puder ser usada, pode-se adicionar digoxina, em especial na doença avançada ou para o tratamento de taquiarritmias atriais. A digoxina deve ser usada em doses conservadoras e suas concentrações séricas devem ser medidas para evitar a toxicidade (ver Capítulo 3 e Tabela 3.3).

O exercício não deve ser permitido até que o desaparecimento completo dos sinais de ICC. Durante a doença crônica compensada, entretanto, atividades regulares brandas a moderadas podem ser benéficas. É melhor evitar exercícios extenuantes. O monitoramento domiciliar é importante porque a descompensação pode ocorrer de maneira inesperada. O aumento persistente da FRR pode indicar o início da descompensação com edema pulmonar. Se houver descompensação da ICC, o tratamento é intensificado ou ajustado como necessário enquanto quaisquer fatores complicadores que possam necessitar de tratamento são pesquisados. O Boxe 6.2 lista estratégias para modificar ou intensificar o tratamento da ICC. Cães com tosse seca persistente por doença primária das vias respiratórias ou compressão do brônquio principal e sem edema pulmonar podem precisar de terapia antitussígena (p. ex., hemitartarato de hidrocodona [0,25 mg/kg VO a cada 4 a 12 horas] ou butorfanol [0,5 mg/kg VO a cada 6 a 12 horas]).

SINAIS BRANDOS A MODERADOS DE ICC

Os primeiros sinais de descompensação geralmente são aumentos persistentes na FRR em casa, dispneia, aumento do esforço respiratório ou respiração ofegante excessiva ou diminuição da disposição para exercícios. Uma tosse nova ou exacerbada também pode ser observada. Os achados de anamnese, exame físico, radiografias torácicas, ecocardiografia e/ou determinação de NT-proBNP podem ajudar a diferenciação da ICC de outras causas. A aferição da PA e os exames laboratoriais de rotina podem ajudar a identificar outras complicações.

Os sinais clínicos do paciente e a resposta terapêutica orientam a agressividade do tratamento da ICC. A furosemida é instituída quando os sinais clínicos e as evidências radiográficas de edema pulmonar surgem pela primeira vez. Doses maiores e mais frequentes são indicadas no edema mais grave. Depois do controle dos sinais de insuficiência, a dose e a frequência de administração da furosemida são gradualmente reduzidas aos menores níveis eficazes para tratamento a longo prazo desse paciente. Embora a furosemida sozinha possa ser inicialmente prescrita como um ensaio terapêutico em alguns casos (ver mais adiante neste capítulo) de insuficiência cardíaca crônica, a monoterapia com furosemida não é recomendada e não atende aos padrões terapêuticos.

Sinais clínicos brandos acompanhados por congestão venosa pulmonar e/ou edema pulmonar apenas leve em radiografias tendem a responder bem à furosemida VO (p. ex., 1 a 2 mg/kg a cada 12 horas), um IECA administrado a cada 24 horas e pimobendana em dose padrão (ver Tabela 3.3). Recomenda-se a redução moderada do teor de sal da dieta. Se o proprietário puder restringir a atividade em casa, o paciente pode se sentir mais confortável lá. Nenhum exercício deve ser permitido até a próxima reavaliação, geralmente em 5 a 7 dias, a menos que os problemas surjam antes. Então, se todos os sinais de ICC tiverem desaparecido, a atividade branda (a moderada) pode ser lentamente reintroduzida. Os próximos exames devem avaliar estado clínico, PA, função renal e eletrólitos séricos; dependendo dos achados clínicos e da progressão do caso, a repetição de radiografias torácicas, ECG, NT-proBNP e ecocardiograma também pode ser apropriada.

Alguns cães apresentam sinais que sugerem o desenvolvimento de ICC; sem evidências radiográficas claras de edema pulmonar, no entanto, o diagnóstico não é óbvio. A presença de distensão venosa lobar pulmonar sugere que a ICC é iminente, mas nem sempre é observada. Em caso de dúvida se os sinais respiratórios são provocados por insuficiência cardíaca ou têm uma causa não cardíaca, a administração de furosemida (p. ex., 1 a 2 mg/kg VO a cada 8 a 12 horas) por 2 a 3 dias pode ser útil. A medida da concentração plasmática de NT-proBNP também pode ajudar. Alguns médicos adicionam um IECA ao ensaio terapêutico para suspeita de ICC. O edema pulmonar cardiogênico geralmente responde rápido; assim, se a causa é a ICC, o proprietário deve observar uma melhora rápida na frequência e no esforço respiratório, bem como redução da tosse (cardiogênica). Nesses casos, a terapia tripla é instituída junto com a recomendação de restrição moderada de sal na dieta. Dependendo do caso, a dose de furosemida pode ser levemente reduzida, usando o monitoramento da FRR como guia. Em contrapartida, a tosse ou outros sinais respiratórios que persistem apesar da administração de furosemida diminuem a probabilidade de diagnóstico de ICC. No entanto, a confusão ainda é possível em alguns casos porque uma tosse por irritação das vias respiratórias pode se resolver de forma espontânea ou devido a um brando efeito anti-inflamatório ou antitussígeno da furosemida.

SINAIS DE ICC MODERADA A GRAVE

O edema pulmonar fulminante com dispneia em repouso é uma verdadeira emergência. A terapia agressiva, mas cuidadosa, é crucial nesses pacientes frágeis. Repouso em gaiola, oxigênio suplementar, furosemida parenteral em dose alta (p. ex., 2 a 4 mg/kg, a princípio a cada 1 a 4 horas) e terapia vasodilatadora são indicados (ver Boxe 3.1). O nitroprusseto (IV) ou a hidralazina (VO ou IV) podem ser usados no tratamento agudo para obtenção de efeito vasodilatador arteriolar rápido. A PA deve ser monitorada com cuidado. Em animais que já recebem um IECA, a dose deve ser baixa. O anlodipino é uma alternativa, embora o início de ação seja mais lento. O anlodipino pode diminuir significativamente a pressão do AE e a gravidade do jato regurgitante por RM em comparação ao IECA, mas requer até 4 dias para efeito total. A nitroglicerina tópica pode ser combinada a um dilatador arteriolar na tentativa de reduzir a pressão venosa pulmonar por venodilatação direta. A administração de pimobendana é iniciada (ou mantida) o mais rápido possível.

A frequência e o ritmo cardíacos devem ser monitorados. O controle de taquiarritmias supraventriculares pode ser feito com diltiazem ou um betabloqueador (ver Tabela 4.2) em vez de digoxina ou em adição a ela. Embora vários dias sejam necessários para atingir a concentração sérica terapêutica de digoxina com doses de manutenção por via oral, a digoxina IV não é recomendada. A terapia para taquiarritmias ventriculares é justificada em alguns casos. Nos cães com DVMC que precisam de suporte de PA ou em casos de insuficiência miocárdica, outros agentes inotrópicos mais potentes (p. ex., dobutamina ou dopamina) podem ser administrados por via intravenosa (ver Boxe 3.1).

A sedação branda é usada para reduzir a ansiedade (p. ex., butorfanol; ver Boxe 3.1). O manuseio do paciente deve ser minimizado e as radiografias e outros procedimentos diagnósticos adiados até a maior estabilização da respiração. Um broncodilatador (p. ex., teofilina, aminofilina) é por vezes usado na suspeita de broncospasmo induzido por edema pulmonar grave; embora sua eficácia não seja clara, esses agentes podem ajudar a função dos músculos respiratórios. Os broncodilatadores podem aumentar o risco de taquiarritmias. Em cães com derrame pleural de volume moderado a grande, a toracocentese deve ser realizada o mais rápido possível para melhora da função pulmonar; a ascite grave a ponto de impedir a respiração também deve ser drenada. O monitoramento cuidadoso da resposta do paciente à terapia e quaisquer efeitos adversos (p. ex., hipotensão, azotemia, anomalias eletrolíticas, arritmias, intoxicação medicamentosa, entre outros) é importante para otimizar o atendimento (ver mais informações no Capítulo 3). A azotemia leve a moderada é comum após terapia diurética agressiva. A "autorreidratação" oral lenta é eficaz na maioria dos pacientes. Como pode exacerbar os sinais congestivos, a fluidoterapia parenteral é evitada sempre que possível (consulte a seção *Monitoramento e acompanhamento* após o tratamento da ICC aguda no Capítulo 3).

TRANSIÇÃO PARA CUIDADOS DOMICILIARES

Depois da estabilização do paciente, os medicamentos são ajustados ao longo dos próximos dias ou semanas para determinar o melhor esquema terapêutico a longo prazo. A furosemida é titulada para a menor dose e maior intervalo que controla os sinais de congestão. O monitoramento da FRR ao longo do tempo ajuda a orientar essa titulação. A administração de um IECA é recomendada no tratamento crônico caso outro vasodilatador tenha sido inicialmente usado. A princípio, o IECA pode ser administrado uma vez ao dia enquanto o tratamento com outro vasodilatador (arteriolar) é retirado ao longo de alguns dias. A administração de IECA pode ser aumentada para a cada 12 horas nos próximos dias a 1 semana. É importante que o proprietário entenda a finalidade e os possíveis efeitos adversos dos medicamentos prescritos, o monitoramento da FRR, a dieta, as restrições de atividades, o cronograma de acompanhamento e outras recomendações.

MONITORAMENTO TERAPÊUTICO DAS INSUFICIÊNCIAS CARDÍACAS

O monitoramento contínuo é importante, especialmente da função renal, concentrações séricas de eletrólitos, PA e sinais congestivos recorrentes. As arritmias intermitentes podem causar descompensação da insuficiência congestiva, bem como episódios de fraqueza transitória ou síncope. Síncope induzida por tosse, ruptura atrial e outras causas de redução do débito cardíaco também podem ocorrer. Apesar da recidiva periódica dos sinais de ICC, com o manejo adequado, muitos cães com DVMC desfrutam de boa qualidade de vida por vários meses a anos após o aparecimento dos primeiros sinais de insuficiência. Cães com ICC recentemente diagnosticada ou descompensada devem ser reexaminados com mais frequência (a cada poucos dias, a cada semana ou mais) até que sua condição esteja estável; aqueles com insuficiência cardíaca crônica bem controlada podem ser reavaliados com menos frequência, mas, de modo geral, pelo menos três a quatro vezes por ano.

COMPLICAÇÕES COMUNS

INSUFICIÊNCIA CARDÍACA EM ESTÁGIO FINAL/REFRATÁRIO (ESTÁGIO D)

A ICC aguda recorrente deve ser tratada no hospital como já descrito (ver Boxe 3.1). Os derrames pleurais e abdominais são drenados conforme necessário para manter o conforto do paciente. Outras estratégias para intensificar a terapia domiciliar são discutidas no Capítulo 3.

HIPERTENSÃO PULMONAR

O desenvolvimento e a gravidade da HP associada à alta pressão venosa pulmonar (chamada *HP pós-capilar*) aumentam com o avanço da gravidade da DVMC. A HP é mais comum em cães com doença em estágio C. De modo geral, a HP associada à DVMC é de gravidade branda a moderada, embora uma minoria de cães com DVMC apresente HP grave. Embora a HP associada à DVMC esteja relacionada à hipertensão venosa pulmonar crônica, o aumento da resistência vascular pré-capilar pela vasoconstrição arteriolar pulmonar induzida por hipoxia pode acompanhar o edema pulmonar ou doença pulmonar concomitante. O remodelamento vascular pulmonar reativo pode contribuir para a HP, especialmente em cães com doença grave. A HP moderada e grave aumenta o esforço do coração direito, promove dilatação (e hipertrofia) do VD e piora a dilatação do ânulo tricúspide e da RT. Cães com DVMC e HP moderada a grave tendem a apresentar desfechos piores.

Cães com HP branda a moderada podem ser assintomáticos ou ter algum grau de intolerância ao exercício ou outros sinais clínicos condizentes com a DVMC. Especialmente na HP grave, os sinais clínicos podem incluir tosse, dispneia, sinais de ICC do lado direito (ascite, derrame pleural), letargia, fraqueza, síncope, azotemia pré-renal e cianose. Arritmias concomitantes podem exacerbar esses sinais. À ausculta, o sopro sistólico pode ser mais alto na região tricúspide, com ou sem aumento ou desdobramento da segunda bulha cardíaca (B_2).

Nesses cães, os estertores pulmonares podem estar relacionados ao edema pulmonar ou à doença pulmonar crônica concomitante. O diagnóstico de HP é geralmente feito por ecocardiografia, embora as radiografias possam ser sugestivas (ver Capítulos 2 e 10).

O tratamento da DVMC com HP se concentra primeiro na terapia padrão da ICC para redução da pressão venosa pulmonar, controle do edema pulmonar e melhora do débito cardíaco. A pimobendana, além de apoiar a função miocárdica e a vasodilatação sistêmica, também tem algum efeito vasodilatador pulmonar por meio da inibição de fosfodiesterase (PDE) 3. A adição de um inibidor de PDE-5 (como a sildenafila) é geralmente reservada para cães com HP e sinais persistentes de ICC do lado direito ou síncope. A sildenafila (1 a 3 mg/kg a cada 8 horas) é geralmente iniciada em uma dose menor a cada (8 a) 12 horas e depois aumentada por titulação ao longo de vários dias a 1 semana com base na resposta clínica. Acredita-se que a administração simultânea de um suplemento de L-arginina (100 mg/kg a cada 8 horas VO) aumente a eficácia da sildenafila, pois este aminoácido é um substrato para a produção de óxido nítrico. Achados ao Doppler (velocidade máxima da RT) e outras técnicas ecocardiográficas podem ajudar a avaliação do efeito terapêutico da sildenafila, embora uma diminuição na velocidade máxima da RT ou no VD nem sempre seja documentada apesar da melhora clínica. A PA sistêmica deve ser monitorada, em especial em pacientes que recebem outro vasodilatador além do IECA, embora a sildenafila afete principalmente a vasculatura pulmonar. Ocasionalmente, cães com HP grave e DVMC avançada podem desenvolver exacerbação do edema pulmonar após o início do tratamento com sildenafila, especialmente em doses mais altas; acredita-se que essa piora seja provocada pela rápida redução da resistência vascular pulmonar e pelo aumento do fluxo sanguíneo pulmonar. Portanto, o paciente deve ser cuidadosamente acompanhado quanto ao aumento da FRR e aparecimento de tosse e outros sinais respiratórios no início do tratamento com sildenafila. Um aumento na dose e/ou frequência de administração de pimobendana é outra estratégia que poderia melhorar a vasodilatação pulmonar.

ARRITMIAS

O início ou a piora de taquiarritmias paroxísticas ou sustentadas pode causar fraqueza, síncope e sinais congestivos em um paciente antes estável. A arritmia pode ser evidente no exame físico e identificada no ECG em repouso; no entanto, o monitoramento ambulatorial do ECG pode ser seja necessário para o estabelecimento do diagnóstico definitivo e orientação da terapia antiarrítmica. Em contrapartida, uma bradiarritmia intermitente pode ser responsável pela fraqueza episódica na síncope em alguns cães. Consulte o tratamento no Capítulo 4.

RUPTURA DE CORDAS TENDÍNEAS

Os animais acometidos tendem a ser cães machos idosos de porte pequeno, embora a ruptura de cordas tendíneas também ocorra em fêmeas. A ruptura de uma corda tendínea primária (marginal) provoca edema pulmonar agudo, com mau prognóstico. A ruptura de uma corda menor (de segunda ou terceira ordem) pode ser um achado incidental no ecocardiograma ou na necropsia. Os fatores que influenciam o desfecho clínico são o tamanho e a localização da corda rompida, o grau de regurgitação da valva, a complacência do AE e a função VE.

RUPTURA DO ÁTRIO ESQUERDO

A prevalência de ruptura do AE é maior em machos idosos das raças Poodle miniatura, Cocker Spaniel, Cavalier King Charles Spaniels, Dachshund e Pastor de Shetland, mas cães mestiços e de outras raças também são acometidos. A ruptura de espessura total da parede do AE é uma complicação incomum, mas devastadora, da DVMC. De modo geral, a hemorragia intrapericárdica aguda causa tamponamento cardíaco rápido (ver Capítulo 9) e, muitas vezes, é fatal. A fraqueza aguda ou o colapso é típico; outros sinais podem ser tosse, dispneia e parada respiratória ou cardíaca. A maioria desses cães tem DVMC avançada, com aumento grave do AE, lesões por jato atrial e ruptura de cordas tendíneas de primeira ordem. O derrame pericárdico, geralmente com tamponamento, é observado à ecocardiografia em quase todos os casos. O fluido pode apresentar coágulos. A ecocardiografia também pode mostrar um trombo intraluminal preso à parede do AE, com uma ruptura de espessura parcial ou completa. Em casos raros, a laceração ocorre no septo interatrial em vez da parede lateral do AE.

Uma tentativa cautelosa de pericardiocentese pode aliviar o tamponamento, mas a diminuição da pressão intrapericárdica pode piorar o sangramento, em especial se o coágulo vedante for perturbado. Nesses casos, o prognóstico é geralmente mau, mesmo com cuidados agressivos de suporte e tentativa cirúrgica imediata de fechamento da ruptura. No entanto, se a hemorragia intrapericárdica for modesta e o cão parecer relativamente estável, o tratamento conservador pode ser bem-sucedido. Esse tratamento é composto por repouso em gaiola, suporte à PA, tratamento contínuo da ICC e remoção de um pequeno volume de fluido pericárdico apenas se necessário devido aos sinais de tamponamento. Com o tempo, a ruptura pode se fechar, com reabsorção do sangue pericárdico. Os cães com evidências ecocardiográficas de um trombo intraluminal no AE supostamente apresentam maior risco de tromboembolismo arterial (TEA). No entanto, não está claro se o benefício da terapia antiplaquetária para redução do TEA pode superar o risco de agravamento do sangramento intrapericárdico em caso de presença ou desenvolvimento de uma ruptura de espessura completa. Os cães que sobrevivem são propensos a outra laceração de AE.

DOENÇAS CRÔNICAS DAS VIAS RESPIRATÓRIAS

A bronquite crônica e o colapso de traqueia são comuns em cães idosos de porte pequeno. Os sinais associados às vezes são difíceis de diferenciar dos sinais de ICC. O monitoramento domiciliar da FRR e das mudanças na tolerância ao exercício e ao nível de atividade, além das radiografias torácicas, auxiliam essa diferenciação. Os cães com tosse nova ou exacerbada, especialmente seca, com som de buzina, e FRR normal em casa podem ser submetidos à terapia empírica (p. ex., antibióticos, broncodilatador e doses anti-inflamatórias de glicocorticoide) ou outros exames diagnósticos (p. ex., radiografias com fluoroscopia das vias respiratórias, lavado traqueal ou broncoscopia com lavado broncoalveolar e cultura de secreções de vias respiratórias). A tosse seca persistente não acompanhada por edema pulmonar pode ser tratada com um antitussígeno (p. ex., hidrocodona ou butorfanol). Isso pode ser necessário de forma intermitente, quando o cão está tendo um "dia ruim" de tosse. É importante que o tutor do animal continue o monitoramento da FRR e fique atento a possíveis episódios de edema pulmonar recorrente.

PRESSÃO ARTERIAL ANORMAL

A hipertensão sistêmica, embora não causada pela DVMC, pode complicar seu tratamento. Como a hipertensão pode exacerbar a RM e o trabalho cardíaco, a PA deve ser aferida a cada consulta. Se elevada e se a dose de IECA já for máxima, um vasodilatador arteriolar (p. ex., anlodipino) é adicionado. Deve-se tomar cuidado para verificar se a PA elevada não está relacionada apenas à agitação.

Em contrapartida, a administração de vasodilatador arteriolar em doses elevadas, a desidratação, as arritmias persistentes e/ou a baixa contratilidade podem causar hipotensão. Embora incomum, a ruptura de AE com tamponamento cardíaco provoca hipotensão aguda e profunda.

DISFUNÇÃO RENAL

A redução da função renal é comum em cães idosos com DVMC e seu manejo pode ser difícil quando há sinais congestionais crescentes. As menores doses eficazes de furosemida são utilizadas. A otimização do débito cardíaco também ajuda a preservar a perfusão renal. A pressão deve ser monitorada e as elevações são tratadas o quanto mais possível. A adição de um vasodilatador arteriolar (p. ex., anlodipino) à terapia padrão pode ajudar a melhorar o débito cardíaco e a perfusão renal, desde que a hipotensão seja evitada. Se a espironolactona ou outro diurético também estiver sendo administrado, sua dose ser reduzida ou o tratamento interrompido, dependendo do nível e da progressão da azotemia. Do mesmo modo, alguns casos podem tolerar uma ligeira diminuição na dose de furosemida sem precipitar edema pulmonar; no entanto, é necessário um monitoramento cuidadoso (da FRR e de outros sinais). Alternativamente, a dose ou frequência de administração do IECA pode ser diminuída. A redução do intervalo de administração de pimobendana para a cada 8 horas também pode ajudar a melhorar a perfusão renal. É importante verificar se o paciente não tem uma doença subjacente tratável que possa influenciar a função renal, como a infecção ascendente do trato urinário. A azotemia branda pode ser aceitável desde que o paciente se sinta bem e se alimente de maneira adequada. Os eletrólitos devem ser monitorados. Se o paciente azotêmico for tratado com digoxina, as concentrações séricas devem ser monitoradas com mais frequência para evitar a toxicidade. A digoxina pode precisar ser reduzida ou interrompida.

Prognóstico

O prognóstico para cães com DVMC pode ser bastante variável. A maioria dos cães continua em um estágio pré-clínico por anos e alguns nunca desenvolvem ICC. O tempo médio de sobrevida de cães com doença mais avançada (estágio B2) pode ser de pouco mais de 2 anos. Embora alguns sugiram que os tempos médios de sobrevida em cães com ICC moderada podem variar em cerca de 1 a 3 anos, o tratamento, as complicações e até mesmo a raça podem influenciar esses valores. No entanto, em cães com ICC avançada, a sobrevida é de 6 a 9 meses. Alguns cães com doença avançada em estágio C ficaram bem por muitos meses, ou até mesmo alguns anos, com o tratamento adequado. Apesar de episódios periódicos de descompensação da ICC ou outras complicações, a qualidade de vida pode ser boa. No entanto, alguns cães morrem ou são submetidos à eutanásia no início da ICC. As estimativas de morte cardíaca por DVMC variaram de cerca de 40 a quase 70% dos casos. As estratégias terapêuticas para ICC são cada vez mais eficazes no controle dos sinais clínicos e no aumento do tempo de sobrevida. Os fatores associados à progressão da doença ou mau prognóstico são idade avançada, sexo masculino, maior gravidade das lesões valvas e do grau de prolapso do folheto valvar ou RM, ruptura de cordas tendíneas, aumento grave de AE e VE, redução da função sistólica do VE e elevação dos níveis de peptídeos natriuréticos.

Os fatores de risco para o desenvolvimento de ICC são relacionados principalmente ao aumento do tamanho do coração e à alta concentração circulante de NT-proBNP. Um estudo identificou concentrações de NT-proBNP ≥ 1.500 pmol/ℓ, dimensão diastólica final do VE indexada ao diâmetro da raiz aórtica (DDFVE:Ao) ≥ 3 e VHS > 12 v como fatores de risco independentes para desenvolvimento de ICC em estágio B em cães com DVMC, com provável insuficiência nos 3 a 6 meses seguintes. A velocidade de aumento do tamanho do coração aumenta 6 a 12 meses antes do início da ICC clínica.

Os indicadores prognósticos de menor sobrevida após o início da ICC também são relacionados ao aumento do coração esquerdo e altas concentrações de NT-proBNP e troponina cardíaca I, embora a diminuição na concentração circulante de NT-proBNP após o tratamento da ICC seja considerada um sinal positivo. O aumento do AE pode ser o principal fator ecocardiográfico preditivo de redução da sobrevida. Evidências de redução da contratilidade do VE ou de HP moderada a grave também sugerem mau prognóstico.

ENDOCARDITE INFECCIOSA

A infecção das valvas cardíacas e de outros tecidos endocárdicos é relativamente incomum; no entanto, tem graves consequências sistêmicas e cardíacas. A endocardite infecciosa é mais frequente em cães do que em gatos. Seu diagnóstico pode ser difícil, especialmente antes da ocorrência de danos valvares graves. A ICC é uma sequela comum; outras consequências são eventos tromboembólicos (TE), infecção e formação de abscessos em múltiplos órgãos, poliartrite e glomerulonefrite imunomediadas, arritmias e, às vezes, morte súbita. Por causa das manifestações tão díspares, a endocardite tem sido chamada "grande imitador".

Etiologia e fisiopatologia

Múltiplos fatores atuam no desenvolvimento da endocardite infecciosa, inclusive lesões endoteliais, alterações do fluxo sanguíneo, respostas hemostáticas e imunes, bacteriemia e virulência bacteriana. A bacteriemia, persistente ou transitória, é necessária para o desenvolvimento da infecção endocárdica. A probabilidade de estabelecimento de uma infecção cardíaca é maior quando os microrganismos são altamente virulentos ou a carga bacteriana é elevada. A bacteriemia recorrente pode ser associada a infecções de pele, boca, trato urinário, próstata, pulmões ou outros órgãos. Os procedimentos odontológicos são conhecidos por causar bacteriemia transitória, embora raramente sejam causa de endocardite. Outros procedimentos que aparentemente podem causar bacteriemia transitória em alguns casos são endoscopia, cateterismo uretral, cirurgia anal e outros procedimentos considerados "sujos". Às vezes, a causa predisponente da endocardite infecciosa jamais é identificada.

A valva aórtica e a valva mitral são acometidas com maior frequência. A superfície endocárdica da valva é diretamente infectada pelo sangue que passa por ela. É provável que lesões endoteliais, com agregação de plaquetas e fibrina, formem um nicho para a colonização por bactérias circulantes. Microrganismos altamente virulentos ou em alta carga bacteriana aumentam o risco de infecção cardíaca. Bactérias virulentas podem invadir valvas normais, mas aquelas já danificadas são mais suscetíveis, especialmente nos casos de bacteriemia persistente. Esses danos podem ser provocados por trauma mecânico (como lesões por jato em virtude de fluxo sanguíneo turbulento ou lesão endocárdica induzida por cateter). Cães com estenose subaórtica, por exemplo, são mais suscetíveis à endocardite da valva aórtica porque o jato sistólico em alta velocidade pode danificar o endotélio na parte inferior da valva. No entanto, não há evidências claras que associem a DVMC a um maior risco de endocardite infecciosa da valva mitral.

Os microrganismos mais identificados em cães com endocardite são *Staphylococcus* spp., *Streptococcus* spp. e *Escherichia coli*. Várias espécies de *Bartonella*, especialmente *B. vinsonii* subespécie *berkhoffi* e *B. henselae*, são cada vez mais identificadas em cães e gatos com endocardite. A *Bartonella* é importante causa de endocardite com cultura negativa em algumas regiões e pode ser responsável por 20 a 30% dos casos. Cães infectados com *Bartonella* podem abrigar mais de uma espécie da bactéria e ser coinfectados com *Ehrlichia*, *Babesia* e/ou *Rickettsia* spp. Em cães com endocardite por outras bactérias mais comuns, porém, a coinfecção por *Bartonella* parece ser rara. Além da endocardite, outras consequências da infecção por *Bartonella* são miocardite, poliartrite, meningoencefalite e inflamação granulomatosa em linfonodos e outros tecidos. A *Bartonella* spp. que causa endocardite parecem ter preferência pela valva aórtica, embora a valva mitral seja ocasionalmente acometida. A infecção por *Bartonella* parece menos propensa a causar febre e, muitas vezes, está associada à sobrevida menor. Outros microrganismos isolados de valvas infectadas de cães com menor frequência são *Corynebacterium* (*Arcanobacterium*) spp., *Pasteurella* spp., *Pseudomonas aeruginosa* e *Erysipelothrix rhusiopathiae* (*E. tonsillaris*), além dos anaeróbios *Propionibacterium* e *Fusobacterium* spp. Em casos raros, fungos (geralmente associados a um corpo estranho) também podem infectar as valvas. Os relatos de endocardite em gatos são raros; além de *Bartonella* spp., *Streptococcus* spp., *Staphylococcus* spp., *E. coli*, *Pseudomonas* e bactérias anaeróbicas foram identificadas nessa espécie.

A lesão endotelial estimula a ativação de plaquetas e uma resposta local de coagulação, com a consequente agregação de plaquetas, fibrina, hemácias e leucócitos. As bactérias circulantes aderem e colonizam esse coágulo inicialmente estéril. O agrupamento de bactérias causado pela ação de um anticorpo aglutinante pode facilitar a aderência às valvas; algumas bactérias colonizadoras secretam enzimas que danificam o tecido da valva. A ulceração do endotélio valvar e a exposição do colágeno subendotelial estimulam a agregação plaquetária e a ativação da cascata de coagulação, levando à formação de lesões vegetativas. Essas lesões são compostas principalmente por agregados de plaquetas, fibrinas, células sanguíneas e bactérias. As lesões vegetativas mais novas são friáveis, mas, com o tempo, se tornam fibrosas e podem calcificar. A deposição de fibrina sobre as colônias bacterianas as protege das defesas normais do hospedeiro e de muitos antibióticos. Alguns microrganismos, inclusive *S. aureus* e *Bartonella* spp., são internalizados por células endoteliais, ficando ainda mais protegidas do sistema imune. Embora as vegetações tendam a ocorrer nos folhetos da valva, as lesões podem se estender até as cordas tendíneas, os seios de Valsalva, o endocárdio mural ou o miocárdio adjacente. As vegetações causam deformidade da valva, inclusive perfurações ou lacerações de folhetos, o que provoca insuficiência valvar. Em casos raros, as vegetações extensas podem causar estenose valvar. *Streptococcus* spp. parecem ser mais comuns na valva mitral. *Bartonella* spp. infectam a valva aórtica com mais frequência, causando lesões um pouco diferentes, com fibrose, mineralização, proliferação endotelial e neovascularização.

Lesões endoteliais e traumas mecânicos nas valvas também podem causar endocardite trombótica não bacteriana. Trata-se de um acúmulo estéril de plaquetas e fibrinas na superfície da valva. Êmbolos não sépticos podem se soltar dessas vegetações e causar infartos em outros lugares. A bacteriemia subsequente pode provocar endocardite infecciosa secundária.

A lesão valvar geralmente causa piora progressiva da regurgitação valvar com sobrecarga volumétrica secundária. Os sinais de ICC podem se desenvolver de forma aguda ou gradual, dependendo da extensão e progressão dos danos valvares, do acometimento da valva mitral e aórtica e da presença de outros fatores predisponentes. As pressões diastólicas do VE e do AE podem aumentar de forma relativamente rápida, levando ao desenvolvimento de edema pulmonar. A endocardite aórtica é especialmente associada à ICC aguda e ao edema pulmonar fulminante. A progressão rápida da doença e o acometimento de múltiplas válvulas podem causar dilatação mínima do coração esquerdo. Nos poucos casos em que as lesões vegetativas também causam estenose valvar, o trabalho cardíaco e o risco de ICC aumentam ainda mais.

A função cardíaca pode ser comprometida por extensão direta da infecção miocárdica ou lesão do miocárdio decorrente de embolização da artéria coronária, o que causa infarto do miocárdio e formação de abscesso. De modo geral, isso reduz a contratilidade e provoca taquiarritmias atriais ou ventriculares. As lesões de endocardite da valva aórtica podem se estender até o nó AV e causar bloqueio AV parcial ou completo. As arritmias podem causar fraqueza, síncope e morte súbita ou contribuir para o desenvolvimento de ICC.

As lesões vegetativas muitas vezes soltam fragmentos. A embolização de outros sítios corpóreos pode causar infarto ou infecção metastática, com diversos sinais clínicos. Vegetações maiores e mais móveis (conforme a aparência ecocardiográfica) estão associadas a uma maior incidência de eventos embólicos em seres humanos e, talvez, em animais. Os êmbolos podem ser sépticos ou não (não infecciosos). Artrite séptica, discoespondilite, infecções do trato urinário e infartos renais e esplênicos são comuns em animais acometidos. A formação local de abscesso decorrente por êmbolos sépticos trombóticos contribui para a bacteriemia e febre recorrentes. A osteopatia hipertrófica também tem sido associada à endocardite bacteriana. Os imunocomplexos circulantes e as respostas mediadas por células contribuem para a síndrome da doença. Poliartrite estéril, glomerulonefrite, vasculite e outras formas de danos orgânicos imunomediados são comuns.

Características clínicas

A prevalência de endocardite bacteriana é baixa em cães (as estimativas variam de 0,05 a mais de 6%) e é ainda menor em gatos. A maioria dos relatos sugere que cães maiores (> 15 kg) são mais suscetíveis, embora cães de meia-idade e porte médio às vezes sejam acometidos. Cães Pastores Alemães e, talvez, Boxers, Golden Retrievers e Labradores Retrievers podem ser super-representados. Cães machos são mais acometidos do que as fêmeas.

A valva aórtica ou mitral é acometida em praticamente todos os casos; a prevalência de endocardite mitral pode ser ligeiramente maior que a da endocardite aórtica. Em alguns casos, as duas valvas são afetadas. A estenose subaórtica é um fator de risco conhecido para endocardite da valva aórtica. Embora alguns animais com endocardite apresentem evidências de infecção prévia ou concomitante, não há um histórico claro de fatores predisponentes. A possível relação entre doença periodontal grave e risco de endocardite não é clara; cães de pequenos portes, que muitas vezes apresentam doença periodontal grave e DVMC, têm baixa prevalência de endocardite. Animais neutropênicos e imunocomprometidos podem ser mais suscetíveis ao desenvolvimento de endocardite.

A combinação de febre, claudicação e um sopro cardíaco (especialmente se novo, de qualidade alterada ou durante a diástole) deve levar à forte suspeita de endocardite infecciosa. No entanto, os sinais clínicos de endocardite são variáveis e relacionados à infecção subjacente, efeitos imunomediados, eventos TE e disfunção valvar ou miocárdica progressiva. Os primeiros sinais podem ser provocados por ICC do lado esquerdo ou arritmias; os sinais cardíacos, porém, são geralmente ofuscados por sinais de infarto sistêmico, infecção e/ou doença imunomediada (inclusive poliartrite). Sinais inespecíficos de claudicação ou rigidez (com possível troca de apoio de um membro para outro), letargia, tremores, febre recorrente, perda de peso, inapetência, vômito, diarreia e fraqueza podem ser as queixas predominantes. A maioria dos animais com endocardite bacteriana apresenta febre contínua ou intermitente, embora alguns sejam normotérmicos (em especial aqueles com endocardite por *Bartonella*). Um derrame articular palpável pode ser observado. A maioria dos cães com endocardite apresenta sopro cardíaco; no entanto, o sopro audível possa estar ausente se as lesões de endocardite causarem apenas regurgitação valvar mínima ou nula. As características do sopro dependem da valva acometida. As taquiarritmias ventriculares são comuns, mas as taquiarritmias supraventriculares e o bloqueio AV (especialmente nos casos de infecção da valva aórtica) também ocorrem. A endocardite infecciosa pode mimetizar doenças imunomediadas. Os cães com endocardite são comumente avaliados por uma "febre de origem desconhecida". Algumas das consequências da endocardite infecciosa estão descritas no Boxe 6.3.

Sinais de ICC em um cenário clínico inesperado ou em um animal com sopro de início recente podem indicar lesões valvares infecciosas, especialmente na presença de outros sinais sugestivos. No entanto, o sopro "novo" pode ser uma manifestação de doença adquirida não infecciosa (p. ex., DVMC, cardiomiopatia), doença congênita ainda não diagnosticada ou alterações fisiológicas (p. ex., febre, anemia). Contudo, a endocardite pode ocorrer em um animal com sopro já diagnosticado, causado por outra doença cardíaca. Embora uma mudança na qualidade ou intensidade do sopro em um curto período possa indicar lesões valvares ativas, causas fisiológicas da variação do sopro são comuns. O aparecimento de um sopro diastólico na base cardíaca esquerda deve levar à suspeita de endocardite da valva aórtica, especialmente em animais com febre ou outros sinais.

Diagnóstico

O estabelecimento *antemortem* do diagnóstico definitivo pode ser difícil. O diagnóstico presuntivo de endocardite infecciosa é baseado em duas ou mais hemoculturas positivas (ou exames positivos para *Bartonella*; ver Capítulo 94), além de evidências ecocardiográficas de vegetações ou destruição de valvas. O diagnóstico de endocardite é provável mesmo quando os resultados da hemocultura são negativos ou intermitentemente positivos na presença de evidências ecocardiográficas de vegetações ou destruição de valvas, além de uma combinação de outros critérios (Boxe 6.4).

Em todas as espécies, os achados laboratoriais tendem a refletir a presença de inflamação. A neutrofilia com neutrófilos tóxicos ou desvio à esquerda é típica da endocardite aguda; a neutrofilia madura com ou sem monocitose se desenvolve com o tempo. A trombocitopenia variável (branda a intensa) é observada em mais da metade dos cães acometidos, assim como a anemia não regenerativa branda. Trombocitopenia, eosinofilia e monocitose foram relatadas em cães diagnosticados com bartonelose. Evidências de coagulação intravascular disseminada podem ser associadas à endocardite. Os achados bioquímicos comuns em cães são hipoalbuminemia, elevação de enzimas hepáticas, azotemia, acidose e hiperglobulinemia. A urinálise frequentemente revela hematúria, proteinúria e piúria. Como a área dos rins é uma possível fonte de infecção bacteriana primária e secundária, a cultura da urina também é recomendada. A razão proteína/creatinina na urina auxilia o diagnóstico em casos com proteinúria; sua elevação pode

BOXE 6.3

Possíveis sequelas da endocardite infecciosa.

Coração
Insuficiência ou estenose valvar
  Sopro
  Insuficiência cardíaca congestiva
Embolização coronária (valva aórtica*)
  Infarto do miocárdio
  Abscesso miocárdico
  Miocardite
  Diminuição da contratilidade (segmentar ou global)
  Arritmias
Miocardite (invasão direta por microrganismos)
  Arritmias
  Anomalias de condução AV (valva aórtica*)
  Diminuição da contratilidade
Pericardite (invasão direta por microrganismos)
  Derrame pericárdico
  Tamponamento cardíaco (?)

Rim
Infarto
  Redução da função renal
Formação de abscesso e pielonefrite
  Redução da função renal
  Infecção do trato urinário
  Dor renal
Glomerulonefrite (imunomediada)
  Proteinúria
  Redução da função renal

Sistema musculoesquelético
Artrite séptica
  Edema e dor articular
  Claudicação
Poliartrite imunomediada
  Claudicação em membros alternados
  Edema e dor articular

Osteomielite séptica
  Dor óssea
  Claudicação
Miosite
  Dor muscular
  Osteopatia pulmonar hipertrófica

Cérebro e meninges
Abscessos
  Sinais neurológicos associados
Encefalite e meningite
  Sinais neurológicos associados

Sistema vascular em geral
Vasculite
  Trombose
  Petéquias e pequenas hemorragias (p. ex., olhos, pele)
Obstrução
  Isquemia de tecidos supridos e sinais associados

Pulmão
Êmbolos pulmonares (valvas tricúspide e pulmonar, raros*)
Pneumonia (valvas tricúspide e pulmonar, rara*)

Sequelas não específicas
Sepse
Febre
Anorexia
Mal-estar e depressão
Tremores
Dor vaga
Leucograma inflamatório
Anemia branda
± Anticorpo antinuclear positivo
± Hemoculturas positivas

*Valva doente mais comumente associada à anomalia.

---

indicar o maior risco de TE pela hipercoagulabilidade relacionada à perda urinária de antitrombina plasmática. Os exames para detecção de fator reumatoide e anticorpos antinucleares podem ser positivos em cães com endocardite bacteriana subaguda ou crônica.

As hemoculturas devem ser solicitadas, embora sejam negativas em cerca de 40 a 70% dos casos. Os resultados negativos da cultura não descartam endocardite infecciosa, em especial nos casos de endocardite crônica, antibioticoterapia recente, bacteriemia intermitente ou infecção por microrganismos de crescimento lento. A cultura bacteriana deve ser feita com três a quatro amostras de sangue de pelo menos 10 mℓ coletadas de forma asséptica ao longo de 24 horas a intervalos superiores a 1 hora. A coleta de amostras durante um pico de febre ou se a antibioticoterapia, que já tenha sido administrada, foi dada no momento da concentração de vale (*trough*), pode aumentar o rendimento diagnóstico. A coleta de amostras em um período menor, de 3 a 4 horas, pode ser feita em pacientes críticos antes da instituição da antibioticoterapia empírica. Diferentes sítios de punção venosa devem ser usados para cada amostra. A coleta de sangue de um cateter IV de longa permanência não é recomendada. Tanto culturas aeróbias quanto anaeróbias têm sido recomendadas, embora o valor da cultura anaeróbia de rotina seja questionável. A incubação prolongada (3 a 4 semanas) é recomendada porque algumas bactérias crescem lentamente.

Bartonella spp. são uma importante causa de endocardite com cultura negativa em algumas regiões. A identificação desses microrganismos em hemoculturas é especialmente difícil. A utilização de condições especializadas de cultura e de um meio de cultura enriquecido, à base de insetos (meio de cultura *Bartonella* α Proteobacteria, BAPGM) ou ágar de infusão de coração pode aumentar a probabilidade de crescimento desses microrganismos. O sangue pode ser coletado de forma asséptica em tubos plásticos com ácido etilenodiaminotetracético (EDTA) e congelado a –70°C até o plaqueamento. Testes moleculares com amplificação por reação da cadeia da polimerase (PCR) de segmentos genéticos específicos de *Bartonella* são importantes ferramentas diagnósticas. A amplificação por PCR diretamente do sangue ou outras amostras de fluidos corpóreos, porém,

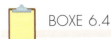

BOXE 6.4

Critérios para diagnóstico de endocardite infecciosa.*

Endocardite definida por critérios patológicos
Lesões patológicas (*post mortem*) de endocardite ativa com evidência de microrganismos na vegetação (ou êmbolo) ou abscesso intracardíaco

Endocardite definida por critérios clínicos
Dois critérios principais (a seguir), ou
Um critério principal e dois a três critérios secundários, ou
Cinco critérios menores

Possível endocardite
Achados condizentes com a endocardite infecciosa que quase caem na categoria "definitiva", mas não são critérios de rejeição

Diagnóstico rejeitado de endocardite
Diagnóstico alternativo firme para as manifestações clínicas
Resolução das manifestações de endocardite infecciosa com 4 ou menos dias de antibioticoterapia
Não há evidências patológicas de endocardite infecciosa à cirurgia ou necropsia

Critérios principais
Hemoculturas positivas
    Microrganismo típico para endocardite infecciosa em duas hemoculturas separadas
    Hemoculturas persistentemente positivas para o microrganismo condizente com endocardite (amostras coletadas com mais de 12 h de intervalo ou três ou mais culturas coletadas com pelo menos 1 h de intervalo)

Evidências de acometimento endocárdico
Ecocardiograma positivo para endocardite infecciosa (massa oscilante na valva cardíaca ou em estrutura de suporte ou no caminho do jato regurgitante ou evidência de abscesso cardíaco)
Nova regurgitação valvar, especialmente se mais do que regurgitação aórtica branda; o aumento ou alteração do sopro preexistente não é evidência suficiente

Critérios menores
Estenose subaórtica ou outra doença cardíaca predisponente
Febre
Doença tromboembólica, inclusive grandes êmbolos arteriais, infartos sépticos
Doença imunomediada, inclusive glomerulonefrite, poliartrite ou anticorpo antinuclear ou fator reumatoide positivo
Ecocardiograma condizente com endocardite infecciosa, mas sem atender aos principais critérios apresentados anteriormente
Alta reatividade sorológica (p. ex., título ≥ 1:1.024) ou PCR positivo para *Bartonella* spp.**
Cão de médio a grande porte (> 15 kg)**
A hemocultura positiva não atende ao critério principal, como já mencionado
(Raro em cães e gatos: administração repetida de medicamento IV não estéril)

IV: intravenosa.
*Adaptados dos critérios modificados de Duke para endocardite.
**Critério menor proposto para endocardite em cães.

---

muitas vezes não identifica o DNA de *Bartonella* devido a baixos níveis circulantes de bactérias ou à bacteriemia intermitente e ao sequestro das bactérias nas células endoteliais e lesões vegetativas. Os resultados positivos são mais prováveis em pacientes imunossuprimidos. Uma técnica combinada com pré-enriquecimento da cultura de sangue (ou fluido corpóreo ou amostras de tecido cirúrgico) coletado de forma asséptica em BAPGM seguido por um ensaio de PCR de alta sensibilidade pode aumentar o rendimento diagnóstico e é comercializada (Galaxy Diagnostics Inc.; www.galaxydx.com). O manuseio asséptico das amostras é importante para evitar a contaminação. Testes sorológicos (inclusive com anticorpos imunofluorescentes [IFA] ou ensaio imunossorbente ligado à enzima [ELISA]) também podem ajudar, embora a reatividade sorológica à infecção por *Bartonella* seja variável. Alguns casos desenvolvem títulos altos para *Bartonella* spp., mas outros (cerca de metade dos cães) não são sororreativos. A espécie de *Bartonella* pode influenciar a reatividade sorológica. A reatividade sorológica (p. ex., título ≥ 1:64) para *B. vinsonii* subespécie *berkhoffii* em um cão com sinais clínicos da doença é evidência de exposição e provavelmente uma infecção ativa por *Bartonella*. No entanto, recomenda-se a cultura de acompanhamento ou documentação por PCR da infecção. Cães com título positivo de anticorpos contra *Bartonella* também podem ser positivos para outras doenças transmitidas por carrapatos, como *Anaplasma phagocytophilum*, *Ehrlichia canis* ou *Rickettsia rickettsi*; assim, a pesquisa de outras doenças transmitidas por carrapatos é aconselhada.

Os achados radiográficos podem ser normais quando o dano valvar é mínimo. Nos casos de regurgitação valvar aguda e grave da valva que leva à ICC, a congestão venosa e o edema pulmonar podem ser observados com aumento mínimo ou nulo de câmaras cardíacas. Outros casos apresentam evidências de cardiomegalia, com ou sem edema pulmonar ou acometimento de outros órgãos (como discoespondilite). A osteopatia pulmonar hipertrófica dos ossos longos e os infiltrados pulmonares são raros em cães com endocardite.

A ecocardiografia é muito importante caso possa identificar lesões vegetativas oscilantes e movimento anormal da valva (Figura 6.5). A visualização das lesões depende de seu tamanho, localização e qualidade de resolução de imagem. Como "lesões" falso-negativas e falso-positivas podem ser encontradas, as imagens devem ser interpretadas com cautela. O espessamento brando da valva e/ou a maior ecogenicidade podem ser observados nas lesões valvares em estágio inicial. A doença degenerativa da valva mitral pode parecer semelhante em alguns casos, especialmente aquelas com grande espessamento dos folhetos mitrais e formação de nódulos; a DVMC, porém, causa espessamento brando da valva e é mais provável em cães de porte pequeno. No entanto, a diferenciação das vegetações

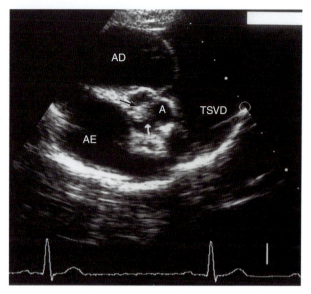

Figura 6.5 Imagem ecocardiográfica paraesternal direita à altura do átrio esquerdo da valva aórtica de um Vizsla macho de 2 anos com estenose subaórtica congênita e estenose pulmonar. Observe a vegetação da valva aórtica (*setas*) causada pela endocardite infecciosa. A: aorta; AE: átrio esquerdo; AD: átrio direito; TSVD: trato de saída do ventrículo direito.

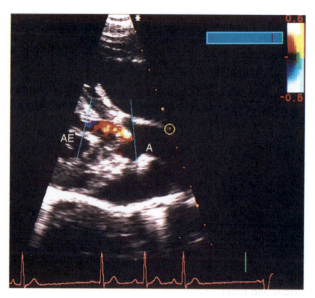

Figura 6.6 Imagem paraesternal direita em eixo longo de Doppler de fluxo em cores obtida durante a diástole do mesmo cão mostrado na Figura 6.5. O jato "semelhante a uma chama" de regurgitação aórtica se estende da valva aórtica fechada para o trato de saída do ventrículo esquerdo. A: aorta; VE: ventrículo esquerdo.

mitrais do espessamento degenerativo nem sempre é possível, em especial nos primeiros estágios. As lesões vegetativas aparecem como massas irregulares densas que podem ser ásperas ou irregulares ou têm pedúnculos longos e evertidos. O aumento da ecogenicidade de lesões mais crônicas pode ser causado pela calcificação distrófica. A progressão da destruição valvar pode ser associada a ruptura de cordas tendíneas, eversão de pontas de folhetos e movimentação anormal da valva. A regurgitação aórtica pode causar vibração do folheto anterior da valva mitral durante a diástole devido ao contato desta estrutura com o jato regurgitante. Os efeitos secundários da disfunção valvar são o aumento da câmara por sobrecarga de volume, além de disfunção progressiva do miocárdio e arritmias. O contraste espontâneo no interior das câmaras cardíacas do lado esquerdo é ocasionalmente observado e é provável que esteja relacionado à hiperfibrogenemia e ao aumento da sedimentação eritrocitária. Estudos de Doppler ilustram os distúrbios de fluxo (Figura 6.6). O ECG pode ser normal ou apresentar complexos ectópicos prematuros ou taquicardia, distúrbios de condução ou evidências de isquemia miocárdica.

Tratamento e prognóstico

A antibioticoterapia agressiva com fármacos bactericidas com capacidade de penetração de fibrina e cuidados de suporte são indicados em animais com endocardite infecciosa. A escolha do fármaco deve ser orientada pelos resultados da cultura e do antibiograma. No entanto, para não retardar a instituição do tratamento, a terapia combinada de amplo espectro é geralmente iniciada logo após a coleta de amostras para hemocultura e urocultura (e de sangue para possíveis exames de detecção de *Bartonella*). O tratamento pode ser alterado, se necessário, com base nos resultados da cultura. Os casos de cultura negativa devem continuar a receber antibióticos de amplo espectro. Os exames para detecção de *Bartonella* devem ser realizados em cães e gatos com endocardite e resultados negativos à cultura. O tratamento empírico inicial de amplo espectro para endocardite infecciosa geralmente inclui um antibiótico betalactâmico, como um derivado de penicilina sintética (p. ex., ampicilina [22 a 40 mg/kg IV a cada 6 a 8 horas], ou ticarcilina/clavulanato [50 mg/kg IV a cada 6 horas]) ou uma cefalosporina (p. ex., cefazolina [22 a 33 mg/kg IV a cada 8 horas] ou ceftriaxona [20 mg/kg IV a cada 12 horas]), com um aminoglicosídeo (amicacina [7 a 10 mg/kg IV a cada 12 horas ou 20 mg/kg a cada 24 horas], com suporte fluido) ou uma fluoroquinolona (enrofloxacino [5 a 10 mg/kg IV a cada 12 horas]). O primeiro tem espectro gram-positivo e o segundo, gram-negativo. A clindamicina ou o metronidazol aumenta a cobertura anaeróbia. Os antibióticos devem ser administrados por via intravenosa durante 1 ou 2 semanas para obtenção de concentrações sanguíneas mais altas e previsíveis. A terapia oral pode ser usada posteriormente por uma questão de praticidade, desde que as anomalias clínicas e laboratoriais tenham melhorado. As opções empíricas para o tratamento oral contínuo são amoxicilina/clavulanato (20 a 25 mg/kg VO a cada 8 horas) ou cefalexina (25 a 30 mg/kg VO a cada 8 horas) em combinação a enrofloxacino (2,5 a 5 mg/kg VO a cada 12 horas). Nos casos de bactérias resistentes a múltiplos medicamentos e necessidade de tratamento com imipeném, a administração subcutânea (SC) após 1 a 2 semanas de administração intravenosa foi recomendada. De modo geral, a terapia antimicrobiana é mantida por pelo menos 6 semanas, embora seja frequentemente recomendada por 8 semanas. A administração de aminoglicosídeos, porém, é interrompida em 7 a 10 dias ou antes em caso de desenvolvimento de toxicidade renal. O monitoramento cuidadoso do sedimento urinário é indicado para detecção precoce de nefrotoxicidade por aminoglicosídeo. A fluidoterapia é dada simultaneamente devido ao risco de nefrotoxicidade por aminoglicosídeo. A furosemida não deve ser administrada durante o tratamento com aminoglicosídeo porque pode exacerbar a nefrotoxicidade. Portanto, o uso de aminoglicosídeo é geralmente contraindicado em pacientes com ICC ou doença renal subjacente.

É importante buscar a confirmação da suspeita de endocardite por infecção por *Bartonella* (ver discussão anterior) porque o tratamento pode exigir antibioticoterapia extremamente longa (p. ex., por até 3 meses), utilizando pelo menos dois medicamentos antimicrobianos com diferentes modos de ação na tentativa de eliminar o microrganismo. Ainda não se sabe qual a estratégia mais eficaz para eliminação de *Bartonella* em cães e gatos. Testes *in vitro* e a concentração inibitória mínima (CIM) de antibióticos não refletem a eficácia contra *Bartonella* no hospedeiro. A persistência bacteriana pode provocar infecções clínicas recorrentes, especialmente em animais com imunossupressão ou outra doença. Embora recomendações anteriores tenham incluído o uso de azitromicina, esse medicamento não é mais inserido na terapia de primeira linha para *Bartonella* devido ao rápido desenvolvimento de resistência.

Nos cães com endocardite (ou miocardite) por *Bartonella*, recomenda-se o tratamento inicial com amicacina (15 a 30 mg/kg a cada 24 horas IV, IM ou SC) por 7 a 10 dias e doxiciclina ([5 a] 10 mg/kg a cada 12 horas VO). A função renal deve ser monitorada com cuidado durante o tratamento de um aminoglicosídeo; este agente não deve ser usado em certos pacientes (ver discussão anterior). Depois da interrupção da administração de amicacina, uma fluoroquinolona oral é adicionada. Hoje, a terapia oral recomendada para a infecção por *Bartonella* é composta por doxiciclina (5 a 10 mg/kg a cada 12 horas VO; ou minociclina, em dose de 10 mg/kg a cada 12 horas VO) e enrofloxacino (5 a 20 mg/kg a cada 24 horas VO) ou pradofloxacino (5 a 10 mg/kg a cada [12 a] 24 horas VO; não aprovado para cães nos EUA)[a] por 28 a 42 dias (pelo menos). Em pacientes clinicamente estáveis com *Bartonella*, não submetidos à terapia intravenosa inicial, a recomendação é instituir o tratamento oral com um medicamento (p. ex., doxiciclina em dose de 5 mg/kg a cada 12 horas) e adicionar um segundo fármaco em 5 a 7 dias. A gravidade da doença, porém, impede a utilização deste esquema em pacientes com endocardite ou miocardite. Essa recomendação é baseada na observação de que a instituição simultânea dos dois antibióticos para tratamento da infecção por *Bartonella* pode causar uma reação em 4 a 7 dias (ou mais) caracterizada por letargia, febre e vômitos (reação semelhante à de Jarisch-Herxheimer). Acredita-se que essa reação, que pode durar alguns dias, é relacionada a lesões bacterianas agudas, morte do patógeno e liberação de citocinas pelo hospedeiro. A menos que o estado clínico do paciente continue a piorar a partir dessa reação, a administração oral de antibióticos deve continuar como planejado e ser acompanhada pelos cuidados de suporte apropriados. A adição de doses anti-inflamatórias de um glicocorticoide pode ser útil em pacientes com essa reação; no entanto, a administração do glicocorticoide deve ser interrompida depois de alguns dias de diminuição desses sinais.

Em gatos com infecção cardíaca por *Bartonella*, recomenda-se a terapia inicial com amicacina (10 a 14 mg/kg a cada 24 horas IV, IM ou SC) por 7 a 10 dias combinada à doxiciclina ([5 a] 10 mg/kg a cada 12 horas VO). As precauções de seleção de pacientes e monitoramento da função renal relativas ao tratamento com aminoglicosídeos são para cães (ver discussão anterior). Ao término do tratamento com amicacina, o pradofloxacino (5 a 10 mg/kg a cada [12 a] 24 horas VO) pode ser adicionado. O tratamento oral hoje recomendado para a infecção por *Bartonella* é composto por doxiciclina (5 a 10 mg/kg a cada 12 horas VO; ou minociclina em dose de 8,8 mg/kg a cada 12 horas VO) e pradofloxacino (5 a 10 mg/kg a cada [12 a] 24 horas VO) por 28 a 42 dias (pelo menos). O tratamento da infecção por *Bartonella* em gatos requer doses mais altas e maior duração; como há risco de desenvolvimento de retinotoxicidade quando o enrofloxacino é usado em doses acima de 5 mg/kg/dia, esse agente não é mais recomendado para tratamento de infecções por *Bartonella* em gatos. A reação semelhante à de Jarisch-Herxheimer (ver discussão anterior) também pode ocorrer em gatos.

Os cuidados de suporte são compostos por tratamento da ICC (ver Capítulo 3) e arritmias (ver Capítulo 4), se presentes. As complicações relacionadas à fonte primária de infecção, eventos embólicos ou respostas imunes são abordadas na medida do possível. A atenção à hidratação, ao apoio nutricional e aos cuidados gerais de enfermagem também são importantes. A PA e a função renal devem ser monitoradas, assim como outros parâmetros indicados para o paciente. A hipertensão deve ser vigorosamente controlada (ver Capítulo 11). Mesmo quando a PA é normal, uma modesta redução adicional de pós-carga com um vasodilatador arteriolar pode dar suporte à função cardíaca, especialmente com o avanço da regurgitação da valva aórtica ou mitral. De modo geral, corticosteroides são contraindicados. A eficácia do ácido acetilsalicílico na redução do crescimento da lesão vegetativa e na incidência de eventos embólicos é questionável.

Nos animais com hemoculturas (ou uroculturas) positivas, as culturas devem ser repetidas 1 a 2 semanas após o início da antibioticoterapia e 1 a 2 semanas após o término do tratamento. Os pacientes com anticorpos contra *Bartonella* podem ser submetidos a novos exames 4 semanas após a instituição da antibioticoterapia para verificar a diminuição dos títulos. A elevação persistente dos títulos sugere que a estratégia antibiótica deve ser alterada. Nos animais com resultado positivo para *Bartonella* em técnicas sorológicas e hemocultura enriquecida com BAPGM antes do início da antibioticoterapia, esses exames devem ser repetidos 2 e 6 semanas após o término do tratamento para avaliação de sua eficácia. Outros exames podem ser indicados dependendo do tipo e da gravidade da doença simultânea e de complicações secundárias individuais. Os ecocardiogramas devem ser repetidos durante (p. ex., 2 e 8 semanas após o início da terapia) e algumas semanas depois do término do tratamento para monitorar mudanças no

---

[a] N.R.T.: No Brasil, o uso de pradofloxacino é aprovado em cães e gatos.

tamanho da vegetação, função da valva, dimensões da câmara e função do VE. Mesmo que a antibioticoterapia seja bem-sucedida na resolução da infecção, o aumento cardíaco progressivo e a disfunção miocárdica são comuns devido a danos valvares residuais e insuficiência valvar. Assim, recomenda-se o monitoramento cardíaco contínuo. Radiografias, hemograma completo, bioquímica sérica e outros exames são repetidos conforme indicado.

Prognóstico

De modo geral, o prognóstico a longo prazo é reservado a mau. Alguns cães morrem em dias a semanas; os que sobrevivem aos estágios agudos são propensos a morrer mais tarde de ICC progressiva. Evidências ecocardiográficas de vegetações (especialmente da valva aórtica) e sobrecarga de volume sugerem um mau prognóstico. Outros indicadores prognósticos negativos são infecções por *Bartonella* ou microrganismos gram-negativos, complicações renais ou cardíacas que respondem mal ao tratamento, embolização séptica e trombocitopenia. A terapia com glicocorticoide e a antibioticoterapia inadequada podem contribuir para o desfecho ruim. O tratamento agressivo pode ser bem-sucedido em casos de disfunção valvar branda a moderada e sem vegetações extensas. A ICC é a causa mais comum de morte; outras causas são sepse, embolização sistêmica, arritmias e insuficiência renal.

Profilaxia antibiótica

O uso de antibióticos profiláticos é controverso. A experiência em seres humanos sugere que a maioria dos casos de endocardite infecciosa não é evitável. O risco de endocardite de um procedimento específico (p. ex., odontológico) em humanos é baixo em comparação ao risco cumulativo associado às atividades diárias normais. No entanto, considerando o aumento da ocorrência de endocardite em animais com certas malformações cardiovasculares (especialmente estenose aórtica subvalvar), a profilaxia antimicrobiana é geralmente recomendada a esses pacientes antes de procedimentos odontológicos ou outros procedimentos "sujos" (na cavidade oral, intestinos ou sistema urogenital). A profilaxia antimicrobiana também é aconselhada em animais com marca-passo ou outro dispositivo implantado ou ainda naqueles com histórico de endocardite; além disso, deve ser considerada em animais imunocomprometidos. As recomendações incluíram ampicilina, amoxicilina ou cefalosporina em alta dose 1 hora antes e 6 horas após procedimentos orais ou no trato respiratório superior; clindamicina antes dos procedimentos odontológicos; ampicilina com aminoglicosídeo (IV) meia hora antes e 8 horas após procedimentos GIs ou urogenitais; e ticarcilina ou uma cefalosporina de primeira geração (IV) 1 hora antes e 6 horas após um procedimento.

Leitura sugerida

Doença degenerativa da valva atrioventricular

Atkins C, et al. Guidelines for the diagnosis and treatment of canine chronic valvular heart disease (ACVIM Consensus Statement). *J Vet Intern Med*. 2009;23:1142–1150.

Atkins CE, Haggstrom J. Pharmacologic management of myxomatous mitral valve disease in dogs. *J Vet Cardiol*. 2012;14:165–184.

Atkins CE, et al. Results of the veterinary enalapril trial to prove reduction in onset of heart failure in dogs chronically treated with enalapril alone for compensated, naturally occurring mitral valve insufficiency. *J Am Vet Med Assoc*. 2007;231:1061–1069.

Atkinson KJ, et al. Evaluation of pimobendan and N-terminal probrain natriuretic peptide in the treatment of pulmonary hypertension secondary to degenerative mitral valve disease in dogs. *J Vet Intern Med*. 2009;23:1190–1196.

Aupperle H, Disatian A. Pathology, protein expression and signalling in myxomatous mitral valve degeneration: comparison of dogs and humans. *J Vet Cardiol*. 2012;14:59–71.

Bernay F, et al. Efficacy of spironolactone on survival in dogs with naturally occurring mitral regurgitation caused by myxomatous mitral valve disease. *J Vet Intern Med*. 2010;24:331–341.

Birkegard AC, et al. Breeding restrictions decrease the prevalence of myxomatous mitral valve disease in Cavalier King Charles Spaniels over an 8- to 10-year period. *J Vet Intern Med*. 2016;30:63–68.

Borgarelli M, et al. Prevalence and prognostic importance of pulmonary hypertension in dogs with myxomatous mitral valve disease. *J Vet Intern Med*. 2015;29:569–574.

Borgarelli M, Buchanan JW. Historical review, epidemiology and natural history of degenerative mitral valve disease. *J Vet Cardiol*. 2012;14:93–101.

Borgarelli M, et al. Survival characteristics and prognostic variables of dogs with preclinical chronic degenerative mitral valve disease attributable to myxomatous valve disease. *J Vet Intern Med*. 2012;26:69–75.

Boswood A, et al. Effect of pimobendan in dogs with preclinical myxomatous mitral valve disease and cardiomegaly: the EPIC study—a randomized clinical trial. *J Vet Intern Med*. 2016;30:1765–1779.

Chetboul V, et al. Association of plasma N-terminal Pro-B-type natriuretic peptide concentration with mitral regurgitation severity and outcome in dogs with asymptomatic degenerative mitral valve disease. *J Vet Intern Med*. 2009;23:984–994.

Chetboul V, Tissier R. Echocardiographic assessment of canine degenerative mitral valve disease. *J Vet Cardiol*. 2012;14:127–148.

Diana A, et al. Radiographic features of cardiogenic pulmonary edema in dogs with mitral regurgitation: 61 cases (1998-2007). *J Am Vet Med Assoc*. 2009;235:1058–1063.

Dillon AR, et al. Left ventricular remodeling in preclinical experimental mitral regurgitation of dogs. *J Vet Cardiol*. 2012;14:73–92.

Eriksson AS, et al. Increased NT-proANP predicts risk of congestive heart failure in Cavalier King Charles Spaniels with mitral regurgitation caused by myxomatous valve disease. *J Vet Cardiol*. 2014;16:141–154.

Falk T, et al. Cardiac troponin-I concentration, myocardial arteriosclerosis, and fibrosis in dogs with congestive heart failure because of myxomatous mitral valve disease. *J Vet Intern Med*. 2013;27:500–506.

Ferasin L, et al. Risk factors for coughing in dogs with naturally acquired myxomatous mitral valve disease. *J Vet Intern Med*. 2013;27:286–292.

Fox PR. Pathology of myxomatous mitral valve disease in the dog. *J Vet Cardiol*. 2012;14:103–126.

Gordon SG, et al. Retrospective review of carvedilol administration in 38 dogs with preclinical chronic valvular heart disease. *J Vet Cardiol*. 2012;14:243–252.

Gouni V, et al. Quantification of mitral valve regurgitation in dogs with degenerative mitral valve disease by use of the proximal isovelocity surface area method. *J Am Vet Med Assoc*. 2007;231:399–406.

Guglielmini C, et al. Use of the vertebral heart score in coughing dogs with chronic degenerative mitral valve disease. *J Vet Med Sci.* 2009;71:9–13.

Haggstrom J, et al. Effect of pimobendan or benazepril hydrochloride on survival times in dogs with congestive heart failure caused by naturally occurring myxomatous mitral valve disease: the QUEST study. *J Vet Intern Med.* 2008;22:1124–1135.

Hezzell MJ, et al. The combined prognostic potential of serum high-sensitivity cardiac troponin I and N-terminal pro-B-type natriuretic peptide concentrations in dogs with degenerative mitral valve disease. *J Vet Intern Med.* 2012;26:302–311.

Hezzell MJ, et al. Selected echocardiographic variables change more rapidly in dogs that die from myxomatous mitral valve disease. *J Vet Cardiol.* 2012;14:269–279.

Kellihan HB, Stepien RL. Pulmonary hypertension in canine degenerative mitral valve disease. *J Vet Cardiol.* 2012;14:149–164.

Kim JH, Park HM. Usefulness of conventional and tissue Doppler echocardiography to predict congestive heart failure in dogs with myxomatous mitral valve disease. *J Vet Intern Med.* 2015;29:132–140.

Lake-Bakaar GA, et al. Effect of pimobendan on the incidence of arrhythmias in small breed dogs with myxomatous mitral valve degeneration. *J Vet Cardiol.* 2015;17:120–128.

Lefebvre HP, et al. Safety of spironolactone in dogs with chronic heart failure because of degenerative valvular disease: a population-based, longitudinal study. *J Vet Intern Med.* 2013;27:1083–1091.

Ljungvall I, et al. Cardiac troponin I is associated with severity of myxomatous mitral valve disease, age, and C-reactive protein in dogs. *J Vet Intern Med.* 2010;24:153–159.

Lombard CW, Jons O, Bussadori CM. Clinical efficacy of pimobendan versus benazepril for the treatment of acquired atrioventricular valvular disease in dogs. *J Am Anim Hosp Assoc.* 2006;42:249–261.

López-Alvarez J, et al. Clinical severity score system in dogs with degenerative mitral valve disease. *J Vet Intern Med.* 2015;29:575–581.

Lord PF, et al. Radiographic heart size and its rate of increase as tests for onset of congestive heart failure in Cavalier King Charles Spaniels with mitral valve regurgitation. *J Vet Intern Med.* 2011;25:1312–1319.

Moesgaard SG, et al. Flow-mediated vasodilation measurements in Cavalier King Charles Spaniels with increasing severity of myxomatous mitral valve disease. *J Vet Intern Med.* 2012;26:61–68.

Moonarmart W, et al. N-terminal pro B-type natriuretic peptide and left ventricular diameter independently predict mortality in dogs with mitral valve disease. *J Small Anim Pract.* 2010;51:84–96.

Muzzi RA, et al. Regurgitant jet area by Doppler color flow mapping: quantitative assessment of mitral regurgitation severity in dogs. *J Vet Cardiol.* 2003;5:33–38.

Ohad DG, et al. Sleeping and resting respiratory rates in dogs with subclinical heart disease. *J Am Vet Med Assoc.* 2013;243:839–843.

Oui H, et al. Measurements of the pulmonary vasculature on thoracic radiographs in healthy dogs compared to dogs with mitral regurgitation. *Vet Radiol Ultrasound.* 2015;56:251–256.

Oyama MA. Neurohormonal activation in canine degenerative mitral valve disease: implications on pathophysiology and treatment. *J Small Anim Pract.* 2009;50:3–11.

Polizopoulou ZS, et al. Serial analysis of serum cardiac troponin I changes and correlation with clinical findings in 46 dogs with mitral valve disease. *Vet Clin Pathol.* 2014;43:218–225.

Reineke EL, Burkett DE, Drobatz KJ. Left atrial rupture in dogs: 14 cases (1990-2005). *J Vet Emerg Crit Care.* 2008;18:158–164.

Reynolds CA, et al. Prediction of first onset of congestive heart failure in dogs with degenerative mitral valve disease: the PREDICT cohort study. *J Vet Cardiol.* 2012;14:193–202.

Sargent J, et al. Echocardiographic predictors of survival in dogs with myxomatous mitral valve disease. *J Vet Cardiol.* 2015;17:1–12.

Schober KE, et al. Effects of treatment on respiratory rate, serum natriuretic peptide concentration, and Doppler echocardiographic indices of left ventricular filling pressure in dogs with congestive heart failure secondary to degenerative mitral valve disease and dilated cardiomyopathy. *J Am Vet Med Assoc.* 2011;239:468–479.

Schober KE, et al. Detection of congestive heart failure in dogs by Doppler echocardiography. *J Vet Intern Med.* 2010;24:1358–1368.

Serres F, et al. Chordae tendineae rupture in dogs with degenerative mitral valve disease: prevalence, survival, and prognostic factors (114 cases, 2001-2006). *J Vet Intern Med.* 2007;21:258–264.

Singh MK, et al. Bronchomalacia in dogs with myxomatous mitral valve degeneration. *J Vet Intern Med.* 2012;26:312–319.

Tarnow I, et al. Predictive value of natriuretic peptides in dogs with mitral valve disease. *Vet J.* 2009;180:195–201.

Uechi M. Mitral valve repair in dogs. *J Vet Cardiol.* 2012;14:185–192.

Endocardite infecciosa

Breitschwerdt EB. Bartonellosis of the cat and dog. *Plumb's Therapeutics Brief.* 2015;18–23.

Breitschwerdt EB, et al. Bartonellosis: an emerging infectious disease of zoonotic importance to animals and human beings. *J Vet Emerg Crit Care.* 2010;20:8–30.

Calvert CA, Thomason JD. Cardiovascular infections. In: Greene CE, ed. *Infectious diseases of the dog and cat.* 4th ed. St Louis: Elsevier; 2012:912–936.

Glickman LT, et al. Evaluation of the risk of endocarditis and other cardiovascular events on the basis of the severity of periodontal disease in dogs. *J Am Vet Med Assoc.* 2009;234:486–494.

MacDonald K. Infective endocarditis in dogs: diagnosis and therapy. *Vet Clin North Am Small Anim Pract.* 2010;40:665–684.

MacDonald KA. Infective endocarditis. In: Bonagura JD, Twedt DC, eds. *Kirk's current veterinary therapy XV.* St Louis: Elsevier; 2014:e291–e299.

Meurs KM, et al. Comparison of polymerase chain reaction with bacterial 16s primers to blood culture to identify bacteremia in dogs with suspected bacterial endocarditis. *J Vet Intern Med.* 2011;25:959–962.

Ohad DG, et al. Molecular detection of Bartonella henselae and Bartonella koehlerae from aortic valves of Boxer dogs with infective endocarditis. *Vet Microbiol.* 2010;141:182–185.

Peddle G, Sleeper MM. Canine bacterial endocarditis: a review. *J Am Anim Hosp Assoc.* 2007;43:258–263.

Peddle GD, et al. Association of periodontal disease, oral procedures, and other clinical findings with bacterial endocarditis in dogs. *J Am Vet Med Assoc.* 2009;234:100–107.

Pennisi MG, et al. Bartonella species infection in cats: ABCD guidelines on prevention and management. *J Feline Med Surg.* 2013;15:563–569.

Pesavento PA, et al. Pathology of *Bartonella* endocarditis in six dogs. *Vet Pathol.* 2005;42:370–373.

Semedo-Lemsaddek T, Tavares M, SaoBraz B. Enterococcal infective endocarditis following periodontal disease in dogs. *PLoS ONE.* 2016;11:e0146860.

Sykes JE, et al. Clinicopathologic findings and outcome in dogs with infective endocarditis: 71 cases (1992-2005). *J Am Vet Med Assoc.* 2006;228:1735–1747.

Sykes JE, et al. Evaluation of the relationship between causative organisms and clinical characteristics of infective endocarditis in dogs: 71 cases (1992-2005). *J Am Vet Med Assoc.* 2006;228:1723–1734.

CAPÍTULO 7

Doenças Miocárdicas do Cão

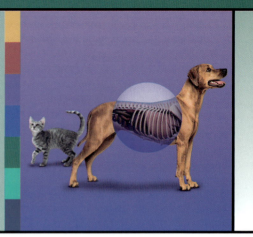

A doença do músculo cardíaco que leva à disfunção contrátil e aumento das câmaras cardíacas é uma causa importante de insuficiência cardíaca em cães. A cardiomiopatia dilatada (CMD) primária ou idiopática é mais comum e afeta principalmente as raças de grande porte. A cardiomiopatia arritmogênica do ventrículo direito (CAVD), antes conhecida como cardiomiopatia do Boxer, é uma doença miocárdica importante nessa raça, mas incomum nas demais. As doenças miocárdicas secundárias e infecciosas são menos frequentes. A cardiomiopatia hipertrófica (CMH) é raramente observada em cães.

CARDIOMIOPATIA DILATADA

Etiologia e fisiopatologia

A CMD é uma doença caracterizada por baixa contratilidade miocárdica acompanhada ou não por arritmias. Embora seja considerada idiopática, é provável que a CMD represente o estágio final de diferentes processos patológicos ou defeitos metabólicos em células miocárdicas ou matriz intercelular e não uma única doença. Acredita-se na existência de uma base genética em muitos casos de CMD idiopática, em especial em raças com alta prevalência ou ocorrência familiar da doença. Raças de porte grande e gigante são mais acometidas, inclusive Doberman Pinscher, Dogue Alemão, São Bernardo, Deerhound (Lébrel) Escocês, Wolfhound Irlandês, Labrador Retriever, Terranova, Afghan Hound e Dálmata. Algumas raças menores, como Cocker Spaniel, também podem ser afetadas. A doença é raramente observada em cães com peso inferior a 12 kg. Os Doberman Pinschers parecem apresentar a maior prevalência de CMD com um padrão de herança autossômico dominante. Nessa raça, uma mutação genética causal no cromossomo 14 foi associada à CMD; a mutação codifica uma proteína mitocondrial associada à regulação do metabolismo cardíaco da glicose e está associada à deficiência da função sistólica. Há um teste comercial para detecção da mutação (North Carolina State University Veterinary Cardiac Genetic Laboratory, Carolina do Norte, EUA; https://cvm.ncsu.edu/genetics/); no entanto, a penetrância dessa mutação é de apenas cerca de 67% e alguns Dobermans com CMD são homozigotos negativos. É provável que existam várias outras mutações associadas à CMD em Dobermans e outras raças. Em pelo menos alguns Dogues Alemães, a CMD parece ter um traço recessivo ligado ao cromossomo X. Em Wolfhounds Irlandeses, a CMD parece familiar, com herança autossômica recessiva de alelos específicos de sexo. A CMD familiar que afeta Cães D'Água Portugueses jovens tem padrão de herança autossômico recessivo e é rapidamente fatal em cães homozigóticos para a mutação.

Vários defeitos bioquímicos, deficiências nutricionais, toxinas, mecanismos imunológicos e agentes infecciosos podem participar da patogênese da CMD em diferentes casos. A alteração da homeostase intracelular de energia e a redução das concentrações de trifosfato de adenosina (ATP) no miocárdio foram observadas em estudos bioquímicos no miocárdio de Doberman Pinschers acometidos. A expressão gênica anormal relacionada à regulação do receptor cardíaco de rianodina e liberação intracardíaca de Ca^{++} foi relatada em Dogues Alemães com CMD. A CMD idiopática também foi associada a infecções virais prévias em seres humanos. No entanto, com base na análise da reação em cadeia da polimerase (PCR) de amostras de miocárdio de um pequeno número de cães com CMD, os agentes virais não parecem comumente associados à CMD nesta espécie.

A redução da contratilidade ventricular (disfunção sistólica) é o principal defeito funcional em cães com CMD. A dilatação progressiva da câmara cardíaca (hipertrofia excêntrica e remodelamento) se desenvolve com a piora da função da bomba sistólica e do débito cardíaco e ativação de mecanismos compensatórios. O baixo débito cardíaco pode causar fraqueza, síncope e, em última instância, choque cardiogênico. O aumento da rigidez diastólica também contribui para o desenvolvimento de altas pressões diastólicas finais, congestão venosa e insuficiência cardíaca congestiva (ICC). O aumento cardíaco e a disfunção do músculo papilar tendem a prejudicar a aposição dos folhetos mitrais e tricúspides durante a sístole, o que causa insuficiência valvar branda a moderada.

A diminuição do débito cardíaco leva à ativação de mecanismos compensatórios simpáticos, hormonais e renais. Esses mecanismos aumentam a frequência cardíaca, a resistência vascular periférica e a retenção de volume (ver Capítulo 3). Acredita-se que a ativação neuro-hormonal crônica contribua para o dano miocárdico progressivo, bem como para a ICC. A perfusão coronariana pode ser comprometida pela insuficiência de fluxo sanguíneo e pelo aumento da pressão diastólica ventricular; a isquemia miocárdica prejudica ainda mais a função miocárdica e predispõe o desenvolvimento de arritmias. Sinais de insuficiência cardíaca de baixo débito e ICC do lado esquerdo, do lado direito ou biventricular (ver Capítulo 3) são comuns em cães com CMD.

O desenvolvimento de fibrilação atrial (FA) é comum em cães com CMD, principalmente naqueles de raças gigantes e aumento acentuado do átrio esquerdo (AE). Cerca de 30% dos Doberman Pinschers e mais de 80% dos cães de raça gigante com CMD têm FA concomitante. Em Wolfhounds Irlandeses, a FA pode preceder as alterações ecocardiográficas. A contração atrial contribui de maneira importante para o enchimento ventricular, principalmente em frequências cardíacas maiores. A perda da contribuição atrial associada à FA reduz o débito cardíaco e pode causar descompensação clínica aguda. É provável que a taquicardia persistente associada à FA também acelere a progressão da doença. As taquiarritmias ventriculares também são comuns e podem causar síncope e morte súbita. Em Doberman Pinschers, o Holter seriado documentou o aparecimento de contrações ventriculares prematuras (CVPs) meses a mais de 1 ano antes da identificação das primeiras anomalias ecocardiográficas de CMD. A frequência das taquiarritmias aumenta assim que a função do ventrículo esquerdo (VE) começa a se deteriorar. As bradiarritmias induzidas por agitação também foram associadas a sinais de baixo débito em Doberman Pinschers.

A dilatação de todas as câmaras cardíacas é típica em cães com CMD, embora o aumento do AE e do VE geralmente sejam predominantes. A espessura da parede ventricular pode parecer menor em comparação ao tamanho do lúmen. O achatamento e a atrofia de músculos papilares e o espessamento endocárdico também são observados. De modo geral, se presentes, as alterações degenerativas simultâneas das valvas atrioventriculares (AVs) são apenas brandas a moderadas. Os achados histopatológicos são áreas dispersas de necrose miocárdica, degeneração e fibrose, especialmente no VE. Células miocárdicas estreitas (atenuadas) com aparência ondulada podem ser um achado comum. Infiltrados celulares inflamatórios, hipertrofia miocárdica e infiltração gordurosa (principalmente em Doberman Pinschers e Boxers com CAVD) são características inconsistentes.

Achados clínicos

A prevalência de CMD aumenta com a idade, embora a maioria dos cães com ICC tenha 4 a 10 anos. Entre Doberman Pinschers, a prevalência de CMD se aproxima de 50% em cães com mais de 8 anos. Doberman Pinschers machos geralmente apresentam sinais em idade menor do que as fêmeas e são mais propensos ao desenvolvimento de ICC.

A CMD parece se desenvolver de forma lenta, com um estágio pré-clínico prolongado (oculto) que pode evoluir ao longo de vários anos antes que os sinais clínicos se tornem evidentes. Uma avaliação cardíaca adicional é indicada a cães com histórico de redução da tolerância ao exercício, fraqueza ou síncope ou naqueles com arritmia, sopro ou som de galope no exame físico de rotina. A CMD oculta é frequentemente reconhecida em ecocardiografia de triagem e monitoramento com Holter realizados em cães reprodutores ou de exposição. Alguns cães de raça gigante com disfunção branda a moderada do VE são relativamente assintomáticos, mesmo na presença de FA.

Os sinais clínicos de CMD podem se desenvolver com rapidez, especialmente em cães sedentários, nos quais os primeiros sinais às vezes não são notados. A morte súbita antes do desenvolvimento dos sinais de ICC é relativamente comum. Dentre as queixas apresentadas, estão fraqueza, letargia, taquipneia ou dispneia, intolerância a exercícios, tosse (às vezes descrita como "engasgo"), anorexia, distensão abdominal (ascite) e síncope. Perda de massa muscular (caquexia cardíaca), acentuada ao longo da linha média dorsal, pode ser grave em casos avançados.

Os achados do exame físico variam conforme o grau de descompensação cardíaca. Alguns cães com doenças ocultas apresentam resultados normais no exame físico. Outros têm um sopro suave de regurgitação mitral ou tricúspide ou arritmia. Cães com doença avançada e baixo débito cardíaco apresentam aumento do tônus simpático e vasoconstrição periférica, com palidez de mucosas e aumento do tempo de enchimento capilar. O pulso arterial femoral e o impulso precordial costumam ser fracos e rápidos. A FA não controlada e as CVPs frequentes tornam o ritmo cardíaco irregular e rápido, com déficits de pulso frequentes e pulso de força variável (ver Figura 4.1). Os sinais de ICC do lado esquerdo e/ou direito são taquipneia, aumento dos sons respiratórios, estertores pulmonares, distensão ou pulso da veia jugular, derrame pleural ou ascite e/ou hepatoesplenomegalia. Os sons cardíacos podem ser abafados por derrame pleural ou baixa contratilidade cardíaca. Um terceiro som cardíaco audível (galope na terceira bulha cardíaca, B_3) é um achado clássico, embora possa ser obscurecido pelo ritmo cardíaco irregular. Sopros sistólicos de intensidade branda a moderada de regurgitação mitral e/ou tricúspide são comuns.

RADIOGRAFIA
Diagnóstico

O estágio da doença, a conformação torácica e o estado de hidratação influenciam os achados radiográficos. É provável que os achados radiográficos sejam normais em cães com doença oculta em estágio inicial. A cardiomegalia generalizada (predominantemente aumento do coração esquerdo) é evidente em pacientes com CMD avançada (Figura 7.1). Em Doberman Pinschers e outras raças de peito profundo, o coração pode parecer minimamente aumentado, à exceção do átrio esquerdo (AE). Em outros cães, a cardiomegalia generalizada pode ser grave e mimetizar a silhueta cardíaca globoide típica dos grandes derrames pericárdicos. A distensão das veias pulmonares e as opacidades pulmonares intersticiais ou alveolares acompanham a ICC do lado esquerdo com edema pulmonar. Na CMD, os infiltrados de edema pulmonar tendem a se distribuir de forma difusa (ver Figura 7.1). Derrame pleural, distensão da veia cava caudal, hepatomegalia e ascite geralmente acompanham a ICC do lado direito. A ICC biventricular é comum.

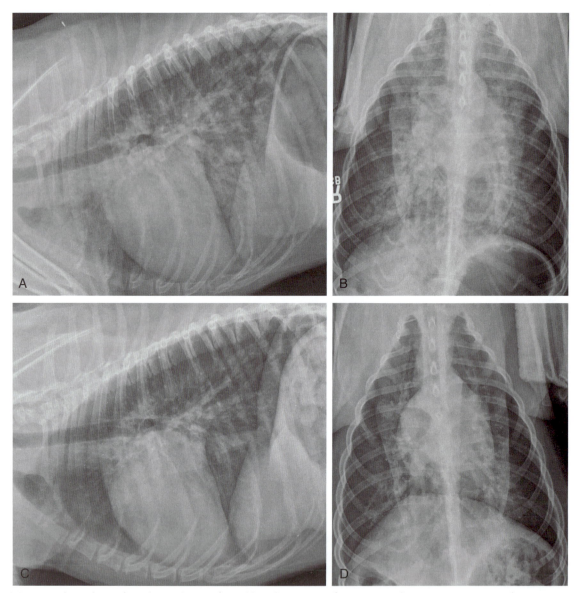

Figura 7.1 Exemplo radiográfico de cardiomiopatia dilatada com insuficiência cardíaca congestiva (e subsequente resolução) em um Doberman Pinscher macho de 5 anos. Projeção lateral (**A**) e dorsoventral (**B**) mostrando aumento de volume do ventrículo esquerdo e do átrio esquerdo, distensão venosa pulmonar e edema pulmonar difuso moderado, condizente com insuficiência cardíaca congestiva do lado esquerdo. Após a instituição do tratamento medicamentoso para insuficiência cardíaca congestiva, as radiografias torácicas lateral (**C**) e dorsoventral (**D**) do mesmo paciente mostram resolução do edema pulmonar e persistência da cardiomegalia.

ELETROCARDIOGRAFIA

Os achados do eletrocardiograma (ECG) em cães com CMD também são variáveis. De modo geral, o ritmo subjacente é sinusal, embora a FA seja comum, especialmente em Wolfhounds Irlandeses e outras raças gigantes (ver Figura 2.30). Taquiarritmias ventriculares, inclusive CVPs multiformes, pares (*couplets*) e trios (*triplets*) de extrassístoles ventriculares e taquicardia ventricular sustentada ou paroxística também são comuns, principalmente em Doberman Pinschers. A presença de CVPs durante um ECG de 5 minutos é um indicador específico (embora insensível) de CVPs frequentes no Holter; até mesmo uma única CVP em um Doberman é altamente sugestiva de CMD oculta. Os complexos QRS podem ser altos (condizentes com a dilatação do VE), de tamanho normal ou pequenos.

A doença miocárdica tende a aumentar a largura do complexo QRS, com onda R de descida mais lenta e segmento ST indistinto. Um padrão de bloqueio de ramo ou outro distúrbio de condução intraventricular pode ser observado. As ondas P em cães com ritmo sinusal são frequentemente alargadas e entalhadas, sugerindo aumento do AE.

O monitoramento com Holter de 24 horas auxilia a documentação da presença e da frequência da ectopia ventricular e pode ser usado como uma ferramenta de triagem de CMD em Doberman Pinschers. Acredita-se que a presença de mais de 50 CVPs/dia ou quaisquer pares ou trios de extrassístoles preveja o futuro desenvolvimento de CMD franca em Doberman Pinschers. Alguns cães com menos de 50 CVPs/dia à primeira avaliação também desenvolvem CMD depois de vários anos.

A frequência e a complexidade das taquiarritmias ventriculares parecem estar negativamente correlacionadas à fração de encurtamento; a taquicardia ventricular sustentada foi associada ao maior risco de morte súbita. A variabilidade no número de CVPs entre Holters repetidos no mesmo cão pode ser alta (até 85%). Se disponível, a técnica de eletrocardiografia com média de sinal pode revelar a presença de potenciais ventriculares tardios, o que pode sugerir maior risco de morte súbita em Doberman Pinschers com CMD oculta.

ECOCARDIOGRAFIA

A ecocardiografia é usada para o diagnóstico definitivo da CMD (e diferenciação do derrame pericárdico ou da doença da valva mitral crônica), avaliação da gravidade da disfunção sistólica e documentação do grau de aumento das câmaras cardíacas. A dilatação das câmaras cardíacas e o movimento insuficiente da parede sistólica ventricular são achados característicos em cães com CMD (Figura 7.2). O movimento da parede é mínimo apenas em casos graves. O aumento do coração esquerdo é predominante, embora todas as câmaras sejam acometidas em algum grau. Os índices ecocardiográficos de função sistólica do VE são reduzidos, inclusive fração de encurtamento, mudança de área fracionada e fração de ejeção. A dimensão sistólica (bem como diastólica) do VE é maior em comparação aos intervalos normais para a raça; o VE parece mais esférico e a separação ponto E-septo da valva mitral é maior. As espessuras da parede livre e do septo do VE são normais a menores. O índice de volume sistólico final calculado normalmente é maior que 80 mℓ/m² em cães com CMD evidente (valores abaixo de 30 mℓ/m² são considerados normais). Evidências de função diastólica anormal também podem ser observadas em cães com doença avançada. A regurgitação branda a moderada da valva AV em direção central é geralmente detectada pela ecocardiografia com Doppler (Figura 7.3).

A ecocardiografia também é usada para triagem de doenças miocárdicas ocultas. A triagem é complicada pelo fato de que Doberman Pinschers, Greyhounds e alguns outros cães atléticos aparentemente saudáveis podem apresentar fração de encurtamento ligeiramente menor em comparação ao considerado normal para a maioria das raças. Em Doberman Pinschers assintomáticos, os seguintes critérios ecocardiográficos sugerem CMD oculta com alto risco de doença evidente em 2 a 3 anos: diâmetro interno do VE no final da sístole (DIVEs) acima de 4,6 cm (em cães com até 42 kg) ou 5 cm (em cães com mais de 42 kg), DIVEs acima de 3,8 cm e separação ponto E-septo da valva mitral acima de 0,9 cm ou CVPs durante o primeiro exame.

Achados clínico-patológicos

As concentrações circulantes dos peptídeos natriuréticos (peptídeo natriurético do tipo B [BNP] e peptídeo natriurético atrial [ANP]) e troponina cardíaca são elevadas em Doberman Pinschers com CMD oculta; além disso, os níveis desses biomarcadores aumentam com a progressão da doença e o desenvolvimento de ICC. Entre esses biomarcadores, o fragmento N-terminal do BNP (NT-proBNP) parece ter melhor sensibilidade e especificidade para detecção da CMD oculta, principalmente na presença de anomalias ecocardiográficas. No entanto, o NT-proBNP tem ampla variabilidade biológica em cães normais e é relativamente insensível para detecção de CMD oculta quando as arritmias ventriculares precedem as alterações ecocardiográficas. Assim, o esquema padrão ouro de triagem para a detecção de CMD oculta em cães é a combinação de monitoramento com Holter e ecocardiografia. Em situações de triagem de alto volume, uma combinação de monitoramento com Holter e determinação de NT-proBNP pode ser considerada. A triagem genética é recomendada em Doberman Pinschers destinados à reprodução.

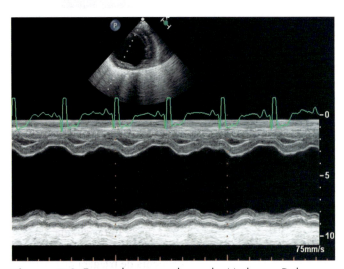

Figura 7.2 Ecocardiograma de modo M de um Doberman Pinscher com cardiomiopatia dilatada à altura dos músculos papilares ventriculares esquerdos. Note a atenuação do movimento da (fração de encurtamento de aproximadamente 18%) e o aumento das dimensões do ventrículo esquerdo tanto na diástole quanto na sístole.

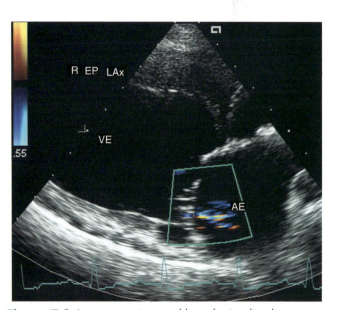

Figura 7.3 A regurgitação mitral branda é indicada por uma área relativamente pequena de alteração de fluxo neste quadro (frame) sistólico de um Poodle Standard com cardiomiopatia dilatada. Note a dilatação do átrio esquerdo (AE) e do ventrículo esquerdo (VE). Projeção paraesternal direita em eixo longo otimizada para o trato de entrada do VE.

Outros achados clínico-patológicos não contribuem na maioria dos casos, embora a azotemia pré-renal decorrente da má perfusão renal ou aumento moderado das atividades das enzimas hepáticas por congestão hepática passiva sejam frequentes na doença avançada. A ICC grave pode estar associada à hipoproteinemia, hiponatremia e hiperpotassemia. O hipotireoidismo com hipercolesterolemia ocorre em alguns cães com CMD. Outros animais apresentam baixa concentração sérica de hormônio T_4 sem hipotireoidismo (síndrome do eutireoidiano doente); concentrações normais de hormônio tireoestimulante (TSH) e T_4 livre são comuns. A maior circulação de neuro-hormônios (p. ex., norepinefrina, aldosterona, endotelina, além dos peptídeos natriuréticos) é observada principalmente em cães com CMD e ICC evidente.

CARDIOMIOPATIA DILATADA EM ESTÁGIO B (OCULTA)
Tratamento

A pimobendana retarda a progressão para ICC ou morte súbita em Doberman Pinschers com evidências ecocardiográficas de CMD oculta. Em um estudo randomizado, cego e controlado por placebo, a pimobendana prolongou o período pré-clínico em aproximadamente 9 meses em comparação ao placebo. Não está claro se a pimobendana também seria benéfica em Doberman Pinschers somente com arritmias ventriculares (antes das alterações ecocardiográficas). A pimobendana também retardou a progressão para ICC ou morte súbita em Wolfhounds Irlandeses com FA e/ou evidências ecocardiográficas de CMD oculta. Em comparação ao benazepril ou à digoxina, a pimobendana retardou o período pré-clínico em cerca de 2 anos. Ainda não se sabe se os benefícios da pimobendana em doenças ocultas se estendem a outras raças de cães comumente acometidas pela CMD.

De modo geral, um inibidor da enzima conversora de angiotensina (IECA) também é recomendado para cães com dilatação do VE ou redução da função sistólica do VE. Evidências preliminares em Doberman Pinschers sugerem que a administração de IECA pode retardar o início da ICC. Outros tratamentos destinados à modulação das primeiras respostas neuro-hormonais e dos processos de remodelamento ventricular têm apelo teórico, mas sua utilidade clínica não é clara. Em particular, certos betabloqueadores provaram ser benéficos em seres humanos com cardiomiopatia, mas não há ensaios clínicos que demonstrem sua ação na CMD canina. A combinação de carvedilol, um betabloqueador e um α-bloqueador com propriedades antioxidantes caiu em desuso devido à biodisponibilidade oral limitada e imprevisível em cães.

A decisão de instituir o tratamento com fármacos antiarrítmicos em cães com taquiarritmias ventriculares é influenciada pela frequência e complexidade da arritmia observada no Holter, bem como pela presença ou ausência de sinais clínicos (fraqueza episódica, síncope). Vários agentes antiarrítmicos têm sido usados, mas não se sabe quais são os esquemas mais eficazes e quando instituir o tratamento. Um esquema que diminui a frequência e gravidade da arritmia e aumenta o limiar de fibrilação ventricular é desejável para diminuir os sinais clínicos e reduzir o risco de morte súbita. Os medicamentos antiarrítmicos ventriculares de primeira linha mais usados na CMD são sotalol e/ou mexiletina. A amiodarona e a procainamida são às vezes usadas em casos refratários (ver Capítulo 4).

CARDIOMIOPATIA DILATADA EM ESTÁGIO C (CLINICAMENTE EVIDENTE)

O tratamento visa melhorar a qualidade de vida do paciente e prolongar a sobrevida na medida do possível, controlando os sinais de ICC e as arritmias e otimizando o débito cardíaco. A maioria dos cães é tratada com pimobendana, um IECA e furosemida (nas doses necessárias) (Boxe 7.1). O uso de espironolactona também é recomendado. Os medicamentos antiarrítmicos são administrados de acordo com a necessidade individual.

Terapia aguda

Cães com ICC aguda são tratados como descrito no Boxe 3.1, com administração parenteral de furosemida, oxigênio suplementar, suporte inotrópico, uso cauteloso de um vasodilatador e outros medicamentos de acordo com as necessidades do paciente. A toracocentese é indicada se houver suspeita ou identificação de derrame pleural.

Cães com baixa contratilidade miocárdica, hipotensão persistente ou ICC fulminante podem se beneficiar do maior suporte inotrópico fornecido pela infusão intravenosa (IV) de dobutamina (ou dopamina) por 1 a 3 dias. Acredita-se que o uso prolongado de fármacos inotrópicos fortemente positivos tenha efeitos prejudiciais sobre o miocárdio. Durante a infusão desses medicamentos, o paciente deve ser observado com cuidado quanto ao agravamento de taquicardias ou arritmias (especialmente CVPs). Em caso de arritmias ventriculares, a administração do medicamento é interrompida ou infundida em até metade da taxa original. Em cães com FA, é provável que a infusão de catecolaminas aumente a frequência de resposta ventricular devido ao aumento da condução AV.

A FA rápida é tratada com medicamentos que diminuam a frequência de resposta ventricular. O diltiazem e a digoxina são opções para o controle dessa frequência; embora ambos sejam comercializados em formulação intravenosa e oral, a digoxina IV é evitada na maioria dos casos. O diltiazem é mais eficaz na redução da frequência cardíaca, mas suas propriedades inotrópicas negativas podem comprometer ainda mais a função sistólica em pacientes com CMD avançada; se o cão ainda não estiver recebendo pimobendana, este medicamento deve ser administrado o mais rápido possível. A digoxina é menos potente para a redução da frequência, com início de ação mais lento, mas tem o benefício de ser um inotrópico positivo moderado. No controle da frequência a longo prazo, uma combinação de diltiazem VO e digoxina VO é preferida. Estratégias para controle agudo da frequência são: (1) diltiazem em dose de ataque (VO) ou pequenos *bolus* IV, se necessários, seguidos por cuidadosa infusão em taxa contínua [CRI], com transição para diltiazem VO em dose de manutenção e adição de digoxina VO; ou (2) digoxina em dose de ataque (VO; a dose de ataque é o dobro da dose de manutenção oral; pode ser administrada em dose de ataque por via intravenosa em pequenos *bolus* a cada 1 hora ao longo de 4 horas), com subsequente início de digoxina VO em dose de manutenção e adição de diltiazem VO. Durante um episódio agudo de ICC, o objetivo é reduzir a frequência de resposta ventricular para 150 a 160 batimentos por minuto (bpm) para maximizar o débito cardíaco; uma redução mais agressiva da frequência é contraproducente e pode agravar o choque cardiogênico.

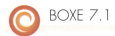

BOXE 7.1

Esboço de tratamento para cães com cardiomiopatia dilatada.

CM oculta (estágio B)
Educação do tutor do animal (sobre a doença e os primeiros sinais de insuficiência cardíaca)
Manutenção da rotina de saúde
Tratamento de outros problemas médicos
Pimobendana
Inibidor da ECA
± Considere a titulação do betabloqueador (p. ex., atenolol ou metoprolol)
Terapia antiarrítmica, se indicada (p. ex., sotalol ou mexiletina para taquiarritmias ventriculares; administração combinada de digoxina e diltiazem para fibrilação atrial; ver Capítulo 4)
Evite alimentos ricos em sal; considere a restrição moderada do teor de sal na dieta
Atenção aos primeiros sinais de ICC (p. ex., frequência respiratória em repouso, nível de atividade)

Sinais brandos a moderados de ICC (estágio C, doença crônica/atendimento ambulatorial)*
Furosemida na dose necessária
Pimobendana
Inibidor da ECA
Espironolactona
Terapia antiarrítmica, se indicada (p. ex., sotalol ou mexiletina para taquiarritmias ventriculares; administração combinada de digoxina e diltiazem para fibrilação atrial; ver Capítulo 4)
Educação do proprietário e tratamento de problemas concomitantes, como já mencionado
Restrição completa de exercícios até depois da diminuição dos sinais
Restrição moderada do teor de sal na dieta
Considere um suplemento dietético (óleo de peixe ± taurina ou carnitina, se indicado)
Monitore a frequência respiratória em repouso ± frequência cardíaca em casa

Sinais graves de ICC (estágio C, cuidados agudos/ hospitalares)*
Suplementação de O_2
Repouso em gaiola e manuseio mínimo do paciente
Furosemida (doses mais agressivas, administração parenteral)

Pimobendana (continuar ou adicionar assim que a administração oral for possível)
Considere a administração de dobutamina, especialmente se hipotensão persistente (ver Boxe 3.1)
Terapia antiarrítmica, se necessário (p. ex., lidocaína para taquicardia ventricular, diltiazem (ou digoxina) IV ou em dose de ataque VO para FA não controlada (ver texto e Tabela 4.2)
Considere o uso cauteloso de um vasodilatador (nitroprusseto, hidralazina ou anlodipino) para maior redução da pós-carga, se necessário e se a pressão arterial não estiver baixa; cuidado com a hipotensão
Toracocentese se houver derrame pleural de volume moderado a grande

Estratégias para insuficiência cardíaca crônica recorrente ou refratária (estágio D)*
Certifique-se da administração dos tratamentos para o estágio C em doses e intervalos ideais, inclusive furosemida, pimobendana, inibidor de ECA, espironolactona
Exclua fatores de complicação: arritmias, anomalias renais ou metabólicas, hipertensão arterial sistêmica, anemia e outras complicações
Aumente a dose/frequência de administração da furosemida conforme necessário (e como permitido pela função renal)
Aumente a frequência de administração de pimobendana para a cada 8 h e/ou aumente a dose
Considere a adição de digoxina para maior suporte inotrópico
Adicione (ou aumente a dose de) diuréticos adjuvantes (p. ex., espironolactona, hidroclorotiazida); monitore cuidadosamente a função renal e os eletrólitos
Considere a maior redução de pós-carga (p. ex., anlodipino ou hidralazina); monitore cuidadosamente a pressão arterial
Redução estrita de exercícios
Restrinja ainda mais a ingestão de sal na dieta
Toracocentese (ou abdominocentese) conforme necessário
Hospitalizar conforme necessário para tratamento da ICC aguda (ver Boxe 3.1)
Tratamento de arritmias, caso presentes (ver Capítulo 4)

CM: cardiomiopatia dilatada; ECA: enzima conversora de angiotensina; FA: fibrilação atrial; ICC: insuficiência cardíaca congestiva; IV: intravenosa; VO: via oral.
*Ver mais detalhes e doses no texto, Capítulo 3, Tabelas 3.2 e 3.3 e Boxe 3.1.

O estado clínico de cães com CMD pode se deteriorar rapidamente; assim, o monitoramento cuidadoso do paciente é importante. A frequência e o caráter respiratórios, os sons pulmonares, a qualidade do pulso, a frequência e o ritmo cardíaco, a perfusão periférica, a temperatura retal, o peso corporal, a função renal, a consciência, a oximetria de pulso e a pressão arterial devem ser monitorados. Como a contratilidade ventricular é péssima em muitos cães com CMD grave, esses pacientes têm pouca reserva cardíaca; a administração de diuréticos e vasodilatadores pode causar hipotensão e até choque cardiogênico.

Terapia a longo prazo

A pimobendana (Vetmedin®, Boehringer Ingelheim Vetmedica) é o inotrópico oral positivo de escolha para o tratamento a longo prazo de CMD e ICC. A pimobendana é um inibidor da fosfodiesterase III que aumenta a contratilidade por meio de um efeito de sensibilização ao Ca^{++}; também é vasodilatador e apresenta outros efeitos benéficos. A pimobendana melhora os sinais clínicos e a sobrevida em cães com CMD e ICC. A dose inicial é de 0,2 a 0,3 mg/kg VO a cada 12 horas. Em casos progressivos ou refratários, a dose pode ser aumentada para 0,5 mg/kg VO a cada 8 horas. Essa recomendação de dose mais alta está fora da bula aprovada pela Food and Drug Administration (FDA) dos EUA e esse uso extrabula deve ser explicado para o tutor do animal e aprovado por ele.

Na terapia a longo prazo, a furosemida é usada na menor dose oral eficaz (ver Tabela 3.3). Hipopotassemia e outras anomalias eletrolíticas e ácido-básicas são sequelas comuns. A hipopotassemia é frequentemente tratada com a adição do diurético poupador de potássio espironolactona, embora a suplementação dietética de potássio também possa ser considerada, se necessário.

Um IECA deve ser usado no tratamento crônico de CMD e pode atenuar a dilatação ventricular progressiva e a regurgitação mitral secundária. Os IECAs têm efeito positivo na sobrevida de pacientes com insuficiência miocárdica. Esses medicamentos minimizam os sinais clínicos e aumentam a tolerância ao exercício. O enalapril e o benazepril são os mais usados, mas outros IECAs têm efeitos semelhantes.

A espironolactona é considerada útil por ser antagonista da aldosterona e ter efeitos diuréticos brandos. A aldosterona promove fibrose cardiovascular e remodelamento anormal e, assim, contribui para a progressão da doença cardíaca. A espironolactona é, portanto, defendida como terapia adjuvante em combinação a um IECA, furosemida e pimobendana no tratamento da CMD crônica.

Nos cães com FA, uma combinação de diltiazem VO e digoxina VO é recomendada para o controle a longo prazo da frequência de resposta ventricular (ver Tabela 4.2). A digoxina é um inotrópico positivo fraco com efeitos antiarrítmicos e de modulação neuro-hormonal. Embora a digoxina tenha sido substituída pela pimobendana para suporte inotrópico oral, a digoxina ainda é indicada para o controle da frequência cardíaca na FA e pode ser administrada com a pimobendana. A dose de manutenção de digoxina é de 0,003 a 0,005 mg/kg VO a cada 12 horas ou aproximadamente 0,125 mg da dose VO total a cada 12 horas para Dobermans típicos (cerca de 40 kg). A toxicidade é incomum nessas doses baixas, mas o monitoramento ainda é recomendado devido ao índice terapêutico estreito desse medicamento. A concentração sérica de digoxina deve ser medida 7 a 10 dias após o início do tratamento ou alteração da dose; as amostras de soro devem ser coletadas 6 a 8 horas após a última administração oral. O diltiazem é um bloqueador de canais de cálcio específico para o coração, muito eficaz no retardo da condução do nó AV e, assim, na diminuição da frequência cardíaca na FA. Devido ao seu efeito inotrópico negativo, a dose inicial deve ser baixa e aumentada por titulação até o efeito desejado ou nível máximo recomendado. O diltiazem é comercializado em várias formulações; de modo geral, a formulação de liberação estendida, que permite a administração duas vezes ao dia (Diltiazem ER/XR, Dilacor®) é usada no tratamento crônico.

O controle da frequência cardíaca em cães com FA é importante, mas metas específicas ainda não foram estabelecidas. Uma frequência ventricular máxima de 140 bpm no ambiente hospitalar (ou seja, estressante) é recomendada; frequências cardíacas menores (p. ex., cerca de 100 bpm ou menos) são esperadas em casa. Como a avaliação da frequência cardíaca por ausculta ou palpação torácica em cães com FA tende a ser altamente imprecisa, um ECG é recomendado. Os pulsos femorais nunca devem ser usados para avaliação da frequência cardíaca na presença de FA. A avaliação da frequência em casa, com Holter ou aplicativos de ECG em *smartphone*, pode ajudar o ajuste da dose.

A maior redução da pós-carga com anlodipino ou hidralazina (ver Tabela 3.3) pode ser útil como terapia adjuvante em cães com ICC refratária, embora a pressão arterial desses animais deva ser monitorada com cuidado. Qualquer vasodilatador deve ser usado com cautela em cães com baixa reserva cardíaca devido à maior possibilidade de hipotensão. A hidralazina tem maior probabilidade de causar hipotensão e, portanto, taquicardia reflexa e posterior ativação neuro-hormonal. O tratamento começa com uma dose baixa; se for bem tolerado (monitoramento com aferição da pressão arterial), a dose seguinte é aumentada para um nível baixo de manutenção. Sinais de agravamento da taquicardia, diminuição do pulso ou letargia podem indicar a presença de hipotensão.

Diversos outros tratamentos podem ser úteis em certos cães com CMD, embora mais estudos sejam necessários para definir as recomendações ideais. Dentre eles, estão os ácidos graxos ômega-3, a L-carnitina (em cães com baixas concentrações de carnitina no miocárdio), a taurina (em cães com baixas concentrações plasmáticas) e betabloqueadores a longo prazo (ver Capítulo 3). Terapias avançadas, inclusive transferência de genes e transplante de células-tronco, estão sob investigação experimental, mas não são hoje recomendadas no ambiente clínico. A estimulação biventricular para maior sincronização da contração ventricular melhorou o estado clínico em seres humanos com disfunção miocárdica, mas a experiência clínica com a terapia de ressincronização em cães com CMD é pequena.

Monitoramento

A educação do tutor do animal com relação à finalidade, dose e efeitos adversos de cada medicamento usado é importante. O monitoramento da frequência respiratória (e cardíaca) em repouso do cão em casa ajuda a avaliar a qualidade do controle da ICC (ver Capítulo 3). O intervalo para as consultas de reavaliação depende do estado do paciente. A princípio, as consultas podem ser repetidas uma ou duas vezes por semana. Cães com insuficiência cardíaca estável podem ser novamente examinados a cada 2 ou 3 meses. A medicação atual, a dieta e quaisquer preocupações do proprietário devem ser revistas. O nível de atividade do paciente, o apetite e o comportamento, assim como os valores renais e níveis de eletrólitos, a frequência e o ritmo cardíacos, as imagens torácicas para avaliação de edema pulmonar ou derrame pleural, a pressão arterial, o peso corpóreo e outros fatores apropriados devem ser avaliados e a terapia ajustada conforme necessário.

Prognóstico

De modo geral, o prognóstico de cães com CMD é reservado. Em Doberman Pinschers, a doença oculta tende a se desenvolver dos 3 aos 6 anos e as arritmias ventriculares precedem as alterações ecocardiográficas. O desenvolvimento de ICC geralmente ocorre em 2 a 3 anos, embora a adição de pimobendana retarde a progressão da doença. A morte súbita é observada em cerca de 20 a 40% dos Doberman Pinschers acometidos e pode ocorrer no estágio oculto, antes da presença de ICC. Em

Doberman Pinschers e Dogues Alemães, o prognóstico parece pior do que em outras raças, com idade menor e progressão mais rápida da doença. Certas raças, inclusive Wolfhounds Irlandeses e Cocker Spaniels, têm períodos pré-clínicos maiores e podem viver anos com disfunção sistólica branda a moderada do VE. O prognóstico após um episódio de ICC é mau. O tempo médio de sobrevida com tratamento é de 4 a 6 meses. Os indicadores de prognóstico negativo são presença de derrame pleural, gravidade da disfunção sistólica do VE, presença de taquicardia ventricular ou fibrilação atrial e elevação dos níveis de biomarcadores cardíacos. Em alguns casos, porém, é razoável avaliar a resposta do animal ao tratamento inicial antes de determinar o mau prognóstico inequivocamente. O prognóstico geral da CMD, tanto em estágio pré-clínico e na ICC, melhora com o uso de pimobendana.

CARDIOMIOPATIA ARRITMOGÊNICA DO VENTRÍCULO DIREITO

A CAVD é a doença cardíaca adquirida mais comum em Boxers. Essa doença miocárdica primária hereditária tem muitas características semelhantes às da CAVD humana. As alterações histológicas no miocárdio são mais extensas do que em outras cardiomiopatias caninas e são caracterizadas por infiltração gordurosa ou fibroadiposa, geralmente mais graves, na parede livre do ventrículo direito (VD). A atrofia de miofibras e a fibrose miocárdica também são comuns. Áreas focais de miocitólise, necrose, hemorragia e infiltração de células mononucleares podem ser observadas. Anomalias ultraestruturais, incluindo redução do número de junções comunicantes miocárdicas e desmossomos, são aparentes em todo o miocárdio (inclusive nos átrios), sugerindo que a doença não está confinada ao VD.

Em Boxers, a CAVD é familiar e tem padrão de herança autossômico dominante. Uma mutação no gene da estriatina no cromossomo 17, que codifica uma proteína envolvida na adesão entre células, foi associada à CAVD em Boxers. Os Boxers com pelo menos uma cópia da mutação da estriatina têm probabilidade 40 vezes maior de desenvolvimento de CAVD do que cães homozigotos negativos. A penetrância genética geral dessa mutação é de cerca de 80%, com acometimento de quase 100% dos cães homozigotos positivos. No entanto, o fato de que nem todos os Boxers com CAVD apresentam essa mutação e que alguns Boxers sem CAVD a têm sugere que a mutação pode estar associada à doença, mas não ser sua causadora. Como em seres humanos, porém, uma série de mutações genéticas em diferentes linhagens podem ser associadas à CAVD. Há um exame genético para detecção da mutação do gene da estriatina (North Carolina State University Veterinary Cardiac Genetic Laboratory, Carolina do Norte, EUA; https://cvm.ncsu.edu/genetics/).

As manifestações clínicas da CAVD podem aparecer em três formas, embora acredite-se que representem a mesma doença subjacente. Os cães com a forma oculta apresentam arritmias ventriculares sem sinais clínicos. Os cães com CAVD evidente têm síncope ou fraqueza associada a taquicardia ventricular paroxística ou sustentada, geralmente com tamanho cardíaco e função VE normais. Cerca de 10% dos Boxers acometidos têm uma forma de CAVD em que as taquiarritmias ventriculares são acompanhadas por um fenótipo de CMD, com deficiência da função miocárdica que progride para ICC a menos que a morte súbita ocorra primeiro. As alterações miocárdicas no fenótipo de CMD geralmente acometem tanto o VE quanto o VD e a ICC do lado esquerdo é mais comum. Alguns cães com função sistólica normal do VE no momento do diagnóstico de CAVD progridem até o desenvolvimento de fenótipo de CMD em idade mais avançada. Os cães homozigotos positivos para a mutação da estriatina parecem mais propensos ao desenvolvimento do fenótipo de CMD, embora alguns cães heterozigotos também manifestem essa forma mais grave de CAVD.

Achados clínicos

Os sinais podem aparecer em qualquer idade, mas a idade média no momento do diagnóstico é de 6 anos. A síncope é a queixa clínica mais comum. As taquiarritmias ventriculares são observadas na maioria dos casos de síncope em Boxers com CAVD. No entanto, outra possível causa de síncope em Boxers adultos jovens é a síncope neurocardiogênica (mediada por reflexo), em que um aumento repentino na atividade simpática desencadeia estimulação vagal reflexa, bradicardia e hipotensão. A síncope neurocardiogênica pode ocorrer em Boxers normais ou com CAVD e pode ser exacerbada pelo uso de sotalol ou (outro) betabloqueador.

O exame físico pode ser normal, embora um sopro sistólico basilar esquerdo suave seja comum em Boxers com ou sem CAVD. Em muitos Boxers, este é um sopro fisiológico associado à raça e à hipoplasia do ânulo aórtico em relação ao tamanho do corpo; também pode estar associado à estenose subaórtica subjacente. Em alguns cães, uma arritmia cardíaca com déficit de pulso é observada no exame físico; em outros, o ritmo cardíaco em repouso é normal. Quando a ICC ocorre em cães com fenótipo de CMD, os sinais do lado esquerdo são mais comuns do que a ascite ou outros sinais de insuficiência cardíaca do lado direito; esses casos também podem apresentar um sopro de insuficiência mitral.

Diagnóstico

Os achados radiográficos são variáveis. Os Boxers com CAVD e função miocárdica normal não apresentam anomalias visíveis. Aqueles com fenótipo de CMD e ICC geralmente têm evidências de cardiomegalia e edema pulmonar. Os achados ecocardiográficos também variam conforme a manifestação da doença. A maioria dos Boxers com CAVD tem função e tamanho cardíaco normais; cães com fenótipo de CMD apresentam redução da fração de encurtamento e dilatação da câmara, como outros cães com CMD.

O achado característico do ECG é a ectopia ventricular. As CVPs são isoladas, em pares, pequenas séries ou ocorrem como taquicardia ventricular sustentada. A maioria dos complexos ventriculares ectópicos se origina no VD e, portanto, é vertical nas derivações II e aVF (Figura 7.4). No entanto, alguns Boxers têm CVPs multiformes. O ritmo subjacente geralmente é sinusal; a FA é menos comum. Taquicardia supraventricular, anomalias de condução e evidências de aumento das câmaras também são ocasionalmente observadas no ECG, em especial em pacientes com fenótipo de CMD.

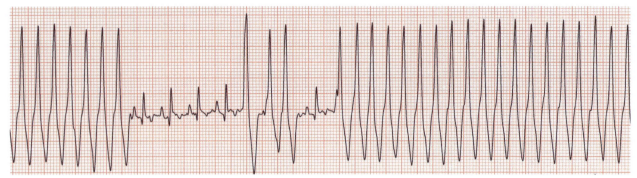

Figura 7.4 Taquicardia ventricular paroxística em frequência de quase 300 bpm em um Boxer com cardiomiopatia arritmogênica do ventrículo direito. Note a aparência típica vertical (semelhante à observada no bloqueio de ramo esquerdo) dos complexos ectópicos ventriculares nas derivações caudais. Derivação II, 25 mm/s.

O monitoramento com Holter de 24 horas quantifica a frequência e a complexidade das taquiarritmias ventriculares e é uma ferramenta de triagem para CAVD do Boxer. Também é recomendado para avaliação da eficácia (e detecção de quaisquer efeitos adversos pró-arrítmicos) do tratamento antiarrítmico. CVPs frequentes e/ou arritmias ventriculares complexas são achados característicos em cães acometidos. Os critérios absolutos para separação de Boxers normais e anormais não são totalmente claros. No entanto, as diretrizes do *Animal Registry of Certified Health* (ARCH, http://www.archcertify.org/) sugerem as seguintes classificações: menos de 50 CVPs monomórficas por período de 24 horas são consideradas normais; a observação de 50 a 300 CVPs monomórficas únicas por período de 24 horas é ambígua (a CAVD não pode ser definitivamente diagnosticada ou excluída); e a presença de mais de 300 CVPs por período de 24 horas ou períodos de pares, trios ou sequências de taquicardia ventricular (VT) é anormal e condiz com o diagnóstico de CAVD. CVPs frequentes ou episódios de taquicardia ventricular indicam o maior risco de síncope e morte súbita. A ocorrência de arritmias ventriculares parece ser bem distribuída ao longo do dia, com enorme variabilidade (até 85%) no número de CVPs entre Holters repetidos no mesmo cão. Estudos longitudinais em cães Boxers mostram que o início de arritmias ventriculares na CAVD é relativamente abrupto, com aumento repentino no número de CVP de menos de 50 CVPs por 24 horas no ano anterior ao diagnóstico de CAVD para uma média de aproximadamente 1.200 CVPs por 24 horas no momento do diagnóstico. Os biomarcadores cardíacos troponina I e NT-proBNP não são confiáveis na discriminação de cães normais e acometidos, com a possível exceção em cães com fenótipo de CMD.

O Holter anual é recomendado a partir dos 2 a 3 anos para rastrear o desenvolvimento e monitorar a progressão da CAVD em cães Boxers. Uma vez que os critérios de Holter para CAVD são atendidos, uma ecocardiografia anual também é recomendada para rastrear o desenvolvimento do fenótipo de CMD. O exame genético para detecção da mutação da estriatina é altamente recomendado em possíveis reprodutores e pode fornecer informações prognósticas sobre um animal (principalmente a probabilidade de desenvolvimento do fenótipo de CMD). Os cães homozigotos positivos não devem ser reproduzidos e os cães heterozigotos positivos devem ser reproduzidos apenas com animais negativos para a mutação da estriatina. Os cães que atendem aos critérios diagnósticos do Holter para CAVD (mais que 300 CVPs por 24 horas ou presença de ectopia ventricular complexa) também não devem se reproduzir, independentemente do genótipo.

Tratamento

O tratamento antiarrítmico é indicado para Boxers com sinais clínicos de taquiarritmias (ou seja, síncope). De modo geral, cães assintomáticos com mais de 1.000 CVPs únicas por 24 horas, taquicardia ventricular ou CVPs próximas ao QRS anterior no monitoramento com Holter também recebem terapia antiarrítmica. No entanto, os melhores esquemas e o momento ideal de instituição do tratamento ainda não foram determinados. O sotalol e a mexiletina demonstraram eficácia na redução da frequência e complexidade das CVPs. Esses medicamentos são considerados a terapia de primeira linha aceitável para cães com CAVD e sua administração combinada é comum. Outros medicamentos que podem ser usados ou adicionados em casos refratários são amiodarona, procainamida ou outros betabloqueadores, como o atenolol (ver Capítulo 4). A adição de um suplemento de ácido graxo ômega-3 também pode reduzir a frequência de CVPs. A suplementação de magnésio (geralmente na forma de óxido de magnésio) é usada em alguns casos.

Os objetivos do tratamento antiarrítmico são a diminuição do número e da complexidade das CVPs, a redução da frequência da síncope e, idealmente, a diminuição do risco de morte súbita. O Holter é usado para monitoramento da eficácia do tratamento antiarrítmico; devido à variabilidade biológica no número diário de CVPs em cães com CAVD, a redução de CVPs de pelo menos 85% é geralmente necessária para que o efeito antiarrítmico seja considerado adequado. Infelizmente, a morte súbita continua possível mesmo com um controle aparentemente bom das arritmias.

O tratamento de cães com fenótipo de CMD é semelhante ao descrito para cães com CMD idiopática. A pimobendana e um IECA são normalmente prescritos assim que a disfunção sistólica do VE é documentada, embora o benefício desses medicamentos não tenha sido avaliado neste cenário específico. Furosemida e espironolactona são adicionadas após o desenvolvimento de ICC. Os antiarrítmicos são prescritos ou continuados conforme já discutido; deve-se ter cuidado com o sotalol no contexto de fenótipo de CMD e ICC aguda, porque seus efeitos betabloqueadores moderados podem exacerbar a disfunção sistólica do VE. A deficiência miocárdica de carnitina foi documentada em alguns Boxers com fenótipo de CMD e ICC. Alguns desses cães responderam à suplementação oral de L-carnitina.

Prognóstico

O prognóstico de Boxers com CAVD e função sistólica normal é bom com o tratamento antiarrítmico. Um estudo longitudinal não mostrou diferença na expectativa de vida entre Boxers com e sem CAVD (o tempo médio de sobrevida nos dois grupos foi de 10 a 11 anos). Em contrapartida, o prognóstico de Boxers com CAVD e fenótipo de CMD é reservado. A maioria dos cães com fenótipo de CMD progride para ICC e a sobrevida após o início da ICC é, de modo geral, inferior a 6 meses. Infelizmente, a morte súbita continua a ser a causa mais comum de morte em cães com CAVD, independentemente da função sistólica do VE. O tratamento antiarrítmico pode melhorar, mas não elimina esse risco.

CARDIOMIOPATIA ARRITMOGÊNICA DO VENTRÍCULO DIREITO EM CÃES DE OUTRAS RAÇAS

Uma forma de cardiomiopatia com acometimento principalmente do VD é raramente observada em Buldogues Ingleses e outras raças. É semelhante à CAVD descrita em seres humanos e gatos. As alterações patológicas são caracterizadas por ampla substituição do miocárdio do VD por tecido fibroso e adiposo. A dilatação acentuada do coração direito é típica. Em certas regiões, a tripanossomíase é um possível diagnóstico diferencial. As manifestações clínicas estão bastante relacionadas à ICC do lado direito e às taquiarritmias ventriculares graves; a morte súbita é um desfecho possível.

DOENÇA MIOCÁRDICA SECUNDÁRIA

A deficiência de função miocárdica pode ser causada por diversos insultos e deficiências nutricionais identificáveis. Infecção, inflamação, trauma, isquemia, infiltração neoplásica e anomalias metabólicas do miocárdio podem reduzir a função contrátil normal. Hipertermia, radiação, choque elétrico, certos medicamentos e outros insultos também podem danificar o miocárdio. Algumas substâncias são conhecidas como toxinas cardíacas.

TOXINAS MIOCÁRDICAS

Doxorrubicina

O agente antineoplásico doxorrubicina induz cardiotoxicidade aguda e crônica. A liberação de histamina e, de forma secundária, de catecolaminas parece ser responsável pela toxicidade aguda, que é idiossincrática e provoca arritmias ventriculares ou supraventriculares transitórias durante o tratamento. A cardiotoxicidade crônica parece ser mediada pela intercalação de DNA, inibição de topoisomerase II e produção de radicais livres. O dano miocárdico decorrente é caracterizado histologicamente por vacuolização e degeneração dos cardiomiócitos. Cronicamente, a toxicidade celular leva à dilatação do VE e diminuição da função sistólica do VE, mimetizando a CMD idiopática. O desfecho clínico é a ICC do lado esquerdo. Defeitos de condução cardíaca (bloqueio AV infranodal e bloqueio de ramo), bem como taquiarritmias ventriculares e supraventriculares, também podem ser observados na toxicidade crônica. As alterações de ECG não necessariamente precedem a ICC.

A cardiotoxicidade crônica induzida pela doxorrubicina está diretamente relacionada à dose cumulativa administrada. Alterações ecocardiográficas e ICC são geralmente observadas em doses cumulativas acima de 150 mg/m^2, embora as alterações de ECG possam ocorrer em doses baixas, de 90 mg/m^2. A probabilidade de cardiotoxicidade é maior quando a dose cumulativa de doxorrubicina é superior a 240 mg/m^2. Em cães com função cardíaca normal antes do tratamento, a cardiotoxicidade clínica que causa ICC é incomum, ocorrendo em cerca de 2 a 5% dos cães tratados. Dependendo do processo neoplásico subjacente (p. ex., hemangiossarcoma), os cães podem não viver o suficiente para sofrer toxicidade crônica relacionada ao tratamento com doxorrubicina. Embora seja difícil prever se e quando a cardiotoxicidade clínica ocorrerá, cães com anomalias cardíacas subjacentes e aqueles de raças com maior prevalência de doença miocárdica idiopática (p. ex., Doberman, Dogue Alemão, Boxer) são considerados mais suscetíveis.

A ecocardiografia e o ECG são usados para o diagnóstico da cardiotoxicidade por doxorrubicina. Aumentos nas concentrações circulantes de troponina cardíaca também podem ser observados. No entanto, nenhuma modalidade de triagem (biomarcadores ou imagem) se mostrou eficaz na previsão de cardiotoxicidade futura. Não foi estabelecido se a triagem da cardiotoxicidade durante o tratamento com doxorrubicina deve ser feita e, se sim, em qual frequência; isso dependeria de vários fatores, inclusive raça, doença cardíaca preexistente, doença neoplásica subjacente e aversão do oncologista e do tutor do animal ao risco relativo.

Várias estratégias têm sido empregadas na tentativa de diminuir o risco de cardiotoxicidade relacionada à doxorrubicina. Em humanos, a administração desse medicamento em infusão contínua prolongada (pelo menos 6 horas) diminui a toxicidade do medicamento; há algumas evidências de que, em cães, a administração do medicamento diluído (0,5 mg/mℓ) durante 1 hora pode diminuir o risco de forma semelhante. A administração simultânea do quelante de ferro dexrazoxano (Zinecard®) impede a peroxidação lipídica induzida pela doxorrubicina e pode também diminuir o risco de toxicidade. No entanto, sua aplicação em medicina veterinária é um tanto limitada devido ao custo deste medicamento. Outras tentativas foram o uso de doxorrubicina encapsulada em lipossomas peguilados ou a administração concomitante de antioxidantes como carvedilol ou vitamina E e selênio.

Outras toxinas

O álcool etílico, especialmente em administração intravenosa para tratamento da intoxicação por etilenoglicol, pode causar depressão miocárdica grave e morte; a administração lenta de uma solução diluída (≤ 20%) é aconselhável. Outras toxinas cardíacas são toxinas vegetais (p. ex., *Taxus* [teixo], *Digitalis* [dedaleira], *Robinia pseudoacacia* [acácia-bastarda], *Ranunculus* [anêmona], *Convallaria majalis* [lírio-do-vale], gossipol de plantas do gênero *Gossypium*, como o algodoeiro); anestésicos; catecolaminas (inclusive o aditivo alimentar ractopamina); e ionóforos, como a monensina. Outras possíveis toxinas cardíacas em humanos são metais pesados (p. ex., arsênico, chumbo, mercúrio); antineoplásicos (ciclofosfamida, 5-fluoruracila, interleucina 2, interferona α); outros fármacos e drogas ilícitas (p. ex., hormônio tireoidiano, cocaína, anfetaminas, lítio); e toxinas biológicas (venenos de vespa, escorpião e aranha, peçonha de serpentes).

DEFICIÊNCIA METABÓLICA E NUTRICIONAL

L-carnitina

A L-carnitina é um componente essencial do sistema de transporte de ácidos graxos na membrana mitocondrial, a principal fonte de energia do coração. Também transporta metabólitos com possível efeito tóxicos para fora das mitocôndrias na forma de ésteres de carnitina. Defeitos associados à L-carnitina no metabolismo do miocárdio foram observados em alguns cães com CMD. Em vez de uma simples deficiência de L-carnitina, suspeita-se de um ou mais defeitos genéticos ou metabólicos adquiridos. A CMD pode estar associada à deficiência de carnitina em algumas famílias de Boxers, Doberman Pinschers, Dogues Alemães, Wolfhounds Irlandeses, Terra-novas e Cocker Spaniels. A L-carnitina é encontrada principalmente em alimentos de origem animal. Alguns cães submetidos a dietas vegetarianas rigorosas desenvolveram CMD.

A concentração plasmática de carnitina não é um indicador sensível da deficiência miocárdica. A maioria dos cães com deficiência miocárdica de carnitina, diagnosticada por biópsia endomiocárdica, apresentaram concentrações plasmáticas normais ou altas de carnitina. Além disso, a resposta à suplementação oral de carnitina é inconsistente. A melhora pode ser subjetiva e poucos cães têm evidências ecocardiográficas de melhora funcional. Os cães que respondem apresentam melhora clínica no primeiro mês de suplementação; os parâmetros ecocardiográficos podem ter algum grau de melhora depois de 2 a 3 meses. A suplementação com L-carnitina não suprime arritmias preexistentes ou previne morte súbita. Ver as orientações para suplementação no Capítulo 3.

Taurina

Embora a maioria dos cães com CMD não tenha deficiência de taurina, sua baixa concentração plasmática foi documentada em alguns e parece bastante comum em certas raças. As baixas concentrações de taurina e, às vezes, de carnitina são observadas em Cocker Spaniels com CMD. A suplementação oral desses aminoácidos pode melhorar o tamanho e a função do VE, bem como reduzir a necessidade de medicamentos para insuficiência cardíaca nessa raça. Baixas concentrações de taurina também foram encontradas em alguns Terra-novas, Golden Retrievers, Labradores Retrievers, São Bernardos e outros cães com CMD. Alguns desses cães têm sido alimentados com farinha de cordeiro com baixo teor proteico e arroz ou dietas vegetarianas; outros consomem dietas com teor adequado de taurina. A CMD foi identificada em Dálmatas submetidos a dietas com restrição de proteínas para prevenção de urolitíase por urato relacionada à raça.

A avaliação da concentração de taurina no plasma ou no sangue total deve ser considerada em cães de raças "atípicas" com CMD ou qualquer cão com suspeita de deficiência nutricional com base no histórico dietético. Concentrações de taurina abaixo de 40 nmol/mℓ no plasma e 150 nmol/mℓ no sangue total geralmente são consideradas deficientes. A coleta e o envio das amostras devem ser realizados conforme as orientações específicas do laboratório. Em caso de documentação da deficiência de taurina, recomenda-se a tentativa de suplementação por 3 a 4 meses (ver as orientações de suplementação no Capítulo 3). No entanto, o efeito da suplementação de taurina na progressão da doença não é claro. Cães com deficiência de taurina podem apresentar melhora ecocardiográfica após a suplementação; no entanto, muitas vezes algum grau de anomalia cardíaca persiste e há efeito questionável no tempo de sobrevida.

Outros fatores

Lesões miocárdicas induzidas por radicais livres podem atuar em uma série de doenças. Evidências de aumento do estresse oxidativo foram observadas em cães com ICC e insuficiência miocárdica, mas suas ramificações clínicas não foram esclarecidas. Doenças como hipotireoidismo, feocromocitoma e diabetes melito têm sido associadas à redução da função miocárdica, mas a ICC clínica secundária a essas enfermidades é incomum em cães. A estimulação simpática excessiva decorrente de lesão do cérebro ou da medula espinal causa hemorragia, necrose e miocárdicas, além de arritmias (síndrome cérebro-coração). A distrofia muscular do tipo fáscio-humoral (relatada em Springer Spaniel Ingleses) pode provocar parada atrial e insuficiência cardíaca. A distrofia muscular ligada ao cromossomo X (Duchenne) em Golden Retrievers e outras raças também é associada à fibrose e mineralização miocárdica, com subsequente desenvolvimento de disfunção sistólica do VE e ICC. Raramente, infiltrados não neoplásticos (p. ex., doença por armazenamento de glicogênio) e neoplásicos (metastáticos e primários) interferem na função miocárdica normal. Mecanismos imunológicos também podem ser importantes na patogênese da disfunção miocárdica em alguns cães com miocardite.

DOENÇA MIOCÁRDICA ISQUÊMICA

O infarto agudo do miocárdio decorrente da embolização coronária é incomum. Uma doença subjacente associada ao aumento do risco de tromboembolismo, como endocardite bacteriana, neoplasia, nefropatia ou enteropatia com perda de proteínas, anemia hemolítica imunomediada, pancreatite aguda, coagulopatia intravascular disseminada e/ou uso de corticosteroide, é responsável pela maioria dos casos. Em relatos esporádicos, o infarto do miocárdio tem sido associado à obstrução congênita do trato de saída ventricular, à persistência do ducto arterioso, à CMH e à insuficiência mitral. A aterosclerose das principais artérias coronárias, que pode acompanhar o hipotireoidismo grave em cães, raramente causa infarto agudo do miocárdio. Dentre os sinais clínicos de obstrução aguda da artéria coronária, estão arritmias, edema pulmonar, alteração acentuada do segmento ST no ECG e evidências de disfunção contrátil miocárdica regional ou global no ecocardiograma. Altas concentrações de troponina cardíaca circulante e, talvez, o aumento da atividade de creatinoquinase, são observados após lesão e necrose do miocárdio.

A doença de pequenos vasos coronários também é descrita. A estenose não aterosclerótica de pequenas artérias coronárias pode ter maior importância clínica do que se supunha. A hialinização de pequenos vasos coronários e infartos intramurais do miocárdio foram descritos em cães com doença crônica degenerativa da valva mitral; no entanto, também podem ocorrer em cães idosos sem doença valvar. A arteriosclerose fibromuscular de pequenos vasos coronários foi igualmente descrita. Essas mudanças nas paredes das pequenas artérias coronárias causam estenose luminal e podem reduzir o fluxo sanguíneo coronário em repouso, além de causar respostas de vasodilatação. Pequenos infartos do miocárdio e fibrose secundária reduzem a função do miocárdio. Várias arritmias podem ocorrer. A ICC é a causa da morte em muitos animais com arteriosclerose coronária intramural. A morte súbita é menos comum. Cães de raças de grande porte podem ser predispostos, embora Cocker Spaniels e Cavalier King Charles Spaniels pareçam ser comumente acometidos.

CARDIOMIOPATIA INDUZIDA POR TAQUICARDIA

O termo *cardiomiopatia induzida por taquicardia* (CMIT) se refere à disfunção progressiva do miocárdio, ativação de mecanismos neuro-hormonais compensatórios e ICC decorrente de taquicardias rápidas e incessantes. A insuficiência miocárdica pode ser reversível caso a frequência cardíaca seja normalizada a tempo. As taquiarritmias que induzem CMIT geralmente são de origem supraventricular, uma vez que taquiarritmias ventriculares incessantes rápidas normalmente provocam maior instabilidade hemodinâmica (síncope, morte cardíaca súbita) antes do desenvolvimento de CMIT. A CMIT foi descrita em vários cães com taquicardia recíproca do nó AV associada às vias de condução acessórias (p. ex., síndrome de Wolff-Parkinson-White). Os Labradores Retrievers parecem predispostos a taquicardias supraventriculares mediadas por vias acessórias e, portanto, CMIT; muitas vezes, a doença é associada à displasia tricúspide. O ritmo artificial rápido (p. ex., acima de 200 bpm) é um modelo comum para indução experimental de insuficiência do miocárdio que simula CMD.

CARDIOMIOPATIA HIPERTRÓFICA

Etiologia e fisiopatologia

Ao contrário do que acontece em gatos, a CMH é incomum em cães. Outras causas de hipertrofia do VE (estenose subaórtica, hipertensão sistêmica ou outras doenças metabólicas) devem ser sempre excluídas. Suspeita-se de uma base genética para a CMH em Pointers, embora a doença seja esporadicamente observada em outras raças. A fisiopatologia é semelhante à da CMH em gatos (ver Capítulo 8). A hipertrofia anormal e excessiva do miocárdio aumenta a rigidez ventricular e provoca disfunção diastólica. A hipertrofia do VE é geralmente simétrica, mas a espessura da parede ou do septo pode sofrer variação regional. A hipertrofia ventricular grave provavelmente compromete a perfusão coronária. Isso causa isquemia miocárdica, que exacerba arritmias, retarda o relaxamento ventricular e reduz ainda mais o enchimento da câmara. A alta pressão de enchimento do VE aumenta a congestão venosa e o edema pulmonar. Além da disfunção diastólica, a obstrução dinâmica do trato de saída do VE durante a sístole é observada na maioria dos cães acometidos. A má posição do aparelho mitral pode contribuir para o movimento anterior da valva mitral e obstrução do trato de saída do VE durante a sístole, bem como para a regurgitação mitral. A obstrução do trato de saída do VE aumenta o estresse da parede ventricular e a demanda miocárdica de oxigênio, ao mesmo tempo em que reduz o fluxo sanguíneo coronário. O aumento da frequência cardíaca exacerba essas anomalias.

Características clínicas

A CMH é mais comumente diagnosticada em cães jovens e de meia-idade de raças de porte grande; os pacientes muitas vezes têm menos de 3 anos, embora a distribuição etária seja ampla. A doença é mais comum em machos. A maioria dos cães diagnosticados com CMH é atendida pela primeira vez para avaliação de um sopro cardíaco assintomático. Em alguns cães, sinais clínicos de ICC, fraqueza episódica e/ou síncope podem ser evidentes. A morte súbita pode ocorrer sem sinais premonitórios. Acredita-se que as arritmias ventriculares secundárias à isquemia do miocárdio sejam responsáveis pelos sinais de baixo débito e pela morte súbita. O sopro sistólico, relacionado à obstrução do trato de saída do VE ou à insuficiência mitral, pode ser auscultado. O sopro de ejeção sistólica da obstrução do fluxo ventricular aumenta com a elevação da contratilidade ventricular (p. ex., com exercício ou agitação) ou redução da pós-carga (p. ex., com vasodilatador). O galope da quarta bulha cardíaca (B_4) é ouvido em alguns cães acometidos.

Diagnóstico

A ecocardiografia é a melhor ferramenta diagnóstica para a CMH. A hipertrofia do VE (mais comumente simétrica) e o aumento de volume de AE são achados característicos. A regurgitação mitral pode ser evidente nos estudos de Doppler. O movimento anterior da valva mitral na sístole é frequentemente observado, indicando obstrução dinâmica do fluxo de saída do VE. Outras causas da hipertrofia do VE a serem descartadas são estenose subaórtica congênita, hipertensão sistêmica, tireotoxicose, administração crônica de fenilpropanolamina e feocromocitoma. As radiografias torácicas podem indicar aumento de volume do AE e do VE, acompanhado ou não por edema pulmonar. Em alguns casos, os achados radiográficos são normais. O ECG pode revelar taquiarritmias ventriculares e anomalias de condução, como bloqueio do nó AV ou de ramos. Os critérios para o aumento de volume do VE são observados de maneira variável.

Tratamento e prognóstico

Os objetivos gerais do tratamento da CMH são a melhora do relaxamento do miocárdio e do enchimento ventricular, o controle do edema pulmonar e a supressão das arritmias. Um betabloqueador, como o atenolol, é comumente usado para redução da frequência cardíaca, prolongamento do tempo de enchimento ventricular, redução da contratilidade ventricular e minimização da demanda miocárdica por oxigênio. Os betabloqueadores também podem reduzir a obstrução dinâmica do fluxo do VE e podem suprimir as arritmias induzidas por aumento das atividades simpáticas. Um bloqueador do canal de Ca^{++}, como o diltiazem, também pode ser considerado para diminuir a frequência cardíaca e facilitar o relaxamento do miocárdio, embora esses fármacos sejam menos utilizados devido aos seus efeitos vasodilatadores. Na presença de ICC, a administração de furosemida e um IECA é indicada; a pimobendana pode ser considerada, principalmente em caso de desenvolvimento de insuficiência miocárdica, embora a obstrução do trato de saída do VE seja uma contraindicação relativa à terapia inotrópica positiva. A restrição de exercícios é aconselhável em cães com CMH.

O prognóstico da CMH canina é variável. Embora alguns cães desenvolvam sinais clínicos e ICC e outros sofram morte súbita, muitos cães acometidos vivem normalmente com a doença estável e sinais clínicos mínimos a nulos. Também há relatos de cães (principalmente Terriers) em que a obstrução dinâmica do trato de saída de VE, o movimento sistólico anterior da valva mitral e a hipertrofia do VE são documentados em idade jovem (menos de 1 ano), mas as alterações ecocardiográficas regrediram de maneira espontânea em idade adulta. Alguns desses cães foram tratados com betabloqueadores (geralmente atenolol), mas outros não receberam tratamento. Não se sabe se esses casos representam uma variante da CMH congênita em cães ou um processo fisiológico transitório com o envelhecimento.

MIOCARDITE

Uma grande variedade de microrganismos pode afetar o miocárdio, embora manifestações de doenças em outros sistemas orgânicos possam ofuscar o acometimento cardíaco. O coração pode ser danificado pela invasão direta do agente infeccioso, pelas toxinas elaboradas pelo patógeno ou pela resposta imune do hospedeiro. As causas não infecciosas da miocardite são fármacos cardiotóxicos e reações de hipersensibilidade medicamentosa. A miocardite pode causar arritmias cardíacas persistentes e redução progressiva da função miocárdica.

MIOCARDITE INFECCIOSA
Etiologia e fisiopatologia

Miocardite viral
A miocardite linfocítica tem sido associada a infecções virais agudas em animais experimentais e seres humanos. Os vírus cardiotrópicos podem ser importantes na patogênese da miocardite e na cardiomiopatia subsequente em várias espécies, mas não são comumente identificados em cães. As respostas imunes do hospedeiro aos antígenos virais e não virais contribuem para inflamação e danos do miocárdio.

Uma síndrome de miocardite por parvovírus foi identificada no final da década de 1970 e início dos anos 1980. É caracterizada por uma miocardite necrótica aguda e morte súbita (com ou sem sinais respiratórios agudos) em filhotes aparentemente saudáveis com cerca de 4 a 8 semanas de idade. Dilatação cardíaca com listras pálidas no miocárdio, evidências macroscópicas de ICC, grandes corpos de inclusão basofílica intranuclear, degeneração de miócitos e infiltrados de células mononucleares focais são achados típicos da necropsia. Essa síndrome é incomum agora, provavelmente devido à produção de anticorpos maternos em resposta à exposição viral e à vacinação. O parvovírus pode causar uma forma de CMD em cães jovens que sobrevivem à infecção neonatal; o genoma viral foi identificado em algumas amostras de miocárdio ventricular canino na ausência dos clássicos corpos de inclusão intranuclear.

O vírus da cinomose canina pode causar miocardite em filhotes, mas há predominância de sinais multissistêmicos. As alterações histológicas no miocárdio são brandas em comparação às da forma clássica de miocardite por parvovírus. A infecção fetal experimental por herpes-vírus também causa miocardite necrótica com corpos de inclusão intranuclear que causam morte fetal ou perinatal.

O vírus do Nilo Ocidental é incomum em cães, mas há relatos que causa miocardite linfocítica e neutrofílica grave, vasculite e áreas de hemorragia e necrose miocárdica. Os sinais clínicos são vagos e podem incluir letargia, falta de apetite, arritmias, alterações neurológicas e febre. O diagnóstico é baseado em imuno-histoquímica, transcrição reversa e reação da cadeia da polimerase (RT-PCR), sorologia e isolamento do vírus.

Miocardite bacteriana
Bacteriemia e endocardite ou pericardite bacteriana podem causar inflamação miocárdica supurativa focal ou multifocal ou formação de abscesso. Infecções localizadas em outros órgãos podem ser a fonte de microrganismos. Os sinais clínicos são mal-estar, perda de peso e, de forma inconsistente, febre. Arritmias e anomalias de condução cardíaca são comuns, mas sopros são raros a menos que a endocardite valvar simultânea ou outro defeito cardíaco subjacente esteja presente. Hemoculturas bacterianas (ou fúngicas) em série, sorologia ou PCR podem permitir a identificação do microrganismo. Os microrganismos relatados na miocardite bacteriana são *Staphylococcus, Streprotococcus, Citrobacter, Bacillus, Moraxella* e outros. As subespécies de *Bartonella vinsonii* também foram associadas a arritmias cardíacas, miocardite, endocardite e morte súbita. A sorologia e a PCR utilizando meio de cultura enriquecido específico para *Bartonella* (meio de cultura Bartonella α Proteobacteria, BAPGM) são utilizados para o diagnóstico.

Cardite de Lyme
A doença de Lyme (infecção pela espiroqueta *Borrelia burgdorferi*) é mencionada com frequência como causa de miocardite em cães, embora o diagnóstico definitivo raramente seja comprovado; as manifestações sistêmicas relacionadas à deposição de imunocomplexos são predominantes (poliartrite, glomerulonefrite, meningoencefalite). A prevalência dessa doença é maior em determinadas regiões, especialmente no nordeste, litoral ocidental e centro-norte dos EUA, bem como no Japão e na Europa. A doença de Lyme foi a causa mais comum de miocardite canina em uma série de casos recentes da Irlanda. *Borrelia* é transmitida aos cães por carrapatos (principalmente do gênero *Ixodes*) e, talvez, outros insetos picadores (ver Capítulo 69). O bloqueio AV de alto grau é o achado clássico em

cães com doença de Lyme. Síncope, ICC, redução da contratilidade do miocárdio e arritmias ventriculares também são relatadas em cães acometidos. Os achados patológicos da miocardite de Lyme são infiltrados de plasmócitos, macrófagos, neutrófilos e linfócitos, com áreas de necrose miocárdica. Esses achados são semelhantes aos da cardite de Lyme em seres humanos. O diagnóstico presuntivo é baseado em títulos séricos positivos (ou crescentes) ou teste SNAP positivo e sinais simultâneos de miocardite, acompanhados ou não por outros sinais sistêmicos. A biópsia endomiocárdica com coloração imuno-histoquímica pode confirmar o diagnóstico. A terapia antimicrobiana adequada pode não resolver o bloqueio de condução AV, com necessidade de ritmo artificial temporário ou permanente.

Miocardite protozoótica

Trypanosoma cruzi, *Toxoplasma gondii*, *Neosporum caninum*, *Babesia canis*, *Hepatozoon americanum* e *Leishmania* spp. são conhecidos por afetar o miocárdio. A tripanossomíase (doença de Chagas) é uma importante zoonose na América Central e do Sul; nos EUA, a doença ocorre principalmente em cães jovens do Texas, Louisiana, Oklahoma, Virgínia e outros estados do sul. A possibilidade de infecção humana deve ser reconhecida; a miocardite de Chagas é a causa mais comum de cardiomiopatia humana no mundo. O microrganismo é transmitido por insetos sugadores da família Reduviidae e é enzoótico em animais selvagens da região. Amastigotas de *T. cruzi* causam miocardite com infiltrado de células mononucleares e destruição e necrose de fibras miocárdicas. A miocardite de Chagas tem fases agudas, latentes e crônicas. Na fase aguda, letargia, depressão e outros sinais sistêmicos são observados, bem como diversas taquiarritmias, defeitos de condução AV ou morte súbita. Às vezes, os sinais clínicos são sutis. A doença é diagnosticada na fase aguda pelo achado de tripomastigotas em esfregaços espessos de sangue periférico; o microrganismo pode ser isolado em cultura celular ou pela inoculação em camundongos. Os animais que sobrevivem à fase aguda entram em uma fase subclínica latente de duração variável. Nessa fase, há parasitemia e o desenvolvimento de anticorpos contra o microrganismo e antígenos cardíacos. A doença de Chagas crônica é caracterizada por cardiomegalia progressiva do lado direito, ou generalizada, e várias arritmias. Taquiarritmias ventriculares são mais comuns, mas taquiarritmias supraventriculares podem ocorrer. O bloqueio de ramo direito e distúrbios de condução AV também são relatados. De modo geral, a dilatação ventricular e a redução da função do miocárdio são evidentes à ecocardiografia. A doença em estágio terminal é indistinguível da CMD idiopática, embora o VD seja preferencialmente acometido pela doença de Chagas. Os sinais clínicos de insuficiência do lado direito ou biventricular são comuns e há risco de morte súbita. O diagnóstico *ante-mortem* de casos crônicos é geralmente estabelecido pela combinação de exames sorológicos e sinais clínicos compatíveis. Na fase aguda, o tratamento visa eliminar o microrganismo e minimizar a inflamação do miocárdio. Hoje, o tratamento preferido em humanos e cães é o benznidazol; nos EUA, esse fármaco é disponibilizado apenas pelos *Centers for Disease Control and Prevention* (CDC). Em cães com doença de Chagas crônica, os tratamentos antiparasitários não influenciam o desfecho. O tratamento tem como objetivo dar suporte à função do miocárdio, controlar a ICC e suprimir arritmias. As estratégias de prevenção em áreas endêmicas são limitar o contato com vetores e reservatórios, o uso de inseticidas e a triagem de doadores de sangue canino.

A toxoplasmose e a neosporose podem causar miocardite clínica em conjunto com infecção sistêmica generalizada, em especial em animais imunocomprometidos. O microrganismo é encistado no coração e vários outros tecidos corpóreos após a infecção inicial. Com a ruptura desses cistos, os bradizoítas liberados induzem reações de hipersensibilidade e necrose tecidual. Outros sinais sistêmicos, inclusive encefalite, pneumonia e coriorretinite, muitas vezes ofuscam os sinais de miocardite. O diagnóstico é baseado em exames sorológicos que mostram o aumento dos títulos de anticorpos. A terapia antiprotozoótica recomendada é composta por clindamicina ou sulfato de trimetoprima.

Hepatozoon americanum, identificado como uma nova espécie distinta de *Hepatozoon canis*, foi originalmente encontrada em cães na costa do Texas, EUA, mas tem alcance muito maior. Coiotes, roedores e outros animais silvestres são reservatórios importantes. Os cães são infectados pela ingestão de carrapatos hospedeiros do microrganismo (*Amblyomma maculatum*) ou predação. Os músculos esqueléticos e cardíacos são os principais tecidos acometidos por *H. americanum*. Uma reação inflamatória grave aos merozoítas liberados de cistos teciduais rompidos causa miosite e miocardite piogranulomatosas. Os sinais clínicos são rigidez, anorexia, febre, neutrofilia, reação óssea perióstea, atrofia muscular e, muitas vezes, morte.

A leishmaniose, endêmica em certas regiões, pode causar miocardite, várias arritmias e derrame pericárdico com tamponamento cardíaco, bem como outros sinais sistêmicos e cutâneos. A babesiose também é ocasionalmente relatada como causa de lesões cardíacas em cães, inclusive hemorragia, inflamação e necrose miocárdica. Derrame pericárdico e alterações variáveis do ECG podem ser observados.

Outras causas

Raramente, fungos (*Aspergillus*, *Cryptococcus*, *Coccidioides*, *Blastomyces*, *Histoplasma*, *Paecilomyces*, *Inonotus*); riquétsias além da *Bartonella* (*Rickettsia rickettsii*, *Ehrlichia canis*); microrganismos semelhantes a algas (*Prototheca* spp.); e a migração de larvas de nematódeos (*Toxocara* spp.) causam miocardite. À exceção de *Coccidioides immitis*, uma causa importante de pericardite e derrame pericárdico no sudoeste dos EUA, os animais acometidos geralmente são imunossuprimidos e apresentam sinais sistêmicos da doença. A febre maculosa das Montanhas Rochosas (*R. rickettsii*) ocasionalmente causa arritmias ventriculares fatais, além de vasculite necrótica, trombose e isquemia miocárdica.

MIOCARDITE NÃO INFECCIOSA

Às vezes, a miocardite é diagnosticada à histopatologia sem um agente etiológico óbvio. A inflamação linfocítica, linfocítica-plasmocítica e eosinofílica do miocárdio foram descritas sem agentes infecciosos observados à histopatologia ou à triagem sorológica. Não se sabe se, nesses cães, a miocardite é um processo imunomediado ou autoimune ou uma resposta a um agente infeccioso que não foi identificado após a morte. Nesses casos, os achados clínicos geralmente são bloqueio AV de alto grau e parada sinusal; a morte súbita é um desfecho comum.

Achados clínicos e diagnóstico

O início inexplicável de arritmias ou ICC após um episódio recente de doença infecciosa ou exposição a medicamentos é o quadro clínico clássico de miocardite aguda. No entanto, o diagnóstico definitivo pode ser difícil porque os achados clínicos e clínico-patológicos geralmente são inespecíficos e inconsistentes. Um banco de dados, com hemograma completo, bioquímica sérica com atividade de creatinoquinase, concentração sérica de troponina cardíaca I (e NT-proBNP), radiografias torácicas e abdominais e urinálise, deve ser obtido. As alterações do ECG podem incluir alteração do segmento ST, da tensão da onda T ou do complexo QRS, anomalias de condução AV e diversas outras arritmias. Sinais ecocardiográficos de má função sistólica ventricular ou global, alteração da ecogenicidade miocárdica ou derrame pericárdico podem ser evidentes. Em cães com febre persistente, hemoculturas bacterianas (ou fúngicas) em série podem ser úteis. A triagem sorológica de causas infecciosas específicas pode ter valor em alguns casos. Os critérios histopatológicos para o diagnóstico de miocardite são infiltrados inflamatórios com degeneração e necrose de miócitos. Hoje, a biópsia endomiocárdica é o único meio de estabelecimento *antemortem* do diagnóstico, mas se as lesões forem focais, os achados podem não ser diagnósticos.

Tratamento

A menos que um agente etiológico específico possa ser identificado e tratado, o tratamento da suspeita de miocardite é, em grande parte, de suporte. Repouso rigoroso, fármacos antiarrítmicos (ver Capítulo 4), apoio à função do miocárdio e manejo de sinais de ICC (ver Capítulo 3) e outras medidas de suporte são usados como necessário. Os corticosteroides não tiveram benefício clínico em cães com miocardite e, considerando as possíveis causas infecciosas, não são recomendados como terapia inespecífica. Exceções seriam doenças imunomediadas confirmadas, miocardite eosinofílica ou relacionada a fármacos e a miocardite não responsiva a outros tratamentos. Anti-inflamatórios não esteroidais podem ser considerados em alguns casos.

DISFUNÇÃO MIOCÁRDICA INDUZIDA POR SEPSE

A disfunção miocárdica induzida por sepse é uma síndrome reversível de depressão do miocárdio em pacientes com sepse ou outra doença grave. É um fenômeno comum e bem reconhecido nas unidades de terapia intensiva humana e tem sido descrito em cães. A síndrome é caracterizada por dilatação ventricular e disfunção sistólica (um fenótipo de CMD) e pode acometer tanto o VE quanto o VD. Ao contrário da CMD idiopática, os pacientes com disfunção miocárdica induzida por sepse apresentam débito cardíaco normal ou até alto e baixa resistência vascular sistêmica. Os mecanismos subjacentes são multifatoriais e pouco claros, mas é provável que haja liberação de citocinas pró-inflamatórias, toxicidade por peroxinitratos, hipoperfusão coronariana, insensibilidade a catecolaminas e cálcio e anomalias mitocondriais ou citoesqueléticas. A disfunção miocárdica induzida por sepse compromete ainda mais a perfusão em pacientes com choque séptico e pode levar ao desenvolvimento de ICC. Essa síndrome está associada à piora do prognóstico em seres humanos com sepse. O diagnóstico é baseado em evidências ecocardiográficas de nova dilatação do VE e disfunção sistólica em um paciente gravemente doente. Biomarcadores cardíacos (em especial a troponina cardíaca I) podem ser usados como ferramentas de triagem para identificação dos pacientes acometidos. O tratamento consiste em suporte inotrópico com dobutamina ou pimobendana, dependendo do nível de comprometimento hemodinâmico do paciente. Se o tratamento da sepse for bem-sucedido e o paciente sobreviver à doença crítica, o tamanho e a função ventriculares se normalizam por completo (geralmente em 7 a 10 dias).

Miocardite traumática

O trauma não penetrante ou contuso no tórax e no coração é mais comum do que as feridas penetrantes. Arritmias cardíacas são frequentemente observadas após esses traumas. Os danos cardíacos podem ser provocados por impacto contra a parede torácica, compressão ou forças de aceleração e desaceleração. Outros possíveis mecanismos de lesão miocárdica e arritmogênese são desequilíbrio autônomo, isquemia, lesão por reperfusão e distúrbios eletrolíticos e ácido-básicos. Radiografias torácicas, bioquímica sérica, concentrações de troponina cardíaca I, ECG e ecocardiografia são recomendadas na avaliação desses casos. A ecocardiografia pode definir doenças cardíacas preexistentes e a função global do miocárdio, além de revelar achados cardiovasculares inesperados; no entanto, pode não identificar pequenas áreas de lesão do miocárdio.

As arritmias geralmente aparecem 24 a 48 horas após o trauma. Nesses pacientes, CVPs, taquicardia ventricular e ritmo idioventricular acelerado (com frequências de 60 a 100 bpm) são mais comuns do que as taquiarritmias supraventriculares ou bradiarritmias. Um ritmo idioventricular acelerado muitas vezes só se manifesta com a redução da frequência sinusal; esse ritmo é benigno na maioria dos cães com função cardíaca subjacente normal, não requer tratamento antiarrítmico e tende a desaparecer até 1 semana após o trauma. Arritmias mais graves (p. ex., com frequência maior) ou deterioração hemodinâmica podem exigir terapia antiarrítmica (ver Capítulo 4).

A avulsão de um músculo papilar, perfuração septal e ruptura do coração ou pericárdio também foram associados ao trauma cardíaco. A avulsão traumática do músculo papilar causa sobrecarga volumétrica aguda com início agudo de ICC. Sinais de insuficiência com baixo débito e choque, bem como arritmias, podem se desenvolver rapidamente após o trauma cardíaco.

Leitura sugerida

Doença miocárdica primária

Baumwart RD, Orvalho J, Meurs KM. Evaluation of serum cardiac troponin I concentration in Boxers with arrhythmogenic right ventricular cardiomyopathy. *Am J Vet Res.* 2007;68:524–528.

Beddies G, et al. Comparison of the pharmacokinetic properties of bisoprolol and carvedilol in healthy dogs. *Am J Vet Res.* 2008;69:1659–1663.

Borgarelli M, et al. Prognostic indicators for dogs with dilated cardiomyopathy. *J Vet Intern Med.* 2006;20:104–110.

Calvert CA, et al. Results of ambulatory electrocardiography in overtly healthy Doberman Pinschers with echocardiographic abnormalities. *J Am Vet Med Assoc.* 2000;217:1328–1332.

Calvert CA, et al. Association between result of ambulatory electrocardiography and development of dilated cardiomyopathy during long-term follow-up of Doberman Pinschers. *J Am Vet Med Assoc.* 2000;216:34–39.

Cunningham SM, et al. Echocardiographic ratio indices in overtly healthy Boxer dogs screened for heart disease. *J Vet Intern Med.* 2008;22:924–930.

Dukes-McEwan J, et al. Proposed guidelines for the diagnosis of canine idiopathic dilated cardiomyopathy. *J Vet Cardiol.* 2003;5:7–19.

Falk T, Jonsson L. Ischaemic heart disease in the dog: a review of 65 cases. *J Small Anim Pract.* 2000;41:97–103.

Fine DM, Tobias AH, Bonagura JD. Cardiovascular manifestations of iatrogenic hyperthyroidism in two dogs. *J Vet Cardiol.* 2010;12:141–146.

Freeman LM, et al. Relationship between circulating and dietary taurine concentration in dogs with dilated cardiomyopathy. *Vet Ther.* 2001;2:370–378.

Fuentes VL, et al. A double-blind, randomized, placebo-controlled study of pimobendan in dogs with dilated cardiomyopathy. *J Vet Intern Med.* 2002;16:255–261.

Maxson TR, et al. Polymerase chain reaction analysis for viruses in paraffin-embedded myocardium from dogs with dilated cardiomyopathy or myocarditis. *Am J Vet Res.* 2001;62:130–135.

Meurs KM, et al. A prospective genetic evaluation of familial dilated cardiomyopathy in the Doberman Pinscher. *J Vet Intern Med.* 2007;21:1016–1020.

Meurs KM, et al. Genome-wide association identifies a deletion in the 3' untranslated region of striatin in a canine model of arrhythmogenic right ventricular cardiomyopathy. *Hum Genet.* 2010;128:315–324.

Meurs KM, Miller MW, Wright NA. Clinical features of dilated cardiomyopathy in Great Danes and results of a pedigree analysis: 17 cases (1990-2000). *J Am Vet Med Assoc.* 2001;218:729–732.

Meurs KM, et al. Natural history of Arrhythmogenic Right Ventricular Cardiomyopathy in the Boxer dog: a prospective study. *J Vet Intern Med.* 2014;28:1214–1220.

Meurs KM, et al. Association of dilated cardiomyopathy with the striatin mutation genotype in Boxer dogs. *J Vet Intern Med.* 2013;27:1437–1440.

Motskula PF, et al. Prognostic value of 24-hour ambulatory ECG (Holter) monitoring in Boxer dogs. *J Vet Intern Med.* 2013;27:904–912.

O'Grady MR, et al. Effect of pimobendan on case fatality rate in Doberman Pinschers with congestive heart failure caused by dilated cardiomyopathy. *J Vet Intern Med.* 2008;22:897–904.

O'Sullivan ML, O'Grady MR, Minors SL. Plasma big endothelin-1, atrial natriuretic peptide, aldosterone, and norepinephrine concentrations in normal Doberman Pinschers and Doberman Pinschers with dilated cardiomyopathy. *J Vet Intern Med.* 2007;21:92–99.

O'Sullivan ML, O'Grady MR, Minors SL. Assessment of diastolic function by Doppler echocardiography in normal Doberman Pinschers and Doberman Pinschers with dilated cardiomyopathy. *J Vet Intern Med.* 2007;21:81–91.

Oyama MA, et al. Carvedilol in dogs with dilated cardiomyopathy. *J Vet Intern Med.* 2007;21:1272–1279.

Scansen BA, et al. Temporal variability of ventricular arrhythmias in Boxer dogs with arrhythmogenic right ventricular cardiomyopathy. *J Vet Intern Med.* 2009;23:1020–1024.

Singletary GE, et al. Prospective evaluation of NT-proBNP assay to detect occult dilated cardiomyopathy and predict survival in Doberman Pinschers. *J Vet Intern Med.* 2012;26:1330–1336.

Sleeper MM, et al. Dilated cardiomyopathy in juvenile Portuguese Water Dogs. *J Vet Intern Med.* 2002;16:52–62.

Smith CE, et al. Omega-3 fatty acids in Boxers with arrhythmogenic right ventricular cardiomyopathy. *J Vet Intern Med.* 2007;21:265–273.

Spier AW, Meurs KM. Evaluation of spontaneous variability in the frequency of arrhythmias in boxers with arrhythmogenic right ventricular cardiomyopathy. *J Am Vet Med Assoc.* 2004;224:538–541.

Stern JA, et al. Ambulatory electrocardiographic evaluation of clinically normal adult Boxers. *J Am Vet Med Assoc.* 2010;236:430–433.

Summerfield NJ, et al. Efficacy of pimobendan in the prevention of congestive heart failure or sudden death in Doberman Pinschers with preclinical dilated cardiomyopathy (the PROTECT study). *J Vet Intern Med.* 2012;26:1337–1349.

Tidholm A, Jonsson L. Histologic characterization of canine dilated cardiomyopathy. *Vet Pathol.* 2005;42:1–8.

Thomason JD, et al. Bradycardia-associated syncope in seven Boxers with ventricular tachycardia (2002-2005). *J Vet Intern Med.* 2008;22:931–936.

Vollmar AC, Fox PR. Long-term outcome of Irish Wolfhound dogs with preclinical cardiomyopathy, atrial fibrillation, or both treated with pimobendan, benazepril hydrochloride, or methyldigoxin monotherapy. *J Vet Intern Med.* 2016;30:553–559.

Wess G, et al. Evaluation of N-terminal pro-B-type natriuretic peptide as a diagnostic marker of various stages of cardiomyopathy in Doberman Pinschers. *Am J Vet Res.* 2011;72:642–649.

Wess G, et al. Prevalence of dilated cardiomyopathy in Doberman pinschers in various age groups. *J Vet Intern Med.* 2010;24:533–538.

Wess G, et al. Ability of a 5-minute electrocardiography (ECG) for predicting arrhythmias in Doberman Pinschers with cardiomyopathy in comparison with a 24-hour ambulatory ECG. *J Vet Intern Med.* 2010;24:367–371.

Wess G, et al. Cardiac troponin I in Doberman Pinschers with cardiomyopathy. *J Vet Intern Med.* 2010;24:843–849.

Miocardite e cardiomiopatias secundárias

Barr SC. Canine Chagas' disease (American trypanosomiasis) in North America. *Vet Clin North Am Small Anim Pract.* 2009;39:1055–1064.

Bradley KK, et al. Prevalence of American trypanosomiasis (Chagas disease) among dogs in Oklahoma. *J Am Vet Med Assoc.* 2000;217:1853–1857.

Breitschwerdt EB, et al. Bartonellosis: an emerging infectious disease of zoonotic importance to animal and human beings. *J Vet Emerg Crit Care.* 2010;20:8–30.

Calvert CA, Thomason JD. Cardiovascular infections. In: Greene CE, ed. *Infectious diseases of the dog and cat.* 4th ed. St Louis: Elsevier; 2012:912.

Cannon AB, et al. Acute encephalitis, polyarthritis, and myocarditis associated with West Nile virus infection in a dog. *J Vet Intern Med.* 2006;20:1219–1223.

Church WM, et al. Third degree atrioventricular block and sudden death secondary to acute myocarditis in a dog. *J Vet Cardiol.* 2006; 9:53–57.

Costa ND, Labuc RH. Case report: efficacy of oral carnitine therapy for dilated cardiomyopathy in Boxer dogs. *J Nutr.* 1994;124: 2687S–2692S.

Dvir E, et al. Electrocardiographic changes and cardiac pathology in canine babesiosis. *J Vet Cardiol.* 2004;6:15–23.

Fascetti AJ, et al. Taurine deficiency in dogs with dilated cardiomyopathy: 12 cases (1997-2001). *J Am Vet Med Assoc.* 2003;223:1137–1141.

Fitzpatrick WM, Dervisis NG, Kitchell BE. Safety of concurrent administration of dexrazoxane and doxorubicin in the canine cancer patient. *Vet Comp Oncol.* 2010;8:273–282.

Fritz CL, Kjemtrup AM. Lyme borreliosis. *J Am Vet Med Assoc.* 2003; 223:1261–1270.

Gillings SL, et al. Effect of 1-hour IV infusion of doxorubicin on the development of cardiotoxicity in dogs as evaluated by electrocardiography and echocardiography. *Vet Ther.* 2009;10:46–58.

Janus I, et al. Myocarditis in dogs: etiology, clinical and histopathological features (11 cases: 2007-2013). *Ir Vet J.* 2014;67:28.

Kaneshige T, et al. Complete atrioventricular block associated with lymphocytic myocarditis of the atrioventricular node in two young adult dogs. *J Comp Pathol.* 2007;137:146–150.

Keeshen TP, Chalkley M, Stauthammer C. A case of unexplained eosinophilic myocarditis in a dog. *J Vet Cardiol.* 2016;18:278–283.

Kittleson MD, et al. Results of the multicenter spaniel trial (MUST): taurine- and carnitine-responsive dilated cardiomyopathy in American cocker spaniels with decreased plasma taurine concentration. *J Vet Intern Med.* 1997;11:204–211.

Kjos SA, et al. Distribution and characterization of canine Chagas disease in Texas. *Vet Parasitol.* 2007;152:249–256.

Mauldin GE, et al. Doxorubicin-induced cardiotoxicosis: clinical features in 32 dogs. *J Vet Intern Med.* 1992;6:82–88.

Nelson OL, Thompson PA. Cardiovascular dysfunction in dogs associated with critical illnesses. *J Am Anim Hosp Assoc.* 2006;42:344–349.

Ratterree W, et al. Value of echocardiography and electrocardiography as screening tools prior to doxorubicin administration. *J Am Anim Hosp Assoc.* 2012;48:89–96.

Saunders AB, et al. Bradyarrhythmias and pacemaker therapy in dogs with Chagas disease. *J Vet Intern Med.* 2013;27:890–894.

Schmiedt C, et al. Cardiovascular involvement in 8 dogs with *Blastomyces dermatitidis* infection. *J Vet Intern Med.* 2006;20:1351–1354.

Wright KN, et al. Radiofrequency catheter ablation of atrioventricular accessory pathways in 3 dogs with subsequent resolution of tachycardia-induced cardiomyopathy. *J Vet Intern Med.* 1999; 13:361–371.

CAPÍTULO 8

Doenças Miocárdicas do Gato

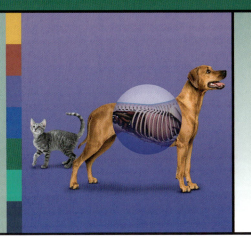

Em gatos, a doença miocárdica engloba um conjunto diversificado de processos idiopáticos e secundários que afetam o músculo cardíaco. O espectro de características anatômicas e fisiopatológicas é amplo. A doença caracterizada por hipertrofia miocárdica é mais comum, embora alguns gatos apresentem características de múltiplas categorias fisiopatológicas. O desenvolvimento de fisiopatologia restritiva é frequente. Hoje, a cardiomiopatia dilatada clássica (CMD) é incomum em gatos; suas características são semelhantes às da CMD em cães (ver Capítulo 7). Em alguns gatos, a doença miocárdica não se enquadra perfeitamente nas categorias de cardiomiopatia hipertrófica, dilatada ou restritiva (CMR) e, portanto, é considerada cardiomiopatia "não classificada". A cardiomiopatia arritmogênica do ventrículo direito (CAVD) é rara em gatos. Diferente dos cães, o tromboembolismo arterial é uma complicação importante em gatos com doença miocárdica (ver Capítulo 12).

CARDIOMIOPATIA HIPERTRÓFICA

Etiologia

A causa da cardiomiopatia hipertrófica (CMH) primária ou idiopática em gatos não é conhecida, mas a existência de uma anomalia hereditária é provável em muitos casos. A herança autossômica dominante foi identificada nas raças Maine Coon, Ragdoll, Sphynx e American Shorthair. A prevalência da doença também é alta em outras raças, inclusive British Shorthair, Norwegian Forest Cat (Norueguês da Floresta), Scottish Fold, Bengal, Siberiano e Rex. Há também relatos de CMH em irmãos de ninhada e outros gatos domésticos de pelo curto da mesma família. Muitas mutações genéticas diferentes em proteínas de sarcômeros foram identificadas na CMH familiar humana.

Duas mutações distintas no gene da proteína C de ligação à miosina cardíaca foram associadas à CMH em gatos, uma em Maine Coons e outra em Ragdolls. No entanto, essas mutações têm penetrância incompleta e expressividade variável. A prevalência da mutação em Maine Coons foi estimada em aproximadamente 30 a 40%, com alguma variação geográfica. Os Maine Coons homozigotos para a mutação têm probabilidade de desenvolver CMH (penetrância de aproximadamente 70 a 80%), enquanto os heterozigotos são muito menos acometidos. A prevalência da mutação em Ragdolls é estimada em cerca de 20 a 30% e os Ragdolls homozigotos para a mutação tendem a apresentar CMH grave ainda jovens (com menos de 2 anos). A discrepância no fenótipo entre gatos homozigotos e heterozigotos sugere um padrão de dominância "parcial" ou "incompleta". Além das duas mutações identificadas, a existência de outras mutações é provável, já que nem todos os gatos com evidência de CMH têm a mutação específica da raça. Há exames para detecção dessas mutações, que podem ser muito importantes na orientação dos programas de reprodução (entre em contato com https://cvm.ncsu.edu/genetics/).

Além de mutações em genes que codificam proteínas contráteis ou reguladoras do miocárdio, as possíveis causas da doença são aumento da sensibilidade miocárdica a catecolaminas ou sua produção excessiva, resposta hipertrófica anormal à isquemia ou fibrose miocárdica ou a fatores tróficos, anomalia primária do colágeno e anomalias dos processos miocárdicos à base de cálcio. Gatos com CMH são esqueleticamente maiores e podem ser mais propensos à obesidade em comparação a gatos sem CMH, o que talvez sugira um papel do crescimento e da nutrição no desenvolvimento da cardiomiopatia. Alguns gatos com CMH têm altas concentrações séricas de hormônio de crescimento e fator de crescimento semelhante à insulina 1 (IGF-1). A hipertrofia miocárdica com focos de mineralização é observada em gatos com distrofia muscular hipertrófica felina, uma deficiência recessiva e ligada ao X de distrofina que é semelhante à distrofia muscular de Duchenne em seres humanos; no entanto, o desenvolvimento de insuficiência cardíaca congestiva (ICC) nesses gatos é incomum. Não se sabe se a miocardite viral atua na patogênese da cardiomiopatia felina.

Fisiopatologia

Acredita-se que a função anormal do sarcômero seja a base da ativação de processos anormais de sinalização celular que causam hipertrofia e distúrbio dos miócitos, bem como aumento da síntese de colágeno. O resultado característico é o espessamento da parede do ventrículo esquerdo (VE) e/ou do septo interventricular, mas a extensão e distribuição da hipertrofia em gatos com CMH são variáveis. Muitos gatos têm hipertrofia simétrica, mas alguns têm espessamento septal assimétrico e alguns, hipertrofia limitada à parede livre ou aos músculos papilares. De modo geral, o lúmen do VE parece pequeno. Áreas focais ou difusas de fibrose são observadas no endocárdio, no sistema de condução ou no miocárdio. A estenose de pequenas artérias coronárias intramurais é comum e é provável que contribua para a fibrose relacionada à isquemia. Áreas de infarto do miocárdio e alterações da fibra miocárdica podem estar presentes. Gatos com movimento sistólico anterior (SAM) pronunciado do folheto mitral anterior podem ter um retalho endocárdico fibroso no septo interventricular (SIV) onde houve contato valvar repetido.

A hipertrofia miocárdica e as alterações associadas aumentam a rigidez da parede ventricular. Além disso, o início do relaxamento miocárdico ativo pode ser lento e incompleto, em especial na presença de isquemia miocárdica ou cinética anormal de Ca^{++}. Isso reduz ainda mais a distensibilidade ventricular e promove disfunção diastólica. O aumento da rigidez ventricular prejudica o enchimento do VE e aumenta a pressão diastólica. O volume do VE continua normal ou é reduzido. A diminuição do volume ventricular reduz o volume de ejeção, o que pode contribuir para a ativação neuro-hormonal. Frequências cardíacas maiores interferem ainda mais no enchimento do VE, promovem isquemia miocárdica e contribuem para a congestão venosa pulmonar e o edema por encurtar o período de enchimento diastólico. A contratilidade, ou função sistólica, é geralmente normal em gatos com CMH. No entanto, alguns gatos apresentam progressão para insuficiência e dilatação sistólica ventricular.

O aumento das pressões de enchimento do VE eleva a pressão do átrio esquerdo (AE) e a pressão venosa pulmonar. Pode ocorrer dilatação progressiva do AE, bem como congestão pulmonar e edema. Com o passar do tempo, o aumento de volume do AE pode se tornar massivo. Trombos intracardíacos podem se formar, geralmente no interior da aurícula esquerda, mas, às vezes, no corpo do AE ou VE ou presos à parede ventricular. O tromboembolismo arterial é uma das principais complicações da CMH e de outras formas de cardiomiopatia em gatos (ver Capítulo 12). Alguns gatos apresentam regurgitação mitral, geralmente associada a alterações na geometria do VE, anomalias estruturais no músculo papilar e/ou SAM mitral que impedem o fechamento completo da valva. A insuficiência valvar agrava os aumentos no tamanho e na pressão do AE.

Alguns gatos com CMH apresentam obstrução dinâmica do fluxo do VE. Essa variante é conhecida como *cardiomiopatia hipertrófica obstrutiva* (CMHO). Acredita-se que a hipertrofia do músculo papilar do VE e a geometria anormal do VE ou da valva mitral produzam forças hemodinâmicas anormais que puxam o folheto mitral anterior em direção ao SIV durante a ejeção (SAM; ver Figura 8.1). A hipertrofia assimétrica excessiva do SIV basilar pode contribuir para a obstrução dinâmica. Tanto a SAM da valva mitral quanto a hipertrofia basilar do SIV podem interferir no fluxo normal do VE. A obstrução do fluxo sistólico aumenta a pressão do VE, o estresse da parede e a demanda miocárdica por oxigênio e promove isquemia miocárdica, bem como hipertrofia do VE. O SAM também causa ou exacerba a regurgitação mitral. O aumento da turbulência do fluxo do VE geralmente causa um sopro de ejeção de intensidade variável nesses gatos. Gatos com CMHO são, portanto, mais propensos a apresentar sopros cardíacos do que gatos com CMH não obstrutiva. Um som de galope diastólico (geralmente da quarta bulha cardíaca, B_4) pode ser auscultado em associação à alta pressão de enchimento do VE.

É provável que vários fatores contribuam para o desenvolvimento de isquemia miocárdica em gatos com CMH. Entre eles, estão a estenose das artérias coronárias intramurais, o aumento da pressão de enchimento do VE, a diminuição da pressão de perfusão da artéria coronária e a densidade capilar miocárdica insuficiente para o grau de hipertrofia. A taquicardia contribui para a isquemia, aumentando os requisitos miocárdicos de O_2, enquanto reduz o tempo de perfusão coronária diastólica. A isquemia prejudica o início do relaxamento ventricular ativo, o que aumenta ainda mais a pressão de enchimento ventricular e, com o tempo, causa fibrose miocárdica. A isquemia pode provocar arritmias e, talvez, morte súbita.

Se presente, a fibrilação atrial (FA) e outras taquiarritmias reduzem ainda mais o enchimento diastólico e exacerbam a congestão venosa; a perda da contribuição atrial e a aceleração da frequência cardíaca associadas à FA são bastante prejudiciais. Taquicardia ventricular ou outras arritmias podem causar síncope ou morte súbita.

Por fim, há congestão venosa e edema pulmonar devido ao aumento da pressão do AE. Derrames cavitários também são comuns em gatos com CMH e ICC; além de edema pulmonar, cerca de metade dos gatos desenvolve derrame pleural e quase 25% deles apresentam derrame pericárdico brando. Esses derrames geralmente são transudatos modificados, embora possam ser (ou se tornar) quilosos. Esses derrames cavitários, associados à ICC do lado direito, ocorrem apesar da aparência ecocardiográfica de acometimento cardíaco predominante do lado esquerdo. Esse padrão de distribuição de fluidos pode estar relacionado a características específicas da drenagem linfática de cavidades corpóreas dos felinos, sugerir hipertensão pulmonar pós-capilar com vasoconstrição reativa ou representar o subdiagnóstico da disfunção cardíaca direita na CMH. Evidências recentes sugerem que até 30 a 50% dos gatos com CMH podem apresentar acometimento do coração direito, caracterizado por hipertrofia ventricular direita segmentar ou difusa e dilatação do átrio direito (AD). Gatos com ICC e derrame pleural apresentam redução da função do AE e aumento do volume do AD em comparação a gatos que desenvolvem apenas edema pulmonar.

Características clínicas

A CMH é mais identificada em gatos de meia-idade, com idade média ao diagnóstico de cerca de 6 anos; no entanto, o diagnóstico pode ser estabelecido em qualquer faixa etária. A doença tem predileção pelo sexo masculino. A prevalência geral de CMH em gatos é estimada em pelo menos 15% e aumenta com a idade. Os gatos acometidos têm um período relativamente longo de doença oculta antes do desenvolvimento de sinais clínicos. Muitos gatos não são diagnosticados até o surgimento de complicações. A história natural da CMH é muito variável entre os felinos. Alguns gatos têm hipertrofia relativamente branda que não piora nem causa doença clínica no decorrer de sua vida. Em outros gatos, a progressão da doença é mais rápida. O tempo médio de sobrevida geral de gatos com CMH assintomática é estimado em 5 anos. Dentre os gatos diagnosticados com CMH, 20 a 40% desenvolvem ICC, 5 a 10% apresentam tromboembolismo arterial e cerca de 20% dos gatos sofrem morte cardíaca súbita.

A CMH subclínica (oculta) pode ser detectada por ecocardiografia. No entanto, a ecocardiografia é normalmente realizada apenas em gatos com sopro, arritmia ou som de galope detectado em um exame de rotina. A prevalência do sopro cardíaco em gatos aparentemente saudáveis varia de 20 a mais de 40%. Em gatos com sopro cardíaco, a prevalência relatada de CMH com base na ecocardiografia varia de cerca de 33 a mais de 50%. Em contrapartida, entre gatos com diagnóstico ecocardiográfico de CMH, a prevalência de sopros cardíacos varia de 30 a 80% em diferentes relatos. Na CMH, a maioria dos sopros é causada por obstrução dinâmica do trato de saída do ventrículo esquerdo. A ausculta de sopro é, portanto, um bom exame de triagem para detecção de CMH subclínica e tende a preferencialmente identificar gatos com CMHC, embora perca casos de CMH não obstrutiva.

De modo geral, os gatos sintomáticos apresentam sinais respiratórios (indicando ICC) ou tromboembolismo agudo. Os sinais respiratórios são taquipneia, respiração com a boca aberta associada à atividade e dispneia; ao contrário dos cães, a tosse é um sinal clínico de ICC incomum em gatos. O início da doença pode parecer agudo em gatos sedentários, embora as alterações patológicas tenham se desenvolvido de maneira gradual. Ocasionalmente, letargia ou anorexia são as únicas evidências de ICC. Alguns gatos apresentam síncope ou morte súbita na ausência de outros sinais. Estresses, como anestesia, cirurgia, administração de fluidos, doenças sistêmicas (p. ex., febre, anemia), injeção recente de corticosteroides de ação prolongada ou hospedagem podem precipitar ICC em um gato antes compensado.

RADIOGRAFIA
Diagnóstico

Embora a silhueta cardíaca da maioria dos gatos com CMH branda pareça normal, as características radiográficas da CMH avançada são proeminência do AE e aumento variável do VE (Figura 8.1 A e B). O aumento radiográfico aparente do AE geralmente ocorre apenas quando as medidas ecocardiográficas sugerem seu aumento grave (relação entre o tamanho do AE e da aorta acima de 2). A clássica aparência cardíaca em forma de "coração romântico" em projeções dorsoventrais ou ventrodorsais nem sempre é observada, embora a ponta do ápice do VE seja geralmente mantida. O escore cardíaco vertebral (VHS) pode auxiliar a diferenciação de causas cardíacas e não cardíacas de dispneia em gatos; o VHS acima de 9,3 v sugere doença cardíaca significativa (o VHS normal em gatos é de cerca de 7,5 v). Veias pulmonares dilatadas e tortuosas podem ser observadas em gatos com aumento crônico da pressão do AE e da pressão venosa pulmonar. No entanto, na ICC felina, o padrão de alteração vascular pulmonar é inconsistente; o aumento da artéria pulmonar ocorre em cerca de dois terços dos gatos com ICC e pode até ser mais comum do que o aumento da veia lobar. A ICC do lado esquerdo produz graus variáveis de infiltrados de edema pulmonar alveolar ou intersticial irregular (Figura 8.1 C e D). A distribuição radiográfica do edema pulmonar é variável; uma distribuição difusa ou multifocal em todos os campos pulmonares é comum, diferentemente da distribuição peri-hilar característica do edema pulmonar cardiogênico em cães. O derrame pleural também é comum (Figura 8.1 E e F).

ELETROCARDIOGRAFIA

A maioria dos gatos com CMH tem ritmo sinusal normal. A taquicardia sinusal é comum em ambientes hospitalares; gatos com ICC podem apresentar taquicardia sinusal ou bradicardia. Dentre as anomalias complexas que podem ser vistas no eletrocardiograma (ECG) de gatos com CMH, estão os critérios de aumento do AE ou VE e um padrão de bloqueio fascicular anterior esquerdo (ver Figura 8.2 e Capítulo 2). Arritmias ventriculares ocasionais são comuns. Um pequeno estudo de monitoramento com Holter mostrou que todos os gatos com CMH assintomática tinham pelo menos uma contração ventricular prematura (CVP) por dia, embora o número total de CVPs fosse relativamente baixo (média geométrica de 124 CVPs em 24 horas). Arritmias de maior importância clínica, como FA ou bloqueio AV de alto grau, podem ocorrer em gatos com CMH grave (frequentemente associadas à ICC). O ECG é muito insensível para uso como exame de triagem para detecção de CMH, mas pode auxiliar a caracterização de arritmias simultâneas.

ECOCARDIOGRAFIA

A ecocardiografia é o melhor meio para diagnóstico e diferenciação da CMH de outras doenças. A extensão da hipertrofia e sua distribuição na parede ventricular, no septo e nos músculos papilares são mostradas por estudos ecocardiográficos bidimensionais (2D) e em modo M (Figura 8.3). As técnicas de Doppler podem demonstrar anomalias diastólicas ou sistólicas do VE. O espessamento miocárdico generalizado é comum e a hipertrofia tende a se distribuir de forma assimétrica entre vários pontos da parede do VE, do septo e do músculo papilar. Áreas focais de hipertrofia também são observadas. O uso da ecocardiografia em modo M guiada por 2D assegura o posicionamento adequado do feixe. As visualizações e medidas em modo M padrão são obtidas, mas as áreas espessas que estão fora dessas posições também devem ser avaliadas (usando imagens 2D ou em modo M alinhadas de forma perpendicular). A projeção paraesternal direita 2D em eixo longo é indicada para medida da espessura basilar do SIV. O diagnóstico de doença em estágio inicial pode ser questionável em gatos com espessamento brando ou apenas focal. O falso aumento da espessura (pseudo-hipertrofia) pode ocorrer em animais com desidratação e, às vezes, taquicardia. As medidas de espessura diastólica também podem ser falsamente alteradas quando o feixe não corta a parede/septo de maneira perpendicular, quando o folheto tricúspide septal é incluído na medida do SIV ou quando a medida não é feita no final da diástole, como pode acontecer

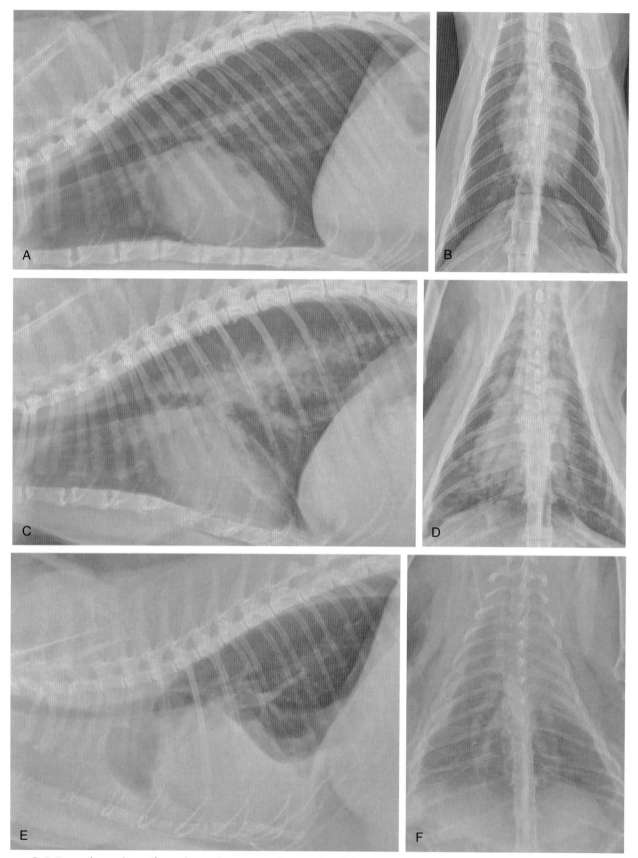

Figura 8.1 Exemplos radiográficos de cardiomiopatia hipertrófica felina. As projeções lateral (**A**) e dorsoventral (**B**) mostram cardiomegalia branda em um gato macho doméstico de pelo curto com cardiomiopatia hipertrófica. As projeções lateral (**C**) e dorsoventral (**D**) do mesmo gato, durante um episódio de insuficiência cardíaca congestiva, mostram edema pulmonar multifocal irregular e distensão de artérias e veias pulmonares. Projeções lateral (**E**) e dorsoventral (**F**) de um gato doméstico de pelo longo com cardiomiopatia hipertrófica e insuficiência cardíaca congestiva que se manifesta como derrame pleural.

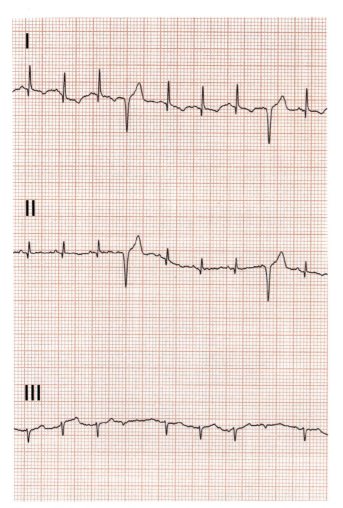

Figura 8.2 Eletrocardiograma de um gato com cardiomiopatia hipertrófica mostrando contrações ventriculares prematuras ocasionais e desvio do eixo esquerdo. Derivações I, II, III, a 25 mm/s. 1 cm = 1 mV.

na ausência de ECG simultâneo ou durante o uso de imagens 2D com número insuficiente de quadros (*frames*). A espessura diastólica final (obtida de maneira adequada) da parede do VE ou do septo acima de 6 mm é considerada diagnóstica de hipertrofia do VE em gatos; é provável que a espessura de 5,5 a 5,9 mm seja anormal, exceto em gatos de tamanho corpóreo muito grande. Os gatos com CMH grave podem apresentar espessura diastólica da parede do VE ou do septo de 8 mm ou mais, embora o grau de hipertrofia não esteja necessariamente correlacionado à gravidade dos sinais clínicos. A hipertrofia do músculo papilar pode ser acentuada e a obliteração sistólica da cavidade do VE é observada em alguns gatos com CMH. Acredita-se que o aumento da ecogenicidade (brilho) dos músculos papilares e áreas subendocárdicas seja um marcador de isquemia miocárdica crônica associada à fibrose decorrente.

De modo geral, a fração de encurtamento (FS) do VE é normal a aumentada. No entanto, alguns gatos têm dilatação branda a moderada do VE e redução de contratilidade (FS de cerca de 23 a 29%; a FS normal é de 35 a 65%). Alguns gatos acabam por desenvolver CMH em "estágio final" ou "remodelado", em que a isquemia grave crônica e a fibrose causam o adelgaçamento de áreas da parede do VE e redução da contratilidade. À ecocardiografia, esses casos podem ser difíceis de distinguir da CMR ou CMD, pois a hipertrofia do VE é menos dramática. Faixas moderadoras excessivas (também conhecidas como "falsos tendões") são vistas como ecos lineares brilhantes que abrangem a cavidade do VE em várias configurações. O significado funcional dessas bandas moderadoras não é claro, mas elas parecem mais comuns em gatos com CMH em comparação a gatos sem doença cardíaca estrutural. Embora as alterações do VE sejam predominantes, 30 a 50% dos gatos com CMH podem ter pelo menos hipertrofia segmentar do VD; alguns animais também apresentam dilatação do AD.

O aumento de AE em gatos com CMH pode variar de brando a acentuado (ver Capítulo 2 e Figuras 8.3 A e D e 8.4). O aumento proeminente do AE é esperado em gatos com sinais clínicos de ICC. O ecocontraste espontâneo (ecos em turbilhão e fumaça) é visível no AE com aumento de volume em alguns gatos. Acredita-se que isso seja causado pela estase de sangue com agregações celulares e seja um prenúncio de tromboembolismo. Às vezes, um trombo é visto no interior do AE, geralmente na aurícula (ver Figura 8.4).

Gatos com obstrução dinâmica do trato de saída do VE geralmente apresentam SAM da valva mitral (Figura 8.5) ou fechamento prematuro dos folhetos da valva aórtica em exames em modo M. Anomalias do aparelho da valva mitral, inclusive hipertrofia do músculo papilar e aumento do comprimento do folheto mitral anterior, foram associadas ao SAM e à gravidade da obstrução dinâmica do fluxo do VE. Os exames com Doppler podem demonstrar a regurgitação mitral e a turbulência do fluxo de saída do VE (Figura 8.6). O Doppler de onda contínua pode ser usado para demonstrar o fluxo sanguíneo de alta velocidade e pico tardio pelo trato de saída do VE, confirmando a obstrução dinâmica. A projeção apical esquerda de cinco câmaras pode ser a mais útil.

Estimativas derivadas de Doppler da função diastólica são hoje rotineiramente empregadas para definir as características da doença na CMH. O Doppler de onda pulsada (PW) pode mostrar um padrão de fluxo mitral de relaxamento tardio (razão entre a velocidade da onda E e da onda A inferior a 1) ou evidências de disfunção diastólica mais avançada. O aumento do tempo de relaxamento isovolumétrico está associado à disfunção diastólica precoce. A imagem por Doppler tecidual do anel da valva mitral lateral ou septal pode detectar a redução do movimento anular precoce na diástole, outra marca registrada da disfunção diastólica. No entanto, a aceleração da frequência cardíaca em muitos gatos e as mudanças nas condições de carga tendem a confundir a avaliação precisa da função diastólica.

Outras causas de hipertrofia miocárdica, em especial a hipertensão sistêmica e o hipertireoidismo, devem ser excluídas do diagnóstico de CMH idiopática. Em gatos, o espessamento do miocárdio também pode ser causado por doença infiltrativa (como linfoma). Variações na ecogenicidade miocárdica ou irregularidades da parede podem ser observadas nesses casos.

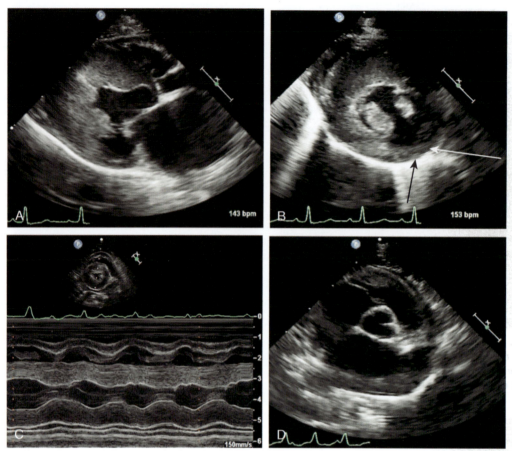

Figura 8.3 Exemplos ecocardiográficos de cardiomiopatia hipertrófica felina. Projeção paraesternal de quatro câmaras em eixo longo (**A**) e eixo curto à altura dos músculos papilares ventriculares esquerdos (**B**) de um gato doméstico de pelo longo de 2 anos. A parede livre ventricular esquerda e as espessuras septais são de cerca de 8 mm. Há uma área focal de afinamento da parede livre basilar (setas), o que provavelmente representa uma área de infarto anterior e hipertrofia muscular papilar. Há também um grave aumento de volume do átrio esquerdo. Imagem em modo M do ventrículo esquerdo (**C**) de um gato doméstico de pelo curto de 3 anos com cardiomiopatia hipertrófica e insuficiência cardíaca congestiva. Há espessamento do septo interventricular e da parede livre do ventrículo esquerdo, assim como um pequeno volume de derrame pericárdico e pleural. Projeção bidimensional paraesternal direita em eixo curto à altura da base cardíaca (**D**) de um gato doméstico de pelo curto de 8 anos com aumento moderado do átrio esquerdo.

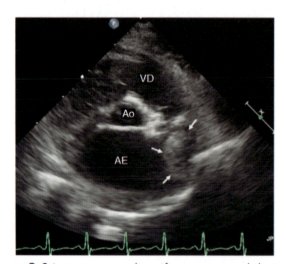

Figura 8.4 Imagem ecocardiográfica paraesternal direita em eixo curto à altura da base cardíaca em uma gata doméstica de pelo curto de 5 anos com cardiomiopatia hipertrófica. Note o enorme aumento de volume do átrio esquerdo e o trombo (setas) no interior da aurícula. Ao: aorta; AE: átrio esquerdo; VD: ventrículo direito.

Achados clínico-patológicos

Os exames de patologia clínica de rotina muitas vezes não contribuem para o diagnóstico. De modo geral, o derrame pleural em gatos com ICC é um transudato modificado, embora possa ser quiloso. Os níveis circulantes de troponinas cardíacas são maiores em gatos com CMH moderada a grave em comparação a gatos não acometidos, mas a baixa sensibilidade e a baixa especificidade limitam o valor desse exame. A análise do fragmento N-terminal do peptídeo natriurético tipo B (NT-proBNP) auxiliou o diagnóstico em duas situações clínicas associadas à CMH. Na primeira, a concentração elevada de NT-proBNP (em sangue ou fluido pleural) pode discriminar a ICC e a doença não cardíaca em gatos com dispneia. Vários estudos identificaram valores diagnósticos de corte de 212 a 258 pmol/ℓ, com sensibilidade e especificidade de cerca de 90%. Um exame em ponto de atendimento (POC) (SNAP proBNP, IDEXX Laboratories) foi desenvolvido para essa finalidade, com resultado visual positivo em concentrações acima de 200 pmol/ℓ. A outra situação em que o NT-proBNP foi considerado útil é na "triagem de segunda linha" de gatos

CAPÍTULO 8 ■ Doenças Miocárdicas do Gato   163

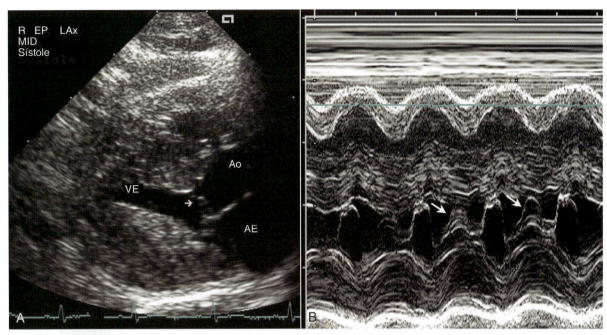

Figura 8.5 A. Imagem ecocardiográfica bidimensional no meio da sístole de um gato doméstico de pelo curto de meia-idade. Ecos do folheto mitral anterior são observados no interior do trato de saída do ventrículo esquerdo (*seta*) por causa do movimento sistólico anterior (SAM) anormal (em direção ao septo) da valva. **B.** O ecocardiograma em modo M à altura da valva mitral também mostra o SAM da valva mitral (*setas*). Ao: aorta; AE: átrio esquerdo; VE: ventrículo esquerdo.

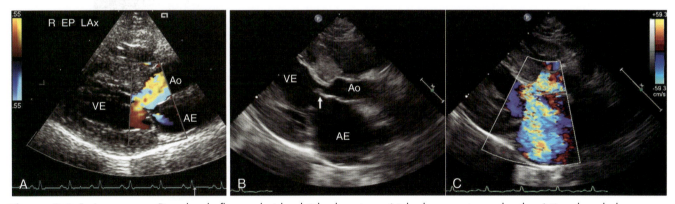

Figura 8.6 A. Imagem em Doppler de fluxo colorido obtida durante a sístole de um gato macho doméstico de pelo longo com cardiomiopatia obstrutiva hipertrófica. Observe o fluxo turbulento logo acima do ponto em que o septo interventricular espesso se projeta no trato de saída do ventrículo esquerdo e o pequeno jato de insuficiência mitral, típico do movimento sistólico anterior (SAM) do folheto mitral anterior. **B** e **C.** Imagens de Doppler bidimensional e correspondente em cor de um gato macho doméstico de pelo curto com cardiomiopatia obstrutiva hipertrófica. Há hipertrofia do septo interventricular basilar e grave aumento de volume do átrio esquerdo grave. O movimento sistólico anterior (SAM) do folheto mitral anterior (*seta*, **B**) contribui para a obstrução dinâmica do fluxo de saída do ventrículo esquerdo (VE). **C.** A imagem de Doppler colorido no meio da sístole revela o fluxo turbulento e em alta velocidade no trato de saída do VE e, neste gato, regurgitação mitral grave. Projeção paraesternal direita em eixo longo. Ao: aorta; AE: átrio esquerdo; VE: ventrículo esquerdo.

com achados anormais no exame físico cardiovascular (sopro ou arritmia cardíaca). Nesse contexto, a elevação de NT-proBNP (utilizando um valor de corte inferior ao do teste SNAP) pode aumentar o índice de suspeita de CMH, ajudando a priorizar o valor da ecocardiografia em um determinado gato. Em um estudo, o valor de corte superior a 46 pmol/ℓ teve sensibilidade de 86% e especificidade de 91% para a detecção de CMH oculta. Em outras palavras, a elevação do nível de NT-proBNP pode aumentar a suspeita clínica de CMH em um gato saudável com sopro cardíaco de cerca de 30 a 50% (com base apenas no sopro) para mais de 90%. No entanto, em caso de falso-positivo, a ecocardiografia é recomendada para o diagnóstico definitivo.

CARDIOMIOPATIA HIPERTRÓFICA SUBCLÍNICA (DOENÇA EM ESTÁGIO B)
Tratamento

Não se sabe exatamente se (e como) gatos assintomáticos devem ser tratados. Não está claro se é possível retardar a progressão da doença ou prolongar a sobrevida com o tratamento medicamentoso antes do aparecimento dos sinais clínicos. Vários pequenos estudos usando um betabloqueador, diltiazem, um inibidor da enzima conversora de angiotensina (IECA) ou espironolactona foram realizados, mas o benefício claro de qualquer uma dessas intervenções ainda não foi comprovado. Com isso em mente, alguns médicos ainda sugerem o uso de um betabloqueador em gatos com evidências de obstrução dinâmica substancial do fluxo do VE ou arritmias. Em gatos com hipertrofia miocárdica não obstrutiva acentuada, em especial com evidências de fibrose e remodelamento miocárdico, a administração de um IECA pode ser sugerida. Em gatos com aumento do AE, especialmente com ecocontraste espontâneo, a instituição da profilaxia antitrombótica com clopidogrel é prudente (ver Capítulo 12).

De modo geral, é aconselhável evitar situações estressantes que possam causar taquicardia persistente e reavaliar o animal a cada 6 meses a 1 ano. Causas secundárias de hipertrofia miocárdica, como hipertensão arterial sistêmica e hipertireoidismo, devem ser descartadas (ou tratadas, caso presentes).

INSUFICIÊNCIA CARDÍACA CONGESTIVA (DOENÇA EM ESTÁGIO C)

Os objetivos do tratamento são melhorar o enchimento ventricular, diminuir a congestão, controlar as arritmias, minimizar a isquemia e prevenir o tromboembolismo (Boxe 8.1). A furosemida é usada apenas na dose necessária para ajudar a controlar os sinais congestivos no tratamento a longo prazo. O derrame pleural moderado a grave é tratado por toracocentese, com o gato cuidadosamente contido em posição esternal (e sedado com butorfanol, se necessário).

Gatos com edema pulmonar grave devem receber oxigênio suplementar e furosemida parenteral, a princípio, geralmente por via intramuscular (IM) (2 mg/kg a cada 1 a 4 horas; ver Boxe 3.1), até que um cateter intravenoso (IV) possa ser colocado sem estresse excessivo para o gato. O butorfanol pode ajudar a reduzir a ansiedade associada à dispneia e à hospitalização (ver Boxe 3.1). Uma pomada de nitroglicerina pode ser usada (a cada 4 a 6 horas), embora não existam estudos sobre sua eficácia nessa situação. Logo depois da medicação, o gato deve poder descansar. A frequência respiratória é observada inicialmente e depois a cada 15 a 30 minutos, sem perturbar o gato. A frequência e o esforço respiratório são usados para orientar a terapia diurética em andamento. A colocação do cateter, a coleta de sangue, as radiografias e outros exames e tratamentos devem ser adiados até a maior estabilização do estado do gato. A aspiração das vias respiratórias e a ventilação mecânica com pressão expiratória final positiva podem ser consideradas em casos extremos.

O uso de pimobendana em gatos com ICC é objeto de estudo em andamento. Em teoria, inotrópicos positivos como a pimobendana não são indicados em gatos com CMH porque, de modo geral, a função sistólica está bem preservada e o aumento da força de contração pode piorar a obstrução dinâmica do trato de saída. A pimobendana, porém, pode melhorar o débito cardíaco sem aumentar a demanda miocárdica de oxigênio e suas propriedades vasodilatadoras balanceadas podem ser benéficas na ICC aguda e crônica, independentemente da doença estrutural subjacente. No entanto, recomenda-se grande

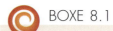

BOXE 8.1

Resumo do tratamento da cardiomiopatia hipertrófica em gatos.

Sinais agudos de insuficiência cardíaca congestiva grave*
Suplementação de O_2
Minimização do manuseio do paciente
Furosemida (parenteral)
Sedação (butorfanol)
Toracocentese em caso de derrame pleural
Pimobendana (±; cuidado se houver obstrução do trato de saída do VE)
Terapia antiarrítmica ou controle da frequência cardíaca, se indicado**
± Nitroglicerina (cutânea)
± Dobutamina (se necessário, para choque cardiogênico)
Monitoramento: frequência respiratória, frequência e ritmo cardíaco, pressão arterial, função renal, eletrólitos no soro etc.

Sinais brandos a moderados de insuficiência cardíaca congestiva*
Furosemida
Inibidor da ECA
Pimobendana (±; cuidado se houver obstrução do trato de saída do VE)
Profilaxia antitrombótica (clopidogrel ± anticoagulante)***
Restrição de exercício
Redução do teor de sal na dieta, caso aceito pelo gato
± Betabloqueador (p. ex., atenolol) ou diltiazem (ver texto)

Manejo da insuficiência cardíaca congestiva refratária
Furosemida (otimizar dose e frequência)
Inibidor da ECA
Pimobendana (cuidado se houver obstrução grave do trato de saída do VE)
Profilaxia antitrombótica (clopidogrel ± anticoagulante)**
Toracocentese se necessário
± Espironolactona
± Betabloqueador ou diltiazem
± Terapia antiarrítmica adicional, se indicado
± Hidroclorotiazida (com monitoramento cuidadoso da função renal/eletrólitos)
Monitoramento domiciliar da frequência respiratória em repouso e esforço
Redução do teor de sal na dieta, caso aceito pelo gato
Monitoramento da função renal, eletrólitos etc.
Tratamento de outros problemas médicos (exclusão de hipertireoidismo e hipertensão caso ainda não realizada)

ECA: enzima conversora de angiotensina; ICC: insuficiência cardíaca congestiva; VE: ventrículo esquerdo.
*Ver mais detalhes no texto, Boxe 3.1 e Capítulo 3.
**Ver mais detalhes no texto, Tabela 4.2 e Capítulo 4.
***Ver mais detalhes no Capítulo 12.

cautela na suspeita ou confirmação de CMHO, pois a vasodilatação, em especial se combinada ao aumento da contratilidade, pode piorar a obstrução dinâmica do fluxo do VE e promover hipotensão. Durante o tratamento de um gato com CMHO com pimobendana, recomenda-se a aferição da pressão arterial e o monitoramento cuidadoso para detecção de sinais de hipotensão. A pimobendana é claramente indicada em gatos com disfunção sistólica ou choque cardiogênico e vários estudos demonstraram que é bem tolerada por esses animais. Recentemente, esse medicamento foi benéfico a longo prazo e melhorou a sobrevida de gatos com CMH "típica" e função sistólica normal. Em um estudo retrospectivo de caso-controle de gatos com CMH e ICC, os animais tratados com pimobendana viveram significativamente mais (cerca de 21 meses) em comparação àqueles que não receberam o fármaco (cerca de 4 meses). Mais esclarecimentos sobre os possíveis benefícios da pimobendana na progressão da insuficiência cardíaca, o tratamento ideal e o tempo de sobrevida serão dados pelos resultados do estudo prospectivo. Em gatos com ICC, a pimobendana é administrada assim que a medicação oral for viável, na mesma dose inicial recomendada para cães (0,2 a 0,3 mg/kg VO a cada 12 horas). Na maioria dos gatos de tamanho médio, essa dose equivale a um comprimido mastigável de 1,25 mg duas vezes ao dia. Caso necessário, gatos com baixo débito cardíaco ou choque cardiogênico podem receber pimobendana a cada 8 horas durante a fase inicial de estabilização. Gatos com choque cardiogênico mais grave podem precisar de dobutamina IV (geralmente administrada como infusão em taxa contínua [CRI] em dose de 1 a 5 mcg/kg/min). Dentre os efeitos adversos da dobutamina, estão taquicardia sinusal, ectopia ventricular e convulsões; se isso ocorrer, a taxa de infusão é reduzida à metade ou a administração é interrompida.

Com a resolução da dispneia, a dose de furosemida pode ser reduzida (para cerca de 1 mg/kg a cada 8 a 12 horas). Depois do controle do edema pulmonar, a suplementação com oxigênio é retirada e o paciente passa a receber a medicação por via oral. A dose de furosemida é gradualmente diminuída até o menor nível eficaz. Uma dose inicial de 6,25 mg/gato a cada 8 a 12 horas, por exemplo, pode ser reduzida lentamente ao longo de dias a semanas, dependendo da resposta do gato. Alguns gatos ficam bem com a administração de uma vez ao dia ou em dias alternados, enquanto outros requerem furosemida várias vezes ao dia. Se instituída, a pimobendana VO é continuada na mesma dose. Assim que o desconforto respiratório agudo inicial for resolvido e o gato estiver comendo e bebendo, a terapia com IECA deve ser adicionada. De modo geral, o IECA é prescrito na esperança de reduzir a ativação neuro-hormonal e o remodelamento cardíaca anormal. O enalapril e o benazepril são os agentes usados com mais frequência em gatos, embora existam outros (ver Capítulo 3 e Tabela 3.3).

A decisão de usar outros fármacos é influenciada por achados ecocardiográficos ou de outros exames. Os betabloqueadores são associados a vários benefícios teóricos em gatos com ICC, mas não há evidências clínicas de aumento do tempo de sobrevida. Além disso, existe a possibilidade de um efeito negativo em gatos com ICC. No entanto, os betabloqueadores podem reduzir a frequência cardíaca (inclusive a taxa de resposta ventricular na FA), reduzir ou resolver a obstrução dinâmica do fluxo de saída do VE e suprimir as taquiarritmias. A inibição simpática também pode reduzir a demanda miocárdica de O_2, o que pode ser importante em gatos com isquemia ou infarto do miocárdio. Ao inibir o dano aos miócitos induzido por catecolaminas, os betabloqueadores podem reduzir a fibrose miocárdica. Embora os betabloqueadores retardem o relaxamento miocárdico ativo, esse efeito pode ser compensado pelo aumento no tempo de enchimento ventricular devido à redução da frequência cardíaca. O bloqueador β_1 seletivo, atenolol, é o mais comumente escolhido. Os betabloqueadores, em especial os agentes não seletivos, como o propranolol, não são recomendados em gatos com ICC ativa. O bloqueio dos receptores β_2 nos brônquios pode exacerbar o broncospasmo associado ao edema pulmonar. Além disso, em gatos com menor contratilidade miocárdica, o efeito inotrópico negativo dos betabloqueadores pode promover descompensação aguda da ICC. O atenolol (ou outro betabloqueador) administrado antes do desenvolvimento de ICC pode ser continuado ou ter sua dose reduzida à metade durante o episódio agudo. A indicação mais comum para iniciar a administração de atenolol em um gato que já teve ICC é o controle da frequência na FA; o atenolol também pode ajudar a suprimir outras taquiarritmias.

O diltiazem também tem benefícios teóricos em gatos com hipertrofia ventricular esquerda grave, embora não tenha melhorado a sobrevida; além disso, seus efeitos colaterais podem ser problemáticos em alguns animais. Seu efeito de bloqueio de Ca^{++} pode causar uma pequena redução da frequência cardíaca e da contratilidade (o que diminui a demanda miocárdica de O_2). O diltiazem promove vasodilatação coronariana e pode ter um efeito positivo no relaxamento miocárdico. As formulações de diltiazem de ação mais longa são mais convenientes para uso crônico, mas as concentrações séricas alcançadas podem ser variáveis. Diltiazem ER (ou XR; Dilacor®), administrado em dose de metade de um comprimido interno (60 mg) da cápsula de 240 mg a cada 12 horas, ou Cardizem® CD, administrado em dose de 10 mg/kg a cada 24 horas, são usados com maior frequência. Como o atenolol, o motivo mais comum para a instituição do tratamento com diltiazem em um gato com ICC prévia é o controle da frequência na FA. Ocasionalmente, um betabloqueador pode ser adicionado à terapia com diltiazem (ou vice-versa) para reduzir ainda mais a frequência cardíaca em gatos com FA. No entanto, deve-se ter cuidado para prevenir bradicardia ou hipotensão em animais tratados com essa combinação.

O fármaco cronotrópico negativo ivabradina é outra opção farmacológica que pode ser útil no controle da frequência cardíaca em gatos com CMH. A ivabradina é um inibidor seletivo da corrente *funny* (I_f). A I_f é importante na função do nó sinusal (marca-passo). A ativação da corrente I_f aumenta a permeabilidade da membrana para Na^+ e K^+, o que eleva a inclinação da despolarização espontânea de estágio 4 (diastólica) em células do nó sinusal e, assim, a frequência cardíaca. Estudos preliminares demonstraram que a ivabradina produz redução da frequência cardíaca dependente da dose, com efeitos adversos mínimos. Recomendações específicas aguardam estudos mais aprofundados.

O manejo a longo prazo de gatos com ICC também inclui a redução da probabilidade de tromboembolismo arterial (ver Capítulo 12). A restrição dietética de sódio é recomendada caso o gato a aceite, mas é mais importante prevenir a anorexia.

INSUFICIÊNCIA CARDÍACA CONGESTIVA REFRATÁRIA CRÔNICA

O controle do edema pulmonar refratário e do derrame pleural é difícil. Derrames pleurais moderados a grandes devem ser tratados por toracocentese. Várias estratégias médicas podem ajudar a diminuir a taxa de acúmulo anormal de fluido. Essas estratégias são o aumento da dose de furosemida (até cerca de 4 mg/kg a cada 8 horas), a maximização da dose de um IECA, a adição ou o aumento da dose de pimobendana (até cerca 0,5 mg/kg a cada 8 horas), o uso de diltiazem ou um betabloqueador para maior controle da frequência cardíaca na presença de FA ou outras taquiarritmias e a adição de espironolactona ou outro diurético (p. ex., hidroclorotiazida; ver Tabela 3.3). Foi relatado que a espironolactona causa prurido facial e escoriações em alguns gatos. A digoxina pode ser considerada para maior controle da frequência cardíaca ou em gatos com disfunção sistólica grave; no entanto, a ocorrência de intoxicação é comum. O monitoramento deve ser frequente para detecção de azotemia, distúrbios eletrolíticos e outras complicações.

Prognóstico

Vários fatores influenciam o prognóstico de gatos com CMH, inclusive a velocidade de progressão da doença, a ocorrência de eventos tromboembólicos e/ou arritmias e a resposta à terapia. Gatos assintomáticos com hipertrofia branda a moderada do VE e aumento atrial geralmente vivem sem sinais clínicos por muitos anos. O tempo médio de sobrevida de todos os gatos assintomáticos após o diagnóstico de CMH é de cerca de 5 anos. Gatos com aumento acentuado do AE e hipertrofia mais grave parecem apresentar maior risco de ICC, tromboembolismo e morte súbita. O tempo médio de sobrevida de gatos com ICC é de 1 a 2 anos, embora varie muito conforme a resposta individual e a adesão ao tratamento. O prognóstico é pior em gatos idosos e naqueles com aumento grave do AE, hipertrofia grave do VE, disfunção sistólica do VE ou do AE, FA e/ou ICC refratária. Gatos com peso corpóreo baixo ou alto podem ter um prognóstico pior do que aqueles com peso normal. O tromboembolismo tem prognóstico reservado e sua recidiva é comum.

HIPERTROFIA MIOCÁRDICA SECUNDÁRIA

A hipertrofia miocárdica é uma resposta compensatória a certas doenças ou estresses identificáveis. Alguns desses casos podem apresentar grande espessamento das paredes do VE e do septo e ICC, mimetizando a CMH idiopática. As causas secundárias devem, portanto, ser descartadas antes do diagnóstico de CMH idiopática sempre que a hipertrofia do VE for identificada. As causas mais comuns de hipertrofia miocárdica secundária em gatos são hipertireoidismo e hipertensão sistêmica; as causas menos frequentes são estenose subaórtica, hipersomatotropismo (acromegalia) e doenças infiltrativas do miocárdio.

A avaliação do hipertireoidismo é indicada em gatos com hipertrofia miocárdica ou ICC e mais de 6 anos. O hipertireoidismo altera a função cardiovascular por seus efeitos diretos no miocárdio e pela interação da atividade elevada do sistema nervoso simpático e do excesso de hormônio tireoidiano no coração e na circulação periférica. Os efeitos cardíacos do hormônio tireoidiano são hipertrofia miocárdica e aumento da frequência e contratilidade cardíaca. A aceleração metabólica que acompanha o hipertireoidismo causa um estado circulatório hiperdinâmico caracterizado por aumento do débito cardíaco, da demanda de oxigênio, do volume sanguíneo e da frequência cardíaca. A hipertensão sistêmica pode estimular ainda mais a hipertrofia miocárdica. Dentre as manifestações da doença cardíaca hipertireoidiana, estão sopro sistólico, pulsos arteriais hiperdinâmicos, forte impulso precordial, taquicardia sinusal e diversas arritmias. Os critérios de aumento ou hipertrofia do VE são geralmente observados no ECG, radiografias torácicas ou ecocardiograma. Cerca de 15% dos gatos com hipertireoidismo apresentam sinais de ICC: a maioria apresenta FS normal a alto, mas alguns têm deficiência da função contrátil. A terapia cardíaca, além do tratamento do hipertireoidismo, é indicada em gatos com hipertireoidismo grave. O tratamento da ICC é o mesmo descrito para a CMH. O tratamento da doença pré-clínica com aumento acentuado do AE também é semelhante ao da CMH, inclusive tromboprofilaxia com clopidogrel e, talvez, vasodilatação com um IECA. A hipertensão sistêmica concomitante deve ser tratada com anlodipino. Um betabloqueador pode controlar temporariamente muitos dos efeitos cardíacos adversos do excesso de hormônio tireoidiano, em especial as taquiarritmias; por esse motivo, o atenolol é um tratamento adjuvante comum para a doença cardíaca hipertireoidiana. A terapia cardíaca, inclusive com um betabloqueador, não substitui o tratamento antitireoidiano. A regressão da hipertrofia miocárdica ("remodelamento reverso") às vezes ocorre em gatos submetidos ao tratamento do hipertireoidismo, principalmente em sua forma definitiva com I-131. O tratamento com tiamazol pode ou não resolver ou prevenir a doença cardíaca hipertireoidiana, provavelmente porque picos periódicos no hormônio tireoidiano circulante ainda podem ocorrer, apesar do aparente controle da doença.

A hipertrofia concêntrica do VE é a resposta esperada ao aumento da pressão sistólica ventricular (pós-carga). A hipertensão arterial sistêmica (ver Capítulo 11) aumenta a pós-carga devido à alta pressão e resistência arterial. O aumento da resistência ao fluxo ventricular também ocorre em caso de estenose subaórtica fixa (p. ex., congênita). Além disso, a hipertrofia cardíaca se desenvolve em gatos com hipersomatotropismo (acromegalia) devido aos efeitos tróficos do hormônio do crescimento no coração. O aumento da espessura miocárdica é ocasionalmente causado por doença infiltrativa do miocárdio, principalmente por linfoma. Os gatos com doença cardíaca hipertensiva, doença cardíaca acromegálica ou linfoma do miocárdio podem necessitar de medicamentos cardíacos além do tratamento da doença subjacente. De modo geral, o tratamento da hipertrofia miocárdica secundária é o mesmo descrito para a CMH.

CARDIOMIOPATIA RESTRITIVA

Etiologia e fisiopatologia

A CMR é um fenótipo de doença miocárdica associado à extensa fibrose endocárdica, subendocárdica ou miocárdica de etiologia obscura, mas provavelmente multifatorial. As principais características são disfunção diastólica (fisiologia de restrição do enchimento) e aumento grave do AE na ausência de hipertrofia miocárdica. Essa doença pode ser uma consequência de endomiocardite ou doença neoplásica infiltrativa (p. ex., linfoma) ou ser idiopática; associações familiares específicas ou mutações genéticas não foram identificadas. É importante lembrar que a CMH avançada também é caracterizada por enchimento restritivo do VE e que a isquemia e fibrose crônica podem provocar um fenótipo de CMH em estágio final ou "remodelado" com hipertrofia mínima e áreas focais de adelgaçamento da parede. Portanto, sem ecocardiografias seriadas, a diferenciação da CMR "verdadeira" da CMH remodelada em estágio final pode ser difícil.

Há diversos achados histopatológicos em gatos com CMR, inclusive fibrose perivascular e intersticial extensa, estenose da artéria coronária intramural e hipertrofia de miócitos, bem como áreas de degeneração e necrose. Alguns gatos têm fibrose endomiocárdica extensa do VE e deformidade da câmara ou formação de uma ponte de tecido fibroso entre o septo e a parede do VE. Nesses casos, o aparelho mitral e os músculos papilares podem se fundir ao tecido circundante ou distorcido. O aumento do AE ou biatrial é proeminente em gatos com CMR como consequência do aumento crônico da pressão de enchimento ventricular devido ao aumento da rigidez da parede. O VE pode ter tamanho normal, menor ou ligeiramente dilatado. Trombos intracardíacos e tromboembolismo sistêmico são comuns.

A fibrose do VE prejudica o enchimento diastólico. A maioria dos gatos acometidos tem contratilidade normal a apenas ligeiramente reduzida, mas isso pode progredir com o tempo devido à maior perda de miocárdio funcional. Alguns casos desenvolvem disfunção regional do VE, possivelmente por isquemia ou infarto do miocárdio. A regurgitação mitral, se presente, é branda. A elevação crônica das pressões de enchimento do coração esquerdo, combinada à ativação neurohormonal compensatória, causa ICC do lado esquerdo ou biventricular. A duração da progressão da CMR subclínica não é conhecida.

Características clínicas

Gatos de meia-idade e idosos são mais frequentemente diagnosticados com CMR, embora gatos jovens sejam às vezes acometidos. As características clínicas são semelhantes às observadas na CMH. A doença pré-clínica pode ser descoberta pela detecção de sons cardíacos anormais ou arritmias em exames de rotina ou evidências radiográficas de cardiomegalia. Os sinais clínicos de ICC são principalmente respiratórios, associados ao edema pulmonar ou derrame pleural; inatividade, falta de apetite, vômitos e perda de peso também são relatados à anamnese. Os sinais clínicos podem ser precipitados ou exacerbados por estresse ou doença concomitante que aumenta a demanda cardiovascular. Os sinais associados a eventos tromboembólicos dependem da localização e extensão da obstrução vascular, mas podem ser graves (ver Capítulo 12).

O exame físico pode revelar um sopro sistólico de regurgitação mitral ou tricúspide, um som de galope em B_4 e/ou uma arritmia. Os sons pulmonares podem ser anormais em alguns gatos com edema pulmonar ou abafados pelo derrame pleural.

Os pulsos arteriais femorais podem ser normais, ligeiramente menores ou ausentes (caso haja tromboembolismo aórtico caudal). A distensão e o pulso da veia jugular são comuns em gatos com ICC do lado direito. Sinais agudos de tromboembolismo aórtico distal (ou outro) podem ser o motivo da primeira consulta.

Diagnóstico

Os resultados dos exames diagnósticos são semelhantes aos de gatos com CMH. Os achados clínico-patológicos de rotina são inespecíficos, embora a análise de NT-proBNP possa ser útil em alguns cenários clínicos, como na CMH. As radiografias indicam aumento do AE ou biatrial (às vezes maciço) e do VE ou ainda aumento generalizado do coração (Figura 8.7).

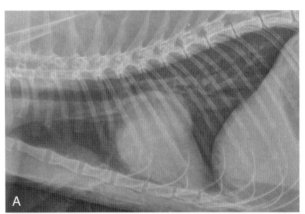

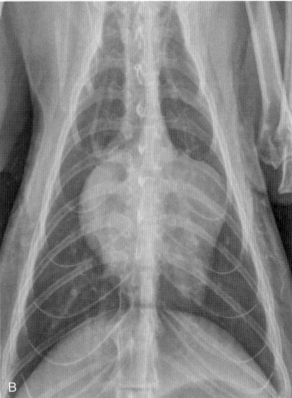

Figura 8.7 Radiografia (**A**) lateral e dorsoventral (**B**) de um gato doméstico de pelo curto com cardiomiopatia restritiva mostrando grande aumento de volume do átrio esquerdo e proeminência de vasos pulmonares.

Os achados radiográficos típicos em gatos com ICC são distensão venosa pulmonar, infiltrados de edema pulmonar, derrame pleural e, às vezes, hepatomegalia e ascite. Embora o ritmo sinusal normal seja predominante, as anomalias do ECG geralmente incluem várias arritmias, como contrações ventriculares ou atriais prematuras, taquicardia supraventricular ou FA. Complexos QRS largos, ondas R altas, evidências de distúrbios da condução intraventricular ou ondas P amplas também podem ser observados.

A ecocardiografia tipicamente revela aumento acentuado do AE (e, às vezes, do AD) com parede do VE de espessura normal. De modo geral, a função sistólica do VE é normal (FS acima de 25%), embora alguns gatos apresentem disfunção regional da parede. A CMR em estágio terminal pode ser associada à dilatação de VE e VD. O Doppler pulsátil mostra um padrão restritivo de fluxo mitral e o Doppler tecidual confirma a disfunção diastólica grave. Áreas hiperecoicas de fibrose no interior da parede do VE e/ou áreas endocárdicas podem ser evidentes. Ecos intraluminais externos que representam bandas moderadoras em excesso são vistos em alguns casos. Às vezes, a fibrose endocárdica extensa do VE, formação de uma ponte de tecido cicatricial entre a parede livre e o septo, contrai parte da câmara ventricular. Um trombo intracardíaco pode ser encontrado, geralmente na aurícula esquerda ou no AE, mas ocasionalmente, no VE. A presença de regurgitação mitral ou tricúspide branda é frequente. Como já discutido, a diferenciação entre CMR e CMH remodelada em estágio final pode ser difícil. Os casos que não se enquadram no esquema típico de classificação são chamados "cardiomiopatia não classificada" (CMNC).

Tratamento e prognóstico

O tratamento da ICC aguda e crônica é o mesmo utilizado em gatos com CMH. Como os gatos com CMR geralmente não apresentam obstrução dinâmica do trato de saída, não há contraindicação ao uso de agentes inotrópicos positivos. A pimobendana é apropriada; o choque cardiogênico grave pode ser tratado com dobutamina. Como na CMH, a adição de atenolol ou diltiazem é feita apenas para tratamento de taquiarritmias, em especial FA. O sotalol pode ser usado em taquiarritmias ventriculares refratárias. O manejo do tromboembolismo é descrito no Capítulo 12.

De modo geral, o prognóstico de gatos com CMR e ICC é ruim. No entanto, alguns gatos sobrevivem mais de 1 ano após o diagnóstico. Tromboembolismo e derrame pleural refratário são comuns.

CARDIOMIOPATIA DILATADA

Etiologia

A CMD passou a ser incomum em gatos a partir do final dos anos 1980, quando a deficiência de taurina foi identificada como sua principal causa e os fabricantes de rações aumentaram o teor de taurina nas dietas felinas. Outros fatores, além de uma simples deficiência desse aminoácido essencial, estão provavelmente envolvidos na patogênese, inclusive fatores genéticos e uma possível ligação com a depleção de potássio. Nem todos os gatos submetidos a dieta com deficiência de taurina desenvolvem CMD, e a deficiência de taurina pode ocorrer mesmo em gatos alimentados com dieta comercial balanceada. Hoje, o número de casos identificados de CMD é relativamente baixo e a maioria desses gatos não apresenta deficiência de taurina. Nesses animais, a CMD pode ser idiopática ou representar o estágio final de outra anomalia metabólica, toxicidade ou infecção miocárdica.

A doxorrubicina pode causar lesões histopatológicas miocárdicas características em gatos, assim como em cães. Em casos raros, a administração de doses cumulativas de 170 a 240 mg/m^2 pode ser associada a alterações ecocardiográficas condizentes com CMD. No entanto, a cardiomiopatia clinicamente relevante induzida pela doxorrubicina não é um problema em felinos; em relatos informais, doses cumulativas totais de até cerca de 600 mg/m^2 (23 mg/kg) foram administradas sem evidências de cardiotoxicidade.

Fisiopatologia

A fisiopatologia da CMD em gatos é semelhante à da doença em cães. A baixa contratilidade miocárdica é sua característica principal. Normalmente, todas as câmaras cardíacas são dilatadas. A insuficiência da valva AV é secundária ao aumento da câmara e à atrofia do músculo papilar. A diminuição do débito cardíaco ativa os mecanismos neuro-hormonais compensatórios, levando aos sinais de ICC e maior redução do débito cardíaco. Edema pulmonar, derrame pleural e arritmias são comuns em gatos com CMD.

Características clínicas

A CMD pode ocorrer em qualquer idade, embora a maioria dos gatos acometidos seja de meia-idade a idosos. Não há predileção por raça ou sexo. Os sinais clínicos de ICC geralmente são anorexia, letargia e aumento do esforço respiratório ou dispneia. As evidências de baixo débito cardíaco são geralmente associadas a sinais congestivos (ICC do lado direito, do lado esquerdo ou biventricular). Hipotermia, distensão venosa jugular, atenuação do impulso precordial, pulsos femorais fracos, som de galope (geralmente B$_3$) e sopro sistólico apical esquerdo ou direito (de regurgitação mitral ou tricúspide) são comuns. Bradicardia e arritmias podem estar presentes, embora muitos gatos acometidos apresentem ritmo sinusal normal. Ruídos pulmonares aumentados e estertores pulmonares podem ser auscultados, mas o derrame pleural costuma abafar os sons pulmonares. Alguns gatos apresentam sinais de tromboembolismo arterial.

Diagnóstico

A cardiomegalia generalizada com arredondamento do ápice cardíaco é frequentemente observada em radiografias. O derrame pleural é bastante comum e pode obscurecer a sombra cardíaca e as evidências coexistentes de edema pulmonar ou congestão venosa. Hepatomegalia e ascite também podem ser detectadas. O ritmo sinusal normal é predominante; os achados variáveis do ECG podem incluir taquiarritmias ventriculares ou supraventriculares (embora a FA seja rara), distúrbio da condução AV e um padrão de aumento do VE.

A ecocardiografia é uma ferramenta importante para diferenciar a CMD de outra fisiopatologia miocárdica. Os achados são análogos aos de cães com CMD. FS baixa (inferior a 26%), aumento do diâmetro sistólico final (p. ex., acima de 1,1 cm) e diastólico final do VE (p. ex., acima de 1,8 cm) e aumento da separação ponto E-septo (acima de 0,4 cm) foram descritos como critérios diagnósticos de CMD em gatos. Gatos com hipocinesia focal (p. ex., apenas da parede do VE ou do septo) podem, na verdade, apresentar CMNC ou CMH remodelada em estágio final, principalmente se houver presença de áreas focais de hipertrofia. Na CMD, a espessura da parede ventricular normal é diminuída. Alguns gatos apresentam um trombo intracardíaco, geralmente no interior do AE.

Como em outras doenças cardíacas felinas, os resultados dos exames clínico-patológicos de rotina geralmente são inespecíficos. Azotemia pré-renal, aumento brando da atividade de enzimas hepáticas e leucograma de estresse são comuns. Concentrações elevadas de NT-proBNP e troponina cardíaca são esperadas, principalmente em gatos com ICC.

A medida da concentração de taurina no plasma ou no sangue total é recomendada para detecção de uma possível deficiência, mesmo em gatos alimentados com dietas comerciais. Instruções específicas para coleta de amostras e envio devem ser obtidas no laboratório utilizado. As concentrações plasmáticas de taurina são influenciadas pela quantidade de taurina na dieta, o tipo de dieta e o tempo de amostragem em relação à alimentação; um jejum de 8 horas é recomendado. A concentração plasmática de taurina de menos de 40 nmol/mℓ em um gato com CMD é diagnóstica de deficiência de taurina. É provável que gatos não anoréticos com concentração plasmática de taurina inferior a 60 nmol/mℓ devam receber suplementação de taurina ou uma dieta diferente. As amostras de sangue total produzem resultados mais consistentes do que as amostras de plasma. As concentrações normais de taurina no sangue total são superiores a 200 nmol/mℓ; valores abaixo de 150 nmol/ℓ diagnosticam a deficiência de taurina.

Tratamento e prognóstico

Os objetivos do tratamento da ICC aguda e crônica são semelhantes àqueles de outras cardiomiopatias felinas e análogos aos dos cães com CMD. A ênfase é o suporte inotrópico; a pimobendana é indicada em todos os casos e deve ser instituída assim que a medicação oral puder ser administrada com segurança. A dobutamina (ou dopamina) é administrada em CRI nos casos graves (ver Boxe 3.1). As taquiarritmias ventriculares frequentes podem responder à lidocaína, mexiletina, doses conservadoras de sotalol ou terapia antiarrítmica combinada (ver Tabela 4.2). No entanto, os betabloqueadores (inclusive o sotalol) devem ser usados com cautela (ou mesmo não administrados) em gatos com CMD e ICC devido ao seu efeito inotrópico negativo. Taquiarritmias supraventriculares hemodinamicamente significativas são tratadas com diltiazem, também com cuidado devido ao efeito inotrópico negativo do medicamento. O tratamento do tromboembolismo é descrito no Capítulo 12. A hipotermia é comum em gatos com CMD descompensada; o aquecimento externo deve ser feito conforme necessário.

A suplementação de taurina é recomendada a pacientes com deficiência desse aminoácido. Sua administração (250 a 500 mg VO a cada 12 horas) é instituída assim que possível nos casos em que sua concentração plasmática é baixa ou não pode ser medida. De modo geral, a melhora clínica, caso ocorra, não é aparente até algumas semanas de suplementação. A melhora da função sistólica é observada à ecocardiografia nas primeiras 6 semanas após o início da suplementação na maioria dos gatos com deficiência desse aminoácido. Em alguns gatos responsivos à taurina, as medicações cardíacas podem ser reduzidas de maneira gradual e interrompidas após 6 a 12 semanas (com monitoramento cuidadoso de recidiva de ICC). Nos gatos que antes recebiam dieta deficiente em taurina, a transição da suplementação para uma dieta que sabidamente gera as concentrações plasmáticas adequadas do aminoácido (p. ex., a maioria dos alimentos comerciais de boas marcas). As dietas secas com 1.200 mg de taurina por quilograma de peso seco e as dietas úmidas com 2.500 mg de taurina por quilograma de peso seco mantêm as concentrações plasmáticas normais do aminoácido em gatos adultos. Os requisitos podem ser maiores em dietas que incorporam arroz ou farelo de arroz. Recomenda-se reavaliação da concentração plasmática de taurina 2 a 4 semanas após a interrupção da suplementação.

Os gatos com deficiência de taurina que sobrevivem 1 mês após o diagnóstico parecem ter cerca de 50% de chance de sobrevida em 1 ano. A interrupção de alguns ou todos os medicamentos cardíacos pode ser feita a longo prazo. O prognóstico de gatos com CMD sem deficiência de taurina é reservado, com tempo médio de sobrevida de 49 dias, mesmo com o tratamento com pimobendana.

OUTRAS DOENÇAS DO MIOCÁRDIO

CARDIOMIOPATIA ARRITMOGÊNICA DO VENTRÍCULO DIREITO

A CAVD é uma cardiomiopatia idiopática rara semelhante à doença observada em seres humanos. As principais características são dilatação moderada a grave da câmara do VD com adelgaçamento focal ou difuso da parede do VD. A parede do VD também pode apresentar um aneurisma; além disso, dilatação do AD e, menos comumente, do AE, é observada. A atrofia miocárdica com substituição por tecido adiposo e/ou fibroso, miocardite focal e evidências de apoptose são achados histológicos típicos. Esses achados são mais proeminentes na parede do VD. A infiltração por tecido fibroso ou adiposo é ocasionalmente observada nas paredes do VE e dos átrios.

Os sinais de ICC do lado direito são comuns, inclusive distensão venosa jugular, ascite ou hepatoesplenomegalia e dispneia associada ao derrame pleural. A síncope é ocasionalmente observada. Em alguns casos, letargia e inapetência sem insuficiência cardíaca evidente são os primeiros sinais.

As radiografias torácicas indicam aumento de volume do coração direito e, às vezes, do AE. O derrame pleural é comum.

Ascite, distensão da veia cava caudal e evidências de derrame pericárdico também podem ser evidentes. O ECG pode documentar várias arritmias em gatos acometidos, inclusive CVPs, taquicardia ventricular, FA e taquiarritmias supraventriculares. Um padrão de bloqueio do ramo direito parece ser comum; alguns gatos apresentam bloqueio AV de primeiro grau. A ecocardiografia mostra aumento grave do AD e do VD, semelhante ao observado na displasia congênita da valva tricúspide, à exceção da aparência estrutural normal do aparelho valvar. Outros possíveis achados são trabeculação muscular anormal, dilatação aneurismática, áreas de discinesia e movimento septal paradoxal. A regurgitação tricúspide parece ser um achado consistente no exame com Doppler. Alguns gatos também apresentam aumento do AE em caso de acometimento do miocárdio do VE.

O prognóstico é reservado após o aparecimento dos sinais de insuficiência cardíaca. O tratamento recomendado é semelhante àquele para outras causas de ICC em gatos e inclui diuréticos conforme necessário, um IECA, pimobendana e profilaxia contra tromboembolismo. A terapia antiarrítmica adicional pode ser necessária (ver Capítulo 4). Em seres humanos e cães Boxers com CAVD, as taquiarritmias ventriculares e a morte súbita são comuns. A disfunção cardíaca direita e a ICC do lado direito são características mais consistentes da CAVD em gatos do que em cães Boxers.

CARDIOMIOPATIA NÃO CLASSIFICADA

CMNC é um termo usado em seres humanos para descrever casos de doença miocárdica que não se enquadram em outras categorias definidas (CMH, CMR, CMD ou CAVD). Em gatos, essa denominação é mais aplicada a casos com dilatação grave do AE ou biatrial apesar da normalidade do tamanho do VE, da espessura da parede e da função sistólica e sem evidências óbvias de fibrose endomiocárdica (que indicaria CMR). Não está claro se a CMNC representa uma doença distinta em gatos; é mais provável que a CMNC inclua fenótipos em estágio final ou "remodelados" de outras cardiomiopatias, em especial CMH. A prevalência de CMNC varia de forma significativa nos diferentes relatos, provavelmente devido às diferenças nos critérios de diagnóstico. Estima-se que a CMNC represente cerca de 10% dos casos de cardiomiopatia felina.

As características clínicas da CMNC são semelhantes às de outras cardiomiopatias felinas. Em um pequeno estudo, a idade média ao diagnóstico (8,8 anos) é maior em comparação à CMH ou CMR, mais uma vez indicando que a CMNC pode representar um fenótipo comum de doença em estágio terminal. Sopros e arritmias cardíacas são comuns ao exame físico. O ECG pode revelar taquiarritmias ventriculares ou supraventriculares e/ou evidências de aumento do AE ou VE. As radiografias indicam cardiomegalia com aumento do AE ou biatrial; o derrame pleural é mais comum do que o edema pulmonar. A ecocardiografia confirma o aumento dos átrios, com características de estrutura e função ventricular inconsistentes com outras categorias de cardiomiopatia.

O tratamento da CMNC é idêntico ao da CMR. Pacientes com ICC recebem furosemida, pimobendana e IECA e tromboprofilaxia com clopidogrel, além do controle da dieta e do estilo de vida. O prognóstico é variável e provavelmente semelhante ao de outras cardiomiopatias.

INSUFICIÊNCIA CARDÍACA ASSOCIADA A CORTICOSTEROIDES

A ICC foi relatada em gatos cerca de 3 a 7 dias após a administração de corticosteroides injetáveis de ação prolongada (como Depo-Medrol®, acetato de metilprednisolona). O mecanismo proposto é o efeito diabetogênico dos glicocorticoides, que causa hiperglicemia transitória e subsequente deslocamento do fluido intravascular, precipitando sobrecarga de volume e ICC aguda. Acredita-se que uma doença cardíaca estrutural preexistente (i. e., cardiomiopatia oculta) pode tornar alguns gatos mais suscetíveis à ICC induzida por corticosteroides.

O início agudo de letargia, anorexia, taquipneia e dispneia é descrito. A maioria dos gatos apresenta achados auscultatórios normais sem taquicardia. A cardiomegalia moderada, com infiltrados pulmonares difusos e derrame pleural brando ou moderado, parece ser típica no exame radiográfico. Os possíveis achados do ECG são bradicardia sinusal, anomalias da condução intraventricular, parada atrial, fibrilação atrial e CVPs. No ecocardiograma, a maioria dos gatos acometidos apresenta algum grau de hipertrofia da parede do VE ou hipertrofia septal e aumento do AE. Alguns têm insuficiência ou SAM da valva AV.

A ICC é tratada como em outras cardiomiopatias felinas; além disso, a administração de corticosteroides deve ser interrompida. A resolução de achados cardíacos anormais e a retirada bem-sucedida de medicamentos cardíacos foram relatadas em alguns gatos.

MIOCARDITE

A inflamação do miocárdio e das estruturas adjacentes pode ocorrer em gatos, assim como em outras espécies. A miocardite grave e generalizada pode causar ICC ou arritmias fatais. Gatos com inflamação miocárdica focal podem ser assintomáticos. Há suspeita de miocardite viral aguda e crônica, embora uma causa viral raramente seja documentada. O coronavírus felino foi identificado como causa de pericardite-epicardite. Em um estudo, a miocardite foi identificada histologicamente em amostras de mais da metade dos gatos cardiomiopáticos, mas em nenhum dos animais do grupo controle; o ácido desoxirribonucleico viral (panleucopenia) foi encontrado em cerca de um terço dos gatos com miocardite. No entanto, o possível papel da miocardite viral na patogênese da cardiomiopatia não está claro.

A endomiocardite foi documentada, principalmente em gatos jovens. A morte aguda, com ou sem sinais precedentes de edema pulmonar por 1 a 2 dias, é o quadro mais comum. As características histopatológicas da endomiocardite aguda são infiltrados linfocíticos, plasmocíticos e histiocíticos focais ou difusos com poucos neutrófilos. Degeneração e lise miocárdica são observadas adjacentes aos infiltrados. A endomiocardite crônica pode ser associada a uma resposta inflamatória mínima, mas com degeneração miocárdica e fibrose significativas.

A CMR ou CMNC pode representar o estágio final da endomiocardite não fatal. O tratamento consiste em controle de arritmias e sinais de ICC.

A miocardite bacteriana pode ser associada à sepse ou ser decorrente da endocardite ou pericardite bacteriana. A infecção experimental por *Bartonella* spp. pode causar miocardite linfoplasmocitária subclínica, mas não se sabe se a infecção natural atua no desenvolvimento da cardiomiopatia em gatos. *Toxoplasma gondii* tem sido ocasionalmente associado à miocardite, geralmente em gatos imunossuprimidos como parte de uma doença generalizada. A miocardite traumática é raramente observada em gatos.

Leitura sugerida

Connolly DJ, et al. Assessment of the diagnostic accuracy of circulating natriuretic peptide concentrations to distinguish between cats with cardiac and non-cardiac causes of respiratory distress. *J Vet Cardiol*. 2009;11(suppl 1):S41–S50.

Cote E, et al. Assessment of the prevalence of heart murmurs in overtly healthy cats. *J Am Vet Med Assoc*. 2004;225:384–388.

Ferasin L, et al. Feline idiopathic cardiomyopathy: a retrospective study of 106 cats (1994-2001). *J Feline Med Surg*. 2013;5:151–159.

Finn E, et al. The relationship between body weight, body condition, and survival in cats with heart failure. *J Vet Intern Med*. 2010;24:1369–1374.

Fox PR. Endomyocardial fibrosis and restrictive cardiomyopathy: pathologic and clinical features. *J Vet Cardiol*. 2004;6:25–31.

Fox PR. Hypertrophic cardiomyopathy: clinical and pathologic correlates. *J Vet Cardiol*. 2003;5:39–45.

Fox PR, et al. Spontaneously occurring arrhythmogenic right ventricular cardiomyopathy in the domestic cat: a new animal model similar to the human disease. *Circulation*. 2000;102:1863–1870.

Fox PR, et al. Utility of N-terminal pro-brain natriuretic peptide (NT-proBNP) to distinguish between congestive heart failure and non-cardiac causes of acute dyspnea in cats. *J Vet Cardiol*. 2009;11(suppl 1):S51–S61.

Fox PR, et al. Multicenter evaluation of plasma N-terminal probrain natriuretic peptide (NT-proBNP) as a biochemical screening test for asymptomatic (occult) cardiomyopathy in cats. *J Vet Intern Med*. 2011;25:1010–1016.

Freeman LM, et al. Body size and metabolic differences in Maine Coon cats with and without hypertrophy cardiomyopathy. *J Feline Med Surg*. 2012;15:74–80.

Fries R, Heaney AM, Meurs KM. Prevalence of the myosin-binding protein C mutation in Maine Coon cats. *J Vet Intern Med*. 2008;22:893–896.

Gordon SG, et al. Effect of oral administration of pimobendan in cats with heart failure. *J Am Vet Med Assoc*. 2012;241:89–94.

Granstrom S, et al. Prevalence of hypertrophic cardiomyopathy in a cohort of British Shorthair cats in Denmark. *J Vet Intern Med*. 2011;25:866–871.

Harvey AM, et al. Arrhythmogenic right ventricular cardiomyopathy in two cats. *J Small Anim Pract*. 2005;46:151–156.

Jackson BL, Lehmkuhl LB, Adin DB. Heart rate and arrhythmia frequency of normal cats compared to cats with asymptomatic hypertrophic cardiomyopathy. *J Vet Cardiol*. 2014;16:215–225.

Koffas H, et al. Pulsed tissue Doppler imaging in normal cats and cats with hypertrophic cardiomyopathy. *J Vet Intern Med*. 2006;20:65–77.

Linney CJ, et al. Left atrial size, atrial function and left ventricular diastolic function in cats with hypertrophic cardiomyopathy. *J Small Anim Pract*. 2014;55:198–206.

Liu SK, Maron BJ, Tilley LP. Feline hypertrophic cardiomyopathy: gross anatomic and quantitative histologic features. *Am J Pathol*. 1981;102:388–395.

MacDonald KA, et al. Effect of spironolactone on diastolic function and left ventricular mass in Maine Coon cats with familial hypertrophic cardiomyopathy. *J Vet Intern Med*. 2008;22:335–341.

MacGregor JM, et al. Use of pimobendan in 170 cats (2006-2010). *J Vet Cardiol*. 2011;13:251–260.

Machen MC, et al. Multi-centered investigation of a point-of-care NT-proBNP ELISA assay to detect moderate to severe occult (preclinical) feline heat disease in cats referred for cardiac evaluation. *J Vet Cardiol*. 2014;16:245–255.

Mary J, et al. Prevalence of the MYBPC3-A31P mutation in a large European feline population and association with hypertrophic cardiomyopathy in the Maine Coon breed. *J Vet Cardiol*. 2010;12:155–161.

Meurs KM, et al. A substitution mutation in the myosin binding protein C gene in ragdoll hypertrophic cardiomyopathy. *Genomics*. 2007;90:261–264.

Meurs KM, et al. A cardiac myosin binding protein C mutation in the Maine Coon cat with familial hypertrophic cardiomyopathy. *Hum Mol Genet*. 2005;14:3587–3593.

Nakamura RK, et al. Prevalence of echocardiographic evidence of cardiac disease in apparently healthy cats with murmurs. *J Feline Med Surg*. 2011;13:266–271.

Paige CF, et al. Prevalence of cardiomyopathy in apparently healthy cats. *J Am Vet Med Assoc*. 2009;234:1398–1403.

Payne JR, et al. Risk factors associated with sudden death versus congestive heart failure or arterial thromboembolism in cats with hypertrophic cardiomyopathy. *J Vet Cardiol*. 2015;17(suppl 1):S318–S328.

Payne JR, et al. Prognostic indicators in cats with hypertrophic cardiomyopathy. *J Vet Intern Med*. 2013;27:1427–1436.

Payne JR, Brodbelt DC, Fuentes LV. Cardiomyopathy prevalence in 780 apparently healthy cats in rehoming centers (the CatScan study). *J Vet Cardiol*. 2015;17(suppl 1):S244–S257.

Payne JR, et al. Population characteristics and survival in 127 referred cats with hypertrophic cardiomyopathy (1997 to 2005). *J Small Anim Pract*. 2010;51:540–547.

Ployngam T, et al. Hemodynamic effects of methylprednisolone acetate administration in cats. *Am J Vet Res*. 2006;67:583–587.

Reina-Doreste Y, et al. Case-control study of the effects of pimobendan on survival time in cats with hypertrophic cardiomyopathy and congestive heart failure. *J Am Vet Med Assoc*. 2014;245:534–539.

Riesen SC, et al. Effects of ivabradine on heart rate and left ventricular function in healthy cats and cats with hypertrophic cardiomyopathy. *Am J Vet Res*. 2012;73:202–212.

Rush JE, et al. Population and survival characteristics of cats with hypertrophic cardiomyopathy: 260 cases (1990-1999). *J Am Vet Med Assoc*. 2002;220:202–207.

Sampedrano CC, et al. Systolic and diastolic myocardial dysfunction in cats with hypertrophic cardiomyopathy or systemic hypertension. *J Vet Intern Med*. 2006;20:1106–1115.

Sampedrano CC, et al. Prospective echocardiographic and tissue Doppler imaging screening of a population of Maine Coon cats tested for the A31P mutation in the myosin-binding protein C gene: a specific analysis of the heterozygous status. *J Vet Intern Med*. 2009;23:91–99.

Schober KE, Maerz I. Assessment of left atrial appendage flow velocity and its relation to spontaneous echocardiographic contrast in 89 cats with myocardial disease. *J Vet Intern Med*. 2006;20:120-130.

Schober KE, Todd A. Echocardiographic assessment of left ventricular geometry and the mitral valve apparatus in cats with hypertrophic cardiomyopathy. *J Vet Cardiol*. 2010;12:1-16.

Singletary GE, et al. Effect of NT-proBNP assay on accuracy and confidence of general practitioners in diagnosing heart failure or respiratory disease in cats with respiratory signs. *J Vet Intern Med*. 2012;26:542-546.

Smith SA, et al. Corticosteroid-associated congestive heart failure in 12 cats. *Intern J Appl Res Vet Med*. 2004;2:159-170.

Trehiou-Sechi E, et al. Comparative echocardiographic and clinical features of hypertrophic cardiomyopathy in 5 breeds of cats: a retrospective analysis of 344 cases (2001-2011). *J Vet Intern Med*. 2012;26:532-541.

Visser LC, Sloan CQ, Stern JA. Echocardiographic assessment of right ventricular size and function in cats with hypertrophic cardiomyopathy. *J Vet Intern Med*. 2017;31:668-677.

CAPÍTULO 9

Doença Pericárdica e Tumores Cardíacos

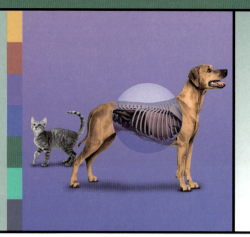

Doenças do pericárdio e do espaço intrapericárdico podem prejudicar a função cardíaca. Embora representem uma proporção relativamente pequena de casos com sinais clínicos de doença cardíaca, é importante reconhecê-las porque sua abordagem de tratamento difere de outros distúrbios cardíacos. O pericárdio normal forma um saco fechado de dupla camada ao redor do coração e está ligado aos grandes vasos na base do coração. O pericárdio visceral ou epicárdio, composto por uma fina camada de células mesoteliais, é diretamente aderido ao coração. Essa camada se reflete sobre si mesma na base do coração e reveste a camada fibrosa externa (pericárdio parietal). Um pequeno volume (cerca de 0,25 mℓ/kg) de fluido seroso entre essas camadas atua como lubrificante. O pericárdio mantém o posicionamento do coração, forma uma barreira à infecção ou inflamação dos tecidos adjacentes, ajuda a equilibrar o débito dos ventrículos direito e esquerdo e limita a distensão aguda do coração. Apesar dessas funções, sua remoção geralmente não tem consequências clínicas evidentes. O excesso ou acúmulo anormal de fluido no saco pericárdico é o distúrbio pericárdico mais comum. É mais frequente em cães e causa sinais clínicos de tamponamento cardíaco (discutido adiante neste capítulo). Outras doenças pericárdicas adquiridas e congênitas são esporadicamente observadas. A doença pericárdica adquirida associada a sinais clínicos é incomum em gatos.

DOENÇAS PERICÁRDICAS CONGÊNITAS

HÉRNIA DIAFRAGMÁTICA PERITÔNIOPERICÁRDICA

A hérnia diafragmática peritônioperiçárdica (HDPP) é a malformação congênita mais comum do pericárdio de cães e gatos. É formada quando o desenvolvimento embrionário anormal (provavelmente do septo transverso) permite a comunicação persistente entre a cavidade pericárdica e a cavidade peritoneal na linha média ventral. Não há alteração do espaço pleural. Outros defeitos congênitos, como hérnia umbilical, malformações do esterno e anomalias cardíacas, podem coexistir com a HDPP. O conteúdo abdominal hernia no espaço pericárdico em um grau variável e causa sinais clínicos. Embora traumas não induzam a formação de comunicação peritônioperiçárdica em cães e gatos, podem facilitar a movimentação do conteúdo abdominal por um defeito preexistente.

Características clínicas

Os sinais clínicos associados à HDPP podem surgir em qualquer idade (com relatos entre 4 semanas e 15 anos). A maioria dos casos é diagnosticada nos primeiros 4 anos de vida, em especial no primeiro ano. Alguns animais jamais apresentam sinais clínicos. Os machos parecem mais acometidos do que as fêmeas e os Weimaraners podem ser predispostos. A malformação também é comum em gatos, com possível predisposição de Persas, Himalaias e domésticos de pelo longo.

De modo geral, os sinais clínicos estão relacionados ao trato gastrintestinal (GI) ou respiratório. Vômito, diarreia, anorexia, perda de peso, dor abdominal, tosse, dispneia e sibilos são relatados com maior frequência; choque e colapso também podem ocorrer. Os achados do exame físico podem incluir sons cardíacos abafados em um ou ambos os lados do tórax, deslocamento ou atenuação do impulso precordial apical, sensação de "vazio" à palpação abdominal (com herniação de muitos órgãos) e, raramente, sinais de tamponamento cardíaco (ver mais adiante neste capítulo).

Diagnóstico

As radiografias torácicas podem ser diagnósticas ou altamente sugestivas de HDPP. Aumento da silhueta cardíaca, deslocamento dorsal da traqueia, sobreposição das bordas diafragmáticas e caudais do coração e densidades anormais de gordura e/ou gás na silhueta cardíaca são achados característicos (Figura 9.1 A e B). Em gatos, uma prega pleural (remanescente mesotelial peritônioperiçárdico dorsal) que se estende entre a sombra cardíaca caudal e o diafragma ventral à veia cava caudal pode ser evidente na projeção lateral. Alças intestinais cheias de gás que cruzam o diafragma até o saco pericárdico, um pequeno fígado e alguns órgãos dentro da cavidade abdominal também podem ser observados. *Pectus excavatum* ou

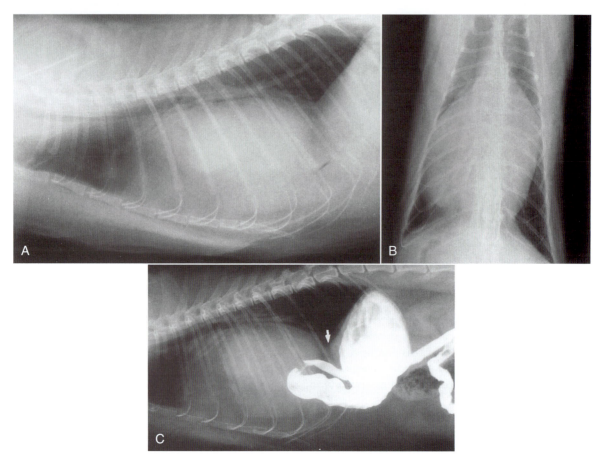

Figura 9.1 Radiografias (**A**) lateral e (**B**) dorsoventral de um gato Persa de 5 anos com uma hérnia diafragmática peritôniopericárdica (HDPP) congênita. A silhueta cardíaca está muito aumentada e contém densidades de gordura, tecido mole e gás; a traqueia foi deslocada em sentido dorsal. Há sobreposição entre as bordas cardíacas e diafragmáticas nas duas projeções. Após a administração de bário, é evidente que uma parte do estômago e do duodeno se encontra no espaço pericárdico (**C**); a gordura omental e o fígado também estão dentro do saco pericárdico. **C.** Melhor visualização da prega pleural dorsal entre o pericárdio e o diafragma (*seta*).

outra deformidade esquelética torácica também pode estar presente. A ecocardiografia (ou ultrassonografia abdominotorácica) ajuda a confirmar o diagnóstico quando os achados radiográficos são ambíguos (Figura 9.2). Uma série GI com bário é diagnóstica caso o estômago e/ou intestinos estejam na cavidade pericárdica (Figura 9.1 C). Fluoroscopia, angiografia não seletiva (especialmente nos casos apenas com herniação de gordura falciforme ou fígado), peritôniografia com contraste positivo, tomografia computadorizada (TC), ressonância magnética (RM) ou pneumopericardiografia também podem ser usadas no diagnóstico. No eletrocardiograma (ECG), as alterações são inconsistentes; complexos de amplitude diminuída e desvios de eixo causados por mudanças de posição cardíaca são às vezes observados.

Tratamento

O fechamento cirúrgico do defeito peritôniopericárdico pode ser feito após a recolocação dos órgãos em sua posição normal. Os sinais clínicos do paciente e a presença de outras anomalias congênitas influenciam a decisão pelo tratamento cirúrgico.

O prognóstico de casos não complicados é excelente. No entanto, complicações perioperatórias são comuns e, embora geralmente brandas, podem causar a morte do paciente. Animais sem sinais clínicos e alguns com sinais brandos podem ficar bem sem cirurgia. Traumatismos em órgãos cronicamente aderidos ao coração ou ao pericárdio são preocupantes durante a tentativa de reposicionamento. Sequelas raras da cirurgia para correção de HDPP são formação de cisto pericárdico, arritmias e doença pericárdica constritiva. De modo geral, a sobrevida a longo prazo parece semelhante entre cães e gatos submetidos ao tratamento cirúrgico ou não.

OUTRAS ANOMALIAS PERICÁRDICAS

Os cistos pericárdicos são anomalias raras que podem ser originários do tecido mesenquimatoso fetal anormal ou da gordura omental ou falciforme encarcerada associada a uma pequena HDPP. Os sinais fisiopatológicos e o quadro clínico podem mimetizar aqueles observados no derrame pericárdico. Radiograficamente, a silhueta cardíaca pode parecer aumentada e deformada. A ecocardiografia, TC ou RM podem revelar o diagnóstico. A remoção cirúrgica do cisto, combinada à pericardiectomia parcial, geralmente resolve os sinais clínicos.

Os defeitos congênitos do pericárdio em si são extremamente raros em cães e gatos e, em sua maioria, são achados necroscópicos incidentais. Há relatos de casos esporádicos de

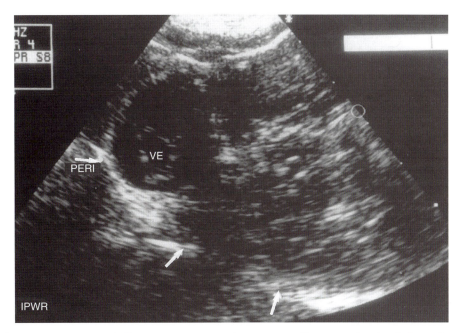

Figura 9.2 Ecocardiograma paraesternal direito em eixo curto de uma gata Persa com hérnia diafragmática peritôniopericárdica (HDPP). O pericárdio (*PERI*), indicado por *setas*, envolve o fígado e o tecido do omento, assim como o coração. VE: ventrículo esquerdo.

ausência parcial (geralmente do lado esquerdo) ou completa do pericárdio. Uma possível complicação da ausência parcial do pericárdio é a herniação de uma parte do coração, que pode causar síncope, doença embólica ou morte súbita. Ecocardiografia, angiocardiografia, TC ou RM devem permitir o diagnóstico *antemortem*.

DERRAME PERICÁRDICO

Etiologia e tipos de fluido

Em cães, a maioria dos derrames pericárdicos é serossanguinolenta ou hemorrágica e tem origem neoplásica ou idiopática. Transudatos, transudatos modificados e exsudatos são ocasionalmente observados em cães e gatos; o derrame raramente é quiloso. Em gatos, o derrame pericárdico está associado principalmente à insuficiência cardíaca congestiva (ICC) por cardiomiopatia, mas raramente causa tamponamento cardíaco. Um pequeno número de gatos com derrame pericárdico apresenta neoplasia, peritonite infecciosa felina (PIF), HDPP, pericardite ou outra doença infecciosa ou inflamatória como causa subjacente.

HEMORRAGIA

Derrames hemorrágicos são mais comuns em cães. De modo geral, o fluido é vermelho escuro, com hematócrito (Ht) maior que 7%, densidade acima de 1,015 e concentração proteica maior que 3 g/dℓ. A análise citológica revela principalmente hemácias, mas células mesoteliais, neoplásicas ou outras células reativas podem ser observadas. O fluido não coagula, a menos que a hemorragia seja recente. Derrames hemorrágicos neoplásicos são mais prováveis em cães com mais de 7 anos. Cães de meia-idade de raças grandes têm maior probabilidade de apresentar derrame hemorrágico "benigno" idiopático.

O hemangiossarcoma (HSA) é, de longe, a neoplasia mais comum que causa derrame pericárdico hemorrágico em cães; é raro em gatos. O derrame pericárdico hemorrágico também é associado a vários tumores na base do coração, mesotelioma pericárdico, histiocitose maligna, alguns casos de linfoma e, raramente, carcinoma metastático. Os HSAs geralmente surgem no coração direito, em especial na aurícula direita. O quemodectoma (também chamado "quimiodectoma") é o tumor mais comum na base do coração; é originário de células quimiorreceptoras na base da aorta. Neoplasias da tireoide, paratireoide, do tecido linfoide e do tecido conjuntivo também ocorrem na base do coração. O mesotelioma pericárdico às vezes causa lesões em massa na base do coração ou em outro lugar, mas, de modo geral, sua distribuição é difusa e pode mimetizar a doença idiopática. O linfoma em várias partes do coração é mais frequente em gatos do que em cães (e tende a causar derrame com transudato modificado). Cães com histiocitose maligna e derrame pericárdico geralmente apresentam derrame pleural e ascite ("derrame tricavitário"), apesar de não apresentarem tamponamento cardíaco.

O derrame pericárdico idiopático (benigno) é a segunda causa mais comum de derrame pericárdico hemorrágico canino. Sua causa ainda não foi esclarecida. Embora vários vírus estejam associados à pericardite em seres humanos, há poucas evidências que indiquem uma causa infecciosa em cães. O derrame pericárdico idiopático é relatado com mais frequência em cães de raças médias a grandes. Golden Retrievers, Labradores Retrievers e São Bernardos podem ser predispostos. Embora cães de qualquer idade possam ser acometidos, a idade média é de 6 a 7 anos. Há mais casos em machos do que fêmeas. A inflamação pericárdica branda, com fibrose difusa ou perivascular e hemorragia focal, é comum no exame histopatológico. Em alguns casos, as camadas de fibrose sugerem um processo recorrente. A doença pericárdica constritiva é uma possível complicação.

Outras causas menos comuns de hemorragia intrapericárdica são ruptura do átrio esquerdo (AE) secundária a insuficiência mitral grave (ver Capítulo 6), coagulopatia (principalmente por intoxicação por rodenticida ou coagulação intravascular disseminada), trauma penetrante (inclusive laceração iatrogênica de uma artéria coronária durante a pericardiocentese) e, talvez, pericardite urêmica.

TRANSUDATOS

Os transudatos puros são claros, com baixo número de células (geralmente inferior a 1.000 células/µℓ), baixa gravidade específica (inferior a 1,012) e baixo teor proteico (inferior a 2,5 g/dℓ). Os transudatos modificados podem parecer ligeiramente turvos ou rosados. Sua celularidade (cerca de 1.000 a 8.000 células/µℓ) ainda é baixa, mas a concentração de proteína total (cerca de 2,5 a 5 g/dℓ) e gravidade específica (entre 1,015 e 1,030) são maiores do que as de um transudato puro. Os derrames transudativos ocorrem em alguns cães e gatos com ICC, hipoalbuminemia, HDPP, cistos pericárdicos ou toxemias que aumentam a permeabilidade vascular (inclusive uremia). De modo geral, são associados ao derrame pericárdico de volume relativamente pequeno; o tamponamento cardíaco é raro.

EXSUDATOS

Os derrames exsudativos são turvos a opacos ou serofibrinosos a serossanguinolentos. Apresentam alto número de células nucleadas (geralmente bem acima de 3.000 células/µ L), alto teor de proteína (muito acima de 3 g/dℓ) e alta gravidade específica (acima de 1,015). Os achados citológicos estão relacionados à etiologia. Derrames pericárdicos exsudativos são raros em pequenos animais, exceto em gatos com PIF.

De modo geral, a pericardite infecciosa é relacionada à migração de fragmentos de gramíneas ou espinhos de ouriços, extensão de uma infecção pleural ou mediastinal, mordeduras ou outras feridas penetrantes e, talvez, bacteriemia. A infecção por várias bactérias (aeróbias e anaeróbias), além de actinomicose, coccidioidomicose, aspergilose, tuberculose disseminada e, raramente, infecções sistêmicas por protozoários foram identificadas. Derrames exsudativos estéreis foram relatados em associação à leptospirose, cinomose canina e derrame pericárdico idiopático em cães e com PIF e toxoplasmose em gatos. A PIF é a causa mais importante de derrame pericárdico sintomático em gatos. A uremia crônica ocasionalmente causa derrame estéril, serofibrinoso ou hemorrágico.

Fisiopatologia

O acúmulo de fluido no espaço pericárdico causa sinais clínicos quando aumenta a pressão intrapericárdica a ponto de igualá-la ou ficar acima da pressão normal de enchimento cardíaco. Esse acúmulo impede o retorno venoso e o enchimento cardíaco. Enquanto a pressão intrapericárdica continuar baixa, o enchimento e o débito cardíacos permanecem relativamente normais. O acúmulo lento de fluido pode distender o pericárdio o suficiente para acomodar o maior volume do fluido pericárdico a uma pressão relativamente baixa. No entanto, o tecido pericárdico é relativamente não complacente. O rápido acúmulo de fluido ou um grande derrame provoca um aumento acentuado da pressão intrapericárdica, levando ao tamponamento cardíaco. A fibrose e o espessamento pericárdico limitam ainda mais a complacência desse tecido.

Um derrame pericárdico de volume extremamente grande pode causar sinais clínicos em virtude de seu tamanho, mesmo na ausência de tamponamento cardíaco evidente. A compressão pulmonar e/ou traqueal pode comprometer a ventilação e estimular a tosse; a compressão esofágica pode causar disfagia ou regurgitação.

TAMPONAMENTO CARDÍACO

O tamponamento cardíaco se deve ao acúmulo de fluido pericárdico que aumenta a pressão intrapericárdica até a pressão diastólica cardíaca normal ou mais. Essa compressão externa do coração limita progressivamente o enchimento, a princípio do coração direito mais complacente, depois do coração esquerdo. A seguir, o débito cardíaco cai, enquanto a pressão venosa sistêmica aumenta. Por fim, a pressão em todas as câmaras cardíacas e nas grandes veias se equilibra durante a diástole. Os mecanismos compensatórios neuro-hormonais são ativados durante o desenvolvimento do tamponamento. O acúmulo gradual de fluido pericárdico causa sinais de ICC devido à retenção compensatória de volume e aos efeitos diretos do menor enchimento cardíaco. Manifestações de congestão venosa sistêmica e ICC do lado direito (ascite e derrame pleural) tendem a ser predominantes por causa da menor espessura da parede e menores pressões do coração direito. O derrame pericárdico normalmente não afeta a contratilidade cardíaca de maneira direta, mas a redução da perfusão coronária durante o tamponamento pode prejudicar a função sistólica e diastólica. Baixo débito cardíaco, hipotensão arterial e má perfusão de órgãos podem levar ao choque cardiogênico e à morte.

A velocidade de acúmulo do fluido pericárdico e a distensibilidade do saco pericárdico determinam se, e com que rapidez, o tamponamento cardíaco se desenvolve. O acúmulo rápido, mesmo de um volume relativamente pequeno, pode causar uma elevação acentuada da pressão intrapericárdica. O grande volume de fluido pericárdico indica um processo gradual. O tamponamento cardíaco é relativamente comum em cães, mas raro em gatos.

Pulso paradoxal (*pulsus paradoxus*) é o termo usado para descrever a variação exagerada da pressão arterial durante o ciclo respiratório devido ao tamponamento cardíaco. À inspiração, a pressão intrapericárdica e do átrio direito (AD) diminuem, o que facilita o enchimento do coração direito e o fluxo sanguíneo pulmonar. Ao mesmo tempo, o enchimento do coração esquerdo é reduzido devido à maior retenção de sangue na vasculatura pulmonar e o septo interventricular se projeta para a esquerda devido ao aumento inspiratório do enchimento do ventrículo direito (VD); consequentemente, o débito cardíaco esquerdo e a pressão arterial sistêmica diminuem durante a inspiração. A variação da pressão arterial sistólica entre a inspiração e a expiração costuma ser maior que 10 mmHg em pacientes com tamponamento cardíaco e pulso paradoxal. O pulso paradoxal nem sempre é discernível pela palpação do pulso femoral.

Características clínicas

Os achados clínicos em pacientes com tamponamento cardíaco geralmente refletem ICC do lado direito e baixo débito cardíaco. Antes o desenvolvimento de ascite óbvia, os sinais inespecíficos podem incluir letargia, fraqueza, baixa tolerância ao exercício e inapetência ou outros sinais gastrintestinais. Em muitos casos, o proprietário relata intolerância a exercícios, aumento do abdome, taquipneia ou dificuldade para respirar, colapso e, às vezes, tosse ou vômito. No entanto, o rápido acúmulo de fluido pericárdico pode causar tamponamento agudo, choque e morte sem sinais de ascite, derrame pleural ou cardiomegalia radiográfica acentuada. No entanto, edema pulmonar, distensão venosa jugular e hipotensão podem ser evidentes em tais casos. O histórico de colapso pode ser mais comum em cães com doença neoplásica. Alguns casos com doença de longa data apresentam perda acentuada de massa corpórea magra (caquexia; Figura 9.3).

Distensão da veia jugular ou refluxo hepatojugular positivo, hepatomegalia, ascite, dispneia e pulso femoral fraco são achados comuns no exame físico. Derrame pleural e ascite também ocorrem em cães e gatos com tamponamento cardíaco. A ascite pode ser mais prevalente em cães sem lesão de massa identificável, refletindo uma piora ou progressão mais gradual do tamponamento. A diminuição palpável na força do pulso arterial durante a inspiração (pulso paradoxal) pode ser discernível em alguns cães com tamponamento. Taquicardia sinusal, palidez de mucosas e aumento do tempo de enchimento capilar são comuns, assim como manifestações de elevação do tônus simpático. O menor impulso precordial indica alto volume de fluido pericárdico. Os sons cardíacos são abafados em pacientes com derrames pericárdicos moderados a extensos. Os sons pulmonares são abafados sobre o tórax ventral em seres humanos com derrame pleural. Embora o derrame pericárdico não provoque cause sopro, a doença cardíaca concomitante pode causá-lo. A pericardite infecciosa pode ser acompanhada por febre; raramente, o frêmito pericárdico pode ser auscultado.

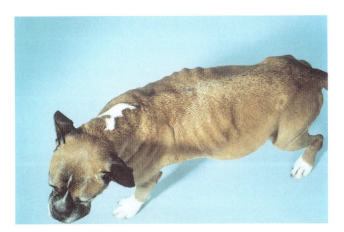

Figura 9.3 Boxer macho idoso com sinais de insuficiência cardíaca congestiva crônica do lado direito, secundária ao tamponamento cardíaco causado por um quemodectoma. O abdome está muito distendido pela ascite. A perda crônica de massa corpórea magra (caquexia) é evidente ao longo da coluna vertebral, pelve e caixa torácica.

Diagnóstico

Achados clínico-patológicos

De modo geral, os resultados da hematologia e da bioquímica sérica são inespecíficos. O hemograma completo pode indicar anemia não regenerativa branda, especialmente em pacientes com doença neoplásica, ou sugerir inflamação ou infecção. O HSA cardíaco pode estar associado a anemia regenerativa, aumento do número de hemácias nucleadas e esquistócitos (com ou sem acantócitos) e trombocitopenia. Alguns pacientes apresentam hipoproteinemia branda. Pequenos aumentos nas atividades das enzimas hepáticas e azotemia pré-renal podem ser secundários à congestão hepática e baixo débito cardíaco. A maior elevação das enzimas hepáticas é às vezes associada aos derrames neoplásicos. Outras anomalias bioquímicas relatadas em cães com derrame pericárdico são hiperlactatemia, hiponatremia, hiperglicemia e hipermagnesemia. Os fluidos pleurais e peritoneais de cães e gatos com tamponamento cardíaco geralmente são transudatos modificados.

A concentração circulante de troponina cardíaca (cTnI) pode aumentar devido à isquemia ou invasão miocárdica. O alto nível de cTnI ajuda a diferenciar o derrame pericárdico causado por HSA de outras etiologias, especialmente nos casos em que não há uma lesão de massa óbvia no ecocardiograma. O HSA que não afeta o coração não aumenta a concentração de cTnI. A determinação de cTnI pode ser feita em fluido pericárdico, mas tem baixa sensibilidade. É provável que a concentração sérica do fragmento N-terminal do peptídeo natriurético tipo B (NT-proBNP) seja inferior em pacientes com derrame pericárdico, diferentemente de outras doenças cardíacas.

RADIOGRAFIA

O derrame pericárdico aumenta a silhueta cardíaca (Figura 9.4). Uma grande quantidade de fluido pericárdico causa a clássica sombra cardíaca em forma globoide nas duas projeções radiográficas. No entanto, o sistema de escala vertebral (VHS, do inglês *vertebral heart score*) radiográfico e as medidas de esfericidade têm acurácia apenas moderada na diferenciação do derrame pericárdico de outras doenças cardíacas. Esses índices não são sensíveis ou específicos o suficiente para identificar com segurança cães com derrame pericárdico e tamponamento cardíaco por outras causas de sinais de ICC do lado direito. Volumes menores de fluido permitem a identificação de vários contornos cardíacos, principalmente em sentido dorsal. Outros achados associados ao tamponamento (assim como outras causas de ICC do lado direito) são derrame pleural, distensão da veia cava caudal, hepatomegalia e ascite. A infiltração pulmonar por edema e a distensão de veias pulmonares são raramente observadas. Alguns tumores da base do coração causam desvio da traqueia ou efeito de massa nos tecidos moles. Lesões pulmonares metastáticas são comuns em cães com HSA. A TC e a RM fornecem mais detalhes do que as radiografias simples e podem revelar melhor algumas metástases pulmonares e outras lesões extracardíacas. No entanto, não são necessariamente mais precisas do que a ecocardiografia na identificação de derrame pericárdico e lesões de massa.

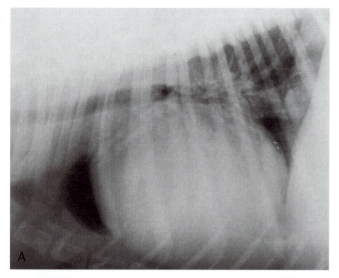

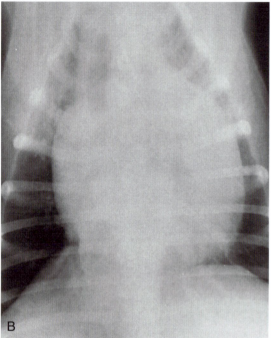

Figura 9.4 Radiografias (**A**) lateral e (**B**) dorsoventral de um cão mestiço com derrame pericárdico de grande volume. A silhueta cardíaca tem formato globoide. Note a distensão da veia cava caudal (**A**).

ECOCARDIOGRAFIA

A ecocardiografia é altamente sensível para detectar até mesmo pequenos volumes de fluido pericárdico. Como o fluido é sonotransparente, o derrame pericárdico é visto como um espaço sem eco entre o pericárdio parietal brilhante e o epicárdio (Figura 9.5). Derrames pericárdicos de grande volume permitem que o coração oscile para frente e para trás dentro do saco pericárdico. A ecocardiografia também pode identificar lesões intrapericárdicas e massas intracardíacas, bem como anomalias do movimento da parede cardíaca, do formato da câmara e outras alterações cardíacas. Os médicos com treinamento básico em ecocardiografia ou apenas a "avaliação ultrassonográfica focada no tórax em trauma" (TFAST, do inglês *thoracic focused assessment with sonography for trauma*) devem ser capazes de identificar derrames pericárdicos e pleurais. Muito importante em pacientes com colapso ou dispneia, a TFAST pode rapidamente revelar a presença de derrame pericárdico e tamponamento, mesmo antes da realização de radiografias. No entanto, após a estabilização do paciente, um exame ecocardiográfico mais detalhado é necessário para identificar e definir quaisquer lesões de massa ou outra doença cardíaca.

O tamponamento cardíaco se manifesta por colapso variável do AD e, às vezes, do VD (Figura 9.6) durante o ciclo cardíaco. A princípio, a parede do AD sofre um colapso transitório durante a sístole ventricular. Com a piora do tamponamento, o colapso da parede do AD se intensifica e se estende até a diástole. A compressão e o colapso diastólicos do VD se devem ao avanço do tamponamento cardíaco e sugerem a equalização das pressões intrapericárdicas e intracardíacas. O maior aumento da pressão intrapericárdica piora o colapso diastólico do VD e comprime o VE. Estes são sinais de tamponamento grave; esses pacientes devem ser submetidos a uma pericardiocentese em caráter de urgência. É importante lembrar que o volume de derrame não é o principal determinante do comprometimento hemodinâmico, mas sim a pressão intrapericárdica. As paredes do VD e do AD costumam ser bem visualizadas e podem parecer hiperecogênicas por causa do fluido circundante. A melhor visualização da base do coração e das lesões de massa é geralmente obtida antes da realização da pericardiocentese. Portanto, se o paciente estiver estável o suficiente, o exame ecocardiográfico deve ser feito antes da pericardiocentese. A avaliação cuidadosa de todas as partes do AD e da aurícula direita, do VD, da aorta ascendente e do próprio pericárdio é importante para a detecção de neoplasias. As projeções com o transdutor em posição paraesternal cranial esquerda são muito importantes. A visualização de algumas lesões em massa é difícil. O derrame pericárdico idiopático é diagnosticado somente após a exclusão de causas infecciosas e neoplásicas. Infelizmente, algumas lesões em massa não são facilmente visualizadas e o mesotelioma sem uma massa distinta não pode ser bem diferenciado por exames não invasivos.

Às vezes, derrame pleural, aumento grave do AE e dilatação persistente do seio coronário ou da veia cava cranial esquerda são confundidos com um derrame pericárdico. A varredura cuidadosa em várias posições ajuda a diferenciar essas doenças. A identificação do pericárdio parietal em relação ao fluido sem eco ajuda a diferenciar o derrame pleural do derrame pericárdico. Como o pericárdio reflete o ultrassom de maneira relativamente forte, à redução progressiva dos sinais de eco de retorno, os ecos pericárdicos geralmente são os últimos a desaparecer. A maior parte do fluido pericárdico se acumula perto do ápice cardíaco porque o pericárdio se adere com mais firmeza à base do coração; de modo geral, há pouco fluido atrás do AE. Além disso, evidências de colapso de lobos pulmonares ou dobras pleurais podem ser vistas em animais com derrame pleural.

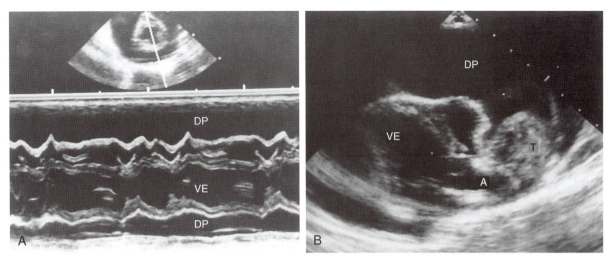

Figura 9.5 Exemplos ecocardiográficos de derrame pericárdico. **A.** Visualização em modo M e eixo curto da valva mitral (lado esquerdo) e à altura das cordas tendíneas. Grandes espaços sem eco (de fluido) são vistos em ambos os lados do coração; a parede ventricular direita é claramente visualizada. A pequena imagem bidimensional acima em modo M mostra o coração (seccionado pela linha do cursor do modo M) cercado por fluido pericárdico (que aparece em preto na imagem). **B.** Projeção bidimensional da posição paraesternal esquerda em eixo longo mostrando um grande tumor na base do coração e derrame pericárdico em um Schnauzer. A: aorta; VE: ventrículo esquerdo; DP: derrame pericárdico; T: tumor.

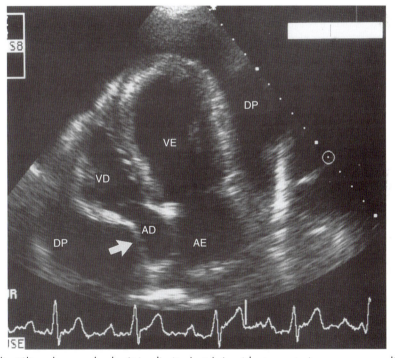

Figura 9.6 O colapso diastólico da parede do átrio direito (seta) é evidente nesta imagem ecocardiográfica apical esquerda de quatro câmaras de uma São Bernardo de 3 anos com tamponamento cardíaco. AE: átrio esquerdo; VE: ventrículo esquerdo; DP: derrame pericárdico; AD: átrio direito; VD: ventrículo direito.

ELETROCARDIOGRAFIA

Embora o ECG não revele achados patognomônicos, as seguintes anomalias sugerem derrame pericárdico, mas não são observadas de forma consistente: complexos QRS de pequena amplitude (abaixo de 1 mV em cães), alternâncias elétricas e elevação do segmento ST (corrente de lesão epicárdica). Alternância elétrica é uma alteração recorrente no tamanho do complexo QRS (ou às vezes da onda T) a cada dois batimentos (Figura 9.7). É causada pelo movimento de vaivém do coração dentro do pericárdio e é mais comumente observada em pacientes com derrame pericárdico de grande volume. As alternâncias elétricas podem ser mais evidentes em frequências cardíacas entre 90 e 140 batimentos por minuto (bpm) e/ou em estação. A taquicardia sinusal é comum em animais com tamponamento cardíaco. Taquiarritmias ventriculares ou, com menos frequência, atriais, também podem ocorrer.

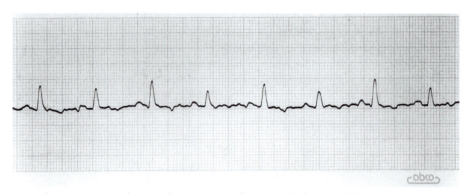

Figura 9.7 Alternâncias elétricas em um eletrocardiograma em derivação II de um Buldogue macho de 10 anos com um grande derrame pericárdico. Observe também os complexos QRS de baixa voltagem e a taquicardia sinusal (frequência cardíaca de aproximadamente 170 bpm). 50 mm/s, 1 cm = 1 mV.

Pressão venosa central

A pressão venosa central (PVC) acima de 10 a 12 cmH$_2$O é comum; normalmente, a PVC é menor que 8 cmH$_2$O. A medida da PVC deve ser realizada em caso de dificuldade de avaliação das veias jugulares ou em caso de dúvida sobre a elevação da pressão de enchimento do coração direito. O derrame pleural de volume moderado a grande deve ser drenado antes da determinação da PVC, não apenas para estabilizar o paciente, mas também para minimizar sua elevação por artefatos.

Avaliação do fluido pericárdico

A avaliação citológica ajuda a caracterizar o fluido pericárdico. As amostras também devem ser guardadas para possível cultura bacteriana (ou fúngica), dependendo dos resultados da citologia. No entanto, a citologia sozinha geralmente não permite a diferenciação de derrames neoplásicos hemorrágicos de pericardite hemorrágica benigna. As células mesoteliais reativas no derrame podem ser muito semelhantes às células neoplásicas; além disso, os quemodectomas e os HSAs podem não liberar células na efusão. Portanto, a identificação de uma lesão em massa à ecocardiografia auxilia o diagnóstico. Dependendo da acessibilidade e do tamanho da massa visualizada, o diagnóstico citológico pode ser obtido por aspiração com agulha fina. Os pacientes com linfoma tendem a apresentar derrame condizente com um transudato modificado e as células neoplásicas são identificadas com facilidade. Muitos derrames neoplásicos (e outros não inflamatórios) apresentam pH de 7 ou superior, enquanto os derrames inflamatórios têm pH mais baixo. No entanto, há muita sobreposição para que o pH do derrame pericárdico seja um discriminador confiável. A cultura do fluido pericárdico é realizada caso a citologia e o pH sugiram uma causa infecciosa ou inflamatória. Em alguns pacientes, os títulos de anticorpos contra fungos (p. ex., *Coccidioides*) ou outros exames sorológicos são úteis. A alta concentração de cTnI, seja no soro, seja no fluido pericárdico, sugere HSA cardíaco ou outra causa de lesão miocárdica.

Tratamento e prognóstico

É importante diferenciar o tamponamento cardíaco de outras causas de sinais de ICC do lado direito porque o tratamento é muito diferente. Fármacos inotrópicos positivos não melhoram os sinais de tamponamento; diuréticos e vasodilatadores podem reduzir ainda mais o débito cardíaco e exacerbar a hipotensão e o choque. A pericardiocentese imediata (discutida na próxima seção) é o primeiro procedimento para tratamento do tamponamento cardíaco e pode fornecer informações diagnósticas. A maioria dos sinais de ICC desaparece logo após a remoção do fluido pericárdico, embora uma ou duas doses de um diurético possam ser dadas após a pericardiocentese em alguns animais. O derrame pericárdico secundário a malformações congênitas, hipoalbuminemia ou outras doenças que causam ICC geralmente não provoca tamponamento e se resolve com o tratamento do distúrbio subjacente.

Derrame pericárdico idiopático

A princípio, o tratamento de cães com derrame pericárdico idiopático é conservador, composto por pericardiocentese. Às vezes, um glicocorticoide (p. ex., prednisona, 1 mg/kg/dia por via oral [VO] com diminuição gradual ao longo de 2 a 4 semanas) é administrado após o descarte de causas infecciosas por meio da análise do fluido pericárdico; entretanto, a eficácia dos glicocorticoides na prevenção do derrame pericárdico idiopático recorrente não é conhecida. Alternativamente, um anti-inflamatório não esteroide pode ajudar a reduzir a inflamação associada à doença pericárdica idiopática; entretanto, sua eficácia na prevenção da recidiva também é desconhecida. Alguns médicos têm usado antibióticos de amplo espectro de maneira concomitante, embora esses fármacos devam ser desnecessários se a técnica usada era estéril e o derrame não mostrava sinais de infecção. A reavaliação periódica desses cães por radiografia ou ecocardiografia é recomendada para detecção de recidivas. A recuperação é aparente após uma a três punções pericárdicas em cerca de metade dos cães acometidos. O tamponamento cardíaco pode ocorrer após um período variável (dias a anos). No entanto, os tempos de sobrevida podem ser prolongados em cães com derrame pericárdico idiopático, mesmo naqueles que precisam de mais de três pericardiocenteses. Derrames recorrentes considerados idiopáticos podem ser causados por mesotelioma ou outra neoplasia. Às vezes, isso se torna evidente em exames ecocardiográficos repetidos. O derrame recorrente que não responde a pericardiocenteses repetidas e à terapia anti-inflamatória (p. ex., após duas ou três punções pericárdicas) é geralmente tratado por pericardiotomia (janela pericárdica) ou pericardiectomia subtotal (remoção do pericárdio ventral aos nervos frênicos), o que permite a drenagem para a maior superfície de absorção do espaço pleural.

Derrame pericárdico neoplásico

Esses derrames também são drenados para redução do tamponamento cardíaco. A recidiva do derrame é esperada. Dependendo do tamanho, da localização e do diagnóstico histológico do tumor, o tratamento é composto por biópsia cirúrgica ou até ressecção, pericardiotomia ou pericardiectomia parcial, quimioterapia ou pericardiocenteses repetidas. A maioria dos HSA e dos tumores da base do coração não pode ser submetida à ressecção cirúrgica devido à capacidade de invasão neoplásica, embora pequenas lesões tumorais com acometimento apenas da ponta da aurícula direita tenham sido removidas com sucesso. A cirurgia pode estar associada à morbidade e mortalidade significativas e é apenas paliativa na maioria dos casos. A pericardiotomia toracoscópica é uma opção menos invasiva em comparação à pericardiectomia parcial por toracotomia aberta, mas pode não ser tão eficaz. As duas técnicas podem ser usadas para obtenção de amostras de biópsia para avaliação histopatológica. O procedimento toracoscópico em janela pericárdica é mais rápido e requer menor tempo de internação do que a toracotomia aberta e apresenta baixa morbidade. A pericardiectomia parcial também pode ser feita por toracoscopia em alguns animais. A pericardiotomia percutânea com balão (ver mais informações em *Leitura sugerida*) é outro meio minimamente invasivo de drenagem pericárdica contínua a longo prazo que pode ser realizada em caso de indisponibilidade de toracoscopia ou recusa de toracotomia. Esses procedimentos podem ser eficazes na prevenção da recidiva do tamponamento em casos de derrame pericárdico idiopático e em alguns casos neoplásicos, principalmente relacionados a tumores na base cardíaca. A maior possibilidade de disseminação do tumor por toda a cavidade torácica não parece influenciar o tempo de sobrevida em comparação à pericardiocentese isolada em cães com HSA ou mesotelioma. A quimioterapia, baseada em achados clínico-patológicos ou de biópsia, pode retardar a progressão neoplásica, embora a maioria dos tumores cardíacos seja bastante resistente. A radioterapia também pode fornecer algum alívio em alguns casos. A consulta com um oncologista veterinário é recomendada caso os proprietários desejem tentar a quimioterapia ou radioterapia. Como alternativa, muitos proprietários escolhem a terapia conservadora (pericardiocentese repetida) até que os episódios de tamponamento cardíaco se tornem incontroláveis. Em relatos informais, a terapia com ácido épsilon-aminocaproico, um agente antifibrolítico que impede a ativação do plasminogênio em plasmina, tem auxiliado na redução do derrame pericárdico hemorrágico associado ao HSA do AD. Um pequeno estudo retrospectivo de cães com massa no AD e derrame pericárdico não encontrou diferença no tempo de recidiva dos sinais clínicos de tamponamento cardíaco entre cães tratados com Yunnan Baiyao, um remédio fitoterápico chinês que pode diminuir o tempo de coagulação e sangramento, sozinho ou combinado ao ácido épsilon-aminocaproico em comparação a cães não tratados.

O prognóstico de cães com HSA do AD submetidos ou não à cirurgia isolada é mau (sobrevida média de 2 a 3 semanas). A quimioterapia multiagente aumentou o tempo de sobrevida para 4 a 8 meses em alguns cães com HSA atrial. O tempo de sobrevida em cães com mesotelioma pode ser ligeiramente maior do que naqueles com HSA, mas o prognóstico geral é mau. O tratamento com doxorrubicina intravenosa (IV) e cisplatina intracavitária pode estender o tempo de sobrevida em alguns cães. Os tumores da base do coração (quemodectomas) tendem a apresentar crescimento lento e são localmente invasivos, embora alguns metastatizem; a pericardiotomia ou pericardiectomia parcial pode prolongar a sobrevida por anos. Mais informações sobre tumores cardíacos serão dadas mais adiante neste capítulo.

Pericardite infecciosa

A infecção do pericárdio deve ser tratada de maneira agressiva com os medicamentos antimicrobianos apropriados (idealmente determinados por cultura microbiana e antibiograma) e pericardiocenteses conforme necessário. O agente antimicrobiano apropriado pode ser injetado diretamente no pericárdio após a pericardiocentese. A drenagem contínua com cateter pericárdico permanente ou desbridamento cirúrgico devem ser realizados se houver suspeita de corpo estranho ou se a pericardiocentese intermitente for ineficaz. A cirurgia pode remover um corpo estranho penetrante, permitir o lavado mais completo de exsudatos e tratar a doença constritiva do pericárdio. O prognóstico da pericardite infecciosa é reservado. Mesmo com a eliminação bem-sucedida da infecção, a deposição epicárdica e pericárdica de fibrina pode levar à doença pericárdica constritiva.

Hemorragia intrapericárdica

A hemorragia pura no espaço pericárdico, por traumatismo, ruptura do AE associada à doença valvar mitral avançada ou uma coagulopatia sistêmica, justifica a pericardiocentese se houver sinais de tamponamento cardíaco. Deve-se remover apenas o volume suficiente para controle dos sinais de tamponamento, pois a drenagem pericárdica contínua pode predispor a mais sangramento. O sangue remanescente é geralmente reabsorvido pelo pericárdio (autotransfusão). A cirurgia pode ser necessária para interromper o sangramento contínuo ou remover coágulos grandes. Os cães que sobrevivem ao primeiro episódio de sangramento intrapericárdico por ruptura do AE ainda têm prognóstico reservado a mau, já que o risco de laceração recorrente da câmara cardíaca é alto. Animais com hemorragia intrapericárdica de causa incerta devem ser avaliados para possível detecção de um distúrbio de coagulação. A exploração cirúrgica é indicada em caso de persistência da hemorragia intrapericárdica induzida por trauma em um animal com hemostasia.

PERICARDIOCENTESE

A pericardiocentese deve ser realizada imediatamente em animais com tamponamento cardíaco. Como já discutido, o uso de diuréticos ou vasodilatadores não é indicado e pode exacerbar a hipotensão e causar choque cardiogênico. Quando possível, um cateter IV periférico deve ser colocado antes da pericardiocentese. Isso permite a administração IV de fluidos para dar suporte ao débito cardíaco durante o preparo para o procedimento de punção pericárdica e é um acesso para administração de sedativos, antiarrítmicos ou outros medicamentos necessários. O monitoramento contínuo por ECG durante o procedimento é importante porque o contato da agulha ou do cateter com o coração tende a causar arritmias ventriculares.

A pericardiocentese é um procedimento relativamente seguro caso realizado com cuidado. A remoção de até mesmo um pequeno volume de fluido pericárdico pode diminuir muito a pressão intrapericárdica em animais com tamponamento. De modo geral, a pericardiocentese é abordada a partir da parede torácica direita para minimizar o risco de trauma no pulmão (via fossa cardíaca) e nos vasos coronários principais (localizados principalmente à esquerda). A necessidade de sedação depende do estado clínico e do temperamento do paciente. O animal é colocado em decúbito lateral esquerdo ou esternal para contenção mais segura, especialmente se estiver fraco ou excitável. Embora, em alguns casos, a pericardiocentese com agulha possa ser realizada com sucesso no animal em estação, o risco de lesão é aumentado por movimentos súbitos. Uma abordagem alternativa é o uso de uma mesa elevada de ecocardiografia com um recorte grande; o animal é colocado em decúbito lateral direito e a punção é realizada por baixo. Uma vantagem desse método é que o fluido se move para o lado direito (dependente) com a gravidade; no entanto, se não houver espaço adequado para preparo amplo estéril da pele ou manipulação de agulha/cateter, essa abordagem não é recomendada. A orientação ecocardiográfica pode ser usada, mas, de modo geral, não é necessária, a menos que o derrame seja de pequeno volume ou pareça compartimentado.

Diversos equipamentos podem ser usados na pericardiocentese. Uma agulha/cateter borboleta (calibre 19 a 21) ou uma agulha hipodérmica ou espinal de comprimento adequado conectada a um tubo de extensão pode ser usada em emergências. No entanto, um sistema de cateter sobre agulha pode ser uma alternativa mais segura, pois reduz o risco de laceração cardiopulmonar durante a aspiração de fluido. O cateter é escolhido de acordo com o tamanho do paciente. Por exemplo, um sistema de cateter de calibre 12 a 16 G (2,80 a 1,65 mm) e 10 a 15 cm (4 a 6 polegadas) de comprimento ou um cateter sobre fio de drenagem pericárdica permite a remoção mais rápida de fluidos em cães de grande porte. Nos cães pequenos, um cateter de calibre 18 a 20 (0,9 a 1,2 mm) e 3,75 a 5 cm de comprimento pode ser adequado. O equipamento adicional a ser montado antes do procedimento é composto por um tubo extensor estéril (exceto se estiver usando uma agulha com borboleta), uma válvula tripla, uma seringa de coleta de 20 a 60 mℓ, uma seringa de 3 mℓ e uma agulha de calibre pequeno para bloqueio local, lidocaína, lâmina cirúrgica pequena (para incisão em caso de uso de um cateter maior), tubos estéreis secos (de tampa vermelha) e com ácido etilenodiaminotetracético (EDTA) para coleta de amostras de fluidos e um grande recipiente de coleta de fluidos. Também é essencial ter profissionais para ajudar a contenção do animal e auxiliar a aspiração de fluidos.

A pele é tricotomizada e preparada cirurgicamente sobre o precórdio direito, do terceiro ao sétimo espaços intercostais e do esterno até bem acima da junção costocondral. Antes da limpeza final, localize e marque o ponto de maior impulso precordial, geralmente entre a quarta e a sexta costela, perto da junção costocondral. Normalmente, este é o melhor local para a introdução da agulha. O ultrassom também pode ser usado para determinação do local ideal para a punção. Um pequeno volume de lidocaína a 2% (0,5 a 1 mℓ) é infiltrado na pele e no músculo intercostal subjacente à pleura no local da punção (alguns médicos preferem fazer isso mais tarde, usando técnica estéril). A anestesia local é necessária ao usar um cateter maior e recomendada na pericardiocentese com agulha.

Após o preparo estéril da pele, coloque luvas estéreis e prepare o conjunto do cateter de drenagem. Ao usar um cateter de calibre grande, alguns orifícios laterais minúsculos (cerca de 1 mm) podem ser delicadamente feitos com uma lâmina afiada ou tesoura íris estéril perto da ponta do cateter para facilitar a drenagem do fluido. Deve-se ter cuidado para separar esses orifícios uns dos outros e evitar deixá-los muito grandes para que a ponta do cateter não fique muito enfraquecida e se quebre no pericárdio ou espaço pleural. Substitua cuidadosamente o cateter sobre a agulha/estilete e prenda o tubo de extensão. Em seguida, prenda a válvula tripla à outra extremidade do tubo e a seringa de coleta à válvula. A válvula deve estar "fechada" para o ar. Caso ainda não o tenha feito, infiltre a lidocaína (com técnica estéril) no local da punção. Ao usar um sistema de cateter de calibre maior, faça uma pequena incisão na pele para facilitar a entrada do cateter. A punção deve ser imediatamente cranial à costela mais próxima; ao entrar no tórax, tenha cuidado para evitar os vasos intercostais que seguem caudais a cada costela.

Antes de inserir a agulha/cateter no tórax, passe a seringa de coleta anexada a um assistente. Embora a orientação perpendicular da agulha/cateter à pele a princípio ajude a evitar vasos intercostais, a ponta da agulha deve ser "apontada" para o ombro oposto (esquerdo) do paciente durante a penetração no tórax. Uma vez que a agulha tenha penetrado na pele, o assistente deve aplicar pressão negativa na seringa conectada enquanto o operador avança lentamente a agulha em direção ao coração. Desse modo, qualquer fluido será detectado assim que encontrado. O fluido pleural, geralmente cor de palha, pode entrar primeiro no tubo. É importante segurar a agulha/cateter com firmeza durante a inserção para evitar movimentos estranhos da ponta afiada dentro do tórax. Quando contatado, o pericárdio cria maior resistência ao avanço da agulha e pode produzir uma sensação sutil de atrito. Com uma branda pressão, avance lentamente a agulha através do pericárdio. A perda de resistência pode ser percebida com a penetração da agulha e o fluido pericárdico (geralmente vermelho escuro) aparecerá no tubo. No início da inserção, o tubo de extensão é conectado ao estilete da agulha. A unidade agulha/cateter deve ser avançada o suficiente para dentro do espaço pericárdico, de modo que o cateter não seja defletido e saia do pericárdio quando o estilete da agulha for removido; avance o cateter antes de puxar o estilete. Depois de avançar o cateter no espaço pericárdico e remover a agulha, conecte o tubo de extensão diretamente no cateter. As primeiras amostras de fluido pericárdico devem ser colocadas em tubos estéreis secos e com EDTA para avaliação. Em seguida, aspire o máximo possível de fluido pericárdico. Quando a drenagem do fluido ficar mais difícil ou parar, ajuste ligeiramente a posição do cateter ou incline-o mais para o lado direito para maior recuperação de fluido. Uma pequena tração no êmbolo da seringa também pode ajudar.

O contato da agulha com o coração pode ser percebido como um arranhar ou batida; além disso, a agulha pode se mover com o batimento cardíaco, o que provoca complexos ventriculares prematuros. No caso de contato cardíaco, a agulha deve ser ligeiramente retraída. É importante evitar o movimento excessivo da agulha dentro do tórax.

Na ausência de fluido pericárdico a ser aspirado, o cateter é lentamente retirado sob pressão negativa contínua, mas suave. Uma nova ecocardiografia rápida deve verificar a resolução do tamponamento, a melhora do enchimento cardíaco e a permanência de algum fluido pericárdico. Caso ainda haja derrame pericárdico substancial, a pericardiocentese é repetida usando um novo sistema de cateter e um pequeno ajuste na posição do paciente, se necessário. Uma amostra do derrame deve ser enviada para análise de fluidos e avaliação citológica, com colocação de uma alíquota em um tubo seco estéril para possível cultura enquanto se aguarda o resultado da citologia. O monitoramento ecocardiográfico do paciente para detecção de recidivas agudas do derrame pericárdico antes da alta hospitalar é aconselhável, especialmente nos animais com suspeita de HSA.

Localização do cateter

O derrame pericárdico geralmente parece bastante hemorrágico. Pode ser angustiante ver um fluido escuro e sanguinolento sendo aspirado de perto do coração, mas o fluido pericárdico pode ser diferenciado do sangue intracardíaco de várias maneiras. A menos que o fluido seja causado por hemorragia pericárdica recente, não coagula. Algumas gotas podem ser colocadas na mesa ou em um tubo de soro para verificar isso. O Ht do fluido pericárdico tende a ser muito menor do que o do sangue periférico (exceto em alguns cães com HSA); além disso, o sobrenadante é xantocrômico (tingido de amarelo). Durante a drenagem do fluido pericárdico, o ECG revela aumento de amplitude dos complexos e diminuição da taquicardia; alguns cães também respiram melhor e parecem estar mais confortáveis. Por outro lado, em caso de aspiração de sangue intracardíaco, o paciente provavelmente apresentará taquicardia e hipotensão. Outro método para verificar a localização do cateter, se um transdutor de eco/ultrassom estiver à disposição, é a rápida injeção de um pequeno *bolus* de soro fisiológico estéril agitado pelo cateter de pericardiocentese (por meio da válvula tripla) em um estudo de ecocontraste ("bolha"). Se a ponta do cateter estiver dentro do espaço pericárdico, pequenas microbolhas brilhantes serão vistas no fluido pericárdico ao redor do coração. Se a ponta do cateter entrou em uma câmara cardíaca, as bolhas aparecerão dentro do coração.

Complicações da pericardiocentese

As complicações podem incluir lesão cardíaca ou punção, o que provoca arritmias (a complicação mais comum, embora geralmente autolimitada após a retirada da agulha); laceração pulmonar, que causa pneumotórax e/ou hemorragia; laceração da artéria coronária, com infarto do miocárdio ou aumento do sangramento no espaço pericárdico; disseminação de infecção ou células neoplásicas para o espaço pleural; e, ocasionalmente, morte.

DOENÇA PERICÁRDICA CONSTRITIVA

Etiologia e fisiopatologia

A doença pericárdica constritiva é ocasionalmente diagnosticada em cães, mas é rara em gatos. É causada pelo espessamento e cicatrização das camadas viscerais e/ou parietais do pericárdico, que restringem a expansão ventricular na diástole e impedem o enchimento cardíaco normal. Os dois ventrículos são acometidos. Normalmente, todo o pericárdio é acometido de maneira simétrica. Em alguns casos, a fusão das camadas pericárdicas parietais e viscerais oblitera o espaço pericárdico. Em outros, há acometimento apenas da camada visceral (epicárdio). Uma pequena quantidade de derrame pericárdico pode ser observada (pericardite com efeito constritivo).

Embora a etiologia da doença pericárdica constritiva seja frequentemente desconhecida, acredita-se que a inflamação aguda com deposição de fibrina e, talvez, vários graus de derrame pericárdico preceda seu desenvolvimento. Em cães, alguns casos foram atribuídos ao derrame hemorrágico idiopático recorrente, pericardite infecciosa (especialmente por coccidioidomicose, mas também por actinomicose, micobacteriose, blastomicose ou doenças bacterianas), corpos estranhos metálicos no pericárdio, tumores, cirurgia prévia de HDPP e metaplasia e fibrose óssea pericárdica idiopática.

O exame histopatológico revela aumento do tecido conjuntivo fibroso e quantidades variáveis de infiltrados pericárdicos inflamatórios e reativos. A fibrose pericárdica cria uma concha rígida ao redor do coração e aumenta a interdependência ventricular. O enchimento ventricular é limitado ao início da diástole e, a seguir, há uma redução abrupta da expansão ventricular nos casos de doença pericárdica constritiva avançada. Qualquer enchimento ventricular adicional ocorre apenas em altas pressões venosas. O enchimento comprometido reduz o débito cardíaco. A ativação neuro-hormonal compensatória causa retenção de fluidos com sinais congestivos de derrame pleural e ascite, além de taquicardia e vasoconstrição.

Características clínicas

Cães de meia-idade de porte médio a grande são os mais acometidos. Os machos e os Pastores Alemães podem ser mais suscetíveis. Alguns cães têm histórico de derrame pericárdico. Os sinais clínicos de ICC do lado direito são predominantes. A distensão abdominal (ascite), taquipneia ou dispneia, cansaço, síncope, fraqueza e perda de peso são queixas comuns. Esses sinais podem se desenvolver ao longo de semanas a meses. Ascite e distensão venosa jugular são os achados clínicos mais consistentes, como em cães com tamponamento cardíaco. A redução dos pulsos femorais e o abafamento dos sons cardíacos também são típicos. Um som pericárdico de "batida" diastólica foi descrito, decorrente da desaceleração abrupta do enchimento ventricular no início da diástole, mas, de modo geral, não é identificado em cães. Um sopro ou clique sistólico, provavelmente causado por doença valvar e não por patologia pericárdica ou galope diastólico, pode ser auscultado.

Diagnóstico

O diagnóstico de doença pericárdica constritiva pode ser desafiador. Os achados radiográficos típicos são cardiomegalia branda a moderada, derrame pleural e distensão da veia cava caudal. A redução do movimento cardíaco pode ser evidente à fluoroscopia (como nos casos de derrame pericárdico). As alterações ecocardiográficas em cães com doença pericárdica constritiva podem ser sutis. Achados sugestivos em modo M e exame 2D são achatamento diastólico da parede livre do VE e movimento anormal do septo diastólico. Durante a inspiração, o desvio para a esquerda dos septos interventriculares e atriais reflete o aumento relativo do enchimento do coração direito à custa do enchimento do coração esquerdo nessa fase da respiração. Durante a expiração, os septos mudam para a direita. O pericárdio pode parecer espessado e intensamente ecogênico, mas sua diferenciação da ecogenicidade pericárdica normal nem sempre é possível. Alguns casos apresentam derrame pericárdico brando. O colapso do AD não é esperado na doença constritiva, diferentemente do derrame com tamponamento cardíaco. Outras observações são dilatação da veia cava e da veia hepática, além de derrames pleurais e abdominais. As velocidades de fluxo Doppler na valva mitral e na valva tricúspide são mais variáveis conforme a respiração. O pico de velocidade do início do enchimento transtricúspide (onda E) é maior no começo da inspiração, enquanto a velocidade máxima da onda E transmitral ocorre no início da expiração. As anomalias eletrocardiográficas associadas à doença pericárdica constritiva são taquicardia sinusal, prolongamento da onda P e redução da voltagem dos complexos QRS.

A PVC acima de 15 mmHg é comum. As medidas hemodinâmicas intracardíacas são diagnósticas. Além das altas pressões diastólicas ventriculares e atriais, a onda de pressão atrial apresenta inclinação y proeminente (durante o relaxamento ventricular). Em contrapartida, no tamponamento cardíaco, a inclinação é menor porque a expansão diastólica ventricular imediatamente aumenta a pressão intrapericárdica e prejudica o fluxo da veia cava para o AD (impedindo a diminuição diastólica normal da PVC e inclinação y). Na doença pericárdica constritiva, a pressão de enchimento é baixa apenas no início da diástole (durante o tempo de inclinação y). Outro achado clássico da doença pericárdica constritiva é a diminuição da pressão ventricular no início da diástole, seguida por um platô no meio da diástole por redução do enchimento; isso, porém, nem sempre é visto em cães. Os achados à angiocardiografia podem não ser dignos de nota ou revelarem aumento brando da veia cava e do volume atrial com aumento da distância endocárdio-pericárdico.

Tratamento e prognóstico

A pericardiectomia é necessária para melhorar o enchimento ventricular. É mais provável que o procedimento seja bem-sucedido em caso de acometimento somente do pericárdio parietal. A doença pericárdica constritiva que envolve a camada visceral requer a ablação epicárdica. Esse procedimento aumenta a dificuldade cirúrgica e as complicações associadas. Trombose pulmonar é uma complicação pós-operatória comum e pode ser fatal. Taquiarritmias são outra complicação da cirurgia. No pós-operatório, a administração de diurético em doses baixas e, talvez, de um inibidor da enzima conversora de angiotensina, pode ser realizada. Fármacos inotrópicos positivos e vasodilatadores não são indicados. A doença pericárdica constritiva é progressiva e, sem intervenção cirúrgica bem-sucedida, é fatal. A sorologia para *Coccidioides* (ou outro fungo) é aconselhável nas regiões endêmicas. O tratamento antifúngico adjunto melhorou o prognóstico dos cães acometidos que sobreviveram à pericardiectomia.

TUMORES CARDÍACOS

Etiologia e fisiopatologia

A ecocardiografia tornou o diagnóstico *antemortem* de tumores cardíacos mais comum, embora a prevalência geral dessas neoplasias seja baixa. Alguns tumores cardíacos causam sinais clínicos graves, enquanto outros são diagnosticados de maneira fortuita. O tumor cardíaco mais comum em cães é, de longe, o HSA. O AD, em especial a aurícula direita, é o local de origem mais frequente. Alguns HSAs também se infiltram de forma extensa na parede ventricular. Ocasionalmente, esse tumor é encontrado no VE, no septo interventricular ou na base cardíaca. De modo geral, os HSAs estão associados ao derrame pericárdio hemorrágico e tamponamento cardíaco. O HSA cardíaco primário tende a metastatizar para outros órgãos, inclusive o pulmão e o baço. O HSA esplênico primário causa metástase cardíaca ocasional. Golden Retrievers, Pastores Alemães, Afegãos, Cocker Spaniels, Setter Ingleses e Labradores Retrievers, entre outros, são mais suscetíveis a esse tumor.

Massas na base cardíaca e na região aórtica ascendente geralmente são tumores do corpo aórtico (também conhecidos como quemodectomas ou paragangliomas não cromafins). Esse é o segundo tipo de tumor cardíaco mais comum em cães. São neoplasias dos quimiorreceptores dos corpos aórticos. No entanto, tumores ectópicos de tireoide ou paratireoide ou de células mistas também podem ocorrer na base cardíaca. Tumores de base cardíaca tendem a ser localmente invasivos em torno da raiz aórtica e estruturas circundantes, embora metástases para outros órgãos possam ocorrer de forma mais comum do que se acreditava. A menos que causem derrame pericárdico sintomático ou disfunção de estruturas circundantes, os tumores da base cardíaca podem ser achados incidentais. Os quemodectomas são relatados com mais frequência em cães braquicefálicos (especificamente Boxers, Boston Terriers e Buldogues), mas também afetam animais de outras raças. Os sinais clínicos associados aos tumores da base cardíaca estão principalmente relacionados ao derrame pericárdico e tamponado cardíaco.

O mesotelioma ocorre de forma esporádica, mas pode ser mais prevalente em algumas regiões geográficas. Aparentemente, não há predisposição de gênero ou raça em cães; em

Golden Retrievers com mesotelioma, porém, a inflamação crônica associada à doença pericárdica idiopática anterior é um possível fator predisponente. O mesotelioma é raro em gatos. Essa neoplasia pode ter formas variáveis e ser difícil de identificar à ecocardiografia. Outros tumores primários com acometimento cardíaco são raros em cães, mas incluem mixoma, vários tipos de sarcoma e outras neoplasias. A maioria dos casos acomete estruturas de coração direito. Os tumores metastáticos ou sistêmicos, em especial o linfoma, mas também outros sarcomas (inclusive o HSA), a histiocitose maligna e vários carcinomas, também podem envolver o coração e o pericárdio. As raças mais afetadas pela histiocitose maligna são Golden Retrievers, Labradores Retrievers, Rottweilers ou Greyhounds; o derrame pericárdico brando, sem sinais claros de tamponamento cardíaco, coexiste com o derrame pleural e abdominal. Raramente, massas não neoplásicas podem afetar o coração ou o pericárdio, inclusive granuloma fúngico ou piogranuloma (como na coccidioidomicose ou blastomicose), outras lesões inflamatórias granulomas ou císticas e aneurisma auricular.

O linfoma é o tumor cardíaco mais comum em gatos. Vários carcinomas (principalmente metastáticos) são menos frequentes. O HSA é raro; outros tumores (como tumor do corpo aórtico, fibrossarcoma, rabdomiossarcoma) também foram relatados em gatos de maneira esporádica.

Os tumores cardíacos podem causar diversas anomalias patofisiológicas, dependendo de sua localização e tamanho. Muitos tumores impedem o enchimento cardíaco e causam derrame pericárdico e tamponamento cardíaco (já discutidos). Uma massa intrapericárdica pode comprimir o coração de maneira externa e provocar derrame pericárdico. Alternativamente, um tumor que cresce no lúmen de uma câmara cardíaca ou grande vaso pode causar uma obstrução física à entrada ou saída de sangue e provocar sinais de baixo débito cardíaco. A infiltração do miocárdio pelo tumor ou a isquemia secundária pode alterar o ritmo cardíaco e diminuir a contratilidade. Em última análise, os sinais clínicos do paciente são relacionados a um desses distúrbios ou suas combinações. Se o tumor for pequeno ou ainda não prejudicou a função cardíaca de maneira significativa, os sinais clínicos podem estar ausentes.

Características clínicas

Cães com tumores cardíacos tendem a ser de meia-idade e idosos. Mais de 85% dos cães acometidos têm entre 7 e 15 anos; no entanto, em cães muito idosos (mais de 15 anos), a prevalência desses tumores é surpreendentemente baixa. O estado reprodutivo influencia o risco relativo de tumores cardíacos em cães, apesar da frequência semelhante em machos e fêmeas. Cães gonadectomizados têm maior risco relativo, principalmente fêmeas castradas, que têm risco quatro a cinco vezes maior em comparação a fêmeas intactas. Machos inteiros e castrados também têm risco maior do que fêmeas intactas. Determinadas raças de cães têm maior prevalência de tumor cardíaco em comparação à população geral (Tabela 9.1). A distribuição etária de gatos com tumores cardíacos é diferente daquela observada em cães; cerca de 28% têm 7 anos ou menos. Não se sabe se o estado reprodutivo influencia o risco relativo de desenvolvimento de tumores cardíacos em gatos.

TABELA 9.1

Raças de cães com alta prevalência de tumores cardíacos.

Raça	Número com tumor	Número no banco de dados	Risco relativo	CI 95%
Saluki	6	401	7,75	3,92 a 15,38
Buldogue Francês	3	215	7,19	2,72 a 19,23
Cão D'água Irlandês	2	168	6,13	1,81 a 20,83
Flat-Coated Retriever	4	534	3,85	1,54 a 9,62
Golden Retriever	215	32.940	3,73	3,26 a 4,27
Boxer	52	8.496	3,22	2,47 a 4,18
Galgo Afegão	12	2.080	2,97	1,72 a 5,10
Setter Inglês	21	3.796	2,86	1,89 a 4,31
Terrier Escocês	16	3.290	2,50	1,55 a 4,03
Boston Terrier	25	5.225	2,47	1,68 a 3,62
Buldogue	24	5.580	2,22	1,49 a 3,29
Pastor Alemão	129	37.872	1,81	1,52 a 2,17

CI: intervalo de confiança.
Modificada de WA, Hopper DL: Cardiac tumors in dogs: 1982-1995, *J Vet Intern Med* 13:95, 1999.

Os sinais de ICC do lado direito são causados por tamponamento cardíaco ou obstrução do fluxo sanguíneo dentro do AD ou VD. Síncope, fraqueza associada ao esforço e outros sinais de baixo débito também são provocados por tamponamento cardíaco, obstrução do fluxo sanguíneo, arritmias ou diminuição da função miocárdica secundária a tumores cardíacos. Taquiarritmias de qualquer tipo também podem ser observadas; distúrbios intracardíacos de condução às vezes são causados por infiltração tumoral. Letargia e colapso podem estar relacionados a tumores hemorrágicos (p. ex., HSA) presentes em sítios extracardíacos.

Os achados auscultatórios são variáveis. Arritmias ou abafamento de sons cardíacos (se houver derrame pericárdico grande) são comuns. Às vezes, o sopro é causado por obstrução parcial do fluxo sanguíneo intracardíaco pela massa tumoral, mas sopros de doenças não relacionadas (p. ex., doença mitral crônica) são mais comuns. Contudo, os achados auscultatórios podem ser normais.

Diagnóstico

Os resultados da hematologia e da bioquímica sérica geralmente são inespecíficos em cães e gatos com tumores cardíacos; os analisadores hematológicos à base de citometria de fluxo detectam as células neoplásicas de cães com linfoma ou histiocitose maligna. As concentrações plasmáticas de cTnI provavelmente são elevadas (acima de 0,25 ng/mℓ) em cães com HSA cardíaco em comparação a cães com HSA não cardíaco, outras neoplasias ou derrame pericárdico não causado por HSA. Aumentos brandos na atividade sérica de alanina aminotransferase e azotemia podem ser observados em cães com sinais de ICC. O HSA pode ser associado a uma anemia regenerativa, aumento do número de hemácias nucleadas e esquistócitos (com ou sem acantócitos), leucocitose e trombocitopenia. Os fluidos pleurais e peritoneais, se presentes, geralmente são transudatos modificados.

Os achados radiográficos são bastante variáveis. A silhueta cardíaca pode ser normal ou apresentar um abaulamento incomum, efeito de massa adjacente ao coração ou ser globoide, compatível com derrame pericárdico. As massas intrapericárdicas geralmente são obscurecidas pelo derrame pericárdico. A distensão da veia cava caudal, o derrame pleural e/ou a ascite são comuns na obstrução ao fluxo de entrada ou saída do VD. O desvio dorsal da traqueia e o aumento da opacidade perihilar são vistos em alguns cães com tumores na base cardíaca. Evidências de metástases pulmonares são encontradas em algumas neoplasias cardíacas primárias ou secundárias (metastáticas); no entanto, a sensibilidade radiográfica para detecção de pequenas metástases pulmonares é baixa. TC, RM e outras técnicas de imagem também podem auxiliar a identificação e definição da extensão dos tumores cardíacos.

O ECG pode sugerir derrame pericárdico. A infiltração do miocárdio pode provocar complexos atriais ou ventriculares prematuros ou taquicardias paroxísticas. Do mesmo modo, diferentes graus de bloqueio de condução AV ou intraventricular e bradicardia sintomática podem se desenvolver devido à infiltração do sistema de condução. Tumores intracardíaco que obstruem o fluxo do VD, causando sobrecarga de pressão sistólica do VD e hipertrofia compensatória do miocárdio, podem produzir uma mudança de eixo direito e padrão de hipertrofia do VD no ECG. Outros padrões de aumento de volume de câmaras ou condução anormal podem ser observados dependendo da localização do tumor e das sequelas hemodinâmicas.

A ecocardiografia pode retratar massas cardíacas e determinar a presença ou ausência de derrame pericárdico, bem como alterações secundárias no tamanho da câmara cardíaca, forma e função ventricular. As técnicas de Doppler permitem a avaliação de anomalias associadas ao fluxo sanguíneo. A visualização dos tumores de base cardíaca que se estendem para o espaço pericárdico é mais fácil quando cercados por derrame pericárdico, assim como as massas intracardíacas são acentuadas pelo sangue intracardíaco ecotransparente ao seu redor (Figura 9.8). A colocação do transdutor em posição paraesternal cranial esquerda é muito importante na avaliação da aorta ascendente, da aurícula direita e das estruturas circundantes. A localização e características ecocardiográficas de uma lesão em massa podem sugerir o tipo de tumor, embora a avaliação citológica ou histopatológica seja necessária para o diagnóstico definitivo. O HSA normalmente tem ecogenicidade variável, com áreas que parecem císticas (hipoecoicas). O quemodectoma e outras massas na base cardíaca tendem a apresentar ecogenicidade de tecido mole mais uniforme. O linfoma do miocárdio também pode apresentar aparência manchada, com áreas de ecogenicidade variada. A avaliação ecocardiográfica da localização, tamanho, aderência (pedunculado ou de base ampla) e extensão (miocárdio adjacente com invasão superficial ou profunda) podem ajudar a determinar a possibilidade de ressecção ou biópsia cirúrgica. A visualização de uma suspeita de lesão em massa em mais de um plano ecocardiográfico ajuda a verificar e evitar a má interpretação de artefatos. Aspirados com agulha fina para avaliação citológica podem ser obtidos sob orientação ecocardiográfica em alguns casos. De modo geral, o mesotelioma não é associado a uma lesão em massa discreta.

A análise do fluido pericárdico é recomendada, embora o diagnóstico definitivo da neoplasia geralmente não possa ser feito com base apenas nos achados citológicos. O diagnóstico de linfoma cardíaco e histiocitose maligna por citologia de fluidos pericárdicos é mais provável. No entanto, a visualização de uma massa cardíaca por ecocardiografia, TC ou outra modalidade é geralmente necessária para identificação do tumor. A aspiração transtorácica com agulha fina guiada por ultrassom de algumas massas cardíacas pode ser feita dependendo de sua localização e produzir um diagnóstico citológico. A anestesia ou apenas sedação pode ser adequada em alguns casos.

Tratamento e prognóstico

Infelizmente, há poucas boas opções a longo prazo para a maioria dos pacientes com tumores cardíacos. Isso ocorre principalmente no HSA, mesotelioma e outras massas que causam tamponamento recorrente ou obstruem o fluxo sanguíneo. A pericardiocentese é indicada imediatamente em casos de tamponamento cardíaco. O tratamento conservador, com pericardiocentese conforme necessário, é usado em alguns pacientes até que episódios de tamponamento

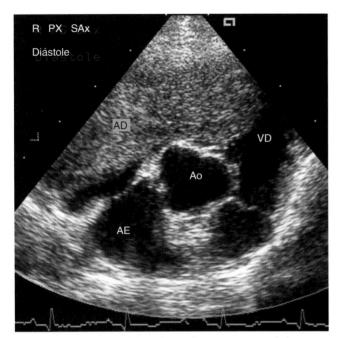

Figura 9.8 Imagem ecocardiográfica paraesternal direita em eixo curto de um mestiço de Cocker Spaniel e Poodle de 16 anos com ascite e fraqueza. Um grande tumor do átrio direito se estende pelo orifício tricúspide até o ventrículo neste quadro *frame*) diastólico. Esse cão não apresentava derrame pericárdico. Ao: aorta; AE: átrio esquerdo; AD: átrio direito; VD: ventrículo direito.

cardíaco se tornem incontroláveis. Não se sabe se doses anti-inflamatórias de um glicocorticoide são benéficas. A pericardiotomia cirúrgica ou pericardiectomia subtotal pode ajudar a prevenir o tamponamento recorrente. Tumores na base cardíaca (p. ex., quemodectomas) tendem a crescer de forma lenta; alguns nunca causam sinais clínicos e são encontrados de maneira incidental ao ecocardiograma ou necropsia. Naqueles que causam tamponamento cardíaco, a pericardiectomia parcial ou pericardiotomia pode prolongar a sobrevida por meses ou até anos.

A ressecção cirúrgica completa raramente é possível porque os tumores da base cardíaca, assim como muitos outros, são muito invasivos localmente. No entanto, algumas massas podem ser passíveis de ressecção cirúrgica, dependendo de sua localização e extensão; um exemplo é o pequeno tumor localizado na ponta da aurícula direita. A biópsia cirúrgica de uma massa não passível de ressecção, porém, pode auxiliar a decisão pela quimioterapia.

Muitos tumores cardíacos, se não a maioria, não respondam à quimioterapia, embora alguns sejam tratados com sucesso a curto prazo. A doxorrubicina e a carboplatina são usadas em cães com HSA para alívio temporário, com ou sem ressecção cirúrgica de massa. O linfoma e a histiocitose maligna são tratados com protocolos padronizados. Caso disponível, a radioterapia pode ser uma opção paliativa para cães com quemodectoma ou outras massas. A princípio, a experiência em cães com suposto diagnóstico de HSA sugere que a radioterapia pode retardar a taxa de recidiva do tamponamento cardíaco e, portanto, aumentar o intervalo entre as pericardiocenteses. Protocolos atualizados de medicamentos antineoplásicos, radioterapia ou outras modalidades de tratamento tumoral devem ser consultados como necessário. De modo geral, o prognóstico a longo prazo de animais com sinais clínicos por um tumor cardíaco é reservado a mau.

Leitura sugerida

Ajithdoss DK, et al. Coccidioidomycosis presenting as a heart base mass in two dogs. *J Comp Pathol.* 2011;145:132–137.

Amati M, et al. Pericardial lymphoma in seven cats. *J Feline Med Surg.* 2014;16:507–512.

Aronsohn MG, Carpenter JL. Surgical treatment of idiopathic pericardial effusion in the dog: 25 cases (1978-1993). *J Am Anim Hosp Assoc.* 1999;35:521–525.

Atencia S, Doyle RS, Whitley NT. Thoracoscopic pericardial window for management of pericardial effusion in 15 dogs. *J Small Anim Pract.* 2013;54:564–569.

Boddy KN, et al. Cardiac magnetic resonance in the differentiation of neoplastic and nonneoplastic pericardial effusion. *J Vet Intern Med.* 2011;25:1003–1009.

Boston SE, Higginson G, Monteith G. Concurrent splenic and right atrial mass at presentation in dogs with HSA: a retrospective study. *J Am Anim Hosp Assoc.* 2011;47:336–341.

Brisson BA, Holmberg DL. Use of pericardial patch graft reconstruction of the right atrium for treatment of hemangiosarcoma in a dog. *J Am Vet Med Assoc.* 2001;218:723–725.

Burns CG, Bergh MS, McLoughlin MA. Surgical and nonsurgical treatment of peritoneopericardial diaphragmatic hernia in dogs and cats: 58 cases (1999-2008). *J Am Vet Med Assoc.* 2013;242:643–650.

Cagle LA, et al. Diagnostic yield of cytologic analysis of pericardial effusion in dogs. *J Vet Intern Med.* 2014;28:66–71.

Case JB, et al. Outcome evaluation of a thoracoscopic pericardial window procedure or subtotal pericardectomy via thoracotomy for the treatment of pericardial effusion in dogs. *J Am Vet Med Assoc.* 2013;242:493–498.

Chun R, et al. Comparison of plasma cardiac troponin I concentrations among dogs with cardiac hemangiosarcoma, noncardiac hemangiosarcoma, other neoplasms, and pericardial effusion of nonhemangiosarcoma origin. *J Am Vet Med Assoc.* 2010;237:806–811.

Cobb MA, et al. Percutaneous balloon pericardiotomy for the management of malignant pericardial effusion in two dogs. *J Small Anim Pract.* 1996;37:549–551.

Cote E, Schwarz LA, Sithole F. Thoracic radiographic findings for dogs with cardiac tamponade attributable to pericardial effusion. *J Am Vet Med Assoc.* 2013;243:232–235.

Crumbaker DM, Rooney MB, Case JB. Thoracoscopic subtotal pericardiectomy and right atrial mass resection in a dog. *J Am Vet Med Assoc.* 2010;237:551–554.

Davidson BJ, et al. Disease association and clinical assessment of feline pericardial effusion. *J Am Anim Hosp Assoc.* 2008;44:5–9.

Day MJ, Martin MW. Immunohistochemical characterization of the lesions of canine idiopathic pericarditis. *J Small Anim Pract.* 2002;43:382–387.

De Laforcade AM, et al. Biochemical analysis of pericardial fluid and whole blood in dogs with pericardial effusion. *J Vet Intern Med.* 2005;19:833–836.

Ehrhart N, et al. Survival of dogs with aortic body tumors. *Vet Surg.* 2002;31:44–48.

Fine DM, Tobias AH, Jacob KA. Use of pericardial fluid pH to distinguish between idiopathic and neoplastic effusions. *J Vet Intern Med.* 2003;17:525–529.

Ghaffari S, et al. A retrospective evaluation of doxorubicin-based chemotherapy for dogs with right atrial masses and pericardial effusion. *J Small Anim Pract.* 2014;55:254–257.

Guglielmini C, et al. Accuracy of radiographic vertebral heart score and sphericity index in the detection of pericardial effusion in dogs. J Am Vet Med Assoc. 2012;241:1048–1055.

Guglielmini C, et al. Sensitivity, specificity, and interobserver variability of survey thoracic radiography for the detection of heart base masses in dogs. J Am Vet Med Assoc. 2016;248:1391–1398.

Hall DJ, et al. Pericardial effusion in cats: a retrospective study of clinical findings and outcome in 146 cats. J Vet Intern Med. 2007;21:1002–1007.

Humm KR, Keenaghan-Clark EA, Boag AK. Adverse events associated with pericardiocentesis in dogs: 85 cases (1999-2006). J Vet Emerg Crit Care. 2009;19:352–356.

MacDonald KA, Cagney O, Magne ML. Echocardiographic and clinicopathologic characterization of pericardial effusion in dogs: 107 cases (1985-2006). J Am Vet Med Assoc. 2009;235:1456–1461.

Machida N, et al. Development of pericardial mesothelioma in Golden Retrievers with a long-term history of idiopathic haemorrhagic pericardial effusion. J Comp Path. 2004;131:166–175.

Martin MW, et al. Idiopathic pericarditis in dogs: no evidence for an immune-mediated aetiology. J Small Anim Pract. 2006;47:387–391.

Mayhew PD, Dunn M, Berent A. Surgical views: thoracoscopy: common techniques in small animals. Compend Contin Educ Vet. 2013;35:E1.

Mellanby RJ, Herrtage ME. Long-term survival of 23 dogs with pericardial effusions. Vet Rec. 2005;156:568–571.

Monnet E. Interventional thoracoscopy in small animals. Vet Clin North Am Small Anim Pract. 2009;39:965–975.

Morges M, et al. Pericardial free patch grafting as a rescue technique in surgical management of right atrial HSA. J Am Anim Hosp Assoc. 2011;47:224–228.

Murphy LA, et al. Constrictive pericarditis following surgical repair of a peritoneopericardial diaphragmatic hernia in a cat. J Feline Med Surg. 2014;16:708–712.

Murphy LA, et al. Use of Yunnan Baiyao and epsilon aminocaproic acid in dogs with right atrial masses and pericardial effusion. J Vet Emerg Crit Care. 2017;27:121–126.

Nolan MW, et al. Pilot study to determine the feasibility of radiation therapy for dogs with right atrial masses and hemorrhagic pericardial effusion. J Vet Cardiol. 2017;19:132–143.

Pedro B, et al. Cytological diagnosis of cardiac masses with ultrasound guided fine needle aspirates. J Vet Cardiol. 2016;18:47–56.

Ployart S, et al. Thoracoscopic resection of right auricular masses in dogs: 9 cases (2003-2011). J Am Vet Med Assoc. 2013;242:237–241.

Rajagopalan V, et al. Comparison of presumptive echocardiographic and definitive diagnoses of cardiac tumors in dogs. J Vet Intern Med. 2013;27:1092–1096.

Rancilio NJ, et al. Use of three-dimensional conformal radiation therapy for treatment of a heart base chemodectoma in a dog. J Am Vet Med Assoc. 2012;241:472–476.

Reimer SB, et al. Long-term outcome of cats treated conservatively or surgically for peritoneopericardial diaphragmatic hernia: 66 cases (1987-2002). J Am Vet Med Assoc. 2004;224:728–732.

Scollan KF, et al. Use of multidetector computed tomography in the assessment of dogs with pericardial effusion. J Vet Intern Med. 2015;29:79–87.

Sidley JA, et al. Percutaneous balloon pericardiotomy as a treatment for recurrent pericardial effusion in 6 dogs. J Vet Intern Med. 2002;16:541–546.

Stepien RL, Whitley NT, Dubielzig RR. Idiopathic or mesothelioma-related pericardial effusion: clinical findings and survival in 17 dogs studied retrospectively. J Small Anim Pract. 2000;41:342–347.

Stafford Johnson M, et al. A retrospective study of clinical findings, treatment and outcome in 143 dogs with pericardial effusion. J Small Anim Pract. 2004;45:546–552.

Tse YC, et al. Evaluation of a training course in focused echocardiography for noncardiology house officers. J Vet Emerg Crit Care. 2013;23:268–273.

Vicari ED, et al. Survival times of and prognostic indicators for dogs with heart base masses: 25 cases (1986-1999). J Am Vet Med Assoc. 2001;219:485–487.

Ware WA, Hopper DL. Cardiac tumors in dogs: 1982-1995. J Vet Intern Med. 1999;13:95–103.

Zini E, et al. Evaluation of the presence of selected viral and bacterial nucleic acids in pericardial samples from dogs with or without idiopathic pericardial effusion. Vet J. 2009;179:225–229.

CAPÍTULO 10

Hipertensão Pulmonar e Dirofilariose

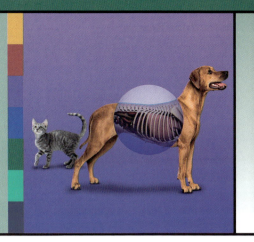

HIPERTENSÃO PULMONAR

Etiologia e fisiopatologia

Em animais adultos, a circulação pulmonar é um sistema de baixa pressão, baixa resistência e alta capacitância em comparação à circulação sistêmica. O débito cardíaco do ventrículo direito (VD) é igual ao do ventrículo esquerdo (VE; na ausência de *shunts* sistêmico-pulmonares), mas a resistência vascular pulmonar é muito menor do que a resistência vascular sistêmica. Assim, as pressões arteriais pulmonares são muito menores do que as pressões arteriais sistêmicas (pressão = débito cardíaco × resistência). As pressões arteriais pulmonares normais são de aproximadamente 20 a 25 mmHg (sistólica), 15 mmHg (média) e 10 mmHg (diastólica final).

A hipertensão arterial pulmonar (HAP) é geralmente definida como pressão arterial pulmonar sistólica acima de 35 mmHg ou pressão arterial pulmonar média maior que 25 mmHg. A gravidade da HAP é graduada com base na pressão sistólica arterial pulmonar da seguinte maneira: HAP branda (35 a 55 mmHg), HAP moderada (55 a 80 mmHg) e HAP grave (acima de 80 mmHg). A HAP pode ser secundária a várias doenças que aumentam a resistência vascular pulmonar por meio de diversos mecanismos. Alterações histopatológicas comuns nas artérias pulmonares e arteríolas acometidas são hipertrofia medial, proliferação e fibrose da íntima, trombose luminal e, por fim, necrose arterial.

A Organização Mundial da Saúde (OMS) classifica a hipertensão pulmonar em um sistema de cinco grupos que pode ser modificado para aplicação em pacientes veterinários. O grupo I inclui hipertensão pulmonar idiopática (primária), retenção congênita da resistência vascular pulmonar fetal e sobrecirculação pulmonar por *shunts* cardíacos congênitos da esquerda para a direita que causam lesão vascular e remodelamento arterial pulmonar. No contexto de um *shunt* congênito, se a HAP se agravar o suficiente para que a pressão arterial pulmonar exceda a pressão arterial sistêmica, o *shunt* é revertido (fisiologia de Eisenmenger). O grupo II se refere à HAP secundária ao aumento da pressão no leito capilar pulmonar devido à elevação crônica das pressões venosas pulmonares, como observado na regurgitação mitral e em outras doenças do lado esquerdo do coração. Nesses casos, a pressão arterial pulmonar aumenta para manter o fluxo sanguíneo pulmonar em face da resistência à drenagem venosa pulmonar. Normalmente, essa HAP "pós-capilar" é apenas branda a moderada, porque a pressão venosa pulmonar pode aumentar até um certo limite antes do desenvolvimento de edema pulmonar; uma elevação desproporcional na pressão arterial pulmonar sugere um elemento de vasoconstrição reativa pré-capilar além da hipertensão venosa pulmonar (ver Capítulo 6). O grupo III de HAP inclui a doença pulmonar hipóxica (como fibrose pulmonar ou outra doença broncopulmonar crônica) que causa vasoconstrição reativa, redução da área vascular e remodelamento vascular. A HAP do grupo IV é a doença tromboembólica pulmonar. A obstrução vascular trombótica reduz a área vascular pulmonar transversal total por obstrução mecânica dos vasos e provoca vasoconstrição pulmonar hipóxica local, bem como outras alterações reativas. As causas subjacentes da doença trombótica e da hipercoagulabilidade são discutidas no Capítulo 12. A dirofilariose é uma das causas de HAP de maior importância clínica em cães. A fisiopatologia da HAP na dirofilariose é multifatorial e inclui elementos de arterite pulmonar direta, doença pulmonar hipóxica que causa vasoconstrição reativa (Grupo III) e doença tromboembólica pulmonar (Grupo IV). Portanto, a dirofilariose é às vezes classificada separadamente como uma causa "diversa" de HAP (Grupo V). Estudos retrospectivos relatam que as causas mais comuns de HAP em cães são hipertensão venosa pulmonar por doença cardíaca esquerda (Grupo II, cerca de 40%) e doença pulmonar hipóxica (Grupo III, de 20 a 40%), embora essa distribuição seja bastante influenciada pela incidência de dirofilariose na região analisada.

Além do sistema de classificação da OMS, os mecanismos de HAP também podem ser classificados como "pré-capilares" (quando afetam principalmente as artérias e arteríolas pulmonares, antes que o sangue chegue ao leito capilar pulmonar) ou "pós-capilares" (quando afetam principalmente as veias pulmonares, com aumento secundário de pressão no leito capilar de volta à árvore arterial pulmonar). A HAP do grupo II (hipertensão venosa pulmonar secundária à cardiopatia esquerda) é, portanto, um exemplo de HAP pós-capilar; todas as outras causas de HAP são pré-capilares.

Achados clínicos

Os sinais clínicos de HAP moderada a grave são redução da tolerância ao exercício, fadiga, dispneia persistente, tosse e síncope. Como esses sinais clínicos se sobrepõem aos sinais clínicos comuns de muitas doenças respiratórias primárias, é muito difícil determinar se os sinais clínicos são diretamente atribuíveis à HAP ou à doença subjacente. A HAP grave também pode causar remodelamento do coração direito (*cor pulmonale*) e, por fim, insuficiência cardíaca congestiva (ICC) do lado direito, que tende a se manifestar como ascite. Os achados do exame físico podem incluir cianose de mucosas (em repouso ou com esforço), desdobramento da segunda bulha cardíaca (B_2), sopro cardíaco sistólico à direita (por regurgitação tricúspide [RT]) e, talvez, distensão e/ou pulso venoso jugular. A frequência e o ritmo cardíacos são geralmente normais; a arritmia sinusal e a bradicardia sinusal relativa podem refletir a presença de patologia pulmonar subjacente que eleva o tônus vagal.

O quadro clínico de um cão com HAP pré-capilar grave (dispneia, tosse, síncope) é bem parecido ao de um cão com edema pulmonar secundário à ICC do lado esquerdo. Outro achado auscultatório confuso é o estertor pulmonar, comum em cães com edema pulmonar, mas que também pode ser observado em cães com HAP secundária à fibrose pulmonar ou pneumonia crônica. Aspectos do exame físico podem ajudar a diferenciar esses dois quadros antes de um diagnóstico mais definitivo com técnicas de imagem (radiografias torácicas e ecocardiografia). Cães com ICC do lado esquerdo quase sempre apresentam sopros cardíacos sistólicos altos (grau IV/VI ou mais) com ponto de intensidade máxima no hemitórax esquerdo. Sopros cardíacos mais suaves ou do lado direito aumentam o índice de suspeita de HAP. Cães com ICC do lado esquerdo geralmente apresentam taquicardia sinusal com frequência cardíaca de 150 a 160 bpm devido à estimulação do sistema nervoso simpático ou taquiarritmias, como complexos ventriculares prematuros ou fibrilação atrial. Cães com HAP apresentam arritmia sinusal e/ou bradicardia sinusal relativa causada pela elevação do tônus parassimpático pela doença respiratória subjacente.

Diagnóstico

RADIOGRAFIA

Os achados radiográficos em pacientes com HAP moderada a grave podem incluir aumento do VD, dilatação do tronco principal da artéria pulmonar ("abaulamento" do tronco pulmonar); e aumento de tamanho, tortuosidade e atenuação das artérias pulmonares lobares (Figura 10.1) As artérias lobares caudais podem ser consideradas aumentadas se sua largura em projeção dorsoventral (DV) ou ventrodorsal (VD) for maior que a largura da terceira costela proximal. Às vezes, cães com HAP grave apresentam infiltrados alveolares irregulares que se resolvem com rapidez após a administração de sildenafila. Acredita-se que esses infiltrados representem uma variante do edema pulmonar não cardiogênico causado pela não uniformidade regional da perfusão capilar pulmonar. A vasoconstrição arterial pulmonar reativa variável faz com que algumas áreas do pulmão sejam superperfundidas em comparação a outras, causando elevação focal da pressão hidrostática e formação de edema. Os infiltrados devem ser diferenciados do edema pulmonar cardiogênico (causado por ICC do lado esquerdo), porque a sildenafila é o tratamento de escolha.

ELETROCARDIOGRAFIA

De modo geral, os achados do eletrocardiograma (ECG) são normais, embora a HAP grave possa causar um desvio do eixo para a direita devido ao aumento do VD. Ondas P altas sugestivas de aumento do átrio direito (AD) também podem ser observadas. Arritmias, como complexos ventriculares prematuros (originários do VD) ou fibrilação atrial, podem ocorrer em animais com *cor pulmonale* avançado.

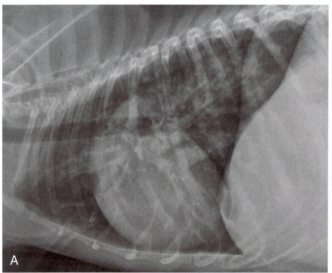 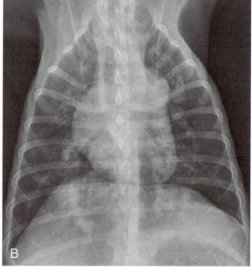

Figura 10.1 Radiografia lateral (**A**) e dorsoventral (**B**) de um Pit Bull macho jovem com dirofilariose avançada. Observe o aumento do tronco principal da artéria pulmonar (principalmente na projeção dorsoventral) e das artérias pulmonares ramificadas, bem como padrão intersticial irregular brando condizente com pneumonia.

ECOCARDIOGRAFIA

Os achados ecocardiográficos em cães com HAP grave são dilatação do VD e do AD, hipertrofia do VD, achatamento do septo interventricular com movimento septal paradoxal, hipoplasia do coração esquerdo e dilatação da artéria pulmonar (que fica maior que a aorta) (Figura 10.2). RT e insuficiência pulmonar (IP) secundárias são comuns e sua velocidade máxima pode ser usada para avaliação da gravidade da hipertensão pulmonar por meio da estimativa das pressões arteriais pulmonares sistólica e diastólica, respectivamente (ver Capítulo 2). Índices ecocardiográficos mais avançados sugestivos de HAP são perfil de fluxo transpulmonar, intervalos sistólicos do VD, índices de Doppler tecidual do movimento do ânulo tricúspide, excursão sistólica do plano anular tricúspide e índice de distensibilidade da artéria pulmonar.

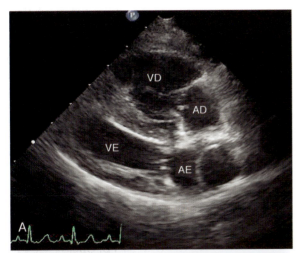

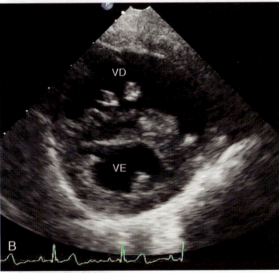

Figura 10.2 Imagens ecocardiográficas paraesternais direitas de um Chihuahua macho idoso com hipertensão arterial pulmonar grave secundária a doença broncopulmonar crônica. Projeções paraesternais direitas (**A**) em eixo longo de quatro câmaras e (**B**) eixo curto à altura dos músculos papilares do ventrículo esquerdo. Observe a hipertrofia e aumento grave do ventrículo direito, aumento do átrio direito, hipoplasia do coração esquerdo e achatamento do septo interventricular. AD: átrio direito; VD: ventrículo direito; AE: átrio esquerdo; VE: ventrículo esquerdo.

TÉCNICAS AVANÇADAS DE DIAGNÓSTICO POR IMAGEM

O diagnóstico padrão-ouro de HAP é o cateterismo cardíaco direito para medida direta da pressão arterial pulmonar, mas é raramente realizado na prática clínica. A tomografia computadorizada (TC) com contraste pode confirmar o tamanho e a tortuosidade das artérias pulmonares e auxiliar o diagnóstico das causas subjacentes de HAP, inclusive tromboêmbolos pulmonares e fibrose pulmonar.

Achados clínico-patológicos

O aumento da amplitude de distribuição das hemácias (RDW, do inglês *red blood cell distribution width*) é frequentemente observado em cães com HAP grave. A gasometria arterial pode mostrar hipoxemia e hipercapnia. Outros resultados de exames laboratoriais de rotina (hemograma completo, bioquímica sérica, urinálise) variam de acordo com a causa subjacente da HAP. A concentração dos biomarcadores cardíacos (fragmento N-terminal do peptídeo natriurético tipo B [NT-proBNP] e troponina I cardíaca) pode estar elevada em cães com HAP pré ou pós-capilar.

Diagnóstico de doença subjacente

O exame para detecção de antígeno de dirofilária deve ser realizado em qualquer cão com diagnóstico de HAP. Se a dirofilariose for descartada e a ecocardiografia não identificar doença cardíaca esquerda significativa como causa de HAP pós-capilar, outras possíveis etiologias de HAP devem ser consideradas. Essa investigação diagnóstica deve ser priorizada com base em idade, sexo, raça e quadro clínico, mas pode incluir imagens das vias respiratórias (broncoscopia, fluoroscopia), coleta de amostras das vias respiratórias (lavado broncoalveolar ou lavado traqueal), TC torácica, avaliação de hipercoagulabilidade (D-dímeros ou tromboelastografia), ou, talvez, biópsia pulmonar.

Tratamento e prognóstico

Os únicos medicamentos hoje disponíveis na medicina veterinária para tratamento direcionado da HAP pré-capilar são os inibidores da fosfodiesterase 5 (sildenafila e tadalafila). Esses fármacos diminuem a inativação do monofosfato de guanosina (GMP) cíclico, um segundo mensageiro da via do óxido nítrico, levando à vasodilatação. Os inibidores de fosfodiesterase 5 são relativamente específicos para a vasculatura pulmonar e, portanto, atuam como vasodilatadores pulmonares seletivos. O tratamento com sildenafila pode melhorar os sinais clínicos e a qualidade de vida em cães com HAP grave, embora os efeitos sobre as pressões arteriais pulmonares estimadas à ecocardiografia sejam variáveis. Os ajustes de dose são geralmente baseados no estado clínico. Os efeitos adversos são incomuns, mas podem incluir rubor cutâneo, hipotensão e congestão nasal. Outros tratamentos usados em seres humanos com HAP (antagonistas do receptor de endotelina, análogos da prostaciclina e substratos de óxido nítrico) geralmente têm custo proibitivo para pacientes veterinários e muitos precisam ser administrados por inalação ou infusão intravenosa (IV) contínua.

O tratamento de pacientes com HAP também envolve a restrição de exercícios e o tratamento da doença subjacente (caso identificada). O tratamento de dirofilariose é discutido neste capítulo; o tratamento da doença tromboembólica pulmonar é discutido no Capítulo 12; e o tratamento da doença broncopulmonar crônica é discutido no Capítulo 21.

Em cães com HAP pós-capilar secundária à doença cardíaca esquerda, o tratamento se concentra na redução das pressões do átrio esquerdo (AE; e, portanto, das pressões venosas pulmonares). Isso geralmente envolve vasodilatação sistêmica equilibrada com pimobendana (um inibidor de fosfodiesterase III) e um inibidor da enzima conversora de angiotensina (IECA), bem como redução da pré-carga com diuréticos (furosemida). A maior vasodilatação arterial sistêmica (redução da pós-carga) com anlodipino também pode ser considerada; o anlodipino também tem alguma atividade vasodilatadora nas arteríolas pulmonares. Em caso de persistência de HAP clinicamente relevante apesar do tratamento da hipertensão venosa pulmonar e da ICC, o sildenafila pode ser usado como terapia adjuvante. Cães com ICC do lado direito secundária à HAP (*cor pulmonale*) são tratados de maneira semelhante àqueles com outras causas de ICC (furosemida, pimobendana, IECA, restrição do sódio na dieta) com a adição de sildenafila.

O prognóstico de cães com HAP varia conforme a doença subjacente. Além da dirofilariose, a maioria das causas de HAP é avançada e incurável e o remodelamento vascular pulmonar é irreversível. O prognóstico de cães com HAP grave é geralmente mau, com tempos de sobrevida mediana entre 3 e 6 meses; o tratamento com sildenafila melhora a sobrevida, e um estudo relatou quase 75% de sobrevida em 1 ano após o diagnóstico.

DIROFILARIOSE

A dirofilariose é uma causa importante de HAP nas regiões de doença endêmica. Essa zoonose é disseminada nos EUA, em especial ao longo da costa leste e da costa do Golfo e no vale do rio Mississippi. A taxa de infecção em cães desprotegidos pode ser de até 45% ou mais em algumas áreas. Casos esporádicos ocorrem em outras áreas do país e no Canadá; a doença também é prevalente em outras regiões do mundo. A infecção por *Dirofilaria immitis* causa um espectro de distúrbios que variam de alterações subclínicas brandas à doença pulmonar grave e ICC secundária do lado direito. Os cães e outros canídeos são as espécies hospedeiras preferidas. Embora os gatos também sejam acometidos por dirofilariose, são mais resistentes à infecção do que os cães. A prevalência geral da infecção por dirofilárias maduras em gatos nos EUA é de 0,4% e acredita-se que seja de 5 a 15% daquela em cães na mesma área geográfica. No entanto, estima-se que a exposição e a eliminação subsequente das larvas pelas reações do hospedeiro sejam muito mais comuns.

CICLO DE VIDA DA *DIROFILARIA*

A dirofilária (*D. immitis*) é transmitida por várias espécies de mosquitos, que são seu hospedeiro intermediário obrigatório. A princípio, o mosquito ingere as microfilárias ou larvas de primeiro estágio (L_1) que circulam no sangue de um animal hospedeiro infectado. As L_1 se desenvolvem em L_2 e, então, entram no estágio L_3 infeccioso no mosquito em um período de aproximadamente 2 a 2,5 semanas. Bactérias simbióticas do gênero *Wolbachia* são importantes para o desenvolvimento larval dentro do mosquito. As larvas infectantes entram no novo hospedeiro quando o mosquito faz seu repasto de sangue. As larvas L_3 migram por via subcutânea dentro do novo hospedeiro, mudando para um estágio L_4 em 9 a 12 dias e, então, se transformam em L_5 (estágio final) até 2 a 3 meses após a infecção. Os vermes L_5 jovens entram na vasculatura cerca de 100 dias após a infecção e migram preferencialmente para as artérias pulmonares periféricas dos lobos caudais do pulmão. Esses vermes se tornam adultos maduros entre 5 e 6 e 7 e 9 meses; após o acasalamento, as fêmeas prenhes liberam microfilárias (L_1) e a infecção torna-se patente. Os vermes machos maduros atingem cerca de 15 a 18 cm, enquanto as fêmeas adultas podem chegar a 25 a 30 cm de comprimento. Os vermes adultos podem sobreviver por 5 a 7 anos em cães. A transmissão de dirofilariose é limitada pelo clima. A temperatura média diária deve ficar acima de 17,7°C por cerca de 1 mês para que as larvas L_1 amadureçam no mosquito até o estágio infeccioso. A transmissão de dirofilariose atinge o pico durante julho e agosto nas regiões temperadas do hemisfério norte.

As microfilárias transmitidas a outro animal por transfusão de sangue ou por meio da placenta não se desenvolvem em vermes adultos porque o mosquito hospedeiro é necessário para completar o ciclo de vida do parasita. Portanto, cães com menos de 6 meses de idade que têm microfilárias circulantes provavelmente as receberam por via transplacentária e não apresentam dirofilariose patente. A sobrevida da microfilária de até 30 meses foi relatada.

O desenvolvimento das dirofilárias é mais lento no gato, que não é o hospedeiro natural, e a infecção não se torna patente (madura) por pelo menos 7 a 8 meses. Os vermes adultos podem viver de 3 a 4 anos em gatos. As microfilárias são evidentes apenas em um pequeno número de gatos. No entanto, a infecção por L_3 até L_5 imatura pode causar doença pulmonar substancial quando o hospedeiro tenta rejeitar os parasitas.

DIROFILARIOSE EM CÃES

Fisiopatologia

A presença de vermes adultos nas artérias pulmonares provoca lesões vasculares reativas que reduzem a complacência vascular e o tamanho do lúmen. A gravidade da doença depende de vários fatores, inclusive do número de vermes, do tempo em que estão presentes e da reação do animal aos parasitas. As alterações vasculares patológicas começam alguns dias após a entrada das *Dirofilaria* jovens nas artérias pulmonares. A interação parasita-hospedeiro pode ser mais importante do que o número de vermes no desenvolvimento de sinais clínicos, embora uma grande carga parasitária esteja geralmente associada a doenças graves. A patogênese da dirofilariose é modulada pela bactéria intracelular obrigatória *Wolbachia*, abrigada por *D. immitis* e que é parte integrante do seu crescimento e desenvolvimento. A patogênese pode envolver endotoxinas bacterianas e a resposta imune do hospedeiro a uma das principais proteínas de superfície da *Wolbachia* (WSP), que se acredita contribuir para a inflamação pulmonar e renal. O aumento do fluxo sanguíneo pulmonar associado ao exercício pode exacerbar a patologia vascular pulmonar. Uma carga baixa parasitária pode produzir lesões pulmonares graves e um aumento maior na resistência vascular pulmonar em caso de alto débito cardíaco.

A proliferação miointimal vilosa das artérias pulmonares contendo *Dirofilaria* é a lesão característica. As alterações induzidas pela dirofilariose começam com aumento de volume das células endoteliais e das junções intercelulares, aumento da permeabilidade endotelial e edema periarterial. A descamação endotelial leva à adesão de plaquetas e leucócitos ativados. Vários fatores tróficos estimulam a migração e proliferação das células musculares lisas da camada média e íntima. As proliferações vilosas são compostas por músculo liso e colágeno e revestidas por um tecido semelhante ao endotélio. Essas alterações proliferativas da íntima ocorrem 3 a 4 semanas após a chegada dos vermes adultos; causam estenose luminal das artérias pulmonares menores e induzem mais dano endotelial e novas lesões proliferativas. O dano endotelial promove trombose, bem como reação do tecido perivascular e edema periarterial. No entanto, o infarto pulmonar é incomum porque a circulação colateral do pulmão é extensa.

A pneumonia por hipersensibilidade (eosinofílica) pode contribuir para lesões pulmonares do parênquima e a inflamação pode se organizar em granulomas eosinofílicos. Infiltrados intersticiais e alveolares podem ser radiograficamente aparentes; alguns animais apresentam consolidação parcial do pulmão. A vasoconstrição hipóxica também pode contribuir para as alterações vasculares que aumentam a resistência vascular pulmonar e, consequentemente, causam HAP. A hipoxia pode ocorrer em regiões pulmonares onde infiltrados pulmonares e/ou tromboembolismo pulmonar (TEP) causam incompatibilidade ventilação/perfusão. A vasoconstrição pulmonar pode ser exacerbada pelo aumento da produção de endotelina 1 ou substâncias vasoconstritoras sintetizadas por *Dirofilaria*. Os vermes mortos estimulam maior resposta do hospedeiro e pioram a doença pulmonar. Fragmentos de vermes e trombos causam embolização e uma reação inflamatória mais intensa, que acaba levando à fibrose.

A distribuição dos vermes e a proliferação vilosa que a acompanha são mais graves nas artérias lobares caudais e acessórias. As artérias pulmonares acometidas perdem sua aparência normal de ramificação periférica cônica e aparecem embotadas ou podadas. Dilatação aneurismática e oclusão periférica podem ser observadas. Os vasos ficam tortuosos e apresentam dilatações proximais à medida que o aumento da resistência vascular pulmonar exige maiores pressões de perfusão.

A dilatação do VD e a hipertrofia concêntrica se desenvolvem em resposta à necessidade crônica de maior geração pressão sistólica. A HAP grave pode levar à insuficiência do miocárdio do VD, aumento da pressão diastólica do VD e sinais de ICC do lado direito, especialmente em conjunto à insuficiência tricúspide secundária. O débito cardíaco diminui de maneira progressiva devido ao desenvolvimento de insuficiência do VD. A inadequação do débito cardíaco durante o exercício provoca dispneia por esforço, fadiga e síncope. O TEP, seja espontâneo, seja após a administração de adulticidas, pode exacerbar a HAP e os sinais de ICC.

A dirofilariose também pode ter complicações sistêmicas. Os imunecomplexos circulantes e, talvez, os antígenos das microfilárias causam glomerulonefrite. A amiloidose renal foi raramente associada à dirofilariose em cães. A congestão hepática crônica secundária à dirofilariose pode causar danos permanentes no fígado e cirrose. Embora as artérias pulmonares caudais sejam o sítio preferido, a migração do verme até o coração direito e mesmo a veia cava está associada a grandes cargas parasitárias. O grande número de vermes pode causar oclusão mecânica do trato de saída do VD, das artérias pulmonares, da região da valva tricúspide ou das veias cavas; isso é conhecido como a *síndrome da veia cava*. Essa síndrome não apenas provoca instabilidade cardiovascular, mas também hemólise intravascular devido ao cisalhamento físico das hemácias que passam pela massa de vermes, o que causa anemia e hemoglobinúria. A inflamação sistêmica e as complicações trombóticas podem levar à coagulação intravascular disseminada (CID) ou à síndrome de resposta inflamatória sistêmica (SIRS). Ocasionalmente, há a migração arterial sistêmica aberrante do parasita, com embolização de artérias do cérebro, olho ou outros órgãos. Casos de claudicação dos membros posteriores, com parestesia e necrose isquêmica, foram descritos de maneira esporádica.

DIAGNÓSTICO DA DIROFILARIOSE
Exames sorológicos (detecção de antígenos)

Os exames para detecção de antígeno (Ag) de dirofilárias adultas são recomendados como o principal teste de triagem para dirofilariose em cães. Embora exista controvérsia quanto à necessidade de exames anuais por vários motivos, a American Heartworm Society os recomenda para assegurar a realização e manutenção da profilaxia. Os *kits* comercializados para detecção de Ag têm alta acurácia. De modo geral, o Ag circulante é detectável cerca de 6,5 a 7 meses após a infecção, mas não antes de 5 meses. Não há razão para testar cães com menos de 6 meses de idade. A recomendação é o exame em adultos cerca de 6 a 7 meses após a temporada anterior de transmissão.

Os *kits* comerciais são imunoensaios que detectam Ag circulante do trato reprodutivo de dirofilárias fêmeas adultas. Em sua maioria, esses *kits* são ensaios imunosorbentes ligados a enzimas (ELISAs), embora métodos imunocromatográficos também sejam usados. Esses testes geralmente são específicos e apresentam boa sensibilidade. Os resultados positivos são obtidos em caso de presença de pelo menos quatro (até menos) dirofilárias fêmeas de 7 a 8 meses. A maioria desses testes não detecta infecções com menos de 5 meses ou vermes machos. O animal com resultado positivo fraco ou ambíguo pode ser submetido a uma nova análise com um *kit* diferente ou repetido após um período curto com o mesmo *kit*; esses exames e as radiografias torácicas também podem aumentar ou diminuir o índice de suspeita de infecção. A intensidade colorimétrica de um teste de Ag não é uma estimativa confiável do número de vermes. De modo geral, o resultado falso-positivo pode ser atribuído a um erro técnico. Resultados falso-negativos podem ocorrer quando a carga parasitária é baixa, presença apenas de dirofilárias fêmeas imaturas, infecção apenas por vermes machos ou adesão imprecisa às instruções do kit. Os falso-negativos também foram relatados em alguns cães devido à formação de complexos antígeno-anticorpo no sangue, o que impede a reação do Ag livre com o teste sorológico. O aquecimento do tubo da amostra de sangue a 104°C por 10 minutos antes do teste de Ag pode separar os complexos antígeno-anticorpo e fazer com que um resultado antes negativo se torne positivo. O aquecimento da amostra é recomendado apenas em casos em que há suspeita de resultado falso-negativo devido à formação desses complexos (p. ex., um cão negativo para Ag de dirofilária, mas portador de microfilárias). Hoje, o aquecimento de rotina das amostras antes da detecção de Ag não é recomendado. Por isso, a American Heartworm Society recomenda que os resultados do teste de antígeno de dirofilariose sejam interpretados e registrados como "positivos" ou "nenhum antígeno detectado" (NAD), em vez de "negativos".

Identificação de microfilária

A American Heartworm Society recomenda que todos os cães submetidos ao exame para detecção de Ag de dirofilárias sejam também analisados quanto à presença de microfilárias circulantes. Esse procedimento pode identificar pacientes com antígenos que são reservatórios de infecção, avaliar a presença de um alto número de microfilárias antes da administração mensal de um medicamento preventivo e pode detectar cães com dirofilariose e resultados falso-negativos no teste de Ag (devido à formação de complexos antígeno-anticorpo).

A grande maioria (cerca de 90%) dos cães positivos para dirofilariose que não são submetidos à profilaxia mensal tem microfilárias circulantes. As demais infecções, chamadas "ocultas" devido à ausência de microfilárias circulantes, podem ser decorrentes de uma resposta imune que destrói as microfilárias dentro do pulmão (infecção oculta verdadeira) ou infecção por vermes de um único sexo, dirofilárias adultas estéreis ou apenas vermes imaturos (infecção pré-patente). Números baixos de microfilárias e variações diurnas no número de microfilárias circulantes no sangue periférico também podem gerar resultados falso-negativos. As infecções ocultas (com ausência de microfilárias) ainda podem causar doenças graves.

Os testes com concentração de microfilárias que usam pelo menos 1 mℓ de sangue são recomendados para detecção de parasitas circulantes. Na ausência de concentração, há maior chance de não detecção de um pequeno número de microfilárias, embora permitam a observação da motilidade das microfilárias. As dirofilárias têm um padrão de movimento estacionário, e não migratório. Os testes sem concentração são o exame de esfregaço úmido de sangue fresco ou da zona adjacente à camada leucocitária de um tubo de hematócrito centrifugado.

Os testes com concentração são feitos com filtro Millipore ou técnica de centrifugação de Knott modificada. As duas técnicas lisam as hemácias e fixam qualquer microfilária existente. O teste de Knott modificado, composto por fixação com formalina, centrifugação e coloração com azul de metileno, é preferido para medir o tamanho do corpo das larvas e diferenciar D. immitis de outras filárias não patogênicas, como Acanthocheilonema (antes Dipetalonema) reconditum (Tabela 10.1). Um resultado falso-positivo ocasional no teste de microfilárias ocorre em animais com microfilárias, mas sem dirofilárias adultas vivas, seja devido à transmissão transplacentária de microfilárias para um cão filhote, seja pela morte recente de vermes fêmeas adultas após a produção de microfilárias.

Os medicamentos preventivos à base de lactonas macrocíclicas, administrados uma vez ao mês, reduzem e eliminam a microfilaremia ao prejudicar a função reprodutiva de vermes fêmeas e, talvez, também de machos. A maioria dos cães apresenta amicrofilaremia 6 a 8 meses após o início do tratamento com esses medicamentos. Os fármacos preventivos que matam as microfilárias com muita rapidez podem causar reações inflamatórias com risco de vida durante a morte dos parasitas. Portanto, historicamente, o teste de microfilária era obrigatório quando a dietilcarbamazina (DEC) era usada de maneira rotineira na profilaxia da dirofilariose e hoje é recomendado em caso de administração de milbemicina (o microfilaricida mais potente entre as lactonas macrocíclicas).

 TABELA 10.1

Diferenciação morfológica das microfilárias.

Esfregaço	*Dirofilaria immitis*	*Acanthocheilonema reconditum*
Esfregaço fresco	Números pequenos a altos	Números geralmente pequenos
	Ondulam em um só lugar	Movem-se pelo campo
Esfregaço corado*	Corpo reto	Corpo curvo
	Cauda reta	Gancho na extremidade posterior (cauda em "gancho"); achado inconsistente
	Cabeça afilada	Cabeça romba
	> 295 a 325 μm de comprimento	< 275 a 288 μm de comprimento
	> 6 μm de largura	< 6 μm de largura

*Critérios de tamanho para o lisato preparado de acordo com a técnica modificada de Knott (1 mℓ de sangue misturado a 9 mℓ de formalina de 2% e centrifugado por 5 minutos; sedimentos corados com azul de metileno); as microfilárias do lisato filtrado tendem a ser menores. A largura e a morfologia são os melhores fatores discriminadores.

Características clínicas

A dirofilariose canina não apresenta predileção por raça ou idade. Embora a maioria dos cães acometidos tenha entre 4 e 8 anos, a dirofilariose também é diagnosticada em cães com menos de 1 ano (mas com mais de 6 meses de idade), bem como em idosos. A prevalência em machos é 2 a 4 vezes superior em comparação às fêmeas. Os cães de porte grande e aqueles que vivem principalmente ao ar livre são muito mais suscetíveis à infecção do que os cães de raças pequenas e que ficam dentro de casa. O comprimento do pelame não parece influenciar o risco de infecção.

Os cães diagnosticados em um exame de triagem de rotina geralmente são assintomáticos. Cães com doença oculta e aqueles não testados de maneira rotineira têm maior probabilidade de apresentar alterações arteriais pulmonares avançadas e sinais clínicos associados a hipertensão pulmonar, pneumonia eosinofílica e remodelamento cardíaco direito secundário. Os cães com doença clínica têm histórico de baixa tolerância ao exercício, tosse, dispneia, síncope, perda de peso ou distensão abdominal com fluido. A gravidade geral da dirofilariose é classificada conforme a gravidade dos sinais clínicos, sinais radiográficos e anomalias clínico-patológicas (Tabela 10.2). De todos os cães com diagnóstico de dirofilariose, a maioria (70%) é assintomática (Classe 1), cerca de 25% têm intolerância ao exercício ou sinais respiratórios secundários à pneumonia ou hipertensão pulmonar (Classe 2) e menos de 5% apresentam ICC do lado direito ou síndrome da veia cava (Classes 3 ou 4).

De modo geral, os achados do exame físico são normais em cães com doença branda ou em estágio inicial. No entanto, a doença grave está associada a más condições corpóreas, taquipneia ou dispneia, sinais clínicos de HAP grave ou evidências de ICC do lado direito. Ruídos pulmonares aumentados ou anormais (sibilos e estertores) podem acompanhar o acometimento do parênquima pulmonar, como na pneumonia eosinofílica. Como em outras causas de HAP, o aumento da altura e desdobramento de B_2 e um sopro de RT são comumente auscultados. Arterite pulmonar grave e tromboembolismo podem causar dispneia acentuada com cianose, hemoptise, febre, CID, trombocitopenia e epistaxe. Esses sinais, assim como anemia e hemoglobinúria, também estão associados à síndrome da veia cava. A migração aberrante do parasita para o sistema nervoso central, olho, artérias femorais, tecido subcutâneo, cavidade peritoneal e outros sítios causa sinais relacionados ao órgão envolvido.

Diagnóstico

RADIOGRAFIA

Os achados radiográficos podem ser normais no início da doença e presença de alguns vermes. No entanto, há o rápido desenvolvimento de grandes alterações em cães com altas cargas parasitárias. Os achados característicos são aqueles sugestivos de HAP grave, inclusive aumento do VD, abaulamento do tronco pulmonar e tortuosidade, aumento central e embotamento periférico das artérias pulmonares lobares (Figura 10.1). Infiltrações pulmonares intersticiais ou alveolares irregulares sugestivas de pneumonia, TEP ou fibrose também são comuns, especialmente nos lobos caudais. Essas opacidades pulmonares tendem a ser perivasculares. Às vezes, já granulomatose eosinofílica, com nódulos intersticiais mais

TABELA 10.2

Classificação da gravidade da dirofilariose em cães.

Classe	Sinais clínicos	Sinais radiográficos	Anomalias clínico-patológicas
1 (branda)	Nenhum ou tosse ocasional, fadiga associada ao exercício ou perda branda de condição corpórea	Não há	Não há
2 (moderada)	Nenhum ou tosse ocasional, fadiga associada ao exercício ou perda branda a moderada de condição corpórea	Aumento de volume do ventrículo direito e/ou algum aumento de volume da artéria pulmonar; ± opacidades alveolares/intersticiais perivasculares e mistas (pneumonia)	± Anemia branda (Ht até 30%); proteinúria (2+ em tira reagente)
3 (grave)	Perda geral de condição corpórea ou caquexia; fadiga após exercício ou atividade branda; tosse ocasional ou persistente; ± dispneia; ± insuficiência cardíaca direita	Aumento de volume do ventrículo direito ± átrios; aumento moderado a grave da artéria pulmonar; opacidades alveolares/intersticiais perivasculares e mistas (pneumonia); ± evidências de tromboembolismo	Anemia (Ht < 30%); proteinúria (≥ 2+ em tira reagente)
4 (grave) Síndrome da veia cava	Ver posteriormente neste capítulo		

Ht: hematócrito.

organizados, aumento de volume dos linfonodos brônquicos e, às vezes, derrame pleural. Em casos graves de progressão da HAP para ICC do lado direito, pode-se observar aumento da veia cava caudal, hepatoesplenomegalia e derrame abdominal ou pleural.

ELETROCARDIOGRAFIA

De modo geral, os achados do ECG são normais, embora a doença avançada possa causar um desvio do eixo para a direita ou arritmias, como observado na HAP grave por outras etiologias.

ECOCARDIOGRAFIA

Os achados ecocardiográficos em cães com dirofilariose avançada são similares aos da HAP grave por outras causas, além da possibilidade de visualização de *Dirofilaria* no coração direito. Embora as dirofilárias localizadas nas artérias pulmonares periféricas não possam ser vistas à ecocardiografia, os parasitas no tronco principal da artéria pulmonar e sua bifurcação, no VD, no AD ou na veia cava são mostrados como pequenos ecos paralelos brilhantes (Figura 10.3). A suspeita de síndrome da veia cava pode ser rapidamente confirmada pela ecocardiografia. Ascite e derrame pleural ou pericárdico acompanham a ICC secundária à direita. O Doppler de fluxo em cores muitas vezes pode revelar RT, mesmo na ausência de um sopro audível. A medida da velocidade máxima do jato regurgitante tricúspide (ou pulmonar) por Doppler espectral permite a estimativa da gravidade da HAP.

Achados clínico-patológicos

Eosinofilia, basofilia, neutrofilia e monocitose são achados hematológicos comuns, mas inconsistentes. A anemia regenerativa branda associada à doença inflamatória pode ser observada. A anemia mais grave, secundária à hemólise intravascular, ocorre na síndrome da veia cava. A trombocitopenia pode ser causada pelo consumo de plaquetas no sistema arterial pulmonar, em especial após o tratamento com adulticida. Alguns cães com doença avançada também apresentam CID. A resposta imune à *Dirofilaria* produz gamopatia policlonal. Elevações brandas a moderadas na atividade de enzimas hepáticas podem ser observadas, principalmente em casos de ICC do lado direito (congestão passiva do fígado). Às vezes, há azotemia, seja pré-renal ou secundária à glomerulonefrite por imunecomplexos. A proteinúria é encontrada em 10 a 30% dos cães acometidos e é mais provável na doença avançada; cães gravemente acometidos podem apresentar hipoalbuminemia. Em caso de detecção de hipoalbuminemia ou proteinúria, a razão urinária de proteína/creatinina (UPC) é recomendada. Lavados traqueais de cães com dirofilariose e tosse geralmente indicam inflamação eosinofílica.

Tratamento de cães com dirofilariose

AVALIAÇÃO E TRATAMENTO PRÉ-ADULTICIDA

Como regra geral, o tratamento adulticida é recomendado para cães infectados com *Dirofilaria*. Os cães com resultado positivo no teste de Ag de dirofilárias devem ser submetidos à anamnese e exame físico completos. As radiografias torácicas pré-tratamento permitem a melhor avaliação geral da doença arterial e parenquimatosa pulmonar. O risco de TEP pós-adulticida é maior em cães com sinais clínicos e radiográficos preexistentes de doença vascular pulmonar grave, em especial aqueles com ICC do lado direito ou alta carga parasitária. Sempre que possível, outros exames pré-terapêuticos devem

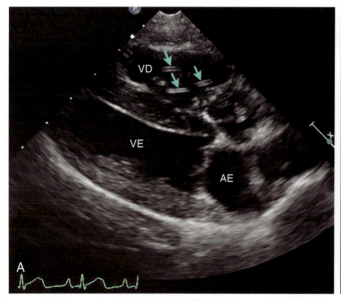
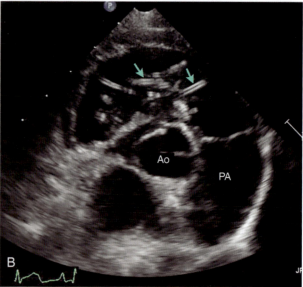

Figura 10.3 Imagens ecocardiográficas de uma Beagle fêmea castrada de 4 anos com síndrome da veia cava. Projeções paraesternais direitas em eixo longo de quatro câmaras (**A**) e eixo curto (**B**) à altura da base do coração. Há aumento do ventrículo direito e do tronco da artéria pulmonar, além de hipertrofia ventricular direita. Grande quantidade de pequenos ecos paralelos brilhantes são aparentes no corpo do ventrículo direito (*setas*) e são causados por um aglomerado de parasitas emaranhados no aparelho da valva tricúspide. Ao: raiz aórtica; AE: átrio esquerdo; VE: ventrículo esquerdo; PA: tronco principal da artéria pulmonar; VD: ventrículo direito.

ser realizados, como hemograma completo, bioquímica sérica, urinálise e teste para detecção de microfilária. A determinação do número de plaquetas é importante para avaliação do risco em animais com doença arterial pulmonar grave. A elevação branda a moderada da atividade de enzimas hepáticas pode estar associada à congestão hepática, mas não impede o tratamento com melarsomina. As atividades das enzimas hepáticas geralmente se normalizam 1 a 2 meses após o tratamento da dirofilariose em cães sem doença hepática preexistente. Como já discutido, alguns cães com dirofilariose desenvolvem azotemia e/ou proteinúria grave. A azotemia pré-renal é tratada com fluidoterapia antes da administração do adulticida. A doença glomerular grave pode aumentar o risco de tromboembolismo por perda de proteínas anticoagulantes; cães com razão alta de UPC podem receber um IECA antes da terapia adulticida. A ecocardiografia ajuda a confirmar e estimar a gravidade da HAP e do remodelamento cardíaco direito secundário, além de estabelecer o diagnóstico de síndrome da veia cava se houver suspeita, mas não é necessária na maioria dos casos de rotina antes do tratamento da dirofilariose. Em canis ou caso o tutor do animal tenha limitações financeiras, o tratamento com adulticida é realizado com avaliação pré-terapêutica mínima (apenas teste positivo de Ag). As injeções de melarsomina foram associadas a uma taxa de mortalidade inferior a 1% em canis que resgataram altos números de animais após o furacão Katrina. Portanto, o custo-benefício do exame diagnóstico pré-terapêutico deve ser discutido com os proprietários de cães com resultados positivos para a dirofilariose.

A profilaxia mensal da dirofilariose com lactona macrocíclica deve começar imediatamente após o diagnóstico (se ainda não tiver sido iniciada). A American Heartworm Society recomenda o uso de preventivo mensal de dirofilariose por 2 meses antes da administração de um adulticida em cães com diagnóstico confirmado. Essa estratégia pode reduzir a massa antigênica por diminuição ou eliminação de microfilárias circulantes e larvas em migração, retardando o crescimento de parasitas imaturos e danificando o sistema reprodutor das fêmeas adultas. O retardo da administração de melarsomina por alguns meses também permite o amadurecimento de qualquer larva em estágio avançado, o que deve aumentar a suscetibilidade ao efeito adulticida. Essa janela de 2 meses é efetiva na redução da chamada "lacuna de suscetibilidade" dos estágios de vida do parasita às lactonas macrocíclicas (L_3 a L_4) e aos adulticidas (dirofilárias adultas maduras). Cães positivos para microfilárias devem ficar sob observação em hospital após a primeira dose de lactona macrocíclica em caso de reação adversa, principalmente depois do uso de milbemicina oxima (a mais microfilaricida dentre as lactonas macrocíclicas). Cães com alto número de microfilárias ou aqueles que recebem milbemicina oxima podem receber uma dose anti-inflamatória de glicocorticoide, com ou sem um anti-histamínico (p. ex., difenidramina), 1 hora antes da primeira dose preventiva de macrolídeo.

A restrição de exercícios deve ser aplicada assim que dirofilariose for diagnosticada e mantida até 1 a 2 meses após o final do tratamento com melarsomina. O nível de atividade está altamente associado à progressão da doença arterial pulmonar e ao risco de complicações pré ou pós-tratamento, em especial TEP. Em cães com doença mais grave, a restrição de exercícios deve ser ainda mais estrita (repouso em gaiola).

O uso de doxiciclina no tratamento de *Wolbachia* contribui para reduzir a fertilidade e a viabilidade das dirofilárias. A doxiciclina (10 mg/kg por via oral [VO] a cada 12 horas) é recomendada em cães por 4 semanas após o diagnóstico de dirofilariose, antes da administração de adulticida. A doxiciclina auxilia na redução da microfilária, enfraquece e reduz a capacidade reprodutiva de vermes adultos, mata as larvas em desenvolvimento e reduz as reações imunológicas patológicas a parasitas mortos e moribundos. A combinação de uma única dose preventiva de ivermectina e doxiciclina a 10 mg/kg VO a cada 12 horas elimina as microfilárias em 2 a 3 semanas; assim, é rápida a ponto de reduzir a infectividade para outros cães, mas gradual o suficiente para minimizar o risco de reação imunológica à morte dos parasitas. Em caso de administração da combinação recomendada de preventivo mensal e doxiciclina, não há necessidade de nenhum tratamento adjunto visando especificamente às microfilárias (antes ou depois do tratamento adulticida). Embora não especificamente avaliado na dirofilariose, um fármaco similar, a minociclina, tem eficácia semelhante contra *Wolbachia* e é um substituto razoável na ausência de doxiciclina; a minociclina é usada na mesma dose de doxiciclina.

A terapia antiplaquetária com ácido acetilsalicílico ou clopidogrel não é hoje recomendada como um complemento ao tratamento de rotina da dirofilariose porque não há evidências convincentes de redução da gravidade da lesão vascular ou do risco de TEP. No entanto, a terapia antiplaquetária deve ser considerada em casos de documentação de proteinúria ou TEP. A administração de corticosteroides (p. ex., prednisona ou dexametasona) é reservada para o tratamento da pneumonia ou granulomatose eosinofílica, TEP, tratamento ou prevenção de reações aos microfilaricidas ou mitigar a reação do tecido à injeção de melarsomina. Caso contrário, os corticosteroides são evitados devido à possibilidade de retenção de fluidos, redução do fluxo sanguíneo pulmonar e hipercoagulabilidade. A sildenafila é usada em casos de HAP grave, TEP e ICC do lado direito secundária à HAP. Medicamentos cardíacos, inclusive furosemida, pimobendana e IECA, são reservados para casos de ICC do lado direito secundária à HAP; os IECA também podem ser considerados em casos de proteinúria secundária a glomerulonefrite por imunocomplexos. Produtos fitoterápicos ou outros produtos "naturais" não mostraram eficácia no tratamento ou prevenção da dirofilariose e não são recomendados.

A suspensão do tratamento com adulticidas em alguns casos assintomáticos de dirofilariose ainda é controversa e não é recomendada. Embora o tratamento mensal contínuo com ivermectina profilática mate os vermes adultos jovens, esse efeito ocorre por um período prolongado (mais de 1 a 2 anos). Os vermes mais velhos são mais resistentes à ivermectina e ainda podem causar doenças clínicas. Além disso, a progressão das alterações arteriais pulmonares, a doença pulmonar e outros efeitos induzidos pela dirofilariose (p. ex., glomerulonefrite) podem aumentar os riscos associados ao tratamento adulticida caso realizado no futuro. Outras lactonas macrocíclicas têm atividade adulticida variável; a milbemicina em dose profilática apresenta a menor eficácia contra dirofilárias adultas. É também possível que a profilaxia isolada da dirofilariose em cães infectados possa aumentar a possibilidade de infecções resistentes. A American Heartworm Society não recomenda o uso de lactonas macrocíclicas isoladas (o chamado método de "morte lenta") como estratégia adulticida. No entanto, em alguns casos de impossibilidade de administração do tratamento adulticidas (como durante a escassez de melarsomina), os cães devem ser tratados de forma contínua (por pelo menos 2 anos) com ivermectina ou, talvez, selamectina. A recente disponibilidade de uma forma genérica de melarsomina (Diroban®) deve reduzir as preocupações sobre a escassez do produto de referência (Immiticide®). Se o método de "morte lenta" for usado, a doxiciclina (10 mg/kg VO a cada 12 horas) ainda deve ser administrada por 4 semanas após o diagnóstico e a restrição de exercícios deve ser mantida durante todo o processo de tratamento. A detecção de Ag de dirofilária é recomendada a cada 6 meses. A dirofilariose é considerada eliminada após a obtenção de dois resultados negativos consecutivos. A profilaxia vitalícia da dirofilariose é, então, usada para prevenir a reinfecção e a transmissão de doenças a outros animais.

TERAPIA ADULTICIDA EM CÃES

O dicloridrato de melarsomina (Immiticide®, Diroban®) é o adulticida de escolha. É eficaz contra dirofilárias imaturas e maduras; os parasitas machos são mais suscetíveis do que fêmeas. A American Heartworm Society recomenda o protocolo em três doses "divididas" para todos os cães com dirofilariose de Classe 1 a 3 (ver Boxe 10.1). Comparado ao protocolo de duas doses previamente empregado, o protocolo de três doses promove a morte mais gradual do verme. A primeira dose é administrada e, 1 mês (ou mais) mais tarde, duas doses são dadas com 24 horas de intervalo. A primeira dose leva à morte de cerca de metade dos vermes, com menor chance de desenvolvimento de TEP grave ou reações imunológicas associadas à morte de uma quantidade maciça de parasitas. Depois da segunda e da terceira dose, cerca de 98% dos parasitas morrem. Esse protocolo acarreta despesas maiores, maior exposição ao arsênio e uma necessidade de restrição de exercícios mais prolongada (da primeira dose até pelo menos 1 mês após a última dose) em comparação ao protocolo de duas doses. O protocolo de duas doses continua a ser uma opção alternativa, especialmente em canis, cães minimamente acometidos de proprietários com restrições financeiras ou quando há presença de doença renal ou hepática acentuada (devido à maior possibilidade de intoxicação por arsênio). O protocolo de duas doses mata cerca de 90% dos vermes adultos. Cães com síndrome da veia cava (Classe 4) não devem receber tratamento adulticida até a remoção cirúrgica dos vermes.

A melarsomina é rapidamente absorvida do sítio da injeção intramuscular (IM). O fármaco inalterado e um metabólito principal são logo eliminados nas fezes; um metabólito menor é excretado na urina. O medicamento deve ser administrado por injeção IM profunda nos músculos lombares epaxiais (região L_3 a L_5), exatamente como recomendado pelo fabricante. O músculo lombar tem boa vascularização e drenagem linfática com planos fasciais mínimos. Além disso, a gravidade pode ajudar a evitar que o medicamento vaze para o tecido subcutâneo, onde pode causar mais irritação. O fármaco causa uma reação local no sítio de injeção, que é clinicamente

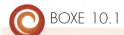

BOXE 10.1

Protocolo de tratamento da dirofilariose em cães.*

Dia 0: cão diagnosticado e confirmado como positivo para dirofilariose
- Teste positivo de antígeno (Ag) de microfilária
- Na ausência de detecção de microfilária, confirmar com um segundo teste de Ag de outro fabricante
- Restringir exercícios
- Quanto mais pronunciados os sinais, mais rigorosa a restrição de exercício

Se o cão for sintomático:
- Estabilizar com tratamento e cuidados apropriados
- Dar prednisona em dose de 0,5 mg/kg por via oral (VO) a cada 12 h na primeira semana, 0,5 mg/kg a cada 24 h na segunda semana, e 0,5 mg/kg a cada 48 h na terceira e na quarta semana

Dia 1: administrar preventivo de dirofilariose
- Em caso de presença de microfilárias, instituir o pré-tratamento com anti-histamínico e glicocorticoide (se o paciente ainda não estiver tomando prednisona), para reduzir o risco de anafilaxia
- Observar por pelo menos 8 h para detectar sinais de reação

Dias 1 a 28: administrar doxiciclina em dose de 10 mg/kg, VO, a cada 12 h, por 4 semanas
- Reduzir a patologia associada a vermes mortos
- Interromper a transmissão da dirofilariose

Dia 30: administrar preventivo de dirofilariose

Dia 60: administrar preventivo de dirofilariose e primeira injeção de melarsomina, 2,5 mg/kg por via intramuscular (IM)†
- Prescrever prednisona em dose de 0,5 mg/kg a cada 12 h na primeira semana, 0,5 mg/kg a cada 24 h na segunda semana, e 0,5 mg/kg a cada 48 h na terceira e na quarta semana

Diminuir ainda mais o nível de atividade
- Contenção em gaiola/guia em áreas externas

Dia 90: administrar preventivo de dirofilariose e segunda injeção de melarsomina, em dose de 2,5 mg/kg, IM

Dia 91: terceira injeção de melarsomina, 2,5 mg/kg, IM
- Prescrever prednisona 0,5 mg/kg a cada 12 h na primeira semana, 0,5 mg/kg a cada 24 h na segunda semana e 0,5 mg/kg a cada 48 h na terceira e na quarta semana
- Continuar a restrição de exercícios por 6 a 8 semanas após as últimas injeções de melarsomina

Dia 120: teste para detecção de microfilárias
- Se positivo, instituir o tratamento para microfilárias com protocolo de 30 dias de doxiciclina e repetir o exame em 4 semanas
- Estabelecer prevenção de dirofilariose durante todo o ano

Dia 271: teste de antígeno 6 meses após a conclusão; exames para detecção de microfilárias

*Recomendações de 2014 da American Heartworm Society (www.heartwormsociety.org).
†Siga as instruções do fabricante à risca para a administração de todas as injeções de melarsomina.

perceptível em cerca de um terço dos cães tratados. A administração de prednisona, começando no momento de cada injeção de melarsomina e com redução gradual da dose, pode ajudar a reduzir a dor local, a reação inflamatória a vermes moribundos e os efeitos clínicos da pneumonia (se houver). A melarsomina é comercializada na forma de pó liofilizado estéril em frascos de 50 mg. O produto reidratado é totalmente estável por 24 horas se mantido refrigerado e ao abrigo da luz.

A tosse e a dispneia (com menor frequência) após o tratamento podem estar relacionadas à própria dirofilariose (pneumonia), à reação inflamatória nos pulmões e na vasculatura pulmonar secundária a vermes mortos ou ao TEP causado por fragmentos de parasitas. De modo geral, essas reações respondem a corticosteroides e podem ser mitigadas pela administração de prednisona combinada à melarsomina. Os sinais clínicos observados em cães tratados com melarsomina são, em sua maioria, comportamentais (p. ex., tremores, letargia, instabilidade e ataxia, inquietação), respiratórios (p. ex., respiração ofegante, respiração superficial, dispneia, crepitação) ou relacionados ao sítio de injeção (p. ex., edema, eritema, sensibilidade, vocalização, aumento das atividades de aspartato aminotransferase e creatinoquinase). As reações no sítio de injeção geralmente são brandas a moderadas e desaparecem em 4 (a 12) semanas. Às vezes, essas reações são graves. O fabricante relata a persistência indefinida de nódulos firmes nos sítios de injeção. Sinais gerais de letargia, depressão e anorexia ocorrem em cerca de 15% ou menos dos cães; outros efeitos adversos, inclusive febre, vômito e diarreia, são ocasionais. De modo geral, os efeitos adversos são brandos nas doses recomendadas. As alterações hepáticas e renais não tiveram relevância clínica em animais tratados com as doses recomendadas de melarsomina. A melarsomina é menos associada a efeitos tóxicos sistêmicos do que sua predecessora, a tiacetarsamida. No entanto, a margem de segurança da melarsomina é baixa. A superdosagem pode causar colapso, salivação intensa, vômitos, dispneia decorrente de inflamação pulmonar e edema, estupor e morte.

A restrição estrita de exercícios deve ser aplicada por 4 a 6 semanas após cada dose da terapia adulticida para reduzir os efeitos da morte de parasitas adultos e o TEP. É provável que o período de descanso de cães de trabalho deva ser mais longo porque o aumento do fluxo sanguíneo pulmonar em resposta ao exercício exacerba os danos do leito capilar pulmonar e a fibrose subsequente.

A detecção de Ag de dirofilária (com teste simultâneo de microfilária) é recomendada 6 meses após a última injeção do adulticida; os resultados devem ser negativos para que o tratamento seja considerado bem-sucedido. Muitos cães são Ag-negativos 3 a 4 meses após a terapia adulticida. A antigenemia persistente 6 meses após o protocolo de três doses de melarsomina pode ocorrer devido à morte de vermes latentes, persistência de um pequeno número de vermes vivos após o tratamento adulticida ou reinfecção em caso de administração inconsistente da profilaxia mensal. A detecção de Ag deve ser repetida 6 meses depois. O resultado positivo 12 meses após o tratamento, apesar da adesão a um cronograma preventivo mensal, sugere infecção persistente. Como o protocolo de três doses de melarsomina mata 98% dos vermes, alguns cães continuam positivos após o tratamento devido à presença de um pequeno número de parasitas residuais. A decisão de repetição da terapia adulticida é orientada pela saúde geral do paciente, expectativas de desempenho e idade. A eliminação completa do parasita provavelmente não é necessária; mesmo que algumas dirofilárias adultas sobrevivam, a doença arterial pulmonar melhora de maneira considerável após a terapia adulticida.

A tiacetarsamida é um agente arsênico mais antigo e, antigamente, era o único adulticida disponível. Não tinha vantagens e era mais tóxico em comparação a melarsomina; por isso, não é mais usado. Do mesmo modo, o uso de outros fármacos, como levamisol ou tartarato de antimônio e potássio, como adulticidas não é recomendado. O levamisol não mata dirofilárias adultas de maneira consistente, embora seja um tanto eficaz contra parasitas machos e possa esterilizar as fêmeas adultas.

O uso de uma pinça jacaré flexível, sob orientação ecocardiográfica fluoroscópica ou transesofágica, é defendido para redução da carga parasitária em segmentos acessíveis das artérias pulmonares principais ou ramificadas antes da terapia adulticida, mesmo em cães sem síndrome da veia cava. A remoção do maior número possível de vermes reduz o risco de TEP pós-adulticida em cães com infecções intensas. No entanto, esse procedimento não é realizado de maneira rotineira devido à necessidade de sedação ou anestesia, além de equipamentos de imagem e conhecimento técnico, e à possibilidade de rompimento do verme, que causa reação pulmonar exacerbada.

COMPLICAÇÕES TROMBOEMBÓLICAS PULMONARES APÓS A TERAPIA ADULTICIDA

A doença arterial pulmonar piora 5 a 30 dias após a terapia adulticida e pode ser muito grave em cães previamente sintomáticos. Vermes mortos e moribundos causam trombose e obstrução da artéria pulmonar, com exacerbação da adesão plaquetária, proliferação da camada miointimal, hipertrofia vilosa, arterite granulomatosa, edema perivascular e hemorragia. A incompatibilidade ventilação-perfusão grave pode ser causada por hipoperfusão pulmonar, vasoconstrição hipóxica e broncoconstrição, inflamação pulmonar e acúmulo de fluidos. A ocorrência de TEP é mais provável 7 a 10 dias após a terapia adulticida, mas pode ocorrer até 4 semanas depois. Como esperado, o acometimento dos lobos pulmonares caudais e acessórios é mais comum e grave. A obstrução do fluxo sanguíneo pulmonar e o aumento da resistência vascular aumentam ainda mais a tensão do VD e a demanda de oxigênio, o que pode provocar baixo débito cardíaco e hipotensão.

Depressão, febre, taquicardia, taquipneia ou dispneia e tosse são sinais clínicos comuns. Hemoptise, ICC do lado direito, colapso e morte também podem ocorrer. A inflamação pulmonar intersticial e alveolar e o acúmulo de fluido causam estertores pulmonares à auscultação. A consolidação pulmonar focal pode causar abafamento dos sons pulmonares de algumas áreas. As radiografias torácicas mostram infiltrados alveolares irregulares com broncogramas aéreos, principalmente perto das artérias lobares caudais. A trombocitopenia e a neutrofilia com desvio à esquerda podem ser observadas no hemograma completo.

O tratamento do TEP (ocorrendo antes ou depois da terapia adulticida) inclui repouso estrito (ou seja, confinamento em gaiola) e glicocorticoides para redução da inflamação pulmonar (p. ex., prednisona, 0,5 mg/kg VO a cada 12 horas por 1 semana, passando para 0,5 mg/kg a cada 24 horas por 1 semana e, então, 0,5 mg/kg a cada 48 horas por mais 1 a 2 semanas). A oxigenoterapia suplementar é recomendada para redução da vasoconstrição pulmonar mediada pela hipoxia e a administração de sildenafila (1 a 3 mg/kg VO a cada 8 a 12 horas) é indicada para diminuição da resistência vascular pulmonar. A terapia antiplaquetária (clopidogrel ou ácido acetilsalicílico), bem como a terapia anticoagulante (heparina não fracionada ou heparina de baixo peso molecular), pode ser considerada nos casos graves de tromboembolismo. Um broncodilatador (p. ex., teofilina, 10 mg/kg VO a cada 12 horas), a fluidoterapia criteriosa (se houver evidência de choque cardiovascular) e antitussígenos podem ser administrados. O benefício dos antibióticos é questionável, a menos que haja evidência de infecção bacteriana concomitante. Nos sobreviventes, as alterações endoteliais regridem 4 a 6 semanas depois da administração do adulticida. A hipertensão pulmonar e a doença arterial, assim como as alterações radiográficas, diminuem nos meses seguintes. Por fim, a pressão arterial pulmonar e o contorno das artérias pulmonares proximais se normalizam, embora alguma fibrose ainda possa ser observada.

Tratamento de cães com dirofilariose complicada

COMPLICAÇÕES PULMONARES

Um pequeno número de cães com dirofilariose apresenta pneumonia alérgica ou eosinofílica. A pneumonia tende a se desenvolver no início da doença e acredita-se ser associada a uma reação imunomediada às larvas que morrem na microvasculatura pulmonar. As manifestações clínicas da pneumonia por dirofilariose são tosse com piora progressiva, estertores à ausculta, taquipneia ou dispneia e, às vezes, cianose, perda de peso e anorexia. Eosinofilia, basofilia e hiperglobulinemia são achados inconsistentes. A detecção de Ag de dirofilariose é geralmente positiva, mas muitos animais não apresentam microfilárias circulantes. Infiltrados intersticiais e alveolares difusos, especialmente nos lobos caudais, são comuns às radiografias; esses infiltrados podem ser semelhantes aos de cães com edema pulmonar, TEP, blastomicose ou hemangiossarcoma metastático. De modo geral, não há cardiomegalia clinicamente relevante ou aumento da artéria lobar pulmonar. A citologia do lavado traqueal revela um exsudato eosinofílico estéril com número variável de neutrófilos e macrófagos bem preservados. O tratamento com um glicocorticoide (p. ex., prednisona, 0,5 mg/kg VO a cada 12 horas) causa melhora rápida e acentuada. A prednisona pode ser mantida conforme necessário, em doses gradualmente menores (para 0,5 mg/kg em dias alternados) e não parece prejudicar a eficácia adulticida da melarsomina.

A granulomatose eosinofílica pulmonar é uma síndrome incomum que tem sido associada à dirofilariose, embora alguns cães acometidos apresentem resultados negativos em exames específicos para a doença. Acredita-se que sua patogênese envolva uma reação de hipersensibilidade ao Ag de dirofilária e/ou imunecomplexos. Granulomas pulmonares são compostos por uma população de células mistas, com predominância de eosinófilos e macrófagos. A proliferação de músculo liso brônquico no interior dos granulomas e a abundância de células alveolares na área circundante são típicas. Infiltrados perivasculares linfocíticos e eosinofílicos também podem ser observados. Granulomas eosinofílicos em linfonodos, traqueia, tonsilas, baço, trato gastrintestinal (GI) e fígado ou rins podem ocorrer de maneira simultânea. Os sinais clínicos da granulomatose eosinofílica pulmonar são semelhantes aos da pneumonia eosinofílica. Os achados clínico-patológicos são variáveis, com leucocitose, neutrofilia, eosinofilia, basofilia, monocitose e hiperglobulinemia. Em alguns casos, há o desenvolvimento de um derrame pleural exsudativo, principalmente eosinofílico. Os achados radiográficos são múltiplos nódulos pulmonares de tamanho e localização variados com infiltrados pulmonares alveolares e intersticiais mistos; linfadenopatia hilar e mediastinal também pode estar presente. A princípio, a granulomatose eosinofílica é tratada com prednisona (1 a 2 mg/kg VO a cada 12 horas); no entanto, a terapia citotóxica adicional (p. ex., ciclofosfamida ou azatioprina) pode também ser necessária. Nem todos os cães respondem completamente e recidivas são comuns, principalmente quando o tratamento é reduzido ou interrompido. A resposta aos medicamentos imunossupressores após a recaída pode ser baixa. A remoção cirúrgica de um lobo pulmonar gravemente acometido é às vezes realizada. A terapia adulticida contra *Dirofilaria* deve ser administrada após a melhora da doença pulmonar.

A doença arterial pulmonar grave, inclusive HAP e TEP, é mais comum em cães com dirofilariose de longa data, naqueles com muitos vermes adultos e em animais ativos. Tosse grave, intolerância ao exercício, taquipneia ou dispneia, fraqueza episódica, síncope, perda de peso, febre e palidez são sinais clínicos comuns; às vezes, há morte súbita. Os achados radiográficos típicos são artérias pulmonares bastante aumentadas e tortuosas, sem infiltrações pulmonares intersticiais e alveolares; os sinais tendem a ser mais graves nos lobos caudais. Alguns casos apresentam hipoxemia intensa. Trombocitopenia e, por vezes, hemólise podem ocorrer em cães com doença arterial pulmonar grave e tromboembolismo; alguns apresentam CID. Quanto ao TEP pós-adulticida, o tratamento com oxigênio, sildenafila, prednisona, repouso rigoroso em gaiola e, às vezes, um broncodilatador (p. ex., teofilalina) é indicado para melhora da oxigenação e redução das pressões da artéria pulmonar. Deve-se ter cuidado para evitar hipotensão sistêmica. A terapia antiplaquetária (clopidogrel ou ácido acetilsalicílico) ou anticoagulante (heparina não fracionada ou de baixo peso molecular) poderia ser considerada, embora o benefício da anticoagulação deva ser comparado ao risco de sangramento, principalmente em pacientes com trombocitopenia ou hemoptise.

Depois da estabilização do animal, o protocolo típico de tratamento de dirofilariose pode começar como recomendado pela American Heartworm Society (lactona macrocíclica e doxiciclina; protocolo de três injeções de melarsomina depois de 2 meses).

INSUFICIÊNCIA CARDÍACA CONGESTIVA DO LADO DIREITO

A doença arterial pulmonar grave e a HAP podem causar ICC do lado direito. Distensão ou pulso venoso jugular, ascites, síncope, intolerância ao exercício e arritmias são sinais típicos; outros sinais físicos e auscultatórios secundários à HAP grave também podem ser observados. Embora a ascite seja a manifestação mais comum de ICC do lado direito em cães, o derrame pleural ou pericárdico também pode ocorrer. Edema pulmonar cardiogênico não é esperado. O tratamento é o mesmo para cães com HAP grave (sildenafila, 1 a 3 mg/kg VO a cada 8 a 12 horas), com adição de abdominocentese ou toracocentese como necessário, furosemida (p. ex., 1 a 2 mg/kg VO a cada 12 horas ou quando necessário), pimobendana (0,2 a 0,3 mg/kg VO a cada 12 horas), IECA (p. ex., enalapril ou benazepril, 0,5 mg/kg VO a cada 12 horas) e restrição moderada do teor de sal na dieta. Clopidogrel ou ácido acetilsalicílico poderiam ser considerados porque o TEP é um dos principais mecanismos da HAP na dirofilariose. Outro diurético (espironolactona ou hidroclorotiazida) pode ser útil em casos refratários desde que a função renal seja adequada. Cães que desenvolvem ICC do lado direito antes da terapia adulticida devem ser submetidos ao tratamento da insuficiência cardíaca, ao mesmo tempo em que as primeiras diretrizes terapêuticas da American Heartworm Society (lactona macrocíclica e doxiciclina) são instituídas. Se os cães responderem bem ao tratamento de insuficiência cardíaca e continuarem clinicamente estáveis, podem receber o protocolo de melarsomina de três doses após o típico período de espera de 2 meses.

SÍNDROME DA VEIA CAVA

A síndrome da veia cava ocorre quando o fluxo venoso para o coração é obstruído por uma massa de vermes, o que causa choque cardiovascular por baixo débito. A doença também é chamada *síndrome pós-cava*, *síndrome hepática aguda*, *síndrome de insuficiência hepática*, *hemoglobinúria por dirofilariose* e *embolia da veia cava*. É uma complicação incomum, mas devastadora em animais com altas cargas parasitárias. O aumento da quantidade de vermes faz com que os adultos migrem de sua localização preferida nas artérias pulmonares distais "para trás" ou "a jusante" para o VD, o AD e a veia cava caudal. Cães com mais de 40 vermes ou HAP mais grave têm maior risco de desenvolvimento de síndrome da veia cava. A síndrome da veia cava é mais frequente em áreas geográficas onde a dirofilariose é enzoótica.

Em sua maioria, os cães com síndrome da veia cava são machos. Muitas vezes, não há histórico de sinais relacionados à dirofilariose. O colapso agudo é comum, acompanhado por anorexia, fraqueza, taquipneia ou dispneia, palidez e hemoglobinúria. Cães com síndrome da veia cava invariavelmente têm HAP grave e ICC concomitante do lado direito, de modo que os sinais clínicos e achados típicos dessas síndromes também podem ser observados.

A hemólise intravascular (por trauma de hemácias) causa anemia hemolítica por fragmentação Coombs-negativa, hemoglobinemia e hemoglobinúria. A hemoglobinúria é considerada um sinal importante da síndrome da veia cava. Outros achados clínico-patológicos são semelhantes aos de outros quadros de dirofilariose grave.

As radiografias torácicas indicam o aumento de volume do coração direito e da artéria pulmonar, consistente com a dirofilariose grave. De modo geral, o ECG sugere o aumento de volume do VD. Contrações ventriculares ou supraventriculares prematuras são comuns. A ecocardiografia revela uma massa de vermes emaranhados na valva tricúspide e no AD e/ou nas veias cavas (ver Figura 10.3). Alterações ecocardiográficas características associadas à HAP grave (dilatação e hipertrofia do VD, movimento septal paradoxal, insuficiência tricúspide e hipoplasia do VE) também são observadas.

Sem tratamento agressivo, a maioria dos cães morre em 24 a 72 horas devido ao choque cardiogênico complicado por acidose metabólica, CID e anemia. Os vermes devem ser removidos cirurgicamente da veia cava e do AD o mais rápido possível. O cão é sedado (preferencialmente) ou anestesiado. Uma venotomia jugular direita, com o cão contido em decúbito lateral esquerdo, é a abordagem usual. A anestesia local é usada depois da tricotomia e preparo cirúrgico da região jugular direita. A veia jugular é isolada e laços de fita umbilical úmida ou material de sutura são usados para controlar o sangramento após a incisão da veia. Pinças longas em jacaré (ou outro instrumento de recuperação endoscópica) são usadas para agarrar e retirar as dirofilárias pela incisão venosa jugular. O instrumento é delicadamente passado da veia cava cranial para o AD; o reposicionamento da cabeça e do pescoço do animal pode ser necessário para introdução do instrumento além da entrada torácica. A orientação fluoroscópica ou ecocardiográfica é útil. O objetivo é recuperar o maior número possível de vermes sem rompê-los; de modo geral, o procedimento termina depois de cinco a seis tentativas infrutíferas. A resistência à retirada dos instrumentos da veia pode ocorrer se muitos vermes forem apreendidos de uma só vez ou se uma estrutura cardiovascular for agarrada pela pinça. A veia jugular é ligada em sentido proximal e distal e, então, a subcútis e a pele são fechadas da maneira rotineira. Taxas de sobrevida de 50 a 80% foram relatadas em cães submetidos a este procedimento.

O cuidado de suporte prestado durante e após a remoção cirúrgica dos vermes pode incluir fluidoterapia intravenosa, em especial nos casos com choque cardiovascular; no entanto, a maioria dos cães com síndrome da veia cava também apresenta ICC do lado direito e a fluidoterapia exacerba a congestão venosa. A administração de uma solução cristalina hipotônica (como NaCl a 0,45%) em taxa determinada de forma individual é preferível. Dependendo do grau de anemia, uma transfusão de sangue pode ser necessária (sangue total fresco ou concentrado de hemácias). A terapia adjunta após a extração das dirofilárias é semelhante às recomendações para as outras complicações de dirofilariose grave. O tratamento inclui prednisona, sildenafila e clopidogrel ou ácido acetilsalicílico (para inflamação pulmonar, HAP e TEP); pimobendana (para ICC do lado direito); e instituição de doxiciclina e lactona macrocíclica (como em qualquer outro cão com dirofilariose). Outros tratamentos para ICC do lado direito, inclusive furosemida e IECAs, geralmente são adiados até a estabilização da condição clínica do cão; além disso, podem não ser necessários em caso de melhora drástica da congestão venosa após a remoção dos parasitas. Nos casos agudos, o monitoramento de anemia, trombocitopenia, CID e disfunção de órgãos é importante; o tratamento é feito como indicado. O TEP grave e a insuficiência renal ou hepática estão associados a um mau desfecho. Assumindo a estabilização clínica após a extração dos vermes, a terapia adulticida pode ser instituída após o período típico de 2 meses para eliminação dos vermes remanescentes.

Prevenção da dirofilariose

A profilaxia da dirofilariose é indicada para todos os cães que vivem em áreas endêmicas. A American Heartworm Society recomenda a administração durante todo o ano de um fármaco específico para prevenção da dirofilariose, aumento da adesão à profilaxia e o controle de parasitas patogênicos e/ou zoonóticos. A época do ano em que há infecção é limitada em muitas áreas geográficas porque a transmissão da doença requer calor e umidade por períodos longos. De modo geral, a transmissão ocorre apenas durante alguns meses nas partes mais ao norte dos EUA e no Canadá e por menos de 6 meses ao ano ao norte da fronteira entre a Virgínia e a Carolina do Norte; no entanto, microclimas locais podem permitir o desenvolvimento larval em mosquitos por um período muito maior. A transmissão durante todo o ano é provável no sul continental dos EUA. Embora a profilaxia mensal possa ser mais importante apenas entre junho e novembro na maior parte dos EUA, a quimioterapia contínua ao longo do ano talvez seja mais prática, não somente em animais de locais onde a transmissão é provável durante mais da metade do ano, mas também naqueles que viajam para regiões mais quentes. Se a profilaxia sazonal for eleita por razões financeiras ou outras, deve começar 1 mês antes da temporada esperada de transmissão de dirofilárias e continuar por 6 meses após o término da temporada. Nos filhotes, a profilaxia deve começar o mais cedo possível após o desmame, no máximo às 8 semanas de idade. Os exames para detecção de microfilárias e Ag de dirofilárias são recomendados antes do início da profilaxia em cães com 6 meses de idade ou mais. Em cães de todas as idades, se houver um lapso acidental na administração da medicação preventiva, a profilaxia contínua da dirofilariose deve ser reiniciada o mais rápido possível, com repetição do teste de Ag em 6 e 12 meses. A educação do tutor do animal sobre a possível gravidade da dirofilariose e a necessidade da profilaxia conforme as orientações é importante.

Há diversas lactonas macrocíclicas (macrolídeos) para prevenção de dirofilariose, inclusive as avermectinas (ivermectina, selamectina) e as milbemicinas (milbemicina oxima, moxidectina). A DEC não é mais comercializada; esse medicamento profilático exigia administração diária e só podia ser dado a cães amicrofilarêmicos. As lactonas macrocíclicas induzem paralisia neuromuscular e morte em nematoides (e artrópodes) por interação aos canais de cloreto da membrana. São eficazes contra larvas de terceiro e quatro estágios nos 2 primeiros meses após a infecção, bem como contra microfilárias e, em alguns casos, vermes adultos. A ivermectina, usada continuamente por mais de 30 meses, é eficaz contra dirofilárias adultas; a administração crônica de selamectina também tem efeito adulticida. A eficácia profilática retroativa desses agentes dura pelo menos 1 mês e, talvez, mais de 2 meses após uma única dose. Esses agentes são bastante seguros em mamíferos quando usados da maneira orientada; todas as lactonas macrocíclicas comercializadas como profiláticos são seguros em Colies sensíveis e outros cães com deficiência de P-glicoproteína. Os casos de intoxicação clínica são geralmente relacionados a erros de cálculo de dose durante o uso de preparados animais concentrados.

As lactonas macrocíclicas disponíveis para administração oral mensal são a ivermectina (6 a 12 µg/kg; Heartgard®, Iverhart®, Tri-Heart®) e a milbemicina oxima (0,5 a 1 mg/kg; Interceptor®, Sentinel®, Trifexis®). Os produtos para administração tópica mensal (aplicados na pele entre as omoplatas, em doses de 6 a 12 mg/kg) são a selamectina (Revolution®) e a moxidectina/imidacloprido (Advantage Multi®); a eficácia não é afetada caso o animal seja banhado ou nade pelo menos 2 horas após a aplicação. Uma formulação de liberação lenta de moxidectina em lipossomas (ProHeart® 6) é administrada por injeção subcutânea (SC); seu efeito dura 6 meses. Alguns desses agentes são eficazes contra outros parasitas nas doses utilizadas para prevenção de dirofilariose (p. ex., milbemicina contra nematoides, selamectina contra pulgas, ácaros e carrapatos). Esses fármacos são às vezes comercializados em combinação a outros agentes antiparasitários para maior proteção contra endoparasitas e ectoparasitas.

A ausência de eficácia (LOE, do inglês *lack of efficacy*) dos fármacos profiláticos contra dirofilariose foi relatada, principalmente no Delta do Mississipi, nos EUA. Os motivos de LOE são não adesão ao tratamento (ausência de administração como orientado), fatores do paciente (ingestão ou absorção insuficiente do fármaco) ou resistência verdadeira a parasitas. Na grande maioria dos casos, a LOE de lactonas macrocíclicas pode ser atribuída à não adesão ao tratamento, destacando a importância da educação do tutor do animal e dos sistemas de lembretes mensais. No entanto, em alguns casos, foram documentados polimorfismos genéticos que sugerem verdadeira resistência de microfilárias ou dirofilárias adultas a várias lactonas macrocíclicas. Apesar desses casos raros e isolados de resistência dos parasitas, a eficácia da profilaxia ainda é bastante alta e os esforços veterinários devem ser direcionados à educação dos tutores dos animas sobre a importância da prevenção mensal durante todo o ano. Os relatos de LOE não alteraram as diretrizes da American Heartworm Society para diagnóstico, prevenção ou tratamento da dirofilariose.

A prevenção eficaz da dirofilariose, em especial em áreas altamente endêmicas, também requer limitar a exposição aos mosquitos. Isso inclui a remoção ou o tratamento de fontes de água parada, uso de repelentes de mosquitos ou armadilhas e a manutenção dos animais de estimação dentro de casa durante as horas de pico de mosquitos.

DIROFILARIOSE EM GATOS

Os gatos são hospedeiros atípicos da dirofilária. Nesses animais, o amadurecimento das dirofilárias é mais lento, o número de larvas infecciosas que se tornam adultas é inferior e o tempo de vida dos parasitas adultos é menor. No entanto, os vermes podem continuar vivos por 2 a 4 anos. Gatos infectados por dirofilárias geralmente têm menos de seis vermes adultos no VD e nas artérias pulmonares e a maioria dos felinos infectados por dirofilárias maduras tem apenas um ou dois vermes. No entanto, em termos de hospedeiro *versus* biomassa parasitária, a presença de dois ou três vermes em um gato ainda é considerada uma infecção grave e um único verme adulto pode causar a morte. A infecção unissex é comum. A maioria dos gatos com vermes machos e fêmeas não tem microfilaremia ou a apresenta apenas por um breve período; assim, os gatos raramente são reservatórios importantes de infecção. A migração aberrante de parasitas também é mais comum em gatos do que em cães e complica a confirmação da infecção à necropsia. Dentre os sítios aberrantes, estão cérebro, nódulos subcutâneos, cavidades corpóreas e, ocasionalmente, uma artéria sistêmica.

A dirofilariose sem que os parasitas nunca atinjam a maturidade por causa da resposta inflamatória do hospedeiro é considerada muito mais comum do que a dirofilariose madura em gatos. Essa "exposição" à dirofilárias com destruição rápida de parasitas tem sido chamada "dirofilariose larval pulmonar" ou "doença respiratória associada à dirofilariose" (HARD, do inglês *heartworm-associated respiratory disease*).

Fisiopatologia

As alterações patofisiológicas associadas à dirofilariose felina ocorrem em dois estágios; a maioria das infecções atinge apenas o primeiro estágio. Cerca de 3 a 4 meses após a infecção, vermes imaturos chegam às artérias pulmonares e a maioria morre devido a uma reação inflamatória aguda do hospedeiro com ativação de macrófagos intravasculares pulmonares. Essas células fagocíticas especializadas estão localizadas nos leitos capilares pulmonares de gatos, mas não de cães. A ativação desses macrófagos pela presença dos parasitas causa inflamações eosinofílicas e neutrófilas agudas e lesões proliferativas nas artérias pulmonares, bem como no tecido pulmonar e nos brônquios. O aumento da permeabilidade vascular pulmonar pode promover a formação de edema e a hiperplasia mais extensa de células alveolares de tipo 2 (produtoras de surfactante) observadas em gatos (em comparação a cães) e pode interferir na troca alveolar de O_2. Essa primeira fase de HARD pode imitar sinais de doença alérgica felina das vias respiratórias (asma) e causar problemas respiratórios agudos em gatos 3 a 9 meses após a infecção. Embora muitos gatos se recuperem, essa fase é fatal em alguns animais, que podem inclusive sofrer morte súbita

Nos gatos que sobrevivem, a inflamação aguda diminui e todos os vermes restantes continuam a amadurecer. A lesão vascular leva à proliferação da miointimal, hipertrofia muscular, estenose luminal, tortuosidade e trombose nas artérias pulmonares acometidas. Como a dirofilariose felina é geralmente causada por apenas alguns vermes de vida relativamente curta, as lesões arteriais pulmonares tendem a ser localizadas; assim, hipertensão pulmonar com repercussão clínica, hipertrofia secundária do VD e ICC do lado direito são incomuns em gatos. Os gatos com ICC podem apresentar derrame pleural (transudato modificado ou quiloso) e/ou ascites. Como em cães, a circulação colateral broncopulmonar ajuda a proteger contra infarto pulmonar.

O hospedeiro muitas vezes tolera as dirofilárias maduras, mas parasitas moribundos e degenerados causam recrudescência da inflamação e TEP que podem ser fatais. A doença é mais grave nos lobos pulmonares caudais. A obstrução da artéria lobar caudal pode ser causada por proliferação vilosa, trombos ou parasitas mortos. Os vermes adultos são mais propensos à obstrução das artérias pulmonares dos gatos (em comparação a cães) em virtude de seu tamanho relativo.

Vômitos são comuns em gatos com dirofilariose. Esse mecanismo pode ser associado à estimulação central (da zona de gatilho de quimiorreceptores) por mediadores inflamatórios. Esse sinal é controlado com doses anti-inflamatórias de um glicocorticoide.

Características clínicas

A maioria dos casos notificados ocorreu em gatos de 3 a 6 anos, embora gatos de qualquer idade sejam suscetíveis. Apesar de o estilo de vida ao ar livre ser um fator de risco para a exposição à dirofilária em gatos, cerca de 25% dos casos felinos de dirofilariose acontecem em animais que vivem estritamente dentro de casa. Ao contrário dos cães, o comprimento do pelame parece influenciar a prevalência da dirofilariose em gatos; os gatos de pelo longo são infectados com menos frequência do que aqueles de pelo curto. Em muitos gatos expostos, a infecção pode ser curada sem nunca apresentar sinais clínicos. Alguns médicos observaram um aumento no diagnóstico felino de dirofilariose durante o outono e o inverno, talvez após a infecção na primavera, mas outros encontraram menos casos na última parte do ano.

Os sinais clínicos são variáveis e podem ser transitórios ou inespecíficos. Os sinais respiratórios que imitam a asma felina são observados em mais da metade dos gatos sintomáticos, inclusive taquipneia, tosse paroxística e/ou aumento do esforço respiratório. Outras queixas dos proprietários são letargia, anorexia, perda de peso, vômitos (inclusive hemoptise), síncope, sinais neurológicos ou morte súbita. Os vômitos, geralmente sem relação à alimentação, são comuns e podem ser o único sinal em alguns gatos infectados. De modo geral, os sinais clínicos graves estão associados à chegada de parasitas imaturos nas artérias pulmonares (HARD) ou com a morte de um ou mais vermes adultos. O início repentino de sinais neurológicos, com ou sem anorexia e letargia, é comum durante a migração aberrante dos vermes. Esses sinais são convulsões, demência, cegueira aparente, ataxia, andar em círculos, midríase e hipersalivação. Os sinais cardiopulmonares e neurológicos raramente coexistem. Embora a dirofilária possa causar doença pulmonar grave, alguns gatos não têm sinais clínicos.

A ausculta pode revelar crepitação ou sibilos pulmonares, sons pulmonares abafados (seja por consolidação pulmonar ou derrame pleural), taquicardia e, às vezes, galope ou sopro cardíaco. A ascite e o derrame pleural causado pela ICC do lado direito, bem como a síncope, são menos comuns em gatos do que em cães com dirofilariose. O pneumotórax é raro. Há relatos esporádicos de síndrome da veia cava em gatos.

Diagnóstico

O diagnóstico definitivo é mais difícil em gatos do que em cães e é baseado em uma combinação de exames sorológicos, radiografia torácica e ecocardiografia. O exame para detecção de microfilárias não é muito útil.

DIAGNÓSTICO DA DIROFILARIOSE EM GATOS

Exames sorológicos

Detecção de antígenos. Os exames para detecção de Ag de dirofilárias são altamente específicos para o diagnóstico da infecção por fêmeas adultas, mas sua sensibilidade depende do sexo, da idade e do número de parasitas; portanto, muitas vezes são negativos em gatos. Os resultados desses exames são negativos durante os primeiros 5 meses de infecção, período em que os sinais clínicos de HARD são comuns. Os exames de Ag podem ser variavelmente positivos aos 6 a 7 meses; as infecções por fêmeas maduras devem ser detectadas após 7 meses. Os exames específicos para felinos têm maior sensibilidade para detecção da dirofilariose em gatos em comparação aos exames para cães. Nos gatos, a probabilidade de resultados falso-negativos é maior porque a carga parasitária é tipicamente baixa; além disso, há necessidade de um tempo maior para que os gatos se tornem Ag-positivos. Até 50% dos gatos com dirofilárias maduras podem ter resultados negativos. A morte aguda e os sinais clínicos graves podem ser observados em gatos Ag-negativos. Os resultados falso-negativos podem ser causados pela formação de complexos de antígenos e anticorpos, como em cães; o aquecimento prévio das amostras pode melhorar a acurácia do exame em casos com alto índice de suspeita para dirofilariose. Ocasionalmente, o resultado é positivo, mas os parasitas não são encontrados no exame necroscópico. A morte espontânea de vermes, os parasitas negligenciados durante a avaliação pulmonar e a infecção ectópica são as prováveis razões para esse achado. O diagnóstico *post mortem* é difícil, caso os vermes estejam localizados em artérias pulmonares distal ou sítios aberrantes.

Detecção de anticorpos. Os exames para detecção de anticorpos (Ac) contra dirofilárias são usados para triagem da exposição felina à doença. São relativamente sensíveis, mas não são específicos para dirofilárias adultas. Esses exames detectam Acs circulantes contra uma proteína na superfície de larvas L_4 machos ou fêmeas. Esses exames têm mínima ou nenhuma reatividade cruzada com infecções parasitárias GIs. A detecção de Acs tem maior sensibilidade do que os testes de Ag porque larvas de ambos os sexos podem provocar uma resposta imune no hospedeiro e os exames de Acs são positivos durante o período em que os gatos normalmente apresentam sinais clínicos de HARD. Os Acs séricos são detectados até 60 dias após a infecção, embora diferentes exames tenham sensibilidade variável a diferentes estágios larvais. O exame positivo indica a exposição a larvas migratórias e adultas, não necessariamente a presença de dirofilárias adultas. Estima-se que cerca de 50% dos gatos Ac-positivos, mas Ag-negativos, desenvolvam HARD, enquanto apenas 10 a 20% apresentam infecção por dirofilárias maduras. Na presença de anticorpos contra o parasita, outras evidências devem ser buscadas para dar suporte ao diagnóstico de infecção por dirofilárias maduras (e, portanto, dirofilariose verdadeira). Isso pode incluir o resultado positivo de Ag ou achados condizentes com a doença em radiografias torácicas ou ecocardiografia. A concentração de Acs não parece ser bem correlacionada à carga parasitária de um determinado gato nem com a gravidade da doença clínica ou dos sinais radiográficos, embora os altos títulos de anticorpos estejam associados à morte por dirofilariose. Os anticorpos persistem por 6 a 12 meses e seus títulos diminuem com o amadurecimento do parasita; assim, um gato com dirofilariose adulta persistente por 12 meses pode ser Ag-positivo e Ac-negativo. Os anticorpos não são protetores contra uma futura infecção por dirofilárias.

Os resultados falso-negativos de Acs também são bastante frequentes (até 10 a 15% dos casos). Portanto, o resultado negativo sugere um dos seguintes: (1) o gato não foi exposto a *Dirofilaria*, (2) o gato tem uma infecção por dirofilárias com menos de 60 dias de evolução ou (3) o gato produziu uma concentração de IgG contra o Ag usado no exame que é muito baixa para ser detectada. Quando os achados clínicos sugerem dirofilariose ou HARD, mas o resultado desse exame é negativo, a sorologia deve ser repetida com outro teste e acompanhada pela detecção de Ag. Radiografias torácicas e um ecocardiograma também são recomendados. Além disso, a detecção de anticorpos pode ser repetida em alguns meses.

Radiografia

Os achados radiográficos que sugerem dirofilariose são semelhantes aos observados em cães, inclusive o aumento de volume da artéria pulmonar com ou sem tortuosidade visível e embotamento, aumento do VD ou do volume cardíaco general e infiltrados broncointersticiais pulmonares difusos ou focais (Figura 10.4). A hiperinflação pulmonar é às vezes evidente, semelhante à observada em gatos com asma. As alterações pulmonares e cardíacas direitas normalmente são mais sutis em gatos do que em cães. Anomalias radiográficas ocorrem em cerca de 50% dos gatos com dirofilariose e podem não ser correlacionadas à gravidade dos sinais clínicos ou aos resultados da sorologia. A distensão da artéria pulmonar pode ser maior nos primeiros 7 meses de infecção. As artérias lobares caudais tendem a ser anormais e sua visualização é melhor em projeção DV. A artéria lobar caudal direita pode ser mais proeminente; no entanto, uma artéria pulmonar caudal esquerda com largura maior ou igual a 1,6 vezes a largura da nona costela no nono espaço intercostal é supostamente o achado radiográfico mais importante para diferenciação de gatos infectados e não infectados. De modo geral, o segmento principal da artéria pulmonar não é visível em projeções DVs ou ventrodorsais em gatos porque sua localização é mais medial do que em cães. O aumento de volume do coração direito é mais provável quando existem sinais de ICC do lado direito (p. ex., derrame pleural). A ascite, uma manifestação rara de ICC secundária às cardiomiopatias felinas comuns, é observada em alguns gatos com dirofilariose.

A pneumonia e o TEP associados à dirofilariose causam infiltrações pulmonares. Opacidades perivasculares e intersticiais focais são mais comuns do que infiltrados difusos, mas são inespecíficas. Os achados radiográficos geralmente são normais em gatos sem sinais clínicos.

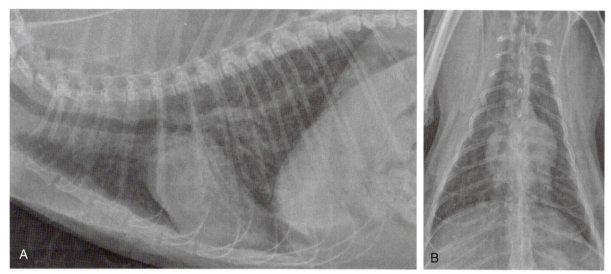

Figura 10.4 Radiografias (**A**) lateral e (**B**) dorsoventral de um gato com dirofilariose. Há infiltrados intersticiais em todos os campos pulmonares e aumento de volume das artérias pulmonares nas duas projeções.

ECOCARDIOGRAFIA

Os achados ecocardiográficos podem ser normais a menos que os parasitas estejam localizados no coração, no segmento principal da artéria pulmonar ou nas artérias pulmonares proximais esquerda e direita. A ecocardiografia é mais sensível para a triagem de dirofilariose em cães do que em gatos porque os vermes são fisicamente maiores em comparação ao tamanho do corpo felino; os parasitas são, portanto, mais propensos a atingirem a AP principal ou o VD a partir de sua localização preferida nas APs distais. Em ecocardiogramas bidimensionais, as dirofilárias são observadas como ecodensidades brilhantes em linhas duplas (paralelas); são visíveis em até 75% dos gatos infectados. O número maior de vermes aumenta a probabilidade de identificação à ecocardiografia. Como os parasitas são vistos com mais frequência nas artérias pulmonares do que nas câmaras cardíacas direitas, um índice de suspeita e a análise cuidadosa dessas estruturas são importantes.

ELETROCARDIOGRAFIA

De modo geral, os achados do ECG são normais. Os gatos com ICC grave induzida pela dirofilariose podem apresentar alterações que sugiram aumento de volume do VD e desvio do eixo. As arritmias parecem incomuns, embora a doença arterial pulmonar avançada e a ICC tendam a provocar taquiarritmias ventriculares.

OUTROS EXAMES

Entre um e dois terços dos gatos infectados têm eosinofilia periférica, geralmente 4 a 7 meses após a infecção. Caso contrário, o número de eosinófilos é normal; a basofilia é incomum. Cerca de um terço dos casos tem anemia não regenerativa branda. A doença arterial pulmonar avançada e o tromboembolismo podem ser acompanhados por neutrofilia (às vezes com desvio à esquerda), monocitose, trombocitopenia ou CID. A hiperglobulinemia, a anomalia bioquímica mais comum, ocorre de maneira inconsistente. A prevalência de glomerulopatias em gatos com dirofilariose é desconhecida, mas não parece ser alta.

As amostras de lavado traqueal ou broncoalveolar podem mostrar um exsudato eosinofílico que sugere doença alérgica ou parasitária, semelhante à encontrada na asma felina ou parasitoses pulmonares. Esse exsudato é geralmente observado 4 a 8 meses após a infecção. Mais tarde, os achados de lavado traqueal podem não ser dignos de nota ou indicar inflamações crônicas inespecíficas. O derrame pleural decorrente da ICC induzida por dirofilariose é um transudato modificado, embora o quilotórax seja ocasionalmente observado.

Uma microfilaremia branda e transitória (1 a 2 meses de duração) ocorre em cerca de metade dos gatos com infecções maduras depois de 6,5 a 7 meses. Portanto, os testes de concentração de microfilárias geralmente são negativos. No entanto, esse exame ainda pode ser valioso em alguns gatos. A probabilidade de detecção de microfilárias pode aumentar com o uso de 3 a 5 mℓ de sangue, em vez de 1 mℓ.

Tratamento da dirofilariose em gatos

TRATAMENTO MEDICAMENTOSO E COMPLICAÇÕES

A terapia adulticida não é recomendada na maioria dos casos porque a probabilidade de complicações graves nessa espécie é alta. Além disso, a cura espontânea pode ocorrer em gatos devido ao menor tempo de vida das dirofilárias e o fato de que os felinos não são reservatórios para transmissão do parasita para outros animais.

A abordagem recomendada para gatos infectados é a instituição da profilaxia mensal de dirofilariose (se ainda não iniciada) e usar prednisona como necessário para sinais respiratórios e infiltrações intersticiais pulmonares radiograficamente evidentes. A utilidade clínica da doxiciclina em gatos com dirofilariose ainda não foi estabelecida; no entanto, considerando os efeitos da doxiciclina na viabilidade e capacidade reprodutiva das dirofilárias em cães, é razoável usá-la em gatos (10 mg/kg VO a cada 12 horas por 4 semanas a partir do momento do diagnóstico). Se os gatos desenvolverem efeitos adversos GIs, a dose pode ser reduzida para 5 mg/kg a cada 12 horas. Os exames sorológicos (para Ab e Ag de dirofilária) são realizados a cada 6 a 12 meses para monitorar o estado de infecção. Os gatos Ag-positivos geralmente se tornam negativos 4 a 5 meses após a morte dos parasitas; os Acs podem continuar sendo detectados por pelo menos 6 a 12 meses. Radiografias torácicas e ecocardiogramas seriados também podem auxiliar o monitoramento de gatos com achados anormais. Infiltrados pulmonares intersticiais geralmente respondem à prednisona (p. ex., 1 a 2 mg/kg VO a cada 24 horas, com redução gradual ao longo de 2 semanas para 0,5 mg/kg a cada 48 horas e interrupção do tratamento depois de mais 2 semanas). A administração de prednisona pode ser repetida periodicamente em caso de recidiva dos sinais respiratórios.

Sempre há possibilidade de problemas respiratórios graves e óbito, em especial após a morte do verme. O TPE tende a ser mais fatal em gatos do que em cães. Os achados clínicos de TEP são febre, tosse, dispneia, hemoptise, palidez, crepitações pulmonares, taquicardia e hipotensão. Os sinais radiográficos são opacidades intersticiais mal definidas, arredondadas ou em forma de cunha que obscureçam os vasos pulmonares associados. Infiltrados alveolares são vistos em alguns casos. Gatos com doença aguda recebem cuidados de suporte, inclusive oxigênio suplementar, glicocorticoide (dexametasona em dose de 0,2 mg/kg IM ou IV), um broncodilatador (como terbutalina) e fluidoterapia como necessário. A sildenafila (1 a 2 mg/kg VO a cada 8 a 12 horas) é indicada em casos com HAP grave. Fármacos antiplaquetários (clopidogrel ou ácido acetilsalicílico) ou anticoagulantes (heparinas) podem ser considerados em gatos com TEP. Diuréticos não são indicados exceto nos casos com ICC do lado direito.

A ICC do lado direito é ocasionalmente observada em gatos com doença arterial pulmonar grave e HAP. Dispneia (causada por derrame pleural) e distensão ou pulso venosa jugular são comuns. Os achados radiográficos e eletrocardiográficos geralmente sugerem o aumento de volume do VD. O tratamento deve diminuir a pressão arterial pulmonar e controlar os sinais de insuficiência cardíaca e inclui toracocentese conforme necessário, repouso em gaiola, sildenafila, furosemida, um IECA e pimobendana. A evolução clínica e as anomalias clínico-patológicas do paciente são usadas para orientação da terapia de suporte.

TRATAMENTO CIRÚRGICO

A síndrome da veia cava é rara em gatos. A remoção bem-sucedida de parasitas adultos pode ser feita por meio de uma venotomia jugular, como em cães. A confirmação ecocardiográfica prévia da localização do verme é importante. A venotomia jugular direita pode ser usada para alcançar os parasitas no AD, na veia cava e, talvez, no VD com pequenas pinças em jacaré, endoscópicas ou com cesto ou outro equipamento. A remoção de parasitas por toracotomia e atriotomia direita, ventriculotomia ou arteriotomia pulmonar também foi feita com sucesso. Uma reação anafilática com risco de morte associada à destruição dos parasitas pode ocorrer durante esses procedimentos. O tratamento pré-cirúrgico com glicocorticoide e anti-histamínico foi sugerido.

TERAPIA MICROFILARICIDA

A terapia com microfilaricida é raramente necessária porque a microfilaremia é breve. A combinação de profilaxia mensal e doxiciclina é suficiente para matar qualquer microfilária presente.

PREVENÇÃO DA DIROFILARIOSE

A profilaxia da dirofilariose é recomendada em gatos em áreas endêmicas, inclusive aqueles que vivem apenas em áreas internas. A profilaxia mensal deve ser iniciada 1 mês antes do início da temporada regional de transmissão de dirofilárias e mantida por pelo menos 1 mês após o término da temporada. No entanto, a realização da profilaxia durante todo o ano tem vantagens, inclusive maior adesão, atividade retroativa em caso de doses perdidas e atividade contra parasitas GIs. Os produtos de administração oral para profilaxia da dirofilariose felina são a ivermectina (Heartgard® for Cats) e a milbemicina oxima (Interceptor® Flavor Tabs® for Cats); as opções tópicas são a selamectina (Revolution®) e uma combinação moxidectina/imidacloprido (Advantage Multi® for Cats). A selamectina é usada na mesma dose que para cães (6 mg/kg por via tópica); também é usada no controle de pulgas e ácaros, bem como infecções por nematódeos em gatos. A ivermectina é administrada por via oral em dose de 24 μg/kg uma vez ao mês (quatro vezes a dose usada em cães). A dose mínima recomendada de milbemicina oral é de 2 mg/kg (cerca de duas vezes a dose usada em cães). A moxidectina é usada em dose de 1 mg/kg, aplicada por via tópica. Todos esses agentes são seguros em gatos filhotes com 6 semanas ou mais de vida e todos os profiláticos são seguros em gatos soropositivos. A sorologia antes da profilaxia pode auxiliar a identificação da prevalência local de dirofilariose, bem como o risco de desenvolvimento de HARD ou dirofilariose adulta. No entanto, a utilidade da sorologia em cada gato antes da instituição da profilaxia mensal é menor em comparação a cães.

INFECÇÃO POR *ANGIOSTRONGYLUS*

A infecção pelo nematódeo metaestrongiloide *Angiostrongylus vasorum* em cães pode causar doença vascular pulmonar semelhante à dirofilariose. A infecção por *Angiostrongylosis* é endêmica em partes da Europa Ocidental e do Norte e no Reino Unido, bem como na Turquia, Brasil, Colômbia, Uganda e províncias marítimas do Canadá. O hospedeiro definitivo natural de *A. vasorum* é a raposa silvestre. Como a dirofilariose, os cães domésticos podem ser hospedeiros definitivos e eliminar larvas L_1 nas fezes; os parasitas podem amadurecer em gatos submetidos à infecção experimental, mas sem produção de larvas. O ciclo de vida requer um hospedeiro intermediário gastrópode (caracol ou lesma marinha ou de água doce). As larvas L_1 são ingeridas pelo hospedeiro gastrópode que se alimentam de fezes de raposa ou cão e passam por dois estágios no caracol ou na lesma, formando larvas infecciosas L_3. Os cães são infectados ao comerem o gastrópode ou um hospedeiro paratênico (sapo). Uma vez ingeridas, as larvas L_3 penetram a mucosa intestinal e migram até os linfonodos abdominais.

Os vermes imaturos então trafegam pela circulação porta para as artérias pulmonares, onde amadurecem, acasalam e produzem ovos. Os parasitas imaturos atingem as artérias pulmonares cerca de 30 a 35 dias após a infecção. Os ovos se alojam e se desenvolvem em capilares pulmonares; as larvas L_1 eclodem, invadem espaços aéreos e são tossidas e engolidas, sendo eliminadas nas fezes dos hospedeiros infectados. O período pré-patente geral de *A. vasorum* é de aproximadamente 5 a 8 semanas. A vida útil dos vermes adultos é de pelo menos 2 anos e pode durar toda a vida do hospedeiro canino, levando à eliminação intermitente das larvas nas fezes.

As consequências patofisiológicas da infecção por *A. vasorum* são semelhantes às da dirofilariose em cães. Os parasitas causam uma resposta inflamatória nas artérias pulmonares que podem provocar pneumonia, pneumonia intersticial ou granulomatose pulmonar. As lesões vasculares pulmonares são arterite vilosa e proliferação íntima. A incidência de TEP e HAP parece ser menor em comparação à dirofilariose canina, talvez pelo recrutamento de *shunts* arteriovenosos pulmonares. Apenas cerca de 15% dos cães diagnosticados com *A. vasorum* no Reino Unido têm HAP moderada a grave; a ICC do lado direito é, portanto, uma complicação rara. Coagulopatias, como trombocitopenia e CID, podem ocorrer e a hemorragia é uma complicação relativamente frequente em comparação à dirofilariose. A migração aberrante de vermes adultos foi relatada, inclusive para o olho, o coração esquerdo e a artéria femoral. A migração aberrante de larvas L_1 é comum, inclusive para o cérebro, medula espinal, olho, rim, fígado ou outros órgãos abdominais.

O quadro clínico de cães infectados por *A. vasorum* é variável e baseado na gravidade da doença, mas, de modo geral, mimetiza a dirofilariose. Os cães podem apresentar tosse, dispneia, anorexia, intolerância ao exercício ou síncope. A morte súbita foi relatada. Quadros coagulopáticos (hemorrágicos) também são comuns, inclusive hemorragia mucosa ou subcutânea, melena ou hemoptise. Os achados clínicos comuns são semelhantes aos de cães com dirofilariose e incluem eosinofilia, neutrofilia, trombocitopenia, anemia branda e hiperglobulinemia. O tempo de protrombina (PT) e o tempo de tromboplastina parcial ativada (TTPA) tendem a ser prolongados. As radiografias torácicas normalmente revelam um padrão alveolar-intersticial irregular em áreas pulmonares periféricas e, às vezes, derrame pleural brando; as lesões vasculares pulmonares (artérias pulmonares aumentadas e tortuosas) são menos comuns. A ecocardiografia pode ser usada para identificar o remodelamento do coração direito e quantificar a HAP, se presente.

O diagnóstico definitivo da infecção por *A. vasorum* requer a visualização de larvas L_1 em fezes de um cão infectado. A técnica de Baermann é mais sensível do que o esfregaço fecal direto. No entanto, a eliminação fecal pode ser intermitente; recomenda-se o exame seriado e resultados negativos não descartam o diagnóstico de infecção por *A. vasorum*. As larvas também podem ser identificadas por citologia das vias respiratórias, como no lavado broncoalveolar. As larvas de *A. vasorum* podem ser diferenciadas de outras larvas de nematoides pela morfologia da cauda.

A sorologia para *A. vasorum* foi recentemente lançada. Há um ELISA para detecção de um Ag produzido por vermes fêmeas adultas, semelhante ao exame para Ag de dirofilárias. O exame é positivo cerca de 5 a 9 semanas após a infecção e tem alta sensibilidade e especificidade (com reação cruzada mínima com outros parasitas, inclusive *D. immitis*). Também há um teste para uso local (Angio Detect, IDEXX Laboratories) que é altamente específico (100%), embora menos sensível (85%), e torna-se positivo mais tarde (9 a 11 semanas).

As opções de tratamento para infecções por vermes adultos são fembendazol (25 a 50 mg/kg VO a cada 24 horas por 7 a 21 dias), milbemicina oxima (0,5 mg/kg VO uma vez por semana durante 4 semanas) ou moxidectina (dose tópica única de 2,5 mg/kg). Outros cuidados de suporte podem incluir glicocorticoides para inflamação pulmonar, restrição de exercício, oxigenoterapia e transfusões de hemoderivados em casos de coagulopatia e hemorragia. Vários anti-helmínticos à base de macrolídeos têm sido eficazes na prevenção de infecções por *A. vasorum*, mas, até agora, nenhum foi aprovado com esse fim. As combinações de imidocloprido/moxidectina (Advantage Multi®, Advocate®), espinosade/milbemicina oxima (Trifexis®, Milbemax®) ou afoxolaner/milbemicina oxima (NexGard®) podem ser consideradas na profilaxia mensal em regiões endêmicas. Outras estratégias de prevenção são o descarte imediato de fezes de cães e a redução do contato com hospedeiros intermediários (caracóis e lesmas) quando possível. As práticas padrões de triagem, rastreamento, tratamento e prevenção desse parasita emergente ainda não foram estabelecidas.

Leitura sugerida

Hipertensão pulmonar

Adams DS, et al. Associations between thoracic radiographic changes and severity of pulmonary arterial hypertension diagnosed in 60 dogs via Doppler echocardiography: a retrospective study. *Vet Radiol Ultrasound*. 2017;58:454–462.

Atkinson KJ, et al. Evaluation of pimobendan and N-terminal pro-brain natriuretic peptide in the treatment of pulmonary hypertension secondary to degenerative mitral valve disease in dogs. *J Vet Intern Med*. 2009;23:1190–1196.

Bach JF, et al. Retrospective evaluation of sildenafil citrate as a therapy for pulmonary hypertension in dogs. *J Vet Intern Med*. 2006;20: 1132–1135.

Brown AJ, Davison E, Sleeper MM. Clinical efficacy of sildenafil in treatment of pulmonary arterial hypertension in dogs. *J Vet Intern Med*. 2010;24:850–854.

Guglielmini C, et al. Serum cardiac troponin I concentration in dogs with precapillary and postcapillary pulmonary hypertension. *J Vet Intern Med*. 2010;24:145–152.

Johnson L, Boon J, Orton EC. Clinical characteristics of 53 dogs with Doppler-derived evidence of pulmonary hypertension: 1992-1996. *J Vet Intern Med*. 1999;13:440–447.

Kellihan HB, MacKie BA, Stepien RL. NT-proBNP, NT-proANP, and cTnI concentrations in dogs with pre-capillary pulmonary hypertension. *J Vet Cardiol*. 2011;13:171–182.

Kellihan HB, Stepien RL. Pulmonary hypertension in dogs: diagnosis and therapy. *Vet Clin North Am Small Anim Pract*. 2010;40: 623–641.

Kellihan HB, et al. Acute resolution of pulmonary alveolar infiltrates in 10 dogs with pulmonary hypertension treated with sildenafil citrate: 2005-2014. *J Vet Cardiol*. 2015;17:182–191.

Kellum HB, Stepien RL. Sildenafil citrate therapy in 22 dogs with pulmonary hypertension. *J Vet Intern Med.* 2007;21:1258-1264.

Mazzotta E, et al. Red blood cell distribution width, hematology, and serum biochemistry in dogs with echocardiographically estimated precapillary and postcapillary pulmonary arterial hypertension. *J Vet Intern Med.* 2016;30:1806-1815.

Pariaut R, et al. Tricuspid annular plane systolic excursion (TAPSE) in dogs: reference values and impact of pulmonary hypertension. *J Vet Intern Med.* 2012;26:1148-1154.

Schober KE, Baade H. Doppler echocardiographic prediction of pulmonary hypertension in West Highland White Terriers with chronic pulmonary disease. *J Vet Intern Med.* 2006;20:912-920.

Soydan LC, et al. Accuracy of Doppler echocardiographic estimates of pulmonary artery pressures in a canine model of pulmonary hypertension. *J Vet Cardiol.* 2015;17:13-24.

Stepien RL. Pulmonary arterial hypertension secondary to chronic left-sided cardiac dysfunction in dogs. *J Small Anim Pract.* 2009;50:34-43.

Tidholm A, et al. Diagnostic value of selected echocardiographic variables to identify pulmonary hypertension in dogs with myxomatous mitral valve disease. *J Vet Intern Med.* 2015;29:1510-1517.

Visser LC, et al. Diagnostic value of right pulmonary artery distensibility index in dogs with pulmonary hypertension: comparison with Doppler echocardiographic estimates of pulmonary arterial pressure. *J Vet Intern Med.* 2016;30:543-552.

Dirofilariose em cães

American Heartworm Society. Current canine guidelines for the diagnosis, prevention, and management of heartworm (Dirofilaria immitis) infection in dogs (revised July 2014). Available at: www.heartwormsociety.org. Accessed May 29, 2017.

Atkins CE. Canine and feline heartworm disease. In: Ettinger SJ, Feldman EC, eds. *Textbook of veterinary internal medicine.* 8th ed. St Louis: Elsevier; 2017:1316-1343.

Atkins CE. Comparison of results of three commercial heartworm antigen test kits in dogs with low heartworm burdens. *J Am Vet Med Assoc.* 2003;222:1221-1223.

Atkins CE, Keene BW, McGuirk SM. Pathophysiologic mechanism of cardiac dysfunction in experimentally induced heartworm caval syndrome in dogs: an echocardiographic study. *Am J Vet Res.* 1988;49:403-410.

Atkins CE, Miller MW. Is there a safer (better) way to administer heartworm adulticidal therapy? *Vet Med.* 2003;98:310-317.

Atkins CE, et al. Heartworm 'lack of effectiveness' claims in the Mississippi delta: computerized analysis of owner compliance – 2004-2011. *Vet Parasitol.* 2014;206:106-113.

Bazzocchi C, et al. Combined ivermectin and doxycycline treatment has microfilaricidal and adulticidal activity against Dirofilaria immitis in experimentally infected dogs. *Int J Parasitol.* 2008;12:1401-1410.

Blagburn BL, et al. Comparative efficacy of four commercially available heartworm preventive products against the P3 laboratory strain of Dirofilaria immitis. *Vet Parasitol.* 2011;176:189-194.

Bourguinat C, et al. Correlation between loss of efficacy of macrocyclic lactone heartworm anthelmintics and P-glycoprotein genotype. *Vet Parasitol.* 2011;176:374-381.

Bove CM, et al. Outcome of minimally invasive surgical treatment of heartworm caval syndrome in dogs: 42 cases (1999-2007). *J Am Vet Med Assoc.* 2010;236:187-192.

Bowman D, et al. Prevalence and geographic distribution of Dirofilaria immitis, Borrelia burgdorferi, Ehrlichia canis, and Anaplasma phagocytophilum in dogs in the United States: results of a national clinic-based serologic survey. *Vet Parasitol.* 2009;160:138-148.

Dillon AR, et al. Activity of pulmonary intravascular macrophages in cats and dogs with and without adult Dirofilaria immitis. *Vet Parasitol.* 2008;158:171-176.

Drake J, et al. False negative antigen tests in dogs infected with heartworm and placed on macrocyclic lactone preventatives. *Parasit Vectors.* 2015;8:68.

Hettlich BF, et al. Neurologic complications after melarsomine dihydrochloride treatment for Dirofilaria immitis in three dogs. *J Am Vet Med Assoc.* 2003;223:1456-1461.

Hopper K, Aldrich J, Haskins SC. Ivermectin toxicity in 17 collies. *J Vet Intern Med.* 2002;16:89-94.

Kotani T, Powers KG. Developmental stages of Dirofilaria immitis in the dog. *Am J Vet Res.* 1982;43:2199-2206.

Kramer L, et al. Evaluation of lung pathology in Dirofilaria immitis—Experimentally infected dogs treated with doxycycline or a combination of doxycycline and ivermectin before administration of melarsomine hydrochloride. *Vet Parasitol.* 2011;176:357-360.

Litster A, et al. Radiographic cardiac size in cats and dogs with heartworm disease compared with reference values using the vertebral heart scale method: 53 cases. *J Vet Cardiol.* 2005;7:33-40.

Maxwell E, et al. Outcome of a heartworm treatment protocol in dogs presenting to Louisiana State University from 2008 to 2011: 50 cases. *Vet Parasitol.* 2013;206:71-77.

McCall JW, et al. Heartworm and Wolbachia: therapeutic implications. *Vet Parasitol.* 2008;158:204-214.

McCall JW, et al. Effects of doxycycline on heartworm embryogenesis, transmission, circulating microfilaria, and adult worms in microfilaremic dogs. *Vet Parasitol.* 2014;206:5-13.

Rawlings CA, et al. Pulmonary thromboembolism and hypertension after thiacetarsemide vs melarsomine dihydrochloride treatment of Dirofilaria immitis infection in dogs. *Am J Vet Res.* 1993;54:920-925.

Rohrbach BW, Odoi A, Patton S. Risk factors associated with failure of heartworm prophylaxis among members of a national hunting dog club. *J Am Vet Med Assoc.* 2011;238:1150-1158.

Snyder DE, et al. Ivermectin and milbemycin oxime in experimental adult heartworm (Dirofilaria immitis) infection of dogs. *J Vet Intern Med.* 2011;25:61-64.

Velasquez L, et al. Increased prevalence of Dirofilaria immitis antigen in canine samples after heat treatment. *Vet Parasitol.* 2014;206:67-70.

Venco L, et al. Efficacy of long-term monthly administration of ivermectin on the progress of naturally acquired heartworm infections in dogs. *Vet Parasitol.* 2004;124:259-268.

Yoon WK, et al. Comparison of two retrieval devices for heartworm removal in 52 dogs with heavy worm burden. *J Vet Intern Med.* 2013;27:469-473.

Dirofilariose em gatos

American Heartworm Society. Current feline guidelines for the diagnosis, prevention, and management of heartworm (Dirofilaria immitis) infection in cats (revised October 2014). Available at: www.heartwormsociety.org. Accessed May 29, 2017.

Atkins CE, et al. Heartworm infection in cats: 50 cases (1985-1997). *J Am Vet Med Assoc.* 2000;217:355-358.

Berdoulay P, et al. Comparison of serologic tests for the detection of natural heartworm infection in cats. *J Am Anim Hosp Assoc.* 2004;40:376-384.

Borgarelli M, et al. Surgical removal of heartworms from the right atrium of a cat. *J Am Vet Med Assoc.* 1997;211:68-69.

Browne LE, et al. Pulmonary arterial disease in cats seropositive for Dirofilaria immitis but lacking adult heartworms in the heart and lungs. *Am J Vet Res.* 2005;66:1544-1549.

DeFrancesco TC, et al. Use of echocardiography for the diagnosis of heartworm disease in cats: 43 cases (1985-1997). *J Am Vet Med Assoc.* 2001;218:66–69.

Dillon AR, et al. Feline heartworm disease: correlations of clinical signs, serology, and other diagnostics–results of a multi-center study. *Vet Ther.* 2000;1:176–182.

Dillon AR, et al. Effect of pre-cardiac and adult stages of Dirofilaria immitis in pulmonary disease in cats: CBC, bronchial lavage cytology, serology, radiographs, CT images, bronchial reactivity, and histopathology. *Vet Parasitol.* 2014;206:24–37.

Levy JK, et al. Seroprevalence of heartworm infection, risk factors for seropositivity, and frequency of prescribing heartworm preventatives for cats in the United States and Canada. *J Am Vet Med Assoc.* 2017;250:873–880.

Morchon R, et al. Specific IgG antibody response against antigens of Dirofilaria immitis and its Wolbachia endosymbiont bacterium in cats with natural and experimental infections. *Vet Parasitol.* 2004;125:313–321.

Small MT, et al. Use of a nitinol gooseneck snare catheter for removal of adult Dirofilaria immitis in two cats. *J Am Vet Med Assoc.* 2008;233:1441–1445.

Snyder PS, et al. Performance of serologic tests used to detect heartworm infection in cats. *J Am Vet Med Assoc.* 2000;216:693–700.

Venco L, et al. Clinical evolution and radiographic findings of feline heartworm infection in asymptomatic cats. *Vet Parasitol.* 2008;158:232–237.

Infecção por *Angiostrongylus vasorum*

Boag AK, et al. Radiographic findings in 16 dogs infected with Angiostrongylus vasorum. *Vet Rec.* 2004;154:426–430.

Bohm C, et al. Assessment of the combination of spinosad and milbemycin oxime in preventing the development of canine Angiostrongylus vasorum infections. *Vet Parasitol.* 2014;199:272–277.

Borgeat K, et al. Retrospective evaluation of moderate-to-severe pulmonary hypertension in dogs naturally infected with Angiostrongylus vasorum. *J Small Anim Pract.* 2015;56:196–202.

Chapman PS, et al. Angiostrongylus vasorum infection in 23 dogs (1999-2002). *J Small Anim Pract.* 2004;45:435–440.

Lebon W, et al. Monthly administrations of milbemycin oxime plus afoxolaner chewable tablets to prevent Angiostrongylus vasorum infection in dogs. *Parasit Vectors.* 2016;9:485.

Matos JM, et al. Recruitment of arteriovenous pulmonary shunts may attenuate the development of pulmonary hypertension in dogs experimentally infected with Angiostrongylus vasorum. *J Vet Cardiol.* 2012;14:313–322.

Morgan E, Shaw S. Angiostrongylus vasorum infection in dogs: continuing spread and developments in diagnosis and treatment. *J Small Anim Pract.* 2010;51:616–621.

Schnyder M, et al. Larvicidal effect of imidacloprid/moxidectin spot-on solution in dogs experimentally inoculated with Angiostrongylus vasorum. *Vet Parasitol.* 2009;166:326–332.

Schnyder M, et al. Evaluation of a rapid device for serological in-clinic diagnosis of canine angiostrongylosis. *Parasit Vectors.* 2014;7:72.

CAPÍTULO 11

Hipertensão Arterial Sistêmica

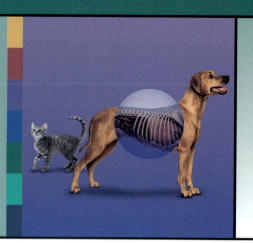

CONSIDERAÇÕES GERAIS

A hipertensão arterial sistêmica se refere à elevação sustentada da pressão arterial (PA) sistêmica. Com o tempo, o aumento acentuado da PA pode ter consequências clínicas graves. Vários estudos tentaram definir os níveis de PA em cães e gatos normais; os maiores estudos sugerem PA sistólica média de aproximadamente 130 mmHg em cães e 120 mmHg em gatos. No entanto, vários fatores influenciam os valores de PA sistólica, diastólica e média em animais saudáveis e doentes. Variações relacionadas à idade, ao sexo, ao estado reprodutivo e a outros fatores podem ter contribuições mínimas, enquanto diferenças raciais em valores normais podem ser mais pronunciadas. A PA pode ser 10 a 20 mmHg mais alta em Greyhounds normais e alguns outros Galgos em comparação a cães mestiços, por exemplo, embora esse aumento possa refletir a ansiedade no ambiente hospitalar (efeito do "jaleco branco"). Diferenças menores em PAs normais também foram relatadas em algumas outras raças de cães. A variação na PA medida pode estar relacionada à técnica (métodos diretos e não invasivos) e à ansiedade do paciente. O uso de um protocolo consistente para aferição da PA na clínica pode ajudar a reduzir a variabilidade relacionada a fatores ambientais e técnicos. O limite entre PA aceitável e "anormalmente alta" não é bem definido. Além disso, embora alguns cães e gatos apresentem, de modo claro, doenças clínicas causadas por hipertensão, muitos com PA "anormalmente alta" não têm evidências de patologias relacionadas. Além disso, a PA sistólica pode ser superior a 180 mmHg em alguns animais normais sob estresse. Aferições repetidas da PA ao longo do tempo, com avaliação clínica cuidadosa, são indicadas ao considerar um diagnóstico de hipertensão.

A classificação de PA anormal em cães e gatos é baseada no risco de danos aos chamados "órgãos-alvo". Animais com PA inferior a 150/95 mmHg (sistólica/diastólica) apresentam risco mínimo (Categoria de Risco I). De modo geral, esse nível é a meta terapêutica em pacientes que recebem medicamentos anti-hipertensivos. Aferições repetidas da PA sistólica de 150 a 159 mmHg e diastólica de 95 a 99 mmHg constituem hipertensão branda, bem como risco brando para doença futura em órgão-alvo (categoria II). A hipertensão moderada (categoria III) está associada a PAs sistólicas entre 160 e 179 mmHg e diastólicas de 100 a 119 mmHg. PAs acima de 180/120 mmHg indicam hipertensão grave, com risco grave de lesão em órgão-alvo (Categoria IV). Um adicional de 20 mmHg é permitido em determinadas raças (p. ex., em Galgos).

De modo geral, animais com hipertensão branda (Categoria II) não recebem terapia anti-hipertensiva, embora qualquer doença subjacente deva ser tratada. Algumas pesquisas com animais normais mostram PAs nessa faixa e é provável que a ansiedade (hipertensão associada ao "jaleco branco") seja responsável pela elevação branda da PA. Animais com hipertensão moderada (Categoria III) podem ser submetidos à terapia anti-hipertensiva específica, em especial se houver evidências de lesão em órgão-alvo ou se o tratamento da doença subjacente não normalizar a PA. No entanto, animais com PA próxima de 160 mmHg, ou nos quais o efeito do jaleco branco é considerado provável, geralmente não são tratados, a menos que a avaliação médica determine o contrário. Pacientes com hipertensão grave (Categoria IV) devem ser tratados para prevenção ou redução de danos em órgãos-alvo. Quando possível, a aferição da PA é repetida para confirmar a presença de hipertensão grave. Ocasionalmente, a ansiedade intensa do paciente ou erro técnico na aferição da PA podem produzir esse grau de elevação, mas isso é incomum. Alguns animais precisam de terapia anti-hipertensiva urgente devido à rápida progressão dos sinais. A terapia anti-hipertensiva deve ser acompanhada pelo monitoramento cuidadoso de eficácia, efeitos adversos e deterioração de doenças subjacentes. Em todos os casos, a doença predisponente deve ser tratada tanto quanto possível.

Etiologia

A hipertensão em cães e gatos geralmente está associada a outras doenças (Boxe 11.1) e não é um distúrbio primário (hipertensão idiopática ou essencial). Em gatos, as associações mais comuns em gatos são doença renal crônica (DRC) e hipertireoidismo. A prevalência relatada de hipertensão nessas doenças varia de 25 a 75%. Em cães, as doenças mais associadas à hipertensão são a doença renal (principalmente a doença

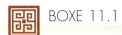

BOXE 11.1

Doenças associadas à hipertensão.

Causas documentadas ou suspeitas em cães e gatos
Doença renal (principalmente doença glomerular)
Hiperadrenocorticismo
Hipertireoidismo
Feocromocitoma
Diabetes melito
Hiperaldosteronismo
Lesões intracranianas (↑ pressão intracraniana)
Dieta com alto teor de sal (?)
Obesidade

Outras doenças associadas à hipertensão arterial em seres humanos*
Acromegalia
Secreção inadequada de hormônio antidiurético
Hiperviscosidade/eritrocitose
Tumores secretores de renina
Hipercalcemia
Hipotireoidismo com aterosclerose
Hiperestrogenemia
Coarctação da aorta
Gestação
Doença do sistema nervoso central

*A hipertensão essencial (idiopática) está frequentemente associada ao histórico familiar, alta ingestão de sal, tabagismo ou obesidade.

---

glomerular) e o hiperadrenocorticismo, com prevalência de hipertensão de até 30 a 80% para cada um desses distúrbios. O diabetes melito também pode estar associado à elevação da PA em cães. Outras doenças menos associadas à hipertensão sistêmica são feocromocitoma e hiperaldosteronismo primário (síndrome de Conn). Por causa do maior risco de hipertensão em pacientes com essas doenças, a PA deve ser aferida ao diagnóstico e de maneira periódica a partir de então. Do mesmo modo, a hipertensão descoberta durante um exame de rotina pode ser um dos primeiros marcadores de doenças subjacentes associadas à hipertensão; assim, outros exames devem ser realizados. Certos medicamentos, como glicocorticoides, mineralocorticoides, agentes anti-inflamatórios não esteroidais, fenilpropanolamina, cloreto de sódio e até mesmo fenilefrina ocular tópica, podem aumentar a PA. A hipertensão idiopática (essencial) hereditária foi documentada em cães e gatos, embora seja incomum. A hipertensão idiopática é considerada um diagnóstico de exclusão. A doença cardíaca primária não é uma causa reconhecida de hipertensão sistêmica em cães e gatos.

Fisiopatologia

A PA é o produto do débito cardíaco e da resistência vascular sistêmica. A PA é aumentada por condições que elevam o débito cardíaco (que aumentam a frequência cardíaca, o volume sistólico e/ou o volume sanguíneo) ou a resistência vascular periférica. A PA é mantida em limites estreitos pelas ações do sistema nervoso autônomo (p. ex., via barorreceptores arteriais), vários sistemas hormonais (p. ex., o sistema renina-angiotensina-aldosterona [SRAA], vasopressina/hormônio antidiurético e peptídeos natriuréticos), regulação do volume sanguíneo pelo rim e outros fatores.

A modulação desses sistemas por várias doenças pode levar à elevação crônica da PA. A hipertensão pode ser causada, por exemplo, pelo aumento da atividade ou responsividade simpática (p. ex., no hipertireoidismo ou hiperadrenocorticismo), aumento da produção de catecolaminas (p. ex., no feocromocitoma) ou expansão de volume por aumento da retenção de sódio (p. ex., diminuição da filtração glomerular e redução da excreção de sódio na insuficiência renal, hiperaldosteronismo ou hiperadrenocorticismo). A ativação do SRAA, com subsequente retenção de sal e água e vasoconstrição, pode ser causada por doença intrarrenal (p. ex., glomerulonefrite, nefrite intersticial crônica), maior produção de angiotensinogênio (p. ex., hiperadrenocorticismo) ou doenças extrarrenais que aumentam a atividade nervosa simpática ou interferem na perfusão renal (p. ex., hipertireoidismo, obstrução da artéria renal). A alteração da produção de substâncias vasodilatadoras (p. ex., prostaglandinas, calicreínas) e os efeitos relacionados ao hiperparatireoidismo secundário podem estar envolvidos na insuficiência renal crônica.

A alta pressão de perfusão pode danificar os leitos capilares. Na maioria dos tecidos, a pressão capilar é regulada pela vasoconstrição das arteríolas que alimentam os capilares, embora esse controle possa ser inadequado devido a doenças em órgãos subjacentes. A contínua constrição arteriolar secundária à hipertensão crônica leva à hipertrofia e outras alterações de remodelamento vascular que podem aumentar ainda mais a resistência vascular. Essas mudanças estruturais e espasmos vasculares podem causar hipoxia capilar, dano tecidual, hemorragia e infarto, o que pode levar à disfunção orgânica (Boxe 11.2).

Os órgãos mais vulneráveis aos danos causados pela hipertensão crônica são olhos, rins, coração e cérebro, que são estruturas chamadas *órgãos-alvo* ou *órgãos finais* danificados pela hipertensão sistêmica. No olho, a hipertensão causa edema perivascular focal, hemorragia e isquemia, em especial na retina e na coroide. O descolamento bolhoso ou total de retina é comum. Hifema, hemorragia vítrea e neuropatia óptica também podem ocorrer. A hipertensão glomerular renal se deve à perda da autorregulação arteriolar aferente. A hiperfiltração glomerular decorrente pode causar glomeruloesclerose e degeneração e fibrose tubular renal. Essas alterações contribuem para a deterioração da função renal e aumento da resistência vascular, levando à perpetuação da hipertensão crônica. A proteinúria é uma importante manifestação de dano renal e foi associada experimentalmente à gravidade da hipertensão em cães e gatos. A redução da proteinúria pode indicar a eficácia terapêutica, principalmente em gatos. A PA não está diretamente correlacionada às concentrações séricas de creatinina e a hipertensão pode se desenvolver antes da azotemia, em especial na doença glomerular. O aumento da pressão arterial sistêmica e da resistência vascular aumenta o estresse pós-carga no coração e estimula a hipertrofia do ventrículo esquerdo (VE) e a dilatação da aorta ascendente. O aumento da pressão vascular cerebral pode promover a formação de edema, elevar a pressão intracraniana e causar hemorragia.

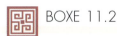
BOXE 11.2

Complicações da hipertensão.

Oculares
Retinopatia (edema, tortuosidade vascular, hemorragia, isquemia focal, atrofia)
Coroidopatia (edema, tortuosidade vascular, hemorragia, isquemia focal)
Descolamento da retina (bolhoso ou total)
Hemorragia (de retina, vítrea, hifema)
Papiledema
Cegueira
Glaucoma
Úlceras córneas secundárias

Neurológicas
Edema cerebral, ↑ pressão intracraniana
Encefalopatia hipertensiva (letargia, mudanças comportamentais)
Acidente vascular cerebral (isquemia focal, hemorragia)
Convulsões
Outros déficits neurológicos agudos

Renais
Glomeruloesclerose/glomerulite proliferativa
Degeneração e fibrose tubular renal
Progressão da doença renal crônica
Piora da proteinúria
Poliúria/polidipsia

Cardíacas
Hipertrofia ventricular esquerda
Sopro ou som de galope
Dilatação aórtica
Aneurisma ou dissecção de aorta (rara)
Insuficiência cardíaca congestiva do lado esquerdo (rara)

Outras
Epistaxe

Características clínicas

O quadro clínico de hipertensão sistêmica é geralmente observado em cães e gatos de meia-idade a idosos, talvez por causa das doenças associadas. Os gatos com doença grave em órgãos-alvo secundária à hipertensão são, em sua maioria, idosos. Os sinais de hipertensão estão relacionados a doenças subjacentes ou danos a órgãos-alvo provocados pela própria hipertensão.

Os sinais oculares são a queixa principal mais comum, em especial cegueira súbita, geralmente causada por hemorragia ou descolamento agudo de retina. Embora o descolamento de retina possa ser tratado, a cegueira tende a ser permanente. As alterações do fundo do olho associadas à hipertensão são o descolamento bolhoso a completo de retina, edema intrarretiniano e hemorragia. Tortuosidade vascular, cicatrizes hiper-reflexivas, atrofia de retina, papiledema e perivasculite são outros sinais de retinopatia hipertensiva. Hemorragia na câmara anterior ou posterior ou na esclera, glaucoma de ângulo fechado e úlcera de córnea também podem ser observados. A lesão ocular é mais provável quando as PAs sistólicas são maiores que 180 mmHg, embora possa se desenvolver em pressões mais baixas.

Outra queixa comum é poliúria e polidipsia, que podem estar associadas à doença renal, hiperadrenocorticismo (em cães) ou hipertireoidismo (em gatos). Além disso, a própria hipertensão causa a chamada "diurese por pressão". A encefalopatia hipertensiva pode ser causada por edema cerebral ou hemorragia e provocar letargia, convulsões, alterações de consciência, colapso ou outros sinais neurológicos ou inespecíficos. Paresia e outros defeitos focais podem ser decorrentes do acidente vascular cerebral (derrame) causado por espasmo ou hemorragia arteriolar hipertensiva. A epistaxe pode ser provocada por ruptura vascular na mucosa nasal. Um sopro cardíaco sistólico brando é auscultado em muitos animais com hipertensão. Um som de galope também pode estar presente, especialmente em gatos. O quadro clínico de insuficiência cardíaca congestiva (ICC) do lado esquerdo é incomum.

Diagnóstico

As aferições de PA são indicadas nas seguintes populações: (1) pacientes com suspeita de lesão em órgão-alvo (como descolamento da retina ou hipertrofia do VE); (2) pacientes com diagnóstico de doença conhecida por sua associação à hipertensão sistêmica (como hipertireoidismo, nefropatia com perda de proteínas ou DRC); e (3) cães e gatos idosos, como exame de triagem. A aferição da PA entre 5 e 7 anos pode ajudar a estabelecer os valores basais do paciente. A aferição anual da PA é recomendada em cães e gatos a partir de 8 anos devido ao aumento da prevalência de doenças renais e outras doenças predisponentes com o passar do tempo. O diagnóstico de hipertensão sistêmica deve ser confirmado pela aferição da PA várias vezes e (idealmente) em dias diferentes. O exame do fundo do olho, bem como exames laboratoriais de rotina (hemograma completo, bioquímica sérica e urinálise com determinação da razão urinária de proteína/creatinina [UPC]), é indicado em todos os pacientes hipertensos. Nem todos os pacientes hipertensos com DRC subjacente apresentam azotemia. Outros exames são solicitados conforme necessário para descartar possíveis doenças ou complicações subjacentes. Dentre eles, estão vários exames endócrinos, radiografias torácicas e abdominais, ecocardiografia, ultrassom abdominal e sorologias.

As radiografias torácicas podem mostrar algum grau de cardiomegalia em pacientes com hipertensão crônica. Os gatos podem apresentar proeminência do arco aórtico e aorta torácica com aparência ondulada, embora esses achados possam ser observados em felinos idosos normais e não sejam exclusivos da hipertensão.

A hipertrofia do VE é o achado ecocardiográfico clássico em animais com hipertensão sistêmica. No entanto, o grau de hipertrofia do VE é geralmente brando. As espessuras médias da parede do VE em gatos hipertensos são maiores do que em gatos normais, mas, de modo geral, continuam dentro da faixa de referência. A hipertrofia da parede do VE e do septo pode ser simétrica ou assimétrica. A dilatação da aorta proximal é outro achado ecocardiográfico em alguns animais com hipertensão sistêmica. A razão entre o diâmetro da aorta ascendente proximal e o diâmetro do ânulo da valva aórtica maior ou igual a 1,25 é um achado comum em gatos hipertensos. Outros achados ecocardiográficos podem incluir aumento brando do

AE e, às vezes, regurgitação mitral ou aórtica branda. A PA sistólica pode ser estimada durante o exame ecocardiográfico em animais com insuficiência da valva mitral por meio da medida do pico de velocidade do jato de regurgitação mitral com Doppler de onda contínua; a equação de Bernoulli modificada é então usada para estimar o gradiente de pressão entre o VE e o AE. No entanto, esse método pode subestimar a PA e ter correlação apenas moderada às aferições indiretas da PA.

AFERIÇÃO DA PRESSÃO ARTERIAL

A PA sistêmica pode ser aferida com diferentes métodos na clínica. As pressões elevadas devem ser confirmadas por aferições repetidas antes do estabelecimento do diagnóstico de hipertensão. A ansiedade relacionada ao ambiente clínico pode provocar o falso aumento da PA em alguns animais (efeito do jaleco branco) e PA pode diminuir com a aclimatação. Em animais despertos, o ideal é usar o mínimo possível de contenção, realizar o exame em um ambiente silencioso e dar tempo (p. ex., 5 a 15 minutos) para aclimatação. A presença do proprietário é geralmente benéfica. A técnica consistente e o dimensionamento adequado do manguito (nos métodos indiretos) é importante. A habilidade técnica e a experiência do profissional também são altamente relevantes para a obtenção de bons resultados.

Aferição direta da pressão arterial

A PA pode ser medida de maneira direta com uma agulha ou cateter colocado em uma artéria e conectado a um transdutor. A medida direta da PA é considerada o padrão-ouro, mas requer maior habilidade técnica; além disso, em animais despertos, a contenção física e o desconforto associados à punção arterial podem provocar um falso aumento da PA. A medida direta da PA é mais precisa do que os métodos indiretos em animais hipotensos.

A melhor abordagem para monitoramento da PA por um determinado período é o uso de um cateter arterial permanente. A artéria metatársica dorsal é comumente usada nessa técnica. Um monitor eletrônico de pressão permite a aferição contínua das pressões sistólicas e diastólicas e o cálculo da pressão média. Nos sistemas de fluido, o transdutor de pressão deve ser colocado à altura do átrio direito (AD) do paciente para evitar o aumento ou diminuição falsa da pressão por efeitos da gravidade no fluido do interior do tubo de conexão.

A aferição ocasional da PA pode ser feita por punção da artéria metatársica dorsal ou femoral com uma agulha de pequeno calibre conectada diretamente a um transdutor de pressão. Aplique pressão direta no sítio de punção arterial por vários minutos após a remoção do cateter ou da agulha usada para aferição da PA para evitar a formação de hematoma.

Aferição indireta da pressão arterial

Há vários métodos não invasivos para aferição indireta da PA. Nessas técnicas, um manguito inflável é colocado ao redor de um membro para obstruir o fluxo sanguíneo, geralmente sobre a artéria braquial, radial, safena ou caudal mediana. A liberação controlada da pressão do manguito é monitorada para detectar o retorno do fluxo sanguíneo. Há um protocolo padronizado para aferição não invasiva da PA em cães e gatos.

O paciente é delicadamente contido em decúbito esternal ou lateral, com o manguito em posição vertical à altura do AD durante a aferição da PA. Em decúbito lateral, o membro não dependente é usado para a determinação da PA. A posição sentada não é recomendada devido à baixa repetibilidade e superestimativa sistemática da PA.

A detecção de fluxo por ultrassonografia com Doppler e os métodos oscilométricos são usados com mais frequência. As duas técnicas produzem medidas relativamente bem correlacionadas à aferição direta da PA, mas sem muita exatidão; valores falsamente altos ou baixos são observados. Recomenda-se o cálculo de várias medidas (geralmente cinco a sete) sucessivas para aumento da acurácia. De modo geral, a primeira leitura ou a leitura mais alta e a mais baixa são descartadas. A variabilidade superior a 20% em medidas sucessivas da pressão sistólica pode levar à alteração da colocação do manguito ou do membro para obtenção de leituras mais consistentes. Em caso de dúvida sobre a acurácia das medidas da PA, o processo deve ser repetido, quando o paciente estiver mais relaxado e aclimatado. Os métodos indiretos são mais confiáveis em animais normotensos e hipertensos. O dispositivo de aferição de PA deve ser calibrado a cada 6 meses para maximizar sua acurácia.

Outros métodos, como ausculta e palpação arterial, não são recomendados para estimativa da PA. O método auscultatório (usado para detectar sons de Korotkoff em seres humanos) é tecnicamente impraticável devido à conformação dos membros de cães e gatos. A palpação arterial direta não é confiável na estimativa da PA, porque a força do pulso depende de sua pressão (pressão arterial sistólica menos diastólica), e não da pressão sistólica ou média absoluta. A força do pulso também é influenciada pela conformação corpórea e outros fatores.

Tamanho e posicionamento do manguito. Existem muitos tamanhos de manguitos, inclusive manguitos humanos pediátricos, para aferição indireta da PA em cães e gatos. O manguito deve ter o tamanho correto para o paciente. A largura do manguito deve ser de cerca de 40% da circunferência do membro a ser circundado em cães (30 a 40% para gatos). O comprimento do balão inflável no interior do manguito deve cobrir pelo menos 60% dessa circunferência. Manguitos muito grandes podem causar leituras de PA falsamente baixas, enquanto manguitos muito pequenos podem causar leituras de PA falsamente altas. Parte da pressão de insuflação do manguito comprime o tecido. Manguitos muito estreitos são mais acometidos por esse fenômeno e produzem leituras de pressão falsamente aumentadas; manguitos muito largos podem subestimar a PA. Diferenças intraindividuais na PA foram relatadas entre medidas nos membros anteriores e posteriores. Por isso, o tamanho do manguito e seu local de colocação devem ser anotados no prontuário do animal para assegurar a consistência das repetições das medidas de PA ao longo do tempo. O balão deve ser centralizado sobre a artéria-alvo. As localizações comuns do manguito são a meia distância entre o cotovelo e o carpo, na região tibial ou na base da cauda; as proeminências esqueléticas são evitadas. O manguito deve envolver o membro de maneira confortável, sem apertá-lo excessivamente. Esparadrapo (e não apenas o velcro da braçadeira) pode ser usado para posicionamento do dispositivo.

Método oscilométrico. O método oscilométrico indireto usa um sistema automatizado para detectar e processar os sinais de oscilação da pressão do manguito. Nesses sistemas, o manguito de oclusão de fluxo é insuflado a uma pressão acima da pressão sistólica e então lentamente esvaziado em pequenos decréscimos de pressão. O microprocessador mede e calcula a média das oscilações de pressão, características da pressão sistólica, diastólica e/ou média (dependendo do sistema). A obtenção de resultados precisos com métodos oscilométricos depende do cumprimento cuidadoso das instruções de uso e da imobilidade do paciente. Como a contração muscular pode produzir oscilações, o membro usado não deve suportar peso. Pelo menos cinco leituras devem ser obtidas; a mais baixa e a mais alta são descartadas e as medidas restantes são calculadas. O uso eficaz do método oscilométrico pode ser difícil em cães pequenos e gatos; os vários dispositivos oscilométricos apresentam pouca concordância dos valores de PA sistólica (especificamente subestimação) em comparação a medidas diretas.

Método ultrassonográfico com Doppler. Este método emprega a mudança de frequência entre o ultrassom emitido e os ecos de retorno (das células sanguíneas em movimento ou da parede do vaso) para detectar o fluxo sanguíneo em uma artéria superficial. Essa mudança de frequência, chamada "Doppler", é convertida em um sinal audível. Um sistema comumente utilizado em animais é projetado para determinar a pressão sistólica por meio da detecção do fluxo de células sanguíneas (Ultrasonic Doppler Flow Detector, Modelo 811, Parks Medical Electronics, Inc, Aloha, OR, EUA).

Os melhores sítios para aferição da pressão são as artérias metatársica dorsal, digital palmar comum (membro anterior) e caudal mediana (cauda). O transdutor é colocado distal ao manguito de oclusão. Uma pequena área é tricotomizada sobre a artéria para a colocação do transdutor. O gel de acoplamento ultrassônico é aplicado ao transdutor plano de Doppler para contato sem ar com a pele. O transdutor é posicionado de forma que um sinal claro de fluxo seja ouvido, mas não com tanta força que obstrua o fluxo. O transdutor deve ficar parado para minimizar o ruído e pode ser preso com esparadrapo no local desejado. O volume baixo na unidade Doppler ou fone de ouvido minimiza a ansiedade do paciente causada pelos sinais altos de áudio.

O manguito de oclusão do fluxo é conectado a um esfigmomanômetro e insuflado cerca de 20 a 30 mmHg acima do ponto em que há interrupção do fluxo arterial e ausência de sinal audível. O manguito é esvaziado lentamente (alguns mmHg por segundo). Durante a deflação, os sinais de fluxo pulsátil característicos do movimento das células sanguíneas (ou da parede arterial) retornam durante a sístole. A pressão sistólica é a pressão em que o fluxo sanguíneo é reiniciado (indicada por breves silvos). Uma mudança no som do fluxo curto e pulsátil para um movimento mais longo e contínuo pode ser detectada com a diminuição da pressão do manguito; a pressão na qual essa mudança ocorre se aproxima da pressão diastólica. No entanto, a estimativa Doppler da PA diastólica é menos precisa devido à sua natureza subjetiva. A mudança no som do fluxo nem sempre é detectável, especialmente quando os vasos são pequenos ou rígidos. Assim como no método oscilométrico, a aferição com o método Doppler pode ser difícil em animais pequenos ou hipotensos. O movimento do paciente também interfere na aferição. De modo geral, o Doppler é considerado o método preferido para determinação da PA sistólica em gatos e cães pequenos.

Tratamento e prognóstico

A terapia anti-hipertensiva é indicada em animais com hipertensão grave, com sinais clínicos presumivelmente causados por hipertensão e com evidência de lesão em órgão-alvo. Não está claro se todos os cães e gatos assintomáticos com hipertensão moderada (p. ex., pressões sistólicas repetidas entre 160 e 180 mmHg) são beneficiados pelo tratamento anti-hipertensivo específico. No entanto, de modo geral, os pacientes com PA elevada que persiste após o tratamento da doença primária devem ser tratados. O objetivo do tratamento é reduzir a PA para menos de 150/95 mmHg. As despesas e o tempo necessários para o tratamento e monitoramento anti-hipertensivos a longo prazo (geralmente por toda a vida), bem como a possibilidade de efeitos adversos da medicação, devem ser considerados e explicados claramente ao proprietário. Embora alguns casos constituam emergências hipertensivas com necessidade de tratamento imediato e monitoramento intensivo (discutido com mais detalhes a seguir), a maioria dos animais hipertensos pode ser tratada de forma mais conservadora (Boxe 11.3). A redução gradual da PA pode ser mais segura em pacientes com hipertensão de longa data. A PA cronicamente elevada provoca adaptações vasculares no processo cerebral de autorregulação; a redução repentina da PA pode influenciar a perfusão cerebral de maneira adversa.

Vários medicamentos são usados como agentes anti-hipertensivos em cães e gatos (Tabela 11.1). Normalmente, na ausência de crise hipertensiva, um medicamento é administrado em dose baixa a moderada; em 7 a 10 dias, a PA é novamente aferida para avaliação da eficácia do tratamento. A dose do primeiro medicamento pode ser aumentada de acordo com as diretrizes recomendadas, se necessário; na ausência de eficácia suficiente, é possível adicionar um segundo agente anti-hipertensivo. Os medicamentos mais usados são os inibidores da enzima conversora de angiotensina (IECA), o bloqueador de Ca^{++} anlodipino e (menos comumente) o bloqueador beta-adrenérgico atenolol. O tratamento com um único agente é eficaz em alguns casos, mas a terapia combinada pode ser necessária para o bom controle da PA em outros animais. Um IECA é recomendado como medicamento anti-hipertensivo de primeira escolha em todos os cães. Se o IECA não reduzir a PA de maneira adequada, mesmo na dose máxima recomendada, o anlodipino é adicionado. O anlodipino não é recomendado como única terapia anti-hipertensiva em cães porque, nesses animais, ativa o SRAA (e, portanto, requer a administração concomitante de IECA). Em gatos, o anlodipino é frequentemente recomendado como primeiro medicamento anti-hipertensivo, a menos que o hipertireoidismo seja a causa subjacente, caso em que o atenolol pode ser considerado antes ou combinado ao anlodipino. No entanto, um IECA também foi recomendado como terapia inicial para gatos com doença renal e proteinúria como causa suspeita de hipertensão. Outras estratégias são indicadas em determinadas doenças específicas, como antagonistas simpáticos em pacientes com feocromocitoma ou um antagonista de aldosterona (p. ex., espironolactona) no hiperaldosteronismo.

BOXE 11.3

Abordagem ao paciente com hipertensão.

Suspeita de hipertensão ou doença associada à hipertensão (ver Boxe 11.2)
- Aferir PA (ver texto)
- Faça o exame em ambiente silencioso
- Dê pelo menos 5 a 10 min para o paciente se adaptar ao ambiente (caso ele se estresse com facilidade, o tutor do animal deve estar presente quando possível)
- Meça a circunferência do membro e use o manguito de tamanho apropriado (use o manguito de mesmo tamanho nas medidas subsequentes)
- Use uma técnica consistente de aferição
- Faça pelo menos cinco leituras da PA; descarte as leituras mais alta e mais baixa e calcule a média das leituras restantes
- Repita as medidas de PA outras vezes (uma a três), de preferência em dias diferentes, para confirmar o diagnóstico de hipertensão, exceto:
- Se houver sinais clínicos agudos induzidos pela hipertensão (p. ex., hemorragia ocular, descolamento da retina, sinais neurológicos), institua o tratamento imediatamente (Tabela 11.1)
- Realize exames para detecção de doenças subjacentes (ver Boxe 11.1)
- Solicite hemograma completo, bioquímica sérica, urinálise, relação urinária de proteína/creatinina
- Obtenha outros dados dependendo do quadro clínico: exames endócrinos, radiografias torácicas e abdominais, exame ocular, ECG, ecocardiografia e outros exames, conforme indicado.

Se a hipertensão for confirmada:
- Trate as doenças subjacentes
- Evite fármacos que possam aumentar a pressão arterial, se possível
- Considere a redução branda a moderada do teor de sal na dieta
- Institua uma dieta de redução de peso se o paciente for obeso
- Institua a terapia anti-hipertensiva inicial (ver Tabela 11.1)
- Cães: IECA
- Gatos com doença renal proteinúrica: IECA
- Gatos com hipertireoidismo: atenolol ± anlodipino
- Outros gatos: anlodipino
- Em caso de suspeita de feocromocitoma, ver posteriormente
- Se houver necessidade de tratamento emergencial, ver posteriormente
- Educar o proprietário sobre a doença do paciente e possíveis complicações, programas de medicação e reavaliação, possíveis efeitos adversos dos medicamentos e questões alimentares.

Reavaliação do paciente
- Reavalie a PA em 7 a 10 dias em pacientes clinicamente estáveis
- A reavaliação em período ainda menor é aconselhada em pacientes instáveis, mas os efeitos dos fármacos anti-hipertensivos podem ainda não ser completos
- Solicite outros exames como indicado para cada paciente
- Se o controle de PA não for alcançado com o primeiro fármaco, tente o tratamento combinado (adicione IECA ou anlodipino)
- O maior controle pode ser conseguido com o aumento da dose de anlodipino
- Continue o monitoramento semanal a quinzenal da PA e o tratamento de doenças subjacentes. Quando a PA (e a doença subjacente) for controlada, aumente gradualmente o tempo entre as reavaliações
- Reavalie novamente pelo menos a cada 3 a 4 meses porque as necessidades farmacológicas podem mudar
- Reavalie os exames laboratoriais, comparando-os aos primeiros dados, a cada 6 meses ou como indicado em cada paciente.

IECA: inibidor da enzima conversora de angiotensina; PA: pressão arterial; ECG: eletrocardiograma.

Estratégias auxiliares podem ser utilizadas em pacientes com hipertensão, embora seja provável que, sozinhas, não provoquem uma redução significativa da PA. A restrição dietética de sal é controversa. A dieta rica em sal pode contribuir para o desenvolvimento de hipertensão em alguns gatos, embora a ingestão de sal geralmente não afete a PA de animais normais (como em seres humanos). A ativação neuro-hormonal pode ser observada em animais alimentados com uma dieta com teor muito baixo de sódio; também pode aumentar a excreção de potássio, especialmente em gatos com disfunção renal. No entanto, a redução moderada do teor de sal na dieta (p. ex., ≤ 0,22 a 0,25% de sódio com base em matéria seca) pode ser útil em alguns casos. Embora não se espere que, por si só, normalize a PA, a restrição de sal pode aumentar a eficácia da medicação anti-hipertensiva. A redução de peso é geralmente recomendada em animais obesos. É prudente evitar a prescrição de fármacos que podem potencializar a vasoconstrição (p. ex., fenilpropanolamina e outros agonistas α_1-adrenérgicos). Os glicocorticoides e derivados da progesterona também devem ser evitados, quando possível, porque os hormônios esteroides podem aumentar a PA. Um diurético (tiazida ou furosemida; ver Capítulo 3) pode ajudar a reduzir o volume sanguíneo em pacientes com expansão volumétrica (essa é uma abordagem comum no tratamento anti-hipertensivo em seres humanos); entretanto, a administração isolada de um diurético raramente é eficaz em animais hipertensos. Os diuréticos devem ser evitados em animais com doença renal, pois podem causar desidratação e exacerbar a azotemia.

A prescrição de medicamentos anti-hipertensivos deve ser acompanhada pela capacidade de monitoramento da PA. Aferições seriadas são necessárias para avaliação da eficácia do tratamento e prevenção da hipotensão. Os efeitos adversos da terapia anti-hipertensiva geralmente estão relacionados à hipotensão, que se manifesta como letargia, ataxia ou redução do apetite. O controle inicial da PA pode levar várias semanas. O monitoramento pode ser feito a cada 7 a 10 dias para avaliação da eficácia do tratamento anti-hipertensivo em casos não urgentes. A dose do(s) medicamento(s) anti-hipertensivo(s) pode ser aumentada, caso o controle não seja alcançado, ou reduzida, se a PA sistólica for inferior a cerca de 110 mmHg. Após a regulação satisfatória, a PA deve ser aferida a cada 1 a 4 meses, dependendo da estabilidade do paciente. Alguns animais se tornam refratários ao tratamento antes eficaz. O aumento da dose de anti-hipertensivos, a terapia adjuvante e a troca do medicamento anti-hipertensivo podem ser tentados. A atenção contínua à doença subjacente é importante. Hemograma completo, bioquímica sérica e urinálise (com determinação de UPC) também são recomendados a cada 6 meses. Outros exames são solicitados como indicado. A diminuição da magnitude da proteinúria associada à hipertensão é o resultado terapêutico desejado, pois o grau de proteinúria é um fator de prognóstico negativo em gatos com DRC.

O prognóstico a longo prazo de animais com hipertensão reflete o prognóstico da doença de base, que pode ser crônica e progressiva. Infelizmente, a hipertensão tende a persistir mesmo com tratamento adequado ou controle da doença subjacente, em especial em cães com hiperadrenocorticismo e gatos com hipertireoidismo. Além disso, o tratamento de algumas doenças primárias (como fluidoterapia e a administração de corticosteroides e eritropoetina) pode exacerbar a hipertensão ou complicar seu controle. O dano em órgão-alvo causado pela hipertensão sistêmica pode melhorar ou ser revertido pelo retorno à normotensão. A hemorragia de retina geralmente se resolve e os descolamentos de retina podem cicatrizar, embora o prognóstico de visão continue reservado. A hipertrofia do VE pode sofrer remodelamento reverso. Acredita-se que o controle adequado da PA também diminua a taxa de progressão da DRC.

MEDICAMENTOS ANTI-HIPERTENSIVOS

Os IECA (p. ex., enalapril, benazepril) reduzem a produção de angiotensina II, o que diminui a resistência vascular e a retenção de volume. Esses fármacos também provocam a dilatação seletiva da arteríola eferente glomerular e, assim, diminuem a pressão intraglomerular e a proteinúria. Os IECA são medicamentos anti-hipertensivos relativamente fracos, levando a uma redução da PA na ordem de 10 a 20%, mesmo em doses altas. É provável que sua eficácia seja maior em pacientes com hipertensão glomerular (doença renal proteinúrica) e com ativação significativa do SRAA. Os IECA são o tratamento de primeira linha recomendado para hipertensão sistêmica em cães, bem como em gatos com doença renal proteinúrica. Em cães, a administração a cada 12 horas é recomendada para a supressão ideal do SRAA; a administração a cada 24 horas é adequada para gatos. Se a PA continuar elevada apesar da administração de IECA em dose típica (0,5 mg/kg VO a cada 12 horas em cães, a cada 24 horas em gatos), é improvável que o aumento da dose reduza ainda mais a PA e, de modo geral, o anlodipino é adicionado. Os IECA são muito bem tolerados, embora distúrbios gastrintestinais e eletrolíticos, além de hipotensão, possam ocorrer. Pacientes com DRC podem apresentar agravamento da azotemia porque a dilatação da arteríola eferente reduz a taxa de filtração glomerular (TFG).

Os bloqueadores do receptor de angiotensina (BRAs), como telmisartana, losartana e irbesartana, inibem o sistema SRAA "a jusante" do IECA ao antagonizar seletivamente o receptor AT_1 que interage com a angiotensina II. Em estudos experimentais, os BRAs parecem reduzir a PA de forma mais eficaz do que os IECA, embora o façam em apenas de 20 a 25 mmHg. Como os IECA, esses fármacos também são usados no tratamento da proteinúria e é provável que sejam muito importantes na hipertensão sistêmica associada à doença glomerular ou em pacientes com ativação do SRAA. Nenhum estudo comparou a eficácia dos IECA aos BRAs em pacientes clínicos com hipertensão sistêmica. A telmisartana parece ser o BRA mais eficaz em cães e gatos e foi estudada em doses de 1 a 3 mg/kg VO a cada 24 horas nesses animais. A losartana não é recomendada devido ao menor controle da PA, provavelmente devido à insuficiência da conversão hepática no metabólito ativo em cães.

O besilato de anlodipino é uma di-hidropiridina bloqueadora de Ca^{++} de ação prolongada que causa vasodilatação sem efeitos cardíacos importantes. É um agente anti-hipertensivo mais eficaz do que os IECAs ou BRAs. De modo geral, é administrado uma vez ao dia, embora possa ser dado a cada 12 horas em pacientes que não respondem suficientemente à dose mais baixa. O anlodipino dilata as arteríolas aferentes glomerulares e pode, assim, ter ação sinérgica com os IECA para redução da hipertensão glomerular. Em cães, a administração isolada de anlodipino demonstrou ativar o SRAA. Em gatos com DRC, o anlodipino não altera a concentração sérica de creatinina, embora a ativação específica do SRAA não tenha sido estudada.

O anlodipino é um anti-hipertensivo eficaz em cães e gatos. Em gatos, a monoterapia com anlodipino é eficaz no controle da hipertensão secundária a várias causas. A princípio, o anlodipino é administrado em dose de 0,625 mg/gato (um quarto de um comprimido de 2,5 mg) a cada 24 horas; essa dose pode ser aumentada a cada 12 horas (ou para 1,25 mg/gato) se necessário, com base na reavaliação da PA. De modo geral, os gatos com PA mais alta no diagnóstico (> 200 mmHg) frequentemente precisam de uma dose mais alta de anlodipino para controle da PA. Em cães hipertensos, o anlodipino é adicionado ao tratamento quando a monoterapia com IECA não provoca o controle adequado da PA; esse fámaco não deve ser usado como monoterapia anti-hipertensiva em cães. A dose inicial é baixa e aumentada conforme necessário. A meia-vida do anlodipino é de cerca de 30 horas em cães; os efeitos máximos ocorrem 4 a 7 dias após o início do tratamento. A biodisponibilidade oral é alta e as concentrações plasmáticas máximas são atingidas 3 a 8 horas após a administração; além disso, as concentrações plasmáticas aumentam com o tratamento crônico. O fármaco sofre metabolismo hepático, mas não há eliminação extensa de primeira passagem; é preciso ter cautela em animais com redução da função hepática. O anlodipino é excretado na urina e nas fezes. Em cães e gatos, a administração combinada de anlodipino e um IECA pode controlar a PA, ao mesmo tempo em que tem efeito equilibrado sobre a pressão glomerular e a TFG devido à dilatação igual de arteríolas aferentes e eferentes.

Os bloqueadores beta-adrenérgicos podem reduzir a PA ao diminuir a frequência cardíaca, o débito cardíaco e a liberação renal de renina. O atenolol e o propranolol têm sido usados com mais frequência. Um betabloqueador pode ser considerado em gatos com hipertensão induzida por hipertireoidismo,

TABELA 11.1

Medicamentos usados no tratamento da hipertensão.

Medicamento	Cão	Gato
IECAs (ver Capítulo 3)		
Enalapril	0,5 mg/kg VO a cada 12 h	0,5 mg/kg VO a cada 24 h
Benazepril	0,5 mg/kg VO a cada 12 h	Idem
Ramipril	0,125 a 0,25 mg/kg VO a cada 24 h	0,125 mg/kg VO a cada 24 h
Captopril	0,5 a 2 mg/kg VO a cada 8 a 12 h	0,5 a 1,25 mg/kg VO a cada (8 a) 24 h
Bloqueador de canais de cálcio		
Anlodipino	0,1 a 0,3 (até 0,5) mg/kg VO a cada (12 a) 24 h	0,625 mg/gato (ou 0,1 a 0,2 [até 0,5] mg/kg) VO a cada (12 a) 24 h
Bloqueadores beta-adrenérgicos (ver Capítulo 4)		
Atenolol	0,2 a 1 mg/kg VO a cada 12 (a 24) horas (começar com dose baixa)	6,25 a 12,5 mg/gato VO a cada 12 (a 24) horas
Propranolol	0,1 a 1 mg/kg VO a cada 8 h (começar com dose baixa)	2,5 a 10 mg/gato VO a cada 8 a 12 h
Bloqueadores α_1-adrenérgicos		
Fenoxibenzamina	0,25 mg/kg VO a cada 8 a 12 h ou 0,5 mg/kg a cada 24 h	2,5 mg/gato VO a cada 8 a 12 h ou 0,5 mg/kg a cada 12 a 24 h
Prazosina	0,05 a 0,2 mg/kg VO a cada 8 a 12 h	0,25 a 0,5 mg/gato VO a cada 12 a 24 h
Medicamentos para crises hipertensivas		
Anlodipino	0,1 a 0,3 (até 0,5) mg/kg VO a cada (12 a) 24 h	0,625 mg/gato (ou 0,1 a 0,2 [até 0,5] mg/kg) VO a cada (12 a) 24 h
Hidralazina (ver Capítulo 3)	0,5 a 2 mg/kg VO a cada 12 h (começar com dose baixa e titular até o efeito desejado); ou 0,1 a 0,2 mg/kg IV ou IM, repetir a cada 2 h conforme necessário	Idem (ou 2,5 [até 10] mg/gato VO a cada 12 h)
Nitroprusseto (ver Capítulo 3)	CRI de 0,5 a 1 mcg/kg/min (dose inicial) a CRI de 5 a 15 mcg/kg/min	CRI de 0,5 a 1 mcg/kg/min CRI (dose inicial) a CRI de 5 mcg/kg/min
Esmolol	25 a 75 (até 200) mcg/kg/min CRI	Idem
Propranolol	0,02 mg/kg (dose inicial) até o máximo de 0,1 mg/kg IV lenta	Idem
Acepromazina	0,05 a 0,1 mg/kg (até o total de 3 mg) IV	0,01 a 0,05 mg/kg IV
Fentolamina	0,02 a 0,1 mg/kg IV em *bolus*, seguido por CRI para o efeito	Idem

IECA: inibidor da enzima conversora de angiotensina; CRI: infusão em taxa contínua; IM: via intramuscular; IV: via intravenosa; VO: via oral.

já que o aumento da atividade do sistema nervoso simpático pode ser responsável pela hipertensão nessa doença; além disso, os betabloqueadores podem inibir a conversão periférica de T_4 em T_3 ativo. No entanto, a administração de atenolol não altera a PA de gatos normotensos e apenas diminui a PA em cerca de 15 mmHg em gatos hipertensos com hipertireoidismo. De modo geral, os betabloqueadores são ineficazes como agente anti-hipertensivo único em gatos e há necessidade de administração adjuvante de anlodipino.

Os antagonistas α_1-adrenérgicos opõem-se aos efeitos vasoconstritores dos receptores α. Seu uso principal é na hipertensão causada por feocromocitoma. A fenoxibenzamina é um bloqueador α_1 e α_2 não competitivo usado principalmente na hipertensão induzida por feocromocitoma. O tratamento começa com uma dose baixa, que é aumentada por titulação conforme necessário. O α_1-bloqueador prazosina é outra opção. Após o início da administração do α-bloqueador, a terapia adjuvante com um betabloqueador pode ajudar a controlar a taquicardia reflexa ou arritmias. Em casos de feocromocitoma, o bloqueio β não deve começar antes do bloqueio α, porque o uso de um betabloqueador como o único agente nesse cenário deixa os receptores $α_1$ sem oposição e pode exacerbar a hipertensão.

A hipotensão é um possível efeito adverso de qualquer medicamento anti-hipertensivo. A hipotensão geralmente se manifesta como períodos de letargia ou ataxia. A redução do apetite pode ser outro efeito adverso. Em contrapartida, pode ocorrer hipertensão de rebote caso a terapia anti-hipertensiva seja interrompida de maneira repentina. Isto é muito preocupante durante o uso de betabloqueadores ou $α_2$-bloqueadores. Caso a administração desses fármacos precise ser interrompida, antes a dose deve ser gradualmente reduzida.

EMERGÊNCIA HIPERTENSIVA

A terapia anti-hipertensiva de urgência é indicada em caso de identificação de sinais novos ou progressivos de hipertensão grave. Os exemplos são descolamento e hemorragia aguda de retina, encefalopatia, hemorragia intracraniana, insuficiência renal aguda, aneurisma aórtico ou ICC aguda do lado esquerdo. O animal deve ser hospitalizado até o controle da PA e dos outros sinais agudos.

O anlodipino oral pode ser eficaz na redução rápida da PA, principalmente em gatos, e tem menos risco de induzir hipotensão do que vasodilatadores mais potentes. A administração oral de anlodipino começa com a dose típica de 0,625 mg/gato e a PA é novamente aferida a cada 2 horas. O efeito máximo do anlodipino após a administração oral de uma dose única em gatos ocorre em 4 a 6 horas. Se a PA não for bem controlada em 4 a 6 horas, uma dose adicional de 0,625 mg/gato VO pode ser administrada e mantida a cada 12 horas.

Agentes vasodilatadores de ação direta (p. ex., nitroprusseto, hidralazina) podem causar redução mais rápida da PA, que deve ser monitorada com cuidado para prevenir o desenvolvimento de hipotensão. O nitroprusseto é administrado até o efeito desejado por infusão intravenosa (IV) constante (ver Tabela 11.1). A hidralazina (IV ou VO) é uma alternativa, principalmente para cães. A administração intravenosa de um betabloqueador (esmolol, propranolol) ou acepromazina (ver Tabela 11.1) também pode ser realizada. Um desses agentes pode ser adicionado ao tratamento oral com anlodipino caso a PA não seja reduzida de maneira adequada em 12 horas. Recomenda-se a nova aferição da PA em 1 a 3 dias em pacientes com sinais graves ou de progressão rápida.

Caso a crise hipertensiva esteja relacionada a um feocromocitoma ou outra causa de excesso de catecolaminas, o α-bloqueador fentolamina pode ser usado por via intravenosa (ver Tabela 11.1) e titulado até o efeito desejado. A adição de um betabloqueador pode ajudar a mitigar taquiarritmias induzidas pelo feocromocitoma, mas não deve ser dado sozinho ou antes da administração de um α-bloqueador pelas razões já discutidas. O tratamento anti-hipertensivo é recomendado por 2 a 3 semanas antes da cirurgia para excisão do feocromocitoma, se possível. No feocromocitoma inoperável, o tratamento é mantido por via oral para prevenir emergências hipertensivas.

Leitura sugerida

Acierno MJ, et al. Agreement between directly measured blood pressure and pressures obtained with three veterinary-specific oscillometric units in cats. *J Am Vet Med Assoc*. 2010;237:402–406.

Atkins CE, et al. The effect of amlodipine and the combination of amlodipine and enalapril on the renin-angiotensin-aldosterone system in the dog. *J Vet Pharmacol Ther*. 2007;30:394–400.

Belew AM, Barlett T, Brown SA. Evaluation of the white-coat effect in cats. *J Vet Intern Med*. 1999;13:134–142.

Bijsmans ES, et al. Factors influencing the relationship between the dose of amlodipine required for blood pressure control and change in blood pressure in hypertensive cats. *J Vet Intern Med*. 2016;30:1630–1636.

Bodey AR, Sanson J. Epidemiological study of blood pressure in domestic cats. *J Small Anim Pract*. 1998;39:567–573.

Bright JM, Dentino M. Indirect arterial blood pressure measurement in nonsedated Irish Wolfhounds: reference values for the breed. *J Am Anim Hosp Assoc*. 2002;38:521–526.

Brown S, et al. Guidelines for the identification, evaluation, and management of systemic hypertension in dogs and cats. ACVIM Consensus Statement. *J Vet Intern Med*. 2007;21:542–558.

Buranakarl C, Mathur S, Brown SA. Effects of dietary sodium chloride intake on renal function and blood pressure in cats with normal and reduced renal function. *Am J Vet Res*. 2004;65:620–627.

Chetboul V, et al. Spontaneous feline hypertension: clinical and echocardiographic abnormalities, and survival rate. *J Vet Intern Med*. 2003;17:89–95.

Chetboul V, et al. Comparison of Doppler ultrasonography and high-definition oscillometry for blood pressure measurements in healthy awake dogs. *Am J Vet Res*. 2010;71:766–772.

Coleman AE, et al. Attenuation of the pressor response to exogenous angiotensin by angiotensin-receptor blockers in normal dogs [abstract]. *J Vet Intern Med*. 2014;28:977.

Elliot J, et al. Feline hypertension: clinical findings and response to antihypertensive treatment in 30 cases. *J Small Anim Pract*. 2001;42:122–129.

Finco DR. Association of systemic hypertension with renal injury in dogs with induced renal failure. *J Vet Intern Med*. 2004;18:289–294.

Hanzlicek AS, Baumwart RD, Payton ME. Systolic arterial blood pressure estimated by mitral regurgitation velocity, high definition oscillometry, and Doppler ultrasonography in dogs with naturally occurring degenerative mitral valve disease. *J Vet Cardiol*. 2016;18:226–233.

Henik RA, Stepien RL, Bortnowski HB. Spectrum of M-mode echocardiographic abnormalities in 75 cats with systemic hypertension. *J Am Anim Hosp Assoc*. 2004;40:359–363.

Henik RA, et al. Efficacy of atenolol as a single antihypertensive agent in hyperthyroid cats. *J Feline Med Surg*. 2008;10:577–582.

Huhtinen M, et al. Randomized placebo-controlled clinical trial of a chewable formulation of amlodipine for the treatment of hypertension in client-owned cats. *J Vet Intern Med*. 2015;29:786–793.

Jackson BL, Adin DB, Lehmkuhl LB. Effect of atenolol on heart rate, arrhythmias, blood pressure, and dynamic left ventricular outflow tract obstruction in cats with subclinical hypertrophic cardiomyopathy. *J Vet Cardiol*. 2015;17:S296–S305.

Jacob F, et al. Association between initial systolic blood pressure and risk of developing a uremic crisis or of dying in dogs with chronic renal failure. *J Am Vet Med Assoc*. 2003;222:322–329.

Jenkins TL, et al. Attenuation of the pressor response to exogenous angiotensin by angiotensin receptor blockers and benazepril hydrochloride in clinically normal cats. *Am J Vet Res*. 2015;76:807–813.

Jepson RE, et al. Effect of control of systolic blood pressure on survival in cats with systemic hypertension. *J Vet Intern Med*. 2007;21:402–409.

Lalor SM, et al. Plasma concentrations of natriuretic peptides in normal cats and normotensive and hypertensive cats with chronic kidney disease. *J Vet Cardiol.* 2009;11(suppl 1):S71–S79.

LeBlanc NL, Stepien RL, Bentley E. Ocular lesions associated with systemic hypertension in dogs: 65 cases (2005-2007). *J Am Vet Med Assoc.* 2011;238:915–921.

Maggio F, et al. Ocular lesions associated with systemic hypertension in cats: 69 cases (1985-1998). *J Am Vet Med Assoc.* 2000;217:695–702.

Marino CL, et al. White-coat effect on systemic blood pressure in retired racing Greyhounds. *J Vet Intern Med.* 2011;25:861–865.

Misbach C, et al. Echocardiographic and tissue Doppler imaging alterations associated with spontaneous canine systemic hypertension. *J Vet Intern Med.* 2011;25:1025–1035.

Nelson OL, et al. Echocardiographic and radiographic changes associated with systemic hypertension in cats. *J Vet Intern Med.* 2002;16:418–425.

Payne JR, Brodbelt DC, Luis Fuentes V. Blood pressure measurements in 780 apparently healthy cats. *J Vet Intern Med.* 2017;31:15–21.

Rattez EP, et al. Within-day and between-day variability of blood pressure measurement in healthy conscious Beagle dogs using a new oscillometric device. *J Vet Cardiol.* 2010;12:35–40.

Reusch CE, Schellenberg S, Wenger M. Endocrine hypertension in small animals. *Vet Clin North Am Small Anim Pract.* 2010;40:335–352.

Rondeau DA, Mackalonis ME, Hess R. Effect of body position on indirect measurement of systolic arterial blood pressure in dogs. *J Am Vet Med Assoc.* 2013;252:1523–1527.

Sakatani A, Miyagawa Y, Takemura N. Evaluation of the effect of an angiotensin-converting enzyme inhibitor, alacepril, on drug-induced renin–angiotensin–aldosterone system activation in normal dogs. *J Vet Cardiol.* 2016;18:248–254.

Sansom J, Rogers K, Wood JL. Blood pressure assessment in healthy cats and cats with hypertensive retinopathy. *Am J Vet Res.* 2004;65:245–252.

Scansen BA, et al. Comparison of forelimb and hindlimb systolic blood pressures and proteinuria in healthy shetland sheepdogs. *J Vet Intern Med.* 2014;28:277–283.

Schellenberg S, Glaus TM, Reusch CE. Effect of long-term adaptation on indirect measurements of systolic blood pressure in conscious untrained beagles. *Vet Rec.* 2007;161:418–421.

Snyder PS, Sadek D, Jones GL. Effect of amlodipine on echocardiographic variables in cats with systemic hypertension. *J Vet Intern Med.* 2001;15:52–56.

Stepien RL. Feline systemic hypertension: diagnosis and management. *J Feline Med Surg.* 2011;13:35–43.

Stepien RL, et al. Comparative diagnostic test characteristics of oscillometric and Doppler ultrasound methods in the detection of systolic hypertension in dogs. *J Vet Intern Med.* 2003;17:65–72.

Syme HM, et al. Prevalence of systolic hypertension in cats with chronic renal failure at initial evaluation. *J Am Vet Med Assoc.* 2002;220:1799–1804.

Taylor SS, et al. ISFM consensus guidelines on the diagnosis and management of hypertension in cats. *J Feline Med Surg.* 2017;19:288–303.

Tissier R, Perrot S, Enriquez B. Amlodipine: one of the main anti-hypertensive drugs in veterinary therapeutics. *J Vet Cardiol.* 2005;7:53–58.

Uechi M, Imamoto S, Ishikawa Y. Dose-dependent inhibition of angiotensin converting enzyme by enalapril in cats. *J Vet Med Sci.* 2002;64:385–387.

Wernick MB, et al. Comparison of arterial blood pressure measurements and hypertension scores obtained by use of three indirect measurement devices in hospitalized dogs. *J Am Vet Med Assoc.* 2012;240:962–968.

CAPÍTULO 12

Doença Tromboembólica

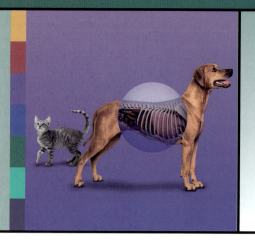

CONSIDERAÇÕES GERAIS

A doença tromboembólica (TE) é caracterizada pela formação local (*in situ*) de um agregado de plaquetas e outros elementos do sangue (trombo) ou pelo desprendimento de um trombo ou outro agregado (êmbolo) de seu local de origem e, então, seu transporte pelo fluxo sanguíneo. Trombos e êmbolos podem causar obstrução parcial ou completa do fluxo sanguíneo, seja em um vaso, seja no coração. A doença TE pode ocorrer sempre que há alteração dos mecanismos hemostáticos normais. A maioria dos eventos TE clinicamente observados envolvem a aorta distal, as artérias pulmonares, o coração ou a veia cava cranial. (Ver mais informações sobre a patogênese do tromboembolismo no Capítulo 87.)

As sequelas clínicas da doença TE dependem principalmente do tamanho e da localização do(s) trombo(s). Esses fatores determinam a magnitude do comprometimento funcional e os órgãos e tecidos acometidos. Alguns tromboêmbolos provocam sinais clínicos agudos e intensos de dor e disfunção orgânica. Outros causam danos teciduais subclínicos e diversos graus de patologia. A doença TE é às vezes suspeita antes da morte; em outros casos, é descoberta (ou não) à necropsia.

MECANISMOS HEMOSTÁTICOS NORMAIS

Há uma interação normal entre os diferentes fatores que promovem ou inibem a coagulação e promovem a fibrinólise. O bom equilíbrio desses fatores mantém a fluidez do sangue e minimiza a perda em caso de lesão vascular. As plaquetas, o endotélio vascular, as proteínas de coagulação e o sistema fibrinolítico participam da hemostasia normal. A lesão do endotélio vascular rapidamente induz várias reações que causam vasoconstrição, formação de tampão hemostático e tentativas de reparo vascular para prevenir a perda de sangue.

O endotélio intacto exerce propriedades anticoagulantes por meio de vários mecanismos. Em primeiro lugar, o endotélio representa uma barreira física com carga negativa, o que desencoraja e repele a adesão plaquetária. Em segundo lugar, a disposição de fosfolipídios nas membranas celulares saudáveis inibe a coagulação. Em células endoteliais e plaquetas normais, a membrana externa da bicamada lipídica contém fosfolipídios neutros; os fosfolipídios mais reativos, fosfatidilserina (PTS) e fosfatidiletanolamina (PEA), estão localizados na membrana interna. Essa assimetria da bicamada lipídica é mantida pelo transporte ativo de fosfolipídios pelas enzimas flipase e flopase dependentes de ATP. Após a lesão celular, a enzima escramblase embaralha os fosfolipídios entre a membrana interna e a membrana externa, o que leva à expressão de PTS e PEA na membrana externa. As membranas com PTS exposta são um substrato de apoio e catálise das reações de coagulação; nas membranas sem PTS, essas reações ocorrem de forma muito lenta. Por fim, o endotélio saudável produz ativamente substâncias que inibem tanto a adesão quanto a coagulação plaquetária. As substâncias antiplaquetárias produzidas pelo endotélio vascular são óxido nítrico, prostaciclina e adenosina difosfatase (ADPase). As substâncias anticoagulantes sintetizadas pelo endotélio intacto são trombomodulina, proteína S, proteoglicanos sulfatados com heparina (HSPGs) e o inibidor da via do fator tecidual (TFPI).

As células endoteliais danificadas promovem a formação de trombos. Embora isso reduza a perda de sangue por danos vasculares, causa doença TE em outros ambientes. A lesão endotelial contribui para a formação do trombo de várias maneiras. Primeiro, as células endoteliais danificadas liberam endotelina, que promove vasoconstrição e retarda o fluxo sanguíneo local, dando mais tempo para que os componentes do sangue interajam com a parede do vaso. Em segundo lugar, como já discutido, a presença de PTS na membrana lipídica externa das células danificadas aumenta dramaticamente a velocidade das reações de coagulação. Talvez ainda mais importante, o endotélio danificado expõe células que expressam fator tecidual (TF ou tromboplastina), que é a principal etapa para desencadear a formação do trombo.

Os modelos tradicionais de hemostasia fazem uma divisão temporal e funcional da formação do trombo em *hemostasia primária* (formação do tampão plaquetário primário), *hemostasia secundária* (criação de fibrina reticulada pelas proteínas de coagulação) e *fibrinólise* (degradação do trombo). Há também um modelo de hemostasia secundária em uma "cascata" de proteínas de coagulação, em que há clivagem sequencial de proenzimas e cada etapa ativa o próximo fator de coagulação. Essa cascata foi historicamente dividida em *extrínseca* (fora do sangue, dependente de TF) e intrínseca (dentro do sangue, dependente de contato), consideradas duas vias alternativas para a ativação do fator Xa (FXa). A ativação de FXa, então, desencadeia a "via comum" final: ativação de protrombina em trombina, seguida pela clivagem de fibrinogênio em fibrina. Embora o modelo histórico de cascata explique muitos aspectos da coagulação *in vitro*, modelos mais recentes destacam o papel das membranas celulares no processo de hemostasia *in vivo*.

O *modelo baseado em células* atualmente defendido de hemostasia é dividido em três fases sequenciais, mas sobrepostas: início, amplificação e propagação. Durante o *início*, a lesão vascular expõe células subendoteliais que expressam TF, que se liga ao fator VIIa (FVIIa) no sangue circulante. O complexo de TF-FVIIa ativa FXa, o que produz pequenas quantidades de trombina (FIIa), que atrai e ativa as plaquetas próximas. Na fase de *amplificação*, a trombina provoca ativação, modificação da forma, desgranulação e expressão de receptores de superfície das plaquetas. Os grânulos das plaquetas liberam substâncias que atraem e ativam outras plaquetas (inclusive tromboxano A_2, serotonina, difosfato de adenosina [ADP], cálcio e fibrinogênio). Diferentes tipos de receptores de plaquetas ligam-se ao fator de von Willebrand (glicoproteína [GP] I-IX) subendotelial ou a outras plaquetas por meio de fibrinogênio ($GP\alpha_{IIb}\beta_3$, antes conhecido como $GPII_b\text{-}III_a$). Esse recrutamento e agregação criam um "tampão" de plaquetas ligadas ao fibrinogênio. O tampão de plaquetas ajuda a limitar a perda de sangue pelos pequenos vasos; mais importante, entretanto, as membranas de plaquetas ativadas (com exposição de PTS) criam um substrato para a fase de *propagação* da hemostasia. Nessa fase, os fatores de coagulação ativados reagem na superfície das plaquetas ativadas em uma série de etapas para gerar mais FXa ativado que, com seu cofator FVa, cliva a protrombina em trombina (FIIa). A formação de grandes quantidades de trombina é a "etapa final" no modelo de coagulação baseado em células. A trombina converte o fibrinogênio em monômeros de fibrina, que são polimerizados em fibrina solúvel que, então, é reticulada pela ação de FXIII ativado pela trombina (ou fator estabilizador da fibrina). Essa fibrina insolúvel estabiliza o coágulo.

Após a formação de um trombo, vários mecanismos limitam sua extensão e promovem sua degradação. A trombólise requer plasmina. Seu precursor inativo, o plasminogênio, é convertido em plasmina pelo ativador do plasminogênio tecidual (t-PA) na presença de fibrina. Durante a ativação da cascata de coagulação, as células endoteliais liberam t-PA de maneira simultânea. Várias outras substâncias também podem atuar como ativadores do plasminogênio. A plasmina degrada o fibrinogênio e a fibrina solúvel (não reticulada) para gerar produtos de degradação de fibrinogênio/fibrina (FDPs). A plasmina também cliva a fibrina reticulada em coágulos estabilizados em grandes fragmentos (x-oligômeros), que são posteriormente divididos em D-dímeros e outros fragmentos. Os D-dímeros são produzidos apenas em caso de coagulação ativa e fibrinólise subsequente. A fibrinólise também é restrita por *feedback* negativo (p. ex., inibidores do ativador de plasminogênio [PAI], α_2-antiplasmina, fator fibrinolítico ativado pela trombina). Acredita-se que problemas na fibrinólise atuem na trombose patológica.

Vários mecanismos fisiológicos limitam a extensão da formação de trombos, além do sistema fibrinolítico. Como já discutido, as propriedades inerentes do endotélio vascular saudável fazem com que a coagulação ocorra apenas nos sítios de lesão. A antitrombina (AT), uma pequena proteína produzida pelo fígado, é responsável pela maior parte do efeito anticoagulante do plasma. Com seu cofator heparan sulfato, a AT se liga a muitas proteínas de coagulação e as inativa, incluindo trombina, FIXa, FXa, FXIa, FXIIa e calicreína. A proteína C (e seu cofator proteína S) são glicoproteínas dependentes da vitamina K que inativam FVa e FVIIIa. As proteínas C e S são estimuladas pela trombina (por meio da formação do complexo trombina-trombomodulina) e, assim, atuam como uma alça de *feedback* negativo durante o processo de coagulação. O TFPI derivado do endotélio também limita a hemostasia ao inibir FVIIa e TF. O mau funcionamento de um ou mais desses sistemas de controle promove trombose.

Fisiopatologia

A probabilidade de desenvolvimento da doença TE é maior quando as alterações nos processos hemostáticos normais criam condições que favorecem a formação de coágulos ou diminuem a fibrinólise. Três situações gerais (chamadas "tríade de Virchow") promovem a trombose patológica: anomalia da estrutura ou função endotelial, estase ou retardo do fluxo sanguíneo e um estado hipercoagulável (de aumento de substâncias pró-coagulantes ou diminuição de substâncias anticoagulantes ou fibrinolíticas). Várias doenças comuns produzem essas condições (Boxe 12.1).

Doenças que induzem lesão endotelial grave ou disseminada promovem trombose por meio da perda das funções antiplaquetárias, anticoagulantes e fibrinolíticas do endotélio normal. O endotélio danificado também libera TF e fatores antifibrinolíticos. O tecido subendotelial, exposto devido ao dano às células endoteliais, promove a trombose por atuar como substrato para a formação de coágulos e estimular a adesão e agregação plaquetária. A liberação sistêmica de citocinas inflamatórias (p. ex., fator de necrose tumoral [TNF], várias interleucinas, fator de ativação de plaquetas, óxido nítrico) pode causar lesão endotelial generalizada, induzir a expressão de TF e inibir mecanismos anticoagulantes. Isso ocorre em pacientes com sepse e é provável que também aconteça em outras doenças inflamatórias sistêmicas. A invasão neoplásica, a ruptura vascular decorrente de outra doença e a lesão pós-isquêmica também induzem dano endotelial. Micropartículas, pequenas vesículas ligadas à membrana derivadas de plaquetas ou outros tipos de células em certas doenças, podem fornecer uma superfície de membrana fosfolipídica pró-coagulante para desenvolvimento de trombose patológica. O trauma mecânico no endotélio vascular (como ocorre no cateterismo) também pode precipitar a doença TE, principalmente na presença de outras condições predisponentes. A lesão endotelial da artéria pulmonar decorrente da dirofilariose é bem conhecida (ver Capítulo 10). A reação inflamatória aos parasitas e fragmentos de vermes mortos ou moribundos exacerba o dano endotelial e as condições pró-trombóticas.

A estagnação do fluxo sanguíneo promove trombose, impedindo a diluição e eliminação dos fatores de coagulação; além

BOXE 12.1

Doenças que podem ser associadas ao tromboembolismo.

Alteração endotelial
Sepse
Doença inflamatória sistêmica
Dirofilariose
Neoplasia
Trauma grave
Choque
Cateterismo intravenoso
Injeção de substância irritante
Aterosclerose
Arteriosclerose
Hiper-homocisteinemia

Fluxo sanguíneo anormal
Obstrução vascular (p. ex., lesão em massa, vermes adultos, cateter ou outro dispositivo)
Doenças cardíacas (em especial cardiomiopatia em gatos)
Neoplasia cardiovascular
Endocardite
Choque
Hipovolemia/desidratação
Decúbito prolongado
Hiperviscosidade (p. ex., policitemia, leucemia, hiperglobulinemia)
Hipoviscosidade (anemia)
Anomalia anatômica (p. ex., aneurisma, fístula atrioventricular)

Aumento da capacidade de coagulação
Doença glomerular/nefropatia com perda de proteínas
Hiperadrenocorticismo
Anemia hemolítica imunomediada (± trombocitopenia)
Pancreatite
Enteropatia com perda de proteínas
Sepse/infecção
Neoplasia
Coagulação intravascular disseminada
Doença cardíaca

---

disso, aumenta o tempo para contato entre componentes do sangue e as paredes dos vasos. O fluxo insuficiente também pode promover hipoxia tecidual local e lesão endotelial. A turbulência anormal também foi associada à formação de trombo porque pode causar lesão mecânica na superfície endotelial.

A hipercoagulabilidade pode ser secundária a várias doenças sistêmicas em cães e gatos. Acredita-se que vários mecanismos estejam envolvidos. A deficiência de AT é uma causa comum de hipercoagulabilidade e pode ser causada por perda excessiva, aumento do consumo ou problemas na síntese hepática dessa molécula. A diminuição da atividade da proteína C e outros mecanismos (inclusive hiperfibrinogenemia e aumentos de fatores II, V, VII, VIII, IX, X ou XII) também podem contribuir para a hipercoagulabilidade. O aumento da agregação plaquetária, outro mecanismo de hipercoagulabilidade, foi associado à neoplasia, algumas doenças cardíacas (inclusive cardiomiopatia hipertrófica [CMH] em gatos), diabetes melito e síndrome nefrótica em alguns animais. Não se acredita que a trombocitose isolada, sem aumento da agregação plaquetária, aumente o risco de trombose. Problemas na fibrinólise podem promover trombose patológica, evitando a degradação eficiente de coágulos fisiológicos. Esses problemas podem ser causados por redução dos níveis de substâncias fibrinolíticas (p. ex., t-PA, plasminogênio, uroquinase) ou aumento da produção de PAIs; este último é o principal mecanismo da doença TE em seres humanos com hipertensão. Por fim, qualquer doença sistêmica grave que progride para a síndrome de resposta inflamatória sistêmica (SIRS; p. ex., pancreatite, sepse, neoplasia, choque térmico, doença imunomediada) pode provocar trombose grave, bem como coagulopatia intravascular disseminada (CID). A CID é caracterizada por ativação extensa de trombina e plasmina, com consumo generalizado de fatores de coagulação e plaquetas. A CID produz trombose extensa e hemorragia na microcirculação, o que causa isquemia tecidual generalizada e falência de múltiplos órgãos.

A causa mais comum, embora não a única, da doença TE em gatos é a doença miocárdica (ver Capítulo 8). Gatos com cardiomiopatia são suscetíveis à formação de trombo intracardíaco e subsequente embolização arterial. Os mecanismos responsáveis são fluxo sanguíneo intracardíaco baixo e estase sanguínea, especialmente no átrio esquerdo (AE) com aumento de volume. Gatos com CMH apresentam aumento da expressão plaquetária de P-selectina e moléculas de adesão de plaquetas a células endoteliais, além de aumento das concentrações plasmáticas de fibrinogênio, complexo trombina-antitrombina e D-dímeros, sugerindo um possível papel também na hipercoagulabilidade sistêmica. Além disso, a turbulência anormal associada à regurgitação mitral e a obstrução dinâmica do trato de saída podem ser fatores contribuintes. Alguns gatos com doença TE apresentam redução das concentrações plasmáticas de arginina e vitamina B_6 e B_{12}, além de hiper-homocisteinemia, que são fatores de risco para o tromboembolismo em seres humanos. Não se sabe se há hipercoagulabilidade induzida por uma anomalia genética em alguns gatos, como ocorre em seres humanos.

Três doenças sistêmicas comuns associadas à doença TE em cães são nefropatia com perda de proteínas, anemia hemolítica imunomediada (AHIM) e hiperadrenocorticismo. A nefropatia com perda de proteínas (decorrente de glomerulonefrite, deposição renal de amiloide ou lesão hipertensiva) pode levar à deficiência grave de AT. Devido ao seu tamanho pequeno, a perda de AT pelos glomérulos danificados ocorre com maior facilidade em comparação à maioria das proteínas pró-coagulantes, o que predispõe à trombose. As enteropatias com perda de proteínas também causam deficiência de AT, mas a perda simultânea de proteínas maiores tende a manter o equilíbrio entre os fatores pró-coagulantes e anticoagulantes. Outros fatores também podem contribuir para a doença TE em animais com nefropatias com perda de proteínas, como o aumento da agregação plaquetária secundária à hipoalbuminemia.

A trombose associada à AHIM também é considerada multifatorial, com grande atuação da SIRS (imunomediada). Trombocitopenia, hiperbilirrubinemia e hipoalbuminemia foram identificadas como fatores de risco para doença TE. O papel da administração de altas doses de corticosteroides na trombose patológica não foi esclarecido. No entanto, a doença TE é relativamente comum em animais que recebem corticosteroides exógenos e naqueles com hiperadrenocorticismo (ver próximo parágrafo). Nesses casos, geralmente há outros fatores predisponentes coexistentes.

A doença TE ocorre em alguns cães com hiperadrenocorticismo espontâneo. Essa endocrinopatia tem sido associada à diminuição da fibrinólise (decorrente do aumento da atividade de PAI) e a níveis elevados de vários fatores de coagulação. Os corticosteroides são associados a resultados de hipercoagulação à tromboelastografia (TEG) em cães normais. O diabetes melito é ocasionalmente associado à doença TE em cães. Acredita-se na participação de hiperagregação plaquetária e, talvez, hipofibrinólise. Greyhounds parecem estar predispostos à doença TE, apesar da ausência de anomalias hemostáticas ou cardiovasculares detectáveis; um mecanismo proposto é a alteração do metabolismo da homocisteína (hiper-homocisteinemia). Às vezes, um paciente com doença TE clinicamente relevante não apresenta qualquer anomalia detectável que possa provocar hipercoagulabilidade.

TROMBOEMBOLISMO PULMONAR

Tromboêmbolos pulmonares (TEPs) em cães estão associados à dirofilariose, AHIM, neoplasia, CID, sepse, hiperadrenocorticismo, nefropatia com perda de proteínas, pancreatite, trauma, hipotireoidismo e trombos no átrio direito (AD) relacionados à infecção ou neoplasia.

A doença pulmonar TE parece ser rara em gatos em comparação a cães, exceto naqueles com dirofilariose (ver Capítulo 10). No entanto, os TEPs têm sido associados a diversas doenças sistêmicas e inflamatórias em gatos, inclusive neoplasia, dirofilariose, anemia (provavelmente imunomediada), pancreatite, glomerulonefrite, encefalite, pneumonia, doença cardíaca, sepse, administração de glicocorticoides, enteropatia com perda de proteínas e lipidose hepática.

A doença pulmonar TE é uma causa importante de hipertensão pulmonar pré-capilar e pode levar à hipertrofia do ventrículo direito (VD) e até mesmo à insuficiência cardíaca congestiva (ICC) do lado direito. Ver mais informações sobre o tromboembolismo pulmonar e a hipertensão pulmonar nos Capítulos 19 e 25.

TROMBOEMBOLISMO ARTERIAL SISTÊMICO EM GATOS

A cardiomiopatia, principalmente a CMH, é a doença subjacente mais comum em gatos com tromboembolismo arterial (TEA) (ver Capítulo 8). A princípio, os trombos se formam no coração esquerdo, geralmente no AE ou na aurícula com aumento de tamanho e podem se tornar bastante grandes. A doença inflamatória neoplásica e sistêmica é ocasionalmente associada a tromboêmbolos sistêmicos em gatos. O carcinoma pulmonar é a neoplasia mais comum que causa TEA, talvez porque os êmbolos tumorais dos pulmões têm acesso direto às veias pulmonares e, portanto, ao coração esquerdo. O hipertireoidismo pode ser um fator de risco para TEA em gatos, independentemente de seus efeitos cardíacos. Uma causa rara de TEA em gatos com defeito do septo atrial é a passagem de um êmbolo venoso do AD para o AE. Em alguns casos de TEA felina, não há identificação de fatores predisponentes.

De modo geral, os êmbolos arteriais sistêmicos se alojam na trifurcação aórtica (chamados "trombo em sela" ou, mais corretamente, "êmbolo em sela"; Figura 12.1), mas as artérias ilíacas, femorais, renais, braquiais e outras podem ser acometidas, dependendo do tamanho do êmbolo e da direção do fluxo. Além de obstruir o fluxo na artéria afetada, os tromboêmbolos liberam substâncias vasoativas que induzem vasoconstrição e comprometem o fluxo sanguíneo colateral ao redor do vaso obstruído. A isquemia tecidual decorrente causa mais danos e inflamação, inclusive lesão de isquemia-reperfusão após o restauro do fluxo sanguíneo para a área. O(s) membro(s) acometido(s) sofrem neuromiopatia isquêmica, com disfunção e degeneração do nervo periférico, bem como alterações patológicas no tecido muscular associado. O tromboembolismo coronário com necrose miocárdica foi observado em gatos com doença cardíaca, principalmente CMH grave ou endocardite infecciosa, bem como de êmbolos de carcinoma.

Características clínicas

O TE arterial em gatos geralmente causa sinais clínicos agudos e dramáticos secundários à isquemia do tecido (Figura 12.2). Gatos machos parecem mais suscetíveis a TEA, mas esse viés de gênero parece estar relacionado à prevalência de CMH. Os achados comuns no exame físico de gatos com TEA podem ser resumidos com o mnemônico "5 Ps": dor (*pain*, em inglês), palidez (do[s] membro[s] acometido[s]), paresia ou plegia (do[s] membro[s] acometido[s]), pulso fraco ou ausente (no[s] membro[s] acometido[s]) e poiquilotermia (diminuição da temperatura do[s] membro[s] acometido[s] em comparação ao[s] não afetado[s]). Outras anomalias clínicas são resumidas no Boxe 12.2.

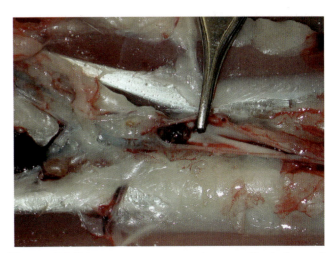

Figura 12.1 Imagem *post mortem* da aorta distal aberta de um gato com cardiomiopatia. Um tromboêmbolo (à esquerda da ponta da pinça) está na trifurcação aórtica. Os membros posteriores estão à esquerda da imagem; a região cranial está à direita.

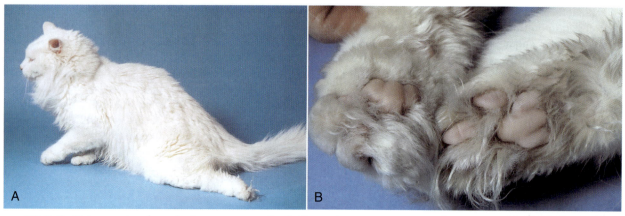

Figura 12.2 A. Gato com tromboembolismo na aorta distal. O membro posterior esquerdo era arrastado quando o gato tentava andar; a função do membro posterior direito era ligeiramente melhor. **B.** Os coxins do membro posterior esquerdo (lado direito da imagem) deste gato eram mais claros e frios em comparação ao membro anterior esquerdo (lado esquerdo da imagem).

 BOXE 12.2

Achados clínicos comuns em gatos com tromboembolismo arterial sistêmico.

Paresia aguda do membro
    Paresia posterior
    Monoparesia
    ± Claudicação intermitente
Características do(s) membro(s) acometido(s)
    Dor
    Diminuição da temperatura nas áreas distais
    Palidez
    Cianose nos leitos ungueais
    Ausência de pulso arterial
    Contratura dos músculos afetados (especialmente dos músculos gastrocnêmio e tibial cranial)
Taquipneia/dispneia
    Descarte insuficiência cardíaca congestiva, dor ou outra doença pulmonar
Vocalização (dor e angústia)
Hipotermia
Anorexia
Letargia/fraqueza
Sinais de doença cardíaca (inconsistentes)
    Sopro sistólico
    Sons de galope
    Arritmias
    Cardiomegalia
Sinais de insuficiência cardíaca congestiva
    Edema pulmonar
    Derrames cavitários
Anomalias hematológicas e bioquímicas
    Azotemia
    Aumento da atividade da creatinoquinase
    Aumento da atividade de aspartato aminotransferase
    Aumento da atividade da alanina aminotransferase
    Aumento da atividade da lactato desidrogenase
    Aumento de biomarcadores cardíacos (troponina I, NT-proBNP)
    Hiperglicemia (estresse)
    Linfopenia (estresse)
    Coagulação intravascular disseminada

NT-proBNP: fragmento N-terminal do peptídeo natriurético tipo B.

Sinais de má perfusão sistêmica geralmente são observados. Hipotermia e azotemia são comuns. Sopro cardíaco, som de galope ou arritmia costumam ser identificados, mas esses sinais nem sempre são evidentes, mesmo na presença de cardiopatia subjacente. Os sinais clínicos de doença cardíaca não são observados antes do evento TEA em muitos casos. Taquipneia e respiração com a boca aberta são comuns em gatos com embolização arterial aguda. Embora esses sinais sejam frequentemente relacionados ao início de ICC, também ocorrem em gatos sem ICC evidente. Esses sinais respiratórios podem representar uma resposta à dor ou ser causados pelo aumento da pressão venosa pulmonar. As radiografias torácicas devem ser obtidas o mais rápido possível, pois é importante determinar se o edema pulmonar é responsável pelos sinais respiratórios.

Os déficits funcionais dos membros periféricos dependem da área embolizada, bem como da extensão e duração do bloqueio arterial. No entanto, há embolização aórtica distal na maioria dos casos e, assim, déficits bilaterais em membros posteriores são mais comuns. A paresia aguda do membro posterior sem pulsos femorais palpáveis é típica. A função motora nos membros posteriores é mínima ou ausente na maioria dos casos, embora o gato possa geralmente flexionar e estender os quadris. A sensibilidade dos membros inferiores é baixa. Os déficits em membros posteriores podem ser assimétricos. Ocasionalmente, os êmbolos são pequenos o suficiente para se alojar em uma área mais distal de apenas um membro, o que causa paresia somente da área inferior do membro. A embolização de uma artéria axilar ou da artéria braquial (geralmente direita) mais distal produz monoparesia do membro anterior. A claudicação intermitente é raramente observada. Os tromboêmbolos na circulação arterial renal ou mesentérica podem provocar insuficiência desses órgãos e morte. Os êmbolos no cérebro podem induzir convulsões ou vários déficits neurológicos. Os sinais clínicos relacionados a outras doenças predisponentes podem ser evidentes em gatos sem cardiomiopatia.

Diagnóstico

O TEA felino é geralmente diagnosticado clinicamente com base em uma combinação de paraparesia de início agudo e ausência de pulsos femorais no exame físico. Se o diagnóstico não for direto, a obtenção de uma pequena quantidade de sangue periférico de um membro acometido pode ser útil. A glicemia é mais baixa, enquanto os valores de lactato são mais altos, no sangue de membros acometidos por TEA em comparação a membros não acometidos ou de amostras obtidas por punção central. A ultrassonografia abdominal pode confirmar a presença de um trombo na aorta distal.

A radiografia torácica é usada para detecção de evidências de cardiomiopatia, inclusive cardiomegalia (e, principalmente, aumento do AE) e determinação da presença de ICC está presente. Os sinais de ICC são distensão venosa pulmonar, edema pulmonar e/ou derrame pleural. As radiografias torácicas também podem sugerir a presença de outras doenças associadas ao TEA (p. ex., carcinoma pulmonar, dirofilariose). Alguns gatos acometidos não apresentam anomalias radiográficas.

A ecocardiografia descreve o tipo de doença miocárdica e, às vezes, a presença de um trombo intracardíaco (ver Figura 8.4). A ecocardiografia também pode revelar derrames cavitários (derrame pleural ou pericárdico) sugestivos de ICC. Algum grau de aumento do AE é observado na maioria (> 90%) dos gatos com TEA. O AE com dimensão superior a 20 mm (medido em projeção bidimensional em quatro câmaras de eixo longo) pode aumentar o risco de TEA, embora apenas cerca de metade dos gatos com TEA apresente esse grau de dilatação da câmara cardíaca.

Gatos com TEA geralmente apresentam azotemia, que pode ser pré-renal, decorrente de má perfusão sistêmica ou desidratação; renal primária, decorrente da embolização das artérias renais ou doença renal preexistente; ou uma combinação de ambas. Acidose metabólica, CID, anomalias eletrolíticas (principalmente baixa concentração sérica de sódio, cálcio e potássio e alta concentração sérica de fósforo) e hiperglicemia de estresse são comuns. A hiperpotassemia pode ser secundária a dano muscular por isquemia e reperfusão. A lesão e a necrose do músculo esquelético são acompanhadas por uma rápida elevação de CK; as atividades de ALT e AST aumentam 12 horas após o evento TEA e atingem o pico em 36 horas. A mioglobinúria também pode ocorrer secundária à lesão muscular generalizada. Gatos com TEA geralmente têm parâmetros de coagulação normais (tempo de protrombina [TP] e tempo de tromboplastina parcial ativada [TTPA]), embora a concentração de fibrinogênio e D-dímeros possa estar elevada. Os exames laboratoriais também podem revelar anomalias associadas a outras doenças subjacentes, como a eosinofilia da dirofilariose. Os níveis de tiroxina (T$_4$) devem ser medidos em gatos idosos para o possível diagnóstico de hipertireoidismo.

Outras causas de paresia posterior aguda a serem consideradas são doença do disco intervertebral, neoplasia medular (p. ex., linfoma), trauma, infarto fibrocartilaginoso, neuropatia diabética e, talvez, miastenia *gravis*.

Tratamento e prognóstico

Os objetivos do tratamento são prevenir a extensão do êmbolo e a formação de mais trombos, promover a circulação colateral e controlar a ICC e as arritmias concomitantes (se houver). Outros cuidados de suporte melhoram e mantêm a perfusão tecidual adequada, minimizam a ocorrência de outros danos endoteliais e estase sanguínea, otimizam a função do órgão e dão tempo para o desenvolvimento da circulação colateral. (Boxe 12.3). O tratamento da ICC em gatos é descrito no Capítulo 8 e no Boxe 8.1. Os cuidados gerais de suporte no TEA agudo são aquecimento externo ativo para reversão da hipotermia, mudança de posição e rotação do decúbito (se o animal não puder andar), assistência para uso da caixa de areia ou expressão da bexiga e fisioterapia quando o paciente estiver estável.

Gatos com TEA devem receber um analgésico, principalmente nas primeiras 24 a 36 horas após o evento embólico, já que essa é uma doença dolorosa. Nos casos de obstrução arterial caudal, a administração de analgésicos em um sítio mais cranial é recomendada para melhorar a absorção (p. ex., via intravenosa pela veia cefálica ou intramuscular na área lombar cranial). Os medicamentos mais utilizados são opioides μ, como citrato de fentanila (*bolus* por via intravenosa (IV) seguido de infusão), cloridrato de buprenorfina, hidromorfona, metadona, oximorfona ou morfina (ver Boxe 12.3). Um adesivo de fentanila (apresentação de 25 μg/h) aplicado a uma área cutânea tricotomizada pode ser usado para alívio da dor por até 3 dias, mas, como essa formulação leva cerca de 12 horas para se tornar eficaz, outro analgésico é usado de maneira simultânea durante esse período inicial. A depressão respiratória e a redução da motilidade gastrintestinal (GI) são possíveis efeitos adversos dos opioides. Às vezes, os narcóticos causam disforia em gatos. A acepromazina não é recomendada em animais com TEA, apesar de seus efeitos vasodilatadores por bloqueio do receptor alfa-adrenérgico. A melhora do fluxo colateral não foi documentada e a hipotensão e exacerbação da obstrução do fluxo ventricular dinâmico (em gatos com CMH obstrutiva) são possíveis efeitos adversos.

A terapia antiplaquetária é usada para inibir a agregação plaquetária e reduzir a produção de substâncias vasoconstritoras liberadas por plaquetas ativadas. Os inibidores plaquetários são considerados muito importantes para impedir a formação de trombos dentro das artérias, onde o sangue flui sob altas taxas de cisalhamento e a adesão plaquetária via fator de von Willebrand é essencial para a geração de coágulos. O clopidogrel (Plavix®) substituiu o ácido acetilsalicílico como padrão da terapia antiplaquetária em gatos com TEA. O clopidogrel é uma tienopiridina de segunda geração com efeitos antiplaquetários mais potentes do que o ácido acetilsalicílico. Um ensaio clínico duplo-cego randomizado com 75 gatos (*Feline Arterial Thromboembolism: Clopidogrel versus Aspirin Trial; FATCAT*) (Hogan, 2015) demonstrou que o clopidogrel foi superior ao ácido acetilsalicílico na prevenção do TEA secundário e aumentou os tempos de sobrevida após o TEA.

As tienopiridinas inibem a ligação do ADP aos receptores plaquetários e a subsequente agregação plaquetária mediada pelo ADP. O clopidogrel antagoniza irreversivelmente os receptores ADP$_{2Y12}$ da membrana plaquetária, que inibem uma alteração conformacional do complexo GPα$_{IIb}$β$_3$, o que reduz a ligação ao fibrinogênio e ao fator de von Willebrand. O clopidogrel também diminui a liberação plaquetária de serotonina, ADP e outras substâncias vasoconstritoras e agregadoras de plaquetas. Os efeitos antiplaquetários do clopidogrel ocorrem

BOXE 12.3

Tratamento da doença tromboembólica aguda.

Primeiros exames diagnósticos
Anamnese e exame físico completos
Radiografias torácicas (descartar sinais de insuficiência cardíaca congestiva, outros infiltrados, derrame pleural)
Hemograma completo, bioquímica sérica, urinálise
± Glicemia e concentração sanguínea de lactato para comparação de membros acometidos ou não
± Provas de coagulação e determinação de D-dímero

Analgesia conforme necessário (principalmente para tromboembolismo arterial sistêmico)
Citrato de fentanila
- Cão: 0,002 a 0,005 mg/kg IV em *bolus*, seguido por infusão de 0,002 a 0,005 mg/kg/h
- Gato: 0,002 a 0,005 mg/kg IV em *bolus*, seguido por infusão de 0,002 a 0,005 mg/kg/h

ou Buprenorfina
- Cão: 0,01 a 0,03 mg/kg IM, IV, SC a cada 6 a 8 h
- Gato: 0,01 a 0,03 mg/kg IM, IV, SC a cada 6 a 8 h; pode dar VO para absorção transmucosa

ou Hidromorfona
- Cão: 0,05 a 0,2 mg/kg IM, IV, SC a cada 4 a 6 h
- Gato: 0,05 a 0,2 IM, IV, SC a cada 4 a 6 h

ou Oximorfona
- Cão: 0,05 a 0,2 mg/kg IM, IV, SC a cada 2 a 4 h
- Gato: 0,05 a 0,2 mg/kg IM, IV, SC a cada 2 a 4 h

ou Morfina
- Cão: 0,2 a 0,4 mg/kg IM, IV, SC a cada 4 a 6 h
- Gato: 0,1 mg/kg IM, IV, SC a cada 4 a 6 h

Cuidados de suporte
Dar O_2 suplementar se houver sinais respiratórios
Monitore e corrija a azotemia e as anomalias eletrolíticas
Trate a insuficiência cardíaca congestiva, se presente (ver Capítulos 3 e 8)
Use uma fonte externa de calor caso a hipotermia persista após a reidratação
Identifique e trate doenças subjacentes
Administre fluido por via IV se indicado (e se não houver insuficiência cardíaca congestiva)
Dê suporte nutricional em caso de persistência da anorexia

Outros exames diagnósticos
Avaliação cardíaca completa, inclusive ecocardiograma
± Ultrassonografia abdominal para confirmar a presença de trombo/êmbolo na aorta distal

Outros exames, conforme indicado (com base nos primeiros achados e exame cardíaco) para descartar condições predisponentes

Inibição da extensão do coágulo existente e novos eventos tromboembólicos

Terapia antiplaquetária
Clopidogrel
- Cão: 2 a 4 mg/kg VO a cada 24 h
- Gato: dose de ataque de 75 mg VO uma vez, então 18,75 mg/gato VO a cada 24 h

Ácido acetilsalicílico (em gatos, considerar apenas se o clopidogrel não for tolerado ou estiver à disposição)
- Cão: 0,5 a 1 mg/kg VO a cada 24 h
- Gato: 81 mg/gato a cada 72 h

Terapia anticoagulante
Heparina sódica (não fracionada)*
- Cão: 100 a 300 UI/kg IV, seguidos por 100 a 300 UI/kg SC a cada 8 h (ou CRI de 600 UI/kg/dia) por 2 a 4 dias ou conforme necessário
- Gato: 100 UI/kg IV, seguidos por 200 UI/kg SC a cada 8 h (ou CRI de 600 a 800 UI/kg/dia) por 2 a 4 dias ou conforme necessário

ou Enoxaparina*
- Cão: 1,5 mg/kg SC a cada 12 a 24 h
- Gato: 1,5 mg/kg SC a cada 12 a 24 h

ou Dalteparina sódica*
- Cão: 50 a 100 U/kg SC a cada 12 a 24 h
- Gato: 100 U/kg SC a cada 12 a 24 h

Terapia trombolítica (com cautela; ver texto)
rt-PA
- Cão: 1,4 mg/kg IV, total como protocolo de ataque de 90 min:
  0,2 mg/kg em *bolus* IV
  0,7 mg/kg IV por 30 min
  0,5 mg/kg IV por 1 h
- Gato: 5 mg/gato IV, total como protocolo de ataque de 90 min:
  0,75 mg em bolus IV
  2,5 mg IV por 30 min
  1,75 mg em 1 h

Gatos: colete amostras de sangue para determinação do pico de atividade anti-Xa de LMWH 2 a 3 horas após a administração.
Cães: colete amostras de sangue para determinação do pico de atividade anti-Xa de LMWH 3 a 4 horas após a administração.
IM: via intramuscular; IV: via intravenosa; VO: via oral; rt-PA: ativador do plasminogênio tecidual recombinante humano; SC: via subcutânea.
*Recomenda-se o monitoramento de anti-Xa. Um laboratório que presta esse serviço para cães e gatos é o laboratório Cornell Comparative Coagulation, nos EUA, http://ahdc.vet.cornell.edu/Sects/Coag/.

---

após sua transformação hepática em um metabólito ativo. Como os seres humanos, os gatos podem apresentar diferenças farmacogenômicas individuais em sua capacidade de biotransformação do clopidogrel; assim, há animais que não respondem ao clopidogrel, mas as implicações clínicas deste achado ainda não foram esclarecidas. A dose oral recomendada é 18,75 mg/gato uma vez ao dia (ou 2 a 4 mg/kg uma vez ao dia); os efeitos antiplaquetários máximos ocorrem em 72 horas e desaparecem cerca de 7 dias após a interrupção do tratamento. Uma dose de ataque de 75 mg/gato, administrada o mais rápido possível após um evento agudo de TEA, também pode ter efeitos vasomoduladores que melhoram o fluxo sanguíneo colateral. Essa dose parece bem tolerada a curto prazo. O clopidogrel não causa úlcera GI, como o ácido acetilsalicílico; no entanto, um único gato que recebeu clopidogrel no estudo FATCAT desenvolveu icterícia reversível. Alguns gatos vomitam e os comprimidos têm sabor muito amargo. Isso pode ser melhorado pela administração da medicação com alimento ou em uma cápsula de gelatina.

O ácido acetilsalicílico era utilizado para bloquear a ativação e agregação plaquetária em gatos com TEA ou com risco de seu desenvolvimento. O ácido acetilsalicílico inibe a ciclo-oxigenase de maneira irreversível, o que reduz a síntese de prostaglandinas e tromboxano A_2 e, portanto, pode diminuir a agregação plaquetária, a liberação de serotonina e a vasoconstrição. Como as plaquetas não podem sintetizar mais ciclo-oxigenase, essa redução de prostaglandinas pró-coagulantes e tromboxano persiste por toda a vida das plaquetas (7 a 10 dias). A produção endotelial de prostaciclina (também por meio da via da ciclo-oxigenase) é diminuída pelo ácido acetilsalicílico, mas de maneira somente transitória, já que as células endoteliais sintetizam mais ciclo-oxigenase. Os efeitos adversos do ácido acetilsalicílico tendem a ser brandos, a menos que haja superdosagem. De modo geral, os efeitos adversos estão relacionados a sinais de distúrbio ou úlcera GI, como anorexia e vômitos. A dose ideal não foi determinada. Como os gatos não têm uma enzima (glucuronil transferase) necessária para o metabolismo do ácido acetilsalicílico, a frequência de administração deve ser menor em comparação aos cães. A eficácia do ácido acetilsalicílico em doses clínicas no TEA agudo é desconhecida. Em gatos com trombose aórtica experimental, o ácido acetilsalicílico em altas doses (100 mg/kg) inibiu a agregação plaquetária e melhorou a circulação colateral, mas essa dose seria tóxica em um ambiente clínico. A dose comumente usada, de 10 a 25 mg/kg (81 mg/gato) a cada 72 horas, inibe a agregação plaquetária *in vitro*, mas seu benefício clínico no tratamento ou prevenção do TEA não foi estabelecido. Não houve diferença no desfecho de gatos com TEA que receberam ácido acetilsalicílico em dose baixa (5 mg/gato a cada 72 horas) ou doses mais comuns (40 a 81 mg/gato a cada 48 horas); além disso, menos efeitos colaterais GIs foram observados com a dose inferior. No entanto, devido à superioridade do clopidogrel (18,75 mg/gato a cada 24 horas) em comparação ao ácido acetilsalicílico (81 mg/gato a cada 72 horas) no estudo FATCAT, o clopidogrel agora deve ser o antiplaquetário de primeira linha para o tratamento ou prevenção de TEA em gatos. O ácido acetilsalicílico pode ser usado em gatos que não toleram o clopidogrel ou, talvez, como antiplaquetário auxiliar, além do clopidogrel.

Vários novos medicamentos antiplaquetários foram recentemente desenvolvidos para uso em seres humanos. Estes são os inibidores de ADP_{2Y12} de última geração, como prasugrel (uma tienopiridina de terceira geração) e ticagrelor (uma não tienopiridina), bem como os antagonistas do receptor $GP\alpha_{IIb}\beta_3$ abciximabe e eptifibatida. O prasugrel e o ticagrelor ainda não foram avaliados em pacientes veterinários. O abciximabe demonstrou melhorar o fluxo arterial em gatos com trombose arterial induzida de maneira experimental, mas, curiosamente, não reduziu a agregação plaquetária *in vitro*. A eptifibatida reduziu efetivamente a agregação plaquetária *in vitro*, mas causou colapso cardiovascular e morte quando administrada por via sistêmica a gatos. Mais pesquisas são necessárias antes que esses novos fármacos sejam adicionados ao repertório veterinário.

Além da terapia antiplaquetária, a anticoagulação com heparina é usada no tratamento da TEA aguda. A heparina é indicada para limitar a extensão dos trombos existentes e prevenir a formação de novos trombos; não promove trombólise. A heparina não fracionada e uma série de produtos de heparina de baixo peso molecular (LMWH) são comercializados. O principal efeito anticoagulante da heparina se deve à ativação de AT que, por sua vez, inibe FIXa, FXa, FXIa, FXIIa e FIIa (trombina). A heparina não fracionada se liga à trombina e AT. Os protocolos com doses ideais para animais não são conhecidos. No TEA agudo, a heparina não fracionada é geralmente administrada como um *bolus* IV inicial (100 U/kg) seguido por uma infusão em taxa contínua ou injeções subcutâneas (SC) (ver Boxe 12.3). A heparina não é administrada por via intramuscular (IM) devido ao risco de hemorragia no sítio de injeção. O tratamento com heparina não fracionada é mantido até que o paciente esteja estável e submetido à terapia antiplaquetária por alguns dias.

O monitoramento do TTPA do paciente tem sido recomendado, embora os resultados possam não prever com precisão as concentrações séricas de heparina; o perfil de coagulação pré-tratamento é solicitado para comparação e o objetivo é prolongar o TTPA para 1,5 a 2 vezes o valor basal. O monitoramento da atividade anti-Xa pode ser um meio mais preciso de avaliação do tratamento com heparina. A hemorragia é a principal complicação da administração de heparina. O sulfato de protamina pode ser usado para neutralizar o sangramento induzido pela heparina; no entanto, uma superdosagem de protamina pode, paradoxalmente, causar hemorragia irreversível. As diretrizes de administração de sulfato de protamina são as seguintes: administração de 1 mg/100 U de protamina por via intravenosa lenta em caso de administração de heparina nos 30 minutos anteriores; administração de 0,5 mg/100 U de protamina em caso de administração de heparina mais de 30, mas menos de 60 minutos antes; e administração de 0,25 mg/100 U de protamina em caso de administração de heparina há mais de 1 hora. O plasma fresco congelado pode ser necessário para reposição de AT em pacientes com superdosagem de heparina.

No tratamento a longo prazo, a LMWH é uma alternativa mais segura e prática à heparina não fracionada. Os produtos de LMWH abrangem diversos grupos de heparina despolimerizada de tamanho, estrutura e farmacocinética variáveis. Seu tamanho menor evita a ligação simultânea à trombina e AT. Esses produtos têm efeito mais específico contra o fator Xa e capacidade mínima de inibição de trombina; portanto, há menor risco de causar sangramento. Os produtos de LMWH têm maior biodisponibilidade e meia-vida do que a heparina não fracionada quando administrados por via subcutânea devido à menor ligação às proteínas plasmáticas, bem como às células endoteliais e macrófagos. No entanto, os produtos de LMWH não afetam significativamente os tempos de coagulação; assim, o TTPA não pode ser usado para monitorar o tratamento com LMWH. O efeito de LMWH pode ser monitorado de maneira indireta pela atividade anti-Xa (ver Boxe 12.3). O nível ideal de atividade anti-Xa em gatos não é conhecido; o intervalo alvo em seres humanos é relatado como 0,5 a

1 U/mℓ, embora o intervalo de 0,3 a 0,6 U/mℓ também tenha sido usado.

Os produtos de LMWH têm diferentes efeitos biológicos e clínicos e não são intercambiáveis. A dose mais eficaz dos vários produtos de LMWH não está claramente estabelecida em cães e gatos. As doses mais usadas de dalteparina sódica e enoxaparina (ver Boxe 12.3) foram extrapoladas do uso humano. Embora a enoxaparina produza atividade anti-Xa próxima à faixa-alvo 4 horas após a administração em gatos, essa atividade é geralmente indetectável 8 horas depois. Esse achado levou à crença de que doses mais altas e mais frequentes deveriam ser usadas para manter os níveis de anti-Xa mais perto da faixa-alvo humana. No entanto, essa justificativa é contestada porque a manutenção dos níveis máximos ou desejados de anti-Xa durante todo o período de tratamento não parece necessária. Na verdade, um estudo experimental de enoxaparina em um modelo modificado de estase venosa em gatos saudáveis não mostrou correlação entre o efeito antitrombótico e os níveis de anti-Xa; nesse modelo, o efeito antitrombótico da enoxaparina durou mais de 12 horas. O intervalo terapêutico ideal em felinos e a dose mais eficaz em gatos com TEA ainda não foram determinados. As LMWHs são relativamente caras e exigem a concordância do tutor do animal para administração de injeções SC a cada 12 a 24 horas.

Historicamente, a varfarina é o tratamento anticoagulante a longo prazo mais comum em gatos com TEA. No entanto, devido ao grave risco de sangramento, necessidade de monitoramento frequente e disponibilidade de anticoagulantes alternativos (inclusive LMWH), a varfarina hoje é raramente usada em gatos. Esse fármaco ainda é usado em cães de grande porte com TE sistêmico caso os demais agentes tenham custo proibitivo.

Vários novos medicamentos anticoagulantes foram desenvolvidos para uso humano e passaram a ser utilizados em pacientes veterinários. Nos seres humanos, esses medicamentos têm eficácia antitrombótica semelhante ou melhor em comparação à varfarina, com menos efeitos colaterais. Os inibidores sintéticos do fator Xa (p. ex., rivaroxabana, apixibana, fondaparinux) potencializam os efeitos de AT sem influenciar a trombina ou a função plaquetária. Seu efeito é monitorado por meio da medida da atividade anti-Xa, já que esses medicamentos não alteram os resultados dos perfis de coagulação de rotina. O fondaparinux é administrado por via subcutânea, enquanto a apixabana e a rivaroxabana são administradas por via oral. As doses de rivaroxabana, apixabana e fondaparinux em gatos foram publicadas com base na farmacocinética e na atividade anti-Xa em gatos saudáveis; no entanto, a eficácia clínica em gatos com TEA ainda não foi investigada. O etexilato de dabigatrana é um inibidor direto de trombina de administração oral; o uso desse medicamento não foi relatado na medicina veterinária.

Todos os tratamentos para TEA discutidos até agora são de suporte e não dirigidos; a abordagem comum é, em essência, dar suporte ao paciente enquanto seu próprio sistema fibrinolítico intrínseco degrada o êmbolo, em vez de buscar um tratamento específico para a dissolução do coágulo. No entanto, existem fármacos trombolíticos que promovem a lise direta do coágulo. Esses medicamentos aumentam a conversão do plasminogênio em plasmina, facilitando a fibrinólise. O agente trombolítico mais usado na medicina veterinária é o ativador do plasminogênio tecidual recombinante humano (rt-PA). O rt-PA é uma serina-protease polipeptídica de cadeia única com maior especificidade para fibrina nos trombos e baixa afinidade pelo plasminogênio circulante. O risco de hemorragia é, portanto, menor com o rt-PA do que com ativadores do plasminogênio não específicos, como estreptoquinase e uroquinase. No entanto, ainda há possibilidade de sangramento grave, lesão de reperfusão e efeitos adversos neurológicos. O rt-PA também pode ser antigênico em animais por ser uma proteína humana.

A experiência veterinária com rt-PA é limitada; esse fármaco é relativamente caro e sua dose ideal não é conhecida; a dose mais usada é 5 mg por gato, geralmente administrada como uma infusão intravenosa por 1 a 2 horas (ver Boxe 12.3). Em uma série de casos de 11 gatos com TEA, a administração de rt-PA foi associada à melhora da função dos membros e retorno dos pulsos; entretanto, houve alta taxa de efeitos adversos relacionados à lesão de reperfusão (azotemia, hiperpotassemia e sinais neurológicos) e a mortalidade foi alta. Assim, embora o rt-PA possa ser eficaz na degradação de coágulos, uma vantagem clara de sobrevida não foi demonstrada. Se usada, essa terapia deve ser instituída 3 a 4 horas após a oclusão vascular. Um ambiente de terapia intensiva, inclusive monitoramento frequente da concentração sérica de potássio, do estado ácido-básico e do eletrocardiograma (ECG), é importante para detecção da hiperpotassemia e acidose metabólica induzidas pela reperfusão. O perfil de risco-benefício do tratamento trombolítico pode ser mais favorável em pacientes com tromboembolismo cerebral, renal ou esplâncnico. Outros trombolíticos, inclusive os ativadores inespecíficos do plasminogênio (estreptoquinase e uroquinase), são associados a efeitos colaterais ainda mais graves e à mortalidade mais alta; assim, não são hoje recomendados.

De modo geral, a remoção cirúrgica do tromboêmbolo não é recomendada em gatos. O risco cirúrgico é alto e é provável que uma lesão isquêmica neuromuscular significativa já tenha ocorrido no momento do procedimento. A remoção percutânea do coágulo com cateter de embolectomia não foi eficaz em gatos.

O prognóstico de gatos com TEA é mau. Muitos gatos são eutanasiados logo após o diagnóstico (cerca de 1/3 dos gatos em relatos de entidades de cuidados terciários e quase 2/3 dos gatos em entidades de cuidados primários). Dentre os gatos submetidos a tratamento, cerca de metade sobrevive ao primeiro episódio de TEA, independentemente da modalidade escolhida (conservadora ou trombolítica). A sobrevida é melhor caso haja comprometimento de apenas um membro e/ou ainda houver alguma função motora preservada à primeira consulta. A hipotermia e a ICC à primeira consulta estão associadas à baixa sobrevida em gatos. Outros fatores negativos podem incluir hiperfosfatemia, hiperpotassemia ou azotemia progressiva, bradicardia, ausência persistente de função motora, lesão progressiva do membro (contratura muscular contínua após 2 a 3 dias, necrose), aumento grave do AE, presença de trombos intracardíacos ou contraste espontâneo ("turbilhão de fumaça") no ecocardiograma, CID e histórico de TEA. A embolização significativa dos rins, intestinos ou outros órgãos é associada ao mau prognóstico.

Excluindo complicações, a função dos membros deve começar a voltar dentro de alguns dias a 1 semana. Alguns gatos são clinicamente normais em 1 a 2 meses, embora déficits residuais possam persistir por um período variável. A necrose do tecido pode exigir tratamento da ferida e enxerto de pele. Certos gatos apresentam deformidade permanente dos membros e a amputação é ocasionalmente necessária. Os eventos TEA repetidos são comuns, assim como a ICC progressiva. De modo geral, a sobrevida média a longo prazo é de aproximadamente 6 a 9 meses.

PROFILAXIA DO TROMBOEMBOLISMO ARTERIAL EM GATOS

A terapia profilática com um antiplaquetário ou anticoagulante é bastante utilizada em gatos que supostamente apresentam maior risco de TEA, como aqueles com histórico da doença, cardiomiopatia e aumento moderado a grave do AE, diminuição da função auricular ou do AE ou ecocontraste espontâneo ou trombo intracardíaco à ecocardiografia. No entanto, a eficácia da tromboprofilaxia não foi determinada e uma estratégia que evite o desenvolvimento de TEA não foi identificada.

Os medicamentos usados na profilaxia do TEA são inibidores de plaquetas (clopidogrel ou ácido acetilsalicílico), LMWH, varfarina e antagonistas do fator Xa. Os medicamentos antiplaquetários são mais comumente prescritos por visarem à adesão plaquetária (o fator mais importante na formação de trombos em estados de alto cisalhamento) e serem associados ao baixo risco de hemorragia grave, com necessidade de monitoramento mínimo. O clopidogrel é preferível ao ácido acetilsalicílico com base em seu efeito clínico superior na prevenção de TEA secundário em gatos, embora esses fármacos não tenham sido comparados na prevenção do TEA primário. A varfarina é raramente usada devido ao maior risco de sangramento, necessidade de monitoramento frequente e ausência de benefício de sobrevida demonstrado. A LMWH é cara e deve ser administrada por injeção subcutânea, mas alguns tutores de animais podem concordar com esse tratamento. Os inibidores de plaquetas podem ser usados concomitantemente à LMWH em gatos que não apresentam trombocitopenia. Nenhum estudo avaliou a eficácia de fármacos antiplaquetários ou anticoagulantes na prevenção do TEA em gatos. Portanto, as decisões empíricas sobre a tromboprofilaxia dependem da opinião do clínico e baseadas na estratificação de risco: gatos com CMH e aumento grave do AE geralmente recebem clopidogrel, enquanto gatos com ecocontraste espontâneo, trombo intracardíaco ou histórico de TEA podem receber clopidogrel combinado à LMWH ou um inibidor do fator Xa.

TROMBOSE ARTERIAL SISTÊMICA EM CÃES

Em cães, a doença trombótica arterial é relativamente incomum em comparação aos gatos. No entanto, a verdadeira prevalência é desconhecida e pode ser subestimada devido às diferenças na patogênese e no quadro clínico. A aorta distal é o sítio mais relatado e, em cães, a doença é geralmente causada pela formação de um trombo primário (*in situ*) e não por um evento embólico agudo distante, como em gatos. O desenvolvimento de sinais clínicos nesses cães tende a ser mais vago e crônico. A trombose aórtica em cães tem sido associada a muitas doenças, inclusive sistêmicas e endócrinas que causam hipercoagulabilidade, neoplasia, doença aórtica e algumas doenças cardiovasculares. No entanto, em muitos casos (segundo alguns relatos, em até metade dos cães com trombose aórtica), nenhuma anomalia predisponente é observada. A trombose aórtica parece mais prevalente em machos do que em fêmeas. Não está claro se existe alguma predisposição racial verdadeira, embora Grey-hounds, Cavalier King Charles Spaniels e Labradores possam estar super-representados.

A causa mais comum de trombose aórtica em cães é a nefropatia com perda de proteínas, em que a perda urinária de AT leva a um estado de hipercoagulabilidade. Do mesmo modo, a enteropatia com perda de proteínas pode predispor os cães à trombose aórtica devido à perda alimentar de AT. Outras doenças pró-coagulantes bastante associadas à trombose aórtica em cães são hiperadrenocorticismo (ou administração recente de corticosteroides), hipotireoidismo e diabetes melito. A neoplasia pode provocar doença TE por embolia tumoral ou indução de um estado hipercoagulável paraneoplásico. Neoplasias comuns associadas à trombose aórtica são hemangiossarcoma, carcinoma pulmonar, osteossarcoma, linfoma intravascular e tumores adrenais. Doenças que acometem diretamente a aorta, inclusive aortite, fibrose da íntima aórtica, aterosclerose, dissecção aórtica ou tumores aórticos, também podem causar trombose aórtica.

Ao contrário dos gatos, as doenças cardíacas estruturais primárias comuns dos cães (cardiomiopatia ou doença valvar degenerativa) raramente causam trombose. As doenças cardíacas mais associadas à doença trombótica sistêmica em cães são a endocardite vegetativa e a neoplasia cardíaca. Outras doenças cardiovasculares ocasionalmente associadas à doença trombótica canina são persistência do ducto arterioso (trombose no sítio de ligadura cirúrgica), arterite, ruptura do AE ou erosão inflamatória granulomatosa no AE. Na presença de um defeito do septo atrial ou ventricular com *shunt* da direita para a esquerda, os fragmentos originados da trombose venosa podem atravessar o defeito e causar embolização arterial sistêmica.

A aterosclerose é incomum em cães, mas tem sido associada a doenças trombóticas nessa espécie, assim como em seres humanos. A alteração endotelial em áreas de placa aterosclerótica, hipercolesterolemia, aumento de PAI-1 e, talvez, outros mecanismos podem contribuir para a formação de trombos. A aterosclerose pode se desenvolver em pacientes com hipotireoidismo profundo, hipercolesterolemia ou hiperlipidemia. A aorta, as artérias coronárias e outras artérias médias a grandes são acometidas. Em alguns casos, ocorrem infartos do miocárdio e cerebrais e os cães acometidos apresentam alta taxa de fibrose miocárdica intersticial. A vasculite relacionada à doença infecciosa, inflamatória, imunomediada, neoplásica ou tóxica pode ser a causa da trombose ou de eventos embólicos. A arterite de patogênese imunomediada foi descrita em alguns Beagles e outros cães jovens.

Características clínicas

A aorta distal é o local mais comum de doença TE clinicamente reconhecida em cães. Os cães acometidos geralmente apresentam claudicação intermitente ou paresia (claudicação) nos membros posteriores e têm pulsos femorais fracos no lado afetado. Diferentemente dos gatos, a maioria dos cães apresenta sinais clínicos mais crônicos (por mais de 2 semanas antes da primeira consulta). Menos de um quarto dos cães tem paralisia peraguda sem sinais prévios de claudicação. Essas diferenças entre espécies indicam que, em cães, os trombos aórticos se formam *in situ* na aorta caudal, e não são êmbolos de um sítio distante, como em gatos. Os sinais clínicos em cães são claudicação ou paresia unilateral ou bilateral de membros posteriores (que pode ser progressiva ou intermitente), intolerância ao exercício, dor e autotraumatismo ou hipersensibilidade do(s) membro(s) afetado(s) ou da área lombar. Na primeira consulta, a maioria dos cães consegue andar. A claudicação intermitente, comum em seres humanos com doença vascular oclusiva periférica, pode ser uma manifestação da doença TE da aorta distal. Há desenvolvimento de dor, fraqueza e claudicação durante o exercício. A perfusão inadequada durante o exercício leva ao acúmulo de ácido láctico e cãibras. Esses sinais se intensificam até que se torna impossível caminhar e, então, desaparecem com o repouso.

Os principais achados do exame físico em cães com trombose aórtica são pulsos femorais ausentes ou fracos e disfunção neuromuscular dos membros posteriores. Extremidades frias, dor nos membros posteriores, perda de sensibilidade nos dedos, hiperestesia e leitos ungueais cianóticos são observados de forma variável. Ocasionalmente, há embolia de uma artéria, como a braquial. A doença TE em um órgão abdominal causa dor abdominal, com evidências clínicas e laboratoriais de lesão do órgão acometido.

O tromboembolismo da artéria coronária geralmente causa arritmias, bem como alterações do segmento ST e da onda T no ECG. As taquiarritmias ventriculares (ou outras) são comuns; no entanto, a lesão da área do nó atrioventricular (AV) pode causar bloqueio de condução. Os sinais clínicos de infarto agudo do miocárdio/necrose podem mimetizar os sinais de doença pulmonar TE; estes são fraqueza, dispneia e colapso. Os pacientes podem apresentar sopro cardíaco, taquicardia e pulsos fracos. A dispneia pode ser consequência da ICC do lado esquerdo (dependendo do grau de disfunção miocárdica) ou de anomalias pulmonares concomitantes, inclusive tromboembolismo pulmonar. O tromboembolismo da artéria coronária também pode causar morte súbita; a lesão miocárdica isquêmica aguda associada pode não ser detectada à histopatologia de rotina.

Diagnóstico

O diagnóstico definitivo requer a visualização direta do trombo. Normalmente, a ultrassonografia abdominal é usada para identificar uma massa intraluminal ou mural na aorta distal (ou outros vasos). Os estudos com Doppler podem demonstrar obstrução parcial ou completa do fluxo sanguíneo em alguns casos. A tomografia computadorizada (TC) com contraste e a angiografia também podem demonstrar a presença de trombo e oclusão vascular. A imagem contrastada pode ser valiosa nos casos em que o ultrassom é inconclusivo para demonstração da circulação colateral ou se a TC simultânea de outras áreas do corpo for desejada.

Após a confirmação do diagnóstico de trombose aórtica, outros exames devem ser solicitados para detecção da causa subjacente. A radiografia torácica é uma primeira opção para anomalias cardíacas. Evidências de ICC ou anomalias pulmonares associadas à doença TE (p. ex., neoplasia, dirofilariose, outras infecções) também podem ser observadas. A ecocardiografia é indicada para identificação e caracterização de doenças cardíacas (se presentes), principalmente endocardite vegetativa ou neoplasia cardíaca. Os trombos na câmara cardíaca esquerda ou direita e nos grandes vasos proximais podem ser facilmente visualizados à ecocardiografia bidimensional. Em cães com doença coronária TE, o exame ecocardiográfico pode indicar redução da contratilidade miocárdica com ou sem disfunção regional. O ecocontraste espontâneo ("turbilhão de fumaça") pode ser visto em um ou ambos os ventrículos; como em gatos, acredita-se que esse achado indique maior risco de doença TE.

Os resultados dos exames laboratoriais de rotina dependem muito da doença subjacente ao(s) evento(s) TE(s). Azotemia e proteinúria são comuns porque a nefropatia com perda de proteínas é a principal causa de trombose aórtica. A doença TE arterial sistêmica também produz elevação das atividades de enzimas musculares, inclusive CK, AST e ALT, e necrose do músculo esquelético.

Os resultados do perfil de coagulação em cães com doença trombótica são variáveis. A concentração de FDPs ou D-dímeros pode aumentar, mas isso pode ocorrer em pacientes com doença inflamatória e não é específico para um evento TE ou CID. O aumento modesto das concentrações de D-dímero também pode ocorrer em doenças associadas a estados pró-coagulantes, como neoplasia, doença hepática e AHIM, bem como em hemorragias da cavidade corpórea (devido ao aumento da formação de fibrina). A elevação dos D-dímeros é, portanto, um exame sensível, mas não específico para tromboembolismo patológico. É importante interpretar os resultados de D-dímero no contexto de outros achados clínicos e laboratoriais. Há também ensaios para determinação de AT e proteínas C e S circulantes. As deficiências dessas proteínas estão associadas ao aumento do risco de trombose.

A TEG é um método fácil em ponto de atendimento para avaliação da hemostasia global e pode ser usado para demonstração de hipercoagulabilidade em pacientes com doença TE. No entanto, na maioria dos Greyhounds e outros Galgos com trombose aórtica, os resultados da TEG estão dentro dos limites normais para a raça.

Tratamento e prognóstico

Embora o quadro clínico da trombose aórtica canina muitas vezes seja mais sutil e crônico em comparação ao TEA felino, os objetivos terapêuticos são os mesmos: estabilizar o paciente por meio do tratamento de suporte indicado, prevenir a extensão do trombo existente e a ocorrência de outros eventos TE e o restauro da perfusão. O cuidado de suporte melhora e mantém a perfusão tecidual adequada, minimiza os danos endoteliais e a estase de sangue e otimiza a função do órgão; além disso, dá tempo para o desenvolvimento da circulação colateral. A correção ou o tratamento de doenças subjacentes, na medida do possível, é importante. As terapias antiplaquetárias e anticoagulantes são usadas para reduzir a agregação plaquetária e o crescimento dos trombos existentes (ver Boxe 12.3). Os exames de coagulação, inclusive TEG, se disponível, devem ser usados para monitorar a resposta dos pacientes com doença TE aos anticoagulantes.

As estratégias de tratamento da doença TE em cães são descritas no Boxe 12.3. Embora a terapia fibrinolítica esteja disponível, seu uso é limitado pelas incertezas da dose, pela necessidade de cuidados intensivos e pela possibilidade de complicações graves. A trombólise sistêmica com rt-PA e estreptoquinase foi relatada em cães, com sucesso variável. A trombólise local (administração de rt-PA por cateter diretamente no sítio de trombose) é viável em cães e pode reduzir os efeitos sistêmicos dos trombolíticos. As técnicas de radiologia intervencionista também podem ser usadas para degradação ou remoção percutânea dos trombos por meio de trombectomia e embolectomia por cateterismo. Essas técnicas não foram eficazes em gatos com TEA, mas podem ser promissoras em cães de porte maior. O implante de *stent* arterial tem sido usado com sucesso em alguns cães com tromboembolismo aórtico. As consequências da lesão de reperfusão e da embolização distal de fragmentos de coágulo ainda são muito preocupantes em qualquer forma de terapia trombolítica.

A fluidoterapia é usada (em pacientes sem ICC) para expandir o volume vascular, manter a pressão arterial e corrigir anomalias eletrolíticas e ácido-básicas, dependendo das necessidades de cada paciente. A hipotermia que persiste após o restauro do volume circulante pode ser tratada com aquecimento externo. A ICC concomitante é raramente observada, já que a doença cardíaca é uma causa incomum de trombose aórtica em cães; os sinais respiratórios agudos têm maior probabilidade de indicar dor ou tromboembolismo pulmonar. Em casos de doença cardíaca, o tratamento da ICC ou arritmias é realizado como indicado (ver Capítulos 3, 4 e outros capítulos relevantes).

A terapia analgésica é importante em casos de TEA aguda, que é bastante dolorosa, especialmente nas primeiras 24 a 36 horas (ver Boxe 12.3). A trombose aórtica *in situ* crônica é menos dolorosa e a administração de analgésicos pode não ser indicada. Uma bandagem leve pode ser necessária no(s) membro(s) acometido(s) para prevenção de automutilação. A função renal, as concentrações séricas de eletrólitos e o ritmo do ECG são monitorados com frequência para ajudar a detectar a hiperpotassemia aguda associada à reperfusão (ver Capítulo 2).

As terapias antiplaquetárias e anticoagulantes são indicadas para prevenção do crescimento do coágulo existente e diminuição da formação de outros trombos. As opções medicamentosas são iguais às dos gatos e não há protocolo terapêutico padrão. Uma vez que os trombos aórticos em cães geralmente se desenvolvem *in situ* na aorta distal (uma área de fluxo sanguíneo de alto cisalhamento), os antiplaquetários são considerados muito importantes. Como nos gatos, o clopidogrel e o ácido acetilsalicílico são os medicamentos antiplaquetários mais usados. Existem poucos estudos avaliando a eficácia de antiplaquetários em cães e não há nenhum especificamente em cães com trombose aórtica. Em cães com AHIM, que sabidamente predispõe ao desenvolvimento de doença TE (embora mais comumente TEPs), um estudo retrospectivo sugeriu que o ácido acetilsalicílico em dose ultrabaixa (0,5 mg/kg por via oral [VO] a cada 24 horas), além de outros medicamentos, melhorou a sobrevida em comparação a animais que não receberam ácido acetilsalicílico. Embora esse estudo não prove a eficácia do ácido acetilsalicílico na prevenção da doença TE, estabeleceu a segurança do medicamento em dose ultrabaixa em uma população de pacientes que também recebia doses imunossupressoras de glicocorticoides. O clopidogrel (na dose de 2 a 4 mg/kg VO a cada 24 horas) é mais eficaz do que o ácido acetilsalicílico na inibição plaquetária *in vitro*. Nessa dose, os níveis eficazes de clopidogrel são alcançados em 3 dias; alternativamente, uma dose de ataque (10 mg/kg VO) pode ter efeito antitrombótico em cães em 90 minutos. No entanto, ao contrário dos gatos, não há evidências convincentes de superioridade clínica do clopidogrel em relação ao ácido acetilsalicílico. Em um estudo prospectivo subsequente em cães com AHIM, não houve diferença no resultado entre o tratamento com clopidogrel, ácido acetilsalicílico em dose ultrabaixa ou ambos, embora o tamanho da amostra fosse pequeno. Os dois fármacos são bem tolerados pelos cães; os efeitos gastrintestinais do ácido acetilsalicílico em doses tão baixas são mínimos e esse medicamento é mais barato que o clopidogrel. Portanto, embora muitos médicos prefiram o clopidogrel com base em sua inibição plaquetária *in vitro* superior, o ácido acetilsalicílico em baixas doses continua sendo uma alternativa razoável e barata em cães.

Os anticoagulantes são recomendados além dos antiplaquetários em cães com trombose aórtica. A heparina não fracionada continua a ser a base do tratamento de casos agudos. Uma dose inicial comum é de 100 UI/kg em *bolus* IV, seguidos de 600 a 800 UI/kg/dia (em CRI ou dividida em *bolus* intermitentes de 8 horas), embora a dose ideal não tenha sido estabelecida. As recomendações de monitoramento são semelhantes àquelas para gatos, com o objetivo de prolongar o TTPA para 1,5 a 2,5 × o valor basal. No entanto, evidências recentes sugerem que o monitoramento da atividade anti-FXa pode avaliar melhor os efeitos anticoagulantes da heparina não fracionada e aumentar a sobrevida. Após a estabilização inicial ou em animais com sinais clínicos mais crônicos, os cães passam por uma transição para uma anticoagulação mais prolongada com LMWH, varfarina ou um inibidor do fator Xa (ver mais adiante).

De modo geral, o prognóstico da trombose aórtica em cães é mau e 50 a 60% dos animais sobrevivem à alta. A melhora da função dos membros posteriores pode ser observada alguns dias após o início do tratamento; no entanto, a maioria dos casos requer 2 ou mais semanas. O prognóstico em cães capazes de andar à primeira consulta e naqueles com sinais clínicos crônicos é muito melhor do que em cães com sinais de início agudo ou que não andam à primeira consulta.

PROFILAXIA DA TROMBOSE AÓRTICA

As estratégias para prevenção da recidiva do TEA em cães são semelhantes às utilizadas em gatos. De modo geral, uma combinação de um antiplaquetário (clopidogrel ou ácido acetilsalicílico) e anticoagulante é usada. As opções de anticoagulantes a longo prazo são LMWH, varfarina e inibidores do fator Xa. As LMWHs (como dalteparina e enoxaparina) requerem administração por via subcutânea e seu custo as torna proibitivas em cães de porte médio a grande. Portanto, embora a LMWH tenha praticamente substituído a varfarina como anticoagulante de escolha em gatos com TEA, a varfarina continua a ser uma opção razoável em cães com trombose aórtica devido ao seu maior tamanho corpóreo.

A varfarina inibe a enzima (vitamina K epóxido redutase) responsável pela ativação dos fatores de coagulação dependentes da vitamina K (II, VII, IX e X), bem como as proteínas C e S. A princípio, o tratamento com varfarina causa hipercoagulabilidade transitória porque as proteínas anticoagulantes têm meia-vida mais curta do que a maioria dos fatores pró-coagulantes. Portanto, a heparina não fracionada ou LMWH é administrada concomitantemente por 2 a 4 dias após o início da varfarina. Existe uma grande variabilidade na resposta à dose de varfarina e à possibilidade de hemorragias graves. A varfarina é altamente ligada às proteínas; o uso concomitante de outros fármacos ligados a proteínas ou a alteração na concentração sérica de proteínas pode ter grande influência sobre o efeito anticoagulante. O monitoramento deve ser intensivo e ajustes frequentes podem ser necessários no início do tratamento. A distribuição irregular do fármaco nos comprimidos foi relatada e, assim, recomenda-se sua manipulação em vez da administração de fragmentos de comprimido.

A dose inicial recomendada de varfarina é de 0,05 a 0,2 mg/kg VO a cada 24 horas. Após o início do tratamento, a dose é ajustada com base em TP e no índice internacional normalizado (INR, do inglês *international normalized ratio*). O INR é um método mais preciso de monitoramento em série da coagulação, recomendado para evitar problemas relacionados à variação nas análises comerciais de TP. O INR é calculado pela divisão de TP do animal pelo TP de controle e elevação do quociente à potência do índice de sensibilidade internacional (ISI) da tromboplastina usada no ensaio ou $INR = \left(\frac{TP\ do\ animal}{TP\ controle}\right)^{ISI}$. O ISI é fornecido com cada lote produzido de tromboplastina. A extrapolação de dados humanos sugere que um INR de 2 a 3 fornece anticoagulação terapêutica com menor chance de sangramento. Recomenda-se a sobreposição de heparina até que o INR seja maior que 2. O perfil de coagulação, o INR e o número de plaquetas são avaliados antes da administração de varfarina. O INR é então novamente determinado 1 a 3 dias após o início da varfarina e, em seguida, em intervalos progressivamente crescentes; os valores de INR orientam os ajustes de dose e o intervalo até o próximo exame (ver Tabela 12.1). Os ajustes de dose são pequenos (5 a 20%) e feitos com base na dose total *semanal*, que pode exigir alguma variação nas doses diárias. A administração do medicamento e os tempos de coleta de sangue devem ser sempre os mesmos. O aumento excessivo do INR deve levar à interrupção do tratamento com varfarina e à administração de vitamina K (1 a 2 mg/kg/dia VO ou SC) até que TP esteja normal e o hematócrito (Ht) esteja estável. A transfusão de plasma fresco congelado, concentrado de hemácias ou sangue total fresco é ocasionalmente necessária.

Inibidores diretos do fator Xa estão surgindo como boas alternativas à varfarina para o tratamento a longo prazo da doença trombótica em cães. Em seres humanos, esses medicamentos orais têm eficácia igual ou superior à varfarina, com menor risco de sangramento. O perfil favorável de efeitos adversos também significa menos monitoramento e maior conveniência. O fondaparinux (Arixtra®) é um pentassacarídeo sintético que se liga ao AT e ao fator Xa com alta afinidade, inibindo seletivamente o fator Xa. A rivaroxabana (Xarelto®) e a apixabana (Eliquis®) ligam-se diretamente ao fator Xa e o inibem sem atuar sobre AT. Embora existam doses publicadas dos três inibidores do fator Xa para gatos, a rivaroxabana é o único medicamento com dose clínica descrita em cães. Uma dose de rivaroxabana de 0,5 a 1 mg/kg VO a cada 24 horas parece ser bem tolerada e foi associada à diminuição do tamanho do trombo em um pequeno número de cães. Embora mais pesquisas sejam necessárias para estabelecer a eficácia e os protocolos ideais de administração, esses fármacos são uma alternativa interessante à varfarina em cães com trombose aórtica.

TABELA 12.1

Orientações para ajuste da dose total semanal de varfarina.*

INR	Ajuste da dose total semanal de varfarina	Repetir a determinação do INR em
1 a 1,4	Aumente a DTS em 10 a 20%	1 semana
1,5 a 1,9	Aumente a DTS em 5 a 10%	2 semanas
2 a 3	Não altere a DTS	4 a 6 semanas
3,1 a 4	Diminua a DTS em 5 a 10%	2 semanas
4,1 a 5	Interrompa a varfarina por 1 dia. Diminua a DTS em 10 a 20%	1 semana
> 5	Interrompa a varfarina até INR < 3. Diminua a DTS em 20 a 40%	1 semana

INR = (TP do animal/TP controle)^{ISI}
TP controle: referência laboratorial do tempo médio de protrombina; INR: índice internacional normalizado; ISI: índice de sensibilidade internacional (do reagente tromboplastina); DTS: dose total semanal de varfarina.
*Ver mais informações no texto.
Modificada de Winter RL et al.: Aortic thrombosis in dogs: presentation, therapy, and outcome in 26 cases, *J Vet Cardiol* 14:333, 2012.

TROMBOSE VENOSA

A trombose em grandes veias é mais provável de ser clinicamente evidente do que a trombose em pequenos vasos. A trombose da veia cava cranial em cães tem sido associada a muitas doenças que causam hipercoagulabilidade, inclusive AHIM e/ou trombocitopenia imunomediada, sepse, neoplasia, nefropatias com perda de proteínas, doença fúngica e doença cardíaca, além do tratamento com glicocorticoides. A maioria dos casos apresenta mais de um fator predisponente. A presença de um cateter jugular permanente ou eletrodo de marca-passo permanente aumenta o risco de trombose da veia cava cranial, provavelmente por causar dano endotelial vascular ou interrupção do fluxo laminar ou ainda por atuar como um nicho para a formação de coágulos.

A trombose venosa porta, com a CID, foi observada em cães com pancreatite e necrose pancreática. Peritonite, neoplasia, hepatite, nefropatia com perda de proteínas, AHIM e vasculite também foram diagnosticadas ocasionalmente em cães com trombose porta. Uma alta proporção de cães com trombose venosa portal ou esplênica incidental recebia corticosteroides.

A trombose venosa produz sinais relacionados ao aumento da pressão venosa a montante da obstrução. A trombose venosa porta pode provocar ascites. A trombose da veia cava cranial pode levar à síndrome da veia caval cranial, caracterizada por edema subcutâneo bilateralmente simétrico da cabeça, pescoço e membros anteriores. Outra causa dessa síndrome é a compressão externa da veia cava cranial, geralmente por uma massa. O derrame pleural é comum e, muitas vezes, de natureza quilosa porque o fluxo linfático do ducto torácico para a veia cava cranial também é prejudicado. A trombose que se estende pelas veias jugulares é palpável em alguns casos. Como a obstrução da veia cava reduz o fluxo sanguíneo pulmonar e o enchimento do coração esquerdo e do coração direito, sinais de baixo débito cardíaco são comuns.

O diagnóstico de trombose venosa é confirmado por ultrassonografia ou imagem contrastada (angiografia ou TC com contraste). A trombose da veia cava pode ser visível no ecocardiograma, especialmente quando o coágulo se estende para o AD. A trombose da veia porta ou da veia caudal cava pode ser documentada pela ultrassonografia abdominal. A TC com contraste pode permitir a visualização de trombose em múltiplas áreas do corpo (massas luminais no interior dos vasos, associadas a defeitos de enchimento).

Os achados clínicos geralmente refletem doenças subjacentes e danos teciduais causados pela obstrução vascular. A trombose da veia cava cranial tem sido associada à trombocitopenia. O tratamento é o mesmo discutido para a trombose arterial, com ênfase em anticoagulantes em vez de fármacos antiplaquetários por causa das baixas condições de cisalhamento do sistema venoso. A colocação de *stent* no vaso acometido é outra opção terapêutica.

Leitura sugerida

Alwood AJ, et al. Anticoagulant effects of low-molecular-weight heparins in healthy cats. *J Vet Intern Med.* 2007;21:378–387.

Bedard C, Lanevschi-Pietersma A, Dunn M. Evaluation of coagulation markers in the plasma of healthy cats and cats with asymptomatic hypertrophic cardiomyopathy. *Vet Clin Pathol.* 2007;36:167–172.

Borgeat K, et al. Arterial thromboembolism in 250 cats in general practice: 2004-2012. *J Vet Intern Med.* 2014;28:102–108.

Boswood A, Lamb CR, White RN. Aortic and iliac thrombosis in six dogs. *J Small Anim Pract.* 2000;41:109–114.

Bright JM, Dowers K, Powers BE. Effects of the glycoprotein IIb/IIIa antagonist abciximab on thrombus formation and platelet function in cats with arterial injury. *Vet Ther.* 2003;4:35–46.

Carr AP, Panciera DL, Kidd L. Prognostic factors for mortality and thromboembolism in canine immune-mediated hemolytic anemia: a retrospective study of 72 dogs. *J Vet Intern Med.* 2002;16:504–509.

De Laforcade AM, et al. Hemostatic changes in dogs with naturally occurring sepsis. *J Vet Intern Med.* 2003;17:674–679.

Goncalves R, et al. Clinical and neurological characteristics of aortic thromboembolism in dogs. *J Small Anim Pract.* 2008;49:178–184.

Good LI, Manning AM. Thromboembolic disease: physiology of hemostasis and pathophysiology of thrombosis. *Compend Contin Educ Pract Vet.* 2003;25:650–658.

Good LI, Manning AM. Thromboembolic disease: predispositions and clinical management. *Compend Contin Educ Pract Vet.* 2003;25:660–674.

Goodwin JC, Hogan DF, Green HW. The pharmacodynamics of clopidogrel in the dog. *J Vet Intern Med.* 2007;21:609.

Goodwin LV, et al. Hypercoagulability in dogs with protein-losing enteropathy. *J Vet Intern Med.* 2011;25:273–277.

Heilmann RM, et al. Hyperhomocysteinemia in greyhounds and its association with hyperfolatemia and other clinicopathologic variables. *J Vet Intern Med.* 2017;31:109–116.

Hogan DF, et al. Antiplatelet effects and pharmacodynamics of clopidogrel in cats. *J Am Vet Med Assoc.* 2004;225:1406–1411.

Hogan DF, et al. Secondary prevention of cardiogenic arterial thromboembolism in the cat: the double-blind, randomized, positive-controlled feline arterial thromboembolism; clopidogrel vs. aspirin trial (FAT CAT). *J Vet Cardiol.* 2015;17:S306–S317.

Kidd L, Stepien RL, Amrheiw DP. Clinical findings and coronary artery disease in dogs and cats with acute and subacute myocardial necrosis: 28 cases. *J Am Anim Hosp Assoc.* 2000;36:199–208.

Kidd L, Mackman N. Prothrombotic mechanisms and anticoagulant therapy in dogs with immune-mediated hemolytic anemia. *J Vet Emerg Crit Care (San Antonio).* 2013;23:3013.

Lake-Bakaar GA, Johnson EG, Griffiths LG. Aortic thrombosis in dogs: 31 cases (2000-2010). *J Am Vet Med Assoc.* 2012;241:910–915.

Laurenson MP, et al. Concurrent diseases and conditions in dogs with splenic vein thrombosis. *J Vet Intern Med.* 2010;24:1298–1304.

Licari LG, Kovacic JP. Thrombin physiology and pathophysiology. *J Vet Emerg Crit Care (San Antonio).* 2009;19:11–22.

Mellett AM, Nakamura RK, Bianco D. A prospective study of clopidogrel therapy in dogs with primary immune-mediated hemolytic anemia. *J Vet Intern Med.* 2011;25:71–75.

Moore KE, et al. Retrospective study of streptokinase administration in 46 cats with arterial thromboembolism. *J Vet Emerg Crit Care (San Antonio).* 2000;10:245–257.

Morassi A, et al. Evaluation of the safety and tolerability of rivaroxaban in dogs with presumed primary immune-mediated hemolytic anemia. *J Vet Emerg Crit Care (San Antonio).* 2016;26:488–494.

Myers JA, et al. Pharmacokinetics and pharmacodynamics of the factor Xa inhibitor apixaban after oral and intravenous administration to cats. *Am J Vet Res.* 2015;76:732–738.

Nelson OL, Andreasen C. The utility of plasma D-dimer to identify thromboembolic disease in dogs. *J Vet Intern Med.* 2003;17:830–834.

Olsen LH, et al. Increased platelet aggregation response in Cavalier King Charles Spaniels with mitral valve prolapse. *J Vet Intern Med.* 2001;15:209–216.

Ralph AG, et al. Spontaneous echocardiographic contrast in three dogs. *J Vet Emerg Crit Care (San Antonio).* 2011;21:158–165.

Respess M, et al. Portal vein thrombosis in 33 dogs: 1998-2011. *J Vet Intern Med.* 2012;26:230–237.

Schermerhorn TS, Pembleton-Corbett JR, Kornreich B. Pulmonary thromboembolism in cats. *J Vet Intern Med.* 2004;18:533–535.

Smith CE, et al. Use of low molecular weight heparin in cats: 57 cases (1999-2003). *J Am Vet Med Assoc.* 2004;225:1237–1241.

Smith SA. The cell-based model of coagulation. *J Vet Emerg Crit Care (San Antonio).* 2009;19:3–10.

Smith SA, et al. Arterial thromboembolism in cats: acute crisis in 127 cases (1992-2001) and long-term management with low-dose aspirin in 24 cases. *J Vet Intern Med.* 2003;17:73–83.

Smith SA, Tobias AH. Feline arterial thromboembolism: an update. *Vet Clin North Am Small Anim Pract.* 2004;34:1245–1271.

Stokol T, et al. D-dimer concentrations in healthy dogs and dogs with disseminated intravascular coagulation. *Am J Vet Res.* 2000; 61:393–398.

Stokol T, et al. Hypercoagulability in cats with cardiomyopathy. *J Vet Intern Med.* 2008;22:546–552.

Thompson MF, Scott-Moncrieff JC, Hogan DF. Thrombolytic therapy in dogs and cats. *J Vet Emerg Crit Care (San Antonio).* 2001;11:111–121.

Van De Wiele CM, et al. Antithrombotic effect of enoxaparin in clinically healthy cats: a venous stasis model. *J Vet Intern Med.* 2010; 24:185–191.

Van Winkle TJ, Hackner SG, Liu SM. Clinical and pathological features of aortic thromboembolism in 36 dogs. *J Vet Emerg Crit Care (San Antonio).* 1993;3:13–21.

Weinkle TK, et al. Evaluation of prognostic factors, survival rates, and treatment protocols for immune-mediated hemolytic anemia in dogs: 151 cases (1993-2002). *J Am Vet Med Assoc.* 2005;226: 1869–1880.

Welch KM, et al. Prospective evaluation of tissue plasminogen activator in 11 cats with arterial thromboembolism. *J Feline Med Surg.* 2010;12:122–128.

Williams TPE, et al. Aortic thrombosis in dogs. *J Vet Emerg Crit Care (San Antonio).* 2017;27:9–22.

Winter RL, et al. Aortic thrombosis in dogs: presentation, therapy, and outcome in 26 cases. *J Vet Cardiol.* 2012;14:333–342.

Yang VK, et al. The use of rivaroxaban for the treatment of thrombotic complications in four dogs. *J Vet Emerg Crit Care (San Antonio).* 2016;26:729–736.

Fármacos usados em doenças cardiovasculares.

Nome genérico	Nome comercial	Cão	Gato
Diuréticos			
Furosemida	Lasix® Salix®	Tratamento crônico: 1 a 3 (ou mais) mg/kg a cada 8 a 24 h VO (usar a menor dose efetiva; dose diária máxima de cerca de 10 [a 12] mg/kg/dia, dependendo da função renal) Tratamento agudo: 2 (a 4 +) mg/kg em *bolus*, então 1 a 4 mg/kg a cada 1 a 4 h até a diminuição da FR, depois 1 a 4 mg/kg a cada 6 a 12 h IV, IM, SC; ou seguir *bolus* IV com 0,6 a 1 mg/kg/h em CRI até a diminuição da FR (ver Capítulo 3)	Tratamento crônico: 1 a 2 (ou mais) mg/kg a cada 8 a 24 h VO (usar a menor dose efetiva; dose diária máxima de cerca de 8 mg/kg/dia, dependendo da função renal) Tratamento agudo: *bolus* inicial de 1 a 2 mg/kg, então 1 a 2 mg/kg a cada 1 a 4 h até a diminuição da FR, depois 1 a 2 mg/kg a cada 6 a 12 h IV, IM, SC; ou seguir com *bolus* IV com 0,3 a 0,6 mg/kg/h em CRI até a diminuição da FR (ver Capítulo 3)
Torasemida	Demadex®	1/10 (1/12 a 1/8) da dose diária total de furosemida, dividida a cada 12 h (no lugar de furosemida)	Cerca de 1/10 da dose diária total de furosemida, dividida a cada 12 h (no lugar de furosemida)
Espironolactona	Aldactone®	2 mg/kg VO a cada 24 h (ou divididos a cada 12 h); pode começar com dose menor	1 a 2 mg/kg VO a cada 24 h (ou divididos a cada 12 h); pode começar com dose menor
Clorotiazida	Diuril®	10 a 40 mg/kg VO a cada 12 a 48 h (iniciar com dose baixa em dias alternados)	10 a 40 mg/kg VO a cada 12 a 48 h (iniciar com dose baixa em dias alternados)
Hidroclorotiazida	Hydrodiuril®	0,5 a 4 mg/kg VO a cada 12 a 48 h (iniciar com dose baixa em dias alternados)	0,5 a 2 mg/kg VO a cada 12 a 48 h (iniciar com dose baixa em dias alternados)
Inibidores da enzima conversora de angiotensina			
Enalapril	Enacard® Vasotec®	0,5 mg/kg VO a cada 12 (a 24) horas	0,25 a 0,5 mg/kg VO a cada 24 h
Benazepril	Lotensin®	0,25 a 0,5 mg/kg VO a cada 12 (a 24) horas	0,25 a 0,5 mg/kg VO a cada 24 h
Captopril	Capoten®	0,5 a 2 mg/kg VO a cada 8 a 12 h	0,5 a 1,25 mg/kg VO a cada (8 a) 24 h

(continua)

Fármacos usados em doenças cardiovasculares. (*Continuação*)

Nome genérico	Nome comercial	Cão	Gato
Lisinopril	Prinivil® Zestril®	0,25 a 0,5 mg/kg VO a cada 12 (a 24) horas	0,25 a 0,5 mg/kg VO a cada 24 h
Ramipril	Altace®	0,125 a 0,25 mg/kg VO a cada 24 h	0,125 mg/kg VO a cada 24 h
Bloqueadores do receptor de angiotensina			
Telmisartana	Micardis® Semintra®	1 mg/kg VO a cada 24 h	(1 a) 2 mg/kg VO a cada 24 h
Irbesartana	Avapro®	–	10 mg/kg VO a cada 24 h (experimental)
Outros vasodilatadores			
Hidralazina	Apresolina®	Começar com 0,5 a 1 mg/kg (até 2 a 3 mg/kg) VO a cada 12 h Para ICC descompensada aguda: 0,5 a 1 mg/kg VO, repita em 2 a 3 h, se necessário, então a cada 12 h ou dose baixa IV (ver Capítulo 3 e Boxe 3.1) Para crise hipertensiva: (0,1 a) 0,2 mg/kg IV ou IM a cada 2 h como necessário	2,5 (até 10) mg/gato VO a cada 12 h
Besilato de anlodipino	Norvasc®	0,1 a 0,3 (a 0,5) mg/kg VO a cada (12 a) 24 h; como adjuvante na ICC, dose inicial de 0,05 mg/kg	0,625 (a 1,25) mg/gato (ou 0,1 a 0,5 mg/kg) VO a cada (12 a) 24 h
Nitroprusseto	Nitropress®	1 a 2,5 µg/kg/min em CRI (inicial), aumentar como necessário para 5 a 15 µg/kg/min em CRI	0,5 a 1 µg/kg/min em CRI (inicial), aumentar a dose por titulação conforme necessário até 5 µg/kg/min em CRI
Nitroglicerina a 10% em pomada	Nitrobid® Nitrol®	6,35 a 38,10 mm a cada 4 a 6 h por via cutânea por 24 a 48 h	6,35 a 12,70 mm a cada 4 a 6 h por via cutânea por 24 a 48 h
Citrato de sildenafila	Viagra® Revatio®	1 a 3 (a 4) mg/kg VO a cada 8 a 12 h	1 a 2 mg/kg VO a cada 8 a 12 h
Prazosina	Minipress®	0,05 a 0,2 mg/kg VO a cada 8 a 12 h	0,25 a 0,5 mg/gato VO a cada 12 a 24 h
Fenoxibenzamina	Dibenzyline®	0,25 mg/kg VO a cada 8 a 12 h ou 0,5 mg/kg a cada 24 h	2,5 mg/gato VO a cada 8 a 12 h ou 0,5 mg/kg a cada (12 a) 24 h
Acepromazina		0,01 a 0,05 (a 0,1) mg/kg (até o total de 3 mg) IV (IM, SC)	0,01 a 0,05 mg/kg IV (IM, SC)
Fármacos inotrópicos positivos			
Pimobendana	Vetmedin®	0,2 a 0,3 mg/kg VO a cada 12 h; pode aumentar para 0,5 mg/kg a cada 8 h	Idem ou 1,25 mg/gato VO a cada 12 h; pode aumentar para 0,5 mg/kg a cada 8 h
Digoxina	Cardoxin® Digitek® Lanoxin®	Oral: 0,003 a 0,005 mg/kg a cada 12 h; máximo de 0,5 mg/dia (menos em alguns cães; monitorar a concentração sérica); diminuir em 10% para administração de elixir Dose de ataque VO: nas primeiras 1 a 2 administrações, dê o dobro da dose de manutenção calculada Dose de ataque IV (observação: não recomendada, a menos que outro tratamento não seja eficaz ou esteja à disposição):	Oral: 0,007 mg/kg (ou ¼ de um comprimido de 0,125 mg/gato) a cada 48 h

(*continua*)

Fármacos usados em doenças cardiovasculares. (*Continuação*)

Nome genérico	Nome comercial	Cão	Gato
		0,0025 mg/kg em *bolus* IV lento, repetir de hora em hora durante um período de 4 h até o efeito desejado (ou total de 0,01 mg/kg)	
Dobutamina	Dobutrex®	CRI inicial de 1 µg/kg/min; aumentar por titulação até o efeito desejado a cada 15 a 30 min, como necessário, até 20 µg/kg/min em CRI	CRI inicial de 1 µg/kg/min; aumentar por titulação até o efeito desejado a cada 15 a 30 min, como necessário, até 10 µg/kg/min em CRI
Dopamina	Intropin®	1 a 10 µg/kg/min em CRI (começar com dose baixa, aumentar por titulação até o efeito desejado a cada 15 a 30 min, como necessário)	1 a 5 µg/kg/min em CRI (começar com dose baixa, aumentar por titulação até o efeito desejado a cada 15 a 30 min, como necessário)
Anrinona	Inocor®	*Bolus* inicial de 1 a 3 mg/kg IV; 10 a 100 µg/kg/min em CRI	Idem?
Milrinona	Primacor®	Começar com 50 µg/kg IV por 10 min; 0,375 a 0,75 µg/kg/min em CRI (seres humanos)	Idem?
Fármacos antiarrítmicos			
Classe I			
Lidocaína	Xylocaína®	*Bolus* iniciais de 2 mg/kg IV de forma lenta, até 8 mg/kg (≥ 10 min); ou infusão IV inicial rápida a 0,8 mg/kg/min; e, se eficaz, 25 a 80 µg/kg/min em CRI	*Bolus* inicial de 0,25 a 0,5 mg/kg em IV lenta; o *bolus* pode ser repetido em dose de 0,15 a 0,25 mg/kg, até o total de 4 mg/kg; se eficaz, 10 a 40 µg/kg/min em CRI (observação: use com extremo cuidado; outros agentes são preferidos)
Mexiletina	Mexitil®	4 a 6 (a 8) mg/kg VO a cada 8 h	–
Procainamida	Pronestyl® Pronestyl® SR Procan® SR	2 mg/kg IV durante 2 min; repita se necessário, até a dose cumulativa de 20 mg/kg; 10 a 50 µg/kg/min em CRI; 6 a 20 (até 30) mg/kg IM a cada 4 a 6 h (VO, se possível, 10 a 20 mg/kg a cada 8 a 12 h [preparação de liberação sustentada])	1 a 2 mg/kg IV durante 2 min, repetir se necessário, até a dose cumulativa de 10 mg/kg; 10 a 20 µg/kg/min em CRI; 7,5 a 20 mg/kg IM a cada (6 a) 8 h
Quinidina (observação: outros agentes são preferidos)		6 a 20 mg/kg IM a cada 6 h (dose de ataque, 14 a 20 mg/kg); 6 a 16 mg/kg VO a cada 6 h; preparações de ação sustentada, 8 a 20 mg/kg VO a cada 8 h	6 a 16 mg/kg IM ou VO a cada 8 h
Flecainida	Tambocor®	1 a 2 (até 4?) mg/kg VO a cada (8 a) 12 h (começar com dose baixa; não recomendada em caso de ICC ou comprometimento da função do VE)	–
Propafenona	Rythmol®	2 a 4 (até 6?) mg/kg VO a cada 8 h (começar com dose baixa)	–
Classe II			
Atenolol	Tenormin®	0,2 a 1 mg/kg VO a cada 12 (a 24) horas (começar com dose baixa)	Idem ou 6,25 (a 12,5) mg/gato VO a cada 12 (a 24) horas
Esmolol	Brevibloc®	50 a 100 µg/kg IV durante 5 min (dose de ataque), seguidos por infusão de 25 a 50 µg/kg/min	Idem

(*continua*)

Fármacos usados em doenças cardiovasculares. (*Continuação*)

Nome genérico	Nome comercial	Cão	Gato
Metoprolol	Lopressor®	Dose inicial de 0,1 a 0,2 mg/kg VO a cada 24 (a 12) horas; até 1 (a 2) mg/kg VO a cada 8 (a 12) horas	2 a 15 mg/gato VO a cada 8 (a 12) horas, começar com dose baixa
Propranolol	Inderal®	*Bolus* inicial de 0,02 mg/kg em IV lenta (até o máximo de 0,1 mg/kg); dose oral inicial, 0,1 a 0,2 mg/kg VO a cada 8 h, até 1 mg/kg a cada 8 h	IV: Idem Oral: 2,5 (até 10) mg/gato a cada 8 a 12 h
Classe III			
Sotalol	Betapace®	1 a 3 (até 5?) mg/kg VO a cada 12 h	10 a 20 mg/gato (ou 2 a 4 mg/kg) VO a cada 12 h
Amiodarona	Cordarone® Pacerone® Nexterone®	Dose de ataque VO: 10 (até 15) mg/kg VO a cada 12 h por 4 a 7 dias, então a mesma dose a cada 24 h por 7 dias; depois, reduza para a dose de manutenção Dose de manutenção VO: 5 a 7,5 mg/kg a cada 24 h Para administração IV, use a formulação aquosa (Nexterone®, 1,5 mg/mℓ), não a amiodarona comum: 3 a 5 mg/kg em IV lenta ao longo de 15 min; pode continuar em CRI, em dose de 0,05 mg/kg/min se necessário	IV: formulação aquosa (1,5 mg/mℓ): 2,5 mg/kg em *bolus* lento ao longo de 15 min (dose ideal incerta)
Classe IV			
Diltiazem	Cardizem® Cardizem® CD Dilacor® XR Dilacor® ER	Administração IV aguda para controle da alta frequência da FA: 0,05 a 0,10 mg/kg IV durante 2 a 5 min, pode repetir se necessário Tratamento IV agudo para TSV: 0,1 a (0,2) mg/kg durante 2 a 5 min IV, pode repetir até a dose IV cumulativa de 0,3 a 0,4 mg/kg; monitore a pressão sanguínea. CRI (se recidiva frequente de TSV): 0,002 a 0,006 mg/kg/min (ou 0,12 a 0,35 mg/kg/h) Dose de ataque VO: 0,5 mg/kg VO, seguida por 0,25 mg/kg VO cada 1 h até um total de 1,5 (a 2) mg/kg ou conversão Dose de manutenção oral (Diltiazem® comum): dose inicial de 0,5 a 1 mg/kg (até 2 a 3 mg/kg) VO a cada 8 h Liberação estendida (Diltiazem® ER): 1 a 4 (até 6) mg/kg VO a cada 12 h	Gato: Idem? Ou 1,5 a 2,5 mg/kg (ou 7,5 a 10 mg/gato) VO a cada 8 h Preparações de liberação sustentada: Diltiazem® ER, 30 mg/gato/dia (metade de um comprimido de liberação controlada de 60 mg em uma cápsula de gelatina de 240 mg); pode aumentar para 60 mg/dia em alguns gatos, se necessário Cardizem® CD, 10 mg/kg/dia (45 mg/gato; cerca de 105 mg de Cardizem® CD ≅ quantidade que se encaixa na extremidade menor de uma cápsula de gelatina de número 4)
Fármacos antiarrítmicos			
Atropina		0,02 a 0,04 mg/kg IV IM SC. 0,04 mg/kg VO a cada 6 a 8 h Desafio com atropina: 0,04 mg/kg IV (ver Capítulo 4)	Idem

(*continua*)

Fármacos usados em doenças cardiovasculares. (*Continuação*)

Nome genérico	Nome comercial	Cão	Gato
Brometo de glicopirrônio	Robinul®	0,005 a 0,01 mg/kg IV, IM; 0,01 a 0,02 mg/kg SC	Idem
Brometo de propantelina	Pró-Banthine®	0,25 a 0,5 mg/kg ou 3,73 a 7,5 (a 15) mg/cão VO a cada 8 a 12 h	–
Hiosciamina	Anaspaz® Levsin®	0,003 a 0,006 mg/kg VO a cada 8 h	–
Simpatomiméticos			
Isoprenalina	Isuprel®	0,04 a 0,08 µg/kg/min em CRI	Idem
Terbutalina	Brethine® Bricanyl®	0,14 mg/kg ou 2,5 a 5 mg/cão VO a cada 8 a 12 h	0,1 a 0,2 mg/kg ou 0,625 a 1,25 mg/gato VO a cada 12 h
Teofilina ER	Theolair®	10 mg/kg VO a cada 12 h	10 a 15 mg/kg a cada 24 h
Fármacos para dirofilariose			
Adulticidas			
Melarsomina	Immiticide®	Ver Capítulo 10 Siga cuidadosamente as instruções do fabricante para injeção; uma dose de 2,5 mg/kg IM profunda e, 1 mês depois, dê duas doses de 2,5 mg/kg IM profunda com intervalo de 24 h	–
Prevenção			
Ivermectina	Heartgard® Iverheart® Tri-Heart®	0,006 a 0,012 mg/kg VO uma vez por mês	0,024 mg/kg VO uma vez por mês
Milbemicina oxima	Interceptor® Sentinel® Trifexis®	0,5 a 1 mg/kg VO uma vez por mês	2 mg/kg VO uma vez por mês
Selamectina	Revolution®	6 a 12 mg/kg, aplicação tópica uma vez por mês	Idem
Moxidectina/ imidacloprido	Advantage® Multi	2,5 mg/kg de moxidectina e 10 mg/kg de imidacloprido, aplicação tópica uma vez por mês	1 mg/kg de moxidectina e 10 mg/kg de imidacloprido, aplicação tópica uma vez por mês
Agentes antitrombóticos			
Ácido acetilsalicílico		0,5 a 1 mg/kg VO a cada 24 h	(20 a) 81 mg/gato VO a cada 72 h
Clopidogrel	Plavix®	2,4 mg/kg VO a cada 24 h (dose de ataque oral, 10 mg/kg)	18,75 mg/gato (ou 2 a 4 mg/kg) VO a cada 24 h (dose de ataque oral, 75 mg/gato)
Heparina sódica (heparina não fracionada)		100 a 300 UI/kg IV, seguidos por 100 a 300 UI/kg SC a cada 8 h (ou 600 a 800 UI/kg/dia em CRI) por 2 a 4 dias ou como necessário	100 UI/kg IV, seguidos por 200 UI/kg SC a cada 8 h (ou 600 UI/kg/dia em CRI) por 2 a 4 dias ou como necessário
Dalteparina	Fragmin®	50 a 100 U/kg SC a cada 12 a 24 h	100 U/kg SC a cada 12 a 24 h
Enoxaparina	Lovenox®	1,5 mg/kg SC a cada 12 a 24 h	1,5 mg/kg SC a cada 12 a 24 h

(*continua*)

Fármacos usados em doenças cardiovasculares. (*Continuação*)

Nome genérico	Nome comercial	Cão	Gato
Varfarina	Coumadin®	Inicialmente, 0,1 mg/kg VO a cada 24 h; titular com base em TP/INR	Inicialmente, 0,25 mg/gato VO a cada 24 h; titular com base em TP/INR
Fondaparinux	Arixtra®	–	0,06 mg/kg SC a cada 12 h para tromboprofilaxia 0,2 mg/kg SC a cada 12 h para tratamento de trombose
Rivaroxabana	Xarelto®	0,5 a 1 mg/kg VO a cada 24 h	2,5 mg/gato VO a cada 24 h
Apixabana	Eliquis®	–	0,625 mg/gato VO a cada 12 h

ICC: insuficiência cardíaca congestiva; CRI: infusão em taxa contínua; IM: via intramuscular; INR: índice internacional normalizado; IV: via intravenosa; VO: via oral; TP: tempo de protrombina; FR: frequência respiratória; SC: via subcutânea; TSV: taquicardia supraventricular; FA: fibrilação atrial; VE: ventrículo esquerdo.

PARTE 2
Distúrbios do Sistema Respiratório
Eleanor C. Hawkins

CAPÍTULO 13

Manifestações Clínicas de Doença Nasal

CONSIDERAÇÕES GERAIS

A cavidade nasal e os seios paranasais têm uma anatomia complexa e são revestidos por mucosa. Sua porção rostral é habitada por bactérias saudáveis. Os distúrbios nasais estão frequentemente associados a edema da mucosa, inflamação e infecção bacteriana secundária. De modo geral, sua distribuição é focal ou multifocal. Combinados, esses fatores dificultam o diagnóstico preciso das doenças nasais, que só é possível com uma abordagem sistemática e completa.

As doenças da cavidade nasal e seios paranasais são caracterizadas por secreção nasal, congestão, espirros ou estertores (ou seja, ronco ou sons similares). Sinais menos comuns são deformidade facial, sinais sistêmicos (p. ex., letargia, inapetência, perda de peso) ou, raramente, sinais do sistema nervoso central (SNC). A abordagem diagnóstica geral a animais com doença nasal está incluída na discussão sobre secreção nasal. As considerações a seguir são relacionadas a espirros, estertores e deformidade facial. A estenose das narinas é discutida na seção sobre a síndrome das vias respiratórias braquicefálicas (ver Capítulo 18).

Os corpos estranhos nasais são mencionados na discussão sobre doenças nasais. De modo geral, esses corpos estranhos entram na cavidade nasal pelas narinas externas, embora sinais nasais ou faríngeos também possam ser causados pelo material estranho levado para a boca e, depois, expelido pela tosse na nasofaringe caudal. Os principais corpos estranhos nasais são materiais vegetais. Fragmentos ou sementes de gramíneas dispostas em cabeças com cerdas duras (arestas; Figura 13.1) e folhas finas e rígidas (como as de coníferas) têm formato que facilita o movimento em uma direção. Passe uma folha de gramínea entre as pontas dos dedos. Normalmente, a grama se move suavemente em uma direção, mas resiste ao movimento na outra. Por causa dessa propriedade, as tentativas de expelir o material estranho por meio de tosse ou espirro costumam fazer com que entre em áreas ainda mais profundas. Os corpos estranhos nasais são bastante comuns no oeste dos EUA, onde há grandes quantidades de gramíneas do gênero *Alopecurus* (como a "cauda-de-raposa"), que têm arestas. As arestas podem entrar no corpo por qualquer orifício, até mesmo pela pele intacta; as narinas externas são uma via comum.

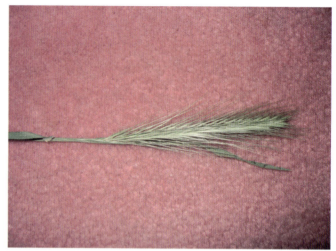

Figura 13.1 Típica aresta de gramínea. As cabeças de sementes das gramíneas do gênero *Alopecurus* têm cerdas duras que facilitam o movimento das arestas em uma direção e dificultam sua expulsão do corpo. (Cortesia de Lynelle R. Johnson.)

RINORREIA

Classificação e etiologia

A secreção nasal é mais associada a doenças localizadas apenas na cavidade nasal e nos seios paranasais, embora também possa ser observada em distúrbios do trato respiratório inferior, como pneumonia bacteriana e traqueobronquite infecciosa, ou em doenças sistêmicas, como coagulopatias e hipertensão sistêmica. A secreção nasal é caracterizada como serosa, mucopurulenta com ou sem hemorragia ou puramente hemorrágica (epistaxe). A secreção nasal serosa tem consistência clara e aquosa. Dependendo da quantidade e da duração do quadro, uma secreção serosa pode ser normal, talvez indicativa de infecção respiratória superior viral, ou preceder o desenvolvimento de uma secreção mucopurulenta. Assim, muitas das causas de secreção mucopurulenta podem, a princípio, provocar secreção serosa (Boxe 13.1).

BOXE 13.1

Diagnósticos diferenciais da secreção nasal em cães e gatos.

Secreção serosa
Normal
Infecção viral
Um dos primeiros sinais de etiologia de secreção mucopurulenta

Secreção mucopurulenta com ou sem hemorragia
Infecção viral
    Herpes-vírus felino (vírus da rinotraqueíte)
    Calicivírus felino
    Vírus da influenza canina
Infecção bacteriana (geralmente secundária)
    Mycoplasma felis (pode ser primária)
Infecção fúngica
    Aspergillus
    Cryptococcus
    Penicillium
    Rhinosporidium
Parasitas nasais
    Pneumonyssoides
    Capillaria (*Eucoleus*)
Corpo estranho
Neoplasia
    Carcinoma
    Sarcoma
    Linfoma maligno
Pólipo nasofaríngeo
Extensão da doença oral
    Abscesso de raiz dentária
    Fístula oronasal
    Deformidade do palato
Rinite alérgica
Rinossinusite crônica felina
Rinite crônica/linfoplasmocítica canina

Secreção hemorrágica (epistaxe)
Doença nasal
    Trauma agudo
    Corpo estranho agudo
    Neoplasia
    Infecção fúngica
    Menos comum, as etiologias listadas para a secreção mucopurulenta
Doença sistêmica
    Distúrbios da coagulação
      • Trombocitopenia
      • Trombocitopatia
      • Defeito de coagulação
    Vasculite
    Síndrome de hiperviscosidade
    Policitemia
    Hipertensão sistêmica

A secreção nasal mucopurulenta é geralmente caracterizada por consistência espessa e pegajosa e tem tonalidade branca, amarela ou verde. A secreção nasal mucopurulenta implica inflamação. Como a maioria das doenças intranasais provoca inflamação e infecção bacteriana secundária, esse sinal inespecífico é muito comum. As possíveis etiologias são agentes infecciosos, corpos estranhos, neoplasia, pólipos e extensão da doença da cavidade oral (ver Boxe 13.1). Em caso de secreção mucopurulenta acompanhada por sinais de doença do trato respiratório inferior, como tosse, desconforto respiratório ou estertores auscultáveis, a ênfase diagnóstica deve ser, a princípio, a avaliação das vias respiratórias inferiores e do parênquima pulmonar. A hemorragia pode estar associada a exsudato mucopurulento de qualquer etiologia, mas o sangramento significativo e prolongado acompanhado por secreção mucopurulenta está geralmente associado a neoplasias ou infecções micóticas.

A hemorragia pura persistente (epistaxe) pode ser causada por trauma, doenças locais agressivas (p. ex., neoplasia, infecções micóticas), distúrbios de sangramento sistêmico ou hipertensão sistêmica. Os distúrbios hemostáticos sistêmicos que podem causar epistaxe são trombocitopenia, trombocitopatias, doença de von Willebrand, intoxicação por rodenticida e vasculites. A erliquiose, a febre maculosa e, talvez, a bartonelose podem causar epistaxe por vários desses mecanismos. Corpos estranhos nasais podem causar hemorragia após a entrada na cavidade nasal, mas o sangramento tende a diminuir logo. O sangramento também pode ocorrer após espirros agressivos de qualquer causa.

Abordagem diagnóstica

A anamnese e o exame físico completos podem ser usados para priorizar os diagnósticos diferenciais de cada tipo de secreção nasal (ver Boxe 13.1). As doenças agudas e crônicas são definidas pela obtenção de informações sobre o aparecimento dos sinais e pela avaliação do estado geral do animal. Processos agudos, como corpos estranhos ou infecções virais felinas agudas, são caracterizados por início repentino de sinais, inclusive espirros, embora o estado geral do animal seja excelente. Em processos crônicos, como infecções micóticas ou neoplasias, os sinais estão presentes por mais tempo e o estado geral pode ter sido prejudicado. O histórico de engasgo, náuseas ou espirro reverso pode indicar massas, corpos estranhos ou exsudato na nasofaringe caudal.

A rinorreia é caracterizada como unilateral ou bilateral com base nos achados à anamnese e ao exame físico. Quando a secreção nasal parece ser unilateral, uma lâmina fria de microscópio pode ser colocada perto das narinas externas para determinar a ausência de obstrução do lado da cavidade nasal sem secreção. A ausência de condensação à frente da narina indica obstrução ao fluxo de ar, o que sugere que a doença é, na verdade, bilateral. Embora qualquer processo bilateral possa causar sinais em apenas um lado e a doença unilateral possa progredir e acometer o lado oposto, algumas generalizações podem ser feitas. Distúrbios sistêmicos e doenças infecciosas tendem a ocorrer nos dois lados da cavidade nasal, enquanto corpos estranhos, pólipos e abscessos de raiz dentária tendem a causar secreção unilateral. A princípio, a neoplasia pode causar secreção unilateral que depois se torna bilateral com a destruição do septo nasal.

A ulceração do plano nasal é altamente sugestiva de diagnóstico de aspergilose nasal (Figura 13.2). Massas polipoides que se projetam das narinas externas são típicas de rinosporidiose em cães e criptococose em gatos.

Uma avaliação completa da cabeça, inclusive simetria facial, dentes, gengiva, palato duro e mole, linfonodos mandibulares e olhos, deve ser realizada. Lesões em massa que ultrapassam a cavidade nasal podem causar deformidade dos ossos faciais ou do palato duro, exoftalmia ou incapacidade de retropulsão do olho. A dor à palpação dos ossos nasais é sugestiva de aspergilose. Gengivite, cálculos dentários, dentes soltos ou pus no sulco gengival devem levar à suspeita de fístula oronasal ou abscesso na raiz dentária, principalmente na presença de rinorreia unilateral. Focos de inflamação e dobras de gengiva hiperplásica no dorso da boca devem ser examinados à procura de fístulas oronasais. **O exame normal da cavidade oral não exclui fístulas oronasais ou abscesso na raiz dentária.** Os palatos duro e mole são examinados quanto a deformações, erosões ou defeitos congênitos, como fendas ou hipoplasia. O aumento dos linfonodos mandibulares sugere inflamação ativa ou neoplasia; aspirados com agulha fina de linfonodos aumentados ou firmes devem ser avaliados para detecção de microrganismos, como *Cryptococcus*, e células neoplásicas (Figura 13.3). Um exame do fundo do olho deve ser sempre realizado, porque a coriorretinite ativa pode ser associada à criptococose, erliquiose e linfoma maligno (Figura 13.4). O descolamento de retina pode ser causado por hipertensão sistêmica ou lesões em massa que se estendem até a órbita óssea. Na epistaxe, a identificação de petéquias ou hemorragia em outras mucosas, pele, fundo ocular, fezes ou urina indica distúrbio de sangramento sistêmico. Observe que a melena pode estar presente devido à ingestão de sangue da cavidade nasal.

O Boxe 13.2 lista os exames diagnósticos que devem ser considerados em cães ou gatos com secreção nasal. A idade e a raça do animal, além dos achados à anamnese e ao exame físico, determinam, em parte, quais são os exames diagnósticos necessários. Como regra geral, os exames diagnósticos menos invasivos são os primeiros a serem realizados. Um hemograma completo com contagem de plaquetas, perfil de coagulação (ou seja, tempo de coagulação ativado ou tempos de protrombina e tromboplastina parcial), tempo de sangramento da mucosa bucal e pressão sanguínea devem ser avaliados em cães e gatos com epistaxe. Os ensaios do fator de von Willebrand são realizados em cães de raça pura com epistaxe e naqueles com aumento dos tempos de sangramento da mucosa. A determinação de *Ehrlichia* spp. e os títulos de anticorpos contra a febre maculosa são indicados em cães com epistaxe em regiões com possível exposição a riquétsias. O exame para detecção de *Bartonella* spp. também deve ser considerado. O teste para o vírus da imunodeficiência felina (FIV, do inglês *feline immunodeficiency virus*) e o vírus da leucemia felina (FeLV, do inglês *feline leukemia virus*) deve ser realizado em gatos com secreção nasal crônica e possível exposição. Gatos infectados com FeLV podem estar predispostos à infecção crônica por herpes-vírus ou calicivírus, enquanto aqueles com FIV podem ter secreção nasal crônica sem infecção concomitante com esses vírus respiratórios superiores.

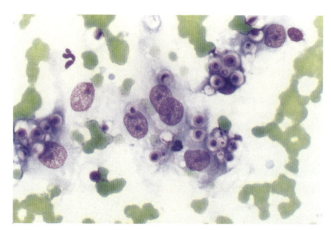

Figura 13.3 Fotomicrografia de aspirado com agulha fina de um gato com deformidade facial. A identificação de *Cryptococcus* estabelece o diagnóstico definitivo em gatos com secreção nasal ou deformidade facial. Os microrganismos podem ser encontrados em *swabs* de secreção nasal e aspirados com agulha fina de massas faciais ou linfonodos mandibulares aumentados. Os microrganismos têm dimensões variáveis, de 3 a 30 μm de diâmetro, com uma cápsula larga e brotamento em base estreita. Podem ser observados no meio intracelular ou extracelular.

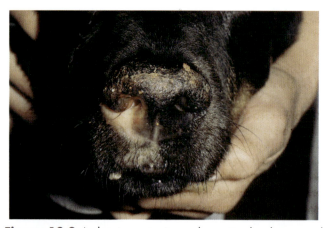

Figura 13.2 A despigmentação e ulceração do plano nasal são sugestivas de aspergilose nasal. De modo geral, as lesões visíveis se estendem de uma ou ambas as narinas e são mais graves na região ventral. Este cão apresenta despigmentação unilateral e úlcera branda.

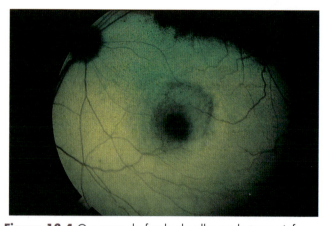

Figura 13.4 O exame do fundo do olho pode trazer informações importantes em animais com sinais de doença do sistema respiratório. O fundo do olho deste gato, com coriorretinite causada por criptococose, apresenta uma lesão extensa, focal e hiporreflexiva na área central. Regiões menores de hiporrefletividade também são observadas. O disco óptico está no canto superior esquerdo da fotografia. (Cortesia de M. Davidson, North Carolina State University, Raleigh, NC, EUA.)

A maioria dos animais com doença intranasal tem radiografias torácicas normais. No entanto, as radiografias torácicas podem ajudar a identificação de doença broncopulmonar primária, acometimento pulmonar por criptococose e metástases raras de doença neoplásica. Também podem ser bons exames pré-anestésicos em animais que precisarão passar por técnicas de diagnóstico por imagem da cavidade nasal, rinoscopia e biópsia nasal.

A avaliação citológica de esfregaços nasais superficiais pode identificar *Cryptococcus* em gatos (ver Figura 13.3). Achados inespecíficos incluem fundo proteináceo, inflamação moderada a grave e bactérias. O aspirado de linfonodos mandibulares pode estabelecer o diagnóstico de criptococose em gatos ou neoplasia em cães ou gatos.

Exames para identificação de infecções por herpes-vírus, calicivírus e *Mycoplasma felis* podem ser realizados em gatos com rinite aguda e crônica. Esses exames são mais importantes na avaliação de problemas de gatil ou gatos com sinais clínicos persistentes (ver Capítulo 15, *Infecção do trato respiratório superior felino*).

A aspergilose (em cães) e a criptococose (em cães e gatos) são doenças fúngicas que podem ser diagnosticadas por sorologia. O exame para aspergilose detecta anticorpos no sangue. Um único resultado positivo é bastante sugestivo de infecção ativa pelo microrganismo; no entanto, o título negativo não exclui a doença. Em ambos os casos, o resultado do exame deve ser interpretado em conjunto com os resultados da imagem nasal, rinoscopia e histologia e cultura nasal.

O exame de sangue de escolha para criptococose é o teste de antígeno capsular com aglutinação de látex (LCAT, do inglês *latex agglutination capsular antigen test*). A identificação do microrganismo é geralmente possível em amostras de órgãos infectados, sendo, portanto, o método de escolha para o diagnóstico definitivo. O LCAT é realizado se houver suspeita de criptococose, mas após o insucesso de outras técnicas diagnósticas. O LCAT também é realizado em animais com diagnóstico confirmado como meio de monitoramento da resposta terapêutica (ver Capítulo 97).

Na maioria das vezes, a tomografia computadorizada (TC) ou radiografia nasal, rinoscopia e biópsia nasal são necessárias para o estabelecimento do diagnóstico de doença intranasal em cães e gatos sem suspeita de infecção viral aguda. As radiografias odontológicas também devem ser obtidas caso o diagnóstico por TC ou rinoscopia não seja óbvio, pois podem ser mais sensíveis na detecção de doenças da raiz dentária do que a TC. Esses exames diagnósticos são realizados com o cão ou gato sob anestesia geral. As TCs ou radiografias nasais são feitas antes; a seguir, ocorre o exame oral, a rinoscopia e, então,

---

 BOXE 13.2

Abordagem diagnóstica geral a cães e gatos com secreção nasal crônica.

Fase I (exames não invasivos)

Todos os pacientes	Cães	Gatos	Cães e gatos com hemorragia

Anamnese
Exame físico
Exame do fundo do olho
Radiografias torácicas
Citologia de linfonodos mandibulares
	Título de *Aspergillus*
	Flotação fecal (*Capillaria/Eucoleus*)
		Avaliação citológica do *swab* nasal (criptococose)
		Título de antígeno criptocóccico
		Exames para doenças virais
		    Vírus da leucemia felina
		    Vírus da imunodeficiência felina
		    Herpes-vírus (PCR, isolamento do vírus)
		    ± Calicivírus (PCR, isolamento do vírus)
		Mycoplasma felis (PCR ou cultura)
			Hemograma completo
			Contagem de plaquetas
			Tempos de coagulação
			Tempo de sangramento da mucosa bucal
			Exames para doenças transmitidas por carrapatos (cães)
			Pressão arterial
			Ensaio de fator de von Willebrand (cães)

Fase II – Todos os pacientes (há necessidade de anestesia geral)
Tomografia computadorizada (TC) ou radiografia nasal
Exame oral
Rinoscopia: narinas externas e nasofaringe
Radiografias odontológicas (se tomografia e rinoscopia não forem diagnósticas)
Biópsia/exame histológico nasal
Cultura nasal profunda
    Fúngica
    Bacteriana (o significado do crescimento é incerto)

Fase III – Todos os pacientes (geralmente há necessidade de encaminhamento)
Tomografia computadorizada (se ainda não foi realizada) ou ressonância magnética (RM)
Exploração do seio frontal (em caso de acometimento identificado por TC, RM ou radiografia)

Fase IV – Todos os pacientes (considere o encaminhamento)
Repetição da fase II repetida após vários meses com TC ou RM
Rinotomia exploratória com turbinectomia

a coleta de amostras. Essa ordem é recomendada porque os resultados da TC ou radiografia e rinoscopia auxiliam a escolha dos sítios de biópsia. Além disso, a hemorragia nos sítios de biópsia pode obscurecer ou alterar os detalhes radiográficos e rinoscópicos se a amostra for coletada antes. No entanto, em cães e gatos com forte suspeita de inalação aguda de corpo estranho, a rinoscopia é realizada primeiro na esperança de identificar e remover o material. (Ver mais detalhes sobre radiografia nasal, TC e rinoscopia no Capítulo 14.)

A combinação de radiografia, rinoscopia e biópsia nasal tem taxa de sucesso diagnóstico de aproximadamente 80% em cães; entretanto, o diagnóstico de doença idiopática foi considerado um sucesso diagnóstico em cães sem sinais progressivos. A taxa de sucesso era mais próxima de 50%, se o diagnóstico de doença idiopática fosse excluído. A avaliação da taxa de sucesso em gatos é mais difícil. Um alto número de gatos com secreção nasal crônica sofre de rinossinusite crônica felina (rinite idiopática) e seu diagnóstico é estabelecido somente por exclusão. Cães com sinais persistentes sem estabelecimento de diagnóstico após a avaliação já descrita precisam ser submetidos a mais exames. Em gatos, mais exames são realizados apenas em caso de sinais sugestivos de outra doença durante qualquer parte da avaliação ou se os sinais clínicos forem progressivos ou intoleráveis para os proprietários.

A TC nasal é considerada se ainda não realizada e se o diagnóstico não tiver sido estabelecido. A TC permite a excelente visualização dos seios nasais e a identificação de pequenas massas que não são observadas à radiografia nasal ou rinoscopia. A TC também é mais precisa do que a radiografia nasal para determinar a extensão dos tumores nasais. A ressonância magnética (RM) pode ser mais precisa do que a TC na avaliação de tecidos moles, como a neoplasia nasal. As radiografias odontológicas também devem ser solicitadas caso ainda não realizadas. Na ausência de um diagnóstico, as imagens nasais (de preferência TC ou RM), radiografias odontológicas, rinoscopia e biópsia podem ser repetidas após um período de 1 a 2 meses.

A exploração do seio frontal deve ser considerada em cães com opacidade de fluido ou tecido no seio frontal na ausência de diagnóstico. A aspergilose pode acometer o seio frontal e não ser diagnosticada pela rinoscopia.

A rinotomia exploratória com turbinectomia é o exame diagnóstico mais agressivo. A exploração cirúrgica das narinas permite a visualização direta da cavidade nasal, a detecção de corpos estranhos, lesões em massa ou tapetes fúngicos e a obtenção de amostras de biópsia e cultura. Os possíveis benefícios da cirurgia, entretanto, devem ser pesados contra as complicações associadas à rinotomia e turbinectomia. A seção de *Leitura sugerida* traz as referências cirúrgicas.

ESPIRRO

Etiologia e abordagem diagnóstica

O espirro é a liberação explosiva de ar dos pulmões pela cavidade nasal e pela boca. É um reflexo protetor que expele substâncias irritantes da cavidade nasal. Espirros intermitentes e ocasionais são considerados normais. Os espirros paroxísticos persistentes devem ser considerados anormais. Os distúrbios mais associados a espirros persistentes de início agudo são corpos estranhos nasais e, em felinos, a infecção do trato respiratório superior. O *Pneumonyssoides caninum* e a exposição a aerossóis irritantes são causas menos comuns de espirros. Todas as doenças nasais consideradas diagnósticos diferenciais para secreção nasal também podem ser causas de espirros; no entanto, em animais com essas doenças, a secreção nasal geralmente é a queixa principal.

Os tutores de animais devem ser questionados cuidadosamente sobre a possível exposição recente do animal a corpos estranhos (p. ex., escavar o solo, correr em gramados) ou irritantes (pós e aerossóis) ou, em gatos, exposição a vírus respiratórios por meio de novos gatos ou filhotes. O espirro é um fenômeno agudo que costuma diminuir com o tempo. Um corpo estranho não deve ser excluído dos diagnósticos diferenciais apenas porque os espirros diminuíram. Em cães, o histórico de espirros agudos seguido de desenvolvimento de secreção nasal é sugestivo de corpo estranho ou doença progressiva.

Outros achados podem ajudar a restringir a lista de diagnósticos diferenciais. Cães com corpos estranhos ou ácaros nasais podem coçar o nariz. Os corpos estranhos estão tipicamente associados à secreção nasal mucopurulenta unilateral, embora a secreção serosa ou serossanguinolenta possa ser observada em fases iniciais. Corpos estranhos na nasofaringe caudal podem causar náuseas, ânsia de vômito ou espirros reversos. A secreção nasal associada a reações a aerossóis, pós ou outros irritantes inalados é geralmente bilateral e de natureza serosa. Em gatos, outros sinais clínicos que indicam o diagnóstico de infecção respiratória superior, como conjuntivite e febre, podem ser observados, bem como um histórico de exposição a outros gatos ou filhotes.

Os cães com espirros paroxísticos agudos devem ser submetidos a um exame rinoscópico imediato (ver Capítulo 14). Com o tempo, o material estranho pode ficar coberto por muco e ácaros nasais ou migrar para regiões mais profundas, como as fossas nasais; assim, qualquer atraso na realização da rinoscopia pode dificultar a identificação e retirada dos corpos estranhos. Os ácaros nasais também são identificados à rinoscopia. Em contrapartida, os gatos espirram com mais frequência devido a uma infecção viral aguda e não um corpo estranho. O exame rinoscópico imediato não é indicado, a menos que haja exposição conhecida a um corpo estranho e os achados à anamnese e ao exame físico não deem suporte ao diagnóstico de infecção viral do trato respiratório superior.

ESPIRRO REVERSO

O espirro reverso é um paroxismo de inspiração ruidosa e difícil que pode ser desencadeado por irritação nasofaríngea. Essa irritação pode ser causada por um corpo estranho localizado dorsal ao palato mole ou estar associada à inflamação nasofaríngea. De modo geral, os corpos estranhos são fragmentos de gramíneas ou materiais vegetais que são apreendidos na cavidade oral e, presumivelmente, são expelidos ou migram para a nasofaringe. A maioria dos casos é idiopática. Os cães de raças pequenas são os mais acometidos e os sinais podem estar associados à agitação ou ao consumo de líquidos. Os paroxismos duram apenas alguns segundos e não interferem na oxigenação de maneira significativa. Embora esses animais exibam esse sinal ao longo de suas vidas, o problema raramente progride.

CAPÍTULO 13 ■ Manifestações Clínicas de Doença Nasal 245

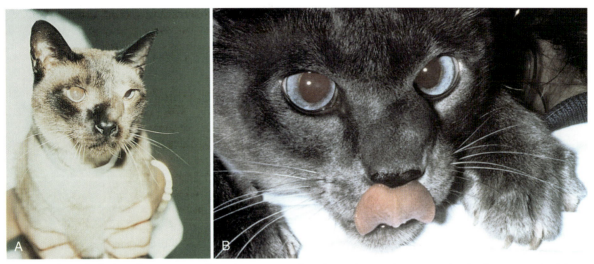

Figura 13.5 Deformidade facial caracterizada pelo aumento de volume firme sobre a maxila de dois gatos. **A.** Neste gato, a deformidade foi causada por carcinoma. Observe o blefarospasmo ipsilateral. **B.** Nesse gato, a deformidade foi provocada por criptococose. Uma fotomicrografia do aspirado com agulha fina desse aumento de volume é mostrada na Figura 13.3.

O tutor de um cão com espirro reverso por desconforto respiratório pode buscar ajuda veterinária caso não conheça esse sinal. Sua capacidade de descrever os eventos pode ser limitada e os cães raramente apresentam espirros reversos durante o exame. Uma característica importante do espirro reverso à anamnese é o retorno instantâneo à respiração e atitude normais assim que o evento termina. Esse retorno imediato ao normal não é característico de problemas mais graves, como obstruções das vias respiratórias superiores. A confirmação de que os eventos descritos indicam espirro reverso pode ser obtida mostrando ao proprietário um vídeo de um cão com o sinal (Vídeo 13.1). Essa abordagem tende a ser mais eficiente do que fazer com que o tutor do animal grave o espirro reverso em vídeo, embora isso seja o ideal.

A anamnese e o exame físico completos são indicados para identificação de sinais de possíveis distúrbios nasais ou faríngeos subjacentes. Uma melhor avaliação é necessária em caso de relato de síncope, intolerância ao exercício, estertor ou outros sinais de doença respiratória ou ainda se os espirros reversos forem graves ou progressivos.

Na ausência de uma doença subjacente, o tratamento do espirro reverso em si raramente é necessário já que os episódios são quase sempre autolimitados. Alguns tutores de animas relatam que massagear o pescoço encurta o episódio em andamento ou que a administração de anti-histamínicos diminui a frequência e a gravidade dos episódios, mas não há estudos controlados a respeito.

ESTERTOR

Estertor é um ronco audível ou som similar associado à respiração. Indica obstrução das vias respiratórias superiores. A principal causa de estertor é a doença faríngea (ver Capítulo 16). As causas intranasais de estertor são obstrução causada por deformidades congênitas, massas, exsudato ou coágulos sanguíneos. A avaliação da doença nasal deve ser feita como descrita para a secreção nasal.

DEFORMIDADE FACIAL

Em cães, o abscesso da raiz do último pré-molar superior e do primeiro molar inferior pode causar aumento de volume, geralmente com secreção, adjacente à cavidade nasal e abaixo do olho. À exceção de doença dentária, as causas mais comuns de deformidade facial adjacente à cavidade nasal são neoplasias e, em gatos, criptococose (Figura 13.5). Aumentos de volume visíveis podem ser avaliados de maneira direta por aspiração com agulha fina ou biópsia por *punch* (ver Figura 13.3). A avaliação deve ser similar à realizada nos casos de secreção nasal caso tal abordagem não seja possível ou não tenha sucesso.

Leitura sugerida

Bissett SA, et al. Prevalence, clinical features, and causes of epistaxis in dogs: 176 cases (1996-2001). *J Am Vet Med Assoc*. 1843;231:2007.

Demko JL, et al. Chronic nasal discharge in cats. *J Am Vet Med Assoc*. 2007;230:1032.

Fossum TW. *Small animal surgery*. 5th ed. St Louis: Elsevier Mosby; 2019.

Greene LM, et al. Severity of nasal inflammatory disease questionnaire for canine idiopathic rhinitis control: instrument development and initial validity evidence. *J Vet Intern Med*. 2017;31:124.

Henderson SM. Investigation of nasal disease in the cat: a retrospective study of 77 cases. *J Feline Med Surg*. 2004;6:245.

Pomrantz JS, et al. Comparison of serologic evaluation via agar gel immunodiffusion and fungal culture of tissue for diagnosis of nasal aspergillosis in dogs. *J Am Vet Med Assoc*. 2007;203:1319.

CAPÍTULO 14
Exames Diagnósticos para Cavidade Nasal e Seios Paranasais

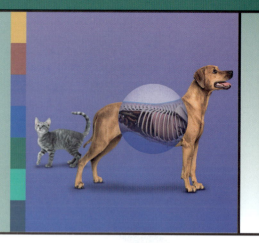

TÉCNICAS DE DIAGNÓSTICO POR IMAGEM DA CAVIDADE NASAL

As técnicas de diagnóstico por imagem da cavidade nasal são importantes componentes da avaliação de animais com sinais de doença intranasal, permitindo a avaliação de estruturas ósseas e tecidos moles que não são visíveis ao exame físico ou à rinoscopia. A radiografia nasal, a técnica de diagnóstico por imagem de maior disponibilidade na clínica geral, é descrita com alguns detalhes. No entanto, na maioria dos casos, a tomografia computadorizada (TC) gera imagens melhores que as radiografias e tem ampla disponibilidade. O papel da ressonância magnética (RM) na avaliação da doença nasal canina e felina não foi bem estabelecido, mas é provável que essa técnica forneça imagens mais precisas de tecidos moles em comparação à TC. A RM não é usada na rotina por causa de sua disponibilidade limitada e custos relativamente elevados. Radiografias odontológicas de alta qualidade são indicadas quando a TC e a rinoscopia não estabelecem um diagnóstico óbvio. As radiografias odontológicas podem ser mais sensíveis do que a TC no diagnóstico de doenças da raiz dentária.

Como a imagem nasal raramente leva ao estabelecimento do diagnóstico definitivo, é, de modo geral, seguida por rinoscopia e biópsia nasal. Todos esses procedimentos requerem anestesia geral. A obtenção de imagens nasais deve ser realizada antes, e não depois, desses procedimentos por dois motivos: (1) os resultados das técnicas de diagnóstico por imagem ajudam o direcionamento dos instrumentos de biópsia para as regiões mais anormais e (2) a rinoscopia e a biópsia causam hemorragia, que obscurece os detalhes das partes moles do tecido.

RADIOGRAFIA

As radiografias nasais ajudam na identificação da extensão e da gravidade da doença, a determinação de sítios de biópsia na cavidade nasal e o estabelecimento de prioridades dentre os diagnósticos diferenciais. O cão ou gato deve ser anestesiado para impedir a movimentação e facilitar o posicionamento. As anomalias radiográficas costumam ser sutis. Pelo menos quatro projeções devem ser obtidas: lateral, ventrodorsal, intraoral e do seio frontal ou tangencial (*skyline*). A projeção intraoral é bastante indicada na detecção de assimetrias sutis entre as cavidades nasais esquerda e direita. As radiografias das bulas timpânicas devem ser feitas em gatos para determinar a extensão da doença para a orelha média, principalmente nos casos de pólipos nasofaríngeos. Radiografias odontológicas de alta qualidade são indicadas em cães e gatos com possível abscesso na raiz dentária. Como os sinais nasais podem ser a única indicação de doença da raiz dentária, pacientes sem diagnóstico óbvio à TC e rinoscopia devem ser submetidos a radiografias.

A projeção intraoral é obtida com o animal em decúbito esternal. O canto de um filme sem tela é colocado acima da língua, o mais profundamente possível na cavidade oral, e o feixe radiográfico é posicionado diretamente acima da cavidade nasal (Figuras 14.1 e 14.2). A projeção do seio frontal é obtida com o animal em decúbito dorsal. Esparadrapo pode ser usado para apoiar o corpo e tracionar os membros anteriores em sentido caudal, afastando-os do campo. A cabeça é posicionada perpendicularmente à coluna e à mesa, com tração do focinho em direção ao esterno com esparadrapo. A sonda endotraqueal e os cateteres anestésicos são deslocados para a lateral da cabeça para removê-los do campo. O feixe radiográfico é posicionado diretamente acima da cavidade nasal e dos seios frontais (Figuras 14.3 e 14.4). A projeção do seio frontal identifica doença nessa região que, em casos de aspergilose ou neoplasia, pode ser a única área acometida. A visualização das bulas timpânicas é melhor com a projeção em boca aberta, com direcionamento do feixe para a base do crânio (Figuras 14.5 e 14.6). As bulas também são avaliadas de maneira individual em radiografias oblíquas laterais, que as destacam do crânio circundante.

As radiografias nasais são avaliadas quanto ao aumento da densidade de fluido, perda de conchas nasais, lise dos ossos faciais, radiotransparência nas pontas das raízes dos dentes e presença de corpos estranhos radiodensos (Boxe 14.1). O aumento da densidade de fluido pode ser causado por muco, exsudato, sangue ou massas de tecidos moles, como pólipos, tumores ou granulomas. As massas de tecido mole podem parecer localizadas, mas o fluido circundante tende a obscurecer suas bordas. Uma borda delgada de lise ao redor de uma

CAPÍTULO 14 ■ Exames Diagnósticos para Cavidade Nasal e Seios Paranasais   **247**

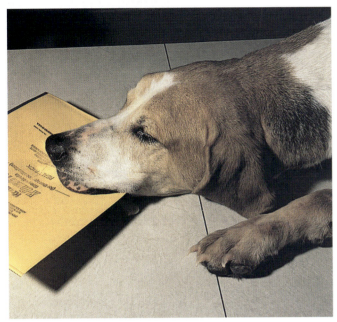

Figura 14.1 Posicionamento de um cão para radiografias intraorais.

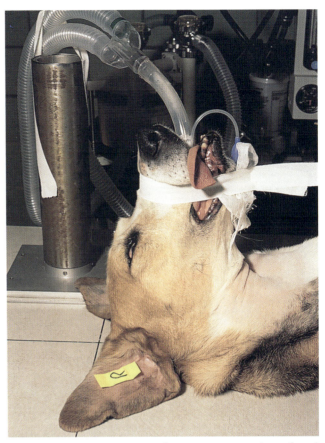

Figura 14.3 Posicionamento de um cão para radiografias do seio frontal. A sonda endotraqueal e os cateteres anestésicos foram deslocados para a lateral; neste caso, foram colados a um cilindro metálico vertical.

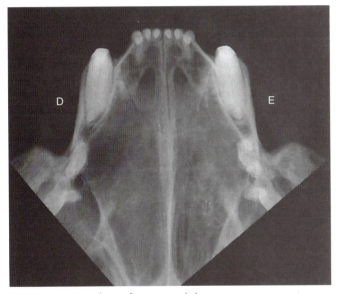

Figura 14.2 Radiografia intraoral de um gato com carcinoma. O padrão delgado normal da concha nasal é visível no lado esquerdo (E) da cavidade nasal e baseia a comparação ao lado direito (D). O padrão da concha nasal é menos aparente no lado direito e há uma área de lise da concha adjacente ao primeiro pré-molar.

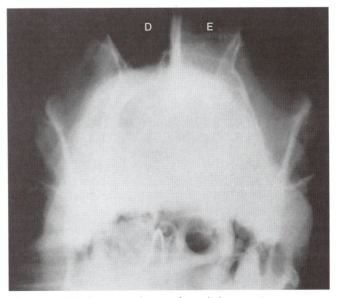

Figura 14.4 Projeção do seio frontal de um cão com tumor nasal. O seio frontal esquerdo (E) apresenta maior densidade de tecidos moles em comparação ao seio cheio de ar do lado direito (D).

densidade focal pode representar um corpo estranho. A densidade de fluido dentro dos seios frontais pode representar o acúmulo de muco normal causado pela obstrução da drenagem para a cavidade nasal, extensão da doença para os seios frontais a partir da cavidade nasal ou doença primária com acometimento dos seios frontais.

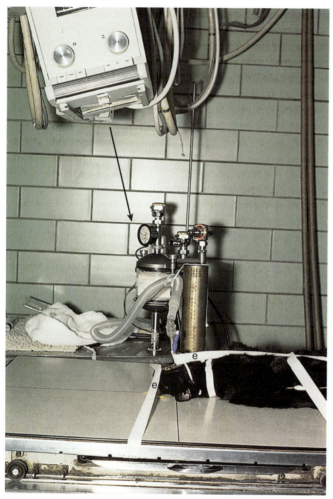

Figura 14.5 Posicionamento de um gato para projeção em boca aberta das bulas timpânicas. O feixe (*seta*) é direcionado pela boca em direção à base do crânio. Um pedaço de esparadrapo (e) mantém a posição da cabeça e da mandíbula.

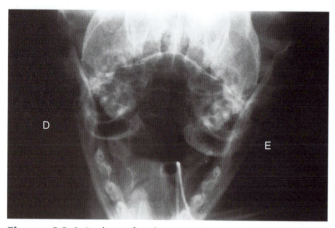

Figura 14.6 Radiografia de um gato com pólipo nasofaríngeo obtida com a projeção em boca aberta demonstrada na Figura 14.5. A bula esquerda apresenta espessamento ósseo e aumento da densidade de fluido, indicando osteíte da bula e provável extensão do pólipo. D: direito; E: esquerdo.

 BOXE 14.1

Sinais radiográficos de doenças nasais comuns.*

Rinossinusite crônica felina
Opacidade de tecido mole dentro da cavidade nasal, talvez assimétrica
Lise branda da concha nasal
Opacidade de tecido mole no(s) seio(s) frontal(is)

Pólipo nasofaríngeo
Opacidade de tecido mole acima do palato mole
Opacidade de tecido mole dentro da cavidade nasal, geralmente unilateral
Possível lise branda da concha nasal
Osteíte da bula: opacidade de tecido mole no interior da bula, espessamento do osso

Neoplasia nasal
Opacidade de tecido mole, talvez assimétrica
Destruição da concha nasal
Destruição do vômer e/ou osso facial
Massa de tecido mole externa aos ossos faciais

Aspergilose
Áreas radiotransparentes bem-definidas no interior da cavidade nasal
Aumento da radiotransparência rostral
Possível aumento da opacidade de tecido mole
Não há destruição do vômer ou de ossos faciais, embora os sinais geralmente sejam bilaterais
O vômer pode parecer áspero
Densidade de fluido no interior do seio frontal; ossos frontais podem estar espessados ou parecer roídos por traça

Criptococose
Opacidade de tecido mole, talvez assimétrica
Lise da concha nasal
Destruição de ossos faciais
Massa de tecido mole externa aos ossos faciais

Rinite crônica/linfoplasmocítica canina
Opacidade de tecido mole
Lise das conchas nasais, especialmente em sentido rostral

Rinite alérgica
Aumento da opacidade de tecido mole
Possível lise branda das conchas nasais

Abscessos da raiz dentária
Radiotransparência adjacente às raízes dentárias, comumente em sentido apical

Corpos estranhos
Corpos estranhos com densidade mineral ou metálica são facilmente identificados
Corpos estranhos vegetais: aumento focal e mal definido da opacidade de tecido mole
Borda radiotransparente em torno de tecido anormal (raro)

*Observe que essas descrições representam casos típicos e não são achados específicos.

A perda do padrão normal delgado da concha nasal combinada ao aumento da densidade de fluido da cavidade nasal pode ocorrer em doenças inflamatórias crônicas de qualquer etiologia. As primeiras alterações neoplásicas também podem estar associadas a um aumento na densidade de tecido mole e à destruição das conchas nasais (ver Figuras 14.2 e 14.4). Dentre as alterações neoplásicas mais agressivas, estão lise acentuada ou deformação do vômer e/ou ossos faciais. Zonas líticas múltiplas e bem-definidas no interior da cavidade nasal e aumento da radiotransparência na porção rostral da cavidade nasal sugerem aspergilose (Figura 14.7). O osso vômer pode parecer áspero, mas raramente é destruído. Fratura traumática prévia dos ossos nasais e osteomielite secundária também podem ser detectadas à radiografia.

TOMOGRAFIA COMPUTADORIZADA E RESSONÂNCIA MAGNÉTICA

A TC permite a excelente visualização das conchas nasais, septo nasal, palato duro e placa cribriforme (Figura 14.8). Em gatos, a TC também auxilia a determinação do acometimento da orelha média por pólipos nasofaríngeos ou outras doenças nasais. A TC é mais precisa do que a radiografia convencional na avaliação da extensão da doença neoplásica, já que permite a melhor localização das lesões em massa para biópsia do que a radiografia nasal; além disso, é fundamental para o planejamento do tratamento radioterápico. A determinação da integridade da placa cribriforme é importante no planejamento do tratamento da aspergilose nasal. A TC também pode identificar a presença de lesões em animais com doença nasal não diagnosticada por outras técnicas. As lesões típicas são descritas no Boxe 14.1. A RM pode ser mais precisa do que a TC na avaliação de tecidos moles, como a neoplasia nasal.

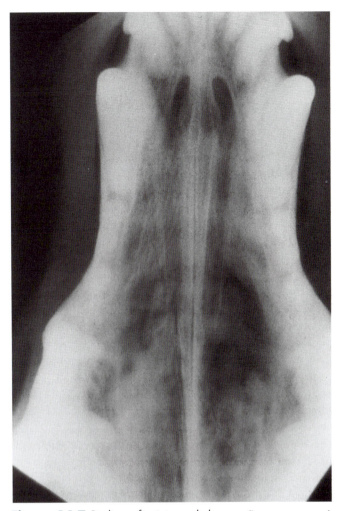

Figura 14.7 Radiografia intraoral de um cão com aspergilose nasal. Áreas focais de lise extensa das conchas nasais são observadas em ambos os lados da cavidade nasal. O osso vômer continua intacto.

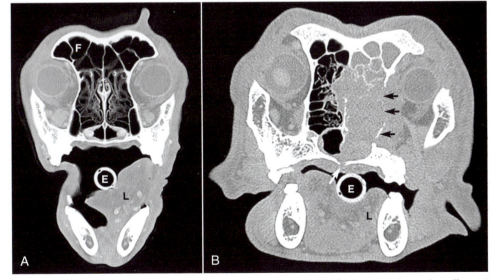

Figura 14.8 Tomografia computadorizada da cavidade nasal de dois cães diferentes à altura dos olhos. **A.** Conchas nasais normais e septo nasal intacto. **B.** Há uma massa neoplásica na cavidade direita, com erosão do palato duro (*seta branca*), do osso frontal até o espaço retrobulbar (*setas pretas*) e do septo nasal. O tumor também se estende para o seio frontal direito. E: sonda endotraqueal; F: seio frontal; L: língua.

RINOSCOPIA

A rinoscopia permite a avaliação visual da cavidade nasal com um endoscópio rígido ou flexível ou ainda um cone otoscópico. A rinoscopia é usada para visualização e remoção de corpos estranhos e avaliação macroscópica da mucosa nasal quanto à presença de inflamação, erosão das conchas, lesões em massa, placas fúngicas e parasitas; além disso, auxilia a coleta de espécimes nasais para exame histopatológico e cultura. A rinoscopia completa sempre inclui um exame minucioso da cavidade oral e da nasofaringe caudal, além da visualização da cavidade nasal pelas narinas externas.

A extensão da visualização depende da qualidade do equipamento e do diâmetro externo do rinoscópio. Um endoscópio de fibra óptica rígido e estreito (2 a 3 mm de diâmetro) permite a boa visualização pelas narinas externas na maioria dos pacientes. Endoscópios sem canais de biópsia ou sucção são preferíveis devido ao seu diâmetro externo menor. Alguns desses sistemas são relativamente baratos. Equipamentos para artroscopia, cistoscopia e sexagem de aves também funcionam bem. Em cães de porte médio a grande, um broncoscópio pediátrico flexível (p. ex., com diâmetro externo de 4 mm) pode ser usado. Hoje, existem endoscópios flexíveis de tamanhos menores, semelhantes aos pequenos endoscópios rígidos, embora relativamente mais caros e frágeis. Na ausência de um endoscópio, a região rostral da cavidade nasal pode ser examinada com um otoscópio. Os cones otoscópicos pediátricos humanos (2 a 3 mm de diâmetro) podem ser adquiridos para o exame de gatos e cães de pequeno porte.

A rinoscopia requer anestesia geral. A rinoscopia é realizada imediatamente após a obtenção de imagens nasais, a menos que haja forte suspeita de corpo estranho. A cavidade oral e a nasofaringe caudal devem ser avaliadas primeiro. Durante o exame oral, o palato duro e o palato mole são examinados visualmente e palpados em busca de deformações, erosões ou defeitos, e os sulcos gengivais são analisados para detecção de fístulas.

A nasofaringe caudal é avaliada quanto à presença de pólipos nasofaríngeos, neoplasias, corpos estranhos e estenose. Corpos estranhos, em especial fragmentos de gramíneas ou material vegetal, são comumente encontrados neste local em gatos e, às vezes, em cães. A nasofaringe caudal é mais bem visualizada com um endoscópio flexível introduzido na cavidade oral e em retroflexão para o palato mole (Figuras 14.9 a 14.11). Alternativamente, a nasofaringe caudal pode ser avaliada com o auxílio de um espelho odontológico, lanterna e gancho de castração, que é fixado à borda caudal do palato mole e puxado para frente para melhorar a visualização da área. Ácaros nasais podem ser observados na nasofaringe caudal de cães infectados durante a administração de gases anestésicos (p. ex., isoflurano e oxigênio) pelas narinas.

A rinoscopia deve ser realizada com paciência, delicadeza e cuidado para maximizar a probabilidade de identificação de anomalias graves e minimizar o risco de hemorragia. O lado mais normal da cavidade nasal é examinado primeiro. O endoscópio é introduzido na narina com a ponta apontada em sentido medial. Cada meato nasal é avaliado, começando na região ventral e seguindo em sentido dorsal. Cada meato nasal deve ser examinado o mais caudalmente possível desde que o endoscópio não cause traumatismos.

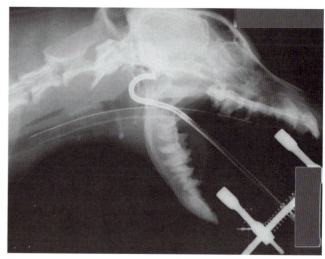

Figura 14.9 O exame da nasofaringe caudal deve ser feito com um endoscópio flexível introduzido na cavidade oral e retrofletido em 180° ao redor da borda do palato mole, como mostra esta radiografia.

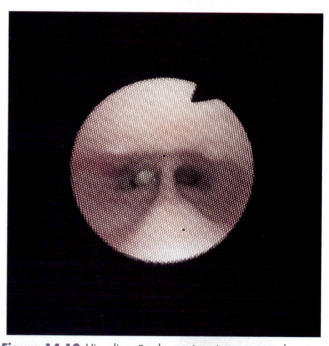

Figura 14.10 Visualização das narinas internas com broncoscópio flexível colocado ao redor da borda do palato mole em um cão com espirros. Um pequeno objeto branco é visto dentro da cavidade nasal esquerda adjacente ao septo. Observe que o septo é estreito e que a narina interna direita tem formato oval e não está obstruída. O objeto, um grão de pipoca, foi removido. O palato mole do cão era anormalmente curto e é provável que o grão de pipoca tenha entrado na cavidade nasal caudal pela orofaringe.

CAPÍTULO 14 ■ Exames Diagnósticos para Cavidade Nasal e Seios Paranasais   251

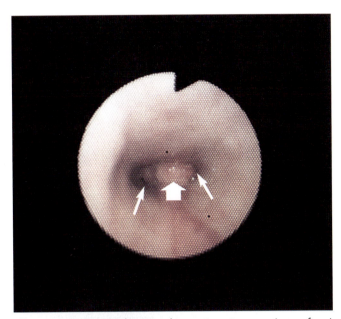

Figura 14.11 Visualização das narinas internas (*setas finas*) com broncoscópio flexível colocado ao redor da borda do palato mole em um cão com secreção nasal. Uma massa de tecido mole (*seta larga*) bloqueia o septo normalmente fino e provoca obstrução parcial dos lúmens das vias respiratórias. Compare essa imagem com a aparência do septo normal e da narina interna direita da Figura 14.10.

cavidade nasal. Muitas vezes, corpos estranhos e massas são revestidos e escondidos por quantidades aparentemente insignificantes de muco, exsudato ou sangue. O material mais aderido deve ser removido com cateter de borracha com a ponta cortada e presa a uma unidade de sucção. Nenhum cateter deve ser introduzido às cegas na cavidade nasal além da altura do canto medial do olho para evitar a entrada no crânio pela placa cribriforme.

Jatos de soro fisiológico também podem ser usados, se necessário, embora as bolhas de fluido possam piorar ainda mais a visualização. Alguns profissionais preferem manter a infusão contínua de soro fisiológico na cavidade nasal usando um conjunto de administração intravenosa padrão conectado a um cateter ou, se possível, ao canal de biópsia do rinoscópio. Todo o exame é feito "debaixo d'água".

Deve-se ter cuidado especial para evitar a aspiração de sangue ou soro fisiológico pelos pulmões, principalmente se houver infusão de fluidos. O médico deve assegurar que o manguito da sonda endotraqueal está totalmente inflado e que a parte posterior da faringe está coberta com gaze. A gaze deve ser verificada com frequência e trocada se estiver saturada. O médico deve ter cuidado para não inflar demais o manguito da sonda endotraqueal, o que pode causar laceração de traqueia.

A mucosa nasal é normalmente lisa e rosada, com uma pequena quantidade de fluido seroso a mucoide ao longo da superfície mucosa. As anomalias que podem ser visualizadas com o rinoscópio são inflamação da mucosa nasal, lesões em massa, erosão das conchas nasais (Figura 14.12 A), tapetes de hifas fúngicas (ver Figura 14.12 B), corpos estranhos e, raramente, ácaros nasais ou nematódeos do gênero *Capillaria* (Figura 14.13). O Boxe 14.2 mostra os diagnósticos diferenciais das anomalias rinoscópicas macroscópicas.

Embora o rinoscópio possa ser usado para avaliação das câmaras maiores das narinas, muitos dos pequenos recessos não podem ser examinados, mesmo com os equipamentos menores. Assim, uma doença ou um corpo estranho podem não ser percebidos em caso de acometimento apenas desses pequenos recessos. A mucosa nasal inchada e inflamada, a hemorragia causada pelo procedimento e o acúmulo de exsudato e muco também podem interferir na visualização da

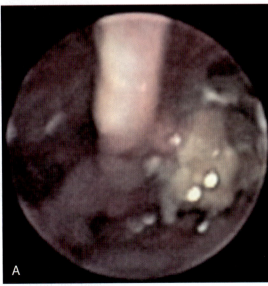
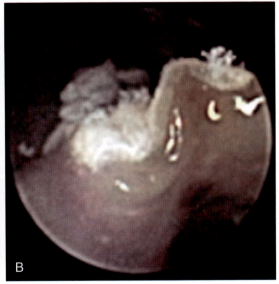

Figura 14.12 A. Visualização rinoscópica pela narina externa de um cão com aspergilose; observe a erosão das conchas nasais e a massa granulomatosa marrom-esverdeada. **B.** A visualização mais próxima do tapete fúngico mostra estruturas filamentosas brancas (hifas).

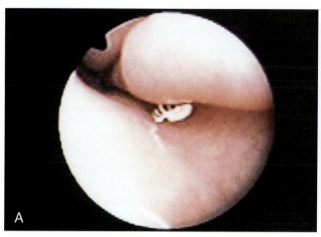
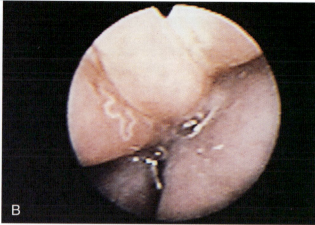

Figura 14.13 Visualização rinoscópica pela narina externa. **A.** Um único ácaro nasal (*Pneumonyssoides caninum*) é visto neste cão. **B.** Um nematódeo branco e delgado (*Capillaria* [*Eucoleus*] *boehmi*) é observado neste cão.

 BOXE 14.2

Diagnósticos diferenciais das anomalias rinoscópicas macroscópicas em cães e gatos.

Inflamação (aumento de volume da mucosa, hiperemia, aumento da quantidade de muco, exsudato)
    Achado inespecífico; considerar todos os diagnósticos diferenciais de secreção nasal mucopurulenta (infecciosa, inflamatória, neoplásica)
Massa
    Neoplasia
    Pólipo nasofaríngeo
    Criptococose
    Tapete hifas fúngicas ou granuloma fúngico (aspergilose, peniciliose, rinosporidiose)
Erosão das conchas nasais
    Moderada
        Herpes-vírus felino
        Processo inflamatório crônico
    Grave
        Aspergilose
        Neoplasia
        Criptococose
        Peniciliose
Placas fúngicas
    Aspergilose
    Peniciliose
Parasitas
    Ácaros: *Pneumonyssoides caninum*
    Nematódeos: *Capillaria* (*Eucoleus*) *boehmi*
Corpos estranhos

A localização de qualquer anomalia deve ser observada, inclusive o meato envolvido (comum, ventral, médio, dorsal), a orientação medial-lateral dentro do meato e a distância caudal da narina. A determinação da localização exata é essencial para o direcionamento dos instrumentos para a retirada de corpos estranhos ou amostras de biópsia nasal caso a orientação visual seja impedida por hemorragia ou tamanho da cavidade.

EXPLORAÇÃO DO SEIO FRONTAL

Ocasionalmente, os sítios primários da doença são os seios frontais, principalmente em cães com aspergilose. A destruição óssea pode ser suficiente para permitir a visualização e amostragem por rinoscopia pela narina externa. Porém, nos casos com evidências de comprometimento do seio frontal em exames de imagem e ausência de diagnóstico por rinoscopia e biópsia, a exploração cirúrgica do seio frontal pode ser necessária.

BIÓPSIA NASAL: INDICAÇÕES E TÉCNICAS

A visualização de um corpo estranho ou parasita nasal durante a rinoscopia estabelece o diagnóstico. Em muitos cães e gatos, entretanto, o diagnóstico deve ser baseado na avaliação citológica, histológica e microbiológica de amostras de biópsia nasal. Essas amostras devem ser obtidas imediatamente após a realização de técnicas de diagnóstico por imagem e rinoscopia, enquanto o animal ainda está anestesiado. Esses procedimentos anteriores podem ajudar a localizar a lesão, maximizando a probabilidade de obtenção de material representativo da doença primária.

As técnicas de biópsia nasal são *swab* nasal, lavado nasal, biópsia com pinça e turbinectomia. Aspirados com agulha fina podem ser obtidos de lesões em massa, como descrito no Capítulo 74. A biópsia com pinça é o método não cirúrgico preferido para coleta de amostras. Os *swabs* e lavados nasais têm maior probabilidade de obtenção de fragmentos de tecido nasal de áreas abaixo da inflamação superficial, que é comum a muitos distúrbios nasais. Além disso, os fragmentos de tecido obtidos com este método mais agressivo podem ser avaliados à histologia, enquanto o material gerado por técnicas menos traumáticas pode ser adequado apenas para análise citológica. O exame histopatológico é preferível ao exame citológico na maioria dos casos porque a inflamação acentuada que acompanha muitas doenças nasais dificulta a diferenciação entre inflamação primária e secundária e células epiteliais reativas e neoplásicas à citologia. Os carcinomas também podem parecer linfomas à citologia e vice-versa.

Independentemente da técnica utilizada (à exceção do *swab* nasal), o manguito da sonda endotraqueal deve ser insuflado (mas não de forma excessiva) e a faringe caudal deve ser preenchida por gaze para evitar a aspiração de fluido. A administração intravenosa de fluidos cristaloides de (10 a 20 mℓ/kg/h mais reposição da perda de sangue estimada) é recomendada durante o procedimento para combater os efeitos hipotensivos da anestesia prolongada e a perda de sangue por hemorragia após a biópsia. A capacidade de coagulação sanguínea deve ser avaliada antes da realização de técnicas de biópsia mais agressivas se houver qualquer histórico de exsudato hemorrágico ou epistaxe ou qualquer outra indicação de coagulopatia.

SWAB NASAL

As técnicas menos traumáticas são o *swab* nasal e o lavado nasal. Ao contrário das outras técnicas de coleta, os *swabs* nasais podem ser realizados em animais não sedados. Os *swabs* nasais ajudam a identificação de *Cryptococcus* à citologia e devem ser coletados no início da avaliação de gatos com rinite crônica. Outros achados geralmente são inespecíficos. O exsudado presente nas narinas externas, ou que é expelido pelas narinas, é coletado com *swab*. Existem *swabs* relativamente pequenos para facilitar a coleta de amostras de gatos com secreção mínima. O *swab* é então rolado em uma lâmina de microscópio. Colorações citológicas de rotina são geralmente usadas, embora a tinta nanquim possa revelar a presença de *Cryptococcus* (ver Capítulo 97).

LAVADO NASAL

O lavado nasal é uma técnica minimamente invasiva. Um cateter flexível é posicionado na região caudal da cavidade nasal através da cavidade oral e das narinas internas, com a ponta em direção rostral. Com o animal em decúbito esternal e as narinas apontadas para o chão, aproximadamente 100 mℓ de soro fisiológico estéril são injetados à força em pulsos com uma seringa. O fluido que sai das narinas externas é coletado em um recipiente e pode ser examinado à citologia. Ocasionalmente, ácaros nasais são identificados nas secreções nasais. A visualização desses ácaros pode requerer ampliação ou colocação de papel escuro atrás da amostra para contraste. Uma parte do fluido também pode ser filtrada em gaze. Partículas grandes presas à gaze podem ser recuperadas e enviadas para análise histopatológica. Essas amostras geralmente são insuficientes para o estabelecimento de um diagnóstico definitivo.

BIÓPSIA COM PINÇA

A biópsia com pinça é o método preferido da autora para biópsia nasal. Nessa técnica, pinças de biópsia de modelo jacaré com copo (tamanho mínimo, 2 × 3 mm) são usadas para obtenção de fragmentos de mucosa nasal para avaliação histológica (Figura 14.14). Amostras de tecido de espessura total podem ser obtidos e a coleta guiada é mais fácil com esta técnica do que com os métodos já descritos. Quando possível, a pinça de biópsia é passada adjacente a um endoscópio rígido e direcionada para qualquer lesão macroscópica. Ao usar um endoscópio flexível, os instrumentos de biópsia podem ser introduzidos pelo canal de biópsia do equipamento. As amostras obtidas são muito pequenas e podem não ter qualidade suficiente para fins diagnósticos. Pinças jacaré maiores são preferíveis. Na ausência de visualização à inspeção macroscópica, mas detecção em radiografias ou à TC, o instrumento de biópsia pode ser orientado usando a relação entre a lesão e os dentes superiores.

Depois da retirada do primeiro fragmento, o sangramento impede a orientação visual; portanto, a pinça é introduzida às cegas até a posição identificada durante o exame rinoscópico (p. ex., meato acometido e profundidade a partir da narina externa). Se houver massa, a pinça é introduzida fechada até pouco antes atingir a lesão. A pinça é então aberta e avançada um

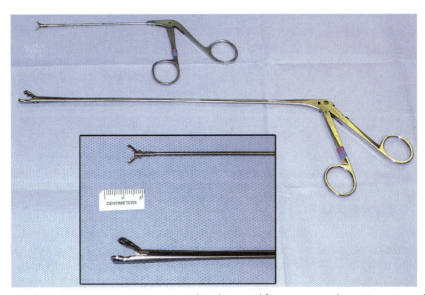

Figura 14.14 As pinças de biópsia com copo são comercializadas em diferentes tamanhos. O um tamanho mínimo de 2 × 3 mm é recomendado para obtenção de tecido suficiente. As pinças maiores são utilizadas para coleta de amostras de biópsia de massas nasais em cães.

pouco mais até perceber resistência. Pinças maiores, como um instrumento para biópsia uterina de éguas, ajudam a coleta de grandes volumes de tecido de cães de porte médio a grande com massas nasais. *Nunca introduza a pinça na cavidade nasal além da altura do canto medial do olho sem orientação visual para evitar a penetração da placa cribriforme.*

No mínimo, seis amostras de tecido (usando uma pinça de 2 × 3 mm ou maior) devem ser obtidas de qualquer lesão. Se nenhuma lesão localizável for identificada à radiografia ou rinoscopia, várias amostras de biópsia (geralmente 6 a 10) são coletadas de maneira aleatória de ambos os lados da cavidade nasal.

TURBINECTOMIA

A turbinectomia gera as melhores amostras de tecido para exame histológico e permite a remoção de granulomas fúngicos e tecidos anormais ou mal vascularizados, além da colocação de drenos para terapia nasal tópica subsequente. A turbinectomia é realizada por uma incisão de rinotomia e é uma técnica mais invasiva do que as já descritas. A turbinectomia é um procedimento cirúrgico razoavelmente difícil que deve ser considerado apenas quando outras técnicas menos invasivas não levaram ao estabelecimento do diagnóstico. As possíveis complicações operatórias e pós-operatórias são dor, hemorragia excessiva, entrada inadvertida no crânio e infecções nasais recorrentes. Os gatos podem apresentar anorexia pós-operatória. A colocação de uma sonda de esofagostomia ou gastrostomia (ver Capítulo 28) deve ser considerada, se necessário, para atendimento das necessidades nutricionais durante o período de recuperação. (Consulte a *Leitura sugerida* do Capítulo 13 para obter informações sobre o procedimento cirúrgico.)

Complicações

A principal complicação associada à biópsia nasal é a hemorragia. A gravidade da hemorragia depende do método usado para biópsia, mas é raramente fatal mesmo com técnicas agressivas. Em qualquer técnica, o assoalho da cavidade nasal deve ser evitado para prevenir danos aos vasos sanguíneos principais. Nas hemorragias menores, a taxa de administração de fluidos intravenosos deve ser aumentada e as manipulações no interior da cavidade nasal devem ser interrompidas até a diminuição do sangramento. Uma infusão de soro fisiológico frio, com ou sem epinefrina (em diluição de 1:100.000), pode ser feita com cuidado na cavidade nasal. A hemorragia grave persistente pode ser controlada por tamponamento da cavidade nasal com fita umbilical. A fita deve ser colocada tanto na nasofaringe quanto nas narinas externas; caso contrário, o sangue é somente redirecionado. Da mesma forma, a colocação de *swabs* ou gaze nas narinas externas apenas redireciona o sangue em sentido caudal. No caso raro de hemorragia não controlada, a artéria carótida do lado acometido pode ser ligada sem efeitos adversos subsequentes. A rinotomia não deve ser tentada. Na grande maioria dos animais, apenas tempo ou infusões de soro fisiológico frio são necessárias para o controle da hemorragia. O medo de uma hemorragia grave não deve impedir a coleta de amostras de tecido de boa qualidade.

Nunca introduza qualquer objeto na cavidade nasal além da altura do canto medial do olho sem orientação visual para evitar traumatismo cerebral. A distância das narinas externas ao canto medial é determinada pela colocação do instrumento ou cateter contra a face, com a ponta no canto medial. A altura das narinas é marcada no instrumento ou cateter com um pedaço de fita ou caneta. O objeto nunca deve ser inserido além dessa marca.

Deve-se evitar a aspiração de sangue, soro fisiológico ou exsudato para os pulmões. Uma sonda endotraqueal com manguito deve ser colocada durante o procedimento e a faringe caudal deve ser coberta com gaze após avaliação visual da cavidade oral e da nasofaringe. O manguito deve ser inflado o suficiente para evitar extravasamento audível de ar durante a compressão suave do reservatório do equipamento anestésico. A hiperinsuflação do manguito pode causar traumatismo ou laceração traqueal. O focinho é apontado para o chão na ponta da mesa de exame, permitindo o gotejamento de sangue e fluido das narinas externas após a rinoscopia e a biópsia. Por fim, a faringe caudal é examinada durante a remoção da gaze e antes da extubação para visualização do acúmulo contínuo de fluido. As gazes são contadas durante a colocação e novamente à remoção para que nenhuma seja deixada para trás de maneira inadvertida.

CULTURAS NASAIS: COLETA DE AMOSTRAS E INTERPRETAÇÃO

Culturas microbiológicas de amostras nasais são frequentemente realizadas, mas sua interpretação pode ser difícil. Culturas de bactérias aeróbias e anaeróbias, *Mycoplasma* e fungos podem ser realizadas em material obtido por *swab*, secreção nasal ou biópsia de tecido. No entanto, uma ampla gama de microrganismos que podem ser patogênicos em alguns ambientes pode ser observada na cavidade nasal proximal de cães e gatos saudáveis, inclusive *Pseudomonas, Mycoplasma* e *Aspergillus,* além de diversas bactérias aeróbias e anaeróbias e fungos. Portanto, o crescimento bacteriano ou fúngico em amostras nasais não necessariamente confirma a presença de infecção.

As culturas devem ser realizadas em amostras coletadas na cavidade nasal caudal de pacientes anestesiados. É improvável que o crescimento bacteriano de amostras superficiais, como secreção nasal ou *swabs* das narinas externas de pacientes não anestesiados, seja clinicamente significativo. É difícil introduzir um *swab* de cultura até a cavidade nasal caudal sem contaminação por microrganismos superficiais (insignificantes). Os *swabs* com cateter protetor podem prevenir a contaminação, mas são relativamente caros e talvez demasiado longos para uso seguro na cavidade nasal de gatos e cães de pequeno porte. Alternativamente, biópsias de mucosa da cavidade nasal caudal podem ser obtidas para cultura usando uma pinça esterilizada; os resultados podem ser mais indicativos de infecção verdadeira do que os *swabs* porque, em teoria, os microrganismos invadiram os tecidos. A contaminação superficial ainda pode ocorrer.

Independentemente do método usado, o crescimento de muitas colônias de um ou dois tipos de bactérias, em vez do crescimento de muitos microrganismos diferentes, tende a indicar infecção. O laboratório de microbiologia deve ser solicitado a relatar todos os crescimentos. Caso contrário, o laboratório pode relatar apenas um ou dois microrganismos considerados patogênicos e dar informações enganosas sobre a pureza relativa da cultura. A presença de inflamação séptica com base no exame histológico de amostras nasais e uma resposta positiva à antibioticoterapia dão suporte ao diagnóstico de infecção bacteriana que contribui para os sinais clínicos. Embora a rinite bacteriana raramente seja uma doença primária, a melhora na secreção nasal pode ser observada após o tratamento do componente bacteriano; no entanto, a melhora é geralmente transitória, a menos que a doença subjacente possa ser corrigida. Alguns animais em que uma doença primária nunca é identificada ou não pode ser corrigida (p. ex., gatos com rinossinusite crônica) respondem bem à antibioticoterapia a longo prazo. O antibiograma das culturas bacterianas consideradas representativas de infecção significativa pode ajudar a escolha de antibióticos. (Ver outras recomendações terapêuticas no Capítulo 15.)

O papel de *Mycoplasma* spp. em infecções do sistema respiratório de cães e gatos ainda está sendo elucidado, embora uma revisão sistemática recente tenha encontrado uma associação significativa entre o isolamento de *Mycoplasma felis* e sinais do trato respiratório superior em gatos (LeBoedec, 2017). Culturas ou reação da cadeia da polimerase (PCR) de *Mycoplasma* spp. e o tratamento com antibióticos apropriados devem ser considerados em gatos com rinossinusite crônica.

O diagnóstico de aspergilose ou peniciliose nasal requer a presença de vários sinais de suporte; as culturas fúngicas são indicadas sempre que a micose é um dos diagnósticos diferenciais. O crescimento de *Aspergillus* ou *Penicillium* é considerado com outros dados clínicos, como achados radiográficos e rinoscópicos e títulos sorológicos. O crescimento fúngico indica o diagnóstico de rinite micótica apenas quando outros dados também o fazem. O fato de a infecção fúngica ser ocasionalmente secundária a tumores nasais não deve ser esquecido durante a primeira avaliação e o monitoramento da resposta terapêutica. A sensibilidade da cultura de fungos pode ser bastante aumentada com a coleta por *swab* ou biópsia para cultura diretamente de uma placa ou granuloma fúngico sob orientação rinoscópica.

Leitura sugerida

Harcourt-Brown N. Rhinoscopy in the dog, part I: anatomy and techniques. *In Pract*. 2006;18:170.

LeBoedec K. A systematic review and meta-analysis of the association between Mycoplasma spp and upper and lower respiratory tract disease in cats. *J Am Vet Med Assoc*. 2017;250:397.

McCarthy TC. Rhinoscopy: the diagnostic approach to chronic nasal disease. In: McCarthy TR, ed. *Veterinary endoscopy for the small animal practitioner*. St Louis: Saunders; 2005:137.

Saylor DK, Williams JE. Rhinoscopy. In: Tams TR, Rawlins CA, eds. *Small animal endoscopy*. 3rd ed. Elsevier Mosby; 2011:563.

Wilson M, et al. Small animal skull and nasofacial radiography, including the nasal cavity and frontal sinuses. *Today's Veterinary Practice*. 2014;4:47.

CAPÍTULO 15

Doenças da Cavidade Nasal

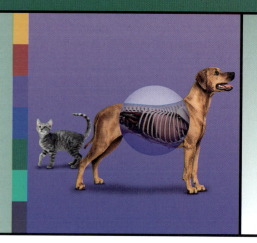

INFECÇÃO DO TRATO RESPIRATÓRIO SUPERIOR FELINO

Etiologia

As infecções do trato respiratório superior (IRSs) são comuns em gatos. O herpes-vírus felino (FHV), também conhecido como *vírus da rinotraqueíte felina* e *calicivírus felino* (FCV), causa quase 90% dessas infecções. *Bordetella bronchiseptica* e *Chlamydophila felis* (antes chamada *Chlamydia psittaci*) são menos comuns. Outros vírus e *Mycoplasma* spp. (em especial *M. felis*) podem causar doença primária ou secundária, enquanto outras bactérias são consideradas patógenos secundários.

Os gatos são infectados pelo contato com animais com infecção ativa ou portadores e fômites. A probabilidade de desenvolvimento de sinais clínicos é maior em gatos jovens, estressados ou imunossuprimidos. Os gatos infectados frequentemente se tornam portadores de FHV ou FCV após a resolução dos sinais clínicos. A duração do estado de portador não é conhecida, mas pode ser de semanas a anos. *Bordetella* e *M. felis* podem ser isoladas de gatos assintomáticos, embora a eficácia da transmissão da doença por esses animais não seja conhecida.

Características clínicas

As manifestações clínicas da IRS felina podem ser agudas, crônicas e intermitentes ou crônicas e persistentes. A doença aguda é mais comum. Os sinais clínicos de IRS aguda são febre, espirro, secreção nasal serosa ou mucopurulenta, conjuntivite e secreção ocular, hipersalivação, anorexia e desidratação. O FHV também pode causar úlcera de córnea, aborto e morte neonatal, enquanto o FCV provoca úlceras orais, pneumonia intersticial ou poliartrite. Surtos raros e de curta duração de cepas altamente virulentas de calicivírus foram associados à doença grave do trato respiratório superior, sinais de vasculite sistêmica (edema de face e membros com progressão à necrose focal) e altas taxas de mortalidade. *Bordetella* pode causar tosse e, em filhotes, pneumonia. As infecções por *Chlamydophila* são bastante associadas à conjuntivite.

Alguns gatos que se recuperam da doença aguda apresentam recidivas periódicas, geralmente associadas a eventos estressantes ou imunossupressores. Em outros gatos, os sinais podem ser crônicos e persistentes, em especial secreção nasal serosa mucopurulenta acompanhada ou não por espirros. A secreção nasal crônica é provavelmente causada pela persistência de uma infecção viral ativa ou de danos irreversíveis às conchas e mucosas nasais pelo FHV; essas lesões predispõem o gato a uma resposta exagerada a irritantes e ao desenvolvimento de rinite bacteriana secundária. Infelizmente, a correlação entre exames que confirmam a exposição ou presença do vírus e os sinais clínicos é baixa (Johnson et al., 2005). Como o papel da infecção viral em gatos com rinossinusite crônica não é bem compreendido, os animais com sinais crônicos de doença nasal são discutidos em uma seção posterior sobre rinossinusite crônica felina.

Diagnóstico

A IRS aguda é geralmente diagnosticada com base nos achados à anamnese e ao exame físico. Os exames específicos para identificação de FHV, FCV, *Bordetella*, *Mycoplasma* e *Chlamydophila* são reações da cadeia da polimerase (PCR) e procedimentos de isolamento de vírus ou culturas bacterianas. A PCR e o isolamento do vírus podem ser realizados em *swabs* faríngeos, conjuntivais ou nasais (usando *swabs* estéreis de poliéster) ou amostras de tecido, como aquelas obtidas de biópsia tonsilar ou raspado de mucosa. De modo geral, as amostras de tecido são preferidas. As amostras são colocadas nos meios de transporte adequados. As preparações citológicas de rotina de esfregaços da conjuntiva podem ser examinadas para detecção de corpos intracitoplasmáticos de inclusão sugestivos de infecção por *Chlamydophila*, mas esses achados são inespecíficos. Embora as culturas bacterianas de rotina da orofaringe possam ser usadas para identificação de *Bordetella*, esse microrganismo pode ser encontrado em gatos saudáveis e infectados. Independentemente do método usado, recomenda-se boa coordenação com o laboratório diagnóstico para coleta e manuseio das amostras e, assim, assegurar a qualidade dos resultados.

Os exames para identificação de agentes são bastante úteis em surtos em gatis, em que há necessidade de recomendação de medidas preventivas específicas. Nesses casos, vários gatos, com e sem sinais clínicos, devem ser examinados. Existem painéis comerciais de teste para detecção de vários patógenos respiratórios por PCR. Exames diagnósticos específicos são menos importantes em animais com doença aguda, já que a maioria dos gatos se recupera sem intercorrências. O exame de gatos com sinais graves ou persistentes pode ser importante para prescrição do tratamento antimicrobiano específico para FHV, *Chlamydia* ou *Mycoplasma*. Resultados falso-negativos podem ocorrer caso os sinais sejam causados por lesão nasal permanente ou se a amostra não contiver o agente; os resultados positivos podem apenas refletir um gato portador com uma doença concomitante responsável pelos sinais clínicos.

Tratamento

Na maioria dos gatos, a IRS é uma doença autolimitada e o tratamento de animais com sinais agudos inclui os cuidados adequados de suporte. Fluidoterapia e suplementação nutricional devem ser fornecidas quando necessário. O muco seco e o exsudato devem ser limpos da face e das narinas. O gato pode ser colocado em um banheiro úmido ou em uma pequena sala com um vaporizador por 15 a 20 minutos, duas ou três vezes ao dia, para ajudar a eliminação do excesso de secreções. A congestão nasal grave é tratada com descongestionantes tópicos pediátricos, como fenilefrina a 0,25% ou oximetazolina a 0,025%. Uma gota é colocada com cuidado em cada narina diariamente por no máximo 3 dias. Se o tratamento mais longo for necessário, o descongestionante é suspenso por 3 dias antes que outro curso de 3 dias seja iniciado para prevenir uma possível congestão de rebote após a retirada do medicamento (com base na congestão de rebote observada em seres humanos).

O Grupo de Trabalho de Diretrizes Antimicrobianas da International Society for Companion Animal Infectious Diseases recomenda que o tratamento com antibióticos seja considerado durante os primeiros 10 dias de sinais clínicos apenas em caso de presença simultânea de febre, letargia ou anorexia e secreção nasal mucopurulenta (Lappin et al., 2017). Esse grupo recomenda doxiciclina (5 mg/kg por via oral [VO] a cada 12 horas ou 10 mg/kg VO a cada 24 horas, sempre seguidos por água ou alimento) como a opção de primeira linha devido à sua eficácia contra *Chlamydia* e *Mycoplasma*. A amoxicilina (22 mg/kg VO a cada 8 a 12 horas) é considerada uma alternativa aceitável se não houver forte suspeita desses microrganismos. A doxiciclina deve ser administrada por 42 dias em gatos infectados com *Chlamydophila felis* ou *Mycoplasma* spp. para eliminação de microrganismos detectáveis (Hartmann et al., 2008). A azitromicina (5 a 10 mg/kg VO a cada 12 horas por 1 dia, depois a cada 3 dias) pode ser prescrita para gatos que são difíceis de medicar.

Gatos com infecção por FHV podem ser tratados com fanciclovir. Vários ensaios clínicos demonstraram o benefício terapêutico. Em um estudo controlado com placebo, 26 gatos que receberam uma dose de 90 mg/kg três vezes ao dia apresentaram redução significativa dos sinais clínicos (Thomasy et al., 2016). Nesses gatos, o tempo até a melhora clínica foi de 3 a 28 dias (com mediana de 7 dias). Os efeitos colaterais ocorreram em 15% dos gatos que receberam essa dose e foram principalmente gastrintestinais, como diarreia, vômitos, anorexia e perda de peso. A experiência com um maior número de gatos e a administração crônica do medicamento é necessária para compreensão total dos possíveis riscos desse fármaco. Thomasy e Maggs (2016) recomendam que os gatos sejam monitorados com cuidado e que a realização de hemograma completo, bioquímica sérica e urinálise seja considerada nos animais com doença concomitante conhecida e naqueles que receberão fanciclovir por períodos longos. Segundo esses autores, estudos farmacocinéticos indicam que a administração duas vezes ao dia de 90 mg/kg é provavelmente suficiente.

Acredita-se que concentrações elevadas de L-lisina podem antagonizar a arginina, um promotor da replicação do herpesvírus. A lisina (500 mg/gato a cada 12 horas), obtida em lojas de produtos naturais, é frequentemente adicionada aos alimentos para tratamento ou prevenção do FHV. Sua eficácia não é certa (Thomasy e Maggs, 2016).

Deve-se suspeitar da infecção por *Chlamydophila* em gatos com conjuntivite como problema primário e em animais de gatis com doença endêmica. Os antibióticos orais são administrados por um período mínimo de 42 dias. Além disso, uma pomada oftálmica de cloranfenicol ou tetraciclina deve ser aplicada pelo menos três vezes ao dia, inclusive por no mínimo 14 dias após a resolução dos sinais.

As úlceras de córnea causadas por FHV são tratadas com medicamentos antivirais tópicos, como trifluridina, idoxuridina ou vidarabina. Uma gota deve ser aplicada em cada olho acometido cinco a seis vezes ao dia por não mais do que 2 a 3 semanas. O manejo de rotina da úlcera também é indicado. A pomada oftálmica de tetraciclina ou cloranfenicol é administrada duas a quatro vezes ao dia. A atropina tópica é usada para midríase conforme necessário para controle da dor. O tratamento é mantido por 1 a 2 semanas após a epitelização.

Os corticosteroides tópicos e sistêmicos são contraindicados em gatos com IRS agudas ou manifestações oculares de infecção por FHV. Esses fármacos podem prolongar os sinais clínicos e aumentar a disseminação viral.

O tratamento de gatos com sinais crônicos é discutido mais adiante, na seção *Rinossinusite crônica felina*.

Prevenção individual

Em todos os gatos, a prevenção de IRS é baseada em evitar a exposição aos agentes infecciosos (p. ex., FHV, FCV, *Bordetella*, *Mycoplasma* e *Chlamydophila*) e fortalecer a imunidade contra a infecção. A maioria dos gatos domésticos são relativamente resistentes a problemas prolongados associados a IRSs e os cuidados de saúde de rotina, com vacinação regular com um produto subcutâneo, são adequados. A vacinação diminui a gravidade dos sinais clínicos causados pelas IRSs, mas não previne a infecção. Os tutores de animas devem ser aconselhados a não permitir a livre circulação de seus gatos em áreas externas.

As vacinas subcutâneas de vírus vivo modificado para FHV e FCV são usadas na maioria dos gatos e podem ser combinadas à vacina de panleucopenia. Essas vacinas são de fácil administração, não provocam sinais clínicos quando usadas de maneira correta e conferem proteção adequada para gatos que não estão muito expostos a esses vírus. Essas vacinas não são eficazes em filhotes enquanto houver persistência da imunidade materna. De modo geral, os filhotes são vacinados a partir de 6 a 10 semanas de idade e novamente em 3 a 4 semanas. A princípio, pelo menos duas vacinas devem ser administradas, sendo a última dada às 16 semanas de idade. A vacinação de reforço é recomendada 1 ano após a última vacina da primeira série. As vacinações de reforço subsequentes são recomendadas a cada 3 anos, a menos que haja aumento do risco de exposição à infecção. A detecção de anticorpos contra FHV e FCV no soro de gatos é preditiva de suscetibilidade à doença e, portanto, pode auxiliar a determinação da necessidade de revacinação (Lappin et al., 2002). As fêmeas devem ser vacinadas antes da reprodução.

As vacinas vivas modificadas de administração subcutâneas para FHV e FCV são seguras, mas podem causar doenças se inoculadas pela via oronasal normal de infecção. A vacina não deve ser aerossolizada na frente do gato. Em caso de extravasamento inadvertido da vacina na pele após a injeção, a área deve ser imediatamente lavada antes de ser lambida pelo gato.

Vacinas vivas modificadas não devem ser usadas em gatas gestantes. Há vacinas inativadas de FHV e FCV que podem ser administradas a esses animais. Vacinas inativadas também foram recomendadas a gatos com infecção pelo vírus da leucemia felina (FeLV) ou vírus da imunodeficiência felina (FIV).

Também há vacinas vivas modificadas para FHV e FCV de administração intranasal. Sinais de IRS aguda são ocasionalmente observados após a vacinação. Deve-se ter atenção para garantir que a panleucopenia seja incluída no produto intranasal ou que uma vacina contra panleucopenia seja administrada por via subcutânea.

As vacinas contra *Bordetella* ou *Chlamydophila* são recomendadas apenas em gatis ou abrigos onde essas infecções são endêmicas. As infecções por *Bordetella* ou *Chlamydophila* são menos comuns que as infecções por FHV e FCV; a doença causada por *Bordetella* é observada principalmente em condições de superlotação. Além disso, essas doenças podem ser tratadas de forma eficaz com antibióticos.

Prognóstico

O prognóstico de gatos com IRS aguda é bom. A maioria dos gatos domésticos não desenvolve doença crônica.

RINITE BACTERIANA

A rinite bacteriana aguda causada por *Bordetella bronchiseptica* é ocasionalmente observada em gatos (ver seção sobre IRS felina) e é rara em cães (ver seção sobre complexo respiratório infeccioso canino no Capítulo 21). *Mycoplasma* spp. e *Streptococcus equi*, subsp. *zooepidemicus* também podem ser patógenos nasais primários. Na grande maioria dos casos, a rinite bacteriana é uma complicação *secundária* e não uma doença primária. A rinite bacteriana é secundária a quase todas as doenças da cavidade nasal. As bactérias que habitam a cavidade nasal saudável se multiplicam com rapidez quando a doença prejudica as defesas normais da mucosa. A antibioticoterapia geralmente leva à melhora clínica, mas a resposta é temporária. Portanto, o manejo de cães e gatos com suspeita de rinite bacteriana deve incluir uma avaliação diagnóstica completa para uma doença subjacente, principalmente quando os sinais são crônicos.

Diagnóstico

A maioria dos cães e gatos com rinite bacteriana apresenta secreção nasal mucopurulenta. Não há sinal clínico patognomônico para rinite bacteriana e o diagnóstico definitivo é difícil devido à diversidade da flora da cavidade nasal normal. A evidência microscópica de inflamação neutrofílica e bactérias é um achado inespecífico observado na maioria dos animais com sinais nasais (Figura 15.1). Culturas bacterianas de esfregaços ou amostras de biópsia da mucosa nasal coletadas de áreas profundas da cavidade nasal podem ser realizadas. O crescimento de muitas colônias de apenas um ou dois microrganismos pode representar infecção significativa. O crescimento de muitos microrganismos diferentes ou de um pequeno número de colônias provavelmente representa a flora normal. É importante solicitar que o laboratório de microbiologia relate todos os crescimentos. As amostras para culturas de *Mycoplasma* devem ser colocadas em meios apropriados de transporte para cultura com métodos de isolamento específicos. A resposta benéfica à antibioticoterapia é bastante usada para apoiar o diagnóstico de doença bacteriana.

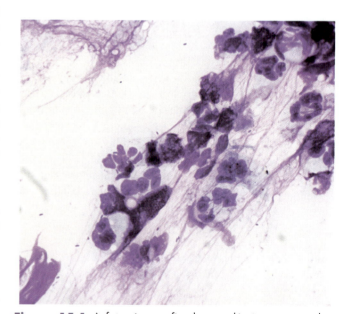

Figura 15.1 A fotomicrografia de uma lâmina preparada a partir de um *swab* nasal de um paciente com secreção mucopurulenta crônica mostra os achados típicos de muco, inflamação neutrofílica e bactérias intracelulares e extracelulares. Esses achados não são específicos e geralmente refletem processos secundários.

Tratamento

O componente bacteriano da doença nasal é tratado com antibióticos. Se o crescimento à cultura bacteriana for considerado significativo, as informações do antibiograma podem ser usadas para escolha dos antibióticos. Microrganismos anaeróbios podem ser observados. Antibióticos orais de amplo espectro que podem ser eficazes são amoxicilina (22 mg/kg a cada 8 a 12 horas) ou clindamicina (10 mg/kg a cada 12 horas). A doxiciclina (5 mg/kg a cada 12 horas ou 10 mg/kg a cada 24 horas, sempre seguidos por água) é frequentemente eficaz contra *Bordetella* e *Mycoplasma*.

Os antibióticos são administrados por 7 a 10 dias nos casos de infecção aguda ou após a eliminação da etiologia primária (p. ex., corpo estranho, doença da raiz dentária). As infecções crônicas requerem tratamento prolongado. A princípio, os antibióticos são administrados por 1 semana. Se a resposta for benéfica, o medicamento deve ser mantido por um período mínimo de 4 a 6 semanas. Se os sinais voltarem com a interrupção do medicamento após 4 a 6 semanas, o mesmo antibiótico é reinstituído por períodos ainda mais longos.

Em caso de ausência de resposta após a primeira semana de tratamento, o medicamento deve ser interrompido. Outro antibiótico pode ser tentado, embora uma maior avaliação para outro distúrbio primário, ainda não identificado, deva ser realizada. A maior avaliação diagnóstica é bastante necessária em cães porque, em comparação a gatos, a incidência de doença idiopática é menor. A troca frequente de antibióticos a cada 7 a 14 dias não é recomendada e pode predispor o animal ao desenvolvimento de infecções gram-negativas resistentes.

Prognóstico

A rinite bacteriana geralmente responde à antibioticoterapia. No entanto, a resolução dos sinais a longo prazo depende da identificação e correção de qualquer doença subjacente.

MICOSES NASAIS

CRIPTOCOCOSE

Cryptococcus neoformans é um fungo que infecta gatos e, menos comumente, cães. É provável que o *Cryptococcus* entre no corpo pelo sistema respiratório. Em alguns animais, o fungo pode se disseminar para outros órgãos. Nos gatos, os sinais clínicos geralmente refletem a infecção da cavidade nasal, do sistema nervoso central (SNC), dos olhos ou da pele e tecidos subcutâneos. Em cães, os sinais de acometimento do SNC são mais comuns. Os pulmões são normalmente infectados nas duas espécies, mas os sinais clínicos de acometimento pulmonar (p. ex., tosse, dispneia) são raros. As características clínicas, o diagnóstico e o tratamento da criptococose são discutidos no Capítulo 97.

ASPERGILOSE

Aspergillus fumigatus é um habitante normal da cavidade nasal de muitos animais. Em alguns cães e, raramente, em gatos, torna-se um patógeno. O microrganismo pode formar placas fúngicas visíveis que invadem a mucosa nasal ("tapetes fúngicos") e granulomas fúngicos. Um animal com aspergilose raramente apresenta outra doença nasal, como neoplasia, corpo estranho, traumatismo anterior ou deficiência imunológica que o predisponha à infecção fúngica secundária. Na maioria das vezes, nenhuma doença subjacente é identificada. A exposição excessiva a *Aspergillus* pode explicar a ocorrência frequente de doenças em animais saudáveis. Outro tipo de fungo, *Penicillium*, pode causar sinais semelhantes aos da aspergilose.

Características clínicas

A aspergilose pode causar doença nasal crônica em cães de qualquer idade ou raça, mas é mais comum em machos jovens. A infecção nasal é rara em gatos. A secreção pode ser mucoide, mucopurulenta com ou sem hemorragia ou puramente hemorrágica; também pode ser unilateral ou bilateral. Espirros podem ser relatados. As características que não são comuns, mas são bastante sugestivas de aspergilose, são sensibilidade à palpação da face ou despigmentação e úlcera das narinas externas (ver Figura 13.2). O acometimento pulmonar não é esperado.

A aspergilose sistêmica em cães é geralmente causada por *Aspergillus terreus* e outros *Aspergillus* spp., não *A. fumigatus*. É uma doença incomum, muitas vezes fatal, que ocorre principalmente em Pastores Alemães. Não há relatos de sinais nasais.

Diagnóstico

Não existe um resultado único para o diagnóstico de aspergilose. O diagnóstico é baseado nos achados cumulativos de uma avaliação abrangente de um cão com sinais clínicos condizentes. Como a aspergilose pode ser uma infecção oportunista, a doença nasal subjacente também deve ser considerada.

Os sinais radiográficos de aspergilose são áreas translúcidas bem-definidas no interior da cavidade nasal e aumento da radiotransparência rostral (ver Figura 14.7). Normalmente, não há destruição do vômer ou dos ossos faciais, embora os ossos possam parecer ásperos. No entanto, a destruição desses ossos ou da placa cribriforme pode ser observada em cães com doença avançada. Pode haver aumento da opacidade de fluido. A opacidade de fluido dentro do seio frontal pode representar um sítio de infecção ou acúmulo de muco por obstrução da drenagem. Os ossos ao redor do seio frontal podem ficar mais espessos ou parecer roídos por traças. Em alguns pacientes, o seio frontal é o único sítio de infecção.

A tomografia computadorizada (TC) é preferível à radiografia nasal. Técnicas aprimoradas de diagnóstico por imagem permitem uma avaliação mais precisa da extensão da doença. A presença ou ausência de placas nos seios frontais (Figura 15.2), a integridade da placa cribriforme e a extensão da doença além da cavidade nasal afetam as decisões terapêuticas, discutidas mais adiante.

As anomalias rinoscópicas são erosão das conchas nasais e placas fúngicas, com aparência de mofo branco a verde na mucosa nasal (ver Figura 14.12). A não visualização dessas lesões não exclui aspergilose. A confirmação de que as supostas placas são realmente hifas fúngicas pode ser obtida por citologia (Figura 15.3) e cultura do material coletado por biópsia ou *swab* sob orientação visual. Durante a rinoscopia, as placas são removidas mecanicamente por raspado ou lavado vigoroso

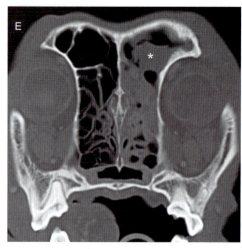

Figura 15.2 Tomografia computadorizada de um cão com aspergilose nasal. O lado direito não é acometido, sendo a base para comparação das anomalias no lado esquerdo (*E*). Há lise das conchas nasais com aumento da densidade dos tecidos moles. O tecido mole de formato irregular, aparente no seio frontal esquerdo (*), foi confirmado como uma placa fúngica durante a sinusotomia frontal realizada para desbridamento e infusão de clotrimazol em creme. Há também osteíte branda do osso ao redor do seio frontal esquerdo.

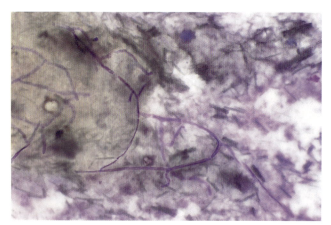

Figura 15.3 Hifas ramificadas de *Aspergillus fumigatus* obtidas por *swab* de uma placa fúngica visualizada.

para aumento da eficácia do tratamento tópico. Os seios frontais são incluídos no exame e desbridamento sempre que a erosão das conchas nasais permitir.

Várias amostras de biópsia devem ser obtidas devido ao acometimento focal ou multifocal, mas não difuso, da mucosa. Os melhores resultados são obtidos de amostras da mucosa com fungo visível. O *Aspergillus* geralmente pode ser visto com técnicas de coloração de rotina, embora colorações especiais possam apresentar maior sensibilidade. Inflamação neutrofílica, linfoplasmocítica ou mista também é observada.

A interpretação dos resultados das culturas de fungos é difícil, a menos que a amostra tenha sido obtida de uma placa visualizada. O microrganismo pode ser encontrado na cavidade nasal de animais normais e culturas falso-negativas podem ocorrer. A cultura positiva, em conjunto com outros achados clínicos e diagnósticos apropriados, indica o diagnóstico.

Os títulos positivos de anticorpos séricos também apoiam o diagnóstico de infecção. Embora os títulos forneçam evidências indiretas de infecção, animais com *Aspergillus* como habitante nasal normal geralmente não desenvolvem anticorpos mensuráveis contra o microrganismo. Pomerantz et al. (2007) descobriram que os anticorpos séricos apresentavam sensibilidade de 67%, especificidade de 98%, valor preditivo positivo de 98% e valor preditivo negativo de 84% para o diagnóstico de aspergilose nasal.

Tratamento

O tratamento tópico é atualmente recomendado para a aspergilose nasal e realizado após o desbridamento agressivo das placas fúngicas. A administração oral de itraconazol é recomendada a pacientes com extensão da doença além da cavidade nasal e dos seios frontais. O tratamento oral é mais simples de administrar do que a terapia tópica, mas parece menos eficaz, tem possíveis efeitos colaterais sistêmicos e deve ser prolongado. O itraconazol é administrado por via oral na dose de 5 mg/kg a cada 12 horas e deve ser mantido por 60 a 90 dias ou mais. Alguns médicos administram terbinafina de maneira concomitante. Em um estudo recente, cães com aspergilose nasal que não responderam ao tratamento tópico e oral tiveram resolução ou melhora significativa dos sinais clínicos com posaconazol (5 mg/kg a cada 12 horas), terbinafina (30 mg/kg a cada 12 horas) e doxiciclina (5 mg/kg a cada 12 horas) por via oral (Stewart e Bianco, 2017). O tratamento prolongado foi necessário, com duração média de 9 meses (variação de 6 a 18 meses). (Ver discussão completa sobre esses medicamentos no Capítulo 97.)

O sucesso do tratamento tópico da aspergilose foi originalmente documentado com enilconazol administrado por tubos colocados de maneira cirúrgica em ambos os seios frontais e ambos os lados da cavidade nasal. O fármaco foi administrado por meio desses tubos duas vezes ao dia, durante 7 a 10 dias. Depois, foi descoberto que o clotrimazol, um medicamento de venda livre, era igualmente eficaz quando infundido por tubos colocados cirurgicamente durante um período de 1 hora (70% de sucesso com um único tratamento; Mathews et al., 1996). Durante a infusão de 1 hora, os cães foram mantidos sob anestesia e a nasofaringe caudal e narinas externas foram preenchidas com gaze para permitir o enchimento da cavidade nasal. Desde então, a boa distribuição do fármaco foi alcançada em alguns casos usando uma técnica não invasiva (discutida nos próximos parágrafos).

Infelizmente, após uma revisão completa da literatura, a taxa de sucesso após um único tratamento tópico com enilconazol ou clotrimazol foi de apenas 46% (Sharman et al., 2010). Assim, os seguintes tratamentos adjuvantes são hoje recomendados com as infusões não invasivas de clotrimazol. As placas fúngicas visíveis são submetidas ao desbridamento agressivo durante a rinoscopia imediatamente antes do tratamento tópico. Em cães com acometimento do seio frontal, o creme de clotrimazol é colocado nos seios da face após o desbridamento cirúrgico ou endoscópico. Todos os cães são reavaliados 2 a 3 semanas após o tratamento. A rinoscopia, o desbridamento e o tratamento tópico são repetidos em caso de persistência dos sinais. No relato anteriormente mencionado (Sharman et al., 2010), 70% dos cães se recuperaram após receber vários tratamentos.

CAPÍTULO 15 ■ Doenças da Cavidade Nasal   **261**

Para infusões não invasivas de clotrimazol (sem a colocação de tubos nos seios frontais), o animal é anestesiado e oxigenado por meio de uma sonda endotraqueal com manguito. O cão é posicionado em decúbito dorsal com o focinho puxado para baixo paralelo à mesa (Figuras 15.4 e 15.5). Nos cães de grande porte, um cateter de Foley 24F com um balão de 5 mℓ é introduzido na cavidade oral, ao redor do palato mole e na nasofaringe caudal, de forma que o balão fique na junção dos palatos duro e mole. O balão é inflado com aproximadamente 10 mℓ de ar para encaixe confortável. Uma esponja de laparotomia é inserida na orofaringe, caudal ao balão e ventral ao palato mole, para ajudar a manter o posicionamento do balão e obstruir ainda mais a faringe nasal. Outras esponjas de laparotomia são colocadas cuidadosamente na parte posterior da boca ao redor da sonda traqueal para evitar o extravasamento de fármacos pelo tampão nasofaríngeo e sua entrada nas vias respiratórias inferiores.

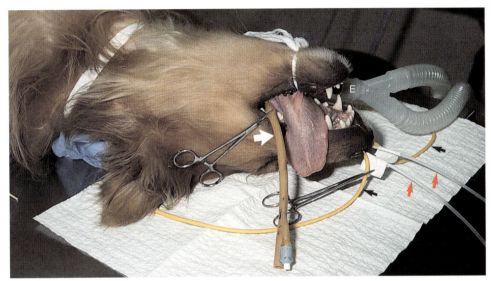

Figura 15.4 Cão com infecção micótica nasal preparado para infusão de 1 hora com clotrimazol. Uma sonda endotraqueal com manguito (*E*) foi colocada. Um cateter de Foley 24F (*seta larga*) está na nasofaringe caudal. Um cateter de Foley 12F (*setas pretas*) obstrui cada narina. Um cateter de polipropileno 10F (*setas vermelhas*) é colocado a meio caminho em cada meato dorsal para infusão do fármaco. Esponjas de laparotomia são usadas para preenchimento da nasofaringe caudal ao redor da sonda traqueal e da cavidade oral caudal.

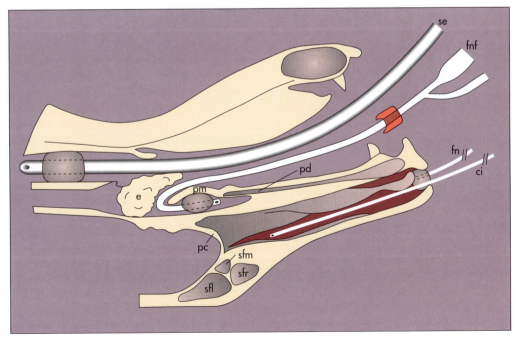

Figura 15.5 Diagrama esquemático de corte transversal da cabeça de um cão preparado para infusão de 1 hora com clotrimazol. pc: placa cribriforme; se: sonda endotraqueal; pd: palato duro; ci: cateter de infusão de polipropileno; sfl: seio frontal lateral; sfm: seio frontal medial; fn: cateter de Foley que obstrui a narina; fnf: cateter de Foley colocado na nasofaringe caudal; sfr: seio frontal rostral; e: esponjas faríngeas; pm: palato mole. (Reimpressa com permissão de Mathews KG et al.: Computed tomographic assessment of noninvasive intranasal infusions in dogs with fungal rhinitis, *Vet Surg* 25:309, 1996.)

Um cateter urinário 10F de polipropileno é introduzido no meato dorsal de cada cavidade nasal a aproximadamente meio caminho entre a narina externa e o canto medial do olho. A distância correta é marcada nos cateteres com esparadrapo para evitar seu avanço acidental excessivo durante o procedimento. Um cateter de Foley 12F com um balão de 5 mℓ é introduzido ao lado do cateter de polipropileno em cada cavidade nasal. O manguito é inflado e delicadamente acondicionado no interior da narina. Uma pequena sutura é feita em cada narina, lateral ao cateter, para evitar a migração do balão. Uma gaze é colocada entre a sonda endotraqueal e os ductos incisivos atrás dos incisivos superiores para minimizar o extravasamento.

Uma solução de clotrimazol a 1% é administrada por meio dos cateteres de polipropileno. Cerca de 30 mℓ são administrados de cada lado em um cão Retriever típico. Cada cateter de Foley é verificado quanto ao enchimento no início da infusão e é então pinçado quando o clotrimazol começar a pingar do cateter. A solução é viscosa, mas a infusão não requer pressão excessiva. Mais clotrimazol é administrado durante a hora seguinte em taxa de aproximadamente 1 gota a cada poucos segundos em cada narina externa. Cães do tamanho descrito recebem um total de 100 a 120 mℓ.

Após os primeiros 15 minutos, a cabeça é inclinada levemente para um lado e depois para o outro por mais 15 minutos e então volta a ser colocada em decúbito dorsal por 15 minutos. Após essa hora de contato, o cão é colocado em decúbito esternal com a cabeça pendurada na extremidade da mesa e o focinho apontando para o chão. Os cateteres são removidos das narinas externas e o clotrimazol e o muco são drenados. A drenagem geralmente diminui em 10 a 15 minutos. Uma ponta de sucção flexível pode ser usada para agilizar esse processo. As esponjas de laparotomia são então cuidadosamente removidas da nasofaringe e da cavidade oral e são contadas para assegurar a retirada de todo o material. O cateter na nasofaringe é removido. Qualquer medicamento na cavidade oral é retirado com gaze ou aspirado.

Duas possíveis complicações do tratamento com clotrimazol são pneumonia por aspiração e meningoencefalite. A meningoencefalite pode ocorrer quando o clotrimazol, o veículo de polietilenoglicol e/ou microrganismos e resíduos da cavidade nasal entram em contato com o cérebro por meio da placa cribriforme comprometida. É difícil determinar a integridade da placa cribriforme antes do tratamento sem o auxílio de TC ou ressonância magnética (RM), embora alterações radiográficas marcantes na cavidade nasal caudal devam aumentar a preocupação. Felizmente, essas complicações não são comuns.

Alguns cães apresentam secreção nasal persistente após o tratamento da aspergilose. Na maioria das vezes, a secreção indica eliminação incompleta da infecção fúngica. No entanto, alguns cães podem apresentar rinite bacteriana secundária ou sensibilidade aos irritantes inalados como consequência da lesão da anatomia e da mucosa nasal. Em caso de ausência de recidiva da infecção fúngica e persistência dos sinais, apesar das terapias repetidas, os cães são tratados como descrito na seção *Rinite crônica idiopática (linfoplasmocítica) canina*, neste capítulo.

Prognóstico

O prognóstico de cães com aspergilose nasal melhorou com o desbridamento e tratamentos tópicos repetidos. Na maioria dos animais, o prognóstico é moderado a bom. As taxas de sucesso relatadas foram mostradas na seção sobre o tratamento.

PARASITAS NASAIS

ÁCAROS NASAIS

Pneumonyssoides caninum é um pequeno ácaro branco de aproximadamente 1 mm de tamanho (ver Figura 14.13 A). A maioria das infestações é clinicamente silenciosa, mas alguns cães podem apresentar sinais clínicos moderados a graves.

Características clínicas e diagnóstico

Uma característica clínica comum dos ácaros nasais são os espirros, que costumam ser violentos. Tremores de cabeça, patadas no nariz, espirros reversos, secreção nasal crônica e epistaxe também podem ocorrer. Esses sinais são semelhantes aos causados por corpos estranhos nasais. O diagnóstico é feito pela visualização dos ácaros durante a rinoscopia ou lavado nasal retrógrado, como descrito no Capítulo 14. Os ácaros podem ser facilmente esquecidos no soro fisiológico recuperado; devem ser procurados de maneira específica com ligeira ampliação ou colocação de um material escuro atrás da amostra para contraste. Além disso, os ácaros são frequentemente localizados nos seios frontais e na cavidade nasal caudal. A insuflação das narinas e cavidades nasais com um gás anestésico em oxigênio pode causar a migração dos ácaros para a nasofaringe caudal. Os ácaros podem ser visualizados na nasofaringe por endoscopia durante o lavado.

Tratamento

Milbemicina oxima (0,5 a 1 mg/kg VO a cada 7 a 10 dias, por três tratamentos) e selamectina (6 a 24 mg/kg em aplicação tópica nos ombros a cada 2 semanas, por três tratamentos) foram usados com sucesso no tratamento de ácaros nasais. A ivermectina também é eficaz (0,2 mg/kg, administrada por via subcutânea [SC] e repetida em 3 semanas), mas não é segura em algumas raças. Quaisquer cães em contato direto com o animal acometido também devem ser tratados.

Prognóstico

O prognóstico de cães com ácaros nasais é excelente.

CAPILARÍASE NASAL

A capilaríase nasal é causada por um nematoide, *Capillaria (Eucoleus) boehmi*, originalmente identificado como um parasita dos seios frontais de raposas. O nematoide adulto é pequeno, fino e branco e vive na mucosa da cavidade nasal e dos seios frontais de cães (ver Figura 14.13 B). Os adultos eliminam os ovos, que são engolidos e eliminados com as fezes. Os sinais clínicos são espirros e secreção nasal mucopurulenta, acompanhada ou não por hemorragia. O diagnóstico é estabelecido pela identificação de ovos de *Capillaria* (*Eucoleus*) bioperculados na flotação fecal de rotina (semelhantes aos ovos de *Capillaria* [*Eucoleus*] *aerophila*; ver Figura 20.12 C) ou visualização de nematoides adultos durante a rinoscopia. Os tratamentos são ivermectina (0,2 mg/kg VO, uma vez) ou fembendazol (25 a 50 mg/kg VO a cada 12 horas por 10 a 14 dias). A ivermectina não é segura em algumas raças. O sucesso do tratamento deve ser confirmado com exames de fezes repetidos, além da resolução dos sinais clínicos. Tratamentos repetidos podem ser necessários e a reinfecção é possível em caso de continuidade da exposição ao solo contaminado.

PÓLIPOS NASOFARÍNGEOS EM GATOS

Os pólipos nasofaríngeos são crescimentos benignos, mais comuns em filhotes e gatos adultos jovens, mas ocasionalmente observados em animais mais velhos. Sua origem é desconhecida, mas, de modo geral, estão presos à base da tuba auditiva. Podem se estender para o canal auditivo externo, orelha média, faringe e cavidade nasal. À macroscopia, são crescimentos polipoides rosados, frequentemente com um pedúnculo (Figura 15.6). Por sua aparência macroscópica, são às vezes confundidos com neoplasias.

Características clínicas

Os sinais respiratórios causados pelos pólipos nasofaríngeos são respiração ruidosa, obstrução das vias respiratórias superiores e secreção nasal serosa a mucopurulenta. Sinais de otite externa ou otite média/interna, como inclinação da cabeça, nistagmo ou síndrome de Horner, também podem ocorrer.

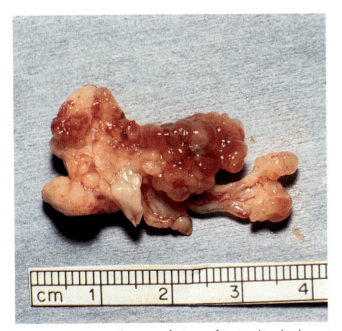

Figura 15.6 Um pólipo nasofaríngeo foi visualizado durante a rinoscopia pela narina externa de um gato com secreção nasal crônica. O pólipo foi removido por tração e apresenta pedúnculo óbvio.

Diagnóstico

A identificação radiográfica de uma opacidade de tecido mole acima do palato mole e a visualização macroscópica de uma massa na nasofaringe, cavidade nasal ou canal auditivo externo indicam o diagnóstico presuntivo de pólipo nasofaríngeo. A avaliação completa de gatos com pólipos também inclui um exame otoscópico profundo e radiografias ou TCs das bulas ósseas para determinar a extensão do acometimento. A maioria dos gatos com pólipos apresenta otite média, detectável radiograficamente como espessamento ósseo ou aumento da opacidade dos tecidos moles da bula (ver Figura 14.6). O diagnóstico definitivo é feito pela análise histopatológica do tecido, geralmente obtido durante a excisão cirúrgica. Os pólipos nasofaríngeos são compostos por tecido inflamatório, tecido conjuntivo fibroso e epitélio.

Tratamento

O tratamento primário dos pólipos nasofaríngeos é a excisão cirúrgica por meio de tração pela cavidade oral. A recidiva é possível em virtude da não remoção completa do tecido. Gatos com evidências radiográficas ou tomográficas de acometimento das bulas ósseas apresentam maior risco de recidiva e, nesses animais, a osteotomia da bula para remoção completa da lesão é recomendada. No entanto, Anderson et al. (2000) relataram o tratamento bem-sucedido apenas com tração, em especial quando seguido pela administração de prednisolona. A prednisolona foi usada por via oral na dose de 1 a 2 mg/kg a cada 24 horas por 2 semanas, depois na metade da dose original por 1 semana e, em seguida, em dias alternados por mais 7 a 10 dias. O tratamento com antibióticos (p. ex., amoxicilina) também foi realizado. Portanto, a remoção do pólipo por tração seguida pela administração de corticosteroides e antibióticos é geralmente recomendada antes da exploração da orelha média por meio de osteotomia da bula. Em casos raros, há necessidade de rinotomia para remoção completa do pólipo nasal.

Prognóstico

O prognóstico é excelente, mas o tratamento de doenças recorrentes pode ser necessário. Um novo pólipo pode crescer no sítio original em caso de permanência de tecido anormal e os sinais de recidiva geralmente aparecem em 1 ano. A osteotomia da bula, se não realizada com o primeiro tratamento, deve ser considerada em gatos com recidiva e sinais de otite média.

PÓLIPOS NASAIS EM CÃES

Os cães raramente desenvolvem pólipos nasais. Essas massas podem causar secreção nasal crônica, acompanhada ou não por hemorragia. Essas lesões tendem a provocar destruição local de conchas nasais e ossos e, por isso, podem ser erroneamente diagnosticadas como neoplasias. O diagnóstico é feito por avaliação histológica de amostras de biópsia. A remoção cirúrgica agressiva é recomendada. A excisão completa nem sempre é possível e os sinais podem reaparecer.

TUMORES NASAIS

A maioria dos tumores nasais em cães e gatos é maligna. Adenocarcinoma, carcinoma espinocelular e carcinoma indiferenciado são os tumores nasais comuns em cães. O linfoma e o adenocarcinoma são comuns em gatos. Fibrossarcomas e outros sarcomas também ocorrem em ambas as espécies. Os tumores benignos são adenomas, fibromas, papilomas e tumores venéreos transmissíveis (estes últimos apenas em cães).

Características clínicas

De modo geral, os tumores nasais ocorrem em animais mais velhos, mas não podem ser excluídos do diagnóstico diferencial de cães e gatos jovens. Nenhuma predisposição racial foi identificada de forma consistente.

As características clínicas dos tumores nasais são crônicas e refletem a natureza localmente invasiva desses tumores. A secreção nasal é a queixa mais comum. A secreção pode ser serosa, mucoide, mucopurulenta ou hemorrágica. Uma ou ambas as narinas podem ser acometidas. Nos casos bilaterais, a secreção costuma ser pior em uma narina em comparação à outra. Em muitos animais, a secreção começa unilateral e progride para bilateral. Espirros podem ser relatados e talvez sejam o único sinal clínico no início da doença. A obstrução da cavidade nasal pelo tumor pode causar diminuição ou ausência do fluxo de ar por uma ou ambas as narinas.

A deformação dos ossos faciais, palato duro ou arcada dentária superior pode ser visível (ver Figura 13.5). O crescimento do tumor que se estende até o crânio pode causar sinais neurológicos. O crescimento na órbita pode causar exoftalmia ou incapacidade de retropulsão do olho. Os animais raramente apresentam sinais neurológicos (p. ex., convulsões, mudanças comportamentais, alterações de consciência) ou anomalias oculares como as queixas primárias (ou seja, não há sinal de secreção nasal). A perda de peso e a anorexia são outras queixas raras.

Diagnóstico

O diagnóstico de neoplasia é indicado por anomalias típicas detectadas em imagens da cavidade nasal e seios frontais ou à rinoscopia. As anomalias podem refletir lesões em massa de tecidos moles, destruição da concha nasal, do osso vômer ou do osso facial ou ainda a infiltração difusa da mucosa por células neoplásicas e inflamatórias (ver Figuras 14.2, 14.4 e 14.8 B). A identificação de células neoplásicas em aspirados com agulha fina de massas nasais ou linfonodos mandibulares acometidos pode auxiliar o diagnóstico. Esteja ciente de que o diagnóstico citológico de neoplasia de um aspirado de massa deve ser aceito com cautela, considerando a inflamação simultânea e a possibilidade de maior alteração hiperplásica e metaplásica. Além disso, em alguns casos, as características citológicas do linfoma e do carcinoma se mimetizam, o que pode levar a uma classificação errônea da neoplasia.

O diagnóstico definitivo requer exame histopatológico de uma amostra de biópsia. As amostras de biópsia devem sempre incluir tecido de áreas profundas da lesão. As neoplasias nasais geralmente causam uma resposta inflamatória acentuada da mucosa nasal e, em alguns pacientes, infecção secundária. As amostras superficiais têm maior probabilidade de levar a um diagnóstico incorreto.

Nem todos os casos de neoplasia serão diagnosticados à primeira avaliação do cão ou gato. Técnicas de diagnóstico por imagem, rinoscopia e biópsia podem precisar ser repetidas em 1 a 3 meses em animais com sinais persistentes, mas sem diagnóstico definitivo. A TC e a RM são técnicas mais sensíveis do que a radiografia de rotina para obtenção de imagens de tumores nasais e uma delas deve ser realizada quando possível (ver Figura 14.8 B). A exploração cirúrgica é ocasionalmente necessária para estabelecimento de um diagnóstico definitivo.

Depois do estabelecimento do diagnóstico definitivo, a determinação da extensão da doença pode ajudar a avaliar a viabilidade da cirurgia ou radioterapia/quimioterapia. Algumas informações podem ser obtidas com radiografias nasais de alta qualidade, mas a TC e a RM são métodos mais sensíveis para avaliar a extensão do tecido anormal. Aspirados de linfonodos mandibulares devem ser examinados à citologia para detecção de disseminação local. As radiografias torácicas são avaliadas, embora metástases pulmonares sejam incomuns no momento do diagnóstico. A avaliação citológica de aspirados de medula óssea, bem como radiografia ou ultrassonografia abdominal, é indicada em pacientes com linfoma. Gatos com linfoma também são submetidos a exames para detecção de FeLV e FIV.

Tratamento

Tumores benignos, embora raros, podem ser tratados por excisão cirúrgica. A radioterapia é geralmente recomendada para tumores malignos. A quimioterapia é considerada terapia adjuvante em pacientes com doença metastática ou tratamento único em pacientes com linfoma (Capítulo 79). A quimioterapia também pode ser o único tratamento em caso de indisponibilidade da radioterapia. Os carcinomas podem responder à cisplatina, carboplatina ou quimioterapia multiagente. (Ver discussão dos princípios gerais para a escolha da quimioterapia no Capítulo 76.) A excisão cirúrgica por si só não é bem-sucedida no tratamento de tumores nasais malignos, embora alguns oncologistas recomendem a excisão cirúrgica após a radioterapia.

De modo geral, o alívio dos sinais clínicos pode ser conseguido com a radioterapia em dose e frequência baixas, evitando muitos dos efeitos colaterais do tratamento com dose total. Do mesmo modo, o alívio pode ser alcançado com piroxicam ou corticosteroides em doses anti-inflamatórias (prednisona ou prednisolona, 0,5 a 1 mg/kg/dia VO, com redução gradual até a menor dose efetiva). Observe que esses dois medicamentos não devem ser administrados de forma combinada.

Prognóstico

Na ausência de tratamento, o prognóstico de cães e gatos com tumores nasais malignos é mau. A sobrevida após o diagnóstico é de apenas alguns meses. A eutanásia é frequentemente solicitada por causa de epistaxe ou secreção persistente e, por fim, dispneia, anorexia e perda de peso ou sinais neurológicos. A epistaxe é um indicador de mau prognóstico. Em um estudo de 132 cães com carcinoma nasal não tratado, feito por Rassnick et al. (2006), o tempo médio de sobrevida de animais com epistaxe foi de 88 dias (intervalo de confiança [IC] de 95%, 65 a 106 dias) e daqueles sem epistaxe foi de 224 dias (IC de 95%, 54 a 467 dias). O tempo médio de sobrevida global foi de 95 dias (variação, 7 a 1.114 dias).

A radioterapia pode prolongar a sobrevida e melhorar a qualidade de vida de alguns animais e a consulta com um radioterapeuta é recomendada. A terapia é bem tolerada pela maioria dos animais e, naqueles que chegam à remissão, a qualidade de vida costuma ser excelente. O prognóstico de um determinado paciente depende de uma série de variáveis, inclusive a classificação histopatológica, a extensão do tumor e a presença e localização da doença metastática. Nos primeiros estudos de cães submetidos à radioterapia de megavoltagem, acompanhada ou não por tratamento cirúrgico prévio, os tempos medianos de sobrevida foram de aproximadamente 1 ano. Há menos informações sobre o prognóstico em gatos. Um estudo de Theon et al. (1994) de 16 gatos com neoplasia não linfoide submetidos à radioterapia mostrou uma taxa de sobrevida em 1 ano de 44% e uma taxa de sobrevida em 2 anos de 17%. Segundo dados preliminares de Arteaga et al. (2007), a sobrevida mediana de gatos com linfoma nasal submetidos à radioterapia e quimioterapia foi de 511 dias.

RINITE ALÉRGICA

Etiologia

A rinite alérgica não foi bem caracterizada em cães ou gatos. No entanto, os dermatologistas fizeram relatos informais de cães atópicos que esfregam a face (o que pode indicar prurido nasal) e apresentam secreção nasal serosa, além de sinais dermatológicos. A rinite alérgica é geralmente considerada uma resposta de hipersensibilidade da cavidade nasal e seios da face aos antígenos carreados pelo ar. É possível que os alergênios alimentares atuem em alguns pacientes. Outros antígenos também são capazes de induzir uma resposta de hipersensibilidade e, portanto, o diagnóstico diferencial deve incluir parasitas, outras doenças infecciosas e neoplasias.

Características clínicas

Cães ou gatos com rinite alérgica apresentam espirros e/ou secreção nasal serosa ou mucopurulenta. Os sinais podem ser agudos ou crônicos. O questionamento cuidadoso do proprietário pode revelar uma relação entre sinais e possíveis alergênios. Por exemplo, os sinais podem piorar em certas estações ou após a introdução de uma nova marca de granulado higiênico, novos perfumes, produtos de limpeza, móveis ou tecidos na casa. Note que o agravamento dos sinais pode ser simplesmente causado pela exposição a irritantes, como fumaça de cigarro, em vez de uma resposta alérgica real. A debilitação do animal não é esperada.

Diagnóstico

A identificação de uma relação temporal entre sinais e um determinado alergênio e, em seguida, conseguir a resolução dos sinais após a remoção do suposto agente do ambiente do animal indicam o diagnóstico de rinite alérgica. Caso essa abordagem não seja possível ou bem-sucedida, uma avaliação diagnóstica completa da cavidade nasal é indicada (ver Capítulos 13 e 14). As radiografias nasais revelam o aumento da opacidade de tecido mole com destruição mínima ou ausente das conchas nasais. Classicamente, a biópsia nasal revela inflamação eosinofílica. É possível que a doença crônica seja acompanhada por uma resposta inflamatória mista, ocultando o diagnóstico. Nenhum dos exames diagnósticos deve indicar doença agressiva, parasitas, outra infecção ativa ou neoplasia.

Tratamento

A remoção do alergênio do ambiente ou dieta do animal é o tratamento ideal para rinite alérgica. Quando isso não é possível, uma resposta benéfica pode ser conseguida com anti-histamínicos. A clorfeniramina pode ser administrada por via oral em dose de 4 a 8 mg/cão a cada 12 horas ou 2 mg/gato a cada 12 horas. A cetirizina, um anti-histamínico de segunda geração, talvez seja mais bem-sucedida em gatos. Um estudo farmacocinético da cetirizina em gatos saudáveis revelou que uma dose de 1 mg/kg, administrada por via oral a cada 24 horas, mantém concentrações plasmáticas semelhantes às relatadas em seres humanos (Papich et al., 2006). Glicocorticoides podem ser usados caso os anti-histamínicos não sejam eficazes. O tratamento com prednisona começa com uma dose de 0,25 mg/kg VO a cada 12 horas até a resolução dos sinais. A dose é então gradualmente reduzida à menor quantidade efetiva. O tratamento bem-sucedido leva à resolução dos sinais em alguns dias. Os fármacos são mantidos apenas pelo tempo necessário para controle dos sinais. A administração de corticosteroides por máscara facial com inalador dosimetrado, como descrito para o tratamento da bronquite felina (ver Capítulo 21), também pode ser testada. Embora os inaladores sejam projetados para liberação de fármacos nas vias respiratórias inferiores, também há certa deposição de medicamento no interior da cavidade nasal.

Prognóstico

O prognóstico de cães e gatos com rinite alérgica é excelente se o alergênio puder ser eliminado. Caso contrário, o prognóstico do controle é bom, mas a cura é improvável.

RINITE IDIOPÁTICA

A rinite idiopática é um diagnóstico mais comum em gatos em comparação a cães. O diagnóstico não pode ser estabelecido sem uma avaliação diagnóstica minuciosa para exclusão de doenças específicas (ver Capítulos 13 e 14).

RINOSSINUSITE CRÔNICA FELINA

Etiologia

Acredita-se que a rinossinusite crônica felina seja decorrente da infecção por FHV ou FCV (ver seção anterior sobre IRS em felinos). A infecção viral persistente foi implicada, mas estudos não mostraram associação entre exames que indicam exposição ou infecção por esses vírus e sinais clínicos. É possível que a infecção por esses vírus cause lesões na mucosa, que passa a ser mais suscetível à infecção bacteriana ou monta uma resposta inflamatória excessiva a irritantes ou à flora nasal normal. Estudos preliminares não mostraram associação entre a rinossinusite crônica felina e a infecção por *Bartonella* com base em títulos de anticorpos séricos ou PCR de tecido nasal (Berryessa et al., 2008). Na ausência de uma causa conhecida, essa doença é chamada *rinossinusite crônica felina idiopática*.

Características clínicas e diagnóstico

A secreção nasal mucoide crônica ou mucopurulenta é o sinal clínico mais comum de rinossinusite crônica felina idiopática. A secreção é tipicamente bilateral. Sangue fresco pode ser visto na secreção de alguns gatos, mas normalmente não é uma queixa primária. Espirros podem ocorrer. Por se tratar de uma doença idiopática, a ausência de achados específicos é importante. Os gatos não devem apresentar lesões à fundoscopia, linfadenopatia ou deformidades faciais ou palatinas; além disso, seus dentes e gengivas devem ser saudáveis. Anorexia e perda de peso raramente são relatadas. O exame diagnóstico deve ser minucioso, como descrito nos Capítulos 13 e 14. Os resultados desses exames não indicam o diagnóstico de uma doença específica. Os achados não específicos usuais são erosão das conchas nasais, inflamação da mucosa e aumento do acúmulo de muco à avaliação por técnicas de diagnóstico por imagem da cavidade nasal e rinoscopia; inflamação neutrofílica ou mista acompanhada por bactérias à citologia da secreção nasal e inflamação neutrofílica e/ou linfoplasmocítica à biópsia nasal. Anomalias não específicas atribuíveis à inflamação crônica, como hiperplasia epitelial e fibrose, também podem ser observadas. A rinite bacteriana secundária ou infecção por *Mycoplasma* pode ser identificada.

Tratamento

Gatos com rinossinusite crônica idiopática muitas vezes requerem tratamento por anos. Felizmente, em sua maioria, esses gatos são saudáveis em todos os outros aspectos. As estratégias terapêuticas são facilitar a drenagem da secreção; diminuir a quantidade de irritantes no ambiente; controlar as infecções bacterianas secundárias; tratar as possíveis infecções por *Mycoplasma* ou FHV; reduzir a inflamação; e, como último recurso, realizar uma turbinectomia e ablação do seio frontal (Boxe 15.1).

A manutenção da umidade das secreções, a realização intermitente de lavados nasais e o uso de descongestionantes tópicos facilitam a drenagem. A manutenção do gato durante a noite em uma sala com um vaporizador, por exemplo, pode proporcionar alívio sintomático por manter as secreções úmidas. Alternativamente, gotas de soro fisiológico estéril podem ser colocadas nas narinas. Alguns gatos apresentam melhora acentuada nos sinais clínicos por semanas após o lavado da cavidade nasal com quantidades abundantes de soro fisiológico. A anestesia geral é necessária e as vias respiratórias inferiores devem ser protegidas com uma sonda endotraqueal, gaze e posicionamento correto da cabeça para facilitar a drenagem das narinas externas. Os descongestionantes tópicos, como descrito para a IRS em felinos, podem proporcionar alívio sintomático durante episódios de congestão grave.

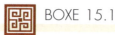

BOXE 15.1

Considerações terapêuticas em gatos com rinossinusite crônica idiopática.

Facilitar a drenagem de secreção
Tratamentos vaporizadores
Administração tópica de soro fisiológico
Lavado da cavidade nasal sob anestesia
Descongestionantes tópicos

Diminuir os irritantes no meio ambiente
Melhora da qualidade do ar de áreas internas

Controlar as infecções bacterianas secundárias
Tratamento antibiótico a longo prazo

Tratar a possível infecção por *Mycoplasma*
Tratamento com antibióticos

Tratar a possível infecção por herpes-vírus
Tratamento com lisina

Reduzir a inflamação
Tratamento com anti-histamínico de segunda geração
Tratamento com prednisolona oral
Outros tratamentos não comprovados com possíveis efeitos anti-inflamatórios
    Azitromicina
    Piroxicam
    Inibidores de leucotrieno
    Ácidos graxos ômega 3

Intervenção cirúrgica
Turbinectomia
Ablação do seio frontal

Os irritantes presentes no ambiente podem exacerbar ainda mais a inflamação mucosa. Irritantes como fumo (de cigarro ou lareira) e produtos perfumados devem ser evitados. Tutores de animais motivados podem tomar medidas para melhorar a qualidade do ar em suas casas, como limpeza de tapetes, móveis, cortinas e fornalhas, substituição regular de filtros de ar e uso de purificador de ar. A American Lung Association tem um bom *site* com recomendações gerais para melhora da qualidade do ar em ambientes internos (www.lung.org).

A antibioticoterapia a longo prazo pode ser necessária para controle de infecções bacterianas secundárias. Antibióticos orais de amplo espectro, como a amoxicilina (22 mg/kg a cada 8 a 12 horas), são eficazes. A doxiciclina (5 mg/kg a cada 12 horas ou 10 mg/kg a cada 24 horas, seguida de água) tem atividade contra algumas bactérias, *Chlamydophila* e *Mycoplasma* e pode ser eficaz em alguns gatos quando outros fármacos não tiveram sucesso. A azitromicina (5 a 10 mg/kg a cada 12 horas por 1 dia, depois a cada 3 dias) pode ser prescrita para gatos de difícil medicação. A autora deste texto reserva fluoroquinolonas para gatos com infecções gram-negativas resistentes documentadas que não responderam a outras tentativas terapêuticas. Em caso de resposta benéfica à antibioticoterapia 1 semana após seu início, o fármaco deve ser mantido por pelo menos 4 a 6 semanas.

Na ausência de resposta, a administração do antibiótico é interrompida. Observe que a troca frequente de antibióticos a cada 7 a 14 dias não é recomendada e pode predispor o gato a infecções gram-negativas resistentes. Gatos que respondem bem à antibioticoterapia prolongada, mas que apresentam recidivas logo após a interrupção do fármaco, apesar de 4 a 6 semanas de alívio, são candidatos ao tratamento contínuo a longo prazo. Muitas vezes, o tratamento com o antibiótico já usado pode ser reinstituído com sucesso. A administração de amoxicilina duas vezes por dia é geralmente suficiente.

O tratamento com fanciclovir pode ser eficaz em gatos com infecção ativa por herpes-vírus, como discutido na seção sobre IRSs felinas no início deste capítulo. Há alguns relatos informais do sucesso do tratamento com cetirizina, um anti-histamínico de segunda geração, como já descrito, para rinite alérgica.

Gatos com sinais graves que persistem apesar dos métodos previamente descritos de cuidados de suporte podem receber glicocorticoides para redução da inflamação. No entanto, há certos riscos. Os glicocorticoides podem predispor ainda mais o gato à infecção secundária, aumentar a disseminação viral e mascarar sinais de uma doença mais grave. Os glicocorticoides só devem ser prescritos após uma avaliação diagnóstica completa para exclusão de outras doenças. A prednisolona é administrada por via oral em dose de 0,5 mg/kg a cada 12 horas. Se houver resposta benéfica em 1 semana, a dose é gradualmente reduzida para a menor quantidade efetiva. Uma dose baixa, de apenas 0,25 mg/kg a cada 2 a 3 dias, pode ser suficiente para controlar os sinais clínicos. Na ausência de resposta clínica em 1 semana, o fármaco deve ser interrompido. Como discutido para a rinite alérgica, a administração de glicocorticoides com inalador dosimetrado pode ser eficaz em gatos que respondem a glicocorticoides orais.

Outros fármacos com possíveis efeitos anti-inflamatórios que podem proporcionar alívio são a azitromicina (descrita com os antibióticos), o piroxicam e os inibidores de leucotrienos. A suplementação com ácido graxo ômega 3 também diminui a resposta inflamatória. A eficácia desses tratamentos em gatos com sinais crônicos é baseada em relatos informais e individuais. Lembre-se que piroxicam não deve ser combinado a corticosteroides.

Gatos com sinais graves ou de deterioração que persistem apesar dos cuidados adequados são candidatos à turbinectomia e ablação do seio frontal após a realização de uma avaliação diagnóstica completa para eliminar outras causas de secreção nasal crônica (ver Capítulos 13 e 14). A turbinectomia e a ablação do seio frontal são procedimentos cirúrgicos difíceis. Os principais vasos sanguíneos e o crânio devem ser evitados e restos de tecido devem ser meticulosamente removidos. A anorexia pode ser um problema pós-operatório; a colocação de uma sonda de esofagostomia ou gastrostomia é um excelente meio de atender aos requisitos nutricionais, se necessário, após a cirurgia. É improvável que os sinais respiratórios sejam eliminados por completo, mas seu controle deve ficar mais fácil. O leitor deve consultar a descrição de técnicas cirúrgicas em outros textos (p. ex., ver Fossum em *Leitura sugerida*).

RINITE CRÔNICA IDIOPÁTICA (LINFOPLASMOCÍTICA) CANINA

Etiologia

A rinite crônica idiopática em cães é às vezes caracterizada por infiltrados inflamatórios em amostras de biópsia da mucosa nasal; assim, a doença *rinite linfoplasmocítica* foi descrita. A princípio, foi relatada como um distúrbio de resposta a corticosteroides, mas um estudo subsequente de Windsor et al. (2004) e a experiência clínica sugerem que os corticosteroides nem sempre são eficazes no tratamento da rinite linfoplasmocítica. É comum que a inflamação neutrofílica seja observada de forma predominante ou conjunta aos infiltrados linfoplasmocíticos. Por isso, o termo *rinite crônica canina idiopática*, menos específico, será aqui utilizado.

Muitas causas específicas de doença nasal provocam uma resposta inflamatória simultânea devido à própria doença ou em resposta aos efeitos secundários da infecção ou ainda maior resposta aos irritantes; assim, a avaliação diagnóstica desses casos deve ser minuciosa. Windsor et al. (2004) realizaram vários ensaios de PCR em tecido nasal embebido em parafina de cães com rinite crônica idiopática e não encontraram evidências da participação de bactérias (com base na carga de DNA), adenovírus canino 2, vírus da parainfluenza, *Chlamydophila* spp. ou *Bartonella* spp. Grandes quantidades de DNA fúngico foram encontradas nos cães acometidos, sugerindo uma possível contribuição para os sinais clínicos. Alternativamente, o resultado pode apenas refletir a diminuição da eliminação de fungos da cavidade nasal doente.

Embora não tenha sido indicado pelo estudo já citado, o possível papel da infecção por *Bartonella* foi sugerido com base em uma pesquisa que observou a associação entre a soropositividade para *Bartonella* spp. e a secreção nasal ou epistaxe (Henn et al., 2005) e um relato de três cães com epistaxe e evidência de infecção por *Bartonella* spp. (Breitschwerdt et al., 2005). Um estudo realizado em nosso laboratório (Hawkins et al., 2008) não encontrou uma associação óbvia entre bartonelose e rinite idiopática, o que condiz com os achados de Windsor et al. (2004).

Características clínicas e diagnóstico

As características clínicas e o diagnóstico de rinite crônica canina idiopática são semelhantes às descritas para rinossinusite crônica felina idiopática. A secreção nasal mucoide crônica ou mucopurulenta é o sinal clínico mais comum e é tipicamente bilateral. Sangue fresco pode ser visto na secreção de alguns cães, mas normalmente não é uma queixa primária. Por se tratar de uma doença idiopática, a ausência de achados específicos é importante. Os cães não devem apresentar lesões à fundoscopia, linfadenopatia ou deformidades faciais ou palatinas; além disso, devem ter dentes e gengivas saudáveis. Anorexia e perda de peso são raramente relatadas. O exame diagnóstico deve ser minucioso, como descrito nos Capítulos 13 e 14. Os resultados desses exames não indicam o diagnóstico de uma doença específica. Os achados não específicos usuais são erosão das conchas nasais, inflamação da mucosa e aumento do acúmulo de muco em técnicas por diagnóstico de imagem da cavidade nasal e rinoscopia; inflamação neutrofílica ou mista acompanhada por bactérias à citologia da secreção nasal; e inflamação linfoplasmocítica e/ou neutrofílica à biópsia nasal. Anomalias não específicas atribuíveis à inflamação crônica, como hiperplasia epitelial e fibrose, também podem ser vistas. A rinite bacteriana secundária ou a infecção por *Mycoplasma* pode ser identificada.

Tratamento

O tratamento da rinite crônica canina idiopática também é semelhante ao descrito para a rinossinusite felina idiopática (ver seção anterior e Boxe 15.1). Os cães são submetidos ao tratamento da rinite bacteriana secundária (já descrito neste capítulo) e tenta-se diminuir a quantidade de irritantes no ambiente (ver *Rinossinusite crônica felina*). Assim como os gatos, alguns cães se beneficiam de medidas que facilitam a drenagem da secreção nasal, como umidificação do ar ou instilação de soro fisiológico estéril na cavidade nasal.

Embora o tratamento anti-inflamatório, como descrito para gatos, possa ser benéfico em alguns cães, o tratamento bem-sucedido da rinite linfoplasmocítica canina usou doses de imunossupressores de prednisona (1 mg/kg VO a cada 12 horas). Espera-se uma resposta positiva em 2 semanas, período em que a dose de prednisona é reduzida gradualmente para a menor quantidade efetiva. Na ausência de resposta ao tratamento inicial, outros fármacos imunossupressores, como a azatioprina, podem ser adicionados (ver Capítulo 72). Infelizmente, o tratamento imunossupressor nem sempre é eficaz. Em caso de piora dos sinais clínicos durante o tratamento com corticosteroides, sua administração deve ser interrompida e o cão deve ser cuidadosamente reavaliado para detecção de outras doenças.

Cães com sinais graves ou que não respondem ao tratamento são candidatos à rinotomia e à turbinectomia, como descrito para a rinossinusite crônica felina.

Prognóstico

O prognóstico da rinite crônica idiopática em cães é geralmente bom no que diz respeito à melhora dos sinais e qualidade de vida. No entanto, há persistência de algum grau de sinais clínicos em muitos cães.

Leitura sugerida

Anderson DM, et al. Management of inflammatory polyps in 37 cats. *Vet Record*. 2000;147:684.

Arteaga T, et al. A retrospective analysis of nasal lymphoma in 71 cats (1999-2006), Abstract. *J Vet Intern Med*. 2007;21:573.

Berryessa NA, et al. Microbial culture of blood samples and serologic testing for bartonellosis in cats with chronic rhinitis. *J Am Vet Med Assoc*. 2008;233:1084.

Binns SH, et al. Prevalence and risk factors for feline *Bordetella bronchiseptica* infection. *Vet Rec*. 1999;144:575.

Breitschwerdt EB, et al. *Bartonella* species as a potential cause of epistaxis in dogs. *J Clin Microbiol*. 2005;43:2529.

Buchholz J, et al. 3D conformational radiation therapy for palliative treatment of canine nasal tumors. *Vet Radiol Ultrasound*. 2009;50:679.

Fossum TW. *Small Animal Surgery*. 5th ed. St Louis: Elsevier Mosby; 2018.

Greci V, Mortellaro CM. Management of otic and nasopharyngeal polyps in cats and dogs. *Vet Clin North Am Small Anim Pract*. 2016;46:643.

Gunnarsson L, et al. Efficacy of selemectin in the treatment of nasal mite *(Pneumonyssoides caninum)* infection in dogs. *J Am Anim Hosp Assoc*. 2004;40:400.

Hartmann AD, et al. Efficacy of pradofloxacin in cats with feline upper respiratory tract disease due to *Chlamydophila felis* or *Mycoplasma* infections. *J Vet Intern Med*. 2008;22:44.

Hawkins EC, et al. Failure to identify an association between serologic or molecular evidence of *Bartonella* spp infection and idiopathic rhinitis in dogs. *J Am Vet Med Assoc*. 2008;233:597.

Henn JB, et al. Seroprevalence of antibodies against *Bartonella* species and evaluation of risk factors and clinical signs associated with seropositivity in dogs. *Am J Vet Res*. 2005;66:688.

Holt DE, Goldschmidt MH. Nasal polyps in dogs: five cases (2005-2011). *J Small Anim Pract*. 2011;52:660.

Johnson LR, et al. Assessment of infectious organisms associated with chronic rhinosinusitis in cats. *J Am Vet Med Assoc*. 2005;227:579.

Lappin MR, et al. Antimicrobial use guidelines for treatment of respiratory tract disease in dogs and cats: Antimicrobial Guidelines Working Group of the International Society for Companion Animal Infectious Diseases. *J Vet Intern Med*. 2017;31:279.

Lappin MR, et al. Use of serologic tests to predict resistance to feline herpesvirus 1, feline calicivirus, and feline parvovirus infection in cats. *J Am Vet Med Assoc*. 2002;220:38.

Mathews KG, et al. Computed tomographic assessment of noninvasive intranasal infusions in dogs with fungal rhinitis. *Vet Surg*. 1996;25:309.

Papich MG, et al. Cetirizine (Zyrtec) pharmacokinetics in healthy cats, Abstract. *J Vet Intern Med*. 2006;20:754.

Piva S, et al. Chronic rhinitis due to *Streptococcus equi* subspecies *zooepidemicus* in a dog. *Vet Rec*. 2010;167:177.

Pomerantz JS, et al. Comparison of serologic evaluation via agar gel immunodiffusion and fungal culture of tissue for diagnosis of nasal aspergillosis in dogs. *J Am Vet Med Assoc*. 2007;230:1319.

Rassnick KM, et al. Evaluation of factors associated with survival in dogs with untreated nasal carcinomas: 139 cases (1993-2003). *J Am Vet Med Assoc*. 2006;229:401.

Richards JR, et al. The 2006 American Association of Feline Practitioners Feline Vaccine Advisory Panel Report. *J Am Vet Med Assoc*. 2006;229:1405.

Schmidt BR, et al. Evaluation of piroxicam for the treatment of oral squamous cell carcinoma in dogs. *J Am Vet Med Assoc*. 2001;218:1783.

Sharman M, et al. Muti-centre assessment of mycotic rhinosinusitis in dogs: a retrospective study of initial treatment success. *J Small Anim Pract*. 2010;51:423.

Stewart J, Bianco D. Treatment of refractory sino-nasal aspergillosis with posaconazole and terbinafine in 10 dogs. *J Small Anim Pract*. 2017;58:504.

Thomasy SM, et al. Oral administration of famcyclovir for treatment of spontaneous ocular, respiratory, or dermatologic disease attributed to feline herpesvirus type 1: 59 cases (2006-2013). *J Am Vet Med Assoc*. 2016;249:526.

Thomasy SM, Maggs DJ. A review of antiviral drugs and other compounds with activity against feline herpesvirus-1. *Vet Ophthalmol*. 2016;19:119.

Theon AP, et al. Irradiation of nonlymphoproliferative neoplasms of the nasal cavity and paranasal sinuses in 16 cats. *J Am Vet Med Assoc*. 1994;204:78.

Windsor RC, et al. Idiopathic lymphoplasmacytic rhinitis in dogs: 37 cases (1997-2002). *J Am Vet Med Assoc*. 2004;224:1952.

CAPÍTULO 16
Manifestações Clínicas de Doenças Laríngea e Faríngea

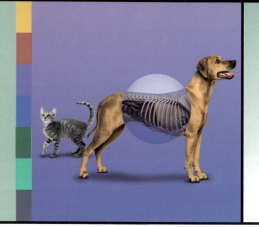

SINAIS CLÍNICOS

LARINGE

Independentemente da causa, as doenças da laringe provocam sinais clínicos semelhantes, principalmente desconforto respiratório e estridor. Engasgo ou tosse também podem ser relatados. A alteração vocal é específica das doenças da laringe, embora nem sempre esteja presente. Os tutores de animais podem notar uma mudança no latido do cão ou no miado do gato, mas questionamentos específicos podem ser necessários para obtenção desta informação importante. A localização da doença na laringe geralmente pode ser obtida com boa anamnese e exame físico. O diagnóstico definitivo é estabelecido por combinação de radiografia laríngea, laringoscopia e biópsia laríngea. A fluoroscopia e a tomografia computadorizada (TC) podem auxiliar na avaliação da doença dinâmica e gerar excelentes imagens de lesões em massa ou anomalias anatômicas, respectivamente.

O desconforto respiratório associado à doença laríngea é causado pela obstrução das vias respiratórias. Embora a maioria das doenças da laringe progrida ao longo de semanas a meses, os animais geralmente apresentam sofrimento agudo. A princípio, os cães e gatos parecem conseguir compensar a doença por meio da restrição autoimposta de exercícios. Um evento exacerbante, como exercício, agitação ou temperatura ambiente elevada, provoca o aumento acentuado dos esforços respiratórios. Esses esforços levam a um excesso de pressões negativas na laringe doente, sugando os tecidos moles circundantes para o lúmen, o que causa inflamação e edema laríngeo. A obstrução ao fluxo de ar se torna mais grave, aumentando ainda mais os esforços respiratórios (Figura 16.1). A obstrução das vias respiratórias pode ser fatal.

Um padrão respiratório característico é frequentemente identificado no exame físico de pacientes com obstrução extratorácica das vias respiratórias (superiores), como aquela causada pela doença laríngea (ver Capítulo 25). A frequência respiratória é normal ou ligeiramente elevada (30 a 40 respirações por minuto), o que é bastante notável na presença de sofrimento evidente. Os esforços inspiratórios são prolongados e laboriosos em relação aos esforços expiratórios. A laringe tende a ser

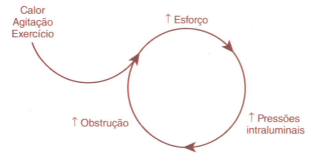

Figura 16.1 Pacientes com obstrução extratorácica das vias respiratórias (superiores) geralmente apresentam desconforto respiratório devido à piora progressiva do quadro após um evento de exacerbação.

sugada para o lúmen das vias respiratórias devido à pressão negativa nas vias respiratórias extratorácicas durante a inspiração, dificultando a inspiração do ar. Na expiração, as pressões nas vias respiratórias extratorácicas são positivas, forçando a abertura dos tecidos moles. No entanto, a expiração pode não ser fácil. As obstruções fixas, como as massas laríngeas, podem dificultar o fluxo de ar durante a expiração. Mesmo na obstrução dinâmica decorrente da paralisia laríngea, em que a expiração seria possível sem qualquer bloqueio de fluxo, o edema laríngeo e a inflamação podem interferir na expiração normal. À ausculta, os sons das vias respiratórias superiores são ouvidos e os sons pulmonares são normais a aumentados.

O estridor, um som de chiado agudo, é ouvido de maneira predominante durante a inspiração. É audível sem estetoscópio, embora a ausculta do pescoço possa auxiliar a identificação da doença branda. O estridor é produzido pela turbulência do ar na abertura estreita da laringe. O estreitamento (estenose) da traqueia extratorácica não tende a causar estridor, mas sim um som estertoroso grosso.

Caso a queixa principal não seja desconforto respiratório (p. ex., pacientes com intolerância ao exercício ou alteração vocal), o exercício pode ser necessário para identificar o padrão respiratório característico e o estridor associado à doença laríngea (Vídeo 16.1).

Alguns pacientes com doença laríngea, em especial aqueles cuja paralisia laríngea é uma das primeiras manifestações de doença neuromuscular mais difusa ou aqueles que apresentam distorção da anatomia laríngea normal, têm aspiração subclínica ou pneumonia por aspiração evidente devido à perda dos mecanismos de proteção normais. Os pacientes podem apresentar sinais clínicos que refletem a aspiração, como tosse, letargia, anorexia, febre, taquipneia e anomalias de sons pulmonares. (Ver discussão sobre pneumonia por aspiração no Capítulo 22.)

FARINGE

As lesões que ocupam espaço na faringe podem causar sinais de obstrução das vias respiratórias superiores, como descrito para a laringe; o desconforto respiratório evidente, porém, ocorre apenas na doença avançada. Os sinais mais típicos de doença faríngea são estertor, espirros reversos, engasgo, náuseas e disfagia. O estertor é um som alto e áspero, como o produzido pelo ronco. O estertor é causado pelo excesso de tecido mole na faringe, como palato mole alongado ou massa, que torna o fluxo de ar turbulento. Espirros reversos (ver Capítulo 13), engasgos ou náuseas podem ser provocados por estimulação local do próprio tecido ou secreções secundárias. A disfagia é causada por obstrução física, geralmente uma massa. Como nos distúrbios da laringe, o diagnóstico definitivo é estabelecido por uma combinação de exame visual, radiografia e biópsia do tecido anormal. O exame visual inclui a avaliação completa da cavidade oral, laringe e nasofaringe caudal. Em alguns casos, a fluoroscopia e a TC podem ser necessárias para avaliação de anomalias visíveis apenas durante o esforço da respiração difícil ou a análise de lesões em massa que provocam compressão externa das vias respiratórias, respectivamente.

DIAGNÓSTICOS DIFERENCIAIS DOS SINAIS LARÍNGEOS EM CÃES E GATOS

Os diagnósticos diferenciais para cães e gatos com desconforto respiratório são discutidos no Capítulo 25.

Nos cães, as doenças da laringe são mais comuns do que em gatos e representadas principalmente pela paralisia laríngea (Boxe 16.1). A neoplasia de laringe pode ser observada nas duas espécies. A laringite obstrutiva é uma doença inflamatória mal caracterizada. Outras possíveis doenças da laringe são colapso da laringe (ver sobre laringoscopia no Capítulo 17), formação de membranas glóticas (ou seja, aderências ou tecido fibrótico na abertura laríngea, geralmente como complicação de cirurgias), traumatismo, corpo estranho e compressão por uma massa extraluminal. A laringite aguda não é uma doença bem caracterizada em cães ou gatos, mas é provavelmente causada por vírus ou outros agentes infecciosos, corpos estranhos ou latidos excessivos. O refluxo gastresofágico, uma causa de laringite em seres humanos, foi recentemente documentado como responsável por disfunção laríngea em cães (Lux, 2012).

DIAGNÓSTICOS DIFERENCIAIS DE SINAIS FARÍNGEOS EM CÃES E GATOS

Os distúrbios faríngeos mais comuns em cães são a síndrome das vias respiratórias braquicefálicas e o palato mole alongado (Boxe 16.2). O palato mole alongado é um componente da síndrome das vias respiratórias braquicefálicas, discutida no Capítulo 18, mas também pode ocorrer em cães não braquicefálicos. Os pólipos nasofaríngeos são a doença faríngea mais comum em gatos, seguida pelas neoplasias. Pólipos nasofaríngeos, tumores nasais e corpos estranhos são discutidos nos capítulos sobre doenças nasais (ver Capítulos 13 a 15). Outros diagnósticos diferenciais são abscesso ou granuloma e compressão causada por uma massa extraluminal. A estenose nasofaríngea pode ser uma complicação de inflamação crônica (rinite ou faringite), vômitos ou refluxo gastresofágico em cães e gatos. Cães com traqueobroncomalácia (ver Capítulo 21) que apresentam sinais de obstrução das vias respiratórias superiores decorrentes do colapso da traqueia extratorácica podem ter respiração estertorosa alta semelhante à ouvida em cães com síndrome das vias respiratórias braquicefálicas. A diferença na predisposição racial para essas duas doenças auxilia a priorização dos diagnósticos diferenciais.

BOXE 16.1

Diagnósticos diferenciais de doenças da laringe em cães e gatos.

Paralisia laríngea
Neoplasia laríngea
Laringite obstrutiva
Colapso laríngeo
Formação de membrana glótica
Traumatismo
Corpo estranho
Massa extraluminal
Laringite aguda

BOXE 16.2

Diagnósticos diferenciais de doenças da faringe em cães e gatos.*

Síndrome das vias respiratórias braquicefálicas
Palato mole alongado
Pólipo nasofaríngeo
Corpo estranho
Neoplasia
Abscesso
Granuloma
Massa extraluminal
Estenose nasofaríngea

*A obstrução das vias respiratórias superiores decorrente de colapso de traqueia extratorácico pode mimetizar a obstrução causada por doença faríngea.

Leitura sugerida

Hunt GB, et al. Nasopharyngeal disorders of dogs and cats: a review and retrospective study. *Compendium*. 2002;24:184.

Lux CN. Gastroesophageal reflux and laryngeal dysfunction in a dog. *J Am Vet Med Assoc*. 2012;240:1100.

CAPÍTULO 17

Exames Diagnósticos para Laringe e Faringe

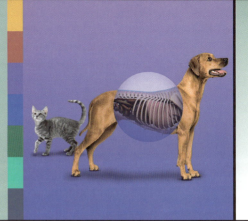

RADIOGRAFIA

As radiografias da faringe e laringe devem ser avaliadas em animais com suspeita de doença das vias respiratórias superiores (Figuras 17.1 e 17.2). As radiografias são muito importantes na identificação de corpos estranhos radiodensos, como agulhas, que podem estar inseridas em tecidos, compressão externa das vias respiratórias e alterações em ossos adjacentes. Nem sempre é possível identificar ou caracterizar esses tipos de lesões apenas com a laringoscopia. Massas intraluminais de tecido mole e anomalias do palato mole também podem ser observadas.

A laringe, a nasofaringe caudal e a traqueia cervical cranial são geralmente radiografadas em projeção lateral. A coluna vertebral interfere na avaliação das vias respiratórias nas projeções dorsoventral ou ventrodorsal. Deve-se ter cuidado para assegurar o excelente posicionamento da cabeça. Qualquer rotação da cabeça e do pescoço pode fazer estruturas normais parecerem anormais (p. ex., massas, anomalias do palato). O pescoço deve ser ligeiramente estendido. O acolchoamento sob o pescoço e ao redor da cabeça pode ser necessário para evitar a rotação, mas não deve distorcer as estruturas anatômicas. O bom posicionamento das radiografias pode ser avaliado pela sobreposição das bulas ósseas, mandíbulas e seios frontais do lado direito e

Figura 17.1 Essa radiografia lateral do pescoço, da laringe e da faringe mostra a anatomia normal. Observe que a cabeça e o pescoço do paciente não estão girados. As bulas ósseas, as mandíbulas e os seios frontais do lado esquerdo e direito estão sobrepostos. A visualização do palato mole e da epiglote é excelente. Imagens obtidas de pacientes mal posicionados geralmente mostram "lesões", como massas ou anomalias do palato mole, porque as estruturas normais são vistas em ângulo oblíquo ou sobrepostas umas às outras.

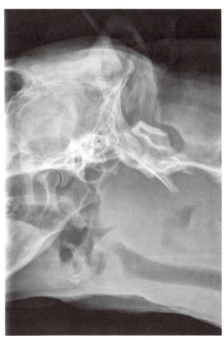

Figura 17.2 Radiografia lateral de um cão com uma massa cervical mostrando deslocamento acentuado da laringe.

esquerdo. Independentemente disso, opacidades anormais de tecidos moles ou estreitamentos do lúmen das vias respiratórias identificados em radiografias devem ser confirmados à laringoscopia, endoscopia e/ou tomografia computadorizada e biópsia. A paralisia laríngea não pode ser detectada por radiografias.

ULTRASSONOGRAFIA

A ultrassonografia é outra modalidade não invasiva de diagnóstico por imagem para avaliação da faringe e laringe. Há relatos de análise do movimento da laringe pela ultrassonografia (Rudorf et al., 2001). Como o ar interfere nas ondas sonoras, a avaliação precisa dessa área pode ser difícil. É preciso experiência para evitar erros diagnósticos, em especial em relação ao movimento laríngeo, pois pode ser o resultado de um movimento paradoxal passivo, em vez de uma contração muscular ativa (ver *Laringoscopia e Faringoscopia* mais adiante, neste capítulo). A localização das lesões em massa e a orientação da aspiração com agulha de tecido anormal ou de linfonodos regionais aumentados podem estabelecer o diagnóstico de alguns casos.

FLUOROSCOPIA

Em alguns pacientes, os sinais de obstrução das vias respiratórias superiores são observados apenas durante a respiração difícil. O diagnóstico pode ser perdido se esforços respiratórios adequados não ocorrerem durante a radiografia de rotina ou durante o exame visual sob anestesia. Nesses casos, a avaliação fluoroscópica dos sinais de obstrução das vias respiratórias ou sons audíveis (estertor ou estridor) pode ser inestimável. Diagnósticos incomuns, como retroversão epiglótica e colapso da parede dorsal da faringe, nem sempre podem ser estabelecidos por outros métodos. O colapso da traqueia extratorácica, um diagnóstico diferencial da obstrução das vias respiratórias superiores por doença faríngea ou laríngea, também pode ser diagnosticado com frequência.

TOMOGRAFIA COMPUTADORIZADA E RESSONÂNCIA MAGNÉTICA

A tomografia computadorizada e a ressonância magnética são modalidades sensíveis para identificação de massas que provocam compressão externa da laringe ou faringe. A extensão do acometimento e o tamanho dos linfonodos locais podem ser avaliados em pacientes com lesões em massa externas ou no interior das vias respiratórias.

LARINGOSCOPIA E FARINGOSCOPIA

A laringoscopia e a faringoscopia permitem a visualização da laringe e da faringe para avaliação de anomalias estruturais e da função laríngea. Esses procedimentos são indicados em qualquer cão ou gato com sinais clínicos que sugiram obstrução das vias respiratórias superiores ou doença laríngea ou faríngea. Deve-se observar que pacientes com esforços respiratórios aumentados devido à obstrução das vias respiratórias superiores podem ter dificuldade durante a recuperação da anestesia. Por um período entre a remoção da sonda endotraqueal e a recuperação completa da função neuromuscular, o paciente pode não conseguir manter as vias respiratórias abertas. *Assim, esses pacientes não devem ser submetidos à laringoscopia, a menos que o médico esteja preparado para realizar quaisquer tratamentos cirúrgicos que possam ser indicados durante o mesmo período anestésico.*

O animal é colocado em decúbito esternal. A anestesia é induzida e mantida com um agente injetável de curta ação sem sedação prévia. O propofol é comumente usado. A profundidade da anestesia é cuidadosamente titulada, com a administração de fármaco apenas o suficiente para permitir a visualização das cartilagens laríngeas; algum tônus da mandíbula é mantido e há respirações profundas espontâneas. Uma gaze é passada sob a maxila, atrás dos caninos, e a cabeça é elevada com a mão (de preferência) ou amarrada a um suporte com gaze (Figura 17.3). Esse posicionamento evita a compressão externa do pescoço.

A retração cuidadosa da língua com gaze deve permitir a visualização da faringe caudal e da laringe. Evite distorcer a anatomia normal com tração excessiva. Um laringoscópio é usado para a iluminação adequada dessa região. Um abaixador de língua para elevação do palato mole e uma lanterna ou foco cirúrgico bem-posicionado facilitam o exame.

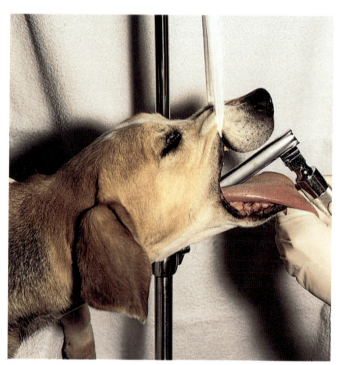

Figura 17.3 O cão foi posicionado com a cabeça para fora da mesa, usando gaze pendurada em um suporte de soro e presa à maxila. A língua foi puxada para fora e um laringoscópio foi usado para visualização da anatomia faríngea e do movimento laríngeo.

O movimento das cartilagens aritenoides é avaliado durante várias respirações profundas do paciente. Um assistente deve relatar verbalmente o início de cada inspiração por meio da observação dos movimentos da parede torácica. Normalmente, as cartilagens aritenoides são abduzidas de forma simétrica e ampla a cada inspiração e se fecham na expiração (Figura 17.4). A paralisia laríngea que provoca sinais de obstrução das vias respiratórias superiores é geralmente bilateral. As cartilagens não são abduzidas durante a inspiração. Na verdade, podem ser forçadas passivamente para fora durante a expiração e/ou sugadas para dentro durante a inspiração, o que provoca um movimento paradoxal.

Se o paciente não conseguir respirar profundamente, a administração de cloridrato de doxapram (1,1 a 2,2 mg/kg por via intravenosa) pode ser feita para estimular a respiração. Em um estudo de Tobias et al. (2004), nenhum dos possíveis efeitos colaterais sistêmicos do fármaco foi observado após a dose de 1,1 mg/kg, mas alguns cães necessitaram de intubação quando o aumento dos esforços respiratórios causou obstrução significativa ao fluxo de ar na laringe.

Na ausência de observação de movimento laríngeo, o exame das cartilagens aritenoides deve ser continuado pelo maior tempo possível enquanto o animal se recupera da anestesia. Os efeitos da anestesia e da respiração superficial são as causas mais comuns de um diagnóstico errôneo de paralisia laríngea.

Após avaliação da função laríngea, o plano anestésico é aprofundado e a faringe caudal e a laringe são avaliadas minuciosamente quanto a anomalias estruturais, corpos estranhos ou lesões em massa. O comprimento do véu palatino deve ser avaliado. O palato mole normalmente se estende até a ponta da epiglote durante a inalação. O palato mole alongado pode contribuir para os sinais de obstrução das vias respiratórias superiores.

Como descrito no Capítulo 14, a nasofaringe caudal deve ser avaliada quanto à presença de pólipos nasofaríngeos, lesões em massa, corpos estranhos e estenose nasofaríngea. Agulhas ou outros objetos pontiagudos podem estar enterrados no tecido e um exame visual cuidadoso e palpação são necessários para a detecção. Os pacientes braquicefálicos são avaliados quanto à obstrução das narinas internas pela anatomia anormal das conchas.

A traqueia deve ser examinada com um endoscópio rígido ou flexível caso a laringoscopia não identifique anomalias em cães ou gatos com sinais de obstrução das vias respiratórias superiores. Na ausência de um endoscópio à disposição, as cartilagens laríngeas podem ser mantidas abertas com uma sonda endotraqueal para exame superficial da traqueia proximal.

Neoplasia, granulomas, abscessos ou outras massas podem ocorrer dentro ou fora da laringe ou faringe, causando compressão e/ou desvio de estruturas normais. O espessamento difuso e grave da mucosa laríngea pode ser causado por neoplasia infiltrativa ou laringite obstrutiva. As amostras de biópsia para exame histológico devem ser obtidas de qualquer lesão para estabelecimento do diagnóstico preciso, pois o prognóstico dessas doenças é bastante diferente. A diversidade da flora normal da faringe dificulta ou mesmo impossibilita a interpretação dos resultados da cultura. O crescimento de bactérias em fluidos de abscessos ou tecidos obtidos de lesões granulomatosas pode ser representativo de infecção.

A obliteração da maior parte do lúmen das vias respiratórias por colapso da estrutura normal da laringe é conhecida como *colapso da laringe* (Figura 17.5). A obstrução prolongada das vias respiratórias superiores suga os tecidos moles para o lúmen devido ao aumento da pressão negativa criada pelo esforço do animal para levar o ar para os pulmões. Eversão dos sáculos laríngeos, espessamento e alongamento do palato mole e inflamação com espessamento da mucosa faríngea podem ser observados. As cartilagens laríngeas podem ficar macias e deformadas, incapazes de suportar os tecidos moles da faringe. Não está claro se essa condromalácia é um componente concomitante ou secundário ao colapso laríngeo. O colapso é mais comum em cães com síndrome das vias respiratórias braquicefálicas, mas também pode acompanhar qualquer doença obstrutiva crônica.

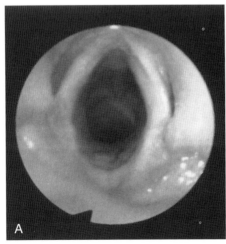
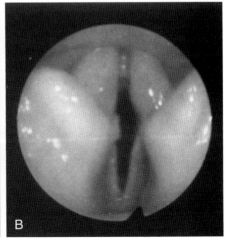

Figura 17.4 Laringe canina. **A.** Durante a inspiração, as cartilagens aritenoides e as pregas vocais são abduzidas, o que provoca a abertura ampla e simétrica para a traqueia. **B.** Durante a expiração, as cartilagens e pregas vocais quase fecham a glote.

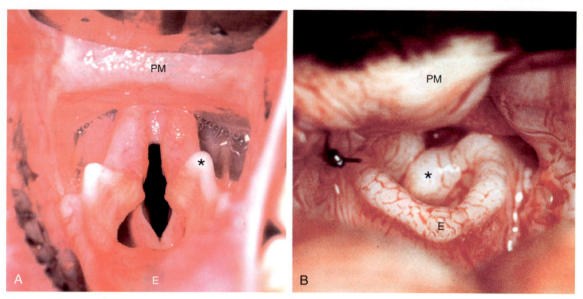

Figura 17.5 A anatomia laríngea de um cão saudável (**A**) é contrastada com a de um cão com colapso laríngeo (**B**). Na laringe colapsada, o processo cuneiforme (*) do processo aritenoide se dobrou em sentido medial e obstrui a maior parte das vias respiratórias. O palato mole (*PM*) e a epiglote (*E*) são indicados. Na fotografia do cão saudável, o palato mole é segurado dorsalmente por um afastador (reflexivo, prateado) e a ponta da epiglote não é observada. (Cortesia de Elizabeth M. Hardie.)

Leitura sugerida

Rudorf H, et al. The role of ultrasound in the assessment of laryngeal paralysis in the dog. *Vet Radiol Ultrasound.* 2001;42:338.

Tobias KM, et al. Effects of doxapram HCl on laryngeal function of normal dogs and dogs with naturally occurring laryngeal paralysis. *Vet Anaesth Analg.* 2004;31:258.

CAPÍTULO 18

Doenças da Laringe e da Faringe

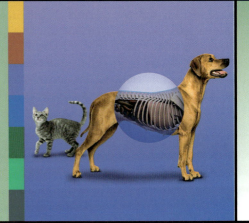

PARALISIA LARÍNGEA

A *paralisia laríngea* é causada pela incapacidade de abdução das cartilagens aritenoides durante a inspiração, o que provoca obstrução extratorácica (superior) das vias respiratórias. Os músculos abdutores são inervados pelos nervos laríngeos recorrentes esquerdo e direito. O desenvolvimento de sinais clínicos geralmente indica o acometimento das duas cartilagens aritenoides. A doença pode afetar cães e gatos, mas os sinais clínicos são mais frequentes em cães.

Etiologia

As possíveis causas de paralisia laríngea estão listadas no Boxe 18.1; na maioria dos casos, a doença é idiopática. Antigamente, acreditava-se que a paralisia laríngea idiopática era provocada por disfunção limitada ao nervo laríngeo. Hoje, a paralisia laríngea idiopática é considerada parte de um distúrbio neuromuscular generalizado. Um estudo de Stanley et al. (2010) demonstrou que cães com paralisia laríngea idiopática apresentam disfunção esofágica detectada por exames de deglutição. Esse estudo mostrou ainda que, com base no exame neurológico, esses cães demonstram sinais de doença neuromuscular generalizada em 1 ano. Resultados eletrodiagnósticos anormais e alterações histológicas em nervos periféricos também foram relatados (Thieman et al., 2010). Cães com polineuropatia-polimiopatia também podem apresentar paralisia laríngea como sinal clínico predominante. As polineuropatias, por sua vez, têm sido associadas a doenças imunomediadas, endocrinopatias ou outros distúrbios sistêmicos (ver Capítulo 66).

A paralisia laríngea congênita foi documentada em Bouviers des Flandres e é suspeita em Huskies Siberianos e Bull Terriers. Um complexo de paralisia-polineuropatia laríngea foi descrito em Dálmatas, Rottweilers e Cães das Montanhas dos Pirineus jovens. A possibilidade de uma predisposição genética em Labradores Retrievers, mesmo que os sinais apareçam em idades mais avançadas, foi proposta com base em sua super-representação em relatos de paralisia laríngea (Shelton, 2010).

Lesões diretas em nervos laríngeos ou na laringe também podem causar paralisia. Traumatismos ou neoplasias na porção ventral do pescoço podem danificar os nervos laríngeos recorrentes de maneira direta ou por meio de inflamação e cicatrização. Massas ou traumatismos na cavidade torácica anterior também podem causar lesões em nervos laríngeos recorrentes na região em que circundam a artéria subclávia (lado direito) ou o ligamento arterial (lado esquerdo). Essas causas são menos comuns.

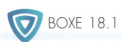 BOXE 18.1

Possíveis causas de paralisia laríngea.

Idiopática
Lesão cervical ventral
Trauma neurológico
    Trauma direto
    Inflamação
    Fibrose
Neoplasia
Outra lesão inflamatória ou em massa

Lesão torácica anterior
Neoplasia
Traumatismo
    Pós-operatório
    Outro
Outra lesão inflamatória ou em massa

Polineuropatia e polimiopatia
Idiopática
Imunomediada
Endocrinopatia
    Hipotireoidismo
Outro distúrbio sistêmico
    Intoxicação
Doença congênita

Miastenia gravis

Características clínicas

A paralisia laríngea pode ocorrer em qualquer idade e raça, embora seja mais vista em cães idosos de grande porte. Labradores Retrievers são super-representados. A doença é incomum em gatos. Os sinais clínicos de desconforto respiratório e estridor são diretamente causados pela estenose das vias respiratórias nas cartilagens aritenoides e pregas vocais. O tutor do animal também pode notar uma mudança vocal (ou seja, latido ou miado). Muitos pacientes apresentam desconforto respiratório agudo apesar da natureza crônica e progressiva da doença. A descompensação é provocada por exercícios, agitação ou altas temperaturas ambientais, que exacerbam o ciclo de esforços respiratórios; aumento das pressões negativas nas vias respiratórias, que sugam o tecido mole para as vias respiratórias; e edema e inflamação faríngea, que aumentam os esforços respiratórios. Cianose, síncope e morte podem ocorrer. Cães com desconforto respiratório precisam de tratamento emergencial imediato.

Alguns cães com paralisia laríngea apresentam engasgos ou tosse, geralmente notados durante o consumo de alimentos ou água. Esses sinais podem ser decorrentes de laringite secundária, disfunção faríngea ou esofágica concomitante e/ou refluxo esofágico secundário à obstrução das vias respiratórias superiores. Sinais de pneumonia por aspiração também podem ser observados, mas raramente são a queixa inicial.

Diagnóstico

O diagnóstico definitivo de paralisia laríngea é estabelecido por laringoscopia (ver Capítulo 17). O movimento das cartilagens aritenoides é observado durante uma anestesia em plano superficial, enquanto o paciente respira profundamente. Na paralisia laríngea, as cartilagens aritenoides e as pregas vocais permanecem na linha média ou são sugadas para dentro (de forma paradoxal) durante a inspiração e podem se abrir ligeiramente durante a expiração. A laringe não exibe o movimento coordenado normalmente associado à respiração, abrindo na inspiração e fechando na expiração. Outros achados laringoscópicos podem incluir edema e inflamação da laringe. A laringe e a faringe também são examinadas para detecção de neoplasias, corpos estranhos ou outros distúrbios que possam interferir na função normal e causar colapso da laringe (ver Capítulo 17).

Após o estabelecimento do diagnóstico de paralisia laríngea, outros exames diagnósticos devem ser considerados para identificação de doenças subjacentes ou associadas (especialmente se o paciente for de uma raça atípica), pneumonia por aspiração concomitante e problemas simultâneos de motilidade faríngea e esofágica (Boxe 18.2).

Tratamento

Em animais com desconforto respiratório, o tratamento medicamentoso de emergência para alívio da obstrução das vias respiratórias superiores é indicado (ver Capítulo 25). Após a estabilização e a avaliação diagnóstica completa, a cirurgia é geralmente o tratamento de escolha. Mesmo quando a terapia específica pode ser direcionada a uma doença associada (p. ex., hipotireoidismo), a resolução completa dos sinais clínicos de paralisia laríngea é raramente observada.

Várias técnicas de laringoplastia foram descritas, inclusive procedimentos de lateralização da aritenoide (*tie-back*), laringectomia parcial e laringoplastia encastelada. O objetivo da cirurgia é formar uma abertura adequada para o fluxo de ar, mas não tão grande a ponto de predispor o animal à aspiração e ao desenvolvimento de pneumonia. Várias cirurgias para aumento gradual da glote podem ser necessárias para minimizar a chance de aspiração subsequente. O primeiro procedimento recomendado na maioria dos cães e gatos é a lateralização unilateral da aritenoide.

Se a cirurgia não for uma opção, o tratamento médico, composto por doses anti-inflamatórias de glicocorticoides de ação curta (p. ex., prednisona, 0,5 mg/kg administrado por via oral [VO], a princípio a cada 12 horas) e repouso em gaiola, pode reduzir a inflamação secundária e o edema da faringe e laringe, além de aumentar o fluxo de ar. No tratamento a longo prazo, é importante evitar situações que prolonguem ou aumentem os esforços respiratórios, como exercícios intensos e alta temperatura ambiente. Os exercícios podem ser limitados a caminhadas com guia ou outras rotinas com controle da intensidade da atividade. A trazodona pode ser considerada em cães com tendência à agitação.

Prognóstico

O prognóstico geral de cães com paralisia laríngea submetidos ao tratamento cirúrgico é reservado a bom, apesar das evidências de doença progressiva generalizada, disfunção esofágica ou pneumonia por aspiração. Wilson et al. (2016) mostraram que o resultado após a intervenção cirúrgica não foi relacionado à disfunção esofágica pré-cirúrgica. Nesse

---

BOXE 18.2

Avaliação diagnóstica de cães e gatos com paralisia laríngea confirmada.

Causa subjacente
Radiografias torácicas
Radiografias cervicais
Bioquímica sérica
Avaliação do hormônio tireoidiano
Exames auxiliares em alguns casos
    Avaliação para polineuropatia-polimiopatia
      • Eletromiografia
      • Análise da condução nervosa
    Detecção de anticorpos antinucleares
    Detecção de anticorpos contra o receptor de acetilcolina

Doença pulmonar concomitante
Radiografias torácicas

Disfunção faríngea concomitante
Avaliação do reflexo de vômito
Observação do paciente durante a deglutição de alimento e água
Observação fluoroscópica da deglutição de bário

Disfunção esofágica concomitante
Radiografias torácicas
Esofagograma contrastado
Observação fluoroscópica da deglutição de bário

estudo, 232 cães submetidos a procedimentos de lateralização unilateral tiveram taxas de sobrevida em 1, 2, 3 e 4 anos de 94%, 89%, 84% e 75%, respectivamente. Esses números são bastante positivos, principalmente ao considerar que a mediana de idade e o peso corpóreo desses cães eram de 10,6 anos e 35 kg. Nos acompanhamentos de 1, 3 e 4 anos, a pneumonia por aspiração foi observada em 19%, 32% e 32% dos cães. Os fatores de risco para pneumonia por aspiração foram mega-esôfago pós-operatório e administração pós-operatória de analgésicos opioides antes da alta. Diferentemente da sabedoria convencional antes defendida, a pneumonia por aspiração pré-operatória não foi um indicador prognóstico negativo. Um bom prognóstico foi relatado em um pequeno número de gatos submetidos à lateralização unilateral da aritenoide (Thunberg et al., 2010).

SÍNDROME DAS VIAS RESPIRATÓRIAS BRAQUICEFÁLICAS

O termo *síndrome das vias respiratórias braquicefálicas* ou *síndrome de obstrução das vias respiratórias braquicefálicas* (*BOAS*) se refere às múltiplas anomalias anatômicas comuns em cães braquicefálicos e, em menor grau, em gatos de face curta, como os Himalaios. As anomalias anatômicas predominantes e facilmente identificadas são estenose das narinas, alongamento do palato mole e, em Buldogues, hipoplasia de traqueia. No entanto, com o uso comum da tomografia computadorizada e da rinoscopia, sabe-se agora que conchas nasais anormais e obstrutivas contribuem significativamente para as anomalias respiratórias de cães com essa conformação (Oechtering, 2010; Oechtering et al., 2016). A obstrução prolongada das vias respiratórias superiores, que exacerba os esforços inspiratórios, pode levar à eversão dos sáculos laríngeos e, por fim, ao colapso da laringe (ver Figura 17.5). A gravidade dessas anomalias é variável e uma alteração ou qualquer combinação delas pode ser observada em cães braquicefálicos ou gatos de face curta (Figura 18.1).

Sinais gastrintestinais concomitantes, como ptialismo, regurgitação e vômitos, são comuns em cães com síndrome das vias respiratórias braquicefálicas (Poncet et al., 2005). A doença gastrintestinal subjacente também pode ser observada nessas raças de cães ou ser causada ou exacerbada pelo aumento das pressões intratorácicas em resposta à obstrução das vias respiratórias superiores.

Características clínicas

As anomalias associadas à síndrome das vias respiratórias braquicefálicas prejudicam o fluxo de ar pelas vias respiratórias extratorácicas (superiores) e causam sinais clínicos de obstrução das vias respiratórias superiores, inclusive sons respiratórios altos, estertores, aumento dos esforços inspiratórios, cianose e síncope. Os sinais clínicos são exacerbados por exercícios, agitação e altas temperaturas ambientais. O aumento do esforço inspiratório comumente associado a essa síndrome pode causar edema secundário e inflamação das mucosas laríngeas e faríngeas e aumentar a eversão dos sáculos laríngeos ou

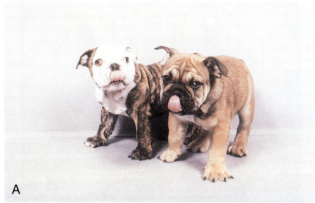

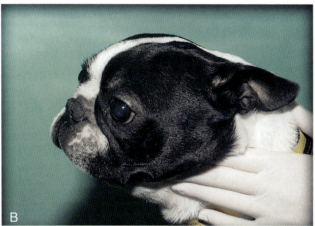

Figura 18.1 Dois Buldogues filhotes (**A**) e um Boston Terrier (**B**) com síndrome das vias respiratórias braquicefálicas. As anomalias podem incluir estenose das narinas, alongamento do palato mole, eversão de sáculos laríngeos, colapso laríngeo e hipoplasia traqueal. O desenvolvimento anormal das conchas nasais contribui significativamente para a obstrução.

ainda provocar colapso da laringe, estreitando ainda mais a glote, o que exacerba os sinais clínicos e cria um ciclo vicioso. Assim, alguns cães podem apresentar obstrução das vias respiratórias superiores com risco de vida e necessidade de tratamento emergencial imediato. Sinais gastrintestinais simultâneos também são relatados com frequência.

Diagnóstico

O diagnóstico presuntivo é estabelecido com base na raça, nos sinais clínicos e na aparência das narinas externas (Figura 18.2). De modo geral, as narinas estenóticas são bilateralmente simétricas e as pregas alares podem ser sugadas para dentro durante a inspiração, piorando a obstrução ao fluxo de ar. A laringoscopia (ver Capítulo 17) e a avaliação radiográfica da traqueia (ver Capítulo 20) são necessárias para avaliação completa da extensão e da gravidade das anomalias. A tomografia computadorizada e a rinoscopia seriam necessárias para avaliação completa das conchas nasais; no entanto, a disponibilidade de tratamento por turbinectomia a *laser* é hoje limitada. A maioria das outras causas de obstrução das vias respiratórias superiores (ver Capítulo 25 e Boxes 16.1 e 16.2) também pode ser confirmada ou descartada com base nos resultados desses exames diagnósticos.

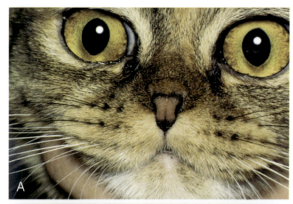
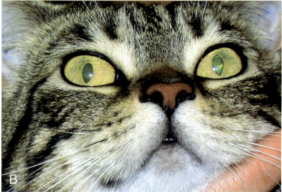

Figura 18.2 Gato com grave estenose das narinas (**A**) em comparação a um gato normal (**B**). A correção precoce da estenose das narinas e de outras obstruções das vias respiratórias superiores, como o alongamento do palato mole, é altamente recomendada.

Tratamento

O tratamento deve aumentar a passagem de ar pelas vias respiratórias superiores e minimizar os fatores que exacerbam os sinais clínicos (p. ex., exercício em excesso e agitação, superaquecimento). A correção cirúrgica de defeitos anatômicos é o tratamento de escolha. A escolha do procedimento cirúrgico específico depende da natureza dos problemas existentes e pode incluir aumento de volume das narinas externas e remoção do palato mole excessivo e dos sáculos laríngeos evertidos. A turbinectomia a *laser* tem se mostrado bem-sucedida na melhora da qualidade de vida, mas é tecnicamente difícil e sua disponibilidade é limitada (Schuenemann e Oechtering, 2014).

A correção de narinas estenóticas é um procedimento simples e pode levar a um alívio surpreendente dos sinais em pacientes acometidos. As narinas estenóticas podem ser corrigidas com segurança aos 3 a 4 meses de idade, *idealmente antes do desenvolvimento dos sinais clínicos*. Ao mesmo tempo, o véu palatino deve ser avaliado e corrigido caso alongado. Esse alívio precoce da obstrução deve diminuir a quantidade de pressão negativa sobre as estruturas faríngeas e laríngeas durante a inspiração e pode diminuir a progressão da doença.

O tratamento médico, composto pela administração de glicocorticoides de ação curta (p. ex., prednisona, 0,5 mg/kg VO, a princípio a cada 12 horas) e repouso em gaiola, pode reduzir a inflamação secundária e o edema da faringe e laringe e aumentar o fluxo de ar, mas não elimina o problema. O tratamento emergencial pode ser necessário para alívio da obstrução das vias respiratórias superiores em animais com desconforto respiratório (ver Capítulo 25).

O controle de peso e o tratamento concomitante de doenças gastrintestinais não devem ser negligenciados em pacientes com síndrome das vias respiratórias braquicefálicas.

Prognóstico

O prognóstico depende da gravidade das anomalias no momento do diagnóstico e da possibilidade de correção cirúrgica. Os sinais clínicos pioram de maneira progressiva em caso de ausência de correção dos problemas subjacentes. O prognóstico após a correção cirúrgica precoce das anomalias é bom para muitos animais. De modo geral, o colapso de laringe é considerado um indicador de mau prognóstico, embora mesmo cães com casos graves possam responder bem à intervenção cirúrgica (Torrez et al., 2006). A traqueostomia permanente pode ser considerada um procedimento de resgate em animais com colapso grave que não são responsivos. A hipoplasia de traqueia hipoplásica não é passível de correção cirúrgica, mas não há relação clara entre o grau de hipoplasia e a morbidade ou mortalidade. Usando a medida objetiva de diâmetro traqueal: distância de entrada torácica, seis filhotes de Buldogue Inglês (2 a 6 meses de idade) apresentaram melhora no diâmetro traqueal relativo ao serem reavaliados radiograficamente depois de 6 meses ou mais (Clarke et al., 2011). Esses achados sugerem a possibilidade de resolução parcial em alguns filhotes com seu crescimento.

LARINGITE OBSTRUTIVA

A infiltração não neoplásica da laringe por células inflamatórias pode ocorrer em cães e gatos, causando proliferação irregular, hiperemia e edema da laringe. Sinais clínicos de obstrução das vias respiratórias superiores podem ser observados. À inspeção macroscópica, a laringe pode parecer neoplásica, mas a diferenciação é estabelecida com a avaliação histopatológica de amostras de biópsia. Os infiltrados inflamatórios podem ser granulomatosos, piogranulomatosos ou linfocíticos-plasmocíticos. Agentes etiológicos não foram identificados.

Essa síndrome é mal caracterizada e é provável que inclua várias doenças diferentes. Alguns animais respondem à terapia com glicocorticoides. A princípio, o tratamento é feito com prednisona ou prednisolona (1 mg/kg VO a cada 12 horas). Assim que os sinais clínicos forem resolvidos, a dose de prednisona pode ser reduzida para a menor quantidade eficaz. A excisão conservadora do tecido que obstrui as vias respiratórias pode ser necessária em animais com sinais graves de obstrução das vias respiratórias superiores ou grandes massas granulomatosas.

O prognóstico é variável, dependendo do tamanho da lesão, da gravidade do dano laríngeo e da capacidade de resposta da lesão aos glicocorticoides.

NEOPLASIA LARÍNGEA

Neoplasias originárias da laringe são incomuns em cães e gatos. Mais comumente, os tumores originados de tecidos adjacentes à laringe, como carcinoma de tireoide e linfoma, comprimem ou invadem a laringe e distorcem as estruturas laríngeas normais. Assim, causam sinais clínicos de obstrução extratorácica (superior) das vias respiratórias. Dentre os tumores da laringe, estão carcinoma (espinocelular, indiferenciado e adenocarcinoma), linfoma, melanoma, tumores de mastócitos e outros sarcomas e neoplasia benigna. O linfoma é o tumor mais comum em gatos.

Características clínicas

Os sinais clínicos da neoplasia laríngea são semelhantes aos de outras doenças laríngeas, como respiração ruidosa, estridor, aumento dos esforços inspiratórios, cianose, síncope e alteração no latido ou miado. Lesões em massa também podem causar disfagia, pneumonia por aspiração ou massas visíveis ou palpáveis no pescoço ventral.

Diagnóstico

As lesões extralaríngeas em massa são frequentemente identificadas por palpação do pescoço. Os tumores laríngeos primários raramente são palpáveis e são identificados à laringoscopia. Radiografias laríngeas, ultrassonografia ou tomografia computadorizada podem ajudar a avaliação da extensão da doença. Os diagnósticos diferenciais são laringite obstrutiva, pólipo nasofaríngeo, corpo estranho, granuloma traumático e abscesso. O exame citológico de aspirados da massa com agulha fina pode estabelecer o diagnóstico. A orientação ultrassonográfica aumenta a utilidade e a segurança do exame. O diagnóstico definitivo de neoplasia requer exame histológico de uma amostra de biópsia da massa. O diagnóstico de neoplasia maligna não deve ser feito apenas com base na aparência macroscópica.

Tratamento

O tratamento depende do tipo de tumor identificado à histologia. Os tumores benignos devem ser extirpados à cirurgia, se possível. A excisão cirúrgica completa de tumores malignos raramente é possível, embora possa melhorar a ventilação e dar tempo para que outros tratamentos, como radioterapia ou quimioterapia, se tornem eficazes. A laringectomia completa e traqueostomia permanente podem ser consideradas em alguns animais.

Prognóstico

O prognóstico em animais com tumores benignos é excelente em caso de possibilidade de ressecção completa. Neoplasias malignas estão associadas ao mau prognóstico.

Leitura sugerida

Clarke DL, Holt DE, King LG. Partial resolution of hypoplastic trachea in six English bulldog puppies with bronchopneumonia. *J Am Anim Hosp Assoc*. 2011;47:329.

Gabriel A, et al. Laryngeal paralysis-polyneuropathy complex in young related Pyrenean mountain dogs. *J Small Anim Pract*. 2006; 47:144.

Jakubiak MJ, et al. Laryngeal, laryngotracheal, and tracheal masses in cats: 27 cases (1998-2003). *J Am Anim Hosp Assoc*. 2005;41:310.

Lodato DL, et al. Brachycephalic airway syndrome: pathophysiology and diagnosis. *Compend Contin Educ Vet*. 2012;34:E1.

Oechtering GU. Brachycephalic syndrome—new information on an old congenital disease. *Vet Focus*. 2010;20:2.

Oechtering GU, et al. A novel approach to brachycephalic syndrome. 1. Evaluation of anatomical intranasal airway obstruction. *Vet Surg*. 2016;45:165.

Poncet CM, et al. Prevalence of gastrointestinal tract lesions in 73 brachycephalic dogs with upper respiratory syndrome. *J Small Anim Pract*. 2005;46:273.

Riecks TW, et al. Surgical correction of brachycephalic airway syndrome in dogs: 62 cases (1991-2004). *J Am Vet Med Assoc*. 2007; 230:1324.

Schachter S, et al. Laryngeal paralysis in cats: 16 cases (1990-1999). *J Am Vet Med Assoc*. 2000;216:1100.

Schuenemann R, Oechtering G. Inside the brachycephalic nose: conchal regrowth and mucosal contact points after laser-assisted turbinectomy. *J Am Anim Hosp Assoc*. 2014;50:237.

Shelton DG. Acquired laryngeal paralysis in dogs: evidence accumulating for a generalized neuromuscular disease. *Vet Surg*. 2010; 39:137.

Stanley BJ, et al. Esophageal dysfunction in dogs with idiopathic laryngeal paralysis: a controlled cohort study. *Vet Surg*. 2010;39:139.

Thieman KM, et al. Histopathological confirmation of polyneuropathy in 11 dogs with laryngeal paralysis. *J Am Anim Hosp Assoc*. 2010;46:161.

Thunberg B, et al. Evaluation of unilateral arytenoid lateralization for the treatment of laryngeal paralysis in 14 cats. *J Am Anim Hosp Assoc*. 2010;46:418.

Torrez CV, et al. Results of surgical correction of abnormalities associated with brachycephalic airway syndrome in dogs in Australia. *J Small Anim Pract*. 2006;47:150.

Wilson D, et al. Risk factors for the development of aspiration pneumonia after unilateral arytenoid lateralization in dogs with laryngeal paralysis: 232 cases (1987-2012). *J Am Vet Med Assoc*. 2016; 248:188.

CAPÍTULO 19

Manifestações Clínicas de Distúrbios do Trato Respiratório Inferior

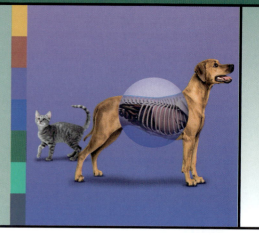

SINAIS CLÍNICOS

Nesta discussão, o termo *distúrbios do trato respiratório inferior* se refere a doenças da traqueia, brônquios, bronquíolos, alvéolos, interstício e vasculatura do pulmão (Boxe 19.1). Cães e gatos com doenças do trato respiratório inferior são comumente atendidos para avaliação de tosse. As doenças do trato respiratório inferior que interferem na oxigenação do sangue podem causar desconforto respiratório, intolerância ao exercício, fraqueza, cianose ou síncope. Sinais não localizados, como febre, anorexia, perda de peso e depressão, também ocorrem e são os únicos presentes em alguns animais. A ausculta e a radiografia torácica ajudam na localização da doença no trato respiratório inferior desses animais. Os dois principais sinais à primeira consulta de animais com doença do trato respiratório inferior – tosse e desconforto respiratório – podem ser depois caracterizados por anamnese e exame físico cuidadosos.

TOSSE

A tosse é uma liberação explosiva de ar dos pulmões pela boca. De modo geral, é um reflexo de proteção para expelir material das vias respiratórias, embora a inflamação ou compressão das vias respiratórias também possa estimular a tosse. Às vezes, a tosse é causada por doenças fora do trato respiratório inferior. O quilotórax e as doenças da laringe podem causar tosse. Embora não seja bem documentado em cães ou gatos, o refluxo gastresofágico e o gotejamento pós-nasal são causas comuns de tosse em seres humanos.

Na medicina humana, os diagnósticos diferenciais da tosse são classicamente divididos entre aqueles que causam tosse produtiva ou não produtiva. A tosse produtiva provoca a liberação de muco, exsudato, fluido de edema ou sangue das vias respiratórias para a cavidade oral, enquanto a tosse não produtiva é seca. Essa distinção é facilmente feita em seres humanos, que podem relatar o que acontece. No entanto, na medicina veterinária, a tosse produtiva muitas vezes não é aparente apesar da observação cuidadosa e ausculta. Portanto, a identificação da tosse como produtiva reduz a lista de diagnósticos diferenciais (Boxe 19.2). *No entanto, não ouvir ou ver os indícios de produtividade não exclui a possibilidade da sua presença, e esses diagnósticos diferenciais devem continuar a ser considerados.*

A tosse produtiva é mais causada por doenças inflamatórias ou infecciosas com acometimento das vias respiratórias ou alvéolos e pela insuficiência cardíaca. Um som úmido geralmente pode ser ouvido durante a tosse. Os animais raramente expectoram o fluido, mas a deglutição pode ser observada após um episódio de tosse. A expectoração pode fazer com que os proprietários confundam a tosse com o vômito. Em gatos, a tosse pode ser confundida com expelir uma bola de pelo. É provável que os gatos nunca eliminem uma bola de pelo tossindo (Vídeo 19.1).

Hemoptise é a tosse com sangue. A saliva tingida de sangue pode ser observada na cavidade oral ou gotejando das comissuras da boca depois da tosse. A hemoptise é um sinal clínico incomum, mais observado em animais com dirofilariose ou neoplasia pulmonar. Causas menos comuns de hemoptise são infecção fúngica, corpos estranhos, insuficiência cardíaca congestiva (ICC) grave, doença tromboembólica, torção do lobo pulmonar e alguns distúrbios de sangramento sistêmico, como coagulação intravascular disseminada (ver Boxe 19.2).

A intensidade da tosse auxilia a priorizar os diagnósticos diferenciais, embora exceções sejam comuns. A tosse associada à inflamação das vias respiratórias (ou seja, bronquite) ou ao colapso das vias respiratórias maiores costuma ser alta, áspera e paroxística. A tosse associada ao colapso de traqueia é frequentemente descrita como um "grasnar de ganso". De modo geral, a tosse causada pela doença traqueal pode ser induzida pela palpação do órgão, embora o acometimento concomitante das vias respiratórias mais profundas seja comum. A tosse associada a pneumonias e edema pulmonar costuma ser branda.

A associação da tosse com eventos temporais pode auxiliar o diagnóstico. A tosse decorrente de doença traqueal é exacerbada pela pressão do pescoço, como puxar a coleira do animal. A tosse causada por insuficiência cardíaca tende a ser mais frequente à noite, enquanto a tosse provocada por inflamação

BOXE 19.1

Diagnósticos diferenciais de doenças do trato respiratório inferior em cães e gatos.

Doenças da traqueia e brônquios
Complexo respiratório infeccioso canino
Bronquite crônica canina
Traqueobroncomalácia (colapso de traqueia e/ou brônquios)
Bronquite felina (idiopática)
Bronquite alérgica
Infecções bacterianas, inclusive *Mycoplasma*
Infecção por *Oslerus osleri*
Neoplasia
Corpo estranho
Laceração traqueal
Compressão brônquica
  Aumento de volume do átrio esquerdo
  Linfadenopatia hilar
  Neoplasia

Doenças do parênquima e da vasculatura pulmonar
Doenças infecciosas
  Pneumonias virais
   • Influenza canina
   • Cinomose
   • Calicivírus
   • Peritonite infecciosa felina
  Pneumonia bacteriana
  Pneumonia protozoótica
   • Toxoplasmose
  Pneumonia fúngica
   • Blastomicose
   • Histoplasmose
   • Coccidioidomicose
  Doença parasitária
   • Dirofilariose
   • Parasitas pulmonares
     • Infecção por *Paragonimus*
     • Infecção por *Aelurostrongylus*
     • Infecção por *Capillaria*
     • Infecção por *Crenosoma*
Pneumonia por aspiração
Doença pulmonar eosinofílica
Pneumonias intersticiais idiopáticas
  Fibrose pulmonar idiopática
Neoplasia pulmonar
Contusões pulmonares
Hipertensão pulmonar
Tromboembolismo pulmonar
Edema pulmonar

BOXE 19.2

Diagnósticos diferenciais da tosse produtiva em cães e gatos.*

Edema
Insuficiência cardíaca
Edema pulmonar não cardiogênico

Muco ou exsudato
Complexo respiratório infeccioso canino
Bronquite crônica canina
Bronquite felina (idiopática)**
Bronquite alérgica**
Infecção bacteriana (bronquite ou pneumonia)
Doença parasitária**
Pneumonia por aspiração
Pneumonia fúngica (grave)

Sangue (hemoptise)
Dirofilariose**
Neoplasia
Pneumonia fúngica
Tromboembolismo
Insuficiência cardíaca grave
Corpo estranho
Torção de lobo pulmonar
Diátese hemorrágica sistêmica

*Como a determinação da natureza produtiva da tosse pode ser difícil na medicina veterinária, esses diagnósticos diferenciais também devem ser considerados em pacientes com tosse não produtiva.
**Doenças do trato respiratório inferior mais associadas à tosse em gatos. A tosse em gatos é raramente identificada como produtiva.

INTOLERÂNCIA AO EXERCÍCIO E ANGÚSTIA RESPIRATÓRIA

As doenças do trato respiratório inferior podem comprometer a função pulmonar de oxigenação do sangue por meio de diversos mecanismos (ver seção *Gasometria* no Capítulo 20). Os sinais clínicos desse comprometimento começam com o aumento brando das respirações e diminuição sutil das atividades e progride até intolerância ao exercício (manifestada como relutância ao exercício ou desconforto respiratório durante o esforço) e o desconforto respiratório evidente em repouso. Por causa dos mecanismos compensatórios, a capacidade de autorregulação de sua atividade e a incapacidade de comunicação dos animais, muitos pacientes veterinários com função pulmonar comprometida apresentam desconforto respiratório evidente. Cães em perigo evidente costumam ficar de pé com o pescoço estendido e os cotovelos abduzidos. Os movimentos dos músculos abdominais podem ser exagerados. Gatos saudáveis apresentam esforços respiratórios minimamente visíveis. Os gatos que apresentam excursões torácicas perceptíveis ou respiram com a boca aberta apresentam comprometimento grave. Pacientes em sofrimento evidente requerem avaliação física rápida e estabilização imediata antes da realização de mais exames diagnósticos, como discutido no Capítulo 25.

das vias respiratórias (bronquite) é mais comum ao acordar ou durante e após exercícios ou exposição ao ar frio. A percepção de frequência pelo proprietário pode ser tendenciosa devido ao contato com os animais em determinados horários do dia, como a noite e durante os exercícios.

É surpreendente notar que os gatos com muitos dos distúrbios listados no Boxe 19.2 não tossem. Em gatos que tossem, o índice de suspeita de bronquite, parasitas pulmonares e dirofilariose é alto.

Frequência respiratória em repouso

A frequência respiratória em repouso pode ser usada como um indicador objetivo da função pulmonar em pacientes que ainda não apresentam desconforto respiratório. O ideal é que a medida seja feita em casa pelo proprietário, eliminando o efeito do estresse do hospital veterinário sobre a frequência respiratória. A frequência respiratória normal de um cão ou gato sem estresse, em repouso, é inferior a 20 respirações por minuto (rpm). Uma frequência de até 30 rpm é geralmente considerada normal durante um exame físico de rotina (rpm). O arfar é uma atividade distinta, com frequências respiratórias acima de 200 rpm. A respiração ofegante está principalmente associada à dissipação de calor, mas também pode ser uma resposta à dor ou ansiedade e associada ao hiperadrenocorticismo ou à administração de corticosteroides.

Cor da mucosa

A cianose, em que as mucosas normalmente rosadas ficam azuladas, é um sinal de hipoxemia grave e indica que o aumento do esforço respiratório não é suficiente para compensar o grau de disfunção respiratória. A palidez das mucosas é um sinal mais comum de hipoxemia aguda decorrente de doença respiratória.

Padrão respiratório

Pacientes com desconforto respiratório decorrente de doenças do trato respiratório inferior, excluindo as vias respiratórias maiores, geralmente apresentam respiração rápida e superficial, aumento dos esforços expiratórios e/ou inspiratórios e sons pulmonares anormais à ausculta. Pacientes com obstrução intratorácica das vias respiratórias maiores (traqueia intratorácica e/ou brônquios maiores) tendem a apresentar frequência respiratória normal a ligeiramente aumentada, expiração prolongada e trabalhosa e sons expiratórios audíveis ou auscultáveis (ver Capítulo 25).

ABORDAGEM DIAGNÓSTICA EM CÃES E GATOS COM DOENÇA DO TRATO RESPIRATÓRIO INFERIOR

AVALIAÇÃO DIAGNÓSTICA INICIAL

A avaliação diagnóstica inicial de cães ou gatos com sinais de doença do trato respiratório inferior inclui anamnese completa, exame físico, radiografias torácicas e hemograma completo. Outros exames diagnósticos são escolhidos com base nas informações obtidas a partir desses procedimentos; podem incluir exames para doenças específicas, avaliação de amostras coletadas do trato respiratório inferior, técnicas especializadas de diagnóstico por imagem e exames de função pulmonar (Figura 19.1). As informações obtidas à anamnese foram discutidas nos parágrafos anteriores.

Exame físico

A determinação da frequência respiratória, a avaliação da cor da mucosa e a observação do padrão respiratório foram descritas nas seções anteriores. O exame físico completo, inclusive com exame do fundo do olho, deve ser realizado para identificação

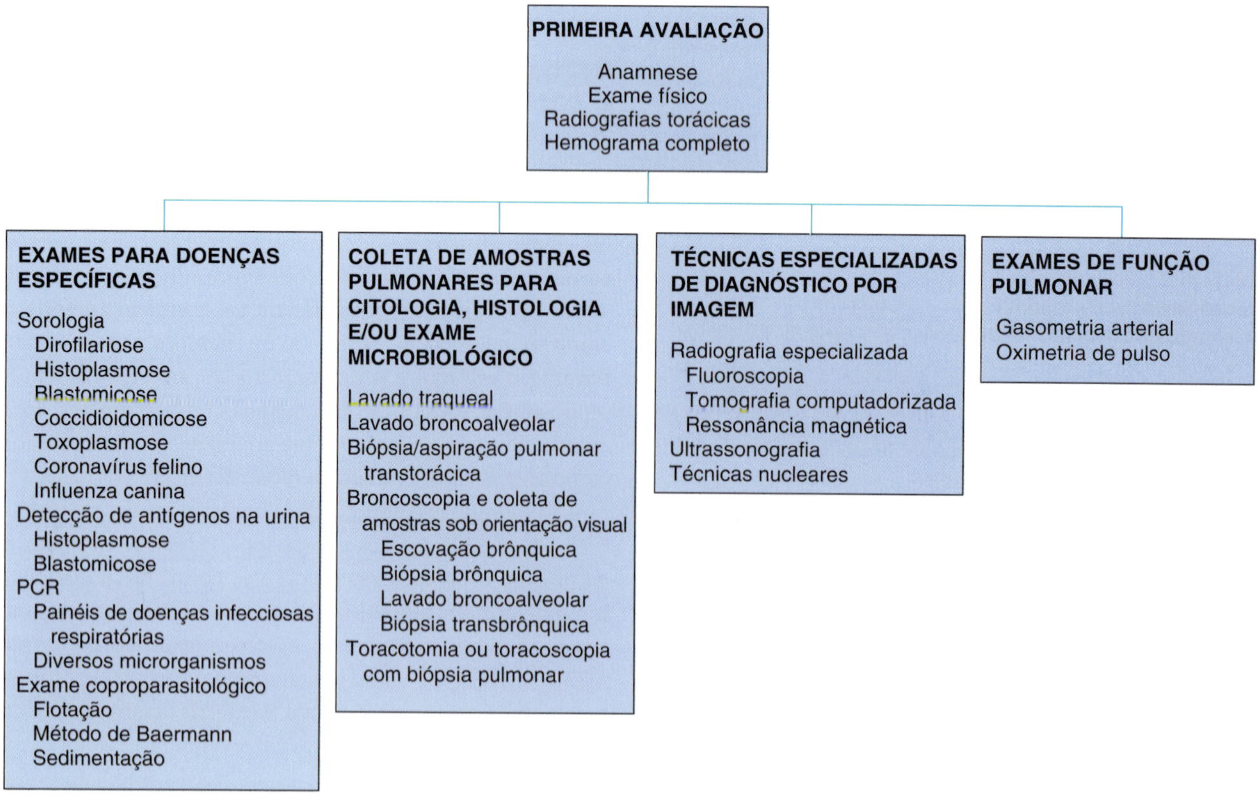

PRIMEIRA AVALIAÇÃO
- Anamnese
- Exame físico
- Radiografias torácicas
- Hemograma completo

EXAMES PARA DOENÇAS ESPECÍFICAS
- Sorologia
  - Dirofilariose
  - Histoplasmose
  - Blastomicose
  - Coccidioidomicose
  - Toxoplasmose
  - Coronavírus felino
  - Influenza canina
- Detecção de antígenos na urina
  - Histoplasmose
  - Blastomicose
- PCR
  - Painéis de doenças infecciosas respiratórias
  - Diversos microrganismos
- Exame coproparasitológico
  - Flotação
  - Método de Baermann
  - Sedimentação

COLETA DE AMOSTRAS PULMONARES PARA CITOLOGIA, HISTOLOGIA E/OU EXAME MICROBIOLÓGICO
- Lavado traqueal
- Lavado broncoalveolar
- Biópsia/aspiração pulmonar transtorácica
- Broncoscopia e coleta de amostras sob orientação visual
  - Escovação brônquica
  - Biópsia brônquica
  - Lavado broncoalveolar
  - Biópsia transbrônquica
- Toracotomia ou toracoscopia com biópsia pulmonar

TÉCNICAS ESPECIALIZADAS DE DIAGNÓSTICO POR IMAGEM
- Radiografia especializada
  - Fluoroscopia
  - Tomografia computadorizada
  - Ressonância magnética
- Ultrassonografia
- Técnicas nucleares

EXAMES DE FUNÇÃO PULMONAR
- Gasometria arterial
- Oximetria de pulso

Figura 19.1 Abordagem diagnóstica a cães e gatos com doença do trato respiratório inferior. PCR: testes de reação da cadeia da polimerase.

de sinais de doença que podem provocar acometimento simultâneo ou secundário dos pulmões (p. ex., micoses sistêmicas, neoplasia metastática, megaesôfago).

O sistema cardiovascular deve ser avaliado com cuidado. Sopros de insuficiência mitral são comuns em cães idosos de porte pequeno atendidos com a queixa principal de tosse. A insuficiência mitral costuma ser um achado incidental, mas o clínico deve considerar as doenças cardíacas e do sistema respiratório como diagnósticos diferenciais nesses animais. A insuficiência mitral pode causar ICC com edema pulmonar e o próprio aumento do átrio esquerdo pode contribuir para tosse. Acredita-se que a tosse associada à insuficiência mitral seja resultado da compressão das vias respiratórias pelo átrio esquerdo aumentado, mas o colapso do brônquio esquerdo parece ser independente do tamanho do átrio (Singh et al., 2012). Outros fatores, como vibração de um jato mitral ou inflamação brônquica concomitante, podem estar envolvidos. A ICC geralmente provoca taquipneia ou dispneia, em vez de tosse (Ferasin et al., 2013) e taquicardia. Outros sinais de doença cardíaca são aumento do tempo de preenchimento capilar, pulsos fracos ou irregulares, pulsos jugulares anormais, ascite ou edema subcutâneo, ritmos de galope e déficits de pulso. Radiografias torácicas e, ocasionalmente, ecocardiografias podem ser necessárias antes que os problemas cardíacos possam ser descartados como causa dos sinais do trato respiratório inferior.

Ausculta torácica

A ausculta cuidadosa das vias respiratórias superiores e dos pulmões é essencial no exame físico de cães e gatos com sinais do sistema respiratório, devendo ser realizada em local tranquilo e com o animal calmo. Ofegar e ronronar não provocam inspiração profunda, impedindo a avaliação dos sons pulmonares. O coração e as vias respiratórias superiores devem ser auscultados primeiro. O clínico pode então subtrair mentalmente a contribuição desses sons dos sons auscultados nos campos pulmonares.

A princípio, o estetoscópio é colocado sobre a traqueia, perto da laringe (Figura 19.2). Roncos descontínuos ou bufadas podem ser referidos da cavidade nasal e da faringe devido a obstruções decorrentes de anomalias estruturais, como alongamento do palato mole ou lesões em massa e excesso de muco ou exsudato. O colapso da traqueia extratorácica também pode causar sons ásperos. Os sibilos, que são sons agudos contínuos, são observados em animais com obstruções da laringe, como paralisia laríngea, neoplasia, inflamação e corpos estranhos. Sons descontínuos de ronco e sibilos são conhecidos como *estertor* e *estridor*, respectivamente, quando ouvidos sem estetoscópio. Toda a traqueia cervical é então auscultada para localização de áreas de sons agudos causados por estenose focal das vias respiratórias. Várias respirações são auscultadas com o estetoscópio em cada posição e a fase da respiração em que os sons anormais ocorrem é anotada. Os sons anormais resultantes de doença extratorácica são geralmente mais altos durante a inspiração.

Os pulmões são auscultados em seguida. Normalmente, os pulmões se estendem em sentido cranial à entrada torácica e caudal até cerca da sétima costela, ventralmente ao longo do

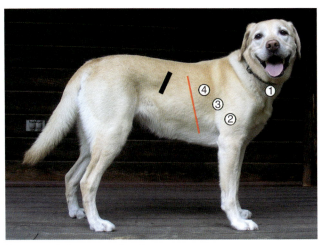

Figura 19.2 A ausculta do sistema respiratório começa com o estetoscópio posicionado sobre a traqueia (posição 1). Após a avaliação dos sons das vias respiratórias superiores, o estetoscópio é posicionado para avaliar os campos pulmonares cranioventral, central e dorsal em ambos os lados do tórax (posições 2, 3 e 4). Observe que os campos pulmonares se estendem da entrada torácica até aproximadamente a sétima costela ao longo do esterno e o 11º espaço intercostal ao longo da coluna (*linha vermelha fina*). Erros comuns são negligenciar os campos pulmonares cranioventrais, examinados com o estetoscópio entre o membro anterior e o tórax, e o posicionamento muito caudal do estetoscópio, além dos campos pulmonares e sobre o fígado. (A *linha preta espessa* indica a posição da 13ª costela.)

esterno e até cerca do 11º espaço intercostal dorsalmente ao longo da coluna (ver Figura 19.2). Os campos pulmonares cranioventral, central e dorsal nos lados esquerdo e direito são auscultados de maneira sistemática. Qualquer assimetria nos sons entre os lados esquerdo e direito é anormal.

Os sons pulmonares normais foram historicamente descritos como uma mistura de sons "brônquicos ou traqueais" e "vesiculares", embora todos os sons tenham origem nas vias respiratórias maiores e não nos alvéolos (vesículas). Os termos "sons respiratórios" ou "sons pulmonares" são hoje preferidos. Os sons traqueais e brônquicos são sons tubulares mais altos, mais ásperos e ouvidos na traqueia e, com menos destaque, nas regiões centrais dos pulmões. Na maior parte do campo pulmonar, os sons são suaves e foram comparados a uma brisa soprando nas folhas.

Os ruídos pulmonares em um ou ambos os lados do tórax são menores em cães e gatos com derrame pleural, pneumotórax, hérnia diafragmática ou lesões em massa. É surpreendente notar que lobos pulmonares consolidados e lesões em massa podem apresentar sons pulmonares aumentados por causa da maior transmissão dos sons das vias respiratórias dos lobos adjacentes.

Os sons pulmonares anormais são descritos como sons respiratórios aumentados (alternativamente, ásperos), estertores ou sibilos. O aumento dos sons respiratórios é um achado inespecífico, mas é comum em pacientes com edema pulmonar ou pneumonia. Os estertores são ruídos não musicais e descontínuos que soam como papel sendo amassado ou bolhas estourando. Doenças que levam à formação de edema ou exsudato nas vias respiratórias (p. ex., edema pulmonar, pneumonia infecciosa ou aspirativa, bronquite) e algumas pneumonias intersticiais, em especial fibrose intersticial, podem causar estertores. Sibilos são sons musicais contínuos que indicam a presença de estenose das vias respiratórias. A estenose pode ser causada por broncoconstrição, espessamento da parede brônquica, exsudato ou fluido dentro do lúmen brônquico, massas intraluminais ou compressão externa das vias respiratórias. Os sibilos são mais ouvidos em gatos com bronquite. Os sibilos causados por uma obstrução intratorácica das vias respiratórias são mais altos durante a expiração precoce. O estalido repentino no final da expiração pode ser ouvido em alguns cães com colapso da traqueia intratorácica.

Radiografia

As radiografias torácicas são indicadas em cães e gatos com sinais do trato respiratório inferior. Radiografias cervicais também devem ser obtidas em animais com suspeita de doença traqueal. A radiografia talvez seja a ferramenta diagnóstica mais importante na avaliação de cães e gatos com doença intratorácica. Ajuda a localizar o problema em um sistema de órgãos (ou seja, cardíaco, pulmonar, mediastinal, pleural), identificando a área de acometimento no trato respiratório inferior (ou seja, vascular, brônquico, alveolar, intersticial) e reduzindo a lista de possíveis diagnósticos diferenciais. Também auxilia a formulação de um plano diagnóstico (ver Capítulo 20). Outros exames investigativos são necessários na maioria dos animais para estabelecer um diagnóstico definitivo.

Hemograma completo

O hemograma completo de pacientes com doença do trato respiratório inferior pode revelar anemia da doença inflamatória, policitemia secundária à hipoxia crônica ou uma resposta de leucócitos característica de um processo inflamatório nos pulmões. No entanto, as alterações hematológicas são insensíveis e sua ausência não pode ser usada como base para descartar o diagnóstico de doença pulmonar inflamatória. Apenas metade dos cães com pneumonia bacteriana, por exemplo, apresenta leucocitose neutrofílica e desvio à esquerda.

AMOSTRAS PULMONARES E EXAMES ESPECÍFICOS

Com base nos resultados da anamnese, do exame físico, da radiografia torácica e do hemograma completo, desenvolve-se uma lista prioritária de diagnósticos diferenciais. Outros exames diagnósticos (Figura 19.1) são quase sempre necessários para estabelecimento do diagnóstico definitivo, necessário para o tratamento e o desfecho ideal. A escolha dos exames adequados é baseada nos diagnósticos diferenciais mais prováveis, na localização da doença no trato respiratório inferior (p. ex., doença brônquica difusa, lesão em massa única), no grau de comprometimento respiratório do paciente e na motivação do tutor do animal para o cuidado ideal.

Os exames podem ser invasivos e não invasivos. Os exames não invasivos têm a óbvia vantagem de serem quase livres de riscos, mas, de modo geral, visam confirmar um diagnóstico específico. Pacientes com doença do trato respiratório inferior persistente muitas vezes requerem a coleta de uma amostra pulmonar para análise microscópica e microbiológica para maior redução da lista de diagnósticos diferenciais ou estabelecer o diagnóstico definitivo. Embora os procedimentos para coleta de amostras do pulmão sejam considerados invasivos, têm diferentes graus de risco, dependendo da técnica e do grau de comprometimento respiratório do paciente. O risco é mínimo em muitos casos.

Os exames não invasivos são sorologia, detecção de antígenos na urina e testes de reação da cadeia da polimerase (PCR) para patógenos pulmonares, exames coproparasitológicos e técnicas especializadas de diagnóstico por imagem, como fluoroscopia, angiografia, tomografia computadorizada (TC), ultrassonografia, ressonância magnética (RM) e imagem nuclear. As técnicas de coleta de amostras pulmonares que podem ser realizadas sem equipamentos especializados são lavado traqueal, lavado broncoalveolar não broncoscópico e aspiração pulmonar transtorácica. A broncoscopia permite a coleta de amostras sob orientação visual. Outro benefício da broncoscopia é a avaliação visual das vias respiratórias. Se a análise de amostras pulmonares e os resultados de exames não invasivos razoáveis não estabelecerem o diagnóstico em um paciente com doença progressiva, é indicada a toracoscopia ou a toracotomia com biópsia pulmonar.

Informações valiosas sobre pacientes com doença do trato respiratório inferior também podem ser obtidas por meio da avaliação da função pulmonar por gasometria. Os resultados raramente ajudam o estabelecimento do diagnóstico final, mas auxiliam a determinação do grau de comprometimento e o monitoramento da resposta à terapia. A oximetria de pulso, uma técnica não invasiva usada para medida da saturação de oxigênio no sangue, é bastante valiosa no monitoramento de pacientes com comprometimento respiratório durante procedimentos anestésicos ou crises respiratórias.

Leitura sugerida

Bohadan A, et al. Fundamentals of lung auscultation. *N Engl J Med.* 2014;370:744.

Ferasin L, et al. Risk factors for coughing in dogs with naturally acquired myxomatous mitral valve disease. *J Vet Intern Med.* 2013;27:286.

Hamlin RL. Physical examination of the pulmonary system. *Vet Clin N Am Small Anim Pract.* 2000;30:1175.

Hawkins EC, et al. Demographic and historical findings, including exposure to environmental tobacco smoke, in dogs with chronic cough. *J Vet Intern Med.* 2010;24:825.

Sarkar M, et al. Ausculation of the respiratory system. *Ann Thor Med.* 2015;10:158.

Singh MK, et al. Bronchomalacia in dogs with myxomatous mitral valve degeneration. *J Vet Intern Med.* 2012;26:312.

CAPÍTULO 20

Exames Diagnósticos para o Trato Respiratório Inferior

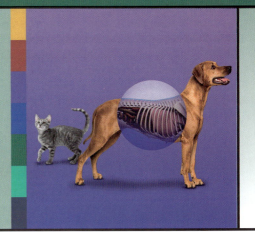

RADIOGRAFIA TORÁCICA

PRINCÍPIOS GERAIS

As radiografias torácicas desempenham um papel fundamental na avaliação diagnóstica de cães e gatos com sinais clínicos relacionados ao trato respiratório inferior. Também são indicadas para a avaliação de animais com sinais vagos e inespecíficos de doença para detecção de doença pulmonar oculta. As radiografias torácicas podem ajudar na localização da doença, na redução da lista de diagnósticos diferenciais, na determinação da extensão do acometimento e no monitoramento da progressão da doença e da resposta ao tratamento.

Pelo menos duas projeções do tórax devem ser feitas em todos os cães e gatos, mas o uso de três projeções melhora a detecção de lesões. A projeção lateral direita e a projeção ventrodorsal (VD) são padrões. A adição da projeção lateral esquerda melhora a sensibilidade das radiografias na detecção de doenças do lobo pulmonar médio direito, nódulos únicos ou doença metastática e outras alterações sutis. O lado do pulmão afastado da mesa é mais areado, com maior contraste das opacidades dos tecidos moles, e é ligeiramente ampliado em comparação ao lado contra a mesa. As projeções dorsoventrais (DVs) são feitas para avaliar as artérias pulmonares dorsais em animais com suspeita de dirofilariose, tromboembolismo pulmonar ou hipertensão pulmonar para aumentar o contraste dos vasos de orientação dorsal. Os pacientes com desconforto respiratório são avaliados com projeções DVs, em vez de VDs, para minimizar o estresse. As radiografias laterais de feixe horizontal com o animal em estação podem ser usadas para avaliação de animais com suspeita de lesões cavitárias ou derrame pleural.

A técnica cuidadosa é essencial para que as radiografias torácicas sejam obtidas e gerem boas informações. A técnica inadequada pode levar à subinterpretação ou superinterpretação de anomalias. Os ajustes apropriados de exposição devem ser usados e registrados para que a mesma técnica possa ser repetida para obtenção de imagens futuras do paciente, permitindo uma comparação mais crítica da progressão da doença. As radiografias devem ser interpretadas com monitor grande de alta resolução e baixa iluminação ambiente.

O cão ou gato deve ser contido de forma adequada para evitar movimentos e o tempo de exposição deve ser curto. As radiografias devem ser feitas durante a inspiração máxima. Os pulmões totalmente expandidos fornecem o maior contraste de ar para as opacidades dos tecidos moles e o movimento durante essa fase do ciclo respiratório é mínimo. As indicações radiográficas de inspiração máxima são o aumento do ângulo entre o diafragma e a coluna vertebral (representando a expansão máxima dos lobos pulmonares caudais); uma região radiotransparente em frente à sombra cardíaca (representando a expansão máxima dos lobos pulmonares craniais); o achatamento do diafragma; o contato mínimo entre o coração e o diafragma; e o bom delineamento da veia cava, que é quase horizontal. A interpretação de radiografias dos pulmões obtidas em outras fases da respiração que não o pico de inspiração é difícil. A expansão incompleta dos pulmões pode aumentar as opacidades pulmonares, que parecem patológicas, levando a erros diagnósticos.

Os animais ofegantes devem se acalmar antes da obtenção das radiografias torácicas. Alguns animais podem precisar de sedação.

Todas as estruturas do tórax devem ser avaliadas de maneira sistemática em cada animal para aumentar a precisão diagnóstica. Anomalias extrapulmonares podem ser secundárias à doença pulmonar e talvez sejam o único achado radiográfico (p. ex., enfisema subcutâneo após laceração traqueal). Em contrapartida, a doença pulmonar pode ser secundária a outras doenças torácicas evidentes, como insuficiência da valva mitral, megaesôfago e neoplasia da parede corpórea.

TRAQUEIA

A traqueia e, em animais jovens, o timo são reconhecíveis no mediastino cranial. As radiografias da traqueia cervical são obtidas de cães e gatos com suspeita de obstrução das vias respiratórias superiores ou doença traqueal primária, inclusive colapso de traqueia (malácia traqueal) em cães. Durante a avaliação da traqueia, é importante obter radiografias da porção cervical durante a inspiração e do tórax durante a inspiração e expiração para identificar alterações dinâmicas no diâmetro luminal. Como já discutido, evite interpretar demais as lesões pulmonares nas exposições expiratórias.

Apenas a parede interna da traqueia deve ser visível. A visualização da parede externa da traqueia sugere pneumomediastino. A traqueia normalmente tem um diâmetro uniforme e é reta, desviando-se em sentido ventral dos corpos vertebrais nas projeções laterais ao se encaminhar para a carina. Pode parecer elevada perto da carina em caso de dilatação cardíaca ou derrame pleural. A flexão ou extensão do pescoço pode arquear a traqueia. Em projeções VDs, a traqueia pode se desviar para a direita da linha média em alguns cães. A cartilagem traqueal sofre calcificação em alguns cães idosos e raças condrodistróficas.

O tamanho geral e a continuidade do lúmen traqueal também devem ser avaliados. O lúmen traqueal normal é quase tão largo quanto o lúmen da laringe. Traqueias hipoplásicas são mais observadas em Buldogues Ingleses e seu lúmen é menos que a metade do tamanho normal (Figura 20.1). A relação entre o diâmetro traqueal e o diâmetro de entrada torácica (TD:TI) pode ser usada para definição mais objetiva do tamanho da traqueia nesses pacientes. Em cães com menos de 1 ano, a hipoplasia pode ser parcialmente resolvida pela maturidade (Clarke et al., 2011). Estenoses e fratura de anéis de cartilagem podem causar estreitamento abrupto e localizado da faixa de ar.

Lesões em massa nos tecidos adjacentes à traqueia podem comprimi-la, causando um estreitamento localizado, mais gradual, da faixa de ar. O contraste de ar da traqueia às vezes permite a visualização de corpos estranhos ou massas em seu interior. A maioria dos corpos estranhos se aloja à altura da carina ou nos brônquios. A impossibilidade de identificação radiográfica de um corpo estranho, porém, não exclui o diagnóstico.

O diagnóstico radiográfico de traqueobroncomalácia (colapso de traqueia) pode ser desafiador e os sinais radiográficos devem ser interpretados com alguma cautela. Em teoria, o diagnóstico deve ser direto. Em animais com colapso de traqueia extratorácico, a faixa de ar traqueal se estreita na região cervical durante a inspiração. Em animais com colapso da traqueia intratorácica, a faixa de ar se estreita dentro do tórax durante a expiração. Na realidade, um diagnóstico de colapso de traqueia pode ser perdido simplesmente porque o diferencial de pressão intrarrespiratório e extrarrespiratório é insuficiente para que um cão deitado na mesa de radiologia apresente uma estenose visível da traqueia. Além disso, na traqueia cervical, uma opacidade de tecido mole que se estende ao longo da margem dorsal pode representar flacidez anormal da membrana traqueal dorsal ou a sobreposição do esôfago (ou outro tecido mole). A fluoroscopia, realizada principalmente em centros de referência, permite a avaliação mais sensível do colapso de traqueia.

PULMÕES

As anomalias pulmonares em radiografias torácicas não devem ser interpretadas em excesso. Na maioria dos animais, o diagnóstico definitivo não é possível e há necessidade de exame microscópico de amostras pulmonares, maior avaliação do coração ou exames para doenças específicas. Os pulmões são examinados quanto à possível presença de quatro padrões anormais principais: vascular, brônquico, alveolar e intersticial. Lesões em massa são consideradas com os padrões intersticiais. Consolidação do lobo pulmonar, atelectasia, cistos pulmonares e torções do lobo pulmonar são outras possíveis anomalias. A distribuição das lesões nos pulmões também é observada. Doenças com origem nas vias respiratórias, como broncopneumonia e pneumonia por aspiração, tendem a apresentar aparência mais grave, com acometimento dos lobos pulmonares dependentes da gravidade (lobos médios e craniais direitos e/ou lobos craniais esquerdos). Doenças com origem na vasculatura ou nos vasos linfáticos, como neoplasia metastática e micoses sistêmicas, podem afetar os lobos pulmonares caudais com maior gravidade. Animais com desconforto respiratório grave localizado nos pulmões pela anamnese e pelo exame físico e radiografia torácica normal geralmente têm doença tromboembólica ou sofreram uma lesão muito recente aos pulmões, como traumatismo ou aspiração (Boxe 20.1).

BOXE 20.1

Diagnósticos diferenciais comuns do trato respiratório inferior de cães e gatos com sinais respiratórios e radiografias torácicas normais.

Desconforto respiratório
Tromboembolismo pulmonar
Aspiração aguda
Hemorragia pulmonar aguda
Inalação aguda de corpo estranho

Tosse
Complexo respiratório infeccioso canino
Bronquite crônica canina
Colapso de traqueia
Bronquite felina (idiopática)
Inalação aguda de corpo estranho
Refluxo gastresofágico*

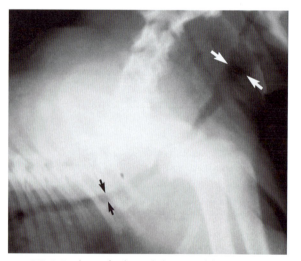

Figura 20.1 Radiografia lateral de um Buldogue com hipoplasia de traqueia. O lúmen traqueal (*setas pretas*) tem menos da metade do tamanho da laringe (*setas brancas*).

*O refluxo gastresofágico é uma causa comum de tosse em seres humanos. Sua documentação em cães e gatos é limitada, mas a possibilidade deve ser considerada.

Padrão vascular

Os vasos para os lobos craniais do pulmão são avaliados em projeção lateral, enquanto os vasos para os lobos pulmonares caudais são analisados em projeção VD ou DV. De modo geral, os vasos sanguíneos devem diminuir de maneira gradual a partir do átrio esquerdo (veia pulmonar) ou do ventrículo direito (artérias pulmonares) até a periferia dos pulmões. As artérias e veias acompanhantes devem ter tamanho semelhante. Há uma relação consistente entre artérias, veias e o brônquio associado. Nas radiografias laterais, a artéria pulmonar é dorsal e a veia pulmonar é ventral ao brônquio. Nas radiografias VD ou DV, a artéria pulmonar é lateral e a veia pulmonar é medial ao brônquio. Os vasos que apontam diretamente para feixe de raios X ou dele se afastam são "terminais" e observados como nódulos circulares. São diferenciados das lesões por sua associação a um vaso linear e brônquio adjacente.

Os padrões vasculares anormais são geralmente acompanhados por aumento ou diminuição no tamanho das artérias ou veias (Boxe 20.2). O achado de artérias maiores do que as veias associadas indica presença de hipertensão pulmonar ou tromboembolismo, principalmente por dirofilariose, tanto em cães quanto em gatos (Figura 20.2). Nesses animais, as artérias pulmonares costumam parecer tortuosas e truncadas. O aumento simultâneo da artéria pulmonar principal e do lado direito do coração pode ser observado em cães acometidos. Infiltrados intersticiais, brônquicos ou alveolares também podem estar presentes em cães e gatos com dirofilariose devido à inflamação, edema ou hemorragia concomitantes. A infecção por *Aelurostrongylus abstrusus* também pode causar aumento da artéria pulmonar.

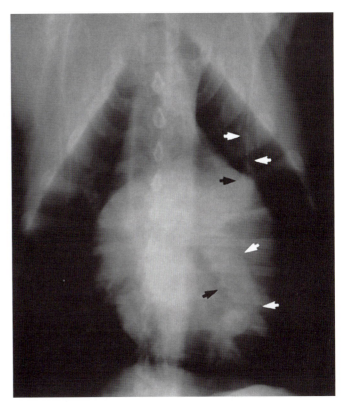

Figura 20.2 A dilatação das artérias pulmonares é aparente nesta projeção ventrodorsal do tórax em um cão com dirofilariose. A artéria do lobo caudal esquerdo do pulmão está extremamente dilatada. As *pontas de seta* delineiam as bordas das artérias para os lobos cranial e caudal do lado esquerdo.

 BOXE 20.2

Diagnósticos diferenciais em cães e gatos com padrões vasculares pulmonares anormais em radiografias torácicas.

Dilatação de artérias
Dirofilariose
Infecção por *Aelurostrongylus abstrusus* (gatos)
Tromboembolismo pulmonar
Hipertensão pulmonar

Dilatação de veias
Insuficiência cardíaca esquerda

Dilatação de artérias e veias (supercirculação pulmonar)
Shunts da esquerda para a direita
    Persistência do ducto arterioso
    Defeito do septo ventricular
    Defeito do septo atrial

Pequenas artérias e veias
Subcirculação pulmonar
    Choque cardiovascular
    Hipovolemia
- Desidratação grave
- Perda de sangue
- Hipoadrenocorticismo
    Estenose de válvula pulmonar
Hiperinsuflação dos pulmões
    Bronquite felina (idiopática)
    Bronquite alérgica

Veias maiores do que as artérias que as acompanham indicam presença de congestão por insuficiência cardíaca esquerda. O edema pulmonar também pode estar presente.

A dilatação de artérias e veias é um achado incomum, exceto em animais jovens. O achado de supercirculação pulmonar é sugestivo de *shunts* cardíacos ou vasculares da esquerda para a direita, como persistência do ducto arterioso e defeitos do septo ventricular.

O achado de artérias e veias menores que o normal pode indicar a presença de subcirculação ou hiperinsuflação pulmonar. A subcirculação é mais frequentemente combinada à microcardia decorrente de hipoadrenocorticismo ou outras causas de hipovolemia grave. A estenose pulmonar também pode causar subcirculação visível radiograficamente em alguns cães. A hiperinsuflação está associada a doenças obstrutivas das vias respiratórias, como bronquite felina alérgica ou idiopática.

Padrão brônquico

As paredes brônquicas são mais facilmente discerníveis no hilo em radiografias de cães e gatos normais. As paredes devem se estreitar e ficar mais finas à medida que se estendem em direção à periferia de cada lobo pulmonar. As estruturas brônquicas normalmente não são visíveis radiograficamente nas regiões periféricas dos pulmões. A cartilagem pode estar calcificada em cães idosos e em raças condrodistróficas, tornando as paredes mais proeminentes, mas ainda bem definidas. O espessamento das paredes brônquicas e a dilatação brônquica levam ao desenvolvimento de um padrão brônquico.

As paredes brônquicas espessadas são visíveis como "linhas férreas" e "rosquinhas" nas regiões periféricas do pulmão (Figura 20.3). As linhas férreas são produzidas por vias respiratórias transversais ao feixe radiográfico, o que leva ao aparecimento de linhas grossas paralelas com uma faixa de ar no meio. As rosquinhas são produzidas pelas vias respiratórias que apontam diretamente para o feixe ou dele se afastam, o que gera a aparência radiográfica de um círculo grosso, em que o lúmen das vias respiratórias cria um "orifício". As paredes dos brônquios tendem a ser indistintas. O espessamento das paredes indica presença de bronquite e é causada por um acúmulo de muco ou exsudato ao longo das paredes dentro dos lúmens, infiltração de células inflamatórias nas paredes, hipertrofia muscular, hiperplasia epitelial ou uma combinação dessas alterações. As possíveis causas de doenças brônquicas estão listadas no Boxe 20.3.

A inflamação brônquica crônica pode causar dilatação irreversível das vias respiratórias, o que é denominado *bronquiectasia*. A bronquiectasia é identificada radiograficamente pela presença de vias respiratórias alargadas e não afiladas (Figura 20.4). A bronquiectasia pode ser cilíndrica (tubular) ou sacular (cística). A bronquiectasia cilíndrica é caracterizada por dilatação bastante uniforme das vias respiratórias. A bronquiectasia sacular também tem dilatações localizadas perifericamente que podem gerar uma aparência em favo de mel. De modo geral, todos os brônquios principais são acometidos, embora possam ocorrer doenças localizadas.

Padrão alveolar

De modo geral, os alvéolos não são visíveis radiograficamente. Os padrões alveolares são causados pelo preenchimento dos alvéolos com material fluido denso. A opacidade do fluido pode ser causada por edema, inflamação, hemorragia ou infiltrados neoplásicos, normalmente originários dos tecidos intersticiais (Boxe 20.4). A silhueta dos alvéolos cheios de fluido é vista contra as paredes das vias respiratórias que os circundam. Isso cria uma faixa visível de ar do lúmen das vias respiratórias na ausência de paredes definíveis das vias respiratórias. Essa faixa é um broncograma aéreo (Figura 20.5). Caso o fluido continue a se acumular, o lúmen das vias respiratórias também é preenchido, o que leva à formação de áreas sólidas de opacidade de fluido ou consolidação. Quando as regiões com fluido denso estão localizadas na borda do lobo pulmonar, há um *sinal lobar*. A borda curvilínea do lobo pulmonar acometido é visível em contraste com o lobo aerado adjacente.

O edema geralmente é causado por insuficiência cardíaca do lado esquerdo (ver Capítulo 22). Em cães, a princípio, o fluido se acumula na região peri-hilar e, por fim, todo o pulmão é acometido. Em gatos, áreas irregulares de edema

BOXE 20.3

Diagnósticos diferenciais em cães e gatos com padrões brônquicos em radiografias torácicas.*

- Bronquite crônica canina
- Bronquite felina (idiopática)
- Bronquite alérgica
- Complexo respiratório infeccioso canino
- Infecção bacteriana
- Infecção por *Mycoplasma*
- Parasitas pulmonares

*A doença brônquica pode ser associada à doença do parênquima pulmonar. Ver outros diagnósticos diferenciais de padrões mistos nos Boxes 20.4 a 20.6.

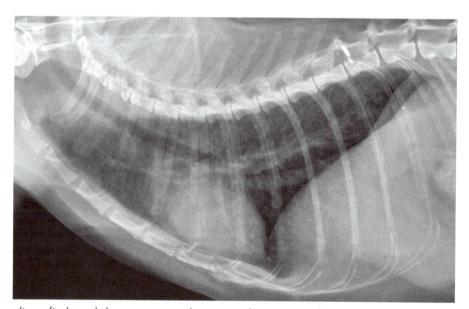

Figura 20.3 Esta radiografia lateral de um gato com bronquite idiopática revela um padrão broncointersticial. O componente brônquico é provocado pelo espessamento das paredes brônquicas e caracterizado por "rosquinhas" e "linhas férreas". Nessa radiografia, as alterações brônquicas são mais aparentes nos lobos pulmonares caudais.

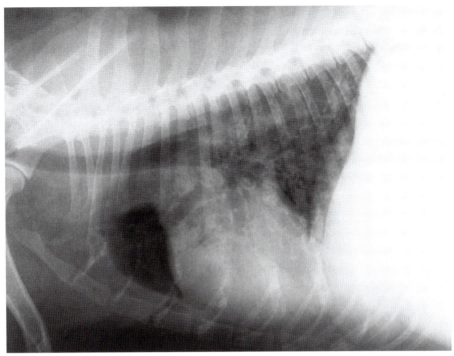

Figura 20.4 Radiografia lateral de um cão com bronquite crônica e bronquiectasia. Os lúmens das vias respiratórias estão muito aumentados e o afilamento normal das paredes das vias respiratórias não é visto.

 BOXE 20.4

Diagnósticos diferenciais em cães e gatos com padrões alveolares em radiografias torácicas.*

Edema pulmonar
Doença inflamatória grave
    Pneumonia bacteriana
    Pneumonia por aspiração
Hemorragia
    Contusão pulmonar
    Tromboembolismo pulmonar
    Neoplasia
    Pneumonia fúngica
    Coagulopatia sistêmica

*Qualquer um dos diagnósticos diferenciais de padrões intersticiais (ver Boxes 20.5 e 20.6) pode causar um padrão alveolar se associado à inflamação grave, edema ou hemorragia.

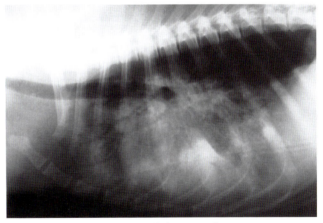

Figura 20.5 Projeção lateral do tórax de um cão com pneumonia por aspiração. O padrão alveolar é evidente pelo aumento da opacidade dos tecidos moles com broncogramas aéreos. Os broncogramas aéreos são faixas de ar brônquico sem paredes brônquicas visíveis. Nesta radiografia, o padrão é mais grave nas regiões ventrais (dependentes) do pulmão, o que condiz com o diagnóstico de pneumonia bacteriana ou por aspiração.

podem ser inicialmente observadas em todos os campos pulmonares. O achado de veias pulmonares aumentadas indica a origem cardíaca dos infiltrados. O edema não cardiogênico tende a ser mais grave nos lobos pulmonares caudais.

Infiltrados inflamatórios podem ser causados por agentes infecciosos, doença inflamatória não infecciosa ou neoplasia. De modo geral, a localização do processo infiltrativo pode ajudar o estabelecimento de um diagnóstico presuntivo. Doenças com origem nas vias respiratórias, como a maioria das pneumonias bacterianas e por aspiração, por exemplo, afetam principalmente os lobos pulmonares dependentes (ou seja, o lobo médio direito, o lobo cranial direito e o lobo cranial esquerdo). Em contrapartida, doenças de origem vascular, como dirofilariose, tromboêmbolos, infecção fúngica sistêmica e infecção bacteriana de origem hematógena, acometem principalmente os lobos pulmonares caudais. Processos localizados em apenas um lobo pulmonar sugerem a presença de corpo estranho, neoplasia, abscesso, granuloma ou torção do lobo pulmonar.

A hemorragia é geralmente causada por trauma. Tromboembolismo, neoplasia, coagulopatias e infecções fúngicas também podem causar hemorragia nos alvéolos.

Padrão intersticial

Os tecidos intersticiais pulmonares conferem um padrão fino e rendilhado ao parênquima pulmonar de muitos cães e gatos idosos na ausência de doença respiratória clinicamente aparente. De modo geral, essas alterações não são visíveis em radiografias inspiratórias de adultos jovens.

Os padrões intersticiais anormais têm aparência reticular (não estruturada), nodular ou reticulonodular. O padrão intersticial nodular é caracterizado pelo achado de lesões aproximadamente circulares e com densidade fluida em um ou mais lobos pulmonares. No entanto, os nódulos devem ter cerca de 1 cm de diâmetro para serem detectados em exames de rotina. Os nódulos intersticiais podem representar lesões inflamatórias ativas ou inativas ou neoplasia (Boxe 20.5).

Nódulos inflamatórios ativos geralmente têm bordas mal definidas. As infecções micóticas tendem a provocar a formação de múltiplos nódulos difusos. Os nódulos podem ser pequenos (miliares; Figura 20.6) ou grandes e coalescentes. Os granulomas parasitários costumam ser múltiplos, embora a paragonimíase possa levar à formação de um único nódulo pulmonar. Os abscessos podem se formar em resposta a corpos estranhos ou como sequela de pneumonia bacteriana. Os padrões nodulares também podem ser vistos em radiografias de animais com algumas doenças pulmonares eosinofílicas e pneumonias intersticiais idiopáticas.

Os nódulos inflamatórios podem persistir como lesões inativas após a resolução da doença. Diferentemente dos nódulos inflamatórios ativos, porém, as bordas dos nódulos inativos são bem demarcadas. Os nódulos podem se tornar mineralizados em algumas doenças, como a histoplasmose. Nódulos bem-definidos, pequenos e inativos são às vezes vistos em cães idosos saudáveis sem histórico de doença. Nesses animais, radiografias feitas vários meses depois normalmente não mostram nenhuma mudança no tamanho dessas lesões inativas.

Os nódulos neoplásicos podem ser únicos ou múltiplos (Figura 20.7). De modo geral, são bem-definidos, embora inflamação secundária, edema ou hemorragia possam obscurecer suas margens. Nenhum padrão radiográfico é diagnóstico de neoplasia. Lesões causadas por parasitas, infecções fúngicas e algumas doenças pulmonares eosinofílicas ou pneumonias intersticiais idiopáticas podem ser indistinguíveis de lesões neoplásicas. Na ausência de evidências clínicas fortes, a neoplasia maligna deve ser confirmada à citologia ou histologia. Se isso não for possível, as radiografias podem ser repetidas em 4 semanas para avaliação da progressão da doença.

O acometimento neoplásico do parênquima pulmonar não pode ser totalmente excluído com base nos achados da radiografia torácica, porque as células malignas estão presentes por um tempo antes que as lesões atinjam um tamanho detectável em técnicas de diagnóstico por imagem. A sensibilidade da radiografia na identificação de nódulos neoplásicos pode ser aumentada pela obtenção de projeções laterais esquerda e direita do tórax.

O padrão intersticial reticular é caracterizado por um aumento difuso, não estruturado e rendilhado da opacidade do interstício pulmonar, que obscurece parcialmente as marcações vasculares e das vias respiratórias normais. Os padrões reticulares intersticiais tendem a acompanhar os padrões intersticiais nodulares (também chamados *padrões reticulonodulares*) e os padrões alveolares e brônquicos (Figura 20.8).

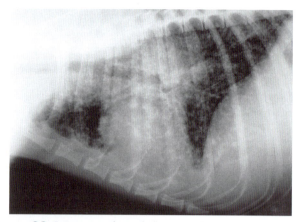

Figura 20.6 Projeção lateral do tórax de um cão com blastomicose. Um padrão intersticial nodular miliar é observado. O aumento da opacidade dos tecidos moles acima da base do coração pode ser causado pela linfadenopatia hilar.

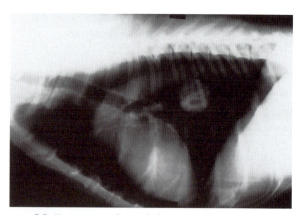

Figura 20.7 Projeção lateral do tórax de um cão com neoplasia maligna. Uma massa circular, sólida e bem circunscrita é observada no campo pulmonar caudal. O adenocarcinoma papilar foi diagnosticado após a excisão cirúrgica.

 BOXE 20.5

Diagnósticos diferenciais em cães e gatos com padrões intersticiais nodulares.

Neoplasia
Infecção fúngica
    Blastomicose
    Histoplasmose
    Coccidioidomicose
Parasitas pulmonares
    Infecção por *Aelurostrongylus*
    Infecção por *Paragonimus*
Abscesso
    Pneumonia bacteriana
    Corpo estranho
Doença pulmonar eosinofílica
Pneumonia intersticial idiopática
Lesões inativas

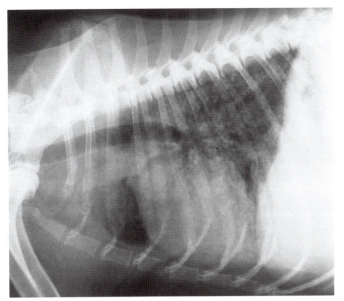

Figura 20.8 Radiografia lateral de um cão com carcinoma pulmonar. Há um padrão não estruturado, além de um padrão brônquico aumentado.

BOXE 20.6

Diagnósticos diferenciais em cães e gatos com padrões intersticiais reticulares (não estruturados).

> Edema pulmonar (brando)
> Infecção
>   Pneumonia viral
>   Pneumonia bacteriana
>   Toxoplasmose
>   Pneumonia fúngica
>   Infecção parasitária (principalmente padrão intersticial brônquico ou nodular)
> Neoplasia
> Doença pulmonar eosinofílica
> Pneumonia intersticial idiopática
>   Fibrose pulmonar idiopática
> Hemorragia (branda)

O aumento da opacidade reticular intersticial pode ser causado por edema, hemorragia, células inflamatórias, células neoplásicas ou fibrose no interstício (Boxe 20.6). O espaço intersticial circunda as vias respiratórias e os vasos e, de modo geral, é extremamente pequeno em cães e gatos. O acúmulo contínuo de fluido ou células, porém, pode inundar os alvéolos, o que produz um padrão alveolar. Acúmulos intersticiais focais visíveis de células, ou nódulos, também podem se desenvolver com o tempo. Qualquer uma das doenças associadas aos padrões nodulares alveolares e intersticiais pode causar um padrão intersticial reticular no início da doença (ver Boxes 20.4 e 20.5). Esse padrão também é comum em cães idosos sem doença clinicamente aparente, talvez como resultado de fibrose pulmonar; isso diminui ainda mais a especificidade do achado.

Consolidação do lobo pulmonar

A consolidação do lobo pulmonar é caracterizada por sua ocupação total por opacidade de tecidos moles (Figura 20.9 A). A consolidação se deve à progressão da doença alveolar ou intersticial até o ponto em que todo o lobo é preenchido por fluido ou células. Os diagnósticos diferenciais comuns para a consolidação do lobo pulmonar são pneumonia bacteriana ou aspirativa grave, neoplasia, torção do lobo pulmonar e hemorragia.

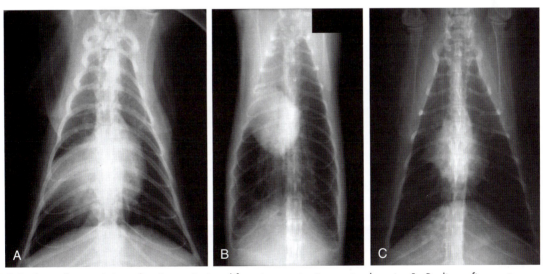

Figura 20.9 Radiografias torácicas de três pacientes diferentes, projeções ventrodorsais. **A.** Radiografia mostra a consolidação do lobo pulmonar médio direito causada pela neoplasia. Observe a densidade de tecido mole das silhuetas do pulmão com a sombra do coração. **B.** Radiografia revela atelectasia da região média do pulmão direito e hiperinsuflação acentuada dos demais campos pulmonares em um gato com bronquite idiopática. Observe a mudança da sombra do coração em direção à região colapsada. **C.** Radiografia mostra atelectasia do lobo médio do pulmão direito em outro gato com bronquite idiopática. Nesse paciente, os lobos pulmonares adjacentes se expandiram para a área antes ocupada pelo lobo médio direito, evitando o deslocamento do coração.

A inalação de material vegetal também pode causar consolidação do lobo pulmonar acometido devido à reação inflamatória ao material estranho e à infecção secundária. Esse diagnóstico diferencial deve ser considerado principalmente nas regiões com alta prevalência de gramíneas do gênero *Alopecurus* (como a cauda-de-raposa).

Atelectasia

A atelectasia também é caracterizada pela opacidade de tecido mole em todo o lobo pulmonar. Nesse caso, o lobo está colapsado devido à obstrução das vias respiratórias. Todo o ar dentro do lobo foi absorvido e não reposto. É diferenciada da consolidação pelo pequeno tamanho do lobo (ver Figura 20.9 B). De modo geral, o coração é deslocado em direção ao lobo com atelectasia. A atelectasia é mais observada no lobo médio direito de gatos com bronquite (ver Figura 20.9 C). O deslocamento do coração pode não ser observado nesses gatos.

Lesões cavitárias

Lesões cavitárias descrevem qualquer acúmulo anormal de ar no pulmão. Podem ser congênitos, adquiridos ou idiopáticos. Tipos específicos de lesões cavitárias são bolhas, formadas pela ruptura de alvéolos devido à fraqueza congênita dos tecidos e/ou obstrução das pequenas vias respiratórias, como em alguns gatos com bronquite idiopática, ou as bolhas localizadas na pleura; e os cistos, que são lesões cavitárias revestidas pelo epitélio das vias respiratórias. Os "cistos" parasitários (não revestidos por epitélio) podem se formar em torno de larvas de *Paragonimus*. O trauma torácico é uma causa comum de lesões cavitárias. Outros diagnósticos diferenciais são neoplasia, infarto pulmonar (por tromboembolismo), abscesso e granuloma. Lesões cavitárias podem ser aparentes como acúmulos localizados de ar ou fluido, com parede parcialmente visível (Figura 20.10). Uma interface ar-fluido pode ser visível em projeções de feixe horizontal em estação. As bolhas raramente são aparentes em radiografias.

Lesões cavitárias podem ser descobertas de maneira acidental ou em radiografias torácicas de cães e gatos com pneumotórax espontâneo. Na presença de pneumotórax, a excisão cirúrgica da lesão é geralmente indicada (ver Capítulo 24). Se houver suspeita de doença inflamatória ou neoplásica, outros exames diagnósticos são indicados. Em caso de achado acidental da lesão, os animais podem ser periodicamente reavaliados com radiografias para determinar a progressão ou resolução da doença. Se a lesão não desaparecer em 1 a 3 meses, a remoção cirúrgica é considerada para fins diagnósticos e prevenção de pneumotórax espontâneo, que pode ser fatal.

Torção do lobo pulmonar

A torção do lobo pulmonar pode se desenvolver de maneira espontânea, em especial em cães com tórax profundo, ou ser uma complicação de derrame pleural ou pneumectomia em cães e gatos. Os lobos craniais direito e esquerdo são os mais acometidos. De modo geral, o lobo se torce no hilo, obstruindo o fluxo de sangue para dentro e para fora do lobo pulmonar. A drenagem venosa é obstruída antes do fluxo arterial, fazendo com que o lobo pulmonar fique congestionado com sangue.

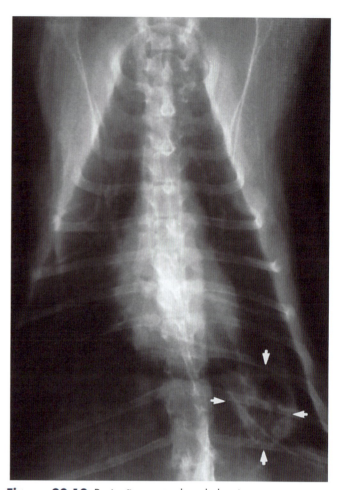

Figura 20.10 Projeção ventrodorsal do tórax em um gato, revelando uma lesão cística (*pontas de seta*) no lobo pulmonar caudal esquerdo. Os diagnósticos diferenciais incluíram neoplasia e infecção por *Paragonimus*.

A seguir, há inflamação e necrose. Com o passar do tempo, o ar é absorvido dos alvéolos e pode ocorrer atelectasia.

A identificação radiográfica da torção do lobo pulmonar é difícil. A pneumonia bacteriana grave ou por aspiração, que leva à consolidação desses mesmos lobos, é muito mais comum e produz alterações radiográficas semelhantes. O achado de vasos pulmonares ou brônquios em direção anormal é fortemente sugestivo de torção. Infelizmente, o fluido pleural, se não presente a princípio, muitas vezes se desenvolve e obscurece a imagem radiográfica do lobo acometido. A ultrassonografia costuma auxiliar a detecção de lobo pulmonar retorcido. Broncoscopia, broncografia, tomografia computadorizada (TC) ou toracotomia são necessárias para confirmar o diagnóstico em alguns animais.

ULTRASSONOGRAFIA

No cenário de emergência, a ultrassonografia torácica é usada para a identificação rápida de derrame pleural. Sua aplicação no diagnóstico rápido de edema pulmonar e outras doenças do parênquima está crescendo. Nesse cenário, são utilizadas as siglas TFAST, do inglês *thoracic focused assessment with sonography for trauma* (avaliação ultrassonográfica focada no tórax em trauma) e VetBLUE, do inglês *veterinary bedside lung ultrasound examination* (avaliação ultrassonográfica pulmonar à beira do leito) (Lisciandro, 2011; Lisciandro et al., 2014).

Em casos não emergenciais, a ultrassonografia é usada para avaliar lesões pulmonares em massa pulmonar adjacentes à parede corpórea, diafragma ou coração, além de lobos pulmonares consolidados (Figura 20.11). Como o ar interfere nas ondas sonoras, os pulmões aerados e as estruturas rodeadas por eles não podem ser examinados. No entanto, alguns pacientes com padrão intersticial reticular em radiografias torácicas têm infiltrados suficientes para visualização no ponto em que encostam na parede corpórea. De modo geral, a consistência das lesões pode ser determinada como sólida, cística ou vascularizada. Algumas massas sólidas são hipotransparentes e têm aparência cística à ultrassonografia. Estruturas vasculares podem ser visíveis, em especial, na ultrassonografia com Doppler, o que pode auxiliar a identificar a torção do lobo pulmonar. A ultrassonografia também pode ser usada para orientação de agulhas ou instrumentos de biópsia em massas sólidas para coleta de espécimes. Ela é usada para avaliação do coração de animais com sinais clínicos que não podem ser facilmente localizados no sistema cardíaco ou respiratório. A avaliação ultrassonográfica de pacientes com distúrbios pleurais é discutida no Capítulo 23.

TOMOGRAFIA COMPUTADORIZADA E RESSONÂNCIA MAGNÉTICA

A TC e a ressonância magnética (RM) são usadas de forma rotineira na medicina humana para a avaliação diagnóstica de doenças pulmonares. A acessibilidade da TC, em particular, levou ao seu uso crescente em cães e gatos e, hoje, essa técnica é empregada habitualmente na avaliação diagnóstica de casos respiratórios desafiadores. As imagens tridimensionais resultantes são mais sensíveis e específicas para a identificação de certas doenças das vias respiratórias, vasculares e parenquimatosas em comparação às radiografias torácicas. Em um estudo de cães com neoplasia metastática, apenas 9% dos nódulos detectados por TC foram identificados à radiografia de tórax (Nemanic et al., 2006). As imagens são obtidas antes e após a injeção intravenosa de contraste, o que melhora ainda mais a caracterização das lesões e permite a identificação de macrotrombos e êmbolos. A TC torácica também se tornou rotina no planejamento de cirurgias torácicas. Em comparação à radiografia padrão, a extensão das lesões em massa e sua relação com os vasos principais e outras estruturas críticas é mais bem definida e há maior probabilidade de identificação da doença multifocal (p. ex., lesões metastáticas ou lesões cavitárias múltiplas). Os riscos associados à TC são mínimos, à exceção da necessidade de anestesia geral leve para eliminar a

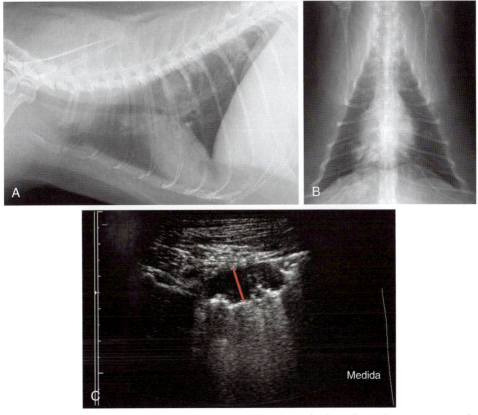

Figura 20.11 Vários nódulos pulmonares são facilmente visíveis na radiografia lateral (**A**) de um gato com histórico de tosse há 1 ano e episódios recentes de desconforto respiratório com sibilos. Os nódulos não se estendem obviamente até a parede torácica, como visto na radiografia ventrodorsal. **B.** No entanto, uma massa de 1 cm foi encontrada no exame ultrassonográfico do tórax direito. **C.** Uma *linha vermelha* foi posicionada entre os marcadores ultrassonográficos para indicar o local de medida. O aspirado foi guiado por ultrassonografia. A presença de eosinófilos no aspirado motivou a realização de exames de fezes para detecção de parasitas pulmonares, com estabelecimento do diagnóstico de paragonimíase por meio da identificação dos ovos característicos.

movimentação do paciente e permitir a suspensão da respiração durante a exposição da imagem. Em pacientes instáveis, nos quais os resultados de uma TC sem contraste são considerados críticos, a sedação intensa e a contenção física podem ser usadas.

IMAGEM NUCLEAR

A depuração mucociliar pode ser medida por meio da colocação de uma gota de albumina marcada com tecnécio na carina e observação de seu movimento com uma câmera gama para auxiliar o diagnóstico de discinesia ciliar. A imagem nuclear pode ser usada para a medida relativamente não invasiva da perfusão e ventilação pulmonar, valiosa para o diagnóstico de tromboembolismo pulmonar. As restrições para o manuseio de radioisótopos e a necessidade de equipamento especializado limitam a disponibilidade dessas ferramentas a centros especializados.

PARASITOLOGIA

Os parasitas que acometem o trato respiratório inferior são identificados por observação direta, exames de sangue, análise citológica de amostras do sistema respiratório ou exame de fezes. *Oslerus osleri* reside em nódulos próximos à carina, que podem ser identificados à broncoscopia. Raramente, outros parasitas podem ser vistos. Os exames de sangue costumam ser usados para diagnóstico da dirofilariose (ver Capítulo 10).

As larvas que podem ser encontradas no fluido de lavados traqueais ou brônquicos são *O. osleri*, *A. abstrusus* (Figura 20.12 A) e *Crenosoma vulpis* (Figura 20.12 B). Os ovos que podem estar presentes são de *Capillaria* (*Eucoleus*) *aerophila* e *Paragonimus kellicotti* (Figura 20.12 C e D). Ovos larvados ou larvas de *Filaroides hirthi* ou *Aelurostrongylus milksi* podem ser observados, mas raramente estão associados a sinais clínicos. Os microrganismos mais comuns são descritos na Tabela 20.1.

Os hospedeiros dos parasitas pulmonares geralmente tossem e engolem os ovos ou larvas, que então são eliminados nas fezes para infectar o próximo hospedeiro ou um hospedeiro intermediário. O exame de fezes para detecção de ovos ou larvas é uma ferramenta simples e não invasiva para o diagnóstico dessas infestações. No entanto, como a eliminação é intermitente, a doença parasitária não pode ser excluída apenas com base nos achados negativos do exame coproparasitológico. Vários exames (pelo menos três) devem ser realizados em animais com alta suspeita de doença parasitária, se possível, com diversos dias de intervalo entre as coletas de fezes.

A flotação fecal de rotina pode ser usada para concentração dos ovos de *C. aerophila*. A flotação fecal de alta densidade (gravidade específica [s.g.], 1,30 a 1,35) pode ser usada para concentrar ovos de *P. kellicotti*. As técnicas de sedimentação são preferidas para concentração e identificação de ovos de

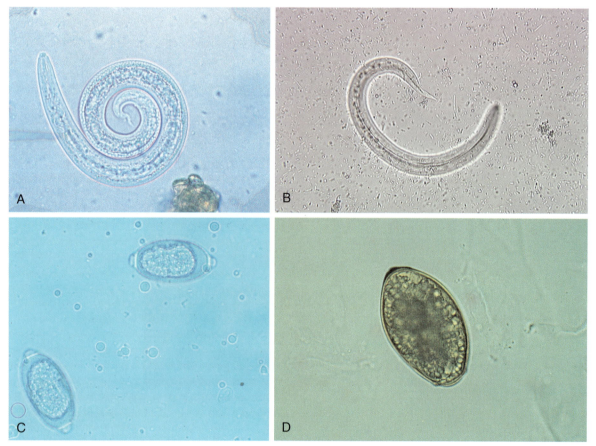

Figura 20.12 A. Larva de *Aelurostrongylus abstrusus*. **B.** Larva de *Crenosoma vulpis*. **C.** Ovos bioperculados de *Capillaria* spp. **D.** Ovos operculados de *Paragonimus kellicotti*.

TABELA 20.1

Características de ovos ou larvas de parasitas respiratórios.

Parasita	Hospedeiro	Estágio	Fonte	Descrição
Capillaria aerophila	Cão e gato	Ovos	Flotação de rotina de fezes, amostras das vias respiratórias	Têm formato de barril, são amarelos e apresentam tampões bipolares proeminentes, transparentes e assimétricos; são ligeiramente menores do que os ovos de Trichuris; 60 a 80 μm × 30 a 40 μm
Paragonimus kellicotti	Cão e gato	Ovos	Flotação de alta densidade ou sedimentação de fezes, amostras das vias respiratórias	Ovais, de coloração marrom-dourada, operculado; opérculo plano com saliências proeminentes; 75 a 118 μm × 42 a 67 μm
Aelurostrongylus abstrusus	Gato	Larvas	Método de Baermann para exame de fezes, amostras das vias respiratórias	Larvas com cauda em formato de S; presença de espinha dorsal; 350 a 400 μm × 17 μm; ovos ou ovos larvados podem ser vistos em amostras das vias respiratórias
Oslerus osleri	Cão	Larvas, ovos	Lavado traqueal, escovação brônquica de nódulos, flotação fecal com sulfato de zinco	As larvas têm cauda em formato de S sem espinha dorsal; os ovos, raramente encontrados, têm paredes finas, são incolores e larvados; 80 μm × 50 μm
Crenosoma vulpis	Cão	Larvas	Método de Baermann para exame de fezes, amostras das vias respiratórias	As larvas têm cauda afilada sem dobras exageradas ou espinhas; 250 a 300 μm; ovos larvados podem ser vistos em amostras das vias respiratórias

P. kellicotti, em especial se poucos estiverem presentes. As larvas são identificadas por meio da técnica de Baermann. No entanto, as larvas de *O. osleri* não têm mobilidade suficiente para identificação confiável com essa técnica e a flotação com sulfato de zinco (s.g., 1,18) é recomendada. Mesmo assim, resultados falso-negativos são comuns em pacientes infectados com *O. osleri*.

Todas essas técnicas podem ser facilmente realizadas na clínica com custos mínimos, mas a identificação rara de parasitas respiratórios em pequenos animais leva à recomendação de envio das fezes a um laboratório externo com maior experiência na identificação de microrganismos. No entanto, o momento de envio deve ser planejado com cuidado para assegurar que as fezes estejam frescas para avaliação imediata pelo laboratório.

Toxoplasma gondii ocasionalmente causa pneumonia em cães e gatos. Os cães não eliminam *Toxoplasma* nas fezes, mas os gatos podem fazê-lo. No entanto, a eliminação de ovos faz parte do ciclo de vida direto dos microrganismos e não é correlacionada à presença de doenças sistêmicas decorrentes do ciclo indireto. A infecção é, portanto, diagnosticada pelo achado de taquizoítos em amostras pulmonares ou de forma indireta, com base em achados sorológicos.

A migração de parasitas intestinais pode causar sinais pulmonares transitórios em animais jovens. A migração é mais comum antes do desenvolvimento de adultos maduros no intestino; portanto, os ovos podem não ser encontrados nas fezes. A migração de *Toxocara cati* foi implicada como causa de bronquite felina idiopática em gatos adultos, mas não há nenhum método prático de diagnóstico (Dillon et al., 2013).

SOROLOGIA

Os exames sorológicos podem detectar diversos patógenos pulmonares. Os testes de detecção de anticorpos, porém, fornecem evidências apenas indiretas de infecção. De modo geral, devem ser usados somente para confirmação de um diagnóstico suspeito, não para triagem de doenças. Sempre que possível, a identificação de microrganismos infecciosos é o método de diagnóstico preferido. Há exames para detecção de alguns patógenos pulmonares comuns, como *Histoplasma*, *Blastomyces*, *Coccidiodomyces*, *Toxoplasma* e coronavírus felino. Esses exames são discutidos por completo no Capítulo 97. A detecção de anticorpos contra influenza canina é discutida em mais detalhes no Capítulo 22. A detecção sérica de antígeno de *Cryptococcus* (ver Capítulo 97) e dirofilárias (ver Capítulo 10) também pode ser feita. A identificação de anticorpos contra dirofilariose pode ser realizada, principalmente para o diagnóstico da doença em felinos (ver Capítulo 10).

DETECÇÃO DE ANTÍGENOS NA URINA

Antígenos de *Histoplasma* e *Blastomyces* podem ser detectados na urina. A detecção de antígenos de *Blastomyces* na urina é mais sensível do que o teste de anticorpos séricos por imunodifusão em gel de ágar para o diagnóstico de blastomicose (Spector et al., 2008). (Ver discussão mais detalhada no Capítulo 97.)

TESTES DE REAÇÃO DA CADEIA DA POLIMERASE

Há exames de diagnóstico molecular para a identificação de uma ampla gama de patógenos respiratórios. Painéis de testes para diversos agentes comumente envolvidos na infecção aguda do sistema respiratório em cães ou gatos são comercializados. Dentre as amostras para análise, estão esfregaços da orofaringe, cavidade nasal ou conjuntiva, lavado traqueal ou broncoalveolar, escovações das vias respiratórias e tecidos. Os melhores resultados são obtidos quando o momento e o local de coleta são escolhidos com base na fisiopatologia do microrganismo-alvo. Nesses casos, o material deve ser coletado com *swabs* de poliéster. O laboratório de diagnóstico deve ser consultado quanto às recomendações para a coleta e o manuseio das amostras para maximizar os resultados.

LAVADO TRAQUEAL

Indicações e complicações

O lavado traqueal pode gerar informações diagnósticas valiosas em animais com tosse ou desconforto respiratório por doença das vias respiratórias ou parênquima pulmonar e em animais com sinais vagos e anomalias pulmonares detectadas em radiografias torácicas (i. e., a maioria dos animais com doença do trato respiratório inferior). O lavado traqueal é geralmente realizado após os resultados da anamnese, do exame físico, da radiografia torácica e de outros componentes de rotina do banco de dados serem conhecidos.

O lavado traqueal fornece fluido e células que podem ser usados para identificação de doenças das vias respiratórias maiores, evitando a flora normal e os resíduos da cavidade oral e da faringe. Amostras representativas são geralmente obtidas de pacientes com doença das vias respiratórias menores (p. ex., bronquite) ou dos alvéolos (p. ex., pneumonia bacteriana ou pneumonia por aspiração) porque o material diagnóstico é transportado para as vias respiratórias maiores por depuração mucociliar, tosse ou extensão da doença (Tabela 20.2). O fluido obtido é submetido à avaliação citológica e microbiológica e, portanto, sempre que possível, deve ser coletado antes do início da antibioticoterapia.

O lavado traqueal tem menos probabilidade de fornecer material representativo de doenças intersticiais e focais. No entanto, o procedimento é barato e minimamente invasivo e isso o torna razoável na maioria dos animais com doença do trato respiratório inferior caso os riscos de outros métodos de coleta de amostra forem considerados muito grandes.

As possíveis complicações são raras e incluem laceração traqueal, enfisema subcutâneo e pneumomediastino. O broncospasmo pode ser induzido pelo procedimento em pacientes com vias respiratórias hiper-reativas, em especial gatos com bronquite.

TÉCNICAS

O lavado traqueal é realizado com técnicas transtraqueais ou endotraqueais. No lavado transtraqueal, um cateter é inserido na traqueia até a altura da carina pelo ligamento cricotireóideo ou entre os anéis traqueais em um animal sedado ou não. No lavado endotraqueal, o cateter é introduzido por uma sonda endotraqueal em um animal anestesiado. A técnica endotraqueal é preferida em gatos e cães muito pequenos, embora as duas técnicas possam ser usadas em qualquer animal. Pacientes com vias respiratórias hiper-reativas, principalmente gatos, são tratados com broncodilatadores (ver seção *Técnica endotraqueal*).

Técnica transtraqueal

Para coleta de fluido do lavado transtraqueal, um cateter curto e calibroso sobre agulha é inserido pelo ligamento cricotireóideo ou entre os anéis traqueais; a agulha é removida e um cateter de irrigação, mais longo e mais fino, é introduzido na traqueia até ficar imediatamente cranial à carina; em seguida, o lavado com soro fisiológico é realizado. As opções de cateteres são um *kit* pré-embalado com um cateter de introdução de calibre 14 e um cateter de lavado de 10 a 28 polegadas (Mila International, Inc., Florence, Kentucky, EUA) e um cateter sobre agulha de calibre 14 e um cateter urinário 3,5F de polipropileno para cães machos. Para esse último, a capacidade de introdução de uma marca específica de cateter urinário por um cateter específico sobre agulha deve ser testada antes do uso, pois o encaixe nem sempre é possível. Como alternativa, um cateter intravenoso com agulha de calibre 18 a 22 e 12 polegadas (30 cm) de comprimento pode ser usado, mas esses cateteres não são mais comercializados em nossa área. O cateter de lavado deve ter comprimento suficiente para atingir a carina, que está localizada aproximadamente à altura do quarto espaço intercostal.

O cão pode ficar sentado ou deitado, dependendo da posição mais confortável para o animal e o clínico. O cão é contido com o focinho apontado para o teto, a cerca de 45° da horizontal (Figura 20.13 A). A extensão excessiva do pescoço torna o animal mais resistente. Os cães que não podem ser controlados devem ser receber um tranquilizante. Nesse caso, a pré-medicação com atropina ou brometo de glicopirrônio é considerada para minimizar a contaminação da traqueia com secreções orais. Os narcóticos são evitados para preservar o reflexo da tosse, que pode facilitar a recuperação do fluido.

O ligamento cricotireóideo é identificado pela palpação da traqueia na região cervical ventral e acompanhando-a em sentido dorsal, em direção à laringe, até a faixa elevada, lisa e estreita da cartilagem cricoide. Imediatamente acima da cartilagem cricoide há uma depressão, onde está o ligamento cricotireóideo (ver Figura 20.13 B). Ao entrar na traqueia acima do ligamento cricotireóideo, o cateter é introduzido de forma dorsal, na faringe, levando à obtenção de uma amostra não diagnóstica. Essa introdução dorsal do cateter tende a provocar engasgo excessivo e náuseas, mas pode passar despercebida em pacientes sedados.

A lidocaína é sempre injetada por via subcutânea no local de entrada. A pele sobre o ligamento cricotireóideo é preparada cirurgicamente e luvas esterilizadas são usadas para introdução do cateter. O cateter sobre agulha é mantido com o bisel voltado para a parte ventral. A pele sobre o ligamento é estirada para introdução da agulha. A laringe é estabilizada com a mão não dominante. A estabilização adequada requer que pelo menos 180° da circunferência das vias respiratórias fiquem

CAPÍTULO 20 ■ Exames Diagnósticos para o Trato Respiratório Inferior 297

TABELA 20.2

Comparações de técnicas de coleta de amostras do trato respiratório inferior.

Técnica	Local de coleta	Tamanho da amostra	Vantagens	Desvantagens	Indicações
Lavado traqueal	Vias respiratórias maiores Vias respiratórias menores e alvéolos (por depuração mucociliar, tosse e extensão da doença)	Moderado	Técnica simples Custo baixo Não há necessidade de equipamento especial Complicações raras Volume adequado para citologia e cultura	Requer acometimento das vias respiratórias para que a amostra seja representativa da doença Pode induzir broncospasmo em pacientes com vias respiratórias hiper-reativas, principalmente gatos	Doença brônquica e alveolar (em especial broncopneumonia bacteriana e pneumonia por aspiração) Por causa da segurança e facilidade, considere sua realização em qualquer doença pulmonar Há menor probabilidade de ser representativo de processos intersticiais ou focais pequenos
Lavado broncoalveolar	Vias respiratórias menores, alvéolos, às vezes interstício	Grande	A técnica não broncoscópica não requer equipamento especial e tem custo baixo A técnica broncoscópica permite avaliação das vias respiratórias e a coleta direcionada de amostras A hipoxemia decorrente é transitória e responsiva à suplementação de oxigênio É seguro em animais em condições estáveis Obtenção de amostra de um grande volume do pulmão Alta qualidade citológica Grande volume para análise	Requer anestesia geral Há necessidade de equipamento e conhecimentos especiais para coleta broncoscópica De modo geral, não é recomendado em animais com taquipneia, aumento dos esforços respiratórios ou desconforto respiratório Requer capacidade de fornecimento de suplementação de oxigênio por 1 hora ou mais Pode induzir broncospasmo em pacientes com vias respiratórias hiper-reativas, principalmente gatos	Principalmente doença intersticial difusa; também vias respiratórias menores e doença alveolar Rotina durante a broncoscopia
Aspirado de pulmão	Interstício, alvéolos quando inundados	Pequena	Técnica simples Custo mínimo Não há necessidade de equipamento especial Massas sólidas adjacentes à parede corpórea: excelente representação com risco mínimo	Possíveis complicações: pneumotórax, hemotórax, hemorragia pulmonar Amostragem de uma área relativamente pequena do pulmão Amostra adequada apenas para citologia Amostra contaminada com sangue	Massas sólidas adjacentes à parede torácica (para doença solitária/localizada, ver também toracotomia ou toracoscopia com biópsia pulmonar) Doença intersticial difusa
Toracotomia ou toracoscopia com biópsia pulmonar	Vias respiratórias menores, alvéolos, interstício	Grande	Amostra ideal Permite exame histológico, além de cultura	Procedimento relativamente caro Requer experiência Requer anestesia geral Procedimento cirúrgico de grande porte	Processo localizado em que a excisão pode ser terapêutica, bem como diagnóstica Qualquer doença progressiva não diagnosticada por métodos menos invasivos

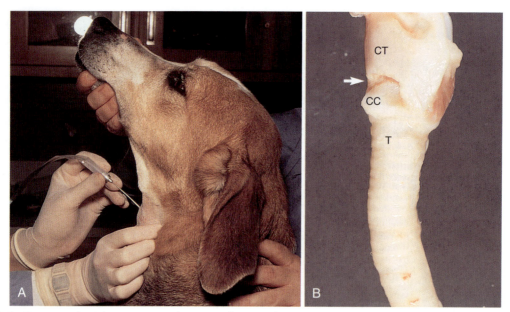

Figura 20.13 A. Durante o lavado transtraqueal, o animal é contido em uma posição confortável com o focinho apontado para o teto. O pescoço ventral é tricotomizado e preparado de forma asséptica e o médico usa luvas esterilizadas. O ligamento cricotireóideo é identificado como descrito em (**B**). Após uma injeção de lidocaína, a agulha do cateter (seja um cateter com agulha, como mostrado aqui, ou um cateter sobre agulha, como descrito no texto) é inserida na pele. A laringe é segurada firmemente com os dedos e o polegar pelo menos 180° ao redor das vias respiratórias. A agulha pode então ser inserida através do ligamento cricotireóideo no lúmen das vias respiratórias. **B.** A vista lateral desta peça anatômica demonstra a traqueia e a laringe em uma posição semelhante à do cão em (**A**). O ligamento cricotireóideo (*seta*) é identificado pela palpação da traqueia (*T*) de ventral a dorsal até a palpação da cartilagem cricoide (*CC*) elevada. O ligamento cricotireóideo é a primeira depressão acima da cartilagem cricoide. O ligamento cricotireóideo se fixa cranialmente à cartilagem tireoidiana (*CT*). A depressão palpável acima da cartilagem tireoidiana (*não mostrada*) não deve ser adentrada.

entre os dedos e o polegar. A ausência de firmeza ao segurar as vias respiratórias é o erro técnico mais comum. Em seguida, a ponta da agulha é apoiada contra o ligamento cricotireóideo e nele inserida com um movimento rápido e curto. A extremidade da seringa do cateter é levantada sem retirar a agulha e o cateter é introduzido na traqueia. A mão que estabiliza a traqueia é então usada para apertar o conector na pele e mantida firmemente em contato com o pescoço, enquanto a agulha é retirada. Ao manter a mão que segura o conector do cateter contra o pescoço do animal de modo que a mão, a agulha e o pescoço possam se mover de forma única, o clínico evita a laceração da laringe ou traqueia e a remoção inadvertida do cateter da traqueia.

O cateter de lavado é então introduzido pelo cateter sobre agulha. Essa introdução provoca tosse. A resistência à passagem do cateter deve ser mínima ou nula. Eleve o conector do cateter sobre agulha para que a ponta fique mais ventral e facilite a introdução do cateter de lavado caso esteja encostado na parede traqueal oposta. Com o cateter completamente inserido nas vias respiratórias, a cabeça pode ser contida em uma posição natural.

Observe que se o cateter de lavado não puder ser introduzido apesar dos ajustes na posição do cateter sobre agulha, este último *deve ser completamente removido* e o procedimento é repetido desde o começo. A tentativa de reinserção da agulha no cateter sobre agulha no interior do paciente é perigosa, pois um fragmento do cateter pode se soltar e se perder nas vias respiratórias.

Tenha seis a oito seringas de 12 mℓ prontas, com 3 a 5 mℓ de solução de cloreto de sódio 0,9% estéril sem conservantes. Todo o *bolus* de soro fisiológico em uma seringa é injetado no cateter de lavado. Imediatamente depois, faça muitas tentativas de aspiração. Após cada aspiração, a seringa deve ser desconectada do cateter e o ar evacuado sem perda de qualquer fluido recuperado. A colocação de uma válvula de três vias entre o cateter e a seringa pode facilitar a conexão e a desconexão da seringa. As aspirações devem ser vigorosas e repetidas pelo menos cinco ou seis vezes, de modo que os pequenos volumes de secreções das vias respiratórias aspirados para o cateter sejam puxados por todo seu comprimento até o interior da seringa.

O procedimento é repetido com mais *bolus* de soro fisiológico até a recuperação de uma quantidade suficiente de fluido para análise. Na maioria dos casos, um total de 2 a 3 mℓ de fluido turvo é adequado. O clínico não precisa se preocupar em "afogar" o animal com a infusão dos modestos volumes de fluido descritos, que são rapidamente absorvidos pela circulação. A ausência de recuperação de volumes adequados de fluido visivelmente turvo pode ser o resultado de várias dificuldades técnicas, como descrito na Figura 20.14.

O cateter é removido após a coleta de fluido suficiente. Uma gaze estéril com pomada antisséptica é então imediatamente colocada sobre o local do cateter e um curativo leve é posto em volta do pescoço. Esse curativo é mantido por várias horas enquanto o animal descansa tranquilamente em uma gaiola. Essas precauções minimizam a probabilidade de desenvolvimento de enfisema subcutâneo ou pneumomediastino.

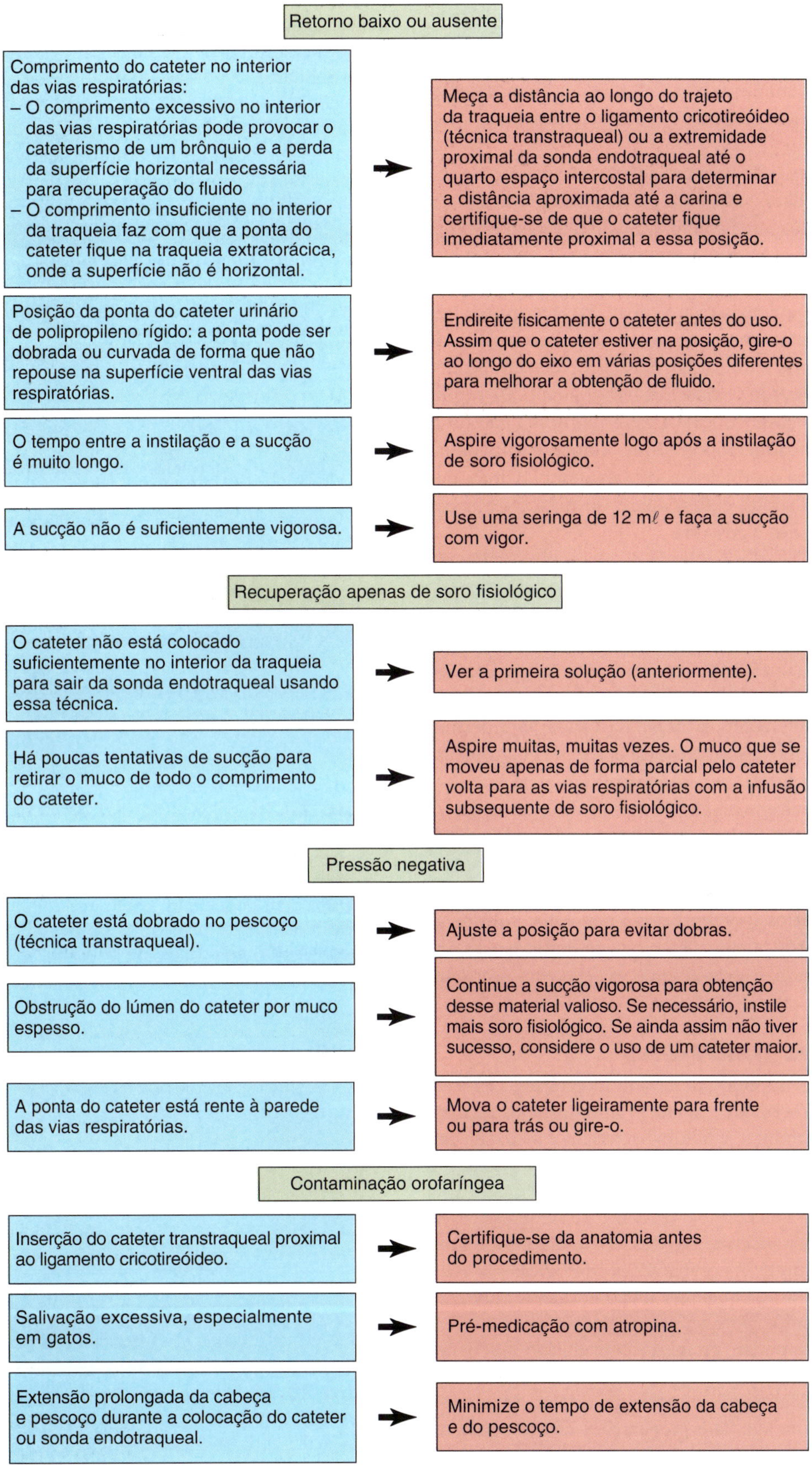

CAPÍTULO 20 ■ Exames Diagnósticos para o Trato Respiratório Inferior 299

Retorno baixo ou ausente

Causas	Soluções
Comprimento do cateter no interior das vias respiratórias: – O comprimento excessivo no interior das vias respiratórias pode provocar o cateterismo de um brônquio e a perda da superfície horizontal necessária para recuperação do fluido – O comprimento insuficiente no interior da traqueia faz com que a ponta do cateter fique na traqueia extratorácica, onde a superfície não é horizontal.	Meça a distância ao longo do trajeto da traqueia entre o ligamento cricotireóideo (técnica transtraqueal) ou a extremidade proximal da sonda endotraqueal até o quarto espaço intercostal para determinar a distância aproximada até a carina e certifique-se de que o cateter fique imediatamente proximal a essa posição.
Posição da ponta do cateter urinário de polipropileno rígido: a ponta pode ser dobrada ou curvada de forma que não repouse na superfície ventral das vias respiratórias.	Endireite fisicamente o cateter antes do uso. Assim que o cateter estiver na posição, gire-o ao longo do eixo em várias posições diferentes para melhorar a obtenção de fluido.
O tempo entre a instilação e a sucção é muito longo.	Aspire vigorosamente logo após a instilação de soro fisiológico.
A sucção não é suficientemente vigorosa.	Use uma seringa de 12 mℓ e faça a sucção com vigor.

Recuperação apenas de soro fisiológico

Causas	Soluções
O cateter não está colocado suficientemente no interior da traqueia para sair da sonda endotraqueal usando essa técnica.	Ver a primeira solução (anteriormente).
Há poucas tentativas de sucção para retirar o muco de todo o comprimento do cateter.	Aspire muitas, muitas vezes. O muco que se moveu apenas de forma parcial pelo cateter volta para as vias respiratórias com a infusão subsequente de soro fisiológico.

Pressão negativa

Causas	Soluções
O cateter está dobrado no pescoço (técnica transtraqueal).	Ajuste a posição para evitar dobras.
Obstrução do lúmen do cateter por muco espesso.	Continue a sucção vigorosa para obtenção desse material valioso. Se necessário, instile mais soro fisiológico. Se ainda assim não tiver sucesso, considere o uso de um cateter maior.
A ponta do cateter está rente à parede das vias respiratórias.	Mova o cateter ligeiramente para frente ou para trás ou gire-o.

Contaminação orofaríngea

Causas	Soluções
Inserção do cateter transtraqueal proximal ao ligamento cricotireóideo.	Certifique-se da anatomia antes do procedimento.
Salivação excessiva, especialmente em gatos.	Pré-medicação com atropina.
Extensão prolongada da cabeça e pescoço durante a colocação do cateter ou sonda endotraqueal.	Minimize o tempo de extensão da cabeça e do pescoço.

Figura 20.14 Resolução de problemas durante a coleta de fluido do lavado traqueal. As *caixas verdes* trazem os problemas, as *caixas azuis* indicam possíveis causas e as *caixas laranja* mostram as soluções.

Técnica endotraqueal

A técnica endotraqueal é realizada com a introdução de um cateter de borracha vermelha ou urinário para cão macho de 5F por uma sonda endotraqueal esterilizada. O comprimento do cateter deve ser suficiente para se estender além da extremidade da sonda endotraqueal por vários centímetros e quase chegar à carina.

O animal é anestesiado com um agente intravenoso de ação curta em profundidade suficiente para permitir a intubação. Propofol ou, em gatos, uma combinação de cetamina e acepromazina ou diazepam é eficaz. A pré-medicação com atropina, em especial em gatos, é considerada para minimizar a contaminação da traqueia com saliva. Gatos com doença do trato respiratório inferior podem apresentar hiper-reatividade das vias respiratórias e, de modo geral, devem receber um broncodilatador antes do lavado traqueal. A terbutalina (0,01 mg/kg) pode ser dada por via subcutânea a gatos que ainda não foram tratados com broncodilatadores orais. Também é prudente manter um inalador dosimetrado de salbutamol à mão para administração pela sonda endotraqueal ou máscara em caso de dispneia ou chiados à ausculta.

A sonda endotraqueal esterilizada deve ser introduzida sem que sua ponta encoste na cavidade oral. A boca do animal é aberta e a língua é tracionada; um laringoscópio é usado e, em gatos, lidocaína tópica estéril é aplicada nas cartilagens laríngeas para facilitar a introdução da sonda com contaminação mínima. A ponta da sonda endotraqueal deve ser posicionada além da laringe, mas suficientemente na frente da carina para permitir que o cateter do lavado descanse contra o assoalho da traqueia.

O cateter é introduzido pela sonda endotraqueal imediatamente proximal à altura da carina (cerca do quarto espaço intercostal), com manutenção da técnica estéril. O procedimento de lavado é realizado como descrito para a técnica transtraqueal. *Bolus* ligeiramente maiores de soro fisiológico podem ser necessários, porém, devido ao maior volume do cateter. O uso de um cateter maior que 5F parece reduzir o rendimento do lavado, exceto quando as secreções são extremamente viscosas.

MANUSEIO DE AMOSTRAS

As células coletadas no fluido de lavado são frágeis. O ideal é que o fluido seja processado em até 30 minutos após a coleta, com manipulação mínima. A cultura bacteriana é realizada com pelo menos 0,5 a 1 mℓ de fluido. Culturas fúngicas podem ser solicitadas caso doenças micóticas façam parte do diagnóstico diferencial e a cultura ou reação da cadeia da polimerase (PCR) para detecção de *Mycoplasma* é considerada em cães e gatos com sinais de bronquite. As preparações citológicas são feitas tanto do fluido quanto de qualquer muco obtido. O fluido e o muco são examinados porque os agentes infecciosos e as células inflamatórias podem estar concentrados no muco, mas o material proteináceo faz com que as células se aglomerem, interferindo na avaliação da morfologia celular. O muco é recuperado com uma agulha e preparações de esmagamento são feitas. O fluido em si pode ser corado de maneira direta, mas, de modo geral, essas amostras são hipocelulares. As preparações de sedimentos ou citocentrifugação são geralmente necessárias para interpretação adequada. A filtração do fluido em gaze para recuperação do muco é desencorajada devido à possível perda de agentes infecciosos no processo. As colorações citológicas de rotina são utilizadas.

O exame microscópico das lâminas inclui identificação de tipos celulares, avaliação qualitativa das células e exame para detecção de agentes infecciosos. As células são avaliadas de maneira qualitativa quanto a evidências de ativação de macrófagos, degeneração de neutrófilos, reatividade de linfócitos e características de malignidade. A hiperplasia epitelial secundária à inflamação, porém, não deve ser superinterpretada como neoplasia. Agentes infecciosos, como bactérias, protozoários (*T. gondii*), fungos (*Histoplasma, Blastomyces* e *Cryptococcus*) e larvas ou ovos de parasitas podem ser encontrados (ver Figura 20.12 e Figuras 20.15 a 20.17). Como apenas um ou dois microrganismos podem ser observados em uma lâmina inteira, recomenda-se a avaliação completa de cada lâmina.

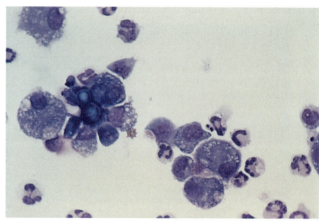

Figura 20.15 Fotomicrografia de *Blastomyces* dos pulmões de um cão com blastomicose. Os microrganismos apresentam intensa coloração basofílica, têm 5 a 15 μm de diâmetro e parede celular espessa e refrátil. Brotamentos de base ampla são vistos com frequência, como nesta figura. As células presentes são macrófagos alveolares e neutrófilos. (Fluido de lavado broncoalveolar, coloração de Wright.)

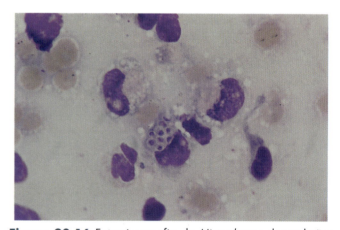

Figura 20.16 Fotomicrografia de *Histoplasma* dos pulmões de um cão com histoplasmose. Os microrganismos são pequenos (2 a 4 μm) e redondos, com centro profundamente corado e um halo de coloração mais clara. São frequentemente encontrados no interior de células fagocíticas – nesta figura, um macrófago alveolar. (Fluido de lavado broncoalveolar, coloração de Wright.)

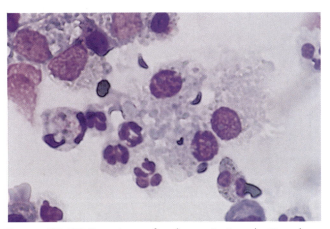

Figura 20.17 Fotomicrografia de taquizoítas de *Toxoplasma gondii* dos pulmões de um gato com toxoplasmose aguda. Os taquizoítos extracelulares apresentam formato de lua crescente com núcleo de localização central. Têm cerca de 6 μm de comprimento. (Fluido de lavado broncoalveolar, coloração de Wright.)

INTERPRETAÇÃO DOS RESULTADOS

O fluido normal de lavado traqueal contém principalmente células epiteliais respiratórias. Há poucas outras células inflamatórias (Figura 20.18). Ocasionalmente, macrófagos são recuperados das vias respiratórias menores e dos alvéolos devido à extensão do cateter para os pulmões além da carina ou uso de volumes relativamente altos de soro fisiológico. Em sua maioria, esses macrófagos não são ativados. Nesses casos, a presença de macrófagos não indica doença, mas reflete a aquisição de material de áreas profundas do pulmão (ver seção *Lavado broncoalveolar não broncoscópico*).

As lâminas são examinadas quanto a evidências de contaminação oral, que pode ocorrer durante o lavado transtraqueal em caso de introdução proximal acidental da agulha do cateter no ligamento cricotireóideo. Raramente, os cães podem tossir o cateter na orofaringe. A contaminação oral também pode ser causada pela drenagem de saliva na traqueia, que geralmente ocorre em gatos com sialorreia ou cães sob forte sedação, em especial se a cabeça e o pescoço forem estendidos mais do que brevemente para a introdução da sonda endotraqueal ou cateter transtraqueal. A contaminação oral é indicada pelo achado de numerosas células epiteliais escamosas, muitas vezes revestidas de bactérias, e *Simonsiella* (Figura 20.19). As bactérias do gênero *Simonsiella* são grandes bastonetes basofílicos que tendem a formar pilhas uniformes, ficando umas em cima das outras ao longo de sua dimensão maior. Amostras com contaminação oral excessiva podem não fornecer informações precisas sobre as vias respiratórias, em especial no que diz respeito à infecção bacteriana.

Os resultados citológicos do fluido de lavado traqueal são mais úteis quando há identificação de microrganismos patogênicos ou células malignas. A presença de patógenos como *T. gondii*, fungos e parasitas estabelece o diagnóstico definitivo. A descoberta de bactérias intracelulares em preparações citológicas sem evidência de contaminação oral indica infecção. O crescimento de qualquer um dos fungos sistêmicos em cultura também é clinicamente significativo. Em contrapartida, o crescimento de bactérias na cultura pode ou não ser significativo, já que um baixo número desses microrganismos pode ser encontrado nas vias respiratórias maiores de animais saudáveis. De modo geral, a identificação citológica de bactérias e seu crescimento em cultura sem multiplicação em meios de enriquecimento são achados significativos.

Bactérias que não são vistas à citologia e crescem somente após a incubação em meios de enriquecimento podem ser decorrentes de várias situações. Por exemplo, as bactérias podem causar infecção, mas não serem observadas em grandes números por causa da administração prévia de antibióticos ou devido à coleta de uma amostra não representativa. As bactérias também podem ser clinicamente insignificantes e representar habitantes normais da traqueia, ou ainda serem decorrentes da contaminação durante a coleta. Outros dados clínicos devem, portanto, ser considerados durante a interpretação desses achados.

O papel do *Mycoplasma* spp. na doença respiratória de cães e gatos não é bem compreendido. Esses microrganismos não podem ser observados em preparações citológicas e seu crescimento em cultura é difícil. Há necessidade de meios específicos de transporte. O crescimento de *Mycoplasma* do fluido de lavado traqueal pode indicar infecção primária ou secundária ou ainda ser um achado insignificante. O *Mycoplasma* também pode ser detectado por PCR. O tratamento é geralmente recomendado em caso de documentação citológica de inflamação.

Os critérios de malignidade para estabelecimento do diagnóstico de neoplasia devem ser interpretados com extrema cautela. Características atuais da malignidade devem estar presentes em muitas células na ausência de inflamação simultânea para que o diagnóstico definitivo seja feito.

O tipo de células inflamatórias presentes no fluido de lavado traqueal pode auxiliar a redução da lista de diagnósticos diferenciais, embora a resposta inflamatória mista seja comum. A inflamação neutrofílica (supurativa) é comum em infecções bacterianas. Antes do início da antibioticoterapia, os neutrófilos podem ser (mas nem sempre são) degenerativos e os microrganismos são vistos com frequência. A inflamação neutrofílica pode ser uma resposta a diversas outras doenças. Por exemplo, pode ser causada por outros agentes infecciosos ou observada em pacientes com bronquite crônica canina, fibrose pulmonar idiopática ou outras pneumonias intersticiais idiopáticas, ou mesmo neoplasias. Alguns gatos com bronquite idiopática apresentam inflamação neutrofílica em vez da resposta eosinofílica mais clássica (ver Capítulo 21). Nesses casos, os neutrófilos geralmente não são degenerativos.

A inflamação eosinofílica reflete uma resposta de hipersensibilidade; além disso, as doenças comumente associadas à inflamação eosinofílica são bronquite alérgica, doença parasitária e doença pulmonar eosinofílica. Os parasitas que afetam o pulmão são nematoides da ordem Strongylida ou trematódeos (principalmente do gênero *Fasciola*), parasitas intestinais migratórios e dirofilárias. Com o tempo, a inflamação mista pode ocorrer em pacientes com hipersensibilidade. Às vezes, a infecção não parasitária ou neoplasia causa eosinofilia, geralmente como parte de uma resposta inflamatória mista.

A inflamação macrofágica (granulomatosa) é caracterizada pelo aumento do número de macrófagos ativados, geralmente como componentes da inflamação mista, além do aumento do número de outras células inflamatórias. Macrófagos ativados são vacuolados e apresentam maiores quantidades de citoplasma. Essa resposta não é específica, a menos que um agente etiológico possa ser identificado.

302 PARTE 2 ■ Distúrbios do Sistema Respiratório

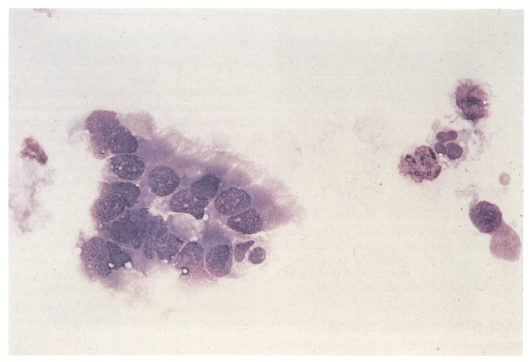

Figura 20.18 Fluido de lavado traqueal de um cão saudável mostrando epitélio ciliar e poucas células inflamatórias.

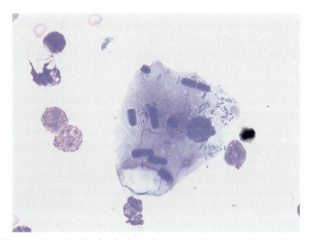

Figura 20.19 Fluido de lavado traqueal mostrando evidências de contaminação orofaríngea. Os numerosos bastonetes basofílicos uniformemente empilhados são microrganismos do gênero *Simonsiella* – habitantes normais da cavidade oral. Esses microrganismos, assim como muitas outras bactérias, estão aderidos a uma célula epitelial escamosa. O epitélio escamoso é outra indicação de contaminação da cavidade oral.

A inflamação linfocítica sozinha é incomum. A infecção por vírus ou riquétsias, a pneumonia intersticial idiopática e o linfoma devem ser considerados.

A hemorragia verdadeira pode ser diferenciada do traumatismo à coleta de amostras pela presença de eritrofagocitose e macrófagos com hemossiderina. De modo geral, também é acompanhada por uma resposta inflamatória. A hemorragia pode ser causada por neoplasia, infecção fúngica, dirofilariose, tromboembolismo, corpo estranho, torção do lobo pulmonar ou coagulopatias. Evidências de hemorragia são ocasionalmente observadas em animais com insuficiência cardíaca congestiva (ICC) ou pneumonia bacteriana grave. A hemossiderose é encontrada no fluido de lavado traqueal de gatos com uma ampla gama de doenças, inclusive bronquite idiopática.

LAVADO BRONCOALVEOLAR NÃO BRONCOSCÓPICO

Indicações e complicações

O lavado broncoalveolar não broncoscópico (LBA-NB) pode ser utilizado na avaliação diagnóstica de pacientes com doença do interstício pulmonar, vias respiratórias menores ou alvéolos que não apresentem taquipneia ou sinais de desconforto respiratório (ver Tabela 20.2). A autora deste conteúdo prefere o lavado traqueal em pacientes com doença difusa das vias respiratórias, broncopneumonia bacteriana ou pneumonia por aspiração devido ao risco menor e obtenção de amostra representativa. Além disso, o LBA-NB com cateter em cães, como descrito no texto a seguir, geralmente recupera amostradas de um lobo pulmonar caudal e pode não detectar o exsudato da pneumonia com origem nas vias respiratórias. Portanto, o LBA-NB é considerado principalmente em pacientes com doença pulmonar intersticial difusa. O LBA guiado por broncoscopia é realizado como parte rotineira da broncoscopia e é indicado na presença de doença focal.

O LBA permite a amostragem de um grande volume pulmonar (Figuras 20.20 e 20.21). As amostras coletadas são grandes, fornecendo material mais do que adequado para citologia de rotina, com colorações especiais (p. ex., Gram, ácido-álcool resistente), vários tipos de culturas (p. ex., bactérias, fungos, *Mycoplasma*) ou outros exames específicos que podem ser importantes em determinados pacientes (p. ex., citometria de fluxo, PCR). As preparações citológicas do fluido do LBA são de excelente qualidade e fornecem grandes números de células bem coradas para análise.

CAPÍTULO 20 ■ Exames Diagnósticos para o Trato Respiratório Inferior **303**

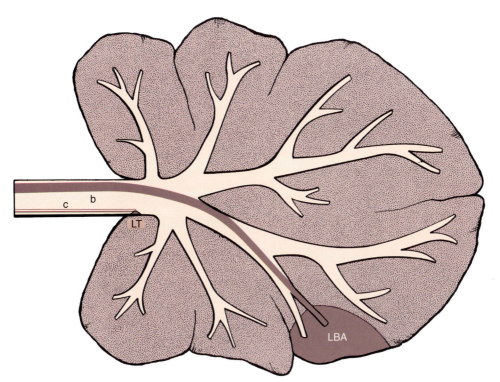

Figura 20.20 Região do trato respiratório inferior que é amostrada pelo lavado broncoalveolar (*LBA*) em comparação à região amostrada pelo lavado traqueal (*LT*). A linha contínua (*b*) no interior das vias respiratórias representa um broncoscópio ou sonda alimentar modificada. As linhas abertas (*c*) representam o cateter de lavado traqueal. O lavado broncoalveolar produz fluido representativo de áreas profundas do pulmão, enquanto o lavado traqueal produz fluido representativo de processos que acometem as vias respiratórias maiores, como bronquite difusa, broncopneumonia bacteriana e pneumonia por aspiração.

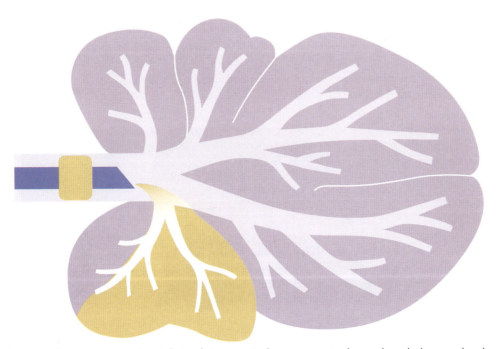

Figura 20.21 A região do trato respiratório inferior foi presumivelmente amostrada por lavado broncoalveolar não broncoscópico em gatos com uma sonda endotraqueal.

Embora haja necessidade de anestesia geral, o procedimento está associado a poucas complicações em pacientes *estáveis*. A complicação primária do LBA é a hipoxemia. De modo geral, a hipoxemia pode ser corrigida com suplementação de oxigênio, mas animais com aumento dos esforços respiratórios ou desconforto respiratório em ar ambiente não são bons candidatos para esse procedimento. Os pacientes podem ter má função pulmonar sem sinais claros, de modo que a capacidade de suplementação de oxigênio por uma hora ou mais é necessária para minimizar o risco de descompensação. Pacientes com vias respiratórias hiper-reativas, em especial gatos, são tratados com broncodilatadores, como já descrito no lavado endotraqueal.

Além dos métodos descritos, outras técnicas para LBA-NB foram relatadas em que um cateter longo, fino e estéril é introduzido por uma sonda endotraqueal estéril até estar alojado em uma via respiratória distal; então, volumes relativamente pequenos de soro fisiológico são infundidos e recuperados. Foster e Martin (2011) usaram um cateter urinário para cães de 6F a 8F e duas alíquotas de 5 a 10 mℓ de soro fisiológico estéril. É provável que esses métodos provoquem menos hipoxemia do que os descritos aqui, mas espera-se que obtenham amostras de uma porção menor do pulmão. As diferentes técnicas de LBA não foram avaliadas de maneira crítica em animais doentes.

TÉCNICA PARA OBTENÇÃO DE LBA-NB EM GATOS

Uma sonda endotraqueal estéril e um adaptador de seringa são usados em gatos para coleta do fluido de lavado (Figura 20.22; ver também Figura 20.21). Os gatos, em especial aqueles com sinais de bronquite, devem ser tratados com broncodilatadores antes do procedimento, como já descrito no lavado traqueal (técnica endotraqueal), para diminuição do risco de broncospasmo. Os gatos podem ser pré-medicados com atropina (0,05 mg/kg por via subcutânea [SC]) para minimizar a quantidade de secreções orais e é anestesiado com cetamina e acepromazina ou diazepam por via intravenosa. A sonda endotraqueal é introduzida de forma mais limpa possível na laringe para minimizar a contaminação oral. Além disso, a ponta da língua é puxada para fora, um laringoscópio é usado e há aplicação tópica de lidocaína estéril na mucosa laríngea. O manguito é então insuflado o suficiente para criar uma vedação, mas a superinsuflação é evitada para que não haja laceração da traqueia (ou seja, use uma seringa de 3 mℓ e infle o manguito em incrementos de 0,5 mℓ somente até que não haja extravasamento audível à pressão suave no reservatório de oxigênio).

O gato é colocado em decúbito lateral com o lado mais doente, determinado por achados físicos e radiográficos, contra a mesa. O oxigênio (100%) é administrado por vários minutos através da sonda endotraqueal. O adaptador anestésico é então removido da sonda endotraqueal e substituído por um adaptador de seringa estéril, com cuidado para evitar a contaminação da extremidade da sonda ou do adaptador. Imediatamente, um *bolus* de soro fisiológico a 0,9% estéril e aquecido (5 mℓ/kg de peso corpóreo) é infundido pela sonda durante cerca de 3 segundos. Logo após a infusão, a sucção é aplicada por seringa. O ar é eliminado da seringa e várias tentativas de aspiração são feitas até que não haja mais recuperação de fluido. O procedimento é repetido com um total de dois ou três *bolus* de soro fisiológico. O gato pode expandir seus pulmões entre infusões de soro fisiológico. Após a última infusão, o adaptador de seringa é removido (porque interfere muito com a ventilação) e o excesso de fluido é drenado das vias respiratórias maiores e dos tubos endotraqueais, elevando a metade caudal do gato a poucos centímetros da mesa. Nesse ponto, os cuidados são feitos como descrito na seção *Recuperação dos pacientes após o LBA*.

TÉCNICA PARA OBTENÇÃO DE LBA-NB EM CÃES

Uma sonda gástrica de cloreto de polivinila do tipo Levin de 122 cm e 16F pode ser usada em cães para coleta do fluido de lavado. A sonda deve ser modificada para obtenção de melhores resultados. A técnica é totalmente estéril. A extremidade

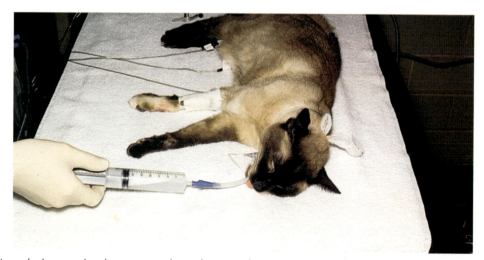

Figura 20.22 Lavado broncoalveolar com sonda endotraqueal em um gato. O fluido recuperado é bastante espumoso por causa da presença de surfactante. O procedimento é realizado rapidamente porque as vias respiratórias são ocluídas por completo durante a infusão e aspiração do fluido.

distal da sonda é cortada para a remoção das aberturas laterais. A extremidade proximal é cortada para a remoção do flange e encurtamento da sonda para um comprimento ligeiramente maior do que a distância entre a extremidade aberta da sonda endotraqueal até a última costela do cão. Um adaptador de seringa é colocado na extremidade proximal da sonda (Figura 20.23).

A recuperação do fluido do LBA pode ser melhorada pelo afunilamento da extremidade distal da sonda. O afunilamento é facilmente conseguido com um apontador de lápis de metal, de lâmina única, que foi autoclavado e é usado apenas para este fim (ver Figura 20.23 A e B).

O cão pode ser pré-medicado com atropina (0,05 mg/kg SC) ou brometo de glicopirrônio (0,005 mg/kg SC) para minimizar as secreções orais e é anestesiado com um protocolo de ação curta que permita a intubação, como propofol, um barbiturato de ação curta ou a combinação de medetomidina e butorfanol. Se o cão tiver tamanho suficiente para aceitar uma sonda endotraqueal de tamanho 6 ou maior, é entubado com esse dispositivo estéril colocado da forma mais limpa possível para minimizar a contaminação oral da amostra. A sonda gástrica não passa pela sonda endotraqueal menor e, por isso, a técnica deve ser realizada sem sonda endotraqueal, ou feita com uma sonda gástrica menor. Na ausência de sonda endotraqueal, deve-se tomar muito cuidado para minimizar a contaminação oral durante a introdução da sonda gástrica modificada e uma sonda endotraqueal de tamanho apropriado deve estar à disposição para controle das vias respiratórias em caso de complicações e para a recuperação.

O oxigênio (100%) é fornecido pela sonda endotraqueal ou máscara facial por vários minutos. A sonda gástrica modificada é introduzida na sonda endotraqueal usando técnica estéril até perceber resistência. O objetivo é colocar a sonda em uma via respiratória em vez de tê-la em uma divisão das vias respiratórias. Portanto, a sonda é ligeiramente retirada e reintroduzida até a percepção de resistência consistente na mesma profundidade. A discreta rotação da sonda durante a introdução pode ajudar a obtenção de um bom ajuste. Lembre-se que, nesse momento, a ventilação é restrita se a sonda endotraqueal não for muito maior que a sonda gástrica; nesse caso, o procedimento deve ser concluído com rapidez.

Em cães de porte médio a grande, duas seringas de 35 mℓ são preparadas com antecedência, cada uma com 25 mℓ de soro fisiológico e 5 mℓ de ar. Com a sonda gástrica modificada posicionada, um *bolus* de 25 mℓ de soro fisiológico é infundido, seguido pelos 5 mℓ de ar, mantendo a seringa ereta durante a administração (Figura 20.24). A sucção suave é aplicada imediatamente após a infusão, usando a mesma seringa. Talvez seja necessário retirar a sonda um pouco caso haja pressão negativa. A sonda não deve ser removida mais do que alguns milímetros. Se for retirada demais, há recuperação de ar, não de fluido. O segundo *bolus* de soro fisiológico é infundido e recuperado do mesmo modo, com a sonda na mesma posição. O cão é cuidado como descrito na próxima seção.

Em cães muito pequenos, é prudente reduzir o volume de soro fisiológico em cada *bolus*, principalmente durante a utilização de uma sonda gástrica de diâmetro menor. A superinsuflação dos pulmões com volumes excessivos de fluidos deve ser evitada.

RECUPERAÇÃO DOS PACIENTES APÓS A COLETA DE LBA

Independentemente do método utilizado, o LBA causa uma diminuição transitória na concentração arterial de oxigênio. Na maioria dos pacientes, essa hipoxemia responde à suplementação de oxigênio. Os pacientes são monitorados com oximetria de pulso (discutida posteriormente neste capítulo) antes e durante todo o procedimento e a recuperação. Logo após o procedimento, o oxigênio a 100% é fornecido por uma sonda endotraqueal enquanto o cão ou gato permitir a intubação. Vários "suspiros" gentis são realizados com o ambu para ajudar a expansão de quaisquer porções colapsadas do pulmão.

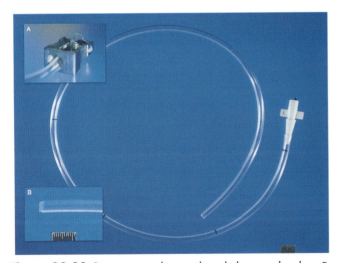

Figura 20.23 O cateter usado para lavado broncoalveolar não broncoscópico em cães é uma sonda gástrica modificada de tipo Levin 16F. O comprimento da sonda é diminuído pelo corte das duas extremidades. Um apontador de lápis simples (*inserto A*) é usado para afunilar a extremidade distal da sonda (*inserto B*). Um adaptador de seringa é adicionado à extremidade proximal. A esterilidade é mantida em todo o procedimento.

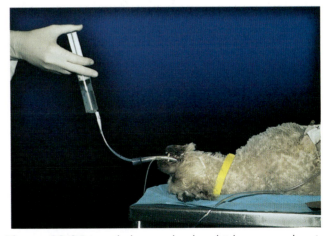

Figura 20.24 Lavado broncoalveolar obtido com sonda gástrica modificada em um cão. A sonda é passada por uma sonda endotraqueal estéril e alojada em um brônquio. Uma seringa pré-carregada com soro fisiológico e ar é mantida em posição vertical durante a infusão para que o soro fisiológico seja infundido primeiro, seguido de ar.

Broncospasmos são relatados como complicação do LBA em seres humanos e o aumento da resistência das vias respiratórias foi documentado em gatos após a broncoscopia e o LBA (Kirschvink et al., 2005). O salbutamol em inalador dosimetrado deve estar à mão para administração pela sonda endotraqueal ou espaçador e máscara, se necessário.

Após a extubação, a cor da mucosa, os pulsos e o caráter das respirações são monitorados com cuidado. Crepitações podem ser ouvidas por várias horas após o LBA e não são motivo de preocupação. A suplementação de oxigênio continua por máscara, gaiola de oxigênio ou cateter nasal se houver alguma indicação de hipoxemia. A suplementação de oxigênio raramente é necessária por mais de 10 a 15 minutos após o LBA em pacientes estáveis em ar ambiente antes do procedimento; no entanto, a capacidade de suplementação por 1 hora ou mais é um pré-requisito para a realização desse procedimento, caso haja descompensação. Em pacientes que continuam a precisar de suplementação de oxigênio ou com deterioração do estado geral, há suspeita de pneumotórax, por ruptura de uma bula ou outra lesão cavitária, aspiração, como complicação anestésica, ou edema cardiogênico por sobrecarga de fluidos.

MANUSEIO DE AMOSTRAS

O LBA bem-sucedido produz fluido que, à inspeção macroscópica, é espumoso devido à presença de surfactante alveolar. Espera-se a recuperação de cerca de 50 a 80% do volume total de soro fisiológico instilado. Volumes menores são obtidos de cães com traqueobroncomalácia (colapso das vias respiratórias). O fluido é imediatamente colocado em gelo após a coleta e processado o mais rápido possível, com manipulação mínima para diminuição da lise celular. Por conveniência, os *bolus* recuperados podem ser combinados para análise; no entanto, o fluido do primeiro *bolus* geralmente contém mais células das vias respiratórias maiores e o fluido de *bolus* posteriores é mais representativo do alvéolo e do interstício.

O fluido do LBA é submetido à análise citológica e microbiológica. O número de células nucleadas é determinado no fluido não diluído com auxílio de hemocitômetro. As células são concentradas em lâminas para contagem diferencial e análises qualitativas com técnicas de citocentrifugação ou sedimentação. As lâminas são então coradas com procedimentos citológicos de rotina. O número diferencial de células é obtido pela contagem de pelo menos 200 células nucleadas. As lâminas são examinadas quanto a evidências de ativação de macrófagos, reatividade de linfócitos, degeneração de neutrófilos e critérios de malignidade. Todas as lâminas são analisadas minuciosamente para detecção de possíveis agentes etiológicos, como fungos, protozoários, parasitas e bactérias (ver Figuras 20.12 e 20.15 a 20.17). Como descrito no lavado traqueal, a presença de agentes etiológicos pode ser determinada em fios visíveis de muco preparados por esmagamento.

Aproximadamente 5 mℓ de fluido são destinados à cultura bacteriana. O fluido também é enviado para cultura fúngica em caso de suspeita de micose. A detecção de *Mycoplasma* por cultura ou PCR é considerada em cães e gatos com sinais de bronquite.

INTERPRETAÇÃO DOS RESULTADOS

Os valores citológicos normais do fluido do LBA são inexatos devido à inconsistência nas técnicas utilizadas e variabilidade entre animais da mesma espécie. De modo geral, o número

TABELA 20.3

Média (± desvio-padrão [DP] ou erro-padrão [EP]) dos números diferenciais de células de fluido de lavado broncoalveolar (LBA) de animais normais.[a]

Tipo de célula	LBA broncoscópico Cão (%)[*]	LBA broncoscópico Gato (%)[**]	LBA não broncoscópico Cão (%)[‡]	LBA não broncoscópico Gato (%)[§]
Macrófagos	70 ± 11	71 ± 10	81 ± 11	78 ± 15
Linfócitos	7 ± 5	5 ± 3	2 ± 5	0,4 ± 0,6
Neutrófilos	5 ± 5	7 ± 4	15 ± 12	5 ± 5
Eosinófilos	6 ± 6	16 ± 7	2 ± 3	16 ± 14
Células epiteliais	1 ± 1	—	—	—
Mastócitos	1 ± 1	—	—	—

[a]Os valores fornecidos são médias. Os intervalos normais devem se estender dois desvios-padrão da média. Ver discussão mais aprofundada no texto.
[*]Média ± DP, seis cães com achados normais ao exame clínico e histológico. (De Kuehn NF: *Canine bronchoalveolar lavage profile.* Thesis for masters of science degree, West Lafayette, Indiana, 1987, Purdue University.)
[**]Média ± SE, 11 gatos clinicamente normais. (De King RR et al.: Bronchoalveolar lavage cell populations in dogs and cats with eosinophilic pneumonitis. In *Proceedings of the Seventh Veterinary Respiratory Symposium,* Chicago, 1988, Comparative Respiratory Society.)
[‡]Média ± SD, nove cães clinicamente normais. (De Hawkins EC et al.: Use of a modified stomach tube for bronchoalveolar lavage in dogs, *J Am Vet Med Assoc* 215: 1635, 1999.)
[§]Média ± DP, 34 gatos livres de patógenos específicos. (De Hawkins EC et al.: Cytologic characterization of bronchoalveolar lavage fluid collected through an endotracheal tube in cats, *Am J Vet Res* 55: 795, 1994.)

total de células nucleadas em animais normais é inferior a 400 a 500/µℓ. A contagem diferencial de células de cães e gatos saudáveis é mostrada na Tabela 20.3. Note que os valores fornecidos são médias de grupos de animais saudáveis. *Valores de pacientes não devem ser considerados anormais exceto que sejam pelo menos um ou dois desvios padrões acima dessas médias.* **Em nossos estudos com cães, utilizamos valores ≥ 12% de neutrófilos, 14% de eosinófilos ou 16% de linfócitos como indicativos de inflamação.**

A interpretação da citologia do fluido do LBA e das culturas é essencialmente o mesmo que o descrito no fluido do lavado traqueal, embora as amostras sejam mais representativas de áreas profundas do pulmão do que das vias respiratórias. Além disso, a população de células normais de macrófagos não deve ser mal interpretada como indicativo de inflamação macrofágica ou crônica (Figura 20.25). Como para todas as amostras citológicas, os diagnósticos definitivos são estabelecidos pela identificação de microrganismos ou populações celulares anormais. Fungos, protozoários ou parasitas podem estar presentes em números extremamente baixos em amostras de LBA; portanto, toda a preparação da lâmina concentrada deve ser cuidadosamente analisada. A hiperplasia epitelial profunda pode ser associada à resposta inflamatória e não deve ser confundida com neoplasia.

Se a cultura bacteriana for quantitativa, o crescimento de microrganismos superior a $1,7 \times 10^3$ unidades formadoras de colônias (UFC)/mℓ é indicativo de infecção (Peeters et al., 2000). Na ausência de números quantitativos, o crescimento de microrganismos em uma placa diretamente inoculada com fluido do LBA é considerado significativo, enquanto o crescimento somente após o uso de meio de enriquecimento pode ser decorrente de habitantes normais ou contaminação. Pacientes já submetidos à antibioticoterapia no momento da coleta de amostras podem apresentar infecção significativa, mas número pequeno ou nulo de bactérias à cultura.

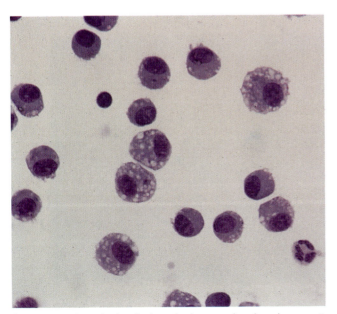

Figura 20.25 Fluido de lavado broncoalveolar de um cão normal. Observe a predominância de macrófagos alveolares.

VALOR DIAGNÓSTICO

Um estudo retrospectivo da análise citológica de fluidos do LBA em cães de instituições de referência mostrou que esses achados estabeleceram o diagnóstico definitivo em 25% dos casos e apoiaram o diagnóstico em mais 50%. Apenas os cães com diagnóstico definitivo por qualquer meio foram incluídos. Esses diagnósticos foram estabelecidos com base no LBA apenas nos casos em que houve identificação de microrganismos infecciosos ou células francamente malignas em amostras sem inflamação grave. O LBA tem se mostrado mais sensível do que as radiografias na identificação do acometimento pulmonar por linfossarcoma. O carcinoma foi identificado de maneira definitiva em 57% dos casos e outros sarcomas não foram encontrados no fluido do LBA. A pneumonia fúngica foi confirmada em apenas 25% dos casos, embora microrganismos tenham sido encontrados em 67% dos casos em um estudo anterior de cães com pneumonia fúngica.

ASPIRAÇÃO PULMONAR TRANSTORÁCICA E BIÓPSIA

Indicações e complicações

Amostras do parênquima pulmonar podem ser obtidas por aspiração transtorácica ou biópsia com agulha. Embora esses métodos obtenham amostras de somente uma pequena região do pulmão, a coleta pode ser guiada por achados radiográficos ou ultrassonografia para melhorar sua representatividade. Assim como o lavado traqueal e o LBA, o diagnóstico definitivo pode ser estabelecido em pacientes com doença infecciosa ou neoplásica. Os animais com doenças inflamatórias não infecciosas requerem toracoscopia ou toracotomia com biópsia pulmonar para diagnóstico definitivo.

As possíveis complicações da aspiração ou biópsia com agulha transtorácica são pneumotórax, hemotórax e hemorragia pulmonar. Esses procedimentos não são recomendados em animais com suspeita de cistos, abscessos, hipertensão pulmonar ou coagulopatias. Complicações graves são incomuns, mas esses procedimentos não devem ser realizados a menos que o médico esteja preparado para colocação de um dreno torácico e dar suporte ao animal se necessário.

As amostras de aspirados e biópsia de pulmão são indicadas para o diagnóstico não cirúrgico de lesões intratorácicas em massa em contato com a parede torácica. Nesses animais, o risco de complicações é relativamente baixo porque as amostras podem ser coletadas sem manipulação do pulmão aerado. A obtenção de amostras por aspiração ou biópsia de massas distantes da parede corpórea e perto do mediastino tem o risco adicional de dilacerar importantes órgãos, vasos ou nervos mediastinais. Na presença de uma lesão em massa localizada solitária, a toracotomia e a biópsia devem ser consideradas em vez da obtenção de amostras por via transtorácica, pois permitem tanto o diagnóstico da doença quanto os possíveis benefícios terapêuticos da excisão completa.

Os aspirados pulmonares transtorácicos podem ser obtidos em animais com padrão radiográfico intersticial difuso. Em alguns desses pacientes, áreas sólidas de infiltração no tecido pulmonar imediatamente adjacente à parede corpórea podem ser identificadas à ultrassonografia, mesmo que não sejam aparentes em radiografias torácicas (ver Figura 20.11). A orientação ultrassonográfica da agulha de aspiração nas áreas de infiltração deve melhorar o rendimento diagnóstico e a segurança do procedimento. Se as áreas de infiltração não forem identificadas à ultrassonografia, o LBA deve ser considerado antes da aspiração pulmonar em animais que possam tolerar o procedimento porque produz uma amostra maior para análise e, na opinião da autora deste conteúdo, traz menos risco do que a aspiração transtorácica não guiada em animais sem aumento de esforços respiratórios ou dispneia. O lavado traqueal e os exames auxiliares adequados também devem ser considerados antes da aspiração pulmonar nesses pacientes devido ao baixo risco.

TÉCNICAS

O local de coleta em animais com doença localizada adjacente à parede corpórea deve ser identificado à ultrassonografia. Na ausência dessa técnica, ou se a lesão estiver cercada por pulmão aerado, o local é determinado com base em duas projeções radiográficas. A localização da lesão durante a inspiração em três dimensões é identificada por sua relação com marcos externos: o espaço intercostal ou a costela mais próxima, a distância das junções costocondrais e a profundidade dos pulmões à parede corpórea. Se possível, a fluoroscopia ou TC também pode ser usada para orientação da agulha ou instrumento de biópsia.

O local de coleta em animais com doença difusa é um lobo pulmonar caudal. A agulha é inserida entre o sétimo e nono espaço intercostal, a cerca de dois terços da distância entre as junções costocondrais e a coluna vertebral.

O animal deve ser contido para o procedimento e alguns animais precisam de sedação ou anestesia. A anestesia é evitada, se possível, porque a hemorragia criada pelo procedimento não é tão facilmente depurada dos pulmões de cães ou gatos anestesiados. A pele no local da coleta é tricotomizada e preparada de forma asséptica. A lidocaína é injetada nos tecidos subcutâneos e músculos intercostais como anestesia local.

A aspiração pulmonar pode ser realizada com agulha de injeção, agulha raquidiana ou diversas agulhas de paredes finas projetadas especificamente para aspiração pulmonar em seres humanos. As agulhas raquidianas são facilmente encontradas na maioria das clínicas, têm comprimento suficiente para penetração da parede torácica e apresentam estilete. Uma agulha raquidiana de calibre 22 e 1,5 a 3,5 polegadas (3,75 a 8,75 cm) é geralmente adequada.

O médico usa luvas estéreis. A agulha com estilete é avançada pela pele a vários espaços intercostais do local desejado de biópsia. A agulha e a pele são movidas para o local de biópsia. Isso é feito para reduzir a probabilidade de entrada de ar no tórax pelo trato da agulha após o procedimento devido à ausência de alinhamento entre as aberturas na pele e na parede do tórax. A agulha é então avançada pela parede corpórea até a pleura. O estilete é removido e o conector da agulha é imediatamente coberto por um dedo para evitar o desenvolvimento de pneumotórax até que uma seringa de 12 mℓ possa ser encaixada. Durante a inspiração, a agulha é empurrada para o tórax

à profundidade predeterminada nas radiografias, geralmente cerca de 2,5 cm, sob sucção (Figura 20.26). Para evitar a inserção muito profunda da agulha, o médico pode pegar a haste da agulha com o polegar e o indicador da mão não dominante na profundidade máxima desejada. Durante a inserção, a agulha pode ser girada em seu eixo longo na tentativa de obter um núcleo de tecido. A agulha é imediatamente retirada à altura da pleura. Várias inserções rápidas no pulmão podem ser feitas em diferentes linhas para aumentar o rendimento.

Cada inserção deve levar apenas um segundo. O prolongamento do tempo de inserção da agulha no tecido pulmonar aumenta a probabilidade de complicações. O tecido pulmonar se move com as respirações, o que provoca laceração do tecido, mesmo que a estabilidade da agulha seja mantida.

A agulha é retirada da parede corpórea com manutenção de uma quantidade mínima de pressão negativa pela seringa. É incomum que a amostra seja grande o suficiente para ter entrado na seringa. A agulha é removida da seringa, a seringa é enchida com ar e reconectada à agulha; então, o conteúdo da agulha é forçado em uma ou mais lâminas. À inspeção macroscópica, o material é sanguinolento na maioria dos casos. As preparações por esmagamento são realizadas. As lâminas são coradas usando procedimentos de rotina e, em seguida, avaliadas à citologia. O aumento do número de células inflamatórias, agentes infecciosos ou populações de células neoplásicas são possíveis anomalias. Macrófagos alveolares são achados normais em amostras parenquimatosas e não devem ser interpretados como representativos de inflamação crônica. Essas células devem ser cuidadosamente examinadas quanto a evidências de fagocitose de bactérias, fungos ou hemácias, além de sinais de ativação.

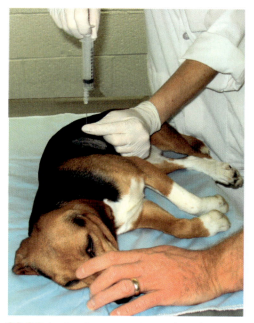

Figura 20.26 Aspiração transtorácica do pulmão com agulha raquidiana. Observe que a técnica usada é estéril. A agulha pode ser mantida entre o indicador e o polegar marcando a profundidade máxima até a qual deve ser inserida. O indicador e o polegar impedem a inserção excessiva da agulha. Embora esse paciente esteja sob anestesia geral, esse procedimento geralmente não é indicado.

A hiperplasia epitelial pode ocorrer na presença de inflamação e não deve ser confundida com neoplasia. Às vezes, o fígado é aspirado de maneira inadvertida, em especial em cães de tórax profundo, produzindo uma população de células que podem se assemelhar às do adenocarcinoma. No entanto, os hepatócitos normalmente contêm pigmento biliar. A cultura bacteriana é indicada em alguns animais, embora o volume de material obtido seja bastante pequeno.

Biópsias de núcleo pulmonar transtorácico podem ser realizadas em animais com lesões em massa imediatamente adjacentes à parede torácica. As amostras são coletadas depois de o aspirado ter se mostrado não diagnosticado. Instrumentos de biópsia com agulhas (p. ex., agulhas de biópsia EZ Core®, Products Group International, Lyons, Colorado, EUA) podem ser utilizados. Os instrumentos de biópsia pulmonar de calibre pequeno e paredes finas podem ser obtidos de fornecedores de materiais médicos para seres humanos. Esses instrumentos coletam fragmentos menores de tecido, mas causam menos lesões no pulmão normal. Idealmente, é coletado material suficiente para avaliação histológica. Caso contrário, preparações por esmagamento são feitas para estudos citológicos.

BRONCOSCOPIA

Indicações

A broncoscopia é indicada para a avaliação das vias respiratórias maiores em animais com suspeita de anomalias estruturais, avaliação visual de inflamação das vias respiratórias ou hemorragia pulmonar e forma de coleta de amostras em animais com doença do trato respiratório inferior não diagnosticada. A broncoscopia pode ser usada para identificação de anomalias estruturais das vias respiratórias maiores, como colapso de traqueia, lesões em massa, lacerações, estenoses, torções de lobo pulmonar, bronquiectasia, colapso brônquico e compressão das vias respiratórias externas. Corpos estranhos ou parasitas podem ser identificados. Hemorragia ou inflamação com acometimento ou extensão das vias respiratórias maiores também podem ser observadas e localizadas.

As técnicas de coleta de amostras realizadas em conjunto com a broncoscopia são ferramentas diagnósticas valiosas, pois podem ser usadas para obtenção de amostras de regiões mais profundas do pulmão em comparação ao lavado traqueal; também permitem a amostragem sob orientação visual de lesões ou lobos pulmonares específicos. Os animais submetidos à broncoscopia devem ser submetidos à anestesia geral e a presença do equipamento dentro das vias respiratórias prejudica a ventilação. Portanto, a broncoscopia é contraindicada em animais com comprometimento grave do sistema respiratório, a menos que o procedimento seja terapêutico (p. ex., remoção de corpo estranho).

TÉCNICA

A broncoscopia é tecnicamente mais exigente do que a maioria dos outros métodos endoscópicos. De modo geral, o paciente apresenta algum grau de comprometimento respiratório, o que aumenta os riscos anestésicos e associados ao procedimento. A hiper-reatividade das vias respiratórias pode ser exacerbada pelo procedimento, em especial em gatos. Um endoscópio flexível de diâmetro pequeno é necessário e deve ser esterilizado antes do uso. O broncoscopista deve estar completamente familiarizado com a anatomia normal das vias respiratórias para assegurar o exame de cada lobo. O LBA é realizado de forma rotineira como parte da broncoscopia diagnóstica após exame visual minucioso das vias respiratórias. O leitor deve consultar outras fontes para obter detalhes sobre a realização de broncoscopia e LBA broncoscópico (Dear e Johnson, 2013; Hawkins, 2004; McKiernan, 2005; Padrid, 2011). Imagens broncoscópicas de vias respiratórias normais são mostradas na Figura 20.27. Os números de células no fluido do LBA coletado à broncoscopia são mostrados na Tabela 20.3.

As anomalias que podem ser observadas durante a broncoscopia e suas correlações clínicas comuns são listadas na Tabela 20.4. O diagnóstico definitivo é raramente estabelecido com base nos achados apenas do exame macroscópico. As amostras são coletadas pelo canal de biópsia para análise citológica, histopatológica e microbiológica. As amostras brônquicas são obtidas por lavado brônquico, escovação brônquica ou biópsia com pinça. O material para cultura bacteriana pode ser coletado com *swabs* com proteção. Amostras de áreas mais profundas do pulmão são obtidas por LBA ou biópsia transbrônquica. Corpos estranhos são removidos com pinças especiais.

TORACOTOMIA OU TORACOSCOPIA COM BIÓPSIA PULMONAR

A toracotomia e a biópsia cirúrgica são realizadas em animais com sinais clínicos progressivos de doença do trato respiratório inferior que não foi diagnosticada por meios menos invasivos. Embora a toracotomia seja associada a um risco maior em comparação às técnicas já mencionadas, os anestésicos modernos, as técnicas cirúrgicas e as capacidades de monitoramento hoje à disposição tornaram esse procedimento rotineiro em muitas clínicas veterinárias. Analgésicos são usados para controle da dor pós-operatória e animais sem complicações recebem alta 2 a 3 dias após a cirurgia. A biópsia cirúrgica fornece amostras de excelente qualidade para análise histopatológica, cultura, PCR e outros exames específicos para doenças infecciosas ou neoplásicas. O tecido pulmonar anormal e os linfonodos acessíveis são submetidos à biópsia.

A biópsia excisional de tecido anormal pode ser terapêutica em animais com doença localizada. A remoção de neoplasias localizadas, abscessos, cistos e corpos estranhos pode ser curativa. A remoção de grandes lesões localizadas pode melhorar a compatibilidade entre ventilação e perfusão, mesmo em animais com evidências de acometimento pulmonar difuso, o que aumenta a oxigenação do sangue e reduz os sinais clínicos.

Nas clínicas que fazem toracoscopia, essa técnica menos invasiva pode ser utilizada para avaliação inicial da doença intratorácica. Do mesmo modo, uma "mini" toracotomia pode ser realizada por meio de uma incisão relativamente pequena.

310 PARTE 2 ■ Distúrbios do Sistema Respiratório

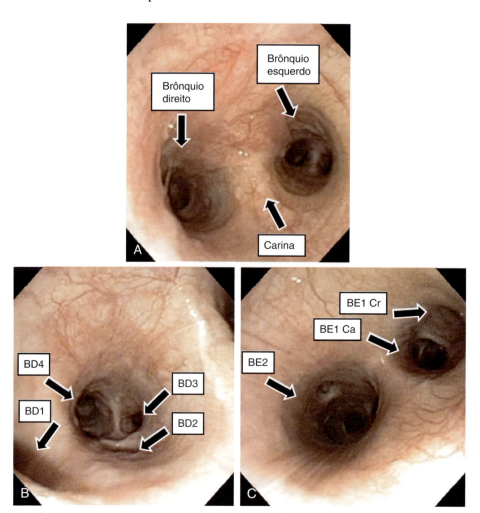

Figura 20.27 Imagens broncoscópicas de vias respiratórias normais. Os brônquios lobares foram identificados com base em um bom sistema de nomenclatura para as vias respiratórias maiores e seus ramos, apresentado por Amis et al. (1986). **A.** Carina, a divisão entre os brônquios do tronco direito e do tronco esquerdo. **B.** Brônquio do tronco direito. A carina está bem à direita da imagem. Ver as aberturas para os brônquios cranial direito (*BD1*), medial direito (*BD2*), acessório direito (*BD3*) e caudal direito (*BD4*). **C.** Brônquio do tronco esquerdo. A carina está bem à esquerda da imagem. Ver as aberturas para os brônquios cranial esquerdo (*BE1*) e caudal esquerdo (*BE2*). O lobo cranial esquerdo (*BE1*) se divide imediatamente em ramos craniais (*Cr*) e caudais (*Ca*). (De Amis TC et al.: Systematic identification of endobronchial anatomy during bronchoscopy in the dog, *Am J Vet Res* 47: 2649, 1986.)

Se a doença for obviamente disseminada por todo o pulmão de forma que a intervenção cirúrgica não será terapêutica, esses métodos podem permitir a coleta de amostras de biópsia do tecido anormal por meio de pequenas incisões. Caso o acesso por toracoscopia ou "mini" toracotomia seja insuficiente com base nos primeiros achados, esses procedimentos podem ser transformados em uma toracotomia completa durante a mesma anestesia.

GASOMETRIA

Indicações

A medida das pressões parciais de oxigênio (PaO_2) e do dióxido de carbono ($PaCO_2$) em amostras de sangue arterial traz informações sobre a função pulmonar. A análise do sangue venoso é menos útil porque as pressões venosas de oxigênio são muito influenciadas pela função cardíaca e pela circulação periférica.

A gasometria arterial é indicada para documentação de insuficiência pulmonar, diferenciação de hipoventilação de outras causas de hipoxemia, ajudar a determinação da necessidade de tratamento de suporte e monitoramento da resposta terapêutica. O comprometimento respiratório deve ser grave para que anomalias sejam mensuráveis porque o corpo tem mecanismos compensatórios muito competentes.

TÉCNICAS

O sangue arterial é coletado com uma seringa heparinizada. A diluição de amostras com heparina líquida pode alterar os resultados da gasometria. Por isso, recomenda-se o uso de seringas comerciais pré-carregadas com heparina liofilizada. Alternativamente, 0,5 mℓ de solução de heparina sódica é aspirada em uma seringa de 3 mℓ com uma agulha de calibre 25. O êmbolo volta para a marca de 3 mℓ. Todo o ar é, então, expulso da seringa. Esse procedimento para expelir o ar e o excesso de heparina é repetido três vezes.

TABELA 20.4

Anomalias broncoscópicas e suas correlações clínicas.

Anomalia	Correlação clínica
Traqueia	
Hiperemia, perda do padrão vascular normal, excesso de muco, exsudato	Inflamação
Redundância da membrana traqueal	Normalmente associada ao achatamento dos anéis
Achatamento dos anéis de cartilagem	Traqueomalácia
Estenose uniforme	Hipoplasia de traqueia
Estenoses	Trauma anterior
Lesões em massa	Fratura de anéis, granuloma por corpo estranho, neoplasia
Lacerações	De modo geral, são causadas por pressão excessiva do manguito da sonda endotraqueal
Carina	
Alargamento	Linfadenopatia hilar, massa extraluminal
Vários nódulos elevados	*Oslerus osleri*
Corpo estranho	Corpo estranho
Brônquios	
Hiperemia, excesso de muco, exsudato	Inflamação
Colapso das vias respiratórias durante a expiração	Inflamação crônica, broncomalácia
Colapso das vias respiratórias durante a inspiração e a expiração, capacidade de introdução do equipamento pelas vias respiratórias estenosadas	Inflamação crônica, broncomalácia
Colapso das vias respiratórias durante a inspiração e a expiração, incapacidade de introdução do equipamento pelas vias respiratórias estenosadas	Lesões extraluminais em massa (neoplasia, granuloma, abscesso)
Colapso das vias respiratórias com "enrugamento" da mucosa	Torção de lobo pulmonar
Hemorragia	Neoplasia, infecção fúngica, dirofilariose, doença tromboembólica, coagulopatia, traumatismo (inclusive corpo estranho)
Lesão em massa única	Neoplasia
Múltiplas massas polipoides	Normalmente bronquite crônica; na carina, *Oslerus*
Corpo estranho	Corpo estranho

A artéria femoral é comumente utilizada (Figura 20.28). O animal é colocado em decúbito lateral. A porção superior do membro posterior é abduzida e o membro apoiado sobre a mesa é contido em extensão parcial. A artéria femoral é palpada na região inguinal, perto da parede abdominal, usando dois dedos. A agulha é avançada na artéria entre esses dedos. A artéria tem paredes grossas e é frouxamente ligada aos tecidos adjacentes; assim, a agulha deve ser afiada e posicionada exatamente em cima da artéria. Um movimento curto e rápido facilita a inserção.

A artéria pedal dorsal auxilia a coleta arterial em cães de porte médio a grande. A posição da artéria é ilustrada na Figura 20.29.

Após a penetração cutânea da agulha, a sucção é aplicada. A inserção da agulha na artéria deve levar à rápida entrada de sangue na seringa, às vezes em pulsos. A menos que o animal esteja em estado muito grave, o sangue é vermelho brilhante e não vermelho escuro como o sangue venoso. O sangue vermelho escuro ou de difícil obtenção talvez seja de uma veia. Amostras mistas de sangue arterial e venoso podem ser coletadas de maneira acidental, em especial do local femoral.

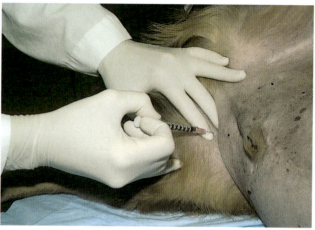

Figura 20.28 Posição para obtenção de amostra de sangue arterial da artéria femoral. O cão está em decúbito lateral esquerdo. O membro posterior direito é mantido perpendicular à mesa para exposição da área inguinal esquerda. O pulso é palpado no triângulo femoral entre dois dedos para localização precisa da artéria. A agulha é colocada diretamente acima da artéria e, em seguida, é inserida com um movimento curto e penetrante.

Após a remoção da agulha, o local de punção é pressionado por 5 minutos para evitar a formação de hematoma. A pressão é aplicada mesmo após tentativas malsucedidas se houver alguma possibilidade de acesso arterial.

Todas as bolhas de ar são eliminadas da seringa. A agulha é coberta pela tampa e toda a seringa é colocada em gelo esmagado, a menos que a amostra de sangue seja analisada imediatamente. As amostras devem ser avaliadas o mais rápido possível após a coleta. As amostras armazenadas em gelo durante as poucas horas necessárias para transporte para um hospital humano em caso de ausência local de equipamento sofrem alterações mínimas. A disponibilidade de analisadores de gases sanguíneos a preços razoáveis hoje possibilita a análise no ponto de atendimento.

INTERPRETAÇÃO DOS RESULTADOS

Valores aproximados da gasometria arterial em cães e gatos normais são mostrados na Tabela 20.5. Valores mais exatos devem ser obtidos de cães e gatos normais com o analisador real.

 TABELA 20.5

Intervalos aproximados de gasometria em cães normais e gatos respirando ar.

Medida	Sangue arterial
PaO_2 (mmHg)	85 a 100
$PaCO_2$ (mmHg)	35 a 45
HCO_3 (mmol/ℓ)	21 a 27
pH	7,35 a 7,45

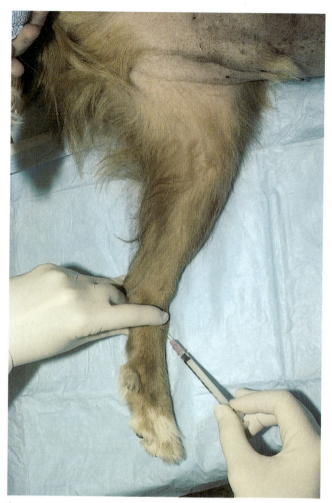

Figura 20.29 Posição para obtenção de amostra de sangue arterial da artéria pedal dorsal. O cão está em decúbito lateral esquerdo, com exposição da superfície medial do membro posterior esquerdo. O pulso é palpado logo abaixo do tarso na superfície dorsal do metatarso entre a linha média e a face medial da porção distal do membro.

PaO_2 e $PaCO_2$

Os valores PaO_2 e $PaCO_2$ anormais podem ser causados por erro técnico. O estado do animal e a técnica de coleta são considerados na interpretação da gasometria. É improvável que um animal em condição estável, mucosa de características normais e intolerância ao exercício, por exemplo, apresente PaO_2 de repouso de 45 mmHg. A coleta de sangue venoso é uma explicação mais provável para esse valor anormal.

O valor de PaO_2 abaixo da faixa normal indica hipoxemia. A curva de dissociação de oxi-hemoglobina, que descreve a relação entre o nível de hemoglobina saturada e PaO_2 tem formato sigmoide, com um platô em PaO_2 alta (Figura 20.30). A hemoglobina normal é quase totalmente saturada de oxigênio quando o PaO_2 é superior a 80 a 90 mmHg e é improvável que animais com esses valores apresentem sinais clínicos. A curva começa a diminuir mais rapidamente em valores menores de PaO_2. Um valor inferior a 60 mmHg corresponde a uma saturação de hemoglobina considerada perigosa e o tratamento da hipoxemia é indicado. (Ver seção *Teor, liberação e utilização de oxigênio* mais adiante neste capítulo.)

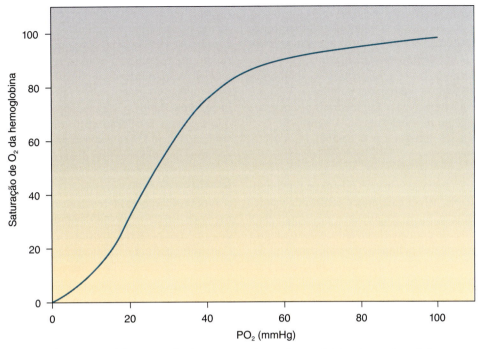

Figura 20.30 Curva de dissociação da oxi-hemoglobina (aproximação).

De modo geral, os animais apresentam cianose quando a PaO$_2$ chega a 50 mmHg ou menos, o que é associado a uma concentração de hemoglobina não oxigenada (insaturada) de 5 g/dℓ ou mais. A cianose é decorrente do aumento da concentração de hemoglobina não oxigenada no sangue e não é um reflexo direto da PaO$_2$. O desenvolvimento da cianose depende da concentração total de hemoglobina, bem como da pressão de oxigênio; é mais rápido em animais com policitemia do que naqueles com anemia. A hipoxemia aguda decorrente de doença pulmonar produz mais palidez do que cianose. O tratamento da hipoxemia é indicado a todos os animais com cianose.

A determinação do mecanismo da hipoxemia auxilia a escolha do tratamento de suporte adequado. Esses mecanismos são hipoventilação, incompatibilidade entre ventilação e perfusão no pulmão e anomalia de difusão. A hipoventilação é a troca inadequada de gases entre o exterior do corpo e os alvéolos. Tanto PaO$_2$ quanto PaCO$_2$ são afetadas pela ausência de troca gasosa e a hipercapnia é associada à hipoxemia. As causas da hipoventilação estão listadas no Boxe 20.7.

A ventilação e a perfusão de diferentes regiões do pulmão devem ser compatíveis para que o sangue que sai do pulmão seja totalmente oxigenado. A relação entre ventilação (V) e perfusão (Q) pode ser descrita como uma razão (V/Q). A hipoxemia pode se desenvolver em regiões pulmonares com V/Q baixo ou alto.

As áreas mal ventiladas do pulmão com fluxo sanguíneo normal têm V/Q baixo. A diminuição regional da ventilação ocorre na maioria das doenças pulmonares por razões como inundação alveolar, colapso alveolar ou obstrução de vias respiratórias menores. O fluxo de sangue pelo tecido totalmente não aerado é conhecido como mistura ou *shunt* venoso (V/Q igual a zero). Os alvéolos podem não ser ventilados devido ao enchimento completo ou colapso, o que provoca *shunts* fisiológicos, ou desvio verdadeiro dos alvéolos por alterações anatômicas. O sangue não oxigenado dessas regiões então se mistura com o sangue oxigenado de partes ventiladas do pulmão. O resultado imediato é a diminuição de PaO$_2$ e aumento de PaCO$_2$. O corpo responde à hipercapnia por aumento da

---

 BOXE 20.7

Correlações clínicas de anomalias à gasometria.

PaO$_2$ menor e PaCO$_2$ maior (gradiente A-a normal)
Amostra venosa
Hipoventilação
    Obstrução de vias respiratórias
    Diminuição da função muscular ventilatória
- Anestesia
- Doença do sistema nervoso central
- Polineuropatia
- Polimiopatia
- Distúrbios da junção neuromuscular (miastenia *gravis*)
- Fadiga extrema (sofrimento prolongado)

Restrição da expansão pulmonar
- Anomalia da parede torácica
- Bandagem torácica excessiva
- Pneumotórax
- Derrame pleural

Aumento do espaço morto (ventilação alveolar baixa)
- Doença pulmonar obstrutiva crônica/enfisema grave

Doença parenquimatosa pulmonar grave em estágio final
Tromboembolismo pulmonar grave

PaO$_2$ menor e PaCO$_2$ normal ou menor (gradiente A-a maior)
Anomalia de ventilação/perfusão (V/Q)
    Maioria das doenças do trato respiratório inferior (ver Boxe 19.1)

ventilação, com retorno efetivo da PaCO₂ ao valor normal ou até mesmo inferior. No entanto, o aumento da ventilação não pode corrigir a hipoxemia porque o fluxo sanguíneo pelos alvéolos ventilados já apresenta saturação máxima.

Exceto na presença de *shunts*, a PaO₂ pode ser melhorada em cães e gatos com regiões pulmonares com baixo V/Q por meio da oxigenoterapia suplementar administrada por máscara facial, gaiola de oxigênio ou cateter nasal. A ventilação com pressão positiva pode ser necessária para combater a atelectasia (ver Capítulo 25).

A ventilação de áreas de pulmão com diminuição da circulação (V/Q elevado) é observada em cães e gatos com tromboembolismo. A princípio, talvez haja pouco efeito nos valores da gasometria porque o fluxo sanguíneo é deslocado para regiões não acometidas do pulmão. No entanto, o fluxo sanguíneo em regiões normais dos pulmões aumenta com a gravidade crescente da doença e o V/Q diminui o suficiente para que PaO₂ caia e PaCO₂ fique normal ou diminua, como já descrito. Tanto a hipoxemia quanto a hipercapnia são observadas em pacientes com embolização extremamente grave.

Anomalias de difusão por si só não provocam hipoxemia clinicamente significativa, mas podem ser associadas à incompatibilidade V/Q em doenças como fibrose pulmonar idiopática e edema pulmonar não cardiogênico. A troca gasosa normalmente ocorre entre os alvéolos e o sangue por difusão pela membrana respiratória. Essa membrana é composta pelo fluido que reveste o alvéolo, o epitélio alveolar, a membrana basal alveolar, o interstício, membrana basal capilar e o endotélio capilar. Os gases também devem difundir pelo plasma e membranas das hemácias. Adaptações funcionais e estruturais que facilitam a difusão entre alvéolos e hemácias são um sistema eficiente para esse processo, que é raramente afetado de forma significativa pela doença.

Gradiente A-a

A hipoventilação é diferenciada das anomalias V/Q por avaliação da PaCO₂ e da PaO₂. As diferenças qualitativas foram descritas nos parágrafos anteriores. A hipoventilação está associada à hipoxemia e hipercapnia e as anomalias V/Q são, de modo geral, relacionadas à hipoxemia e normocapnia ou hipocapnia. Essa relação pode ser quantificada pelo cálculo do gradiente de oxigênio alveolar-arterial (gradiente A-a), que considera os efeitos da ventilação e a concentração de oxigênio inspirado na PaO₂ (Tabela 20.6).

A premissa do gradiente A-a é que PaO₂ (*a*) é quase igual (até 10 mmHg em ar ambiente) à pressão parcial de oxigênio

TABELA 20.6

Relações das medidas de gasometria.

Fórmula	Discussão
PaO₂ ∝ SaO₂	A relação é definida pela curva sigmoide de dissociação de oxi-hemoglobina. A curva atinge um platô em valores acima de 90% de SaO₂ e PaO₂ acima de 80 mmHg. A curva é íngreme em valores de PaO₂ entre 20 e 60 mmHg (assumindo valores normais de hemoglobina, pH, temperatura e concentrações de 2,3-difosfoglicerato)
CaO₂ = (SaO₂ × Hgb × 1,34) + (0,003 × PaO₂)	O teor total de oxigênio no sangue é muito influenciado pela concentração de SaO₂ e hemoglobina. Em animais saudáveis, a hemoglobina libera 60 vezes mais oxigênio do que o teor do gás dissolvido no plasma (PaO₂)
PaCO₂ = PACO₂	Esses valores são aumentados pela hipoventilação em nível alveolar e diminuídos pela hiperventilação
PAO₂ = FIO₂ (P_B − PH₂O) − PaCO₂/R Em ar ambiente ao nível do mar: PAO₂ = 150 mmHg − PaCO₂/0,8	Pressão parcial de oxigênio no ar alveolar disponível para troca no sangue é diretamente alterada pela concentração de oxigênio inspirado e inversamente modificada pela PaCO₂. R é assumido como 0,8 em animais em jejum. Em pulmões com função normal (incompatibilidade V/Q mínima), a hiperventilação alveolar provoca aumento de PAO₂ e depois de PaO₂, enquanto a hipoventilação provoca a diminuição de PAO₂ e PaO₂
A-a = PAO₂ − PaO₂	O gradiente A-a avalia quantitativamente a incompatibilidade V/Q, eliminando a contribuição da ventilação alveolar e da concentração de oxigênio inspirado para a PaO₂ medida. A baixa PaO₂, com gradiente A-a normal (10 mmHg em ar ambiente) indica hipoventilação isolada. A baixa PaO₂ com um alto gradiente A-a (> 15 mmHg em ar ambiente) indica um componente de incompatibilidade V/Q
PaCO₂ ∝ 1/pH	O aumento de PaCO₂ causa acidose respiratória; a diminuição de PaCO₂ provoca alcalose respiratória. O pH real também depende do estado metabólico (HCO₃⁻)

A-a: gradiente de oxigênio alveolar-arterial (mmHg); CaO₂: teor de oxigênio no sangue arterial (mℓ de O₂/dℓ); FI_O₂: fração de oxigênio no ar inspirado (%); Hgb: concentração de hemoglobina (g/dℓ); PaCO₂: pressão parcial de CO₂ no sangue arterial (mmHg); PACO₂: pressão parcial de O₂ no ar alveolar (mmHg); PaO₂: pressão parcial de O₂ no sangue arterial (mmHg); PAO₂: pressão parcial de O₂ no ar alveolar (mmHg); P_B: pressão barométrica (atmosférica) (mmHg); PH₂O: pressão parcial de água no ar alveolar (100% umidificado) (mmHg); pH: logaritmo negativo da concentração de H⁺ (diminui com o aumento de H⁺); R: quociente de troca respiratória (razão entre a captação de O₂ por CO₂ produzido); SaO₂: quantidade de hemoglobina saturada com oxigênio (%); V/Q: razão entre ventilação e perfusão nos alvéolos.

nos alvéolos, PaO₂ (A), na ausência de uma anomalia de difusão ou incompatibilidade V/Q. Na presença de uma anomalia de difusão ou uma incompatibilidade V/Q, a diferença aumenta (acima de 15 mmHg em ar ambiente). A equação revela que a hiperventilação, que diminui a PaCO₂, eleva a PaO₂. Em contrapartida, a hipoventilação, que aumenta a PaCO₂, diminui a PaO₂. Fisiologicamente, porém, a PaO₂ nunca pode exceder a PaO₂ e a constatação de um valor negativo indica erro. O erro pode estar em um dos valores medidos ou no valor presumido de R (ver Tabela 20.6).

Exemplos clínicos do cálculo e interpretação do gradiente A-a são mostrados no Boxe 20.8.

Teor, liberação e utilização de oxigênio

Na gasometria, o valor comumente relatado de PaO₂ reflete a pressão do oxigênio dissolvido no sangue arterial. Esse valor é fundamental para avaliar a função pulmonar. No entanto, o médico deve lembrar que outras variáveis participam da oxigenação dos tecidos além de PaO₂ e que a hipoxia tecidual pode ocorrer apesar da normalidade de PaO₂. A fórmula para cálculo do teor total de oxigênio do sangue arterial (CaO₂) é mostrada na Tabela 20.6. A maior contribuição para CaO₂ na saúde é a hemoglobina oxigenada. Em um cão normal (PaO₂, 100 mmHg; hemoglobina, 15 g/dℓ), a hemoglobina oxigenada representa 20 mℓ de O₂/dℓ, enquanto o oxigênio dissolvido representa apenas cerca de 0,3 mℓ de O₂/dℓ.

A quantidade de hemoglobina é rotineiramente avaliada pelo hemograma completo. Também pode ser estimada com base no hemograma (dividindo-o por 3). A saturação de oxigênio da hemoglobina (SaO₂) depende de PaO₂, como descrito pelo formato sigmoide da curva de dissociação da oxi-hemoglobina (ver Figura 20.30). No entanto, SaO₂ também é influenciada por outras variáveis que podem mudar a curva de dissociação de oxi-hemoglobina para a esquerda ou para a direita (p. ex., pH, temperatura, concentrações de 2,3-difosfoglicerato) ou interferir com a ligação de oxigênio à hemoglobina (p. ex., intoxicação por monóxido de carbono, metemoglobinemia). Alguns laboratórios medem SaO₂.

O oxigênio deve chegar aos tecidos, o que depende do débito cardíaco e da circulação local. Em última análise, os tecidos devem ser capazes de usar efetivamente o oxigênio – um processo prejudicado pela intoxicação por monóxido de carbono ou envenenamento por cianeto, por exemplo. Cada um desses processos deve ser considerado durante a interpretação da gasometria de um animal.

Estado ácido-básico

O estado ácido-básico de um animal pode ser avaliado com a mesma amostra de sangue utilizada na gasometria. O estado ácido-básico é influenciado pelo sistema respiratório (ver Tabela 20.6). A acidose respiratória se deve à retenção de dióxido de carbono devido à hipoventilação. A persistência do problema por vários dias leva à retenção compensatória de bicarbonato pelos rins. A remoção excessiva de dióxido de carbono pelos pulmões, causada pela hiperventilação, provoca alcalose respiratória. De modo geral, a hiperventilação é um fenômeno agudo, que pode ser causado por choque, sepse, anemia grave, ansiedade ou dor; portanto, mudanças compensatórias na concentração de bicarbonato são raramente observadas.

O sistema respiratório compensa os distúrbios metabólicos ácido-básicos primários de maneira parcial, o que pode ocorrer com rapidez. A hiperventilação e a diminuição da PaCO₂ ocorrem em resposta à acidose metabólica. A hipoventilação e o aumento de PaCO₂ são uma resposta à alcalose metabólica.

Na maioria dos casos, os distúrbios ácido-básicos podem ser identificados como de natureza principalmente respiratória ou metabólica com base no pH. A resposta compensatória nunca é excessiva e altera o pH além dos limites normais. Um animal com acidose (pH inferior a 7,35) apresenta acidose respiratória primária caso a PaCO₂ aumente e uma resposta respiratória compensatória em caso de diminuição da PaCO₂. Um animal com alcalose (pH superior a 7,45) apresenta alcalose respiratória primária caso a PaCO₂ seja diminuída e uma resposta respiratória compensatória se houver aumento de PaCO₂.

A anomalia de PaCO₂ e da concentração de bicarbonato de tal maneira que ambas contribuam para a mesma alteração do pH caracteriza uma perturbação mista. Por exemplo, um animal com acidose, PaCO₂ aumentada e HCO₃ diminuído apresenta acidose metabólica e respiratória mista.

 BOXE 20.8

Cálculo e interpretação do gradiente A-a: exemplos clínicos.

> Exemplo 1: um cão saudável que respira ar ambiente apresenta PaO₂ de 95 mmHg e PaCO₂ de 40 mmHg. Sua PAO₂ calculada é de 100 mmHg. (PAO₂ = FIO₂ [P_B – PH₂O] – PaCO₂/R = 0,21 [765 mmHg – 50 mmHg] – [40 mmHg/0,8].) O gradiente A-a é 100 mmHg – 95 mmHg = 5 mmHg. Este valor é normal.
> Exemplo 2: um cão com depressão respiratória por superdosagem de anestésico apresenta PaO₂ de 72 mmHg e PaCO₂ de 56 mmHg em ar ambiente. Sua PAO₂ calculada é de 80 mmHg. O gradiente A-a é de 8 mmHg. Sua hipoxemia pode ser explicada por hipoventilação.
> Mais tarde, no mesmo dia, o cão desenvolve crepitações bilaterais. A repetição da gasometria revela PaO₂ de 60 mmHg e PaCO₂ de 48 mmHg. Sua PAO₂ calculada é de 90 mmHg. O gradiente A-a é 30 mmHg. A hipoventilação continua a contribuir para a hipoxemia, mas a hipoventilação melhorou. O aumento do gradiente A-a indica incompatibilidade V/Q. Esse cão aspirou conteúdo gástrico para os pulmões.

OXIMETRIA DE PULSO

Indicações

A oximetria de pulso é um método de monitoramento da saturação de oxigênio do sangue. A saturação da hemoglobina por oxigênio está relacionada à PaO₂ pela curva sigmoide de dissociação de oxi-hemoglobina (ver Figura 20.30). A oximetria de pulso não é invasiva, pode ser usada para monitoramento contínuo de cães e gatos, gera resultados imediatos e é acessível para a maioria das clínicas. É um dispositivo bastante útil no monitoramento de animais com doenças respiratórias que devem passar por procedimentos que requerem anestesia. Também pode ser usado em alguns casos para monitorar a progressão da doença ou a resposta à terapia. Cada vez mais médicos usam esses dispositivos para monitoramento de rotina de animais sob anestesia geral.

MÉTODO

A maioria dos oxímetros de pulso tem uma sonda que é presa com um clipe ao tecido, como língua, lábio, pavilhão auricular, dobra de pele inguinal, dedo ou cauda (Figura 20.31). Essa sonda mede a absorção de luz pelos tecidos. Outros modelos medem a luz refletida e podem ser colocados em mucosas ou no interior do esôfago ou reto. Nestes últimos locais, os artefatos resultantes de fontes externas de luz são minimizados. O sangue arterial é identificado pelo oxímetro como aquele componente que muda de pulso. A absorção não pulsátil é considerada segundo plano.

INTERPRETAÇÃO

Os valores fornecidos pelo oxímetro de pulso devem ser interpretados com cuidado. O instrumento deve registrar um pulso que corresponda ao pulso palpável do animal. Qualquer discrepância entre o pulso real e o pulso recebido pelo oxímetro indica uma leitura imprecisa. Problemas comuns que podem interferir na detecção precisa de pulsos são a posição da sonda, o movimento do animal (p. ex., respirações, tremores) e pressões fracas ou irregulares de pulso (p. ex., taquicardia, hipovolemia, hipotermia, arritmias).

O valor medido indica a saturação da hemoglobina na circulação local. No entanto, esse valor pode ser influenciado por outros fatores além da função pulmonar, como vasoconstrição, baixo débito cardíaco e estase local do sangue. Outros fatores intrínsecos que podem afetar as leituras de oximetria são anemia, hiperbilirrubinemia, carboxiemoglobinemia e metemoglobinemia. A iluminação externa e a localização da sonda também podem influenciar os resultados. As leituras da oximetria de pulso da saturação de oxigênio são menos precisas quando os valores estão abaixo de 80%.

Essas fontes de erro não devem desencorajar o médico a usar essa tecnologia, já que mudanças na saturação em animal fornecem informações valiosas. Em vez disso, os resultados devem ser interpretados de maneira crítica.

O exame da curva de dissociação da oxi-hemoglobina (ver Figura 20.30) em cães e gatos normais mostra que animais com PaO_2 superior a 85 mmHg apresentam saturação de hemoglobina superior a 95%. Se a PaO_2 diminuir para 60 mmHg, a saturação de hemoglobina será de aproximadamente 90%. Qualquer redução adicional em PaO_2 provoca uma queda vertiginosa na saturação de hemoglobina, como ilustrado pela parte íngreme da curva de dissociação da oxi-hemoglobina. Idealmente, então, a saturação da hemoglobina deve ser mantida em mais de 90% por meio de suplementação de oxigênio ou suporte ventilatório (ver Capítulo 25) ou tratamento específico da doença subjacente. No entanto, devido às muitas variáveis associadas à oximetria de pulso, essas diretrizes estritas nem sempre são válidas. Na prática, a saturação basal de hemoglobina é determinada e mudanças subsequentes nesse valor são então usadas para avaliação da melhora ou deterioração da oxigenação. Idealmente, o valor basal é comparado à PaO_2 obtida de uma amostra de sangue arterial coletada simultaneamente para assegurar a precisão das leituras.

Leitura sugerida

Armbrust LJ. Comparison of three-view thoracic radiography and computed tomography for detection of pulmonary nodules in dogs with neoplasia. *J Am Vet Med Assoc*. 2012;240:1088.

Balakrishnan A, King LG. Updates on pulmonary function testing in small animals. *Vet Clin Small Anim*. 2014;44:1.

Bowman DD, et al. *Georgis' parasitology for veterinarians*. 9th ed. St Louis: Saunders Elsevier; 2009.

Clarke DA, et al. Partial resolution of hypoplastic trachea in six English bulldog puppies with bronchopneumonia. *J Am Anim Hosp Assoc*. 2011;47:329.

Dear JD, Johnson LR. Lower respiratory tract endoscopy in the cat. *J Fel Med Surg*. 2013;15:1019.

DeHeer HL, McManus P. Frequency and severity of tracheal wash hemosiderosis and association with underlying disease in 96 cats: 2002-2003. *Vet Clin Path*. 2005;34:17.

Dillon AR, et al. Lung histopathology, radiography, high-resolution computed tomography, and bronchio-alveolar lavage cytology are altered by Toxocara cati infection in cats and is independent of development of adult intestinal parasites. *Vet Parasitol*. 2013;193:413.

Foster S, Martin P. Lower respiratory tract infections in cats: reaching beyond empirical therapy. *J Fel Med Surg*. 2011;13:313.

Hawkins EC. Bronchoalveolar lavage. In: King LG, ed. *Textbook of respiratory disease in dogs and cats*. St Louis: Elsevier; 2004.

Hopper K, et al. Assessment of the effect of dilution of blood samples with sodium heparin on blood gas, electrolyte, and lactate measurements in dogs. *Am J Vet Res*. 2005;66:656.

Johnson LR, et al. Agreement among radiographs, fluoroscopy and bronchoscopy in documentation of airway collapse in dogs. *J Vet Intern Med*. 2015;29:1619.

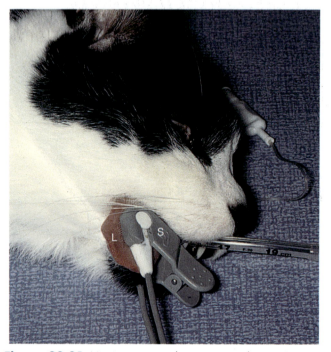

Figura 20.31 Monitoramento da saturação de oxigênio em um gato sob anestesia geral com oxímetro de pulso e sonda (*S*) presa na língua (*L*).

Kirschvink N, et al. Bronchodilators in bronchoscopy-induced airflow limitation in allergen-sensitized cats. *J Vet Intern Med.* 2005;19:161.

Lacorcia L, et al. Comparison of bronchoalveolar lavage fluid examination and other diagnostic techniques with the Baermann technique for detection of naturally occurring *Aelurostrongylus abstrusus* infection in cats. *J Am Vet Med Assoc.* 2009;235:43.

Larson MM. Ultrasound of the thorax (noncardiac). *Vet Clin Small Anim.* 2009;39:733.

Lindl BJ, et al. Comparison of the radiographic and tracheoscopic appearance of the dorsal tracheal membrane in large and small breed dogs. *Vet Radiol Ultrasound.* 2015;56:602.

Lisciandro GR. Abdominal and thoracic focused assessment with sonography for trauma, triage, and monitoring in small animals. *J Vet Emerg Crit Care.* 2011;21:104.

Lisciandro GR, et al. Frequency and number of ultrasound lung rockets (B-lines) using a regionally based lung ultrasound examination named vet BLUE (veterinary bedside lung ultrasound exam) in dogs with radiographically normal lung findings. *Vet Radiol Ultrasound.* 2014;55:315.

McKiernan BC. Bronchoscopy. In: McCarthy TC, et al., eds. *Veterinary endoscopy for the small animal practitioner.* St Louis: Elsevier; 2005.

Neath PJ, et al. Lung lobe torsion in dogs: 22 cases (1981-1999). *J Am Vet Med Assoc.* 2000;217:1041.

Nemanic S, et al. Comparison of thoracic radiographs and single breath-hold helical CT for detection of pulmonary nodules in dogs with metastatic neoplasia. *J Vet Intern Med.* 2006;20:508.

Norris CR, et al. Use of keyhole lung biopsy for diagnosis of interstitial lung diseases in dogs and cats: 13 cases (1998-2001). *J Am Vet Med Assoc.* 2002;221:1453.

Padrid PA. Laryngoscopy and tracheobronchoscopy of the dog and cat. In: Tams TR, et al., eds. *Small animal endoscopy.* 3rd ed. St Louis: Elsevier Mosby; 2011.

Peeters DE, et al. Quantitative bacterial cultures and cytological examination of bronchoalveolar lavage specimens from dogs. *J Vet Intern Med.* 2000;14:534.

Sherding RG. Respiratory parasites. In: Bonagura JD, et al., eds. *Kirk's current veterinary therapy XIV.* St Louis: Saunders Elsevier; 2009.

Spector D, et al. Antigen and antibody testing for the diagnosis of blastomycosis in dogs. *J Vet Intern Med.* 2008;22:839.

Taylor SM. *Small animal clinical techniques.* 2nd ed. St Louis: Elsevier; 2016.

Thrall D. *Textbook of veterinary diagnostic radiography.* 6th ed. St Louis: Saunders Elsevier; 2013.

CAPÍTULO 21

Doenças da Traqueia e dos Brônquios

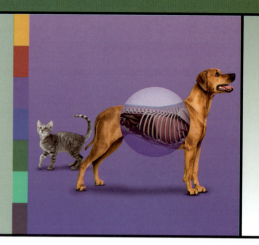

CONSIDERAÇÕES GERAIS

As doenças comuns da traqueia e dos brônquios são complexo respiratório infeccioso canino (CRIC), bronquite crônica canina, bronquite felina, colapso de traqueia e bronquite alérgica. A infecção por *Oslerus osleri* é uma suspeita importante em cães jovens.

Outras doenças podem acometer as vias respiratórias, seja de forma primária, seja concomitante à doença do parênquima pulmonar. Essas doenças, como as pneumonias virais e bacterianas, outras infecções parasitárias e neoplasias, são discutidas no Capítulo 22. A bordetelose felina pode causar sinais de bronquite (p. ex., tosse), mas é mais associada a sinais de doença respiratória superior (ver seção sobre infecção do trato respiratório superior dos felinos no Capítulo 15) ou pneumonia bacteriana (Capítulo 22).

COMPLEXO RESPIRATÓRIO INFECCIOSO CANINO, INCLUSIVE INFLUENZA CANINA

Etiologia e desafios de comunicação com o proprietário

O CRIC, também conhecido como *traqueobronquite infecciosa canina* ou "tosse dos canis", é uma doença aguda altamente contagiosa que acomete as vias respiratórias. Na maioria dos cães, o CRIC é autolimitado, com resolução dos sinais clínicos em cerca de 2 semanas. Muitos patógenos virais e bacterianos diferentes podem causar essa síndrome (Boxe 21.1). É provável que o papel de *Mycoplasma* spp. em infecções respiratórias de qualquer tipo seja complexo e seu isolamento é comum em animais aparentemente saudáveis. No entanto, vários estudos são bastante indicativos da participação desses microrganismos, principalmente *Mycoplasma cynos*, no CRIC. A coinfecção com dois ou mais dos microrganismos listados no Boxe 21.1 é comum e pode causar sinais clínicos mais graves.

Alguns cães infectados com os microrganismos associados ao CRIC desenvolvem pneumonia. A pneumonia pode ser um efeito direto desses microrganismos, principalmente nas infecções por *B. bronchiseptica* e influenza canina. A infecção bacteriana secundária também pode ocorrer devido a danos às defesas do hospedeiro. A *Bordetella*, por exemplo, infecta o epitélio respiratório ciliado (Figura 21.1) e diminui a depuração mucociliar. As pneumonias são discutidas com mais detalhes no Capítulo 22.

Muitos proprietários acreditam que a tosse dos canis é a infecção por *Bordetella bronchiseptica*; assim, acham que a vacina contra a "tosse dos canis" (ou seja, contra *Bordetella*) previne a doença e que antibióticos curam a doença. As informações conflitantes sobre as infecções pelo vírus da influenza canina os confundem. Alguns leram sobre a pneumonia grave, alguns foram informados por hotelzinhos que deveriam vacinar seus cães antes de poderem usar o estabelecimento e outros foram informados por veterinários que a vacinação não é indicada.

Um meio eficaz de educar os tutores é enfatizar as semelhanças entre o CRIC e os resfriados e gripes em seres humanos (Boxe 21.2). A medicina humana tem feito grandes esforços para educar o público sobre a gripe no contexto da vacinação e resfriados no contexto do uso excessivo de antibióticos. Além disso, a maioria das pessoas tem experiência pessoal direta com resfriados e gripes.

Muitos microrganismos diferentes podem causar tanto CRIC quanto "resfriados e gripes". A infecção por um microrganismo não impede a infecção por outro. A probabilidade de desenvolvimento de infecção é maior quando a pessoa ou os membros de sua família frequentemente se reúnem em grupos (p. ex., creches, trabalho com grande equipe, interação com o público); do mesmo modo, os cães são mais propensos à infecção caso sejam expostos a outros cães (p. ex., hotelzinhos, *pet shops*, parques para cães, exposições, canis, abrigos). A maioria dos seres humanos e cães se recupera sem antibióticos ou cuidados de suporte e, de fato, os vírus não respondem aos medicamentos antibacterianos; algumas pessoas e cães, porém, desenvolvem pneumonia e precisam de tratamento agressivo. A infecção ou suas consequências raramente causa a morte de pessoas ou cães. As vacinas para agentes específicos envolvidos no CRIC não previnem a infecção e nenhuma tem eficácia completa na prevenção dos sinais, assim como a vacina contra a gripe não previne todas as infecções ou sinais em seres humanos. A probabilidade de doença grave é maior em seres humanos e cães com alguma forma

BOXE 21.1

Agentes associados ao complexo respiratório infeccioso canino (traqueobronquite infecciosa, "tosse dos canis").

Vírus
Adenovírus canino 2
Vírus da influenza canina (H3N8, H3N2)
Vírus da parainfluenza canina
Herpes-vírus canino de tipo 1
Coronavírus respiratório canino
Pneumovírus canino

Bactérias
Bordetella bronchiseptica
Streptococcus equi subsp. *zooepidemicus*
Mycoplasma cynos
Outras *Mycoplasma* spp.

BOXE 21.2

Educação do tutor para o complexo respiratório infeccioso canino (CRIC).

O CRIC é como resfriados e gripes em seres humanos. As informações a seguir são geralmente bem compreendidas a respeito de resfriados e gripes e têm boa correlação ao CRIC.
- Mais de um tipo de microrganismo pode ser responsável
  - A infecção ou vacinação para um microrganismo não impede a infecção por outro
- Algumas pessoas nunca ficam doentes
- Algumas pessoas ficam doentes com frequência
- Mais pessoas adoecem se forem expostas com frequência a crianças ou ao público geral
- A maioria das pessoas se recupera sem qualquer tratamento específico
- Algumas pessoas desenvolvem pneumonia e outras morrem, geralmente devido a:
  - Microrganismos muito virulentos
  - Doença respiratória subjacente (como bronquite ou asma)
  - Comprometimento ou deficiência imunológica
  - Idade: animais idosos ou muito jovens são mais suscetíveis
- As vacinas não são completamente eficazes
- De modo geral, os antibióticos não são necessários e são ineficazes contra vírus

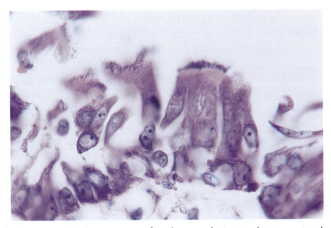

Figura 21.1 Fotomicrografia de uma biópsia de traqueia de um cão infectado com *Bordetella bronchiseptica*. Os microrganismos são pequenos bastonetes basofílicos visíveis ao longo da borda ciliada das células epiteliais. (Coloração de Giemsa, cortesia de D. Malarkey.)

prévia de comprometimento, mas, às vezes, uma cepa de microrganismo bastante virulenta pode surgir e ter consequências graves até mesmo para animais saudáveis.

Esteja ciente de que, embora os relatos sejam raros, *B. bronchiseptica* foi documentada como causa de infecção em seres humanos. A possível exposição de animais imunocomprometidos a um cão com CRIC deve ser discutida.

Características clínicas

Os cães acometidos são atendidos pela primeira vez devido ao início súbito de tosse grave, produtiva ou não, que costuma ser exacerbada por exercícios, agitação ou pressão da coleira no pescoço. A palpação da traqueia facilmente induz tosse. Engasgos, náuseas e secreção nasal também podem ser observados. O histórico recente (ou seja, de até 2 semanas) de hospedagem em hotelzinho, hospitalização ou exposição a um filhote ou cão adulto com sinais semelhantes é comum. Filhotes recentemente adquiridos em *pet shops*, canis ou abrigos costumam ser expostos aos patógenos.

Em sua maioria, os cães com CRIC são considerados portadores de doença autolimitada "não complicada" e não apresentam sinais de doença sistêmica. Portanto, os cães que apresentam desconforto respiratório, perda de peso, anorexia persistente ou sinais de acometimento de outros sistemas orgânicos, como diarreia, coriorretinite ou convulsões, podem ter alguma outra doença mais grave, como cinomose ou infecção fúngica. A pneumonia bacteriana secundária pode se desenvolver principalmente em filhotes, cães imunocomprometidos ou com anomalias pulmonares preexistentes, como bronquite crônica. Cães com doença crônica das vias respiratórias ou colapso de traqueia podem apresentar exacerbação aguda e grave de seus problemas crônicos e o tratamento prolongado pode ser necessário para resolução dos sinais associados à infecção. A infecção por *B. bronchiseptica* foi associada à bronquite crônica canina.

Diagnóstico

Os casos não complicados de CRIC são diagnosticados com base nos sinais clínicos. No entanto, o diagnóstico diferencial também deve incluir uma doença mais grave em estágio inicial. O exame diagnóstico é indicado para cães com sinais sistêmicos, progressivos ou não resolvidos. Os exames a serem considerados são radiografias torácicas, hemograma completo, análise do fluido de lavado traqueal, teste de reação da cadeia da polimerase (PCR), sorologia pareada ou outros exames para os patógenos respiratórios listados no Boxe 21.1. A citologia do fluido de lavado traqueal mostra inflamação aguda e a cultura bacteriana do fluido pode auxiliar a identificação de bactérias e sua sensibilidade a antibióticos para orientar a escolha dos fármacos prescritos.

Exames para patógenos específicos por sorologia ou PCR raramente trazem informações que modificam o tratamento de um animal, mas podem ser úteis no manejo de surtos. O laboratório diagnóstico deve ser consultado para otimizar os resultados. O momento e o local recomendados para a coleta da amostra variam de acordo com a infecção mais preocupante. A sorologia para influenza canina é o método mais sensível para detecção da infecção, mas seu resultado é falso-negativo antes da soroconversão. Os vírus da influenza são mais facilmente identificados por PCR de *swabs* nasais. A cepa H3N8 se dissemina apenas no início da doença, enquanto a cepa H3N2 foi identificada por até 26 dias (Newbury et al., 2016). A PCR para outros microrganismos do CRIC é geralmente realizada em *swabs* de faringe, embora as escovações brônquicas ou lavados das vias respiratórias minimizem os resultados falso-positivos do estado de portador. A PCR pode ser positiva por até 28 dias em cães vacinados contra *B. bronchiseptica* por via intranasal, vírus da parainfluenza canina (PIV) e adenovírus canino 2 (CAV2) (Ruch-Galle et al., 2016). A PCR negativa para qualquer um dos microrganismos do CRIC não exclui sua possível presença.

Tratamento

O CRIC não complicado é uma doença autolimitada. O repouso por pelo menos 7 dias, especificamente evitando exercícios e agitação, é indicado para minimizar a irritação contínua das vias respiratórias causada pela tosse excessiva. Antitussígenos são valiosos pelo mesmo motivo, mas não devem ser usados em animais com tosse produtiva ou se houver suspeita de acúmulo de exsudato nos pulmões com base na ausculta ou achados à radiografia torácica. Como o CRIC é uma traqueobronquite, os cães acometidos apresentam exsudato e excesso de muco nas vias respiratórias, aparente ou não. Portanto, os antitussígenos devem ser usados com cuidado para tratar a tosse frequente ou grave, permitir o sono reparador e prevenir a exaustão.

Diversos antitussígenos podem ser usados em cães (Tabela 21.1). Existem preparações de dextrometorfano de venda livre; no entanto, sua eficácia em cães é questionável. Medicamentos para resfriados com outros ingredientes, como anti-histamínicos e descongestionantes, devem ser evitados. As preparações líquidas pediátricas são palatáveis para a maioria dos cães e contêm álcool, que pode ter um leve efeito tranquilizante. Os antitussígenos narcóticos tendem a ser mais eficazes. O butorfanol é comercializado em preparação veterinária (Torbutrol®, Zoetis, Parsippany, NJ, EUA). O hemitartarato de hidrocodona é uma alternativa potente para cães com tosse refratária.

Em teoria, os antibióticos não são indicados para a maioria dos cães com CRIC por dois motivos: (1) a doença é geralmente autolimitada e tende a se resolver de maneira espontânea, independentemente de qualquer tratamento específico, e (2) nenhum protocolo antibiótico comprovadamente eliminou *Bordetella* ou *Mycoplasma* das vias respiratórias. O Grupo de Trabalho das Diretrizes Antimicrobianas da International Society for Companion Animal Infectious Disease (ISCAID)

TABELA 21.1

Antitussígenos comumente usados em cães.*

Agente	Dose
Dextrometorfano**	1 a 2 mg/kg VO a cada 6 a 8 h
Butorfanol	0,5 mg/kg VO a cada 6 a 12 h
Hemitartarato de hidrocodona	0,25 a 0,5 mg/kg VO a cada 6 a 12 h

VO: via oral.
*Antitussígenos de ação central são raramente indicados em gatos e podem causar reações adversas. As doses previamente listadas são apenas para cães.
**Sua eficácia em cães é questionável.

recomenda que o tratamento antimicrobiano seja considerado nos primeiros 10 dias de sinais SOMENTE se houver febre, letargia ou inapetência, além de secreções mucopurulentas (Lappin et al., 2017). Na prática, entretanto, os antibióticos são frequentemente prescritos e seu uso é justificado devido à possível presença desses microrganismos. A doxiciclina (5 mg/kg a cada 12 horas ou 10 mg/kg a cada 24 horas, seguido por água) é eficaz contra *Mycoplasma* spp. e muitos isolados de *Bordetella*. Embora a capacidade da doxiciclina de atingir concentrações terapêuticas nas vias respiratórias tenha sido questionada por sua alta ligação a proteínas em cães, a presença de células inflamatórias pode aumentar os níveis locais de fármaco e explicar seu sucesso em relatos informais. A amoxicilina com clavulanato (11 mg/kg VO a cada 8 horas) é eficaz, *in vitro*, contra muitos isolados de *Bordetella*. As fluoroquinolonas têm a vantagem de atingir altas concentrações nas secreções das vias respiratórias, mas seu uso deve ser reservado às infecções mais graves. Os resultados do antibiograma do fluido de lavado traqueal podem ser usados para orientar a escolha de um antibiótico apropriado. Os antibióticos são administrados por 5 dias após a remissão dos sinais clínicos ou por pelo menos 10 dias.

Os glicocorticoides não devem ser usados. Nenhum estudo a campo demonstrou qualquer benefício da utilização de corticosteroides, sejam sozinhos ou combinados a antibióticos.

Se os sinais clínicos não desaparecerem em 2 semanas, uma maior avaliação diagnóstica deve ser realizada. Como acontece com os resfriados e gripes em seres humanos, os sinais podem ser prolongados em alguns casos, mas é necessário um monitoramento cuidadoso. Ver o tratamento da pneumonia bacteriana no Capítulo 22.

Prognóstico

O prognóstico de recuperação de CRIC não complicado é excelente.

Prevenção

O CRIC pode ser evitado minimizando a exposição do animal a microrganismos e por meio de programas de vacinação. Excelente nutrição, vermifugação de rotina e prevenção do estresse melhoram a capacidade de resposta adequada à infecção sem desenvolvimento de sinais graves. Estudos em abrigos e instituições de realocação mostraram que a principal variável associada ao desenvolvimento de tosse em cães recém-chegados é o tempo no local.

Os microrganismos podem ser eliminados por cães infectados antes do aparecimento dos sinais clínicos. O vírus da influenza canina (H3N2) foi isolado de um cão infectado 26 dias após o início dos sinais, embora a maioria dos cães apresentasse PCR negativa de swabs nasais depois de 20 dias (Newbury et al., 2016). Portanto, um período mínimo de isolamento de pelo menos 21 dias para cães com sinais de CRIC é prudente. Bordetella pode persistir nas vias respiratórias de cães por até 3 meses após a infecção, mas supõe-se que a eliminação seja mínima depois da resolução completa dos sinais clínicos.

Para minimizar a exposição aos microrganismos CRIC, os cães são mantidos isolados de filhotes ou adultos recém-chegados. Os canis devem ser limpos com cuidado. Os funcionários devem ser instruídos sobre a desinfecção de gaiolas, comedouros, bebedouros e corredores e todos os que trabalham com os cães devem lavar as mãos após manusear cada animal. Os cães não devem ter contato entre si. A troca adequada de ar e o controle de umidade são necessários em salas que abrigam vários cães. As metas recomendadas são de pelo menos 10 a 15 trocas de ar por hora e menos de 50% de umidade. Uma área de isolamento é essencial para o alojamento de cães com sinais clínicos de traqueobronquite infecciosa. Instituições com problemas crônicos devem consultar um especialista (www.sheltervet.org).

No ambiente veterinário, a equipe da recepção deve ser treinada para reconhecer os sinais à anamnese que possam estar associados ao CRIC. Cães com esses sinais não devem ficar na sala de espera, mas levados diretamente (de preferência por uma entrada diferente de qualquer outro cão) para uma sala de exame. Equipamentos de proteção devem ser usados, pois alguns microrganismos podem sobreviver em roupas. As práticas de desinfecção devem ser cuidadosas.

Existem vacinas injetáveis e intranasais para três dos principais patógenos envolvidos no CRIC (i. e., B. bronchiseptica, PIV e CAV2). Há uma vacina oral para B. bronchiseptica. Também existem vacinas injetáveis de vírus vivo modificado contra CAV2 e PIV. Há vacinas inativadas injetáveis contra as duas cepas identificadas do vírus da influenza canina (H3N8 e H3N2), inclusive de forma combinada em uma vacina bivalente.

CAV2 e PIV vivos modificados são convenientemente incluídos na maioria das vacinas combinadas contra cinomose e são considerados vacinas essenciais. Como os anticorpos maternos interferem com resposta vacinal, os filhotes devem receber as vacinas combinadas contra cinomose a cada 2 a 4 semanas, começando às 6 a 8 semanas de vida até 14 a 16 semanas. A princípio, pelo menos duas vacinas devem ser administradas. Na maioria dos cães saudáveis, um reforço é recomendado após 1 ano, seguido por vacinações subsequentes a cada 3 anos (ver Capítulo 93).

Cães com alto risco de doença, como aqueles de canis onde a doença é endêmica, que participam de esportes ou atividades em grupo ou ainda que costumam ficar em hoteizinhos, podem ser submetidos à vacinação anual contra B. bronchiseptica e influenza canina. Essas vacinas não previnem a infecção, mas visam diminuir os sinais clínicos caso ocorra. Também podem reduzir a duração da disseminação dos microrganismos após a infecção. Um estudo de Ellis et al. (2001) indicou que as vacinas intranasais e parenterais contra Bordetella oferecem proteção semelhante com base em títulos de anticorpos, sinais clínicos, culturas das vias respiratórias superiores e exame histopatológico de tecidos após exposição a microrganismos. O maior benefício foi alcançado pela administração sequencial das duas formas de vacina em intervalos de 2 semanas (duas doses de vacina parenteral e, em seguida, uma dose de vacina intranasal), mas esse esquema agressivo não é recomendado de forma rotineira. Também em condições experimentais, a proteção contra o desafio após a vacinação intranasal contra B. bronchiseptica e PIV começou 72 horas (mas não antes) após a imunização e persistiu por pelo menos 13 meses (Gore, 2005; Jacobs et al., 2005). Em outro experimento, a vacinação intranasal contra B. bronchiseptica conferiu proteção superior em comparação à vacinação oral (Ellis et al., 2016). Vacinas intranasais contra Bordetella ocasionalmente causam sinais clínicos, em especial tosse. De modo geral, os sinais são autolimitantes, mas são perturbadores para a maioria dos proprietários.

As vacinas contra influenza canina são inativadas e a proteção requer a administração de reforço 2 a 4 semanas após a primeira dose. A partir de então, a vacinação anual é recomendada para cães em risco.

BRONQUITE CRÔNICA CANINA

Etiologia

A bronquite crônica canina é uma síndrome de doença definida clinicamente como tosse que ocorre na maioria dos dias por 2 ou mais meses consecutivos no ano anterior, na ausência de outra doença ativa. As alterações histológicas nas vias respiratórias são condizentes com inflamação prolongada, como fibrose, hiperplasia epitelial, hipertrofia glandular e infiltrados inflamatórios. Algumas dessas alterações são irreversíveis. Há excesso de muco nas vias respiratórias e obstrução das vias respiratórias menores. Em seres humanos, a bronquite crônica está fortemente associada ao tabagismo. Acredita-se que a bronquite crônica canina seja consequência de um processo inflamatório de longa data iniciado por infecção, alergia ou inalação de irritantes ou toxinas. É provável que haja um ciclo contínuo de inflamação à medida que danos na mucosa, hipersecreção de muco e obstrução das vias respiratórias prejudicam a depuração mucociliar normal e os mediadores inflamatórios amplificam a resposta a irritantes e microrganismos.

Características clínicas

A bronquite crônica é mais comum em cães de raças pequenas de meia-idade ou idosos. As raças mais acometidas são Terrier, Poodle e Cocker Spaniel. Os cães de porte pequeno também são predispostos ao desenvolvimento de traqueobroncomalácia e insuficiência mitral com aumento de volume do átrio esquerdo. Essas causas de tosse devem ser diferenciadas e sua contribuição para o desenvolvimento das características clínicas atuais deve ser determinada para que o tratamento adequado seja instituído.

Cães com bronquite crônica são avaliados devido à tosse forte. A hipersecreção de muco é um componente da doença, mas a tosse pode parecer produtiva ou não. A doença geralmente progride de forma lenta ao longo de meses a anos, embora os tutores relatem o início agudo. Sinais sistêmicos de doença, como anorexia ou perda de peso, não devem ser observados. A progressão da doença causa intolerância ao exercício; em seguida, há tosse incessante ou desconforto respiratório evidente.

As possíveis complicações da bronquite crônica são infecção bacteriana ou por *Mycoplasma*, traqueobroncomalácia (discutida a seguir neste capítulo), hipertensão pulmonar (Capítulo 22) e bronquiectasia. *Bronquiectasia* é o termo para dilatação permanente das vias respiratórias (Figura 21.2; ver também a Figura 20.4). A bronquiectasia pode ser secundária a outras causas de inflamação crônica ou obstrução das vias respiratórias ou associada a certas doenças congênitas, como discinesia ciliar (i. e., síndrome dos cílios imóveis). A bronquiectasia causada por tração nas vias respiratórias e não doença brônquica, pode ser observada na fibrose pulmonar idiopática. De modo geral, cães com bronquiectasia apresentam dilatação de todas as vias respiratórias maiores, mas, às vezes, a doença é localizada. Infecção bacteriana recorrente e pneumonia bacteriana evidente são complicações comuns em cães com bronquiectasia.

Cães com bronquite crônica geralmente são atendidos devido a uma súbita exacerbação dos sinais. A mudança nos sinais pode ser provocada pelo agravamento transitório da bronquite crônica, talvez após um período de agitação incomum, estresse ou exposição a irritantes ou alergênios; por uma complicação secundária, como infecção bacteriana; ou pelo desenvolvimento de uma doença concomitante, como aumento do átrio esquerdo ou insuficiência cardíaca (Boxe 21.3). Além da anamnese completa de rotina, o tutor deve ser questionado cuidadosamente sobre o caráter da tosse e a progressão dos sinais. Informações detalhadas devem ser obtidas em relação a condições ambientais, em especial exposição à fumaça, outros irritantes e possíveis toxinas ou alergênios; exposição a agentes infecciosos, como estadia em hoteizinhos ou participação em exposições; e todos os medicamentos anteriores e atuais e as respostas ao tratamento.

No exame físico, sons respiratórios aumentados, crepitações ou, às vezes, sibilos são auscultados em animais com bronquite crônica. Crepitações no final da expiração, causadas por colapso da traqueia intratorácica ou do tronco pulmonar maior, podem ser ouvidas em animais com doença avançada. Um som cardíaco proeminente ou com divisão da segunda bulha ocorre em animais com hipertensão pulmonar secundária. Cães com desconforto respiratório (doença em estágio final) apresentam esforços expiratórios intensos devido à estenose e colapso das vias respiratórias maiores intratorácicas. A presença de febre ou outros sinais sistêmicos é sugestiva de outra doença, como pneumonia bacteriana.

Diagnóstico

A bronquite crônica canina é definida como tosse que ocorre na maioria dos dias de 2 ou mais meses consecutivos no ano anterior *na ausência de outra doença ativa*. Portanto, a bronquite crônica é diagnosticada com base não apenas em sinais clínicos, mas também na eliminação de outras doenças da lista de diagnósticos diferenciais (ver Boxe 21.3). A possibilidade de doença secundária ou concomitante complica essa definição simples.

BOXE 21.3

Considerações diagnósticas em cães com sinais condizentes com bronquite crônica canina.

Outras doenças ativas (em vez de bronquite crônica canina)
Infecção bacteriana
Infecção por *Mycoplasma*
Aumento do átrio esquerdo
Parasitas pulmonares
Dirofilariose
Bronquite alérgica
Neoplasia
Corpo estranho
Aspiração crônica
Refluxo gastresofágico*

Possíveis complicações da bronquite crônica canina
Traqueobroncomalácia
Hipertensão pulmonar
Infecção bacteriana
Infecção por *Mycoplasma*
Bronquiectasia

Doenças cardiopulmonares simultâneas mais comuns
Traqueobroncomalácia
Aumento do átrio esquerdo
Insuficiência cardíaca

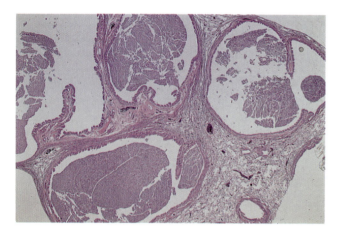

Figura 21.2 Fotomicrografia de uma biópsia pulmonar de um cão com bronquiectasia grave. As vias respiratórias estão cheias de exsudato e muito dilatadas (coloração de hematoxilina e eosina [H&E]).

*O refluxo gastresofágico é uma causa comum de tosse crônica em seres humanos. A documentação em cães e gatos é limitada.

Um padrão brônquico com aumento das marcações intersticiais é tipicamente visto em radiografias torácicas, mas as alterações são brandas e difíceis de distinguir de achados clinicamente insignificantes associados ao envelhecimento; além disso, as radiografias podem ser completamente normais. As radiografias torácicas são mais úteis para identificar *outras* causas de tosse ou doenças secundárias.

O fluido do lavado traqueal ou do lavado broncoalveolar (LBA) deve ser coletado à primeira consulta e após uma exacerbação persistente dos sinais. O lavado traqueal geralmente fornece uma boa amostra em casos de doença difusa das vias respiratórias. Inflamação neutrofílica ou mista e aumento da quantidade de muco são observados. O achado de neutrófilos degenerativos indica a possibilidade de infecção bacteriana. A eosinofilia das vias respiratórias é sugestiva de reação de hipersensibilidade, como na alergia, no parasitismo ou na dirofilariose. As lâminas devem ser examinadas com cuidado quanto à presença de microrganismos. Culturas bacterianas são realizadas e os resultados interpretados como discutido no Capítulo 20. Embora o papel da infecção por *Mycoplasma* nesses casos não seja bem compreendido, as culturas ou PCR para detecção desse microrganismo também são consideradas.

A broncoscopia com coleta de amostras é realizada em alguns casos, principalmente para ajudar a descartar outras doenças. O benefício máximo da broncoscopia é obtido no início da doença, antes que ocorram danos permanentes graves e enquanto o risco do procedimento é mínimo. As anomalias macroscópicas visualizadas à broncoscopia são aumento da quantidade de muco, mucosa áspera e hiperemia (Vídeo 21.1). As vias respiratórias maiores podem colapsar durante a expiração devido ao enfraquecimento das paredes (Figura 21.3) e a proliferação polipoide da mucosa pode ser observada. A dilatação brônquica pode ser visualizada em animais com bronquiectasia.

Mais procedimentos diagnósticos são indicados para descarte de outras possíveis causas de tosse crônica. A escolha desses procedimentos depende dos sinais e resultados dos exames diagnósticos já discutidos. Os exames diagnósticos a serem considerados são aqueles para detecção de dirofilariose, coproparasitológico para parasitas pulmonares (métodos de flotação, Baermann e sedimentos), ecocardiografia e avaliação sistêmica (ou seja, hemograma completo, bioquímica sérica,

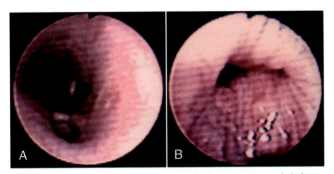

Figura 21.3 Visão broncoscópica do brônquio caudal direito de um cão com bronquite crônica e broncomalácia grave. As vias respiratórias parecem normais durante a inspiração (**A**), mas colapsam por completo durante a expiração, obliterando o lúmen das vias respiratórias (**B**).

urinálise). A ecocardiografia pode revelar evidências de hipertensão pulmonar secundária, inclusive aumento do coração direito (ou seja, *cor pulmonale*).

A **discinesia ciliar**, em que há anomalia do movimento ciliar, é incomum, mas deve ser considerada em cães jovens com bronquiectasia ou infecção bacteriana recorrente. Todos os tecidos ciliados são anômalos e até 50% dos cães acometidos também apresentam *situs inversus* (ou seja, a transposição lateral dos órgãos abdominais e torácicos, de modo que as estruturas do lado esquerdo são encontradas à direita e vice-versa). A dextrocardia associada à bronquite crônica é extremamente sugestiva dessa doença. A motilidade espermática pode ser avaliada em cães machos não castrados. A motilidade espermática normal exclui o diagnóstico de discinesia ciliar. A doença é diagnosticada com base na taxa de eliminação de radioisótopos depositados na carina e nos achados do exame à microscopia eletrônica de amostras de biópsia brônquica, biópsia nasal ou esperma.

Tratamento

A bronquite crônica é tratada de forma sintomática; o tratamento específico só é possível nas doenças concomitantes ou complicadoras que são identificadas. Cada cão com bronquite crônica apresenta a doença em um estágio diferente, acompanhada ou não por doença cardiopulmonar concomitante ou secundária (ver Boxe 21.3). Portanto, cada cão deve ser tratado de forma individual. O ideal é que os medicamentos sejam começados um de cada vez para permitir a avaliação da combinação mais eficaz. É provável que o tratamento precise ser modificado com o passar do tempo.

TRATAMENTO GERAL

Fatores agravantes, possíveis ou comprovados, devem ser evitados. Os possíveis alergênios são considerados em cães com inflamação eosinofílica e sua eliminação experimental é tentada (consulte a seção *Bronquite alérgica*). A exposição a irritantes como fumaça (de cigarro ou lareira) e perfumes deve ser evitada em todos os cães. Tutores motivados podem tomar medidas para melhorar a qualidade do ar em suas casas por meio da limpeza de carpetes, móveis, cortinas e fornalhas, troca frequente de filtros de ar e o uso de um depurador de ar. A American Lung Association tem um bom *site* com recomendações para melhora da qualidade do ar em ambientes internos (www.lung.org). Agitação e estresse podem causar piora aguda dos sinais em alguns animais e a tranquilização com acepromazina ou sedação com fenobarbital podem auxiliar seu alívio por curtos períodos. Ansiolíticos, como a trazodona, podem ser benéficos no controle a longo prazo.

É normal que a flora da orofaringe seja aspirada para as vias respiratórias. A profilaxia dentária de rotina e a escovação dos dentes ajudam a manter a flora oral saudável e podem diminuir quaisquer contribuições da aspiração normal para a inflamação contínua das vias respiratórias em pacientes com redução da depuração mucociliar.

A hidratação das vias respiratórias deve ser mantida para facilitar a depuração mucociliar. A melhor forma de hidratar bem as vias respiratórias é a manutenção da hidratação sistêmica. Portanto, a terapia diurética não é recomendada nesses pacientes. Nos cães com doença grave, a colocação diária do animal em um banheiro com vapor ou sala com vaporizador pode trazer alívio sintomático, embora a umidade não chegue a áreas muito profundas das vias respiratórias. A nebulização com soro fisiológico permite a maior penetração da umidade nos pulmões. Essa técnica é discutida mais adiante na seção *Pneumonia bacteriana* no Capítulo 22.

A perda de peso (Capítulo 51) e os exercícios podem ser benéficos em pacientes com sobrepeso e/ou com baixo condicionamento físico. O exercício deve ser adaptado conforme condicionamento físico atual do cão e grau de disfunção pulmonar para não causar esforços respiratórios excessivos ou até mesmo a morte. A observação do cão durante exercícios específicos, como uma caminhada curta, na presença do proprietário, pode ser necessária para fazer as primeiras recomendações. A instrução dos tutores sobre a determinação da frequência respiratória, a cor da mucosa e os sinais de aumento do esforço respiratório melhora sua capacidade de avaliação do estado do cão durante o exercício.

TRATAMENTOS MEDICAMENTOSOS

Os medicamentos para controle dos sinais clínicos são broncodilatadores, glicocorticoides e antitussígenos.

A teofilina, uma metilxantina broncodilatadora, é usada há anos no tratamento de bronquite crônica em seres humanos e cães (Boxe 21.4). Esse fármaco tornou-se impopular entre os médicos após a introdução de broncodilatadores mais novos, com menos efeitos colaterais. No entanto, pesquisas em seres humanos sugerem que a teofilina é eficaz no tratamento da inflamação subjacente à bronquite crônica, mesmo em concentrações abaixo daquelas que provocam broncodilatação (portanto, com redução dos efeitos colaterais) e que os efeitos anti-inflamatórios podem ser sinérgicos aos dos glicocorticoides. A teofilina também pode melhorar a depuração mucociliar, diminuir a fadiga dos músculos respiratórios e inibir a liberação de mediadores inflamatórios por mastócitos. Os possíveis efeitos benéficos da teofilina, além da broncodilatação, podem ser de particular importância em cães porque suas vias respiratórias não são tão reativas (i. e., propensas a broncospasmo) como as de gatos e humanos. No entanto, a teofilina sozinha raramente é suficiente para controle dos sinais clínicos de bronquite crônica, exceto em casos brandos.

Outra vantagem associada à teofilina é que as concentrações plasmáticas do fármaco podem ser facilmente medidas por laboratórios diagnósticos. Uma desvantagem da teofilina é que outros fármacos, como as fluoroquinolonas, podem retardar sua eliminação, causando sinais de intoxicação caso a dose não seja reduzida em um terço à metade ou se o intervalo entre doses não for dobrado. Os possíveis efeitos adversos são sinais gastrintestinais, arritmias cardíacas, nervosismo e convulsões. Os efeitos adversos graves são extremamente raros em concentrações terapêuticas.

A variabilidade nas concentrações plasmáticas sustentadas foi observada com diferentes produtos à base de teofilina. No momento de redação deste texto, apenas produtos de ação imediata eram comercializados. Se os efeitos benéficos não forem observados com a primeira dose escolhida, se o paciente estiver predisposto a efeitos adversos ou se esses efeitos de fato

BOXE 21.4

Broncodilatadores comuns para uso em gatos e cães.

Metilxantinas
Aminofilina
  Gato: 5 mg/kg VO a cada 12 h
  Cão: 11 mg/kg VO a cada 8 h
À base de teofilina (liberação imediata)
  Gato: 4 mg/kg VO a cada 12 h
  Cão: 9 mg/kg VO a cada 8 h

Simpatomiméticos
Terbutalina
  Gato: ⅛ a ¼ de comprimido de 2,5 mg/gato VO a cada 12 h; ou 0,01 mg/kg SC; pode repetir uma vez
  Cão: 1,25 a 5 mg/cão VO a cada 8 a 12 h
Salbutamol
  Gato e cão: 20 a 50 µg/kg VO a cada 8 a 12 h (0,02 a 0,05 mg/kg), começando com dose mais baixa

VO: via oral; SC: via subcutânea.

ocorrerem, as concentrações plasmáticas de teofilina devem ser medidas. O pico da concentração terapêutica para broncodilatação, com base em dados obtidos em seres humanos, varia de 10 a 20 µg/mℓ, enquanto os efeitos anti-inflamatórios podem ocorrer em 5 a 10 µg/mℓ (Barnes, 2003). Para confirmar a manutenção das concentrações plasmáticas nessa faixa, o sangue é coletado imediatamente antes da próxima administração programada.

Fármacos simpatomiméticos são preferidos por alguns médicos como broncodilatadores (ver Boxe 21.4). A terbutalina e o salbutamol são seletivos para os receptores β_2-adrenérgicos, diminuindo seus efeitos cardíacos. Os possíveis efeitos adversos são nervosismo, tremores, hipotensão e taquicardia. O uso clínico de broncodilatadores administrados com inalador dosimetrado, como salbutamol e ipratrópio (um parassimpatolítico), não foi investigado em cães com bronquite crônica.

De modo geral, os glicocorticoides são o tratamento mais eficaz para controle dos sinais de bronquite crônica e podem retardar o desenvolvimento de danos permanentes nas vias respiratórias, diminuindo a inflamação. Podem ser muito importantes em cães com inflamação eosinofílica das vias respiratórias. Os possíveis efeitos negativos são aumento da suscetibilidade à infecção em cães já prejudicados pela diminuição da depuração das vias respiratórias; tendência à obesidade, hepatomegalia e fraqueza muscular que pode prejudicar a ventilação; além de tromboembolismo pulmonar. Portanto, produtos de ação curta são usados, a dose é reduzida de maneira gradual até a menor dose eficaz e a administração do medicamento é interrompida caso nenhum efeito benéfico seja observado.

A princípio, a prednisona é administrada em dose de 0,5 a 1 mg/kg VO a cada 12 horas, com uma resposta positiva esperada em 1 semana. Essa dose é mantida até resolução da tosse ou estabilização de sua intensidade e frequência. A redução gradual subsequente deve ser lenta, até alcançar a menor dose eficaz (idealmente 0,5 mg/kg VO a cada 48 horas ou menos).

Cães com tutores altamente motivados e que precisam de doses relativamente altas de prednisona têm efeitos adversos inaceitáveis ou têm contraindicações para o tratamento com glicocorticoides (p. ex., diabetes melito) podem ser submetidos ao tratamento local com inaladores dosimetrados. Essa via de administração é discutida com mais detalhes posteriormente neste capítulo, na seção sobre bronquite felina.

Antitussígenos são usados com cautela porque a tosse é um mecanismo importante para eliminação das secreções das vias respiratórias. Em alguns cães, entretanto, a tosse é incessante e exaustiva, ou ineficaz, por causa da traqueobroncomalácia acentuada. Os antitussígenos podem trazer alívio significativo para esses animais e podem até mesmo facilitar a ventilação e diminuir a ansiedade. Embora as doses mostradas na Tabela 21.1 sejam aquelas com eficácia prolongada, a administração menos frequente (ou seja, apenas durante os horários em que a tosse é mais grave) pode preservar parte do efeito benéfico da tosse. Nos cães com tosse intensa, a hidrocodona pode ser mais eficaz.

O maropitant pode ser considerado um supressor de tosse em cães que não toleram nem mesmo baixas doses de antitussígenos narcóticos. Embora não tenha reduzido a inflamação das vias respiratórias, Grobman e Reinero (2016) relataram que, segundo os proprietários de cães com bronquite, o maropitant diminuiu a tosse. O efeito máximo pode não ser observado antes de 1 a 2 semanas de tratamento.

TRATAMENTO DE COMPLICAÇÕES

Os antibióticos são prescritos com frequência para cães com bronquite crônica. Se possível, a confirmação da infecção e os resultados do antibiograma devem ser obtidos por cultura de uma amostra das vias respiratórias (p. ex., fluido de lavado traqueal). Como a gravidade da tosse de cães com bronquite crônica muitas vezes aumenta e diminui, é difícil fazer um diagnóstico de infecção com base na resposta do paciente ao tratamento. Além disso, os microrganismos envolvidos nas infecções brônquicas tendem a ser originários da orofaringe. De modo geral, são gram-negativos com padrões imprevisíveis de sensibilidade a antibióticos. O papel de *Mycoplasma* spp. na bronquite crônica canina não é bem compreendido. Esses microrganismos podem ser um achado incidental ou ser patogênicos. O ideal é que a escolha do antibiótico seja baseada nos resultados da cultura. Os antibióticos eficazes contra *Mycoplasma* são doxiciclina, azitromicina, cloranfenicol e as fluoroquinolonas.

Além da suscetibilidade dos microrganismos identificados, a capacidade dos antibióticos de penetração nas secreções das vias respiratórias até o sítio de infecção deve ser considerada na escolha do fármaco. Os antibióticos com maior probabilidade de atingir concentrações eficazes contra microrganismos suscetíveis são as fluoroquinolonas, a azitromicina, o cloranfenicol e, talvez, a amoxicilina com clavulanato. Os betalactâmicos geralmente não atingem concentrações terapêuticas nas secreções das vias respiratórias de animais saudáveis (não inflamados). No tratamento da infecção brônquica, devem ser administrados em doses mais altas.

A doxiciclina é frequentemente recomendada por sua eficácia contra *Mycoplasma* e muitos isolados de *Bordetella*. Além disso, a doxiciclina pode ter ligeiras propriedades anti-inflamatórias. Sua capacidade de atingir concentrações terapêuticas nas vias respiratórias é questionável por ser altamente ligada às proteínas em cães, mas a presença de células inflamatórias pode aumentar as concentrações locais de fármaco. É preferível reservar as fluoroquinolonas para infecções graves.

Se um antibiótico for eficaz, a resposta positiva é geralmente observada em 1 semana. O tratamento é então mantido por pelo menos 1 semana depois da estabilização dos sinais clínicos, já que a resolução completa é improvável. A antibioticoterapia é realizada por 3 a 4 semanas. Em alguns casos, o tratamento precisa ser ainda mais longo, em especial se houver bronquiectasia ou pneumonia evidente. O uso de antibióticos no tratamento de infecção do sistema respiratório também é discutido na seção sobre CRIC deste capítulo e na seção sobre pneumonia bacteriana do Capítulo 22.

A traqueobroncomalácia é debatida posteriormente neste capítulo e a hipertensão pulmonar é discutida no Capítulo 22.

Prognóstico

A bronquite crônica canina não pode ser curada por completo. O prognóstico de controle dos sinais e qualidade de vida satisfatória é bom caso os tutores sejam conscienciosos na realização do tratamento médico e estiverem dispostos a ajustar o manejo ao longo do tempo e tratar os problemas secundários conforme ocorram.

BRONQUITE FELINA (IDIOPÁTICA)

Etiologia

Gatos com doenças respiratórias de várias origens apresentam sinais de bronquite ou asma. As vias respiratórias dos gatos são muito mais reativas e propensas à broncoconstrição do que as dos cães. Os sinais comuns de bronquite (ou seja, tosse, respiração ruidosa e/ou desconforto respiratório) podem ser observados em gatos com diversas doenças, como parasitoses pulmonares, dirofilariose, bronquite alérgica, bronquite bacteriana ou viral, toxoplasmose, fibrose pulmonar idiopática, carcinoma e pneumonia por aspiração (Tabela 21.2). Os veterinários costumam presumir que os gatos com sinais de bronquite ou asma apresentam doença idiopática porque, na maioria desses animais, uma causa subjacente não é encontrada. No entanto, como na bronquite crônica canina, o diagnóstico de bronquite felina idiopática pode ser estabelecido apenas pelo descarte de outra doença ativa. **Deve-se ter cuidado ao usar os termos *bronquite felina* ou *asma felina* para distinguir um quadro condizente com bronquite em sentido amplo e um diagnóstico clínico de doença idiopática.** De modo geral, os gatos com bronquite idiopática apresentam algum grau de eosinofilia das vias respiratórias, típico de uma reação alérgica. A autora deste conteúdo prefere reservar o diagnóstico de bronquite alérgica para seres humanos que respondem dramaticamente à eliminação de um alergênio suspeito (ver seção *Bronquite alérgica* posteriormente neste capítulo).

TABELA 21.2

Diagnósticos diferenciais (etiológicos) de gatos com sinais de bronquite.

Diagnóstico	Características de diferenciação da bronquite felina idiopática
Bronquite alérgica	Resposta clínica dramática à eliminação de alergênios suspeitos do ambiente ou da dieta
Parasitas pulmonares (*Aelurostrongylus abstrusus, Capillaria aerophila, Paragonimus kellicotti*)	As radiografias torácicas podem apresentar padrão nodular; identificação de larvas (*Aelurostrongylus*) ou ovos no fluido do lavado traqueal ou LBA ou nas fezes. Ver os procedimentos para exame coproparasitológico no Capítulo 20
Dirofilariose	O aumento de volume da artéria pulmonar pode ser observado em radiografias torácicas; detecção de antígeno de dirofilária ou identificação de vermes adultos à ecocardiografia (ver Capítulo 10)
Bronquite bacteriana	Presença de bactérias intracelulares no fluido de lavado traqueal ou LBA e crescimento significativo em cultura (ver Capítulo 20)
Bronquite por *Mycoplasma*	Teste positivo de PCR ou crescimento de *Mycoplasma* em cultura específica de fluido do lavado traqueal ou LBA (a presença pode indicar infecção primária ou secundária ou ainda ser incidental)
Fibrose pulmonar idiopática	As radiografias podem mostrar infiltrações mais graves do que o esperado em gatos com bronquite idiopática. Os achados da TC podem apoiar o diagnóstico, que requer biópsia pulmonar (ver Capítulo 22)
Carcinoma	As radiografias podem mostrar infiltrações mais graves do que o esperado em gatos com bronquite idiopática. Identificação citológica ou histológica de células malignas no fluido do lavado traqueal ou LBA, aspirados pulmonares ou biópsia pulmonar. Os achados da TC podem apoiar o diagnóstico, mas a confirmação histológica é ideal
Toxoplasmose	De modo geral, há sinais sistêmicos (febre, anorexia, depressão). As radiografias podem mostrar infiltrações mais graves do que o esperado em gatos com bronquite idiopática, talvez com padrão nodular. O diagnóstico é confirmado pela identificação de microrganismos (taquizoítas) no fluido do lavado traqueal ou LBA. Aumento dos títulos séricos de anticorpos ou concentrações elevadas de IgM apoiam o diagnóstico (Capítulo 98)
Pneumonia por aspiração	Incomum em gatos. A anamnese deve indicar um evento ou doença predisponente. As radiografias normalmente mostram um padrão alveolar, pior nos lobos pulmonares dependentes (craniais e médios). Há inflamação neutrofílica, geralmente com bactérias, no fluido do lavado traqueal
Bronquite felina idiopática	Eliminação de outras doenças dos diagnósticos diferenciais

LBA: lavado broncoalveolar; TC: tomografia computadorizada; PCR: reação da cadeia da polimerase.

Vários processos patológicos podem ser observados em gatos com bronquite idiopática. Clinicamente, a variação da gravidade dos sinais e das respostas terapêuticas reflete essa diversidade. Diferentes combinações de fatores que causam obstrução das vias respiratórias menores – uma característica que condiz com a doença brônquica felina – estão presentes em cada animal (Boxe 21.5). Alguns desses fatores (p. ex., broncospasmo, inflamação) são reversíveis e outros (p. ex., fibrose, enfisema) são permanentes. A classificação proposta por Moise et al. (1989), formulada com base em processos patológicos semelhantes em seres humanos, é recomendada para melhor definição da doença brônquica em cada gato para determinação do tratamento e do prognóstico (Boxe 21.6). Um gato pode ter mais de um tipo de bronquite. Embora nem sempre seja possível determinar de forma absoluta o tipo ou os tipos de doença brônquica sem a realização de exames sofisticados de função

BOXE 21.5

Fatores que podem contribuir para a obstrução das vias respiratórias menores em gatos com doença brônquica.

Broncoconstrição
Hipertrofia do músculo liso brônquico
Aumento da produção de muco
Redução da eliminação de muco
Exsudato inflamatório nos lúmens das vias respiratórias
Infiltrado inflamatório nas paredes das vias respiratórias
Hiperplasia epitelial
Hipertrofia glandular
Fibrose
Enfisema

BOXE 21.6

Classificação da doença brônquica felina.

Asma brônquica
Característica predominante: obstrução reversível das vias respiratórias, causada principalmente por broncoconstrição
Outras características comuns: hipertrofia do músculo liso, aumento da produção de muco, inflamação eosinofílica

Bronquite aguda
Característica predominante: inflamação reversível das vias respiratórias de curta duração (< 1 a 3 meses)
Outras características comuns: aumento da produção de muco, inflamação neutrofílica ou macrofágica

Bronquite crônica
Característica predominante: inflamação crônica das vias respiratórias (> 2 a 3 meses) que provoca lesão irreversível (p. ex., fibrose)
Outras características comuns: aumento da produção de muco; inflamação neutrofílica, eosinofílica ou mista; isolamento de bactérias ou *Mycoplasma* que causam infecção ou são habitantes não patogênicos; asma brônquica concomitante

Enfisema
Característica predominante: destruição das paredes bronquiolares e alveolares, o que amplia os espaços aéreos periféricos
Outras características comuns: lesões cavitárias (bolhas); é causada por bronquite crônica ou concomitante a ela

Adaptada de Moise NS et al.: Bronchopulmonary disease. In Sherding RG, ed.: *The cat: diseases and clinical management*, New York, 1989, Churchill Livingstone.

pulmonar, os dados clínicos de rotina (ou seja, achados à anamnese e exame físico, radiografias torácicas, análise de amostras das vias respiratórias, progressão dos sinais) podem ser usados para classificação da doença na maioria dos gatos.

Características clínicas

A bronquite idiopática pode ocorrer em gatos de qualquer idade, embora seja mais comum em adultos jovens e de meia-idade. A principal característica clínica é tosse e/ou desconforto respiratório episódico. Alguns tutores confundem a tosse felina com tentativas de expelir uma bola de pelo. É provável que os gatos que nunca expelem uma bola de pelo estejam tossindo. Os proprietários podem relatar chiado audível durante um episódio. Os sinais tendem a progredir de maneira lenta. Perda de peso, anorexia, depressão e outros sinais sistêmicos não são observados. Em caso de identificação de sinais sistêmicos, outro diagnóstico deve ser estabelecido com rapidez.

Os tutores devem ser questionados cuidadosamente sobre uma associação à exposição a possíveis alergênios ou irritantes. Os irritantes no meio ambiente podem agravar os sinais de bronquite, independentemente da causa subjacente. Dentre as considerações ambientais, estão a exposição a um novo granulado higiênico (geralmente perfumado), fumaça de cigarro ou lareira, limpadores de carpete e utensílios domésticos com perfumes, como desodorante ou *spray* de cabelo. Os tutores também devem ser questionados sobre alguma reforma recente ou qualquer outra mudança no ambiente do gato. As exacerbações sazonais são sugestivas de possível exposição ao alergênio.

As anomalias observadas ao exame físico são decorrentes da obstrução das vias respiratórias menores. Gatos em desconforto respiratório apresentam taquipneia. Normalmente, os esforços respiratórios aumentados são mais pronunciados durante a expiração e a ausculta revela sibilos expiratórios. Ocasionalmente, há crepitações. Em alguns pacientes com desconforto respiratório, a hiperinsuflação dos pulmões devido ao aprisionamento de ar pode aumentar os esforços inspiratórios e diminuir os sons pulmonares. Os achados do exame físico podem não ser dignos de nota entre os episódios.

Diagnóstico

O diagnóstico de bronquite felina idiopática é estabelecido com base na anamnese, no exame físico e nos achados radiográficos torácicos e na eliminação de outros possíveis diagnósticos diferenciais (ver Tabela 21.2). A busca minuciosa por outros diagnósticos é bastante recomendada, embora um diagnóstico específico não seja comumente encontrado, pois a identificação da causa dos sinais clínicos possibilita o tratamento específico e até a cura do animal. Os fatores a serem considerados no desenvolvimento de plano diagnóstico são a condição clínica do gato e a tolerância do proprietário a despesas e riscos. Gatos com desconforto respiratório ou em estado crítico não devem ser submetidos a nenhum exame estressante até serem estabilizados. Gatos estáveis o suficiente com qualquer indicação diagnóstica que não doença idiopática com base nos sinais clínicos e radiografias torácicas ou qualquer resultado de exame subsequente requerem uma avaliação completa. Certos exames são totalmente seguros, como o coproparasitológico para detecção de parasitas pulmonares, e sua inclusão no plano diagnóstico é baseada principalmente em considerações financeiras. Na maioria dos gatos com sinais de bronquite, recomenda-se a coleta de fluido do lavado traqueal para citologia e cultura e exames para diagnóstico de parasitose pulmonar e dirofilariose.

O hemograma completo é realizado como exame de rotina. De modo geral, acredita-se que os gatos com bronquite idiopática apresentem eosinofilia periférica. No entanto, esse achado não é específico nem sensível e não pode ser usado para descarte ou diagnóstico definitivo de bronquite felina.

A presença de um padrão brônquico nas radiografias torácicas dá suporte ao diagnóstico de bronquite (ver Figura 20.3). Marcações intersticiais reticulares aumentadas e opacidades alveolares irregulares também podem ser observadas. Os pulmões podem estar hiperinsuflados devido à retenção de ar e, às vezes, colapso (i. e., atelectasia) do lobo médio direito do pulmão (ver Figura 20.9). No entanto, as radiografias não têm sensibilidade suficiente para a detecção de doenças brônquicas e podem ser normais em gatos com bronquite. As radiografias também são examinadas em busca de sinais de doenças específicas (ver Tabela 21.2).

De modo geral, os achados citológicos do fluido do lavado traqueal ou LBA são representativos da inflamação das vias respiratórias e consistem em aumento do número de células inflamatórias e da quantidade de muco. A inflamação pode ser eosinofílica, neutrofílica ou mista. Embora não seja um achado específico, a inflamação eosinofílica sugere uma resposta de hipersensibilidade a alergênios ou parasitas. Os neutrófilos devem ser examinados em busca de sinais de degeneração, que sugerem infecção bacteriana. As lâminas devem ser examinadas cuidadosamente quanto à presença de microrganismos, em especial bactérias e larvas ou ovos de parasitas. O fluido deve ser cultivado em busca de bactérias, embora seja importante observar que o crescimento de microrganismos pode não indicar a existência de uma infecção verdadeira (ver Capítulo 20). Culturas ou PCR para *Mycoplasma* spp. também podem auxiliar o diagnóstico.

O exame para dirofilariose é descrito no Capítulo 10. Vários exames de fezes usando técnicas especiais de concentração são realizados para identificação de parasitas pulmonares, em especial em gatos jovens ou com eosinofilia das vias respiratórias (ver Capítulo 20). Outros exames podem ser indicados para determinados gatos.

Tratamento

ESTABILIZAÇÃO DE EMERGÊNCIA

Os gatos com desconforto respiratório agudo devem ser estabilizados antes da realização de exames diagnósticos. O tratamento bem-sucedido inclui a administração de um broncodilatador, glicocorticoides de ação rápida e suplementação de oxigênio. A terbutalina pode ser administrada por via subcutânea, que evita o estresse do paciente (ver Boxe 21.4). O fosfato dissódico de dexametasona (0,1 a 0,5 mg/kg) é administrado por via intravenosa. Se a administração intravenosa for muito estressante, o fármaco pode ser dado por via subcutânea ou intramuscular. Depois da medicação, o gato é colocado em um ambiente fresco, livre de estresse e rico em oxigênio. Para maior broncodilatação, o salbutamol pode ser administrado por nebulização ou inalador dosimetrado. A administração de medicamentos por inalador dosimetrado é descrita posteriormente nesta seção. (Ver discussão mais detalhada sobre gatos com desconforto respiratório no Capítulo 25.)

AMBIENTE

A possível influência do ambiente nos sinais clínicos deve ser investigada. A bronquite alérgica é diagnosticada por meio da eliminação de possíveis alergênios do ambiente (ver seção *Bronquite alérgica*). No entanto, mesmo os gatos com bronquite idiopática podem se beneficiar da melhora na qualidade do ar interno por meio da redução de irritantes ou alergênios não identificados. As possíveis fontes de alergênios ou irritantes são determinadas por questionamentos cuidadosos do tutor, como descrito na seção *Características clínicas*. A fumaça pode agravar os sinais devido a seus efeitos irritantes locais. O efeito dos perfumes de granulados higiênicos pode ser avaliado por meio da substituição do produto por areia ou argila simples. Os gatos de ambientes internos podem apresentar melhora em resposta às medidas tomadas para diminuir o nível de poeira, mofo e bolor em casa. Dentre essas medidas, estão limpeza de carpetes, móveis, cortinas e fornalhas, troca frequente de filtros de ar e uso de um depurador de ar. A American Lung Association tem um bom *site* com recomendações para melhora da qualidade do ar em ambientes internos (www.lung.org). Qualquer resposta benéfica a uma mudança ambiental é geralmente observada em 1 a 2 semanas.

GLICOCORTICOIDES

A maioria dos gatos com bronquite idiopática precisa de glicocorticoides, acompanhados ou não por broncodilatadores. Os resultados podem ser dramáticos. No entanto, a terapia medicamentosa pode interferir nos testes ambientais; portanto, a capacidade do animal de tolerar um atraso no início da terapia medicamentosa deve ser avaliada de forma individual. Os glicocorticoides podem aliviar os sinais clínicos da maioria dos gatos e proteger as vias respiratórias dos efeitos prejudiciais da inflamação crônica. Produtos de ação curta, como a prednisolona, são recomendados porque a dose pode ser reduzida para a menor quantidade eficaz. A princípio, uma dose de 0,5 a 1 mg/kg é administrada por via oral a cada 12 horas; a dose é dobrada se os sinais não forem controlados em 1 semana. Assim que os sinais estiverem bem controlados, a dose é reduzida de forma gradual. Uma meta razoável é a administração de 0,5 mg/kg ou menos em dias alternados. Embora não seja o ideal, gatos que vivem ao ar livre e não podem ser tratados com frequência podem receber corticosteroides de ação longa, como o acetato de metilprednisolona (a administração de 10 mg/gato por via intramuscular pode ser eficaz por até 4 semanas).

Os glicocorticoides, como o propionato de fluticasona (Flovent®, GSK, Canadá), também podem ser administrados de forma local nas vias respiratórias, por inalador dosimetrado, como é rotina no tratamento da asma em seres humanos. As vantagens são efeitos colaterais sistêmicos mínimos e a relativa facilidade de administração em alguns gatos em comparação a comprimidos. As preocupações teóricas sobre a deposição oronasal do potente glicocorticoide em gatos, em comparação a seres humanos, são a alta incidência de doença periodontal e infecções latentes por herpes-vírus e a incapacidade de enxaguar a boca com água após o uso. A dermatite local pode ser causada por ácaros, dermatófitos ou bactérias. No entanto, os veterinários têm usado inaladores dosimetrados com glicocorticoides para tratamento da bronquite idiopática felina por muitos anos, sem efeitos adversos óbvios e frequentes.

A autora deste conteúdo prefere obter primeiro a remissão clínica dos sinais com um medicamento administrado por via oral, exceto em gatos com contraindicações relativas ao tratamento sistêmico com glicocorticoides, como o diabetes melito. A terapia oral costuma funcionar bem em gatos que precisam de uma dose relativamente baixa de glicocorticoides orais para controle dos sinais clínicos, não apresentam efeitos adversos perceptíveis e tomam comprimidos sem dificuldade. Caso contrário, uma vez que os sinais estejam em remissão, o tratamento com inalador dosimetrado é instituído e a dose de prednisolona oral é gradualmente reduzida.

Um espaçador deve ser usado para a administração eficaz de medicamentos com inalador dosimetrado em gatos ou cães e o fluxo de ar gerado pelo gato deve ser suficiente para ativação da válvula do espaçador. Existem espaçadores com máscaras projetadas especificamente para uso em cães ou gatos (AeroKat e AeroDawg, Trudell Medical International, London, Ontario, Canadá). Esses dispositivos possuem uma tira de plástico que se move a cada respiração e, assim, o tutor pode ver com facilidade que o gato inala o fármaco. O gato pode descansar confortavelmente em uma mesa ou no colo do tutor, que coloca os braços de cada lado do gato ou suavemente estabiliza o pescoço e a cabeça do animal para fornecer resistência (Figura 21.4). O inalador dosimetrado, ligado ao espaçador, é acionado (ou seja, pressionado) duas vezes. A máscara é colocada imediatamente no rosto do gato, com a boca e o nariz totalmente cobertos, e assim mantida enquanto o gato respira de 7 a 10 vezes, inalando o fármaco pelas vias respiratórias. Excelentes exemplos gravados em vídeo de proprietários tratando de seus gatos são facilmente encontrados na *internet*.

O seguinte cronograma de tratamento foi recomendado (Padrid, 2000): gatos com sintomas diários brandos devem receber 220 µg de propionato de fluticasona por inalador dosimetrado duas vezes por dia e salbutamol por inalador dosimetrado conforme necessário. O efeito máximo da fluticasona não é esperado até depois de 7 a 10 dias de tratamento. Gatos com sintomas diários moderados devem receber tratamentos com inalador dosimetrado como descrito para sintomas brandos; além disso, a prednisolona é administrada por via oral por 10 dias (1 mg/kg a cada 12 horas por 5 dias, depois a cada 24 horas por 5 dias). Gatos com sintomas graves recebem dexametasona, uma vez (0,5 a 1 mg/kg IV), salbutamol por via intramuscular a cada 30 minutos por até 4 horas e oxigênio. Depois da estabilização, esses gatos são tratados com 220 µg de propionato de fluticasona por inalador dosimetrado a cada 12 horas e salbutamol por inalador dosimetrado a cada 6 horas, conforme necessário. A prednisolona é administrada por via oral conforme necessário.

Estudos com gatos com bronquite alérgica induzida experimentalmente demonstraram os efeitos benéficos com uma dose menor, de 44 µg/jato (Cohn et al., 2010). Essa forma de bronquite pode ser menos complicada do que a observada em pacientes clínicos; assim, prefira começar o tratamento com concentrações mais altas e, em seguida, reduzi-las até a menor dose eficaz. A fluticasona também é comercializada em preparado com 110 µg/jato, o que é razoável para gatos clinicamente estáveis.

Achados preocupantes foram relatados por Cocayne et al. (2011), indicando que 7 de 10 gatos com bronquite de ocorrência natural com resolução de sinais clínicos durante o tratamento com prednisolona oral apresentaram inflamação das vias respiratórias detectáveis à citologia do LBA. A importância clínica a longo prazo da inflamação persistente ainda não é conhecida, mas esse assunto merece um estudo mais aprofundado.

BRONCODILATADORES

Gatos que precisam de quantidades relativamente grandes de glicocorticoides para controle dos sinais clínicos, que reagem de forma desfavorável à terapia com glicocorticoides ou que apresentam exacerbações periódicas dos sinais podem ser candidatos ao tratamento com broncodilatadores. As doses recomendadas desses medicamentos estão listadas no Boxe 21.4.

A autora deste conteúdo prefere a teofilina por ser barata e eficaz com a administração uma vez por dia; além disso, suas concentrações plasmáticas podem ser medidas com facilidade para o monitoramento de casos difíceis. Outras propriedades da teofilina, possíveis interações medicamentosas e efeitos adversos já foram descritos na seção *Bronquite crônica canina*.

A farmacocinética dos produtos à base de teofilina difere em gatos e cães e, assim, as doses são diferentes (ver Boxe 21.4). A variabilidade das concentrações plasmáticas sustentadas em ambas as espécies foi observada por diferentes fabricantes e, hoje, não há produtos de longa duração. Na ausência de efeitos benéficos, se o paciente estiver predisposto a efeitos adversos ou se esses efeitos de fato ocorrerem, as concentrações plasmáticas de teofilina devem ser determinadas. O pico das concentrações terapêuticas, baseadas em dados humanos, é de 10 a 20 µg/mℓ. A coleta de plasma para determinação dessas concentrações deve ser feita imediatamente antes da próxima dose programada.

Fármacos simpatomiméticos também podem ser bons broncodilatadores. A terbutalina é seletiva para receptores β_2-adrenérgicos, diminuindo seus efeitos cardíacos. Os efeitos adversos possíveis são nervosismo, tremores, hipotensão e taquicardia. A terbutalina pode ser administrada por via subcutânea para o tratamento de emergências respiratórias; também pode ser dada por via oral. Observe que a dose oral recomendada para gatos (um oitavo a um quarto de um comprimido de 2,5 mg; ver Boxe 21.4) é inferior à dose comumente citada de 1,25 mg/gato. A dose subcutânea é menor ainda: 0,01 mg/kg, repetida uma vez em 5 a 10 minutos, se necessário.

Os broncodilatadores podem ser administrados a gatos por inalador dosimetrado para o tratamento imediato de problemas respiratórios agudos (crise de asma). O salbutamol em inalador dosimetrado com espaçador e máscara (ver detalhes na seção *Glicocorticoides*) é rotineiramente prescrito a gatos com bronquite idiopática.

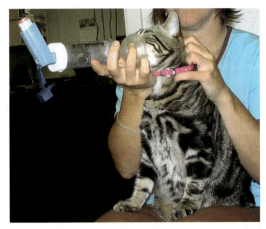

Figura 21.4 Administração de medicamentos por inalador dosimetrado a um gato. O dispositivo com máscara e câmara é o Aerokat (Trudell Medical International, London, Ontario, Canadá).

OUTROS POSSÍVEIS TRATAMENTOS

A administração de um antibiótico eficaz contra *Mycoplasma* é considerada devido à dificuldade de documentação dessa infecção. A doxiciclina (5 mg/kg VO a cada 12 horas ou 10 mg/kg a cada 24 horas) é administrada por 14 dias. Para gatos de difícil medicação, a azitromicina (5 a 10 mg/kg VO a cada 12 horas por 1 dia, então a cada 3 dias) pode ser usada. Em caso de isolamento de *Mycoplasma* em amostras de vias respiratórias ou houver resposta terapêutica, a administração do antibiótico por meses talvez seja necessária para debelar a infecção. Mais estudos são necessários. Lembre-se que a administração da doxiciclina deve ser sempre seguida por água para minimizar a incidência de estenose esofágica. Além dos efeitos antibacterianos, há evidências de que esses fármacos têm propriedades anti-inflamatórias em seres humanos.

Tutores e veterinários têm demonstrado muito interesse no uso de inibidores de leucotrieno para administração oral em gatos (p. ex., Accolate®, Singulair®, Zyflo®). No entanto, o médico deve estar ciente de que, em seres humanos, os inibidores de leucotrieno são *menos* efetivos do que os glicocorticoides no tratamento da asma. Suas principais vantagens em seres humanos são os menores efeitos colaterais em comparação aos glicocorticoides e a facilidade de administração. Até o momento, estudos de toxicidade desses fármacos em gatos não foram realizados. Além disso, vários estudos preliminares sugerem que a inibição de leucotrieno em gatos não teria eficácia comparável àquela obtida em humanos. Portanto, o uso rotineiro de inibidores de leucotrieno em gatos não é hoje defendido.

AUSÊNCIA DE RESPOSTA

Em caso de ausência de resposta ao tratamento com glicocorticoide e broncodilatador ou exacerbação dos sinais durante a terapia a longo prazo, responda as perguntas listadas no Boxe 21.7.

Prognóstico

O prognóstico de controle dos sinais clínicos de bronquite felina idiopática é bom na maioria dos gatos, em especial na ausência de danos permanentes extensos. A cura completa é improvável e a maioria dos gatos precisa de medicação contínua. As crises asmáticas graves e agudas são associadas ao risco de morte súbita. Gatos com inflamação persistente e não tratada das vias respiratórias podem desenvolver alterações permanentes de bronquite crônica e enfisema.

TRAQUEOBRONCOMALÁCIA (COLAPSO DE TRAQUEIA)

Etiologia

A traqueia normal é circular em corte transversal (ver Figuras 21.7 B e também 20.27 A). Os anéis cartilaginosos da traqueia mantêm o lúmen do órgão durante todas as fases da respiração silenciosa. Esses anéis são unidos por ligamentos anulares fibroelásticos que mantêm a flexibilidade e permitem o movimento

BOXE 21.7

Considerações em gatos com bronquite que não respondem ao tratamento com glicocorticoide e broncodilatador.

O gato está recebendo os medicamentos prescritos?
Meça as concentrações plasmáticas de teofilina
Inicie o tratamento experimental com glicocorticoides de ação prolongada

Uma doença subjacente foi omitida na primeira avaliação?
Repita a avaliação diagnóstica, inclusive anamnese completa quanto a possíveis alergênios, radiografias torácicas, análise do fluido do lavado traqueal, exames para dirofilariose e coproparasitológico. Além disso, solicite hemograma completo, bioquímica sérica e urinálise
Inicie o tratamento experimental com medicamento contra *Mycoplasma* spp
Comece as tentativas de manipulação ambiental para minimizar a possível exposição a alergênios e irritantes

Houve desenvolvimento de uma doença complicadora?
Repita a avaliação diagnóstica como descrito nas seções anteriores

---

do pescoço sem comprometimento das vias respiratórias. A membrana traqueal dorsal, constituída pelo músculo traqueal longitudinal e tecido conjuntivo, completa os anéis. O termo *colapso de traqueia* se refere ao estreitamento do lúmen traqueal decorrente do enfraquecimento dos anéis cartilaginosos e/ou redundância da membrana traqueal dorsal.

Essa descrição comum do colapso de traqueia representa uma simplificação excessiva da doença, que tem vários quadros clínicos. O colapso pode ser causado por uma anomalia congênita de cães de porte pequeno. Em muitos cães, a predisposição congênita é exacerbada por uma doença inflamatória subsequente ou outros fatores. O colapso também pode ocorrer em cães de raças *não* reconhecidas como predispostas, em consequência da inflamação crônica das vias respiratórias. Além disso, pode haver acometimento dos brônquios de forma isolada ou associada à traqueia, já que o lúmen brônquico é normalmente sustentado por balsas de cartilagem em suas paredes. A medicina humana utiliza o termo *traqueobroncomalácia* (TBM) e a doença é ainda classificada como primária (congênita) ou secundária (adquirida). Essa terminologia descreve com maior precisão as doenças observadas em cães e deve ser adotada pelos veterinários.

A base congênita da TBM canina é indicada por sua alta prevalência em animais de porte pequeno. Além disso, vários estudos demonstraram diferenças ultraestruturais na cartilagem traqueal de cães de raças *toy* com colapso de traqueia em comparação a traqueias normais. Muitos desses cães demoram a apresentar sinais. Acredita-se que os sinais sejam desencadeados pela transformação de um evento "agudo em crônico". A exacerbação de doenças provoca aumento dos esforços respiratórios, inflamação das vias respiratórias e/ou tosse. Dentre essas doenças, estão obstrução das vias respiratórias superiores, CRIC, aumento de volume do coração ou insuficiência cardíaca ou ainda parasitoses, talvez com contribuições da obesidade, exposição à fumaça de cigarro ou má saúde bucal.

Alterações nas pressões intratorácicas e nas vias respiratórias durante o aumento dos esforços respiratórios ou tosse contribuem para o estreitamento da traqueia e alongamento do ligamento dorsal. No colapso grave, a vibração ou trauma físico na mucosa pode estimular ainda mais a tosse. A inflamação também contribui para um ciclo contínuo de tosse e colapso. Colagenases e proteases liberadas por células inflamatórias podem enfraquecer a estrutura das vias respiratórias. Lesões no epitélio traqueal, alterações na composição do muco e secreção prejudicam a depuração das vias respiratórias. Irritantes e microrganismos antes tolerados podem perpetuar a inflamação e tosse.

Esses fatores exacerbantes, se suficientemente graves ou crônicos, podem levar ao desenvolvimento de TBM mesmo cães sem fraqueza congênita das cartilagens. É claro que esses cães também podem apresentar anomalias congênitas na cartilagem, desequilíbrios em seus mediadores pró-inflamatórios e anti-inflamatórios ou outros fatores predisponentes ainda não compreendidos.

As consequências clínicas da TBM são tosse crônica e progressiva que pode, em última análise, causar obstrução das vias respiratórias maiores. Em alguns casos, há predominância de sinais de obstrução extratorácica das vias respiratórias maiores na ausência de tosse. A maioria desses cães apresenta aumento dos esforços inspiratórios em caso de atividade ou estresse, estertor à inspiração e, por fim, episódios de hipoxemia. Como a tosse progressiva crônica da TBM é semelhante à da inflamação crônica das vias respiratórias (p. ex., bronquite crônica idiopática, broncopneumopatia eosinofílica, bronquite bacteriana, doença parasitária) e a TBM pode ser uma consequência (ou coincidir) dessas doenças, a avaliação diagnóstica minuciosa e cuidadosa é essencial.

A prevalência de TBM em cães não é conhecida. De modo geral, os estudos são realizados em instituições de referência e podem super-representar cães com sinais pouco responsivos. Em um relato de broncoscopias em 58 cães, metade apresentava algum tipo de colapso das vias respiratórias (Johnson et al., 2010). O colapso brônquico foi relatado em 35 de 40 (87,5%) cães braquicefálicos submetidos à broncoscopia (Delorenzi et al., 2009). Dentre 115 cães com tosse crônica, 59 (51%) tinham TBM (Hawkins et al., 2010). Além disso, 31 de 32 (97%) cães de raças *toy* tinham TBM entre seus diagnósticos.

O colapso de traqueia é raro em gatos e, na maioria das vezes, é secundário a uma obstrução traqueal, causada por tumor, corpo estranho ou lesão traumática.

Características clínicas

A TBM pode ser primária ou secundária e afetar a traqueia e/ou brônquios. O mais importante, do ponto de vista clínico, é que o colapso pode ocorrer predominantemente nas vias respiratórias extratorácicas (traqueia cervical e/ou torácica) ou intratorácicas (traqueia intratorácica e/ou brônquica). Cães com colapso de traqueia predominantemente extratorácico podem apresentar sinais de obstrução das vias respiratórias superiores, inclusive problemas respiratórios mais pronunciados à inspiração e estertores audíveis. Em cães com colapso intratorácico das vias respiratórias, o problema respiratório tende a ser mais pronunciado à expiração e geralmente está associado a um chiado alto/tosse (Vídeo 21.2).

Talvez haja uma relação entre o colapso das vias respiratórias extratorácicas e a TBM primária (congênita) e entre o colapso intratorácico das vias respiratórias e a TBM secundária (em uma raça predisposta ou não). Essa conjectura é parcialmente apoiada por um estudo de respiração corrente e alças de fluxo e volume em cães de raças *toy* e pequeno porte com colapso de traqueia e nenhuma evidência de outra doença respiratória, em que as anomalias foram observadas principalmente à inspiração (Pardali et al., 2010). Em um estudo de 18 cães com broncomalácia, mas sem colapso de traqueia, a inflamação foi identificada no LBA e na biópsia brônquica e a tosse foi descrita como branda e acompanhada por chiado (Adamama-Moraitou et al., 2012).

De modo geral, embora animais de qualquer idade e raça possam apresentar TBM, a doença é mais comum em cães de raças *toy* e miniatura de meia-idade. Os sinais podem ser agudos ou progredir de forma lenta, ao longo de meses a anos. A principal característica clínica da maioria dos cães é a tosse não produtiva, descrita como um "grasnar de ganso". A tosse é pior durante a agitação ou exercício; ou ainda quando a coleira pressiona o pescoço. Por fim (geralmente após anos de tosse crônica), os problemas respiratórios causados por obstrução ao fluxo de ar podem ser associados à agitação, exercício ou superaquecimento. Sinais sistêmicos, como perda de peso, anorexia e depressão, não são esperados.

Como discutido, alguns cães apresentam principalmente sinais de obstrução das vias respiratórias superiores sem tosse, também exacerbados por agitação, exercício ou calor. Os estertores podem ser auscultados em períodos de aumento dos esforços respiratórios.

O colapso de traqueia em gatos é raro e geralmente secundário a outra doença obstrutiva. Possíveis traumas e exposição a corpos estranhos devem ser questionados com cuidado.

No exame físico, a tosse geralmente pode ser provocada pela palpação da traqueia, em especial nos cães com tosse como sinal predominante. Um estalido ou clique no final da expiração pode ser auscultado devido ao colapso intratorácico completo. Pacientes com intolerância ao exercício ou desconforto respiratório apresentam aumento dos esforços inspiratórios e estertor por colapso da traqueia extratorácica, além de chiado/tosse à expiração devido ao colapso da traqueia intratorácica. Cães com sinais moderados ou intermitentes podem ser exercitados para identificação de padrões ou sons respiratórios característicos.

A anamnese e o exame físico também devem enfatizar a busca por fatores que exacerbem ou compliquem a doença. A frequente associação à bronquite crônica canina foi mencionada. Outras possibilidades são doença cardíaca que causa aumento de volume do átrio esquerdo por displasia da válvula mitral ou edema pulmonar, inflamação das vias respiratórias causada por infecção bacteriana, bronquite alérgica, exposição à fumaça (p. ex., de cigarro ou lareira) ou intubação recente, obstrução das vias respiratórias superiores por alongamento do palato mole, estenose de narinas ou paralisia ou colapso de laringe e distúrbios sistêmicos, como obesidade ou hiperadrenocorticismo.

Diagnóstico

A TBM é diagnosticada com base em sinais clínicos e achados de radiografias cervicais e torácicas. Radiografias cervicais para avaliação do tamanho do lúmen da traqueia extratorácica são obtidas durante a inspiração (Figura 21.5), quando o estreitamento causado pelo colapso de traqueia é mais evidente devido à pressão negativa das vias respiratórias. Em contrapartida, o tamanho do lúmen da traqueia intratorácica é avaliado em radiografias torácicas obtidas durante a expiração, quando o aumento das pressões intratorácicas torna o colapso mais aparente (Figura 21.6). Radiografias torácicas também devem ser obtidas durante a inspiração para detecção de anomalias brônquicas ou parenquimatosas simultâneas. (Ver discussão sobre radiografias no Capítulo 20.) Deve-se notar que o achado radiográfico comum de uma membrana traqueal dorsal redundante pode ser resultado do excesso de tecido mole (provavelmente esôfago) e não TBM (Bylicki et al., 2015).

A avaliação fluoroscópica dá uma visão "cinematográfica" da dinâmica das vias respiratórias maiores, facilitando as alterações no diâmetro luminal em comparação à radiografia de rotina. A sensibilidade da fluoroscopia para detecção do colapso das vias respiratórias é maior se for possível induzir a tosse durante a avaliação por pressão da traqueia. É provável que algum grau de colapso seja normal durante a tosse e, em seres humanos, o diagnóstico de TBM é estabelecido pela redução do diâmetro luminal em mais de 70% durante a expiração forçada. Esse critério foi recentemente aumentado em 50% porque estudos em seres humanos demonstraram que a tosse forte pode causar colapso quase total em alguns animais aparentemente saudáveis.

A broncoscopia também auxilia o diagnóstico de colapso das vias respiratórias (Figura 21.7; ver também Figura 21.3). Os brônquios de cães de pequeno porte podem ser difíceis de avaliar à radiografia ou fluoroscopia, mas são facilmente examinados à broncoscopia. A broncoscopia e a coleta de amostras das vias respiratórias (como por LBA e escovas brônquicas) ajudam a identificação de doenças exacerbadoras ou concomitantes.

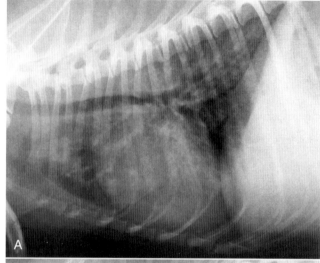
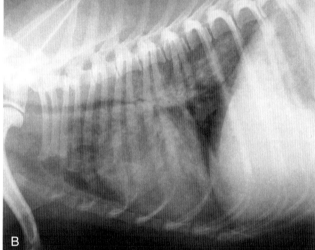

Figura 21.6 Radiografias laterais de um cão com traqueobroncomalácia. À inspiração (**A**), a traqueia e o tronco pulmonar principal são quase normais. À expiração (**B**), a traqueia intratorácica e o tronco pulmonar principal apresentam estenose grave. O parênquima pulmonar não deve ser avaliado em radiografias tentada usando filmes expostos durante a expiração.

A broncoscopia é realizada com o paciente sob anestesia geral, o que interfere na capacidade de indução de tosse. No entanto, a manutenção da anestesia em um plano leve durante a manipulação das vias respiratórias tende a causar respirações mais fortes, aumentando a probabilidade de identificação do colapso das vias respiratórias.

Outros exames são realizados para identificação de doenças exacerbadoras ou concomitantes. O fluido do lavado traqueal é analisado por citologia e cultura caso a broncoscopia com coleta de amostras não seja realizada. Outras considerações são exame das vias respiratórias superiores, do coração e para detecção de doenças sistêmicas.

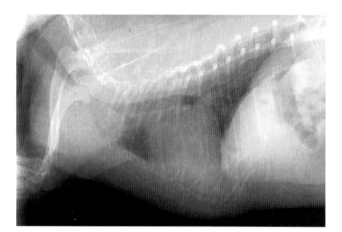

Figura 21.5 Radiografia lateral do tórax e pescoço de um cão com colapso de traqueia, obtida durante a inspiração. A faixa das vias respiratórias extratorácicas apresenta grave estenose cranial à entrada torácica.

Tratamento

O tratamento medicamentoso é adequado para a maioria dos animais. Em um estudo com 100 cães, feito por White et al. (1994), o tratamento medicamentoso levou à resolução

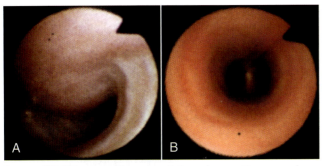

Figura 21.7 Imagens broncoscópicas de um cão com colapso de traqueia. **A.** A membrana traqueal dorsal é muito maior em comparação a um cão normal. **B.** O lúmen das vias respiratórias está bastante comprometido.

dos sinais por pelo menos 1 ano em 71% dos casos. Cães com excesso de peso são colocados em dieta para emagrecimento. Peitorais devem ser usados em vez de coleiras e os tutores devem ser aconselhados a evitar que seus cães fiquem superaquecidos (p. ex., os animais não devem ser deixados no carro). A agitação excessiva deve ser evitada. Sedativos, como fenobarbital, são prescritos para alguns animais para uso a curto prazo e podem ser administrados antes de eventos estressantes conhecidos. Em alguns pacientes, ansiolíticos, como a trazodona, podem ser benéficos no manejo prolongado.

Antitussígenos são usados para controle dos sinais e interrupção do possível ciclo de perpetuação da tosse (ver Tabela 21.1). A dose e a frequência de administração dos antitussígenos são ajustadas como necessário. A princípio, a dose alta e a administração frequente podem ser necessárias para interromper o ciclo de tosse. Depois, a frequência de administração e a dose podem ser reduzidas. Nos casos refratários, a adição de maropitant ou gabapentina é uma opção. O efeito supressor da tosse do maropitant pode não ser aparente por 1 a 2 semanas (Grobman e Reinero, 2016). A gabapentina tem sido usada para ajudar o controle da tosse crônica refratária em seres humanos por meio de mecanismos semelhantes aos que atuam na dor neuropática (Ryan, 2015).

Doses anti-inflamatórias de *glicocorticoides* podem ser dadas por um curto período durante a exacerbação dos sinais (prednisona, 0,5 a 1 mg/kg VO a cada 12 horas até a diminuição dos sinais; depois, a dose é gradualmente reduzida e o tratamento é interrompido ao longo de 3 a 4 semanas). O uso a longo prazo deve ser evitado devido à possível ocorrência de efeitos colaterais prejudiciais, como a obesidade, mas é muitas vezes necessário para controle dos sinais, em especial em pacientes com bronquite crônica. Corticosteroides inalatórios podem ser usados em caso de resposta terapêutica positiva para minimizar os efeitos colaterais sistêmicos.

Os broncodilatadores podem ser benéficos em cães com bronquite crônica concomitante. É provável que os efeitos benéficos possam ser atribuídos à ação anti-inflamatória e ao aumento da atividade esteroide ou melhora da depuração mucociliar, e não à broncodilatação. O uso de glicocorticoides e broncodilatadores para tratamento da doença inflamatória das vias respiratórias é discutido com mais detalhes nas seções sobre bronquite crônica canina e bronquite felina.

Cães com sinais de insuficiência mitral são tratados de forma específica (ver Capítulo 6). Cães com anomalias que causam obstrução das vias respiratórias superiores são submetidos a procedimentos cirúrgicos corretivos.

Antibióticos não são indicados no tratamento de rotina da TBM. Cães com evidências de infecção à análise do fluido do lavado traqueal ou LBA devem ser tratados com os antibióticos apropriados (escolhidos com base nos resultados do antibiograma). Como a maioria dos antibióticos não atinge altas concentrações nas vias respiratórias, doses relativamente elevadas são administradas por várias semanas, como descrito para a bronquite crônica canina. Quaisquer outros problemas identificados durante a avaliação diagnóstica devem ser abordados.

Uma nova abordagem para o tratamento da TBM, relatada por Adamama-Moraitou et al. (2012), usa *estanozolol* para melhorar a força da parede traqueal, mas esse tratamento não foi amplamente adotado. Os possíveis mecanismos são aumento da síntese de proteína ou colágeno, aumento do teor de sulfato de condroitina, aumento da massa corpórea magra e diminuição da inflamação. Cães com colapso de traqueia, mas não bronquite, foram tratados por via oral com 0,3 mg/kg de estanozolol divididos em duas administrações por dia durante 2 meses; o tratamento foi gradualmente interrompido ao longo de 15 dias. Os cães tratados com estanozolol apresentam melhora de alguns sinais clínicos depois de 30 dias; além disso, a melhora do grau de colapso foi observada à traqueoscopia aos 75 dias.

O *tratamento de cães em desconforto agudo* e sinais de obstrução extratorácica das vias respiratórias ou obstrução intratorácica das vias respiratórias maiores é discutido no Capítulo 25.

O implante de *stents* de traqueia deve ser considerado em cães com TBM e ausência de ventilação efetiva devido à obstrução das vias respiratórias apesar do tratamento médico agressivo. O *stent* também pode ser usado em cães com tosse refratária, mas com resultado geralmente insatisfatório. A introdução de *stents* traqueais intraluminais reduziu consideravelmente a morbidade e melhorou o sucesso da intervenção cirúrgica. Os *stents* mais usados são os autoexpansíveis e feitos com ligas de níquel e titânio (Figura 21.8). Em mãos experientes, a colocação desses *stents* é simples e realizada durante anestesia curta sob orientação fluoroscópica ou broncoscópica. A colocação do *stent* está associada à morbidade mínima e a resposta é imediata e muitas vezes dramática. No entanto, os sinais clínicos podem não se resolver por completo, o colapso das vias respiratórias além da traqueia e as doenças concomitantes não são diretamente abordadas (o que quase sempre leva à necessidade de tratamento médico contínuo) e complicações, como infecção, crescimento do tecido e fratura do *stent*, podem ocorrer. De modo geral, a tosse piora de maneira significativa nas primeiras semanas após a colocação do *stent* e deve ser controlada para minimizar o trauma ao dispositivo. A princípio, a tosse é decorrente de danos diretos ao endotélio traqueal pelo *stent*. Além disso, a tosse contínua da inflamação das vias respiratórias pode ser exacerbada por áreas de acúmulo de muco, nas quais o *stent* não repousa perfeitamente contra o epitélio, e por infecções crônicas. Os resultados após a colocação do *stent* intraluminal são encorajadores; assim, os proprietários motivados de um cão com colapso

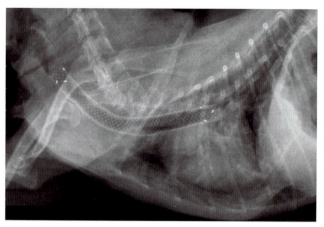

Figura 21.8 Radiografia lateral do cão com colapso de traqueia (mostrado na Figura 21.6) após a colocação de um *stent* intraluminal. O *stent* tem estrutura em forma de malha e estende por quase toda a traqueia.

de traqueia que não responde bem ao tratamento médico, principalmente quanto à ventilação, devem ser encaminhados a alguém com experiência na colocação de *stent* para que essa opção seja considerada.

Stents extraluminais confeccionados com anéis plásticos também podem ser implantados. Esse procedimento tem a vantagem de grande durabilidade ao longo de muitos anos. O procedimento é tecnicamente mais difícil do que a colocação de *stents* intraluminais, a morbidade perioperatória é alta devido a lesões em nervos laríngeos ou outras estruturas cervicais e somente a traqueia cervical é acessada com facilidade. No entanto, o sucesso tem sido relatado, mesmo em cães com colapso intratorácico (Becker et al., 2012). Esse procedimento talvez deva ser considerado, em especial em cães muito jovens que, de outra forma, poderiam sobreviver mais do que o *stent* intraluminal.

Prognóstico

Na maioria dos cães, os sinais clínicos podem ser controlados com tratamento médico consciente e realização de avaliações diagnósticas durante episódios de exacerbação persistente de sinais. Os animais com sinais graves apesar do cuidado médico adequado têm prognóstico reservado e os tutores motivados devem ser encaminhados para a possível colocação do *stent*. Um estudo com 27 cães submetidos ao implante de *stent* intraluminal mostrou que a sobrevida mediana foi de 502 dias; 78% dos cães sobreviveram 6 meses; 60% dos cães sobreviveram 1 ano; e 26% dos cães sobrevivem pelo menos 2 anos (Rosenheck et al., 2017). O tratamento médico contínuo é necessário e a taxa de complicações graves relacionada aos *stents* foi de cerca de 40% (Rosenheck et al., 2017; Tinga et al., 2015).

BRONQUITE ALÉRGICA

A bronquite alérgica é uma resposta de hipersensibilidade das vias respiratórias a um ou mais alergênios. Acredita-se que os alergênios ofensores sejam inalados, embora alergênios alimentares também possam estar envolvidos. O diagnóstico definitivo requer identificação dos alergênios e a resolução dos sinais após sua eliminação ou a hipossensibilização bem-sucedida. Está bem documentado que a exposição proposital de gatos a alergênios inalados pode produzir bronquite felina, mas poucos estudos clínicos controlados de grande porte descrevem a bronquite alérgica em cães ou gatos; além disso, esses estudos são complicados pela dificuldade de descartar outras possíveis etiologias de bronquite e diferenciar a bronquite alérgica da bronquite crônica idiopática (Trzil e Reinero, 2014).

Em um estudo realizado por Prost (2004) e apresentado como resumo, 15 dos 20 gatos submetidos aos testes intradérmicos foram positivos para alergênios aéreos. Para gatos que reagiram a ácaros de poeira ou antígenos de baratas, recomendou-se a interrupção da administração de qualquer alimento seco (ou seja, apenas alimentos em lata foram fornecidos). Três gatos apresentaram remissão dos sinais apenas com esse tratamento. A imunoterapia (dessensibilização) pareceu reduzir ou eliminar os sinais em alguns dos outros gatos. Como estudo preliminar, outros tratamentos também foram prescritos aos gatos do estudo e não houve descrição de uma população controle.

É provável que alguns pacientes com bronquite alérgica sejam diagnosticados de forma errônea devido à dificuldade de identificação de alergênios específicos. Em cães, a bronquite alérgica de longa data pode causar alterações permanentes, reconhecidas como bronquite crônica canina. Em gatos, a não identificação específica dos alergênios leva ao diagnóstico de bronquite felina idiopática.

Em cães, a bronquite alérgica pode causar tosse aguda ou crônica. Problemas respiratórios e chiado são raros. O exame físico e os achados radiográficos refletem a presença de doença brônquica, como descrito na seção *Bronquite crônica canina*. A inflamação eosinofílica é esperada no lavado traqueal ou LBA. Exames para detecção de dirofilariose e coproparasitológico para diagnóstico de parasitas pulmonares são realizados para eliminar o parasitismo como causa da inflamação eosinofílica. Em cães com menos de 2 anos, a avaliação broncoscópica para diagnóstico de *O. osleri* também deve ser considerada (ver seção a seguir).

Em gatos com bronquite alérgica, o quadro clínico e os resultados de exames diagnósticos são os mesmos descritos para a bronquite felina idiopática, com eosinofilia em amostras de vias respiratórias.

A princípio, o tratamento da bronquite alérgica é focado na identificação e eliminação de possíveis alergênios do ambiente (ver seção sobre bronquite felina). Dietas com novas fontes de proteínas e carboidratos também podem ser consideradas. De acordo com o estudo preliminar já descrito, uma mudança na dieta para alimentos em lata pode ser benéfica em alguns casos. Essa experimentação com ambiente e dieta só é possível em pacientes com sinais clínicos brandos o suficiente para retardar a administração de glicocorticoides e broncodilatadores, descrita nas seções *Bronquite crônica canina* e *Bronquite felina (idiopática)*. As tentativas de eliminação ainda podem ser feitas quando os sinais clínicos forem controlados com medicamentos, mas a confirmação de um efeito benéfico exige a interrupção do tratamento; além disso, o diagnóstico definitivo requer a reintrodução do alergênio, que pode não ser necessária ou prática em todos os casos.

A imunoterapia específica para gatos com bronquite alérgica induzida de maneira artificial foi relatada. Esquemas de hipossensibilização para cães e gatos com bronquite alérgica de ocorrência natural são promissores, mas os critérios para escolha dos pacientes e a taxa de sucesso esperada não foram estabelecidos.

OSLERUS OSLERI

Etiologia

O. osleri é um parasita incomum de cães jovens, geralmente com menos de 2 anos. Os parasitas adultos vivem na carina e no tronco principal e causam uma reação inflamatória local e nodular com fibrose. As larvas de primeiro estágio são tossidas e deglutidas. Em cães, a principal causa de infecção parece ser o contato íntimo com sua mãe enquanto filhotes.

Características clínicas

Os cães jovens acometidos apresentam tosse aguda, barulhenta e improdutiva; ocasionalmente, há chiado. Fora isso, os cães parecem saudáveis, tornando o quadro clínico indistinguível do CRIC. No entanto, a tosse persiste e, por fim, há obstrução das vias respiratórias devido à formação de nódulos reativos.

Diagnóstico

Às vezes, os nódulos na carina podem ser reconhecidos em radiografias. O exame citológico do fluido de lavado traqueal de alguns cães revela ovos ou larvas características, estabelecendo o diagnóstico definitivo (ver Tabela 20.1). As larvas são raramente encontradas em amostras de fezes com uso de sulfato de zinco (gravidade específica [s.g.], 1,18) flotação (técnica preferida) ou método de Baermann.

O método de diagnóstico mais sensível, a broncoscopia, permite fácil visualização dos nódulos (Figura 21.9). As escovações dos nódulos são obtidas e imediatamente avaliadas à citologia para detecção das larvas. O material pode ser examinado diretamente em soro fisiológico ou corado com novo azul de metileno. Se o diagnóstico definitivo não for obtido pela análise das escovações, amostras de biópsia são obtidas.

Tratamento

O tratamento com ivermectina (400 µg/kg VO ou SC) é recomendado em cães das raças apropriadas. A mesma dose é administrada novamente a cada 3 semanas por quatro tratamentos. A ivermectina não pode ser dada a Collies ou raças relacionadas. Um tratamento alternativo é o fembendazol (50 mg/kg a cada 24 horas por 7 a 14 dias).

Prognóstico

O prognóstico de cães tratados com ivermectina é bom; o fármaco parece ter sucesso na eliminação da infecção no número limitado de cães que foram tratados. Os pacientes devem ser devidamente acompanhados para assegurar a eficácia do tratamento.

Leitura sugerida

Adamama-Moraitou KK, et al. Conservative management of canine tracheal collapse with stanozolol: a double blinded, placebo control clinical trial. *Int J Immunopathol Pharmacol*. 2011;24:111.

Adamama-Moraitou KK, et al. Canine bronchomalacia: a clinicopathological study of 18 cases diagnosed by endoscopy. *Vet J*. 2012; 191:261.

American Animal Hospital Association (AAHA) Canine Vaccination Taskforce. AAHA canine vaccination guidelines. *J Am Anim Hosp Assoc*. 2011;47(1):2011.

Barnes PJ. Theophylline: new perspectives for an old drug. *Am J Respir Crit Care Med*. 2003;167:813.

Becker WM, et al. Survival after surgery for tracheal collapse and the effect of intrathoracic collapse on survival. *Vet Surg*. 2012;4:501.

Bylicki BJL, et al. Comparison of the radiographic and tracheoscopic appearance of the dorsal tracheal membrane in large and small breed dogs. *Vet Radiol Ultrasound*. 2015;56:602.

Castleman WL, et al. Canine H3N8 influenza virus infection in dogs and mice. *Vet Pathol*. 2010;47:507.

Cocayne CG, et al. Subclinical airway inflammation despite high-dose oral corticosteroid therapy in cats with lower airway disease. *J Feline Med Surg*. 2011;13:558.

Cohn LA, et al. Effects of fluticasone propionate dosage in an experimental model of feline asthma. *J Fel Med Surg*. 2010;12:91.

Crawford PC, et al. Transmission of equine influenza virus to dogs. *Science*. 2005;310:482.

DeLorenzi D, et al. Bronchial abnormalities found in a consecutive series of 40 brachycephalic dogs. *J Am Vet Med Assoc*. 2009;235:835.

Ellis JA, et al. Effect of vaccination on experimental infection with *Bordetella bronchiseptica* in dogs. *J Am Vet Med Assoc*. 2001;218:367.

Ellis JA, et al. Comparative efficacy of intranasal and oral vaccines against *Bordetella bronchiseptica* in dogs. *Vet J*. 2016;212:71.

Ellis JA. How well do vaccines for *Bordetella bronchiseptica* work in dogs? A critical review of the literature 1977-2014. *Vet J*. 2015;204:5.

Foster S, Martin P. Lower respiratory tract infections in cats: reaching beyond empirical therapy. *J Fel Med Surg*. 2011;13:313.

Gore T. Intranasal kennel cough vaccine protecting dogs from experimental *Bordetella bronchiseptica* challenge within 72 hours. *Vet Rec*. 2005;156:482.

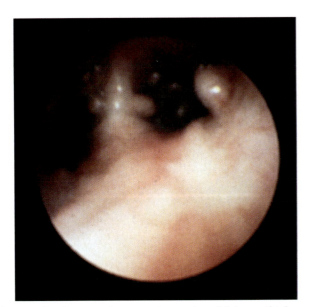

Figura 21.9 Visão broncoscópica de nódulos múltiplos na carina de um cão infectado por *Oslerus osleri*.

Grobman M, Reinero C. Investigation of neurokinin-1 receptor antagonism as a novel treatment for chronic bronchitis in dogs. *J Vet Intern Med.* 2016;30:847.

Hawkins EC, et al. Demographic and historical findings, including exposure to environmental tobacco smoke, in dogs with chronic cough. *J Vet Intern Med.* 2010;24:825.

Jacobs AAC, et al. Protection of dogs for 13 months against *Bordetella bronchiseptica* and canine parainfluenza virus with a modified live vaccine. *Vet Rec.* 2005;157:19.

Johnson LR, et al. Tracheal collapse and bronchomalacia in dogs: 58 cases (7/2001-1/2008). *J Vet Intern Med.* 2010;24:298.

Lappin MR, et al. Antimicrobial use guidelines for treatment of respiratory tract disease in dogs and cats: Antimicrobial Guidelines Working Group of the International Society for Companion Animal Infectious Diseases. *J Vet Intern Med.* 2017;31:279.

Moise NS, et al. Bronchopulmonary disease. In: Sherding RG, ed. *The cat: diseases and clinical management.* New York: Churchill Livingstone; 1989.

Newbury S, et al. Prolonged intermittent virus shedding during an outbreak of canine influenza A H3N2 virus infection in dogs in three Chicago area shelters: 16 cases (March to May 2015). *J Am Vet Med Assoc.* 2016;248:1022.

Padrid P. Feline asthma: diagnosis and treatment. *Vet Clin North Am Small Anim Pract.* 2000;30:1279.

Pardali D, et al. Tidal breathing flow-volume loop analysis for the diagnosis and staging of tracheal collapse in dogs. *J Vet Intern Med.* 2010;24:832.

Prost C. Treatment of allergic feline asthma with allergen avoidance and specific immunotherapy. *Vet Dermatol.* 2004;13(suppl 1):55. Abstract.

Reinero CR. Advances in the understanding of pathogenesis, and diagnostics and therapeutics for feline allergic asthma. *Vet J.* 2011;190:28.

Rosenheck S, et al. Effect of variations in stent placement on outcome of endoluminal stenting for canine tracheal collapse. *J Am Anim Hosp Assoc.* 2017;53:150.

Ruch-Gallie R, et al. Adenovirus 2, *Bordetella bronchiseptica*, and parainfluenza molecular diagnostic assay results in puppies after vaccination with modified live vaccines. *J Vet Intern Med.* 2016;30:164.

Ryan NM. A review on the efficacy and safety of gabapentin in the treatment of chronic cough. *Expert Opin Pharmacother.* 2015;16:135.

Rycroft AN, et al. Serologic evidence of *Mycoplasma cynos* infection in canine infectious respiratory disease. *Vet Microbiol.* 2007;120:358.

Speakman AJ, et al. Antibiotic susceptibility of canine *Bordetella bronchiseptica* isolates. *Vet Microbiol.* 2000;71:193.

Tinga S, et al. Comparison of outcome after use of extra-luminal rings and intra-luminal stents for treatment of tracheal collapse in dogs. *Vet Surg.* 2015;44:858.

Trzil JE, Reinero CR. Update on feline asthma. *Vet Clin North Am Small Anim Pract.* 2014;44:91.

White RAS, et al. Tracheal collapse in the dog: is there really a role for surgery? A survey of 100 cases. *J Small Anim Pract.* 1994;35:191.

Yao C, et al. Filaroides osleri (Oslerus osleri): two case reports and a review of canid infections in North America. *Vet Parasitol.* 2011;179:123.

CAPÍTULO 22

Distúrbios do Parênquima Pulmonar e da Vasculatura

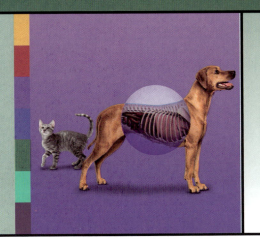

PNEUMONIAS VIRAIS

A maioria dos vírus respiratórios causa sinais autolimitados de traqueobronquite em cães (ver sobre complexo respiratório infeccioso canino (CRIC) no Capítulo 21) ou infecção do trato respiratório superior em gatos (ver sobre infecção do trato respiratório superior felino no Capítulo 15). Em cães, *Bordetella bronchiseptica*, o vírus da influenza canina e o vírus da cinomose podem causar pneumonia de forma direta. A infecção por *B. bronchiseptica* e influenza canina são discutidas principalmente com o CRIC no Capítulo 21; a cinomose canina é descrita no Capítulo 94. As infecções bacterianas secundárias podem complicar as infecções por esses ou outros microrganismos associados ao CRIC. O tratamento da infecção viral é de suporte. A abordagem diagnóstica e o tratamento da pneumonia bacteriana são discutidos na próxima seção.

Em gatos, o calicivírus pode causar pneumonia, mas essa manifestação é rara. A forma seca da peritonite infecciosa felina pode afetar os pulmões, mas os gatos geralmente apresentam sinais de acometimento de outros órgãos. A peritonite infecciosa felina é discutida no Capítulo 94.

PNEUMONIA BACTERIANA

Etiologia

Diversas bactérias podem infectar os pulmões. Isolados bacterianos comuns em cães e gatos com infecção pulmonar são *B. bronchiseptica*, *Streptococcus* spp., *Staphylococcus* spp., *Escherichia coli*, *Pasteurella* spp., *Klebsiella* spp., *Proteus* spp. e *Pseudomonas* spp. Os microrganismos anaeróbios podem fazer parte de infecções mistas, em especial em animais com pneumonia por aspiração ou consolidação do lobo pulmonar. *Mycoplasma* spp. foram isoladas de cães e gatos com pneumonia, mas seu papel exato não é conhecido. *Mycoplasma cynos* pode ser especialmente patogênico em cães.

As bactérias podem colonizar as vias respiratórias, os alvéolos ou o interstício. O termo *pneumonia* significa inflamação do pulmão, mas não é específico para doença bacteriana. A infecção que parece clinicamente limitada às vias respiratórias e aos tecidos peribrônquicos é chamada "bronquite bacteriana". Em caso de acometimento das três regiões, a doença é chamada *broncopneumonia bacteriana* ou *pneumonia bacteriana*. Muitos casos de pneumonia bacteriana são decorrentes da entrada de bactérias da cavidade oral e da faringe nos pulmões por meio das vias respiratórias, o que causa broncopneumonia com acometimento principalmente dos lobos pulmonares craniais e ventrais dependentes da gravidade (ver Figura 20.5). As bactérias que entram no pulmão por via hematógena tendem a provocar pneumonia com padrão caudal ou difuso e grave comprometimento intersticial. A pneumonia bacteriana de origem hematógena foi documentada em mais da metade dos gatos com pneumonia bacteriana com base nos achados do exame *post mortem* (MacDonald et al., 2003).

A pneumonia bacteriana é uma doença pulmonar comum, principalmente em cães. A pneumonia infecciosa contagiosa foi descrita em cães (Radhakrishnan et al., 2007), principalmente causada por *B. bronchiseptica* (49% dos casos). A coinfecção complicada por vírus do CRIC foi identificada em 8 de 20 cães domésticos com pneumonia bacteriana (sete com vírus da parainfluenza canina e um com coronavírus respiratório canino) (Viitanen et al., 2015). No entanto, as anomalias predisponentes também devem ser consideradas. *Cães adultos com pneumonia bacteriana não associada ao CRIC geralmente apresentam uma anomalia predisponente*. As anomalias a serem consideradas em todos os pacientes são aspiração do material ingerido ou conteúdo gástrico por fenda palatina, megaesôfago ou outras doenças associadas à pneumonia por aspiração (discutidas separadamente em uma seção posterior); diminuição da eliminação pulmonar de detritos normalmente inalados, em especial em animais com bronquite crônica, discinesia ciliar ou bronquiectasia; imunossupressão causada por fármacos, desnutrição, estresse ou endocrinopatias; inalação ou migração de corpos estranhos; e, raramente, neoplasia ou infecção fúngica ou parasitária. A imunossupressão por infecção pelo vírus da leucemia felina ou o vírus da imunodeficiência felina também deve ser considerada em gatos.

Características clínicas

Cães e gatos com pneumonia bacteriana são avaliados devido aos sinais respiratórios e/ou sinais sistêmicos. Os sinais respiratórios podem incluir tosse (geralmente, mas nem sempre, produtiva), secreção nasal mucopurulenta bilateral, intolerância a exercícios e desconforto respiratório. A tosse é menos comum em gatos com pneumonia. Os sinais sistêmicos podem incluir letargia, anorexia, febre e perda de peso. O animal pode ter histórico de doença crônica das vias respiratórias ou regurgitação. Gatos, principalmente os filhotes, de situações ambientais estressantes (p. ex., superlotação) parecem predispostos ao desenvolvimento de pneumonia por infecção por *Bordetella*. Os cães com CRIC podem ter histórico recente de tosse forte e condizente com a exposição a patógenos, como descrito no Capítulo 21. Outros possíveis fatores predisponentes, listados na seção anterior, são investigados por meio da anamnese cuidadosa.

A febre pode ser observada no exame físico, mas é identificada em apenas cerca de metade dos pacientes. Às vezes, crepitações e sibilos expiratórios podem ser auscultados; sons pulmonares anormais são proeminentes nos campos pulmonares cranioventrais em pacientes com infecção originária das vias respiratórias.

Diagnóstico

A pneumonia bacteriana é diagnosticada com base nos achados do hemograma completo, radiografias torácicas, análise citológica e cultura bacteriana do fluido do lavado traqueal. O hemograma completo com leucocitose neutrofílica e desvio à esquerda, neutropenia degenerativa com desvio à esquerda ou neutrófilos tóxicos em quantidade moderada a acentuada é compatível com pneumonia bacteriana. No entanto, a probabilidade de observação de leucograma normal ou de estresse é a mesma.

Os padrões anormais nas radiografias torácicas variam de acordo com a doença subjacente. A anomalia típica é o padrão alveolar, talvez com consolidação, que é mais grave nos lobos pulmonares dependentes (ver Figura 20.5). As marcações brônquicas e intersticiais tendem a ser aumentadas. A infecção secundária a corpos estranhos pode estar localizada em qualquer região do pulmão. Um padrão intersticial isolado pode ser observado em animais com doença branda ou em estágio inicial ou ainda naqueles com infecção de origem hematógena. O padrão brônquico isolado pode ocorrer em animais com infecção principalmente brônquica. As radiografias também são avaliadas quanto à presença de megaesôfago e outras doenças extrapulmonares.

As amostras pulmonares devem ser submetidas à análise citológica e microbiológica (culturas bacterianas e, idealmente, culturas ou reação da cadeia da polimerase [PCR] para detecção de *Mycoplasma*) para estabelecer o diagnóstico definitivo e orientar a escolha de antibióticos. As amostras devem ser coletadas antes do início da antibioticoterapia. De modo geral, uma amostra do lavado traqueal é suficiente. A inflamação neutrofílica séptica é tipicamente encontrada em animais com pneumonia bacteriana e o crescimento desses microrganismos em cultura é esperado. O exame de uma preparação corada pelo método de Gram orienta a escolha dos antibióticos enquanto os resultados da cultura ainda não foram liberados e auxilia a identificação de anaeróbios ou outros microrganismos que não crescem com facilidade em cultura (p. ex., *Mycobacteria*, microrganismos filamentosos).

Deve-se ter cuidado para identificar quaisquer problemas subjacentes. Em alguns animais, como aqueles com megaesôfago, a causa inicial é óbvia. Outros exames diagnósticos são indicados em outros pacientes, dependendo dos resultados da avaliação clínico-patológica. Dentre eles, estão broncoscopia para pesquisa de anomalias nas vias respiratórias ou corpos estranhos, raspado da conjuntiva para detecção do vírus da cinomose, sorologia ou PCR para diagnóstico de vírus ou fungos específicos e exames hormonais para determinar a presença de hiperadrenocorticismo. A discinesia ciliar é discutida brevemente no Capítulo 21. A avaliação diagnóstica dos casos de pneumonia por aspiração é discutida na seção dedicada a essa doença.

Tratamento

Antibióticos

O tratamento da pneumonia bacteriana é composto por antibióticos e cuidados de suporte, com avaliação de acompanhamento (Boxe 22.1). É difícil prever a sensibilidade aos antibióticos dos microrganismos envolvidos. A infecção por gram-negativos ou múltiplos microrganismos é comum. A princípio, os antibióticos são escolhidos com base na gravidade dos sinais clínicos e características citológicas (ou seja, morfologia e coloração de Gram) dos microrganismos em amostras pulmonares. A escolha dos antibióticos é depois modificada, conforme necessário, de acordo com a resposta clínica e os resultados das culturas bacterianas e antibiograma das amostras pulmonares.

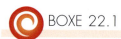

BOXE 22.1

Considerações terapêuticas na pneumonia bacteriana.

Antibióticos
O ideal é que sejam escolhidos com base nos resultados da coloração de Gram, cultura e antibiograma de amostras pulmonares. Ver orientações específicas no texto.

Hidratação das vias respiratórias
Manutenção da hidratação sistêmica
Nebulização com soro fisiológico

Fisioterapia
Mudar a posição dos animais em decúbito a cada 1 a 2 h
Exercícios leves em animais em condição estável
Tapotagem

Broncodilatadores
Como necessário, especialmente em gatos

Suplementação de oxigênio
Como necessário

Evitar
Diuréticos
Antitussígenos
Corticosteroides

A extensão de penetração de um antibiótico nas secreções das vias respiratórias não precisa ser considerada em pacientes com pneumonia bacteriana. De modo geral, os antibióticos atingem concentrações no parênquima pulmonar iguais às do plasma. A nebulização de antibióticos raramente é indicada.

Com base nas recomendações do Grupo de Trabalho de Diretrizes Antimicrobianas da International Society for Companion Animal Infectious Disease (ISCAID), cães e gatos com suspeita de pneumonia branda com base no histórico de infecção por *B. bronchiseptica* ou *Mycoplasma* spp. podem ser tratado com doxiciclina (5 mg/kg a cada 12 horas por via oral [VO] ou 10 mg/kg a cada 24 horas; seguido por água). No entanto, uma cobertura mais ampla é indicada nesses pacientes se houver sinais sistêmicos de doença, como febre, desidratação, letargia ou comprometimento respiratório (Lappin et al., 2017).

Em outros animais com sinais clínicos brandos ou moderados, os antibióticos orais que podem ser usados são amoxicilina com clavulanato (cães, 11 mg/kg a cada 8 horas; gatos, 12,5 mg/kg a cada 8 horas), cefalexina (22 a 25 mg/kg a cada 12 horas) e trimetoprima-sulfonamida (15 mg/kg a cada 12 horas). As fluoroquinolonas são reservadas para animais com infecções por gram-negativos resistentes.

A princípio, animais com sinais clínicos graves ou possível sepse devem ser tratados com antibióticos intravenosos de amplo espectro com cobertura para aeróbios e anaeróbios gram-negativos e gram-positivos. Uma fluoroquinolona combinada à ampicilina com sulbactam (20 mg/kg de ampicilina a cada 6 a 8 horas) é comumente usada. Essa combinação tem as vantagens de disponibilidade de formulações orais para continuação da terapia após a hospitalização e a flexibilidade de redução da dose se a resposta clínica e os resultados da cultura permitirem. Alternativamente, meropeném (8,5 mg/kg por via subcutânea [SC] a cada 12 horas ou 24 mg/kg por via intravenosa [IV] a cada 12 horas em cães; 10 mg/kg por via intramuscular [IM], IV ou SC a cada 12 horas em gatos) ou a combinação de um aminoglicosídeo (p. ex., amicacina, 15 mg/kg IV a cada 24 horas em cães e 10 mg/kg IV a cada 24 horas em gatos) e ampicilina com sulbactam. Se a infecção por *Toxoplasma* estiver entre os diagnósticos diferenciais, geralmente em gatos, a clindamicina (10 a 15 mg/kg VO, SC a cada 12 horas em gatos) pode substituir a ampicilina com sulbactam em combinação com uma fluoroquinolona (Capítulo 98).

O tratamento com antibióticos deve ser mantido por pelo menos 1 semana após a resolução dos sinais clínicos. As orientações para monitoramento do paciente são discutidas mais adiante nesta seção.

Umidificação das vias respiratórias

A perda de umidade das secreções aumenta sua viscosidade e diminui a função ciliar, o que interfere nos mecanismos normais de depuração do pulmão. Assim, o teor de água das secreções das vias respiratórias deve ser mantido e as vias respiratórias de animais com pneumonia devem ser hidratadas. Animais com quaisquer evidências de desidratação devem receber fluidoterapia. Os diuréticos podem causar desidratação e seu uso é relativamente contraindicado nesses animais.

As vias respiratórias podem ser hidratadas por meio de umidificação ou nebulização. Esse tratamento é recomendado principalmente em animais com áreas de consolidação ou suspeita de diminuição do lúmen das vias respiratórias, como aqueles com bronquiectasia. *Umidificação* refere-se à saturação do ar com vapor de água. Dependendo da temperatura, o volume de água que permanece na forma de vapor é limitado. A umidade atinge apenas a cavidade nasal e a traqueia proximal. A vaporização não é eficaz para hidratação de regiões mais profundas dos pulmões. No entanto, o efeito mais proximal ainda pode dar certo alívio, principalmente em animais com secreção nasal. A umidificação é conveniente e pode ser feita com a simples colocação do animal em um banheiro com vapor ou em uma pequena sala com um vaporizador de baixo custo, facilmente encontrado em farmácias.

A nebulização é necessária para levar umidade às regiões mais profundas das vias respiratórias. Os nebulizadores geram gotículas de tamanho pequeno e variável, com diâmetro de 0,5 a 5 µm, necessário para atingir as vias respiratórias mais profundas. Existem vários tipos de nebulizadores. Os nebulizadores a jato descartáveis são encontrados com facilidade, são baratos e podem ser acoplados a um cilindro de oxigênio ou compressor de ar (Figura 22.1). Compressores portáteis eficazes e baratos são comercializados para uso doméstico. A solução de nebulização é dada ao animal por meio de uma máscara facial. As partículas podem ser vistas como névoa. Excelentes informações sobre o uso e a limpeza de equipamentos de nebulização doméstica podem ser encontradas nos *sites* de muitos grandes hospitais humanos dentre as informações para tratamento da fibrose cística ou asma brônquica.

O soro fisiológico estéril é usado como solução de nebulização porque tem propriedades mucolíticas e é relativamente não irritante. A pré-medicação com broncodilatadores foi sugerida como forma de redução dos broncospasmos, embora o uso de soro fisiológico sozinho em cães geralmente não cause problemas. Recomenda-se que a nebulização seja feita duas a seis vezes ao dia, por 10 a 30 minutos de cada vez. A nebulização deve ser seguida imediatamente de fisioterapia para promover a expectoração do exsudato que pode ter aumentado de

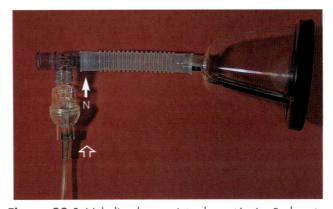

Figura 22.1 Nebulizadores a jato descartáveis são baratos e encontrados com facilidade. O soro fisiológico estéril é colocado no nebulizador (N). O oxigênio entra na parte inferior do nebulizador (*seta aberta*) e o ar nebulizado sai pela parte superior (*seta fechada*). O animal recebe o ar nebulizado por uma máscara facial, como mostrado aqui, ou uma gaiola fechada.

volume com a reidratação. Os nebulizadores e os tubos devem ser substituídos após, no máximo, 24 horas de uso em pacientes com infecção ativa; as máscaras faciais devem ser limpas e desinfetadas.

Fisioterapia

Animais suficientemente estáveis e que podem tolerar as demandas de oxigênio devem ser submetidos a exercícios brandos. A atividade faz com que os animais respirem mais fundo e tussam, o que promove a desobstrução das vias respiratórias. Os animais em decúbito devem ser virados a cada 2 horas. A permanência em uma única posição prejudica a desobstrução das vias respiratórias; além disso, o lado do pulmão que fica dependente por períodos prolongados pode sofrer consolidação.

A fisioterapia é indicada após a nebulização para promover tosse e facilitar a eliminação do exsudato dos pulmões. Exercícios brandos são feitos quando possível. Caso contrário, a tapotagem é executada. Para tanto, o clínico golpeia o tórax do animal sobre os campos pulmonares com as mãos em concha. A ação deve ser forte, mas não dolorosa, e deve ser continuada por 5 a 10 minutos, se tolerada pelo paciente. A tapotagem também pode ser benéfica em animais com consolidação pulmonar que não são submetidos à nebulização.

Broncodilatadores

Em gatos, o broncospasmo pode ser secundário à inflamação. Os broncodilatadores são usados em gatos com aumento dos esforços respiratórios, principalmente se sibilos expiratórios forem auscultados. O broncospasmo é incomum em cães, mas os broncodilatadores (em especial a teofilina) podem ter outros efeitos vantajosos. O estado do paciente deve ser monitorado com cuidado durante o tratamento com broncodilatadores, que podem piorar a incompatibilidade ventilação/perfusão (V/Q), exacerbando a hipoxemia. O tratamento deve ser interrompido em caso de piora ou ausência de melhora dos sinais clínicos. Os broncodilatadores são discutidos nas seções *Bronquite crônica canina* e *Bronquite felina (idiopática)* no Capítulo 21.

Outros tratamentos

Os *expectorantes* têm valor questionável em cães e gatos. A *acetilcisteína* é um agente mucolítico que alguns acreditam ser benéfica para o tratamento de cães com broncopneumonia grave quando administrada por via intravenosa. É bem possível que os efeitos antioxidantes desse fármaco, e não sua propriedade mucolítica, sejam responsáveis por qualquer benefício observado. A acetilcisteína não deve ser administrada por nebulização devido aos seus efeitos irritantes na mucosa respiratória. Os *glicocorticoides* são relativamente contraindicados em animais com pneumonia bacteriana. A *oxigenoterapia* (Capítulo 25) é administrada caso indicada pelos sinais clínicos ou resultados da gasometria arterial ou oximetria de pulso.

Monitoramento

Cães e gatos com pneumonia bacteriana devem ser monitorados com cuidado quanto a sinais de deterioração da função pulmonar. A frequência respiratória, a cor da mucosa e o esforço respiratório são monitorados pelo menos duas vezes ao dia. As radiografias torácicas e o hemograma completo são avaliados a cada 24 a 72 horas. Em caso de ausência de melhora em 72 horas, pode ser necessário alterar o tratamento ou realizar outros exames. Os animais que apresentam melhora têm alta e são reavaliados a cada 10 a 14 dias. O tratamento com antibióticos é mantido por mais 1 semana após a resolução dos sinais clínicos e radiográficos.

Uma maneira mais objetiva de determinar a duração adequada do tratamento pode ser o monitoramento dos níveis de proteína C reativa (CRP). Em 18 cães com pneumonia bacteriana tratados por 5 a 7 dias além da normalização da CRP, a duração total da antibioticoterapia foi menor (mediana de 21 dias) em comparação aos cães tratados por 3 a 6 semanas no total ou 1 a 2 semanas depois da resolução de densidades alveolares em radiografias (mediana de 35 dias) sem aumento de recidivas (Viitanen et al., 2017).

As evidências de infecção nas primeiras radiografias podem obscurecer os processos focais da doença, como neoplasia ou corpos estranhos; além disso, as opacidades focais podem não ser aparentes durante o tratamento com antibióticos. Portanto, as radiografias devem ser reavaliadas cerca de 1 semana após a interrupção da antibioticoterapia em animais com infecção recorrente ou suspeita de doença localizada. A persistência da doença localizada após a antibioticoterapia prolongada é uma indicação para tomografia computadorizada (TC) e broncoscopia, toracoscopia ou toracotomia.

Prognóstico

A pneumonia bacteriana responde bem ao tratamento adequado. O prognóstico é reservado em animais com problemas subjacentes que aumentam sua suscetibilidade à infecção e a probabilidade de eliminação desses problemas deve ser considerada.

A formação de **abscesso pulmonar** é uma complicação incomum da pneumonia bacteriana. Os abscessos são vistos como lesões focais nas radiografias e lobos inteiros podem ser acometidos. As radiografias com feixe horizontal podem auxiliar a determinação da presença de fluido dentro das lesões. A ultrassonografia também pode auxiliar a caracterização de áreas de consolidação. Em alguns animais, o tratamento medicamentoso prolongado leva à resolução dos abscessos; no entanto, na ausência de melhora ou reaparecimento de evidências radiográficas da doença após a interrupção da terapia, a excisão cirúrgica (i. e., lobectomia) é indicada.

TOXOPLASMOSE

Os pulmões são locais comuns de acometimento em gatos com toxoplasmose. As radiografias torácicas geralmente mostram opacidades alveolares algodonosas e intersticiais nos pulmões desses animais. Com menor frequência, há um padrão intersticial nodular, interscial difuso ou brônquico, consolidação do lobo pulmonar ou derrame pleural. Os microrganismos raramente são recuperados dos pulmões por lavado traqueal. A probabilidade de achado do patógeno é maior no lavado broncoalveolar (ver Figura 20.17). A toxoplasmose é uma doença multissistêmica e é discutida em detalhes no Capítulo 98.

PNEUMONIA FÚNGICA

As doenças fúngicas comuns que podem acometer os pulmões são blastomicose, histoplasmose e coccidioidomicose. Na maioria dos casos, os microrganismos entram no corpo pelo sistema respiratório. A infecção pode ser debelada sem que o animal apresente sinais clínicos; alternativamente, o animal tem apenas sinais respiratórios transitórios. A infecção também pode progredir e causar doença pulmonar ou atingir, de forma sistêmica, diversos órgãos-alvo. O *Cryptococcus* também entra no corpo pelo sistema respiratório e pode infectar os pulmões, principalmente em gatos. No entanto, os sinais em gatos geralmente indicam infecção nasal. Os sinais pulmonares são a principal queixa inicial em cães com blastomicose e gatos com histoplasmose.

As micoses pulmonares são consideradas no diagnóstico diferencial de cães ou gatos com sinais progressivos de doença do trato respiratório inferior, especialmente se associadas à perda de peso, febre, linfadenopatia, coriorretinite ou outras evidências de acometimento multissistêmico. As radiografias torácicas mostram um padrão difuso, nodular e intersticial nos pulmões (ver Figura 20.6). De modo geral, os nódulos são miliares. A presença desse padrão em cães com sinais clínicos suspeitos dá suporte ao diagnóstico de infecção fúngica, embora padrões radiográficos semelhantes possam ser vistos em animais com neoplasias, doença pulmonar parasitária, infecção por bactérias atípicas, como *Mycobacterium*, *Actinomyces* ou *Nocardia*, e doença pulmonar eosinofílica. Outras possíveis anomalias radiográficas são padrões alveolares e broncointersticiais e consolidação pulmonar regional. A linfadenopatia hilar pode ocorrer, em especial em animais com histoplasmose. As lesões causadas pela histoplasmose também podem ser calcificadas.

Em alguns casos, os microrganismos podem ser recuperados por lavado traqueal. No entanto, devido à natureza intersticial dessas doenças, o lavado broncoalveolar ou aspiração pulmonar pode ser necessária (ver Figuras 20.15 e 20.16). É provável que a cultura de fungos seja mais sensível do que a análise citológica isolada. Entretanto, a incapacidade de encontrar os microrganismos em amostras pulmonares não exclui o diagnóstico de doença fúngica. As micoses sistêmicas são discutidas por completo no Capítulo 97.

PARASITAS PULMONARES

Vários parasitas podem causar doenças pulmonares. Certos parasitas intestinais, especialmente *Toxocara canis*, podem causar pneumonia transitória em animais jovens, geralmente aqueles com menos de alguns meses de idade, à medida que as larvas migram pelos pulmões. A infecção por *Dirofilaria immitis* pode causar doença pulmonar grave, com inflamação e trombose (ver Capítulo 10). *Oslerus osleri* reside na carina e no tronco pulmonar de cães e é discutido no Capítulo 21. Os outros parasitas pulmonares primários mais diagnosticados são *Capillaria* (*Eucoleus*) *aerophila* e *Paragonimus kellicotti* em cães e gatos, *Aelurostrongylus abstrusus* em gatos e *Crenosoma vulpis* em cães.

A infecção é decorrente da ingestão de formas infecciosas, frequentemente em hospedeiros intermediários ou paratênicos, que depois migram para os pulmões. Há uma resposta inflamatória eosinofílica nos pulmões, que causa sinais clínicos em alguns, mas não em todos os animais infectados. O diagnóstico definitivo é estabelecido pela identificação de ovos ou larvas características em amostras do sistema respiratório ou de fezes (ver Capítulo 20).

CAPILARIA (EUCOLEUS) AEROPHILA

Capillaria aerophila, também conhecida como *Eucoleus aerophila*, é um pequeno nematoide. Os vermes adultos estão localizados principalmente abaixo das superfícies epiteliais das vias respiratórias maiores. Os sinais clínicos se desenvolvem em pouquíssimos animais com infecção por *Capillaria* e a doença é mais frequentemente diagnosticada por meio da identificação fortuita de ovos característicos durante o exame coproparasitológico de rotina.

Os raros casos sintomáticos apresentam sinais de bronquite alérgica. Os achados das radiografias torácicas são geralmente normais, embora um padrão brônquico ou broncointersticial possa ser observado. O fluido de lavado traqueal pode revelar a inflamação eosinofílica. *Capillaria* é diagnosticada pela descoberta de ovos característicos no fluido de lavado traqueal ou à flotação fecal (ver Figura 20.12 C).

O tratamento de escolha para cães e gatos é o fembendazol (50 mg/kg VO a cada 24 horas, por 14 dias). O levamisol (8 mg/kg VO por 10 a 20 dias) também foi usado com sucesso em cães. A ivermectina foi sugerida para o tratamento, mas uma dose consistente e eficaz não foi estabelecida. O prognóstico em animais com a doença é excelente.

PARAGONIMUS KELLICOTTI

Paragonimus kellicotti é um pequeno trematódeo. Caramujos e lagostins são seus hospedeiros intermediários, o que limita a doença à região dos Grandes Lagos, meio-oeste ou sul dos EUA. Pares de adultos são isolados por tecido fibroso, geralmente nos lobos pulmonares caudais, e conectados a uma via respiratória para eliminação dos ovos. Uma reação granulomatosa local pode ser observada ao redor dos adultos; uma resposta inflamatória generalizada aos ovos também pode ser identificada.

A infecção é mais comum em gatos do que em cães. Alguns cães e gatos não apresentam sinais clínicos. Os sinais clínicos, quando presentes, podem ser iguais aos observados em animais com bronquite alérgica. Alternativamente, sinais de pneumotórax espontâneo podem ser provocados por ruptura dos cistos.

A anomalia radiográfica clássica é uma lesão única ou múltipla de massa sólida ou cavitária, mais comum no lobo caudal direito (ver Figura 20.10). Outros padrões anormais observados em radiografias torácicas podem ser de natureza brônquica, intersticial (reticular ou nodular) ou alveolar, dependendo da gravidade da resposta inflamatória (ver Figura 20.11).

O diagnóstico definitivo da infecção é estabelecido pela identificação dos ovos em amostras de fezes (usando a técnica de sedimentação descrita no Capítulo 20), fluido de lavado traqueal ou fluido de lavado broncoalveolar (ver Figura 20.12 D). Múltiplas amostras de fezes devem ser examinadas em casos suspeitos porque os ovos nem sempre estão presentes. Em alguns casos, é necessário um diagnóstico presuntivo. Lembre-se que os ovos da tênia *Spirometra* spp. podem ser confundidos com ovos de *Paragonimus* (Figura 22.2). O fembendazol é usado no tratamento da paragonimíase na mesma dose recomendada para capilaríase. Alternativamente, o praziquantel pode ser usado na dose de 23 mg/kg VO a cada 8 horas, por 3 dias.

A toracocentese deve ser usada para estabilização dos animais com pneumotórax. Em caso de continuação do acúmulo de ar no espaço pleural, porém, um dreno torácico pode ser necessário para sucção até que o extravasamento seja selado (Capítulo 24). A intervenção cirúrgica raramente é necessária.

Radiografias torácicas e exames de fezes devem ser solicitados de maneira periódica para monitoramento da resposta terapêutica. O tratamento pode ter que ser repetido em alguns casos. O prognóstico é excelente.

AELUROSTRONGYLUS ABSTRUSUS

Aelurostrongylus abstrusus é um pequeno nematoide que infecta as vias respiratórias menores e o parênquima pulmonar dos gatos. Caracóis e lesmas são seus hospedeiros intermediários. A maioria dos gatos infectados não apresenta sinais clínicos e é jovem. Os sinais clínicos são os de bronquite. As anomalias observadas nas radiografias também podem refletir bronquite, embora um padrão miliar difuso ou intersticial nodular esteja presente em alguns animais. A artéria pulmonar pode ser aumentada e, assim, há necessidade de diagnóstico diferencial com a dirofilariose. A inflamação eosinofílica pode ser aparente em amostras de sangue periférico e das vias respiratórias.

O diagnóstico definitivo é estabelecido pela identificação das larvas, que podem estar presentes em amostras de fezes preparadas de acordo com a técnica de Baermann (ver Figura 20.12 A) ou em amostras de vias respiratórias obtidas por lavado traqueal ou lavado broncoalveolar. A técnica de Baermann é mais sensível para a detecção de microrganismos, embora várias amostras de fezes devam ser examinadas em casos suspeitos devido à eliminação intermitente dos microrganismos. As amostras das vias respiratórias costumam ser negativas para microrganismos, apesar da infecção; a análise do muco, preparado por esmagamento e corado, é recomendada para aumento da sensibilidade (Lacorcia et al., 2009).

Os gatos devem ser tratados com fembendazol na mesma dose usada contra a capilaríase. Em um estudo, a dose de 50 mg/kg VO a cada 24 horas, por 15 dias, foi eficaz na eliminação da infecção em todos os quatro gatos tratados (Grandi et al., 2005). Diferentemente de um relato anterior, a ivermectina (0,4 mg/kg SC) não foi eficaz em um gato. A resposta terapêutica é monitorada por radiografias torácicas e exames de fezes periódicos. O tratamento pode ter que ser repetido em alguns casos.

A terapia anti-inflamatória apenas com glicocorticoides costuma levar à resolução dos sinais clínicos. No entanto, a eliminação da doença parasitária subjacente é o principal objetivo do tratamento e os glicocorticoides podem interferir na eficácia dos antiparasitários. Os broncodilatadores podem dar alívio sintomático e acredita-se que não interfiram na ação do medicamento antiparasitário. O prognóstico em animais infectados é excelente.

CRENOSOMA VULPIS

Crenosoma vulpis é um nematoide pulmonar de raposas que também pode infectar cães. A doença é mais comum em cães que vivem nas províncias atlânticas do Canadá e em partes da Europa, mas ainda rara nos EUA. No entanto, é possível que o aumento do desenvolvimento residencial em hábitats de raposas leve ao aumento na frequência de casos. O nematoide reside nas vias respiratórias (ou seja, traqueia, brônquios,

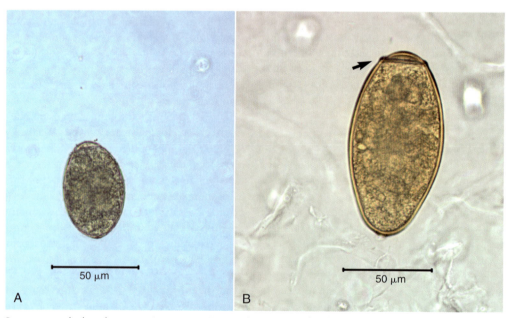

Figura 22.2 Ovos operculados da tênia *Spirometra* (**A**) podem ser confundidos com ovos de *Paragonimus* (**B**). Os ovos de *Spirometra* são menores e mais pálidos que os de *Paragonimus*, de cor marrom-amarelada. É importante notar que a borda dos ovos de *Paragonimus* é claramente visível (*seta*) na extremidade operculada. (Cortesia de James R. Flowers.)

bronquíolos). Caracóis e lesmas são seus hospedeiros intermediários. Os sinais clínicos são os de bronquite alérgica ou crônica. As radiografias torácicas podem revelar um padrão broncointersticial ou alveolar irregular ou ainda nodular. O diagnóstico definitivo da infecção é estabelecido pela identificação das larvas em amostras de fezes (usando a técnica de Baermann), fluido de lavado traqueal ou fluido de lavado broncoalveolar (ver Figura 20.12 B). Múltiplas amostras de fezes devem ser examinadas em casos suspeitos porque as larvas nem sempre estão presentes. Uma única dose oral de milbemicina oxima (0,5 mg/kg) foi eficaz na resolução dos sinais clínicos e na eliminação das larvas das fezes coletadas 4 a 6 semanas após o tratamento em 32 cães (Conboy, 2004). Esse tratamento pode não ser eficaz contra larvas imaturas. Como acontece com outros parasitas pulmonares, a resposta ao tratamento é monitorada com radiografias torácicas e exames de fezes periódicos.

PNEUMONIA POR ASPIRAÇÃO

Etiologia

Uma pequena quantidade de fluido e bactérias é aspirada da orofaringe para as vias respiratórias de animais saudáveis, mas os mecanismos normais de desobstrução das vias respiratórias impedem o desenvolvimento de infecção. Acredita-se que os microrganismos da orofaringe sejam responsáveis pela pneumonia bacteriana de muitos animais, especificamente a broncopneumonia bacteriana (ver seção anterior). Em seres humanos, essa infecção é denominada *pneumonia por aspiração*. Em medicina veterinária, o termo *pneumonia por aspiração* é geralmente usado para se referir à doença pulmonar inflamatória causada pela inalação de quantidades evidentes de material sólido ou fluido para os pulmões. De modo geral, os materiais aspirados são alimentos ou conteúdo gástrico. As funções laríngeas e faríngeas normais impedem a aspiração em animais saudáveis, embora ocasionalmente um filhote agitado ou cão que corre pela grama alta aspire um corpo estranho. Caso contrário, a pneumonia por aspiração em um animal de qualquer idade indica a presença de uma anomalia predisponente (Boxe 22.2).

A pneumonia por aspiração é uma complicação comum em animais com regurgitação. Megaesôfago e dismotilidade esofágica são as causas mais comuns de regurgitação (Capítulo 29). Outras causas de regurgitação (p. ex., esofagite de refluxo, obstrução esofágica) são menos comuns. Outra causa da pneumonia por aspiração é a doença neurológica ou muscular localizada ou sistêmica que afeta os reflexos normais da deglutição da laringe ou faringe. Esses reflexos também podem ser deprimidos em cães ou gatos com níveis anormais de consciência ou naqueles que estão anestesiados. A paralisia laríngea foi associada à disfunção esofágica concomitante (ver Capítulo 18) e a pneumonia por aspiração é uma complicação da laringoplastia terapêutica. A pneumonia por aspiração também pode ocorrer em animais com anomalias da anatomia faríngea por lesões em massa, síndrome braquicefálica das vias respiratórias ou fenda palatina. Fístulas broncoesofágicas são causas raras de pneumonia por aspiração.

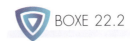 BOXE 22.2

Causas subjacentes de pneumonia por aspiração em cães e gatos.*

Doenças esofágicas
   Megaesôfago, Capítulo 29
   Esofagite de refluxo, Capítulo 29
   Dismotilidade esofágica, Capítulo 29
   Obstrução esofágica, Capítulo 29
   Miastenia *gravis* (localizada), Capítulo 66
   Fístulas broncoesofágicas
Anomalias orofaríngeas localizadas
   Paralisia laríngea, Capítulo 18
   Fenda palatina
   Disfunção motora cricofaríngea, Capítulo 29
   Laringoplastia, Capítulo 17
   Síndrome das vias respiratórias braquicefálicas, Capítulo 17
Doenças neuromusculares sistêmicas
   Miastenia *gravis*, Capítulo 66
   Polineuropatia, Capítulo 66
   Polimiopatia, Capítulo 67
Diminuição de consciência
   Anestesia geral
   Sedação
   Pós-ictal, Capítulo 62
   Traumatismo craniano
   Doença metabólica grave
Iatrogênica**
   Alimentação forçada
   Sondas gástricas, Capítulo 28
Vômitos (em combinação com outros fatores predisponentes), Capítulo 28

*Essas anomalias são discutidas nos capítulos indicados.
**Alimentação excessivamente zelosa, colocação incorreta da sonda ou perda de menor competência do esfíncter esofágico por causa da presença da sonda.

A alimentação forçada agressiva, especialmente em animais com diminuição e consciência, e a colocação inadequada de sondas gástricas na traqueia são causas iatrogênicas de pneumonia por aspiração. O óleo mineral administrado para prevenção de bolas de pelo pode ser uma causa de pneumonia por aspiração em gatos porque a faringe lida mal com o óleo insípido e inodoro.

Lesões pulmonares associadas à aspiração podem ser causadas por danos químicos, obstrução das vias respiratórias, infecção e a resposta inflamatória relacionada a cada um desses fatores. O ácido gástrico causa lesão química grave nas vias respiratórias inferiores. Há necrose tecidual, hemorragia, edema e broncoconstrição, além de desencadeamento de uma resposta inflamatória aguda acentuada. A hipoxemia decorrente da diminuição da ventilação e da complacência alveolar pode ser fatal.

O desconforto respiratório grave pode ser causado por obstrução física das vias respiratórias pelo material aspirado. Na maioria dos casos, apenas as vias respiratórias menores são obstruídas, mas, raramente, um pedaço grande de alimento obstrui uma via respiratória principal. Depois, a obstrução é exacerbada por broncoconstrição reflexa e inflamação. O material sólido inalado desencadeia uma reação inflamatória caracterizada pela abundância de macrófagos. Essa resposta pode se organizar, levando à formação de granulomas.

A infecção bacteriana pode ser causada pela aspiração de material contaminado, como a ingesta que permaneceu no esôfago. É provável que o conteúdo gástrico ácido seja estéril, mas, em seres humanos, é considerado contaminado em caso de tratamento com antiácidos, obstrução intestinal ou doença periodontal. Lembre-se que muitos pacientes veterinários têm doença periodontal. Independentemente da esterilidade do material aspirado, a lesão pulmonar provocada pelo ácido gástrico predispõe ao desenvolvimento de uma infecção secundária.

A inalação de óleo mineral provoca uma resposta inflamatória crônica. Nesses pacientes, os sinais clínicos costumam ser brandos, mas podem ser graves em casos raros. As anomalias radiográficas são persistentes e podem ser confundidas com lesões neoplásicas.

Características clínicas

Cães e gatos com pneumonia por aspiração geralmente apresentam sinais respiratórios agudos e graves. Sinais sistêmicos, como anorexia e depressão, são comuns e esses pacientes podem até apresentar choque. Vômito, regurgitação ou alimentação podem ter precedido o início do quadro. Outros pacientes são atendidos por causa de sinais crônicos intermitentes ou progressivos de tosse ou aumento dos esforços respiratórios. Ocasionalmente, os pacientes apresentam somente sinais de depressão ou da doença predisponente. A anamnese deve ser completa, abrangendo todos os sistemas orgânicos. Os proprietários devem ser especificamente questionados sobre o comportamento alimentar (preensão e deglutição), regurgitação (principalmente após comer ou beber), mudança de voz, alimentação forçada e administração de medicamentos.

A febre pode estar presente, mas é um achado inconsistente. Os estertores são auscultados com frequência, principalmente nos lobos pulmonares dependentes. Sibilos são ouvidos em alguns casos. Após a estabilização do paciente, um exame neuromuscular completo é realizado. A capacidade de preensão e deglutição de alimentos e água também deve ser observada.

Diagnóstico

A pneumonia por aspiração é geralmente diagnosticada com base em achados radiográficos sugestivos e evidências de uma doença predisponente. As radiografias torácicas mostram opacidades intersticiais difusas e aumentadas com inundação alveolar (broncogramas aéreos) e consolidação dos lobos pulmonares dependentes (ver Figura 20.5). No entanto, as anomalias radiográficas podem não ser aparentes até 12 a 24 horas após a aspiração. Ocasionalmente, padrões intersticiais nodulares são observados em casos crônicos. Nódulos grandes podem se formar em torno de sólidos; nódulos miliares se formam em animais que aspiraram óleo mineral. Um padrão alveolar difuso e marcante pode ser observado em cães com edema secundário grave (ver seção *Edema pulmonar* mais adiante neste capítulo).

O hemograma periférico pode refletir o processo inflamatório pulmonar, mas tende a ser normal. Os neutrófilos são examinados quanto à presença de alterações tóxicas sugestivas de sepse.

O lavado traqueal é indicado a animais que podem tolerar o procedimento para identificação de infecções bacterianas complicadoras e realização de antibiograma. Uma resposta inflamatória extensa, caracterizada por predominância de neutrófilos, é observada em amostras citológicas. O sangue decorrente da hemorragia pode ser visto em amostras coletadas no período agudo após a aspiração. Bactérias também podem ser vistas. Culturas bacterianas sempre devem ser realizadas.

A broncoscopia pode ser usada para exame macroscópico das vias respiratórias e detecção e remoção de materiais sólidos grandes. No entanto, como a probabilidade de obstrução das vias respiratórias maiores é muito pequena, a broncoscopia é realizada apenas se houver sinais claros desse tipo de obstrução (Capítulo 25) ou se o animal não estiver consciente e, portanto, não necessitar de anestesia geral para o procedimento.

A gasometria pode auxiliar a diferenciação entre a hipoventilação e as anomalias de ventilação/perfusão (ver Capítulo 20), embora a maioria dos animais com pneumonia por aspiração apresente uma combinação de anomalias. Animais com evidência de hipoventilação profunda podem apresentar obstrução das vias respiratórias maiores ou fraqueza muscular secundária a um distúrbio neuromuscular, como miastenia *gravis*. A gasometria também auxilia o manejo terapêutico desses animais e pode ser eficaz no monitoramento da resposta à terapia.

A avaliação diagnóstica é indicada para identificação de possíveis doenças subjacentes (ver Boxe 22.2) e pode incluir um exame oral e faríngeo completo, estudos radiográficos com contraste para análise do esôfago ou exames neuromusculares específicos.

Tratamento

A sucção das vias respiratórias é útil apenas em animais que apresentam aspiração no hospital, já anestesiados ou inconscientes, quando pode ser realizada imediatamente. Se houver um broncoscópio à disposição, a aspiração pode ser realizada pelo canal de biópsia, que permite a orientação sob visualização. Alternativamente, um tubo de borracha macia estéril é conectado a uma bomba de sucção para ser introduzido às cegas pelas vias respiratórias por meio de uma sonda endotraqueal. A sucção excessiva pode levar ao colapso do lobo pulmonar. Portanto, a sucção é intermitente e de baixa pressão, seguida pela expansão dos pulmões com várias ventilações de pressão positiva com balão de anestesia ou Ambu. O lavado terapêutico das vias respiratórias é contraindicado.

Animais com desconforto respiratório grave devem ser tratados com fluidoterapia, suplementação de oxigênio, broncodilatadores e, talvez, glicocorticoides. Os fluidos são administrados por via intravenosa em altas taxas para tratamento do choque (Capítulo 28) e devem ser continuados após a estabilização inicial do animal para manter a hidratação sistêmica, que é necessária para maximizar a eficácia dos mecanismos de desobstrução das vias respiratórias. No entanto, a hiper-hidratação deve ser evitada devido à tendência de desenvolvimento de edema pulmonar.

A suplementação de oxigênio (Capítulo 25) começa imediatamente em animais comprometidos. A ventilação com pressão positiva é necessária em animais com desconforto respiratório grave que não respondem à oxigenoterapia.

Os broncodilatadores podem ser administrados para diminuição dos broncospasmos e da fadiga dos músculos ventilatórios. É mais provável que sejam eficazes em gatos. Os broncodilatadores podem piorar a incompatibilidade V/Q, exacerbando a hipoxemia. Sua administração é interrompida em caso de ausência de melhora ou piora dos sinais clínicos.

Os efeitos anti-inflamatórios dos glicocorticoides podem ser benéficos, mas esses fármacos podem interferir nos mecanismos normais de defesa do hospedeiro em tecidos com comprometimento grave. A autora deste conteúdo reserva os glicocorticoides para pacientes com comprometimento respiratório grave e quadro clínico em deterioração, apesar da antibioticoterapia e dos cuidados de suporte apropriados. Doses baixas (anti-inflamatórias) de preparações de ação curta são administradas por até 48 horas.

Animais com obstrução das vias respiratórias maiores podem ser submetidos à broncoscopia e remoção de corpos estranhos. No entanto, a broncoscopia de rotina não é indicada devido ao risco associado à anestesia geral necessária para o procedimento e à baixa frequência de obstruções das vias respiratórias maiores.

Os antibióticos são administrados imediatamente em animais em desconforto grave ou sinais sistêmicos evidentes de sepse. Os antibióticos escolhidos devem ter amplo espectro de atividade e são administrados por via intravenosa. Esses medicamentos são a combinação de uma fluoroquinolona ou um aminoglicosídeo com ampicilina e sulbactam (ver seção anterior *Pneumonia bacteriana*).

O lavado traqueal deve ser feito em pacientes estáveis antes do início da antibioticoterapia para documentação da presença de infecção e dos resultados do antibiograma. Essa informação é bastante valiosa devido à frequente necessidade de tratamento prolongado; além disso, pesquisas em medicina humana demonstraram a possibilidade de desenvolvimento de infecção secundária resistente após a aspiração em pessoas submetidas à antibioticoterapia como tratamento inicial ou empírica. Como discutido para a pneumonia bacteriana, a alta incidência de infecções gram-negativas e mistas faz com que suposições sobre a sensibilidade aos antibióticos sejam propensas a erros. Na ausência de resultados de cultura, o tratamento deve ser iniciado em pacientes estáveis com penicilina e um inibidor de betalactamase (p. ex., amoxicilina com clavulanato ou ampicilina com sulbactam). Como a infecção pode ser uma complicação posterior nesses pacientes, o monitoramento frequente, composto por exame físico, hemograma completo e radiografias torácicas, é necessário para detecção de qualquer deterioração que indique infecção secundária. O lavado traqueal é repetido se houver suspeita de infecção.

Outras considerações terapêuticas e de monitoramento são discutidas na seção *Pneumonia bacteriana*. As doenças subjacentes são tratadas para prevenção de recidivas.

Prognóstico

Animais com sinais brandos de doença e um problema subjacente passível de correção têm prognóstico excelente. O prognóstico é reservado em animais com doença mais grave ou problemas subjacentes que não podem ser corrigidos.

DOENÇA PULMONAR EOSINOFÍLICA (BRONCOPNEUMOPATIA EOSINOFÍLICA)

Doença pulmonar eosinofílica, ou broncopneumopatia eosinofílica, é um termo amplo que descreve a doença pulmonar inflamatória em que a principal população celular no infiltrado é formada por eosinófilos. A inflamação eosinofílica pode acometer as vias respiratórias ou o interstício. Bronquite alérgica e bronquite idiopática são, de longe, as doenças pulmonares eosinofílicas mais comuns em gatos e são discutidas no Capítulo 21. A infiltração intersticial, acompanhada ou não por bronquite, era denominada *infiltrados pulmonares com eosinófilos* (PIE) e é tipicamente observada em cães. **Granulomatose pulmonar eosinofílica** é um tipo grave de doença pulmonar eosinofílica em cães e caracterizada pelo desenvolvimento de nódulos e linfadenopatia hilar. Essa granulomatose deve ser diferenciada da infecção fúngica e de neoplasias. Esses nomes são apenas descritivos e é provável que abranjam diversos distúrbios de hipersensibilidade pulmonar.

Como a inflamação eosinofílica é uma resposta de hipersensibilidade, a fonte de antígeno deve ser pesquisada, inclusive verminoses, parasitoses pulmonares, fármacos e alergênios inalados. Embora a alergia alimentar possa atuar nesses transtornos, essa associação não foi explorada. Os possíveis alergênios são mais discutidos na seção *Bronquite alérgica* no Capítulo 21. Bactérias, fungos e neoplasias também podem induzir uma resposta de hipersensibilidade, mas que, de modo geral, não é o achado predominante. Em muitos casos, uma doença subjacente não é detectada. A granulomatose pulmonar eosinofílica está fortemente associada à dirofilariose.

Características clínicas

Doenças pulmonares eosinofílicas ocorrem em cães jovens e idosos. Os cães acometidos apresentam sinais respiratórios progressivos, como tosse, aumento dos esforços respiratórios e intolerância ao exercício. Sinais sistêmicos, como anorexia e perda de peso, tendem a ser brandos. Os sons pulmonares são normais, embora crepitações ou chiados expiratórios possam ser observados.

Diagnóstico

Nem todos os animais com doença pulmonar eosinofílica apresentam eosinofilia periférica e esse não é um achado específico. As radiografias torácicas revelam um padrão intersticial ou broncointersticial difuso. A granulomatose pulmonar eosinofílica provoca a formação de nódulos, geralmente com bordas indistintas. Esses nódulos podem ser bastante grandes e podem ser acompanhados por linfadenopatia hilar. A opacidade alveolar irregular e a consolidação dos lobos pulmonares também podem ser observadas.

As amostras pulmonares devem ser examinadas para estabelecimento do diagnóstico. Em alguns casos, em especial naqueles com acometimento brônquico, evidências de inflamação eosinofílica podem ser encontradas no fluido de lavado traqueal. Técnicas mais agressivas para a coleta de amostras pulmonares, como lavado broncoalveolar, aspiração pulmonar ou biópsia pulmonar, são necessárias para identificação da resposta eosinofílica em outros casos. Essas amostras geralmente apresentam outras populações de células inflamatórias, mas em menor número.

As possíveis fontes de antígeno devem ser consideradas e as amostras pulmonares devem ser cuidadosamente examinadas quanto à presença de agentes infecciosos e características de malignidade. Todos os casos devem ser submetidos a exames para diagnóstico de dirofilariose e exame de fezes para detecção de parasitas pulmonares (inclusive com técnicas de sedimentação, Baermann e flotação-concentração).

Tratamento

Qualquer doença primária identificada durante a avaliação diagnóstica desses animais é tratada de forma direta. A eliminação da fonte do antígeno que desencadeia a resposta imune excessiva pode levar à cura.

A terapia anti-inflamatória com glicocorticoides é indicada a cães caso a fonte de antígeno não possa ser identificada e a cães com dirofilariose, se a inflamação eosinofílica causar comprometimento respiratório (ver Capítulo 10). Cães com granulomatose eosinofílica muitas vezes precisam de terapia imunossupressora mais agressiva.

Os cães são tratados com glicocorticoides, como prednisona, em dose inicial de 1 a 2 mg/kg VO a cada 12 horas. Sinais clínicos e radiografias torácicas são usados para monitorar a resposta do animal ao tratamento e, a princípio, devem ser repetidos a cada 1 a 2 semanas. Após a resolução completa dos sinais clínicos, a dose de glicocorticoides é reduzida para a menor dose eficaz. Se os sinais permanecerem em remissão por 3 meses, é possível tentar interromper o tratamento. Se os sinais forem exacerbados pela terapia glicocorticoide, a reavaliação imediata à procura de agentes infecciosos subjacentes é indicada.

Os corticosteroides administrados com inalador dosimetrado, espaçador e máscara podem ser eficazes no controle de sinais, minimizando os efeitos sistêmicos dos corticosteroides orais. É mais provável que essa via de administração seja eficaz em pacientes com acometimento predominantemente brônquico ou para manutenção da remissão dos sinais após o tratamento inicial com corticosteroides orais. O uso de corticosteroides inalados é descrito em detalhes no tratamento da bronquite felina (idiopática) no Capítulo 21.

Cães com lesões nodulares grandes (granulomatose eosinofílica) devem ser tratados com uma combinação de glicocorticoides e um agente citotóxico. A prednisona é administrada em uma dose de 1 mg/kg VO a cada 12 horas e combinada à ciclofosfamida em dose de 50 mg/m² VO a cada 48 horas. Os sinais clínicos e as radiografias torácicas são avaliados a cada 1 a 2 semanas até a remissão. Os hemogramas completos também são repetidos a cada 1 a 2 semanas para detecção de supressão excessiva da medula óssea pela ciclofosfamida. As tentativas de interrupção do tratamento podem ser feitas após vários meses de remissão. A interrupção da administração de ciclofosfamida pode ser necessária mais cedo porque o tratamento a longo prazo está associado à cistite hemorrágica estéril. (Ver discussão mais profunda sobre os efeitos adversos da terapia com ciclofosfamida no Capítulo 77.) A eficácia de outros imunossupressores, como a ciclosporina, não foi relatada.

Prognóstico

Há um amplo espectro de gravidade dos sinais e das causas subjacentes. De modo geral, o prognóstico é moderado a bom. No entanto, o prognóstico é reservado em cães com granulomatose pulmonar eosinofílica grave.

PNEUMONIAS INTERSTICIAIS IDIOPÁTICAS

O termo *pneumonia intersticial idiopática* geralmente indica infiltração inflamatória e/ou fibrose pulmonar com acometimento primário dos septos alveolares. Pequenas vias respiratórias, alvéolos e a vasculatura pulmonar também podem ser afetados. Os septos alveolares são formados por epitélio alveolar, lâmina basal epitelial, lâmina basal endotelial capilar e endotélio capilar. Outras células são fibroblastos e macrófagos alveolares. O diagnóstico de doença idiopática requer a exclusão das etiologias conhecidas de doença pulmonar intersticial da forma mais completa possível. As causas de doença pulmonar intersticial são numerosas e incluem muitos agentes infecciosos e algumas toxinas e neoplasias.

Em cães e gatos, um termo melhor para fibrose pulmonar idiopática é pneumonia intersticial idiopática. Algumas das doenças pulmonares eosinofílicas (à exceção da bronquite felina alérgica ou idiopática) também podem fazer parte desse grupo de enfermidades. Outras doenças pulmonares inflamatórias do interstício em que uma causa não pode ser identificada são ocasionalmente vistas em cães e gatos. As lesões podem representar uma forma de vasculite, um componente do lúpus eritematoso sistêmico, doença de imunocomplexo ou alguma outra resposta de hipersensibilidade. Essas doenças, porém, são raras e não estão bem documentadas. Uma biópsia pulmonar deve ser realizada para estabelecimento do diagnóstico definitivo. O diagnóstico clínico é feito apenas após a realização extensa de exames para descartar causas mais comuns de doenças pulmonares, principalmente agentes infecciosos e neoplasias, e após uma resposta positiva prolongada à terapia imunossupressora.

FIBROSE PULMONAR IDIOPÁTICA

Em seres humanos, a fibrose pulmonar idiopática é o diagnóstico clínico definido pelo diagnóstico histopatológico de *pneumonia intersticial usual*. No entanto, o padrão histopatológico da pneumonia intersticial usual pode ser decorrente de outras doenças; de acordo com a declaração de consenso da American Thoracic Society/European Respiratory Society/Japonese Respiratory Society/Latin American Thoracic Association (Raghu et al., 2011), o diagnóstico de fibrose pulmonar idiopática também requer (1) a exclusão de outras causas conhecidas de doenças pulmonares intersticiais, inclusive exposições ambientais domésticas e ocupacionais, doenças de tecido conjuntivo e intoxicação por medicamentos; (2) padrão característico à tomografia computadorizada de alta resolução (TCAR) em pacientes sem anomalias à biópsia pulmonar cirúrgica; e (3) combinações específicas de lesões à TCAR e biópsia pulmonar cirúrgica em pacientes submetidos à biópsia. Na medicina veterinária, a aplicação deste último critério talvez seja difícil, mas deve-se prestar atenção aos outros critérios.

As lesões características associadas ao padrão histopatológico de pneumonia intersticial usual são as seguintes: fibrose, áreas de proliferação de fibroblastos, metaplasia do epitélio alveolar e inflamação branda a moderada. As alterações em favo de mel podem ser provocadas pelo aumento de espaços aéreos revestidos por epitélio alveolar anormal. Os pulmões são acometidos de maneira heterogênea, com áreas normais misturadas a anormais. As regiões anormais tendem a ser subpleurais. Acredita-se que um defeito na cicatrização de feridas seja a causa.

A fibrose pulmonar idiopática tem sido descrita em gatos com base em lesões histológicas que são bastante semelhantes às observadas em seres humanos (Cohn et al., 2004; Williams et al., 2006; Figura 22.3). Ao contrário da doença que acomete humanos e gatos, a doença em cães é associada à lesão primária da deposição de colágeno nos septos alveolares sem focos fibroblásticos (Norris et al., 2005).

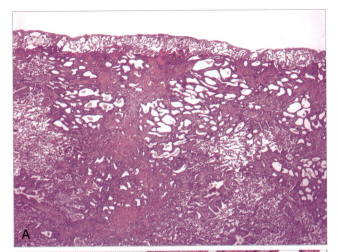

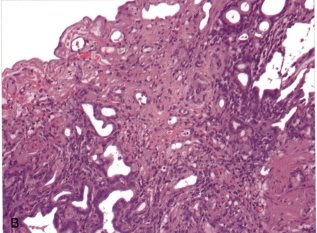

Figura 22.3 Fotomicrografias da biópsia pulmonar de um gato com fibrose pulmonar idiopática. Em menor aumento (**A**), a distorção e obliteração da arquitetura pulmonar normal são evidentes devido à substituição do parênquima por bandas desorganizadas de tecido fibroso e células inflamatórias mononucleares dispersas. Há poucos alvéolos reconhecíveis neste corte. Os septos alveolares são espessados e há metaplasia do epitélio alveolar. Em maior aumento (**B**), os alvéolos subpleurais apresentam distorção acentuada, com fibrose septal clara e hiperplasia epitelial de tipo 2. Embora as áreas normais do pulmão não sejam mostradas, a doença é caracterizada pela heterogeneidade das lesões no órgão. (Fotomicrografia cortesia Stuart Hunter.)

A neoplasia pode ser concomitante à fibrose pulmonar idiopática em seres humanos e foi relatada em 6 de 23 gatos (Cohn et al., 2004). As lesões da fibrose pulmonar também podem ser confundidas com carcinoma e 4 dos 23 gatos com fibrose pulmonar receberam, em um primeiro momento, o diagnóstico patológico de carcinoma.

Características clínicas

Uma predisposição racial é observada em cães com fibrose pulmonar. A doença parece mais comum em West Highland White Terriers, com menos casos documentados entre Staffordshire Bull Terriers, Jack Russell Terriers, Cairn Terriers e Schipperkes. Os cães e gatos tendem a ser de meia-idade ou idosos à primeira consulta, embora sinais característicos tenham ocorrido em pacientes jovens, com até 2 anos.

Na maioria das vezes, os sinais progridem de forma lenta ao longo dos meses. Em gatos, a duração dos sinais talvez seja menor; 6 de 23 gatos apresentaram sinais por apenas 2 dias a 2 semanas (Cohn et al., 2004). O comprometimento respiratório é o sinal clínico mais proeminente da fibrose pulmonar e se manifesta como intolerância ao exercício e/ou respiração rápida e difícil. A tosse é frequente, mas, se for o sinal predominante, deve-se considerar o diagnóstico de bronquite. A síncope pode ocorrer em cães.

As crepitações são o principal achado à ausculta em cães e são notadas em alguns gatos. Os chiados são ouvidos em cerca de metade dos cães e em alguns gatos. O padrão de respiração anormal é formado por taquipneia com expiração relativamente sem esforço.

Diagnóstico

As radiografias torácicas de cães com fibrose pulmonar normalmente mostram um padrão intersticial difuso. As densidades anormais devem ser moderadas a graves para serem distinguidas de alterações relacionadas à idade. Um padrão brônquico é frequentemente observado de forma simultânea, contribuindo para a sobreposição de sinais entre fibrose pulmonar e bronquite crônica. Evidências de hipertensão pulmonar podem ser observadas (ver mais adiante neste capítulo). As radiografias de gatos com essa doença podem revelar infiltração difusa ou irregular (Figura 22.4). Os padrões podem ser intersticiais, brônquicos, alveolares ou mistos, mas, muitas vezes, são bastante graves. A bronquiectasia, causada pela tração nas vias respiratórias, pode ser observada em cães e gatos com a doença avançada.

De modo geral, os resultados do hemograma completo, bioquímica sérica e urinálise não são dignos de nota. A policitemia pode ser secundária à hipoxemia crônica. A identificação de outras causas de doença pulmonar intersticial requer exame coproparasitológico, exames para diagnóstico de dirofilariose e sorologia das doenças infecciosas apropriadas.

As amostras das vias respiratórias devem ser coletadas em pacientes estáveis o suficiente, principalmente para auxiliar a identificação de outras causas de doença pulmonar. Lembre-se que os pacientes podem estar mais comprometidos do que parecem com base na anamnese e no exame físico. Pacientes com fibrose pulmonar podem apresentar inflamação branda a

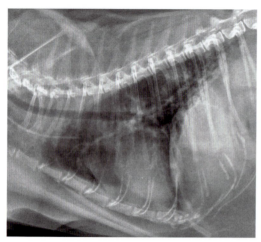

Figura 22.4 Radiografia torácica lateral de um gato com fibrose pulmonar idiopática revela padrão intersticial difuso com áreas irregulares de doença alveolar nos lobos pulmonares caudais. O tecido adiposo pericárdico e mediastinal também é observado. As anomalias radiográficas em gatos com fibrose são bastante variáveis. Os padrões podem ser intersticiais, brônquicos, alveolares ou mistos.

moderada, mas esse é um achado inespecífico. A broncoscopia pode ajudar a identificar outras causas de doenças pulmonares, como bronquite crônica.

As lesões típicas identificadas pela TC são frequentemente utilizadas para estabelecer um diagnóstico presuntivo de fibrose pulmonar idiopática em seres humanos. Lesões semelhantes podem ser observadas em alguns cães com a doença (Johnson et al., 2005; Heikkila et al., 2011). Os resultados da TC em gatos não foram relatados.

Embora ainda não disponível de forma comercial, a medida da concentração sérica de endotelina 1 (ET-1) é promissora como exame para diagnóstico de fibrose pulmonar idiopática em cães. Em um estudo com cães com fibrose pulmonar idiopática, bronquite crônica ou broncopneumopatia eosinofílica e Beagles saudáveis, concentrações séricas de ET-1 acima de 1,8 pg/mℓ tiveram sensibilidade de 100% e especificidade de 81% para o diagnóstico de fibrose pulmonar idiopática (Krafft et al., 2011).

O diagnóstico definitivo de fibrose pulmonar requer uma biópsia pulmonar obtida por toracotomia ou toracoscopia. Os custos e a invasividade da biópsia impedem sua realização em alguns pacientes. Além disso, não há recomendações terapêuticas específicas para a fibrose pulmonar. No entanto, a biópsia deve ser considerada em pacientes estáveis e cujos tutores tenham recursos suficientes. Os exames menos invasivos não podem descartar por completo a existência de outra doença que possa ser tratada (p. ex., infecção bacteriana atípica, doença fúngica, parasitismo).

Tratamento

A fibrose pulmonar idiopática continua sendo uma doença progressiva implacável mesmo em seres humanos (Raghu e Richeldi, 2017). Historicamente, a maioria dos animais foi tratada com prednisona em doses baixas e azatioprina, já que os corticosteroides não foram considerados eficazes. Muitos outros fármacos, inclusive colchicina, penicilina e N-acetilcisteína, não foram comprovadamente eficazes. Um estudo recente, prospectivo e controlado com placebo da Idiopathic Pulmonary Fibrosis Clinical Research Network (2012) descobriu que os riscos de morte e internação foram maiores em pacientes que receberam combinação de prednisona, azatioprina e N-acetilcisteína.

Dois fármacos foram recentemente aprovados para o tratamento da fibrose pulmonar idiopática em seres humanos. O nintedanibe é um fármaco antifibrótico e a pirfenidona tem propriedades antifibróticas e anti-inflamatórias. Sua segurança e eficácia no tratamento da fibrose pulmonar idiopática em cães ou gatos não são conhecidas. Além disso, esses medicamentos são prescritos para seres humanos com doença branda a moderada para retardar a progressão dos sinais e a necessidade de transplante de pulmão.

A maioria dos cães e gatos foi tratada com corticosteroides e broncodilatadores. Teoricamente, os derivados da teofilina podem ser benéficos devido à potencialização da atividade esteroide. É provável que qualquer efeito benéfico dessa combinação seja, na verdade, decorrente da presença de uma doença pulmonar intersticial responsiva a corticosteroides (ou seja, fibrose pulmonar não idiopática) ou controle da bronquite concomitante. Animais com sinais de hipertensão pulmonar recebem o tratamento específico dessa complicação, descrito mais adiante neste capítulo. O omeprazol pode ser benéfico, especialmente em pacientes tratados com corticosteroides. Em seres humanos, o refluxo gastresofágico é comumente associado à fibrose pulmonar idiopática e especula-se que a microaspiração atua na patogênese da doença. A hipoxemia e a administração de corticosteroides podem tornar os seres humanos mais suscetíveis a efeitos gastrintestinais adversos (Heikkila-Laurila e Rajamaki, 2014).

Prognóstico

O prognóstico da fibrose pulmonar idiopática em cães e gatos é mau e a progressão implacável da doença é esperada. No entanto, alguns pacientes, principalmente cães, podem sobreviver por mais de 1 ano. O tempo médio de sobrevida dos cães de um estudo foi de 18 meses a partir do início dos sinais, com máximo de 3 anos (Corcoran et al., 1999). O prognóstico em gatos é ainda pior. Dos 23 gatos, 14 morreram ou foram submetidos à eutanásia poucas semanas após o início dos sinais e apenas 7 dos 23 sobreviveram mais de 1 ano (Cohn et al., 2004).

NEOPLASIA PULMONAR

Tumores pulmonares primários, neoplasias metastáticas e neoplasias multicêntricas podem ocorrer nos pulmões. Os tumores pulmonares primários são, em sua maioria, malignos. Há predominância de carcinomas, como adenocarcinomas, carcinomas broncoalveolares e carcinomas espinocelulares. Os sarcomas e tumores benignos são muito menos comuns. O carcinoma de células pequenas, ou linfocitoide (também conhecido como carcinoma *oat cell*), comum em seres humanos, é raro em cães e gatos.

Os pulmões são um local comum para a metástase de neoplasias malignas de outros locais do corpo e até mesmo de tumores pulmonares primários. As células neoplásicas podem ser transportadas pela corrente sanguínea e aprisionadas nos pulmões por causa do baixo fluxo sanguíneo e extensa rede capilar. Disseminação linfática ou invasão local também podem ocorrer.

Tumores multicêntricos podem acometer os pulmões. Esses tumores são linfoma, histiocitose maligna e mastocitoma.

Múltiplos tumores de diferentes origens podem ser observados no mesmo animal. Em outras palavras, a presença de uma neoplasia em um local do corpo não implica necessariamente a presença do mesmo tumor nos pulmões.

Características clínicas

As neoplasias são mais comuns em animais idosos, mas também ocorrem em adultos jovens. O acometimento pulmonar pode produzir um amplo espectro de sinais clínicos. Esses sinais são geralmente crônicos e progridem de forma lenta, mas manifestações peragudas, como pneumotórax ou hemorragia, podem ser observadas.

A maioria dos sinais reflete o acometimento do sistema respiratório. A infiltração do pulmão pelo tumor pode prejudicar a oxigenação, levando ao aumento do esforço respiratório e à intolerância ao exercício. Lesões em massa podem comprimir as vias respiratórias, provocando tosse e obstrução da ventilação. A erosão de vasos pode causar hemorragia pulmonar. A perda de sangue pode ser repentina, o que provoca hipovolemia aguda e anemia, além de comprometimento respiratório. Edema, inflamação não séptica ou infecção bacteriana podem ser secundárias ao tumor. A erosão das vias respiratórias pode causar pneumotórax. Um derrame pleural de praticamente qualquer característica pode se formar. Em casos raros, há obstrução da veia cava caudal ou cranial, o que leva ao desenvolvimento de ascite ou edema de cabeça e pescoço, respectivamente.

Dentre os sinais não específicos em cães e gatos com neoplasias pulmonares, estão perda de peso, anorexia, depressão e febre. Sinais gastrintestinais podem ser a queixa primária. Vômitos e regurgitação podem ser os primeiros sinais, principalmente em gatos. A claudicação pode ser o primeiro sinal em pacientes com osteopatia hipertrófica secundária a lesões torácicas em massa e em gatos com metástase de carcinoma para os dedos.

Alguns animais com neoplasia pulmonar não têm sinais clínicos, e o tumor é um achado incidental em radiografias torácicas ou no exame *post mortem*. Animais com neoplasia pulmonar metastática ou multicêntrica podem apresentar sinais de acometimento tumoral em outro órgão.

Os sons pulmonares parecem normais, diminuídos ou aumentados. São diminuídos em todos os campos pulmonares de animais com pneumotórax ou derrame pleural. Diminuição ou aumento localizado de sons pulmonares pode ser auscultado sobre regiões consolidadas. Alguns pacientes apresentam crepitações e chiados. Evidências de acometimento de outros órgãos ou osteopatia hipertrófica podem ser observadas.

Diagnóstico

O diagnóstico definitivo de neoplasia é estabelecido pela identificação histológica ou citológica de critérios de malignidade em populações celulares de amostras pulmonares (Figura 22.5). A princípio, as radiografias torácicas são comumente avaliadas e os achados podem apoiar um diagnóstico presuntivo de neoplasia. As radiografias podem ser usadas para determinar a localização da doença; essas informações ajudam a escolha da técnica mais adequada para a coleta de amostras.

Radiografias de boa qualidade, inclusive projeções laterais esquerda e direita, devem ser avaliadas. Os tumores pulmonares primários podem causar lesões em massa localizadas (ver Figuras 20.7 e 20.10) ou a consolidação de um lobo inteiro (ver Figura 20.9 A). As margens tumorais tendem a ser distintas, mas podem ser mal definidas em função de inflamação e edema. Áreas de cavitação podem ser evidentes. A doença metastática ou multicêntrica provoca um padrão intersticial reticulonodular difuso (ver Figura 20.8). Em gatos, os tumores pulmonares primários geralmente têm distribuição difusa em um primeiro momento e o padrão radiográfico pode ser sugestivo de bronquite, edema ou pneumonia.

A neoplasia pulmonar é ocasionalmente associada à hemorragia, edema, inflamação, infecção e oclusão das vias respiratórias, que podem contribuir para a formação de padrões alveolares e consolidação. Linfadenopatia, derrame pleural ou pneumotórax também podem ser identificados por radiografia em alguns pacientes com neoplasia.

Doenças não neoplásicas, inclusive infecção fúngica, parasitoses pulmonares, aspiração de óleo mineral, granulomatose eosinofílica, infecção bacteriana atípica e lesões inativas de doenças anteriores, podem produzir anomalias radiográficas semelhantes. As amostras pulmonares devem ser avaliadas para estabelecimento do diagnóstico.

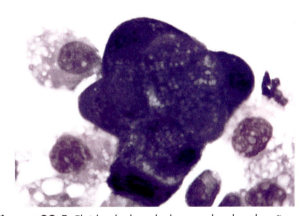

Figura 22.5 Fluido do lavado broncoalveolar do cão cuja radiografia torácica lateral revela um padrão intersticial grave e não estruturado (ver Figura 20.8). Há muitos aglomerados de células epiteliais bem coradas e que apresentam critérios importantes de malignidade. Um desses aglomerados é mostrado aqui. O diagnóstico de carcinoma foi estabelecido. Lembre-se de que o diagnóstico citológico de carcinoma não deve ser feito se houver inflamação concomitante. As células menos coradas ao redor são macrófagos alveolares – o tipo celular predominante normal no fluido do lavado broncoalveolar.

A citologia do fluido de lavado traqueal raramente leva ao diagnóstico definitivo. De modo geral, é necessário avaliar aspirados pulmonares, fluido de lavado broncoalveolar ou amostras de biópsia pulmonar. Amostras de lesões em massa adjacentes à parede corpórea são facilmente obtidas por aspiração pulmonar transtorácica. A precisão e segurança são maiores com a orientação ultrassonográfica. A disseminação do tumor como consequência da aspiração de um adenocarcinoma pulmonar foi relatada (Warren-Smith et al., 2011). Essa complicação parece ser rara; no entanto, se houver boa probabilidade de que a lesão identificada venha a ser submetida à excisão cirúrgica independentemente da causa, talvez seja melhor prosseguir diretamente para a cirurgia.

A coleta de amostras pulmonares talvez precise ser adiada em animais assintomáticos com doenças multifocais ou animais com problemas não relacionados significativos. Nesse caso, as radiografias são repetidas em 4 a 6 semanas para documentar a progressão das lesões. Esse adiamento nunca é recomendado em cães ou gatos com doença passível de ressecção.

A confirmação de neoplasia maligna em outros órgãos em conjunto com anomalias radiográficas torácicas típicas muitas vezes leva ao diagnóstico presuntivo de metástases pulmonares. A interpretação excessiva de lesões radiográficas sutis deve ser evitada. Em contrapartida, a ausência de alterações radiográficas não elimina a possibilidade de doença metastática.

A avaliação do tórax por TC deve ser considerada em pacientes com neoplasia conhecida ou suspeita. A TC é muito mais sensível do que a radiografia torácica na detecção de doenças metastáticas (ver Capítulo 20). Em pacientes com doença localizada e que serão submetidos à excisão cirúrgica, a TC fornece informações anatômicas mais detalhadas sobre o acometimento de estruturas adjacentes e é mais precisa na identificação do acometimento de linfonodos traqueobrônquicos, em comparação à radiografia.

Tratamento

Os tumores pulmonares solitários são tratados por ressecção cirúrgica. A obtenção de margens livres de doença geralmente requer a excisão de todo o lobo pulmonar acometido. Amostras de biópsia de linfonodos, bem como amostras de biópsia de qualquer tecido com anomalias macroscópicas, são obtidas para análise histológica.

Em animais com uma lesão em massa extensa, os sinais respiratórios podem diminuir após a excisão, mesmo que haja lesões metastáticas nos pulmões. Caso a remoção cirúrgica das lesões não seja possível, a quimioterapia pode ser tentada (Capítulo 76). Nenhum protocolo tem eficácia uniforme no tratamento de tumores pulmonares primários.

As neoplasias metastáticas dos pulmões são submetidas à quimioterapia. Na maioria dos animais, o protocolo inicial é determinado pela sensibilidade esperada do tumor primário. Infelizmente, as neoplasias metastáticas respondem a agentes específicos do mesmo modo que o tumor primário.

Os tumores multicêntricos são tratados com protocolos quimioterápicos padrões, independentemente do acometimento pulmonar. Essas neoplasias são discutidas no Capítulo 78.

Prognóstico

O prognóstico de animais com neoplasias benignas é excelente, mas esses tumores são incomuns. O prognóstico de animais com neoplasia maligna está relacionado a diversas variáveis, como histologia tumoral, acometimento de linfonodos regionais e sinais clínicos. A sobrevida após a excisão cirúrgica pode ser de muitos anos. Ogilvie et al. (1989) relataram que, de 76 cães com adenocarcinoma pulmonar primário, a excisão cirúrgica levou à remissão (ou seja, eliminação de todas as evidências macroscópicas do tumor) em 55 cães. O tempo médio de sobrevida dos cães que entraram em remissão foi de 330 dias, enquanto o tempo de sobrevida dos cães que não apresentaram remissão foi de 28 dias. Ao término do estudo, 10 cães estavam vivos. McNiel et al. (1997) descobriram que o escore histológico do tumor, a presença de sinais clínicos e as metástases em linfonodos regionais foram significativamente associados ao prognóstico em 67 cães com neoplasias pulmonares primárias. Os tempos médios de sobrevida de cães com e sem sinais clínicos foram de 240 e 545 dias, respectivamente. Os tempos médios de sobrevida de cães com e sem acometimento com linfonodos foram de 26 e 452 dias, respectivamente. O tempo médio de sobrevida de cães com carcinoma papilar foi de 495 dias, em comparação a 44 dias em cães com outros tipos de tumores histológicos. Os tempos de sobrevida variaram de 0 a 1.437 dias. Em um relato de 21 gatos com tumor pulmonar primário, o tempo médio de sobrevida foi de 115 dias após a cirurgia (Hahn et al., 1998). O tempo médio de sobrevida foi de 698 dias (intervalo, 13 a 1.526 dias) em gatos com tumores moderadamente diferenciados e de 75 dias (intervalo, 13 a 634 dias) em gatos com tumores mal diferenciados. O prognóstico de animais com neoplasias multicêntricas não é conhecido por depender da presença ou não de acometimento pulmonar.

HIPERTENSÃO PULMONAR

Etiologia

A hipertensão pulmonar é diagnosticada quando a pressão sistólica pulmonar é superior a 30 mmHg. O diagnóstico é estabelecido com mais precisão por medidas diretas de pressão obtidas por cateterismo cardíaco, um procedimento raramente realizado em cães ou gatos. No entanto, a pressão arterial pulmonar pode ser estimada pela ecocardiografia com Doppler em pacientes com insuficiência da valva pulmonar ou tricúspide (ver Capítulo 6). A ampla disponibilidade dessa tecnologia aumentou a conscientização sobre a existência de hipertensão pulmonar na medicina veterinária. As causas da hipertensão pulmonar são obstrução à drenagem venosa, como na doença cardíaca do lado esquerdo (ver Capítulo 6), aumento do fluxo sanguíneo pulmonar por lesões cardíacas congênitas (ver Capítulo 5) e aumento da resistência vascular pulmonar. Quando nenhuma doença subjacente explica a hipertensão, é feito um diagnóstico clínico de hipertensão pulmonar primária (idiopática).

A resistência vascular pulmonar pode ser elevada pelo tromboembolismo pulmonar (TEP; ver mais adiante) ou dirofilariose (ver Capítulo 10). A resistência vascular também pode ser aumentada como uma complicação da doença parenquimatosa pulmonar crônica, como bronquite crônica canina (ver Capítulo 21) e fibrose pulmonar idiopática (ver discussão anterior). Uma explicação excessivamente simplista para o aumento da resistência vascular como complicação da doença pulmonar é a resposta adaptativa do pulmão para melhora da compatibilidade entre ventilação e perfusão (V/Q) por meio da vasoconstrição hipóxica. No entanto, acredita-se que outros fatores contribuam de forma significativa para o desenvolvimento da hipertensão associada à doença pulmonar, inclusive disfunção endotelial, remodelamento vascular e trombose *in situ*.

Características clínicas e diagnóstico

A hipertensão pulmonar é mais diagnosticada em cães do que em gatos. Os sinais clínicos são os de hipoxemia progressiva e podem ser difíceis de distinguir de qualquer doença cardíaca ou pulmonar subjacente. Esses sinais são intolerância ao exercício, fraqueza, síncope e desconforto respiratório. O exame físico pode revelar um som alto de desdobramento da segunda bulha cardíaca (ver Capítulo 6). Evidências radiográficas de hipertensão pulmonar podem ser observadas em pacientes com doença grave, como aumento de volume da artéria pulmonar e cardiomegalia do lado direito. As radiografias são cuidadosamente avaliadas para detecção de doença cardiopulmonar subjacente. O diagnóstico de hipertensão pulmonar é geralmente estabelecido pela ecocardiografia com Doppler. O uso desta modalidade para estimativa da pressão arterial pulmonar requer a presença de regurgitação pulmonar ou tricúspide e um ecocardiografista experiente.

Tratamento

Nos pacientes com hipertensão pulmonar, qualquer doença subjacente deve ser identificada e tratada de maneira agressiva. Em seres humanos, a hipertensão pulmonar associada à bronquite crônica é geralmente branda e não é submetida ao tratamento direto. A oxigenoterapia prolongada é realizada com frequência, mas esse tratamento raramente é prático em pacientes veterinários.

O tratamento direcionado especificamente à hipertensão pulmonar em si é indicado a pacientes com sinais clínicos da doença na ausência de identificação de outro distúrbio subjacente ou quando o tratamento desse distúrbio não melhora as pressões arteriais pulmonares ou os sinais clínicos. O fármaco mais usado em cães é o citrato de sildenafila (Viagra®, Pfizer), um inibidor de fosfodiesterase V que causa vasodilatação por meio de uma via de óxido nítrico. Em um estudo transversal de cães com hipertensão pulmonar, uma dose de 1 mg/kg VO a cada 8 horas diminuiu a pressão arterial pulmonar sistólica e aumentou a capacidade de exercício e a qualidade de vida em comparação ao placebo (Brown et al., 2010). No entanto, um estudo retrospectivo documentou a melhora da qualidade de vida, mas não das medidas de pressão (Kellum e Stepien, 2007). Diversas doses foram relatadas, de 0,5 a 3 mg/kg a cada 8 a 12 horas. O monitoramento de efeitos benéficos e adversos é importante, com ajustes de dose conforme a resposta.

A pimobendana, um inibidor de fosfodiesterase III, diminuiu a pressão arterial pulmonar em cães com hipertensão pulmonar associada à doença cardíaca valvar crônica (Atkinson et al., 2009). Em estudo retrospectivo, a pimobendana não melhorou a sobrevida em cães com hipertensão pulmonar grave associada à doença pulmonar quando combinada à sildenafila em comparação ao tratamento apenas com sildenafila (Murphy et al., 2017). A pimobendana é discutida com mais detalhes no Capítulo 3.

A anticoagulação prolongada com varfarina ou heparina é frequentemente prescrita para seres humanos com hipertensão pulmonar primária para evitar a formação de trombos pequenos. Seus possíveis benefícios para pacientes veterinários não são conhecidos.

Prognóstico

Acredita-se que prognóstico da hipertensão pulmonar seja influenciado pela gravidade da hipertensão, presença de sinais clínicos e qualquer doença subjacente.

TROMBOEMBOLISMO PULMONAR (TEP)

O extenso sistema vascular de baixa pressão dos pulmões é um local comum para alojamento de êmbolos. É o primeiro leito vascular atravessado por um trombo da rede venosa sistêmica ou do ventrículo direito. Os sinais respiratórios podem ser graves e até fatais em cães e gatos. Hemorragia, edema e broncoconstrição, além da diminuição do fluxo sanguíneo, podem contribuir para o comprometimento respiratório. O consequente aumento da resistência vascular secundário à obstrução física por embolia e vasoconstrição provoca hipertensão pulmonar, o que pode levar ao desenvolvimento de insuficiência cardíaca do lado direito.

Acredita-se que os microtrombos participem da hipertensão pulmonar, como discutido na seção anterior. No entanto, a maioria dos pacientes que apresentam principalmente sinais de tromboembolismo tem uma doença predisponente em órgãos que não os pulmões; assim, a busca pela causa básica da formação de coágulos é essencial. As anomalias que predispõem à formação de coágulos são estase venosa, fluxo sanguíneo turbulento, lesão endotelial e hipercoagulação. A embolia pode ser provocada por trombos, bactérias, parasitas (em especial nematoides), neoplasia ou gordura. As doenças associadas ao desenvolvimento de embolia pulmonar e os capítulos em que são discutidas estão listadas no Boxe 22.3.

 BOXE 22.3

Anomalias que podem ser associadas ao tromboembolismo pulmonar.*

Cirurgia
Trauma grave
Hiperadrenocorticismo, Capítulo 50
Anemia hemolítica imunomediada, Capítulo 82
Hiperlipidemia
Glomerulopatias
Dirofilariose e terapia adulticida, Capítulo 10
Cardiomiopatia, Capítulos 7 e 8
Endocardite, Capítulo 6
Pancreatite, Capítulo 37
Coagulação intravascular disseminada, Capítulo 87
Síndromes de hiperviscosidade
Neoplasia

*Essas anomalias são discutidas nos capítulos mencionados.

Características clínicas

Em muitos casos, o primeiro sinal predominante do TEP é o desconforto respiratório peragudo. Choque cardiovascular e morte súbita podem ocorrer. A maior conscientização sobre o TEP tem aumentado a frequência do diagnóstico em pacientes com sinais mais brandos e crônicos de taquipneia ou aumento dos esforços respiratórios. Achados à anamnese ou ao exame físico relacionados a uma possível doença subjacente aumentam o índice de suspeita de TEP. O som alto ou o desdobramento da segunda bulha cardíaca pode ser auscultado e é indicativo de hipertensão pulmonar. Crepitações ou chiados são detectados em alguns casos.

Diagnóstico

Os métodos diagnósticos de rotina não fornecem informações que possam ser utilizadas para estabelecimento do diagnóstico definitivo de TEP. O índice de suspeita deve ser alto, já que essa doença tende a ser negligenciada. Suspeita-se do diagnóstico com base em sinais clínicos, radiografia torácica, gasometria arterial, ecocardiografia e dados clínico-patológicos. O diagnóstico definitivo requer angiografia pulmonar, angiografia seletiva, cintilografia de perfusão nuclear ou TC com contraste; esta última é a modalidade de rotina para o diagnóstico.

Suspeita-se de TEP em cães e gatos com dispneia grave de início agudo, em especial quando os sinais radiográficos de doença respiratória são mínimos ou ausentes. Em muitos casos de TEP, os pulmões parecem normais em radiografias torácicas, apesar dos graves sinais do trato respiratório inferior. As lesões radiográficas são observadas principalmente nos lobos caudais. O obscurecimento das artérias pulmonares, que, em alguns casos, terminam com áreas focais ou cuneiformes de opacidade intersticial ou alveolar devido ao edema ou extravasamento de sangue, pode ser observado. As áreas pulmonares sem suprimento de sangue podem parecer hipertransparentes. Opacidades intersticiais e alveolares difusas e o aumento de volume do coração do lado direito podem ser observados. O derrame pleural é observado em alguns casos e é geralmente brando. A ecocardiografia pode revelar alterações secundárias (p. ex., aumento de volume do ventrículo direito, aumento das pressões da artéria pulmonar), doença subjacente (p. ex., dirofilariose, doença cardíaca primária) ou trombo residual.

A gasometria arterial pode mostrar hipoxemia branda ou grave. A taquipneia leva à hipocapnia, exceto em casos graves, e anomalias no gradiente de oxigênio alveolar-arterial (gradiente A-a) indica a presença de um distúrbio de ventilação/perfusão (ver Capítulo 20). A má resposta à suplementação de oxigênio favorece o diagnóstico de TEP.

Evidências clínicas de uma doença conhecida pela predisposição ao desenvolvimento de tromboêmbolos aumentam ainda mais a suspeita de TEP. Infelizmente, as medidas rotineiras dos parâmetros de coagulação (p. ex., tempo de protrombina, tempo parcial de tromboplastina) não auxiliam o diagnóstico ou mesmo a identificação de pacientes suscetíveis. A *tromboelastografia* (TEG) é uma ferramenta diagnóstica que gera um gráfico indicando a taxa de desenvolvimento de coágulos, a resistência do coágulo e sua dissolução subsequente. O interesse por essa técnica e similares tem crescido na medicina veterinária de emergência. A TEG não pode ser usada como ferramenta diagnóstica para o TEP em si, mas pode auxiliar a identificação de pacientes em risco (com hipercoagulabilidade), direcionando o tratamento para os braços acometidos da cascata de coagulação e monitorando o efeito terapêutico sobre a coagulabilidade medida.

Em seres humanos, a medida de D-dímeros circulantes (produtos da degradação da fibrina em ligações cruzadas) é usada como um indicador da probabilidade de TEP. Por não ser um exame específico, seu valor primário é a eliminação do TEP dos diagnósticos diferenciais. No entanto, mesmo um resultado negativo pode ser enganoso em certas doenças e na presença de pequenas embolias subsegmentares.

Em cães, as concentrações de D-dímero podem ser determinadas por laboratórios comerciais. Um estudo com 30 cães saudáveis, 67 cães com doença clínica sem evidência de distúrbio tromboembólico e 20 cães com doença tromboembólica dá algumas orientações para a interpretação dos resultados (Nelson et al., 2003). A concentração de D-dímero acima de 500 ng/mℓ foi capaz de prever o diagnóstico de doença tromboembólica com 100% de sensibilidade, mas apenas 70% de especificidade (ou seja, com 30% de resultados falso-positivos). À concentração de D-dímero acima de 1.000 ng/mℓ, a sensibilidade do resultado caiu para 94%, mas a especificidade aumentou para 80%. À concentração de D-dímero acima de 2.000 ng/mℓ, a sensibilidade diminuiu para 36%, mas a especificidade aumentou para 98,5%. Assim, o grau de elevação na concentração de D-dímero deve ser considerado em conjunto com outras informações clínicas.

A angiografia pulmonar por TC é comumente usada em seres humanos para confirmação do diagnóstico de TEP e tem sido realizada de forma rotineira para o diagnóstico em medicina veterinária. O diagnóstico nunca pode ser descartado com base na TC porque múltiplas pequenas artérias, em vez de um ou mais vasos grandes, podem ser obstruídas. Além disso, as alterações podem ser aparentes por apenas alguns dias após o evento. Uma limitação da TC torácica em cães e, em especial, em gatos é o tamanho do paciente. Além disso, os pacientes veterinários não conseguem prender a respiração. Os pacientes devem ser anestesiados e submetidos à ventilação com pressão positiva durante o exame para obtenção de resolução máxima. Um tomógrafo de alta qualidade e um radiologista experiente são necessários para uma interpretação precisa.

A angiografia seletiva é o padrão-ouro para o diagnóstico de TEP. O obscurecimento súbito de artérias pulmonares ou defeitos de enchimento intravascular e extravasamento de corante são achados característicos. Exames nucleares podem gerar evidências de TEP com risco mínimo para o animal. Infelizmente, a disponibilidade dessa tecnologia é limitada.

Amostras pulmonares são raramente coletadas para avaliação histopatológica, exceto à necropsia. No entanto, evidências de embolia nem sempre são encontradas à necropsia porque os coágulos podem se dissolver rapidamente após a morte. Portanto, esse tecido deve ser coletado e preservado imediatamente após o óbito. A extensa rede vascular impossibilita a avaliação de todos os possíveis sítios de embolia e as lesões características podem não ser detectadas.

Tratamento

Todos os animais com suspeita de TEP devem receber tratamento agressivo e de suporte para quaisquer doenças subjacentes e predisponentes. A oxigenoterapia (Capítulo 25) é indicada para todos os pacientes. Os fluidos são administrados como necessários para suporte à circulação, com cuidado para evitar sobrecarga. A teofilina pode ser benéfica em alguns animais (ver Capítulo 21). A sildenafila pode ser útil em pacientes com evidências de hipertensão pulmonar (ver a discussão anterior sobre hipertensão pulmonar neste capítulo).

O uso de agentes fibrinolíticos para o tratamento de TEP em animais não foi bem estabelecido. É provável que animais com suspeita de hipercoagulabilidade sejam beneficiados pela terapia anticoagulante. O objetivo desse tratamento é evitar a formação de novos trombos. A terapia anticoagulante é administrada apenas em animais com diagnóstico altamente provável. Cães com dirofilariose que apresentam reações após a terapia adulticida geralmente não recebem anticoagulantes (ver Capítulo 10). Candidatos cirúrgicos devem ser tratados com muita cautela. Os tempos de coagulação devem ser monitorados com frequência para minimizar o risco de hemorragia grave.

O Capítulo 12 traz recomendações específicas para o tratamento e prevenção da doença tromboembólica com medicamentos anticoagulantes. Devido aos graves problemas e limitações associados à terapia anticoagulante, a eliminação do problema predisponente deve ser uma grande prioridade.

Prevenção

Nenhum método de prevenção do TEP em seres humanos suscetíveis foi estudado de maneira objetiva na medicina veterinária. Os tratamentos que podem ser benéficos são a administração prolongada de heparina de baixo peso molecular, ácido acetilsalicílico ou clopidogrel. O uso de ácido acetilsalicílico para a prevenção do TEP ainda é controverso porque as alterações induzidas pelo fármaco no metabolismo local de prostaglandinas e leucotrienos talvez sejam prejudiciais.

Prognóstico

O prognóstico depende da gravidade dos sinais respiratórios, da resposta ao tratamento de suporte e da capacidade de eliminação do processo subjacente. De modo geral, o prognóstico é reservado.

EDEMA PULMONAR

Etiologia

Os mesmos mecanismos gerais que causam edema em outros lugares do corpo são responsáveis pelo edema no parênquima pulmonar. Os principais mecanismos são diminuição da pressão oncótica plasmática, sobrecarga vascular, obstrução linfática e aumento da permeabilidade vascular. Os distúrbios que podem produzir esses problemas estão listados no Boxe 22.4. A maioria dos casos de edema pulmonar decorrente principalmente do aumento da permeabilidade vascular está no sistema de classificação de *lesão pulmonar aguda* (LPA) e *síndrome de angústia respiratória aguda* (SARA). A LPA é uma resposta inflamatória excessiva do pulmão a um insulto pulmonar ou sistêmico. O termo SARA descreve a LPA grave com base no grau de hipoxemia. O rápido extravasamento de fluido de edema, rico em proteínas, dos capilares danificados é uma característica fundamental da LPA. Em alguns pacientes que sobrevivem ao edema inicial, a proliferação de células epiteliais e a deposição do colágeno pioram a disfunção pulmonar e podem, em última instância, causar fibrose pulmonar em um curto período (p. ex., semanas).

Independentemente da causa, o fluido de edema começa a se acumular no interstício. No entanto, como o interstício é um compartimento pequeno, os alvéolos logo são acometidos. No acúmulo excessivo de fluidos, até as vias respiratórias ficam

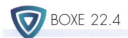

BOXE 22.4

Possíveis causas de edema pulmonar.

Diminuição da pressão oncótica plasmática
Hipoalbuminemia
    Perda gastrintestinal
    Glomerulopatia
    Doença hepática
    Super-hidratação iatrogênica
    Desnutrição

Sobrecarga vascular
Cardiogênica
    Insuficiência cardíaca do lado esquerdo
    Shunts da esquerda para a direita
Super-hidratação

Obstrução linfática (rara)
Neoplasia

Aumento da permeabilidade vascular
Agentes inalados
    Inalação de fumaça
    Aspiração de ácido gástrico
    Intoxicação por oxigênio
Fármacos ou toxinas
    Peçonha de serpentes
    Cisplatina em gatos
    Paraquate
Eletrocussão
Trauma
    Contusões pulmonares
    Multissistêmico
Sepse ou resposta inflamatória sistêmica (SIRS)
Pancreatite
Uremia
Coagulação intravascular disseminada
Inflamação (infecciosa ou não infecciosa)

Outras causas
Tromboembolismo
Obstrução das vias respiratórias superiores
Afogamento não fatal (antes chamado "quase afogamento")
Edema neurogênico
    Convulsões
    Traumatismo craniano

cheias. A função respiratória é ainda mais afetada devido à atelectasia e diminuição da complacência pela compressão dos alvéolos e redução das concentrações de surfactante. A resistência das vias respiratórias aumenta devido ao estreitamento do lúmen dos pequenos brônquios. A hipoxemia é causada por anomalias de ventilação/perfusão.

Características clínicas

Animais com edema pulmonar apresentam tosse, taquipneia, desconforto respiratório ou sinais da doença incitante. As crepitações são auscultadas, exceto em animais com doenças brandas ou em estágio inicial. Uma espuma tingida de sangue pode ser observada na traqueia, na faringe ou nas narinas imediatamente antes da morte por edema pulmonar. Os sinais respiratórios podem ser peragudos, como na LPA/SARA, ou subagudos, como na hipoalbuminemia. No entanto, um histórico prolongado de sinais respiratórios (p. ex., meses) não condiz com o diagnóstico de edema. A lista de diagnósticos diferenciais no Boxe 22.4 pode ser bastante reduzida pela realização minuciosa da anamnese e do exame físico.

Diagnóstico

Na maioria dos cães e gatos, o diagnóstico de edema pulmonar é baseado nas alterações radiográficas típicas nos pulmões em conjunto com evidências clínicas (da anamnese, do exame físico, da radiografia, da ecocardiografia e da bioquímica sérica [em especial da concentração de albumina]) de uma doença associada.

No início de seu desenvolvimento, o edema pulmonar assume um padrão intersticial às radiografias, que progride a um padrão alveolar. Em cães, o edema causado pela insuficiência cardíaca é geralmente mais grave na região hilar. Nos gatos, as opacidades aumentam e são mais irregulares e imprevisíveis em sua distribuição. O edema decorrente do aumento da permeabilidade vascular tende a ser mais grave nas regiões pulmonares dorsocaudais.

As radiografias devem ser cuidadosamente examinadas para detecção de sinais de doença cardíaca, congestão venosa, TEP, derrame pleural e lesões em massa. A ecocardiografia auxilia a identificação de doenças cardíacas primárias caso os sinais clínicos e os achados radiográficos sejam ambíguos.

A diminuição da pressão oncótica pode ser identificada pela concentração sérica de albumina. Concentrações inferiores a 1 g/dℓ são geralmente necessárias antes que a diminuição da pressão oncótica seja considerada a única causa do edema pulmonar. É provável que o edema pulmonar decorrente apenas da hipoalbuminemia seja raro. Em muitos animais, sobrecarga de volume e vasculite são fatores contribuintes. A quantificação de proteína plasmática com um refratômetro pode avaliar, de forma indireta, a concentração de albumina em emergências.

O edema por permeabilidade vascular pode causar toda a gama de comprometimento, de sinais clínicos mínimos que se resolvem de maneira espontânea até a SARA fulminante e fatal. Um grupo de consenso definiu a LPA/SARA em pacientes veterinários (Wilkins et al., 2007). Pelo menos quatro e, idealmente, cinco dos seguintes critérios devem ser atendidos: início agudo (< 72 horas) de taquipneia e dispneia em repouso; fatores de risco conhecidos; evidência de extravasamento capilar pulmonar sem aumento da pressão capilar pulmonar (p. ex., infiltrados pulmonares difusos bilaterais em radiografia ou TC, fluido proteináceo recuperado das vias respiratórias); evidência de troca gasosa insuficiente; e evidência de inflamação pulmonar difusa com base na análise de fluido do lavado traqueal ou LBA. A troca gasosa insuficiente é demonstrada pela baixa razão entre PaO_2 (pressão parcial de oxigênio no sangue) e FiO_2 (fração de oxigênio inspirado) sem a técnica de ventilação mecânica com pressão expiratória final positiva (PEEP) ou pressão positiva contínua nas vias respiratórias (CPAP). Uma razão inferior a 300 mmHg condiz com LPA. A razão abaixo de 200 mmHg indica a forma mais grave, SARA. A gasometria arterial e a oximetria de pulso em cães e gatos com edema pulmonar de qualquer origem auxiliam a escolha e o monitoramento do tratamento. Há hipoxemia, geralmente associada à hipocapnia e ao aumento do gradiente A-a.

Tratamento

Para o corpo, é mais fácil evitar a formação do fluido de edema do que mobilizar o fluido existente. O tratamento inicial do edema pulmonar deve ser agressivo. Uma vez resolvido o edema, os próprios mecanismos compensatórios do corpo se tornam mais eficazes e a intensidade das intervenções terapêuticas pode ser diminuída.

Todos os animais com edema pulmonar são tratados com repouso em gaiola e estresse mínimo. Cães e gatos com hipoxemia significativa devem receber oxigenoterapia (Capítulo 25). A ventilação com pressão positiva é necessária em casos graves. Broncodilatadores da classe das metilxantinas (ver Capítulo 21) também podem ser benéficos em alguns pacientes. São diuréticos leves que também diminuem broncospasmos e, talvez, a fadiga muscular respiratória. No entanto, em alguns pacientes, os broncodilatadores exacerbam a incompatibilidade V/Q. A resposta do paciente aos broncodilatadores deve ser observada de maneira cuidadosa.

A furosemida é indicada para o tratamento da maioria das formas de edema, mas não é usada em animais hipovolêmicos. Os animais com hipovolemia realmente requerem suplementação de fluidos em taxas conservadoras. Se a fluidoterapia for necessária para manutenção do volume vascular em animais com comprometimento cardíaco ou diminuição da pressão oncótica, agentes inotrópicos positivos ou infusões de plasma, respectivamente, devem ser usados.

O edema causado pela hipoalbuminemia é tratado com infusões de plasma ou coloides. No entanto, a diminuição do edema não requer que as concentrações plasmáticas de proteínas voltem aos níveis normais. A furosemida pode ser administrada para mobilização mais rápida do fluido dos pulmões, mas a desidratação clínica e a hipovolemia devem ser evitadas. Os esforços diagnósticos e terapêuticos são direcionados à doença subjacente.

O tratamento do edema cardiogênico é discutido no Capítulo 3.

A super-hidratação é tratada pela interrupção da fluidoterapia. A furosemida é administrada em caso de comprometimento respiratório. Na ausência de administração inadvertida de volumes excessivos de fluido, causas de intolerância a fluidos devem ser pesquisadas, como insuficiência renal oligúrica, insuficiência cardíaca e aumento da permeabilidade vascular.

O tratamento do edema causado pelo aumento da permeabilidade vascular é difícil. Em alguns casos, o comprometimento pulmonar é brando e o edema, transitório. Cuidados de suporte de rotina e suplementação de oxigênio podem ser suficientes, mas a ventilação mecânica é frequentemente necessária. Qualquer problema subjacente ativo deve ser identificado e corrigido.

Pacientes com LPA/SARA respondem mal ao tratamento. A ventilação com PEEP é indicada e a taxa de mortalidade é alta mesmo com um suporte tão agressivo. De modo geral, a furosemida é ineficaz no tratamento do edema causado pelo aumento da permeabilidade vascular, mas, como nossas capacidades diagnósticas são limitadas, é razoável incluir esse medicamento no manejo inicial desses pacientes. Os glicocorticoides não são de grande benefício, mas são frequentemente usados em animais com sinais moderados a graves. Novos tratamentos para SARA têm sido estudados em seres humanos; no entanto, até agora, nenhum foi consistentemente eficaz na melhora dos desfechos. A ênfase está em inibidores específicos da resposta inflamatória.

Prognóstico

O prognóstico de um animal com edema pulmonar depende da gravidade do distúrbio, da resposta à oxigenoterapia e da capacidade de eliminação ou controle do problema subjacente. O tratamento agressivo no início da formação do edema melhora o prognóstico de um animal com qualquer doença. Animais com SARA têm um prognóstico reservado a mau.

Leitura sugerida

Atkinson KJ, et al. Evaluation of pimobendan and N-terminal pro-brain natriuretic peptide in the treatment of pulmonary hypertension secondary to degenerative mitral valve disease in dogs. *J Vet Intern Med.* 2009;23:1190.

Bidgood T, et al. Comparison of plasma and interstitial fluid concentrations of doxycycline and meropenem following constant rate intravenous infusion in dogs. *Am J Vet Res.* 2003;64:1040.

Bowman DD, Little SE. Canine pulmonary helminths: recommendations from the Companion Animal Parasite Council. *Today's Veterinary Practice.* 2014;4:67.

Brown AJ, et al. Clinical efficacy of sildenafil in treatment of pulmonary arterial hypertension in dogs. *J Vet Intern Med.* 2010;24:850.

Clercx C, Peeters D. Canine eosinophilic bronchopneumopathy. *Vet Clin North Am Small Anim Pract.* 2007;37:917.

Cohn LA, et al. Identification and characterization of an idiopathic pulmonary fibrosis-like condition in cats. *J Vet Intern Med.* 2004;18:632.

Conboy G. Natural infections of *Crenosoma vulpis* and *Angiostrongylus vasorum* in dogs in Atlantic Canada and their treatment with milbemycin oxime. *Vet Rec.* 2004;155:16.

Corcoran BM, et al. Chronic pulmonary disease in West Highland white terriers. *Vet Rec.* 1999;144:611.

Declue AE, Cohn LA. Acute respiratory distress syndrome in dogs and cats: a review of clinical findings and pathophysiology. *J Vet Emerg Crit Care (San Antonio).* 2007;17:340.

DeMonye W, et al. Embolus location affects the sensitivity of a rapid quantitative d-dimer assay in the diagnosis of pulmonary embolism. *Am J Respir Crit Care Med.* 2002;165:345.

Foster S, Martin P. Lower respiratory tract infections in cats: reaching beyond empirical therapy. *J Feline Med Surg.* 2011;13:313.

Goggs R, et al. Pulmonary thromboembolism (state-of-the-art-review). *J Vet Emerg Crit Care (San Antonio).* 2009;19:30.

Grandi G, et al. *Aelurostrongylus abstrusus* (cat lungworm) infection in five cats from Italy. *Vet Parasitol.* 2005;25:177.

Hahn KA, et al. Primary lung tumors in cats: 86 cases (1979-1994). *J Am Vet Med Assoc.* 1997;211:1257.

Hahn KA, et al. Prognosis factors for survival in cats after removal of a primary lung tumor: 21 cases (1979-1994). *Vet Surg.* 1998;27:307.

Heikkila HP, et al. Clinical, bronchoscopic, histopathologic, diagnostic imaging, and arterial oxygenation findings in West Highland White Terriers with idiopathic pulmonary fibrosis. *J Vet Intern Med.* 2011;25:533.

Heikkila-Laurila HP, Rajamaki MM. Idiopathic pulmonary fibrosis in West Highland white terriers. *Vet Clin North Am Small Anim Pract.* 2014;44:129.

Idiopathic Pulmonary Fibrosis Clinical Research Network. Prednisone, azathioprine, and N-acetylcysteine for pulmonary fibrosis. *N Engl J Med.* 2012;366:1968.

Johnson VS, et al. Thoracic high-resolution computed tomographic findings in dogs with canine idiopathic pulmonary fibrosis. *J Small Anim Pract.* 2005;46:381.

Kellum HB, Stepien RL. Sildenafil citrate therapy in 22 dogs with pulmonary hypertension. *J Vet Intern Med.* 2007;21:1258.

Krafft E, et al. Serum and bronchoalveolar lavage fluid endothelin-1 concentrations as diagnostic biomarkers of canine idiopathic pulmonary fibrosis. *J Vet Intern Med.* 2011;2:5990.

Lacorcia L, et al. Comparison of bronchoalveolar lavage fluid examination and other diagnostic technique with the Baermann technique for detection of naturally occurring *Aelurostrongylus abstrusus* infection in cats. *J Am Vet Med Assoc.* 2009;235:43.

Lappin MR, et al. Antimicrobial use guidelines for treatment of respiratory tract disease in dogs and cats: Antimicrobial Guidelines Working Group of the International Society for Companion Animal Infectious Diseases. *J Vet Intern Med.* 2017;31:279.

MacDonald ES, et al. Clinicopathologic and radiographic features and etiologic agents in cats with histologically confirmed infectious pneumonia: 39 cases (1991-2000). *J Am Vet Med Assoc.* 2003;223:1142.

McMillan CJ, Taylor SM. Transtracheal aspiration in the diagnosis of pulmonary blastomycosis (17 cases: 2000-2005). *Can Vet J.* 2008;49:53.

McNiel EA, et al. Evaluation of prognostic factors for dogs with primary lung tumors: 67 cases (1985-1992). *J Am Vet Med Assoc.* 1997;211:1422.

Murphy LA, et al. Retrospective evaluation of pimobendan and sildenafil therapy for severe pulmonary hypertension due to lung disease and hypoxia in 28 dogs (2007-2013). *Vet Med Sci.* 2017;3(99).

Nelson OL, et al. The utility of plasma d-dimer to identify thromboembolic disease in dogs. *J Vet Intern Med.* 2003;17:830.

Norris AJ, et al. Interstitial lung disease in West Highland white terriers. *Vet Pathol.* 2005;42:35.

Ogilvie GK, et al. Prognostic factors for tumor remission and survival in dogs after surgery for primary lung tumor: 76 cases (1975-1985). *J Am Vet Med Assoc.* 1989;195:109.

Radhakrishnan A, et al. Community-acquired infectious pneumonia in puppies: 65 cases (1993-2002). *J Am Vet Med Assoc.* 2007;230:1493.

Raghu G, et al. An official ATS/ERS/JRS/ALAT statement: idiopathic pulmonary fibrosis: evidence-based guidelines for diagnosis and management. *Am J Respir Crit Care Med.* 2011;183:788.

Raghu G, Richeldi L. Current approaches to the management of idiopathic pulmonary fibrosis. *Respir Med.* 2017;129:24.

Rheinwald M, et al. Antibiotic susceptibility of bacterial isolates from 502 dogs with respiratory signs. *Vet Rec.* 2015;176:357.

Schermerhorn T, et al. Pulmonary thromboembolism in cats. *J Vet Intern Med.* 2004;18:533.

Sherding RG. Respiratory parasites. In: Bonagura JD, et al., eds. *Kirk's current veterinary therapy XIV*. St Louis: Saunders Elsevier; 2009.

Tart KM, et al. Potential risks, prognostic indicators, and survival in dogs with presumptive aspiration pneumonia: 125 cases (2005-2008). *J Vet Emerg Crit Care (San Antonio).* 2010;20:319.

Traversa D, et al. Efficacy and safety of imidacloprid 10%/moxidectin 1% spot-on formulation in the treatment of feline *Aelurostrongylus*. *Parasitol Res.* 2009;105:S55.

Viitanen SJ, et al. Co-infections with respiratory viruses in dogs with bacterial pneumonia. *J Vet Intern Med.* 2015;29:544.

Viitanen SJ, et al. The utility of acute-phase proteins in the assessment of treatment responses in dogs with bacterial pneumonia. *J Vet Intern Med.* 2017;31:124.

Warren-Smith CMR, et al. Pulmonary adenocarcinoma seeding along a fine needle aspiration tract in a dog. *Vet Rec.* 2011;169:181.

Wilkins PA, et al. Acute lung injury and acute respiratory distress syndromes in veterinary medicine: consensus definitions: the Dorothy Russell Havemeyer Working Group on ALI and ARDS in veterinary medicine. *J Vet Emerg Crit Care (San Antonio).* 2007;17:333.

Williams K, et al. Identification of spontaneous feline idiopathic pulmonary fibrosis. *Chest.* 2006;125:2278.

Yoon K-J, et al. Influenza virus in racing greyhounds. *Emerg Infect Dis.* 1974;11:2005.

CAPÍTULO 23

Manifestações Clínicas e Exames Diagnósticos de Doenças da Cavidade Pleural e do Mediastino

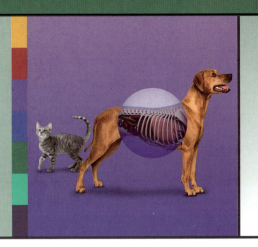

SINAIS CLÍNICOS

Dentre as anomalias comuns da cavidade pleural em cães e gatos, estão o acúmulo de fluido (derrame pleural) ou ar (pneumotórax) no espaço pleural. Este capítulo e o próximo também discutem massas mediastinais e pneumomediastino. Os sinais respiratórios causados pela doença pleural são provocados pela interferência na expansão normal dos pulmões. A intolerância ao exercício é um dos primeiros sinais; por fim, o desconforto respiratório é evidente. Os achados do exame físico que auxiliam a localização da causa do comprometimento respiratório no espaço pleural são aumento da frequência respiratória e diminuição dos sons pulmonares à ausculta (Capítulo 25). Com a piora do comprometimento, o aumento das excursões abdominais durante a respiração pode ser observado. O esforço respiratório pode aumentar durante a inspiração em relação à expiração, mas esse achado nem sempre é óbvio. A respiração paradoxal é um padrão respiratório em que as paredes abdominais são "sugadas" durante a inspiração. A respiração paradoxal tem sido associada às doenças pleurais em cães e gatos com desconforto respiratório (LeBoedec et al., 2012). Em gatos com massas mediastinais, a diminuição da compressibilidade da parte anterior do tórax pode ser palpável.

O tromboembolismo pulmonar (TEP) pode causar derrame pleural. De modo geral, o derrame é brando e pode ser um exsudato ou transudato modificado. O TEP deve ser considerado como diagnóstico, em especial em pacientes com esforços respiratórios que parecem exceder o volume do derrame (ver Capítulo 22).

ABORDAGEM DIAGNÓSTICA GERAL

A presença de doença pleural ou mediastinal em cães ou gatos é confirmada por radiografia torácica, ultrassonografia torácica ou toracocentese. Animais com desconforto respiratório e suspeita de derrame pleural ou pneumotórax são imediatamente submetidos à toracocentese para estabilização antes das radiografias. Embora a toracocentese seja mais invasiva do que a radiografia, seu possível benefício terapêutico supera em muito o pequeno risco de complicações. Animais estáveis podem ser avaliados por radiografia ou ultrassonografia torácica para confirmação da presença de ar ou fluido e da localização do fluido antes da toracocentese.

A ultrassonografia é uma ferramenta valiosa para a avaliação de pacientes com derrame pleural. Se houver equipamento à disposição, os animais em estado crítico podem ser examinados com estresse mínimo para confirmação da presença de fluido e colocação direta da agulha de toracocentese. A ultrassonografia também auxilia a avaliação do tórax quanto à presença de lesões em massa, hérnias e doença cardíaca ou pericárdica primária. Como as ondas sonoras não passam pelos pulmões aerados, qualquer massa deve estar adjacente à parede torácica, coração ou diafragma para ser detectada à ultrassonografia. A presença de fluido pleural facilita a análise ultrassonográfica do tórax. Em pacientes estáveis, prefere-se avaliar o tórax por ultrassonografia antes da remoção do fluido pleural.

As radiografias torácicas devem ser repetidas depois que o máximo possível de fluido ou ar for removido do espaço pleural e os pulmões tiverem tido tempo para voltar a se expandir. A avaliação precisa do parênquima pulmonar requer a expansão total do órgão. A presença de fluido também obscurece a visibilidade do tamanho e formato do coração e das lesões em massa.

A análise citológica do fluido pleural obtido por toracocentese é indicada em todos os animais com derrame pleural. A medida da concentração de proteínas e do número total de células nucleadas, bem como a avaliação celular qualitativa, é essencial para a classificação precisa do fluido, formulação de um plano diagnóstico e início do tratamento adequado (Tabela 23.1). A abordagem diagnóstica a pacientes com derrame pleural com base nos achados citológicos é descrita mais adiante. Em pacientes com massa mediastinal, aspirados com agulha fina são obtidos sob orientação ultrassonográfica.

A colocação de um dreno torácico (tubo de toracostomia) é indicada principalmente para o tratamento de pacientes com pneumotórax progressivo ou piotórax. No entanto, o fluido obtido pelos drenos torácicos é usado para monitoramento terapêutico; a colocação e o manejo do dreno torácico são discutidos no final deste capítulo.

TABELA 23.1

Abordagem diagnóstica em cães e gatos com derrame pleural com base no tipo de fluido.

Tipo de fluido	Doença comum	Exames diagnósticos
Transudatos puros e modificados	Insuficiência cardíaca do lado direito	Avaliação de pulsos, ausculta, ECG, radiografias torácicas, ecocardiograma
	Doença do pericárdio	Ver Insuficiência cardíaca do lado direito
	Hipoalbuminemia (transudato puro)	Concentrações séricas de albumina
	Neoplasia	Radiografias torácicas e USG, TC, toracoscopia, toracotomia
	Hérnia diafragmática	Radiografias torácicas e USG
Exsudatos não sépticos	Peritonite infecciosa felina (PIF)	A citologia do fluido pleural é geralmente suficiente. Há muitos exames para casos questionáveis, mas nenhum mostrou boa especificidade para o diagnóstico de PIF. Considere avaliação sistêmica, exame oftalmoscópico, eletroforese de soro ou fluido, título de anticorpos contra coronavírus, PCR de tecidos ou derrame (Capítulo 96)
	Neoplasia	Ver Neoplasia anterior
	Hérnia diafragmática	Ver Hérnia diafragmática anterior
	Torção de lobo pulmonar	Radiografias torácicas e USG, broncoscopia, toracotomia
Exsudatos sépticos	Piotórax	Coloração de Gram, culturas aeróbias e anaeróbias, radiografias torácicas seriadas
Derrame quiloso	Quilotórax	Boxe 24.1
Derrame hemorrágico	Trauma	Anamnese
	Distúrbio hemorrágico	Exame sistêmico, perfil de coagulação (TCA, TP, TTP), número de plaquetas
	Neoplasia	Ver Neoplasia anterior
	Torção de lobo pulmonar	Ver Torção de lobo pulmonar anterior

TCA: tempo de coagulação ativada; TC: tomografia computadorizada; ECG: eletrocardiografia; PCR: reação da cadeia da polimerase; TP: tempo de protrombina; TTP: tempo de tromboplastina parcial; USG: ultrassonografia.

A tomografia computadorizada (TC) torácica é indicada em pacientes com doença pleural ou mediastinal sem diagnóstico após exames de imagem de rotina e análise citológica de fluidos ou massas. A toracoscopia e/ou toracotomia podem ser necessárias para o estabelecimento do diagnóstico em casos desafiadores.

ABORDAGEM DIAGNÓSTICA PARA DERRAMES PLEURAIS COM BASE NA CITOLOGIA DE FLUIDOS

O fluido pleural é classificado como transudato, transudato modificado ou exsudato com base na concentração de proteínas e no número de células nucleadas. Outras características citológicas ou bioquímicas também permitem a maior classificação do fluido. Outras categorias de fluidos clinicamente importantes são exsudato séptico, derrame quiloso, derrame hemorrágico e derrame causado por neoplasia. Embora vários tipos de fluido tenham aparência macroscópica típica (Figura 23.1), confiar apenas nesse aspecto pode levar à classificação incorreta do fluido e à perda de diagnóstico por ausência de identificação de microrganismos ou populações de células anormais ou inesperadas. Além dos tipos de células inflamatórias incluídos em cada categoria citológica descrita nas seções subsequentes deste capítulo, as células mesoteliais geralmente são observadas e costumam ser reativas.

TRANSUDATOS E TRANSUDATOS MODIFICADOS

Transudatos puros são fluidos com baixas concentrações de proteínas, de menos de 2,5 a 3 g/dℓ, e baixos números de células nucleadas, de menos de 500 a 1.000/$\mu\ell$. Os tipos celulares primários são células mononucleares, compostas por macrófagos, linfócitos e células mesoteliais. Os transudatos modificados têm concentração de proteína ligeiramente maior, de até 3,5 g/dℓ, e células nucleadas de até 5.000/$\mu\ell$. Os tipos celulares primários são neutrófilos e células mononucleares.

CAPÍTULO 23 ■ Manifestações Clínicas e Exames Diagnósticos de Doenças da Cavidade Pleural e do Mediastino **359**

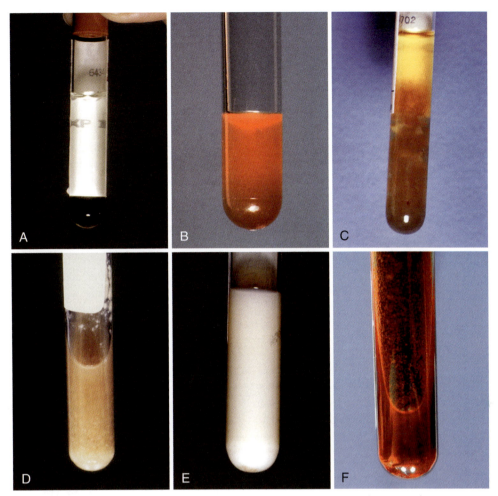

Figura 23.1 Aparência macroscópica característica dos vários tipos de derrames pleurais. Observe que a análise citológica deve ser sempre realizada para assegurar a classificação precisa do fluido e a observação de microrganismos ou células neoplásticas que levem ao diagnóstico. **A.** Transudato. O fluido é quase translúcido. **B.** Transudato modificado. O fluido é ligeiramente opaco e, neste exemplo, tingido de vermelho. **C.** Exsudato não séptico. O fluido é mais opaco. Aqui, o fluido é de um gato com peritonite infecciosa felina (PIF). O fluido da PIF tem coloração palha característica e coágulos de fibrina visíveis à inspeção macroscópica. **D.** Exsudato séptico. O fluido tem aparência purulenta, com detritos celulares gravitando em direção ao fundo do tubo. **E.** Derrame quiloso. O fluido é branco e leitoso. **F.** Derrame hemorrágico. Os derrames hemorrágicos têm cor vermelha brilhante a escuro. Neste caso, o exame citológico revelou microrganismos filamentosos, demonstrando a importância da análise citológica.

Os transudatos e os transudatos modificados são formados pelo aumento da pressão hidrostática, diminuição da pressão oncótica plasmática ou obstrução linfática. O aumento da pressão hidrostática é associado à insuficiência cardíaca congestiva do lado direito ou doença pericárdica. Os achados do exame físico, como pulsos jugulares anormais, ritmos de galope, arritmias ou sopros, dão suporte ao diagnóstico de doença cardíaca. Os sons cardíacos podem ser abafados em animais com derrame pericárdico. Radiografias torácicas (após a remoção do fluido), eletrocardiografia e ecocardiografia são indicadas para avaliação cardíaca (ver Capítulo 2).

A diminuição da pressão oncótica plasmática é decorrente da hipoalbuminemia. Os derrames secundários apenas à hipoalbuminemia são transudatos puros que apresentam concentrações muito baixas de proteínas. O edema subcutâneo pode ser detectado em áreas corpóreas dependentes. A diminuição da produção de albumina causa hipoalbuminemia em pacientes com doença hepática e o aumento da perda de albumina o faz em pacientes com glomerulopatia ou enteropatia com perda de proteínas. A concentração plasmática de proteínas totais à refratometria no início da avaliação do cão ou gato pode ser uma forma rápida de detecção de hipoalbuminemia. A bioquímica sérica dá a medida exata da concentração de albumina. De modo geral, as concentrações de albumina devem ser menores que 1 g/dℓ para que a formação de transudato seja causada apenas por hipoalbuminemia. No entanto, uma combinação de fatores pode contribuir para a formação de derrames (p. ex., vasculite, hipoalbuminemia e sobrecarga de fluido).

Neoplasia e hérnias diafragmáticas podem causar obstrução linfática. Deve-se suspeitar de hérnias diafragmáticas em qualquer animal com histórico de trauma. O trauma pode ser recente ou ter ocorrido anos atrás. Embora o transudato modificado seja geralmente associado a uma hérnia diafragmática crônica, o fluido exsudativo também pode ser encontrado. As hérnias diafragmáticas são identificadas por radiografia ou ultrassonografia. Às vezes, há necessidade de realização de uma série gastrintestinal superior após a administração oral de bário, peritônionografia após a administração intraperitoneal de contrastes iodados hidrossolúveis ou TC para confirmação da presença de uma hérnia diafragmática.

A neoplasia deve ser considerada como diagnóstico diferencial em pacientes com qualquer tipo de derrame, embora o desenvolvimento de um transudato puro seja raro. (Ver seção *Derrame causado por neoplasia*.)

EXSUDATOS SÉPTICOS E NÃO SÉPTICOS

Os exsudatos têm alta concentração de proteína (maior que 3 g/dℓ) em comparação aos transudatos. Os números de células nucleadas também são elevados (acima de 5.000/$\mu\ell$). Os tipos de células em exsudatos não sépticos são neutrófilos, macrófagos, eosinófilos e linfócitos. Os macrófagos e linfócitos podem ser ativados e, normalmente, os neutrófilos são não degenerativos. Não há evidência de microrganismos. Os diagnósticos diferenciais dos exsudatos não sépticos são peritonite infecciosa felina (PIF), neoplasia, hérnia diafragmática crônica, torção de lobo pulmonar e resolução de exsudatos sépticos. O tratamento prévio com antibióticos em animais com derrame séptico pode alterar as características da população de neutrófilos no fluido, fazendo-os parecer não degenerativos, e diminuir o número de microrganismos presentes a um nível indetectável. Portanto, a análise do fluido pleural deve ser realizada antes do início do tratamento para que a infecção bacteriana possa ser diagnosticada.

Gatos com PIF podem apresentar febre ou coriorretinite, além de sinais respiratórios (Capítulo 96). Nesses animais, a concentração de proteínas no fluido pleural tende a ser muito alta, aproximando-se das concentrações séricas. É comum ver fios de fibrina ou coágulos no fluido. A avaliação citológica cuidadosa do fluido é essencial para diferenciar o fluido do PIF dos exsudatos causados por piotórax ou linfoma maligno. O diagnóstico de hérnia diafragmática foi descrito na seção sobre transudatos e a avaliação para detecção de neoplasia é discutida mais adiante, na seção *Derrame causado por neoplasia*.

As torções espontâneas do lobo pulmonar são mais comuns em cães com cavidades torácicas profundas e estreitas. Além de causa de derrame, as torções podem ser secundárias aos derrames pleurais em cães e gatos. A doença pulmonar que provoca atelectasia do lobo também pode contribuir para o desenvolvimento de torção. A torção deve ser considerada em animais com derrame ou doença pulmonar preexistente em caso de deterioração clínica rápida. O derrame costuma ser um exsudato não séptico, mas pode ser quiloso ou hemorrágico. Os sinais de torção do lobo pulmonar podem ser identificados à radiografia ou ultrassonografia torácica (ver Capítulo 20). A avaliação de alguns animais requer TC, broncoscopia ou toracotomia.

Os exsudatos sépticos costumam ter números extremamente altos de células nucleadas (p. ex., 50.000 a mais de 100.000/$\mu\ell$) e os neutrófilos degenerados são as células predominantes. Bactérias podem ser frequentemente observadas no interior de neutrófilos e macrófagos, bem como no meio extracelular (Figura 24.1). O fluido pode ter um odor desagradável. Os exsudatos sépticos estabelecem o diagnóstico de piotórax, que pode ser espontâneo, secundário a feridas penetrantes na cavidade torácica por meio da parede torácica ou esôfago, secundário à migração de material vegetal ou outros corpos estranhos ou ainda uma extensão da pneumonia bacteriana. A toracocentese e colocação de dreno torácico devem ser realizadas de forma estéril em todos os animais com derrame pleural ou pneumotórax para prevenir o desenvolvimento de uma infecção iatrogênica.

O fluido deve ser submetido à coloração de Gram e culturas de bactérias aeróbias e anaeróbias com antibiograma. A incubação prolongada deve ser solicitada para aumentar a probabilidade de identificação de *Actinomyces* e *Nocardia* spp. A cultura e o antibiograma trazem informações valiosas que podem ser usadas na escolha dos antibióticos apropriados e no monitoramento da terapia. As infecções bacterianas mistas são comuns; no entanto, não há crescimento de bactérias de todos os exsudatos sépticos e os resultados demoram dias. A coloração de Gram dá informações imediatas que podem ser usadas para ajudar a escolha dos antibióticos e é útil nos casos sem crescimento de bactérias a partir do fluido.

DERRAMES QUILOSOS

O derrame quiloso (quilotórax) é causado pelo extravasamento de fluido do ducto torácico, que transporta a linfa rica em lipídios do corpo. Esse extravasamento pode ser idiopático, congênito ou ainda ser secundário a trauma, neoplasia, doença cardíaca, doença pericárdica, dirofilariose, torção do lobo pulmonar ou hérnia diafragmática. O quilo é geralmente branco leitoso e turvo (ver Figura 23.1 E), principalmente devido aos quilomícrons que carregam as gorduras dos intestinos. O fluido é ocasionalmente tingido de sangue, embora esse achado possa ser um artefato de toracocentese anterior. Fluidos límpidos e incolores podem ser obtidos, principalmente de animais com anorexia, mas isso é incomum.

O quilo tem as características citológicas de um transudato modificado ou exsudato não séptico com concentrações moderadas de proteína, geralmente acima de 2,5 g/dℓ. O número de células nucleadas é baixo a moderado, de 400 a 10.000/$\mu\ell$. No início da doença, o tipo de célula predominante é o linfócito pequeno. Alguns neutrófilos também podem estar presentes. Com o tempo, os neutrófilos não degenerativos se tornam mais predominantes e o número de linfócitos diminui. A quantidade de macrófagos também aumenta com o tempo e plasmócitos podem ser observados.

O diagnóstico de quilotórax é confirmado pelas concentrações de triglicerídeos no fluido pleural e no soro. Cada amostra deve ser bem misturada pelo laboratório antes da análise de uma alíquota, já que a porção lipídica tende a subir à superfície. O teor de triglicerídeos no quilo é alto em comparação ao soro. Em raros casos, o exame precisa ser repetido após uma refeição em animais com anorexia.

A maioria dos casos de quilotórax é idiopática, mas esse diagnóstico só pode ser estabelecido após a exclusão de outros distúrbios. A probabilidade de sucesso terapêutico é maior em caso de identificação e tratamento correto de um problema subjacente. (Ver discussão completa sobre o quilotórax no Capítulo 24.)

DERRAMES HEMORRÁGICOS

Os derrames hemorrágicos têm cor bem vermelha graças à grande quantidade de hemácias. Os derrames hemorrágicos apresentam mais de 3 g de proteína por decilitro e mais de 1.000 células nucleadas por microlitro, em distribuição semelhante à do sangue periférico. Com o tempo, o número de neutrófilos e macrófagos aumenta. Os derrames hemorrágicos (exceto aqueles obtidos imediatamente após o sangramento torácico) são distinguidos com facilidade da recuperação de sangue periférico pela toracocentese traumática por várias características: os derrames hemorrágicos revelam eritrofagocitose e uma resposta inflamatória à avaliação citológica, não coagulam e o seu hematócrito é menor que o do sangue periférico.

A hipovolemia e a anemia podem contribuir para os sinais clínicos do hemotórax (Capítulo 25). O hemotórax pode ser causado por trauma, distúrbios hemorrágicos sistêmicos, neoplasia e torção do lobo pulmonar. Raramente, os exsudatos sépticos são bastante hemorrágicos (ver Figura 23.1 F) e são diferenciados à citologia. O desconforto respiratório causado pelo hemotórax pode ser o único sinal clínico em animais com alguns distúrbios hemorrágicos, inclusive intoxicação por rodenticida. O tempo de coagulação ativada e o número de plaquetas devem ser determinados no início da avaliação desses animais; a seguir, testes mais específicos de coagulação devem ser realizados (i. e., tempo de protrombina e tempo parcial de tromboplastina). O hemangiossarcoma do coração ou dos pulmões é uma causa neoplásica comum de derrame hemorrágico, mas as células malignas raramente são identificadas à citologia. Os derrames neoplásicos são discutidos em mais detalhes na próxima seção.

DERRAME CAUSADO POR NEOPLASIA

As neoplasias no interior da cavidade torácica podem causar a formação da maioria dos tipos de derrames (transudatos modificados, exsudatos, derrame quiloso ou derrame hemorrágico). As neoplasias podem acometer qualquer estrutura intratorácica, inclusive pulmões, tecidos mediastinais, pleura, coração e linfonodos. Em alguns casos, o tumor solta células neoplásicas no derrame e o diagnóstico precoce pode ser feito pela análise citológica do fluido. De modo geral, isso é possível em pacientes com linfoma mediastinal. Infelizmente, exceto nos casos de linfoma, pode ser difícil ou impossível estabelecer um diagnóstico definitivo de neoplasia com base apenas nos achados citológicos do fluido pleural. A inflamação pode causar alterações hiperplásicas consideráveis nas células mesoteliais, que são facilmente confundidas com células neoplásicas. *O diagnóstico citológico de neoplasia, à exceção de linfoma, deve ser feito com extrema cautela.*

Na maioria dos casos, não há células neoplásicas no fluido ou o diagnóstico citológico não pode ser feito. A radiografia torácica e a ultrassonografia devem ser realizadas para avaliação do tórax quanto a evidências de neoplasia. A ultrassonografia pode diferenciar acúmulos localizados de fluido de massas de tecidos moles. Amostras de massas de tecido mole devem ser obtidas por aspiração ou biópsia para avaliação citológica ou histopatológica. O diagnóstico definitivo não pode ser estabelecido com base apenas nos achados radiográficos ou ultrassonográficos.

A infiltração neoplásica difusa da pleura e algumas massas não podem ser visualizadas com essas técnicas de diagnóstico por imagem. Esses casos podem exigir TC, toracoscopia ou exploração cirúrgica repetida.

EXAMES DIAGNÓSTICOS PARA A CAVIDADE PLEURAL E O MEDIASTINO

RADIOGRAFIA
Cavidade pleural

A pleura envolve cada lobo pulmonar e reveste a cavidade torácica. Em condições normais, não é visível em radiografias e os lobos pulmonares não podem ser individualizados. Dentre as anomalias da pleura e da cavidade pleural, estão espessamento pleural, derrame pleural e pneumotórax. O mediastino de cães e gatos não é uma boa barreira entre os lados esquerdo e direito do tórax e, portanto, o derrame ou pneumotórax costuma ser bilateral.

Espessamento pleural

O espessamento pleural leva à formação de uma linha fina e densa de fluido entre os lobos do pulmão, onde a pleura é perpendicular ao feixe de raios X. Essas linhas formam um arco da periferia em direção à região hilar e são conhecidas como *linhas de fissura pleural*. As linhas podem ser formadas por uma doença pleural anterior seguida por fibrose, pleurite ativa branda ou derrame pleural de baixo volume. Podem ser um achado incidental em cães idosos. A infiltração da pleura por células neoplásicas geralmente provoca derrame e não espessamento.

Derrame pleural

O derrame pleural é visível em radiografias após o acúmulo de cerca de 50 a 100 mℓ de fluido na cavidade pleural, dependendo do tamanho do animal. O derrame brando assume a aparência de linhas de fissura pleural e pode ser confundido com espessamento pleural. O acúmulo de fluido faz com que os lobos pulmonares se retraiam e apresentem bordas arredondadas. O arredondamento dos ângulos caudodorsais dos lobos pulmonares caudais é bastante notável. O fluido delineia a silhueta do coração e do diafragma, obscurecendo suas bordas. Os pulmões flutuam sobre o fluido, deslocando a traqueia em sentido dorsal e causando a ilusão de uma massa mediastinal ou cardiomegalia (Figura 23.2 A). Com o maior acúmulo de fluido, o parênquima pulmonar parece anormalmente denso devido à expansão incompleta. Os lobos colapsados devem ser examinados com cuidado quanto a evidências de torção (ver Capítulo 20). Bolsões de acúmulo de fluido ou derrame unilateral indicam a possibilidade de aderências pleurais concomitantes (Figura 23.2 B).

A avaliação radiográfica crítica das estruturas intratorácicas, inclusive pulmões, coração, diafragma e mediastino, não pode ser realizada em animais com derrame pleural até que o fluido tenha sido removido. A interpretação de radiografias obtidas na presença de fluido está sujeita a erros. Uma exceção a essa regra é o achado de alças intestinais cheias de gás no

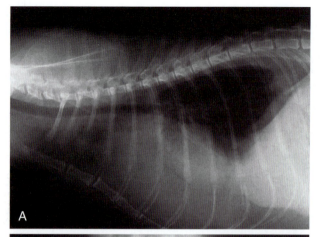

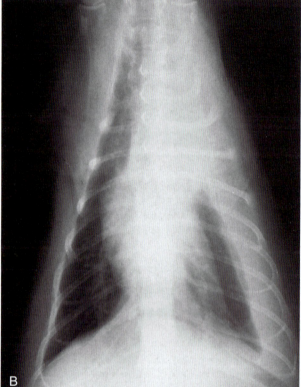

Figura 23.2 A. Incidência torácica lateral de um gato com derrame pleural. Ver o texto. **B.** A incidência ventrodorsal revela que o derrame é unilateral.

tórax, o que estabelece o diagnóstico de hérnia diafragmática. As incidências laterais esquerda e direita devem ser avaliadas, além da incidência ventrodorsal, para melhorar a sensibilidade da detecção de massas.

Pneumotórax

Pneumotórax é a presença de ar no espaço pleural. A opacidade de ar sem vasos ou vias respiratórias pode ser observada entre os lobos pulmonares e a parede torácica em radiografias. O exame cuidadoso e o ajuste do contraste das radiografias podem ser necessários para detecção do pneumotórax brando. O aumento do volume de ar acumulado no espaço pleural torna o parênquima pulmonar mais denso devido à expansão incompleta, o que facilita o diagnóstico radiográfico. De

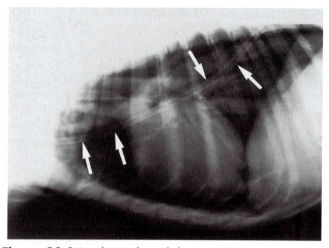

Figura 23.3 Incidência lateral de um cão com pneumotórax e pneumomediastino. O pneumotórax é brando e demonstrado pela elevação do coração acima do esterno. A diminuição do contraste das radiografias originais permitiu a observação da retração das bordas pulmonares. O pneumomediastino possibilita a visualização da parede externa da traqueia e dos principais vasos sanguíneos no mediastino anterior. Um dreno torácico colocado para estabilização do cão também pode ser visto (*setas*).

modo geral, o coração está elevado acima do esterno e uma opacidade de ar separa essas duas estruturas (Figura 23.3). As radiografias devem ser examinadas cuidadosamente em busca de evidências de possíveis causas do pneumotórax, como fraturas de costelas (indicando trauma) ou lesões cavitárias. A avaliação precisa do parênquima pulmonar requer a remoção do ar e a expansão dos pulmões. As lesões cavitárias nem sempre são aparentes em radiografias. A maior avaliação de lesões cavitárias em pacientes com pneumotórax espontâneo inclui a TC.

Mediastino

O mediastino cranial e caudal contém o coração e os grandes vasos, o esôfago, os linfonodos e as estruturas de suporte. As anomalias radiográficas envolvendo o mediastino são pneumomediastino, alterações de tamanho (p. ex., lesões em massa), deslocamento e anomalias de estruturas mediastinais (p. ex., megaesôfago).

Pneumomediastino é o acúmulo de ar dentro do mediastino. No pneumomediastino, a parede externa da traqueia e outras estruturas mediastinais craniais – como o esôfago, os ramos principais do arco aórtico e a veia cava cranial – são contrastadas com o ar (ver Figura 23.3). Essas estruturas normalmente não são visíveis.

Opacidades anormais de tecidos moles podem ser observadas no mediastino cranial, embora o derrame pleural concomitante tenda a ocultar lesões em massa. Lesões localizadas podem representar neoplasia, abscessos, granulomas ou cistos. A doença menos distinta pode causar aumento de volume geral do mediastino que ultrapassa a largura da vértebra nas incidências ventrodorsais. Exsudatos, edema, hemorragia, infiltração tumoral e gordura podem causar aumento de volume do mediastino. O megaesôfago pode ser frequentemente observado no mediastino cranial, especialmente nas incidências laterais.

A veia cava caudal e a aorta são normalmente visíveis no mediastino caudal. As anomalias do mediastino caudal mais comuns são o megaesôfago e a hérnia diafragmática. O megaesôfago é uma consideração importante em animais com sinais respiratórios por ser uma causa comum de pneumonia por aspiração.

O mediastino normalmente está localizado no centro da cavidade torácica. O deslocamento anormal do mediastino é identificado por uma alteração lateral na posição do coração nas incidências ventrodorsais ou dorsoventrais. Atelectasia (ou seja, colapso do lobo pulmonar), lobectomia e aderências do mediastino à parede torácica podem fazer com que o mediastino se desloque em direção à anomalia. Lesões que ocupam espaço podem fazer com que o mediastino se desloque na direção oposta.

Os linfonodos e o coração são estruturas mediastinais, mas são considerados separadamente para assegurar a avaliação cuidadosa. Os linfonodos esternais são imediatamente dorsais ao esterno, perto da abertura torácica, à altura da primeira à terceira esternébra (Figura 23.4). O aumento é visto em incidências laterais e tem a aparência de uma lesão de massa distinta. Os linfonodos hilares estão localizados na base do coração, perto da carina. O aumento de volume é visto como um aumento generalizado da opacidade de tecidos moles na região peri-hilar e é mais facilmente detectado em incidências laterais. Os principais diagnósticos diferenciais para a linfadenopatia hilar são linfoma e infecção fúngica (especialmente histoplasmose). Outros diagnósticos diferenciais são neoplasia metastática, granulomatose pulmonar eosinofílica e infecção por micobactérias. Qualquer doença inflamatória pode causar linfadenopatia. Outras considerações em animais com opacidade peri-hilar aumentada em radiografias são aumento do tamanho do átrio e tumores da base do coração.

A avaliação do coração é descrita nos Capítulos 1 e 2. A insuficiência cardíaca direita e o derrame pericárdico podem causar acúmulo de fluido pleural.

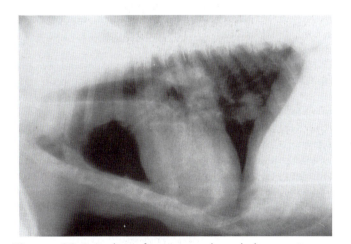

Figura 23.4 Radiografia torácica lateral de um cão com neoplasia pulmonar e linfadenopatia esternal e hilar. O linfonodo esternal é a opacidade de tecido mole que repousa na metade caudal da segunda esternébra. Os linfonodos hilares são identificados pelo aumento da opacidade de tecido mole ao redor da carina. Vários nódulos pulmonares distintos também são observados.

ULTRASSONOGRAFIA

A ultrassonografia é indicada para a avaliação diagnóstica de cães e gatos com derrame pleural em busca de massas, hérnia diafragmática, torção do lobo pulmonar e doenças cardíacas. Massas mediastinais, que acometem o parênquima pulmonar adjacente à parede corpórea e aquelas que se estendem até o tórax a partir da parede corpórea podem ser identificadas e ter sua ecogenicidade avaliada. A ultrassonografia também pode ser usada para orientação de agulhas de aspiração ou instrumentos de biópsia até a lesão, embora as biópsias possam ser feitas com segurança apenas em massas sólidas. A ultrassonografia também auxilia a colocação da agulha durante a toracocentese em animais com acúmulos localizados de fluido pleural. Como o ar interfere nas ondas sonoras, as estruturas circundadas por um pulmão aerado não podem ser examinadas.

Em emergências, a ultrassonografia pode ser usada para uma avaliação rápida e minimamente estressante do espaço pleural para detecção de fluido ou ar. A sigla para o exame é *TFAST*, do inglês *thoracic focused assessment with sonography for trauma* (avaliação ultrassonográfica focada no tórax em trauma). Ver as posições do transdutor e os sinais ultrassonográficos característicos em Lisciandro (2011).

TOMOGRAFIA COMPUTADORIZADA

Como discutido no Capítulo 20, a TC é mais sensível do que a radiografia na avaliação do tórax. Ela auxilia a identificação de anomalias (p. ex., massas, torção do lobo pulmonar, tromboembolismo), determina a extensão das lesões em massa antes da toracotomia e aumenta a probabilidade de identificação de lesões cavitárias em pacientes com pneumotórax espontâneo.

TORACOCENTESE

A toracocentese é indicada para a coleta de amostras diagnósticas em cães e gatos com derrame pleural, para remoção de fluido pleural ou ar para estabilização de cães e gatos com menor ventilação e antes da avaliação radiográfica de estruturas intratorácicas em cães e gatos com fluido pleural ou ar. As possíveis complicações da toracocentese são pneumotórax por laceração pulmonar, hemotórax e piotórax iatrogênico. Essas complicações são raras se a técnica for cuidadosa.

A toracocentese é realizada com o animal em decúbito lateral ou esternal, dependendo da posição menos estressante. O fluido ou ar geralmente está presente de forma bilateral por todo o espaço pleural e pode ser recuperado a partir do sétimo espaço intercostal (EIC), colocando a agulha a cerca de dois terços da distância da junção costocondral à coluna vertebral. Em caso de insucesso nas primeiras tentativas, outros locais podem ser acessados ou a posição do animal é alterada. Há maior facilidade de recuperação de fluido de locais dependentes da gravidade (ou seja, mais perto das junções costocondrais) e de ar de locais não dependentes. As radiografias torácicas auxiliam a determinação do lado da toracocentese em caso de derrame unilateral. A ultrassonografia auxilia a colocação da agulha nos casos de dificuldade na coleta de fluido.

A toracocentese pode ser realizada com anestésico local. A sedação raramente é necessária, mas pode diminuir o estresse do paciente. O local é tricotomizado e submetido à preparação cirúrgica; o procedimento é realizado com técnica estéril. De modo geral, um cateter tipo borboleta, uma válvula tripla e uma seringa são utilizados. A remoção de fluido ou ar pela seringa está associada ao seu movimento e o tubo do cateter borboleta evita que esse movimento afete a posição da agulha dentro da cavidade torácica. O ar e grande parte dos fluidos podem ser recuperados por meio de um cateter borboleta de calibre 21. Uma agulha maior pode ser necessária para coleta de fluidos extremamente viscosos, como em animais com PIF ou piotórax. A válvula tripla é conectada ao cateter para evitar a entrada de ar no tórax durante o esvaziamento ou troca da seringa.

Com a seringa firmemente conectada e a válvula aberta entre o cateter e a seringa (fechada para o ar ambiente), a agulha é avançada apenas através da pele. A agulha e a pele são movidas cerca de duas costelas até o local real de coleta. Essa técnica evita a entrada de ar no tórax pelo trato da agulha após o procedimento (um cenário improvável). A agulha é então introduzida no tórax imediatamente à frente da costela para evitar os vasos intercostais e nervos. A agulha é segurada com a mão apoiada na parede torácica para que não se mova com a respiração ou movimento do animal. Uma leve pressão negativa é aplicada ao cateter pela seringa para que a entrada no espaço pleural seja imediatamente identificada pela recuperação de fluido ou ar. Depois que a agulha entra no espaço pleural, a ponta é direcionada para longe do pulmão, baixando as asas do cateter em direção à parede corpórea. Idealmente, o bisel da agulha deve estar voltado para os pulmões.

Uma alternativa ao cateter borboleta é um cateter intravenoso com agulha. Um cateter de calibre 14 a 16 e 8 ou 13 cm pode ser usado em cães de grande porte. Esses cateteres são macios e produzem menos trauma do que os cateteres borboleta no espaço pleural; além disso, permitem que o animal seja reposicionado ou rolado para melhorar a remoção de fluido ou ar. O comprimento mais longo, em comparação ao cateter borboleta, pode ser necessário para atingir o espaço pleural em cães de grande porte ou obesos. Um tubo de extensão e uma válvula tripla são conectados ao cateter imediatamente após a colocação. Uma pequena incisão na pele, apenas ligeiramente maior que o cateter, facilita a colocação. Como acontece com o cateter borboleta, uma leve pressão negativa é mantida pela seringa para que a entrada no espaço pleural seja imediatamente identificada. A ponta do cateter é então direcionada em sentido cranial para permitir o posicionamento do cateter entre os pulmões e a parede torácica, evitando traumas no tecido pulmonar.

Depois da coleta de amostras de fluido para análise citológica e microbiológica, a maior quantidade possível de fluido ou ar é removida, exceto em pacientes com hemotórax agudo (Capítulo 25).

TORACOSCOPIA E TORACOTOMIA

Às vezes, o diagnóstico definitivo da causa do derrame pleural não é estabelecido. Nesses casos, a toracoscopia ou toracotomia pode ser necessária para avaliação visual da cavidade torácica e coleta de amostras para análise histológica e microbiológica. Mesoteliomas e carcinomatose pleural são frequentemente diagnosticados por esses métodos.

DRENOS TORÁCICOS: INDICAÇÕES E COLOCAÇÃO

A colocação de dreno torácico é indicada para manejo do pneumotórax, caso o acúmulo de ar continue apesar das múltiplas toracocenteses, e para o tratamento de cães e gatos com piotórax (Capítulo 24). Se possível, a toracocentese com agulha e o tratamento do choque devem ser realizados para estabilização de cães e gatos em estado crítico antes da colocação dos drenos torácicos.

A principal complicação dos drenos torácicos é o pneumotórax por extravasamento dos dispositivos. Os animais com drenos torácicos devem ser monitorados de forma cuidadosa e constante para que não os desconectem, puxem parcialmente para fora do tórax, formando fenestrações fora da parede corpórea, ou os mordam. Qualquer extravasamento no sistema pode causar pneumotórax com risco de morte em poucos minutos. Caso o animal precise ficar sem supervisão, o dreno torácico deve ser fechado com uma pinça perto da parede corpórea e ser bem protegido por curativos. A laceração pulmonar durante a colocação do dreno pode causar hemotórax ou pneumotórax. O piotórax iatrogênico pode ser provocado por bactérias introduzidas durante a colocação do dreno ou que entram no tórax por meio do próprio dreno já colocado. De modo geral, essas complicações são evitadas pelo uso de técnicas cuidadosas e práticas assépticas.

Os drenos torácicos pediátricos são comercializados por empresas de suprimentos hospitalares. Esses drenos têm múltiplas fenestrações, são calibrados em todo seu comprimento e são radiopacos. No tratamento do piotórax, o dreno deve ser grande o suficiente para se encaixar entre as costelas. O tamanho do dreno é menos importante no controle do pneumotórax. Antes da colocação, a extremidade do dreno é ocluída com um adaptador de seringa, uma válvula tripla e um grampo (Figura 23.5 A).

O dreno torácico é colocado com técnica estéril. Em um animal com doença unilateral, o dreno é colocado no lado acometido do tórax. Qualquer um dos lados pode ser usado em animais com doença bilateral. A área lateral do animal, sobre a caixa torácica caudal, é tricotomizada e submetida ao preparo cirúrgico. Anestesia ou sedação profunda é realizada. No animal sedado, um anestésico local é administrado por via subcutânea no décimo EIC e nos tecidos subcutâneos, músculos intercostais e pleura do sétimo EIC. A orientação dorsoventral é metade a dois terços da distância da junção costocondral à musculatura toracolombar. Essa distância deve corresponder à altura de arqueamento máximo das costelas.

O comprimento do dreno a ser avançado no tórax deve ser determinado a partir de radiografias torácicas ou pontos de referência externos. O dreno deve se estender do décimo EIC até a primeira costela. As fenestrações no tubo não devem ficar para fora do ponto de saída da cavidade pleural.

CAPÍTULO 23 ■ Manifestações Clínicas e Exames Diagnósticos de Doenças da Cavidade Pleural e do Mediastino **365**

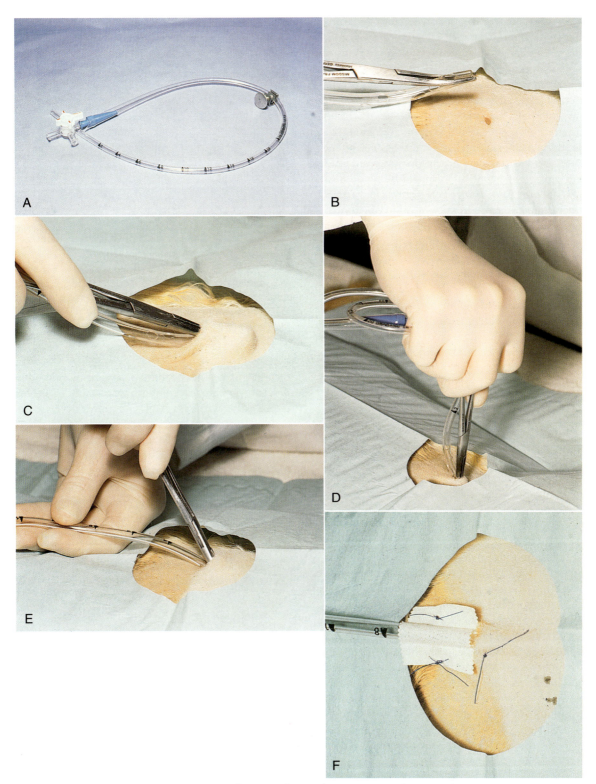

Figura 23.5 Colocação de um dreno torácico. (Ver texto.)

Uma incisão cutânea é feita no décimo EIC. Uma sutura em bolsa de tabaco é feita ao redor da abertura, mas não é finalizada. Alguns drenos torácicos feitos para humanos contêm um estilete. Os drenos torácicos menores são inseridos com o auxílio de pinças hemostáticas curvas. A ponta do dreno é presa com a ponta das pinças hemostáticas, com o dreno paralelo ao corpo das pinças (ver Figura 23.5 B).

O dreno, com o estilete ou as pinças hemostáticas, é então inserido por via subcutânea do décimo ao sétimo EIC. As pontas das pinças hemostáticas, se usadas, devem ser afastadas do corpo do animal (ver Figura 23.5 C). Quando a ponta atinge o sétimo EIC, o estilete ou as pinças hemostáticas são levantadas perpendicularmente à parede torácica. A palma da mão é colocada sobre a extremidade do estilete ou as alças da pinça hemostática e o dreno atravessa a parede corpórea com um movimento rápido (ver Figura 23.5 D). Após a entrada no espaço pleural, o dreno é rapidamente avançado até um comprimento predeterminado no tórax, enquanto o estilete ou a pinça hemostática é retirada (ver Figura 23.5 E).

Uma técnica alternativa pode ser usada para minimizar o traumatismo pulmonar causado enquanto o dreno atravessa a parede corpórea. Nessa técnica, após a incisão cutâneo e o preparo da sutura em bolsa de tabaco, um assistente, em pé na cabeceira do animal, traciona a pele do tórax em sentido cranial para puxar a abertura cutânea para frente do décimo ao sétimo EIC (Figura 23.6). Com a pele mantida nessa posição, as pinças hemostáticas são usadas para dissecção romba da musculatura torácica e intercostal até a pleura. Nesse ponto, o dreno torácico com o estilete ou a pinça hemostática facilmente atravessa a pleura até o tórax com força mínima. O dreno é então avançado e a pele é liberada.

O ar é sugado para a cavidade pleural durante a colocação do dreno independentemente do método usado. Esse ar é logo removido pelo dreno usando uma seringa de 35 mℓ. A sutura em bolsa de tabaco é finalizada ao redor do dreno. Imediatamente externo à entrada cutânea, o dreno é preso à parede corpórea com sutura das duas tiras que formam a borboleta do cateter (ver Figura 23.5 F) ou com ponto chinês feito em torno do dreno e preso à pele. Isso evita que o dreno torácico seja retirado em caso de tensão acidental. A abertura cutânea é coberta com gaze estéril e pomada antisséptica.

Um curativo leve é colocado ao redor do dreno para prendê-lo contra a parede torácica. *O curativo não deve ser muito apertado.* O curativo muito apertado pode diminuir demais a complacência da parede torácica e aumentar o trabalho respiratório. O grampo é colocado no dreno, entre o animal e a válvula tripla, para maior proteção contra o desenvolvimento de pneumotórax na ausência de sucção. Um colar elizabetano é sempre colocado, já que uma única mordida no dreno pode ser fatal.

As radiografias torácicas são feitas para avaliar a posição do dreno e sua eficácia. Duas incidências devem ser avaliadas. Idealmente, o dreno deve se estender ao longo do aspecto ventral do espaço pleural até a entrada do tórax. O sinal mais importante de colocação adequada do dreno é a ausência de áreas com fluido persistente ou acúmulo de ar. A persistência dessas áreas pode exigir a troca do dreno ou a colocação de um segundo dreno no lado oposto.

Com o dreno torácico colocado em posição satisfatória, sua eficácia é monitorada a cada 24 a 48 horas por radiografia torácica e pela avaliação macroscópica e citológica do fluido

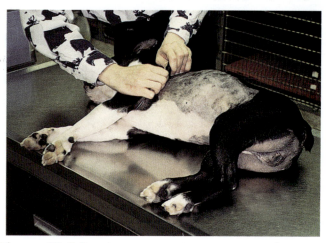

Figura 23.6 Depois que um assistente puxa a pele para a frente, uma incisão cutânea é feita no sétimo espaço intercostal e a dissecção romba é realizada até alcançar a pleura. O dreno torácico pode ser inserido no espaço pleural com trauma mínimo no pulmão subjacente. Quando a pele é solta, o dreno passa por um túnel subcutâneo, o que evita extravasamentos de ar ao seu redor.

recuperado. O animal também deve ser monitorado quanto ao desenvolvimento de complicações secundárias, como infecções e extravasamento de ar. O curativo deve ser trocado pelo menos uma vez ao dia. O local de entrada do dreno na pele deve ser avaliado quanto a sinais de inflamação ou enfisema subcutâneo. O dreno e as suturas cutâneas devem ser examinados quanto a sinais de movimento. A pele ao redor do dreno é mantida limpa e uma gaze estéril é recolocada sobre o local de entrada antes de fazer o curativo. As portas da válvula devem ser protegidas com tampas esterilizadas quando não estiverem em uso. Use luvas e limpe as portas da válvula com água oxigenada antes do uso.

Leitura sugerida

Case JB. Advances in video-assisted thoracic surgery, thoracoscopy. *Vet Clin Small Anim*. 2016;46:147.

LeBoedec K, et al. Relationship between paradoxical breathing and pleural diseases in dyspneic dogs and cats: 389 cases (2001-2009). *J Am Vet Med Assoc*. 2012;240:1095.

Lisciandro GR. Abdominal and thoracic focused assessment with sonography for trauma, triage, and monitoring in small animals. *J Vet Emerg Crit Care*. 2011;21:104.

Thrall D. *Textbook of veterinary diagnostic radiography*. 6th ed. St Louis: Saunders Elsevier; 2013.

CAPÍTULO 24

Distúrbios da Cavidade Pleural e do Mediastino

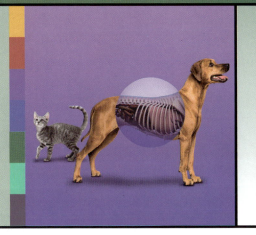

PIOTÓRAX

Etiologia

O exsudato séptico na cavidade pleural é chamado *piotórax*. De modo geral, sua origem é idiopática, em especial em gatos. Barrs et al. (2009) propõem que, nesses casos, a fonte de microrganismos é a orofaringe. O piotórax pode ser causado por corpos estranhos, perfurações da parede torácica, lacerações esofágicas (geralmente por corpos estranhos ingeridos) e extensão de uma infecção pulmonar. Os principais corpos estranhos torácicos são fragmentos de gramíneas em migração. São raros em gatos e mais comuns em cães de raças esportivas e locais com alta concentração de gramíneas do gênero *Setaria* (p. ex., Califórnia, EUA).

Características clínicas

Cães e gatos com piotórax têm sinais clínicos referentes a um sítio fechado de infecção (abscesso) e derrame pleural. Os sinais podem ser agudos ou crônicos. Taquipneia, diminuição dos sons pulmonares, aumento das excursões abdominais e respiração paradoxal (expansão não sincronizada de abdome e tórax) são típicos de derrame pleural. Além disso, febre, letargia, anorexia e perda de peso são comuns. Os animais podem estar em choque séptico ou demonstrar sinais de síndrome de resposta inflamatória sistêmica.

Diagnóstico

O diagnóstico de piotórax é estabelecido por radiografia torácica e avaliação citológica do fluido pleural. As radiografias torácicas confirmam a presença de derrame pleural e determinam se a doença é localizada, unilateral ou bilateral. A maioria dos animais apresenta fluido em todo o espaço pleural. A constatação de um acúmulo localizado de fluido indica a possível presença de fibrose pleural, lesões em massa ou torção do lobo pulmonar. As radiografias torácicas são repetidas após a remoção do fluido para avaliação do parênquima pulmonar quanto a evidências de um distúrbio subjacente (p. ex., pneumonia bacteriana, corpo estranho) que pode ter sido responsável pelo piotórax. A ultrassonografia também auxilia a identificação de aderências ou bolsões de fluido.

A identificação de um exsudato séptico pela análise do fluido pleural estabelece o diagnóstico de piotórax. A inflamação supurativa séptica é um achado consistente no fluido pleural examinado à citologia, exceto em animais que recebem antibióticos (Figura 24.1; ver também o Capítulo 23). O fluido pleural deve ser avaliado por coloração de Gram e culturas de bactérias aeróbias e anaeróbias. Essas técnicas podem identificar microrganismos não aparentes à coloração citológica de rotina e trazer informações valiosas para a escolha de antibióticos. Os anaeróbios são geralmente encontrados no fluido e muitos cães e gatos apresentam mais de um tipo de bactéria. Nem todos os tipos de bactérias crescem em laboratório, apesar das evidências citológicas de sua presença, talvez pela competição entre microrganismos ou um efeito inibidor do fluido exsudativo. Microrganismos, em especial *Actinomyces* e *Nocardia*, não crescem bem em culturas de rotina e o laboratório deve ser notificado sobre sua possibilidade. A ausência de crescimento de bactérias não exclui o diagnóstico de piotórax.

A avaliação do estado sistêmico do paciente pode revelar evidências de inflamação ativa, síndrome de resposta inflamatória sistêmica ou sepse. Um leucograma normal não exclui a possibilidade de piotórax.

Tratamento

O tratamento medicamentoso do piotórax inclui antibióticos, drenagem da cavidade pleural e cuidados de suporte (p. ex., fluidoterapia). A princípio, os antibióticos são escolhidos de maneira empírica e administrados por via intravenosa (IV). Os resultados da coloração de Gram, cultura e antibiograma determinam os ajustes dos protocolos de antibióticos. Diretrizes recentemente publicadas para o tratamento antimicrobiano de doenças do sistema respiratório de cães e gatos (Lappin et al., 2017) recomendam o tratamento inicial com uma fluoroquinolona injetável (p. ex., enrofloxacino ou marbofloxacino) e uma penicilina (p. ex., ampicilina com sulbactam) ou clindamicina. Penicilina ou clindamicina deve ser mantida independentemente dos resultados da cultura devido à dificuldade de recuperação de alguns anaeróbios em laboratório.

Os antibióticos orais são usados após a observação de uma melhora significativa, geralmente no momento de remoção do

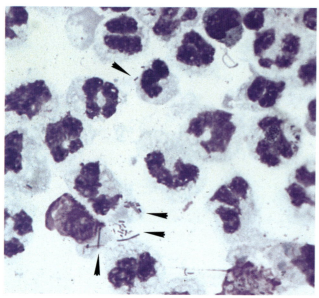

Figura 24.1 Preparação citológica de uma amostra de derrame pleural de um gato com piotórax. Há predominância de neutrófilos degenerativos e grandes quantidades de bactérias intracelulares e extracelulares (*pontas de flecha*). Bastonetes e cocos são observados.

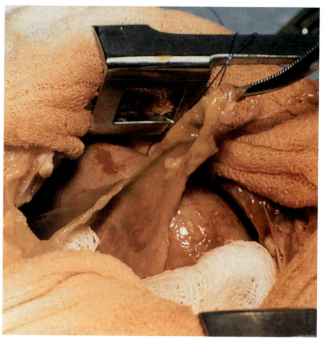

Figura 24.2 Fibrose pleural, caracterizada pelo espessamento intenso da pleura observado à toracotomia em um gato com piotórax crônico. O tratamento apenas com antibióticos foi tentado e, depois de várias semanas, o gato piorou. A fibrose era muito extensa para permitir o uso de rotina de drenos torácicos. Desbridamento cirúrgico, várias lobectomias, drenagem por tubos cirurgicamente colocados e antibioticoterapia prolongada levaram à cura.

dreno torácico. A combinação de amoxicilina e clavulanato (cães, 11 mg/kg a cada 8 horas; gatos, 12,5 mg/kg a cada 8 horas) é utilizada em pacientes que responderam à combinação de ampicilina com sulbactam. A antibioticoterapia por via oral (VO) continua por mais 4 a 6 semanas.

A drenagem do exsudato séptico é parte essencial do tratamento do piotórax. Embora o tratamento com antibióticos por si só muitas vezes cause melhora dramática na condição clínica do animal, os sinais tendem a recidivar; além disso, há maior probabilidade de desenvolvimento de complicações da infecção prolongada, como fibrose e formação de abscessos com necessidade de desbridamento cirúrgico e drenagem (Figura 24.2). Os drenos torácicos permanentes são melhores e podem ser usados para evitar o acúmulo de exsudato durante os primeiros dias de antibioticoterapia. Cães e gatos em estado crítico à primeira consulta são estabilizados por meio de toracocentese com agulha e tratamento do choque antes da colocação do dreno torácico. Nesses casos, a toracocentese intermitente com agulha é um mau substituto para a colocação de dreno torácico e raramente é suficiente para a resolução da infecção. A toracocentese intermitente não é recomendada a menos que o proprietário não possa arcar com as despesas dos drenos torácicos e a opção restante seja a eutanásia.

A colocação do dreno torácico e a avaliação de seu posicionamento são discutidas no Capítulo 23. É provável que os animais respondam mais rapidamente à aspiração constante do exsudato do tórax, embora a sucção intermitente seja adequada e, de modo geral, mais viável. A sucção constante é feita com bomba específica e unidade de coleta. Unidades descartáveis de coleta pediátrica (p. ex., Argyle Thora-Seal III, Medtronic) podem ser adquiridas de empresas de suprimentos hospitalares. Essas unidades permitem o monitoramento do volume de fluido coletado e o ajuste da pressão de sucção. A pressão inicial de sucção é de 10 a 15 cmH$_2$O, mas um valor maior ou menor pode ser necessário dependendo da viscosidade do fluido pleural e da complacência dos drenos. Os sistemas de coleta devem ser monitorados com cuidado para a detecção de extravasamentos ou defeitos que possam causar um pneumotórax fatal.

A sucção intermitente por seringa é idealmente realizada a cada 2 horas nos primeiros dias de tratamento, inclusive durante a noite. Em alguns dias, o volume de fluido produzido diminui e o intervalo pode ser aumentado. Se esse tratamento intensivo não for possível, ainda deve ser feito um esforço para retirar o fluido torácico pelo menos uma vez, no final da tarde, para minimizar o acúmulo de exsudato durante a noite.

O lavado da cavidade torácica é realizado duas vezes ao dia e consiste na remoção do fluido no interior do tórax e infusão lenta de soro fisiológico estéril aquecido. O volume infundido é de cerca de 10 mℓ/kg de peso corpóreo, mas o procedimento deve ser interrompido em caso de algum desconforto. Depois disso, o animal é delicadamente rolado de um lado para o outro e o fluido é removido. Todo o procedimento deve ser feito de forma estéril. O volume recuperado deve ser de cerca de 75% do volume infundido. A recuperação de uma quantidade menor de fluido pode indicar que o dreno torácico não está mais funcionando de maneira adequada e deve ser avaliado por radiografia ou ultrassonografia. Não há nenhum benefício óbvio derivado da adição de antibióticos, antissépticos ou enzimas à solução do lavado. A adição de heparina (1.000 a 1.500 U/100 mℓ) ao fluido do lavado pode diminuir a formação de fibrinas e tem sido associada a melhores resultados (Boothe et al., 2010).

Todas as portas adaptadoras conectadas ao dreno torácico devem ser cobertas com tampas estéreis quando não estiverem em uso. Os acessos devem ser feitos com mãos enluvadas e após a limpeza das portas com peróxido de hidrogênio.

Radiografias torácicas são realizadas a cada 24 a 48 horas para assegurar a drenagem completa do fluido torácico. O não monitoramento radiográfico da eficácia da drenagem pode levar ao prolongamento dispendioso dos cuidados intensivos necessários para a manutenção do dreno torácico.

As concentrações séricas de eletrólitos também são monitoradas. Muitos cães e gatos com piotórax apresentam desidratação e anorexia à primeira consulta e precisam de fluidoterapia intravenosa. A suplementação do fluido intravenoso com potássio pode ser necessária.

A decisão de interromper a drenagem e remover o dreno torácico é baseada no volume do fluido e em suas características citológicas. O volume de fluido recuperado deve ter diminuído para menos de 2 mℓ/kg/dia. Lâminas do fluido são preparadas diariamente e avaliadas à citologia. As bactérias não devem mais ser visíveis, seja no meio intracelular, seja extracelular. Os neutrófilos persistem, mas não devem mais ter aparência degenerativa (Figura 24.3). Quando esses critérios forem atendidos e não houver observação de bolsão de fluido em radiografias torácicas, o dreno torácico é removido e o animal é monitorado clinicamente por pelo menos 24 horas quanto ao desenvolvimento de pneumotórax ou recidiva do derrame. Radiografias torácicas podem ser realizadas para avaliação mais sensível desses possíveis problemas.

As radiografias torácicas são avaliadas 1 semana após a remoção do dreno torácico e 1 semana e 1 mês após a interrupção da antibioticoterapia. Essas radiografias são realizadas para identificação de um possível nicho localizado de doença, como um corpo estranho ou abscesso, e da recidiva do piotórax antes do acúmulo de grandes volumes de fluido pleural. Esses nichos são muitas vezes invisíveis em caso de presença de grandes volumes de fluido pleural ou durante a terapia agressiva.

A toracotomia exploratória é indicada para a remoção de um nicho suspeito de infecção e naqueles animais que não respondem ao tratamento medicamentoso. Neste último caso, a cirurgia pode ser necessária para remoção do tecido fibroso e doente ou um corpo estranho. A ausência de resposta é sugerida pela necessidade contínua de drenagem torácica por mais de 1 semana após a colocação e o início da antibioticoterapia adequada, embora os casos relatados de recuperação completa após o tratamento médico tenham exigido o uso de drenos torácicos por períodos mais longos. Além disso, a persistência de grandes bolsões de fluido, apesar da colocação adequada do dreno torácico, pode exigir a realização mais precoce de uma toracotomia. A tomografia computadorizada (TC) do tórax pode ser um método mais sensível do que a radiografia torácica para detecção de lesões pulmonares persistentes. Rooney et al. (2002) recomendaram a consideração de toracotomia em cães com evidências radiográficas de lesões mediastinais ou pulmonares ou se houver identificação de *Actinomyces* spp. no fluido pleural.

Prognóstico

O prognóstico de animais com piotórax é reservado em caso de diagnóstico precoce e tratamento agressivo. Waddell et al. (2002) relataram uma taxa de sobrevida em gatos de 66%, excluindo aqueles que foram submetidos à eutanásia antes do tratamento. Em seu relato, 5 dos 80 gatos necessitaram de toracotomia.

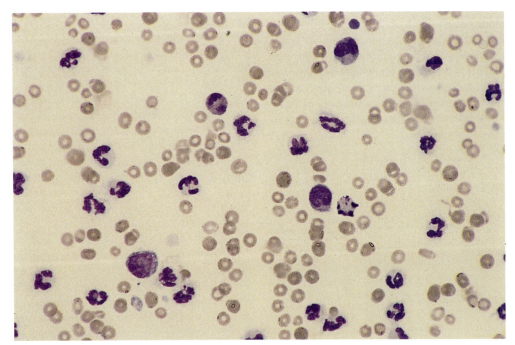

Figura 24.3 Preparação citológica de uma amostra do derrame pleural de um gato com piotórax em tratamento eficaz com uso de drenos torácicos e antibióticos. Em comparação ao fluido mostrado na Figura 24.1, o número de células nucleadas é baixo, os neutrófilos são não degenerativos, não há microrganismos e células mononucleares começam a aparecer (preparação com citocentrífuga).

Boothe et al. (2010) relataram uma taxa de sobrevida de 1 ano de 70% em cães submetidos à colocação de drenos torácicos, acompanhada ou não por cirurgia, mas de apenas 29% em cães tratados com toracocentese intermitente. No entanto, em um estudo de Rooney et al. (2002) com 26 cães, o sucesso do tratamento medicamentoso foi observado em apenas 25% dos animais, enquanto 78% responderam bem à toracotomia. Uma possível explicação para o baixo sucesso do tratamento médico nesse último estudo é sua localização geográfica em uma região em que a migração de material vegetal é comum.

A cirurgia exploratória é necessária para assegurar a resolução completa do problema em cães ou gatos com corpos estranhos na cavidade torácica. Corpos estranhos radiotransparentes podem ser difíceis de encontrar e o prognóstico de piotórax secundário a eles é mais reservado. Complicações a longo prazo do piotórax, como fibrose pleural e doenças pulmonares restritivas, são incomuns.

QUILOTÓRAX

Etiologia

Quilotórax é o acúmulo de quilo dentro da cavidade torácica. O quilo é originário do ducto torácico, que leva o fluido rico em triglicerídeos dos vasos linfáticos intestinais até o sistema venoso no tórax anterior. Esse fluido também contém linfócitos, proteínas e vitaminas lipossolúveis. A ruptura do ducto torácico após traumatismos torácicos pode causar quilotórax transitório. No entanto, a maioria dos casos não é causada pela ruptura do ducto. As possíveis causas do quilotórax não traumático são linfangiectasia generalizada, inflamação e obstrução do fluxo linfático. O fluxo pode ser obstruído por razões físicas, como neoplasias, ou pelo aumento das pressões venosas.

O quilotórax pode ser categorizado como congênito, traumático ou não traumático. Os animais que apresentam quilotórax na vida adulta podem ter uma predisposição congênita ao seu desenvolvimento. Os eventos traumáticos que induzem quilotórax podem ser cirúrgicos (p. ex., toracotomia) ou não cirúrgicos (p. ex., atropelamento por carro). As causas não traumáticas do quilotórax são neoplasias, principalmente o linfoma mediastinal em gatos; cardiomiopatia, dirofilariose, doença pericárdica e outras causas de insuficiência cardíaca do lado direito; trombose venosa central; torção de lobo pulmonar; hérnia diafragmática; e linfangiectasia sistêmica. Na maioria dos animais, nenhuma doença subjacente é identificada e o quilotórax é diagnosticado como idiopático.

A pleurite e a pericardite fibrótica podem estar associadas ao quilotórax. Gatos são bastante suscetíveis ao desenvolvimento de pleurite fibrótica, que pode interferir na expansão normal dos pulmões mesmo após a toracocentese. Inflamação e espessamento do pericárdio podem contribuir para a formação de derrame quiloso.

Características clínicas

O quilotórax pode ocorrer em cães ou gatos de qualquer idade. Cães das raças Afghan Hound e Shiba Inu parecem predispostos ao seu desenvolvimento. O sinal clínico primário é o desconforto respiratório típico do derrame pleural. Embora esse desconforto geralmente seja agudo no início, sinais mais sutis estão presentes há mais de 1 mês. Letargia, anorexia, perda de peso e intolerância ao exercício são comuns. Em alguns casos, a tosse é o único sinal.

Diagnóstico

O quilotórax é diagnosticado por radiografia torácica e identificação de quilo à avaliação citológica e bioquímica do fluido pleural obtido por toracocentese (ver Capítulo 23). Linfopenia e pan-hipoproteinemia podem ser observadas no sangue periférico. O arredondamento das bordas dos lobos pulmonares e o grau de comprometimento respiratório considerado subjetivamente maior do que o esperado com base na quantidade de fluido no espaço pleural levam à suspeita de pleurite fibrótica como complicação.

Depois do diagnóstico de quilotórax, mais exames são realizados para identificação de possíveis doenças subjacentes (Boxe 24.1). Dentre esses exames, estão ultrassonografia torácica, ecocardiografia, técnicas para diagnóstico de detecção de microfilárias e antígenos de dirofilárias adultas e, em gatos, a determinação de concentrações de hormônios tireoidianos. A TC é mais sensível do que a radiografia torácica na identificação e caracterização da doença localizada e, quando realizada com contraste, pode detectar tromboses venosas. A linfangiografia pode identificar linfangiectasia, sítios de obstrução e, raramente, locais de extravasamento do ducto torácico, e ela deve ser realizada antes da tentativa de ligadura cirúrgica dos vasos linfáticos.

Tratamento

A toracocentese e a fluidoterapia apropriada são usadas para estabilização dos cães e gatos com quilotórax, como necessário. Anomalias eletrolíticas podem ser observadas. Um esforço conjunto é feito para identificação de qualquer causa subjacente do quilotórax para que possa ser tratada de maneira direta. A eliminação do problema subjacente pode levar à resolução do quilotórax, embora o tratamento médico (como descrito mais adiante para o quilotórax idiopático) geralmente seja necessário por várias semanas ou até meses. A exceção é o quilotórax de origem traumática, que tende a se resolver em 1 a 2 semanas.

Um tratamento rotineiramente bem-sucedido para o quilotórax idiopático não foi estabelecido. A princípio, o tratamento médico é tentado devido à resolução espontânea de alguns casos. Na ausência de resolução com o tratamento medicamentoso, recomenda-se o tratamento cirúrgico com ligadura do ducto torácico e pericardectomia.

O tratamento médico consiste principalmente em toracocentese intermitente e dieta com baixo teor de gordura. A toracocentese é realizada conforme necessário com base na observação do tutor do aumento da frequência respiratória ou do esforço respiratório ou diminuição da atividade ou apetite. A princípio, a toracocentese pode precisar ser realizada a cada 1 a 2 semanas. O intervalo entre as toracocenteses aumenta de forma gradual conforme a resposta do quilotórax ao tratamento médico. A orientação ultrassonográfica da agulha de toracocentese auxilia muito a remoção de bolsões de quilo da

BOXE 24.1

Exames diagnósticos para identificação de doenças subjacentes em cães e gatos com quilotórax.

Hemograma completo, bioquímica sérica e urinálise
Avaliação do estado geral

Exame citológico do fluido
Agentes infecciosos
Células neoplásicas (especialmente linfoma)

Radiografias torácicas (após a remoção do fluido)
Massas mediastinais anteriores
Outras neoplasias
Doença cardíaca
Dirofilariose
Doença pericárdica

Ultrassonografia (idealmente na presença de fluido)
Mediastino anterior
    Massa
Coração (ecocardiografia)
    Cardiomiopatia
    Dirofilariose
    Doença pericárdica
    Doença cardíaca congênita
Outras densidades de fluidos adjacentes à parede corpórea
    Neoplasia
    Torção de lobo pulmonar

Detecção de anticorpos e antígenos de dirofilariose
Dirofilariose

Tomografia computadorizada
Muitas vezes mais sensível do que a radiografia ou ultrassonografia
Com contraste, para identificação de tromboses venosas centrais

Linfangiografia
Avaliação pré-operatória e pós-operatória do ducto torácico

---

cavidade pleural. O aumento da eficácia da drenagem pode prolongar o intervalo entre as toracocenteses.

Embora o benefício do manejo alimentar tenha sido questionado, uma dieta completa com baixo teor de gordura é oferecida a pacientes com bom estado corpóreo. Em seres humanos, os triglicerídeos de cadeia média são absorvidos diretamente pela corrente sanguínea, sem passar pelos vasos linfáticos, e podem ser usados como suplemento de gordura. Infelizmente, em cães, esses triglicerídeos entram no ducto torácico. Estudos desse tipo não foram realizados em gatos.

O tratamento médico pode ser facilitado pela administração de rutina, uma benzopirona. A rutina tem sido usada em seres humanos para o tratamento de linfedema. Acredita-se que diminua o teor proteico do derrame ao afetar a função dos macrófagos. Isso aumenta a reabsorção do derrame e minimiza a fibrose da pleura. A rutina não requer prescrição médica e é comercializada por lojas de alimentos saudáveis. Recomenda-se a administração de uma dose de 50 a 100 mg/kg VO a cada 8 horas.

O manejo cirúrgico é considerado se os sinais clínicos não melhorarem em 1 a 3 meses de tratamento medicamentoso ou se os sinais forem intoleráveis. O tratamento cirúrgico recomendado do quilotórax inclui ligadura do ducto torácico e pericardectomia, acompanhadas ou não por ablação da cisterna do quilo. A ligadura do ducto torácico é tecnicamente difícil e deve ser realizada por um cirurgião experiente. A ligadura do ducto torácico e de seus colaterais é realizada múltiplas vezes. A linfangiografia é realizada antes da cirurgia para identificação dos ductos e após o procedimento para avaliação do sucesso da ligadura. A pericardectomia é recomendada no momento da ligadura do ducto torácico e está associada a desfechos melhores (Fossum et al., 2004). Há relato de que a ablação da cisterna do quilo aumenta o sucesso (McAnulty, 2011).

A colocação de *shunts* pleuroperitoneais ou pleurovenosos ou malha diafragmática para permitir a saída do fluido para o espaço pleural também foi recomendada para o tratamento do quilotórax e deve ser considerada caso o tratamento médico e cirúrgico não forem bem-sucedidos. Esses procedimentos de drenagem permitem a reentrada do quilo extravasado na circulação sem o comprometimento respiratório associado ao derrame pleural. Infelizmente, essas técnicas tendem a perder eficácia em alguns meses.

Prognóstico

O prognóstico do quilotórax é reservado, exceto nos casos de indução traumática ou por uma doença reversível. A maioria dos estudos relata uma resposta positiva à intervenção cirúrgica na faixa de 50 a 80% dos pacientes (Singh et al., 2012b). Não é possível prever a contribuição da pleurite fibrótica nos sinais clínicos de gatos com essa complicação. Em gatos com desconforto respiratório contínuo após a resolução de derrame, considera-se a decorticação do pulmão.

DERRAME NEOPLÁSICO

Os derrames neoplásicos decorrentes de linfoma mediastinal são tratados com radioterapia ou quimioterapia (Capítulo 79). Os derrames causados por mesotelioma ou carcinoma das superfícies pleurais podem responder à terapia paliativa com infusões intracavitárias de cisplatina ou carboplatina (Moore, 1992), acompanhada ou não por quimioterapia. A colocação de *shunts* pleuroperitoneais ou a toracocentese intermitente para alívio do grau de comprometimento respiratório pode ser considerada para prolongar a vida de pacientes sem sinais clínicos, além daqueles associados ao acúmulo de derrame pleural.

PNEUMOTÓRAX

Pneumotórax é o acúmulo de ar no espaço pleural. O diagnóstico é confirmado por meio de radiografia torácica. A cavidade pleural está normalmente sob pressão negativa, o que mantém os pulmões expandidos em animais saudáveis. No entanto, uma abertura entre a cavidade pleural e a atmosfera ou as vias respiratórias dos pulmões provoca a transferência do ar para o espaço pleural por causa dessa pressão negativa. O *pneumotórax por tensão* se deve à criação de uma válvula unidirecional por tecido no local do extravasamento, permitindo a entrada de ar no espaço pleural durante a inspiração, mas não seu retorno às vias respiratórias ou atmosfera durante a expiração. Há rápido aumento da pressão intrapleural e desenvolvimento de problemas respiratórios.

Extravasamentos pela parede torácica podem ser associados a uma lesão traumática ou defeitos no sistema de drenagem pleural. O ar também pode entrar no tórax durante uma cirurgia abdominal por meio de uma hérnia diafragmática ainda não detectada. De modo geral, essas causas são logo identificadas.

O pneumotórax causado por ar pulmonar pode ser associado ao traumatismo craniano (ou seja, pneumotórax traumático) ou lesões pulmonares existentes (ou seja, pneumotórax espontâneo). O pneumotórax traumático é comum e os achados da anamnese e do exame físico permitem seu diagnóstico. Contusões pulmonares são observadas com frequência nesses animais.

De modo menos comum, o pneumotórax é causado por trauma traqueal. As lacerações na traqueais torácica geralmente são o resultado da superinflação dos manguitos da sonda endotraqueal, em especial em gatos. O traumatismo na traqueia cervical tende a provocar enfisema subcutâneo, embora a dissecção do ar possa ocorrer no mediastino ou tórax.

Pneumotórax espontâneo é causado pela ruptura de lesões pulmonares preexistentes. As doenças pulmonares cavitárias, como vesículas, bolhas e cistos, podem ser congênitas ou idiopáticas, ou ainda causadas por traumas prévios, doenças crônicas das vias respiratórias (em especial em gatos) ou infecção por *Paragonimus*. Os centros necróticos podem ser observados em neoplasias, regiões tromboembolizadas (p. ex., por dirofilariose), abscessos e granulomas nas vias respiratórias; esses centros necróticos podem se romper, permitindo o escape do ar para o espaço pleural. (Ver discussão sobre as lesões cavitárias no Capítulo 20.)

PNEUMOTÓRAX TRAUMÁTICO

Cães e gatos com pneumotórax e histórico recente de traumatismo são tratados de maneira conservadora. Repouso em gaiola, remoção do ar acumulado por toracocentese periódica ou dreno torácico e monitoramento radiográfico são indicados. A persistência das opacidades radiográficas anormais, sem melhora, por vários dias em pacientes com trauma deve levar à realização de novos exames diagnósticos, como descrito para o pneumotórax espontâneo. A ausência de resolução do pneumotórax ao longo do tempo pode exigir intervenção cirúrgica. O tratamento com *patch* de sangue autólogo tem se mostrado promissor em pacientes que não são candidatos à cirurgia (Oppenheimer et al., 2014).

PNEUMOTÓRAX ESPONTÂNEO

O pneumotórax espontâneo é muito menos comum do que o pneumotórax traumático e é mais frequente em cães do que em gatos. A toracocentese auxilia a estabilização inicial do animal. Em caso de necessidade de toracocentese frequente para controle do pneumotórax, um dreno torácico é colocado (ver Capítulo 23).

Cães e gatos devem ser avaliados para detecção de doenças subjacentes por radiografias torácicas (repetidas após a expansão pulmonar completa), TC do tórax, múltiplos exames coproparasitológicos com pesquisa de ovos de *Paragonimus* (ver Capítulo 20), exame para diagnóstico de dirofilariose e, talvez, análise de fluido de lavado traqueal ou broncoscopia. A TC é muito mais sensível para a identificação de bolhas e deve ser realizada antes da toracotomia. Em estudo de Au et al. (2006), a radiografia torácica identificou bolhas ou vesículas em apenas 2 dos 12 cães com pneumotórax espontâneo, enquanto a TC detectou lesões em nove desses animais.

O pneumotórax associado à infecção por *Paragonimus* pode responder ao tratamento com anti-helmínticos (ver Capítulo 22) e de suporte como descrito para o pneumotórax traumático. Estudos retrospectivos apoiam a intervenção cirúrgica para a maioria dos cães com pneumotórax espontâneo. Em uma revisão de 21 casos, Holtsinger et al. (1993) descobriram que a maioria dos cães com pneumotórax espontâneo submetidos ao tratamento medicamentoso com drenos torácicos e sucção acabava precisando de cirurgia durante a primeira internação ou após a recidiva de pneumotórax. Como a recidiva não observada de pneumotórax espontâneo pode ser fatal, acredita-se que o tratamento conservador tenha maior risco do que a cirurgia. Além disso, um relato de 64 casos de Puerto et al. (2002) mostrou que as taxas de recidiva e mortalidade de cães com pneumotórax espontâneo foram menores naqueles submetidos à cirurgia em comparação aos tratados de forma conservadora. Não há dados semelhantes para recomendação do tratamento de gatos com pneumotórax espontâneo, mas a terapia de suporte é preferida na maioria dos casos. Em estudo retrospectivo de 35 gatos, a mortalidade foi alta independentemente do tratamento e apenas 19 animais (54%) sobreviveram à alta (Mooney et al., 2012). Apenas um dos cinco gatos submetidos à toracotomia sobreviveram.

Nos pacientes submetidos à toracotomia, uma esternotomia mediana é geralmente recomendada para permitir a exposição de todos os lobos pulmonares, pois muitas vezes não é possível localizar todas as lesões cavitárias no período pré-operatório (Figura 24.4). O tecido anormal é avaliado com técnicas histológicas e microbiológicas para estabelecimento do diagnóstico definitivo.

A pleurodese é utilizada no tratamento de seres humanos com pneumotórax recorrente. Até agora, não há uma técnica de eficácia consistente para obliteração do espaço pleural em cães ou gatos. A infusão de sangue autólogo na cavidade pleural mostrou alguma promessa em cães, talvez por atuar como um *patch* sobre um extravasamento contínuo em vez de obliterar o espaço pleural. Os relatos de casos são limitados e cães com extravasamento contínuo associado ao pneumotórax traumático pareciam mais responsivos (Oppenheimer et al., 2014).

Recidivas podem ser observadas independentemente do tratamento. O diagnóstico preciso da doença pulmonar subjacente e a determinação da extensão do acometimento por toracotomia auxiliam a determinação do prognóstico.

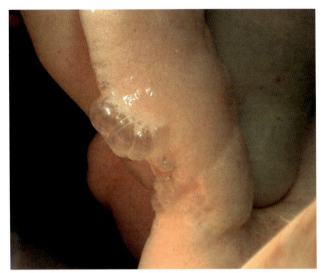

Figura 24.4 Bolhas podem ser observadas nesta imagem intraoperatória do pulmão de um cão com pneumotórax espontâneo. O tamanho dessas bolhas impediu sua identificação por radiografia torácica ou tomografia computadorizada. (Cortesia do Dr. Guillaume Pierre Chanoit.)

MASSAS MEDIASTINAIS

Massas mediastinais podem causar angústia inspiratória devido ao deslocamento do tecido pulmonar pela própria massa ou pelo desenvolvimento secundário de derrame pleural. Outros sinais clínicos, como tosse, regurgitação e edema facial, podem ser observados. A neoplasia é o diagnóstico diferencial primário. O linfoma mediastinal é comum, especialmente em gatos. Outros tipos de neoplasias são timoma e, raramente, carcinoma da tireoide, carcinoma da paratireoide e quimodectoma. Lesões não neoplásicas em massa, como abscessos, granulomas, hematomas e cistos, são outras possibilidades.

Em gatos, as massas mediastinais são ocasionalmente palpadas por suave compressão do tórax anterior. À radiografia, as massas mediastinais são observadas como opacidades de tecido mole no mediastino anterior (Figura 24.5). No entanto, a identificação precisa de uma massa mediastinal pode ser difícil na presença de fluido pleural. O fluido pleural pode imitar a aparência de uma massa e obscurecer seus limites. A ultrassonografia feita antes da remoção do fluido pleural auxilia a identificação de uma massa e determina a extensão do acometimento das estruturas circundantes.

Animais com derrame pleural devem ser submetidos à toracocentese com análise de fluidos. O linfoma pode ser diagnosticado pela identificação de células malignas no derrame. A aspiração transtorácica com agulha fina ou biópsia pode ser realizada para obtenção de amostras da própria massa para avaliação microscópica. De modo geral, a citologia aspirativa é feita antes e seguida por biópsia caso o diagnóstico citológico não seja estabelecido. As amostras de biópsia transtorácica podem ser obtidas com relativa segurança sob orientação ultrassonográfica, em especial se a lesão for sólida e não cística. Um estudo de Lana et al. (2006) demonstrou a utilidade da citometria de fluxo de aspiradores de massas mediastinais na diferenciação de linfomas e timomas em cães.

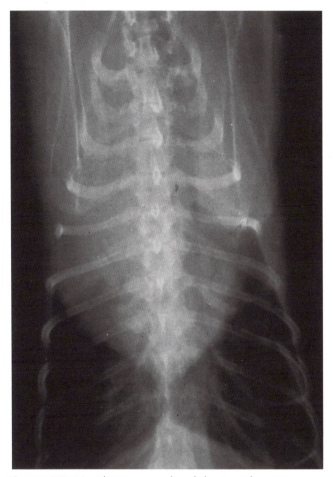

Figura 24.5 Incidência ventrodorsal do tórax de um gato com uma massa mediastinal anterior. A opacidade de tecido mole preenche o mediastino anterior e obscurece a borda do coração.

A exploração cirúrgica ou toracoscopia pode ser necessária para biópsia de pequenas lesões, lesões cavitárias e lesões adjacentes ao coração ou vasos sanguíneos maiores. A excisão completa da massa deve ser tentada nesse momento, exceto nos casos de linfoma. (Recomendações específicas para o tratamento de cães e gatos com neoplasia mediastinal são discutidas no Capítulo 78.)

PNEUMOMEDIASTINO

O pneumomediastino é identificado em radiografias. O enfisema subcutâneo ou pneumotórax pode ocorrer de forma concomitante ou secundária. De modo geral, o comprometimento respiratório é causado por pneumotórax. O ar mediastinal é originário de rupturas ou lacerações na traqueia, brônquios ou alvéolos. Esses extravasamentos podem ser decorrentes de mordeduras no pescoço ou alterações bruscas na pressão intratorácica por tosse, trauma contundente ou esforços respiratórios excessivos contra vias respiratórias obstruídas. As possíveis causas iatrogênicas são lavado traqueal, traqueostomia e colocação de sonda endotraqueal (geralmente por superinflação do manguito). O ar pode entrar no mediastino por meio de lacerações esofágicas, geralmente resultantes de corpos estranhos.

O repouso rigoroso em gaiola é indicado para animais com pneumomediastino para facilitar a cicatrização natural da laceração. Em caso de acúmulo contínuo de ar, o que causa comprometimento respiratório, a broncoscopia deve ser realizada para identificar lacerações traqueais ou brônquicas que possam exigir reparo cirúrgico.

Leitura sugerida

Au JJ, et al. Use of computed tomography for evaluation of lung lesions associated with spontaneous pneumothorax in dogs: 12 cases (1999-2002). *J Am Vet Med Assoc.* 2006;228:733.

Barrs VR, Beatty JA. Feline pyothorax—new insights into an old problem: part 1. Aetiopathogenesis and diagnostic investigation. *Vet J.* 2009; 179:163.

Boothe HW, et al. Evaluation of outcomes in dogs treated for pyothorax: 46 cases (1983-2001). *J Am Vet Med Assoc.* 2010;236:657.

Fossum TW. *Small animal surgery.* 4th ed. St Louis: Elsevier Mosby; 2013.

Fossum TW, et al. Thoracic duct ligation and pericardectomy for treatment of idiopathic chylothorax. *J Vet Intern Med.* 2004;18:307.

Holtsinger RH, et al. Spontaneous pneumothorax in the dog: a retrospective analysis of 21 cases. *J Am Anim Hosp Assoc.* 1993;29:195.

Lana S, et al. Diagnosis of mediastinal masses in dogs by flow cytometry. *J Vet Intern Med.* 2006;20:1161.

Lappin MR, et al. Antimicrobial use guidelines for the treatment of respiratory tract disease in dogs and cats: antimicrobial guidelines working group of the International Society for Companion Animal Infectious Diseases. *J Vet Intern Med.* 2017;31:279.

Liu DT, et al. Feline secondary spontaneous pneumothorax: a retrospective study of 16 cases (2000-2012). *J Vet Emerg Crit Care (San Antonio).* 2014;24:316.

McAnulty JF. Prospective comparison of cisterna chyli ablation to pericardectomy for treatment of spontaneously occurring idiopathic chylothorax in the dog. *Vet Surg.* 2011;40:926.

Mooney ET, et al. Spontaneous pneumothorax in 35 cats (2001-2010). *J Feline Med Surg.* 2012;14:384.

Moore AS. Chemotherapy for intrathoracic cancer in dogs and cats. *Probl Vet Med.* 1992;4:351.

Oppenheimer N, et al. Retrospective evaluation of the use of autologous blood-patch treatment for persistent pneumothorax in 8 dogs (2009-2012). *J Vet Emerg Crit Care (San Antonio).* 2014; 24:215.

Puerto DA, et al. Surgical and nonsurgical management of and selected risk factors for spontaneous pneumothorax in dogs: 64 cases (1986-1999). *J Am Vet Med Assoc.* 1670;220:2002.

Rooney MB, et al. Medical and surgical treatment of pyothorax in dogs: 26 cases (1991-2001). *J Am Vet Med Assoc.* 2002;221:86.

Singh A, et al. Idiopathic chylothorax: pathophysiology, diagnosis, and thoracic duct imaging. *Compend Contin Educ Vet.* 2012a; 34:E1.

Singh A, et al. Idiopathic chylothorax: nonsurgical and surgical management. *Compend Contin Educ Vet.* 2012b;34:E1.

Smeak DD, et al. Treatment of chronic pleural effusion with pleuroperitoneal shunts in dogs: 14 cases (1985-1999). *J Am Vet Med Assoc.* 1590;219:2001.

Stillion JR, et al. A clinical review of the pathophysiology, diagnosis, and treatment of pyothorax in the dog and cat. *J Vet Emerg Crit Care (San Antonio).* 2015;25:113.

Thomas EK, Syring RS. Pneumomediastinum in cats: 45 cases (2000-2010). *J Vet Emerg Crit Care (San Antonio).* 2013;23:429.

Thompson MS, et al. Use of rutin for the medical management of idiopathic chylothorax in four cats. *J Am Vet Med Assoc.* 1999; 215:245.

Waddell LS, et al. Risk factors, prognostic indicators, and outcome of pyothorax in cats: 80 cases (1986-1999). *J Am Vet Med Assoc.* 2002; 221:819.

Walker AL, et al. Bacteria associated with pyothorax of dogs and cats: 98 cases (1989-1998). *J Am Vet Med Assoc.* 2000;216:359.

CAPÍTULO 25

Tratamento Emergencial de Problemas Respiratórios

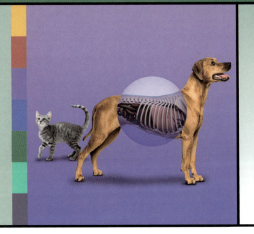

CONSIDERAÇÕES GERAIS

Desconforto respiratório, ou *dispneia*, refere-se a um aumento anormal do esforço respiratório. Alguns autores preferem usar termos como *hiperpneia* e *aumento do esforço respiratório* ao se referirem a essa anomalia porque *dispneia* e *desconforto* (ou mesmo *angústia*) implicam em sentimentos que não podem ser determinados com certeza em animais. As dispneias são extremamente estressantes para seres humanos e provavelmente também para cães e gatos. A dispneia também é fisicamente exaustiva para o animal como um todo e para a musculatura respiratória em especial. Animais com desconforto respiratório em repouso devem ser submetidos ao tratamento agressivo e seu estado clínico deve ser avaliado com frequência.

Um cão ou gato com desconforto respiratório pode apresentar ortopneia, que é a dificuldade de respirar em certas posições. Animais com ortopneia ficam sentados ou em pé, com os cotovelos em abdução e o pescoço estendido. O movimento dos músculos abdominais que auxiliam a ventilação pode ser exagerado. Os gatos normalmente apresentam esforço respiratório visível mínimo. Nos gatos com excursões torácicas perceptíveis ou que respiram com a boca aberta, o comprometimento é grave. A cianose, em que mucosas normalmente rosadas ficam azuladas, é um sinal de hipoxemia grave e indica que o aumento do esforço respiratório não é suficiente para compensar a disfunção respiratória. A palidez das mucosas é um sinal mais comum de hipoxemia aguda decorrente de doença respiratória do que a cianose.

O desconforto respiratório causado por doença do sistema respiratório se desenvolve principalmente devido à obstrução das vias respiratórias maiores, doença vascular ou parenquimatosa pulmonar grave (ou seja, tromboembolismo pulmonar), derrame pleural ou pneumotórax. O desconforto respiratório também pode ser provocado por uma doença cardíaca primária que leva à diminuição da perfusão, edema pulmonar ou derrame pleural (ver Capítulo 1). Além disso, as causas não cardiopulmonares de hiperpneia devem ser consideradas em animais com desconforto aparente, inclusive anemia grave, hipovolemia, acidose, hipertermia e doença neurológica. A dor e a administração de corticosteroides podem causar taquipneia e devem ser considerados entre os diagnósticos diferenciais em pacientes sem outras evidências de doença respiratória. Os sons respiratórios normais podem aumentar em cães e gatos sem doença respiratória, mas estertores ou chiados não são esperados.

O exame físico deve ser logo realizado, com atenção especial ao padrão respiratório, anomalias à ausculta do tórax e da traqueia, pulsos e cor e perfusão da mucosa. As tentativas de estabilização do animal devem ser feitas antes do início de novos exames diagnósticos.

Cães e gatos em choque devem ser tratados da maneira adequada (Capítulo 28). A maioria dos animais com desconforto respiratório grave é beneficiada pela diminuição do estresse e da atividade, colocação em um ambiente fresco e suplementação de oxigênio. O repouso em gaiola é extremamente importante e, a princípio, o método de suplementação de oxigênio deve ser o menos estressante. Uma gaiola de oxigênio atinge esses dois objetivos, mas com a desvantagem de que o animal fica inacessível. A sedação do animal pode ser benéfica (Tabela 25.1). A terapia mais específica depende da localização e da causa do desconforto respiratório (Tabela 25.2). O suporte ventilatório é necessário em pacientes sem oxigenação adequada apesar do tratamento ou com insuficiência ventilatória. A suplementação de oxigênio e o suporte ventilatório são discutidos mais adiante neste capítulo.

TRATAMENTO DE EMERGÊNCIAS CONFORME A LOCALIZAÇÃO

DOENÇA DAS VIAS RESPIRATÓRIAS MAIORES

As doenças das vias respiratórias maiores provocam desconforto respiratório por obstrução do fluxo de ar para os pulmões. Nessa discussão, as vias respiratórias maiores extratorácicas (também conhecidas como *vias respiratórias superiores*) compreendem a faringe, a laringe e a traqueia proximal à entrada torácica; as vias respiratórias maiores intratorácicas são a traqueia distal à entrada torácica e os brônquios. Os animais que

TABELA 25.1

Fármacos usados para diminuição do estresse em animais com desconforto respiratório.

Obstrução das vias respiratórias: diminuição da ansiedade e dos esforços respiratórios por redução da pressão negativa nas vias respiratórias superiores		
Acepromazina	Cães e gatos	0,01 a 0,2 mg/kg IV, IM, SC (dose total não superior a 3 mg)
Morfina	Apenas cães, em especial braquicefálicos	0,2 a 2 mg/kg IM, SC; CRI, 0,1 a 0,3 mg/kg como dose de ataque, depois 0,1 a 0,3 mg/kg/h
Edema pulmonar: diminuição da ansiedade		
Morfina	Apenas cães	0,2 a 2 mg/kg IM, SC; CRI, 0,1 a 0,3 mg/kg como dose de ataque, depois 0,1 a 0,3 mg/kg/h
Acepromazina	Cães e gatos	0,01 a 0,2 mg/kg IV, IM, SC (não mais do que 3 mg de dose total)
Fraturas de costela, após toracotomia, outro traumatismo: alívio da dor		
Hidromorfona	Cães e gatos	0,1 a 0,2 mg/kg IV, IM, SC; CRI, 0,025 a 0,050 mg/kg IV como dose de ataque, depois 0,01 a 0,04 mg/kg/h
Butorfanol	Cães e gatos	0,1 a 0,8 mg/kg IV, IM, SC; CRI, 0,1 a 0,2 mg/kg IV como dose de ataque, depois 0,1 a 0,2 mg/kg/h
Buprenorfina	Cães e gatos	0,005 a 0,020 mg/kg IV, IM

CRI: infusão em taxa contínua; IM: via intramuscular; IV: via intravenosa; SC: via subcutânea.
Recomendações de dose de Quandt J: Analgesia, anesthesia, and chemical restraint in the emergent small animal patient, *Vet Clin North Am Small Anim Pract* 43:214, 2013.

TABELA 25.2

Localização da doença do sistema respiratório por achados do exame físico em cães e gatos com dispneia grave.

	Doença das vias respiratórias maiores		Doença do parênquima pulmonar			Doença do espaço pleural
	Extratorácica (superior)	**Intratorácica**	**Obstrutiva**	**Restritiva**	**Obstrutiva e restritiva**	
Frequência respiratória	Nl-↑	Nl-↑	↑↑↑	↑↑↑	↑↑↑	↑↑↑
Esforço relativo	↑↑↑ Inspiração	↑↑ Expiração	↑ Expiração	↑↑ Inspiração	Não há diferença	↑ Inspiração
Sons audíveis	Estridor e estertor inspiratório	Tosse/chiado expiratório	Raramente, há chiado expiratório	Não há	Não há	Não há
Sons auscultáveis	Sons das vias respiratórias superiores referidos; ↑↑ sons respiratórios	Clique expiratório final; ↑↑ sons respiratórios	Chiados expiratórios ou sons respiratórios ↑↑; raramente, sons respiratórios ↓ com aprisionamento de ar	↑↑ Sons respiratórios; ± crepitações	↑↑ Sons respiratórios, crepitações e/ou chiados	↓ Sons respiratórios

↑: aumento discreto; ↑↑: aumento; ↑↑↑: aumento acentuado; ↓: diminuição; Nl: normal. As frequências respiratórias normais em cães e gatos em repouso são ≤ 20 movimentos por minuto. No ambiente hospitalar, frequências ≤ 30 movimentos por minuto geralmente são aceitas como normais.

apresentam desconforto respiratório por obstrução das vias respiratórias maiores tendem a apresentar aumento acentuado do esforço respiratório, com elevação mínima da frequência respiratória (ver Tabela 25.2). As excursões do tórax podem ser maiores (ou seja, as respirações são mais profundas). Os sons respiratórios também tendem a aumentar.

Obstrução das vias respiratórias extratorácicas (superiores)

Pacientes com obstrução das vias respiratórias extratorácicas (superiores) geralmente apresentam maior esforço respiratório durante a inspiração, que é prolongada em relação à expiração. Há estridor ou estertor, em especial durante a inspiração. O histórico de alteração da voz pode ser associado à doença laríngea.

A paralisia laríngea e a síndrome das vias respiratórias braquicefálicas são as causas mais comuns de obstrução das vias respiratórias superiores (ver Capítulo 18). Outras doenças da laringe e da faringe estão listadas nos Boxes 16.1 e 16.2. O colapso de traqueia grave pode causar obstrução das vias respiratórias maiores extratorácicas e/ou intratorácicas. Raramente, outros distúrbios da traqueia extratorácica, como corpo estranho, estenose, neoplasia, granuloma e hipoplasia, provocam desconforto respiratório.

De modo geral, os pacientes com obstrução extratorácica das vias respiratórias apresentam desconforto agudo, apesar da natureza crônica da maioria dessas doenças, devido a um ciclo vicioso de aumento da respiração que piora a obstrução, como descrito no Capítulo 16. O tratamento médico quase sempre consegue interromper esse ciclo (Figura 25.1). O paciente é sedado (ver Tabela 25.1) e colocado em um ambiente fresco e rico em oxigênio (p. ex., gaiola de oxigênio). Os cães com síndrome das vias respiratórias braquicefálicas recebem morfina ou acepromazina. Em uma análise subjetiva, cães com síndrome das vias respiratórias braquicefálicas parecem ter maior dificuldade de manter as vias respiratórias desobstruídas quando sedados com acepromazina em comparação à morfina. Corticosteroides de ação curta (p. ex., dexametasona, 0,1 mg/kg por via intravenosa [IV]) são considerados por alguns como eficazes na redução da inflamação local.

Em casos raros, a sedação e a suplementação de oxigênio não resolvem o desconforto respiratório e a obstrução deve ser fisicamente contornada. De modo geral, a colocação de uma sonda endotraqueal é eficaz. Um agente anestésico de curta ação é administrado. Sondas endotraqueais longas e estreitas, com estiletes, devem estar à disposição para uso em obstruções grandes ou profundas. Se a colocação da sonda endotraqueal não for possível, um cateter transtraqueal pode ser inserido distalmente à obstrução (ver mais adiante neste capítulo). O tubo de traqueostomia, se necessário, pode ser colocado sob condições estéreis controladas. É raro ter que fazer uma traqueostomia de emergência não estéril.

Obstrução das vias respiratórias maiores intratorácicas

O desconforto respiratório causado pela obstrução das vias respiratórias maiores intratorácicas é raro. Esses pacientes geralmente apresentam maior esforço respiratório durante a expiração, que é prolongada em relação à inspiração. A causa mais comum de obstrução das vias respiratórias maiores intratorácicas é o colapso do tronco pulmonar principal e/ou da traqueia intratorácica (traqueobroncomalácia; ver Capítulo 21). Um som agudo, sibilante e semelhante à tosse é ouvido durante a expiração; crepitações ou sibilos podem ser auscultados. Outros diagnósticos diferenciais são corpo estranho, infecção avançada por *Oslerus*, neoplasia traqueal, estenose traqueal e compressão brônquica por linfadenopatia hilar extrema.

Sedação, suplementação de oxigênio e minimização do estresse, como descrito para o tratamento da obstrução das vias respiratórias extratorácicas, também são eficazes na estabilização desses pacientes. Altas doses de hidrocodona ou butorfanol suprimem a tosse e causam sedação (ver Capítulo 21). Cães com bronquite crônica podem ser tratados com broncodilatadores e corticosteroides.

DOENÇA PARENQUIMATOSA PULMONAR

As doenças do parênquima pulmonar provocam hipoxemia e desconforto respiratório por meio de diversos mecanismos, inclusive obstrução das vias respiratórias menores (doença pulmonar obstrutiva; p. ex., bronquite felina idiopática), diminuição da complacência pulmonar (doença pulmonar restritiva, pulmões "rígidos"; p. ex., fibrose pulmonar) e interferência com a circulação pulmonar (p. ex., tromboembolismo pulmonar). A maioria dos pacientes com doença do parênquima pulmonar, inclusive aqueles com pneumonia ou edema pulmonar, desenvolve hipoxemia por meio de uma combinação desses mecanismos, que contribuem para a incompatibilidade V/Q (ver Capítulo 20), inclusive obstrução das vias respiratórias, inundação alveolar e diminuição da complacência.

Os animais com desconforto respiratório causado por doença do parênquima pulmonar tipicamente apresentam grande elevação da frequência respiratória (ver Tabela 25.2). Os pacientes com doença obstrutiva primária, geralmente gatos com doença brônquica, podem ter expiração prolongada em relação à inspiração e aumento dos esforços expiratórios. Sibilos expiratórios são comumente auscultados. Pacientes com

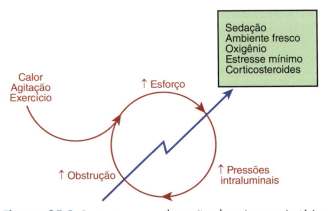

Figura 25.1 Pacientes com obstrução das vias respiratórias extratorácicas (superiores) frequentemente apresentam problemas respiratórios agudos devido ao agravamento progressivo da obstrução das vias respiratórias após um evento de exacerbação. A intervenção médica é quase sempre bem-sucedida em quebrar esse ciclo e estabilizar a respiração do paciente.

doença primariamente restritiva, geralmente cães com fibrose pulmonar, podem apresentar inspiração prolongada em relação à expiração; esta última ocorre sem esforço. Crepitações são comumente auscultadas. Às vezes, gatos com doença brônquica grave desenvolvem um padrão respiratório restritivo associado com aprisionamento de ar e hiperinsuflação dos pulmões. Outros pacientes, com uma combinação desses processos, apresentam aumento do esforço durante as duas fases da respiração, respiração superficial e crepitações, chiados ou sons respiratórios aumentados à ausculta. Os diagnósticos diferenciais em cães e gatos com doença pulmonar são listados no Boxe 19.1.

A oxigenoterapia é o tratamento de escolha para estabilização de cães ou gatos com desconforto respiratório grave que se acredita ser causado por doença pulmonar. Broncodilatadores, diuréticos ou glicocorticoides podem ser considerados caso a oxigenoterapia isolada não for adequada.

Broncodilatadores, como teofilinas ou β-agonistas, são administrados se houver suspeita de doença pulmonar obstrutiva, pois diminuem a broncoconstrição. Em combinação ao oxigênio, são o tratamento de escolha em gatos com sinais de bronquite (ver Capítulo 21). A administração subcutânea de terbutalina (0,01 mg/kg, repetida em 5 a 10 minutos, se necessário) ou o salbutamol administrado por inalador dosimetrado é mais frequentemente usado em emergências. A obstrução das vias respiratórias pode impedir que o medicamento administrado por inalador dosimetrado penetre as vias respiratórias mais profundas; assim, o tratamento deve ser repetido várias vezes antes que um efeito seja observado. A frequência cardíaca é usada para monitorar a toxicidade. Os broncodilatadores são descritos em mais detalhes no Capítulo 21.

Diuréticos, como a furosemida (2 mg/kg IV), são indicados para o tratamento do edema pulmonar. Se o edema estiver entre os diagnósticos diferenciais de um paciente instável, uma breve tentativa de terapia com furosemida é razoável. Entretanto, as possíveis complicações dos diuréticos, causadas pela contração de volume e desidratação, devem ser consideradas. O uso contínuo de diuréticos é contraindicado em animais com doença pulmonar exsudativa ou bronquite porque a desidratação sistêmica resseca as vias respiratórias e suas secreções. A eliminação mucociliar das secreções das vias respiratórias e contaminantes diminui e a obstrução aumenta devido aos tampões de muco.

Os glicocorticoides diminuem a inflamação. Formulações injetáveis, como dexametasona (0,1 a 0,5 mg/kg IV), são indicadas para animais com desconforto respiratório grave causado por bronquite felina idiopática, tromboembolismo após tratamento adulticida para dirofilariose, bronquite alérgica, parasitismo pulmonar e insuficiência respiratória logo após o início do tratamento de micoses pulmonares. Animais com outras doenças inflamatórias ou síndrome da angústia respiratória aguda (SARA) podem responder bem aos glicocorticoides. Os possíveis efeitos negativos dos corticosteroides devem ser considerados. Os efeitos imunossupressores desses fármacos, por exemplo, podem exacerbar uma doença infecciosa. Embora o uso de corticosteroides de ação curta para estabilização aguda desses casos provavelmente não interfira muito com a terapia antimicrobiana apropriada, os agentes de ação longa e a administração prolongada devem ser evitados. O tratamento com glicocorticoides pode interferir nos resultados de exames diagnósticos futuros, em especial se linfoma ou doença eosinofílica forem diagnósticos diferenciais. Exames diagnósticos apropriados são realizados quando o paciente conseguir tolerar o estresse.

Antibióticos de amplo espectro são administrados se houver evidência de sepse (p. ex., febre, leucocitose neutrofílica com desvio à esquerda, toxicidade moderada a acentuada de neutrófilos) ou alto grau de suspeita de pneumonia bacteriana ou por aspiração. Observe que amostras das vias respiratórias (geralmente do lavado traqueal) devem ser obtidas para cultura, se possível, antes da instituição do tratamento com antibióticos de amplo espectro para confirmar o diagnóstico de infecção bacteriana e realização de antibiograma. As amostras obtidas após o início da antibioticoterapia podem não ser diagnósticas, mesmo com a progressão contínua dos sinais. No entanto, a coleta de amostras das vias respiratórias nem sempre é possível nesses pacientes instáveis. Se houver suspeita de sepse, culturas de sangue e urina podem ser solicitadas. O diagnóstico e o tratamento da pneumonia bacteriana e por aspiração são descritos no Capítulo 22.

Se o cão ou gato não responder ao tratamento, sua intubação pode ser necessária para instituição de ventilação com pressão positiva até o estabelecimento de um diagnóstico e a instituição do tratamento específico.

DOENÇA DO ESPAÇO PLEURAL

As doenças do espaço pleural causam desconforto respiratório ao impedir a expansão normal do pulmão. Os animais com desconforto respiratório por doença do espaço pleural normalmente apresentam grande acentuação da frequência respiratória (ver Tabela 25.2). O relativo aumento dos esforços inspiratórios pode ser notado, mas nem sempre é óbvio. A diminuição dos sons pulmonares à ausculta diferencia a taquipneia causada por doença do espaço pleural da taquipneia provocada por doença do parênquima pulmonar. O aumento das excursões abdominais durante a respiração pode ser observado.

A respiração paradoxal é um padrão respiratório em que as paredes abdominais são "sugadas" durante a inspiração. A respiração paradoxal tem sido associada a doenças pleurais em cães e gatos com desconforto respiratório (LeBoedec et al., 2012). Os autores desse estudo atribuem a respiração paradoxal à diminuição da inibição da contração dos músculos intercostais secundária ao aumento da pressão pleural. A sensibilidade e especificidade desse achado como fator preditivo de doença pleural foram de 0,67 e 0,83 em cães dispneicos e de 0,90 e 0,58 em gatos dispneicos, respectivamente.

A maioria dos pacientes com desconforto respiratório por doença do espaço pleural apresenta derrame pleural ou pneumotórax (ver Capítulo 23). Outros diagnósticos diferenciais são hérnia diafragmática e massas mediastinais. Uma toracocentese com agulha deve ser realizada se houver suspeita de derrame pleural ou pneumotórax como causas do desconforto respiratório (ver Capítulo 23); o procedimento deve ocorrer imediatamente antes de novos exames diagnósticos ou da administração de qualquer medicamento. A ultrassonografia pode ser usada para uma avaliação rápida e minimamente estressante do espaço pleural à procura de fluido ou ar. O exame é conhecido pela sigla *TFAST*, do inglês *thoracic focused assessment with sonography for trauma* (avaliação ultrassonográfica focada no tórax em trauma). As posições do transdutor e os sinais ultrassonográficos característicos são descritos por Lisciandro (2011). O oxigênio pode ser fornecido por máscara durante a toracocentese, mas a drenagem bem-sucedida do espaço pleural rapidamente melhora o estado do animal. Ocasionalmente, a colocação de um dreno torácico em caráter emergencial é necessária para evacuação do ar que se acumula com rapidez (ver Capítulo 23).

Remova a maior quantidade possível de fluido ou ar, exceto em animais com hemotórax agudo. O hemotórax é geralmente causado por trauma ou intoxicação por rodenticida. O desconforto respiratório associado ao hemotórax costuma ser associado à perda aguda de sangue e não à incapacidade de expansão dos pulmões. Nessa situação, remova o mínimo de volume necessário para estabilização do animal. O restante é reabsorvido (autotransfusão) em benefício do animal. A fluidoterapia agressiva é indicada.

SUPLEMENTAÇÃO DE OXIGÊNIO E VENTILAÇÃO

SUPLEMENTAÇÃO DE OXIGÊNIO

A suplementação de oxigênio é geralmente indicada para manter as pressões de oxigênio no sangue arterial (PaO_2) acima de 60 mmHg. A suplementação de oxigênio é indicada em todos os cães ou gatos com sinais de desconforto respiratório ou dispneia. A cianose é outra indicação clara. Sempre que possível, a causa da hipoxemia deve ser identificada para instituição do tratamento específico. A ventilação assistida é indicada em animais com concentração inadequada de oxigênio arterial apesar da suplementação e em animais com pressão arterial de dióxido de carbono acima de 60 mmHg (ver Capítulo 20).

A concentração inalada de oxigênio pode ser complementada pela administração de oxigênio a 100% por máscara, capuz, cateter nasal, cateter transtraqueal, sonda endotraqueal, sonda traqueal ou gaiola de oxigênio. A administração de oxigênio por cateter nasal é adequada na maioria dos casos.

Ao administrar oxigênio a 100%, lembre-se da natureza anidra do gás puro e seus efeitos tóxicos em alta concentração. Como o oxigênio dos tanques não contém água, as vias respiratórias podem logo ficar ressecada, principalmente se não há passagem de ar pela cavidade nasal devido ao uso de cateteres ou tubos. Todos os animais com doenças do sistema respiratório devem ser hidratados de forma sistêmica. É preciso umidificar as vias respiratórias de animais que recebem oxigênio por cateter ou tubo por mais de algumas horas. Ventiladores projetados para uso prolongado possuem um umidificador aquecido. Os filtros de troca de umidade, que também podem ser colocados em sondas traqueais e endotraqueais, retêm a umidade do ar expirado e a adiciona ao ar inspirado. Esses filtros podem permitir o crescimento bacteriano e devem ser trocados todos os dias. A nebulização também pode ser usada para umidificação das vias respiratórias. Métodos menos eficazes de hidratação, como a instilação de soro fisiológico estéril diretamente em tubos ou cateteres, podem ser usados na ausência de outras opções. Um pouco de vapor d'água também pode ser adicionado ao oxigênio por meio da incorporação de umidificadores passivos ou de bolha ao sistema.

A inalação de ar com mais de 50% de oxigênio é tóxica para o epitélio pulmonar. A função pulmonar se deteriora, o que pode causar morte. Portanto, a administração de ar com mais de 50% de oxigênio não é feita por mais de 12 horas. Se concentrações mais altas forem necessárias para manutenção de boas concentrações arteriais de oxigênio, o suporte ventilatório é iniciado.

Máscaras de oxigênio

As máscaras de oxigênio ajudam a suplementação a curto prazo. O estresse é mínimo e manipulações, como colocação de cateter venoso e toracocentese, podem ser realizadas. O ajuste confortável é desejável para diminuir o volume do espaço morto; além disso, a taxa de fluxo deve ser relativamente alta (Tabela 25.3). Uma pomada oftálmica estéril é aplicada para prevenir a dessecação das córneas.

Capuzes de oxigênio

Os capuzes de oxigênio podem ser colocados sobre a cabeça do animal. Em alguns casos, os animais devem estar em decúbito lateral e imóveis, o que limita o uso dos capuzes aos animais em recuperação anestésica, com depressão grave ou sob forte sedação (Figura 25.2). Outros são projetados para envolver completamente a cabeça do animal e são presos ao pescoço. Um dos capuzes é uma adaptação de um colar

TABELA 25.3

Concentrações máximas de oxigênio e taxas de fluxo para diversos métodos de suplementação.

Método de administração	Concentração máxima de oxigênio (%)	Taxa de fluxo
Máscara	50 a 60	8 a 12 ℓ/min
Cateter nasal	50	6 a 8 ℓ/min ou 50 a 150 mℓ/kg/min
Cateter transtraqueal	30 a 40	1 a 2 ℓ/min
Sonda endotraqueal	100	0,2 ℓ/kg/min
Sonda traqueal	100	0,2 ℓ/kg/min
Gaiola de oxigênio	60	2 a 3*

*Após o enchimento da gaiola, o fluxo é ajustado com base na concentração de oxigênio medida pelo sensor.
De Corte MH et al.: Inhalation therapy: oxygen administration, humidification, and aerosol therapy, *Vet Clin North Am Small Anim Pract* 15:1041, 1985.

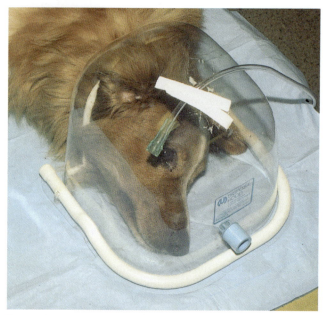

Figura 25.2 Um capuz de oxigênio pode ser usado em animais em decúbito como substituto de uma máscara de oxigênio. Nesse paciente, o oxigênio é administrado por uma abertura no topo do capuz e a abertura azul claro que acomoda os tubos de anestesia é deixada aberta para circulação de ar. Independentemente do método usado para aumento do oxigênio no ar inspirado, é essencial que haja um meio de escape do CO_2 expirado (Disposa-Hood, Utah Medical Products, Inc.).

elizabetano (OxyHood, JorVet). Em algumas situações, os capuzes de oxigênio são mais bem tolerados do que as máscaras de oxigênio e podem exigir menos cuidado. Um meio de escape do ar exalado deve sempre existir para evitar o acúmulo de CO_2 dentro do capuz.

Cateteres nasais

Os cateteres nasais podem ser usados para suplementação de oxigênio a longo prazo (Figura 25.3). O animal fica relativamente livre para se mover e é acessível para avaliação e tratamento. A maioria dos animais tolera bem o cateter. No entanto, os cateteres podem ser obstruídos por secreções nasais. Tubos de borracha macia vermelha, sondas de alimentação infantil ou cateteres de poliuretano podem ser usados. O tamanho do cateter é baseado no tamanho do paciente. De modo geral, o cateter para gatos tem 3,5 a 5F e, para cães, 5 a 8F.

A colocação do cateter raramente requer sedação. Primeiro, o comprimento do cateter a ser inserido na cavidade nasal é medido contra a cabeça do animal. O cateter deve atingir a altura do último pré-molar superior e primeiro molar inferior. Um lubrificante hidrossolúvel ou gel de lidocaína a 0,2% é aplicado em todo o comprimento do cateter que ficará dentro da cavidade nasal. Em seguida, uma solução de lidocaína a 0,2% é delicadamente gotejada na cavidade nasal, com o nariz do animal apontado para cima. O cateter é então introduzido na narina e, a princípio, direcionado em sentido dorsomedialmente, depois, em sentido imediatamente ventromedial. Após a introdução do comprimento correto do cateter, dobre-o com cuidado sob a cartilagem lateral e suture-o ao

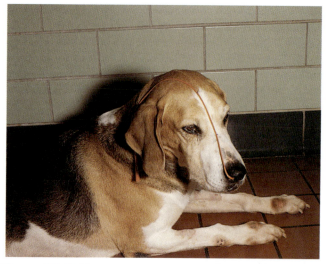

Figura 25.3 Cão com cateter intranasal para administração de oxigênio. O cateter é suturado ao focinho a menos de 1 cm de sua saída da narina e também é ancorado com suturas na face para que saia atrás da cabeça do animal. Um colar elizabetano é rotineiramente usado para evitar que o animal remova o cateter.

focinho não mais do que 1 cm caudal à saída da narina. O cateter pode ser depois ancorado à face com suturas, protegendo o trajeto entre os olhos até a parte de trás da cabeça do animal. Um colar elizabetano é colocado para evitar que o paciente remova o cateter.

Um conjunto intravenoso estéril pode ser conectado ao cateter. A linha intravenosa pode ser conectada a um frasco cheio até a metade com soro fisiológico estéril e posicionada acima do nível do fluido. O oxigênio é então fornecido por meio da garrafa, abaixo do nível do fluido, conferindo certa umidade ao gás que borbulha no soro fisiológico.

Cateteres transtraqueais

O oxigênio pode ser administrado por meio de um cateter jugular colocado com técnica estéril na traqueia. Essa abordagem é muito utilizada na estabilização de emergência de animais com obstrução das vias respiratórias superiores. O cateter é colocado como para o lavado transtraqueal (ver Capítulo 20).

Sondas endotraqueais

As sondas endotraqueais são usadas para administração de oxigênio durante procedimentos cirúrgicos e reanimação cardiopulmonar. Podem ser utilizadas para contornar a maioria das obstruções das vias respiratórias superiores durante a estabilização de emergência. A administração de oxigênio puro pode ser feita por curtos períodos. A suplementação mais longa requer a mistura de oxigênio a 100% com ar ambiente. A ventilação pode ser feita com sonda endotraqueal com manguito. O trauma traqueal é reduzido com o uso de manguitos de alto volume e baixa pressão e insuflação do manguito com a menor pressão necessária para criar uma vedação. Na ausência de ventilação com pressão positiva, o manguito pode permanecer desinflado.

Como as sondas endotraqueais não são toleradas por animais alertas, as sondas traqueais são preferidas para o manejo a longo prazo. Animais conscientes com sondas endotraqueais devem receber sedativos, analgésicos, agentes paralisantes ou uma combinação desses medicamentos. O manguito deve ser desinflado quando possível para minimizar os danos traqueais. A sonda deve ser limpa de maneira periódica para remoção de secreções (ver as recomendações para limpeza da sonda traqueal); além disso, deve-se lavar a cavidade oral com frequência. Os gases inspirados devem ser umidificados, como já discutido.

Sondas traqueais

As sondas traqueais são colocadas através dos anéis traqueais e são facilmente toleradas por animais conscientes. É raro que um animal precise de traqueostomia de emergência. Quase todos esses animais podem ser estabilizados por outras técnicas, permitindo a colocação posterior da sonda traqueal com técnica cirúrgica cuidadosa e estéril. De modo geral, as sondas traqueais são usadas no tratamento de animais com obstrução das vias respiratórias superiores. O ar ambiente normalmente contém oxigênio adequado para animais com obstrução das vias respiratórias superiores depois que a obstrução tenha sido contornada.

A sonda em si deve ter um diâmetro quase igual ao lúmen traqueal e 5 a 10 anéis de comprimento. Manguitos de alto volume e baixa pressão devem ser usados para evitar danos traqueais e subsequente estenose. As sondas de duplo lúmen são ideais para esse método. A sonda interna pode ser removida para limpeza e trocada com facilidade. As sondas de um lúmen também funcionam e podem ser necessárias em animais de porte pequeno.

De modo geral, as sondas traqueais são colocadas com o animal anestesiado com um agente de ação curta. A traqueia é exposta por uma incisão ventral na linha média feita logo abaixo da laringe. A traqueia é penetrada com uma incisão alguns anéis abaixo da cartilagem cricoide, paralela à traqueia e perpendicular aos anéis, atravessando aqueles necessários para introdução da sonda. Qualquer extremidade da incisão pode ser alargada com uma pequena incisão transversal. As suturas de suporte são feitas de cada lado da incisão para facilitar a colocação inicial da sonda, bem como sua troca em caso de remoção acidental ou intencional. A sonda é então inserida na abertura. Uma gaze é colocada ao redor do pescoço do animal com pressão mínima nas vias respiratórias. Pouca ou nenhuma sutura fecha a incisão para evitar a entrada de ar por via subcutânea. Uma gaze com uma fenda cortada e revestida com uma pomada antisséptica pode ser colocada sobre a incisão e ao redor da sonda.

A sonda deve ser monitorada quanto a obstruções e limpeza. A sonda interna das sondas de duplo lúmen pode ser facilmente removida para esse fim. A princípio, a sonda é limpa a cada 30 a 60 minutos; esse intervalo aumenta à medida que o acúmulo de secreções diminui. As sondas são manuseadas de forma estéril e devem ser substituídas em caso de contaminação.

A remoção e troca das sondas de lúmen único são difíceis durante os primeiros dias, exceto na presença de suturas de suporte. A limpeza periódica pode ser realizada sem a retirada da sonda, com instilação de soro fisiológico estéril. A sucção é feita com um cateter urinário estéril com várias aberturas na extremidade acoplado a uma unidade de sucção e introduzido na sonda. A traqueia e a sonda traqueal são então aspiradas para remoção das secreções. A sucção é realizada em intervalos curtos para permitir que os pulmões voltem a inflar. Inicialmente, a limpeza é feita a cada poucas horas e, depois, com menos frequência em caso de ausência de acúmulo de secreções.

Uma sonda menor pode ser usada depois que a oxigenação com ar ambiente seja possível. A sonda pode ser removida quando o animal puder se oxigenar, respirando em torno de um pequeno tubo com lúmen obstruído. A incisão pode cicatrizar sem sutura. A ponta do tubo é enviada para cultura e detecção de bactérias.

Os antibióticos não são administrados de maneira profilática. Qualquer infecção existente ou que ocorra durante a terapia é tratada com base nas informações da cultura e do antibiograma.

As complicações das sondas traqueais são comuns. Em um relato sobre tubos de traqueostomia temporária de Nicholson e Baines (2012), 36 de 42 (86%) pacientes apresentaram complicações. A maioria dessas complicações não tinha significado clínico (p. ex., pneumomediastino, enfisema subcutâneo) ou era passível de correção. As complicações mais comuns foram obstrução da sonda (26%), seu deslocamento (21%), pneumonia por aspiração (21%) e aumento de volume do estoma (21%). De modo geral, a traqueostomia temporária foi manejada com sucesso em 34 (81%) dos cães.

Gaiolas de oxigênio

As gaiolas de oxigênio fornecem um ambiente rico em oxigênio com o mínimo de estresse para os animais. No entanto, o animal é isolado do contato direto, o que pode ser uma desvantagem. Outros fatores ambientais, como umidade, temperatura e concentração de dióxido de carbono, devem ser monitorados e controlados; caso contrário, pode ocorrer estresse extremo e até mesmo morte. O animal é totalmente dependente do funcionamento adequado da gaiola. A capacidade da gaiola de manutenção do ambiente correto varia de acordo com o dispositivo e o animal. Existem gaiolas comerciais para uso veterinário. Incubadoras de hospitais humanos podem ser modificadas para pequenos animais.

SUPORTE VENTILATÓRIO

Os objetivos do suporte ventilatório são diminuir a retenção de dióxido de carbono e melhorar a oxigenação. O suporte ventilatório é trabalhoso e está associado a complicações. É utilizado quando outros meios de suporte respiratório não são adequados.

A retenção de dióxido de carbono, ou hipercapnia, ocorre em animais sem ventilação adequada. A ventilação espontânea pode ser prejudicada por disfunção neurológica, como aquela associada a traumatismo cranioencefálico grave, polineuropatias e algumas intoxicações. O suporte ventilatório é recomendado caso a Pa_{CO_2} subir acima de 60 mmHg. A hipoventilação causada por derrame pleural ou pneumotórax é tratada com remoção do fluido ou do ar, não por ventilação com pressão positiva. A hipoventilação provocada por uma obstrução das vias respiratórias superiores é tratada pelo reestabelecimento do lúmen respiratório.

Animais com doença pulmonar grave podem não conseguir manter boa oxigenação sem suporte ventilatório. A ventilação com pressão positiva é rotineiramente necessária para o manejo de pacientes com SARA (ver *Edema pulmonar* no Capítulo 22). Como já observado, a administração prolongada de ar com concentração de oxigênio superior a 50% provoca graves lesões pulmonares. Se a PaO_2 não puder ser mantida acima de 60 mmHg sem suplementação excessiva de oxigênio, o suporte ventilatório é indicado.

O fornecimento de ar por pressão positiva é diferente da inalação normal de ar por pressão negativa. Com a pressão positiva, a distribuição da ventilação nos pulmões é alterada. A pressão intratorácica aumenta cada vez que os pulmões se enchem de ar, o que reduz o retorno venoso para o coração. Com outros efeitos, há hipotensão sistêmica, que pode ser grave o suficiente para causar insuficiência renal aguda. A complacência dos pulmões também diminui com o tempo em animais submetidos à ventilação com pressão positiva. O aumento da rigidez pulmonar eleva as pressões necessárias para expansão do órgão. O monitoramento cuidadoso dos animais é essencial durante a ventilação. Variáveis importantes a serem monitoradas são resultados da gasometria, complacência, cor da mucosa, tempo de enchimento capilar, qualidade do pulso, pressão arterial, pressão venosa central, sons pulmonares e débito urinário. Os extensos cuidados de enfermagem e monitoramento necessários para pacientes tendem a limitar o uso de suporte ventilatório a longo prazo aos grandes hospitais de referência.

Leitura sugerida

Hopper K, Powell LL. Basics of mechanical ventilation for dogs and cats. *Vet Clin North Am Small Anim Pract*. 2013;43:955.

LeBoedec K, et al. Relationship between paradoxical breathing and pleural diseases in dyspneic dogs and cats: 389 cases (2001-2009). *J Am Vet Med Assoc*. 2012;240:1095.

Lisciandro GR. Abdominal and thoracic focused assessment with sonography for trauma, triage, and monitoring in small animals. *J Vet Emerg Crit Care*. 2011;21:104.

Nicholson I, Baines S. Complications associated with temporary tracheostomy tubes in 42 dogs (1998 to 2007). *J Small Anim Pract*. 2012;53:108.

Quandt J. Analgesia, anesthesia, and chemical restraint in the emergent small animal patient. *Vet Clin North Am Small Anim Pract*. 2013;43:214.

Sigrist NE, et al. Evaluation of respiratory parameters at presentation as clinical indicators of respiratory localization in dogs and cats with respiratory distress. *J Vet Emerg Crit Care*. 2011;21:13.

Fármacos utilizados em doenças respiratórias.*

Nome genérico	Finalidade	Cães (mg/kg**)	Gatos (mg/kg**)
Acepromazina	Sedação	0,01 a 0,2 IV, IM, SC (máximo, 3 mg)	Idem
Acetato de metilprednisolona	Corticosteroide	–	10 mg/gato IM a cada 2 a 4 semanas
Amicacina	Antibiótico	15 IV, IM, SC a cada 24 h	10 IV, SC a cada 24 h
Aminofilina	Broncodilatação; outros benefícios possíveis para pacientes com bronquite canina	11 VO, IV, IM a cada 8 h	5 VO, IV, IM a cada 12 h
Amoxicilina	Antibiótico	22 VO a cada 8 a 12 h	Idem
Amoxicilina com clavulanato	Antibiótico	11 VO a cada 8 a 12 h	12,5 a cada 8 a 12 h
Ampicilina	Antibiótico	22 a 30 VO, IV, SC a cada 8 h	Idem
Ampicilina com sulbactam	Antibiótico	20 (ampicilina) IV a cada 6 a 8 h	Idem
Atropina	Anticolinérgico	0,04 SC	Idem
Azitromicina	Antibiótico	5 a 10 VO a cada 12 h por 1 dia, depois a cada 3 dias	Idem
Brometo de glicopirrônio	Anticolinérgico	0,005 IV, SC	Idem
Buprenorfina	Analgésico	0,005 a 0,02 IV, IM; 4 a 8 h de duração	Idem
Butorfanol	Antitussígeno	0,5 VO a cada 6 a 12 h	Não recomendado

(continua)

Fármacos utilizados em doenças respiratórias.* (*Continuação*)

Nome genérico	Finalidade	Cães (mg/kg**)	Gatos (mg/kg**)
Cefadroxila	Antibiótico	11 a 22 VO a cada 12 h	22 VO a cada 24 h
Cefalexina	Antibiótico	22 a 25 VO a cada 12 h	Idem
Cefazolina	Antibiótico	25 SC, IM, IV a cada 6 h	Idem
Cefovecina	Antibiótico	8 SC uma vez; pode ser repetido uma vez em 7 a 14 dias	Idem
Cefoxitina	Antibiótico	10 a 20 IV, IM a cada 6 a 8 h	Idem
Cetamina	Anestésico	–	4 a 11 IV
Cetirizina	Anti-histamínico	2 a cada 12 h	1 VO a cada 24 h
Ciclofosfamida	Quimioterápico e imunossupressor alquilante	50 mg/m^2 VO a cada 48 h	Idem
Clindamicina	Antibiótico	10 VO, SC a cada 12 h	10 a 15 VO, SC a cada 12 h
Cloranfenicol	Antibiótico	50 VO, IV, SC a cada 8 h	50 mg/gato VO, IV, SC a cada 12 h
Clorfeniramina	Anti-histamínico	4 a 8 mg/cão a cada 12 h	2 mg/gato a cada 12 h
Dexametasona	Corticosteroide	0,1 a 0,5 a cada 12 h	Idem
Dextrometorfano	Supressor de tosse	1 a 2 VO a cada 6 a 8 h	Não recomendado
Diazepam	Sedação	0,2 a 0,5 IV	Idem
Difenidramina	Anti-histamínico	1 IM; 2 a 4 VO a cada 8 h	Idem
Doxapram	Estimulante respiratório para exame do movimento laríngeo	1 a 2 IV	–
Doxiciclina	Antibiótico	5 VO IV a cada 12 h ou 10 a cada 24 h	Idem
Enrofloxacino	Antibiótico	5 a 20 VO, IV, IM a cada 24 h	5 VO a cada 24 h
Fanciclovir	Anti-herpético	–	90 VO a cada 12 h
Fembendazol	Anti-helmíntico para parasitas pulmonares	25 a 50 VO a cada 12 h por 14 dias	Idem
Fenilefrina a 0,25%	Descongestionante tópico	–	1 gota/narina a cada 24 h por 3 dias, seguida por intervalo de 3 dias
Furosemida	Diurético	2 VO, IV, IM a cada 8 a 12 h	Idem
Hemitartarato de hidrocodona	Antitussígeno	0,25 a 0,5 VO a cada 6 a 12 h	Não recomendado
Hidromorfona	Analgésico	0,1 a 0,2 IV, IM, SC. CRI: ver Tabela 25.1	Idem
Itraconazol (para aspergilose)	Antifúngicos	5 VO a cada 12 h com alimento	–
Ivermectina	Anti-helmíntico	Ver parasitas específicos no texto	Ver parasitas específicos no texto
L-Lisina	Inibe a replicação do herpes-vírus *in vitro*	–	500 mg/gato VO a cada 12 h

(*continua*)

Fármacos utilizados em doenças respiratórias.* (*Continuação*)

Nome genérico	Finalidade	Cães (mg/kg**)	Gatos (mg/kg**)
Marbofloxacino	Antibiótico	2,7 a 5,5 VO a cada 24 h	Idem
Meropeném	Antibiótico	24 IV a cada 12 h ou 8,5 SC a cada 12 h	10 IV, IM, SC a cada 12 h
Metronidazol	Antibiótico	10 VO a cada 8 a 12 h	Idem
Milbemicina	Anti-helmíntico para ácaros nasais	0,5 a 1 VO a cada 7 a 10 dias por três tratamentos	–
Minociclina	Antibiótico	5 VO a cada 12 h	8,8 VO a cada 24 h ou 50 mg/gato a cada 24 h
Morfina	–	0,2 a 2 IM, SC; duração de 1 a 4 h. CRI: ver Tabela 25.1	–
Orbifloxacino	Antibiótico	2,5 a 7,5 VO a cada 12 h (comprimidos)	7,5 VO a cada 12 h (suspensão oral)
Oximetazolina a 0,025%	Descongestionante tópico	–	1 gota/narina a cada 24 h por 3 dias, seguida por intervalo de 3 dias
Pradofloxacino	Antibiótico	5 VO a cada 24 h	7,5 VO a cada 24 h (suspensão oral); 5 a cada 24 h (comprimidos)
Praziquantel	Anti-helmíntico para *Paragonimus*	23 a 25 mg/kg VO a cada 8 h por 3 dias	Idem
Prednisona, prednisolona	Corticosteroide	0,25 a 2 VO a cada 12 h	Idem. A prednisolona é preferida em gatos
Rutina	Benzopirona com possível benefício no quilotórax	50 a 100 a cada 8 h	Idem
Salbutamol	Broncodilatador	0,02 a 0,05 VO, SC a cada 8 a 12 h	Idem
Sildenafila	Inibidor de fosfodiesterase de tipo 5 para tratamento de hipertensão pulmonar	1 a cada 12 h; aumentar até o efeito desejado até 3 a cada 8 a 12 h	–
Teofilina base (liberação imediata)	Broncodilatação; outros possíveis benefícios na bronquite canina	9 VO a cada 8 h	4 VO a cada 12 h
Terbinafina	Antifúngico	30 a cada 12 h	Idem
Terbutalina	Broncodilatador	1,25 a 5 mg/cão VO a cada 8 a 12 h	Começar com ⅛ a ¼ de um comprimido de 2,5 mg/gato VO a cada 12 h; 0,01 mg/kg SC, repetir uma vez
Tetraciclina em pomada oftálmica	Pomada oftálmica antibiótica	–	A cada 4 a 8 h
Trimetoprima-sulfadiazina	Antibiótico	15 VO a cada 12 h	Idem

CRI: infusão em taxa contínua; IM: via intramuscular; IV: via intravenosa; VO: via oral; SC: via subcutânea.
*Doses antimicrobianas de Lappin MR et al.: Antimicrobial use guidelines for treatment of respiratory tract disease in dogs and cats: Antimicrobial Guidelines Working Group of the International Society for Companion Animal Infectious Diseases, *J Vet Intern Med* 31:279, 2017.
**Exceto indicação contrária.

PARTE 3 ■ Distúrbios do Sistema Digestório
Michael D. Willard

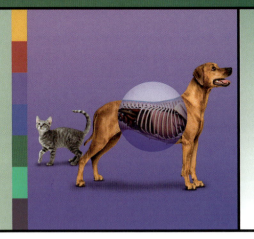

CAPÍTULO 26

Manifestações Clínicas de Distúrbios Gastrintestinais

DISFAGIA, HALITOSE E SIALORREIA

Disfagia, halitose e sialorreia tendem a coexistir em animais com doença oral. De modo geral, a disfagia (ou seja, a dificuldade de se alimentar) é causada por dor, massa, corpo estranho, traumatismo e/ou disfunção neuromuscular oral (Boxe 26.1). A halitose indica proliferação bacteriana anormal secundária à necrose do tecido, tártaro, periodontite ou retenção oral/esofágica de alimentos (Boxe 26.2). A sialorreia se deve à incapacidade de deglutição (ou seja, pseudoptialismo). A salivação excessiva é geralmente causada por náuseas e é rara em animais que não sentem náuseas (Boxe 26.3). Embora qualquer doença que cause disfagia possa ter início agudo, corpos estranhos ou traumatismos devem ser considerados como primeiras possíveis causas de disfagia aguda. O histórico ambiental e vacinal deve sempre ser avaliado para determinar a possibilidade de raiva.

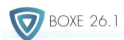

BOXE 26.1

Causas de disfagia.

Dor oral
Fratura de ossos ou dentes
Traumatismo
Periodontite ou cárie (especialmente gatos)
Osteomielite mandibular ou maxilar
Outras causas
    Abscesso/inflamação retrobulbar
    Vários outros abscessos ou granulomas da cavidade oral
    Miosite de masseter e temporal
Estomatite, glossite, faringite, gengivite, amigdalite ou sialoadenite
    Doença imunomediada
    Rinotraqueíte viral felina, calicivírus, vírus da leucemia ou vírus da imunodeficiência
    Corpos estranhos linguais, outros corpos estranhos ou granulomas
    Abscesso na raiz do dente
    Uremia
    Queimadura por cabo energizado
    Causas diversas
    • Tálio
    • Substâncias cáusticas
Dor associada à deglutição: estenose esofágica ou esofagite

Massa oral
Tumor (maligno ou benigno)
Granuloma eosinofílico
Corpo estranho (oral, faríngeo ou laríngeo)
Linfadenomegalia retrofaríngea
Pólipo inflamatório da orelha média (principalmente gatos)
Sialocele

Traumatismo oral
Fratura óssea (p. ex., mandíbula, maxila)
Laceração de tecido mole
Hematoma

Doença neuromuscular
Miastenia localizada
Miosite do temporomasseter
Doença da articulação temporomandibular
Disfunção oral, faríngea ou cricofaríngea
    Acalasia cricofaríngea
Paralisia do carrapato
Raiva
Tétano
Botulismo
Várias disfunções de nervos cranianos/doença do sistema nervoso central

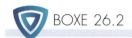

BOXE 26.2

Causas de halitose.

Causas bacterianas
Retenção de alimentos na boca
    Defeito anatômico que permite a retenção (exposição de raízes dentárias, tumor, úlcera extensa)
    Defeito neuromuscular que permite a retenção (disfagia faríngea)
Retenção de alimentos no esôfago
Tártaro ou periodontite
Lesão do tecido oral
    Neoplasia/granuloma de boca ou esôfago
    Estomatite/glossite grave

Ingestão de substâncias nocivas
Alimentos em necrose ou de mau odor
Fezes

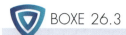

BOXE 26.3

Principais causas de sialorreia.

Ptialismo
Náuseas
Encefalopatia hepática (especialmente felina)
Convulsão
Estimulação química ou tóxica da salivação (organofosforados, substâncias cáusticas, fármacos amargos [p. ex., atropina, metronidazol])
Comportamento
Hipertermia
Hipersecreção de glândula salivar

Pseudoptialismo
Dor oral, em especial estomatite, glossite, gengivite, faringite, amigdalite ou sialoadenite (ver Boxe 26.1)
Disfagia oral ou faríngea (ver Boxe 26.1)
Paralisia do nervo facial

A próxima etapa é o exame oral, laríngeo e cranial completo. Esse exame costuma ser a etapa diagnóstica mais importante porque permite a definição parcial ou total da maioria dos problemas que produzem dor oral. O exame físico deve ser feito sem contenção química para facilitar a detecção da dor. No entanto, muitos animais devem ser anestesiados para a realização de um exame bucal adequado em busca de anomalias anatômicas, lesões inflamatórias, dor e desconforto. Se houver dor, é importante determinar se ocorre quando a boca é aberta (p. ex., inflamação retrobulbar), está associada a estruturas extraorais (p. ex., músculos da mastigação) ou se é originária da cavidade oral. Fraturas, lacerações, crepitação, massas, linfonodos aumentados, áreas inflamadas ou ulceradas, fístulas, dentes soltos, atrofia muscular temporal excessiva, incapacidade de abertura da boca com o animal anestesiado e problemas oculares (p. ex., proptose ocular, inflamação ou estrabismo sugestivo de doença retrobulbar) devem ser pesquisados. Se a dor oral for aparente, mas não puder ser localizada, lesões retrobulbares, doença da articulação temporomandibular e lesões faríngeas posteriores devem ser consideradas. Uma avaliação clínico-patológica concomitante pode ser importante, especialmente se os achados do exame oral indicarem doença sistêmica (p. ex., necrose lingual causada por uremia, infecção crônica secundária a hiperadrenocorticismo).

Lesões da mucosa (p. ex., massas, áreas inflamadas ou ulceradas) e músculos mastigatórios doloridos devem ser biopsiados. As massas que não rompem a mucosa, em especial aquelas na linha média e dorsal da laringe, podem ser difíceis de detectar e, de modo geral, são percebidas à palpação digital. A aspiração com agulha fina e a avaliação citológica são os primeiros passos para o diagnóstico de massas. Lembre-se de que aspirados com agulha fina podem detectar doenças, mas não as excluem (ou seja, não são exames sensíveis). A aspiração de massas sutis ou dorsais à laringe deve ser feita com orientação ultrassonográfica. Aspirações múltiplas são geralmente realizadas antes da biópsia em cunha ou por *punch*.

As amostras de biópsia incisional devem incluir grandes quantidades de tecidos submucosos. Muitos tumores orais não podem ser diagnosticados em amostras de biópsia superficial porque a flora oral normal causa necrose superficial e inflamação, o que obscurece a lesão. Há receio de realização de biópsias agressivas porque essas lesões sangram muito e são difíceis de suturar. Evite os vasos principais (p. ex., a artéria palatina) e use nitrato de prata para controle da hemorragia. É melhor ter dificuldade em parar a hemorragia depois da obtenção de uma boa amostra de biópsia do que ter menos dificuldade em controlar o sangramento e obter uma amostra não diagnóstica. Ao observar lesões difusas da mucosa oral, procure por vesículas (p. ex., pênfigo); se encontrá-las, remova-as intactas para estudos histopatológicos e imunofluorescentes. Na ausência de vesículas, colete pelo menos duas ou três amostras de tecido que representem um espectro de lesões novas e antigas.

Se os achados do exame oral não forem conclusivos, solicite radiografias simples da boca e da laringe. As culturas orais raramente têm utilidade porque a flora oral normal dificulta a interpretação dos resultados. Isso ocorre até mesmo em animais com halitose grave ou estomatite secundária à infecção bacteriana, a menos que haja uma fístula ou abscesso.

De modo geral, a halitose acompanha a disfagia e, nesses casos, a causa dessa última deve ser determinada. Na halitose sem disfagia, certifique-se que o odor é anormal e, depois, verifique se há ingestão de substâncias com mal odor (p. ex., fezes). O exame oral completo ainda é o mais importante. A halitose não atribuível a uma lesão orofaríngea pode ter origem no esôfago. Radiografias (simples e/ou contrastadas) e a esofagoscopia podem revelar um tumor ou a retenção de alimento por estenose ou fraqueza. Se a anamnese e o exame oral não forem reveladores, exceto pelo acúmulo de tártaro brando a moderado, os dentes devem ser limpos na tentativa de resolução do problema.

De modo geral, a sialorreia é causada por náuseas, dor oral ou disfagia. A abordagem para o diagnóstico de dor oral e disfagia é descrita sob os títulos apropriados. As náuseas são consideradas na seção *Vômitos*.

Os animais com disfagia, mas sem lesões ou dor, podem apresentar doença neuromuscular. A disfagia de origem muscular é geralmente causada por miosite atrófica (ver Capítulo 67).

O aumento de volume e dor dos músculos temporais sugerem miosite aguda. A atrofia grave dos músculos masseter e temporal e a dificuldade de abertura da boca (mesmo com o animal anestesiado) sugere miosite crônica do masseter e do temporal. A biópsia dos músculos acometidos é indicada. É fundamental que o tecido muscular seja recuperado; é fácil obter apenas tecido cicatricial fibroso. O exame positivo para anticorpos para fibras musculares do tipo 2M condiz com o diagnóstico de miosite muscular mastigatória, mas não polimiopatia.

A disfagia neurogênica é causada por distúrbios na fase oral (também chamados *preênsil*), na fase faríngea ou na fase cricofaríngea da deglutição (os distúrbios das duas últimas fases são discutidos na seção *Regurgitação*). A raiva sempre deve ser considerada, apesar de sua relativa raridade. Depois da possível exclusão da raiva, déficits de nervos cranianos (principalmente dos nervos cranianos V, VII, IX, XII) devem ser considerados. Como os sinais clínicos variam de acordo com o nervo acometido, indica-se a realização de um exame neurológico cuidadoso.

A incapacidade de pegar o alimento ou derrubá-lo da boca geralmente indica um distúrbio preênsil. A disfagia pode ser observada em cães e gatos com disfunção faríngea e cricofaríngea, mas a regurgitação costuma ser mais proeminente. A cinefluoroscopia dinâmica com contraste ou a fluoroscopia é melhor para detecção e definição da disfagia neuromuscular. A miastenia localizada é uma causa importante de disfagia faríngea e deve ser descartada por meio de exames sorológicos. Após a aparente exclusão de problemas neuromusculares por técnicas de diagnóstico por imagem e sorologia, as lesões anatômicas e as causas ocultas de dor (p. ex., inflamação ou infecção dos tecidos moles) devem ser reconsideradas.

DIFERENCIAÇÃO ENTRE REGURGITAÇÃO, VÔMITO E EXPECTORAÇÃO

A regurgitação é a expulsão de material (ou seja, comida, água, saliva) da boca, faringe ou esôfago e deve ser diferenciada do vômito (expulsão de material do estômago e/ou intestinos) e da expectoração (expulsão de material do sistema respiratório). Os achados na anamnese e no exame físico às vezes permitem a diferenciação (Tabela 26.1). A expectoração geralmente está associada à tosse no momento da ocorrência. No entanto, como o vômito pode ser estimulado por tosse e engasgos em cães, a anamnese cuidadosa é importante. Os animais que regurgitam, além de alguns que vomitam, podem tossir devido à aspiração.

Os critérios da Tabela 26.1 são orientações. Alguns animais que parecem regurgitar estão vomitando e vice-versa. Em casos particularmente graves de fraqueza esofágica, o balão do esôfago cervical pode ser visto entrando e saindo durante a respiração (Vídeo 26.1). Caso a distinção entre vômito e regurgitação não possa ser feita com base nos achados da anamnese e do exame físico, uma tira reagente de urinálise pode ser usada para determinar o pH e a presença de bilirrubina no material recém "vomitado". O pH igual ou inferior a 5 indica que o material tem origem gástrica e é vômito. O pH de 7 ou

TABELA 26.1

Diferenciação entre regurgitação e vômito.*

Sinal	Regurgitação	Vômito
Náuseas prodrômicas**	Não	Comum
Náuseas***	Não	Comum
Material produzido		
Alimento	±	±
Bile	Não	±
Sangue	± (não digerido)	± (digerido ou não)
Quantidade de material	Qualquer uma	Qualquer uma
Tempo em relação à alimentação	A qualquer momento	A qualquer momento
Distensão do esôfago cervical	Rara	Não
Análise do material com tira reagente		
pH	≥ 7	≤ 5 ou ≥ 8
Bile	Não	±

*Essas são *orientações* que auxiliam a diferenciação entre vômito e regurgitação. No entanto, em alguns animais, radiografias simples e/ou contrastadas podem ser necessárias para essa diferenciação. Os animais que vomitam podem parecer regurgitar. O inverso é menos comum.
**Pode incluir sialorreia, lamber os lábios, andar a esmo e expressão de ansiedade. O tutor pode simplesmente afirmar que sabe que o animal logo "vomitará".
***De modo geral, observada como contrações abdominais fortes e vigorosas ou arfar secos. Não deve ser confundida com engasgo, comum na regurgitação.

mais, sem evidências de bilirrubina, é mais condizente com regurgitação. A presença de bilirrubina significa que o material é de origem duodenal (ou seja, vômito). O achado de sangue com a tira reagente não auxilia a diferenciação.

Se o vômito e a regurgitação ainda não puderem ser diferenciados, radiografias torácicas simples associadas ou não a um esofagograma com contraste de bário detectam a maioria das lesões esofágicas. No entanto, alguns distúrbios esofágicos (p. ex., hérnia de hiato, estenose parcial, defeitos de motilidade segmentar) são facilmente perdidos, exceto em caso de uso de técnica radiográfica cuidadosa e/ou fluoroscopia. A endoscopia pode ser necessária para a detecção de lesões esofágicas não observadas em técnicas de diagnóstico por imagem (p. ex., esofagite).

REGURGITAÇÃO

Ao confirmar a regurgitação, a doença deve ser localizada na orofaringe ou esôfago (Figura 26.1). A anamnese ou observação do animal durante a alimentação deve permitir a detecção

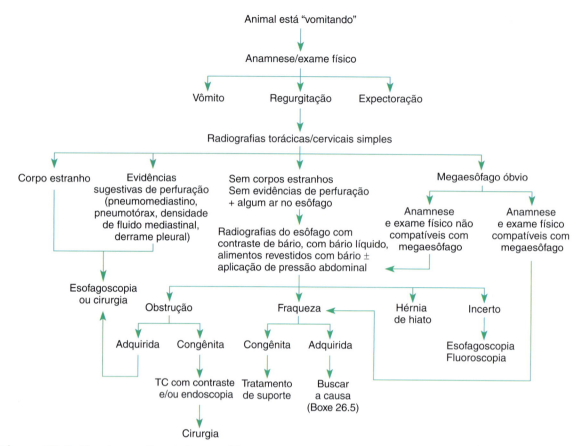

Figura 26.1 Abordagem diagnóstica geral à regurgitação em cães e gatos. TC: tomografia computadorizada.

de disfagia (p. ex., alongamento ou flexão indevida do pescoço durante a deglutição, esforços repetidos para engolir, queda de comida da boca durante a deglutição). Alguns animais com disfagia associada a distúrbios neuromusculares têm mais dificuldade para engolir líquidos do que alimentos sólidos, provavelmente pela maior facilidade de aspiração dos líquidos. Os animais com disfagia orofaríngea caracteristicamente tossem com frequência ao engolir água.

Se um animal com regurgitação apresentar disfagia, as disfunções orais, faríngeas e cricofaríngeas devem ser consideradas; as duas últimas são clinicamente similares. A avaliação fluoroscópica da deglutição de bário é necessária para diferenciação entre a disfunção faríngea e cricofaríngea. O tratamento inadequado por ausência de diferenciação precisa pode causar morbidade ou mortalidade.

As duas principais causas de regurgitação esofágica são obstrução e fraqueza muscular. As radiografias torácicas simples são a primeira etapa para definição desses problemas. Os esofagogramas com contraste de bário são geralmente necessários porque as radiografias simples não detectam muitas lesões esofágicas. O sulfato de bário líquido pode não detectar estenoses parciais, mas a mistura de bário com ração úmida ou seca revela essas lesões. A fluoroscopia pode ser necessária para detecção de perda parcial de peristaltismo, aperistaltismo segmentar, refluxo gastresofágico ou hérnias de hiato por deslizamento. Às vezes, o esfíncter esofágico inferior precisa ser observado sob fluoroscopia por vários minutos para detecção da frequência e gravidade do refluxo gastresofágico (animais normais podem apresentar refluxo ocasional). Se o animal parece regurgitar, mas as radiografias com contraste não revelam disfunção esofágica, a avaliação da regurgitação está errada ou há doença esofágica oculta que requer esofagoscopia para diagnóstico (p. ex., esofagite, refluxo gastresofágico).

A obstrução esofágica é causada principalmente por corpos estranhos, anomalias vasculares, cicatrizes e tumores. A acalasia do esfíncter esofágico inferior pode provocar obstrução (Boxe 26.4). A obstrução deve ser caracterizada como congênita ou adquirida e como intraluminal, intramural ou extraesofágica. De modo geral, as obstruções congênitas são anomalias do anel vascular extraesofágico. As obstruções intraluminais adquiridas são corpos estranhos ou cicatrizes secundárias à esofagite. É importantíssimo determinar se os animais com corpos estranhos no esôfago (em especial corpos estranhos pequenos que deveriam ter saído do órgão) apresentam uma estenose esofágica parcial que os predispõe à obstrução. Nesses casos, a endoscopia pode ser diagnóstica e terapêutica; a toracotomia é raramente necessária para o tratamento de cicatrizes ou corpos estranhos intraluminais.

A fraqueza esofágica pode ser congênita ou adquirida. A congênita é tipicamente idiopática e a realização de outros exames diagnósticos é infrutífera. De modo geral, a fraqueza esofágica adquirida é causada por um problema neuromuscular

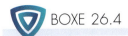

BOXE 26.4

Causas de obstrução esofágica.

Causas congênitas
Anomalia do anel vascular
    Persistência do quarto arco aórtico direito (tipo mais comum)
    Outros anéis vasculares
Membrana glótica esofágica (rara)

Causas adquiridas
Corpo estranho (especialmente quando há início repentino)
Tecido cicatricial/estenose (não comum, mas muito importante)
Neoplasia
    Tumores esofágicos
- Carcinoma
- Sarcoma causado por *Spirocerca lupi*
- Leiomioma do esfíncter esofágico inferior

    Tumores extraesofágicos
- Carcinoma de tireoide
- Carcinoma pulmonar
- Linfossarcoma mediastinal

Acalasia do esfíncter esofágico inferior (às vezes encontrada em cães)
Intussuscepção gastresofágica (muito rara)

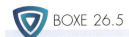

BOXE 26.5

Causas de fraqueza esofágica.

Causas congênitas
Idiopática
Síndrome semelhante à acalasia (incidência desconhecida)

Causas adquiridas
Miastenia (generalizada ou localizada) (importante)
Hipoadrenocorticismo (incomum, mas importante)
Esofagite grave
    Refluxo gastresofágico
- Hérnia de hiato
- Refluxo associado à anestesia (incomum, mas importante)
- Refluxo espontâneo

    Corpo estranho (incomum, mas importante)
    Ingestão de substâncias cáusticas
- Iatrogênica (p. ex., doxiciclina, clindamicina, ciprofloxacino, anti-inflamatórios não esteroidais [AINEs])
- Desinfetantes, produtos químicos etc.

    Vômitos persistentes
    Acidez gástrica excessiva
- Gastrinoma
- Tumor de mastócitos

    Fungos (p. ex., pitiose)
Miopatias (inclusive distrofia muscular/neuropatias)
Causas diversas
    Síndrome similar à acalasia
    Disautonomia
    Spirocerca lupi
    Dermatomiosite (principalmente em Collies)
    Botulismo
    Tétano
    Envenenamento por chumbo
    Cinomose
Idiopática

---

subjacente. Embora o diagnóstico de uma causa subjacente seja raro, seu estabelecimento pode levar a uma cura permanente, em oposição ao tratamento sintomático e de suporte. Hemograma completo, bioquímica sérica, determinação de títulos séricos de anticorpos contra receptores de acetilcolina, da concentração sérica de cortisol em repouso (ver Capítulo 50), creatinoquinase sérica e/ou exame coproparasitológico para detecção de ovos de *Spirocerca lupi* são solicitados em busca das causas de fraqueza esofágica adquirida (Boxe 26.5). As pesquisas de intoxicação por chumbo (hemácias nucleadas e pontilhado basofílico no hemograma completo, concentrações de chumbo no soro e na urina), cinomose (lesões na retina) e várias neuropatias-miopatias (eletromiografia, biópsia de nervo, biópsia muscular) também podem ser consideradas. A doença de Chagas causa doença esofágica em seres humanos, mas não há relatos similares em cães. A síndrome semelhante à acalasia do esôfago inferior foi identificada em cães com fraqueza congênita e adquirida. Hoje, a prevalência dessa síndrome é incerta, mas acredita-se que seja baixa. O diagnóstico requer a realização de exame fluoroscópico.

A esofagoscopia pode detectar esofagite ou pequenas lesões (p. ex., estenoses parciais) não reveladas pelos esofagogramas com contraste. A causa da esofagite deve ser cuidadosamente pesquisada (p. ex., hérnia de hiato, obstrução do fluxo gástrico). Depois da entrada no estômago, a ponta do endoscópio deve ser retrofletida para examinar o lado gástrico do esfíncter esofágico inferior em busca de leiomiomas ou malformação (p. ex., hérnia de hiato). A gastroduodenoscopia é realizada de maneira concomitante para determinação de causas gástricas e duodenais para o refluxo gastresofágico ou vômito.

VÔMITO

O vômito é geralmente causado por (1) enjoo, (2) ingestão de substâncias emetogênicas (p. ex., medicamentos), (3) obstrução do trato gastrintestinal (GI), (4) inflamação ou irritação abdominal (em especial do trato alimentar) e (5) doenças do trato extragastrintestinal que podem estimular a região medular do centro do vômito ou a zona de gatilho dos quimiorreceptores (Boxe 26.6). Ocasionalmente, doenças do sistema nervoso central (SNC), comportamento e reações aprendidas a estímulos específicos podem causar vômitos. Se a causa do vômito for inaparente na anamnese e no exame físico, a próxima etapa depende da natureza aguda ou crônica do vômito e da presença de hematêmese (Figuras 26.2 e 26.3). Lembre-se de que o sangue no vômito pode ser fresco (ou seja, vermelho) ou digerido em vários graus (ou seja, "borra de café" ou "resíduos").

Em animais com vômitos agudos sem hematêmese, primeiro pesquise as causas óbvias (p. ex., ingestão de um corpo estranho, intoxicação, falência de órgãos, parvovírus) e anomalias de fluidos, eletrólitos ou ácido-básicas secundárias ou

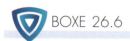

BOXE 26.6

Causas de vômito.

Cinetose (vômito agudo) (importante)
Dieta (importante)
    Indiscrição dietética
    Intolerância alimentar
Substâncias emetogênicas (vômito agudo)
    Fármacos: quase qualquer fármaco pode causar vômitos (principalmente aqueles administrados por via oral [VO]), mas os seguintes medicamentos parecem mais propensos a causar vômitos:
        Digoxina
        Quimioterápicos (p. ex., ciclofosfamida, cisplatina, dacarbazina, doxorrubicina)
        Alguns antibióticos (p. ex., eritromicina, tetraciclina/doxiciclina, amoxicilina mais ácido clavulânico)
        Penicilamina
        Anti-inflamatórios não esteroidais
        Apomorfina
        Xilazina
    Substâncias tóxicas
        Estricnina
        Metais pesados
Obstrução do trato gastrintestinal (vômito agudo ou crônico) (importante)
    Obstrução da saída gástrica
        Estenose pilórica benigna (incomum)
        Corpo estranho (comum)
        Hipertrofia da mucosa antral gástrica
        Neoplasia
        Doença infiltrativa não neoplásica (p. ex., pitiose)
        Posicionamento gástrico incorreto
- Dilatação ou vólvulo gástrico (ver ânsia não producente)
- Dilatação ou vólvulo gástrico parcial (nem sempre causa sinais clínicos)

    Obstrução intestinal
        Corpo estranho (muito comum)
- Corpos estranhos não lineares
- Corpos estranhos lineares

        Neoplasia
        Intussuscepção
        Tecido cicatricial (raro)
        Torção/vólvulo (muito raro)

Inflamação gastrintestinal/abdominal (vômito agudo ou crônico) (importante)
    Gastrite (comum)
        Sem úlceras/erosões
        Com úlceras/erosões
        Corpo estranho não obstrutivo
        Parasitária (ou seja, *Physaloptera, Ollulanus*)
    Enterite (aguda)
        Parvovírus (comum)
        Síndrome diarreica hemorrágica aguda (comum)
        Parasitária (aguda ou crônica)
        Doença inflamatória intestinal (DII) (mais comum em gatos)
    Pancreatite (comum e muito importante em cães)
    Peritonite (aguda ou crônica; séptica ou não séptica)
    Colite (aguda ou crônica)
    Esplenite
Doenças do trato extra-alimentar (vômito agudo ou crônico) (importante)
Uremia (comum)
Insuficiência adrenal (incomum, mas importante)
Hipercalcemia
Insuficiência ou doença hepática (importante)
Colecistite
Cetoacidose diabética
Piometra
Endotoxemia/septicemia
Causas diversas (vômito agudo ou crônico)
    Disautonomia
    Hipertireoidismo felino (importante)
    Náuseas/íleo pós-operatório (incomum)
    Excessos alimentares
    Hipomotilidade idiopática
    Doença do sistema nervoso central
        Tumor
        Meningite
        Aumento da pressão intracraniana
    Sialoadenite/sialoadenose*
    Comportamento
    Fisiológico (epimelético em cadelas)

*É importante determinar se essa é a causa ou efeito do vômito.

sepse que requerem tratamento específico imediato. Se o animal parecer estável e não houver uma causa óbvia, o tratamento sintomático é geralmente instituído, em princípio por 1 a 2 dias. Se o animal estiver muito doente para arriscar um diagnóstico presuntivo, o vômito persistir por 2 a 4 dias após o início do tratamento sintomático ou se o paciente piorar nesse período, solicite exames diagnósticos mais agressivos.

Na anamnese, pesquise evidências de ingestão de corpos estranhos, toxinas, alimentos inadequados ou medicamentos. O exame físico é usado para procurar anomalias abdominais (p. ex., massas, dor) e evidências de doença extra-abdominal (p. ex., glossite urêmica, um nódulo na tireoide que indique hipertireoidismo). Sempre procure por corpos estranhos lineares em gatos que vomitam e examine cuidadosamente a base da língua; a contenção química (p. ex., cloridrato de cetamina, 2,2 mg/kg de peso corpóreo administrado por via intravenosa [IV]) pode ser necessária para exame dessa área. O abdome é palpado em busca de massas ou dor, mas mesmo uma palpação cuidadosa pode deixar de perceber pequenas intussuscepções ileocólicas no abdome craniodorsal. Exames coproparasitológicos são indicados porque parasitas podem causar vômitos. Na ausência de identificação de uma causa e se o animal não estiver muito doente, um tratamento simples pode ser instituído (p. ex., pirantel e dieta; ver Tabela 28.7). Esses tratamentos devem ser planejados de modo que a ausência de resposta permita a exclusão de pelo menos uma doença.

CAPÍTULO 26 ■ Manifestações Clínicas de Distúrbios Gastrintestinais

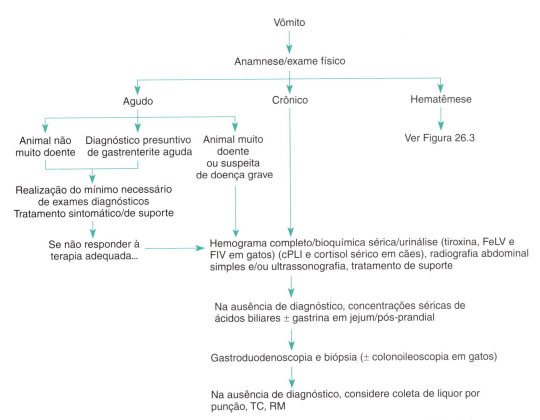

Figura 26.2 Abordagem diagnóstica geral para vômitos em cães e gatos. cPLI: imunorreatividade da lipase pancreática canina; FeLV: vírus da leucemia felina; FIV: vírus da imunodeficiência felina; RM: ressonância magnética; TC: tomografia computadorizada.

Se o vômito agudo não responder à terapia sintomática ou se o animal estiver doente a ponto que o médico não possa arriscar seu insucesso, exames diagnósticos agressivos devem ser solicitados. Animais com vômitos agudos ou crônicos sem hematêmese devem ser submetidos à radiografia abdominal e/ou ultrassonografia para verificar a presença de obstrução intestinal, corpos estranhos, massas, pancreatite, peritonite, baixo contraste seroso, íleo do trato alimentar, fluido ou gás abdominal livre. A ultrassonografia abdominal pode ser mais reveladora do que as radiografias simples, mas essas últimas podem ser mais sensíveis para a detecção de ar livre e alguns corpos estranhos. Hemograma completo, bioquímica sérica e urinálise também são indicados. Os gatos devem ser submetidos a exames para detecção de vírus da leucemia felina, vírus da imunodeficiência felina e hipertireoidismo. A medida das concentrações séricas de ácidos biliares (ou concentrações de amônia no sangue) ou de cortisol em repouso pode ser necessária para o diagnóstico de insuficiência hepática ou adrenal, respectivamente, que podem não ser evidentes à bioquímica sérica. A atividade imunorreativa da lipase pancreática pode ser importante no diagnóstico de pancreatite canina oculta, mas lembre-se de que o exame não pode ser usado para o diagnóstico definitivo de pancreatite clinicamente importante.

Se os resultados dos exames clínico-patológicos extensos e das imagens abdominais não forem diagnósticos em um paciente com vômito crônico, a próxima etapa geralmente é a endoscopia digestiva alta. Se não puder ser realizada, pode ser substituída pela laparotomia exploratória, mas a cirurgia pode não detectar lesões gástricas que seriam reveladas pela endoscopia. Gastrogramas de contraste podem ser úteis; no entanto, a endoscopia é geralmente mais barata. Durante a endoscopia, o médico deve fazer a biópsia do estômago e do duodeno, independentemente da aparência macroscópica normal da mucosa. Em gatos, a biópsia endoscópica do íleo e cólon ascendente pode ser necessária para a determinação da causa do vômito. Se a laparotomia for escolhida em vez da endoscopia, todo o abdome deve ser examinado. O estômago, duodeno, jejuno, íleo, linfonodos mesentéricos, fígado e, em gatos, o pâncreas devem ser biopsiados.

Se a causa do vômito não for diagnosticada após a biópsia, a base para a exclusão prévia das diferentes doenças deve ser revista. As doenças podem ter sido excluídas (ou diagnosticadas) de maneira errônea pelo não entendimento das limitações de determinados exames. Os cães com hipoadrenocorticismo, por exemplo, podem apresentar concentrações normais de eletrólitos; a doença inflamatória gástrica e intestinal pode estar localizada em uma área do estômago ou intestino e raramente causa alterações significativas no número de leucócitos; gatos com hipertireoidismo podem ter concentrações séricas normais de tiroxina; cães e gatos com insuficiência hepática podem apresentar concentrações séricas normais de bilirrubina, alanina aminotransferase e fosfatase alcalina; cães e gatos com pancreatite podem ter atividades normais de lipase pancreática imunorreativa e achados normais na ultrassonografia abdominal; e as infecções por *Physaloptera* quase nunca são diagnosticadas no exame coproparasitológico. Por fim, doenças incomuns, de diagnóstico mais difícil (p. ex., hipomotilidade gástrica idiopática, doença oculta do SNC), precisam ser consideradas.

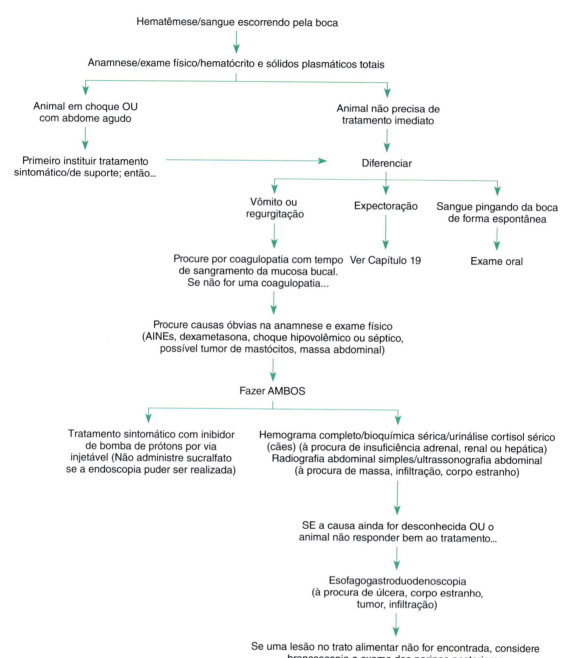

Figura 26.3 Abordagem diagnóstica geral para hematêmese em cães e gatos. AINEs: anti-inflamatórios não esteroidais.

HEMATÊMESE

A anamnese e o exame físico auxiliam a identificação de hematêmese e sua diferenciação de outros problemas. A hematêmese corresponde à expulsão de sangue digerido (ou seja, em "borra de café") ou sangue fresco. Animais com lesões orais, com sangue escorrendo dos lábios, não apresentam hematêmese. Do mesmo modo, a hemoptise (ou seja, tosse com sangue) não é hematêmese.

O vômito que produz partículas de sangue deve ser diferenciado do vômito com uma quantidade substancial de sangue. O primeiro pode ser causado por trauma da mucosa gástrica secundário a vômitos vigorosos de qualquer causa; os animais com esse tipo de "hematêmese" devem ser tratados como descrito na seção anterior *Vômitos*. Pacientes que produzem quantidades substanciais de sangue devem ser abordados de outra maneira. De modo geral, embora a hematêmese seja causada por úlcera e erosão gastroduodenal (UEG), essa suposição não deve ser feita, muito menos seu tratamento automático. Primeiro, verifique o hematócrito e a concentração plasmática de proteínas totais para determinar a necessidade de transfusão de sangue (ver Figura 26.3). Em seguida, tente determinar se há uma coagulopatia (incomum, mas importante), ingestão de sangue de outro local (inclusive do sistema respiratório) ou uma lesão do trato GI (p. ex., UEG) (Boxe 26.7). As contagens de plaquetas e a análise da capacidade de coagulação (p. ex., tempo de sangramento da mucosa bucal) são fortemente recomendadas. Busque causas óbvias de hemorragia GI (p. ex., gastrite aguda,

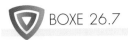

BOXE 26.7

Causas de hematêmese.

Coagulopatia (incomum)
Trombocitopenia/disfunção plaquetária
Deficiência de fator de coagulação
Coagulação intravascular disseminada

Lesão do trato alimentar
Úlcera/erosão do trato gastrintestinal (comum e importante)
  Doença infiltrativa (importante)
  • Neoplasia
    • Leiomioma
    • Carcinomas
    • Linfomas
  • Pitiose (principalmente em cães jovens do sudeste dos EUA)
  • Doença inflamatória intestinal (incomum)
  Úlcera por "estresse"
  • Choque hipovolêmico
  • Choque séptico (ou seja, síndrome de resposta inflamatória sistêmica)
  • Após dilatação ou vólvulo gástrico
  • "Choque" neurogênico
  • Esforço extremo ou contínuo (comum em alguns animais de trabalho)
  Hiperacidez
  • Tumor de mastócitos
  • Gastrinoma (raro)
  Causas iatrogênicas
  • Anti-inflamatório não esteroide (comum e importante)
  • Glicocorticoides (principalmente dexametasona) (importante)

Outras causas
• Doença hepática (comum e importante)
• Hipoadrenocorticismo (incomum, mas importante)
• Pancreatite (doença comum, mas incomum como causa de úlcera ou hematêmese)
• Doença renal (doença comum, mas incomum como causa de úlcera ou hematêmese)
• Doenças inflamatórias
Corpos estranhos (raramente uma causa primária de hematêmese, mas pioram a úlcera ou erosão preexistente)
Gastrite
  Gastrite aguda (comum)
  Síndrome diarreica hemorrágica aguda (comum)
  Gastrite crônica (incomum em cães)
  Doença associada a *Helicobacter* (associação duvidosa à hematêmese em cães e gatos)
Traumatismo da mucosa gástrica por vômitos vigorosos*
Pólipos gástricos
Doença esofágica (incomum)
  Tumor
  Esofagite grave
  Trauma
Lesão oral com sangramento
Doença da vesícula biliar (principalmente tumores) (rara)

Lesão do trato extra-alimentar (há deglutição e então vômito de sangue) (rara)
Distúrbios do sistema respiratório
  Torção de lobo pulmonar
  Tumor pulmonar
  Lesão de narinas posteriores
Indiscrição dietética

*A hematêmese causada por vômitos vigorosos é caracterizada por manchas de sangue, não quantidades maiores.

---

síndrome diarreica hemorrágica aguda [antes chamada *gastrenterite hemorrágica*], UEG por fármacos ulcerogênicos [p. ex., anti-inflamatórios não esteroidais, dexametasona], choque hipovolêmico grave recente, síndrome da resposta inflamatória sistêmica, massas abdominais com acometimento da mucosa gástrica ou tumores cutâneos de mastócitos). Lembre-se: à análise macroscópica, os tumores de mastócitos podem mimetizar quase qualquer outra neoplasia benigna ou maligna, em especial lipomas.

Em caso de forte suspeita de gastrite aguda, síndrome diarreica hemorrágica aguda, UEG induzida por anti-inflamatório não esteroidal ou dexametasona ou UEG causada por choque, a investigação diagnóstica pode ser limitada (p. ex., hemograma completo, bioquímica sérica) para definição do grau de perda de sangue e procura de evidências de insuficiência renal, hepática ou adrenal. Em seguida, o animal pode ser submetido ao tratamento sintomático por 3 a 5 dias (ver Capítulo 28) e o controle dos sinais clínicos é analisado. A endoscopia não é necessária ou útil em muitos desses casos porque não consegue distinguir com segurança as úlceras que cicatrizam com terapia médica daquelas que requerem ressecção cirúrgica. No entanto, se a causa da hematêmese ou UEG for desconhecida, exames diagnósticos mais agressivos (p. ex., ultrassonografia abdominal e gastroduodenoscopia) devem ser considerados (ver Figura 26.3). O estômago e o duodeno devem ser examinados, de preferência por ultrassonografia, para detecção de infiltrações no trato alimentar, corpos estranhos e massas. A endoscopia é o meio mais sensível e específico de achado e avaliação da UEG. As principais indicações para endoscopia em animais com perda de sangue do trato GI superior são (a) distinção de úlceras passíveis de ressecção de erosões generalizadas que não podem ser ressecadas em pacientes com sangramento gastrintestinal com risco de vida; (b) localização de úlceras para ressecção cirúrgica; e (c) determinação da causa de UEG em pacientes com perda de sangue do trato GI superior de etiologia desconhecida. A cirurgia exploratória abdominal pode ser realizada em vez da endoscopia, mas é fácil não perceber lesões com sangramento na mucosa durante o exame da superfície serosa do TGI. A endoscopia intraoperatória (ou seja, exame endoscópico da superfície da mucosa do estômago e do duodeno enquanto o abdome é aberto) pode ser importante na localização de lesões que o cirurgião não consegue diferenciar da superfície serosa.

Se a gastroduodenoscopia não identificar a origem do sangramento, possíveis sítios de sangramento devem ser considerados, como aqueles fora do alcance do endoscópio; a deglutição de sangue de uma lesão na boca, narinas posteriores, traqueia ou pulmões; hemorragia da vesícula biliar; ou lesão gástrica ou duodenal com sangramento intermitente. Uma técnica recente, a endoscopia por cápsula, pode ser usada em cães para a detecção de lesões hemorrágicas em todo o trato GI. Essa técnica pode substituir a endoscopia ou ser realizada em caso de suspeita de que a lesão com sangramento está fora do alcance do endoscópio. A endoscopia da traqueia e das cóanas pode ser diagnóstica em alguns casos de hemorragia respiratória oculta.

DIARREIA

Diarreia nada mais é do que o excesso de água nas fezes. Isso explica por que muitos animais com doença do intestino delgado grave não têm diarreia. A princípio, a diarreia deve ser diferenciada como aguda ou crônica.

A diarreia aguda é geralmente causada por dieta, parasitas ou doenças infecciosas (Boxe 26.8). De modo geral, os problemas alimentares são detectados na anamnese; os parasitas, pelo exame coproparasitológico; e as doenças infecciosas, na anamnese (ou seja, evidências de contágio ou exposição), hemograma completo, ensaio imunosorbente ligado à enzima (ELISA) para detecção de antígeno de parvovírus canino em fezes e exclusão de outras causas. Em caso de agravamento indevido ou persistência da diarreia aguda (ou seja, passando a ser crônica), a realização de outros exames diagnósticos é recomendada.

Animais com diarreia crônica devem ser examinados para detecção de parasitas. Normalmente, múltiplos coproparasitológicos são indicados à procura de nematoides *Giardia* e *Tritrichomonas*. Os testes "snap" de ELISA para *Giardia* são mais sensíveis do que o coproparasitológico e têm excelentes valores preditivos negativos. A imunofluorescência (IFA) indireta para detecção de anticorpos contra *Giardia* é considerada o "padrão-ouro", mas requer o envio das fezes para um laboratório. Em seguida, é preciso determinar se a diarreia é originária do intestino delgado ou grosso. Muitas vezes, a anamnese é a melhor ferramenta (Tabela 26.2). A ausência de perda de peso ou condição corpórea apesar da diarreia crônica quase sempre indica doença do intestino grosso. De modo geral, a perda de peso indica doença do intestino delgado, embora doenças intestinais graves (p. ex., pitiose, histoplasmose, prototecose, tumores malignos) possam causá-la; no entanto, os animais com doenças do intestino grosso que causam perda de peso geralmente tendem a apresentar sinais óbvios de acometimento do cólon (p. ex., muco fecal, tenesmo, hematoquezia). É importante verificar se o tenesmo já estava presente ou não no início da doença. O tenesmo tardio em relação à diarreia por ser simplesmente causado pela assadura perineal ou dor anal por irritação crônica.

A diarreia crônica do intestino delgado pode ser categorizada como má digestão, má absorção sem perda de proteínas e EPP. A má digestão é causada principalmente por insuficiência pancreática exócrina (IPE) e raramente causa hipoalbuminemia grave (ou seja, abaixo de 2 g/dℓ, com valores normais de 2,5 a 4,4 g/dℓ). A prova de digestão de filme para determinação da atividade de tripsina fecal, a coloração de fezes com Sudan para detecção de gorduras não digeridas e testes de absorção de gordura produzem muitos resultados falso-negativos e falso-positivos. O exame mais sensível e específico para IPE é a imunorreatividade similar à tripsina sérica

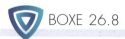

BOXE 26.8

Causas de diarreia aguda.

Dieta (comum e importante)
Intolerância/alergia
Alimentos de má qualidade
Mudanças alimentares bruscas (especialmente em filhotes)
Intoxicação alimentar bacteriana
Indiscrição dietética

Parasitas (comum e importante)
Helmintos
Protozoários
   Giardia
   Tritrichomonas (felino)
   Coccidia

Causas infecciosas
Causas virais
   Parvovírus (canino, felino) (cães: comuns e importantes)
   Coronavírus (canino, felino) (pouco frequente, não importante)
   Vírus da leucemia felina (inclusive infecções secundárias)
   Vírus da imunodeficiência felina (especificamente infecções secundárias)
   Vários outros vírus (p. ex., rotavírus, vírus da cinomose)
Causas bacterianas
   Salmonella spp. (incomum)
   Clostridium perfringens (comum e importante em diarreias do intestino grosso)
   Escherichia coli produtora de verotoxina
   Campylobacter jejuni (incomum)
   Yersinia enterocolitica (questionável)
   Várias outras bactérias
Infecção por riquétsias
   Envenenamento por salmão (de importância regional)

Outras causas
Síndrome diarreica hemorrágica aguda
Intussuscepção
Ingestão de "toxinas"
   Intoxicação por alimentos estragados
   Produtos químicos
   Metais pesados
   Vários medicamentos (antibióticos, antineoplásicos, anti-helmínticos, anti-inflamatórios, digitálicos, lactulose)
Pancreatite aguda (a diarreia é geralmente um componente modesto dos sinais clínicos, mas pode ser importante)
Hipoadrenocorticismo

CAPÍTULO 26 ■ Manifestações Clínicas de Distúrbios Gastrintestinais

TABELA 26.2

Diferenciação de diarreia crônica do intestino delgado da diarreia do intestino grosso.

Sinal	Diarreia do intestino delgado	Diarreia do intestino grosso
Perda de peso*	Esperada	Incomum*
Polifagia	Às vezes	Rara a ausente
Frequência das evacuações	Quase normal	Às vezes muito aumentada, mas tende a ser normal
Volume de fezes	Tende a ser maior, mas pode ser normal	Pode ser menor (por causa do aumento da frequência) ou normal
Sangue nas fezes	Melena (rara)	Hematoquezia (às vezes**)
Muco nas fezes	Incomum	Às vezes
Tenesmo	Incomum (mas pode ocorrer mais tarde em casos crônicos)	Às vezes
Vômito	Pode ocorrer	Pode ocorrer

*A ausência de perda de peso ou condição corpórea é a indicação mais confiável de doença do intestino grosso. No entanto, animais com histoplasmose, pitiose, linfoma, prototecose ou doenças infiltrativas graves semelhantes com acometimento do cólon podem apresentar perda de peso por doença do intestino grosso.

**A hematoquezia se torna muito mais importante como característica de diferenciação em animais com perda de peso. Nesses pacientes, sua presença confirma a presença de acometimento do intestino grosso (isolado ou combinado à doença do intestino delgado) apesar da perda de peso.

(TLI; ver Capítulo 27), que é indicada em pacientes com diarreia crônica do intestino delgado.

A tentativa de diagnóstico de IPE pela suplementação de enzimas pancreáticas é fortemente desencorajada. Em um cão, a diarreia que melhora depois da suplementação com enzima pancreática pode ser causada por IPE ou enteropatia responsiva a antibióticos (ERA; ou seja, disbiose) ou a melhora pode ser apenas um efeito temporal fortuito. Um diagnóstico falso-positivo de IPE leva à suplementação desnecessária de enzimas caras. Até 15% dos cães com IPE não respondem à adição de enzimas à dieta; portanto, a exclusão incorreta de IPE nesses casos geralmente leva à realização de endoscopias ou cirurgias desnecessárias. Logo, o diagnóstico de IPE deve ser estabelecido ou excluído de forma definitiva antes de prosseguir com outros exames diagnósticos ou tratamentos.

A má absorção intestinal pode ser uma enteropatia com perda de proteínas (EPP) ou sem perda de proteínas (Figura 26.4). A diarreia só ocorre depois que a capacidade de absorção do cólon for excedida. Portanto, um cão ou gato pode perder peso e/ou albumina por causa de uma doença do intestino delgado e não apresentar diarreia (ver seção *Perda de peso*). A concentração sérica de albumina pode ser reduzida de maneira branda ou significativa (2 g/dℓ ou menos [valores normais, 2,5 a 4,4 g/dℓ]) em pacientes com EPP. A hipoalbuminemia grave não causada por nefropatia com perda de proteínas, insuficiência hepática ou lesões cutâneas é diagnosticada como EPP por processo de exclusão. Se a concentração sérica de albumina for um pouco menor do que o normal (ou seja, 2,1 a 2,4 g/dℓ), outras causas (p. ex., sequestro no terceiro espaço, nutrição) também devem ser consideradas. A hipoglobulinemia às vezes é observada em pacientes com EPP, mas muitos desses animais não apresentam pan-hipoproteinemia. Os cães com EPP devem ser submetidos à abordagem diagnóstica agressiva.

Em pacientes com má absorção sem perda de proteínas, outros exames diagnósticos (p. ex., biópsia intestinal) ou ensaios terapêuticos podem ser realizados. Na ausência de emaciação, rápida perda de peso ou hipoalbuminemia, a biópsia raramente é indicada. A determinação das concentrações séricas de cortisol em repouso para diagnóstico de hipoadrenocorticismo atípico deve ser solicitada. Exames para histoplasmose, pitiose e *Heterobilharzia* podem ser apropriados, dependendo da localização geográfica. Os ensaios terapêuticos são a melhor maneira de diagnosticar diarreia e ERA (também chamada *diarreia responsiva a antibióticos* e/ou *disbiose*), as duas causas mais comuns de diarreia crônica do intestino delgado em cães. A ERA não pode ser diagnosticada pela medida do nível sérico de cobalamina e folato. O ensaio terapêutico deve ser feito de maneira correta (p. ex., tempo suficiente, dose correta) para que tenha alta probabilidade de sucesso em caso de suspeita da doença. Caso o paciente realmente pareça doente (p. ex., perda de peso grave ou rápida), apresente hipoalbuminemia, não tenha respondido a ensaios terapêuticos bem-feitos, seja negativo para causas infecciosas (ou seja, histoplasmose, infecção por *Heterobilharzia*, pitiose) e hipoadrenocorticismo atípico, uma ultrassonografia abdominal deve ser solicitada. A ultrassonografia deve sempre preceder a biópsia porque pode ser diagnóstica caso revele a dilatação de vasos linfáticos na mucosa intestinal (ou seja, linfangiectasia), linfadenopatia ou infiltrações intestinais que podem ser aspiradas de maneira percutânea. Se a

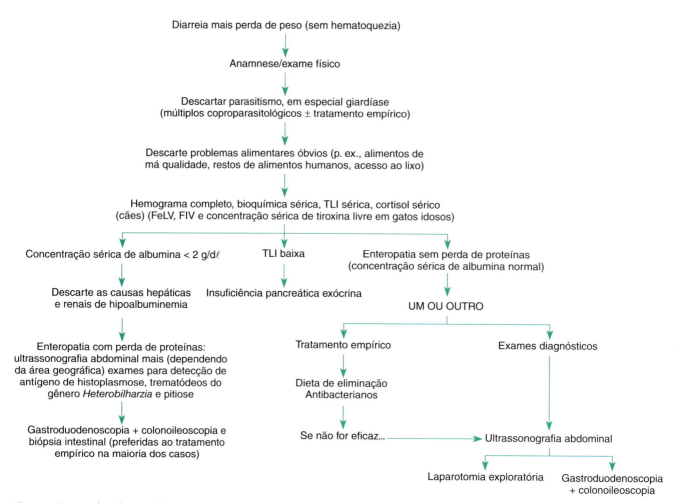

Figura 26.4 Abordagem diagnóstica geral à diarreia do intestino delgado em cães e gatos. FeLV: vírus da leucemia felina; FIV: vírus da imunodeficiência felina, TLI: imunorreatividade similar à tripsina.

ultrassonografia não for diagnóstica, a biópsia é o próximo passo (Boxes 26.9 e 26.10). A biópsia do intestino pode ser feita por laparotomia ou endoscopia. Se a ultrassonografia revelar uma lesão localizada que não pode ser alcançada com endoscópio, a laparotomia é indicada. Caso contrário, a endoscopia é mais rápida e segura que a laparotomia e pode permitir a biópsia de lesões não perceptíveis da superfície serosa. As amostras de biópsia endoscópica podem ser não diagnósticas caso o endoscopista não tenha boa experiência nessas técnicas. Talvez seja prudente usar sutura não absorvível e/ou enxerto de retalho de serosa intestinal na laparotomia em animais com hipoalbuminemia. A distensão de vasos linfáticos intestinais ou lipogranulomas na parede intestinal são sugestivos de linfangiectasia. Se as amostras de biópsia intestinal não forem diagnósticas, as principais possibilidades são a inadequação dos espécimes de tecido (p. ex., profundidade insuficiente, sítio errado, com muito artefato), não reconhecimento da lesão pelo patologista, presença de giardíase oculta, ERA ou intolerância dietética; também é possível que a doença (p. ex., linfangiectasia, neoplasia, inflamação) esteja localizada em um sítio não biopsiado.

Existem algumas diferenças em gatos com doença crônica do intestino delgado em comparação a cães. A EPP é menos comum em gatos e, quando presente, normalmente indica doença infiltrativa grave (geralmente não linfangiectasia) e a necessidade de biópsia. Infecções por nematoides que causam diarreia crônica são muito menos comuns em gatos do que em cães.

Cães com diarreia crônica do intestino grosso (Boxe 26.11) devem primeiro ser submetidos a um exame retal digital à procura de espessamento ou proliferação da mucosa. O reto é o sítio mais comum de neoplasia do cólon canino e o achado de lesões mucosas óbvias indica a necessidade de biópsia. Se a mucosa retal parecer normal, o animal não perdeu peso e a concentração sérica de albumina está bem dentro da faixa normal (valores na extremidade inferior podem não ser "normais" o suficiente), geralmente é melhor fazer ensaios terapêuticos depois de alguns exames diagnósticos básicos. O exame coproparasitológico, o ELISA em amostras de fezes para detecção de *Giardia* (um problema do intestino delgado que pode mimetizar a doença do intestino grosso) e o PCR para detecção de *Tritrichomonas* em fezes (gatos) são indicados. Os ensaios terapêuticos geralmente consistem em dietas ricas em

CAPÍTULO 26 ■ Manifestações Clínicas de Distúrbios Gastrintestinais 397

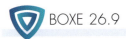

BOXE 26.9

Principais causas de má absorção.

Cão
Parasitismo: giardíase, nematoides (comuns e importantes)
Responsiva à dieta (intolerância alimentar ou alergia; comum e importante)
Enteropatia responsiva a antibióticos (também chamada "disbiose") (comum e importante)
Doença inflamatória intestinal
Doença intestinal neoplásica (especialmente linfoma; importante, mas não comum)
Infecções fúngicas (de importância regional)
Pitiose
Histoplasmose

Gato
Responsiva à dieta (intolerância alimentar ou alergia; comum e importante)
Parasitismo: giardíase
Doença inflamatória intestinal: enterite linfocítica-plasmocítica (comum e importante)
Doença intestinal neoplásica (especialmente linfoma; comum e importante)

BOXE 26.10

Principais causas de enteropatia com perda de proteínas.*

Cão
Linfangiectasia intestinal (comum e importante)
Linfoma do trato alimentar (importante)
Doença inflamatória intestinal grave
Infecções fúngicas do trato alimentar
  Histoplasmose (de importância regional)
  Pitiose (de importância regional)
Intussuscepção crônica (especialmente em cães jovens)
Hemorragia do trato alimentar (p. ex., úlcera ou erosão, neoplasia, parasitas)
Enteropatias incomuns (p. ex., enteropatia purulenta crônica, ectasia grave de criptas mucosas)
Infestação maciça por ancilostomídeos e tricurídeos (de importância regional)

Gato
Linfoma do trato alimentar (importante)
Doença inflamatória intestinal grave (comum e importante)
Hemorragia alimentar (p. ex., neoplasia, pólipos duodenais, úlcera idiopática)

*Qualquer doença gastrintestinal pode causar enteropatia com perda de proteínas, mas essas são as causas mais comuns. À exceção da linfangiectasia, essas doenças não são causas consistentes de enteropatia com perda de proteínas.

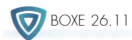

BOXE 26.11

Principais causas de diarreia crônica do intestino grosso.

Cão
Responsiva à dieta (intolerância ou alergia; importante e comum)
Responsiva a fibras (importante e comum)
Parasitismo
  Tricurídeos (de importância regional e comum)
  Heterobilharzia (de importância regional)
Doenças bacterianas
  Colite "por clostrídios" (importante e comum)
  Colite ulcerativa histiocítica (geralmente Boxers e Buldogues Franceses)
Infecções fúngicas (de importância regional e comuns)
  Histoplasmose
  Pitiose
Doença inflamatória intestinal (incomum em cães)
Neoplasia
  Linfoma
  Adenocarcinoma

Gato
Responsiva à dieta (intolerância ou alergia; importante e comum)
Responsiva a fibras (importante e comum)
Doença inflamatória intestinal (importante)
Tritrichomonas (especialmente importante em gatos exóticos e em gatis)
Infecção por vírus da leucemia felina (inclusive infecções secundárias)
Infecção por vírus da imunodeficiência felina (especificamente infecções secundárias)

fibras, dietas de eliminação, antibacterianos para controle das colites "por clostrídios" e/ou vermífugos.

Outros exames diagnósticos que podem ser feitos em vez de ensaios terapêuticos são principalmente a biópsia de cólon por colonoscopia e a detecção de toxinas (p. ex., toxina por clostrídios) e/ou microrganismos específicos (p. ex., *Campylobacter*, *Salmonella*) em fezes. As culturas de fezes e os exames para detecção de antígenos de patógenos específicos devem ser considerados caso a anamnese indique forte probabilidade de doença contagiosa. O ELISA e a PCR em amostras de fezes devem ser solicitados antes da realização de enemas ou administração de lavagens. A menos que haja uma boa razão epidemiológica para forte suspeita de bactérias infecciosas, as culturas fecais e os exames para detecção de antígeno/DNA geralmente são procedimentos de baixo rendimento diagnóstico e difícil interpretação. A colonoscopia/biópsia é muito importante no diagnóstico de histoplasmose, colite ulcerativa histiocítica, prototecose, *Heterobilharzia* ou neoplasia em cães e doença inflamatória intestinal colônica em gatos.

Se os resultados desses exames não forem diagnósticos, três possibilidades principais devem ser consideradas. Primeiro, as amostras de biópsia podem não ser representativas de toda a mucosa do cólon. Por exemplo, um endoscópio flexível é necessário para biópsia de uma lesão na região da valva ileocólica. Segundo, as lesões podem não ter sido identificadas pelo patologista. Terceiro, talvez não haja lesões mucosas. De modo geral, isso ocorre em animais com intolerância ou alergia alimentar, colite "por clostrídios" ou diarreia responsiva a fibras, que são problemas comuns em cães.

HEMATOQUEZIA

O paciente com hematoquezia (sangue fresco nas fezes) e diarreia deve ser abordado da mesma maneira que os animais com diarreia do intestino grosso (ver Capítulo 26). O paciente com fezes normais mais hematoquezia é abordado de modo ligeiramente diferente. Listras de sangue na parte externa das fezes normais geralmente indicam uma lesão no cólon ou na porção distal do reto, enquanto o sangue misturado às fezes sugere a ocorrência do sangramento em uma região mais alta no cólon. As coagulopatias raramente causam sangramento apenas do reto. Lesões de sangramento focal no cólon distal, reto ou região perineal (Boxe 26.12) são muito importantes. A hematoquezia aguda também pode ser causada por trauma (p. ex., eliminação de um corpo estranho).

Em princípio, o exame retal digital completo deve ser realizado (mesmo que haja necessidade de anestesia). Cada saco anal deve ser repetidamente expresso e seu conteúdo é examinado. Se o problema for crônico e o exame retal digital não esclarecer o diagnóstico, colonoscopia e biópsia são indicadas. O enema de bário não é recomendado. As amostras de biópsia de massas devem incluir submucosa; caso contrário, muitas lesões neoplásicas não são diagnosticadas. A hematoquezia raramente é grave a ponto de causar anemia; no entanto, um hemograma completo pode ser realizado para detecção e caracterização de anemias.

MELENA

A melena é causada por sangue digerido e é vista como fezes pretas como "carvão". É preciso diferenciar a melena de fezes com cor verde-escura intensa. A melena é fortemente sugestiva de sangramento do trato alimentar superior ou ingestão de sangue (Boxe 26.13). No entanto, como a produção de melena requer a entrada de muito sangue no trato GI em um tempo relativamente curto, a maioria dos animais com hemorragia GI superior não a apresenta. Um hemograma completo é indicado para diagnóstico de anemia ferropriva (ou seja, microcitose, hipocromasia). A concentração sérica total de ferro e a capacidade total de ligação ao ferro, além da coloração de ferro na medula óssea, são exames mais definitivos para diagnóstico de anemia ferropriva. A ultrassonografia auxilia a busca de lesões infiltrativas e hemorrágicas (p. ex., um tumor intestinal). A gastroduodenoscopia é o exame mais sensível para UEG (que muitas vezes não é detectado pela ultrassonografia). Caso a ultrassonografia e a gastroduodenoscopia não sejam diagnósticas, deve-se suspeitar de lesões no intestino delgado além do alcance do endoscópio. Uma laparotomia exploratória é necessária se as técnicas de diagnóstico por imagem revelarem uma lesão além do alcance do endoscópio. O médico pode optar pela realização imediata de uma cirurgia exploratória, mas é fácil não perceber lesões mucosas hemorrágicas ao examinar a serosa ou palpar o intestino. A endoscopia intraoperatória (ou seja, com avanço manual da ponta do endoscópio durante a tração dos intestinos para o aparelho) pode ser feita caso nenhuma lesão seja detectada na cirurgia. A endoscopia por cápsula pode confirmar a presença de uma lesão hemorrágica na porção distal do intestino delgado antes da laparotomia (ou encontrar uma lesão mais oral ainda não observada). As radiografias com contraste raramente detectam lesões hemorrágicas e não são recomendadas.

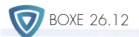

BOXE 26.12

Principais causas de hematoquezia.*

Cão
Doença anal-retal
Saculite anal (importante e comum)
Neoplasia
 Adenocarcinoma retal (importante)
 Pólipo retal (importante)
 Leiomioma ou leiomiossarcoma colorretal
Fístula perianal (importante)
Corpo estranho anal
Prolapso retal
Traumatismo anal-retal (p. ex., corpo estranho, termômetro, tubo de enema, alça fecal, fraturas pélvicas)

Doença do cólon/intestino
Parasitismo
 Tricurídeos (importantes e comuns)
 Ancilostomídeos (infecções graves podem acometer o cólon)
Responsiva à dieta (intolerância ou alergia; comum)
Colite por "clostrídios" (doença comum, mas causa incomum de hematoquezia)
Síndrome diarreica hemorrágica aguda (importante e comum)
Enterite parvovirótica (importante e comum)
Histoplasmose (de importância regional e comum)
Pitiose (de importância regional)
Intussuscepção (mais comum em animais jovens)
 Ileocólica
 Cecocólica
Doença inflamatória intestinal
Traumatismo colônico
Coagulopatia
Ectasia vascular do cólon

Gato
Responsiva à dieta (intolerância ou alergia)
Doença inflamatória intestinal (importante)
Coccidia
Tumores retais (incomuns)

*Essas doenças não são causas consistentes de hematoquezia, mas são as mais comuns.

TENESMO

O tenesmo (ou seja, tensão ineficaz ou dolorosa à micção ou defecação) e a disquezia (ou seja, dor ou dificuldade na eliminação das fezes do reto) são causados principalmente por lesões obstrutivas ou inflamatórias da parte distal do cólon, da bexiga ou da uretra (Boxe 26.14). Colite, constipação intestinal, hérnias perineais, fístulas perianais, doença prostática e doença cística/uretral são as causas mais comuns de tenesmo. A maioria das massas e estenoses retais causam hematoquezia; no entanto, algumas não acometem a mucosa do cólon e provocam apenas tenesmo.

O primeiro objetivo (especialmente em gatos) é distinguir a doença do trato urinário inferior da doença do trato alimentar. Em gatos, o tenesmo secundário a uma obstrução uretral é muitas vezes mal interpretado como constipação intestinal. Ao observar o paciente, o médico talvez consiga determinar se o animal está tentando urinar ou defecar. A palpação da bexiga é importante; a distensão da bexiga muitas vezes indica uma obstrução, enquanto a bexiga pequena e dolorosa tende a indicar cistite. A urinálise também pode ser importante. O cateterismo uretral pode ser realizado para determinar a presença de obstrução.

Em caso de suspeita de tenesmo por doença do trato alimentar, os próximos passos são a palpação do abdome, a realização de exame retal digital e a visualização do ânus e da área perineal, mesmo que isso exija sedação/anestesia. Não se deve assumir que a constipação intestinal é a causa do tenesmo. A dor intensa (p. ex., causada por proctite) pode fazer com que o animal se recuse a defecar e provocar constipação intestinal secundária. A maioria dos casos de estenoses retais, hérnias perineais, massas, aumento de volume da próstata, fraturas pélvicas e tumores retais podem ser detectados pelo exame retal digital. Dois dedos podem ser necessários para detecção de estenoses parciais em cães de grande porte. De modo geral, as fístulas perianais são visíveis, mas podem ser detectadas apenas como espessamento perirretal. Em seguida, expresse os sacos anais e examine seu conteúdo. Por fim, avalie as fezes para determinar se são excessivamente duras ou se têm conteúdo anormal (p. ex., pelos, lixo).

Amostras de biópsia devem ser obtidas de qualquer massa, estenose ou lesão infiltrativa encontrada durante o exame retal. O raspado retal é, às vezes, suficiente (p. ex., histoplasmose); caso contrário, amostras de biópsia por pinça, com inclusão de submucosa, são preferíveis. A aspiração com agulha fina deve ser realizada em massas extracolônicas devido à possibilidade de abscessos.

Se os achados do exame físico forem confusos, a observação do animal durante a defecação pode ajudar na definição do processo subjacente. Animais com inflamação muitas vezes continuam a fazer força após a defecação, enquanto o animal constipado se agacha antes de defecar. No animal agachado, o tenesmo é geralmente causado por colite; no animal que quase anda ou quase se agacha, o tenesmo tende a ser provocado por constipação intestinal.

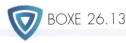

BOXE 26.13

Principais causas de melena.*

Cão
Ancilostomídeos (importante)
Úlcera/erosão do trato gastroduodenal (ver Boxe 26.7) (importante)
    Tumor do estômago ou intestino delgado (importante)
        Linfoma
        Adenocarcinoma
        Leiomioma ou leiomiossarcoma
        Pólipo
Ingestão de sangue
    Lesões orais
    Lesões nasofaríngeas
    Lesões pulmonares
    Dieta
Hipoadrenocorticismo (incomum, mas importante)
Coagulopatias (incomuns, mas importantes)

Gato (raro)
Tumor gastrintestinal
    Linfoma
    Pólipos duodenais
    Outros tumores (adenocarcinoma, tumor de mastócitos)
Coagulopatias: deficiência de vitamina K (intoxicação ou má absorção)

*Essas doenças não são causas consistentes de melena, mas são as mais comuns.

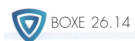

BOXE 26.14

Principais causas de tenesmo e/ou disquezia.

Cão
Inflamação perineal ou dor: saculite anal (comum e importante)
Inflamação/dor retal
    Fístula perianal (importante)
    Tumor (importante)
    Proctite (seja primária, seja secundária à diarreia ou prolapso)
    Histoplasmose/pitiose
Obstrução de cólon/reto
    Neoplasia retal
    Granuloma retal
    Hérnia perineal (importante)
    Constipação intestinal
    Prostatomegalia (comum e importante)
    Fratura pélvica
    Outras massas no canal pélvico
    Corpo estranho retal

Gato
Obstrução uretral (comum e muito importante)
Obstrução retal
    Fratura pélvica
    Hérnia perineal
Constipação intestinal
    Abscesso perto do reto

CONSTIPAÇÃO INTESTINAL

A constipação intestinal (evacuação infrequente e difícil) e a obstipação (constipação intestinal intratável) têm várias causas (Boxe 26.15). A princípio, a terapia sintomática tende a ser eficaz, mas é importante procurar causas porque o tratamento de alguns problemas pode se tornar mais difícil caso os sintomas sejam mascarados enquanto a doença subjacente progride.

Causas iatrogênicas, dietéticas, ambientais ou comportamentais devem ser determinadas à anamnese. As fezes devem ser examinadas para determinar a presença de plástico, ossos, pelo, pipoca ou outros materiais do tipo. O exame físico e o exame retal digital são feitos para a detecção de obstrução ou infiltração retal. Radiografias pélvicas simples podem demonstrar anomalias anatômicas ou uma obstrução ainda não detectada do cólon (p. ex., prostatomegalia, aumento de volume do linfonodo sublombar). A ultrassonografia é a técnica preferida para revelar infiltrados. A bioquímica sérica pode revelar causas de inércia do cólon (p. ex., hipotireoidismo ou, raramente, hipercalcemia ou hipopotassemia).

A colonoscopia é indicada em caso de suspeita de uma obstrução em direção muito oral para ser detectada pelo exame digital. A aspiração com agulha fina orientada por ultrassonografia de lesões infiltrativas do cólon às vezes produz resultados diagnósticos, mas a colonoscopia (em especial rígida) permite a obtenção de uma amostra de biópsia de maneira mais confiável. Caso o exame diagnóstico completo não identifique uma causa em um paciente com dilatação macroscópica do cólon, o megacólon idiopático talvez esteja presente.

INCONTINÊNCIA FECAL

A incontinência fecal geralmente é causada por uma doença de neurônio motor inferior (p. ex., síndrome de cauda equina, estenose lombossacra) ou uma obstrução retal parcial. A proctite irritativa grave pode causar incontinência. Animais com obstruções retais continuam tentando defecar devido à presença de fezes no canal anal. Suspeita-se de proctite com base nos achados do exame retal; o diagnóstico é confirmado por proctoscopia e achados de biópsia. A doença neuromuscular é suspeita em caso de anomalias do reflexo anal, geralmente associadas a outros defeitos neurológicos na região anal, perineal ou coccígea ou ainda no membro posterior. Os defeitos da região coccígea são discutidos no Capítulo 65.

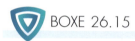

BOXE 26.15

Causas de constipação intestinal.

Causas iatrogênicas
Fármacos
    Opiáceos
    Anticolinérgicos
    Sucralfato
    Sulfato de bário

Causas comportamentais/ambientais
Mudança na casa/rotina (especialmente gatos)
Caixa de areia suja/sem caixa de areia (especialmente gatos)
Treinamento doméstico
Inatividade

Recusa em defecar
Comportamental
Dor na área retal/perineal (ver Boxe 26.14)
Incapacidade de se posicionar para defecar
    Problema ortopédico
    Problema neurológico

Causas dietéticas
Excesso de fibras em animal desidratado
Dieta anormal (especialmente cães)
    Pelo
    Osso
    Material indigesto (p. ex., plantas, plástico)

Obstrução do cólon
Pseudocoprostase
Desvio do canal retal: hérnia perineal (importante)

Distúrbios intraluminais e intramurais
Tumor
Granuloma
Tecido cicatricial
Corpo estranho retal
Estenose congênita

Distúrbios extraluminais
Tumor
Granuloma
Abscesso
Fratura pélvica cicatrizada
Prostatomegalia (comum e importante)
Cisto prostático ou paraprostático
Linfadenopatia sublombar

Fraqueza do cólon
Doença sistêmica
    Hipotireoidismo (importante)
    Hipercalcemia
    Hipopotassemia
Doença neuromuscular localizada
    Traumatismo medular
    Lesões em nervos pélvicos
    Disautonomia
    Dilatação crônica e maciça do cólon, que causa estiramento irreversível da musculatura colônica

Causas diversas
Desidratação grave
Megacólon idiopático (especialmente gatos)

PERDA DE PESO

A perda de peso pode ter diversas causas (Boxe 26.16). Caso presentes, outros problemas, com listas mais restritas de diagnósticos diferenciais (p. ex., ascites, vômitos, diarreia, poliúria/polidipsia), devem ser investigados primeiro, porque a determinação de sua causa talvez seja mais fácil. Na ausência de outros problemas simultâneos que facilitem a localização da doença, é preciso determinar qual era o apetite do animal quando a perda de peso *começou* (Figura 26.5). Quase qualquer doença pode vir a causar anorexia/hiporexia. A perda de peso apesar da ingestão calórica adequada (ou ausência de ganho de peso apesar da ingestão calórica excessiva) geralmente indica má digestão, má absorção, utilização excessiva (p. ex., hipertireoidismo, lactação) ou perda inadequada de calorias (p. ex., diabetes melito). Se o paciente apresentar hiporexia, é importante determinar se sua gravidade é suficiente para que a perda de peso possa ser razoavelmente atribuída à menor ingestão calórica.

Os achados da anamnese devem ser revistos quanto a evidências de problemas alimentares, disfagia, regurgitação, vômitos ou aumento do uso de calorias (p. ex., lactação, trabalho extenuante, temperaturas extremas). Características sugestivas de determinadas doenças (p. ex., hipertireoidismo em gatos idosos, insuficiência hepática em Yorkshire Terriers jovens com sinais de *shunts* portossistêmicos) devem ser reconhecidas. É importante lembrar que a diarreia talvez esteja ausente em animais com doença do intestino delgado grave.

O exame físico pode identificar anomalias que localizam o problema em um determinado sistema corpóreo (p. ex., doença nasal que prejudica o olfato, disfagia, arritmia sugestiva de insuficiência cardíaca, fraqueza sugestiva de doença neuromuscular, órgãos em dimensões ou formatos anormais, acúmulos anormais de fluidos). O exame da retina pode identificar doenças inflamatórias ou infiltrativas, principalmente em gatos.

Hemograma completo, bioquímica sérica e urinálise devem ser solicitados à procura de evidências de inflamação, falência de órgãos ou síndrome paraneoplásica. Os gatos devem ser submetidos a exames para detecção de antígenos do vírus da leucemia felina e anticorpos contra o vírus da imunodeficiência felina. As concentrações séricas de T_4 (e às vezes da fração livre, fT_4) devem ser determinadas em gatos de meia-idade a idosos. Se os dados da patologia clínica não forem diagnósticos, exames de imagem devem ser solicitados. As radiografias torácicas (ventrodorsais e nas duas incidências laterais) são importantes porque a doença torácica significativa não pode ser descartada pelos achados normais do exame físico. A tomografia computadorizada (TC) é mais sensível para doenças torácicas do que as radiografias simples, mas exames radiográficos em três incidências são geralmente adequados. A maioria dos gatos e alguns cães pode ser palpada tão bem que as radiografias abdominais não têm boa relação custo-benefício no início do trabalho. No entanto, a ultrassonografia abdominal pode revelar lesões infiltrativas que não podem ser palpadas ou observadas em radiografias.

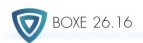

BOXE 26.16

Causas da perda de peso.

Alimentação
- Insuficiente (em especial na presença de vários animais)
- Alimentos de má qualidade ou baixa densidade calórica
- Intragável

Anorexia (ver Boxe 26.17)

Disfagia (ver Boxe 26.1)

Regurgitação/vômitos (com perda de calorias que explique a perda de peso; ver Boxes 26.4 a 26.6)

Má digestão
- Insuficiência pancreática exócrina (geralmente, mas nem sempre, associada à diarreia)

Má absorção (ver Boxe 26.9)
- Doença do intestino delgado (talvez associada a fezes normais)

Má assimilação
- Falência de órgãos
    - Insuficiência cardíaca
    - Insuficiência hepática
    - Insuficiência renal
    - Insuficiência adrenal

Uso excessivo de calorias
- Lactação
- Aumento do trabalho
- Ambiente extremamente frio
- Gestação
- Aumento do catabolismo por febre/inflamação
- Hipertireoidismo

Aumento da perda de nutrientes
- Diabetes melito
- Nefropatia com perda de proteínas
- Enteropatia com perda de proteínas

Doença neuromuscular
- Doença do neurônio motor inferior

Caquexia do câncer

Se a causa da perda de peso continuar desconhecida, outros exames diagnósticos são necessários. Exames físicos diários podem ser um meio importante de localização do problema. A febre de origem desconhecida pode ser observada (ver Capítulo 90). Exames funcionais (p. ex., concentrações séricas de ácidos biliares, cortisol, TLI e cobalamina) devem ser solicitados. Do mesmo modo, se as concentrações séricas de T_4 forem normais em um gato com suspeita de hipertireoidismo, os níveis séricos de fT_4 devem ser determinados ou outros exames (p. ex., cintilografia nuclear) realizados (ver Capítulo 48).

Se a causa da perda de peso ainda não for diagnosticada, considere ensaios terapêuticos (p. ex., para ERA) ou biópsia gástrica/intestinal. Se uma laparotomia for realizada em vez de endoscopia, todo o abdome deve ser examinado e múltiplas amostras de biópsia do trato alimentar, fígado e linfonodos mesentéricos são obtidas. A biópsia pancreática deve ser considerada em gatos.

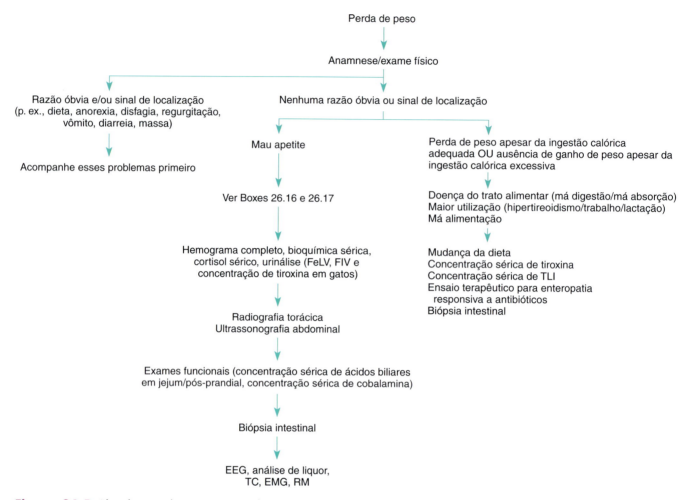

Figura 26.5 Abordagem diagnóstica geral para perda de peso em cães e gatos. TC: tomografia computadorizada; EEG: eletroencefalografia; EMG: eletromiografia; FeLV: vírus da leucemia felina; FIV: vírus da imunodeficiência felina; RM: ressonância magnética; TLI: imunorreatividade similar à tripsina.

Outras possíveis ferramentas diagnósticas são exames para avaliação do SNC (ou seja, análise de liquor, TC, RM). Animais com hiporexia por doença do SNC nem sempre têm convulsões ou déficits óbvios em nervos cranianos. Nervos e músculos periféricos podem ser avaliados pela concentração sérica de creatinoquinase, eletromiografia e biópsias musculares/nervosas. Às vezes, a fraqueza associada a neuropatias e miopatias é confundida com letargia (ver Capítulo 59). Se a causa da perda de peso ainda não for diagnosticada e os achados na anamnese e no exame físico não forem esclarecedores, o câncer oculto se torna um grande diagnóstico diferencial. Nesses casos, talvez seja preciso esperar e repetir os exames depois de um tempo para que a doença progrida o suficiente para ser detectada.

As causas de perda de peso que podem ser particularmente difíceis de diagnosticar são doença gástrica sem vômitos, doença intestinal sem vômitos ou diarreia, doença hepática com bioquímica sérica normal, doença inflamatória oculta, hipoadrenocorticismo atípico com concentrações séricas de eletrólitos normais, câncer oculto, peritonite infecciosa felina "seca" e doença de SNC sem déficit de nervos cranianos ou convulsões.

ANOREXIA/HIPOREXIA

A abordagem diagnóstica e os diagnósticos diferenciais em animais com hiporexia de causa incerta é semelhante à dos animais com perda de peso (Boxe 26.17; ver também Figura 26.5). A doença inflamatória é frequentemente detectada no hemograma completo ou indicada pela febre. A doença GI pode produzir hiporexia sem vômitos ou diarreia. A caquexia do câncer (em que a anorexia é um sinal predominante) pode ser associada a tumores relativamente pequenos que não são detectados por análise macroscópica, mas isso é raro. Por fim, a doença do SNC deve ser considerada, especialmente se houver alteração de consciência. No entanto, a alteração de consciência pode se assemelhar à depressão e letargia comumente vistas em animais com outras doenças.

DERRAME ABDOMINAL

O derrame abdominal é geralmente causado por hipoalbuminemia, hipertensão portal e/ou aumento da permeabilidade vascular/linfática (ou seja, inflamação). Os derrames provocados por distúrbios do trato alimentar são associados principalmente à EPP (transudato puro com baixo teor de proteínas devido à hipoalbuminemia grave) ou ruptura do trato alimentar (ou seja, peritonite séptica). Alguns animais com EPP têm fezes normais e a ascite é a única anomalia identificada na anamnese ou no exame físico. Tumores malignos podem obstruir o fluxo linfático ou aumentar a permeabilidade vascular, o que leva à formação de transudatos ou transudatos modificados ou ainda à peritonite não séptica. Os transudatos modificados são geralmente causados por doença hepática ou cardíaca ou de tumores malignos abdominais. Veja mais informações sobre os derrames abdominais nos Capítulos 33 e 34.

ABDOME AGUDO

O termo *abdome agudo* se refere a várias doenças abdominais que produzem choque (hipovolêmico ou séptico), sepse e/ou dor intensa (Boxe 26.18). Dentre suas causas, estão obstrução

BOXE 26.17

Principais causas de anorexia/hiporexia.

Doença inflamatória (em qualquer lugar do corpo) (comum e importante)
Infecções bacterianas
Infecções virais
Infecções fúngicas
Infecções por riquétsias
Infecções por protozoários
    Inflamação estéril
    Doença imunomediada
    Doença neoplásica
    Necrose
    Pancreatite
Febre de origem desconhecida
Disfagia (especialmente causada por dor)
Náuseas (comum e importante)
	Estimulação do centro medular do vômito por qualquer razão, mas especialmente doença gástrica ou intestinal, mesmo que não seja suficiente para causar vômitos (comum em animais com doença gástrica; ver Boxe 26.6)
	Doença metabólica
	    Falência de órgãos (p. ex., rim, adrenal, fígado, coração)
	    Hipercalcemia
	    Cetoacidose diabética
	    Hipertireoidismo (geralmente causa polifagia, mas alguns gatos têm hipertireoidismo apático)
	Doença do sistema nervoso central (muitas vezes sem anomalias neurológicas óbvias)
	Caquexia do câncer
	Anosmia
	Causas psicológicas

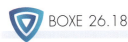

Principais causas de abdome agudo.

Sepse
Peritonite séptica (comum e importante)
    Perfuração de úlcera gástrica (AINEs, tumor) (importante)
    Perfuração intestinal (tumor, deiscência pós-operatória, corpo estranho linear, inflamação grave) (comum e importante)
    Perda de viabilidade intestinal (intussuscepção, trombose/infarto)
    Ruptura de vesícula biliar (p. ex., colecistite séptica, mucocele) (incomum, mas importante)
    Abscesso/infecção
      • Esplênico
      • Hepático
      • Colecistite
      • Prostático
      • Renal
    Piometra (ruptura) (importante)
Inflamação não séptica
Pancreatite (comum e importante)
Uroabdome (importante)
Panesteatite
	Distensão ou obstrução de órgãos
	Dilatação ou vólvulo gástrico (comum e importante)
	Obstrução intestinal por muitas causas (comum e importante)
	Intussuscepção (importante, em especial em animais jovens)
	Distocia
	Vólvulo mesentérico (raro)
	Obstrução encarcerada (rara)
	Isquemia
	Torção de baço, lobo hepático, testículo ou outro órgão (raro)
	Tromboembolismo de órgãos abdominais (raro)
	Outras causas de dor abdominal (ver Boxe 26.19)
	Hemorragia abdominal
	Neoplasia abdominal (hemangiossarcoma, carcinoma hepatocelular) (comum e importante)
	Traumatismo
	Coagulopatia (importante)
	Neoplasia abdominal

AINEs: anti-inflamatórios não esteroidais.

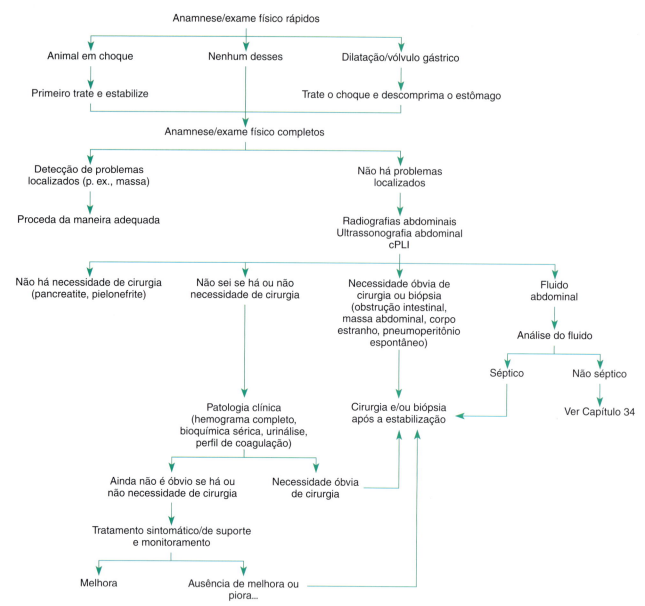

Figura 26.6 Abordagem diagnóstica geral ao abdome agudo em cães e gatos. cPLI: imunorreatividade de lipase pancreática canina.

ou extravasamento do trato alimentar, comprometimento vascular (p. ex., congestão, torção, vólvulo, isquemia), inflamação, neoplasia ou sepse. A abordagem desse problema é determinada pela gravidade dos sinais clínicos (Figura 26.6).

O choque e a dilatação ou vólvulo gástrico (DVG) devem ser identificados e tratados imediatamente. Com essas doenças resolvidas, é preciso decidir realizar uma cirurgia exploratória ou iniciar o tratamento médico. Animais com massas abdominais, corpos estranhos, agrupamento de alças de intestino delgado acompanhado por dor (o que sugere corpo estranho linear) ou peritonite séptica espontânea devem ser submetidos a cirurgia assim que os riscos anestésicos forem aceitáveis. Quando a causa do abdome agudo é incerta, é difícil decidir fazer ou não a cirurgia. A cirurgia não é necessariamente benéfica e pode ser prejudicial em animais com pancreatite, enterite parvovirótica, pielonefrite ou prostatite.

Normalmente, imagens do abdome (ou seja, radiografia abdominal simples, ultrassonografia) e estudos clínico-patológicos (ou seja, hemograma completo, bioquímica sérica) devem ser solicitados antes da laparotomia. A ultrassonografia pode revelar infiltrações que as radiografias não detectam, o que pode permitir o diagnóstico por aspiração. No entanto, as radiografias ocasionalmente detectam lesões (p. ex., pequenos corpos estranhos, gás abdominal livre) que não foram observadas à ultrassonografia. As imagens podem revelar pneumoperitônio espontâneo, massas abdominais, corpos estranhos, obstrução do trato alimentar, torção gástrica ou mesentérica (que requer tratamento cirúrgico) ou a presença de fluido peritoneal livre (cujo tratamento exige abdominocentese e análise de fluidos). Radiografias contrastadas raramente são necessárias e podem complicar a terapia/cirurgia posterior.

Em caso de instituição da terapia médica ideal e é clara a piora ou ausência de melhora do animal depois de 2 a 5 dias, ou se o paciente continua a apresentar dor excruciante, a cirurgia exploratória é recomendada. Informe o tutor do animal que o procedimento pode revelar uma doença não passível de correção cirúrgica (p. ex., pancreatite) ou mesmo não descobrir nada anormal. Neste último caso, colete amostras de vários órgãos abdominais e, em seguida, trate os sintomas do animal enquanto aguarda pelos resultados da biópsia.

DOR ABDOMINAL

A princípio, é importante determinar se a dor "abdominal" realmente tem origem no abdome, e não extra-abdominal (p. ex., a dor torácica é muitas vezes erroneamente avaliada como de origem abdominal). Um animal com dor abdominal verdadeira pode apresentar desconforto óbvio (p. ex., anda ou assume diferentes posições, olha repetidamente ou lambe o abdome) e pode reclamar, rosnar ou morder se o abdome for tocado. Alguns cães se esticam e assumem uma posição de "oração" (ou seja, a "posição de alívio"). Outros animais têm sinais discretos (p. ex., grunhem ou tentam escapar durante a palpação, estão com o abdome tenso) que são facilmente perdidos. Em contrapartida, a palpação abdominal ríspida em animais normais pode provocar uma resposta de proteção que mimetiza a dor abdominal. As principais causas de dor abdominal estão listadas no Boxe 26.19.

A fonte da dor abdominal deve ser determinada. Se a dor for originária do interior da cavidade abdominal, a abordagem diagnóstica depende de sua gravidade, progressão e da presença de alguma causa óbvia. A abordagem para diagnóstico da causa da dor abdominal é similar à do abdome agudo. Algumas causas de dor abdominal podem ser difíceis de diagnosticar (p. ex., pancreatite aguda, peritonite localizada).

DISTENSÃO OU AUMENTO DE VOLUME ABDOMINAL

Distensão ou aumento de volume abdominal pode ser associado ao abdome agudo, mas, de modo geral, são problemas distintos. É melhor acreditar em tutores de animais que afirmam que há aumento de volume abdominal até encontrar uma boa causa em contrário. Há seis causas principais de distensão abdominal (Boxe 26.20).

A primeira coisa a fazer é determinar a presença de abdome agudo (p. ex., DVG, peritonite séptica, hemoabdome mais choque). Após a exclusão do diagnóstico de abdome agudo, o aumento de volume deve ser classificado com base nos achados do exame físico e de técnicas de diagnóstico por imagem do abdome (ou seja, radiografia ou ultrassonografia), de acordo

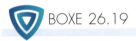

BOXE 26.19

Causas de dor abdominal.

Má técnica de palpação ("pseudodor")
Sistema musculoesquelético (mimetiza dor abdominal)
Fraturas
Doença do disco intervertebral (comum e importante)
Discoespondilite (importante)
Abscessos
Peritônio
Peritonite
Séptica (comum e importante)
Não séptica (p. ex., uroabdome) (importante)
Aderências (raras)
Trato gastrintestinal
Úlcera gastrintestinal
Corpo estranho (especialmente linear)
Neoplasia
Aderências (raras)
Isquemia intestinal (rara)
Espasmo intestinal (raro)
Veja também Boxe 26.18, sob *Distensão ou obstrução de órgãos*
Trato hepatobiliar
Hepatite
Colelitíase ou colecistite
Pâncreas
Pancreatite (comum e importante)
Baço
Torção (rara)
Ruptura
Neoplasia
Infecção (rara)
Sistema urogenital
Pielonefrite (importante)
Infecção do trato urinário inferior
Prostatite (importante em cães)
Cistite não séptica (comum e importante em gatos)
Obstrução ou ruptura de bexiga ou ureter (comum, principalmente após trauma)
Uretrite ou obstrução (comum)
Metrite
Torção uterina (rara)
Neoplasia
Torção testicular (rara)
Mastite (não causa dor abdominal verdadeira, mas mimetiza dor abdominal)
Causas diversas
Dor pós-operatória (principalmente se a sutura estiver muito apertada)
Causas iatrogênicas
Fármacos (p. ex., Misoprostol®, Betanecol®)
Adrenalite (associada ao hipoadrenocorticismo) (rara)
Intoxicação por metais pesados (rara)
Vasculopatia (rara)
Vasculite por febre maculosa
Infarto

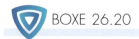

BOXE 26.20

Causas de distensão abdominal.

Tecido
- Gestação (comum e importante)
- Hepatomegalia (doença infiltrativa ou inflamatória, lipidose, neoplasia)
- Esplenomegalia (doença infiltrativa ou inflamatória, neoplasia, hematoma)
- Renomegalia (neoplasia, doença infiltrativa, hipertrofia compensatória)
- Neoplasias diversas
- Granuloma (p. ex., pitiose)

Fluido
- Contidos em órgãos(s)
- Congestão causada por torção, vólvulo ou insuficiência cardíaca do lado direito
- Baço
- Fígado
- Cistos
- Cisto paraprostático
- Cisto perineférico
- Cisto hepático
- Hidronefrose
- Intestinos ou estômago (por obstrução ou íleo)

Piometra
- Livre no abdome (comum e importante)
  - Transudato, transudato modificado, exsudato, sangue, quilo

Gás
- Contido em órgão(s)
- Estômago (dilatação ou vólvulo gástrico) (comum e importante)
- Intestinos (por obstrução)
- Em órgãos parenquimatosos (p. ex., fígado), por infecção com bactérias produtoras de gás
- Livre no abdome
- Iatrogênico (após laparoscopia ou laparotomia)
- Ruptura do trato alimentar ou do trato reprodutivo feminino
- Metabolismo bacteriano (peritonite)

Gordura
- Obesidade
- Lipoma

Fraqueza de músculos abdominais
- Hiperadrenocorticismo (importante)

Fezes

---

com os critérios do Boxe 26.20. Obesidade e gestação devem ser óbvias. Amostras de fluido abdominal livre devem ser obtidas e analisadas como descrito no Capítulo 34. Massas abdominais e órgãos aumentados devem ser biopsiados, a menos que haja contraindicação (p. ex., hepatomegalia causada por insuficiência cardíaca grave do lado direito). De modo geral, a aspiração com agulha fina é segura, embora o extravasamento de conteúdo séptico ou a disseminação de células neoplásicas possam ocorrer em casos raros. A ultrassonografia ajuda a determinar a possibilidade de hemorragia ou extravasamento (p. ex., cisto, massa com características ultrassonográficas de hemangiossarcoma). O pneumoperitônio espontâneo sugere ruptura do trato alimentar ou peritônio séptico e é geralmente uma indicação para pronta exploração cirúrgica. A dilatação de uma víscera oca com gás pode indicar obstrução (ou seja, dilatação gástrica, obstrução intestinal) ou íleo fisiológico (ver Figuras 27.5 e 30.3). A cirurgia é indicada caso a obstrução pareça provável. O hiperadrenocorticismo deve ser considerado se houver suspeita de fraqueza da musculatura abdominal. Os resultados de hemograma completo, bioquímica sérica e urinálise são usados para detecção do acometimento de órgãos específicos (p. ex., hiperadrenocorticismo). As radiografias contrastadas do trato alimentar ou urinário geralmente não são necessárias caso uma ultrassonografia possa ser solicitada. Às vezes, a TC do abdome é necessária.

Leitura sugerida

Anderson KL, Feeney DA. Radiography. In: Washabau RW, et al., eds. *Canine and feline gastroenterology*. St Louis: WB Saunders; 2013.

Jergens AE. Dyschezia and tenesmus. In: Washabau RW, et al., eds. *Canine and feline gastroenterology*. St Louis: WB Saunders; 2013.

Marks SL. Diarrhea. In: Washabau RW, et al., eds. *Canine and feline gastroenterology*. St Louis: WB Saunders; 2013.

Washabau RJ. Regurgitation. In: Washabau RW, et al., eds. *Canine and feline gastroenterology*. St Louis: WB Saunders; 2013.

Washabau RJ. Vomiting. In: Washabau RW, et al., eds. *Canine and feline gastroenterology*. St Louis: WB Saunders; 2013.

CAPÍTULO 27

Exames Diagnósticos do Trato Alimentar

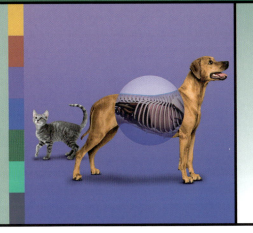

EXAME FÍSICO

O exame físico de rotina é a primeira etapa na avaliação de animais com doenças do sistema digestório. Em caso de suspeita de doença oral, abdominal ou retal e o paciente não permitir o exame da área, a contenção química pode ser realizada. Um exemplo comum é o gato com vômitos e um possível corpo estranho linear alojado sob a língua; a boca e a base da língua devem ser examinadas de forma minuciosa, mesmo que isso exija forte sedação.

Cada órgão deve ser metodicamente identificado durante a palpação abdominal. Em cães, o intestino delgado, o intestino grosso e a bexiga podem ser palpados (a menos que haja dor, derrame ou obesidade). Em gatos, os dois rins são geralmente palpáveis. Nas duas espécies, esplenomegalia substancial, hepatomegalia, massas intestinais ou mesentéricas e corpos estranhos intestinais são identificáveis. A dor abdominal pode ser sutil; alguns animais gritam durante a palpação suave, enquanto outros apenas tensionam o abdome ou tentam se afastar. A técnica de palpação rude pode fazer com que um animal normal fique tenso ou vocalize durante o exame, simulando dor abdominal. A palpação delicada e cuidadosa permite a definição de uma parte maior do conteúdo abdominal. Se houver fluido abdominal a ponto de impedir a palpação abdominal significativa, o balotamento do abdome deve produzir uma onda de fluido.

Durante o exame de toque retal, a mucosa do cólon, o esfíncter anal, os sacos anais, os ossos do canal pélvico, os músculos de sustentação do reto, o urogenital e o conteúdo luminal devem ser identificados e avaliados. É fácil confundir pequenos pólipos da mucosa com dobras da mucosa e não perceber estenoses parciais de tamanho suficiente à passagem fácil de um único dedo.

AVALIAÇÃO LABORATORIAL DE ROTINA

HEMOGRAMA COMPLETO

Os hemogramas completos são importantes em animais em risco de neutropenia (p. ex., enterite parvovirótica, sepse grave), infecção (p. ex., pneumonia por aspiração) ou anemia (p. ex., mucosas pálidas, melena, hematêmese) e naqueles com febre, perda de peso grave ou hiporexia de causa oculta. O médico deve sempre considerar os números absolutos dos diferentes tipos de leucócitos. Em caso de anemia, procure evidências de regeneração (ou seja, reticulócitos, policromasia) e deficiência de ferro (p. ex., hipocromasia, microcitose, aumento da largura da distribuição de hemácias).

COAGULAÇÃO

O número de plaquetas pode ser estimado a partir de um esfregaço de sangue. Cães devem ter de 8 a 30 plaquetas por campo de imersão em óleo; o achado de uma plaqueta por campo sugere o número total de aproximadamente 15.000 a 20.000/$\mu\ell$. Os perfis de coagulação podem detectar coagulopatias não suspeitas (p. ex., coagulação intravascular disseminada). Os tempos de coagulação ativada são estimativas brutas da via intrínseca de coagulação; os tempos de tromboplastina parcial são mais sensíveis. O tempo de sangramento da mucosa é um excelente exame de triagem para coagulopatias graves a ponto de causar sangramento clínico.

BIOQUÍMICA SÉRICA

As concentrações séricas de alanina transaminase, fosfatase alcalina, ureia, creatinina, proteína total, albumina, sódio, potássio, cloreto, CO_2 total, colesterol, cálcio, fósforo e bilirrubina, além da glicemia, são importantes para a avaliação de animais com vômitos intensos, diarreia, ascite, perda de peso inexplicada ou hiporexia. As mudanças e sua magnitude não podem ser previstas em um determinado animal, mesmo quando a causa da doença é conhecida. A concentração total de CO_2 não é tão definitiva quanto a gasometria para definir o estado ácido-básico, mas normalmente é suficiente.

A concentração sérica de albumina é mais útil do que a de proteína total. A hiperglobulinemia tem muitas causas (p. ex., dirofilariose, dermatite crônica, erliquiose) e pode fazer com que a concentração sérica de proteína total seja normal em pacientes hipoalbuminêmicos. A hipoalbuminemia grave (abaixo de 2 g/dℓ) é importante para o diagnóstico; é mais comumente observada em animais com linfangiectasia intestinal, perda de sangue gastrintestinal (GI), doença infiltrativa grave do trato alimentar, diarreia por parvovírus ou ascite. A determinação da concentração sérica de albumina deve ser realizada com tecnologia específica para a molécula canina e felina; algumas técnicas usadas para medir a albumina humana produzem resultados falsamente baixos de albumina canina. Além disso, é importante usar o mesmo laboratório ao repetir a concentração sérica de albumina; laboratórios diferentes costumam ter intervalos normais ligeiramente diferentes, o que atrapalha o monitoramento de pacientes hipoalbuminêmicos.

Animais doentes (em especial aqueles tratados com vários medicamentos) estão em risco de desenvolvimento de insuficiência renal ou hepática secundária. Animais muito jovens e muito pequenos apresentam hipoglicemia com facilidade caso não possam se alimentar ou absorver os nutrientes ingeridos. O achado de hipercalcemia ou hipoalbuminemia pode indicar o problema subjacente em animais com perda de peso ou hiporexia.

CORTISOL SÉRICO

O hipoadrenocorticismo atípico é mais comum em cães do que muitos imaginam. A determinação da concentração sérica de cortisol em repouso como um exame de triagem para decidir a realização ou não de um exame de estimulação com ACTH tornou-se uma prática padrão em caso de dificuldade de diagnóstico/controle de vômitos, diarreia ou hiporexia.

URINÁLISE

A urinálise é necessária para a avaliação precisa da função renal e, em conjunto com a razão de proteína/creatinina na urina, ajuda a determinar a causa da hipoalbuminemia. A urina deve sempre ser obtida antes do início da fluidoterapia.

EXAME COPROPARASITOLÓGICO

A flotação fecal é indicada na maioria dos animais com doenças do sistema digestório ou perda de peso, em especial cães e gatos filhotes. Mesmo que o parasitismo não seja o problema principal, pode piorar o estado geral. Soluções concentradas de sal ou açúcar são normalmente usadas para a flotação fecal. As soluções de sal são superiores, embora aquelas preparadas de maneira incorreta possam não forçar os ovos mais pesados (p. ex., tricurídeos) a flutuar. Além disso, as soluções salinas concentradas podem distorcer os cistos de *Giardia*, dificultando sua identificação. A solução de flotação de sulfato de zinco é preferida para a detecção de ovos de nematoides e cistos de *Giardia*. A centrifugação promove a separação dos cistos da matéria fecal e aumenta a sensibilidade do exame. Alguns parasitas liberam um pequeno número de ovos ou cistos de forma intermitente e seu diagnóstico requer a repetição dos exames coproparasitológicos. As infecções por tricurídeos e *Giardia* podem ser muito difíceis de diagnosticar com a flotação fecal.

Os ovos das principais espécies de tênias estão contidos em segmentos e não são observados por técnicas de flotação. *Nanophyetus salmincola* (o trematódeo associado ao envenenamento por salmão) é detectado por muitas soluções de flotação, embora exames de sedimentação sejam necessários para a detecção dos ovos da maioria dos demais trematódeos. O diagnóstico de criptosporidiose por meio de técnicas de flotação de rotina é difícil. As fezes devem ser enviadas para um laboratório familiarizado com esse coccídeo e com capacidade de realização de procedimentos especiais para a sua detecção. As metodologias de ensaio imunosorbente ligado à enzima (ELISA), reação da cadeia da polimerase (PCR) e detecção de anticorpos por imunofluorescência indireta (IFA) são mais sensíveis do que a flotação fecal para o diagnóstico de criptosporidiose (ver mais adiante).

O exame fecal direto, embora conveniente, não é sensível a nematoides e não deve substituir as técnicas de flotação. No entanto, ocasionalmente, amebíase, estrongiloidíase e infecções por tricurídeos que não são diagnosticadas por procedimentos de flutuação podem ser detectadas pelo exame direto. Trofozoítos móveis de *Giardia* e *Tritrichomonas* podem ser encontrados em fezes muito frescas e o esfregaço da amostra em diluição adequada em solução salina. O exame direto é muito menos sensível do que as técnicas de flotação com sulfato de zinco, IFA, PCR e ELISA para a detecção de giardíase (ver adiante).

A *sedimentação fecal* é demorada e não oferece nenhuma vantagem na detecção de parasitas comuns do tubo gastrintestinal. No entanto, detecta ovos de trematódeos que não são observados com outras técnicas, em especial os ovos de *Eurytrema* spp., *Platynosomum* spp., *Amphimerus* spp. e *Heterobilharzia* spp.

As fezes podem ser preservadas pela mistura com um volume igual de formalina tamponada neutra a 10% ou *kits* comerciais. Esses últimos usam álcool polivinílico e permitem o exame das fezes preservadas semanas a meses depois. Essas técnicas são bastante úteis em caso de impossibilidade de exame imediato das fezes em busca de cistos de protozoários.

A análise de PCR em amostras de fezes pode detectar *Heterobilharzia* spp. (GI Lab, Texas A&M University, College Station, TX, EUA), mas parece ser menos sensível do que a sedimentação fecal.

EXAMES DE DIGESTÃO FECAL

O exame de fezes em busca de partículas não digeridas de alimentos é desencorajado, assim como a coloração de esfregaços fecais com Sudan (para gordura) ou iodo (para amido e fibras musculares). O achado de quantidades excessivas de gordura fecal não digerida pode sugerir insuficiência pancreática exócrina (IPE), mas há muitos resultados falso-positivos e falso-negativos. Caso a IPE seja um diagnóstico diferencial, a imunorreatividade similar à tripsina sérica (TLI) espécie-específica é o exame recomendado (ver seção *Exames de digestão e absorção*).

A análise da atividade proteolítica (i. e., a quantidade de tripsina) nas fezes diagnostica a IPE. As estimativas qualitativas (p. ex., digestão de filme, digestão de gelatina) não são confiáveis. A análise quantitativa raramente é necessária porque a quantificação de TLI é mais fácil. É raramente necessário quantificar a atividade proteolítica fecal para o diagnóstico de IPE causada por obstrução do ducto pancreático (extremamente rara), algo que a TLI não detecta. Nesse exame, as fezes são coletadas por 3 dias consecutivos e armazenadas congeladas até o envio ao laboratório. A análise de quantificação de gordura fecal quase nunca é indicada.

As análises de sangue oculto nas fezes raramente são úteis porque a maioria dos cães e gatos ingerem subprodutos cárneos que causam uma reação positiva. Reações falso-positivas também podem ser produzidas pela cimetidina, preparações orais de ferro e alguns vegetais. A sensibilidade das diferentes técnicas é variável, dificultando a comparação precisa dos resultados. Por fim, o sangue tende a se distribuir nas fezes de maneira heterogênea e o resultado negativo pode ser decorrente de um erro de amostragem (principalmente em animais com distúrbios do trato intestinal inferior).

A análise de sangue oculto nas fezes deve ser precedida por uma dieta sem carne por 3 a 4 dias. Os exames que usam os reagentes benzidina ou ortotoluidina para a detecção de hemoglobina tendem a ser muito sensíveis (e, portanto, menos específicos), enquanto aqueles que usam guaiaco são menos sensíveis (e, portanto, mais específicos). Um método fluorométrico sensível e específico foi validado em cães. Exames repetidos podem ser necessários para a demonstração de sangramento intermitente.

CULTURA BACTERIANA DE AMOSTRAS DE FEZES

A cultura fecal raramente é indicada em pequenos animais, a menos que haja forte suspeita de doença bacteriana contagiosa; mesmo assim, o simples achado de uma bactéria "patogênica" nas fezes de um animal não confirma a etiologia da doença. Os resultados da cultura devem ser correlacionados aos sinais clínicos e aos resultados de outros exames laboratoriais. Sempre entre em contato com o laboratório antes da coleta/envio de fezes e informe especificamente quais bactérias devem ser cultivadas; existem técnicas específicas para coleta, envio e cultura da maioria dos patógenos fecais. A cultura fecal não pode ser usada para o diagnóstico da enteropatia responsiva a antibióticos (ERA) do intestino delgado, também chamada *disbiose*.

Os possíveis patógenos mais cultivados a partir de fezes de pequenos animais são *Clostridium perfringens*, *Salmonella* spp., *Escherichia coli* e *Campylobacter jejuni*. A produção de toxinas por bactérias específicas pode ser confirmada por PCR ou bioensaio. *Salmonella* spp. devem ser cultivadas por meio da inoculação de pelo menos 1 g de fezes frescas em um meio de enriquecimento e, depois, um meio seletivo específico para essas bactérias. *Salmonella* spp. também podem ser cultivadas a partir da mucosa do cólon. O cultivo de *C. jejuni* requer a inoculação de fezes muito frescas em meio seletivo e sua incubação a cerca de 40°C, não 37°C. Para inoculação tardia, meios especiais de transporte devem ser usados, e não os dispositivos comerciais de rotina (p. ex., *swabs* de cultura). Às vezes, *Candida* spp. são cultivadas a partir de fezes. De modo geral, a interpretação das culturas de *Candida* é difícil, mas os microrganismos podem causar problemas em alguns animais (p. ex., aqueles submetidos à quimioterapia).

Há uma técnica para a cultura (InPouch TF, BioMed Diagnostics, EUA) de *Tritrichomonas blagburni* em fezes de felinos. A cultura pode ser feita na clínica e parece ser mais sensível do que o exame fecal direto, mas menos sensível do que a PCR.

ANÁLISES FECAIS POR ELISA, IFA E PCR

O ELISA pode ser usado para a detecção de anticorpos ou antígenos. O exame para o parvovírus canino é muito específico. No entanto, o parvovírus pode não ser excretado nas fezes nas primeiras 24 a 48 horas após o início dos sinais clínicos; portanto, a repetição do exame em 2 a 3 dias pode ser necessária caso os primeiros resultados forem negativos em um cão com forte suspeita de infecção por parvovírus. Além disso, embora a eliminação de parvovírus por cães com diarreia seja intensa nos primeiros dias, diminui de forma substancial nos 7 a 14 dias seguintes. Os resultados negativos repetidos, portanto, não excluem a infecção por parvovírus, mas outras gastrenterites febris agudas (p. ex., salmonelose) devem ser consideradas. Esse exame é bastante valioso para análises epidemiológicas (p. ex., canil de reprodução).

Há ELISAs para a detecção de um antígeno específico de *Giardia* em amostras de fezes humanas (ProSpecT™/Microplate ELISA Assay for *Giardia*, Alexon, Inc., EUA) e caninas/felinas (SNAP® Giardia Test, Idexx Laboratories, EUA). O exame SNAP® Giardia parece ser sensível e tem bom valor preditivo negativo, mas tem baixo valor preditivo positivo nas típicas baixas taxas de prevalência quando comparado à IFA em amostras de fezes. Tem a vantagem de poder ser realizado na clínica. Um *kit* de imunofluorescência direta (MERIFLUOR® Cryptosporidium/Giardia direct immunofluorescent kit, Meridian Bioscience, Inc., EUA) é provavelmente o exame mais sensível e específico para giardíase, mas requer o envio das fezes para um laboratório comercial.

Os ELISAs para a detecção de antígenos de *Cryptosporidium* em fezes (ProSpecT™ Cryptosporidium Microplate Assay, Meridian Diagnostics, Inc., EUA, e ProSpecT™ Cryptosporidium Microplate Assay, Remel, Inc., EUA) são mais sensíveis do que exames fecais de rotina. A coloração especial de esfregaços fecais com uma técnica ácido-resistente de Ziehl-Neelsen modificada também é sensível, embora seja mais trabalhosa. O *kit* de imunofluorescência direta (MERIFLUOR® Cryptosporidium/Giardia direct immunofluorescent kit, Meridian Bioscience, Inc., EUA) não é tão sensível quanto o ELISA para o diagnóstico de *Cryptosporidium*.

A detecção de toxinas bacterianas em fezes indica bactérias específicas como causadoras de diarreia em seres humanos, mas o exame positivo em um cão ou gato não é, em princípio, uma evidência importante. *Clostridium difficile* tem significado patogênico incerto em cães e gatos. Há ELISAs (C. perfringens Enterotoxin Test®, TechLab, EUA) e exames de aglutinação passiva reversa em látex (Oxoid PET-RPLA®, Unipath Co., Reino Unido) para a detecção da enterotoxina de *C. perfringens*, mas os resultados não são claramente correlacionados à doença clínica.

O exame de PCR para antígenos nas fezes se tornou popular devido à sua sensibilidade e especificidade, mas o achado de qualquer um dos numerosos agentes nessas amostras não determina a etiologia da doença. Existem painéis de PCR que podem detectar *Giardia, Cryptosporidium, Salmonella*, enterotoxina A de *C. perfringens*, coronavírus entérico, parvovírus e/ou vírus da cinomose em fezes de cães. Do mesmo modo, existem painéis de PCR para a detecção de *T. blagburni, Giardia, Cryptosporidium, Toxoplasma gondii, Salmonella*, enterotoxina A de *C. perfringens*, coronavírus e/ou vírus da panleucopenia em fezes felinas. O GI Lab (Texas A&M University, EUA) também oferece exames de PCR para *C. jejuni* e *C. perfringens*. Em todos os casos, a PCR positiva não determina a etiologia da doença clínica.

AVALIAÇÃO CITOLÓGICA DE FEZES

As avaliações citológicas fecais podem identificar agentes etiológicos ou células inflamatórias. Nesse método, um esfregaço fino seco ao ar é submetido à coloração de Gram ou do tipo Romanowsky (p. ex., Diff-Quik®). Esta última identifica as células melhor do que a coloração de Gram.

A observação de um número excessivo de bactérias formadoras de esporos (p. ex., mais de 3 a 4 por campo em aumento de × 1.000) já foi considerada uma forte sugestão de colite por clostrídios (ver Figura 31.1). No entanto, a presença de esporos não é específica nem sensível para o diagnóstico de colite por clostrídios. O achado de uma população bacteriana de morfologia relativamente uniforme tem valor incerto, a não ser demonstrar a alteração da flora bacteriana normal. No entanto, nenhum comentário pode ser feito em relação à causa ou ao efeito.

Bastonetes curtos, curvos e gram-negativos (ou seja, "vírgulas" ou "asas de gaivota") são supostamente sugestivos de campilobacteriose, mas o valor desse exame em cães e gatos é duvidoso. As espiroquetas maiores, geralmente abundantes nas fezes diarreicas, não são *C. jejuni* e têm patogenicidade incerta. Fungos (p. ex., *Histoplasma capsulatum, Cyniclomyces guttulatus, Candida* spp.) são raramente encontrados em exames de fezes; o diagnóstico de histoplasmose geralmente requer o exame citológico de raspados de mucosa ou o exame histológico de amostras de biópsia.

A presença de leucócitos nas fezes indica inflamação transmural do cólon, e não somente inflamação superficial da mucosa. No entanto, o diagnóstico definitivo de uma determinada causa não é possível.

MICROSCOPIA ELETRÔNICA

A microscopia eletrônica pode ser usada para a observação de várias partículas virais (p. ex., coronavírus, parvovírus, astrovírus) nas fezes. Como a detecção de parvovírus geralmente pode ser feita por ELISA, a microscopia eletrônica raramente é necessária. No entanto, essa técnica é razoável caso os resultados de outros exames não sejam diagnósticos e haja considerações epidemiológicas. As amostras de fezes para a análise por microscopia eletrônica devem ser obtidas no início da doença porque as concentrações virais fecais podem diminuir de maneira drástica em 7 a 14 dias após o início dos sinais.

Além disso, alguns vírus mais sensíveis (p. ex., coronavírus) se degeneram com rapidez e as fezes de animais com suspeita dessas infecções devem ser tratadas de forma adequada para que os resultados da análise sejam significativos. É importante entrar em contato com o laboratório para obter instruções sobre o manuseio das amostras.

RADIOGRAFIA DO TRATO ALIMENTAR

A radiografia permite a avaliação de estruturas que não podem ser bem avaliadas durante o exame físico (p. ex., esôfago, estômago) e a detecção de anomalias não percebidas à palpação abdominal (p. ex., massa gástrica, corpo estranho, massa parenquimatosa esplênica). As radiografias simples devem sempre ser obtidas antes das radiografias contrastadas porque (1) as primeiras podem ser diagnósticas, eliminando a necessidade de contraste, (2) as radiografias com contraste podem ser contraindicadas (p. ex., evidências de extravasamento do tubo gastrintestinal) e (3) as radiografias simples são necessárias para a boa realização do procedimento com contraste. As radiografias com contraste podem detectar anomalias (p. ex., uma obstrução da saída gástrica) que não são diagnosticadas pelas radiografias simples.

As radiografias auxiliam a investigação diagnóstica de animais com disfagia, regurgitação, vômito, massa ou distensão abdominal, dor abdominal ou abdome agudo. Podem ser úteis em animais com constipação intestinal, perda de peso ou hiporexia de causa desconhecida, mas outros exames geralmente são indicados nesses animais e tendem a tornar as radiografias desnecessárias. Os achados radiográficos raramente são diagnósticos em cães ou gatos com diarreia ou derrame abdominal abundante.

ULTRASSONOGRAFIA DO TRATO ALIMENTAR

A ultrassonografia pode ser combinada às radiografias ou substituí-las. É extremamente dependente do operador. De modo geral, é útil em animais com abdome agudo, derrame abdominal, vômitos, diarreia crônica, perda de peso ou hiporexia de causa desconhecida e naqueles com massa abdominal, distensão ou dor. A ultrassonografia pode identificar pancreatite, infiltrações em vários órgãos e intussuscepções que a radiografia não revela. Além disso, embora os derrames tornem as radiografias inúteis, aumentam o contraste ultrassonográfico. A ultrassonografia costuma ser mais informativa do que a radiografia para determinar a necessidade de cirurgia em um animal com abdome agudo. Por fim, a ultrassonografia pode ser usada para a orientação da aspiração percutânea e biópsia de lesões intra-abdominais que, caso contrário, precisariam de cirurgia ou laparoscopia.

Técnicas

De modo geral, o transdutor de 5 MHz é o mais utilizado. A tricotomia é realizada para que o ar preso nos pelos não comprometa a qualidade da imagem.

Achados

Espessura, ecodensidade e homogeneidade dos órgãos (p. ex., fígado, baço, intestino, estômago, linfonodos mesentéricos, massas) podem ser avaliadas. A ultrassonografia também pode detectar infiltrados intraparenquimatosos que não são revelados pelas radiografias. Os achados ultrassonográficos observados em doenças específicas do trato alimentar são discutidos nos capítulos subsequentes.

IMAGEM DA CAVIDADE ORAL, FARINGE E ESÔFAGO

INDICAÇÕES

A realização de técnicas de diagnóstico por imagem é geralmente indicada a animais com disfagia, dor oral, halitose de causa desconhecida, aumento de volume ou massa. Estudos contrastados dinâmicos (ou seja, fluoroscopia) são recomendados se houver suspeita de disfagia de origem neuromuscular. A ultrassonografia pode ser importante para a avaliação de infiltrados ou massas, mas a ressonância magnética (RM) oferece ainda mais detalhes.

Técnicas

A anestesia é necessária ao posicionamento adequado dos animais para radiografias craniais. Radiografias laterais, dorsoventrais (DVs) e oblíquas são usadas para a detecção de corpos estranhos ou fraturas. As incidências ventrodorsais (VDs) com a boca aberta e transversais das narinas também podem ser úteis. A tomografia computadorizada (TC) é superior às radiografias (e mais fácil) para a localização de fraturas; a TC helicoidal pode ser rápida a ponto de requerer apenas sedação profunda. A RM é superior à TC para a detecção de lesões em tecidos moles. Estudos dinâmicos (como fluoroscopia, cinefluoroscopia) são necessários para a avaliação da disfagia de origem neuromuscular. Os estudos dinâmicos são realizados com o oferecimento de várias formas de bário (i. e., líquido, em pasta e misturado à comida) a animais conscientes. A realização de estudos dinâmicos em decúbito esternal é preferível porque o decúbito lateral pode aumentar o tempo de trânsito e alterar o tipo de ondas peristálticas.

Achados

Corpos estranhos, fraturas, lise óssea, massas ou densidades de tecidos moles e enfisema são os achados mais comuns. O osso ao redor das raízes dos dentes e as articulações temporomandibulares devem ser examinadas para a detecção de lise e artrite, respectivamente. É importante considerar a simetria bilateral do crânio; um lado deve ser comparado ao outro durante a avaliação da incidência VD. Nos estudos dinâmicos ou contrastados, observe a aspiração de bário, a força com que o bolo alimentar é impulsionado para o esôfago e a sincronização da abertura do músculo cricofaríngeo com a fase faríngea da deglutição.

INDICAÇÕES PARA OBTENÇÃO DE IMAGENS DO ESÔFAGO

As indicações para a avaliação do esôfago são qualquer tipo de disfagia neuromuscular, regurgitação, dor à deglutição, pneumonia ou tosse recorrente inexplicada, "massas" torácicas radiográficas de origem indeterminada e antes da lateralização cirúrgica de aritenoides em animais com paralisia laríngea. Um esofagograma com contraste de bário é frequentemente necessário para a definição da patologia esofágica, a menos que radiografias simples revelem megaesôfago óbvio, um corpo estranho, evidências de perfuração esofágica (p. ex., derrame pleural, pneumotórax, pneumomediastino) ou uma hérnia de hiato óbvia. Certifique-se de incluir o esôfago cervical. De modo geral, o achado de megaesôfago óbvio em radiografias simples é suficiente, mas raros cães com megaesôfago aparente em radiografias simples demonstram função normal sob administração de bário. A ultrassonografia, a TC e a RM raramente são úteis para cães e gatos com doença esofágica, a menos que haja uma massa torácica.

Técnicas

O bário líquido é o melhor contraste para estudos esofágicos. Fornece detalhes excelentes e não causa problemas se for aspirado, a menos que haja uma pneumonia preexistente. Fármacos que influenciam a motilidade esofágica (p. ex., xilazina, cetamina, anestésicos) não devem ser administrados. O animal deve tomar vários goles de bário diluído de uma seringa e, a seguir, radiografias VDs e lateral direita são obtidas. A pasta de bário não tem nenhuma vantagem substantiva sobre o bário líquido. Os contrastes iodados hipertônicos não são tão bons quanto o bário e causam problemas graves se aspirados; os contrastes iodados hidrossolúveis isotônicos são melhores, mas são menos eficientes. Se os estudos radiográficos com contrastes líquidos não detectarem anomalias em um animal com forte suspeita de doença esofágica, o exame deve ser repetido com uma mistura de bário e alimento (ração seca e úmida). Esse exame pode detectar estenoses parciais ou fraqueza muscular não observada em estudos anteriores.

Em caso de retenção do bário no esôfago, com pouca ou nenhuma entrada no estômago, o animal deve ser mantido em posição vertical para que a gravidade facilite a migração do contraste até o estômago. A rápida detecção de bário no estômago indica a ausência de obstrução do esfíncter esofágico inferior. Se houver suspeita de hérnia de hiato, mas não sua observação, uma radiografia lateral do tórax caudal pode ser feita durante a compressão manual do abdome. Isso é feito na tentativa de forçar o estômago cheio de contraste a herniar no tórax, permitindo o diagnóstico.

Os estudos fluoroscópicos são indicados caso a doença esofágica pareça provável, mas não seja detectada por radiografias estáticas. Se possível, faça a fluoroscopia durante a deglutição de bário para avaliação da motilidade esofágica e observação de obstrução esofágica parcial, fraqueza esofágica segmentar, refluxo gastresofágico e refluxo esofágico-faríngeo (ou seja, incompetência cricofaríngea). O paciente deve ficar em decúbito esternal durante os estudos dinâmicos. A observação do esôfago por vários minutos (ou mais) pode ser necessária para a detecção de algumas anomalias (p. ex., refluxo gastresofágico ou esofágico-faríngeo). Em animais com doença esofágica marginal, a fluoroscopia pode documentar a presença de ondas esofágicas primárias ou secundárias de intensidade menor ou tardias. Na ausência de fluoroscopia, várias radiografias (geralmente em incidências laterais) tiradas em rápida sucessão, começando logo (ou seja, 5 a 10 segundos) após a deglutição, podem ser adequadas.

Um contraste iodado isotônico deve ser usado se houver suspeita de perfuração esofágica (p. ex., pleurite séptica ou mediastinite, pneumomediastino ou pneumotórax). No entanto, o único objetivo desse exame é a localização da perfuração. As radiografias contrastadas têm valor duvidoso caso a localização do extravasamento seja conhecida (p. ex., presença de corpo estranho [osso] no esôfago). As perfurações podem não ser óbvias se o corpo estranho que as causou preencha e obstrua o defeito.

Achados

Dilatação esofágica, corpos estranhos, densidades de tecidos moles, espondilose sugestiva de espirocercose e hérnia de hiato podem ser frequentemente identificados em radiografias simples. O esôfago cheio de ar nem sempre é diagnóstico de fraqueza esofágica patológica. É tentador usar os achados da radiografia simples como base para o diagnóstico de doença esofágica quando há uma anomalia "óbvia"; no entanto, é possível interpretar erroneamente radiografias simples ou omitir anomalias que um estudo com contraste de bário revelaria. Raramente, animais com esôfago dilatado e cheio de ar em radiografias simples têm função esofágica normal ao esofagograma com contraste de bário (Figura 27.1 A). Em contrapartida, muitos animais com alterações relativamente pequenas em radiografias simples têm disfunção esofágica substancial (Figura 27.1 B). Às vezes, o acúmulo de alimento no sítio clássico de uma anomalia do anel vascular pode ser causado por fraqueza esofágica localizada ou um cisto tímico.

Quase todos os corpos estranhos no esôfago podem ser vistos em radiografias simples. No entanto, isso requer técnica radiográfica excelente, porque alguns corpos estranhos (p. ex., ossos de aves, petiscos de couro cru) são relativamente radioluzentes (Figura 27.2). Uma perfuração esofágica às vezes causa pneumotórax, pneumomediastino ou derrame pleural/mediastinal.

Os esofagogramas com contraste devem ser considerados em animais com massas torácicas não identificadas porque muitos tumores esofágicos se assemelham radiograficamente a massas parenquimatosas pulmonares (Figura 29.8). Os esofagogramas com contraste também podem revelar que as estruturas que aparentemente envolvem o esôfago, na verdade, não o fazem. Os esofagogramas com contraste sugerem obstrução quando a coluna de bário termina de maneira abrupta ao se deslocar em sentido caudal; a fraqueza faz com que o contraste seja retido por todo o esôfago ou segmento acometido do órgão (Figura 27.3). Uma obstrução parcial é sugerida pela retenção de alimento impregnado com bário, mas não de bário líquido (ver Figura 29.7).

Um estudo contrastado com bário nem sempre revela a hérnia de hiato (ver Figura 29.4). Algumas hérnias de hiato deslizam para dentro e para fora do diafragma e podem estar em posição normal na radiografia. O diagnóstico radiográfico de refluxo gastresofágico e esofagite também pode ser difícil. O bário pode aderir à mucosa gravemente doente, mas a esofagite de menor gravidade pode não ser detectada. Cães normais podem ter um episódio de refluxo gastresofágico durante o estudo contrastado, enquanto cães com refluxo gastresofágico patológico podem não apresentar refluxo durante um exame rápido.

Em animais que regurgitam, mas sem achados significativos nas radiografias com contraste de bário, a avaliação da regurgitação está errada ou há doença oculta; neste último caso, o esôfago precisa ser novamente examinado por endoscopia e/ou fluoroscopia.

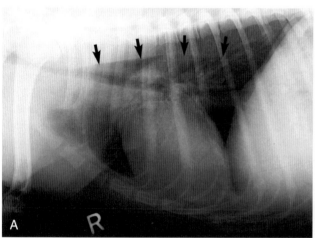 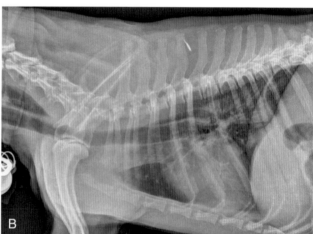

Figura 27.1 A. Radiografia torácica lateral de um cão atendido por apresentar tosse. Observe o esôfago dilatado e cheio de ar (setas). O esofagograma com contraste (com fluoroscopia) obtido 2 dias depois documentou função e tamanho esofágico normais. **B.** Radiografia torácica lateral de um cão com tosse e que às vezes cospe o alimento. Há acúmulo mínimo de ar no esôfago torácico, mas um acúmulo substancial de ar no esôfago cervical imediatamente atrás do esfíncter cricofaríngeo. O cão tem uma disfunção esofágica importante, principalmente na porção cervical do órgão. Essa imagem mostra como é fácil não perceber a fraqueza segmentar do esôfago cervical em radiografias simples.

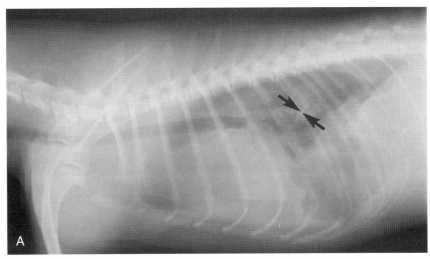
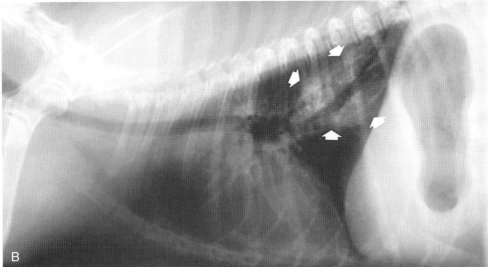

Figura 27.2 A. Radiografia torácica lateral de um cão com um corpo estranho no esôfago (*setas*). Observe o derrame pleural concomitante. Um osso de galinha perfurou o esôfago e houve desenvolvimento de pleurite séptica. **B.** Radiografia torácica lateral de um cão com um petisco de couro cru no esôfago. A densidade que representa o petisco (*setas*) é mais difusa do que a observada em (**A**) e se parece mais com uma densidade de parênquima pulmonar. (**A**, de Allen D, ed.: *Small animal medicine*, Philadelphia, 1991, JB Lippincott.)

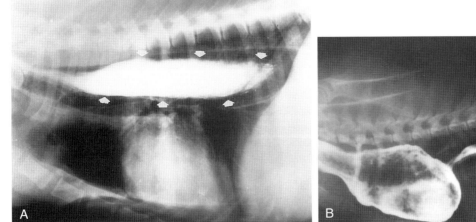
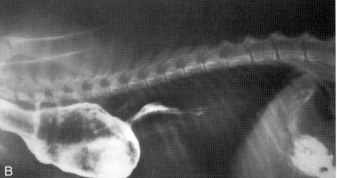

Figura 27.3 A. Esofagograma contrastado torácico lateral de um cão com fraqueza esofágica generalizada. Observe a retenção do bário por todo o comprimento do esôfago (*setas*). **B.** Radiografia contrastada torácica lateral de um gato com obstrução esofágica causada por uma anomalia do anel vascular.

IMAGENS DO ESTÔMAGO E INTESTINO DELGADO

INDICAÇÕES PARA A OBTENÇÃO DE IMAGENS RADIOGRÁFICAS SEM CONTRASTE DO ABDOME

As indicações comuns para radiografia abdominal simples são vômito, abdome agudo, constipação intestinal, hiporexia, dor abdominal, aumento abdominal, distensão abdominal ou massa. As radiografias simples raramente têm utilidade em animais com derrame abdominal acentuado (o fluido oblitera os detalhes da serosa) ou diarreia crônica. As radiografias abdominais simples podem ser muito importantes na detecção de corpos estranhos radiopacos e no diagnóstico de dilatação do trato alimentar por obstrução.

Técnicas

Pelo menos duas incidências radiográficas, geralmente lateral direita e VD, devem ser obtidas. Enemas de limpeza podem melhorar a utilidade diagnóstica das radiografias em pacientes com muitas fezes; no entanto, o animal com doença grave ou abdome agudo não deve ser submetido a enema, a menos que as radiografias simples mostrem que é necessário.

Achados

As radiografias abdominais simples podem detectar massas, corpos estranhos, distensão de uma víscera oca por gás ou fluido, deformações ou enfisemas em órgãos parenquimatosos, pneumoperitônio, derrames abdominais e deslocamento de órgãos que sugere a presença de massa ou aderência.

A obstrução da saída gástrica é fácil de diagnosticar quando há distensão gástrica acentuada (Figura 27.4). No entanto, o estômago pode estar vazio e contraído caso o paciente tenha vomitado há pouco tempo. A dilatação gástrica, em especial com vólvulo, é facilmente reconhecida (ver Figura 30.3). Corpos estranhos radiopacos são facilmente vistos, mas os corpos estranhos radioluzentes são detectados apenas se forem delineados pelo ar deglutido.

As obstruções intestinais são geralmente mais fáceis de diagnosticar em radiografias simples do que as obstruções gástricas. Intestinos obstruídos distendidos com ar, fluido ou ingesta não são esvaziados pelo vômito (a menos que seja uma obstrução duodenal alta), diferentemente do estômago obstruído, cujo esvaziamento é relativamente fácil. A distensão intestinal (íleo) pode ser causada por inflamação (ou seja, íleo adinâmico ou fisiológico) ou obstrução (íleo mecânico, oclusivo ou anatômico). O íleo anatômico (por obstrução) normalmente causa uma distensão intestinal não uniforme em grau maior do que o observado no íleo fisiológico (Figura 27.5). O "empilhamento" ou curvas acentuadas dos intestinos distendidos também sugerem íleo anatômico. Radiografias laterais em pé raramente auxiliam a diferenciação entre íleo anatômico e fisiológico. Até mesmo radiologistas experientes podem confundir o íleo fisiológico com uma obstrução. Assim, as doenças que produzem inflamação grave (p. ex., enterite parvovirótica) podem mimetizar a obstrução intestinal.

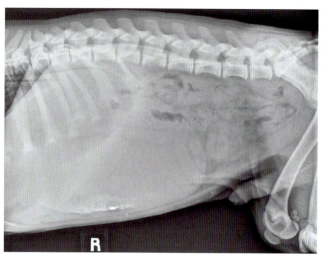

Figura 27.4 Radiografia lateral simples de um cão com obstrução da saída gástrica. Observe o estômago dilatado que se projeta além do arco costal. Este padrão radiográfico não é sensível para a obstrução, mas é relativamente específico.

Tipos especiais de obstruções intestinais estão associados a achados radiográficos únicos. A distensão gasosa uniforme de todo o trato intestinal (Figura 27.6), na presença de determinados sinais clínicos, pode permitir o diagnóstico de vólvulo mesentérico. A distensão intestinal intensa, bem localizada e aparentemente fora do lugar (p. ex., hérnia), pode indicar uma obstrução intestinal com estrangulamento ou encarceramento (ver Figura 31.11).

Corpos estranhos lineares raramente produzem distensão das alças intestinais por gás. Em vez disso, tendem a fazer com que os intestinos se agrupem; às vezes, pequenas bolhas de gás são observadas (ver Figura 31.12). Isso ocorre porque os intestinos "se juntam" ao redor do corpo estranho linear enquanto tentam impulsioná-lo para fora. Esse "agrupamento" ou "aglomeração", associado ao fato de que os corpos estranhos lineares tendem a afetar principalmente o intestino delgado superior (i. e., o duodeno), faz com que raramente ocorra distensão grave das alças intestinais por gás. Às vezes, intestinos pregueados (com aparência de "acordeão") são vistos em radiografias simples (ver Figura 31.12).

A determinação da espessura dos intestinos em radiografias simples é difícil. O espessamento das paredes intestinais é comum em animais com diarreia e alta quantidade de fluido intestinal.

O menor contraste seroso se deve à ausência de gordura ou ao excesso de fluido abdominal (ver Capítulo 34). O deslocamento de um órgão (Figura 27.7) geralmente indica a presença de uma massa. O pneumoperitônio é diagnosticado pela fácil observação das superfícies torácicas e abdominais do diafragma ou ainda das superfícies serosas do fígado, estômago ou rins (Figura 32.1 A). No entanto, a perfuração às vezes causa apenas algumas bolhas de gás na cavidade peritoneal (ver Figura 32.1 B).

INDICAÇÕES PARA ULTRASSONOGRAFIA DO ESTÔMAGO E INTESTINO DELGADO

A ultrassonografia é bastante útil para a detecção de intussuscepções, pancreatite, doença infiltrativa abdominal e pequenas quantidades de derrame não observadas em radiografias; avaliação do parênquima hepático; e identificação de neoplasia

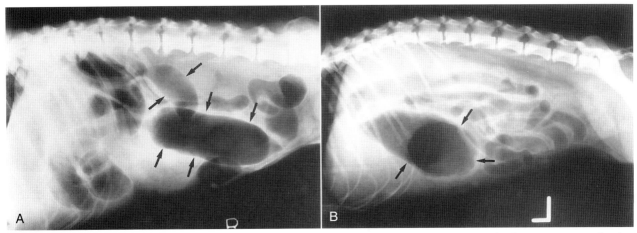

Figura 27.5 A. Radiografia abdominal lateral simples de um cão com obstrução intestinal causando distensão intestinal. Observe o diâmetro acentuadamente aumentado do lúmen do intestino delgado (*setas*). **B.** Radiografia abdominal lateral simples de um cão com peritonite causando íleo fisiológico. Observe o menor grau de distensão do intestino delgado em comparação a **A**. A grande estrutura cheia de gás é o piloro gástrico (*setas*). (Cortesia da Dra. Kenita Rogers, Texas A&M University, College Station, TX, EUA.)

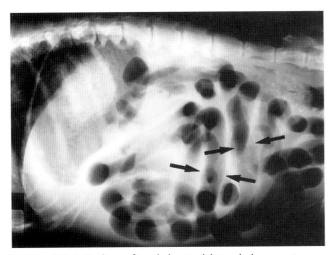

Figura 27.6 Radiografia abdominal lateral de um cão com início agudo de vômitos, dor abdominal e choque. Há uma distensão intestinal uniforme que não é tão grande quanto a da Figura 27.5 A. No entanto, a distensão é maior do que aquela vista na Figura 27.5 B. Algumas alças intestinais assumiram uma orientação vertical (*setas*), o que sugere a existência de uma obstrução. Esse cão apresentava vólvulo mesentérico. (Cortesia da Dra. Susan Yanoff, Exército dos EUA.)

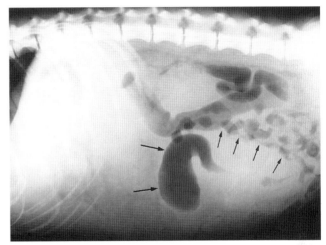

Figura 27.7 Radiografia abdominal lateral de um cão com um grande granuloma associado à pitiose. As alças do intestino delgado estão deslocadas em sentido dorsal e caudal (*setas pequenas*). A borda da massa não é discernível, exceto no ponto em que desloca as alças do intestino delgado. O achado de uma alça intestinal dilatada (*setas longas*) condiz com o diagnóstico de obstrução.

abdominal em animais com derrame abdominal. A ultrassonografia é muito mais reveladora do que a radiografia em animais com quantidade mínima de gordura corpórea e pouco ou nenhum contraste radiográfico no abdome. No entanto, a obtenção de imagens ultrassonográficas de animais muito desidratados pode ser difícil e é fácil não detectar pequenos corpos estranhos (em especial no estômago/intestinos com alimento e gás). A ultrassonografia não detecta alterações ósseas e micro-hepatias modestas que são detectadas por radiografias. A habilidade do ultrassonografista determina a utilidade da técnica.

Técnica

A tricotomia abdominal é realizada antes da ultrassonografia para melhorar a qualidade do exame. Isso não é necessário em animais com pelo bem curto. Como o ar no estômago ou intestinos limita a utilidade da ultrassonografia, exercícios, fármacos (p. ex., alguns narcóticos) que causam hiperventilação e enemas devem ser evitados antes do exame. Não hesite em sedar cães hiperativos ou com hiperventilação.

Achados

A ultrassonografia detecta quase todas as alterações do tecido mole reveladas por radiografias simples, além de infiltrados gástricos e intestinais (Figura 27.8 A), intussuscepções (Figura 27.8 B), linfonodos com aumento de volume (Figura 27.8 C), massas (Figura 27.8 D), alguns corpos estranhos radioluzentes e pequenas quantidades de fluido peritoneal livre que não são demonstradas radiograficamente. Infiltrados de tecido às vezes podem ser aspirados pela técnica com agulha fina.

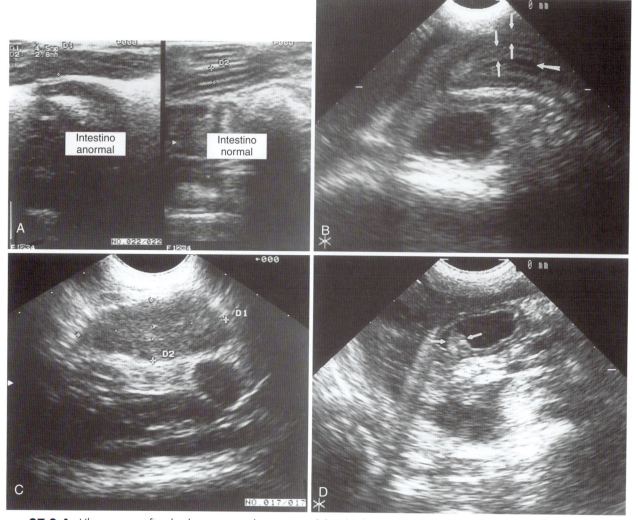

Figura 27.8 A. Ultrassonografia de duas seções do intestino delgado de um gato com linfoma do trato alimentar. O intestino normal à direita tem 2,8 mm de espessura (ver os dois "+" indicados como D2), enquanto o intestino anormal à esquerda tem 4,5 mm de espessura (D1) por causa de infiltrados neoplásicos. **B.** Ultrassonografia de uma intussuscepção ileocólica que não era óbvia em radiografias simples do abdome. Duas paredes intestinais (*setas pequenas*) são vistas em cada lado do lúmen (*seta grande*). **C.** Visualização ultrassonográfica de um linfonodo mesentérico aumentado, causado por linfoma, em um cão. O linfonodo não foi detectado em radiografias ou palpação abdominal. **D.** Ultrassonografia do antro gástrico de um cão com pólipos gástricos benignos. Um pólipo pode ser visto (*setas*) projetando-se para o lúmen gástrico. (Cortesia da Dra. Linda Homco, Cornell University, Ithaca, NY, EUA.)

INDICAÇÕES PARA GASTROGRAMAS COM CONTRASTE

Os gastrogramas com contraste raramente são solicitados desde o advento da ultrassonografia. No entanto, podem ser considerados em animais com vômitos quando a ultrassonografia e as radiografias simples do abdome não são reveladoras. É bastante útil para a detecção de massas gástricas/corpos estranhos e problemas de motilidade gástrica. De modo geral, a endoscopia é a melhor escolha para o exame do estômago, a menos que haja um problema primário de motilidade (raro).

Técnica

O animal deve ficar em jejum por pelo menos 12 horas (de preferência, 24 horas) antes do procedimento e as fezes devem ser removidas com enemas. Radiografias simples devem ser obtidas imediatamente antes das imagens com contraste para assegurar o preparo adequado do abdome, a boa qualidade da técnica radiográfica e a impossibilidade de estabelecimento do diagnóstico com base nos primeiros achados. O sulfato de bário líquido é então administrado por via oral (8 a 10 mℓ/kg em gatos e cães pequenos e 5 a 8 mℓ/kg em cães grandes). O iohexol pode ser administrado por via oral (ou seja, 700 a 875 mg I/kg, que é geralmente de 1,25 a 1,5 mℓ/kg). O agente deve ser administrado por sonda gástrica para o bom preenchimento do estômago e a avaliação ideal do órgão. O animal não deve receber fármacos que alteram a motilidade (p. ex., xilazina, cetamina, parassimpatolíticos) que retardam a saída gástrica.

Radiografias em incidência lateral esquerda, lateral direita, DV e VD são obtidas imediatamente após a administração do bário. As incidências laterais e DVs devem ser repetidas em 15 e 30 minutos e talvez de hora em hora por 1 a 3 horas. Na incidência lateral direita, o bário se acumula no piloro; na lateral esquerda, o acúmulo ocorre no corpo gástrico. A incidência DV faz com que o bário se acumule ao longo da curvatura maior, enquanto a incidência VD permite a melhor avaliação do piloro e do antro. Gastrogramas de duplo contraste mostram mais detalhes do que os gastrogramas de contraste único. Nesses exames, o bário é administrado e removido imediatamente por uma sonda gástrica e, em seguida, o estômago é insuflado com gás até estar ligeiramente distendido.

Se disponível, a fluoroscopia deve ser feita imediatamente após a administração do bário. A fluoroscopia pode avaliar a motilidade gástrica, o fluxo gástrico e o tamanho máximo de abertura do piloro. A administração de bário misturado ao alimento (uma técnica recomendada apenas se houver suspeita de obstrução da saída gástrica, apesar dos achados normais do exame com bário líquido) é associada ao esvaziamento gástrico significativamente tardio em comparação ao observado após a administração de bário líquido.

Achados

O esvaziamento gástrico é considerado tardio caso o bário líquido não entre no duodeno 15 a 30 minutos após a administração ou se ainda houver bário líquido no estômago em 3 horas. Defeitos de enchimento luminal (p. ex., crescimentos e corpos estranhos radioluzentes), lesões pilóricas que impedem o esvaziamento gástrico e lesões infiltrativas podem ser detectados por esse método. No entanto, peristaltismo normal, ingesta ou bolhas de gás podem mimetizar uma anomalia, então, a alteração deve ser observada em *pelo menos* duas radiografias distintas antes do diagnóstico da doença.

Os gastrogramas com contraste são muito insensíveis para a detecção de úlceras e inúteis no diagnóstico de erosões. As úlceras são documentadas pela entrada do bário na parede gástrica ou duodenal ou se houver identificação de um ponto persistente de bário no estômago muito depois da saída do contraste do órgão. O duodeno deve ser examinado em busca de estenoses e lesões infiltrativas, já que o vômito é um sinal comum de acometimento duodenal (p. ex., doença inflamatória intestinal, tumores) e não gástrico (ver Capítulo 31).

INDICAÇÕES PARA ESTUDOS CONTRASTADOS DO INTESTINO DELGADO

O vômito é a principal razão, embora rara, para estudos contrastados do intestino delgado superior. As radiografias contrastadas podem diferenciar o íleo anatômico e fisiológico, mas quase nunca são necessárias para isso. As obstruções em sentido oral são mais fáceis de demonstrar do que as aborais. Em caso de suspeita de uma obstrução muito aboral (p. ex., intussuscepção ileocólica), um enema de bário (ou preferencialmente ultrassonografia) é melhor do que uma série contrastada do GI superior. Embora corpos estranhos lineares produzam achados sutis em radiografias simples, causam o clássico "pregueamento" ou "agrupamento" dos intestinos em imagens contrastadas (ver Figura 31.12 C).

Os exames contrastados do intestino raramente são importantes em animais com diarreia porque os achados radiográficos normais não excluem doenças intestinais graves. Mesmo que os achados radiográficos indiquem doença infiltrativa, ainda há necessidade de biópsia para a determinação da causa. De modo geral, é mais barato não solicitar as radiografias contrastadas e realizar endoscopia ou cirurgia.

O uso de contrastes iodados (preferencialmente iohexol) é razoável em caso de suspeita de perfuração do trato alimentar. No entanto, se houver forte suspeita de peritonite séptica espontânea, o diagnóstico definitivo geralmente pode ser estabelecido por abdominocentese guiada por ultrassonografia e análise de fluidos. Na ausência de ultrassonografia e se a abdominocentese cega não revelar o diagnóstico, é melhor realizar uma laparotomia exploratória completa do que a radiografia contrastada.

A TC de contraste do trato GI é possível, mas raramente é necessária e sua avaliação crítica pode ser difícil.

Técnica

O sulfato de bário líquido é administrado como descrito para o gastrograma com contraste. As radiografias laterais e VDs devem ser obtidas imediatamente entre 30, 60 e 120 minutos após a administração do bário. Outras radiografias são obtidas conforme necessário. O exame é concluído quando o contraste chegar ao cólon. A contenção química, se absolutamente necessária, pode ser feita com acepromazina. Esses estudos são raramente realizados com fluoroscopia.

Os contrastes iodados hipertônicos são inferiores ao bário para exames do intestino delgado porque diminuem o tempo de trânsito intestinal e podem causar uma mudança considerável de fluidos devido à osmose para o trato GI. Suas possíveis vantagens raramente superam suas desvantagens. Os contrastes iodados isotônicos são mais seguros e produzem detalhes melhores do que os compostos hipertônicos, mas ainda são menos diagnósticos do que o bário.

Achados

Em uma obstrução intestinal completa, a coluna de bário não avança além de um certo ponto e a porção oral dos intestinos até este ponto apresenta dilatação típica. A obstrução parcial pode ser indicada por uma massa de eliminação tardia em determinado ponto (sem dilatação dos intestinos em sentido oral até este ponto) ou redução do lúmen. Como a interpretação exagerada das radiografias contrastadas do intestino é fácil, as alterações devem ser vistas em *pelo menos* duas imagens diferentes obtidas em momentos distintos para que o diagnóstico seja estabelecido.

O achado de uma fina "borda em escova" no lúmen frequentemente leva ao diagnóstico incorreto de "enterite". No entanto, esse achado é causado, na verdade, pela distribuição normal do bário entre os vilos, não por enterite. As infiltrações neoplásicas ou inflamatórias são classicamente associadas a margens crenadas (por vezes chamadas "impressões digitais", *thumb-printing* em inglês). No entanto, sua ausência não exclui doenças infiltrativas. Dilatações focais não causadas por obstrução (ou seja, divertículos) são raras e, de modo geral, representam um infiltrado neoplásico localizado. Em casos raros, alças intestinais cegas ou síndromes de intestino curto, não suspeitas, podem ser detectadas. Os distúrbios de motilidade podem retardar a passagem do contraste pelo trato alimentar, mas as principais causas de hipomotilidade são obstrução ou inflamação abdominal.

INDICAÇÕES PARA ENEMAS COM CONTRASTE DE BÁRIO

Hoje, esse é um procedimento desatualizado e quase nunca realizado. Pode ser importante se houver uma lesão grave no cólon e não houver a possibilidade de ultrassonografia e colonoscopia. O leitor deve consultar as edições anteriores deste livro para obter mais informações sobre enemas com contraste de bário.

ANÁLISE DE FLUIDO PERITONEAL

A análise dos fluidos é discutida em detalhes no Capítulo 34. O fluido é obtido por abdominocentese com uma seringa e agulha. Em caso de insucesso dessa técnica, um cateter multifenestrado (p. ex., cateter de diálise) pode ser utilizado. Às vezes, é melhor deixar o fluido escorrer de maneira espontânea do cateter, sem aplicar pressão negativa.

Se houver suspeita de inflamação peritoneal, mas a recuperação de fluido abdominal não for possível, um lavado peritoneal diagnóstico pode ser realizado. Nesse método, um cateter estéril (preferencialmente multifenestrado) é inserido no abdome e o soro fisiológico estéril morno (20 mℓ/kg) é administrado com rapidez. O abdome é vigorosamente massageado por 1 a 2 minutos e, então, parte do fluido é aspirado e avaliado à citologia.

EXAMES DE DIGESTÃO E ABSORÇÃO

A função pancreática exócrina pode ser analisada pela atividade proteolítica das fezes (não recomendada), absorção de gordura com e sem enzimas pancreáticas (não recomendada) ou concentração sérica de TLI (recomendada).

A concentração sérica de TLI é o exame mais sensível e específico para IPE, é simples (requer apenas o envio de 1 mℓ de soro refrigerado obtido após o jejum noturno) e tem ampla disponibilidade. Esse ensaio detecta proteínas circulantes produzidas pelo pâncreas exócrino normalmente funcional e é válido até mesmo em animais submetidos à suplementação oral de enzimas pancreáticas. É importante que o ensaio seja espécie-específico. Pancreatite, insuficiência renal e desnutrição grave podem aumentar as concentrações séricas de TLI, mas isso raramente prejudica a interpretação dos resultados. No entanto, na IPE causada por obstrução dos ductos pancreáticos (rara), e não por atrofia ou destruição de células acinares (comum), a concentração sérica de TLI pode não indicar a má digestão. Nesses casos, um ensaio proteolítico fecal quantitativo deve ser solicitado.

Em cães normais, a atividade sérica de TLI é de 5,2 a 35 μg/ℓ. Valores inferiores a 2,5 μg/ℓ confirmam o diagnóstico de IPE. Exames com valores entre 2,5 e 5,2 μg/ℓ devem ser repetidos mais tarde. Gatos normais apresentam valores mais altos (28 a 115 μg/ℓ). Esse exame é indicado principalmente em pacientes com diarreia crônica do intestino delgado ou perda crônica de peso de origem desconhecida. A IPE é menos comum em gatos do que em cães, mas o exame ainda é uma boa ideia em felinos. Embora usados principalmente para a detecção de IPE, a elevação substancial da concentração sérica de TLI é sugestiva de pancreatite.

CONCENTRAÇÕES SÉRICAS DE VITAMINAS

As concentrações séricas de cobalamina e folato podem ser úteis em animais com diarreia crônica do intestino delgado ou perda crônica de peso. Esses exames podem fornecer evidências de doença grave da mucosa intestinal; no entanto, são insensíveis para doenças do intestino delgado e não são específicos para qualquer doença intestinal em particular. A cobalamina dietética é absorvida no intestino, principalmente no íleo; portanto, acredita-se que a doença ileal tenda a causar hipocobalaminemia devido à má absorção da vitamina. As concentrações de cobalamina geralmente são menores em cães com IPE, talvez por causa das anomalias em populações bacterianas do intestino delgado. A doença mucosa grave, em especial na região do íleo, também pode diminuir as concentrações séricas de cobalamina. As principais indicações para a determinação das concentrações de cobalamina talvez sejam a busca por evidências de doença intestinal em pacientes com perda de peso de causa incerta e para definir melhor a doença do intestino delgado em gatos (os felinos com deficiência de cobalamina podem apresentar complicações metabólicas). O baixo nível sérico de cobalamina em um paciente com perda de peso de causa desconhecida pode indicar uma doença do intestino delgado. A suplementação com vitaminas do complexo B pode aumentar a concentração sérica de cobalamina.

O folato dietético é absorvido no intestino delgado. O número excessivo de bactérias no intestino delgado superior às vezes sintetiza e libera folato, aumentando as concentrações séricas. Do mesmo modo, a doença grave da mucosa intestinal pode diminuir a absorção, o que reduz as concentrações séricas. A suplementação de vitaminas do complexo B pode aumentar as concentrações séricas de folato. Como a cobalamina, as concentrações de folato são insensíveis para doenças intestinais e não específicas para qualquer doença intestinal em particular. Como a luz degrada a cobalamina, as amostras devem ser congeladas e mantidas no escuro durante o armazenamento e transporte.

OUTROS EXAMES ESPECIAIS PARA DOENÇA DO TRATO ALIMENTAR

A miastenia localizada, uma possível causa de disfagia ou fraqueza esofágica (ver Capítulo 29), pode ser indicada pela determinação de anticorpos para receptores de acetilcolina. O aumento dos títulos desses anticorpos é bastante sugestivo de miastenia *gravis*, mesmo na ausência de sinais sistêmicos. Resultados falso-positivos são raros. Nos EUA, o soro pode ser enviado à Dra. Diane Shelton (Comparative Neuromuscular Laboratory, Basic Science Building, University of California at San Diego, La Jolla, CA 92093-0612) para essa análise.

A medida de anticorpos contra fibras musculares 2M pode ser importante em cães com suspeita de miosite dos músculos mastigatórios (ver Capítulo 29). Esses anticorpos normalmente não são encontrados em cães com polimiosite, mas estão presentes na maioria dos cães com miosite dos músculos mastigatórios. O exame é feito em soro e pode ser solicitado à Dra. Diane Shelton.

As concentrações séricas de gastrina são determinadas em animais com sinais sugestivos de gastrinoma (ou seja, quadros crônicos de vômitos, perda de peso e diarreia em animais idosos, em especial na presença de esofagite ou úlcera duodenal concomitante). A gastrina estimula a secreção de ácido gástrico e é trófica para a mucosa gástrica. O soro para a determinação de gastrina é coletado após uma noite de jejum e rapidamente congelado. A concentração sérica de gastrina pode ser maior em animais com gastrinoma, obstrução da saída gástrica, insuficiência renal, síndrome do intestino curto ou gastrite atrófica e naqueles tratados com inibidores da bomba de prótons (os antagonistas do receptor 2 de histamina [H_2] causam menor aumento). As concentrações de gastrina em repouso podem variar e animais com gastrinoma podem apresentar valores normais. Exames de provocação devem ser considerados em cães com forte suspeita de gastrinoma, mas com concentrações séricas normais de gastrina (ver Capítulo 49).

Exames para a atividade de urease na mucosa gástrica para a detecção de *Helicobacter* spp. são raramente solicitados. De modo geral, *Helicobacter* spp. podem ser encontradas com facilidade por histologia. Veja mais informações sobre a atividade de urease em edições anteriores deste livro.

A concentração de inibidor de α_1-protease pode ser medida nas fezes e é um marcador da perda de proteínas GIs. Na clínica, esse exame raramente é indicado, mas pode ser importante para determinar se a hipoalbuminemia é, pelo menos em parte, causada por enteropatia com perda de proteínas em um paciente com perda proteica renal conhecida ou insuficiência hepática. O exame é realizado pelo GI Lab da Texas A&M University, EUA.

Há exames para o diagnóstico de *Pithium insidiosum*. O ELISA para a detecção de anticorpos e a PCR para antígenos podem ser feitos na College of Veterinary Medicine, Louisiana State University, Baton Rouge, LA 70803, EUA.

ENDOSCOPIA

A endoscopia pode ter bom custo-benefício em animais com quadros crônicos de vômito, diarreia ou perda de peso em casos muito bem escolhidos e se o endoscopista for experiente. Permite a exploração rápida de determinadas partes do trato alimentar e a biópsia da mucosa sem a necessidade de toracotomia ou laparotomia. Embora excelente para a detecção de alterações morfológicas (p. ex., massas, úlceras, obstrução), é insensível para revelar anomalias funcionais (p. ex., fraqueza esofágica).

A endoscopia rígida do cólon é mais fácil e barata do que a endoscopia flexível e fornece excelentes amostras de biópsia. Os endoscópios flexíveis permitem o exame de áreas da valva ileocólica e da valva cecocólica, bem como do cólon ascendente e do cólon transversal, que não podem ser analisadas pelo endoscópio rígido. Instrumentos flexíveis são caros e sua boa utilização requer tempo e comprometimento. Sua utilização é limitada pela capacidade de avanço do instrumento. É preciso cuidado para a obtenção de amostras teciduais diagnósticas sem artefatos excessivos.

A esofagoscopia auxilia a detecção de tumores esofágicos (Figura 27.9), corpos estranhos (Figura 27.10), inflamação (Figura 27.11) e obstrução (Figura 27.12). Corpos estranhos e tecido cicatricial são tratados preferencialmente via endoscopia. A detecção de leiomiomas (Figura 27.13) requer a retroflexão da ponta do endoscópio após a entrada no estômago para a visualização da área do esfíncter esofágico inferior. O lúmen esofágico é coberto com epitélio escamoso que não pode ser facilmente retirado com fórceps endoscópicos flexíveis comuns. Portanto, os endoscópios flexíveis não são adequados à coleta de biópsias da mucosa esofágica, exceto para a coleta de amostras da porção felina distal do esôfago ou na presença de tumor ou inflamação grave.

Embora a esofagoscopia ocasionalmente detecte a fraqueza do órgão, ela é insensível. Nem todos os corpos estranhos podem ser removidos com segurança por endoscopia; tenha cuidado para não causar a ruptura de um esôfago doente ao tentar extrair um corpo estranho. Além disso, tenha cuidado para evitar a criação de distensão gástrica em pacientes com estenoses esofágicas ou pneumotórax por tensão e perfuração esofágica.

De modo geral, a endoscopia rígida é melhor do que a endoscopia flexível na remoção de corpos estranhos esofágicos. Os endoscópios rígidos podem proteger o esôfago durante a extração do objeto e permitir o uso de fórceps rígidos com maior controle pelo endoscopista. Durante o uso de um endoscópio rígido, deve-se tomar cuidado para manter o esôfago do animal o mais reto possível. Para a remoção de um corpo estranho, o endoscópio flexível pode ser introduzido por um endoscópio rígido ou tubo passado pelo esfíncter cricofaríngeo para facilitar o procedimento.

A gastroduodenoscopia e a biópsia são indicadas em alguns animais com vômito, perda de sangue aparente do trato GI superior, suspeita de refluxo gastroduodenal ou doença do intestino delgado. É mais sensível e específica do que a radiografia para a detecção de úlceras na mucosa (Figura 27.14), erosões (Figura 27.15), tumores (Figura 27.16) e lesões inflamatórias (Figuras 27.17 a 27.19). A endoscopia também é mais rápida e menos estressante para o animal do que a laparotomia exploratória. Muitos corpos estranhos no trato GI superior (Figura 27.20) podem ser removidos na endoscopia e várias amostras de biópsia

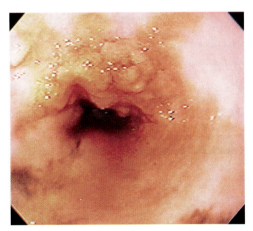

Figura 27.9 Visualização endoscópica de uma massa polipoide no esôfago de um Chow Chow. A massa representa um adenocarcinoma.

420 PARTE 3 ■ Distúrbios do Sistema Digestório

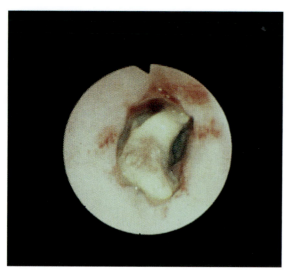

Figura 27.10 Visualização endoscópica do esôfago de um cão com obstrução por um osso de pescoço de galinha. O osso foi removido com endoscópio rígido e pinça jacaré.

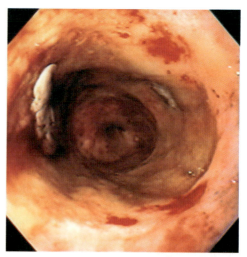

Figura 27.11 Visualização endoscópica do esôfago distal de um cão com esofagite grave secundária por corpo estranho ósseo. Observe a placa branca na posição de 9 horas, causada pela necrose por pressão do corpo estranho.

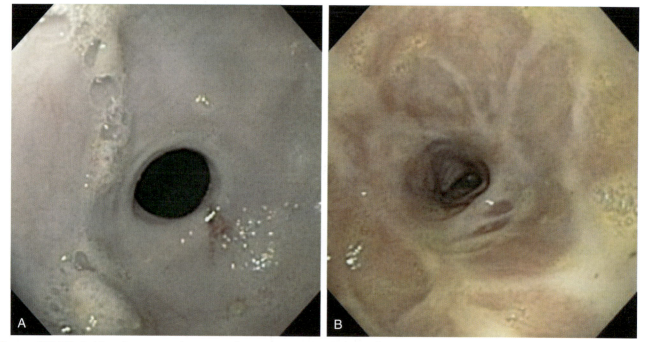

Figura 27.12 A. Visualização endoscópica de um cão com estenose esofágica. Observe o estreitamento circunferencial óbvio. **B.** Outra visualização endoscópica do esôfago de um cão com estenose óbvia. Nesse caso, existem numerosas cicatrizes claras que demonstram que o animal teve esofagite grave em algum momento.

podem ser obtidas. Ocasionalmente, diagnósticos inesperados (p. ex., infecção por *Physaloptera*; Figura 27.21) podem ser estabelecidos. Endoscópios com diâmetros externos de 9 mm ou menos podem ser necessários em cães e gatos com peso inferior a 4 a 5 kg. Sempre que possível, um endoscópio com um canal de biópsia de 2,8 mm deve ser usado para obter amostras de tecido maiores e facilitar a recuperação de corpos estranhos.

O estômago deve estar o mais vazio possível para a realização de gastroduodenoscopia, o que geralmente requer um jejum de pelo menos 24 horas; muitos animais submetidos à gastroscopia não apresentam esvaziamento gástrico tão rápido quanto um cão sem doença abdominal. Durante o procedimento, o estômago deve ser adequadamente inflado com ar para permitir a avaliação minuciosa da mucosa. O equipamento de sucção deve estar à disposição para a remoção de secreções ou ar. O endoscopista deve inspecionar a mucosa de maneira metódica. É muito fácil não ver lesões (p. ex., úlceras ou *Physaloptera*) no interior do piloro. As amostras de biópsia da mucosa gástrica e duodenal devem ser sempre obtidas porque os achados macroscópicos normais não excluem doença grave da mucosa. Assim como a esofagoscopia, a gastroduodenoscopia não é sensível na identificação de distúrbios funcionais (ou seja, hipomotilidade gástrica).

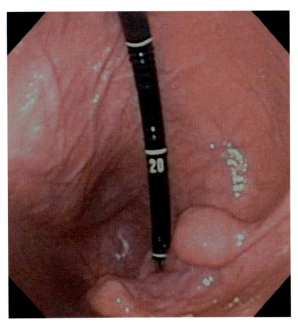

Figura 27.13 Esfíncter esofágico inferior (visto do estômago) de um cão com leiomioma (massa coberta por mucosa de aparência normal). Esse tumor causava vômito e regurgitação.

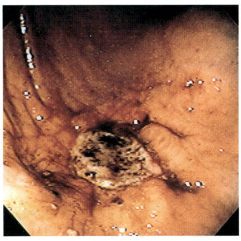

Figura 27.14 Visualização endoscópica de uma úlcera gástrica na curvatura maior de um Chow Chow. Observe a erosão óbvia da mucosa até a submucosa.

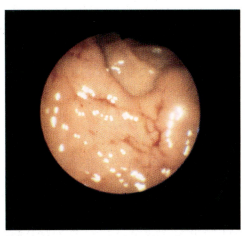

Figura 27.15 Visualização endoscópica da mucosa gástrica do estômago de um cão com sangramento óbvio. Esse cão havia recebido anti-inflamatórios não esteroidais e o sangramento representava erosões que não foram detectadas por radiografias ou ultrassonografia. (Extraída de Fossum T, ed.: *Small animal surgery*, St Louis, 1997, Mosby.)

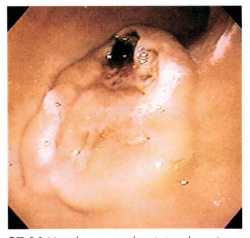

Figura 27.16 Visualização endoscópica do estômago de um cão com uma massa óbvia na curvatura maior. A massa era um leiomiossarcoma ulcerado que foi removido com sucesso.

A proctoscopia ou a colonoscopia é indicada em cães e gatos com doença crônica do intestino grosso que não respondem a tratamentos dietéticos, antibacterianos ou anti-helmínticos adequados, bem como naqueles com perda de peso, hipoalbuminemia ou maior suscetibilidade a doenças específicas (p. ex., colite ulcerativa histocítica em Boxers). A colonoscopia com biópsia é mais sensível e definitiva para o diagnóstico de doenças infiltrativas do que as técnicas de diagnóstico por imagem. A proctoscopia é usada em animais com anomalias retais óbvias (p. ex., massa ou estenose no exame retal digital). A biópsia rígida obtém excelentes amostras de tecido que permitem a identificação da maioria das lesões, inclusive as submucosas. Os instrumentos de biópsia utilizados com endoscópios flexíveis não obtêm amostras teciduais tão profundas, mas são adequados para a coleta de material de lesões mucosas.

A proctoscopia e a colonoscopia são mais fáceis de realizar, exigem menos contenção e nem sempre utilizam os caros equipamentos flexíveis de outros procedimentos endoscópicos. O cólon deve estar limpo para a inspeção adequada da mucosa. Toda a alimentação deve ser suspensa por pelo menos 36 e, preferencialmente, 48 horas antes do procedimento. Além disso, um laxante brando (p. ex., bisacodil) deve ser administrado na noite anterior ao exame e vários enemas com água quente abundante devem ser realizados na noite anterior e na manhã do procedimento. A proctoscopia requer menos limpeza do que a colonoscopia. Soluções comerciais de lavado intestinal (p. ex., GoLytely®, CoLyte®) limpam o cólon melhor que os enemas e são bastante úteis em cães de porte maior, que serão submetidos à ileoscopia (que requer boa limpeza da área ileocólica) e animais com dor que resistem aos enemas. A solução de lavado é geralmente usada duas vezes na noite anterior ao procedimento e talvez uma vez na manhã do exame. Em casos raros, pode causar dilatação ou vólvulo gástrico e a aspiração inadvertida pode ser devastadora.

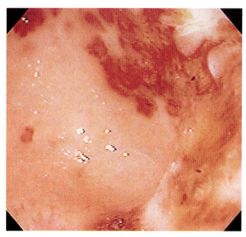

Figura 27.17 Visualização endoscópica do estômago de um gato com inflamação difusa, erosão e úlcera de causa desconhecida.

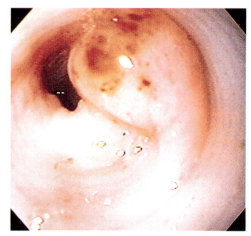

Figura 27.18 Gastrite focal próxima ao piloro de um cão. Observe as manchas avermelhadas na lesão, responsáveis pela hematêmese intermitente.

Alguns cães com irritação substancial do cólon tentam tanto defecar que a colonoscopia pode ser realizada sem enemas ou soluções de lavado. Esses mesmos pacientes às vezes podem ser submetidos à endoscopia apenas com contenção manual ou sedação branda (Vídeo 27.1). No entanto, muitos animais submetidos à colonoscopia apresentam irritação do cólon ou do reto e a anestesia é preferível.

A mucosa do cólon normal é lisa e brilhante; além disso, os vasos sanguíneos das submucosas devem ser vistos (Figura 27.22). Os tubos de enema podem causar artefatos lineares. O cólon deve ser distendido a um diâmetro uniforme, mas pode ter curvas. Durante a endoscopia flexível, identifique e inspecione a valva ileocólica e o ceco (Figuras 27.23 e 27.24). Sempre colete amostras de biópsia da mucosa. Embora alguns pacientes com doenças neoplásicas ou infiltrativas inflamatórias apresentem hematomas óbvios (Vídeo 27.2), os achados macroscópicos normais não descartam a presença de doenças infiltrativas significativas. De modo geral, áreas de estenose com mucosa relativamente normal são causadas por uma lesão submucosa; nesse caso, a biópsia deve ser agressiva o suficiente para a inclusão da submucosa na amostra. A citologia pode detectar histoplasmose, prototecose, algumas neoplasias e colite eosinofílica.

Um sigmoidoscópio humano adulto ou pediátrico geralmente é adequado para a colonoscopia rígida. A ponta dos fórceps rígidos de biópsia deve ter ação de cisalhamento (ou seja, uma parte da ponta deve caber na outra quando estiver fechada, agindo assim como um par de tesouras) em vez da ação de concha (também chamada "colher dupla"), em que as bordas superior e inferior apenas se encontram.

A ileoscopia é indicada principalmente em cães com diarreia e em gatos com vômito ou diarreia. É realizada durante a colonoscopia flexível e requer limpeza completa do cólon para que a valva ileocólica seja visualizada. É difícil ou impossível entrar no íleo da maioria dos gatos (por causa do tamanho), mas os fórceps de biópsia podem ser introduzidos pela valva ileocólica para coleta às cegas de amostras de mucosa ileal (Figura 27.25; Vídeo 27.3). A ileoscopia pode ser muito valiosa no diagnóstico de linfoma em gatos, em caso de insucesso da biópsia duodenal.

ENDOSCOPIA POR CÁPSULA

A endoscopia por cápsula foi recentemente introduzida na medicina veterinária. Tem sido usada para a pesquisa de lesões hemorrágicas no trato GI, mas talvez seja útil no diagnóstico de linfangiectasia intestinal.

TÉCNICAS DE BIÓPSIA E ENVIO

BIÓPSIA POR ASPIRAÇÃO COM AGULHA FINA

Aspiração com agulha fina ou biópsia com agulha grossa (*core*) de linfonodos aumentados, massas abdominais e órgãos abdominais com infiltração pode ser guiada por palpação abdominal ou ultrassonografia. Uma agulha de calibre 23 a 25 é normalmente usada para que qualquer perfuração intestinal ou vascular inadvertida não seja prejudicial (ver Capítulo 74).

BIÓPSIA ENDOSCÓPICA

A endoscopia rígida geralmente fornece excelentes amostras de biópsia do cólon descendente (ou seja, espécimes grandes com espessura total da mucosa, inclusive parte da camada muscular da mucosa), mas não pode ser usada para coleta de material do estômago e do intestino delgado. Endoscópios flexíveis podem atingir uma parte maior do trato alimentar, mas as amostras teciduais obtidas nem sempre são profundas a ponto de permitir o diagnóstico de lesões submucosas. Idealmente, o tecido a ser biopsiado é visualizado, mas os fórceps podem ser introduzidos às cegas pela valva ileocólica para biópsia do íleo caso a ponta do endoscópio não possa chegar até essas áreas.

Nem todos os laboratórios processam e interpretam amostras endoscópicas de tecido intestinal. Endoscópios com canais de biópsia de 2,8 mm são preferidos aos de 2 ou 2,2 mm porque fórceps maiores permitem a recuperação de amostras de tecido substancialmente maiores e mais profundas.

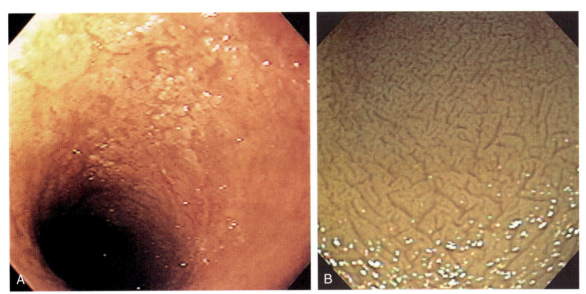

Figura 27.19 A. Duodeno de um cão com doença inflamatória intestinal grave. Observe a aparência pseudomembranosa, que sugere doença grave. **B.** Duodeno de um gato com doença inflamatória intestinal grave. Observe a aparência distinta (ou seja, "plana", com longas "rachaduras", muito similar à lama seca).

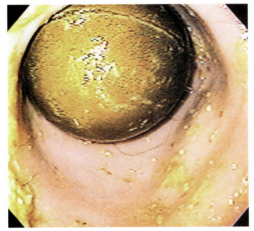

Figura 27.20 Visualização endoscópica do antro de um cão com um corpo estranho, uma bola, presente há meses e que não foi detectado em radiografias simples ou na ultrassonografia.

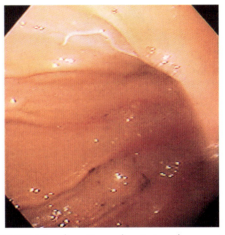

Figura 27.21 Visualização endoscópica da curvatura maior do estômago de um cão, mostrando um nematódeo do gênero *Physaloptera*.

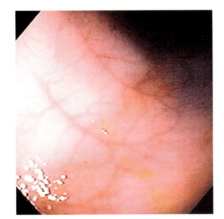

Figura 27.22 Visualização endoscópica do cólon normal de um cão, mostrando vasos sanguíneos submucosos típicos. A incapacidade de visualização desses vasos sanguíneos pode sugerir infiltrados inflamatórios.

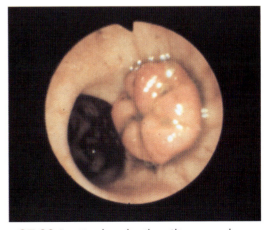

Figura 27.23 Região da valva ileocólica normal em um cão. A valva ileocólica é a estrutura semelhante a um cogumelo e a abertura abaixo dela é a valva cecocólica.

424 PARTE 3 ■ Distúrbios do Sistema Digestório

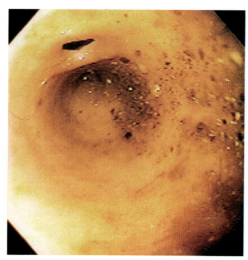

Figura 27.24 Visualização endoscópica de uma região normal da valva ileocólica de um gato. A bolsa cega é o ceco e a pequena abertura acima dele é a valva ileocólica.

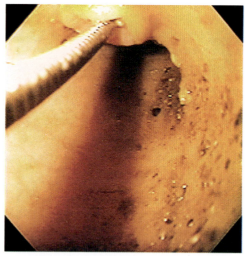

Figura 27.25 Mesmo local da Figura 27.24. Um instrumento de biópsia foi introduzido às cegas no íleo porque o endoscópio não pode ser avançado pelo orifício estreito.

A amostra de tecido da mucosa intestinal ou gástrica deve ser cuidadosamente tratada para minimizar artefatos e distorções. O tecido deve ser removido dos fórceps de biópsia com uma agulha de calibre 25. Uma amostra de tecido pode ser preparada por esmagamento e avaliada citologicamente, enquanto as demais são fixas em formalina e submetidas à análise histológica. As lâminas devem ser avaliadas por um patologista familiarizado com a citologia do trato GI. Preparações citológicas da mucosa gástrica podem revelar adenocarcinoma, linfoma, várias células inflamatórias ou espiroquetas (ver Figura 30.1). Estudos citológicos da mucosa intestinal podem detectar enterite eosinofílica, linfoma, histoplasmose ou protoplasmose e, às vezes, giardíase, bactérias ou ovos de *Heterobilharzia*. A citologia é específica, mas insensível (ou seja, a não observação de uma doença não permite sua exclusão).

O laboratório deve ser consultado sobre a maneira adequada de envio de amostras de tecido obtidas por endoscopia.

O simples envio de tecidos intestinais flutuando livremente em formalina impede a orientação correta da amostra nas lâminas para histopatologia. Tecidos de locais diferentes devem ser acondicionados em frascos distintos de formalina; cada frasco deve ser identificado da maneira adequada. As pequenas amostras de tecido não devem secar ou sofrer danos antes da colocação em formalina.

Dois problemas comuns com amostras teciduais obtidas na endoscopia são o tamanho muito pequeno ou a presença excessiva de artefatos. Às vezes, os linfomas estão em áreas relativamente profundas da mucosa (ou estão na submucosa) e uma amostra superficial pode relevar apenas a reação tecidual acima do tumor, levando ao diagnóstico incorreto de inflamação. Múltiplas amostras de biópsia devem ser obtidas até que haja pelo menos seis a oito espécimes de excelente tamanho e profundidade (ou seja, a espessura total da mucosa). É importante que o patologista informe ao médico se a qualidade das amostras de tecido foi adequada para a avaliação e se a gravidade das lesões histológicas encontradas condiz com a gravidade dos sinais clínicos.

BIÓPSIA DE ESPESSURA TOTAL

Na ausência da endoscopia, a cirurgia abdominal pode ser necessária para biópsias gástricas e intestinais. As biópsias de espessura total obtidas cirurgicamente podem apresentar menos artefatos do que aquelas coletadas por endoscopia; no entanto, é preciso considerar prós e contras da cirurgia em um animal debilitado ou doente. A endoscopia permite o direcionamento dos fórceps de biópsia para lesões que não podem ser vistas na superfície serosa. Na cirurgia, todo o abdome deve ser examinado (ou seja, literalmente do início do estômago até o fim do cólon, além de todos os órgãos parenquimatosos). Amostras de biópsia do estômago, duodeno, jejuno, íleo, linfonodos mesentéricos e fígado (e pâncreas em gatos) devem ser obtidas, independentemente de sua aparência normal, a menos que uma lesão óbvia (p. ex., um tumor extenso) seja encontrada. O cólon é mais suscetível a deiscências que o intestino delgado e as biópsias de espessura total do cólon devem ser evitadas, a menos que haja uma razão importante para sua realização. Não assuma que uma lesão com aparência macroscópica impressionante seja responsável pelos sinais clínicos; em vez disso, colete amostras de biópsia mesmo quando o diagnóstico parecer óbvio. A deiscência é um grande risco à biópsia em um abdome com peritonite séptica. É preocupante se a concentração sérica de albumina for inferior a 1,5 g/dℓ, mas a técnica excelente minimiza o risco. Considere a colocação de sondas alimentares por esofagostomia, gastrostomia ou enterostomia em animais emaciados antes de sair do abdome.

Leitura sugerida

Allenspach K. Diseases of the large intestine. In: Ettinger SJ, et al., eds. *Textbook of veterinary internal medicine.* 7th ed. St Louis: WB Saunders; 2010.

Bonadio CM, et al. Effects of body positioning on swallowing on esophageal transit in healthy dogs. *J Vet Intern Med.* 2009;23:801.

Bonfanti U, et al. Diagnostic value of cytologic examination of gastrointestinal tract tumors in dogs and cats: 83 cases (2001-2004). *J Am Vet Med Assoc.* 2006;229:1130.

Cartwright JA, et al. Evaluating quality and adequacy of gastrointestinal samples collected using reusable or disposable forceps. *J Vet Intern Med.* 2016;30:1002.

Davignon DL, et al. Evaluation of capsule endoscopy to detect mucosal lesions associated with gastrointestinal bleeding in dogs. *J Small Anim Pract.* 2016;57:148.

Dryden M, et al. Accurate diagnosis of *Giardia* spp. and proper fecal examination procedures. *Vet Ther.* 2006;7:4.

Gaschen L, et al. Comparison of ultrasonographic findings with clinical activity index (CIBDAI) and diagnosis in dogs with chronic enteropathies. *Vet Radiol Ultrasound.* 2009;49:56.

Gould E, et al. A prospective, placebo-controlled pilot evaluation of the effects of omeprazole on serum calcium, magnesium, cobalamin, gastrin concentrations, and bone in cats. *J Vet Intern Med.* 2016;30:779.

Grooters AM, et al. Development of a nested polymerase chain reaction assay for the detection and identification of *Pythium insidiosum*. *J Vet Intern Med.* 2002;16:147.

Gualtieri M. Esophagoscopy. *Vet Clin North Am.* 2001;31:605.

Hall EJ, et al. Diseases of the small intestine. In: Ettinger SJ, et al., eds. *Textbook of veterinary internal medicine.* 7th ed. St Louis: WB Saunders Elsevier; 2010.

Hardy BT, et al. Multiple gastric erosions diagnosed by means of capsule endoscopy in a dog. *J Am Vet Med Assoc.* 2016;8:926.

Jergens A, et al. Endoscopic biopsy specimen collection and histopathologic considerations. In: Tams TR, et al., eds. *Small animal endoscopy.* 3d ed. St Louis: Elsevier; 2011.

Jergens AE, et al. Maximizing the diagnostic utility of endoscopic biopsy in dogs and cats with gastrointestinal disease. *Vet J.* 2016; 214:50.

Keh S, et al. Evaluation of computed tomographic enterography with an orally administered lactulose solution in clinically normal dogs.

Larsen M, et al. Diagnostic utility of abdominal ultrasonography in dogs with chronic vomiting. *J Vet Intern Med.* 2010;24:803.

Leib MS. Diagnostic utility of abdominal ultrasonography in dogs with chronic vomiting. *J Vet Intern Med.* 2010;24:803.

Leib MS. Colonoscopy. In: Tams TR, et al., eds. *Small animal endoscopy.* 3d ed. St Louis: Elsevier/Mosby; 2011.

McLeland SM, et al. Relationship among serum creatinine, serum gastrin, calcium phosphorous product, and uremic gastropathy in cats with chronic kidney disease. *J Vet Intern Med.* 2014;28:827.

Marks SL, et al. Diarrhea in kittens. In: August JR, eds. *Consultations in feline internal medicine.* 5th ed. St Louis: Elsevier/Saunders; 2006.

Mansell J, et al. Biopsy of the gastrointestinal tract. *Vet Clin N Am.* 2003;33:1099.

Mekaru S, et al. Comparison of direct immunofluorescence, immunoassays, and fecal flotation for detection of *Cryptosporidium* spp and *Giardia* spp in naturally exposed cats in 4 northern California animal shelters. *J Vet Intern Med.* 2007;21:959.

Parente NL, et al. Serum concentrations of gastrin after famotidine and omeprazole administration to dogs. *J Vet Intern Med.* 2014; 28:1465.

Patsikas MN, et al. Ultrasonographic signs of intestinal intussusception associated with acute enteritis or gastroenteritis in 19 young dogs. *J Am Anim Hosp Assoc.* 2003;39:57.

Radhakrishnan A. Advances in flexible endoscopy. *Vet Clin North Am Small Anim Pract.* 2016;46:85.

Rishniw M, et al. Comparison of 4 *Giardia* diagnostic tests in diagnosis of naturally acquired canine chronic subclinical giardiasis. *J Vet Intern Med.* 2010;24:293.

Rudorf H, et al. Ultrasonographic evaluation of the thickness of the small intestinal wall in dogs with inflammatory bowel disease. *J Small Anim Pract.* 2005;46:322.

Ruiz GC, et al. Comparison of 3 handling techniques for endoscopically obtained gastric and duodenal biopsy specimens: a prospective study in dogs and cats. *J Vet Intern Med.* 2016;30:1014.

Ruiz G, et al. Diagnostic contribution of cytological specimens obtained from biopsies during gastrointestinal endoscopy in dogs and cats. *J Small Anim Pract.* 2017;58:17.

Schmitz S, et al. Comparison of three rapid commercial canine parvovirus antigen tests with electron microscopy and polymerase chain reaction. *J Vet Diagn Invest.* 2009;21:344.

Steiner JM. Canine pancreatic disease. In: Ettinger SJ, et al., eds. *Textbook of veterinary internal medicine.* 7th ed. Philadelphia: WB Saunders Elsevier; 2010.

Tams TR, et al. Endoscopic examination of the small intestine. In: Tams TR, et al., eds. *Small animal endoscopy.* 3d ed. St Louis: Elsevier/Mosby; 2011.

Willard MD, et al. Bacterial causes of enteritis and colitis. In: August JR, eds. *Consultations in feline internal medicine.* 5th ed. St Louis: Elsevier/Saunders; 2006.

Willard MD, et al. Effect of sample quality on the sensitivity of endoscopic biopsy for detecting gastric and duodenal lesions in dogs and cats. *J Vet Intern Med.* 2008;22:1084.

Willard MD, et al. Gastrointestinal, pancreatic, and hepatic disorders. In: Willard MD, et al., eds. *Small animal clinical diagnosis by laboratory methods.* 5th ed. St Louis: WB Saunders Elsevier; 2011.

Zwingenberger A, et al. Ultrasonographic evaluation of the muscularis propria in cats with diffuse small intestinal lymphoma or inflammatory bowel disease. *J Vet Intern Med.* 2010;24:289.

CAPÍTULO 28

Princípios Terapêuticos Gerais

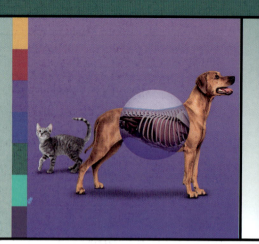

FLUIDOTERAPIA

A fluidoterapia é usada principalmente para tratamento de choque, desidratação e distúrbios eletrolíticos e ácido-básicos. Como os parâmetros clínicos não permitem a estimativa precisa das alterações eletrolíticas e ácido-básicas, as concentrações séricas de eletrólitos devem ser determinadas em pacientes com doença grave. O vômito do conteúdo gástrico é classicamente considerado causa de alcalose metabólica hipopotassêmica e hipoclorêmica, mas isso ocorre de forma inconsistente. A perda do conteúdo intestinal classicamente produz hipopotassemia acompanhada ou não por acidose, mas a alcalose metabólica hipopotassêmica também pode ser observada. De modo geral, animais que vomitam são hipopotassêmicos, mas pacientes com hipoadrenocorticismo ou insuficiência renal grave também podem apresentar hipopotassemia. As concentrações de eletrólitos podem ser rapidamente determinadas pela metodologia em ponto de atendimento. A fluidoterapia em um paciente com vômito grave antes da determinação das concentrações de eletrólitos pode ser realizada com soro fisiológico com 20 mEq de cloreto de potássio por litro (Tabela 28.1), assumindo a administração de uma a duas vezes dos valores requeridos para manutenção. Na ausência de metodologia em ponto de atendimento, o traçado eletrocardiográfico (ECG) da derivação II pode ser avaliado à procura de evidências de hiperpotassemia (ver Capítulo 53).

A reexpansão do compartimento vascular e melhora da perfusão periférica diminui a acidose láctica. Consequentemente, a administração de bicarbonato quase nunca é necessária e pode, na verdade, ser prejudicial. O bicarbonato é dado principalmente a pacientes com acidose extrema (p. ex., pH < 7,05 ou concentração de bicarbonato < 10 mEq/ℓ) e risco iminente de morte. Bicarbonato, solução de Lactato de Ringer e Normosol-R não devem ser usados em animais com provável alcalose (p. ex., vômito de origem gástrica).

A administração parenteral de fluidos é indicada em animais com hipovolemia significativa ou com absorção entérica de fluidos questionável (p. ex., doença intestinal grave, obstrução, vômito ou íleo). A administração subcutânea (SC) de fluidos é aceitável na ausência de desidratação grave ou

 TABELA 28.1

Orientações gerais para suplementação inicial de fluidos intravenosos com potássio.

Concentração plasmática de potássio (mEq/ℓ)	Quantidade de cloreto de potássio (KCl) a adicionar aos fluidos administrados em taxas de manutenção* (mEq/ℓ)
3,7 a 5	10 a 20
3 a 3,7	20 a 30
2,5 a 3	30 a 40
2 a 2,5	40 a 60
≤ 2	60 a 70

*Não exceda 0,5 mEq/kg/h de potássio, exceto em emergências hipopotassêmicas e somente com monitoramento eletrocardiográfico constante e cuidadoso. Certifique-se de monitorar as concentrações plasmáticas de potássio de forma rotineira sempre que administrar fluidos com mais de 30 a 40 mEq de potássio por litro.

choque e em animais que absorvem fluidos e toleram a administração por via subcutânea repetida. Vários depósitos SC são realizados, cada um com 10 a 50 mℓ, dependendo do tamanho do animal. As áreas dependentes devem ser verificadas quanto a fluidos não absorvidos antes da nova administração por via subcutânea. Os animais com desidratação grave tendem a absorver os fluidos SC de forma muito lenta; assim, a administração intravenosa (IV) é preferível. A administração por via intravenosa de fluidos é necessária em pacientes com desidratação grave ou choque, mesmo que uma venostomia seja necessária. A administração intramedular pode ser feita caso o cateterismo IV não possa ser estabelecido. Para tanto, uma agulha hipodérmica de grande calibre ou uma agulha de aspiração de medula óssea (preferível) pode ser inserida no fêmur (fossa trocantérica), tíbia, asa do ílio ou úmero. Os fluidos podem ser administrados por via intramedular em taxa de manutenção ou maior. A administração intraperitoneal repõe o compartimento intravascular de maneira mais lenta do que as técnicas IV ou intramedulares e não é recomendada.

Cães em choque hipovolêmico geralmente apresentam taquicardia, má perfusão periférica, extremidades frias, aumento do tempo de preenchimento capilar, pulso femoral fraco e/ou taquipneia, enquanto cães em síndrome de resposta inflamatória sistêmica (SIRS) inicialmente apresentam mucosas orais vermelhas, extremidades quentes e pulso femoral forte e delimitado antes do desenvolvimento dos sinais clássicos de choque. O tratamento do choque grave não consiste na administração de uma quantidade fixa de fluidos, mas do volume necessário para o efeito desejado. De modo geral, consiste em um *bolus* IV de 10 a 20 mℓ/kg de um cristaloide isotônico (p. ex., Lactato de Ringer, Normosol-R ou soro fisiológico, todos sem suplementação com potássio) durante 15 a 30 minutos. Em seguida, em vez da administração "às cegas" de uma quantidade fixa e calculada, os fluidos são administrados até que o paciente esteja hemodinamicamente estável, lembrando que é fácil super-hidratar gatos. Em última análise, um volume de sangue (90 mℓ/kg em cães e 50 mℓ/kg em gatos) é geralmente administrado durante as primeiras 1 a 2 horas. No entanto, normalmente há necessidade de uma nova administração de fluidos em 30 a 60 minutos, porque os cristaloides se redistribuem rapidamente pelo compartimento intersticial. Cães de grande porte em choque grave (p. ex., dilatação/vólvulo gástrico) podem precisar de dois cateteres cefálicos de calibre 16 a 18 simultâneos e bolsas IV colocadas em dispositivos de compressão pneumática para atingir a taxa de fluxo adequada.

A solução salina hipertônica e/ou coloides permitem a reanimação com pequenos volumes, de administração mais fácil do que os altos volumes de cristaloides em animais de grande porte. A administração por via intravenosa de 4 a 5 mℓ/kg de solução salina hipertônica (a 7%) durante 10 a 20 minutos (sem exceder 1 mℓ/kg/min) é eficaz por cerca de 30 minutos. De modo geral, as soluções hipertônicas não devem ser usadas em animais com desidratação hipernatrêmica, choque cardiogênico ou insuficiência renal; é provável que não sejam adequadas em animais com hemorragia não controlada. Se necessário, a solução salina hipertônica pode ser readministrada em alíquotas de 2 mℓ/kg até um total de 10 mℓ/kg ou a concentração sérica de sódio de 160 mEq/ℓ. No entanto, como os efeitos de expansão volumétrica da solução salina hipertônica duram apenas cerca de 30 minutos, outros fluidos devem ser administrados (geralmente em taxa reduzida até o controle do choque). Uma mistura de solução salina a 23,4% mais hetamido ou pentamido a 6% em uma proporção de 1:2 em dose de 3 a 5 mℓ/kg tem ação mais longa do que a solução salina hipertônica sozinha.

Os coloides (p. ex., hetamido ou pentamido) também extraem água do compartimento intersticial para o compartimento vascular, mas seus efeitos são mais duradouros em comparação à solução salina hipertônica; além disso, os coloides não aumentam a carga corpórea total de sódio. Volumes relativamente pequenos podem ser administrados com rapidez (em cães, *bolus* IV lento de 5 a 10 mℓ/kg com um máximo de 20 mℓ/kg/dia; em gatos, 5 a 10 mℓ/kg/dia); a seguir, a taxa de administração por via intravenosa deve ser reduzida para prevenir o desenvolvimento de hipertensão. Os coloides devem ser usados com cautela em animais com tendência a sangramento. Em casos raros, o coloide pode entrar em compartimentos extravasculares, extraindo fluido do compartimento vascular e complicando o choque; assim, o monitoramento deve ser cuidadoso.

Os requerimentos de fluidos de manutenção para cães com peso entre 10 e 50 kg são de 44 a 66 mℓ/kg/dia; cães maiores precisando de menos por quilograma do que cães menores. Cães com peso inferior a 5 kg podem precisar de 80 mℓ/kg/dia. Gatos com peso superior a 3 kg precisam de 53 a 61 mℓ/kg/dia. É importante escolher o fluido correto para evitar desequilíbrios eletrolíticos, em especial a hipopotassemia. De modo geral, a suplementação de potássio deve ser feita em animais com hiporexia ou vômitos, diarreia ou sob fluidoterapia intensa ou prolongada (ver as orientações da Tabela 28.1). O animal deve ser monitorado quanto ao desenvolvimento de hiperpotassemia iatrogênica. Não mais do que 0,5 mEq K/kg/h deve ser administrado por via IV. Na ausência de vômitos, a suplementação oral (VO) de potássio costuma ser mais eficaz do que a parenteral. Os gatos que recebem fluidos IV geralmente apresentam diminuição inicial nas concentrações séricas de potássio, mesmo que os fluidos contenham 40 mEq ou mais de cloreto de potássio por litro; portanto, os gatos com hipopotassemia grave devem receber gliconato de potássio VO, se possível.

Animais desidratados que não estão em choque são tratados com a reposição do déficit hídrico estimado. Primeiro, o grau de desidratação deve ser determinado. O aumento do turgor cutâneo é geralmente observado pela primeira vez com 5 a 6% de desidratação, mas qualquer paciente com perda de peso substancial pode apresentá-lo. Animais obesos ou desidratação peraguda muitas vezes não apresentam alteração do turgor cutâneo, mesmo com desidratação grave. Mucosas orais secas e pegajosas geralmente indicam 6 a 7% de desidratação. No entanto, animais bem hidratados, ofegantes ou com dispneia podem ter boca seca. A multiplicação da porcentagem estimada de desidratação pelo peso do animal (em quilogramas) determina os litros necessários para reposição do déficit. Essa quantidade é normalmente reposta em 2 a 8 horas, dependendo do estado do animal. A taxa de distribuição de fluido não deve exceder 88 mℓ/kg/h. De modo geral, é melhor superestimar um pouco (não muito) em vez de subestimar o déficit de fluidos, a menos que o animal tenha insuficiência cardíaca congestiva, insuficiência renal anúrica/oligúrica, hipoproteinemia grave ou edema pulmonar. Os gatos são mais facilmente prejudicados pela administração excessiva de fluidos do que os cães.

As perdas contínuas são estimadas a partir de observações de vômitos, diarreia e micção, mas é comum subestimar as perdas. Pesar o animal ou os tapetinhos da gaiola que absorvem urina/fezes é outra maneira de estimativa das perdas contínuas, já que a perda aguda de peso se deve à perda de fluidos.

O desenvolvimento de crepitações pulmonares inspiratórias, ritmo de galope ou edema (especialmente cervical) indica hiper-hidratação. Um novo sopro cardíaco nem sempre é um sinal de hiper-hidratação; cães com desidratação grave e insuficiência valvar podem não apresentar sopro audível até estarem repletos de volume. A pressão venosa central (PVC) é excelente para a detecção da administração excessiva de fluidos, mas raramente é necessária, exceto em animais com insuficiência cardíaca ou renal grave e aqueles submetidos à fluidoterapia muito agressiva. A PVC é normalmente inferior a 4 cmH$_2$O e não deve exceder 10 a 12 cmH$_2$O, mesmo durante a fluidoterapia agressiva. Problemas técnicos produzem falsa elevação da PVC.

A terapia de reidratação oral utiliza a absorção intestinal facilitada de sódio. A coadministração de um monossacarídeo (p. ex., dextrose) ou aminoácido acelera a absorção de sódio e a subsequente absorção de água. Essa abordagem funciona caso o animal possa ingerir fluidos orais (ou seja, não está vomitando) e se a função das vilosidades da mucosa intestinal for razoável. A absorção ocorre principalmente no epitélio maduro próximo à ponta das vilosidades. Vários produtos para seres humanos são comercializados e há receitas para fazer essas soluções. Não monitorar o paciente ou seguir as instruções pode levar à hipernatremia grave.

O tipo de fluidoterapia usado em animais com hipoproteinemia depende do grau de hipoalbuminemia. O excesso de fluidos pode diluir a concentração sérica de albumina, causando ascite, edema e/ou diminuição da perfusão periférica. Os requerimentos de fluido e as perdas contínuas, portanto, devem ser cuidadosamente calculados. Em animais com hipoalbuminemia grave (p. ex., concentração sérica de albumina de 1,5 g/dℓ ou menos), o aumento da pressão oncótica plasmática pode ser desejado. A administração de plasma não é recomendada porque grandes volumes são necessários para o aumento substancial da concentração sérica de albumina; assim, o tratamento se torna muito caro. Além disso, os animais com enteropatias com perda de proteínas (EPPs) graves e nefropatias com perda de proteínas logo excretam a proteína administrada e transfusões repetidas são necessárias. A albumina humana foi administrada e parece eficaz; no entanto, alguns animais podem vir a óbito por anafilaxia aguda. A albumina canina (5 a 6 mℓ/kg) é mais segura, mas sua disponibilidade é limitada. Hetamido e pentamido podem substituir o plasma ou a albumina. Esses coloides são maiores que a albumina e persistem no espaço intravascular por mais tempo, ajudando a manutenção da pressão oncótica plasmática em animais com EPP grave. Depois da administração desses coloides, a taxa de administração de fluidos deve ser reduzida para prevenir o desenvolvimento de hipertensão. Às vezes, a administração de hetamido provoca o deslocamento dos fluidos para o compartimento extravascular, com subsequente diminuição da perfusão periférica ou piora da ascite.

MANEJO ALIMENTAR

A terapia dietética é importante em animais com problemas do trato gastrintestinal. A terapia sintomática dos distúrbios agudos é feita com dietas de fácil digestão, enquanto o tratamento específico normalmente requer dietas de eliminação (ou seja, hipoalergênicas), com teor ultrabaixo de gordura e/ou suplementação de fibras.

As dietas de fácil digestão têm baixo teor de gordura e fibras (que retardam o esvaziamento gástrico) e ricas em carboidratos complexos. Dietas extremamente hiperosmolares (p. ex., soluções concentradas de açúcar ou mel) devem ser evitadas porque também podem retardar o esvaziamento gástrico. Essas dietas são indicadas em animais com gastrite aguda ou enterite e são comercializadas (Boxe 28.1). As versões caseiras são geralmente compostas por frango ou carne magra cozida, queijo *cottage* com baixo teor de gordura, arroz cozido e/ou batatas cozidas em alguma combinação. Frango, peru ou peixe cozido e vagem podem ser dados a gatos. Uma mistura comum é uma parte de frango cozido ou queijo *cottage* e duas partes de batata cozida. Essas dietas também tendem a apresentar baixo nível de lactose, o que ajuda a prevenir a má digestão. Pequenas quantidades desses alimentos são fornecidas até a resolução da diarreia; a seguir, a dieta gradualmente volta à rotina. Essa dieta pode ser mantida após o término do evento, mas a dieta caseira deve ser nutricionalmente balanceada para uso a longo prazo, em especial em filhotes.

As dietas de eliminação são indicadas se houver suspeita de alergia alimentar (ou seja, uma hipersensibilidade imunomediada) ou intolerância (ou seja, um distúrbio não imunomediado). Essas dietas contêm ingredientes que provavelmente não provocam alergia ou intolerância (ou seja, dietas hidrolisadas com partículas relativamente pequenas e menos antigênicas) ou alimentos aos quais o paciente não foi exposto antes (ou seja, uma nova fonte proteica). Existem excelentes dietas comerciais de eliminação; alternativamente, uma dieta caseira pode ser sugerida. Exemplos de dietas caseiras de eliminação são descritas no Boxe 28.2.

Quando as dietas de eliminação são eficazes, a melhora é evidente em 3 semanas, embora raros pacientes precisem de 6 semanas ou mais. É fundamental que o animal não receba nenhum outro alimento ou petisco (p. ex., comprimidos, brinquedos, medicamentos com sabor) durante esse período. Em caso de desaparecimento dos sinais nesse período, a dieta deve ser mantida por pelo menos mais 4 a 6 semanas para assegurar a relação de causa e efeito, excluindo a possibilidade de uma flutuação espontânea fortuita da doença.

Dietas parcialmente hidrolisadas (Purina HA®, Nestlé Purina®; Hill's z/d®, Hill's Pet Products®; Hypoallergenic Hydrolyzed Protein HP® e Ultamino Royal Canin®) foram formuladas na tentativa de eliminação de proteínas grandes o suficiente para causar reações imunológicas. Embora essas dietas não sejam uniformemente eficazes, muitos cães e gatos com alergia ou intolerância alimentar apresentam melhora clínica ao receberem exclusivamente essas dietas. As proteínas parcialmente hidrolisadas também podem facilitar a digestão e absorção dessas dietas.

Dietas com baixíssimo teor de gordura são indicadas em cães com EPP devido à linfangiectasia intestinal. Como os ácidos graxos de cadeia longa entram e se acumulam nos vasos quilíferos, sua remoção da dieta ajuda a prevenir a dilatação e ruptura dessas estruturas e a subsequente perda linfática intestinal. Os triglicerídeos de cadeia média (MCTs) já foram recomendados como suplementos para dietas com baixo teor de gordura; no entanto, como o óleo de MCT tem sabor desagradável e não é tão eficaz quanto se pensava, não é mais recomendado.

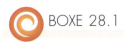

BOXE 28.1

Exemplos de dietas comerciais de alta digestibilidade.*

Hill's Prescription Diet i/d®
Iams Intestinal Plus Low-Residue®
Purina CNM EN-Formula®
Royal Canin Gastrintestinal High Energy®
Royal Canin Canine Low Fat®

Esta é uma lista parcial, apenas com exemplos; portanto, não inclui todas as dietas comerciais de alta digestibilidade do mercado.

*As dietas de alta digestibilidade geralmente contêm menos gordura e menos fibra do que as rações comuns.

BOXE 28.2

Exemplos de dietas caseiras hipoalergênicas.*

1 parte de frango ou peru cozido sem pele; 2 partes de batata cozida ou assada (sem casca)
1 parte de peixe branco cozido ou grelhado sem pele; 2 partes de batata cozida ou assada (sem casca)
1 parte de carneiro, veado ou coelho cozido sem pele; 2 partes de batata cozida ou assada (sem a casca)
1 parte de queijo *cottage* desnatado escorrido; 2 partes de batata cozida ou assada (sem casca)
Um suplemento vitamínico sem sabor pode ser dado 3 vezes/semana
A batata pode ser substituída por arroz, mas muitos cães e gatos parecem ter maior facilidade para digerir batata do que arroz

Essas dietas não são equilibradas, mas geralmente são adequadas por 3 a 4 meses de uso em animais sexualmente maduros. Se os animais em crescimento estão sendo alimentados com essa dieta, um nutricionista deve ser consultado para equilibrar o cálcio e o fósforo.

*Hipoalergênica se refere a uma dieta especialmente formulada para um determinado animal, que não o expõe a possíveis alergênios que já tenha consumido no passado. Portanto, a anamnese dietética deve ser cuidadosa para determinar o que constituirá ou não uma dieta hipoalergênica para um determinado paciente.

Dietas enriquecidas com fibras podem melhorar a diarreia em muitos pacientes com doença do intestino grosso (especialmente aqueles com inflamação mínima). Embora antes considerada importante, a distinção de fibras solúveis e insolúveis não é crítica porque muitas fibras têm características de ambas. Uma dieta comercial rica em fibras pode ser usada; alternativamente, as fibras podem ser adicionadas à dieta atual. O hidrocoloide de *psyllium* (p. ex., Metamucil®) ou farelo de trigo integral pode ser adicionado à dieta (1 a 2 colheres de chá ou 1 a 4 colheres de sopa por lata de ração, respectivamente). A suplementação excessiva com fibras solúveis pode causar diarreia. Se o paciente for responsivo às fibras, a melhora clínica é geralmente observada em 4 a 5 dias após o início da dieta.

Dietas com suplementação de fibras também podem diminuir a constipação intestinal não causada por obstrução, dor retal ou megacólon por inércia do cólon. Essa dieta deve ser dada por pelo menos 2 semanas antes da avaliação de sua eficácia, embora a maioria dos animais que responda o faça na primeira semana. Alguns gatos não comem essas dietas ou suplementos de fibras. A abóbora em lata é eficaz como fibra e, de modo geral, saborosa; 1 a 3 colheres de sopa podem ser administradas por dia. É importante que o animal mantenha a ingestão de água adequada, para que o aumento da fibra alimentar não produza obstipação.

SUPLEMENTAÇÃO NUTRICIONAL ESPECIAL

Uma suplementação nutricional especial é necessária caso o animal se recuse a ingerir as calorias adequadas. Os requerimentos nutricionais diários devem ser calculados para evitar a subalimentação. Os requerimentos de manutenção de cães e gatos adultos que não estão amamentando ou perdendo uma quantidade significativa de energia ou proteína são de aproximadamente 60 kcal/kg/dia.

Em alguns casos, simplesmente enviar o animal para casa, aquecer o alimento ou oferecer uma dieta mais palatável (p. ex., dar papinha de frango para bebês aos cães) leva à ingestão calórica adequada. A alimentação forçada, com colocação do alimento na boca do animal, raramente funciona em animais com hiporexia. A mirtazapina é um bom estimulante do apetite para cães e gatos. É administrado uma vez ao dia em cães e uma vez a cada 3 dias em gatos. O maropitant (um antiemético) é importante se a hiporexia for causada por náuseas. A cipro-heptadina estimula alguns gatos a comer, mas raramente induz um gato com anorexia grave a ingerir as calorias adequadas. O diazepam raramente causa insuficiência hepática felina aguda e não é recomendado. O acetato de megestrol é um excelente estimulante de apetite, mas às vezes provoca diabetes melito, distúrbios reprodutivos ou tumores. As injeções de cobalamina aumentam o apetite em alguns pacientes. Os estimulantes de apetite são geralmente menos eficazes em cães do que em gatos.

As sondas são uma forma confiável de assegurar a ingestão calórica adequada. A alimentação por sonda orogástrica intermitente é útil em animais que precisam de suporte nutricional por um período relativamente curto, embora possa ser usada por períodos mais longos em cães e gatos filhotes órfãos. De modo geral, a alimentação é feita duas ou três vezes ao dia, usando contenção manual e mordaça bucal. A sonda é medida e marcada para corresponder ao comprimento da ponta do nariz até a região torácica média. A seguir, a sonda é cuidadosamente inserida pela mordaça bucal até o ponto pré-marcado. Tosse ou dispneia podem indicar a entrada da sonda na traqueia e a necessidade de reposicionamento. Para maior segurança, a sonda deve ser enxaguada com água antes da administração da papa aquecida, que deve ser dada durante vários segundos a 1 minuto. O uso de sondas de diâmetro relativamente grande permite a administração de papas caseiras. A grande desvantagem é a necessidade de contenção física do animal. As sondas de demora resolvem esse problema.

As sondas nasoesofágicas são utilizadas em animais com esôfago, estômago e intestinos funcionais. São fáceis de colocar, mas difíceis de manter em animais com vômitos. Primeiro, as narinas são anestesiadas com algumas gotas de solução de lidocaína. Em seguida, uma sonda de cloreto de polivinila, poliuretano ou silicone estéril (o diâmetro depende do tamanho do animal, mas geralmente varia de 5 a 12F), lubrificada com gel hidrossolúvel estéril, é inserida na narina ventromedial. A cabeça do animal é contida em sua posição normal e a sonda é inserida até que a ponta esteja logo além da entrada torácica. Em caso de dificuldade de colocação, a ponta da sonda deve ser retirada, redirecionada e novamente avançada. Radiografias torácicas podem esclarecer dúvidas sobre a localização da sonda no esôfago.

A sonda é presa com esparadrapo, que é colado ou suturado na pele ao longo da face dorsal do focinho. Os animais não toleram que a sonda encoste nas vibrissas sensoriais. Um colar elisabetano pode ser necessário em alguns animais para evitar que puxem a sonda. Apenas sondas de diâmetro pequeno (p. ex., 5F) podem ser usadas em gatos e cães de pequeno porte, o que limita a taxa de administração e exige a administração de dietas líquidas comerciais (Tabela 28.2) em vez de papas caseiras. A sonda deve ser lavada com água após cada alimentação para evitar sua oclusão. De modo geral, a sonda é aceita a longo prazo, mas alguns animais apresentam rinite.

Alguns cães e gatos não toleram as sondas nasoesofágicas e as retiram repetidamente. No entanto, essas sondas geralmente são eficazes para o tratamento a curto prazo (p. ex., 1 a 10 dias) e alguns animais as toleram por semanas.

As sondas de faringostomia e esofagostomia são indicadas em pacientes com esôfago, estômago e intestinos funcionais que precisam de suporte nutricional, mas não toleram a alimentação com sonda nasoesofágica ou intermitente. O vômito pode dificultar a manutenção dessas sondas, que podem ser usadas por semanas a meses.

Como sua colocação correta é difícil, as sondas de faringostomia não são recomendadas. As sondas de esofagostomia são as principais sondas de alimentação a longo prazo usadas hoje, comercializadas em *kits* ligeiramente diferentes. De modo geral, o animal é colocado em decúbito lateral direito, a boca é aberta e, com uma pinça hemostática de ângulo reto ou outro instrumento, a sonda é colocada através do esfíncter cricofaríngeo. A ponta da pinça hemostática é então forçada para cima para indicar o sítio de incisão na região cervical esquerda. A incisão deve ser feita no meio do caminho entre o esfíncter cricofaríngeo e a entrada do tórax. A ponta da pinça hemostática é forçada para cima através do esôfago e a incisão cutânea; a ponta de uma sonda de alimentação é então agarrada e puxada para dentro do esôfago e para fora da boca, de modo que sua extremidade mais larga (para inserção da seringa) se projete do pescoço. A extremidade distal da sonda é então redirecionada para o esôfago com um colonoscópio rígido, pinça hemostática longa ou outro instrumento. As sondas de esofagostomia não causam engasgos, um problema comum com as sondas de faringostomia.

As sondas de gastrostomia não passam pela boca e pelo esôfago e são usadas em animais com estômago e intestinos funcionais. Também podem ser utilizadas em caso de não aceitação da sonda nasoesofágica, de esofagostomia ou gástrica intermitente. O vômito não é uma contraindicação. Essa técnica requer cirurgia, endoscopia ou dispositivos especiais para o posicionamento adequado.

A endoscopia é a maneira preferida e mais segura de colocação de sondas de gastrostomia por via percutânea. O uso de dispositivos específicos para a colocação das sondas de gastrostomia tornou o procedimento mais fácil na ausência de endoscópios; no entanto, é fácil perder a sonda nessas técnicas "às cegas". Os novatos devem usar um endoscópio flexível para inflar o estômago (o que desloca os demais órgãos) e ter certeza da colocação da sonda. As sondas de gastrostomia permitem a administração de papas espessas e costumam ser toleradas por semanas a anos. Permitem a administração de papas caseiras ou dietas líquidas comerciais (ver Tabela 28.2). Essas sondas devem ser mantidas por pelo menos 7 a 10 dias para permitir a formação de uma aderência entre o estômago e a parede abdominal, o que evita o extravasamento gástrico para a cavidade peritoneal após sua remoção. São bastante usadas em gatos que não toleram sondas nasogástricas ou de esofagostomia. A sonda deve ser limpa com água e ar após cada alimentação. Embora todos os requerimentos calóricos possam ser administrados assim que a sonda for colocada, é mais seguro começar com metade do valor diário e ir aumentando para completar as necessidades nutricionais ao longo de 1 a 3 dias. Obstruções podem ser resolvidas com uma pinça de endoscopia flexível ou instilação de água gaseificada fresca no tubo. Para remoção, aplica-se tração suficiente para que a ponta do guarda-chuva colapse e passe pelo estômago e pela incisão cutânea. De modo geral, a fístula fecha de maneira espontânea em 1 a 2 dias. O maior risco associado a essas sondas é

 TABELA 28.2

Algumas dietas enterais.

Dieta	Comentários
Osmolite®*	Dieta polimérica; contém taurina, carnitina e MCT; sem glúten; baixo teor de lactose; isotônica, vem em preparações com diferentes densidades calóricas
CliniCare®**	Dieta polimérica; contém taurina, mas não lactose
Peptamen®***	Dieta oligomérica; contém taurina, carnitina e MCT; sem glúten ou lactose; baixo resíduo; isotônica
Vivonex T.E.N.®***	Dieta elementar; rica em carboidratos, com baixo teor de proteína e gordura; contém glutamina e arginina; não contém glúten ou lactose; baixo resíduo

MCT: triglicerídeos de cadeia média.
*Abbott Nutrition.
**Zoetis.
***Nestlé Health Science.
****Para aumentar o teor de proteína, reconstitua o pó de um pacote com 350 m*l* de água mais 250 m*l* de aminoácidos a 8,5% para injeção.

extravasamento e peritonite, que são raros, mas catastróficos. Em cães com mais de 20 a 25 kg, as sondas de gastrostomia são colocadas cirurgicamente ou suturadas na parede abdominal e na parede gástrica para aposição do estômago e da parede abdominal, o que evita extravasamentos. O uso impróprio de dispositivos específicos pode levar ao mau posicionamento da sonda e/ou causar perfuração de órgãos abdominais (p. ex., baço, omento). Devido a essas possíveis complicações, as sondas de esofagostomia são preferidas sempre que possível.

Sondas de gastrostomia de baixo perfil podem ser usadas após o estabelecimento do estoma por uma sonda de gastrostomia de rotina. A principal vantagem dessas sondas é a possibilidade de substituir as sondas de gastrostomia de rotina que estão se desintegrando ou foram retiradas de maneira inadvertida; além disso, algumas podem ser colocadas sem anestesia ou procedimento cirúrgico/endoscópico. Normalmente, a colocação requer somente sedação. No entanto, para usar um estoma preexistente, a sonda de gastrostomia de baixo perfil geralmente deve ser colocada horas após a remoção da sonda anterior; caso contrário, outra sonda (p. ex., um cateter urinário masculino de látex vermelho) deve ser inserida no estoma o mais rápido possível para evitar seu fechamento.

As sondas de enterostomia são indicadas em animais com intestinos funcionais para que o alimento não passe pelo estômago (p. ex., cirurgia gástrica recente). Sua colocação requer laparotomia ou endoscopia. Nos dois casos, uma agulha de calibre 12 perfura a borda antimesentérica do intestino e um cateter plástico 5F estéril é avançado em sentido aboral através da agulha até que aproximadamente 15 cm se estendam no lúmen intestinal. A agulha de calibre 12 é removida e uma sutura em bolsa de tabaco é feita para evitar que o cateter se mova livremente. A agulha é então usada do mesmo modo para formar o caminho de saída do cateter pela parede abdominal. A borda antimesentérica do intestino é suturada à parede abdominal de modo que os sítios de entrada e saída da sonda no intestino fiquem opostos. O cateter é fixado com suturas de tração.

Em outra técnica, a sonda de gastrostomia é colocada de maneira percutânea e, em seguida, a sonda de jejunostomia é inserida pela sonda de gastrostomia (ou seja, sonda Peg-J). A sonda de jejunostomia é então direcionada para o duodeno com um endoscópio flexível; alternativamente, a sonda é passada sobre o fio-guia através do tubo de gastrostomia até o duodeno. Outra possibilidade é usar o endoscópio flexível para agarrar um fio-guia que entra no esôfago a partir das narinas até o jejuno, levar esse fio para o interior do jejuno e, em seguida, passar a sonda sobre o fio-guia (ou seja, uma sonda de nasojejunostomia).

O pequeno diâmetro das sondas de enterostomia muitas vezes requer a administração de dietas líquidas comerciais (ver Tabela 28.2), que devem ser infundidas em taxa constante. A taxa necessária para administração dos requerimentos calóricos diários deve ser calculada. A solução de alimentação de meia potência é administrada à metade da taxa calculada no primeiro dia. No dia seguinte, a taxa de administração é aumentada até a taxa calculada, mas ainda utilizando a solução de meia potência. No terceiro dia, a solução de potência total é administrada à taxa calculada. Em caso de diarreia, a taxa de administração pode ser diminuída; alternativamente, a dieta líquida pode ser suplementada com fibras (p. ex., *psyllium*). A sonda, colocada em procedimento cirúrgico ou laparoscópico, deve ser mantida por 10 a 12 dias para permitir o desenvolvimento de aderências, evitando vazamentos. Quando a alimentação enteral não for mais necessária, as suturas são simplesmente removidas e o cateter é retirado.

DIETAS PARA SUPORTE ENTERAL ESPECIAL

Se o diâmetro da sonda de alimentação for grande o suficiente, uma papa de ração em lata para cães ou gatos (p. ex., Feline p/d® [Hill's Pet Products]) com 0,35 ℓ de água fornece aproximadamente 0,9 kcal/mℓ. Dietas elementares raramente são necessárias em animais com doença intestinal grave. Algumas dietas elementares (p. ex., Vivonex®, Nestlé Nutrition) não têm a quantidade desejada de proteínas para cães e gatos (ver Tabela 28.2); portanto, a parte de água utilizada no preparo da dieta elementar é substituída por aminoácidos a 8,5% para injeção (p. ex., 350 mℓ de água + 250 mℓ de solução de aminoácidos a 8,5%). A alimentação de gatos deve ter taurina em nível suficiente.

Sondas nasoesofágicas, de esofagostomia e gastrostomia são geralmente usadas para alimentação em *bolus*. De modo geral, os animais com hiporexia há dias ou semanas devem começar recebendo quantidades pequenas (p. ex., 3 a 5 mℓ/kg) a cada 2 a 4 horas. A quantidade gradualmente aumenta e a frequência diminui até que o animal receba seus requerimentos calóricos em três ou quatro alimentações diárias. Em última análise, a maioria dos cães e gatos recebe 22 a 30 mℓ/kg em cada alimentação. Volumes maiores podem ser dados caso não provoquem vômitos ou desconforto.

As sondas de jejunostomia são projetadas para alimentação constante com bomba de alimentação enteral. O animal deve começar a receber a dieta de meia potência em metade da taxa necessária ao atendimento dos requerimentos calóricos do animal. Na ausência de diarreia em 24 a 36 horas, a taxa aumenta para o valor necessário. Ainda na ausência de diarreia, a dieta pode ser alterada de meia potência a potência total. A infusão constante dessas mesmas dietas pode ser feita por sondas de gastrostomia e esofagostomia em animais que vomitam logo após a alimentação em *bolus* (p. ex., alguns gatos com lipidose hepática grave). Animais em estado grave e que vomitam com facilidade podem ser submetidos à "microalimentação", com infusão de quantidades muito pequenas de dieta líquida (p. ex., 1 a 2 mℓ/h em cães de 30 a 40 kg) por sondas nasoesofágicas, em uma tentativa de dar alguma nutrição à mucosa intestinal e prevenir a translocação bacteriana e o desenvolvimento de sepse.

NUTRIÇÃO PARENTERAL

A nutrição parenteral é indicada em animais com distúrbios intestinais que prejudicam a absorção de nutrientes de forma confiável. É o método mais correto de nutrir esses animais, mas é caro e pode estar associado a complicações metabólicas e infecciosas graves. A nutrição parenteral deve ser feita por um nutricionista. Durante a nutrição parenteral, o animal também deve receber alguma alimentação oral, se possível, para ajudar a prevenir o desenvolvimento de atrofia das vilosidades intestinais.

ANTIEMÉTICOS

Os antieméticos são indicados para tratamento sintomático de muitos animais com vômitos agudos, náuseas intensas ou em que o vômito contribui para a morbidade (p. ex., desconforto ou perda excessiva de fluidos e eletrólitos). Os fármacos de ação periférica (Tabela 28.3) são menos eficazes do que os de ação central, mas podem ser suficientes em animais com doença mínima. A administração oral não é confiável em animais com náuseas. Os parassimpatolíticos (p. ex., atropina, dimevamida) têm alguma atividade central, mas, de modo geral, não são mais recomendados. Os antieméticos de ação central são mais eficazes. A administração parenteral é preferida para assegurar os níveis sanguíneos em pacientes com vômitos. Supositórios são convenientes, mas sua absorção é errática.

O maropitant (Cerenia®) é um antagonista do receptor de neurocinina 1 (NK-1) que é eficaz na prevenção de vômitos em uma ampla gama de doenças. Aprovado para uso em cães e gatos, apresenta baixa biodisponibilidade oral (alimentos não afetam sua absorção), mas boa absorção após a administração por via subcutânea. É um antiemético tão eficaz que evita vômitos secundários à obstrução por corpo estranho; por isso, é importante tentar descartar tal obstrução antes de sua administração. A eficácia do maropitant é tanta que há casos de perfuração gastrintestinal decorrentes do diagnóstico e da remoção tardios de corpos estranhos. Tem efeitos analgésicos para dor visceral.

A ondansetrona (Zofran®) e a dolasetrona (Anzemet®) são antagonistas do receptor de serotonina (5-hidroxitriptamina, 5-HT). São bons fármacos, mas menos eficazes que o maropitant. A mirtazapina (usada principalmente como estimulante de apetite) também pode ter alguns efeitos antieméticos devido ao seu antagonismo de 5-HT.

A metoclopramida (Reglan®) é um antiemético menos eficaz do que os antagonistas do receptor de NK-1 e serotonina (especialmente em gatos). Inibe a zona de gatilho do quimiorreceptor e aumenta o tônus gástrico e o peristaltismo. Em casos raros, os animais apresentam comportamento incomum (p. ex., excitação) após a administração. O fármaco é excretado na urina e na insuficiência renal grave aumenta a probabilidade de efeitos adversos. Raramente piora o vômito, talvez por causar contrações gástricas excessivas. A forma líquida de metoclopramida administrada por via oral não é palatável para gatos. Devido à sua atividade procinética, o fármaco é contraindicado em animais com obstrução gástrica ou duodenal. A metoclopramida pode ser mais eficaz em animais com vômitos graves se administrada por via IV em dose de 0,3 a 1 mg/kg/h em infusão em taxa contínua (CRI). A metoclopramida pode ser associada a antagonistas do receptor de NK-1 e/ou da serotonina em pacientes com controle difícil que não respondem ao tratamento.

Os derivados da fenotiazina (p. ex., proclorperazina [Clorpromaz®]) são eficazes, mas raramente utilizados. Inibem a zona de gatilho de quimiorreceptores e, em doses mais altas, o

TABELA 28.3

Alguns antieméticos.

Fármaco	Dose*	Comentários
Fármacos de ação central		
Antagonista do receptor de neurocinina 1		
Maropitant (Cerenia®)	1 mg/kg SC a cada 24 h (cães ou gatos) 2 mg/kg VO a cada 24 h (cães) 1 mg/kg VO a cada 24 h (gatos) 8 mg/kg VO a cada 24 h por até 2 dias para enjoo em cães 4 mg/gato VO a cada 24 h para vômitos devido à insuficiência renal	Trate filhotes de 2 a 7 meses de idade por 5 dias; animais idosos podem ser tratados indefinidamente
Antagonistas do receptor de serotonina		
Ondansetrona (Zofran®)	0,1 a 0,2 mg/kg IV a cada 8 a 24 h 0,5 mg/kg em casos resistentes	Administração oral muito menos eficaz
Metoclopramida (Reglan®)	0,25 a 0,5 mg/kg VO, IM ou IV a cada 8 a 24 h 0,4 mg/kg em dose de ataque, depois 0,3 mg/kg/h em CRI	Pode causar efeitos adversos no SNC; pouco eficaz em gatos Mais útil quando "adicionado" ao maropitant ou ondansetrona; proteger da luz ao administrar como CRI
Derivados da fenotiazina		
Clorpromazina (Amplictil®)	0,3 a 0,5 mg/kg IM, IV ou SC a cada 6 a 8 h	Cuidado com a hipovolemia
Proclorperazina (Clorpromaz®)	0,1 a 0,5 mg/kg IM a cada 8 a 12 h	

CRI: infusão em taxa contínua; IM: via intramuscular; VO: via oral; SC: via subcutânea; SNC: sistema nervoso central.
*As doses são para cães e gatos, a menos que especificado o contrário.

centro medular do vômito. De modo geral, o efeito antiemético é alcançado com doses que não produzem sedação intensa. No entanto, esses fármacos podem causar vasodilatação e diminuir a perfusão periférica em animais desidratados.

Muitos outros fármacos têm efeitos antieméticos. A princípio, os narcóticos mi-antagonistas (p. ex., fentanila, morfina, metadona) podem causar vômitos, que são inibidos quando o fármaco penetra no centro medular. O butorfanol tem alguma eficácia como antiemético e é ocasionalmente usado em pacientes submetidos à quimioterapia.

ANTIÁCIDOS

Os fármacos antiácidos (Tabela 28.4) diminuem a acidez gástrica. Embora não sejam antieméticos, às vezes têm um efeito "antidispéptico" por diminuição da hiperacidez gástrica.

TABELA 28.4

Alguns antiácidos.

Fármaco	Dose*
Titulação de ácidos	
Hidróxido de alumínio (muitos nomes)	10 a 30 mg/kg VO a cada 6 a 8 h
Hidróxido de magnésio (muitos nomes)	5 a 10 mℓ VO a cada 4 a 6 h (cães), a cada 8 a 12 h (gatos)
Inibidores da secreção de ácido gástrico	
Antagonistas do receptor H$_2$**	
Ranitidina (Zantac®)	1 a 2 mg/kg VO ou IV, a cada 8 a 12 h (cães)
	2,5 mg/kg IV ou 3,5 mg/kg VO a cada 12 h (gatos)
Famotidina (Famox®, Famotid®)	0,1 a 0,2 mg/kg VO, SC, IM ou IV, a cada 12 a 24 h
Inibidores de bomba de prótons	
Omeprazol (Peprazol®)	1 a 2 mg/kg VO a cada 12 h
Pantoprazol (Pantozol®)	1 mg/kg IV a cada 24 h (cão)***
Esomeprazol (Nexium®)	1 mg/kg IV a cada 24 h (cães)***

IM: via intramuscular; IV: via intravenosa; VO: via oral; SC: subcutânea.
*As doses são para cães e gatos, a menos que especificado o contrário.
**Esses fármacos são inibidores competitivos da histamina. Doses mais altas foram testadas, mas não se mostraram mais eficazes.
***As doses são baseadas em relatos informais. Esses fármacos não têm sido utilizados de forma extensa e sua segurança e eficácia em cães não foram estabelecidas. A administração oral duas vezes ao dia de omeprazol é mais eficaz do que a administração intravenosa uma vez ao dia de pantoprazol.

Antiácidos, que titulam a acidez gástrica, são preparados de venda livre e eficácia limitada. Compostos à base de alumínio ou magnésio tendem a ser mais eficazes e não causam o rebote de ácido gástrico às vezes observado em resposta a antiácidos com cálcio. Os antiácidos devem ser administrados por via oral a cada 4 a 6 horas para assegurar o controle contínuo da acidez gástrica; no entanto, isso pode causar diarreia, especialmente em animais tratados com compostos à base de magnésio. A hipofosfatemia, embora improvável, pode ocorrer após a administração prolongada de hidróxido de alumínio. A hipermagnesemia, também improvável, pode ser observada em pacientes com insuficiência renal tratados com compostos à base de magnésio. Esses tipos de antiácidos também podem interferir na absorção de alguns outros fármacos (p. ex., tetraciclina, cimetidina).

Os antagonistas do receptor 2 de histamina (H$_2$) são inibidores competitivos da histamina. Evitam a estimulação das células parietais gástricas pela histamina. A cimetidina (Tagamet®) deve ser dada três ou quatro vezes por dia para obter melhores resultados; inibe as enzimas do citocromo hepático P450, o que retarda o metabolismo de alguns fármacos. A famotidina (Famox®) é mais eficaz e tem menos efeito na atividade enzimática hepática. A principal indicação para esses fármacos tem sido o tratamento de úlceras gástricas e duodenais. No entanto, a administração de famotidina por vários dias causa taquifilaxia, o que reduz de maneira progressiva sua eficácia ao longo do tempo.[1] Além disso, esses fármacos não são eficazes no tratamento profilático de úlceras associadas a corticosteroides e anti-inflamatórios não esteroidais (AINEs). A nizatidina e a ranitidina têm alguma atividade procinética gástrica. Muito raramente, podem causar supressão da medula óssea, distúrbios do sistema nervoso central ou diarreia. A administração parenteral, em especial a injeção rápida de ranitidina, pode causar náuseas, vômitos ou bradicardia.

Os inibidores de bomba de prótons (IBPs) (i. e., omeprazol [Peprazol®], lansoprazol [Prazol®], pantoprazol [Pantozol®], esomeprazol [Nexium®]) bloqueiam, de forma não competitiva, a via comum final da secreção de ácido gástrico. Essa é a classe mais eficaz de fármacos para a diminuição da secreção de ácido gástrico. A supressão máxima da secreção ácida geralmente requer de 2 a 5 dias de tratamento, mas aquela que ocorre no primeiro dia é tão boa ou melhor do que a causada por antagonistas do receptor H$_2$. Como profilático, o omeprazol é superior aos antagonistas do receptor H$_2$ em pacientes que recebem fármacos ulcerogênicos. Não há evidências de que a combinação de IBPs e antagonistas do receptor H$_2$ seja benéfica.[2] Na verdade, a combinação pode reduzir a eficácia dos IBPs.

PROTETORES GÁSTRICOS E CITOPROTETORES

O sucralfato (Carafate®, Sucrafilm®) (Tabela 28.5) é indicado principalmente a animais com úlcera ou erosão gastroduodenal, mas também é um analgésico brando em animais com esofagite. Deve ser administrado como suspensão, e não comprimidos. Tem efeito profilático medíocre. O sucralfato é um complexo de sacarose sulfatada não absorvível que adere firmemente à mucosa desnuda, protegendo-a. Também inibe a atividade péptica e pode alterar a síntese de prostaglandina e as ações sulfidrilas endógenas. Não há evidências de que a

TABELA 28.5

Alguns protetores gastrintestinais e citoprotetores.

Fármaco	Dose*	Comentários
Sucralfato (Carafate®, Sucrafilm®)	0,5 a 1 g (cães) ou 0,25 g (gatos) VO a cada 6 a 8 h, dependendo do tamanho do animal (a suspensão é preferível)	Pode causar constipação intestinal, absorve alguns outros fármacos administrados por via oral; é usado principalmente no tratamento de úlceras existentes
Misoprostol (Cytotec®)	2 a 5 μg/kg VO a cada 8 a 12 h (cães)	Pode causar diarreia/cólicas abdominais; é usado principalmente na prevenção de úlceras. Não use em gestantes

VO: via oral.
*As doses são para cães e gatos, a menos que especificado de outra forma.

combinação de sucralfato com IBPs ou antagonistas do receptor H₂ seja benéfica. O sucralfato pode adsorver outros fármacos, retardando sua absorção; assim, outros medicamentos de administração oral devem ser dados 1 a 2 horas antes ou depois do sucralfato. O sucralfato pode causar constipação intestinal.

O misoprostol (Cytotec®) é um análogo da prostaglandina E₁ projetado para prevenção de úlceras gastroduodenais induzidas por AINEs, mas pode ser usado no tratamento dessas lesões. O misoprostol não parece ser tão eficaz na prevenção de úlceras induzidas por AINEs em cães como em seres humanos; além disso, os IBPs parecem ser tão eficazes quanto o misoprostol. Os principais efeitos adversos do misoprostol parecem ser cólicas abdominais e diarreia, que geralmente desaparecem após 2 a 3 dias de tratamento. Além disso, é um abortivo.

"PROTETORES" INTESTINAIS

Os protetores intestinais são fármacos e adsorventes inertes, como caulim, pectina e contraste à base de sulfato de bário. Muitas pessoas acreditam que os adsorventes inertes aceleram a melhora clínica em animais com inflamação menor, talvez por recobrirem a mucosa ou adsorverem toxinas. Normalizam a consistência das fezes diarreicas pelo simples aumento da matéria particulada fecal. Os adsorventes inertes não têm eficácia comprovada no tratamento de gastrite ou enterite. Esses fármacos não devem ser usados de maneira isolada em animais muito doentes.

SUPLEMENTAÇÃO DE ENZIMAS DIGESTIVAS

A suplementação com enzima pancreática (pancrelipase) é indicada no tratamento da insuficiência pancreática exócrina (IPE). O uso empírico no tratamento de uma suposta IPE não é aconselhado. Existem muitos produtos, de potência bastante variável. Comprimidos simples podem ser eficazes, mas aqueles com revestimento entérico não são. Preparados em pó tendem a apresentar maior eficácia; Viokase®-V (A.H. Robins Co.) e Pancreazyme® (Daniels Pharmaceuticals) parecem ser bastante eficazes. O pó deve ser misturado a alimentos (cerca de 1 a 2 colheres de chá por refeição). A mistura não deve ser incubada antes da alimentação. A gordura é o principal nutriente que deve ser digerido em animais com IPE e o oferecimento de uma dieta com baixo teor de gordura pode amenizar a diarreia. Segundo relatos informais, o tratamento com antiácidos e/ou antibióticos ajuda a prevenir a redução da eficácia da suplementação enzimática pela acidez gástrica ou bactérias do intestino delgado. Ocasionalmente, a suplementação excessiva de enzimas provoca estomatite ou diarreia em cães.

MODIFICADORES DE MOTILIDADE

Os fármacos que aumentam o tempo de trânsito intestinal são usados no tratamento sintomático da diarreia. Raramente necessários, podem ser administrados caso a diarreia cause perdas excessivas de fluido ou eletrólitos ou se proprietários exigirem o controle da diarreia em casa. Os opiáceos (Tabela 28.6) aumentam a resistência ao fluxo por aumento da contração de segmentos. São mais eficazes do que os parassimpatolíticos, que paralisam a motilidade intestinal e levam ao desenvolvimento de íleo. As duas classes de fármacos têm efeitos antisecretores. Como gatos não toleram narcóticos tão bem quanto cães, os opiáceos devem ser evitados em gatos, embora a loperamida possa ser usada com cuidado.

Em teoria, a loperamida (Imodium®, Imosec®) aumenta o risco de proliferação bacteriana no lúmen intestinal; no entanto, isso raramente tem importância clínica. A superdosagem

TABELA 28.6

Alguns fármacos usados no tratamento sintomático da diarreia.

Fármaco	Dose*
Modificadores da motilidade intestinal (opiáceos)	
Difenoxilato (Lomotil®)	0,05 a 0,2 mg/kg VO a cada 8 a 12 h (cães)
Loperamida (Imodium®, Imosec®)	0,12 mg/kg VO a cada 8 a 12 h (cães)
	0,08 a 0,16 mg/kg VO a cada 12 h (gatos)
Anti-inflamatórios/antissecretores	
Salicilato de bismuto (Pepto-Bismol®, Kaopectate®)**	1 mℓ/kg/dia VO dividido a cada 8 a 12 h (cães) por 1 a 2 dias

VO: via oral.
*As doses são para cães e gatos, a menos que seja especificado o contrário.
**Esse fármaco contém salicilato e pode ser nefrotóxico se combinado a outros medicamentos nefrotóxicos.

pode causar intoxicação por narcóticos (colapso, vômito, ataxia, hipersalivação), o que requer tratamento com antagonistas narcóticos. Cães com deficiência de P-glicoproteína (ou seja, aqueles com mutação genética MDR [Collies, Pastores Australianos etc.]) são mais suscetíveis a sinais adversos do sistema nervoso central.

O difenoxilato (Lomotil®) é semelhante à loperamida, mas um pouco menos eficaz. É mais associado a intoxicações do que a loperamida. Pode ter algumas propriedades antitussígenas. Raramente um cão responde a ele, mas não à loperamida. Não deve ser usado em gatos.

Fármacos que reduzem o tempo de trânsito (procinéticos) esvaziam o estômago e/ou aumentam o peristaltismo intestinal. A metoclopramida causa procinese gástrica, aumentando o esvaziamento gástrico de fluidos. Pode ser administrado por via oral ou parental. Seus efeitos adversos são mencionados na seção *Antieméticos*. A cisaprida é um agonista 5-HT$_4$ que estimula a motilidade normal do esfíncter esofágico inferior ao ânus. De modo geral, é eficaz, exceto em caso de lesão tecidual irreparável (p. ex., megacólon em gatos). É usada principalmente no tratamento de constipação intestinal, também pode ser utilizada em casos de gastroparesia (em que tende a ser mais eficaz do que a metoclopramida) e íleo do intestino delgado. Há raros relatos de benefício em cães com megaesôfago (talvez porque os cães apresentassem refluxo gastresofágico). A cisaprida não é mais comercializada em preparados para uso humano, apenas como medicamentos veterinários. De modo geral, é formulada como preparação oral, mas pode ser encontrada para uso parenteral. Tem poucos efeitos adversos significativos, embora a intoxicação com altas doses possa causar diarreia, tremores musculares, ataxia, febre, agressão e outros sinais do sistema nervoso central. Não deve ser simultaneamente administrada com fármacos que são inibidores de P450 hepático ou P-glicoproteína. A eritromicina estimula os receptores de motilina e aumenta a motilidade gástrica em doses menores do que as necessárias para atividade antibacteriana (ou seja, 0,5 a 1 mg/kg). Também pode aumentar a motilidade intestinal. A nizatidina e a ranitidina são antagonistas do receptor H$_2$ que têm alguns efeitos procinéticos gástricos em doses comuns. O betanecol (Liberan®) é um análogo de acetilcolina que estimula a motilidade e a secreção intestinais. Produz fortes contrações que podem causar dor ou lesão; portanto, é pouco utilizado, exceto para aumentar as contrações da bexiga. A obstrução de uma área de saída pode ser uma contraindicação ao uso de fármacos procinéticos, já que contrações vigorosas contra tal lesão podem causar dor ou perfuração. A obstrução do trato de saída urinária também é uma contraindicação ao uso de betanecol.

A piridostigmina (Mestinon®) inibe a acetilcolinesterase e é usada no tratamento da miastenia *gravis*. É preferida à fisostigmina e neostigmina. É utilizada no tratamento de megaesôfago adquirido associado à miastenia localizada. Sua administração deve ser feita com cautela porque superdosagens podem causar intoxicações e sinais de sobrecarga parassimpática (p. ex., vômitos, miose, diarreia).

ANTI-INFLAMATÓRIOS E ANTISSECRETORES

Os anti-inflamatórios e/ou antissecretores intestinais são indicados para a diminuição das perdas de fluidos associadas à diarreia ou o controle da inflamação intestinal que não responde à terapia dietética ou antibacteriana.

O subsalicilato de bismuto (Pepto-Bismol®, Kaopectate®) é eficaz em muitos cães com enterite aguda (ver Tabela 28.6), provavelmente por causa da atividade antiprostaglandina da unidade salicilato. Suas principais desvantagens são a absorção do salicilato (assim, seu uso deve ser cauteloso em gatos ou cães tratados com medicamentos nefrotóxicos), a coloração escura conferida às fezes (que mimetiza melena) e a necessidade de administração por via oral (seu gosto é desagradável para muitos animais). O bismuto é bactericida para certos microrganismos (p. ex., *Helicobacter* spp.).

A octreotida (Sandostatin®) é um análogo sintético da somatostatina que inibe a motilidade do trato alimentar e a secreção de hormônios e fluidos gastrintestinais. Tem uso limitado em cães e gatos, mas pode ser importante em alguns animais com diarreia intratável ou linfangiectasia. A dose para cães é desconhecida, mas sugere-se a administração de 10 a 40 mg/kg SC a cada 12 a 24 horas.

A sulfassalazina (Azulfin®) é usada em cães com inflamação do cólon. De modo geral, não é benéfica em animais com distúrbios do intestino delgado. É uma combinação de sulfapiridina e ácido 5-aminossalicílico. As bactérias do cólon dividem a molécula e o ácido 5-aminossalicílico (a provável parte ativa) é "depositado" na mucosa do cólon doente. Os cães geralmente recebem de 50 a 60 mg/kg divididos em três doses diárias, sem exceder 3 g por dia. A sulfassalazina administrada por via oral pode ser eficaz em doses menores do que as esperadas se combinada a glicocorticoides. Curiosamente, a dose de 15 a 20 mg/kg/dia, às vezes dividida em duas administrações por dia, é tolerada por gatos, que devem ser observados com cuidado quanto ao desenvolvimento de intoxicação por salicilato (caracterizada por letargia, anorexia, vômito, hipertermia, taquipneia). Alguns gatos que vomitam ou apresentam hiporexia podem tolerar a medicação na forma de comprimidos entéricos revestidos. Muitos cães com colite respondem à terapia em 3 a 5 dias. No entanto, o tratamento pode precisar ser mantido por 2 semanas antes de ser considerado ineficaz. A dose deve ser gradualmente reduzida após a resolução dos sinais de colite. Caso a interrupção total do tratamento não possa ser feita, a menor dose efetiva deve ser usada e o animal monitorado regularmente quanto a efeitos adversos (em especial aqueles resultantes da porção sulfa). A sulfassalazina pode causar ceratoconjuntivite seca transitória ou permanente. Outras possíveis complicações são vasculite cutânea, artrite, supressão da medula óssea, diarreia e qualquer outro distúrbio associado a sulfas ou AINEs.

A olsalazina e a mesalazina apresentam ou geram ácido 5-aminossalicílico, mas não a sulfa, que é responsável pela maioria dos efeitos adversos da sulfassalazina. Em seres humanos, são tão eficazes quanto a sulfassalazina, mas mais seguras. A olsalazina e a mesalazina têm sido usadas com sucesso em cães. De modo geral, são administradas em cerca de metade da dose de sulfassalazina. Cães tratados com mesalazina também apresentaram ceratoconjuntivite seca.

Os glicocorticoides são indicados em animais com inflamação crônica do trato alimentar (p. ex., doenças inflamatórias moderadas a graves) que não respondem a dietas de eliminação e/ou terapia antimicrobiana. A prednisolona é preferível à prednisona. A princípio, doses relativamente altas (2,2 mg de prednisolona/kg/dia VO) são usadas e reduzidas de maneira gradual até a menor dose efetiva. A dexametasona pode ser eficaz nos casos em que a prednisolona não é, mas é muito mais ulcerogênica. Em caso de dificuldade de administração oral em gatos, injeções de corticosteroides de longa duração (p. ex., acetato de metilprednisolona) podem ser utilizadas. A metilprednisolona parece ser um anti-inflamatório mais eficaz do que a prednisolona, exigindo apenas 80% da dose dessa última. A budesonida (Budecort®) é um corticosteroide eliminado principalmente pelo metabolismo de primeira passagem no fígado, o que diminui (mas não elimina por completo) os efeitos colaterais sistêmicos. É indicado principalmente em pacientes conhecidos por responder à prednisolona, mas que não podem tolerar seus efeitos colaterais.

Os glicocorticoides são benéficos em gatos com doença inflamatória intestinal (DII), mas podem piorar a doença intestinal em alguns cães e gatos. A síndrome de Cushing iatrogênica ocorre principalmente em cães, mas pode ser observada em gatos com superdosagem. O diagnóstico deve ser estabelecido antes da administração de prednisolona em alta dose porque algumas doenças que mimetizam a colite linfocítica responsiva a corticosteroides (p. ex., histoplasmose) são contraindicações absolutas à terapia com glicocorticoides. Embora mais comum no sudeste e no Vale do Rio Ohio nos EUA, a histoplasmose foi diagnosticada em pacientes residentes em áreas não endêmicas.

Os enemas de retenção de glicocorticoides ou ácido 5-aminossalicílico raramente são indicados em animais com colite distal grave sem resposta a outros medicamentos. A dose é estimada a partir daquela utilizada em seres humanos. Esses enemas colocam grandes doses de um agente anti-inflamatório diretamente na área acometida, minimizando os efeitos sistêmicos. As contraindicações ao seu uso são as mesmas da administração sistêmica do ingrediente ativo do enema.

A terapia imunossupressora (p. ex., ciclosporina, clorambucila, azatioprina) é indicada em animais com DII grave que não respondem à terapia com glicocorticoides, dietética, antimicrobiana e com cobalamina. Também é usada em animais com doenças graves em que a terapia imunossupressora agressiva é do melhor interesse do animal. Esses medicamentos devem ser administrados apenas a pacientes com diagnóstico definitivo. A terapia imunossupressora pode ser mais eficaz do que a administração de glicocorticoides e permite que esses últimos sejam dados em doses mais baixas e por períodos mais curtos, o que diminui seus efeitos adversos. No entanto, a possibilidade de efeitos adversos desses fármacos geralmente limita seu uso a animais com doenças graves. Veja mais informações sobre a terapia imunossupressora no Capítulo 72.

A ciclosporina (Apoquel®) é um potente imunossupressor às vezes usado em cães com DII, linfangiectasia e fístulas perianais. A dose é de 3 a 6 mg/kg VO a cada 12 horas, mas a biodisponibilidade errática requer monitoramento terapêutico em pacientes não responsivos, geralmente após 8 a 10 dias de terapia. A biodisponibilidade das diferentes preparações de ciclosporina é muito variável. Pode ser administrada por via intravenosa em pacientes com vômitos, mas é provável que a dose inicial deva ser reduzida em 50%. Devido ao seu custo considerável, é às vezes administrada com baixas doses de cetoconazol (3 a 5 mg/kg VO a cada 12 horas), que inibe o metabolismo da ciclosporina, permitindo o uso de doses menores e reduzindo as despesas do tutor. Os animais que recebem ciclosporina demais geralmente apresentam hiporexia, o que pode ser confuso em pacientes com doença gastrintestinal que já têm redução do apetite.

A clorambucila é um agente alquilante oral usado em cães com inflamação grave do trato alimentar e, às vezes, linfangiectasia, além de gatos com DII grave. A princípio, é administrada com glicocorticoides. A clorambucila tem menos efeitos adversos do que a azatioprina. Em cães, a dose de 4 a 6 mg/m^2 é administrada diariamente por até 3 semanas e, então, é reduzida. Uma dose inicial razoável em gatos é de 1 mg duas vezes por semana em animais com menos de 3,2 kg e 2 mg duas vezes por semana naqueles com peso maior. Os efeitos benéficos podem não ser vistos por 4 a 5 semanas. Em caso de resposta, a dose deve ser diminuída de forma muito lenta nos próximos 2 a 3 meses. O animal deve ser monitorado quanto ao desenvolvimento de mielossupressão.

A azatioprina (Imuran®) é usada apenas em cães (50 mg/m^2 VO por dia ou a cada 2 dias), nunca em gatos. Nos cães menores, um comprimido de azatioprina de 50 mg é esmagado e suspenso em fluido (p. ex., 15 mℓ de suplemento vitamínico) para administração mais precisa. A suspensão deve ser bem misturada antes de cada administração. A administração a cada 2 dias é muito mais segura, mas a observação de efeitos clínicos demora muito mais (2 a 5 semanas) em comparação à administração diária. Os efeitos colaterais em cães podem incluir doença hepática, pancreatite e supressão da medula óssea.

ANTIBACTERIANOS

Em cães e gatos com distúrbios gastrintestinais, os antibióticos são indicados principalmente nos casos de pneumonia por aspiração, febre, leucograma sugestivo de sepse, neutropenia grave, enteropatia responsiva a antibióticos (às vezes também chamada "disbiose"), colite por clostrídios ou gastrite sintomática por *Helicobacter*. Os animais com abdome agudo podem ser tratados com antibióticos enquanto a natureza da doença está sendo definida. A colite pode ser uma indicação razoável para a administração de amoxicilina (22 mg/kg VO a cada 12 horas) ou tilosina (10 a 20 mg/kg VO por dia) em caso de grande suspeita de envolvimento de clostrídios; no entanto, a antibioticoterapia não é benéfica na maioria dos animais com gastroenterocolite aguda de causa desconhecida (inclusive aqueles com síndrome diarreica hemorrágica aguda – anteriormente chamada *gastrenterite hemorrágica*). O uso rotineiro de antimicrobianos em animais com distúrbios do trato alimentar é desencorajado, exceto em casos com alto risco de infecção ou tratamento de uma doença específica responsiva a antibióticos.

De modo geral, os aminoglicosídeos não absorvíveis (p. ex., neomicina) não são indicados a menos em caso de forte suspeita de uma infecção conhecida como sensível ao fármaco (p. ex., campilobacteriose). O metronidazol (10 a 15 mg/kg VO a cada 24 horas) é bastante usado em diversas doenças gastrintestinais, na maioria das vezes de forma inadequada. O metronidazol pode ser eficaz nos casos de suspeita de ERA; alguns cães e gatos diagnosticados com DII respondem melhor ao metronidazol do que aos glicocorticoides, indicando que a "DII" provavelmente era ERA. Efeitos adversos são incomuns, mas podem incluir salivação (por causa de seu gosto), vômitos, anomalias do sistema nervoso central (p. ex., sinais vestibulares centrais) e talvez neutropenia. De modo geral, esses efeitos adversos se resolvem após a interrupção do tratamento. Os gatos podem aceitar melhor as suspensões orais do que os comprimidos de 250 mg, que devem ser cortados e têm sabor desagradável. O metronidazol pode ser cancerígeno em algumas espécies, mas não há evidências de risco em cães e gatos.

A tilosina (10 a 20 mg/kg VO a cada 24 horas ou divididos a cada 12 horas) geralmente é usada no tratamento de ERA e colite por clostrídios. A tetraciclina (22 mg/kg VO a cada 12 horas) também foi utilizada na ERA. O médico deve estar preparado para tratar o paciente por 3 semanas antes de decidir que a terapia para ERA não foi bem-sucedida.

Cães e gatos ocasionalmente apresentam enterite causada por uma bactéria específica, mas isso não é necessariamente uma indicação para a antibioticoterapia. De modo geral, os sinais clínicos associados a algumas enterites bacterianas (p. ex., salmonelose, *Escherichia coli* êntero-hemorrágica) não se resolvem com maior rapidez devido ao tratamento com antibióticos, mesmo aqueles aos quais as bactérias são sensíveis.

Cães e gatos com enterite viral, mas sem sepse sistêmica óbvia, podem ser razoavelmente tratados com antibióticos se o desenvolvimento de sepse secundária for provável (p. ex., aqueles com neutropenia). As cefalosporinas de primeira geração (p. ex., cefazolina) são eficazes nesses pacientes.

Em caso de suspeita de que a sepse sistêmica ou abdominal tenha origem no trato alimentar (p. ex., septicemia causada por enterite parvovirótica, perfuração intestinal), a terapia antimicrobiana de amplo espectro é indicada. Antibióticos com um excelente espectro de ação em aeróbios gram-positivos e anaeróbios (p. ex., ampicilina mais sulbactam [Unasyn®], 20 mg/kg IV a cada 8 horas, ou clindamicina, 11 mg/kg IV a cada 8 horas) combinados a antibióticos com excelente atividade contra a maioria das bactérias aeróbias (p. ex., amicacina, 25 mg/kg IV a cada 24 horas, ou enrofloxacina, 15 mg/kg IV a cada 24 horas [5 mg/kg em gatos]) são eficazes. Para melhorar o espectro anaeróbio, especialmente ao usar uma cefalosporina em vez de ampicilina, inclua metronidazol (10 mg/kg IV, a cada 8 a 12 horas). Alternativamente, uma cefalosporina de segunda geração (p. ex., cefoxitina, 30 mg/kg IV a cada 6 a 8 horas) pode ser usada. De modo geral, a eficácia da terapia requer pelo menos 48 horas de tratamento para começar a ser observada.

Apesar do imperativo clínico de controle da infecção com risco à vida o mais rápido possível, também é importante ser um membro responsável da comunidade médica, especificamente no que diz respeito a antibióticos eficazes contra infecções multirresistentes a medicamentos. Alguns fármacos são chamados "último recurso" devido à existência de bactérias sensíveis a apenas um ou dois antibióticos. Vancomicina, imipeném, meropeném, doripeném, oxazolidinona linezolida (Zyvox®), a combinação de estreptograminas dalfopristina e quinupristina (Synercid®), tigeciclina (Tygacil®), lipopeptídeo daptomicina (Cubicin®), moxifloxacino (Avalox®), glicopeptídeo telavancina, oxazolidinona telitromicina (Ketek®) e cefalosporinas de quarta e quinta geração (cefepima, cefpiroma, ceftarolina, ceftobiprol) não devem ser usadas a menos que bactérias resistentes a todos os outros antibióticos tenham sido cultivadas e não haja outro tratamento eficaz.

A gastrite por *Helicobacter* pode ser tratada com várias combinações de fármacos. Atualmente, a combinação de amoxicilina, metronidazol e bismuto parece eficaz em cães e gatos. Antiácidos (omeprazol; ver Tabela 28.4) e macrolídeos (eritromicina ou azitromicina; ver Capítulo 32) têm sido usados em seres humanos, mas não parecem necessários em cães ou gatos. A monoterapia contra *Helicobacter pylori* em seres humanos é tipicamente malsucedida, mas alguns cães e gatos parecem responder à eritromicina ou amoxicilina como agente único. Se as altas doses de eritromicina (22 mg/kg VO, duas vezes por dia) causarem vômitos, a redução da dose para 10 a 15 mg/kg, duas vezes por dia, pode ser necessária. O tratamento por 10 a 14 dias parece adequado na maioria dos animais, embora haja probabilidade de recidivas da infecção.

PROBIÓTICOS/PREBIÓTICOS

A administração de bactérias ou leveduras vivas nos alimentos com a intenção de produzir um efeito benéfico é chamada *terapia probiótica*. A administração de uma substância dietética específica para aumento ou diminuição específica do número de determinadas bactérias constitui a *terapia prebiótica*. O uso simultâneo de probióticos e prebióticos é chamado *tratamento simbiótico*. Atualmente, existem apenas alguns relatos de benefício claro em cães ou gatos.

Lactobacillus, Bifidobacterium e *Enterococcus* são bactérias tipicamente administradas a cães. Acredita-se que essas bactérias estimulem receptores do tipo Toll nas células epiteliais intestinais e, assim, influenciem a produção de citocinas. O efeito benéfico parece ocorrer apenas durante a administração das bactérias. Essas bactérias raramente se estabelecem de forma permanente na microflora gastrintestinal. Nem todos os probióticos comercializados contêm o que sua bula afirma, o que pode ser responsável, ao menos em parte, pela ausência de demonstração de eficácia. De modo geral, um grande número de bactérias parece ser necessário, o que explica por que o oferecimento de iogurte (que contém um número relativamente modesto de *Lactobacillus*) é tipicamente ineficaz.

TRANSPLANTE FECAL

Há muitas pesquisas sobre o transplante fecal como forma de alterar a flora bacteriana intestinal e evitar a necessidade de antibióticos em cães e gatos com doenças intestinais crônicas. Hoje, não há consenso quanto às melhores técnicas ou indicações. No entanto, o transplante fecal pode se tornar uma alternativa importante à antibioticoterapia.

FÁRMACOS ANTI-HELMÍNTICOS

Os anti-helmínticos são frequentemente prescritos a cães e gatos com doença do trato alimentar, mesmo que o parasitismo não seja o problema principal. Seu uso empírico é razoável no tratamento de infecções parasitárias suspeitas em animais com diarreia aguda ou crônica. Alguns anti-helmínticos são listados na Tabela 28.7.

ENEMAS, LAXANTES E CATÁRTICOS

Os enemas são classificados como de limpeza ou retenção. Os enemas de retenção são dados para que o material administrado permaneça no cólon até que exerça os efeitos desejados (p. ex., enemas de retenção com anti-inflamatórios em animais com DII, água em animais obstipados). Enemas de retenção com pequenos volumes de água (p. ex., 20 a 200 mℓ, dependendo do tamanho do animal) podem ser dados a animais obstipados para que a água fique no cólon e gradualmente amoleça as fezes. É importante evitar a distensão excessiva do cólon e a administração de fármacos que podem ser absorvidos e causar efeitos indesejáveis. A suspeita ou iminência de ruptura de cólon é uma contraindicação ao uso de enemas, mas pode ser difícil prever esse quadro. Animais submetidos a neurocirurgia (p. ex., hemilaminectomia) e tratados com glicocorticoides, em especial dexametasona, podem apresentar maior risco de perfuração do cólon. Animais com tumores de cólon e aqueles recentemente submetidos à cirurgia ou biópsia de cólon não devem receber enemas, a menos que haja um motivo importante.

Os enemas de limpeza removem o material fecal. São compostos pela administração repetida de volumes relativamente grandes de água morna. Em cães, a água é administrada por fluxo gravitacional de um balde ou bolsa mantida acima do animal. O tubo de enema é avançado com cuidado até a entrada no cólon (com sorte, até a flexão entre o cólon descendente e o transversal). A maioria dos cães de pequeno porte tolera entre 50 e 100 mℓ, enquanto cães de porte médio e grande toleram 200 a 500 mℓ e 1 a 2 ℓ, respectivamente. Deve-se tomar cuidado para evitar a distensão excessiva ou perfuração do cólon. Em gatos, os enemas são geralmente administrados em gatos com um cateter urinário macio para cães machos e uma seringa de 50 mℓ. Os gatos tendem a vomitar caso a administração rápida de fluidos cause distensão do cólon. A suspeita ou iminência de perfuração do cólon é uma contraindicação ao enema de limpeza.

Os enemas hipertônicos podem ser perigosos e não devem ser usados a menos que haja uma razão clara e imperativa para tanto. Podem causar mudanças extremas e fatais de fluidos e eletrólitos (ou seja, hiperfosfatemia, hipocalcemia, hipopotassemia, hiperpotassemia), principalmente em cães de pequeno porte e gatos; na verdade, esse risco existe em qualquer animal que não possa evacuar o enema com rapidez.

Catárticos e laxantes (Tabela 28.8) devem ser usados apenas para aumentar a defecação em animais sem obstrução. Não são rotineiramente indicados em pequenos animais, exceto como parte da limpeza do intestino inferior antes da colonoscopia ou cirurgia de cólon.

Laxantes irritantes (p. ex., bisacodil) estimulam a defecação em vez de amolecerem as fezes. São usados antes de procedimentos colonoscópicos e em animais que relutam em defecar por causa de uma alteração ambiental. É provável que sejam inadequados para uso a longo prazo, já que os seres humanos que os utilizam de maneira crônica desenvolvem dependência e outros distúrbios do cólon. Um supositório de glicerina ou um palito de fósforo lubrificado é um bom substituto para um laxante irritante. Esses objetos são cuidadosamente colocados no reto para estimular a defecação.

Há várias preparações de laxantes formadores de massa e osmóticos: diversas fibras (especialmente solúveis), sulfato de magnésio, lactulose e, em animais com intolerância à lactose, sorvete ou leite. Esses laxantes promovem a retenção de água pelas fezes e são indicados em animais com fezes excessivamente duras não causadas pela ingestão de corpos estranhos. A fibra é um agente volumoso que é incorporado aos alimentos e pode ser usada indefinidamente. Dietas comerciais relativamente ricas em fibras podem ser oferecidas; também é possível suplementar as dietas existentes com fibras (ver anteriormente neste capítulo). É importante fornecer quantidades adequadas de água para que as fibras adicionais não tornem as fezes mais endurecidas do que o normal. O excesso de fibra pode aumentar demais o volume de fezes ou causar inapetência por diminuição da palatabilidade (um perigo para gatos obesos suscetíveis à lipidose hepática). As fibras não devem ser dadas a animais com obstrução parcial ou completa do trato alimentar devido à possibilidade de desenvolvimento de impactação.

A lactulose (Lactulona®) foi projetada para controle dos sinais de encefalopatia hepática, mas também é um bom laxante osmótico. É um dissacarídeo degradado pelas bactérias do cólon em partículas não absorvidas. A lactulose é bastante útil em animais que se recusam a ingerir dietas ricas em fibras. A dose necessária para amolecer as fezes deve ser determinada em cada animal, mas uma dose inicial de 1 mℓ/4,5 kg pode ser dada duas ou três vezes por dia. Essa dose inicial é então modificada para alcançar a consistência fecal desejada. De modo geral, os gatos precisam de doses relativamente altas (p. ex., 5 mℓ duas a três vezes por dia). A superdosagem pode provocar tamanha perda de água pelas fezes que há desenvolvimento de desidratação hipernatrêmica. Não há contraindicações óbvias ao uso de lactulose.

TABELA 28.7

Alguns anti-helmínticos/antiprotozoários.

Fármaco	Dose*(VO)	Uso	Comentários
Fembendazol (Panacur®; Safeguard®)	50 mg/kg, 1 vez/dia durante 3 a 5 dias	H/R/W/G	Não aprovado para gatos, mas frequentemente usado por 3 a 5 dias nesses animais para eliminação de *Giardia*. Dê com alimento
Metronidazol (Flagyl®)	12 a 15 mg/kg VO a cada 12 h por 8 dias (cães) 17 mg/kg VO a cada 24 h por 7 dias (gatos)	G	Raramente causa sinais neurológicos O benzoato de metronidazol tem 62% de metronidazol e é administrado em dose de 25 mg/kg
Ronidazol	30 mg/kg VO a cada 24 h por 12 dias (gatos) (não aprovado)	G	Para infecções por *Tritrichomonas* em gatos; o fármaco não é aprovado para uso em animais. Raramente causa sinais neurológicos
Pirantel (Nemex®)	5 mg/kg (cães)	H/R/P	Dê após a refeição, repita em 2 semanas
	20 mg/kg, apenas uma vez (gatos)	H/R	
Pirantel/febantel/praziquantel (Drontal Plus®)	10 mg/kg de febantel VO em alimentos a cada 24 h por 3 dias (cães e gatos adultos) 15 mg/kg para cães e gatos filhotes	T/H/R/W	Pode tratar *Giardia*: a cada 24 h por 3 dias
Imidacloprido/moxidectina (Advantage Multi®)	Tópico – siga as recomendações dos fabricantes	H/R/W	–
Ivermectina/pirantel (Heartgard® Plus para cães)	Pirantel 5 mg/kg Ivermectina 6 μg/kg	H/R	–
Milbemicina (Milbemax®)	0,5 mg/kg por mês (cão)	H/R/W	Não aprovado para uso em gatos. Não é seguro em cães com microfilaremia por *D. immitis*
Praziquantel (Droncit®)	5 mg/kg VO para cães > 6,8 kg 7,5 mg/kg VO para cães < 6,8 kg 7,5 mg/kg IM ou SC para cães < 2,3 kg 6,3 mg/kg IM ou SC para cães com 2,7 a 4,5 kg 5 mg/kg IM ou SC para cães > 5 kg 11,4 mg/gato VO para gatos < 1,8 kg; ou IM ou SC para gatos com 1,8 a 2,2 kg 22,7 mg/gato VO SC ou IM para gatos com 2,3 a 5 kg 34,5 mg/gato VO IM ou SC para gatos > 5 kg Para *Heterobilharzia*, 20 mg/kg SC a cada 8 h por 1 dia (somente cães)	T	10 mg/kg para *Echinococcus* spp. juvenil ou *Spirometra*
Epsiprantel (Cestex®)	5,5 mg/kg VO, uma vez, para cães 2,75 mg/kg VO, uma vez, para gatos	T	–
Sulfadimetoxina (Giardicid®)	50 mg/kg no dia 1, depois 27,5 mg/kg a cada 12 h por 9 dias	C	Pode causar ceratoconjuntivite seca, artrite, várias citopenias, doença hepática
Trimetoprima-sulfadiazina (Diaziprin®)	30 mg/kg por 10 dias	C	Pode causar ceratoconjuntivite seca, artrite, várias citopenias, doença hepática

C: coccídeos; G: *Giardia*; H: ancilostomídeos; IM: via intramuscular; P: *Physaloptera*; VO: via oral; R: nematódeos; SC: via subcutânea; T: cestódeos; W: tricurídeos.
*As doses são para cães e gatos, a menos que seja especificado o contrário.

TABELA 28.8

Alguns laxantes, catárticos, emolientes e formadores de massa.

Fármaco	Dose (VO)	Comentários
Bisacodil (Dulcolax®)	5 mg (cães e gatos pequenos) 10 a 15 mg (cães maiores)	Não parta os comprimidos
Dioctil sulfosuccinato de sódio (Colace®)	10 a 200 mg a cada 8 a 12 h (somente cães) 10 a 25 mg a cada 12 a 24 h (somente gatos)	Certifique-se de que o animal não está desidratado
Farelo de trigo	1 a 3 colher de sopa/454 g de alimentos	–
Lactulose (Lactulona®)	1 mℓ/4,5 kg a cada 8 a 12 h; em seguida, ajustar a dose conforme necessário (apenas cães) 5 mℓ a cada 8 a 12 h; em seguida, ajustar a dose conforme necessário (apenas gatos)	Pode causar diarreia osmótica grave
Psyllium (Metamucil®)	1 a 2 colher de sopa/454 g de alimentos	Certifique-se de que o animal tem água suficiente ou há possibilidade de desenvolvimento de constipação intestinal
Purê de abóbora em lata	1 a 3 colher de sopa/dia (somente gatos)	Principalmente para gatos

VO: via oral.

Leitura sugerida

Allen HS. Therapeutic approach to cats with chronic diarrhea. In: August JR, eds. *Consultations in feline internal medicine.* ed 6. St Louis: Elsevier/Saunders; 2011.

Allenspach K, et al. Pharmacokinetics and clinical efficacy of cyclosporine treatment of dogs with steroid-refractory inflammatory bowel disease. *J Vet Intern Med.* 2006;20:239.

Allenspach K, et al. Antiemetic therapy. In: August JR, eds. *Consultations in feline internal medicine.* ed 6. St Louis: Elsevier/Saunders; 2011.

Archer TM, et al. Oral cyclosporine treatment in dogs: a review of the literature. *J Vet Intern Med.* 2014;28:1.

Boothe DM. Gastrointestinal pharmacology. In: Boothe DM, ed. *Small animal clinical pharmacology and therapeutics.* ed 2. St Louis: Elsevier/WB Saunders; 2012.

Boscan P, et al. Effect of maropitant, a neurokinin 1 receptor antagonist, on anesthetic requirements during noxious visceral stimulation of the ovary in dogs. *Am J Vet Res.* 2011;72:1576.

Bybee SN, et al. Effect of the probiotic *Enterococcus faecium* SF68 on presence of diarrhea in cats and dogs housed in an animal shelter. *J Vet Intern Med.* 2011;25:856.

Campbell S, et al. Endoscopically assisted nasojejunal feeding tube placement: technique and results in five dogs. *J Am Anim Hosp Assoc.* 2011;47:e50.

Cook EK, et al. Pharmacokinetics of esomeprazole following intravenous and oral administration in healthy dogs. *Vet Med (Auckl).* 2016;7:123.

Galvao JFB, et al. Fluid and electrolyte disorders in gastrointestinal and pancreatic disease. In: DiBartola SP, ed. *Fluid, electrolyte, and acid-base disorders in small animal practice.* ed 4. St Louis: Elsevier/WB Saunders; 2012.

Hall EJ, et al. Diseases of the small intestine. In: Ettinger SJ, et al., eds. *Textbook of veterinary internal medicine.* ed 7. St Louis: Saunders/Elsevier; 2010.

Herstad H, et al. Effects of a probiotic intervention in acute canine gastroenteritis—a controlled clinical trial. *J Small Anim Pract.* 2010;51:34.

Holahan ML, et al. Enteral nutrition. In: DiBartola SP, ed. *Fluid, electrolyte, and acid-base disorders in small animal practice.* ed 4. St Louis: Elsevier/WB Saunders; 2012.

Hopper K, et al. Shock syndromes. In: DiBartola SP, ed. *Fluid, electrolyte, and acid-base disorders in small animal practice.* ed 4. St Louis: Elsevier/WB Saunders; 2012.

Hughes D, et al. Fluid therapy with macromolecular plasma volume expanders. In: DiBartola SP, ed. *Fluid, electrolyte, and acid-base disorders in small animal practice.* ed 4. St Louis: Elsevier/WB Saunders; 2012.

Kilpinen S, et al. Efficacy of two low-dose oral tylosin regimens in controlling the relapse of diarrhea in dogs with tylosin-responsive diarrhea: a prospective, single-blinded, two-arm parallel, clinical field trial. *Acta Vet Scand.* 2014;56:43.

Lesman SP, et al. The pharmacokinetics of maropitant citrate dosed orally to dogs at 2 mg/kg and 8 mg/kg once daily for 14 consecutive days. *J Vet Pharmacol Ther.* 2013;36:462.

Martin-Flores M, et al. Effects of maropitant in cats receiving dexmedetomidine and morphine. *J Am Vet Med Assoc.* 2016;2489:1257.

Parkinson S, et al. Evaluation of the effect of orally administered acid suppressants on intragastric pH in cats. *J Vet Intern Med.* 2015;29:104.

Reineke EL, et al. Evaluation of an oral electrolyte solution for treatment of mild to moderate dehydration in dogs with hemorrhagic diarrhea. *J Am Vet Med Assoc.* 2013;243:851.

Saker KE, et al. Critical care nutrition and enteral-assisted feeding. In: Hand MS, et al., eds. *Small animal clinical nutrition.* ed 5. Topeka, Kan: Mark Morris Institute; 2010.

Schmitz S, et al. A prospective, randomized, blinded, placebo-controlled pilot study on the effect of *Enterococcus faecium* on clinical activity and intestinal gene expression in canine food-responsive chronic enteropathy. *J Vet Intern Med.* 2015;29:533.

Unterer S, et al. Treatment of aseptic dogs with hemorrhagic gastroenteritis with amoxicillin/clavulanic acid: a prospective blinded study. *J Vet Intern Med.* 2011;25:973.

Williamson K, et al. Efficacy of omeprazole versus high-dose famotidine for prevention of exercise-induced gastritis in racing Alaskan sled dogs. *J Vet Intern Med.* 2010;24:285.

Wong C, et al. The colloid controversy: are colloids bad and what are the options. *Vet Clin North Am Small Anim Pract.* 2017;47:411.

Referências bibliográficas

1. Tolbert MK, et al. Repeated famotidine administration results in a diminished effect on intragastric pH in dogs. *J Vet Intern Med.* 2017;31:117.
2. Tolbert MK, et al. Efficacy of intravenous administration of combined acid suppressants in healthy dogs. *J Vet Intern Med.* 2015;29:556.

CAPÍTULO 29

Distúrbios da Cavidade Oral, Faringe e Esôfago

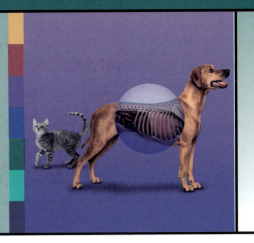

MASSAS, PROLIFERAÇÕES E INFLAMAÇÃO DA OROFARINGE

SIALOCELE

Etiologia

As sialoceles são acúmulos subcutâneos de saliva causados por obstrução e/ou ruptura do ducto salivar e subsequente extravasamento de secreções para o tecido subcutâneo. A maioria dos casos é provavelmente traumática, mas alguns são idiopáticos.

Características clínicas

Há grande aumento de volume sob a mandíbula ou língua ou, ocasionalmente, na faringe. O edema agudo pode ser doloroso, mas a maioria não é. As sialoceles da cavidade oral podem causar disfagia, enquanto as localizadas na faringe provocam engasgos ou dispneia. Se traumatizadas, as sialoceles podem sangrar ou causar anorexia devido ao desconforto. São classicamente observadas em cães de 2 a 4 anos; pastores alemães e caniches parecem predispostos.

Diagnóstico

A aspiração com agulha calibrosa revela fluido espesso com alguns neutrófilos. O fluido geralmente se assemelha ao muco, o que é bastante sugestivo de sua origem na glândula salivar. Os sialogramas com contraste e/ou a tomografia computadorizada (TC) com contraste podem definir qual é a glândula acometida.

Tratamento

A massa é aberta e drenada. A glândula salivar responsável pelas secreções deve ser excisada.

Prognóstico

O prognóstico é excelente se a glândula correta for removida.

SIALOADENITE/SIALOADENOSE/ NECROSE DA GLÂNDULA SALIVAR

Etiologia

A etiologia é desconhecida, mas a doença parecer ser idiopática ou secundária a vômito/regurgitação crônica.

Características clínicas

A doença pode causar um aumento de volume indolor em uma ou mais glândulas salivares (geralmente as submandibulares). A inflamação substancial pode causar disfagia. Há uma síndrome de edema não inflamatório (sialoadenose) associado a vômitos que responde apenas à administração de fenobarbital. A causa e o efeito não são claros, mas se sabe que vômitos crônicos causam sialoadenite e até necrose em alguns cães.

Diagnóstico

A citologia ou a histopatologia confirmam que a massa é formada por tecido salivar e determina a presença de inflamação ou necrose.

Tratamento

A remoção cirúrgica parece eficaz se houver inflamação e dor substanciais. Em pacientes com vômito, a causa subjacente deve ser pesquisada. Se encontrada, a causa deve ser tratada e o tamanho das glândulas salivares, monitorado. Na ausência de outra causa para o vômito, o fenobarbital pode ser administrado em doses anticonvulsivantes (ver Capítulo 62).

Prognóstico

De modo geral, o prognóstico é excelente.

NEOPLASIAS DA CAVIDADE ORAL EM CÃES

Etiologia

A maioria das massas de tecidos moles da cavidade oral são neoplasias, a maior parte malignas (melanoma, carcinoma espinocelular, fibrossarcoma). No entanto, ameloblastomas acantomatosos (antes chamados *epúlides*), epúlides fibromatosas (classicamente em Boxers), papilomatose oral e granulomas eosinofílicos (p. ex., em Huskies Siberianos e Cavalier King Charles Spaniels) também são observados.

Características clínicas

Os sinais mais comuns de tumores da cavidade oral são halitose, disfagia, sangramento, salivação ou crescimento óbvio de tecido. A papilomatose e a hiperplasia periodontal fibromatosa são crescimentos benignos que podem causar desconforto durante a alimentação e, ocasionalmente, provocar sangramento, halitose branda ou protusão tecidual oral. Os comportamentos biológicos dos diferentes tumores são mostrados na Tabela 29.1.

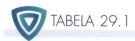

TABELA 29.1 Características de alguns tumores orais.

Tumor	Aparência/localização típica	Comportamento biológico	Tratamento preferível
Carcinoma espinocelular			
Gengiva	Carnosa ou ulcerada/na gengiva rostral	Maligno, localmente invasivo	Ressecção cirúrgica ampla na gengiva rostral ± radioterapia; o piroxicam pode proporcionar alívio sintomático
Tonsila	Carnosa ou ulcerada/em uma ou raramente ambas as tonsilas	Maligno, comumente se dissemina para os linfonodos regionais	Não há (a quimioterapia pode ter algum benefício); o piroxicam pode proporcionar alívio sintomático
Margem da língua (cão)	Ulcerada/na margem da língua	Maligno, localmente invasivo	Ressecção cirúrgica da língua/radioterapia; o piroxicam pode proporcionar alívio sintomático
Base da língua (gato)	Ulcerada/na base da língua	Maligno, localmente invasivo	Não há (a radioterapia da língua pode ser usada para alívio sintomático)
Melanoma maligno	Cinza, preta ou rosa; a lesão pode ser lisa, mas é geralmente carnosa/na gengiva, língua ou palato	Muito maligno, metástases precoces para os pulmões	Cirurgia e/ou radioterapia para controle local. Para controle sistêmico, a quimioterapia com carboplatina tem sido usada com sucesso limitado
Fibrossarcoma	Rosa e carnosa/no palato ou gengivas	Maligno, muito invasivo localmente	Ressecção cirúrgica ampla (a radioterapia pode ter certo valor em alguns casos após a excisão cirúrgica). Tumores de alto grau biológico e baixo grau histológico em Labradores, Golden Retrievers e Pastores Alemães jovens podem ter maior potencial metastático)
Ameloblastoma acantomatoso (Epúlide)	Rosa e carnosa/na gengiva ou na mandíbula rostral	Benigno, localmente invasivo no osso	Ressecção cirúrgica ± radioterapia para controle da doença macroscópica ou microscópica. O dente e o ligamento dentário associados devem ser removidos
Epúlide fibromatosa	Rosada, carnosa, solitária ou múltipla/nas gengivas	Benigno	Ressecção cirúrgica. O dente e o ligamento dentário associados devem ser removidos
Epúlide ossificante	Rosada, carnosa, solitária ou múltipla/nas gengivas	Benigno	Ressecção cirúrgica. O dente e o ligamento dentário associados devem ser removidos
Papilomatose	Rosa ou branca, como couve-flor, múltipla/em qualquer lugar	Benigno; a transformação maligna para carcinoma escamoso é rara	Nada, ressecção cirúrgica ou crioterapia
Plasmocitoma	Crescimento carnoso ou ulcerado na gengiva	Maligno, localmente invasivo, raramente causa metástase	Ressecção cirúrgica e/ou radioterapia ou quimioterapia com melfalana

Diagnóstico

Um exame completo da cavidade oral (que pode exigir a anestesia do animal) geralmente revela uma massa na gengiva, embora a área tonsilar, o palato duro e a língua possam ser acometidos. O diagnóstico requer análise citológica ou histopatológica, embora a papilomatose e os melanomas possam ser fortemente suspeitos com base em sua aparência macroscópica. A abordagem diagnóstica preferida em um cão com massa na cavidade oral é a obtenção de imagens da área (p. ex., TC) e a realização de uma biópsia incisional relativamente profunda. A biópsia profunda é necessária para evitar erros diagnósticos, que são frequentes caso apenas uma amostra da superfície ulcerada e necrótica for obtida. Em caso de possível tumor maligno, radiografias ou TC de tórax devem ser solicitadas para avaliação de metástases (embora incomuns, sua presença é relacionada ao mau prognóstico). A aspiração com agulha fina de linfonodos regionais, mesmo que pareçam normais, é indicada para detecção de metástases.

Os melanomas podem ser amelanóticos e, na citologia, serem semelhantes a fibrossarcomas, carcinomas ou tumores de células redondas indiferenciadas. Biópsia e subsequente análise histopatológica podem ser necessárias para o estabelecimento do diagnóstico definitivo.

Tratamento e prognóstico

A abordagem terapêutica preferida em cães com neoplasias malignas confirmadas da cavidade oral e ausência de metástases clinicamente detectáveis é a excisão cirúrgica ampla e agressiva da massa e dos tecidos circundantes (p. ex., mandibulectomia, maxilectomia) e/ou radioterapia. Os linfonodos regionais aumentados devem ser excisados e avaliados por histopatologia, mesmo se forem negativos para neoplasia na citologia. A excisão completa precoce (especialmente de carcinomas espinocelulares gengivais ou do palato duro e epúlides acantomatosas) pode ser curativa. Às vezes, os fibrossarcomas podem ser curados após o diagnóstico precoce e a ressecção completa (com margens de 3 cm). No entanto, jovens Labradores Retrievers e Golden Retrievers tendem a apresentar um subtipo de fibrossarcoma de grau histológico baixo, mas biológico alto, com alta incidência de metástases. Os melanomas têm taxas metastáticas de 60 a 80%, tornando a cura cirúrgica extremamente rara. De modo geral, o prognóstico dos tumores rostrais é melhor, provavelmente por seu diagnóstico mais cedo em comparação aos tumores caudais. Os ameloblastomas acantomatosos podem responder apenas à radioterapia (a excisão cirúrgica completa é preferível) e os carcinomas espinocelulares ou fibrossarcomas com doença pós-cirúrgica residual podem ser submetidos à radioterapia adjuvante pós-cirúrgica. Os carcinomas espinocelulares linguais com acometimento da base da língua e os carcinomas tonsilares têm prognóstico muito ruim; a excisão ou radioterapia completa é geralmente associada à morbidade grave. Os melanomas metastatizam precocemente e têm prognóstico muito reservado. A quimioterapia geralmente não é benéfica em cães com carcinoma espinocelular, ameloblastomas acantomatosos ou melanoma. O piroxicam pode aliviar a dor em alguns pacientes com carcinoma espinocelular. A quimioterapia combinada pode ser benéfica em alguns cães com fibrossarcomas (ver Capítulo 76). A radioterapia associada à hipertermia tem sido bem-sucedida em alguns cães com fibrossarcoma oral. Em todos os casos, um oncologista deve ser consultado.

De modo geral, a papilomatose se resolve de maneira espontânea, embora talvez haja necessidade de ressecção de algumas das massas caso interfiram com a alimentação. A transformação maligna em carcinoma espinocelular é rara. As epúlides fibromatosas podem ser ressectadas se causarem problemas.

NEOPLASIAS DA CAVIDADE ORAL EM GATOS
Etiologia

Os tumores da cavidade oral são menos comuns em gatos do que em cães, mas são quase todos malignos; de modo geral, são carcinomas espinocelulares diagnosticados e tratados como descrito para cães. Os gatos são diferentes dos cães porque também apresentam carcinomas espinocelulares sublinguais e granulomas eosinofílicos (que simulam carcinoma, mas têm prognóstico muito melhor).

Características clínicas

Disfagia, halitose, anorexia e/ou sangramento são características comuns desses tumores.

Diagnóstico

Uma amostra grande e profunda de biópsia é necessária porque é crucial para diferenciar tumores malignos de granulomas eosinofílicos. O aspecto superficial de muitas massas da cavidade oral é ulcerado e necrótico devido à proliferação da flora bacteriana oral normal, dificultando o diagnóstico preciso de uma massa quando as amostras de tecido profundo não são obtidas.

Tratamento

A excisão cirúrgica é desejável, mas os gatos geralmente não toleram cirurgias orais agressivas tão bem quanto os cães. O uso prolongado ou permanente de sondas de alimentação pode ser necessário. A radioterapia e/ou quimioterapia podem beneficiar gatos com carcinomas espinocelulares excisados de forma incompleta sem acometimento da língua ou das tonsilas.

Prognóstico

De modo geral, o prognóstico de gatos com carcinoma espinocelular oral é ruim (ver Capítulo 81).

GRANULOMA EOSINOFÍLICO FELINO
Etiologia

A causa do granuloma eosinofílico felino é incerta. As reações de hipersensibilidade são consideradas responsáveis e uma predisposição genética foi sugerida.

Características clínicas

O complexo do granuloma eosinofílico felino inclui úlcera indolente, placa eosinofílica e granuloma linear, mas não se sabe se essas doenças estão relacionadas. As úlceras indolentes são classicamente encontradas no lábio ou na mucosa oral (especialmente nos dentes caninos superiores) de gatos de meia-idade. A placa eosinofílica geralmente ocorre na pele da região medial das coxas e abdome. O granuloma linear é geralmente encontrado na face posterior dos membros posteriores de gatos jovens, mas também pode ocorrer na língua, no palato e na mucosa oral. O acometimento oral grave por uma úlcera ou placa eosinofílica normalmente causa disfagia, halitose e/ou anorexia. O granuloma eosinofílico pode afetar o queixo e os coxins palmares e plantares, além da boca.

Diagnóstico

Uma massa ulcerada pode ser encontrada na base da língua ou no palato duro, nas arcadas glossopalatinas ou em qualquer outro local da boca. Uma amostra de biópsia profunda da massa é necessária para o diagnóstico preciso. A eosinofilia periférica é observada de maneira inconsistente.

Tratamento

Antibióticos sistêmicos contra *Staphylococcus* spp. (p. ex., amoxicilina mais ácido clavulânico, combinações de trimetoprima-sulfa) são eficazes no tratamento de úlceras indolentes e da placa eosinofílica. Se os antibióticos forem ineficazes, a administração de altas doses de glicocorticoides (prednisolona oral, 2,2 a 4,4 mg/kg/dia) pode ser feita, mas a ciclosporina parece ser o tratamento mais eficaz para úlceras indolentes e placas que não respondem à antibioticoterapia. Alguns gatos são tratados com injeções de acetato de metilprednisolona (20 mg a cada 2 a 3 semanas, conforme necessário) em vez de medicamentos orais. Embora eficaz, o acetato de megestrol pode causar diabetes melito, tumores mamários e problemas uterinos e não deve ser usado exceto em circunstâncias excepcionais.

Prognóstico

O prognóstico é bom, mas a lesão pode reaparecer.

GENGIVITE/PERIODONTITE
Etiologia

A proliferação bacteriana e a produção de toxinas, geralmente associadas ao acúmulo de tártaro, destroem as estruturas gengivais normais e causam inflamação. A imunossupressão pelo vírus da leucemia felina (FeLV), vírus da imunodeficiência felina (FIV) e/ou calicivírus felino pode predispor a essa doença.

Características clínicas

Cães e gatos podem ser acometidos. Muitos são assintomáticos, mas halitose, desconforto oral, recusa alimentar, disfagia, salivação e perda dentária podem ser observados.

Diagnóstico

O exame visual das gengivas revela hiperemia ao redor das margens do dente. A recessão gengival pode revelar as raízes dos dentes. O diagnóstico preciso pode ser feito por sondagem e radiografias orais. O estágio da doença periodontal é definido por radiografias.

Tratamento

O tártaro supragengival e subgengival deve ser removido e as coroas devem ser polidas. Fármacos antimicrobianos eficazes contra bactérias anaeróbicas (p. ex., amoxicilina, clindamicina, metronidazol; ver a tabela *Alguns dos fármacos usados em doenças gastrintestinais*, no Capítulo 32) podem ser administrados antes e depois da limpeza dos dentes. A escovação regular dos dentes e/ou lavado oral com uma solução veterinária de clorexidina formulada para esse fim ajuda a controlar o problema.

Prognóstico

O prognóstico é bom com terapia adequada.

ESTOMATITE
Etiologia

Existem muitas causas de estomatite canina e felina (Boxe 29.1). O médico deve sempre considerar a possibilidade de imunossupressão com estomatite secundária (p. ex., FeLV, FIV, diabetes melito, hiperadrenocorticismo).

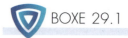

BOXE 29.1

Causas comuns de estomatite.

- Insuficiência renal (principalmente em casos de lesão renal aguda grave)
- Traumatismo
    - Corpos estranhos
    - Mastigar ou ingerir agentes cáusticos
    - Mastigar cabos elétricos
- Doença imunomediada
    - Pênfigo
- Estomatite paradental ulcerativa crônica (especialmente em Maltês)
- Vírus do trato respiratório superior (rinotraqueíte viral felina, calicivírus felino)
- Infecção secundária à imunossupressão (vírus da leucemia felina, vírus da imunodeficiência felina)
- Abscessos na raiz dentária
- Periodontite grave
- Osteomielite
- Intoxicação por tálio (muito rara)

Características clínicas

A maioria dos cães e gatos com estomatite tem saliva grossa, halitose grave e/ou anorexia causada pela dor. Alguns animais apresentam febre e perda de peso.

Diagnóstico

O exame oral minucioso geralmente requer anestesia. A estomatite é diagnosticada pela observação macroscópica das lesões, mas uma causa básica deve ser procurada. A biópsia é rotineiramente indicada, assim como dados de patologia clínica de rotina e radiografias da mandíbula e maxila, inclusive das raízes dentárias. A cultura bacteriana não ajuda o diagnóstico.

Tratamento

A terapia é sintomática (para controle dos sinais) e específica (ou seja, direcionada à causa básica). A limpeza completa dos dentes e a terapia antibacteriana agressiva (ou seja, antibióticos sistêmicos eficazes contra aeróbios e anaeróbios, enxaguantes bucais com soluções antibacterianas, como clorexidina) ajudam o tratamento. Em alguns animais, a extração dos dentes associados às áreas mais afetadas pode ajudar. A lactoferrina bovina tem sido sugerida para amenizar lesões resistentes em gatos.

Prognóstico

O prognóstico depende da causa básica.

GENGIVITE LINFOCÍTICA-PLASMOCÍTICA FELINA E FARINGITE/ESTOMATITE CAUDAL
Etiologia

Uma doença idiopática, a gengivite linfocítica-plasmocítica felina pode ser causada por calicivírus felino, *Bartonella henselae*, imunodeficiência pelos vírus FeLV ou FIV ou qualquer inflamação gengival contínua produtora de estímulos. Os gatos podem apresentar uma resposta inflamatória oral excessiva que causa proliferação gengival acentuada.

Características clínicas

Hiporexia e/ou halitose são os sinais mais comuns. Os gatos acometidos apresentam eritema na gengiva ao redor dos dentes e/ou pilares posteriores da faringe (estes últimos não são observados na gengivite). Nos casos graves, a proliferação da gengiva pode ser óbvia e o sangramento ocorre com facilidade. A gengivite é frequentemente acompanhada por lesões no colo dentário. Ocasionalmente, é possível observar os dentes batendo.

Diagnóstico

A biópsia da gengiva acometida (especialmente proliferativa) é necessária para o diagnóstico. A avaliação histológica revela uma infiltração linfocítica-plasmocítica. As concentrações séricas de globulina podem ser maiores. É importante verificar se há infecção por FeLV e FIV e o isolamento do vírus no tecido biopsiado pode ser útil.

Tratamento

Hoje, não há terapia confiável para essa doença. A limpeza adequada, o polimento dos dentes e a terapia antibiótica eficaz contra bactérias anaeróbias podem ajudar. A administração de glicocorticoide em dose alta (p. ex., prednisolona, 2,2 mg/kg/dia, metilprednisolona, 10 a 20 mg por via subcutânea [SC], triancinolona, 0,2 mg/kg por via oral [VO] por dia) tende a ser benéfica. Em alguns casos graves, extrações dentárias múltiplas (especialmente de pré-molares e molares) podem aliviar a fonte da inflamação; nesse caso, é importante que a raiz e o ligamento periodontal também sejam removidos. A extração dos dentes caninos deve ser evitada, se possível. Fármacos imunossupressores, como clorambucila ou ciclosporina (a princípio, 2 a 4 mg/kg VO duas vezes ao dia, mas depois com ajuste de dose com base nos níveis sanguíneos), também podem ser experimentados em casos difíceis.

Prognóstico

O prognóstico é reservado; os casos graves muitas vezes não respondem bem à terapia.

DISFAGIAS

MIOSITE DOS MÚSCULOS MASTIGATÓRIOS/MIOSITE ATRÓFICA
Etiologia

A miosite dos músculos mastigatórios/miosite atrófica é uma doença imunomediada idiopática que afeta os músculos da mastigação de cães. A síndrome não foi relatada em gatos.

Características clínicas

Nos estágios agudos, os músculos temporal e masseter podem ficar inchados e dolorosos. No entanto, muitos cães não são atendidos até que os músculos apresentem atrofia grave e a boca não possa ser aberta.

Diagnóstico

A atrofia dos músculos temporal e masseter e a incapacidade de abrir a boca do cão anestesiado estabelecem o diagnóstico presuntivo. A histopatologia (preferencialmente com imuno-histoquímica) dos músculos temporal e masseter confirma o diagnóstico. O achado de anticorpos contra fibras 2M corrobora o diagnóstico. Os animais podem apresentar aumento da atividade sérica de creatinoquinase (CK).

Tratamento

De modo geral, a administração de prednisolona em dose alta (2,2 mg/kg/dia) com ou sem azatioprina (50 mg/m^2 a cada 48 horas) controla a doença aguda, mas raramente tem utilidade em pacientes com doença crônica que não conseguem abrir a boca. Uma vez alcançado o controle, a prednisolona é administrada a cada 48 horas e, em seguida, sua dose é gradualmente reduzida para evitar efeitos adversos. No entanto, esta redução deve ser feita de forma lenta para evitar a recidiva da doença (ver sobre fármacos imunossupressores no Capítulo 72). Se a boca não puder ser aberta mesmo sob anestesia, uma sonda de gastrostomia pode ser usada. Embora alguns médicos tenham usado a força para romper as aderências em casos crônicos, essa abordagem pode causar fratura mandibular e não é recomendada.

Prognóstico

O prognóstico geralmente é bom para casos agudos, mas o tratamento contínuo pode ser necessário.

ACALASIA/DISFUNÇÃO CRICOFARÍNGEA
Etiologia

A causa da acalasia/disfunção cricofaríngea é desconhecida, mas geralmente é congênita. Há uma descoordenação entre o músculo cricofaríngeo e o restante do reflexo de deglutição, o que produz obstrução do esfíncter cricofaríngeo durante a deglutição (ou seja, o esfíncter não abre no momento certo). A doença tem base genética em Golden Retrievers.

Características clínicas

Observada principalmente em cães jovens, a acalasia cricofaríngea raramente é uma doença adquirida. O principal sinal é a regurgitação imediatamente após ou durante a deglutição. Alguns animais apresentam hiporexia e perda de peso grave. Clinicamente, essa doença mimetiza a disfagia faríngea.

Diagnóstico

O diagnóstico definitivo requer fluoroscopia ou cinefluoroscopia durante a deglutição de bário ou outros contrastes. A observação de um animal jovem que regurgita alimentos imediatamente após a deglutição sugere a doença, mas a disfagia faríngea com função normal do esfíncter cricofaríngeo deve ser diferenciada da doença cricofaríngea.

Tratamento

A injeção do músculo cricofaríngeo com toxina botulínica beneficia alguns pacientes; acredita-se que esses animais sejam os que mais melhoram após a miotomia cricofaríngea, enquanto aqueles que não respondem à toxina botulínica pareçam responder mal à cirurgia. Tenha cuidado para não causar a formação de tecido cicatricial no local da cirurgia.

É fundamental que essa doença seja diferenciada da disfagia faríngea e que a função do esôfago cranial seja avaliada antes da cirurgia ser considerada (ver a próxima seção *Disfagia faríngea*). O tratamento com tiroxina pode ajudar alguns raros pacientes.

Prognóstico

O prognóstico geralmente é bom, desde que não haja formação pós-operatória de tecido cicatricial.

DISFAGIA FARÍNGEA
Etiologia

A disfagia faríngea é principalmente uma doença adquirida; neuropatias, miopatias e juncionopatias (p. ex., miastenia *gravis* localizada) parecem ser suas principais causas. A incapacidade de formar um bolo normal de alimentos na base da língua e/ou impulsioná-lo para o esôfago é frequentemente associada a lesões dos nervos cranianos IX ou X. A disfunção concomitante do esôfago cranial pode causar retenção de alimentos imediatamente caudal ao esfíncter cricofaríngeo.

Características clínicas

Embora a disfagia faríngea seja observada principalmente em adultos, animais jovens podem apresentar sinais transitórios. Clinicamente, a disfagia faríngea muitas vezes mimetiza a acalasia cricofaríngea; a regurgitação está associada à deglutição. A disfagia faríngea às vezes causa mais dificuldade de deglutição de líquidos do que sólidos. A aspiração (especialmente associada aos líquidos) é comum porque o esôfago proximal é flácido e retém alimentos e água, predispondo ao refluxo posterior na faringe.

Diagnóstico

De modo geral, o exame fluoroscópico do paciente durante a deglutição de bário é necessário para o diagnóstico. Um radiologista experiente pode distinguir bem a disfagia faríngea da disfagia cricofaríngea. Na primeira, o animal não tem força suficiente para empurrar os alimentos para o esôfago e, na segunda, o animal tem força adequada, mas o esfíncter cricofaríngeo continua fechado ou se abre na hora errada durante a deglutição, impedindo o movimento normal dos alimentos da faringe para o esôfago proximal. A concentração sérica de CK pode ser maior em alguns pacientes com miopatias. Algumas causas podem ser detectadas por eletromiografia dos músculos laríngeos, faríngeos e esofágicos e/ou biópsia muscular.

Tratamento

A miotomia cricofaríngea é curativa em animais com acalasia cricofaríngea, mas pode ser desastrosa em animais com disfagias faríngeas porque facilita a reentrada dos alimentos retidos no esôfago proximal na faringe e a sua aspiração. A faringe deve ser contornada (p. ex., tubo de gastrostomia) ou a causa básica resolvida (p. ex., controle da miopatia, juncionopatia ou neuropatia).

Prognóstico

O prognóstico é reservado devido à dificuldade de caracterização e tratamento da causa básica; além disso, o cão ou gato é propenso à perda progressiva de peso e ao desenvolvimento de pneumonia por aspiração recorrente.

FRAQUEZA ESOFÁGICA/MEGAESÔFAGO

FRAQUEZA ESOFÁGICA CONGÊNITA
Etiologia

A causa da fraqueza esofágica congênita (ou seja, megaesôfago congênito) é incerta, mas suspeita-se de um defeito na inervação aferente vagal do esôfago.

Características clínicas

De modo geral, os animais acometidos (principalmente cães) são atendidos por causa do "vômito" (na verdade, regurgitação) com ou sem perda de peso, tosse ou febre por pneumonia. Ocasionalmente, tosse e outros sinais de traqueíte e/ou pneumonia por aspiração são os únicos sinais relatados pelo tutor. Em casos muito graves, é possível ver o balão do esôfago cervical se mover durante a respiração (Vídeo 29.1).

Diagnóstico

Primeiro, na anamnese, determine a probabilidade de regurgitação em vez de vômito (ver Capítulo 26). As radiografias que revelam dilatação esofágica generalizada sem evidências de obstrução (ver Figura 27.3 A) permitem o diagnóstico presuntivo de fraqueza esofágica. Na ausência de achados relevantes em radiografias torácicas simples, radiografias estáticas ou dinâmicas com contraste de bário podem ser solicitadas, já que muitos pacientes com fraqueza esofágica não apresentam anomalias em imagens não contrastadas. O exame fluoroscópico é necessário para distinguir a fraqueza idiopática do esôfago inferior da acalasia esofágica inferior; no entanto, esta última é considerada muito incomum. O desvio esofágico normalmente observado em raças braquicefálicas (Figura 29.1) não deve ser confundido com uma patologia esofágica. Divertículos no tórax cranial são ocasionalmente associados à fraqueza esofágica e podem ser confundidos com obstrução do anel vascular (Figura 29.2). Suspeita-se de doença congênita, e não adquirida, quando a regurgitação e/ou aspiração começou quando o animal era jovem. Se as características clínicas foram relativamente brandas ou intermitentes, o diagnóstico pode não ser estabelecido até que o animal seja mais velho, mas a anamnese cuidadosa deve sugerir a presença da doença desde a juventude. A endoscopia não tem tanta utilidade quanto as radiografias com contraste nessa doença. De modo geral, apenas a fraqueza esofágica muito grave pode ser diagnosticada na endoscopia (Vídeo 29.1). Collies podem ter dermatomiosite, que também causa fraqueza esofágica. O risco de desenvolvimento da doença parece maior em algumas raças (p. ex., Schnauzer miniatura, Dogue Alemão, Dálmata, Shar-Pei, Setter Irlandês, Labradores Retrievers).

CAPÍTULO 29 ■ Distúrbios da Cavidade Oral, Faringe e Esôfago   **447**

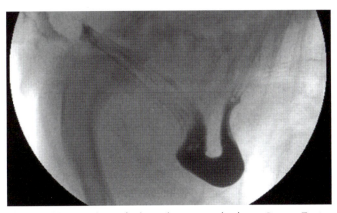

Figura 29.1 Radiografia lateral contrastada de um Boston Terrier com desvio esofágico, o que é normal em raças braquicefálicas.

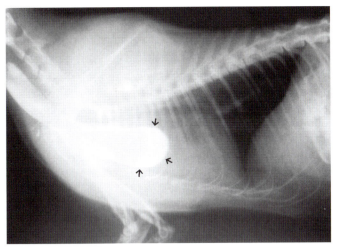

Figura 29.2 Radiografia torácica lateral contrastada de um gato. Observe o grande divertículo sugestivo de obstrução (setas). Esse gato apresentava fraqueza esofágica generalizada sem obstrução.

Tratamento

Hoje, a fraqueza esofágica congênita não pode ser curada pela terapia médica, embora a cisaprida (0,1 a 0,5 mg/kg) às vezes amenize os sinais (provavelmente por aumentar a pressão do esfíncter esofágico inferior [EEI] em pacientes com refluxo gastresofágico substancial e concomitante). O manejo dietético/alimentar tenta evitar mais dilatações e aspirações. A alimentação é feita em uma plataforma elevada que exige que o animal fique apoiado em seus membros posteriores, tornando o esôfago cervical e torácico quase vertical para que a gravidade ajude na passagem do bolo pelo esôfago até o estômago. Essa posição deve ser mantida por 5 a 10 minutos após o animal ter acabado de comer e beber. Há equipamentos (p. ex., "cadeira Bailey"; ver http://petprojectblog.com/archives/dogs/megaesophagus-and-thebailey-chair/) que ajudam o tutor a manter o animal em posição vertical durante a alimentação. O oferecimento de pequenas refeições várias vezes por dia também ajuda a prevenir a retenção esofágica.

Papas são geralmente recomendadas, mas alguns animais preferem ração seca ou úmida. É impossível prever qual consistência será melhor para um determinado cão, o que requer tentativa e erro. Em alguns cães, o esôfago dilatado pode retornar parcialmente ao tamanho e a função normais. Mesmo que o esôfago continue dilatado, alguns cães podem ser bem controlados com a modificação dietética/alimentar e têm boa qualidade de vida.

Em animais com aspiração grave, tubos de gastrostomia podem ser usados para contornar o esôfago; alguns animais respondem bem por períodos variados. Esses animais ainda podem regurgitar saliva e alimentos se houver refluxo gastresofágico. A sucção intermitente do esôfago pode ser feita em casa em situações emergenciais.

Prognóstico

É difícil determinar o prognóstico com precisão. Alguns animais respondem bem quando os proprietários experimentam diferentes consistências alimentares e mantêm a posição vertical após comer/beber. Outros desenvolvem pneumonia por aspiração apesar de todos os esforços de tratamento. A pneumonia por aspiração é a principal causa de morte.

FRAQUEZA ESOFÁGICA ADQUIRIDA

Etiologia

De modo geral, a fraqueza esofágica adquirida em cães é causada por neuropatia, miopatia ou juncionopatia (p. ex., miastenia *gravis*; ver Boxe 26.5). O risco de desenvolvimento da doença parece maior em Pastores Alemães, Golden Retrievers e Setters Irlandeses. Cães com paralisia laríngea idiopática tendem a apresentar fraqueza no esôfago cervical, provavelmente por uma neuropatia generalizada. Em gatos, a esofagite pode causar fraqueza esofágica adquirida.

Características clínicas

A fraqueza esofágica adquirida ocorre principalmente em cães. De modo geral, os pacientes são atendidos por causa do "vômito" (na verdade, regurgitação), mas alguns cães apresentam sinais respiratórios (p. ex., tosse), sem histórico de regurgitação. Às vezes, pequenas quantidades de material são regurgitadas na faringe e aspiradas, mas nunca expelidas. Em outros casos, o material é expelido, mas volta a ser deglutido ou comido pelo animal (Figura 29.3 A e B). A perda de peso pode ser observada em caso de perda de calorias suficientes pela regurgitação.

Diagnóstico

A primeira etapa do diagnóstico é documentar a ocorrência de regurgitação, não vômito (ver Capítulo 26). De modo geral, a fraqueza esofágica adquirida é diagnosticada pelo achado de dilatação esofágica generalizada sem evidências de obstrução em imagens simples ou contrastadas (ver Figura 27.3 A). A gravidade dos sinais clínicos nem sempre é correlacionada à magnitude das alterações radiográficas. É importante notar que as radiografias torácicas simples podem não revelar a fraqueza esofágica; os esofagogramas com contraste de bário são indicados em caso de suspeita de regurgitação esofágica e achados normais em radiografias simples (Figura 29.3 A e B). Alguns animais sintomáticos apresentam fraqueza segmentar, principalmente no esôfago cervical, logo atrás do músculo

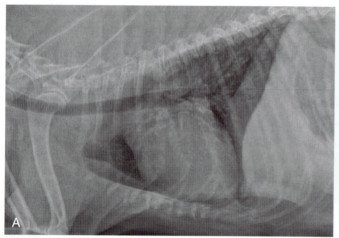
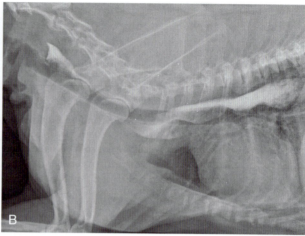

Figura 29.3 A. Radiografia lateral de um cão com tosse intensa, mas sem histórico de regurgitação. Não há evidências de patologia esofágica. **B.** Esofagograma com contraste de bário do mesmo cão mostrando a grande retenção do contraste devido à fraqueza esofágica adquirida.

cricofaríngeo (Vídeo 29.2). A retenção de bário nesse local é mínima em cães normais; por isso, é importante distinguir a retenção insignificante daquela clinicamente importante. Muito raramente, espasmos e estenoses esofágicas inferiores mimetizam a fraqueza esofágica em radiografias. O ideal é usar a fluoroscopia para procurar evidências de refluxo gastresofágico, que pode ser beneficiado pela terapia procinética (p. ex., cisaprida).

É importante procurar causas subjacentes de fraqueza esofágica adquirida (ver Boxe 26.5). Em cães, o título de anticorpos contra receptores de acetilcolina (indicativo de miastenia *gravis*) deve ser medido. A miastenia "localizada" pode afetar apenas os músculos esofágicos e/ou orofaríngeos. Em raros pacientes, o exame é negativo, mas se torna positivo meses depois. As medidas séricas de cortisol em repouso são indicadas para triagem de hipoadrenocorticismo oculto (mesmo que as concentrações séricas de eletrólitos sejam normais; ver Capítulo 50). A eletromiografia pode revelar neuropatias ou miopatias generalizadas. A disautonomia é ocasionalmente observada e suspeita a partir dos sinais clínicos (ou seja, dilatação do cólon, narinas secas, pupilas dilatadas, ceratoconjuntivite seca e/ou bradicardia com má resposta à atropina). A obstrução da saída gástrica em gatos pode causar vômitos intratáveis com esofagite secundária e megaesôfago. Outras causas raramente são encontradas (ver Boxe 26.5). Na ausência de detecção de uma causa básica, a doença é denominada *fraqueza esofágica adquirida* (ou seja, megaesôfago adquirido idiopático).

Tratamento

Cães com megaesôfago adquirido causado pelo hipoadrenocorticismo normalmente respondem bem à reposição de glicocorticoide (ver Capítulo 50). De modo geral, a miastenia localizada responde à piridostigmina, que é preferida à fisostigmina e neostigmina (ver Capítulo 66). A terapia imunossupressora adjunta com azatioprina pode ser útil em alguns pacientes que não respondem bem à piridostigmina, mas não se sabe se a terapia combinada é sempre superior à piridostigmina sozinha. A terapia com glicocorticoides não é recomendada. O refluxo gastresofágico pode responder à terapia procinética e antiácida (cisaprida, 0,1 a 0,5 mg/kg VO a cada 8 a 12 horas, e omeprazol, 1 a 2 mg/kg VO a cada 12 horas, são preferíveis). Na doença idiopática, a terapia dietética conservadora, como descrito para a fraqueza congênita do esôfago, é o único recurso. Alguns cães com fraqueza congênita do esôfago recuperam graus variáveis de função esofágica, mas isso é menos comum na fraqueza esofágica adquirida idiopática. A esofagite grave pode causar fraqueza esofágica secundária que se resolve após o tratamento apropriado (discutido com mais detalhes mais adiante neste capítulo). Nos casos graves que não respondem bem às modificações dietéticas/alimentares, os tubos de gastrostomia podem diminuir o risco de aspiração, assegurar o balanço positivo de nitrogênio e permitir a administração de medicamentos orais. Alguns cães são beneficiados pelo uso prolongado de tubos de gastrostomia, mas outros continuam a regurgitar e aspirar devido ao refluxo gastresofágico grave ou acúmulo de saliva no esôfago.

Prognóstico

Todos os animais com fraqueza esofágica adquirida são suscetíveis ao desenvolvimento de pneumonia por aspiração e morte súbita. Em caso de possibilidade de tratamento da causa básica e resolução da dilatação e fraqueza do esôfago, o prognóstico é bom porque o risco de aspiração é eliminado. O prognóstico é pior em pacientes com pneumonia por aspiração e naqueles com megaesôfago idiopático com mais de 13 meses de idade no momento do aparecimento de sinais clínicos devido à menor probabilidade de remissão espontânea. O prognóstico também é ruim em pacientes que não respondem ao manejo dietético/alimentar. O tamanho da dilatação esofágica em radiografias não está claramente associado ao prognóstico.

ESOFAGITE
Etiologia

A esofagite é causada principalmente por refluxo gastresofágico, vômito persistente de ácido gástrico, corpos estranhos esofágicos e agentes cáusticos. Medicamentos, em especial tetraciclinas, clindamicina, ciprofloxacino e anti-inflamatórios não esteroidais (AINEs), podem causar esofagite grave se forem retidos no esôfago pela ausência de ingestão de água ou alimentos após sua administração (especialmente em gatos).

O refluxo gastresofágico durante a anestesia pode causar esofagite grave com posterior formação de estenose. É impossível prever quais animais apresentarão refluxo durante a anestesia. Há vários fatores que supostamente aumentam o risco de refluxo associado à anestesia, mas nenhum com associação forte a ponto de permitir seu uso clínico. Sugere-se a associação entre esofagite distal (ostensivamente causada por refluxo gastresofágico) e doença respiratória superior em cães braquicefálicos. A esofagite eosinofílica é rara e tem causas incertas em cães. A pitiose pode causar esofagite grave (ver Capítulo 31).

Características clínicas

Os sinais dependem da gravidade da inflamação. A regurgitação é esperada, embora a anorexia e a salivação decorrentes da recusa de deglutição possam predominar se essa for muito dolorosa. A ingestão de um agente cáustico (p. ex., desinfetante) pode causar hiperemia e/ou ulceração de boca e língua; a hiporexia pode ser o sinal primário.

Diagnóstico

Um histórico de vômito seguido de mudança de caráter mais parecido com a regurgitação sugere esofagite secundária à exposição excessiva ao ácido gástrico vomitado (p. ex., cães com enterite parvovirótica ou obstrução por corpo estranho). A regurgitação ou hiporexia que começa logo após um procedimento anestésico pode indicar esofagite por refluxo. Radiografias simples e contrastadas podem revelar hérnias de hiato, refluxo gastresofágico ou corpos estranhos esofágicos. Esofagogramas de contraste não detectam esofagite de forma confiável (às vezes, há uma retenção branda de bário pela mucosa áspera e irregular), mas a fluoroscopia com contraste pode estabelecer o diagnóstico definitivo de refluxo gastresofágico em alguns casos (Vídeo 29.3). Normalmente, a esofagoscopia é necessária para o diagnóstico de esofagite (ver Figura 27.11).

Tratamento

A diminuição da acidez gástrica, a prevenção do refluxo do conteúdo gástrico no esôfago e a proteção do esôfago desnudo são os pilares do tratamento. Os inibidores de bomba de prótons (p. ex., omeprazol) são muito superiores aos antagonistas do receptor de histamina 2 (H_2) para diminuir a acidez gástrica, um fator essencial nesses animais. A metoclopramida estimula o esvaziamento gástrico, diminuindo o volume gástrico para refluxo no esôfago; sua principal vantagem é a possibilidade de administração por via intravenosa. A cisaprida (0,1 a 0,5 mg/kg) é um procinético mais eficaz, mas deve ser dado por via oral. A eritromicina e a ranitidina também têm alguma atividade procinética. O sucralfato (principalmente em suspensão) pode proteger a mucosa esofágica desnuda caso haja refluxo gastresofágico (ver Tabela 28.5), mas é mais usado para conferir alguma analgesia para a esofagite. Nos cães com muita dor que sequer engolem saliva, a lidocaína viscosa de venda livre pode ser administrada por via oral. Os antibióticos são de valor duvidoso. Em casos excepcionais, um tubo de gastrostomia protege o esôfago durante a cicatrização da mucosa e assegura o balanço positivo de nitrogênio. Glicocorticoides podem ser administrados na tentativa de prevenção da formação de tecido cicatricial, mas não há evidências de que sejam eficazes. Hérnias de hiato sintomáticas podem requerer reparo cirúrgico.

Inibidores de bomba de prótons e procinéticos podem ser administrados de forma profilática para diminuir o refluxo associado à anestesia e a esofagite subsequente. Embora esses medicamentos diminuam a frequência do refluxo ácido, não o abolem.

Prognóstico

O prognóstico depende da gravidade da esofagite e da possibilidade de identificação e controle de uma causa básica. O tratamento agressivo precoce ajuda a prevenir a formação de tecido cicatricial.

HÉRNIA DE HIATO
Etiologia

A hérnia de hiato é uma anomalia diafragmática que permite o prolapso de parte do estômago (geralmente a cárdia) na cavidade torácica. Também pode provocar refluxo gastresofágico.

Características clínicas

Raças braquicefálicas parecem predispostas a essa doença. A regurgitação é o principal sinal em animais sintomáticos, mas alguns animais são assintomáticos.

Diagnóstico

Radiografias simples ou esofagogramas com contraste podem revelar a herniação gástrica no tórax (Figura 29.4); no entanto, a hérnia pode ser intermitente e de difícil detecção. A pressão manual no abdome durante a radiografia pode causar deslocamento do estômago para o tórax. As hérnias de hiato são ocasionalmente observadas na endoscopia, mas a aparência endoscópica pode ser sutil e endoscopistas novatos podem não perceber a lesão.

Tratamento

A correção da hérnia de hiato sintomática em um animal jovem geralmente requer cirurgia. Em caso de aparecimento mais tardio dos sinais clínicos de hérnia de hiato, o manejo médico agressivo do refluxo gastresofágico (p. ex., cisaprida, omeprazol) é às vezes suficiente. Se o tratamento médico for ineficaz, a cirurgia pode ser considerada.

Prognóstico

De modo geral, o prognóstico é bom após o reparo cirúrgico (casos congênitos) ou tratamento médico agressivo (casos adquiridos).

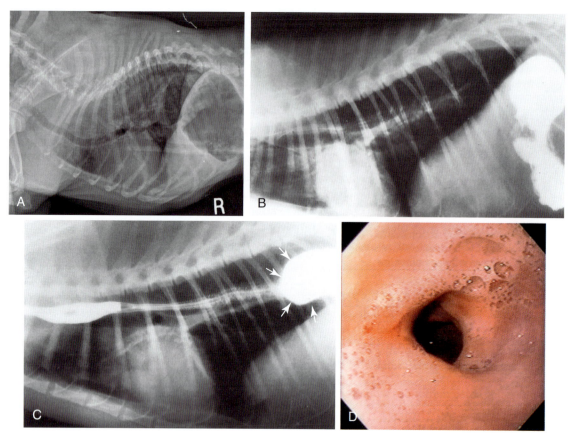

Figura 29.4 A. Radiografia lateral de um cão com hérnia de hiato que mostra a sombra gástrica se estendendo cranial ao diafragma. **B.** Projeção lateral do esofagograma com contraste de um gato com hérnia de hiato. Não há evidências de hérnia nesta radiografia porque ela aparentemente deslizou de volta até o abdome. **C.** Projeção lateral do esofagograma com contraste do gato em **B**. O corpo do estômago agora deslizou para a cavidade torácica (*setas*), confirmando a presença de uma hérnia de hiato. **D.** Imagem endoscópica da área do esfíncter esofágico inferior (EEI) de um cão com hérnia de hiato. As pregas rugais gástricas podem ser observadas. (**A**, cortesia do Dr. Russ Stickle, Michigan State University, East Lansing, Michigan, EUA. **B** e **C**, cortesia do Dr. Royce Roberts, University of Georgia, Athens, Georgia, EUA.)

DISAUTONOMIA

Etiologia

A disautonomia em cães e gatos é uma doença idiopática que causa a perda da função do sistema nervoso autônomo. Pelo menos alguns casos de disautonomia são causados por toxina de clostrídios.

Características clínicas

Os sinais clínicos são muito variáveis. Megaesôfago e regurgitação subsequente são comuns, mas não invariáveis. Disúria e distensão vesical, midríase e ausência de resposta pupilar à luz, mucosas secas, perda de peso, constipação intestinal, vômitos, baixo tônus anal e/ou anorexia foram relatados.

Diagnóstico

A suspeita clínica de disautonomia geralmente se deve à observação de disúria, mucosas secas e respostas pupilares anormais à luz. O achado radiográfico de distensão de múltiplas áreas do trato alimentar (p. ex., esôfago, estômago, intestino delgado) também é sugestivo. O diagnóstico presuntivo *ante mortem* é baseado na observação dos efeitos da pilocarpina no tamanho da pupila após a instilação de 1 a 2 gotas de solução a 0,05% em um único olho. A miose rápida do olho tratado, mas não do olho não tratado, condiz com a disautonomia. Do mesmo modo, descobrir que um cão com disúria e bexiga distendida pode urinar após administração subcutânea de 0,04 mg de betanecol/kg também é sugestivo (embora nem todos os animais acometidos respondam). O diagnóstico definitivo requer histopatologia de gânglios autônomos obtidos na necropsia.

Tratamento

O tratamento é paliativo. O betanecol pode ser administrado (2,5 a 15 mg uma vez por dia) para auxiliar a micção. A bexiga deve ser expressa quando necessário. Procinéticos gástricos (p. ex., cisaprida) podem ajudar a diminuir os vômitos. Antibióticos podem ser administrados para tratamento da pneumonia por aspiração secundária ao megaesôfago.

Prognóstico

De modo geral, o prognóstico é ruim.

OBSTRUÇÃO ESOFÁGICA

ANOMALIAS DO ANEL VASCULAR
Etiologia
As anomalias do anel vascular são defeitos congênitos. A persistência do arco aórtico embrionário prende o esôfago em um anel de tecido. A persistência do quarto arco aórtico direito (PQAAD) é a anomalia vascular mais observada (ver Capítulo 5).

Características clínicas
As anomalias do anel vascular são observadas em cães e gatos. A regurgitação é a queixa mais comum, embora possa haver aspiração (ou seja, tosse ou dispneia). Os sinais clínicos geralmente começam logo após a ingestão de alimentos sólidos pela primeira vez. No entanto, alguns animais têm sinais clínicos relativamente menores e não são diagnosticados até vários anos de idade ou em caso de obstrução por um corpo estranho esofágico.

Diagnóstico
De modo geral, o diagnóstico definitivo é estabelecido pelo esofagograma com contraste (ver Figura 27.3 B). O esôfago cranial ao coração é dilatado, enquanto o esôfago caudal ao coração é normal. Em casos raros, todo o esôfago é dilatado (resultado do megaesôfago concomitante), exceto por um estreitamento na base do coração. Sugere-se que a observação do desvio focal à esquerda da traqueia na borda cranial do coração em projeções ventrodorsais ou dorsoventrais é suficiente para o diagnóstico de PQAAD em cães jovens com regurgitação de alimentos. No entanto, o diagnóstico radiográfico do PQAAD é perdido com facilidade; portanto, recomenda-se o uso de técnicas avançadas de diagnóstico por imagem (p. ex., TC com contraste do tórax) antes da cirurgia. Na endoscopia, o esôfago apresenta uma estenose extramural (Figura 29.5; ou seja, não uma proliferação mucosa ou tecido cicatricial) perto da base do coração.

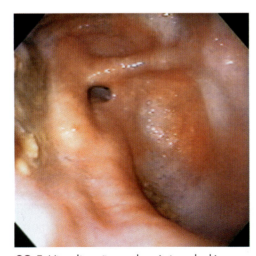

Figura 29.5 Visualização endoscópica do lúmen esofágico contraído por uma anomalia extramural do anel vascular. Há dilatação esofágica maciça cranial ao anel vascular, que "delineia" a traqueia e a aorta. Nem todos os anéis vasculares têm tamanha dilatação a ponto de permitir a observação dessas estruturas com tanta clareza.

Tratamento
A ressecção cirúrgica do vaso anômalo é necessária. O tratamento dietético conservador (ou seja, com papas) por si só é inadequado porque a dilatação tende a progredir. Há grande risco de oclusão por corpo estranho no local do PQAAD.

Prognóstico
A maioria dos pacientes melhora de forma dramática após a cirurgia, mas, em alguns, a melhora é mínima ou nula, provavelmente por causa da fraqueza esofágica concomitante. O prognóstico é reservado. Em caso de estenose pós-operatória, o uso de balão esofágico ou um segundo procedimento cirúrgico podem ser considerados.

CORPOS ESTRANHOS ESOFÁGICOS
Etiologia
Quase tudo pode se alojar no esôfago, mas objetos com pontas afiadas (p. ex., ossos, anzóis) são mais comuns. Alimentos, bolas de pelo e brinquedos também são corpos estranhos importantes. A maioria das obstruções ocorre na entrada torácica, na base do coração ou imediatamente à frente do diafragma.

Características clínicas
Os cães são mais afetados por causa de seus hábitos alimentares menos discriminatórios. A regurgitação ou hiporexia secundária à dor do esôfago é comum. A regurgitação aguda (em oposição ao vômito) é sugestiva de corpo estranho esofágico. Os sinais clínicos dependem do local de obstrução, sua natureza completa ou parcial, o tempo de presença do corpo estranho e da ocorrência de perfuração esofágica. Obstruções completas causam regurgitação de sólidos e líquidos, enquanto obstruções parciais podem permitir a retenção de líquidos. A dispneia aguda pode indicar que o corpo estranho atinge as vias respiratórias na base do coração ou o desenvolvimento de pneumonia por aspiração. A perfuração esofágica geralmente causa febre, depressão e/ou hiporexia; o derrame pleural ou pneumotórax/pneumomediastino subsequente pode causar dispneia. O enfisema subcutâneo é raro.

Diagnóstico
Radiografias torácicas simples revelam a maioria dos corpos estranhos esofágicos (ver Figura 27.2), embora a detecção de ossos de aves ou outros itens relativamente radioluzentes seja um pouco mais trabalhosa. É importante procurar evidências de perfuração esofágica (como pneumomediastino, derrame pleural, presença de fluido no mediastino). Os esofagogramas raramente são necessários; a esofagoscopia é diagnóstica e, de modo geral, terapêutica.

Tratamento
Os corpos estranhos devem ser removidos na endoscopia, a menos que estejam alojados com muita firmeza para serem puxados ou que as radiografias sugiram perfuração. A toracotomia é geralmente indicada nessas duas situações. No entanto, perfurações agudas por um corpo estranho afiado

(p. ex., anzol) podem ser submetidas ao tratamento médico (ver mais adiante). Objetos que não podem ser movidos sem força substancial não devem ser puxados com vigor devido ao risco de criação ou ampliação de uma perfuração. Durante a endoscopia, o esôfago deve ser insuflado com cuidado para evitar a ruptura de áreas enfraquecidas, o que causaria pneumotórax por tensão. Se a recuperação do objeto for difícil e não houver bordas afiadas, é possível empurrá-lo para o estômago, de onde pode ser retirado por laparotomia ou se dissolver de forma espontânea. Alternativamente, um grande cateter de Foley pode ser passado pelo corpo estranho; a seguir, o balão é inflado de modo a distender o esôfago e o cateter (e o corpo estranho) são retirados (Vídeo 29.4). Um cateter de Foley lubrificado também pode ser usado para ajudar a abrir o EEI e facilitar a entrada do corpo estranho no estômago.

Depois da remoção do objeto, a mucosa esofágica deve ser reexaminada na endoscopia para avaliação dos danos sofridos. As radiografias torácicas devem ser repetidas à procura de indicações de perfuração (p. ex., pneumomediastino, pneumotórax) (Figura 29.6). Inibidores de bomba de prótons e agentes procinéticos podem ser indicados após a remoção do corpo estranho. Os tubos de gastrostomia são muito raramente usados a menos que haja danos bastante graves. Perfurações por corpos estranhos contundentes que causaram necrose na parede do esôfago geralmente requerem toracotomia para remoção de detritos sépticos e fechamento do defeito esofágico. No entanto, perfurações agudas por objetos pontiagudos (p. ex., anzóis) não associadas à necrose da parede esofágica podem ser tratadas com colocação de tubo de gastrostomia e jejum absoluto, o que permite o fechamento espontâneo da lesão.

Prognóstico

De modo geral, o prognóstico de animais com corpos estranhos esofágicos é bom. Em caso de perfuração, o prognóstico é reservado, dependendo do tamanho da lesão e da presença/gravidade da contaminação torácica. Lesões de mucosas substanciais podem ser associadas à formação de tecido cicatricial e obstrução. Corpos estranhos ósseos, o tamanho corporal pequeno (ou seja, menos de 10 kg) e a cronicidade parecem ser fatores de risco para complicações.

CICATRIZ ESOFÁGICA (ESTENOSE BENIGNA)

Etiologia

O desenvolvimento de tecido cicatricial requer a ocorrência de inflamação grave e profunda do esôfago por qualquer causa (em especial corpos estranhos ou refluxo gastresofágico grave).

Características clínicas

A cicatriz esofágica é observada tanto em cães quanto em gatos. O principal sinal é a regurgitação (especialmente de sólidos). Alguns animais apresentam hiporexia devido à dor causada pelo alimento alojado na estenose decorrente do peristaltismo esofágico vigoroso. Raros pacientes apresentam estridor respiratório grave devido à presença de tecido cicatricial na nasofaringe ou coana (ver Capítulo 16).

Diagnóstico

As obstruções parciais associadas ao tecido cicatricial podem ser difíceis de diagnosticar. Esofagogramas com contraste, usando bário misturado aos alimentos, são frequentemente necessários (Figura 29.7). A esofagoscopia é definitiva (Vídeo 29.5), mas a estenose parcial pode não ser óbvia em cães grandes, a menos que o endoscopista seja experiente e que o esôfago seja cuidadosamente inspecionado. Do mesmo modo, é fácil não perceber estenoses no EEI. O diagnóstico de estenoses na nasofaringe ou coana requer exame endoscópico com retroflexão dessas áreas.

Tratamento

A ressecção cirúrgica/anastomose não é recomendada. O tratamento consiste na correção da causa suspeita (p. ex., esofagite) e/ou dilatação da estenose com balão ou sonda (*bougie*). É importante que o médico tenha bastante treinamento na dilatação de estenoses e os equipamentos corretos. O balão é menos associado a perfurações do que a sonda e pode ser realizado com orientação endoscópica ou fluoroscópica. Cateteres de angioplastia ou balões de dilatação esofágica são mais úteis do que os cateteres de Foley, que normalmente deslizam para um lado da obstrução durante a insuflação. A sonda também pode ser usada com orientação endoscópica ou fluoroscópica. Embora possa causar ruptura com maior facilidade, é relativamente segura e tem a mesma eficácia se utilizada por um profissional treinado. Uma esofagite traumática significativa pode ser observada após a dilatação da estenose. Se presente, deve ser tratada de forma agressiva com inibidores de bomba de prótons e procinéticos gástricos. Em alguns animais, a cura ocorre após uma dilatação, enquanto outros precisam de múltiplos procedimentos.

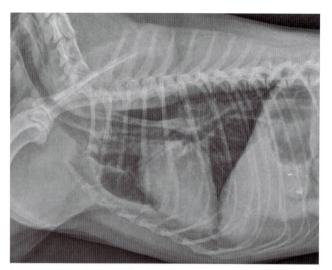

Figura 29.6 Radiografia lateral feita imediatamente após a remoção de um corpo estranho do esôfago, revelando pneumomediastino e, portanto, confirmando a perfuração esofágica.

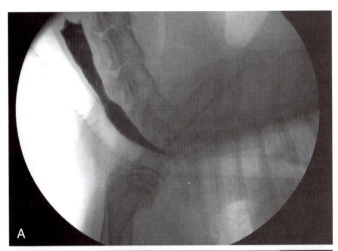
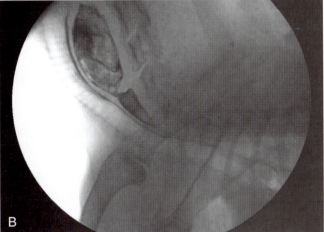

Figura 29.7 A. Esofagograma lateral com contraste de bário líquido. Há certo estreitamento da coluna de bário, mas nenhuma lesão óbvia. **B.** O bário líquido foi misturado à ração úmida; uma estenose no esôfago cervical medial é agora óbvia. Observe que a estenose não está na entrada torácica, como parecia provável na primeira imagem.

Técnicas mais avançadas podem ser testadas em pacientes difíceis, que apresentam estenoses repetidas após a dilatação. Dentre essas técnicas, estão injeções intralesionais de corticosteroides, secções em três quadrantes da estenose por eletrocirurgia endoscópica ou *laser*, aplicação tópica de mitomicina C e a colocação de *stent* ou tubo de esofagostomia com balão. Todas foram eficazes em alguns casos, mas o autor viu cada uma delas falhar. Quase todas as estenoses na coana precisam de *stent*. O tratamento das estenoses nasofaríngeas é muito difícil e esses casos devem ser imediatamente encaminhados a profissionais experientes.

Prognóstico

A identificação precoce e o tratamento adequado de animais de alto risco (ou seja, aqueles com esofagite grave ou submetidos à remoção de corpos estranhos) ajudam a diminuir a probabilidade de formação da estenose. A resolução da esofagite diminui a inflamação e a formação de tecido conjuntivo fibroso. Estenoses esofágicas longas (com mais de 3 a 5 cm), a esofagite contínua no sítio de estenose e as estenoses muito crônicas parecem ter prognóstico reservado. Em sua maioria, os animais com estenoses esofágicas benignas podem ser ajudados, mas esse tratamento requer muita experiência técnica. Um profissional novato pode facilmente perfurar o esôfago ou causar trauma excessivo, levando à recidiva da estenose ou mesmo sua piora. O uso prolongado de tubos de gastrostomia é raramente necessário.

NEOPLASIAS ESOFÁGICAS

Etiologia

Os sarcomas esofágicos primários em cães são frequentemente causados por *Spirocerca lupi*. Os carcinomas esofágicos primários são de etiologia desconhecida. Leiomiomas e leiomiossarcomas são mais observados no EEI de cães idosos. Carcinomas de tireoides e dos alvéolos pulmonares podem invadir o esôfago de cães. Carcinomas espinocelulares são a neoplasia esofágica mais comum em gatos.

Características clínicas

Cães e gatos com tumores esofágicos primários podem ser assintomáticos até que o tumor esteja avançado. Esses animais são às vezes diagnosticados de forma fortuita por radiografias torácicas solicitadas por outros motivos. Regurgitação, anorexia e/ou respiração fétida podem ser observadas caso o tumor seja grande ou cause disfunção esofágica. Os sinais clínicos de acometimento secundário do esôfago podem ser decorrentes da disfunção esofágica ou dos efeitos do tumor em outros tecidos.

Diagnóstico

Radiografias torácicas simples podem revelar uma densidade de tecido mole nos campos pulmonares caudais. Esses tumores podem ser difíceis de discernir radiograficamente de lesões pulmonares ou mediastinais e, de modo geral, o diagnóstico requer esofagogramas com contraste (Figura 29.8) ou esofagoscopia (Figura 29.9). A endoscopia permite a diferenciação de massas intraluminais e extraluminais que causam estenose esofágica. A retroflexão da ponta de um endoscópio no interior do estômago é o melhor método de identificação de leiomiomas e leiomiossarcomas no EEI, perto do cárdia gástrico.

Tratamento

A ressecção cirúrgica raramente é curativa (exceto nos leiomiomas perto do EEI) devido à natureza avançada da maioria das neoplasias esofágicas ao diagnóstico. No entanto, a ressecção pode ser paliativa. A terapia fotodinâmica pode ser benéfica em cães e gatos com pequenas neoplasias esofágicas superficiais. A cirurgia perto do EEI deve ser feita apenas por um cirurgião experiente; um profissional inexperiente pode facilmente piorar o quadro.

Prognóstico

De modo geral, o prognóstico é ruim (exceto para leiomiomas).

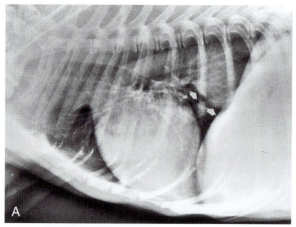

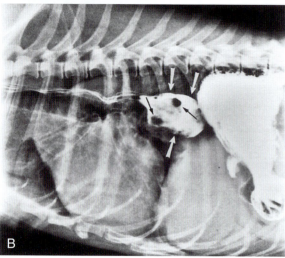

Figura 29.8 A. Radiografia torácica lateral de um cão com massa antes insuspeita (*setas*) e não obviamente associada ao esôfago. **B.** O esofagograma com contraste do mesmo cão demonstra que o esôfago está dilatado (*setas grandes*) e que há defeitos de preenchimento intraesofágico (*setas pequenas*) nessa área dilatada. Esse cão tinha um carcinoma esofágico primário. (**A**, de Allen D, ed.: *Small animal medicine*, Philadelphia, 1991, JB Lippincott.)

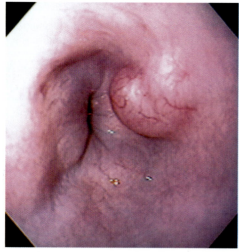

Figura 29.9 Visualização endoscópica do esfíncter esofágico inferior de um cão. Há uma massa intramural que se projeta para o lúmen às 3 horas do esfíncter.

Leitura sugerida

Adamama-Moraitou KK, et al. Benign esophageal stricture in the dog and cat: a retrospective study of 20 cases. *Can J Vet Res*. 2002;66:55.

Andrade N, et al. Evaluation of pharyngeal function in dogs with laryngeal paralysis before and after unilateral arytenoid lateralization. *Vet Surg*. 2015;44:1021.

Baloi PA, et al. Endoscopic ultrasonographic evaluation of the esophagus in healthy dogs. *Am J Vet Res*. 2013;74:1005.

Bexfield NH, et al. Esophageal dysmotility in young dogs. *J Vet Intern Med*. 2006;20:1314.

Bissett SA, et al. Risk factors and outcome of bougienage for treatment of benign esophageal strictures in dogs and cats: 28 cases (1995-2004). *J Am Vet Med Assoc*. 2009;235:844.

Cannon MS, et al. Clinical and diagnostic imaging findings in dogs with zygomatic sialoadenitis: 11 cases (1990-2009). *J Am Vet Med Assoc*. 2011;239:1211.

Davidson AP, et al. Inheritance of cricopharyngeal dysfunction in Golden Retrievers. *Am J Vet Res*. 2004;65:344.

Dewey CW, et al. Mycophenolate mofetil treatment in dogs with serologically diagnosed acquired myasthenia gravis: 27 cases (1999-2008). *J Am Vet Med Assoc*. 2010;236:664.

Doran I, et al. Acute oropharyngeal and esophageal stick injury in forty-one dogs. *Vet Surg*. 2008;37:781.

Fracassi F, et al. Reversible megaoesophagus associated with primary hypothyroidism in a dog. *Vet Rec*. 2011;168:329.

Fraune C, et al. Intralesional corticosteroid injection in addition to endoscopic balloon dilation in a dog with benign oesophageal strictures. *J Small Anim Pract*. 2009;50:550.

Gianella P, et al. Oesophageal and gastric endoscopic foreign body removal complications and follow-up of 102 dogs. *J Small Anim Pract*. 2009;50:649.

Gibbon KJ, et al. Phenobarbital-responsive ptyalism, dysphagia, and apparent esophageal spasm in a German Shepherd puppy. *J Am Anim Hosp Assoc*. 2004;40:230.

Gualtieri M, et al. Reflux esophagitis in three cats associated with metaplastic columnar esophageal epithelium. *J Am Anim Hosp Assoc*. 2006;42:65.

Harkin KR, et al. Dysautonomia in dogs: 65 cases (1993-2000). *J Am Vet Med Assoc*. 2002;220:633.

Jergans AE. Diseases of the esophagus. In: Ettinger SJ, et al., eds. *Textbook of veterinary internal medicine*. 7th ed. St Louis: Elsevier/Saunders; 2010.

Kook PH, et al. Wireless ambulatory esophageal pH monitoring in dogs with clinical signs interpreted as gastroesophageal reflux. *J Vet Intern Med*. 1716;28:2014.

Leib MS, et al. Esophageal foreign body obstruction caused by a dental chew treat in 31 dogs (2000-2006). *J Am Vet Med Assoc*. 2008;232:1021.

Levine JS, et al. Contrast videofluoroscopic assessment of dysphagic cats. *Vet Radiol Ultrasound*. 2014;55:465.

Manning K, et al. Intermittent at-home suctioning of esophageal content for prevention of recurrent aspiration pneumonia in 4 dogs with megaesophagus. *J Vet Intern Med*. 2016;30:1715.

Mazzei MJ, et al. Eosinophilic esophagitis in a dog. *J Am Vet Med Assoc*. 2009;235:61.

McBrearty AR, et al. Clinical factors associated with death before discharge and overall survival time in dogs with generalized megaesophagus. *J Am Vet Med Assoc*. 2011;238:1622.

Mizutani T, et al. Novel strategy for prevention of esophageal stricture after endoscopic surgery. *Hepatogastroenterology*. 2010;57:1150.

Niemiec BA. Oral pathology. *Top Companion Anim Med*. 2008;23:59.

Nunn R, et al. Association between Key-Gaskell syndrome and infection by *Clostridium botulinum* type C/D. *Vet Rec*. 2004;155:111.

Poncet CM, et al. Prevalence of gastrointestinal tract lesions in 73 brachycephalic dogs with upper respiratory syndrome. *J Small Anim Pract.* 2005;46:273.

Ranen E, et al. Spirocercosis-associated esophageal sarcomas in dogs: a retrospective study of 17 cases (1997-2003). *Vet Parasitol.* 2004;119:209.

Rousseau A, et al. Incidence and characterization of esophagitis following esophageal foreign body removal in dogs: 60 cases (1999-2003). *J Vet Emerg Crit Care.* 2007;17:159.

Ryckman LR, et al. Dysphagia as the primary clinical abnormality in two dogs with inflammatory myopathy. *J Am Vet Med Assoc.* 1519;226:2005.

Sale C, et al. Results of transthoracic esophagotomy retrieval of esophageal foreign body obstructions in dogs: 14 cases (2000-2004). *J Am Anim Hosp Assoc.* 2006;42:450.

Sellon RK, et al. Esophagitis and esophageal strictures. *Vet Clin North Am Small Anim Pract.* 2003;33:945.

Shelton GD. Oropharyngeal dysphagia. In: Bonagura JD, et al., eds. *Current veterinary therapy XIV.* St Louis: Elsevier/Saunders; 2009.

Stanley BJ, et al. Esophageal dysfunction in dogs with idiopathic laryngeal paralysis: a controlled cohort study. *Vet Surg.* 2010;39:139.

Tarvin KM, et al. Prospective controlled study of gastroesophageal reflux in dogs with naturally occurring laryngeal paralysis. *Vet Surg.* 2016;45:916.

Willard MD, et al. Esophagitis. In: Bonagura JD, et al., eds. *Current veterinary therapy XIV.* St Louis: Elsevier/Saunders; 2009.

Wilson DV, et al. Postanesthetic esophageal dysfunction in 13 dogs. *J Am Anim Hosp Assoc.* 2004;40:455.

CAPÍTULO 30

Distúrbios do Estômago

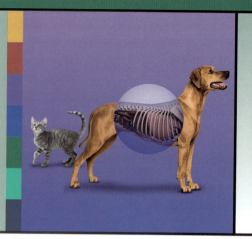

GASTRITE

GASTRITE AGUDA
Etiologia
A ingestão de alimentos estragados ou contaminados, corpos estranhos, plantas tóxicas, substâncias químicas e/ou fármacos irritantes (p. ex., anti-inflamatórios não esteroidais [AINEs]) são causas comuns de gastrite aguda. Causas infecciosas (ou seja, virais e bacterianas) são observadas, mas são mal definidas em cães e gatos.

Características clínicas
A gastrite aguda é mais comum em cães do que em gatos, provavelmente por causa de seus hábitos alimentares menos exigentes. De modo geral, os sinais consistem em início agudo de vômitos, contendo alimento e bile, embora pequenas quantidades de sangue (traços ou manchas) possam estar presentes. Os animais acometidos normalmente não se interessam pelo alimento e podem ou não parecer doentes. Febre e dor abdominal são incomuns.

Diagnóstico
A menos que o animal tenha sido visto comendo alguma substância irritativa, a gastrite aguda é geralmente um diagnóstico presuntivo de exclusão com base nos achados da anamnese e do exame físico. Técnicas de diagnóstico por imagem do abdome e/ou exames laboratoriais são indicados em animais em estado grave ou com suspeita de outra doença. Nesse caso, a gastrite aguda é um diagnóstico presuntivo razoável após a exclusão de corpo estranho alimentar, obstrução, enterite parvovirótica, uremia, cetoacidose diabética, hipoadrenocorticismo, insuficiência hepática, hipercalcemia e pancreatite. O diagnóstico presuntivo é considerado correto em caso de desaparecimento da hiporexia/vômito depois de 1 a 2 dias de terapia sintomática e de suporte (embora o diagnóstico de pancreatite aguda ainda seja possível; ver Capítulo 37).

Como a gastrite aguda é um diagnóstico de exclusão e seus sinais são sugestivos de vários outros distúrbios (p. ex., corpos estranhos, intoxicação), uma boa anamnese e exame físico são essenciais. O proprietário deve monitorar o animal e, em caso de piora ou ausência de melhora em 1 a 2 dias, imagens abdominais (de preferência ultrassonografia), hemograma completo e bioquímica sérica são indicados.

Tratamento
De modo geral, o vômito é controlado por jejum alimentar e hídrico por 24 horas. Se o vômito persistir ou for excessivo, ou se o animal ficar deprimido, antieméticos de ação central (p. ex., maropitant, ondansetrona) e/ou fluidos podem ser administrados por via parenteral (ver Capítulo 28). Na presença de hematêmese menor (ou seja, algumas manchas de sangue digerido), um inibidor de bomba de prótons (p. ex., omeprazol) pode ser administrado, mas raramente é necessário. Comece a ingestão oral oferecendo pequenas quantidades de água fria. Se o animal beber sem vomitar, ofereça pequenas quantidades de uma dieta de fácil digestão (p. ex., uma parte de queijo *cottage* e duas partes de batata; uma parte de frango cozido e duas partes de batata). Antibióticos e glicocorticoides raramente são indicados.

Prognóstico
O prognóstico é excelente, desde que o equilíbrio hídrico e o eletrolítico sejam mantidos.

GASTRENTERITE HEMORRÁGICA (SÍNDROME DA DIARREIA HEMORRÁGICA AGUDA – VER EM "DISTÚRBIOS DO TRATO INTESTINAL")
Etiologia
Suspeita-se que a causa da síndrome diarreica hemorrágica aguda (SDHA) seja *Clostridium* spp. O nome foi alterado recentemente para SDHA porque, histologicamente, a lesão é observada nos intestinos, não no estômago.

Características clínicas
A SDHA ocorre em cães e é uma doença mais grave do que a gastrite aguda, geralmente associada à hematêmese profusa e/ou hematoquezia. É classicamente observada em raças menores

que não tiveram acesso ao lixo. Essa doença é aguda e, se grave, pode rapidamente causar desidratação intensa, coagulação intravascular disseminada (CID) e/ou lesão renal. Em casos graves, o animal pode estar moribundo à primeira consulta.

Diagnóstico

Esses animais geralmente apresentam hemoconcentração (i. e., hematócrito ≥ 55%) com concentrações plasmáticas normais de proteína total. O início agudo dos sinais clínicos típicos mais a hemoconcentração acentuada permitem o diagnóstico presuntivo. Trombocitopenia e azotemia renal ou pré-renal podem ser observadas em casos graves.

Tratamento

A fluidoterapia agressiva é instituída para tratamento ou prevenção de choque, CID secundária à hipoperfusão e insuficiência renal secundária à hipovolemia. Antibióticos parenterais (p. ex., ampicilina) são frequentemente usados por causa do receio de proliferação de bactérias intestinais, mas seu valor é duvidoso e sua administração não é mais recomendada. A hipoalbuminemia grave pode requerer a administração de coloides ou plasma sintético.

Prognóstico

O prognóstico é bom na maioria dos animais atendidos em tempo hábil. Animais tratados de forma inadequada podem vir a óbito por colapso circulatório, CID e/ou insuficiência renal.

GASTRITE CRÔNICA
Etiologia

Existem vários tipos de gastrite crônica (p. ex., linfocítica/plasmocítica, eosinofílica, granulomatosa, atrófica). A gastrite linfocítico-plasmocítica pode ser uma reação imune e/ou inflamatória a diversos antígenos. *Helicobacter* spp. e *Physaloptera rara* podem causar tal reação em alguns pacientes (em especial em cães e gatos, respectivamente). A gastrite eosinofílica pode representar uma reação alérgica, provavelmente a antígenos alimentares. A gastrite atrófica pode ser o resultado de uma doença inflamatória gástrica crônica e/ou mecanismos imunológicos. *Ollulanus tricuspis* pode causar gastrite granulomatosa em gatos.

Características clínicas

A gastrite crônica parece ser mais comum em gatos do que em cães. Sua associação à enterite crônica não é clara. Hiporexia e vômitos são os sinais mais comuns em cães e gatos acometidos. A frequência dos vômitos varia de uma vez por semana a várias vezes ao dia. Alguns animais apresentam somente hiporexia, aparentemente por causa de náuseas brandas.

Diagnóstico

Os achados clínico-patológicos raramente têm utilidade; a gastrite eosinofílica é uma causa inconsistente de eosinofilia periférica. A ultrassonografia às vezes documenta o espessamento da mucosa. O diagnóstico requer biópsia da mucosa gástrica.

Como a gastrite pode ser generalizada ou localizada, a endoscopia é a melhor maneira de obter amostras de tecido. A endoscopia permite a coleta de múltiplas biópsias em toda a superfície da mucosa, enquanto a biópsia cirúrgica normalmente obtém uma amostra retirada de maneira aleatória, sem o conhecimento da aparência da mucosa gástrica. A biópsia gástrica deve sempre ser realizada independentemente da aparência macroscópica da mucosa. No entanto, como a enterite é muito mais comum do que a gastrite, as biópsias duodenais tendem a ser mais importantes do que as gástricas. O linfoma gástrico pode ser circundado por inflamação linfocítica e a obtenção de amostras teciduais superficiais pode levar ao diagnóstico incorreto de doença inflamatória. Endoscópios com canais de biópsia de 2,8 mm facilitam a obtenção de amostras adequadas. A interpretação histopatológica precisa do tecido alimentar pode ser difícil; não hesite em pedir uma segunda opinião caso o diagnóstico histológico não se adeque ao paciente ou à resposta à terapia (ou sua ausência). Se houver suspeita de *O. tricuspis*, o vômito ou o lavado gástrico deve ser examinado quanto à presença de parasitas, que também podem ser encontrados em amostras de biópsia gástrica. *Physaloptera* pode ser visto à endoscopia, mas suas formas imaturas são muito pequenas.

Tratamento

A gastrite linfocítico-plasmocítica às vezes responde à terapia dietética (p. ex., dietas de eliminação com baixo teor de gordura e fibra) (ver Capítulo 28). Em caso de insucesso dessa terapia, glicocorticoides (p. ex., prednisolona, 2,2 mg/kg/dia) podem ser usados de maneira concomitante. Mesmo se os glicocorticoides forem necessários, a terapia dietética apropriada pode permitir a administração de uma dose substancialmente menor, evitando os efeitos adversos dos medicamentos. A dose de glicocorticoides deve ser diminuída de forma gradual até a menor dose eficaz. No entanto, a dose não deve ser reduzida com muita rapidez após a obtenção de uma resposta clínica, pois os sinais clínicos podem voltar e ser mais difíceis de controlar do que antes. Em casos raros, a azatioprina ou os medicamentos semelhantes são necessários (ver Capítulo 28). Os inibidores de bomba de prótons podem ser benéficos. A úlcera deve ser tratada como discutido mais adiante neste capítulo.

A gastrite eosinofílica canina tende a responder bem a uma dieta de eliminação *estrita*. Em caso de insucesso da terapia dietética sozinha, a administração de glicocorticoides (p. ex., prednisolona, 1,1 a 2,2 mg/kg/dia) em conjunto com a dieta geralmente é eficaz. A síndrome hipereosinofílica felina responde mal à maioria dos tratamentos.

De modo geral, o tratamento da gastrite atrófica e da gastrite granulomatosa é difícil. Dietas com baixo teor de gordura e fibras (p. ex., uma parte de queijo *cottage* e duas partes de batata) podem ajudar a controlar os sinais. A gastrite atrófica pode responder à terapia anti-inflamatória, antiácida e/ou procinética; esta última tem como objetivo manter o estômago vazio, especialmente à noite. A gastrite granulomatosa idiopática é incomum em cães e gatos e não responde bem à dieta ou glicocorticoides.

Prognóstico

O prognóstico da gastrite linfocítico-plasmocítica canina e felina é bom com a terapia apropriada. Sugeriu-se o desenvolvimento de linfoma em gatos com gastrite linfocítica preexistente; entretanto, é impossível saber se o diagnóstico original de gastrite linfocítica estava incorreto, se o linfoma surgiu de forma independente da gastrite ou se o linfoma é consequência da gastrite.

O prognóstico da gastrite eosinofílica canina é bom. A gastrite eosinofílica felina pode ser um componente da síndrome hipereosinofílica, que geralmente responde mal ao tratamento. A síndrome hipereosinofílica tem prognóstico reservado.

DOENÇA ASSOCIADA À *HELICOBACTER*
Etiologia

Helicobacter pylori é a principal espiroqueta encontrada na mucosa gástrica humana, enquanto *Helicobacter* não *H. pylori* (NHPH) (p. ex., *Helicobacter felis*, *Helicobacter heilmannii*, *Helicobacter bizzozeronii*, *Helicobacter salomonis* etc.) são as principais espiroquetas gástricas em cães e gatos. *H. pylori* é raramente encontrado em gatos.

Características clínicas

A maioria dos humanos infectados com *H. pylori* é assintomática. Aqueles com infecções sintomáticas geralmente desenvolvem úlcera e gastrite com infiltrados neutrofílicos. Também podem apresentar linfoma de tecido linfoide associado à mucosa de baixo grau (MALT), que pode ser curado com antibióticos, ou carcinoma gástrico. Do mesmo modo, a maioria dos cães e gatos com infecções gástricas por *Helicobacter* é assintomática. Alguns animais infectados podem apresentar náuseas, hiporexia e/ou vômitos associados a infiltrados linfocíticos e, às vezes, neutrofílicos. Como muitos animais infectados são assintomáticos, não há uma relação clara de causa e efeito entre *Helicobacter* spp. e a doença gástrica sintomática. Gatos colonizados com *H. pylori* parecem ter lesões histológicas mais graves do que aqueles com *H. felis* que, por sua vez, pode estar associado a lesões mais graves do que *H. heilmannii*. Hoje, há evidências razoáveis de que as infecções gástricas por *Helicobacter* causam doenças clínicas (ou seja, vômitos, hiporexia) em alguns cães e gatos, mas não há uma boa estimativa da prevalência.

Diagnóstico

A biópsia gástrica é atualmente necessária para diagnosticar a infecção por *Helicobacter*. Os microrganismos são facilmente identificados na coloração de hematoxilina-eosina (H&E), mas as colorações especiais (p. ex., Giemsa®, Warthin-Starry), bem como a hibridização *in situ* com fluorescência (FISH), os destacam. As bactérias não se distribuem de maneira uniforme por todo o estômago e é melhor obter amostras de biópsia do corpo, fundo e antro. A infecção também pode ser diagnosticada por avaliação citológica da mucosa gástrica (Figura 30.1) ou atividade de urease na mucosa gástrica. Devido à patogenicidade incerta de *Helicobacter* spp., é aconselhável procurar outras explicações mais comuns para os sinais clínicos do animal antes de decidir que a causa da doença é *Helicobacter*.

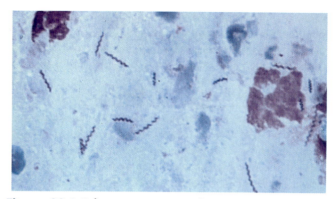

Figura 30.1 Esfregaço seco ao ar de mucosa gástrica obtida por endoscopia e corada com Diff-Quik®, revelando numerosas espiroquetas. O cão acometido vomitava por causa de um leiomioma ulcerado e as espiroquetas não pareciam responsáveis pela doença nesse animal (× 1.000).

Tratamento

Uma combinação de metronidazol, amoxicilina e bismuto (subsalicilato ou subcitrato) parece eficaz no alívio dos sinais clínicos em pacientes veterinários. Ao contrário dos seres humanos, não há evidências de que cães ou gatos sejam beneficiados pelo uso concomitante de inibidores de bomba de prótons. A azitromicina e a claritromicina foram substituídas por bismuto em gatos. Curiosamente, alguns animais parecem responder apenas à eritromicina ou amoxicilina. A terapia provavelmente deve durar 14 dias.

Prognóstico

Animais com doença clínica aparente associada à *Helicobacter* parecem responder bem ao tratamento e têm bom prognóstico. No entanto, como a relação de causa e efeito é incerta, qualquer animal que não responda ao tratamento deve ser reexaminado cuidadosamente à procura de outras doenças. De modo geral, a recidiva da infecção após o tratamento ocorre em 6 meses, mas não está claro se isso representa o retorno da infecção original ou a reinfecção por uma fonte externa.

PHYSALOPTERA RARA
Etiologia

P. rara é um nematoide de ciclo de vida indireto; besouros e grilos são os hospedeiros intermediários. Sapos, cobras, ratos e pássaros podem ser hospedeiros paratênicos.

Características clínicas

Em cães, um único *P. rara* aderido à mucosa gástrica pode causar vômitos intratáveis. Os gatos raramente são acometidos e sua doença clínica associada ao *P. rara* é menos caracterizada. De modo geral, o vômito não é resolvido com antieméticos. O vômito pode não conter bile e os animais acometidos parecem saudáveis.

Diagnóstico

Os ovos raramente são encontrados nas fezes. O exame coproparasitológico requer o uso de soluções de dicromato de sódio ou sulfato de magnésio para a detecção dos ovos. A maioria dos diagnósticos é feita pelo achado de parasitas durante a gastroduodenoscopia (ver Figura 27.21). Os sinais clínicos podem ser causados por um único verme e pode ser difícil descobrir se o parasita é uma forma juvenil ou se está aderido ao piloro. Alternativamente, o tratamento empírico (conforme descrito aqui) é razoável.

Tratamento

O pamoato de pirantel e a ivermectina são geralmente eficazes. O parasita encontrado durante a endoscopia pode ser removido com uma pinça.

Prognóstico

O vômito normalmente cessa logo após a remoção ou eliminação dos vermes.

OLLULANUS TRICUSPIS
Etiologia

O. tricuspis é um nematoide com ciclo de vida direto transmitido por meio do material vomitado.

Características clínicas

Os gatos são mais acometidos, embora cães e raposas sejam ocasionalmente infectados. O vômito é o principal sinal clínico, mas gatos clinicamente normais podem abrigar o parasita. Os gatos infectados podem ou não apresentar lesões na mucosa gástrica.

Diagnóstico

A infecção é comum em gatis porque o parasita é transmitido de forma direta de um gato para outro. No entanto, ocasionalmente, gatos sem contato conhecido com outros gatos são infectados. A procura dos parasitas no lavado gástrico ou material vomitado com um microscópio de dissecação é o melhor meio de diagnóstico. O parasita pode ser visto em amostras de biópsia da mucosa gástrica.

Tratamento e prognóstico

A terapia é incerta, mas o fembendazol pode ser eficaz. Às vezes, os animais têm gastrite grave e ficam debilitados.

OBSTRUÇÃO DA SAÍDA GÁSTRICA/ ESTASE GÁSTRICA

HIPERTROFIA PILÓRICA MUSCULAR BENIGNA (ESTENOSE PILÓRICA)
Etiologia

A causa da hipertrofia muscular benigna é incerta. Algumas pesquisas sugerem que a gastrina promove o desenvolvimento de estenose pilórica.

Características clínicas

A estenose pilórica muscular benigna normalmente causa vômitos persistentes em animais jovens (especialmente cães braquicefálicos e gatos Siameses), mas pode ser observada em qualquer animal. Animais acometidos geralmente vomitam comida logo após comer. O vômito é às vezes descrito como "projétil". Os animais são clinicamente normais, embora possam perder peso devido à retenção calórica inadequada. Alguns gatos com estenose pilórica vomitam tanto que desenvolvem esofagite secundária, megaesôfago e regurgitação, confundindo o quadro clínico. Às vezes, há alcalose metabólica hipoclorêmica-hipopotassêmica que, porém, é inconsistente e inespecífica para a obstrução de fluxo gástrico (perda excessiva de secreções gástricas por qualquer razão e terapia diurética agressiva são causas comuns).

Diagnóstico

A obstrução do fluxo gástrico é diagnosticada com base em radiografias simples/contrastadas, ultrassonografia, gastroduodenoscopia (observação de dobras tipicamente proeminentes de mucosa normal no piloro) e/ou cirurgia exploratória (abertura do estômago e tentativa de introdução de um dedo através do piloro para avaliação de seu lúmen), bem como na eliminação de doenças fora do trato alimentar (ver Boxe 26.6). Uma vez diagnosticada, a área de saída deve ser inspecionada à endoscopia ou cirurgia e a doença pilórica infiltrativa deve ser descartada à biópsia. Na cirurgia, a serosa tem aparência normal, mas o piloro é espessado quando palpado.

Tratamento

A correção cirúrgica é necessária. A piloroplastia (p. ex., uma Y-U-plastia) é mais eficaz do que a piloromiotomia. A piloroplastia ou a piloromiotomia realizada incorretamente pode causar perfuração ou piorar a obstrução. Alguns médicos realizavam rotineiramente um desses procedimentos de saída pilórica sempre que uma laparotomia exploratória não revelava a causa do vômito; essa é uma prática muito ruim e não deve ser feita.

Prognóstico

A cirurgia deve ser curativa e o prognóstico é bom.

HIPERTROFIA DA MUCOSA DO ANTRO GÁSTRICO
Etiologia

A hipertrofia da mucosa antral é idiopática. A obstrução da saída gástrica é causada pela proliferação não neoplásica da mucosa que oclui o antro gástrico distal (Figura 30.2). Esse distúrbio é diferente da estenose pilórica muscular benigna (em que a mucosa normal forma dobras secundárias ao espessamento da submucosa).

Características clínicas

Encontrada principalmente em cães de raça mais velha, a hipertrofia antral se assemelha clinicamente à estenose pilórica (ou seja, os animais vomitam alimentos, em especial após as refeições).

Diagnóstico

A obstrução da saída gástrica é diagnosticada por radiografias, ultrassonografia ou endoscopia; no entanto, o diagnóstico definitivo da hipertrofia da mucosa antral requer biópsia da mucosa. Na endoscopia, a mucosa antral é redundante e pode se assemelhar a uma neoplasia submucosa com formação de dobras complicadas na mucosa (Vídeo 30.1). Em alguns casos,

460 PARTE 3 ■ Distúrbios do Sistema Digestório

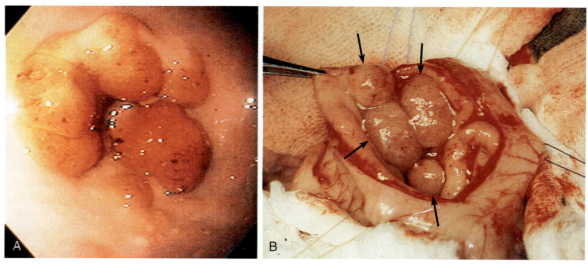

Figura 30.2 A. Visualização endoscópica da região pilórica de um cão com hipertrofia da mucosa antral gástrica. Na ausência de biópsia, essas dobras podem ser facilmente confundidas com neoplasia. **B.** Fotografia intraoperatória do piloro aberto de um cão. Observe as numerosas dobras da mucosa que se projetam (setas) devido à hipertrofia da mucosa antral gástrica.

a mucosa apresenta hiperemia e inflamação óbvias. No entanto, a mucosa de cães com hipertrofia antral geralmente não é tão firme ou dura quanto o esperado na presença de carcinomas ou leiomiomas infiltrativos. Se a hipertrofia da mucosa antral for observada na cirurgia, não deve haver evidência de infiltração da submucosa ou espessamento muscular sugestivo de neoplasia ou estenose pilórica benigna, respectivamente. É importante diferenciar a hipertrofia da mucosa dessas outras doenças para que as recomendações terapêuticas sejam apropriadas (p. ex., os carcinomas gástricos normalmente têm um prognóstico terrível e a cirurgia nem sempre tem valor).

Tratamento
A hipertrofia da mucosa antral é tratada por meio de ressecção da mucosa, geralmente combinada à piloroplastia. A piloromiotomia por si só é insuficiente para resolver sinais clínicos da hipertrofia da mucosa.

Prognóstico
O prognóstico é excelente.

CORPOS ESTRANHOS GÁSTRICOS
Etiologia
Os objetos que passam pelo esôfago e depois não podem sair do estômago são chamados "corpos estranhos gástricos". Obstrução da saída gástrica, distensão ou irritação gástrica pode causar vômitos. Corpos estranhos lineares com extremidade oral alojada no piloro podem causar perfuração intestinal com peritonite subsequente e devem ser tratados com rapidez (ver seção *Obstrução intestinal* no Capítulo 31).

Características clínicas
Os cães são mais acometidos do que os gatos por causa de seus hábitos alimentares menos discriminatórios. O vômito (não regurgitação) é um sinal comum, mas alguns animais apresentam apenas hiporexia, enquanto pacientes assintomáticos são raros.

Diagnóstico
Vômitos agudos em um animal saudável, em especial um filhote, condizem com a ingestão de corpo estranho. O diagnóstico é estabelecido pela palpação do objeto durante o exame físico ou sua observação em técnicas de imagem. Radiografias (simples e contrastadas), ultrassonografia e endoscopia são os meios de diagnóstico mais confiáveis. No entanto, o diagnóstico pode ser difícil se houver alimento no estômago. Algumas doenças mimetizam a obstrução gástrica por corpo estranho. O parvovírus canino, em particular, pode inicialmente causar vômitos intensos, em um período em que as partículas virais podem não ser detectadas nas fezes. A alcalose metabólica hipopotassêmica-hipoclorêmica condiz com a perda de fluido gástrico, mas a obstrução da saída gástrica é apenas uma das causas dessa perda. Qualquer patologia que cause vômitos pode ser responsável. Além disso, nem todos os animais com obstrução de fluxo gástrico apresentam essas alterações eletrolíticas. O uso excessivo de diuréticos de alça pode produzir alterações eletrolíticas idênticas. Portanto, essas alterações não são sensíveis nem específicas para a obstrução de saída gástrica.

Tratamento
Muitos corpos estranhos pequenos são eliminados do trato gastrintestinal de maneira espontânea; no entanto, em caso de dúvidas, é melhor remover o corpo estranho. Os vômitos podem ser induzidos (p. ex., apomorfina em cães, 0,02 ou 0,1 mg/kg administrado por via intravenosa ou subcutânea, respectivamente; xilazina em gatos, 0,4 a 0,5 mg/kg administrado por via intravenosa) para eliminar corpos estranhos gástricos caso o médico acredite que o objeto não causará problemas durante a ejeção forçada (ou seja, não tem bordas ou pontas afiadas e é pequeno o suficiente para passar com facilidade). Se houver dúvida quanto à segurança dessa abordagem, o objeto deve ser removido por endoscopia ou cirurgia.

Antes que o animal seja anestesiado para cirurgia ou endoscopia, o estado eletrolítico e ácido-base deve ser avaliado. Embora alterações eletrolíticas (p. ex., hipopotassemia) sejam comuns, é impossível prevê-las com precisão. A hipopotassemia grave predispõe a arritmias cardíacas e, de modo geral, deve ser corrigida antes da anestesia.

A remoção endoscópica de corpos estranhos requer um endoscópio flexível e fórceps de recuperação. O animal deve ser sempre radiografado pouco antes da anestesia para confirmar que o objeto ainda está no estômago. A laceração do esôfago e o aprisionamento do fórceps de recuperação no objeto devem ser evitados. A gastrostomia deve ser realizada caso a remoção endoscópica não seja bem-sucedida.

Prognóstico

O prognóstico é bom a menos que o animal esteja debilitado ou apresente peritonite séptica secundária à perfuração gástrica.

OBSTRUÇÃO IATROGÊNICA DA SAÍDA GÁSTRICA

A cirurgia do antro e/ou piloro gástrico é tecnicamente complexa e implacável a erros. Qualquer animal submetido a uma cirurgia nessa área e que continue a vomitar deve ser examinado quanto à obstrução iatrogênica do fluxo. A endoscopia é a melhor maneira de examinar o trato de saída para a detecção de obstrução mecânica iatrogênica (Vídeo 30.2).

DILATAÇÃO/VÓLVULO GÁSTRICO
Etiologia

A dilatação/vólvulo gástrico (DVG) é provavelmente causada pelo mau esvaziamento gástrico de sólidos, o que produz algum grau de distensão gástrica crônica com posterior alongamento dos ligamentos hepatogástricos e duodenogástricos. Os fatores de risco são raças de porte grande e gigante (em especial aquelas de tórax profundo e estreito), raça pura, idade (ou seja, animais de meia-idade a idosos) e ter um parente de primeiro grau com histórico de DVG. Os fatores relatados como predisponentes à DVG em cães incluem a ingestão de grandes volumes de alimentos, a alimentação uma única vez ao dia, comer rapidamente, comer em plataforma elevada, ingerir alimentos secos com gorduras ou óleos listados como um dos quatro primeiros ingredientes, e ser considerado um cão "agitado". Acredita-se que, em muitos casos, o estômago é parcialmente torcido pelo estiramento dos ligamentos hepatogástricos (ou seja, o piloro gira em sentido ventral do lado direito do abdome, abaixo do corpo do estômago, até ficar dorsal ao cárdia gástrico no lado esquerdo). Nesse ponto, os cães acometidos são clinicamente normais e há passagem de fluidos e sólidos para os intestinos. No entanto, se a aerofagia subsequente causar dilatação suficiente, o gás e outros conteúdos gástricos não podem sair por eructação ou passar para os intestinos. É neste ponto que o paciente desenvolveu DVG clínica. O cão pode continuar ingerindo ar, mas não pode eliminá-lo. O baço do lado direito do abdome pode sofrer congestão e até mesmo torção concomitante. A distensão gástrica maciça obstrui a veia porta hepática e a veia cava posterior, o que causa congestão mesentérica, diminuição do débito cardíaco, choque grave, CID e endotoxemia, além de pressionar o diafragma, inibindo a respiração. O suprimento gástrico de sangue (em especial dos vasos gástricos curtos) pode ser prejudicado, o que provoca necrose da parede gástrica.

Características clínicas

A DVG ocorre principalmente em cães de raça grande e gigante com tórax profundo; é raramente observada em cães de porte pequeno ou gatos. Os cães acometidos apresentam náuseas improdutivas e podem demonstrar dor abdominal (o que pode ser considerado "inquietação" pelo tutor). A distensão abdominal anterior intensa pode ser vista mais tarde. No entanto, a distensão abdominal nem sempre é óbvia em cães grandes e muito musculosos. Por fim, há depressão e o animal entra em estado moribundo.

Diagnóstico

Os achados do exame físico (ou seja, um cão de conformação adequada com abdome anterior timpânico distendido e náuseas não produtivas) permitem o diagnóstico presuntivo de DVG, mas não a diferenciação entre dilatação e DVG. Radiografias abdominais simples são necessárias, preferencialmente incidências laterais e dorsoventrais, mas devem ser feitas após a descompressão e o controle do choque. O vólvulo é indicado pelo deslocamento do piloro e/ou formação de uma saliência de tecido na sombra gástrica (Figura 30.3). É impossível diferenciar a dilatação e a dilatação/torção com base na capacidade ou não de introdução de uma sonda orogástrica.

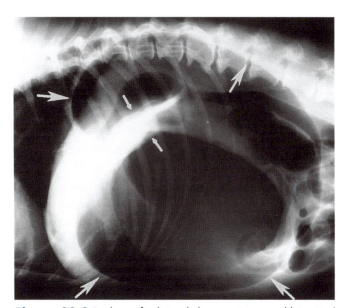

Figura 30.3 Radiografia lateral de um cão com dilatação/vólvulo gástrico. O estômago está dilatado (*setas grandes*) e há uma saliência de tecido (*setas pequenas*), demonstrando o mau posicionamento do órgão. As radiografias obtidas em posição lateral direita mostram melhor essa saliência do que demais incidências. Se o estômago estivesse igualmente distendido, mas não mal posicionado, o diagnóstico seria dilatação gástrica.

Tratamento

Institua o tratamento agressivo para o choque (a infusão de hetamido ou soro fisiológico hipertônico [ver Capítulo 28] pode agilizar e facilitar o tratamento do choque) e descomprima o estômago. Em caso de asfixia, comece pela descompressão gástrica. De modo geral, a descompressão é realizada com uma sonda orogástrica, que não deve ser excessivamente forçada no estômago para que não haja muita pressão no esôfago inferior. Depois que o gás é liberado, o estômago é lavado com água morna para remover seu conteúdo (a presença de sangue na solução recuperada indica a maior probabilidade de necrose da parede gástrica). A maioria dos acometimentos em cães pode ser descomprimida por intubação; no entanto, se o tubo não puder entrar no estômago, uma agulha calibrosa (p. ex., 75 mm de comprimento e 1,6 a 2 mm de diâmetro) pode ser inserida no estômago, logo atrás da caixa torácica, no flanco esquerdo, para descompressão (o que geralmente provoca alguma contaminação abdominal). Uma alternativa é a gastrostomia temporária na área paralombar esquerda (o que raramente é feito).

A congestão mesentérica causada pelo aumento do estômago predispõe à infecção e à endotoxemia, tornando razoável a administração de antibióticos sistêmicos (p. ex., cefazolina, 20 mg/kg IV). As concentrações séricas de eletrólitos e o *status* ácido-básico devem ser avaliados.

A DVG (ver Figura 30.3) requer o reposicionamento cirúrgico do estômago, que deve ser realizado assim que o risco anestésico for aceitável. A torção (mesmo com o estômago esvaziado) prejudica a perfusão da parede gástrica e pode causar necrose. Na ausência de sangue no conteúdo gástrico após o lavado gástrico, a reanimação do paciente pode ser feita de forma mais lenta; no entanto, se houver sangue, a cirurgia precisa ocorrer o mais rápido possível. As áreas de necrose da parede gástrica devem ser removidas ou invaginadas para evitar perfuração e contaminação abdominal. A gastropexia (p. ex., incisional, circuncostal, em alça de cinto [*belt loop*], gastrostomia com tubo) é indicada para ajudar a prevenir a recidiva da DVG e parece correlacionada à maior sobrevida. A gastropexia é opcional em cães com dilatação gástrica sem torção, mas é bastante recomendada para prevenir uma futura DVG. A gastropexia quase sempre previne torções, mas não impede a dilatação.

No período pós-operatório, o animal deve ser monitorado por eletrocardiograma (ECG) por 48 a 72 horas. A administração de lidocaína ou procainamida pode ser necessária caso arritmias cardíacas graves diminuam o débito cardíaco (ver Capítulo 4). A hipopotassemia é comum nesses pacientes e torna essas arritmias refratárias ao controle médico; assim, deve ser prevenida por suplementação intravenosa. A determinação seriada das concentrações plasmáticas de lactato pode indicar a necessidade de reanimação fluida mais agressiva.

Embora evitar exercícios após as refeições e oferecer pequenas refeições de alimentos macios pareçam importantes do ponto de vista intuitivo, não há dados que confirmem essas especulações. A gastropexia profilática (muitas vezes realizada no momento da castração) pode ser considerada em pacientes em risco aparente.

Prognóstico

O prognóstico depende da rapidez de diagnóstico e tratamento. Nos pacientes tratados de maneira adequada até 5 horas após o início dos sinais, a taxa de mortalidade é de aproximadamente 15%. Fatores associados a prognósticos ruins são o retardo do tratamento por mais de 5 ou 6 horas após o início do quadro, hipotermia, hipotensão, depressão, coma, arritmias cardíacas pré-operatórias, necrose da parede gástrica, peritonite, sepse, CID grave, combinação de gastrectomia parcial e esplenectomia e insuficiência renal aguda pós-cirúrgica. O aumento pré-operatório das concentrações sanguíneas de lactato também parece sugerir o mau desfecho. Menos de 10% dos animais submetidos à gastropexia apresentam recidiva de DVG em comparação a mais de 50% daqueles sem gastropexia. A gastropexia profilática pode ser realizada em animais com risco aparente maior para o desenvolvimento de DVG. A gastropexia laparoscópica é um procedimento minimamente invasivo.

VÓLVULO GÁSTRICO CRÔNICO PARCIAL OU INTERMITENTE

Etiologia

É provável que as causas de vólvulos gástricos crônicos parciais e intermitentes sejam as mesmas da DVG clássica.

Características clínicas

Cães com vólvulo crônico não têm a síndrome progressiva com risco de morte que caracteriza a DVG clássica. Embora ocorra nas mesmas raças que a DVG, o vólvulo gástrico crônico é uma doença geralmente crônica, intermitente e de difícil diagnóstico. Pode ocorrer de forma repetida e se resolver espontaneamente; os cães podem parecer normais entre as crises. Alguns cães têm vólvulos persistentes e são assintomáticos.

Diagnóstico

De modo geral, as radiografias simples estabelecem o diagnóstico (Figura 30.4), que às vezes requer radiografias repetidas e/ou

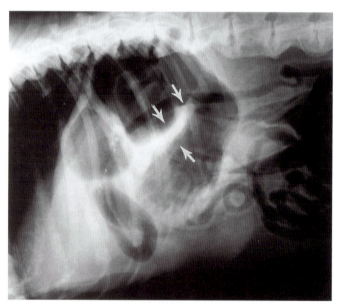

Figura 30.4 Radiografia abdominal lateral de um Setter Irlandês com vômito crônico causado por vólvulo gástrico sem dilatação. Uma "saliência" de tecido (*setas*) demonstra a torção do estômago.

contrastadas. O vólvulo crônico é raramente diagnosticado durante a endoscopia. Em casos raros, um vólvulo gástrico temporário pode ser causado pela manipulação de um gastroscópio em um estômago distendido por ar; assim, é importante diferenciar o vólvulo espontâneo e iatrogênico.

Tratamento

O vólvulo gástrico crônico parcial ou intermitente pode ser resolvido por meio de reposicionamento cirúrgico e gastropexia. A pexia também ajuda a evitar a ocorrência de DVG clássico.

Prognóstico

O prognóstico é bom após identificação e correção cirúrgica da doença.

HIPOMOTILIDADE GÁSTRICA IDIOPÁTICA

Etiologia

O termo *hipomotilidade gástrica idiopática* se refere a uma suposta síndrome caracterizada pelo enfraquecimento no esvaziamento gástrico e na motilidade gástrica, apesar da ausência de obstrução anatômica, lesões inflamatórias ou outras causas.

Características clínicas

A hipomotilidade gástrica idiopática foi diagnosticada principalmente em cães. Os cães acometidos vomitam o alimento várias horas depois da refeição, mas não apresentam outras alterações. A perda de peso pode ou não ser observada.

Diagnóstico

Estudos fluoroscópicos documentam a diminuição da motilidade gástrica, mas o diagnóstico requer o descarte de obstrução da saída gástrica, doença intestinal infiltrativa, doença abdominal inflamatória e doenças fora do trato alimentar (p. ex., insuficiência renal, adrenal ou hepática; hipopotassemia grave ou hipercalcemia).

Tratamento

A metoclopramida (ver Tabela 28.3) aumenta o peristaltismo gástrico em alguns, mas não em todos os cães acometidos. Cisaprida, eritromicina e ranitidina podem ser eficazes em caso de insucesso da metoclopramida. Dietas pobres em gordura e fibras talvez ajudem.

Prognóstico

O prognóstico é bom em cães que respondem ao tratamento médico. Aqueles que não respondem têm prognóstico ruim para a cura, embora ainda possam ser bons animais de estimação.

SÍNDROME DO VÔMITO BILIOSO

Etiologia

A síndrome do vômito bilioso parece ser causada por refluxo gastroduodenal relacionado ao estômago vazio por longos períodos (p. ex., jejum noturno).

Características clínicas

A síndrome do vômito bilioso geralmente afeta cães normais que são alimentados uma vez por dia pela manhã. Classicamente, o animal vomita fluido manchado de bile uma vez por dia, geralmente tarde da noite ou pela manhã, pouco antes de comer.

Diagnóstico

Descarte obstrução gastrintestinal (GI), inflamação GI e doenças fora do trato alimentar. A eliminação desses transtornos, além da anamnese descrita, é bastante sugestiva de síndrome do vômito bilioso.

Tratamento

O oferecimento de uma refeição extra tarde da noite para evitar que o estômago fique vazio por longos períodos é muitas vezes curativo. Se o vômito continuar, um procinético gástrico pode ser administrado tarde da noite para evitar o refluxo. Raramente, um inibidor de bomba de prótons também é necessário.

Prognóstico

O prognóstico é excelente. A maioria dos animais responde à terapia e aqueles que não respondem não apresentam outras alterações.

ÚLCERA/EROSÃO GASTRINTESTINAL

Etiologia

A úlcera/erosão gastrintestinal (UEG) é mais comum em cães do que em gatos. Há várias possíveis causas. Uma das causas mais comuns e importantes de UEG é a terapia medicamentosa. Os AINEs são uma causa importante de UEG canina porque têm meia-vida mais longa em cães do que em seres humanos. Naproxeno, ibuprofeno, indometacina e flunixino são particularmente perigosos para os cães. O uso simultâneo de mais de um AINE ou uso de um AINE com glicocorticoide (em especial dexametasona) aumenta o risco de UEG. Os AINEs mais novos, seletivos para ciclo-oxigenase 2 (COX-2; p. ex., carprofeno, deracoxibe, meloxicam, etodolaco, firocoxibe) são menos propensos a causar UEG; no entanto, esses fármacos ainda têm alguma atividade contra COX-1 e podem provocar UEG. O uso de AINEs em animais com má perfusão visceral (p. ex., aqueles com insuficiência cardíaca, choque) também pode aumentar o risco de UEG.

Glicocorticoides também são causas comuns de UEG. Glicocorticoides como a prednisolona ou a prednisona, quando usados em doses típicas para a obtenção de efeitos anti-inflamatórios, representam um risco mínimo de úlcera. No entanto, os pacientes que recebem altas doses de prednisolona, bem como aqueles com outros fatores de risco para o desenvolvimento de UEG (p. ex., má perfusão da mucosa gástrica, uso simultâneo de AINEs), apresentam alto risco de úlcera. Alguns corticosteroides, como a dexametasona, são particularmente ulcerogênicos.

A úlcera por "estresse" está associada a choques hipovolêmicos, sépticos ou neurogênicos graves, associados a traumatismo, cirurgia ou endotoxemia. Essas úlceras geralmente estão localizadas no antro ou corpo gástrico e/ou no duodeno. O esforço extremo (p. ex., cães de trenó, de trabalho militar) causa erosões/úlceras gástricas, especialmente no corpo e no fundo do estômago, provavelmente devido a uma combinação de má perfusão, altos níveis circulantes de glicocorticoides, alterações na temperatura corporal central e/ou dieta (com alto teor de gordura, o que diminui o esvaziamento gástrico).

Neoplasias gástricas e outras doenças infiltrativas (p. ex., pitiose) são causas importantes da UEG (ver mais adiante neste capítulo), especialmente em cães e gatos idosos. Mastocitomas e gastrinomas podem causar úlcera como efeito paraneoplásico por aumento da secreção de ácido gástrico. Os gastrinomas são observados principalmente no pâncreas. De modo geral, ocorrem em cães idosos e raramente em gatos; secretam gastrina, que por sua vez produz hiperacidez gástrica grave, úlcera duodenal, esofagite e diarreia.

A insuficiência renal raramente causa UEG, mas a insuficiência hepática parece ser uma causa importante da doença em cães. Corpos estranhos raramente causam UEG, mas evitam a cicatrização da lesão e aumentam a perda de sangue nas úlceras preexistentes.

Características clínicas

A UEG é mais comum em cães do que em gatos. Hiporexia pode ser o principal sinal. O vômito pode ou não apresentar sangue (fresco ou digerido). Anemia e/ou hipoproteinemia são ocasionalmente observadas e podem ser graves a ponto de causar edema, palidez de mucosas, fraqueza e/ou dispneia. A perda grave de sangue em um curto período pode provocar melena. Os cães mais afetados, mesmo aqueles com UEG grave, não demonstram dor à palpação abdominal. A perfuração está associada a sinais de peritonite séptica (ver Capítulo 32). Algumas úlceras perfuram e cicatrizam antes do desenvolvimento de peritonite generalizada. Nesses casos, um pequeno abscesso pode se desenvolver no local, causando dor abdominal, hiporexia e/ou vômito.

Diagnóstico

O diagnóstico presuntivo de UEG é baseado em evidências de perda de sangue GI (p. ex., hematêmese, melena, anemia ferropriva, anemia regenerativa com hipoalbuminemia) em um animal sem coagulopatia. No entanto, a ausência de evidências de perda de sangue não diminui a chance de UEG. A anamnese e o exame físico podem identificar uma causa óbvia (p. ex., administração de AINEs ou dexametasona). A perfuração pode causar peritonite e sinais de abdome agudo e sepse. Como os mastocitomas podem se assemelhar a quase qualquer lesão cutânea (especialmente lipomas), *todas* as massas ou nódulos cutâneos devem ser avaliados na citologia. A insuficiência hepática é geralmente diagnosticada com base na bioquímica sérica. Radiografias contrastadas diagnosticam corpos estranhos, mas raramente revelam UEG. A ultrassonografia às vezes detecta o espessamento gástrico devido a lesões infiltrativas e/ou defeitos mucosos (Figura 30.5). A endoscopia (Vídeo 30.3)

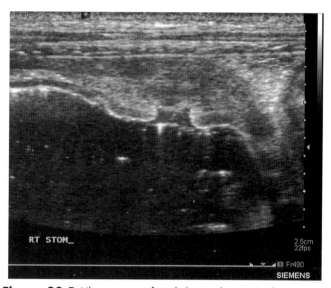

Figura 30.5 Ultrassonografia abdominal mostrando o espessamento da parede gástrica e um defeito óbvio no estômago, que representa uma úlcera.

é a ferramenta mais sensível e específica para o diagnóstico de UEG (ver Figuras 27.14 a 27.17). Em conjunto com a biópsia, pode ser usada para diagnosticar infiltrados (neoplásicos ou inflamatórios) (ver Figura 27.16), corpos estranhos (ver Figura 27.20) e inflamações que causam UEG. Achados endoscópicos de erosões duodenais podem sugerir gastrinoma. As concentrações séricas de gastrina devem ser medidas em caso de suspeita de gastrinoma ou se não houver outras causas prováveis.

Tratamento

A terapia depende da gravidade da UEG e da detecção de uma causa subjacente. Animais com suspeita de UEG sem risco óbvio de morte (ou seja, sem evidências de anemia grave, choque, sepse, dor abdominal grave ou depressão grave) podem ser tratados de forma sintomática em caso de forte suspeita de doença induzida por fármacos ou "estresse".

A eliminação da etiologia subjacente (p. ex., AINEs, choque) muitas vezes leva à resolução da úlcera em 3 a 5 dias. Se a causa for desconhecida ou não puder ser removida, ou ainda se a rápida resolução da úlcera for importante, o tratamento específico é apropriado. Inibidores de bomba de prótons ou sucralfato são as principais opções farmacológicas. Na ausência de melhora clínica depois de 5 a 6 dias de terapia médica adequada ou na presença de sangramento com risco de morte apesar do tratamento médico apropriado, a ressecção da úlcera deve ser considerada. O estômago deve ser examinado por endoscopia antes da cirurgia para determinar o número e a localização das úlceras; é surpreendentemente fácil deixar de ver úlceras durante a laparotomia/gastrotomia.

A prevenção da UEG é desejável e o uso racional de AINEs e glicocorticoide é muito importante. O sucralfato (Carafate®; ver Tabela 28.5) e os antagonistas do receptor de histamina 2 (H_2) (ver Tabela 28.4) têm sido administrados para evitar o desenvolvimento de UEG em cães tratados com AINEs, mas não há boas evidências da eficácia profilática desses fármacos. Os inibidores de bomba de prótons são eficazes na prevenção da úlcera induzida por "estresse", bem como da UEG induzida por AINEs. O misoprostol (ver Tabela 28.5) foi projetado para prevenir as úlceras induzidas por AINEs, podendo ser usado para seu tratamento. No entanto, a terapia inibidora de bomba de prótons parece muito eficaz e tem menos efeitos colaterais. Nenhum fármaco mostrou-se eficaz na prevenção da UEG induzida por corticosteroides (especialmente dexametasona).

Prognóstico

O prognóstico é favorável se a causa básica puder ser controlada e se a terapia prevenir a perfuração da úlcera.

DOENÇAS GÁSTRICAS INFILTRATIVAS

NEOPLASIAS
Etiologia

Infiltrações neoplásicas (p. ex., adenocarcinoma, linfoma, leiomiomas, leiomiossarcomas e tumores de estroma em cães; linfoma em gatos) podem causar UEG devido à lesão direta da mucosa. De modo geral, o linfoma gástrico é uma lesão difusa, mas pode produzir massas. A causa e o significado dos pólipos gástricos benignos são desconhecidos. Essas lesões parecem mais comuns no corpo e no antro.

Características clínicas

Cães e gatos com tumores gástricos geralmente são assintomáticos até que a doença esteja avançada. A hiporexia (não o vômito) é o sinal inicial mais comum. Os vômitos causados por neoplasia gástrica indicam doença avançada ou obstrução da saída gástrica. Os adenocarcinomas são geralmente infiltrativos e diminuem o esvaziamento gástrico por prejudicar a motilidade e/ou obstruir o trato de saída. A perda de peso é comumente causada pela falta de nutrientes ou síndrome da caquexia do câncer. A hematêmese é ocasionalmente observada; leiomiomas parecem ser mais associados à hemorragia grave e aguda do trato GI superior. Outros tumores gástricos hemorrágicos são mais propensos a causar anemia crônica por deficiência de ferro, mesmo que a perda de sangue pelo trato GI não seja óbvia. Pólipos raramente causam sinais, a menos que obstruam o piloro.

Diagnóstico

A anemia por deficiência de ferro em um cão ou gato sem causa óbvia de perda de sangue sugere sangramento GI crônico. A anemia regenerativa acompanhada por hipoalbuminemia sugere perda aguda de sangue. Imagens simples e contrastadas podem revelar espessamento da parede gástrica, diminuição da motilidade e/ou irregularidades da mucosa. O único sinal de adenocarcinoma submucosa pode ser a ausência de dilatação de uma área durante a insuflação. A aspiração guiada por ultrassonografia de áreas espessas da parede gástrica às vezes permite o diagnóstico de adenocarcinoma ou linfoma.

A maioria dos tumores é óbvia na endoscopia e, de modo geral, é fácil obter amostras de biópsia de linfomas em mucosas e adenocarcinomas não cirróticos com fórceps flexíveis. Leiomiomas, leiomiossarcomas, tumores do estroma e adenocarcinomas podem ser muito densos, a ponto de, às vezes, impedir a obtenção de amostras de tecido com fórceps endoscópicos flexíveis. Tumores de músculo liso e estroma também tendem a ocorrer principalmente na submucosa, dificultando a obtenção de uma biópsia profunda o suficiente com fórceps flexíveis. Assim, o diagnóstico presuntivo desses tumores é muitas vezes baseado em sua aparência macroscópica (ou seja, lesão ulcerativa espessa com centro sólido e escuro em caso de adenocarcinoma cirrótico; massa submucosa com protrusão pelo lúmen, coberta por mucosa relativamente normal, muitas vezes com uma ou mais úlceras óbvias, em caso de leiomiomas). Nesses pacientes, a biópsia cirúrgica pode ser necessária. De modo geral, os pólipos são óbvios na endoscopia, mas uma amostra de biópsia deve ser sempre coletada e avaliada para assegurar a ausência de adenocarcinoma.

Tratamento

A maioria dos adenocarcinomas é bem avançada quando os sinais clínicos se tornam óbvios, o que impossibilita a excisão cirúrgica completa. De modo geral, leiomiomas, leiomiossarcomas e tumores do estroma são passíveis de ressecção. A gastroduodenostomia pode aliviar a obstrução de saída gástrica causada por um tumor não passível de ressecção. A quimioterapia é raramente eficaz, exceto em cães e gatos com linfoma.

Prognóstico

O prognóstico dos adenocarcinomas é ruim a menos que detectados de forma precoce. Com o diagnóstico precoce, leiomiomas e leiomiossarcomas são submetidos ao tratamento cirúrgico com sucesso. O linfoma gástrico solitário de baixo grau em gatos pode ser comparável ao linfoma associado ao MALT e induzido por *Helicobacter* em seres humanos; o tratamento cirúrgico e/ou a antibioticoterapia podem ser benéficos. No entanto, a maioria dos linfomas gástricos faz parte de uma lesão mais generalizada do trato GI e a quimioterapia é a única opção (ver Capítulo 79). A ressecção dos pólipos gástricos parece desnecessária, a menos que causem obstrução da saída gástrica.

PITIOSE
Etiologia

A pitiose é uma infecção fúngica causada por *Pithium insidiosum*. Embora encontrado principalmente na área da Costa do Golfo do sudeste dos EUA, o fungo é observado em qualquer lugar do país, da costa leste à costa oeste. Qualquer área do trato alimentar ou da pele pode ser acometida. O fungo normalmente causa intensa infiltração submucosa do tecido conjuntivo fibroso e inflamação purulenta, eosinofílica e granulomatosa associada à UEG. Essa infiltração impede o peristaltismo, o que provoca estase.

Características clínicas

A pitiose afeta principalmente cães e causa vômitos, anorexia, diarreia e/ou perda de peso. Como a obstrução da saída gástrica ocorre com frequência, o vômito é comum. O acometimento do cólon pode causar tenesmo e hematoquezia. O acometimento do esôfago pode provocar regurgitação grave ou hiporexia.

Diagnóstico

O diagnóstico requer sorologia ou inspeção do microrganismo por citologia ou histologia. O ensaio imunosorbente ligado à enzima (ELISA) e a reação da cadeia da polimerase (PCR) podem ser usados para a detecção de anticorpos ou antígenos, respectivamente. As amostras de biópsia devem incluir a submucosa, que apresenta maior probabilidade de achados do microrganismo do que a mucosa. As amostras de biópsia podem ser obtidas com endoscopia rígida; no entanto, a natureza densa do infiltrado dificulta a coleta de amostras diagnósticas por endoscopia flexível. A análise citológica de uma amostra de tecido obtida por raspado de um fragmento excisado de submucosa com uma lâmina de bisturi pode ser diagnóstica; as hifas fúngicas que não se coram e são observadas como "fantasmas" em colorações do tipo Romanowsky são sugestivas de pitiose. Os microrganismos podem ser esparsos e de difícil encontro à histologia, mesmo em grandes amostras de tecido. A observação de uma seção inflamada do estômago com borda fortemente demarcada de tecido infartado é bastante sugestiva.

Tratamento

A excisão cirúrgica completa oferece a melhor chance de cura. Itraconazol, voraconazol, posaconazol, anfotericina B lipossomal e/ou terbinafina podem beneficiar alguns animais por períodos variados, mas a cura não é esperada. Em relatos informais, a imunoterapia tem sido associada à remissão dos sinais por diferentes períodos.

Prognóstico

A pitiose muitas vezes se dissemina e acomete estruturas que não podem ser tratadas com cirurgia (p. ex., raiz mesentérica, pâncreas ao redor do ducto biliar); assim, seu prognóstico é ruim.

Leitura sugerida

Amorim I, et al. Canine gastric pathology: a review. *J Comp Path*. 2016;154:9.

von Babo V, et al. Canine non-hematopoietic gastric neoplasia. Epidemiologic and diagnostic characteristics in 38 dogs with post-surgical outcome of five cases. *Tierarztl Prax Ausg K Kleintiere Heimtiere*. 2012;40:243.

Beck JJ, et al. Risk factors associated with short-term outcome and development of perioperative complications in dogs undergoing surgery because of gastric dilatation-volvulus: 166 cases (1992-2003). *J Am Vet Med Assoc*. 1934;229:2006.

Belch A, et al. Modified tube gastropexy using a mushroom-tipped silicone catheter for management of gastric dilatation/volvulus in dogs. *J Small Anim Pract*. 2017;58:79.

Bell JS. Inherited and predisposing factors in the development of gastric dilatation volvulus in dogs. *Top Companion Anim Med*. 2014;29:60.

Bergh MS, et al. The coxib NSAIDs: potential clinical and pharmacologic importance in veterinary medicine. *J Vet Intern Med*. 2005;19:633.

Bilek A, et al. Breed-associated increased occurrence of gastric carcinoma in Chow-Chows. *Wien Tierarzti Mschr*. 2007;94:71.

Boag AK, et al. Acid-base and electrolyte abnormalities in dogs with gastrointestinal foreign bodies. *J Vet Intern Med*. 2005;19:816.

Bridgeford EC, et al. Gastric *Helicobacter* species as a cause of feline gastric lymphoma: a viable hypothesis. *Vet Immunol Immunopathol*. 2008;123:106.

Buber T, et al. Evaluation of lidocaine treatment and risk factors for death associated with gastric dilatation and volvulus in dogs: 112 cases (1997-2005). *J Am Vet Med Assoc*. 2007;230:1334.

Case JB, et al. Proximal duodenal perforation in three dogs following deracoxib administration. *J Am Anim Hosp Assoc*. 2010;46:255.

Davignon DL, et al. Evaluation of capsule endoscopy to detect mucosal lesions associated with gastrointestinal bleeding in dogs. *J Small Anim Pract*. 2016;57:148.

Dowers K, et al. Effect of short-term sequential administration of nonsteroidal anti-inflammatory drugs on the stomach and proximal portion of the duodenum in healthy dogs. *Am J Vet Res*. 1794;67:2006.

Gould E, et al. A prospective, placebo-controlled pilot evaluation of the effects of omeprazole on serum calcium, magnesium, cobalamin, gastrin concentrations, and bone in cats. *J Vet Intern Med*. 2016;30:779.

Graham A, et al. Effects of prednisone alone or prednisone with ultralow-dose aspirin on the gastroduodenal mucosa of healthy dogs. *J Vet Intern Med*. 2009;23:482.

Grooters AM, et al. Development and evaluation of an enzyme-linked immunosorbent assay for the serodiagnosis of pythiosis in dogs. *J Vet Intern Med*. 2002;16:142.

Hensel P, et al. Immunotherapy for treatment of multicentric cutaneous pythiosis in a dog. *J Am Vet Med Assoc*. 2003;223:215.

Hobday MM, et al. Linear versus non-linear gastrointestinal foreign bodies in 499 dogs: clinical presentation, management and short-term outcome. *J Small Anim Pract*. 2014;55:560.

Jergens A, et al. Fluorescence *in situ* hybridization confirms clearance of visible *Helicobacter* spp associated with gastritis in dogs and cats. *J Vet Intern Med*. 2009;23:16.

Lascelles B, et al. Gastrointestinal tract perforation in dogs treated with a selective cyclooxygenase-2 inhibitor: 29 cases (2002-2003). *J Am Vet Med Assoc*. 2005;227:1112.

Leib MS, et al. Triple antimicrobial therapy and acid suppression in dogs with chronic vomiting and gastric *Helicobacter* spp. *J Vet Intern Med*. 2007;21:1185.

Levine JM, et al. Adverse effects and outcome associated with dexamethasone administration in dogs with acute thoracolumbar intervertebral disk herniation: 161 cases (2000-2006). *J Am Vet Med Assoc*. 2008;232:411.

Lyles S, et al. Idiopathic eosinophilic masses of the gastrointestinal tract in dogs. *J Vet Intern Med*. 2009;23:818.

MacKenzie G, et al. A retrospective study of factors influencing survival following surgery for gastric dilation-volvulus syndrome in 306 dogs. *J Am Anim Hosp Assoc*. 2010;46:97.

Monnig AA, et al. A review of stress-related mucosal disease. *J Vet Emerg Crit Care*. 2011;21:484.

Mooney E, et al. Plasma lactate concentration as a prognostic biomarker in dogs with gastric dilation and volvulus. *Top Comp Anim Med*. 2014;29:71.

Peters R, et al. Histopathologic features of canine uremic gastropathy: a retrospective study. *J Vet Intern Med*. 2005;19:315.

Raghavan M, et al. Diet-related risk factors for gastric dilatation-volvulus in dogs of high-risk breeds. *J Am Anim Hosp Assoc*. 2004;40:192.

Raghavan M, et al. The effect of ingredients in dry dog foods on the risk of gastric dilatation-volvulus in dogs. *J Am Anim Hosp Assoc.* 2006;42:28.

Sennello K, et al. Effects of deracoxib or buffered aspirin on the gastric mucosa of healthy dogs. *J Vet Intern Med.* 2006;20:1291.

Steelman-Szymeczek SJ, et al. Clinical evaluation of a right-sided prophylactic gastropexy via a grid approach. *J Am Anim Hosp Assoc.* 2003;39:397.

Swan HM, et al. Canine gastric adenocarcinoma and leiomyosarcoma: a retrospective study of 21 cases (1986-1999) and literature review. *J Am Anim Hosp Assoc.* 2002;38:157.

Tams TR, et al. Endoscopic removal of gastrointestinal foreign bodies. In: Tams TR, et al., eds. *Small animal endoscopy.* 3rd ed. St Louis: Elsevier/Mosby; 2011.

Taulescu MA, et al. Histopathological features of canine spontaneous non-neoplastic gastric polyps – a retrospective study of 15 cases. *Histol Histopathol.* 2014;29:65.

Tolbert K, et al. Efficacy of oral famotidine and 2 omeprazole formulations for the control of intragastric pH in dogs. *J Vet Intern Med.* 2011;25:47.

Tomlinson AW, et al. Pyloric localization in 57 dogs of breeds susceptible to gastric dilatation-volvulus using computed tomography. *Vet Rec.* 2016;24:626.

Ullmann B, et al. Gastric dilatation volvulus: a retrospective study of 203 dogs with ventral midline gastropexy. *J Small Anim Pract.* 2016;57:18.

Ward DM, et al. The effect of dosing interval on the efficacy of misoprostol in the prevention of aspirin-induced gastric injury. *J Vet Intern Med.* 2003;17:282.

Webb C, et al. Canine gastritis. *Vet Clin N Am.* 2003;33:969.

Wiinberg B, et al. Quantitative analysis of inflammatory and immune responses in dogs with gastritis and their relationship to *Helicobacter* spp infection. *J Vet Intern Med.* 2005;19:4.

Williamson KK, et al. Efficacy of omeprazole versus high dose famotidine for prevention of exercise-induced gastritis in racing Alaskan sled dogs. *J Vet Intern Med.* 2010;24:285.

Zacher L, et al. Association between outcome and changes in plasma lactate concentration during presurgical treatment in dogs with gastric dilatation-volvulus: 64 cases (2002-2008). *J Am Vet Med Assoc.* 2010;236:892.

CAPÍTULO 31

Distúrbios do Trato Intestinal

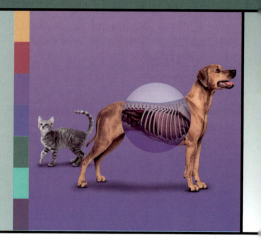

DIARREIA AGUDA

ENTERITE AGUDA
Etiologia

A enterite aguda é geralmente causada por agentes infecciosos, dieta de má qualidade, mudanças abruptas na dieta, alimentos inadequados, aditivos (p. ex., produtos químicos) e/ou parasitas. A estadia recente em canil, revirar lixo ou uma mudança recente na dieta são fatores de risco para o desenvolvimento de diarreia aguda. À exceção dos casos de parvovírus, parasitas e indiscrições alimentares óbvias, a causa raramente é diagnosticada, porque a maioria dos animais acometidos melhora de forma espontânea, mesmo na ausência de terapia de suporte.

Características clínicas

A diarreia de causa desconhecida é comum, especialmente em filhotes. Os sinais são diarreia com ou sem vômito, desidratação, febre, anorexia, depressão, choro e/ou dor abdominal. Animais muito jovens podem apresentar hipotermia, hipoglicemia e estupor.

Diagnóstico

Anamnese e exames físicos e fecais são usados para a identificação das possíveis causas. A flotação fecal (de preferência a flotação centrífuga com solução de sulfato de zinco) e o exame fecal direto são sempre indicados, pois os parasitas podem agravar o problema, mesmo que não sejam a causa principal. A necessidade de outros procedimentos diagnósticos depende da gravidade da doença e do risco de contágio. De modo geral, a enterite clinicamente branda é tratada de forma sintomática, com a realização de poucos exames diagnósticos. Na presença de febre, fezes hemorrágicas, surto de enterite ou doença grave, outros exames (p. ex., hemograma completo para a identificação de neutropenia, ensaio imunosorbente ligado a enzima [ELISA] em amostra de fezes para a detecção de parvovírus canino, sorologia para diagnóstico de doença pelo vírus da leucemia felina [FeLV] e vírus da imunodeficiência felina [FIV], determinação de glicemia para a identificação de hipoglicemia e avaliação da concentração sérica de eletrólitos para a detecção de hipopotassemia) são razoáveis. As imagens abdominais devem ser avaliadas em caso de massas ou dores abdominais óbvias ou se houver suspeita de obstrução ou corpo estranho.

Tratamento

De modo geral, a terapia sintomática é suficiente. A causa é desconhecida ou um vírus para o qual não há terapia específica. O objetivo da terapia sintomática é o restabelecimento da homeostase de fluidos, eletrólitos e do *status* ácido-básico. Animais com desidratação grave (≥ 8 a 10%, determinado por olhos fundos, pulso rápido e fraco e depressão acentuada ou histórico de perda significativa de fluidos com ingestão inadequada) devem ser submetidos à fluidoterapia intravenosa (IV). A administração de fluidos por via oral (VO) ou subcutânea (SC) é suficiente em pacientes com desidratação de menor gravidade. A suplementação com potássio é indicada, mas o bicarbonato raramente é necessário. A reidratação oral às vezes permite o tratamento domiciliar dos animais, especialmente de ninhadas. (Ver discussão sobre manejo de fluidos, eletrólitos e *status* ácido-básico no Capítulo 28.)

Os antidiarreicos raramente são necessários, exceto quando as perdas fecais excessivas dificultam a manutenção do equilíbrio de fluidos e eletrólitos. Os opiáceos são os antidiarreicos mais eficazes. O subsalicilato de bismuto (ver Tabela 28.6) interrompe a diarreia em cães com enterite branda a moderada. No entanto, a absorção de salicilato pode causar nefrotoxicidade em alguns animais (em especial quando combinado a outros fármacos de potencial nefrotóxico) e muitos cães não gostam do sabor. Os gatos raramente precisam desses medicamentos. (Ver discussão sobre fármacos que prolongam o tempo de trânsito intestinal no Capítulo 28.) O animal deve ser reavaliado cuidadosamente caso precise de antidiarreicos por mais de 2 a 5 dias. Os probióticos tendem a encurtar a duração da diarreia aguda.

A inflamação intestinal grave costuma causar vômitos de difícil controle. Os antieméticos de ação central (p. ex., maropitant ou ondansetrona; ver Tabela 28.3) tendem a ser mais eficazes do que os medicamentos de ação periférica.

Os animais com enterite grave são muitas vezes colocados em jejum para "descansar" o trato intestinal, mas essa prática pode ser contraproducente. A administração de pequenas quantidades de alimento agiliza a recuperação dos intestinos e impede a translocação de bactérias pela mucosa. O jejum é ocasionalmente necessário quando a alimentação causa vômitos graves ou diarreia explosiva com perda substancial de fluidos. No entanto, se a alimentação não piorar *muito* o vômito e a diarreia do animal, é provável que o oferecimento de pequenas refeições seja mais benéfico do que o jejum. A abordagem mais comum é oferecer pequenas refeições frequentes de alimentos não irritativos e de fácil digestão (p. ex., queijo *cottage*, frango cozido, batata). Se o jejum for necessário, o alimento deve voltar a ser oferecido o mais rápido possível. A nutrição parenteral raramente é necessária em animais com enterite grave.

Em caso de febre, neutropenia ou síndrome de resposta inflamatória sistêmica (SIRS; antes chamada *choque séptico*), a antibioticoterapia sistêmica de amplo espectro (p. ex., clindamicina ou um antibiótico betalactâmico mais um aminoglicosídeo ou uma fluoroquinolona) são indicados (ver discussão de fármacos usados em distúrbios gastrintestinais [GIs], Capítulo 28). A hipoglicemia deve ser verificada, especialmente em animais jovens. A adição de dextrose (2,5 a 5%) a fluidos IV ou a administração de um *bolus* IV de dextrose a 50% (2 a 5 ml/kg) pode ser necessária para prevenir/combater a hipoglicemia.

Se a causa da diarreia for desconhecida, presuma que seja infecciosa e faça a desinfecção adequada. O hipoclorito diluído em água (1:32) destrói o parvovírus e muitos outros agentes infecciosos que causam diarreia. Os animais não devem ter contato inadequado com esses desinfetantes. Os profissionais que entram em contato com animais, gaiolas e camas devem usar roupas de proteção (p. ex., botas, luvas, aventais) que possam ser descartadas ou desinfetadas ao deixar a área.

Depois da aparente resolução clínica da enteropatia, o animal retorna gradualmente à sua dieta normal ao longo de um período de 5 a 10 dias. Se essa mudança estiver associada a mais diarreia, a mudança deve ser adiada por mais 3 a 5 dias.

Prognóstico

O prognóstico depende da condição do animal e pode ser influenciado por sua idade e outros problemas GIs. Em animais muito jovens ou emaciados e aqueles com SIRS ou cargas parasitárias intestinais substanciais, o prognóstico é mais reservado. O desenvolvimento de intussuscepção secundária à enterite aguda faz com que o prognóstico seja reservado.

ENTEROTOXEMIA
Etiologia

A causa é considerada bacteriana, embora os microrganismos causadores quase nunca sejam identificados.

Características clínicas

O início agudo de diarreia mucoide-sanguinolenta grave é típico, acompanhado ou não por vômitos. Em casos graves, o intestino expele muco, mimetizando a perda de mucosa intestinal. Diferentemente dos animais com enterite aguda, esses pacientes se sentem mal e podem apresentar sintomas de choque no início da doença. De modo geral, os hemogramas completos revelam leucocitose neutrofílica, muitas vezes com desvio à esquerda e, ocasionalmente, toxicidade nos leucócitos.

Diagnóstico

A exclusão de outras causas pela anamnese e pelo exame físico e as alterações graves de leucócitos no hemograma (p. ex., toxicidade, desvio à esquerda) permitem o diagnóstico presuntivo. O animal deve ser examinado quanto a parasitas intestinais que possam estar contribuindo para o problema. As culturas fecais raramente têm utilidade.

Tratamento

Esses pacientes geralmente precisam de fluidoterapia IV agressiva. A terapia com antibióticos de amplo espectro (p. ex., ampicilina mais sulbactam) é administrada, embora seu valor seja desconhecido. A concentração sérica de albumina deve ser monitorada e, se necessário, coloides são administrados. A coagulação intravascular disseminada (CID) pode requerer plasma e/ou heparina.

Prognóstico

O prognóstico depende da gravidade do quadro na consulta.

DIARREIA AGUDA INDUZIDA PELA DIETA
Etiologia

As causas dietéticas de diarreia são comuns, especialmente em animais jovens. Ingredientes de baixa qualidade (p. ex., gordura rançosa), enterotoxinas bacterianas ou micotoxinas, alergia ou intolerância a componentes (geralmente em pacientes idosos) ou incapacidade de digerir certos alimentos (devido a deficiências enzimáticas) são causas comuns. Algumas enzimas da borda em escova do intestino são produzidas em resposta à presença de substratos (p. ex., dissacaridases). Alguns animais (especialmente filhotes) submetidos a uma alteração repentina da dieta podem não conseguir digerir ou absorver certos nutrientes até que a borda em escova do intestino se adapte à nova alimentação. Outros animais nunca conseguem produzir as enzimas necessárias (p. ex., lactase) para digerir certos nutrientes (p. ex., lactose).

Características clínicas

A diarreia induzida pela dieta é observada em cães e gatos. A diarreia tende a refletir a disfunção do intestino delgado (ou seja, não há sangue ou muco nas fezes), a menos que haja acometimento do cólon. De modo geral, a diarreia começa logo após o início da nova dieta (p. ex., 1 a 3 dias) e tem gravidade branda a moderada. Os animais acometidos raramente apresentam outros sinais, a menos que parasitas ou fatores complicadores estejam presentes.

Diagnóstico

A anamnese e os exames físicos e fecais são usados para a eliminação de outras causas comuns. Em caso de diarreia logo após uma alteração dietética suspeita ou conhecida (p. ex., depois que o animal é levado para casa pela primeira vez), o diagnóstico presuntivo de doença induzida por dieta é razoável. No entanto, o animal também pode estar apresentando os primeiros sinais clínicos de uma infecção recentemente adquirida. A pesquisa de parasitas intestinais deve ser sempre realizada, pois esses microrganismos podem contribuir para o problema mesmo que não sejam a causa principal.

Tratamento

Uma dieta de fácil digestão (p. ex., batata cozida mais frango sem pele cozido), oferecida em várias pequenas refeições (ver Capítulo 28), geralmente leva à resolução da diarreia em 1 a 3 dias. Assim que a diarreia passar, a dieta pode gradualmente voltar ao habitual.

Prognóstico

De modo geral, o prognóstico é excelente, a menos que o animal jovem com reservas nutricionais mínimas apresente emaciação, desidratação ou hipoglicemia.

DIARREIA INFECCIOSA

ENTERITE PARVOVIRÓTICA CANINA
Etiologia

Dois tipos de parvovírus infectam cães. O parvovírus canino 1 (CPV-1) é um vírus relativamente não patogênico às vezes associado a gastrenterite, pneumonia e/ou miocardite em cães com 1 a 3 semanas de idade. O parvovírus canino 2 (CPV-2) é responsável pela enterite parvovirótica clássica; hoje, pelo menos três cepas (CPV-2 a, b e c) são reconhecidas. O CPV-2 geralmente causa sinais 5 a 12 dias após a infecção por via fecal-oral e destrói células de divisão rápida (como as células progenitoras da medula óssea e o epitélio da cripta intestinal).

Características clínicas

O vírus sofreu mutações desde que foi reconhecido pela primeira vez; as mais recentes podem ser mais patogênicas em alguns cães. O CPV-2b e o CPV-2c também podem infectar gatos. Os sinais clínicos dependem da virulência do vírus, tamanho do inóculo, defesas do hospedeiro, idade do filhote e presença de outros patógenos entéricos e/ou parasitas. Doberman Pinschers, Rottweilers, Pit Bulls, Labradores Retrievers e Pastores Alemães podem ser mais suscetíveis do que outras raças. A destruição viral das criptas intestinais pode produzir colapso das vilosidades, diarreia, vômitos, sangramento intestinal e subsequente invasão bacteriana, mas alguns animais apresentam doença branda ou mesmo subclínica. Muitos cães são atendidos pela primeira vez em razão de depressão, hiporexia e/ou vômito (que pode mimetizar a ingestão de corpos estranhos) sem diarreia. A diarreia costuma estar ausente nas primeiras 24 a 48 horas da doença e pode não ser sanguinolenta se e quando ocorrer. A perda intestinal de proteínas pode ser secundária à inflamação, causando hipoalbuminemia. De modo geral, o vômito é proeminente e pode ser grave o suficiente para mimetizar a obstrução por corpo estranho e/ou causar esofagite. Danos às células progenitoras da medula óssea podem produzir neutropenia transitória ou prolongada, tornando o animal suscetível a infecções bacterianas graves, em especial se a lesão do trato intestinal permitir a translocação bacteriana através da mucosa. Febre e/ou SIRS são comuns em cães gravemente enfermos, mas ausentes nos casos mais brandos. Filhotes infectados *in utero* ou antes das 8 semanas de idade podem desenvolver miocardite. A infecção por parvovírus é raramente associada a lesões cutâneas eritematosas (eritema multiforme).

Diagnóstico

De modo geral, o diagnóstico presuntivo é baseado nos achados da anamnese e do exame físico. A neutropenia é sugestiva, mas não é sensível nem específica para a enterite por parvovírus canino; a salmonelose ou qualquer infecção avassaladora pode causar alterações semelhantes no leucograma. Além disso, a neutropenia pode ter uma vida muito curta (menos de 12 horas). Independentemente da ocorrência de diarreia, os cães infectados liberam um grande número de partículas virais nas fezes (mais de 10^9 partículas/g). A avaliação das fezes por microscopia eletrônica detecta o parvovírus, mas o CPV-1 (geralmente não patogênico, exceto em neonatos) é morfologicamente indistinguível do CPV-2. A detecção de anticorpos contra o CPV pode determinar o sucesso da vacinação, mas não o diagnóstico de pacientes com doenças agudas. A reação da cadeia da polimerase (PCR) em amostras de fezes é muito sensível e específica, mas deve ser realizada em laboratórios de diagnósticos. O exame de fezes em "ponto de atendimento" é considerado padrão na maioria das clínicas. Existem diferentes metodologias de ponto de atendimento (como ELISA, imunocromatografia, imunomigração). Todas são altamente específicas, mas a sensibilidade para CPV-2b e CPV-2c é menor do que a desejada. A vacina de parvovírus vivo modificado pode causar um resultado positivo fraco por 5 a 15 dias após sua administração. Os resultados do ELISA podem ser negativos bem no início da doença (enquanto o vírus ainda não é eliminado nas fezes). Portanto, em um cão que parece ter enterite parvovirótica, mas é negativo no exame em ponto de atendimento, repita o exame em 3 a 4 dias ou envie as fezes para um laboratório diagnóstico para PCR. A eliminação de vírus diminui com rapidez e pode ser indetectável 10 a 14 dias após a infecção, especialmente se o vírus estiver ligado a anticorpos nas fezes e/ou seja diluído pela diarreia. Em casos raros, cães clinicamente normais e cães com enteropatias crônicas apresentam resultado positivo; isso pode ocorrer devido à infecção assintomática ou passagem intestinal do vírus.

O resultado positivo confirma o diagnóstico presuntivo de enterite parvovirótica. O resultado negativo justifica a consideração de doenças que podem mimetizar a parvovirose (p. ex., salmonelose, intussuscepção). *Post mortem*, o diagnóstico definitivo pode ser estabelecido pela observação de lesões histológicas típicas (necrose da cripta) e resultados de técnicas de hibridização fluorescente *in situ* e imunofluorescência.

Tratamento

O tratamento da enterite parvovirótica canina é fundamentalmente igual ao de qualquer enterite infecciosa aguda e depende da gravidade clínica. Os cães em estado grave precisam de tratamento clínico, enquanto animais com doença branda podem frequentemente ser tratados em casa. A fluidoterapia e a administração de eletrólitos são cruciais e são geralmente combinadas a antibióticos (Boxe 31.1). A maioria dos cães sobrevive caso essa conduta possa ser mantida por tempo suficiente. No entanto, cães muito jovens, com SIRS grave ou de algumas raças, parecem apresentar maior morbidade e mortalidade. Erros terapêuticos comuns são fluidoterapia inadequada, administração excessiva de fluidos (em especial em cães com hipoproteinemia grave), ausência de administração de glicose a pacientes hipoglicêmicos, suplementação inadequada de potássio, não reconhecimento de sepse e ausência de diagnóstico de doença GI concomitante (p. ex., parasitas, intussuscepção).

A administração de plasma ou coloides (p. ex., hetamido) deve ser feita caso a concentração sérica de albumina seja inferior a 2 g/dℓ. O plasma contém anticorpos considerados benéficos,

BOXE 31.1

Orientações gerais para o tratamento da enterite parvovirótica canina.*

Fluidos**
- Administre solução eletrolítica balanceada com 30 a 40 mEq/ℓ de cloreto de potássio
- Calcule os requerimentos de manutenção (ou seja, 66 mℓ/kg/dia; cães com menos de 5 kg precisam de até 80 mℓ/kg/dia)
- Estime o déficit (é melhor uma pequena superestimativa do que subestimar o déficit)
- Cães com doença muito branda podem receber fluidos subcutâneos (fluidos intravenosos [IV] ainda são preferidos), mas observe o agravamento repentino da doença
- Cães com doença moderada a grave devem receber fluidos por via IV (a via intramedular pode ser usada caso o acesso IV não possa ser estabelecido)
- Adicione 2,5 a 5% de dextrose aos fluidos IV em caso de presença ou risco de desenvolvimento de hipoglicemia ou síndrome da resposta inflamatória sistêmica
- Administre plasma ou hetamido se a concentração sérica de albumina for ≤ 2 g/dℓ
    - Plasma: 6 a 10 mℓ/kg ao longo de 4 h; repetir até atingir a concentração sérica de albumina desejada (esta abordagem tende a ser muito mais cara do que a administração de hetamido)
    - Hetamido: 10 a 20 mℓ/kg (administrar em incrementos, não todos de uma vez) (em geral não use plasma e hetamido concomitantemente)

Antibióticos***
- Administre a cães febris ou com neutropenia grave.
- Antibióticos profiláticos em pacientes neutropênicos afebris (p. ex., cefazolina)
- Antibióticos de amplo espectro para pacientes febris e neutropênicos (p. ex., betalactâmico para bactérias gram-positivas e anaeróbias [p. ex., ampicilina e sulbactam] mais amplo espectro para bactérias gram-negativas [p. ex., amicacina ou enrofloxacino])

Antieméticos
- Administrados, se necessário, em caso de vômitos ou náuseas:
    - Maropitant (há algum risco de supressão da medula óssea em cães com < 11 a 16 semanas de idade)
    - Ondansetrona
    - Metoclopramida (mais utilizada como complemento do maropitant ou ondansetrona se esses medicamentos forem inadequados – uma infusão em taxa contínua é mais eficaz do que o *bolus* intermitente)

Anti-helmínticos
- Pirantel (deve ser administrado após a alimentação)
- Ivermectina (este medicamento é absorvido nas mucosas orais; não dê a raças que possam ter efeitos adversos, como Collies, Old English Sheepdogs etc.)

Probióticos
- Controversos
- Transplante fecal
- Atualmente em teste – de valor incerto

Cães com esofagite secundária
- Se houver regurgitação além do vômito, administre: inibidor de bomba de prótons (pantoprazol injetável)

Terapia nutricional especial
- Tente dar ao cão pequenas quantidades de comida assim que a alimentação não causar grande exacerbação do vômito
- Nutrição "microenteral" (gotejamento lento de dieta enteral por sonda nasoesofágica) caso o cão se recuse a comer e a administração não piorar o vômito
- Administre a nutrição parenteral em animais com anorexia prolongada
    - A nutrição parenteral periférica é mais conveniente do que a nutrição parenteral total

Monitore a condição física
- Exame físico (1 a 3 vezes/dia, dependendo da gravidade dos sinais)
- Peso corpóreo (1 a 2 vezes/dia para avaliação de mudanças no estado de hidratação)
- Potássio (a cada 1 a 2 dias, dependendo da gravidade do vômito/diarreia)
- Proteína sérica (a cada 1 a 2 dias, dependendo da gravidade dos sinais)
- Glicemia (a cada 4 a 12 h em cães com síndrome de resposta inflamatória sistêmica ou inicialmente hipoglicêmicos)
- Hematócrito (a cada 1 a 2 dias)
- Número de leucócitos: número real ou estimado a partir de uma lâmina (a cada 1 a 2 dias em animais febris)

*De modo geral, as mesmas diretrizes se aplicam a cães com enterite/gastrite aguda por outras causas.
**Um histórico de diminuição da ingestão mais aumento da perda, como vômito e/ou diarreia, confirma a desidratação, independentemente de o cão parecer estar desidratado.
***De modo geral, as primeiras considerações no momento da apresentação.

mas não há evidências de que influenciem o desfecho. De modo geral, os coloides são preferidos por serem mais baratos e mais eficazes no aumento da pressão oncótica do plasma. A antibioticoterapia é necessária se houver evidências de infecção (como febre, SIRS) ou aumento do risco de infecção (neutropenia grave). Em um animal neutropênico, mas afebril, uma cefalosporina de primeira geração pode ser administrada como profilaxia. Em pacientes com SIRS, uma combinação de antibióticos de amplo espectro aeróbio e anaeróbio é recomendada (p. ex., ampicilina mais amicacina ou enrofloxacino). Os aminoglicosídeos não devem ser administrados até que o paciente seja reidratado e a perfusão renal seja restabelecida. A administração de enrofloxacino a cães jovens de raças grandes pode danificar a cartilagem, mas é preferível à morte. O vômito intenso complica a terapia e pode exigir a administração de maropitant ou ondansetrona (ver Tabela 28.3). O maropitant parece aliviar a dor visceral, além de ser um bom antiemético. Em caso de insucesso terapêutico, a combinação desses medicamentos a uma infusão de metoclopramida em taxa constante aumenta a eficácia. Um inibidor de bomba de prótons pode ser importante na presença de esofagite (ver Tabela 28.4). A administração de fator estimulador de colônia de granulócitos humanos (G-CSF, 5 µg/kg SC a cada 24 horas) para aumentar o número de neutrófilos, Tamiflu® (fosfato de oseltamivir, 2 mg/kg VO a cada 12 a 24 horas) para combater o vírus e antiendotoxina sérica equina foi defendida, mas não há evidências de que influenciem o desfecho de maneira substancial. Em relatos informais, o flunixino meglumina foi sugerido para pacientes com SIRS, mas há risco substancial de úlcera e/ou perfuração iatrogênica. Há algumas evidências de que a interferona ômega felina recombinante (rFeIFN-ω, $2,5 \times 10^6$ unidades/kg IV) melhora o desfecho, mas sua disponibilidade é limitada.

Se possível, o oferecimento de pequenas quantidades de dieta líquida por meio de uma sonda nasoesofágica (NE) parece acelerar a cicatrização do intestino. Uma dieta de fácil digestão pode ser administrada assim que os vômitos pararem. A nutrição parenteral pode ser benéfica em pacientes que não toleram a alimentação oral. A nutrição parenteral parcial (também chamada *nutrição parenteral periférica*) é mais fácil e barata do que a nutrição parenteral total. O cão deve ser mantido longe de outros animais suscetíveis por 2 a 4 semanas após a alta e seu proprietário deve ser cuidadoso quanto ao descarte das fezes. A vacinação de outros cães da casa deve ser considerada.

Ao tentar prevenir a propagação da enterite parvovirótica, lembre-se que (1) o parvovírus persiste no ambiente por longos períodos (ou seja, meses), dificultando a prevenção da exposição; (2) cães assintomáticos podem liberar CPV-2 virulento; (3) alguns filhotes podem apresentar imunidade materna suficiente para inativação do vírus da vacina; e (4) o hipoclorito diluído (1:32) é um dos poucos desinfetantes que mata o vírus, mas pode levar 10 minutos para ser eficaz.

De modo geral, a vacinação de filhotes deve começar às 6 a 8 semanas de idade. A densidade antigênica e a imunogenicidade da vacina, bem como a quantidade de anticorpos transferidos pela cadela, determinam o momento de imunização eficaz do filhote. As vacinas inativadas normalmente não são tão bem-sucedidas quanto as vacinas atenuadas e recomenda-se a administração de reforços. As vacinas atenuadas são mais eficazes na produção de imunidade duradoura. A administração de vacina atenuada às 6, 9 e 12 semanas de idade é bem-sucedida. Caso a primeira vacinação ocorra após 16 semanas de idade, duas doses com 2 a 4 semanas de intervalo são suficientes. A vacina inativada é mais segura para administração antes das 5 a 6 semanas de idade. Após a primeira série de vacinas, recomenda-se o reforço entre 6 e 12 meses de idade. A revacinação a cada 3 anos deve ser suficiente após a primeira série e o primeiro reforço. Não há evidências fortes de que a vacinação contra parvovírus deva ser dada separadamente das vacinas vivas modificadas de cinomose canina. No entanto, as vacinas vivas modificadas não devem ser administradas a pacientes com menos de 5 semanas de idade com suspeita de incubação ou cinomose. A vacinação com o vírus CPV-2b protege contra infecção por CPV-2c. Se necessário, a titulação de anticorpos séricos (considerados protetores) pode ser realizada para determinar a suposta eficácia da vacinação. Independentemente da vacina ou do protocolo utilizado, não há garantia de sucesso. A enterite parvovirótica foi observada em cães supostamente bem vacinados.

Em caso de enterite parvovirótica em um cão que convive com outros animais, é razoável reforçar a imunização dos cães contactantes, de preferência com uma vacina inativada devido à possibilidade de incubação no momento da administração. Ao levar um filhote para uma casa com um cão com enterite parvovirótica recente, o novo animal deve ser mantido em outro lugar até que tenha recebido suas imunizações.

Prognóstico

Cães tratados de maneira adequada em tempo hábil normalmente sobrevivem, em especial se passarem pelos primeiros 4 dias de sinais clínicos. A intussuscepção secundária à enterite parvovirótica pode causar diarreia persistente nos filhotes em recuperação. Cães recuperados da enterite por CPV-2 desenvolvem imunidade prolongada, com possível duração vitalícia.

ENTERITE PARVOVIRÓTICA FELINA
Etiologia

A enterite parvovirótica felina (panleucopenia felina) é causada pelo vírus da panleucopenia felina (FPV), que é distinto do CPV-2b. No entanto, CPV-2a, CPV-2b e CPV-2c podem infectar gatos e causar doenças. Os filhotes precisam ser vacinados após 12 semanas de idade para garantir a proteção.

Características clínicas

Muitos gatos infectados nunca apresentam sinais clínicos da doença. Nos gatos acometidos, os sinais geralmente são semelhantes aos descritos para cães com enterite parvovirótica. A infecção de uma gata gestante pode causar aborto ou anomalias congênitas. A infecção do feto em um período mais tardio da gestação ou logo após o nascimento pode provocar hipoplasia cerebelar.

Diagnóstico

O diagnóstico é semelhante ao descrito para o parvovírus canino. A sensibilidade e a especificidade do ELISA canino de ponto de atendimento para detecção de CPV em fezes de gatos são comparáveis às observadas em cães. No entanto, é importante notar que o exame talvez seja positivo por apenas 1 a 2 dias após a infecção; quando o gato apresentar doença clínica, esse exame pode não conseguir detectar a eliminação de vírus nas fezes.

Tratamento/prevenção

Os gatos infectados por parvovírus são tratados como descritos para cães. A administração de interferona ômega felina recombinante não tem sido benéfica. Uma grande diferença entre cães e gatos se refere à imunização: a vacina contra parvovírus (tanto inativada quanto viva atenuada) é normalmente mais eficaz em gatos do que em cães. As vacinas vivas atenuadas são preferidas, mas os filhotes com menos de 4 semanas de idade devem receber vacinas inativadas (duas doses com 3 a 4 semanas de intervalo). Além disso, a vacina não pode ser administrada por via oral, mas a administração intranasal é eficaz. De modo geral, a imunidade dura mais de 5 a 7 anos após a primeira série e o reforço.

Prognóstico

Assim como os cães, muitos gatos sobrevivem caso a sepse esmagadora seja evitada e o tratamento de suporte seja dado por tempo suficiente. Trombocitopenia, hipoalbuminemia e hipopotassemia são sinais prognósticos negativos.

ENTERITE POR CORONAVÍRUS CANINO
Etiologia

O coronavírus canino invade e destrói células maduras dos vilos intestinais. Como as criptas intestinais continuam intactas, os vilos se regeneram com maior rapidez em cães com enterite por coronavírus do que em animais com enterite parvovirótica; as células da medula óssea não são acometidas.

Características clínicas

A enterite por coronavírus tende a ser menos grave do que a enterite parvovirótica clássica e raramente causa diarreia hemorrágica, septicemia ou morte. Cães de qualquer idade podem ser infectados. De modo geral, os sinais duram menos de 1 a 1,5 semana e cães pequenos ou muito jovens podem morrer caso desidratação ou anomalias eletrolíticas não sejam tratadas da maneira correta. A infecção dupla com parvovírus pode aumentar a morbidade e a mortalidade.

Diagnóstico

Como a enterite por coronavírus canino tende a ser muito menos grave do que outras enterites, seu diagnóstico definitivo é raro. A maioria dos cães é submetida ao tratamento sintomático para enterite aguda até a melhora. Há um PCR comercial para uso em amostras de fezes. O exame com microscópico eletrônico das fezes obtidas no início da doença pode ser diagnóstico, mas o vírus é frágil e facilmente destruído pelo manuseio inadequado de amostras. O coronavírus pode ser encontrado nas fezes de muitos cães clinicamente normais; portanto, a simples afirmação da presença do coronavírus não tem valor. O histórico de contágio e a exclusão de outras causas podem levar à suspeita de enterite por coronavírus canino.

Tratamento

Fluidoterapia, modificadores de motilidade (ver Capítulo 28) e tempo resolvem a maioria dos casos de enterite por coronavírus. A terapia sintomática geralmente é bem-sucedida, exceto, talvez, em animais muito jovens. Há vacina, mas seu valor é incerto.

Prognóstico

O prognóstico de recuperação tende a ser bom.

OUTROS VÍRUS ENTÉRICOS CANINOS

Acredita-se que o circovírus canino seja causa de vômito, diarreia e diarreia hemorrágica em cães. Acredita-se também que a dupla infecção com circovírus e CPV-2 produza doenças mais graves. O rotavírus também foi sugerido como causa de diarreia canina. O diagnóstico é provavelmente importante apenas em canis, onde a doença pode ser transmitida a outros animais.

ENTERITE POR CORONAVÍRUS FELINO

Gatos podem ser infectados pelo coronavírus entérico felino ou canino. Em adultos, as infecções são geralmente assintomáticas, mas filhotes podem apresentar diarreia transitória branda e febre. Mortes são raras e o prognóstico de recuperação é excelente. Essa doença é importante porque (1) os animais acometidos sofrem soroconversão e podem se tornar positivos na sorologia para peritonite infecciosa felina e (2) a mutação do coronavírus felino pode ser a causa da peritonite infecciosa felina. Um exame de PCR é comercializado para a detecção do vírus em amostras de fezes.

VÍRUS DA LEUCEMIA FELINA – SÍNDROME SIMILAR À PANLEUCOPENIA
Etiologia

A panleucopenia associada ao FeLV é incomum. Na histologia, a lesão intestinal se assemelha à produzida pelo parvovírus felino. A medula óssea e os linfonodos nem sempre são acometidos como em gatos com enterite parvovirótica. A coinfecção com FeLV e FPV é rara, mas pode ser observada.

Características clínicas

Perda crônica de peso, vômitos e diarreia são comuns. A diarreia muitas vezes tem características de doença do intestino grosso. A anemia é habitual.

Diagnóstico

O achado de infecção por FeLV em um gato com diarreia crônica é sugestivo. Os gatos são tipicamente neutropênicos. A observação de lesões histológicas semelhantes às causadas por FPV em um gato com FeLV estabelece o diagnóstico definitivo.

Tratamento

O tratamento sintomático (fluidoterapia/suplementação de eletrólitos, antibióticos, antieméticos e/ou dietas de alta digestibilidade conforme necessário) e a eliminação de outros distúrbios intestinais (p. ex., parasitas, má alimentação) podem ser benéficos.

Prognóstico

Essa doença tem prognóstico ruim devido a outras complicações relacionadas ao FeLV.

DIARREIA ASSOCIADA AO VÍRUS DA IMUNODEFICIÊNCIA FELINA

Etiologia

A FIV pode causar diarreia. A infecção aguda por FIV é frequentemente associada à diarreia transitória e a FIV terminal pode causar uma "enteropatia semelhante à AIDS", caracterizada por diarreia crônica, perda de peso grave e/ou colite purulenta. A patogênese não é clara e pode envolver múltiplos mecanismos.

Características clínicas

A doença do intestino grosso grave é comum e ocasionalmente provoca ruptura de cólon. De modo geral, esses animais apresentam doença grave.

Diagnóstico

A detecção de anticorpos contra FIV em animais com diarreia permite o diagnóstico presuntivo.

Tratamento

O tratamento é de suporte (p. ex., fluidoterapia/suplementação de eletrólitos, antieméticos, antibióticos e/ou dietas de alta digestibilidade conforme necessário).

Prognóstico

O prognóstico a longo prazo é reservado a mau, embora alguns gatos possam ser mantidos por meses.

INTOXICAÇÃO POR SALMÃO/FEBRE DO TREMATÓDEO ELOKOMIN

Etiologia

A intoxicação por salmão é causada por *Neorickettsia helminthoeca*. Os cães são infectados ao comerem peixes (especialmente salmão) infectados com um trematódeo (*Nanophyetus salmincola*) que carrega a riquétsia. A riquétsia atinge os intestinos e a maioria dos linfonodos, causando inflamação. Esta doença é encontrada principalmente no Noroeste do Pacífico dos EUA, onde vive o hospedeiro intermediário de *N. salmincola*, um caracol (*Oxytrema silicula*). O agente da febre do trematódeo elokomin pode ser uma cepa de *N. helminthoeca*.

Características clínicas

Essas doenças acometem cães, mas não gatos. Os sinais têm gravidade variável. A princípio, há febre e, depois, a temperatura cai e passa a níveis subnormais. A febre é seguida por hiporexia e perda de peso, além de vômitos e/ou diarreia. A diarreia é geralmente associada ao intestino delgado, mas pode ser sanguinolenta. A linfoadenomegalia é o achado mais comum ao exame físico.

Diagnóstico

O diagnóstico presumido é geralmente baseado no hábitat do animal e o histórico recente de consumo de peixes crus ou exposição a córregos ou lagos. O achado de ovos de *Nanophyetus* spp. (ovos operculados de trematódeos) nas fezes é sugestivo. O achado da riquétsia em aspirados com agulha fina ou biópsias de linfonodos aumentados confirma o diagnóstico, mas a citologia aspirativa não é tão sensível quanto desejado. A terapia antimicrobiana prévia pode dificultar a demonstração dos microrganismos.

Tratamento

O tratamento consiste em controle sintomático de desidratação, vômito e diarreia, além da eliminação da riquétsia e do trematódeo. Tetraciclina, oxitetraciclina, doxiciclina e, talvez, enrofloxacino (ver Capítulo 92) eliminam a riquétsia. O trematódeo é eliminado com praziquantel (ver Tabela 28.7).

Prognóstico

O prognóstico depende da gravidade clínica no momento do diagnóstico. A maioria dos cães responde bem às tetraciclinas e ao tratamento de suporte em 24 horas. O sucesso requer principalmente a conscientização sobre a doença. Na ausência de tratamento, a intoxicação por salmão tem prognóstico mau.

DOENÇAS BACTERIANAS: TEMAS COMUNS

Todas as doenças bacterianas a seguir têm certos aspectos em comum. Primeiro, todas essas bactérias podem ser encontradas em fezes de cães e gatos clinicamente normais. A simples cultura das bactérias ou o achado de toxina bacteriana nas fezes do paciente não confirma sua participação na doença clínica. O diagnóstico só pode ser estabelecido pela observação de doenças clínicas condizentes com um microrganismo específico, evidências do microrganismo ou sua toxina, eliminação de outras causas dos sinais clínicos e resposta esperada à terapia adequada. Para cultura de fezes, é fundamental telefonar para o laboratório, explicar o que está sendo procurado e seguir as instruções sobre coleta e envio de amostras.

Os problemas do estabelecimento de um diagnóstico utilizando esses critérios são óbvios e é preciso ter cautela antes de fazer declarações definitivas sobre causa e efeito. Em muitos casos, a melhor chance de diagnóstico definitivo requer seguir as diretrizes descritas e usar técnicas moleculares em isolados para demonstrar a produção de toxinas.

CAMPILOBACTERIOSE

Etiologia

Existem várias espécies de *Campylobacter*. *Campylobacter jejuni* é a espécie mais associada à doença GI, embora *C. upsaliensis* seja raramente implicado. *Campylobacter* spp. preferem altas temperaturas (ou seja, 39 a 41°C); aves, portanto, são reservatórios importantes. *C. jejuni* e *C. upsaliensis* podem ser encontrados no trato intestinal de cães e gatos saudáveis com frequência igual ou superior à observada nas fezes de animais com diarreia.

Características clínicas

A campilobacteriose sintomática é diagnosticada principalmente em animais com menos de 6 meses de idade em condições de aglomeração (p. ex., canis, abrigos) ou como infecção nosocomial. Diarreia mucoide (com ou sem sangue), anorexia e/ou febre são os sinais primários. A campilobacteriose tende a ser autolimitante em cães, gatos e seres humanos, mas pode causar diarreia crônica.

Diagnóstico

Ocasionalmente, formas de *Campylobacter* podem ser encontradas durante o exame citológico de uma amostra corada de fezes ("vírgulas", "asas de gaivota"), mas esses achados são inespecíficos e pouco sensíveis. A análise de fezes por PCR parece sensível e específica e pode determinar a espécie de *Campylobacter*.

Tratamento

Eritromicina (11 a 15 mg/kg VO a cada 8 horas), enrofloxacino (5 mg/kg VO a cada 24 horas) ou neomicina (15 mg/kg VO a cada 12 horas) são eficazes em caso de suspeita de campilobacteriose. Antibióticos betalactâmicos muitas vezes são ineficazes. O paciente deve ser tratado por pelo menos 1 a 3 dias após a resolução dos sinais clínicos, desde que responda em até 5 dias. A antibioticoterapia pode não erradicar as bactérias e, em canis, a reinfecção é provável. Infecções crônicas podem exigir terapia prolongada (p. ex., semanas). O insucesso terapêutico sugere a presença de resistência a antibióticos ou de uma doença diferente.

Importância em saúde pública

A campilobacteriose é uma possível zoonose e há casos com evidências convincentes de transmissão de animais de estimação para seres humanos (especialmente de *C. jejuni*). Cães e gatos infectados devem ser isolados e pessoas que trabalham com o animal, em seu ambiente ou com seus resíduos, devem usar roupas protetoras e realizar higienização com desinfetantes. No entanto, os produtos alimentícios são a principal fonte dessa infecção em seres humanos. Hoje, não há indicação para a cultura de cães e gatos assintomáticos caso os proprietários sejam diagnosticados com campilobacteriose.

Prognóstico

Com a antibioticoterapia adequada, o prognóstico de recuperação é bom.

SALMONELOSE

Etiologia

Diversos sorovares de *Salmonella enterica* causam doença em cães e gatos, mas *Salmonella* Typhi (responsável pela febre tifoide em seres humanos) não é um deles. *Salmonella* Typhimurium é o sorovar de *S. enterica* mais associado à doença canina e felina. As bactérias podem se originar de animais que eliminam o microrganismo (p. ex., cães e gatos infectados) ou de alimentos contaminados (especialmente aves e ovos). Cães alimentados com carne crua parecem apresentar maior risco de infecção (não necessariamente de doença).

Características clínicas

A salmonelose é um diagnóstico incomum em cães e gatos. *Salmonella* spp. podem causar diarreia aguda ou crônica, septicemia e/ou morte súbita, em especial em animais muito jovens ou idosos. A salmonelose em animais jovens pode causar uma síndrome muito similar à enterite parvovirótica (inclusive com neutropenia grave); essa é uma das razões para solicitação de ELISA para parvovírus. A salmonelose às vezes ocorre durante ou após a enterite parvovirótica canina, tornando o quadro mais confuso.

Diagnóstico

A cultura de *Salmonella* spp. de áreas normalmente estéreis (p. ex., sangue) confirma seu papel etiológico, mas sua simples identificação nas fezes não permite o diagnóstico confiável. A *Salmonella* pode ser identificada nas fezes por cultura ou PCR (que é mais rápida e sensível). O diagnóstico presuntivo de salmonelose clínica requer o achado do microrganismo, sinais clínicos condizentes com a doença e a exclusão de outras causas. A prevalência de *Salmonella* em cães saudáveis é muitas vezes semelhante à observada em cães diarreicos; além disso, as prevalências são muito altas (ou seja, 60 a 70%) em animais de algumas áreas (p. ex., cães de trenó do Alasca). O encaminhamento a um especialista em doenças infecciosas pode ser útil.

Tratamento

O tratamento depende dos sinais clínicos. Os animais com quadros brandos, com diarreia como único sinal, podem precisar apenas de fluidoterapia de suporte. Esses pacientes podem ser tratados com anti-inflamatórios não esteroidais (para a diminuição da secreção intestinal). Os antibióticos são de valor duvidoso e foram sugeridos para promover o estado de portador (o que não é comprovado). Animais com sepse (ou seja, febre) devem receber tratamento de suporte e antibióticos por via parenteral de acordo com os resultados do antibiograma. No entanto, quinolonas, sulfas potencializadas, amoxicilina e cloranfenicol são boas escolhas iniciais (ver discussão sobre medicamentos usados em distúrbios GIs, Capítulo 28).

Prognóstico

O prognóstico é geralmente bom em animais com diarreia, mas reservado em pacientes septicêmicos.

Importância em saúde pública

Animais infectados podem ser riscos à saúde pública (especialmente para bebês, idosos e animais imunossuprimidos), embora a maioria das infecções humanas seja causada por alimentos contaminados e exposição a répteis. Cães alimentados com carne crua parecem apresentar maior risco de eliminação de *Salmonella* spp. Cães e gatos com diarreia ou sepse que eliminam *Salmonella* devem ser isolados de outros animais até que estejam assintomáticos. Nesses pacientes, uma nova cultura das fezes (quatro a seis culturas negativas) ou a realização de PCR (três exames negativos) é necessária para determinar o término da eliminação após a resolução de sinais clínicos. Seres humanos em contato com animais clinicamente doentes, seu ambiente e seus resíduos, devem usar roupas protetoras e desinfetantes, como compostos fenólicos ou hipoclorito diluído (1:32). Embora o risco de transmissão zoonótica de cães e gatos para seres humanos pareça pequeno, é possível (mas não é a verdadeira febre tifoide).

DOENÇAS CAUSADAS POR CLOSTRÍDIOS, INCLUSIVE SÍNDROME DIARREICA HEMORRÁGICA AGUDA

Etiologia

Clostridium perfringens e *Clostridium difficile* podem ser encontrados em cães clinicamente normais. A doença por *C. perfringens* requer condições ambientais apropriadas para a produção de toxina pelas bactérias.

Características clínicas

A infecção por *C. perfringens* pode causar várias síndromes: diarreia nosocomial aguda, hemorrágica e autolimitante; síndrome diarreica hemorrágica aguda (antes chamada *gastrenterite hemorrágica*); e diarreia crônica do intestino grosso. Essas doenças causadas por clostrídios são observadas principalmente em cães. A síndrome diarreica hemorrágica aguda é discutida separadamente. A doença associada ao *C. difficile* é mal caracterizada em pequenos animais, mas pode incluir diarreia do intestino grosso, em especial após a antibioticoterapia.

Diagnóstico

O achado de bactérias formadoras de esporos em amostras de fezes coradas (Figura 31.1), a cultura de bactérias em fezes e a detecção de enterotoxina de *C. perfringens* não são sensíveis nem específicos para doenças causadas por esse microrganismo. O achado da toxina de *C. difficile* nas fezes, embora útil em seres humanos, tem valor incerto em cães e gatos. Para tanto, a melhor abordagem é a realização de um ELISA para a detecção de antígeno bacteriano e, se positivo, um ELISA para a determinação da presença da toxina A e B. No entanto, ensaios comerciais para toxinas de *C. difficile* não foram validados para cães ou gatos. A eliminação de outras causas de diarreia e a resolução de sinais após o tratamento adequado (ver parágrafo seguinte), além do achado do microrganismo e/ou da toxina, é a base para o diagnóstico presuntivo de doença induzida por *C. difficile*.

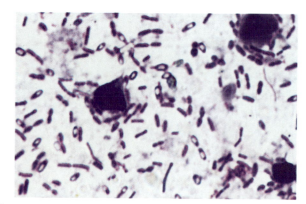

Figura 31.1 Fotomicrograma de fezes caninas secas ao ar e coradas com Diff-Quik. Numerosos esporos são observados como vacúolos claros em hastes escuras (× 1.000).

Tratamento

Em caso de suspeita de doença por *C. perfringens*, além da síndrome diarreica hemorrágica aguda (SDHA), tilosina (10 a 20 mg/kg VO a cada 24 horas ou divididos a cada 12 horas) ou amoxicilina (22 mg/kg VO a cada 12 horas) é eficaz em pacientes com enfermidade sistêmica ou crônica. Se o diagnóstico estiver correto, a resposta deve ocorrer em 2 a 5 dias. Metronidazol não é tão eficaz quanto tilosina ou amoxicilina. O tratamento com antibióticos por si só muitas vezes não leva à cura permanente de pacientes com diarreia crônica atribuída à *C. perfringens*; porém, com o oferecimento de uma dieta rica em fibras simultaneamente à administração de tilosina, o paciente pode ser mantido apenas com a dieta após a remissão. Animais que respondem bem à tilosina ou amoxicilina, mas que apresentam recidivas toda vez que a antibioticoterapia é interrompida (apesar da dieta rica em fibras) podem ser tratados por períodos indefinidos com o fármaco (o que é indesejável devido à possível promoção da resistência antibacteriana) ou ser candidatos ao transplante fecal ou terapia probiótica. Em contrapartida, em caso de suspeita de SDHA, a fluidoterapia é o principal tratamento.

Em caso de suspeita de doença causada por *C. difficile*, o tratamento de suporte com fluidos e eletrólitos pode ser necessário dependendo da gravidade dos sinais. O metronidazol deve ser eficaz na morte dessa bactéria, mas deve-se ter certeza de usar uma dose alta o suficiente para a obtenção de concentrações adequadas do antibiótico nas fezes. A vancomicina oral é bastante usada no tratamento de seres humanos com essa doença, mas é geralmente desnecessária em cães ou gatos. Além disso, a vancomicina deve ser evitada na medicina veterinária, pois é um "fármaco de último recurso" na medicina humana.

Prognóstico

O prognóstico é excelente em cães com diarreia causada por *C. perfringens*, mas incerto nos casos associados a *C. difficile*.

Importância em saúde pública

Não há risco óbvio para a saúde pública de cães ou gatos que eliminam *C. perfringens* apesar das evidências informais de transmissão entre seres humanos e cães. Às vezes, cães eliminam cepas de *C. difficile* que são encontradas em seres humanos, mas não parecem ser um fator de risco para a infecção ou doença humana.

SÍNDROME DIARREICA HEMORRÁGICA AGUDA

Etiologia

Essa doença era chamada "gastrenterite hemorrágica". A causa é incerta, mas acredita-se na participação de *C. perfringens*.

Características clínicas

Os pacientes são cães de raças de porte pequeno (p. ex., Yorkshire Terrier, Schnauzer, Pinscher miniatura, Maltês). A princípio, muitos (nem todos) vomitam (com sangue ou não). A seguir, há o rápido desenvolvimento de diarreia hemorrágica.

Diagnóstico

O diagnóstico é estabelecido pela exclusão de outras causas. A maioria dos pacientes apresenta hematócrito aumentado.

Tratamento/Prognóstico

A fluidoterapia oportuna está associada ao prognóstico excelente. A terapia antimicrobiana não foi considerada benéfica.

OUTRAS BACTÉRIAS

Etiologia

Escherichia coli é de grande importância como causa de diarreia na maioria das espécies mamíferas e o assunto está além do escopo deste texto. Várias cepas diferentes produzem síndromes distintas (p. ex., *E. coli* enterotoxigênica associada à diarreia canina aguda e felina; *E. coli* aderente-invasiva [AIEC] associada à colite ulcerativa histiocítica, especialmente em Boxers e Bulldogs Franceses etc.). *Yersinia enterocolitica*, *Aeromonas hydrophila* e *Plesiomonas shigelloides* causam enterocolite aguda ou crônica em cães e/ou gatos, bem como em seres humanos. No entanto, essas bactérias (especialmente as duas últimas) são diagnosticadas de forma incomum nos EUA. *Y. enterocolitica* é encontrada principalmente em ambientes frios e em suínos, que podem ser reservatórios. Também é uma causa de intoxicação alimentar por sua capacidade de crescimento em baixas temperaturas.

Características clínicas

Todas essas bactérias podem causar diarreia do intestino delgado. Algumas *E. coli* e *Y. enterocolitica* provocam diarreia crônica do intestino grosso.

Diagnóstico

E. coli pode ser isolada por cultura de fezes de quase todos os mamíferos. À exceção da colite ulcerativa histiocítica, é extremamente difícil associar um isolado de *E. coli* com a doença intestinal de um determinado paciente. A definição de um isolado de *E. coli* como responsável pela doença requer a análise do fator de virulência (o que não necessariamente é suficiente). Os animais com colite persistente, em especial aqueles em contato com suínos, podem ser diagnosticados com *Y. enterocolitica* por cultura.

Tratamento

À exceção da colite ulcerativa histiocítica associada à *E. coli*, o tratamento é favorável. O animal acometido deve ser isolado de outros animais. Os seres humanos em contato com o animal e/ou seu ambiente e resíduos devem usar roupas protetoras e desinfetantes. A antibioticoterapia geralmente não diminui a duração da diarreia aguda causada por essas bactérias. Em caso de suspeita de diarreia crônica por essas bactérias, o tratamento é feito com os antibióticos apropriados, de acordo com os resultados da cultura e do antibiograma. A duração preferencial da antibioticoterapia é incerta, mas é provável que deva continuar por 1 a 3 dias após a remissão clínica (à exceção da colite ulcerativa histiocítica –; ver mais adiante neste capítulo).

Prognóstico

O prognóstico geralmente é bom.

Importância em saúde pública

A importância em saúde pública não foi determinada.

HISTOPLASMOSE

Etiologia

Causada por *Histoplasma capsulatum*, a histoplasmose é uma infecção micótica que pode acometer os sistemas GIs, respiratório e/ou reticuloendotelial, bem como os ossos e olhos. Considerada clássica em animais dos vales do Mississipi e do Rio Ohio, nos EUA, foi diagnosticada em pacientes que sempre viveram em áreas não endêmicas.

Características clínicas

O acometimento do trato alimentar é observado principalmente em cães; a diarreia (com ou sem sangue ou muco) e a perda de peso são comuns. Pulmões, fígado, baço, linfonodos, medula óssea, ossos e/ou olhos também podem ser acometidos. Em gatos, disfunção respiratória (p. ex., dispneia, tosse), febre e/ou perda de peso são mais comuns, mas, às vezes, há acometimento alimentar.

Na histoplasmose GI, o cólon é frequentemente o segmento acometido com maior gravidade. A doença mucosa difusa, grave, granulomatosa e ulcerativa pode produzir fezes sanguinolentas, perda intestinal de proteína, febre intermitente e/ou perda de peso. O intestino delgado é ocasionalmente acometido. A doença pode ser muito prolongada, causando sinais brandos a moderados não progressivos. Ocasionalmente, a histoplasmose causa granulomas focais no cólon ou está presente na mucosa do cólon de aparência macroscópica normal.

Diagnóstico

O diagnóstico definitivo requer o achado da levedura (Figura 31.2). Há um ELISA para a detecção de antígeno na urina que parece ter boa sensibilidade/especificidade. A sorologia para anticorpos contra *H. capsulatum* é pouco sensível/específica. A suspeita é alta em cães de áreas endêmicas com

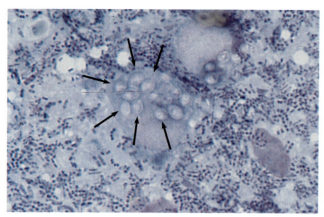

Figura 31.2 Preparação citológica de raspado da mucosa do cólon demonstrando *Histoplasma capsulatum*. Note o macrófago com numerosas leveduras no citoplasma (*setas*) (coloração de Wright-Giemsa; × 400). (De Allen D, ed.: *Small animal medicine*, Philadelphia, 1991, JB Lippincott.)

diarreia crônica do intestino grosso. A enteropatia com perda de proteínas (EPP) é comum em cães com histoplasmose alimentar grave; a EPP em um cão com doença do intestino grosso é uma forte indicação de histoplasmose.

O exame retal às vezes revela o espessamento da mucosa do reto. Preparações citológicas de raspados da mucosa retal às vezes revelam a levedura. A biópsia do cólon é geralmente diagnóstica, mas colorações especiais podem ser necessárias. A biópsia de linfonodos mesentéricos ou repetida do cólon é raramente necessária. O exame do fundo do olho ocasionalmente revela coriorretinite ativa. As imagens abdominais mostram hepatoesplenomegalia e as radiografias torácicas às vezes revelam doença intersticial miliar, às vezes com linfadenopatia hilar. A avaliação citológica de aspirados hepáticos ou esplênicos pode ser diagnóstica. Hemograma completo ou coloração da camada leucoplaquetária raramente revelam leveduras nos leucócitos circulantes. A trombocitopenia pode ser observada. O exame citológico da medula óssea pode ser diagnóstico. A cultura fecal para detecção da levedura não é confiável.

Tratamento

É crucial excluir a histoplasmose antes da instituição do tratamento empírico com glicocorticoide em cães com suspeita de doença inflamatória intestinal (DII). Os glicocorticoides fazem com que um caso antes tratável progrida com rapidez e cause a morte do animal. O itraconazol sozinho ou precedido pela administração de anfotericina B em emulsão lipídica é frequentemente eficaz (ver Capítulo 97). De modo geral, o tratamento deve ser mantido por pelo menos 4 a 6 meses para diminuir as chances de recidiva.

Prognóstico

Muitos cães podem ser curados se tratados relativamente cedo. O acometimento de múltiplos sistemas orgânicos agrava o prognóstico, assim como a doença do sistema nervoso central (SNC).

PITIOSE
Etiologia

A pitiose é causada por *Pithium insidiosum*. Mais comum no sudeste dos EUA, foi encontrada em cães na costa oeste, na Califórnia.

Características clínicas

A pitiose pode ocorrer em qualquer lugar do trato alimentar, mas o acometimento do estômago, do intestino delgado e do intestino grosso são mais comuns. As lesões retais tendem a causar obstrução parcial. Fístulas, similares às fístulas perianais, podem ser observadas e a queixa principal pode ser constipação intestinal e/ou hematoquezia. Animais com doença avançada tendem a perder peso. Em casos raros, há infarto de mucosa ou vasos com isquemia subsequente. Os gatos raramente são acometidos.

Diagnóstico

A sorologia (Capítulo 27) parece ter boa sensibilidade e especificidade. A biópsia cirúrgica ou com fórceps rígidos é necessária para a obtenção de submucosa, em que os microrganismos são geralmente encontrados. Os eosinófilos são proeminentes nos tecidos afetados. Colorações especiais (p. ex., Warthin-Starry) são necessárias para a observação do microrganismo.

Tratamento

A excisão cirúrgica completa é preferida. Não há nenhum medicamento de eficácia consistente, eficaz, embora o itraconazol ou a anfotericina B em emulsão lipídica associada ou não à terbinafina possa ser temporariamente benéfica. Curiosamente, a imunoterapia é benéfica em alguns pacientes.

Prognóstico

O prognóstico é mau a menos que a lesão possa ser completamente excisada.

PROTOTECOSE
Etiologia

Prototheca zopfi é uma alga que invade tecidos. Parece ser adquirida do ambiente e algum tipo de deficiência do sistema imune pode ser necessária para que o microrganismo cause doença.

Características clínicas

A prototecose acomete cães e, às vezes, gatos; pele, cólon e olhos são as estruturas mais afetadas, mas o microrganismo pode se disseminar por todo o corpo. Collies talvez sejam super-representados. O acometimento do cólon causa fezes sanguinolentas e outros sinais de colite, assim como a histoplasmose. A prototecose é muito menos comum do que a histoplasmose e a forma GI é observada principalmente em cães.

Diagnóstico

O diagnóstico requer a demonstração do microrganismo (Figura 31.3), geralmente por biópsia ou citologia da mucosa.

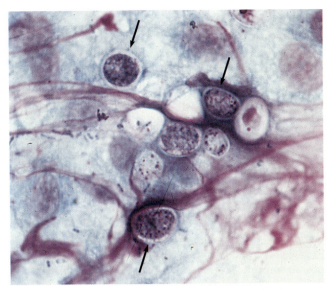

Figura 31.3 Preparação citológica de um raspado de mucosa do cólon demonstrando *Prototheca* spp. Observe os microrganismos em forma de feijão com uma estrutura interna granular e um halo (*setas*) (coloração de Wright-Giemsa; × 1.000). (Cortesia da Dra. Alice Wolf, Texas A&M University, EUA.)

Alguns animais com doença disseminada eliminam o microrganismo na urina, que normalmente cresce bem em cultura.

Tratamento

Nenhum fármaco tem ação consistente. Altas doses de anfotericina B em emulsão lipídica parecem úteis em alguns pacientes. A coadministração de tetraciclina pode ser útil.

Prognóstico

O prognóstico para a doença disseminada é mau devido à ausência de ação terapêutica consistente; além disso, recidivas são comuns após o tratamento.

PARASITAS DO TRATO ALIMENTAR

TRICURÍDEOS
Etiologia

Trichuris vulpis é encontrado principalmente no leste dos EUA. Os animais adquirem a infecção por meio da ingestão de ovos; os adultos penetram a mucosa do cólon e do ceco e causam inflamação, sangramento e/ou perda intestinal de proteína.

Características clínicas

Cães e, raramente, gatos são infectados por tricurídeos, que causam um amplo espectro de doenças do cólon, de brandas a graves, podendo incluir hematoquezia e EPP. A tricuríase grave pode causar hiponatremia e hiperpotassemia graves, mimetizando o hipoadrenocorticismo. A hiponatremia intensa pode ser responsável por sinais do SNC (p. ex., convulsões). De modo geral, os gatos não são acometidos com tanta gravidade quanto os cães.

Diagnóstico

T. vulpis deve ser sempre procurado em cães com diarreia do intestino grosso. O diagnóstico é baseado principalmente pelo achado de ovos (Figura 31.4) nas fezes. Os ovos são relativamente densos e flutuam apenas em soluções devidamente preparadas. No entanto, são eliminados de maneira intermitente e, às vezes, encontrados apenas após a realização de múltiplos coproparasitológicos. Os adultos podem ser vistos na colonoscopia (infestações brandas podem acometer somente o ceco).

Tratamento

Devido à dificuldade de diagnóstico de *T. vulpis*, o tratamento empírico de cães com doença crônica do intestino grosso com fembendazol ou outros fármacos apropriados é razoável (ver Tabela 28.7) antes de prosseguir para a endoscopia. Idealmente, os pacientes devem ser tratados uma vez ao mês durante 3 meses para matar os vermes que não estavam no lúmen intestinal na primeira administração. Os ovos persistem no ambiente por longos períodos.

Prognóstico

O prognóstico de recuperação é bom.

NEMATÓDEOS
Etiologia

Nematódeos são comuns em cães (*Toxocara canis* e *Toxascaris leonina*) e gatos (*Toxocara cati* e *Toxascaris leonina*). Cães e gatos podem adquirir nematódeos ao ingerir ovos (de maneira direta ou via hospedeiros paratênicos). *T. canis* é muitas vezes transmitido por via transplacentária pela mãe; *T. cati* pode ser transmitido por via transmamária e *T. leonina* pode usar hospedeiros intermediários. A migração tecidual de formas imaturas pode causar fibrose hepática e lesões pulmonares significativas. Os nematódeos adultos vivem no lúmen do intestino delgado e migram contra o fluxo de ingesta. Podem causar infiltrações inflamatórias (p. ex., eosinofílicas) na parede intestinal.

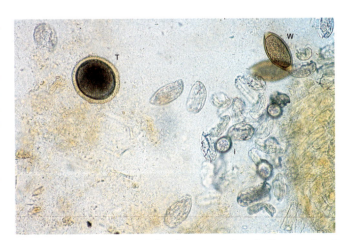

Figura 31.4 Fotomicrografia de uma análise de flotação fecal de um cão, demonstrando ovos característicos de tricurídeos (W), *Toxocara canis* (T) e *Isospora* spp. (i). Os demais ovos são de uma tênia incomum, *Spirometra* spp. (× 250). (Cortesia do Dr. Tom Craig, Texas A&M University, EUA.)

Características clínicas

Os nematódeos podem causar ou contribuir para diarreia, redução de crescimento, má qualidade do pelame e baixo ganho de peso, especialmente em animais jovens. A emaciação com "distensão abdominal" sugere a infecção grave por nematódeos. Às vezes, os nematódeos chegam ao estômago e podem ser expelidos no vômito. O alto número de parasitas pode causar obstrução dos intestinos ou do ducto biliar.

Diagnóstico

O diagnóstico é fácil porque os ovos são produzidos em grande número e facilmente identificados por flotação fecal (Figura 31.5; ver também Figura 31.4). Ocasionalmente, neonatos desenvolvem sinais clínicos de infestação por nematódeos, mas os ovos não são encontrados nas fezes. A migração transplacentária é associada a altas cargas parasitárias e causa sinais antes que os parasitas amadureçam e produzam ovos.

Tratamento

Vários anti-helmínticos são eficazes (ver Tabela 28.7), mas o pirantel é bastante seguro em cães e gatos jovens, em especial aqueles com diarreia. Os animais acometidos devem ser novamente tratados em intervalos de 2 a 3 semanas para matar os nematódeos que estavam nos tecidos, mas migraram para o lúmen intestinal desde o último tratamento. Os filhotes podem ser tratados já às 2 semanas de vida e a administração pode ser repetida a cada 2 semanas até os 3 meses de idade.

A terapia com alta dose de fembendazol (50 mg/kg/dia VO do dia 40 de gestação até 2 semanas pós-parto) foi sugerida para reduzir a carga somática de nematódeos em cadelas e a transmissão transplacentária para os filhotes. Os neonatos podem ser tratados com fembendazol (100 mg/kg por 3 dias), o que mata mais de 90% das larvas pré-natais. Esse tratamento pode ser repetido em 2 a 3 semanas. Cães lactentes devem ser tratados às 2, 4, 6 e 8 semanas de idade para diminuir a contaminação do meio ambiente, pois *T. canis* e *T. cati* são um risco à saúde humana (larva migrans visceral e ocular). Gatos lactentes devem ser tratados às 6, 8 e 10 semanas de idade.

Prognóstico

O prognóstico de recuperação é bom, a menos que o animal já tenha sofrido grave restrição de crescimento ao ser tratado; nesse caso, pode nunca atingir o tamanho corporal esperado.

Importância em saúde pública

A larva migrans visceral é uma importante zoonose e a principal razão pela qual os veterinários devem ser agressivos no tratamento de filhotes várias vezes antes de 3 a 4 meses de idade e, depois, anualmente.

ANCILOSTOMÍDEOS

Etiologia

Ancylostoma e *Uncinaria* spp. são mais comuns em cães do que em gatos. De modo geral, a infestação ocorre por ingestão de ovos ou transmissão transcolostral; as larvas recém-eclodidas também podem penetrar na pele. Os adultos vivem no lúmen do intestino delgado, onde se prendem à mucosa. Tampões de mucosa intestinal e/ou sangue são ingeridos, dependendo da espécie de verme. Em infestações graves, os parasitas podem ser encontrados no cólon.

Características clínicas

De modo geral, os cães são acometidos com maior gravidade do que os gatos. Os animais jovens podem apresentar perda de sangue ou anemia por deficiência de ferro com risco de morte, melena, eliminação franca de sangue nas fezes, diarreia e/ou redução de crescimento. A doença peraguda é observada em filhotes que receberam grande carga parasitária por meio da transmissão transmamária; esses animais podem morrer devido à perda de sangue GI antes que os ovos sejam encontrados nas fezes. A doença aguda ocorre em filhotes maiores submetidos a uma grande exposição; o sinal primário é a diarreia sanguinolenta e os ovos são facilmente encontrados. A doença crônica é observada em cães com parasitas suficientes para causar anemia crônica por deficiência de ferro, mas não diarreia. A doença secundária ocorre em cães idosos com outra doença GI em que os ancilostomídeos pioram o distúrbio primário. Os cães idosos raramente têm doenças causadas apenas por ancilostomídeos, exceto nas infestações maciças.

Diagnóstico

O achado de ovos nas fezes é diagnóstico (ver Figura 31.5) e fácil porque esses parasitas são prolíficos produtores de ovos. No entanto, filhotes de 5 a 10 dias de idade com doença peraguda podem apresentar exsanguinação antes que os ovos apareçam nas fezes. Essas infecções pré-patentes raramente ocorrem em animais idosos submetidos a uma exposição súbita e massiva. Nesses animais, o diagnóstico é sugerido pela anamnese e por sinais clínicos. A anemia ferropriva em um filhote sem pulgas é altamente sugestiva de infestação por ancilostomídeos.

Tratamento

Vários anti-helmínticos são eficazes (ver Tabela 28.7). O tratamento deve ser repetido em aproximadamente 3 semanas para matar parasitas vindos dos tecidos para o lúmen intestinal.

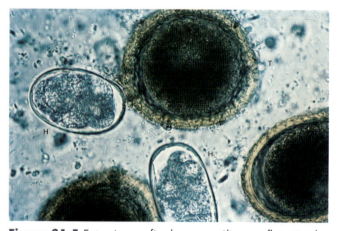

Figura 31.5 Fotomicrografia de uma análise por flotação das fezes de um cão demonstrando ovos característicos de ancilostomídeos (*H*) e *Toxocara canis* (*T*) (× 400). (Cortesia do Dr. Tom Craig, Texas A&M University, EUA.)

A transfusão de sangue pode salvar a vida de filhotes anêmicos ou com doença peraguda.

Os ancilostomídeos podem ser um risco à saúde humana (larva migrans cutânea). O uso de medicamentos profiláticos com pirantel ou milbemicina ajuda a minimizar as infestações por ancilostomídeos.

Prognóstico

O prognóstico é bom em cães e gatos adultos, mas reservado em filhotes com anemia grave. A grave redução de crescimento pode fazer com que o animal nunca atinja seu tamanho corporal esperado.

Importância em saúde pública

A larva migrans cutânea é uma razão importante para controle de ancilostomídeos.

CESTÓDEOS
Etiologia

Várias tênias infectam cães e gatos; a mais comum é *Dipylidium caninum*. De modo geral, as tênias têm ciclo de vida indireto; cão ou gato são infectados ao ingerir um hospedeiro intermediário infectado. Pulgas e piolhos são hospedeiros intermediários para *D. caninum*, enquanto animais silvestres (p. ex., coelhos) são hospedeiros intermediários para alguns *Taenia* spp. Seres humanos e ovelhas são hospedeiros intermediários para *Echinococcus granulosus* e roedores são hospedeiros intermediários para *E. multilocularis*.

Características clínicas

Esteticamente ofensivas, as tênias raramente são patogênicas em pequenos animais. *Mesocestódios* spp. podem se reproduzir no hospedeiro e causar doenças (p. ex., derrame abdominal) e *Echinococcus* spp. raramente provocam cistos hidáticos em cães. O sinal mais comum em cães e gatos infestados por tênias é a irritação anal associada aos segmentos eliminados que "rastejam" na área. Normalmente, o proprietário vê segmentos móveis de tênias nas fezes e solicita tratamento. Às vezes, um segmento entra em um saco anal e causa inflamação. Muito raramente, um alto número de tênias causa obstrução intestinal.

Diagnóstico

Ovos de *Taenia* spp. e, em especial, *D. caninum* são tipicamente confinados a segmentos não detectados por flotações fecais de rotina. Os ovos de *Echinococcus* spp. e algumas *Taenia* spp. podem ser encontrados nas fezes. As tênias geralmente são diagnosticadas quando o proprietário relata segmentos do parasita (p. ex., "grãos de arroz") nas fezes ou na área perineal.

Tratamento

Praziquantel e eprisprantel são eficazes contra todas as espécies de tênias (ver Tabela 28.7). A prevenção de tênias requer o controle dos hospedeiros intermediários (ou seja, pulgas e piolhos para *D. caninum*).

Importância em saúde pública

Echinococcus spp. são um maior risco à saúde humana e uma razão importante para o uso de fármacos anticestódeos em cães. *Diphylobothrium* spp. e *Spirometra* spp. também podem causar doenças humanas significativas.

ESTRONGILOIDÍASE
Etiologia

Strongyloides stercoralis infecta principalmente filhotes, em especial aqueles em condições de superlotação. Esses parasitas produzem larvas móveis que penetram na pele íntegra ou na mucosa; assim, o animal pode ser infectado por suas próprias fezes mesmo antes da evacuação das larvas no cólon. Desse modo, os animais podem rapidamente adquirir grandes cargas parasitárias. A maioria dos animais é infestada após a exposição a fezes frescas com larvas móveis. Abrigos e *pet shops* são prováveis fontes de infestação.

Características clínicas

Os animais infestados podem ser assintomáticos ou apresentar diarreia mucoide ou hemorrágica e doença sistêmica (p. ex., letargia). Os sinais respiratórios (ou seja, pneumonia verminótica) são observados depois que os parasitas penetram os pulmões.

Diagnóstico

S. stercoralis é diagnosticado pela presença de larvas em fezes frescas, seja por exame coproparasitológico direto, seja sedimentação de Baermann. As larvas de *Strongyloides* devem ser diferenciadas das larvas de *Oslerus* spp. As fezes devem ser frescas porque fezes velhas podem conter larvas eclodidas de ancilostomídeos, que se assemelham às de *Strongyloides* spp.

Tratamento

Fembendazol (usado por 5 em vez de 3 dias; ver Tabela 28.7), tiabendazol e ivermectina são anti-helmínticos eficazes. Essa doença é um possível risco à saúde humana porque as larvas penetram na pele íntegra. Pessoas imunossuprimidas podem apresentar doença grave após a infecção.

Prognóstico

O prognóstico é reservado em animais jovens com diarreia grave e/ou pneumonia.

Importância em saúde pública

S. stercoralis é zoonótico, mas os cães são raramente documentados como causa da infecção humana.

COCCIDIOSE
Etiologia

Cystoisospora spp. são os coccídeos que infectam cães e gatos. Esses animais são geralmente infestados pela ingestão de oocistos infecciosos do ambiente. Os coccídeos invadem e destroem células epiteliais dos vilos.

Características clínicas

As infecções por *Cystoisospora* são muito comuns em cães e gatos filhotes, que podem ser assintomáticos ou apresentar diarreia aquosa abundante com ou sem sangue. Em casos raros, o filhote perde sangue suficiente para exigir uma transfusão.

Diagnóstico

A coccidiose é diagnosticada pelo achado de oocistos na flotação fecal (ver Figura 31.4). Coproparasitológicos repetidos podem ser necessários e um pequeno número de oocistos não assegura que a infestação seja insignificante. O diagnóstico pode ser confuso porque os oocistos de *Cystoisospora* devem ser distinguidos dos oocistos de *Eimeria* (eliminados por cães coprofágicos) e cistos de giárdias. Em uma necropsia, amostras de várias áreas do intestino devem ser coletadas porque a infecção pode ser localizada em uma única área.

Tratamento

Em caso de suspeita de coccidiose, sulfadimetoxina ou trimetoprima-sulfa deve ser administrada por 10 a 20 dias (ver Tabela 28.7). A sulfa não erradica os coccídeos, mas os inibe, permitindo que os mecanismos de defesa restabeleçam o controle. Amprólio, toltrazurila e ponazurila foram relatados como eficazes, mas estes são usados de forma extrabula nos EUA.

Prognóstico

O prognóstico de recuperação geralmente é bom, a menos que haja problemas subjacentes que permitiram que os coccídeos se tornassem patogênicos.

CRIPTOSPORÍDEOS
Etiologia

Cryptosporidium spp. podem infectar animais que ingerem oocistos esporulados. Estes oocistos são originários de animais infestados, mas podem ser transportados pela água. Os oocistos têm paredes finas, que podem se romper no intestino e produzir autoinfecção. O microrganismo infesta as células da borda em escova do intestino delgado e causa diarreia.

Características clínicas

A criptosporidiose pode provocar diarreia em cães e gatos, mas a determinação de causa e efeito é muitas vezes difícil porque o parasita pode ser encontrado em pacientes clinicamente normais. Cães com diarreia por criptosporidiose geralmente têm menos de 6 meses de idade, mas uma predileção etária semelhante não foi reconhecida em gatos.

Diagnóstico

O diagnóstico requer o achado de oocistos por flotação fecal, imunofluorescência (IFA), ELISA ou PCR. *C. parvum* é o menor desses parasitas e é facilmente não identificado no exame coproparasitológico. É melhor enviar as fezes a um laboratório com experiência no diagnóstico de criptosporidiose.

O laboratório deve ser avisado de que as fezes podem conter *C. parvum*, uma possível zoonose.

Tratamento e prognóstico

Nitazoxanida e paromomicina (ambas potencialmente tóxicas em gatos) são usadas para tratamento da criptosporidiose em seres humanos. A tilosina foi sugerida como eficaz, mas há dúvidas. A azitromicina (7 a 10 mg/kg VO a cada 12 horas) pode ser segura e eficaz. De modo geral, seres humanos e bovinos imunocompetentes eliminam a infestação de maneira espontânea, mas não se sabe se isso ocorre em pequenos animais. O diagnóstico de criptosporidiose deve sempre levar à pesquisa de causas de imunossupressão no hospedeiro. Em sua maioria, os cães jovens com diarreia associada à criptosporidiose morrem ou são submetidos à eutanásia. Muitos gatos têm infestações assintomáticas e, naqueles com diarreia, o prognóstico é incerto.

GIARDÍASE
Etiologia

Os animais são infectados com o protozoário *Giardia* ao ingerirem cistos eliminados por animais acometidos, muitas vezes na água. Os microrganismos são encontrados principalmente no intestino delgado, onde interferem na digestão por meio de mecanismos incertos. Em seres humanos, a *Giardia* ocasionalmente ascende pelo ducto biliar e causa problemas hepáticos.

Características clínicas

Os pacientes podem ser assintomáticos ou apresentar diarreia branda a grave, talvez persistente, intermitente ou autolimitante. A diarreia pode começar 5 dias após a exposição, antes que os cistos apareçam nas fezes. Normalmente, a diarreia se assemelha às fezes bovinas, sem sangue ou muco, mas há bastante variação. Alguns animais apresentam perda de peso, outros não. A diarreia causada por *Giardia* pode mimetizar a diarreia do intestino grosso em alguns pacientes. Em gatos, talvez haja uma associação entre a eliminação de oocistos de *Giardia* e a eliminação de oocistos de criptosporídeos ou coccídeos.

Diagnóstico

O diagnóstico de giardíase é baseado no achado de trofozoítas móveis (Figura 31.6) em fezes frescas ou lavados duodenais, de cistos em técnicas de flotação fecal ou IFA ou de antígenos do parasita em fezes por ELISA ou PCR. As soluções de sulfato de zinco são as melhores para a demonstração de cistos (especialmente por flotação centrífuga); outras soluções de flotação podem distorcê-los. Pelo menos três exames fecais devem ser realizados ao longo de 7 a 10 dias antes da exclusão do diagnóstico de giardíase. No entanto, resultados falso-positivos podem ocorrer devido à presença de partículas nas fezes (p. ex., pólen) que se assemelham a cistos de *Giardia*. O ELISA em amostras de fezes (p. ex., SNAP *Giardia* Test, Laboratórios Idexx) tem alta sensibilidade e é mais fácil do que os exames de flotação centrífuga, mas nenhuma metodologia tem 100% de sensibilidade. O ELISA é melhor para excluir o diagnóstico de giardíase do que para sua confirmação. Alguns pacientes assintomáticos apresentam repetidos ELISA positivos, embora os oocistos não possam ser demonstrados no exame coproparasitológico. O ELISA não tem valor na determinação da

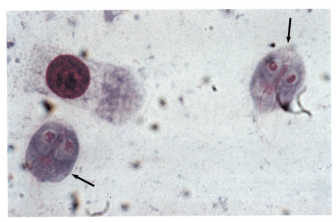

Figura 31.6 Trofozoítas de *Giardia* (*setas*) em uma amostra de fezes caninas que foi corada para melhor visualização de estruturas internas (× 1.000). (Cortesia do Dr. Tom Craig, Texas A&M University, EUA.)

eficácia terapêutica porque o antígeno muitas vezes persiste por mais de 4 semanas após o tratamento bem-sucedido. A PCR de fezes é muito específica, mas é bastante insensível para ser confiável. Por isso, acredita-se que a IFA seja mais específica do que o ELISA, mas requer o envio de fezes para um laboratório diagnóstico. O teste de animais assintomáticos que não estão em contato próximo com um paciente sabidamente infectado tem valor duvidoso.

Tratamento

O tratamento da giardíase consiste em (1) descontaminação do ambiente, (2) remoção de cistos dos pelos do paciente por meio de banho e (3) administração de medicamentos para eliminação da infecção intestinal. Devido à dificuldade de achado de *Giardia*, ensaios terapêuticos são frequentemente utilizados (ver Tabela 28.7). Essa abordagem tem limitações porque nenhum fármaco tem 100% de eficácia (ou seja, o insucesso terapêutico não exclui a giardíase). Os tratamentos preferidos são a administração de metronidazol por 7 dias, fembendazol por 5 dias ou febantel, pirantel e praziquantel por 5 dias. O metronidazol tem poucos efeitos adversos se administrado em doses corretas e parece ter eficácia razoável. O tinidazol e o ronidazol parecem ser eficazes. Quinacrina, furazolidona e albendazol não estão disponíveis ou não são recomendados.

A eliminação de *Giardia* spp. pode ser difícil devido à facilidade de reinfecção; os cistos de *Giardia* são resistentes a influências ambientais e um número relativamente pequeno é necessário para a reinfecção de um paciente. Por isso, dar banho no paciente e limpar o ambiente são importantes. Compostos de amônio quaternário e alcatrão de pinho são desinfetantes eficazes. A doença intestinal concomitante (ou imunodeficiência) dificulta muito a eliminação do microrganismo. Raramente, *Giardia* se torna resistente a alguns fármacos. Outros protozoários (p. ex., *Tritrichomonas*) são frequentemente confundidos com *Giardia*, o que pode ser um problema em caso de ausência de resposta à terapia. A vacinação é geralmente malsucedida como tratamento em pacientes que não respondem aos medicamentos já mencionados. Os contactantes assintomáticos podem ser tratados.

O tratamento único de pacientes assintomáticos não associados a pacientes com doença clínica fortuitamente diagnosticados é razoável, mas sua repetição não é recomendada.

Prognóstico

O prognóstico de recuperação é geralmente bom, embora a erradicação dos microrganismos seja difícil em alguns casos.

Importância em saúde pública

Existem sete conjuntos genéticos (A a G); dois deles (A e B) podem ocorrer em seres humanos *e* animais, enquanto os outros cinco só ocorrem em animais. O risco de transmissão zoonótica de cães e gatos para seres humanos frente a práticas sanitárias de rotina parece menor. O risco para crianças pequenas (na ausência de bom saneamento) é desconhecido.

TRICOMONÍASE
Etiologia

A tricomoníase felina é causada por *Tritrichomonas blagburnii*. Os animais são provavelmente infectados pela rota fecal-oral. Os cães são raramente acometidos e não está claro se são infectados por *T. blagburnii* ou *T. foetus*.

Características clínicas

A tricomoníase é normalmente associada à diarreia do intestino grosso, raramente com sangue ou muco. Gatos de raças exóticas (p. ex., Somali, Ocicat, Bengal) parecem mais suscetíveis à doença clínica. Os gatos acometidos são tipicamente normais, embora possam apresentar irritação anal e defecar em lugares inapropriados. A diarreia tende a se resolver de maneira espontânea, embora isso possa levar meses a anos. *T. blagburni* também foi detectado nas fezes de gatos assintomáticos.

Diagnóstico

O diagnóstico requer a identificação da trofozoíta móvel, mas as trofozoítas de *Tritrichomonas* podem ser confundidas com as de *Giardia* (Figura 31.7 A) ou *Pentatrichomonas hominis*, que não é patogênico. O exame rápido de fezes frescas diluídas em solução salina aquecida é a técnica mais fácil e tem baixa sensibilidade (cerca de 14%). A cultura fecal pode ser realizada em técnica de bolsa, mas é raramente usada. A PCR de fezes é o exame mais sensível à disposição. O microrganismo é às vezes encontrado em biópsias de mucosa do cólon.

Tratamento e prognóstico

Como *T. blagburnii* não tem um estágio de cisto, é muito mais frágil no ambiente em comparação à *Giardia*. Portanto, ao contrário dos pacientes infectados com *Giardia*, aqueles com *Tritrichomonas* só precisam do saneamento de rotina. O ronidazol (30 mg/kg VO a cada 24 horas por 10 a 14 dias) é o único fármaco hoje conhecido por eliminar *Tritrichomonas* com segurança e confiabilidade, mas sinais neurológicos foram relatados. Em caso de diagnóstico de tricomoníase, é importante procurar outras causas de diarreia (p. ex., *C. perfringens*, dieta, *Cryptosporidium* spp.); o tratamento de uma dessas outras causas pode resolver a diarreia. Na maioria dos gatos

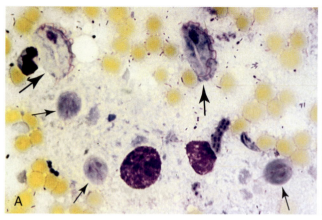 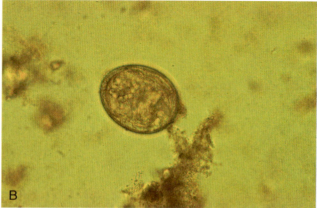

Figura 31.7 A. Comparação de trofozoítas de *Giardia* (*setas pequenas*) e *Tritrichomonas* (*setas grandes*) em um esfregaço corado para melhor visualização de estruturas internas. Note que as trofozoítas de *Tritrichomonas* são maiores e possuem uma grande membrana ondulante (× 1.000). **B.** Ovos de *Heterobilharzia americana* em sedimentação fecal. (As duas imagens são cortesia do Dr. Tom Craig, Texas A&M University, EUA.)

acometidos, os sinais clínicos de tricomoníase acabam diminuindo, embora a diarreia possa se repetir se o paciente for submetido a eventos estressantes (p. ex., cirurgia eletiva). O risco de transmissão zoonótica parece mínimo.

HETEROBILHARZIA
Etiologia

Heterobilharzia americana infecta cães e se estabelece no fígado. Os ovos postos nas veias acabam na parede intestinal e no fígado, onde provocam inflamação granulomatosa. Nos EUA, o microrganismo é encontrado principalmente em estados da Costa do Golfo e costa sul do Atlântico.

Características clínicas

A doença do intestino grosso e/ou fígado responde pela maioria dos casos clínicos. Diarreia, hematoquezia e perda de peso são achados típicos. A EPP pode ocorrer e a reação granulomatosa está associada à hipercalcemia em alguns cães. A doença hepática varia de branda a grave.

Diagnóstico

O achado de ovos em fezes ou amostras de biópsia da mucosa é diagnóstico. Há um exame PCR comercial para uso em amostras de fezes.

Tratamento e prognóstico

A combinação de fembendazol e praziquantel é bem-sucedida na morte de parasitas e ovos. No entanto, o prognóstico aparentemente dependente da gravidade da reação granulomatosa no intestino e no fígado.

DOENÇAS ASSOCIADAS À MÁ DIGESTÃO

INSUFICIÊNCIA PANCREÁTICA EXÓCRINA
Etiologia

A insuficiência pancreática exócrina (IPE) canina é causada por atrofia ou destruição de células acinares pancreáticas ou destruição por pancreatite.

Características clínicas

A IPE ocorre em cães e gatos. Diarreia crônica do intestino delgado, apetite voraz e perda de peso são achados clássicos em cães. Gatos também podem apresentar hiporexia e letargia. A esteatorreia (fezes argilosas) é às vezes observada e os animais podem perder peso na ausência de diarreia. A diarreia é relacionada ao intestino delgado (por causa da perda de peso). Os achados ao exame físico e exames laboratoriais de rotina não são diagnósticos. O exame mais sensível e específico para diagnóstico de IPE é a medida da imunorreatividade similar à tripsina sérica (TLI), que deve ser espécie-específica. Níveis indetectáveis de imunorreatividade de lipase pancreática canina (cPLI) podem ser sugestivos de IPE, mas não são específicos. O tratamento requer a administração de enzimas pancreáticas de boa qualidade com o alimento e a manipulação do teor de gordura na dieta. De modo geral, os gatos são clinicamente beneficiados pela suplementação com cobalamina. (Ver mais informações sobre a IPE no Capítulo 37.)

DOENÇAS ASSOCIADAS À MÁ ABSORÇÃO SEM PERDA DE PROTEÍNAS

DIARREIA DO INTESTINO DELGADO RESPONSIVA À DIETA
Etiologia

Diarreia responsiva à dieta é um termo que abrange a alergia dietética (uma resposta hiperimune a um antígeno dietético) e a intolerância dietética (uma resposta não imune a uma substância dietética). Do ponto de vista clínico, a distinção entre elas tem valor mínimo. Esta é uma causa muito comum de sinais GIs crônicos em cães e gatos.

Características clínicas

Os pacientes acometidos podem apresentar vômitos e/ou diarreia (do intestino grosso e/ou delgado) associados ou não à doença alérgica cutânea.

Diagnóstico

O diagnóstico consiste na resposta a uma dieta de eliminação adequada para o paciente (ver discussão sobre tratamento dietético no Capítulo 28). O valor da distinção entre alergia e intolerância é mínimo. A detecção de anticorpos IgE contra antígenos específicos no sangue do paciente não são tão sensíveis ou específicos quanto a resposta a uma dieta de eliminação. A dieta deve ser cuidadosamente escolhida. Deve ser composta por substâncias relativamente não alergênicas (p. ex., dietas hidrolisadas) ou alimentos com proteínas às quais o paciente ainda não tenha sido exposto (p. ex., novas fontes proteicas). Dietas hidrolisadas (especialmente ultra-hidrolisadas) são excelentes opções para ensaios alimentares, mas não são o padrão-ouro para resposta às dietas de eliminação. Alguns cães respondem melhor a novas fontes proteicas. É melhor tentar uma e, em caso de insucesso, outra. Dietas com alto teor de gordura geralmente são evitadas (porque a digestão de gordura é difícil), mas não há evidências de que dietas de eliminação precisem apresentar baixo teor de gordura para serem eficazes em gatos. Na maioria dos cães e gatos, a resposta é observada em até 3 semanas, embora alguns animais exijam mais tempo.

Tratamento

A maioria dos pacientes pode simplesmente receber a dieta a qual responderam (desde que equilibrada) pelo resto de suas vidas. Raros pacientes desenvolvem alergias à dieta de eliminação e precisam de diferentes dietas de eliminação em ciclos rotativos de 2 a 3 semanas.

Prognóstico

O prognóstico é geralmente bom.

ENTEROPATIA DO INTESTINO DELGADO RESPONSIVA A ANTIBIÓTICOS

Etiologia

A enteropatia responsiva a antibióticos (ERA; também chamada *diarreia responsiva a antibióticos* ou *disbiose*) é uma síndrome caracterizada por altos números de *E. coli* ou microrganismos entéricos similares e pela incapacidade de manutenção de tolerância pelos mecanismos de defesa do intestino, gerando uma resposta anormal a essas bactérias. Acredita-se que os enterócitos sejam danificados pela desconjugação de ácidos biliares, hidroxilação de ácidos graxos, geração de álcoois, aumento da permeabilidade, produção de citocinas inflamatórias e/ou outros mecanismos.

Características clínicas

A ERA pode ser observada em qualquer cão. Os sinais clínicos são principalmente diarreia e/ou perda de peso, embora vômitos e/ou hiporexia também possam ocorrer.

Diagnóstico

Hoje, os exames diagnósticos para ERA têm baixa sensibilidade e especificidade. Culturas quantitativas de fluido duodenal são difíceis de obter e interpretar. As concentrações de cobalamina e folato têm baixa sensibilidade e especificidade para ERA. A citologia e histologia da mucosa duodenal não diagnosticam a ERA. Os cães mais acometidos apresentam infiltrações linfoplasmocíticas brandas a moderadas não específicas na mucosa intestinal.

Tratamento

Devido à dificuldade de diagnóstico de ERA com exames laboratoriais, um ensaio terapêutico é razoável em caso de suspeita. A terapia consiste na remoção de possíveis causas (p. ex., alças cegas ou estagnadas do intestino [muito raras]) e na administração de fármacos antibacterianos. Como populações bacterianas mistas são esperadas, são recomendados antibióticos orais de amplo espectro, eficazes contra bactérias aeróbias e anaeróbias. A tilosina (10 a 20 mg/kg a cada 24 horas ou divididos a cada 12 horas) é eficaz. O metronidazol (15 mg/kg a cada 24 horas) é às vezes suficiente. Uma combinação de metronidazol (15 mg/kg a cada 24 horas) e enrofloxacino (7 mg/kg a cada 24 horas) é eficaz em alguns pacientes que não respondem aos tratamentos anteriores; no entanto, só deve ser usada em caso de forte suspeita de ERA e insucesso da terapia prévia (é importante evitar a administração prolongada de quinolonas para diminuir problemas com a resistência bacteriana a antibióticos).

O tratamento deve ser mantido por 3 semanas antes de ser considerado ineficaz. Caso a terapia pareça bem-sucedida, deve ser mantida por mais 1 a 2 semanas para estabelecimento de causa e efeito. Então, em alguns animais, a antibioticoterapia pode ser interrompida, enquanto a terapia dietética é mantida; outros animais, porém, precisam de antibioticoterapia repetida ou indefinida. O proprietário deve ser avisado que o objetivo é o controle, e não a cura. Os pacientes com diarreia quase constante na ausência de antibióticos podem precisar de sua administração constante (indesejável) ou terapias alternativas (p. ex., transplante fecal, probióticos). Em pacientes com episódios a cada 3 a 4 meses, pode ser melhor fazer o tratamento em caso de recidiva em vez de manter a administração constante de antibióticos.

Durante a redação deste texto, o transplante fecal estava sendo testado em muitos cães com diarreia crônica e pode vir a substituir a antibioticoterapia como tratamento de primeira linha para ERA ou enteropatia crônica (EC). É muito cedo para saber se isso vai acontecer.

Prognóstico

O prognóstico é geralmente bom para o controle da ERA, mas busque possíveis causas subjacentes.

RELAÇÃO ENTRE A DIARREIA DO INTESTINO DELGADO RESPONSIVA À DIETA E A ENTEROPATIA RESPONSIVA A ANTIBIÓTICOS

Hoje, sugere-se que cerca de 70% dos cães com diarreia crônica apresentem diarreia responsiva à dieta, enquanto aproximadamente 15% teriam ERA. No entanto, talvez seja mais complexo do que isso. Embora alguns cães respondam apenas à terapia dietética e outros só respondem à antibioticoterapia, parece haver um número substancial que responde a qualquer tratamento (ou seja, ao que é feito primeiro). Mesmo os pacientes que respondem à antibioticoterapia isolada parecem melhorar com a instituição simultânea de uma dieta de eliminação. Complicando ainda mais o problema, há um subconjunto menor que parece precisar de dieta concomitante à antibioticoterapia. Portanto, as recomendações de ensaios terapêuticos para pacientes com EC devem envolver uma sequência definida. Primeiro, a infestação por parasitas deve ser eliminada. Depois disso, os ensaios dietéticos são apropriados (muitas vezes começando com uma dieta hidrolisada por 3 semanas e, depois, passando por uma nova dieta proteica por 3 semanas em caso de insucesso). A suplementação com cobalamina pode ser feita nesse período, mesmo que os níveis sanguíneos não tenham sido determinados. Por si só, a cobalamina beneficia um número relativamente pequeno de cães com EC, mas sua administração é segura e fácil. Na ausência de eficácia, antibióticos (p. ex., tilosina) podem ser adicionados à dieta de eliminação (de preferência outra dieta hidrolisada em caso de insucesso de ambas as dietas) por mais 3 semanas. A esperança é que, mesmo que os antibióticos sejam necessários para a resolução dos sinais clínicos, o tratamento antibacteriano possa ser interrompido com manutenção da remissão clínica pela dieta de eliminação (ou seja, muitas vezes é mais fácil manter a remissão do que alcançá-la). Se esses ensaios terapêuticos forem ineficazes, o próximo passo talvez seja outros tratamentos (p. ex., transplante fecal, probióticos) ou a realização de biópsia (antes da administração de anti-inflamatórios ou imunossupressores).

"DOENÇA INTESTINAL INFLAMATÓRIA" DO INTESTINO DELGADO (ENTEROPATIA CRÔNICA)

Características clínicas

Diferentemente da medicina humana, não há uma definição uniformemente aceita do termo *doença intestinal inflamatória* (DII) na medicina veterinária. Alguns sugeriram o termo *enteropatia crônica* (EC) como alternativa. Neste texto, a DII é definida como uma inflamação *idiopática* que afeta qualquer parte do intestino delgado ou grosso de cães e gatos. Acredita-se seja causada por uma resposta inadequada do sistema imune intestinal a antígenos bacterianos e/ou dietéticos que evolui para um estado de inflamação autoperpetuada. A enterite linfocítica-plasmocítica (ELP) é a forma mais diagnosticada de DII em cães e gatos. A diarreia crônica do intestino delgado é comum, mas os pacientes podem apresentar perda de peso apesar das fezes normais. No acometimento grave do duodeno, os principais sinais podem ser vômitos. A ELP pode ocorrer em formas mais graves. As características clínicas e histológicas de DII podem se assemelhar muito às do linfoma alimentar (ver mais adiante neste capítulo), em especial o linfoma alimentar de pequenas células bem diferenciadas em gatos.

De modo geral, a gastroenterocolite eosinofílica (GEE) é uma reação alérgica a substâncias dietéticas (p. ex., carne bovina, leite). Os sinais clínicos tendem a responder à alteração dietética e glicocorticoides podem ser necessários. É menos comum que a ELP. Alguns gatos têm enterite eosinofílica como parte de uma síndrome hipereosinofílica (SHE). A causa da SHE felina não é conhecida, mas mecanismos imunomediados e neoplásicos talvez sejam responsáveis. Nos gatos com doença menos grave e sem SHE, o quadro clínico se assemelha à GEE canina.

Diagnóstico

Como a DII é definida como inflamação idiopática, é um diagnóstico de exclusão, e não apenas um diagnóstico histológico. Nenhum achado ao exame físico, anamnese, patologia clínica, técnicas de diagnóstico por imagem ou histologia é diagnóstico de DII. O diagnóstico requer a eliminação de causas conhecidas de diarreia (p. ex., doença responsiva à dieta ou antibióticos, parasitoses, neoplasias, micoses etc.) e a demonstração histológica de infiltrados inflamatórios na mucosa, alterações arquitetônicas (p. ex., atrofia de vilos, alterações em criptas) e/ou alterações epiteliais. A avaliação citológica da mucosa não é confiável para o diagnóstico de inflamação linfocítica devido à presença normal de linfócitos e plasmócitos na mucosa intestinal. Infelizmente, o diagnóstico histológico da inflamação da mucosa é subjetivo e as amostras de biópsia tendem a ser superinterpretadas com bastante inconsistência entre os patologistas. A distinção histológica do linfoma linfocítico de pequenas células bem diferenciadas da ELP grave pode ser extremamente difícil, mesmo em amostras de tecido de espessura total. Animais com reações intensas à dieta raramente apresentam achados de biópsia que se assemelham a linfoma. Em amostras de tecido de má qualidade (ou seja, tamanho pequeno, excesso de artefatos), é fácil diagnosticar erroneamente o linfoma como ELP. A biópsia de mais de um sítio intestinal (p. ex., duodeno e íleo, ao contrário de apenas duodeno) pode ser fundamental para encontrar alterações inflamatórias e neoplásicas. O diagnóstico de ELP felina é semelhante à da ELP canina. Muitos gatos com DII têm linfadenopatia mesentérica branda a moderada, que mimetiza um linfoma na ultrassonografia. Gatos sintomáticos, com DII grave, devem ser avaliados quanto à presença de "tríade" (ou seja, inflamação concomitante do intestino, pâncreas e fígado).

O diagnóstico de GEE é semelhante ao diagnóstico de ELP. Cães com GEE podem apresentar eosinofilia e/ou alergias alimentares eosinofílicas ou cutâneas com prurido. Pastores Alemães parecem super-representados. O diagnóstico de GEE felina requer a observação de infiltrados eosinofílicos intestinais, mas são comuns infiltrados esplênicos, hepáticos, em linfonodos e na medula óssea, além de eosinofilia periférica.

Tratamento

A ELP "branda" é tipicamente responsiva à dieta ou ERA não diagnosticada antes da biópsia. De modo geral, a ELP grave é uma enteropatia responsiva à dieta e/ou antibióticos que se autoperpetua e requer terapia anti-inflamatória. Muitas vezes, é importante coadministrar a terapia dietética e antimicrobiana com o tratamento anti-inflamatório/imunossupressor. A prednisolona (2,2 mg/kg/dia VO) é a terapia de primeira linha nesses pacientes. Se um paciente responde à prednisolona, mas não pode tolerar os efeitos colaterais do corticosteroide, a budesonida pode ser considerada. A doença que não responde à prednisolona, especialmente se associada à hipoalbuminemia, às vezes requer imunossupressores (p. ex., ciclosporina, clorambucila, azatioprina). A ciclosporina parece ter eficácia razoável e tem ação mais rápida do que a azatioprina. No entanto, relativamente poucos cães com enteropatias crônicas sem perda de proteínas precisam de imunossupressores. A ausência de resposta aos vários ensaios terapêuticos seguidos de terapia anti-inflamatória ou imunossupressora agressiva geralmente significa que o diagnóstico está incorreto. Normalmente, esses pacientes apresentam, em última análise, doença responsiva à dieta ou antibióticos.

A ELP felina é abordada de forma um pouco diferente. Primeiro, alguns gatos com diarreia crônica apresentam resolução completa dos sinais clínicos após a suplementação parenteral com cobalamina. A diarreia responsiva à dieta é comum, mas pode ser difícil encontrar uma dieta de eliminação que seja aceita pelo gato; portanto, o médico pode ter que se contentar com uma dieta de eliminação medíocre que o paciente vai comer em oposição a uma dieta de eliminação mais rigorosa que é recusada pelo paciente. Antimicrobianos (p. ex., tilosina ou metronidazol) são muitas vezes úteis, mas sua administração pode ser difícil ou impossível para alguns proprietários. Como alguns gatos dificultam demais a realização de bons ensaios dietéticos e/ou antimicrobianos, a terapia com glicocorticoide é comum nas enteropatias crônicas. Felizmente, os gatos são mais resistentes ao hiperadrenocorticismo iatrogênico e apresentam menor incidência de histoplasmose alimentar. A prednisolona é preferida à prednisona e a metilprednisolona é mais eficaz do que a prednisolona. Se a administração oral não for possível, injeções de metilprednisolona de liberação prolongada (Depo-Medrol®) podem ser necessárias. A budesonida é indicada principalmente quando o gato responde à prednisolona, mas não tolera os efeitos colaterais sistêmicos dos glicocorticoides (p. ex., aqueles com diabetes melito). A clorambucila é usada em vez de azatioprina em gatos com ELP grave comprovada por biópsia e que não responde a outras terapias (ver Capítulo 28) ou gatos com linfoma de células pequenas bem diferenciadas. Se o gato responder à terapia farmacológica, talvez seja possível parar os medicamentos e manter a remissão clínica apenas com a dieta.

O tratamento da GEE canina deve se concentrar no manejo alimentar, como uma dieta ultra-hidrolisada. Caso os sinais não se resolvam com a terapia dietética, a adição de glicocorticoides geralmente é eficaz. Muitos cães acometidos só respondem a glicocorticoides se também submetidos à dieta de eliminação. Às vezes, o animal começa respondendo ao manejo alimentar, mas sofre uma recidiva durante o tratamento por se tornar alérgico a um dos ingredientes da dieta; portanto, às vezes é necessário encontrar uma segunda dieta de eliminação aceitável. Alguns animais são muito propensos ao desenvolvimento de intolerâncias alimentares e precisam de uma nova dieta de eliminação em intervalos de 2 semanas para evitar recidivas. (Ver mais informações sobre essas terapias no Capítulo 28.)

De modo geral, a GEE felina associada à SHE requer prednisolona em alta dose (4,4 a 6,6 mg/kg/dia VO), mas a resposta tende a ser ruim. Gatos com enterite eosinofílica não causada por SHE muitas vezes respondem bem às dietas de eliminação e à administração de glicocorticoide.

Em caso de resposta a qualquer um desses tratamentos, é uma boa ideia mantê-lo inalterado por mais 2 a 3 semanas para assegurar que a melhora clínica é decorrente da terapia e não de uma evolução transitória não relacionada. A medicação deve ser gradualmente interrompida depois do estabelecimento confiável da relação de causa e efeito entre a terapia prescrita e a melhora do paciente; comece pelos fármacos com maior potencial de efeitos adversos. Se a retirada completa da terapia medicamentosa não for possível, a menor dose eficaz deve ser determinada. De modo geral, a terapia dietética é a última a ser alterada.

Prognóstico

O prognóstico de cães e gatos com enteropatias crônicas sem perda de proteínas é bom caso o tratamento comece antes que o paciente fique emaciado. Essas doenças geralmente são controladas, mas não curadas; portanto, muitos pacientes precisam de dieta especial para o resto da vida. Foi sugerido que a ELP é uma lesão pré-linfomatosa. Isso é incerto em cães (ver enteropatia imunoproliferativa em Basenjis posteriormente neste capítulo) e a relação entre linfoma de células pequenas (LCP) e ELP é confusa em gatos. Em caso de diagnóstico posterior de linfoma em um cão ou gato com ELP, talvez seja igualmente provável que o diagnóstico inicial de DII estivesse errado (ou seja, o paciente tinha linfoma) ou que o linfoma se desenvolveu independentemente da DII.

DIARREIA DO INTESTINO GROSSO RESPONSIVA À DIETA

O uso de dietas de eliminação em cães e gatos com doenças do intestino grosso é essencialmente igual ao realizado em doenças do intestino delgado.

DIARREIA DO INTESTINO GROSSO RESPONSIVA A FIBRAS

Características clínicas

Um problema comum em cães e gatos, a diarreia geralmente é um problema brando do intestino grosso, com observação infrequente de sangue e muco. Essa é provavelmente a mesma doença que já foi chamada *síndrome do intestino irritável* no cão. Em seres humanos, a síndrome do intestino irritável é uma doença muito diferente e essa terminologia não é mais comum em medicina veterinária.

Diagnóstico/tratamento

Um ensaio terapêutico com dieta suplementada com fibras muitas vezes produz melhora clínica acentuada em 3 a 5 dias.

Prognóstico

A maioria dos pacientes responde bem.

COLITE POR CLOSTRÍDIOS
Características clínicas
Esse é um problema comum em cães e gatos. Não é certo que a doença seja causada por *C. perfringens* e doença "responsiva à tilosina" ou "amoxicilina" pode ser uma terminologia mais precisa.

Diagnóstico/tratamento/prognóstico
O diagnóstico, o tratamento e o prognóstico são discutidos em detalhes na seção sobre doenças causadas por clostrídios (anteriormente neste capítulo).

DOENÇA INFLAMATÓRIA DO INTESTINO GROSSO
Características clínicas
Em cães, a colite por *Clostridium*, as parasitoses, a intolerância alimentar e a diarreia responsiva a fibras são responsáveis pela maioria dos pacientes encaminhados por apresentarem "DII intratável" do intestino grosso. A colite linfocítica-plasmocítica (CLP) canina raramente é diagnosticada. O diagnóstico de CLP é mais comum em gatos, mas não se sabe se pela dificuldade de realização de ensaios terapêuticos em gatos do que em cães ou de fato pela maior incidência de CLP em gatos. Nas duas espécies, a CLP causa diarreia do intestino grosso (ou seja, fezes macias, com ou sem sangue ou muco e sem perda de peso apreciável). Em gatos, a hematoquezia é o sinal clínico mais comum e a diarreia é o segundo sinal mais comum. A CLP felina pode ocorrer de forma isolada ou ser simultânea à DII do intestino delgado, enquanto a DII do intestino grosso em cães raramente aparece associada à DII do intestino delgado.

Diagnóstico
O diagnóstico requer a exclusão de outras causas (p. ex., parasitas, diarreia responsiva à dieta, diarreia responsiva a fibras, colite por clostrídios e colite por fungos/algas), além da demonstração da inflamação da mucosa do cólon. Em particular, a infecção por *Tritrichomonas* deve ser excluída em gatos.

Tratamento
A administração de glicocorticoides (prednisolona) em doses anti-inflamatórias é geralmente eficaz. Os cães às vezes são beneficiados pelo tratamento com sulfassalazina, mesalazina ou olsalazina. O oferecimento de dieta suplementada com fibras pode aumentar a eficácia terapêutica.

Prognóstico
O prognóstico de pacientes com DII do cólon tende a ser melhor do que para a DII do intestino delgado.

COLITE ULCERATIVA GRANULOMATOSA/ HISTIOCÍTICA
Etiologia
Essa doença é observada principalmente em Boxers e Buldogues Franceses, mas outras raças podem ser acometidas. É causada por *E. coli* aderente-invasiva e pode refletir idiossincrasias do sistema imune das raças mais afetadas.

Características clínicas
A princípio, o quadro clínico se assemelha a qualquer outra colite crônica (ou seja, o animal é saudável, exceto pela diarreia acompanhada ou não por hematoquezia). No entanto, essa doença tende a ser progressiva; os casos crônicos podem apresentar perda de peso e hipoalbuminemia. A doença pode ser fatal.

Diagnóstico
Embora a colonoscopia seja frequentemente adiada para a observação da resposta dos pacientes com colite crônica a ensaios terapêuticos anti-helmínticos, dietéticos e antimicrobianos, a endoscopia deve ser logo considerada em Boxers e Buldogues Franceses com sinais crônicos do intestino grosso. O diagnóstico requer análise histopatológica. O achado de macrófagos positivos à coloração de ácido periódico de Schiff (PAS) na mucosa (geralmente a mucosa mais profunda) é diagnóstico.

Tratamento
Essa é uma doença responsiva a antibióticos, mas o aumento da resistência bacteriana a esses medicamentos muito usados tem dificultado o tratamento. Portanto, a biópsia da mucosa do cólon para cultura é bastante recomendada. É fundamental manter o tratamento por pelo menos 8 semanas (mesmo que o paciente pareça normal na semana 2). A interrupção da antibioticoterapia antes de 8 semanas tem sido associada à recidiva da infecção e resistência aos fármacos já utilizados.

Prognóstico
O prognóstico é bom se o paciente for diagnosticado antes do desenvolvimento de caquexia e se a antibioticoterapia for mantida por tempo suficiente. O tratamento presuntivo para "DII" com glicocorticoides está associado à mortalidade.

ENTEROPATIA COM PERDA DE PROTEÍNAS

CAUSAS DA ENTEROPATIA COM PERDA DE PROTEÍNAS
Qualquer doença intestinal que produza inflamação, infiltração, congestão ou sangramento suficiente pode causar EPP (ou gastropatia, caso afete o estômago) (ver Boxe 26.10). Em cães, a linfangiectasia e o linfoma do trato alimentar parecem ser as causas mais comuns em animais adultos, enquanto ancilostomídeos e a intussuscepção crônica parecem ser mais comuns em animais muito jovens. Se a DII for responsável, geralmente é uma forma muito grave. A ERA também tem sido implicada como causa de EPP, o que é razoável, uma vez que a DII pode ser originária da ERA. A enterite imunoproliferativa dos Basenjis, a úlcera/erosão GI e os tumores hemorrágicos também podem causar EPP. A incidência de EPP é menor em gatos em comparação a cães e sua principal causa é o linfoma, embora a DII grave possa ser ocasionalmente associada.

LINFANGIECTASIA INTESTINAL

Etiologia

A linfangiectasia intestinal (LI) é observada principalmente em cães. A obstrução linfática causa dilatação e ruptura dos vasos quilíferos do intestino com posterior extravasamento de proteínas, linfócitos e quilomícrons na submucosa, lâmina própria e lúmen intestinal. Como essas proteínas podem ser digeridas e reabsorvidas, a perda deve ser extensa a ponto de exceder a capacidade intestinal de reabsorção. A ruptura de vasos linfáticos na parede intestinal ou na borda mesentérica pode causar lipogranulomas que exacerbam a obstrução linfática. Um equívoco comum é achar que a maior parte do intestino deve ser acometida; no entanto, muitos pacientes com sintomas graves apresentam apenas doença segmentar (p. ex., apenas no jejuno ou apenas no íleo). A maioria dos casos de LI canina é idiopática.

Características clínicas

Yorkshire Terriers, Soft Coated Wheaten Terriers e Lundehunds parecem mais suscetíveis do que cães de outras raças. Nos Soft Coated Wheaten Terriers, a nefropatia com perda de proteínas pode ser concomitante. A diarreia é inconsistente e pode não ocorrer; a ascite transudativa com baixo teor proteico é o único sinal em um número substancial de cães. Esses cães podem apresentar hipercoagulação; a tromboembolia pulmonar é ocasionalmente observada.

Diagnóstico

Exames laboratoriais não são diagnósticos. A hipoalbuminemia grave (albumina sérica abaixo de 2 g/dℓ) e a hipocolesterolemia são esperadas, mas a pan-hipoproteinemia é inconsistente, assim como a linfopenia. A observação de estrias hiperecoicas da mucosa intestinal durante a ultrassonografia é muito sugestiva de linfangiectasia (Figura 31.8), mas a sensibilidade deste achado para a doença é incerta. O diagnóstico geralmente requer histopatologia intestinal, mas a aparência endoscópica macroscópica às vezes pode ser diagnóstica. É importante realizar uma ileoscopia, bem como duodenoscopia. A ingestão de gordura na noite anterior à endoscopia ou ultrassonografia parece facilitar o diagnóstico. A observação de numerosos vasos quilíferos dilatados (Figura 31.9) na endoscopia de um paciente com hipoalbuminemia por EPP pode estabelecer o diagnóstico de linfangiectasia. No entanto, alguns vasos quilíferos dilatados podem ser encontrados em qualquer cão normal. A ausência de observação de estrias mucosas na ultrassonografia ou dilatação de vasos quilíferos na endoscopia não diminui a chance de linfangiectasia porque a doença talvez se limite a uma parte do intestino não examinada por essas técnicas. É essencial obter amostras de tecido de alta qualidade para biópsia. O envio de fragmentos distorcidos e mal orientados da mucosa ou de vilos triturados dificulta o diagnóstico de linfangiectasia. As biópsias cirúrgicas às vezes são necessárias. O achado de lipogranulomas (Figura 31.10) ou vasos linfáticos com tortuosidade e dilatação óbvias nos intestinos durante a cirurgia é extremamente sugestivo de LI.

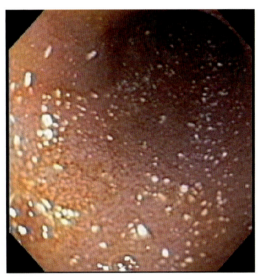

Figura 31.9 Imagem endoscópica do duodeno de um cão com linfangiectasia. Os grandes "pontos" brancos são vasos lactíferos dilatados nas pontas do vilos.

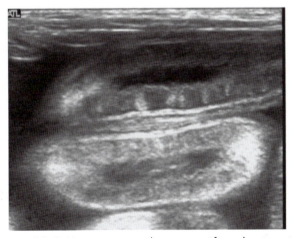

Figura 31.8 Uma imagem ultrassonográfica dos intestinos delgados de um cão com linfangiectasia. Note as faixas hiperecoicas que se assemelham aos raios de uma roda de carroça. São vasos linfáticos cheios de gordura. (Cortesia da Dra. Marie-Aude Genain, University of Cambridge, Department of Veterinary Medicine, Queen's Veterinary School Hospital.)

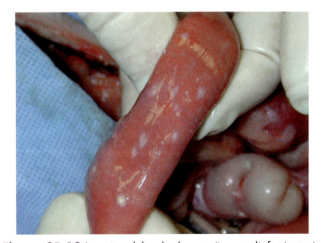

Figura 31.10 Intestino delgado de um cão com linfagiectasia intestinal. As manchas brancas são lipogranulomas causados pela ruptura de vasos linfáticos na submucosa e/ou camada muscular do intestino.

Tratamento

A causa básica da LI raramente é determinada e o tratamento é sintomático. Uma dieta com teor ultrabaixo de gordura, praticamente desprovida de ácidos graxos de cadeia longa, ajuda a prevenir o aumento do ingurgitamento dos vasos quilíferos do intestino e a subsequente perda de proteínas. Em muitos casos de diagnóstico precoce, essa terapia dietética sozinha causa um grande aumento da concentração sérica de albumina em 7 a 12 dias. Casos mais avançados requerem a administração concomitante de prednisolona (1,1 a 2,2 mg/kg/dia VO) ou ciclosporina (3 a 5 mg/kg VO a cada 12 horas). Os casos que respondem apenas à dieta podem, em última análise, ser beneficiados pela administração de prednisolona ou ciclosporina por 2 a 3 meses para ajudar a evitar o aumento dos lipogranulomas com subsequente recidiva. Na ausência de resposta à ciclosporina, o monitoramento terapêutico é indicado. Casos de diagnóstico tardio podem não responder à terapia.

O monitoramento da concentração sérica de albumina (certifique-se de sempre usar o mesmo laboratório) é fundamental para avaliar a resposta à terapia. Se o animal melhorar, deve receber a dieta com teor ultrabaixo de gordura indefinidamente.

Prognóstico

Alguns cães respondem bem a dietas com baixo teor de gordura, embora alguns também precisem de terapia anti-inflamatória/imunossupressora. Alguns cães morrem apesar do tratamento. O diagnóstico e tratamento precoces podem ser associados a um melhor prognóstico.

ENTEROPATIA COM PERDA DE PROTEÍNAS EM SOFT COATED WHEATEN TERRIERS

Etiologia

Os Soft Coated Wheaten Terriers são predispostos ao desenvolvimento de EPP e nefropatia com perda de proteínas. A causa é incerta, embora a hipersensibilidade alimentar tenha sido relatada em alguns cães acometidos.

Características clínicas

Alguns cães individuais podem ter EPP e/ou nefropatia com perda de proteínas. Os sinais clínicos típicos são vômito, diarreia, perda de peso e ascites. Esses cães geralmente são de meia-idade no diagnóstico.

Diagnóstico

Hipoalbuminemia e hipocolesterolemia são comuns, como em qualquer EPP. A histopatologia da mucosa intestinal pode revelar linfangiectasia, linfangite e/ou inflamação linfocítica.

Tratamento e prognóstico

O tratamento é o mesmo usado em casos de linfangiectasia e/ou DII. O prognóstico parece reservado em animais com doença clínica; a maioria vem a óbito em 1 ano após o diagnóstico.

ENTEROPATIA IMUNOPROLIFERATIVA DO BASENJI

Etiologia

A enteropatia imunoproliferativa em Basenjis é um intenso infiltrado intestinal linfocítico-plasmocítico, frequentemente associado a alterações em vilosidades, dilatação branda de vasos quilíferos, hipertrofia das pregas gástricas, gastrite linfocítica e/ou atrofia da mucosa gástrica. É provavelmente associada a uma base ou predisposição genética e bactérias intestinais podem desempenhar um papel importante.

Características clínicas

A doença tende a ser uma forma grave de ELP intermitente, associada principalmente a estresse (p. ex., viagem). Perda de peso, diarreia do intestino delgado, vômitos e/ou hiporexia geralmente são observados. A maioria dos Basenjis acometidos começa a apresentar sinais clínicos aos 3 a 4 anos.

Diagnóstico

Hipoalbuminemia e hiperglobulinemia graves são comuns, em especial nos casos avançados. Os estágios iniciais da doença se assemelham a muitas outras doenças intestinais. Em casos avançados, os sinais clínicos são tão sugestivos que o diagnóstico presuntivo é frequentemente estabelecido sem biópsia. No entanto, como outras doenças (p. ex., linfoma, histoplasmose) podem mimetizar a enteropatia imunoproliferativa, a biópsia do trato alimentar é necessária antes do início da terapia imunossupressora agressiva.

Tratamento

A terapia inclui modificação da dieta (ou seja, dieta de eliminação de alta digestibilidade) e antimicrobianos (ver Capítulo 28), além de imunossupressores (glicocorticoides e/ou ciclosporina). A resposta terapêutica é variável e cães acometidos que respondem podem apresentar recidivas, especialmente se estressados.

Embora haja suspeita de uma base genética, não se sabe se é suficiente para a recomendação de programas de reprodução. A biópsia intestinal de cães assintomáticos é questionável.

Prognóstico

Muitos animais acometidos morrem 2 a 3 anos após o diagnóstico. O prognóstico é mau para a recuperação, mas alguns cães podem ser mantidos por longos períodos com tratamento e monitoramento cuidadosos. Alguns cães desenvolvem linfoma GI.

ENTEROPATIA EM SHAR-PEIS

Etiologia

Os Shar-Peis são propensos a uma enteropatia grave, bem como outras anomalias do sistema imune (ou seja, síndrome febril do Shar-Pei, amiloidose renal) que provavelmente refletem uma disfunção que os predispõem a reações inflamatórias exageradas no trato GI. Os Shar-Peis também tendem a apresentar concentrações séricas extremamente baixas de cobalamina.

Características clínicas

Diarreia e/ou perda de peso (ou seja, disfunção do intestino delgado) são os principais sinais clínicos.

Diagnóstico

O diagnóstico requer biópsia do intestino delgado. Infiltrados intestinais eosinofílicos e linfocítico-plasmocíticos geralmente são encontrados.

Tratamento

De modo geral, o tratamento é composto por dietas de eliminação, antimicrobianos e anti-inflamatórios/imunossupressores. Como os Shar-Peis tendem a apresentar níveis sanguíneos excepcionalmente baixos de cobalamina, a suplementação é razoável.

Prognóstico

O prognóstico de Shar-Peis acometidos é reservado.

ENTEROPATIA EM SHIBA INU
Etiologia

A enteropatia em Shiba Inus só foi relatada recentemente; a causa é desconhecida.

Características clínicas

Diarreia e perda de peso (ou seja, disfunção do intestino delgado) são os sinais mais comuns. A hiporexia também é um problema frequente.

Diagnóstico

Leucocitose, hipoalbuminemia e hipocolesterolemia podem ser observadas. Achados histopatológicos típicos são infiltrados linfocíticos/plasmocíticos moderados a graves no duodeno e no íleo. Alterações arquitetônicas também são esperadas (ou seja, distensão de criptas, alterações de vilos, linfangiectasia).

Tratamento

O tratamento ideal é incerto. Hoje, recomenda-se a terapia para DII (ou seja, dietas de eliminação, antimicrobianos e anti-inflamatórios/imunossupressores).

Prognóstico

A maioria dos cães acometidos morre até 3 meses após o diagnóstico.

ENTERITE E/OU COLITE GRANULOMATOSA IDIOPÁTICA

A enterite ou colite granulomatosa canina é diagnosticada via histologia e, de modo geral, é causada por fungos ou algas e, às vezes, bactérias. Infiltrados granulomatosos idiopáticos são incomuns. Solicite colorações especiais, cultura e, talvez, PCR antes do diagnóstico de doenças granulomatosas idiopáticas. Independentemente da causa, os sinais clínicos são mais graves do que na maioria dos casos de doença do intestino grosso e muitas vezes há EPP. A ressecção cirúrgica deve ser considerada na doença idiopática e localizada. Na doença difusa, glicocorticoides e ciclosporina podem ser considerados. Poucos casos de enterite ou colite granulomatosa idiopática foram descritos e tratados para permitir generalizações. O prognóstico é mau.

OBSTRUÇÃO INTESTINAL

OBSTRUÇÃO INTESTINAL SIMPLES
Etiologia

A obstrução intestinal simples (ou seja, obstrução luminal sem extravasamento peritoneal, oclusão venosa grave ou perda de vitalidade intestinal) é geralmente causada por corpos estranhos. Doenças infiltrativas e intussuscepção também podem ser responsáveis.

Características clínicas

De modo geral, as obstruções intestinais simples causam vômitos com ou sem hiporexia, depressão ou diarreia. A dor abdominal é incomum. Quanto mais oral a obstrução, mais frequente e grave o vômito. Em caso de perda da vitalidade intestinal e desenvolvimento de peritonite séptica, o animal pode estar moribundo ou com SIRS à primeira consulta.

Diagnóstico

O vômito do conteúdo gástrico (que pode ocorrer em caso de obstrução da saída gástrica ou obstrução intestinal) classicamente provoca alcalose metabólica hipopotassêmica-hipoclorêmica e acidúria paradoxal, enquanto o vômito do conteúdo intestinal classicamente causa diferentes graus de hipopotassemia, muitas vezes com algum grau de acidose láctica por má perfusão. No entanto, essas alterações não são confiáveis para o diagnóstico. Por isso, a determinação da concentração sérica de eletrólitos e do *status* ácido-básico é importante no planejamento terapêutico.

Palpação abdominal, radiografia abdominal simples ou ultrassonografia do abdome podem ser diagnósticas se revelarem um corpo estranho, massa ou íleo obstrutivo óbvio (ver Figura 27.5 A). A ultrassonografia abdominal realizada por um profissional competente tende a ser a técnica mais sensível (a menos que os intestinos estejam cheios de gás) porque pode revelar a dilatação ou o espessamento de alças intestinais que não são óbvios nas radiografias. Além disso, a ultrassonografia pode permitir a coleta de amostras para a citologia aspirativa de massas e o diagnóstico de algumas doenças (p. ex., linfoma) sem cirurgia. Em caso de dificuldade para distinção entre obstrução e íleo fisiológico, as radiografias contrastadas do abdome podem ser consideradas, mas raramente são necessárias se houver um bom suporte ultrassonográfico. O achado do corpo estranho é geralmente suficiente para estabelecer o diagnóstico, mas nem todos os corpos estranhos causam obstrução.

Tratamento

O achado de uma massa abdominal, corpo estranho ou íleo obstrutivo estabelece o diagnóstico presuntivo de obstrução, levando ao planejamento de endoscopia ou cirurgia exploratória. Exames laboratoriais pré-anestésicos de rotina com estabilização subsequente do paciente são indicados antes da endoscopia ou cirurgia.

Prognóstico

De modo geral, o prognóstico é bom na ausência de peritonite séptica e se não houver necessidade de ressecção intestinal maciça.

OBSTRUÇÃO INTESTINAL COM ENCARCERAMENTO
Etiologia

Na obstrução intestinal com encarceramento, uma alça do intestino é presa ou "estrangulada" ao passar por uma hérnia (p. ex., na parede abdominal, mesentérica) ou laceração semelhante. A alça intestinal encarcerada se dilata com rapidez e bactérias crescem e liberam toxinas no fluido acumulado. O desenvolvimento de SIRS é rápido. Essa é uma verdadeira emergência cirúrgica e os animais pioram com rapidez caso a alça encarcerada não seja removida.

Características clínicas

Cães e gatos com obstrução intestinal e encarceramento normalmente apresentam vômitos agudos, dor abdominal e depressão progressiva. A palpação da alça encarcerada muitas vezes causa dor intensa e, às vezes, vômitos. No exame físico, mucosas "lamacentas" e taquicardia podem ser observadas, sugerindo SIRS.

Diagnóstico

O diagnóstico presuntivo é baseado no achado de uma alça intestinal distendida e dolorosa, em especial se a alça estiver contida em uma hérnia. Radiograficamente, detecta-se a dilatação acentuada de um segmento do intestino (Figura 31.11), às vezes visivelmente fora da cavidade peritoneal. Caso contrário, a alça intestinal obviamente estrangulada é encontrada à cirurgia exploratória.

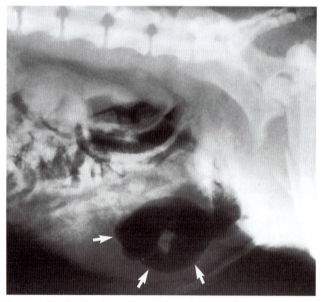

Figura 31.11 Radiografia abdominal lateral de um cão com ruptura do tendão pré-púbico e obstrução intestinal com encarceramento. Note a seção dilatada do intestino na área da hérnia (setas). (De Allen D, editor: *Small animal medicine*, Philadelphia, 1991, JB Lippincott.)

Tratamento

Cirurgia imediata e tratamento agressivo da SIRS são indicados. O intestino desvitalizado deve ser dissecado, com cuidado para evitar o derramamento de conteúdo séptico no abdome.

Prognóstico

O prognóstico é reservado. O diagnóstico e tratamento cirúrgico devem ser rápidos para prevenir a morte.

TORÇÃO/VÓLVULO MESENTÉRICO
Etiologia

Os intestinos sofrem uma torção na raiz mesentérica, o que causa grave comprometimento vascular. Há perda de vitalidade de grande parte do intestino até o momento da cirurgia.

Características clínicas

Essa causa incomum de obstrução intestinal é observada principalmente em cães de grande porte (especialmente Pastores Alemães). A torção mesentérica causa um quadro agudo de náuseas intensas, vômitos, dor abdominal e depressão, acompanhada ou não por diarreia. A distensão abdominal é tão grave quanto em animais com dilatação/vólvulo gástrico (DVG).

Diagnóstico

As radiografias abdominais são diagnósticas e mostram íleo uniforme generalizado (ver Figura 27.6).

Tratamento

Há necessidade de cirurgia imediata. Os intestinos devem ser devidamente reposicionados e as áreas desvitalizadas devem ser dissecadas.

Prognóstico

O prognóstico é extremamente mau; a maioria dos animais morre apesar de esforços heroicos. Os animais que sobrevivem podem apresentar síndrome do intestino curto se a ressecção intestinal maciça for necessária.

CORPOS ESTRANHOS LINEARES
Etiologia

Inúmeros objetos podem assumir uma configuração linear no trato alimentar (p. ex., cordas, fios, meias de náilon, panos). O corpo estranho se aloja ou se fixa em um ponto (p. ex., base da língua, piloro), enquanto o restante segue para os intestinos. O intestino delgado busca impulsionar o objeto em sentido aboral por meio de ondas peristálticas e, desse modo, se aglomera e fica pregueado. À medida que os intestinos continuam tentando impulsionar o corpo estranho em sentido aboral, o objeto linear corta os intestinos, muitas vezes perfurando-os em vários pontos da borda antimesentérica. Isso pode causar peritonite fatal.

Características clínicas

Corpos estranhos lineares parecem ser mais frequentes em gatos do que em cães. O vômito de alimentos, bile e/ou muco é comum, mas alguns animais apresentam apenas hiporexia ou depressão. Raros pacientes (em especial cães com corpos estranhos lineares crônicos) podem ser relativamente assintomáticos por dias a semanas enquanto o corpo estranho continua a se incorporar nos intestinos.

Diagnóstico

A anamnese pode ser sugestiva de um corpo estranho linear (p. ex., o gato estava brincando com um pano ou corda). Os intestinos aglomerados e dolorosos são ocasionalmente detectados por palpação abdominal. O objeto é às vezes visto alojado na base da língua, mas sua não detecção nesse local não elimina o diagnóstico de corpo estranho linear. Mesmo quando esses objetos se alojam sob a língua, podem ser muito difíceis de encontrar apesar do exame oral cuidadoso; alguns ficam embutidos no frênulo. Se necessário, use contenção química (p. ex., cetamina IV, 2 mg/kg) para permitir o exame oral adequado. Raramente, o fim do corpo estranho linear se projeta do ânus.

Corpos estranhos alojados no piloro e chegando até o duodeno devem ser diagnosticados por palpação abdominal, técnicas de diagnóstico por imagem ou gastroduodenoscopia. Os objetos em si são raramente vistos nas radiografias e raramente dilatam as alças intestinais, sugerindo íleo anatômico; a proximidade com o estômago e a formação de pregas dos intestinos ao redor do objeto tendem a impedir a dilatação intestinal. Radiografias simples podem revelar pequenas bolhas de gás nos intestinos, especialmente na região do duodeno, e a formação de pregas intestinais pode ser óbvia (Figura 31.12). As radiografias contrastadas (com contraste iodado isotônico) normalmente revelam um padrão intestinal plissado ou aglomerado, estabelecendo o diagnóstico de corpo estranho linear. Esses objetos são às vezes vistos na endoscopia, alojados no piloro.

Tratamento

A cirurgia abdominal é normalmente necessária para remoção dos corpos estranhos lineares. Se o animal for saudável, o corpo estranho linear estiver presente por apenas 1 ou 2 dias e fixado sob a língua, o objeto pode ser seccionado e solto da base da língua para ver se passará pelos intestinos sem maiores problemas. A cirurgia é indicada na ausência de melhora 12 a 24 horas após a liberação do objeto de seu ponto de fixação.

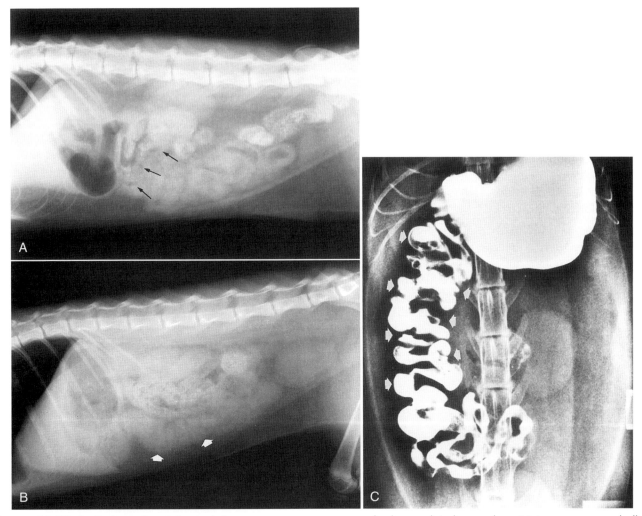

Figura 31.12 A. Radiografia abdominal de um gato com corpo estranho linear alojado no piloro. Note as pequenas bolhas de gás na massa intestinal (*setas*). **B.** Radiografia abdominal simples de um gato com um corpo estranho linear. Note as pregas no intestino delgado (*setas*). **C.** Radiografia contrastada de um gato com corpo estranho linear. Note o padrão plissado e aglomerado dos intestinos (*setas*). (**A**, de Allen D, editor: *Small animal medicine*, Philadelphia, 1991, JB Lippincott.)

Se houver dúvidas quanto ao tempo de presença do objeto ou sua fixação ao piloro, a cirurgia tende a ser a abordagem terapêutica mais segura. A remoção endoscópica é ocasionalmente bem-sucedida, mas deve ser realizada com cuidado devido à facilidade de ruptura do intestino desvitalizado e desenvolvimento de peritonite. Se a ponta do endoscópio puder ser introduzida perto da extremidade aboral do objeto, permitindo sua retirada, a cirurgia pode ser desnecessária.

Prognóstico

O prognóstico é geralmente bom na ausência de peritonite séptica grave ou necessidade de ressecção intestinal maciça. Um corpo estranho linear presente há muito tempo pode se incorporar à mucosa intestinal, com necessidade de ressecção do órgão. A remoção de uma grande parte do intestino pode levar ao desenvolvimento de síndrome do intestino curto.

INTUSSUSCEPÇÃO
Etiologia

Intussuscepção é a entrada de um segmento intestinal (o intussuscepto) em um segmento adjacente (o intussuscepiente). Pode ocorrer em qualquer lugar do trato alimentar, mas intussuscepções ileocólicas (ou seja, entrada do íleo no cólon) parecem mais comuns. As intussuscepções ileocólicas parecem associadas à enterite ativa (em especial em animais jovens), que ostensivamente altera a motilidade normal e promove a intussuscepção do íleo de diâmetro menor no cólon de diâmetro maior. No entanto, a intussuscepção ileocólica pode ocorrer em animais com insuficiência renal aguda, leptospirose, já submetidos a uma cirurgia intestinal e com outros problemas. A incidência de intussuscepção pode ser muito maior em gatos Maine Coon do que na população geral.

Características clínicas

A intussuscepção ileocólica aguda causa obstrução do lúmen intestinal e congestão da mucosa do intussuscepto. Diarreia sanguinolenta, vômito, dor abdominal e massa abdominal palpável são clássicos. As intussuscepções ileocólicas crônicas normalmente produzem menos vômitos, dor abdominal e hematoquezia. Esses animais geralmente têm diarreia intratável e hipoalbuminemia por perda de proteínas pela mucosa congesta. A EPP em um cão jovem sem ancilostomídeos ou filhote com recuperação inesperadamente longa após a enterite parvovirótica deve levar à suspeita de intussuscepção crônica. As intussuscepções jejunojejunais agudas não causam hematoquezia. A congestão mucosa pode ser mais grave do que na intussuscepção ileocólica; há perda de vitalidade intestinal e bactérias e suas toxinas podem ter acesso à cavidade peritoneal.

Diagnóstico

A palpação de uma alça intestinal alongada, obviamente espessada, estabelece o diagnóstico presuntivo; no entanto, algumas doenças infiltrativas produzem achados semelhantes. As intussuscepções ileocólicas que são curtas e não se estendem muito até o cólon descendente podem ser especialmente difíceis de palpar por estarem logo abaixo da coluna vertebral e dentro da caixa torácica. Algumas intussuscepções "deslizam" para dentro e para fora do cólon e podem não ser percebidas à palpação abdominal. A intussuscepção que se projeta até o reto pode parecer um prolapso retal. Portanto, em caso de projeção de tecido do reto, uma palpação retal cuidadosa deve ser realizada para identificação de um fórnice (prolapso retal) ou intussuscepção (em que não há fórnice).

Radiografias abdominais simples raramente permitem o diagnóstico de intussuscepção ileocólicas devido ao acúmulo mínimo de gás no intestino. A ultrassonografia abdominal é rápida e razoavelmente sensível e específica para detectar intussuscepções (ver Figura 27.8 B). A colonoscopia pode ser definitiva se o intussuscepto se estender até o cólon (Figura 31.13). Intussuscepções jejunojejunais podem ser mais fáceis de palpar por causa de sua localização.

A causa da intussuscepção (p. ex., parasitas, massa, enterite) deve ser sempre procurada. Exames coproparasitológicos devem sempre ser realizados, assim como a biópsia de amostras de espessura total do intestino obtidas no momento da correção cirúrgica da intussuscepção. Em particular, a ponta do intussuscepto deve ser examinada para a detecção de uma lesão de massa (p. ex., tumor) que poderia ter servido de foco para a intussuscepção. Outros exames diagnósticos podem ser justificados dependendo dos achados durante a anamnese, o exame físico e em exames laboratoriais.

Tratamento

As intussuscepções são tratadas cirurgicamente. As intussuscepções agudas podem ser reduzidas ou dissecadas, enquanto as crônicas geralmente devem ser dissecadas. A recidiva (no mesmo local ou em um local diferente) é razoavelmente comum. A plicatura cirúrgica pode evitar a recidiva.

Prognóstico

O prognóstico muitas vezes é bom na ausência de peritonite séptica e de recidiva da intussuscepção.

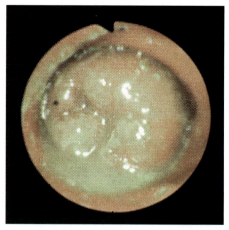

Figura 31.13 Visualização endoscópica do cólon ascendente de um cão com intussuscepção ileocólica. Note a grande massa "em cachorro-quente" no lúmen do cólon, que é a intussuscepção.

INTUSSUSCEPÇÃO CECOCÓLICA
Etiologia
A intussuscepção cecocólica, em que o ceco adentra o cólon, é rara. A causa é desconhecida, embora alguns sugiram que a tiflite induzida por tricurídeos possa ser responsável.

Características clínicas
A intussuscepção do ceco, observada principalmente em cães, pode ser associada a sangramento suficiente para causar anemia. A hematoquezia é o principal sinal. Não há obstrução intestinal e raramente causa diarreia.

Diagnóstico
Colonoscopia flexível e ultrassonografia são as principais modalidades para diagnóstico.

Tratamento
A tiflectomia é curativa e o prognóstico é bom.

OUTRAS DOENÇAS INTESTINAIS

SÍNDROME DO INTESTINO CURTO
Etiologia
A síndrome do intestino curto ocorre quando a ressecção maciça do intestino delgado leva à necessidade de terapia nutricional especial até que os intestinos consigam se adaptar. A síndrome é associada à ressecção de mais de 75 a 90% do intestino delgado; nesse caso, o intestino remanescente é incapaz de digerir e absorver os nutrientes de maneira adequada. Um grande número de bactérias pode atingir a porção superior do intestino delgado, especialmente se a valva ileocólica for removida. Nem todos os animais submetidos à ressecção substancial do intestino delgado desenvolvem essa síndrome. Cães e gatos toleram a perda de grandes quantidades de intestino delgado melhor do que os seres humanos.

Características clínicas
De modo geral, os animais acometidos apresentam perda de peso grave e diarreia intratável (tipicamente sem muco ou sangue), em especial logo após a alimentação.

Diagnóstico
Um histórico de ressecção substancial em conjunto com os sinais clínicos é suficiente para o diagnóstico.

Tratamento
O melhor tratamento é a prevenção. Evite ressecções maciças, se possível, mesmo que isso signifique fazer uma revisão cirúrgica depois de 24 a 48 horas. Após uma ressecção maciça, o animal que não consegue manter seu peso corpóreo apenas com alimentação oral, requer nutrição parenteral total até a adaptação intestinal e o controle dos sinais clínicos. É importante continuar a alimentação oral para estimular a hipertrofia da mucosa intestinal. A dieta deve ser altamente digestível (p. ex., queijo *cottage* com baixo teor de gordura, batata) e deve ser oferecida em pequenas quantidades pelo menos três a quatro vezes por dia. Antidiarreicos opiáceos (p. ex., loperamida) e inibidores de bomba de prótons podem ajudar a diminuir a diarreia. Antibióticos podem ser necessários para controlar as grandes populações bacterianas que se desenvolvem no intestino delgado (ver Capítulo 28).

Prognóstico
Após a adaptação intestinal, o animal pode receber uma dieta quase normal. No entanto, alguns animais nunca conseguem retomar as dietas comuns e outros morrem apesar de todos os esforços. Animais inicialmente desnutridos parecem ter prognóstico pior do que aqueles bem nutridos.

NEOPLASIAS DO INTESTINO DELGADO

LINFOMA ALIMENTAR
Etiologia
Linfoma é uma proliferação neoplásica de linfócitos (ver Capítulo 79). O linfoma alimentar deve sempre ser considerado em pacientes com doenças de má absorção ou enteropatias com perda de proteínas. A causa é incerta; FeLV pode estar envolvido em gatos (mesmo naqueles com resultados negativos em ELISA). A ELP tem sido sugerida como um pré-linfoma (especialmente em gatos), mas isso é incerto. O linfoma frequentemente afeta os intestinos, embora as formas extraintestinais (p. ex., em linfonodos, fígado, baço) sejam mais comuns em cães. O linfoma alimentar parece ser mais comum em gatos do que em cães. Existem diferentes formas de linfoma alimentar. O linfoma linfoblástico (LL) é observado em cães e gatos; o LCP bem diferenciado é encontrado principalmente em gatos. O linfoma de linfócitos granulares grandes é uma forma rara, muito grave, observada em gatos.

Características clínicas
O LL alimentar tende a causar sinais dramáticos (ou seja, perda crônica e progressiva de peso, hiporexia, diarreia do intestino delgado, vômitos). Nódulos, massas, espessamento intestinal difuso provocado por doença infiltrativa, dilatação de seções do intestino que não estão obstruídas e/ou constrições focais são possíveis, embora também possam estar presentes no intestino de aparência macroscópica normal. A EPP pode ocorrer. A linfadenopatia mesentérica é típica, mas não invariável. Lembre-se que a DII felina pode causar linfadenopatia mesentérica branda a moderada. Anomalias extraintestinais (p. ex., linfadenopatia periférica) são observadas de maneira inconsistente em cães e gatos com LL alimentar.

O LCP alimentar em gatos tende a ser menos agressivo e associado a sinais relativamente brandos de perda de peso, vômitos e/ou diarreia.

Diagnóstico
O diagnóstico de LL requer a demonstração de linfócitos neoplásicos, que podem ser obtidos por aspirações com agulha fina, impressão ou preparações citológicas por esmagamento.

A hipercalcemia paraneoplásica não é sensível nem específica para o diagnóstico de linfoma alimentar. A histopatologia do tecido intestinal é o método diagnóstico mais confiável. Alguns sugerem que amostras de tecido de espessura total obtidas por cirurgia ou laparoscopia são preferidas à endoscopia. Embora essas amostras sejam às vezes necessárias, a maioria dos cães e muitos gatos podem ser diagnosticados via endoscopia com obtenção de amostras de tecido de boa qualidade e biópsias de duodeno e íleo. Ocasionalmente, os linfócitos neoplásicos são encontrados apenas na camada serosa e amostras de biópsia cirúrgica de espessura total são necessárias.

O diagnóstico de LL tende a ser relativamente fácil em cães e gatos (é confirmado pelo achado de alguns linfócitos obviamente malignos), mas o diagnóstico de LCP felino continua difícil. Amostras de biópsia endoscópica de má qualidade (ou seja, muito superficiais, com muito artefato) são notórias por levarem ao diagnóstico errôneo de ELP em vez de LCP. O achado de linfócitos na submucosa não é específico para linfoma. Em alguns casos, a observação de linfócitos em órgãos onde não devem ser encontrados (p. ex., fígado) permite o diagnóstico de LCP.

O LCP intestinal felino tende a ser um linfoma de células T e, às vezes, apresenta epiteliotropismo óbvio. A coloração de rotina com hematoxilina e eosina (H&E) não permite a boa diferenciação confiável de LCP e ELP. A imuno-histoquímica (com coloração para CD3 e CD79a) tem sido usada para ajudar a distinção entre LCP e ELP. A determinação de clonalidade por PCR parece necessária para o diagnóstico preciso de alguns casos de LCP. Esse exame requer o envio de amostras para laboratórios especializados, é demorado e caro.

Tratamento

A quimioterapia pode aliviar os sintomas em alguns pacientes com LL, mas muitos ficam bastante doentes após a quimioterapia agressiva. Em contrapartida, gatos com LPC geralmente respondem bem ao tratamento com prednisolona e clorambucila, como os gatos com DII submetidos à mesma terapia. Os protocolos terapêuticos são descritos no Capítulo 79.

Prognóstico

O prognóstico do LL a longo prazo é muito ruim. O tratamento faz com que muitos gatos com LCP tenham excelente qualidade de vida por anos.

ADENOCARCINOMA INTESTINAL

O adenocarcinoma intestinal é mais comum em cães do que em gatos. Normalmente causa espessamento intestinal difuso ou lesões em massa circunferencial focal. Os sinais clínicos primários são perda de peso e vômitos causados por obstrução intestinal. O diagnóstico requer a demonstração de células epiteliais neoplásicas. Endoscopia, cirurgia e punção aspirativa com agulha fina guiada por ultrassonografia podem ser diagnósticas. Os carcinomas cirróticos têm tecido conjuntivo fibroso muito denso, impossibilitando a coleta de boas amostras de biópsia por aspiração com agulha fina ou endoscópio flexível; portanto, a cirurgia às vezes é necessária para obter biópsias diagnósticas. O prognóstico é bom se a excisão cirúrgica completa for possível, mas metástases para linfonodos regionais são comuns no momento do diagnóstico. A quimioterapia adjuvante pós-cirúrgica não parece influenciar o tempo de sobrevida de maneira substancial.

LEIOMIOMA/LEIOMIOSSARCOMA/TUMOR DO ESTROMA INTESTINAL

Leiomiomas e leiomiossarcomas intestinais e tumores do estroma são neoplasias de tecido conjuntivo que geralmente formam uma massa distinta. As lesões são encontradas principalmente no intestino delgado e no estômago de cães idosos. Os sinais clínicos primários são hemorragia intestinal, anemia por deficiência de ferro e obstrução. Também podem causar hipoglicemia como efeito paraneoplásico. O diagnóstico requer a demonstração de células neoplásicas. A avaliação de aspirados com agulha fina guiados por ultrassonografia pode ser diagnóstica, mas esses tumores não esfoliam com tanta facilidade quanto muitos carcinomas ou linfomas; assim, a biópsia incisional ou excisional é frequentemente necessária. A excisão cirúrgica pode ser curativa na ausência de metástases. As metástases tornam o prognóstico mau, embora alguns animais sejam beneficiados pela quimioterapia.

NEOPLASIAS DO INTESTINO GROSSO

ADENOCARCINOMA

Etiologia

Pouquíssimos adenocarcinomas do cólon canino surgem de pólipos. Esses tumores podem se estender para o lúmen ou ser infiltrativos e produzem estenose circunferencial.

Características clínicas

Encontrados principalmente em cães, os adenocarcinomas do cólon e do reto são mais comuns em animais idosos. A hematoquezia é comum. Os tumores infiltrativos podem causar tenesmo e/ou constipação intestinal secundária à obstrução.

Diagnóstico

O diagnóstico requer a observação de células de carcinoma. A avaliação histopatológica é preferível à análise citológica porque a displasia epitelial pode ser observada em lesões benignas, levando a um diagnóstico citológico falso-positivo de carcinoma. Biópsias relativamente profundas obtidas com fórceps rígidos são melhores para distinguir os carcinomas de pólipos benignos porque a invasão da submucosa é uma característica importante dos adenocarcinomas retais. Como a maioria das neoplasias do cólon tem origem no reto ou áreas adjacentes, o exame digital é a melhor abordagem para triagem. A colonoscopia é necessária em massas mais distantes. As técnicas de diagnóstico por imagem são usadas para a detecção de metástases pulmonares ou em linfonodos sublombares.

Tratamento

A excisão cirúrgica completa é curativa. A amputação retal transanal *pull-through* é benéfica em alguns casos. Existem abordagens transabdominais para o cólon distal, mas o desfecho a longo prazo é incerto. No entanto, muitos pacientes com adenocarcinoma retal não respondem bem devido ao diagnóstico tardio, extensa invasão local e metástases distantes em linfonodos regionais.

Prognóstico

Com o diagnóstico e a cirurgia oportunos, o tempo de sobrevida pode ser de até 4 anos em alguns pacientes. O prognóstico do adenocarcinoma não passível de ressecção é mau. A radioterapia pré e intraoperatória pode ser paliativa em alguns cães com adenocarcinomas colorretais não ressecáveis.

PÓLIPOS RETAIS
Etiologia

A causa dos pólipos retais é desconhecida.

Características clínicas

Os pólipos retais são encontrados principalmente em cães. Hematoquezia (que pode ser considerável) e tenesmo são os principais sinais clínicos. A obstrução é rara.

Diagnóstico

Detectados geralmente durante o exame retal, muitos pólipos adenomatosos se assemelham a adenocarcinomas sésseis por serem muito grandes. O diagnóstico requer análise histopatológica, que diferencia pólipos de doenças malignas.

Tratamento

A excisão cirúrgica completa (por eversão da mucosa retal) ou endoscopia (com uso de alça de polipectomia) é curativa. Embora a avaliação endoscópica ou de imagem completa do cólon deva ser realizada antes da cirurgia assegurar a ausência de outros pólipos, é raro que existam mais. Se excisados de forma incompleta, os pólipos retornam e devem ser excisados novamente (o que é comum quando os pólipos são removidos por endoscopia).

Prognóstico

A maioria dos pólipos do reto e do cólon de cães não leva ao desenvolvimento de carcinoma *in situ*, talvez por serem diagnosticados relativamente antes do que os pólipos de cólon em seres humanos. O prognóstico é bom.

DOENÇAS DAS ÁREAS PERINEAL E ANAL

PROCTITE AGUDA
Etiologia

A colite aguda tem muitas causas (p. ex., bactérias, dieta, parasitas). A causa subjacente raramente é diagnosticada porque a colite tende a ser autolimitada. A proctite aguda provavelmente tem causas semelhantes, mas também pode ser secundária à passagem de um corpo estranho áspero que traumatiza a mucosa retal.

Características clínicas

Os animais com colite aguda muitas vezes são saudáveis apesar da diarreia do intestino grosso (ou seja, hematoquezia, muco nas fezes, tenesmo). Os vômitos ocorrem com pouca frequência. Os principais sinais clínicos de proctite aguda são constipação intestinal, tenesmo, hematoquezia, disquezia e/ou depressão.

Diagnóstico

O exame retal é importante; animais com colite aguda podem apresentar desconforto retal e/ou hematoquezia. A eliminação das causas óbvias (p. ex., dieta, parasitas) e a resolução do problema com terapia sintomática permitem o diagnóstico presuntivo. O exame retal de animais com proctite aguda pode revelar mucosa áspera, espessa e/ou obviamente ulcerada ou ainda de aparência normal. A endoscopia/biópsia é definitiva, mas raramente necessária, a menos que os sinais clínicos sejam excessivamente graves ou prolongados.

Tratamento

De modo geral, a terapia sintomática é suficiente porque a proctite e a colite agudas tendem a ser idiopáticas. O jejum por 24 a 36 horas diminui a gravidade dos sinais clínicos. A seguir, o animal deve receber pequenas quantidades de uma dieta de fácil digestão (p. ex., queijo *cottage* e arroz) com ou sem fibra. Após a resolução dos sinais clínicos, o animal pode gradualmente retornar à sua dieta original. As áreas de escoriação anal devem ser limpas e uma pomada de corticosteroide com antibiótico é aplicada. A maioria dos animais se recupera em 1 a 3 dias. Laxantes podem ser usados no tratamento da proctite. A terapia antimicrobiana de amplo espectro não é indicada.

Prognóstico

O prognóstico da doença idiopática é bom.

PROLAPSO RETAL
Etiologia

O prolapso retal é geralmente secundário à enterite ou colite em animais jovens. Os animais fazem força para defecar devido à irritação retal e, por fim, há prolapso total ou parcial da mucosa retal. A exposição da mucosa aumenta a irritação e perpetua os esforços, o que promove o prolapso. Portanto, há o estabelecimento de um ciclo de retroalimentação positiva. Os gatos Manx parecem predispostos ao prolapso retal.

Características clínicas

Cães e gatos (especialmente jovens) são acometidos. A extensão de mucosa do cólon ou do reto a partir do ânus é óbvia durante o exame físico.

Diagnóstico

O diagnóstico é baseado no exame físico. O exame retal é necessário para diferenciar o prolapso retal de uma intussuscepção que se projeta pelo reto.

Tratamento

O tratamento consiste em resolução da causa original do tenesmo, se possível, o reposicionamento da mucosa retal e a prevenção de novo tenesmo/prolapso. A mucosa é reposicionada com um dedo bem lubrificado. Em caso de prolapso imediatamente após o reposicionamento, uma sutura em bolsa de tabaco é feita no ânus e mantida por 1 a 3 dias. A abertura retal subsequente deve ser grande o suficiente para que o animal possa defecar. Às vezes, uma anestesia peridural é necessária para prevenir a repetição do prolapso. Se a mucosa evertida estiver irritada a ponto de causar tenesmo, enemas de retenção com caulim ou bário podem proporcionar alívio. Na presença de um prolapso extenso ou lesão irreversível da mucosa retal, a ressecção pode ser necessária.

Prognóstico

O prognóstico é geralmente bom, mas alguns casos tendem a recidivar.

HÉRNIA PERINEAL
Etiologia

A hérnia perineal se deve ao enfraquecimento do diafragma pélvico (músculos coccígeo e elevador do ânus) e desvio lateral do canal retal.

Características clínicas

Essa doença é observada principalmente em cães machos não castrados, idosos, de raças de porte pequeno (especialmente Boston Terriers, Cardigan Welsh Corgis, Pequineses e Boxers); gatos são raramente acometidos. A maioria dos animais apresenta disquezia, constipação intestinal ou aumento de volume perineal, mas a herniação da bexiga neste defeito pode causar uremia pós-renal com risco de morte e caracterizada por depressão e vômitos.

Diagnóstico

O exame retal digital deve ser diagnóstico (ou seja, desvio retal, ausência de suporte muscular, divertículo retal). Verifique se há retroflexão da bexiga na hérnia. A suspeita de tal hérnia pode ser confirmada por ultrassonografia, radiografia, cateterismo vesical ou aspiração do aumento de volume (após exames de imagem) para detecção de urina.

Tratamento

Os animais com uremia pós-renal constituem uma emergência; a bexiga deve ser esvaziada e reposicionada e fluidos intravenosos devem ser administrados. O tratamento preferido é a reconstrução cirúrgica do suporte muscular, mas o procedimento pode ser ineficaz e os proprietários devem estar preparados para a sua repetição.

Prognóstico

O prognóstico é reservado.

FÍSTULA PERIANAL
Etiologia

Acredita-se que a impactação de criptas anais e/ou sacos anais seja associada à infecção e ruptura em tecidos profundos. A existência de um mecanismo imunomediado é provável.

Características clínicas

As fístulas perianais ocorrem em cães e são mais comuns em raças com conformação inclinada e/ou base ampla da cabeça da cauda (p. ex., Pastores Alemães). De modo geral, há uma ou mais fístulas dolorosas ao redor do ânus e a constipação intestinal (causada pela dor), odor fétido, dor retal e/ou secreção retal são observados.

Diagnóstico

O diagnóstico é feito por exame físico e retal. Deve-se tomar cuidado ao examinar o paciente, pois a área retal pode ser muito dolorosa. As fístulas podem estar ausentes, mas granulomas e abscessos podem ser palpados pelo reto. A pitiose retal raramente mimetiza as fístulas perianais.

Tratamento

A maioria dos cães acometidos pode ser curada com terapia imunossupressora (p. ex., ciclosporina, 3 a 6 mg/kg VO a cada 12 horas ou tacrolimo tópico a 0,1% a cada 24 horas a cada 12 horas) com ou sem antibacterianos (p. ex., metronidazol, eritromicina). A administração de cetoconazol (5 mg/kg VO a cada 12 horas) pode permitir que uma dose menor de ciclosporina seja eficaz, diminuindo, assim, o custo para o proprietário. O monitoramento dos níveis sanguíneos de ciclosporina pode ser necessário em caso de ausência de resposta ou ocorrência de sinais consistentes com toxicidade (p. ex., hiporexia). Dietas hipoalergênicas também podem ser benéficas. Raramente, os animais que não respondem à terapia médica precisam de cirurgia. A cirurgia pode causar incontinência fecal. O cuidado pós-operatório é importante e consiste em manter a área limpa. Laxantes podem ser usados.

Prognóstico

Muitos pacientes são tratados com sucesso, mas o prognóstico é reservado e cuidados médicos ou cirúrgicos repetidos talvez sejam necessários.

SACULITE ANAL
Etiologia

A saculite anal é definida pela infecção do saco anal, com desenvolvimento de abscesso ou celulite.

Características clínicas

A saculite anal é relativamente comum em cães e ocasionalmente observada em gatos. Sua incidência é provavelmente maior em cães de porte pequeno (p. ex., Poodles, Chihuahuas) em comparação a outras raças. Casos brandos causam irritação (ou seja, agitação, lambeduras ou mordeduras na área). Sacos anais ocasionalmente sangram durante defecção. Casos graves podem ser associados à dor óbvia, inchaço e/ou fístulas. Disquezia ou constipação intestinal podem ocorrer porque o animal se recusa a defecar. Cães e gatos com saculite anal grave podem apresentar febre.

Diagnóstico

Os exames físico e retal geralmente são diagnósticos. Os sacos anais são dolorosos e seu conteúdo pode parecer purulento, sangrento ou normal, mas seu volume é maior. Em casos graves, a expressão do saco pode ser impossível. Se o saco se romper, a fístula está em posição de 4 horas ou 7 horas em relação ao ânus. Ocasionalmente, há um abscesso óbvio.

Tratamento

Casos brandos exigem apenas a expressão do saco anal e a infusão de um preparado com antibiótico e corticosteroide. A infusão de soro fisiológico pode ajudar a expressão dos sacos impactados. A expressão dos sacos anais pelos proprietários em casa pode prevenir a impactação e reduzir a probabilidade de complicações graves.

Abscessos devem ser lancetados, drenados, lavados e tratados com compressas quentes; antibióticos sistêmicos também devem ser administrados. As compressas quentes também ajudam a formar pontos macios em abscessos em estágio inicial. Se o problema se repetir, for grave ou não responder à terapia médica, os sacos acometidos podem ser dissecados.

Prognóstico

O prognóstico é geralmente bom.

NEOPLASIAS PERIANAIS

ADENOCARCINOMA DO SACO ANAL (GLÂNDULA APÓCRINA)
Etiologia

Os adenocarcinomas do saco anal são derivados de glândulas apócrinas e, de modo geral, observados em cadelas idosas.

Características clínicas

Uma massa no saco anal ou pararretal pode ser palpada, mas algumas lesões não são óbvias. A hipercalcemia paraneoplásica que causa hiporexia, perda de peso, vômito e polidipsia é comum. Ocasionalmente, há constipação intestinal devido à hipercalcemia ou massa perineal. A metástase para linfonodos sublombares ocorre de forma precoce, mas metástases para outros órgãos são raras.

Diagnóstico

A avaliação citológica e/ou histopatológica é necessária para estabelecimento do diagnóstico. A hipercalcemia em uma cadela idosa deve levar ao exame cuidadoso de ambos os sacos anais e estruturas pararretais. A ultrassonografia abdominal pode revelar linfadenopatia sublombar.

Tratamento

A hipercalcemia, se presente, deve ser tratada (ver Capítulo 53). O tumor deve ser removido, mas muitas vezes, há metástase para linfonodos regionais no momento do diagnóstico. A quimioterapia paliativa (ver Capítulo 76) pode ser um benefício transitório em alguns cães.

Prognóstico

O prognóstico é reservado.

TUMORES DA GLÂNDULA PERIANAL
Etiologia

Os tumores da glândula perianal são originários de glândulas sebáceas modificadas. Os adenomas da glândula perianal têm receptores de testosterona.

Características clínicas

Os adenomas das glândulas perianais são bem demarcados, elevados e eritematosos; além disso, podem ser pruriginosos. Geralmente encontrados ao redor do ânus e na base da cauda, esses tumores podem ser solitários ou múltiplos e ocorrer na metade posterior do cão. Os hormônios masculinos parecem estimular seu crescimento e essas neoplasias são frequentes em cães machos idosos não castrados (especialmente Cocker Spaniels, Beagles e Pastores Alemães). O prurido pode levar à lambedura e ulceração do tumor. Os adenocarcinomas da glândula perianal são raros; de modo geral, são massas grandes, infiltrativas e ulceradas com alto potencial metastático.

Diagnóstico

A avaliação citológica e/ou histopatológica é necessária para o diagnóstico, mas também não distingue massas malignas e benignas de forma confiável. O achado de metástases (p. ex., linfonodos regionais, pulmões) é o método mais definitivo de determinar o caráter maligno.

Tratamento

A excisão cirúrgica é preferida em tumores benignos ou solitários sem metástase. A castração é recomendada a cães com adenomas. A radioterapia é recomendada em tumores multicêntricos e algumas lesões malignas. A quimioterapia é útil em alguns cães com adenocarcinomas (ver Capítulo 76).

Prognóstico

O prognóstico é bom para lesões benignas, mas reservado para lesões malignas.

CONSTIPAÇÃO INTESTINAL

A constipação intestinal pode ser causada por qualquer doença perineal ou perianal já discutida que provoque dor (p. ex., fístula perianal, hérnia perineal, saculite anal) ou obstrução, bem como qualquer alteração associada à fraqueza do cólon. Também pode ser causada por outros transtornos (ver Boxe 26.15).

OBSTRUÇÃO DO CANAL PÉLVICO POR CICATRIZAÇÃO DESALINHADA DE FRATURAS PÉLVICAS ANTIGAS

Etiologia
Traumatismos anteriores (p. ex., atropelamentos) são uma causa comum de obstrução do canal pélvico em gatos porque o trauma pélvico cicatriza com o repouso. Os gatos parecem clinicamente normais após a cicatrização das fraturas, mas a diminuição do canal pélvico pode produzir megacólon e/ou distocia.

Diagnóstico
O exame retal digital deve ser diagnóstico. As radiografias definem melhor a extensão da lesão.

Tratamento
A constipação intestinal causada por estreitamento pélvico mínimo pode ser controlada com laxantes, mas uma cirurgia ortopédica pode ser necessária. O prognóstico depende, em parte, da gravidade da distensão do cólon. Exceto em casos de distorção exagerada, o cólon pode retomar sua função se for mantido vazio e recuperar seu diâmetro normal. Procinéticos como a cisaprida (0,25 mg/kg VO a cada 8 a 12 horas) podem estimular o peristaltismo, mas *não* devem ser usados se houver obstrução residual.

Prognóstico
O prognóstico depende da gravidade e cronicidade da distensão do cólon e do sucesso cirúrgico na ampliação do canal pélvico.

ESTENOSE RETAL BENIGNA

Etiologia
A causa é incerta, mas pode ser congênita.

Características clínicas
Constipação intestinal e tenesmo são os principais sinais clínicos.

Diagnóstico
O exame retal digital deve detectar a estenose, que pode não ser percebida na palpação descuidada de um cão de grande porte ou se a lesão estiver fora do alcance. A proctoscopia e a avaliação de uma amostra de biópsia profunda (com inclusão da submucosa) da estenose são necessárias para confirmar que a lesão é benigna e fibrosa, e não neoplásica ou fúngica.

Tratamento
A dilatação simples com balão ou afastador pode lacerar a estenose e permitir a defecação normal; outros pacientes precisam de cirurgia. Os proprietários devem ser avisados sobre a possibilidade de nova formação de estenoses durante a cicatrização e a cirurgia pode causar incontinência em casos raros. A administração de prednisolona (1,1 mg/kg/dia VO) após a dilatação pode impedir a formação de uma nova estenose.

Prognóstico
O prognóstico é reservado a bom.

CONSTIPAÇÃO INTESTINAL CAUSADA POR INDISCRIÇÃO DIETÉTICA

Etiologia
Os cães geralmente ingerem alimentos inadequados ou outros materiais (p. ex., papel, pipoca, pelo, ossos). A suplementação excessiva com fibras alimentares pode causar constipação intestinal se o animal ficar desidratado.

Diagnóstico
Causas dietéticas são comuns em cães que comem lixo. A indiscrição dietética é mais bem diagnosticada por meio do exame da matéria fecal recuperada do cólon.

Tratamento
O controle dos hábitos alimentares do animal, a adição de quantidades adequadas de fibras à dieta e o oferecimento de ração úmida (principalmente a gatos) ajudam a prevenir a constipação intestinal. O uso repetido de enemas de retenção e limpeza (*não* hipertônicos) pode ser necessário para a remoção das fezes retidas. A manipulação das fezes endurecidas deve ser evitada, mas pode ser feita. O animal deve ser anestesiado para ajudar a prevenir traumatismos no cólon durante o procedimento. Pinças Magil ou hemostáticas curvas podem ser usadas para a quebra mecânica das fezes. A inserção de um colonoscópio rígido até a massa fecal e, em seguida, de um tubo com fluxo vigoroso de água corrente à temperatura corporal pode ser útil. Isso amolece a massa fecal e elimina os detritos gerados.

Prognóstico
O prognóstico geralmente é bom. A função do cólon deve ser normal após a limpeza, a menos que a distensão tenha sido prolongada e grave.

MEGACÓLON IDIOPÁTICO

Etiologia
A causa é desconhecida, mas pode ser comportamental (ou seja, recusa em defecar) ou alterações em neurotransmissores do cólon.

Características clínicas
O megacólon idiopático é principalmente uma doença felina, embora cães possam ser acometidos. Os pacientes podem apresentar depressão e hiporexia e a queixa principal frequentemente é a defecação pouco frequente.

Diagnóstico
O diagnóstico é baseado na dilatação extensa do cólon pela palpação (não cheio apenas em sua capacidade normal) e na exclusão de causas dietéticas, comportamentais, metabólicas e anatômicas. As radiografias abdominais devem ser realizadas à procura de possíveis causas (p. ex., massas que pressionam o cólon).

Tratamento

As fezes impactadas devem ser removidas. Múltiplos enemas de retenção e limpeza com água morna são feitos durante 2 a 4 dias. A impactação fecal futura é evitada pela adição de fibras a uma dieta úmida (p. ex., Metamucil®, abóbora), embora alguns gatos fiquem melhor com uma dieta de baixo resíduo. A manutenção meticulosa da limpeza da caixa de areia e a administração de laxantes osmóticos (p. ex., lactulose) e/ou procinéticos (p. ex., cisaprida) às vezes são necessárias. Os lubrificantes não são tão úteis porque não alteram a consistência fecal. Em caso de insucesso dessa terapia conservadora ou sua recusa pelo proprietário, a colectomia subtotal ajuda alguns gatos (cães raramente toleram bem esse procedimento). Os gatos tendem a apresentar fezes macias por algumas semanas após a cirurgia antes de recuperar a consistência normal, mas alguns têm fezes macias para o resto de suas vidas.

Prognóstico

O prognóstico é bom a reservado. Muitos gatos respondem bem à terapia conservadora instituída de maneira precoce.

Leitura sugerida

Allenspach K, et al. Pharmacokinetics and clinical efficacy of cyclosporine treatment of dogs with steroid-refractory inflammatory bowel disease. *J Vet Intern Med*. 2006;20:239.

Allenspach K, et al. Chronic enteropathies in dogs: evaluation of risk factors for negative outcome. *J Vet Intern Med*. 2007;21:700.

Arslan HH, et al. Therapeutic effects of probiotic bacteria in parvoviral enteritis in dogs. *Rev Med Vet (Toulouse)*. 2012;163:55.

Arranz-Solis D, et al. Tritrichomonas foetus infection in cats with diarrhea from densely housed origins. *Vet Parasit*. 2016;221:118.

Awayshes A, et al. Evaluation of supervised machine-learning algorithms to distinguish between inflammatory bowel disease and alimentary lymphoma in cats. *J Vet Diagn Invest*. 2016;28:679.

Berryessa NA, et al. Gastrointestinal pythiosis in 10 dogs from California. *J Vet Intern Med*. 2008;22:1065.

Bouzid M, et al. The prevalence of *Giardia* infection in dogs and cats, a systematic review and meta-analysis of prevalence studies from stool samples. *Vet Parasit*. 2015;207:181.

Briscoe KA, et al. Histopathological and immunohistochemical evaluation of 53 cases of feline lymphoplasmacytic enteritis and low-grade alimentary lymphoma. *J Comp Pathol*. 2011;145:187.

Casamian-Sorrosal D, et al. Comparison of histopathologic findings in biopsies from the duodenum and ileum of dogs with enteropathy. *J Vet Intern Med*. 2010;24:80.

Costa M, et al. Diagnostic accuracy of two point-of-care kits for the diagnosis of *Giardia* species infection in dogs. *J Small Anim Pract*. 2016;57:318.

Dandrieux JRS. Inflammatory bowel disease versus chronic enteropathy in dogs: are they one and the same? *J Small Anim Pract*. 2016;57:589.

Danlaux LA, et al. Ultrasonographic thickening of the muscularis propria in feline small intestinal small cell T-cell lymphoma and inflammatory bowel disease. *J Fel Med Surg*. 2014;16:89.

Dossin O, et al. Protein-losing enteropathies in dogs. *Vet Clin N Am*. 2011;41:399.

Dye TL, et al. Randomized, controlled trial of budesonide and prednisone for the treatment of idiopathic inflammatory bowel disease in dogs. *J Vet Inter Med*. 2013;27:1385.

Foy DS, et al. Endoscopic polypectomy using endocautery in three dogs and one cat. *J Am Anim Hosp Assoc*. 2010;46:168.

Fragkou FC, et al. Prevalence and clinicopathological features of triaditis in a prospective case series of symptomatic and asymptomatic cats. *J Vet Intern Med*. 2016;30:1031.

Garcio-Sancho M, et al. Evaluation of clinical, macroscopic, and histopathologic response to treatment in nonhypoproteinemic dogs with lymphocytic-plasmacytic enteritis. *J Vet Intern Med*. 2007;21:11.

Gaschen FP, et al. Adverse food reaction in dogs and cats. *Vet Clin N Am*. 2011;41:361.

Geiger T. Alimentary lymphoma in cats and dogs. *Vet Clin N Am*. 2011;41:419.

Goodwin LV, et al. Hypercoagulability in dogs with protein-losing enteropathy. *J Vet Intern Med*. 2011;25:273.

Gras L, et al. Increased risk for Campylobacter jejuni and C. coli infection of pet origin in dog owners and evidence for genetic association between strains causing infection in humans and their pets. *Epidem Infect*. 2013;141:2526.

Gruffydd-Jones T, et al. Giardiasis in cats: ABCD guidelines on prevention and management. *J Fel Med Surg*. 2013;15:650.

Hall EJ. Antibiotic-responsive diarrhea in small animals. *Vet Clin N Am*. 2011;41:273.

Han-Slang H, et al. High detection rate of dog circovirus in diarrheal dogs. *BMC Vet Res*. 2016;12:116.

Jergens AE, et al. Comparison of oral prednisone and prednisone combined with metronidazole for induction therapy of canine inflammatory bowel disease: a randomized-controlled trial. *J Vet Intern Med*. 2010;24:269.

Jergens AE, et al. Feline idiopathic inflammatory bowel disease: what we know and what remains to be unraveled. *J Fel Med Surg*. 2012;14:445.

Kawano K, et al. Prevalence of food-responsive enteropathy among dogs with chronic enteropathy in Japan. *J Vet Med Sci*. 2016;78:1377.

Kilpinen S, et al. Oral tylosin administration is associated with an increase of faecal enterococci and lactic acid bacteria in dogs with tylosin-responsive diarrhoea. *Vet J*. 2015;205:369.

Kilpinen S, et al. Efficacy of two low-dose oral tylosin regimens in controlling the relapse of diarrhea in dogs with tylosin-responsive diarrhea: a prospective, single-blinded, two-arm parallel, clinical field trial. *Acta Vet Scand*. 2014;56:43.

Kiupel M, et al. Diagnostic algorithm to differentiate lymphoma from inflammation in feline small intestinal biopsy samples. *Vet Pathol*. 2011;48:212.

Kruse BD, et al. Prognostic factors in cats with feline panleukopenia. *J Vet Intern Med*. 2010;24:1271.

LaFlamme DP, et al. Effect of diets differing in fat content on chronic diarrhea in cats. *J Vet Intern Med*. 2011;25:230.

Leahy AM, et al. Evaluation of faecal Salmonella shedding among dogs at seven animal shelters across Texas. *Zoonoses Pub Healt*. 2016;63:515.

Litster AL, et al. Use of ponazuril paste to treat coccidiosis in shelter-housed cats and dogs. *Vet Parasit*. 2014;202:319.

Lecoindre A, et al. Focal intestinal lipogranulomatous lymphangitis in 10 dogs. *J Small Anim Pract*. 2016;57:465.

Loyd JA, et al. Retrospective evaluation of the administration of 25% human albumin to dogs with protein-losing enteropathy: 21 cases (2003-2013). *J Vet Emer Crit Care*. 2016;26:587.

Manchester AC, et al. Association between granulomatous colitis in French bulldogs and invasive Escherichia coli and response to fluoroquinolone antimicrobials. *J Vet Intern Med*. 2013;27:55.

Mandigers PJJ, et al. A randomized, open label, positively-conducted field trial of a hydrolyzed protein diet in dogs with chronic small bowel enteropathy. *J Vet Intern Med*. 2010;24:1350.

Marks SL, et al. Enteropathogenic bacteria in dogs and cats: diagnosis, epidemiology, treatment, and control. *J Vet Intern Med*. 2011;25:1195.

Maunder CL, et al. Campylobacter species and neutrophilic inflammatory bowel disease in cats. *J Vet Intern Med.* 2016;30:996.

Menozzi A, et al. Rifaximin is an effective alternative to metronidazole for the treatment of chronic enteropathy in dogs: a randomized trial. *BMC Vet Res.* 2016;12:217.

Moore PF, et al. Feline gastrointestinal lymphoma: mucosal architecture, immunophenotype, and molecular clonality. *Vet Path.* 2012; 49:658.

Mortier F, et al. Acute haemorrhagic diarrhoea syndrome in dogs: 108 cases. *Vet Rec.* 2015;176:627.

Nakashima K, et al. Prognostic factors in dogs with protein-losing enteropathy. *Vet J.* 2015;205:28.

Norsworthy G, et al. Prevalence and underlying causes of histologic abnormalities in cats suspected to have chronic small bowel disease: 300 cases (2008-2013). *J Amer Vet Med Assoc.* 2015;247:629.

Ohmi A, et al. A retrospective study in 21 Shiba dogs with chronic enteropathy. *J Vet Med Sci.* 2011;73:1.

Payne PA, et al. The biology and control of *Giardia* spp and *Tritrichomonas foetus*. *Vet Clin N Am.* 2009;39:993.

Procter TD, et al. A cross-sectional study examining Campylobacter and other zoonotic enteric pathogens in dogs that frequent dog parks in three cities in South-Western Ontario and risk factors for shedding of Campylobacter spp. *Zoonoses Publ Health.* 2014; 61:208.

Procoli F, et al. Comparison of histopathologic findings in duodenal and ileal endoscopic biopsies in dogs with chronic small intestinal enteropathies. *J Vet Intern Med.* 2013;27:268.

Renne R, et al. Palatability and clinical effects of an oral recuperation fluid during the recovery of dogs with suspected parvoviral enteritis. *Topics Compan An Med.* 2016;31:68.

Rodriguez JY, et al. Distribution and characterization of Heterobilharzia americana in dogs in Texas. *Vet Parasito.* 2014;203:35.

Sabattini S, et al. Differentiating feline inflammatory bowel disease from alimentary lymphoma in duodenal endoscopic biopsies. *J Small Anim Pract.* 2016;57:396.

Schmitz S, et al. Comparison of three rapid commercial canine parvovirus antigen detection tests with electron microscopy and polymerase chain reaction. *J Vet Diagn Invest.* 2009;21:344.

Schorza V, et al. Cryptosporidium felis in faeces from cats in the UK. *Vet Rec.* 2014;174:609.

Schulz BS, et al. Comparison of the prevalence of enteric viruses in healthy dogs and those with acute haemorrhagic diarrhoea by electron microscopy. *J Small Anim Pract.* 2008;49:84.

Silva ROS, et al. Clostridium perfringens: a review of enteric diseases in dogs, cat and wild animals. *Anaerobe.* 2015;33:14.

Simpson KW, et al. Pitfalls and progress in the diagnosis and management of canine inflammatory bowel disease. *Vet Clin N Am.* 2011; 41:381.

Stavisky J, et al. A case-control study of pathogen and life style risk factors for diarrhoea in dogs. *Prevent Vet Med.* 2011;99:185.

Streit S, et al. Ultrasonographic findings for selected gastrointestinal tract diseases. *Tieraerztliche Praxis Ausgabe Kleintiere Heimtiere.* 2014;42:281.

Sutherland-Smith J, et al. Ultrasonographic intestinal hyperechoic mucosal striations in dogs are associated with lacteal dilation. *Vet Radiol Ultrasound.* 2007;48:51.

Washabau R, et al. Endoscopic, biopsy, and histopathologic guidelines for the evaluation of gastrointestinal inflammation in companion animals. *J Vet Intern Med.* 2010;24:10.

Willard MD, et al. Effect of tissue processing on assessment of endoscopic intestinal biopsies in dogs and cats. *J Vet Intern Med.* 2010;24:84.

Woldemeskel M, et al. Canine parvovirus-2b-associated erythema multiforme in a litter of English setter dogs. *J Vet Diagn Invest.* 2011;23:576.

Xenoulis PG, et al. Feline exocrine pancreatic insufficiency: a retrospective study of 150 cases. *J Vet Intern Med.* 2016;30:1790.

Yao C, et al. Tritrichomonas foetus infection, a cause of chronic diarrhea in the domestic cat. *Vet Res.* 2015;46:35.

Zwingenberger AL, et al. Ultrasonographic evaluation of the muscularis propria in cats with diffuse small intestinal lymphoma or inflammatory bowel disease. *J Vet Intern Med.* 2010;24:289.

CAPÍTULO 32

Distúrbios do Peritônio

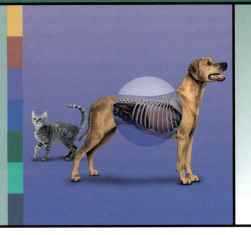

DOENÇAS INFLAMATÓRIAS

PERITONITE SÉPTICA
Etiologia

De modo geral, a peritonite séptica é geralmente uma *peritonite secundária* ao extravasamento do trato gastrintestinal ou biliar ou piometras. No cão, a perfuração ou perda de vitalidade do trato gastrintestinal é causada por neoplasia, úlcera (especialmente induzida por anti-inflamatório não esteroide ou corticosteroide), intussuscepção, corpos estranhos ou deiscência de sutura. Em gatos, a perfuração gastrintestinal por linfossarcoma é uma causa importante. O extravasamento do trato biliar geralmente é associado à ruptura da vesícula biliar secundária à colecistite necrótica (mucocele ou infecção bacteriana crônica). A peritonite séptica também pode se desenvolver após cirurgia ou disseminação hematogênica de qualquer lugar. Traumatismo (por armas de fogo, acidentes de carro, mordeduras) é uma causa mais comum em gatos do que em cães. O sulfato de bário usado em uma radiografia contrastada pode extravasar por uma perfuração gastrintestinal e causar peritonite bastante grave.

Ocasionalmente, cães e gatos desenvolvem peritonite bacteriana primária (também chamada *espontânea*) (PBP) sem uma fonte identificável de infecção. Suspeita-se que bactérias orais sejam a fonte em gatos com PBP, mas a translocação do intestino pode ser responsável. Microrganismos gram-positivos tendem a ser mais comuns na PBP.

Características clínicas

A peritonite séptica secundária à deiscência da sutura intestinal classicamente se manifesta 3 a 6 dias após a cirurgia. Cães com dois ou mais dos seguintes fatores apresentam maior risco de deiscência da sutura intestinal: concentração sérica de albumina abaixo de 2,5 g/dℓ, corpo estranho intestinal e peritonite pré-cirúrgica. Cães com peritonite séptica secundária ao extravasamento do trato gastrintestinal ou biliar ou à piometra geralmente apresentam depressão grave, febre (ou hipotermia), náuseas e, às vezes, dor abdominal (caso não estejam muito deprimidos para responder). A quantidade de derrame abdominal é branda a modesta. Os sinais tendem a progredir rapidamente até o desenvolvimento de síndrome da resposta inflamatória sistêmica (SIRS; antes chamada *choque séptico*). No entanto, alguns animais com peritonite séptica podem apresentar vômitos brandos, febre baixa, grandes volumes de fluido abdominal e estado geral relativamente bom por dias ou mais. Nos gatos com SIRS associada à peritonite séptica, o quadro clínico é diferente e, às vezes, apresentam apenas bradicardia, hipotermia e hipotensão.

Cães com PBP tendem a ter maiores acúmulos de fluido abdominal do que cães com peritonite séptica secundária. Os sinais clínicos em cães (em especial aqueles com PBP associada à doença hepática grave) podem ser muito menos graves em comparação à peritonite secundária. Nos gatos com PBP, o quadro clínico não é necessariamente diferente da sepse por extravasamento do trato gastrintestinal.

Diagnóstico

A maioria dos animais com peritonite séptica por perfuração do trato gastrintestinal ou biliar tem pequenas quantidades de fluido abdominal que são difíceis de detectar ao exame físico, mas que diminuem os detalhes da serosa em radiografias abdominais simples. A ultrassonografia é mais sensível que a radiografia para a detecção de pequenas quantidades de fluido abdominal. A presença de gás livre no peritônio sem relação à cirurgia abdominal recente é bastante sugestiva de extravasamento do trato gastrintestinal (Figura 32.1) ou infecção peritoneal por bactérias formadoras de gás. A ultrassonografia pode detectar massas (p. ex., tumores), mucocele biliar, colecistite ou piometra. A neutrofilia é comum, mas inespecífica em cães e gatos com peritonite séptica. Neutropenia e/ou hipoglicemia podem ser observadas em animais com septicemia grave.

A abdominocentese é indicada em caso de detecção de fluido abdominal livre. A orientação por ultrassonografia deve permitir a coleta de amostras de derrames mesmo na presença de quantidades modestas. O fluido recuperado é examinado por citologia e encaminhado para cultura. Espera-se que o fluido abdominal seja um exsudato (com alta concentração de proteína e grande número de células nucleadas, com predominância de neutrófilos tóxicos ou degenerados); no entanto, esse achado não diagnostica a peritonite séptica. O diagnóstico definitivo de peritonite séptica requer o achado de bactérias (especialmente se fagocitadas por leucócitos) ou conteúdo fecal no fluido abdominal (Figura 32.2). Infelizmente, a observação desses achados pode ser difícil. O uso prévio de antibióticos pode suprimir o número de bactérias e a porcentagem de neutrófilos com alterações degenerativas. Além disso, neutrófilos levemente degenerados são comuns em derrames após cirurgia abdominal recente.

A ausência de observação de bactérias ou material vegetal no derrame abdominal pode dificultar a distinção rápida entre a peritonite séptica e as doenças abdominais estéreis que a mimetizam (p. ex., pancreatite aguda grave). Ambas podem causar SIRS e a ultrassonografia não é tão sensível na detecção de pancreatite quanto desejado. Os neutrófilos degenerados no fluido abdominal sugerem peritonite séptica, mas a pancreatite estéril grave pode produzir alterações degenerativas idênticas às observadas na infecção. A comparação dos níveis de lactato no sangue e no derrame nem sempre é necessária para distinguir derrames sépticos e não sépticos. A glicemia plasmática (não no sangue total) mais de 38 mg/dℓ acima da concentração de glicose no fluido peritoneal ou no sobrenadante do fluido peritoneal é bastante sugestiva de peritonite séptica, mas não é um exame perfeito.[1] Em pacientes com forte suspeita de peritonite séptica, mas sem comprovação, pode ser necessário prosseguir com a laparotomia exploratória antes da disponibilização dos resultados da cultura do fluido abdominal.

A imunorreatividade da lipase pancreática canina (cPLI) é muito sensível para o diagnóstico de pancreatite aguda, mas sua especificidade para a detecção da doença pancreática clinicamente importante é incerta. Valores elevados foram observados em pacientes sem pancreatite óbvia como um problema

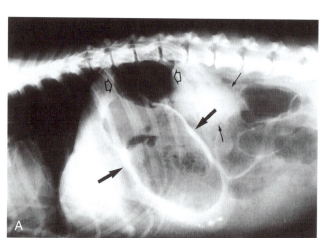
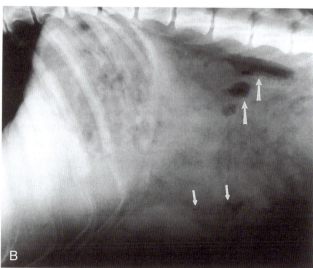

Figura 32.1 A. Radiografia abdominal lateral de um cão. As margens viscerais do rim (*setas sólidas pequenas*) e do estômago (*setas sólidas grandes*) são delineadas por contraste negativo (ou seja, ar). Além disso, há bolsões de ar livre no abdome (*setas vazadas*). Esse cão tinha uma úlcera gástrica de perfuração espontânea. **B.** Radiografia lateral de um cão com abscesso esplênico. Há bolhas de ar na região do baço (*setas curtas*) e gás livre na cavidade peritoneal dorsal (*setas longas*).

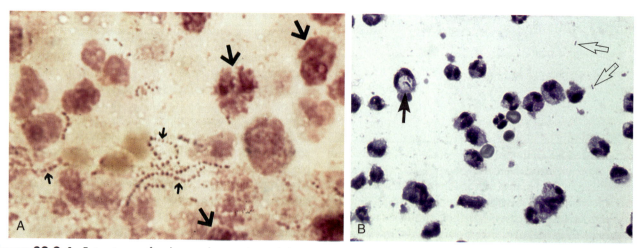

Figura 32.2 A. Fotomicrografia de exsudato peritoneal de um cão com peritonite séptica. Note as bactérias (*setas pequenas*) e os neutrófilos tão degenerados que é difícil identificá-los (*setas grandes*) (coloração de Wright; × 1.000). **B.** Fotomicrografia do fluido peritoneal séptico. Há uma bactéria intracelular (*seta grande*) e duas estruturas (*setas vazadas*) que podem ou não ser bactérias. Os neutrófilos não são tão degenerados como em **A**. (**A**, cortesia da Dra. Claudia Barton, Texas A&M University, EUA.)

clínico importante; além disso, cães com peritonite séptica podem apresentar inflamação do pâncreas secundária à sepse abdominal generalizada. Os proprietários precisam entender que, em alguns casos, não há uma maneira rápida, simples e confiável de distinguir a peritonite séptica da não séptica antes da cirurgia.

É importante diferenciar a PBP da peritonite séptica secundária. O diagnóstico de PBP pode ser mais difícil com base na análise do fluido abdominal porque os cães podem apresentar exsudatos, transudatos modificados ou transudatos puros. O número de bactérias no derrame pode ser relativamente baixo e técnicas de concentração (p. ex., Cytospin®) podem ser necessárias para demonstrar os microrganismos no derrame. Em alguns cães com PBP, o estado geral é menos grave do que o esperado em pacientes com peritonite secundária.

Tratamento

Os animais com peritonite séptica geralmente apresentam extravasamento do trato gastrintestinal ou biliar ou ainda piometra; a exploração cirúrgica deve ocorrer assim que os riscos anestésicos forem aceitáveis. Em contrapartida, a cirurgia geralmente não é benéfica em cães com PBP. Se houver uma boa razão para a forte suspeita de PBP (p. ex., peritonite de baixo grau com cocos gram-positivos em um cão com doença moderada e cirrose hepática e nenhuma evidência ou motivo para suspeitar de perfuração gastrintestinal ou biliar), o manejo médico conservador e a observação cuidadosa podem ser um plano inicial razoável.

A cirurgia é quase sempre indicada se houver suspeita de peritonite secundária (que é muito mais comum do que a PBP). Antes do procedimento, hemograma completo, bioquímica sérica e urinálise são desejáveis, mas, de modo geral, a cirurgia não deve ser adiada enquanto se aguardam os resultados laboratoriais. Durante a cirurgia, defeitos do trato gastrintestinal devem ser pesquisados com cuidado. O tecido ao redor de uma perfuração deve ser enviado para histopatologia para pesquisa de doença subjacente (especialmente neoplasia). O enxerto seroso não se mostrou vantajoso no fechamento desses defeitos. Após a correção do defeito, o abdome deve ser lavado repetidamente com grandes volumes de soluções cristaloides aquecidas para diluir e remover resíduos e bactérias. O abdome não pode ser lavado de maneira adequada com dreno ou mesmo cateter de diálise peritoneal, exceto nos casos mais brandos. As aderências se reformam com rapidez; não devem ser rompidas, exceto para examinar os intestinos. O sulfato de bário, caso presente, deve ser removido o máximo possível de maneira mecânica, mesmo que uma omentectomia seja necessária. A ressecção intestinal deve ser realizada somente em caso de perda de vitalidade; a ressecção excessiva pode levar ao desenvolvimento de síndrome do intestino curto.

Muitos consideram a contaminação abdominal substancial uma indicação para a drenagem abdominal pós-cirúrgica. Drenos de sucção fechada têm sido usados com sucesso no período pós-operatório e são preferíveis aos drenos de Penrose. A drenagem abdominal aberta é muito demorada, trabalhosa e raramente necessária. No momento, não há boas evidências de que a drenagem abdominal influencie o desfecho de maneira significativa.

A princípio, a terapia antimicrobiana sistêmica é composta por antibióticos parenterais de amplo espectro. Em casos graves (p. ex., SIRS), uma combinação de betalactâmico (p. ex., ampicilina mais sulbactam), metronidazol e um aminoglicosídeo (p. ex., amicacina) ou uma quinolona fluorada é uma escolha excelente (ver discussão sobre antibacterianos usados em distúrbios gastrintestinais no Capítulo 28). Lembre-se de que a administração parenteral de enrofloxacino deve ser feita por 30 a 40 minutos em forma diluída. Aminoglicosídeos e quinolonas são fármacos dependentes da dose; a administração de toda a dose diária em uma injeção é mais segura e tão ou mais eficaz do que a administração de doses menores duas a três vezes ao dia. Nos pacientes com doença menos grave, a antibioticoterapia pode ser menos agressiva (p. ex., cefoxitina [30 mg/kg IV a cada 6 a 8 horas]). Os cães com PBP podem ser tratados com antibióticos orais (p. ex., enrofloxacino ou amoxicilina com ácido clavulânico).

O suporte com fluidos e eletrólitos ajuda a prevenir a nefrotoxicidade induzida por aminoglicosídeos. A hipoalbuminemia é comum. A administração de coloides (p. ex., hetamido, pentamido) pode aumentar a pressão oncótica plasmática e melhorar a perfusão periférica, mas requer observação atenta, já que às vezes o coloide passa para o espaço extravascular, piorando a perfusão. A administração de albumina humana ou canina pode melhorar a pressão oncótica plasmática, mas a albumina humana às vezes causa reações anafilactoides em cães. O plasma fresco congelado (com ou sem heparina) parece indicado na presença de coagulação intravascular disseminada (CID), mas (1) esta é uma maneira muito ineficiente de aumentar as concentrações séricas de albumina e (2) as concentrações de antitrombina III (AT III) e os tempos de coagulação devem ser monitorados. O suporte nutricional precoce parece encurtar o tempo de hospitalização.[2]

Prognóstico

O prognóstico de pacientes com extravasamento gastrintestinal depende da causa do extravasamento (p. ex., perfurações podem ser causadas por doenças malignas) e do estado geral do animal ao diagnóstico. Hipotensão, cirurgia prolongada, administração de glicocorticoide e hipoalbuminemia pós-cirúrgica pioram o prognóstico após a cirurgia de intestino delgado. A administração de glicocorticoides após a cirurgia do cólon é um importante fator de risco de morte. Níveis sanguíneos elevados de lactato no momento da internação e sua não redução nas primeiras 6 horas seguintes são sinais de mau prognóstico.[3]

Pacientes com extravasamento de bile infectada para o abdome podem sofrer descompensação e ir a óbito com rapidez. Nos cães com PBP, o prognóstico é relativamente bom.

HEMOABDOME

A maioria dos derrames vermelhos são transudatos tingidos de sangue, não hemoabdome. De modo geral, o hemoabdome é indicado pelo fluido abdominal com hematócrito acima de 10 a 15%. O sangue na cavidade abdominal pode ser iatrogênico (decorrente de abdominocentese), traumático (p. ex., atropelamento, torção esplênica, hematoma esplênico), causado por uma coagulopatia (p. ex., ingestão de antagonista de vitamina K) ou associado a um tumor maligno (p. ex., hemangiossarcoma). Coágulos ou plaquetas em uma amostra de fluido indicam que o sangramento é iatrogênico ou próximo do sítio de abdominocentese. O diagnóstico é baseado nos achados de anamnese, exame físico, perfil de coagulação e/ou ultrassonografia abdominal. O hemoabdome espontâneo em cães idosos costuma ser causado por um hemangiossarcoma hemorrágico ou carcinoma hepatocelular; esses tumores geralmente são localizados com facilidade por ultrassonografia. A trombocitopenia pode ser confusa; pode ser a causa de sangramento abdominal ou ser provocada pelo sangramento abdominal abundante. Mesmo quando uma coagulopatia é secundária à causa original do hemoabdome (p. ex., tumor), pode se tornar grave o suficiente para promover o sangramento por si só. Em gatos, as causas de hemoabdome são mais uniformemente divididas entre doenças neoplásicas (i. e., hemangiossarcoma e carcinoma hepatocelular) e não neoplásicas (p. ex., coagulopatia, doença hepática, ruptura de bexiga). O prognóstico depende da causa.

HEMANGIOSSARCOMA ABDOMINAL
Etiologia

O hemangiossarcoma abdominal geralmente é originário do baço ou fígado (ver Capítulo 81). Pode se espalhar por todo o abdome por implantação, causando infiltração peritoneal generalizada de sangue, ou metastatizar para sítios distantes (p. ex., fígado, pulmões, coração).

Características clínicas

O hemangiossarcoma abdominal é observado principalmente em cães idosos, em especial Pastores Alemães, Labradores e Golden Retrievers. Anemia, derrame abdominal e fraqueza periódica ou colapso por má perfusão periférica são queixas comuns principais. Alguns animais apresentam derrame hemorrágico bicavitário.

Diagnóstico

A ultrassonografia é o exame mais sensível para a detecção de massas esplênicas e hepáticas, principalmente na presença de derrame abdominal abundante. As radiografias podem revelar massa se houver uma quantidade mínima de fluido peritoneal livre. Hematoma esplênico, hemangioma e tecido esplênico acessório disseminado mimetizam o hemangiossarcoma, mas têm prognóstico muito melhor; portanto, o diagnóstico definitivo é importante. O diagnóstico definitivo requer citologia ou histopatologia porque a análise do fluido raramente revela células neoplásicas. A biópsia com agulha fina (principalmente a biópsia central com agulha fina) é às vezes diagnóstica, mas há risco de hemorragia com possibilidade de morte; o paciente deve ser observado com cuidado quanto ao desenvolvimento de hipovolemia após o procedimento. Duas ou mais amostras grandes de tecido da massa ressectada devem ser enviadas e o clínico deve estar preparado para solicitar novos cortes histológicos; o achado histológico de hemangiossarcoma pode ser difícil porque geralmente há hematoma ao redor do tumor.

Tratamento

Massas solitárias devem ser excisadas. A quimioterapia pode ser paliativa em alguns animais com múltiplas massas; a quimioterapia também pode ser usada como uma modalidade de tratamento pós-operatório adjuvante (ver Capítulo 81).

Prognóstico

O prognóstico é ruim devido à metástase precoce do tumor.

DISTÚRBIOS PERITONEAIS DIVERSOS

CARCINOMATOSE ABDOMINAL
Etiologia

A carcinomatose abdominal é caracterizada por carcinomas peritoneais miliares generalizados que podem se originar de vários sítios. Os adenocarcinomas intestinais e pancreáticos são causas comuns de carcinomatose.

Características clínicas

A perda de peso pode ser a queixa principal, embora alguns animais sejam atendidos devido ao derrame abdominal óbvio.

Diagnóstico

O exame físico e as radiografias são inadequados para o diagnóstico. A ultrassonografia pode revelar massas ou infiltrados maiores, mas geralmente não detecta pequenas lesões miliares. A análise do fluido revela um exsudato não séptico ou transudato modificado; células epiteliais neoplásicas são ocasionalmente observadas (ver Capítulo 34), mas devem ser diferenciadas das células mesoteliais reativas. De modo geral, o diagnóstico requer laparoscopia ou cirurgia exploratória abdominal com exame histológico de amostras de tecido.

Tratamento

A quimioterapia intracavitária é paliativa em alguns animais, embora não haja um tratamento eficaz para essa doença. Um oncologista deve ser consultado.

Prognóstico

O prognóstico é ruim.

MESOTELIOMA
Etiologia

A causa do mesotelioma em cães e gatos é desconhecida.

Características clínicas

De modo geral, o mesotelioma causa derrame bicavitário. O tumor pode ser observado como coágulos frágeis aderidos à superfície peritoneal de vários órgãos.

Diagnóstico

As técnicas de diagnóstico por imagem revelam apenas acúmulos de fluidos. A citologia do fluido raramente é diagnóstica porque as células mesoteliais reativas são notórias por mimetizar células neoplásicas. O diagnóstico definitivo requer laparoscopia ou laparotomia.

Tratamento

A quimioterapia intracavitária pode ser realizada. Um oncologista deve ser consultado.

Prognóstico

O prognóstico é ruim, mas a quimioterapia às vezes prolonga a sobrevida.

PERITONITE INFECCIOSA FELINA

A peritonite infecciosa felina (PIF) é uma doença viral de gatos e é discutida em detalhes no Capítulo 96. Apenas o derrame abdominal da PIF é discutido aqui. Embora seja uma das principais causas de derrame abdominal felino, a PIF não é uma doença comum (exceto em gatis) nem é a única causa dos derrames abdominais. Além disso, nem todos os gatos com PIF apresentam derrames. Os derrames da PIF são classicamente piogranulomatosos (i. e., com macrófagos e neutrófilos não degenerados), com número relativamente baixo de células nucleadas ($\leq 10.000/\mu\ell$). No entanto, alguns gatos com PIF têm derrames compostos principalmente por neutrófilos. Um exsudato não séptico em um gato sem azotemia sugere PIF até que se prove o contrário.

Leitura sugerida

Adams RJ, et al. Closed suction drainage for treatment of septic peritonitis of confirmed gastrointestinal origin in 20 dogs. *Vet Surg.* 2014;43:843.
Aronsohn MG, et al. Prognosis for acute nontraumatic hemoperitoneum in the dog: a retrospective analysis of 60 cases (2003-2006). *J Am Anim Hosp Assoc.* 2009;45:72.
Bernardine F, et al. Spontaneous gastrointestinal perforation in cats: a retrospective study of 13 cases. *J Fel Med Surg.* 2015;17:873.
Costello MF, et al. Underlying cause, pathophysiologic abnormalities, and response to treatment in cats with septic peritonitis: 51 cases (1990-2001). *J Am Vet Med Assoc.* 2004;225:897.
Culp WTN, et al. Primary bacterial peritonitis in dogs and cats: 24 cases (1990-2006). *J Am Vet Med Assoc.* 2009;234:906.
Culp WTN, et al. Spontaneous hemoperitoneum in cats: 65 cases (1994-2006). *J Am Vet Med Assoc.* 2010;236:978.
Dayer T, et al. Septic peritonitis from pyloric and non-pyloric gastrointestinal perforation: prognostic factors in 44 dogs and 11 cats. *J Small Anim Pract.* 2013;54:625.
Grimes JA, et al. Identification of risk factors for septic peritonitis and failure to survive following gastrointestinal surgery in dogs. *J Am Vet Med Assoc.* 2011;238:486.
Horowitz FB, et al. A retrospective analysis of 25% human albumin supplementation in hypoalbuminemic dogs with septic peritonitis. *Can Vet J.* 2015;56:591.
Jitpean S, et al. Outcome of pyometra in female dogs and predictors of peritonitis and prolonged postoperative hospitalization in surgically treated cases. *BMC Vet Res.* 2014;10(6).
Ko JJ, et al. Barium peritonitis in small animals. *J Vet Med Sci.* 2014;76:621.
Mueller MG, et al. Use of closed-suction drains to treat generalized peritonitis in dogs and cats: 40 cases (1997-1999). *J Am Vet Med Assoc.* 2001;219:789.
Parsons KJ, et al. A retrospective study of surgically treated cases of septic peritonitis in the cat (2000-2007). *J Small Anim Pract.* 2009;50:518.
Ralphs SC, et al. Risk factors for leakage following intestinal anastomosis in dogs and cats: 115 cases (1991-2000). *J Am Vet Med Assoc.* 2003;223:73.
Ruthrauff CM, et al. Primary bacterial septic peritonitis in cats: 13 cases. *J Am Anim Hosp Assoc.* 2009;45:268.
Shales CJ, et al. Complications following full-thickness small intestinal biopsy in 66 dogs: a retrospective study. *J Small Anim Pract.* 2005;46:317.
Smelstoys JA, et al. Outcome of and prognostic indicators for dogs and cats with pneumoperitoneum and no history of penetrating trauma: 54 cases (1988-2002). *J Am Vet Med Assoc.* 2004;225:251.
Wong C, et al. The colloid controversy: are colloids bad and what are the options. *Vet Clin N Amer.* 2017;47:411.

Referências biliográficas

1. Koenig A, et al. Usefulness of whole blood, plasma, peritoneal fluid, and peritoneal fluid supernatant glucose concentrations obtained by a veterinary point-of-care glucometer to identify septic peritonitis in dogs with peritoneal effusion. *J Amer Vet Med Assoc.* 2015;247:1027.
2. Liu DT, et al. Early nutritional support is associated with decreased hospitalization in dogs with septic peritonitis: a retrospective study of 45 cases (2000-2009). *J Vet Emerg Crit Care.* 2012;22:453.
3. Cortellini S, et al. Plasma lactate concentrations in septic peritonitis: a retrospective study of 83 dogs (2007-2012). *J Vet Emerg Crit Care.* 2015;25:388.

Alguns dos fármacos usados em doenças gastrintestinais.

Nome genérico	Nome comercial	Dose para cães	Dose para gatos
Acetato de metilprednisolona	Depo-Medrol®	1 mg/kg IM a cada 1 a 3 semanas	10 a 20 mg/gato IM a cada 1 a 3 semanas
Amicacina	Amicilon®	20 a 25 mg/kg IV, SC a cada 24 h	10 a 15 mg/kg IV, SC a cada 24 h
Amoxicilina	Amoxil®	22 mg/kg VO, IM, SC a cada 8 a 12 h	Idem

(continua)

Alguns dos fármacos usados em doenças gastrintestinais. (*Continuação*)

Nome genérico	Nome comercial	Dose para cães	Dose para gatos
Ampicilina		22 mg/kg IV a cada 6 a 8 h	Idem
Anfotericina B, complexo lipídico ou lipossomal	Abelcet® AmBisome®	1,1 a 3,3 mg/kg/tratamento IV; atenção à nefrotoxicidade	0,5 a 2,2 mg/kg/tratamento IV (não aprovado); atenção à nefrotoxicidade
Apomorfina		0,02 a 0,04 mg/kg IV; 0,04 a 0,1 mg/kg SC	Não use
Atropina		0,02 a 0,04 mg/kg IV, SC a cada 6 a 8 h; 0,2 a 0,5 mg/kg IV, IM para intoxicação por organofosforado	Idem
Azatioprina	Imuran®	50 mg/m² VO a cada 24 a 48 h (não aprovado)	Não use
Azitromicina	Zitromax®	5 a 10 mg/kg VO a cada 24 h por 5 a 7 dias (não aprovado)	5 a 15 mg/kg VO a cada 24 h por 7 dias (não aprovado)
Betanecol	Liberan®	2,5 a 15 mg/cão VO a cada 8 h	1,2 a 5 mg/gato VO a cada 8 h
Bisacodil	Dulcolax®	5 a 10 mg/cão VO como necessário	5 mg/gato VO a cada 24 h
Budesonida	Entocort®	0,125 mg/kg VO a cada 24 a 48 h (não aprovado)	0,5 a 0,75 mg/gato VO a cada 24 a 72 h (não aprovado)
Butorfanol	Torbutrol®, Torbugesic®	0,2 a 0,4 mg/kg IV, SC, IM a cada 2 a 3 h como necessário	0,2 mg/kg IV, SC como necessário
Caulim-pectina	Kaomagma®	1 a 2 mℓ/kg VO a cada 8 a 12 h	Não recomendado
Cefazolina	Kefazol®	20 a 25 mg/kg IV, IM SC a cada 6 a 8 h	Idem
Cefoxitina	Mefoxin®	30 mg/kg IV, IM, SC a cada 6 a 8 h (não aprovado)	Idem para os cães (não aprovado)
Cetoconazol	Nizoral®	5 mg/kg VO a cada 12 h para supressão do metabolismo de ciclosporina (não aprovado)	Não recomendado
Ciclosporina	Atopica®	3 a 7 mg/kg VO a cada 12 h, ajuste de acordo com o monitoramento terapêutico	5 mg/kg VO a cada 24 h
Cipro-heptadina	Cobavital®	Não usada para anorexia em cães	2 mg/gato VO
Cisaprida	Prepulsid®	0,1 a 0,5 mg/kg VO a cada 8 a 12 h	2,5 a 5 mg (dose total) VO a cada 8 a 12 h (dose máxima de 1 mg/kg)
Clindamicina	Oralguard®, Clinbacter®	11 a 33 mg/kg VO a cada 12 h	Idem
Clorambucila	Leukeran®	2 a 6 mg/m² VO a cada 24 a 48 h (não aprovado)	1 mg 2 vezes/semana < 3,5 kg; 2 mg 2 vezes/semana > 3,5 kg (não aprovado)
Cloranfenicol		50 mg/kg VO a cada 8 h	20 mg/kg VO a cada 12 h
Dexametasona	Azium®	0,05 a 0,1 mg/kg IV, SC, VO a cada 24 a 48 h para inflamação	Idem
Difenidramina	Benadryl®, Difenidrin®	2 a 4 mg/kg VO; 1 a 2 mg/kg IV, IM a cada 8 a 12 h	Idem

(*continua*)

Alguns dos fármacos usados em doenças gastrintestinais. (*Continuação*)

Nome genérico	Nome comercial	Dose para cães	Dose para gatos
Dioctil sulfosuccinato de sódio	Colace®	10 a 200 mg/cão VO, dependendo do peso, a cada 8 a 12 h	10 a 50 mg/gato VO a cada 12 a 24 h
Doxiciclina	Vibramicina®	10 mg/kg VO a cada 24 h ou 5 mg/kg VO a cada 12 h	Idem
Enrofloxacino	Baytril®	5 a 20 mg/kg VO ou IV (diluído), a cada 24 h	5 mg/kg VO a cada 24 h (doses altas podem ser associadas à cegueira)
Enzimas pancreáticas	Viokase V®, Pancreazyme®	1 a 3 colheres de sopa/454 g de alimento	Idem
Epsiprantel	Cestex®	5,5 mg/kg VO uma vez	2,75 mg/kg VO uma vez
Eritromicina		11 a 22 mg/kg VO a cada 8 h (ação antimicrobiana); 0,5 a 1 mg/kg VO a cada 8 a 12 h (ação procinética)	Idem
Esomeprazol	Nexium®	1 mg/kg VO, IV a cada 24 h (não aprovado)	1 mg/kg VO a cada 24 h (não aprovado)
Famotidina	Famox®	0,1 a 0,2 mg/kg VO, IV a cada 12 a 24 h	Idem (não aprovado)
Febantel mais pirantel mais praziquantel	Drontal Plus®	Ver recomendações do fabricante; ver também Tabela 28.7	Adultos: 10 mg/kg a cada 24 h por 3 dias Gatos filhotes: 15 mg/kg (não aprovado)
Fembendazol	Panacur®	50 mg/kg VO a cada 24 h por 3 a 5 dias	Não aprovado, mas provavelmente a mesma usada em cães, por 3 dias
Hetamido		10 a 20 mg/kg/dia (ver questões de segurança na literatura sobre tratamento intensivo)	10 a 15 mg/kg/dia
Hidrocoloide de *psyllium*	Metamucil®	1 a 2 colheres de sopa/10 kg	Idem
Hidróxido de alumínio	Pepsamar®	10 a 30 mg/kg VO a cada 6 a 8 h	10 a 30 mg/kg VO a cada 6 a 8 h
Hidróxido de magnésio	Leite de magnésia	5 a 10 mℓ/cão VO a cada 6 a 8 h (antiácido)	5 a 10 mℓ/gato VO a cada 8 a 12 h (antiácido)
Interferona ômega (IFN-ω)	Virbagen®, Omega®	2.500.000 unidades/kg IV, SC a cada 24 h por 3 dias	1.000.000 unidades/kg SC a cada 24 h por 5 dias
Itraconazol	Sporanox®	5 mg/kg VO a cada 12 h (não aprovado)	5 mg/kg VO a cada 24 h (não aprovado)
Ivermectina		200 μg/kg VO uma vez (não em Collies ou outras raças sensíveis) para parasitas intestinais	250 μg/kg VO uma vez
Lactulose	Lactulona®	0,2 mℓ/kg VO a cada 8 a 12 h, então ajustar a dose para amolecer as fezes (não aprovado)	1 a 5 mℓ/gato VO a cada 8 h para constipação intestinal (não aprovado)
Loperamida	Imosec®	0,1 mg/kg VO a cada 8 a 12 h (não aprovado)	0,08 a 0,16 mg/kg VO a cada 12 h (não aprovado)

(*continua*)

Alguns dos fármacos usados em doenças gastrintestinais. (*Continuação*)

Nome genérico	Nome comercial	Dose para cães	Dose para gatos
Maropitant	Cerenia®	1 mg/kg SC ou 2 mg/kg VO a cada 24 h (cães com 2 a 7 meses – use apenas por 5 dias); 8 mg/kg VO a cada 24 h por 2 dias para cinetose	1 mg/kg IV, SC ou VO a cada 24 h
Mesalazina	Pentasa®	5 a 10 mg/kg VO a cada 8 a 12 h (não aprovado)	Não recomendado
Metoclopramida	Plasil®	0,25 a 0,5 mg/kg IV, VO, IM a cada 8 a 24 h; 0,3 a 1 mg/kg/h, CRI	Idem (não aprovado)
Metronidazol	Flagyl®	12 a 15 mg/kg VO a cada 12 h por 7 a 8 dias para giardíase; 10 a 15 mg/kg VO a cada 24 h para ERA	12 a 15 mg/kg VO a cada 24 h por 8 dias para giardíase; 10 a 15 mg/kg VO a cada 24 h para ERA
Milbemicina	Revolution®	0,5 mg/kg VO uma vez ao mês	Não aprovado
Mirtazapina	Remeron®	0,5 mg/kg (aproximadamente 3,75 a 7,5 mg/cão) VO por dia (não aprovado)	1,9 mg/gato VO a cada 24 a 48 h (doses de até 3,75 a 7,5 mg/gato foram usadas) (não aprovado)
Misoprostol	Cytotec®	2 a 5 µg/kg VO a cada 8 a 12 h (não aprovado)	Não recomendado
Neomicina	Menaderm®	10 a 15 mg/kg VO a cada 6 a 12 h	Idem
Olsalazina	Azulfin®	5 a 10 mg/kg VO a cada 12 h (não aprovado)	Não recomendado
Omeprazol	Lozeprel®	1 a 2 mg/kg VO a cada 12 h (não aprovado)	Idem (não aprovado)
Ondansetrona	Zofran®	0,5 a 1 mg/kg VO; 0,1 a 0,2 mg/kg IV a cada 8 a 24 h (não aprovado)	0,5 mg/kg a cada 12 h VO, SC (não aprovado)
Orbifloxacino	Posatex®	2,5 a 7,5 mg/kg VO a cada 24 h	7,5 mg/kg VO a cada 24 h
Pamoato de pirantel	Nemex®	5 mg/kg VO uma vez, repetir em 7 a 10 dias	20 mg/kg VO uma vez
Pantoprazol	Pantozol®	1 mg/kg IV a cada 24 h (não aprovado)	Desconhecida
Piridostigmina	Mestinon®	0,5 a 2 mg/kg VO a cada 8 a 12 h	Não usado
Praziquantel	Droncit®	Ver recomendações do fabricante; ver também Tabela 28.7	Ver recomendações do fabricante; ver também Tabela 28.7
Prednisolona		1,1 a 2,2 mg/kg VO, a cada 24 h ou divididos, para efeitos anti-inflamatórios	Idem
Proclorperazina	Clorpromaz®	0,1 a 0,5 mg/kg IM a cada 8 a 12 h	0,13 mg/kg IM a cada 12 h (não aprovado)
Quetamina		Não recomendado para contenção	1 a 2 mg/kg IV por 5 a 10 min de contenção

(*continua*)

Alguns dos fármacos usados em doenças gastrintestinais. (*Continuação*)

Nome genérico	Nome comercial	Dose para cães	Dose para gatos
Ranitidina	Antak®	1 a 2 mg/kg VO, IV a cada 8 a 12 h (não aprovado)	2,5 mg/kg IV; 3,5 mg/kg VO a cada 12 h
Ronidazol		Desconhecida	20 a 30 mg/kg a cada 24 h VO por 10 dias (não aprovado)
Subsalicilato de bismuto	Pepto-Bismol®	1 ml/kg/dia VO dividido a cada 8 a 12 h por 1 a 2 dias	Não use
Sucralfato	Carafate®	0,5 a 1 g VO a cada 6 a 12 h, dependendo do tamanho (use suspensão)	0,25 g VO a cada 6 a 24 h
Sulfadimetoxina	Albon®	50 mg/kg VO no primeiro dia, então 27,5 mg/kg VO a cada 12 h por 9 dias	Idem
Sulfassalazina	Azulfidina®	10 a 20 mg/kg VO a cada 8 a 12 h, não exceda 3 g/dia	Não recomendado, mas há relatos informais do uso de 7,5 a 20 mg/kg VO a cada 12 h
Tiabendazol	Foldan®	50 mg/kg VO a cada 24 h por 3 dias (não aprovado)	125 mg/kg VO a cada 24 h por 3 dias
Tilosina	Tylan®	10 a 20 mg/kg VO a cada 12 a 24 h no alimento (pode reduzir a dose para 5 mg/kg após o controle)	Idem
Trimetoprima-sulfadiazina	Tribrissen®, Bactrim®	30 mg/kg VO a cada 24 h por 10 dias	Idem para os cães
Vitamina B_{12} (cobalamina)		100 a 200 µg/cão VO a cada 24 h ou 250 a 500 µg/cão IM, SC a cada 24 dias	50 a 100 µg/gato VO a cada 24 h ou 250 µg IM, SC a cada 7 dias
Xilazina	Rompun®	1,1 mg/kg IV; 2,2 mg/kg SC, IM	0,4 a 0,5 mg/kg IM ou IV para vômitos

CRI: infusão em taxa contínua; ERA: enteropatia responsiva a antibióticos; IM: via intramuscular; IV: via intravenosa; SC: via subcutânea; VO: via oral.

PARTE 4

Distúrbios Hepatobiliares e do Pâncreas Exócrino

Penny J. Watson

CAPÍTULO 33

Manifestações Clínicas de Doenças Hepatobiliares e Pancreáticas

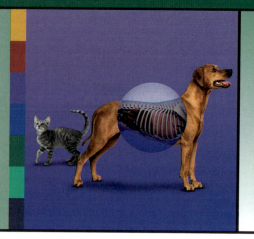

CONSIDERAÇÕES GERAIS

Os sinais clínicos de doenças hepatobiliares e pancreáticas em cães e gatos são muito variáveis, com grande sobreposição. Cães e gatos com essas doenças podem apresentar sinais inespecíficos, como anorexia, letargia e vômitos, ou sinais mais específicos, como icterícia (que pode ser de origem hepática na doença hepática ou pós-hepática na doença pancreática por obstrução biliar extra-hepática) ou dor abdominal cranial, que é mais comum na pancreatite e doença do trato biliar do que na doença do parênquima hepático. Os sinais clínicos de pancreatite em cães e gatos são um espectro de dor abdominal branda e anorexia ao "abdome agudo" e possível falência de múltiplos órgãos e coagulação intravascular difusa (CID). O quadro clínico é ainda mais desafiador em gatos porque as doenças pancreáticas e hepáticas costumam ser simultâneas nessa espécie, que também tende a esconder sua dor. Os sinais clínicos de doença hepatobiliar e pancreática estão listados no Boxe 33.1. É importante lembrar que nenhum desses sinais é patognomônico de doença hepatobiliar ou pancreática e devem ser diferenciados de sinais idênticos causados por doenças em outros sistemas orgânicos. A principal causa de morte na pancreatite aguda e grave e na hepatite aguda é a falência de múltiplos órgãos e a CID. Na doença hepática crônica de baixo grau, a morte pode ser decorrente de perda de função; os pacientes com pancreatite crônica podem sobreviver por períodos prolongados apesar da perda funcional, desde que a doença seja reconhecida e tratada com suplementação enzimática e/ou insulina. A probabilidade de morte é maior em cães e gatos com pancreatite aguda, sinais clínicos mais graves e comprometimento de mais sistemas orgânicos à primeira consulta. Na doença hepática crônica, a gravidade dos sinais clínicos não é necessariamente correlacionada ao prognóstico ou ao grau de lesão hepática, embora vários desses sinais sejam vistos juntos, em especial em cães com doença hepática em estágio terminal (p. ex., ascite, encefalopatia metabólica por disfunção hepatocelular, *shunt* venoso portossistêmico adquirido com sangramento gastrintestinal [GI]). Tanto a ascite quanto a icterícia são indicadores prognósticos negativos significativos em cães com hepatite crônica. A presença de cirrose também é um indicador de prognóstico negativo em cães; esses casos são mais propensos a ascites, *shunts* portossistêmicos (SPS) adquiridos e encefalopatia hepática (EH). É importante observar que qualquer dado de prognóstico é baseado na população e que cães com hepatite crônica e ascite podem ter bom prognóstico. Na extremidade oposta do espectro das doenças hepatobiliares e pancreáticas, por causa da tremenda capacidade de reserva do fígado e do pâncreas, talvez não haja indicações da presença de um distúrbio hepático ou pancreatite crônica de baixo grau, exceto anomalias em exames de sangue realizados antes de um procedimento anestésico eletivo. No entanto, é importante investigar a elevação persistente das enzimas hepáticas, mesmo que não haja sinais clínicos, porque é provável que o tratamento seja muito mais eficaz caso instituído de maneira precoce.

SINAIS GASTRINTESTINAIS

Vômito, diarreia e anorexia são sinais clínicos comuns associados a doenças do pâncreas e do fígado. O vômito em cães e gatos com doença hepática pode ser causado por inflamação local, hipertensão portal ou EH. Os animais com hipertensão portal podem ter hematêmese e melena devido a uma úlcera GI superior.

O vômito é um sinal proeminente na pancreatite aguda e crônica em cães e gatos e é provocado por peritonite focal ou mais generalizada, retardamento do esvaziamento gástrico e hipomotilidade duodenal devido à proximidade da inflamação pancreática. Cães com pancreatite aguda grave tendem a apresentar início agudo de vômitos, anorexia, dor abdominal acentuada e vários graus de desidratação, colapso e choque. Os diagnósticos diferenciais são outras causas de abdome agudo. Os sinais em gatos se sobrepõem aos sinais de colangite e doença inflamatória intestinal (DII), que costumam ser simultâneas em gatos; anorexia e letargia são os sinais mais comuns. Vômitos e dor abdominal ocorrem em menos da metade dos casos relatados de pancreatite em gatos.

BOXE 33.1

Sinais clínicos e achados ao exame físico de cães e gatos com doença hepatobiliar e pancreática.*

Doença hepatobiliar e pancreática geral e inespecífica
Anorexia
Depressão
Letargia
Perda de peso
Pelame de má qualidade
Náuseas, vômitos
Diarreia
Desidratação
Polidipsia, poliúria

Sinais mais específicos, mas não patognomônicos
Doença hepatobiliar
Aumento de volume abdominal (organomegalia, derrame ou hipotonia muscular)
Icterícia, bilirrubinúria, fezes acólicas
Encefalopatia metabólica
Coagulopatias

Doença pancreática
Vômito grave intratável
Dor abdominal cranial
Esteatorreia

*Certos animais apresentam alguns, mas não todos esses sinais; além disso, muitos daqueles com doença hepatobiliar não apresentam nenhum sinal clínico.

Cães e gatos com pancreatite aguda ou crônica mais branda apresentam sinais GIs leves – normalmente anorexia e, às vezes, vômitos brandos, seguidos pela defecação similar à observada na colite (p. ex., tenesmo, hematoquezia, evacuações frequentes), com um pouco de sangue fresco devido à peritonite local na área do cólon transverso.

DOR ABDOMINAL

A dor abdominal é um sinal clínico proeminente de pancreatite aguda e crônica em cães. Sem dúvida, também ocorre em gatos com pancreatite aguda, mas é muito mais difícil de reconhecer nessa espécie por causa de sua propensão a esconder a dor no consultório, mesmo diante de peritonite grave. Sinais sutis de dor em gatos devem ser levados a sério, assim como relatos do proprietário de que o gato está com dor. Algumas formas de doença hepática também causam dor abdominal; o parênquima hepático é pouco suprido por fibras nociceptivas, mas a cápsula hepática e o trato biliar são bem inervados. A doença do trato biliar é particularmente dolorosa em cães e gatos; cálculos biliares em gatos, mucoceles da vesícula biliar em cães e obstrução biliar extra-hepática em ambas as espécies são particularmente dolorosos. Cães e gatos com hepatomegalia por qualquer causa tendem a apresentar dor à palpação abdominal cranial, provavelmente devido ao estiramento da cápsula hepática.

POLIÚRIA E POLIDIPSIA

O aumento da sede e do volume de micção podem ser sinais clínicos de disfunção hepatocelular grave e SPS congênito e adquirido. Os mecanismos subjacentes são mal compreendidos, mas suspeita-se que vários fatores contribuam para a polidipsia (PD) e a poliúria (PU), que são observadas principalmente em cães e raramente em gatos. A alteração da sensação de sede pode ser uma manifestação de EH. Os primeiros estudos sugeriram que os cães com SPS congênito e adquirido têm hipercortisolemia associada a um menor metabolismo de cortisol no fígado e diminuição da concentração plasmática de proteína ligante de cortisol. No entanto, estudos mais recentes não conseguiram mostrar isso. Alterações na função de osmorreceptores da veia porta que estimulam a perda renal de água logo após a ingestão, antes de uma mudança na osmolalidade sistêmica, também podem ser parcialmente responsáveis pela PU em pacientes com doença hepática. No entanto, os estudos publicados foram realizados apenas em roedores e humanos. A perda do gradiente de concentração medular renal de ureia, devido à incapacidade de produção de ureia a partir da amônia, também pode estar envolvida e, primeiro, causaria PU e, em seguida, PD compensatória.

A PD/PU é um achado incomum na pancreatite, mas é às vezes relatada na pancreatite crônica em cães, talvez em resposta a náuseas ou dor abdominal. É importante descartar diabetes melito (DM) em qualquer cão ou gato com pancreatite crônica que apresente PD/PU, pois o DM pode se desenvolver devido à destruição do tecido endócrino na pancreatite crônica em estágio terminal.

DERRAME ABDOMINAL

O derrame abdominal ocorre em cães e gatos com doenças do fígado e do pâncreas. É muito mais comum em cães do que em gatos com doença hepática. À exceção da doença hepática associada à peritonite infecciosa felina (PIF) ou anomalias congênitas da placa ductal, os gatos com doença hepática raramente apresentam ascite, que é observada em cerca de um terço dos cães com hepatite crônica. Suspeita-se de uma pequena quantidade de derrame quando a palpação abdominal produz uma sensação escorregadia durante o exame físico. O derrame de volume moderado a grande é frequentemente conspícuo, mas pode distender tanto o abdome que obscurece detalhes dos órgãos abdominais durante a palpação. O derrame abdominal é comum em cães e gatos com pancreatite aguda, embora geralmente seja um volume muito menor do que a ascite da doença hepática e visível apenas à ultrassonografia.

PATOGÊNESE DOS TRANSUDATOS

Na presença de um derrame de volume pequeno ou grande, a patogênese geral do acúmulo de fluido no terceiro espaço (formação excessiva por aumento da pressão hidrostática venosa, diminuição da pressão oncótica intravascular ou alteração da permeabilidade vascular e reabsorção insuficiente), de forma isolada ou combinada, se aplica a gatos e cães com doenças hepatobiliares. Na doença do parênquima hepático, a causa mais comum de formação de ascite é a hipertensão portal, um aumento sustentado da pressão no sistema portal, com ou sem contribuição da redução da concentração sérica de albumina (Figura 33.1). O fluido é tipicamente um transudato modificado com teor relativamente alto de proteínas. Um transudato com baixo teor de proteínas é ocasionalmente observado em animais com doença hepática e hipoalbuminemia concomitante. É muito raro que a concentração de albumina seja baixa a ponto de causar ascite sozinha. A hipertensão portal é comum em cães com doença hepática em estágio terminal, mas rara em gatos. Também é reconhecida em alguns casos de doença hepática aguda. Normalmente, leva à tríade de ascite, EH e congestão GI, além de propensão ao desenvolvimento de úlceras. É causada pelo aumento da resistência ao fluxo sanguíneo pelos sinusoides hepáticos ou, com menor frequência, por obstruções mais diretas da veia porta ou veia cava caudal, como por tromboêmbolos. A presença de uma grande fístula arteriovenosa no fígado também pode provocar hipertensão portal. No início da doença hepática crônica, a hipertensão portal pode ser decorrente da multiplicação e transformação fenotípica das células hepáticas de Ito (células estreladas), que se tornam miofibroblastos contráteis que circundam os sinusoides e causam constrição. A longo prazo, o tecido fibroso depositado por essas células estreladas transformadas provoca obstrução sinusoidal mais irreversível. Assim, a causa mais comum de hipertensão portal em cães é a hepatite crônica que progride para cirrose (Figura 33.2). Também pode ser associada à neoplasia hepática ou doença hepática aguda em decorrência do edema hepático difuso. Em um estudo sobre doença hepática aguda, 41% dos cães tinham ascite.

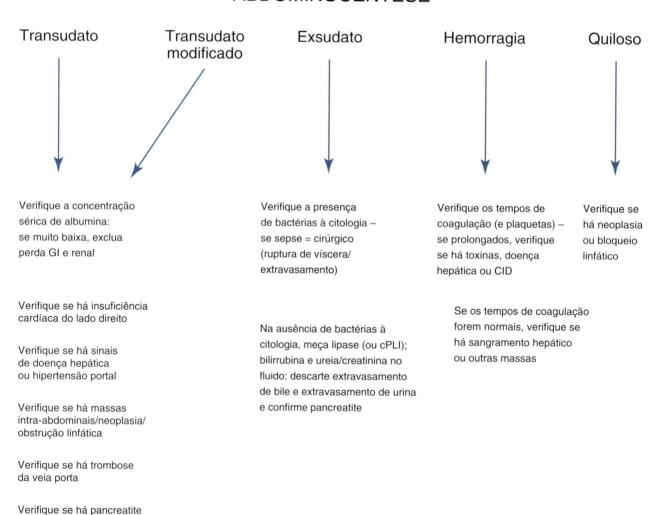

Figura 33.1 Algoritmo para a avaliação inicial de um cão com derrame abdominal e suspeita de doença hepática ou pancreática. CID: coagulação intravascular difusa; cPLI: imunorreatividade da lipase pancreática canina; GI: gastrintestinal.

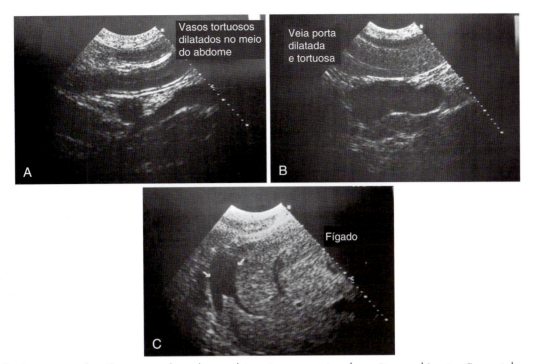

Figura 33.2 Ultrassonografias demonstrando o desenvolvimento progressivo de ascite com hipertensão portal em um cão com cirrose. **A.** A ultrassonografia realizada na primeira consulta não mostrou evidências de fluido abdominal livre, mas revelou vasos dilatados no meio do abdome (inclusive congestão esplênica) e dilatação da veia porta **B. C.** Quando o cão voltou para uma biópsia hepática 2 semanas depois, a ultrassonografia revelou o desenvolvimento de ascite branda. (Cortesia Diagnostic Imaging Department, Queen's Veterinary School Hospital, University of Cambridge, Cambridge, Inglaterra.)

A patogênese da ascite na hipertensão portal é complexa e foi estudada apenas em humanos; presume-se que seus mecanismos sejam semelhantes em cães. Uma das diferenças entre cães e humanos é que os cães não desenvolvem a infecção "espontânea" da ascite de origem hepática pela extensão das bactérias intestinais para o fluido, o que provoca a peritonite comumente relatada em seres humanos. A presença de ascite é um indicador de mau prognóstico em humanos com hepatite crônica e parece que o mesmo ocorre em cães. A retenção de sódio pelos rins é um mecanismo importante no desenvolvimento da ascite na doença hepática. Como mostra a Figura 33.2, a hipertensão portal causa congestão dos vasos esplâncnicos e acúmulo de sangue na circulação esplâncnica. Isso diminui o volume sanguíneo circulante sistêmico e, portanto, a pressão arterial, o que aumenta a retenção renal de sódio, em parte pela redução da taxa de filtração glomerular e da chegada de sódio nos túbulos e em parte pelo aumento da atividade do sistema renina-angiotensina-aldosterona (SRAA), o que eleva a retenção de sódio nos túbulos distais. Isso aumenta o volume de fluido circulante, o que precipita a formação de ascite que, por sua vez, reduz o retorno venoso devido ao aumento da pressão na veia cava caudal, iniciando um círculo vicioso de retenção renal de sódio e ascite. Essa é a teoria *overfill* de formação de ascite em doenças hepáticas. Portanto, os antagonistas da aldosterona (p. ex., espironolactona) tendem a ser mais eficazes em cães com ascite secundária à hipertensão portal, enquanto os diuréticos de alça, como a furosemida, podem ser ineficazes ou mesmo, em alguns casos, aumentar o volume do derrame, por diminuição da pressão arterial sistêmica em decorrência da hemoconcentração e dos aumentos secundários na ativação do sistema SRAA.

A ascite também é causada pela congestão venosa observada em doença das veias hepáticas principais e/ou vasos distais (como a veia cava torácica caudal, coração; congestão venosa pós-hepática). Isso não é resultado da hipertensão portal, mas aumenta a formação de linfa hepática, que exsuda dos vasos linfáticos hepáticos superficiais. Como os sinusoides revestidos por células endoteliais são altamente permeáveis, a linfa hepática apresenta alto teor de proteína.

PATOGÊNESE DOS EXSUDATOS

Na pancreatite, a causa do acúmulo de fluido abdominal geralmente é o aumento da permeabilidade vascular devido à peritonite que, na maioria dos casos, provoca a formação de exsudatos serossanguinolentos estéreis com alto teor de proteína e células; no entanto, transudatos modificados e derrames quilosos são ocasionalmente relatados. A pancreatite também pode provocar uma vasculite mais generalizada e derrames bicavitários. A demonstração de exsudato estéril à citologia deve levar à solicitação de exames para diferenciação de peritonite biliar, pancreatite ou extravasamento do trato urinário como causas, como detalhado na Figura 33.1. As concentrações de ureia, creatinina, bilirrubina, lipase ou cPLI podem ser medidas no fluido e auxiliar muito o diagnóstico. O extravasamento de bile por ruptura do trato biliar provoca uma forte resposta inflamatória e estimula a transudação da linfa pelas superfícies serosas. Em modelos animais experimentais, o componente prejudicial da bile foi identificado como os ácidos biliares. Ao contrário da maioria das outras causas de derrame abdominal associadas à doença hepatobiliar, pode haver evidências de dor abdominal cranial ou difusa durante o exame físico em cães e gatos com peritonite biliar. O fluido tem cor característica, laranja escuro, amarelo ou verde, e alto teor de bilirrubina, superior à concentração sérica de bilirrubina. O tipo celular predominante é o neutrófilo saudável, exceto em caso de infecção do trato biliar. Como a bile normal é estéril, a fase inicial da peritonite biliar não é séptica. No entanto, a menos que o tratamento seja logo iniciado, a infecção secundária, geralmente com anaeróbios de origem intestinal, pode representar risco de morte.

Infiltrados piogranulomatosos perivenulares no peritônio visceral e parietal de gatos com a forma efusiva de PIF aumentam a permeabilidade vascular e promovem a exsudação de fluido cor de palha, rico em proteínas, para o espaço peritoneal. Normalmente, o fluido tem celularidade baixa a moderada, com uma população celular mista composta por neutrófilos e macrófagos e concentração proteica moderada a alta. De modo geral, o fluido é classificado como exsudato, mas pode ser um transudato modificado.

As neoplasias hepatobiliares ou pancreáticas, assim como outros carcinomas intra-abdominais que se disseminaram para o peritônio, podem desencadear uma reação inflamatória, com subsequente exsudação de linfa e fibrina. O fluido pode ter aparência serossanguinolenta, hemorrágica ou quilosa. Independentemente da aparência macroscópica do fluido, o teor de proteína é variável; além disso, o fluido pode conter células malignas esfoliadas se a neoplasia primária for um carcinoma, mesotelioma ou linfoma. Isso muitas vezes não acontece e o diagnóstico da neoplasia requer uma investigação mais aprofundada.

ENCEFALOPATIA HEPÁTICA

PATOGÊNESE

A EH é uma disfunção neurológica em pacientes com doença hepática decorrente da exposição do córtex cerebral a toxinas. É mais comumente relatada em cães e gatos com *shunts* portossistêmicos congênitos (SPSC), mas também é observada em cães com cirrose e SPS adquirido secundário à hipertensão portal, cães e gatos com insuficiência hepática aguda e gatos com lipidose hepática (que, na verdade, é uma insuficiência hepática aguda reversível). Em um estudo com cães com insuficiência hepática aguda, 57% apresentaram sinais de EH; relatos de cães com hepatite crônica sugerem EH em cerca de 7% dos casos.

A toxina mais importante implicada é a amônia (NH_3), que atravessa a barreira hematencefálica. O cérebro é muito sensível aos efeitos tóxicos da NH_3, mas não possui um ciclo de ureia; assim, a NH_3 é desintoxicada pela conversão em glutamina pelos astrócitos. O excesso de NH_3 e, portanto, o acúmulo de glutamina causa estresse osmótico de astrócitos com inchaço celular e edema cerebral. Estudos recentes em cães com SPS congênito confirmaram aumentos nas concentrações de NH_3 em artérias, veias e liquor em comparação a cães normais. Técnicas sofisticadas de diagnóstico por imagem (tomografia por emissão de fóton único) também demonstraram a redução da perfusão nos lobos temporais e o aumento da perfusão nas regiões subcorticais de cães com SPS congênito e EH, que são semelhantes aos achados em humanos com SPS adquirido e EH. Há poucas evidências sobre outras toxinas historicamente implicadas na EH, como mercaptanos e aminoácidos aromáticos, em humanos ou animais; no entanto, tanto o manganês quanto os neuroesteroides foram recentemente implicados em ambas as espécies. As concentrações séricas de manganês são altas em cães com SPS congênito, embora a relevância clínica desse achado não seja clara, já que a ligadura do SPS congênito em cães resolve a EH, mas a hipermagnesemia persiste.

O acúmulo de NH_3 na circulação sistêmica é decorrente do desvio do fluxo portal do fígado pelo desenvolvimento de SPS ou de uma redução acentuada na massa hepática funcional. Na maioria dos casos de SPS adquirido, há uma combinação de mecanismos vasculares e funcionais que levam à EH (Figura 33.3). Raramente, se as anomalias portovasculares congênitas e a doença hepatobiliar primária grave com *shunt* adquirido foram descartadas, são consideradas as deficiências congênitas do ciclo enzimático da ureia e as acidemias orgânicas, em que NH_3 não pode ser degradada em ureia. A EH também foi relatada na deficiência congênita de cobalamina em cães. Animais portadores de doenças sistêmicas com manifestações hepáticas não sofrem perda suficiente de massa hepática ou alteração no fluxo sanguíneo hepático para desenvolver sinais de EH.

As fontes de aumento dos níveis sanguíneos de amônia em animais com doença hepática são descritas na Figura 33.4 e incluem:

- Catabolismo de glutamina pelos enterócitos do intestino delgado como sua principal fonte de energia
- Metabolismo de proteína hepática endógena por excesso de proteína na dieta, sangramento GI ou perda de massa corporal magra

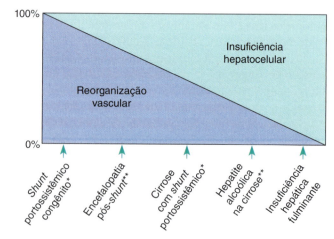

Figura 33.3 Espectro etiológico da encefalopatia hepática em cães e gatos, das causas vasculares puras a hepatocelulares puras. *Clinicamente relevante apenas em cães e gatos. **Clinicamente relevante apenas em pacientes humanos. (Modificada de Schafer DF et al.: Hepatic encephalopathy. In Zakim D, Boyer TD, editors: *Hepatology: a textbook of liver disease*, Philadelphia, 1990, WB Saunders.)

- Destruição bacteriana de aminoácidos não digeridos e purinas que chegam ao cólon
- Ação da urease bacteriana e intestinal sobre a ureia que se difunde livremente no cólon a partir do sangue.

É muito importante perceber que a visão tradicional de que as toxinas que causam EH são predominantemente de origem alimentar é enganosa; embora o intestino seja uma fonte importante de NH₃ em animais com dietas ricas em proteínas, em muitos animais, em especial aqueles com desnutrição proteico-calórica, as fontes endógenas de NH₃ podem ser mais importantes e a maior restrição dietética de proteína apenas piora a hiperamonemia. Certos fatores acentuam ou desencadeiam a EH e devem ser evitados ou resolvidos de forma agressiva quando detectados (Boxe 33.2). Na verdade, em muitos casos, os fatores precipitantes (e não a dieta) são os mais importantes no desencadeamento da EH. É muito importante identificar e tratar qualquer doença inflamatória concomitante que possa desencadear episódios de EH em animais suscetíveis. Trabalhos recentes em seres humanos, modelos experimentais e cães com doença espontânea destacaram a importância da inflamação e das citocinas inflamatórias no desenvolvimento da EH. Sabe-se que episódios clinicamente relevantes de EH em cães e gatos com SPS congênito ou adquirido são precipitados não apenas pela alimentação, mas também por estresse e infecções. Isso enfatiza o papel do hipermetabolismo, da inflamação e da degradação de proteínas corporais no desenvolvimento de EH. Um estudo recente em cães confirmou que animais com SPS congênito e EH sintomática apresentavam concentrações séricas de proteína C reativa mais altas do que cães com SPS congênito e sem EH. A proteína C reativa, uma proteína de fase aguda, é um marcador inespecífico sensível de inflamação em cães; portanto, esse estudo dá suporte à teoria de que a inflamação pode desencadear EH sintomática em cães com SPS. Além disso, a ligadura bem-sucedida do SPS congênito reduziu os indicadores inflamatórios no sangue e levou à resolução da EH. Na experiência da autora, muitas vezes são as infecções urinárias não detectadas, particularmente a pielonefrite ou cistite, que desencadeiam a EH em cães suscetíveis. Essas infecções podem atuar de duas maneiras: em parte pela produção de citocinas inflamatórias, mas também em parte pela absorção da amônia sintetizada por bactérias produtoras de urease no trato urinário.

BOXE 33.2

Fatores que precipitam o desenvolvimento de encefalopatia hepática em animais suscetíveis.

Aumento da geração de amônia no intestino
- Refeição rica em proteínas (p. ex., ração para filhotes)
- Chegada de proteína de baixa digestibilidade no cólon, permitindo o metabolismo bacteriano em amônia
- Aumento do metabolismo da glutamina no intestino delgado como fonte de energia de uma grande refeição ou aumento das necessidades de energia para a digestão
- Sangramento gastrintestinal (p. ex., úlcera hemorrágica em *shunts* adquiridos com hipertensão portal) ou ingestão de sangue
- Constipação intestinal (aumenta o tempo de contato entre as bactérias do cólon e as fezes e, portanto, eleva a produção de amônia)
- Azotemia (difusão livre de ureia pela membrana do cólon e sua degradação bacteriana em amônia)

Aumento da geração sistêmica de amônia
- Transfusão de sangue armazenado
- Catabolismo, hipermetabolismo, desnutrição proteico-calórica (aumenta a degradação da massa corporal magra com liberação de NH₃)
- Alimentação com proteína de baixa qualidade (desaminação excessiva por uso de proteína como fonte de energia)

Efeitos sobre a absorção, o metabolismo e a ação da amônia no cérebro
- Alcalose metabólica (aumento da quantidade de NH₃ não ionizado na circulação, o que aumenta a passagem pela barreira hematencefálica)
- Hipopotassemia (causa alcalose com as consequências previamente descritas)
- Sedativos ou anestésicos (interação direta com vários neurotransmissores)
- Estro (os neuroesteroides produzidos podem ter efeitos neurológicos)
- Inflamação (possível efeito central direto de citocinas inflamatórias)

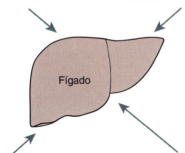

Figura 33.4 Fontes de amônia que podem contribuir para a encefalopatia hepática. Observe que, hoje, acredita-se que a degradação bacteriana da proteína não digerida no cólon não é o fator mais importante em cães submetidos a uma dieta normal.

Amônia derivada de outros órgãos: metabolismo da proteína corporal em balanço negativo de nitrogênio Acentuado por doença inflamatória e provavelmente por citocinas/mediadores inflamatórios

Transaminação hepática e desaminação de aminoácidos para obtenção de energia ou síntese de outros aminoácidos associada à dieta com aminoácidos em excesso ou de baixa qualidade

Amônia derivada do intestino: metabolismo da glutamina pelos enterócitos do intestino delgado como sua principal fonte de energia (obrigatório)

Degradação bacteriana de proteína não digerida no cólon (deve ser mínima em uma dieta de proteína digerível)

SINAIS CLÍNICOS

Em humanos, a EH é descrita como franca quando há sinais clínicos óbvios e como oculta quando os sinais são detectados apenas em exames neuropsicométricos. Como esses exames não são realizados em cães e gatos, apenas a EH mais grave e evidente é reconhecida. Sinais sutis e inespecíficos de EH em cães e gatos que podem ser observados a qualquer momento e representam a doença crônica ou subclínica são anorexia, depressão, perda de peso, letargia, náuseas, febre, hipersalivação (particularmente em gatos), vômitos intermitentes e diarreia. Quase qualquer sinal do sistema nervoso central (SNC) pode ser observado em cães e gatos com EH, embora os sinais típicos tendam a não ser localizados, sugerindo acometimento cerebral generalizado – tremores, ataxia, histeria, demência, mudança acentuada de personalidade (geralmente com aumento da agressividade), andar em círculos, pressionar a cabeça, cegueira cortical ou convulsões (Boxe 33.3; Figura 33.5). Ocasionalmente, os animais com hiperamonemia apresentam sinais neurológicos assimétricos e localizados que regridem com o tratamento adequado para EH. A EH aguda é uma verdadeira emergência médica. Felizmente, é muito menos comum do que a EH crônica e intermitente. Os animais podem apresentar estado de mal epiléptico ou coma. Embora a EH inicialmente não cause lesão cerebral permanente, as convulsões prolongadas, o estado de mal epiléptico ou coma o faz; a EH grave prolongada por si só pode levar a um edema cerebral grave por acúmulo do osmólito glutamina (por degradação de amônia) nos astrócitos. Além disso, os efeitos sistêmicos da EH aguda, particularmente a hipoglicemia, podem ser fatais se não forem reconhecidos e tratados.

> **BOXE 33.3**
>
> **Sinais clínicos típicos de encefalopatia hepática em cães e gatos.**
>
> Letargia
> Depressão
> Alterações comportamentais
> Pressionar a cabeça
> Andar em círculos
> Andar a esmo
> Cegueira central
> Convulsões (incomuns)
> Coma (incomum)
> Hipersalivação (principalmente em gatos)

ALTERAÇÃO DO TAMANHO DO FÍGADO

Em cães e gatos normais, o fígado é palpável imediatamente caudal ao arco costal ao longo da parede ventral do corpo, mas isso nem sempre é possível. A incapacidade de palpação do fígado, em especial em cães, não automaticamente significa que o fígado é pequeno. Em gatos magros, a superfície diafragmática do fígado pode ser palpada. Em gatos ou cães com derrame pleural ou outras doenças que expandem o volume torácico, o fígado pode se deslocar em sentido caudal e parecer aumentado apesar do tamanho normal.

O aumento do fígado (hepatomegalia) é muito mais comum em gatos do que em cães com doença hepática. Os cães tendem a apresentar fígado de tamanho reduzido por causa da hepatite crônica com fibrose, mas podem ter hepatomegalia, principalmente associada a tumores. O padrão de aumento de volume hepático pode ser generalizado ou focal, dependendo da causa. Doenças infiltrativas e congestivas ou aquelas que estimulam hipertrofia hepatocelular ou hiperplasia do sistema mononuclear-fagocítico (SMF), tendem a causar hepatomegalia branda ou ligeiramente irregular, firme e difusa. O aumento focal ou assimétrico do fígado é observado em doenças proliferativas ou expansivas que formam lesões em massa sólida ou cística. Exemplos de doenças que alteram o tamanho do fígado estão listados na Tabela 33.1.

A hepatoesplenomegalia generalizada branda pode ser associada a causas não hepáticas, como aumento da pressão hidrostática intravascular (congestão passiva) secundária à insuficiência cardíaca congestiva do lado direito ou doença pericárdica. Em casos raros, a oclusão da veia hepática (síndrome de Budd-Chiari) causa achados semelhantes. A hepatoesplenomegalia em cães ou gatos ictéricos pode ser atribuída à hiperplasia benigna do SMF e hematopoese extramedular secundária à anemia hemolítica imunomediada. A hepatoesplenomegalia também pode ser decorrente de processos infiltrativos, como linfoma, mastocitose sistêmica, histiocitose maligna ou leucemias.

Outra causa de hepatoesplenomegalia é a doença primária do parênquima hepático com hipertensão portal intra-hepático sustentada. Em cães e gatos com essa síndrome, o fígado é geralmente firme e irregular à palpação e, muitas vezes, é

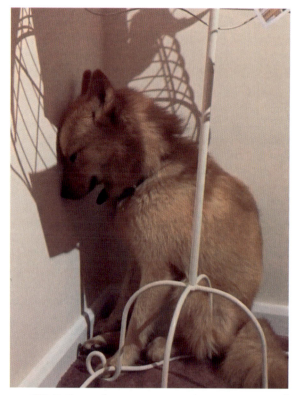

Figura 33.5 O ato de pressionar a cabeça é uma manifestação de encefalopatia hepática. (Cortesia de Georgina Harris.)

TABELA 33.1

Diagnósticos diferenciais de alterações no tamanho hepático.

Diagnóstico	Espécies
Hepatomegalia	
Generalizada	
Infiltração	
Neoplasia primária ou metastática	Cães e gatos
Colangite	Principalmente gatos
Hematopoese extramedular*	Cães e gatos
Hiperplasia de células mononucleares-fagocíticas*	Cães e gatos
Amiloidose (rara)	Cães e gatos
Congestão passiva	
Insuficiência cardíaca direita	Cães e gatos
Doença pericárdica	Principalmente cães
Obstrução da veia cava caudal	Principalmente cães
Síndrome de Caval	Principalmente cães
Síndrome de Budd-Chiari (rara)	Cães e gatos
Edema de hepatócitos	
Lipidose	Gatos (moderada a grave), cães (branda)
Hipercortisolismo (hepatopatia por corticosteroides)	Principalmente cães
Terapia anticonvulsiva	Principalmente cães
Obstrução aguda do ducto biliar extra-hepático	Cães e gatos
Hepatotoxicidade aguda	Cães e gatos
Focal ou assimétrica	
Neoplasia primária ou metastática	Cães e gatos
Hiperplasia nodular	Principalmente cães
Doença hepática crônica com fibrose e regeneração nodular	Principalmente cães
Abscesso (raro)	Cães e gatos
Cistos (raros)	Cães e gatos
Micro-hepatia (apenas generalizada)	
Redução da massa hepática	
Doença hepática crônica com perda progressiva de hepatócitos e fibrose	Principalmente cães
Diminuição do fluxo sanguíneo portal com atrofia hepatocelular	
Desvio portossistêmico congênito	Cães e gatos
Hipoplasia intra-hepática da veia porta	Principalmente cães
Trombose crônica da veia porta	Principalmente cães
Hipovolemia	
Choque?	?
Doença de Addison	Principalmente cães

*Provável esplenomegalia simultânea.

reduzido em tamanho devido à fibrose. No entanto, o baço pode ser aumentado e congestionado por causa da hipertensão portal. As doenças que acometem principalmente o baço são descritas no Capítulo 88.

ICTERÍCIA, BILIRRUBINÚRIA E ALTERAÇÃO NA COR DAS FEZES

A icterícia é definida em cães e gatos pela coloração amarela do soro ou tecidos por uma quantidade excessiva de pigmento biliar ou bilirrubina (Figura 33.6). A icterícia pode ser pré-hepática, devido à destruição intensa de hemácias; hepática, por doença hepática primária; ou pós-hepática, devido à obstrução ou ruptura do trato biliar. Como o fígado normal pode armazenar e excretar uma grande quantidade de bilirrubina, deve haver um aumento grande e persistente na síntese do pigmento biliar (hiperbilirrubinemia) ou uma grande redução na excreção biliar (colestase com hiperbilirrubinemia) antes que a icterícia seja detectável pela coloração amarela dos tecidos (concentração sérica de bilirrubina ≥ 2 mg/dℓ) ou do soro (concentração sérica de bilirrubina ≥ 1,5 mg/dℓ).

Em animais normais, a bilirrubina é um produto da degradação da proteína heme. A principal fonte de proteínas heme são as hemácias senescentes, com uma pequena contribuição dos sistemas enzimáticos hepáticos que contêm mioglobina e heme. Após fagocitose por células do SMF, principalmente na medula óssea e no baço, a heme oxigenase abre o anel de protoporfirina da molécula de hemoglobina, formando biliverdina. A biliverdina redutase, então, converte a biliverdina em bilirrubina IXa lipossolúvel, que é liberada na circulação, onde se liga à albumina para transporte pelas membranas sinusoidais hepáticas. Após a absorção, o movimento trans-hepatocelular e a conjugação a vários carboidratos, a bilirrubina conjugada, agora hidrossolúvel, é excretada nos canalículos biliares. A bilirrubina conjugada é então incorporada em micelas e armazenada com outros constituintes biliares na vesícula biliar até ser liberada no duodeno. No entanto, em cães, apenas 29 a 53% da bile produzida é armazenada na vesícula biliar; o restante é secretado diretamente no duodeno. Após a chegada ao intestino, a bilirrubina conjugada sofre desconjugação bacteriana e, em seguida, redução em urobilinogênio; a maior parte do urobilinogênio é reabsorvido na circulação êntero-hepática. Uma pequena fração do urobilinogênio é excretada na urina e outra pequena porção continua no trato digestório para ser convertida em estercobilina, responsável pela cor normal das fezes.

Anomalias hereditárias do metabolismo da bilirrubina não foram identificadas em cães e gatos. Assim, na ausência de aumentos maciços na produção de pigmentos biliares por hemólise, a icterícia pode ser atribuída à redução da excreção de bilirrubina e outros constituintes de bile por doença hepatocelular ou biliar difusa ou por interrupção do fornecimento de bile para o duodeno. A incapacidade de incorporação, processamento intracelular ou excreção de bilirrubina nos canalículos biliares (a etapa limitante) é o suposto mecanismo da colestase em muitas doenças hepatocelulares primárias. Há maior probabilidade de icterícia como característica clínica da doença hepática em caso de acometimento dos hepatócitos periportais (zona 1) (Figura 33.7) em comparação aos hepatócitos centrolobulares (zona 3). A inflamação e o aumento de volume das estruturas biliares intra-hepáticas maiores também poderiam retardar a excreção de bile.

A obstrução do ducto biliar extra-hepático (OEDB) é decorrente de obstrução intra ou extraluminal do ducto biliar em qualquer ponto de seu comprimento. Esta pode ser uma obstrução do ducto cístico por uma mucocele biliar em cães ou uma obstrução do ducto biliar comum em cães e gatos por colélitos, neoplasia ou corpos estranhos. Em cães e gatos, a icterícia pode ser provocada por uma pancreatite crônica associada à obstrução biliar extra-hepática transitória. Na verdade, uma exacerbação da pancreatite crônica é a causa mais comum de OEDB em cães.

A obstrução do ducto biliar perto do duodeno causa aumento da pressão intraluminal do trato biliar, regurgitação inter-hepatocelular de constituintes biliares na circulação e icterícia. Em caso de obstrução de somente um dos ductos biliares que saem do fígado ou apenas o ducto cístico que sai da vesícula biliar, talvez haja indicações bioquímicas de colestase localizada, como aumento da atividade sérica de fosfatase alcalina; no entanto, a capacidade hepática geral de excreção é preservada e a icterícia pode não ser observada.

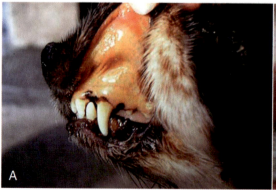 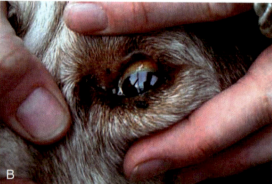

Figura 33.6 Mucosas ictéricas em um cão (**A**, gengiva; **B**, esclera). Observe que este cão tinha icterícia por causa de uma anemia hemolítica imunomediada e não por doença hepática – portanto, as mucosas são claras e amarelas, facilitando as fotografias. (Cortesia de Sara Gould.)

A ruptura traumática ou patológica do trato biliar permite o extravasamento de bile no espaço peritoneal e certa absorção de componentes biliares. Dependendo da causa básica e do tempo transcorrido entre a ruptura biliar e o diagnóstico, o grau de icterícia pode ser brando a moderado. Na ruptura biliar, o teor total de bilirrubina é maior no derrame abdominal do que no soro.

Os valores de referência para as concentrações séricas de bilirrubina total em cães e gatos podem variar entre os laboratórios, mas a maioria das publicações concorda que níveis acima de 0,3 mg/dℓ em gatos e 0,6 mg/dℓ em cães são anormais. A avaliação dos resultados dos exames laboratoriais deve ser levada em conta, bem como as diferenças na formação e no processamento renal da bilirrubina entre cães e gatos. Os túbulos renais caninos têm baixo limiar de reabsorção de bilirrubina. Os cães (em especial os machos) têm sistemas enzimáticos renais limitados para processamento dessa substância; portanto, a bilirrubinúria (até 2+ a 3+ na análise com tiras reagentes) pode ser um achado normal em amostras de urina canina com gravidade específica superior a 1,025. Em contrapartida, os gatos apresentam capacidade de absorção tubular de bilirrubina nove vezes maior do que os cães. A bilirrubinúria felina está associada à hiperbilirrubinemia e é sempre patológica (Figura 33.8). Como a bilirrubina não conjugada e a maior parte da molécula conjugada estão ligadas à albumina na circulação, espera-se que apenas uma pequena quantidade de bilirrubina conjugada não ligada à proteína seja observada na urina em estados fisiológicos e patológicos. Em cães com doença hepatobiliar, a maior bilirrubinúria muitas vezes precede o desenvolvimento da hiperbilirrubinemia e icterícia clínica e pode ser o primeiro sinal de doença detectado pelos tutores.

Vários distúrbios não hepatobiliares impedem a excreção de bilirrubina por meios mal compreendidos. A icterícia com evidências de disfunção hepatocelular, mas alterações histopatológicas mínimas no fígado, foi descrita em humanos, gatos e cães com sepse. Certos produtos liberados por bactérias, como a endotoxina, sabidamente interferem no fluxo biliar de maneira reversível. A hiperbilirrubinemia branda (≤ 2,5 mg/dℓ), ainda inexplicável, também pode ser detectada em cerca de 20% dos gatos com hipertireoidismo. Pesquisas sobre tireotoxicose em animais de laboratório demonstraram aumento da produção de bilirrubina, supostamente associada ao aumento da degradação das proteínas heme hepáticas. Não há evidências histológica de colestase à microscopia óptica nos gatos acometidos e a hiperbilirrubinemia foi resolvida com o retorno ao eutireoidismo. A Figura 33.9 traz orientações para avaliação inicial do gato ou cão com icterícia. Por fim, a lipemia é uma causa comum de pseudo-hiperbilirrubinemia em cães devido à interferência lipídica nos métodos laboratoriais colorimétricos.

As fezes acólicas são decorrentes da ausência total de pigmento biliar no intestino (Figura 33.10). Apenas uma pequena quantidade de pigmento biliar é necessária para geração da estercobilina, que confere a cor normal às fezes; portanto, o fluxo biliar para o intestino deve ser completamente interrompido para que as fezes sejam acólicas, o que é muito raro em cães e gatos. Além da ausência de estercobilina e outros pigmentos, as fezes acólicas também são pálidas por causa da

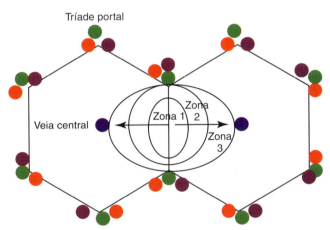

Figura 33.7 Esquema de Rappaport do lóbulo funcional hepático (ácino), organizado de acordo com considerações bioquímicas (1958) e centrado em uma linha que conecta duas tríades portais e descreve zonas funcionais que irradiam da tríade para a veia central. Por exemplo, as células da zona 1 são responsáveis pela síntese de proteínas, produção de ureia e colesterol, gliconeogênese, formação de bile e oxidação β de ácidos graxos; as células da zona 2 também produzem albumina e estão ativamente envolvidas na glicólise e na formação de pigmentos; e as células da zona 3 são o principal local de liponeogênese, cetogênese e metabolismo de drogas. Os hepatócitos da zona 3, ao estarem mais distantes da artéria hepática e das veias porta hepáticas, também têm menor suprimento de oxigênio e, portanto, são mais suscetíveis a danos hipóxicos. As *setas* indicam a direção do fluxo sanguíneo. A tríade portal compreende um ou mais ramos do ducto biliar (*verde*), artéria hepática (*vermelho*) e veia porta hepática (*violeta*).

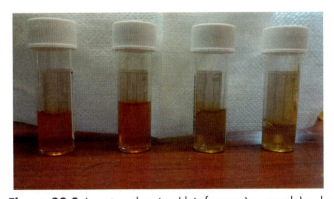

Figura 33.8 Amostras de urina (dois frascos à esquerda) e de bile da vesícula biliar (dois frascos à direita) de um gato com obstrução crônica do trato biliar por estenose do ducto biliar comum. Observe a aparência pálida da bile, macroscopicamente anormal, devido à redução da excreção de bilirrubina. Isso não é incomum em gatos com obstrução biliar crônica. O soro e a urina continham grande quantidade da substância, portanto, presume-se que os transportadores da substância, neste caso, tenham passado da superfície luminal dos ductos biliares para o lado hepático. (Reproduzida com permissão de Watson P. Liver and biliary tract: hepatocellular disorders. In: Hall EJ, Williams DA, Kathrani A, eds. BSAVA Manual of Canine and Feline Gastroenterology 3rd edition. Gloucester: British Small Animal Veterinary Association, 2019. © BSAVA.)

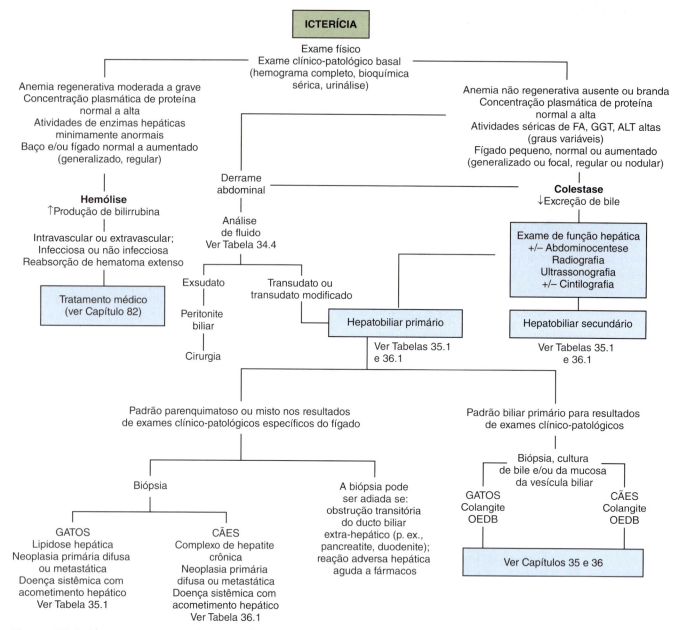

Figura 33.9 Algoritmo para a avaliação preliminar do gato ou cão ictérico. ALT: alanina transaminase; FA: fosfatase alcalina; GGT: γ-glutamiltransferase; OEDB: obstrução do ducto biliar extra-hepático.

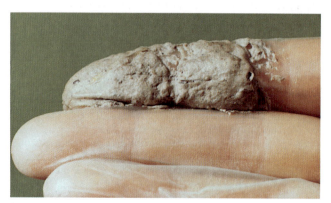

Figura 33.10 Fezes acólicas de uma cadela Collie fêmea de 7 anos com estenose do ducto biliar e obstrução completa do ducto biliar 3 semanas após a recuperação de pancreatite grave.

esteatorreia causada pela falta de ácidos biliares para facilitar a absorção de gordura. Doenças mecânicas do trato biliar extra-hepático (p. ex., OEDB completa, avulsão traumática do ducto biliar do duodeno) são as causas mais comuns de fezes acólicas em cães e gatos.

Em cães e gatos, as fezes também ficam pálidas devido à insuficiência pancreática exócrina, seja por atrofia acinar pancreática da pancreatite crônica em estágio final, seja pela perda acentuada de massa de tecido pancreático. A má digestão de gordura pela ausência de lipase pancreática faz com que as fezes sejam amarelas, volumosas e malcheirosas. A falta de enzima pancreática pode ser transitória, como em uma exacerbação aguda de pancreatite crônica, que também pode causar obstrução biliar, resultando em dois mecanismos para formação de fezes pálidas (ver Figura 33.10).

COAGULOPATIAS

As coagulopatias podem ser reconhecidas em cães e gatos com doença hepática e pancreatite aguda. Na pancreatite aguda, as coagulopatias são mais associadas a doenças graves e causadas por CID. No entanto, principalmente em gatos, também podem ocorrer em doenças mais brandas e crônicas devido à deficiência de vitamina K por má digestão de gordura, em especial nos animais com DII e doença do trato biliar.

Devido ao papel integral do fígado na hemostasia, as tendências hemorrágicas podem ser um dos primeiros sinais observados em cães e gatos com doença hepatobiliar grave: seja a doença crônica em estágio terminal, particularmente em cães, seja a doença aguda grave nas duas espécies. Embora a maioria das proteínas de coagulação e seus inibidores, à exceção do fator de von Willebrand (vWF) e, talvez, do fator VIII, seja sintetizada no fígado (Boxe 33.4), a frequência geral de sequelas clínicas de distúrbios hemostáticos é baixa. Um estudo recente com tromboelastografia (TEG) em cães com hepatite crônica mostrou que alguns animais apresentavam hipocoagulação, outros eram hipercoaguláveis e alguns tinham resultados normais à TEG. Cães com hipertensão portal e doença hepática em estágio terminal eram mais propensos à hipocoagulação. Resultados semelhantes foram relatados em cães com doença hepática aguda, nos quais o estado hipocoagulável era mais comum em animais com doença mais grave. A incapacidade de síntese de fatores dependentes de vitamina K (II, VII, IX e X) pela ausência de absorção de gordura dependente de ácido biliar secundária à OEDB completa ou transecção do ducto biliar por trauma abdominal pode causar hemorragia clinicamente aparente. É provável que isso seja mais importante em gatos do que em cães devido à alta prevalência de doença do trato biliar em felinos; além disso, a doença pancreática e/ou intestinal concomitante em gatos compromete ainda mais a absorção de vitaminas lipossolúveis. Coagulopatias subclínicas e clínicas também são observadas em animais com doenças graves do parênquima hepático. Em estudos iniciais sobre o mecanismo prejudicado de coagulação após a hepatectomia parcial em cães, a remoção cirúrgica de 70% da massa hepática levou ao desenvolvimento de alterações significativas nas concentrações plasmáticas de fatores de coagulação sem hemorragia espontânea. A presença de uma doença parenquimatosa grave predispõe o cão ou gato não apenas a mudanças na atividade do fator de coagulação por disfunção hepatocelular, mas também à CID, em especial nos quadros agudos. Alguns cães com necrose hepática aguda apresentaram trombocitopenia, considerada associada ao aumento do uso ou sequestro de plaquetas. O sequestro esplênico de plaquetas é comum em seres humanos com doença hepática crônica e hipertensão portal, mas não foi relatado em cães e gatos.

Além de desequilíbrios perceptíveis na atividade dos fatores de coagulação, outro único mecanismo de sangramento em um gato ou cão com doença hepática grave é a congestão e a fragilidade vascular induzidas pela hipertensão. Nesses casos, bem mais frequentes em cães do que em gatos por causa dos tipos de doenças hepatobiliares, o sítio mais acometido é o trato gastrintestinal superior (estômago, duodeno); portanto,

BOXE 33.4

Proteínas da coagulação e inibidores sintetizados pelo fígado.

Proteínas C e S
Antitrombina
Fibrinogênio
Plasminogênio
Fatores dependentes de vitamina K
    II (protrombina)
    VII
    IX
    X
Fator V
Fator XI
Fator XII
Fator XIII

hematêmese e melena são causas comuns de morte em cães com doença hepática crônica. Diferentemente dos pacientes humanos, que apresentam varizes esofágicas frágeis que podem se romper, causando hemorragia grave e muitas vezes fatal, o mecanismo de hemorragia GI em cães e gatos é desconhecido; suspeita-se, porém, que seja relacionado à má perfusão da mucosa e à redução do *turnover* de células epiteliais associada à hipertensão portal e ao acúmulo esplâncnico de sangue.

DESNUTRIÇÃO PROTEICO-CALÓRICA

Patogênese

A desnutrição proteico-calórica é muito comum em cães com hepatite crônica e cães e gatos com pancreatite crônica devido à redução da ingestão, que é causada por anorexia, vômito e diarreia e aumento da perda de calorias pelo hipermetabolismo e disfunção hepática ou (no caso de pancreatite crônica) ausência de enzimas digestivas. Na pancreatite crônica, o desenvolvimento da insuficiência pancreática exócrina é progressivo e insidioso e, a princípio, pode não ser reconhecido (Figura 33.11). Na medicina humana, qualquer pessoa com pancreatite crônica confirmada já tem algum grau de insuficiência exócrina e recebe suplementação enzimática. Uma abordagem mais proativa para a suplementação seria valiosa em cães e gatos, pois é provável que a desnutrição proteico-calórica das doenças hepáticas e pancreáticas tenha um efeito grave na longevidade e na qualidade de vida. Não há estudos que abordem especificamente o efeito da desnutrição na sobrevida e no desenvolvimento de infecções em cães com doença hepática. No entanto, em outras doenças caninas, a desnutrição sabidamente aumenta o risco de complicações sépticas. Isso também é observado em humanos com hipertensão portal e é provável que ocorra em cães. Em seres humanos com hipertensão portal, a desnutrição também predispõe à úlcera intestinal. Além disso, o balanço negativo de nitrogênio e a redução da massa muscular predispõem ao desenvolvimento de EH. A degradação de proteína corporal aumenta a produção de amônia.

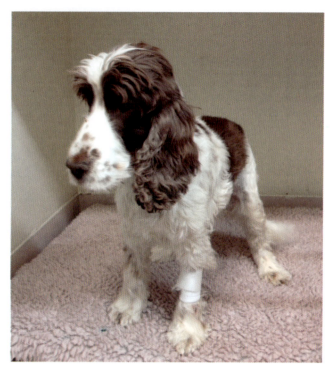

Figura 33.11 Cocker Spaniel com pancreatite crônica; o animal apresenta perda de peso corpóreo e pelame de má qualidade devido ao desenvolvimento de deficiência exócrina. A perda de peso é lenta e insidiosa e, muitas vezes, não é reconhecida pelo proprietário ou veterinário.

Em um animal normal, até 50% da amônia arterial é metabolizada no músculo esquelético pela conversão de glutamato em glutamina; assim, a perda de massa muscular reduz a capacidade de desintoxicação da amônia. O mais preocupante em relação à desnutrição proteico-calórica em pequenos animais é o fato de poder ser parcialmente causada por manipulações médicas bem-intencionadas, mas inúteis, ou mesmo por falta de reconhecimento e atenção. Por isso, é muito importante que os médicos que tratam cães ou gatos com doença pancreática crônica prestem atenção à possibilidade de desnutrição proteico-calórica.

A desnutrição também pode ser observada em cães e gatos com SPS congênito, seja por redução da capacidade de síntese hepática, seja por uma restrição proteica inadequada prescrita pelo médico. Gatos com doença hepática crônica podem apresentar balanço energético negativo, muitas vezes devido aos efeitos da doença intestinal e pancreática concomitante, que reduzem a digestão e absorção de alimentos. Além disso, gatos com balanço negativo de nitrogênio apresentam maior risco de desenvolvimento de lipidose hepática aguda (ver Capítulo 35); por isso; a desnutrição proteico-calórica nessa espécie requer manejo particularmente agressivo.

Sinais clínicos e diagnóstico

A desnutrição grave provoca caquexia e redução da massa muscular (ver Figura 33.11). No entanto, a perda de massa muscular é relativamente tardia e, nos primeiros estágios de desnutrição proteico-calórica, o escore de condição corpórea pode ser normal; ainda assim, muitos efeitos possivelmente deletérios no sistema imunológico e na parede intestinal já estão em andamento. Não há um simples exame de sangue que permita o diagnóstico de desnutrição. O diagnóstico deve ser baseado na anamnese cuidadosa e no exame clínico. Qualquer animal com doença hepática ou pancreática crônica deve ser considerado em risco de desnutrição proteico-calórica. Nesse contexto, um animal idoso antes acima do peso e que recentemente emagreceu deve receber suporte nutricional e (se apropriado) enzimas pancreáticas. O histórico de anorexia parcial ou completa por mais de 3 dias ou recente perda de peso superior a 10% não associado a alterações de fluidos deve desencadear um manejo nutricional rápido e agressivo.

Leitura sugerida

Brioschi V, et al. Imaging diagnosis–extrahepatic biliary tract obstruction secondary to a biliary foreign body in a cat. *Vet Radiol Ultrasound.* 2014;55:628.

Fry W, et al. Thromboelastography in dogs with chronic hepatopathies. *J Vet Intern Med.* 2017;31:419.

Gow AG, et al. Surgical attenuation of spontaneous congenital portosystemic shunts in dogs resolves hepatic encephalopathy but not hypermanganesemia. *Metab Brain Dis.* 2015;30:1285.

Kelley D, et al. Thromboelastographic evaluation of dogs with acute liver disease. *J Vet Intern Med.* 2015;29:1053.

Lester C, et al. Retrospective evaluation of acute liver failure in dogs (1995–2012): 49 cases. *J Vet Emerg Crit Care (San Antonio).* 2016; 26:559.

Lidbury JA, et al. Hepatic encephalopathy in dogs and cats. *J Vet Emerg Crit Care (San Antonio).* 2016;26:471.

Or M, et al. Ammonia concentrations in arterial blood, venous blood, and cerebrospinal fluid of dogs with and without congenital extrahepatic portosystemic shunts. *Am J Vet Res.* 2017;78:1313.

Or M, et al. Short communication: regional cerebral blood flow assessed by single photon emission computed tomography (SPECT) in dogs with congenital portosystemic shunt and hepatic encephalopathy. *Vet J.* 2017;220:40.

Tivers MS, et al. Attenuation of congenital portosystemic shunt reduces inflammation in dogs. *PLoS ONE.* 2015;10(2):e0117557.

CAPÍTULO 34

Exames Diagnósticos para o Sistema Hepatobiliar e Pancreático

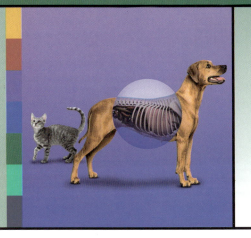

ABORDAGEM DIAGNÓSTICA

O diagnóstico de doença hepática ou pancreática é desafiador e depende de uma combinação de exames clínico-patológicos, técnicas de diagnóstico por imagem e, muitas vezes, alguma forma de biópsia, principalmente de fígado. O acometimento hepático é comum em cães e gatos com pancreatite, seja por doença concomitante em ambos os órgãos (particularmente em gatos), seja por hepatopatia reativa ou obstrução biliar extra-hepática em alguns casos de pancreatite (em especial em cães), o que complica ainda mais a interpretação dos resultados dos exames diagnósticos. Muitos desses exames indicam acometimento hepático ou pancreático, mas não apontam o tipo de doença presente ou a função ou o prognóstico do órgão. Apenas um pequeno número de exames fornece informações funcionais. É importante lembrar que tanto o fígado quanto o pâncreas possuem grandes reservas estruturais e funcionais, principalmente nas doenças crônicas. Em cães com hepatite crônica, os sinais de comprometimento funcional podem não ser evidentes até a perda de 75% da massa hepática; na pancreatite crônica em cães e gatos, a insuficiência endócrina e exócrina não é aparente até a perda de cerca de 90% das ilhotas ou tecidos acinares, respectivamente.

ABORDAGEM PARA O DIAGNÓSTICO DE DOENÇA HEPÁTICA

Como o fígado é fisiológica e anatomicamente diverso e devido à alta prevalência de doença hepática secundária (reativa), nenhum exame isolado identifica bem a doença hepática ou sua causa. Por isso, uma bateria de exames deve ser usada para avaliação do sistema hepatobiliar. Os exames recomendados em animais com suspeita de doença hepatobiliar são hemograma completo, bioquímica sérica, urinálise, exame de fezes e radiografia ou ultrassonografia (USG) abdominal. Os resultados desses exames podem sugerir evidências de doença hepatobiliar, que pode ser confirmada por outros métodos mais específicos, em geral em alguma forma de amostra de tecido. Nesse estágio, é importante descartar a hepatopatia secundária tanto quanto possível porque, nessas doenças, a identificação e o tratamento rápido da causa subjacente é preferível à investigação do fígado.

O Boxe 34.1 lista os exames diagnósticos comuns para doença hepática e indica quais podem fornecer informações funcionais ou prognósticas. É importante lembrar que algumas doenças hepatobiliares são caracterizadas por alterações sutis na atividade enzimática associadas ao grave distúrbio funcional, enquanto outras apresentam elevação das atividades enzimáticas e índices funcionais normais. Além disso, as hepatopatias secundárias podem causar grandes elevações das atividades de enzimas hepáticas, mas nenhum comprometimento funcional; portanto, o grau de elevação da atividade enzimática não é relacionado ao prognóstico. Doenças que causam perda aguda de hepatócitos geram evidências de comprometimento funcional com maior rapidez do que doenças com perda crônica de hepatócitos, em que há tempo de compensação pelas células remanescentes.

A combinação de anamnese, achados ao exame físico e resultados dos exames laboratoriais específicos do sistema hepatobiliar pode: descrever o distúrbio como hepatopatia primária ou secundária (reativa), ativa ou quiescente; caracterizar o padrão da doença hepatobiliar como principalmente hepatocelular, principalmente biliar ou hepatobiliar misto; e estimar o grau de disfunção hepatobiliar. No entanto, na ausência dos resultados de uma biópsia hepática, esteja ciente de que esse reconhecimento de padrão pode ser enganoso. Por exemplo, um cão com doença que parece predominantemente biliar na patologia clínica pode ter doença hepatocelular grave à biópsia e um cão com suspeita de hepatopatia secundária (reativa) pode ter doença hepática primária. Sem confirmação histológica, as conclusões baseadas em outros exames diagnósticos continuam especulativas. No entanto, após o diagnóstico definitivo de doença hepática, também é possível deduzir, a partir dos resultados dos exames de função hepática, se o cão ou gato tem insuficiência hepática, um estado de perda de múltiplas funções. Algumas doenças hepáticas primárias podem progredir para insuficiência, mas não a maioria das doenças hepáticas secundárias (ver Tabelas 35.1 e 36.1). O uso inadequado do termo *insuficiência* pode denotar o mau prognóstico; se a causa subjacente puder ser removida, a recuperação pode ser total. Mais

BOXE 34.1

Resumo dos exames bioquímicos para o sistema hepatobiliar e sua relevância na avaliação funcional.

Exames para acometimento do fígado (primário ou secundário)	Exames de função hepática
Enzimas hepáticas: acometimento predominantemente hepatocelular (mas se sobrepõe ao hepatobiliar – ver texto) • Alanina aminotransferase • Aspartato aminotransferase	**Inespecíficos:** • Razão proteína total e albumina/globulina* • Perfil de coagulação* • Ureia • Glicemia • Colesterol**
Enzimas hepáticas: acometimento predominantemente hepatobiliar (mas se sobrepõe ao hepatocelular – ver texto) • Fosfatase alcalina • γ-glutamiltransferase	**Exames mais específicos de função e/ou *shunt* portossistêmico** • Ácidos biliares pré e pós-estimulação** • Amônia
Bilirrubina	**Exames relativamente específicos apenas de função e não *shunt* portossistêmico** • Bilirrubina*,**

*Também são indicadores prognósticos quando interpretados corretamente – ver texto.
**Exames funcionais úteis apenas em um animal sem evidências de colestase.

BOXE 34.2

Resumo dos exames bioquímicos para diagnóstico de pancreatite e avaliação da resposta inflamatória sistêmica ou função pancreática.

Exames para diagnóstico de pancreatite	Exames de função pancreática
Relativamente específicos • Imunorreatividade de lipase pancreática (exames espécie-específicos) • Lipase e DGGR lipase* • Imunorreatividade similar à tripsina (elevada) (espécie-específica – sensibilidade baixa; mais específica para pancreatite em cães do que em gatos) • Elastase sérica – raramente usada • Amilase – baixa sensibilidade e especificidade	**Exames de função exócrina:** • Imunorreatividade similar à tripsina (reduzida) – espécie-específica • Elastase fecal (raramente usada) • Cobalamina (reduzida devido à ausência de fator intrínseco pancreático)
Exames inespecíficos que avaliam a resposta inflamatória sistêmica e a falência de órgãos associada (ver texto) • Hemograma completo – principalmente números de neutrófilos e plaquetas • Ureia e creatinina com gravidade específica da urina • Eletrólitos: principalmente potássio, sódio e cálcio • Enzimas hepáticas • Bilirrubina	**Exames de função endócrina** • Glicemia • Glicose e cetonas na urina • Frutosamina

*A DGGR lipase é mais específica do que a lipase tradicional – ver texto.

importante ainda, o prognóstico preciso da maioria das doenças hepatobiliares primárias em cães e gatos deve ser precedido por uma avaliação completa, inclusive com biópsia hepática.

ABORDAGEM PARA O DIAGNÓSTICO DE DOENÇA PANCREÁTICA

O uso de exames clínico-patológicos apropriados em um cão ou gato com sinais clínicos típicos pode ajudar o diagnóstico de pancreatite, mas alguma técnica de imagem é aconselhável para confirmação. As causas secundárias de elevação enzimática são menos comuns no pâncreas do que no fígado. No entanto, a pancreatite pode não ser a doença clinicamente mais significativa em um animal e o diagnóstico por imagem é importante para descartar outras causas de abdome agudo com acometimento pancreático secundário, como obstrução gastrintestinal (GI) ou ruptura da vesícula biliar. Exames clínico-patológicos mais gerais também permitem a avaliação do grau de resposta inflamatória sistêmica concomitante e evidências de falência de múltiplos órgãos na pancreatite aguda grave (Boxe 34.2). A pancreatite mais crônica pode ser acompanhada por comprometimento funcional exócrino e/ou endócrino, avaliado como indicado no Boxe 34.2, além de sinais clínicos. A função exócrina também é reduzida na atrofia acinar pancreática (AAP). Uma amostra de fezes é uma adição importante ao painel diagnóstico em cães com diarreia associada à doença pancreática para descartar as causas infecciosas dos sinais clínicos, principalmente porque os cães com AAP tendem a ser animais jovens, mais predispostos a parasitas GIs.

EXAMES DIAGNÓSTICOS PARA AVALIAÇÃO PRINCIPALMENTE DO SISTEMA HEPATOBILIAR

A Tabela 34.1 mostra um resumo dos exames laboratoriais para cães e gatos com doença hepatobiliar e a interpretação de seus resultados.

Atividades das enzimas séricas hepáticas

As atividades de enzimas séricas específicas do fígado são rotineiramente incluídas nos painéis de bioquímica sérica e consideradas marcadores de lesão e reatividade hepatocelular e biliar. No entanto, podem ser devidas à doença hepática primária ou secundária a outro distúrbio, particularmente no leito esplâncnico. As enzimas hepatocelulares estão aumentadas em mais de 60% dos cães e gatos com pancreatite aguda e os marcadores colestáticos estão aumentados em mais de 60% dos cães e gatos com pancreatite aguda.

Como a doença hepática grave pode ser observada em pacientes com atividade enzimática sérica normal, o achado de

TABELA 34.1

Exames clínico-patológicos de primeira e segunda linha para diagnóstico de doença hepatobiliar.

Exame	Parâmetro analisado	Comentários
Atividades séricas de ALT e AST	Integridade das membranas celulares do fígado, escape das células	O grau de aumento é parcialmente correlacionado ao número de hepatócitos acometidos, mas não à gravidade da doença
Atividades séricas de FA e GGT	Reatividade do epitélio biliar a vários estímulos, aumento da síntese e liberação	Aumento associado à colestase intra-hepática ou extra-hepática ou efeito de fármacos (apenas cães) – corticosteroides, anticonvulsivantes (apenas FA, não GGT)
Concentração sérica de albumina	Síntese proteica	Exclua outras causas de baixa concentração (perda glomerular ou intestinal); o valor baixo indica ≥ 80% de perda geral da função hepática ou resposta de fase aguda negativa
Concentração sérica de ureia	Degradação e desintoxicação de proteínas	Com valores baixos, descarte anorexia prolongada, restrição de proteína na dieta, PU/PD grave, deficiência de enzima do ciclo da ureia (rara), SPS congênito, doença hepatobiliar crônica adquirida grave
Concentração sérica de bilirrubina	Captação e excreção de bilirrubina	Primeiro, exclua hemólise grave; se o hematócrito for normal, há colestase intra-hepática ou extra-hepática
Concentração sérica de colesterol	Excreção biliar, absorção intestinal, integridade da circulação êntero-hepática	Valores altos são compatíveis com colestase grave de qualquer tipo; valores baixos sugerem SPS congênito, alteração induzida por anticonvulsivante, doença hepatobiliar crônica adquirida grave ou má assimilação intestinal grave
Glicemia sérica	Capacidade gliconeogênica ou glicolítica hepatocelular, metabolismo de insulina e outros hormônios	Valores baixos indicam disfunção hepatocelular grave, SPS, presença de tumor hepático primário
Concentração plasmática de amônia	Integridade da circulação êntero-hepática, função hepática e massa	Valores elevados em jejum ou pós-prandiais sugerem SPS congênito ou adquirido ou incapacidade hepatocelular aguda de desintoxicação de amônia em ureia (necrose maciça)
Concentrações séricas de ácido biliar	Integridade da circulação êntero-hepática, função hepática e massa	Altos valores em jejum ou pós-prandiais são compatíveis com disfunção hepatocelular, SPS congênito ou perda de massa hepática; valores elevados são observados na colestase independente de disfunção hepatocelular ou *shunt*, que devem ser descartados
Perfil de coagulação	Função hepatocelular, adequação da absorção e armazenamento de vitamina K	Valores anormais podem indicar disfunção hepatocelular marcada, CID aguda ou crônica, ODBE completa

ALT: alanina aminotransferase; AST: aspartato aminotransferase; CID: coagulação intravascular disseminada; FA: fosfatase alcalina; GGT: γ-glutamiltransferase; ODBE: obstrução do ducto biliar extra-hepático; PU/PD: poliúria/polidipsia; SPS: *shunt* portossistêmico.

valores normais não deve impedir mais investigações, especialmente na presença de sinais clínicos ou outros resultados laboratoriais que sugiram doença hepatobiliar. Nesses casos, um exame de função, como um exame de estimulação de ácido biliar, deve ser realizado. Se também for normal, é muito improvável que o animal tenha doença hepática. O aumento da atividade sérica de enzimas normalmente localizadas no citosol dos hepatócitos em alta concentração reflete a lesão estrutural ou funcional da membrana celular que permitiria o escape dessas moléculas para o sangue. Duas enzimas hepatocelulares de maior uso diagnóstico em cães e gatos são alanina transaminase (ALT; também chamada transaminase glutâmico-pirúvica [TGP]) e aspartato transaminase (AST; também, transaminase glutâmico-oxaloacética [TGO]). Como a ALT é encontrada principalmente nos hepatócitos e a AST (também localizada nas mitocôndrias dos hepatócitos) se distribui pelo tecido de forma mais ampla (p. ex., no músculo), a ALT é a enzima escolhida para indicar a lesão hepatocelular com maior precisão. Menos se sabe sobre o comportamento da AST em várias doenças hepatobiliares em animais de companhia, embora alguns estudos tenham mostrado que a AST é um indicador mais confiável de lesão hepática em gatos. O nível de AST também é elevado na lesão muscular; portanto, deve sempre ser interpretado com as concentrações séricas da enzima creatinoquinase específica do músculo. Em cães com necrose do músculo esquelético, vários estudos também demonstraram a elevação branda a moderada da atividade sérica de ALT, sem evidências histológicas ou bioquímicas de lesão hepática, além da elevação esperada das atividades séricas de creatinoquinase muscular-específica e AST.

De modo geral, a magnitude da elevação da atividade sérica de ALT e AST se aproxima da extensão, mas não da reversibilidade, da lesão hepatocelular. A necrose hepatocelular aguda grave é associada a elevações maiores do que a doença hepática crônica. No entanto, hipoxia generalizada, regeneração e atividade metabólica também causam elevações moderadas a acentuadas, que podem ser maiores do que as observadas na doença hepática crônica primária. A autora deste conteúdo observou elevações muito marcantes nos níveis das enzimas hepatocelulares em um cão com lobo hepático encarcerado em uma hérnia diafragmática, sem doença hepática primária subjacente. O grau de elevação das atividades das enzimas hepáticas não pode, portanto, ser usado como um indicador prognóstico. As atividades de ALT e, em menor grau, AST também são frequentemente aumentadas por glicocorticoides em cães, embora em menor grau do que a fosfatase alcalina.

A nova síntese e liberação de enzimas do trato biliar em resposta a certos estímulos são refletidos pelos níveis de fosfatase alcalina (FA) e γ-glutamiltransferase (GGT). A retenção de bile (i. e., colestase) é um dos estímulos mais potentes para a produção acelerada dessas enzimas. Ao contrário de ALT e AST, FA e GGT são observadas em baixa concentração no citoplasma dos hepatócitos e epitélio biliar e são associadas à membrana; portanto, o fato de simplesmente escaparem das células danificadas não é responsável pelo aumento da atividade sérica. A atividade mensurável de FA também é detectável em tecidos não hepatobiliares de cães e gatos, inclusive osteoblastos, mucosa intestinal, córtex renal e placenta; no entanto, a atividade sérica em cães e gatos adultos saudáveis é originária apenas do fígado, com alguma contribuição da isoenzima óssea em cães jovens de crescimento rápido e filhotes com menos de 15 semanas. De modo geral, a forma renal é mensurável na urina; a forma intestinal tem meia-vida muito curta e não pode ser mensurada, embora se acredite que a isoenzima de FA induzida por corticosteroides em cães seja a isoenzima intestinal alterada com meia-vida prolongada. Os gatos não têm uma isoenzima de FA induzida por corticosteroides. A meia-vida da FA felina é menor em comparação à FA canina; assim, a atividade sérica é relativamente menor em gatos do que em cães com um grau semelhante de colestase. Inversamente, mesmo elevações brandas dos níveis de FA em gatos são clinicamente significativas. A elevação intensa da atividade sérica de FA de origem óssea (valores séricos médios totais de FA mais do que cinco vezes acima do observado em animais não acometidos, com detecção apenas da isoenzima óssea) foi identificada em certos membros saudáveis e jovens (7 meses) de uma família de Huskies Siberianos. Acredita-se que essa alteração benigna e familiar deva ser considerada na interpretação dos resultados da atividade sérica de FA nessa raça. Um cão jovem em crescimento, de qualquer raça, pode apresentar aumento brando na concentração sérica de FA. O aumento da atividade sérica de FA também foi descrito em Scottish Terriers adultos. Acredita-se que esteja associado à hepatopatia vacuolar e disfunção adrenal. Mais detalhes são discutidos no Capítulo 36.

Certos medicamentos, em especial anticonvulsivantes (fenitoína, fenobarbital e primidona) e corticosteroides, podem provocar aumentos notáveis (até 100 vezes) na atividade sérica de FA (e, em menor extensão, na atividade de GGT e ALT) em cães, mas não em gatos. De modo geral, não há outras evidências clínico-patológicas ou microscópicas de colestase nesses casos (i. e., hiperbilirrubinemia). Os medicamentos anticonvulsivantes estimulam a produção de FA idêntica à isoenzima hepática normal; a atividade de GGT não muda. Os níveis farmacológicos de corticosteroides administrados por via oral, injetável ou tópica, geram uma isoenzima de FA única, que pode ser separada das demais por técnicas de eletroforese e imunoensaio. No entanto, a medida das isoenzimas de FA demonstrou utilidade limitada em cães tratados com fenobarbital ou com hiperadrenocorticismo. Nesses últimos, tem alta sensibilidade, mas especificidade muito baixa; portanto, o achado de baixa concentração de isoenzima induzida por corticosteroides descarta o hipercortisolismo, mas a alta concentração de isoenzima induzida por corticosteroides pode ser observada em muitas doenças diferentes do hipercortisolismo. A atividade sérica de GGT aumenta de maneira semelhante em resposta aos corticosteroides, mas com menor magnitude. As atividades séricas de FA e GGT tendem a aumentar em paralelo nas hepatopatias colestáticas de cães e gatos, embora sejam muito menos dramáticas em gatos. A medida concomitante dos níveis séricos de FA e GGT pode auxiliar a diferenciação dos efeitos aparentemente benignos induzidos por fármacos da doença hepática colestática não ictérica em cães. A avaliação conjunta das atividades séricas de FA e GGT também pode indicar o tipo de distúrbio hepático em gatos. As duas enzimas estão em baixa concentração no tecido hepático felino em comparação ao fígado canino e têm meia-vida curta; portanto, aumentos relativamente menores na atividade sérica, especialmente de GGT, são sinais importantes da presença de doença hepática em gatos. Em gatos, um padrão de alta atividade sérica de FA com atividade menos anormal de GGT é mais condizente com lipidose hepática (ver Capítulo 35), embora a obstrução do ducto biliar extra-hepático (ODBE) também deva ser considerada.

EXAMES DIAGNÓSTICOS PARA AVALIAÇÃO FUNCIONAL DO SISTEMA HEPATOBILIAR

Concentração sérica de bilirrubina

Devido à grande capacidade de reserva do sistema mononuclear-fagocítico e do fígado para processamento de bilirrubina (p. ex., não há icterícia após a hepatectomia de 70%), a hiperbilirrubinemia é geralmente causada apenas por um grande aumento na produção de pigmento biliar ou diminuição de sua excreção. No entanto, na doença hepática crônica grave em cães, a senescência dos hepatócitos também pode ser importante, já que células senescentes não processam bilirrubina (Kortum et al., 2018). Erros inatos específicos de captação, conjugação e excreção da bilirrubina não foram documentados em gatos ou cães. O aumento da produção de bilirrubina a partir da destruição das hemácias é associado à hemólise intravascular ou extravascular e raramente à reabsorção de um grande hematoma; a hiperbilirrubinemia também é relacionada à rabdomiólise ou sangramento subcutâneo difuso em Greyhounds e outras raças de cães. Nessas circunstâncias, em cães, as concentrações séricas de bilirrubina costumam ficar abaixo de 10 mg/dℓ e raramente excedem esse valor, exceto que haja um problema concomitante na excreção de bilirrubina. Isso foi observado clinicamente em estudos de cães com anemia hemolítica imunomediada, que apresentam altas atividades de enzimas hepáticas, mesmo antes do tratamento com corticosteroides, e retardo moderado da excreção de bilirrubina. A colestase é supostamente decorrente de lesão hepática associada à hipoxia e, em alguns casos, aos primeiros estágios da coagulação intravascular disseminada (CID). Cães com hemólise grave apresentam aumento da produção e diminuição da excreção de bilirrubina e, assim, as concentrações séricas da molécula podem ser altas, de até 35 mg/dℓ. Em gatos com doença hemolítica pura, a icterícia é um achado inconsistente e, se presente, é branda.

Como quase todas as doenças associadas à hiperbilirrubinemia em cães e gatos são caracterizadas por uma mistura de bilirrubinemia conjugada e não conjugada, a quantificação das duas frações pelo método de van den Bergh é pouco importante para a diferenciação da doença hepática ou biliar primária de uma doença não hepatobiliar em um ambiente clínico. Essa ausência de benefício do exame de van den Bergh pode estar relacionada ao tempo entre o início da doença e o exame, geralmente de pelo menos vários dias. Na hemólise aguda maciça, a concentração sérica de bilirrubina total pode, a princípio, se referir principalmente à forma não conjugada. À medida que a hemólise continua, o fígado é capaz de absorver e conjugar a bilirrubina, sendo responsável por uma combinação de bilirrubina não conjugada e conjugada.

A hiperbilirrubinemia é atribuída principalmente à hemólise em caso de anemia moderada a acentuada com forte evidência de regeneração (exceto nos primeiros 1 a 3 dias, quando a resposta é menos regenerativa) e alterações mínimas nos marcadores séricos de colestase. A maioria dos cães e gatos com doença hepática não apresenta anemia grave.

Concentração sérica de ácidos biliares

A validação de métodos rápidos e tecnicamente simples para a análise de ácido biliar no soro (ABS) em cães e gatos gerou um exame sensível e específico de função hepatocelular e integridade da circulação êntero-hepática portal. Os ácidos biliares primários (p. ex., cólico, quenodesoxicólico) são sintetizados apenas no fígado, onde são conjugados com vários aminoácidos (principalmente taurina) antes da secreção na bile. A bile é armazenada na vesícula biliar, onde é concentrada até ser liberada no duodeno sob a influência da colecistocinina. Depois de facilitar a absorção de gordura no intestino delgado, os ácidos biliares primários são absorvidos pela veia porta e devolvidos ao fígado para recaptação e ressecreção na bile. O *pool* de ácido biliar armazenado normalmente circula dessa forma duas vezes após uma refeição. Uma pequena porcentagem dos ácidos biliares primários que escapam da reabsorção é convertida pelas bactérias intestinais em ácidos biliares secundários (p. ex., desoxicólico, litocólico), alguns dos quais também são reabsorvidos na circulação portal. A absorção de ácidos biliares pelo intestino é muito eficiente, mas sua extração do sangue da veia porta pelo fígado não é. Isso é responsável pelas baixas concentrações de ácidos cólico, quenodesoxicólico e desoxicólico liberadas no sangue periférico de cães e gatos saudáveis em jejum – no total, menos de 5 µmol/ℓ pelo método enzimático e 5 a 10 µmol/ℓ por radioimunoensaio (RIA). Durante uma refeição, uma grande carga de ácidos biliares é enviada ao intestino e à circulação portal para reciclagem; os valores pós-prandiais em cães e gatos normais podem aumentar até três a quatro vezes em relação aos valores obtidos em jejum (15 µmol/ℓ no método enzimático em cães e gatos; 25 µmol/ℓ ao RIA em cães). Os valores normais em animais jovens são semelhantes aos intervalos de referência para adultos. Concentrações anormalmente altas de ABS em jejum e/ou pós-prandial refletem um distúrbio na secreção hepática para a bile ou em qualquer ponto entre o retorno pela veia porta para o fígado e a captação hepatocelular.

A forma padrão de avaliação da concentração de ABS é descrita no Boxe 34.3. A experiência coletiva indica que a probabilidade de precipitar um episódio de encefalopatia hepática (EH) durante esta parte do exame é extremamente baixa, mesmo em animais predispostos. As amostras de soro podem ser refrigeradas por vários dias ou congeladas quase indefinidamente antes do ensaio. A estabilidade da amostra de sangue é uma das principais vantagens em relação à detecção da amônia sérica, muito mais lábil.

Estudos de ABSs confirmaram seu valor na detecção de doença hepatobiliar clinicamente relevante que requer exames diagnósticos definitivos em cães e gatos, em especial em animais anictéricos com sinais clínicos ambíguos e elevação inexplicável da atividade das enzimas hepáticas. Ainda há controvérsia sobre se apenas o valor em jejum ou pós-prandial é suficiente ou se ambos são necessários. Se apenas uma amostra puder ser obtida e o animal coma ou tolere a alimentação forçada de uma pequena refeição, o valor pós-prandial é mais útil para determinar a presença ou ausência, mas não o tipo,

 BOXE 34.3

Resumo das técnicas para teste de estimulação de ácido biliar e desafio pós-prandial de amônia.

Teste de estimulação de ácido biliar
Colete uma amostra de sangue de 3 mℓ, sem anticoagulante, após o jejum de 12 h
   Dê uma pequena quantidade de alimento com teor normal de gordura (≈ 20% de gordura [com base na matéria seca] para cães)
   Colete outra amostra de sangue de 3 mℓ, sem anticoagulante, 2 h após a refeição

Desafio pós-prandial de amônia
Colete uma amostra de sangue de 3 mℓ após o jejum de 12 h
   Dê uma quantidade de alimento correspondente a 25% das necessidades diárias de energia metabólica do cão
   Colete outra amostra de sangue de 3 mℓ, sem anticoagulante, 6 h após a refeição

de doença hepatobiliar clinicamente relevante na maioria dos gatos e cães. Segundo as recomendações atuais, em animais com suspeita de doença hepatobiliar, a biópsia é necessária quando a concentração pós-prandial de ABS pelo método enzimático em animais sem icterícia é superior a 20 µmol/ℓ em gatos e 25 µmol/ℓ em cães. No entanto, outros pesquisadores, particularmente no Reino Unido, sugeriram que a concentração de ABS entre 20 e 40 µmol/ℓ em cães representa uma área cinzenta (Hall et al., 2005). Elevações nessa faixa foram observadas em hepatopatias secundárias, em especial hiperadrenocorticismo, e no supercrescimento bacteriano no intestino delgado por redução da depuração hepática de ácidos biliares desconjugados. Portanto, a autora deste conteúdo recomendaria uma biópsia hepática com um valor de corte mais alto, de 40 µmol/ℓ, de ácidos biliares pós-prandiais. Em pacientes com *shunts* portossistêmicos (SPS), a magnitude da elevação não é correlacionada ao grau de *shunt* ou gravidade dos sinais clínicos. A alteração entre os valores em jejum e pós-prandiais provavelmente corresponde ao *shunt* portossistêmico, seja microscópico (intra-hepático) ou macroscópico. Há tanta sobreposição nos padrões de ABS em jejum e pós-prandial nas doenças hepatobiliares primárias que nenhuma declaração definitiva pode ser feita a respeito de uma patologia específica. Ocasionalmente, os níveis de ABS em jejum são mais elevados do que os níveis pós-prandiais, o que significa nada mais do que uma contração ocasional, normal e espontânea da vesícula biliar em jejum. De modo geral, as doenças hepáticas secundárias causam disfunção hepatobiliar mais modesta (ABS < 100 µmol/ℓ). É muito importante lembrar que a elevação do nível de ABS não tem significado funcional em cães ou gatos com icterícia de origem hepática ou pós-hepática. Nesses casos, as elevações refletem somente a colestase e a determinação da concentração de ABS não fornece mais informações.

Para o diagnóstico de SPS congênito, as determinações dos níveis de ABS em jejum e pós-prandiais são recomendadas para aumentar a capacidade de detecção; isso ocorre porque é relativamente comum que os valores em jejum estejam bem dentro dos limites normais e que os valores pós-prandiais sejam altos, até 10 a 20 vezes maiores do que o normal.

A medida das concentrações de ABS em jejum e pós-prandiais avalia as mesmas funções que o teste de tolerância ao cloreto de amônio (NH$_4$Cl); por não ter consequências perigosas, é o método preferido. Como em qualquer exame solicitado, o laboratório escolhido deve empregar métodos validados para uso clínico nas espécies-alvo e fornecer intervalos de referência.

Vários fatores podem influenciar os níveis de ABS e, portanto, sua interpretação. Um aspecto do teste de desafio de ABS que não foi padronizado é a etapa de alimentação. A quantidade e composição ideais da refeição não foram determinadas. O tamanho da refeição e, portanto, seu consumo total ou parcial pode afetar o esvaziamento gástrico. O retardo do esvaziamento gástrico pode fazer com que a concentração máxima de ABS ocorra mais de 2 horas depois. O aumento ou a diminuição do tempo de trânsito intestinal ou a presença de doença intestinal, especialmente do íleo, também pode impedir e reduzir o pico de absorção da refeição. É provável que o teor de gordura da refeição seja importante, já que esse é o estímulo primário para a secreção de colecistocinina pela mucosa do intestino delgado, responsável pela contração da vesícula biliar. A expulsão da bile durante a contração fisiológica periódica da vesícula biliar entre as refeições pode complicar a interpretação do resultado da amostra coletada em jejum. A lipemia da amostra pode prejudicar a validade do exame, principalmente no sangue anticoagulado com heparina. Por isso, é preferível usar soro, tanto em amostras externas quanto no exame SNAP. É possível dar uma pequena dose de (1 a 2,5 mg/kg por via oral) com a refeição para aumentar a estimulação do esvaziamento da vesícula biliar. Esse tratamento foi estudado no esvaziamento da vesícula biliar, mas seu efeito no exame de estimulação de ácido biliar não é conhecido.

Várias questões ainda precisam ser respondidas em relação ao uso clínico das concentrações de ABS em cães e gatos. A investigação dos níveis de ABS em cães e gatos com várias doenças hepatobiliares gerou informações interessantes, mas nenhum perfil claro e específico para qualquer doença. Os níveis sequenciais de ABS podem ser usados para monitoramento mais preciso do progresso de um gato ou cão? Até que esta e outras perguntas sejam respondidas, a análise de ABS é limitada à medida dos valores séricos totais, na ausência de colestase e icterícia, como exame de triagem sensível e relativamente específico para a presença ou ausência de doença hepatobiliar com importância clínica e/ou *shunt* portossistêmico congênito ou adquirido. Outros exames diagnósticos devem sempre ser realizados para a identificação da causa específica.

Concentração de ácido biliar na urina

A determinação dos ácidos biliares que se acumulam na urina ao longo do tempo pode ser usada para a avaliação da função hepatobiliar. Acredita-se que os ácidos biliares da urina reflitam as concentrações médias de ABS durante a formação da urina. A expressão das concentrações de ácidos biliares na urina como uma razão do nível de creatinina na urina elimina a influência da concentração e do fluxo da urina. A amostragem aleatória de urina para a determinação de ácido biliar não requer atenção ao momento de um desafio êntero-hepático ou jejum. Estudos das concentrações urinárias de ácido biliar demonstraram seu aumento em cães e gatos com doença hepatobiliar e anomalias vasculares portossistêmicas em comparação a cães e gatos com doenças não hepáticas, exceto em cães com neoplasia hepática. A razão entre os níveis de ácido biliar não sulfatado e creatinina na urina e a razão de ácido biliar não sulfatado mais ácido biliar e creatinina foram positivamente correlacionadas aos resultados de ABS, com desempenho diagnóstico geral semelhante e especificidade substancialmente superior (cães) ou similar (gatos) em comparação ao exame de ABS. Portanto, são recomendadas. A razão entre ácido biliar sulfatado e creatinina na urina teve menor sensibilidade em cães e gatos em comparação ao exame de ABS.

Concentração plasmática de amônia

Um exame não incluído na triagem padrão, mas disponível em laboratórios de referência, é a concentração plasmática de amônia. A amônia plasmática em jejum pode ser medida em qualquer gato ou cão com achados à anamnese ou ao exame físico sugestivos de EH. Os sinais de EH, de base congênita ou adquirida, são os mesmos (ver Boxe 33.3). A quantificação da concentração plasmática de amônia não apenas pode confirmar a EH (embora os valores normais em jejum em animais com doença hepatobiliar sejam relativamente comuns), mas também gerar dados basais e auxiliar a avaliação da resposta ao tratamento. Os valores de ABS, particularmente os níveis pós-prandiais, dão informações semelhantes em cães com SPS congênito. De modo geral, a alta concentração plasmática de amônia indica redução da massa hepática disponível para o processamento da molécula e/ou a presença de *shunt* portossistêmico, que impede a chegada da amônia ao fígado para desintoxicação. No entanto, a amônia é muito lábil na amostra de sangue e pode estar falsamente elevada, por exemplo, se a amostra for contaminada por urina. A amostra deve ser manuseada com cuidado e alguns analisadores são imprecisos, especialmente na faixa com elevação moderada. Por isso, a determinação dos níveis de ABS costuma ser o exame preferido. Uma exceção é o animal com suspeita de EH e colestase concomitante. Como já descrito, as concentrações de ácido biliar são altas na colestase por causa de sua excreção na bile, independentemente de qualquer redução na função hepática ou *shunt*. Nesses casos, a medida da amônia no sangue fornece mais informações úteis sobre o possível *shunt* e EH.

Em um estudo, a concentração plasmática de amônia em jejum de 12 horas teve maior sensibilidade e especificidade do que a concentração de ácido biliar em jejum de 12 horas para a detecção de *shunts* portossistêmicos em uma população geral de cães e em cães com doença hepática. No entanto, o teste de estimulação de ácido biliar (em jejum e 2 horas após a alimentação) tem sensibilidade muito maior para a detecção de SPS do que uma única determinação de ácido biliar em jejum; além disso, é provável que uma única concentração de ácido biliar pós-prandial seja tão sensível quanto a concentração de amônia em jejum, embora a autora deste conteúdo não tenha confirmado isso de forma experimental.

Embora os intervalos de referência variem entre os laboratórios, as concentrações plasmáticas de amônia em jejum são de até 100 mg/dℓ em cães e até 90 mg/dℓ em gatos normais. A coleta de amostra deve ser precedida por pelo menos 6 horas de jejum. As amostras devem ser coletadas em tubos com heparina, sem amônia, com gelo e centrifugadas imediatamente em equipamento refrigerado. O plasma deve ser removido em até 30 minutos para que os valores não sejam falsamente elevados pela hemólise, já que as hemácias contêm duas a três vezes a concentração de amônia do plasma. Para obter valores precisos, o plasma felino pode ser congelado a –20°C e testado em 48 horas; o plasma canino deve ser analisado em 30 minutos.

Se os sinais forem compatíveis com EH no momento da coleta da amostra, uma única amostra em jejum é suficiente. Na ausência de sinais de EH e se os resultados de outros exames forem ambíguos, o teste de estimulação pós-prandial pode ser realizado (ver Boxe 34.3). Os testes mais antigos (orais ou retais) de estimulação de cloreto de amônio são contraindicados devido à possibilidade significativa de desencadearem uma crise encefalopática grave. O teste de amônia pós-prandial é mais seguro, com 91% de sensibilidade para o diagnóstico de *shunt* portossistêmico, mas apenas 31% de sensibilidade para doença hepatocelular difusa.

Atividade plasmática de proteína C

A atividade plasmática da proteína C foi avaliada como um marcador de doença hepatobiliar em cães. A proteína C é uma proteína anticoagulante sintetizada no fígado e circula como um zimogênio plasmático. A baixa atividade da proteína C tem sido associada a distúrbios trombóticos em humanos e animais. A baixa atividade da proteína C também foi documentada em cães com doenças hepatobiliares congênitas e adquiridas; os cães com SPS parecem apresentar menor atividade da proteína C. Em um estudo de Toulza et al. (2006), a atividade da proteína C foi significativamente menor em cães com SPS congênito ou adquirido em comparação a cães sem SPS. A atividade plasmática da proteína C melhorou ou normalizou após a cirurgia de correção do *shunt*. Os achados sugerem que a atividade plasmática da proteína C reflete a adequação da perfusão porta hepática em cães e que esse indicador pode ser importante no monitoramento da melhora da perfusão porta hepática após a correção de anomalias vasculares portossistêmicas. A atividade plasmática da proteína C também pode ajudar a diferenciar cães com hipoplasia intra-hepática da veia porta daqueles com anomalia vascular sistêmica portal, com valores ≥ 70% ou < 70%, respectivamente.

EXAMES INESPECÍFICOS DA FUNÇÃO HEPÁTICA

Concentração sérica de albumina

O fígado é praticamente a única fonte de produção de albumina no corpo; portanto, a hipoalbuminemia pode ser uma manifestação da incapacidade hepática de síntese dessa proteína. Outras causas além da ausência de síntese hepática (como a perda glomerular ou GI acentuada ou ainda sangramentos) devem ser consideradas antes de se atribuir a hipoalbuminemia à insuficiência hepática. A perda renal de proteína pode ser supostamente detectada pela urinálise de rotina. A identificação consistente de resultados positivos em tiras reagentes, em especial na urina diluída com sedimento inativo, justifica uma avaliação adicional, composta ao menos pela medida da razão urinária de proteína e creatinina em uma amostra aleatória (razão normal, abaixo de 0,2 em gatos e cães). Se a proteinúria for descartada, as doenças que causam a perda GI de proteína devem ser consideradas; no entanto, essas doenças GI geralmente provocam uma perda equivalente de globulinas e, portanto, pan-hipoproteinemia. Isso nem sempre ocorre na doença inflamatória GI, em que um aumento simultâneo nos níveis de gamaglobulina mascara a perda intestinal. Em contrapartida, embora a pan-hipoproteinemia não seja considerada típica da hipoproteinemia de origem hepática, as concentrações de globulina podem ser inferiores na doença hepática, em especial no SPS, porque todas as globulinas plasmáticas, exceto as gamaglobulinas, são produzidas pelo fígado. As concentrações de globulina tendem a ser normais a aumentadas em cães e gatos com doença hepática inflamatória crônica porque refletem a resposta inflamatória. A meia-vida plasmática da albumina em cães e gatos é longa (8 a 10 dias) e a hipoalbuminemia deve ser precedida por uma perda de cerca de 80% dos hepatócitos funcionais; assim, o achado de hipoalbuminemia geralmente indica insuficiência hepática crônica grave.

A exceção a isso é a hipoalbuminemia associada a uma resposta de fase aguda negativa na doença hepática inflamatória aguda ou crônica exacerbada. A concentração sérica de albumina pode diminuir quando há aumento da produção hepática de proteínas de fase aguda em animais sem insuficiência hepática. A eletroforese de proteínas séricas pode ajudar a diferenciar essa condição de uma verdadeira ausência de função hepática. Sevelius e Andersson (1995) demonstraram que uma baixa concentração de albumina associada a uma baixa concentração de proteínas de fase aguda à eletroforese indica disfunção hepática grave com prognóstico mau, enquanto a hipoalbuminemia combinada a níveis normais ou elevados de proteínas de fase aguda indica prognóstico bom. A hipoalbuminemia de qualquer causa é incomum em gatos, exceto naqueles com síndrome nefrótica. Ao interpretar as concentrações séricas de proteína, lembre-se que os valores de proteína total em cães e gatos jovens são menores do que em adultos e que a concentração sérica de albumina em filhotes é semelhante à de adultos, enquanto a concentração sérica de albumina em filhotes é menor do que em gatos adultos.

Concentração sérica de ureia

A formação de ureia como meio de desintoxicação da amônia derivada de fontes intestinais ocorre apenas no fígado. Apesar dessa aparente vantagem como uma medida específica da função hepática, a concentração sérica de ureia geralmente é afetada por vários fatores não hepáticos; a capacidade hepática de desintoxicação da ureia é tão grande que não é visivelmente reduzida até o desenvolvimento de uma doença hepática grave, extensa e em estágio final. A restrição prolongada à ingestão de proteínas por anorexia completa ou redução intencional com fins terapêuticos (p. ex., doença renal crônica; urolitíase de urato, cistina ou estruvita) é a causa mais comum de baixa concentração sanguínea de ureia. A fluidoterapia anterior e/ou polidipsia ou poliúria de causas não renais também diminui o nível de ureia. Como sempre, os intervalos de referência devem ser considerados ao interpretar os valores de ureia. Por exemplo, a concentração de ureia de 12 mg/dℓ está bem dentro dos limites normais para cães, mas é subnormal em gatos. Se baixos níveis de ureia forem observados em um gato ou cão com ingestão normal de água, bom apetite e alimentados com teor de proteína apropriado para a espécie (com base em matéria seca, 22% em cães e 35 a 40% em gatos), deve-se investigar a possibilidade de incapacidade hepática de conversão de amônia em ureia ou *shunt* portossistêmico da amônia para fora do fígado.

Concentração sérica de colesterol

A concentração total de colesterol é incluída em perfis de bioquímica sérica por muitos laboratórios comerciais, mas fornece informações úteis em apenas um número limitado de doenças hepatobiliares. Valores elevados de colesterol total são observados em cães e gatos com colestase intra-hepática grave com acometimento dos ductos biliares ou ODBE devido à menor excreção de colesterol livre na bile e sua subsequente regurgitação no sangue. A hipocolesterolemia foi documentada em cães com doença hepatocelular crônica grave e é comum em gatos e cães com SPS congênito. Especula-se que a hipocolesterolemia seja um sinal de alteração grave da absorção intestinal de colesterol (e aumento do uso para a síntese de ácidos biliares em caso de diminuição da recirculação êntero-hepática dessas moléculas, como ocorre no SPS. Em outras doenças hepatobiliares de cães e gatos, os valores de colesterol total são muito variáveis. Os valores normais em filhotes de 4 semanas são mais altos do que em adultos; os intervalos de referência para cães de 8 semanas são iguais aos dos adultos.

Glicemia

A hipoglicemia é um evento incomum associado à doença hepatobiliar em cães e especialmente em gatos. Há uma perda da capacidade de manutenção das concentrações séricas normais de glicose em animais com doença hepatobiliar crônica progressiva adquirida quando a massa hepática funcional é de 20% ou menos. Acredita-se que essa incapacidade de manutenção da glicemia seja causada pela perda de hepatócitos com sistemas enzimáticos gliconeogênicos e glicolíticos funcionais e redução da degradação hepática de insulina. A senescência dos hepatócitos também pode ser importante. De modo geral, a hipoglicemia é um evento quase terminal em cães com doença hepatobiliar crônica progressiva. Em notável contraste, está a frequente observação de hipoglicemia em cães com SPS congênito, em especial de raças pequenas. A hipoglicemia em pacientes com SPS é supostamente o resultado de um aumento na concentração circulante de insulina pela redução do metabolismo de primeira passagem no fígado, como observado em humanos. Um estudo mais recente, porém, mostrou que a concentração de insulina era normal a baixa em cães com SPS e hipoglicemia, o que não sustenta essa hipótese; assim, a causa ainda é desconhecida. A hipoglicemia também é comum como síndrome paraneoplásica em cães com grandes carcinomas hepatocelulares e pode estar associada à produção de fator de crescimento semelhante à insulina pelo tumor. Nos dois casos, após a identificação da hipoglicemia e sua confirmação pela repetição do exame com fluoreto de sódio, se necessário, e exclusão de causas não hepáticas (p. ex., hipoglicemia funcional, sepse, insulinoma ou outra neoplasia que produz uma substância semelhante à insulina ou doença de Addison; ver Capítulo 50), há suspeita de um tumor hepático primário (p. ex., carcinoma hepatocelular), SPS ou hepatopatia generalizada.

EXAMES DIAGNÓSTICOS PARA AVALIAÇÃO DA INFLAMAÇÃO E FUNÇÃO PANCREÁTICA
Exames específicos de inflamação pancreática

Os exames mais específicos para o pâncreas são os ensaios catalíticos de amilase e lipase e os imunoensaios de imunorreatividade similar à tripsina (TLI) e imunorreatividade da lipase pancreática (PLI). Os ensaios catalíticos dependem da capacidade da molécula de catalisar uma reação *in vivo* e, portanto, dependem da presença da enzima ativa; no entanto, não são espécie-específicos. A sensibilidade e especificidade dos ensaios catalíticos tradicionais em cães são relativamente baixas, em especial para amilase; em gatos, a amilase e a lipase tradicionais têm valor diagnóstico questionável. No entanto, um novo ensaio de lipase recentemente foi desenvolvido e parece ser mais sensível e específico do que a lipase tradicional, com concordância muito boa com PLI. Este é o ensaio de 1,2-o-dilauril-rac-glicero-3-ácido glutárico-(6′-metilresorufina) éster (DGGR) lipase. Nesse ensaio, as interações entre enzima e substrato são mais seletivas do que no ensaio colorimétrico *multistep* tradicional com 1,2-diglicerídeo (1,2-DiG) como substrato. Supõe-se que o novo ensaio apresenta menor probabilidade de hidrólise de outras lipases e esterases. Estudos recentes em cães sugeriram uma boa concordância entre o ensaio de DGGR lipase e PLI (Kook et al., 2014; Goodband et al., 2018) e dois outros estudos sugerem que também pode ser importante em gatos, ao contrário do ensaio de lipase mais antigo (Oppliger et al., 2013 e 2014).

Os imunoensaios, no entanto, usam um anticorpo contra uma parte da molécula da enzima distante do sítio ativo e, assim, também medem os precursores inativos (p. ex., tripsinogênio); essas técnicas tendem a ser específicas para órgãos e espécies. As vantagens e desvantagens dos diferentes ensaios são descritas na Tabela 34.2. De modo geral, PLI tem a maior sensibilidade e provavelmente a maior especificidade em ambas as espécies. Estudos recentes de PLI para o diagnóstico de pancreatite aguda em cães sugerem uma sensibilidade entre 86,5 e 94,1% e uma especificidade de 80 a 90% ou 66,3 a 77,5%, dependendo do ponto de corte e da metodologia utilizada nos estudos, respectivamente (Mansfield et al., 2012; McCord et al., 2012). O valor preditivo positivo é alto em animais com alta probabilidade de pancreatite aguda, mas o valor preditivo negativo nessa população não é claro, já que só foi alto em uma população com baixa prevalência da doença (McCord et al., 2012). Na experiência da autora deste conteúdo, a PLI negativa é incomum em cães com pancreatite aguda grave, mas ocorre; portanto, a pancreatite não deve ser completamente descartada por um resultado negativo. Um único estudo em gatos mostrou que o exame tinha 100% de sensibilidade na pancreatite aguda moderada a grave, mas apenas 54% na pancreatite branda, com especificidade de 91% (Forman et al., 2004). No entanto, a sensibilidade é menor na pancreatite crônica em cães e gatos. Há exames SNAP comerciais para PLI canina e felina (ver os detalhes em https://www.idexx.com/small-animalhealth/products-and-services/snap-cpl-test.html para cães e https://www. idexx.com/small-animal-health/productsand-services/snap-fpl-test.html para gatos), que devem auxiliar o diagnóstico rápido nas duas espécies.

Exames de função pancreática exócrina

A insuficiência pancreática exócrina (IPE) pode se desenvolver em cães e gatos como resultado da pancreatite crônica e em cães com AAP (ver mais detalhes no Capítulo 37). O diagnóstico de IPE em cães e gatos depende de sinais clínicos consistentes (perda de peso e esteatorreia) e da redução da produção de enzimas pancreáticas. A maneira mais sensível e específica de fazer isso é a determinação da redução na atividade enzimática circulante por meio do imunoensaio de TLI, que mede tripsina e tripsinogênio. A diminuição de TLI no sangue tem alta sensibilidade e especificidade para o diagnóstico de IPE em cães e gatos e, hoje, é o exame de escolha para diagnóstico de pequenos animais. É importante usar uma amostra coletada em jejum porque a liberação de enzimas pancreáticas associadas à alimentação pode aumentar a atividade sérica. Não é necessário interromper a suplementação de enzimas pancreáticas exógenas antes da determinação de TLI porque as enzimas exógenas não são absorvidas do intestino para a circulação; mesmo que sejam, o exame é um imunoensaio sem reação cruzada com a tripsina ou tripsinogênio de outras espécies no suplemento. No entanto, existem alguns problemas na interpretação dos resultados, como mostrado no Boxe 37.3. Em particular, em um cão com pancreatite crônica contínua e IPE, o valor de TLI é imprevisível porque episódios de inflamação pancreática podem elevá-lo para a faixa normal.

Ao contrário dos humanos, os níveis de amilase e lipase não são consistentemente baixos em cães e gatos com IPE devido aos altos níveis de fundo de enzimas de outros órgãos. O baixo valor de cPLI também tem boa sensibilidade e especificidade para o diagnóstico de IPE em cães (Steiner et al., 2001). No entanto, esse exame não é superior à TLI. Também é provável que PLI diminua em gatos com IPE.

Os exames de fezes para diagnóstico de IPE são raramente usados devido à sua baixa sensibilidade e especificidade em comparação aos exames em soro. Os níveis de tripsina fecal têm sensibilidade e especificidade muito baixas para o diagnóstico de IPE, assim como a avaliação da atividade proteolítica fecal ou o exame microscópico das fezes para a detecção de gordura, amido e fibras musculares não digeridas. Todos esses exames foram substituídos pela medida de TLI e cPLI no soro. A medida da elastase fecal pode ter alguma utilidade em cães com IPE por pancreatite crônica ou obstrução de ducto, em que os resultados de TLI podem ser enganosos. O exame de elastase parece ter maior sensibilidade e especificidade do que os outros exames de fezes para o diagnóstico de IPE em cães. A elastase é uma enzima pancreática e há um ELISA espécie-específico para elastase canina (ScheBo Biotech USA Inc., PMB 168, 445 E Cheyenne Mountain Blvd., Suite C, Colorado Springs, CO 80906, EUA; Spillmann et al., 2000, 2001). Também existe um ELISA para a determinação de elastase em ponto de atendimento: ScheBo Elastase 1 Quick-Canine rapid (disponível para veterinários nos EUA em http://catacheminc.com/veterinary-diagnostics/schebo-pancreas-elastase). Esse exame também está sendo comercializado *online* para uso pelo tutor.

Assim como a TLI canina, como não há reação cruzada com a elastase de outras espécies, a suplementação enzimática pode ser mantida durante o exame. Há uma grande variação nos níveis de elastase em fezes caninas normais em comparação a humanos. A sensibilidade e a especificidade do exame são melhores com a coleta de três amostras fecais separadas em 3 dias ou uso de um valor de corte para o diagnóstico de IPE, que está abaixo dessa variação na maioria dos cães.

Também é aconselhável determinar a concentração sérica de cobalamina em animais com IPE, que tende a diminuir devido à deficiência pancreática de fator intrínseco. Em cães, a maior parte do fator intrínseco é produzido no pâncreas, com uma pequena quantidade no estômago; em gatos, todo o fator intrínseco é sintetizado no pâncreas. A cobalamina ligada ao

TABELA 34.2

Exames de enzimas catalíticas e imunoensaios para diagnóstico de pancreatite aguda e crônica em cães e gatos.

Ensaio	Vantagens	Desvantagens
Ensaios catalíticos	–	
Apenas em cães; não usados em gatos, à exceção de DGGR lipase (ver a seguir e consulte mais detalhes no texto)		Os resultados podem ser normais na pancreatite grave ± crônica causada por depleção enzimática ± perda de tecido; o grau de elevação não tem valor prognóstico, exceto onde indicado; as duas são excretadas por via renal e elevadas duas ou três vezes na azotemia
Amilase	Boa disponibilidade em analisadores internos; corticosteroides não a elevam, então pode ajudar a diagnosticar pancreatite em cães com hiperadrenocorticismo	Baixa sensibilidade e especificidade devido ao alto nível de fundo de outras fontes, inclusive intestino delgado
Lipase	Boa disponibilidade em analisadores clínicos; mais sensível do que amilase; o grau de elevação pode ter significado prognóstico. A nova DGGR lipase tem maior sensibilidade e especificidade do que os ensaios mais antigos e é bem correlacionada à PLI em cães e gatos (ver detalhes no texto)	Nível de fundo alto por fontes extrapancreáticas. Corticosteroides a aumentam até cinco vezes
Imunoensaios		
TLI canina	Elevações – alta especificidade para pancreatite	Baixa sensibilidade para diagnóstico de pancreatite (mas alta sensibilidade para IPE); há relatos de aumento e diminuição mais rápida do que a lipase ou amilase; excretada por via renal: elevada duas ou três vezes na azotemia. Pode ser inadequadamente baixa em casos graves ± crônicos causados por depleção pancreática ± perda de massa de tecido; sem significado prognóstico claro
TLI felina	Sem vantagens para o diagnóstico de pancreatite – com reservas no diagnóstico de IPE	Sensibilidade e especificidade menores do que a TLI canina, mais indicada ao diagnóstico de IPE; excretada por via renal; também elevada na azotemia
PLI canina	Exame mais sensível e específico para pancreatite canina com DGGR lipase (ver valores no texto); específico para o órgão, portanto, não há interferência de fontes extrapancreáticas. Realizado em laboratório (ver URL no texto)	Aumentada na doença renal, mas talvez não de forma significativa (?) (Ainda não se sabe se é influenciada por corticosteroides)
PLI felina	Exame mais sensível e específico para pancreatite felina, com DGGR lipase (ver valores no texto); realizado em laboratório (ver URL no texto)	Pouquíssimos dados publicados sobre seu uso

IPE: insuficiência pancreática exócrina; PLI: imunorreatividade da lipase pancreática; TLI: imunorreatividade semelhante à da tripsina.

fator intrínseco é absorvida no íleo e, assim, a doença inflamatória intestinal concomitante que acomete o íleo também predispõe à deficiência. Os gatos com IPE como estágio final de pancreatite crônica, portanto, sempre deveriam apresentar deficiência de cobalamina, principalmente se também tiverem doença inflamatória intestinal. No entanto, as concentrações de cobalamina tendem a ser normais nesses gatos, provavelmente devido à persistência dos estoques hepáticos.

Exames de função endócrina pancreática

A pancreatite crônica em estágio final em cães e gatos pode causar perda da função endócrina e diabetes melito. Ver detalhes sobre os exames da função endócrina pancreática no capítulo sobre diabetes melito (Capítulo 49).

EXAMES INESPECÍFICOS IMPORTANTES PARA O PROGNÓSTICO E CUIDADOS DE SUPORTE NA DOENÇA HEPÁTICA E PANCREÁTICA

Alterações inespecíficas na bioquímica sérica, em especial eletrólitos, ureia e creatinina, são importantes para o cuidado de suporte de cães e gatos com doenças pancreáticas e hepáticas, principalmente hepatite aguda e pancreatite aguda, em que a falência de múltiplos órgãos é uma possível sequela. Do mesmo modo, a avaliação de um hemograma completo, em especial do hematócrito, do número de plaquetas e do perfil de coagulação, é importante para determinar a presença de sangramento intestinal significativo e/ou coagulopatia na pancreatite ou hepatite aguda ou crônica.

Bioquímica sérica

As alterações em ureia, glicose, colesterol e albumina como indicadores inespecíficos da função hepática foram discutidas na seção anterior. A azotemia também pode ocorrer na doença hepática aguda devido à falência de múltiplos órgãos; no entanto, em caso de azotemia no contexto de doença hepática aguda em cães, é importante descartar leptospirose (ver Capítulo 36), em especial se houver glicosúria e trombocitopenia concomitantes.

Na pancreatite aguda, a azotemia é muito comum e é geralmente pré-renal devido à desidratação ou choque, embora também possa haver lesão renal intrínseca. Esta e outras alterações comuns na bioquímica sérica em cães e gatos com pancreatite aguda são detalhadas na Tabela 34.3. É muito importante monitorar as concentrações de eletrólitos em animais com pancreatite aguda porque a hipopotassemia é comum e pode ser fatal. A hipopotassemia também é relativamente comum na doença hepatobiliar, em que é atribuída a uma combinação de perdas renais e GIs excessivas, ingestão reduzida e hiperaldosteronismo secundário em cães e gatos com doença hepatobiliar crônica grave. A alcalose metabólica, cuja evidência talvez seja a concentração sérica anormalmente alta de dióxido de carbono total confirmada por gasometria, é causada pela terapia diurética excessiva em cães com insuficiência hepática crônica e ascite. A hipopotassemia e a alcalose metabólica potencializam uma à outra e podem piorar os sinais de EH, promovendo a persistência de amônia (NH_3) de fácil difusão pela membrana.

HEMOGRAMA COMPLETO

Existem poucas alterações nas células sanguíneas que sugerem doença hepatobiliar. Em sua maioria, são alterações nas hemácias associadas à fragmentação ou alterações no tamanho da célula ou na composição da membrana. A microcitose (volume corpuscular médio [VCM] < 60 fL em cães de raças que não Akita ou Shiba Inu), com normocromasia ou hipocromasia branda (concentração celular média de hemoglobina, 32 a 34 g/dℓ), é um achado comum em cães com SPS congênito (≥ 60%); é menos comum em gatos com SPS congênito (≤ 30%).

TABELA 34.3

Achados clínico-patológicos típicos em cães e gatos com pancreatite aguda.

Parâmetro	Alterações em cães	Alterações em gatos	Causa e significado
Ureia ± creatinina	Aumentaram em 50 a 65% dos casos	A ureia aumentou em 57% dos casos e a creatinina, em 33%	Normalmente pré-renal devido à desidratação e hipotensão (ureia > creatinina), indica a necessidade de fluidoterapia agressiva Muitas vezes, também há alguma insuficiência renal intrínseca (sepse e imunocomplexos)
Potássio	Diminuiu em 20% dos casos	Diminuiu em 56% dos casos	Aumento da perda por vômitos e perda renal por fluidoterapia + ingestão reduzida e liberação de aldosterona por hipovolemia Requer tratamento porque contribui para a atonia gastrintestinal
Sódio	Pode ser aumentado (12%), diminuído (33%) ou normal	Geralmente normal ou diminuído (23%) Aumentou apenas em 4% dos casos	Aumento causado pela desidratação; diminuição causada pela perda de secreções gastrintestinais por vômitos
Cloreto	Comumente diminuído (81%)	Desconhecidas	Perda de secreções gastrintestinais pelos vômitos
Cálcio	Aumentou em ≈ 9% dos casos e diminuiu em ≈ 3% dos casos	O cálcio total caiu em 40 a 45% dos casos; o cálcio ionizado caiu em 60% dos casos; o cálcio total aumentou em 5%	A redução é indicadora de mau prognóstico em gatos, mas não tem significado prognóstico em cães; causada pela saponificação na gordura peripancreática (não comprovada) e liberação de glucagon, que pode estimular a calcitonina

(continua)

TABELA 34.3

Achados clínico-patológicos típicos em cães e gatos com pancreatite aguda. (*Continuação*)

Parâmetro	Alterações em cães	Alterações em gatos	Causa e significado
			O aumento do cálcio é provavelmente causa, e não efeito, da doença em gatos, mas isso não foi comprovado em cães
Fosfato	Frequentemente aumentado (55%)	Aumentou em 27%, diminuiu em 14%	Aumento geralmente causado por redução da excreção renal secundária ao comprometimento renal; diminuição (em gatos) causada pelo tratamento do diabetes melito
Glicemia	Aumentou em 30 a 88%, diminuiu em até 40%	Aumentou em 64%, diminuiu em pouquíssimos casos	O aumento se deve à diminuição de insulina e aumento de glucagon, cortisol e catecolaminas; cerca de 50% voltam ao normal; as diminuições são causadas por sepse e anorexia
Albumina	Aumentou em 39 a 50%, reduziu em 17%	Aumentou em 8 a 30%, reduziu em 24%	Aumento causado pela desidratação; diminuição causada por perda intestinal, desnutrição, doença hepática concomitante ou perda renal
Enzimas hepatocelulares (ALT e AST)	Aumentaram em 61%	Aumentaram em 68%	Necrose hepática e vacuolação causada por sepse, efeitos locais das enzimas pancreáticas ± doença hepática concomitante em gatos
Enzimas colestáticas (ALP e GGT)	Aumentaram em 79%	Aumentaram em 50%	Obstrução biliar causada por pancreatite crônica exacerbada ± colangite concomitante ± lipidose em gatos; ALP induzida por corticosteroides em cães
Bilirrubina	Aumentou em 53%	Aumentou em 64%	Igual a GGT
Colesterol	Aumentou em 48 a 80%	Aumentou em 64%	Pode ser causado por colestase; em outras doenças, não está claro se é causa ou efeito; frequentemente causado por doenças concomitantes ou predisponentes
Triglicerídeos	Normalmente aumentados	Raramente medidos	Não está claro se a alteração é causa ou efeito; frequentemente causada por doenças concomitantes ou predisponentes
Neutrófilos	Aumentou em 55 a 60%	Aumentou em cerca de 30%, diminuiu em 15%	Aumento causado pela resposta inflamatória; diminuição pelo consumo em alguns gatos; pode ser indicador de mau prognóstico
Hematócrito	Aumentou em ≈ 20% e diminuiu em ≈ 20%	Como em cães	Aumento causado pela desidratação; diminuição causada por anemia de doença crônica; úlcera gastrintestinal
Plaquetas	De modo geral, diminuíram em casos graves (59%)	Normalmente, não há alterações	Diminuição causada por proteases circulantes ± coagulação intravascular disseminada

ALP: fosfatase alcalina; ALT: alanina aminotransferase; AST: aspartato aminotransferase; GGT: γ-glutamiltransferase.
Dados de Schaer M: A clinicopathological survey of acute pancreatitis in 30 dogs and 5 cats, *J Am Anim Hosp Assoc* 15:681, 1979; Hill RC et al.: Acute necrotizing pancreatitis and acute suppurative pancreatitis in the cat: a retrospective study of 40 cases (1976-1989), *J Vet Intern Med* 7:25, 1993; Hess RS et al.: Clinicopathological, radiographic and ultrasonographic abnormalities in dogs with fatal acute pancreatitis: 70 cases (1986-1995), *J Am Vet Med Assoc* 213:665, 1998; Mansfield CS et al.: Review of feline pancreatitis. Part 2: clinical signs, diagnosis and treatment, *J Feline Med and Surgery* 3:125, 2001.

A maioria dos animais acometidos não apresenta anemia. A causa da microcitose, que também foi observada com menos frequência em cães com insuficiência hepática crônica e SPS adquirido, é a quelação do ferro no fígado e não a deficiência absoluta de ferro; portanto, a suplementação de ferro não a influencia. No entanto, a mudança no tamanho das hemácias é reversível após o restauro do fluxo sanguíneo portal. Se também houver anemia, a microcitose deve ser diferenciada da anemia da doença inflamatória, que ocasionalmente causa hemácias pequenas e deficiência relativa de ferro, ou da anemia ferropriva associada à perda crônica de sangue GI, que pode ser observada principalmente em cães com hepatite crônica e hipertensão portal (ver Capítulo 36). A anemia às vezes observada em associação à microcitose do SPS é geralmente branda. Uma anemia microcítica acentuada aumenta muito o índice de suspeita de perda crônica de sangue GI.

A anemia fortemente regenerativa, com macrocitose, alto número de reticulócitos e concentração sérica de proteína normal a ligeiramente aumentada em um cão ictérico, em especial se esferócitos também forem identificados, indica anemia hemolítica e aumento da formação de bilirrubina como a causa da icterícia. Gatos e cães com anemia hemolítica também tendem a apresentar altas concentrações séricas de enzimas hepáticas e ácidos biliares, o que indica consequências hepáticas secundárias aos efeitos de hemólise grave, como hipoxia e tromboembolismo.

Certas alterações morfológicas das hemácias condizem com doença hepatobiliar grave e estão relacionadas a alterações no metabolismo das lipoproteínas e irregularidades na estrutura da membrana eritrocitária. Poiquilócitos (hemácias de formato anormal), como acantócitos (hemácias espiculadas), leptócitos (hemácias alongadas, com coloração clara) e codócitos (células em alvo) são bons exemplos. A poiquilocitose de patogênese desconhecida é um achado consistente em gatos com SPS congênito e, às vezes, outras doenças hepatobiliares; gatos com doença hepatobiliar crônica tendem a apresentar corpos de Heinz nas hemácias. Hemácias fragmentadas ou esquistócitos são esperados em animais com CID; a detecção de um número inadequado de hemácias nucleadas leva à suspeita de hemangiossarcoma. A anemia não regenerativa branda a moderada é comum em gatos com muitas doenças diferentes, inclusive as do sistema hepatobiliar.

Poucas alterações no leucograma são esperadas em gatos ou cães com doença hepatobiliar, exceto quando a etiologia é um agente infeccioso (histoplasmose, colangite bacteriana ou leptospirose em cães), em que há pancreatite concomitante, bastante comum em gatos, ou quando a infecção complicou um distúrbio hepatobiliar primário (p. ex., sepse gram-negativa em um cão com cirrose, peritonite biliar séptica). A leucocitose neutrofílica é provável nesses casos, enquanto a pancitopenia é típica da histoplasmose disseminada e da toxoplasmose grave em gatos e da hepatite canina infecciosa em estágio inicial.

Em contrapartida, a leucocitose neutrofílica é muito comum em cães com pancreatite, relatada em 55 a 60% dos casos, mas é observada em apenas 30% dos casos em gatos (ver Tabela 34.3).

PERFIL DE COAGULAÇÃO

As coagulopatias clinicamente relevantes são incomuns em cães e gatos com doença hepatobiliar, exceto naqueles com insuficiência hepática aguda (inclusive lipidose hepática aguda em gatos ou linfoma hepático nas duas espécies), ODBE completa ou CID ativa. As alterações mais comuns são o prolongamento sutil do tempo de tromboplastina parcial ativada (TTPA; 1,5 vezes o normal), anomalias em produtos de degradação de fibrina (10 a 40 µg/mℓ ou mais) e concentração variável de fibrinogênio (< 100 a 200 mg/dℓ) em gatos e cães com doença hepática parenquimatosa grave. D-dímeros elevados são comuns em pacientes com doença hepática e nem sempre indicam CID. Acredita-se que a elevação inespecífica possa ocorrer na doença hepática devido à menor depuração pelo fígado. O número de plaquetas pode ser normal ou baixo; a trombocitopenia branda (130.000 a 150.000 células/µℓ) é geralmente associada ao sequestro esplênico ou CID crônica. A trombocitopenia mais grave (≤ 100.000 células/µℓ) é esperada na CID aguda ou na CID crônica descompensada.

O câncer primário ou metastático do fígado também pode causar coagulopatia não relacionada à perda da capacidade hepatocelular de produção ou degradação de proteínas de coagulação. Um estudo recente de tromboelastografia (TEG) em cães com obstrução biliar extra-hepática parcial ou completa descobriu que todos os 10 animais apresentavam hipercoagulação em comparação a 19 cães normais, o que talvez seja o oposto do esperado (Mayhew et al., 2013). Em contrapartida, os resultados de TEG em cães com hepatite crônica foram considerados muito variáveis, com alguns animais hipercoaguláveis, alguns normocoaguláveis e outros hipocoaguláveis; os cães com indicadores de prognóstico negativo tendiam a apresentar hipocoagulação (Fry et al., 2017). Os cães com doença hepática aguda também tiveram diversos resultados de TEG, embora com predominância de hipocoagulação e hiperfibrinólise, em especial na presença de prejuízo funcional (Kelley et al., 2015).

Anomalias da coagulação e trombocitopenia são comuns em cães com pancreatite aguda grave e sugerem o desenvolvimento de CID, embora não existam estudos sistemáticos recentes de coagulação em cães e gatos com pancreatite aguda. Em um estudo, a pancreatite foi um diagnóstico comum em cães com baixa atividade de antitrombina no sangue, sugerindo maior risco de hipercoagulabilidade e trombose; no entanto, não houve diferença significativa na atividade da antitrombina entre animais com pancreatite que sobreviveram ou não (Kuzi et al., 2010).

ABDOMINOCENTESE E ANÁLISE DE FLUIDOS NA DOENÇA HEPÁTICA E PANCREÁTICA

Em caso de detecção de fluido abdominal ao exame físico, radiografia ou USG abdominal, uma amostra deve sempre ser obtida para análise. No derrame de volume moderado a grande, a paracentese com agulha simples é suficiente para obter 5 a 10 mℓ de fluido para inspeção macroscópica, determinação do teor de proteína, avaliação citológica e, em alguns casos, análise bioquímica especial. De modo geral, a pancreatite está associada a derrames de pequeno volume, enquanto a doença hepática pode gerar grandes volumes.

A remoção de um volume significativo de fluido abdominal por razões clínicas deve ser evitada, a menos que absolutamente necessário, pois isso causa uma queda abrupta nas concentrações séricas de proteínas em animais com doença hepática devido à incapacidade do fígado de repor as proteínas removidas do fluido. Em casos diferentes da peritonite, é preferível remover o fluido de maneira gradual, com diuréticos. Nos casos com necessidade de remoção de um grande volume de fluido (p. ex., peritonite), a administração concomitante de plasma fresco congelado ou uma solução coloide é essencial para repor a proteína perdida. Em cães com insuficiência hepática crônica e hipertensão portal intra-hepática sustentada, o fluido abdominal é um transudato modificado com número moderado de células nucleadas e teor moderado de proteínas (Tabela 34.4). Um transudato puro com baixo número de células (menos de 2.500 células/μℓ), baixa concentração de proteína (menos de 2,5 g/dℓ), aparência límpida e quase transparente é observado em cães com hipoproteinemia. O fluido abdominal de cães com obstrução venosa pós-sinusoidal intra-hepática (p. ex., doença veno-oclusiva) ou obstrução venosa pós-hepática (p. ex., qualquer causa de insuficiência cardíaca do lado direito) pode ser de qualquer cor, mas é, em geral, tingido de vermelho ou amarelo e é classificado como transudato modificado. O fluido da peritonite infecciosa felina e dos derrames neoplásicos também são comumente classificados como transudatos modificados ou exsudatos não sépticos. A peritonite biliar também causa exsudato, a princípio estéril, mas que pode se tornar séptico com o passar do tempo. A concentração de bilirrubina no fluido auxilia o diagnóstico. Na neoplasia, os derrames podem ser quilosos ou mesmo hemorrágicos, podendo estes últimos também ser vistos na amiloidose por ruptura da cápsula hepática. As células mesoteliais reativas podem ser confundidas com células neoplásicas, enfatizando a necessidade de experiência na avaliação de espécimes citológicos. Os exsudatos têm alto número de células (acima de 20.000 células/μℓ) e alto teor de proteína (superior a 2,5 g/dℓ); além disso, com base na aparência tóxica das células inflamatórias ou a presença de bactérias fagocitadas, são ainda classificados como sépticos ou não sépticos. A análise de fluidos indica a origem da doença hepatobiliar e não deve ser negligenciada. A Tabela 34.4 ajuda na interpretação dos resultados da análise do fluido.

TABELA 34.4

Características de derrame abdominal na doença hepatobiliar.

Tipo de derrame	Aparência	Número de células nucleadas	Teor de proteína	Gravidade específica	Exemplo(s)
Transudato					
Puro	Límpida, incolor	< 1.500/μℓ	< 2,5 g/dℓ	< 1,016	Insuficiência hepática crônica com hipoalbuminemia acentuada
Modificado	Serossanguinolenta, âmbar	< 7.000/μℓ	≥ 2,5 g/dℓ	1,010 a 1,031	Insuficiência hepática crônica, insuficiência cardíaca direita, doença pericárdica, síndrome da veia cava, síndrome semelhante à de Budd-Chiari, hipoplasia da veia porta intra-hepática, trombose crônica da veia porta, peritonite infecciosa felina (alguns casos), neoplasia (alguns casos), pancreatite (alguns casos)
Exsudato					
Séptico	Turva; vermelha, amarela escura, verde	> 7.000/μℓ	≥ 2,5 g/dℓ	1,020 a 1,031	Úlcera duodenal perfurada, peritonite biliar (concentração de bilirrubina no fluido > concentração de bilirrubina no soro)
Não séptico	Clara; vermelha, amarela escura, verde	> 7.000/μℓ	≥ 2,5 g/dℓ	1,017 a 1,031	Peritonite infecciosa felina, neoplasia com acometimento seroso, hemangiossarcoma roto, peritonite biliar em estágio inicial, pancreatite com ODBE
Derrame					
Quiloso	Opaca, branca a rosa ("*milk-shake* de morango")	Variável; geralmente 1.000 a 10.000/μℓ	Variável; 2,5 a 6,5 g/dℓ	1,030 a 1,032	Neoplasia (alguns casos), obstruções à drenagem linfática
Hemorrágico	Vermelha	Variável; geralmente 1.500 a 1.000/μℓ	Normalmente > 3 g/dℓ	< 1,013	Neoplasia (alguns casos), amiloidose com ruptura da cápsula hepática, hemangiossarcoma roto

ODBE: obstrução do ducto biliar extra-hepático.

Derrames abdominais são comuns em cães e gatos com pancreatite, mas, de modo geral, são de pequeno volume. Os derrames se formam em decorrência de peritonite, mas também de vasculite, o que pode explicar por que alguns animais com pancreatite apresentam fluido pleural e peritoneal. Os derrames geralmente são exsudatos serossanguinolentos, embora transudatos modificados e derrames quilosos tenham sido relatados, em especial em gatos. As concentrações de lipase, amilase e PLI podem estar elevadas no fluido e podem ser muito mais altas do que no soro, auxiliando o diagnóstico de pancreatite. É importante ressaltar que a medida das enzimas pancreáticas no fluido ajuda a diferenciar a causa de um exsudato estéril de outras possibilidades de peritonite biliar ou extravasamento do trato urinário.

URINÁLISE

Na pancreatite, a urinálise é importante para diferenciar a doença pré-renal da doença renal intrínseca; assim, o ideal é que a amostra de urina seja coletada antes da fluidoterapia. Na presença de azotemia, a alta gravidade específica (GE) da urina sugere insuficiência pré-renal aguda por desidratação e choque. No entanto, cães com pancreatite grave tendem a apresentar urina mal concentrada ou mesmo isostenúrica, o que sugere lesão renal intrínseca concomitante. A proteinúria é relatada em até 78% dos cães com pancreatite aguda (Hess et al., 1998), provavelmente devido a uma combinação de inflamação sistêmica e lesão tubular. Em Cocker Spaniels Ingleses com pancreatite crônica, exacerbada ou não, a glomerulonefrite também é comum como parte de uma doença polissistêmica imunomediada nos ductos; os cães acometidos devem ser submetidos a exame para a detecção de proteinúria. O achado de glicose na urina de um cão ou gato com pancreatite leva à suspeita de diabetes melito. A glicosúria pode ser transitória durante uma crise de pancreatite, provavelmente devido à resistência à insulina e ao estresse. Isso é raro em cães, mas, segundo relatos informais, mais comum em gatos. O diabetes melito pode ser diferenciado do estresse pela determinação concomitante da concentração sérica de frutosamina, detecção de cetonas na urina e monitoramento cuidadoso da glicose no sangue e na urina durante a recuperação. A presença de cetonas, além da glicosúria, na urina de cães e gatos com pancreatite geralmente indica cetoacidose diabética, que requer tratamento imediato e urgente. Ocasionalmente, a cetonúria é observada em cães e gatos com balanço calórico negativo e esgotamento das reservas hepáticas de glicogênio; a glicosúria concomitante, porém, é muito incomum nessas circunstâncias, pois esses animais tendem a apresentar hipoglicemia.

Achados comuns na urinálise consistentes com doença hepatobiliar são bilirrubinúria excessiva em um cão não anêmico (≥ 2+ na urina com GE ≤ 1,025), presença de bilirrubina na urina de gatos e cristalúria por biurato de amônio em amostras de urina devidamente processadas (Figura 34.1). Em cães, a bilirrubinúria excessiva pode preceder o início da hiperbilirrubinemia e da icterícia. Pequenos números de cristais de bilirrubina podem ser encontrados em amostras de urina concentrada de cães normais; esses cristais também são ocasionalmente observados em animais normais e em cães Dálmatas com defeito no metabolismo do urato (ver Capítulo 43).

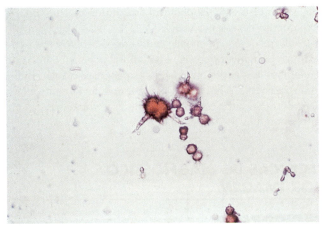

Figura 34.1 Cristais de biurato de amônio na urina de um cão com *shunt* portossistêmico congênito.

Portanto, não são patognomônicos para SPS. A hiperamonemia combinada à acidemia úrica em excesso por diminuição da conversão hepática em alantoína excede o limiar renal e favorece a precipitação de cristais, especialmente na urina alcalina. Sua presença na urina pode flutuar, mas a alcalinização da amostra com algumas gotas de hidróxido de sódio ou potássio pode aumentar a probabilidade de identificação de cristais de biurato de amônio durante o exame do sedimento.

A medida do urobilinogênio urinário por análise com fita reagente é tradicionalmente usada para avaliar a permeabilidade do trato biliar extra-hepático. No entanto, o exame agora é considerado de valor mínimo no diagnóstico de ODBE porque muitos fatores influenciam a detecção de urobilinogênio na urina (p. ex., flora e tempo de trânsito intestinal, função renal, pH e gravidade específica da urina, exposição da amostra de urina à luz). Se as amostras de urina forem obtidas em série e processadas de maneira adequada, a ausência repetida de urobilinogênio sugere, mas não é diagnóstica, de ODBE completa.

A urina diluída (GE baixa, de 1,005) pode ser uma característica do SPS congênito e adquirido e de doenças hepatocelulares graves devido à polidipsia e poliúria associadas (ver Capítulo 33). A GE da urina também deve ser interpretada à luz da terapia medicamentosa concomitante, como a administração de diuréticos, corticosteroides ou anticonvulsivantes.

A glicosúria, na ausência de um aumento significativo da glicemia, pode aumentar o índice de suspeita de leptospirose hepática, principalmente se houver azotemia concomitante.

EXAME DE FEZES

A análise da amostra de fezes raramente fornece informações úteis na avaliação de um cão ou gato com suspeita de doença hepatobiliar, exceto por uma mudança na aparência associada a duas doenças específicas. A ausência de pigmento fecal (fezes acólicas; ver Figura 33.10) e a esteatorreia são consequências da ODBE completa crônica e fezes de cor laranja escura refletem o aumento da produção e excreção de bilirrubina após hemólise ou rabdomiólise intensa. Lembre-se também que a úlcera GI é uma complicação grave e importante da hipertensão portal, particularmente em cães (ver Capítulo 33); assim, esteja sempre atento ao desenvolvimento de melena em cães com doença hepática crônica.

A diarreia, frequentemente com sinais de colite e um pouco de muco e sangue fresco, não é incomum na pancreatite, já que o membro esquerdo inflamado do pâncreas é adjacente ao cólon transverso. A má absorção de gordura devido à insuficiência exócrina produz esteatorreia com fezes volumosas, amarelas e fedorentas.

TÉCNICAS DE DIAGNÓSTICO POR IMAGEM

RADIOGRAFIA

Na doença hepatobiliar, a avaliação radiográfica do abdome complementa os achados do exame físico e confirma as suspeitas sobre o caráter e a localização do distúrbio sugerido pelos achados do exame clínico-patológico. As radiografias fornecem informações subjetivas sobre o tamanho e a forma do fígado (ver Tabela 33.1). O ideal é que o trato GI do animal esteja vazio quando as radiografias forem obtidas. Em cães e gatos normais em decúbito lateral direito, o eixo gástrico é paralelo às costelas no décimo espaço intercostal e a borda caudoventral do fígado (o lobo lateral esquerdo) parece nítida. A imagem se deve ao contraste do ligamento falciforme preenchido por gordura (Figura 34.2). Em cães de tórax estreito e profundo, toda a sombra do fígado pode estar contida na caixa torácica caudal. Em cães com conformação torácica ampla e rasa, o fígado pode se estender um pouco além do arco costal. À incidência ventrodorsal, as bordas do fígado são definidas pelo duodeno cranial e o fundo do estômago; na imagem, a sombra gástrica é perpendicular à coluna vertebral. Essa incidência tem menor utilidade para avaliação do tamanho do fígado, a menos que apresente aumento acentuado e assimétrico. A vesícula biliar e a árvore biliar extra-hepática não são radiograficamente visíveis em animais saudáveis.

A radiografia tem benefício mínimo ou nulo na presença de derrame abdominal moderado a acentuado, já que as opacidades radiográficas do fígado e do fluido são similares, o que impede a distinção do tamanho e formato do órgão, exceto por avaliação indireta (p. ex., mau posicionamento de estômago e duodeno cheios de gás; Figura 34.3). No entanto, como o fluido abdominal aumenta o contraste ultrassonográfico, essa é a modalidade de imagem de escolha em animais com ascite. Os detalhes abdominais insuficientes em animais emaciados ou muito jovens com pouca gordura abdominal também dificultam a detecção de alterações hepáticas sutis.

Em cães e gatos com hepatomegalia generalizada, o fígado se estende além do arco costal; causa deslocamento do eixo gástrico e do piloro em sentido caudal e dorsal em incidência lateral e deslocamento da sombra gástrica em sentido caudal e para a esquerda em incidência ventrodorsal (ver Figura 34.2). Além disso, as bordas do fígado à incidência lateral podem parecer arredondadas (ver Figura 34.2). Ocasionalmente, o baço e o fígado não podem ser diferenciados quando estão em contato direto, como na incidência lateral direita. A incidência ventrodorsal ajuda a determinar o tamanho, o formato e a posição de cada órgão. O aumento do volume intratorácico

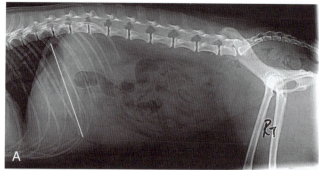
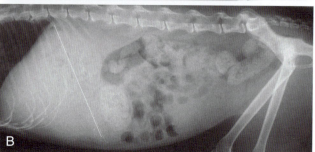
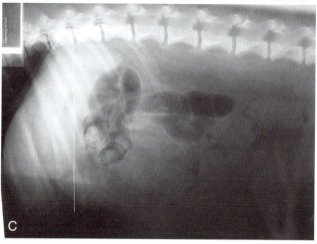

Figura 34.2 Radiografias abdominais laterais mostrando o eixo gástrico (*linha branca*) como uma indicação do tamanho do fígado. **A.** Radiografia abdominal lateral de um gato saudável com fígado de tamanho normal. **B.** A radiografia abdominal lateral de um gato com amiloidose hepática difusa revela hepatomegalia e deslocamento caudal do eixo gástrico. **C.** A radiografia abdominal lateral de um Springer Spaniel Inglês de meia-idade com cirrose revela micro-hepatia e deslocamento cranial do eixo gástrico. (Cortesia de Diagnostic Imaging Department, Queen's Veterinary School Hospital, University of Cambridge, Cambridge, Inglaterra.)

associado à inspiração profunda, derrame pleural grave ou hiperinsuflação dos pulmões pode causar deslocamento caudal do fígado, dando a impressão errônea de hepatomegalia por outros critérios radiográficos.

Como o fígado pode estar inteiramente dentro da caixa torácica de cães e gatos normais, a identificação de micro-hepatia é mais difícil do que de hepatomegalia. Mudanças no ângulo do fundo gástrico em projeção lateral direita (ver Figura 34.2) podem indicar uma pequena sombra hepática se o ângulo for mais vertical ou perpendicular à coluna, especialmente se o estômago parecer bastante próximo ao diafragma.

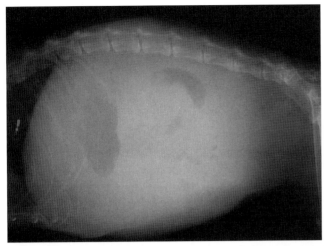

Figura 34.3 A radiografia abdominal lateral de um Bearded Collie de 8 anos com hepatite crônica, hipertensão portal e ascite demonstra a perda de detalhes abdominais associados ao fluido abdominal livre, tornando a imagem inútil. (Cortesia de Diagnostic Imaging Department, Queen's Veterinary School Hospital, University of Cambridge, Cambridge, Inglaterra.)

O fígado também pode parecer pequeno em animais com hérnia diafragmática traumática e herniação dos lobos hepáticos para o tórax ou naqueles com hérnia peritônio-pericárdica congênita.

O aumento hepático focal é indicado pelo deslocamento de órgãos adjacentes ao lobo acometido. O aumento hepático focal detectável radiograficamente mais comum é o do lobo lateral direito (Figura 34.4). Nesse caso, o corpo e as regiões pilóricas do estômago se deslocam em sentido dorsal (incidência lateral) e para a esquerda do paciente (incidência ventrodorsal); o fundo gástrico continua em posição normal. O deslocamento do estômago para a esquerda é normal em gatos e não deve ser confundido com a hepatomegalia à direita. Se o lobo lateral esquerdo estiver aumentado, o fundo gástrico se move para a esquerda e em sentido caudal; a curvatura menor do estômago pode parecer recortada. Neoplasia primária ou metastática, nódulos hiperplásicos ou regenerativos e cistos são geralmente responsáveis por aumento hepático focal ou irregularidade de margens hepáticas sem aumento. Se a vesícula biliar estiver muito aumentada pela ODBE, ela pode mimetizar uma massa abdominal cranial direita ou um lobo hepático arredondado e aumentado. Alterações na opacidade radiográfica hepática são raras e, de modo geral, associadas à infecção hepática ou do trato biliar por bactérias formadoras de gás (áreas irregulares e/ou lineares de menor opacidade) ou mineralização (pontos focais ou difusos de mineralização, ductos biliares mineralizados ou cálculos biliares; Figura 34.5).

Com o advento da USG e da tomografia computadorizada (TC), os procedimentos radiográficos contrastados são raramente necessários para confirmar a presença de massas hepáticas, colelitíase, ODBE, SPS congênito e outras doenças estruturais. O estudo de contraste que pode localizar o SPS congênito e pode ser realizado na clínica é a venografia portal, embora a angiografia por TC seja o método preferido para esse diagnóstico. As abordagens aceitáveis para a venografia portal

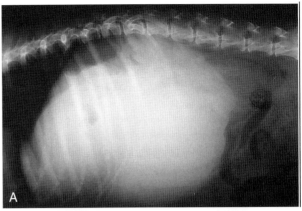

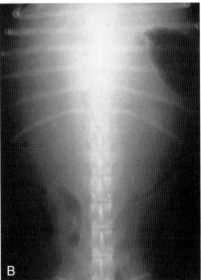

Figura 34.4 Radiografias abdominais (**A**) laterais e (**B**) ventrodorsais de uma cadela mestiça castrada de 9 anos com um carcinoma hepatocelular que aumenta o volume do lobo lateral direito do fígado. O animal também apresentava hipoglicemia grave.

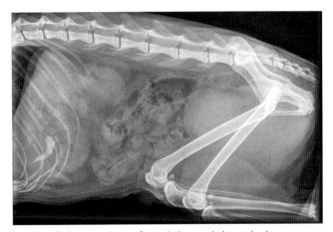

Figura 34.5 Radiografia abdominal lateral de um gato doméstico de pelo curto, castrado, de 12 anos, com colangite crônica, colecistite e pancreatite. Observe a radiopacidade que recobre a sombra do fígado, identificada à cirurgia como um cálculo biliar no ducto biliar comum. (Cortesia de Diagnostic Imaging Department, Queen's Veterinary School Hospital, University of Cambridge, Cambridge, Inglaterra.)

são esplenoportografia, portografia mesentérica cirúrgica e esplenoportografia cirúrgica. Os dois procedimentos cirúrgicos requerem anestesia geral e uma pequena incisão abdominal; entretanto, necessitam de poucos equipamentos sofisticados e estão associados a poucas complicações.

Um cateter de calibre 22 (0,7 mm) é colocado na veia esplênica ou mesentérica (Figura 34.6) e a pressão venosa portal em repouso é medida com um manômetro de água (normal = 6 a 13 cmH$_2$O). A pressão portal é medida o mais rápido possível porque a anestesia prolongada pode complicar sua interpretação. Uma injeção de contraste iodado, em dose de 0,5 a 1 mℓ/kg, é rapidamente preparada. Radiografias laterais e, talvez, ventrodorsais e oblíquas são obtidas no final da injeção. O contraste administrado a um cão ou gato normal deve fluir para a veia porta, entrar no fígado e ramificar-se várias vezes, opacificando a vasculatura portal extra-hepática e intra-hepática. O desvio do contraste para a circulação sistêmica indica SPS (Figura 34.7). A medida da pressão portal e uma biópsia hepática podem ser realizadas durante a cirurgia; são necessárias para distinguir o SPS adquirido do SPS congênito, o que é essencial para estabelecer um prognóstico preciso e desenvolver o plano terapêutico correto. Como regra geral, os casos de SPS congênito geralmente são únicos, enquanto o SPS adquirido é múltiplo; assim, a portografia mesentérica pode sugerir o diagnóstico. Pode ser necessário repetir o estudo de contraste após a correção do SPS congênito se houver preocupação com a adequação da vasculatura portal intra-hepática. Além disso, foi demonstrado que o grau de opacificação do vaso portal intra-hepático na portografia pós-operatória prediz o desfecho (Lee et al., 2006).

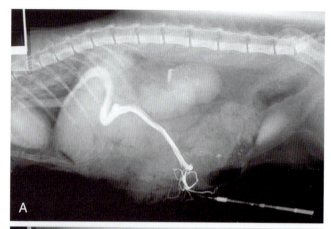

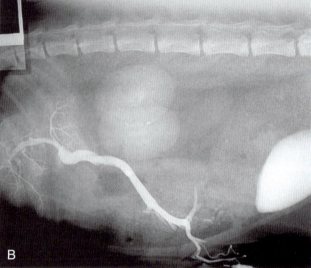

Figura 34.7 Venografia portal mesentérica cirúrgica em um jovem gato doméstico de pelo curto antes (**A**) e após (**B**) a correção cirúrgica de um *shunt* portossistêmico congênito. Observe a melhora no fluxo de sangue porta hepático em (**B**), com arborização do contraste nos pequenos vasos portas do fígado. (Cortesia de Diagnostic Imaging Department, Queen's Veterinary School Hospital, University of Cambridge, Cambridge, Inglaterra.)

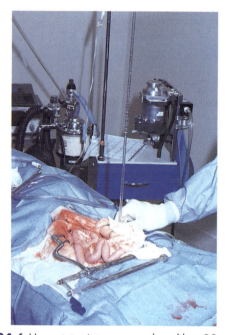

Figura 34.6 Um cateter intravenoso de calibre 22 conectado a um conjunto de extensão, válvula tripla e manômetro de água foi colocado em uma veia mesentérica em preparação para a medida intraoperatória da pressão portal em repouso. O cateter também pode ser fixado e usado para venografia portal cirúrgica.

De modo geral, as radiografias abdominais em pacientes com pancreatite revelam alterações brandas ou nenhuma digna de nota, mesmo naqueles com doença grave (Figura 34.8). No entanto, em pacientes com doença aguda, a radiografia abdominal desempenha um papel importante na exclusão de obstrução intestinal aguda, que causaria alterações óbvias, principalmente a dilatação por gás e o empilhamento de alças intestinais e a presença de corpos estranhos radiopacos. As alterações radiográficas típicas em cães e gatos com pancreatite aguda são diminuição focal do contraste no abdome cranial associada à peritonite local; a dilatação proximal, a fixação (em forma de C) e o deslocamento lateral do duodeno em incidências ventrodorsais; e o deslocamento caudal do cólon transverso. Ocasionalmente, um efeito de massa pode ser observado na região do pâncreas, muitas vezes por necrose de gordura. Os tumores pancreáticos, contudo, são pequenos, mas impossíveis de diferenciar da necrose gordurosa apenas em exames

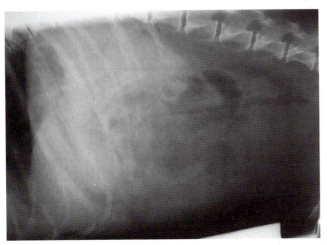

Figura 34.8 Radiografia abdominal lateral de um Jack Russell Terrier de 7 anos com pancreatite aguda. Existem alterações mínimas aparentes, além de uma branda perda de contraste abdominal, apesar da gravidade da doença. Isso, no entanto, ajuda a descartar a obstrução aguda porque as alças intestinais não estão dilatadas e cheias de gás. (Cortesia de Diagnostic Imaging Department, Queen's Veterinary School Hospital, University of Cambridge, Cambridge, Inglaterra.)

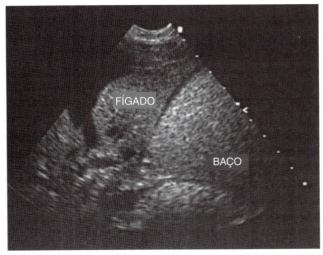

Figura 34.9 A ultrassonografia abdominal é potencializada pela presença de ascite. Essa é uma ultrassonografia do abdome de um cão com hepatite crônica e ascite. (Cortesia de Diagnostic Imaging Department, Queen's Veterinary School Hospital, University of Cambridge, Cambridge, Inglaterra.)

de imagem. As radiografias abdominais parecem normais em muitos cães e gatos com pancreatite aguda ou crônica. Os estudos com bário devem ser evitados porque não contribuem para o diagnóstico.

ULTRASSONOGRAFIA

A USG abdominal é a modalidade diagnóstica preferida para avaliação do sistema hepatobiliar em cães e gatos. No entanto, é importante lembrar sua sensibilidade e especificidade limitadas para a doença hepática. Partindo do princípio de que um pulso de som (eco) pode ser refletido ao passar pela interface entre dois materiais diferentes, a USG pode detectar diferenças entre fluidos homogêneos de baixa ecogenicidade, como sangue e bile, e estruturas ecogênicas mais heterogêneas, compostas por vários tecidos moles. O derrame abdominal, embora obscureça os detalhes abdominais em radiografias gerais, aumenta a capacidade de detecção ultrassonográficas de anomalias (Figura 34.9). No entanto, órgãos ósseos e cheios de gás refletem o feixe de som por completo (sombreamento acústico), impedindo a visualização ultrassonográfica das estruturas abaixo. O procedimento não requer anestesia, mas o paciente deve ficar parado e um bom contato entre o transdutor e a pele abdominal deve ser assegurado pela tricotomia e aplicação de gel de acoplamento acústico. De modo geral, os animais são posicionados em decúbito dorsal ou lateral. O parênquima hepático, a vesícula biliar, as grandes veias hepáticas e porta e a veia cava caudal adjacente são visíveis no fígado de cães e gatos normais. Ao contrário da radiografia simples, que requer duas incidências, a USG faz muitos cortes em vários planos para criar uma reconstrução tridimensional das estruturas desejadas.

A execução da USG e a interpretação das imagens obtidas requerem habilidade técnica e experiência. É importante observar que a USG não tem 100% de sensibilidade na doença hepática. Em um estudo recente, o fígado era anormal à USG em apenas 48% dos cães com hepatite crônica confirmada por histologia e em apenas 68% dos cães com linfoma hepático. Portanto, uma aparência ultrassonográfica normal certamente não exclui doença hepática ou neoplasia (Warren-Smith et al., 2012). Também é importante lembrar que a USG não diagnostica a natureza das lesões (i. e., não pode estabelecer o diagnóstico histológico). Com algumas exceções, principalmente lesões do trato biliar e de vasos, a aparência ultrassonográfica de diversas lesões hepáticas benignas e malignas pode ser semelhante e a análise histológica de uma biópsia hepática é necessária para o diagnóstico. Um animal nunca deve ser submetido à eutanásia com base em um tumor identificado por USG, sem confirmação histológica, porque a hiperplasia nodular benigna e as lesões inflamatórias focais podem ter a mesma aparência. A Tabela 34.5 descreve as aparências típicas de diferentes lesões hepáticas na USG.

A neoplasia hepática pode ser hiper ou hipoecoica focal ou difusa ou ainda ter aparência normal. O linfoma hepático geralmente apresenta hipoecogenicidade difusa, mas também pode ser hiperecoico ou normal. Alguns tumores, como os hemangiossarcomas metastáticos, têm aparência hipoecoica classicamente nodular (Figura 34.10), talvez como lesões em alvo, que são relativamente específicas para neoplasia. No entanto, até mesmo os hemangiossarcomas podem não ser detectados por USG em 15% dos casos. A USG com contraste tem sido usada para melhorar a visualização de pequenas metástases hepáticas em cães. Marolf (2017) revisou essa e outras técnicas avançadas de diagnóstico por imagem em doenças hepáticas. Normalmente, a lipidose hepática em gatos causa um aumento na ecogenicidade; o mesmo ocorre na hepatopatia por corticosteroide, esteatose hepática difusa e fibrose difusa (p. ex., cirrose) em cães. No entanto, um fígado cirrótico também pode parecer normal na ultrassonografia.

TABELA 34.5

Achados ultrassonográficos em cães e gatos com doença hepatobiliar.

Achado	Possíveis interpretações
Parênquima	
Anecogenicidade	
Focal	Cistos – podem ser únicos ou múltiplos com septos; paredes finas Abscessos – podem ser mal demarcados e ter um padrão de eco heterogêneo Hematomas – a aparência depende da maturidade Linfoma – pode parecer um cisto se for solitário
Hipoecogenicidade	
Focal	Neoplasia focal ou multifocal Formação de nódulo regenerativo Hematopoese extramedular Fígado normal rodeado por fígado hiperecoico Hematoma(s)
Difusa	Abscesso(s) ou granuloma(s) Infiltrados neoplásicos ou de células inflamatórias (hepatite) Congestão passiva Necrose hepatocelular Amiloide Hematopoese extramedular
Hiperecogenicidade	
Focal	Neoplasia focal ou multifocal Hiperplasia nodular Mineralização (cria artefato de sombreamento) Fibrose Gás (cria artefato de reverberação) Hematoma ou abscesso
Difusa	Infiltração de gordura (atenua o feixe de som) Linfoma Fibrose Infiltrados neoplásicos ou de células inflamatórias (hepatite) Necrose hepatocelular Hepatopatia por corticosteroide (apenas cães)
Estruturas tubulares – trato biliar	
Dilatação dos ductos biliares intra-hepáticos e extra-hepáticos	Obstrução do ducto biliar extra-hepático; persistente ou corrigida recentemente Alguns casos síndrome de colangite (gatos) Cisto colédoco (raro)
Distensão da vesícula biliar	Normal (jejum prolongado)
Distensão da vesícula biliar e do ducto cístico	Obstrução do ducto cístico
Distensão da vesícula e do ducto biliar comum	Obstrução do ducto biliar extra-hepático; persistente ou corrigida recentemente
Áreas focais de hiperecogenicidade dependente da gravidade dentro do trato biliar ou vesícula biliar que causam sombra acústica	Colelitíase
Áreas focais de hiperecogenicidade dentro da vesícula biliar que se acomodam na porção dependente da vesícula biliar ao mudar a posição do animal	"Lama" (estase) biliar na colestase grave, anorexia prolongada e desidratação

(continua)

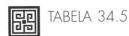

TABELA 34.5

Achados ultrassonográficos em cães e gatos com doença hepatobiliar. (*Continuação*)

Achado	Possíveis interpretações
Vesícula biliar de aparência estrelada ou em "kiwi"	Mucocele da vesícula biliar
Massas ecoicas intraluminais na vesícula biliar	Neoplasia (pólipo, neoplasia maligna) Estase biliar com aderência
Aparente espessamento da parede da vesícula biliar	Hiperplasia cística (focal) Colecistite, colangite Hepatite infecciosa canina Hipoalbuminemia com formação de edema Derrame abdominal Neoplasia
Estruturas tubulares – vasos sanguíneos	
Dilatação das veias hepáticas e porta	Insuficiência cardíaca congestiva do lado direito Doença pericárdica Oclusão intratorácica da veia cava caudal Oclusão da veia hepática (síndrome de Budd-Chiari)
Proeminência das artérias hepáticas	Fluxo sanguíneo portal reduzido
Distensão da veia porta com redução de velocidade e fluxo com ou sem fluxo hepatofugal	Hipertensão portal de qualquer causa (por Doppler)
Não observação de vasos hepáticos	Cirrose Infiltração gordurosa grave
Não observação de veias portas	*Shunt* portossistêmico congênito Trombo da veia porta Hipoplasia intra-hepática da veia porta
Vaso aberrante em comunicação com a circulação sistêmica	*Shunt* portossistêmico congênito intra-hepático ou extra-hepático
Conexão entre uma veia porta e uma artéria de um ou mais lobos do fígado	Fístula venosa arterioportal
Muitas veias tortuosas agrupadas ao redor do rim esquerdo e ao longo do cólon	*Shunts* portossistêmicos adquiridos associados à hipertensão portal

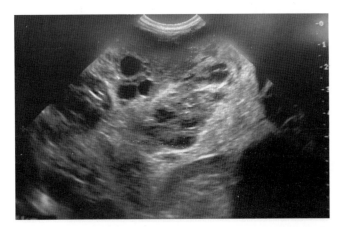

Figura 34.10 Ultrassonografia de um hemangiossarcoma hepático em um cão. Observe os vários nódulos hipoecoicos. (Cortesia de Diagnostic Imaging Department, Queen's Veterinary School Hospital, University of Cambridge, Cambridge, Inglaterra.)

Canais vasculares dilatados anecoicos (pretos) e ductos biliares ecoicos podem ser identificados; a imagem do trato biliar é bastante útil em gatos com suspeita de doença do trato biliar (Figura 34.11) ou cães e gatos com suspeita de ODBE. O ducto biliar pode ser acompanhado pela USG até o intestino delgado, o que permite a identificação de lesões no pâncreas ou duodeno que o obstruem. A dilatação da vesícula biliar pode indicar anorexia prolongada, exceto quando acompanhada por dilatação dos ductos biliares, em especial do ducto biliar comum, o que indica ODBE ou colangite/colângio-hepatite crônica em gatos (ver Figura 34.11). Os ductos biliares e a vesícula biliar também podem parecer normais em gatos com colangite aguda ou crônica.

Os vasos anômalos intra-hepáticos ou extra-hepáticos também podem ser identificados em animais com evidências clínico-patológica de SPS congênito ou adquirido (Figura 34.12). De modo geral, os SPS congênitos são vasos únicos e os SPS adquiridos, múltiplos. O uso da imagem com fluxo Doppler

546 PARTE 4 ■ Distúrbios Hepatobiliares e do Pâncreas Exócrino

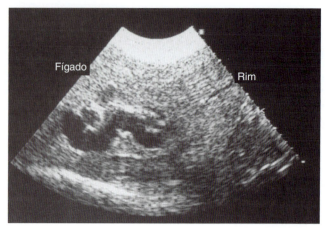

Figura 34.11 Ultrassonografia das vias biliares dilatadas de um gato com colangite crônica. (Cortesia de Diagnostic Imaging Department, Queen's Veterinary School Hospital, University of Cambridge, Cambridge, Inglaterra.)

colorido confirma a localização do(s) vaso(s) suspeito(s) e a direção do fluxo sanguíneo em seu interior. O Doppler também pode mostrar evidências de hipertensão portal intra-hepática, permitindo a avaliação da velocidade e direção e do fluxo portal, embora a precisão da medida ultrassonográfica trans-hepática da pressão portal seja baixa em comparação à medida direta com manômetro na veia porta. O fluxo de sangue portal em direção ao fígado (hepatopetal) é normal; o fluxo para longe do fígado (hepatofugal) é anormal e indica hipertensão portal. Também é possível investigar o *shunt* hepático com USG por meio da técnica de microbolhas, demonstrando a passagem de bolhas em solução salina agitada injetada no baço além dos sinusoides hepáticos em cães com SPS (Gómez-Ochoa et al., 2011).

A USG também pode orientar a coleta de amostras diagnósticas de lesões focais ou difusas para avaliação citológica ou histopatológica. No entanto, à exceção da aspiração da vesícula biliar para o diagnóstico de colangite supurativa em cães e gatos, as biópsias com agulha fina guiadas por USG e Tru-Cut têm limitações importantes (ver seção posterior *Biópsia do fígado*).

Em seres humanos, um equipamento adaptado de USG (Fibroscan) é usado para a avaliação do grau de fibrose hepática na doença hepática crônica por uma técnica chamada elastografia transitória. Essa técnica é baseada no princípio de que o eco refletido do plano do fígado por onde passa o feixe de USG varia conforme a quantidade de fibrose presente. As configurações do equipamento são essenciais para a obtenção de leituras precisas e são otimizadas para pacientes humanos. No entanto, os resultados de um estudo piloto em cães foram promissores (Rivero-Juárez et al., 2012) e a disponibilidade dessa tecnologia para médicos veterinários pode aumentar no futuro.

A USG é um método relativamente específico para o diagnóstico de pancreatite em cães. A localização do pâncreas pode ser difícil e a USG só é sensível nas mãos de um profissional experiente. A pancreatite é visível à USG devido ao edema associado, aumento de volume pancreático, necrose da gordura peripancreática e peritonite (ver Figura 37.5). Portanto, os casos agudos de pancreatite, que apresentam essas características clássicas, são mais frequentemente observados à USG do que as formas crônicas de baixo grau com pouco edema. A USG também auxilia a avaliação de massas, abscessos ou pseudocistos simultâneos no pâncreas e a detecção de colangite e espessamento da parede do intestino delgado. De modo geral, um animal com pancreatite aguda apresenta uma área caracteristicamente focal de dor quando o transdutor é posicionado sobre o pâncreas.

TOMOGRAFIA COMPUTADORIZADA

A TC está cada vez mais disponível na medicina veterinária para a obtenção de imagens de diversas doenças e massas hepáticas. É mais indicada em pacientes com SPS e agora substituiu a radiografia contrastada na identificação de SPSs e na geração de informações anatômicas detalhadas (Nelson e Nelson, 2011). A TC requer anestesia geral, mas é menos

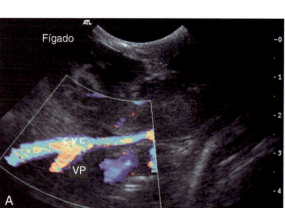
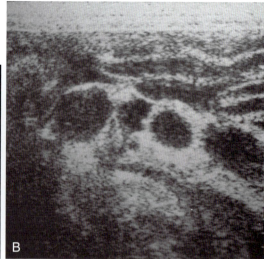

Figura 34.12 A. Ultrassonografia com Doppler de um *shunt* portocava extra-hepático congênito em um jovem Springer Spaniel Inglês. **B.** Ultrassonografia de múltiplos *shunts* portossistêmicos extra-hepáticos adquiridos em um Pastor Alemão de 6 anos com hipertensão portal não cirrótica. VP: veia porta. (Cortesia de Diagnostic Imaging Department, Queen's Veterinary School Hospital, University of Cambridge, Cambridge, Inglaterra.)

invasiva do que a radiografia com contraste. A USG pode ser realizada sob sedação e é mais barata que a TC. Portanto, a TC não é necessariamente indicada caso o *shunt* possa ser bem identificado por USG simples ou com bolhas. No entanto, em *shunts* complexos de anatomia obscura para a USG, a TC pode fornecer informações pré-operatórias valiosas (Figura 34.13).

A TC abdominal tem sido muito decepcionante no diagnóstico de pancreatite em cães e gatos. Um estudo recente, porém, sugere que a TC pode ser mais confiável do que a USG, principalmente por permitir a visualização de todo o pâncreas e no diagnóstico de trombose da veia porta. Na pancreatite aguda, os cães apresentavam pâncreas aumentado, homogêneo a heterogêneo, com atenuação, realce de contraste e bordas mal definidas, como relatado em humanos (Adrian et al., 2015).

RESSONÂNCIA MAGNÉTICA

A ressonância magnética (RM) é bastante usada na medicina humana para a obtenção de imagens do trato biliar e dos ductos pancreáticos. A colangiopancreatografia por RM gera imagens precisas de anomalias do ducto sem a necessidade de contraste. Ainda não há relatos de seu uso clínico em cães e gatos, mas um estudo recente em felinos normais foi promissor (Marolf et al., 2011; Marolf 2017).

CINTILOGRAFIA

A cintilografia é usada na doença hepatobiliar de cães e gatos principalmente para diagnóstico de SPS. O isótopo selecionado é o tecnécio-99m (^{99m}Tc). O isótopo tem meia-vida curta (6 horas); assim, embora o animal deva ser relativamente isolado por 24 a 48 horas e os resíduos urinários e fecais armazenados até que a radioatividade tenha caído a níveis de fundo, há risco radioativo mínimo para o paciente e as pessoas envolvidas. Para o diagnóstico de SPS em cães, após a colocação de ^{99m}Tc-pertecnetato no cólon descendente, o trajeto vascular percorrido pelo isótopo após a absorção é traçado. As curvas de tempo-atividade determinam se o isótopo chegou primeiro ao fígado, o que é normal, ou ao coração e pulmões, o que é compatível com qualquer tipo de *shunt* da veia porta do fígado. Essa abordagem tem a vantagem de avaliar especificamente o suprimento de sangue porta em vez da massa hepática, que pode não ser reduzida em animais com SPS congênito ou doença hepatobiliar primária e SPS adquirido. O exame não revela detalhes anatômicos, apenas evidências da presença ou ausência de SPS congênito ou adquirido, e está sendo amplamente substituído pela angiotomografia, que gera informações anatômicas mais precisas.

BIÓPSIA E CITOLOGIA

CITOLOGIA DO FÍGADO

A aspiração do fígado com agulha fina para análise citológica é raramente aconselhável devido ao baixo rendimento diagnóstico e aos resultados frequentemente enganosos. As exceções são a aspiração de bile para cultura e citologia, diagnóstico rápido de lipidose hepática em gatos e aspiração nos casos com suspeita de neoplasia (Figura 34.14). Um estudo mostrou que a citologia tinha um alto valor preditivo positivo para neoplasia hepática (tumores de células redondas e carcinoma), mas baixo valor preditivo positivo para doença inflamatória (Bahr et al., 2013). Além disso, um resultado negativo na citologia não deve excluir neoplasia, pois o mesmo estudo mostrou que apenas 50% dos pacientes com diagnóstico histológico de neoplasia tinham citologia positiva. Uma correlação geral de apenas 30% em cães e 51% em gatos foi relatada por outro estudo comparando o diagnóstico citológico ao diagnóstico histopatológico de diversas doenças hepáticas (Wang et al., 2004).

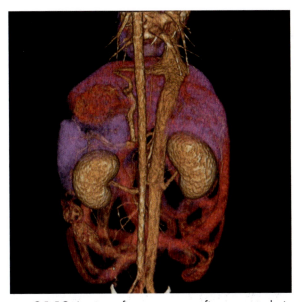

Figura 34.13 Angiografia por tomografia computadorizada com mapeamento tridimensional de uma Border Terrier fêmea, castrada, de 2 anos, com um *shunt* portossistêmico congênito de anatomia incomum. O vaso do *shunt* pode ser visto saindo da veia gástrica esquerda cranial para o rim e, em seguida, segue em sentido cranial de forma tortuosa sobre o fígado e entra na veia cava caudal imediatamente caudal ao diafragma. (Cortesia do Dr. Paddy Mannion, Cambridge Radiology Referrals, Cambridge, Inglaterra.)

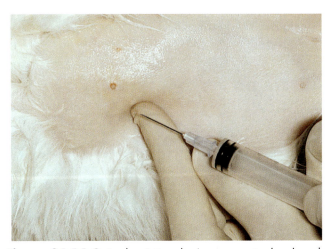

Figura 34.14 Gata doméstica de 4 anos, castrada, de pelo curto, com suspeita de lipidose hepática, posicionada em decúbito lateral direito para aspiração cega com agulha fina para citologia. Com cuidado para evitar o baço, a agulha é colocada em sentido craniomedial até o fígado.

BIÓPSIA DO FÍGADO: INDICAÇÕES

Na maioria das doenças hepatobiliares primárias de cães e gatos, a biópsia hepática é necessária para o estabelecimento final de diagnóstico e prognóstico e orientação do tratamento. De modo geral, é impossível fazer um diagnóstico definitivo e chegar a uma decisão lógica sobre o manejo sem uma biópsia hepática. Na ausência de biópsia, o tratamento da doença hepática em cães e gatos será, no melhor dos casos, não específico e, na pior das hipóteses, perigoso e contraproducente. Portanto, algum tipo de biópsia deve ser obtido sempre que possível e, certamente, o uso de corticosteroides, quelantes de cobre e antifibróticos não deve ocorrer sem a confirmação da doença e de seu estágio. A biópsia é indicada para: (1) explicar achados anormais em exames do estado e/ou da função do fígado, especialmente se persistirem por mais de 1 mês; (2) explicar a hepatomegalia de causa desconhecida; (3) determinar o acometimento hepático na doença sistêmica (embora a biópsia nem sempre seja necessária para tanto); (4) determinar o estágio da doença neoplásica; (5) avaliar objetivamente a resposta à terapia; ou (6) avaliar o progresso da doença previamente diagnosticada e não passível de tratamento específico. É muito mais fácil justificar clinicamente uma biópsia hepática para o diagnóstico da doença (indicações 1 a 4) do que para a avaliação da resposta terapêutica (objetivos 5 e 6). A biópsia hepática é um procedimento invasivo e só deve ser realizada se for do melhor interesse do paciente, ou seja, caso influencie o tratamento ou o prognóstico. Biópsias sequenciais para avaliação da resposta terapêutica têm utilidade limitada, a menos que seus achados alterem o tratamento. Além disso, o artefato de amostragem é comum em biópsias de doença hepática difusa; as biópsias pequenas tendem a produzir resultados diferentes, mesmo se feitas ao mesmo tempo, devido ao tamanho diminuto da amostra e à natureza irregular da patologia. Isso dificulta a interpretação dos resultados das biópsias hepáticas sequenciais. Os achados diferem devido à progressão da doença ou simplesmente por que as amostras foram coletadas de uma parte diferente do fígado? Existem várias abordagens para biópsia hepática e a escolha é ditada por considerações relacionadas ao paciente e ao profissional (Boxe 34.4). Além disso, na maioria dos casos de doença hepática, a precisão do diagnóstico histológico é maior quando as biópsias são maiores (cirúrgicas ou laparoscópicas) em vez de menores (agulha).

BIÓPSIA DO FÍGADO: TÉCNICAS

Todos os cães e gatos submetidos à biópsia hepática devem estar em jejum por pelo menos 12 horas, independentemente da abordagem escolhida.

É difícil obter uma amostra de biópsia de um fígado fibrótico, especialmente pequeno e/ou firme, por métodos percutâneos com agulha; de modo geral, as amostras são pequenas, fragmentadas e de interpretação complexa (Figura 34.15). Em algumas doenças hepatobiliares (p. ex., hepatite crônica ou cirrose, colangite, anomalia portovascular, fibrose), há menos de 40% de correlação entre a biópsia com agulha de calibre 18 (1,20 mm) e biópsia em cunha. Na técnica com agulha, o maior instrumento disponível é usado (de preferência, calibre 14 [1,60 mm]; no mínimo, calibre 16 [1,65 mm]) e várias amostras são coletadas para garantir que haja amostras suficientes para exame. Os patologistas sugerem o exame de pelo menos seis tríades portais para diagnóstico preciso e, em humanos, até 12 a 15 tríades são recomendadas. No entanto, as amostras de biópsia com agulha geralmente têm menos do que isso (ver Figura 34.15).

BOXE 34.4

Considerações relativas ao paciente e ao profissional para a realização de biópsia hepática.

Paciente
1. Características da doença hepatobiliar suspeita – tamanho do fígado (pequeno, normal, aumentado); textura (fibrótica ou friável); distribuição focal, multifocal ou difusa; presença de derrame abdominal
2. Estabilidade clínica e adequação para anestesia
3. Perfil de coagulação e número de plaquetas

Profissional
1. Equipamento disponível
2. Experiência com a técnica escolhida
3. Taxa de complicação da técnica escolhida
4. Tamanho da amostra necessária
5. Acesso a um laboratório confiável de patologia veterinária
6. Custo do procedimento e condições financeiras do tutor
7. Precisão prevista dos resultados

O estado da coagulação do animal é determinado antes da biópsia do fígado, independentemente da abordagem. A hemorragia é o principal risco da biópsia hepática em cães e gatos. No entanto, ainda não se sabe quais marcadores da coagulação seriam preditivos de sangramento perioperatório. O ideal é obter um perfil completo de coagulação (tempo de protrombina em um estágio [OSPT], TTPA, produtos de degradação da fibrina, teor de fibrinogênio, número de plaquetas); a determinação do número de plaquetas e do tempo de coagulação ativado em tubo de vidro, como exame de triagem da cascata de coagulação intrínseca, também é aceitável. Um estudo mostrou a maior probabilidade de sangramento após a biópsia guiada por USG se o número de plaquetas for inferior a 80.000 células/μℓ ou houver prolongamento de OSPT (cães) ou TTPA (gatos) (Bigge et al., 2001); esses resultados, porém, não se repetiram em outras pesquisas. Se possível, o fator de von Willebrand deve ser medido em raças suscetíveis antes da biópsia porque os resultados dos perfis comuns de coagulação tendem a ser normais nos animais acometidos. O exame do tempo de sangramento da mucosa bucal é uma medida indireta da função plaquetária (ver Capítulo 87). Em cães com doença de von Willebrand, o acetato de desmopressina (DDAVP) é administrado (1 a 4 μg/kg SC) antes da cirurgia para aumentar o deslocamento da atividade do fator de von Willebrand das células endoteliais para o plasma.

Anomalias discretas nos resultados do perfil de coagulação não impedem a biópsia do fígado. Os resultados dos perfis de rotina podem não ser correlacionados aos tempos de sangramento do fígado. A biópsia hepática deve ser adiada se houver evidências clínicas de sangramento ou anomalias marcantes nos

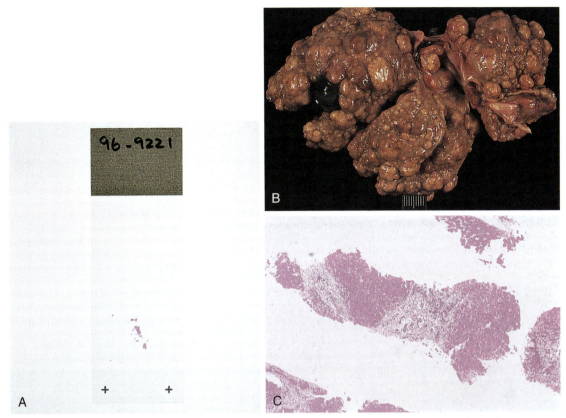

Figura 34.15 A. Amostra de fígado obtida por via percutânea (com orientação ultrassonográfica) de um cão com fibrose hepática e regeneração nodular. **B.** A obtenção da amostra foi difícil porque o fígado era firme e de textura elástica. **C.** A amostra resultante era de difícil interpretação histológica.

perfis de coagulação. Como os animais com ODBE completa podem apresentar deficiência de vitamina K (que se manifesta pelo prolongamento de OSPT e TTPA), o tratamento com vitamina K_1 (0,5 a 1 mg/kg [máximo, 10 mg] por via subcutânea a cada 12 horas por três vezes) é indicado por 1 ou 2 dias antes da cirurgia. Isso é muito importante em gatos. Cães com ODBE podem, na verdade, apresentar hipercoagulação (ver seção anterior) e, assim, podem não ser candidatos à suplementação de vitamina K. A suplementação de vitamina K também pode melhorar os tempos de coagulação em animais com outras doenças hepáticas, principalmente gatos. A repetição de OSPT e TTPA nas primeiras 24 horas após a administração de vitamina K_1 deve revelar valores normais ou quase normais. Caso contrário, a dose pode ser ajustada e o procedimento adiado. Em caso de sangramento excessivo durante ou após a biópsia, sem controle por pressão direta local ou aplicação de um promotor de coágulos, administre sangue total ou plasma fresco (ver as diretrizes de transfusão no Capítulo 80).

TÉCNICAS

As técnicas preferidas para biópsia hepática são laparoscopia ou laparotomia com biópsia em cunha. Essas técnicas são preferíveis às biópsias transcutâneas com agulha do tipo Tru-Cut (guiadas por USG ou às cegas) porque as biópsias em cunha permitem o diagnóstico mais confiável. A acurácia diagnóstica das biópsias com agulha foi comparada à de biópsias em cunha do fígado dos mesmos pacientes, com concordância em apenas 48% das vezes (Cole et al., 2002). É provável que isso se deva ao risco muito maior de artefato de amostragem nas biópsias com agulha (como já discutido). As biópsias transcutâneas com Tru-Cut guiadas por USG são, no entanto, menos invasivas do que a laparotomia ou laparoscopia, podem ser realizadas sob sedação forte ou anestesia geral e são melhores do que a ausência de biópsia. No entanto, geralmente são muito pequenas e não são representativas (ver Figura 34.15); além disso, as biópsias com agulha Tru-Cut não permitem a obtenção de tecido suficiente para a medida quantitativa de cobre. As biópsias múltiplas devem ser feitas com a agulha Tru-Cut de maior tamanho possível para maximizar as chances de obtenção de amostras diagnósticas. A seguir, o animal deve ser cuidadosamente monitorado quanto ao desenvolvimento de hemorragia (de preferência, com hospitalização durante a noite) que, embora incomum, pode ser despercebida e causar o óbito do paciente.

A laparotomia é muito mais invasiva, mas permite o exame de outros órgãos abdominais (p. ex., pâncreas, intestino delgado), a observação do fígado e a biópsia cuidadosa. O risco de hemorragia é, portanto, menor do que em biópsias Tru-Cut, já que qualquer sangramento pode ser visto e tratado no momento da cirurgia. As biópsias obtidas geralmente são maiores e mais diagnósticas, exceto que as lesões focais profundas no parênquima podem não ser detectadas na ausência de USG. Se uma parte do fígado tem aparência normal e outra é anormal, as biópsias devem ser obtidas das duas áreas, já que a parte que parece normal pode ser a área doente. A laparotomia é claramente indicada caso haja uma massa passível de ressecção (Figura 34.16). A laparoscopia é menos invasiva do que a laparotomia e tem vantagens semelhantes. É o método preferido de obtenção de biópsias hepáticas diagnósticas se houver acesso a equipamentos e o profissional for experiente (Figura 34.17). Tem baixa taxa de complicações, mesmo em cães com doença hepática avançada e coagulopatias (McDevitt et al., 2016). A recuperação é muito mais rápida do que com a laparotomia e, de modo geral, os animais podem ter alta no mesmo dia do procedimento. Durante a laparotomia e a laparoscopia, deve-se considerar a obtenção de uma amostra de bile por aspiração e exame e a coleta de amostras de biópsias de outros órgãos, como o pâncreas, ao mesmo tempo, conforme indicado pelas investigações anteriores. Deve-se também considerar seriamente a colocação simultânea de um tubo de alimentação, para evitar o uso de um segundo anestésico em data posterior, caso seja necessário.

A laparotomia e a laparoscopia requerem anestesia geral. Alguns cães com hepatite crônica em estágio terminal e gatos com lipidose hepática aguda apresentam riscos anestésicos muito altos e é provável que venham a óbito se anestesiados para qualquer procedimento. Esses casos devem ser submetidos à aspiração com agulha fina ou biópsias Tru-Cut sob sedação atenta ou cuidados de suporte até que seu estado clínico melhore o suficiente para permitir a anestesia geral segura.

As biópsias Tru-Cut guiadas por USG podem ser realizadas sob sedação ou anestesia geral. Em caso de aspiração concomitante da vesícula biliar, um anestésico geral é preferível para permitir a suspensão da respiração durante o procedimento. A biópsia pode ser realizada às cegas em animais com hepatomegalia generalizada desde que o profissional esteja seguro do trajeto da agulha. Os instrumentos de biópsia com agulha mais comuns são as agulhas Tru-Cut (Cardinal Health, Dublin, Ohio, EUA) e Jamshidi Menghini (Cardinal Health, Kormed, Seul, Coreia). As agulhas de biópsia Jamshidi Menghini podem ser usadas com uma só mão e a aspiração é usada para cortar e conter a amostra dentro do cilindro de uma seringa de 6 ou 12 mℓ. A agulha Tru-Cut é operada com as duas mãos; o tecido cai na calha de amostragem e, em seguida, é cortado pela cânula externa afiada (Figura 34.18). Esse instrumento também é comercializado em versões usadas com uma só mão, semiautomáticas (p. ex., agulha de biópsia Tenmo Evolution, Cardinal Health; agulha de biópsia Vet-core, Smiths Medical, Dublin, Ohio; Global Veterinary Products, Amarillo, Texas, EUA) e automáticas (p. ex., instrumento de biópsia Pro-Mag Ultra Automatic, Angiotech, Wheeling, Illinois, EUA; instrumento de biópsia Bard Biopty e agulha de biópsia Bard Biopty-Cut, Bard Biopsy Systems, Tempe, Arizona, EUA). Essas agulhas de biópsia são descartáveis. O instrumento automático de biópsia ou dispositivo semiautomático de agulha de biópsia pode ser usado para coleta de amostras de biópsias do fígado de cães, mas apenas o dispositivo semiautomático

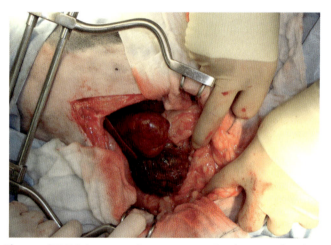

Figura 34.16 Laparotomia para ressecção de massa hepática em cão. O diagnóstico de carcinoma hepatocelular foi estabelecido por histopatologia. (Cortesia da Dra. Laura Owen, Soft Tissue Surgery Department, Queen's Veterinary School Hospital, University of Cambridge, Cambridge, Inglaterra.)

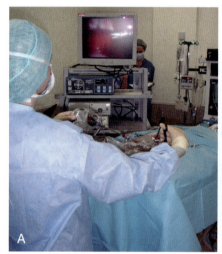 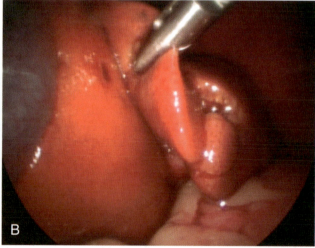

Figura 34.17 A. Biópsia laparoscópica do fígado em uma cadela mestiça de 7 anos com histórico de vômitos, anorexia e aumento dos níveis de enzimas hepáticas. O diagnóstico histológico final foi hepatite crônica idiopática. **B.** Coleta da amostra de biópsia de um lobo hepático. A vesícula biliar é visível à esquerda. Um aspirado de vesícula biliar também foi obtido com agulha transcutânea sob visualização laparoscópica. (Cortesia da Dra. Laura Owen, Soft Tissue Surgery Department, Queen's Veterinary School Hospital, University of Cambridge, Cambridge, Inglaterra.)

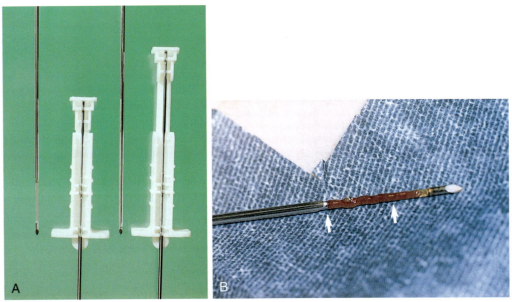

Figura 34.18 A. Agulha de biópsia Tru-Cut com a calha de amostra exposta (*esquerda*) e coberta pela cânula externa afiada (*direita*). **B.** O tecido hepático preenche a calha da amostra (*entre as setas*).

de agulha de biópsia pode ser usado em gatos. Um estudo identificou alto risco de complicações fatais (choque fatal inesperado) ao uso do instrumento automático de biópsia para coleta de amostras de biópsias de fígado em gatos (Proot e Rothuizen, 2006).

A biópsia pode ser feita em qualquer lobo aumentado à palpação, desde que a agulha seja cuidadosamente inclinada para evitar a perfuração da vesícula biliar. Normalmente, o animal é colocado em decúbito lateral direito para esse fim, com biópsia do lobo lateral esquerdo. A pequena elevação da cabeça e do tórax pode ajudar a apresentação do fígado ao profissional. Duas ou três amostras centrais completas são obtidas; se indicado, uma amostra é colocada em um recipiente estéril para cultura e antibiograma. Cada uma das amostras restantes é colocada em um pedaço de papel rígido (p. ex., papel de filtro) na orientação correta (Figura 34.19) antes da imersão em fixador para exame histológico e/ou exame especial.

Após o procedimento, um pequeno curativo é colocado para manter o local limpo durante a recuperação e o animal é posicionado de forma que seu peso corpóreo comprima a região dos sítios de biópsia no fígado (p. ex., decúbito lateral esquerdo). A analgesia pós-operatória deve ser considerada; a punção da cápsula hepática pode ser dolorosa. O animal deve ser monitorado cuidadosamente quanto a qualquer evidência de hemorragia por várias horas após o procedimento. Contanto que o procedimento de biópsia transcorra sem problemas e sem surpresas desagradáveis (p. ex., o animal acorde e se debata), apenas monitoramento básico da cor da mucosa, frequência cardíaca e sítio de punção cutânea são necessários. Naturalmente, se houver hemorragia excessiva ou lesões em outros órgãos com essa técnica às cegas, a detecção e o tratamento podem ser adiados.

A aspiração da vesícula biliar para análise citológica e cultura pode ser realizada com orientação por USG ou por laparoscopia. O extravasamento de bile pode ocorrer, mesmo ao usar uma agulha de pequeno calibre; portanto, tenta-se a evacuação completa da vesícula biliar. A agulha deve ser colocada na vesícula biliar através do parênquima hepático para ajudar a prevenir extravasamentos. Alguns cirurgiões preferem obter a bile durante a laparotomia, quando uma sutura em bolsa de tabaco pode ser aplicada no sítio de aspiração para evitar a infiltração. O derrame abdominal de grande volume impede a inspeção direta do fígado e das estruturas associadas e deve ser removido antes da tentativa de biópsia laparoscópica. A melhor opção para tanto é a administração de diuréticos, com adiamento da biópsia. A remoção rápida no momento da cirurgia pode causar uma diminuição acentuada na concentração sérica de albumina, a menos que acompanhada por uma transfusão de plasma.

As amostras de tecido hepático obtidas por qualquer técnica são submersas em formalina tamponada a 10% na proporção de pelo menos 10 partes de formalina para uma parte de tecido. Amostras para coloração histoquímica com cobre ou

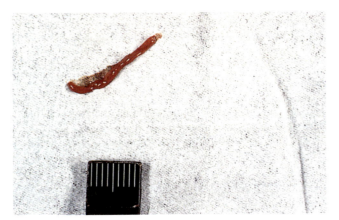

Figura 34.19 Amostra de biópsia com agulha fixada em um pedaço de papel rígido para preservar a orientação durante a fixação com formalina para exame histopatológico.

quantificação de tecido são coletadas e fixadas ou preservadas de acordo com as especificações do laboratório de patologia escolhido. Uma parte da amostra pode ser congelada ou armazenada em solução especial para posterior análise de RNA (consulte https://www.thermofisher.com) ou em um conservante similar para estudos moleculares (p. ex., reação da cadeia da polimerase para a detecção de microrganismos ou determinação da clonalidade tumoral). Os cortes de fígado devem ser enviados a um patologista veterinário especialista em doenças hepáticas. Colorações apropriadas devem ser usadas para cobre, tecido fibroso e outras amostras após a discussão com o patologista responsável. As colorações recomendadas para todas as biópsias hepáticas são hematoxilina e eosina, uma coloração para fibrose e uma coloração de cobre. Outras colorações histológicas são então solicitadas conforme necessário (Webster et al., 2019).

BIÓPSIAS DE PÂNCREAS

A biópsia pancreática é a única forma de estabelecimento de um diagnóstico definitivo, mas não é recomendada na maioria dos casos. A justificativa clínica de qualquer biópsia requer que os benefícios superem os riscos. Em última análise, os resultados devem alterar o desfecho do caso, ou seja, modificar as decisões terapêuticas. Em pequenos animais, há situações em que uma biópsia pode fornecer informações prognósticas, e não terapêuticas, e alterar o resultado (p. ex., o tutor pode decidir sobre a eutanásia após a descoberta de um tumor pancreático). Caso contrário, é difícil justificar a biópsia do ponto de vista ético. É difícil fazer a biópsia de pâncreas de forma não invasiva e o procedimento geralmente requer laparotomia ou laparoscopia. A citologia aspirativa por agulha fina do pâncreas foi descrita e é promissora na diferenciação entre pancreatite e neoplasia em cães (Bjorneby e Kari, 2002); a experiência desta autora, porém, sugere que isso é tão desafiador quanto a citologia prostática e requer um profissional com muita experiência em aspirados pancreáticos para diferenciar hiperplasia de neoplasia.

O padrão-ouro para o diagnóstico de pancreatite é a biópsia acompanhada por exame histopatológico. No entanto, nem mesmo a histologia de uma biópsia pancreática tem 100% de sensibilidade porque as lesões da pancreatite são irregulares, em especial no início da doença; assim, uma pequena biópsia cirúrgica pode não estabelecer o diagnóstico. O diagnóstico definitivo requer vários cortes grandes em todo o órgão (Newman et al., 2004), o que é possível apenas após a morte.

Não há diretrizes veterinárias claras acerca do momento de realização da biópsia do pâncreas. No entanto, se refletirmos bem a situação humana, o maior motivo para solicitar uma biópsia pancreática é descartar ou excluir uma neoplasia. Nesse caso, muitas vezes há uma justificativa para realizar uma laparotomia ou laparoscopia e obter uma biópsia. Os nódulos no pâncreas têm tanta probabilidade de serem inflamatórios quanto neoplásicos, em especial em Cocker Spaniels com pancreatite crônica IgG4+ (ver Capítulo 37); logo, a biópsia é necessária para o diagnóstico definitivo da neoplasia e cães e gatos com massas pancreáticas NÃO devem ser submetidos à eutanásia na ausência de histologia.

As indicações para biópsia na pancreatite são menos claras. De modo geral, a causa da pancreatite em cães e gatos é desconhecida, então o tratamento é de suporte e inespecífico, o que não seria alterado por uma biópsia. Há uma exceção, que é a doença imunomediada multissistêmica em Cocker Spaniels Ingleses, descrita no Capítulo 37. Mas, mesmo nessa doença, o diagnóstico pode ser presumido com base na doença imunomediada em outros órgãos e não há necessidade de biópsia pancreática. A anestesia geral e a laparotomia ou laparoscopia em um cão ou gato com doença aguda são perigosas; esses animais apresentam uma resposta inflamatória sistêmica e disfunção de múltiplos órgãos e precisam ser estabilizados antes da cirurgia. Em cães e gatos com pancreatite, a morte é geralmente causada pela falência de múltiplos órgãos, não pela pancreatite localizada em si; assim, a anestesia geral e a laparotomia em um cão que já é instável pode piorar as coisas. Não há estudos que avaliem o risco de mortalidade em cães com cirurgia precoce na pancreatite aguda, mas, em seres humanos, há evidências claras de que esse procedimento realmente eleva a mortalidade em comparação ao retardo da cirurgia por 2 a 4 semanas após o início dos sintomas; assim, a cirurgia é evitada a menos que haja forte suspeita de neoplasia maligna (McKay et al., 2004; Wittau et al., 2010).

No entanto, tendo todos esses fatores em mente, ainda vale a pena fazer uma biópsia pancreática cuidadosa em qualquer animal submetido a uma laparotomia exploratória ou cirurgia por outro motivo e possível pancreatite. No passado, o procedimento era desencorajado por medo de pancreatite pós-operatória. No entanto, essa parece ser uma preocupação teórica e não real, desde que o cirurgião faça apenas uma pequena biópsia e preserve o suprimento de sangue pancreático.

A biópsia pancreática parece ser segura e não apresenta alto risco de pancreatite pós-operatória, desde que o pâncreas seja manuseado com cuidado e o suprimento de sangue não seja interrompido. Um estudo sobre biópsia pancreática em 27 cães normais mostrou elevações em alguns níveis de enzimas pancreáticas pós-biópsia, mas não em cPLI. Além disso, não houve sinais clínicos de pancreatite após a cirurgia (Cordner et al., 2010).

Leitura sugerida

Adrian AM, et al. Computed tomographic angiography under sedation in the diagnosis of suspected canine pancreatitis: a pilot study. *J Vet Intern Med*. 2015;29:97.

Aravinthan A, et al. The senescent hepatocyte gene signature in chronic liver disease. *Exp Gerontol*. 2014;60:37.

Bahr KL, et al. Accuracy of US-guided FNA of focal liver lesions in dogs: 140 cases (2005-2008). *J Am Anim Hosp Assoc*. 2013;49:190.

Balkman CE, et al. Evaluation of urine sulfated and nonsulfated bile acids as a diagnostic test for liver disease in dogs. *J Am Vet Med Assoc*. 2003;222:1368.

Bigge LA, et al. Correlation between coagulation profile findings and bleeding complications after ultrasound-guided biopsies: 434 cases (1993-1996). *J Am Anim Hosp Assoc*. 2001;37:228.

Bjorneby JM, Kari S. Cytology of the pancreas. *Vet Clin North Am Small Anim Pract*. 2002;32:1293–1312.

Cole T, et al. Diagnostic comparison of needle biopsy and wedge biopsy specimens of the liver in dogs and cats. *J Am Vet Med Assoc*. 2002;220:1483.

Collings AJ, et al. A prospective study of basal insulin concentrations in dogs with congenital portosystemic shunts. *J Small Anim Pract.* 2012;53:228.

Cordner AP, et al. Effect of pancreatic tissue sampling on serum pancreatic enzyme levels in clinically healthy dogs. *J Vet Diagn Invest.* 2010;22:702.

Forman MA, et al. Evaluation of serum feline pancreatic lipase immunoreactivity and helical computed tomography versus conventional testing for the diagnosis of feline pancreatitis. *J Vet Intern Med.* 2004;18:807.

Fry W, et al. Thromboelastography in dogs with chronic hepatopathies. *J Vet Intern Med.* 2017;31:419.

Gallagher AE, et al. Hyperphosphatasemia in Scottish terriers: 7 cases. *J Vet Intern Med.* 2006;20:418.

Gaskill CL, et al. Serum alkaline phosphatase isoenzyme profiles in phenobarbital-treated epileptic dogs. *Vet Clin Pathol.* 2004;33:215.

Gerritzen-Bruning MJ, et al. Diagnostic value of fasting plasma ammonia and bile acid concentrations in the identification of portosystemic shunting in dogs. *J Vet Intern Med.* 2006;20:13.

Gómez-Ochoa P, et al. Use of transsplenic injection of agitated saline and heparinized blood for the ultrasonographic diagnosis of macroscopic portosystemic shunts in dogs. *Vet Radiol Ultrasound.* 2011;52:103.

Goodband EL, et al. Validation of a commercial 1,2-O-Dilauryl-Rac-Glycero Glutaric Acid-(6′-methylresorufin) ester lipase assay for diagnosis of canine pancreatitis accepted for publication. *Vet Record Open.* 2018 26;5(1):e000270.

Graca R, et al. Validation and diagnostic efficacy of a lipase assay using the substrate 1,2-o-dilauryl-rac-glycero glutaric acid-(6′ methyl resorufin)-ester for the diagnosis of acute pancreatitis in dogs. *Vet Clin Pathol.* 2005;4:39.

Hall EJ, et al. Laboratory evaluation of hepatic disease. In: Villiers E, Blackwood L, eds. *BSAVA manual of canine and feline clinical pathology.* 2nd ed. Gloucestershire, England: British Small Animal Veterinary Association; 2005.

Hess RS, et al. Clinicopathological, radiographic and ultrasonographic abnormalities in dogs with fatal acute pancreatitis: 70 cases (1986-1995). *J Am Vet Med Assoc.* 1998;213:665.

Jensen AL, et al. Preliminary experience with the diagnostic value of the canine corticosteroid-induced alkaline phosphatase isoenzyme in hypercorticism and diabetes mellitus. *Zentralbl Veterinarmed.* 1992;39:342.

Kelley D, et al. Thromboelastographic evaluation of dogs with acute liver disease. *J Vet Intern Med.* 2015;29:1053.

Koblik PD, et al. Transcolonic sodium pertechnetate tc 99m scintigraphy for diagnosis of macrovascular portosystemic shunts in dogs, cats, and pot-bellied pigs: 176 cases (1988-1992). *J Am Vet Med Assoc.* 1995;207:729.

Kook PH, et al. Agreement of serum spec cPL with the 1,2-o-dilauryl-rac-glycero glutaric acid-(6′-methylresorufin) ester (DGGR) lipase assay and with pancreatic ultrasonography in dogs with suspected pancreatitis. *J Vet Intern Med.* 2014;28:863.

Kortum AJ, et al. Hepatocyte expression and prognostic importance of senescence marker p21 in liver histopathology samples from dogs with chronic hepatitis. *J Vet Intern Med.* 2018;32:1629.

Kuzi S, et al. Plasma antithrombin activity as a diagnostic and prognostic indicator in dogs: a retrospective study of 149 dogs. *J Vet Intern Med.* 2010;24:587.

Lawler DF, et al. Benign familial hyperphosphatasemia in Siberian Huskies. *Am J Vet Res.* 1996;57:612.

Lee KC, et al. Association of portovenographic findings with outcome in dogs receiving surgical treatment for single congenital portosystemic shunts: 45 cases (2000-2004). *J Am Vet Med Assoc.* 2006;229:1122.

Liptak JM. Hepatobiliary tumors. In: Withrow SJ, Vail DM, Page R, eds. *Withrow and MacEwen's small animal clinical oncology.* 5th ed. St Louis: Saunders Elsevier; 2013:405.

Mansfield CS, et al. Association between canine pancreatic-specific lipase and histologic exocrine pancreatic inflammation in dogs: assessing specificity. *J Vet Diagn Invest.* 2012;24:312.

Marolf AJ, et al. Hepatic and pancreaticobiliary MRI and MR cholangiopancreatography with and without secretin stimulation in normal cats. *Vet Radiol Ultrasound.* 2011;52:415.

Marolf AJ. Diagnostic imaging of the hepatobiliart system: an update. *Vet Clin North Am Small Anim Pract.* 2017;47:555.

Mayhew PD, et al. Evaluation of coagulation in dogs with partial or complete extrahepatic biliary obstruction by means of thromboelastography. *J Am Vet Med Assoc.* 2013;242:778.

McDevitt HL, et al. Short-term clinical outcome of laparoscopic liver biopsy in dogs: 106 cases (2003-2013). *J Am Vet Med Assoc.* 2016;248:83.

McKay CJ, et al. The continuing challenge of early mortality in acute pancreatitis. *Br J Surg.* 2004;91:1243.

McCord K, et al. A multi-institutional study evaluating the diagnostic utility of the spec cPL and SNAP cPL in clinical acute pancreatitis in 84 dogs. *J Vet Intern Med.* 2012;26:888.

Müller PB, et al. Effects of long-term phenobarbital treatment on the liver in dogs. *J Vet Intern Med.* 2000;14:165.

Nelson NC, Nelson LL. Anatomy of extrahepatic portosystemic shunts in dogs as determined by computed tomography angiography. *Vet Radiol Ultrasound.* 2011;52:498.

Newman S, et al. Localization of pancreatic inflammation and necrosis in dogs. *J Vet Intern Med.* 2004;18:488.

Oppliger S, et al. Agreement of the serum spec fPL™ and 1,2-o-dilauryl-rac-glycero-3-glutaric acid-(6′-methylresorufin) ester lipase assay for the determination of serum lipase in cats with suspicion of pancreatitis. *J Vet Intern Med.* 2013;27:1077.

Oppliger S, et al. Agreement of serum feline pancreas-specific lipase and colorimetric lipase assays with pancreatic ultrasonographic findings in cats with suspicion of pancreatitis: 161 cases (2008-2012). *J Am Vet Med Assoc.* 2014;244:1060.

Proot SJ, Rothuizen J. High complication rate of an automatic Tru-Cut biopsy gun device for liver biopsy in cats. *J Vet Intern Med.* 2006;20:1327.

Ramstedt KL, et al. Changes in gallbladder volume in healthy dogs after food was withheld for 12 hours followed by ingestion of a meal or a meal containing erythromycin. *Am J Vet Res.* 2008;69:647.

Rivero-Juárez A, et al. Liver stiffness using transient elastography is applicable to canines for hepatic disease models. *PLoS ONE.* 2012;7:e41557.

Seibert RL, et al. Evaluation of a semiquantitative SNAP test for measurement of bile acids in dogs. *Peer J.* 2014;2:e539.

Sevelius E, Andersson M. Serum protein electrophoresis as a prognostic marker of chronic liver disease in dogs. *Vet Rec.* 1995;137:663.

Spillmann T, et al. Canine pancreatic elastase in dogs with clinical exocrine pancreatic insufficiency, normal dogs and dogs with chronic enteropathies. *Eur J Comp Gastroenterol.* 2000;5:1.

Spillmann T, et al. An immunoassay for canine pancreatic elastase 1 as an indicator of exocrine pancreatic insufficiency in dogs. *J Vet Diagnost Invest.* 2001;13:468.

Steiner JM, et al. Serum canine lipase immunoreactivity in dogs with exocrine pancreatic insufficiency. *J Vet Intern Med.* 2001;15:274.

Toulza O, et al. Evaluation of plasma protein C activity for detection of hepatobiliary disease and portosystemic shunting in dogs. *J Am Vet Med Assoc.* 2006;229:1761.

Trainor D, et al. Urine sulfated and nonsulfated bile acids as a diagnostic test for liver disease in cats. *J Vet Intern Med.* 2003;17:145.

Walker MC, et al. Postprandial venous ammonia concentrations in the diagnosis of hepatobiliary disease in dogs. *J Vet Intern Med.* 2001;15:463.

Wang KY, et al. Accuracy of ultrasound-guided fine-needle aspiration of the liver and cytologic findings in dogs and cats: 97 cases (1990-2000). *J Am Vet Med Assoc.* 2004;224:75.

Warren-Smith CMR, et al. Lack of association between ultrasonographic appearance of parenchymal lesions of the canine liver and histological diagnosis. *J Small Anim Pract.* 2012;53:168.

Webster CRL, et al. ACVIM Consensus statement on the diagnosis and treatment of chronic hepatitis in dogs. *J Vet Intern Med* 2019;Mar 7. doi: 10.1111/jvim.15467. [Epub ahead of print]

Wittau M, et al. Changing role of surgery in necrotizing pancreatitis: a single-center experience. *Hepatogastroenterology.* 2010; 57:1300.

Zini E, et al. Paraneoplastic hypoglycemia due to an insulin-like growth factor type-II secreting hepatocellular carcinoma in a dog. *J Vet Intern Med.* 2007;21:193.

CAPÍTULO 35

Doenças Hepatobiliares em Gatos

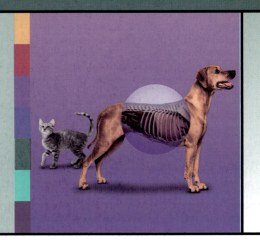

CONSIDERAÇÕES GERAIS

As causas, os sinais clínicos e o prognóstico das doenças do sistema hepatobiliar em gatos são muito diferentes em relação aos cães. A Tabela 35.1 descreve as causas primárias e secundárias de doença hepática em gatos. De modo geral, os gatos têm doença hepatobiliar ou lipidose hepática aguda, e a doença parenquimatosa crônica é incomum nessa espécie; além disso, a doença hepática felina raramente progride para cirrose, como às vezes observado em cães. Os sinais clínicos de doença hepatobiliar em gatos são inespecíficos e semelhantes aos sinais de doença inflamatória intestinal (DII) e pancreatite; as três doenças podem coexistir, confundindo ainda mais o diagnóstico. A lipidose hepática provoca sinais mais clássicos de doença hepática, inclusive icterícia e encefalopatia. As principais diferenças entre as doenças hepatobiliares felinas e caninas são descritas na Tabela 35.2.

As hepatopatias felinas neste capítulo são descritas em ordem aproximada de frequência nos consultórios dos EUA. Historicamente, a lipidose hepática é mais comum nos EUA e a colangite é mais comum na Europa; no entanto, a lipidose é cada vez mais comum na Europa e a colangite é hoje bastante diagnosticada nos EUA.

LIPIDOSE HEPÁTICA

Etiologia e patogênese

A lipidose hepática felina pode ser primária ou secundária a outra doença, mas, nos dois casos, está associada a uma alta mortalidade, a menos que o gato seja alimentado de maneira intensiva.

LIPIDOSE HEPÁTICA PRIMÁRIA

A lipidose hepática primária ou idiopática tende a afetar gatos obesos e continua sendo a doença hepática mais comum em gatos na América do Norte; também está emergindo como um problema cada vez mais comum na Europa e em Israel (Bayton et al., 2018; Kuzi et al., 2017). É uma hepatopatia aguda com

 TABELA 35.1

Doenças hepatobiliares clinicamente relevantes em gatos.

Primárias	Secundárias
Comuns	
Lipidose idiopática	Lipidose secundária
Colangite neutrofílica	Hipertireoidismo
Colangite linfocítica	Pancreatite
	Diabetes melito
Incomuns ou raras	
Shunt portossistêmico congênito	Neoplasia secundária (menos comum que primária)
Obstrução do ducto biliar extra-hepático (ODBE)	Estase biliar associada a sepse extra-hepática
Trematódeos hepáticos (comuns em gatos caçadores de áreas endêmicas)	Abscesso hepático
Neoplasia primária	
Infecções (ver Boxe 35.5)	
Hepatopatia induzida por fármacos ou toxinas	
Cistos biliares	
Colangite esclerosante/cirrose biliar	
Anomalias congênitas da placa ductal	
Hepatopatia primária associada ao cobre	
Amiloidose hepática	
Fístula arteriovenosa intra-hepática	

556 PARTE 4 ■ Distúrbios Hepatobiliares e do Pâncreas Exócrino

 TABELA 35.2

Diferenças importantes entre cães e gatos com doença hepatobiliar.

Parâmetro	Gatos	Cães	Motivo da diferença
Espectro de doenças	Gatos têm maior prevalência de doenças hepatobiliares do que cães Doença parenquimatosa crônica, fibrose, cirrose e hipertensão portal são muito menos comuns do que em cães Doença biliar, pancreatite e doença inflamatória intestinal podem coexistir nas duas espécies, mas são mais comuns em gatos. As infecções ascendentes do ducto biliar também são consideradas mais comuns em gatos Os gatos são bastante suscetíveis à lipidose hepática clinicamente grave (primária ou secundária)	A doença parenquimatosa crônica é a mais comum e, de modo geral, evolui para fibrose e cirrose com hipertensão portal A doença do trato biliar (aguda e crônica) ocorre, mas é incomum A lipidose hepática secundária pode ser associada a outras doenças, mas, de modo geral, não é um problema clínico	Desconhecido. Sugere-se que a alta prevalência de doença do trato biliar se deve a diferenças anatômicas, mas isso não foi comprovado Na maioria dos gatos, o ducto biliar se junta ao ducto pancreático principal único antes de entrar no intestino delgado na papila duodenal maior e, na maioria dos cães, o ducto biliar entra no duodeno separadamente dos dois ductos pancreáticos A causa da lipidose hepática em gatos não foi totalmente elucidada (ver texto), mas acredita-se que seja associada a diferenças no metabolismo
Capacidade de metabolização de fármacos ou toxinas	Os gatos têm uma deficiência relativa de glucuronil transferase, o que reduz sua capacidade de metabolizar fármacos e toxinas, tornando-os mais suscetíveis às toxinas oxidantes. No entanto, os gatos são mais exigentes com sua alimentação e, portanto, menos propensos a ingerir toxinas	Como os cães geralmente são menos discriminatórios em sua alimentação, podem ter mais acesso às hepatotoxinas Os cães não apresentam deficiências enzimáticas, mas há algumas variações raciais (p. ex., Doberman Pinschers com menor capacidade de desintoxicação de sulfonamidas potenciadas)	A probabilidade de lesão hepática por toxinas ambientais é menor em gatos do que em cães. No entanto, os gatos tendem a apresentar menor capacidade de metabolizar toxinas do que os cães e, portanto, são mais suscetíveis do que a lesões tóxicas hepáticas por muitos medicamentos
Isoenzimas de fosfatase alcalina (FA) e hepatopatias corticosteroides	Os gatos não produzem uma isoenzima da fosfatase alcalina induzida por corticosteroides e a meia-vida da FA é muito curta nesses animais (6 h) O hiperadrenocorticismo (HAC) é raro em gatos	Os cães têm uma isoenzima de FA induzida por corticosteroides com meia-vida longa; a meia-vida da FA hepatobiliar é de 66 h e a meia-vida da FA induzida por glicocorticoides é de 74 h O hiperadrenocorticismo é comum em cães	Em gatos, mesmo um aumento brando nos níveis de FA sugere um problema contínuo significativo O nível de FA não aumenta com a administração de corticosteroides (ou HAC antes do desenvolvimento de diabetes melito) em gatos O tratamento com corticosteroides e o HAC são os principais diferenciais dos níveis elevados de FA em cães
Metabolismo hepático de glicose e proteína	Adaptado à dieta rica em proteínas – gliconeogênese hepática pós-prandial a partir de proteínas e atividade constantemente alta de enzimas catabólicas de proteínas no fígado, que não podem ser reguladas de forma negativa Alta necessidade alimentar de arginina para o ciclo da ureia hepática A taurina é um requerimento nutricional essencial e os sais biliares são todos conjugados com a taurina	Adaptado ao uso de amido dietético; a liberação pós-prandial de insulina leva ao armazenamento de glicose. Os cães podem regular negativamente a proteína hepática, metabolizando enzimas como necessário quando a dieta é hipoproteica Menor necessidade de arginina do que gatos Não há requerimento obrigatório de taurina, desde que a dieta contenha a quantidade suficiente de aminoácidos de enxofre	Os gatos desenvolverão rapidamente desnutrição proteico-calórica e começarão a quebrar suas próprias proteínas corporais se alimentados com uma dieta restrita em proteínas na doença hepática A deficiência de arginina pode contribuir para o desenvolvimento de hiperamonemia em gatos com doença hepática submetidos a dietas deficientes em arginina (p. ex., proteína láctea) A deficiência de taurina, arginina e proteína pode contribuir para a patogênese da lipidose hepática em gatos

grande acúmulo de gordura nos hepatócitos, cuja perda aguda de função é reversível pela mobilização da gordura (Figura 35.1). O motivo para as prevalências díspares entre os países é desconhecido, mas intrigante. Alguns pesquisadores sugerem diferenças ambientais (p. ex., diferenças no estilo de vida, dentro ou fora de casa, ou hábitos alimentares) e/ou genéticas entre os animais.

A patogênese da lipidose hepática primária ainda não é compreendida por completo, mas aparentemente há uma combinação de mobilização excessiva de lipídios periféricos para o fígado, deficiência de proteínas dietéticas e outros nutrientes que normalmente permitiriam o metabolismo e transporte de gordura para fora do fígado e distúrbios primários concomitantes no apetite. A mobilização excessiva de gordura periférica ocorre particularmente durante os períodos de anorexia ou estresse em gatos antes acima do peso.

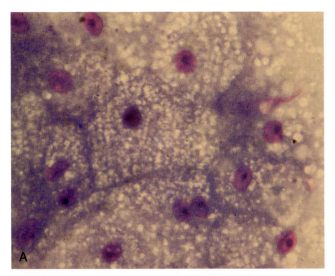

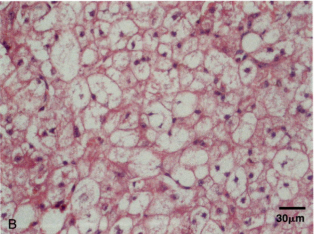

Figura 35.1 A. A citologia de hepatócitos de um gato com lipidose hepática mostra o aumento de volume acentuado das células com lipídios. **B.** Corte histológico do fígado de um gato com lipidose hepática. Observe o aumento de volume acentuado dos hepatócitos com gordura (coloração de hematoxilina-eosina). Barra = 30 μm. (**A**, cortesia de Elizabeth Villiers from Hall EJ et al., editors: *BSAVA manual of canine and feline gastroenterology*, ed 2, Gloucestershire, Inglaterra, 2005, British Small Animal Veterinary Association.)

Ao mesmo tempo, a anorexia causa deficiências de proteínas dietéticas e outros nutrientes; os gatos são bastante suscetíveis a esses problemas por causa de suas altas necessidades dietéticas (ver Tabela 35.2). Alguns desses nutrientes são importantes no metabolismo e na mobilização da gordura, em especial metionina, carnitina e taurina; assim, as deficiências desses nutrientes contribuem para a patogênese da doença. A metionina é um importante precursor na síntese de um antioxidante hepático essencial, a glutationa; as concentrações hepáticas de glutationa podem diminuir de forma acentuada em gatos com lipidose hepática. A deficiência relativa de arginina contribui para o desenvolvimento de encefalopatia hepática (EH) por diminuição da atividade do ciclo da ureia. Os distúrbios primários concomitantes do apetite causam anorexia acentuada e persistente, provavelmente por distúrbios no complexo controle neuro-hormonal da fome. Estudos recentes sugeriram que a resistência periférica à insulina não é relevante na doença, ao contrário da doença hepática gordurosa não alcoólica humana.

LIPIDOSE HEPÁTICA SECUNDÁRIA

A lipidose hepática secundária também é comum em gatos; sua patogênese é semelhante à da doença primária, mas é complicada pelas maiores respostas neuroendócrinas ao estresse. A lipidose secundária pode, portanto, ser observada em gatos que são menos obesos do que aqueles com a doença primária e até mesmo em gatos com condição corpórea normal ou magra. O risco de desenvolvimento de lipidose, portanto, deve ser considerado alto em qualquer gato com anorexia e doença concomitante; o suporte alimentar adequado deve ser instituído o mais rápido possível. A lipidose secundária pode ser associada a qualquer doença que cause anorexia, mas é mais comum em gatos com pancreatite, diabetes melito (DM), outras doenças hepáticas, DII e neoplasia.

Características clínicas

A maioria dos gatos acometidos é de meia-idade, mas podem ser de qualquer faixa etária ou sexo. Em um estudo recente de Israel, 99% dos gatos acometidos eram castrados e 66% eram fêmeas (Kuzi et al., 2017). Não há relato de predileção racial. Gatos com lipidose primária geralmente são obesos, alojados em ambientes fechados e sofreram um evento estressante (p. ex., introdução de um novo animal na casa, mudança abrupta na dieta) ou uma doença que provocou anorexia e rápida perda de peso. O evento inicial nem sempre é conhecido. A lipidose secundária pode afetar gatos de condição corpórea normal ou magra, bem como animais obesos, e os sinais clínicos são complicados por aqueles da doença concomitante. Por exemplo, os sinais clínicos da cetoacidose diabética aguda são semelhantes aos do desenvolvimento de lipidose hepática.

Os sinais clínicos são típicos de uma perda aguda (reversível) da função dos hepatócitos e de edema dessas células, com consequente colestase intra-hepática. De modo geral, os gatos apresentam icterícia, vômitos intermitentes e desidratação.

Também podem apresentar diarreia ou constipação intestinal. A hepatomegalia é palpável no exame físico. A EH, que mais frequentemente causa depressão e ptialismo, está relacionada à disfunção hepatocelular grave e deficiência relativa de arginina decorrente da anorexia. Gatos antes obesos apresentam grande perda de massa muscular, mas mantêm certos estoques de gordura, como os do ligamento falciforme e da região inguinal (Figura 35.2).

Diagnóstico

O único método verdadeiramente definitivo e confiável de diagnóstico e identificação de doenças concomitantes e causais é a histopatologia de uma biópsia em cunha de fígado, obtida por laparotomia ou laparoscopia, ou (menos confiável) uma biópsia do tipo Tru-Cut feita sob orientação ultrassonográfica. No entanto, todos esses procedimentos requerem anestesia geral e a maioria dos gatos com lipidose hepática está muito doente para que o procedimento possa ser feito com segurança. Portanto, a citologia hepática por aspiração com agulha fina (FNA) realizada às cegas ou sob orientação ultrassonográfica em um gato acordado ou sedado pode estabelecer um diagnóstico preliminar que permita o manejo intensivo e a alimentação por sonda por alguns dias até estabilizar o paciente para que possa ser anestesiado para um diagnóstico mais definitivo. Como as coagulopatias são comuns em gatos com lipidose, alguns dias de tratamento ajudam a corrigi-las antes da cirurgia. Saiba, entretanto, que a citologia FNA, embora útil para o diagnóstico e manejo de emergência, pode ser enganosa em gatos e erroneamente diagnosticar uma doença do parênquima hepático como lipidose. Além disso, doenças concomitantes do fígado e de outros órgãos, inclusive pâncreas e intestino delgado, são ignoradas na ausência de biópsia laparoscópica ou cirúrgica. É importante diferenciar o acúmulo brando a moderado de lipídios nos hepatócitos, que é comum em gatos doentes e anoréxicos e não causa problemas clínicos, da lipidose clinicamente grave vista na citologia (ver Figura 35.1).

A FNA pode ser realizada sob orientação ultrassonográfica durante a avaliação ou feita às cegas se houver hepatomegalia palpável. O procedimento é realizado de forma semelhante à aspiração de uma massa. O fígado aumentado é palpado e a parede abdominal que o recobre é tricotomizada e preparada. Uma agulha de calibre 22 (0,70 mm) é introduzida na pele até o fígado, em sentido ventral do lado esquerdo, o que evita a punção inadvertida da vesícula biliar. Uma seringa de 5 mℓ é succionada de maneira delicada duas ou três vezes e retirada para a expressão do conteúdo da agulha em uma lâmina (ver Figura 34.14). A analgesia é recomendada em ambos os procedimentos porque a punção da cápsula do fígado é dolorosa. Os agonistas parciais de opiáceos, como a buprenorfina, são uma boa escolha; a buprenorfina parece ser mais eficaz do que o butorfanol como analgésico em gatos.

De modo geral, a lipidose hepática de relevância clínica é identificada com facilidade em colorações de rotina, como Giemsa® ou Diff-Quik®, de amostras de citologia ou em amostras de histologia coradas com hematoxilina e eosina (H&E) (ver Figura 35.1). Colorações especiais, como Oil Red O®, podem ser usadas em amostras de biópsia submetidas ao congelamento rápido para confirmar que a vacuolização hepatocelular é realmente lipídica. Esses procedimentos, porém, não são práticos na clínica particular. Além disso, o acúmulo de glicogênio é incomum em hepatócitos felinos (em oposição às células caninas).

Os achados clínico-patológicos refletem a colestase e a disfunção hepatocelular acentuada. Há hiperbilirrubinemia em mais de 95% dos casos e os níveis das enzimas hepatocelulares alanina aminotransferase (ALT) e aspartato aminotransferase (AST) também são bem elevados na maioria dos gatos. A atividade da fosfatase alcalina (FA) também é bastante aumentada em mais de 80% dos casos; isso é muito relevante em gatos, nos quais a enzima tem meia-vida curta e não é induzida por corticosteroides (ver Tabela 35.2). Em gatos, uma característica especial da lipidose primária (idiopática) clássica é o nível inadequadamente baixo de γ-glutamiltransferase (GGT), que aumenta muito pouco em comparação à elevação acentuada na concentração dos outros marcadores colestáticos (i. e., bilirrubina e FA). Isso contrasta com os gatos com doença primária do trato biliar ou ODBE, que geralmente apresentam níveis altos de GGT e FA. No entanto, em gatos com lipidose secundária associada a uma hepatopatia primária ou doença pancreática subjacente, a concentração de GGT também pode ser alta. Portanto, o achado de um nível alto de GGT não exclui a lipidose hepática, mas deve estimular a busca por uma causa subjacente. A concentração de ureia é baixa em mais da metade dos gatos com lipidose, refletindo uma disfunção generalizada dos hepatócitos. Anomalias eletrolíticas são relativamente comuns e podem contribuir para a mortalidade caso não tratadas. Até um terço dos gatos apresentam hipopotassemia e a hipofosfatemia foi relatada em 17% dos casos; a hipomagnesemia também foi observada em gatos com lipidose. A hipopotassemia foi um indicador de mau prognóstico

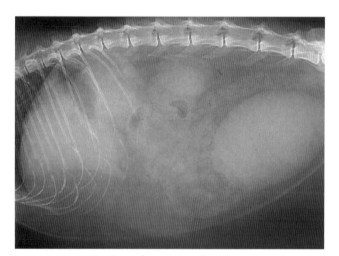

Figura 35.2 Radiografia abdominal lateral de um gato doméstico de pelo curto com lipidose hepática secundária a jejum prolongado por mudança na dieta. Observe a manutenção de um grande coxim de gordura falciforme abaixo do fígado, apesar da perda de peso e da gordura subcutânea dorsal à coluna. (Cortesia de Diagnostic Imaging Department, Queen's Veterinary School Hospital, University of Cambridge, Cambridge, Inglaterra.)

(Center et al., 1996) e um estudo mais recente identificou hipoproteinemia, hipoalbuminemia, aumento da atividade sérica de creatinoquinase, hipocolesterolemia e insuficiência hepática na apresentação como significativamente associadas à mortalidade. Além disso, o agravamento da hipoalbuminemia, hiperamonemia, hiperbilirrubinemia ou distúrbios eletrolíticos durante a hospitalização também foram associados à mortalidade (Kuzi et al., 2017). Não há valor na determinação das concentrações séricas de ácidos biliares como indicação da função hepática nesses gatos, porque estarão elevadas devido à colestase concomitante. As concentrações de colesterol e glicemia em jejum também podem ser altas e, às vezes, a hiperglicemia é acentuada a ponto de causar glicosúria. De modo geral, essa é uma resposta de estresse metabólico e se resolve após o tratamento apropriado. No entanto, alguns gatos podem se tornar diabéticos devido à doença subjacente ou a DM pode ser a causa de sua lipidose; portanto, os níveis de glicose e cetona no sangue e na urina devem ser monitorados com cuidado. O aparecimento de cetonúria além da glicosúria em um gato hiperglicêmico é altamente sugestivo de DM franco. As concentrações séricas de cetonas aumentam em gatos com lipidose hepática, mas as cetonas na urina são consideradas normais (Gorman et al., 2016).

Anomalias hemostáticas são comuns em gatos com lipidose, ocorrendo em 20 a 60% dos casos. Aproximadamente 25% dos gatos têm anemia e corpos de Heinz nas hemácias são frequentes. A neutrofilia não é característica, mas pode ser causada por comorbidades, como pancreatite.

As radiografias revelam hepatomegalia difusa; o derrame abdominal é incomum (ver Figura 35.2). A ultrassonografia ajuda a diferenciar as doenças do parênquima e das vias biliares e permite a avaliação de outros órgãos abdominais para a detecção de distúrbios subjacentes, em especial do pâncreas e do intestino. Caracteristicamente, o fígado lipidótico parece hiperecoico, embora este não seja um achado específico e possa ser observado em gatos com outras doenças parenquimatosas generalizadas, como linfoma ou amiloidose hepática, e em gatos obesos clinicamente normais.

Outros exames diagnósticos devem ser realizados para determinar a presença de comorbidades que podem ser responsáveis pela anorexia prolongada e lipidose hepática secundária. Os exames devem ser escolhidos de acordo com os achados por anamnese, exame físico e avaliações clínico-patológicas e ultrassonográficas. Por exemplo, a imunorreatividade sérica da lipase pancreática felina deve ser avaliada em casos de suspeita de pancreatite (ver Capítulo 34).

Tratamento e prognóstico

As recomendações de tratamento para gatos com lipidose hepática estão descritas no Boxe 35.1. O fator mais importante na redução da mortalidade é a instituição precoce e intensiva de uma dieta rica em proteínas. Em todos os casos, isso requer alguma forma de alimentação por sonda. Se o gato estiver muito doente na primeira consulta, uma sonda nasoesofágica pode ser colocada durante os primeiros dias, durante a estabilização do paciente (Boxe 35.2; Figura 35.3); depois, um tubo de esofagostomia ou gastrostomia pode ser colocado para alimentação a longo prazo (Figura 35.4; ver mais detalhes em Bexfield e Lee: *BSAVA Guide to Procedures in Small Animal Practice, edition 2*). As vantagens dos tubos de esofagostomia ou gastrostomia em relação ao tubo nasoesofágico são o suporte a longo prazo, a maior tolerância pelo animal e a possibilidade de oferecimento de alimentos mais espessos. Além disso, seu manejo é mais fácil e pode ser feito pelo tutor, em casa. No entanto, sua colocação requer anestesia geral. Os tubos de gastrostomia devem ser mantidos por pelo menos 5 a 7 dias (colocação cirúrgica) ou 14 a 21 dias (colocação endoscópica) para permitir a formação de aderências entre o estômago e a parede corporal.

A maioria dos gatos precisa de alimentação com sonda por 4 a 6 semanas, mas muitos podem ser mandados para casa com um tubo de esofagostomia ou gastrostomia para alimentação após a estabilização. É ideal uma dieta rica em proteínas, como aquelas para pacientes felinos em cuidados intensivos (p. ex., Royal Canin Convalescence Support® para cães e gatos, Royal Canin® USA, St Charles, Missouri, EUA; Hill's a/d®, Hill's Pet Nutrition, Topeka, Kansas, EUA; ou ração líquida Fortol®, Arnolds, Amsterdam, New York, EUA). Em alguns gatos, entretanto, a dieta rica em proteínas pode piorar os sinais de encefalopatia durante os primeiros dias de terapia. Isso deve ser controlado por outros métodos, como a alimentação em pequenas quantidades e maior frequência ou em infusão lenta, em vez da redução do teor de proteína da dieta. A pancreatite concomitante não altera o manejo alimentar; as recomendações atuais em gatos com pancreatite são alimentá-los o mais rápido possível e não restringir a gordura (ver Capítulo 37).

Anomalias de fluidos e eletrólitos também devem ser tratadas de forma eficaz nos primeiros dias e antieméticos devem ser usados se necessário. Ocasionalmente, gatos com lipidose podem desenvolver síndrome de realimentação quando a nutrição oral é introduzida, com diminuição acentuada nas concentrações séricas de fosfato e potássio e desenvolvimento de hemólise (Brenner et al., 2011). É importante identificar e tratar essa síndrome: a suplementação de fosfato pode ser feita com a administração de fosfato de potássio (0,01 a 0,03 mM/kg/h por via intravenosa [IV] até a normalização da concentração sérica de fosfato) e a alimentação deve ser introduzida de forma mais gradual.

Muitos gatos precisam de vitamina K para o controle de coagulopatias, com administração de 0,5 mg/kg de vitamina K_1 (fitomenadiona) por via subcutânea (SC) ou intramuscular (IM) a cada 12 horas por 3 dias; cateteres centrais ou tubos de alimentação invasivos não devem ser colocados até a normalização da hemostasia. Há risco de sangramento grave e não detectado ao redor de um cateter venoso central em um gato com coagulopatia. A terapia antioxidante também é indicada para gatos com lipidose devido à depleção de glutationa observada em muitos pacientes. A suplementação de vitamina E e S-adenosil metionina (SAMe) deve ser considerada: a SAMe é administrada em dose de 20 mg/kg VO uma vez ao dia em cães ou gatos com o estômago vazio; ou em dose total diária de 100 a 400 mg em gatos. A dose ideal de vitamina E em gatos não está clara, mas geralmente se utiliza 100 UI por dia.

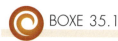

BOXE 35.1

Esboço do tratamento da lipidose hepática em gatos.

1. **Trate qualquer causa subjacente identificável**, mas também institua outros tratamentos (etapas 2 e 3) de forma simultânea; não confie apenas no tratamento da causa sozinha para resolver a doença em casos secundários
2. **Institua a fluidoterapia o mais rápido possível**
   a. Fluidoterapia intravenosa (IV) inicial – taxas de manutenção mais reposição de quaisquer perdas, por exemplo, por vômitos. O fluido ideal é o soro fisiológico com adição de cloreto de potássio conforme necessário. Evite dextrose porque pode piorar a hiperglicemia
   b. Determine e reponha quaisquer déficits de eletrólitos, em especial potássio e fosfato. Monitore cuidadosamente os níveis de glicose e eletrólitos no sangue, em especial potássio e fosfato, que podem ficar baixos durante o tratamento. Não há evidências de utilidade da adição de insulina aos fluidos; na verdade, isso aumenta o risco de hipopotassemia e hipofosfatemia graves
   c. Após os primeiros dias, os requerimentos de fluidos e eletrólitos podem ser atendidos com a alimentação por sonda
3. **Institua o suporte nutricional assim que o paciente for reidratado**
   a. **Como?** Uma sonda nasoesofágica pode ser usada para suporte temporário nos primeiros dias, antes da anestesia geral para a colocação de um tubo mais permanente. De modo geral, há necessidade de um tubo de gastrostomia ou esofagostomia, já que a alimentação é feita por 4 a 6 semanas na maioria dos casos
   b. **O quê?** A dieta deve conter o maior nível possível de proteínas, de preferência com controle de qualquer encefalopatia resultante por outros meios, como alimentação frequente em pequenas quantidades ou, se possível, em infusão contínua em vez de *bolus*. Uma ração como Royal Canin Convalescence Support® para cães e gatos ou Hill's a/d® é adequada. Alguns médicos adicionam nutrientes, como taurina, arginina, vitaminas B ou carnitina, à alimentação por sonda, mas não há boas evidências de que qualquer uma dessas substâncias seja necessária durante o uso de uma dieta felina balanceada. No entanto, a adição de vitaminas é necessária em alguns gatos; a deficiência de cobalamina (vitamina B_{12}) pode ser observada, principalmente em gatos com doença pancreática e/ou ileal (ver Capítulo 34), e requer suplementação por via parenteral. As coagulopatias responsivas à vitamina K são muito comuns em gatos com lipidose e alguns recomendam a suplementação com 0,5 mg/kg por via intramuscular (IM) a cada 12 h por três doses em todos os animais no início do tratamento
   c. **Quanto?** Comece de forma conservadora, com os requerimentos energéticos em repouso (RER), porque os gatos têm anorexia prolongada e as complicações da alimentação são mais comuns nos primeiros dias. Comece com 20% dos RER no dia 1 e aumente gradualmente ao longo de alguns dias devido ao risco de síndrome de realimentação (ver texto). Comece com pequenas quantidades frequentes (ou até mesmo infusão em taxa contínua lenta) e aumente de forma gradual para volumes maiores e menor frequência durante a primeira semana. A ingestão de calorias pode então ser aumentada gradualmente até os requerimentos de energia metabólica (MER)

   RER = 50 kcal × peso corpóreo (kg)
   MER = 70 a 100 kcal × peso corpóreo (kg)

   (70 para gatos castrados mantidos em área interna; 100 para gatos adultos magros e ativos)

   d. Os estimulantes do apetite não são recomendados porque têm eficácia limitada e podem ser hepatotóxicos
4. **Suplementação com antioxidantes:** em especial S-adenosil metionina (20 mg/kg ou total de 200 mg por via oral [VO], 1 vez/dia) com base em evidências favoráveis limitadas em gatos. Além disso, vitamina E, 100 UI/dia (ver texto)
5. **Suporte terapêutico adicional, conforme necessário:** antieméticos e agentes promotores de motilidade, como maropitant (1 mg/kg 1 vez/dia por via subcutânea [SC] ou IV lenta durante 1 a 2 min por até 5 dias) e ranitidina (2 mg/kg VO ou IV 2 vezes/dia), podem ser necessários em gatos com vômitos ou esvaziamento gástrico retardado com refluxo de alimento pela sonda. Hoje, não há evidências que apoiem o uso de ácido ursodesoxicólico em gatos com lipidose

O prognóstico de recuperação de gatos com lipidose hepática é bom, desde que a alimentação seja rápida e eficaz. A sobrevida de gatos submetidos à alimentação intensiva variou entre 55 e 80%; na ausência de alimentação de suporte, porém, a taxa de mortalidade é muito alta. Um grande estudo (Center et al., 1996) sugeriu que a idade avançada era um indicador de mau prognóstico para a sobrevida e que os desfechos em gatos com lipidose hepática secundária podem ser um pouco piores em comparação a animais com doença primária. No entanto, as diferenças não foram significativas, sugerindo que vale a pena tratar os gatos com lipidose secundária de forma tão agressiva quanto aqueles com doença primária.

DOENÇA BILIAR

As doenças do trato biliar são o segundo distúrbio mais comum do fígado felino nos EUA e a doença hepática felina mais comum na Europa (ver Tabela 35.1). Em contrapartida, em cães, as doenças do parênquima são mais comuns. Todos os distúrbios do trato biliar felino podem causar sinais clínicos semelhantes, inclusive letargia, anorexia e icterícia. Os achados clínicos, clínico-patológicos e de diagnóstico por imagem não permitem a diferenciação dos tipos de doenças; na maioria dos casos, a citologia, a cultura da bile e a histopatologia do fígado

BOXE 35.2

Colocação de sonda nasoesofágica para alimentação.

A sonda é usada para suporte nutricional a curto prazo (menos de 1 semana) enquanto o gato é estabilizado antes da colocação de um tubo de esofagostomia ou gastrostomia

Posicionamento

1. Pré-meça a sonda para permitir sua colocação no esôfago caudal, não no estômago; isso minimiza o refluxo gástrico. Determine a distância entre o focinho e o sétimo espaço intercostal ou calcule 75% da distância do focinho à última costela se o animal for obeso a ponto de impedir a contagem das costelas (para sonda orogástrica – distância do focinho ao nono espaço IC ou 90% da distância do focinho à última costela). Marque a sonda com caneta ou fita adesiva
2. Aplique anestésico local no focinho. A sedação branda é ocasionalmente necessária, de preferência com buprenorfina ou butorfanol
3. Lubrifique o tubo e avance no meato ventral; é importante não avançar até o meato médio ou dorsal para não alojar a sonda nos etmoturbinados. O procedimento pode ser facilitado pela leve inclinação da cabeça do gato
4. Segure a cabeça do gato normalmente ao se aproximar da faringe para evitar a intubação traqueal. Deixe o gato engolir e avance o tubo até a marca medida ou a fita
5. Para verificar o posicionamento correto da sonda, instile água e ar e ausculte o borbulhar no estômago no flanco esquerdo. Se ainda tiver dúvidas, faça uma radiografia. Se o tubo não tiver uma linha radiopaca, primeiro injete um pouco de contraste iodado em seu interior
6. Passe o tubo por cima da cabeça do gato e suture ou fixe com fitas à altura das narinas e no topo da cabeça; tenha cuidado para não interferir com os bigodes do gato
7. Coloque um colar elizabetano
8. Lave regularmente com água morna antes e depois das refeições

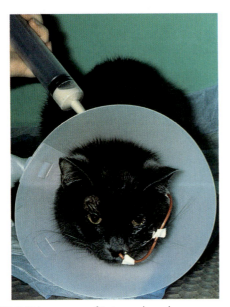

Figura 35.3 Tubo nasoesofágico colocado em um gato submetido a dieta enteral líquida.

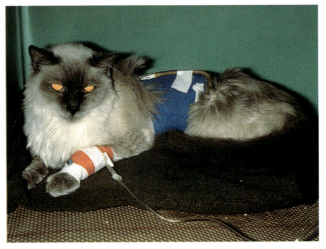

Figura 35.4 Gato com tubo de gastrostomia para permitir a alimentação a longo prazo.

são necessárias para o diagnóstico preciso e o tratamento mais eficaz, como detalhado na Tabela 35.3.

COLANGITE

A colangite se refere à inflamação do trato biliar e, em alguns gatos (mas não em todos, também pode se estender ao parênquima hepático circundante (colângio-hepatite). É mais comum em gatos do que em cães e é normalmente dividida em três categorias, provavelmente associadas a diferentes etiologias – colangite neutrofílica, colangite linfocítica e colangite crônica associada à infestação por trematódeos hepáticos. A nomenclatura da doença do trato biliar felino foi padronizada pela World Small Animal Veterinary Association (WSAVA; Rothuizen et al., 2006; ver Tabela 35.3). No entanto, há um debate contínuo acerca da sobreposição entre colangite linfocítica e colangite neutrofílica crônica; sugere-se que essas duas categorias sejam combinadas em um grupo mais amplo de colangite-colângio-hepatite não supurativa (Warren et al., 2011). Diversos nomes alternativos foram usados na literatura, às vezes confundindo as categorias e dificultando as comparações entre os estudos. É provável que existam várias formas crônicas da doença com diferentes etiologias e que uma maior compreensão venha a aprimorar a nomenclatura (ver Tabela 35.3).

Gatos com doença inflamatória do trato biliar também costumam ter pancreatite e/ou doença intestinal (frequentemente denominada *tríade*, Fragkou et al., 2016). Acredita-se que isso reflita a anatomia de seus ductos pancreáticos e biliares, que geralmente se unem antes de entrar no duodeno proximal por meio de uma via comum. Sugeriu-se que isso aumenta a probabilidade de refluxo do conteúdo intestinal pelos ductos pancreáticos e biliares durante o vômito. Também é possível que o espasmo do esfíncter de Oddi secundário à DII, relatado em gatos (Furneaux, 2010), bloqueie os ductos pancreáticos e biliares de alguns animais. No entanto, é provável que os motivos sejam multifatoriais e que as associações patológicas também reflitam agentes causais comuns ou eventos independentes da anatomia.

TABELA 35.3

Classificação atual da doença do trato biliar felino pela World Small Animal Veterinary Association (WSAVA).

Nome da doença	Nomes antes utilizados na literatura	Causa da doença	Achados à patologia hepática	Procedimentos diagnósticos recomendados
Colangite neutrofílica, fase aguda	Colangite-colângio-hepatite supurativa ou exsudativa	Infecção bacteriana provavelmente ascendente do intestino delgado	Neutrófilos no lúmen e/ou epitélio das vias biliares Também pode haver edema e neutrófilos na área periporta, parênquima e, às vezes, abscesso hepático	O diagnóstico requer citologia e cultura dos aspirados biliares A ultrassonografia e a histopatologia podem ser sugestivas, mas não são obrigatórias, e os achados podem ser normais
Colangite neutrofílica crônica (incluída na categoria de colangite neutrofílica pela WSAVA, mas se sobrepõe à categoria de colangite linfocítica)	Alguns casos relatados de colângio-hepatite "linfocítica" ou "crônica" agora seriam enquadrados nesta categoria	Desconhecida. Alguns casos podem ser infecções bacterianas persistentes crônicas e outros podem ter a(s) mesma(s) etiologia(s) que a colangite linfocítica	Infiltrado inflamatório misto em áreas portais, inclusive neutrófilos, linfócitos, plasmócitos e, às vezes, alguma fibrose e proliferação do ducto biliar	O diagnóstico requer histopatologia hepática As alterações podem ser observadas à ultrassonografia e à citologia biliar, mas a sensibilidade é limitada; essas técnicas não estabelecem o diagnóstico definitivo
Colangite linfocítica	Colângio-hepatite linfocítica, hepatite portal linfocítica, colângio-hepatite crônica, colangite não supurativa; observe a sobreposição dessas definições com a fase crônica da colangite neutrofílica	Desconhecida; talvez doença imunomediada	Infiltração de pequenos linfócitos nas regiões portais Fibrose portal e proliferação do ducto biliar variáveis Os linfócitos também podem ser observados no epitélio biliar Plasmócitos e eosinófilos podem ser vistos Difícil distinção de alguns casos de linfoma bem diferenciado	O diagnóstico requer histopatologia hepática As alterações podem ser observadas à ultrassonografia e à citologia biliar, mas a sensibilidade é limitada; essas técnicas não estabelecem o diagnóstico definitivo
Colangite crônica associada a trematódeos hepáticos	—	Infecção por trematódeos hepáticos	Dilatação dos ductos biliares maiores com projeções papilares e fibrose periductal e portal intensa Inflamação branda a moderada das áreas portais e dos ductos com neutrófilos, macrófagos e número limitado de eosinófilos Parasitas e ovos podem ser observados nos ductos	Dilatação dos ductos biliares à ultrassonografia + histórico de possível exposição + demonstração de ovos de parasitas nas fezes ou aspirados biliares (ver texto) Histopatologia de suporte

Adaptada de Rothuizen J et al.: *WSAVA standards for clinical and histological diagnosis of canine and feline liver diseases*, Oxford, Inglaterra, 2006, Saunders Elsevier.

Colangite neutrofílica

A colangite neutrofílica também é conhecida como colangite supurativa, colangite-colângio-hepatite exsudativa e colangite-colângio-hepatite aguda.

Patogênese e etiologia

Acredita-se que a doença seja causada por uma infecção bacteriana ascendente com origem no intestino delgado. O microrganismo mais isolado é *Escherichia coli*, embora *Streptococcus* spp., *Klebsiella* spp., *Pseudomonas* spp., *Enterococcus* spp., *Clostridium* spp. e até mesmo *Salmonella* spp. possam ser observados. Doenças pancreáticas e intestinais concomitantes são comuns (como já discutido). O resultado é um infiltrado neutrofílico no lúmen do ducto biliar e, com frequência, infiltração das paredes do ducto biliar com neutrófilos e edema e neutrófilos nas áreas portais (Figura 35.5). Ocasionalmente, há desenvolvimento de um abscesso hepático. A colecistite (inflamação da vesícula biliar) pode ocorrer de forma simultânea ou não. Existe também um estágio mais crônico de colangite neutrofílica; nesses casos, há um infiltrado inflamatório misto nas áreas portais, compostos por neutrófilos, linfócitos e plasmócitos. Acredita-se que alguns desses casos representam uma infecção mais crônica e persistente do trato biliar, embora um estudo recente usando hibridização *in situ* fluorescente não tenha conseguido detectar mais bactérias nesses animais em comparação aos controles (Warren et al., 2011). Há uma sobreposição significativa entre gatos com colangite neutrofílica crônica e gatos com colangite linfocítica; o restante desta seção descreve apenas a colangite neutrofílica aguda.

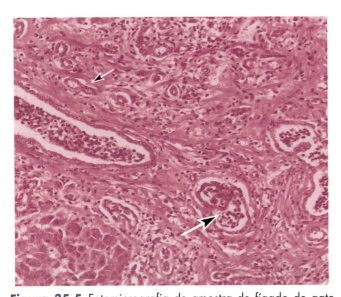

Figura 35.5 Fotomicrografia de amostra de fígado de gato com colangite neutrofílica. Observe a inflamação neutrofílica e histiocítica no interior e ao redor dos ductos biliares (*seta grande*). Há também hiperplasia ductular biliar (*seta pequena*) (coloração de hematoxilina-eosina; barra = 100 μm). (Cortesia do Pathology Department, Queen's Veterinary School Hospital, University of Cambridge, Cambridge, Inglaterra.)

Características clínicas

Gatos de todas as idades e raças podem ser acometidos, mas a colangite aguda é mais frequente em animais jovens a de meia-idade. De modo geral, o animal é atendido na fase aguda (menos de 1 mês desde o início), embora o quadro clínico possa ser mais prolongado. Os gatos apresentam sinais de estase biliar e sepse com letargia, febre e icterícia.

Diagnóstico

Os achados clínico-patológicos e de imagem se sobrepõem aos de outras doenças do trato biliar; assim, o diagnóstico definitivo de colangite neutrofílica não pode ser estabelecido com base apenas em achados característicos na anamnese e em exames clínico-patológicos. No entanto, gatos com essa doença aguda tendem a apresentar números de neutrófilos segmentados e bastonetes, atividades de ALT e concentrações de bilirrubina total mais altas do que gatos com colangite linfocítica. Surpreendentemente, um estudo recente documentou que alguns gatos com colangite neutrofílica aguda apresentavam números de leucócitos e níveis de enzimas hepáticas normais, com sobreposição significativa nos valores clínico-patológicos entre animais com colangite neutrofílica aguda, colangite neutrofílica crônica e colangite linfocítica. Portanto, os achados clínico-patológicos não foram sensíveis nem específicos para a doença (Callahan Clark et al., 2011). Além disso, a ultrassonografia hepática não é sensível nem específica. Os gatos acometidos podem ter fígado hiperecoico aumentado na ultrassonografia e desenvolver dilatação das vias biliares em fases mais crônicas; no entanto, os animais com a doença aguda geralmente não apresentam dilatação das vias biliares na ultrassonografia e o parênquima hepático pode parecer normal (Callahan Clark et al., 2011; Marolf et al., 2012). Anomalias pancreáticas também são comumente observadas à ultrassonografia em gatos com colangite neutrofílica, indicando a presença de tríade em alguns pacientes.

O diagnóstico preciso de colangite neutrofílica por infecção ascendente aguda requer citologia e cultura de bile. A histopatologia hepática não é suficiente nessa doença em particular porque, em muitos casos, as alterações estão confinadas ao trato biliar e as anomalias à patologia hepática são brandas e inespecíficas. Amostras de bile para cultura bacteriana podem ser coletadas cuidadosamente da vesícula biliar durante a laparotomia ou laparoscopia ou sob orientação ultrassonográfica. Há um risco pequeno, mas real, de extravasamento de bile, principalmente em caso de desvitalização da parede da vesícula biliar e/ou aumento da pressão intravesical. Em um estudo de seis gatos com colecistite neutrofílica, um animal apresentou ruptura da vesícula biliar e peritonite biliar após a colecistocentese guiada por ultrassonografia (Brain et al., 2006). No entanto, em um estudo de aspiração transcutânea da vesícula biliar em 12 gatos normais (Savary-Bataille et al., 2003) e em outro estudo com 83 gatos (Byfield et al., 2017), não houve casos de ruptura da vesícula biliar. Se houver dúvidas quanto à integridade da parede da vesícula biliar, pode ser mais seguro obter uma amostra à laparotomia ou à laparoscopia do que sob orientação ultrassonográfica. Neste último caso, um anestésico geral é fortemente recomendado para evitar a movimentação do paciente enquanto a agulha está na vesícula biliar, o que aumenta muito o risco de extravasamento de bile. Alguns médicos colocam a agulha na vesícula biliar através do parênquima hepático para reduzir ainda mais o risco de extravasamento. O gato deve ser monitorado cuidadosamente quanto a qualquer extravasamento de bile após o procedimento; qualquer suspeita de extravasamento e peritonite biliar justifica a cirurgia. A citologia da bile geralmente revela bactérias e neutrófilos; cultura e antibiograma devem ser solicitados.

Tratamento e prognóstico

Os gatos devem ser tratados por 4 a 6 semanas com um antibiótico escolhido com base nos resultados da cultura e antibiograma. A amoxicilina é uma boa escolha inicial na dose de 15 a 20 mg/kg VO a cada 8 horas. O ácido ursodesoxicólico pode ser administrado como agente colerético e anti-inflamatório na dose de 15 mg/kg VO a cada 24 horas, embora não existam estudos que demonstrem seu benefício em gatos com colangite neutrofílica. Gatos com sepse ou doentes em estado grave podem necessitar de hospitalização para a administração intravenosa de fluidos e antibióticos no início do tratamento. Atenção especial deve ser dada à alimentação de gatos com anorexia para prevenir o desenvolvimento concomitante de lipidose hepática, que foi observada em um terço dos gatos com colangite de um estudo recente (Callahan Clark et al., 2011); uma dieta rica em proteínas, projetada para uso em cuidados intensivos, como descrito na seção *Lipidose hepática*, é mais apropriada do que uma dieta com restrição de proteínas para o fígado. De modo geral, o prognóstico é bom e esses gatos se recuperam por completo, desde que sejam tratados o quanto antes e de maneira adequada. Acredita-se que alguns casos da forma mais crônica de colangite neutrofílica podem representar a persistência a longo prazo de uma infecção de baixo grau não tratada ou tratada de forma apenas parcial.

Colangite linfocítica

A colangite linfocítica também é denominada *colângio-hepatite linfocítica, hepatite portal linfocítica* e *colangite não supurativa*. Alguns casos de colangite neutrofílica crônica, conforme a definição da WSAVA, também podem se sobrepor à colangite linfocítica.

Patogênese e etiologia

A colangite linfocítica é uma doença crônica de progressão lenta caracterizada pela infiltração das áreas portais do fígado com pequenos linfócitos. Ocasionalmente, plasmócitos e eosinófilos podem ser observados. A presença de neutrófilos pode alterar o nome da doença para colangite neutrofílica crônica, mas alguns autores incluem a doença predominantemente linfocítica com um pequeno número de neutrófilos na categoria da colangite linfocítica crônica. As alterações histológicas são variáveis, o que provavelmente reflete as diversas etiologias ainda desconhecidas. No maior estudo sobre a histologia da doença (Warren et al., 2011), muitos gatos apresentaram hiperplasia biliar e fibrose peribiliar, mas houve um pequeno número de casos de ductopenia (perda das vias biliares). O infiltrado de linfócitos era predominantemente de células T, mas os agregados portais de células B pareciam ser uma característica particular da doença. As células inflamatórias pareciam ter o ducto biliar como alvo. Em casos graves, o principal diagnóstico diferencial por histologia é o linfoma e, em alguns pacientes, a diferenciação das duas doenças pode ser difícil. A causa é desconhecida e os diversos quadros clínicos e histológicos sugerem mais de uma causa. Alguns pesquisadores sugeriram uma etiologia imunomediada, mas a doença não se resolve com medicamentos imunossupressores. Outros estudos sugeriram possíveis etiologias infecciosas, como *Helicobacter* ou *Bartonella* spp. (Boomkens et al., 2004; Greiter-Wilke et al., 2006; Kordick et al., 1999), embora trabalhos recentes não tenham indicado causas infecciosas (Warren et al., 2011). No entanto, o uso de medicamentos imunossupressores é questionável em todos esses casos.

Características clínicas

Antes, os gatos com colangite linfocítica eram relatados como tipicamente jovens a de meia-idade, com aparente predominância de Persas; estudos recentes, porém, descrevem a doença em gatos idosos, sem nenhuma predisposição racial óbvia (Callahan Clark et al., 2011; Warren et al., 2011). Os gatos acometidos tendem a apresentar um longo histórico (meses a anos) de doenças brandas e intermitentes. Muitos têm icterícia, perdem peso e apresentam anorexia e letargia intermitentes, mas são menos propensos à febre do que os gatos com colangite neutrofílica. Cerca de um terço dos gatos também pode apresentar ascite com alto teor proteico, em especial no Reino Unido. Assim, a diferenciação da peritonite infecciosa felina (PIF) é importante. Em última análise, essa diferenciação só pode ser feita à histopatologia.

Diagnóstico

O diagnóstico desses casos depende, em última análise, da histopatologia hepática, embora os achados ultrassonográficos e clínico-patológicos possam estabelecer um diagnóstico clínico presuntivo. Os aumentos nos níveis das enzimas hepáticas são brandos a moderados e tendem a ser menos intensos do que em gatos com colangite neutrofílica. A neutrofilia no sangue periférico é menos comum do que em gatos com a doença aguda, mas pode ser observada. Uma característica particular da maioria dos gatos com colangite linfocítica é um aumento na concentração de gamaglobulina, que novamente pode causar confusão com a PIF. No entanto, alguns gatos têm números de leucócitos e níveis de enzimas hepáticas normais e, assim, esses achados não são sensíveis nem específicos (Callahan Clark et al., 2011). Os sinais radiográficos também são inespecíficos; pode haver hepatomegalia (geralmente por aumento dos ductos biliares maiores) e, em alguns casos, derrame abdominal, mas as radiografias costumam ser normais (Figura 35.6). A ultrassonografia é mais útil e revela dilatação do trato biliar em alguns pacientes (ver Figura 34.11). O ducto biliar comum parece dilatado; além disso, pode haver dilatação da vesícula biliar e lama biliar. O principal diagnóstico diferencial nesses gatos é ODBE; o ultrassonografista deve tentar descartar essa doença com imagens cuidadosas do pâncreas, intestino delgado e mesentério adjacente, embora a exclusão completa de ODBE possa ser difícil, especialmente na presença de uma lesão ecotransparente ou espasmo do esfíncter de Oddi.

É muito importante avaliar o perfil hemostático antes da biópsia hepática, já que os tempos de coagulação geralmente são prolongados em gatos com doença hepática. A administração de vitamina K deve ser feita antes da biópsia (0,5 mg/kg de vitamina K_1 SC ou IM, a cada 12 horas por 3 dias) se houver qualquer dúvida sobre a hemostasia; plasma fresco congelado deve estar à disposição para controle de um possível sangramento pós-biópsia. A autora rotineiramente administra vitamina K por 2 a 3 dias antes da biópsia hepática em todos os gatos. Recomenda-se que as biópsias sejam coletadas de múltiplos lobos devido à considerada variação dos achados histológicos (Callahan Clark et al., 2011; Warren et al., 2011). A aspiração de bile não é necessária, a menos que a doença seja mais aguda e haja possibilidade de colangite neutrofílica. A histologia é importante para descartar PIF (ver Capítulo 96) e linfoma (ver Capítulo 79). O linfoma hepático apresenta predileção por áreas portais em gatos, sendo um importante diagnóstico diferencial nesses animais. O diagnóstico de linfomas de células grandes é relativamente simples, mas os linfomas de células pequenas têm aparência citológica e histológica semelhante à colangite linfocítica. As características que sugerem linfoma são o infiltrado linfocítico denso que se estende além da placa limitadora, ausência de fibrose peribiliar e evidências de linfoma em outros tecidos, como o intestino e os linfonodos abdominais. A reação da cadeia da polimerase (PCR) para o ensaio de rearranjo do receptor de antígeno (PARR) (ver Capítulo 79) pode ser importante para distinguir o linfoma dos distúrbios inflamatórios. A lesão hepática típica em gatos com PIF é uma reação piogranulomatosa multifocal com evidências de vasculite ou perivasculite, que é distinta do infiltrado linfocítico periporta observado em gatos com colangite linfocítica (Figura 35.7). Sorologia ou PCR para *Bartonella* spp. pode ser considerada, embora a importância desse microrganismo na doença de ocorrência natural não seja clara.

Tratamento e prognóstico

Os pesquisadores discordam sobre a terapia recomendada para essa doença, o que provavelmente reflete a incerteza sobre sua etiologia. Vários autores recomendam doses imunossupressoras de corticosteroides. No entanto, embora tendam a melhorar as crises agudas da doença, esses medicamentos não provocam a resolução dos sinais e recidivas são invariavelmente observadas. A antibioticoterapia é sábia, pelo menos no início do tratamento, até que uma etiologia infecciosa seja descartada. Há uma razão lógica para o uso de ácido ursodesoxicólico (15 mg/kg VO a cada 24 horas) nesses gatos por seus efeitos coleréticos e anti-inflamatórios, bem como seu efeito na modulação do *pool* de ácidos biliares e redução dos ácidos biliares tóxicos. O uso de antioxidantes como SAMe (20 mg/kg

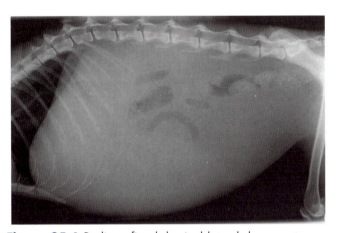

Figura 35.6 Radiografia abdominal lateral de um gato com colangite linfocítica e ascite. Neste caso, o principal diagnóstico diferencial seria a peritonite infecciosa felina. (Cortesia de Diagnostic Imaging Department, Queen's Veterinary School Hospital, University of Cambridge, Cambridge, Inglaterra.)

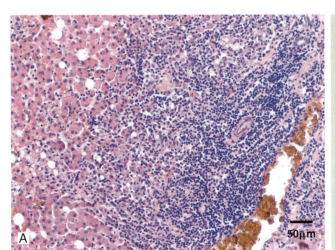
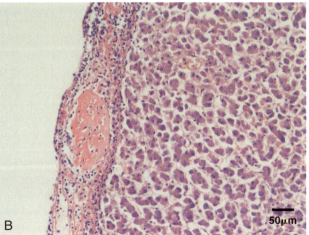

Figura 35.7 A. Fotomicrografia de amostra de fígado de gato com colangite linfocítica grave. Há intensa infiltração de células mononucleares em torno do trato portal. **B.** Fotomicrografia de espécime de fígado de gato com peritonite infecciosa felina. Observe a inflamação perivascular piogranulomatosa ao longo da cápsula do fígado (borda esquerda) (**A** e **B**, coloração de hematoxilina-eosina). Barra = 50 μm. (Cortesia do Pathology Department, Queen's Veterinary School Hospital, University of Cambridge, Cambridge, Inglaterra.)

ou dose total de 200 a 400 mg, uma vez ao dia com o estômago vazio) e vitamina E (≈ 100 UI por dia) também é lógico porque a bile é uma potente toxina oxidante no fígado. Um estudo retrospectivo recente de 26 gatos com colangite linfocítica, com uma preponderância de machos idosos e Norueguesos da Floresta, sugeriu maior sobrevida em animais tratados apenas com prednisolona em comparação ao uso isolado de ácido ursodesoxicólico (Otte et al., 2013). Mais estudos prospectivos são necessários para avaliar essas terapias de forma individual e conjunta em uma faixa etária e racial mais ampla antes que os resultados possam ser generalizados para todos os gatos com colangite linfocítica. Novamente, é importante assegurar que os gatos acometidos se alimentem para prevenir o desenvolvimento de lipidose hepática concomitante; como já discutido, é indicada uma dieta de alta qualidade, com alta digestibilidade e sem restrição de proteína. Uma dieta formulada para doença intestinal felina (p. ex., Eukanuba Feline Intestinal®, Procter & Gamble, Cincinnati, Ohio, EUA; Royal Canin Feline Selected Protein®; ou Hill's i/d®) pode ser a mais apropriada devido à prevalência relativamente alta de DII concomitante. A alimentação por sonda deve ser considerada, se necessário (ver em *Lipidose hepática*). Gatos com sinais mais agudos, principalmente associados a doenças intestinais e/ou pancreáticas concomitantes, podem requerer hospitalização e fluidoterapia IV.

O prognóstico de cura parece ruim porque a doença parece aumentar e diminuir de forma crônica apesar do tratamento. No entanto, poucos gatos com colangite linfocítica morrem devido à doença e, naqueles em que isso ocorre, há uma alta prevalência de doenças pancreáticas e intestinais concomitantes, o que pode explicar o desfecho ruim (Callahan Clark et al., 2011). É provável que isso ocorra porque, ao contrário dos cães, a doença geralmente não progride para cirrose terminal.

Colangite esclerosante

A colangite esclerosante, ou cirrose biliar, é um estágio final de fibrose hepática e é incomum em gatos, exceto em associação a trematódeos hepáticos. Os gatos parecem ser muito resistentes à fibrose hepática. À histologia, a doença é caracterizada por fibrose proliferativa difusa das paredes do ducto biliar que se dissemina até os lóbulos hepáticos e altera sua arquitetura e circulação. Na maioria dos casos, acredita-se que represente o estágio final de uma doença crônica do trato biliar, geralmente obstrução completa ou infestação crônica grave por trematódeos (ver a próxima seção). É incomum que a colangite neutrofílica ou linfocítica progrida para colangite esclerosante em gatos. Alguns casos de anomalia da placa ductal podem ser diagnosticados erroneamente como colangite esclerosante em gatos (ver seção posterior). Os gatos acometidos apresentam sinais clínicos típicos de doença crônica do trato biliar (ver *Colangite*, anteriormente, e *Obstrução do ducto biliar extra-hepático*, a seguir). Os gatos acometidos também podem apresentar hipertensão portal crônica, com desenvolvimento de ascite, úlcera gastrintestinal e/ou um *shunt* portossistêmico (SPS) adquirido e EH (ver Capítulo 33). Os SPSs adquiridos são muito menos comuns em gatos do que em cães. A colangite esclerosante é diagnosticada por biópsia hepática; novamente, é muito importante avaliar os perfis de coagulação antes da biópsia e administrar vitamina K (0,5 mg/kg SC ou IM a cada 12 horas por até 3 dias) conforme necessário, pois a deficiência de vitamina K é comum em gatos com obstrução crônica do trato biliar. Deve-se observar que gatos com colangite esclerosante podem apresentar hepatomegalia em radiografias, o que é inesperado; a cirrose geralmente faz com que o fígado fique pequeno em cães. Isso talvez reflita a dilatação do trato biliar e fibrose peribiliar extensa nesses casos. O tratamento é de suporte, apenas dos sinais clínicos associados à hipertensão portal, como descrito no Capítulo 36.

Infestação por trematódeos hepáticos
Etiologia e patogênese

A infestação por trematódeos hepáticos é regularmente observada em gatos de áreas endêmicas para a família Opisthorchiidae (*Platynosomum* spp. e, ocasionalmente, *Amphimerus pseudofelineus* e *Metametorchis intermedius*). Estima-se que, na Flórida e no Havaí, nos EUA, a prevalência de *Platynosomum fastosum* (o trematódeo hepático felino mais comum) chega a 70%; lá, a doença felina clínica é conhecida como envenenamento por lagarto. Os parasitas precisam de dois hospedeiros intermediários: caracóis aquáticos e lagartos, anfíbios, lagartixas ou peixes, dependendo da espécie. O gato é o hospedeiro final e é infestado pela ingestão de metacercárias no segundo hospedeiro intermediário. Os vermes imaturos migram do intestino para o fígado por meio dos ductos biliares e tornam-se adultos e o período pré-patente é de 8 a 10 semanas. Os ovos podem ser encontrados nas fezes (de forma inconsistente) ou aspirados biliares (mais confiáveis). A gravidade da doença parece depender da carga parasitária e das respostas individuais. Muitos casos são brandos. Em alguns casos, o pâncreas também pode ser acometido. Os sinais clínicos são causados por inflamação peribiliar e fibrose hepática, culminando, nos casos graves, em icterícia obstrutiva. Em infestações experimentais, as lesões hepáticas são visíveis à histologia cerca de 3 semanas após a infestação. Há uma distensão inicial dos ductos biliares proximais e uma resposta inflamatória neutrofílica e eosinofílica, que progride cronicamente para hiperplasia do ducto adenomatoso e fibrose adjacente franca. Os eosinófilos podem estar ausentes nos estágios finais da doença e vermes e ovos podem não ser vistos à histologia.

Sinais clínicos

Os gatos com infestações de baixo grau tendem a ser assintomáticos. No entanto, as infestações graves podem estar associadas a doenças graves e fatais (Haney et al., 2006; Xavier et al., 2007). Nestes casos, os sinais clínicos geralmente são icterícia pós-hepática combinados aos de doença inflamatória do fígado (p. ex., icterícia, anorexia, depressão, perda de peso, letargia). Diarreia e vômitos têm sido características de casos clínicos, mas não ocorrem em casos experimentais; os gatos acometidos também podem apresentar hepatomegalia e ascite.

Diagnóstico

O diagnóstico é estabelecido pelo histórico de exposição (caça a lagartos) combinado ao achado de parasitas ou ovos nas fezes ou na bile. Os achados de suporte são a elevação dos níveis de enzimas hepáticas, típica de colestase; as concentrações de ALT, AST e bilirrubina são bastante altas, mas, de maneira surpreendente, o nível de FA tende a ser pouco aumentado. A eosinofilia é inconsistente. A ultrassonografia revela alterações típicas de doenças do trato biliar, como dilatação das vias biliares. Em um caso, a infestação por parasitas também causou doença policística adquirida do trato biliar (Xavier et al., 2007).

Os ovos podem ser encontrados nas fezes usando o método de sedimentação com formalina-éter (Boxe 35.3). No entanto, a eliminação de ovos é esporádica; além disso, não há ovos caso a infestação tenha causado obstrução biliar completa. Os aspirados de bile são o método mais confiável de demonstração de parasitas e ovos.

Tratamento

Há dúvidas acerca do tratamento ideal e mais eficaz para trematódeos hepáticos em felinos. Hoje, o tratamento mais recomendado é o praziquantel (20 mg/kg SC a cada 24 horas por 3 dias). O prognóstico de recuperação em gatos com doença grave é mau.

COLECISTITE

A colecistite se refere à inflamação da vesícula biliar. A colecistite neutrofílica é frequentemente observada em gatos, mas é rara em cães. Pode ocorrer sozinha ou combinada à colangite neutrofílica. À ultrassonografia, a parede da vesícula biliar parece espessada e, às vezes, irregular; lama biliar e/ou colélitos podem ser observados. Os sinais clínicos, o diagnóstico e o tratamento são semelhantes aos da colangite neutrofílica (como já discutido). O espessamento crônico da parede da vesícula biliar pode ser uma indicação para colecistectomia cirúrgica, uma vez que esses pacientes apresentam infecções bacterianas recorrentes. A colecistite linfocítica também é ocasionalmente reconhecida e tratada como a colangite linfocítica (como já discutido).

BOXE 35.3

Técnica de sedimentação com formalina-éter para a detecção de ovos de *Platynosomum concinnum* em fezes.

1. Misture 1 g de fezes em 25 mℓ de soro fisiológico; filtre com uma tela de malha fina
2. Centrifugue a solução por 5 min a 1.500 rpm; descarte o sobrenadante
3. Ressuspenda o precipitado com 7 mℓ de formalina tamponada neutra a 10%; deixe repousar por 10 min
4. Adicione 3 mℓ de éter frio em cima da solução e agite vigorosamente por 1 min. Centrifugue por 3 min a 1.500 rpm
5. Descarte o sobrenadante, ressuspenda o precipitado em várias gotas de soro fisiológico e prepare a lâmina para exame microscópico

De Bielsa LM et al.: Liver flukes (*Platynosomum concinnum*) in cats, J Am Anim Hosp Assoc 21:269, 1985.

OBSTRUÇÃO DO DUCTO BILIAR EXTRA-HEPÁTICO

Patogênese e etiologia

A ODBE é uma síndrome associada a várias causas. Estas causas podem ser categorizadas como lesões compressivas extraluminais ou obstrutivas intraluminais, mas as doenças tendem a causar ODBE por meio de uma combinação desses mecanismos; por exemplo, a colangite pode provocar uma combinação de compressão extraluminal por edema e inflamação e obstrução intraluminal por lama biliar. Portanto, é mais fácil dividir as causas em comuns e menos comuns (Boxe 35.4). Vários estudos demonstraram que a inflamação do intestino delgado, do pâncreas, do trato biliar ou de uma combinação destes órgãos (conhecida como tríade) é a causa mais comum de ODBE em gatos; neoplasias do trato biliar ou pâncreas são a próxima causa mais comum. A disfunção do esfíncter de Oddi por inflamação ou neoplasia do duodeno adjacente também foi recentemente relatada em gatos e talvez seja mais comum do que se imagina devido à dificuldade diagnóstica (Furneaux, 2010). Os colélitos são incomuns em gatos. Os colélitos relatados na literatura geralmente são de sais de colesterol e/ou cálcio e estão associados à colangite. Apresentam radiopacidade variável dependendo da quantidade de cálcio, mas são facilmente visualizados por ultrassonografia (Figura 35.8). Dois dos três casos de colélitos de bilirrubina relatados na literatura eram de gatos Somalis com deficiência de piruvato quinase e considerados secundários à hemólise crônica (Harvey et al., 2007). Portanto, o achado de colélitos de bilirrubina em um gato deve levar à pesquisa de uma doença hemolítica subjacente.

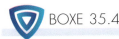

BOXE 35.4

Causas da obstrução do ducto biliar extra-hepático em gatos.

Causas comuns
- Inflamação em pâncreas, duodeno e/ou árvore biliar (mais comum)
- Neoplasia, particularmente da árvore biliar ou pâncreas (segunda mais comum)

Causas menos comuns
- Estenose do ducto biliar após inflamação, cirurgia ou trauma
- Disfunção do esfíncter de Oddi
- Diafragmática, com acometimento da vesícula biliar ou ducto biliar comum e compressão subsequente
- Colelitíase
  - Normalmente, sais de colesterol e/ou cálcio concomitantes com colangite
  - Ocasionalmente, bilirrubina, associada à hemólise induzida por deficiência de piruvato quinase em gatos Somalis
- Cistos (congênitos ou adquiridos) que comprimem a árvore biliar
- Trematódeos hepáticos
- Corpo estranho

Nota: a sepse distante do fígado pode produzir estase biliar, que, em exames clínico-patológicos, pode parecer muito semelhante à ODBE. Além disso, a ruptura do trato biliar (geralmente traumática) produz achados clínico-patológicos semelhantes aos da ODBE, mas o gato está muito mais doente.

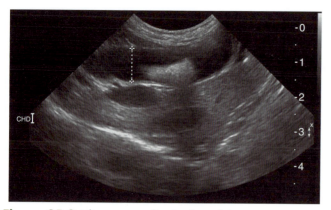

Figura 35.8 Ultrassonografia do ducto biliar comum em um gato com obstrução biliar extra-hepática causada por colélitos. Observe a grave dilatação do ducto biliar e a presença de um colélito radiopaco com sombra acústica distal. (Cortesia de Diagnostic Imaging Department, Queen's Veterinary School Hospital, University of Cambridge, Cambridge, Inglaterra.)

Características clínicas

Em gatos com ODBE, os sinais clínicos, os achados clínico-patológicos e os achados radiográficos são indistinguíveis daqueles associados a outras hepatopatias colestáticas graves; icterícia, anorexia, depressão, vômito e hepatomegalia são as principais manifestações. Gatos com obstrução biliar também podem apresentar dor e o médico deve estar ciente dos sinais sutis, já que esses animais tendem a esconder a dor. Na obstrução biliar completa, as fezes são pálidas ou acólicas. Uma massa abdominal cranial pode ser detectada à palpação, correspondendo a uma vesícula biliar muito distendida ou neoplasia subjacente; de modo geral, porém, a palpação abdominal é normal (à exceção da hepatomegalia). Gatos com ODBE apresentam risco de má absorção de vitaminas lipossolúveis, inclusive vitamina K, devido à ausência de sais biliares intestinais que reduzem a digestão de gorduras. Em muitos casos, isso é agravado pela doença intestinal e/ou pancreática concomitante, que reduz ainda mais a absorção de gorduras. Como já discutido, é muito importante avaliar os tempos de coagulação antes da realização de biópsias ou cirurgia e dar suplementos de vitamina K por via parenteral, conforme necessário. No entanto, no conhecimento da autora deste conteúdo, não há correlação estabelecida entre os resultados dos perfis de coagulação e o desenvolvimento de sangramento pós-biópsia.

Diagnóstico

A ultrassonografia é a principal ferramenta diagnóstica para diferenciar a ODBE de outras doenças do trato biliar em gatos; às vezes, a causa da ODBE é determinada. Os achados clínico-patológicos são inespecíficos; as altas concentrações e atividades das enzimas hepatocelulares e biliares, bilirrubina e colesterol resultantes da colestase são indistinguíveis daquelas em gatos com outras hepatopatias colestáticas. A ultrassonografia geralmente revela dilatação da vesícula biliar e das árvores biliares extra-hepáticas e intra-hepáticas (ver Figura 35.8), embora essa dilatação da vesícula biliar não seja um achado consistente ou essencial. Deve-se, então, pesquisar uma possível causa de obstrução por meio de exame cuidadoso do intestino delgado, do fígado e do pâncreas em busca de evidências de inflamação ou neoplasia. A ruptura das vias biliares pode causar quadro clínico semelhante e deve ser descartada pela identificação e análise de qualquer fluido abdominal livre; gatos com ruptura biliar apresentam alta concentração de bilirrubina no fluido. A FNA da bile da vesícula biliar sob orientação ultrassonográfica deve ser evitada ou abordada com muito cuidado se houver suspeita ou confirmação de ODBE devido ao alto risco de extravasamento pelo aumento da pressão. Nesses gatos, é preferível aspirar a bile durante a cirurgia. Uma laparotomia exploratória pode ser necessária para a avaliação da patência do ducto biliar e da causa da obstrução. A função hemostática deve ser avaliada antes, com suplementação de vitamina K (0,5 mg/kg de vitamina K_1 SC ou IM a cada 12 horas por 3 dias). O fígado, o pâncreas e o intestino delgado devem ser cuidadosamente inspecionados e submetidos a biópsia, conforme necessário.

Tratamento

O tratamento depende da causa subjacente da ODBE e da natureza completa ou parcial da obstrução. O prognóstico de obstruções parciais é surpreendentemente bom com o tratamento médico e a cirurgia não é necessária em todos os casos. Estudos acerca da ODBE na pancreatite crônica exacerbada em humanos sugerem que o tratamento médico, em vez de cirurgia ou implante de *stent*, é a terapia de escolha na maioria dos casos e que, de modo geral, não há sequelas a longo prazo (Abdallah et al., 2007). Estudos semelhantes não foram relatados em gatos.

Na ausência de fezes acólicas e se houver alguma evidências de fluxo biliar para o duodeno, sem dor, os gatos podem ser tratados com um colerético (ácido ursodesoxicólico, 15 mg/kg VO a cada 24 horas) e um antioxidante (p. ex., SAMe, 20 mg/kg ou 200 a 400 mg por dia com o estômago vazio) para proteger os hepatócitos contra danos oxidantes induzidos pela bile. O distúrbio subjacente também deve ser tratado como descrito na seção anterior. No entanto, se o gato não melhorar após vários dias ou se desenvolver sinais de obstrução completa, como fezes acólicas, a intervenção cirúrgica é indicada. Uma cirurgia maior do trato biliar em gatos apresenta alta morbidade e mortalidade e deve ser realizada apenas quando necessário para alívio da obstrução completa. Procedimentos menores, como esfincterotomia, colecistectomia e colocação de *stent*, são mais bem tolerados.

ANOMALIAS DA PLACA DUCTAL

A placa ductal é a camada distinta de células que envolve a tríade portal em desenvolvimento no feto. Anomalias no desenvolvimento dessa estrutura causam diversos distúrbios congênitos que afetam particularmente os ductos biliares intra-hepáticos, inclusive cistos biliares (ver adiante) e fibrose hepática congênita. Embora incomuns, são relatadas em gatos. Gatos com doença renal policística hereditária geralmente também apresentam cistos no fígado. Em alguns casos, estão associados à mutação clássica da doença renal policística e, em outros, não (Guerra et al., 2015). A fibrose hepática congênita também foi relatada em gatos e os Persas parecem estar super-representados (Bosje et al., 1988; Zandvliet et al., 2005). Os gatos acometidos apresentam sinais de hipertensão portal, inclusive ascite, letargia e vômitos, e EH. Alternativamente, as lesões podem ser descobertas de forma acidental à ultrassonografia. A hipertensão portal é incomum em gatos e deve levar à suspeita de anomalia da placa ductal, em especial em áreas não endêmicas para tremátodeos hepáticos. Patologistas inexperientes podem diagnosticar erroneamente alguns casos de anomalia da placa ductal como cirrose biliar. A coloração de citoqueratina em cortes hepáticos ajuda a destacar a clássica proliferação intensa de pequenos ductos biliares na fibrose em ponte da fibrose hepática congênita.

Os gatos acometidos recebem o tratamento sintomático da hipertensão portal (ver detalhes no Capítulo 36). O prognóstico pode ser bom com tratamento vitalício.

CISTOS BILIARES

A maioria das lesões císticas no fígado felino tem origem no ducto biliar e pode ser congênita ou adquirida. De modo geral, os cistos congênitos são múltiplos e tendem a ser parte de uma anomalia congênita da placa ductal, como já descrito, com doença policística em vários órgãos, inclusive os rins. O conteúdo cístico é transparente. O risco é maior em gatos Persas e mestiços. Os cistos podem ser um achado incidental em técnicas de diagnóstico por imagem, principalmente se forem pequenos; os cistos grandes, porém, podem causar sinais clínicos devido à destruição do tecido hepático e da compressão dos ductos biliares circundantes, o que causa sinais de obstrução do trato biliar (como já discutido). O tratamento de cistos pequenos e não progressivos não é indicado, mas cistos extensos que causam problemas podem ser submetidos à ressecção cirúrgica ou omentalização (Friend et al., 2001).

Os cistos hepáticos adquiridos podem ser únicos ou múltiplos, pequenos ou muito grandes. O conteúdo pode ser transparente, sanguinolento ou bilioso. Podem ser secundários a trauma, inflamação ou neoplasia (inclusive cistoadenomas biliares; Figura 35.9); em casos raros, são causados por tremátodeos hepáticos. O tratamento depende da causa, mas pode ser cirúrgico em lesões extensas. Os cistos também podem ocorrer na forma de grandes saculações irregulares do ducto biliar extra-hepático (cistos colédocos).

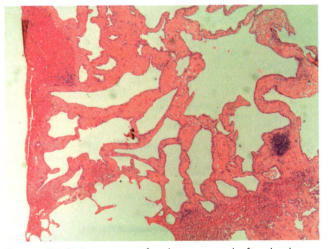

Figura 35.9 Fotomicrografia de amostra de fígado de gato com cistadenoma hepático. Observe os vários espaços císticos revestidos por epitélio biliar (coloração de hematoxilina-eosina). (Cortesia do Pathology Department, Queen's Veterinary School Hospital, University of Cambridge, Cambridge, Inglaterra.)

AMILOIDOSE HEPÁTICA

Etiologia

A amiloidose hepática é uma causa incomum, mas de incidência aparentemente em crescimento, de doença hepática em gatos. Antes, a amiloidose era considerada uma doença familiar em gatos Abissínios, com acometimento principalmente dos rins, embora lesões hepáticas não sejam incomuns. No entanto, a amiloidose em gatos Siameses é predominantemente hepática. A amiloidose hepática também foi relatada em gatos domésticos de pelo curto, orientais de pelo curto e um gato Devon Rex (Beatty et al., 2002). Nos casos familiares e esporádicos, a proteína é o amiloide A (inflamatório) e, em casos esporádicos, geralmente há uma inflamação crônica em outro órgão (p. ex., gengivite crônica), que se acredita desencadear o quadro inflamatório amiloide.

Sinais clínicos

De modo geral, os gatos acometidos apresentam sinais de anemia e hipotensão relacionados à ruptura da cápsula hepática e hemoabdome. Esses gatos são predispostos à ruptura hepática porque o fígado está aumentado e rígido e, portanto, é facilmente danificado por traumas comuns, como pulos. Os pacientes apresentam letargia, anorexia, mucosas pálidas, pulso intermitente e sopro cardíaco secundário à anemia, mas raramente há sinais específicos de doença hepática. A hepatomegalia pode ser percebida à palpação abdominal.

Diagnóstico

O diagnóstico depende da histopatologia de uma biópsia do fígado; embora os achados clínico-patológicos e ultrassonográficos sejam de suporte, é importante descartar os principais diagnósticos diferenciais de PIF, lipidose hepática e linfoma hepático. A anemia transitória desaparece à medida que o sangue é reabsorvido do abdome (autotransfusão). Há aumentos brandos a intensos na atividade de ALT e na concentração de globulina, mas os níveis de FA e GGT raramente aumentam, o que ajuda a diferenciar a amiloidose de doenças do trato biliar e da lipidose. À ultrassonografia, a amiloidose pode se assemelhar ao linfoma e à lipidose, com hepatomegalia e um aumento generalizado na ecogenicidade do parênquima hepático, ou ainda aparência mista, hipoecoica e hiperecoica (Beatty et al., 2002), mas sem dilatação do trato biliar. A citologia por FNA não é útil porque a amiloide não aparece no aspirado. Portanto, a biópsia hepática, após avaliação cuidadosa dos perfis de coagulação, é o método de diagnóstico recomendado.

Tratamento e prognóstico

O tratamento é de suporte porque não há medicação antiamiloide específica. A colchicina tem eficácia incerta e não é indicada em gatos devido a seus possíveis efeitos tóxicos. Em vez disso, o foco deve ser a redução ou eliminação do distúrbio inflamatório subjacente que leva à deposição de amiloide e cuidados de suporte com antioxidantes e suplementação de vitamina K conforme necessário (0,5 mg/kg SC ou IM a cada 7 a 20 dias). Gatos com hemoabdome agudo podem precisar de transfusões de sangue. O prognóstico a longo prazo é ruim e a maioria dos gatos vai a óbito por sangramento intra-abdominal.

DOENÇA DO ARMAZENAMENTO DE COBRE EM GATOS

O acúmulo primário e secundário de cobre é muito menos comum na doença hepática felina do que em cães (ver Capítulo 36), mas foi relatado (Whittemore et al., 2012; Hurwitz et al., 2014). Portanto, é importante considerar a coloração de biópsias do fígado felino para a detecção de cobre.

A doença primária de armazenamento de cobre foi relatada em gatos com distribuição centrolobular típica de cobre à histologia e alta concentração de cobre em peso seco na análise do fígado (Hurwitz et al., 2014). Os gatos acometidos podem ser de qualquer sexo ou raça, mas tendem a ser jovens (em média 2 anos). Os achados clínicos, clínico-patológicos e de imagem se sobrepõem a outros distúrbios hepatobiliares felinos, em especial à colangite. Todos os gatos apresentavam elevação de ALT, alguns de forma intensa. O diagnóstico foi baseado na histopatologia e na presença de mais de 700 µg de cobre/g de peso seco da amostra de fígado. Os gatos foram tratados com uma dieta pobre em cobre (Prescription Diet L/D Feline Hepatic Health®, Hills Pet Nutrition Inc., Topeka, Kansas, EUA, ou Veterinary Diet Feline Hepatic, Royal Canin®, St Charles, Missouri, EUA) e quelação com peniciliamina, em dose de 10 a 15 mg/kg VO a cada 12 horas. O monitoramento deve ser cuidadoso, já que um gato desenvolveu anemia hemolítica durante o tratamento, resolvida pela interrupção da penicilamina. O zinco elementar (2 a 4 mg VO cada 24 horas) pode ser usado em vez da quelação, mas sua eficácia relativa não foi esclarecida. É importante não usar o zinco com a penicilamina, pois o zinco competirá com o cobre pela quelação. A administração de antioxidantes também é aconselhável (vitamina E e SAMe).

NEOPLASIA

Etiologia

Os tumores hepáticos primários são incomuns em gatos, mas parecem ser mais comuns do que em cães. Os tumores hepáticos são muito menos comuns em ambas as espécies do que em humanos, talvez pelo não reconhecimento de dois fatores predisponentes para o desenvolvimento de tumores hepáticos (infecção pelo vírus da hepatite e deficiência do inibidor de α-protease) em pequenos animais. A cirrose também predispõe a tumores hepáticos em humanos, mas é rara em gatos. Os tumores hepáticos representam 1 a 3% de todas as neoplasias em gatos (Liptak, 2007), mas até 7% dos tumores não hematopoéticos. Nenhum fator predisponente foi identificado, à possível exceção da doença primária de armazenamento de cobre (Hurwitz et al., 2014). Em gatos, ao contrário dos cães, os tumores benignos são mais comuns do que os tumores malignos; com frequência, são um achado incidental durante a investigação de outras doenças.

Um tumor benigno incomum ocasionalmente encontrado em gatos é o mielolipoma, com possível associação à hipoxia crônica e ao acometimento hepático em hérnias diafragmáticas. Os carcinomas biliares são os tumores malignos mais comuns em gatos, o que pode refletir a alta prevalência de doenças do trato biliar nessa espécie. Trematódeos também são uma causa predisponente em humanos e, talvez, em alguns gatos, mas os carcinomas do ducto biliar também ocorrem em gatos fora da faixa de infestações de trematódeos hepáticos, indicando a existência de outros fatores. Também diferentemente dos cães, os tumores hepatobiliares primários são mais comuns do que a neoplasia metastática em gatos. Os tumores secundários são principalmente tumores hematopoéticos, como linfoma e, com menor frequência, leucemias, tumores histiocíticos e mastocitomas, bem como metástases de outros órgãos (p. ex., pâncreas, glândulas mamárias, trato gastrintestinal). Os hemangiossarcomas no fígado podem ser primários ou secundários e, às vezes, é difícil determinar sua origem em caso de acometimento de vários órgãos; os hemangiossarcomas hepáticos primários, porém, parecem mais comuns em gatos do que em cães.

Os tumores hepáticos primários felinos comuns e seu comportamento estão descritos na Tabela 35.4.

TABELA 35.4

Tumores primários de fígado em gatos.

Tipo de tumor	Comportamento
Tumor do ducto biliar	
Carcinoma biliar (inclusive cistadenocarcinoma) Adenoma biliar Tumores da vesícula biliar	Tumor primário de fígado mais comum em gatos (> 50%) O carcinoma biliar é o tumor maligno mais comum do fígado felino Comportamento agressivo – metástases intraperitoneais difusas em 67 a 80% dos casos
Tumor hepatocelular	
Carcinoma hepatocelular (HCC) Adenoma hepatocelular (hepatoblastoma; muito raro)	Reconhecido, mas menos comum do que os tumores biliares O adenoma é mais comum que o carcinoma
Tumor neuroendócrino	
Carcinoide hepático	Muito raro, mas muito agressivo
Sarcoma hepático primário	
Hemangiossarcoma, leiomiossarcoma, outros	Incomum Maior agressividade local, alta taxa metastática O hemangiossarcoma é o sarcoma hepático primário mais comum em gatos

Nota: nessa espécie, os tumores benignos são mais comuns do que os tumores malignos.

Características clínicas

De modo geral, tumores malignos primários do fígado são vistos em gatos idosos (idade média, 10 a 12 anos), sem relatos de predisposição sexual óbvia. Os sinais clínicos e os achados clínico-patológicos são indistinguíveis daqueles em gatos com outros tipos de doenças hepáticas primárias. Letargia, vômito, perda de peso, ascite e icterícia podem ser observados. Alguns gatos acometidos podem apresentar hepatomegalia, ascite ou massas hepáticas à palpação abdominal. No entanto, pelo menos 50% dos gatos com tumores hepáticos são assintomáticos.

Diagnóstico

O diagnóstico depende de uma combinação de achados em técnicas de diagnóstico por imagem, citologia e histologia. Os achados clínicos podem gerar uma suspeita, mas, como mais da metade dos gatos acometidos não tem sinais clínicos, a massa hepática pode ser um achado fortuito durante a avaliação por outro motivo. Na patologia clínica, alta atividade de enzimas hepáticas, alta concentração de ácidos biliares, anemia branda e neutrofilia são achados comuns, mas inespecíficos. A icterícia é incomum, mas pode ocorrer. De modo geral, a função hepática é normal porque o tumor deve acometer mais de 70% da massa hepática antes de reduzir a função hepática. A exceção é o tumor hematológico difuso (p. ex., linfoma), que pode causar distúrbio significativo na função dos hepatócitos (inclusive coagulopatias). Os defeitos funcionais tendem a se resolver após a citorredução por quimioterapia.

As radiografias podem revelar hepatomegalia; o fígado pode apresentar bordas irregulares ou aumento focal de um lobo. Além disso, outros órgãos podem estar acometidos (p. ex., linfadenopatia em pacientes com linfoma) e as radiografias torácicas podem mostrar evidências de metástases. No entanto, as radiografias também podem ser normais. Alguns tumores hepáticos malignos se disseminam pelo peritônio e metastatizam para os linfonodos locais ou pulmões. Como em outras doenças do fígado, a ultrassonografia é bastante útil na identificação de uma massa hepática e na avaliação de metástases; também permite a FNA da(s) massa(s). Os tumores hepáticos também podem ser císticos, em especial os cistadenocarcinomas (ver Figura 35.9). Os gatos, ao contrário dos cães, raramente apresentam hiperplasia nodular benigna no fígado; assim, este não é um provável diagnóstico diferencial para uma massa hepática. Os tumores hepáticos difusos (p. ex., linfoma) podem causar alteração difusa na ecogenicidade; o fígado também pode parecer normal à ultrassonografia. Diagnósticos diferenciais importantes de tumores hepáticos difusos são PIF, lipidose e amiloidose. Um exame ultrassonográfico abdominal completo deve procurar evidências de metástases. É preciso lembrar que, como os tumores benignos são mais comuns do que os tumores malignos em gatos, nenhum animal deve ser submetido à eutanásia com base na descoberta de uma massa hepática sem evidências de metástases à ultrassonografia.

De modo geral, o diagnóstico definitivo é estabelecido por citologia ou histopatologia; como já mencionado, o fígado de gatos com linfoma hepático pode ter aparência normal à ultrassonografia e, assim, a FNA deve sempre ser realizada nesses pacientes. Em alguns casos, a FNA pode ser diagnóstica, mas, em outros, pode ser difícil de interpretar, em especial em gatos com tumores hepatocelulares benignos, cujas células são indistinguíveis dos hepatócitos normais. Biópsias do tipo Tru-Cut guiadas por ultrassonografia geralmente são diagnósticas; como alternativa, as biópsias podem ser obtidas durante a laparoscopia ou laparotomia. No caso de uma lesão aparentemente única, pode-se optar pela remoção cirúrgica direta e biópsia excisional. Os perfis de coagulação devem ser avaliados antes da biópsia. É incomum que o tempo de protrombina de um estágio e o tempo de tromboplastina parcial ativada sejam prolongados em gatos com tumores hepáticos primários; no entanto, esses parâmetros podem ser muito aumentados em gatos com infiltração hepática difusa por linfoma ou outros tumores secundários difusos (p. ex., mastocitomas). Nesses casos, as biópsias não devem ser consideradas antes da reposição dos fatores de coagulação com uma transfusão de plasma fresco congelado.

Tratamento

O tratamento de tumores hepáticos primários, em casos passíveis de ressecção, depende da remoção cirúrgica. O procedimento é aconselhável mesmo em gatos com tumores benignos, inclusive adenomas biliares. O tratamento de tumores difusos, nodulares ou metastáticos pode ser difícil. Os tumores hepáticos primários geralmente respondem de forma insatisfatória à quimioterapia. Sugere-se que isso ocorra porque os hepatócitos, sejam normais ou transformados, apresentam alta expressão da glicoproteína P associada à membrana, o que confere resistência a múltiplos fármacos, e porque os hepatócitos são naturalmente ricos em enzimas desintoxicantes. A radioterapia não é aconselhável devido à alta radiossensibilidade do tecido hepático normal. Ver mais informações no Capítulo 79 (na seção *Linfoma*) e no Capítulo 81 (na seção *Mastocitomas em cães e gatos*).

Prognóstico

O prognóstico de tumores benignos é bom após a ressecção, mas mau em gatos com qualquer tipo de tumor maligno do fígado. No entanto, a maioria dos gatos com linfoma hepático responde à quimioterapia (ver Capítulo 78).

SHUNTS PORTOSSISTÊMICOS CONGÊNITOS

Etiologia e patogênese

Os SPSs são comunicações vasculares anormais entre as circulações portal e sistêmica. Podem ser congênitos ou adquiridos, secundários à hipertensão portal. De modo geral, os últimos são vasos múltiplos e muito raros em gatos, pois são decorrentes da fibrose hepática congênita (como já discutido) e da cirrose, ambas incomuns nesses animais. O SPS adquirido secundário a uma fístula arteriovenosa (AV) hepática congênita foi relatado em um gato jovem, mas é muito raro (McConnell et al., 2006).

A maioria dos casos de SPS em gatos são, portanto, congênitos; no entanto, até mesmo esses são menos comuns do que em cães. Os SPSs congênitos geralmente são vasos únicos ou, no máximo, duplos; podem ser intra ou extra-hepáticos (Lipscomb et al., 2007). Os SPSs extra-hepáticos representam comunicações anormais entre a veia porta ou um de seus contribuintes (p. ex., veia gástrica, esplênica, mesentérica cranial ou caudal ou gastroduodenal esquerda) e a veia cava caudal ou veia ázigos. Os SPSs intra-hepáticos podem ser do lado esquerdo; nesse caso, acredita-se que representem a persistência do ducto venoso fetal após o nascimento (persistência do ducto venoso [PDV]; White et al., 2001). Esses SPSs também podem ocorrer do lado direito ou ter localização hepática central e, nesses casos, são considerados vasos anômalos.

A fisiopatologia do SPS congênito é bem relacionada ao desvio de sangue não filtrado diretamente para a circulação sistêmica, o que causa hiperamonemia e EH. A fisiopatologia da EH é descrita no Capítulo 33. O vaso de desvio atua como uma via de baixa resistência para parte do sangue portal, contornando a vasculatura portal intra-hepática de maior resistência. A pressão portal é, portanto, menor do que o normal em gatos com SPS congênito; essa é uma importante característica que o diferencia dos casos (raros) de *shunt* adquirido, em que há hipertensão portal e, portanto, aumento da pressão portal. A displasia microvascular hepática concomitante ou hipoplasia da veia porta, que pode confundir essa diferenciação, é observada em alguns cães (ver Capítulo 36), mas só foi relatada em um gato (Sugimoto et al., 2018). O *shunt* também pode permitir bacteriemia e as infecções de origem hematogênica podem causar a chamada "febre de origem desconhecida", embora isso seja raro. Outros efeitos da passagem do sangue portal pelo fígado são a atrofia hepática e a redução da atividade metabólica do fígado, o que contribui para o uso ineficiente de nutrientes, baixo crescimento e perda de massa corporal magra.

A atrofia hepática (micro-hepatia) e as alterações na função da organela hepática são parcialmente causadas por alterações na perfusão hepática. De modo geral, o sangue portal fornece cerca de 50% das necessidades de oxigênio do fígado e esse fluxo é obviamente reduzido em gatos com SPS. Esses animais tendem a apresentar hiperplasia arteriolar em uma tentativa de compensação do menor fluxo portal, mas ainda têm algum grau de subperfusão hepática. Além disso, o SPS reduz a distribuição de fatores hepatotróficos, como a insulina, para o fígado, o que contribui ainda mais para a atrofia hepática.

Características clínicas

Gatos Persas e Himalaias apresentaram maior risco de SPS congênito em uma pequena série de casos; outra série observou que gatos de raça pura eram geralmente super-representados. No entanto, gatos de qualquer raça, inclusive mestiços, podem ser acometidos. O risco parece igual em ambos os sexos. Não há relato de associação entre raças e tipos de *shunt* (ao contrário de cães). Em um estudo, porém, 6 de 13 gatos com SPS intra-hepático eram Siameses (Lipscomb et al., 2007). A maioria dos casos ocorre antes dos 2 anos; muitos pacientes têm menos de 1 ano, mas gatos idosos com SPSs congênitos são reconhecidos com frequência.

Os sinais clínicos típicos em gatos com SPS congênito são gastrintestinais, urinários ou neurológicos (EH), embora estes últimos tendam a predominar nessa espécie e, segundo relatos informais, são mais graves do que em cães. Há um histórico de sinais neurológicos crescentes e decrescentes consistentes com EH, e não uma crise aguda de EH súbita. Os sinais típicos de EH são descritos no Boxe 33.3. A hipersalivação é um sinal comum de EH em gatos, mas é rara em cães. Às vezes, há uma associação entre sinais de EH e a alimentação, que pode estar relacionada ao metabolismo da glutamina pelos enterócitos e subsequente liberação de amônia; no entanto, nem todos os gatos apresentam esses sinais. Coma ou convulsões podem ser observados em gatos em crise aguda; os felinos parecem mais suscetíveis a convulsões do que os cães, tanto no pré quanto no pós-operatório. Não se sabe por que isso ocorre, mas sugere-se que mudanças repentinas nas concentrações de amônia e outros metabólitos no sangue após a cirurgia ou alterações súbitas no tratamento médico podem desestabilizar mais os neurotransmissores de gatos do que de cães. A intolerância a fármacos é comum, em especial a recuperação prolongada da anestesia de rotina para castração. Animais com SPS também podem apresentar diarreia e/ou vômitos intermitentes. Os sinais do trato urinário são causados por cistite associada a cálculos de urato e poliúria ou polidipsia, mas são menos comuns em gatos do que em cães. É importante notar que, ao contrário dos cães, muitos gatos com cálculos de urato na bexiga não têm SPS. Em um estudo de um grande centro especializado dos EUA, apenas 7 de 159 gatos com cálculos de urato tiveram o diagnóstico de SPS congênito (Dear et al., 2011). Gatos com SPS congênito também costumam mostrar sinais de baixo crescimento em comparação a seus irmãos de ninhada (Figura 35.10). Foi relatada uma alta prevalência de íris cor de cobre em gatos com SPS (ver Figura 35.10), mas essa não é uma característica consistente.

Por causa da baixa pressão portal, a ascite não é uma característica da doença em gatos, o que ajuda a distinguir o SPS congênito dos raros casos felinos de SPS adquirido, em que a ascite é esperada devido à hipertensão portal.

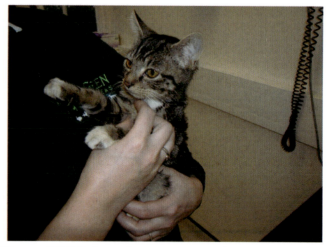

Figura 35.10 Gato de 6 meses com *shunt* portossistêmico congênito, demonstrando tamanho muito pequeno para sua idade e íris cor de cobre, frequentemente observados em filhotes com essa doença.

Diagnóstico

A suspeita de SPS congênito é baseada no histórico de sinais neurológicos recorrentes combinado à alta concentração de ácido biliar ou amônia em jejum e/ou pós-prandial em um gato jovem. Os exames tradicionais de tolerância à amônia não são recomendados porque podem precipitar a EH grave. As determinações pós-prandiais de amônia ou ácidos biliares são alternativas mais seguras. Os níveis séricos de ácidos biliares devem ser medidos antes e 2 horas após a alimentação (ver Boxe 34.3). Se, em vez disso, o nível de amônia for medido, a amostra pós-prandial deve ser coletada 6 horas após a alimentação (Walker et al., 2001). Outros achados clínico-patológicos típicos (mas não patognomônicos) são uma baixa concentração sérica de ureia, leve aumento dos níveis de enzimas hepáticas e microcitose. Diferenças notáveis em relação aos cães são que as diminuições nos níveis de proteína total ou albumina, a hipoglicemia e a anemia são muito menos comuns em gatos. A gravidade específica da urina é baixa em muitos cães, mas ocorre em menos de 20% dos gatos acometidos. Se as concentrações de ácido biliar em jejum forem muito altas, não há necessidade de coleta de amostra pós-prandial, mas a sensibilidade diagnóstica das duas análises é maior do que a medida somente das concentrações em jejum. Na ausência de estase biliar (que também eleva as concentrações de ácido biliar) e de lipidose hepática (que causa insuficiência hepatocelular e EH, muitas vezes com aumento na concentração de ácido biliar e amônia), é provável que o gato apresente um SPS congênito, porque outras causas de EH e altas concentrações de ácido biliar são incomuns em gatos. Um relato de caso recente descreveu aumentos significativos nas concentrações pós-prandiais de amônia e ácido biliar em um gato com hipotireoidismo congênito, que se resolveu com o tratamento do hipotireoidismo. O motivo disso não foi estabelecido, mas esse é um diagnóstico diferencial importante, embora raro, de SPS em um gato jovem (Quante et al., 2010). A hipocobalaminemia também pode causar sinais de EH com elevação da concentração de amônia, mas níveis normais de ácidos biliares. Isso é mais comum em cães, mas foi relatado em um gato (Simpson et al., 2012). As radiografias abdominais revelam micro-hepatia em 50% dos casos (Lamb et al., 1996), mas o diagnóstico definitivo requer visualização do vaso do *shunt*.

A visualização do vaso do *shunt* é feita por ultrassonografia, venografia portal ou angiografia por tomografia computadorizada (ver Capítulo 34). A biópsia hepática deve ser realizada no momento da cirurgia ou portovenografia, após a avaliação dos perfis de coagulação, para descartar outras doenças concomitantes. As características histológicas são semelhantes às de cães, típicas de hipoperfusão venosa portal, com perda de veias portas menores, aumento do número de arteríolas, atrofia hepatocelular com lipogranulomas e, às vezes, dilatação sinusoidal periporta, mas inflamação mínima.

Tratamento

O tratamento requer ligadura completa ou parcial do vaso do *shunt* por meio de um dentre vários métodos, inclusive fio de seda, fita de celofane ou constritores ameroides; no entanto, uma explicação detalhada está além do escopo deste texto. O procedimento deve ser reservado a centros de referência, principalmente em gatos, que são mais propensos a complicações do que cães. A mortalidade pós-operatória em gatos parece ser maior do que em cães e é geralmente causada por sinais neurológicos graves e intratáveis. O pré-tratamento com fenobarbital foi tentado, mas há poucos casos relatados para avaliar seu valor. As infusões de propofol são bastante usadas nas convulsões associadas à EH em cães, mas devem ser feitas com cuidado em gatos devido à suscetibilidade desses animais à anemia hemolítica com corpos de Heinz induzida por esse fármaco.

Os gatos devem ser tratados com medicação antes da cirurgia e por um período de cerca de 2 meses após o procedimento, enquanto a vasculatura portal e a massa hepática se recuperam. O tratamento é composto por manejo dietético cuidadoso (ver mais adiante), antibióticos (geralmente amoxicilina, 15 a 20 mg/kg VO a cada 8 horas) e, às vezes, uma fonte de fibra solúvel, como lactulose (2,5 a 5 mℓ VO a cada 8 horas até o efeito desejado). Alguns dados informais sugerem que as mudanças no manejo médico devem ser feitas de forma mais gradual em gatos do que em cães para a diminuição do risco de convulsões (p. ex., mude a dieta, dê o antibiótico depois de 1 semana ou mais e, em seguida, adicione a fonte de fibra solúvel). Os detalhes do tratamento médico da EH são dados no Capítulo 36. Os gatos não toleram a restrição acentuada de proteína dietética por causa de seu alto requerimento obrigatório de proteína; na verdade, a restrição proteica não é mais indicada em animais acometidos. Recomenda-se o oferecimento frequente de pequenas quantidades de uma dieta de alta digestibilidade. Uma ração para gatos com doença gastrintestinal (p. ex., Hill's i/d® ou Royal Canin Intestinal®) é apropriada. Diferentemente dos cães, dietas caseiras à base de proteína láctea devem ser evitadas em gatos devido à relativa deficiência de arginina, que é essencial para o ciclo da ureia. Essa deficiência aumenta a predisposição à hiperamonemia. O manejo médico por si só é eficaz em alguns cães a longo prazo (ver Capítulo 36). Segundo relatos informais, alguns gatos ficaram bem com o tratamento médico do SPS congênito, embora isso seja menos comum do que em cães, provavelmente por causa de seu alto metabolismo proteico obrigatório; isso os tornaria mais suscetíveis à hiperamonemia, independentemente da dieta fornecida.

Prognóstico

O prognóstico parece ser bom caso o SPS seja passível de correção cirúrgica. Vale a pena tentar o manejo médico se o tutor recusar a cirurgia, embora os relatos sejam insuficientes para a avaliação do prognóstico a longo prazo de gatos submetidos à terapia médica ou cirúrgica. No entanto, os tutores devem ser alertados de que a taxa de mortalidade logo após a cirurgia é relativamente alta.

INFECÇÕES HEPATOBILIARES

Vários microrganismos infecciosos podem infectar o fígado como alvo primário ou parte de uma infecção mais generalizada (Boxe 35.5). Além disso, é provável que a colangite neutrofílica tenha uma causa infecciosa primária na maioria dos gatos (como já discutido).

BOXE 35.5

Doenças infecciosas com acometimento hepático em gatos.

Infecções micobacterianas disseminadas
Histoplasmose
Infecção por *Cytauxzoon felis*
Infecção por *Streptococcus* de grupos B e G em neonatos
Leptospirose (extremamente rara)
Trematódeos hepáticos (ver detalhes no texto)
Peritonite infecciosa felina
Toxoplasmose
Bartonelose
Salmonelose
Tularemia (*Francisella tularensis*)
Doença de Tyzzer

Nota: a colangite neutrofílica é frequentemente causada por infecção bacteriana ascendente do intestino. *Bartonella* spp. podem estar envolvidas na etiologia de alguns casos de colangite linfocítica.

 BOXE 35.6

Causas de intoxicação hepática clinicamente relevante em gatos: agentes terapêuticos ou toxinas ambientais.

Agentes terapêuticos
Paracetamol, > 50 a 100 mg/kg, mas qualquer dose pode ser tóxica
Amiodarona
Ácido acetilsalicílico, > 33 mg/kg/dia
Diazepam
Óleos essenciais
Griseofulvina
Cetoconazol
Acetato de megestrol
Metimazol
Inibidores da proteína microssomal de transferência de triglicerídeos (MTP; uso extrabula; ver texto)
Nitrofurantoína
Fenazopiridina
Estanozolol
Tetraciclina

Toxinas ambientais
Aflatoxina
Amanita phalloides (cogumelo)
Fluido de lavagem a seco (tricloroetano)
Arsênicos inorgânicos (arseniato de chumbo, arseniato de sódio, arsenito de sódio)
Fenóis
Óleo de pinho + isopropanol
Tálio
Tolueno
Fósforo branco
Fosfeto de zinco

O acometimento hepático é comum nas formas seca e efusiva de PIF (ver Capítulo 96). Como os gatos com PIF efusiva podem apresentar os mesmos sinais observados em gatos com colangite linfocítica, é importante um diagnóstico diferencial para essa doença. Uma biópsia do fígado pode ser necessária para distinguir essas doenças; um estudo sugeriu que a biópsia do tipo Tru-Cut ou FNA com citologia do fígado é mais sensível do que a biópsia ou aspiração do rim para o diagnóstico de PIF em gatos (Giordano et al., 2005).

A toxoplasmose disseminada é incomum em gatos, mas, caso ocorra, o fígado geralmente apresenta crescimento intracelular de *Toxoplasma gondii* durante a doença clínica ativa, o que causa morte celular. Os efeitos das reações de hipersensibilidade tardia e vasculite por imunocomplexos também contribuem para a doença clínica. A infecção dos pulmões, fígado e sistema nervoso central (inclusive os olhos) por trofozoítas é responsável pelos sinais clínicos. Como esperado, altos níveis séricos de ALT e hiperbilirrubinemia, proporcionais ao grau de necrose hepatocelular, são observados à bioquímica sérica em gatos com acometimento hepático. A colângio-hepatite causada por infecção do epitélio biliar foi ocasionalmente observada em casos experimentais e espontâneos de toxoplasmose felina. A histoplasmose disseminada tende a acometer pulmão, olho, medula óssea, baço, linfonodo, pele, osso e fígado. A infecção por *Bartonella* spp. pode causar colangite em gatos.

HEPATOPATIA TÓXICA

Patogênese e etiologia

Por definição, a hepatopatia tóxica é uma lesão hepática diretamente atribuída à exposição a toxinas ambientais ou certos agentes terapêuticos. Embora qualquer agente terapêutico possa ser hepatotóxico devido a uma reação idiossincrática, um número limitado de intoxicações associadas a fármacos foi relatado em gatos (Boxe 35.6), além das hepatotoxinas ambientais descritas. Os gatos são bastante sensíveis à intoxicação por fenol devido à atividade hepática limitada da glicuronídeo transferase. Vários óleos essenciais de uso tópico foram considerados hepatotóxicos em gatos. Os óleos essenciais são absorvidos com rapidez, tanto por via oral quanto dérmica, e são metabolizados pelo fígado em conjugados de glicuronídeo e glicina; acredita-se que os gatos são mais sensíveis do que os cães aos seus efeitos hepatotóxicos (Means, 2002).

Não há informações completas que possam apoiar conclusões significativas sobre a frequência, o caráter e as substâncias que causam hepatotoxicidade em gatos. Os médicos, portanto, devem se basear em relatos informais, observações clínicas e dados acumulados por agências centrais, como o ASPCA Animal Poison Control Center (888-4264435; US$ 65 por caso via cartão de crédito; https://www.aspca.org/pet-care/animal-poison-control) e o Center for Veterinary Medicine da Food and Drug Administration (FDA) dos EUA, em Washington, DC (as experiências adversas com medicamentos podem ser relatadas ao 1-888-FDA-VETS) e, no Reino Unido, o Veterinary Poisons Information Service (https://vpisglobal.com/our-research/). De modo geral, a lesão hepática induzida por fármacos ou toxinas em gatos é extremamente incomum; em sua maioria, as reações são agudas e ocorrem até 5 dias após a exposição. O caráter e a gravidade da reação tóxica dependem das características da substância, da dose e da duração da exposição.

Três agentes terapêuticos foram relatados como hepatotóxicos em alguns gatos – a tetraciclina, o diazepam e o estanozolol. Os veterinários têm usado esses agentes por anos sem efeitos deletérios conhecidos. Os sinais clínicos e clínico-patológicos de hepatotoxicose se desenvolveram até 2 semanas após a administração oral diária desses medicamentos nas doses recomendadas. A reação adversa hepática à tetraciclina foi grave, mas não letal, e o gato se recuperou por completo após a interrupção do tratamento e 6 semanas de cuidados de suporte (Kaufman et al., 1993). Os achados histológicos no fígado incluíram fibrose centrolobular, colângio-hepatite branda e deposição lipídica branda em hepatócitos. Nos 17 gatos com insuficiência hepática associada ao diazepam, 16 morreram apesar do tratamento intensivo. As doses orais de diazepam dadas a esses gatos, principalmente por problemas de micção, variaram de 1 mg a cada 24 horas a 2,5 mg a cada 12 horas. As lesões histológicas no fígado foram semelhantes às observadas no gato com lesão hepática associada à tetraciclina, mas mais graves: necrose maciça, predominantemente centrolobular; colangite supurativa; e vacuolização branda de lipídios em alguns animais. Devido à gravidade das lesões relatadas em gatos aparentemente suscetíveis à necrose hepática associada ao diazepam, os níveis de enzimas hepáticas séricas devem ser avaliados durante a janela de administração dos dias 3 a 5 em gatos tratados por via oral. Até que haja mais informações para melhor compreensão dessa reação hepática letal e imprevisível, recomenda-se o uso de outros agentes para controle de problemas de comportamento e micção/defecação em gatos. Os gatos com reação adversa ao estanozolol eram saudáveis ou apresentavam insuficiência renal crônica (14 de 18 animais) ou gengivite ou estomatite (dois de três gatos; Harkin et al., 2000). Os níveis séricos de ALT foram bastante aumentados na maioria dos gatos tratados com 1 mg VO a cada 24 horas por vários meses ou 4 mg VO a cada 24 horas (e 25 mg IM uma vez) por 3 semanas; todos, exceto um, sobreviveram depois da interrupção do medicamento e instituição de tratamento de suporte intensivo. As lesões histológicas eram lipidose centrolobular difusa moderada a acentuada e evidências de colestase intra-hepática – acúmulo de bile e lipofuscina nos hepatócitos e células de Kupffer.

Os hábitos alimentares discriminatórios dos gatos podem ser responsáveis pela ocorrência relativamente incomum de hepatotoxicidade por toxinas ambientais ingeridas, como pesticidas, produtos domésticos e outros produtos químicos. É certamente possível que muitas reações hepáticas adversas a fármacos ou substâncias tóxicas passem despercebidas nesses animais porque os primeiros sinais clínicos da doença são vômito e diarreia e, a seguir, a medicação é suspensa. De modo geral, se os sinais desaparecerem, não há avaliação adicional e o medicamento não é novamente administrado para provar que causou a reação.

Diagnóstico

As evidências clínicas que sugerem dano hepático induzido por fármacos ou toxinas incluem achados à anamnese (p. ex., exposição conhecida), fígado de tamanho normal a hepatomegalia branda generalizada e resultados de exames laboratoriais consistentes com lesão hepática aguda (p. ex., níveis séricos elevados de ALT e/ou AST, hiperbilirrubinemia); e, se a exposição foi não letal, recuperação após a interrupção do agente e cuidados específicos ou de suporte. Não há alterações histológicas patognomônicas no fígado, embora necrose com inflamação mínima e acúmulo de lipídios sejam considerados achados típicos. Em muitos casos, todos os marcadores clínicos e clínico-patológicos de uma lesão hepática tóxica são observados, mas a substância química desencadeadora não pode ser identificada. No caso de hepatotoxicidade por agentes terapêuticos, podem ocorrer reações idiossincráticas não relacionadas à dose; no entanto, a superdosagem de fármacos é geralmente a causa da lesão hepática.

Tratamento

Em gatos com suspeita de hepatotoxicidade aguda, os princípios terapêuticos básicos são:
- Prevenção de maior exposição e absorção
- Tratamento de complicações cardiopulmonares e renais com risco de morte
- Aceleração da eliminação da substância
- Instituição de terapia específica, se possível
- Cuidados de suporte.

Como poucas hepatotoxinas têm antídotos específicos, o sucesso da recuperação geralmente depende de tempo e cuidados agressivos de suporte. O Boxe 36.4 traz mais orientações sobre o tratamento de suporte da hepatopatia tóxica aguda.

O paracetamol é uma das poucas toxinas com um antídoto específico, e é bastante tóxico para gatos devido à limitação de suas vias hepáticas usuais de desintoxicação por sulfatação e glicuronidação. O paracetamol é oxidado a um metabólito tóxico que causa metemoglobinúria horas após a ingestão, além de anemia com corpos de Heinz, hemólise e insuficiência hepática em 2 a 7 dias. A N-acetilcisteína é um antídoto específico que se liga ao metabólito tóxico e aumenta o processo de glicuronidação. Deve ser administrada em dose de ataque de 140 mg/kg IV ou VO e, a seguir, 70 mg/kg a cada 6 horas por um total de sete tratamentos ou até 5 dias. Também há evidências de que a adição de SAMe (20 mg/kg ou 200 a 400 mg/dia) é benéfica em gatos com intoxicação por paracetamol porque repõe a glutationa, que inativa o metabólito tóxico (Webb et al., 2003). Além disso, um estudo recente sugeriu que a silimarina foi benéfica para o tratamento da intoxicação experimental por paracetamol em gatos. Uma dose única de 30 mg/kg VO administrada a gatos ao mesmo tempo que o paracetamol ou 4 horas depois foi tão eficaz na prevenção da elevação dos níveis de enzimas hepáticas, bilirrubina e metemoglobina quanto uma dose única de N-acetilcisteína (Avizeh et al., 2010). Não está claro como extrapolar esses achados para o cenário clínico, mas o uso de N-acetilcisteína, silimarina e SAMe seria um passo lógico.

MANIFESTAÇÕES HEPATOBILIARES DE DOENÇA SISTÊMICA

Várias doenças sistêmicas felinas têm manifestações hepáticas que podem ser identificadas por exame físico, clínico-patológico e/ou radiográfico, mas com sinais clínicos principais que podem ser atribuídos a outra doença (ver Tabela 35.1). Nesses casos, a lesão hepática deve regredir com o tratamento satisfatório da doença primária.

A neoplasia metastática pode ser o motivo do aumento abdominal causado por hepatomegalia ou, raramente, derrame abdominal maligno, embora a neoplasia primária seja mais comum do que as metástases no fígado felino. Alguns dos sinais de hipertireoidismo, especialmente vômitos ocasionais, diarreia e perda de peso, podem ser semelhantes aos da doença hepatobiliar primária. Gatos tireotóxicos geralmente apresentam níveis elevados de enzimas hepáticas; mais de 75% dos gatos acometidos têm níveis séricos de FA elevados (2 a 12 vezes mais altos). Em gatos, porém, não se sabe se essa FA é de origem hepática ou óssea ou, como em pacientes humanos com hipertireoidismo, ambas. Mais de 50% dos gatos com hipertireoidismo apresentam níveis séricos de ALT ou AST elevados (2 a 10 vezes mais altos). Mais de 90% dos gatos acometidos apresentam níveis séricos elevados de FA, ALT e/ou AST. Aproximadamente 3% são hiperbilirrubinêmicos. As alterações histopatológicas são mínimas e parece haver pouca alteração funcional. Acredita-se que a desnutrição, a hipoxia hepatocelular e os efeitos diretos do hormônio tireoidiano nas células do fígado sejam responsáveis por essas anomalias. A hepatomegalia associada à deposição branda a moderada de lipídios é um achado comum no exame físico de gatos com DM; um pequeno número de gatos também pode apresentar icterícia. Aumentos brandos a moderados nos níveis de enzimas específicas do fígado são típicos. Anomalias clínico-patológicas mais extremas podem ser esperadas em gatos com lipidose hepática de maior gravidade. O hiperadrenocorticismo é raro em gatos e, ao contrário dos cães, o acometimento hepático óbvio é incomum. O fígado geralmente tem tamanho normal às radiografias e não é comum encontrar níveis séricos elevados de FA e ALT em gatos com hiperadrenocorticismo. Ao contrário dos cães, os gatos não têm uma isoenzima de FA induzida por corticosteroides e o nível elevado de ALT, quando reconhecido, está provavelmente relacionado ao DM intercorrente.

Leitura sugerida

Abdallah AAL, et al. Biliary tract obstruction in chronic pancreatitis. *HPB (Oxford)*. 2007;9:421.

Aronson LR, et al. Acetaminophen toxicosis in 17 cats. *J Vet Emerg Crit Care*. 1996;6:65.

Avizeh R, et al. Evaluation of prophylactic and therapeutic effects of silymarin and N-acetylcysteine in acetaminophen-induced hepatotoxicity in cats. *J Vet Pharmacol Ther*. 2010;33:95.

Bayton WA, et al. Histopathological frequency of feline hepatobiliary disease in the UK. *J Small Anim Pract*. 2018;doi:10.1111/jsap.12810.

Beatty JA, et al. Spontaneous hepatic rupture in six cats with systemic amyloidosis. *J Small Anim Pract*. 2002;43:355.

Boomkens SY, et al. Detection of *Helicobacter pylori* in bile of cats. *FEMS Immunol Med Microbiol*. 2004;42:307.

Bosje JT, et al. Polycystic kidney and liver disease in cats. *Vet Q*. 1998;20:136.

Brain PH, et al. Feline cholecystitis and acute neutrophilic cholangitis: clinical findings, bacterial isolates and response to treatment in six cases. *J Feline Med Surg*. 2006;8:91.

Brenner K, et al. Refeeding syndrome in a cat with hepatic lipidosis. *J Feline Med Surg*. 2011;13:614.

Brown B, et al. Metabolic and hormonal alterations in cats with hepatic lipidosis. *J Vet Intern Med*. 2000;14:20.

Buote NJ, et al. Cholecystoenterostomy for treatment of extrahepatic biliary tract obstruction in cats: 22 cases (1994-2003). *J Am Vet Med Assoc*. 2006;228:1376.

Byfield VL, et al. Percutaneous cholecystocentesis in cats with suspected hepatobiliary disease. *J Feline Med Surg*. 2017;19:1254.

Callahan Clark JE, et al. Feline cholangitis: a necropsy study of 44 cats (1986-2008). *J Feline Med Surg*. 2011;13:570.

Center SA, et al. A retrospective study of 77 cats with severe hepatic lipidosis: 1975-1990. *J Vet Intern Med*. 1996;7:349.

Center SA, et al. Fulminant hepatic failure associated with oral administration of diazepam in 11 cats. *J Am Vet Med Assoc*. 1996;209:618.

Dear JD, et al. Feline urate urolithiasis: a retrospective study of 159 cases. *J Feline Med Surg*. 2011;13:725.

Fragkou FC, et al. Prevalence and clinicopathological features of triaditis in a prospective case series of symptomatic and asymptomatic cats. *J Vet Intern Med*. 2016;30:1031.

Friend EJ, et al. Omentalisation of congenital liver cysts in a cat. *Vet Rec*. 2001;149:275.

Furneaux RW. A series of six cases of sphincter of oddi pathology in the cat (2008-2009). *J Feline Med Surg*. 2010;10:794.

Giordano A, et al. Sensitivity of Tru-cut and fine-needle aspiration biopsies of liver and kidney for diagnosis of feline infectious peritonitis. *Vet Clin Pathol*. 2005;34:368.

Gorman L, et al. Serum beta hydroxybutyrate concentrations in cats with chronic kidney disease, hyperthyroidism, or hepatic lipidosis. *J Vet Intern Med*. 2016;30:611.

Greiter-Wilke A, et al. Association of *Helicobacter* with cholangiohepatitis in cats. *J Vet Intern Med*. 2006;20:822.

Guerra JM, et al. Congenital hepatic fibrosis and polycystic kidney disease not linked to C >A mutation in exon 29 of PKD1 in a Persian cat. *FMS Open Rep*. 2015;1(2):2055116915619191. doi:10.1177/2055116915619191. eCollection 2015 Jul-Dec. Published online 2015 Dec 6.

Haney DR, et al. Severe cholestatic liver disease secondary to liver fluke *(Platynosomum concinnum)* infection in three cats. *J Am Anim Hosp Assoc*. 2006;42:234.

Harkin KR, et al. Hepatotoxicity of stanozolol in cats. *J Am Vet Med Assoc*. 2000;217:681.

Harvey M, et al. Treatment and long-term follow-up of extrahepatic biliary obstruction with bilirubin cholelithiasis in a Somali cat with pyruvate kinase deficiency. *J Feline Med Surg*. 2007;4:424.

Hurwitz BM, et al. Presumed primary and secondary hepatic copper accumulation in cats. *J Am Vet Med Assoc*. 2014;244:68.

Kaufman AC, et al. Increased alanine transaminase activity associated with tetracycline administration in a cat. *J Am Vet Med Assoc*. 1993;202:628.

Kordick DL, et al. Clinical and pathologic evaluation of chronic *Bartonella henselae* or *Bartonella clarridgeiae* infection in cats. *J Clin Microbiol*. 1999;37:1536.

Kuzi S, et al. Prognostic markers in feline hepatic lipidosis: a retrospective study of 71 cats. *Vet Rec*. 2017;181:512.

Lamb CR, et al. Ultrasonographic diagnosis of congenital portosystemic shunt in 14 cats. *J Small Anim Pract*. 1996;37:205.

Lipscomb VJ, et al. Complications and long-term outcomes of the ligation of congenital portosystemic shunts in 49 cats. *Vet Rec*. 2007;160:465.

Liptak JM. Hepatobiliary tumors. In: Withrow SJ, Vail DM, eds. *Withrow and MacEwen's small animal clinical oncology*. 4th ed. St Louis: Saunders; 2007.

Marolf AJ, et al. Ultrasonographic findings of feline cholangitis. *J Am Anim Hosp Assoc*. 2012;48:36.

Mayhew PD, et al. Pathogenesis and outcome of extrahepatic biliary obstruction in cats. *J Small Anim Pract*. 2002;43:247.

McConnell JF, et al. Ultrasonographic diagnosis of unusual portal vascular abnormalities in two cats. *J Small Anim Pract.* 2006;47:338.

Means C. Selected herbal hazards. *Vet Clin Small Anim.* 2002;32:367.

Otte CM, et al. Retrospective comparison of prednisolone and ursodeoxycholic acid for the treatment of feline lymphocytic cholangitis. *Vet J.* 2013;195:205.

Quante S, et al. Congenital hypothyroidism in a kitten resulting in decreased IGF-I concentration and abnormal liver function tests. *J Feline Med Surg.* 2010;12:487.

Rothuizen J, et al. *WSAVA standards for clinical and histological diagnosis of canine and feline liver diseases.* Oxford, England: Saunders Elsevier; 2006.

Savary-Bataille KC, et al. Percutaneous ultrasound-guided cholecystocentesis in healthy cats. *J Vet Intern Med.* 2003;17:298.

Simpson K, et al. Suspected acquired hypocobalaminaemic encephalopathy in a cat: resolution of encephalopathic signs and MRI lesions subsequent to cobalamin supplementation. *J Felin Med Surg.* 2012;14:350.

Sugimoto S, et al. Multiple acquired portosystemic shunts secondary to primary hypoplasia of the portal vein in a cat. *J Vet Med Sci.* 2018;doi:10.1292/jvms.17-0648.

Walker MC, et al. Postprandial venous ammonia concentrations in the diagnosis of hepatobiliary disease in dogs. *J Vet Intern Med.* 2001;15:463.

Warren A, et al. Histopathologic features, immunophenotyping, clonality and eubacterial fluorescence in situ hybridization in cats with lymphocytic cholangitis/cholangiohepatitis. *Vet Pathol.* 2011;48:627.

Webb CB, et al. S-adenosylmethionine (SAMe) in a feline acetaminophen model of oxidative injury. *J Feline Med Surg.* 2003;5:69.

Weiss DJ, et al. Relationship between feline inflammatory liver disease and inflammatory bowel disease, pancreatitis, and nephritis in cats. *J Am Vet Med Assoc.* 1996;209:1114.

White RN, et al. Anatomy of the patent ductus venosus in the cat. *J Feline Med Surg.* 2001;3:229.

Whittemore JC, et al. Hepatic copper and iron accumulation and histologic findings in 104 feline liver biopsies. *J Vet Diagn Invest.* 2012;24:656.

Xavier FG, et al. Cystic liver disease related to high Platynosomum fastosum infection in a domestic cat. *J Feline Med Surg.* 2007;9:51.

Zandvliet MM, et al. Acquired portosystemic shunting in 2 cats secondary to congenital hepatic fibrosis. *J Vet Intern Med.* 2005;19:765.

CAPÍTULO 36

Doenças Hepatobiliares em Cães

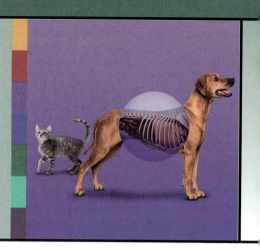

CONSIDERAÇÕES GERAIS

As causas, os tipos e os quadros clínicos de doenças hepáticas são muito diferentes entre cães e gatos (ver Tabela 35.2). Em cães, a doença hepática crônica é mais comum do que a doença aguda; a doença parenquimatosa crônica (hepatite crônica) é muito mais frequente em cães do que em gatos e, quase invariavelmente, leva ao desenvolvimento de fibrose progressiva e cirrose. Em gatos, porém, a doença primária do trato biliar é mais comum, mas a fibrose e a cirrose são extremamente raras. Os sinais clínicos de doença hepática em cães tendem, portanto, a ser ainda mais inespecíficos do que em gatos. A icterícia é menos associada à doença do parênquima e, graças à enorme capacidade de reserva do fígado, os sinais podem não ser evidentes até a perda de 75% da massa hepática. A causa da hepatite crônica em cães é geralmente desconhecida, com algumas exceções notáveis. Assim, o tratamento tenta retardar a progressão da doença e diminuir os sinais clínicos. Cães com hepatite crônica tendem a desenvolver hipertensão portal e o tratamento de suas complicações é fundamental; em gatos, a hipertensão portal é muito incomum. Os *shunts* portossistêmicos (SPSs) congênitos e adquiridos são mais comuns em cães do que em gatos; além disso, hepatopatias vacuolares e secundárias são muito comuns em cães e seu quadro clínico pode ser confundido com a doença hepática primária. A Tabela 36.1 descreve as doenças hepáticas primárias e secundárias mais comuns em cães.

HEPATITE CRÔNICA

A hepatite crônica é predominantemente uma definição histológica. É essencial fazer uma biópsia do fígado antes do estabelecimento do diagnóstico de hepatite crônica em cães, porque a hepatopatia reativa (secundária) é muito mais comum do que a doença hepática primária nessa espécie (ver adiante). A hepatite crônica é definida pelo Liver Standardization Group (Grupo de Padronização do Fígado) da World Small Animal Veterinary Association (WSAVA) como caracterizada por apoptose ou necrose hepatocelular, um infiltrado celular

 TABELA 36.1

Doenças hepáticas em cães.

Primárias	Secundárias
Hepatite crônica	Hepatopatia induzida por corticosteroides
Doença do armazenamento de cobre	Esteatose hepática (lipidose) (secundária a diabetes melito ou hipotireoidismo)
Shunt portossistêmico congênito	Congestão: insuficiência cardíaca ou dirofilariose
Hepatopatia induzida por fármacos ou toxinas	Hepatopatia vacuolar idiopática em Scottish Terriers e outras raças Hepatite reativa (p. ex., secundária à pancreatite, doença inflamatória intestinal) Neoplasia metastática
Incomuns ou raras	
Doença do trato biliar, todos os tipos	Síndrome hepatocutânea
Infecções hepáticas (ver texto)	
Hipoplasia da veia porta, displasia microvascular	
Anomalia da placa ductal	
Fístula arteriovenosa hepática	
Hepatite fulminante aguda (todas as causas)	
Abscesso hepático	
Neoplasia primária	

mononuclear ou inflamatório misto variável, regeneração e fibrose (Van den Ingh et al., 2006; Figura 36.1). A definição histológica não diz nada sobre a cronicidade, mas é impossível de determiná-la, já que muitos cães com hepatite crônica apresentam poucos sinais clínicos antes da biópsia e a elevação de enzimas hepáticas geralmente não é detectada, a menos que uma amostra de sangue seja coletada por outro motivo, como uma avaliação pré-anestésica.

A hepatite crônica é comum em cães e tem algumas predileções raciais perceptíveis, sugerindo uma base genética. O Boxe 36.1 lista raças de cães com alta prevalência de hepatite crônica e o Boxe 36.2 traz possíveis causas genéticas de maior suscetibilidade, todas demonstradas em humanos com hepatite crônica e algumas reconhecidas em outras doenças em cães. A única causa confirmada de hepatite crônica em cães é a mutação de um gene que participa no metabolismo de metal em cães com doença do armazenamento de cobre (ver adiante). Outras causas são suspeitas, mas não comprovadas, embora aumentos nos haplótipos do antígeno de complexo principal de histocompatibilidade (MHC) de classe II em algumas raças sugiram suscetibilidade genética a doenças autoimunes (ver adiante).

Cães jovens ou de meia-idade são os mais acometidos e a razão entre sexos varia nas diferentes raças. Dálmata, Doberman Pinscher e Springer Spaniel Inglês com hepatite crônica geralmente são mais jovens do que Labrador Retriever, Cocker Spaniel Inglês e Cairn Terrier. Além disso, há algumas diferenças geográficas notáveis nas doenças hepáticas relacionadas à raça, que provavelmente refletem práticas reprodutivas de diferentes países; doenças comuns nos EUA podem ser incomuns no Reino Unido e vice-versa. Também é importante lembrar que a hepatite crônica pode acometer cães mestiços e de raça pura e que a identificação de uma causa em uma raça não necessariamente significa que a hepatite crônica em todos os cães dessa raça tenha a mesma causa. Por exemplo, em muitos Doberman Pinschers e West Highland White Terriers, a hepatite crônica é causada pelo acúmulo de cobre, mas em outros, não. Em muitos casos de hepatite crônica canina, a causa é desconhecida. Isso contrasta com o observado em humanos, em que a maioria dos casos de hepatite crônica é viral e alguns têm tratamentos definidos e eficazes para a reversão da doença. Em cães, as causas virais crônicas não foram demonstradas de forma convincente, mas a histologia de alguns casos as sugere e a busca por agentes infecciosos continua. Na maioria dos casos, portanto, o diagnóstico de hepatite crônica continua idiopático e o tratamento é inespecífico e sintomático. No entanto, em algumas exceções notáveis, como doença do

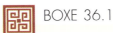

BOXE 36.1

Raças de cães com maior risco de hepatite crônica.*

- Cocker Spaniel Americano e Inglês (em todo o mundo, machos > fêmeas)
- Bedlington Terrier (em todo o mundo, doença do armazenamento de cobre)
- Cairn Terrier (Reino Unido)**
- Dálmata (EUA, doença do armazenamento de cobre; Reino Unido, fisiopatologia não relatada**)
- Doberman Pinscher (em todo o mundo, alguns com doença do armazenamento de cobre e outros não; relatos escandinavos sugerem componente imunomediado – ver texto; fêmeas > machos)
- Springer Spaniel Inglês** (Reino Unido, Noruega; fêmeas > machos)
- Dogue Alemão (Reino Unido)**
- Labrador Retriever (em todo o mundo; doença do armazenamento de cobre nos EUA e na Holanda; não há associação ao cobre no Reino Unido; fêmeas > machos)
- Samoieda (Reino Unido)**
- West Highland White Terrier (em todo o mundo; alguns casos associados ao cobre, outros não)
- Poodle Standard (relatos informais nos EUA, sem associação ao cobre)

*Sem predileção sexual relatada, a menos que fosse especificado.
**Os dados de raças britânicas foram recentemente relatados por Bexfield NH, et al.: Breed, age, and gender distribution of dogs with chronic hepatitis in the United Kingdom, *Vet J* 193:124, 2012. Observe que a hepatite antes relatada em Skye Terriers é agora considerada uma anomalia congênita da placa ductal (ver mais adiante no capítulo).

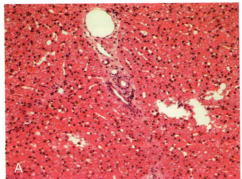
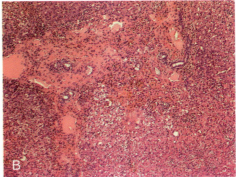

Figura 36.1 A. Histopatologia do fígado normal de um Yorkshire Terrier de meia-idade. Observe a tríade portal normal, composta por veia e artéria porta hepática e ducto biliar, com os hepatócitos dispostos em cordões organizados e entremeados a sinusoides (os orifícios brancos no *canto inferior direito* são um artefato do corte) (hematoxilina e eosina, × 200). **B.** Histopatologia do fígado de uma Springer Spaniel Inglês fêmea de 3 anos com hepatite crônica grave. Há distorção acentuada da estrutura lobular normal (compare com **A**), além de inflamação, fibrose e vacuolização e necrose de hepatócitos. Também há alguma hiperplasia ductular e ruptura da placa limitadora (hematoxilina e eosina, × 100). (Cortesia do Pathology Department, Veterinary Medicine, University of Cambridge, Cambridge, Inglaterra.)

BOXE 36.2

Possíveis causas de doença hepática relacionada à raça.

- Maior suscetibilidade a causas infecciosas de hepatite crônica e/ou cronicidade da infecção
- Mutação em gene envolvido no armazenamento ou excreção de metal
- Mutação em gene envolvido em outros processos metabólicos (p. ex., produção de inibidor de protease)
- Maior suscetibilidade à hepatite tóxica (p. ex., menor desintoxicação de fármacos)
- Suscetibilidade a doenças imunomediadas

armazenamento de cobre, alguns casos de hepatite granulomatosa e hepatite tóxica, a causa pode ser conhecida e tratada de maneira específica. Esses casos são descritos em seções separadas deste capítulo.

HEPATITE CRÔNICA IDIOPÁTICA
Possível etiologia

As possíveis causas de hepatite crônica canina foram revistas por Webster et al., em 2019. É provável que a hepatite crônica idiopática represente uma infecção viral, bacteriana ou outra não identificada, um evento tóxico anterior não identificado ou, em alguns casos, uma doença imunomediada. No entanto, como os critérios para o diagnóstico de hepatite crônica imunomediada ainda não foram definidos em cães, os medicamentos imunossupressores devem ser usados com cautela e apenas outras possíveis causas foram descartadas ao máximo e a histologia sugere uma doença imunomediada. Também é muito importante descartar o acúmulo primário ou secundário de cobre em todos os cães com hepatite crônica por meio de coloração específica de espécimes de biópsias do fígado (ver mais adiante). Mais detalhes sobre a suspeita de hepatite imunomediada são descritos nas seções posteriores (*Hepatite crônica imunomediada* e *Causas tóxicas de hepatite crônica*).

A hepatite crônica primária causada por agentes infecciosos é incomum em cães, embora possa haver uma causa infecciosa ainda não identificada em alguns animais com o que parece ser hepatite crônica idiopática. Lembre-se disso ao prescrever medicamentos imunossupressores. A hepatite granulomatosa é um diagnóstico histológico incomum, caracterizado por um componente histiocítico proeminente no infiltrado inflamatório. De modo geral, esse infiltrado é associado a uma reação do tipo corpo estranho ao aumento do nível de cobre no fígado ou a uma causa infecciosa crônica e, assim, tente confirmar essas possíveis etiologias.

Até o momento, não há nenhuma demonstração convincente de uma causa viral de hepatite crônica canina, apesar dos vários casos suspeitos. A causa viral mais comum de hepatite crônica em seres humanos é o vírus da hepatite B, um hepadnavírus. Hepadnavírus similares associados à hepatite foram identificados em marmotas, esquilos e patos, mas as tentativas de identificação desses patógenos por reação da cadeia da polimerase (PCR) no fígado de cães com hepatite crônica ou carcinoma hepatocelular foram infrutíferas. O vírus da hepatite C, um hepacivírus, é outra causa cada vez mais comum de hepatite crônica em humanos. A recente descoberta de um vírus semelhante à hepatite C em cães indicou a possibilidade de sua associação com a doença hepática crônica canina (Kapoor et al., 2011). No entanto, o vírus foi isolado do trato respiratório e os estudos subsequentes não conseguiram associá-lo à hepatite crônica em cães (Bexfield et al., 2013). Dois outros vírus foram sugeridos como possíveis causas de hepatite crônica canina: o adenovírus canino tipo 1 (CAV-1) e o vírus da hepatite de células acidófilas caninas. O CAV-1 causa hepatite fulminante aguda em cães sem exposição prévia ao patógeno, mas também pode causar hepatite crônica em experimentos com cães parcialmente imunes. No entanto, sua importância na hepatite crônica de ocorrência natural não é clara e os estudos são conflitantes. Uma causa viral alternativa de hepatite canina aguda, persistente e crônica foi proposta em Glasgow, Escócia, por Jarrett e O'Neil em 1985 e denominada *vírus da hepatite de células acidófilas caninas*, mas ainda sem isolamento e identificação. O vírus parece transmissível por injeção subcutânea (SC) de homogenato de fígado e soro e aparentemente pode induzir hepatite crônica caracterizada por fibrose e necrose de hepatócitos, mas poucas alterações inflamatórias (Jarrett e O'Neil, 1985; Jarrett et al., 1987). À época, foi proposto como a causa mais importante de hepatite em Glasgow. No entanto, não foram publicados outros trabalhos por esses ou outros pesquisadores quanto à identidade ou à importância desse vírus, que continuam desconhecidas.

As infecções bacterianas são esporadicamente relatadas como causa de hepatite crônica canina, mas sua importância não é clara. *Helicobacter* spp. tolerantes à bile podem causar hepatite centrada nos ductos biliares de roedores; houve um relato de hepatite necrótica associada à infecção por *Helicobacter canis* em um cão filhote (Fox et al., 1996). No entanto, nenhum outro trabalho foi relatado em cães e uma associação clara entre infecção por *Helicobacter* e doença hepática ainda não foi demonstrada.

Infecções por *Leptospira* podem ser uma causa clinicamente relevante e subestimada de hepatite crônica em cães. A maioria dos cães nos EUA é vacinada regularmente contra *Leptospira interrogans* dos sorovares canicola e icterohaemorrhagiae (vacina bivalente); a nova vacina quadrivalente também protege contra *L. interrogans* do sorogrupo Australis, sorovar Bratislava, e *L. kirschneri* do sorogrupo Grippotyphosa, sorovar Bananal/Lianguang. Assim, presume-se que, hoje, a infecção por *Leptospira* seja uma doença rara. No entanto, estudos recentes mostraram o surgimento de doenças associadas a sorovares vacinais e outros; além disso, há pouca reação cruzada imunológica com os sorovares da vacina. Normalmente, as infecções agudas por *Leptospira* provocam doenças hepáticas e renais. No entanto, outras infecções crônicas podem causar hepatite crônica. A infecção com sorovares predominantemente vacinais foi relatada no Reino Unido em uma série de casos de 10 cães com hepatite granulomatosa crônica sem acometimento renal (McKallum et al., 2019). Nove cães foram vacinados. A infecção por leptospiras atípicas, particularmente *Leptospira grippotyphosa*, pode causar hepatite crônica com ascite, principalmente em cães jovens, mas a azotemia é incomum nesses pacientes. À histologia, o fígado de cães com infecção confirmada por *Leptospira* apresenta inflamação portal e intralobular (i. e., principalmente linfocítico-plasmocítica, com quantidades variáveis de neutrófilos e macrófagos). Alguns cães têm inflamação histiocítica (i. e., rica em macrófagos) muito proeminente. Também pode haver fibrose periporta e portoportal com alteração da arquitetura hepática. Os microrganismos são esparsos e difíceis de encontrar com as técnicas convencionais de coloração e, portanto, é possível que alguns casos de hepatite por *Leptospira* sejam erroneamente diagnosticados como doença imunomediada com base em sua aparência histológica. Além disso, os cães acometidos tendem a apresentar baixa resposta sorológica, complicando ainda mais o diagnóstico. Em um estudo, apenas três dos nove cães testados eram positivos à sorologia e apenas um era positivo à PCR de sangue, mas nenhum foi positivo à PCR de urina (McKallum et al., 2019). Os casos foram diagnosticados com hibridização fluorescente *in situ* (FISH) e determinação de espécie do patógeno por PCR em cortes histológicos.

Adamus et al. (1997) observaram similaridade no viés de idade (6 a 9 meses) e aparência histológica entre a hepatite por *Leptospira* e hepatite lobular dissecante; sugeriu-se que infecções não diagnosticadas podem ser uma causa de hepatite lobular dissecante em alguns cães jovens (ver mais adiante). Também houve relatos esporádicos de *Bartonella henselae* e *Bartonella clarridgeiae* em cães com doença hepática crônica, mas, novamente, seu significado como causa da doença não é claro. A peliose hepática, em vez da hepatite crônica, é a aparência histológica mais típica associada à infecção por *Bartonella* spp. em humanos e foi relatada em um cão (Kitchell et al., 2000). Há sorologia, cultura ou PCR para diagnóstico de *Bartonella* spp. (ver Capítulo 94).

Um estudo (Boomkens et al., 2005) avaliou 98 amostras de fígado de cães com hepatite crônica usando PCR *nested* para *Hepadnaviridae*, *Helicobacter*, *Leptospira* e *Borrelia* spp., vírus da hepatite A, C e E, adenovírus canino e parvovírus canino e não encontrou evidências de infecção em nenhum animal. Outro estudo mais recente também não encontrou CAV-1, parvovírus canino, herpes-vírus canino e *Leptospira* spp. patogênicas em Springer Spaniels Ingleses com hepatite crônica na Inglaterra (Bexfield et al., 2011). Mais pesquisas são necessárias antes que as causas infecciosas de hepatite crônica em cães possam ser descartadas por completo. No entanto, considere mais exames em qualquer cão com hepatite crônica e um componente piogranulomatoso importante à sorologia. A realização de FISH eubacteriana em cortes histológicos seria sensata nesses casos.

Hepatite lobular dissecante

A hepatite lobular dissecante é uma doença inflamatória idiopática identificada principalmente em cães jovens; tem aparência histológica típica de dissecção fibrótica do parênquima lobular em pequenos grupos de hepatócitos e células isoladas. A doença foi relatada em várias raças, inclusive famílias de Poodles Standard e Spitzes finlandeses. Foi proposto que a hepatite de dissecção lobular não representa uma doença distinta, mas uma resposta do fígado juvenil a diversos insultos. Etiologias infecciosas foram sugeridas, embora não comprovadas; além disso, a idade de início e a aparência histológica são muito semelhantes às observadas na infecção por *Leptospira* atípica em cães. As recomendações terapêuticas são semelhantes às da hepatite crônica canina (ver adiante).

Hepatite crônica imunomediada

Alguns casos de hepatite crônica canina são provavelmente imunomediados, embora o estabelecimento desse diagnóstico seja difícil para clínicos e patologistas. Os critérios diagnósticos usados em humanos, inclusive a determinação de autoanticorpos circulantes e exclusão de causas virais, não foram validados em cães. Qualquer cão com um infiltrado linfoplasmocítico proeminente à histologia pode ter doença imunomediada, mas outras causas dessa inflamação, inclusive doença infecciosa e reativa, devem ser descartadas antes de considerar a terapia imunossupressora devido a outras possíveis etiologias de inflamação linfoplasmocítica, inclusive doenças hepáticas secundárias (reativas) (ver mais adiante) e infecções crônicas (já discutidas). A presença de um infiltrado inflamatório brando deve levar à suspeita de hepatopatia reativa, particularmente na ausência de apoptose ou necrose hepatocelular. A presença de inflamação piogranulomatosa concomitante deve levar à pesquisa de cobre ou de uma causa infecciosa (como já discutido).

Há suspeita de hepatite crônica imunomediada em alguns Doberman Pinschers e em alguns Springer Spaniels Ingleses com base em associações com certos haplótipos de antígeno de MHC de classe II. Poucos trabalhos investigam o uso de medicamentos imunossupressores nos cães acometidos, detalhados na seção de tratamento, e que também indicam a patogênese imunomediada em alguns animais.

Causas tóxicas de hepatite crônica

De modo geral, reações a toxinas e medicamentos causam hepatite necrótica aguda, e não doença crônica. O fenobarbital e a primidona podem causar hepatotoxicidade aguda ou crônica (ver adiante). A lomustina (CCNU) também pode causar hepatotoxicidade crônica tardia, cumulativa e relacionada à dose, que é irreversível e pode ser fatal. O tratamento concomitante com S-adenosil metionina (SAMe) pareceu ser parcialmente protetor contra a hepatotoxicidade de CCNU em um estudo recente em cães (Skorupski et al., 2011). Outra causa ocasional relatada de lesão hepática crônica é a fenilbutazona. O carprofeno também pode estar associado a doenças hepáticas agudas e crônicas em cães. Em sua maioria, os demais fármacos e toxinas hepatotóxicos causam hepatite aguda (ver mais adiante em *Hepatite aguda*; Boxe 36.5). Certas micotoxinas, inclusive aflatoxinas, podem causar doença hepática aguda ou crônica em cães, dependendo da dose ingerida e do período de exposição. Os cães tendem a ingerir alimentos contaminados com mais frequência do que os humanos; assim, é possível que alguns casos de hepatite crônica canina sejam provocados por ingestão aguda ou crônica de toxinas não identificadas. Além disso, apesar da documentação insuficiente, é muito possível que suplementos fitoterápicos e nutracêuticos possam causar doença hepática crônica em alguns cães. A ingestão diária de suplementos baratos e de baixa qualidade para articulações, à base de crustáceos, foi associada a doenças hepáticas crônicas em humanos, provavelmente devido a uma toxina contaminante. Relatos de hepatotoxicidade por suplementos articulares em cães foram observados apenas com uma grande sobredosagem, mas a toxicidade crônica da dose baixa é possível. Como diversos medicamentos e ervas foram relatados como causas de reações hepáticas adversas em humanos e cães, considere uma reação medicamentosa em qualquer cão com hepatite crônica em tratamento prolongado de qualquer tipo. Além disso, a anamnese deve ser cuidadosa quanto ao uso de suplementos, embora as reações medicamentosas não devam ser diagnosticadas em excesso. A hepatite crônica deve ser considerada possivelmente associada ao medicamento apenas quando houver uma relação temporal clara com a ingestão do fármaco e após a exclusão de outras causas prováveis.

Patogênese compartilhada por todas as formas de hepatite crônica

A patogênese da hepatite crônica está relacionada à perda de massa hepática e consequente perda de função e, tardiamente, ao desenvolvimento de hipertensão portal. Em muitos casos, o aumento de volume de hepatócitos, a fibrose e a hipertensão portal também contribuem para a colestase e a icterícia. A inflamação contínua também pode causar surtos de febre e dor hepática com sinais gastrintestinais (GIs) e de outros sistemas orgânicos. Muitos cães com hepatite crônica apresentam balanço de nitrogênio negativo e desnutrição proteico-calórica. A perda da função hepática também é responsável por coagulopatias e reações adversas a medicamentos.

A hipertensão portal é uma consequência importante da hepatite crônica e da fibrose e seus efeitos contribuem para os sinais clínicos e morte de muitos animais acometidos. Causa uma tríade típica de sinais clínicos, composta por ascite, úlcera GI e encefalopatia hepática (EH). Em um cão saudável, a pressão na veia porta é menor do que a pressão na veia cava caudal. No entanto, devido à obstrução e ao rompimento dos sinusoides por fibrose e aumento de volume dos hepatócitos, a pressão portal sobe até exceder a pressão na veia cava caudal (hipertensão portal). Isso causa congestão esplâncnica, com congestão esplênica, edema da parede intestinal e, por fim, ascite. Os mecanismos de formação de ascite em cães com doença hepática são complexos, mas há ativação do sistema renina-angiotensina-aldosterona (SRAA), com retenção de sódio nos rins e aumento do volume de fluido circulante (ver Capítulo 33).

O aumento contínuo da pressão portal leva ao desenvolvimento de vários SPSs adquiridos devido à abertura de vasos antes não funcionais; isso permite que parte do sangue portal passe pelo fígado e entre diretamente na veia porta (Figura 36.2). Esses SPSs adquiridos diferem dos SPSs congênitos porque são múltiplos e existem na presença de aumento da pressão portal; em pacientes com SPSs congênitos, porém, a pressão portal é baixa. Os SPSs adquiridos causam EH por um mecanismo semelhante ao dos SPS congênito (ver Capítulo 33). No entanto, a EH deve ser tratada clinicamente, porque a correção cirúrgica de SPSs adquiridos é contraindicada (ver seção sobre o tratamento de SPS, mais adiante). Isso ocorre porque os SPSs adquiridos são válvulas de escape importantes para a dissipação de parte da hipertensão portal; portanto, qualquer tentativa de correção provoca congestão esplâncnica fatal. Em humanos, os SPSs adquiridos sabidamente reduzem o risco de úlcera GI grave associada à hipertensão portal. Por causa disso, às vezes são criados cirurgicamente em humanos com cirrose para reduzir o risco de sangramentos graves. Isso também pode ser verdade em cães; a úlcera GI é uma das causas mais comuns de morte em cães com hepatite crônica e os SPSs adquiridos ajudam a reduzir esse risco.

Características clínicas de todas as formas de hepatite crônica

Cães de qualquer idade ou raça podem apresentar hepatite crônica, mas a suspeita é maior em animais de meia-idade das raças listadas no Boxe 36.1. Algumas dessas raças também podem ter doenças de armazenamento de cobre, hepatite granulomatosa ou hepatite imunomediada (ver as seções anteriores e posteriores). A capacidade de reserva funcional e estrutural do fígado implica na ausência de sinais clínicos em cães com hepatite crônica até estágios terminais da doença, quando há perda de mais de 75% da função hepática. Nesse estágio, já existe uma destruição extensa da massa hepática e o tratamento será menos eficaz do que teria sido no início da doença (Figura 36.3). Isso enfatiza a importância do diagnóstico precoce, e cães com elevação persistente das atividades de enzimas hepáticas (em especial de enzimas hepatocelulares, como a alanina aminotransferase [ALT]) não devem ser ignorados. Em caso de elevação das atividades de enzimas hepáticas por vários meses e exclusão de outras causas (ver adiante em *Hepatopatias secundárias*), uma biópsia do fígado deve ser realizada. Isso é ainda mais importante em raças de alto risco e naquelas predispostas a doenças tratáveis, como a doença do armazenamento de cobre.

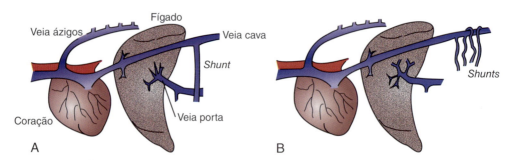

Figura 36.2 Representação diagramática de *shunts* portossistêmicos congênitos e adquiridos. **A.** *Shunt* portocava congênito. **B.** *Shunts* múltiplos adquiridos. Esses *shunts* se desenvolvem apenas se a pressão na veia porta for maior do que a pressão na veia cava.

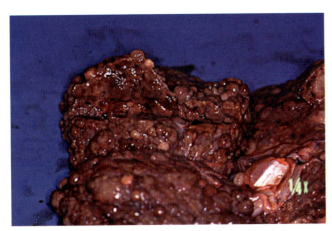

Figura 36.3 Fígado de um Bearded Collie de 6 anos que apresentou sinais clínicos por apenas 1 mês antes de ir a óbito por doença hepática em estágio terminal. O diagnóstico foi de hepatite crônica com cirrose macronodular e muito pouco tecido hepático normal remanescente.

Após a perda de uma quantidade significativa de massa hepática, os cães passam a apresentar sinais clínicos, mas estes são tipicamente de baixo grau, intermitentes e inespecíficos, o que dificulta o diagnóstico diferencial. Vômito e diarreia, anorexia e poliúria/polidipsia (PU/PD) são comuns. Icterícia e ascite são observadas em alguns cães durante a primeira consulta e se desenvolvem posteriormente em outros, mas não em todos os casos. A ascite na primeira consulta foi identificada como um indicador de mau prognóstico em humanos e em dois estudos em cães (Poldervaart et al., 2009; Raffan et al., 2009) porque pode representar a doença mais avançada com hipertensão portal secundária. Poldervaart et al. (2009) e Gómez Selgas et al. (2014) também identificaram a icterícia como fator de prognóstico negativo em cães com hepatite crônica idiopática. A EH é incomum e, de modo geral, observada apenas em cães com doença em estágio terminal. A EH é bastante sugestiva de desenvolvimento de um SPS adquirido. Cães com hepatite crônica tendem a apresentar algum grau de desnutrição proteicocalórica devido ao comprometimento funcional hepático crônico e sinais GIs concomitantes (ver Capítulo 33). Esses animais podem ser bastante magros. Podem estar deprimidos, mas também surpreendentemente alertas, considerando a gravidade de sua doença.

Diagnóstico

Em última análise, o diagnóstico definitivo requer biópsia hepática, mas a suspeita da doença é baseada em sinais clínicos e características clínico-patológicas. Sinais clínicos, achados clínico-patológicos e exames de imagem podem indicar o diagnóstico de hepatite crônica, mas não são específicos. A bioquímica sérica pode mostrar uma combinação de altas atividades de enzimas hepatocelulares (ALT e aspartato aminotransferase [AST]) e enzimas colestáticas (fosfatase alcalina [FA] e γ-glutamiltransferase [GGT]), além de evidências de redução da função hepática parenquimatosa (baixas concentrações de ureia e albumina e, às vezes, altas concentrações de bilirrubina e ácidos biliares). Aumentos persistentes nos níveis de ALT são os achados mais consistentes em cães com hepatite crônica, mas também podem ser observados em outras hepatopatias primárias e secundárias. A alta atividade de FA é muito menos específica em cães, já que há uma isoenzima induzida por corticosteroides. As enzimas hepatocelulares podem se tornar normais na doença terminal devido à ausência de massa hepática, mas, nessa fase, os resultados dos exames de função (p. ex., concentrações de amônia e ácido biliar) são anormais e o cão pode até ter icterícia.

Os achados radiográficos são inespecíficos. De modo geral, os cães com hepatite crônica têm fígado pequeno (diferentemente dos gatos, que tendem a apresentar hepatomegalia), mas o fígado também pode parecer pequeno em cães normais. Além disso, a avaliação do tamanho do fígado é confundida pelas variações no eixo gástrico em cães de tórax largo. Na presença de ascite, as radiografias não têm utilidade devido ao obscurecimento dos detalhes abdominais pelo fluido. A ultrassonografia é muito melhor para a avaliação da arquitetura hepática (ver Capítulo 34). Cães com hepatite crônica geralmente apresentam fígado pequeno e difusamente hiperecoico à ultrassonografia, embora o órgão possa parecer normal em alguns casos. Em outros casos, pode parecer nodular devido à cirrose macronodular e/ou hiperplasia nodular benigna concomitante (ver adiante). A diferenciação definitiva de nódulos benignos e malignos com base apenas na aparência ultrassonográfica é impossível; citologia e biópsia são essenciais para o estabelecimento do diagnóstico definitivo.

A hepatite crônica em estágio final com cirrose pode parecer muito semelhante à hipertensão portal não cirrótica ou anomalia da placa ductal congênita do ponto de vista diagnóstico, mas o tratamento desta última doença é muito diferente e o prognóstico a longo prazo é muito mais favorável em comparação à cirrose. Portanto, a biópsia do fígado é necessária para o diagnóstico definitivo e tratamento adequado. A hemorragia é o risco mais significativo de biópsia hepática; assim, é consenso entre os hepatologistas veterinários obter um perfil de coagulação (tempo de protrombina em um estágio, tempo de tromboplastina parcial ativada e número de plaquetas) antes da biópsia, e tratar quaisquer coagulopatias ou trombocitopenia antes do procedimento. No entanto, as publicações não mostram uma associação clara entre qualquer medida de hemostasia e o risco de complicações hemorrágicas pós-biópsia. A citologia aspirativa por agulha fina (FNA) tem valor limitado no diagnóstico de hepatite crônica; as biópsias mais representativas são as biópsias em cunha obtidas durante a laparotomia ou laparoscopia. Biópsias com agulha do tipo Tru-Cut guiadas por ultrassonografia podem ser úteis, mas costumam ser enganosas (ver mais detalhes sobre técnicas de biópsia no Capítulo 34).

Tratamento

Em cães com hepatite crônica, os objetivos são tratar qualquer causa subjacente identificada, retardar a progressão da doença, se possível, tratar sinais clínicos como ascite e EH e dar apoio à função hepática e aos requerimentos nutricionais e metabólicos do animal.

Tratamento da causa subjacente

A causa infecciosa, se identificada, deve ser tratada da maneira adequada. Qualquer acúmulo significativo de cobre deve ser submetido à quelação (ver adiante) e administrado com dieta pobre em cobre. Quaisquer fármacos ou nutracêuticos supostamente hepatotóxicos devem ser removidos e substituídos, conforme necessário, por uma alternativa segura. Isso pode ser muito difícil em um cão com hepatite crônica e doença articular degenerativa limitante, em que o uso contínuo de anti-inflamatórios não esteroidais (AINEs) é contraindicado.

Dieta

O manejo alimentar é sempre parte importante do tratamento de pacientes com doença hepática, já que o fígado é a primeira parada dos nutrientes em seu caminho do intestino para a circulação sistêmica e tem grande participação no metabolismo das substâncias. Esse metabolismo está comprometido em pacientes com doença hepática; além disso, como os cães com hepatite crônica tendem a apresentar desnutrição proteico-calórica, a restrição excessiva de nutrientes pode ser prejudicial.

Os requerimentos nutricionais de cães com doença hepática são descritos na Tabela 36.2. O fator mais importante é a concentração de proteína na dieta. Hoje, sabe-se que a proteína dietética não deve ser restrita em humanos e cães com doença hepática para evitar o balanço negativo de nitrogênio. No entanto, é importante oferecer uma proteína de alta qualidade e alta digestibilidade para reduzir o trabalho hepático e diminuir a quantidade de proteína não digerida que chega ao cólon, onde ocorre a conversão em amônia. A maior parte da amônia que chega à circulação sistêmica pelo sangue portal de animais com SPSs congênitos e adquiridos não é originária da proteína da dieta, mas do catabolismo de glutamina pelos enterócitos como sua fonte principal de energia. Como não é possível evitar isso sem que os enterócitos morram de inanição, outros meios de controlar a EH são recomendados, além da restrição alimentar (ver mais adiante). A maioria das dietas de prescrição para cães com doença hepática (Hill's l/d®, Hill's Pet Nutrition, Topeka, Kansas, EUA; Royal Canin Hepatic Formula®, Royal Canin USA, St. Charles, Missouri, EUA) tem formulações ideais, exceto por terem menos proteína do que o necessário. Portanto, essas rações devem ser fornecidas de forma frequente, em pequenas quantidades, e suplementadas com proteínas de alta qualidade. As proteínas lácteas e vegetais são associadas aos melhores resultados em humanos e cães com doença hepática; o queijo *cottage* é uma boa opção para adição. É difícil estimar a quantidade a ser adicionada. É aconselhável começar com 1 ou 2 colheres de sopa de queijo *cottage* por refeição, monitorar os sinais clínicos e os níveis de proteína no sangue e oferecer uma dieta para doenças GIs, como Hill's ID® ou Royal Canin Gastrointestinal®, ou ainda uma dieta clínica adequada. Alternativamente, uma dieta clínica para doença hepática com menor restrição do teor de proteína pode ser usada, como Purina HP®.

Fármacos

O suporte medicamentoso em cães com hepatite crônica idiopática é inespecífico e tenta retardar a progressão da doença e controlar os sinais clínicos. Os tratamentos com medicamentos específicos são reservados para pacientes com uma causa subjacente identificada. Na ausência de biópsia, o tratamento não específico deve consistir em coleréticos, antioxidantes e dieta alimentar. O uso de glicocorticoides e quelantes de cobre deve ser reservado apenas para casos confirmados por biópsia.

Coleréticos

O ursodiol é bastante usado em cães com hepatite crônica. É um ácido biliar hidrofílico sintético que é colerético e modula o *pool* de ácidos biliares na estase biliar, tornando a bile menos tóxica para os hepatócitos. Também tem propriedades anti-inflamatórias e antioxidantes e estudos sugerem que sua ação é sinérgica à SAMe e vitamina E. A única contraindicação absoluta é a obstrução biliar completa, que é muito rara em cães e, de modo geral, tornaria as fezes acólicas. O ursodiol pode ser usado em qualquer cão com hepatite crônica, em especial naqueles com estase biliar, e é seguro na ausência de biópsia. No entanto, como outros medicamentos usados no tratamento da doença hepática canina, há evidências limitadas, embora encorajadoras, sobre sua eficácia. O ursodiol pode ser mais útil em algumas doenças do que em outras, mas isso ainda não foi determinado para cães. A dose recomendada é de 10 a 15 mg/kg por via oral (VO) a cada 12 horas (ou dividida em duas doses a cada 12 horas).

Antioxidantes

Diversos antioxidantes são usados em cães com hepatite crônica. Os mais bem documentados são a vitamina E e a SAMe. A vitamina E parece ser benéfica na dose de 400 UI/dia VO para cães de 30 kg, administrada como preparação solúvel em água uma vez ao dia. As doses para cães menores são dimensionadas da forma adequada. A SAMe é um precursor da glutationa e é particularmente benéfica em cães com hepatopatia tóxica (como já discutido) ou estase biliar, porque a bile é um oxidante potente. É sinérgica à vitamina E e ao ursodiol e considerada benéfica em qualquer cão com hepatite crônica. A dose recomendada é de 20 mg/kg VO a cada 24 horas. Alguns estudos documentam seu uso em cães, mas mais pesquisas são necessárias para definir em quais doenças é melhor. A SAMe é uma molécula muito instável porque é um doador de metila e, portanto, deve ser cuidadosamente embalada e administrada com o estômago vazio. A farmacocinética e a disponibilidade GI em cães da preparação pura (Denosyl, Nutramax Laboratories, Edgewood, MD, EUA; Center et al., 2005) foram publicadas. No entanto, a SAMe é cada vez mais comercializada como um nutracêutico polifarmacêutico em preparações com outros nutracêuticos e vitaminas. Os dados farmacocinéticos e de absorção devem ser solicitados aos fabricantes desses produtos para assegurar a absorção de SAMe em quantidades eficazes.

Outro antioxidante bastante usado em cães com hepatite crônica é o cardo-mariano (*Silybum marianum*). Os ingredientes ativos são flavonoides, comumente chamados silimarina; acredita-se que o mais eficaz deles seja a silibina. Existem poucos estudos sobre o uso de flavonoides em cães e os únicos estudos clínicos referem-se à hepatite tóxica aguda. A silibina pode ser um bom complemento terapêutico em alguns casos, mas muito mais informações sobre absorção, disponibilidade e dose ideal são necessárias. A silibina está incluída em muitos

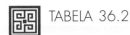

TABELA 36.2

Considerações dietéticas em cães com doença hepática.*

Componente alimentar	Recomendações
Proteína	Quantidade normal – evite alimentos com baixo ou alto teor de proteína Alta qualidade (quantidades ideais de todos os aminoácidos essenciais) Alta digestibilidade A fonte ideal de proteína pode ser láctea ou vegetal (A menor quantidade de aminoácidos aromáticos e a maior quantidade de aminoácidos de cadeia ramificada podem reduzir a encefalopatia hepática – não há evidências) O aspartato de ornitina pode reduzir a encefalopatia hepática – um pequeno estudo piloto em cães (Ahn et al., 2016) Dietas hepáticas, gastrintesinais ou hipoalergênicas comerciais são ideais
Gordura	Não há recomendação especial para a doença hepática – a restrição de gordura é geralmente desnecessária, mesmo na doença do trato biliar A otimização de ômega-3 e ômega-6 pode ajudar a reduzir a inflamação (mais pesquisas são necessárias)
Carboidrato	Não há conselho especial para a doença hepática, à exceção de alta digestibilidade como fonte de calorias, reduzindo a necessidade de gliconeogênese hepática a partir de gordura e proteína
Fibra	O ideal é uma quantidade moderada de fibras de fonte mista A fibra fermentável (p. ex., lactulose) pode reduzir a encefalopatia hepática (evidências conflitantes em humanos, poucas evidências em cães) – é decomposta em ácidos graxos de cadeia curta no cólon, prendendo a amônia como amônio, aumentando a incorporação de nitrogênio por bactérias e reduzindo a produção de amônia A fibra não fermentável previne a constipação intestinal, um possível fator predisponente para o desenvolvimento de encefalopatia
Minerais	
Zinco	Indicado na doença do armazenamento de cobre – reduz a absorção de cobre no intestino e a disponibilidade de cobre no fígado. Não dê suplementos durante a administração de quelantes de cobre, pois o zinco competirá com o cobre pela quelação A suplementação com zinco pode ser importante na hepatite crônica com encefalopatia hepática – dado extrapolado de humanos, sem evidências em cães
Cobre	Animais com doença do armazenamento de cobre devem ser mantidos com uma dieta com baixo teor de cobre e alto teor de zinco
Vitaminas	
Lipossolúveis	A suplementação de vitamina E pode ser citoprotetora, principalmente na intoxicação por cobre, devido ao seu efeito antioxidante A suplementação de vitamina K pode ser necessária se o tempo de coagulação for prolongado, em especial em gatos e particularmente em candidatos a biópsias A suplementação de vitaminas A e D não deve ser feita. A vitamina A pode causar danos hepáticos e a vitamina D pode causar calcificação nos tecidos
Hidrossolúveis	A suplementação com vitaminas do complexo B pode ser feita porque há um possível aumento da perda por polidipsia/poliúria associada à doença hepática A vitamina C não deve ser suplementada porque o ascorbato pode aumentar os danos teciduais associados ao cobre e ao ferro nas doenças hepáticas

*A dieta deve ser fornecida em pequena quantidade e alta frequência (4 a 6 vezes/dia) e deve ser saborosa. Uma boa dieta é essencial para regeneração hepática e função hepática ideal.

nutracêuticos comercializados para cães com doença hepática. Um estudo (Filburn et al., 2007) mostrou que sua absorção era muito baixa em forma isolada, mas que sua biodisponibilidade era bem maior em complexo com a fosfatidilcolina. O Denamarin® (Nutramax Laboratories, Edgewood, MD, EUA) contém SAMe e silibina em formas biodisponíveis, embora não haja dados publicados a esse respeito.

Nutracêuticos antioxidantes são bastante benéficos no tratamento de doenças hepáticas crônicas em cães, bem como de hepatopatias vacuolares e tóxicas em cães e gatos; além disso, podem ser usados com segurança sem biópsia. No entanto, lembre-se das novas informações sobre sua biodisponibilidade e eficácia e escolha os produtos com cuidado.

Quelantes de cobre

Qualquer cão com hepatite crônica e excesso de cobre na biópsia deve ser tratado com quelantes de cobre e dieta com baixo teor de cobre (ver mais detalhes na seção *Doença do armazenamento de cobre*). Os patologistas podem descrever a distribuição sugestiva de acúmulo secundário, e não primário, de cobre (predominantemente na zona 1, periporta); no entanto, o cobre é tóxico para o fígado, pode agravar a doença e deve ser removido. A quelação deve ser instituída se o acúmulo de cobre for descrito como moderado a acentuado à histologia e estiver associado à elevação de ALT e evidência histológica de hepatite. Antioxidantes (SAMe e vitamina E) também devem ser usados.

Glicocorticoides

Os glicocorticoides são geralmente usados em cães com hepatite crônica idiopática, mas nunca devem ser administrados na ausência de biópsia e forte suspeita de etiologia autoimune. As biópsias são necessárias não apenas para a confirmação do diagnóstico presuntivo, mas também para descartar quaisquer contraindicações. Os glicocorticoides são tradicionalmente empregados nesse contexto por suas supostas ações anti-inflamatórias e antifibróticas, e não imunossupressoras. No entanto, há pouquíssimas evidências de sua eficácia como antifibróticos inespecíficos e sua administração deve ser restrita a casos suspeitos de hepatite autoimune (como já discutido). A intervenção antifibrótica e anti-inflamatória mais eficaz na hepatite crônica é a remoção da causa subjacente (Figura 36.4) e o uso inespecífico de glicocorticoides em casos infecciosos, tóxicos ou metabólicos crônicos não identificados de hepatite crônica pode fazer mais mal do que bem na perpetuação ou agravamento da causa.

Na suspeita de hepatite autoimune, prednisona/prednisolona deve ser administrada em doses de 1 a 2 mg/kg uma vez ao dia, com redução gradual da dose ao longo de semanas a meses e monitoramento da eficácia com medidas repetidas das enzimas hepáticas. O tratamento eficaz deve ser acompanhado por uma redução nos níveis de ALT, mas a concentração de FA pode aumentar devido à indução por corticosteroides. No entanto, em um estudo sobre a eficácia do tratamento com corticosteroides em Springer Spaniels Ingleses com suspeita de hepatite imunomediada, o tratamento bem-sucedido foi acompanhado por uma redução surpreendente de FA e de ALT (Bayton et al., 2018). Em alguns cães, o tratamento pode ser interrompido de forma lenta até a retirada total, mas outros precisam de manutenção prolongada com uma dose mais baixa.

Os glicocorticoides são contraindicados em fases posteriores da doença, quando há hipertensão portal e fibrose em estágio final, ou na presença de fibrose não inflamatória (p. ex., hipertensão portal não cirrótica), em que seu uso não é justificado. Nessas circunstâncias, também podem encurtar a expectativa de vida, aumentando o risco de úlcera GI. Portanto, os glicocorticoides nunca devem ser usados na ausência de diagnóstico histopatológico e estadiamento da doença.

Outros fármacos imunossupressores

Outros fármacos imunossupressores às vezes são usados em cães com suspeita de hepatite autoimune. A ciclosporina foi considerada eficaz em um estudo sobre cães com hepatite crônica e é a primeira escolha da autora deste conteúdo como alternativa à prednisolona. A ciclosporina é bastante indicada para tratamento prolongado de animais que não podem ficar sem corticosteroides e em cães com efeitos adversos desses medicamentos, como aqueles com hipertensão portal e ascite, mas com suspeita de hepatite autoimune. Como acontece com os corticosteroides, a ciclosporina nunca deve ser usada sem a confirmação por biópsia do diagnóstico de hepatite autoimune. A azatioprina foi usada de forma isolada ou combinada à prednisolona; o micofenolato de mofetila também foi usado em cães com hepatite crônica. No entanto, não há evidências que apoiem o uso desses dois fármacos potentes em cães com hepatite crônica e, de modo geral, a autora os evita devido à falta de dados e aos possíveis efeitos colaterais.

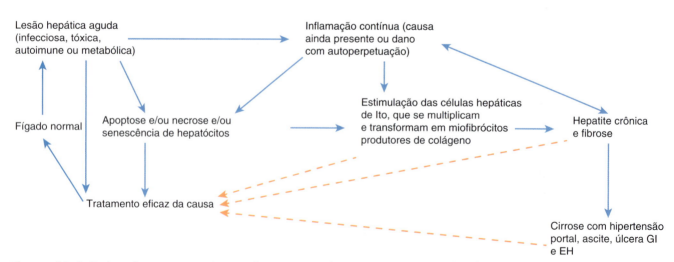

Figura 36.4 Cadeia de eventos em doenças hepáticas agudas e crônicas. Diante da inflamação e lesão contínuas, a fibrose progressiva causa cirrose e insuficiência hepática. No entanto, o tratamento eficaz da causa incitante pode reverter a fibrose e até mesmo a cirrose em estágio inicial, como mostram as setas laranja. Isso foi bem demonstrado em seres humanos, mas ainda não em cães. EH: encefalopatia hepática; GI: gastrintestinal.

Antifibróticos

O tratamento antifibrótico mais eficaz na hepatite crônica é a resolução de sua causa. A Figura 36.4 ilustra a possibilidade de reversão da fibrose e até mesmo da cirrose precoce com o tratamento da causa subjacente. Isso foi bem descrito na medicina humana, mas é mal documentado na hepatite crônica canina. Em fases posteriores da doença, quando há fibrose extensa, o antifibrótico direto colchicina pode ser administrado. No entanto, esta autora não recomenda seu uso devido à ausência de boas evidências de eficácia e à alta incidência de efeitos colaterais. É difícil acreditar que a colchicina seja um antifibrótico eficaz no fígado de cães, uma vez que nenhuma molécula do tipo foi identificada em humanos apesar dos anos de pesquisa (Friedman, 2010). A espironolactona também pode ter alguma atividade antifibrótica, demonstrada em ratos com hepatite crônica, e seu uso pode ser justificado.

Antibióticos

Há uma indicação primária para a administração de antibióticos em cães com infecções ascendentes do trato biliar ou suspeita de infecção bacteriana como causa da hepatite crônica. A última raramente é comprovada, mas, em caso de possível presença de uma infecção atípica por *Leptospira* (p. ex., observação de hepatite granulomatosa crônica em um cão com acesso a fontes de infecção, como rios ou fossas), a administração dos antibióticos apropriados seria aconselhável para descartá-la. O tratamento recomendado para infecções por *Leptospira* começa com a administração intravenosa (IV) de amoxicilina, 22 mg/kg a cada 12 horas, para encerrar a replicação do parasita e reduzir as complicações hepáticas e renais que podem ser fatais. Após a confirmação da infecção por *Leptospira* por títulos crescentes à sorologia, microscopia em campo escuro, PCR em amostra de urina ou sangue para a detecção de microrganismos ou FISH em biópsias de fígado, o tratamento continua com doxiciclina (5 mg/kg VO a cada 12 horas, por 2 semanas) assim que a função hepática estiver normalizada, para eliminar o estado de portador renal crônico. Ver mais informações sobre a leptospirose no Capítulo 94. *Bartonella* spp. têm sido ocasionalmente associadas à doença hepática crônica em cães, mas o tratamento ideal para essa infecção em cães não foi estabelecido. Os macrolídeos (p. ex., eritromicina) ou alternativamente as fluoroquinolonas e a doxiciclina tiveram certa eficácia contra algumas *Bartonella* spp. em cães. Quatro a seis semanas de tratamento podem ser necessárias para eliminar a infecção (ver Capítulo 94).

Os antibióticos também são usados como parte do tratamento de suporte em cães com EH causada por SPS adquirido na hepatite crônica em estágio terminal; são administrados como nos cães com SPS congênito para reduzir a absorção intestinal de toxinas e o risco de infecções sistêmicas (ver adiante). Nesses casos, ampicilina ou amoxicilina são frequentemente usadas, em doses de 10 a 20 mg/kg VO a cada 8 a 12 horas.

Como outros medicamentos, quaisquer antibióticos que aumentem o trabalho hepático ou sejam associados a risco de hepatotoxicidade devem ser evitados. Assim, tetraciclinas, sulfonamidas potenciadas, nitrofurantoína e eritromicina não devem ser usadas, a menos que necessário (p. ex., na leptospirose ou bartonelose confirmada), porque podem ser hepatotóxicas.

Tratamento da hipertensão portal

O tratamento de cães com hepatite crônica e sinais clínicos de hipertensão portal (ascite, congestão da parede intestinal e possível SPS adquirido) requer considerações específicas. O tratamento da EH associada ao SPS adquirido é o mesmo que o tratamento da EH associada ao SPS congênito (ver mais adiante neste capítulo).

O tratamento da ascite associada à hipertensão portal na hepatite crônica é baseado em diuréticos, começando com antagonistas da aldosterona (espironolactona, 1 a 2 mg/kg VO a cada 12 horas) e, se necessário, com a adição de furosemida (2 mg/kg VO a cada 12 horas) em casos refratários. A espironolactona é o diurético de escolha nesses cães por causa da fisiopatologia subjacente, com aumento de aldosterona e retenção de fluidos, como descrito no Capítulo 33. O efeito total da espironolactona geralmente requer 2 ou 3 dias e a resolução da ascite pode ser monitorada por meio da pesagem diária do paciente; quaisquer mudanças agudas no peso são causadas por fluidos. A restrição dietética de sódio também foi recomendada, embora sua eficácia ou importância não tenha sido determinada. No entanto, é certamente aconselhável evitar o oferecimento de petiscos e guloseimas com alto teor de sal.

É importante monitorar as concentrações séricas de eletrólitos, principalmente sódio e potássio, todos os dias durante os primeiros dias de tratamento e, depois, a cada poucas semanas ou meses, dependendo da estabilidade do paciente e das doses de medicamento. A hipopotassemia deve ser evitada porque pode precipitar a EH (ver mais adiante), mas é menos provável em cães tratados com antagonistas da aldosterona e diuréticos de alça do que durante a administração de furosemida isolada. A hiponatremia também pode ocorrer; se grave, os diuréticos devem ser interrompidos e o paciente deve ser submetido à reposição IV cuidadosa até a normalização do nível de sódio. A paracentese terapêutica é indicada apenas a pacientes com ascite grave a ponto de comprometer a respiração. Na verdade, isso é incomum e se manifesta como ascite grave com abdome tenso; o cão não consegue se acomodar e se deitar. A paracentese deve ser acompanhada pela administração IV de um coloide expansor de plasma, plasma ou albumina; a remoção de um grande volume de fluido contendo albumina pode causar hipoalbuminemia grave e diminuição da pressão oncótica, levando ao desenvolvimento de edema pulmonar. Este é um problema real em cães com doença hepática crônica, em que há redução da capacidade de síntese de albumina pelo fígado.

Cães com hipertensão portal são suscetíveis ao desenvolvimento de úlcera GI devido à congestão esplâncnica, como já discutido, inclusive no Capítulo 33. Lembre-se que a úlcera GI pode ocorrer de forma aguda em cães com congestão esplâncnica e a deterioração clínica pode ser grave antes do aparecimento de melena, pois o sangue leva várias horas para passar do intestino delgado para o intestino grosso. Antes disso, é possível que o animal apresente início súbito e sinais intensos de EH, já que o sangue corresponde a uma refeição rica em proteínas no intestino delgado (como já discutido) ou mesmo que a úlcera cause perfuração e peritonite (Figura 36.5).

O tratamento da úlcera GI é baseado em sua prevenção (i. e., evitar os desencadeantes ao máximo possível, como jejum

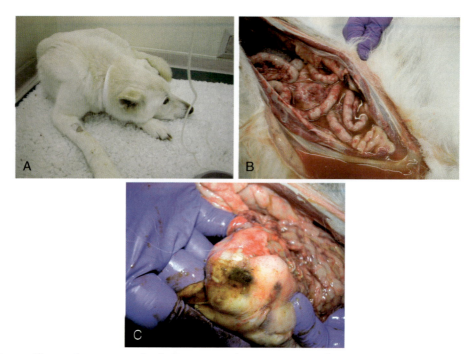

Figura 36.5 A. Pastor Alemão fêmea castrada de 9 anos com hipertensão portal não cirrótica previamente estável e submetida ao tratamento clínico por 8 anos, apresentou depressão, com histórico de anorexia por 1 semana (o mesmo cão da Figura 36.13). **B** e **C.** Apesar da instituição imediata de alimentação por sonda na internação, houve rápida peritonite séptica fatal por ruptura de uma úlcera na junção gastroduodenal. Verificou-se que o animal havia desenvolvido pielonefrite assintomática. O médico-veterinário que a atendeu identificou a encefalopatia hepática, mas tentou controlá-la por meio de jejum por 1 semana. O jejum provavelmente aumentou, em vez de diminuir, a produção de amônia por degradação do músculo e aumentou o risco de úlcera gastrintestinal devido à ausência de nutrição intestinal intraluminal.

prolongado e o uso de corticosteroides ou AINEs, e evitar a hipotensão durante qualquer cirurgia). É muito importante que qualquer cão com hipertensão portal e submetido a um período prolongado de anorexia seja alimentado pois, caso contrário, há alto risco de úlcera GI (ver Figura 36.5). Nesses cães, a nutrição parenteral não é uma alternativa eficaz porque não fornece nutrientes luminais para a cicatrização de enterócitos – a úlcera do trato GI superior é um efeito adverso comum da nutrição parenteral total em humanos, mesmo naqueles sem hipertensão portal; assim, alguma forma de suporte enteral deve ser instituída o mais cedo possível. O uso de inibidores da secreção de ácido gástrico (bloqueadores H_2 ou inibidores de bomba de prótons) tem benefício questionável em pacientes com hipertensão portal porque, de modo geral, a úlcera é no duodeno (e não no estômago); além disso, houve relatos de que o pH gástrico de cães com doença hepática pode já estar mais alto do que o normal devido a alterações no metabolismo da gastrina. No entanto, um estudo recente de cães com doença hepática recentemente diagnosticada observou diferenças na concentração de gastrina em comparação aos cães de controle (Mazaki-Tovi et al., 2012). Na presença de úlcera ativa e melena, porém, os inibidores da secreção de ácido gástrico são frequentemente usados. Nessas circunstâncias, a cimetidina está contraindicada devido ao seu efeito nas enzimas P450 hepáticas; portanto, a ranitidina (2 mg/kg VO ou IV lenta a cada 12 horas) ou a famotidina (0,5 a 1 mg/kg VO a cada 12 a 24 horas) é recomendada. É provável que o omeprazol, inibidor da bomba de prótons, seja mais eficaz em caso de sangramento evidente; deve ser administrado na dose de 1 mg/kg a cada 12 horas. O sucralfato (Carafate®) tem eficácia questionável; é mais eficaz contra a úlcera gástrica (i. e., em associação ao pH baixo), mas é usado com frequência (em dose de 500 mg a 1 g por cão VO a cada 8 horas). Os perfis de hemostasia também devem ser avaliados e qualquer coagulopatia deve ser tratada com vitamina K (ver a seção posterior sobre coagulopatia) ou transfusões de plasma.

Tratamento de coagulopatias

Apesar da presença de anomalias hemostáticas, o sangramento espontâneo é raro em pacientes com doença hepática crônica, mas relativamente comum em pacientes com doença aguda (ver adiante). Como os cães com hipertensão portal e hemorragia GI (ver seção anterior) também podem apresentar uma coagulopatia que predispõe ao sangramento, devem ser avaliados de maneira minuciosa. No entanto, o risco de hemorragia aumenta após um desafio à hemostasia, como a biópsia hepática; portanto, é muito importante avaliar o perfil de coagulação antes de realizar a biópsia hepática. Em caso de prolongamento dos tempos de coagulação, vale a pena tentar a terapia com vitamina K_1 (fitomenadiona; 0,5 a 1 mg/kg SC por três doses em intervalos de 12 horas). No entanto, esse tratamento é muito menos eficaz em cães do que em gatos e, assim, a administração de plasma fresco ou congelado pode ser indicada para repor os fatores de coagulação esgotados. Recomenda-se uma dose inicial de 10 mℓ/kg administrada de forma lenta; a dose de plasma é titulada com base nos resultados do tempo de protrombina em um estágio (OSPT) e do tempo de tromboplastina parcial ativada (TTPA).

DOENÇA DO ARMAZENAMENTO DE COBRE

Patogênese e etiologia

A doença do armazenamento de cobre foi reconhecida como causa de hepatite aguda e crônica em várias raças, em especial Bedlington Terrier (ver Boxe 36.1). Outras raças em que essa doença foi relatada são Dálmata (nos EUA e no Canadá), Labrador Retriever (nos EUA e na Holanda) e alguns Doberman Pinschers (na Holanda), embora animais de todas essas raças também tenham apresentado hepatite crônica sem acúmulo de cobre. Além disso, a doença do armazenamento de cobre foi suspeita, mas não investigada de forma extensa, em West Highland White Terriers. Acredita-se agora que a doença do armazenamento de cobre já relatada em Skye Terriers seja uma anomalia congênita da placa ductal (ver mais adiante). Em um estudo holandês, a hepatite foi atribuída à doença de armazenamento de cobre em 36% e foi idiopática e não associada ao cobre em 64% de 101 cães de várias raças com doença hepática aguda e crônica (Poldervaart et al., 2009). Cães aparentemente normais sem diagnóstico de doença do armazenamento de cobre também podem desenvolver hepatite crônica associada ao cobre se alimentados com uma dieta muito rica nesse mineral, como a ração seca para bezerros (Van den Ingh et al., 2007).

O cobre é excretado na bile e pode se acumular de forma secundária em qualquer tipo de hepatite crônica associada à colestase. Nesses casos, o acúmulo tende a ser brando, geralmente na zona 1 (peribiliar), e a quantidade de cobre não é correlacionada à gravidade da doença. Um estudo anterior demonstrou que os cães eram resistentes ao acúmulo de cobre na colestase, a menos que o teor de cobre na dieta fosse elevado (Azumi, 1982). O acúmulo de cobre no fígado é, portanto, decorrente da provável interação entre a suscetibilidade genética e o ambiente (i. e., concentração de cobre na dieta e estase biliar concomitante). A concentração de cobre na dieta influencia muito o acúmulo hepático do mineral em todas as raças, não apenas naquelas predispostas à doença do armazenamento de cobre. Um aumento no teor hepático de cobre é observado em cães desde a década de 1980 e acredita-se que se deve à mudança na formulação do mineral adicionado aos alimentos comerciais para um quelato de maior biodisponibilidade (Gagne et al., 2013). A distribuição peribiliar e a ausência de correlação entre a quantidade de acúmulo de cobre e os sinais clínicos ajudam a distinguir esses casos da "verdadeira" doença do armazenamento de cobre, em que esse acúmulo é a causa e não um epifenômeno da doença e, de modo geral, é acentuado, progressivo, correlacionado à gravidade da doença e na zona 3 (perivenosa; ver a explicação das zonas hepáticas na Figura 33.7). A quelação de cobre é recomendada em qualquer cão com hepatite crônica e acúmulo significativo do mineral, seja primário, seja secundário, porque o cobre é uma potente toxina oxidante. Portanto, a distinção do acúmulo primário ou secundário de cobre pode não alterar as recomendações terapêuticas, exceto para indicar outra causa primária.

A verdadeira doença do armazenamento de cobre provavelmente representa um defeito genético no transporte e/ou armazenamento do mineral. A melhor definição da doença foi feita em Bedlington Terriers. Nesta raça, a doença é herdada como um traço autossômico recessivo e até 60% dos Bedlington Terriers de alguns países foram afetados; essa prevalência, porém, está diminuindo devido à reprodução seletiva. A doença está confinada ao fígado e parece haver um defeito específico na excreção hepática biliar e de cobre, provavelmente no transporte dos lisossomos dos hepatócitos para o trato biliar. Estudos identificaram pelo menos um defeito genético associado à doença, uma deleção no gene *MURR1* (agora *COMMD1*; Van de Sluis et al., 2002), que codifica uma proteína de função desconhecida. No entanto, Bedlington Terriers com doença do armazenamento de cobre, mas sem a deleção em *COMMD1*, foram relatados nos EUA, no Reino Unido e na Austrália (Coronado et al., 2003; Haywood, 2006; Hyun et al., 2004), sugerindo a existência de outras mutações nessa raça. Um estudo recentemente publicado identificou uma associação entre a doença do armazenamento de cobre em Bedlington Terriers e outra mutação no transportador de metal ABCA 12, que é funcionalmente semelhante à ATPase 7B, que apresenta mutação em seres humanos com doença de Wilson (Haywood et al., 2016).

Em Labradores Retrievers, uma mutação *missense* no próprio gene ATPase 7B foi associada ao acúmulo de cobre, enquanto uma mutação *missense* em ATPase 7A protege contra o acúmulo de cobre (Fieten et al., 2016).

Características clínicas

Os Bedlington Terriers acometidos podem apresentar sinais clínicos agudos ou crônicos, dependendo de fatores individuais, como a quantidade de cobre na dieta e outros possíveis fatores, inclusive estresse e doenças concomitantes. Em caso de acúmulo rápido e acentuado, os cães podem apresentar necrose hepática fulminante aguda, sem nenhum sinal clínico prévio. De modo geral, isso é observado em cães jovens a de meia-idade e acompanhado por anemia hemolítica intravascular aguda causada pela rápida liberação de cobre na circulação. O prognóstico é mau e a maioria dos animais morre em poucos dias. Felizmente, isso é incomum; a maioria dos cães apresenta doença mais crônica e prolongada, com vários anos de acúmulo de cobre e elevação persistente da atividade de ALT, culminando no desenvolvimento de hepatite crônica com necrose gradativa, inflamação e fibrose em ponte. Os sinais clínicos são, portanto, reconhecidos apenas no final da doença e geralmente são os da hepatite crônica canina. Isso ocorre por volta dos 4 anos, talvez antes (Figura 36.6). Por fim, sem tratamento, os cães acometidos desenvolvem cirrose.

Os sinais clínicos e a progressão da doença do armazenamento de cobre em outras raças são semelhantes aos observados em Bedlington Terriers. Em Dálmatas, a doença está associada a início agudo, progressão rápida e níveis muito altos de cobre hepático na ausência de evidências clínicas, clínico-patológicas ou histológicas significativas de colestase. Os cães acometidos tendem a ser adultos jovens que apresentam início agudo de sinais GIs e PU/PD; nesse momento, a doença hepática já é grave. Os Labradores Retrievers com doença do armazenamento de cobre têm idade média, à apresentação, de 7 a 9 anos (variação, 2,5 a 14 anos). Os sinais clínicos são relativamente brandos e são anorexia, vômito e letargia. Os Doberman Pinschers parecem apresentar uma longa fase de doença subclínica, que,

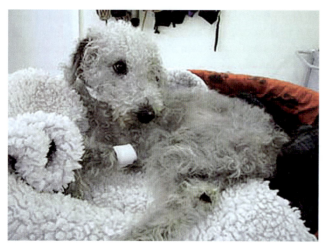

Figura 36.6 Bedlington Terrier com doença do armazenamento de cobre. (De Hall EJ et al., editors: *BSAVA manual of canine and feline gastroenterology*, ed 2, Gloucestershire, United Kingdom, 2005, British Small Animal Veterinary Association.)

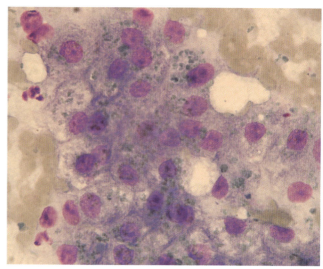

Figura 36.7 A citologia de hepatócitos de um Bedlington Terrier com doença do armazenamento de cobre revela grânulos de cobre (coloração com ácido rubeânico). (Cortesia de Elizabeth Villiers; de Hall EJ et al., editors: *BSAVA manual of canine and feline gastroenterology*, ed 2, Gloucestershire, United Kingdom, 2005, British Small Animal Veterinary Association.)

em casos não tratados, culmina em exacerbação da doença crônica e deterioração rápida. No entanto, não se sabe quantos dos Doberman Pinschers clinicamente acometidos descritos na literatura tinham doença do armazenamento de cobre e quantos tinham hepatite crônica idiopática ou, talvez, imunomediada; assim, os reais sinais da doença do armazenamento de cobre nessa raça não foram definidos. A maioria dos estudos publicados sobre a doença do armazenamento de cobre em Doberman Pinschers descreveu diagnóstico e tratamento da forma subclínica.

Ocasionalmente, cães com doença do armazenamento de cobre também apresentam sinais renais típicos da síndrome de Fanconi com glicosúria normoglicêmica e proteinúria. Isso não foi relatado em Bedlington Terriers, mas em diversas outras raças, inclusive dois West Highland White Terriers (Appleman et al., 2008; Hill et al., 2008) e nove Labradores Retrievers (Langlois et al., 2013). A maioria dos casos foi associada ao maior acúmulo renal de cobre à histologia.

Diagnóstico

A magnitude do aumento nas atividades das enzimas hepáticas e os achados de técnicas de diagnóstico por imagem em cães com doença crônica de armazenamento de cobre são muito semelhantes aos observados em cães com hepatite crônica idiopática. Portanto, o diagnóstico definitivo requer biópsia do fígado e determinação ou estimativa da concentração de cobre no fígado. Isso pode ser feito de maneira qualitativa em cortes fixados com formalina e corados com rodanina ou ácido rubeânico para a detecção de cobre; correlações entre as estimativas quantitativas e qualitativas do acúmulo de cobre foram publicadas (Shih et al., 2007). O escaneamento digital dos cortes corados com rodanina é uma medida qualitativa mais objetiva do cobre hepático (Center et al., 2013). O achado de grandes acúmulos de cobre nos hepatócitos à citologia com ácido rubeânico também sugere doença do armazenamento de cobre (Figura 36.7; Teske et al., 1992). A medida quantitativa do teor de cobre também pode ser realizada, mas isso requer uma grande amostra de biópsia cuidadosamente retirada e armazenada em tubos sem cobre. A concentração de cobre considerada patológica é controversa, mas o valor acima de 1.000 µg/g do peso seco do fígado é geralmente considerado significativo. Lembre-se também que a concentração de cobre pode variar muito entre os lobos do fígado devido à fibrose e regeneração irregulares. Mais detalhes sobre o diagnóstico de doença do armazenamento de cobre podem ser encontrados em Webster et al., 2019. Além de estimar o teor de cobre, a biópsia do fígado indica a cronicidade e extensão da lesão hepática, o que influencia as decisões terapêuticas como na hepatite crônica. Os Bedlington Terriers podem ser submetidos a exames para a detecção da deleção em *COMMD1* antes da reprodução ou quando adquiridos para a avaliação de seu risco de desenvolvimento dessa doença; no entanto, a ausência da deleção em *COMMD1* não garante que o cão não será acometido. O exame genético em *swabs* bucais é oferecido pelo Animal Health Trust em Newmarket, Inglaterra (detalhes em https://www.ahtdnatesting.co.uk) e pela VetGen dos EUA (www.vetgen.com). O descarte da doença do armazenamento de cobre por meio de biópsia do fígado em um animal reprodutor requer a realização do procedimento aos aproximadamente 12 meses, quando o acúmulo de cobre seria suficiente para diagnóstico. Animais muito idosos podem apresentar cirrose com regeneração nodular e nódulos com teor de cobre menor do que o resto do fígado; isso pode confundir o diagnóstico em caso de biópsia inadvertida de um nódulo regenerativo.

Um exame genético para a doença do armazenamento de cobre em Labradores Retrievers foi recentemente disponibilizado nos EUA (https://www.vetgen.com/canine-ct-lab.html). Esse exame é baseado na mutação em ATP7B. No entanto, o laboratório observa que a prevalência dessa mutação é alta em Labradores; assim, não há recomendação para a exclusão completa desses animais dos programas de reprodução, mas de evitar pares homozigotos.

Tratamento

O tratamento ideal de um cão sabidamente acometido é a prevenção. Os Bedlington Terriers homozigotos para a mutação em *COMMD1* devem ser alimentados com uma dieta rica em zinco e com baixo teor de cobre. As rações comerciais para a doença hepática (Royal Canin Hepatic Support® ou Hill's Canine l/d®) têm baixas concentrações de cobre e altas concentrações de zinco, mas também apresentam restrição moderada de proteínas; portanto, aconselha-se a suplementação com uma fonte de proteína de baixo teor de cobre (p. ex., queijo *cottage*) em cães em crescimento. A dieta hepática HP Purina Proplan Veterinary® (Produits Nestlé SA, Vevey, Suíça), comercializada na Europa, mas não nos EUA, tem baixo teor de cobre e concentração de proteínas ligeiramente maior do que as outras rações. Também é importante evitar dar ao cão água da torneira em áreas de água com baixa dureza e tubulações de cobre, substituindo-a por água engarrafada. O Boxe 36.3 lista alimentos comuns com alto teor de cobre que devem ser evitados e alimentos com alto teor de zinco que podem ser dados como suplementos.

Os cães com crise aguda devem ser submetidos ao suporte intensivo exatamente da mesma maneira que os cães com hepatite aguda (Boxe 36.4). A transfusão de sangue pode ser necessária em animais com hemólise grave, mas é provável que as hemácias transfundidas continuem a sofrer hemólise até o controle da cupremia. É improvável que a quelação de cobre seja benéfica de forma aguda, mas a quelação com 2,2,2-tetramina (trientina) pode ser considerada (ou 2,3,2-tetramina, se possível) por ser rápida. A trientina é comercializada como um medicamento para uso humano (Syprine®, Valeant Pharmaceuticals, Bridgewater, NJ, EUA). A dose recomendada em cães é de 10 a 15 mg/kg VO a cada 12 horas, 30 minutos antes das refeições. A 2,3,2-tetramina é difícil de ser obtida. A penicilamina não é útil em uma crise aguda porque a quelação leva semanas a meses. No entanto, deve-se observar que há muito menos informações acerca da farmacocinética, interações medicamentosas e toxicidade da trientina em cães do que sobre a D-penicilamina. Os efeitos adversos relatados são náuseas, gastrite, dor abdominal, melena e fraqueza. Na recuperação, o animal deve continuar em tratamento a longo prazo, como descrito nas próximas seções.

BOXE 36.3

Alimentos ricos em cobre e zinco.

Cobre
- Marisco*
- Fígado*
- Rim, coração
- Cereais
- Cacau
- Leguminosas
- Água da torneira (tubulações de cobre)

Zinco
- Carne vermelha
- Gema de ovo
- Leite
- Feijão
- Fígado
- Grãos integrais, lentilhas
- Arroz
- Batata

*Bastante rico em cobre.

BOXE 36.4

Recomendações para tratamento da hepatite fulminante aguda.

- Identifique e trate a causa, se possível:
  - Remova os fármacos implicados
  - Trate a leptospirose
  - Trate a intoxicação por paracetamol: administre *N*-acetilcisteína (150 mg/kg por infusão intravenosa [IV] em 200 mℓ de glicose a 5% ao longo de 15 min, seguidos por infusão IV de 50 mg/kg em 500 mℓ ao longo de 4 h e, então, infusão IV de 100 mg/kg em 1.000 mℓ ao longo de 16 h) ± cimetidina (5 a 10 mg/kg IV por via intramuscular [IM] ou por via oral [VO] a cada 8 h)
- Fluidos:
  - Fluidoterapia IV cuidadosa – o soro fisiológico com dextrose e potássio geralmente é a solução mais apropriada
  - Meça a glicemia e as concentrações de eletrólitos a cada poucas horas e faça ajustes de maneira apropriada
  - Use cateter periférico e monitore a função renal; use cateteres centrais apenas se houver confirmação da ausência de coagulopatia ou alto risco de sangramento despercebido ao redor do dispositivo
  - Monitore com cuidado. Certifique-se de que o débito urinário e a reversão da desidratação sejam adequados, mas não administre fluidos em excesso ou piore a retenção de líquidos
- Trate a coagulopatia conforme necessário. Considere a administração de plasma recém-congelado e vitamina K (ver texto)
- Trate a encefalopatia hepática aguda (ver texto mais adiante no capítulo). Considere infusões de propofol e enemas de lactulose-neomicina. Monitore regularmente a glicemia e os níveis de potássio no sangue e suplemente como necessário
- Trate qualquer úlcera GI. Considere inibidores da secreção de ácido (ranitidina ou omeprazol)
- Trate qualquer ascite com espironolactona ± furosemida
- Considere antibióticos em todos os casos como profilaxia contra complicações infecciosas, em especial septicemia de origem intestinal. Administre antibióticos IV em todos os casos de febre. Use agentes de amplo espectro que sejam seguros em doenças hepáticas, como amoxicilina-clavulanato
- Alimentação – jejum nos primeiros 1 a 2 dias até restaurar o balanço de fluidos e o cão conseguir deglutir; em seguida, ofereça dieta à base de proteína de leite ou soja, de alta qualidade, sem restrição. Alimentação por sonda, se necessário

O tratamento de cães que já têm altas concentrações hepáticas de cobre documentadas por biópsia, mas não estão em crise aguda, consiste em quelação ativa de cobre, suplementação de zinco assim que a quelação terminar, dieta com baixo teor de cobre e suporte. A hepatite crônica secundária à doença do armazenamento de cobre deve ser tratada da mesma forma que a hepatite crônica idiopática, com antioxidantes, ursodiol e outros medicamentos de suporte (ver anteriormente, em *Hepatite crônica idiopática*). Antioxidantes, como vitamina E e SAMe, têm ação especial na lesão hepática induzida por metais. A quelação pode ser feita com D-penicilamina ou trientina. A D-penicilamina leva meses para ter efeito significativo sobre o teor hepático de cobre, mas é encontrada com facilidade e sua farmacocinética e toxicidade em cães estão bem documentadas; além disso, tem propriedades antifibróticas e anti-inflamatórias fracas. A dose recomendada é de 10 a 15 mg/kg VO a cada 12 horas, 30 minutos antes das refeições. Começar com doses baixas e aumentá-las após 1 semana (ou dividir a dose e administrar com mais frequência) pode reduzir os efeitos adversos comuns de vômitos e anorexia. Também há raros relatos de síndrome nefrótica, leucopenia e trombocitopenia em cães; assim, um hemograma completo e exames de urina devem ser solicitados com regularidade durante o tratamento. A diminuição no teor hepático de cobre de 900 μg/g de peso seco/ano pode ser esperada em cães tratados com D-penicilamina. A trientina (2,2,2-tetramina) é outro bom quelante de cobre que pode ser usado; seu efeito pode ser mais rápido do que a D-penicilamina. Detalhes sobre a dose e possíveis efeitos adversos já foram discutidos.

O tratamento de quelação de cobre é mantido até a normalização da concentração do mineral no fígado; isso deve ser determinado por biópsia hepática e quantificação de cobre ou estimativa citológica. Uma alternativa é monitorar as atividades séricas das enzimas hepáticas a cada 2 a 3 meses até que voltem ao normal. O tratamento deve, então, ser interrompido para prevenir a deficiência de cobre que pode ocorrer após quelação prolongada e excessivamente zelosa e ter efeitos graves, como perda de peso e hematêmese. A seguir, o esquema pode ser alterado para um protocolo preventivo composto de dieta restrita em cobre e administração de zinco ao longo da vida do animal.

HEPATITE AGUDA

Etiologia e patogênese

A hepatite aguda é muito menos comum do que a hepatite crônica em cães, mas, quando grave, tem um prognóstico muito mau. O tratamento é baseado em medidas de suporte e permitir a recuperação do fígado. Cães com hepatite aguda apresentam alto risco de coagulação intravascular disseminada (CID). A perda grave da função hepática também é fatal porque não pode ser reposta artificialmente enquanto se aguarda a recuperação; não há tratamento como uma diálise hepática. Porém, devido à notável capacidade regenerativa do fígado, os animais que sobrevivem à fase aguda da doença podem se recuperar por completo, sem lesão hepática permanente, desde que recebam alimentação e suporte adequados.

A maioria das causas de hepatite fulminante aguda em cães é infecciosa ou tóxica (ver Boxe 36.5). Em cães não vacinados, CAV-1 e *Leptospira* são diagnósticos diferenciais importantes. Cães com doença do armazenamento de cobre podem apresentar hepatite aguda, frequentemente associada à alta concentração sérica de cobre, além de necrose hepática aguda. Há relatos de que o xilitol, um adoçante artificial, causa necrose hepática aguda e coagulopatia em cães (Dunayer et al., 2006), com alta mortalidade. A aflatoxina em alimentos contaminados também causou hepatite aguda e subaguda com alta mortalidade em cães (Newman et al., 2007). Os medicamentos mais implicados como causa de necrose hepática aguda em cães são listados no Boxe 36.5, mas qualquer fármaco pode causar necrose hepática idiossincrática em um cão. Um caso de colangite destrutiva (denominada *síndrome do desaparecimento do ducto biliar*) foi relatado em um cão como uma suspeita de reação medicamentosa a amoxicilina-clavulanato, amitraz e/ou milbemicina oxima (Gabriel et al., 2006); a autora deste conteúdo viu isso em um caso clínico provavelmente causado por uma reação idiossincrática à amoxicilina-clavulanato.

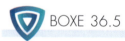
BOXE 36.5

Possíveis causas de hepatite fulminante aguda em cães.

Infecções
- Adenovírus canino de tipo 1
- Herpes-vírus canino neonatal
- *Leptospira interrogans* (vários sorovares)
- Endotoxemia
- *Yersinia*
- Hepatite sarcocística (por *Neospora*, *Sarcocystis* e *Hammondia*), rara (Irvine et al., 2016)

Térmicas
- Insolação

Metabólicas
- Necrose aguda associada à doença do armazenamento de cobre em Bedlingtons, Dálmatas e alguns Labradores e Dobermans (ver Boxe 36.1)

Tóxicas ou induzidas por fármacos
- Paracetamol
- Fenobarbital ou primidona
- Carprofeno (especialmente em Labradores Retrievers)
- Mebendazol
- Tiacetarsamida
- Mercúrio
- Sulfonamidas potencializadas
- Cianobactérias (algas azuis) em água do mar e água doce
- Xilitol
- Aflatoxina
- Nitrofurantoína
- Lomustina (CCNU)

Características clínicas

As características clínicas da hepatite fulminante aguda, independentemente da causa, são relacionadas à perda aguda da função hepática por necrose celular generalizada e liberação de citocinas inflamatórias e fatores teciduais. De modo geral, os cães apresentam início agudo de um ou mais dos seguintes sinais – anorexia, vômito, PU/PD, desidratação, EH com depressão progredindo para convulsões e/ou coma, icterícia, febre, dor abdominal cranial, coagulopatia com petéquias e possível hematêmese e melena e, em alguns casos, ascite e esplenomegalia por hipertensão portal aguda. Em cães e gatos com doença hepática aguda grave, o sangramento espontâneo pode ser provocado por depleção dos fatores de coagulação ou CID. A insuficiência renal é uma complicação grave em alguns casos, com componentes pré-renais e renais intrínsecos. Seres humanos com insuficiência hepática aguda também podem apresentar hipotensão, arritmias cardíacas, edema cerebral e pulmonar e inflamação pancreática; isso pode ocorrer em alguns cães, embora não tenham sido relatados de maneira específica.

Diagnóstico

De modo geral, o diagnóstico é baseado em anamnese, sinais clínicos e achados clínico-patológicos. A histopatologia hepática deve ser confirmatória, mas os resultados normalmente não são obtidos até a recuperação (ou após a morte) devido à natureza aguda e grave da doença. Um histórico de exposição recente a fármacos ou toxinas é importante para implicá-los como causa; o estado vacinal é uma consideração importante nas causas infecciosas.

À patologia clínica, os cães com hepatite aguda tendem a apresentar aumentos marcantes nas atividades das enzimas hepatocelulares ALT e AST (de 10 a mais de 100 vezes). Icterícia e aumentos nos marcadores de colestase também podem ser observados; os raros casos de colangite destrutiva são caracterizados por icterícia grave precoce, aumento acentuado nas atividades de FA e hiperbilirrubinemia. A hipoglicemia e a hipopotassemia são comuns em cães com hepatite aguda e a azotemia é observada em alguns casos como resultado de causas pré-renais e renais. Anomalias hemostáticas, com prolongamento dos tempos de coagulação e trombocitopenia, são frequentes e podem ser um sinal de desenvolvimento de CID (ver Capítulo 87). Pacientes com CID podem apresentar prolongamento de TTPA e OSPT, mas é impossível distinguir isso da menor produção hepática de fatores de coagulação. No entanto, o aumento de D-dímeros e/ou produtos de degradação da fibrina, combinado a diminuições no número de plaquetas e esquistocitose, aumenta o índice de suspeita de CID. As concentrações de D-dímero tendem a sofrer aumentos brandos a moderados em cães com doença hepática devido à redução da depuração no fígado e não necessariamente significam a presença de trombo ou CID. Elevações maiores são sugestivas de CID. O diagnóstico por imagem geralmente não tem utilidade em cães com hepatite aguda. Pode haver hepatomegalia e uma alteração difusa na ecogenicidade hepática; alguns casos podem apresentar congestão esplênica e/ou ascite, mas essas alterações não são específicas e não ajudam a definir a causa ou extensão do dano. Em alguns pacientes, o exame ultrassonográfico é normal.

Tratamento e prognóstico

O tratamento da hepatite fulminante aguda em cães é principalmente de suporte, como descrito no Boxe 36.4. Todo o possível deve ser feito para identificar e tratar a causa primária durante a instituição do tratamento de suporte. A administração de corticosteroides não é indicada nesses casos e pode piorar o prognóstico por aumentar o risco de úlcera GI e trombose. Nesses casos, há alto risco de CID, cujo tratamento é difícil e, de modo geral, malsucedido. O tratamento mais eficaz é a remoção da causa desencadeante que, na insuficiência hepática aguda humana, significa o rápido transplante de fígado. Sem essa opção em cães e gatos, a mortalidade por CID relacionada à hepatite fulminante aguda é provavelmente de 100%. As terapias recomendadas são transfusão de plasma para repor os fatores de coagulação esgotados e administração cuidadosa de heparina durante a fase de hipercoagulação. No entanto, a eficácia da heparina na CID foi recentemente questionada em humanos e não há dados clínicos que apoiem seu uso em cães e gatos (ver Capítulo 87).

O tutor deve ser avisado sobre o mau prognóstico de recuperação, apesar do suporte intensivo e, em casos graves, o encaminhamento precoce para uma unidade de terapia intensiva deve ser considerado. No entanto, cães que se recuperam da fase aguda têm uma boa chance de melhora completa. Algumas pesquisas em humanos e animais sugeriram que a probabilidade de desenvolvimento de lesões hepáticas crônicas é menor com o oferecimento de dieta com uma única fonte proteica, à base de leite ou soja, durante a fase de recuperação.

DISTÚRBIOS DO TRATO BILIAR

As doenças do trato biliar são menos comuns em cães do que em gatos, mas cães podem apresentar doenças primárias do trato biliar e obstrução extra-hepática das vias biliares (ODBE). Além disso, a colangite destrutiva causada por reações medicamentosas que levam à colestase grave e icterícia foi ocasionalmente identificada em cães, mas não em gatos. Ocasionalmente, cães apresentam cistos hepáticos e renais congênitos, semelhantes à doença de Caroli humana, que são discutidos na seção posterior *Anomalias congênitas da placa ductal*.

COLANGITE E COLECISTITE

A colangite primária foi considerada menos comum em cães do que em gatos, embora relatos recentes sugiram que tenha sido subestimada (Tamborini et al., 2016; Harrison et al., 2018). Histologicamente, a colangite é definida como inflamação confinada à região portal com infiltração de células inflamatórias na parede ou no lúmen do ducto biliar. Os sinais clínicos e a avaliação diagnóstica são semelhantes àqueles em gatos com colangite neutrofílica (ver Capítulo 35). Os cães podem ser de qualquer idade ou raça e o quadro clínico típico é o início agudo de anorexia, icterícia e vômitos, com ou sem febre; nem todos os cães acometidos, porém, têm icterícia. Em alguns casos, pode haver histórico de enterite aguda ou pancreatite, sugerindo uma possível causa para a infecção biliar ascendente do intestino. Obstrução mecânica e mucocele da vesícula biliar (ver adiante) devem ser excluídas antes, geralmente por ultrassonografia; depois, amostras de fígado e bile e/ou mucosa da vesícula biliar devem ser obtidas para histopatologia, cultura microbiana e antibiograma, de preferência antes do início da antibioticoterapia. A colecistite concomitante é comum nos casos em que foi investigada (Harrison et al., 2018).

As biópsias hepáticas e as amostras de bile podem ser obtidas por visualização direta durante cirurgia ou laparoscopia ou ainda por orientação ultrassonográfica. O último método tem risco maior de extravasamento de bile; para minimizar isso, uma agulha de calibre 22 (0,7 mm) em uma seringa de 12 mℓ é usada para colecistocentese (remoção de bile), tentando evacuar a vesícula biliar. O procedimento deve ser feito sob anestesia geral, e não sedação intensa, para minimizar a chance de movimentação do paciente durante a aspiração. O risco de peritonite biliar ou séptica iatrogênica é baixo, mas é maior em pacientes com doença grave da parede da vesícula biliar (determinada à ultrassonografia); a peritonite biliar requer tratamento cirúrgico. Os microrganismos entéricos são semelhantes aos encontrados em gatos; em vários estudos, o isolado mais comum é *Escherichia coli*. Todos os demais microrganismos relatados são de origem intestinal, como *Enterococcus*, *Klebsiella*, *Clostridium*, *Streptococcus* fecal, *Corynebacterium* e *Bacteroides* spp. *Clostridium* pode produzir gás e causar alterações enfisematosas na parede da vesícula biliar, visíveis à radiografia ou à ultrassonografia. A resistência aos antibióticos é relativamente comum nesses isolados e pode se desenvolver durante o tratamento, ressaltando a importância da obtenção de amostras de bile para cultura e antibiograma sempre que possível. Os colélitos podem ser associados à colecistite ou colangite; a relação de causa e efeito nem sempre é clara.

O tratamento requer a administração de antibióticos por 4 a 6 semanas, de preferência com base nos resultados de cultura e antibiograma, além de antioxidantes e coleréticos. Como em gatos, a amoxicilina é uma boa escolha inicial, na dose de 15 a 20 mg/kg VO a cada 8 horas, e combinada ao ácido ursodesoxicólico, na dose de 15 mg/kg VO a cada 24 horas ou dividida em duas doses a cada 12 horas. Um estudo recente mostrou que a colecistectomia reduziu o risco de morte em cães acometidos; logo, deve ser considerada com seriedade, principalmente em caso de achado de anomalias da vesícula biliar na ultrassonografia (Harrison et al., 2018).

MUCOCELE DA VESÍCULA BILIAR

A mucocele da vesícula biliar foi relatada como uma causa comum de sinais clínicos de doença do trato biliar em cães (Figura 36.8). A causa não é clara, mas a mucocele da vesícula biliar é mais comum em cães de meia-idade a idosos; parece haver uma predisposição racial em Pastores de Shetland nos EUA. Outras raças consideradas predispostas são Cocker Spaniel e Schnauzer miniatura. Há uma possível associação a endocrinopatias, principalmente hipotireoidismo, hiperadrenocorticismo e hiperlipidemia, e os cães acometidos apresentam diversas alterações metabólicas (Gookin et al., 2015; 2018). O uso anterior de imidacloprido também foi associado em um estudo (Gookin et al., 2015). A inflamação estéril ou séptica da parede da vesícula biliar e/ou a alteração de motilidade da vesícula também pode predispor à formação de mucocele. Uma mutação no transportador de fosfatidilcolina biliar foi proposta como causa de mucocele em Pastores de Shetland e algumas outras raças (Mealey et al., 2010), mas posteriormente foi contestada (Cullen et al., 2014).

Os sinais clínicos variam. Em alguns cães, a mucocele é clinicamente silenciosa e é um achado acidental à ultrassonografia abdominal (ver Figura 36.8). Outros apresentam sinais clínicos inespecíficos, semelhantes aos de outras doenças do trato biliar, como anorexia, letargia, vômitos e icterícia. Alguns cães apresentam manifestações agudas devido à ruptura da vesícula biliar e à peritonite biliar. Um estudo recente demonstrou que a ultrassonografia tem alta especificidade, mas baixa sensibilidade – de apenas 56% – para diagnóstico de ruptura da vesícula biliar e peritonite biliar em cães com mucocele (Jaffey et al., 2018). Portanto, se houver suspeita clínica de ruptura da vesícula biliar, a cirurgia deve ser realizada mesmo se a ultrassonografia for negativa.

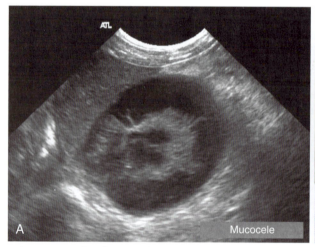
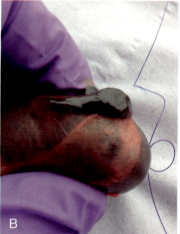

Figura 36.8 A. Ultrassonografia da vesícula biliar de um cão com mucocele. Observe o padrão estrelado da bile. O material mucinoso não se move com a mudança de posição do paciente. (Cortesia de Diagnostic Imaging Department, Queen's Veterinary School Hospital, University of Cambridge, Cambridge, Inglaterra.) **B.** Aspecto da vesícula biliar com mucocele após a remoção cirúrgica em um Border Terrier. Observe o material gelatinoso extravasando da superfície de corte. (Cortesia do Queen's Veterinary School Hospital, University of Cambridge, Inglaterra.)

O tratamento dos cães com sinais clínicos é geralmente cirúrgico; a colecistectomia com ou sem derivação biliar é a técnica de escolha. A derivação biliar aumenta a mortalidade perioperatória e é raramente necessária. A ruptura da vesícula biliar também aumenta o risco de morte. No entanto, os animais que sobrevivem ao período perioperatório têm bom prognóstico a longo prazo. O manejo médico de mucoceles subclínicas foi relatado em dois cães com hipotireoidismo que foram tratados com sucesso (Walter et al., 2008) e em Pastores de Shetland (Aguirre et al., 2007). Nesses últimos, o tratamento médico consistia em uma dieta com baixo teor de gordura (p. ex., Hill's i/d® com baixo teor de gordura; Royal Canin Waltham Gastrointestinal Low Fat®; Eukanuba Intestinal Diet, Procter & Gamble Pet Care®, Mason, OH, EUA) com um colerético (ácido ursodesoxicólico, dose diária total de 10 a 15 mg/kg VO, de preferência dividida em duas administrações) e um antioxidante (SAMe, 20 mg/kg VO a cada 24 horas). Esse tratamento levou à resolução da mucocele em um cão; em dois cães, a mucocele continuou estática; dois cães faleceram, um por ruptura da vesícula biliar e o outro por tromboembolismo pulmonar, ambos dentro de 2 semanas do diagnóstico; além disso, dois cães foram perdidos ao acompanhamento. Também parece sensato abordar a causa subjacente da dislipidemia em todos os casos, seja o tratamento cirúrgico ou médico.

OBSTRUÇÃO DO DUCTO BILIAR EXTRA-HEPÁTICO

As causas de ODBE em cães são semelhantes às observadas em gatos (ver Boxe 35.4), à exceção dos tremátodeos hepáticos, que são incomuns em cães. A causa mais comum de ODBE em cães é a obstrução extraluminal por exacerbação da pancreatite crônica (ver Capítulo 37), mas corpos estranhos intestinais, neoplasia, envolvimento do ducto biliar em uma hérnia diafragmática e outros distúrbios também podem causar ODBE (Figura 36.9). As lesões do ducto biliar que cicatrizam e levam à formação de estenose várias semanas depois também são observadas em cães; o ducto biliar comum (DBC) pode ser comprimido ao ser carreado com o fígado para o tórax em cães com hérnia diafragmática. As lesões compressivas extraluminais, como as neoplasias pancreáticas, biliares e duodenais, são causas menos comuns; além disso, a colelitíase é uma rara causa de ODBE. Para ser considerado ODBE, o distúrbio deve ocorrer à altura do DBC e impedir o fluxo de bile para o duodeno. As fezes acólicas, a coagulopatia responsiva à vitamina K e a ausência repetida de urobilinogênio em amostras bem-processadas de urina só são observadas semanas após a interrupção completa do fluxo de bile. Essas características não são observadas na obstrução incompleta e a constelação de sinais e achados clínico-patológicos lembra aquela de outras doenças não obstrutivas do trato biliar.

Características clínicas

Os sinais clínicos e os achados clínico-patológicos, bem como o exame físico de todos esses distúrbios, podem não diferir muito, a menos que a doença subjacente tenha causado ODBE ou peritonite biliar. Independentemente do distúrbio de base, os sinais clínicos típicos são icterícia, vômitos agudos ou crônicos, anorexia, depressão, perda de peso e, ocasionalmente, dor abdominal cranial vaga. Por causa da localização protegida da vesícula biliar no abdome, raramente é possível palpá-la em um cão com ODBE, a menos que o órgão esteja muito aumentado.

Diagnóstico

Os cães acometidos tendem a apresentar hiperbilirrubinemia, níveis séricos elevados de FA, GGT, ácido biliar (ABS) e colesterol em jejum e pós-prandial e alterações menos graves na atividade sérica de ALT. As concentrações de ABS aumentam cedo em cães com estase biliar; nessas circunstâncias, o grau de elevação de ABS não dá nenhuma indicação da função hepática. De modo geral, as lesões colestáticas mais graves estão associadas a alterações clínico-patológicas de maior gravidade. Evidências de hepatomegalia e um efeito de massa na área da vesícula biliar podem ser observados em radiografias abdominais. Sombras gasosas associadas à vesícula biliar e outras estruturas do trato biliar podem ser atribuídas à infecção ascendente por microrganismos formadores de gás. A causa da colelitíase em cães não é clara e colélitos podem ser observados em cães assintomáticos. Os colélitos são radiolúcidos, a menos que contenham cálcio, o que ocorre cerca de 50% das vezes. O derrame abdominal inflamatório é esperado em cães com peritonite biliar, mas não naqueles com a maioria das causas de ODBE, à exceção dos derrames associados à pancreatite ou ao câncer pancreático.

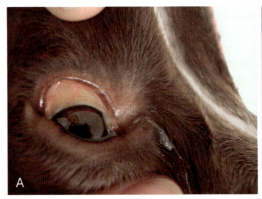 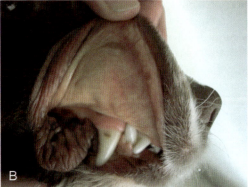

Figura 36.9 Icterícia em mucosas oculares (**A**) e orais (**B**) em um Springer Spaniel Inglês de 6 anos com obstrução biliar extra-hepática causada por exacerbação aguda da pancreatite crônica. A icterícia foi resolvida sem intercorrências com o tratamento médico.

A ultrassonografia ajuda a diferenciar as causas médicas das cirúrgicas de ODBE, embora essa modalidade de diagnóstico por imagem certamente não seja infalível. Dilatação e tortuosidade dos ductos biliares hepáticos e do DBC, bem como distensão da vesícula biliar, são evidências ultrassonográficas convincentes de ODBE no DBC ou esfíncter de Oddi. Em caso de observação de estruturas biliares dilatadas, pode ser difícil distinguir a ODBE que requer intervenção cirúrgica de uma ODBE transitória em resolução e associada à exacerbação da pancreatite crônica grave ou à doença biliar não obstrutiva (p. ex., colecistite bacteriana ou colangite), a menos que uma fonte de obstrução seja especificamente identificada (p. ex., massa pancreática, colélito no DBC). O jejum prolongado aumenta o volume da vesícula biliar devido ao retardo de evacuação e não deve ser interpretado de forma exagerada. Além disso, a hiperplasia cística e a formação de pólipos epiteliais são lesões comuns em cães idosos e não devem ser confundidas com colélitos na vesícula biliar. A aparência estrelada no conteúdo da vesícula biliar é característica de mucocele desse órgão (ver Figura 36.8). Não vale a pena monitorar a concentração sérica de bilirrubina para determinar o momento de intervenção cirúrgica, já que esse valor começa a diminuir em dias a semanas, sem alívio da obstrução, em cães e gatos com ODBE induzida de forma experimental. Em contrapartida, em alguns cães, uma parte significativa da bilirrubina se liga de maneira irreversível à albumina na circulação (biliproteína), o que retarda a depuração e provoca elevação contínua da concentração sérica de bilirrubina por até 2 semanas após a resolução da lesão inicial.

Tratamento e prognóstico

Na ausência de uma distinção clara entre as causas médicas e cirúrgicas da icterícia, a cirurgia pode ser a opção mais segura para evitar retardo excessivo do diagnóstico, principalmente se houver suspeita de peritonite biliar. A princípio, os casos de ODBE persistente e completa devem ser operados o mais rápido possível por temor de que o refluxo dos ácidos biliares cause cirrose, a menos que a obstrução seja logo corrigida. No entanto, evidências mais recentes sugerem que o tratamento médico pode ser realizado com segurança por dias a semanas em cães clinicamente saudáveis, durante a resolução da obstrução transitória do trato biliar. Assim, a cirurgia não precisa ser realizada com tanta rapidez em um cão com ODBE secundária à pancreatite. A literatura veterinária não tem evidências acerca da frequência de desenvolvimento de cirrose e do tempo máximo para a correção cirúrgica de obstrução biliar completa. No entanto, em uma revisão da obstrução do trato biliar causada pela pancreatite crônica (PC) em humanos, Abdallah et al. (2007) indicam que o desenvolvimento de cirrose biliar ocorreu em apenas 7% dos casos. A obstrução biliar associada à PC em seres humanos é considerada transitória caso se resolva em até 1 mês; a maioria dos casos é transitória porque a obstrução biliar desaparece com a resolução do edema da inflamação crônica exacerbada. Na ausência de dor acentuada ou massa, o paciente é monitorado por 1 mês e submetido ao tratamento cirúrgico apenas se a icterícia persistir por mais tempo ou houver suspeita de neoplasia.

Como em qualquer outra forma de doença hepática, é importante estabilizar o paciente com fluidos e eletrólitos e determinar o perfil de coagulação e o número de plaquetas antes da cirurgia. Os tempos de coagulação prolongados podem responder às injeções de vitamina K_1, em dose de 0,5 a 1 mg/kg SC em três administrações com intervalos de 12 horas antes da cirurgia (assim como nas recomendações anteriores); caso contrário, uma transfusão de plasma congelado antes da cirurgia é aconselhável para a reposição dos fatores de coagulação. Se o sítio de obstrução ou lesão biliar não for identificado, pelo menos amostras de tecido (p. ex., fígado, mucosa da vesícula biliar) e bile podem ser obtidas para avaliação histopatológica e citológica, cultura bacteriana e antibiograma. Qualquer fluido abdominal deve ser analisado por citologia e cultura de bactérias aeróbias e anaeróbias. Uma amostra de biópsia do fígado também deve ser obtida em todos os casos. Os achados histopatológicos hepáticos típicos em cães com ODBE em estágio inicial são tampões canaliculares de bile e proliferação ductular biliar, com inflamação periporta e fibrose em casos crônicos. A infecção biliar pode incitar uma reação inflamatória mais intensa na região periporta e confundir o diagnóstico. No entanto, é impossível diagnosticar uma infecção primária do trato biliar somente com uma biópsia hepática.

Os objetivos cirúrgicos são a resolução da obstrução ou o extravasamento biliar e o restauro do fluxo biliar. Os procedimentos reconstrutivos para derivação do fluxo biliar podem ser realizados se a causa da ODBE não puder ser corrigida. No entanto, devido ao mau prognóstico a longo prazo, procedimentos menos invasivos, como implante de *stent*, são preferidos sempre que possível.

Em pacientes sem obstrução biliar completa (p. ex., alguns colélitos) ou com obstrução transitória (p. ex., a maioria dos casos de pancreatite crônica exacerbada), o tratamento médico sozinho é indicado. O colerético ursodiol é indicado nesses casos, desde que a ODBE completa seja descartada. Esse fármaco pode provocar a movimentação de colélitos. A dose total recomendada é de 10 a 15 mg/kg VO por dia, de preferência dividida em duas administrações. Além disso, todos os casos (médicos e cirúrgicos) devem ser submetidos ao tratamento antioxidante, de preferência com vitamina E (400 UI VO para um cão de 30 kg, com o dimensionamento adequado para animais de outros pesos corpóreos; os comprimidos geralmente são de 100, 200 ou 400 IU) e SAMe (20 mg/kg VO a cada 24 horas), já que o refluxo biliar no fígado é uma toxina oxidante potente. Os cães devem receber dieta de alta qualidade sem restrição de proteínas: de modo geral, uma ração para cuidados intensivos é mais apropriada do que a dieta comercial de suporte hepático porque, apesar do processo inflamatório e/ou séptico, a função dos hepatócitos é boa.

O prognóstico de cães com ODBE depende da causa subjacente. Se a causa puder ser tratada sem reconstrução cirúrgica, o prognóstico é razoável a bom. Se houver necessidade de reconstrução biliar extensa, o prognóstico é reservado.

Peritonite biliar

De modo geral, a peritonite biliar é causada por trauma abdominal com lesão do DBC (p. ex., lesão penetrante, coice de cavalo, acidente automobilístico) ou ruptura patológica de uma vesícula biliar muito doente, em especial com mucocele; a ruptura também pode ser iatrogênica, associada à aspiração diagnóstica guiada por ultrassonografia. Os primeiros sinais de peritonite biliar são inespecíficos. Com a progressão da doença, icterícia, febre e derrame abdominal podem ser observados. O contato da bile, normalmente estéril, com a superfície peritoneal provoca necrose celular e alterações de permeabilidade, que predispõem à infecção por bactérias que atravessam a parede intestinal. Animais com peritonite biliar não detectada podem apresentar hipovolemia e sepse. A cirurgia é essencial na peritonite biliar, tanto para identificação e tratamento da causa quanto para lavagem do abdome. As considerações pré-cirúrgicas são as mesmas da ODBE. Se a cirurgia for adiada, a drenagem peritoneal deve ser estabelecida para lavagem e remoção do fluido abdominal nocivo.

DISTÚRBIOS VASCULARES CONGÊNITOS

As doenças congênitas da vasculatura hepática, intra-hepática e extra-hepática são mais comuns em cães do que em gatos. Há algumas predisposições raciais, sugerindo uma base genética para alguns distúrbios; acredita-se, porém, que a maioria dessas doenças seja decorrente de algum tipo de insulto (ainda indefinido) no útero. A redução experimental do fluxo da veia umbilical em ovelhas e outras espécies pode levar ao desenvolvimento de SPSs e assimetria dos suprimentos vasculares e lobulares hepáticos; é provável que isso também ocorra em cães. Isso explicaria por que é relativamente comum que cães apresentem mais de um distúrbio vascular congênito no fígado (p. ex., um SPS congênito combinado à hipoplasia da veia porta intra-hepática ou displasia microvascular [DMV]); também explicaria por que cães com SPSs congênitos têm maior prevalência de outros defeitos congênitos, como criptorquidia e doenças cardíacas.

Para facilitar a categorização e devido aos diferentes quadros clínicos, os distúrbios vasculares congênitos foram divididos naqueles associados à baixa pressão portal ou à alta pressão portal. No entanto, é importante lembrar que a presença simultânea de dois ou mais defeitos hepáticos dificulta a diferenciação.

DISTÚRBIOS ASSOCIADOS À BAIXA PRESSÃO PORTAL: *SHUNT* PORTOSSISTÊMICO CONGÊNITO
Etiologia e patogênese

Os SPSs congênitos são os distúrbios portovasculares congênitos mais comuns em cães. A etiologia e a patogênese são semelhantes às observadas em gatos; ver detalhes no Capítulo 35. Muitos tipos diferentes de anomalias portovasculares congênitas foram relatados em cães; às vezes, coexistem com a hipoplasia intra-hepática ou extra-hepática da veia porta ou DMV intra-hepática (ver adiante). No entanto, uma característica distintiva do SPS congênito isolado é a baixa pressão portal porque parte do sangue é desviado da circulação sinusoidal pelo(s) vaso(s) do *shunt*. Cães com SPS congênito isolado, portanto, não apresentam ascite, exceto em caso de hipoalbuminemia grave. Isso permite a diferenciação dos distúrbios vasculares congênitos associados ao aumento da pressão portal e, portanto, do SPS adquirido (ver adiante), em que a hipertensão portal e a ascite são comuns.

Os SPSs congênitos caninos podem ser extra-hepáticos ou intra-hepáticos. Os SPSs extra-hepáticos são vasos anômalos que conectam a veia porta ou um de seus contribuintes (veia gástrica, esplênica, mesentérica cranial ou caudal ou gastroduodenal esquerda) à veia cava caudal ou veia ázigos. São mais comuns em cães de raças pequenas, com alta prevalência em Cairn Terrier, Yorkshire Terrier, West Highland White Terrier, Maltês, Bichon Havanês, outros terriers e Schnauzer miniatura (Figura 36.10). Os SPSs intra-hepáticos podem ser do lado esquerdo (supostamente representando a persistência do ducto venoso fetal) ou centrais ou do lado direito (quando provavelmente têm uma origem embriológica diferente). O SPS intra-hepático é geralmente visto em cães de raças grandes, mas Collies tendem a ter SPSs extra-hepáticos, apesar do porte

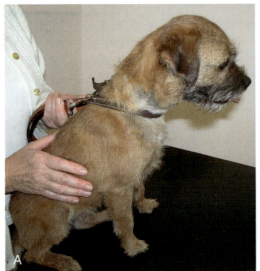
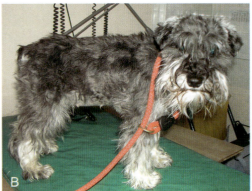

Figura 36.10 Típicos cães de raças de porte pequeno com *shunts* portossistêmicos extra-hepáticos congênitos. **A.** Border Terrier fêmea de 8 meses. **B.** Schnauzer miniatura fêmea de 9 meses.

maior. A maior prevalência racial sugere uma base genética para a doença, mas isso só foi investigado em Wolfhounds Irlandeses, que apresentam predisposição hereditária para a persistência do ducto venoso, em Cairn Terriers com SPSs extra-hepáticos, em que há suspeita de herança autossômica poligênica ou herança monogênica com expressão variável (van Straten et al., 2005) e Malteses, em que a herança recessiva de penetrância parcial foi proposta (O'Leary et al., 2014). Wolfhounds irlandeses acometidos tendem a apresentar ninhadas menores e produzir mais de um filhote com SPS em uma mesma ninhada.

Segundo um estudo, cães de raças geralmente não consideradas de alto risco de SPS eram mais propensos a apresentar formas anatômicas incomuns e menos passíveis de tratamento cirúrgico (Hunt, 2004).

Características clínicas

Os sinais clínicos são semelhantes aos observados em gatos, com predominância de sinais neurológicos, GIs e urinários (ver detalhes no Capítulo 35). Aproximadamente 75% dos cães são atendidos com menos de 1 ano, mas alguns são diagnosticados em idade mais avançada, levando até 10 anos para que os sinais sejam reconhecidos. Há um espectro de gravidade dos sinais neurológicos, de filhotes com acometimento grave que andam em círculos de forma persistente, apresentam cegueira central e podem até ter convulsões ou entrar em coma, até animais com doença moderada ou assintomáticos. É provável que esse espectro reflita diferenças na fração de derivação, na dieta e no ambiente dos cães. A inflamação concomitante é um importante gatilho para o desenvolvimento de EH; assim, observe cuidadosamente os animais acometidos em busca de doenças inflamatórias, como infecções do trato urinário. A PU/PD com hipostenúria é relativamente comum; sua etiologia é provavelmente multifatorial e, em parte, decorrente do menor gradiente de concentração medular renal (ver Capítulo 33). Urólitos de urato também são comuns e podem ser císticos ou renais. Curiosamente, os cálculos renais de urato parecem ser mais comuns em terriers e, de modo geral, os cães acometidos não apresentam sinais neurológicos proeminentes. Ao exame físico, os animais tendem a ser menores do que os irmãos da mesma ninhada e podem ter sinais neurológicos não localizados; em alguns casos, há renomegalia palpável. Esta última é causada por alterações circulatórias e não é um reflexo de doença renal ou urólitos; não tem significado clínico e regride após a correção do *shunt*. Outros defeitos congênitos podem ser aparentes, em especial criptorquidia, relatada em até 50% dos cães machos com SPSs congênitos.

Diagnóstico

O diagnóstico de SPS congênito em cães é estabelecido como em gatos (ver Capítulo 35) e depende da visualização do vaso do *shunt* por ultrassonografia, angiografia com tomografia computadorizada (TC) ou portovenografia (Figura 36.11); o diagnóstico também pode ser estabelecido pela visualização macroscópica à cirurgia. A cintilografia pode demonstrar o *shunt*, mas não auxilia a diferenciação de SPSs congênitos e adquiridos; assim, as decisões terapêuticas requerem algum outro método de diagnóstico por imagem. Ver mais informações sobre a avaliação do SPS por técnicas de diagnóstico por imagem no Capítulo 34.

Se possível, é importante tentar estimar o grau de desenvolvimento da vasculatura porta hepática remanescente por meio da repetição da portovenografia após a ligadura e/ou avaliação dos achados histológicos em biópsias hepáticas obtidas durante cirurgia. Esse é um trabalho em andamento, mas há forte suspeita de que o prognóstico pós-correção pode depender da capacidade de abertura da vasculatura intra-hepática depois da cirurgia; os cães com maus resultados pós-operatórios podem ter hipoplasia da veia porta e/ou DMV concomitante (ver mais adiante).

Os achados clínico-patológicos inespecíficos em mais de 50% dos cães acometidos, independentemente do tipo de anomalia vascular, são microcitose, hipoalbuminemia, pequenos aumentos nas atividades séricas de FA e ALT, hipocolesterolemia e baixa concentração de ureia. As concentrações de ácido biliar em jejum podem ser normais ou altas, mas as concentrações pós-prandiais de ácido biliar são elevadas em todos os casos. No entanto, isso não distingue o SPS congênito do SPS adquirido ou da colestase precoce, que também aumenta a concentração de ácido biliar. A concentração pós-prandial de amônia também pode ser medida e é elevada, enquanto o valor em jejum pode ser alto ou normal (ver detalhes sobre o desafio

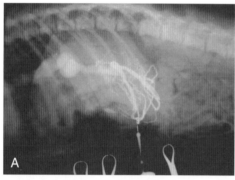
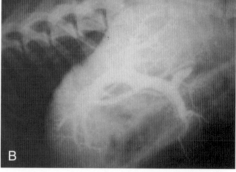

Figura 36.11 A. Portovenografia de um Golden Retriever de 1 ano com *shunt* portossistêmico intra-hepático. Tratava-se de um *shunt* divisional central, com estrutura semelhante a um seio venoso, como bem demonstrado nesta radiografia. **B.** Portovenografia normal de um cão para comparação com **A**. (Cortesia de Diagnostic Imaging Department, Queen's Veterinary School Hospital, University of Cambridge, Cambridge, Inglaterra.)

de amônia no Boxe 34.3). A tolerância à amônia e os desafios podem ser perigosos por precipitarem uma crise encefalopática. Outros exames foram avaliados quanto à sua sensibilidade e especificidade no diagnóstico de SPS. O nível de proteína C, um anticoagulante derivado do fígado, também diminui em cães com SPS e aumenta após a ligadura; isso pode ajudar a diferenciar SPS de DMV.

Filhotes de raças de alto risco podem ser examinados para a detecção de SPS congênito por meio da medida das concentrações de ácido biliar ou amônia, mas resultados falso-positivos podem ocorrer com os dois exames; nenhum filhote deve ser sacrificado ou receber o diagnóstico definitivo de SPS congênito com base na alta concentração de ácido biliar e/ou amônia sem outras evidências. Wolfhounds irlandeses normais podem apresentar elevação transitória da concentração de amônia no sangue entre 6 e 8 semanas de vida; esses valores se normalizam aos 3 a 4 meses. Zandvliet et al. (2007) demonstraram que isso é causado por um defeito clinicamente insignificante no ciclo da ureia. As concentrações pós-prandiais de ácido biliar podem ser falsamente elevadas em cães Malteses sem SPS por razões desconhecidas, novamente confundindo os exames de triagem nessa raça (Tisdall et al., 1995).

Em técnicas de diagnóstico por imagem, o fígado tende a ser pequeno. Hoje, a ultrassonografia tem alta sensibilidade e especificidade para o diagnóstico de SPS intra e extra-hepático; além disso, a ultrassonografia geralmente pode descrever a anatomia da lesão. Os estudos com bolhas podem ajudar a visualização ultrassonográfica de um SPS (Gómez-Ochoa et al., 2011). Em caso de ausência de visualização ou caracterização total do vaso do shunt à ultrassonografia, a angiotomografia é a técnica de imagem de escolha, substituindo a portovenografia sempre que possível (ver detalhes no Capítulo 34).

Visão geral das opções terapêuticas e do prognóstico

A oclusão cirúrgica do vaso anômalo para restauro da circulação portal normal há muito é recomendada como o tratamento de escolha e, em muitos casos, normaliza a função hepática. No entanto, os tutores precisam estar cientes do risco pequeno, mas definitivo, de mortalidade pós-operatória por hipertensão portal e/ou convulsões refratárias e da possibilidade de ligadura apenas parcial, e não total, do SPS. É mais comum fazer a ligadura parcial do SPS na primeira cirurgia porque, a princípio, a vasculatura portal não consegue acomodar todo o sangue derivado. Em alguns casos, é possível repetir a cirurgia em uma data posterior para maior ligadura do SPS, mas, muitas vezes, isso é desnecessário para controle dos sinais clínicos. Alguns cães com shunts corrigidos de forma parcial desenvolvem hipertensão portal e múltiplos SPSs adquiridos com recidiva de seus sinais clínicos. Vários procedimentos cirúrgicos foram descritos para ligadura de SPS, mas estão fora do escopo deste texto. Além da ligadura cirúrgica, o SPS pode ser corrigido com constritores ameroides (Figura 36.12) ou embolização com espirais. A ligadura laparoscópica do SPS foi relatada em dois cães (Miller et al., 2006). Como regra geral, a ligadura de um SPS requer um cirurgião experiente.

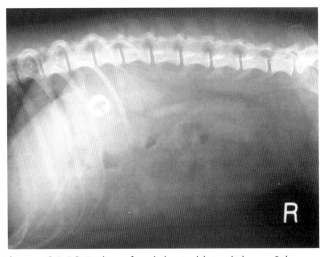

Figura 36.12 Radiografia abdominal lateral de um Schnauzer miniatura de 3 anos com *shunt* portossistêmico extra-hepático corrigido com um constritor ameroide 2 anos antes. O ameroide é visto como um anel radiopaco no abdome craniodorsal. (Cortesia de Diagnostic Imaging Department, Queen's Veterinary School Hospital, University of Cambridge, Cambridge, Inglaterra.)

O tratamento médico é necessário para a estabilização do paciente antes da cirurgia e por cerca de 8 semanas após o procedimento, durante a recuperação da vasculatura e da massa hepática. O tratamento é composto de dieta e, em muitos casos, antibióticos e fibra alimentar solúvel. Em alguns pacientes, o tratamento médico pode continuar a ser feito de forma vitalícia como uma alternativa à cirurgia. Isso geralmente ocorre porque o proprietário não pode pagar pelo procedimento, não está satisfeito com os riscos associados à cirurgia ou porque o cão apresenta shunts múltiplos ou intra-hepáticos. Os pacientes com doença branda e os idosos são bons candidatos ao tratamento médico, mas, de modo geral, são cães com menores frações de shunt. Os cães (principalmente terriers) em idade avançada com cálculos de urato, mas sem sinais neurológicos, também são bons candidatos ao tratamento médico. Além disso, cães com hipoplasia da veia porta e/ou DMV tendem a apresentar risco cirúrgico maior e devem ser tratados com medicamentos. O tratamento médico não reverte o distúrbio subjacente, mas pode causar bons resultados em longo prazo. Um estudo prospectivo recente de 126 cães com SPSs congênitos comparou o tratamento cirúrgico e o tratamento médico e descobriu que os cães operados apresentaram probabilidade maior de sobrevida ao longo da pesquisa (Greenhalgh et al., 2010). No entanto, apenas 18 cães morreram até o final do estudo e o tempo de sobrevida foi longo em ambos os grupos (média de 729 dias). A idade no momento da cirurgia não pareceu influenciar o prognóstico. Depois que o cão atinge a idade adulta, não há evidências de que o fígado atrofie de forma progressiva ao longo da vida. Em última análise, mais estudos são necessários para identificar os principais fatores para a determinação do prognóstico após o tratamento médico e/ou cirúrgico e definir, no pré-operatório, o pequeno número de animais em que o desfecho pós-cirúrgico será ruim. Detalhes específicos do tratamento médico da EH são discutidos a seguir.

Tratamento da encefalopatia hepática

O tratamento da EH, seja causada por SPS congênito, seja por SPS adquirido, é semelhante (Figura 36.13). A principal diferença é que os SPSs adquiridos são geralmente causados por hipertensão portal e, assim, o tratamento de suas outras manifestações e da doença hepática subjacente também é necessário (como já discutido). Não há ensaios controlados em animais para determinar o tratamento ideal da EH e de cada um de seus estágios (brando, moderado e grave). Logo, as recomendações atuais são baseadas em estudos em seres humanos e em relatos informais em cães.

O objetivo do tratamento em cães com EH é a normalização da função neurológica por diminuição da formação de encefalotoxinas periféricas e derivadas do intestino, eliminação dos fatores desencadeantes e correção de anomalias ácido-básicas e eletrolíticas. Diversas encefalotoxinas foram implicadas como causa de EH (ver Capítulo 33), mas a mais importante do ponto de vista terapêutico é a amônia. Antigamente, acreditava-se que a fonte mais importante de amônia era a proteína não digerida no cólon e metabolizada por bactérias intestinais. Hoje, é o metabolismo interorgânico da amônia e catabolismo da glutamina por enterócitos do intestino delgado de pacientes com EH, em vez da produção intestinal de amônia a partir da proteína dietética, considerada uma fonte menor (ver detalhes no Capítulo 33). Existem grandes quantidades de amônia na circulação portal, principalmente após as refeições, mas a principal fonte é o catabolismo obrigatório de glutamina pelos enterócitos do intestino delgado como fonte principal de energia; as concentrações intestinais de glutaminase parecem aumentar por razões desconhecidas em humanos com cirrose, o que eleva a produção de amônia no intestino. Não há estudos publicados acerca da contribuição relativa da amônia derivada do intestino delgado e do intestino grosso na EH em cães; no entanto, a observação de sinais de EH 1 a 2 horas após a alimentação indicaria a origem no intestino delgado. Na verdade, cães com SPS experimental e animais e seres humanos com SPS adquirido têm maior necessidade de proteína na dieta do que animais normais. Mediadores inflamatórios também são considerados importantes desencadeadores de EH. Sabe-se que episódios clinicamente relevantes de EH em cães com SPS congênito ou adquirido são frequentemente desencadeados por estresse e infecções, não apenas pela alimentação, enfatizando o papel do hipermetabolismo, da inflamação e da degradação de proteínas corporais no desenvolvimento de EH (ver Capítulo 33). A EH também é desencadeada por balanço negativo de nitrogênio e perda de massa muscular (ver Figura 36.5), em especial em cães com SPS adquirido e desnutrição proteico-calórica; nesses casos, o jejum e a restrição proteica pioram a EH.

Uma combinação de manipulação dietética cuidadosa, agentes de ação local que desencorajam a formação de amônia de fácil absorção e aceleram a evacuação do trato digestório

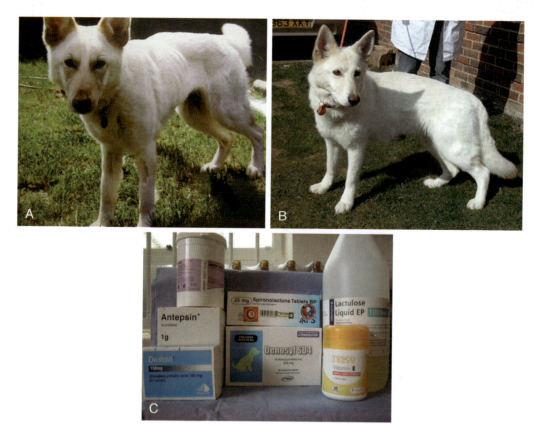

Figura 36.13 Pastor Alemão fêmea com hipertensão portal não cirrótica. **A.** Aos 14 meses, com ascite e em mau estado corporal, mas extremamente alerta. **B.** Cinco anos depois, apenas com tratamento médico – muito estável e em boas condições corporais, sem ascite detectável. O cão viveu por 8 anos com boa qualidade de vida antes do desenvolvimento de uma úlcera gastroduodenal (ver Figura 36.5). **C.** Medicamentos usados no tratamento a longo prazo além do manejo dietético. (**B** e **C** reproduzidas com permissão de Watson PJ: Treatment of specific canine and feline liver diseases, *UK Vet* 9:39, 2004.)

(lactulose), antibióticos para supressão de populações bacterianas geradoras de amônia e outras encefalotoxinas no intestino e resolução de qualquer causa precipitante é a abordagem padrão para o tratamento a longo prazo da EH crônica (Boxe 36.6). O manejo dietético e o tratamento da causa subjacente são as abordagens mais importantes, mas as diretrizes mudaram nos últimos anos com relação à restrição de proteínas. Hoje, está claro que muitos cães com SPS congênito ou adquirido têm maiores requerimentos de proteína do que animais normais. O oferecimento prolongado de dietas com restrição proteica é contraindicado e causa desnutrição proteico-calórica. Hoje, prefere-se o oferecimento frequente de pequenas quantidades de proteína digestível para reduzir o trabalho do intestino delgado e, portanto, o metabolismo da glutamina. Há evidências preliminares de que proteína láctea ou de soja podem ser preferíveis a outras fontes proteicas.

A maioria dos cães, senão todos, com SPS congênito ou adquirido podem tolerar concentrações normais de proteína se outras medidas também forem instituídas, como descrito a seguir e no Boxe 36.6. Alguns requerem restrição mais acentuada a curto prazo, mas todo o possível deve ser feito para a normalização da concentração proteica a longo prazo. O escore de condição corpórea e as concentrações séricas de proteína devem ser monitorados com cuidado para evitar o balanço negativo de nitrogênio.

A lactulose (β-galactosidofrutose) é um dissacarídeo semissintético que não é digerível por mamíferos e, portanto, chega ao cólon, onde é degradado por bactérias em ácidos graxos de cadeia curta (SCFAs), particularmente ácido láctico e ácido acético. Esses SCFAs ajudam a controlar os sinais de EH ao acidificar o conteúdo intestinal, o que aprisiona os íons de amônio no cólon, e a promover a diarreia osmótica. Além disso, os SCFAs são usados como fonte de energia pelas bactérias do cólon, permitindo seu crescimento e, assim, a incorporação da amônia do cólon em sua própria proteína bacteriana, depois perdida com os microrganismos nas fezes (um tipo de armadilha bacteriana de amônia).

A dose é ajustada até que haja duas a três fezes moles por dia (ver Boxe 36.6); a superdosagem causa diarreia aquosa. Não há complicações conhecidas do uso crônico de lactulose, além da diarreia. No entanto, a eficácia da lactulose nunca foi avaliada de forma crítica em cães e gatos com EH. Estudos recentes em humanos foram contraditórios; uma metanálise sugeriu a ausência de efeitos, mas outra metanálise mais recente indicou algum benefício em EH. A lactulose também pode ser administrada por enema em animais com EH aguda (ver Boxe 36.7). Muitos cães se opõem fortemente ao sabor doce da lactulose; uma boa alternativa é o lactitol (β-galactosidosorbitol), que está relacionado à lactulose e pode ser usado em pó

BOXE 36.6

Tratamento médico a longo prazo da encefalopatia hepática.

Tratamento dietético
- Ofereça quantidades normais (se possível) de proteína de alta qualidade e alta digestibilidade para minimizar a chance de que qualquer proteína chegue ao cólon para ser convertida em NH_3. Alguns veterinários recomendam aumentar os níveis de aminoácidos de cadeia ramificada e reduzir os níveis de aminoácidos aromáticos, como o triptofano, mas não há evidências de que isso influencie os níveis no líquor. Considere a adição de aspartato de ornitina, que fornece substratos para a conversão de NH_3 em ureia (ornitina) e glutamina (aspartato). Restrinja a proteína apenas se absolutamente necessário para o controle dos sinais neurológicos e monitore com cuidado a massa muscular e as concentrações de proteína no sangue
- Previna a desnutrição proteico-calórica evitando o jejum prolongado e/ou restrição excessiva de proteínas, o que causa hiperamonemia por degradação das proteínas corporais
- Ofereça pequenas quantidades de alimento de forma frequente para reduzir o trabalho do fígado, as demandas de energia e, assim, o metabolismo da glutamina no intestino delgado, diminuindo a possibilidade de chegada de alimentos não digeridos no cólon
- Não há recomendações especiais acerca da gordura, que deve ser fornecida em quantidades normais e não restrita, exceto em caso de esteatorreia clínica (rara). Evite dietas muito ricas em gorduras, principalmente em animais com colestase ou hipertensão portal, que podem apresentar sinais GIs exacerbados
- Os carboidratos devem ser altamente digeríveis como fonte calórica primária, reduzindo a necessidade de gliconeogênese hepática a partir de gordura e proteína
- A fibra fermentável reduz a encefalopatia hepática do mesmo modo que a lactulose. A fibra não fermentável também é importante porque evita a constipação intestinal e, portanto, reduz o tempo de contato para a atuação das bactérias do cólon nas fezes e na produção de amônia
- A suplementação com zinco pode reduzir a encefalopatia por ser usado em muitas metaloenzimas no ciclo da ureia e no metabolismo muscular da amônia

Lactulose
- A lactulose é uma fibra solúvel que acidifica o conteúdo do cólon, reduzindo a absorção de amônia, e aumenta o crescimento de bactérias no cólon, incorporando amônia às paredes celulares dos microrganismos. Os gatos devem receber 2,5 a 5 mℓ por via oral (VO) a cada 8 h e os cães, 2,5 a 15 mℓ VO a cada 8 h. Comece com a dose baixa e titule até o efeito desejado (duas ou três fezes moles/dia)

Antibióticos
- Dê amoxicilina (22 mg/kg VO a cada 12 h) para reduzir a flora GI e evitar o desenvolvimento de bacteriemia

Identificação e tratamento de inflamação e infecções simultâneas
- Preste atenção especial à identificação e ao tratamento de quaisquer infecções do trato urinário (pielonefrite ou cistite)

(500 mg/kg/dia em três a quatro doses, ajustados até a produção de duas a três fezes moles/dia). Hoje, o lactitol é comercializado nos EUA como adoçante alimentar, mas não foi estudado em cães com EH.

Se a terapia dietética isolada ou combinada à lactulose não conseguir controlar os sinais de EH, antibióticos podem ser adicionados. A amoxicilina é geralmente usada em dose de 22 mg/kg VO a cada 12 horas. Tradicionalmente, acreditava-se que a antibioticoterapia apenas reduzia o metabolismo bacteriano no cólon. No entanto, estudos recentes com mediadores inflamatórios no desencadeamento da EH deram uma explicação alternativa para a eficácia dos antibióticos em alguns desses pacientes, devido ao tratamento de infecções não detectadas no trato urinário ou outros locais. Antibióticos eficazes contra microrganismos gram-negativos que degradam ureia (sulfato de neomicina, 20 mg/kg VO a cada 12 horas) também podem ser usados. A neomicina, porém, é mais útil na EH aguda do que no tratamento prolongado, já que as bactérias intestinais tendem a se tornar resistentes a esse fármaco. Além disso, a neomicina não é absorvida de forma sistêmica e continua no trato GI, sem agir em outras infecções.

Outras estratégias terapêuticas investigadas em seres humanos com EH crônica são a suplementação com aspartato de ornitina (ver Boxe 36.6) e probióticos para aumentar o número de bactérias benéficas. Essas moléculas podem vir a mostrar benefícios em cães, mas, hoje, não há estudos publicados documentando seu uso em pequenos animais.

Certas condições sabidamente acentuam ou desencadeiam a EH e devem ser evitadas ou tratadas de forma agressiva caso detectadas (ver Boxe 33.2). Em muitos casos, os fatores precipitantes, e não as dietas, são mais importantes no desencadeamento da EH. É fundamental identificar e tratar qualquer doença inflamatória concomitante que possa desencadear episódios de EH em animais suscetíveis.

Tratamento da encefalopatia hepática aguda

A EH aguda é uma verdadeira emergência médica. Felizmente, é muito menos comum do que os episódios intermitentes de EH crônica. Os animais podem apresentar estado de mal epiléptico ou coma e, embora a EH inicialmente não cause lesão cerebral permanente, convulsões prolongadas, estado de mal epiléptico ou coma o fazem; a EH grave prolongada por si só pode provocar edema cerebral grave por acúmulo do osmólito glutamina (derivada da desintoxicação da amônia) nos astrócitos. Além disso, os efeitos sistêmicos da EH aguda, em especial da hipoglicemia, podem ser fatais se não reconhecidos e tratados. O tratamento das crises encefalopáticas agudas é descrito no Boxe 36.7 e deve ser intensivo. No entanto, o tratamento vale a pena porque alguns animais podem se recuperar por completo e ter boa qualidade de vida com o manejo médico a longo prazo, principalmente se a crise aguda foi desencadeada por um evento definível (p. ex., sangramento GI agudo em um cão com doença hepática crônica e hipertensão portal). O jejum, a administração de enemas e a fluidoterapia IV constituem a abordagem terapêutica básica. Os enemas de limpeza com água quente podem ser úteis pela simples remoção do conteúdo do cólon, evitando a absorção de encefalotoxinas intestinais. Lactulose ou vinagre diluído podem ser adicionados para acidificar o cólon e diminuir a absorção de amônia. O enema mais eficaz contém três partes de lactulose para sete partes de água em uma dose total de 20 mℓ/kg. A solução é instilada com o auxílio de um cateter de Foley e usada como enema de retenção por 15 a 20 minutos. A ação da lactulose requer que o pH do conteúdo do cólon evacuado seja igual ou inferior a 6. Esses enemas podem ser administrados a cada 4 a 6 horas. Como a lactulose é osmoticamente ativa, o uso muito agressivo de enemas sem atenção especial à ingestão de líquidos pode causar desidratação. Os fluidos escolhidos para a reposição de perdas, expansão de volume e manutenção não devem conter lactato, que é convertido em bicarbonato, pois as soluções alcalinizantes podem precipitar ou piorar a EH por promover a formação da amônia de maior capacidade de difusão. A solução salina a 0,45% com 2,5% de dextrose é uma boa escolha empírica, com adição de potássio de acordo com sua concentração sérica. As concentrações

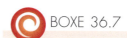

BOXE 36.7

Tratamento da crise encefalopática aguda.

- Remova ou trate qualquer causa precipitante identificada
- Institua jejum por 24 a 48 h e administração intravenosa de fluidos
- Evite a sobrecarga de fluidos; meça a pressão venosa central ou faça o monitoramento clínico com cuidado
- Evite ou trate a hipopotassemia (que desencadeia encefalopatia hepática)
- Evite ou trate a hipoglicemia (monitore a glicemia a cada 1 a 2 h, principalmente em cães de raças pequenas, nas quais a hipoglicemia é comum e pode causar dano cerebral permanente)
- Monitore a temperatura corporal e aqueça ou resfrie o animal como necessário em caso de hipertermia após convulsões
- Administre enemas para remover a amônia do cólon – água morna, lactulose ou vinagre diluído
- Administre um enema de retenção de neomicina após o cólon estar limpo e dê ampicilina IV
- Trate quaisquer convulsões:
  - Exclua cuidadosamente as causas tratáveis (p. ex., desequilíbrios eletrolíticos, hipoglicemia, hipertensão, epilepsia idiopática)
  - Mantenha as demais medidas de terapia intensiva (como antes)
  - Trate com anticonvulsivante – o protocolo exato é controverso. As opções são:
    - Levetiracetam, 20 mg/kg em *bolus*. Repita como necessário a cada 20 min até o máximo de 60 mg/kg; a seguir, dê 20 mg/kg 3 vezes/dia. É improvável que funcione em convulsões após a correção cirúrgica caso o animal já seja tratado com levetiracetam
    - *Bolus* de propofol (3,5 mg/kg em cães; 1 mg/kg em gatos), seguido por infusões (0,1 a 0,25 mg/kg/min); geralmente é eficaz
    - Fenobarbital, cetamina e dexmedetomidina também podem ser usados
    - O diazepam tem eficácia muito limitada

séricas de eletrólitos em cães com EH são extremamente variáveis; até que os resultados estejam disponíveis, a adição de 20 mEq KCl/ℓ nos fluidos administrados é segura. Cães com convulsões podem ser estabilizados com uma dose de ataque de levetiracetam IV (ver Boxe 36.7) ou infusões de propofol em baixas doses (Figura 36.14). A dose de propofol é calculada pela administração de um *bolus* inicial até o efeito desejado, geralmente cerca de 1 mg/kg; a seguir, determine o tempo até o animal apresentar sinais convulsivos mais brandos, como movimentação rítmica dos membros. Agora, divida a dose pelo tempo necessário para calcular a taxa de infusão. Por exemplo, se após um *bolus* de 1 mg/kg de propofol o cão mostrar novos sinais de atividade convulsiva após 10 minutos, a taxa de infusão seria 1/10 = 0,1 mg/kg/min. Na prática, a dose de propofol a ser administrada por infusão em taxa contínua é de aproximadamente 0,1 a 0,2 mg/kg/min. Às vezes, a infusão precisa ser mantida por horas ou dias, mas a taxa pode ser reduzida de maneira gradual para controlar as convulsões, mas permitir que o cão recupere a consciência – em alguns casos, até o suficiente para começar a comer. As infusões de propofol podem provocar o desenvolvimento de anemia hemolítica com corpos de Heinz em cães e gatos. O levetiracetam é eficaz na redução do risco de convulsões pós-operatórias e morte em cães submetidos à correção cirúrgica de SPS extra-hepático com constritores ameroides quando administrado em dose de 20 mg/kg VO a cada 8 horas por um período mínimo de 24 horas antes da cirurgia (Fryer et al., 2011). No entanto, um grande estudo multicêntrico recente não apoiou o uso pré-operatório de levetiracetam para a proteção contra convulsões, gerando incertezas sobre sua administração ou não (Mullins et al., 2019). Não há estudos acerca do uso de levetiracetam IV em cães com SPS que já estão em convulsão, mas há relatos informais de sua eficácia nessa situação.

Apesar de alguns relatos iniciais promissores, ainda não há evidências convincentes sobre outros tratamentos farmacológicos para EH, além de antibióticos e lactulose; logo, outros medicamentos não podem ser hoje recomendados em cães. Os ensaios com o antagonista do receptor de benzodiazepina flumazenil em pacientes humanos com EH aguda refratária tiveram resultados mistos. Embora o flumazenil tenha sido estudado por sua capacidade de reverter a ação dos tranquilizantes benzodiazepínicos, não há estudos clínicos sobre seu uso na EH aguda em animais.

DISTÚRBIOS ASSOCIADOS À ALTA PRESSÃO PORTAL

Há uma série de doenças vasculares congênitas menos comuns do fígado canino associada à pressão portal normal ou alta, em vez da pressão portal baixa observada no SPS congênito. A hipertensão portal pode causar uma constelação de sinais clínicos típicos (ver Capítulo 33), inclusive ascite e o possível desenvolvimento de úlcera GI, além de vários SPSs adquiridos e EH. À exceção das fístulas arteriovenosas, nenhuma dessas doenças pode ser tratada cirurgicamente, mas algumas delas têm bom prognóstico a longo prazo com tratamento médico.

Hipoplasia primária da veia porta, displasia microvascular e hipertensão portal não cirrótica

Etiologia e patogênese

Houve vários relatos de distúrbios vasculares em cães jovens associados à hipertensão portal, geralmente ascite e alterações histopatológicas características no fígado, inclusive redução em ramos menores da veia porta, aumento do número de arteríolas e quantidade variável de fibrose branda. Existem alguns relatos de hipoplasia evidente da veia porta extra-hepática, mas a maioria dos estudos de hipertensão portal não cirrótica e DMV parecem descrever a hipoplasia da veia porta confinada à vasculatura intra-hepática. Essas doenças podem ser anomalias diferentes ou representar diferentes espectros das mesmas anomalias, mas seu quadro clínico, tratamento e prognóstico são semelhantes. A ausência de ramos intra-hepáticos ou extra-hepáticos da veia porta causa hipertensão portal, com as mesmas consequências da hepatite crônica (já discutidas), inclusive ascite, edema da parede intestinal e, frequentemente, úlcera GI e SPSs adquiridos (ver Figura 36.13). De modo geral, cães com DMV não apresentam hipertensão portal notável; apesar disso, a DMV foi agrupada com essas doenças pelo Liver Standardization Group (Grupo de Padronização do Fígado) da World Small Animal Veterinary Association (WSAVA) (Cullen et al., 2006). Os cães com DMV tendem a apresentar *shunt* à altura do lóbulo hepático, mas não sinais clínicos de hipertensão portal franca.

Qualquer raça pode ser acometida, mas a DMV é mais comum em cães de porte pequeno; a prevalência é bastante alta em Yorkshire Terriers e Cairn Terriers. Em contrapartida, a hipertensão portal não cirrótica costuma afetar cães de raças grandes.

Sinais clínicos

Cães com todas essas doenças geralmente são atendidos em idade jovem com uma combinação de sinais de hipertensão portal e SPS, cuja gravidade depende das lesões. O SPS adquirido observado nesses pacientes faz com que alguns dos sinais clínicos e achados clínico-patológicos se sobreponham aos do SPS congênito, já que todos esses distúrbios ocorrem em cães jovens. Portanto, a presença de outros sinais de hipertensão

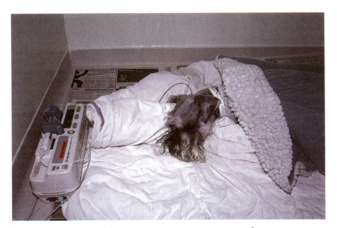

Figura 36.14 Schnauzer miniatura com um *shunt* portossistêmico congênito que apresentou convulsões pós-cirúrgicas e foi estabilizado com uma infusão de propofol.

portal (p. ex., ascite) é uma indicação clínica importante da possível presença de um desses distúrbios com SPS adquirido, e não congênito.

Cães com hipoplasia da veia porta ou hipertensão portal não cirrótica idiopática são atendidos pela primeira vez entre 1 e 4 anos. Não há predileção sexual e, de modo geral, esses pacientes são de raças puras, com predominância daquelas de grande porte. Os primeiros relatos de fibrose hepática congênita ou juvenil em Pastores Alemães também podem ter representado uma forma de hipertensão portal não cirrótica. Os sinais são tipicamente de hipertensão portal, com distensão abdominal associada a derrame, sinais GIs, polidipsia, perda de peso e, com menor frequência, sinais de EH. Os cães costumam estar surpreendentemente alertas (ver Figura 36.14).

Os cães com DMV apresentam achados clínico-patológicos semelhantes, mas sem evidências de hipertensão portal ou ascite. A DMV tende a afetar terriers e, portanto, há sobreposição com raças de alto risco para SPSs congênitos. Além disso, alguns cães podem ter SPS congênito e DMV ou hipoplasia da veia porta, confundindo ainda mais o diagnóstico. A DMV foi relatada principalmente em Cairn Terriers e Yorkshire Terriers. Em Cairn Terriers, o sítio da anomalia anatômica foi identificado como as veias portas terminais. Nesta raça, acredita-se que seja um traço hereditário autossômico, mas o modo específico de herança não foi estabelecido. Os sinais típicos são vômito, diarreia e sinais de EH, embora os sinais clínicos, em especial de EH, sejam mais brandos em cães com DMV do que naqueles com SPS congênito, a menos que ambos os distúrbios ocorram de maneira simultânea. Os cães com apenas DMV são um pouco idosos e muitos apresentam sinais brandos ou são assintomáticos. Nos cães jovens de raça pura submetidos à triagem para detecção de SPS congênito antes da venda ou com doenças não hepáticas, a alta concentração de ABS pode ser o único achado.

Diagnóstico

O diagnóstico de DMV ou hipoplasia intra-hepática da veia porta e hipertensão portal não cirrótica depende, em última análise, dos achados da biópsia hepática de hipoplasia da veia porta intra-hepática na ausência de um vaso de *shunt* passível de visualização macroscópica. Os achados da biópsia hepática por si só podem ser indistinguíveis das alterações secundárias aos SPSs congênitos; assim, os achados clínicos de hipertensão portal concomitante e a exclusão de um vaso de *shunt* são partes importantes do diagnóstico final. Os achados clínico-patológicos são semelhantes aos de cães com SPS congênito e incluem evidências de disfunção hepática (p. ex., hipoalbuminemia) e hipostenúria.

A microcitose é muito menos comum na DMV do que no SPS congênito. Um estudo sugeriu que a concentração normal de proteína C (> 70% de atividade) tinha alta sensibilidade e especificidade para diferenciação entre DMV e SPS congênito, que geralmente apresenta baixo nível de proteína C (Toulza et al., 2006). A micro-hepatia e o fluido abdominal hipoecogênico são os achados ultrassonográficos abdominais mais importantes em cães com hipertensão portal não cirrótica; diversos SPSs adquiridos podem ser visualizados por ultrassonografia. Os cães com DMV isolada tendem a não ter ascite e apresentam aumentos menos acentuados nas concentrações de ABS do que os animais com SPS congênito verdadeiro.

Os aspectos mais importantes da identificação de um cão com DMV, hipoplasia da veia porta e/ou hipertensão portal não cirrótica são a exclusão de um SPS passível de correção cirúrgica, a identificação da hipertensão portal (que requer tratamento, como já discutido) e a obtenção de uma biópsia do fígado para confirmação ou descarte de outras hepatopatias. A hipoplasia da veia porta apresenta semelhanças clínicas, clínico-patológicas e de imagem com a hepatite crônica em estágio terminal com cirrose; a única maneira de diferenciar as duas doenças é a histologia do fígado. De modo geral, o prognóstico a longo prazo da hipoplasia da veia porta-hipertensão portal não cirrótica é muito melhor do que o prognóstico de cirrose, mostrando a importância dessa diferenciação.

Tratamento e prognóstico

O prognóstico de todas essas condições parece relativamente bom, desde que os sinais clínicos possam ser controlados. Essas doenças não são progressivas nem passíveis de tratamento cirúrgico. De modo geral, o tratamento sintomático de EH, ascite e úlcera GI (caso presente) é bem-sucedido (como já discutido). A administração de glicocorticoides é absolutamente contraindicada nesses cães e pode piorar o desfecho devido à hipertensão portal e ao alto risco de úlcera GI. Isso reforça a importância da biópsia hepática nesses cães, permitindo a diferenciação da hepatite crônica.

Um estudo de cães com hipertensão portal não cirrótica concluiu que os animais acometidos podem viver até 9 anos após o diagnóstico com terapia sintomática apropriada (Bunch et al., 2001). Alguns cães foram sacrificados por causa de problemas relacionados à hipertensão portal persistente (p. ex., úlcera duodenal). Os cães com DMV tendem a apresentar sinais clínicos mais brandos do que aqueles com SPSs congênitos e podem ser submetidos ao tratamento médico eficaz a longo prazo. Os cães acometidos parecem ter boa qualidade de vida por pelo menos 5 anos.

Anomalias congênitas da placa ductal
Etiologia

As anomalias da placa ductal são doenças congênitas do fígado causadas por alterações no desenvolvimento da placa ductal (ver adiante). Há diversos fenótipos dependendo do estágio do desenvolvimento embriológico de ocorrência da anomalia; além disso, pode haver alguma sobreposição a anomalias da veia porta. Tradicionalmente, essas doenças eram consideradas raras em cães, mas o aumento da conscientização aumentou a identificação dos casos. Os fenótipos mais comuns em cães são a doença de Caroli, em que os ductos biliares são grandes, e a fibrose hepática cística e congênita, caracterizada por vários pequenos ductos biliares e fibrose. Esta última pode ser confundida com a cirrose na patologia e, portanto, ser subdiagnosticada. A diferenciação é importante porque os cães com fibrose hepática congênita geralmente têm prognóstico melhor do que aqueles com cirrose, se tratados de maneira adequada.

A placa ductal é o precursor embrionário dos ductos biliares interlobulares e intralobulares. É uma camada dupla de epitélio embrionário que envolve as veias porta. Muitas moléculas de sinalização participam do desenvolvimento do ducto biliar e anomalias nesse processo provocam diversos quadros clínicos em medicina humana, com persistência de ductos biliares embrionários e quantidades variáveis de fibrose periporta. Nesse contexto, as causas de fibrose não foram compreendidas por completo. Há várias mutações genéticas em humanos, muitas delas autossômicas dominantes; os animais acometidos também podem apresentar cistos renais ou anomalias esqueléticas. O fenótipo da doença hepática depende dos ductos biliares afetados; a interrupção da maturação dos ductos biliares interlobulares pequenos causa fibrose hepática congênita, enquanto a interrupção da maturação dos ductos biliares intra-hepáticos médios leva à doença de Caroli. A genética das anomalias da placa ductal ainda é desconhecida em cães. O primeiro relato de fibrose hepática congênita em cães na literatura veterinária é de 2010 (Brown et al., 2010). Desde então, casos foram relatados em Boxers e Skye Terriers; também há relatos informais em outras raças. Pillai et al. em 2016 relataram 30 cães Boxers com malformações da placa ductal, sugerindo a maior prevalência nesta raça. Curiosamente, houve uma alta prevalência de anomalias hepáticas congênitas concomitantes, como atrofia dos lobos hepáticos ou da vesícula biliar ou ainda anomalias vasculares. Dois cães também tinham doença de Caroli. Um trabalho recente da University of Cambridge, no Reino Unido, sugere que a hepatite do Skye Terrier também seja uma anomalia congênita da placa ductal.

Características clínicas

Os cães com fibrose hepática congênita são geralmente atendidos ainda jovens, a maioria com menos de 1 ano; ocasionalmente, esses animais têm até 10 anos na primeira consulta. Os sinais clínicos são típicos de hipertensão portal (como já discutido), inclusive ascite, vômito e diarreia e, em alguns casos, melena. Alguns cães apresentam EH.

Diagnóstico

As anomalias clínico-patológicas são muito semelhantes às observadas em doenças hepáticas crônicas. De modo geral, os cães acometidos apresentam aumento das concentrações de enzimas hepáticas, mas a elevação de bilirrubina é muito rara. Os níveis de ácidos biliares costumam estar elevados devido ao desenvolvimento de SPSs adquiridos. Alguns cães têm hemácias microcíticas. Os achados em técnicas de diagnóstico por imagem são indistinguíveis da cirrose: o fígado é pequeno e hiperecoico e há fluido abdominal livre. Alguns animais podem apresentar outras anomalias congênitas, como atresia da vesícula biliar ou de um lobo hepático, ou grandes cistos hepáticos que aumentariam o índice de suspeita de anomalia da placa ductal. No entanto, a confirmação do diagnóstico requer uma biópsia do fígado. A fibrose hepática congênita geralmente é caracterizada pela expansão de tratos portais anormais, com vários perfis de ductos biliares pequenos e faixas de fibrose periporta e se estendendo até o fígado. Esses tratos de fibrose podem se assemelhar à hepatite lobular dissecante. Áreas de fibrose e pequenos ductos biliares múltiplos sob a cápsula hepática também podem ser observados, semelhantes aos complexos de Meyenburg relatados em seres humanos. O epitélio dos ductos biliares tende a ser cuboide, e não colunar. O acúmulo de cobre é comum em Boxers e Skye Terriers e é considerado secundário à excreção anormal. A doença costuma ser irregular, afetando mais alguns lobos hepáticos do que outros.

Tratamento e prognóstico

O tratamento dos animais acometidos é sintomático porque a anomalia congênita não tem cura. No entanto, muitos cães têm bom prognóstico a longo prazo com cuidados de suporte; a sobrevida média relatada em um estudo com Boxers foi de 8,8 anos em cães sem SPS adquirido e 7,5 anos em cães com SPS. Curiosamente, Skye Terriers e outras raças também podem ficar bem a longo prazo. O tratamento é igual ao dos cães com hipertensão portal, com manejo sintomático da ascite com espironolactona e dieta alimentar cuidadosa e outras terapias para EH (ver Boxe 36.6). É muito importante que a dieta dos cães acometidos contenha uma quantidade de proteína suficiente para manutenção, pois a sobrevida a longo prazo é esperada.

Fístula arterioportal

A fístula arterioportal intra-hepática, que causa sobrecarga acentuada de volume na circulação portal e hipertensão portal, SPSs adquiridos e ascite, é observada de maneira ocasional. A ultrassonografia abdominal com Doppler pode detectar as estruturas tubulares tortuosas que representam a conexão entre uma artéria e a veia ou veias portas com perfusão excessiva; às vezes, o fluxo turbulento de sangue pela fístula pode ser auscultado pela parede corporal. Em caso de acometimento de apenas um lobo do fígado, aquele que contém a fístula arterioportal pode ser removido cirurgicamente. Supondo que haja vasculatura portal intra-hepática adequada, os SPSs adquiridos regridem assim que a circulação portal excessiva diminuir. O acometimento de vários lobos hepáticos é mais comum e impossibilita o tratamento cirúrgico.

LESÕES HEPÁTICAS FOCAIS

ABSCESSOS
Etiologia

De modo geral, os abscessos hepáticos são o resultado de embolização séptica de uma infecção bacteriana intra-abdominal. Em filhotes, são uma consequência de onfaloflebite e, em adultos, são decorrentes de doenças inflamatórias do pâncreas ou do sistema hepatobiliar. Cães adultos com determinadas doenças endócrinas (p. ex., diabetes melito, hiperadrenocorticismo) também são mais suscetíveis ao desenvolvimento de abscessos. Os abscessos hepáticos também podem ser secundários à infecção por trematódeos hepáticos em cães (Lemetayer et al., 2016). Ocasionalmente, a infecção de outro sítio da cavidade abdominal, como endocárdio, pulmão ou sangue, pode se disseminar para o fígado, também causando abscesso.

Em estudos publicados, os isolados mais comuns são microrganismos aeróbios gram-negativos, principalmente *E. coli*, que pode ser multirresistente, e os anaeróbios *Clostridium* spp. *Staphylococcus* spp. também foram identificados.

Características clínicas

Os achados típicos à anamnese e ao exame físico em cães com abscessos hepáticos dependem da causa. Os abscessos hepáticos são mais comuns em cães acima de 8 anos porque suas causas predisponentes são frequentes em animais idosos. Independentemente do evento inicial, anorexia, letargia e vômitos são queixas principais consistentes. Os achados esperados ao exame físico são febre, desidratação e dor abdominal. Hepatomegalia pode ser detectada em cães com diabetes melito ou hiperadrenocorticismo e em alguns cães com doença hepatobiliar primária.

Diagnóstico

Leucocitose neutrofílica com desvio à esquerda, acompanhada ou não por alterações tóxicas, e altas atividades séricas de FA e ALT são anomalias clínico-patológicas confiáveis, mas inespecíficas. As radiografias abdominais podem revelar evidências de hepatomegalia irregular, massa ou opacidades gasosas na área do parênquima hepático (Figura 36.15), mas a ultrassonografia é a técnica de diagnóstico por imagem de escolha. Uma ou mais massas hepáticas hipoecoicas ou anecoicas e, talvez, com uma borda hiperecoica ao redor, são achados característicos. Em caso de presença de várias massas que impediriam a remoção cirúrgica, ou se o proprietário recusar o procedimento, a análise citológica de FNA do conteúdo de uma lesão representativa diferencia o abscesso da hiperplasia nodular, neoplasia (p. ex., hemangiossarcoma) ou granuloma. Idealmente, o material para análise citológica e culturas bacterianas aeróbias e anaeróbias deve ser obtido de uma lesão representativa nas profundezas do parênquima hepático para prevenir a ruptura do abscesso e a contaminação abdominal. O material do abscesso também deve ser obtido por essa abordagem durante a cirurgia para instituição pós-operatória do tratamento com antibióticos. A drenagem guiada por ultrassonografia do abscesso também pode ser usada como tratamento em combinação com antibióticos apropriados (ver adiante). Os resultados da avaliação clínico-patológica e radiográfica preliminar devem ser analisados em busca de evidências de comorbidades previamente observadas.

Tratamento e prognóstico

O tratamento dos abscessos hepáticos consiste na remoção cirúrgica do tecido infectado, administração de antibióticos apropriados, cuidados de suporte e resolução das doenças predisponentes subjacentes. O tecido hepático infectado deve ser removido, se possível, e submetido a exame histopatológico e cultura bacteriana, se isso não tiver sido feito antes da cirurgia. Anomalias de fluidos, eletrólitos e balanço ácido-base devem ser corrigidas. A administração de uma combinação de antibióticos com espectro contra gram-negativos e anaeróbios é iniciada até que os resultados da cultura e do antibiograma estejam disponíveis. Como estafilococos e clostrídios são os isolados mais comuns, a amoxicilina (10 a 20 mg/kg IV a cada 8 h) combinada ao metronidazol (10 mg/kg VO a cada 12 horas ou 7,5 mg/kg VO a cada 12 horas em cães com disfunção hepática) ou clindamicina (10 mg/kg IV ou VO a cada 12 horas) é uma boa escolha empírica. A cirurgia não é indicada em animais com abscessos múltiplos; a centese guiada por ultrassonografia e a evacuação do abscesso podem ser um bom complemento terapêutico. Esse procedimento foi descrito em combinação com lavado com solução salina e infusão de álcool. Ver mais detalhes em Lemetayer et al. (2016). A antibioticoterapia é mantida a longo prazo, geralmente por 6 a 8 semanas ou até a resolução dos indicadores clínico-patológicos e ultrassonográficos do abscesso. Com base nas poucas informações sobre essa doença rara, parece que, com o tratamento médico e cirúrgico agressivo, o prognóstico de cães com abscessos hepáticos pode não ser tão mau quanto se imaginava.

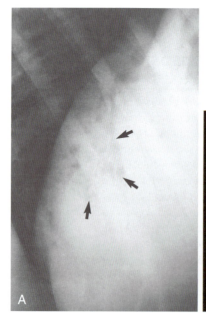
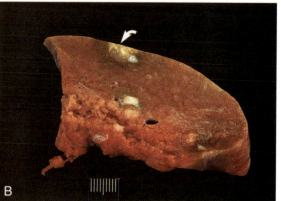

Figura 36.15 A. Radiografia abdominal lateral de Dogue Alemão fêmea de 1 ano com um abscesso hepático (*setas*) por *Clostridium* spp. A causa não foi determinada. **B.** Aspecto macroscópico do lobo hepático retirado contendo o abscesso (*seta*).

HIPERPLASIA NODULAR

A hiperplasia nodular hepática é uma doença benigna de cães idosos que não causa doença clínica; lembre-se disso, porém, porque os nódulos hiperplásicos podem ser erroneamente interpretados como uma doença mais grave, como tumor maligno primário ou metastático ou nódulos regenerativos associados à cirrose. A prevalência aumenta com a idade e cerca de 70 a 100% dos cães com mais de 14 anos têm alguma hiperplasia microscópica ou macroscópica. Os cães acometidos apresentam alta atividade sérica de FA (uma elevação de 2,5 vezes, mas possivelmente até 14 vezes), o que leva a uma investigação de hiperadrenocorticismo. Não há evidências de disfunção hepática vista na bioquímica sérica. Muitos cães têm múltiplos nódulos macroscópicos observados por ultrassonografia ou cirurgia, com 2 a 5 cm de diâmetro; outros apresentam um único nódulo.

As alterações micronodulares são muito menos frequentes e identificadas apenas por biópsia do fígado. A lesão consiste em maior número de hepatócitos normais a vacuolados com números aumentados de mitose e menos células binucleadas do que o esperado no fígado saudável; os componentes da arquitetura lobular normal (p. ex., tratos portais, veia central) ainda são observados. O parênquima adjacente é comprimido pelo crescimento dos nódulos; não há fibrose, necrose, inflamação e hiperplasia do ducto biliar. Como o prognóstico para cada uma dessas doenças nodulares é diferente e a margem da lesão com tecido hepático adjacente é importante para o estabelecimento do diagnóstico, uma biópsia em cunha é recomendada. É provável que as amostras de FNA sejam muito pequenas para boa diferenciação de hiperplasia nodular, carcinoma ou adenoma hepatocelular primário. A causa dessa lesão é desconhecida; com base no desenvolvimento experimental de hiperplasia nodular em espécies de roedores, alguns especularam uma deficiência nutricional (baixo teor de proteína).

NEOPLASIA

Etiologia

Neoplasias hepáticas primárias são raras em cães, representando menos de 1,5% de todos os tumores nessa espécie. Ao contrário dos gatos, os tumores malignos são mais comuns do que os benignos e os tumores metastáticos são 2,5 vezes mais comuns do que os tumores primários nos cães. As metástases são originárias principalmente de neoplasias primárias no baço, pâncreas e trato GI (Figura 36.16); o fígado também pode ser acometido por doenças malignas sistêmicas, como linfoma, histiocitose maligna e mastocitose.

Embora algumas substâncias químicas possam induzir neoplasias hepáticas experimentalmente e hepatite crônica, esteato-hepatite e doença crônica do trato biliar também sejam fatores predisponentes em outras espécies, a causa das neoplasias hepáticas caninas de ocorrência natural é desconhecida. Os tipos de tumores hepáticos primários observados em cães, sua importância relativa e potencial metastático estão descritos na Tabela 36.3.

Características clínicas

Os sinais clínicos e os achados do exame físico em cães com tumores hepáticos primários ou secundários são inespecíficos, exceto por hepatomegalia difusa ou nodular. Mesmo

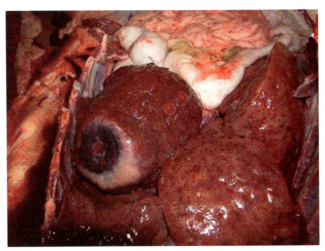

Figura 36.16 Aspecto macroscópico *post mortem* do fígado de um Husky Siberiano de 2 anos com carcinoma metastático.

isso pode ser confundido com outras doenças, como cirrose macronodular ou hiperplasia nodular benigna, que também são comuns em cães idosos. Portanto, nenhum cão deve ser sacrificado com base em um diagnóstico presuntivo de massa hepática no exame clínico ou em técnicas de diagnóstico por imagem sem histologia de suporte. O carcinoma hepatocelular tende a acometer os lobos hepáticos esquerdos e pode ocorrer em três padrões diferentes – em massa (nódulo único e grande; mais comum), nodular (vários nódulos menores) e difuso (nódulos indistintos por toda parte). O comportamento de cada tipo de tumor também tende a ser diferente, como descrito na Tabela 36.3.

As anomalias clínico-patológicas também não são específicas para neoplasia e os resultados dos exames de sangue podem ser normais, mesmo em cães com acometimento extenso. Cães com linfoma infiltrativo do fígado geralmente apresentam aumentos marcantes nas atividades de ALT e FA, mas raramente têm icterícia; além disso, embora o fígado pareça anormal à ultrassonografia, a ecotextura hepática pode ser normal. Às vezes, cães com comprometimento hepático acentuado pelo linfoma de células grandes apresentam atividades normais de enzimas hepáticas. A hipoglicemia foi associada ao carcinoma hepatocelular em cães e pode ser causada pela produção paraneoplásica de fator de crescimento semelhante à insulina. De modo geral, a citologia permite a distinção entre carcinomas hepatocelulares solitários e a hiperplasia nodular. As formas em massas do carcinoma hepatocelular têm baixa taxa metastática. As metástases de outras formas difusas e nodulares de carcinoma hepatocelular ou carcinoma biliar tendem a ser precoces; os sítios mais comuns são o fígado, os linfonodos regionais, o pulmão e as superfícies peritoneais. O adenoma hepatocelular (hepatoma) é um tumor benigno, geralmente em massa única e menor que a forma em massa do carcinoma hepatocelular, mas pode ser multifocal. As características histológicas do adenoma hepatocelular são semelhantes às da hiperplasia nodular (ou do fígado saudável), à exceção da presença de uma borda fina de reticulina em torno do adenoma e ausência de arquitetura normal aparente – ou seja, poucos tratos portais e nenhuma veia central.

Tratamento e prognóstico

A distinção de uma grande massa hepática única como carcinoma hepatocelular bem diferenciado, hiperplasia nodular ou adenoma hepatocelular à ultrassonografia, TC ou visualização macroscópica pode ser difícil; no entanto, como mencionado, a citologia é geralmente útil. A ressecção cirúrgica é o tratamento de escolha para neoplasias hepáticas primárias e carcinoma hepatocelular em massa. O prognóstico desse último tende a ser bom desde que a ressecção seja completa, já que sua taxa metastática é menor em comparação às formas mais difusas e nodulares do tumor; além disso, a taxa de recidiva local após a lobectomia hepática é menor que 13%. As taxas de sobrevida de cães com carcinoma hepatocelular em massa após a ressecção cirúrgica são altas (2 a 3 anos). A excisão cirúrgica é, portanto, o tratamento de escolha em tumores únicos em um lobo hepático, pois permite o diagnóstico e, em muitos casos, a cura.

O prognóstico de carcinomas hepatocelulares difusos e nodulares e outras formas de tumores malignos primários do fígado é ruim porque não há terapia eficaz. Os tumores hepáticos também respondem mal à quimioterapia, em parte devido ao rápido desenvolvimento de resistência medicamentosa pelos hepatócitos neoplásicos. A resposta dos tumores hepáticos secundários (metastáticos) depende do tipo e da localização do tumor primário. Em cães com linfoma hepático multicêntrico, as respostas são de muito boas a excelentes. No entanto, o suposto linfoma hepático primário respondeu mal à quimioterapia em um estudo recente, em especial em cães sem remissão completa e aqueles com baixa concentração sérica de albumina (Dank et al., 2011). As metástases de hemangiossarcoma respondem bem à quimioterapia com vincristina, doxorrubicina e ciclofosfamida (VAC) (ver Capítulo 81). Os carcinomas ou carcinoides metastáticos do fígado raramente respondem à quimioterapia. (Ver mais informações sobre tumores metastáticos no Capítulo 81.)

SÍNDROME HEPATOCUTÂNEA E DERMATITE NECROLÍTICA SUPERFICIAL

Etiologia e patogênese

A síndrome hepatocutânea (também conhecida como *dermatite necrolítica superficial*, *necrose epidérmica metabólica* e *eritema necrolítico migratório*) é uma doença de pele associada a determinados distúrbios hepáticos e, de modo geral, tem prognóstico mau. A fisiopatologia e as causas subjacentes em cães ainda são obscuras e é provável que sejam multifatoriais. A síndrome hepatocutânea é associada a determinados achados típicos à ultrassonografia e histopatologia hepática e, com frequência, nenhuma causa subjacente é encontrada. No entanto, como é provável que muitos casos reflitam uma reação hepática a um tumor ou distúrbio endócrino subjacente, a dermatite necrolítica superficial representa um distúrbio intermediário entre a doença hepática primária e as hepatopatias secundárias.

Na pele, a patogênese parece relacionada a concentrações circulantes anormalmente baixas de aminoácidos e, portanto, desnutrição, em especial em áreas com pouco suprimento de sangue, como os membros. A deficiência de zinco também pode ser responsável pela doença, já que a aparência histológica da pele é semelhante à observada em cães com dermatose responsiva ao zinco; deficiências de ácidos graxos também foram implicadas. Em seres humanos, o distúrbio está geralmente associado a um tumor do pâncreas com secreção de glucagon. Os glucagonomas, porém, são raramente relatados em cães acometidos e as concentrações circulantes de glucagon tendem a ser normais, embora possam ser elevadas. As concentrações plasmáticas de aminoácidos são muito baixas em todos os cães acometidos que foram

TABELA 36.3

Tumores hepáticos primários em cães.*

Tipo de tumor	Comentários
Tumores hepatocelulares	
Carcinoma hepatocelular (HCC)	O HCC é o tumor primário de fígado mais comum em cães (50%)
Adenoma hepatocelular, hepatoma	A maioria é enorme; alguns são nodulares ou difusos
Hepatoblastoma – muito raro	O risco pode ser maior em Schnauzers miniaturas e cães machos TM de 0 a 37% (massas) e 93 a 100% (formas nodulares e difusas) O adenoma é incomum e, de modo geral, acidental
Tumores do trato biliar	
Carcinoma biliar (inclusive cistadenocarcinoma) Adenoma biliar Tumores da vesícula biliar	Os carcinomas do ducto biliar são o segundo tumor primário mais comum em cães (22 a 41% dos tumores malignos do fígado canino) O risco pode ser maior em Labradores Retrievers e fêmeas De modo geral, agressivo TM de até 88% Adenomas são incomuns e tumores da vesícula biliar são muito raros
Tumor neuroendócrino	
Carcinoide hepático	Muito raro, mas sempre difuso ou nodular e muito agressivo
Sarcomas hepáticos primários	
Hemangiossarcoma, leiomiossarcoma, tumores estromais GIs, outros	Incomuns Maior agressividade local, difusos ou nodulares; TM alta

GIs: gastrintestinais; TM: taxa metastática.
*Observe que os tumores malignos são mais comuns do que os benignos e que as metástases para o fígado são mais comuns do que os tumores primários do fígado em cães.

medidos, tanto em animais com tumores pancreáticos quanto sem. Acredita-se que a dermatite necrolítica superficial canina represente uma hepatopatia metabólica com aumento do catabolismo hepático de aminoácidos e diminuição de sua disponibilidade periférica.

A dermatite necrolítica superficial secundária à administração crônica de fenobarbital para tratamento de epilepsia foi relatada em 11 cães (March et al., 2004). A idade média dos cães acometidos foi de 10 anos e a duração média da terapia com fenobarbital foi de 6 anos. Nenhuma outra causa subjacente foi encontrada. As concentrações plasmáticas de aminoácidos eram bem menores no único cão em que foram medidas.

Qualquer que seja a patogênese subjacente, cães com dermatite necrolítica superficial apresentam alto risco de desenvolvimento de diabetes, relatado em 25 a 40% dos casos. Isso é fácil de explicar se as concentrações de glucagon forem altas, porque esse é o hormônio diabetogênico, mas é difícil de explicar com base em simples mudanças nos níveis de aminoácidos.

Achados clínicos

De modo geral, a dermatite necrolítica superficial idiopática é relatada em cães idosos de raças pequenas; em um estudo, 75% dos cães acometidos eram machos (Outerbridge et al., 2002). A maioria dos cães é atendida devido à doença de pele e não por causa de sua doença hepática primária. Geralmente há eritema, crostas e hiperqueratose nos coxins plantares, focinho e nas áreas periorbitais, perianais e genitais, além dos pontos de pressão nos membros. As lesões nos membros podem ser extremamente dolorosas devido às fissuras e causar claudicação e infecção secundária. Sinais de doença hepática também podem ser observados, embora não sejam comuns. O desenvolvimento de diabetes melito é mais tardio, especialmente se o animal for tratado com diabetogênicos, como glicocorticoides, na tentativa de controle da doença de pele.

Diagnóstico

O diagnóstico definitivo é baseado em achados à biópsia de pele, que são característicos e únicos. A única síndrome com aparência semelhante à histopatologia cutânea é a dermatose responsiva ao zinco. Há uma acentuada hiperqueratose paraqueratótica com edema intercelular e intracelular e células basais hiperplásicas, produzindo uma aparência vermelha, branca e azul característica na coloração de hematoxilina e eosina.

Os achados hepáticos associados são mais inespecíficos, exceto pelos achados ultrassonográficos. De modo geral, há aumentos nas atividades das enzimas hepáticas e, em alguns casos, hipoalbuminemia. A aparência ultrassonográfica típica é o chamado fígado em queijo suíço, que consiste em várias regiões hipoecoicas com bordas hiperecoicas (Figura 36.17). Em todos os casos, a histologia hepática é notavelmente semelhante, revelando o que foi descrito como uma forma distinta de cirrose macronodular. O fígado é dividido em nódulos hiperplásicos regenerativos com septos fibrosos e delimitados por hepatócitos vacuolados em balão característicos, mas com mínima ou nenhuma inflamação ou necrose. Cães diabéticos apresentam hiperglicemia e glicosúria.

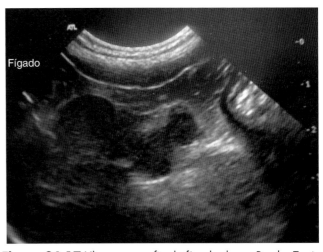

Figura 36.17 Ultrassonografia do fígado de um Border Terrier de 6 anos com síndrome hepatocutânea secundária ao tratamento crônico com fenobarbital para epilepsia idiopática. Observe os orifícios hipoecoicos típicos no parênquima hepático à esquerda. (Cortesia de Diagnostic Imaging Department, Queen's Veterinary School Hospital, University of Cambridge, Cambridge, Inglaterra.)

Tratamento e prognóstico

O prognóstico é muito ruim, a menos que a causa subjacente possa ser identificada e tratada; a maioria dos cães vive por menos de 6 meses. Há relatos de resolução da doença após a identificação e remoção de um tumor pancreático. Cães com síndrome hepatocutânea associada ao fenobarbital podem melhorar após a interrupção da medicação, embora isso ainda não tenha sido demonstrado. Uma terapia alternativa não hepatotóxica para a epilepsia precisa ser instituída; o brometo de potássio pode ser uma escolha alternativa, mas leva semanas para atingir o estado estacionário. A imepitoína é outra opção. A gabapentina também pode ser usada, embora seja eficaz apenas em alguns cães e sofra algum metabolismo hepático. (Ver mais detalhes no Capítulo 62.)

Quando uma causa subjacente não pode ser identificada e tratada, o tratamento é sintomático e de suporte. O aspecto mais importante é a suplementação com aminoácidos e proteínas; em alguns casos, isso pode levar à sobrevida a longo prazo. Existem relatos de casos únicos de seres humanos com resolução da doença após infusões de aminoácidos e/ou suplementação dietética regular com proteína de ovo; o consumo de gemas de ovo também provocou melhora clínica em alguns cães. Não está claro se os ovos são benéficos apenas por serem um suplemento de aminoácidos de alta qualidade ou por apresentarem outros micronutrientes. Cães com síndrome hepatocutânea não devem receber dietas próprias para doenças hepáticas devido à restrição de proteínas. O tratamento de suporte também inclui antibióticos para infecções cutâneas secundárias (p. ex., cefalexina, 20 mg/kg VO a cada 12 horas) e antioxidantes (ver anteriormente, em *Hepatite crônica: tratamento*). Além disso, a suplementação com zinco e ácido graxo pode ser importante em alguns casos. Os glicocorticoides devem ser evitados porque precipitam o desenvolvimento de diabetes melito. Nosso grupo tratou dois cães com síndrome hepatocutânea que sobreviveram por vários anos com ração comercial de alta qualidade e digestibilidade para doenças GIs, suplementada com ovos, vitamina E e SAMe, além de antibióticos; no entanto, um cão tornou-se diabético 1 mês após o diagnóstico.

HEPATOPATIAS SECUNDÁRIAS

Hepatopatias secundárias (reativas e vacuolares) são comuns em cães. Em estudos patológicos, ficou claro que são mais comuns do que a doença hepática primária. Muitas dessas hepatopatias causam elevações nas atividades das enzimas hepáticas, mas, de modo geral, as alterações hepáticas não são clinicamente relevantes e não comprometem a função hepática. No entanto, são bastante confundidas com a doença hepática primária. É importante descartar as hepatopatias secundárias tanto quanto possível na investigação de cães com elevação das atividades de enzimas hepáticas para permitir a identificação e o tratamento da doença primária subjacente (p. ex., doença endócrina ou doença inflamatória em outras partes do leito esplâncnico). A elevação da atividade das enzimas hepáticas em cães mais velhos tem muitas outras causas além da doença hepática primária e é importante resistir ao impulso de instituir uma dieta com teor restrito de proteínas e ao tratamento medicamentoso antes da investigação adequada. Muitos cães com hepatopatias secundárias não são submetidos à histopatologia hepática porque a causa primária será identificada por outros exames. No entanto, é conveniente, do ponto de vista da classificação, dividir as hepatopatias secundárias em três grupos com base em sua aparência à histopatologia – hepatopatias secundárias associadas a aumento de volume e/ou vacuolização dos hepatócitos, congestão ou edema hepático e hepatite reativa.

VACUOLIZAÇÃO DE HEPATÓCITOS

As hepatopatias secundárias associadas à vacuolização de hepatócitos são divididas em hepatopatia induzida por corticosteroides e esteatose hepatocelular (lipidose, alterações gordurosas). A hepatopatia induzida por corticosteroides é caracterizada pelo acúmulo de glicogênio hepatocelular, diferentemente da esteatose, caracterizada pelo acúmulo de gordura (e não do glicogênio) nos hepatócitos. A diferença pode ser demonstrada com colorações especiais (ácido periódico de Schiff para glicogênio e Oil Red O ou Sudan black para gordura), mas também existem algumas características à coloração de hematoxilina e eosina de rotina que auxiliam a diferenciação. Os vacúolos de glicogênio não deslocam o núcleo do centro da célula e contêm filamentos de material eosinofílico; em contrapartida, a esteatose clássica está associada a vacúolos vazios claros devido à perda da gordura durante o processamento e o núcleo é frequentemente deslocado para a borda da célula (Figura 36.18).

Os dois tipos de hepatopatias vacuolares são reversíveis após a eliminação da causa subjacente. As causas mais comuns são as doenças endócrinas (ver Tabela 36.1). A hepatopatia induzida por corticosteroides é observada no hiperadrenocorticismo e em cães tratados com esses corticosteroides exógenos. Ela também foi associada a outras terapias hormonais e à administração de alguns outros medicamentos, como D-penicilamina ou barbitúricos. Houve relatos de hepatopatia vacuolar idiopática em Scottish Terriers, com elevações marcantes nos níveis de FA, mas de causa subjacente desconhecida. Um grande estudo em Scottish Terriers com hepatopatia vacuolar em Cornell (Sepesy et al., 2006) sugeriu que esses cães apresentavam superprodução de hormônios androgênicos, talvez por um defeito genético em 21-hidroxilase. É preocupante que 30% dos Scottish Terriers desse estudo também tenham desenvolvido carcinoma hepatocelular, sugerindo que a hepatopatia vacuolar crônica pode predispor o desenvolvimento de tumores em cães assim como em humanos. A vacuolização vista como parte da síndrome hepatocutânea é semelhante à vacuolização por glicogênio. A esteatose geralmente está associada ao diabetes melito em cães; a princípio, é centrolobular e, depois, se espalha. Também foi relatada na hipoglicemia juvenil de cães de raças pequenas. No entanto, embora a esteatose hepática possa parecer muito acentuada em cães, não parece se tornar uma doença clinicamente significativa por si só, ao contrário dos gatos, nos quais a lipidose hepática primária ou secundária é uma síndrome clínica importante (ver Capítulo 35).

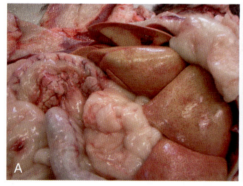 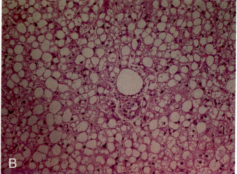

Figura 36.18 Aparência macroscópica *post mortem* (**A**) e histológica (**B**) do fígado de um Poodle miniatura de meia-idade com diabetes melito mal controlado. Observe a aparência amarelada pálida do fígado associada à esteatose hepática generalizada. À histologia, os hepatócitos apresentam grande aumento de volume por gordura que desloca os núcleos para a borda celular. A tríade portal é vista no centro (hematoxilina e eosina, × 200). (Cortesia do Pathology Department, Veterinary Medicine, University of Cambridge, Cambridge, Inglaterra.)

CONGESTÃO E EDEMA HEPÁTICO

A congestão hepática é um achado comum em pacientes com insuficiência cardíaca congestiva do lado direito e outras causas de congestão venosa pós-hepática, como dirofilariose. Novamente, isso leva à elevação dos níveis de enzimas hepáticas. De modo geral, é reversível, mas alguns casos crônicos de congestão associada a doenças cardíacas podem apresentar fibrose e comprometimento permanente (a chamada cirrose cardíaca).

HEPATITE REATIVA NÃO ESPECÍFICA

A hepatite reativa não específica é uma resposta hepática inespecífica a uma série de processos extra-hepáticos, em especial processos inflamatórios no leito esplâncnico, como pancreatite e doença inflamatória intestinal. Há um infiltrado inflamatório brando nos sinusoides e áreas portais e/ou parênquima, mas não necrose ou fibrose de hepatócitos e, portanto, nenhuma evidência de hepatite primária (significativa). Isso pode ser considerado o equivalente hepático de um linfonodo reativo e deve levar à busca de uma causa subjacente.

Diagnóstico

O diagnóstico de todos os tipos de hepatopatias secundárias depende da detecção da causa subjacente. Os sinais clínicos são relacionados à causa primária e não ao fígado. No entanto, às vezes, há sobreposição de sinais clínicos, notadamente nos casos de hiperadrenocorticismo ou diabetes melito, em que PU/PD e aumento abdominal, além da elevação dos níveis de enzimas hepáticas, podem aumentar a suspeita de doença hepática primária. A identificação da hepatopatia secundária requer o reconhecimento do padrão inicial de aumento das concentrações de enzimas e dos sinais clínicos – por exemplo, a presença de PU/PD, distensão abdominal, sinais dermatológicos, elevação muito acentuada da atividade de FA e aumento menos intenso da atividade de ALT deve levar à suspeita de hiperadrenocorticismo. A seguir, os exames diagnósticos apropriados para a doença subjacente são realizados. De modo geral, as biópsias hepáticas não são indicadas. No entanto, inevitavelmente há casos com alterações brandas ou não típicas da doença primária em que biópsias hepáticas são solicitadas devido à suspeita de hepatopatia primária. O achado de alterações secundárias inespecíficas no fígado deve estimular a pesquisa por uma causa subjacente.

Leitura sugerida

Abdallah AAL, et al. Biliary tract obstruction in chronic pancreatitis. *HPB (Oxford)*. 2007;9:421.

Adamus C, et al. Chronic hepatitis associated with leptospiral infection in vaccinated beagles. *J Comp Pathol*. 1997;117:311.

Aguirre AL, et al. Gallbladder disease in Shetland Sheepdogs: 38 cases (1995-2005). *J Am Vet Med Assoc*. 2007;231:79.

Ahn JO, et al. Hyperammonemic hepatic encephalopathy management through L-ornithin-L-aspartate administration in dogs. *J Vet Sci*. 2016;17:431.

Appleman EH, et al. Transient acquired fanconi syndrome associated with copper storage hepatopathy in 3 dogs. *J Vet Intern Med*. 2008;22:1038.

Azumi N. Copper and liver injury—experimental studies on the dogs with biliary obstruction and copper loading. *Hokkaido Igaku Zasshi*. 1982;57:331.

Bayton W, et al. Prednisolone therapy for chronic hepatitis in the English Springer Spaniel: A prospective study of 14 cases. Research communications of the 27th ECVIM Congress. *J Vet Intern Med*. 2018;32:574.

Bexfield NH, et al. Breed, age and gender distribution of dogs with chronic hepatitis in the United Kingdom. *Vet J*. 2012;193:124.

Bexfield NH, et al. Canine hepacivirus is not associated with chronic liver disease in dogs. *J Viral Hepat*. 2013;[Epub ahead of print].

Bexfield NH, et al. Chronic hepatitis in the English Springer Spaniel: clinical presentation, histological description and outcome. *Vet Rec*. 2011;169:415.

Bigge LA, et al. Correlation between coagulation profile findings and bleeding complications after ultrasound-guided biopsies: 434 cases (1993-1996). *J Am Anim Hosp Assoc*. 2001;37:228.

Boomkens SY, et al. PCR screening for candidate etiological agents of canine hepatitis. *Vet Microbiol*. 2005;108:49.

Brown DL, et al. Congenital hepatic fibrosis in 5 dogs. *Vet Pathol*. 2010;47:102.

Bunch SE, et al. Idiopathic noncirrhotic portal hypertension in dogs: 33 cases (1982-1988). *J Am Vet Med Assoc*. 2001;218:392.

Center SA, et al. Digital image analysis of rhodanine-stained liver biopsy specimens for calculation of hepatic copper concentrations in dogs. *Am J Vet Res*. 2013;74:1474.

Center SA, et al. Evaluation of the influence of S-adenosylmethionine on systemic and hepatic effects of prednisolone in dogs. *Am J Vet Res*. 2005;66:330.

Christiansen JS, et al. Hepatic microvascular dysplasia in dogs: a retrospective study of 24 cases (1987-1995). *J Am Anim Hosp Assoc*. 2000;36:385.

Coronado VA, et al. New haplotypes in the Bedlington terrier indicate complexity in copper toxicosis. *Mamm Genome*. 2003;14:483.

Cullen JM, et al. Lack of association of ABCB4 insertion mutation with gallbladder mucoceles in dogs. *J Vet Diagn Invest*. 2014;26:434.

Cullen JM, et al. Morphological classification of circulatory disorders of the canine and feline liver. In: Rothuizen J, et al, eds. *WSAVA standards for clinical and histological diagnosis of canine and feline liver disease*. Oxford: Saunders Elsevier; 2006.

Dank G, et al. Clinical characteristics, treatment, and outcome of dogs with presumed primary hepatic lymphoma: 18 cases (1992-2008). *J Am Vet Med Assoc*. 2011;239:966.

Dunayer EK, et al. Acute hepatic failure and coagulopathy associated with xylitol ingestion in eight dogs. *J Am Vet Med Assoc*. 2006;229:1113.

Fieten H, et al. The Menkes and Wilson disease genes counteract in copper toxicosis in Labrador retrievers: a new canine model for copper-metabolism disorders. *Dis Model Mech*. 2016;9:25.

Filburn CR, et al. Bioavailability of a silybin-phosphatidylcholine complex in dogs. *J Vet Pharmacol Ther*. 2007;30:132.

Fox JA, et al. Helicobacter canis isolated from a dog liver with multifocal necrotizing hepatitis. *J Clin Microbiol*. 1996;34:2479.

Friedman SL. Evolving challenges in hepatic fibrosis. *Nat Rev Gastroenterol Hepatol*. 2010;7:425.

Gabriel A, et al. Suspected drug-induced destructive cholangitis in a young dog. *J Small Anim Pract*. 2006;47:344.

Gagne JW, et al. Evaluation of calcium, phosphorus, and selected trace mineral status in commercially available dry foods formulated for dogs. *J Am Vet Med Assoc*. 2013;243:658.

Gillespie TN, et al. Detection of Bartonella henselae and Bartonella clarridgeiae DNA in hepatic specimens from two dogs with hepatic disease. *J Am Vet Med Assoc*. 2003;222:47.

Gómez Selgas A, et al. Total serum bilirubin as a negative prognostic factor in idiopathic canine chronic hepatitis. *J Vet Diagn Invest*. 2014;26:246.

Gómez-Ochoa P, et al. Use of transsplenic injection of agitated saline and heparinized blood for the ultrasonographic diagnosis of macroscopic portosystemic shunts in dogs. *Vet Radiol Ultrasound.* 2011;52:103.

Gookin JL, et al. Qualitative metabolomics profiling of serum and bile from dogs with gallbladdermucocele formation. *PLoS ONE.* 2018;13:e0191076.

Gookin JL, et al. Association of gallbladder mucocele histologic diagnosis with selected drug use in dogs: a matched case-control study. *J Vet Intern Med.* 2015;29:1464.

Görlinger S, et al. Congenital dilatation of the bile ducts (Caroli's disease) in young dogs. *J Vet Intern Med.* 2003;17:28.

Greenhalgh SN, et al. Comparison of survival after surgical or medical treatment in dogs with a congenital portosystemic shunt. *J Am Vet Med Assoc.* 2010;236:1215.

Harrison JL, et al. Cholangitis and cholangiohepatitis in dogs: a descriptive study of 54 cases based on histopathologic diagnosis (2004-2014). *J Vet Intern Med.* 2018;32:172.

Haywood S. Copper toxicosis in Bedlington terriers. *Vet Rec.* 2006;159:687.

Haywood S, et al. Copper toxicosis in non-COMMD1 Bedlington terriers is associated with metal transport gene ABCA12. *J Trace Elem Med Biol.* 2016;35:83.

Hoffmann G, et al. Copper-associated chronic hepatitis in Labrador Retrievers. *J Vet Intern Med.* 2006;20:856.

Hunt GB. Effect of breed on anatomy of portosystemic shunts resulting from congenital diseases in dogs and cats: a review of 242 cases. *Aust Vet J.* 2004;82:746.

Hyun C, et al. Evaluation of haplotypes associated with copper toxicosis in Bedlington terriers in Australia. *Am J Vet Res.* 2004;65:1573.

Irvine KL, et al. Sarcocystid organisms found in bile from a dog with acute hepatitis: a case report and review of intestinal and hepatobiliary Sarcocystidae infections in dogs and cats. *Vet Clin Pathol.* 2016;45:57.

Jaffey JA, et al. Gallbladder mucocele: variables associated with outcome and the utility of ultrasonography to identify gallbladder rupture in 219 dogs (2007-2016). *J Vet Intern Med.* 2018;32:195.

Jarrett WF, O'Neil BW. A new transmissible agent causing acute hepatitis, chronic hepatitis and cirrhosis in dogs. *Vet Rec.* 1985;15:629.

Jarrett WFH, et al. Persistent hepatitis and chronic fibrosis induced by canine acidophil cell hepatitis virus. *Vet Rec.* 1987;120:234.

Kapoor A, et al. Characterization of a canine homolog of hepatitis C virus. *Proc Natl Acad Sci USA.* 2011;108:11608.

Kitchell BE, et al. Peliosis hepatis in a dog infected with *Bartonella henselae. J Am Vet Med Assoc.* 2000;216:519.

Langlois DK, et al. Acquired proximal renal tubular dysfunction in 9 Labrador Retrievers with copper-associated hepatitis (2006-2012). *J Vet Intern Med.* 2013;27:491.

Lee KC, et al. Association of portovenographic findings with outcome in dogs receiving surgical treatment for single congenital portosystemic shunts: 45 cases (2000-2004). *J Am Vet Med Assoc.* 2006;229:1122.

Lemetayer JD, et al. Multiple liver abscesses in a dog secondary to the liver fluke Metorchis conjunctus treated by percutaneous transhepatic drainage and alcoholization. *Can Vet J.* 2016;57:605.

Mandigers PJ, et al. Improvement in liver pathology after 4 months of D-penicillamine in 5 doberman pinschers with subclinical hepatitis. *J Vet Intern Med.* 2005;19:40.

March PA, et al. Superficial necrolytic dermatitis in 11 dogs with a history of phenobarbital administration (1995-2002). *J Vet Intern Med.* 2004;18:65.

Mazaki-Tovi M, et al. Serum gastrin concentrations in dogs with liver disorders. *Vet Rec.* 2012;171:19.

McKallum KE, et al. Hepatic leptospiral infections in dogs without obvious renal involvement. *J Vet Intern Med.* 2019;33:141.

Mealey KL, et al. An insertion mutation in ABCB4 is associated with gallbladder mucocele formation in dogs. *Comp Hepatol.* 2010;9:6.

Miller JM, et al. Laparoscopic portosystemic shunt attenuation in two dogs. *J Am Anim Hosp Assoc.* 2006;42:160.

Mullins RA, et al. Effect of prophylactic treatment with levetiracetam on the incidence of postattenuation seizures in dogs undergoing surgical management of single congenital extrahepatic portosystemic shunts. *Vet Surg.* 2019;48:164.

Newman SJ, et al. Aflatoxicosis in nine dogs after exposure to contaminated commercial dog food. *J Vet Diagn Invest.* 2007;19:168.

O'Leary CA, et al. The inheritance of extra-hepatic portosystemic shunts and elevated bile acid concentrations in Maltese dogs. *J Small Anim Pract.* 2014;55:14.

O'Neill EJ, et al. Bacterial cholangitis/cholangiohepatitis with or without concurrent cholecystitis in four dogs. *J Small Anim Pract.* 2006;47:325.

Outerbridge CA, et al. Plasma amino acid concentrations in 36 dogs with histologically confirmed superficial necrolytic dermatitis. *Vet Dermatol.* 2002;13:177.

Pike FS, et al. Gallbladder mucocele in dogs: 30 cases (2000-2002). *J Am Vet Med Assoc.* 2004;224:1615.

Pillai S, et al. Ductal plate malformation in the liver of er dogs: clinical and histological features. *Vet Pathol.* 2016;53:602.

Poldervaart RP, et al. Primary hepatitis in dogs: a retrospective review (2002-2006). *J Vet Intern Med.* 2009;23:72.

Raffan E, et al. Ascites is a negative prognostic indicator in chronic hepatitis in dogs. *J Vet Intern Med.* 2009;23:63.

Schermerhorn T, et al. Characterization of hepatoportal microvascular dysplasia in a kindred of cairn terriers. *J Vet Intern Med.* 1996;10:219.

Seguin MA, et al. Iatrogenic copper deficiency associated with long-term copper chelation for treatment of copper storage disease in a Bedlington Terrier. *J Am Vet Med Assoc.* 2001;15:218.

Sepesy LM, et al. Vacuolar hepatopathy in dogs: 336 cases (1993-2005). *J Am Vet Med Assoc.* 2006;229:246.

Shih JL, et al. Chronic hepatitis in Labrador Retrievers: clinical presentation and prognostic factors. *J Vet Intern Med.* 2007;21:33.

Skorupski KA, et al. Prospective randomized clinical trial assessing the efficacy of Denamarin for prevention of CCNU-induced hepatopathy in tumor-bearing dogs. *J Vet Intern Med.* 2011;25:838.

Tamborini A, et al. Bacterial cholangitis, cholecystitis, or both in dogs. *J Vet Intern Med.* 2016;30:1046.

Teske E, et al. Cytological detection of copper for the diagnosis of inherited copper toxicosis in Bedlington terriers. *Vet Rec.* 1992;131:30.

Tisdall PL, et al. Post-prandial serum bile acid concentrations and ammonia tolerance in Maltese dogs with and without hepatic vascular anomalies. *Aust Vet J.* 1995;72:121.

Tobias KM, et al. Association of breed with the diagnosis of congenital portosystemic shunts in dogs: 2,400 cases (1980-2002). *J Am Vet Med Assoc.* 2003;223:1636.

Toulza O, et al. Evaluation of plasma protein C activity for detection of hepatobiliary disease and portosystemic shunting in dogs. *J Am Vet Med Assoc.* 2006;229:1761.

Van de Sluis B, et al. Identification of a new copper metabolism gene by positional cloning in a purebred dog population. *Hum Mol Genet.* 2002;11:165.

Van den Ingh TSGAM, et al. Morphological classification of parenchymal disorders of the canine and feline liver. In: Rothuizen J, et al, eds. *WSAVA standards for clinical and histological diagnosis of canine and feline liver disease.* Oxford: Saunders; 2006.

Van den Ingh TSGAM, et al. Possible nutritionally induced copper-associated chronic hepatitis in two dogs. *Vet Rec.* 2007; 161:728.

van Straten G, et al. Inherited congenital extrahepatic portosystemic shunts in Cairn terriers. *J Vet Intern Med.* 2005;19:321.

Walter R, et al. Nonsurgical resolution of gallbladder mucocele in two dogs. *J Am Vet Med Assoc.* 2008;232:1688.

Watson PJ, et al. Medical management of congenital portosystemic shunts in 27 dogs—a retrospective study. *J Small Anim Pract.* 1998;39:62.

Watson PJ. Canine chronic liver disease: a review of current understanding of the aetiology, progression and treatment of chronic liver disease in the dog. *Vet J.* 2004;167:228.

Webb CB, et al. Copper-associated liver disease in Dalmatians: a review of 10 dogs (1998-2001). *J Vet Intern Med.* 2002;16:665.

Webster CRL, et al. ACVIM consensus statement on the diagnosis and treatment of chronic hepatitis in dogs. *J Vet Intern Med.* 2019; 33:1173.

Zandvliet MM, et al. Transient hyperammonemia due to urea cycle enzyme deficiency in Irish wolfhounds. *J Vet Intern Med.* 2007;21:215.

CAPÍTULO 37

Pâncreas Exócrino

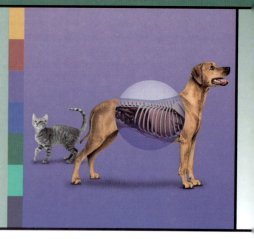

CONSIDERAÇÕES GERAIS

O pâncreas está localizado no abdome cranial, com o membro esquerdo entre o cólon transverso e a curvatura maior do estômago e o membro direito perto do duodeno proximal. Qualquer uma ou todas essas estruturas adjacentes podem ser afetadas pela inflamação pancreática. Os ácinos exócrinos constituem cerca de 90% do tecido pancreático e as ilhotas endócrinas intercaladas aos ácinos constituem os 10% restantes (Figura 37.1). A estreita associação anatômica entre os ácinos e as ilhotas facilita a sinalização que coordena a digestão e o metabolismo, mas também implica uma relação complexa de causa e efeito entre o diabetes melito (DM) e a pancreatite. A principal função do pâncreas exócrino é a secreção de enzimas digestivas, bicarbonato e fator intrínseco (FI) para o duodeno proximal. As enzimas pancreáticas são responsáveis pelo início da digestão de moléculas maiores de alimentos e sua ação requer pH alcalino – daí a secreção concomitante de bicarbonato pelas células do ducto pancreático. O pâncreas secreta várias proteases, fosfolipases, ribonucleases e desoxirribonucleases como precursores inativos (zimogênios) e α-amilase e lipase como moléculas intactas. O pâncreas é a única fonte significativa de lipase e, portanto, a esteatorreia (fezes gordurosas) é um sinal importante de insuficiência pancreática exócrina (IPE). A tripsina é essencial para a patogênese da pancreatite, como discutido a seguir, e a ativação precoce inadequada do zimogênio tripsinogênio em tripsina dentro dos ácinos pancreáticos é a via final comum que desencadeia a inflamação pancreática. Nos animais saudáveis, a secreção pancreática é desencadeada pela lembrança do alimento e pelo enchimento do estômago e, de forma mais potente, pela presença de gordura e proteína no lúmen do intestino delgado. O nervo vago, o sistema nervoso entérico local e os hormônios secretina e colecistocinina do intestino delgado estimulam a secreção pancreática. O tripsinogênio é ativado no intestino delgado pela enzima enteroquinase da borda em escova, que cliva um peptídeo (o peptídeo de ativação de tripsina [TAP]) do tripsinogênio. A tripsina ativada, então, ativa os demais zimogênios no lúmen intestinal. Em gatos, o FI, necessário para a absorção da vitamina B_{12} no íleo, é

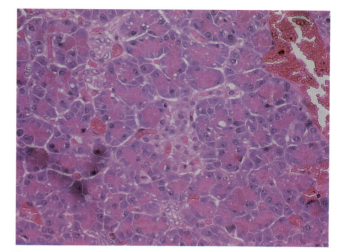

Figura 37.1 A histopatologia de um corte de pâncreas de um cão saudável revela duas ilhotas de Langerhans com coloração mais pálida, cercadas por ácinos exócrinos. Observe que as ilhotas constituem apenas 10 a 20% do volume do pâncreas.

secretado apenas pelo pâncreas. Nos cães, o pâncreas é a principal fonte de FI, mas uma pequena quantidade também é secretada pela mucosa gástrica.

As doenças do pâncreas exócrino são até comuns, mas geralmente diagnosticadas de forma incorreta em cães e gatos devido aos sinais clínicos inespecíficos, relativa dificuldade de acesso ao órgão para diagnóstico por imagem e biópsias, e ausência de exames clínico-patológicos sensíveis e específicos. A pancreatite é a doença mais comum do pâncreas exócrino em gatos e cães; a IPE, embora menos comum, também é frequente. As doenças incomuns do pâncreas são abscessos, pseudocistos e neoplasias.

Avanços recentes na compreensão da fisiopatologia, prevalência e possíveis causas de pancreatite em cães e gatos podem vir a orientar o tratamento; hoje, porém, o manejo da pancreatite aguda ainda é bastante inespecífico e de suporte em todas as espécies.

A Tabela 37.1 descreve as diferenças significativas na anatomia do pâncreas e áreas associadas entre cães e gatos.

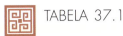

TABELA 37.1

Diferenças na estrutura, função e doenças do pâncreas de cães e gatos.

Característica	Cães	Gatos
Anatomia (mas há muitas variações; alguns cães são como gatos e vice-versa)	Normalmente apresentam dois ductos pancreáticos – o ducto acessório maior do membro direito à papila menor no duodeno e o ducto pancreático menor do membro esquerdo à papila maior no duodeno, perto do ducto biliar (mas não unido) O esfíncter de Oddi provavelmente não tem importância clínica	Normalmente apresentam um único ducto pancreático maior que se une ao ducto biliar comum antes da entrada no duodeno pela papila duodenal, 3 cm distal ao piloro 20% dos gatos têm um segundo ducto acessório; ocasionalmente, os ductos continuam separados O esfíncter de Oddi pode ser tão importante quanto em humanos
Função pancreática	O fator intrínseco é secretado principalmente pelo pâncreas, mas também pelo estômago; a deficiência de vitamina B_{12} é comum na insuficiência exócrina, mas, às vezes, os níveis de vitamina são normais	O fator intrínseco é secretado inteiramente pelo pâncreas e, assim, a deficiência de vitamina B_{12} é muito comum na insuficiência exócrina; a deficiência de vitamina K também é comum devido a doenças concomitantes do fígado e intestino, que reduzem ainda mais a absorção
Doenças associadas à pancreatite	Associação comum entre pancreatite e doença endócrina (ver texto) Associação à doença do fígado e intestino delgado não identificada Associação emergente em algumas raças a doenças imunomediadas, principalmente ceratoconjuntivite seca e glomerulonefrite (ver texto)	Associação comum à colângio-hepatite e/ou doença inflamatória intestinal Alto risco de lipidose hepática concomitante Também pode estar associada à doença renal
Pâncreas exócrino, outra patologia	Hiperplasia nodular pancreática incidental comum	Hiperplasia nodular pancreática incidental comum
Pancreatite		
Espectro de doenças	Em sua maioria, os casos são agudos na primeira consulta Doença crônica de baixo grau cada vez mais reconhecida e mais comum do que aguda em estudos *post mortem*	A maioria dos casos apresenta doença intersticial crônica de baixo grau e difícil diagnóstico Casos agudos graves também são observados
Diagnóstico (ver Capítulo 34)	A histologia é o padrão-ouro Diversos ensaios catalíticos e imunoensaios disponíveis A ultrassonografia é bastante sensível Os sinais clínicos são óbvios ou sugestivos em casos agudos	A histologia é o padrão-ouro A maioria dos ensaios catalíticos não tem valor Os imunoensaios são mais importantes A ultrassonografia é menos sensível do que em cães Os sinais clínicos geralmente são brandos e inespecíficos, mesmo na doença aguda
Causas da insuficiência pancreática exócrina	De modo geral, atrofia acinar pancreática – maior prevalência em certas raças (especialmente Pastor Alemão) Pancreatite crônica em estágio final também é comum, mas subdiagnosticada, principalmente em cães de meia-idade a idosos de determinadas raças (ver texto)	A maioria dos casos é de pancreatite crônica em estágio final A atrofia acinar pancreática é rara Ocasionalmente, causada por um parasita transmitido por guaxinins (*Eurytrema procyonis*) no leste dos EUA

PANCREATITE

A pancreatite pode ser aguda ou crônica. Como na hepatite aguda e crônica, a diferença é histológica e não necessariamente clínica (Tabela 37.2; Figura 37.2) e sobreposições clínicas são frequentes. A princípio, a doença crônica pode ser observada como um episódio agudo de exacerbação; em estudos *post mortem* de pancreatite aguda fatal em cães e gatos, até metade dos casos era, na verdade, uma exacerbação da doença crônica. A diferenciação da doença aguda de uma exacerbação da doença crônica não é importante para o tratamento inicial, que é o mesmo em todos os casos, mas é relevante para o reconhecimento das possíveis sequelas a longo prazo da doença crônica (ver adiante). As causas de pancreatite aguda e crônica podem ser diferentes, mas também podem apresentar certa sobreposição.

TABELA 37.2

Diferenças entre pancreatite aguda e crônica em cães e gatos.

Parâmetro	Pancreatite aguda	Pancreatite crônica
Histopatologia	Vários graus de necrose acinar, edema, inflamação com neutrófilos e necrose da gordura peripancreática Pode ser totalmente reversível, sem alterações arquitetônicas ou funcionais permanentes do pâncreas	Caracterizada por inflamação linfocítica e fibrose, com alteração permanente da arquitetura Possível exacerbação da doença crônica acompanhada por inflamação neutrofílica e necrose
Quadro clínico	Espectro de doença grave e fatal (geralmente necrótica) a branda e subclínica (menos comum)	Espectro que vai de sinais gastrintestinais brandos intermitentes (mais comuns) a um episódio de exacerbação da doença crônica, indistinguível da pancreatite aguda clássica
Dificuldade diagnóstica	Maior sensibilidade dos exames enzimáticos e ultrassonografia do que na doença crônica	Menor sensibilidade dos exames enzimáticos e ultrassonografia do que na doença aguda: diagnóstico muito mais difícil
Mortalidade e sequelas a longo prazo	Alta mortalidade imediata, mas sem sequelas a longo prazo	Baixa mortalidade, exceto dos episódios de exacerbação da doença crônica Alto risco de desenvolvimento de insuficiência exócrina e endócrina

PANCREATITE AGUDA

Etiologia e patogênese

Nos últimos anos, a compreensão da fisiopatologia da pancreatite aguda humana aumentou com a descoberta de mutações hereditárias na tripsina que predispõem ao desenvolvimento da doença; acredita-se que a fisiopatologia da pancreatite seja semelhante em cães e gatos. Em todos os casos, a via final comum é a ativação precoce e inadequada do tripsinogênio no pâncreas devido ao aumento da autoativação do tripsinogênio e/ou redução da autólise da tripsina ativada de forma prematura. A tripsina é a principal protease secretada pelo pâncreas e sua ativação precoce inadequada nas células acinares obviamente causa autodigestão e inflamação grave. Portanto, existem mecanismos de proteção que impedem a ativação precoce. A tripsina é armazenada em grânulos de zimogênio nos ácinos pancreáticos como um precursor inativo, o tripsinogênio. Até 10% do tripsinogênio sofrem autoativação gradual nos grânulos, mas são inativados pela ação de outras moléculas de tripsina e por uma molécula protetora simultaneamente segregada, o inibidor de tripsina secretora pancreática (PSTI; também conhecido como inibidor de serina protease Kazal tipo 1 ou SPINK1). Mutações genéticas do tripsinogênio, que o tornam resistente à hidrólise, e/ou do PSTI predispõem à pancreatite em seres humanos e podem ocorrer em alguns cães (Tabela 37.3). Diversas mutações do gene regulador da condutância transmembrânica da fibrose cística (CFTR) também predispõem à pancreatite em humanos. Estudos das mutações associadas à pancreatite aguda em cães têm se concentrado em Schnauzers miniaturas. Os primeiros estudos não mostraram mutações no gene do tripsinogênio catiônico em animais dessa raça com pancreatite, mas encontraram variações no gene que codifica SPINK1 (Bishop et al., 2004, 2010). No entanto, um estudo mais recente questionou a importância desse achado porque mutações SPINK1 foram observadas em Schnauzers miniaturas e Standards com e sem pancreatite (Furrow et al., 2012). Outro estudo identificou várias mutações do gene CFTR canino em animais com e sem pancreatite, mas nenhuma associação significativa à doença (Spadafora et al., 2010). Mais estudos são necessários para elucidar o papel das mutações na pancreatite canina.

A autoativação de uma grande quantidade de tripsina no pâncreas sobrecarrega os mecanismos de proteção e provoca uma reação em cadeia em que a tripsina ativada aciona mais tripsina e as demais enzimas do pâncreas. Isso causa autodigestão pancreática, inflamação e necrose da gordura peripancreática, com desenvolvimento de peritonite estéril focal ou mais generalizada. Há uma resposta inflamatória sistêmica (RIS) associada, mesmo nos casos mais brandos de pancreatite. Muitos outros órgãos podem ser acometidos e, nos casos mais graves, há falência de múltiplos órgãos e coagulação intravascular disseminada (CID). Os inibidores da protease circulante α_1-antitripsina (inibidor de α_1-protease) e α-macroglobulina atuam na remoção da tripsina e outras proteases da circulação. A saturação desses inibidores por quantidades excessivas de proteases circulantes contribui para a inflamação sistêmica, mas é provável que a ativação neutrofílica generalizada e a liberação de citocinas sejam a causa primária de RIS.

O parágrafo anterior descreveu a via final comum da pancreatite aguda em cães e gatos, mas a causa da doença é, de modo geral, desconhecida (ver Tabela 37.3). Como a pancreatite canina parece ser bastante associada a raças, as causas hereditárias provavelmente são importantes em seu desenvolvimento. Muitas das supostas causas já relatadas em cães são prováveis desencadeadores de doenças em animais geneticamente suscetíveis.

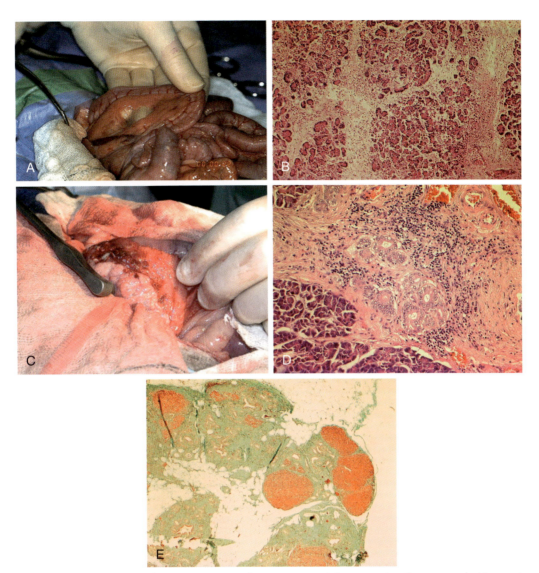

Figura 37.2 A. Aspecto macroscópico de pancreatite aguda em um gato à laparotomia, demonstrando hiperemia generalizada. A aparência macroscópica da pancreatite aguda também pode ser normal. **B.** Aparência histopatológica de pancreatite aguda em uma West Highland White Terrier fêmea adulta jovem. Observe o edema proeminente e a inflamação com destruição acinar. Esse caso foi fatal, mas poderia ter sido revertido se o cão tivesse sobrevivido à fase aguda (hematoxilina e eosina [H&E], × 100). **C.** Aspecto macroscópico da pancreatite crônica em um Jack Russell Terrier de meia-idade. Observe a aparência nodular do pâncreas e as extensas aderências ao duodeno, que obscurecem o mesentério. A aparência macroscópica da pancreatite crônica também pode ser normal. **D.** Aparência histológica da pancreatite crônica em um Cavalier King Charles Spaniel de 10 anos. Observe a fibrose, as células inflamatórias mononucleares e a hiperplasia ductular (H&E, × 200). **E.** Aparência histológica da pancreatite crônica em estágio final em uma Cavalier King Charles Spaniel fêmea castrada de 11 anos com diabetes melito e insuficiência pancreática exócrina. Observe a extensa fibrose (*verde*) e as pequenas ilhas de ácinos remanescentes (*vermelho*) (tricrômico de Masson, × 40). (**A** e **C**, de Villiers E, Blackwood L, editors: *BSAVA manual of canine and feline clinical pathology*, ed 2, Gloucestershire, Britain, 2005, British Small Animal Veterinary Association.)

Características clínicas

De modo geral, a pancreatite aguda afeta cães e gatos de meia-idade, embora animais muito jovens e idosos também possam ser acometidos. Cães terriers, Schnauzers miniaturas e gatos domésticos de pelo curto parecem apresentar maior risco de pancreatite aguda, embora qualquer raça ou mestiço possa ser afetado. Algumas raças de cães parecem sub-representadas em estudos clínicos, em especial as raças grandes e gigantes, embora Labradores Retrievers e Huskies (estes últimos principalmente na Austrália) sejam acometidos com frequência. As relações raciais sugerem uma tendência genética subjacente, espelhando a situação humana. É provável que a doença seja multifatorial, com sobreposição de fatores genéticos e desencadeantes. O consumo de uma refeição rica em gorduras, por exemplo, pode ser o gatilho em um terrier suscetível. Alguns estudos sugerem um ligeiro aumento no risco em cadelas, enquanto outros não mostram predisposição sexual. A obesidade foi sugerida como um fator predisponente em cães, mas não está claro se há uma relação causal (já que raças com alto risco de pancreatite aguda podem, coincidentemente, ser aquelas com alto risco de obesidade). Alguns casos em gatos

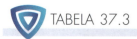

TABELA 37.3

Causas da pancreatite aguda em cães e gatos.

Fator de risco	Causa
Idiopático, 90%	Desconhecida (alguns animais podem ter suscetibilidade hereditária ou herdada ao desencadeante ambiental)
Obstrução do ducto ± hipersecreção ± refluxo biliar para o ducto pancreático	Experimental; neoplasia; cirurgia ± colangite + papel na pancreatite crônica
Hipertrigliceridemia	Metabolismo lipídico anormal inerente (relacionado à raça – p. ex., Schnauzers miniaturas) Endócrina – diabetes melito, hiperadrenocorticismo, hipotireoidismo
Raça, sexo (?)	Maior risco em terriers ± fêmeas castradas – pode refletir o risco de hipertrigliceridemia em alguns animais (também Schnauzers miniaturas; ver anteriormente) e, talvez, outras mutações (ver texto)
Dieta	Indiscrição alimentar, dieta rica em gorduras Desnutrição, obesidade (?)
Trauma	Acidente de trânsito, cirurgia, síndrome do gato paraquedista (*high-rise*)
Isquemia, reperfusão	Cirurgia (não apenas pâncreas), dilatação gástrica, vólvulo; choque, anemia hemolítica imunomediada grave (associação comum em caso de anemia grave)
Hipercalcemia	Experimental (mais comum em gatos do que em cães); hipercalcemia da malignidade (associação clínica incomum); hiperparatireoidismo primário
Fármacos, toxinas	Organofosforados, azatioprina, asparaginase, tiazidas, furosemida, estrógenos, sulfas, tetraciclina, procainamida, brometo de potássio, clomipramina
Infecções	Toxoplasmose, outras (incomuns)

Adaptada de Villiers E, Blackwood L, editors: *BSAVA manual of canine and feline pathology*, ed 2, Gloucestershire, Britain, 2005, British Small Animal Veterinary Association.

são acompanhados por colangite, doença inflamatória intestinal e doença renal. Gatos com pancreatite aguda também apresentam maior risco de lipidose hepática.

Em cães, a anamnese geralmente inclui um fator desencadeante, como uma refeição rica em gordura ou em grande quantidade (ver Tabela 37.3). Nesses animais, a terapia medicamentosa recente também pode ser desencadeante, particularmente brometo de potássio, azatioprina ou asparaginase. Doenças endócrinas concomitantes, como hipotireoidismo, hiperadrenocorticismo ou DM, aumentam o risco de pancreatite fatal grave em cães; portanto, é importante identificá-las durante a anamnese. Em gatos, a anamnese pode incluir características de colângio-hepatite, doença inflamatória intestinal e/ou lipidose hepática.

Os sinais clínicos em cães variam com a gravidade da doença, desde dor abdominal branda e anorexia até abdome agudo e falência de múltiplos órgãos e CID. Cães com doença aguda grave tendem a apresentar início agudo de vômitos, anorexia, dor abdominal acentuada e vários graus de desidratação, colapso e choque. A princípio, o vômito é típico do esvaziamento gástrico tardio decorrente da peritonite, com êmese de alimento não digerido muito tempo após a ingestão, evoluindo para vômito de apenas bile. Os principais diagnósticos diferenciais nesses casos são outras causas de abdome agudo, principalmente corpo estranho ou obstrução intestinal; o vômito pode ser tão intenso que o cão pode ser submetido a uma laparotomia desnecessária por suspeita de obstrução caso um exame cuidadoso não tenha sido realizado. Alguns pacientes podem apresentar a clássica posição de oração, com os membros anteriores no chão e os posteriores em pé (Figura 37.3), mas isso não é patognomônico para pancreatite e pode ser visto em qualquer doença dolorosa no abdome cranial, inclusive dor hepática, gástrica ou duodenal. Em contrapartida, os gatos com pancreatite necrótica grave, fatal, geralmente apresentam sinais clínicos surpreendentemente brandos, como anorexia e letargia; vômitos e dores abdominais ocorrem em menos da metade dos casos. Ao contrário dos cães, os gatos tendem a apresentar pouca dor abdominal ao exame, apesar da peritonite grave.

Na extremidade mais branda do espectro, cães e gatos podem apresentar sinais gastrintestinais leves, normalmente anorexia e, às vezes, alguns vômitos, seguidos pela evacuação similar à observada nos casos de colite (p. ex., tenesmo, hematoquezia, defecações frequentes) acompanhada por algum sangue fresco por causa da peritonite local na área do cólon transverso. Doença inflamatória intestinal, enterite infecciosa de baixo grau, intolerância alimentar crônica e hepatite crônica são os principais diagnósticos diferenciais desse quadro clínico em cães e gatos. Animais que ainda ingerem alimentos podem apresentar forte desconforto pós-prandial.

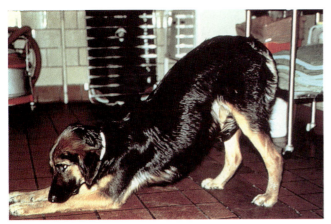

Figura 37.3 Cão com evidências de dor abdominal cranial ao assumir a chamada posição de alívio. (Cortesia do Dr. William E. Hornbuckle, Cornell University, College of Veterinary Medicine, Ithaca, NY, EUA.)

Gatos e cães com pancreatite aguda podem apresentar icterícia no primeiro exame ou, muitas vezes, alguns dias depois, durante a remissão dos sinais agudos. A maioria dos animais com pancreatite e icterícia, senão todos, têm exacerbação da doença crônica (ver mais adiante em *Pancreatite crônica*).

O exame clínico cuidadoso deve se concentrar na identificação do grau de desidratação e choque, detecção de quaisquer doenças concomitantes (particularmente doença endócrina) e palpação abdominal. Casos graves podem apresentar petéquias ou equimoses sugestivas de CID e dispneia associada à síndrome da dificuldade respiratória aguda. A avaliação clínica e clínico-patológica cuidadosa do grau de choque e lesão concomitante a órgãos é importante para a definição do prognóstico e das decisões terapêuticas (ver adiante). A palpação abdominal deve identificar a dor pancreática e descartar, se possível, qualquer corpo estranho palpável ou intussuscepção, embora técnicas de diagnóstico por imagem possam ser necessárias para a sua exclusão com segurança. Em casos graves, a peritonite generalizada causa dor abdominal generalizada inconfundível em cães, mas, nos casos mais brandos, a palpação cuidadosa do abdome cranial é necessária para identificar um foco de dor abdominal (Figura 37.4); em gatos, a dor pode não ser aparente. Ocasionalmente, uma massa abdominal cranial representando um foco de necrose gordurosa pode ser palpada, em especial em gatos.

Diagnóstico

Lembre-se que existem muitas outras doenças com quadros clínicos semelhantes à pancreatite aguda e que algumas delas também podem estar associadas a elevações nas enzimas pancreáticas. Recomenda-se a realização de alguma técnica de diagnóstico por imagem junto com a coleta de sangue para descartar doenças primárias mais graves, como corpo estranho perfurante.

Patologia clínica de rotina

De modo geral, a análise laboratorial de rotina (i. e., hemograma completo, bioquímica sérica e urinálise) não ajuda a chegar a um diagnóstico específico, mas é muito importante em todos os casos, exceto nos mais brandos, porque fornecem boas informações prognósticas e auxiliam o tratamento eficaz (ver adiante). Anomalias clínico-patológicas típicas em cães e gatos com pancreatite aguda são mostradas na Tabela 34.3.

Ensaios de enzimas pancreáticas específicas

Exames mais específicos para o pâncreas são os ensaios catalíticos para amilase e lipase, o novo ensaio catalítico para DGGR lipase e os imunoensaios para imunorreatividade similar à tripsina (TLI) e imunorreatividade da lipase pancreática (PLI). Mais detalhes sobre esses exames, inclusive sua sensibilidade e especificidade em cães e gatos, são encontrados no Capítulo 34 e na Tabela 34.2. De modo geral, PLI apresenta a maior sensibilidade e, provavelmente, a maior especificidade nas duas

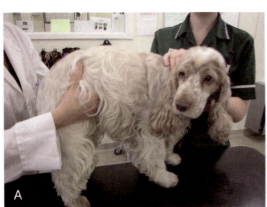
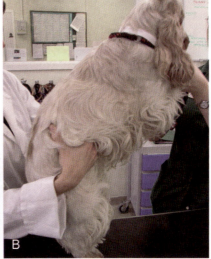

Figura 37.4 Palpação cuidadosa de um Cocker Spaniel para a detecção de dor abdominal cranial. **A.** Palpe em sentido craniodorsal, sob a caixa torácica, em busca de evidências de dor pancreática focal, como mostrado neste cão ao virar a cabeça. **B.** Nos cães de tórax largo, peça para um assistente para elevar a cabeça do paciente para deslocamento caudal do pâncreas (conseguindo a posição oposta à do cão mostrado na Figura 37.3).

espécies. A DGGR lipase também tem utilidade diagnóstica em cães e gatos. A lipase clássica tem alguma utilidade em cães, mas não em gatos.

Indicadores prognósticos

Os exames de sangue podem dar alguma indicação do prognóstico em ambas as espécies. O TAP, o peptídeo removido da tripsina no intestino delgado para ativá-la, é bem conservado entre as espécies e, assim, os ensaios imunossorventes ligados à enzima (ELISAs) humanos podem ser usados em cães e gatos. Os aumentos nos níveis de TAP no plasma ou na urina não são mais sensíveis ou específicos do que os exames de sangue hoje disponíveis para o diagnóstico de pancreatite em cães e gatos, mas têm algum valor prognóstico. Dentre os exames diagnósticos, os seguintes foram considerados indicadores de prognóstico negativo em cães: alta razão TAP-creatinina urinária, aumentos marcantes na atividade sérica da lipase e nas concentrações séricas de creatinina e fosfato e baixa gravidade específica da urina. Um estudo recente identificou a hipotermia e a acidose metabólica como indicadores de prognóstico negativo em cães com pancreatite (Pápa et al., 2011); outro estudo recente também observou elevações muito marcantes em PLI canina, trombocitopenia, alto nível de ureia ou creatinina e aumento das concentrações de proteína C reativa nos dias 3 e 4, mas não nos dias 1 e 2 após a internação, como indicadores de prognóstico negativo em cães com suspeita, mas não confirmação, de pancreatite aguda (Sato et al., 2017). Um índice de gravidade clínica com utilidade prognóstica em cães foi publicado e considera a função renal e hepática, a presença ou ausência de DM, a pressão arterial e outras complicações locais e sistêmicas (Mansfield et al., 2008). Em gatos, os indicadores prognósticos negativos encontrados foram baixos níveis de cálcio ionizado e leucopenia. Os níveis urinários ou plasmáticos de TAP não parecem ser úteis para o prognóstico em gatos, nem o grau de elevação de TLI em gatos ou cães.

Diagnóstico por imagem

A forma mais sensível e acessível de obter imagens do pâncreas canino e felino de forma não invasiva é a ultrassonografia. A ultrassonografia endoscópica pode ser mais sensível, mas é realizada apenas em um pequeno número de centros. Em pacientes com pancreatite, as radiografias abdominais geralmente revelam alterações brandas ou nada dignas de nota, mesmo naqueles com doença grave (Figura 34.8). No entanto, em pacientes com doença aguda, a radiografia abdominal desempenha um papel importante na exclusão de obstrução intestinal aguda, que causaria alterações óbvias, principalmente a dilatação e o preenchimento por gás de alças intestinais empilháveis e a presença de corpos estranhos radiopacos. As alterações radiográficas típicas em cães e gatos com pancreatite aguda são descritas no Capítulo 34.

As modalidades de imagem mais sensíveis em humanos com pancreatite são a ressonância magnética (RM), a tomografia computadorizada (TC) e a ultrassonografia endoscópica (USE). Além disso, a colangiopancreatografia retrógrada endoscópica (CPRE) é realizada em humanos para obter imagens dos ductos e permitir a coleta de biópsias pancreáticas com um pequeno endoscópio.

Até agora, a TC foi decepcionante em cães e gatos, como detalhado no Capítulo 34. A disponibilidade da USE ainda é limitada, embora um estudo recente em Beagles tenha indicado que a técnica pode visualizar a maior parte do pâncreas, exceto o terço distal do membro direito, e ser usada para obter amostras de aspiração com agulha fina (FNA) (Kook et al., 2012). A CPRE foi descrita em Beagles normais e em cães com doença gastrintestinal crônica (Spillmann et al., 2004; 2005), mas é tecnicamente difícil em animais com peso inferior a 10 kg e pode piorar a pancreatite. Como todas essas técnicas requerem anestesia geral, sua utilização pode nunca se tornar ampla em pequenos animais com pancreatite aguda grave. A ultrassonografia transcutânea tem alta especificidade para doença pancreática – a lesão encontrada geralmente é real –, mas sensibilidade variável, dependendo da habilidade do profissional e da gravidade da doença. A ultrassonografia tem maior sensibilidade para o diagnóstico de pancreatite aguda típica em cães e gatos porque o edema e a necrose da gordura peripancreática geram interfaces visíveis. A sensibilidade é muito menor na pancreatite aguda crônica e de baixo grau em cães e gatos (Figura 37.5).

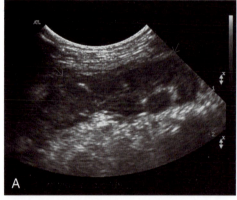
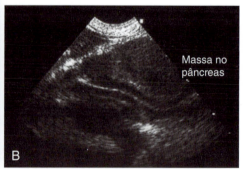

Figura 37.5 A. Ultrassonografia típica de pancreatite aguda em um Schnauzer miniatura com pâncreas com hipoecogenicidade difusa (*setas cinza*) e mesentério hiperecoico circundante. **B.** Ultrassonografia típica de pancreatite crônica em um Cocker Spaniel Inglês. Há um efeito de massa deslocando o duodeno. Muitos cães e gatos com pancreatite crônica têm achados normais à ultrassonografia abdominal. (Cortesia de Diagnostic Imaging Department, Queen's Veterinary School Hospital, University of Cambridge, Cambridge, Inglaterra.)

Análise de fluidos

Alguns cães e gatos com pancreatite apresentam derrame abdominal. A análise do fluido geralmente revela exsudatos estéreis serossanguinolentos, embora transudatos modificados e derrames quilosos também tenham sido relatados em gatos. As concentrações de amilase e lipase no fluido podem ser maiores do que no soro e altas concentrações de lipase no derrame podem auxiliar o diagnóstico (Guija de Arespacochaga et al., 2006). Derrames pleurais também ocorrem em um pequeno número de cães com pancreatite aguda devido à vasculite generalizada. Mais detalhes são encontrados no Capítulo 34.

Histopatologia

O diagnóstico definitivo de pancreatite aguda é estabelecido apenas pela histopatologia de uma biópsia pancreática, mas esse é um método invasivo e não é indicado na maioria dos casos. No entanto, se o animal for submetido a uma laparotomia durante a investigação, lembre-se sempre de inspecionar o pâncreas visualmente e, de preferência, obter uma pequena biópsia. O pâncreas geralmente parece muito inflamado e sua aparência pode ser semelhante a uma massa. Isso é normalmente causado por necrose gordurosa e/ou fibrose, e não neoplasia; portanto, nenhum animal deve ser sacrificado com base na aparência tumoral do pâncreas sem citologia ou patologia de suporte, porque grandes massas pancreáticas muito raramente são neoplasias. A neoplasia pancreática tende a ser tão maligna que sofreria metástase extensa e causaria a morte do animal antes que a massa se tornasse grande. As indicações e técnicas para biópsia pancreática são revistas no Capítulo 34.

No entanto, na maioria dos casos, a biópsia não é realizada e o diagnóstico é baseado em uma combinação de suspeita clínica, exames enzimáticos específicos e diagnóstico por imagem. Nenhum exame não invasivo é 100% sensível e específico para pancreatite em cães e gatos; em alguns casos, até de doença grave, todos os exames podem ser negativos.

Tratamento e prognóstico

O tratamento e o prognóstico de cães e gatos com pancreatite aguda dependem da gravidade da doença à primeira consulta. A pancreatite aguda grave é uma doença muito importante, com mortalidade alta e que requer tratamento intensivo, enquanto a doença mais moderada pode ser tratada com administração de fluidos por via intravenosa (IV) e analgesia. Os pacientes com doença branda podem ser tratados em ambulatório.

A avaliação de gatos com doença grave é mais difícil por causa dos sinais clínicos brandos. Portanto, parece prudente presumir que todos os gatos têm doença grave, a menos que se prove o contrário, e tratá-los de forma intensiva para prevenir o desenvolvimento de lipidose hepática e outras complicações fatais.

A causa desencadeadora da pancreatite deve ser tratada ou removida nos poucos casos em que é conhecida (p. ex., hipercalcemia ou doença induzida por fármacos). Durante o tratamento, todo o possível deve ser feito para evitar outros possíveis desencadeantes, como descrito na Tabela 37.3. A maioria dos casos de pancreatite é, entretanto, idiopática e seu tratamento é principalmente sintomático. A única exceção é a pancreatite crônica em Cocker Spaniels Ingleses, que pode ser uma doença imunomediada com indicação específica de corticosteroides e outros imunossupressores para tratamento (ver mais adiante em *Pancreatite crônica*). Ocasionalmente, Cocker Spaniels com pancreatite crônica apresentam sinais clínicos agudos e a administração criteriosa de corticosteroides pode ser considerada. No entanto, não há evidências de que esse tratamento seja benéfico em cães de outras raças, inclusive terriers; nesses casos, os corticosteroides podem piorar o prognóstico por aumento do risco de úlcera gástrica e redução da atividade do sistema reticuloendotelial na remoção dos complexos circulantes de α_2-macroglobulina-protease. Em alguns casos, o cão ou gato pode precisar de corticosteroides para uma doença concomitante, como anemia hemolítica imunomediada ou doença inflamatória intestinal, em que os benefícios desses fármacos podem superar seus possíveis efeitos deletérios.

A pancreatite necrótica grave tem mau prognóstico em cães e gatos. Esses pacientes apresentam anomalias fluidas e eletrolíticas graves associadas à doença inflamatória sistêmica, comprometimento renal e alto risco de CID. O manejo deve ser intensivo, inclusive com transfusões de plasma em muitos casos e alimentação por sonda enteral ou nutrição parenteral total (NPT) em alguns pacientes (ver próxima seção). Esses pacientes devem ser encaminhados a um especialista. Se isso não for possível, a terapia intensiva pode ser tentada, mas o tutor deve ser avisado sobre o péssimo prognóstico e os custos do tratamento. A pancreatite aguda grave também tem mau prognóstico em humanos, mas, nos últimos 5 anos, a mortalidade foi reduzida por uma combinação de fluidoterapia intravenosa precoce e agressiva e alimentação precoce.

Na outra extremidade do espectro, os pacientes com pancreatite muito branda podem simplesmente precisar de hospitalização para 12 a 24 horas de fluidoterapia intravenosa caso apresentem vômitos e desidratação; se estiverem alertas e bem hidratados, podem ser tratados em casa, com 24 a 48 horas de repouso pancreático (administração apenas de líquidos por via oral) e analgesia, seguidos de oferecimento prolongado de dieta adequada.

Os seguintes aspectos terapêuticos devem ser considerados em todos os pacientes: reposição de fluidos e eletrólitos por via intravenosa; analgesia; nutrição; e outras modalidades de suporte, conforme indicado, como antieméticos e antibióticos (Boxe 37.1).

 BOXE 37.1

Pilares do tratamento da pancreatite aguda grave (ver mais detalhes no texto).

- Fluidoterapia intravenosa agressiva precoce (monitorar a produção de urina e os níveis de eletrólitos)
- Analgesia (precoce e eficaz – assumir que o animal sente dor, a menos que seja provado o contrário)
- Alimentação enteral precoce (logo após a reidratação)

Administração intravenosa de fluidos e eletrólitos

A fluidoterapia intravenosa é muito importante em todos os casos de pancreatite, à exceção dos mais brandos, para reverter a desidratação, tratar os desequilíbrios eletrolíticos associados a vômitos e ao acúmulo de fluido no trato gastrintestinal com hipomotilidade, e manter a boa circulação pancreática e a boa circulação periférica apesar da RIS. É vital prevenir a isquemia pancreática associada à redução da perfusão por contribuir para a necrose. De modo geral, os fluidos de reposição (p. ex., Lactato de Ringer ou Plasma Lyte) são usados em taxas e volumes que dependem do grau de desidratação e choque – duas vezes as taxas de manutenção (100 a 120 mℓ/kg/dia) são adequadas para animais com doença branda a moderada (graus 0 e 1), mas aqueles em estado mais grave podem, a princípio, precisar de taxas de choque (90 mℓ/kg/h por 30 a 60 minutos) seguidas por coloides sintéticos. A medida simultânea do débito urinário é importante. A infusão rápida de cristaloides em animais com doença grave e aumento patológico da permeabilidade vascular aumenta o risco de edema pulmonar; assim, os pacientes devem ser cuidadosamente monitorados. O ideal é que a pressão venosa central seja aferida nos cães em estado grave para ajuste da taxa de fluido e manutenção da pressão em valores normais.

As concentrações séricas de eletrólitos devem ser monitoradas com cuidado. As possíveis anomalias eletrolíticas são descritas na Tabela 34.3, mas a de maior relevância clínica é a hipopotassemia causada por vômitos e redução da ingestão de alimentos. A hipopotassemia pode prejudicar a recuperação de maneira significativa e aumentar a mortalidade porque causa não apenas fraqueza do músculo esquelético, mas também atonia gastrintestinal, que piora os sinais clínicos da doença e retarda a alimentação. A fluidoterapia agressiva aumenta ainda mais a perda renal de potássio, principalmente em gatos; por isso, é importante determinar as concentrações séricas de potássio com frequência (pelo menos uma vez ao dia em pacientes com vômitos) e suplementar os fluidos com cloreto de potássio conforme necessário. Uma abordagem escalonada, com base no grau de hipopotassemia, é melhor. O Lactato de Ringer ou Plasma Lyte contém apenas 4 mEq/ℓ de potássio e a maioria dos casos requer suplementação em taxas pelo menos de reposição (20 mEq/ℓ). Mesmo que a concentração sérica de potássio não possa ser medida, um cão com anorexia e vômitos e sem evidências de insuficiência renal deve receber fluidos com potássio em taxas de reposição. Nos cães com hipopotassemia mais grave, a suplementação deve ser maior, desde que as concentrações séricas possam ser determinadas com regularidade e as taxas de infusão sejam controladas com cuidado. Um cão ou gato com concentração sérica de potássio de 2 mEq/ℓ ou menos deve receber entre 40 e 60 mEq/ℓ nos fluidos em taxa de infusão controlada. Como regra geral, a taxa de infusão de potássio ainda não deve ficar acima de 0,5 mEq/kg/h.

A transfusão de plasma é provavelmente indicada em cães e gatos com pancreatite grave para reposição de α_1-antitripsina e α_2-macroglobulina. Também fornece fatores de coagulação e pode ser combinada à heparina em animais com alto risco de CID. No entanto, a eficácia da administração de heparina em humanos e animais com CID foi questionada e, hoje, não há estudos controlados que apoiem ou refutem seu uso em cães e gatos com pancreatite (ver Capítulo 87).

Analgesia

De modo geral, a pancreatite é muito dolorosa. Pacientes hospitalizados devem ser monitorados com cuidado quanto à dor e a analgesia deve ser administrada conforme necessário. Na prática, a analgesia é indicada a quase todos os pacientes com pancreatite e deve ser administrada de forma rotineira a gatos com a doença porque a avaliação da dor é difícil. Agonistas opioides parciais ou completos são frequentemente usados, em especial buprenorfina ou butorfanol. O butorfanol também tem ação antiemética. Os agonistas parciais são eficazes em dores leves a moderadas, mas os agonistas completos são preferidos em dores mais intensas. Morfina, metadona, meperidina e fentanila (IV ou em adesivos) podem ser usados (Tabela 37.4). Preocupações acerca da exacerbação da doença pelos efeitos dos opioides no esfíncter de Oddi são bastante citadas em cães e seres humanos, mas estudos recentes sugeriram efeitos clínicos relevantes mínimos, exceto em caso de administração de doses altas e repetidas de morfina. Hoje, esses fármacos são usados com regularidade em humanos com pancreatite, sem problemas óbvios. A fentanila em adesivos demora algum tempo para surtir efeito (em média, 24 horas em cães e 7 horas em gatos); assim, a administração concomitante de um opioide nas primeiras horas após a aplicação é recomendada. Os anti-inflamatórios não esteroidais (AINEs) devem ser evitados, se possível, devido ao maior risco de úlcera gastroduodenal em pacientes com pancreatite e à possibilidade de desenvolvimento de insuficiência renal em animais com hipotensão e/ou choque. Em seres humanos, a pancreatite aguda tem sido associada ao uso de AINEs. Os inibidores da ciclo-oxigenase 2 (COX-2) têm risco menor do que os AINEs convencionais nesse aspecto, assim como o paracetamol, desde que usado com cuidado (ver Tabela 37.4). Outros analgésicos que podem ser considerados em casos graves são cetamina em baixa dose em infusão intravenosa, com a vantagem de efeito mínimo na motilidade gastrintestinal (Fass et al., 1995) ou lidocaína intravenosa. A Tabela 37.4 mostra detalhes sobre a analgesia.

A prescrição da analgesia para administração em casa, pelo tutor, a pacientes com doença mais branda ou em resolução pode ser difícil. A dor não deve ser subestimada nesses pacientes. No entanto, é difícil encontrar uma analgesia eficaz e segura que possa ser usada em domicílio. A administração de opioides durante as consultas é prudente e um dos AINEs menos ulcerogênicos ou paracetamol pode ser usado com cautela em casa. Os gatos podem ser tratados com buprenorfina por via transmucosa (Robertson et al., 2003), uma forma simples de administração em domicílio, mas o tratamento oral requer doses muito maiores em cães (Abbo et al., 2008) (ver Tabela 37.4). Curiosamente, descobriu-se que o tramadol é útil em alguns cães e gatos, mas sua eficácia é variável. O oferecimento de uma dieta com baixo teor de gordura ajuda a reduzir a dor pós-prandial em humanos e, segundo relatos informais, em alguns cães. No entanto, a administração de enzimas pancreáticas com o alimento não parece reduzir a dor em cães e há poucas evidências que apoiem seu uso para o alívio da dor em cães ou gatos.

TABELA 37.4

Uso de analgésicos em pacientes com pancreatite aguda.

Analgésico	Indicações e cuidados	Dose e via Cães	Dose e via Gatos	Comentários
Buprenorfina	Analgésico mais utilizado em pacientes hospitalizados. Pode ser administrado por via transmucosa em casa em cães e gatos, mas a dose para cães é muito maior	0,01 a 0,02 mg/kg IV, SC, IM A dose transmucosa oral é de 0,12 mg/kg	Idem cães IV, SC, IM A dose transmucosa oral é de 0,01 a 0,03 mg/kg*	As preocupações sobre os efeitos no esfíncter de Oddi são, em grande parte, infundadas
Butorfanol	A autora tem experiência limitada com seu uso; outros opioides são preferidos na pancreatite aguda por causa do efeito analgésico limitado e possíveis efeitos cardiovasculares negativos do butorfanol (ver notas); no entanto, o efeito antiemético pode ser benéfico	0,05 a 0,6 mg/kg IM, SC, IV a cada 6 a 8 h; 0,1 a 0,2 mg/kg/h como CRI Oral – 0,5 a 1 mg/kg a cada 6 a 12 h	Idem cães	Em seres humanos, doses analgésicas de butorfanol aumentam a pressão da artéria pulmonar e o trabalho cardíaco, ao contrário de outros analgésicos nessa tabela; assim, outros opioides são preferidos
Meperidina (Demerol®)	A meperidina é administrada apenas de forma injetável e, assim, utilizada somente em animais hospitalizados. Não pode ser administrada por via IV (causa liberação de histamina e hipotensão profunda)	5 mg/kg SC, IM a cada 2 h	3 a 5 mg/kg SC, IM a cada 2 h	A injeção é dolorosa. Derivada da atropina; portanto, diferentemente dos demais opioides, tem ação espasmolítica no músculo liso; pode ser importante no intestino
Morfina	Tende a causar vômitos. Utilizada em dor aguda intensa, pode ser administrada por injeção IV lenta até o efeito desejado	0,1 a 0,5 mg/kg SC, IM, IV; 0,1 mg/kg/h por CRI	0,1 a 0,2 mg/kg SC, IM, IV	A estimulação do esfíncter de Oddi é relatada em humanos, mas tem relevância duvidosa em cães e gatos
Metadona	Por provocar pouca náuseas ou vômito, é mais útil do que morfina	0,2 a 0,4 mg/kg SC, IM a cada 4 a 6 h ou conforme necessário	0,2 mg/kg SC, IM a cada 4 a 6 h ou conforme necessário	Pode causar disforia. A duração da ação pode ser maior com a administração repetida
Hidromorfona	–	0,05 mg/kg IV a cada 4 h; 0,1 a 0,4 mg/kg IM	0,1 mg/kg IM a cada 7 h	Pode produzir disforia
Fentanila em adesivo	Muito útil, mas tome muito cuidado ao enviar o animal para casa com o adesivo	Adesivo de 2 a 4 µg/kg/h	Adesivo de 25 µg/h com meia exposição	Início em 24 h e duração de 72 h em cães; início em 7 h e duração de 72 h em gatos
Tramadol	A autora não tem experiência pessoal com esse medicamento na pancreatite aguda, mas pode ser uma boa opção para uso doméstico VO em animais com dores leves a moderadas	Oral – 2 a 5 mg/kg a cada 8 a 12 h	Oral – 2 a 4 mg/kg a cada 8 a 12 h	O tramadol também diminui a contratilidade cardíaca; não deve ser usado na fase aguda, quando o fator depressor do miocárdio pode ser liberado. Estudos publicados sobre a farmacocinética em pequenos animais sugerem que deve ser mais eficaz em gatos do que em cães devido à rápida formação de metabólitos inativos nestes últimos. A disforia é mais provável em gatos

(*continua*)

TABELA 37.4

Uso de analgésicos em pacientes com pancreatite aguda. (*Continuação*)

Analgésico	Indicações e cuidados	Dose e via - Cães	Dose e via - Gatos	Comentários
Cetamina em infusão	Dor refratária grave em paciente hospitalizado	2 µg/kg/min	Idem cães	Útil como adjuvante, provavelmente não adequado como analgésico único; pode produzir disforia em altas taxas de infusão
Lidocaína em infusão	Excelente analgésico para pacientes hospitalizados	*Bolus* de 1 mg/kg IV seguido por infusão de 20 µg/kg/min	0,1 mg/kg/h	Use com cuidado em gatos devido aos efeitos tóxicos da lidocaína
Paracetamol	AINE mais usado na pancreatite humana; tende a ser negligenciado em cães, mas é útil por não ter os mesmos efeitos deletérios no trato GI e nos rins que os demais AINEs	10 mg/kg VO, IV a cada 12 h	**Não use** – é tóxico para gatos	Não deve ser usado em pacientes com doença hepática concomitante significativa
Carprofeno e outros AINEs	Principalmente para uso doméstico; prescreva com muito cuidado devido aos possíveis efeitos colaterais intestinais e renais na pancreatite; não deve ser usado na doença aguda, na presença de hiperadrenocorticismo ou durante o tratamento com corticosteroides	Carprofeno – 4 mg/kg SC, IV, VO a cada 24 h; a dose de manutenção é de 2 mg/kg a cada 12 h	Carprofeno – 2 mg/kg SC, IV, VO; a dose de manutenção é de 2 mg/kg	Eficácia subestimada Razão de inibição COX 1:2 de 65

AINEs: anti-inflamatórios não esteroidais; COX: ciclo-oxigenase; CRI: infusão em taxa contínua; GI: gastrintestinal, IM: via intramuscular; IV: via intravenosa; SC: via subcutânea; VO: via oral.
Com agradecimentos à Dra. Jackie Brearley, Senior Lecturer in Veterinary Anaesthesia, the Queen's Veterinary School Hospital, University of Cambridge, Cambridge, Inglaterra.
*Robertson SA et al.: Systemic uptake of buprenorphine by cats after oral mucosal administration, *Vet Rec* 152:675, 2003.

Nutrição

É muito importante considerar o manejo nutricional adequado do paciente com pancreatite. O repouso pancreático completo, com jejum, evitando qualquer ingestão (inclusive de água ou bário), é tradicionalmente recomendado a pacientes com pancreatite aguda. A princípio, acreditava-se que a instituição precoce de nutrição enteral era contraindicada por provocar a liberação de colecistocinina e secretina, com consequente liberação de enzimas pancreáticas e piora da pancreatite e da dor. A NPT parecia mais lógica no início da doença, seguida por alimentação com tubo jejunal, com o objetivo de contornar as áreas de estimulação das enzimas pancreáticas. No entanto, estudos recentes em humanos e modelos experimentais caninos dão muito suporte à nutrição enteral precoce em relação à NPT; descobriu-se que a nutrição enteral precoce em humanos com pancreatite aguda grave reduz o tempo de internação hospitalar e a mortalidade.

O Boxe 37.2 descreve as recomendações atuais para a alimentação de pacientes veterinários com pancreatite aguda. Não é mais apropriado ou aceitável deixar o paciente passar fome por um longo período enquanto se espera a resolução da doença. Na medicina humana, há cada vez mais evidências sobre a importância da nutrição enteral precoce em pacientes com pancreatite; quanto mais grave a pancreatite, mais cedo o suporte nutricional deve ser instituído. Além disso, estudos recentes sugerem que a alimentação pré-pilórica (p. ex., tubo nasoesofágico ou de gastrostomia) pode ser tão segura quanto a alimentação jejunal. Há poucas evidências de que os nutrientes imunomoduladores sejam benéficos e os dados sobre probióticos na pancreatite são conflitantes; um estudo mostrou aumento da mortalidade em humanos (Besselink et al., 2008). Logo, é melhor evitá-los. Não existem estudos que avaliem a eficácia da nutrição enteral ou parenteral precoce ou tardia na pancreatite de ocorrência natural em cães ou gatos. Portanto, a recomendação atual é baseada em evidências informais, extrapolação de dados obtidos em humanos e resultados de estudos experimentais em cães. No entanto, um estudo piloto recente comparando a nutrição enteral precoce via tubo de esofagostomia à nutrição parenteral em 10 cães com pancreatite aguda grave descobriu que a alimentação por tubo pré-pilórico de uma dieta canina com baixo teor de gordura, com adição de enzimas pancreáticas e triglicerídeos de cadeia média, foi bem tolerada por cães com pancreatite aguda. Os cães que receberam nutrição enteral não apresentaram dor pós-prandial óbvia e um número significativamente maior de cães do grupo parenteral apresentou vômito e regurgitação em comparação aos animais do grupo enteral (Mansfield et al., 2011).

BOXE 37.2

Melhores práticas alimentares para pacientes com pancreatite aguda.

Estudos recentes e metanálises de estudos de nutrição na pancreatite aguda humana levaram a mudanças nas recomendações de melhores práticas de alimentação nesses casos (Al-Omran et al., 2010; Quan et al., 2011). Observe que a nutrição enteral precoce é particularmente indicada para doenças graves, o que talvez seja inesperado e contrário à prática recente em cães.

Quando alimentar?
- A nutrição enteral precoce reduz a mortalidade e o tempo de hospitalização em humanos com pancreatite aguda grave e é apoiada por estudos experimentais em cães e estudos em enterite por parvovírus canino (Mohr et al., 2003). Institua a nutrição enteral em 24 a 48 h, assim que o animal estiver reidratado
- Na pancreatite aguda branda humana, a recomendação atual é o jejum por um pouco mais de tempo, o que também é indicado em cães, para reduzir a dor e o vômito. Fluidos, eletrólitos e analgésicos são administrados por 2 a 5 dias enquanto o paciente fica em jejum; a seguir, uma dieta rica em carboidratos e com teor moderado de gordura e proteína é instituída. Em 4 a 7 dias, o paciente recebe alta com dieta normal
- Em gatos, as recomendações informais atuais são a alimentação imediata na pancreatite branda, moderada e grave devido ao alto risco de lipidose hepática

Como alimentar?
- Vários estudos mostram que a nutrição enteral é melhor do que a nutrição parenteral em humanos e cães experimentais devido à manutenção da barreira da parede intestinal e redução da translocação bacteriana; logo, a nutrição enteral é preferida
- É provável que casos graves e agudos precisem de alimentação por sonda. Os tubos nasoesofágicos são melhores nos estágios agudos para evitar o risco de anestesia geral em um cão ou gato com falência de múltiplos órgãos. A longo prazo, a maioria dos animais se alimenta de maneira voluntária, mas, se necessário, um tubo de alimentação esofágica ou de gastrostomia pode ser colocado (ver mais detalhes no Capítulo 35). Estudos recentes indicam a segurança da alimentação pré-pilórica em humanos e cães – a colocação de tubo de jejunostomia não é necessária (Mansfield et al., 2011)

O que alimentar?
- Estudos mostram que o alto teor de gordura na dieta aumenta a dor pós-prandial, mas não piora a pancreatite. Cães e gatos com pancreatite aguda grave podem ser alimentados com qualquer dieta apropriada, desde que estejam recebendo analgesia suficiente. A alimentação por sonda pode exigir uma dieta de convalescença com alto teor de gordura, como Hill's a/d® ou Royal Canin Convalescence Support®. A nova dieta líquida com baixo teor de gordura Royal Canin GI® seria bastante apropriada
- As dietas com baixo teor de gordura são indicadas na pancreatite mais branda em cães e para recuperação em casa para reduzir a dor pós-prandial
- Não há evidências convincentes acerca da adição de ingredientes imunomoduladores, como glutamina ou ácidos graxos ômega-3. Probióticos devem ser evitados na doença aguda (um estudo em humanos com pancreatite aguda grave mostrou aumento na mortalidade quando probióticos foram usados [Besselink et al., 2008])
- A adição de enzimas pancreáticas durante a fase aguda é recomendável devido à ausência de secreção pelo ducto

O jejum também é contraindicado a gatos com pancreatite aguda devido ao alto risco de desenvolvimento de lipidose hepática. A recomendação atual é, portanto, a instituição de alguma forma de alimentação enteral, sempre que possível, em até 48 horas em cães e gatos. Quanto mais grave a doença, mais importante a alimentação precoce. Pacientes em estado grave devem receber alimentação por sonda nasoesofágica, com infusão lenta e contínua de uma dieta de cuidados intensivos, embora as alimentações frequentes em pequenos volumes também sejam bem toleradas por muitos animais. A anestesia para colocação de tubo de esofagostomia ou gastrostomia deve ser evitada nos estágios agudos da pancreatite, mas é indicada para alimentação a longo prazo, se necessário, em um paciente mais estável. As dietas de cuidados intensivos com alto teor de gordura podem estar associadas ao aumento da dor, mas são toleradas em animais hospitalizados sob analgesia adequada. Depois que o animal passa a se alimentar de maneira voluntária, pode passar a receber uma dieta com baixo teor de gordura para sua recuperação. Uma boa escolha inicial é a farinha de arroz misturada à água, seguida por uma dieta veterinária com baixo teor de gordura (p. ex., Eukanuba Intestinal Formula®, Mars Petcare; Hill's i/d Low Fat®, Hill's Pet Nutrition, Topeka, KN, EUA; Royal Canin Digestive Low Fat®, Royal Canin USA, St. Charles, MO, EUA; Purina EN Gastroenteric Canine Formula®, Nestlé SA, Vevey, Suíça) (Figura 37.6). A dieta com baixo teor de gordura pode até não ser necessária. Não há evidências de que as rações comuns aumentem a gravidade da pancreatite aguda; assim, uma dieta de cuidados intensivos com líquidos também deve ser tolerada se administrada em pequenas quantidades e alta frequência. No entanto, há evidências em humanos de que dietas com alto teor de gordura aumentam a dor e prolongam o tempo de hospitalização por esse motivo, o que parece ser corroborado em cães por relatos informais. A adição de enzimas pancreáticas à dieta é aconselhável nas fases muito agudas da doença, quando o pâncreas não secreta enzimas pelo ducto. Em muitos casos, a administração de antieméticos também é essencial para a boa alimentação eficaz (ver próxima seção). Em pacientes que não podem ser submetidos à nutrição enteral ou nos quais apenas uma pequena porcentagem das necessidades calóricas diárias pode ser fornecida por via enteral, alguma forma de nutrição parenteral suplementar deve ser considerada. A forma mais prática de administração é como nutrição parenteral periférica (Chandler et al., 2000). No entanto, é muito claro que a recuperação é melhor quando pelo menos parte da ingestão calórica diária pode ser dada por via enteral.

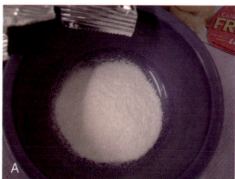 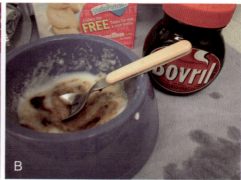

Figura 37.6 A farinha de arroz é uma boa primeira escolha para alimentação de cães com pancreatite aguda moderada, pois não contém gordura e proteína. É um pó de arroz finamente moído, geralmente comercializado para bebês (**A**) que é misturado com água e, se desejado, com extrato de carne em forma líquida (**B**) para realçar o sabor. Cães com pancreatite aguda grave devem receber dieta de cuidados intensivos por sonda (ver texto e Boxe 37.2).

Antieméticos

Os antieméticos costumam ser necessários para o controle do vômito agudo em cães e gatos com pancreatite. O antagonista do receptor da neurocinina (NK1) maropitant tem efeitos antieméticos centrais e periféricos e parece ser o antiemético mais eficaz em cães e gatos com pancreatite. O maropitant é comercializado como Cerenia (Zoetis, Madison, NJ, EUA) em solução injetável (10 mg/mℓ) ou comprimidos (16, 24, 60 e 160 mg). A dose para injeção é de 1 mg/kg (1 mℓ/10 kg de peso corpóreo a cada 24 horas por até 5 dias). A dose dos comprimidos é de 2 mg/kg a cada 24 horas por até 5 dias. O maropitant também pode ter propriedades analgésicas, já que a substância P, que atua no receptor de NK1, participa da dor pancreática, mas nenhum estudo clínico demonstrou sua eficácia. Esse fármaco é indicado como parte da analgesia multimodal em animais com pancreatite aguda e não seria suficiente por si só.

A metoclopramida foi usada com sucesso em cães com pancreatite (0,5 a 1 mg/kg, administrado por via intramuscular [IM], subcutânea [SC] ou oral [VO] a cada 8 horas, ou 1 a 2 mg/kg, administrado por via intravenosa durante 24 horas como uma infusão lenta), mas seu efeito na estimulação da motilidade gástrica pode aumentar a dor e a liberação de enzimas pancreáticas em alguns animais. Além disso, tem eficácia limitada em gatos. O butorfanol, usado como analgésico em animais com pancreatite que causa dor branda a moderada, também tem propriedades antieméticas. Um antiemético fenotiazínico, como a clorpromazina, pode ser mais eficaz em alguns pacientes, mas esses fármacos têm efeitos sedativos e hipotensores, que podem ser intensos caso associados à analgesia opioide; tenha cuidado. Antagonistas do receptor 5-HT$_3$, como a ondansetrona, são úteis em outros tipos de vômitos em cães (p. ex., vômito induzido por quimioterapia), mas é melhor evitá-los na pancreatite devido aos relatos ocasionais de desenvolvimento de pancreatite em humanos.

Gastroprotetores

Pacientes com pancreatite aguda apresentam maior risco de desenvolvimento de úlcera gastroduodenal, provavelmente causada por peritonite local. Devem ser monitorados com cuidado quanto a evidências de melena ou hematêmese e tratados conforme necessário com sucralfato e inibidores da secreção ácida (p. ex., bloqueadores H$_2$, como cimetidina, famotidina, ranitidina ou nizatidina, ou o inibidor de bomba de prótons omeprazol). A cimetidina deve ser evitada em animais com doença hepática concomitante devido ao seu efeito no sistema do citocromo P-450. A ranitidina pode ser usada, mas seu efeito procinético gástrico pode provocar vômito em alguns animais; se isso ocorrer, interrompa sua administração. A famotidina é preferível por não ter esses efeitos procinéticos.

Antibióticos

As complicações infecciosas são raras em cães e gatos com pancreatite, mas, quando ocorrem, podem ser graves; a eficácia da antibioticoterapia na prevenção destas complicações ainda é controversa em humanos. No entanto, a maioria dos especialistas veterinários aconselha o uso de antibióticos de amplo espectro de forma profilática em cães e gatos com pancreatite aguda grave. A amoxicilina potencializada por via intravenosa é mais frequentemente usada. As fluoroquinolonas penetram bem no pâncreas, mas o uso responsável de antibióticos desaconselha sua administração como medicamento de primeira linha, a menos que haja uma indicação específica. Animais com doença mais branda não precisam de antibioticoterapia.

Tratamento da obstrução do trato biliar associada à pancreatite

A maioria dos casos de obstrução biliar extra-hepática secundária à exacerbação da pancreatite crônica se resolve com o tratamento conservador; de modo geral, a descompressão cirúrgica ou com agulha da vesícula biliar e a colocação de *stent* no ducto biliar são desnecessárias em cães e gatos. Demonstrou-se que não há vantagem na intervenção cirúrgica na maioria dos pacientes humanos, nem diferença na gravidade e cronicidade da doença hepática secundária entre animais submetidos ao tratamento médico ou cirúrgico, desde que não haja neoplasia e a icterícia seja resolvida em 1 mês (Abdallah et al., 2007). Como nenhum estudo desse tipo foi realizado em pequenos animais, a recomendação terapêutica é empírica; na ausência de fezes brancas ou acólicas, o que indica obstrução biliar completa, e se houver resolução gradual da icterícia entre 7 e 10 dias, a intervenção cirúrgica não é indicada e o manejo conservador com antioxidantes e ácido ursodesoxicólico deve ser instituído (ver Capítulos 35 e 36).

PANCREATITE CRÔNICA
Etiologia e patogênese

A pancreatite crônica é definida como "uma doença inflamatória contínua caracterizada pela destruição do parênquima pancreático que leva ao comprometimento progressivo ou permanente da função exócrina e/ou endócrina" (Etemad et al., 2001). O padrão-ouro para o diagnóstico é a histologia (ver Figura 37.2), que é raramente indicada ou realizada em cães ou gatos. O diagnóstico não invasivo por técnicas de imagem é difícil e os exames clínico-patológicos têm menor sensibilidade do que para a doença aguda.

A pancreatite crônica foi considerada rara e não muito importante em cães, embora seja reconhecida como a forma mais comum da doença em gatos. No entanto, a literatura publicada sobre a doença pancreática canina nas décadas de 1960 e 1970 a definiu como uma doença comum de importância clínica. Observou-se que uma alta proporção de casos de IPE em cães foi causada por pancreatite crônica, que pode ser responsável por 30% ou mais dos casos de DM. Estudos patológicos e clínicos mais recentes em cães (Bostrom et al., 2013; Newman et al., 2004; Watson et al., 2007, 2011) e gatos (De Cock et al., 2007) corroboram que a pancreatite crônica é comum e clinicamente relevante em cães e gatos. É provável que cause sinais gastrintestinais recorrentes intermitentes e/ou contínuos e dor epigástrica em muitos cães e gatos; no entanto, tende a ser subidentificada devido à dificuldade de estabelecimento do diagnóstico com técnicas não invasivas. Em cães, a prevalência *post mortem* de pancreatite crônica é de até 34%, principalmente em raças suscetíveis; até mesmo em estudos de pancreatite aguda fatal, a exacerbação da doença crônica é responsável por 40% dos casos. Em gatos, a prevalência *post mortem* de pancreatite crônica foi ainda maior, de 60%. Deve-se notar que estudos *post mortem* tendem a superestimar a prevalência de doenças crônicas, que provocam alterações arquitetônicas permanentes no órgão, enquanto a prevalência de doenças agudas totalmente reversíveis é subestimada, a menos que o animal venha a óbito durante o episódio. No entanto, está claro que existem muito mais casos de pancreatite crônica na clínica veterinária do que os reconhecidos hoje e que vários deles têm relevância clínica.

Pancreatite crônica idiopática

Como na pancreatite aguda, a causa da pancreatite crônica em cães é geralmente desconhecida. Cães de qualquer idade ou raça podem ser afetados, mas, na Grã-Bretanha, os animais tendem a ser de meia-idade a idosos, em especial das raças Cavalier King Charles Spaniel, Cocker Spaniel, Collie ou Boxer (Watson et al., 2007, 2010; Figura 37.7). Um estudo recente nos EUA sugeriu que raças definidas pelo American Kennel Club como *toy* e não esportivas apresentam maior prevalência de pancreatite crônica (Bostrom et al., 2013). Um grande estudo independente sobre a IPE na Grã-Bretanha observou uma maior prevalência em Cavalier King Charles Spaniels idosos, indicando a associação racial. Outras partes do mundo também

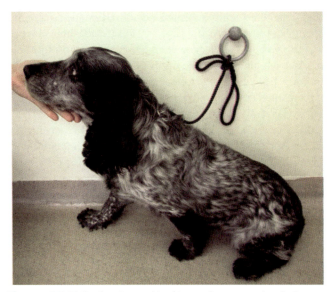

Figura 37.7 Cocker Spaniel Inglês macho, castrado, de 8 anos, com pancreatite crônica.

relataram alta prevalência em raças árticas, como Husky Siberiano. É provável que haja alguma sobreposição à doença aguda, embora alguns casos tenham etiologia distinta. Em humanos, os fatores genéticos e ambientais determinam o desenvolvimento de pancreatite crônica por fibrose a partir da doença aguda recorrente. Um fator ambiental que predispõe à fibrose é o tabagismo, que pode ser relevante em cães que são fumantes passivos, mas nenhum estudo investigou essa possibilidade. Alguns casos são crônicos desde o início e caracterizados por infiltrado mononuclear. É provável que as causas genéticas sejam importantes em cães, o que explica o alto risco em certas raças. Nenhuma prevalência racial particular foi relatada para gatos com pancreatite crônica; os domésticos de pelo curto são os mais acometidos.

Pancreatite crônica autoimune

Acredita-se que a forma particular de pancreatite crônica em Cocker Spaniels Ingleses na Grã-Bretanha seja uma doença imunomediada (Watson et al., 2011; ver Figura 37.7). Como na pancreatite autoimune humana, a doença tende a ser observada em cães de meia-idade a idosos, com maior prevalência em machos; além disso, pelo menos 50% dos cães acometidos subsequentemente desenvolvem DM e/ou IPE. Os cães também costumam ter outra doença autoimune concomitante, em especial ceratoconjuntivite seca e glomerulonefrite. Também pode haver associação à saculite anal e aumento do risco de carcinoma do saco anal. Com frequência, há uma lesão semelhante a uma massa vista em ultrassonografia (ver Figura 37.5 B). As biópsias mostram uma doença perilobular típica, difusa, fibrótica e linfocítica, centrada nos ductos e vasos perilobulares, com perda de ductos maiores. A imuno-histoquímica revela preponderância de linfócitos CD3$^+$ ao redor de ductos e veias (i. e., linfócitos T). Acredita-se que a doença humana seja uma reação imune centrada no ducto. Um trabalho recente identificou forte associação a plasmócitos que secretam um subgrupo de imunoglobulina G, a IgG4. A doença humana foi redefinida como multissistêmica devido ao frequente acometimento de outros órgãos. Hoje, é considerada uma doença relacionada a IgG4 (Bledsoe et al., 2018) e ceratoconjuntivite seca, sialoadenite, doença do trato biliar e glomerulonefrite são comuns. Trabalhos anteriores em Cocker Spaniels Ingleses também mostram plasmócitos IgG4-positivos no pâncreas e nos rins (Watson et al., 2012). A doença humana responde bem a corticosteroides, inclusive com redução nos requerimentos de insulina em alguns diabéticos. Esse quadro é claramente diferente da autoimunidade proposta em jovens Pastores Alemães com atrofia acinar pancreática (AAP), que é centrada nos ácinos e não causa DM (ver adiante). Ainda não há estudos controlados que avaliem o uso de fármacos imunossupressores em Cocker Spaniels Ingleses com pancreatite crônica, mas agora existem evidências circunstanciais suficientes para justificar seu uso nesta raça em particular. A autora deste conteúdo teve sucesso no tratamento de cães acometidos com prednisolona e ciclosporina. A decisão de instituir a terapia imunossupressora é baseada na gravidade clínica, inclusive na presença de episódios recorrentes de pancreatite e/ou acometimento renal com proteinúria acentuada não responsiva aos tratamentos convencionais. Como em humanos, os casos de menor gravidade podem ser submetidos ao tratamento sintomático e "expectante" (Bledsoe et al., 2018). No entanto, lembre-se que muitos casos de pancreatite crônica em cães não são autoimunes; a maioria dos terriers da Grã-Bretanha, por exemplo, tem um quadro histopatológico e clínico diferente que não parece ser autoimune. O diagnóstico de doença autoimune requer confirmação histológica, o que raramente é possível. Na ausência de histopatologia pancreática, o diagnóstico de doença autoimune em outros órgãos (p. ex., ceratoconjuntivite seca e glomerulonefrite) é altamente sugestivo e justifica o uso de imunossupressores. Em cães que não são Cocker Spaniels com pancreatite crônica isolada, porém, esses medicamentos não são recomendados.

Características clínicas

De modo geral, cães com pancreatite crônica, independentemente da causa, apresentam sinais gastrintestinais leves intermitentes, como episódios de anorexia, vômitos ocasionais, hematoquezia branda e dor pós-prandial óbvia, por meses a anos antes de um veterinário ser consultado. O paciente é finalmente atendido por apresentar uma exacerbação da doença crônica ou desenvolvimento de DM ou IPE. Os principais diagnósticos diferenciais nos casos brandos são doença inflamatória intestinal e distúrbios primários da motilidade gastrintestinal. Os cães podem se tornar mais brincalhões e menos exigentes com o alimento ao passarem a receber uma dieta com baixo teor de gordura, o que sugere que já tinham dor pós-prandial. A dor epigástrica crônica é uma marca registrada da doença humana e, às vezes, é grave o suficiente para levar ao vício em opioides ou à cirurgia; logo, não deve ser negligenciada ou subestimada em pequenos animais. Em casos mais graves, de exacerbação da doença crônica, o quadro clínico é indistinguível da pancreatite aguda clássica (já discutida), com vômitos intensos, desidratação, choque e falência de múltiplos órgãos. A primeira exacerbação clínica grave tende a ocorrer no final da fase subclínica (com inclinação para durar anos) de destruição pancreática extensa, progressiva e silente. É importante saber disso, já que esses cães apresentam risco muito maior de desenvolver disfunção exócrina e/ou endócrina do que aqueles com pancreatite aguda; além disso, geralmente já têm desnutrição proteico-calórica à primeira consulta, o que dificulta ainda mais seu tratamento. Também é relativamente comum que cães com pancreatite crônica primeiro apresentem sinais de DM e um episódio de exacerbação da pancreatite crônica, o que culmina em uma crise cetoacidótica. Em alguns cães, não há sinais clínicos óbvios até o desenvolvimento de IPE e/ou DM. O desenvolvimento de IPE em um cão de meia-idade a idoso de uma raça em que a AAP não é típica deve aumentar o índice de suspeita de pancreatite crônica subjacente. A IPE ou DM em um cão ou gato com pancreatite crônica requer a perda de aproximadamente 90% da função do tecido exócrino ou endócrino, respectivamente, o que implica destruição tecidual considerável e doença em estágio terminal.

Em gatos, os sinais clínicos de pancreatite crônica geralmente são leves e inespecíficos. Isso não é surpreendente, considerando que os gatos apresentam sinais clínicos brandos mesmo na pancreatite necrótica aguda. Um estudo mostrou que, em gatos, os sinais clínicos de pancreatite crônica não supurativa confirmada à histologia eram indistinguíveis daqueles de pancreatite necrótica aguda (Ferreri et al., 2003). No entanto, a pancreatite crônica felina é significativamente mais associada a doenças concomitantes do que a pancreatite aguda, em especial a doença inflamatória intestinal, a colângio-hepatite, a lipidose hepática e/ou a doença renal. Os sinais clínicos dessas doenças concomitantes podem predominar, dificultando ainda mais o diagnóstico. No entanto, alguns gatos acabam por desenvolver a doença em estágio terminal, acompanhada por IPE e/ou DM.

A pancreatite crônica é a causa mais comum de obstrução biliar extra-hepática em cães (ver Capítulos 33 e 36); cães e gatos com exacerbação da pancreatite crônica tendem a desenvolver icterícia.

Diagnóstico

Diagnóstico não invasivo

Na ausência de biópsia, que é o padrão-ouro, confie na combinação de anamnese, ultrassonografia e patologia clínica. Os achados em técnicas de diagnóstico por imagem e patologia clínica são semelhantes aos já descritos (ver seção *Pancreatite aguda* neste capítulo e Tabelas 34.2 e 34.3). No entanto, as alterações tendem a ser menos intensas em cães e gatos com pancreatite crônica e a sensibilidade diagnóstica de todos os exames é menor. A ultrassonografia tem sensibilidade menor em cães e gatos com doença crônica porque há menos edema do que naqueles com doença aguda. Diversas alterações ultrassonográficas podem ser observadas em pacientes com pancreatite crônica, inclusive um pâncreas normal, lesão em massa, aparência mista de hiperecogenicidade e hipoecogenicidade do pâncreas e, às vezes, achados semelhantes aos da pancreatite aguda típica, com pâncreas hipoecoico e mesentério circundante brilhante (Watson et al., 2011; ver Figura 37.5). Além disso, pacientes com doença crônica podem apresentar aderências no intestino, que alteram a anatomia da relação entre o pâncreas e o duodeno. Alguns pacientes, em especial Cocker Spaniels Ingleses, têm grandes lesões semelhantes a massas, fibrose e inflamação; alguns têm ductos tortuosos, dilatados e irregulares; e muitos apresentam achados ultrassonográficos pancreáticos completamente normais, apesar da doença grave.

Do mesmo modo, a patologia clínica pode ser importante, mas os resultados também podem ser normais. É mais provável que os aumentos nos níveis de enzimas pancreáticas sejam observados durante uma exacerbação da doença crônica do que na fase quiescente da doença, semelhante aos aumentos e diminuições nas concentrações de enzimas hepáticas em pacientes com hepatite crônica. Novamente, como na cirrose hepática, pacientes com pancreatite crônica em estágio terminal podem não ter tecido pancreático suficiente para causar aumentos nos níveis de enzimas, mesmo em exacerbações. Em contrapartida, às vezes, o nível sérico de TLI pode aumentar de maneira temporária e até exceder os valores normais em cães com IPE devido à pancreatite crônica em estágio final, confundindo o diagnóstico. cPLI parece ter a maior sensibilidade para o diagnóstico de pancreatite crônica canina, mas, ainda assim, a sensibilidade é menor do que na doença aguda. A sensibilidade diagnóstica de PLI felina para pancreatite crônica em gatos é desconhecida.

É importante medir as concentrações séricas de vitamina B_{12} em cães e gatos com pancreatite crônica. O desenvolvimento gradual de IPE, frequentemente combinado à doença ileal concomitante, em especial em gatos, predispõe à deficiência de cobalamina (ver adiante em *Insuficiência pancreática exócrina*). Pacientes com baixa concentração sérica de vitamina B_{12} devem receber suplementação de cobalamina por via parenteral (0,02 mg/kg IM ou SC a cada 2 semanas em cães e gatos até a normalização dos níveis séricos). A administração oral de cobalamina também pode ser eficaz: ver doses na seção de tratamento da insuficiência pancreática exócrina.

Biópsia

O diagnóstico de pancreatite crônica pode ser difícil em cães e gatos, o que provavelmente leva ao sub-reconhecimento. O estabelecimento de um diagnóstico definitivo depende da obtenção de uma biópsia pancreática. No entanto, esse procedimento não é indicado na maioria dos casos até que haja um tratamento eficaz, já que a biópsia é um procedimento relativamente invasivo; seus resultados não alteram o tratamento ou o desfecho, exceto, talvez, em Cocker Spaniels Ingleses. No entanto, o possível desenvolvimento de terapias mais específicas talvez leve à futura indicação de biópsias de rotina. Em humanos, o método preferido é a biópsia por agulha com orientação ultrassonográfica transendoscópica. A ultrassonografia transendoscópica é cara e de disponibilidade limitada em medicina veterinária; assim, em cães e gatos, as biópsias cirúrgicas ou laparoscópicas continuam a ser mais aplicáveis. A citologia por FNA transcutâneo do pâncreas guiado por ultrassonografia pode ajudar a diferenciar neoplasias ou displasias de inflamação, mas a experiência veterinária nessa área é limitada. Faz todo o sentido coletar uma amostra de pâncreas durante uma laparotomia para a obtenção de outras biópsias. A pancreatite não é um risco, desde que o pâncreas seja manuseado com cuidado e o suprimento de sangue não seja danificado. No entanto, a amostra de biópsia deve ser pequena e retirada da ponta de um lobo; assim, há possibilidade de obtenção de tecido não doente, já que a doença tende a ser irregular, principalmente em seu início, e estar centrada em grandes ductos. Infelizmente, até a biópsia tem suas limitações.

Tratamento e prognóstico

Cães e gatos com pancreatite crônica intermitente podem ter episódios de sinais gastrintestinais brandos e anorexia; muitas vezes, a principal preocupação do proprietário é que o animal tenha deixado de consumir uma refeição. Esses animais podem ser tratados em casa, desde que a anorexia não seja duradoura e o tutor saiba que um curto período de jejum autoinduzido não é prejudicial.

Como nos pacientes com pancreatite aguda, o tratamento é, em grande parte, sintomático. Cães e gatos com crises agudas precisam do mesmo tratamento intensivo que os animais com pancreatite aguda clássica e apresentam o mesmo risco de mortalidade (como já discutido). A diferença da pancreatite aguda isolada é que o animal que se recupera da exacerbação aguda provavelmente sofre considerável comprometimento funcional exócrino e/ou endócrino. Nos casos mais brandos, o tratamento sintomático pode fazer uma diferença real na qualidade de vida do animal. A troca para uma dieta com baixo teor de gordura (p. ex., Hill's i/d Low Fat®, Royal Canin Digestive Low Fat® ou Eukanuba Intestinal®) pode reduzir a dor pós-prandial e crises agudas. Os tutores tendem a subestimar os efeitos dos petiscos gordurosos, que podem precipitar recidivas em animais suscetíveis. Alguns animais precisam de analgesia, de forma intermitente ou contínua (ver seção *Pancreatite aguda* e Tabela 37.4). De acordo com relatos informais, tratamentos curtos com metronidazol (10 mg/kg VO a cada 12 horas) parecem ajudar alguns pacientes, em especial Cavalier King Charles Spaniels, após crises agudas, talvez devido ao crescimento bacteriano secundário decorrente de um fenômeno de alça estagnada no duodeno adjacente. A concentração sérica de vitamina B_{12} deve ser medida com regularidade e a suplementação de cobalamina deve ser feita por via parenteral conforme necessário (0,02 mg/kg IM a cada 24 semanas até a normalização do nível sérico). A administração oral de cobalamina também pode ser eficaz: ver doses na seção de tratamento da insuficiência pancreática exócrina. O tratamento da suspeita de pancreatite autoimune em Cocker Spaniels Ingleses foi detalhado em uma seção anterior.

O tratamento da obstrução extra-hepática do trato biliar associada à exacerbação da doença crônica deve ser administrado como descrito na seção *Pancreatite aguda* e a maioria dos pacientes pode ser submetida à terapia clínica. Pacientes com doença em estágio terminal podem apresentar deficiência exócrina e/ou endócrina. Cães e gatos com IPE e/ou DM são tratados com enzimas (ver adiante) e insulina, conforme necessário, da maneira usual (ver Capítulo 49). A maioria fica surpreendentemente bem a longo prazo.

INSUFICIÊNCIA PANCREÁTICA EXÓCRINA

IPE é um diagnóstico funcional decorrente da ausência de enzimas pancreáticas. Assim, ao contrário da pancreatite, é diagnosticada com base em sinais clínicos e resultados de exames de função pancreática, e não nos resultados da histopatologia pancreática. No entanto, o achado de uma redução acentuada na massa acinar pancreática em histologia dá suporte ao diagnóstico de IPE. O pâncreas é a única fonte significativa de lipase; portanto, a má digestão de gordura, as fezes gordurosas (esteatorreia) e a perda de peso são os principais sinais de IPE.

Patogênese

Acredita-se que a AAP seja a causa predominante de IPE em cães, mas estudos mostraram que a pancreatite crônica em estágio final também é importante (Figura 37.8; Batchelor et al., 2007a; Watson et al., 2010). A AAP só foi relatada uma vez de forma definitiva em gatos (Thompson et al., 2009); acredita-se que a pancreatite em estágio terminal seja a causa mais comum de IPE felina (Figura 37.9), embora relatos em gatos jovens, de apenas 3 meses, sugiram outras etiologias congênitas ou adquiridas (Xenoulis et al., 2016). O parasita *Eurytrema procyonis*, que infecta o pâncreas e é transmitido por guaxinins, também foi relatado como causador de fibrose em estágio final e IPE em gatos no leste dos EUA. O desenvolvimento de IPE clínica requer uma redução de cerca de 90% na produção de lipase e, portanto, extensa perda de ácinos pancreáticos. Logo, é extremamente improvável que ocorra após um único surto grave de pancreatite, mas tende a ser provocado por uma doença crônica. No entanto, a doença crônica pode ser amplamente subclínica ou causar apenas episódios clínicos agudos ocasionais de exacerbação; assim, o grau de dano pancreático subjacente pode ser subestimado.

A AAP é bastante reconhecida em Pastores Alemães jovens (ver Figura 37.8 A); uma herança autossômica foi sugerida nesses animais, embora um estudo recente refute essa crença e suponha que a herança é mais complexa (Westermarck et al., 2010). A AAP também foi descrita em Collies de Pelo Longo, suspeita em Setters Ingleses e esporadicamente relatada em outras raças. Um grande estudo de IPE na Grã-Bretanha relatou

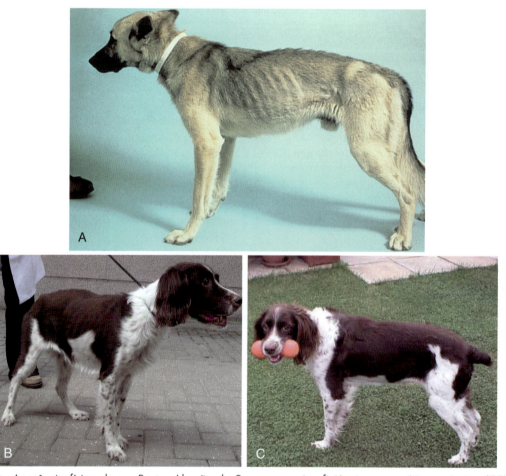

Figura 37.8 A. Aparência física de um Pastor Alemão de 2 anos com insuficiência pancreática exócrina (IPE). **B.** Springer Spaniel Inglês fêmea, castrada, de 11 anos, com IPE causada por pancreatite crônica em estágio terminal. Este paciente também apresentava diabetes melito (DM), mas ainda perdia peso apesar do bom controle da DM. **C.** A princípio, não havia suspeita de IPE, mas, após o diagnóstico e o tratamento com suplementos enzimáticos, o cão recobrou o peso normal e condição do pelame em 6 meses. (**A**, cortesia do Dr. William E. Hornbuckle, Cornell University, College of Veterinary Medicine, Ithaca, NY, EUA; **B**, de Watson PJ: Exocrine pancreatic insufficiency as an end stage of pancreatitis in four dogs, *J Small Anim Pract* 44:306, 2003.)

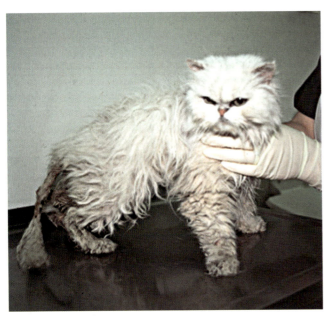

Figura 37.9 Gato Persa de meia-idade com pancreatite crônica em estágio terminal e insuficiência pancreática exócrina. Observe o pelame emaranhado com fezes e a má condição corpórea.

que Chow Chows jovens eram super-representados (Batchelor et al., 2007a). A patogênese era desconhecida, mas o início juvenil sugeria AAP ou, talvez, um defeito congênito nessa raça.

Estudos histológicos em cães Pastores Alemães sugerem que a AAP é uma doença autoimune dirigida contra os ácinos (Wiberg et al., 2000). Portanto, as ilhotas são poupadas e, de modo geral, os cães com AAP não são diabéticos. No entanto, os cães acometidos não respondem à terapia imunossupressora. A maioria dos cães desenvolve a doença na idade adulta jovem, mas alguns continuam subclínicos por um período prolongado e a manifestação da doença é tardia.

Um estudo sobre IPE em jovens Greyhounds dos EUA foi publicado (Brenner et al., 2009). Esses cães diferem dos Pastores Alemães por também apresentarem perda de tecido endócrino e DM; além disso, alguns pacientes eram muito jovens (até 4 semanas). A causa da doença em Greyhounds é desconhecida.

Em contrapartida, muitos cães com pancreatite crônica em estágio terminal também desenvolvem DM antes ou depois da IPE devido à destruição concomitante de células de ilhotas (Watson, 2003; Watson et al., 2010). A situação é semelhante em gatos com pancreatite crônica em estágio terminal. Não há relação racial em gatos, mas cães com IPE decorrente de pancreatite crônica em estágio final tendem a ser de meia-idade a idosos e de raças de porte médio ou pequeno, em especial Cavalier King Charles Spaniels, Cocker Spaniels Ingleses e Collies (ver Figura 37.7). Curiosamente, embora a prevalência de pancreatite crônica em Boxers na Grã-Bretanha tenha sido alta em um estudo, esses cães raramente desenvolvem IPE e foram considerados sub-representados de forma significativa entre os cães com DM. Isso sugere que, nessa raça, a pancreatite crônica não progride para a doença em estágio terminal. As raças sub-representadas em um grande estudo de IPE foram Golden Retrievers, Labradores Retrievers, Rottweilers e Weimaraners (Batchelor et al., 2007a). A observação de sinais clínicos compatíveis nessas raças deve levar à busca por outras causas possíveis, como infecção crônica ou doença inflamatória intestinal.

Gatos com IPE são geralmente de meia-idade, com idade mediana de 7,7 anos segundo o maior estudo publicado (variação de 3 meses a 18,8 anos) (Xenoulis et al., 2016). Gatos domésticos de pelo curto são os mais acometidos, mas a doença também foi relatada em diversos gatos com *pedigree*.

Outras causas de IPE em cães e gatos são tumores pancreáticos, hiperacidez da lipase inativadora do duodeno e deficiência enzimática isolada, em especial lipase. Todas essas causas são raras. Os pacientes com tumores pancreáticos geralmente são atendidos por outros motivos, mas os tumores podem causar IPE por uma combinação de compressão dos ductos pancreáticos pela massa, destruição do tecido acinar e pancreatite.

Os primeiros estudos sugeriram que até 70% dos cães com IPE apresentam supercrescimento bacteriano no intestino delgado (SIBO). Embora o termo SIBO tenha sido agora substituído por *enteropatia responsiva a antibióticos*, o conceito de uma disbiose do intestino delgado por nutrientes não absorvidos continua a ser válido na IPE. Essa disbiose pode contribuir para os sinais clínicos e deve ser considerada no tratamento de um cão acometido. As bactérias desconjugam os sais biliares, diminuindo a emulsificação da gordura e, portanto, sua digestão. As bactérias também decompõem a gordura não digerida em ácidos graxos hidroxilados. Essas moléculas e os sais biliares desconjugados irritam a mucosa do cólon e podem causar diarreia do intestino grosso por estimular a secreção. Cães com IPE, portanto, tendem a apresentar sinais de diarreia do intestino delgado e grosso.

Uma alta proporção de cães, em especial aqueles com baixos escores de condição corpórea, também apresenta redução da atividade enzimática duodenal, que pode ser causada pelos efeitos da desnutrição no intestino e, talvez, pela perda da influência trófica das secreções pancreáticas. A deficiência de cobalamina é comum em cães e gatos com IPE e parece ser um indicador de prognóstico negativo em cães se não tratada (Batchelor et al., 2007b). A cobalamina é absorvida do íleo distal por meio de um processo mediado por carreador que exige a ligação ao FI. Este último é produzido inteiramente pelo pâncreas em gatos e principalmente pelo pâncreas em cães, embora o estômago canino também possa produzir uma pequena quantidade da molécula. Portanto, espera-se que a maioria dos gatos com IPE seja deficiente em vitamina B_{12}, enquanto a maioria, mas não todos os cães com IPE, têm hipocobalaminemia. Em um grande estudo de cães com IPE, 82% dos cães apresentavam baixas concentrações séricas de cobalamina (Batchelor et al., 2007b). No maior estudo de IPE em gatos, 77% dos pacientes tiveram cobalamina sérica abaixo do intervalo de referência e as concentrações séricas de TLI felina foram significativamente menores nos gatos com cobalamina baixa, sugerindo doença mais grave e crônica do que nos animais com concentrações normais (Xenoulis et al., 2016). Em gatos com pancreatite em estágio final, a hipocobalaminemia é agravada pela alta prevalência de doença inflamatória intestinal concomitante, que frequentemente diminui a absorção ileal de vitamina B$_{12}$. A deficiência de cobalamina causa atrofia das vilosidades e redução da função gastrintestinal, perda de peso e diarreia em gatos; portanto, é importante não apenas documentar a hipocobalaminemia, mas também tratá-la como discutido na seção de tratamento, a seguir.

Características clínicas

A maioria dos cães e gatos com IPE apresenta diarreia crônica e emaciação além de apetite voraz (ver Figura 37.8). A diarreia tende a ser gordurosa (esteatorreia) devido à má digestão proeminente de gordura, mas varia de dia a dia e entre os animais. Às vezes, a diarreia não é uma característica proeminente porque o processo digestivo é interrompido tão cedo que o efeito osmótico das moléculas é relativamente pequeno. Os cães e gatos acometidos também costumam apresentar doença de pele seborreica crônica por deficiência de ácidos graxos essenciais e caquexia; alguns pacientes são atendidos em clínicas dermatológicas por esse motivo. O diagnóstico de IPE por pancreatite crônica pode ser complicado pela anorexia e vômitos intermitentes. Animais com pancreatite crônica em estágio terminal também podem desenvolver DM antes ou meses a anos após o desenvolvimento de IPE.

Doenças concomitantes são comuns em cães com IPE, relacionadas ou não à deficiência pancreática. Em um estudo em cães, doenças gastrintestinais, esqueléticas e cutâneas concomitantes foram comuns (Batchelor et al., 2007b). Gatos com pancreatite geralmente apresentam colangite e/ou doença inflamatória intestinal e alguns também têm lipidose hepática; muitas vezes é difícil diferenciar os sinais clínicos dessas doenças porque são muito semelhantes.

Diagnóstico

PATOLOGIA CLÍNICA DE ROTINA

Os resultados do hemograma completo e da bioquímica sérica costumam ser normais em cães e gatos com IPE. Animais com caquexia grave podem apresentar alterações inespecíficas sutis condizentes com desnutrição, balanço de nitrogênio negativo e degradação dos músculos do corpo, como baixas concentrações de albumina, globulina, colesterol e triglicerídeos, aumento discreto dos níveis de enzimas hepáticas e linfopenia.

O achado de hipoproteinemia acentuada ou alterações mais graves no hemograma completo e na bioquímica sérica em um animal com IPE deve levar à busca por outra doença concomitante. Gatos e cães com pancreatite em estágio terminal podem apresentar alterações clínico-patológicas secundárias mais graves (como já discutido). Uma alta porcentagem desses pacientes com pancreatite em estágio terminal (até 50%) também tem DM e, assim, suas alterações clínico-patológicas típicas (ver Capítulo 49).

ENZIMAS DO PÂNCREAS

O diagnóstico de IPE em cães e gatos depende da demonstração de redução da produção de enzimas pancreáticas. A maneira mais sensível e específica de fazer isso é a determinação da redução da atividade enzimática circulante.

A medida da diminuição de TLI no sangue tem alta sensibilidade e especificidade para o diagnóstico de IPE em cães e gatos e, hoje, é o único exame de escolha para diagnóstico em pequenos animais. Deve ser feita em uma amostra coletada em jejum, já que a liberação de enzimas pancreáticas associada à alimentação pode aumentar a atividade sérica. Não é necessário interromper a suplementação com enzimas pancreáticas exógenas antes da determinação de TLI porque essas enzimas não são absorvidas do intestino para a circulação; mesmo que sejam, o exame é um imunoensaio sem reação cruzada com a tripsina ou tripsinogênio de outras espécies no suplemento. No entanto, como mostra o Boxe 37.3, existem alguns problemas na interpretação dos resultados.

Os exames de fezes para diagnóstico de IPE raramente são usados devido à sua baixa sensibilidade e especificidade em comparação aos exames de soro. A medida da elastase fecal pode ter alguma utilidade em cães com IPE decorrente de pancreatite crônica ou bloqueio do ducto, em que os resultados de TLI podem ser enganosos. Ver mais detalhes no Capítulo 34.

OUTROS EXAMES DIAGNÓSTICOS

Também é aconselhável medir a concentração sérica de cobalamina em animais com IPE, que costuma diminuir devido a uma deficiência de FI pancreático, como já discutido. Animais com baixa concentração sérica de vitamina B$_{12}$ devem receber suplementação por via parenteral ou enteral, como detalhado na seção sobre tratamento.

As concentrações séricas de folato são altas em cerca de um terço dos cães com IPE. Isso pode indicar disbiose ou SIBO, embora a sensibilidade e a especificidade da alta concentração sérica de folato para o diagnóstico de SIBO sejam baixas. A definição e o diagnóstico de SIBO são problemáticos; se um cão recém-diagnosticado com IPE não responder à suplementação com enzima e cobalamina e outras comorbidades forem descartadas, a administração de antibióticos para uma suposta SIBO pode ser indicada. A importância da SIBO e o papel da antibioticoterapia em gatos com IPE são desconhecidos. Ocasionalmente, a concentração sérica de folato pode ser inferior em cães e gatos com IPE; isso pode sugerir deficiência alimentar, doença inflamatória ou infiltrativa no jejuno ou ainda metabolismo por bactérias. Ao contrário da cobalamina, não há evidências claras de que cães com baixo nível de folato devam receber suplementação.

Os cães com IPE apresentam menor imunidade intestinal e, portanto, são mais suscetíveis aos patógenos gastrintestinais. A cultura de fezes é indicada a qualquer cão que não responda ao tratamento padrão, em especial se houver histórico de consumo de alimentos crus ou pâncreas cru.

Tratamento

FÁRMACOS

Todos os cães e gatos com IPE clínica precisam de suplementação enzimática pelo resto da vida. Na maioria dos casos, a suplementação é dada em forma de pó ou cápsula, que é aberta e polvilhada sobre os alimentos. Um estudo recente confirmou a eficácia de uma preparação de enzima canina

BOXE 37.3

Interpretação dos resultados de imunorreatividade similar à tripsina no diagnóstico de insuficiência pancreática exócrina canina.

- O baixo nível sérico de TLI (< 2,5 µg/ℓ em cães) em um cão com sinais clínicos compatíveis, em especial de uma raça de alto risco, é diagnóstico de IPE
  - A repetição do exame em algumas semanas a meses para confirmar o diagnóstico é recomendada em gatos e em cães idosos que não sejam Pastores Alemães. Ocasionalmente, um único nível de TLI pode ser baixo em um cão com pancreatite devido a uma redução temporária na produção de enzima
- O baixo nível sérico de TLI (< 2,5 µg/ℓ em cães) sem sinais clínicos compatíveis (i. e., sem perda de peso ou diarreia) não é diagnóstico de IPE; no entanto, o exame deve ser repetido
  - No cão com persistência do nível baixo de TLI, mas sem esteatorreia ou perda de peso, o diagnóstico é de IPE subclínica; o animal não deve ser tratado, mas monitorado quanto ao desenvolvimento de quaisquer evidências de doença clínica. Um exame de estimulação de TLI pode fornecer mais informações sobre o estado do animal, mas raramente é realizado (Wiberg et al., 1999). A IPE subclínica foi relatada em um pequeno número de Pastores Alemães com AAP (Wiberg et al., 1999), mas ainda não foi identificada em gatos. Essa doença é incomum
- O nível intermediário de TLI (2,5 a 5 µg/ℓ em cães) não é diagnóstico de IPE; o exame deve ser repetido em algumas semanas a meses
  - Em alguns cães (45% no estudo de Wiberg et al., 1999), o nível de TLI retorna à faixa normal. Em outros cães (cerca de 10%), o nível TLI volta a diminuir para o nível ao diagnóstico de IPE e, em alguns animais, pode permanecer na zona intermediária
- Em um cão idoso que não seja Pastor Alemão, os níveis de TLI podem flutuar, como descrito a seguir; o exame deve ser repetido na ausência de exacerbação clínica aguda
- Um nível normal de TLI em um cão Pastor Alemão exclui a IPE causada por AAP e deve-se pesquisar outra causa para os sinais clínicos apresentados
- Um único nível normal ou alto de TLI em um cão não Pastor Alemão idoso com sinais clínicos suspeitos não exclui o diagnóstico de IPE. Os níveis de TLI podem aumentar de forma transitória e intermitente até ou acima da faixa normal em cães com IPE secundária à pancreatite crônica em estágio final caso medida durante um surto de inflamação. Isso é compreensível porque a IPE reduz o nível de TLI, mas a pancreatite o eleva; assim, as duas doenças que ocorrem de forma simultânea interferem na interpretação do resultado do exame. É provável que isso também ocorra em gatos, embora não tenha sido bem documentado. Portanto, em qualquer paciente com suspeita de IPE secundária à pancreatite crônica, as medidas dos níveis de TLI devem ser repetidas, de preferência quando o animal não apresentar sinais clínicos de pancreatite. Alternativamente, um exame para a determinação da atividade enzimática no intestino, como um exame de elastase fecal, pode ser realizado. Se os sinais clínicos forem sugestivos de IPE em um cão ou gato com pancreatite crônica, um ensaio de suplementação enzimática é indicado mesmo que o nível de TLI seja normal

AAP: atrofia acinar pancreática; IPE: insuficiência pancreática exócrina; TLI: imunorreatividade similar à tripsina.

---

com revestimento entérico (Mas et al., 2012). O pâncreas fresco cru, que pode ser congelado em frações, também pode ser usado de maneira eficaz, mas pode transmitir infecções gastrintestinais (p. ex., *Salmonella* e *Campylobacter* spp.). A princípio, a dose de enzimas é aquela recomendada pelo fabricante e, depois, titulada para o paciente. Uma grande parte da atividade enzimática é perdida no pH ácido do estômago (até 83% da atividade da lipase e 65% da atividade da tripsina). Para superar isso, a dose de enzimas é aumentada ou um bloqueador H_2 é administrado de maneira concomitante para a elevação do pH gástrico. A pré-incubação de enzimas com o alimento não é indicada porque a função adequada requer o ambiente alcalino do intestino delgado. Relatos sugerem que a dose de reposição enzimática pode ser reduzida entre 6 e 58% a longo prazo, mas que a administração não pode ser interrompida por completo, talvez por causa da resolução do supercrescimento bacteriano secundário e os efeitos da desnutrição crônica e da deficiência de cobalamina nos enterócitos e enzimas da borda em escova.

Como já mencionado, cães e gatos com hipocobalaminemia precisam de suplementação de vitamina B_{12}. A suplementação pode ser feita com injeções parenterais (0,02 mg/kg IM a cada 2 a 4 semanas até a normalização da concentração sérica) ou por via oral. Estudos recentes demonstraram a eficácia da cobalamina oral mesmo em cães e gatos com IPE e deficiência de FI (Toresson et al., 2017; 2018). Os comprimidos de cianocobalamina são administrados na dose de 0,25 mg uma vez ao dia em gatos e cães de 1 a 10 kg; 0,5 mg uma vez ao dia em cães com peso corpóreo entre 10 e 20 kg; e 1 mg uma vez ao dia em cães com mais de 20 kg. A eficácia do tratamento é monitorada por meio da medida regular da concentração sérica de cobalamina.

Cães e gatos com IPE que não respondem ao tratamento padrão também devem ser submetidos a uma cultura de fezes, como já descrito, e qualquer infecção detectada deve ser tratada. A SIBO simultânea também pode ser suspeita nesses casos e pode responder aos antibióticos apropriados (p. ex., oxitetraciclina, tilosina, metronidazol). É aconselhável administrar antibióticos apenas conforme necessário caso os cães não respondam à terapia com enzimas e cobalamina.

É relativamente comum que cães Pastores Alemães com AAP tenham doença inflamatória intestinal concomitante, que também deve ser tratada. Animais com IPE decorrente da pancreatite crônica podem precisar de insulina para tratamento do DM concomitante e outros medicamentos para as crises agudas, inclusive analgésicos (como já discutido).

DIETA

A interrupção da digestão da gordura é a característica mais importante da IPE. Alimentos com baixo teor de gordura são, portanto, tradicionalmente recomendados, mas podem não conter calorias suficientes para um cão de raça de grande porte (p. ex., Pastor Alemão). De modo geral, a gordura contribui com uma porção significativa da ingestão calórica diária porque tem maior densidade energética do que os carboidratos. Cães de raças grandes com IPE e caquexia podem ter dificuldade em ganhar peso com uma dieta com baixo teor de gordura. Não há evidências convincentes na literatura de que a alimentação a longo prazo com uma dieta com baixo teor de gordura melhore o desfecho em cães com AAP, embora existam algumas evidências de que pode acelerar a resolução dos sinais clínicos. No entanto, dietas ricas em gordura, como rações para pacientes renais, obviamente devem ser evitadas. Portanto, recomendamos que os cães com AAP sejam alimentados com uma dieta normal ou com restrição moderada de gordura, de alta digestibilidade e densidade calórica razoável. A dieta também deve ter menos fibras, que prejudicam a atividade das enzimas pancreáticas, que podem ser absorvidas por fibras solúveis. As fibras também podem reduzir a absorção intestinal e a atividade das enzimas da borda em escova. As dietas veterinárias comerciais para doenças gastrintestinais em cães (p. ex., Hill's i/d®, Royal Canin Gastrintestinal Diet®, Eukanuba Intestinal® ou Dermatosis FP®) atendem a esses requisitos e são recomendadas, pelo menos para a estabilização inicial. A longo prazo, após a recuperação da parede intestinal, a maioria desses cães pode ser mantida com uma dieta com nível normal de gordura e, muitas vezes, retornar à sua dieta normal. Em alguns animais com AAP, calorias extras podem ser adicionadas entre as refeições na forma de triglicerídeos de cadeia média, como o óleo de coco. Esses produtos não devem ser usados em gatos e nem administrados em doses excessivamente altas em cães devido ao risco de diarreia osmótica. A quantidade diária recomendada é de ¼ a 4 colheres de chá em cães, em doses divididas. Os triglicerídeos de cadeia média também não podem transportar vitaminas lipossolúveis, podem causar vômitos em alguns cães e são contraindicados em cães com doença hepática devido à possível piora da encefalopatia.

Em cães com IPE decorrente da pancreatite crônica, a recomendação dietética é um pouco diferente. Muitos desses cães são beneficiados pela alimentação a longo prazo com uma dieta com baixo teor de gordura, o que parece reduzir a dor pós-prandial e as crises agudas da doença (Hill's i/d Low Fat®, Royal Canin Digestive Low Fat® ou Eukanuba Intestinal®). Portanto, dietas comerciais com baixo teor de gordura são preferidas nesses pacientes. O uso de triglicerídeos de cadeia média não é recomendado em cães com pancreatite crônica, mas, felizmente, esses pacientes são de raças pequenas, com menor caquexia do que Pastores Alemães com AAP.

O melhor é oferecer duas ou mais refeições por dia, todas suplementadas com enzimas. Os tutores muitas vezes não percebem a importância da adição de enzimas a todas as refeições; então, isso deve ser enfatizado e o cão não deve ter permissão para consumir outros alimentos. De modo geral, isso é difícil porque os cães são polifágicos, mas esse consumo, principalmente de alimentos gordurosos, causa recidiva da diarreia e retarda a recuperação.

Gatos com IPE devem receber dieta hipoalergênica de tipo intestinal (p. ex., Hill's d/d®, Eukanuba Dermatosis LB®, dietas Royal Canin® com ingredientes limitados) devido à alta incidência de doença inflamatória intestinal concomitante. A maioria dos gatos com IPE e DM ainda deve receber a dieta intestinal porque as dietas para diabetes felino (p. ex., Hill's m/d®, Royal Canin Diabetic Diet®, Purina DM®) são associadas, em relatos informais, à dor pós-prandial em gatos com pancreatite crônica subjacente. As dietas para gatos diabéticos são mais indicadas no diabetes resistente à insulina (tipo 2), e não na pancreatite crônica em estágio terminal.

Prognóstico

O prognóstico da IPE é bom porque a doença pode ser tratada com sucesso na maioria dos cães. No entanto, um número surpreendente de cães (19% em um estudo) é submetido à eutanásia no primeiro ano de tratamento por causa da má resposta terapêutica (Batchelor et al., 2007b). O mesmo estudo mostrou que o tempo médio de sobrevida dos cães que responderam ao tratamento foi muito bom (acima de 5 anos). Isso indica a importância das consultas regulares de acompanhamento, em especial nos primeiros estágios do tratamento, para avaliar o progresso, fazer as alterações necessárias e abordar todas as morbidades concorrentes, como descrito em uma seção anterior. O prognóstico de cães e gatos com IPE decorrente da pancreatite crônica em estágio final é surpreendentemente bom na maioria dos casos, mesmo que a doença seja complicada por DM, com tempos de sobrevida de vários anos.

NEOPLASIAS DO PÂNCREAS EXÓCRINO

Neoplasias do pâncreas exócrino são incomuns em cães e gatos. Os adenocarcinomas pancreáticos têm comportamento biológico muito agressivo e, de modo geral, já estão bem disseminados no momento do diagnóstico. Tendem a ser subclínicos até a metástase, mas podem causar episódios únicos ou repetidos de pancreatite e/ou IPE. Alguns tumores pancreáticos foram associados a síndromes paraneoplásicas, como paniculite estéril em cães, alopecia com pele brilhante em gatos e hipercalcemia. A pancreatite crônica é um fator de risco para o desenvolvimento de adenocarcinomas pancreáticos em humanos; talvez isso também ocorra em cães, já que os relatos publicados desses tumores mostram uma predominância de Cocker Spaniels e Cavalier King Charles Spaniels.

Os adenomas pancreáticos são raros em pequenos animais, mas foram relatados em gatos. A hiperplasia nodular do pâncreas exócrino também é comum em cães e gatos idosos e geralmente observada como pequenas massas múltiplas, enquanto os tumores pancreáticos tendem a ser únicos. A diferenciação definitiva entre hiperplasia e neoplasia requer análise histopatológica ou citológica. Cães e gatos com pancreatite aguda e crônica às vezes apresentam uma grande massa pancreática devido à necrose gordurosa e/ou fibrose e é importante não confundi-la com uma neoplasia. Novamente, a histopatologia é necessária para a diferenciação dessas doenças. A citologia de FNA guiado por ultrassonografia foi sugerida como um bom meio de diferenciar lesões inflamatórias e neoplásicas do pâncreas (ver Capítulo 34).

Os tumores pancreáticos não estão associados a nenhuma alteração clínico-patológica específica e podem não modificar os níveis enzimáticos. Alternativamente, podem provocar episódios recorrentes de pancreatite, com alterações típicas em exames de sangue, além do desenvolvimento de IPE. Alguns casos podem apresentar obstrução do trato biliar, com icterícia e elevações marcantes nos níveis de enzimas hepáticas. Há alguns relatos de tumores pancreáticos associados à hiperlipasemia acentuada.

O prognóstico de cães e gatos com adenocarcinoma pancreático é muito mau. Os tumores são extremamente agressivos, pouco sensíveis à quimioterapia ou radioterapia e, de modo geral, já bastante disseminados no momento do diagnóstico.

Tumores neuroendócrinos, como insulinomas e gastrinomas, parecem ser mais comuns do que adenocarcinomas pancreáticos em cães e tendem a ser observados em diferentes raças, em especial aquelas de porte grande (Wattson et al., 2007). São tumores do pâncreas endócrino que causam sinais clínicos relacionados à secreção de hormônios e, portanto, estão fora do escopo deste capítulo.

ABSCESSOS, CISTOS E PSEUDOCISTOS PANCREÁTICOS

Abscessos, cistos e pseudocistos pancreáticos são raramente relatados em cães e gatos e, de modo geral, são uma complicação ou sequela de pancreatite. Os cistos pancreáticos podem ser congênitos (p. ex., como parte da doença renal policística em gatos Persas) ou associados à neoplasia cística (p. ex., cistadenocarcinoma), mas os mais comuns são aqueles secundários à pancreatite. Um pseudocisto pancreático é uma coleção de fluido contendo enzimas pancreáticas e detritos em um saco não epitelializado. Os pseudocistos foram associados à pancreatite em cães e gatos, embora pareçam ser raros; cistos acinares microscópicos foram encontrados com frequência na pancreatite crônica felina. Os pseudocistos não estão associados a quaisquer achados clínico-patológicos distintos, exceto aqueles relacionados à pancreatite subjacente. A análise de fluido obtido de um pseudocisto por FNA geralmente revela um transudato modificado. Os níveis de amilase e lipase podem ser medidos no fluido de pseudocisto. Em humanos, os níveis de enzimas são mais elevados em pseudocistos associados à pancreatite do que naqueles associados a carcinomas císticos, mas o valor dessa determinação em pequenos animais é desconhecido. A citologia pode diferenciar um pseudocisto de um abscesso verdadeiro; o pseudocisto contém detritos amorfos, alguns neutrófilos e macrófagos e, raramente, um pequeno número de fibroblastos reativos, enquanto o abscesso apresenta muitos neutrófilos degenerativos e um número variável de células acinares pancreáticas, que podem parecer muito atípicas devido à inflamação.

Um verdadeiro abscesso pancreático é uma coleção de exsudato séptico decorrente de uma infecção secundária de tecido pancreático necrótico ou de um pseudocisto pancreático. Essas lesões têm prognóstico mau, mas, felizmente, são raras em cães e gatos.

O tratamento dos pseudocistos pancreáticos pode ser cirúrgico ou médico. O tratamento médico por aspiração guiada por ultrassonografia teve sucesso razoável. Os abscessos pancreáticos devem ser tratados cirurgicamente por omentalização ou drenagem peritoneal aberta. Os dois procedimentos têm alta taxa de mortalidade, mas um estudo sugeriu que a omentalização pode ser preferível (Johnson et al., 2006).

Leitura sugerida

Abbo, et al. Pharmacokinetics of buprenorphine following intravenous and oral transmucosal administration in dogs. *Vet Ther*. 2008;9:83.

Abdallah AA, et al. Biliary tract obstruction in chronic pancreatitis. *HPB (Oxford)*. 2007;9:421.

Al-Omran M, et al. Enteral versus parenteral nutrition for acute pancreatitis. *Cochrane Database Syst Rev*. 2010;(1):CD002837.

Batchelor DJ, et al. Breed associations for canine exocrine pancreatic insufficiency. *J Vet Intern Med*. 2007a;21:207.

Batchelor DJ, et al. Prognostic factors in canine exocrine pancreatic insufficiency: prolonged survival is likely if clinical remission is achieved. *J Vet Intern Med*. 2007b;21:54.

Besselink MG, et al. Probiotic prophylaxis in predicted severe acute pancreatitis: a randomised, double-blind, placebo-controlled trial. *Lancet*. 2008;371:651.

Bishop MA, et al. Evaluation of the cationic trypsinogen gene for potential mutations in miniature schnauzers with pancreatitis. *Can J Vet Res*. 2004;68:315.

Bishop MA, et al. Identification of variants of the SPINK1 gene and their association with pancreatitis in Miniature Schnauzers. *Am J Vet Res*. 2010;71:527.

Bledsoe, et al. IgG4-related disease: review of the histopathologic features, differential diagnosis, and therapeutic approach. *APMIS*. 2018;126:469.

Bostrom BM, et al. Chronic pancreatitis in dogs: a retrospective study of clinical, clinicopathological, and histopathological findings in 61 cases. *Vet J*. 2013;195:73.

Brenner K, et al. Juvenile pancreatic atrophy in Greyhounds: 12 cases (1995-2000). *J Vet Intern Med*. 2009;23:67.

Chandler ML, et al. A pilot study of protein sparing in healthy dogs using peripheral parenteral nutrition. *Res Vet Sci*. 2000;69:47.

De Cock HE, et al. Prevalence and histopathologic characteristics of pancreatitis in cats. *Vet Pathol*. 2007;44:39.

Etemad B, et al. Chronic pancreatitis: diagnosis, classification, and new genetic developments. *Gastroenterology*. 2001;120:682.

Fass J, et al. Effects of intravenous ketamine on gastrointestinal motility in the dog. *Intensive Care Med*. 1995;7:584.

Ferreri JA, et al. Clinical differentiation of acute necrotizing from chronic non-suppurative pancreatitis in cats: 63 cases (1996-2001). *J Am Vet Med Assoc*. 2003;223:469.

Furrow E, et al. High prevalence of the c.74A>C SPINK1 variant in Miniature and Standard Schnauzers. *J Vet Intern Med*. 2012;26:1295.

Gerhardt A, et al. Comparison of the sensitivity of different diagnostic tests for pancreatitis in cats. *J Vet Intern Med*. 2001;15:329.

Guija de Arespacochaga A, et al. Comparison of lipase activity in peritoneal fluid of dogs with different pathologies—a complementary diagnostic tool in acute pancreatitis? *J Vet Med A Physiol Pathol Clin Med*. 2006;53:119.

Hess RS, et al. Clinical, clinicopathological, radiographic and ultrasonographic abnormalities in dogs with fatal acute pancreatitis: 70 cases (1986-1995). *J Am Vet Med Assoc*. 1998;213:665.

Hess RS, et al. Evaluation of risk factors for fatal acute pancreatitis in dogs. *J Am Vet Med Assoc*. 1999;214:46.

Hill RC, et al. Acute necrotizing pancreatitis and acute suppurative pancreatitis in the cat: a retrospective study of 40 cases (1976-1989). *J Vet Intern Med*. 1993;7:25.

Jennings M, et al. Successful treatment of feline pancreatitis using an endoscopically placed gastrojejunostomy tube. *J Am Anim Hosp Assoc*. 2001;37:145.

Johnson MD, et al. Treatment for pancreatic abscesses via omentalization with abdominal closure versus open peritoneal drainage in dogs: 15 cases (1994-2004). *J Am Vet Med Assoc*. 2006;228:397.

Kimmel SE, et al. Incidence and prognostic value of low plasma ionised calcium concentration in cats with acute pancreatitis: 46 cases (1996-1998). *J Am Vet Med Assoc*. 2001;219:1105.

Kook PH, et al. Feasibility and safety of endoscopic ultrasound-guided fine needle aspiration of the pancreas in dogs. *J Vet Intern Med*. 2012;26:513.

Mansfield CS, et al. A pilot study to assess tolerability of early enteral nutrition via esophagostomy tube feeding in dogs with severe acute pancreatitis. *J Vet Intern Med*. 2011;25:419.

Mansfield CS, et al. Review of feline pancreatitis. Part 2: clinical signs, diagnosis and treatment. *J Feline Med Surg*. 2001;3:125.

Mansfield CS, et al. Trypsinogen activation peptide in the diagnosis of canine pancreatitis. *J Vet Intern Med*. 2000;14:346.

Mansfield, et al. Development of a clinical severity index for dogs with acute pancreatitis. *J Am Vet Med Assoc*. 2008;233:936.

Mas A, et al. A blinded randomised controlled trial to determine the effect of enteric coating on enzyme treatment for canine exocrine pancreatic efficiency. *BMC Vet Res*. 2012;8:127.

Mohr AJ, et al. Effect of early enteral nutrition on intestinal permeability, intestinal protein loss, and outcome in dogs with severe parvoviral enteritis. *J Vet Intern Med*. 2003;17:791.

Newman S, et al. Localization of pancreatic inflammation and necrosis in dogs. *J Vet Intern Med*. 2004;18:488.

Pápa K, et al. Occurrence, clinical features and outcome of canine pancreatitis (80 cases). *Acta Vet Hung*. 2011;59:37.

Pearce CB, et al. A double-blind, randomised, controlled trial to study the effects of an enteral feed supplemented with glutamine, arginine, and omega-3 fatty acid in predicted acute severe pancreatitis. *JOP*. 2006;7:361.

Quan H, et al. A meta-analysis of enteral nutrition and total parenteral nutrition in patients with acute pancreatitis. *Gastroenterol Res Pract*. 2011. article ID 698248.

Robertson SA, et al. Systemic uptake of buprenorphine by cats after oral mucosal administration. *Vet Rec*. 2003;152:675.

Ruaux CG, et al. A severity score for spontaneous canine acute pancreatitis. *Aust Vet J*. 1998;76:804.

Ruaux CG. Pathophysiology of organ failure in severe acute pancreatitis in dogs. *Compend Cont Educ Small Anim Vet*. 2000;22:531.

Sato, et al. Assesment of severity and changes in C-reactive protein concentration and various biomarkers in dogs with pancreatitis. *J Vet Med Sci*. 2017;79:35.

Schaer M. A clinicopathological survey of acute pancreatitis in 30 dogs and 5 cats. *J Am Anim Hosp Assoc*. 1979;15:681.

Spadafora, et al. Naturally occurring mutations in the canine CFTR gene. *Physiol Genomics*. 2010;43:480.

Spillmann T, et al. An immunoassay for canine pancreatic elastase 1 as an indicator of exocrine pancreatic insufficiency in dogs. *J Vet Diagn Invest*. 2001;13:468.

Spillmann T, et al. Canine pancreatic elastase in dogs with clinical exocrine pancreatic insufficiency, normal dogs and dogs with chronic enteropathies. *Eur J Comp Gastroenterol*. 2000;5:1.

Spillmann T, et al. Endoscopic retrograde cholangio-pancreatography in dogs with chronic gastrointestinal problems. *Vet Radiol Ultrasound*. 2005;46:293.

Spillmann T, et al. Evaluation of serum values of pancreatic enzymes after endoscopic retrograde pancreatography in dogs. *Am J Vet Res*. 2004;65:616.

Steiner JM, et al. Serum canine lipase immunoreactivity in dogs with exocrine pancreatic insufficiency. *J Vet Intern Med*. 2001;15:274.

Swift NC, et al. Evaluation of serum feline trypsin-like immunoreactivity for diagnosis of pancreatitis in cats. *J Am Vet Med Assoc*. 2000;217:37.

Thompson, et al. Feline exocrine pancreatic insufficiency: 16 cases (1992-2007). *J Feline Med Surg*. 2009;12:935.

Toresson, et al. Comparison of efficacy of oral and parenteral cobalamin supplementation in normalising low cobalamin concentrations in dogs: a randomised controlled study. *Vet J*. 2018;232:27.

Toresson, et al. Oral cobalamin supplementation in cats with hypocobalaminaemia: a retrospective study. *J Feline Med Surg*. 2017;12:1302.

Watson PJ, et al. Characterization of chronic pancreatitis in cocker spaniels. *J Vet Intern Med*. 2011;25:797.

Watson PJ, et al. Chronic pancreatitis in the English Cocker Spaniel shows a predominance of IgG4+ plasma cells in sections of pancreas and kidney. Presented at the American College of Veterinary Internal Medicine Forum, New Orleans, May 30-June 2, 2012.

Watson PJ, et al. Observational study of 14 cases of chronic pancreatitis in dogs. *Vet Rec*. 2010;167:968.

Watson PJ, et al. Prevalence and breed distribution of chronic pancreatitis at post-mortem examination in first opinion dogs. *J Small Anim Pract*. 2007;48:609.

Watson PJ. Exocrine pancreatic insufficiency as an end stage of pancreatitis in four dogs. *J Small Anim Pract*. 2003;44:306.

Weiss DJ, et al. Relationship between inflammatory hepatic disease and inflammatory bowel disease, pancreatitis and nephritis in cats. *J Am Vet Med Assoc*. 1996;206:1114.

Westermarck E, et al. Exocrine pancreatic insufficiency in dogs. *Vet Clin North Am Small Anim Pract*. 2003;33:1165.

Westermarck E, et al. Heritability of exocrine pancreatic insufficiency in German Shepherd dogs. *J Vet Intern Med*. 2010;24:450.

Wiberg ME, et al. Cellular and humoral immune responses in atrophic lymphocytic pancreatitis in German shepherd dogs and rough-coated collies. *Vet Immunol Immunopathol*. 2000;76:103.

Wiberg ME, et al. Serum trypsin-like immunoreactivity measurement for the diagnosis of subclinical exocrine pancreatic insufficiency. *J Vet Intern Med*. 1999;13:426.

Wiberg ME. Pancreatic acinar atrophy in German shepherd dogs and rough-coated collies: etiopathogenesis, diagnosis and treatment. A review. *Vet Q*. 2004;26:61.

Williams DA, Batt RM. Sensitivity and specificity of radioimmunoassay of serum trypsin-like immunoreactivity for the diagnosis of canine exocrine pancreatic insufficiency. *J Am Vet Med Assoc*. 1988;192:195.

Xenoulis, et al. Feline exocrine pancreatic insufficiency: a retrospective study of 150 cases. *J Vet Intern Med*. 2016;30(6):1790.

Fármacos usados no tratamento de doenças hepatobiliares e pancreáticas.

Nome do fármaco (nome comercial)	Dose	Indicações e comentários
Analgésicos		Ver Tabela 37.4
Antibacterianos		
Amoxicilina, ampicilina	10 a 20 mg/kg VO, SC, IV a cada 8 a 12 h, cães e gatos	Níveis bactericidas e terapêuticos de amplo espectro no fígado e na bile Infecções do trato biliar; controle de bactérias intestinais na encefalopatia hepática; controle de infecção sistêmica de origem intestinal Usadas de preferência com base em cultura e antibiograma
Cefalexina ou cefazolina	10 a 20 mg/kg VO, SC, IV a cada 8 a 12 h, cães e gatos	Atividade e espectro muito semelhantes à ampicilina – ver ampicilina Útil em pacientes com hipersensibilidade à penicilina; < 10% apresentam reação cruzada à cefalexina
Enrofloxacino (Baytril®)	5 mg/kg SC, IV, VO, IM a cada 24 h, cães e gatos	Bactericida, em especial contra microrganismos gram-negativos; pouca eficácia contra anaeróbios e estreptococos; boa penetração no tecido Infecções do trato biliar, principalmente por microrganismos gram-negativos Também em complicações infecciosas de pancreatite Utilizada de preferência com base em cultura e antibiograma e não como escolha de primeira linha Não deve ser usada em cães em crescimento (tóxica para a cartilagem em crescimento) Use com cuidado em gatos – risco de danos à retina
Marbofloxacino	2 mg/kg SC, VO, IV a cada 24 h, cães e gatos	Use como enrofloxacino
Metronidazol	10 mg/kg VO ou IV lenta a cada 12 h, cães e gatos Se houver comprometimento funcional hepático significativo, reduzir para 7,5 mg/kg a cada 12 h	Bactericida bastante eficaz contra anaeróbios Frequentemente combinado à ampicilina para infecções do trato biliar ou controle das bactérias intestinais na encefalopatia hepática
Neomicina	20 mg/kg VO a cada 6 a 8 h ou como enema de retenção, cães e gatos	Bastante usada para encefalopatia hepática aguda Absorção sistêmica, ototoxicidade e nefrotoxicidade podem ocorrer se houver úlcera GI concomitante, em especial em gatos
Sulfonamidas potencializadas (p. ex., sulfametoxazol-trimetoprima)	15 mg/kg de ingredientes combinados (trimetoprima + sulfonamida) VO a cada 12 h	Bactericidas de amplo espectro; provável fármaco de escolha nas complicações infecciosas da pancreatite Não devem ser usadas em doenças hepáticas, se possível, porque são hepatotóxicas em animais suscetíveis Não devem ser usadas em Doberman Pinschers devido à redução da depuração hepática Efeitos adversos ocasionais em doenças imunomediadas concomitantes
Antieméticos		
Clorpromazina	0,2 a 0,4 mg/kg SC a cada 8 h, cães e gatos	Indicada em pacientes com vômitos associados à pancreatite e alguns casos de hepatite, mas somente se outros antieméticos tiverem sido ineficazes, porque é um sedativo fenotiazínico

(continua)

Fármacos usados no tratamento de doenças hepatobiliares e pancreáticas. (*Continuação*)

Nome do fármaco (nome comercial)	Dose	Indicações e comentários
		Antiemético eficaz, mas também sedativo; portanto, assegure a hidratação adequada e evite ou use uma dose muito baixa em pacientes com encefalopatia e comprometimento cardiovascular
Metoclopramida	0,2 a 0,5 mg/kg VO, SC a cada 8 h ou 1 a 2 mg/kg IV a cada 24 h como infusão em taxa contínua	Indicada em vômitos associados a doenças hepáticas e alguns casos de pancreatite; no entanto, o efeito procinético periférico pode aumentar a dor em pacientes com pancreatite Efeitos adversos neurológicos são ocasionalmente observados Evite em pacientes com encefalopatia
Maropitant (Cerenia®)	Cães > 8 semanas – 1 mg/kg SC a cada 24 h por até 5 dias ou 2 mg/kg VO a cada 24 h por até 5 dias Gatos > 16 semanas – 1 mg/kg SC a cada 24 h por até 5 dias; hoje, não aprovado para uso oral em gatos	Antiemético de ação central (antagonista do receptor de NK$_1$) Antiemético de escolha na pancreatite canina, sem efeito procinético óbvio Use com cuidado em doenças hepáticas porque é metabolizado no fígado, portanto, não use se houver disfunção hepática significativa Não aprovado para uso oral em gatos
Ondansetrona (Zofran®)	Gatos e cães – dose de ataque IV de 0,5 mg/kg seguida por infusão de 0,5 mg/kg/h a cada 6 h ou 0,5 a 1 mg/kg VO a cada 12 a 24 h	Vômito refratário; pode ser contraindicado na pancreatite porque foi relatado como causa de vômitos em humanos
Antiencefalopático Lactulose	5 a 15 mℓ VO a cada 8 h (cães) 0,25 a 1 mℓ VO a cada 8 h (gatos) Também pode ser administrado como enema de retenção na encefalopatia aguda	Encefalopatia hepática com *shunts* portossistêmicos adquiridos ou congênitos A superdosagem produz diarreia Titule até o efeito desejado (duas ou três evacuações de fezes moles/dia)
Antibióticos (p. ex., ampicilina, metronidazol, neomicina)	Ver seção sobre antibacterianos	–
Propofol	Infusão em taxa contínua; a taxa calculada por administração do *bolus* inicial até o efeito desejado (geralmente ≈ 1 mg/kg) e tempo de duração da ação; geralmente ≈ 0,1 a 0,2 mg/kg/min	Medicamento de escolha para convulsões por causa de doença hepática, encefalopatia hepática Não deve ser usado na pancreatite porque é um veículo lipídico
Fenobarbital	5 a 10 mg/kg VO a cada 24 h no pré-operatório seguido por 3 a 5 mg/kg a cada 12 h após o procedimento por 3 semanas	Pode ser usado de forma profilática antes e imediatamente após a cirurgia para reduzir o risco de convulsões pós-operatórias após a correção de SPS, mas há evidências informais de eficácia
Levetiracetam (Keppra®)	Cães – 20 mg/kg VO a cada 8 h por no mínimo 24 h antes da cirurgia para *shunt* portossistêmico. Doses de 30 ou 60 mg/kg IV foram relatadas no estado de mal epiléptico em cães	A eficácia na prevenção da encefalopatia hepática foi relatada apenas com o pré-tratamento antes da cirurgia para *shunts* portossistêmicos Parece ser mais eficaz a curto prazo A eficácia do tratamento oral a longo prazo não foi demonstrada

(*continua*)

CAPÍTULO 37 ■ Pâncreas Exócrino **639**

Fármacos usados no tratamento de doenças hepatobiliares e pancreáticas. (*Continuação*)

Nome do fármaco (nome comercial)	Dose	Indicações e comentários
Anti-inflamatórios – Antifibróticos		
(Lembre-se que a espironolactona também apresenta suposto efeito antifibrótico – ver seção sobre diuréticos)		
Prednisolona (prednisona)	Dose anti-inflamatória – 0,5 mg/kg VO a cada 24 h Dose imunossupressora – 1 a 2 mg/kg VO a cada 24 h Reduza de forma gradual a 0,5 mg/kg VO a cada 24 h ou a cada 48 h	Doses anti-inflamatórias ou imunossupressoras na colangite linfocítica em gatos; doses imunossupressoras na suspeita de hepatite crônica autoimune em cães (ver texto) e suspeita de pancreatite imunomediada em Cocker Spaniels Ingleses (ver texto) Evite na colangite supurativa Evite em animais com hipertensão portal ou ascite (possível desenvolvimento de úlcera GI) Evite o uso de dexametasona – muito ulcerogênica
Antioxidantes		
S-adenosil metionina (SAMe) (Denosyl®)	Cães – 20 mg/kg (ou mais) VO a cada 24 h Gatos – 20 mg/kg ou dose total de 200 a 400 mg/dia	Indicado para qualquer doença hepática, mas em especial lipidose hepática em gatos e hepatite tóxica e doenças que causam estase biliar em cães e gatos Os comprimidos devem ser administrados inteiros, com o estômago vazio, para serem bem absorvidos
Silimarina (silibina)	50 a 200 mg/kg VO a cada 24 h em cães	Antioxidante derivado do cardo-mariano (*Silybum marianum*) É provavelmente segura, mas sua eficácia é desconhecida, já que há poucos estudos para basear a recomendação de dose em cães; além disso, esses estudos foram sobre hepatite tóxica
Vitamina E (tocoferol)	400 UI/dia em cães de tamanho médio (titule de acordo com o porte do animal); 5 a 25 UI/kg VO por dia, cães e gatos	As mesmas indicações que SAMe, mas com inclusão de qualquer hepatite crônica em cães
Zinco (ver agentes quelantes de cobre) e ácido ursodesoxicólico (ver colerético); também tem atividades antioxidantes	–	–
Antídotos		
N-acetilcisteína	Gatos e cães – 140 mg/kg IV ou VO como dose de ataque; então, 70 mg/kg a cada 6 h por um total de sete tratamentos ou até 5 dias	Antídoto para a intoxicação por paracetamol; se liga ao metabólito tóxico e aumenta o processo de glicuronidação Pode causar náuseas e vômitos quando administrada por via oral O gosto ruim dificulta a administração oral sem tubo nasogástrico
Cimetidina	Cães – 5 a 10 mg/kg IV, IM, VO a cada 6 a 8 h Gatos – 2,5 a 5 mg/kg IV, IM, VO a cada 8 a 12 h	Retarda o metabolismo hepático oxidativo do fármaco pela ligação ao citocromo microssomal P-450; antídoto adicional útil na intoxicação por paracetamol em cães e gatos
Os antioxidantes (p. ex., S-adenosil metionina) e as vitaminas E e C também fazem parte do tratamento de suporte contra toxinas oxidantes, como o paracetamol	Ver seções sobre antioxidantes e vitaminas	

(*continua*)

Fármacos usados no tratamento de doenças hepatobiliares e pancreáticas. (*Continuação*)

Nome do fármaco (nome comercial)	Dose	Indicações e comentários
Tratamento de úlceras		
Ranitidina (Zantac®)	2 mg/kg VO ou IV lenta a cada 12 h, cães e gatos	Inibidora da secreção de ácido de escolha na doença hepática Pode não ser necessária se o pH gástrico estiver alto A cimetidina deve ser evitada devido à ação nas enzimas do citocromo P-450, exceto como antídoto (como já discutido)
Sucralfato (Carafate®)	Cães – 1 g/30 kg VO a cada 6 h Gatos – 250 mg/gato VO a cada 8 a 12 h	Úlcera gástrica associada a doença hepática ou pancreática
Agentes quelantes de cobre		
Penicilamina	Apenas cães – 10 a 15 mg/kg VO a cada 12 h	Quelante de cobre de escolha para doenças de armazenamento de cobre; leva meses para remover o cobre do fígado Dê com o estômago vazio; vômito comum Possíveis doenças imunomediadas, renais e cutâneas
2,3,2-tetramina tetra-hidrocloreto (2,3,2-T) e 2,2,2-tetramina tetra-hidrocloreto	Apenas cães – 10 a 15 mg/kg VO a cada 12 h	Quelante de cobre para doença do armazenamento de cobre em cães Efeito mais rápido do que a penicilamina, então talvez seja mais útil em doenças agudas A 2,3,2-tetramina produz maior perda de cobre, mas não está disponível como medicamento Relatos de casos isolados de seu uso em cães, mas sem estudos extensos Os dados de toxicidade não são claros, exceto que a administração prolongada pode causar sinais clínicos decorrentes dos baixos níveis de cobre
Acetato ou sulfato de zinco	1 a 20 mg/kg/dia de zinco elementar para cães 7 mg/kg/dia de zinco elementar para gatos	Indicado na doença do armazenamento de cobre para reduzir a absorção do metal Também é antioxidante e antifibrótico e aumenta a desintoxicação da amônia; assim, pode ser importante em qualquer hepatite crônica ou encefalopatia hepática Monitore os níveis sanguíneos a cada 1 a 2 semanas e mantenha-os abaixo de 200 a 300 µg/dℓ para evitar toxicidade (deficiência de ferro e hemólise) O principal efeito colateral é o vômito – dê 1 h antes das refeições para minimizar os sintomas
Colerético		
Ácido ursodesoxicólico (Ursodiol®)	4 a 15 mg/kg/dia dividido em duas doses com 12 h de intervalo (cães); 15 mg/kg VO 1 vez/dia (gatos)	Colerético, também modera o *pool* de ácido biliar e diminui sua toxicidade Anti-inflamatório, antioxidante Indicado para doenças associadas à estase biliar, mas sem obstrução completa do ducto biliar Contraindicado na obstrução com ruptura da vesícula biliar
Diurético		
Espironolactona	2 a 4 mg/kg dia VO em duas ou três doses divididas, cães e gatos	Diurético de escolha na ascite por doença hepática (ver Capítulo 39) Início gradual de ação ao longo de 2 a 3 dias Pode ser combinada à furosemida para diurese mais acentuada

(*continua*)

Fármacos usados no tratamento de doenças hepatobiliares e pancreáticas. (*Continuação*)

Nome do fármaco (nome comercial)	Dose	Indicações e comentários
Furosemida	2 mg/kg VO a cada 8 a 12 h, cães e gatos	Use como diurético adicional se necessário na ascite por doença hepática Sempre use espironolactona concomitante para evitar aumento compensatório da ação da aldosterona com maior retenção de água e hipopotassemia
Modalidades de tratamento para coagulopatias		
Plasma fresco congelado	Cães e gatos – dose inicial de 10 mℓ/kg; a dose de plasma é titulada com base nos resultados de OSPT e TTPA	Reposição dos fatores de coagulação esgotados na doença hepática aguda ou crônica grave, particularmente se OSPT e/ou TTPA prolongado e ausência de resposta ao tratamento apenas com vitamina K
Vitamina K$_1$ (fitomenadiona) (Konakion®)	0,5 a 2 mg/kg SC ou IM 12 h antes da biópsia e depois a cada 12 h por 3 dias, principalmente em gatos	Tratamento da coagulopatia associada à doença hepática, principalmente se a estase biliar e/ou doença intestinal concomitante reduzir a absorção de vitamina K Tratamento da coagulopatia antes da biópsia hepática, principalmente em gatos. Não há evidência de eficácia em cães
Vitaminas		
Vitamina B$_{12}$ (cianocobalamina)	Cães e gatos – 0,02 mg/kg IM, SC a cada 2 a 4 semanas até a normalização da concentração sérica ou administração de comprimidos de cianocobalamina VO: 0,25 mg 1 vez/dia em gatos e cães de 1 a 10 kg; 0,5 mg 1 vez/dia em cães com 10 a 20 kg; 1 mg 1 vez/dia cães com peso corpóreo superior a 20 kg	Tratamento da deficiência de vitamina B$_{12}$, principalmente associada à IPE e ausência de fator intrínseco pancreático
Vitamina K$_1$ (fitomenadiona)	Ver seção sobre tratamento da coagulopatia	–
Vitamina E	Ver seção sobre antioxidantes	–
Vitamina C (ácido ascórbico)	Toxinas oxidantes em cães e gatos – 30 a 40 mg/kg SC a cada 6 h por sete tratamentos	Indicada apenas como tratamento de suporte para toxinas oxidantes que afetam o fígado (p. ex., paracetamol) Não indicada em outros casos de hepatite ou doença do armazenamento de cobre porque aumenta a absorção e o acúmulo hepático de metais

GI: gastrintestinal; IM: via intramuscular; IPE: insuficiência pancreática exócrina; IV: via intravenosa; NK$_1$: neurocinina 1; OSPT: tempo de protrombina de um estágio; SC: via subcutânea; SPS: *shunt* portossistêmico; TTPA: tempo de tromboplastina parcial ativada; VO: via oral.

PARTE 5 • Distúrbios do Trato Urinário
Stephen P. DiBartola / Jodi L. Westropp

CAPÍTULO 38

Manifestações Clínicas de Distúrbios Urinários

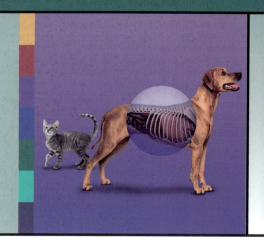

O termo azotemia se refere a um aumento na concentração de compostos nitrogenados não proteicos no sangue, geralmente ureia e creatinina. A azotemia pré-renal é uma consequência da menor perfusão renal (p. ex., desidratação grave, insuficiência cardíaca); a azotemia pós-renal é causada por uma alteração na excreção de urina do corpo (p. ex., obstrução, uroabdome). A azotemia renal primária é provocada por doença renal parenquimatosa. O termo *insuficiência renal* se refere à síndrome clínica que ocorre quando os rins não conseguem mais manter suas funções reguladoras, excretoras e endócrinas, o que leva à retenção de solutos nitrogenados e desequilíbrios fluidos, eletrolíticos e ácido-básicos. A insuficiência renal se deve à perda de função de 75% ou mais da população de néfrons. O termo uremia se refere à constelação de sinais clínicos e anomalias bioquímicas associadas a uma perda extensa de néfrons funcionais. Inclui as manifestações extrarrenais de insuficiência renal (p. ex., gastrenterite urêmica, hiperparatireoidismo). O termo *doença renal* refere-se à presença de lesões morfológicas ou funcionais em um ou ambos os rins, independentemente da extensão.

ABORDAGEM CLÍNICA

Tente responder às seguintes perguntas:
1. Existe doença renal?
2. A doença é glomerular, tubular, intersticial ou combinada?
3. Qual é a extensão da doença renal?
4. A doença é aguda ou crônica? Reversível ou irreversível? Progressiva ou não progressiva?
5. Qual é o estado atual da função renal do paciente?
6. A doença pode ser tratada?
7. Quais fatores complicadores não urinários estão presentes e precisam de tratamento (p. ex., infecção, distúrbios eletrolíticos e ácido-básicos, hipertensão, desidratação, obstrução)?
8. Qual é o prognóstico?

O diagnóstico de doença renal começa com uma avaliação cuidadosa, baseada nos achados da anamnese e do exame físico.

Anamnese

Faça uma anamnese completa, incluindo idade, raça, sexo, queixas principais, manejo e revisão dos sistemas corpóreos. A anamnese da queixa principal deve incluir informações sobre o início (agudo ou gradual), a progressão (com melhora, inalterada ou com piora) e a resposta ao tratamento anterior. As informações sobre o manejo incluem ambiente imediato do animal (interno ou externo), uso (animal de estimação, reprodução, exposição ou trabalho), origem geográfica e histórico de viagens, exposição a outros animais, estado de vacinação, dieta e informações sobre traumas anteriores, doenças ou cirurgia.

Dentre as questões relacionadas ao trato urinário, estão aquelas sobre as mudanças na ingestão de água e a frequência e o volume da micção. Pergunte sobre polaciúria, disúria ou hematúria. Tenha cuidado para distinguir a disúria e a polaciúria da poliúria e diferenciar a poliúria de incontinência urinária. A distinção entre polaciúria e poliúria é importante porque a poliúria pode ser um sinal de doença do trato urinário superior, enquanto a polaciúria e a disúria geralmente são indicativas de doença do trato urinário inferior. A notúria pode ser um dos primeiros sinais de poliúria, mas também pode ser decorrente da disúria. De modo geral, a polidipsia é detectada com mais facilidade pelos tutores do que a poliúria. Descreva as quantidades em termos familiares ao tutor, como xícaras (≈ 250 mℓ/xícara) ou litros. Questione o tutor sobre a exposição do animal a possíveis nefrotoxinas, como etilenoglicol em anticongelantes, bifinhos de frango (petiscos para cães), lírios (*Lilium longiflorum*, apenas em gatos), aminoglicosídeos e anti-inflamatórios não esteroidais.

Exame físico

Faça um exame físico completo, inclusive do fundo do olho e do reto. Preste muita atenção ao estado de hidratação e à presença de ascite ou edema subcutâneo que pode acompanhar a síndrome nefrótica (p. ex., doença glomerular). Examine a cavidade oral em busca de úlceras, necrose da ponta da língua e palidez das mucosas. Observe se há edema, descolamento, hemorragia ou tortuosidade vascular da retina durante o exame do fundo do olho. Ocasionalmente, a hipertensão grave secundária à doença renal leva ao início agudo de cegueira por descolamento de retina. Animais jovens, em crescimento, com insuficiência renal podem desenvolver osteodistrofia fibrosa acentuada, caracterizada por aumento de volume e deformidade da maxila e da mandíbula (a chamada mandíbula de borracha), mas isso é raro em cães idosos com insuficiência renal.

Os dois rins podem ser palpados na maioria dos gatos; o rim esquerdo também pode ser palpado em alguns cães. Os rins devem ser avaliados quanto ao tamanho, forma, consistência, dor e localização. A menos que esteja vazia, a bexiga pode ser palpada na maioria dos cães e gatos. A bexiga deve ser avaliada quanto ao grau de distensão, dor, espessura da parede e presença de massas intramurais (p. ex., tumores) ou intraluminais (p. ex., cálculos, coágulos). Na ausência de obstrução, uma bexiga distendida em um animal desidratado sugere função renal anormal ou administração de fármacos que diminuem a capacidade de concentração urinária (p. ex., glicocorticoides, diuréticos). Avalie a próstata e a uretra pélvica durante o exame retal. Exteriorize e examine o pênis e palpe os testículos. Faça um exame vaginal para detecção de corrimento anormal, massas e aparência do orifício uretral.

ALTERAÇÕES CLÍNICAS

HEMATÚRIA

A hematúria pode ser causada por qualquer doença que comprometa a mucosa urogenital e provoque sangramento. Assim, pode estar associada a doenças do trato urinário (rins, ureteres, bexiga, uretra) ou do trato genital (próstata, pênis, prepúcio, útero, vagina, vestíbulo). A hematúria pode ser classificada como macroscópica (i. e., visível a olho nu) ou microscópica (identificada apenas pelo aumento do número de hemácias no sedimento urinário). A hematúria macroscópica faz a urina ficar vermelha, rosa ou marrom. A centrifugação da amostra de urina permite a rápida diferenciação entre pigmentúria (p. ex., hemoglobinúria, mioglobinúria) e hematúria (um precipitado de hemácias com sobrenadante amarelo claro; Figura 38.1). Os distúrbios associados à hematúria são infecção do trato urinário, neoplasia, urolitíase, trauma, coagulopatias, anomalias vasculares (p. ex., telangiectasia renal em cães Welsh Corgi) e hematúria renal idiopática (Boxe 38.1). A cistocentese é geralmente associada à hematúria microscópica; uma amostra de micção deve sempre ser obtida para avaliar essa possibilidade em caso de observação de números anormais de hemácias (p. ex., mais de três por campo em grande

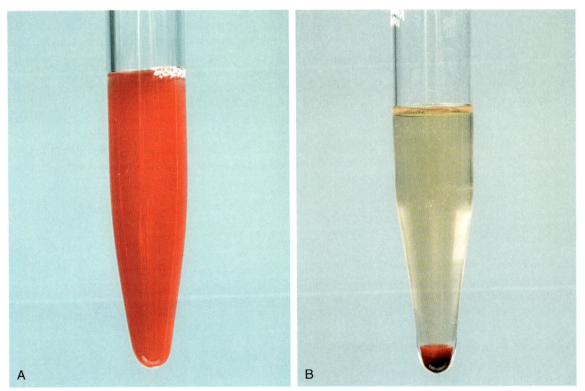

Figura 38.1 A. Amostra de urina não centrifugada de um cão com hematúria. Na ausência de centrifugação, não é possível diferenciar a pigmentúria (p. ex., hemoglobinúria) da hematúria (i. e., hemácias). **B.** Precipitado de hemácias após a centrifugação de uma amostra de urina de um cão com hematúria.

aumento) no sedimento de uma amostra de urina coletada por cistocentese. Às vezes, a hematúria microscópica causada por cistocentese é interpretada como evidência de cistite idiopática felina em andamento em um gato com histórico da doença. Essa conclusão errônea (e avaliação diagnóstica contínua) pode ser evitada pela simples comparação dos resultados de uma amostra de urina obtida por micção àqueles de uma amostra coletada por cistocentese.

Durante a anamnese, é crucial determinar se a disúria (ver mais adiante) está associada à hematúria. A presença de sinais de disúria (p. ex., polaciúria, estrangúria) sugere acometimento do trato urinário inferior (i. e., bexiga, uretra), ao passo que hematúria indolor sugere acometimento do trato urinário superior. Se houver hematúria, pergunte ao tutor sobre o momento em que ocorre. Sangue no início da micção pode indicar uma doença na uretra ou no trato genital. Sangue no final da micção ou durante a micção pode significar um problema na bexiga ou no trato urinário superior (rins ou ureteres). A hematúria é mais comum em cães com neoplasia da bexiga do que em cães com neoplasia renal. Os cães com neoplasia renal tendem a apresentar sinais inespecíficos, como perda de peso e falta de apetite. A hematúria associada a coagulopatias pode ser acompanhada por outros sinais, como epistaxe, melena, hematomas e sangramento prolongado em sítios de punção venosa.

O primeiro passo na avaliação diagnóstica de um animal com hematúria é o exame de uma amostra de urina adequadamente coletada por meio de urinálise e cultura para descartar uma infecção bacteriana do trato urinário. A presença de um maior número de leucócitos no sedimento urinário (i. e., piúria) indica um processo inflamatório e aumenta a suspeita de infecção bacteriana do trato urinário. A identificação de hematúria em uma amostra de urina obtida por micção, não coletada por cistocentese, sugere que a fonte de sangramento é a uretra ou o trato genital. As anomalias em células do epitélio de transição observadas no sedimento urinário corado com Wright-Giemsa aumentam a suspeita de carcinoma de células de transição. No entanto, esse diagnóstico deve sempre ser baseado em achados histopatológicos em amostras de tecido coletadas por biópsia durante a uretrocistoscopia ou por uma abordagem assistida por cateter (aspiração), já que a irritação e a inflamação podem causar alterações displásicas nas células epiteliais observadas na avaliação citológica de rotina. A anemia associada à perda de sangue é incomum em pacientes com hematúria e ocorre principalmente em cães com hematúria renal benigna (ver adiante). A hematúria não é um sinal comum em pacientes com coagulopatias, mas se a causa da hematúria continuar obscura após a avaliação clínica diagnóstica de rotina, composta por urinálise, hemograma completo, bioquímica sérica e técnicas de diagnóstico por imagem, perfis de coagulação e determinação do número de plaquetas podem ser indicados. Ovos são observados no sedimento urinário de animais com parasitas do trato urinário (Figura 38.2). As radiografias abdominais simples auxiliam a identificação de cálculos radiopacos (p. ex., estruvita, oxalato). Um cistograma de duplo contraste, uretrograma com contraste positivo ou urograma excretor pode ser necessário para a identificação de cálculos radiolúcidos e a investigação de outras possíveis causas de hematúria (p. ex., coágulos sanguíneos no rim ou na bexiga). A ultrassonografia abdominal auxilia a identificação de lesões de tecidos moles, como neoplasia e cistite polipoide.

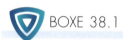

BOXE 38.1

Causas de hematúria.

Origem no trato urinário (rins, ureteres, bexiga, uretra)
- Trauma
  - Coleção traumática (p. ex., cateterização, cistocentese)
  - Biópsia renal
  - Traumatismo contuso (p. ex., acidente automobilístico)
- Urolitíase
- Neoplasia
- Doença inflamatória
  - Infecção do trato urinário
  - Cistite idiopática felina, uretrite (doença idiopática do trato urinário inferior dos felinos)
  - Inflamação induzida por substâncias químicas (p. ex., cistite induzida por ciclofosfamida)
  - Cistite polipoide
  - Uretrite proliferativa (uretrite granulomatosa)
- Parasitas
  - *Dioctophyma renale*
  - *Capillaria plica*
- Coagulopatia
  - Intoxicação por antagonistas da vitamina K
  - Deficiências de fatores de coagulação
  - Coagulação intravascular disseminada
  - Trombocitopenia
- Infarto renal
- Hematoma renal pélvico
- Malformação vascular
  - Telangiectasia renal (Welsh Corgi)
  - Hematúria renal idiopática
- Doença renal policística

Contaminação do trato genital (p. ex., próstata, prepúcio, vagina)
- Estro
- Subinvolução de sítios da placenta
- Lesões inflamatórias, neoplásicas e traumáticas do trato genital

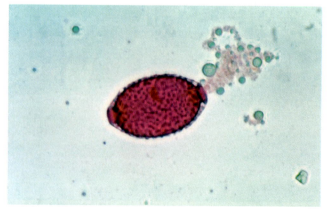

Figura 38.2 Ovos de *Capillaria plica* no sedimento urinário de um gato (× 100).

Hematúria renal idiopática

Nessa doença, o sangramento urinário tem origem no rim, mas sua causa é obscura. De modo geral, a hemorragia renal é unilateral, mas pode ser bilateral. Cães de raças grandes (p. ex., Weimaraners, Boxers, Labradores Retrievers) de ambos os sexos são acometidos com frequência. A maioria tem menos de 5 anos à primeira consulta e cerca de um terço dos casos relatados ocorreram em cães imaturos (< 1 ano).

O tutor normalmente relata hematúria macroscópica grave que não parece causar qualquer desconforto ao cão (i. e., sem disúria) e que ocorre durante a micção. A urina também pode conter coágulos sanguíneos. O sangramento pode ocorrer por dias ou semanas e depois desaparecer por meses, retornando mais tarde. Não há histórico de trauma, nem anomalias no exame físico.

A anemia regenerativa pode ser aguda (p. ex., macrocitose, policromasia, reticulocitose) ou crônica, com evidência de deficiência de ferro (p. ex., microcitose, hipocromasia). As concentrações séricas de creatinina e ureia são normais, a gravidade específica da urina (GEU) mostra que a urina é moderadamente concentrada, os perfis de coagulação e o número de plaquetas são normais e a cultura de urina é negativa. Hidronefrose e hidrureter, causados por coágulos sanguíneos obstrutivos, podem ser observados no lado acometido em técnicas de diagnóstico por imagem. Defeitos de preenchimento causados por coágulos sanguíneos também podem ser observados na bexiga. Em cadelas, a cistoscopia permite a identificação do lado acometido pela observação do fluxo de urina normal de uma abertura ureteral em comparação ao sangue proveniente da abertura ureteral contralateral (Figura 38.3 e Vídeo 38.1).

A nefrectomia deve ser considerada se houver documentação de sangramento unilateral e intratável e desenvolvimento de anemia grave. A nefrectomia resolve a hematúria em cães com hemorragia renal unilateral, mas há relatos de que alguns cães desenvolveram hemorragia do rim contralateral em algum momento depois da nefrectomia. Portanto, a realização da nefrectomia deve ser decidida com cuidado. Alguns cães acometidos têm períodos intermitentes de hemorragia e longos períodos assintomáticos. Na ausência de anemia ou se a anemia for branda, a observação do paciente ao longo do tempo, com monitoramento do hematócrito, pode ser preferível à nefrectomia. Recentemente, a escleroterapia guiada por endoscopia com soluções à base de iodo povidona e/ou nitrato de prata tem sido usada como técnica de preservação renal para controle eficaz da hemorragia renal em cães com hematúria renal idiopática.

DISÚRIA

O termo disúria se refere à dor ou dificuldade à micção e, de modo geral, se manifesta como polaciúria (eliminação excessivamente frequente de pequenos volumes de urina) e estrangúria (esforço para urinar devido a espasmo da bexiga e da uretra). A disúria costuma estar associada a distúrbios do trato urinário inferior, especialmente cistite, uretrite, cálculos císticos, neoplasia da bexiga e obstrução da uretra por cálculos ou neoplasia (Boxe 38.2). A disúria também pode estar associada a doenças neoplásicas e inflamatórias do trato genital (p. ex., próstata, vagina). Lambeduras constantes na área genital são observadas com frequência em cães e gatos com distúrbios disúricos. Cães com hérnias perineais às vezes apresentam disúria.

Durante a anamnese, é importante esclarecer o que o tutor realmente observa. Muitos tutores não conseguem diferenciar um cão ou gato que faz força para urinar de outro que o faz para defecar. Assim, os tutores às vezes acreditam que seu animal está constipado quando, na verdade, faz força para urinar. Além disso, às vezes os tutores relatam que os cães têm incontinência porque encontram urina em locais inadequados da casa. Embora os cães incontinentes deixem manchas úmidas onde estiveram deitados, aqueles com poliúria e polidipsia (PU/PD) urinam de maneira voluntária, mas em locais e horários inadequados, porque não têm permissão para sair com frequência suficiente para acomodar seu grande volume de produção de urina. Uma anamnese cuidadosa é, portanto, muito importante para a compreensão do problema.

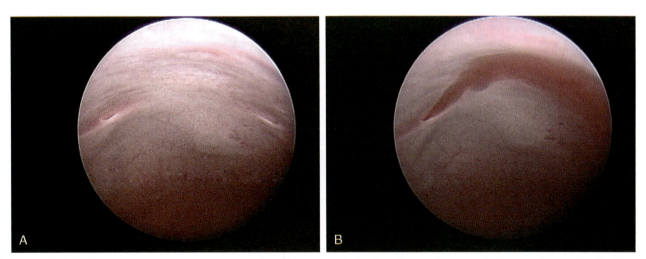

Figura 38.3 A. Aberturas ureterais normais na região do trígono da bexiga de um cão normal visto na cistoscopia. **B.** Sangue proveniente de uma abertura ureteral na região do trígono da bexiga em um cão com hematúria idiopática.

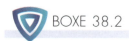

BOXE 38.2

Causas da disúria.

- Doença inflamatória
  - Infecção do trato urinário
  - Cistite idiopática felina, uretrite (doença do trato urinário inferior do felino idiopático)
  - Inflamação induzida por substâncias químicas (p. ex., cistite induzida por ciclofosfamida)
  - Cistite polipoide
  - Uretrite proliferativa (uretrite granulomatosa)
- Urolitíase
  - Cálculos císticos
  - Cálculos uretrais
- Neoplasia
  - Carcinoma de células de transição da bexiga ou uretra
  - Neoplasia prostática
  - Neoplasia vaginal
- Trauma
  - Ruptura da bexiga ou da uretra
  - Estenose uretral (trauma ou cirurgia anterior)
- Distúrbio neurogênico
  - Dissinergia reflexa
- Outra
  - Hérnia perineal

Cães e gatos com disúria assumem a postura normal para urinar, mas passam uma quantidade excessiva de tempo tentando urinar, muitas vezes eliminando apenas pequenos volumes de urina. Mudam de posição, se levantam, mudam de lugar e fazem a postura repetidas vezes. Mesmo com a bexiga vazia, a irritação da mucosa provoca repetidas tentativas malsucedidas de urinar. Gatos com obstrução uretral às vezes vocalizam de forma angustiada durante as tentativas de micção. Nesse caso, é importante avaliar o animal quanto à presença de obstrução uretral. A obstrução uretral completa é logo identificada durante a palpação abdominal pela presença de bexiga grande, túrgida e dolorida, enquanto a bexiga pequena e dolorida sugere cistite sem obstrução. Deve-se ter cuidado para evitar pressão excessiva ao palpar uma bexiga com suspeita de obstrução.

A observação do animal durante a micção pode ajudar muito a identificação da disúria. A tentativa de colocação de um cateter urinário permite a rápida determinação da presença ou não de obstrução uretral. Massas e cálculos são detectados com maior facilidade pela palpação da bexiga vazia ou apenas parcialmente cheia. A presença de muitos pequenos cálculos císticos gera uma sensação de crepitação à palpação, ao passo que um único cálculo grande pode ser difícil de diferenciar de um tumor ou coágulo sanguíneo extenso. A palpação retal deve ser realizada em todos os pacientes disúricos, machos e fêmeas. O exame retal não só é importante para avaliação da próstata em machos, mas também permite a identificação de tumores uretrais e uretrite proliferativa em fêmeas. O períneo deve ser inspecionado para a detecção de hérnia perineal e o pênis deve ser extruído por completo à procura de lesões, como tumor venéreo transmissível, em cães machos.

POLIÚRIA E POLIDIPSIA

A ingestão normal de água em cães pode chegar a 60 a 90 mℓ/kg/dia; a ingestão máxima normal de água em gatos é de 45 mℓ/kg/dia. A poliúria e a polidipsia geralmente são relatadas de forma simultânea e, à exceção dos cães com polidipsia psicogênica (PDP; ver adiante), a polidipsia ocorre em resposta à poliúria. A presença de polidipsia pode ser documentada por meio da medida da ingestão de água do animal em casa, mas isso é mais fácil em cães do que em gatos. A ingestão normal de água é mais variável do que a produção de urina devido a diversos fatores, inclusive temperatura ambiente e perda respiratória por evaporação de água, nível de exercício, teor de água dos alimentos, conteúdo fecal de água, idade e estado fisiológico (p. ex., gestação, lactação). A produção normal de urina em cães e gatos é de 26 a 44 mℓ/kg/dia.

A poliúria e a polidipsia podem ser causadas por vários distúrbios, notadamente doenças renais e do sistema endócrino. Em muitos casos, a fisiopatologia da PU/PD é multifatorial (Tabela 38.1). A anamnese, nesses casos, deve sempre incluir informações sobre medicamentos administrados ao animal que possam contribuir para o tratamento, especialmente corticosteroides (por qualquer via, inclusive tópica) e diuréticos. A polaciúria deve ser diferenciada da poliúria porque alguns tutores erroneamente concluem que, como o animal urina com maior frequência, deve estar produzindo mais urina. Animais com poliúria podem apresentar maior frequência de micção, mas cada micção tem volume grande e não há evidência de estrangúria. A notúria costuma acompanhar a poliúria e, às vezes, é o primeiro sinal detectado pelo tutor do cão.

A urinálise de rotina, inclusive a determinação da GEU, é o ponto de partida lógico para a avaliação diagnóstica de um animal com PU/PD. Em cães, a GEU pode variar bastante ao longo do dia e tende a ser mais alta (> 1,035 a 1,040) pela manhã, antes de o animal comer e beber. A GEU apresenta menor variação ao longo do dia em gatos, que geralmente apresentam urina de concentração moderada ao consumirem alimentos secos (geralmente ≥ 1,035). Cães e gatos normais submetidos à privação de água apresentam GEU de 1,050 a 1,076 e 1,047 a 1,087, respectivamente, antes do desenvolvimento de sinais de desidratação. De modo geral, cães ou gatos doentes desidratados apresentam GEU de 1,040 ou mais. A GEU relativamente alta (> 1,025) gera dúvidas sobre a precisão da anamnese em um animal com suposta PU/PD. Se a GEU estiver na faixa hipostenúrica (< 1,007) ou isostenúrica (1,007 a 1,014), deve-se obter um banco de dados mínimo, composto por hemograma completo, bioquímica sérica e concentração sérica de tiroxina (em gatos). Essas informações esclarecem a causa da PU/PD. A GEU tende a ser mais baixa (i. e., de 1,001 a 1,007) em doenças como PDP, diabetes insípido central e diabetes insípido nefrogênico. Se a GEU for maior que 1,014 e o animal parecer saudável, é razoável fazer com que o tutor quantifique o consumo de água em casa antes de prosseguir com a avaliação diagnóstica. O teste de privação de água (ver Capítulo 42) deve ser considerado em animais com resultados normais em exames de sangue para avaliação diagnóstica inicial de PU/PD. A ultrassonografia abdominal para avaliação da arquitetura renal é indicada se a GEU estiver

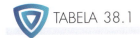

TABELA 38.1

Causas de poliúria e polidipsia de pequenos animais vistas na prática.

Doença	Mecanismo da poliúria e polidipsia	Exames confirmatórios
Doença renal crônica (S)*	Diurese osmótica em néfrons remanescentes Alteração da arquitetura medular por doença estrutural	DCE, hemograma completo Bioquímica sérica Urinálise Radiografia Ultrassonografia abdominal Depuração de iohexol
Hiperadrenocorticismo (W)*	Liberação e ação defeituosa de ADH Psicogênico	LDDST Concentração plasmática de ACTH Ultrassonografia abdominal
Diabetes melito (S)*	Diurese osmótica causada por glicosúria	Glicemia Urinálise
Hipertireoidismo (W)*	Aumento do fluxo sanguíneo medular, MSW Psicogênico Hipercalciúria	Tiroxina Cintilografia com tecnécio
Piometra (W)	Endotoxina de *Escherichia coli* Glomerulonefrite por imunocomplexos	Anamnese Exame físico, hemograma completo, radiografia abdominal
Diurese pós-obstrutiva (S)	Eliminação de solutos retidos Má resposta ao ADH Problemas na reabsorção de sódio	Anamnese Exame físico Urinálise
Hipercalcemia (W)	Problemas na ação do ADH Aumento do fluxo sanguíneo medular Alteração do transporte de NaCl na alça de Henle Nefropatia hipercalcêmica Estimulação direta do centro da sede	Concentração sérica de cálcio
Doença hepática (W)	Diminuição da síntese de ureia com perda de soluto medular Diminuição do metabolismo de hormônios endógenos (p. ex., cortisol, aldosterona) Psicogênico (encefalopatia hepática) Hipopotassemia	Níveis de enzimas hepáticas Ácidos biliares séricos Amônia no sangue Biópsia de fígado
Pielonefrite (W)	Endotoxina de *E. coli* Aumento do fluxo sanguíneo renal MSW Lesão do parênquima renal	Urinálise Cultura de urina Hemograma completo Urografia excretora Ultrassonografia abdominal
Hipoadrenocorticismo (W)	Perda renal de sódio com MSW	Concentrações séricas de sódio e potássio Estimulação ACTH
Hipopotassemia (W)	Problemas na ação de ADH Aumento do fluxo sanguíneo medular e perda de soluto medular	Concentração de potássio sérico
Fase diurética de IRA oligúrica (S)	Eliminação de solutos retidos Problemas na reabsorção de sódio	Anamnese Hemograma completo Bioquímica sérica Urinálise Ultrassonografia abdominal Biópsia renal

(*continua*)

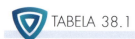

TABELA 38.1

Causas de poliúria e polidipsia vistas na prática de pequenos animais. (*Continuação*)

Doença	Mecanismo da poliúria e polidipsia	Exames confirmatórios
Obstrução parcial do trato urinário (S)	Redistribuição do fluxo sanguíneo renal Problemas na reabsorção de sódio Lesão do parênquima renal	Anamnese Exame físico
Fármacos (W)	Vários mecanismos, dependendo do fármaco	Anamnese
Administração de sal (S)	Diurese osmótica causada pela administração excessiva de sódio	Anamnese
Administração excessiva de fluido parenteral (W) (apenas poliúria)	Diurese hídrica causada pela administração excessiva de água	Anamnese
Diabetes insípido central (DIC) (W)	Ausência congênita de ADH (rara) Ausência adquirida de ADH (idiopática, tumor, trauma)	Teste de privação de água Teste de ADH exógeno Ensaio de ADH
Diabetes insípido nefrogênico (DIN) (W)	Ausência congênita de resposta renal ao ADH (muito rara) Ausência de resposta renal adquirida ao ADH	Teste de privação de água Teste de ADH exógeno Ensaio ADH DCE
Polidipsia psicogênica (PDP) (W)	Distúrbio neurocomportamental (ansiedade?) Aumento do fluxo sanguíneo renal MSW	Teste de privação de água Teste de ADH exógeno Anamnese comportamental
Glicosúria renal (S)	Diurese de soluto causada por glicosúria	Glicemia Urinálise
Hipoparatireoidismo primário (W)	Desconhecido (psicogênico?)	Concentração sérica de cálcio, PTH e fósforo
Acromegalia (W, S)	Antagonismo de insulina Intolerância à glicose Diabetes melito em gatos acometidos	Tomografia computadorizada ou ressonância magnética Ensaio do fator de crescimento semelhante à insulina I
Policitemia (W)	Desconhecido (aumento da viscosidade do sangue?)	Hemograma completo
Mieloma múltiplo (W)	Desconhecido (aumento da viscosidade do sangue?)	Eletroforese de proteínas séricas
MSW renal (W)	Depleção do soluto intersticial medular (ureia, sódio, potássio)	Privação gradual de água (3 a 5 dias) Teste de Hickey-Hare

*As causas mais comuns de poliúria e polidipsia.
ACTH: hormônio adrenocorticotrófico; ADH: hormônio antidiurético; DCE: depuração de creatinina endógena; IRA: insuficiência renal aguda; LDDST: teste de supressão com baixa dose de dexametasona; MSW: lavado (*washout*) medular de soluto; PTH: paratormônio; S: diurese de soluto; W: diurese de água.
De DiBartola SP: *Fluid, electrolyte, and acid-base disorders in small animal practice*, ed 4, St Louis, 2012, Elsevier.

na faixa isostenúrica e a causa da PU/PD não for aparente. A medida da concentração sérica de dimetil arginina simétrica (SDMA) ou estimativa da taxa de filtração glomerular por depuração de creatinina endógena ou de iohexol também é valiosa para a eliminação do diagnóstico de doença renal crônica não azotêmica (i. e., com menos de 75% de perda de massa renal) como um fator contribuinte (ver Capítulo 42).

Polidipsia psicogênica

A PDP é um distúrbio incomum geralmente observado em cães de raças grandes (p. ex., Pastor Alemão, Doberman Pinschers). É rara ou inexistente em gatos. Os tutores podem relatar que o cão acometido tem temperamento agitado ou sofreu algum evento estressante antes do início da polidipsia. Em alguns casos, o tutor, sem saber, reforçou o comportamento de beber água.

Alguns cães com PDP diminuem drasticamente o consumo de água durante a hospitalização, o que facilita o diagnóstico. Cães com PDP apresentam urina extremamente hipostenúrica (GEU de 1,001 a 1,003). Embora nem sempre presente, a hiponatremia branda em um cão com hipostenúria acentuada é sugestiva de PDP. Cães com PDP de início recente tendem a apresentar resposta normal ao teste de privação abrupta de água, mas aqueles com PDP de longa data desenvolvem lavado (*washout*) medular renal de soluto porque a liberação de vasopressina da hipófise é suprimida pela hipo-osmolalidade plasmática. A vasopressina facilita a reabsorção da ureia na medula interna do rim e ajuda a manter a hipertonia medular. O teste de privação gradual de água permite o restauro do gradiente medular renal de soluto e é o exame diagnóstico preferido em cães com PDP. O tratamento da PDP é realizado pela restrição gradual de água na faixa normal ao longo de vários dias.

RENOMEGALIA

Renomegalia se refere ao aumento do rim. Pode ser uni ou bilateral; o aumento bilateral pode ser simétrico ou assimétrico. A renomegalia pode ser aguda ou crônica. O início é insidioso na maioria dos animais com renomegalia. A renomegalia aguda é incomum e, ao ocorrer (p. ex., em caso de obstrução aguda de um rim por um nefrólito), o quadro clínico é de abdome agudo (i. e., dor abdominal, relutância à movimentação). A renomegalia crônica geralmente é moderada ou grave, mas pode ser branda. O aumento discreto, por exemplo, pode ser associado à amiloidose renal e é observado em alguns casos de insuficiência renal aguda (p. ex., leptospirose) devido ao edema renal. A cápsula renal, entretanto, limita a extensão do edema agudo. O aumento renal unilateral pode ser causado por hipertrofia compensatória em animais com rim único ou doença em estágio final grave no rim contralateral.

Normalmente, os rins felinos têm 3,5 a 4,5 cm de comprimento e podem ser palpados com facilidade em animais cooperativos. O tamanho dos rins caninos varia de acordo com o porte corpóreo e, de modo geral, são mais difíceis de palpar do que em gatos. Ocasionalmente, o rim esquerdo pode ser palpado em um cão cooperativo. O comprimento e o volume renais em cães estão correlacionados ao peso corporal. Os rins de cães com até aproximadamente 15 kg de peso, por exemplo, devem ter 3 a 5,5 cm de comprimento e, em cães com 30 a 45 kg, 7 a 8 cm de comprimento. Uma regra prática utilizada há muitos anos é baseada na proporção do comprimento do rim em radiografias abdominais simples e o comprimento da segunda vértebra lombar (L2). Em radiografias simples do abdome, essa proporção é de 2,5 a 3 para 1 em gatos e 2,5 a 3,5 para 1 em cães.

A renomegalia é causada por doença renal policística, neoplasia e obstrução. A renomegalia pode ocorrer em cães e gatos, mas é mais comum em felinos. A doença renal policística é herdada como uma característica autossômica dominante em Bull Terriers e gatos Persas (doença renal policística autossômica dominante [DRPAD]). É causada por uma mutação no éxon 29 do gene da policistina 1 em Persas, com prevalência racial próxima a 30%. Muitos Persas jovens com DRPAD são assintomáticos e a renomegalia é um achado incidental. Os rins de gatos com DRPAD ficam cada vez maiores e mais irregulares com o passar do tempo devido ao aumento do número e do tamanho dos cistos. De modo geral, a insuficiência renal não se desenvolve até os 7 ou 8 anos. Hoje, a ultrassonografia é o exame clínico de escolha para identificação de DRPAD em gatos acometidos. Em um estudo, a ultrassonografia renal teve 75% de sensibilidade quando realizada aos 4 meses e 91% de sensibilidade quando realizada aos 9 meses para o diagnóstico de DRPAD. Os tumores renais primários e metastáticos podem causar renomegalia, em especial o linfossarcoma felino. Em gatos, o linfoma renal tende a ser bilateral e associado à forma alimentar da doença. Ocasionalmente, o acometimento renal pode ser extenso o suficiente para causar insuficiência renal. O diagnóstico de linfossarcoma renal pode ser estabelecido pela avaliação citológica de um aspirado com agulha fina do rim e identificação de uma população monomórfica de linfócitos imaturos. A obstrução renal por um nefrólito ou ureterólito ou ainda por ligadura inadvertida de um ureter durante a ovário-histerectomia pode causar hidronefrose e renomegalia. Raramente, a fibrose ureteral, secundária à remoção prévia do ureterólito ou de natureza idiopática, provoca hidronefrose. O traumatismo abdominal fechado pode causar hemorragia subcapsular e renomegalia, mas a cápsula renal tende a limitar a extensão do aumento de volume. A infecção bacteriana pode causar abscesso renal ou pionefrose. A forma não efusiva da peritonite infecciosa felina costuma afetar os rins, o fígado, os linfonodos mesentéricos, o sistema nervoso central e os olhos. O acometimento renal é observado em muitos gatos, que podem apresentar rins aumentados e irregulares à palpação abdominal.

Pseudocistos perinéfricos

Embora não seja uma doença renal, os pseudocistos perinéfricos podem ser facilmente confundidos com a renomegalia à palpação abdominal de rotina. Os pseudocistos perinéfricos são sacos fibrosos cheios de fluido que circundam o rim, mas não são revestidos por epitélio – daí o termo *pseudocisto*. Sua origem é idiopática, mas tendem a ser associados à doença renal crônica (DRC) em gatos idosos (> 10 anos) de ambos os sexos e de qualquer raça. A maioria dos gatos com pseudocistos perinéfricos tem pelo menos DRC branda. Ocasionalmente, rins pequenos e DRC são diagnosticados antes do desenvolvimento de pseudocistos perinéfricos. As queixas podem estar relacionadas à DRC subjacente (p. ex., PU/PD, anorexia e perda de peso), mas, de modo geral, a distensão abdominal é a única anomalia detectada pelo tutor. Os pseudocistos perinéfricos podem ser unilaterais ou bilaterais. A ultrassonografia renal é o exame diagnóstico de escolha e demonstra um acúmulo de fluido anecoico entre a cápsula e o parênquima renal de um ou ambos os rins (Figura 38.4). O tratamento definitivo requer a ressecção cirúrgica da cápsula do pseudocisto. O rim de gatos com pseudocistos perinéfricos unilaterais não deve ser removido porque pode provocar aceleração dramática da progressão da doença renal no órgão remanescente e rápida piora da insuficiência renal (Figura 38.5). Recentemente, uma abordagem laparoscópica tem sido usada para fenestração ou ressecção subtotal de cápsulas de pseudocisto perinéfrico. Em última análise, o prognóstico de gatos com pseudocistos perinéfricos está relacionado principalmente à extensão da DRC subjacente no momento do diagnóstico. Em casos raros, o pseudocisto perinéfrico é associado ao carcinoma de células de transição.

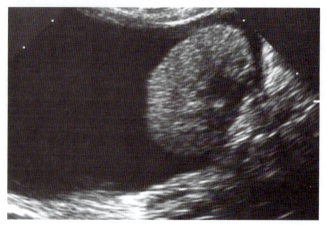

Figura 38.4 Ultrassonografia de um pseudocisto perinéfrico em um gato. À *esquerda*, fluido anecoico dentro do cisto (*área preta*). À *direita*, a estrutura ecogênica representa o próprio rim.

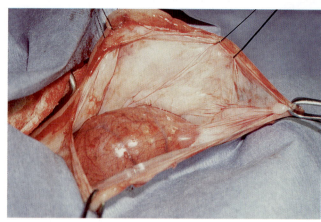

Figura 38.5 Aparência do rim em um gato com pseudocisto perinéfrico após a abertura cirúrgica da cápsula da lesão.

Leitura sugerida

Berent AC, et al. Endoscopic-guided sclerotherapy for renal-sparing treatment of idiopathic renal hematuria in dogs: 6 cases (2010-2012). *J Am Vet Med Assoc*. 2013;242:1556.

Chew DJ. Approach to polyuria and polydipsia. In: Chew D, Di Bartola S, Schenck P, eds. *Canine and feline nephrology and urology*. 2nd ed. St Louis: Elsevier Saunders; 2011:465–486.

Di Bartola SP. Miscellaneous syndromes. In: Chew D, DiBartola S, Schenck P, eds. *Canine and feline nephrology and urology*. 2nd ed. St Louis: Elsevier Saunders; 2011:487–507.

Forrester SD. Diagnostic approach to hematuria in dogs and cats. *Vet Clin North America Small Animal Pract*. 2004;34:849.

Helps CR, et al. Detection of the single-nucleotide polymorphism causing feline autosomal dominant polycystic kidney disease in Persians from the UK using a novel real-time PCR assay. *Mol Cell Probes*. 2007;21:31.

Watson ADJ. Dysuria and haematuria. In: Elliott J, Grauer GF, eds. *BSAVA manual of canine and feline nephrology and urology*. Gloucester, England: British Small Animal Veterinary Association; 2007.

CAPÍTULO 39

Exames Diagnósticos do Sistema Urinário

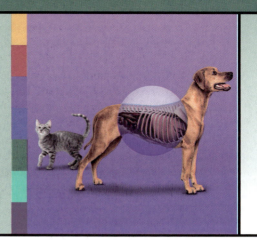

FUNÇÃO GLOMERULAR

A avaliação da função glomerular é uma parte essencial da abordagem diagnóstica em pacientes com suspeita de doença renal, pois a taxa de filtração glomerular (TFG) está diretamente relacionada à massa renal funcional. As concentrações séricas de creatinina (Cr) e ureia são exames de triagem comuns; a depuração (*clearance*) de dimetil arginina simétrica (SDMA) e de creatinina é importante em pacientes com suspeita de doença renal que apresentam concentrações séricas normais de ureia e creatinina. A depuração plasmática de radioisótopos e a cintilografia renal são técnicas avançadas que podem ser usadas para a determinação da TFG e a obtenção de informações sobre a função renal de um animal e não requerem coleta de urina. A depuração de iohexol permite a estimativa da TFG sem a necessidade de amostras de urina ou o uso de radioisótopos ou equipamentos especializados. A avaliação da excreção urinária de proteína permite a detecção de doença glomerular (p. ex., glomerulonefrite, amiloidose glomerular).

UREIA

A ureia é sintetizada no fígado pelo ciclo da ornitina a partir da amônia derivada do catabolismo de aminoácidos. Os aminoácidos usados na produção de ureia são provenientes do catabolismo de proteínas exógenas (i. e., dietéticas) e endógenas. A excreção renal de ureia se dá por filtração glomerular e as concentrações de ureia são inversamente proporcionais à TFG. A ureia está sujeita à reabsorção passiva nos túbulos, que ocorre em maior extensão quando o fluxo tubular é mais lento devido à desidratação e depleção de volume. Assim, a depuração de ureia não é uma estimativa confiável da TFG e, em face da depleção de volume, pode ser diminuída sem redução da TFG.

A produção e a excreção de ureia não são constantes. Como aumentam após o consumo de uma refeição rica em proteínas, o jejum de 8 a 12 horas é recomendado antes da determinação das concentrações de ureia para evitar o efeito da alimentação na produção de ureia. O sangramento gastrintestinal pode aumentar as concentrações de ureia porque o sangue representa uma carga de proteína endógena. Doenças caracterizadas por aumento do catabolismo (p. ex., inanição, infecção, febre) também podem causar pequenos aumentos nas concentrações de ureia. Alguns medicamentos também podem ampliar as concentrações de ureia por aumento do catabolismo do tecido (p. ex., glicocorticoides, azatioprina) ou diminuição da síntese de proteínas (p. ex., tetraciclinas); de modo geral, esses efeitos são mínimos. Contudo, as concentrações de ureia podem ser diminuídas por dietas com baixo teor de proteína, esteroides anabolizantes, insuficiência hepática grave ou *shunt* portossistêmico. Essas variáveis não renais limitam a utilidade da ureia como indicador da TFG. As concentrações normais de ureia são de 8 a 25 mg/dℓ em cães e de 15 a 35 mg/dℓ em gatos. As tiras reagentes (Azostix, Bayer, Elkhart, Indiana, EUA) podem estimar os níveis de ureia em amostras de sangue total de cães e gatos, com sensibilidade e especificidade relativamente altas.

CREATININA SÉRICA

A creatinina é um produto de degradação não enzimática da fosfocreatina no músculo; a produção diária de creatinina no corpo é determinada, principalmente, pela massa muscular do animal. Animais jovens apresentam concentrações séricas mais baixas, enquanto machos e animais bem musculosos apresentam níveis maiores. A concentração sérica de creatinina não é influenciada de forma significativa pela dieta. A creatinina não é metabolizada; é excretada pelos rins quase que totalmente por filtração glomerular. Sua taxa de excreção é relativamente constante no estado estacionário e a concentração sérica de creatinina varia de forma inversa à TFG. Assim, a determinação da depuração de creatinina permite a estimativa da TFG.

A concentração de creatinina é determinada pela reação do picrato alcalino, que não é inteiramente específica e mede outro grupo de substâncias conhecidas coletivamente como cromógenos não creatinina. Essas substâncias são encontradas no plasma, onde podem constituir até 50% da creatinina medida, mas normalmente não aparecem na urina. O aumento da concentração sérica de creatinina devido à progressão da doença renal e à diminuição da TFG não altera a quantidade de cromógenos não creatinina e contribui cada vez menos para o valor total determinado. A concentração sérica de creatinina normal em cães e gatos é de 0,3 a 1,3 mg/dℓ e 0,8 a 1,8 mg/dℓ, respectivamente. Greyhounds apresentam concentração sérica de creatinina ligeiramente maior do que outras raças; essa diferença é atribuível ao aumento da massa muscular e não a qualquer diminuição da TFG. Os intervalos de referência relativamente amplos e a imprecisão do ensaio podem causar variação considerável entre medidas dessa concentração sérica. Consequentemente, a comparação da concentração sérica de creatinina em jejum de um animal com os resultados anteriores do mesmo animal ao longo do tempo (chamada tendência), em vez de uma faixa de referência laboratorial, pode melhorar a capacidade de identificação de doença renal progressiva e o estabelecimento do prognóstico.

A relação entre as concentrações séricas de ureia ou creatinina e a TFG é uma hipérbole retangular. A inclinação da curva é pequena quando a TFG apresenta uma diminuição branda ou moderada, mas grande quando a TFG está bem reduzida (Figura 39.1). Assim, grandes mudanças na TFG no início da doença renal causam pequenos aumentos na concentração sérica de ureia ou creatinina, de difícil avaliação clínica, enquanto pequenas alterações na TFG na doença renal avançada provocam grandes aumentos na concentração sérica de ureia ou creatinina. A relação inversa entre concentração sérica de creatinina e TFG é válida apenas no estado estacionário.

Ao descartar variáveis não renais, um aumento na concentração sérica de ureia ou creatinina acima do normal implica que pelo menos 75% dos néfrons não são funcionais (ver Figura 39.1). A causa e a reversibilidade dessa perda funcional não podem ser previstas a partir da magnitude da concentração sérica de ureia ou creatinina. Essa magnitude não pode ser usada para determinar se a azotemia é de origem pré-renal, renal primária ou pós-renal nem para distinguir entre processos agudos e crônicos, reversíveis e irreversíveis ou progressivos e não progressivos. A razão entre ureia e creatinina na azotemia pré-renal e pós-renal pode aumentar devido à maior reabsorção tubular de ureia em menor fluxo tubular ou maior absorção de ureia do que creatinina pelas membranas peritoneais em animais com uroabdome. De modo geral, há uma diminuição na razão entre ureia e creatinina após a fluidoterapia e reflete a redução da reabsorção tubular de ureia, e não um aumento da TFG.

DIMETIL ARGININA SIMÉTRICA

A SDMA é um subproduto de baixo peso molecular (113 Da) da metilação pós-traducional de resíduos de arginina em proteínas. Mais de 90% da SDMA é removida do corpo por filtração renal; assim, sua concentração sérica pode ser usada como um indicador de TFG. A concentração sérica de SDMA está altamente correlacionada à depuração de inulina (o padrão-ouro para a determinação de TFG), bem como à concentração sérica de creatinina em humanos, cães e gatos. Sua concentração sérica ficou acima do limite superior do intervalo de referência quando a TFG sofreu uma diminuição de 40% em relação ao valor normal mediano em gatos com doença renal crônica (DRC). Neste estudo, houve 100% de sensibilidade, 100% de valor preditivo negativo, 91% de especificidade e 86% de valor preditivo positivo. Em estudos longitudinais de animais com DRC, aumentou uma mediana de 17 meses antes da concentração sérica de creatinina em gatos e, em média, quase 10 meses antes da concentração sérica de creatinina em cães. Não é altamente ligada às proteínas, é produzida em taxa relativamente constante no corpo e não é afetada por fatores não renais. De especial importância, ao contrário da concentração sérica de creatinina, a SDMA não é influenciada pela massa corporal magra e, portanto, é um indicador mais confiável de TFG em animais com menor massa muscular, que podem apresentar uma falsa redução na concentração sérica de creatinina. As concentrações séricas normais de SDMA são de até 14 μg/dℓ em cães e gatos adultos e até 16 μg/dℓ em filhotes das duas espécies.

CISTATINA C

A cistatina C é um pequeno inibidor de protease polipeptídica que é livremente filtrada pelos glomérulos e atende a muitos dos critérios para um marcador endógeno de TFG. A concentração sérica de cistatina C em gatos não é influenciada por idade, raça ou sexo; não há necessidade de jejum antes de sua determinação. Em cães, a concentração plasmática de cistatina C pode ser afetada pela idade e pelo peso corpóreo; além disso, diminui de maneira acentuada 1 hora após a alimentação, voltando ao normal apenas 12 horas depois. Em alguns estudos, as concentrações séricas de cistatina C não diferenciaram, de forma confiável, cães e gatos com TFG baixa, limítrofe ou normal. Em um estudo, as concentrações séricas de cistatina C não foram diferentes entre gatos com hipertireoidismo que apresentaram azotemia após o tratamento e aqueles que continuaram não azotêmicos; também não aumentaram com o estabelecimento do eutireoidismo e não diferenciaram gatos com DRC não hipertireoidiana de gatos idosos saudáveis. Com base nos resultados desses estudos, a concentração sérica de cistatina C não parece ser um indicador clinicamente útil de TFG em cães e gatos.

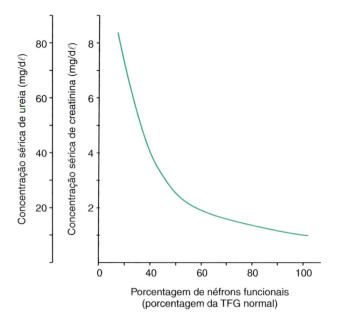

Figura 39.1 Relação entre a concentração sérica de ureia ou creatinina e a porcentagem de néfrons funcionais. TFG: taxa de filtração glomerular.

FATOR DE CRESCIMENTO DE FIBROBLASTOS 23

O fator de crescimento de fibroblastos 23 (FGF-23) é um hormônio regulador de fosfato (i. e., uma fosfatonina) produzido por osteócitos e osteoblastos em resposta à hiperfosfatemia e aumento da concentração sérica de calcitriol. Inibe a 1-α-hidroxilase no rim (diminuindo, assim, a síntese de calcitriol), regula negativamente o cotransporte de fosfato de sódio nos túbulos proximais (aumentando a excreção urinária de fosfato) e diminui a secreção de paratormônio pelas glândulas paratireoides. Sua concentração aumenta em relação ao valor basal em gatos que desenvolveram azotemia em um período de 1 ano em comparação a gatos que continuam não azotêmicos. Além disso, a sobrevida de gatos com DRC foi negativamente correlacionada às concentrações séricas de FGF-23. A concentração sérica de FGF-23 diminui em relação ao valor basal em gatos com DRC azotêmica estável que recebem dieta com teor reduzido de proteína.

N-ACETIL-β-D-GLICOSAMINIDASE E γ-GLUTAMILTRANSFERASE

A N-acetil-β-D-glicosaminidase (NAG) está localizada no citoplasma (nos lisossomos) e a γ-glutamiltransferase (GGT) está na porção luminal da borda em escova das células tubulares proximais. Seu grande tamanho molecular impede a filtração glomerular e o aumento da concentração urinária dessas enzimas indica lesão celular tubular. Sua utilidade clínica é a detecção precoce de lesão tubular renal em pacientes com lesão renal aguda (LRA). Aumentos de duas a três vezes nas razões urinárias de NAG/creatinina ou GGT/creatinina, por exemplo, foram observados em modelos de nefrotoxicidade por aminoglicosídeo. A pielonefrite pode aumentar a razão urinária de NAG/creatinina, que não parece ser influenciada pela infecção do trato urinário (ITU) inferior. Assim, mais estudos são necessários para determinar se a razão urinária de NAG/creatinina pode ajudar a diferenciar a ITU superior e inferior.

MOLÉCULA DE LESÃO RENAL 1

A molécula de lesão renal 1 (KIM-1) é uma proteína transmembrânica expressa na superfície luminal das células tubulares proximais; acredita-se atuar na adesão entre células ou entre células e matriz. É expressa em níveis baixos a não detectáveis no rim normal, mas sofre forte regulação positiva 24 a 48 horas após a lesão isquêmica ou tóxica nos túbulos proximais e é eliminada na urina. É provável que KIM-1 atue no reparo tubular por ser expressa pelas células tubulares que sobrevivem à lesão isquêmica e desenvolvem um fenótipo fagocítico que permite a internalização de células apoptóticas e a remoção de *debris* tubulares. Em gatos, a KIM-1 não foi detectada no tecido renal normal, mas foi identificada nos rins e na urina de animais com lesão renal.

LIPOCALINA ASSOCIADA À GELATINASE DE NEUTRÓFILOS

A lipocalina associada à gelatinase de neutrófilos (NGAL) é uma pequena glicoproteína expressa por neutrófilos e muitos tipos de células epiteliais, inclusive nas células do epitélio proximal, da alça de Henle e dos ductos coletores dos rins. Suas propriedades quelantes de sideróforos permitem que interfira no acúmulo de ferro por bactérias. NGAL é regulada positivamente em resposta a sinais inflamatórios associados à lesão de células tubulares proximais. No entanto, não é específica aos rins e sua concentração pode ser maior na urina de cães com piúria causada por ITU inferior. Um ELISA específico para NGAL canina foi validado em cães; as concentrações de NGAL no soro e na urina, bem como as razões urinárias entre NGAL e creatinina (UNCR), foram relatadas em animais normais e naqueles com insuficiência renal aguda (IRA), DRC e distúrbios do trato urinário inferior. A NGAL parece ser um biomarcador sensível e específico para IRA, e a razão urinária de NGAL/creatinina pode facilitar a detecção precoce de IRA em situações clínicas de alto risco, como isquemia renal associada à anestesia geral, insolação e exposição à nefrotoxina. A UNCR foi recentemente avaliada em cães saudáveis e naqueles com IRA não azotêmica (estágio I segundo a International Renal Interest Society [IRIS]) e azotêmica (estágios IRIS II a V), DRC e distúrbios do trato urinário inferior. Cães com IRA não azotêmica e azotêmica apresentaram maior UNCR, seguidos por aqueles com DRC e distúrbios do trato urinário inferior. Em cães com LRA, não houve diferença significativa entre sobreviventes e não sobreviventes.

DEPURAÇÃO DE CREATININA

A depuração renal de uma substância é o volume (V) de plasma (P) que seria filtrado pelos glomérulos por minuto para contabilizar a quantidade daquela substância que aparece na urina por minuto. A depuração renal de uma substância que não é reabsorvida nem secretada pelos túbulos é igual à TFG. Para essa substância em estado estacionário, a quantidade filtrada é igual à quantidade excretada, então a TFG × P_X = U_X × V. A divisão dos dois lados da equação por P_X gera a fórmula familiar de depuração (U_X V/P_X) que, nesse caso, é igual à TFG.

A creatinina é produzida de forma endógena e excretada pelo corpo principalmente por filtração glomerular. Sua depuração pode ser usada para a estimativa da TFG no estado estacionário. Numerosos estudos em cães e gatos demonstraram que a depuração da creatinina endógena nessas espécies é de 2 a 5 mℓ/min/kg. A Tabela 39.1 mostra os valores normais de função glomerular em cães e gatos.

Na DRC progressiva, a capacidade de concentração urinária é reduzida pela perda funcional de dois terços da população de néfrons; o desenvolvimento de azotemia requer a perda de 75% dos néfrons funcionais. Assim, o principal motivo para determinação da depuração de creatinina endógena é a suspeita clínica de doença renal em um paciente com poliúria e polidipsia, mas concentrações séricas normais de ureia e creatinina. Os únicos requisitos para a determinação da depuração de creatinina endógena são a coleta de urina em tempo preciso (de preferência, 12 ou 24 horas) e a determinação do peso corpóreo do paciente e das concentrações de creatinina no soro e na urina. A ausência de coleta de toda a urina produzida provoca uma redução errônea no valor calculado de depuração.

TABELA 39.1

Valores normais de função renal em cães e gatos.

Exame	Cão	Gato
Concentração de ureia no sangue (mg/dℓ)	8 a 25	15 a 35
Concentração sérica de creatinina (mg/dℓ)	0,3 a 1,3	0,8 a 1,8
Concentração sérica de dimetil arginina simétrica (μg/dℓ)	< 14	< 14
Concentração sérica de cistatina C (mg/dℓ)	0,5 a 1,5	0,5 a 1,5
Concentração plasmática de fator de crescimento de fibroblastos 23 (pg/mℓ)	211 a 499	56 a 700
Depuração de creatinina endógena (mℓ/min/kg)	2 a 5	2 a 5
Depuração de creatinina exógena (mℓ/min/kg)	3 a 5	2 a 4
Depuração de iohexol (mℓ/min/kg)	1,7 a 4,1	1,3 a 4,2
Excreção urinária de proteína em 24 h (mg/kg/dia)	< 20	< 20
Razão urinária de proteína/creatinina (U_{Pr}/U_{Cr})	< 0,5	< 0,4
Razão urinária de lipocalina associada à gelatinase de neutrófilos (NGAL)/creatinina (pg/mg)	40 a 3.660	Não disponível

Para eliminar a imprecisão causada por cromógenos não creatinina, alguns pesquisadores defenderam o uso da depuração de creatinina exógena. Nesse procedimento, a creatinina é administrada por via subcutânea ou intravenosa para aumentar a concentração sérica da molécula em cerca de 10 vezes e diminuir o efeito relativo dos cromógenos não creatinina. Em cães, a depuração de creatinina exógena excede a depuração de creatinina endógena e se aproxima muito da depuração de inulina. A razão de depuração de creatinina e inulina não é influenciada por sexo, proteína dietética ou tempo após a ablação renal. A depuração de creatinina endógena é uma estimativa confiável da TFG apenas quando a metodologia específica é usada. Em gatos, a depuração de creatinina exógena pode ser ligeiramente inferior à depuração de inulina.

MÉTODOS DE INJEÇÃO ÚNICA PARA ESTIMATIVA DA TAXA DE FILTRAÇÃO GLOMERULAR

Métodos de depuração plasmática com injeção única, sendo de inulina, iohexol ou creatinina, são utilizados em cães e gatos com massa renal normal ou diminuída para a estimativa da TFG. Nesses métodos, a depuração plasmática de uma substância não ligada às proteínas plasmáticas e excretada apenas pela TFG (p. ex., inulina, iohexol, creatinina) é calculada como o quociente da dose administrada dividido pela área sob a curva de concentração plasmática *versus* tempo. Essa técnica tem a vantagem de não exigir coleta de urina, mas sua precisão depende do modelo farmacocinético de cálculo da área sob a curva e do tempo e número de amostras empregadas no cálculo.

DEPURAÇÃO DE IOHEXOL

O iohexol é um contraste iodado hidrossolúvel, não iônico e de baixa osmolaridade que pode ser usado para estimativa da TFG em humanos e animais domésticos. É atóxico, confinado ao espaço extracelular, não metabolizado e sua ligação às proteínas plasmáticas é desprezível; além disso, quase 100% de uma dose injetada pode ser recuperada na urina 24 horas após a injeção.

A determinação da depuração de iohexol permite a estimativa da TFG com um número limitado de amostras de plasma e não requer coleta de urina. Outras vantagens são a estabilidade do iodo no plasma, permitindo o envio das amostras a laboratórios remotos, a ausência de radioatividade, a determinação relativamente fácil e a ampla disponibilidade. Não há relatos de efeitos tóxicos do iohexol em cães e gatos e a única desvantagem é o volume de injeção relativamente extenso em cães de grande porte para a administração da dose usual de 300 mg de iodo/kg de peso corpóreo.

A depuração de iohexol é calculada como a dose administrada dividida pela área sob a curva de desaparecimento do plasma. A eliminação do iohexol pode ser descrita por um modelo de dois compartimentos, com desaparecimento primeiro do plasma (30 a 60 minutos) e depois do fluido intersticial (6 a 8 horas). Um método de duas amostras de plasma, coletadas aos 5 e 120 minutos em cães e aos 20 e 180 minutos em gatos, pode ser usado na clínica.

Os valores normais de depuração do iohexol são variáveis, dependendo do modelo farmacocinético usado para cálculo da depuração e do método laboratorial de medida do nível de iohexol no plasma. Os resultados devem ser normalizados conforme o peso corpóreo ou a área de superfície corpórea. Os valores normais são 1,7 a 4,1 mℓ/min/kg ou 44 a 96 mℓ/min/m² em cães e 1,3 a 4,2 mℓ/min/kg ou 22 a 65 mℓ/min/m² em gatos.

RADIOISÓTOPOS

Radioisótopos (p. ex., ^{125}I- ou ^{131}I-iotalamato, ^{51}Cr-ácido etilenodiaminotetracético [EDTA], ^{99m}Tc-ácido dietilenotriaminopenta acético [DTPA]) também têm sido usados para estimativa da TFG em cães e gatos por meio de depuração plasmática e cintilografia renal dinâmica. A abordagem de depuração plasmática tem as mesmas vantagens e limitações descritas para o iohexol ou creatinina de administração exógena, mas os procedimentos com radioisótopos requerem conhecimento técnico e equipamentos disponíveis principalmente em instituições de referência. A porcentagem de uma dose injetada de ^{99m}Tc-DTPA extraída pelos rins durante um período finito é bem correlacionada à depuração de inulina, o padrão-ouro para a estimativa da TFG. Uma grande vantagem da cintilografia renal dinâmica é a obtenção de informações sobre a função renal de um animal, mas esse método é menos correlacionado à depuração de inulina do que o método de depuração plasmática em cães com doença renal.

RAZÃO URINÁRIA DE PROTEÍNA E CREATININA

Em animais com proteinúria persistente à urinálise de rotina, a gravidade da proteinúria pode ser avaliada pela medida da excreção de proteínas na urina de 24 horas ou determinação da razão urinária de proteína/creatinina (U_{Pr}/U_{Cr}) em uma amostra pontual de urina. Os valores normais para a excreção de proteínas na urina de 24 horas em cães e gatos são inferiores a 20 mg/kg/dia. Cães com doença glomerular primária (p. ex., glomerulonefrite, amiloidose glomerular) tendem a apresentar grande aumento na excreção de proteínas na urina de 24 horas, enquanto aqueles com amiloidose geralmente têm a maior excreção de proteínas na urina de 24 horas. A determinação de U_{Pr}/U_{Cr} elimina a necessidade de uma coleta de urina de 24 horas. Essa razão é muito bem correlacionada à excreção de proteínas na urina de 24 horas em cães e gatos. É importante porque, embora as concentrações urinárias de creatinina e proteína sejam influenciadas pela concentração total de soluto na urina, sua razão não é. De acordo com as diretrizes da IRIS, cães com $U_{Pr}/U_{Cr} < 0,2$ são considerados não proteinúricos, aqueles com U_{Pr}/U_{Cr} entre 0,2 e 0,5 são considerados proteinúricos limítrofes e aqueles com $U_{Pr}/U_{Cr} > 0,5$ são considerados proteinúricos. Em gatos, as diretrizes são < 0,2 (não proteinúrico), 0,2 a 0,4 (proteinúrico limítrofe) e > 0,4 (proteinúrico).

De modo geral, os resultados de U_{Pr}/U_{Cr} não são influenciados por sexo, método de coleta de urina, jejum/alimentação ou horário de coleta. As amostras de urina coletadas em casa podem ter U_{Pr}/U_{Cr} um pouco menor do que as amostras coletadas no hospital. A U_{Pr}/U_{Cr} deve ser determinada 2 a 4 horas após a coleta da amostra porque os valores podem aumentar após 12 horas em temperatura ambiente. A piúria e a contaminação extensa por sangue podem influenciar os valores de U_{Pr}/U_{Cr}. Consequentemente, a concentração de proteínas na urina deve ser avaliada em conjunto com os resultados do sedimento urinário; o ideal é que U_{Pr}/U_{Cr} seja avaliada somente em pacientes sem piúria. Em um estudo recente, 25% dos cães idosos aparentemente saudáveis apresentaram resultados de U_{Pr}/U_{Cr} na faixa limítrofe de proteinúria ou proteinúricos conforme a definição da IRIS. Há muita sobreposição em cães com glomerulonefrite e aqueles com amiloidose no que diz respeito à excreção de proteínas na urina de 24 horas e U_{Pr}/U_{Cr}. Portanto, a biópsia renal continua a ser a única maneira confiável de diferenciar essas duas doenças. A Tabela 39.1 mostra os valores de excreção de proteínas na urina de 24 horas e U_{Pr}/U_{Cr}.

MICROALBUMINÚRIA

Em seres humanos, a microalbuminúria é definida como a excreção de 30 a 300 mg/dia de albumina na urina e sua presença pode ser um dos primeiros indicadores de lesão endotelial vascular. A microalbuminúria é um fator de risco para a progressão da doença renal em humanos com diabetes melito e pode prever o desenvolvimento de doença renal progressiva em animais com hipertensão essencial. Em cães e gatos, a microalbuminúria foi definida como a concentração urinária de albumina de 1 a 30 mg/dℓ; esses valores podem ser detectados por imunoensaio enzimático de captura de antígeno. A microalbuminúria pode ser observada em 15 a 20% dos cães e gatos saudáveis e sua prevalência aumenta com a idade (p. ex., cerca de 7% em cães com menos de 3 anos, mas 49% em cães com 12 anos ou mais). Sua prevalência em cães hospitalizados foi de 36%. O efeito da piúria sobre a microalbuminúria é variável. Muitas amostras de urina de cães com piúria têm concentração urinária de albumina desprezível (abaixo de 1 mg/dℓ) e razão U_{Pr}/U_{Cr} normal (abaixo de 0,4). A adição de sangue às amostras de urina de cães não aumenta a concentração urinária de albumina acima de 1 mg/dℓ; isso só ocorre quando a urina está totalmente rosa ou vermelha e mais de 250 hemácias por campo de alta potência são observadas no sedimento urinário. De modo geral, as razões U_{Pr}/U_{Cr} não excedem 0,4 com a adição de hemácias à urina canina. Os testes semiquantitativos para microalbuminúria têm especificidade relativamente alta (92% em cães e 82% em gatos), mas baixa sensibilidade (37% em cães e 43% em gatos) para diferenciação de animais saudáveis daqueles com doenças sistêmicas. Resta saber se cães e gatos aparentemente normais com microalbuminúria apresentam maior risco para o desenvolvimento de doença renal progressiva. O monitoramento sequencial de animais com microalbuminúria documentada é justificado até que seu valor prognóstico em animais normais possa ser de fato determinado.

DETECÇÃO DE ANTÍGENO DE TUMOR DE BEXIGA

O teste de antígeno de tumor de bexiga (BTA) de primeira geração é qualitativo e feito em uma tira reagente de aglutinação de látex. O teste é feito em uma amostra de urina obtida por micção e detecta um complexo de antígeno glicoproteico associado à neoplasia da bexiga. O teste de BTA tem alta sensibilidade, mas baixa especificidade para a detecção de carcinoma de células de transição em cães. Resultados falso-positivos são observados em amostras de urina com proteinúria ou glicosúria acentuada e naquelas com piúria ou hematúria. A alta sensibilidade do teste e sua menor confiabilidade na presença de piúria e hematúria sugerem sua maior adequação como triagem de rotina para descartar o diagnóstico de carcinoma de células de transição em cães idosos. Os BTAs de segunda e terceira geração e outros testes à base de anticorpos monoclonais contra antígenos tumorais da bexiga humana dão resultados falso-negativos em cães e não devem ser usados.

FUNÇÃO TUBULAR

O rim é um órgão de conservação da água. Dependendo das necessidades do animal, o rim pode produzir urina bastante concentrada ou muito diluída. A capacidade normal de concentração urinária depende da resposta dos osmorreceptores hipotalâmicos às mudanças na osmolalidade plasmática, da liberação de hormônio antidiurético (ADH) pela neuro-hipófise e resposta do néfron distal ao ADH. Além disso, a hipertonia medular deve ser gerada e mantida pelos sistemas de multiplicação contracorrente e de troca do rim; a resposta adequada ao ADH requer um determinado número de néfrons funcionais. A Tabela 39.2 resume os exames laboratoriais da função tubular.

TABELA 39.2

Valores normais dos exames de função tubular renal em cães e gatos.

Exame	Cão	Gato
Gravidade específica da urina em amostra aleatória	1,001 a 1,070	1,001 a 1,080
Gravidade específica da urina após 5% de desidratação	1,050 a 1,076	1,047 a 1,087
Osmolalidade urinária após 5% de desidratação (mOsm/kg)	1,787 a 2,791	1,581 a 2,984
Razão de osmolalidade urinária/plasmática após 5% de desidratação	5,7:1 a 8,9:1	Não disponível
Excreção fracionada de eletrólito (%)		
Sódio	< 1	< 1
Potássio	< 20	< 24
Cloreto	< 1	< 1,3
Fosfato	< 39	< 73

GRAVIDADE ESPECÍFICA E OSMOLALIDADE DA URINA

A concentração total de soluto na urina é medida pela gravidade específica da urina (GEU) ou osmolalidade da urina (U_{Osm}). A U_{Osm} depende apenas do número de partículas osmoticamente ativas, independentemente de seu tamanho. A GEU é definida como o peso de uma solução em comparação a um volume igual de água destilada. Depende do número e do peso molecular das partículas de soluto, mas tem a vantagem de ser determinada com equipamento simples e barato.

Normalmente, a urina é composta por solutos de peso molecular relativamente baixo (p. ex., ureia, eletrólitos) e há uma relação quase linear entre a osmolalidade e a gravidade específica da urina. A faixa de osmolalidade urinária correspondente a uma determinada GEU, entretanto, pode ser relativamente ampla. Quantidades apreciáveis de solutos de peso molecular maior, como glicose, manitol ou contraste radiográfico, têm efeito proporcionalmente maior na GEU do que na U_{Osm}.

O termo *isostenúria* (GEU = 1,007 a 1,015; U_{Osm} = 300 mOsm/kg) refere-se à urina com a mesma concentração total de soluto do filtrado glomerular inalterado. O termo *hipostenúria* refere-se à urina com uma concentração de soluto total mais baixa do que o filtrado glomerular (GEU < 1,007, U_{Osm} < 300 mOsm/kg). Embora pouquíssimo usado clinicamente, o termo *hiperestenúria* (barúria) refere-se à urina com uma concentração de soluto total mais alta do que o filtrado glomerular (GEU > 1,015, U_{Osm} > 300 mOsm/kg). A faixa normal de concentração total de soluto na urina de cães e gatos é ampla (GEU = 1,001 a 1,080). As amostras obtidas pela manhã apresentam GEU maior do que as obtidas à noite e a concentração da urina diminui com a idade; no entanto, o sexo não influencia a GEU. Filhotes normais têm GEU mais baixa do que cães mais velhos.

TESTE DE PRIVAÇÃO DE ÁGUA

O teste de privação de água é um importante meio de análise da função tubular e é indicado para a avaliação de animais com polidipsia e poliúria confirmadas, mas de causa ainda indeterminada. De modo geral, é realizada em animais com hipostenúria (GEU < 1,007) e suspeita de diabetes insípido central ou nefrogênica ou polidipsia psicogênica. Um animal desidratado, mas com urina diluída, já é positivo no teste e não deve ser submetido à privação de água. Nesse animal, a falha de concentração da urina é provavelmente causada por lesão estrutural, disfunção renal ou administração de determinados fármacos (p. ex., glicocorticoides, diuréticos). O teste de privação de água também é contraindicado em animais azotêmicos. Deve ser feito com extremo cuidado em animais com poliúria grave devido à possibilidade de rápida desidratação durante a privação de água, caso sua capacidade de concentração urinária seja deficiente.

No início do teste de privação de água, a bexiga deve ser esvaziada e os dados basais são coletados – peso corpóreo, hematócrito, proteínas plasmáticas, turgor cutâneo, osmolalidade sérica, U_{Osm} e GEU. O acesso à água é então proibido e esses parâmetros são monitorados a cada 2 a 4 horas. A osmolalidade da urina e do soro são os melhores exames para monitoramento, mas a análise da osmolalidade nem sempre está à disposição. Assim, a GEU e o peso corpóreo assumem maior importância para tomadas de decisão durante a realização do teste. Um aumento na concentração plasmática de proteína total é um indicador relativamente confiável de desidratação progressiva, mas aumentos do hematócrito e mudanças no turgor cutâneo não são confiáveis. As concentrações séricas de creatinina e ureia não devem aumentar durante o teste de privação de água conduzido de maneira adequada.

A estimulação máxima da liberação de ADH ocorre após a perda de 5% do peso corpóreo. O teste é concluído quando o paciente demonstra capacidade de concentração adequada ou apresenta desidratação, com perda de 5% ou mais de seu peso corpóreo original. Use sempre a mesma balança para pesar o animal e esvazie a bexiga a cada avaliação.

O tempo necessário para o desenvolvimento da desidratação durante a privação de água é variável. A desidratação tende a se tornar evidente em 48 horas em cães e gatos normais, mas, em casos raros, demora mais. Cães com diabetes insípido e polidipsia psicogênica geralmente ficam desidratados após um período muito menor de privação de água (menos de 12 horas). A GEU é superior a 1,045 em cães e gatos normais com desidratação evidente. A não obtenção da concentração urinária máxima de soluto não determina o local de mau funcionamento; o defeito estrutural ou funcional pode estar presente em qualquer ponto do eixo hipotalâmico-hipofisário-renal.

Além disso, os animais com lavado (*washout*) medular de soluto podem apresentar menor capacidade de concentração, independentemente da causa da poliúria e polidipsia.

Em caso de aumento inferior a 5% na U_{Osm} ou alteração inferior a 10% na GEU por três determinações consecutivas ou ainda se o animal perdeu 5% ou mais do seu peso original, 0,2 a 0,4 U/kg de vasopressina aquosa (Pitressin®) até uma dose total de 5 U ou 5 µg de desmopressina (DDAVP) podem ser administrados por via subcutânea, com monitoramento dos parâmetros da capacidade de concentração urinária por 2 a 4 horas após a injeção. Qualquer aumento na U_{Osm} após a administração de ADH não deve ser superior a 5 a 10% em cães e gatos normais.

PRIVAÇÃO GRADUAL DE ÁGUA

A privação gradual de água pode ser usada para eliminar a confusão diagnóstica causada pelo lavado medular de soluto. Instrua o tutor a restringir o consumo de água a 134 mℓ/kg/dia 72 horas, 100 mℓ/kg/dia 48 horas e 67 mℓ/kg/dia 24 horas antes do teste de privação de água programado. Em cães com polidipsia psicogênica, isso promove liberação endógena de ADH, aumento da permeabilidade dos ductos coletores medulares internos à ureia e restauro do gradiente normal de hipertonia medular. Uma abordagem alternativa é instruir o tutor a diminuir o consumo de água em aproximadamente 10% ao dia ao longo de 3 a 5 dias (mas não menos de 67 mℓ/kg/dia). A privação gradual de água só deve ser realizada em animais saudáveis para avaliação clínica inicial; além disso, o tutor deve fornecer ração seca *ad libitum* e pesar o cão diariamente para monitorar a perda de peso corpóreo. Durante o período de restrição gradual de água, o volume diário deve ser dividido em várias alíquotas oferecidas durante o período de 24 horas para evitar que o cão beba tudo de uma vez.

DEPURAÇÃO FRACIONADA DE ELETRÓLITOS

A quantidade de eletrólitos que aparece na urina é o resultado líquido da reabsorção e secreção tubular. A depuração fracionada de eletrólitos (FC_x) pode ser usada para avaliação da função tubular. A depuração fracionada é definida como a razão da depuração do eletrólito em questão (U_xV/P_x) em relação à creatinina ($U_{Cr}V/P_{Cr}$):

$$FC_x = (U_xV/P_x)/(U_{Cr}V/P_{Cr}) = (U_xP_{Cr})/(U_{Cr}P_x)$$

De modo geral, essa razão é multiplicada por 100 e o valor de depuração fracionada é expresso como porcentagem. A vantagem dessa medida é que não há necessidade de coleta cronometrada de urina. Em animais normais, as depurações fracionadas de todos os eletrólitos são muito menores que 1 (100%), implicando em conservação líquida, mas os valores são maiores para potássio e fósforo do que para sódio e cloreto. Infelizmente, a excreção fracionada calculada a partir das chamadas amostras pontuais de urina é altamente variável e não é bem correlacionada aos valores obtidos com amostras de urina de 72 horas.

A depuração fracionada de sódio pode auxiliar a diferenciação de azotemia pré-renal e renal primária. Animais com azotemia pré-renal e depleção de volume devem apresentar alta conservação de sódio, com depuração fracionada muito baixa (< 1%). Em contrapartida, em animais com azotemia causada por doença renal parenquimatosa primária, a depuração fracionada de sódio é maior que o normal (> 1%). A Tabela 39.2 resume os valores normais de depuração fracionada de eletrólitos na urina.

URINÁLISE

A urina para urinálise pode ser coletada por micção (amostra de jato médio), cateterização ou cistocentese. A cistocentese é preferida porque evita a contaminação da amostra pela uretra ou pelo trato genital, é realizada com facilidade quando a bexiga é palpável, tem risco insignificante de introdução de infecção e é bem tolerada por cães e gatos. Em animais com hematúria, porém, pode ser melhor avaliar uma amostra obtida por micção, já que os demais métodos de coleta de urina podem adicionar hemácias à amostra em decorrência de traumatismos.

Sempre que possível, a amostra de urina para urinálise deve ser fresca. A urina refrigerada deve ser aquecida à temperatura ambiente antes do exame. Observe como a amostra foi coletada, pois isso pode influenciar a interpretação. A urinálise é dividida em três partes – análise das propriedades físicas, análise das propriedades químicas e sedimentoscopia.

PROPRIEDADES FÍSICAS DA URINA
Aparência

A urina normal é amarela devido à presença do pigmento urocromo. A urina muito concentrada pode ter cor âmbar profunda, enquanto a urina muito diluída pode ser quase incolor. A cor vermelha ou marrom-avermelhada é geralmente causada por hemácias, hemoglobina ou mioglobina, enquanto a cor amarela-amarronzada a amarela-esverdeada pode ser causada pela bilirrubina; a urina com bilirrubina parece concentrada. A urina normal tende a ser clara. A urina turva geralmente contém maior quantidade de elementos celulares, cristais ou muco. O odor anormal mais comum é o similar a amoníaco, provocado pela liberação de amônia por bactérias produtoras de urease.

Gravidade específica

A GEU é um reflexo da concentração total de soluto na urina; a quantidade de qualquer substância na urina deve ser interpretada à luz da gravidade específica. Por exemplo, a proteína 4+ em uma urina com GEU igual a 1,010 representa proteinúria mais grave do que a proteína 4+ em urina com GEU de 1,045. A refratometria é a melhor técnica para estimativa da GEU na clínica geral. Os métodos com tira de imersão para estimativa da GEU não são confiáveis em cães e não devem ser usados. A GEU deve ser determinada antes de qualquer tratamento porque fluidos, diuréticos ou glicocorticoides podem alterá-la.

PROPRIEDADES QUÍMICAS DA URINA

pH

O pH da urina varia conforme a dieta e o equilíbrio ácido-básico. O pH normal da urina de cães e gatos é de 5 a 7,5. As causas do pH urinário ácido são dieta baseada em proteínas cárneas, administração de agentes acidificantes, acidose metabólica, acidose respiratória, acidúria paradoxal na alcalose metabólica e catabolismo proteico. As causas do pH urinário alcalino são ITU por bactérias urease-positivas, dieta à base de proteína vegetal, urina exposta ao ar em temperatura ambiente, maré alcalina pós-prandial, administração de agentes alcalinizantes, alcalose metabólica, alcalose respiratória e acidose tubular renal distal. Os métodos com tira de imersão para estimativa do pH da urina têm concordância moderada a fraca com os pHmetros, que devem ser usados caso resultados precisos sejam necessários.

Proteína

As amostras de urina obtidas de forma aleatória de cães normais contêm pequenas quantidades de proteína (até 50 mg/dℓ). Os métodos de tira de imersão geralmente usados para a determinação de proteínas são muito mais sensíveis à albumina do que à globulina. A avaliação da proteinúria requer a localização da origem da perda de proteína à anamnese, exame físico e avaliação crítica do sedimento urinário. A proteinúria moderada a intensa persistente na ausência de anomalias à sedimentoscopia é altamente sugestiva de doença glomerular (p. ex., glomerulonefrite, amiloidose glomerular). O sedimento ativo na presença de proteinúria branda a moderada pode indicar doença renal inflamatória ou doença do trato urinário inferior ou genital.

Glicose

A glicose no filtrado glomerular é quase completamente reabsorvida nos túbulos proximais e normalmente não é encontrada na urina de cães e gatos. A glicose aparece na urina (glicosúria) quando a glicemia excede o limiar renal (cerca de 180 mg/dℓ no cão e 300 mg/dℓ no gato). A maioria dos *kits* de tiras de imersão realiza testes colorimétricos com base em uma reação enzimática (glicose oxidase) específica para glicose. As causas da glicosúria são diabetes melito, estresse ou excitação em gatos, administração de fluidos contendo glicose e doenças tubulares renais, como glicosúria renal primária e síndrome de Fanconi. A glicosúria também pode ser ocasionalmente observada em cães e gatos com DRC ou lesão tubular causada por nefrotoxinas e em alguns cães com doença renal familiar.

Cetonas

β-hidroxibutirato, acetoacetato e acetona são cetonas, produtos da oxidação exagerada e incompleta de ácidos graxos. De modo geral, não são encontradas na urina de cães e gatos. O nitroprussiato presente nas tiras de imersão reage com acetona e acetoacetato, mas é muito mais reativo ao acetoacetato. Não reage com o β-hidroxibutirato. As causas da cetonúria são cetoacidose diabética, inanição ou jejum prolongado, doença de armazenamento de glicogênio, dieta pobre em carboidratos, febre persistente e hipoglicemia persistente. A cetonúria é mais frequente em animais jovens e, das causas listadas, a cetoacidose diabética é a mais importante em cães e gatos adultos.

Sangue oculto

Os testes de tiras de imersão são muito sensíveis para a detecção de sangue, mas não diferenciam hemácias, hemoglobina e mioglobina. O teste é mais sensível à hemoglobina do que às hemácias intactas; a primeira causa uma mudança difusa de cor, enquanto as últimas provocam a formação de manchas na tira reagente. O teste positivo deve ser interpretado à luz dos resultados da sedimentoscopia (i. e., presença ou ausência de hemácias). A hemoglobina livre, secundária à hemólise, é o pigmento anormal mais comum na urina. As possíveis causas de hemólise são anemia hemolítica imunomediada, coagulação intravascular disseminada, síndrome pós-cava, torção esplênica e insolação. A mioglobinúria é menos comum, mas pode ser associada à rabdomiólise grave (p. ex., estado de mal epiléptico, lesão por esmagamento). Para uma interpretação adequada, a reação de sangue oculto deve ser considerada junto com os resultados da sedimentoscopia (p. ex., hematúria). A mioglobinúria pode ser diferenciada da hemoglobinúria pela precipitação com sulfato de amônio ou eletroforese das proteínas na urina.

Bilirrubina

A bilirrubina é derivada da degradação do heme pelo sistema reticuloendotelial. É transportada para o fígado, onde é conjugada à glicuronida e excretada na bile. Apenas a bilirrubina de reação direta ou conjugada aparece na urina. O rim canino pode degradar a hemoglobina em bilirrubina e, nesses animais, o limiar renal para bilirrubina é baixo. Assim, em cães com doença hepática, a bilirrubina pode ser detectada na urina antes que sua concentração sérica esteja aumentada. É relativamente comum encontrar pequenas quantidades de bilirrubina em amostras concentradas de urina de cães normais, em especial machos. A bilirrubina não é observada na urina felina normal. As causas da bilirrubinúria são hemólise (p. ex., anemia hemolítica imunomediada), doença hepática, obstrução biliar extra-hepática, febre e inanição.

Reação da esterase leucocitária

O indoxil liberado por esterases de leucócitos intactos ou lisados reage com um sal de diazônio e é detectado como uma reação de cor azul após a oxidação pelo oxigênio atmosférico. Esse teste é específico para piúria em amostras de urina canina, mas tem baixa sensibilidade (muitos resultados falso-negativos). Em gatos, o teste da esterase leucocitária tem sensibilidade moderada, mas não é específico (i. e., tem muitos resultados falso-positivos) para a detecção de piúria.

SEDIMENTOSCOPIA

Dependendo dos critérios usados para a análise de dados, no mínimo 3% e no máximo 16% dos cães e gatos com resultados normais à avaliação física e química da urina podem ter anomalias importantes à sedimentoscopia (p. ex., piúria, bacteriúria, hematúria microscópica). A sedimentoscopia deve ser realizada em amostras de urina fresca porque os cilindros e os elementos celulares se degeneram com rapidez à temperatura ambiente. A urina deve ser centrifugada a 1.000 a 1.500 rpm por 5 minutos e o sedimento corado com Sedi-Stain (Becton Dickinson, Franklin Lakes, NJ, EUA) ou examinado sem coloração, dependendo da preferência do profissional. Durante a sedimentoscopia, lembre-se do método de coleta da urina, que influencia a interpretação, e da GEU, que influencia o número relativo de elementos formados. O número de cilindros é registrado por campo de baixa potência, enquanto o número de hemácias, leucócitos e células epiteliais é registrado por campo de alta potência.

Hemácias

O achado de algumas hemácias no sedimento urinário é considerado normal. Os valores normais são: amostra obtida por micção, 0 a 8 por campo de alta potência; amostra obtida por cateterização, 0 a 5 por campo de alta potência; e amostra obtida por cistocentese, 0 a 3 por campo de alta potência. O número excessivo de hemácias na urina é denominado *hematúria* (Figura 39.2), que pode ser microscópica ou macroscópica. O Boxe 39.1 resume as causas de hematúria.

Leucócitos

A presença de alguns leucócitos no sedimento urinário é considerada normal. Os valores normais são os seguintes: amostra obtida por micção, 0 a 8 por campo de alta potência; amostra obtida por cateterização, 0 a 5 por campo de alta potência; e amostra obtida por cistocentese, 0 a 3 por campo de alta potência. O número maior de leucócitos no sedimento urinário é denominado *piúria* (Figura 39.3) e, em uma amostra de urina coletada de maneira apropriada, indica inflamação em algum lugar do trato urinário. A presença de leucócitos não ajuda a localizar a lesão, a menos que cilindros leucocitários estejam presentes, indicando origem renal. A ITU é a causa mais comum de piúria, que também pode ser causada por contaminação do trato genital em amostras obtidas por micção ou cateterização (Boxe 39.2).

Células epiteliais

Células epiteliais escamosas e de transição podem ser encontradas no sedimento urinário, mas, de modo geral, têm pouca importância diagnóstica. As células escamosas são grandes células poligonais com pequenos núcleos redondos (Figura 39.4). São comuns em amostras obtidas por micção ou cateterização devido à contaminação uretral ou vaginal. Células escamosas ocasionais são normais e um maior número pode ser observado durante o estro.

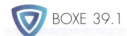

BOXE 39.1

Causas de hematúria em cães e gatos.

Origem no trato urinário (rins, ureteres, bexiga, uretra)
- Traumatismo
  - Coleção traumática (p. ex., cateter, cistocentese)
  - Biópsia renal
  - Traumatismo contuso (p. ex., acidente automobilístico)
- Urolitíase
- Neoplasia (comum em cães com hemangiossarcoma)
- Doença inflamatória
  - Infecção do trato urinário
  - Doença idiopática do trato urinário inferior de felinos
  - Inflamação induzida por substâncias químicas (p. ex., cistite induzida por ciclofosfamida)
- Parasitas
  - *Dioctophyma renale*
  - *Capillaria plica*
- Coagulopatia
  - Intoxicação por varfarina
  - Coagulação intravascular disseminada
  - Trombocitopenia
- Infarto renal
- Hematoma renal pélvico
- Malformação vascular
  - Telangiectasia renal (Welsh Corgi)
  - Hematúria renal idiopática

Contaminação do trato genital (próstata, prepúcio, vagina)
- Estro
- Lesões inflamatórias, neoplásicas e traumáticas do trato genital

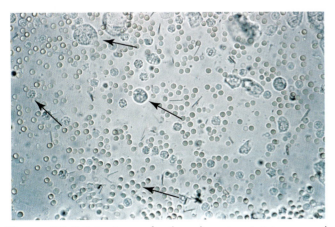

Figura 39.2 Fotomicrografia de sedimento urinário anormal. As *setas no centro superior* e *central* indicam dois tamanhos diferentes de células epiteliais de transição; a *seta no meio à esquerda* indica um glóbulo branco; a *seta no centro inferior* indica glóbulos vermelhos (não corados, × 100).

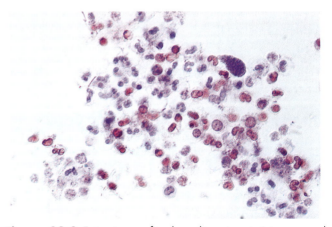

Figura 39.3 Fotomicrografia de sedimento urinário anormal mostrando grande número de leucócitos (Sedi-Stain, × 100).

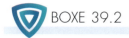

BOXE 39.2

Causas de piúria em cães e gatos.

Origem no trato urinário (rins, ureteres, bexiga, uretra)
- Infecciosa
  - Infecção do trato urinário (p. ex., pielonefrite, cistite, uretrite)
- Não infecciosa
  - Urolitíase
  - Neoplasia
  - Trauma
  - Induzida por substâncias químicas (p. ex., ciclofosfamida)

Contaminação do trato genital (p. ex., próstata, prepúcio, vagina)

Nenhum cilindro celular deve ser observado no sedimento urinário normal. A excreção de um número anormal de cilindros na urina é denominada *cilindrúria*. Os tipos de cilindros observados no sedimento urinário são hialinos, granulares, celulares e céreos. Os cilindros hialinos (Figura 39.6) são precipitados de proteína pura (mucoproteína de Tamm-Horsfall e albumina). São difíceis de ver e logo se dissolvem na urina diluída ou alcalina. Um pequeno número de cilindros hialinos pode ser associado à febre ou aos exercícios. São comuns em doenças renais com proteinúria (p. ex., glomerulonefrite, amiloidose glomerular). Cilindros granulares grossos (Figura 39.7) e finos (Figura 39.8) representam a degeneração das células em outros cilindros ou precipitação de proteínas plasmáticas filtradas; sugerem lesão tubular renal isquêmica ou nefrotóxica. Os cilindros gordurosos são um tipo de cilindro granular grosso que contêm grânulos lipídicos e podem ser observados na síndrome nefrótica ou no diabetes melito. Os cilindros celulares são cilindros de leucócitos ou pus (sugestivos de pielonefrite; Figura 39.9), cilindros hemáticos (frágeis e raros em cães e gatos) e cilindros de células epiteliais renais (sugestivos de necrose tubular aguda ou pielonefrite; Figura 39.10). Os cilindros céreos representam o estágio final da degeneração dos cilindros granulares, são relativamente estáveis e sugerem estase intrarrenal (Figura 39.11). De modo geral, são muito convolutos, com rachaduras e pontas rombas.

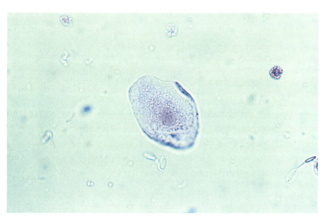

Figura 39.4 Fotomicrografia de células epiteliais escamosas em sedimento urinário (Sedi-Stain, × 400).

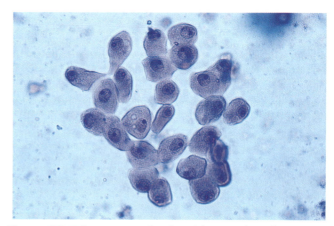

Figura 39.5 Fotomicrografia de células epiteliais de transição em sedimento urinário (Sedi-Stain, × 100).

As células epiteliais de transição têm tamanho variável e são derivadas do urotélio da pelve renal à uretra (Figura 39.5). Embora seu tamanho tenda a aumentar da pelve renal até a uretra, o achado de pequenas células de transição no sedimento urinário não tem valor localizador. As células caudadas são células de transição com extremidades afiladas que se acredita serem originárias da pelve renal. O achado de algumas células de transição é normal e um maior número pode ser observado em caso de infecção, irritação ou neoplasia do trato urinário. As células renais são pequenas células epiteliais dos túbulos renais, mas sua origem renal só pode ser determinada se forem observadas em cilindros celulares. As células epiteliais neoplásicas devem ser identificadas com colorações convencionais para células do sangue (p. ex., Wright-Giemsa®).

Cilindros

Os cilindros são formados nos túbulos renais e compostos por agregados de proteínas ou células. Essas estruturas se formam no ramo ascendente da alça de Henle e no túbulo distal por causa da acidez máxima, maior concentração de soluto e menor taxa de fluxo nessa área. A presença de cilindros no sedimento urinário indica doença no próprio rim e, portanto, tem valor localizador. Cilindros hialinos e granulares ocasionais em campo de baixa potência são considerados normais.

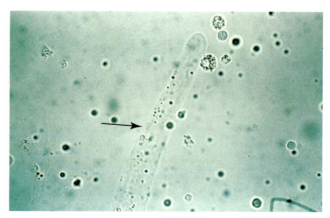

Figura 39.6 Fotomicrografia de um cilindro hialino no sedimento urinário (*seta*) (não corado, × 400).

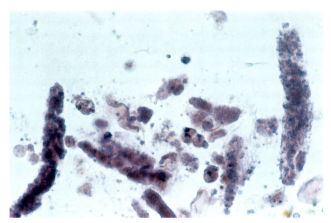

Figura 39.7 Fotomicrografia de cilindros granulares grossos no sedimento urinário (Sedi-Stain, × 400).

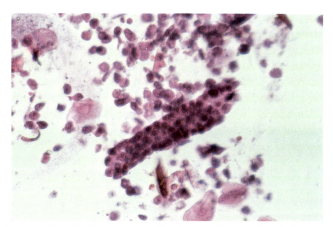

Figura 39.10 Fotomicrografia de um cilindro de células epiteliais no sedimento urinário (Sedi-Stain, × 400).

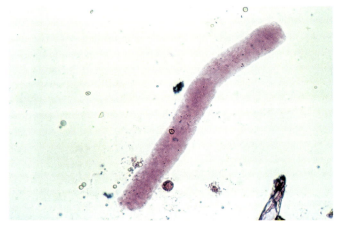

Figura 39.8 Fotomicrografia de um cilindro granular fino no sedimento urinário (Sedi-Stain, × 400).

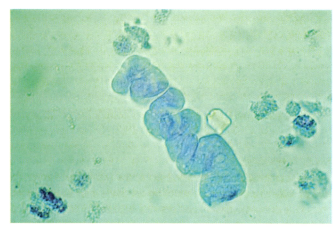

Figura 39.11 Fotomicrografia de um cilindro céreo no sedimento urinário (Sedi-Stain, × 400).

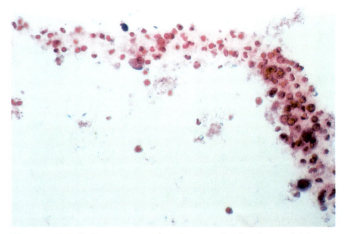

Figura 39.9 Fotomicrografia de um cilindro leucocitário no sedimento urinário (Sedi-Stain, × 400).

Microrganismos

A urina normal da bexiga é estéril. A uretra distal e o trato genital albergam bactérias e as amostras de urina obtidas por micção ou cateterização podem ser contaminadas por bactérias da uretra distal, do trato genital ou da pele. A contaminação da uretra em amostras obtidas por micção ou cateterização geralmente não é associada a um número grande o suficiente de bactérias para serem visualizadas microscopicamente por sedimentoscopia. Na incubação em temperatura ambiente, porém, esses contaminantes podem proliferar. A observação por microscopia requer a presença de mais de 10^4 bastonetes/mℓ de urina ou mais de 10^5 cocos/mℓ de urina. O exame de preparações de sedimento urinário coradas com o método modificado de Wright-Giemsa melhora a identificação microscópica da bacteriúria. O alto número de bactérias na urina coletada por cateterismo ou cistocentese sugere a presença de ITU (Figura 39.12) e é normalmente associado à piúria. *Debris* particulados no sedimento podem ser confundidos com bactérias, gerando resultados falso-positivos. Além disso, o frasco de corante pode estar contaminado com bactérias. A ausência microscópica de bactérias no sedimento não exclui ITU. Leveduras e hifas fúngicas no sedimento geralmente são contaminantes.

Cristais

A solubilidade dos cristais depende do pH, da temperatura e da GEU. Os cristais são comuns na urina de cães e gatos e, de modo geral, são de pouco significado diagnóstico (Tabela 39.3). Estruvita, fosfatos amorfos e oxalatos são exemplos de cristais que podem ser encontrados em amostras de urina normal. O armazenamento prolongado da urina (24 *versus* 6 horas) e a refrigeração podem aumentar o número e o tamanho dos cristais, em especial de oxalato de cálcio, observados no sedimento urinário. Ácido úrico, oxalato de cálcio e cistina são encontrados na urina ácida, enquanto estruvita ($MgNH_4PO_4 \cdot 6H_2O$, denominado fosfato triplo), fosfato de cálcio, carbonato de cálcio, fosfato amorfo e biurato de amônio são observados na urina alcalina. Cristais característicos também podem ser encontrados no sedimento urinário de animais tratados com determinados fármacos, em especial sulfonamidas. Cristais de bilirrubina podem ser observados em amostras de urina normal concentrada de cães. Os uratos são comuns na urina de Dálmatas e podem ser vistos na urina de animais com doença hepática ou *shunts* portossistêmicos (Figura 39.13). Os cristais de estruvita podem ser observados na urina de gatos com doença idiopática do trato urinário inferior, em cães e gatos com urolitíase por estruvita e em animais normais (Figura 39.14). Na presença de LRA oligúrica, a presença de cristais de oxalato de cálcio (Figura 39.15) é altamente sugestiva de intoxicação por etilenoglicol. A presença de cristais de cistina na urina de cães e gatos é anormal e sugestiva de cistinúria (Figura 39.16).

Outros achados

Espermatozoides são comuns em amostras de urina de cães machos normais não castrados. Raramente, ovos de parasitas, como *Dioctophyma renale* ou *Capillaria plica*, ou microfilárias de *Dirofilaria immitis* podem ser observados no sedimento urinário. Gotículas de lipídios refráteis podem ser vistos na urina de animais com diabetes melito ou síndrome nefrótica. Também podem ser observados em gatos por causa da degeneração das células tubulares carregadas de lipídios.

Figura 39.12 A fotomicrografia revela numerosas bactérias em forma de bastonete no sedimento urinário e um único cristal de estruvita (*embaixo, à esquerda*). Também há hemácias (Sedi-Stain, × 400).

TABELA 39.3

Doenças associadas à cristalúria.

Tipo de cristal	Doenças associadas
Estruvita	Normal Infecção do trato urinário por bactérias urease-positivas Urolitíase por estruvita Dieta à base de proteína vegetal
Oxalato de cálcio	Normal Intoxicação por etilenoglicol Urolitíase por oxalato
Biurato de amônio	Relacionado à raça (p. ex., Dálmata, Bulldog Inglês) Urolitíase por urato Doença hepática *Shunt* portossistêmico
Cistina	Cistinúria
Bilirrubina	Normal em urina concentrada de cães (principalmente machos); anormal na urina felina Doença hemolítica Doença hepática Doença pós-hepática

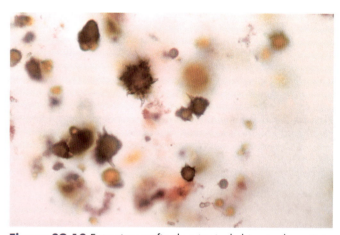

Figura 39.13 Fotomicrografia de cristais de biurato de amônio no sedimento urinário (Sedi-Stain, × 400).

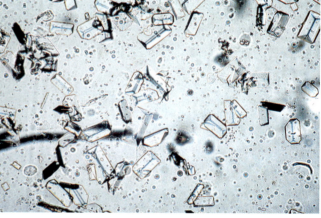

Figura 39.14 A fotomicrografia revela numerosos cristais de estruvita no sedimento urinário (não corado, × 400).

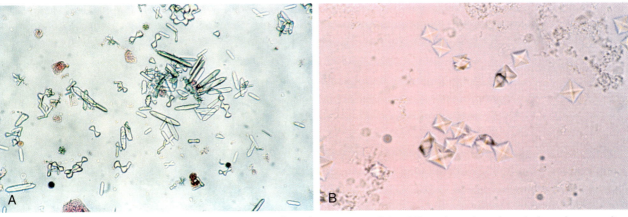

Figura 39.15 (A) Cristais de oxalato de cálcio monoidratado (não corado) e **(B)** oxalato de cálcio diidratado no sedimento urinário (Sedi-Stain, × 400).

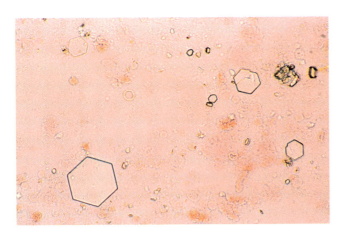

Figura 39.16 Fotomicrografia mostrando cristais de cistina no sedimento urinário (Sedi-Stain, × 400).

MICROBIOLOGIA

Os sinais clínicos e os achados da urinálise dão evidências de suporte, mas o diagnóstico conclusivo de ITU requer a análise microbiológica. Rins, ureteres, bexiga e uretra proximal de cães e gatos normais são estéreis, mas há uma flora bacteriana residente na uretra distal, no prepúcio e na vagina. A ITU é causada pela colonização bacteriana de áreas do trato urinário que são normalmente estéreis. As bactérias aeróbias gram-negativas são responsáveis pela maioria das ITUs em cães e gatos; os demais casos são causados por microrganismos gram-positivos. *Escherichia coli* é o microrganismo mais comum em ITUs de cães e gatos. Outros microrganismos isolados são *Proteus* spp., estafilococos coagulase-positivos e estreptococos. *Pasturella multocida* é ocasionalmente isolada de gatos com ITUs. *Enterobacter* spp., *Klebsiella* spp. e *Pseudomonas aeruginosa* são menos comuns em cães e raros em gatos.

Os resultados obtidos na cultura bacteriana da urina dependem do método de coleta da amostra. A urina obtida por micção apresenta a maior possibilidade de contaminação bacteriana. A cateterização pode inocular bactérias da uretra distal na bexiga, mas a urina coletada por cistocentese deve ser estéril em animais normais. A cultura bacteriana quantitativa permite a determinação do número de colônias bacterianas (unidades formadoras de colônias [UFC]) que cresce a partir de 1 mℓ de urina (UFC/mℓ). O ideal é que a urina seja enviada para cultura até 30 minutos após a coleta. Se isso não for possível, a amostra pode ser refrigerada por até 24 horas sem perda significativa de crescimento bacteriano.

A cultura bacteriana de amostras de urina do jato médio da micção de cães e gatos normais geralmente obtém < 10^3 a ≥ 10^5 UFC/mℓ. Portanto, a cultura da urina obtida por micção não é recomendada para a avaliação de pacientes com ITU. Entretanto, a ausência de crescimento em uma amostra de urina obtida por micção exclui o diagnóstico de ITU. O crescimento bacteriano de ≥ 10^5 UFC/mℓ pode ocorrer na cultura de urina obtida por cateterização em 20% das cadelas normais. Assim, o uso de ≥ 10^5 UFC/mℓ como indicador de ITU em cadelas gera um número substancial de resultados falso-positivos. Além disso, o próprio procedimento de cateterização uretral pode causar ITU em 20% das cadelas normais. Logo, a coleta de urina por cistocentese é recomendada para estabelecimento do diagnóstico de ITU em cadelas. O isolamento de bactérias da urina coletada por cateterização de cães machos é incomum e o valor ≥ 10^4 UFC/mℓ é recomendado para o diagnóstico de ITU nesses casos. Em gatos machos e fêmeas, o crescimento de ≥ 10^3 UFC/mℓ em amostras coletadas por cateterização é considerado compatível com ITU. As amostras de urina obtidas por cistocentese de cães e gatos normais não devem apresentar crescimento porque esse procedimento ignora a flora bacteriana normal da uretra e do trato genital. Consequentemente, os resultados obtidos por cistocentese são o padrão para a comparação dos resultados obtidos em amostras coletadas por micção ou cateterização. Um pequeno número de microrganismos da pele ou do ambiente ocasionalmente contamina as amostras obtidas por cistocentese; o crescimento de < 10^3 UFC/mℓ pode ser considerado sugestivo de contaminação. O isolamento de bactérias dos tecidos urinários obtidos durante a cirurgia indica ITU, independentemente do número de microrganismos.

IMAGEM DIAGNÓSTICA

RADIOGRAFIA

A radiografia fornece informações precisas sobre o tamanho do rim que, de modo geral, não podem ser obtidas por exame físico. Para corrigir a variação do tamanho do paciente e a ampliação radiográfica, o tamanho renal é avaliado em referência aos marcos anatômicos circundantes, geralmente a segunda vértebra lombar (L2) na projeção ventrodorsal. O rim esquerdo é bem visualizado no cão, mas o rim direito geralmente não pode ser visto com clareza, especialmente seu polo cranial. Em cães, o rim esquerdo (próximo às vértebras L2 a L5) é caudal ao rim direito (próximo às vértebras T13 a L3). Nos gatos, os rins são próximos à vértebra L3 e o rim direito é ligeiramente cranial ao esquerdo. O tamanho dos rins de cães e gatos pode ser avaliado radiograficamente e comparado ao comprimento da vértebra L2. Em projeção ventrodorsal, a razão entre o rim e L2 é de 2,5:1 a 3,5:1 em cães e 2,4:1 a 3:1 em gatos.

A urografia excretora utiliza radiografias abdominais sequenciais após a administração intravenosa de um composto orgânico iodado. O contraste é filtrado e excretado pelos rins e a qualidade do estudo é parcialmente dependente da TFG do paciente. As radiografias devem ser feitas em intervalos apropriados após a injeção (p. ex., < 1, 5, 20 e 40 minutos) para a obtenção do máximo de informações sobre o parênquima renal e o sistema coletor. A urografia excretora auxilia a avaliação de anomalias no tamanho, na forma ou na localização dos rins, defeitos de preenchimento na pelve renal ou ureteres, certos defeitos congênitos (p. ex., agenesia unilateral), renomegalia, pielonefrite aguda e ruptura do trato urinário superior. A urografia excretora não deve ser realizada em pacientes desidratados ou com hipersensibilidade conhecida aos contrastes. Embora a urografia excretora seja um procedimento seguro, diminuições na TFG podem persistir por vários dias após a administração intravenosa de contraste em cães normais; além disso, há raros relatos de IRA em cães após urografia excretora.

ULTRASSONOGRAFIA

A ultrassonografia renal é uma técnica de diagnóstico por imagem não invasiva que não depende da função renal, não tem efeitos adversos conhecidos no paciente e permite a caracterização da arquitetura renal interna. A principal vantagem da ultrassonografia é a capacidade de discriminação entre cápsula, córtex, medula, divertículo pélvico e seio renal. Normalmente, o rim é menos ecogênico do que o fígado ou baço. O colágeno e a gordura geram interfaces acústicas altamente reflexivas e são responsáveis pela maior ecogenicidade da cápsula renal, dos divertículos e dos seios renais. A medula renal tende a ser menos ecogênica do que o córtex renal por causa de seu maior conteúdo de água e menor interface acústica. A hiperecogenicidade do córtex renal em relação à medula é variável entre os gatos normais e tem sido atribuída às diferentes quantidades de gordura nas células tubulares proximais.

O comprimento e o volume dos rins, determinados à ultrassonografia, têm correlação linear ao peso corpóreo em cães. Em gatos normais, o comprimento renal determinado à ultrassonografia varia de 3 a 4,3 cm. As medidas do tamanho renal à urografia excretora são superiores às obtidas por ultrassonografia. Essa diferença é causada pelos efeitos da diurese osmótica e da ampliação radiográfica durante a urografia excretora e pelas margens renais indistintas e escolha imprecisa dos planos de varredura durante a ultrassonografia. A comparação ultrassonográfica do comprimento renal com o diâmetro luminal aórtico (medido imediatamente caudal à origem da artéria renal esquerda em um plano longitudinal) e o cálculo da razão rim-aorta podem ser usados para a avaliação do tamanho do rim de cães. Os valores normais da relação rim-aorta em cães variam de 5,5:1 a 9,1:1.

A ultrassonografia renal auxilia a diferenciação de lesões sólidas daquelas preenchidas por fluido e a determinação da distribuição das lesões renais (focais, multifocais ou difusas). Um padrão de múltiplas cavitações anecoicas é altamente sugestivo de doença renal policística. Os cistos são lesões anecoicas regulares, bem demarcadas, caracterizadas por "transmissão direta". A pelve renal é dilatada por fluido anecoico na hidronefrose; o rim é circundado por um acúmulo de fluido anecoico em gatos com pseudocistos perinéfricos. Hematomas organizados, abscessos e nódulos necróticos geram um padrão de ecogenicidade mista. Lesões focais ou difusas de ecogenicidade mista com alteração da anatomia normal geralmente são tumores. Tumores pouco vasculares de um tipo celular homogêneo (p. ex., linfoma) podem produzir lesões hipoecoicas que são ocasionalmente mal interpretadas como cistos. Doenças renais parenquimatosas difusas caracterizadas por infiltração celular e preservação da arquitetura renal normal (p. ex., nefrite tubulointersticial crônica) podem produzir hiperecogenicidade difusa, mas às vezes são caracterizadas por aparência ultrassonográfica normal. Consequentemente, achados normais na ultrassonografia renal não eliminam a possibilidade de doença renal. A ultrassonografia é a modalidade de escolha para a obtenção de aspirados com agulha fina de lesões renais ou perirrenais. A intoxicação por etilenoglicol também causa hiperecogenicidade renal. Nesse caso, a hiperecogenicidade é atribuída à deposição de cristais de oxalato de cálcio nos rins.

A resistência intrarrenal ao fluxo sanguíneo pode ser avaliada durante a ultrassonografia duplex com Doppler e avaliada pelo cálculo do índice resistivo (RI). Os valores normais de RI renal em cães normais não sedados são de aproximadamente 0,6. Um limite superior de 0,7 foi sugerido em gatos normais não sedados. Valores de RI acima do normal foram relatados em cães e gatos com algumas doenças renais.

EXAMES URODINÂMICOS

PERFIL DE PRESSÃO URETRAL

O exame urodinâmico pode auxiliar a avaliação de animais com incontinência urinária, especialmente aqueles refratários ao tratamento padrão. O perfil de pressão uretral (UPP) avalia a pressão ao longo da uretra. Este exame é indicado em cães com incompetência do mecanismo do esfíncter uretral (USMI) refratária ou que podem apresentar efeitos adversos graves durante o tratamento medicamentoso. De modo geral, não é necessário em cães com incontinência urinária não complicada supostamente associada à USMI. O UPP também pode ser usado na triagem de cães com ureteres ectópicos antes da correção cirúrgica ou a laser. A triagem pode sugerir USMI concomitante e a necessidade de seu tratamento medicamentoso após a correção do ureter ectópico. Por fim, a determinação do UPP pode ser considerada para a avaliação de cães e gatos com suspeita de obstrução funcional do trato de saída da uretra.

Procedimento

O UPP pode ser determinado em cão macho ou fêmea e na maioria dos gatos. As ITUs devem ser tratadas da maneira adequada antes da realização de procedimentos urodinâmicos.

Todos os anestésicos diminuem a pressão de fechamento uretral até certo ponto, mas pode ser difícil realizar esse procedimento sem sedação. A contenção química pode ser feita com um *bolus* de propofol (2 a 3 mg/kg por via intravenosa [IV]) para facilitar a colocação do cateter urinário. Assim que o animal é sedado, um cateter de lúmen duplo ou triplo (de tamanho apropriado) é inserido na uretra até a altura do trígono vesical. O cateter é retirado lentamente em uma velocidade padrão (0,5 a 1 mm/s) durante a infusão de água estéril morna em taxa de 2 mℓ/min. Este procedimento gera uma curva de pressão que pode ser visualizada na tela do computador. A pressão máxima de fechamento uretral, que é a pressão uretral máxima menos a pressão da bexiga em repouso, é determinada a partir dessa curva. O UPP pode ser determinado em gatas, mas não há cateteres de tamanho apropriado para gatos machos.

CISTOMETROGRAFIA

A cistometrografia (CMG) pode avaliar a função do músculo detrusor em cães e gatos. Este estudo avalia o reflexo detrusor, o volume de enchimento da bexiga e sua complacência. Esse procedimento é geralmente indicado em cães e gatos com USMI refratária ou polaciúria persistente após a exclusão de causas como cistite bacteriana, urolitíase, neoplasia e cistite polipoide. A CMG também pode avaliar cães e gatos com suspeita de atonia do músculo detrusor. Nesse procedimento, o paciente é anestesiado com propofol e um cateter é inserido na bexiga. O cateter é conectado a transdutores de pressão e a bexiga é preenchida lentamente com água quente estéril em velocidade constante, calculada com base no tamanho do corpo do animal. O volume infundido e a pressão intravesical são monitorados na tela do computador.

Procedimento

Todos os fármacos afetam o reflexo detrusor em alguma extensão e influenciam o UPP. Como muitos medicamentos (p. ex., anestésicos inalatórios) podem abolir o reflexo, o ideal é que a CMG seja feita sem sedação, mas isso não é prático. O procedimento pode ser realizado após a administração intravenosa de propofol. Uma vez que o animal é sedado, um cateter urinário de duplo lúmen é colocado assepticamente na bexiga urinária do cão ou gato. Uma das portas é conectada ao transdutor de pressão do equipamento e a outra é usada para a administração de fluidos. A infusão de água estéril é feita em velocidade constante. A taxa de infusão de fluidos é muito importante e deve ser calculada com base no tamanho do paciente. As pressões são medidas durante o enchimento da bexiga com água, indicando o grau de complacência do órgão. A pressão da bexiga em repouso, a pressão de limiar (em que há reflexo do detrusor) e o volume de limiar (volume em que há reflexo do detrusor) são registrados. A complacência da bexiga é, então, calculada.

URETROCISTOSCOPIA

A uretrocistoscopia com cistoscópio rígido permite a inspeção visual das superfícies mucosas do vestíbulo, vagina, uretra, orifícios ureterais e bexiga em cadelas e gatas com peso superior a 3 kg. É uma técnica valiosa para o diagnóstico de vários distúrbios do trato urinário inferior, inclusive ureter ectópico, persistência do úraco, uretrite proliferativa, cistite polipoide e carcinoma de células de transição da bexiga ou uretra. É o padrão-ouro para o diagnóstico de ureteres ectópicos em cães e é valiosa para a identificação dos sítios terminais dessas estruturas. Permite o diagnóstico presuntivo de carcinoma de células de transição da uretra ou bexiga e a realização de biópsia de forma minimamente invasiva. Em cadelas com ITUs recorrentes, pode determinar a presença de anomalias anatômicas predisponentes. A técnica também auxilia o diagnóstico de hematúria renal idiopática em cães e permite a identificação do rim responsável pela hemorragia pela observação da saída de urina com sangue pelo orifício ureteral do lado acometido. A uretrocistoscopia também pode ser usada para tratamento da incompetência do mecanismo esfinctérico por injeção submucosa de colágeno na uretra, remoção de pequenos cálculos císticos em cadelas por hidropulsão miccional e litotripsia.

BIÓPSIA RENAL

A biópsia renal permite o estabelecimento de um diagnóstico histológico e deve ser considerada quando as informações obtidas podem alterar o tratamento do paciente. Exemplos disso são a diferenciação de doenças glomerulares com perda de proteína, diferenciação entre LRA e DRC, determinação do estado das membranas basais tubulares na LRA e estabelecimento da resposta do paciente ao tratamento ou à progressão de doença renal previamente documentada. A proteinúria é uma indicação comum para a biópsia renal em cães e gatos (Vídeo 39.1).

Há várias técnicas de biópsia renal, inclusive abordagens percutâneas às cegas, laparoscópicas, fechadas, abertas e guiadas por ultrassonografia. A escolha da técnica depende muito da experiência e habilidade técnica do profissional, da espécie a ser submetida à biópsia e do tamanho da amostra necessária. A técnica percutânea às cegas funciona bem em gatos porque seus rins podem ser facilmente palpados e imobilizados. A laparoscopia permite a visualização direta do rim e a detecção de hemorragia, mas requer equipamento especial e experiência. A abordagem em buraco de fechadura é ocasionalmente usada em cães, mas apenas quando o profissional tem experiência com a técnica. As modificações da técnica em buraco de fechadura e o uso de laparoscopia não necessariamente melhoram a qualidade da amostra de biópsia obtida ou diminuem a taxa de complicações. A biópsia em cunha por laparotomia é recomendada em caso de inexperiência do profissional com a biópsia renal ou necessidade de uma amostra maior. As vantagens desse procedimento são a capacidade de inspeção visual dos rins e de outros órgãos abdominais, escolha do sítio específico da biópsia, coleta de uma amostra de tamanho adequado e observação de qualquer hemorragia no rim. As técnicas guiadas por ultrassonografia podem ser realizadas sob sedação, permitem a escolha de regiões específicas do rim para biópsia e permitem a avaliação de hemorragia pós-biópsia. Algumas técnicas requerem anestesia geral para a contenção adequada do paciente e analgesia, mas biópsias do rim feitas com agulha podem ser obtidas de cães e gatos sob orientação ultrassonográfica e sedação. Às vezes, a arquitetura do tecido é menos importante (p. ex., linfossarcoma renal, peritonite infecciosa felina) e a aspiração do rim com uma agulha de calibre 0,45 a 0,70 mm pode obter bom material para citologia.

Antes da biópsia renal, um cateter intravenoso deve ser colocado e a capacidade de coagulação é avaliada (ver Capítulo 87). O hematócrito do paciente e a concentração plasmática de proteína devem ser determinados antes da biópsia, mas após a reidratação adequada com fluidos parenterais. O hematócrito e a concentração de proteína plasmática podem, então, ser monitorados após a biópsia para detecção de hemorragia.

Os instrumentos de biópsia mais usados são a agulha de Vim Silverman modificada por Franklin e a agulha de biópsia Tru-Cut. Unidades de biópsia com mola (p. ex., Bard Biopty-Cut®, Bard Biopsy Systems, Tempe, AZ, EUA) permitem a recuperação rápida e eficiente de núcleos de tecido renal para avaliação histopatológica. A penetração excessiva do rim com a cânula externa do instrumento de Vim Silverman modificado por Franklin deve ser evitada para a recuperação de uma quantidade suficiente de córtex renal. A maioria das agulhas de biópsia possui uma cânula externa que avança 23 a 25 mm; deve-se ter cuidado ao direcionar o ângulo do instrumento de biópsia para evitar o hilo renal e os vasos principais. As amostras com grandes quantidades de medula têm maior probabilidade de apresentar grandes vasos e ser associadas ao infarto do tecido renal. Portanto, recomenda-se que a agulha de biópsia seja direcionada pelo eixo longo do rim, atravessando apenas o tecido cortical. O tamanho pequeno do rim felino permite a obtenção de quantidades relativamente grandes de tecido medular, que são associadas a infarto e fibrose.

Após a biópsia por abordagem aberta ou técnica de buraco de fechadura, o rim deve ser comprimido digitalmente por 5 minutos; a seguir, o abdome deve ser inspecionado para a detecção de qualquer hemorragia. A amostra de biópsia pode ser desalojada do instrumento de biópsia com o fluxo de soro fisiológico estéril de uma seringa; alternativamente, o instrumento de biópsia pode ser imerso diretamente no fixador. Para histopatologia de rotina, a amostra deve ser fixada em formalina tamponada a 10% por pelo menos 3 a 4 horas. Para estudos de imunofluorescência, a amostra pode ser preservada no meio de transporte de Michel. Os estudos de imunopatologia também podem ser realizados com método de peroxidase-antiperoxidase em amostras fixadas com formalina, sem necessidade de preservação especial da amostra.

Após a biópsia renal, uma diurese fluida rápida deve ser iniciada para prevenir a formação de coágulos na pelve renal. O hematócrito do paciente e a concentração plasmática de proteína devem ser monitorados em intervalos apropriados durante as 12 a 24 horas seguintes para detectar hemorragias graves.

A complicação mais comum da biópsia renal é a hemorragia. Uma hemorragia subcapsular pode ser observada no sítio da biópsia e alguns pacientes apresentam hematúria microscópica nas primeiras 48 horas após a biópsia. A hematúria macroscópica é menos comum. Em um estudo, a hemorragia grave foi observada após a biópsia renal em 10% dos cães e 17% dos gatos, mas a hematúria macroscópica foi incomum (4% dos cães e 3% dos gatos). A hemorragia grave na cavidade peritoneal deve ser tratada de forma agressiva, com bandagem compressiva do abdome, transfusão de sangue total fresco e cirurgia exploratória, se necessário. Raramente, a hidronefrose pode complicar a biópsia renal. A penetração da pelve renal pela agulha de biópsia pode provocar sangramento e a formação de coágulos pode levar à obstrução do rim e ao desenvolvimento de hidronefrose. Essa complicação deve ser considerada em caso de aumento renal progressivo após a biópsia renal. O risco dessa complicação é minimizado pela limitação do sítio de biópsia ao córtex renal e posterior instituição de diurese fluida.

Leitura sugerida

Bland SK, et al. Characterization of kidney injury molecule-1 in cats. J Vet Int Med. 2014;28:1454.

DeLoor J, et al. Urinary biomarkers for acute kidney injury in dogs. J Vet Int Med. 2013;27:998.

Geddes RF, et al. Relationship between plasma fibroblast growth factor-23 concentration and survival time in cats with chronic kidney disease. J Vet Int Med. 2015;29:1494.

Ghys LFE, et al. Evaluation of cystatin C for the detection of chronic kidney disease in cats. J Vet Int Med. 2016;30:1074.

Hall JA, et al. Comparison of serum concentrations of symmetric dimethylarginine and creatinine as kidney function biomarkers in cats with chronic kidney disease. J Vet Int Med. 1676;28:2014.

Hall JA, et al. Comparison of serum concentrations of symmetric dimethylarginine and creatinine as kidney function biomarkers in healthy geriatric cats fed reduced protein food enriched with fish oil, L-carnitine, and medium-chain triglycerides. Vet J. 2014;202:588.

Hall JA, et al. Relationship between lean body mass and serum renal biomarkers in healthy dogs. J Vet Int Med. 2015;201:29.

Hall JA, et al. Serum concentrations of symmetric dimethylarginine and creatinine in dogs with naturally-occurring chronic kidney disease. J Vet Int Med. 2016;30:794.

Harjes LM, et al. Fibroblast growth factor-23 concentrations in dogs with chronic kidney disease. J Vet Int Med. 2017;31:784.

Hokamp JA, Nabity MB. Renal biomarkers in domestic species. Vet Clin Pathol. 2016;45:28.

Segev G, et al. Evaluation of neutrophil gelatinase-associated lipocalin as a marker of kidney injury in dogs. J Vet Int Med. 2013;27:1362.

Williams TL, et al. Serum cystatin C concentrations in cats with hyperthyroidism and chronic kidney disease. J Vet Int Med. 2016;30:1083.

CAPÍTULO 40

Doença Glomerular

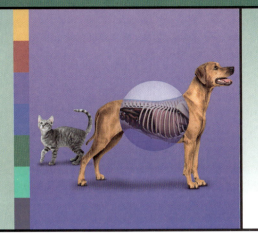

A doença glomerular é uma causa importante de doença renal crônica (DRC) em seres humanos e é cada vez mais reconhecida na medicina veterinária. A destruição do glomérulo torna o restante do néfron não funcional e, quando progressiva, pode diminuir a taxa de filtração glomerular e causar azotemia e insuficiência renal. Doenças glomerulares importantes em cães são a glomerulonefrite (GN), a amiloidose glomerular, os distúrbios familiares da membrana basal glomerular (MBG) e a esclerose glomerular. A GN é menos comum em gatos e, nesses animais, a amiloidose é mais grave na medula renal do que nos glomérulos.

A proteinúria intensa e persistente é a marca registrada da doença glomerular primária. O termo *síndrome nefrótica* tradicionalmente descreve pacientes com proteinúria, hipoalbuminemia, hipercolesterolemia e edema ou ascite. Muitos cães e gatos com doença glomerular, porém, não apresentam ascite clinicamente detectável na primeira consulta. Em um estudo de cães com doença glomerular, a síndrome nefrótica não foi associada a diagnósticos histopatológicos específicos, mas os pacientes com síndrome nefrótica apresentaram maiores razões urinárias de proteína e creatinina (UPC) e menores tempos de sobrevida do que cães com doença glomerular não nefrótica. Pacientes humanos com excreção de proteínas acima de 3,5 g/1,73 m² de área de superfície corpórea/dia (o que provavelmente equivale a 2 g/m² em cães) na urina ou razões de UPC acima de 2 a 3,5 apresentam proteinúria na faixa nefrótica.

ESTRUTURA NORMAL

O glomérulo é uma estrutura vascular única composta por um leito capilar entre duas arteríolas (Figura 40.1). A parede capilar glomerular é uma barreira seletiva de tamanho e carga. Exclui macromoléculas com raio superior a 35 Å (a albumina sérica tem um raio molecular de 36 Å); além disso, a filtração de macromoléculas de qualquer tamanho com carga negativa é mais restrita em comparação a macromoléculas neutras.

A barreira de filtração do glomérulo é composta por três camadas. Do espaço vascular ao espaço urinário, essas camadas são o endotélio capilar, a MBG e os processos podais interdigitais dos podócitos (Figura 40.2). O endotélio capilar fenestrado é muito mais permeável à água e aos cristaloides do que os capilares sistêmicos; a superfície endotelial de carga negativa contribui para a seletividade à carga da barreira glomerular. A MBG contém colágeno de tipo IV, proteoglicanos, laminina, fibronectina e água. Os proteoglicanos são moléculas grandes, com alta carga negativa, compostos por uma estrutura proteica com cadeias laterais de polissacarídeos (glicosaminoglicanos). Esses proteoglicanos são responsáveis pela seletividade da membrana basal às cargas. O colágeno de tipo IV da MBG forma uma malha e contribui para a seletividade de tamanho da parede capilar glomerular. As células epiteliais viscerais ou podócitos cobrem a barreira de filtração no lado urinário por meio de processos podais interdigitais primários e secundários. A superfície celular, de carga negativa, dos processos podais do podócito contribui para sua morfologia única e para a seletividade da barreira glomerular a cargas. Os podócitos sintetizam MBG e podem fagocitar macromoléculas presas na barreira de filtração.

As células mesangiais do glomérulo dão suporte estrutural para as alças capilares (Figura 40.3). Essas células produzem matriz mesangial, de composição semelhante à membrana basal, e podem eliminar resíduos da filtração do espaço mesangial devido à sua capacidade fagocítica. Seus elementos contráteis podem alterar a área da superfície glomerular disponível para filtração em resposta a mediadores como a angiotensina II. O mesângio é um dos primeiros locais de deposição de imunocomplexos e fibrilas amiloides; as células mesangiais podem contribuir para inflamação e progressão da DRC por meio da liberação de eicosanoides, citocinas e fatores de crescimento e aumento da produção de matriz. Em última análise, esses efeitos podem levar ao desenvolvimento de esclerose glomerular.

As células epiteliais parietais revestem o lado urinário da cápsula glomerular (cápsula de Bowman) e são contínuas às células epiteliais viscerais no polo vascular do glomérulo e ao túbulo proximal no polo urinário (ver Figura 40.1). O aparelho justaglomerular, no polo vascular, é composto por células musculares lisas especializadas das arteríolas aferentes e eferentes e contém grânulos de renina eletrodensos e a mácula densa, um segmento especializado do túbulo distal. O aparelho justaglomerular media o *feedback* tubuloglomerular.

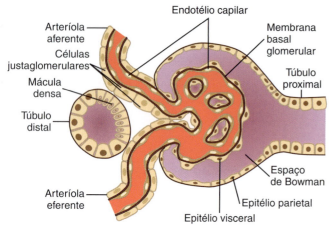

Figura 40.1 Representação esquemática da morfologia glomerular normal à microscopia óptica. (De Chew DJ, DiBartola SP, Schenck PA: *Canine and feline nephrology and urology*, ed 2, St Louis, 2011, Elsevier Saunders.)

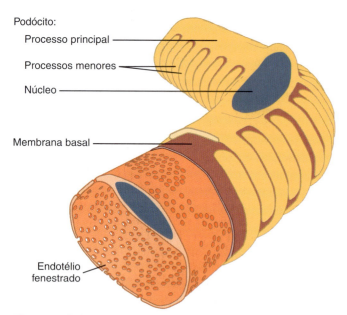

Figura 40.2 Esquema tridimensional de um glomérulo, demonstrando sua aparência à microscopia eletrônica de varredura. As três camadas da barreira capilar glomerular são indicadas no corte. (De Chew DJ, DiBartola SP, Schenck PA: *Canine and feline nephrology and urology*, ed 2, St Louis, 2011, Elsevier Saunders.)

PATOGÊNESE

A lesão glomerular pode ser imunomediada ou não imunomediada. De modo geral, a GN imunomediada está associada à deposição de imunocomplexos nos glomérulos. Exemplos de doença glomerular não imunomediada são a deposição de fibrila amiloide e a lesão glomerular causada por hiperfiltração. A nefropatia com alteração mínima é uma doença glomerular associada à perda de carga negativa, fusão de processos podais e proteinúria grave sem deposição de imunocomplexos. É rara em cães e gatos.

A GN por imunocomplexos é causada pela deposição de imunoglobulinas e/ou complemento na parede capilar glomerular. Os imunocomplexos se depositam no filtro glomerular por meio de dois mecanismos diferentes (Figura 40.4). Os imunocomplexos circulantes solúveis podem ficar presos nos glomérulos em condições de equivalência antígeno-anticorpo ou ligeiro excesso de antígeno. Os imunocomplexos também podem ser formados *in situ* em resposta a antígenos glomerulares endógenos, antígenos não glomerulares endógenos ou antígenos exógenos depositados ou introduzidos no filtro glomerular. Os imunocomplexos podem ser depositados em sítios subepiteliais, subendoteliais ou intramembranosos na parede capilar glomerular ou no mesângio. A localização desses depósitos é influenciada pelo tamanho e pela carga dos complexos, bem como pela possível remoção dos complexos por fagocitose. A localização da deposição contribui para os achados histopatológicos e a gravidade da disfunção glomerular.

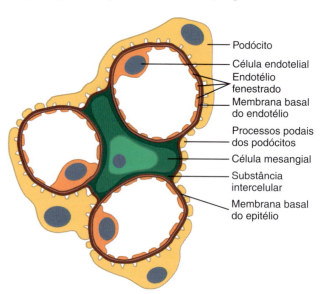

Figura 40.3 Corte transversal esquemático do glomérulo, mostrando a localização das células mesangiais. (De Chew DJ, DiBartola SP, Schenck PA: *Canine and feline nephrology and urology*, ed 2, St Louis, 2011, Elsevier Saunders.)

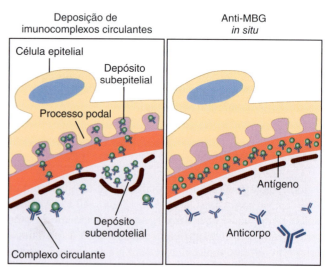

Figura 40.4 Glomerulonefrite por imunocomplexos. A figura mostra a deposição subepitelial e subendotelial de imunocomplexos circulantes (*painel esquerdo*) e de complexos intramembranosos formados *in situ* (*painel direito*). (De Chew DJ, DiBartola SP, Schenck PA: *Canine and feline nephrology and urology*, ed 2, St Louis, 2011, Elsevier Saunders.)

Os imunocomplexos podem ser detectados nos glomérulos por meio da coloração de cortes de tecido renal com anticorpos marcados com fluoresceína contra imunoglobulinas ou proteínas do sistema complemento da espécie em estudo. Essa técnica requer que as amostras de biópsia renal sejam coletadas e enviadas para laboratório de diagnóstico em soluções conservantes especiais (p. ex., solução de Michel). Recentemente, a imuno-histoquímica com métodos de peroxidase-antiperoxidase foi aplicada a espécimes preservados em formalina tamponada a 10%. A deposição glomerular de imunocomplexos pré-formados geralmente provoca um padrão denominado imunofluorescência granular descontínua (*lumpy bumpy*) à microscopia de fluorescência (Figura 40.5 A). A formação *in situ* de imunocomplexos pode ocorrer no interior dos glomérulos quando os anticorpos circulantes reagem com antígenos glomerulares endógenos ou antígenos não glomerulares introduzidos na parede capilar glomerular. Nesse caso, a imunofluorescência geralmente apresenta padrão regular, linear e contínuo (Figura 40.5 B). A GN autoimune verdadeira (GN anti-MBG) com anticorpos contra antígenos endógenos de MBG não foi identificada de maneira conclusiva em cães e gatos.

MECANISMOS DE LESÃO IMUNOLÓGICA

A deposição de imunocomplexos em glomérulos pode diminuir a quantidade de carga negativa fixa e aumentar a filtração de macromoléculas circulantes com carga negativa (p. ex., albumina). A ativação do sistema complemento danifica a membrana e causa proteinúria; os componentes solúveis do complemento recrutam células inflamatórias. A lesão endotelial ou interação antígeno-anticorpo provoca ativação e agregação plaquetária, exacerbando o dano glomerular devido à liberação de diversos mediadores. Esses mediadores causam ativação e proliferação de células mesangiais e células endoteliais, vasospasmo e hipercoagulabilidade local. Os neutrófilos e macrófagos entram nos glomérulos em resposta aos mediadores solúveis, inclusive componentes do sistema complemento, fator de ativação plaquetária, fator de crescimento derivado das plaquetas e eicosanoides. Os neutrófilos ativados liberam espécies reativas de oxigênio e proteinases, provocando mais danos. Os macrófagos produzem proteinases, oxidantes, eicosanoides, fatores de crescimento, citocinas, fragmentos de complemento e fatores de coagulação. Várias doenças infecciosas e inflamatórias foram associadas à deposição glomerular ou à formação *in situ* de imunocomplexos em cães e gatos (Boxe 40.1). Com frequência, porém, a origem do antígeno ou da doença subjacente não é identificada e a doença glomerular é considerada idiopática.

PROGRESSÃO

A deposição contínua de imunocomplexos e a liberação de mediadores inflamatórios causam esclerose glomerular. A obstrução dos capilares glomerulares pode provocar isquemia dos túbulos e doença tubulointersticial, que pode evoluir para DRC.

A própria proteinúria pode promover inflamação intersticial e contribuir para a doença tubulointersticial. A maior quantidade de proteína no ultrafiltrado glomerular é reabsorvida e degradada pelas células tubulares proximais. A sobrecarga dos sistemas lisossomais dessas células pode causar dano e morte celular. O aumento da reabsorção de proteínas também leva à regulação positiva de mediadores inflamatórios, que contribuem para a inflamação tubulointersticial. A GN também pode se resolver após a remoção do antígeno causador (p. ex., ovário-histerectomia em cadelas com piometra, tratamento de dirofilariose).

LESÕES HISTOPATOLÓGICAS DE GLOMERULONEFRITE

A GN é classificada morfologicamente de acordo com a presença de espessamento da membrana basal e/ou hipercelularidade. A doença caracterizada principalmente pelo espessamento

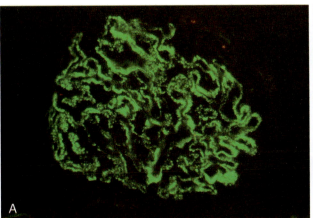 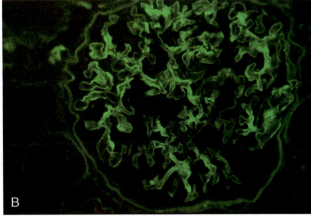

Figura 40.5 A. Aparência imunofluorescente irregular e descontínua (*lumpy bumpy*) de deposição de imunocomplexos na glomerulonefrite. Observe as áreas distintas de deposição de imunocomplexos. **B.** Aparência imunofluorescente linear e contínua de deposição de imunoglobulinas que reagiram com antígenos não glomerulares (neste caso, associados à dirofilariose) introduzidos no glomérulo. (**A**, de Chew DJ, DiBartola SP, Schenck PA: *Canine and feline nephrology and urology*, ed 2, St Louis, 2011, Elsevier Saunders.)

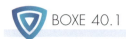

BOXE 40.1

Causas de glomerulonefrite imunomediada em cães e gatos.

Cães
Doenças infecciosas
- Dirofilariose*
- Blastomicose
- Coccidioidomicose
- Piometra*
- Endocardite bacteriana
- Brucelose
- Piodermite
- Borreliose*
  - Glomerulonefrite (GN) membranoproliferativa em Bernese Mountain Dogs, herdada como traço autossômico recessivo; é bastante associada à soropositividade para *Borrelia burgdorferi*
- Erliquiose*
- Febre maculosa (*Rickettsia rickettsii*)
- Bartonelose
- Outras infecções bacterianas crônicas
- Leishmaniose
- Babesiose
- Hepatozoonose
- Tripanossomíase
- Adenovírus canino 1 (hepatite canina infecciosa)

Doenças inflamatórias não infecciosas
- Lúpus eritematoso sistêmico (LES)
- Poliartrite imunomediada
- Doença inflamatória crônica da pele
- Pancreatite

Neoplasia
- Linfoma
- Mastocitoma
- Outros tumores

Outras associações
- Glicocorticoides exógenos ou endógenos (p. ex., hiperadrenocorticismo) (cães tratados com glicocorticoides desenvolvem proteinúria e lesões glomerulares, mas não deposição de imunocomplexos)
- Reação medicamentosa (p. ex., sulfonamida-trimetoprima, masitinibe e nefropatia com alteração mínima em um cão)

Doença glomerular familiar
- Glomerulopatia familiar em Soft Coated Wheaten Terriers associada a mutações em NPHS1 e KIRREL2, que codificam as proteínas nefrina e Neph3/filtrina do diafragma de fenda
- Glomerulonefropatia juvenil em Mastiff Francês (Bordeaux)
- Glomerulopatia autossômica recessiva de colágeno de tipo III
- GN membranoproliferativa associada à deficiência hereditária do componente III do complemento em Cocker Spaniel Inglês
- Defeito autossômico recessivo de colágeno de tipo IV em Cocker Spaniel Inglês
- Defeito dominante ligado ao X de colágeno de tipo IV em Samoieda
- Suspeita de distúrbios da membrana basal em Doberman Pinscher e Bull Terrier
- Glomerulopatia com aumento da deposição de colágeno e esclerose glomerular em Newfoundland jovem

Gatos
Doenças infecciosas
- Infecção pelo vírus da leucemia felina
- Vírus da imunodeficiência felina
- Peritonite infecciosa felina
- Poliartrite progressiva crônica (*Mycoplasma gatae*)
- Outras infecções bacterianas crônicas

Doenças inflamatórias não infecciosas
- Pancreatite
- LES

Neoplasia
- Linfoma
- Mastocitose
- Outros tumores

Familiar (gatos irmãos com GN)

Observação: a maioria dos casos de GN em gatos é idiopática, assim como muitos casos de GN em cães (50% ou mais) também.
*Causas mais comuns de GN em cães e gatos.

---

da membrana basal é chamada "GN membranosa", enquanto aquela caracterizada principalmente pelo aumento da celularidade glomerular (devido ao influxo de células inflamatórias e/ou proliferação de células mesangiais) é chamada "GN proliferativa". A doença caracterizada por espessamento da membrana basal e aumento da celularidade é chamada "GN membranoproliferativa". A doença caracterizada principalmente por fibrose dos glomérulos é chamada "esclerose glomerular". A prevalência de GN com imunocomplexos foi de apenas 48% em uma série de 501 cães submetidos à biópsia renal como parte da avaliação diagnóstica da suspeita de doença glomerular. Os demais cães foram diagnosticados com esclerose glomerular primária, amiloidose, glomerulopatia ou nefropatia sem imunocomplexos e doença tubulointersticial.

A presença e a localização dos depósitos de imunoglobulina na parede capilar glomerular e a fusão dos processos podais dos podócitos podem ser detectados por microscopia eletrônica. As alterações ultraestruturais são espessamento ou divisão da membrana basal, fusão dos processos podais dos podócitos, aumento da celularidade do espaço mesangial e presença de depósitos eletrodensos (i. e., imunocomplexos).

AMILOIDOSE

A amiloidose é um grupo diverso de doenças caracterizadas pela deposição extracelular de fibrilas formadas pela polimerização de subunidades proteicas com uma conformação biofísica específica, denominada lâmina β-pregueada. Essa conformação biofísica específica é responsável pelas propriedades ópticas e tintoriais únicas dos depósitos amiloides, bem como por sua insolubilidade e resistência à proteólise *in vivo*. Os depósitos amiloides têm aparência eosinofílica homogênea quando corados por hematoxilina e eosina (H&E) e observados à microscopia óptica convencional (Figura 40.6). Esses depósitos apresentam birrefringência verde após a coloração com vermelho do Congo quando vistos sob luz polarizada e esse achado baseia o diagnóstico clínico de amiloidose. Os depósitos de amiloide corados com vermelho do Congo de pacientes com amiloidose reativa (secundária) perdem sua afinidade pelo corante após a oxidação do permanganato; essa característica auxilia a diferenciação preliminar da amiloidose reativa de outros tipos da doença.

As síndromes amiloides podem ser classificadas pela distribuição dos depósitos (sistêmica ou localizada) e pela natureza da proteína responsável. As síndromes localizadas geralmente afetam um único órgão e são incomuns em animais domésticos. Exemplos de amiloidose localizada são o amiloide de células da ilhota pancreática em gatos domésticos e os plasmocitomas extramedulares solitários do trato gastrintestinal ou da pele que produzem amiloide associado a imunoglobulinas. As síndromes sistêmicas afetam mais de um órgão e são síndromes reativas, associadas a imunoglobulinas e heredofamiliares.

A amiloidose reativa (secundária) é uma síndrome sistêmica caracterizada pela deposição tecidual de proteína amiloide A (amiloide AA). A amiloidose sistêmica de ocorrência natural em animais domésticos é um exemplo de amiloidose reativa. As síndromes familiares de amiloide em gatos Abissínio, Siamês e Oriental de Pelo Curto e cães Shar Pei, Beagle e Foxhound Inglês são exemplos de amiloidose sistêmica reativa.

Os depósitos teciduais em animais com amiloidose sistêmica reativa contêm proteína amiloide A, um fragmento aminoterminal de um reagente de fase aguda denominado proteína amiloide A sérica (SAA). A proteína SAA é um dos vários reagentes de fase aguda sintetizados pelo fígado em resposta à lesão do tecido. A concentração sérica normal de SAA é de cerca de 1 mg/ℓ, mas aumenta de 100 a 500 vezes após a lesão tecidual (p. ex., inflamação, neoplasia, trauma, infarto). A concentração de SAA diminui e retorna ao valor basal em 48 horas após a remoção do estímulo inflamatório. Com a persistência da inflamação, a concentração de SAA continua elevada. A proteína SAA atua como precursora da proteína amiloide A nos tecidos; sua concentração aumenta no plasma antes da observação de depósitos de amiloide nos tecidos. A inflamação crônica e o aumento prolongado da concentração de SAA são pré-requisitos necessários para o desenvolvimento de amiloidose reativa. Apesar disso, apenas uma pequena porcentagem de animais com doença inflamatória crônica desenvolve amiloidose reativa. Portanto, outros fatores também devem ser importantes no desenvolvimento da amiloidose.

Entre os animais domésticos, a amiloidose reativa é mais comum em cães. É relativamente rara em outras espécies. A amiloidose sistêmica reativa em cães foi associada a doenças inflamatórias crônicas infecciosas ou não infecciosas e neoplasias; no entanto, até 50% dos cães com amiloidose sistêmica reativa não apresentam doença inflamatória ou neoplásica associada discernível.

A causa das diferenças interespecíficas nos tropismos teciduais dos depósitos amiloides reativos não é conhecida. Em cães, os depósitos de amiloide AA são mais comuns nos rins e os sinais clínicos são decorrentes de insuficiência renal e uremia. O baço, o fígado, as glândulas adrenais e o trato gastrintestinal também podem ser acometidos, mas sinais clínicos associados a esses órgãos são raros. Em gatos, há deposição generalizada de depósitos amiloides, mas os sinais clínicos são provocados por insuficiência renal e uremia. Cães Shar Peis e gatos Siameses e Orientais de Pelo Curto podem ser exceções a essas regras gerais. Nessas raças, a deposição grave de amiloide no fígado pode causar ruptura hepática e hemoabdome agudo. No próprio rim, a distribuição dos depósitos amiloides varia entre as espécies. Nos cães, por exemplo, a amiloidose é uma doença principalmente glomerular, mas, em gatos, a distribuição dos depósitos amiloides pode ser predominantemente medular.

ACHADOS CLÍNICOS

A maioria dos animais com doença glomerular é de meia-idade ou idosa à primeira consulta. Não há predileção por sexo em cães, mas aproximadamente 75% dos gatos com GN são

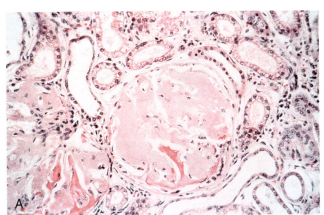 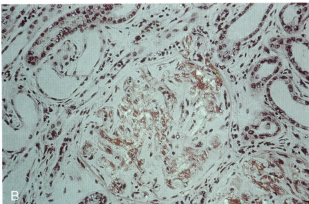

Figura 40.6 Aparência microscópica de amiloidose glomerular em um cão. **A.** Observe a hipocelularidade do glomérulo causada pela deposição de um material extracelular eosinofílico (amiloide; H&E, × 400). **B.** Coloração com vermelho do Congo vista sob luz polarizada. Observe a birrefringência verde dos depósitos amiloides corados com vermelho do Congo (× 400). (**A**, de Chew DJ, DiBartola SP, Schenck PA: *Canine and feline nephrology and urology*, ed 2, St Louis, 2011, Elsevier Saunders.)

machos. Qualquer raça pode ser acometida pela doença glomerular, mas formas familiares de GN membranoproliferativa foram relatadas em Soft Coated Wheaten Terriers (associada a mutações nas proteínas do diafragma em fenda, nefrina e Neph3/filtrina), Brittany Spaniels (associada à deficiência hereditária do terceiro componente do sistema complemento) e Bernese Mountain Dogs (frequentemente associada à sorologia positiva para *Borrelia burgdorferi*). Os defeitos hereditários do colágeno de tipo IV da MBG são causados por um traço autossômico recessivo em Cocker Spaniels Ingleses e um traço dominante ligado ao X em Samoiedas machos. Também há suspeita de defeitos da membrana basal em Doberman Pinschers e Bull Terriers. A amiloidose renal familiar ocorre em gatos jovens Abissínios, Siameses e Orientais de Pelo Curto e em cães Shar Pei. A amiloidose familiar também foi relatada em Beagles e Foxhounds Ingleses.

Achados à anamnese e ao exame físico

Cães e gatos com doença glomerular podem apresentar diversos quadros clínicos. Os sinais clínicos podem estar relacionados à presença de DRC após a perda de mais de 75% da população de néfrons funcionais (p. ex., anorexia, perda de peso, letargia, poliúria, polidipsia, vômito). Esse quadro clínico é comum. Os sinais podem estar relacionados a uma doença infecciosa, inflamatória ou neoplásica subjacente ou ainda à proteinúria, que pode ser um achado incidental da avaliação diagnóstica de outro problema. Os sinais clínicos são ocasionalmente relacionados à síndrome nefrótica clássica (p. ex., ascite, edema subcutâneo). Os sinais podem estar relacionados ao tromboembolismo (p. ex., início súbito de dispneia com embolia pulmonar, início súbito de paraparesia com embolia ilíaca ou da artéria femoral); a cegueira súbita pode ser provocada pelo descolamento de retina resultante de hipertensão sistêmica.

Os achados do exame físico geralmente estão relacionados à presença de DRC e uremia (p. ex., má condição corporal, pelame de má qualidade, desidratação, úlcera oral, rins pequenos e irregulares). Outros achados do exame físico podem estar relacionados à presença de doenças infecciosas, inflamatórias ou neoplásicas subjacentes. Os cães Shar Pei acometidos podem ter histórico da chamada febre do Shar Pei, ou seja, episódios de edema articular, principalmente tibiotársico, e febre alta que desaparece em poucos dias, independentemente do tratamento. Alguns achados do exame físico podem estar relacionados à perda grave de proteínas (p. ex., ascite, edema, má condição corporal e má qualidade do pelame). A hipertensão sistêmica pode causar hemorragias, tortuosidade vascular e descolamento de retina.

Resultados laboratoriais

Uma pesquisa cuidadosa de doenças associadas conhecidas (ver Boxe 40.1) é parte crucial da avaliação diagnóstica, embora, em última análise, a doença glomerular seja idiopática na maioria dos casos. A proteinúria intensa e persistente com sedimento urinário inativo é a marca registrada da doença glomerular. Maiores números de cilindros hialinos e, às vezes, gotículas de lipídios podem ser observados no sedimento urinário de animais com proteinúria nefrótica. A isostenúria (gravidade específica da urina entre 1,007 e 1,015) pode ser observada em caso de perda de pelo menos 67% da população de néfrons funcionais; animais com deposição medular de amiloide (p. ex., gatos Abissínios, cães Shar Pei) podem apresentar perda precoce da capacidade de concentração da urina.

A GN ou amiloidose pode levar à insuficiência renal crônica acompanhada pelas anomalias bioquímicas esperadas (p. ex., azotemia, hiperfosfatemia, acidose metabólica). A hipoalbuminemia ocorre em muitos cães com doença glomerular (até 75% dos cães com amiloidose e 60% dos cães com GN). A hipercolesterolemia é observada na maioria dos cães com doença glomerular (até 60% dos cães com GN e 90% dos cães com amiloidose), mas tende a ser um achado inespecífico em gatos com doença renal. A hipercolesterolemia pode ser causada em parte pelo aumento da síntese hepática de lipoproteínas ricas em colesterol secundária à hipoalbuminemia crônica.

A razão de UPC evita a confusão da concentração total de soluto na urina (i. e., gravidade específica) na avaliação qualitativa da proteinúria. É bem correlacionada à perda de proteína na urina de 24 horas, mas é muito mais fácil de medir – ou seja, não requer uma amostra de urina de 24 horas. A magnitude do aumento da UPC é aproximadamente correlacionada à natureza da doença glomerular. As UPCs são maiores em cães com amiloidose glomerular (> 10) e menores naqueles com doença renal intersticial (< 10). Nos animais com GN, UPC é muito variável (normal a superior a 30). A presença de hematúria ou piúria pode dificultar a interpretação da UPC e gerar um resultado falso-positivo. O valor normal de UPC é inferior a 0,5 em cães e a 0,4 em gatos. Em um estudo com cães, os resultados de UPC obtidos em três amostras separadas de urina foram bem correlacionados a uma única determinação feita em uma alíquota combinada das três amostras, sugerindo uma alternativa econômica para determinações repetidas de UPC. O avanço da doença glomerular e a diminuição da taxa de filtração glomerular reduz a quantidade de proteína filtrada e pode diminuir a UPC, geralmente à medida que a azotemia piora. Essa diminuição não necessariamente indica melhora clínica e é um sinal de mau prognóstico. A proteinúria é branda ou ausente em animais com amiloidose medular renal, mas sem amiloidose glomerular (p. ex., alguns gatos e cães Shar Pei com amiloidose).

Além de valiosa para o diagnóstico da doença glomerular, a proteinúria é também reconhecida como um fator na progressão da DRC. Cães com DRC e razão de UPC de 1 ou mais apresentaram risco três vezes maior de crises urêmicas e morte em comparação àqueles com razão de UPC inferior a 1. Em gatos com DRC, a sobrevida foi correlacionada à razão de UPC; gatos com razão de UPC superior a 0,4 tiveram razão de risco de 4 para morte ou eutanásia em comparação a uma razão de risco de 2,9 em gatos com razão de UPC entre 0,2 e 0,4. O tratamento com inibidores da enzima conversora de angiotensina (IECAs) para diminuição da proteinúria e progressão lenta da DRC tornou-se uma importante estratégia de manejo em pacientes com DRC (ver adiante). A abordagem diagnóstica da proteinúria está resumida no Boxe 40.2.

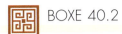

BOXE 40.2

Abordagem clínica para diagnóstico de proteinúria.

Localização: a proteinúria em uma amostra coletada por cistocentese e com sedimento urinário inativo provavelmente tem origem renal

Persistência: a proteinúria deve ser observada em pelo menos três amostras de urina obtidas com pelo menos 2 semanas de intervalo

Magnitude: as etapas a seguir são determinadas pela magnitude da proteinúria

- Microalbuminúria com base nos resultados do ensaio imunossorvente ligado à enzima (ELISA) (1 a 30 mg/dℓ)
  - Monitore a persistência e a progressão em animais idosos saudáveis
  - Investigue se há uma doença sistêmica ainda não suspeita em animais idosos
  - Aumentos progressivos sugerem lesão renal contínua e exigem maior avaliação
- Razão entre proteína e creatinina na urina (UPC)
  - > 0,5 a 1 sugere proteinúria renal (mas não necessariamente glomerular)
  - > 1 a 2 sugere maior risco de morbidade e mortalidade em animais com doença renal crônica azotêmica
  - > 2 sugere doença glomerular

De Lees GE et al.: Assessment and management of proteinuria in dogs and cats: 2004 ACVIM Forum Consensus Statement (small animal), J Vet Intern Med 19: 377, 2005.

A biópsia renal é a única maneira confiável de diferenciação entre GN e amiloidose glomerular. Uma biópsia do córtex renal diferencia a GN da amiloidose glomerular, mas o tecido medular é necessário para diagnóstico de amiloidose medular renal. À microscopia óptica, as lesões da GN podem ser mínimas. Métodos imunopatológicos usando microscopia de fluorescência ou coloração com peroxidase-imunoperoxidase e microscopia eletrônica de transmissão são necessários para diagnóstico e caracterização precisa da GN por imunocomplexos. A análise do fluido ascítico normalmente revela um transudato puro com baixo número de células e baixa concentração de proteína total. A medida das concentrações plasmáticas de fibrinogênio e antitrombina pode identificar animais em risco de tromboembolismo.

TRATAMENTO DE PACIENTES COM DOENÇA GLOMERULAR

O tratamento de cães e gatos com doença glomerular é baseado principalmente na identificação e no manejo de qualquer doença infecciosa, inflamatória ou neoplásica predisponente subjacente (i. e., a remoção, se possível, do antígeno agressor; ver Boxe 40.1). A ovário-histerectomia em uma cadela com piometra ou o tratamento da dirofilariose em um cão infectado, por exemplo, pode levar à resolução da GN. A DRC, se presente, deve ser tratada de acordo com os princípios descritos no Capítulo 41.

Embora possa parecer lógico que a suplementação da dieta com proteínas seja benéfica em cães e gatos com doença renal e perda proteica, isso apenas agrava a eliminação de proteínas pela urina. Em contrapartida, uma dieta com baixo teor de proteínas diminui a pressão intraglomerular e reduz a proteinúria. Em um estudo, a alimentação de cães com nefropatia hereditária ligada ao X com uma dieta com 14% de proteína (com base em matéria seca) foi associada a uma UPC média de 1,8 em comparação a uma UPC média de 4,7 naqueles que receberam uma dieta com 35% de proteína. Em cães, o tratamento de suporte da hipertensão pode incluir a dieta com baixo teor de sal (< 0,3% com base em matéria seca). Uma dieta com baixo teor de sódio também pode aumentar os efeitos anti-hipertensivos dos inibidores do sistema renina-angiotensina-aldosterona (SRAA). A suplementação dietética com ácidos graxos poli-insaturados (PUFA) n-3 de cadeia longa pode suprimir a inflamação glomerular e a coagulação, interferindo na produção de prostanoides pró-inflamatórios. As dietas renais com 0,6% de PUFA n-3 com base em matéria seca diminuem a razão n-6/n-3 de aproximadamente 50:1 para 5:1. A alimentação pode ser suplementada com 0,25 a 0,5 g/kg/dia de PUFA n-3 de cadeia longa usando óleo de peixe. Essa suplementação aumenta o requerimento de antioxidantes (p. ex., 1,1 UI de vitamina E por grama de óleo de peixe adicionado à dieta).

A inibição do SRAA diminui a pressão glomerular transcapilar por redução da resistência arteriolar eferente, diminuindo a proteinúria. O tratamento com IECAs e/ou bloqueadores do receptor de angiotensina (BRA) se tornou padrão em pacientes com doença glomerular. A administração de enalapril ou benazepril pode ser instituída em dose de 0,5 mg/kg a cada 24 horas e gradualmente aumentada para 2 mg/kg/dia divididos a cada 12 horas com base no monitoramento da UPC do paciente. O ideal é que UPC volte ao normal (≤ 0,5), mas uma diminuição de 50% da UPC basal é considerada uma resposta parcial razoável. O agravamento da azotemia (i. e., aumento da concentração sérica de creatinina acima de 30% do valor basal) é incomum durante a administração isolada de IECA. Caso o paciente não responda de maneira adequada ao tratamento apenas com um IECA, um BRA, como losartana ou telmisartana, pode ser adicionado ao esquema terapêutico (Boxe 40.3). Finalmente, a espironolactona pode ser adicionada ao esquema terapêutico se houver escape de aldosterona, mas qualquer melhora deve ser avaliada em relação ao risco de hiperpotassemia ou agravamento da azotemia por uso combinado desses medicamentos. Diuréticos de alça (p. ex., furosemida) podem ser administrados a animais com ascite, mas deve-se ter cuidado para evitar desidratação e azotemia pré-renal.

Os IECAs e BRAs têm efeitos modestos na pressão sanguínea sistêmica (i. e., diminuição de cerca de 10 a 15% em relação ao valor basal). O tratamento anti-hipertensivo adicional é recomendado se a pressão arterial sistólica for superior a 160 mmHg e a pressão diastólica for superior a 100 mmHg em um paciente com doença glomerular já em tratamento com IECA e BRA. De modo geral, o bloqueador dos canais de cálcio anlodipino (0,1 a 0,2 mg/kg/dia) é adicionado ao esquema terapêutico para controle da pressão arterial sistêmica. No glomérulo, age principalmente sobre a arteríola aferente e, assim,

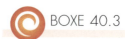

BOXE 40.3

Medicamentos usados no tratamento da doença glomerular.

Medicamento	Dose inicial	Escalonamento da dose
Inibidores da enzima conversora de angiotensina		
Enalapril	0,5 mg/kg por via oral (VO) a cada 24 h	Aumentar em 0,5 mg/kg/dia até o máximo de 2 mg/kg/dia divididos a cada 12 h
Benazepril	0,5 mg/kg VO a cada 24 h	Aumentar em 0,5 mg/kg/dia até o máximo de 2 mg/kg/dia divididos a cada 12 h
Bloqueadores do receptor de angiotensina		
Losartana	0,125 mg/kg/dia em cães azotêmicos; 0,5 mg/kg/dia em cães não azotêmicos	Até 0,25 mg/kg/dia em cães azotêmicos; até 1 mg/kg/dia em cães não azotêmicos
Telmisartana	1 mg/kg/dia	Aumentar em 0,5 mg/kg/dia até o máximo de 2 mg/kg/dia
Bloqueadores do receptor de aldosterona		
Espironolactona	1 a 2 mg/kg VO a cada 12 h	–
Bloqueadores dos canais de cálcio		
Anlodipino	0,1 a 0,75 mg/kg a cada 24 h	–
Diuréticos de alça		
Furosemida	1 mg/kg a cada 6 a 12 h	Aumentos de 0,5 a 1 mg/kg a cada 6 a 12 h até um total de 4 mg/kg; ou infusão em taxa contínua de 2 a 15 µg/kg/min após uma dose de ataque de 2 mg/kg
Terapia antitrombótica		
Ácido acetilsalicílico	1 a 5 mg/kg/dia	–

Adaptado de: IRIS Canine GN Study Group Standard Therapy Subgroup, S. Brown, chair, Elliott, T. Francey, D. Polzin, S. Vaden: Consensus recommendations for standard therapy of glomerular disease in dogs, *J Vet Int Med* 27: S27, 2013.

tem pouco efeito sobre a proteinúria. O objetivo deve ser diminuir a pressão arterial sistólica para menos de 150 mmHg e a pressão diastólica para menos de 95 mmHg.

A inibição das plaquetas pode diminuir a coagulação intraglomerular e o risco de tromboembolismo. Em cães, uma dose de ácido acetilsalicílico de 1 a 5 mg/kg por via oral (VO) a cada 24 horas pode inibir a ciclo-oxigenase plaquetária sem impedir os efeitos benéficos da formação de prostaciclina (p. ex., vasodilatação, inibição da agregação plaquetária). Uma dose de ácido acetilsalicílico de 5 mg VO a cada 72 horas pode ser considerada em gatos.

Os medicamentos imunossupressores (p. ex., corticosteroides, ciclosporina, ciclofosfamida, clorambucila, azatioprina, micofenolato, leflunomida) parecem candidatos lógicos para o tratamento da GN imunomediada, mas não há estudos em medicina veterinária que claramente demonstrem sua eficácia. A administração de corticosteroides pode causar proteinúria em cães; um estudo retrospectivo sugeriu que a terapia com corticosteroides pode, na verdade, ser prejudicial em cães com GN idiopática. Um ensaio clínico controlado de tratamento com ciclosporina (15 mg/kg VO a cada 24 horas) em cães com GN não mostrou um efeito benéfico. A ciclofosfamida e a clorambucila são agentes alquilantes que podem ser considerados, mas não há estudos em cães com GN e seus efeitos adversos são preocupantes, especialmente da ciclofosfamida. A azatioprina (50 mg/m^2 VO a cada 24 a 48 horas) pode ser considerada para imunossupressão em cães com GN idiopática, mas as evidências de eficácia são apenas informais. Acredita-se que a azatioprina requeira 2 a 5 semanas de tratamento para ter eficácia total em cães e, assim, a princípio, é geralmente combinada a um medicamento imunossupressor de ação mais rápida. A azatioprina não deve ser usada em gatos, que a metabolizam de forma muito lenta e desenvolvem supressão da medula óssea e leucopenia grave ao receberem doses semelhantes às usadas em cães; a clorambucila pode ser uma alternativa em gatos. Não está claro se os corticosteroides são benéficos para o tratamento de gatos com GN. O micofenolato inibe a síntese de purinas e é menos tóxico do que os agentes alquilantes. Seus efeitos adversos são principalmente gastrintestinais e reversíveis com a interrupção do tratamento. A leflunomida inibe a síntese de pirimidina e pode estar associada a hemorragia inexplicada e trombocitopenia em doses mais altas. Esses novos imunossupressores têm potencial no tratamento de doenças imunomediadas, mas há poucas informações sobre seu uso na GN canina. O Boxe 40.4 mostra o mecanismo de ação, a dose e os efeitos adversos dos imunossupressores que podem ser utilizados no tratamento da GN.

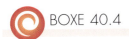

BOXE 40.4

Medicamentos imunossupressores usados no tratamento da doença glomerular.

Terapia imunossupressora

Fármaco	Mecanismo de ação	Dose	Efeitos adversos
Prednisona	Inibe a fosfolipase A2, diminui a liberação de citocinas, inibe a migração de neutrófilos, diminui a função e o número de linfócitos T e B, induz fenótipo anti-inflamatório durante a diferenciação de macrófagos	1 a 2 mg/kg/dia	Poliúria, polidipsia, polifagia, abdome pendular, respiração ofegante, piora da proteinúria, hipercatabolismo e perda muscular, aumento da hipercoagulabilidade, retenção de sódio e fluidos, hipertensão, alterações comportamentais, supressão adrenal
Micofenolato	Inibe a inosina monofosfato desidrogenase, etapa limitadora da taxa de síntese de nucleosídios de guanosina necessários para a síntese de DNA e RNA	10 mg/kg a cada 12 h	Desconforto gastrintestinal
Ciclosporina	Liga-se à ciclofilina e inibe a calcineurina, essencial para a transcrição da interleucina 2 necessária para a ativação dos linfócitos T	5 a 20 mg/kg a cada 12 h	Desconforto gastrintestinal, hiperplasia gengival
Ciclofosfamida	Agente alquilante que interfere na síntese de DNA e RNA	Terapia de pulso com 200 a 250 mg/m² a cada 3 semanas ou terapia contínua com 50 mg/m² 4 dias/semana	Desconforto gastrintestinal, mielossupressão, cistite hemorrágica
Clorambucila	Agente alquilante que interfere na síntese de DNA e RNA	0,2 mg/kg a cada 24 a 48 h	Desconforto gastrintestinal, mielossupressão
Azatioprina	Análogo de purina que interfere na síntese de DNA e RNA e na proliferação de linfócitos	2 mg/kg a cada 24 h por 1 a 2 semanas, então 1 a 2 mg/kg a cada 48 h	Desconforto gastrintestinal, mielossupressão, pancreatite aguda, hepatotoxicidade
Leflunomida	Inibe a síntese de pirimidina, o que diminui a síntese de DNA e RNA e a proliferação de linfócitos	2 mg/kg/dia	Diarreia, letargia, hemorragia inexplicável, trombocitopenia, aumento dos níveis de enzimas hepáticas (mais comuns em doses ≥ 3 mg/kg/dia)

Adaptado de: IRIS Canine GN Study Group Established Pathology Subgroup, G. Segev, chair, L. D. Cowgill, R. Heiene, M. A. Labado, D. J. Polzin: Consensus recommendations for immunosuppresive treatment of dogs with glomerular disease based on established pathology, *J Vet Int Med* 27: S44, 2013.

A resposta ao tratamento da GN é avaliada pela alteração da UPC e pela melhora nas concentrações séricas de creatinina e albumina se estas estivessem anormais no início da terapia. O paciente deve ser avaliado a cada 2 semanas durante a fase inicial do tratamento. Caso o paciente tolere a terapia imunossupressora sem efeitos adversos graves, é possível mantê-la por 8 a 12 semanas antes de iniciar a redução gradual da dose. Se a resposta for mínima, pode-se tentar aumentar a dose ou trocar os medicamentos; no entanto, na ausência de resposta após 12 a 16 semanas, é improvável que a terapia imunossupressora contínua valha a pena.

Nenhum tratamento específico foi benéfico em pacientes com amiloidose. Experimentalmente, a administração de dimetilsulfóxido (DMSO) durante a fase de deposição rápida pode causar a resolução dos depósitos de amiloide, uma diminuição persistente na concentração de SAA e pode melhorar a função renal ao diminuir a inflamação intersticial e a fibrose. Um relato de caso de um cão com amiloidose mostrou o efeito benéfico (diminuição da proteinúria e melhora da taxa de filtração glomerular) do DMSO em dose de 90 mg/kg/semana por via subcutânea. Em outro estudo com vários cães acometidos, o DMSO não foi eficaz; os cães tinham quantidades semelhantes de amiloide nos rins na necropsia e nas biópsias renais feitas antes da instituição do tratamento.

Em pacientes humanos com amiloidose AA sistêmica, os depósitos amiloides regridem e o prognóstico é mais favorável caso as concentrações de SAA continuem baixas (inferiores a 10 mg/ℓ). O medicamento eprodisato, que interage com os sítios de ligação do glicosaminoglicano na proteína SAA e inibe a polimerização e a deposição de fibrilas amiloides nos tecidos, pode retardar a progressão da doença renal em alguns pacientes humanos com amiloidose AA sistêmica. Recentemente, o tocilizumabe (um anticorpo monoclonal contra o receptor da interleucina 6) se mostrou promissor no tratamento de pacientes humanos com amiloidose AA secundária a doenças inflamatórias. Diminui de forma acentuada a concentração de SAA e, em alguns casos, reduz a proteinúria e estabiliza a função renal. Os depósitos de amiloide nos pacientes tratados regrediram ou continuaram estáveis.

A colchicina prejudica a liberação de SAA dos hepatócitos ao se ligar aos microtúbulos e evitar sua secreção. Previne o desenvolvimento de amiloidose em pacientes humanos com febre familiar do Mediterrâneo (FFM), uma doença genética caracterizada por episódios febris recorrentes e autolimitados associados à inflamação serosa. A FFM é causada por mutações no gene da pirina, que é expresso em neutrófilos e inibe a inflamação provocada por pequenos insultos. Se não tratada, a maioria das pessoas com FFM desenvolve amiloidose reativa, síndrome nefrótica e insuficiência renal na meia-idade. A colchicina previne a maioria dos ataques febris e o desenvolvimento de amiloidose nessa população. A colchicina (0,03 mg/kg/dia) pode ser benéfica em cães Shar Pei com febre recorrente e edema articular (a chamada febre do Shar Pei) que podem estar em risco de desenvolvimento de amiloidose sistêmica; no entanto, não há nenhum estudo prospectivo controlado com placebo para apoiar esse tratamento. Os efeitos adversos da colchicina são desconforto gastrintestinal e, em raros casos, neutropenia.

COMPLICAÇÕES

HIPOALBUMINEMIA

A hipoalbuminemia da síndrome nefrótica é apenas parcialmente explicada pela perda urinária de albumina. A síntese hepática de albumina é maior na síndrome nefrótica, mas esse aumento é insuficiente para o grau de hipoalbuminemia. Acredita-se que a baixa pressão oncótica plasmática é o estímulo primário para o aumento da síntese hepática de albumina nessa síndrome. O catabolismo renal da albumina é maior na síndrome nefrótica devido ao aumento da reabsorção da proteína filtrada. Embora um aumento na proteína dietética estimule a síntese hepática de albumina, não corrige a hipoalbuminemia em pacientes com síndrome nefrótica e apenas piora a perda urinária de proteína.

RETENÇÃO DE SÓDIO

A hipótese de *underfill* de formação de edema e ascite na síndrome nefrótica envolve a ativação do SRAA. A perda progressiva de albumina pelos glomérulos e a síntese hepática inadequada de albumina causam hipoalbuminemia que, por sua vez, diminui a pressão oncótica devido à perda de água e eletrólitos do compartimento vascular. A diminuição do volume circulante reduz o fluxo sanguíneo renal e provoca ativação do SRAA com liberação de aldosterona e consequente conservação renal de sódio e água. A tentativa de restauro do volume circulante é malsucedida porque a hipoalbuminemia e a menor pressão oncótica evitam a retenção de água no compartimento vascular. Além do SRAA, a estimulação não osmótica da liberação de hormônio antidiurético (ADH) e o aumento da atividade do sistema nervoso simpático podem diminuir o volume circulante e promover a retenção renal de água e sódio.

A hipótese de *overfill* é baseada em evidências de um mecanismo intrarrenal primário de retenção de sódio na síndrome nefrótica. As concentrações de aldosterona geralmente são normais ou mesmo baixas em pacientes humanos acometidos; o tratamento com IECA nem sempre evita a retenção de sódio. A retenção intrarrenal primária de sódio na síndrome nefrótica ocorre no néfron distal e contribui para a expansão do volume do fluido extracelular e a formação de edema. Estudos recentes sugeriram que a regulação positiva do canal de sódio eletrogênico (ENaC) nas células epiteliais do ducto coletor pode mediar essa retenção de sódio.

As hipóteses de *underfill* e *overfill* de retenção de sódio e formação de edema na síndrome nefrótica podem ser reconciliadas considerando o estágio da doença. No início da doença, quando a concentração de albumina sérica e a pressão oncótica intravascular são adequadas, a retenção intrarrenal de sódio pode causar expansão do volume circulante e supressão do SRAA (*overfill*). Mais tarde, na presença de hipoalbuminemia grave e baixo volume circulante por diminuição da pressão oncótica intravascular, o SRAA é ativado apesar do mecanismo intrarrenal de retenção de sódio (*underfill*).

TROMBOEMBOLIA

A síndrome nefrótica provoca um estado hipercoagulável. Às vezes, fenômenos tromboembólicos são responsáveis pelos principais sinais clínicos e obscurecem a doença renal subjacente, complicando a progressão clínica e retardando o diagnóstico primário. A hipercoagulabilidade e o tromboembolismo associados à síndrome nefrótica são secundários a várias anomalias no sistema de coagulação. A trombocitose branda e a hipersensibilidade plaquetária são associadas à hipoalbuminemia e aumentam a adesão e a agregação plaquetária. O ácido araquidônico plasmático fica ligado a proteínas e a hipoalbuminemia libera ácido araquidônico para interação com as plaquetas. Isso pode aumentar a produção de tromboxano pelas plaquetas e causar hiperagregação plaquetária. A hipercolesterolemia também pode contribuir para a hiperagregação plaquetária, alterando a composição da membrana plaquetária ou a resposta da adenilato ciclase plaquetária às prostaglandinas.

A perda de antitrombina (AT; peso molecular [PM], 65.000) na urina também contribui para a hipercoagulabilidade. A AT, junto com a heparina, inibe serina proteases (fatores de coagulação II, IX, X, XI e XII) e é essencial para a modulação da síntese de trombina e fibrina. A perda urinária dessas proteínas diminui as concentrações plasmáticas dos fatores IX, XI e XII. A hiperfibrinogenemia e a redução da fibrinólise contribuem para a hipercoagulabilidade. A diminuição da fibrinólise se deve à redução da concentração de plasminogênio e aumento da concentração de α_2-macroglobulina (um inibidor da plasmina). O aumento da concentração de fatores de coagulação de PM elevado (fatores II, V, VII, VIII e X) pode causar um aumento relativo nos fatores de coagulação em comparação às proteínas regulatórias. Esse aumento pode ser provocado pela maior síntese de proteínas pelo fígado em uma tentativa de correção da hipoalbuminemia.

O tromboembolismo ocorre em 15 a 25% dos cães com síndrome nefrótica. É raro, mas foi relatado em gatos com doença glomerular. Animais com concentrações de fibrinogênio superiores a 300 mg/dℓ e concentrações de AT inferiores a 70% do normal são considerados em risco de tromboembolismo e são candidatos à terapia anticoagulante (p. ex., ácido acetilsalicílico). Em um estudo, a prevalência de hipercoagulabilidade caracterizada na tromboelastografia foi de 89% em 76 cães com nefropatia com perda de proteína diagnosticada com base na UPC, mas a prevalência de tromboembolismo foi de apenas 6,6%. A hipercoagulabilidade não pode ser prevista pela gravidade da proteinúria, hipertensão, hipoalbuminemia ou baixa atividade de AT. A artéria pulmonar é o local mais comum de tromboembolismo, mas os êmbolos também podem se alojar nas artérias mesentéricas, renais, ilíacas, coronárias e braquiais e na veia porta. De modo geral, cães com tromboembolismo pulmonar apresentam dispneia e hipoxia, além de alterações radiográficas mínimas do parênquima pulmonar. O tratamento tende a ser malsucedido e o prognóstico de cães com doença glomerular e tromboembolismo pulmonar é grave.

HIPERLIPIDEMIA

Hipercolesterolemia e hiperlipidemia são comuns em pacientes com síndrome nefrótica. A diminuição da pressão oncótica plasmática causada por hipoalbuminemia e o aumento da perda de fatores reguladores do metabolismo lipídico na urina elevam a síntese hepática de lipoproteínas e diminuem o catabolismo periférico de lipoproteínas. As lipoproteínas ricas em colesterol de alto PM que não são facilmente perdidas pela parede capilar glomerular danificada se acumulam, enquanto proteínas de PM menor, como albumina e AT, são perdidas na urina. Em pacientes nefróticos, as concentrações de colesterol e lipídios tendem a aumentar à medida que a concentração de albumina diminui. A diminuição do catabolismo hepático das lipoproteínas se deve à função anormal da lipase lipoproteína. A função normal da lipoproteína lipase requer sulfato de heparina como cofator, cujas concentrações tendem a ser menores em pacientes nefróticos. A diminuição do sulfato de heparina foi associada ao aumento da perda urinária de outra glicoproteína, orosomucoide. O desvio dos intermediários de açúcar necessários enquanto o fígado repõe o orosomucoide perdido reduz a produção de sulfato de heparina. A orosomucoide também tem papel importante na manutenção da permeabilidade seletiva normal dos glomérulos. Consequentemente, a perda urinária de orosomucoide não só contribui para a hiperlipidemia da síndrome nefrótica, mas também exacerba a proteinúria.

HIPERTENSÃO

A hipertensão sistêmica pode ocorrer em cães e gatos com doença glomerular devido à retenção de sódio, ativação do SRAA e menor liberação de substâncias vasodilatadoras renais normais. A hipertensão sistêmica foi associada à GN imunomediada, esclerose glomerular e amiloidose glomerular e pode ser observada em 50% ou mais dos cães com doença glomerular. A hipertensão sistêmica pode causar hemorragia, tortuosidade vascular e descolamento de retina; a cegueira pode ser a queixa principal em cães e gatos hipertensos com doença glomerular.

Prognóstico

A amiloidose é uma doença progressiva com prognóstico ruim. Os animais acometidos frequentemente apresentam insuficiência renal na primeira consulta e sobrevivem por menos de 1 ano após o diagnóstico. A progressão da GN é variável e o prognóstico não deve ser estabelecido como mau, a menos que haja evidência de progressão para DRC. Cães e gatos com GN podem apresentar remissão espontânea, curso clínico relativamente estável com proteinúria contínua por meses a anos ou progredir para insuficiência renal crônica ao longo de meses a anos.

Leitura sugerida

Dember LM, et al. Eprodisate for the treatment of renal disease in AA amyloidosis. *N Engl J Med*. 2007;356:2349.
IRIS Canine GN Study Group Established Pathology Subgroup, et al. Consensus recommendations for immunosuppressive treatment of dogs with glomerular disease based on established pathology. *J Vet Intern Med*. 2013;27:S44.
IRIS Canine GN Study Group Standard Therapy Subgroup, et al. Consensus recommendations for standard therapy of glomerular disease in dogs. *J Vet Intern Med*. 2013;27:S27.
Jacob F, et al. Evaluation of the association between initial proteinuria and morbidity rate or death in dogs with naturally occurring chronic renal failure. *J Am Vet Med Assoc*. 2005;226:393.
King JN, et al. Tolerability and efficacy of benazepril in cats with chronic kidney disease. *J Vet Intern Med*. 2006;20:1054.
Lachmann HJ, et al. Natural history and outcome in systemic AA amyloidosis. *N Engl J Med*. 2007;356:2361.
Lane T, et al. Therapeutic blockade of interleukin-6 by tocilizumab in the management of AA amyloidosis and chronic inflammatory disorders: a case series and review of the literature. *Clin Exp Rheumatol*. 2015;33(6 suppl 94):S46.
LeVine DN, et al. The use of pooled vs serial urine samples to measure urine protein:creatinine ratios. *Vet Clin Pathol*. 2010;39:53.
Littman MP, et al. Glomerulopathy and mutations in NPHS1 and KIRREL2 in soft-coated Wheaten Terrier dogs. *Mamm Genome*. 2013;24:119.
Sato M, et al. A retrospective study on the safety and efficacy of leflunomide in dogs. *J Vet Intern Med*. 2017.
Schneider SM, et al. Prevalence of immune-complex glomerulonephritis in dogs biopsied for suspected glomerular disease: 501 cases (2007-2012). *J Vet Intern Med*. 2013;27:S67.
Syme HM, et al. Survival of cats with naturally occurring chronic renal failure is related to severity of proteinuria. *J Vet Intern Med*. 2006;20:528.
White CR, et al. Evaluation of the relationship between clinical variables and thromboelastographic findings in dogs with protein-losing nephropathy. *J Vet Emerg Crit Care (San Antonio)*. 2016;26:74.
Zacchia M, et al. Nephrotic syndrome: new concepts in the pathophysiology of sodium retention. *J Nephrol*. 2008;21:836.

CAPÍTULO 41

Lesão Renal Aguda e Doença Renal Crônica

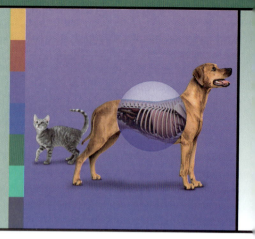

A diferenciação clínica de lesão renal aguda (LRA) e doença renal crônica (DRC) pode ser difícil, mas é importante porque a LRA é reversível, mas a DRC, não. Vários dos achados clínicos que ajudam a diferenciar LRA de DRC são específicos, mas não sensíveis para DRC (i. e., são úteis se presentes, mas não se ausentes). Por exemplo, os rins devem ter tamanho normal (ou, às vezes, um pouco maior) em pacientes com LRA, mas são pequenos e irregulares na DRC. Alguns animais com DRC, no entanto, podem ter rins de tamanho normal e algumas doenças renais crônicas em gatos estão associadas ao aumento de volume renal (p. ex., linfoma renal, doença renal policística). O histórico de poliúria (PU) e polidipsia (PD) é geralmente (mas nem sempre) observado na DRC, mas não na LRA. A anemia não regenerativa é detectada com frequência (mas, de novo, nem sempre) à apresentação em cães e gatos com DRC, mas não inicialmente em pacientes com LRA. Perda de peso, má condição corporal e pelame em más condições sugerem DRC e não são esperados em animais com LRA. No entanto, alguns cães e gatos com DRC apresentam boas condições corporais. O aumento de volume das glândulas paratireoides (> 4 mm) à ultrassonografia de um cão com doença renal sugere DRC, enquanto um cão com LRA deve ter glândulas paratireoides de tamanho normal (≤ 4 mm). A hipotassemia pode ser associada ao desenvolvimento de oligúria ou anúria na LRA ou DRC. A Tabela 41.1 resume a diferenciação clínica de LRA e DRC.

LESÃO RENAL AGUDA

A LRA é uma síndrome clínica caracterizada por aumentos abruptos nas concentrações séricas de creatinina e ureia (azotemia). O reconhecimento precoce da LRA é essencial devido à possibilidade de reversão em pacientes com número suficiente de néfrons sobreviventes, desde que o tratamento seja instituído com rapidez. É provável que a LRA seja mais comum do que o estimado e diagnosticada como DRC. A identificação de situações com maior probabilidade de desenvolvimento de LRA e a instituição das medidas preventivas adequadas é preferível ao tratamento de uma LRA já estabelecida. As anomalias

 TABELA 41.1

Diferenciação clínica de lesão renal aguda e da doença renal crônica.

Característica clínica	Lesão renal aguda	Doença renal crônica
Tamanho dos rins	Normal ou ligeiramente aumentado	Pequeno e irregular ou normal
Histórico de poliúria e polidipsia	Ausente	Presente ou ausente
Anemia não regenerativa	Ausente	Presente ou ausente
Perda de peso	Ausente	Presente ou ausente
Má condição corporal	Ausente	Presente ou ausente
Pelame em más condições	Ausente	Presente ou ausente
Aparência ultrassonográfica das glândulas paratireoides	Tamanho normal	Tamanho maior

clínico-patológicas tendem a ser mais graves em pacientes com LRA em comparação àqueles com DRC; isso ocorre porque a maioria dos mecanismos compensatórios que se desenvolvem na DRC não são observados na LRA.

Fisiopatologia

A isquemia renal ou exposição a nefrotoxinas causa lesão tubular em um espectro que vai da degeneração à necrose; esse quadro era chamado nefrose ou necrose tubular aguda (Figura 41.1). Em alguns casos, a insuficiência excretora pode ser grave, apesar da presença mínima ou nula de lesões

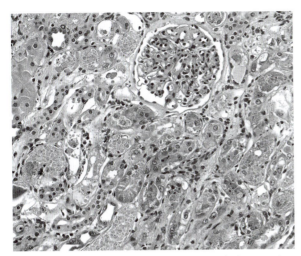

Figura 41.1 Fotomicrografia de necrose tubular aguda mostrando o glomérulo normal com áreas de necrose tubular. Observe alguns túbulos com perda de epitélio tubular, alguns com epitélio achatado e lúmens tubulares cheios de *debris* necróticos (× 200). (Cortesia do Dr. Steve Weisbrode.)

microscópicas. Vários fatores podem contribuir para a azotemia e oligúria na LRA, inclusive refluxo tubular, obstrução tubular intraluminal (p. ex., cilindros, *debris* celulares, edema tubular), obstrução tubular extraluminal (p. ex., edema intersticial, infiltrados celulares) e problemas primários de filtração (p. ex., vasoconstrição arteriolar aferente, vasodilatação arteriolar eferente, diminuição da permeabilidade glomerular). É provável que os pacientes apresentem alguma combinação desses mecanismos fisiopatológicos conforme a causa da LRA (Figura 41.2). Dependendo de sua duração e gravidade, a isquemia renal pode provocar azotemia pré-renal reversível ou necrose tubular aguda. O córtex renal tem rica inervação adrenérgica, o que causa vasoconstrição durante a isquemia renal. Devido à grande reserva de suprimento sanguíneo, reduções temporárias ou brandas no fluxo sanguíneo renal (FSR) não geram necrose tubular. A privação do suprimento de sangue, se grave e prolongada, diminui a produção celular de energia e causa perda da integridade celular. Túbulos com alta atividade metabólica são mais suscetíveis à lesão por redução da oferta de oxigênio. A medula externa recebe menor quantidade de oxigênio em relação à sua alta atividade metabólica e é mais suscetível à lesão durante a hipoxia. Os anti-inflamatórios não esteroidais (AINEs) podem causar isquemia renal ao bloquear a produção renal de prostaglandinas vasodilatadoras que mantêm o FSR durante a desidratação. As verdadeiras nefrotoxinas exercem seus efeitos deletérios diretamente no rim após a ligação às membranas celulares tubulares. O termo *nefrotóxico* refere-se a uma substância química ou fármaco que pode causar lesão renal, seja por dano nefrotóxico direto (p. ex., aminoglicosídeos), seja isquemia renal (p. ex., AINEs). Pacientes com doença renal subjacente podem desenvolver LRA mais facilmente que pacientes com rins normais antes do insulto. A desidratação concomitante também pode aumentar a gravidade da LRA após a isquemia renal ou exposição a nefrotoxinas, em parte porque a desidratação ativa a vasoconstrição renal, o que pode aumentar o dano isquêmico. O Boxe 41.1 mostra as causas de LRA em cães e gatos.

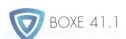 BOXE 41.1

Algumas causas de lesão renal aguda em cães e gatos.

Nefrotoxinas
- Etilenoglicol
- Aminoglicosídeos
- Anfotericina B
- Lírios (*Lilium longiflorum*, gatos)
- Intoxicação por uvas ou passas (cães)
- Hipercalcemia
  - Rodenticida à base de colecalciferol
  - Calcipotrieno (Dovonex®)
- Medicamentos antitumorais
  - Cisplatina
- Contrastes radiológicos administrados por via intravenosa
- Metais pesados (p. ex., tiacetarsamida)
- Alimentos contaminados (melamina, ácido cianúrico)
- Hidroxietilamido (maior risco com solução de 10%, mas não 6%)

Isquemia renal
- Desidratação
- Trauma
- Anestesia
- Sepse
- Insolação
- Nefropatia pigmentar
  - Mioglobinúria
- Choque
- Hemorragia
- Cirurgia
- Anti-inflamatórios não esteroidais (AINEs)

Outros
- Leptospirose – nefrite tubulointersticial aguda
- Borreliose – glomerulonefrite de progressão rápida
- Vasculopatia cutânea e glomerular renal – microangiopatia trombótica renal (especialmente em Galgos)

Hiperfosfatemia aguda
- Síndrome de lise tumoral

A LRA tem três fases clínicas (Figura 41.3). A fase latente representa o tempo após a exposição a uma nefrotoxina ou isquemia renal até o início da azotemia. Está associada ao aumento do número e à gravidade das lesões tubulares renais ao longo do tempo caso o insulto renal não seja removido. Assim, não é detectada, já que os sinais clínicos são nulos ou mínimos. A remoção imediata da causa incitante leva ao rápido retorno da função renal normal.

A entrada na fase de manutenção significa a ocorrência de uma quantidade crítica de lesão letal nos túbulos renais; espera-se a presença de LRA por 1 a 3 semanas antes do possível restauro da função renal. A remoção da causa desencadeante durante a fase de manutenção não leva à normalização imediata da função renal. Anúria, oligúria, produção normal de urina e PU podem ser observadas, dependendo da causa específica e da gravidade da lesão renal. A anúria ou oligúria acentuada ocorre em pacientes com lesão renal mais grave

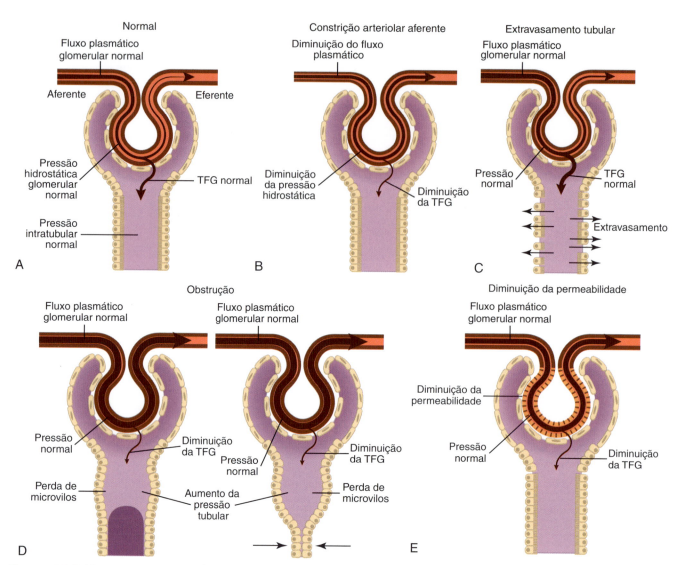

Figura 41.2 Mecanismos que contribuem para a diminuição da taxa de filtração glomerular (TFG) e a oligúria na lesão renal aguda. **A.** Néfron normal. A pressão de filtração glomerular normalmente não é prejudicada de forma significativa pela baixa pressão intratubular. O epitélio tubular renal saudável evita que o fluido tubular vaze entre as células tubulares ou através delas. Não há material obstrutivo no interior do lúmen tubular, que está completamente livre. **B.** Vasoconstrição arteriolar aferente (i. e., nefropatia vasomotora). A filtração glomerular é bastante diminuída pela constrição da arteríola aferente. A diminuição da pressão intraglomerular pode causar azotemia e reduzir a produção de urina. **C.** Extravasamento por refluxo tubular. A pressão de filtração pode ser normal, mas o fluido filtrado volta pelo epitélio tubular danificado para o interstício. O interior do túbulo danificado também pode apresentar certo acúmulo de fluido. O refluxo tubular é observado em pacientes com lesão tubular mais grave. O refluxo é aumentado por qualquer elevação simultânea na pressão tubular (ver **D**). **D.** Aumento da pressão intratubular por obstrução. O aumento da pressão intratubular ocorre perto do segmento obstruído do néfron. A obstrução pode ser intraluminal ou extraluminal e o aumento resultante na pressão se opõe à filtração glomerular. O material obstrutivo pode ser composto por *debris* celulares, proteínas precipitadas ou, às vezes, precipitados cristalinos. A obstrução extraluminal pode ser causada por edema intersticial ou infiltrados celulares e diminuir o fluxo sanguíneo renal ao comprimir os vasos sanguíneos intersticiais. O edema tubular também pode contribuir para o aumento da pressão intraluminal. **E.** Redução da permeabilidade glomerular. Nesse exemplo, a doença diminuiu a área de superfície disponível para filtração glomerular. A diminuição da permeabilidade glomerular pode ser consequência da contração das células mesangiais e da diminuição do número e do diâmetro das fenestras (poros) glomerulares.

(p. ex., etilenoglicol, intoxicação por lírio em gatos), enquanto a produção normal de urina ou PU é mais provável em pacientes com nefrotoxicidade por aminoglicosídeo. O aumento persistente da concentração sérica de creatinina caracteriza a fase de manutenção da LRA, apesar da correção de todos os fatores pré-renais (i. e., restauro do volume de fluido extracelular e da perfusão renal). O paciente com lesão renal grave pode não sobreviver à fase de manutenção. O FSR pode ser restaurado pela expansão do volume durante a fase de manutenção, mas a taxa de filtração glomerular (TFG) continua muito baixa.

Durante a fase de recuperação, as concentrações séricas de ureia e creatinina se normalizam com a recuperação de TFG e FSR e os pacientes com anúria ou oligúria voltam a urinar. A capacidade máxima de concentração urinária e a acidificação urinária podem não retornar ao normal, mas, de modo geral, essas limitações não têm consequências clínicas.

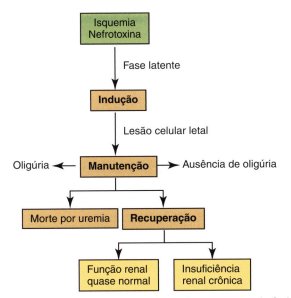

Figura 41.3 Fases da lesão renal aguda e possíveis desfechos.

As concentrações séricas de ureia e creatinina também podem não normalizar por completo, dependendo da magnitude da lesão renal. Esses animais, entretanto, podem apresentar melhora suficiente para ter qualidade de vida razoável como pacientes com DRC.

Achados clínicos

Os achados clínicos da LRA são inespecíficos e incluem anorexia, letargia, vômitos e diarreia. Esses sinais são recentes e não há histórico de longa data de PU ou PD. Em um estudo de cães com LRA, aproximadamente 18% tinham anúria, 43%, oligúria, 25% apresentavam débito urinário normal e 14% tinham PU. Trauma, choque, cirurgia ou anestesia geral recentes sugerem a possibilidade de LRA isquêmica. A administração recente de nefrotóxicos conhecidos aumenta a probabilidade de LRA nefrotóxica. Os achados do exame físico em pacientes com LRA tendem a ser mais graves do que os observados em animais com azotemia pré-renal e são desidratação, hálito urêmico e úlcera oral. A palidez de mucosas, observada em pacientes com DRC, não deve ser detectada. Animais com LRA causada por nefrite (p. ex., cães com leptospirose) podem ter febre. Animais oligoanúricos com LRA podem apresentar hiper-hidratação por administração excessiva de fluidos por via intravenosa. Os rins têm tamanho normal ou aumentado e não pequenos e irregulares, como em animais com DRC. O tamanho da bexiga varia de acordo com a produção de urina. A bradicardia, se presente, sugere a necessidade de avaliação da concentração sérica de potássio.

Achados clínico-patológicos

A anemia deve estar ausente no início da LRA, mas pode se desenvolver devido às repetidas coletas de sangue e perda contínua de sangue gastrintestinal (GI). A concentração total de proteína pode ser normal ou alta, dependendo da extensão da desidratação. Uma resposta ao estresse (p. ex., neutrofilia madura, linfopenia) é comum no hemograma completo. A leucocitose com desvio à esquerda e a trombocitopenia podem ser observadas em cães com leptospirose aguda. A gravidade específica da urina (GEU) normalmente está na faixa isostenúrica (1,007 a 1,015), independentemente da presença de oligúria ou não. Proteinúria, hematúria ou glicosúria podem ser observadas e o sedimento urinário pode ser ativo, com muitos cilindros (p. ex., cilindros de células tubulares renais, cilindros granulares grossos e finos).

A ausência de cilindros, porém, não exclui o diagnóstico de LRA. A presença de cristais de oxalato à sedimentoscopia de um animal com LRA dá suporte ao diagnóstico de envenenamento por etilenoglicol. As concentrações séricas de ureia e creatinina são altas e continuam a subir até o estabelecimento de um platô. A concentração sérica de creatinina pode levar dias até atingir o estado estacionário após a LRA grave e continuar a subir com a progressão do dano letal (i. e., isquemia não detectada em andamento ou insulto nefrotóxico). A magnitude do aumento da concentração sérica de ureia ou creatinina não auxilia a diferenciação entre LRA e DRC ou azotemia pré-renal, renal intrínseca e pós-renal. A LRA pode ser acompanhada por aumentos rápidos nas concentrações séricas de ureia, creatinina e fósforo. Dependendo do débito urinário, as concentrações séricas de potássio podem ser normais ou altas; na DRC poliúrica, porém, essas concentrações são normais ou baixas. Os pacientes com LRA apresentam hiperfosfatemia, frequentemente grave. O hiperparatireoidismo renal secundário mantém o equilíbrio do fósforo na DRC de progressão lenta, um efeito compensatório que não tem tempo suficiente para se desenvolver em pacientes com LRA. A concentração sérica total de cálcio geralmente é normal ou baixa. Na fase de manutenção, a gasometria arterial geralmente revela acidose metabólica moderada a grave. A excreção fracionada de sódio é maior em animais com LRA e esse talvez seja um bom biomarcador, porque diminui com o tempo nos animais sobreviventes. Recentemente, outros biomarcadores urinários, como a lipocalina associada à gelatinase de neutrófilos (NGAL), mostraram ser valiosos na detecção e no monitoramento de pacientes com LRA (ver Capítulo 39).

Os rins são de tamanho normal ou aumentados e têm formato normal em pacientes com LRA. A ultrassonografia renal pode revelar aumento da ecogenicidade cortical ou medular, mas os achados normais ao exame ultrassonográfico não excluem o diagnóstico de LRA. Os rins de animais com intoxicação por etilenoglicol são extremamente hiperecogênicos e essa observação pode auxiliar o diagnóstico (Figura 41.4). Em um estudo, os sinais radiográficos de doença pulmonar (p. ex., padrão alveolar, mineralização alveolar) foram mais comuns em cães com LRA do que naqueles com DRC, mas esses achados não influenciaram a sobrevida. A sorologia aguda e convalescente auxilia o estabelecimento do diagnóstico de leptospirose em cães com nefrite aguda.

A biópsia renal confirma que a azotemia é causada por lesões renais primárias, caracteriza as lesões como agudas ou crônicas e estabelece o prognóstico. Lesões renais compatíveis com LRA são degeneração tubular, necrose tubular e cilindros intratubulares. A presença de membranas basais tubulares intactas com evidências de regeneração tubular é um sinal de bom prognóstico, enquanto membranas basais rompidas sugerem o mau prognóstico. A inflamação intersticial é mínima

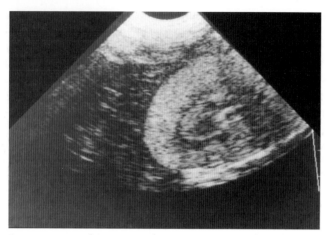

Figura 41.4 Ultrassonografia do rim de um cão com intoxicação por etilenoglicol. Observe o córtex renal extremamente hiperecoico.

na LRA causada por nefrose, mas substancial na LRA associada à nefrite. A ausência de fibrose dá suporte ao diagnóstico de LRA, e não de DRC. As alterações histopatológicas à microscopia óptica podem ser mínimas ou nulas em alguns animais com LRA. A biópsia renal durante a fase de recuperação prolongada pode determinar presença de cicatrização por fibrose e perda de néfrons ou regeneração tubular e repovoamento de membranas basais intactas.

Tratamento

O objetivo final do tratamento da fase de manutenção da LRA é oferecer cuidados de suporte adequados e tempo para a cura. A prevenção da piora da lesão renal é uma importante meta terapêutica e requer fluidoterapia cuidadosa para a otimização da perfusão renal, mas evitando a hidratação excessiva. Até 3 semanas de cuidados de suporte podem ser necessárias para determinar a probabilidade de retorno da função renal adequada. A gravidade da azotemia residual determina se o animal pode ser tratado com sucesso como um paciente com DRC.

A princípio, os distúrbios com maior risco de morte devem ser identificados e corrigidos durante a busca pela causa da LRA. A administração de medicamentos nefrotóxicos deve ser interrompida e nenhum fármaco desse tipo deve ser prescrito. A perda da autorregulação renal faz com que os pacientes com LRA não tenham como se proteger de episódios contínuos de redução da perfusão renal; assim, anestesia geral e cirurgia devem ser evitadas.

Um cateter intravenoso permanente deve ser colocado para administração de fluidos e medicamentos. O cateter jugular é preferido por permitir o monitoramento da pressão venosa central (PVC). A administração de fluidos deve ser reduzida ou temporariamente interrompida se a PVC exceder 13 cmH$_2$O ou subir rapidamente 2 cmH$_2$O ou mais em qualquer período de 10 minutos. Um desafio de volume com 20 mℓ/kg pode ser administrado durante 10 minutos para a avaliação da probabilidade de sobrecarga volumétrica iminente. A PVC não deve aumentar mais de 2 cmH$_2$O se o coração estiver normal. A desidratação deve ser corrigida com rapidez, idealmente em 6 a 8 horas, para evitar a piora da lesão renal pela isquemia contínua.

Após a correção da desidratação, mais fluidos são dados para corresponder às perdas sensíveis (i. e., volume de urina medido), insensíveis (i. e., perdas GIs e respiratórias de aproximadamente 20 mℓ/kg/dia) e contemporâneas contínuas (perdas estimadas por vômitos e diarreia). O cateter urinário de demora é necessário para monitorar o débito urinário e facilitar a fluidoterapia nas primeiras 24 a 48 horas. A presença de oligúria requer atenção meticulosa à fluidoterapia para prevenir a hiper-hidratação. A pesagem do paciente duas vezes ao dia na mesma balança fornece boas informações sobre o equilíbrio de fluidos. O débito urinário normal é de 1 a 2 mℓ/kg/h e valores de 2 a 5 mℓ/kg/h são esperados em cães e gatos normais submetidos à expansão volumétrica adequada. A produção de urina abaixo de 2 mℓ/kg/h em um animal bem hidratado sob fluidoterapia é considerada oligúria relativa.

De modo geral, o soro fisiológico (NaCl a 0,9%) é o fluido de escolha para reidratação devido ao seu teor de sódio (154 mEq/ℓ) e à ausência de potássio. Na reidratação, fluidos hipotônicos (NaCl a 0,45% em dextrose a 2,5%) podem ser administrados nos requerimentos de manutenção para prevenir a hipernatremia.

A suplementação de potássio, se necessária, deve ser ajustada com cuidado e conforme as concentrações séricas seriadas. A concentração sérica de potássio varia de acordo com o débito urinário, a função excretora renal, a gravidade da acidose metabólica e a ingestão oral.

O tratamento da hiperpotassemia pode ser necessário em pacientes oligoanúricos. O eletrocardiograma (ECG) pode auxiliar na detecção dos efeitos fisiológicos da hiperpotassemia, inclusive bradicardia, prolongamento do intervalo P-R, aumento dos complexos QRS, embotamento ou ausência de ondas P (parada atrial) e aspecto apiculado das ondas T. As anomalias eletrocardiográficas geralmente são observadas quando a concentração sérica de potássio excede 8 mEq/ℓ. Concentrações séricas de potássio de 8 a 10 mEq/ℓ são consideradas perigosas para a função cardíaca e aquelas de 10 mEq/ℓ ou mais apresentam risco à vida. Em caso de alterações eletrocardiográficas associadas à hiperpotassemia, o tratamento deve ser instituído imediatamente. O bicarbonato de sódio (0,5 a 1 mEq/kg IV) é infundido primeiro, especialmente se houver acidose metabólica. Alternativamente, a infusão de glicose hipertônica a 20 a 30% pode estimular a liberação de insulina endógena e a translocação de potássio para as células. A infusão de glicose pode substituir a administração de bicarbonato de sódio em caso de baixa concentração de cálcio total ou ionizado, convulsões ou alcalose metabólica. A administração de insulina combinada à infusão de glicose hipertônica é controversa. Uma solução de gliconato de cálcio a 10% (0,5 a 1 mℓ/kg) pode ser infundida para neutralizar os efeitos do potássio no coração, mas essa abordagem não reduz a concentração sérica de potássio. Os sais de cálcio podem ser benéficos em pacientes com hipocalcemia, mas também podem promover a mineralização dos tecidos moles na presença de hiperfosfatemia. O ECG deve se normalizar alguns minutos após esses tratamentos, que reduzem os efeitos da hiperpotassemia de maneira apenas temporária. A maximização da função excretora renal e a manutenção do pH e do nível sérico de bicarbonato na faixa normal promovem a normalização da concentração sérica de potássio. A hiperpotassemia crônica pode ser tratada com uma resina de troca iônica (poliestireno sulfonato de sódio, 2 g/kg, divididos em três doses por dia e administrados por via oral ou como enema de retenção) ou diálise.

A acidose metabólica pode ser grave e requer tratamento durante a fase de manutenção da LRA. Na ausência de hemogasometria, a concentração total de CO_2 (< 15 mEq/ℓ) pode identificar a acidose metabólica. A terapia alcalinizante deve ser instituída se a concentração de CO_2 total for inferior a 15 mEq/ℓ. A correção da acidose metabólica pode ser feita com a adição de bicarbonato de sódio (1 a 3 mEq/kg) aos fluidos de manutenção sem cálcio (p. ex., NaCl a 0,9%). Hipernatremia, hiperosmolalidade, alcalose metabólica e hipocalcemia ionizada são possíveis complicações da terapia alcalinizante.

A hiperfosfatemia pode ser grave durante a fase de manutenção da LRA e contribuir para o agravamento das lesões renais e da função excretora por vários mecanismos, inclusive mineralização renal, nefrotoxicidade direta e vasoconstrição. A hiperfosfatemia também contribui para a acidose metabólica e a hipocalcemia ionizada. Os ligantes intestinais de fosfato podem diminuir a concentração sérica de fósforo em algum grau, mesmo em pacientes com anorexia, ao se ligarem ao fósforo nas secreções GIs. O hidróxido de alumínio e o carbonato de alumínio podem ser usados em dose de 30 a 90 mg/kg/dia. A dose deve ser modificada com base em medidas seriadas da concentração sérica de fósforo. A administração excessiva de ligantes de fosfato com alumínio pode causar intoxicação por alumínio, que se manifesta como demência e pode ser difícil de distinguir dos efeitos da uremia.

O tratamento de pacientes não oligúricos é mais fácil devido à menor probabilidade de desenvolvimento de hiperpotassemia e a hiper-hidratação e à menor gravidade da retenção de resíduos nitrogenados. Portanto, diuréticos são administrados na tentativa de resolução da oligúria após a reidratação. Pacientes que continuam a apresentar oligúria apesar da terapia diurética têm prognóstico ruim devido ao acesso limitado à diálise na prática veterinária. De modo geral, a resolução da oligúria não é acompanhada por aumento detectável na TFG, como mostra o aumento no volume urinário sem diminuição da concentração sérica de ureia e creatinina. Para prevenir a desidratação e a piora da lesão renal, é importante repor as perdas excessivas de fluido pela urina em pacientes com respostas dramáticas de aumento do volume de urina após a administração de diuréticos.

Os diuréticos osmóticos são substâncias de baixo peso molecular filtradas livremente e que sofrem pouca ou nenhuma reabsorção tubular. O aumento da osmolalidade do ultrafiltrado glomerular obriga a excreção de água. O manitol pode ser administrado por via intravenosa na dose de 0,25 a 0,50 g/kg e repetido uma vez em caso de ausência de aumento do volume de urina em 30 a 60 minutos. A dose diária total não deve ser superior a 2 g/kg. Os efeitos do manitol excedem aqueles observados com a expansão volumétrica com isotônicos (p. ex., NaCl a 0,9%) e são mais potentes do que aqueles alcançados com a dextrose hipertônica. Os efeitos adversos são sobrecarga de volume e hiperosmolalidade.

É provável que os diuréticos de alça (p. ex., furosemida) sejam os diuréticos mais usados em pacientes com LRA. A furosemida pode ser administrada por via intravenosa em dose de 1 a 2 mg/kg IV seguida por uma infusão de 1 mg/kg/h por até 6 horas na tentativa de converter a oligúria em não oligúria. Se o débito urinário aumentar, a furosemida pode ser administrada em infusão em taxa contínua de 0,1 mg/kg/h ou em doses intermitentes conforme necessário para sua manutenção. Se a produção de urina não aumentar, a administração de furosemida deve ser interrompida e o tratamento com dopamina ou fenoldopam deve ser considerado. A furosemida pode potencializar a intoxicação por aminoglicosídeos e seu uso nesse cenário é contraindicado.

A vasculatura cortical renal e os túbulos renais apresentam receptores dopaminérgicos. Acreditava-se que os gatos não possuíam receptores dopaminérgicos em sua vasculatura renal, mas relatos recentes documentaram sua presença. A dopamina em doses baixas (< 10 µg/kg/min) aumenta o FSR e, às vezes, a TFG em animais normais. Doses mais altas causam vasoconstrição, o que reduz a TFG e o FSR. A dopamina contribui para a natriurese ao bloquear a reabsorção de sódio nos túbulos proximais. A dose renal de dopamina é definida como 2 a 5 µg/kg/min. O uso de dopamina em dose renal nunca foi documentado na medicina humana ou veterinária como superior aos cuidados de suporte; além disso, sua administração IV requer uma bomba de infusão para fornecimento preciso da dose calculada. O uso combinado de furosemida e dopamina levou à conversão da oligúria em não oligúria em cães experimentais com nefrotoxicidade grave e pode ser tentado em caso de insucesso de outros tratamentos.

O fenoldopam é um agonista do receptor da dopamina 1 que causa vasodilatação periférica, aumento do FSR e diurese. Administrado a cães normais em taxa de infusão de 0,8 µg/kg/min, aumentou significativamente a TFG e a excreção fracionada de sódio. Um estudo de cães e gatos com LRA, no entanto, não detectou diferenças significativas na concentração sérica de ureia ou creatinina, tempo de internação hospitalar e sobrevida entre animais tratados com fenoldopam ou não.

A diálise pode ser a única maneira de um cão ou gato com LRA sobreviver às consequências metabólicas da uremia avançada, principalmente na presença de oligúria ou anúria. A hemodiálise remove resíduos urêmicos e a água retida de maneira muito eficiente, mas é tecnicamente difícil, muito cara e disponibilizada para cães e gatos em pouquíssimas instituições. Mesmo com hemodiálise intermitente, a sobrevida global no momento da alta foi de apenas 53% em cães e 50% em gatos com LRA de um estudo. A diálise peritoneal requer menos conhecimento técnico, é mais barata e tem maior disponibilidade do que a hemodiálise. Historicamente, a diálise tem sido tentada principalmente no final da progressão clínica de cães e gatos com LRA, quando a azotemia e as anomalias de fluidos, ácido-básicas e eletrolíticas estão avançadas. A instituição precoce da diálise em LRA grave pode aumentar a probabilidade de sobrevida e recuperação.

Prognóstico

A oligúria ou anúria que persiste ou se desenvolve durante o tratamento está associada a um mau prognóstico. As causas mais comuns de morte ou eutanásia durante o manejo inicial da LRA na fase de manutenção são hiperpotassemia, acidose metabólica ou azotemia grave. A hiper-hidratação com edema pulmonar decorrente da fluidoterapia agressiva é outra causa importante de morte ou eutanásia. A causa de LRA também afeta o prognóstico (p. ex., o prognóstico da intoxicação por etilenoglicol é pior do que o de leptospirose). A nefrotoxicidade por aminoglicosídeo e a LRA induzida por AINEs também costumam estar associadas a um prognóstico desfavorável. Outra doença ou falência de órgãos também piora o prognóstico (p. ex., insuficiência cardíaca, diabetes melito, doença hepática, pancreatite, coagulação intravascular disseminada, neoplasia, sepse). Os pacientes com LRA precisam de cuidados intensivos e monitoramento constante; logo, o atendimento médico também influencia o prognóstico. De modo geral, a morte ou eutanásia pode ser esperada em aproximadamente 50% dos cães e gatos com LRA. Dentre os sobreviventes, cerca de metade desenvolve DRC e a outra metade se torna clinicamente normal com base na concentração sérica de creatinina.

DOENÇA RENAL CRÔNICA

A DRC culmina em insuficiência renal quando os mecanismos compensatórios não conseguem mais manter as funções excretoras, reguladoras e endócrinas normais dos rins. A retenção de solutos nitrogenados, os distúrbios de fluidos e eletrólitos, a perda do equilíbrio ácido-básico e os problemas na produção de hormônios constituem a síndrome da DRC. O diagnóstico de DRC requer a presença dessas anomalias por 3 meses ou mais. O Boxe 41.2 lista as causas de DRC em cães e gatos e o Boxe 41.3 mostra as doenças renais familiares de cães e gatos.

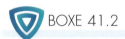

BOXE 41.2

Causas de doença renal crônica em cães e gatos.

Cães
- Nefrite intersticial crônica (NIC) de causa desconhecida (diagnóstico patológico mais comum)
- Pielonefrite crônica (sua distinção histológica da NIC pode ser difícil)
- Glomerulonefrite crônica (sua distinção histológica da NIC pode ser difícil)
- Amiloidose
- Doença renal familiar (pode acometer cães de diversas raças)
- Cura da lesão renal aguda

Gatos
- NIC de causa desconhecida (diagnóstico patológico mais comum)
- Pielonefrite crônica (sua distinção histológica da NIC pode ser difícil)
- Glomerulonefrite crônica (sua distinção histológica da NIC pode ser difícil)
- Amiloidose (incomum em gatos mestiços, mas familiar em Abissínios)
- Doença renal policística (familiar em Persas)
- Cura da lesão renal aguda
- Neoplasia (linfoma renal)
- Nefrite piogranulomatosa causada por peritonite infecciosa felina

BOXE 41.3

Doenças renais familiares em cães e gatos.*

Amiloidose
- **Gatos Abissínios**, Beagles, Foxhound Ingleses, gatos Orientais de Pelo Curto, **Shar Peis**, gatos Siameses

Distúrbio da membrana basal
- Bull Terriers, Bullmastiffs, Dálmatas, Doberman Pinschers, Cocker Spaniels Ingleses, Terra Novas, Rottweilers, **Samoiedas**

Glomerulopatia juvenil
- Beagles, Mastiffs Franceses (Bordeaux)
- Glomerulopatia familiar em **Soft Coated Wheaten Terriers** associada a mutações em NPHS1 e KIRREL2, que codificam as proteínas nefrina e Neph3/filtrina do diafragma em fenda

Glomerulonefrite membranoproliferativa
- Bernese Mountain Dogs, Brittany Spaniels, Soft Coated Wheaten Terriers

Cistadenocarcinomas renais múltiplos
- Pastores Alemães

Fibrose periglomerular
- Elkhounds Noruegueses

Doença renal policística
- **Bull Terriers**, Cairn Terriers, **gatos Persas**, West Highland White Terriers

Displasia renal
- Malamutes do Alasca, Chow Chows, Golden Retrievers, **Lhasa Apsos** e **Shih Tzus**, Schnauzers miniatura, **Soft Coated Wheaten Terrier**, Poodle Standard

Telangiectasia renal
- Pembroke Welsh Corgis

Síndrome de Fanconi
- Basenjis

Glicosúria renal
- Elkhound Noruegueses

Agenesia renal unilateral
- Beagles

*Os distúrbios mais comuns e bem caracterizados são mostrados em **negrito** e *itálico*.

Estadiamento

O termo *doença renal crônica* é usado pela National Kidney Foundation para se referir a pacientes humanos com cinco estágios de doença renal. Pacientes com DRC em estágio 5 apresentam TFG abaixo de 17% do normal (< 15 mℓ/min/1,73 m^2), são azotêmicos e classificados como portadores de insuficiência renal crônica. Aqueles com DRC em estágio 4 têm TFG de 17 a 32% do normal (15 a 29 mℓ/min/1,73 m^2) e podem ser azotêmicos e apresentar insuficiência renal crônica. A DRC de cães e gatos pode ser classificada de forma semelhante, usando as diretrizes propostas pela International Renal Interest Society (IRIS), um grupo internacional cuja missão é ajudar os veterinários a entender melhor o diagnóstico e o tratamento da DRC em pequenos animais. A Tabela 41.2 mostra o estadiamento da DRC em cães e gatos com base na concentração sérica de creatinina. De acordo com as diretrizes da IRIS, cães e gatos com DRC em estágios 2, 3 e 4 são azotêmicos e, portanto,

TABELA 41.2

Estágios de doença renal crônica em cães e gatos segundo a International Renal Interest Society com base na concentração sérica de creatinina.*

Estágio	Concentração sérica de creatinina (mg/dℓ) Cães	Gatos
1	< 1,4 (com menor capacidade de concentração, palpação renal anormal e/ou imagem renal anormal)	< 1,6 (com menor capacidade de concentração, palpação renal anormal e/ou imagem renal anormal)
2	1,4 a 2 (com sinais clínicos brandos ou nulos)	1,6 a 2,8 (com sinais clínicos brandos ou nulos)
3	2,1 a 5 (com sinais clínicos sistêmicos)	2,9 a 5 (com sinais clínicos sistêmicos)
4	> 5 (com sinais sistêmicos e aumento do risco de crise urêmica)	> 5 (com sinais sistêmicos e aumento do risco de crise urêmica)

*A IRIS também possui diretrizes para subestadiamento de acordo com a proteinúria e a pressão arterial sistêmica (http://www.iris-kidney.com/guidelines/).

BOXE 41.4

Características fisiopatológicas da doença renal crônica.

- Intoxicação urêmica (i. e., retenção de solutos urêmicos)
- Hiperfiltração
  - Proteinúria
  - Esclerose glomerular
- Manutenção do balanço externo de soluto apesar do declínio progressivo da taxa de filtração glomerular
- Desenvolvimento de poliúria e polidipsia e perda da capacidade de concentração urinária
- Manutenção do equilíbrio de cálcio e fósforo e desenvolvimento de hiperparatireoidismo secundário renal
- Manutenção do equilíbrio ácido-básico e desenvolvimento de acidose metabólica
- Desenvolvimento de anemia não regenerativa
- Distúrbios hemostáticos (p. ex., disfunção plaquetária)
- Distúrbios gastrintestinais
- Complicações cardiovasculares (p. ex., hipertensão)
- Alterações metabólicas (p. ex., resistência à insulina, síndrome do doente eutireoidiano)

apresentam DRC branda, moderada ou grave, respectivamente. A concentração sérica de creatinina sempre deve ser interpretada junto com a GEU e os achados do exame físico e de técnicas de diagnóstico por imagem, especialmente tamanho renal. As diretrizes estabelecidas pela IRIS também subestadiam a DRC com base na extensão da proteinúria (i. e., magnitude da razão entre proteína e creatinina na urina [UPC]) e hipertensão (ver http://www.iris-kidney.com/guidelines/).

Fisiopatologia

UREMIA COMO INTOXICAÇÃO

Uma toxina urêmica é qualquer composto retido por causa da função renal diminuída que pode contribuir para os sinais clínicos de uremia (Boxe 41.4). Muitos compostos participam da fisiopatologia da uremia e nenhum explica a diversidade dos sintomas urêmicos. É provável que o paratormônio (PTH) seja a toxina urêmica mais bem caracterizada; desempenha um papel importante no desenvolvimento do hiperparatireoidismo secundário renal e da desmineralização óssea.

HIPERFILTRAÇÃO

A doença renal tende a ser progressiva após a destruição de um determinado número de néfrons. A hiperfiltração glomerular foi considerada um fator importante que contribui para a natureza progressiva da doença renal. A TFG total representa a soma da TFG de um único néfron (SNGFR) de todos os néfrons de ambos os rins. Em um animal saudável, a faixa de SNGFR é bastante estreita (Figura 41.5, *painel inferior*).

Durante a doença renal progressiva, o declínio na TFG total é, a princípio, compensado por um aumento na SNGFR dos néfrons remanescentes funcionais (a chamada hiperfiltração glomerular). Assim, a faixa normalmente estreita de SNGFR aumenta durante o desenvolvimento da DRC porque os néfrons doentes têm SNGFR baixa e os néfrons remanescentes têm SNGFR supranormal (ver Figura 41.5, *painéis médio e superior*). Essa adaptação ocorre de tal modo que a TFG total aumenta cerca de 40 a 60% no tecido renal remanescente em um período de 4 a 6 semanas após a ablação renal experimental. Por exemplo, após a remoção de um rim de um cão com TFG de 40 mℓ/min, a TFG imediatamente diminui para 20 mℓ/min, mas, em 1 a 2 meses, se estabiliza em cerca de 30 mℓ/min devido à hiperfiltração nos néfrons remanescentes.

ALTERAÇÕES FUNCIONAIS E MORFOLÓGICAS NO TECIDO RENAL REMANESCENTE

A hiperfiltração aumenta o movimento de proteínas dos capilares glomerulares para o espaço de Bowman e o mesângio. A proteinúria e esclerose glomerular nos néfrons remanescentes são consequências funcionais e morfológicas adversas da hiperfiltração glomerular que contribuem para a progressão da doença renal. As células tubulares possuem receptores para hormônios e fatores de crescimento; algumas dessas moléculas são proteínas de pequeno peso molecular (PM) que são excessivamente filtradas e captadas pelas células tubulares proximais, onde promovem proliferação celular e deposição de matriz extracelular, causando danos tubulointersticiais. A sobrecarga celular tubular devido ao aumento da reabsorção de proteínas filtradas também regula positivamente os genes inflamatórios e vasoativos que contribuem para o dano. A isquemia de partes do néfron a jusante do glomérulo danificado, a mineralização renal e o acúmulo local de amônia também contribuem para as lesões tubulointersticiais. Esse

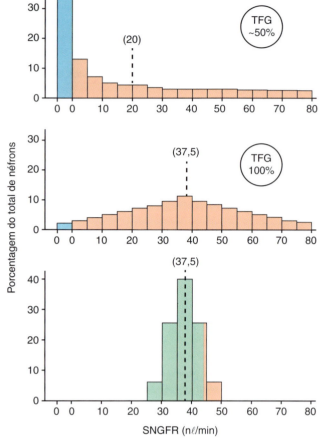

Figura 41.5 Aumento da taxa de filtração glomerular (TFG) de um único néfron (SNGFR) com a progressão da doença renal. *Painel inferior*, situação normal. *Painel do meio*, situação em que alguns néfrons não filtram ou apresentam menor SNGFR e outros têm maior SNGFR, mas a SNGFR média continua inalterada e a TFG total ainda é normal. *Painel superior*, a TFG total foi reduzida em 50%. Nesse cenário, a SNGFR média é menor, muitos néfrons não são funcionais ou filtram pouco e muitos apresentam hiperfiltração. (De Brenner BM: Nephron adaptation to renal injury or ablation, *Am J Physiol* 249: F332, 1985.)

dano progressivo é independente da atividade da doença renal primária subjacente.

Os fatores que podem influenciar a progressão da DRC são diferenças interespecíficas, extensão e duração da redução da massa renal, modificações dietéticas e complicações. Em cães e gatos, a progressão requer a destruição de 85 a 95% do tecido renal; em humanos e ratos, a progressão ocorre após a ablação de 75 a 80% do rim. Ao longo de 4 anos, cães com 75% de redução da massa renal não mostraram evidências de progressão, enquanto cães com 94% de redução da massa renal apresentaram progressão em 24 meses. Em ratos, a restrição dietética de proteína pode reverter a hiperfiltração glomerular. Em um estudo com cães, no entanto, uma dieta com 17% de proteína não evitou a hiperfiltração glomerular em cães submetidos à ablação de 94% do rim. Em contrapartida, uma dieta com 8% de proteína provocou desnutrição (p. ex., perda de peso, hipoalbuminemia) e aumento da mortalidade em cães com doença renal induzida experimentalmente. A redução do teor de fósforo na dieta pode reverter o hiperparatireoidismo secundário renal e reduzir a progressão da doença renal. A melhora da proteinúria e as alterações morfológicas renais também podem estar associadas à diminuição da ingestão calórica. A suplementação dietética com ácidos graxos poli-insaturados (PUFAs) ω-3 também pode ter efeitos benéficos. A hipertensão e a infecção do trato urinário (ITU) são exemplos de complicações que podem contribuir para a progressão.

BALANÇO EXTERNO DE SOLUTO

O conceito de balanço externo de soluto é importante para a compreensão da resposta compensatória dos rins à DRC progressiva. Um animal consome diferentes quantidades de água e solutos a cada dia e os rins devem ajustar a excreção de água e solutos para manter constantes o volume e a composição dos fluidos corpóreos. Em um paciente com DRC, os rins devem manter o equilíbrio apesar do avanço da doença e do declínio progressivo da TFG. Na saúde, os aumentos ou diminuições espontâneas da TFG são acompanhados por mudanças correspondentes na reabsorção tubular absoluta dos solutos filtrados. Assim, a fração da carga filtrada que é reabsorvida continua constante, apesar das alterações da TFG. Este princípio foi denominado *equilíbrio glomerulotubular*. Qualquer que seja o soluto, o rim doente mantém o equilíbrio glomerulotubular à medida que a TFG diminui por meio da redução da fração da carga filtrada desse soluto que é reabsorvida e do aumento da fração da carga filtrada desse soluto que é excretada. Em alguns casos, os mecanismos responsáveis pelas mudanças adaptativas têm efeitos adversos.

Essa hipótese de troca foi articulada pelo Dr. Neil Bricker em 1972: "o preço biológico a ser pago para manter o equilíbrio externo de um determinado soluto conforme a progressão da doença renal é a indução de uma ou mais anomalias do estado urêmico". A hiperfiltração é um exemplo da hipótese de troca em que há preservação da TFG total, mas à custa de proteinúria, esclerose glomerular e deterioração progressiva do tecido renal residual. Outro exemplo clássico é a manutenção do equilíbrio normal de cálcio e fósforo pelo hiperparatireoidismo secundário renal, mas à custa da densidade óssea. O tamponamento do ácido fixo acumulado pelo carbonato ósseo à custa da densidade óssea é outro exemplo. Alguns mecanismos de má adaptação e suas consequências podem ser evitados pela redução proporcional da ingestão do soluto em questão. Essa estratégia evita que os rins alterem a reabsorção e a excreção fracionadas do soluto sendo manipulado. Essa abordagem com o fósforo dietético preveniu ou reverteu o hiperparatireoidismo secundário renal e retardou a progressão da DRC.

Os rins respondem de maneira distinta a diferentes solutos durante o desenvolvimento da DRC (Figura 41.6). Os solutos sem regulação passam apenas por filtração glomerular (p. ex., ureia, creatinina). A qualquer momento, as concentrações plasmáticas desses solutos refletem a TFG prevalente. Solutos de regulação limitada passam por filtração glomerular e alguma combinação de reabsorção e secreção tubular (p. ex., fosfato, hidrogênio iônico). As concentrações plasmáticas normais desses solutos são mantidas até que a TFG fique abaixo de 15 a 20% do normal. Os solutos de regulação completa também passam por filtração glomerular e alguma combinação de reabsorção e secreção tubular (p. ex., sódio,

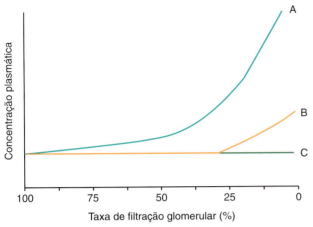

Figura 41.6 Regulação renal do equilíbrio do soluto. A curva A representa solutos sem regulação. A curva B representa solutos de regulação limitada. A curva C representa solutos de regulação completa. (De Bricker NS, Fine LG: The renal response to progressive nephron loss. In Brenner BM, Rector FC: *The kidney*, ed 2, Philadelphia, 1981, WB Saunders, p. 1058.)

 BOXE 41.5

Exemplo de caso.

Considere um cão normal de 10 kg com débito urinário diário normal de 333 mℓ e osmolalidade urinária de 1.500 mOsm/kg. Esses valores implicam em uma carga de soluto de 0,333 × 1.500 ou 500 mOsm/dia. O mesmo cão com DRC pode apresentar osmolalidade urinária relativamente fixa de 500 mOsm/kg e precisaria produzir 1.000 mℓ de urina para excretar os mesmos 500 mOsm. O metabolismo renal de água neste cão pode mudar, como mostrado aqui, após o desenvolvimento de doença renal crônica

	Normal	Doente
Número de néfrons	1.000.000	250.000
Taxa de filtração glomerular total (mℓ/min)	40	15
Taxa de filtração glomerular de um único néfron (nℓ/min)	40	60
Produção de urina (mℓ/dia)	333	1.000
Produção de urina (mℓ/min)	0,23	0,69
Produção de urina por néfron (nℓ/min)	0,23	2,76
Água filtrada reabsorvida	99,4%	95,4%
Água filtrada excretada	0,6%	4,6%

Observe que a fração de água filtrada que é reabsorvida diminui na doença e que a fração excretada aumenta.

potássio), mas suas concentrações plasmáticas normais são mantidas até que a TFG fique abaixo de 5% do normal ou até o desenvolvimento de oligúria ou anúria.

DESENVOLVIMENTO DE POLIÚRIA E POLIDIPSIA

A capacidade de concentração da urina (i. e., conservação de água) e excreção de água são menores na DRC. O desenvolvimento desse defeito de concentração se manifesta clinicamente pelo início de PU e PD compensatórias. O aumento da carga de soluto por néfron residual funcional, e não lesões arquitetônicas em túbulos e no interstício, é o fator mais importante para o desenvolvimento do defeito de concentração – isto é, os néfrons remanescentes são funcionais sob condições de diurese osmótica. Na maioria dos casos, a diminuição da capacidade de concentração ocorre após a perda de 67% da população de néfrons funcionais e é clinicamente reconhecida por isostenúria, uma osmolalidade urinária entre 300 e 600 mOsm/kg ou GEU de 1,007 a 1,015. O exemplo no Boxe 41.5 mostra como a PU se desenvolve na DRC apesar do declínio progressivo da TFG.

EQUILÍBRIO DE CÁLCIO E FÓSFORO

O metabolismo normal de cálcio e fósforo requer a interação de PTH, 1,25-di-hidroxicolecalciferol (calcitriol), fator de crescimento de fibroblastos 23 (FGF-23) e calcitonina com os rins, o trato gastrintestinal e os ossos. Os rins são o sítio de conversão do 25-hidroxicolecalciferol em 1,25-di-hidroxicolecalciferol pela 1-α-hidroxilase. As concentrações séricas de cálcio total diminuem em cerca de 10% dos cães com DRC, mas 40% dos cães com DRC apresentam redução da concentração sérica de cálcio ionizado. A hipocalcemia ionizada pode ser associada à hiperfosfatemia na DRC como consequência da lei de massa. As quantidades de cálcio e fósforo que podem continuar juntas em solução são definidas pelo produto [Ca] × [P$_i$], em que [Ca] é a concentração sérica de cálcio e [P$_i$] é a concentração sérica de fósforo. A mineralização do tecido mole se dá quando esse valor é superior a 60 a 70. Em um estudo, a proporção de cães com DRC com [Ca] × [P$_i$] acima de 70 aumentou de acordo com o estágio da doença; além disso, a mortalidade foi maior (e o tempo de sobrevida, menor) em cães com [Ca] × [P$_i$] acima de 70. A diminuição da produção de calcitriol pelos rins doentes prejudica a absorção intestinal de cálcio; a formação de complexos de cálcio e fosfato no lúmen do trato digestório piora ainda mais a absorção do cálcio. Cerca de 5 a 10% dos cães com DRC desenvolvem hipercalcemia, que pode piorar a lesão renal ao causar vasoconstrição renal e mineralização intersticial. A concentração sérica de cálcio ionizado, entretanto, é normal ou baixa em cães com DRC com níveis séricos maiores de cálcio total.

O hiperparatireoidismo é um achado consistente na DRC progressiva. O desenvolvimento de hiperparatireoidismo secundário renal foi explicado pelo efeito da retenção de fósforo na concentração sérica de cálcio ionizado (Figura 41.7 A). A redução da TFG diminui a excreção de fosfato e provoca hiperfosfatemia que, por sua vez, causa uma diminuição recíproca na concentração sérica de cálcio ionizado devido à lei de massa ([Ca] × [P$_i$] = constante). A hipocalcemia ionizada estimula a síntese e secreção de PTH pelas glândulas paratireoides. O aumento do PTH estimula a excreção renal de fosfato e aumenta a liberação de cálcio e fosfato dos ossos, o que normaliza as concentrações séricas de fósforo e cálcio ionizado. O PTH diminui a reabsorção fracionada de fosfato no rim, diminuindo o máximo tubular para a reabsorção de fosfato. O limite dessa resposta compensatória é atingido quando a TFG cai para aproximadamente 15 a 20% do normal; a maior diminuição da TFG leva ao desenvolvimento de hiperfosfatemia. Assim, o balanço de cálcio e fósforo é mantido pelo aumento progressivo da concentração sérica de PTH. A elevação crônica da concentração de PTH provoca desmineralização óssea e outros efeitos tóxicos da uremia (p. ex., supressão da medula óssea, encefalopatia urêmica). Essa sequência de eventos representa uma compensação para a manutenção do balanço de cálcio e fósforo na DRC progressiva.

O efeito da retenção de fósforo na produção renal de calcitriol sugere um fator adicional no desenvolvimento de hiperparatireoidismo secundário renal. A retenção de fósforo e a hiperfosfatemia inibem a 1-α-hidroxilase renal, o que prejudica a conversão de 25-hidroxicolecalciferol em 1,25-di-hidroxicolecalciferol (calcitriol). A menor produção de calcitriol diminui a absorção GI de cálcio que, por sua vez, contribui para a hipocalcemia ionizada e estimulação da secreção de PTH. O calcitriol normalmente faz *feedback* com os receptores nas células da glândula paratireoide e diminui a síntese e a secreção de PTH. Esse ciclo de *feedback* negativo é prejudicado na DRC por causa da diminuição da produção renal de calcitriol e contribui ainda mais para o aumento da secreção de PTH.

O FGF-23 é uma fosfatonina produzida nos ossos que inibe a reabsorção tubular renal proximal de fosfato e a atividade da 1-α-hidroxilase no rim, reduzindo, assim, a produção de calcitriol. Aumenta na DRC para facilitar a excreção de fosfato e pode contribuir para o hiperparatireoidismo secundário renal ao diminuir o *feedback* negativo do calcitriol nas glândulas paratireoides. O FGF-23 aumenta conforme o estágio da DRC em cães e gatos e demonstrou prever a progressão da doença em gatos. As concentrações basais de FGF-23 foram maiores em gatos idosos não azotêmicos que desenvolveram azotemia ao longo de 12 meses de acompanhamento em comparação àqueles que não o fizeram.

O hiperparatireoidismo renal secundário pode ser prevenido ou revertido em cães com DRC induzida de forma experimental por meio da diminuição da ingestão dietética de fósforo em proporção à redução da TFG (ver Figura 41.7 B). A alimentação com dieta renal diminuiu as concentrações de FGF-23 em gatos normo e hiperfosfatêmicos com DRC azotêmica estável, indicando que a restrição de fósforo na dieta permite a manutenção de concentrações séricas normais de fosfato com níveis mais baixos de FGF-23.

No início da DRC, a diminuição da ingestão de fósforo estimula a 1-α-hidroxilase renal, o que aumenta a produção de calcitriol. Este aumento no calcitriol eleva a absorção intestinal de cálcio e a concentração sérica de cálcio ionizado enquanto reduz a secreção de PTH. Mais tarde, os rins não conseguem produzir calcitriol suficiente para promover a absorção intestinal normal de cálcio. A restrição de fósforo retarda a progressão da DRC por embotamento do hiperparatireoidismo secundário renal e limitação da mineralização, inflamação e fibrose intersticial renal. Essas observações formam a base para o uso da restrição de fósforo no manejo médico de cães e gatos com DRC.

EQUILÍBRIO ÁCIDO-BÁSICO

A principal causa de acidose metabólica na DRC é a limitação da excreção renal de amônio. O rim com doença crônica mantém o balanço do íon hidrogênio por meio do aumento da amônia renal a partir da glutamina. A excreção absoluta de amônio cai durante a DRC progressiva, mas a excreção de amônio é bastante aumentada quando expressa por néfron remanescente. O rim doente pode aumentar sua excreção de amônio por néfron de três a cinco vezes. Esse mecanismo adaptativo atinge seu limite quando a TFG cai para 10 a 20% do normal. Nesse ponto, os rins doentes não conseguem mais lidar bem com a carga diária de ácido e há o estabelecimento de um novo estado estacionário em uma concentração plasmática de bicarbonato inferior ao normal. De modo geral, a acidose metabólica da

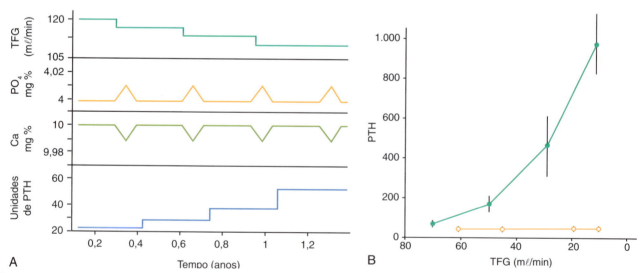

Figura 41.7 A. Teoria clássica do desenvolvimento de hiperparatireoidismo secundário renal de acordo com Slatopolsky (ver explicação no texto). **B.** Efeito da restrição proporcional de fósforo dietético em pacientes com doença renal crônica progressiva na concentração sérica de paratormônio (PTH; *círculos abertos*) em comparação à ingestão alimentar irrestrita normal de fósforo (*círculos fechados*). (De Slatopolsky E et al.: On the pathogenesis of hyperparathyroidism in chronic experimental renal insufficiency in the dog, *J Clin Invest* 50:492, 1971.)

DRC não é grave e a diminuição relativamente branda na concentração plasmática de bicarbonato é uma consequência do grande reservatório ósseo de tampões (p. ex., carbonato de cálcio). O tamponamento da acidose metabólica pela liberação de carbonato de cálcio do osso contribui para a desmineralização óssea e o acúmulo de amônia no rim pode provocar inflamação tubulointersticial, outro exemplo da hipótese de troca. A terapia alcalinizante para a correção da acidose metabólica pode retardar a progressão da DRC.

ANEMIA

A eritropoetina é um hormônio glicoproteico que regula a produção de hemácias pela medula óssea e o rim é a principal fonte de eritropoetina no animal adulto. A anemia não regenerativa (i. e., normocítica normocrômica) é comum na DRC, mas sua gravidade é variável. Sua principal causa é a produção inadequada de eritropoetina pelos rins doentes para atender a demanda de novas hemácias devido à perda por hemólise e hemorragia. A expectativa de vida das hemácias em pacientes urêmicos é de aproximadamente 50% daquela observada em animais saudáveis; acredita-se que isso seja causado por uma toxina urêmica no plasma. A disfunção plaquetária na DRC promove perda de sangue contínua e insidiosa (p. ex., hemorragia GI). A eritropoetina humana recombinante tem sido usada com sucesso para correção da anemia da DRC em pacientes humanos. Esse produto também é eficaz na correção da anemia da DRC em cães e gatos, mas a possibilidade de formação de anticorpos limita sua utilidade nessas espécies.

DEFEITOS HEMOSTÁTICOS

A uremia é caracterizada por hemostasia anormal e predisposição à hemorragia. A perda de sangue GI é mais comum em cães do que em gatos. Um defeito qualitativo da função plaquetária (com número normal de plaquetas) é o mais importante. O risco de hemorragia é mais correlacionado ao tempo de sangramento da mucosa bucal (normalmente inferior a 2 a 3 minutos). Outros achados do perfil de coagulação (p. ex., tempo de protrombina, tempo de tromboplastina parcial, tempo de coagulação ativada) são geralmente normais. As anomalias da função plaquetária são disfunções de aderência e agregação plaquetárias, diminuição da retração do coágulo e diminuição da produção de tromboxano pelas plaquetas. A disfunção plaquetária também é considerada uma consequência de toxinas urêmicas (p. ex., guanidinas, PTH).

DISTÚRBIOS GASTRINTESTINAIS

Erosões e úlceras da mucosa bucal e da língua podem ser observadas em cães urêmicos, mas são muito menos comuns em gatos. As úlceras podem ser causadas pela excreção de ureia na saliva e sua decomposição em amônia pelas bactérias orais. Cães urêmicos podem apresentar necrose da ponta da língua devido à necrose fibrinoide e arterite acompanhadas por isquemia focal, necrose e ulceração. A gastrenterite com hemorragia GI é relativamente comum em cães com DRC. É consequência do sangramento causado por disfunção plaquetária, produção de amônia a partir de ureia por bactérias no trato gastrintestinal, isquemia por lesões vasculares e aumento das concentrações de gastrina por redução da excreção renal.

Em um estudo, úlceras gástricas, edema e alteração vascular fibrinoide não foram observados nos estômagos de gatos com DRC. As concentrações séricas de gastrina eram altas nesses gatos com DRC, mas as lesões gástricas primárias observadas foram fibrose e mineralização. O vômito é mais comum em cães do que em gatos urêmicos, talvez como consequência das diferenças nas lesões gástricas associadas à DRC. A estimulação da zona de gatilho dos quimiorreceptores por uma toxina urêmica pode contribuir para o vômito em pacientes com DRC.

COMPLICAÇÕES CARDIOVASCULARES

Entre 20 e 30% dos cães e gatos com DRC e de 50 a 80% dos cães com doença glomerular apresentam hipertensão arterial sistêmica. A pressão arterial normal em cães e gatos é semelhante à dos humanos (i. e., pressão sistólica de 120 mmHg e pressão diastólica de 80 mmHg), mas as interações no ambiente hospitalar aumentam os valores observados em pequenos animais (o chamado efeito do jaleco branco), dificultando a identificação da hipertensão branda a moderada. Os fatores que contribuem para a hipertensão são isquemia renal associada à DRC acompanhada por ativação do sistema renina-angiotensina e aumento da atividade do sistema nervoso simpático. Um mecanismo intrarrenal de retenção de sódio é importante na hipertensão em pacientes com doença glomerular. As manifestações clínicas e patológicas da hipertensão sistêmica são anomalias oculares (p. ex., descolamento, hemorragias e tortuosidade vascular da retina) e anomalias cardiovasculares (p. ex., aumento do ventrículo esquerdo, hipertrofia medial das artérias, sopros, ritmos de galope).

COMPLICAÇÕES METABÓLICAS

Muitos pequenos peptídeos são normalmente filtrados pelo rim, reabsorvidos e degradados nas células tubulares proximais. A perda dessa função de depuração pode causar distúrbios metabólicos porque muitos desses peptídeos são hormônios. A resistência periférica à insulina e a hiperglicemia branda em jejum (glicemia acima de 150 mg/dℓ) são comuns na uremia, mas não têm relevância clínica. O excesso de gastrina aumenta a estimulação para secreção de ácido no estômago e contribui para a gastrenterite urêmica, enquanto o excesso de glucagon pode contribuir para o balanço de nitrogênio negativo e o catabolismo tecidual. A DRC é uma doença não tireoidiana importante que pode confundir o diagnóstico de hipertireoidismo em gatos idosos e deve ser considerada durante a avaliação das opções de tratamento. As concentrações plasmáticas de cortisol podem aumentar um pouco e a elevação de mineralocorticoides pode contribuir para a hipertensão.

Achados clínicos

PU e PD podem ser as primeiras anomalias observadas pelos tutores em cães e gatos com DRC. Em cães, a notúria pode ser observada primeiro porque o animal começa a acordar o tutor à noite para poder sair para urinar. Na ausência de reconhecimento de PU e PD, sinais inespecíficos de uremia podem ser as primeiras anomalias detectadas pelo tutor. Anorexia, perda de peso e letargia são comuns em cães e gatos com DRC. Pesquisas com clientes mostraram que a falta de apetite é comum em gatos com DRC e pode influenciar negativamente a qualidade de vida do animal conforme a percepção do tutor. Em um estudo, gatos com DRC perderam, em média, 8,9% do peso corpóreo no ano anterior ao diagnóstico e o emagrecimento se acelerou com a progressão da doença. O peso corpóreo abaixo de 4,2 kg no momento do diagnóstico foi associado a um tempo de sobrevida significativamente menor. Em um estudo de cães com DRC, um escore de condição corporal mais alto no momento do diagnóstico foi associado a maior sobrevida. O vômito é mais comum em cães com DRC do que em gatos.

No exame físico, a má condição corporal e o pelame seco e opaco são evidências de doença crônica. A desidratação é comum devido à ingestão inadequada de alimentos e ingestão insuficiente de água para acompanhar o ritmo da PU. Úlceras orais podem ser observadas em cães com DRC. A palidez pode ser evidente em animais com anemia. As manifestações clínicas de desmineralização óssea são extremamente raras em cães e gatos adultos com DRC, mas a osteodistrofia fibrosa pode ser dramática em cães jovens em crescimento com uremia (a chamada mandíbula de borracha). Apesar da ausência de sinais clínicos, foi demonstrado que a DRC está associada a evidências histológicas de diminuição da densidade mineral de ossos esponjosos e corticais em gatos. A presença de edema subcutâneo ou ascite sugere a possibilidade de doença glomerular.

Achados clínico-patológicos e em técnicas de diagnóstico por imagem

A anemia não regenerativa pode ser observada no hemograma completo, mas ser mascarada pela desidratação – ou seja, o hematócrito deve ser avaliado em conjunto com a concentração de proteína total. Neutrofilia madura e linfopenia refletem o estresse da doença crônica. O número de plaquetas geralmente é normal, mas a função plaquetária pode ser anormal. As concentrações séricas de potássio tendem a ser normais em pacientes com DRC, a menos que haja desenvolvimento de oligúria ou anúria. A azotemia está presente caso 75% ou mais néfrons não sejam funcionais e a hiperfosfatemia é observada após a perda de 85% ou mais dos néfrons funcionais. A concentração sérica de cálcio total é normal a ligeiramente baixa ou, em casos raros, alta. A redução da concentração de bicarbonato é apenas discreta e a acidose metabólica moderada a grave é um achado tardio em cães e gatos com DRC.

Cães apresentam isostenúria quando 67% ou mais néfrons se tornam não funcionais (GEU = 1,007 a 1,015), mas alguns gatos com DRC retêm a capacidade de concentração após o início da azotemia. Em um estudo, gatos com perda de 58 a 83% dos néfrons funcionais puderam produzir urina concentrada (GEU = 1,022 a 1,067). Assim, um gato com azotemia e urina relativamente concentrada não necessariamente tem azotemia pré-renal. A magnitude da proteinúria é um reflexo da hipertensão intraglomerular e pode ser um indicador da taxa de progressão da doença renal. Em um estudo, a UPC acima de 1 foi associada a uma progressão mais rápida e ao maior risco de crise urêmica ou morte. A proteinúria grave persistente com sedimento urinário inativo sugere doença glomerular primária. O termo microalbuminúria refere-se a concentrações de proteína na urina acima de 1 mg/dℓ, mas abaixo de 30 mg/dℓ. A microalbuminúria é um indicador precoce de lesão endotelial e talvez seja um fator de risco para a progressão da doença renal. Aumenta com a idade e em associação a outras doenças sistêmicas, mas seu valor prognóstico em cães e gatos é incerto. A piúria e a bacteriúria sugerem a presença de ITU.

Os rins podem ter formato irregular ou tamanho pequeno em radiografias abdominais simples (menos de 2,5 vezes o comprimento da vértebra L2 em projeção ventrodorsal) em cães ou gatos com DRC, mas o formato e o tamanho renais normais não excluem o diagnóstico de DRC. Do mesmo modo, a ultrassonografia renal pode mostrar aumento da ecogenicidade do tecido renal e perda da distinção corticomedular por aumento da ecogenicidade medular, que se torna semelhante à ecogenicidade cortical; mais uma vez, achados ultrassonográficos normais não excluem a DRC.

TRATAMENTO CONSERVADOR
Princípios gerais

Não seja excessivamente pessimista ao atender um cão ou gato com DRC e desidratação grave. O paciente desidratado deve receber fluidoterapia IV apropriada para a resolução da azotemia pré-renal (Boxe 41.6). A reidratação pode levar de 1 a 5 dias. Com frequência, o paciente e os resultados dos exames laboratoriais parecem muito melhores após a reidratação com uma solução cristaloide balanceada (p. ex., Lactato de Ringer). Em seguida, pesquise as causas possivelmente reversíveis de insuficiência renal (p. ex., pielonefrite, hipercalcemia, nefropatia obstrutiva) e trate-as de forma adequada. Por fim, trate os fatores reversíveis que podem agravar a doença renal (p. ex., ITU, distúrbios ácido-básicos ou eletrolíticos em andamento ou hipertensão). Após essas etapas, um plano terapêutico deve ser elaborado para a manutenção do equilíbrio de fluidos, eletrólitos, ácido-básico e calórico, evitando o acúmulo de metabólitos e minimizando os efeitos prejudiciais da perda das funções endócrinas do rim.

Manejo nutricional

Cães e gatos com DRC devem ter acesso constante à água potável. Foi demonstrado que as dietas renais para cães e gatos prolongam a sobrevida. Em um estudo, a sobrevida de gatos com DRC alimentados com dietas renais foi de 12 a 14 meses em comparação a 6 a 12 meses em gatos que receberam dietas comuns. Esses estudos não mostram necessariamente o efeito de um nutriente específico porque as dietas renais diferem das comuns de várias maneiras, como diminuição do teor de proteína, fósforo e sódio e aumento dos níveis de vitaminas B, fibras solúveis, PUFAs ω-3 e antioxidantes; no entanto, representam evidência de grau I (i. e., obtida em estudos clínicos controlados randomizados em pacientes clínicos das espécies-alvo) para o uso de dietas renais em cães e gatos com DRC. As dietas renais comerciais destinadas a esses animais são preferíveis às dietas caseiras, de composição altamente variável e, às vezes, inadequadas do ponto de vista nutricional.

Os benefícios teóricos da restrição proteica são a redução dos sinais clínicos associados à uremia, diminuindo a produção de produtos tóxicos do metabolismo proteico e a hiperfiltração

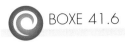

BOXE 41.6

Opções de tratamento para a doença renal crônica.

No hospital
- Fluidoterapia intravenosa com cristaloides para restauro da hidratação e resolução da azotemia pré-renal
- Correção de distúrbios ácido-básicos
- Correção de distúrbios eletrolíticos
- Identificação e resolução de causas reversíveis de insuficiência renal (p. ex., pielonefrite, hipercalcemia, nefropatia obstrutiva)
- Identificação e resolução de problemas complicadores (p. ex., infecção do trato urinário inferior, hipertensão)

Em casa
- Manejo nutricional
  - Acesso constante à água potável
  - Oferecimento de dieta renal – redução de proteína, fósforo, sódio; aumento de vitaminas B, fibras solúveis, ácidos graxos poli-insaturados (PUFAs) ω-3, antioxidantes
  - Fornecimento da quantidade adequada de calorias não proteicas (40 a 60 kcal/kg/dia)
- Aumento da restrição de fósforo (aglutinantes de fósforo)
  - Hidróxido de alumínio
  - Carbonato de alumínio
  - Carbonato de cálcio
  - Acetato de cálcio
  - Cloridrato de sevelâmer
  - Carbonato de lantânio
  - Quitosana, carbonato de cálcio
- Suplementação de álcalis e potássio (p. ex., citrato de potássio, gliconato de potássio)
- Bloqueadores do receptor H_2 (p. ex., famotidina)
- Inibidores da enzima conversora de angiotensina (p. ex., enalapril, benazepril) e bloqueadores do receptor de angiotensina (p. ex., losartana, telmisartana)
- Eritropoetina humana recombinante
- Calcitriol
- Medicamentos anti-hipertensivos (p. ex., anlodipino)
- Fluidos cristaloides (p. ex., solução de Lactato de Ringer) administrados pelo tutor

---

em néfrons remanescentes. Uma dieta com baixo teor de proteínas, porém, não diminui a carga metabólica do rim porque os produtos do catabolismo proteico são excretados principalmente por filtração glomerular e a maior parte da energia metabólica gasta pelos rins surge da reabsorção de sódio. A restrição moderada de proteínas é indicada para alívio dos sinais clínicos de uremia e promoção do bem-estar do paciente, mas não é provável que a restrição moderada de proteínas reverta a hiperfiltração em cães e gatos com DRC.

Não se sabe em que momento da doença renal progressiva a restrição de proteínas deve ser iniciada. Essa restrição não é recomendada no início da doença renal, antes que o acúmulo sintomático de produtos catabólicos de proteínas se torne um problema. De modo geral, a modificação dietética é recomendada em um paciente estável e hidratado com DRC e azotemia moderada (p. ex., estágio IRIS 2 em gatos ou 3 em cães). Em cães com DRC, as dietas com restrição moderada de proteína (p. ex., 15 a 17% de proteína) são preferíveis às dietas com teor extremamente alto ou baixo de proteína. Recomenda-se uma transição gradual da dieta anterior para a dieta prescrita ao longo de 2 a 4 semanas. A dieta com baixo teor de proteínas por si só diminui a concentração de ureia, que deixa de um bom indicador da função renal. A concentração sérica de creatinina não é influenciada pela dieta. No entanto, é afetada pela perda de massa muscular, o que pode confundir a interpretação da concentração sérica de creatinina em animais caquéticos com DRC.

Os requerimentos nutricionais de cães e gatos são diferentes. Os cães precisam que pelo menos cerca de 5% das calorias sejam provenientes de proteínas, enquanto os gatos precisam que pelo menos 20% das calorias sejam de origem proteica. Esses valores representam requisitos mínimos e não fornecem reservas de nitrogênio. Gatos adultos saudáveis normalmente mantêm a massa corporal magra quando 32 a 34% das calorias são provenientes de proteínas. Os gatos também parecem preferir dietas ricas em gordura e precisam de uma fonte dietética de taurina. A estabilidade do peso corpóreo e da concentração sérica de albumina e a redução do nível de ureia indicam a eficácia da dieta com baixo teor de proteínas. A perda de peso acelerada, em contrapartida, indica a necessidade de modificações dietéticas.

As calorias não proteicas para a manutenção da condição corporal devem ser fornecidas na forma de carboidratos e gordura. De modo geral, cerca de 60 kcal/kg/dia são recomendadas, mas animais idosos podem ingerir menos calorias (p. ex., 40 kcal/kg/dia). A suplementação da dieta com ω-PUFAs pode ser renoprotetora. O aumento da quantidade de PUFAs ω-3 em relação aos PUFAs ω-6 na dieta diminui a produção de prostaglandina (PG) tromboxano A2, que é pró-inflamatória, agregadora de plaquetas e vasoconstritora, e aumenta a produção de PGs vasodilatadoras (PGE, PGI). Estudos em cães com rins remanescentes demonstraram efeitos benéficos da suplementação, inclusive diminuição da proteinúria, preservação da TFG e alterações morfológicas renais de menor gravidade. Esses estudos usaram razões muito baixas de ω-6 para ω-3, que podem não ser facilmente alcançadas com dietas comerciais. Uma proporção de ω-6 para ω-3 de 2:1 pode ser razoável em uma dieta renal. Alternativamente, a dieta pode ser suplementada com 1 a 5 g/dia de PUFAs ω-3.

O aumento da excreção fracionada de sódio permite a manutenção do balanço de sódio durante a DRC progressiva. A restrição dietética de sódio pode ser aconselhável em cães com DRC e hipertensão e naqueles com doença glomerular que apresentam retenção de sódio e edema. Pacientes com DRC são menos flexíveis no ajuste às mudanças no teor dietético de sódio. Muitos alimentos comerciais para pequenos animais fornecem mais sódio do que o necessário, geralmente cerca de 1%, enquanto produtos comerciais para cães e gatos com DRC têm cerca de 0,2 a 0,3% de sódio.

De modo geral, a acidose metabólica da DRC é bem compensada. Se a acidose metabólica for grave (concentração sérica de bicarbonato ≤ 12 mEq/ℓ), o bicarbonato de sódio pode ser adicionado ao esquema terapêutico. A dose deve ser ajustada para manter a concentração sérica de bicarbonato em 14 mEq/ℓ ou mais e a ingestão adicional de sódio deve ser considerada. O gliconato de potássio e o citrato de potássio são fontes alternativas de álcalis que fornecem potássio e não representam uma carga adicional de sódio. A hiperpotassemia não é um problema em cães e gatos com DRC. Os rins podem manter concentrações séricas normais de potássio em 5% da TFG normal desde que o volume de urina seja adequado. A hipopotassemia em cães e gatos com DRC pode ser tratada com gliconato de potássio ou citrato de potássio por via oral.

Restrição de fósforo

A restrição precoce de fósforo na DRC demonstrou atenuar ou reverter o hiperparatireoidismo secundário renal. Em um estudo de cães com 94% de nefrectomia que receberam dietas com 17% de proteína e 0,5 ou 1,5% de fósforo, a progressão foi mais rápida e o desfecho foi pior naqueles alimentados com dieta rica em fósforo. As lesões tubulointersticiais também foram piores em cães submetidos à dieta rica em fósforo. Em outro estudo, o hiperparatireoidismo secundário renal foi documentado em 84% dos gatos com DRC de ocorrência natural e, de acordo com as concentrações séricas de fósforo e PTH, respondeu à restrição dietética de fósforo. Como as dietas com teor extremamente baixo de fósforo são intragáveis, os ligantes de fósforo podem ser administrados por via oral para reter o mineral no intestino e acelerar sua excreção. Esses medicamentos devem ser administrados com as refeições ou 2 horas depois para maior eficácia. Após o diagnóstico de DRC, a restrição de fósforo começa com a instituição de uma dieta com baixo teor de fósforo e proteína. Se necessário, ligantes de fósforo podem ser adicionados por via oral, conforme necessário, ao esquema terapêutico para maior redução na concentração sérica de fósforo.

Em humanos, a intoxicação crônica por alumínio que causa doença óssea e encefalopatia foi reconhecida como uma complicação importante dos ligantes de fósforo contendo alumínio; acredita-se que não existe uma dose segura de aglutinante de fósforo com alumínio que faça a restrição de fósforo suficiente sem o risco de intoxicação por alumínio. Consequentemente, outros ligantes de fósforo substituíram aqueles com alumínio em humanos com DRC. Ainda não se sabe se a intoxicação por alumínio é um problema em cães e gatos com DRC, mas foi relatado em dois cães com LRA. Os aglutinantes de fósforo com alumínio ainda são usados por muitos médicos veterinários em cães e gatos com DRC. O hidróxido de alumínio (Amphojel®) pode ser usado na dose de 45 mg/kg a cada 12 horas e é administrado com alimentos. De modo geral, deve-se tentar manter a concentração sérica de fósforo abaixo de 5 mg/dℓ. Se preferir, pode-se usar carbonato de cálcio, em dose inicial de 45 mg/kg a cada 12 horas, administrada com alimentos. Tem a vantagem de não conter alumínio, que pode ser tóxico caso absorvido pelo trato gastrintestinal. O acetato de cálcio é mais eficaz do que outros aglutinantes de fósforo com alumínio ou cálcio e pode ser usado em uma dose ligeiramente inferior. Todo animal tratado com ligantes de fósforo com cálcio deve ser monitorado quanto ao desenvolvimento de hipercalcemia. A constipação intestinal pode ser uma complicação dos ligantes de fósforo e pode ser tratada pela adição de polietilenoglicol 3350 (Miralax®) ou lactulose ao esquema terapêutico. O cloridrato de sevelâmer é um aglutinante de fósforo que não contém alumínio ou cálcio. Uma dose de 10 a 20 mg/kg a cada 8 horas, administrada com o alimento, pode ser considerada em cães e gatos. O uso de sevelâmer pode estar associado a efeitos adversos GI, inclusive constipação intestinal, e, em doses extremamente altas, pode prejudicar a absorção de ácido fólico e vitaminas K, D e E. O carbonato de lantânio não é absorvido pelo trato gastrintestinal e não deve ser retido em pacientes com DRC. Não tem toxicidade conhecida e pode ser usado como aglutinante de fósforo em doses a partir de 30 mg/kg/dia. Tem se mostrado seguro e bem tolerado em gatos em doses de até 1 g/kg/dia. O carbonato de lantânio diminuiu a digestibilidade do fósforo e alterou a excreção do mineral da urina para as fezes dos gatos tratados. O Epakitin®, um suplemento à base de quitosana, diminui a absorção do fósforo da dieta e pode ter outros efeitos benéficos como adsorvente oral de ureia e amônia. Usado na dose de 1 g por 5 kg de peso corpóreo a cada 12 horas, fornece 20 mg/kg de carbonato de cálcio a cada 12 horas. Há poucas informações sobre sua eficácia em cães e gatos com DRC.

Na ausência de hiperfosfatemia no momento da primeira avaliação, a restrição de fósforo ainda pode ser benéfica na reversão do hiperparatireoidismo secundário renal existente. O paciente deve ser monitorado cuidadosamente quanto ao desenvolvimento de hipofosfatemia. Todos os exames devem ser feitos em jejum para evitar o efeito da alimentação na concentração sérica de fósforo, que deve ficar entre 2,5 e 5 mg/dℓ. As determinações seriadas de PTH são a forma ideal de monitorar o tratamento do hiperparatireoidismo renal, mas a disponibilidade dos ensaios validados para cães e gatos é limitada.

Tratamento dos sinais gastrintestinais

A hipergastrinemia em pacientes urêmicos pode aumentar a acidez gástrica. Os antagonistas do receptor H_2 bloqueiam os aumentos mediados por gastrina da secreção de ácido gástrico e podem auxiliar o tratamento de sinais GIs, como diminuição do apetite, náuseas, vômitos e hemorragia GI. A famotidina (1 mg/kg VO a cada 24 horas) geralmente é usada. A não observação de úlcera gástrica em gatos com DRC e ausência de diferenças no pH gástrico e nas concentrações séricas de gastrina entre gatos saudáveis e com DRC são dados recentes que lançam dúvidas sobre o valor clínico do uso de famotidina ou outros bloqueadores H_2 nesses pacientes.

Os antieméticos também podem ser usados para controle de vômitos. Os medicamentos usados são metoclopramida (0,1 a 0,4 mg/kg VO ou SC a cada 8 a 12 horas), antagonistas do receptor 5-HT3 (serotonina de tipo 3), como ondansetrona (0,6 a 1 mg/kg VO, a cada 12 horas), e citrato de maropitant, o antagonista do receptor de NK1 (neurocinina) (1 mg/kg SC ou 2 mg/kg VO a cada 24 horas). Outro antagonista do receptor 5-HT3, a mirtazapina (1,88 mg VO a cada 48 horas) aumentou o apetite, a atividade e o peso corpóreo e diminuiu o vômito em comparação ao placebo em um estudo transversal randomizado de 11 gatos com DRC, indicando que pode auxiliar o tratamento de complicações GIs nesses pacientes. Protetores gástricos, como o sucralfato (0,5 a 1 g/cão VO a cada 8 a 12 horas), podem ser usados em cães com suspeita de úlcera e hemorragia GI; o sucralfato, porém, foi associado a efeitos adversos em gatos com DRC (p. ex., anorexia, vômito, constipação intestinal, agravamento da azotemia) e, portanto, não é recomendado a esses pacientes.

Inibidores da enzima conversora de angiotensina

Os inibidores da enzima conversora de angiotensina (ECA) (p. ex., enalapril, benazepril) são renoprotetores e podem retardar a progressão da DRC. A angiotensina II aumenta a vasoconstrição arteriolar eferente, que contribui para a hipertensão intraglomerular e a proteinúria. O aumento do tráfego de proteínas no mesângio promove esclerose glomerular. Os inibidores da ECA diminuem a filtração da proteína no espaço de Bowman e no mesângio, o que reduz a pressão hidrostática intraglomerular. O enalapril pode ser usado na dose de 0,5 mg/kg VO a cada 12 ou 24 horas e o benazepril pode ser administrado em dose de 0,25 a 0,5 mg/kg VO a cada 12 ou 24 horas. O benazepril é bem tolerado por gatos com DRC e diminui a proteinúria.

Bloqueadores do receptor de angiotensina

Os bloqueadores do receptor de angiotensina também podem ser usados sozinhos ou associados a inibidores de ECA para diminuição da proteinúria. A losartana pode ser usada em dose de 0,5 mg/kg/dia em pacientes não azotêmicos ou em dose de 0,125 mg/kg/dia em pacientes azotêmicos. A telmisartana pode ser administrada em dose de 1 mg/kg/dia e demonstrou ser semelhante ao benazepril em sua eficácia na redução da razão de UPC em gatos com DRC.

Terapia de reposição endócrina

Eritropoetina. A eritropoetina humana recombinante ou EPO (epoetina alfa [Epogen®], darbepoetina alfa [Aranesp®]) tem sido usada para a correção da anemia não regenerativa em cães e gatos com DRC. Cães e gatos tratados com EPO apresentam resolução da anemia, ganho de peso e melhora do apetite, do pelame e da sociabilidade com seus tutores. O uso de epoetina alfa em cães e gatos é associado a um risco de 20 a 40% de formação de anticorpos anti-EPO em 30 a 90 dias após o início do tratamento; o desenvolvimento de anticorpos pode causar anemia grave e subsequente dependência de transfusão. A dose inicial de epoetina alfa é 100 U/kg SC, três vezes por semana. O hematócrito deve ser monitorado com cuidado durante o tratamento e a dose deve ser ajustada para atingir e manter o valor-alvo de 30 a 40%. A frequência de administração é reduzida para duas vezes por semana assim que o hematócrito do animal entrar na faixa desejada. Pequenas diminuições sequenciais no valor do hematócrito durante o tratamento com epoetina alfa são evidências da formação de anticorpos anti-EPO. Outros efeitos adversos observados são vômito, convulsões, hipertensão, uveíte e reações semelhantes à hipersensibilidade mucocutânea. Devido à possibilidade de efeitos adversos e aos custos, a epoetina alfa é reservada para animais com anemia grave e sintomática (p. ex., hematócrito menor que 12 a 15%). A suplementação com ferro deve ser feita durante (e, idealmente, antes) do tratamento com EPO para assegurar as reservas do mineral.

A darbepoetina alfa tem mais dois sítios de glicosilação que triplicam sua meia-vida biológica. Pode ser administrada em dose baixa (0,25 a 0,5 µg/kg SC uma vez por semana) e, em seguida, uma vez a cada 2 semanas após atingir o limite inferior da faixa-alvo do hematócrito (30%). Quando o hematócrito chegar no limite superior da faixa-alvo (40%), a darbepoetina alfa pode ser administrada a cada 3 semanas. Em um estudo, 14 de 25 gatos anêmicos com DRC responderam à darbopoietina na dose de 0,45 a 1 µg/kg/semana. Os possíveis efeitos adversos são vômito, hipertensão, convulsões e febre. Devido à sua estrutura e dose menor, acredita-se que a darbepoetina alfa seja menos propensa à formação de anticorpos em cães e gatos. Eritropoetinas recombinantes caninas e felinas foram sintetizadas e demonstraram ser eficazes, mas não são comercializadas.

Calcitriol. No rim, o 25-hidroxicolecalciferol é convertido na forma ativa da vitamina D_3, 1,25-di-hidroxicolecalciferol (calcitriol), pela 1-α-hidroxilase nas células tubulares. A 1-α-hidroxilase é estimulada pelo PTH e pela hipofosfatemia e inibida pelo calcitriol e pelo FGF-23. Os principais efeitos do calcitriol são aumentar a absorção intestinal de cálcio (e fosfato), facilitar a reabsorção óssea de cálcio e fósforo mediada por PTH, aumentar a reabsorção tubular renal de cálcio (e fosfato) e controlar, por *feedback* negativo, a síntese de PTH pelas glândulas paratireoides; uma relativa ausência desse efeito desempenha um papel importante no desenvolvimento de hiperparatireoidismo secundário renal em pacientes com DRC.

O calcitriol auxilia o tratamento do hiperparatireoidismo secundário renal devido ao seu *feedback* nos receptores de calcitriol nas glândulas paratireoides e diminuição da síntese e secreção de PTH. Evite o tratamento de calcitriol se o produto de solubilidade [Ca] × [P_i] for superior a 60 até 70 devido ao risco de mineralização dos tecidos moles. O calcitriol só deve ser usado após o controle adequado da hiperfosfatemia com uma dieta com baixo teor de fósforo e administração oral de ligantes de fósforo, se necessário. Uma dose muito baixa de calcitriol (2,5 a 3,5 ng/kg/dia) tem sido usada em cães e gatos com DRC para prevenir ou reverter o hiperparatireoidismo secundário renal. As concentrações séricas de cálcio devem ser monitoradas de forma seriada para detecção de hipercalcemia. As concentrações séricas de PTH caem drasticamente em cães e gatos com DRC tratados com calcitriol; o tempo de sobrevida pode aumentar.

Esteroides anabolizantes

Há muitos produtos à disposição, mas não há estudos a longo prazo que demonstrem a eficácia dos esteroides anabolizantes em cães e gatos com DRC. O esteroide anabolizante estanozolol (Winstrol-V®) tem efeitos ambíguos em cães com DRC. Em gatos, é hepatotóxico e tem sido associado ao aumento da atividade das enzimas hepáticas, coagulopatia responsiva à vitamina K, colestase e lipidose hepática. De modo geral, os esteroides anabolizantes não são recomendados para cães e gatos com DRC.

Agentes de controle de pressão arterial

A hipertensão arterial sistêmica é um fator de risco para crises urêmicas, progressão mais rápida e mortalidade em cães com DRC. Em gatos, o diagnóstico de hipertensão pode ser difícil devido ao efeito do jaleco branco. Cães e gatos com pressão arterial sistólica de 150 a 159 mmHg e evidências de danos em órgão-alvo (p. ex., complicações cardiovasculares ou oculares) são candidatos ao tratamento anti-hipertensivo. Aqueles com pressão arterial sistólica entre 160 e 179 mmHg ou mais são candidatos ao tratamento, independentemente das evidências de lesões em órgão-alvo.

A maioria das dietas comerciais formuladas para cães e gatos com DRC apresentam baixo teor de sal. A restrição de sódio pode ter um efeito limitado na pressão arterial sistêmica e, em gatos, pode contribuir para o aumento da perda urinária de potássio e desenvolvimento de hipopotassemia pela ativação do sistema renina-angiotensina. De modo geral, diuréticos (p. ex., furosemida, hidroclorotiazida) não são usados para tratamento da hipertensão em cães e gatos com DRC devido ao risco de desidratação e azotemia pré-renal. O efeito dos inibidores da ECA na pressão arterial sistêmica pode ser modesto, mas outros efeitos benéficos justificam seu uso em cães e gatos com DRC (como já discutido). Os bloqueadores dos canais de cálcio da classe da di-hidropiridina (p. ex., anlodipino) são eficazes no tratamento da hipertensão em gatos em dose de 0,625 a 1,25 mg VO a cada 24 horas. O anlodipino pode ser usado em cães na dose de 0,1 a 0,5 mg/kg VO a cada 12 horas. A hiperplasia gengival é um efeito adverso incomum e reversível em cães. Os bloqueadores dos canais de cálcio não hidropiridínicos (p. ex., verapamil, diltiazem) podem diminuir a proteinúria e ser renoprotetores em humanos, mas não foram avaliados com esse fim em cães e gatos.

CUIDADOS DE SUPORTE

Alguns proprietários podem ser ensinados a administrar fluidos por via subcutânea em seus animais em casa. Isso é muito conveniente em gatos e cães de pequeno porte. Por exemplo, se o tutor estiver disposto a aprender a técnica e o gato cooperar, 60 mℓ de solução de Lactato de Ringer podem ser administrados por via subcutânea duas ou três vezes ao dia. A administração não deve ser repetida caso o tutor note que o gato não absorveu o fluido dado anteriormente. Além disso, se o tutor tiver dificuldade técnica para administrar fluidos por via subcutânea, a administração em ambulatório, na clínica veterinária, é preferível. O suporte de fluidos parece ter efeitos benéficos na qualidade de vida do animal e, em um estudo, 47% dos gatos com DRC recebiam fluidos por via subcutânea como parte de seu tratamento. Se o tutor estiver tendo dificuldade para fazer o animal comer, um tubo de alimentação deve ser considerado para assegurar a ingestão calórica adequada e facilitar a administração de medicamentos. A maioria dos gatos tolera bem os tubos de gastrostomia colocados por via percutânea por longos períodos e essa abordagem pode tornar o tratamento médico muito mais fácil e menos estressante para o tutor e o gato.

Progressão e prognóstico

A taxa de progressão da DRC varia entre os animais; cães e gatos acometidos podem viver de meses a anos. A inclinação da curva da recíproca da concentração sérica de creatinina (1/concentração sérica de creatinina) em relação ao tempo pode estimar a taxa de progressão da DRC. Os achados que indicam o prognóstico desfavorável são anemia intratável grave, incapacidade de manutenção do balanço hídrico e azotemia progressiva apesar da fluidoterapia e do manejo médico conservador.

Leitura sugerida

Chalhoub S, et al. The use of darbepoetin to stimulate erythropoiesis in anemia of chronic kidney disease in cats: 25 cases. *J Vet Intern Med*. 2012;26:363.

Chew DJ. Acute renal failure. In: Chew DJ, DiBartola SP, Schenck PA, eds. *Canine and feline nephrology and urology*. St Louis: Elsevier Saunders; 2011:63.

Finch NC, et al. Fibroblast growth factor 23 (FGF-23) concentrations in cats with early nonazotemic chronic kidney disease (CKD) and in healthy geriatric cats. *J Vet Intern Med*. 2013;27:227.

Freeman LM, et al. Evaluation of weight loss over time in cats with chronic kidney disease. *J Vet Intern Med*. 2016;30:1661.

Geddes RF, et al. Relationship between plasma fibroblast growth factor-23 concentration and survival time in cats with chronic kidney disease. *J Vet Intern Med*. 2015;29:1494.

Geddes RF, et al. Fibroblast growth factor 23 (FGF-23) concentrations in cats with early nonazotemic chronic kidney disease (CKD) and healthy geriatric cats. *J Vet Intern Med*. 2013;27:227.

Geddes RF, et al. Fibroblast growth factor 23 in feline chronic kidney disease. *J Vet Intern Med*. 2013;27:234.

Harjes LM, et al. Fibroblast growth factor-23 concentration in dogs with chronic kidney disease. *J Vet Intern Med*. 2017;31:784.

Kelly KL, et al. Effect of fenoldopam continuous infusion on glomerular filtration rate and fractional excretion of sodium in healthy dogs. *J Vet Intern Med*. 2016;30:1655.

King JN, et al. Tolerability and efficacy of benazepril in cats with chronic kidney disease. *J Vet Intern Med*. 2006;20:1054.

McLeland SM, et al. Relationship among serum creatinine, serum gastrin, calcium-phosphorus product and uremic gastropathy in cats with chronic kidney disease. *J Vet Intern Med*. 2014;28:827.

Nielsen LK, et al. Administration of fenoldopam in critically ill small animal patients with acute kidney injury: 28 dogs and 34 cats (2008-2012). *J Vet Emerg Crit Care (San Antonio)*. 2015;25:396.

Parker VJ, et al. Association between body condition and survival in dogs with acquired chronic kidney disease. *J Vet Intern Med*. 2011;25:1306.

Plantinga EA, et al. Retrospective study of the survival of cats with acquired chronic renal insufficiency offered different commercial diets. *Vet Rec*. 2005;157:185.

Quimby JM, et al. Mirtazapine as an appetite stimulant and antiemetic in cats with chronic kidney disease: a masked placebo-controlled crossover clinical trial. *Vet J*. 2013;197:651.

Roudebush P, et al. An evidence-based review of therapies for canine chronic kidney disease. *J Small Anim Pract*. 2010;51:244.

Shipov A, et al. The effect of naturally occurring chronic kidney disease on the microstructural and mechanical properties of bone. *PLoS ONE*. 2014;9:e110057.

Sparkes AH, et al. ISFM Consensus guidelines on the diagnosis and management of feline chronic kidney disease. *J Feline Med Surg*. 2016;18:219.

Syme HM, et al. Survival of cats with naturally occurring chronic renal failure is related to severity of proteinuria. *J Vet Intern Med*. 2006;20:528.

Tolbert MK, et al. Evaluation of gastric pH and serum gastrin concentrations in cats with chronic kidney disease. *J Vet Intern Med*. 2017.

CAPÍTULO 42

Cistite, Pielonefrite e Prostatite Bacteriana em Cães e Gatos

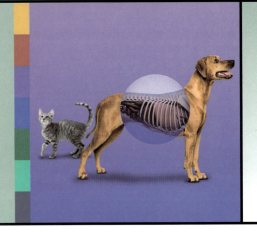

INTRODUÇÃO

Todo o trato urinário tem vários mecanismos de defesa para evitar a adesão de patógenos externos à mucosa urinária. A própria micção normal, micção frequente e completa pode ajudar a remoção de bactérias. Além disso, a uretra proximal é estéril e contém micropregas que se expandem durante a micção, auxiliando a eliminação de bactérias. Embora a uretra distal, os tecidos prepuciais e a vulva apresentem flora normal, algumas dessas bactérias podem ajudar a prevenir o acesso dos patógenos ao trato urinário por meio da síntese de bacteriocina, que interfere no metabolismo de outras bactérias. Além disso, as secreções da mucosa, como imunoglobulinas e glicosaminoglicanos, podem ajudar a prevenir a adesão de uropatógenos ao epitélio. A alta osmolalidade e as altas concentrações de ureia na urina também podem inibir o crescimento bacteriano. Embora a isostenúria em si não pareça ser um fator de risco para o desenvolvimento de cistite bacteriana, doenças que a provocam (p. ex., doença renal crônica [DRC] e hipertireoidismo) podem predispor o cão ou gato à cistite bacteriana. Em cães e gatos, a solicitação de uma cultura de urina com base apenas na baixa gravidade específica (< 1,013) não parece ter boa relação custo-benefício na ausência de sedimento urinário ativo e alta suspeita clínica.

De modo geral, a cistite bacteriana é mais comum em cães (e em fêmeas em comparação a machos). A prevalência de cistite bacteriana em gatos atendidos em instituições de referência com sinais do trato urinário inferior (STUI) varia de 1 a 3%; porcentagens mais altas foram relatadas em gatos atendidos em clínicas particulares na Europa. A maioria dos gatos jovens com STUI tem distúrbios, como a cistite idiopática felina (ver Capítulo 44), que não são associados a infecções bacterianas. A cistite bacteriana em gatos é acompanhada por comorbidades, como diabetes melito, hipertireoidismo e/ou DRC. A prevalência de cistite bacteriana em gatos com diabetes melito é de 11 a 13%. Em gatos adultos jovens, a prevalência de cistite bacteriana é maior naqueles submetidos à cateterização urinária e/ou uretrostomia perineal. Outros fatores que podem predispor os gatos à cistite bacteriana são sexo feminino, idade avançada e menor peso corpóreo, embora alguns desses fatores de risco também possam estar associados às comorbidades já mencionadas. Além disso, a bacteriúria assintomática foi associada a essas comorbidades em gatos e, portanto, o tratamento com antimicrobianos nem sempre é indicado (ver adiante).

O uropatógeno mais comum na cistite bacteriana esporádica em cães é *Escherichia coli*, representando cerca de 50% de todos os isolados, seguido por *Staphylococcus*, *Proteus*, *Klebsiella*, *Enterococcus* e *Streptococcus* spp. Os micoplasmas também foram isolados do trato urinário de cães, mas sua relevância clínica não foi esclarecida, pois são geralmente encontrados em pacientes com outros distúrbios do trato urinário inferior, como neoplasia, urolitíase ou problemas de micção. As espécies de bactérias isoladas de gatos com cistite bacteriana são semelhantes às observadas em cães.

CLASSIFICAÇÃO DA CISTITE BACTERIANA

A cistite bacteriana pode ser classificada de acordo com várias definições (Tabela 42.1). A cistite bacteriana esporádica (neste capítulo, para simplificar, também chamada "infecção do trato urinário" (ITU) esporádica; as infecções urinárias em todos os outros tipos e locais serão especificadas com clareza) sugere que o animal é saudável e não apresenta uma comorbidade que pode predispô-lo à infecção. Esse termo também implica que o animal tem sinais clínicos associados à infecção. A cistite bacteriana complicada implica uma comorbidade subjacente, como problemas anatômicos (p. ex., ureteres ectópicos, ureterocele), doenças sistêmicas (p. ex., diabetes melito, hipertireoidismo, hiperadrenocorticismo, neoplasia sistêmica, comprometimento imunológico) e alterações relacionadas ao próprio trato urinário (p. ex., urolitíase, neoplasia cística, cistite bacteriana profunda). A bacteriúria subclínica é definida pela presença de bactérias identificadas na urina e resultado positivo na cultura bacteriana de urina, apesar da ausência de STUIs típicos. Esses sinais clínicos podem incluir estrangúria, hematúria, polaciúria, piúria e disúria. Na experiência do autor deste conteúdo, alguns cães com incontinência urinária e resultados positivos

TABELA 42.1

Definições aplicadas a infecções do trato urinário.

Termo	Definição
Cistite bacteriana esporádica (i. e., ITU esporádica)	Infecção bacteriana esporádica da bexiga em um animal aparentemente saudável com anatomia e função normais do trato urinário
ITU complicada	ITU que ocorre na presença de uma anomalia anatômica ou funcional ou comorbidade que predispõe a ITU persistente, infecção recorrente ou insucesso terapêutico
Bacteriúria subclínica	Presença de bactérias na urina determinada por cultura bacteriana positiva na ausência de sinais do trato urinário inferior. A diferenciação da ITU subclínica pode ser difícil

ITU: infecção do trato urinário.
De Westropp J, Sykes JE: Bacterial infections of the genitourinay tract. In Sykes JE, editor: *Canine and feline infectious diseases*, St. Louis, 2013, Elsevier.

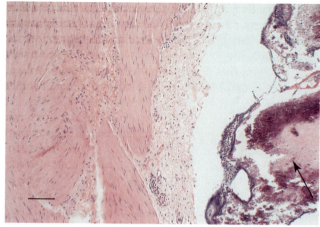

Figura 42.1 Fotomicrografia de um corte de bexiga urinária de um cão com cistite por *Corynebacterium urealyticum*. O epitélio de transição que recobre o músculo liso está completamente desnudo e foi substituído por uma camada espessa de *debris* celulares degenerados parcialmente mineralizados (basofílicos) e exsudatos de fibrina (*seta*) (hematoxilina-eosina; barra = 100 μm). Essas placas devem ser removidas (por cistoscopia ou cirurgia) para permitir a penetração dos antibióticos na parede da bexiga.

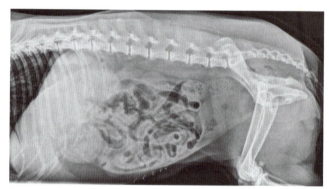

Figura 42.2 Radiografia lateral de uma cadela mestiça de Terrier, castrada, de 13 anos, com diabetes melito e cistite enfisematosa por *E. coli*. Observe o padrão irregular de gás no lúmen da bexiga.

na cultura bacteriana de urina respondem à terapia antimicrobiana, sugerindo que esse é um sinal clínico associado à ITU. A bacteriúria subclínica também foi referida como ITU oculta e bacteriúria assintomática na medicina humana.

Animais com comorbidades podem ter infecções bacterianas únicas, como *Corynebacterium urealyticum*, uma bactéria gram-positiva que pode causar cistite incrustante (Figura 42.1). Esse patógeno também pode produzir urease, que leva à precipitação de placas de fosfato de cálcio e estruvita que aderem ao uroepitélio. A causa mais comum é *E. coli*, que fermenta a glicose em produtos gasosos; *Clostridium* spp. também podem estar envolvidas. Na ausência de glicose, proteínas, como a albumina, podem ser fermentadas em gás. Cães e gatos com diabetes melito podem apresentar cistite enfisematosa (CE), caracterizada pela produção de gás por bactérias na parede ou no lúmen da bexiga (Figura 42.2). Em um relato recente, 14 de 27 (51%) cães com CE apresentavam gás no lúmen e na parede da bexiga. Comorbidades foram identificadas em 26 de 27 (96%) casos relatados; as mais comuns foram diabetes melito, em 33% dos cães, doença neurológica, em 26% dos cães, e doença adrenal, em 19% dos cães.

A cistite bacteriana recorrente (ITU) implica que os animais tiveram três ou mais infecções em um período de 12 meses. A ITU recorrente pode ser subclassificada como infecção recorrente, reinfecção, infecção refratária ou infecções persistentes. Embora as culturas bacterianas de urina possam ajudar a distinguir esses tipos de infecções recorrentes, procedimentos avançados de diagnóstico molecular são necessários com frequência, mas sua disponibilidade clínica é baixa. É fácil identificar uma reinfecção quando a cultura quantitativa de urina revela um gênero e espécie bacteriana diferente do isolado original. A presença do mesmo microrganismo já isolado causa uma infecção recorrente; sua persistência pode ser devido ao fato de nunca ter sido erradicado por completo. A recidiva sugere que o microrganismo pode estar profundamente arraigado nos tecidos, inacessível aos antimicrobianos, como em rim, próstata ou pólipos; alternativamente, as concentrações do antimicrobiano na urina e/ou tecidos urinários foram subterapêuticas ou o microrganismo era resistente ao fármaco escolhido. Segundo um estudo, houve 17% de discordância entre as culturas da mucosa da bexiga e as culturas de urina, sugerindo a possibilidade de infecções profundas em cães. Essa diferença, entretanto, não foi significativa. Uma infecção persistente implica que as culturas bacterianas continuam positivas para o mesmo microrganismo durante o tratamento antimicrobiano. Nesse caso, o microrganismo não foi erradicado, mesmo de maneira transitória, apesar da administração do antimicrobiano apropriado. Infecções persistentes implicam na anulação grave das defesas locais do hospedeiro ou na alta resistência do microrganismo ao antimicrobiano administrado. Animais com ITU recorrente devem passar por uma avaliação diagnóstica completa (ver adiante) para detecção de doenças predisponentes. A Tabela 42.2 lista os distúrbios e as considerações diagnósticas em animais com várias formas de cistite bacteriana recorrente.

Bacteriúria subclínica é um termo usado na medicina humana para descrever a presença de bactérias na urina, determinada por uma cultura bacteriana positiva, na ausência de STUI. De modo geral, é chamada ITU subclínica na literatura veterinária. A identificação de sinais sutis de cistite bacteriana em pequenos animais pode ser difícil. A bacteriúria subclínica foi relatada de forma variável em cães e gatos; nesses últimos, a prevalência foi de 0,9 a 28,8% e, em um estudo que avaliou 101 cães adultos saudáveis, foi de 8,9%. Os gatos costumavam ser mais velhos e fêmeas. A bacteriúria subclínica também é relatada de forma informal com mais frequência em animais com endocrinopatias, doença renal ou distúrbios de micção; em cães e gatos tratados com glicocorticoides ou agentes imunossupressores; ou em animais submetidos a uretrostomias perineais. A escolha do tratamento antimicrobiano para cães ou gatos com bacteriúria subclínica nem sempre é clara (ver adiante).

Resultados do exame físico

De modo geral, o exame físico em cães e gatos com cistite bacteriana simples não complicada é normal. A bexiga pode ser pequena e espessada, em alguns casos, devido à inflamação persistente e à polaciúria; alguns pacientes podem apresentar desconforto abdominal caudal. No exame retal, a uretra pode ser proeminente ou mais espessa na presença de neoplasia uretral ou uretrite proliferativa (Vídeo 42.1). Cálculos uretrais também podem ser palpáveis. Raramente, em casos mais complicados, a palpação revela o aumento de volume da bexiga em pacientes com obstrução uretral secundária causada por neoplasia, geralmente carcinoma de células de transição (CCT), uretrite proliferativa ou uretrólito. Nas fêmeas, a vulva deve ser examinada para detecção de recesso e/ou piodermite perivulvar (Figura 42.3). Do mesmo modo, o prepúcio deve ser examinado em busca de secreção, corpos estranhos ou lesões em massa.

Diagnóstico

Na ITU esporádica simples, uma cultura bacteriana aeróbia quantitativa da urina obtida por cistocentese é indicada, seguida pela identificação e pelo antibiograma do patógeno isolado.

TABELA 42.2

Infecções recorrentes.

		Diagnósticos diferenciais	Diagnósticos a considerar
Recidiva	Cura clínica e microbiológica da cistite bacteriana com subsequente recidiva da doença	Urolitíase Pólipos vesicais Neoplasia cística Infecções profundas da bexiga Pielonefrite Prostatite crônica Alteração das respostas imunes de mucosa	Radiografias abdominais Cistouretrograma com contraste Ultrassonografia abdominal Hemograma completo Bioquímica sérica Cistoscopia com biópsia
Persistência	Presença contínua da mesma cepa bacteriana na urina apesar da cura clínica	Comprometimento imunológico Neoplasia cística Cistite incrustante Anomalias graves de micção Alteração das respostas imunes de mucosa	Radiografias Ultrassonografia abdominal Hemograma completo Bioquímica sérica
Reinfecção	Isolamento de um microrganismo diferente após a aparente resolução de uma infecção anterior	Vulva encapuzada Divertículo cístico Ureter ectópico Incontinência urinária (incompetência mecânica ou anatômica ou do esfíncter uretral) Ureterocele Imunossupressão	Inspeção externa Hemograma completo, bioquímica sérica Ultrassonografia abdominal Cistouretrograma com contraste Cistoscopia
Infecção refratária	Ausência de resposta clínica e microbiológica ao tratamento	O tutor não adere ao tratamento Tratamento com medicamento ou dose apropriada Resistência antimicrobiana não detectada Incapacidade do(s) antimicrobiano(s) de penetrar no sítio da infecção	Revisão de dose e da adesão ao tratamento Radiografias Ultrassonografia abdominal Cistoscopia

Adaptada de *ISACID guidelines for the diagnosis and management of bacterial UTI in dogs and cats*, Weese et al., submitted, 2017.

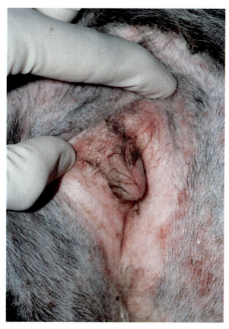

Figura 42.3 Vulva recuada com eritema perivulvar pronunciado. Cães com infecções recorrentes do trato urinário e vulva recuada (ou encapuzada) podem apresentar melhora após uma episioplastia. (Cortesia do Dr. Dennis Chew, The Ohio State University.)

 TABELA 42.3

Bacteriúria significativa em cães e gatos.

Método de coleta	Cães	Gatos
Cistocentese	≥ 1.000 UFC/mℓ	≥ 1.000 UFC/mℓ
Cateterização (machos)	≥ 10.000 UFC/mℓ	≥ 10.000 UFC/mℓ
Cateterização (fêmeas)	≥ 100.000 UFC/mℓ	Desconhecido
Micção (jato médio)	Não recomendado	Não recomendado

Embora qualquer patógeno isolado de amostras coletadas por cistocentese provavelmente seja significativo, a contaminação por bactérias da pele é possível; portanto, a presença de mais de 10^3 unidades formadoras de colônias (UFC)/mℓ de bactérias é considerada clinicamente relevante. A Tabela 42.3 mostra os números bacterianos clinicamente relevantes com base no método de coleta de urina. De modo geral, a realização de hemograma completo, bioquímica sérica e técnicas de diagnóstico por imagem não é justificada em animais saudáveis, nos quais a suspeita de infecção é um evento isolado.

Os medicamentos que compõem o antibiograma são variáveis conforme o laboratório. Do mesmo modo, o método de antibiograma está sujeito à preferência do laboratório e tem implicações diretas sobre a forma de relato dos resultados. Consulte o microbiologista para determinar se as suscetibilidades relatadas são baseadas nas concentrações dos antimicrobianos no soro ou na urina. As concentrações alcançadas por alguns antimicrobianos na urina podem ser muito maiores do que no soro, desde que a função renal seja normal e não haja poliúria e polidipsia. Consequentemente, a esterilidade no interior do trato urinário pode ser alcançada em momentos em que, aparentemente, esses medicamentos não conseguiriam atingir as concentrações plasmáticas.

Embora a cultura de urina seja o padrão-ouro para o diagnóstico da cistite bacteriana, pode ser cara; na prática, *kits* de cultura, *paddles* e outros imunoensaios bacterianos rápidos têm sido comercializados para uso em pequenos animais. Isso pode auxiliar a triagem de animais com infecções; no entanto, imprecisões com uma *paddle* de cultura veterinária específica foram relatadas, em especial na presença de diversos microrganismos. Em caso de identificação de crescimento em qualquer um desses *kits*, envie a amostra de urina para um laboratório microbiológico comercial para identificação e antibiograma. Além disso, esses procedimentos requerem instalações laboratoriais adequadas e atendimento de protocolos de contenção e gestão de resíduos com nível 2 de biossegurança.

Em cães e gatos com ITU recorrente, não apenas uma cultura de urina é indicada, mas uma investigação diagnóstica apropriada para a detecção de fatores predisponentes, assumindo que as infecções anteriores foram tratadas de maneira adequada (ver adiante). Fatores predisponentes facilitam a ascensão de bactérias e o desenvolvimento de uma infecção inicial; além disso, podem dificultar a erradicação de uma ITU estabelecida nos tecidos urinários. Deve ser realizada uma pesquisa por defeitos anatômicos ou estruturais, como vulva recuada, ureter(es) ectópico(s), divertículo uracal, cistite polipoide, uretrite proliferativa, urolitíase, corpos estranhos, doença prostática e neoplasia em uretra ou bexiga (Vídeo 42.2). A erradicação da infecção renal é inerentemente mais difícil em comparação a uma ITU inferior, em especial quando a doença é crônica ou há um nicho de infecção, como um nefrólito, ureterólito ou obstrução ureteral parcial. Problemas de micção, como incontinência urinária ou retenção de urina, devem ser identificados e corrigidos quando possível. Animais com anomalias metabólicas, como diabetes melito, hiperadrenocorticismo, hipertireoidismo e DRC, podem ser mais suscetíveis a novas infecções ou ter dificuldade para resolução de uma ITU existente, assim como aqueles submetidos ao tratamento com corticosteroides ou outros imunossupressores. Pode ser difícil ou impossível atingir a esterilidade do trato urinário a longo prazo em pacientes que continuam a receber fármacos imunossupressores. Nesses casos, determine se há bacteriúria subclínica e se o tratamento é necessário sempre que a bactéria for isolada. O tratamento deve ser sempre instituído se houver sinais clínicos ou azotemia progressiva.

As técnicas de diagnóstico por imagem, ou seja, radiografia abdominal e ultrassonografia abdominal, são uma parte importante da avaliação de pacientes com cistite bacteriana inferior recorrente para descartar problemas estruturais e anatômicos. A cistouretrografia com contraste deve ser considerada na ausência de ultrassonografia e para o exame adequado da uretra em cães e gatos machos. A urografia excretora e a ultrassonografia renal podem ser necessárias para avaliação mais completa dos rins, especialmente para ajudar a excluir um elemento de obstrução no trato urinário superior. A cistoscopia deve ser considerada caso as primeiras técnicas de imagem não documentem anomalias estruturais ou anatômicas; além disso, é excelente para avaliação da uretra. Mesmo quando nenhuma lesão óbvia é observada durante a cistoscopia, o ideal é enviar uma biópsia da mucosa da bexiga para cultura para detecção de infecção profunda (Figura 42.4; Vídeo 42.3). Os urólitos removidos de um paciente com ITU recorrente também podem ser enviados para cultura.

Tratamento

TRATAMENTO DE INFECÇÕES NÃO COMPLICADAS DO TRATO URINÁRIO

Para a terapia empírica, o Grupo de Trabalho de Uso de Antimicrobianos da International Society for Companion Animal Infectious Diseases (ISCAID) recomenda fármacos antibacterianos urinários com provável eficácia contra mais de 90% dos isolados urinários caso esta informação seja conhecida (Weese et al., 2011). De modo geral, a ISCAID recomenda o tratamento inicial da cistite bacteriana esporádica com amoxicilina (11 a 15 mg/kg por via oral [VO] a cada 8 horas) ou sulfametoxazol-trimetoprima (15 mg/kg VO a cada 12 horas). Diretrizes mais novas estavam sendo preparadas no momento da redação deste texto e, embora a amoxicilina ainda seja recomendada, sua combinação com clavulanato é uma escolha empírica razoável quando os dados de suscetibilidade regional indicam alta probabilidade ou resistência à amoxicilina sozinha. A ampicilina não é recomendada devido à baixa biodisponibilidade oral. Embora o ciprofloxacino seja usado de forma rotineira na medicina humana e com frequência na medicina veterinária devido ao menor custo, é difícil justificá-lo na medicina veterinária devido à sua menor biodisponibilidade oral em cães. O Clinical and Laboratory Standards Institute (CLSI) não estabeleceu pontos de corte de ciprofloxacino para isolados bacterianos de cães. O CLSI tem dados apenas para outras fluoroquinolonas aprovadas para cães.

Por convenção, a ITU esporádica tem sido tratada por 7 a 14 dias. Na medicina humana, vários estudos avaliaram a eficácia da terapia antimicrobiana de curta duração para ITU não complicada em mulheres. Na medicina veterinária, um estudo em cães com ITU não complicada (i. e., esporádica) mostrou que o tratamento com enrofloxacino (20 mg/kg) por 3 dias não foi inferior ao tratamento com amoxicilina-ácido clavulânico por 14 dias (Westropp et al., 2012). Os efeitos adversos foram raros e semelhantes em ambos os grupos. Em outro ensaio clínico, a cefovecina foi administrada por via subcutânea (8 mg/kg) a 61 cães com ITU não complicada e considerada eficaz (Passmore et al., 2007). No momento, as diretrizes da ISCAID recomendam o tratamento de curta duração (5 a 7 dias) da cistite bacteriana. É possível que 3 a 5 dias de tratamento sejam suficientes para a cura clínica e microbiológica. A reavaliação da ITU esporádica com culturas bacterianas aeróbias após a cura clínica em cães e gatos não é indicada.

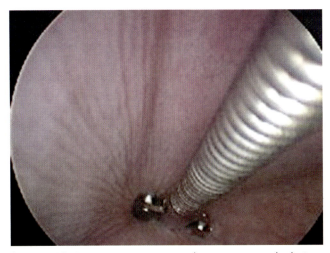

Figura 42.4 Visão cistoscópica de uma pinça de biópsia inserida através do canal de trabalho de um cistoscópio rígido para a obtenção de uma biópsia da mucosa de uma cadela com infecções recorrentes do trato urinário inferior. As biópsias obtidas dessa forma podem ser submetidas à histopatologia e culturas para bactérias aeróbias e micoplasmas.

Cistite bacteriana recorrente e complicada

A correção dos fatores predisponentes aumenta a probabilidade de erradicação prolongada e bem-sucedida de microrganismos da urina e dos tecidos urinários. A terapia antimicrobiana empírica deve ser evitada e os medicamentos devem ser escolhidos com base nos resultados de cultura e antibiograma. Assegure-se de usar as doses adequadas de antimicrobianos e considere doses mais altas (fármacos dependentes de concentração) e em maior número (fármacos dependentes de tempo), em especial de medicamentos com eficácia intermediária.

Por convenção, recomenda-se o tratamento de cães e gatos com ITU recorrente por até 4 semanas, mas é provável que a terapia mais curta também seja eficaz nesses casos. Considere a obtenção de urina logo após o início do tratamento e 7 dias após seu término. Se a cultura for positiva, outros exames diagnósticos para investigação de comorbidades subjacentes devem ser realizados. Embora a terapia antimicrobiana diária profilática e a pulsoterapia tenham sido defendidas por alguns profissionais, não existem estudos sobre esses protocolos e há preocupação com o surgimento de resistência bacteriana associada à exposição de patógenos a doses diárias subótimas de antimicrobianos. Em relatos informais, a nitrofurantoína foi considerada para tratamento da cistite bacteriana recorrente clínica que é refratária a outros antimicrobianos orais; no entanto, esse fármaco nunca deve ser usado em animais com prostatite ou pielonefrite porque não atinge boas concentrações teciduais.

Tratamento adjunto

Entre as abordagens alternativas para a prevenção e o tratamento de cistite bacteriana recorrente que estão sendo investigadas em seres humanos e modelos animais, está o uso de extrato de oxicoco (*cranberry*). A eficácia desse extrato em mulheres foi mista, mas, recentemente, não houve diferença significativa em estudos controlados com placebo. Embora o *cranberry* tenha prevenido a adesão *in vitro* de cepas de *E. coli*, não pareceu reduzir o risco de ITU em um estudo controlado por placebo em cães com doença do disco intervertebral. Produtos bioterapêuticos vivos parecem promissores no tratamento de ITU recorrente por vários motivos. A administração intravesical de *E. coli* ASB 83972 em humanos com ITU recorrente reduziu os sintomas de ITU e protegeu alguns pacientes de ITU recorrente após cateterizações em série, o que pode reduzir a necessidade de terapia antimicrobiana. Em um estudo piloto veterinário recente, a administração intravesical de *E. coli* ASB 2-12 levou a curas clínicas completas ou quase completas em quatro de nove cães com ITU recorrente. Outros três animais também apresentaram cura microbiológica em 2 semanas; um deles tinha bacteriúria subclínica (além de *E. coli* ASB 2-12) e não precisou de terapia antimicrobiana. Em três desses quatro cães, *E. coli* ASB 2-12 foi isolada da urina no dia 14. Outros estudos estão em andamento para investigar esse bioterapêutico vivo em uma população maior.

Infecções subclínicas do trato urinário

Em humanos com bacteriúria assintomática, a antibioticoterapia nem sempre é instituída devido aos possíveis efeitos adversos dos medicamentos, bem como a preocupação com o surgimento de resistência bacteriana. Embora os estudos prospectivos sobre esse assunto em cães e gatos sejam muito limitados, a bacteriúria subclínica nesses animais nem sempre requer tratamento. Em nove cães saudáveis com bacteriúria subclínica que foram acompanhados por 3 meses, quatro apresentaram bacteriúria persistente e quatro, transitória; nenhum desenvolveu sinais nesse período. Este autor acompanhou cuidadosamente vários cães com bacteriúria subclínica por muitos meses sem tratamento e não observou nenhum resultado adverso até o momento. Na ausência de uma causa para a bacteriúria e se o risco de pielonefrite ascendente for baixo (p. ex., um cão ou gato saudável ou um animal muito estável), os antimicrobianos nem sempre são indicados. Em caso de incerteza se os sinais clínicos ou anomalias laboratoriais são provocados por bactérias, um tratamento de curta duração com antimicrobianos pode ser considerado; a seguir, o animal deve ser reavaliado. Se nenhuma melhora for observada, a interrupção do antimicrobiano deve ser considerada. Em infecções mistas com *Enterococcus* spp., evidências informais sugerem que a infecções por *Enterococcus* spp. são resolvidas com o tratamento dos demais microrganismos. A necessidade de terapia antimicrobiana deve ser determinada caso a caso e os prós e contras do tratamento devem ser considerados e discutidos com o tutor.

Pielonefrite

A pielonefrite aguda (PNA) geralmente ocorre quando as bactérias sobem para a pelve renal e o parênquima do trato urinário inferior; menos comumente, se deve à disseminação hematogênica para o rim. Na medicina humana, a PNA também pode ser classificada como não complicada ou complicada; essa classificação foi adaptada para a medicina veterinária. A doença complicada implica na presença de uma doença sistêmica, como diabetes melito, neoplasia ou comprometimento imunológico, ou ainda de uma lesão anatômica ou obstrutiva no trato urinário, como um nefrólito ou ureter ectópico. A pielonefrite também pode ser crônica; o diagnóstico de pielonefrite crônica pode ser desafiador devido à ausência de um biomarcador sensível e específico para seu estabelecimento. Normalmente, um único microrganismo é isolado da urina. A medula é mais sensível à colonização do que o córtex, talvez devido às menores defesas do hospedeiro em um ambiente de alta osmolalidade, baixo pH e baixo fluxo sanguíneo. Os microrganismos aderem ao epitélio pélvico e tubular distal e proximal e foram observados no meio intracelular. Uma lesão renal considerável é causada pela resposta inflamatória à infecção. A agregação de neutrófilos dentro dos capilares e a indução de espasmo vascular por toxinas bacterianas e/ou citocinas podem contribuir para a isquemia renal.

Animais com PNA podem apresentar dor no flanco ou no abdome dorsal. Além disso, esses animais podem estar desidratados e apresentarem sinais de lesão renal aguda.

A urinálise e a urocultura com antibiograma devem ser realizadas em todos os pacientes com suspeita de pielonefrite. As técnicas de diagnóstico por imagem podem ajudar o estabelecimento do diagnóstico de pielonefrite. Embora os achados ultrassonográficos não sejam específicos, podem incluir dilatação pélvica renal, embotamento da papila renal, *debris* ecogênicos na pelve renal e/ou dilatação ureteral. A nefropielocentese pode ser considerada na presença de dilatação pélvica renal, principalmente quando a cistocentese não provoca resultados positivos na urocultura. As hemoculturas também podem ser consideradas se houver suspeita de disseminação hematogênica ou em animais imunocomprometidos. Antimicrobianos que atingem níveis teciduais elevados são recomendados; a ISCAID sugere o uso de fluoroquinolonas.

A terapia antimicrobiana empírica deve ser instituída para ajudar a prevenir mais danos renais. O enrofloxacino é prescrito com frequência (10 a 20 mg/kg a cada 24 horas para cães; 5 mg/kg VO uma vez ao dia para gatos), mas reduções de 25 a 50% da dose podem ser necessárias dependendo da gravidade do comprometimento renal. A terapia intravenosa deve ser administrada a cães e gatos que requerem hospitalização e acompanhada pelo tratamento da lesão renal aguda (ver Capítulo 44) nos casos mais graves. Antimicrobianos orais podem ser administrados em pacientes estáveis e sem vômitos. Por convenção, a terapia antimicrobiana é recomendada por até 4 semanas; em humanos, tratamentos orais e intravenosos mais curtos (7 a 14 dias) foram publicados. É provável que o tratamento prolongado não seja indicado e que essas terapias de curta duração sejam eficazes em cães e gatos. O autor deste conteúdo trata a PNA por 14 dias e, depois, reavalia o animal, inclusive com hemograma completo, creatinina sérica e urocultura. Os resultados das culturas de urina devem ser interpretados em conjunto com os outros parâmetros clínico-patológicos.

PROSTATITE BACTERIANA

A prostatite bacteriana é uma doença crônica ou aguda que geralmente ocorre em cães machos não castrados. Deve ser suspeita em qualquer cão macho não castrado com urocultura positiva. A prostatite aguda pode ter ramificações sistêmicas graves, inclusive febre, depressão, desidratação, vômito, diarreia e até choque séptico. A leucocitose com desvio à esquerda pode ser observada. Os cães podem apresentar STUIs, bem como secreção uretral purulenta ou hemorrágica e dor abdominal. O tenesmo também pode ocorrer devido ao aumento da próstata, causando compressão do cólon distal. No exame retal, a próstata pode ser assimétrica, aumentada e dolorida. Cães com prostatite crônica podem apresentar letargia e STUIs moderados ou nenhum sinal clínico; a próstata pode ser simétrica e indolor à palpação. Os abscessos prostáticos também podem ocorrer após a prostatite aguda ou crônica e sua ruptura pode causar peritonite com risco de morte.

A maioria dos cães com prostatite bacteriana também tem cistite bacteriana. Os patógenos comumente isolados são semelhantes àqueles que causam ITUs. Embora a cultura de urina seja suficiente na maioria dos cães, as culturas da próstata podem ser necessárias em caso de urocultura negativa ou se o animal apresentar sinais clínicos apesar do tratamento adequado baseado nos resultados do antibiograma. Técnicas de diagnóstico por imagem, como ultrassonografia abdominal (Figura 42.5) ou um estudo contrastado retrógrado (Figura 42.6), devem ser realizadas para avaliação do tamanho da próstata e detecção de cistos, abscessos e achados compatíveis com neoplasia (p. ex., mineralização). O fluido prostático pode ser obtido por ejaculação, massagem prostática ou aspiração da próstata com agulha fina guiada por ultrassonografia. O fluido deve ser analisado para a detecção de anomalias citológicas e enviado para cultura aeróbia.

O tratamento antimicrobiano da prostatite aguda deve ser mantido por pelo menos 4 semanas; esquemas mais longos são frequentemente necessários para tratamento da prostatite crônica. A barreira hematoprostática pode dificultar a obtenção de níveis de antimicrobianos acima da concentração inibitória mínima (CIM) desejada para a bactéria. Embora essa barreira seja frequentemente rompida na prostatite aguda, os antimicrobianos escolhidos devem conseguir penetrá-la para que a infecção seja debelada. Assim, o antibiótico deve ter alta lipossolubilidade, baixa ligação às proteínas e pK_a apropriado. As formas não ionizadas de antibióticos atravessam as membranas lipídicas, mas não as formas ionizadas. Nas infecções prostáticas por patógenos gram-negativos, sulfametoxaztrimetoprima, cloranfenicol e fluoroquinolonas são as melhores escolhas. O enrofloxacino é considerado o fármaco de escolha para a prostatite bacteriana canina por causa de sua alta lipossolubilidade, baixa ligação às proteínas, baixa CIM e amplo espectro de atividade contra muitos uropatógenos. Além disso, ao contrário dos outros dois antibióticos, os efeitos adversos do enrofloxacino são raros. O ciprofloxacino oral não deve ser usado como substituto do enrofloxacino porque sua biodisponibilidade é de apenas cerca de 40% em cães e é bastante variável. A dose típica de enrofloxacino para tratamento da prostatite é de 10 a 20 mg/kg VO a cada 24 horas. Doses mais altas podem ser necessárias contra certas cepas de *Pseudomonas* spp. A administração uma vez ao dia é preferida por alcançar concentrações máximas mais altas em comparação às doses divididas ao longo do dia.

Além do tratamento antimicrobiano, a castração deve ser realizada assim que o animal estiver estável para anestesia e cirurgia. Se a castração não for uma opção para um animal reprodutor, um inibidor da 5α-redutase, a finasterida (0,1 a 0,5 mg/kg VO a cada 24 horas), pode ser usado para ajudar a diminuir o tamanho e as secreções da próstata. Os abscessos prostáticos podem precisar de tratamento cirúrgico e a omentalização do abscesso prostático é geralmente realizada para evitar o acúmulo de fluido e material purulento na área. A drenagem do cisto prostático guiada por ultrassonografia também pode ser feita, mas pode ser necessário repeti-la várias vezes; esse procedimento tende a ser mais eficaz em cistos pequenos.

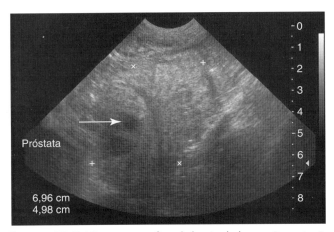

Figura 42.5 Ultrassonografia abdominal de um Borzoi não castrado de 6 anos com perda de peso e tenesmo. A próstata estava aumentada, com margens irregulares mal definidas; o tecido parenquimatoso continha gás e havia múltiplas regiões semelhantes a cistos hipoecoicos (*seta*). Prostatite grave e evidência ultrassonográfica de peritonite séptica também foram observadas.

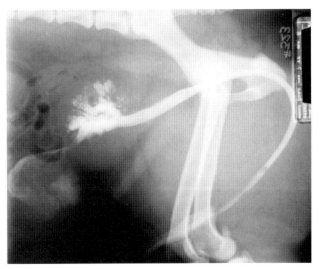

Figura 42.6 Cistouretrograma com contraste em um cão macho com prostatite grave, evidenciada pelo aumento de volume da próstata e extravasamento do contraste para o parênquima prostático.

Leitura sugerida

Johnson JR, et al. Identification of urovirulence traits in *Escherichia coli* by comparison of urinary and rectal *E. coli* isolates from dogs with urinary tract infection. *J Clin Microbiol*. 2003;41:337.

Ling GV, et al. Interrelations of organism prevalence, specimen collection method, and host age, sex, and breed among 8,354 canine urinary tract infections (1969-1995). *J Vet Intern Med*. 2001;15:341.

Ling GV. Therapeutic strategies involving antimicrobial treatment of the canine urinary tract. *J Am Vet Med Assoc*. 1984;185:1162.

Litster A, et al. Occult bacterial lower urinary tract infections in cats—urinalysis and culture findings. *Vet Microbiol*. 2009;136:130.

McGuire NC, et al. Detection of occult urinary tract infections in dogs with diabetes mellitus. *J Am Anim Hosp Assoc*. 2002;38:541.

Merkel, et al. Clinicopathologic and microbiologic findings associated with emphysematous cystitis in 27 dogs JAAHA. Sept 11 2017.

Passmore CA, et al. Efficacy and safety of cefovecin (Convenia) for the treatment of urinary tract infections in dogs. *J Small Anim Pract*. 2007;48:139.

Puchot ML, et al. Subclinical bacteriuria in cats: prevalence, findings on contemporaneous urinalyses and clinical risk factors. Jan 1 JFMS 2017.

Segev, et al. Evaluation of the live biotherapeutic product, asymptomatic bacteriuria Escherichia coli 2-12 in healthy dogs and dogs with clinical recurrent UTI. JVIM In press. 2017.

Seguin MA, et al. Persistent urinary tract infections and reinfections in 100 dogs (1989-1999). *J Vet Intern Med*. 2003;17:622.

Sycamore KF, et al. Comparison of urine and bladder or urethral mucosal biopsy culture obtained by transurethral cystoscopy in dogs with chronic lower urinary tract disease: 41 cases (2001to 2011). *J Small Anim Pract*. 2014;55(7):364–368.

Tivapasi MT, et al. Diagnostic utility and cost-effectiveness of reflex bacterial culture for the detection of urinary tract infection in dogs with low urine specific gravity. *Vet Clin Pathol*. 2009;38:337.

Wagenlehner FM, et al. Emergence of antibiotic resistance and prudent use of antibiotic therapy in nosocomially acquired urinary tract infections. *Int J Antimicrob Agents*. 2004;23(suppl 1):S24.

Weese JS, et al. Antimicrobial use guidelines for treatment of urinary tract disease in dogs and cats: antimicrobial Guidelines Working Group of the International Society for Companion Animal Infectious Diseases. *Vet Med Int*. 2011;1:2011.

Westropp JL, et al. Evaluation of the efficacy and safety of high-dose, short-duration enrofloxacin treatment regimen for uncomplicated urinary tract infections in dogs. *J Vet Intern Med*. 2012;26:506.

CAPÍTULO 43

Urolitíase Canina e Felina

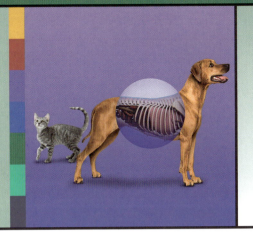

INTRODUÇÃO

A urolitíase é uma doença comum do trato urinário de cães e gatos. Os sinais clínicos da doença são variáveis, dependendo da localização do urólito. Os tutores podem observar polaciúria, estrangúria, disúria e hematúria, que sugerem um problema no trato urinário inferior de seus gatos ou cães. Os sinais clínicos em gatos e cães com urólitos do trato urinário superior são variáveis e podem incluir hematúria ou sinais clínicos compatíveis com lesão renal aguda secundária à obstrução ureteral; a ureterolitíase também pode ser um achado incidental.

Os urólitos mais comuns em cães e gatos, oxalato de cálcio (CaOx) e estruvita, são radiopacos e, de modo geral, identificados com facilidade em radiografias simples. Urólitos de cistina e urato são menos radiopacos e há necessidade de cistouretrogramas com contraste ou ultrassonografia para sua identificação. Embora a ultrassonografia seja uma técnica sensível para diagnóstico de urólitos vesicais (também chamados "cistólitos") e uretrais proximais (Figura 43.1), não é uma boa modalidade para a visualização de toda a uretra de cães e gatos machos; é possível que os uretrólitos sejam visualizados apenas em radiografias abdominais. É importante posicionar os membros do animal de forma adequada para a obtenção de imagens diagnósticas do trato urinário inferior (Figura 43.2). Embora a ultrassonografia limite a exposição à radiação, a radiografia permite a melhor previsão do tamanho do cálculo e sua radiopacidade. Esta última informação é clinicamente relevante para o desenvolvimento de estratégias cirúrgicas e minimamente invasivas para remoção de urólitos.

A urolitíase, assim como outras doenças do trato urinário inferior (p. ex., neoplasia, uretrite granulomatosa, corpo estranho uretral, cistite idiopática felina [CIF] obstrutiva, obstrução funcional do trato de saída uretral), pode causar obstrução uretral. A obstrução com uretrólitos é mais comum em cães machos por causa de sua uretra longa e estreita. Os urólitos tendem a obstruir a área da uretra pélvica ou se alojam na base do pênis. O tratamento de uma obstrução uretral é descrito no Capítulo 44; os princípios descritos naquela seção são semelhantes aos utilizados em cães.

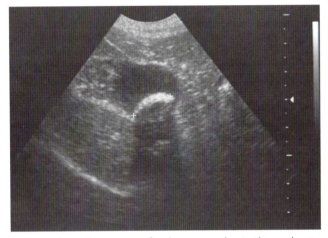

Figura 43.1 Ultrassonografia de um grande cistólito na bexiga de um cão. Observe o intenso sombreamento produzido pelo urólito.

PRINCÍPIOS DA ANÁLISE DOS CÁLCULOS

A análise dos cálculos pode ser feita por vários métodos. Cálculos submetidos ao Gerald V. Ling Urinary Stone Analysis Laboratory da Universidade of California em Davis, Califórnia, EUA (http://www.vetmed.ucdavis.edu/usal/index.cfm) são submetidos à análise cristalográfica quantitativa principalmente com o método de cristalografia óptica com imersão em óleo e microscopia óptica polarizada. Além da cristalografia óptica, a espectroscopia de infravermelho (IR) é rotineiramente usada para processamento de todas as amostras e cálculo com suspeita de cristais de ácido úrico e/ou sais de cristais de ácido úrico para a determinação da presença de xantina, hipoxantina, alopurinol ou oxipurinol, um metabólito de alopurinol. A microscopia óptica polarizada por si só não consegue identificar esses metabólitos. Outras técnicas analíticas avançadas (p. ex., análise de microssonda, difratometria de raios X) são utilizadas em determinados cálculos de composição mineral não bem identificada à cristalografia óptica ou IR. O autor deste conteúdo recomenda o envio dos cálculos retirados a um laboratório de análise para adequação das estratégias terapêuticas e acompanhar as tendências científicas.

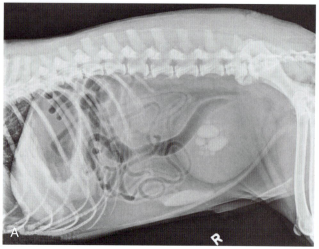
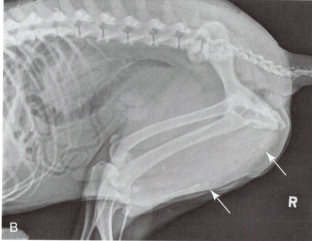

Figura 43.2 A. Radiografia abdominal lateral de um cão macho com múltiplos cistólitos. **B.** O mesmo cão; essa radiografia, porém, ilustra a importância do posicionamento adequado dos membros inferiores para avaliação completa da uretra. Os uretrólitos (setas) não são identificados a não ser que os membros inferiores sejam tracionados para frente para mover as fabelas e o cão for posicionado de modo a incluir a área perineal.

REMOÇÃO DOS CÁLCULOS

Uma declaração de consenso sobre os urólitos mais comuns em pequenos animais foi recentemente publicada (Lulich et al., 2016); consulte-a para obter mais detalhes sobre a urolitíase do trato urinário superior e inferior e as técnicas minimamente invasivas de remoção de cálculos. Segundo esse documento, a remoção minimamente invasiva de cálculos deve ser discutida com todos os tutores se houver indicação clínica e disponibilidade regional. Esses procedimentos são a cistostomia laparoscópica assistida, a cistolitotomia percutânea, a uro-hidropropulsão miccional (VUH) (Vídeo 43.1), recuperação do cálculo com cesto por cistoscópio (Figura 43.3; Vídeo 43.2) e a litotripsia com *laser* de hôlmio:YAG (Figura 43.4; Vídeo 43.3). Alguns urólitos, como estruvita, urato e cistina, podem ser submetidos à dissolução médica. Embora os protocolos de dissolução de urólitos de estruvita em cães e gatos possam ser bem-sucedidos, os procedimentos de dissolução de cálculos de urato e cistina geralmente não são tão recompensadores, mas podem ser tentados. Ao tentar dissolver cálculos de estruvita em cães, é importante instituir a terapia antimicrobiana apropriada além do tratamento dietético (ver adiante).

A VUH pode ser realizada para tratamento de pequenos cálculos na bexiga (Figura 43.5). O tamanho e a forma do urólito, bem como o porte do cão ou gato, precisam ser avaliados; cálculos mais lisos geralmente passam pelo menor diâmetro da uretra com mais facilidade do que aqueles com superfícies irregulares. Urólitos grandes podem ser removidos com mais facilidade de cães maiores, embora o procedimento possa ser mais complicado. A VUH é feita sob anestesia para prevenir o aumento da pressão uretral e facilitar as expressões da bexiga. Um cateter urinário é então inserido na bexiga, que é distendida com soro fisiológico estéril. A bexiga deve estar cheia, mas não tão esticada que possa se romper. Com o cateter ainda posicionado, o animal deve ser colocado em pé para que a coluna vertebral fique vertical e a bexiga deve ser agitada para promover o movimento dos cálculos para o colo do órgão.

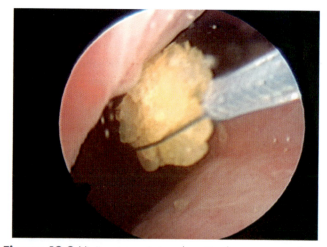

Figura 43.3 Visão cistoscópica da retirada com cesto de um cálculo de oxalato de cálcio.

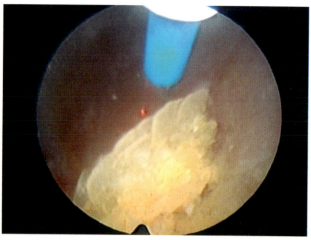

Figura 43.4 Visão cistoscópica de um *laser* de hôlmio:YAG inserido para fracionamento de cálculos císticos maiores para posterior remoção minimamente invasiva. Todos os urólitos fracionados *in vitro*.

CAPÍTULO 43 ■ Urolitíase Caninae Felina 705

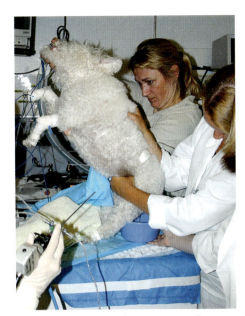

Figura 43.5 Cão posicionado para a realização de uro-hidropropulsão miccional. Embora esse animal também tenha sido submetido a uma cistoscopia, um cateter pode ser usado para encher a bexiga com soro fisiológico estéril antes de levantá-lo e expressar a bexiga, como mostrado.

Assim que o cateter for removido, o médico deve expressar a bexiga para criar um jato forte e, então, coletar a urina. A expressão da bexiga deve ser feita com a palma da mão (não as pontas dos dedos) para não causar traumatismos. Vários procedimentos podem ser necessários para remoção de todos os cálculos e fragmentos. A VUH pode causar hematúria, que tende a se resolver em 24 horas.

A litotripsia com *laser* de hôlmio:YAG passou a ser bastante utilizada em instituições de referência e usa a energia do *laser* para a fragmentação dos cálculos. Após a fragmentação, os cálculos podem ser retirados com um cesto inserido por meio do cistoscópio; os fragmentos menores podem ser removidos por VUH.

CÁLCULO DE OXALATO DE CÁLCIO

Etiologia

Segundo os laboratórios especializados, CaOx é o urólito mais comum de cães. Parecem mais frequentes em cães machos castrados idosos; raças de porte pequeno, como Bichon Frise, Schnauzer miniatura, Lulu da Pomerânia, Cairn Terrier e Maltês, são mais propensos à formação de urólitos de CaOx. Keeshonds também apresentam maior risco de formação de urólitos de CaOx, talvez por sua predisposição genética para o desenvolvimento de hiperparatireoidismo primário, que causa hipercalcemia e hipercalciúria. Em um estudo recente, cães com CaOx tinham escore de condição corporal maior do que cães sem CaOx.

CaOx também é o urólito mais comum em gatos. Nas duas espécies, o sítio mais acometido por cálculos de CaOx é a bexiga; no entanto, um aumento significativo no número de cálculos de CaOx do trato urinário superior (rins e ureteres) foi observado em gatos. De modo geral, os cálculos do trato superior felino vistos em radiografias abdominais são formados principalmente por CaOx.

Infelizmente, há poucos estudos publicados que documente os fatores de risco específicos para desenvolvimento de cálculos de CaOx em gatos. É provável que existam fatores intrínsecos e extrínsecos que predispõem certos gatos à formação de CaOx, inclusive raça, idade e ambiente. Gatos Himalaios e Persas apresentam um risco relativo maior de urólitos de CaOx. Gatos machos parecem ter predisposição à urolitíase de CaOx. Eventos estressantes e obesidade não foram avaliados de forma crítica em gatos com urolitíase, mas alguns acreditam que possam contribuir para a formação de cálculos em alguns animais. Estudos sobre a urolitíase em seres humanos têm apoiado uma relação entre aumento do peso corpóreo, índice de massa corporal, circunferência da cintura e cálculos renais. Além disso, alguns estudos sugeriram que eventos cotidianos estressantes podem causar mais eventos clínicos de cálculos urinários em humanos. A relação entre índice de massa corporal, peso corpóreo e fatores de estresse ambiental e o desenvolvimento de cálculo urinário deve ser investigada em felinos.

URETEROLITÍASE EM CÃES E GATOS

Cálculos de estruvita, CaOx, urato e cistina são observados no trato urinário superior de cães. Em cães, os urólitos renais e ureterais de estruvita estão associados à infecção e sua dissolução pode ser tentada, desde que o paciente esteja estável. Procedimentos cirúrgicos ou intervencionistas podem ser necessários em animais com obstrução ureteral completa (ver adiante).

A maioria dos ureterólitos e nefrólitos felinos é composta principalmente por CaOx, às vezes misturado com fosfato de cálcio ou urato; no entanto, a literatura recente não relata cálculos ureterais e renais de estruvita em gatos. O aumento da incidência de ureterolitíase de CaOx em gatos pode estar associada à maior prevalência, maior conhecimento sobre a doença e/ou maior uso de técnicas de diagnóstico por imagem em gatos com doença renal. A ureterolitíase tende a se desenvolver em gatos de meia-idade a idosos, com idade média de 7 anos no momento do diagnóstico.

Embora relatada com menos frequência, outras causas de obstrução ureteral podem incluir tampões de tecido mole, que às vezes contêm flocos de material mineralizado, *debris* inflamatórios em gatos com pielonefrite e cálculos compostos totalmente por sangue seco solidificado (DSB). Em gatos com urolitíase crônica do trato superior e eliminação prévia de cálculos, o desenvolvimento de inflamação e/ou estenose ureteral significativa é relativamente comum, diminuindo ainda mais o diâmetro luminal para passagem do material. Isso pode aumentar ainda mais o risco de obstrução ureteral por minerais que seriam eliminados por um ureter normal.

SINAIS CLÍNICOS DE URETEROLITÍASE

Como a ureterolitíase é muito mais comum em gatos do que em cães, a discussão se concentra nessa espécie; no entanto, os princípios da terapia podem ser aplicados a cães. Veja as recomendações de intervenções terapêuticas específicas para cada tipo de cálculo em cães e gatos na declaração de consenso já mencionada. Muitas vezes, o tratamento da obstrução ureteral requer encaminhamento para um profissional experiente.

Os sinais clínicos associados à ureterolitíase são variáveis e, de modo geral, são relacionados ao desenvolvimento de obstrução ureteral; a obstrução aguda e a rápida distensão da cápsula renal são dolorosas em comparação a obstruções mais insidiosas. Dentre os sinais inespecíficos, estão diminuição do apetite, perda de peso e letargia; os gatos acometidos também podem se esconder. Além disso, podem apresentar hematúria, sem sinais concomitantes do trato urinário inferior, como estrangúria, polaciúria e disúria. Gatos com hematúria isolada, sem sinais concomitantes do trato urinário inferior, devem ser submetidos à avaliação renal e/ou para detecção de ureterólitos. Dependendo do grau de comprometimento renal, anterior à obstrução ou secundário a ela, muitos gatos apresentam sinais clínicos associados à azotemia. O autor deste conteúdo rotineiramente solicita alguma técnica de diagnóstico por imagem em gatos azotêmicos para a detecção de nefrolitíase ou ureterolitíase.

Alguns gatos com obstrução ureteral podem não apresentar quaisquer sinais clínicos; logo, é relativamente comum diagnosticar uma obstrução ureteral crônica como um achado incidental. Um exemplo disso é a chamada síndrome de rim grande, rim pequeno (*big kidney, little kidney*, BKLK), observada principalmente em gatos (Figura 43.6). Esse termo descreve gatos com obstrução ureteral bilateral, em que um rim ficou pequeno e não funcional ou minimamente funcional devido a uma obstrução ureteral anterior e o outro rim sofre hidronefrose por uma obstrução ureteral aguda. Em muitos casos, o primeiro evento obstrutivo passa despercebido pelo tutor porque os sinais clínicos não são evidentes até que o gato desenvolva azotemia, ou seja, elevação das concentrações séricas de ureia e creatinina.

TÉCNICAS DE DIAGNÓSTICO POR IMAGEM

Todos os cães e gatos com azotemia devem ser submetidos a técnicas de diagnóstico por imagem. Cálculos de CaOx e estruvita são radiopacos e, se presentes, podem ser visualizados em radiografias abdominais simples (Figura 43.7). Em cães, os cálculos de estruvita podem ter uma aparência de chifre pela dissecção do mineral nos cálices renais.

A sensibilidade da radiografia abdominal para o diagnóstico de ureterolitíase em gatos é de 81%. Os cálculos ureterais com CaOx são mais facilmente identificados na área retroperitoneal em incidência radiográfica lateral; entretanto, a visibilidade apenas nas radiografias laterais pode dificultar a determinação do ureter acometido ou a definição da doença como unilateral ou bilateral. Portanto, a ultrassonografia abdominal é recomendada em gatos com suspeita de ureterólitos; tem sensibilidade de 77%. Embora seja inferior à radiografia simples, a ultrassonografia pode ajudar a determinar qual ureter está obstruído e a gravidade da hidronefrose e do hidroureter. A combinação de radiografia simples e ultrassonografia tem sensibilidade de 90% para o diagnóstico de ureterolitíase; assim, é a abordagem preferida. Nas obstruções uretrais subagudas, a dilatação ureteral e pélvica pode ainda não ter se desenvolvido; por isso, é fundamental considerar a obstrução ureteral como diagnóstico diferencial, mesmo na ausência de dilatação. Técnicas de diagnóstico por imagem adicionais, como pielografia anterógrada ou tomografia computadorizada (TC), geralmente não são necessárias; procedimentos intervencionistas são recomendados em casos de obstrução.

TRATAMENTO MÉDICO

Como já mencionado, a dissolução de cálculos de estruvita, urato e cistina pode ser tentada em animais estáveis (esses tipos de minerais podem ocorrer no trato superior de cães) sem obstrução ureteral completa. Não existe um protocolo de dissolução para cálculos de CaOx, os mais comuns identificados no trato urinário superior de gatos e igualmente observados em cães. O tratamento médico conservador pode ser tentado em gatos com comprometimento renal mínimo ou nulo. Embora nenhum estudo tenha avaliado a eficácia dos

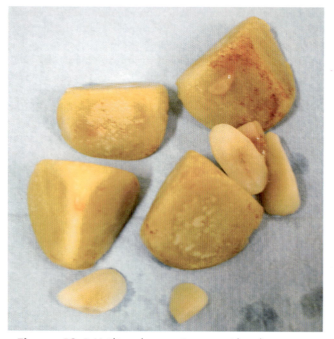

Figura 43.6 Urólitos de estruvita removidos de um cão.

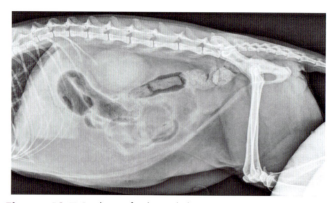

Figura 43.7 Radiografia lateral de um gato com a chamada síndrome do rim grande, rim pequeno. O rim menor é sobreposto ao rim maior nessa projeção.

tratamentos mencionados em cães e gatos, a maioria dos médicos experientes concorda que a terapia expulsiva pode ser importante em pacientes estáveis. Dentre os tratamentos sugeridos estão diurese fluida intravenosa com a administração de diurético (manitol) acompanhada ou não pela administração de outros medicamentos.

Em humanos com ureterolitíase, o antagonista alfa-adrenérgico tansulosina é bastante utilizado, com desfechos favoráveis principalmente quando os cálculos estão no terço distal do ureter. Este e outros antagonistas alfa-adrenérgicos, como fenoxibenzamina e prazosina, têm sido usados em gatos com respostas variáveis. Em um relato, a amitriptilina, um antidepressivo tricíclico, facilitou a eliminação de tampões uretrais em gatos. Outros estudos com tecido ureteral de ratos, suínos e humanos descobriram que a amitriptilina inibe as contrações da musculatura lisa, sugerindo sua utilidade no tratamento da obstrução ureteral em gatos. Um analgésico, como a buprenorfina, também deve ser usado para a prevenção do "espasmo" ureteral, que pode impedir o movimento do ureterólito.

Durante o tratamento conservador, é crucial avaliar a estabilidade e o balanço hídrico do gato de forma crítica. A concentração sérica de creatinina (e, talvez, de dimetil arginina simétrica [SDMA]) deve ser monitorada, já que é o melhor indicador clínico-patológico da melhora ou progressão da obstrução. O peso corpóreo deve ser avaliado pelo menos duas vezes por dia para assegurar a ausência de super-hidratação. É importante lembrar que, na presença de lesão renal intrínseca significativa, a resolução da obstrução ureteral nem sempre causa melhora imediata da azotemia. A azotemia pode persistir em gatos com doença renal grave anterior à obstrução. A realização seriada de radiografias e ultrassonografias pode auxiliar o monitoramento do sucesso do tratamento médico da ureterolitíase.

A taxa de sobrevida em 12 meses após o tratamento médico de 52 gatos com obstrução ureteral foi de 66%. No entanto, 32% desses gatos não responderam ao tratamento médico e foram submetidos à eutanásia ou morreram no primeiro mês após o diagnóstico. Não há grandes séries de casos de cães com obstruções ureterais, provavelmente porque essa doença é mais comum em gatos. Cirurgia ou técnicas minimamente invasivas (p. ex., *stents* ureterais) para a restauração do fluxo de urina devem ser consideradas em pacientes com azotemia ou pielonefrite. Gatos com hiperpotassemia acentuada ou sobrecarga de fluidos no primeiro exame podem ser beneficiados pelo tratamento médico agressivo, como a hemodiálise.

INTERVENÇÃO CIRÚRGICA PARA O TRATAMENTO DE CÁLCULOS URETERAIS

Em cães e gatos, o tempo ideal do tratamento médico antes da cirurgia não foi determinado e a melhora da função renal após a remoção do cálculo é variável. No entanto, é provável que a intervenção precoce com procedimentos cirúrgicos ou minimamente invasivos seja indicada na tentativa de manutenção da função renal. A remoção cirúrgica de cálculos ureterais pode ser considerada quando houver evidência de obstrução ureteral parcial ou completa. O número de cálculos, o grau de obstrução, a experiência do profissional e a disponibilidade de equipamentos apropriados devem ser considerados ao decidir a realização de ureterotomia, implante de *stent* ureteral ou *bypass* ureteral subcutâneo (SUB). A ureterotomia pode ser preferida em pacientes com apenas um cálculo identificado, mas os dois últimos procedimentos minimamente invasivos são realizados com mais frequência por diversas razões. Os principais fatores que determinam a recuperação da função renal após o restabelecimento do fluxo ureteral são o grau de disfunção renal antes do desenvolvimento da obstrução e a duração e extensão da obstrução. O sítio de ureterotomia também pode apresentar estenoses ureterais secundárias à formação de tecido cicatricial, o que causa uma nova obstrução; essas complicações são muito menos comuns após o implante de *stent* ureteral ou a realização de SUB. O acompanhamento pós-operatório de um subgrupo de gatos com obstrução ureteral revelou que 14 de 35 (40%) animais apresentaram episódios recorrentes de ureterolitíase.

Stents ureterais e *bypass* ureteral subcutâneo

A colocação de *stents* ureterais ou realização de SUB é o tratamento de escolha da obstrução ureteral em gatos, principalmente na presença de ureterólitos. As evidências sugerem que esses procedimentos menos invasivos apresentam menor taxa de morbidade e mortalidade relacionada à obstrução ureteral do que as abordagens cirúrgicas tradicionais em gatos. A colocação de *stent* foi associada à menor taxa de reobstrução e à diminuição da gravidade da azotemia. Esses procedimentos devem ser feitos por profissionais qualificados. A colocação desses *stents* por meio de abordagem cistoscópica retrógrada foi infrutífera em gatos; no entanto, essa técnica pode ser usada em muitos cães. Em gatos, a colocação cirúrgica é um tanto minimamente invasiva (Vídeo 43.4); o cirurgião realiza uma laparotomia e coloca o *stent* do rim até a bexiga por meio da técnica coaxial. Na maioria dos casos, a punção com agulha do rim e a cistotomia são as únicas incisões no sistema urinário. Após a colocação, a urina flui pelo lúmen do *stent* e, com o tempo, há desenvolvimento de dilatação ureteral passiva ao redor do dispositivo, permitindo a passagem de urina, cristais e, talvez, cálculos (Figura 43.8). De modo geral, os *stents* são mantidos a longo prazo, a menos que se tornem contraindicados por infecção ou desconforto do paciente.

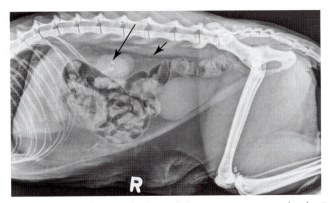

Figura 43.8 Radiografia lateral de uma gata castrada de 5 anos, ilustrando múltiplos cálculos renais (*seta grande*) e ureterais (*seta pequena*). A ultrassonografia complementa a avaliação e identifica o ureter obstruído e o grau de obstrução. O ideal é que outras radiografias sejam feitas após a defecação para que toda a área retroperitoneal seja visualizada.

O SUB foi desenvolvido como uma alternativa à colocação de *stent* ureteral e é preferido por alguns profissionais. Nessa técnica, os tubos de nefrostomia e cistotomia são colocados por via subcutânea e são conectados a um acesso subcutâneo que permite a lavagem, se necessária, do sistema. A urina pode então contornar o ureter obstruído e ser excretada na bexiga de maneira normal.

O manejo a longo prazo de gatos com cálculos ureterais e renais de CaOx é semelhante ao realizado em animais com cálculos de CaOx do trato urinário inferior; no entanto, o grau de doença renal também precisa ser considerado ao escolher os tratamentos dietéticos e medicamentos. As dietas ricas em sódio devem ser evitadas em gatos com comprometimento renal e hipertensão. "Dietas renais" (ou seja, com baixo teor de fósforo e proteína) são recomendadas em animais com doença renal crônica em estágio II ou mais.

Prevenção da urolitíase de oxalato de cálcio

A prevenção de cálculos de CaOx é semelhante em cães e gatos. O Boxe 43.1 explica o tratamento de urólitos de CaOx.

Modificações dietéticas

Depois da remoção do urólito, recomenda-se aumentar o teor de umidade da dieta por meio do oferecimento de ração úmida, se possível, para diminuir a concentração de minerais precursores de cálculos na urina. O Boxe 43.2 traz recomendações sobre o aumento da ingestão de água pela dieta. Como não há protocolo para dissolução de urólitos de CaOx, a remoção e a análise mineral quantitativa dos cálculos devem ser realizadas em caso de crescimento ou doença clínica. Os fatores relacionados ao paciente devem ser abordados à consulta para verificar a ausência de possíveis desencadeantes (p. ex., hipercalcemia, obesidade, outros distúrbios sistêmicos) que precisam ser tratados de maneira simultânea. Após a instituição das estratégias para aumentar o teor de umidade da dieta, se a urina ainda estiver muito concentrada ou os achados da sedimentoscopia forem anormais, pode-se tentar a adição de cloreto de sódio (sal de cozinha) para o aumento do volume de urina produzido por dia, exceto em pacientes com hipertensão ou doença cardiovascular ou renal. As rações secas com alto teor de sódio (> 375 mg/100 kcal) não devem substituir os alimentos ricos em umidade, mas podem ser consideradas em cães e gatos sem diluição adequada da urina e com possível recidiva de urólitos de CaOx.

Existem várias dietas comerciais para a prevenção de cálculos de CaOx em cães e gatos, mas há poucos estudos sobre sua eficácia. Dietas caseiras também podem ser uma opção para alguns cães e gatos, em especial aqueles com múltiplas comorbidades que também precisam de tratamento. Nesses casos, a consulta com um nutricionista veterinário é recomendada; os leitores são incentivados a consultar nutricionistas para obter informações sobre as novas dietas do mercado para a prevenção de cálculos. As dietas para prevenção de cálculos de CaOx não devem apresentar restrição de cálcio, pois isso pode aumentar a absorção intestinal de oxalato. Petiscos com alto teor de umidade, baixo teor de calorias e baixo teor de oxalato também podem ser uma boa opção (ver teor aproximado de oxalato em muitos alimentos humanos em www.ohf.org/docs/Oxalate2008.pdf). A lista pode ser revista com o tutor;

BOXE 43.1

Tratamento da urolitíase do trato urinário inferior por cálculos de oxalato de cálcio.

1. Remova todos os urólitos; comprove a remoção de todos os urólitos com radiografias
2. Envie todos os urólitos para análise cristalográfica quantitativa
3. Avalie a concentração sérica de cálcio
    - Se estiver alta, busque outros diagnósticos e solicite a medida da concentração de cálcio ionizado e paratormônio (PTH)
4. Considere a avaliação das concentrações séricas de triglicerídeos
    - Isso é muito importante em raças predispostas, como Schnauzer miniatura, porque pode influenciar a escolha da dieta terapêutica
5. Faça anamnese completa, documente o exame físico e registre o peso corpóreo e o escore de condição corporal
6. Escolha uma dieta
    - Considere todas as comorbidades do paciente ao escolher a dieta
    - Dietas com alto teor de umidade são as melhores (ou seja, rações úmidas)
7. Cerca de 1 mês após o animal estar consumindo bem a dieta escolhida, avalie:
    - Radiografias e/ou ultrassonografia
    - Urinálise
        - Deve ser feita internamente devido à ocorrência de cristalúria *in vitro* poucas horas após a coleta. A refrigeração exacerba esse artefato
        - Como orientação, mantenha a gravidade específica da urina (GEU) abaixo de 1,020 em cães e abaixo de 1,025 em gatos. A GEU pode ser monitorada em amostras coletadas no ambiente doméstico
        - Ajuste o teor de umidade ou a dieta escolhida com base na GEU
        - *Observação:* não adicione sal ou escolha uma dieta com alto teor de sódio se o cão ou gato apresentar doença renal, hipertensão, insuficiência cardíaca congestiva ou hipernatremia
        - pH da urina – a solubilidade do CaOx varia pouco nas faixas de pH fisiológico, mas a acidificação pode ser um fator de risco
8. Nos animais com urolitíase CaOx recorrente, considere a adição de hidroclorotiazida, em dose de 2 mg/kg por via oral (VO) a cada 12 h em cães e 1 mg/kg VO a cada 12 h em gatos
    - Avalie a concentração sérica de cálcio 1 semana após o tratamento para assegurar a ausência de hipercalcemia
    - Revise e altere a estratégia alimentar como necessário
9. Na urolitíase de CaOx recorrente, o citrato de potássio também pode ser usado, em dose de 50 a 75 mg/kg VO a cada 12 h (ajuste a dose com base na resposta clínica), para ajudar a quelar o cálcio e alcalinizar a urina

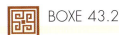

BOXE 43.2

Diretrizes para aumento da umidade da dieta.

1. Ofereça, se possível, a formulação úmida da dieta desejada
   - O ideal é oferecer uma dieta com alto teor de umidade (> 75%), de preferência formulações úmidas. As formulações enlatadas da dieta são a maneira mais fácil de conseguir isso em alguns animais
   - Para gatos, recomenda-se o oferecimento de rações secas e úmidas, já que a mudança abrupta da dieta geralmente não é bem tolerada
2. Se isso não for possível, comece a adicionar água ao alimento seco:
   - Comece com 1 xícara de água por xícara de alimento seco
   - Aumente gradualmente o conteúdo de água ao longo de 3 a 4 semanas
   - Recomenda-se a adição de 3 a 4 xícaras de água por xícara de alimento seco (≈ 70% de umidade)
   - Avalie a gravidade específica da urina (GEU) e o sedimento urinário de maneira periódica; a urina coletada em casa é ideal para isso
3. Ajuste a ingestão de umidade ou considere a adição de sal, se necessário

lembre-se que alguns alimentos listados, como passas e uvas, são tóxicos e contraindicados para cães e gatos.

Outros nutrientes a serem considerados no manejo dietético da urolitíase de CaOx são magnésio e fósforo. Acredita-se que o magnésio, o fosfato e o citrato urinários atuem como inibidores da formação do urólito de CaOx e, portanto, não devem ser restritos na dieta. A restrição excessiva de fósforo não deve ser feita porque pode aumentar a ativação da vitamina D em calcitriol pela 1-α-hidroxilase no rim sob a ação do paratormônio (PTH) e aumentar a absorção intestinal de cálcio. Por fim, acredita-se que as gorduras dietéticas participem da formação de cálculos de CaOx em ratos e humanos. Embora a patogênese da formação espontânea de cálculos de CaOx em animais possa ser diferente, talvez seja prudente oferecer uma dieta com teor restrito de gorduras (< 2 g/100 kcal de dieta) para animais com hipertrigliceridemia. Todo o histórico do animal, os achados ao exame físico (inclusive o escore de condição corporal) e as comorbidades devem ser considerados na escolha da dieta.

Terapia medicamentosa

A terapia medicamentosa pode ser benéfica caso as manipulações dietéticas por si só não sejam eficazes na prevenção da recidiva do urólito de CaOx. A administração de hidroclorotiazida (2 mg/kg por via oral [VO] a cada 12 horas em cães; 1 mg/kg VO a cada 12 horas em gatos) pode ser tentada para a diminuição da excreção urinária de cálcio. A concentração sérica de cálcio deve ser avaliada logo após a instituição do tratamento para assegurar a ausência de desenvolvimento de hipercalcemia. Embora não existam estudos sobre a eficácia da hidroclorotiazida em gatos com cálculos de CaOx, relatos sugeriram que essa dose é bem tolerada e reduz a supersaturação relativa de CaOx em gatos saudáveis. Além disso, um citrato, como o citrato de potássio (50 a 75 mg/kg VO a cada 12 horas para gatos ou cães), pode formar complexos com o cálcio e, assim, diminuir concentração urinária de CaOx e alcalinizar a urina.

Tratamento dos cálculos de estruvita

Em cães

Urólitos de estruvita são mais comuns em fêmeas do que em machos. De modo geral, são maiores e mais lisos do que os cálculos de CaOx (Figura 43.9). Em cães, ao contrário dos gatos, quase todos os cálculos de estruvita são induzidos por infecção, geralmente por *Staphylococcus intermedius* ou, com menor frequência, *Proteus mirabilis*. Essas bactérias hidrolisam a ureia para formação de amônia e dióxido de carbono. Essa reação aumenta o pH da urina e torna o amônio disponível para formação de cristais de fosfato de magnésio e amônio. Ocasionalmente, a urina pode estar supersaturada com os minerais que constituem os urólitos de estruvita e a formação de cálculos acontece na ausência de infecção. Se a urocultura de um cão com urólitos de estruvita for negativa, o cálculo e/ou a mucosa da bexiga também podem ser submetidos à cultura para assegurar a ausência de um patógeno bacteriano. Em cães, a dissolução de urólitos de estruvita pode ser feita da mesma maneira descrita para gatos (ver adiante); no entanto, deve ser acompanhada pelo tratamento antimicrobiano adequado com base nos resultados do teste de concentração inibitória mínima (CIM). Por convenção, esses antimicrobianos foram administrados por toda a duração do protocolo de dissolução. Nenhum estudo foi realizado para justificar essa duração da terapia antimicrobiana e períodos mais curtos podem ser considerados. Hoje, há três dietas comerciais para dissolução de estruvita em cães (Royal Canin Canine Veterinary S/O®, Royal Canin USA, St. Charles, MO, EUA; Hill's Prescription Veterinary Diet Canine s/d®, Hill's Pet Nutrition, Topeka, KS, EUA; e Purina UR Veterinary St/Ox®, Vevey, Suíça). A dissolução da estruvita pode ser tentada desde que os cálculos císticos não sejam grandes a ponto de causar obstrução uretral ou abranger toda a bexiga urinária, quando a urina "medicada" não consegue banhar o cálculo para a dissolução adequada. Além disso, a dissolução deve ser interrompida se os sinais clínicos não puderem ser bem controlados com dieta e antimicrobianos. O cão deve ser novamente examinado em 3 a 4 semanas; se os urólitos não tiverem diminuído de tamanho e a adesão do tutor com a dieta experimental for boa, o cálculo pode apresentar camadas de fosfato de cálcio na forma de apatita ou não conter estruvita. No entanto, se os sinais clínicos forem bem controlados e os cálculos parecerem menores, a dissolução deve continuar, já que alguns cálculos maiores podem demorar mais (meses) para se dissolver. Não há nenhum estudo publicado sobre a dissolução da estruvita em cães, mas algumas pesquisas estavam sendo realizadas enquanto este livro era escrito.

Para evitar a recidiva dos cálculos de estruvita induzidos por infecção em cães, o tratamento deve se concentrar na prevenção de futuras infecções do trato urinário (ITUs). Não há

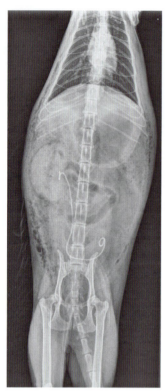

Figura 43.9 Radiografia ventrodorsal de uma gata castrada de 7 anos com obstrução ureteral submetida à colocação de um *stent* ureteral. O *stent* é colocado de forma que suas espirais fiquem na pelve renal e na bexiga urinária.

necessidade de modificação da dieta, mas as culturas de urina e radiografias devem ser avaliadas de maneira periódica conforme a indicação clínica. O cão deve ser submetido ao tratamento antimicrobiano adequado; de modo geral, não há necessidade de tratamento prolongado em cães com infecções não complicadas. O tratamento de ITUs recorrentes em cães é discutido no Capítulo 45.

Em gatos

O diagnóstico de urólitos de estruvita em gatos é mais difícil do que em cães porque não há relação com infecções bacterianas. Os urólitos de estruvita são maiores, podem ser um cálculo único e tendem a apresentar formato elíptico; os cálculos de CaOx são menores e múltiplos. Embora radiopacos, os cálculos de estruvita não são tão "brilhantes" em radiografias simples quanto os cálculos de CaOx. A dissolução do urólito pode ser feita com uma dieta calculolítica (p. ex., Royal Canin Feline Veterinary S/O® ou Hill's Prescription Veterinary Diet s/d®, Purina UR St/ox®) e monitoramento radiográfico do tamanho do cálculo. Como a calculólise tende a ocorrer em 1 mês (e até em 8 a 10 dias segundo dados publicados), as radiografias abdominais devem ser avaliadas 2 a 3 semanas após o ajuste total do gato à dieta de dissolução. Se o urólito parecer menor, a urina estiver diluída (gravidade específica abaixo de 1,016) e o pH for adequado (acima de 6,5), a dieta pode ser continuada e o gato é reavaliado em 3 a 4 semanas. Se o urólito não diminuir com a intervenção dietética, questione o tutor sobre outros alimentos e petiscos oferecidos ao gato. O pH e a gravidade específica da urina fora da faixa

desejada levam ao questionamento da adesão do tutor com a dieta calculolítica escolhida. Se a adesão for boa, o cálculo provavelmente contém outros minerais. Em gatos e cães, as contraindicações para a tentativa de dissolução da suspeita de urolitíase por estruvita são uretrólitos obstrutivos ou sinais clínicos graves; nesses pacientes, a remoção imediata pode ser necessária. Em muitos casos, a terapia analgésica pode ser instituída para melhorar o conforto do animal no início do protocolo de dissolução.

Uma dieta com alto teor de umidade, que produza um pH urinário menor que 6,8, é recomendada para prevenção da recidiva da urolitíase por estruvita em gatos; as dietas veterinárias comercializadas para a prevenção da estruvita muitas vezes também previnem a formação de CaOx. Muitas dessas dietas são formuladas para que o pH urinário fique abaixo do nível de supersaturação relativa da estruvita, mas não são altamente acidificantes. A ingestão de água pelo gato pode ser determinada pela avaliação periódica da gravidade específica da urina. Radiografias abdominais, inclusive de todo o trato urinário, devem ser realizadas para identificação da formação de novos urólitos. Na ausência de urólitos, as radiografias devem ser repetidas periodicamente (a princípio, a cada 2 a 3 meses e, então, com menor frequência durante o tratamento). A VUH pode ser uma opção para remoção de pequenos urólitos recidivantes.

UROLITÍASE DE URATO EM CÃES
Etiologia

Os cálculos de urato compreendem cerca de 25% dos urólitos caninos analisados em nosso laboratório a cada ano; outros dados mostram que 6,4% dos urólitos caninos continham pelo menos 70% de purinas. Ao contrário da maioria das outras raças de cães, os Dálmatas apresentam uma alteração bem descrita no metabolismo das purinas que leva à excreção de ácido úrico, e não do metabólito mais solúvel, a alantoína, na urina (Figura 43.10). Todos os Dálmatas excretam quantidades relativamente altas de ácido úrico (400 a 600 mg de ácido úrico por dia em comparação a 10 a 60 mg/dia em cães de outras raças); no entanto, nem todos os Dálmatas apresentam urólitos de urato. Estudos genéticos relataram que o modo de herança não está ligado ao cromossomo X. A prevalência da doença clínica em Dálmatas machos varia de 26 a 34%. Bannasch et al. (2008) identificaram o transportador *SLC2A9* como a causa da alteração no metabolismo de ácido úrico nos Dálmatas por clonagem posicional em retrocruzamentos interraciais. Outras raças, como Bulldog Inglês e Black Russian Terrier, também foram homozigotos para a mesma mutação. A lista de outras raças predispostas e informações sobre testes de DNA para ajudar os tutores e criadores a identificar cães acometidos e portadores está em http://www.vgl.ucdavis.edu/services/Hyperuricosuria.php.

Tratamento de urolitíase de urato

A dissolução da urolitíase de urato foi descrita em uma pequena série de casos, com oferecimento de uma dieta com baixo teor de proteínas e administração de alopurinol (15 mg/kg VO a cada 12 horas). Esse tratamento pode ser considerado em cães sem obstrução evidente. As taxas de sucesso são bastante variáveis. O Boxe 43.3 mostra a prevenção da urolitíase por urato

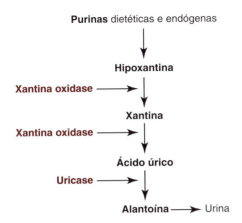

Figura 43.10 Metabolismo das purinas em animais. A maioria dos cães excreta o produto solúvel, a alantoína, na urina. Os Dálmatas e cães de outras raças com mutação no gene *SLC2A9* excretam maiores quantidades de ácido úrico na urina, o que pode predispô-los à formação de urólitos de urato.

 BOXE 43.3

Tratamento da urolitíase de urato em cães com hiperuricosúria genética.

1. A dissolução do urólito de urato pode ser tentada na ausência de obstrução urinária com uma dieta pobre em proteínas ou purina e alopurinol. Se não for eficaz, remova todos os urólitos e confirme por meio de ultrassonografia ou radiografia com contraste
2. Envie todos os urólitos para análise quantitativa, bem como espectroscopia de infravermelho, que são necessárias para a diferenciação do ácido úrico de seus metabólitos
3. Escolha uma dieta apropriada para o cão e considere todas as comorbidades que possam estar presentes. As dietas comerciais para a prevenção de urato são:
   - Royal Canin Veterinary Diet Urinary U/C®
   - Hill's Canine u/d®
   - Dietas vegetarianas também podem ser aceitáveis
4. Cerca de 1 mês após a instituição da dieta, solicite:
   - Ultrassonografia abdominal (urólitos de urato têm baixa densidade radiográfica)
   - Urinálise
     - O alvo é pH > 7, gravidade específica < 1,020 e sedimento inativo
     - Se o pH da urina não for ideal, considere a adição de citrato de potássio
5. Em caso de recidiva, considere o uso de alopurinol
   - Não dê a menos que o animal esteja consumindo uma dieta pobre em purinas
   - Comece com uma dose de 5 a 7 mg/kg a cada 12 a 24 h
   - Idealmente, a dose deve ser titulada com base na excreção urinária de ácido úrico (AU) em 24 h
     - Se a excreção urinária de AU for inferior a 300 mg/dia, diminua a dose de alopurinol. Em caso de recidiva dos cálculos, solicite a análise para ter certeza de que não são de xantina. Se houver formação de xantina, interrompa o tratamento com alopurinol ou reduza bastante sua dose
   - Os efeitos adversos são formação de cálculos de xantina e hepatotoxicidade
6. Monitore os cães periodicamente com técnicas de diagnóstico por imagem e ajuste o protocolo conforme necessário

em cães com hiperurocosúria genética, como os Dálmatas. Recomenda-se uma dieta pobre em purinas, geralmente com baixo teor proteico; no entanto, existem dietas ricas em proteínas e pobres em purinas. Um estudo piloto recente sugeriu que uma dieta rica em proteínas (com adição de água), mas pobre em purinas, foi benéfica na manutenção da baixa excreção urinária de ácido úrico em cães com histórico de urolitíase por urato e hiperuricosúria genética. Dietas vegetarianas também foram descritas para o manejo da recidiva da urolitíase de urato nessas raças. O urato de amônio é mais solúvel na urina alcalina; essas dietas devem produzir pH urinário superior a 7. O citrato de potássio pode ser adicionado para alcalinização da urina em cães com urólitos de urato recorrentes caso o pH urinário desejado não seja alcançado apenas com a terapia dietética. Como em qualquer animal com urólitos, a dieta deve ter alto teor de umidade.

Se as estratégias dietéticas não forem bem-sucedidas, pode-se considerar a administração de alopurinol (5 a 7 mg/kg a cada 12 a 24 horas), um inibidor da xantina oxidase. Esse medicamento diminui a quantidade de ácido úrico formado na urina. A dose exata é variável e estudos mostraram que o metabolismo desse fármaco varia de cão para cão. O ideal é que a dose seja titulada com base nas excreções de ácido úrico na urina de 24 horas, mas, na prática, isso é raramente feito. Os efeitos colaterais do alopurinol podem incluir a formação de cálculos de xantina (principalmente se o animal não estiver recebendo uma dieta com teor restrito de purinas), distúrbios gastrintestinais e hepatotoxicidade.

O achado de cálculos de urato em raças não hiperuricosúricas deve levar à busca por uma anomalia portovascular subjacente, como um *shunt* portossistêmico (SPS). Urólitos de urato também foram raramente relatados em cães com hipoplasia da veia porta (HVP; também conhecida como displasia microvascular). É provável que cães com doenças hepáticas sejam predispostos à formação de urólito de urato devido à hiperamonúria e hiperuricosúria decorrentes da menor redução de amônia em ureia e ácido úrico em alantoína. O distúrbio vascular deve ser corrigido, se possível, para ajudar a prevenir a recidiva do cálculo de urato. Em pacientes com SPS ou HVP inoperável, as dietas comerciais para doenças hepáticas podem ajudar a diminuir o urato de amônio urinário e controlar quaisquer sinais de encefalopatia hepática. Se uma anomalia portovascular não for encontrada, um exame de DNA para detecção de hiperuricosúria genética deve ser considerado.

UROLITÍASE DE URATO EM GATOS
Etiologia

Depois dos urólitos de CaOx e estruvita, os urólitos de urato são os terceiros mais comuns em gatos. Não há predileção sexual e as taxas de recidiva são variáveis. O risco de desenvolvimento é maior em raças específicas, como o Mau Egípcio e

Siamês. A fisiopatologia da urolitíase por urato em felinos é, em grande parte, desconhecida. Ao contrário dos cães, não há estudos genéticos publicados e acredita-se que a maioria dos gatos não apresente disfunção hepática subjacente, como SPS. No entanto, em um estudo, a maioria dos gatos com urolitíase de urato atendidos por clínicos gerais não haviam sido submetidos a técnicas avançadas de diagnóstico por imagem para detecção de SPS; além disso, não apresentavam achados físicos, achados clínico-patológicos ou sinais clínicos (p. ex., ptialismo, sinais neurológico de letargia) sugestivos de hepatopatia.

Tratamento da urolitíase de urato

O hemograma completo e a bioquímica sérica devem ser solicitados de todos os gatos com diagnóstico de urolitíase de urato. Se os sinais clínicos e/ou as anomalias clínico-patológicas (p. ex., microcitose, altas atividades de enzimas hepáticas, anomalias em parâmetros de função hepática) forem sugestivos de hepatopatia ou anomalia vascular, outros exames diagnósticos, como ultrassonografia abdominal e determinação das concentrações séricas de ácidos biliares, são recomendados. Se houver diagnóstico de urólitos de urato em um gato sem histórico, sinais clínicos e anomalias clínico-patológicas sugestivas de hepatopatia, os custos de outros exames podem ser discutidos com o tutor, porque nem todos os pacientes precisam de maior avaliação. Gatos idosos podem não precisar de outros exames.

Dietas com alto teor de umidade e baixo nível de proteínas, como as dietas comerciais para doença renal (p. ex., Hill's k/d®; Royal Canin Renal LP®; Purina NF Kidney Function®), são frequentemente recomendadas para a prevenção da recidiva de urólitos de urato em gatos saudáveis. Curiosamente, uma dieta comercial com proteína hidrolisada de soja foi dada a esses gatos na esperança de permitir a ingestão adequada de proteínas com baixo teor de purinas (Royal Canin Feline Hypoallergenic Hydrolyzed Adult HP®). A eficácia dessas abordagens em gatos com urolitíase de urato não foi avaliada em ensaios controlados. Como em todos os casos de urolitíase, a dieta com alto teor de umidade é a base da prevenção do urólito. A realização periódica de ultrassonografias, já que a visualização do urato em radiografias simples pode ser difícil, também é importante para o monitoramento de recidivas.

CÁLCULO DE FOSFATO DE CÁLCIO EM CÃES E GATOS

Em cães, os cálculos de apatita (hidroxifosfato de cálcio) são geralmente associados a urólitos de estruvita, tanto misturados como em camadas distintas. Os urólitos de apatita não são muito comuns em gatos, mas podem ser associados à estruvita ou CaOx. Ao contrário da brushita, a apatita é menos solúvel na urina alcalina. A brushita (hidrogenofosfato de cálcio diidratado) é outra forma de fosfato de cálcio muito menos comum em cães e bastante rara em gatos. A brushita é observada como vários pequenos urólitos. Não se sabe como prevenir a formação desses urólitos em cães e gatos. Como nos casos de urólitos de CaOx, recomenda-se uma busca por distúrbios predisponentes que podem causar hipercalcemia. De modo geral, o cão ou gato deve ser avaliado e tratado como os pacientes com urólitos de CaOx. Recomenda-se uma dieta com alto teor de umidade que produza pH urinário neutro.

UROLITÍASE DE CISTINA E SÍLICA EM GATOS E CÃES

Etiologia e tratamento

Urólitos de cistina e sílica são incomuns em cães e muito raros em gatos. Representaram 1,3% e 6,6%, respectivamente, de todos os urólitos caninos que analisamos. A urolitíase de cistina é muito mais comum em cães do que em gatos. A cistinúria em cães é causada por uma mutação em um de dois genes, *SLC3A1* (tipo I-A [herança autossômica recessiva] e II-A [herança autossômica dominante]) e *SLC7A9* (tipo II-B [herança autossômica dominante]), que codificam subunidades necessárias para o sistema transportador de aminoácidos dibásicos que permite a reabsorção da cistina do filtrado glomerular. Além disso, uma cistinúria do tipo III dependente de andrógeno foi relatada em cães machos não castrados de várias raças. A urolitíase de cistina também foi mais comum em cães machos não castrados. Recentemente, uma mutação no gene *SLC3A1* também foi relatada em gatos.

O tratamento dietético é composto por uma dieta rica em umidade e com baixo teor de proteínas (p. ex., Hill's Prescription Diet u/d®, Royal Canin Veterinary Diet Urinary U/C®) ou uma dieta vegetariana. A cistina é mais solúvel na urina alcalina e o tratamento dietético recomendado deve deixar o pH urinário abaixo de 6,5 a 7. Se o pH urinário ideal não for alcançado dessa maneira, citrato de potássio (dose inicial de 50 a 75 mg/kg a cada 12 horas) pode ser adicionado para alcalinizar a urina, já que os sais de citrato são fonte de bicarbonato. Um fármaco, a tiopronina[a] (Thiola®, 2-MPG; 15 a 20 mg/kg VO a cada 12 horas), também pode ser administrado para ajudar a prevenir (ou, talvez, dissolver) cálculos de cistina; no entanto, esse composto sulfidrila pode ter custo proibitivo e disponibilidade limitada. Também pode causar efeitos adversos gastrintestinais e hematológicos. Cães e gatos devem ser monitorados com estudos de imagem apropriados para avaliação da eficácia da abordagem terapêutica. Devido à possível cistinúria dependente de andrógenos, recomenda-se a castração de cães machos diagnosticados com urólitos de cistina.

Os cães com urólitos de sílica são mais velhos e, em sua maioria, machos. A maioria dos urólitos de sílica tem aparência espiculada, similar a *jack-stone*[b] (Figura 43.11), bem característica em radiografias simples. A taxa de recidiva dos urólitos de sílica não é bem conhecida, mas o crescimento dessas estruturas é lento. As estratégias de prevenção dietética se concentram em dietas com alto teor de umidade, mais ricas em proteínas animais e com menos material vegetal, especialmente arroz, casca de soja e glúten de milho.

CÁLCULOS DE SANGUE SECO SOLIDIFICADO EM GATOS

Relatamos outro tipo de urólito, os cálculos de sangue seco solidificado (DSB, do inglês *dried solidified blood*), que identificamos apenas em gatos. Embora pequenas quantidades de

---

[a] N.R.T.: Não aprovada pela Agência Nacional de Vigilância Sanitária (Anvisa).
[b] N.R.T.: Peça metálica de certo jogo infantil.

DSB já tenham sido observadas na superfície de vários cálculos caninos, nenhum deles era composto apenas por DSB, como em gatos. Os cálculos de DSB podem ocorrer em vários pontos do trato urinário superior e inferior. Eles são muito firmes e "parecidos com pedras", mas, de modo geral, não contêm material cristalino (Figura 43.12). Embora esses urólitos não sejam comuns, seu diagnóstico pode ser difícil. Tendem a ser radiotransparentes, a menos que contenham uma quantidade significativa de CaOx, fosfato de cálcio ou outro mineral radiopaco. Além disso, sua identificação ultrassonográfica pode ser complexa. A prevenção de cálculos de DSB inclui a avaliação do paciente para detecção de evidências de hematúria renal ou urinária inferior e o aumento do teor de umidade da dieta.

URÓLITOS DE XANTINA

Os urólitos de xantina são muito raros em cães e gatos. Em cães, a causa mais comum de urolitíase de xantina é iatrogênica, por administração do inibidor de xantina oxidase alopurinol, principalmente em Dálmatas e raças geneticamente predispostas à urolitíase de urato. Níveis mais elevados de xantina e hipoxantina na urina são observados após administração desse medicamento em doses muito altas e/ou ausência de restrição dietética de purinas. Os urólitos de xantina também foram descritos em Cavalier King Charles Spaniels, causados por um traço autossômico recessivo que aumenta a excreção urinária de hipoxantina e xantina, provavelmente por deficiência da enzima xantina oxidase. A insuficiência renal secundária é relativamente comum em Cavaliers. Nesses animais, dietas semelhantes às usadas para a prevenção de urato, com baixo teor de proteínas e alto teor de umidade, são geralmente recomendadas.

CONCLUSÕES

Todo urólito obtido de um cão ou gato (por cirurgia, cateterização, micção ou litotripsia) deve ser submetido à análise cristalográfica para identificação dos minerais presentes. É importante acompanhar as novidades em urolitíase felina e canina para conhecer as estratégias atuais de prevenção de cálculos, inclusive modificações dietéticas e terapia medicamentosa. As dietas com alto teor de umidade são a base do tratamento para prevenção de recidivas da urolitíase. O monitoramento seriado da gravidade específica da urina de amostras coletadas no ambiente doméstico pode ser um método fácil e barato para determinação da ingestão dietética de água. Os animais também devem ser submetidos às técnicas de diagnóstico por imagem apropriadas para o tipo de urólito.

Leitura sugerida

Achar E, et al. Amitriptyline eliminates calculi through urinary tract smooth muscle relaxation. *Kidney Int*. 2003;64:1356.

Adams LG, et al. Use of laser lithotripsy for fragmentation of uroliths in dogs: 73 cases (2005-2006). *J Am Vet Med Assoc*. 2008; 232:1680.

Bannasch D, et al. Mutations in the SLC2A9 gene cause hyperuricosuria and hyperuricemia in the dog. *PLoS Genet*. 2008;4:e1000246.

Bannasch D, Henthorn PS. Changing paradigms in diagnosis of inherited defects associated with urolithiasis. *Vet Clin North Am Small Anim Pract*. 2009;39:111.

Bannasch DL, et al. Inheritance of urinary calculi in the Dalmatian. *J Vet Intern Med*. 2004;18:483.

Bishop J, et al. Influence of hydrochlorothiazide and diet on urinary calcium oxalate relative supersaturation in healthy adult cats. *J Vet Intern Med*. 2007;21:599.

Cannon AB, et al. Evaluation of trends in urolith composition in cats: 5,230 cases (1985-2004). *J Am Vet Med Assoc*. 2007;231:570.

Dear JD, et al. Feline urate urolithiasis: a retrospective study of 159 cases. *J Feline Med Surg*. 2011;13:725.

Gatoria IS, et al. Comparison of three techniques for the diagnosis of urinary tract infections in dogs with urolithiasis. *J Small Anim Pract*. 2006;47:727.

Henthorn PS, et al. Canine cystinuria: polymorphism in the canine SLC3A1 gene and identification of a nonsense mutation in cystinuric Newfoundland dogs. *Hum Genet*. 2000;107:295.

Kyles AE, et al. Clinical, clinicopathologic, radiographic, and ultrasonographic abnormalities in cats with ureteral calculi: 163 cases (1984-2002). *J Am Vet Med Assoc*. 2005;226:932.

Kyles AE, et al. Management and outcome of cats with ureteral calculi: 153 cases (1984-2002). *J Am Vet Med Assoc*. 2005;226:937.

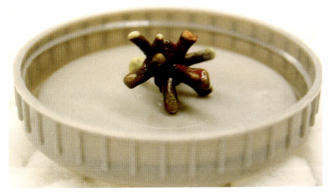

Figura 43.11 Urólito de sílica removido de um cão; observe a aparência característica em *jack-stone*.

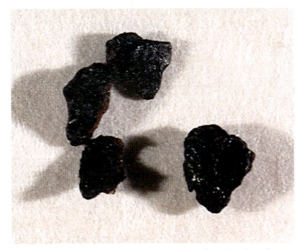

Figura 43.12 Aparência característica de cálculos de sangue seco solidificado retirados de um gato.

Low WW, et al. Evaluation of trends in urolith composition and characteristics of dogs with urolithiasis: 25,499 cases (1985-2006). *J Am Vet Med Assoc.* 2010;236:193.

Lulich JP, et al. ACVIM small animal consensus recommendation on the treatment and prevention of uroliths in dogs and cats. *J Vet Intern Med.* 2016;30:1564–1574.

Lulich JP, et al. Nonsurgical removal of urocystoliths in dogs and cats by voiding urohydropropulsion. *J Am Vet Med Assoc.* 1993;203:660.

Ruland K, et al. Sensitivity and specificity of fasting ammonia and serum bile acids in the diagnosis of portosystemic shunts in dogs and cats. *Vet Clin Pathol.* 2010;39:57.

Westropp JL, et al. Dried solidified blood calculi in cats. *J Vet Intern Med.* 2006;20:828.

Westropp JL, et al. Evaluation of dogs with genetic hyperuicosuria and urate urolithiasis consuming a purine restricted diet: a pilot study. *BMC Vet Res.* 2017;13:45.

CAPÍTULO 44
Cistite Idiopática Felina Obstrutiva e Não Obstrutiva

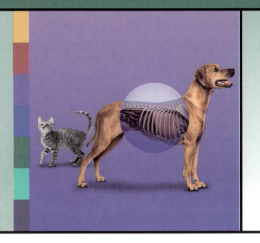

INTRODUÇÃO

Doença do trato urinário inferior dos felinos (DTUIF) é um termo inclusivo usado para descrever qualquer distúrbio que acometa a bexiga urinária ou a uretra de gatos. Os sinais de DTUIF podem incluir combinações variáveis de polaciúria, estrangúria, periúria, disúria e hematúria. Esses sinais do trato urinário inferior (STUI) não são específicos para nenhuma doença em particular; podem ser vistos em gatos com cálculos císticos, infecções bacterianas ou neoplasias do trato urinário. A prevalência de STUI em gatos de estimação do Reino Unido e dos EUA foi de 0,6% (dados veterinários) até 6,4% (dados relatados por tutores). Até dois terços dos gatos jovens (com menos de 10 anos) com STUI serão diagnosticados com cistite idiopática felina (CIF). No entanto, há relatos de que gatos com episódios recorrentes de DTUIF apresentam causas diferentes em momentos diferentes. Embora a CIF possa ser obstrutiva ou não, a obstrução uretral é muito mais comum em gatos machos. Em estudos publicados, o peso corpóreo excessivo, a menor atividade, a presença de vários gatos na mesma casa, o uso de areias sanitárias que não formam torrões e a vida domiciliar foram associados ao maior risco de CIF. Estressores ambientais, como conflito com outro gato da casa, também foram identificados como fatores de risco.

FISIOPATOLOGIA

HISTOPATOLOGIA

Histologicamente, a CIF pode ser classificada de duas formas diferentes, não ulcerativa (tipo I) e ulcerativa (tipo II). Gatos com CIF quase sempre apresentam a forma não ulcerativa; e as úlceras de Hunner clássicas vistas em seres humanos (tipo II) foram raramente descritas em gatos. É possível que a etiopatogenia dessas duas formas de CIF seja diferente. A doença do tipo II parece ser mais inflamatória, enquanto o tipo I pode estar associado a anomalias neuroendócrinas. Além disso, vários perfis séricos de citocinas pró-inflamatórias foram identificados em alguns gatos com CIF em comparação a gatos saudáveis.

Em gatos com CIF não ulcerativa crônica, as alterações histopatológicas na parede da bexiga são geralmente inespecíficas e podem incluir urotélio íntegro ou danificado, com edema submucoso, dilatação dos vasos sanguíneos submucosos com neutrófilos marginalizados, hemorragia submucosa e, às vezes, maior densidade mastocitária. As anomalias histopatológicas não são específicas para CIF e não são bem correlacionadas aos sinais clínicos.

ANOMALIAS DA BEXIGA

Como os STUI são a queixa principal em gatos com CIF, muitos estudos publicados descreveram várias anomalias da bexiga. Embora uma diminuição na complacência da bexiga tenha sido observada em gatos com CIF, não houve evidência de contrações vesicais espontâneas (bexiga hiperativa) em *fêmeas* com CIF na avaliação por cistometrografia. Foi proposto que as próprias células uroteliais podem ser alvos de vários estímulos, inclusive trifosfato de adenosina (ATP) e óxido nítrico, que podem potencializar a inflamação e exacerbar os sinais clínicos. Os neurônios aferentes da bexiga de gatos com CIF exibem maior excitabilidade a estímulos físicos e químicos em comparação a gatos não acometidos. O aumento na liberação de óxido nitroso e subsequente aumento da permeabilidade urotelial sugerem que o sistema nervoso simpático pode mediar essas alterações por meio da norepinefrina.

AGENTES INFECCIOSOS

O papel dos vírus foi avaliado em gatos com CIF. Os calicivírus felinos (FCV), FCV-U1 e FCV-U2, têm sido os mais estudados. A virúria por FCV foi detectada em gatos com CIF e em gatos com infecções respiratórias superiores; no entanto, seu significado etiológico não foi determinado. A sorologia sugere aumento da exposição ao FCV em gatos com CIF em comparação aos controles. Uma fraca associação entre soropositividade para *Bartonella* spp. e CIF também foi relatada. Ainda não se sabe se esses agentes infecciosos participam da etiopatogênese dos STUI na CIF; de nosso conhecimento, seu(s) papel(is) nas manifestações sistêmicas da síndrome não foram investigados.

ANOMALIAS SISTÊMICAS

Os sinais clínicos de CIF podem aumentar e diminuir e parecem ser exacerbados por estressores internos e externos. Gatos com CIF apresentaram aumento de catecolaminas e diminuição nas concentrações séricas de cortisol em comparação a gatos saudáveis durante períodos de estresse agudo e crônico, sugerindo um desacoplamento desses dois parâmetros de resposta ao estresse. Portanto, parece que, embora o sistema nervoso simpático esteja totalmente ativado nesse distúrbio, o eixo hipotálamo-hipófise-adrenal não está. As maiores concentrações de catecolaminas observadas em gatos com CIF podem indicar que os sinais clínicos da doença progridem de forma intermitente e são exacerbados por estressores ambientais. Infelizmente, a administração de corticosteroides não previne nem cura essa doença.

A pesquisa em outras espécies (p. ex., ratos) sugere que eventos durante o desenvolvimento podem afetar os sistemas sensoriais viscerais e causar distúrbios idiopáticos crônicos. Embora a causa da CIF não tenha sido determinada, parece que alguns gatos têm um distúrbio que afeta o trato urinário inferior, e como anomalias sistêmicas foram documentadas em alguns gatos, a CIF não deve ser considerada apenas uma doença da bexiga. Um estudo recente de gatos saudáveis e gatos com CIF descobriu que os estressores ambientais aumentaram o número de comportamentos da doença (p. ex., vômitos, letargia, anorexia) em gatos com CIF quando os resultados foram controlados por outros fatores. Gatos com CIF têm uma combinação variável de comorbidades, como problemas comportamentais, endócrinos, cardiovasculares e gastrintestinais (GIs). Assim, é fundamental realizar uma anamnese ambiental detalhada e um exame físico completo; o foco não deve ser apenas a bexiga. Isso muda a abordagem terapêutica para o manejo da doença.

FISIOPATOLOGIA DA OBSTRUÇÃO

Os tampões uretrais são a causa mais comum de obstrução do trato urinário de gatos machos; entretanto, uretrolitíase, estenoses e, raramente, neoplasia ou corpo estranho podem causar obstrução uretral. A obstrução da uretra das fêmeas é improvável, mas os gatos machos têm lúmen uretral peniano estreito e são predispostos à obstrução por um urólito ou tampão uretral. Muitas vezes, a causa da obstrução não é encontrada e acredita-se que haja aumento da pressão uretral ou um "espasmo"; no entanto, os dados conhecidos por este autor que indicam a presença de espasmos uretrais não foram publicados. Muitos tampões uretrais são compostos de estruvita e uma matriz proteica, e essa composição não mudou com o tempo (Figura 44.1). A(s) causa(s) dos tampões uretrais ainda é(são) desconhecida(s); acredita-se que vasodilatação e extravasamento de proteínas plasmáticas do plexo capilar suburotelial e uretrite secundária, que foram observados na cistoscopia de gatos com CIF, podem aprisionar cristais e outros detritos na urina no lúmen uretral do gato macho e causar obstrução. É provável que o extravasamento de proteínas plasmáticas na urina durante a inflamação ativa aumente o pH urinário, o que contribui ainda mais para a precipitação dos cristais de estruvita que participam da formação do tampão uretral. Depois da resolução da obstrução e estabilização do gato, o manejo da CIF obstrutiva é muito semelhante ao da CIF não obstrutiva.

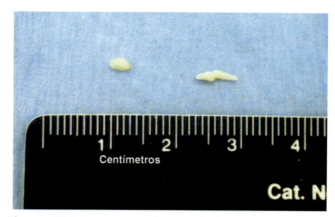

Figura 44.1 Tampão uretral removido de um gato macho com obstrução. Esses tampões geralmente contêm albumina e seus metabólitos, além de cristais de estruvita.

EXAMES DIAGNÓSTICOS PARA GATOS COM SINAIS DO TRATO URINÁRIO INFERIOR

Ao escolher os exames diagnósticos adequados para um gato com STUI, vários fatores devem ser considerados, inclusive o número de episódios apresentados pelo paciente, a gravidade dos sinais clínicos e as possibilidades financeiras do tutor. Não há nenhum exame diagnóstico bem aceito para a CIF, apesar das pesquisas com biomarcadores urinários para essa doença. Em humanos, foram investigados vários marcadores, como o fator antiproliferativo e o fator de crescimento epidérmico ligante de heparina, mas não estão clinicamente disponíveis. Em humanos e gatos, um candidato a biomarcador sérico foi relatado e sugere-se o uso de microespectroscopia com infravermelho para o diagnóstico de CIF (Rubio-Diaz et al., 2009). No entanto, a CIF ainda é um diagnóstico de exclusão.

Como cerca de 20% dos gatos com STUI têm cálculos císticos, a radiografia abdominal é recomendada. Os achados à ultrassonografia abdominal de gatos com obstrução uretral geralmente não são tão úteis porque a uretra não é visualizada. Em um gato com obstrução uretral, solicite uma radiografia abdominal antes da cistocentese descompressiva, desde que o paciente esteja estável. A urinálise e a cultura bacteriana da urina devem ser avaliadas pelo menos uma vez em gatos com STUI, mas a maioria dos gatos jovens ou saudáveis não apresenta cistite bacteriana verdadeira. Exames diagnósticos avançados, como cistouretrografia com contraste, ultrassonografia abdominal e até mesmo cistoscopia (Figuras 44.2 e 44.3; Vídeo 44.1, cistoscopia de gato com CIF), podem ser realizados em casos recorrentes para excluir a presença de outra doença responsável pelos sinais clínicos atuais.

OPÇÕES TERAPÊUTICAS

EPISÓDIOS AGUDOS
Cistite idiopática felina obstrutiva

Uma vez feito o diagnóstico de obstrução uretral, o gato deve ser avaliado e estabilizado com fluidos intravenosos (IV). A bioquímica sérica deve ser realizada para a avaliação de azotemia pós-renal, possível hiperpotassemia e outros distúrbios eletrolíticos e ácido-básicos, como hipocalcemia e acidose. A hiperpotassemia deve ser tratada com fluidos intravenosos, insulina regular (0,25 a 0,5 U/kg em *bolus* lento) e dextrose a 50%. O eletrocardiograma deve ser avaliado e, em casos mais graves, a administração intravenosa de gliconato de cálcio a 10% pode ser necessária para neutralizar os efeitos da hiperpotassemia na condução cardíaca. A acidose geralmente é corrigida com fluidoterapia, mas o bicarbonato de sódio (1 a 2 mEq/kg IV) também pode ser considerado em gatos com hiperpotassemia grave. Deve-se ter cuidado com as infusões de bicarbonato porque podem exacerbar a hipocalcemia quando a acidose é corrigida.

Depois da estabilização do paciente, solicite uma radiografia abdominal para avaliação dos cálculos mais comuns em gatos (estruvita e oxalato de cálcio [CaOx]). Realize uma cistocentese descompressiva para formar um reservatório imediato para o fluxo urinário. Normalmente, uma agulha de 0,7 × 2,5 a 3,8 mm é inserida na bexiga, com o bisel voltado para o trígono. A agulha é conectada a um conjunto de extensão, válvula tripla e seringa de 20 ou 35 mℓ (Figura 44.4). Isso permite a drenagem de toda a urina sem inserções repetidas de agulhas na bexiga. Analgésicos devem ser administrados (p. ex., buprenorfina, 0,01 mg/kg IV, a princípio a cada 8 a 12 horas) e, depois da anestesia (p. ex., com isoflurano, sevoflurano ou propofol), a obstrução uretral pode ser removida.

Em casos raros, o tampão uretral pode ser removido por meio de massagem do pênis distal. Na maioria dos casos, o cateterismo uretral com um cateter não metálico de ponta aberta é o meio mais fácil e seguro de resolução da obstrução. A uretra peniana deve ser tricotomizada e preparada; o cateter é inserido na uretra distal com técnica estéril. O cateter também deve ser conectado a um conjunto de extensão e válvula tripla. Isso pode ajudar a diminuir o traumatismo uretral durante a inserção do cateter, dando ao assistente mais espaço para lavagem da uretra com soro fisiológico estéril, geralmente necessária para desalojar a obstrução; o fluxo é mais forte com uma seringa menor, o que pode auxiliar alguns casos.

Cateteres urinários de demora não são obrigatórios em todas as obstruções uretrais. O cateter de demora pode irritar ainda mais a uretra, o que causa reobstruções após a remoção do dispositivo. No entanto, o cateter de demora deve ser colocado em gatos com azotemia grave, detritos abundantes e hematúria ou atonia do detrusor; também deve ser usado em gatos com obstruções uretrais causadas por cálculos (até que a cirurgia possa ser realizada). Um cateter macio, 3,5 ou 5F (p. ex., de borracha vermelha ou Slippery Sam [politetrafluoroetileno]), pode ser colocado com técnica asséptica estrita. Um sistema fechado de coleta deve ser usado para a manutenção da esterilidade e o monitoramento da produção de urina (Figura 44.5). Gatos azotêmicos podem apresentar diurese pós-obstrutiva pronunciada; nesses pacientes, a fluidoterapia intravenosa adequada é imperativa. A princípio, a produção de urina deve ser registrada a cada 4 horas. A taxa de fluidos intravenosos administrados pode, então, ser ajustada com base na produção de urina. Os parâmetros renais e a concentração de potássio devem ser monitorados; a fase de diurese pode ser acompanhada por hipopotassemia. Uma urocultura pode ser considerada após a remoção do cateter; não há indicação para cultura da ponta do cateter.

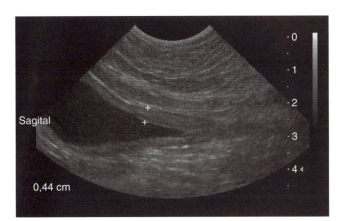

Figura 44.2 Ultrassonografia abdominal de um gato com obstrução uretral. Os achados geralmente são inespecíficos e incluem o espessamento da parede vesical. Essa técnica de diagnóstico por imagem não é ideal para avaliação da uretra de gatos.

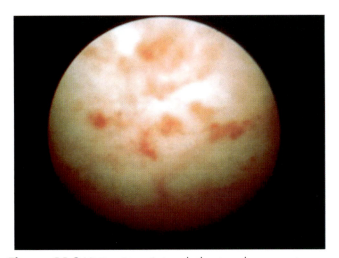

Figura 44.3 Visão cistoscópica da bexiga de uma gata com cistite idiopática felina. Há edema grave e aumento da friabilidade da bexiga. Esses achados não parecem ser bem correlacionados aos sinais clínicos.

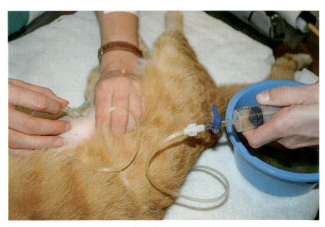

Figura 44.4 Cistocentese descompressiva em um gato com obstrução uretral.

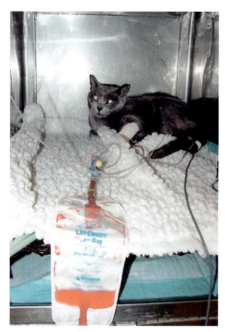

Figura 44.5 Sistema fechado de coleta usado em um gato com hematúria significativa pós-obstrução. O sistema permite o registro da quantidade de urina produzida pelo gato para orientação da fluidoterapia intravenosa.

Além de analgésicos, α_1-antagonistas como fenoxibenzamina (2,5 mg/gato por via oral [VO] a cada 12 horas) ou prazosina (0,5 mg/gato VO a cada 12 horas), são administrados a gatos com obstrução uretral para diminuir "espasmos" uretrais e, talvez, prevenir a reobstrução. Curiosamente, os veterinários também usaram um α_1-antagonista mais seletivo, a tansulosina (Flomax®; doses informais de 0,004 a 0,006 mg/kg VO a cada 12 ou 24 horas), com sucesso variável. Como esses medicamentos podem causar hipotensão, não devem ser administrados até que o gato esteja estável e alerta; a pressão arterial deve ser monitorada se houver indicação clínica. Em um estudo, a prazosina não teve efeito sobre a incidência de reobstrução uretral em gatos com CIF obstrutiva de ocorrência natural; no entanto, os autores acreditavam que seu estudo tinha baixo poder estatístico. Nenhum outro medicamento foi considerado benéfico na prevenção da reobstrução uretral em gatos com CIF, inclusive o meloxicam, administrado por via oral por 5 dias, e a infusão intravesical de lidocaína ou glicosaminoglicanos. Se houver suspeita de atonia vesical, também pode ser administrado o betanecol, um parassimpaticomimético (2,5 mg/gato VO a cada 12 horas). Os efeitos adversos dessa classe de medicamentos são principalmente GIs (vômitos e diarreia). Ao término da diurese, a administração intravenosa de fluidos pode ser reduzida e o cateter, removido. Depois da remoção do cateter, o manejo crônico é o mesmo da CIF não obstrutiva.

Cistite idiopática felina não obstrutiva

A CIF tem desfecho variável; os sinais clínicos desaparecem em até 85% dos gatos em 2 a 3 dias, com ou sem tratamento. O gato diagnosticado com CIF deve receber analgésicos como parte do tratamento agudo da doença. A analgesia parece prudente devido à manifestação clínica da CIF. Anti-inflamatórios não esteroidais (AINEs) têm sido usados nessa doença, com resultados variáveis. As reduções no fluxo sanguíneo para os rins (associadas à desidratação) e o possível desenvolvimento de lesão renal aguda podem aumentar o risco de resultados adversos desses medicamentos. É importante que o gato esteja comendo e bebendo bem durante o tratamento com AINEs.

TRATAMENTO CRÔNICO
Alterações ambientais

A CIF não tem cura; as opções terapêuticas visam à recuperação clínica, à minimização dos sinais clínicos e ao aumento do intervalo livre de doença. Depois do diagnóstico de CIF, uma anamnese ambiental completa, bem como o registro de todas as outras comorbidades presentes, é necessária para o atendimento de todas as necessidades ambientais do gato. É importante trabalhar com esses pacientes com a frequência necessária para que os tutores entendam por completo os problemas do gato e se sintam confortáveis com o manejo da doença.

O tratamento em estágios, que começa com a educação do tutor e modificações ambientais multimodais (MEMO), parece benéfico em muitos gatos com CIF. As MEMO requerem a anamnese ambiental completa, sem se limitar aos tópicos apresentados no Boxe 44.1. O tutor deve responder a essas perguntas para todos os gatos da casa; a seguir, revise a lista e identifique os problemas que podem estar contribuindo para os sinais clínicos do gato. O questionário preenchido deve ser revisto para recomendação de modificações. A princípio, recomende apenas uma ou duas mudanças para não sobrecarregar o tutor ou o gato. O objetivo é otimizar o ambiente para o gato e diminuir os estressores externos. Com base em achados anteriores, de redução das concentrações de catecolaminas e melhora dos sinais clínicos após as modificações ambientais, a terapia MEMO foi considerada bem-sucedida na maioria dos gatos com CIF acompanhados pelo período de 1 ano.

Além da terapia MEMO, modificações dietéticas podem ser justificadas e devem ser discutidas com os tutores. O aumento da ingestão de água por meio do oferecimento de ração úmida ou outros métodos, como caldos ou bebedouros automáticos, pode ser benéfico em gatos com CIF. A acidificação da urina com rações secas não tem valor comprovado no tratamento de gatos com CIF; no entanto, a cristalúria de estruvita pronunciada em um gato macho com obstrução pode justificar o uso de uma dieta formulada para dissolução de estruvita. Por fim, a obesidade pode ser um fator de risco para o desenvolvimento de CIF e a instituição de um programa de emagrecimento pode ser benéfica. Dietas com aditivos que supostamente diminuem a ansiedade do gato (p. ex., alfacasozepina e L-triptofano) também foram usadas em relatos informais nos gatos com CIF. Em gatos com medo, essa dieta reduziu a resposta de ansiedade "a um local desconhecido". Todas as necessidades do gato devem ser consideradas ao fazer as recomendações dietéticas e ambientais.

Feromônios

Feromônios são ácidos graxos que transmitem informações altamente específicas entre animais da mesma espécie. Embora

BOXE 44.1

Questionário ambiental sugerido para tutores de gatos.

1. Onde o tutor obteve o gato – abrigo, abandonado, criador?
2. Número de gatos na casa
   - O conflito entre gatos é um problema?
3. Número e tipo de outros animais de estimação
4. Número de membros da família
5. Tamanho e tipo de residência
6. Caixas de areia
   - Número?
   - Com que frequência são limpas?
   - Com que frequência são trocadas?
   - Localização na casa?
   - Tipo de areia usada?
   - Profundidade de areia preferida pelo gato?
7. Alimentação
   - Tipo de alimento (inclusive marca; seco ou úmido)?
   - Localização das vasilhas?
   - Preferências alimentares?
   - Há competição por comida?
8. Atividades lúdicas e de descanso
   - Brinquedos preferidos?
   - Há espaço interno para brincar?
   - Tipo de brincadeira preferida?
9. Ambiente interno ou externo?
10. Áreas de descanso ou esconderijos preferidos?
    - Número de camas para o(s) gato(s)?
11. Mudanças no lar
12. Questões comportamentais
    - Agressividade
    - Medo
    - Nervosismo
    - Ansiedade de separação
13. Outros comportamentos de doença ou comorbidades?

BOXE 44.2

Terapia medicamentosa para cistite idiopática felina crônica.*

Amitriptilina – antidepressivo tricíclico; 2,5 a 5 mg/gato VO a cada 12 a 24 h; os efeitos adversos podem incluir sedação, letargia e retenção de urina

Clomipramina – antidepressivo tricíclico; 0,25 a 0,5 mg/kg VO a cada 24 h; os efeitos adversos podem incluir sedação, letargia e retenção de urina

Fluoxetina – inibidor da recaptação de serotonina; 1 mg/kg VO a cada 24 h; os efeitos adversos podem incluir distúrbios gastrintestinais

Buspirona – ansiolítico não benzodiazepínico; 2,5 a 5 mg/gato VO a cada 12 h; efeitos adversos podem incluir sedação

Pentosana polissulfato de sódio[†] – derivado semissintético de carboidrato similar a glicosaminoglicanos; usado para ajudar a controlar a cistite idiopática felina crônica; as doses variam dependendo do produto; os efeitos adversos são raros, mas podem incluir aumento do tempo de protrombina, eventos hemorrágicos e diarreia

*Há poucos estudos controlados sobre esses fármacos.
[†]Os estudos em gatos não relataram diferenças significativas ao comparar a pentosana polissulfato de sódio ao placebo. Todos os grupos apresentaram benefício clínico, sugerindo um forte efeito "placebo".

os mecanismos exatos de ação sejam desconhecidos, os feromônios supostamente induzem mudanças no sistema límbico e no hipotálamo que alteram o estado emocional do animal. Feliway (Ceva Animal Health, St. Louis, EUA) é a fração F3 sintética do feromônio facial felino de ocorrência natural. O tratamento com esse feromônio reduziu o nível de ansiedade em gatos em circunstâncias desconhecidas, uma resposta que pode auxiliar gatos com CIF e outros problemas relacionados à ansiedade. O Feliway pode ser adquirido como uma formulação em *spray* ou difusor ambiental. O *spray* pode ser usado no local de manutenção da caixa de areia ou aspergido em caixas de transporte 10 a 15 minutos antes da entrada no carro. Os difusores podem ser colocados em salas específicas para os gatos e ajudar a diminuir a ansiedade e os sinais clínicos de CIF.

Terapia medicamentosa

Diversos fármacos foram usados em gatos com CIF, mas não há estudos controlados com placebo para confirmar sua eficácia clínica. Em caso de insucesso da terapia com MEMO e feromônio, os medicamentos listados no Boxe 44.2 podem ser considerados. Esses medicamentos não devem ser usados em gatos com CIF aguda, apenas em gatos cujas necessidades ambientais foram atendidas; além disso, não devem ser interrompidos de forma abrupta. Os efeitos benéficos de muitos desses medicamentos podem demorar mais de 1 semana para acontecer; na ausência de melhora dos sinais clínicos, o tratamento deve ser gradualmente reduzido ao longo de 1 a 2 semanas.

CONCLUSÕES

A CIF é uma doença complexa ainda não totalmente compreendida. É claro que o clínico e o tutor devem entender que essa doença não se limita a anomalias relacionadas apenas à bexiga. Como a CIF pode ser uma doença crônica e frustrante, a excelente comunicação com o tutor e a terapia composta de MEMO, analgésicos e, talvez, outros agentes farmacológicos podem ser benéficas em casos agudos e crônicos.

Leitura sugerida

Buffington CA, et al. Clinical evaluation of multimodal environmental modification (MEMO) in the management of cats with idiopathic cystitis. *J Feline Med Surg*. 2006;8:261.

Chew DJ, et al. Amitriptyline treatment for severe recurrent idiopathic cystitis in cats. *J Am Vet Med Assoc*. 1998;213:1282.

Chew DJ, et al. Randomized, placebo-controlled clinical trial of pentosan polysulfate sodium for treatment of feline interstitial (idiopathic) cystitis. *J Vet Intern Med*. 2009;23:690.

Gunn-Moore DA, Cameron ME. A pilot study using synthetic feline facial pheromone for the management of feline idiopathic cystitis. *J Feline Med Surg*. 2004;6:133.

Gunn-Moore DA, Shenoy CM. Oral glucosamine and the management of feline idiopathic cystitis. *J Feline Med Surg*. 2004;6:219.

Kruger JM, et al. Changing paradigms of feline idiopathic cystitis. *Vet Clin North Am Small Anim Pract*. 2009;39:15.

Landsberg G, et al. Therapeutic effects of an alpha-casozepine and L-tryptophan supplemented diet on fear and anxiety in the cat. *J Feline Med Surg*. 2017;19(6):596–602.

Larson J, et al. Nested case control study of feline calicivirus viruria, oral carriage, and serum neutralizing antibodies in cats with idiopathic cystitis. *J Vet Intern Med*. 2011;25:199.

Longstaff L, et al. Owner-reported lower urinary tract signs in a cohort of young cats. *J Feline Med Surg*. 2017;19(6):609–618.

Reche AJ, Buffington CA. Increased tyrosine hydroxylase immunoreactivity in the locus coeruleus of cats with interstitial cystitis. *J Urol*. 1998;159:1045.

Reineke EL, et al. The effect of prazosin on outcome in feline urethral obstruction. *J Vet Emerg Crit Care*. 2017;4:387–398.

Rubio-Diaz DE, et al. A candidate serum biomarker for bladder pain syndrome/interstitial cystitis. *Analyst*. 2009;134:1133.

Straeter-Knowlen IM, et al. Urethral pressure response to smooth and skeletal muscle relaxants in anesthetized, adult male cats with naturally acquired urethral obstruction. *Am J Vet Res*. 1995;56(7):919–923.

Welk KA, Buffington CA: Effect of interstitial cystitis on central neuropeptide and receptor immunoreactivity in cats. Presented at Research Insights into Interstitial Cystitis: A Basic and Clinical Science Symposium, Alexandria, VA, Oct. 30-Nov. 1, 2003.

Westropp JL, et al. Evaluation of the effects of stress in cats with idiopathic cystitis. *Am J Vet Res*. 2006;67:731.

Westropp JL, et al. Small adrenal glands in cats with feline interstitial cystitis. *J Urol*. 2003;170:2494.

CAPÍTULO 45

Distúrbios da Micção

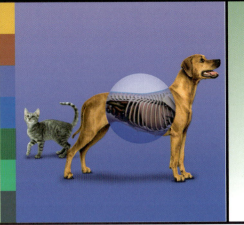

ANATOMIA E FISIOLOGIA

A micção depende das ações coordenadas entre o sistema nervoso simpático, parassimpático (PS) e somático e os centros de controle (Figura 45.1). A coordenação entre esses sistemas ocorre no centro pontino de micção (CPM), também conhecido como núcleo de Barrington, localizado no tegmento pontino dorsomedial do tronco encefálico. O CPM recebe informações de outros estímulos sensoriais para determinar o início da micção.

A via simpática toracolombar é responsável pelos estímulos excitatórios para o colo da bexiga e a uretra e pelos estímulos inibitórios para os gânglios PS. As fibras pré-ganglionares simpáticas saem da medula espinal lombar (L1-L4 em cães e L2-L5 em gatos) e fazem sinapses nos gânglios mesentéricos caudais. As fibras pós-ganglionares (nervo hipogástrico) liberam norepinefrina (NA) para ativar os receptores β da bexiga urinária e os receptores α do músculo liso da uretra proximal. Isso permite que a bexiga relaxe e se encha de forma contínua com um pequeno aumento na pressão intravesical (via receptores β); também é responsável pelo tônus da musculatura lisa perto do trígono da uretra proximal das cadelas, é tradicionalmente conhecido como *esfíncter uretral interno* (via receptores α). Em cães machos, o mecanismo do esfíncter é provavelmente associado ao músculo estriado da próstata e à uretra pós-prostática.

Os neurônios motores pré-ganglionares PS surgem dos segmentos sacrais S1 a S3 da medula espinal. As fibras pré-ganglionares trafegam pelo nervo pélvico e fazem sinapses nos gânglios periféricos da parede da bexiga. Fibras pós-ganglionares curtas dão estímulo excitatório para a bexiga por meio da acetilcolina (ACh) que age nos receptores colinérgicos (muscarínicos) da bexiga; além disso, levam o estímulo inibitório para a uretra, facilitando a micção.

A inervação somática, feita pelo nervo pudendo, também é originária dos segmentos sacrais S1 a S3 da medula espinal e estimula (via ACh nos receptores nicotínicos) o *esfíncter uretral externo*, uma área de músculo estriado. Os corpos celulares desse nervo estão localizados no núcleo ventrolateral de Onuf.

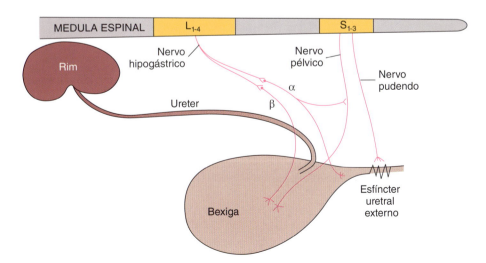

Figura 45.1 Diagrama esquemático da inervação simpática, parassimpática e somática para o trato urinário inferior. A via de micção é muito mais complexa do que aqui ilustrado; este diagrama não mostra as vias sensoriais e os centros superiores.

DEFINIÇÕES E TIPOS DE INCONTINÊNCIA URINÁRIA

Os tutores frequentemente levam seus animais para avaliação de incontinência urinária (IU); no entanto, existem vários tipos de IU. Normalmente, os veterinários usam o termo *IU* ao se referirem a um cão ou gato que urina de forma inconsciente. De modo geral, a incontinência se deve a problemas no armazenamento de urina durante o enchimento da bexiga, mas várias etiologias podem contribuir para seu desenvolvimento. A IU é mais comum em cadelas castradas, mas pode ser observada em cadelas não castradas, bem como em cães machos e, às vezes, em gatos. Os distúrbios associados à IU podem ser causados por problemas anatômicos ou alterações na pressão de fechamento uretral. Os animais também podem conscientemente eliminar pequenas quantidades de urina em locais inadequados (polaciúria) no que é comumente chamado *incontinência de urgência*. Além disso, é importante avaliar se o cão apresenta poliúria e/ou polidipsia (PU/PD). O animal também pode apresentar vários problemas, como IU e PU ou causas comportamentais de micção anormal. É essencial fazer uma anamnese detalhada e determinar se o animal está ciente da micção; isso auxilia a formulação da lista de diagnósticos diferenciais e do plano diagnóstico apropriado.

URETERES ECTÓPICOS

Os ureteres ectópicos (UEs) são a causa mais comum de IU em cães jovens. O UE é definido pela abertura ureteral em uma área diferente da posição normal no trígono da bexiga (Figura 45.2). A IU é o sinal clínico mais comum em cães com UEs. Esse distúrbio é geralmente diagnosticado em cães com menos de 1 ano; no entanto, os UEs devem ser considerados em qualquer cão com IU, em especial quando o histórico não é conhecido. A gravidade da IU é variável e alguns cães podem apresentá-la apenas em repouso ou à noite (i. e., notúria). As raças que parecem super-representadas são Golden Retriever, Labrador Retriever, Husky Siberiano, Newfoundland e Bulldog Inglês. Os UEs são incomuns em cães machos; os cães acometidos podem ter pouco ou nenhum sinal clínico ou apresentá-los em uma idade mais avançada. Os UEs são extremamente raros em gatos.

O diagnóstico de UE pode ser feito por urografia excretora, uretrografia fluoroscópica ou ureterografia, ultrassonografia abdominal (Figura 45.3) (Vídeo 45.1), cistoscopia (Vídeo 45.2), tomografia computadorizada (TC) helicoidal ou uma combinação desses procedimentos diagnósticos. As duas últimas modalidades são as mais sensíveis para confirmar a presença de UEs. Além disso, durante a cistoscopia para diagnóstico de UE, a ablação a *laser* pode ser feita para corrigir a anomalia (ver adiante). Outras anomalias congênitas (p. ex., agenesia renal, hidronefrose grave) também podem ocorrer em cães com UEs; portanto, é essencial avaliar todo o sistema urinário com outras modalidades de imagem, como ultrassonografia abdominal, antes da correção do UE. Culturas de urina devem sempre ser realizadas em cães com suspeita de UEs porque a IU secundária pode ser um fator de risco para o desenvolvimento de cistite bacteriana. O tratamento da infecção do trato urinário (ITU) com os antimicrobianos adequados é clinicamente indicado antes da ablação a *laser* ou correção cirúrgica de UEs.

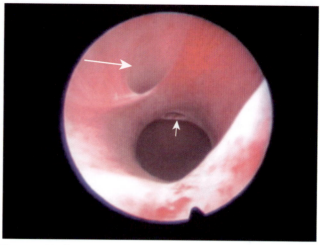

Figura 45.2 Visão cistoscópica de um ureter ectópico unilateral esquerdo (*seta grande*) em um jovem Labradoodle. É possível ver o ureter direito, menor, entrando na região do trígono (*seta pequena*).

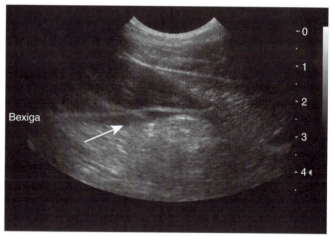

Figura 45.3 Ultrassonografia transversal de um jovem Golden Retriever com incontinência urinária persistente. O ureter dilatado pode ser visto ventralmente à bexiga, entrando no trato urinário inferior distal ao trígono (*seta*). Esse lado também apresentava hidronefrose e hidroureter. A cistoscopia confirmou a presença de um ureter ectópico e orientou a correção por ablação a *laser*.

Os UEs podem ser corrigidos cirurgicamente, mas a ablação a *laser* se tornou o padrão de atendimento na maioria das instituições de referência. Aproximadamente 65% dos casos apresentam continência completa após a correção cirúrgica. Cães com peso inferior a 20 kg apresentam melhor evolução pós-operatória. Somente UEs intramurais podem ser corrigidos pela ablação cistoscópica a *laser* (Vídeo 45.3); este tipo de anomalia é observado em aproximadamente 85% dos cães com UE. Em 30 cadelas submetidas à ablação a *laser* para correção de UE, 47% apresentaram continência completa em um acompanhamento médio de 2,7 anos; outras 20% eram continentes com o tratamento médico adicional; as demais precisaram de agentes de volume uretral ou de uma oclusão uretral hidráulica estática (ver adiante). A taxa de sucesso variável provavelmente se deve à incompetência do mecanismo do esfíncter uretral (USMI) ou outras anomalias anatômicas concomitantes presentes no cão.

INCOMPETÊNCIA DO MECANISMO DO ESFÍNCTER URETRAL

A diminuição da pressão de fechamento uretral pode ser causada por distúrbios lombossacrais, como doença do disco intervertebral, mielopatia degenerativa, traumatismo, malformações das vértebras espinais (p. ex., em gatos Manx) e distúrbios raros, como disautonomia. Um exame neurológico completo deve ser realizado em todos os cães e gatos com IU. A USMI é um diagnóstico de exclusão, estabelecido após o descarte de todos os outros transtornos e, de modo geral, baseado em achados compatíveis à anamnese e ausência de anomalias no exame físico.

A USMI é semelhante à incontinência de esforço que ocorre em mulheres. A USMI é principalmente uma doença de cães; todos os gatos com suspeita de USMI devem ser submetidos a exames para detecção do vírus da leucemia felina (FeLV) porque associações entre as duas doenças foram sugeridas. A USMI geralmente ocorre em cadelas castradas, mas também pode ocorrer em fêmeas e machos não castrados. Nas fêmeas, os sinais clínicos podem surgir logo após a castração ou até 10 anos após a cirurgia. A notúria parece ser a queixa mais comum dos tutores. A IU pode ser diária ou episódica e variar de leve a muito grave. O risco de USMI parece maior após a castração em cães de porte grande em comparação às raças pequenas. Embora os cães machos possam desenvolver USMI, é fundamental determinar se há um volume residual de urina porque os distúrbios miccionais associados à retenção urinária e IU paradoxal são mais frequentes nesses animais.

A causa exata da USMI não foi esclarecida. É improvável que a deficiência de estrógeno seja a única causa da IU, pois as concentrações do hormônio são semelhantes entre cães continentes em anestro e cães incontinentes castrados. O estrógeno aumenta a pressão de fechamento do esfíncter uretral em cadelas castradas ou não sem IU, mas os efeitos urodinâmicos do estradiol ainda não são compreendidos por completo. Outros fatores de risco para o desenvolvimento de USMI são porte grande (> 20 kg), corte da cauda, obesidade e castração. A relação entre o momento da castração e o risco de USMI ainda é controversa e a literatura é variável. Há algumas evidências fracas de que a castração "precoce" (de definição pouco clara) pode aumentar o risco de USMI, especialmente em cães com mais de 25 kg.

Embora o perfil de pressão uretral (PPU) seja o padrão-ouro para documentação da diminuição da pressão de fechamento uretral (Boxe 45.1), o diagnóstico de USMI pode ser estabelecido com base na anamnese e na ausência de qualquer outra causa para a IU. A resposta ao tratamento medicamentoso (ver adiante) dá mais evidências a favor da USMI. Os testes urodinâmicos podem ser realizados em cães e gatos, geralmente com sedação com propofol, e geram dados relacionados à função uretral e vesical. O PPU avalia a pressão ao longo de todo o comprimento da uretra; uma cistometrografia avalia o reflexo detrusor, os volumes de enchimento da bexiga e sua complacência.

 BOXE 45.1

Considerações para encaminhamento para determinação do perfil de pressão uretral e cistometrografia.

> Antes da correção do ureter ectópico
> Caso o tratamento medicamentoso da incompetência do mecanismo do esfíncter uretral (USMI) com fenilpropanolamina (PPA) tenha sido ineficaz
> Caso o tratamento medicamentoso da USMI com dietilestilbestrol (DES) tenha sido ineficaz
> Se o paciente com suspeita de USMI apresenta maior risco de efeitos colaterais com o tratamento médico, aconselha-se a confirmação do diagnóstico

A Tabela 45.1 traz uma lista de medicamentos e doses sugeridas para o tratamento de vários distúrbios da micção. O tratamento médico da USMI inclui o uso de fármacos para melhora das pressões uretrais por meio dos α_1-adrenorreceptores (α_1-ARs), como a fenilpropanolamina (PPA). A pseudoefedrina é usada em raros casos, mas a PPA geralmente é mais eficaz e tem menos efeitos adversos. O benefício terapêutico dos α-agonistas é geralmente observado em 2 a 3 dias. Se nenhum benefício for observado depois de 1 semana, a dose pode ser aumentada para até 1,5 mg/kg por via oral (VO) a cada 12 horas; se os sinais clínicos ainda persistirem ou houver efeitos colaterais, outro agente, como um composto de estrógeno, deve ser considerado. Os efeitos adversos dos α-agonistas em cães são inquietação, ansiedade, hiporexia e, talvez, hipertensão. A bradicardia reflexa também foi relatada. Em um estudo, a hipertensão não foi relatada em cães saudáveis em doses tipicamente usadas para o USMI. Os agonistas de α_1-AR não são recomendados para animais com doença cardíaca, hipertensão ou doença renal e a PPA não foi estudada nesses grupos de cães. Se a PPA for necessária em cães com doença renal, doses mais baixas devem ser dadas e a pressão arterial do cão deve ser monitorada com regularidade, idealmente 2 a 4 horas após a administração.

Os estrógenos também podem ser administrados para o tratamento de USMI; acredita-se que esses hormônios sensibilizem o α_1-AR a NA e, de maneira indireta, melhorem a pressão de fechamento, mas seu mecanismo de ação exato não foi esclarecido. Um composto de estrógeno aprovado pela Food and Drug Administration (FDA) dos EUA, o estriol (Incurin®, Merck Animal Health, Summit, NJ, EUA) é comercializado (ver Tabela 45.1). A mesma dose é administrada a todos os cães, independentemente do peso corpóreo (2 mg VO a cada 24 horas por cão). A princípio, o tratamento é feito diariamente por 2 semanas e, depois, ajustado para a menor dose eficaz. No entanto, o autor teve sucesso com a administração de apenas 1 mg/dia como dose de ataque em cães de porte pequeno (para evitar o possível efeito colateral de hiperplasia vulvar). O efeito terapêutico é frequentemente observado na primeira semana. Na ausência de benefício, outras opções terapêuticas devem ser consideradas. Em alguns casos de USMI, um efeito benéfico é observado ao combinar a administração de PPA e estrógeno. Compostos de estrógeno mais

TABELA 45.1 Medicamentos geralmente usados no tratamento de distúrbios da micção em pequenos animais.

Medicamento (nome comercial)	Classe	Mecanismo de ação	Indicação clínica	Dose	Possíveis efeitos adversos
Fenilpropanolamina (PPA)	α₁-agonista	Estimulação indireta dos receptores α e β, causando a liberação de norepinefrina (NA)	Aumento da pressão de fechamento uretral para tratamento da incompetência do mecanismo do esfíncter uretral (USMI)	1 a 1,5 mg/kg VO a cada 12 a 24 h	Inquietação, ansiedade, taquicardia, hipertensão
Dietilestilbestrol (DES)	Estrógeno sintético	Pode sensibilizar os receptores α₁-adrenérgicos à NA	Aumento da pressão de fechamento uretral para tratamento da USMI	0,5 a 1 mg/cão VO; administre a dose total diária por 3 a 5 dias e, em seguida, reduza para a menor dose eficaz para manter a continência (1 ou 2 vezes/semana)	Discrasias sanguíneas (raras quando usado em doses muito baixas); neoplasia mamária
Estriol (Incurin®)	Estrógeno natural	Pode sensibilizar os receptores α₁-adrenérgicos à NA	Aumento da pressão de fechamento uretral para tratamento da USMI	Comece com a dose de ataque de 2 mg/cão VO a cada 24 h; diminuir a cada 2 semanas para a menor dose eficaz	Alopecia, discrasia sanguínea
Acepromazina (PromAce®)	Derivado de fenotiazina	Vários graus de bloqueio antiespasmódico e alfa-adrenérgico	Diminuição da pressão de fechamento uretral para tratamento da obstrução funcional do trato de saída da uretra	0,01 a 0,05 mg/kg por via subcutânea (SC) a cada 8 a 12 h	Sedação, hipotensão
Prazosina (Minipress®)	Antagonista alfa-adrenérgico	Inibição de receptores α₁	Diminuição da pressão de fechamento uretral para tratamento da obstrução funcional do trato de saída da uretra	1 mg/15 kg de peso corpóreo VO a cada 8 a 12 h (cão); 0,5 mg/gato VO a cada 12 h	Sedação, hipotensão

(continua)

TABELA 45.1

Medicamentos geralmente usados no tratamento de distúrbios da micção em pequenos animais. (*Continuação*)

Medicamento (nome comercial)	Classe	Mecanismo de ação	Indicação clínica	Dose	Possíveis efeitos adversos
Fenoxibenzamina	Antagonista alfa-adrenérgico	Inibição de receptores α₁	Diminuição da pressão de fechamento uretral para tratamento da obstrução funcional do trato de saída da uretra	2,5 mg/gato VO a cada 12 h (gato); 0,25 mg/kg VO a cada 12 h (cão)	Sedação, hipotensão
Tansulosina (Flomax®)	Antagonista alfa-adrenérgico	Inibição de receptores α₁	Diminuição da pressão de fechamento uretral para tratamento da obstrução funcional do trato de saída da uretra	Relato informal: 0,1 a 0,2 mg/10 kg de peso corpóreo/dia VO (cão); 0,004 a 0,006 mg/kg VO a cada 12 a 24 h (gato)	Sedação, hipotensão
Betanecol	Parassimpaticomimético	Estimulação de receptores, principalmente muscarínicos	Melhora da contratilidade da bexiga (i. e., atonia do detrusor)	2,5 mg/gato VO a cada 12 h; 5 a 15 mg/cão VO a cada 12 h	Vômito, diarreia, salivação
Amitriptilina (Elavil®)	Antidepressivo tricíclico	Inibição da recaptação de NA; atividade anticolinérgica central e periférica; antagonismo do receptor H₁; inibição da recaptação de serotonina (5-HT); antagonista de glutamato e do receptor do canal de sódio 1	Bexiga hiperativa (BH) idiopática; cistite idiopática felina crônica refratária; micção submissa (apenas em conjunto com modificação de comportamento)	2,5 a 5 mg/gato VO a cada 12 h; 1 a 2 mg/kg VO a cada 12 h (cão)	Aumento de peso, letargia, retenção de urina
Oxibutinina	Anticolinérgico	Antimuscarínico	BH idiopática	0,2 mg/kg VO a cada 8 a 12 h (cão), dose total não superior a 5 mg; 0,5 a 1 mg/gato VO a cada 8 a 12 h	Constipação intestinal, diarreia, sedação, vômito

antigos, como dietilestilbestrol (DES), também podem ser administrados duas vezes por semana; no entanto, essa indicação é extrabula em cães.

A supressão da medula óssea foi descrita em cães tratados com estrógenos de liberação prolongada de gerações anteriores e naqueles recebendo doses muito mais altas de DES do que as recomendadas para a USMI. O hemograma completo deve ser monitorado de maneira periódica em todos os cães tratados com estrógeno. O estriol difere de outros compostos de estrógeno porque ocupa os receptores nucleares por um período menor. Embora seja considerado mais seguro do que o DES, o hemograma completo deve ser monitorado uma a duas vezes ao ano porque leucopenia, anemia e trombocitopenia também foram raramente associadas ao seu uso. Outros efeitos colaterais relatados são alopecia local e generalizada e hiperplasia vulvar, em especial em cães de raças pequenas (na opinião do autor deste conteúdo).

Agentes de volume da uretra submucosa, como polidimetilsiloxano (PDMS-Macroplastique), hidroxiapatita de cálcio (Coaptite), grânulos revestidos de carbono (Durasphere) e um material de colágeno bovino reticulado recentemente lançado (ReGain) são comercializados nos EUA e podem ser considerados em cães refratários a medicamentos ou tutores que não desejam medicar seu animal de forma contínua. Para esse procedimento, os cães são anestesiados e três a quatro depósitos do agente de volume são injetados de forma circular aproximadamente 1,5 cm distais ao trígono por meio do cistoscópio (Vídeo 45.4). Alguns cães ainda precisam de medicamentos após esse procedimento, mas, de modo geral, os implantes aumentam a continência. As taxas de resposta ao colágeno em 40 cães foram variáveis e a continência foi mantida por, em média, 17 meses (variação de 1 a 64 meses). Curiosamente, a duração da eficácia do colágeno variou entre os cães; esse procedimento normalmente precisa ser repetido várias vezes, em especial em cães jovens. Nos cães mais velhos, esse tratamento pode ser mais atraente porque não há necessidade de cirurgia e a duração da resposta pode ser adequada. Um estudo a curto prazo relatou resultados positivos 3 meses após as injeções de Macroplastique em cães; no entanto, ainda não há nenhum estudo a longo prazo.

Dispositivos de oclusão uretral também podem ser considerados em cães que não respondem à terapia medicamentosa. Esses dispositivos podem ser cirurgicamente colocados ao redor do terço proximal da uretra; atuam como um oclusor externo para manutenção da continência. Se o oclusor sozinho não for suficiente, pode ser conectado a uma porta de acesso (Figura 45.4) para infusão de soro fisiológico e aumento da eficácia do dispositivo. Em um estudo que avaliou 27 cães (24 fêmeas e três machos) submetidos à colocação de um dispositivo de oclusão uretral, os escores de continência melhoraram de forma significativa após a cirurgia; 22 dentre 27 (81%) tutores ficaram muito satisfeitos com o procedimento. Dois cães desenvolveram obstruções uretrais parciais.

INCONTINÊNCIA URINÁRIA
Aumento da pressão de fechamento uretral

Um aumento persistente na pressão de fechamento uretral por obstrução mecânica ou funcional pode causar disfunção vesical secundária (atonia) e incontinência por transbordamento. As causas mecânicas de retenção urinária podem incluir uretrólitos, neoplasia vesical e/ou uretral, uretrite proliferativa, estenoses e corpos estranhos uretrais, tampões uretrais, doenças prostáticas (p. ex., abscesso, cisto paraprostático, hipertrofia prostática benigna) e compressões uretrais extraluminais. Obstruções funcionais podem ser vistas em doenças suprassacrais ou do tronco cerebral (doença vesical associada a distúrbios do neurônio motor superior), uretrite ou obstrução mecânica e obstrução funcional idiopática do trato de saída da uretra, também conhecida como dissinergia detrusor uretral (dissinergia reflexa).

O diagnóstico de incontinência por transbordamento é baseado em achados na anamnese, no exame físico e neurológico completo e nas técnicas de diagnóstico por imagem de todo o trato urinário. A maioria dos animais tem histórico de

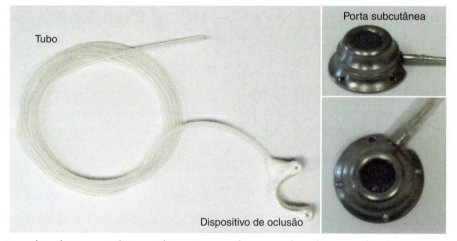

Figura 45.4 Dispositivo de oclusão uretral. Esses dispositivos podem ser colocados ao redor da uretra proximal para aumentar a pressão de fechamento uretral e melhorar ou resolver a incontinência urinária. Os resultados parecem mais duradouros em comparação aos agentes de volume uretral. Caso não seja suficiente para manter a continência, uma injeção de soro fisiológico pode ser feita na porta subcutânea para aumento da pressão do dispositivo de silicone. (Cortesia do Dr. William Culp, University of California, Davis, California, EUA.)

estrangúria intermitente a persistente antes da IU. É interessante observar o animal urinar e avaliar o volume residual de urina. Animais normais apresentam menos de 0,5 a 1 mℓ/kg de urina remanescente na bexiga após a micção. A radiografia simples, a cistouretrografia e a cistoscopia podem auxiliar a avaliação de obstruções mecânicas em cães ou gatos. Um enema deve ser administrado antes dos estudos radiográficos para avaliação da uretra proximal. A cistoscopia auxilia a avaliação da mucosa uretral, permite a obtenção de amostras de biópsia e cultura e, se necessário, orienta a colocação de *stents* uretrais (Vídeo 45.5). Na ausência de obstrução mecânica, os estudos urodinâmicos podem fornecer informações sobre obstruções funcionais, mas, muitas vezes, o aumento da pressão uretral pode ocorrer apenas durante a micção. O diagnóstico de obstrução funcional idiopática do trato de saída da uretra (dissinergia detrusor-uretral [DDU]) é geralmente estabelecido quando todas as outras causas de aumento da pressão de fechamento uretral foram excluídas. Essa doença ocorre em cães machos de raças de grande porte, castrados ou não.

As obstruções mecânicas devem, se possível, ser removidas. Os cálculos uretrais podem ser removidos por cirurgia ou litotripsia a *laser* de hólmio:YAG. A neoplasia da bexiga e da uretra, geralmente carcinoma de células de transição (CCT; Figura 45.5), deve ser tratada com piroxicam ou outro anti-inflamatório não esteroide (AINE); outros quimioterápicos, como mitoxantrona ou compostos de platina, podem melhorar a sobrevida. A uretrite proliferativa é geralmente observada em cadelas e pode ser causada por ITUs crônicas. Recentes dados não publicados sugerem que ITUs profundas podem estar associadas a alguns desses casos e estudos de hibridização fluorescente *in situ* (FISH) podem ser solicitados em biópsias uretrais. À cistoscopia, a uretrite proliferativa é observada como fragmentos teciduais frondosos no lúmen uretral que podem ser muito densos e obstruir a uretra. Sua diferenciação do CCT requer biópsia. Além dos antimicrobianos adequados, há relatos que a administração de AINEs ajuda a controlar essa doença. Em um estudo de caso, a azatioprina também foi considerada eficaz. O implante de *stent* uretral deve ser considerado em caso de obstrução da uretra.

O tratamento da obstrução funcional idiopática do trato de saída da uretra pode ser feito com antagonistas de α_1-adrenorreceptores, como a prazosina, para ajudar a diminuir a pressão de fechamento do esfíncter uretral interno. A relação custo-benefício da prazosina é muito melhor em comparação à fenoxibenzamina, outro α-agonista, principalmente em cães de porte grande. Há relatos informais do uso de α_1-antagonistas mais seletivos, como a tansulosina (Flomax®), em obstruções funcionais do fluxo uretral, com resultados variáveis e melhora da DDU. Em alguns casos, um miorrelaxante, como o diazepam, também é benéfico. Quando esses medicamentos forem eficazes, ou após a colocação de um cateter urinário, a administração de parassimpaticomiméticos pode ser instituída em caso de presença de atonia vesical secundária. O betanecol, um agente muscarínico, pode ajudar a restaurar o tônus da bexiga e facilitar o seu esvaziamento. Em casos graves, cistotomia tubular, cateter urinário de demora ou *stent* uretral (Figura 45.6) pode ser necessário para a eliminação de urina.

Bexiga hiperativa

Os animais com polaciúria podem ter bexiga hiperativa (BH), o que provoca incontinência de urgência. Normalmente, os animais com BH têm cistite causada por bactérias, cálculos císticos, neoplasia, pólipos ou fármacos (p. ex., ciclofosfamida). Uma anamnese detalhada é necessária para documentar a presença de outros sinais do trato urinário inferior. Os achados ao exame físico de animais com polaciúria geralmente são normais e a bexiga é pequena à palpação. Em alguns cães e gatos, massas ou numerosos cálculos císticos podem ser palpáveis. Uma urinálise com urocultura deve ser realizada. Se a cultura for negativa e os sinais clínicos persistirem, outros exames diagnósticos, como ultrassonografia abdominal e radiografia, são indicados. Considere o encaminhamento para cistometrografia e técnicas avançadas de diagnóstico por imagem se a causa dos sinais clínicos não for estabelecida.

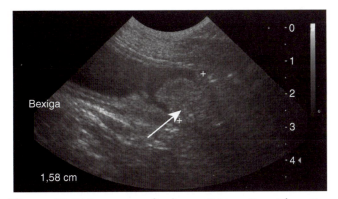

Figura 45.5 Ultrassonografia de uma Brittany Spaniel mestiça, castrada, de 11 anos, com estrangúria e incontinência urinária. Há uma massa uretral que se estende até o lúmen da bexiga (seta). A aspiração com agulha fina confirmou que essa massa era um carcinoma de células de transição. O tratamento foi composto por piroxicam e implante de um *stent* uretral.

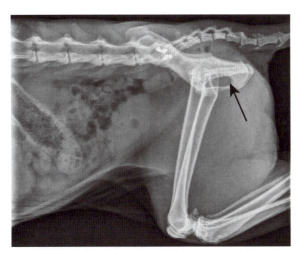

Figura 45.6 Radiografia posterior de um gato doméstico de pelo curto, castrado, de 1 ano e meio, com estenose uretral secundária a traumatismo. Um *stent* uretral (seta) foi colocado depois da insuflação da estenose. Um parassimpaticomimético, o betanecol, também foi administrado para tratamento da atonia da bexiga.

A BH idiopática (BHI) é ocasionalmente observada e seu tratamento médico pode ser benéfico para o controle dos sinais clínicos. A BHI pode ser associada à USMI; a IU mista pode ser a causa dos sinais clínicos. A oxibutinina e a tolterodina são anticolinérgicos que podem ajudar no tratamento da BHI e promover a retenção de urina. Os antidepressivos tricíclicos – amitriptilina, imipramina, clomipramina – possuem propriedades anticolinérgicas e podem ser considerados no tratamento de cães com suspeita de BHI. Essa classe de medicamentos também pode ser considerada em cães com incontinência de urgência secundária a problemas comportamentais. No entanto, só deve ser usada caso as modificações comportamentais não tenham sido bem-sucedidas e sua administração é interrompida após a melhora dos sinais clínicos.

Leitura sugerida

Berent A, et al. Evaluation of cystoscopic-guided laser ablation of intramural ectopic ureters in female dogs. *J Am Vet Med Assoc*. 2012;240(6):716–725.

Blok BF, Holstege G. The central nervous system control of micturition in cats and humans. *Behav Brain Res*. 1998;92:119.

Byron JK, et al. Effect of phenylpropanolamine and pseudoephedrine on the urethral pressure profile and continence scores of incontinent female dogs. *J Vet Intern Med*. 2007;21:47.

Byron JK, et al. Urethral sphincter mechanism incompetence in 13 neutered female dogs: diagnosis, treatment, and relationship of weight and age at neuter to development of disease. *J Vet Intern Med*. 2017;31(2):442–448.

Cannizzo KL, et al. Evaluation of transurethral cystoscopy and excretory urography for diagnosis of ectopic ureters in female dogs: 25 cases (1992-2000). *J Am Vet Med Assoc*. 2003;223:475.

Carofiglio F, et al. Evaluation of the urodynamic and hemodynamic effects of orally administered phenylpropanolamine and ephedrine in female dogs. *Am J Vet Res*. 2006;67:723.

De Groat WC, et al. Neurophysiology of micturition and its modification in animal models of human disease. In: Maggi CA, eds. *Nervous Control of the Urogenital System: the Autonomic Nervous System*. Chur, Switzerland: Harwood Academic Publishers; 1993:227.

Hamaide AJ, et al. Urodynamic and morphologic changes in the lower portion of the urogenital tract after administration of estriol alone and in combination with phenylpropanolamine in sexually intact and spayed female dogs. *Am J Vet Res*. 2006;67:901.

Hostutler RA, et al. Cystoscopic appearance of proliferative urethritis in 2 dogs before and after treatment. *J Vet Intern Med*. 2004; 18:113.

Lautzenhiser SJ, Bjorling DE. Urinary incontinence in a dog with an ectopic ureterocele. *J Am Anim Hosp Assoc*. 2002;38:29.

Reeves L, et al. Outcome after placement of an artificial urethral sphincter in 27 dogs. *Vet Surg*. 2013;42(1):12–18.

Reichler IM, et al. Changes in plasma gonadotropin concentrations and urethral closure pressure in the bitch during the 12 months following ovariectomy. *Theriogenology*. 2004;62:1391.

Samii VF, et al. Digital fluoroscopic excretory urography, digital fluoroscopic urethrography, helical computed tomography, and cystoscopy in 24 dogs with suspected ureteral ectopia. *J Vet Intern Med*. 2004;18:271.

Fármacos usados no tratamento de cães e gatos com distúrbios do trato urinário.

Fármaco	Nome comercial	Ação	Dose
Acetato de cálcio	Calcium Sandoz®	Ligante de fosfato entérico	5 a 25 mg/kg VO a cada 8 h, imediatamente após as refeições
Ácido acetilsalicílico	–	Antiplaquetário, anti-inflamatório	0,5 a 5 mg/kg VO a cada 12 h (cão); 0,5 a 5 mg/kg VO a cada 48 a 72 h (gato)
Alopurinol	Zyloric®, Xantur®, Labopurinol®, Lopurax®	Inibidor da xantina oxidase	5 a 10 mg/kg VO a cada 12 h (cão)
Amitriptilina	Amytril®	Inibição da recaptação de norepinefrina (NA)	2,5 a 5 mg/gato VO a cada 12 h; 1 a 2 mg/kg VO a cada 12 h (cão)
Anlodipino	Norvasc®	Antagonista de cálcio	0,1 a 0,2 mg/kg VO a cada 12 a 24 h (cão); 0,625 a 1,25 mg VO a cada 24 h (gato)
Azatioprina	Imuran®	Imunossupressor	A princípio, 1 a 2 mg/kg VO a cada 24 h; depois, 0,5 a 1 mg/kg VO a cada 48 h (apenas cães)
Benazepril	Lotensin®	Inibidor da enzima conversora de angiotensina	0,25 a 0,5 mg/kg VO a cada 24 h
Betanecol	Liberan®	Parassimpaticomimético	Dose total de 5 a 15 mg VO a cada 8 h (cão); 2,5 mg/gato VO a cada 12 h (gato)

(continua)

Fármacos usados no tratamento de cães e gatos com distúrbios do trato urinário. (*Continuação*)

Fármaco	Nome comercial	Ação	Dose
Brometo de propantelina	Pro-Banthine	Anticolinérgico, diminui a contratilidade do detrusor	0,25 a 0,5 mg/kg VO a cada 8 a 12 h (cão)
Carbonato de alumínio, hidróxido de alumínio	Basaljel®, Amphojel®	Ligantes de fosfato entérico	10 a 30 mg/kg VO a cada 8 h com as refeições ou imediatamente depois delas
Carbonato de lantânio	Fosrenol®, Renalzin®	Ligante de fosfato entérico	20 a 30 mg/kg/dia VO administrados imediatamente após as refeições
Ciclofosfamida	Genuxal®	Imunossupressor	50 mg/m² VO a cada 48 h (cães); 200 a 300 mg/m² VO a cada 3 semanas (gatos)
Ciclosporina	Neoral®, Sandimmune®	Imunossupressor	3 a 7 mg/kg VO a cada 12 a 24 h, ajustar a dose por meio de monitoramento
Citrato de maropitant	Cerenia®	Antiemético	1 a 2 mg/kg SC ou VO (cão); 1 mg/kg SC (gato)
Cloreto de amônio	–	Acidificante urinário	100 mg/kg VO a cada 12 h (cão); 800 mg misturados ao alimento todos os dias (≈ ¼ colher de chá [gato])
Cloridrato de sevelâmer	Renagel®	Ligante de fosfato entérico	10 a 20 mg/kg VO a cada 8 h administrados com as refeições
Clorpromazina	Amplictil®	Antiemético	0,25 a 0,5 mg/kg IM, SC ou VO a cada 6 a 8 h (somente após a correção da desidratação)
Colchicina	Genérico	Anti-inflamatório, antifibrótico, inibidor da síntese e secreção de amiloide A sérico	0,03 mg/kg/dia VO (cão)
Darbepoetina alfa	Aranesp®	Estimula a eritropoese	0,25 a 0,5 µg/kg SC 1 vez/semana; ajustar conforme o hematócrito
Diazepam	Valium®	Relaxante do músculo esquelético para o tratamento da obstrução funcional do trato de saída da uretra	Dose total de 2 a 5 mg VO a cada 8 h (cão); dar 30 min antes da micção
Dietilestilbestrol (DES)	–	Aumenta a pressão de fechamento uretral	0,5 a 1 mg/cão VO; administre a dose total diariamente por 3 a 5 dias e, depois, reduza para a menor dose eficaz para manter a continência (1 ou 2 vezes/semana)
Dimetilsulfóxido	Domoso®	Anti-inflamatório	90 mg/kg/semana SC (cães)
DL-Metionina	Uroeze®, Methio-Form®	Acidificante urinário	100 mg/kg VO a cada 12 h (cão); 1 a 1,5 g/dia VO (gato)
Dopamina	Revivan®, Dopacris®, Dopabane®, Constriction®, Dopimex®	Agente adrenérgico (α e β₁) e dopaminérgico; efeito inotrópico positivo; pode aumentar o fluxo sanguíneo renal e a produção de urina	CRI de 2 a 5 µg/kg/min (cães)

(*continua*)

Fármacos usados no tratamento de cães e gatos com distúrbios do trato urinário. (*Continuação*)

Fármaco	Nome comercial	Ação	Dose
1,25-di-hidroxicolecalciferol, calcitriol	Rocaltrol®	Vitamina D_3 ativa, diminui a concentração de PTH	2,5 a 3,5 ng/kg VO a cada 24 h
Enalapril	Renitec®	Inibidor da enzima conversora de angiotensina	0,5 mg/kg VO a cada 12 a 24 h (cão); 0,25 a 0,5 mg/kg VO a cada 12 a 24 h (gato)
Eritropoetina (r-Hu-EPO), epoetina alfa	Epogen®	Estimula a eritropoese	35 a 50 U/kg IV, SC 3 vezes/semana ou 400 U/kg por IV, SC 1 vez/semana; ajuste a dose para que o hematócrito fique entre 30 e 35%
Estriol	Incurin®	Estrógeno natural; aumenta a pressão de fechamento uretral	Comece com a dose de ataque de 2 mg/cão VO a cada 24 h; diminua a cada 2 semanas até a menor dose eficaz
Famotidina	Pepcid®	Bloqueador H_2	0,5 mg/kg IM, SC, VO a cada 12 a 24 h
Fenilpropanolamina	Proin®	alfa-adrenérgico, aumenta a pressão de fechamento uretral	1 a 1,5 mg/kg VO a cada 12 a 24 h
Fenoxibenzamina	Dibenzyline®	α-antagonista, diminui a pressão de fechamento uretral	0,25 mg/kg VO a cada 12 h (cão); dose total de 2,5 mg VO a cada 12 h (gato)
Furosemida	Lasix®	Diurético de alça	2 a 4 mg/kg IV, VO a cada 8 a 12 h
Hidralazina	Apresolina®	Vasodilatador arterial	0,5 a 2 mg/kg VO a cada 12 h (cão); 2,5 mg VO a cada 12 a 24 h (gato)
Imipramina	Tofranil®	Antidepressivo tricíclico, antimuscarínico, branda atividade α-agonista	5 a 15 mg/cão VO a cada 12 h; 2,5 a 5 mg/gato VO a cada 12 h
Lisinopril	Prinivil®, Zestril®	Inibidor da enzima conversora de angiotensina	0,5 mg/kg VO a cada 24 h (cão)
Manitol	Osmitrol®	Diurético osmótico	0,5 a 1 g/kg em solução a 20 a 25%, *bolus* IV lento ao longo de 5 a 10 min
Metoclopramida	Plasil®	Antiemético; procinético	0,2 a 0,5 mg/kg VO, SC a cada 8 h
Ondansetrona	Zofran®	Antiemético	0,6 a 1 mg/kg VO a cada 12 h
Oxibutinina	Retemic®	Anticolinérgico	0,2 mg/kg VO a cada 8 a 12 h (cão), dose total não superior a 5 mg; 0,5 a 1 mg/gato VO a cada 8 a 12 h
Prazosina	Minipress®	α-bloqueador	1 mg/15 kg VO a cada 8 a 12 h (cão); dose total de 0,5 mg VO a cada 12 h (gato)

(*continua*)

Fármacos usados no tratamento de cães e gatos com distúrbios do trato urinário. (*Continuação*)

Fármaco	Nome comercial	Ação	Dose
Ranitidina	Zantac®	Bloqueador H_2	2 mg/kg VO, IV a cada 8 h (cão); 2,5 mg/kg IV a cada 12 h, 3,5 mg/kg VO a cada 12 h (gato)
Sucralfato	Carafate®	Protetor gastrintestinal	0,5 a 1 g VO a cada 8 a 12 h
Tiopronina 2-MPG	Thiola®	Promove a formação de ligações dissulfeto com cisteína para a prevenção da urolitíase de cistina	10 a 20 mg/kg VO a cada 12 h (cão); o limite superior do intervalo de dose é usado na tentativa de dissolução da cistina

CRI: infusão em taxa contínua; IM: via intramuscular; IV: via intravenosa; PTH: paratormônio; VO: via oral; SC: via subcutânea.

PARTE 6 — Doenças Endócrinas
Richard W. Nelson / Ann-Marie Della Maggiore

CAPÍTULO 46

Doenças do Hipotálamo e da Hipófise

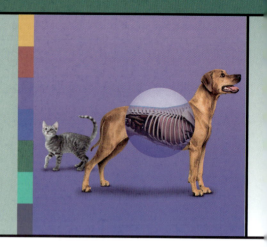

POLIÚRIA E POLIDIPSIA

O consumo de água e a produção de urina são controlados por interações complexas entre a osmolalidade plasmática, o volume de fluido no compartimento vascular, o centro da sede, o rim, a hipófise e o hipotálamo. A disfunção de qualquer uma dessas áreas causa os sinais clínicos de poliúria (PU) e polidipsia (PD). Em cães, a ingestão normal de água é geralmente inferior a 80 mℓ/kg de peso corpóreo por 24 horas. A ingestão de água entre 80 e 100 mℓ/kg/24 h é sugestiva de PD, mas pode ser normal em alguns cães. A ingestão de água superior a 100 mℓ/kg/24 h confirma a PD. Valores semelhantes são usados para gatos, embora a maioria desses animais consuma uma quantidade consideravelmente menor. O débito urinário normal varia entre 20 e 45 mℓ/kg/24 h (1 a 2 mℓ/kg/h). A PU em cães e gatos foi definida como a produção de urina superior a 50 mℓ/kg/24 h, embora a produção de urina possa ser anormal dentro desses valores em alguns animais.

Diversos distúrbios metabólicos podem causar PU/PD. Os distúrbios poliúricos primários podem ser classificados com base na fisiopatologia subjacente em diabetes insípido hipofisário primário (central), diabetes insípido nefrogênico (DIN), DIN secundário, PU induzida por diurese osmótica e alteração da secreção hipotalâmica-hipofisária de arginina vasopressina (AVP). A forma mais comum do diabetes insípido é o DIN secundário adquirido. Esta forma inclui diversos distúrbios renais e metabólicos em que os túbulos renais deixam de responder adequadamente à AVP. A maioria dessas formas adquiridas pode ser reversível após a eliminação da doença subjacente.

O DIN secundário é causado por interferência com a interação normal entre AVP e seus receptores tubulares renais, distúrbios na geração de monofosfato de adenosina cíclico (cAMP) intracelular, alterações na função das células tubulares renais ou perda do gradiente de concentração intersticial medular renal. A polidipsia primária é observada em cães e, de modo geral, o consumo compulsivo de água tem base psicogênica ou comportamental (a PD psicogênica foi discutida anteriormente). O Capítulo 38 traz uma discussão completa sobre abordagem diagnóstica à PU/PD. A maioria das endocrinopatias que causam PU/PD pode ser suspeita, com base na revisão dos achados à anamnese e exame físico e dos resultados de hemograma completo, bioquímica sérica, concentração sérica de tiroxina (T_4) (em gatos), urinálise e urocultura. Exames específicos podem ser necessários para confirmar o diagnóstico (Tabela 46.1). Veja uma discussão mais completa sobre o diagnóstico e o tratamento de cada uma dessas endocrinopatias nos capítulos pertinentes desta seção.

Ocasionalmente, os achados do exame físico e os resultados dos primeiros exames de sangue e urina são normais em cães e gatos com PU e PD. Nesses pacientes, os diagnósticos diferenciais são diabetes insípido, PD psicogênica, hiperadrenocorticismo, insuficiência renal branda sem azotemia, insuficiência hepática branda (associada principalmente a *shunts* portossistêmicos) e os primeiros estágios do hipoadrenocorticismo. Hiperadrenocorticismo, hipoadrenocorticismo, insuficiência renal e insuficiência hepática devem ser descartados antes da realização de exames para diagnóstico de diabetes insípido ou PD psicogênica. Os exames diagnósticos a serem considerados são a avaliação da gravidade específica de várias amostras de urina (discutida no próximo parágrafo), exames para hiperadrenocorticismo (p. ex., razão cortisol/creatinina na urina, teste de supressão com baixa dose de dexametasona), hipoadrenocorticismo (p. ex., concentração sérica basal de cortisol), função hepática (p. ex., concentrações pré-prandiais e pós-prandiais de ácido biliar), determinação da razão de proteína/creatinina (P:C) na urina e ultrassonografia abdominal. Idealmente, todas as causas realistas de DIN adquirido secundário devem ser descartadas antes da realização de exames para diagnóstico de diabetes hipofisário primário, DIN e DP psicogênica.

A avaliação crítica da gravidade específica de várias amostras de urina obtidas pelo tutor em diferentes momentos do dia e da noite durante 48 a 72 horas pode indicar o distúrbio subjacente (Tabela 46.2). As amostras de urina devem ser armazenadas na geladeira até que possam ser levadas ao hospital veterinário para análise. A gravidade específica da urina é bastante variável em cães saudáveis, passando de menos de

1,006 a mais de 1,040 em um período de 24 horas. Grandes flutuações na gravidade específica da urina não foram relatadas em gatos saudáveis.

A gravidade específica em várias amostras de urina consistentemente abaixo de 1,020 indica a presença de PU e PD e a necessidade de avaliação diagnóstica para a determinação da causa; quanto menor a gravidade da urina, maior a suspeita de um distúrbio de PU/PD. A identificação de uma ou mais gravidades específicas da urina acima de 1,030 indica a capacidade normal de concentração da urina e o bom funcionamento do eixo vasopressina hipofisária-células tubulares renais. Cães e gatos ainda podem ter PU e PD apesar da identificação de urina concentrada; possíveis diferenciais são distúrbios que causam diurese osmótica (p. ex., diabetes melito), PD psicogênica e alterações na regulação da secreção de AVP.

A insuficiência renal deve ser considerada o diagnóstico diferencial primário caso a gravidade específica da urina sempre fique na faixa isostenúrica (1,008 a 1,015), especialmente se as concentrações séricas de ureia e creatinina estiverem na extremidade superior da faixa de referência ou aumentadas (i. e., ≥ 25 mg/dℓ e 1,6 mg/dℓ, respectivamente). Embora a isostenúria seja relativamente comum em cães com hiperadrenocorticismo, o consumo psicogênico de água, a insuficiência hepática, a pielonefrite e o diabetes insípido central (DIC) parcial com restrição de água fazem com que as gravidades específicas da urina flutuem acima e/ou abaixo da faixa isostenúrica. Em contrapartida, se a gravidade específica da urina for sempre inferior a 1,006, a insuficiência renal é descartada e os diagnósticos diferenciais primários passam a ser DIN central e primário, consumo psicogênico de água, hiperadrenocorticismo e insuficiência hepática. O DIC e o DIN primário são excluídos se a gravidade da urina for superior a 1,025. As gravidades específicas da urina de menos de 1,005 a mais de 1,030 são sugestivas de PD psicogênica.

DIABETES INSÍPIDO

Etiologia

A AVP desempenha um papel fundamental no controle da reabsorção renal de água, produção e concentração de urina e balanço hídrico. A AVP é produzida nos núcleos supraópticos e paraventriculares do hipotálamo; é armazenada e secretada pela hipófise posterior em resposta a um aumento na osmolalidade plasmática ou uma diminuição no volume de fluido

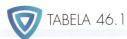

TABELA 46.1

Doenças endócrinas que causam poliúria e polidipsia em cães e gatos.

Doença	Exames diagnósticos
Diabetes melito	Glicemia em jejum, urinálise
Hiperadrenocorticismo	Razão C:C na urina, teste de supressão com baixa dose de dexametasona
Hipoadrenocorticismo	Eletrólitos sanguíneos, teste de estimulação com ACTH
Hiperparatireoidismo primário	Cálcio/fósforo no sangue, ultrassonografia cervical, concentração sérica de PTH
Hipertireoidismo	Concentrações séricas de T_4, T_4 livre e TSH
Diabetes insípido Hipofisário Nefrogênico	Teste modificado de privação de água, resposta terapêutica a DDAVP
Acromegalia	Concentração basal de GH ou IGF-1, TC ou RM
Hiperaldosteronismo primário	Eletrólitos sanguíneos, concentração plasmática de aldosterona

ACTH: hormônio adrenocorticotrófico; C:C: cortisol/creatinina; DDAVP: desmopressina; GH: hormônio do crescimento; IGF-1: fator de crescimento semelhante à insulina 1; RM: ressonância magnética; PTH: paratormônio; T_4: tetraiodotironina (tiroxina); TC: tomografia computadorizada; TSH: hormônio tireoestimulante.

TABELA 46.2

Resultados da urinálise em cães com algumas doenças que causam poliúria e polidipsia.

Distúrbio	Número de cães	Gravidade específica da urina Média	Gravidade específica da urina Faixa	Proteinúria	Leucócitos (> 5/CMA)	Bacteriúria
Diabetes insípido central	20	1,005	1,001 a 1,012	5%	0%	0%
Polidipsia psicogênica	18	1,011	1,003 a 1,023	0%	0%	0%
Hiperadrenocorticismo	20	1,012	1,001 a 1,027	48%	0%	12%
Insuficiência renal	20	1,011	1,008 a 1,016	90%	25%	15%
Pielonefrite	20	1,019	1,007 a 1,045	70%	75%	80%

CMA: campo de maior aumento.

extracelular e interage com as células tubulares distais e do ducto coletor do rim para promover a reabsorção de água e a formação de urina concentrada. Distúrbios na síntese ou secreção de AVP ou a incapacidade de resposta dos túbulos renais à AVP causa diabetes insípido.

DIABETES INSÍPIDO CENTRAL

O DIC é uma síndrome poliúrica causada pela secreção insuficiente de AVP para a concentração da urina e conservação de água. Essa deficiência pode ser absoluta ou parcial. Uma deficiência absoluta de AVP, chamada *DIC completo*, causa hipostenúria persistente e diurese grave. A gravidade específica da urina de cães e gatos com DIC completo é hipostenúrica (i. e., ≤ 1,005), mesmo na presença de desidratação grave. Uma deficiência parcial de AVP, conhecida como *DIC parcial*, também causa hipostenúria persistente e diurese acentuada desde que o cão ou gato tenha acesso ilimitado à água. Durante os períodos de restrição de água, a gravidade específica da urina pode aumentar para a faixa isostenúrica (i. e., 1,008 a 1,015), mas, de modo geral, a concentração urinária não passa de 1,015 a 1,020, mesmo em caso de desidratação grave. Em cães ou gatos com DIC parcial, a capacidade máxima de concentração de urina durante a desidratação está inversamente relacionada à gravidade da deficiência de secreção de AVP – isto é, quanto mais grave a deficiência de AVP, menor a gravidade específica da urina durante a desidratação.

O DIC pode ser causado por qualquer doença que danifique o sistema neuro-hipofisário (Boxe 46.1). O DIC idiopático é a forma mais comum, observado em animais de qualquer idade, raça e sexo. As necropsias realizadas em cães e gatos com DIC idiopático não identificaram a causa da deficiência de AVP. Embora o DIC seja bem documentado em filhotes das duas espécies, uma forma hereditária da doença ainda não foi documentada. As causas identificáveis mais comuns de DIC em cães e gatos são traumatismo craniano (acidental ou neurocirúrgico), neoplasia e malformações hipotalâmico-hipofisárias

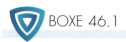 BOXE 46.1

Causas conhecidas de diabetes insípido em cães e gatos.

Diabetes insípido central	Diabetes insípido nefrogênico
Idiopático	Idiopático primário
Traumatismo cefálico	Histórico familiar primário (Huskies)
Neoplasia	Adquirido secundário (ver Tabela 41.1)
Craniofaringioma	
Meningioma	
Adenoma cromófobo	
Adenocarcinoma cromófobo	
Metástase	
Malformações hipotalâmicas e hipofisárias	
Cistos	
Hipofisite linfocítica	
Migração parasitária	
Hipofisectomia	
Histórico familiar (?)	

(p. ex., estruturas císticas). O traumatismo cranioencefálico pode causar DIC transitório (geralmente com 1 a 3 semanas de duração) ou permanente, dependendo da viabilidade das células nos núcleos supraópticos e paraventriculares.

Os tumores intracranianos primários associados ao diabetes insípido em cães e gatos são craniofaringioma, adenoma cromófobo hipofisário e adenocarcinoma cromófobo hipofisário. Carcinoma mamário metastático, linfoma, melanoma maligno e carcinoma pancreático causam DIC em cães por acometimento da hipófise ou do hipotálamo. A neoplasia metastática ainda não foi relatada como causa de DIC em gatos.

DIABETES INSÍPIDO NEFROGÊNICO

O DIN é um distúrbio poliúrico causado pela menor resposta do néfron à AVP. As concentrações plasmáticas de AVP são normais ou maiores em animais com esse distúrbio. O DIN pode ser classificado como primário (familiar) ou secundário (adquirido). O DIN secundário ou adquirido é comum em cães e gatos e já foi discutido em uma seção anterior (*Poliúria e polidipsia*) e no Capítulo 38. O DIN primário é uma doença congênita rara em cães e gatos, com poucos relatos na literatura. A etiologia do DIN primário em cães e gatos é desconhecida, embora a diminuição da afinidade de ligação dos receptores de AVP tenha sido identificada em uma família de cães Huskies Siberianos. Os cães acometidos apresentaram respostas antidiuréticas a altas doses de vasopressina sintética (desmopressina [DDAVP]).

Características clínicas

ANAMNESE

O DIC não tem predileção por raça, sexo ou idade. Em cães, a idade no momento do diagnóstico de DIC varia de 7 semanas a 14 anos, com mediana de 5 anos. Em sua maioria, os gatos com DIC são domésticos de pelo curto ou longo, embora a doença tenha sido documentada em Persas e Abissínios. Em gatos, a idade no momento do diagnóstico de DIC varia de 8 semanas a 6 anos, com média de 1,5 anos. O DIN primário foi identificado apenas em filhotes ou cães e gatos adultos jovens com menos de 18 meses. Esses animais apresentavam PU e PD desde que adquiridos pelos tutores.

SINAIS CLÍNICOS

A PU e a PD são os sinais característicos do diabetes insípido e, de modo geral, são os únicos sinais observados em cães e gatos com DIC congênito e idiopático e naqueles com DIN primário. A PU e PD podem ser bastante graves, com ingestão de água em 24 horas superior a 200 mℓ/kg. Os tutores podem acreditar que os animais acometidos apresentam incontinência por causa da micção frequente ou em locais não permitidos e do gotejamento de urina, especialmente em repouso ou durante o sono. Os tutores de gatos com diabetes insípido se queixam de precisar trocar a areia higiênica com maior frequência. Outros sinais clínicos podem ser observados em cães e gatos com diabetes insípido secundário. Os mais preocupantes são os sinais neurológicos e a inapetência, que podem indicar a presença de um tumor hipotalâmico ou hipofisário em expansão em um animal adulto que não sofreu traumatismo cranioencefálico.

EXAME FÍSICO

De modo geral, os achados do exame físico de animais com DIC não são dignos de nota, embora alguns pacientes sejam magros, provavelmente porque o forte desejo por água substitui o apetite normal. Contanto que o acesso à água não seja restrito, a hidratação, a cor das mucosas e o tempo de preenchimento capilar continuam normais. A presença de anomalias neurológicas é variável em cães e gatos com DIC induzido por traumatismo ou destruição neoplásica do hipotálamo ou da hipófise. Os sinais neurológicos podem incluir estupor, desorientação, ataxia, movimentos como andar em círculo, estimulação e convulsões. A hipernatremia grave também pode causar sinais neurológicos em cães ou gatos com traumatismo, DIC não diagnosticada e submetidos à fluidoterapia inadequada (ver Capítulo 53) e animais com DIC não diagnosticada com acesso restrito à água por muito tempo. A hipostenúria na presença de hipernatremia persistente deve levar à suspeita de diabetes insípido.

Diagnóstico

A princípio, a investigação diagnóstica em pacientes com PU e PD deve descartar as causas de DIN secundário adquirido (ver Capítulo 38). Os primeiros exames diagnósticos recomendados são hemograma completo, bioquímica sérica, concentração sérica de T_4 (gatos idosos), urinálise com cultura bacteriana, ultrassonografia abdominal e, em cães, a determinação da razão de cortisol/creatinina na urina e/ou o teste de supressão com baixa dose de dexametasona. Além disso, determine a concentração sérica basal de cortisol se houver suspeita de hipoadrenocorticismo e os níveis pré e pós-prandiais de ácidos biliares se houver suspeita de insuficiência hepática.

Os resultados desses exames são normais em cães e gatos com DIC, DIN primário e consumo psicogênico de água; no entanto, esses pacientes podem apresentar concentração sérica de ureia normal a baixa (5 a 10 mg/dℓ) e hiponatremia e hipopotassemia brandas. A gravidade específica de amostras aleatórias de urina é geralmente menor que 1,006 e pode chegar a 1,001 caso o cão ou gato tenha acesso ilimitado à água. A osmolalidade da urina é inferior a 300 mOsm/kg. A gravidade específica da urina na faixa isostenúrica (i. e., entre 1,008 e 1,015) não exclui o diagnóstico de diabetes insípido (Figura 46.1), em especial se a urina foi obtida depois da restrição deliberada ou inadvertida do acesso à água (p. ex., após um longo passeio de carro e espera no consultório veterinário). A urina de cães e gatos com diabetes insípido parcial pode ser concentrada e ficar na faixa isostenúrica em caso de desidratação. Eritrocitose (hematócrito entre 50 e 60%), hiperproteinemia, hipernatremia e azotemia podem ser observadas em animais com acesso restrito à água.

Os exames diagnósticos para confirmar e diferenciar DIC, DIN primário e consumo psicogênico de água são o teste modificado de privação de água, determinação da osmolalidade plasmática em amostras aleatória e a resposta à suplementação de AVP. Os resultados desses exames só podem ser interpretados depois da exclusão de causas conhecidas de DIN secundário adquirido, principalmente hiperadrenocorticismo. O hiperadrenocorticismo hipófise-dependente pode mimetizar o DIC em cães adultos, causar PU e PD graves e, às vezes, os cães não apresentam outros sinais clínicos nem as anomalias típicas (p. ex., aumento da atividade sérica de fosfatase alcalina, hipercolesterolemia) associadas à doença. Além disso, o tamanho da glândula adrenal está no intervalo de referência na ultrassonografia. Os resultados do teste modificado de privação de água em cães com hiperadrenocorticismo são semelhantes aos observados em pacientes com DIC parcial e, às vezes, PD psicogênica. O tutor pode notar uma melhora considerável na gravidade da PU e PD após o início do tratamento com DDAVP; essa melhora, porém, tende a ser transitória, com apenas alguns meses de duração, e o cão volta ao hospital porque o tutor acredita que a DDAVP não funciona mais. Por isso, sempre solicitamos exames para a detecção de hiperadrenocorticismo em cães adultos com alta suspeita de DIC e DP psicogênica e antes de iniciar o tratamento com DDAVP.

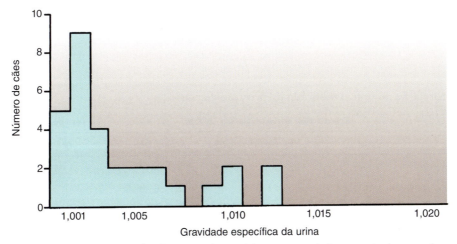

Figura 46.1 A gravidade específica da urina foi determinada em 30 cães com diabetes insípido central no momento da primeira consulta veterinária. (De Feldman EC, Nelson RW: *Canine and feline endocrinology and reproduction*, ed 3, St Louis, 2004, WB Saunders.)

RESPOSTA AO TESTE TERAPÊUTICO COM ACETATO DE DESMOPRESSINA

DIC, DIN primário e DP psicogênica são causas incomuns ou raras de PU e DP em cães e gatos; dentre esses três diagnósticos diferenciais, DIC parcial e DP psicogênica são os mais comuns. Como o DIC é tratado com DDAVP, uma abordagem viável para estabelecimento do diagnóstico é a avaliação da resposta do animal à terapia experimental com acetato de desmopressina (DDAVP®, Laboratórios Ferring Ltda., São Paulo, SP). Em comprimidos orais ou gotas de *spray* nasal no saco conjuntival, o DDAVP (ver seção *Tratamento*) deve ser administrado a cada 12 horas por 7 dias. O efeito do DDAVP não deve ser avaliado de forma crítica antes de 5 a 7 dias de tratamento porque o lavado (*washout*) medular renal pode impedir a concentração de urina em pacientes DIC e diminuir a ingestão de água depois de 1 ou 2 dias de terapia. Os tutores devem notar uma melhora significativa na gravidade da PU e PD ao final do período de tratamento se essas alterações forem causadas por DIC. A gravidade específica da urina deve ser determinada em várias amostras coletadas pelo tutor nos últimos dias do tratamento experimental. Um aumento na gravidade específica da urina em 50% ou mais, em comparação aos valores obtidos antes do tratamento, indica o diagnóstico de DIC, especialmente se for superior a 1,030. A melhora deve ser apenas mínima em cães e gatos com DIN primário, embora doses muito altas de DDAVP possam gerar respostas. Cães e gatos com consumo psicogênico de água podem apresentar um leve declínio no débito urinário e na ingestão de água porque a osmolalidade sérica cronicamente baixa tende a diminuir a produção de AVP. Teoricamente, cães com PD psicogênica podem desenvolver sinais clínicos de hiponatremia durante a terapia com DDAVP, mas só identificamos essa complicação após a administração excessiva por injeção subcutânea (SC). Essa abordagem diagnóstica requer o descarte prévio de todas as outras causas de PU e DP, à exceção de DIC, DIN primário e DP psicogênica.

Na ausência de resposta à DDAVP, a revisão completa da avaliação diagnóstica do paciente, a adesão do tutor ao tratamento e ajustes no protocolo terapêutico devem ser realizados antes de considerar o teste modificado de privação de água.

TESTE MODIFICADO DE PRIVAÇÃO DE ÁGUA

A técnica, a interpretação, as contraindicações e as complicações do teste modificado de privação de água são descritas no Capítulo 39. O teste é composto de duas fases. Na fase I, a secreção de AVP e a resposta dos túbulos distais e coletores à AVP são determinadas pela avaliação dos efeitos da desidratação (i. e., restrição de água até que o animal perca de 3 a 5% de seu peso corpóreo) sobre a gravidade específica da urina. Em cães e gatos normais, bem como naqueles com consumo psicogênico de água, a desidratação deve fazer com que a concentração de urina fique acima de 1,030 e 1,035, respectivamente. Cães e gatos com DIC parcial e completo e DIN primário apresentam menor capacidade de concentração de urina em caso de desidratação (Tabela 46.3 e Figura 46.2). O tempo necessário para atingir a desidratação de 3 a 5% pode auxiliar o estabelecimento do diagnóstico. De modo geral, cães e gatos com DIC completo atingem 3 a 5% de desidratação em menos de 6 horas, enquanto animais com DIC parcial, especialmente aqueles com consumo psicogênico de água, precisam de 8 a 10 horas para atingir o mesmo porcentual de desidratação.

A fase II do teste de privação de água é indicada para cães e gatos sem concentração de urina acima de 1,030 durante a fase I. A fase II determina o efeito da AVP exógena sobre a capacidade tubular renal de concentrar a urina em caso de desidratação (ver Figura 46.2). Esta fase diferencia a menor secreção de AVP da menor responsividade tubular renal à molécula (ver Tabela 46.3).

OSMOLALIDADE EM AMOSTRAS ALEATÓRIAS DE PLASMA

A medida da osmolalidade plasmática em amostras aleatórias pode ajudar a identificação de DP primária ou psicogênica. A osmolalidade plasmática em cães e gatos normais é de cerca de 280 a 300 mOsm/kg. O diabetes insípido é um distúrbio poliúrico primário acompanhado por PD compensatória para prevenção da hiperosmolalidade grave. A osmolalidade plasmática aleatória deve ser superior a 300 mOsm/kg. A DP psicogênica é um transtorno polidípsico primário acompanhado por PU

TABELA 46.3

Diretrizes para a interpretação do teste modificado de privação de água.

Distúrbio	Gravidade específica da urina			Tempo para 5% de desidratação	
	Inicial	5% de desidratação	Pós-ADH	Médio (h)	Intervalo (h)
DI central					
Completo	< 1,006	< 1,006	> 1,008	4	3 a 7
Parcial	< 1,006	1,008 a 1,020	> 1,015	8	6 a 11
DI nefrogênico primário	< 1,006	< 1,006	< 1,006	5	3 a 9
Polidipsia primária	1,002 a 1,020	> 1,030	NA	13	8 a 20

ADH: hormônio antidiurético; DI: diabetes insípido; NA: não aplicável.

CAPÍTULO 46 ■ Doenças do Hipotálamo e da Hipófise   737

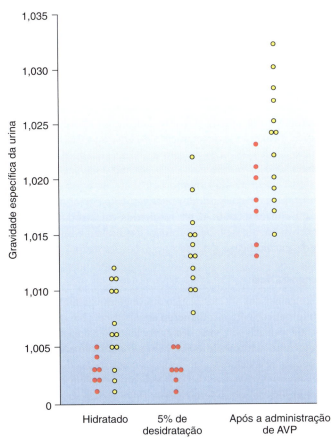

Figura 46.2 Gravidade específica da urina em sete cães com diabetes insípido central completo (*círculo vermelho*) e em 13 cães com diabetes insípido central parcial (*círculo amarelo*) no início (hidratado), no final da fase I (5% de desidratação) e no final da fase II (após a administração de arginina vasopressina) do teste modificado de privação de água. (De Feldman EC, Nelson RW: *Canine and feline endocrinology and reproduction*, ed 3, St Louis, 2004, WB Saunders.)

compensatória para prevenir a hiposmolalidade e a intoxicação por água. A osmolalidade plasmática aleatória deve ser inferior a 280 mOsm/kg. Infelizmente, há uma sobreposição considerável na osmolalidade plasmática aleatória em cães com esses distúrbios. A osmolalidade plasmática aleatória inferior a 280 mOsm/kg obtida enquanto o cão tem livre acesso à água sugere a presença de PD psicogênica, enquanto a osmolalidade plasmática de 280 mOsm/kg ou mais condiz com DIC, DIN ou PD psicogênica.

OUTROS EXAMES DIAGNÓSTICOS

Neoplasias na região da hipófise e do hipotálamo devem ser consideradas em cães ou gatos idosos com DIC. Uma avaliação neurológica completa, inclusive tomografia computadorizada (TC) ou ressonância magnética (RM), pode ser justificada antes do diagnóstico arbitrário de DIC idiopático, especialmente se o tutor estiver disposto a considerar a realização de radioterapia ou quimioterapia caso um tumor seja identificado. Do mesmo modo, uma avaliação mais completa do rim (p. ex., estudos de depuração de creatinina, pielografia intravenosa, TC ou RM, biópsia renal) pode ser justificada em cães ou gatos idosos com diagnóstico presuntivo de DIN primário.

Tratamento

O Boxe 46.2 lista as opções terapêuticas para cães e gatos com diabetes insípido. O análogo sintético da vasopressina, DDAVP, é a terapia-padrão para DIC. A DDAVP tem quase três vezes a ação antidiurética da AVP, com atividade vasopressora ou ocitócica mínima ou nula. A preparação intranasal de DDAVP (gotas nasais de DDAVP, frascos de 2,5 e 5 mℓ contendo 100 μg de DDAVP/mℓ) é mais usada no tratamento de DIC em cães e gatos. A administração de medicamentos a animais por via intranasal é possível, mas não recomendada. A preparação nasal de DDAVP pode ser transferida para um frasco conta-gotas estéril e as gotas são colocadas no saco conjuntival do cão ou gato. Embora a solução seja ácida, raramente causa irritação ocular. Uma gota de DDAVP contém 1,5 a 4 μg de DDAVP e uma dose de uma a quatro gotas administrada uma ou duas vezes ao dia controla os sinais de DIC na maioria dos animais.

Devido ao custo das gotas nasais de DDAVP e à perda do medicamento colocado no saco conjuntival pela agitação da cabeça, piscar e aplicação inadvertida de quantidades excessivas, preferimos usar a DDAVP oral (comprimidos de 0,1 e 0,2 mg) para estabelecimento do diagnóstico e tratamento a longo prazo de DIC. A resposta clínica em humanos é variável, em parte porque a biodisponibilidade do DDAVP oral é de aproximadamente 5 a 15% da dose intranasal. Não há informações semelhantes em cães e gatos. Nossa dose inicial de DDAVP oral é de 0,05 mg para cães com peso inferior a 5 kg e para gatos, 0,1 mg para cães com peso entre 5 e 20 kg e 0,2 mg para cães com peso superior a 20 kg, administrado a cada 12 horas. A frequência de administração aumenta para a cada 8 horas em caso de persistência de PU e PD inaceitáveis 1 semana após o início da terapia. A preparação intranasal de DDAVP deve ser usada em caso de resposta mínima ou nula à administração oral três vezes ao dia. Após a documentação da resposta clínica, é possível tentar diminuir a frequência de administração e/ou a dose de DDAVP. O monitoramento periódico das concentrações séricas de eletrólitos é recomendado e a dose de DDAVP deve ser ajustada em caso de desenvolvimento de hiponatremia. Até o momento, a maioria dos cães precisou de 0,1 a 0,2 mg de DDAVP duas a três vezes ao dia, enquanto a maioria dos gatos precisou de 0,025 a 0,05 mg de DDAVP duas a três vezes ao dia para controle de PU e PD.

A DDAVP parenteral (frascos de 2 mℓ contendo 4 μg/mℓ) pode ser usada em vez da formulação nasal ou dos comprimidos orais. Em humanos, a administração parenteral de DDAVP é 5 a 20 vezes mais potente do que a administração nasal. A dose parenteral inicial de DDAVP é de 0,5 a 1 μg SC uma vez ao dia. Ajustes subsequentes na dose e frequência de administração são baseados na melhora da PU e PD, duração da resposta clínica e mudanças na concentração sérica de sódio. O desenvolvimento de hiponatremia é mais comum durante o tratamento parenteral em comparação às formulações em comprimidos ou *spray* nasal e pode mimetizar a síndrome da secreção inadequada de vasopressina.

O efeito máximo da DDAVP, independentemente da via de administração, ocorre em 2 a 8 horas e sua ação dura 8 a 24 horas. Em doses maiores, a DDAVP parece ter mais efeitos antidiuréticos e ação mais prolongada; no entanto, seu custo passa a ser fator limitante. O medicamento pode ser administrado exclusivamente à noite para evitar a notúria.

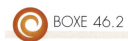

BOXE 46.2

Tratamentos para cães e gatos com polidipsia/poliúria por diabetes insípido central, diabetes insípido nefrogênico ou polidipsia primária (psicogênica).

A. Diabetes insípido central (grave)
   1. DDAVP (acetato de desmopressina)
      a. Eficaz
      b. Caro
      c. Comprimidos orais ou gotas de solução nasal no saco conjuntival
   2. LVP (lipressina [Diapid®])
      a. Ação de curta duração; menos potente do que DDAVP
      b. Cara
      c. Requer a administração de gotas nas narinas ou no saco conjuntival
   3. Sem tratamento – oferecer fonte contínua de água
B. Diabetes insípido central (parcial)
   1. DDAVP
   2. LVP
   3. Clorpropamida
      a. Eficácia de 30 a 70%
      b. Barata
      c. Em comprimidos
      d. Seu efeito é observado em 1 a 2 semanas
      e. Pode causar hipoglicemia
   4. Diuréticos da classe das tiazidas
      a. Eficácia moderada
      b. Baratos
      c. Em comprimidos
      d. Devem ser usados com dieta com baixo teor de sódio
   5. Dieta com baixo teor de sódio (NaCl < 1 g/1.000 kcal/ME)
   6. Sem tratamento – oferecer fonte contínua de água
C. Diabetes insípido nefrogênico
   1. Diuréticos da classe das tiazidas
   2. Dieta com baixo teor de sódio (NaCl < 1 g/1.000 kcal/ME)
   3. Sem tratamento – oferecer fonte contínua de água
D. Polidipsia primária (psicogênica)
   1. Restrição parcial de água
   2. Limitação de água
   3. Mudança de ambiente ou rotina diária; exercício; aumento do contato com humanos ou cães

DDAVP: desmopressina; ME: energia metabolizável.

Obtivemos resultados excelentes em cães e gatos tratados diariamente por mais de 5 anos. Tutores de cães e gatos com DIC relataram que os animais se acostumaram a receber colírios e mencionaram que a irritação ocular ou conjuntival era uma complicação pouco frequente. Em caso de recidiva de PU e PD apesar do tratamento com DDAVP, várias possibilidades devem ser consideradas, inclusive problemas com a adesão do tutor ou técnica de administração, dose inadequada, DDAVP fora de validade ou inativada ou desenvolvimento de um distúrbio concomitante que causa PU e PD. O hiperadrenocorticismo é o principal diagnóstico diferencial após a recidiva da PU e da PD apesar do tratamento com DDAVP em um cão com DIC.

A clorpropamida, os diuréticos da classe das tiazidas e a restrição oral de cloreto de sódio têm eficácia limitada no tratamento de DIN. A DDAVP pode controlar os sinais clínicos se administrada em grandes quantidades (i. e., 5 a 10 vezes a dose usada no tratamento de DIC), mas os custos do fármaco obviamente diminuem a atratividade desta abordagem terapêutica. Felizmente, o tratamento de DIC ou DIN não é obrigatório desde que o cão ou gato tenha acesso ilimitado à água e esteja alojado em um ambiente que não pode ser danificado pela PU grave. O suprimento constante de água é de suma importância porque períodos relativamente curtos de restrição ao seu consumo podem ter resultados catastróficos (i. e., o desenvolvimento de hipernatremia, desidratação hipertônica e sinais neurológicos).

Prognóstico

Cães e gatos com DIC idiopático ou congênito geralmente ficam assintomáticos com o tratamento adequado e, com bons cuidados, a expectativa de vida desses pacientes é excelente. Infelizmente, muitos tutores interrompem o tratamento com DDAVP ou optam pela eutanásia do animal de estimação depois de alguns meses devido ao custo do medicamento. Sem tratamento, esses animais muitas vezes levam vidas aceitáveis, desde que o acesso à água seja ilimitado e seu ambiente não possa ser danificado por PU grave. No entanto, o animal não tratado é sempre suscetível ao desenvolvimento de desidratação com risco de morte na ausência de água por mais do que algumas horas. De modo geral, a PU e a PD se resolvem em cães e gatos com DIC induzido por trauma em um período de 2 semanas. O prognóstico de cães e gatos com tumores hipotalâmicos e hipofisários é reservado a mau. O desenvolvimento de sinais neurológicos ocorre nos primeiros 6 meses após o diagnóstico de DIC e a resposta clínica à radioterapia e quimioterapia é variável e imprevisível.

O prognóstico de animais com DIN primário é reservado a mau por causa das opções terapêuticas limitadas e a má resposta terapêutica. O prognóstico de animais com DIN secundário depende do prognóstico do distúrbio primário.

POLIDIPSIA PRIMÁRIA (PSICOGÊNICA)

A PD primária é definida como um aumento acentuado na ingestão de água que não pode ser explicado como um mecanismo de compensação da perda excessiva de fluidos. Em humanos, a PD primária é causada por um defeito no centro da sede ou associada a uma doença mental. A disfunção primária do centro da sede que provoca consumo compulsivo de água não foi relatada em cães ou gatos, embora uma resposta anormal de vasopressina à infusão de solução salina hipertônica tenha sido relatada em cães com suspeita de PD primária. Uma base psicogênica ou comportamental para o consumo compulsivo de água foi descrita em cães, geralmente em jovens e hiperativos em ambientes com restrição de exercícios, mas não foi relatada em gatos. A PD psicogênica pode ser induzida por doença concomitante (p. ex., insuficiência hepática, hipertireoidismo) ou pode representar um comportamento aprendido após uma mudança ambiental. A PU é compensatória para prevenir a hiper-hidratação. A PD psicogênica pode ser diagnosticada em cães de qualquer idade, sexo e numerosas raças.

Cães (e, talvez, gatos) com PD primária ou psicogênica apresentam eixo hipotalâmico-hipofisário-renal intacto para controle do equilíbrio de fluidos e lavado (*washout*) medular renal de soluto de gravidade variável. Como a produção de AVP e a resposta tubular renal ao AVP são normais, esses cães podem concentrar a urina, cuja gravidade específica chega a 1,030. Dependendo da gravidade do lavado medular renal, um período de 24 horas ou mais de privação de água pode ser necessário para a concentração da urina. A gravidade específica da urina pode variar bastante ao longo do tempo e a concentração pode ser identificada em amostras aleatórias. A identificação de urina concentrada implica produção hipotalâmica de AVP, secreção hipofisária de AVP e responsividade tubular renal à AVP.

A PD psicogênica é diagnosticada pela exclusão de outras causas de PU e PD e pela demonstração da concentração de urina em gravidade específica superior a 1,030 durante a privação de água.

O tratamento visa a limitação gradual da ingestão de água a quantidades na extremidade superior da faixa normal. O tutor deve determinar a ingestão aproximada de água do cão ao longo de um período de 24 horas com acesso livre; este volume, então, é reduzido em 10% por semana até alcançar 60 a 80 mℓ/kg/24 h. O volume total de água de 24 horas deve ser dividido em várias alíquotas, sendo a última antes de dormir. A administração oral de sal (1 g/30 kg a cada 12 horas) e/ou bicarbonato de sódio (0,6 g/30 kg a cada 12 horas) também pode ser feita por 3 a 5 dias para ajudar o restabelecimento do gradiente de concentração medular renal. Mudanças no ambiente ou na rotina devem ser consideradas, como o início de um programa diário de exercícios, a introdução de um segundo animal na casa, alguma distração (como um rádio ligado enquanto os tutores não estão em casa) ou a mudança para uma área com maior contato com os humanos.

ALOPECIA ENDÓCRINA

A alopecia simétrica sem evidência de inflamação à anamnese ou ao exame físico geralmente é causada por uma parada do ciclo piloso induzida por doença ou desequilíbrio hormonal – daí o termo *alopecia endócrina* (Figura 46.3). Os folículos pilosos são atróficos, os pelos são facilmente removidos, a pele é fina e hipotônica e a hiperpigmentação é comum. Outras lesões dermatológicas, como escamas, crostas e pápulas, estão ausentes. Seborreia e piodermite podem ser observadas dependendo da causa subjacente.

A Tabela 46.4 lista as causas da alopecia endócrina. Em cães, as causas mais comuns são hipotireoidismo e excesso de glicocorticoides (iatrogênicos ou espontâneos). A alopecia induzida por hormônios não é comum em gatos. A avaliação diagnóstica da alopecia endócrina começa com anamnese completa, exame físico, hemograma completo, bioquímica sérica e urinálise.

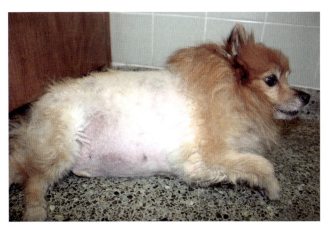

Figura 46.3 Alopecia endócrina, pele fina e obesidade grave em um Lulu da Pomerânia macho, castrado, de 7 anos, com hiperadrenocorticismo iatrogênico causado pela administração prolongada de prednisona devido a um distúrbio convulsivo. Observe a alopecia simétrica no tronco, sem acometimento da cabeça e das extremidades distais.

Os resultados desses exames geralmente evidenciam hipotireoidismo e hiperadrenocorticismo; os exames apropriados podem, então, ser realizados para confirmar esses diagnósticos (ver Capítulos 48 e 50, respectivamente).

Depois de descartar o hipotireoidismo e o hiperadrenocorticismo, a próxima etapa do diagnóstico é eliminar o excesso ou, menos comum, a deficiência de um dos hormônios sexuais, principalmente estrógeno e progesterona. As manifestações dermatológicas da maioria das dermatoses induzidas por hormônios sexuais são semelhantes e incluem alopecia endócrina que começa nas regiões perineal, genital e abdominal ventral e se dissemina em sentido cranial; pelos opacos, secos e retirados com facilidade; ausência de crescimento dos pelos após o corte; e presença variável de seborreia e hiperpigmentação. Outros sinais clínicos de hiperestrogenismo são ginecomastia, prepúcio pendular, atração de outros cães machos, agachamento para urinar e atrofia testicular unilateral (contralateral ao tumor testicular) em cães machos e aumento vulvar e proestro ou estro persistente em fêmeas. O hemograma completo pode revelar anemia aplásica. A avaliação histológica de uma amostra de biópsia de pele pode identificar alterações não específicas relacionadas ao sistema endócrino e indicar o diagnóstico de alopecia endócrina (Tabela 46.5). Não há alteração histológica patognomônica de dermatoses induzidas por hormônios sexuais. A identificação de células epiteliais córneas no exame citológico de esfregaços vaginais ou prepuciais indica a presença de hiperestrogenismo (ver Capítulo 54) e a documentação do aumento da concentração plasmática de estrógeno (i. e., estradiol) evidencia a presença de um tumor funcional de células de Sertoli em machos e hiperestrogenismo em fêmeas (assumindo que a cadela não está em proestro ou no início do estro). A ultrassonografia abdominal pode identificar cistos ovarianos ou neoplasia em cadelas com hiperestrogenismo; a ultrassonografia abdominal e testicular pode identificar neoplasia testicular em cães machos. O hiperestrogenismo e a alopecia endócrina devem ser resolvidos após a remoção cirúrgica do cisto ovariano, tumor ovariano ou tumor testicular.

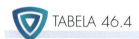

TABELA 46.4

Distúrbios que causam alopecia endócrina.

Distúrbio	Anomalias clínico-patológicas comuns	Exames diagnósticos
Hipotireoidismo	Lipemia, hipercolesterolemia, anemia não regenerativa leve	Concentrações séricas de T_4, T_4 livre e TSH
Hiperadrenocorticismo	Leucograma de estresse, aumento de ALP, hipercolesterolemia, hipostenúria, proteinúria, infecção do trato urinário	Razão de cortisol/creatinina na urina, teste de supressão de dexametasona em dose baixa, USG abdominal
Hiperestrogenismo		
Tumor funcional de células de Sertoli em cão macho	Nenhuma (depressão da medula óssea incomum)	Achados físicos, USG abdominal, achados citológicos ou histopatológicos, concentração plasmática de estrógeno
Hiperestrogenismo em cadela não castrada (cisto folicular)	Nenhuma (depressão da medula óssea incomum)	Citologia vaginal, USG abdominal, concentração plasmática de estrógeno, resposta à ovário-histerectomia
Hiperprogesteronismo Cisto lúteo em cadela não castrada Tumor adrenocortical	Nenhuma	Achados físicos, USG abdominal, concentração sérica de progesterona
Aumento de intermediários de hormônio esteroide adrenocortical Hiperadrenocorticismo oculto (atípico)	Nenhuma	Determinação de intermediários de hormônio esteroide adrenocortical antes e após a administração de ACTH
Nanismo hipofisário por deficiência de hormônio do crescimento	Nenhuma	Idade, sexo, raça e achados físicos
Alopecia X*	Nenhuma	Determinação de intermediários de hormônio esteroide adrenocortical antes e após a administração de ACTH
Alopecia endócrina felina	Nenhuma	Resposta à terapia com progesterona
Defluxo (eflúvio) telógeno	Nenhuma	Histórico de gestação recente ou diestro
Diabetes melito	Hiperglicemia, glicosúria	Determinação de glicemia e da concentração de glicose na urina

ACTH: hormônio adrenocorticotrófico; ALP: fosfatase alcalina; T_4: tetraiodotironina; TSH: hormônio tireoestimulante; USG: ultrassonografia.
*A alopecia X engloba síndromes previamente nomeadas, como dermatose responsiva ao hormônio do crescimento, dermatose responsiva à castração, dermatose responsiva ao estrógeno, dermatose responsiva à biópsia e síndrome semelhante à hiperplasia adrenal congênita.

Um aumento anormal na concentração sérica de progesterona pode ser causado por neoplasia adrenocortical (mais comum em gatos do que em cães) ou cistos lúteos ovarianos funcionais em cadelas e contribuir para o desequilíbrio nos intermediários do hormônio esteroide adrenocortical. Os cistos lúteos funcionais podem causar anestro prolongado ou alterações no ciclo estral da cadela. As características clínicas dos tumores adrenocorticais secretores de progesterona mimetizam o hiperadrenocorticismo (ver Capítulo 50). A documentação da concentração sérica elevada de progesterona estabelece o diagnóstico, especialmente em animais castrados de ambos os sexos. A concentração sérica de progesterona é normalmente maior em cadela ou gata não castrada em diestro. Um histórico de repetição recente do ciclo estral e o exame dos ovários e glândulas adrenais com ultrassonografia abdominal ajuda a diferenciação de diestro, cistos lúteos funcionais e neoplasia adrenal.

Alopecia X é uma síndrome em cães caracterizada por parada do ciclo piloso, alopecia endócrina e hiperpigmentação. A alopecia X foi identificada em muitas raças, principalmente nas raças nórdicas, Poodles e "cães com pelo de pelúcia", como Lulu da Pomerânia, Chow Chow, Samoieda e Keeshond (Figura 46.4). A alopecia ocorre em cães adultos jovens, com a mesma incidência em machos e fêmeas, castrados ou não. A doença sistêmica não é uma característica da alopecia X. Os resultados dos exames de sangue e urina de rotina são normais. As amostras de biópsia de pele de cães acometidos mostram as alterações típicas da alopecia endócrina (ver Tabela 46.5), além de características de displasia folicular. A causa é desconhecida e pode ser multifatorial ou diferir entre as raças. *Alopecia X* é um termo

TABELA 46.5

Alterações dermato-histopatológicas associadas à alopecia induzida por endocrinopatia.

Anomalia	Doença endócrina específica
Anomalias inespecíficas indicativas de endocrinopatia	
Hiperqueratose ortoqueratótica	–
Queratose folicular	–
Dilatação folicular	–
Atrofia folicular	–
Predominância de folículos pilosos telógenos	–
Atrofia da glândula sebácea	–
Atrofia epidérmica	–
Melanose epidérmica	–
Adelgaçamento da derme	–
Atrofia do colágeno dérmico	–
Anomalias sugestivas de distúrbio endócrino específico	
Redução da quantidade e do tamanho das fibras de elastina da derme	Hiposomatotropismo
Queratinização triquilemal excessiva (folículos em chama)	Alopecia X, dermatose responsiva ao hormônio do crescimento ou à castração
Vacuolização e/ou hipertrofia dos músculos eretores do pelo	Hipotireoidismo
Aumento do conteúdo de mucina da derme	Hipotireoidismo
Espessamento da derme	Hipotireoidismo
Comedões	Hiperadrenocorticismo
Calcinose cutânea	Hiperadrenocorticismo
Ausência dos músculos eretores do pelo	Hiperadrenocorticismo

genérico que abrange síndromes previamente nomeadas, como dermatose responsiva ao hormônio do crescimento (GH), dermatose responsiva à castração, dermatose responsiva à biópsia e síndrome semelhante à hiperplasia adrenal congênita. Um aumento em um ou mais dos intermediários do hormônio esteroide adrenocortical, como progesterona, 17-hidroxiprogesterona e androstenediona, foi inicialmente proposto como causa da alopecia X, mas estudos subsequentes não confirmaram o desequilíbrio do hormônio adrenal como fator etiológico. No entanto, os intermediários do hormônio esteroide podem contribuir para a doença em alguns cães. O diagnóstico de alopecia X é baseado na exclusão de outras doenças endócrinas conhecidas por causar alopecia endócrina.

A melatonina pode ser uma opção terapêutica não específica menos inócua para cães com suspeita de alopecia X. A melatonina, um neuro-hormônio produzido pela glândula pineal, controla os ciclos reprodutivos sazonais e circadianos e de crescimento de pelos. Um protocolo de tratamento relatado para cães com alopecia X é composto de 3 mg de melatonina para cães com peso de 15 kg ou menos e 6 mg para cães com peso superior a 15 kg, administrados a cada 12 horas. Em princípio, o tratamento é feito por 6 a 8 semanas e ajustes subsequentes são baseados na resposta clínica (i. e., crescimento do pelo). O recrescimento parcial a completo dos pelos foi observado em 62% dos 29 cães tratados com melatonina. O trilostano e o mitotano também têm sido usados para o tratamento da alopecia X e do hiperadrenocorticismo oculto (atípico) em cães (ver Capítulo 50, seção *Hiperadrenocorticismo oculto [atípico]*). A resposta ao tratamento com melatonina, trilostano e mitotano não é uniforme ou previsível.

Muitos tutores optam por não tratar seus cães após a exclusão dos diagnósticos de hipotireoidismo, hiperadrenocorticismo, cistos ovarianos e neoplasia da glândula adrenal, ovário e testículo. O prognóstico a longo prazo desses cães é bom, mesmo na ausência de tratamento. Os cães continuam saudáveis, à exceção da alopecia e da hiperpigmentação.

ACROMEGALIA FELINA

Etiologia

A secreção excessiva crônica de GH em gatos adultos provoca acromegalia, uma doença caracterizada pelo crescimento excessivo de tecido conjuntivo, osso e vísceras. Em gatos, a acromegalia é causada por um adenoma funcional das células somatotrópicas *pars distalis* da hipófise que secretam GH em excesso (Figura 46.5). Na maioria dos gatos, o tumor hipofisário é um macroadenoma que se estende dorsalmente acima da sela túrcica. A acromegalia induzida por progestágeno não foi documentada em gatos. Os progestágenos, inclusive o acetato de megestrol, não parecem aumentar as concentrações séricas de GH ou de fator de crescimento semelhante à insulina 1 (IGF-1) em gatos. Em contrapartida, a acromegalia no cão é mais comumente observada após exposição prolongada a progestágenos de administração exógena (p. ex., acetato de medroxiprogesterona) ou na vida adulta após anos de secreção endógena de progesterona durante o diestro em cadelas não castradas. A acromegalia causada por um adenoma somatotrófico hipofisário e tumores mamários produtores de GH foi relatada em cães, mas é rara.

A secreção excessiva crônica de GH tem efeitos catabólicos e anabólicos. Os efeitos anabólicos são causados pelo aumento das concentrações de IGF-1. Os efeitos de promoção de crescimento do IGF-1 provocam proliferação de osso, cartilagem e tecidos moles e organomegalia, mais notavelmente do rim e do coração. Esses efeitos anabólicos são responsáveis pelas manifestações clínicas clássicas da acromegalia (Boxe 46.3). Os

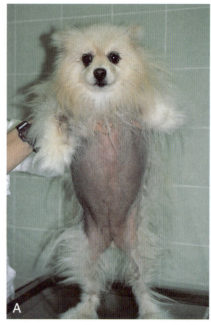
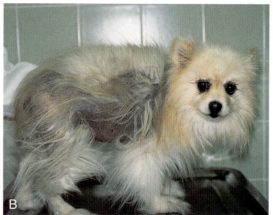

Figura 46.4 A e **B.** Alopecia endócrina em uma Lulu da Pomerânia de 6 anos com suspeita de dermatose responsiva ao hormônio do crescimento (GH) com início na idade adulta; este é um diagnóstico presuntivo que agora está incluído na síndrome chamada *alopecia X*. Observe a alopecia simétrica do tronco com menor acometimento das extremidades e poupando a cabeça.

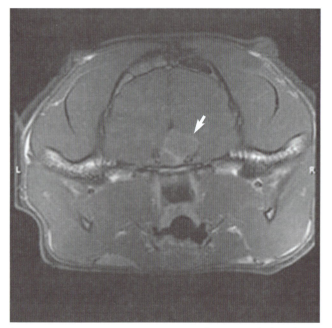

Figura 46.5 Ressonância magnética da região da hipófise de um gato doméstico de pelo curto castrado de 6 anos com diabetes melito resistente à insulina e acromegalia (ver Figura 46.6 A). Há uma massa na região hipotalâmica-hipofisária (seta).

BOXE 46.3

Sinais clínicos associados à acromegalia em gatos.

Sinais anabólicos induzidos por IGF-1
Respiratórios*
    Estridor inspiratório, estertor
Conformacionais*
    Tamanho aumentado
    Tecido mole aumentado na área orofaríngea/laríngea
Aumento de:
    Abdome
    Cabeça*
    Pés
    Vísceras*
Face ampla*
Prognatismo inferior*
Aumento do espaço interdental*
Poliartropatia degenerativa

Sinais catabólicos induzidos por GH
Poliúria, polidipsia*
Polifagia*

Sinais induzidos por neoplasia
Letargia, estupor

GH: hormônio do crescimento; IGF-1: fator de crescimento semelhante à insulina 1.
*Achados comuns.

efeitos catabólicos do GH são consequências diretas da resistência à insulina induzida por essa molécula, que acaba levando à intolerância a carboidratos, hiperglicemia e ao desenvolvimento de diabetes melito que logo se torna resistente ao tratamento com insulina. A maioria dos gatos com acromegalia tem diabetes melito no momento do diagnóstico e, por fim, desenvolve grave resistência à insulina de administração exógena.

Características clínicas

A acromegalia é geralmente observada em gatos machos, sem raça definida, com 8 anos ou mais (intervalo de 4 a 17 anos). Os sinais clínicos são causados pelos efeitos catabólicos e diabetogênicos do GH, das ações anabólicas da secreção crônica de IGF-1 pelo fígado e do crescimento do macroadenoma hipofisário (ver Boxe 46.3). Os primeiros sinais clínicos são PU, PD e polifagia resultantes do diabetes melito concomitante. A polifagia pode se tornar bastante intensa. A perda de peso varia e depende, em parte, da predominância dos efeitos anabólicos do IGF-1 ou dos efeitos catabólicos do diabetes não controlado. A maioria dos gatos emagrece e, depois, passa por um período de estabilização, seguido por um ganho lento e progressivo de peso corpóreo à medida que os efeitos anabólicos do IGF-1 começam a dominar o quadro clínico. Há desenvolvimento de grave resistência à insulina. As doses de insulina em gatos com acromegalia são superiores a 2 a 3 U/kg de peso corpóreo, administradas duas vezes ao dia, com declínio mínimo ou nulo da glicemia.

Os sinais clínicos relacionados às ações anabólicas da secreção excessiva de GH (ver Boxe 46.3) podem ser evidentes antes ou no momento do diagnóstico de diabetes melito. Mais comumente, no entanto, se tornam aparentes vários meses após o diagnóstico de diabetes, muitas vezes com a constatação de que o controle da hiperglicemia com insulina exógena é difícil. Por causa do início insidioso e da natureza lentamente progressiva dos sinais clínicos anabólicos, os tutores muitas vezes não estão cientes das mudanças sutis na aparência de seu gato até que sejam bastante óbvios. As alterações anabólicas em gatos acromegálicos são um aumento no tamanho corporal, no abdome, na cabeça e nos membros, além de desenvolvimento de prognatismo inferior, aumento dos espaços interdentais e ganho de peso (Figura 46.6). O ganho de peso em um gato com diabetes melito mal regulado é uma importante indicação de acromegalia. Com o tempo, pode se desenvolver organomegalia, especialmente do coração, rim, fígado e glândula adrenal. As anomalias cardíacas são comuns e incluem hipertrofia ventricular esquerda concêntrica, anomalias funcionais diastólicas e aumento do átrio esquerdo. Hipertensão sistêmica também pode ser observada. A cardiomegalia pode causar insuficiência cardíaca congestiva. O espessamento difuso dos tecidos moles na região faríngea pode causar obstrução extratorácica das vias respiratórias superiores e desconforto respiratório.

Os sinais neurológicos podem se desenvolver devido ao crescimento do tumor hipofisário e consequente invasão e compressão do hipotálamo e do tálamo. Os sinais são alteração de consciência, adipsia, anorexia, desregulação da temperatura, andar em círculos, convulsões e mudanças de comportamento. A cegueira não é comum porque o quiasma óptico está localizado anterior à hipófise. O papiledema pode ser evidente durante o exame oftálmico. A neuropatia periférica, que causa fraqueza, ataxia e postura plantígrada, pode ser uma consequência do diabetes melito mal controlado. Outras anomalias endócrinas e metabólicas decorrentes dos efeitos compressivos do tumor na hipófise são incomuns.

Patologia clínica

O diabetes melito concomitante e mal controlado é responsável pela maioria das anomalias identificadas à bioquímica sérica e à urinálise, inclusive hiperglicemia, glicosúria, hipercolesterolemia e aumento discreto nas atividades de alanina transaminase e fosfatase alcalina. A cetonúria é um achado raro. Eritrocitose branda, hiperfosfatemia branda persistente

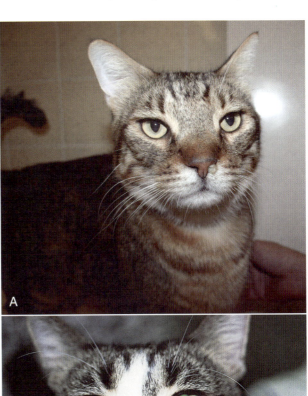
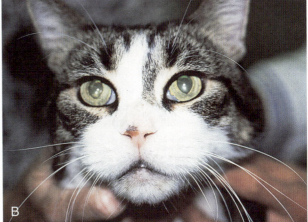
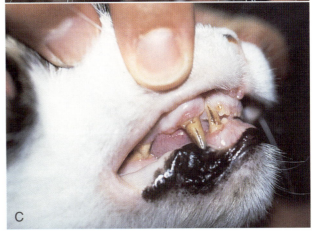

Figura 46.6 A. Gato doméstico de pelo curto castrado de 6 anos com acromegalia e diabetes melito resistente à insulina. Observe a face larga e a mandíbula levemente protuberante (prognatismo inferior). **B** e **C.** Gato doméstico de pelo curto castrado de 8 anos com diabetes melito resistente à insulina e acromegalia. Observe a cabeça larga, a mandíbula levemente protuberante e o prognatismo inferior com deslocamento dos caninos inferiores. (De Feldman EC, Nelson RW: *Canine and feline endocrinology and reproduction*, ed 3, St Louis, 2004, WB Saunders.)

sem azotemia e hiperproteinemia persistente (concentração sérica de proteína total entre 8,2 e 9,7 mg/dℓ) com padrão normal de distribuição na eletroforese também podem ser observadas. A insuficiência renal é uma possível sequela da acromegalia e, se presente, está associada a azotemia, isostenúria e proteinúria.

Diagnóstico

A suspeita clínica de acromegalia é baseada na identificação de alterações conformacionais (p. ex., aumento do tamanho do corpo, cabeça grande, prognatismo inferior, organomegalia) e no aumento estável ou progressivo do peso corpóreo em um gato com diabetes melito resistente à insulina. As concentrações séricas de IGF-1 também indicam o diagnóstico de acromegalia. A determinação do nível sérico de IGF-1 pode ser feita em laboratórios comerciais (p. ex., no Diagnostic Center for Population and Animal Health, Michigan State University, East Lansing, Michigan, EUA; www.dcpah.msu.edu). De modo geral, as concentrações são maiores em gatos acromegálicos, mas os valores podem estar na faixa de referência nas fases iniciais da doença (Figura 46.7). A repetição do exame depois de 3 a 6 meses revela o aumento na concentração sérica de IGF-1 na presença de acromegalia. Este aumento no IGF-1 sérico normalmente coincide com o desenvolvimento e o crescimento do adenoma somatotrópico da hipófise. As concentrações séricas de IGF-1 são mais baixas em gatos diabéticos não tratados com diagnóstico recente em comparação a gatos saudáveis; além disso, aumentam após o início do tratamento com insulina. Felizmente, a maioria dos gatos é diabética e está sendo tratada com insulina no momento do diagnóstico de acromegalia. As maiores concentrações séricas de IGF-1 foram identificadas em um pequeno número de gatos diabéticos com controle deficiente não causado pela acromegalia e em gatos com acromegalia que não têm diabetes melito concomitante. Em gatos não diabéticos, a suspeita de acromegalia é geralmente baseada na presença de grande porte corpóreo, prognatismo inferior, organomegalia e anomalias cardíacas.

A interpretação da concentração sérica de IGF-1 deve sempre considerar o estado de controle do diabetes, a presença e gravidade da resistência à insulina e o índice de suspeita de acromegalia com base na anamnese, no exame físico e nos resultados dos exames de sangue e urina de rotina e técnicas de diagnóstico por imagem. A identificação da concentração sérica elevada de IGF-1 em um gato com diabetes mal controlado, resistência à insulina e características clínicas sugestivas de acromegalia indica o diagnóstico e justifica a realização de TC ou RM da hipófise. Uma massa hipofisária documentada à TC ou RM (ver Figura 46.5) aumenta as evidências para o diagnóstico; esses exames devem sempre ser solicitados caso o tutor considere a realização de radioterapia. De modo geral, é necessário administrar um contraste positivo para a visualização de uma massa hipofisária por TC ou RM.

O diagnóstico definitivo de acromegalia requer a documentação do aumento da concentração sérica basal de GH. A concentração sérica basal de GH em gatos com acromegalia é superior a 10 ng/mℓ (o intervalo de referência varia de acordo com o laboratório, mas geralmente é inferior a 7,2 a 7,9 ng/mℓ em gatos). Infelizmente, não há exame comercial para a determinação de GH em gatos.

ACROMEGALIA *VERSUS* HIPERADRENOCORTICISMO

O hiperadrenocorticismo e a acromegalia são distúrbios incomuns observados em gatos mais velhos; têm forte associação ao diabetes melito, podem causar resistência à insulina grave e são geralmente causados por um macrotumor hipofisário funcional. Os sinais clínicos relacionados ao diabetes melito mal controlado são comuns em gatos com hiperadrenocorticismo e acromegalia. Outros sinais clínicos diferem dramaticamente entre os dois distúrbios. O hiperadrenocorticismo é uma doença debilitante que provoca perda de peso progressiva que leva à caquexia e atrofia dérmica e epidérmica, deixando a pele extremamente frágil, fina e bastante suscetível a lesões e úlceras (i. e., síndrome da pele frágil felina). Em contrapartida, as alterações conformacionais causadas pelas ações anabólicas da secreção crônica de IGF-1 dominam o quadro clínico da acromegalia, principalmente o aumento no tamanho corporal, prognatismo inferior e ganho de peso, apesar do diabetes melito mal regulado. A síndrome da pele frágil felina não é observada na acromegalia. Em ambos os distúrbios, a maioria das anomalias identificadas em exames de rotina de sangue e urina são relacionadas ao diabetes melito concomitante mal controlado. A ultrassonografia abdominal pode revelar adrenomegalia bilateral branda nas duas doenças. Em última análise, a diferenciação entre acromegalia e hiperadrenocorticismo é baseada nos resultados de exames do eixo hipofisário-adrenocortical (ver Capítulo 50) e nas concentrações séricas de GH e/ou IGF-1.

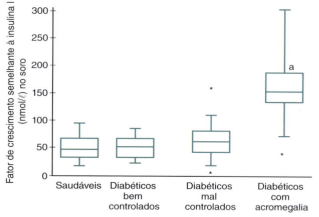

Figura 46.7 Diagramas de caixa (*boxplots*) das concentrações séricas de fator de crescimento semelhante à insulina 1 (IGF-1) em 38 gatos saudáveis, 15 gatos diabéticos bem controlados, 40 gatos diabéticos mal controlados e 19 gatos diabéticos mal controlados com acromegalia. Em cada gráfico, as barras em T representam o corpo principal de dados que, na maioria dos casos, é igual ao intervalo. Cada caixa representa o intervalo interquartil (25 ao 75° percentil). A barra horizontal em cada caixa é a mediana. Os asteriscos representam valores discrepantes. a, $P < 0,0001$ em comparação a gatos saudáveis e gatos com diabetes bem e mal controlado. (De Berg RIM, et al.: Serum insulin-like growth factor-I concentration in cats with diabetes mellitus and acromegaly, *J Vet Intern Med* 21:892, 2007.)

Tratamento

A radioterapia é hoje a opção terapêutica mais viável para a acromegalia em gatos. Os tipos e técnicas de radiação, protocolos de tratamento e cronogramas de acompanhamento são bastante variáveis entre as instituições. A radioterapia é eficaz para melhorar a resistência à insulina e os sinais clínicos de diabetes melito, além de diminuir, em 50% ou mais, o tamanho do tumor dos gatos acromegálicos tratados. No entanto, a resposta clínica à radioterapia é imprevisível; varia de nula a dramática, caracterizada por encolhimento do tumor, eliminação do hipersomatotropismo, resolução da resistência à insulina e reversão para um estado diabético subclínico. Normalmente, o tamanho do tumor e a concentração plasmática de GH e, com menor confiabilidade, as concentrações séricas de IGF-1 diminuem e a resposta à insulina melhora após a radioterapia. Esta melhora, porém, é difícil de prever e pode ocorrer em algumas semanas a meses após o término do tratamento. Os gatos que respondem à radioterapia podem desenvolver hipoglicemia grave. O monitoramento cuidadoso da glicemia, de preferência pelo tutor em casa, é altamente recomendado (ver Capítulo 49). A maioria dos gatos que respondem à radioterapia apresenta recidiva do diabetes melito e/ou da resistência à insulina 6 meses ou mais após o tratamento, embora o crescimento da massa hipofisária não seja evidente à TC ou RM.

O sucesso da hipofisectomia transesfenoidal microcirúrgica e da crioterapia transesfenoidal do tumor hipofisário foi descrito em um gato com acromegalia. Embora os estudos preliminares com novos análogos da somatostatina (p. ex., pasireotida) sejam promissores, ainda não há um tratamento médico de baixo custo para a acromegalia felina.

TRATAMENTO DO DIABETES RESISTENTE À INSULINA

O controle do diabetes melito em um gato acromegálico é difícil, mesmo com a administração de altas doses de insulina (≥ 20 U/injeção) duas vezes ao dia. Nesses pacientes, a glicemia continua acima de 400 mg/dℓ, independentemente da dose ou do tipo de insulina administrada. Em nossa experiência, o controle da hiperglicemia é difícil na maioria dos gatos acromegálicos. O objetivo do tratamento com insulina é evitar a hiperglicemia grave (glicemia acima de 500 mg/dℓ) e a hipoglicemia, não controlar o estado diabético em si. Os aumentos na dose de insulina não devem ser baseados na gravidade da PU, PD ou polifagia ou na persistência de hiperglicemia e glicosúria, mas sim na percepção do tutor de como o gato está em termos de atividade, deambulação, higiene e interações com membros da família. A hiperglicemia grave causa letargia, obtundação e a percepção de que o gato "não está se sentindo bem". Consideramos o aumento da dose de insulina se os tutores relatarem esses problemas, especialmente se a glicemia for sempre superior a 500 mg/dℓ. Somos cautelosos ao aumentar a dose de insulina por causa da possibilidade de desenvolvimento de hipoglicemia grave com risco de morte, que pode ocorrer de forma inesperada após meses de intensa resistência à insulina, talvez por reduções esporádicas na secreção de GH e subsequente melhora na resistência à insulina. Raramente excedemos 12 a 15 unidades de insulina por injeção e apenas pela queixa do proprietário de que o gato "não está se sentindo bem" e somente após a determinação da glicemia para confirmar a presença de hiperglicemia grave. O monitoramento domiciliar da glicemia e a detecção de glicosúria pelo proprietário devem ser encorajados para ajudar a prevenção da hipoglicemia e identificar a melhora da resistência à insulina (ver Capítulo 49).

Prognóstico

O prognóstico em curto e longo prazo de gatos com acromegalia induzida por tumor é reservado a bom e mau, respectivamente. Em nossa experiência, o tempo de sobrevida variou de 4 a 60 meses (tipicamente, 1,5 a 3 anos) após o estabelecimento do diagnóstico de acromegalia. O tumor hipofisário secretor de GH tende a crescer de forma lenta e os sinais neurológicos associados a um tumor em expansão são incomuns até fases tardias da doença. A maioria dos gatos com acromegalia morre ou é submetida à eutanásia devido ao desenvolvimento de insuficiência renal, insuficiência cardíaca congestiva, dificuldade respiratória por espessamento grave dos tecidos moles da região orofaríngea, coma por hipoglicemia grave ou sinais neurológicos causados por um tumor hipofisário em expansão.

NANISMO HIPOFISÁRIO

Etiologia

O nanismo hipofisário é causado por uma deficiência congênita de GH. Estudos em Pastores Alemães com nanismo sugerem que a deficiência congênita de GH é causada por um problema primário de diferenciação do ectoderma craniofaríngeo em células hipofisárias secretoras de hormônio trópico normal. Os cistos hipofisários geralmente são identificados em técnicas de diagnóstico por imagem da região hipofisária (TC ou RM) e podem aumentar durante a vida do paciente com nanismo hipofisário. No entanto, acredita-se que os cistos hipofisários se desenvolvam de forma secundária à falha primária da formação da hipófise anterior na maioria dos pacientes com nanismo hipofisário, que é, na maioria das vezes, uma anomalia hereditária autossômica recessiva simples em Pastores Alemães. Um modo semelhante de herança foi relatado em Cães de Ursos da Carélia, Saarloos e Cães Lobos Checoslovacos. O nanismo hipofisário hereditário pode ser causado por deficiência isolada de GH ou uma deficiência combinada de hormônio hipofisário. Deficiências simultâneas de hormônio tireoestimulante (TSH) e prolactina e redução da liberação de hormônio luteinizante (LH) e hormônio foliculoestimulante (FSH) são mais comuns nos Pastores Alemães acometidos; a secreção de hormônio adrenocorticotrófico (ACTH) é preservada. Uma mutação em LHX3 está associada ao nanismo hipofisário em Pastores Alemães e Cães Lobos Checoslovacos. Kooistra et al. (2000) acreditam que o distúrbio é causado por uma mutação em um fator de transcrição do desenvolvimento que impede a expansão efetiva de uma célula-tronco hipofisária após a diferenciação das células corticotrópicas que produzem

ACTH. O nanismo hipofisário por mutação de GH mutante ou insensibilidade ao GH por ausência ou defeito nos receptores de GH (p. ex., nanismo do tipo Laron em seres humanos) não foi documentado em cães ou gatos.

Características clínicas

ANAMNESE

O nanismo hipofisário ocorre principalmente em Pastores Alemães, Cães Ursos da Carélia e Cães Lobos Checoslovacos, embora tenha sido observado em outras raças caninas, como Weimaraner, Spitz, Pinscher miniatura, Golden Retriever e Labrador Retriever, e em gatos. Não há predileção sexual.

SINAIS CLÍNICOS

As manifestações clínicas mais comuns de nanismo hipofisário são falta de crescimento (i. e., baixa estatura), alopecia endócrina e hiperpigmentação cutânea (Boxe 46.4). Os animais acometidos são geralmente de tamanho normal durante os primeiros 2 a 3 meses de vida, mas, depois disso, crescem de forma mais lenta do que seus irmãos de ninhada. Por volta dos 4 a 5 meses, os cães e gatos acometidos são, obviamente, menores do que seus irmãos e não atingem as dimensões adultas. Os pacientes com nanismo por deficiência isolada de GH tendem a manter o contorno e as proporções corporais normais à medida que envelhecem (i. e., nanismo proporcional), enquanto aqueles com deficiências combinadas (principalmente TSH) podem adquirir contorno quadrado ou robusto, tipicamente associado ao hipotireoidismo congênito (i. e., nanismo desproporcional; Figura 46.8).

O sinal dermatológico mais notável é a retenção do lanugo, ou pelos secundários, com ausência de pelos primários. Assim, o pelame do animal com nanismo hipofisário é macio e lanoso. Os lanugos saem com facilidade e há desenvolvimento gradual de alopecia bilateral simétrica na maioria dos pacientes. Em princípio, a perda de pelos está confinada às áreas de desgaste, como o pescoço (coleira) e aspectos posterolaterais das coxas (sentar). Por fim, há alopecia em todo o tronco, pescoço e membros proximais, com manutenção de pelos primários apenas na face e nas extremidades distais. A pele, inicialmente normal, torna-se hiperpigmentada, delgada, enrugada e escamosa. Comedões, pápulas e piodermite secundária são frequentes em pacientes adultos com nanismo. As infecções bacterianas secundárias são complicações comuns a longo prazo.

O desenvolvimento de hipogonadismo também pode ser observado, embora alguns animais com nanismo hipofisário apresentem função reprodutiva normal. Em machos, criptorquidia, atrofia testicular, azoospermia e flacidez da bainha peniana são típicos; em fêmeas, o anestro persistente é comum em caso de menor secreção de gonadotrofinas hipofisárias.

Patologia clínica

De modo geral, os resultados do hemograma completo, bioquímica sérica e urinálise são normais em animais com nanismo hipofisário não complicado e deficiência isolada de GH. A deficiência concomitante de TSH pode causar anomalias

 BOXE 46.4

Sinais clínicos associados ao nanismo hipofisário.

Musculoesqueléticos
Atrofia de crescimento*
Esqueleto delgado, traços faciais imaturos*
Contorno quadrado, robusto (adulto)*
Deformidades ósseas
Fechamento tardio das placas de crescimento
Erupção dentária tardia
Atrofia muscular

Dermatológicos
Pelos macios e lanosos*
Retenção de lanugo*
Ausência de pelos primários*
Alopecia*
   Simétrica e bilateral
   Tronco, pescoço, extremidades proximais
Hiperpigmentação cutânea*
Pele fina e frágil
Rugas
Descamação
Comedões
Pápulas
Piodermite
Seborreia seca

Reprodutivos
Atrofia testicular
Flacidez da bainha peniana
Ausência de ciclo estral

Outros sinais
Embotamento mental
Latido estridente de filhote*
Sinais de hipotireoidismo secundário
Sinais de insuficiência adrenal secundária (incomum)

*Achados comuns.

clínico-patológicas associadas ao hipotireoidismo, como hipercolesterolemia e anemia (ver Capítulo 48). A deficiência de GH, IGF-1 e TSH também pode afetar o desenvolvimento e a função renal, causando azotemia.

Diagnóstico

A anamnese e o exame físico geralmente fornecem evidências suficientes para a inclusão do nanismo hipofisário entre os diagnósticos presuntivos de baixa estatura. A exclusão de outras possíveis causas de tamanho pequeno (Boxe 46.5) é baseada na avaliação completa dos achados à anamnese e ao exame físico, resultados de exames laboratoriais de rotina (i. e., hemograma completo, exames de fezes, bioquímica sérica, concentração sérica de T_4 e TSH, urinálise) e estudos radiográficos (Figura 46.9). As concentrações séricas de IGF-1 podem ser baixas ou normais em pacientes com nanismo hipofisário. Como as concentrações plasmáticas basais de GH podem ser menores em cães e gatos saudáveis, o diagnóstico definitivo de hiposomatotropismo é baseado na documentação de ausência do aumento do nível plasmático de GH durante o teste de

CAPÍTULO 46 ■ Doenças do Hipotálamo e da Hipófise **747**

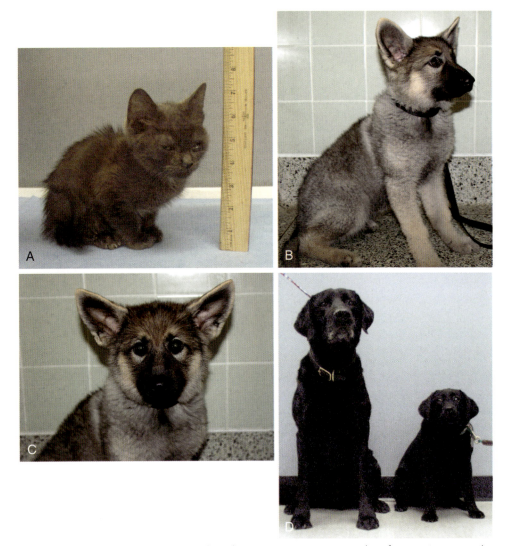

Figura 46.8 A. Gato doméstico de pelo curto, macho, de 9 meses com nanismo hipofisário. Seu tamanho era similar ao de um filhote de 8 semanas. Observe o contorno corpóreo normal e a aparência juvenil. **B** e **C.** Pastor Alemão fêmea de 7 meses com nanismo hipofisário. Observe também o contorno normal do corpo, o pelame de filhote e a aparência juvenil. **D.** Labrador Retriever fêmea, castrada, de 2 anos com nanismo hipofisário sentada ao lado de um Labrador Retriever normal de mesma idade para ilustrar sua baixa estatura e aparência juvenil. Todos os pacientes com nanismo hipofisário foram atendidos com a queixa principal de problemas de crescimento.

estimulação com hormônio liberador de GH (GHRH) humano, clonidina ou xilazina. Como não há um ensaio comercial de GH, o diagnóstico presuntivo de nanismo hipofisário é baseado na exclusão de outras causas de problemas de crescimento. Há um teste para o gene LHX3 na University of Utrecht, na Holanda, e em vários outros laboratórios. O ensaio de GH não é necessário em caso de resultado positivo para a mutação.

Tratamento

O tratamento do nanismo hipofisário requer a administração de GH. Infelizmente, não há uma formulação eficaz de GH para uso em cães. Não há GH canino para uso terapêutico; a formação de anticorpos contra GH e as restrições legais impedem o uso do GH humano biossintético e a concentração do GH biossintético bovino em produtos comerciais impede sua administração em cães. A sequência de aminoácidos do GH suíno é idêntica à do GH canino, mas é difícil encontrar a formulação suína. Se disponível, a dose subcutânea recomendada é de 0,1 UI/kg três vezes por semana durante 4 a 6 semanas. Devido à influência sinérgica do GH e do hormônio tireoidiano nos processos de crescimento, as concentrações subnormais do hormônio tireoidiano podem diminuir a eficácia da terapia com GH. Cães e gatos com suspeita de deficiência simultânea de TSH devem ser tratados com suplementação diária de hormônio tireoidiano, como discutido no Capítulo 48.

As reações de hipersensibilidade e resistência à insulina que levam ao diabetes melito são as principais reações adversas associadas às injeções de GH. Um aumento na altura depende do estado das placas de crescimento no início do tratamento. A altura pode aumentar de forma significativa se as placas de crescimento estiverem abertas; contudo, a altura muda pouco ou nada se as placas de crescimento estiverem fechadas.

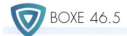

BOXE 46.5

Algumas possíveis causas de baixa estatura em cães e gatos.

Causas endócrinas
Deficiência congênita de hormônio do crescimento
Hipotireoidismo congênito
Diabetes melito juvenil
Hipoadrenocorticismo congênito
Hiperadrenocorticismo
    Congênito (raro)
    Iatrogênico

Causas não endócrinas
Desnutrição
Distúrbios do trato gastrintestinal
    Megaesôfago

Doenças inflamatórias
Doenças infecciosas
Parasitismo intestinal grave
Insuficiência pancreática exócrina
Distúrbios hepáticos
    Shunt vascular portossistêmico
    Doença de armazenamento de glicogênio
Doença e insuficiência renal
Doenças e anomalias cardiovasculares
Displasia esquelética; condrodistrofia
Mucopolissacaridoses
Hidrocefalia

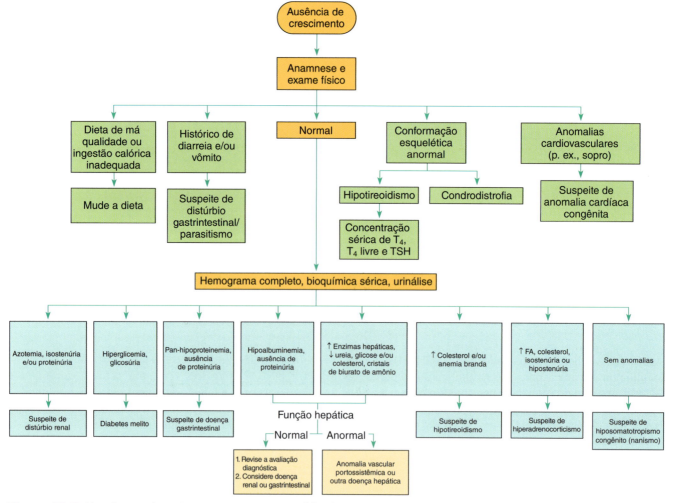

Figura 46.9 Abordagem diagnóstica em cães ou gatos filhotes que não crescem TSH: hormônio tireoestimulante. (De Feldman EC, Nelson RW: *Canine and feline endocrinology and reproduction*, ed 3, St Louis, 2004, WB Saunders.)

O aumento no tamanho do corpo e crescimento completo do pelame foram relatados em pacientes com nanismo hipofisário tratados com acetato de medroxiprogesterona. Os progestágenos induzem a expressão do gene GH na glândula mamária de cães, o que leva à secreção de GH a partir de focos de células epiteliais ductais hiperplásicas e aumento das concentrações plasmáticas de GH e IGF-1. As reações adversas associadas ao tratamento com progestágeno são piodermite pruriginosa recorrente, desenvolvimento esquelético anormal, tumores mamários, diabetes melito, acromegalia e hiperplasia endometrial cística.

Prognóstico

O prognóstico de cães com nanismo hipofisário é imprevisível e dependente da gravidade da deficiência de GH (i. e., parcial ou completa), do impacto da deficiência de GH no desenvolvimento de sistemas orgânicos (como os sistemas esquelético, neuromuscular e imunológico), da presença e expansão de cistos hipofisários e da gravidade das alterações cutâneas que se desenvolvem ao longo do tempo. Em nossa experiência, os cães com nanismo hipofisário viveram por 3 a 6 anos; alguns chegaram aos 10 anos.

Leitura sugerida

Feldman EC, et al. *Canine and feline endocrinology*. ed 4. St. Louis: Elsevier; 2015.

Diabetes insípido

Aroch I, et al. Central diabetes insipidus in five cats: clinical presentation, diagnosis and oral desmopressin therapy. *J Fel Med Surg*. 2005;7:333.

Meij BP, et al. Lymphocytic hypophysitis in a dog with diabetes insipidus. *J Comp Path*. 2012;147:503.

Oliveira KM, et al. Head trauma as a possible cause of central diabetes insipidus in a cat. *J Fel Med Surg*. 2012;15:155.

van Vonderen IK, et al. Disturbed vasopressin release in 4 dogs with so-called primary polydipsia. *J Vet Intern Med*. 1999;13:419.

van Vonderen IK, et al. Vasopressin response to osmotic stimulation in 18 young dogs with polyuria and polydipsia. *J Vet Intern Med*. 2004;18:800.

Alopecia endócrina

Behrend EN, et al. Atypical Cushing's syndrome in dogs: arguments for and against. *Vet Clin N Am*. 2010;40:285.

Frank LA, et al. Adrenal steroid hormone concentrations in dogs with hair cycle arrest (Alopecia X) before and during treatment with melatonin and mitotane. *Vet Derm*. 2004;15:278.

Acromegalia felina

Berg RIM, et al. Serum insulin-like growth factor-I concentration in cats with diabetes mellitus and acromegaly. *J Vet Intern Med*. 2007;21:892.

Dunning MD, et al. Exogenous insulin treatment after hypofractionated radiotherapy in cats with diabetes mellitus and acromegaly. *J Vet Intern Med*. 2009;23:243.

Fletcher CJ, et al. Hypersomatotropism in 3 cats without concurrent diabetes mellitus. *J Vet Intern Med*. 2016;30:2031.

Gostelow R, et al. Pasireotide long-acting release treatment for diabetic cats with underlying hypersomatotropism. *J Vet Intern Med*. 2017;31:355.

Lamb CR, et al. Computed tomographic signs of acromegaly in 68 diabetic cats with hypersomatotropism. *J Fel Med Surg*. 2014;16:99.

Lourenco ER, et al. Abdominal ultrasonographic findings in acromegalic cats. *J Fel Med Surg*. 2015;17:698.

Meij BP, et al. Successful treatment of acromegaly in a diabetic cat with transsphenoidal hypophysectomy. *J Fel Med Surg*. 2010;12:406.

Murai A, et al. GH-producing mammary tumors in two dogs with acromegaly. *J Vet Med Sci*. 2012;74:771.

Myers JA, et al. Echocardiographic findings in 11 cats with acromegaly. *J Vet Intern Med*. 2014;28:1235.

Niessen SJM, et al. Feline acromegaly: an underdiagnosed endocrinopathy? *J Vet Intern Med*. 2007;21:899.

Posch B, et al. Magnetic resonance imaging findings in 15 acromegalic cats. *Vet Radiol Ultrasound*. 2011;52:422.

Reusch CE, et al. Measurements of growth hormone and insulin-like growth factor 1 in cats with diabetes mellitus. *Vet Rec*. 2006;158:195.

Scudder CJ, et al. Pasireotide for the medical management of feline hypersomatotropism. *J Vet Intern Med*. 2015;29:1074.

Sellon RK, et al. Linear-accelerator-based modified radiosurgical treatment of pituitary tumors in cats: 11 cases (1997-2008). *J Vet Intern Med*. 2009;23:1038.

Tschuor F, et al. Evaluation of four methods used to measure plasma insulin-like growth factor 1 concentrations in healthy cats and cats with diabetes mellitus or other diseases. *Am J Vet Res*. 1925;73:2012.

Nanismo hipofisário

Knottenbelt CM, Herrtage ME. Use of proligestone in the management of three German Shepherd dogs with pituitary dwarfism. *J Small Anim Pract*. 2002;43:164.

Kooistra HS, et al. Progestin-induced growth hormone (GH) production in the treatment of dogs with congenital GH deficiency. *Domest Anim Endocrinol*. 1998;15:93.

Kooistra HS, et al. Combined pituitary hormone deficiency in German Shepherd dogs with dwarfism. *Domest Anim Endocrinol*. 2000;19:177.

Voorbij PA, et al. Pituitary dwarfism in Saarloos and Czechoslovakian Wolfdogs is associated with a mutation n LHX3. *J Vet Intern Med*. 1770;28:2014.

CAPÍTULO 47

Doenças da Glândula Paratireoide

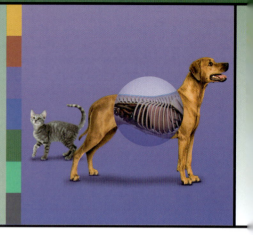

CLASSIFICAÇÃO DO HIPERPARATIREOIDISMO

O hiperparatireoidismo é o aumento prolongado da secreção de paratormônio (PTH). As células principais das glândulas paratireoides sintetizam e secretam PTH, um hormônio peptídico que controla, minuto a minuto, a concentração de cálcio ionizado no sangue e no fluido extracelular. O principal regulador da secreção de PTH é a concentração de cálcio ionizado no sangue. A diminuição do nível sérico de cálcio ionizado aumenta a secreção de PTH e vice-versa. O PTH estimula a absorção do cálcio pelo intestino, estimula a reabsorção do cálcio, inibe a reabsorção de fosfato pelo rim, estimula a síntese da forma ativa da vitamina D (calcitriol) no rim e estimula a reabsorção óssea. Seu efeito líquido é o aumento das concentrações séricas de cálcio ionizado e total e a diminuição da concentração sérica de fósforo.

O hiperparatireoidismo pode ser causado por uma resposta fisiológica normal à diminuição das concentrações séricas de cálcio ionizado (hiperparatireoidismo renal, nutricional e adrenal secundário) ou uma patologia de síntese e secreção excessiva de PTH por células principais anormais e de funcionamento autônomo (i. e., hiperparatireoidismo primário [HPP]). No HPP, a maior secreção de PTH é mantida independentemente da concentração sérica de cálcio ionizado. Há desenvolvimento de hipercalcemia e hipofosfatemia como resultado das ações fisiológicas do PTH.

No *hiperparatireoidismo secundário renal*, a insuficiência renal causa retenção de fósforo que, por sua vez, estimula a secreção do hormônio fosfatúrico fosfatonina (fator de crescimento de fibroblastos 23). A fosfatonina inibe a atividade da 1-α-hidroxilase tubular renal, o que provoca uma deficiência relativa de calcitriol (a forma mais ativa de vitamina D) e a diminuição da absorção intestinal de cálcio. A retenção de fósforo também estimula diretamente a secreção de PTH e promove a deposição de complexos de cálcio e fósforo nos tecidos. A diminuição da concentração sérica de cálcio ionizado, por sua vez, estimula a secreção de PTH. O efeito líquido é o aumento da concentração sérica de fosfato, a concentração sérica de cálcio ionizado normal a baixa, o aumento do nível sérico de PTH e a diminuição das concentrações de calcitriol, bem como hiperplasia difusa da glândula paratireoide. A etiogênese do hiperparatireoidismo é semelhante no *hiperparatireoidismo secundário nutricional*, exceto que a diminuição de cálcio é causada pela deficiência dietética de cálcio e vitamina D ou pelo excesso de fósforo, como o consumo exclusivo de fígado ou coração de boi. A deficiência dietética crônica de cálcio ou o excesso de fósforo aumenta a secreção de PTH e induz hiperplasia da paratireoide. A depleção de cálcio esquelético leva à osteoporose e a fraturas ósseas patológicas. Um aumento no PTH sérico foi documentado em cães com hiperadrenocorticismo e acredita-se ser uma resposta compensatória ao aumento da perda de cálcio e/ou aumento das concentrações séricas de fósforo – daí o termo *hiperparatireoidismo adrenal secundário*. As concentrações séricas de fósforo e PTH diminuem e o nível sérico de cálcio aumenta após o sucesso do tratamento do hiperadrenocorticismo.

HIPERPARATIREOIDISMO PRIMÁRIO

Etiologia

O HPP é um distúrbio causado pela secreção excessiva e relativamente descontrolada de PTH por uma ou mais paratireoides anormais. Em última análise, as ações fisiológicas do PTH causam hipercalcemia e hipofosfatemia (Tabela 47.1). É uma doença incomum em cães e rara em gatos. O adenoma de paratireoide é o achado histológico mais comum em cães e gatos, identificado em cerca de 80% e 70% dos pacientes dessas espécies com HPP, respectivamente. O carcinoma da paratireoide e a hiperplasia da paratireoide também foram descritos em cães e gatos. Os adenomas de paratireoide são tumores pequenos, bem encapsulados, marrom-claros a vermelhos, próximos à tireoide (Figura 47.1). O restante das paratireoides é normal, atrofiado ou não visível à cirurgia. À inspeção macroscópica, os carcinomas da paratireoide são semelhantes aos adenomas; o diagnóstico de carcinoma é baseado na observação de certas características histológicas, como invasão capsular ou vascular pelo tumor. O comportamento biológico do carcinoma da paratireoide em cães e gatos não foi bem

TABELA 47.1

Ações biológicas dos hormônios sobre o metabolismo de cálcio e fósforo.

				Efeito líquido	
Hormônio	Osso	Rim	Intestino	Ca sérico	PO₄ sérico
Paratormônio	Aumento da reabsorção óssea	↑ absorção de Ca ↑ excreção de PO₄	Sem efeito direto	↑	↓
Calcitonina	Redução da reabsorção óssea	↓ reabsorção de Ca ↓ reabsorção de PO₄	Sem efeito direto	↓	↓
Vitamina D	Mantém o sistema de transporte de Ca	↓ reabsorção de Ca	↑ absorção de Ca ↑ absorção de PO₄	↑	↑

↑: aumento; ↓: redução; Ca: cálcio; PO₄: fósforo.

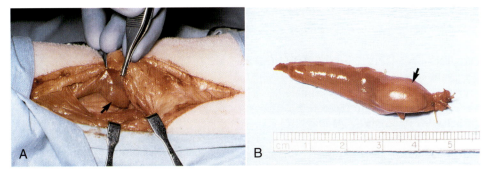

Figura 47.1 A. Sítio cirúrgico em um cão de 12 anos com hiperparatireoidismo primário (HPP). Um adenoma de paratireoide (*seta*) pode ser visto no lobo da tireoide. **B.** Aparência macroscópica do adenoma da paratireoide (*seta*) e lobo da tireoide após remoção do cão mostrado em **A**.

caracterizado. Do mesmo modo, os critérios histológicos para a diferenciação de adenoma e hiperplasia não foram bem estabelecidos. Embora o acometimento de múltiplas paratireoides sugira hiperplasia, o adenoma de duas glândulas paratireoides e a hiperplasia de apenas uma paratireoide foram identificados em cães com HPP. Além disso, a hiperplasia causada por hiperparatireoidismo secundário renal e nutricional pode não ser uniforme, embora o estímulo para o aumento deva ser o mesmo para cada glândula. A diferenciação entre hiperplasia e adenoma tem importantes implicações prognósticas. A remoção cirúrgica do(s) adenoma(s) da(s) paratireoide(s) é curativa se houver pelo menos uma glândula paratireoide normal para prevenir o hipoparatireoidismo. Em contrapartida, a hipercalcemia causada por hiperplasia da paratireoide pode persistir ou recidivar semanas a meses após a cirurgia se o tecido paratireoide de aparência macroscópica normal remanescente for hiperplásico no momento da cirurgia ou sofrer hiperplasia futura.

ANAMNESE

Os cães começam a apresentar sinais clínicos de HPP entre 4 e 16 anos, com média de 10 anos. Não há predileção sexual. Cães de qualquer raça podem ser acometidos, embora o diagnóstico de HPP seja mais comum em Keeshonds; nesta raça, o HPP é uma doença autossômica dominante. Em gatos, a idade do diagnóstico variou de 8 a 20 anos, com média de 13 anos. Em sua maioria, os gatos acometidos são mestiços e Siameses. Nenhuma predisposição sexual foi relatada.

SINAIS CLÍNICOS

Os sinais clínicos de HPP são decorrentes das ações fisiológicas da secreção excessiva de PTH, e não da ocupação de espaço pelo tumor. Os sinais clínicos são causados pela hipercalcemia, a principal característica dessa doença, e pela presença de cálculos císticos e infecção do trato urinário inferior, consequências da hipercalcemia. A maioria dos cães e gatos com a forma mais branda de HPP não apresenta sinais clínicos e a hipercalcemia é descoberta somente depois da realização de bioquímica sérica, geralmente por outros motivos. A princípio, os sinais clínicos tendem a ser inespecíficos e insidiosos. Em cães, os sinais clínicos são tipicamente de origem renal, gastrintestinal e neuromuscular (Boxe 47.1). Os sinais clínicos mais comuns em gatos com HPP são letargia, anorexia e vômitos; já os sinais clínicos menos comuns são constipação intestinal, poliúria, polidipsia e perda de peso.

EXAME FÍSICO

De modo geral, o exame físico é normal, o que é um importante achado diagnóstico para a diferenciação de cães com HPP, hipercalcemia ou tumor maligno (ver Capítulo 53). Letargia, atrofia muscular generalizada, fraqueza e cálculos císticos (fosfato de cálcio e/ou oxalato de cálcio) podem ser

BOXE 47.1

Sinais clínicos associados ao hiperparatireoidismo primário em cães.

- Poliúria e polidipsia*
- Fraqueza muscular*
- Diminuição da atividade*
- Sinais do trato urinário inferior*
  - Polaciúria
  - Hematúria
  - Estrangúria
- Redução do apetite
- Incontinência urinária
- Perda de peso/perda de massa muscular
- Vômito
- Tremores/calafrios
- Constipação intestinal

*Sinais comuns.

observados em alguns cães com HPP. A gravidade da fraqueza é variável, mas geralmente branda. A palpação cervical de uma massa de paratireoide é rara em cães com HPP. A palpação de uma massa no pescoço de um cão com hipercalcemia deve levar à suspeita de carcinoma da glândula tireoide, carcinoma de células escamosas, linfoma e, com menor probabilidade, carcinoma da glândula paratireoide. Em contrapartida, os gatos com HPP apresentam uma massa paratireoidiana palpável, normalmente localizada na região da glândula tireoide. Portanto, uma massa palpável na região cervical ventral deve levar à suspeita de hipertireoidismo (comum) e HPP (raro) em gatos.

Diagnóstico

Deve-se suspeitar de HPP em cães ou gatos com hipercalcemia persistente e normofosfatemia a hipofosfatemia. A concentração sérica de cálcio varia de 12 a 15 mg/dℓ, mas pode exceder 16 mg/dℓ (intervalo de referência, 9 a 11,7 mg/dℓ [cão]; 8 a 10,5 mg/dℓ [gato]). A concentração sérica de cálcio ionizado é de 1,4 a 1,8 mmol/ℓ, mas pode ser superior a 2 mmol/ℓ (intervalo de referência, 1,1 a 1,4 mmol/ℓ para cães e gatos). A concentração sérica de fósforo é inferior a 4 mg/dℓ, exceto na presença de insuficiência renal concomitante. Embora a hipercalcemia em cães e gatos tenha várias causas (Tabela 47.2), os diagnósticos diferenciais primários de hipercalcemia e hipofosfatemia são hipercalcemia humoral da malignidade (associada principalmente ao linfoma em cães e aos carcinomas em gatos) e HPP (ver Capítulo 53). Os achados da anamnese e do exame físico, os resultados de exames de sangue e urina de rotina, as radiografias torácicas, a ultrassonografia abdominal e cervical e a determinação de PTH e peptídeo relacionado ao paratormônio (PTHrP) geralmente estabelecem o diagnóstico. No HPP, os sinais clínicos são brandos a ausentes, o exame físico é normal e os resultados dos exames de sangue de rotina, da radiografia torácica e abdominal e da ultrassonografia abdominal são normais, à exceção de hipercalcemia, hipofosfatemia e cálculos císticos. Outros exames para identificação de linfoma como causa da hipercalcemia (i. e., avaliações citológicas de aspirados de medula óssea, linfonodo, fígado e baço e concentrações de PTHrP) são normais em cães com HPP.

A insuficiência renal em um cão com hipercalcemia pode criar um dilema diagnóstico. Felizmente, o desenvolvimento de insuficiência renal induzida por hipercalcemia é raro em cães com HPP. A hipercalcemia grave prolongada pode causar nefrocalcinose progressiva, lesão renal e azotemia, mas a maioria dos cães com HPP tem hipercalcemia branda e hipofosfatemia concomitante; a última protege o rim, mantendo o produto cálcio × fósforo inferior a 50.

A concentração sérica de cálcio ionizado ajuda a revelar a causa da hipercalcemia em cães com insuficiência renal concomitante. A concentração sérica de cálcio ionizado é normal em cães com hipercalcemia induzida por insuficiência renal e maior em cães com HPP e insuficiência renal concomitante. A gravidade específica da urina geralmente não tem valor diagnóstico durante a análise da função renal em cães com hipercalcemia devido à interferência do cálcio com as ações da vasopressina nas células tubulares renais. Gravidades específicas abaixo de 1,015 são comuns em cães com HPP. Hematúria, piúria, bacteriúria e cristalúria podem ser identificadas em pacientes com cálculos císticos e cistite bacteriana secundária. Hipercalciúria, acidose tubular renal proximal com deficiência da reabsorção de bicarbonato e produção de urina alcalina podem predispor os cães ao desenvolvimento de cálculos renais ou císticos e cistite bacteriana. Em um estudo, infecções do trato urinário e cálculos císticos foram identificados em 29% e 31%, respectivamente, de 210 cães com HPP (Feldman et al., 2005). Os urólitos são compostos de fosfato de cálcio e/ou oxalato de cálcio.

A ultrassonografia cervical deve identificar uma ou mais glândulas paratireoides aumentadas em cães e gatos com HPP (Figura 47.2 e Vídeo 47.1). As glândulas paratireoides de cães saudáveis têm 3 mm ou menos de largura máxima na ultrassonografia. A largura máxima das paratireoides anormais variou de 3 a 23 mm (mediana, 6 mm) em 130 cães com HPP (Feldman et al., 2005). Uma ou duas massas paratireoidianas foram identificadas em 89% e 10% dos cães, respectivamente.

A concentração sérica basal de PTH é usada para estabelecimento do diagnóstico de HPP. O ensaio imunorradiométrico (IRMA) de dois sítios é hoje usado pela maioria dos laboratórios veterinários e é considerado o sistema mais confiável para quantificação de PTH em cães e gatos. Nos EUA, as concentrações séricas de PTH são geralmente determinadas no Diagnostic Center for Population and Animal Health, Michigan State University East Lansing, Michigan; www.dcpah.msu.edu. Hoje, os intervalos de referência de PTH são 0,5 a 5,8 pmol/ℓ e 0 a 4 pmol/ℓ em cães e gatos, respectivamente. O principal regulador da secreção de PTH é a concentração de cálcio ionizado no sangue. A diminuição da concentração sérica de cálcio ionizado aumenta a secreção de PTH e vice-versa. Os níveis séricos de PTH devem sempre ser interpretados em conjunto com a concentração sérica de cálcio ou, de preferência, a concentração sérica de cálcio ionizado na mesma amostra de sangue. Se a função da paratireoide for normal, a concentração sérica de PTH deve estar abaixo da faixa de referência ou ser indetectável diante da

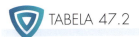

TABELA 47.2

Causas da hipercalcemia em cães e gatos.

Doença	Exames diagnósticos
Hiperparatireoidismo primário*	Concentração sérica de PTH, ultrassonografia cervical, cirurgia
Hipercalcemia da malignidade* Humoral: LSA, adenocarcinoma de glândula apócrina, carcinoma (nasal, glândula mamária, gástrico, tireoide, pancreático, pulmonar), timoma Osteolítico local (mieloma múltiplo, LSA, carcinoma de células escamosas, osteossarcoma, fibrossarcoma)	Exame físico; radiografia torácica e abdominal; ultrassonografia abdominal; aspirado de linfonodos, fígado, baço e medula óssea; PTHrP sérico
Hipervitaminose D* Rodenticidas de colecalciferol, plantas (Cestrum diurnum) Suplementação excessiva	Anamnese, bioquímica sérica, concentração sérica de vitamina D
Hipoadrenocorticismo*	Eletrólitos séricos, teste de estimulação com ACTH
Insuficiência renal (especialmente crônica)*	Bioquímica sérica, urinálise
Idiopática* – gatos	Eliminar por exclusão
Doença granulomatosa (incomum) Micose sistêmica – blastomicose, histoplasmose, coccidioidomicose Esquistossomose, PIF	Radiografia torácica, ultrassonografia abdominal, exame de fundo de olho, estudos citológicos de amostras de lavado pulmonar ou biópsia intestinal, sorologia de doenças fúngicas
Distúrbio esquelético não maligno (raro) Osteomielite Osteodistrofia hipertrófica	Radiografia do esqueleto periférico
Distúrbio iatrogênico Suplementação excessiva de cálcio Administração oral excessiva de ligantes de fosfato Intoxicação por uvas/passas Creme antipsoríase (calcipotriol)	Anamnese
Desidratação (hipercalcemia branda)	–
Transtorno factício Lipemia Medida pós-prandial Animal jovem em crescimento (< 6 meses)	–
Erro de laboratório	Repita a determinação da concentração de cálcio

ACTH: hormônio adrenocorticotrófico; LSA: linfossarcoma; PIF: peritonite infecciosa felina; PTH: paratormônio; PTHrP: peptídeo relacionado ao paratormônio.
*Causas comuns.

hipercalcemia devido aos efeitos inibidores do aumento da concentração sérica de cálcio sobre a função da glândula. Cães com hipercalcemia não induzida por disfunção da paratireoide também devem apresentar concentrações séricas de PTH baixas a indetectáveis. A concentração sérica de PTH dentro ou acima da faixa de referência é inadequada em face da hipercalcemia e indica o funcionamento autônomo da glândula paratireoide (Figura 47.3). Dentre 185 cães com HPP, nenhum tinha concentração sérica de PTH abaixo do intervalo de referência (2 a 13 pmol/ℓ no momento do estudo), 45% estavam na metade inferior do intervalo de referência (2,3 a 7,9 pmol/ℓ), 28% estavam na metade superior do intervalo de referência (8 a 13 pmol/ℓ) e 27% apresentavam altas concentrações séricas de PTH (13 a 121 pmol/ℓ; Feldman et al., 2005).

Tratamento

(Ver detalhes sobre o tratamento médico da hipercalcemia em cães e gatos no Capítulo 53.)

A remoção cirúrgica do tecido da paratireoide anormal é o tratamento de escolha. Johnston e Tobias (2018) descreveram as técnicas cirúrgicas para o complexo tireoide-paratireoide (ver *Leitura sugerida*). Quase todos os cães e gatos com HPP têm um adenoma de paratireoide solitário e facilmente identificado (ver Figura 47.1). O aumento de volume de mais de uma paratireoide indica a presença de múltiplos adenomas ou hiperplasia da glândula. O diagnóstico de HPP deve ser questionado se nenhuma das glândulas paratireoides parecer aumentada, ou se todas parecerem pequenas; nesses casos, a hipercalcemia decorrente de neoplasia oculta ou produção de PTH por um tumor de paratireoide em sítio ectópico (muitas vezes localizado nos tecidos moles perto da tireoide) ou um tumor não paratireoidiano deve ser considerada.

A ablação química (com etanol) ou por radiofrequência do tecido paratireoidiano anormal sob orientação ultrassonográfica é eficaz no tratamento do HPP (Figura 47.4). Esse procedimento evita a realização de cirurgia, diminui o tempo anestésico de forma significativa e não há incisão ou problema relacionado à cicatrização da ferida. No entanto, o manejo do cão após a ablação química ou térmica é idêntico àquele após a remoção cirúrgica de um nódulo da paratireoide. Em um estudo retrospectivo, a remoção cirúrgica, a ablação térmica e a ablação química de nódulos da paratireoide foram bem-sucedidas no controle da hipercalcemia em 94%, 90% e 72% dos cães com HPP, respectivamente (Rasor et al., 2007). Nem todos os cães são candidatos à ablação química ou térmica. A cirurgia é indicada caso mais de um nódulo paratireoidiano seja identificado à ultrassonografia cervical, o nódulo tenha menos de 4 mm ou mais de 15 mm de largura máxima, na ausência de identificação do nódulo, se o nódulo for muito próximo à artéria carótida ou cálculos císticos forem observados em radiografias abdominais ou ultrassonografia. A ablação de um nódulo da paratireoide também é difícil em cães com hipotireoidismo concomitante e perda do parênquima tireoidiano que oferece resistência ao movimento do nódulo paratireoidiano.

Tente manter a integridade de pelo menos uma paratireoide para conservar a homeostase do cálcio e prevenir a hipocalcemia permanente. A remoção ou ablação do nódulo da paratireoide provoca um rápido declínio no nível circulante de PTH

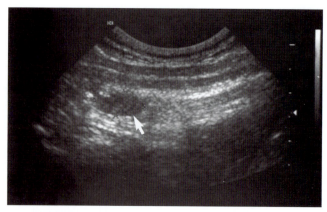

Figura 47.2 Ultrassonografia do lobo direito da tireoide de um Labrador Retriever de 13 anos com hipercalcemia e hiperparatireoidismo primário. Uma massa hipoecoica é vista na região da glândula paratireoide (*seta*). A hipercalcemia foi resolvida após a ablação térmica da massa paratireoidiana.

e uma diminuição na concentração sérica de cálcio. Nos primeiros estágios do HPP, as glândulas paratireoides restantes podem secretar PTH em resposta à diminuição do cálcio sérico, evitando o desenvolvimento de hipocalcemia grave. Em cães com HPP mais avançado, a atrofia das paratireoides normais pode prevenir a resposta à diminuição da concentração sérica de cálcio, o que causa hipocalcemia grave e sinais clínicos 2 a 4 dias após a cirurgia ou ablação. Nestes cães, a administração intravenosa e oral de cálcio e a suplementação oral com vitamina D devem ser instituídas para correção e/ou prevenção de hipocalcemia.

Duas abordagens podem ser usadas no tratamento do cão antes e depois da remoção do nódulo da paratireoide por cirurgia ou ablação. Uma abordagem é começar a administração oral de cálcio e calcitriol (a forma mais ativa de vitamina D) 24 horas antes da remoção cirúrgica ou ablação do nódulo. Outra abordagem é a administração oral de cálcio sem calcitriol até que a

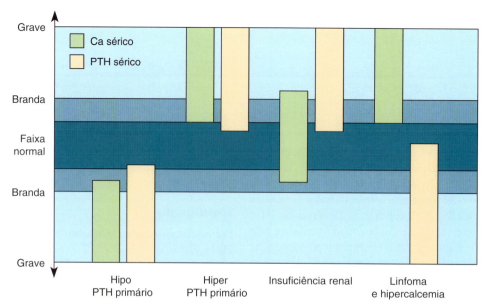

Figura 47.3 Concentrações séricas de cálcio e paratormônio nos distúrbios mais comuns que alteram os níveis séricos de cálcio e/ou a função da glândula paratireoide. Hiper PTH: hiperparatireoidismo; hipo PTH: hipoparatireoidismo; PTH: paratormônio.

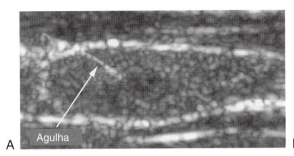 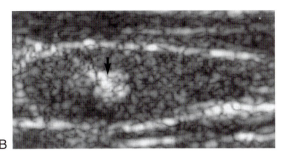

Figura 47.4 A. Ultrassonografia do lobo esquerdo da tireoide de um Keeshond de 12 anos com hipercalcemia. Há uma massa na região da glândula paratireoide. Uma agulha (*seta*) foi inserida na massa sob orientação ultrassonográfica antes da ablação térmica. **B.** O calor administrado à massa a torna hiperecogênica (*seta*).

concentração sérica de cálcio fique abaixo de uma concentração arbitrariamente designada – de modo geral, um nível sérico de cálcio ou cálcio ionizado de 9 mg/dℓ ou 0,9 mmol/ℓ, respectivamente – e antes do desenvolvimento de sinais clínicos de hipocalcemia. Na última abordagem, espera-se que as paratireoides restantes secretem PTH suficiente para prevenir a hipocalcemia, normalizar a concentração sérica de cálcio e evitar os gastos do tratamento com vitamina D e sua subsequente retirada gradual e monitoramento por vários meses.

Infelizmente, não existem fatores preditivos confiáveis para a identificação dos cães que precisam ou não de calcitriol após a cirurgia ou ablação. Dependemos mais da gravidade da hipercalcemia e de sua duração, se conhecida. Quanto maior a duração da hipercalcemia e maior a concentração sérica de cálcio, maior a probabilidade de instituição da terapia com calcitriol 1 dia antes da cirurgia ou ablação. Como regra geral, a princípio, não tratamos cães com hiperparatireoidismo com calcitriol se a concentração sérica de cálcio ou cálcio ionizado antes da cirurgia ou ablação for inferior a 14 mg/dℓ ou 1,6 mmol/ℓ, respectivamente. As concentrações séricas de cálcio ou cálcio ionizado acima de 14 mg/dℓ e 1,6 mmol/ℓ, respectivamente, e a hipercalcemia conhecida por mais de 3 meses sugerem a existência de atrofia significativa das glândulas paratireoides remanescentes e a alta probabilidade de desenvolvimento de sinais de hipocalcemia após a cirurgia ou ablação. Nestes cães, a administração oral de cálcio (produtos lácteos e suplementos) e calcitriol começa 24 horas antes do tratamento do HPP. Independentemente da abordagem, a dieta deve ser suplementada com alimentos ricos em cálcio (p. ex., laticínios) e comprimidos de administração oral; além disso, a realização de exercícios deve ser restrita e o nível sérico de cálcio total ou ionizado deve ser monitorado uma ou duas vezes por dia até que a concentração sérica de cálcio seja estável e dentro do intervalo de referência.

O tratamento da hipocalcemia inclui a administração intravenosa de cálcio para controle dos sinais clínicos imediatos e a administração oral a longo prazo de suplementos de cálcio e vitamina D para manutenção das concentrações normais de cálcio no sangue durante a resolução da atrofia da paratireoide. (Ver detalhes sobre o manejo da hipocalcemia no Capítulo 53 e no Boxe 53.7.) O objetivo do tratamento com cálcio e vitamina D é manter a concentração sérica de cálcio dentro do limite inferior da faixa de referência (9,5 a 10,5 mg/dℓ). Isso evita o desenvolvimento de sinais clínicos de hipocalcemia, minimiza o risco de hipercalcemia e estimula o retorno da função das paratireoides remanescentes atrofiadas. Quando as paratireoides recuperarem o controle da homeostase do cálcio e a concentração sérica de cálcio estiver estável no ambiente doméstico, os suplementos de cálcio e vitamina D podem ser retirados de forma gradual durante um período de 3 a 4 meses. Essa retirada gradual permite a recuperação funcional total das glândulas paratireoides, evitando o desenvolvimento de hipocalcemia. O tratamento com vitamina D é suspenso com aumento gradual do número de dias entre as administrações. O intervalo entre as doses deve ser aumentado em 1 dia a cada 2 a 3 semanas depois que a concentração sérica de cálcio chegar a 9,5 mg/dℓ ou mais. A terapia com vitamina D pode ser interrompida quando o cão ou gato estiver clinicamente normal, apresentar concentração sérica de cálcio estável, entre 9,5 e 11,5 mg/dℓ, e receber o tratamento a intervalos de 6 a 7 dias.

Prognóstico

O prognóstico de cães e gatos com HPP submetidos a cirurgia ou ablação é excelente, desde que não haja hipocalcemia grave pós-operatória e que o HPP tenha sido causado por um adenoma de paratireoide. A hipercalcemia pode ocorrer de semanas a meses após a cirurgia em cães e gatos com HPP por hiperplasia da paratireoide em caso de permanência *in situ* de uma ou mais glândulas.

HIPOPARATIREOIDISMO PRIMÁRIO

Etiologia

O hipoparatireoidismo primário é causado pela deficiência absoluta ou relativa na secreção de PTH. Em última análise, essa deficiência provoca hipocalcemia e hiperfosfatemia por perda dos efeitos do PTH nos ossos, rins e intestinos (ver Tabela 47.1). Os principais sinais de hipoparatireoidismo são diretamente atribuíveis à diminuição da concentração de cálcio ionizado no sangue, o que aumenta a atividade neuromuscular.

O hipoparatireoidismo primário espontâneo é incomum em cães e gatos. A maioria dos casos é classificada como idiopática (i. e., não há evidência de traumatismo, destruição maligna ou cirúrgica ou outra lesão óbvia no pescoço ou nas glândulas paratireoides). A localização visual das glândulas é difícil e há evidências microscópicas de atrofia. A avaliação histológica da paratireoide pode revelar um infiltrado linfocítico e plasmocitário difuso, acompanhado por tecido conjuntivo fibroso, sugerindo uma etiologia imunomediada.

O hipoparatireoidismo iatrogênico após a tireoidectomia bilateral para tratamento do hipertireoidismo é comum em gatos. Nesses animais, o tecido paratireoidiano pode ser extirpado, traumatizado ou ter seu suprimento de sangue comprometido durante a cirurgia. Essa forma de hipoparatireoidismo pode ser transitória ou permanente, dependendo da viabilidade da(s) paratireoide(s) poupada(s) na cirurgia. A manutenção da concentração sérica normal de cálcio requer apenas uma paratireoide viável.

O hipoparatireoidismo transitório pode ser secundário à depleção grave de magnésio (concentração sérica de magnésio < 1,2 mg/dℓ). A depleção grave de magnésio pode suprimir a secreção de PTH sem destruição da paratireoide, aumentar a resistência do órgão-alvo ao PTH e prejudicar a síntese da forma ativa da vitamina D (i. e., calcitriol). Isso causa hipocalcemia e hiperfosfatemia brandas. A suplementação com magnésio reverte o hipoparatireoidismo. As concentrações séricas de magnésio em cães e gatos com hipoparatireoidismo primário espontâneo são geralmente normais. (Ver mais informações sobre o magnésio no Capítulo 53.)

Características clínicas

ANAMNESE

Em cães, os sinais clínicos de hipoparatireoidismo aparecem entre 6 semanas e 13 anos, com média de 5 anos. É possível que fêmeas sejam mais predispostas. Aparentemente, não há predisposição racial, embora Poodle Toy, Pastor Alemão, Labrador Retriever, Schnauzer miniatura e Terriers sejam acometidos com maior frequência. No entanto, essa maior prevalência pode apenas refletir a popularidade dessas raças. Somente alguns casos de hipoparatireoidismo primário natural foram relatados em gatos. Até o momento, a maioria desses gatos era jovem ou de meia-idade (6 meses a 11 anos) e de várias raças; de modo geral, eram machos.

SINAIS CLÍNICOS

Os sinais clínicos e os achados ao exame físico em cães e gatos com hipoparatireoidismo primário são semelhantes. Os principais sinais clínicos são diretamente atribuíveis à hipocalcemia, em especial seus efeitos no sistema neuromuscular. Os sinais neuromusculares são tremores e espasmos musculares, tetania, cãibras nos músculos dos membros posteriores, dor, rigidez da marcha e convulsões generalizadas. Outros sinais clínicos são nervosismo ou ansiedade, fraqueza, esfregar a face e morder ou lamber os membros (Boxe 47.2). Os sinais clínicos surgem de forma abrupta e grave e são mais frequentes durante o exercício, excitação e estresse. Os sinais clínicos também tendem a ocorrer de forma episódica. Episódios de hipocalcemia clínica são intercalados com períodos relativamente normais, com minutos a dias de duração. A hipocalcemia persiste durante esses períodos clinicamente "normais".

EXAME FÍSICO

Os achados mais comuns ao exame físico estão relacionados à tetania muscular e são marcha rígida, rigidez muscular, abdome

BOXE 47.2

Sinais clínicos de hipoparatireoidismo primário em cães.

Convulsões*
Marcha rígida, tetania muscular, cãibras, dor*
Fasciculações, espasmos e tremores musculares focais*
Esfregar a face (intensa)*
Nervosismo, ansiedade, inquietação, vocalização*
Dispneia, hiperventilação*
Comportamento agressivo*
Ataxia
Fraqueza
Inapetência, vômito
Apatia, letargia
Morder e lamber os membros (de forma intensa)

*Sinais comuns.

tenso e guardado e fasciculações musculares. Febre, dispneia e nervosismo também são comuns. As possíveis anomalias cardíacas são bradicardia, taquiarritmias paroxísticas, abafamento de bulhas cardíacas e pulsos femorais fracos. Alguns cães e gatos com hipoparatireoidismo primário apresentaram cataratas caracterizadas por pequenas opacidades brancas pontilhadas a lineares de distribuição aleatória na região subcapsular cortical anterior e posterior do cristalino, sem perda de visão. Ocasionalmente, o exame físico é normal, apesar do histórico de distúrbios neuromusculares.

Diagnóstico

A suspeita de hipoparatireoidismo primário em cães ou gatos é baseada em hipocalcemia persistente, hiperfosfatemia e função renal normal. De modo geral, as concentrações séricas de cálcio e cálcio ionizado são inferiores a 7 mg/dℓ e 0,8 mmol/ℓ, respectivamente, e o nível sérico de fósforo é superior a 6 mg/dℓ. A baixa concentração sérica de cálcio e a alta concentração sérica de fósforo também podem ser observadas no hiperparatireoidismo secundário nutricional e renal, após a realização de enemas contendo fosfato e durante a síndrome de lise tumoral. (Ver mais informações sobre as causas de hipocalcemia e hiperfosfatemia em cães e gatos no Capítulo 53.) O diagnóstico de hipoparatireoidismo primário é estabelecido pela identificação de uma concentração sérica de PTH indetectável em face de hipocalcemia grave em um cão ou gato em que outras causas de hipocalcemia foram descartadas (Tabela 47.3). A maioria das causas de hipocalcemia é revelada pela avaliação da anamnese, do exame físico e dos resultados de exames de sangue e urina de rotina e de uma ultrassonografia abdominal. Os achados durante a anamnese e o exame físico são essencialmente normais em cães e gatos com hipoparatireoidismo primário, à exceção daqueles associados à hipocalcemia. As únicas anomalias relevantes identificadas em exames de sangue e urina de rotina são hipocalcemia grave e, na maioria dos cães e gatos, hiperfosfatemia. As concentrações séricas de proteína total, albumina, ureia, creatinina e magnésio são normais. A ultrassonografia abdominal também é normal.

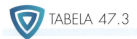

TABELA 47.3

Causas de hipocalcemia em cães e gatos.

Doença	Exames diagnósticos

Hipoparatireoidismo primário
   Idiopático
   Pós-tireoidectomia
	Anamnese, concentração sérica de PTH, descarte de outras causas

Tetania puerperal	Anamnese

Insuficiência renal
   Aguda
   Crônica
	Bioquímica sérica, urinálise

Intoxicação por etilenoglicol	Anamnese, urinálise
Pancreatite aguda	Exame físico, ultrassonografia abdominal, cPLI (cão), fPLI (gato)
Sepse, SIRS	Anamnese, exame físico, hemograma completo
Síndromes de má absorção intestinal	Anamnese, testes de digestão e absorção, biópsia intestinal
Hipoproteinemia ou hipoalbuminemia	Bioquímica sérica
Hipomagnesemia	Concentração sérica de Mg total e ionizado
Cetoacidose diabética	Bioquímica sérica, urinálise
Hiperparatireoidismo nutricional secundário	Histórico dietético
Hipovitaminose D (raquitismo)	Anamnese
Traumatismo de tecido mole/rabdomiólise	Anamnese
Síndrome de lise tumoral	Anamnese
Enemas com fosfato	Anamnese
Medicamentos anticonvulsivantes	Anamnese
Administração de NaHCO$_3$	Anamnese
Erro de laboratório	Repita a determinação da concentração de cálcio

cPLI: imunorreatividade da lipase pancreática canina; fPLI: imunorreatividade da lipase pancreática felina; Mg: magnésio; NaHCO$_3$: bicarbonato de sódio; PTH: paratormônio; SIRS: síndrome da resposta inflamatória sistêmica.

A concentração sérica de PTH ajuda a confirmar o diagnóstico de hipoparatireoidismo primário. O sangue para a determinação de PTH deve ser obtido antes do início do tratamento com cálcio e vitamina D, enquanto o animal ainda apresenta hipocalcemia. O ensaio IRMA de dois sítios é hoje usado pela maioria dos laboratórios veterinários e é considerado o sistema mais confiável para quantificação de PTH em cães e gatos. A concentração sérica de PTH deve ser interpretada em conjunto com a concentração sérica de cálcio. Se a função da paratireoide for normal, a concentração sérica de PTH deve ser aumentada em caso de hipocalcemia por causa dos efeitos estimuladores da menor concentração sérica de cálcio ionizado sobre a glândula. A concentração sérica de PTH baixa a indetectável em um cão ou gato com hipocalcemia é bastante sugestiva de hipoparatireoidismo primário (ver Figura 47.3). A concentração sérica de PTH na extremidade inferior do intervalo de referência é inadequada na presença de hipocalcemia grave e indica hipoparatireoidismo primário. Cães e gatos com hipocalcemia não induzida por disfunção paratireoidiana devem apresentar concentrações séricas de PTH normais ou altas; as exceções são aqueles com distúrbios que causam hipomagnesemia grave (ver as causas de hipomagnesemia no Capítulo 53).

Tratamento

O tratamento do hipoparatireoidismo primário requer a administração de suplementos de vitamina D e cálcio (ver Capítulo 53 e Boxe 53.7). O tratamento é normalmente dividido em duas fases. A primeira fase (i. e., tratamento agudo) deve controlar a tetania hipocalcêmica e é composta de administração lenta de gliconato de cálcio a 10% (não cloreto de cálcio) por via intravenosa até o efeito desejado. Após o controle dos sinais clínicos de hipocalcemia, o gliconato de cálcio deve ser administrado por infusão intravenosa contínua até que a terapia oral com cálcio e vitamina D (a segunda fase do tratamento) se torne eficaz. Uma solução de gliconato de cálcio a 10% contém 9,3 mg Ca/mℓ e é administrada por via intravenosa em dose inicial de 0,5 a 1,5 mℓ/kg de peso corpóreo adicionada à solução de infusão. O cálcio não deve ser adicionado a soluções com lactato, bicarbonato, acetato ou fosfatos devido à possibilidade de precipitação. As concentrações séricas de cálcio devem ser monitoradas com frequência e a taxa de infusão deve ser ajustada como necessário para controle dos sinais clínicos e manutenção dos níveis de cálcio entre 8 e 10 mg/dℓ.

A segunda fase do tratamento (i. e., tratamento de manutenção) deve manter a concentração de cálcio no sangue entre 8 e 10 mg/dℓ por meio da administração diária de vitamina D e cálcio. Essas concentrações de cálcio estão acima do nível em que há risco de hipocalcemia clínica e abaixo do nível em que pode ocorrer hipercalciúria (risco de formação de cálculos) ou hipercalcemia e hiperfosfatemia graves (risco de nefrocalcinose e insuficiência renal). O tratamento de manutenção deve ser instituído assim que a tetania hipocalcêmica for controlada com a administração intravenosa de cálcio. O início de ação da vitamina D varia dependendo da formulação administrada. A 1,25-di-hidroxivitamina D (calcitriol) tem início de ação mais rápido e é preferida para o tratamento do hipoparatireoidismo. A dose inicial de calcitriol é de 20 a 30 ng/kg/dia. Cães e gatos devem ficar hospitalizados até que sua concentração sérica de cálcio permaneça entre 8 e 10 mg/dℓ sem suporte parenteral. As concentrações séricas de cálcio devem ser monitoradas semanalmente e a dose de vitamina D deve ser ajustada para manter valores entre 8 e 10 mg/dℓ. O objetivo do tratamento é prevenir a tetania hipocalcêmica, não induzir a hipercalcemia. Concentrações séricas de cálcio acima de 10 mg/dℓ são desnecessárias para prevenir a tetania e aumentam a probabilidade de hipercalcemia indesejada.

Após a estabilização da concentração sérica de cálcio, pode-se tentar a redução lenta da dose oral do mineral e, em seguida, de vitamina D até aquela mais baixa que mantém o nível de cálcio entre 8 e 10 mg/dℓ. A vitamina D é essencial para estabelecer e manter a concentração normal de cálcio no sangue. A maioria dos cães e gatos com hipoparatireoidismo primário requer terapia permanente com vitamina D. Muitas vezes, a suplementação de cálcio pode ser gradualmente reduzida ao longo de 2 a 4 meses e, então, interrompida quando a concentração sérica de cálcio for estabilizada entre 8 e 10 mg/dℓ. De modo geral, o cálcio dietético é suficiente para atender aos requerimentos do animal. A suplementação da dieta com alimentos ricos em cálcio (p. ex., laticínios) ajuda a assegurar a fonte adequada. Com a concentração sérica de cálcio estável e a instituição do tratamento de manutenção, a reavaliação dos níveis do mineral deve ser feita a cada 3 a 4 meses.

Prognóstico

O prognóstico depende da dedicação do tutor e é excelente se a terapia adequada for instituída e reavaliações oportunas, realizadas. O manejo adequado requer monitoramento rigoroso da concentração sérica de cálcio. Quanto mais frequente, melhor a chance de prevenir extremos e uma expectativa de vida normal.

Leitura sugerida

Feldman EC, et al. *Canine and feline endocrinology*. ed 4. St. Louis: Elsevier; 2015.
Johnston SA, Tobias KM. *Veterinary surgery: small animal*. St Louis: Elsevier Saunders; 2018.

Hiperparatireoidismo primário

Arbaugh M, et al. Evaluation of preoperative concentrations of ionized calcium and parathyroid hormone as predictors of hypocalcemia following parathyroidectomy in dogs with primary hyperparathyroidism: 17 cases (2001-2009). *J Am Vet Med Assoc*. 2012;241.
Dear JD, et al. Association of hypercalcemia before treatment with hypocalcemia after treatment in dogs with primary hyperparathyroidism. *J Vet Intern Med*. 2017;31:349.
Feldman EC, et al. Pretreatment clinical and laboratory findings in dogs with primary hyperparathyroidism: 210 cases (1987-2004). *J Am Vet Med Assoc*. 2005;227:756.
Finch NC, et al. Parathyroid hormone concentration in geriatric cats with various degrees of renal function. *J Am Vet Med Assoc*. 2012;241:1326.
Goldstein RE, et al. Inheritance, mode of inheritance, and candidate genes for primary hyperparathyroidism in Keeshonden. *J Vet Intern Med*. 2007;21:199.
Graham KJ, et al. Intraoperative parathyroid hormone concentration to confirm removal of hypersecretory parathyroid tissue and time to postoperative normocalcaemia in nine dogs with primary hyperparathyroidism. *Aust Vet J*. 2012;90:203.
Guttin T, et al. Outcomes for dogs with primary hyperparathyroidism following treatment with percutaneous ultrasound-guided ethanol ablation of presumed functional parathyroid nodules: 27 cases (2008-2011). *J Am Vet Med Assoc*. 2015;247.
Ham K, et al. Validation of a rapid parathyroid hormone assay and measurement of parathyroid hormone in dogs with naturally occurring primary hyperparathyroidism. *Vet Surg*. 2009;38:122.
Milian M, Schiemdt CW. Preoperative factors associated with postoperative hypocalcemia in dogs with primary hyperparathyroidism that underwent parathyroidectomy: 62 cases (2004-2009). *J Am Vet Med Assoc*. 2013;242.
Rasor L, et al. Retrospective evaluation of three treatment methods for primary hyperparathyroidism in dogs. *J Am Anim Hosp Assoc*. 2007;43:70.
Sawyer ES, et al. Outcome of 19 dogs with parathyroid carcinoma after surgical excision. *Vet Comp Oncol*. 2011;10:57.

Hipoparatireoidismo primário

Russell NJ, et al. Primary hypoparathyroidism in dogs: a retrospective study of 17 cases. *Aust Vet J*. 2006;84:206.
Warland J, et al. Apparent resolution of canine primary hypoparathyroidism with immunosuppressive treatment. *J Vet Intern Med*. 2015;29:400.

CAPÍTULO 48

Doenças da Glândula Tireoide

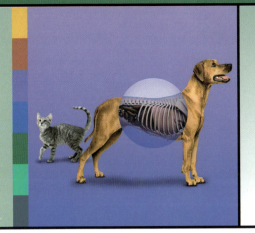

HIPOTIREOIDISMO EM CÃES

Etiologia

Anomalias estruturais ou funcionais da glândula tireoide podem levar à produção deficiente de hormônios tireoidianos. Um bom esquema de classificação do hipotireoidismo é baseado na localização do distúrbio dentro do complexo hipotalâmico-hipofisário-tireoidiano (Figura 48.1). O hipotireoidismo primário é a forma mais comum dessa doença em cães; é causado por problemas na tireoide, geralmente sua destruição (Boxe 48.1). Os dois achados histológicos mais comuns nesse distúrbio são a tireoidite linfocítica e atrofia idiopática da tireoide (Figura 48.2). A tireoidite linfocítica é uma doença imunomediada caracterizada por infiltração difusa de linfócitos, plasmócitos e macrófagos na tireoide. Os fatores que desencadeiam seu desenvolvimento são pouco conhecidos. A genética, sem dúvida, desempenha um papel importante, especialmente devido ao aumento da incidência desse distúrbio em certas raças e linhagens dentro de uma raça (Tabela 48.1). Os fatores de risco ambientais não foram bem definidos em cães. Uma associação entre o dano tireoidiano induzido por infecção e o desenvolvimento de tireoidite linfocítica tem sido objeto de especulação, mas não foi comprovada. A administração de vacinas foi considerada um fator contribuinte para o desenvolvimento de tireoidite linfocítica, mas isso também não foi comprovado.

A destruição da tireoide é progressiva e os sinais clínicos podem não se tornar evidentes até a perda de mais de 80% da glândula. A redução das concentrações de hormônio tireoidiano e o desenvolvimento de sinais clínicos é um processo gradual, levando de 1 a 3 anos, o que sugere que o processo destrutivo é lento.

A atrofia idiopática da tireoide é caracterizada pela perda do parênquima tireoidiano. Não há infiltrado inflamatório, mesmo em áreas com pequenos folículos ou remanescentes foliculares. Os exames para tireoidite linfocítica são negativos. A causa da atrofia idiopática da tireoide não é conhecida. Ela pode ser um distúrbio degenerativo primário ou representar um estágio final da tireoidite linfocítica autoimune. Não há exames de sangue que estabeleçam o diagnóstico de atrofia idiopática; trata-se de um diagnóstico por exclusão.

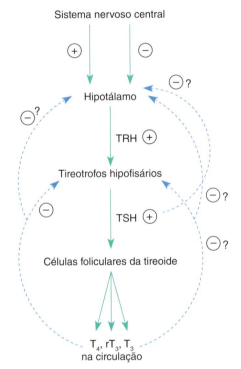

Figura 48.1 O eixo hipotalâmico-hipofisário-tireoidiano. rT_3: 3,3′,5′-triiodotironina; T_3: 3,5,3′-triiodotironina; T_4: tiroxina; TRH: hormônio liberador de hormônio tireoestimulante; TSH: hormônio tireoestimulante; +: estimulação; –: inibição.

O hipotireoidismo secundário é provocado por problemas no desenvolvimento de tireotróficos hipofisários (hipoplasia hipofisária que causa nanismo hipofisário; ver Capítulo 46) ou disfunção nos tireotrofos hipofisários, o que reduz a secreção de hormônio tireoestimulante (TSH) e provoca uma deficiência "secundária" de síntese e secreção de hormônio tireoidiano. A ausência de TSH leva ao desenvolvimento gradual de atrofia folicular da tireoide. O hipotireoidismo secundário também pode ser causado por destruição dos tireotrofos hipofisários (p. ex., neoplasia hipofisária [rara]) ou da supressão da função tireotrófica por hormônios ou fármacos (p. ex., glicocorticoides [comum]; ver Boxe 48.1).

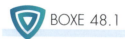

BOXE 48.1

Possíveis causas de hipotireoidismo em cães.

Hipotireoidismo primário
Tireoidite linfocítica
Atrofia idiopática
Destruição neoplásica
Deficiência de iodo
Causas iatrogênicas
    Remoção cirúrgica
    Fármacos antitireoidianos
    Tratamento com iodo radioativo
    Fármacos (p. ex., sulfametoxazol)

Hipotireoidismo secundário
Malformação hipofisária
    Cisto hipofisário
    Hipoplasia hipofisária
Destruição hipofisária
    Neoplasia
Supressão de tireotrofos hipofisários
    Hiperadrenocorticismo de ocorrência natural
    Síndrome da doença não tireoidiana (síndrome do eutireoidiano doente)
Causas iatrogênicas
    Terapia medicamentosa, principalmente glicocorticoides
    Radioterapia
    Hipofisectomia

Hipotireoidismo terciário
Malformação hipotalâmica congênita (?)
Destruição hipotalâmica adquirida (?)

Hipotireoidismo congênito
Disgenesia da glândula tireoide (aplasia, hipoplasia, ectasia)
Disormonogênese: defeito da organificação do iodo
Ingestão dietética deficiente de iodo

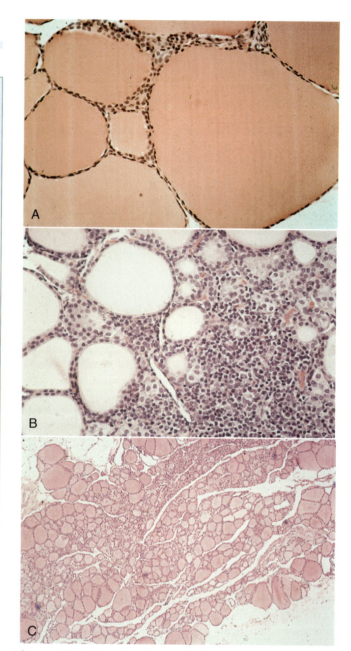

Figura 48.2 Corte histológico da glândula tireoide de um cão saudável (**A**), de um cão com tireoidite linfocítica e hipotireoidismo (**B**) e de um cão com atrofia idiopática da tireoide e hipotireoidismo (**C**). Observe a infiltração de células mononucleares e a perda da arquitetura normal e de folículos com coloides em **B** e o pequeno tamanho da glândula, a diminuição do tamanho folicular e do teor de coloide, além da ausência de infiltração celular, em **C** em comparação a **A**. **A** e **B**, coloração com hematoxilina e eosina; × 250; **C**, coloração com hematoxilina e eosina; × 40. (De Feldman EC, Nelson RW: *Canine and feline endocrinology and reproduction*, ed 4, St Louis, 2015, WB Saunders.)

O hipotireoidismo terciário é uma deficiência na secreção do hormônio liberador de tireotrofina (TRH) por neurônios peptidérgicos nos núcleos supraóptico e paraventricular do hipotálamo. Até o momento, a infiltração neoplásica do hipotálamo é a única causa reconhecida em cães. A ausência de secreção de TRH leva à secreção deficiente de TSH e atrofia folicular secundária da tireoide.

O hipotireoidismo primário congênito é incomum em cães e foi causado por ingestão dietética deficiente de iodo, disormonogênese (de modo geral, um defeito na organificação do iodo) e hipoplasia, aplasia e disgenesia da tireoide. O hipotireoidismo secundário decorrente de uma aparente deficiência de TSH também foi relatado em uma família de Schnauzers Gigantes e em um Boxer. O heredograma mostrou que a doença podia ser herdada de forma autossômica recessiva na família dos Schnauzers Gigantes (Voorbijj et al., 2016). O hipotireoidismo secundário pode ser genético em Schnauzers miniaturas (Voorbijj et al., 2016). O aumento de volume da tireoide (i. e., bócio) depende da etiologia. Se o eixo hipotalâmico-hipofisário-tireoidiano estiver intacto, os receptores de TSH forem funcionais e a transdução de sinal for apropriada (p. ex., como no defeito de organificação de iodo), o bócio se deve ao aumento das concentrações séricas de TSH. Não há desenvolvimento de bócio se houver problemas com o eixo hipotalâmico-hipofisário-tireoidiano, os receptores de TSH ou a transdução de sinal (p. ex., como na deficiência hipofisária de TSH).

TABELA 48.1

Raças de cães com maior prevalência de autoanticorpos contra o hormônio tireoidiano.

Raça	Razão de possibilidades*
Pointer	3,61
Setter Inglês	3,44
Pointer Inglês	3,31
Skye Terrier	3,04
Braco Alemão de Pelo Duro	2,72
Old English Sheepdog	2,65
Boxer	2,37
Maltês	2,25
Kuvasz	2,18
Petit Basset Griffon Vendéen	2,16
American Staffordshire Terrier	1,84
Beagle	1,79
Pit Bull Terrier Americano	1,78
Dálmata	1,74
Schnauzer Gigante	1,72
Rhodesian Ridgeback (Leão-da-Rodésia)	1,72
Golden Retriever	1,70
Pastor de Shetland	1,69
Chesapeake Bay Retriever	1,56
Husky Siberiano	1,45
Brittany Spaniel	1,42
Borzoi	1,39
Pastor Australiano	1,28
Doberman Pinscher	1,24
Malamute	1,22
Cocker Spaniel	1,17
Mestiços	1,05

*Probabilidade de presença de autoanticorpos séricos contra o hormônio tireoidiano (THAA) entre raças com maior risco em comparação a cães de todas as outras raças.
De Nachreiner RF et al.: Prevalence of serum thyroid hormone autoantibodies in dogs with clinical signs of hypothyroidism, J Am Vet Med Assoc 220:466, 2002.

Características clínicas

Os sinais clínicos das formas mais comuns de hipotireoidismo primário se desenvolvem na meia-idade (i. e., 2 a 6 anos). Os sinais clínicos tendem a ocorrer mais cedo em raças mais suscetíveis (ver Tabela 48.1). Não há predileção sexual.

Os sinais clínicos são variáveis e dependem, em parte, da idade do cão ao início da deficiência de hormônio tireoidiano (Boxe 48.2). Os sinais clínicos podem diferir entre as raças. A alopecia do tronco, por exemplo, pode predominar em algumas raças, enquanto o adelgaçamento do pelame predomina em outras. Em cães adultos, os principais sinais clínicos de hipotireoidismo são causados por diminuição do metabolismo celular e seus efeitos sobre o estado mental e a atividade. A maioria dos cães com hipotireoidismo apresenta algum embotamento mental, letargia, intolerância ao exercício ou relutância em praticá-los, além de uma propensão a ganhar peso sem aumento correspondente no apetite ou na ingestão de alimentos. A princípio, esses sinais são graduais, sutis e não reconhecidos pelo tutor até a instituição da reposição hormonal. Outros sinais clínicos de hipotireoidismo são relacionados à pele e, com menor frequência, ao sistema neuromuscular.

SINAIS DERMATOLÓGICOS

Alterações na pele e no pelame são as principais anomalias observáveis em cães com hipotireoidismo. Os sinais cutâneos clássicos são alopecia não pruriginosa e bilateralmente simétrica do tronco sem acometimento da cabeça e dos membros (Figura 48.3). A alopecia pode ser local ou generalizada e simétrica ou assimétrica, acometer apenas a cauda ("cauda de rato") e, muitas vezes, começa em locais de desgaste e fricção. Embora a alopecia endócrina não pruriginosa não seja patognomônica de hipotireoidismo (ver Capítulo 46), esse certamente é o diagnóstico mais provável em um cão com letargia, ganho de peso e sem poliúria/polidipsia.

Seborreia e piodermite são sinais comuns de hipotireoidismo. A depleção de hormônio tireoidiano suprime as reações imunológicas humorais, prejudica a função dos linfócitos T e reduz o número de linfócitos circulantes; esses defeitos podem ser revertidos pela terapia com hormônio tireoidiano exógeno. Todas as formas de seborreia (i. e., seca, oleosa, dermatite) podem ser observadas. A seborreia e a piodermite podem ser focais, multifocais ou generalizadas. Como ambas são pruriginosas, os cães com hipotireoidismo com piodermite secundária ou seborreia podem ser atendidos pela primeira vez por causa de um distúrbio cutâneo pruriginoso.

O pelame de cães com hipotireoidismo costuma ser opaco, seco e sensível à tração. O crescimento do pelo é lento. A hiperqueratose leva ao desenvolvimento de escamas e caspa. Graus variáveis de hiperpigmentação podem ser observados. Alguns cães com hipotireoidismo apresentaram otite externa crônica. Em casos graves de hipotireoidismo, o acúmulo de mucopolissacarídeos ácidos e neutros na derme e a retenção de água podem provocar espessamento da pele, chamado *mixedema*. Esse espessamento ocorre predominantemente na testa, bem como na face, e provoca o arredondamento da região temporal, inchaço e espessamento das dobras cutâneas faciais e queda das pálpebras superiores. O mixedema contribui para a clássica "expressão facial trágica" às vezes observada em cães com hipotireoidismo.

SINAIS NEUROMUSCULARES

Os sinais neuromusculares podem ser a queixa principal em alguns cães com hipotireoidismo (Boxe 48.2). Os sinais clínicos podem ser multifocais, agudos ou crônicos e estáticos ou progressivos. Outros achados condizentes com hipotireoidismo podem estar ausentes. A desmielinização segmentar e a axonopatia induzidas pelo hipotireoidismo podem causar sinais referentes ao sistema nervoso central ou periférico. Os sinais

BOXE 48.2

Manifestações clínicas de hipotireoidismo em cães adultos.

Metabólicas
Letargia*
Embotamento mental*
Inatividade*
Ganho de peso*
Intolerância ao frio

Dermatológicas
Alopecia endócrina*
 Simétrica ou assimétrica
 "Cauda de rato"
Pelame seco e quebradiço
Hiperpigmentação
Seborreia seca ou oleosa ou dermatite*
Piodermite*
Otite externa
Mixedema

Reprodutivas
Anestro persistente
Estro fraco ou silente
Sangramento menstrual prolongado
Galactorreia ou ginecomastia
Parto prolongado
Natimortalidade
Mortalidade periparto de filhotes
Atrofia testicular (?)
Perda de libido (?)

Neuromusculares
Polineuropatia
Polimiopatia
Fraqueza*

Intolerância ao exercício
Perda de músculo esquelético
Achinelamento
Ataxia
Andar em círculos
Desorientação
Sinais vestibulares (inclinação da cabeça, nistagmo)
Paralisia do nervo facial
Paralisia do nervo trigêmeo
Paralisia laríngea (?)
Convulsões
Coma mixedematoso

Oculares
Depósitos de lipídios na córnea
Úlcera de córnea
Uveíte

Cardiovasculares
Diminuição da contratilidade
Bradicardia
Arritmia cardíaca

Gastrintestinais
Hipomotilidade esofágica (?)
Diarreia
Constipação intestinal

Hematológicas
Anemia*
Hiperlipidemia*
Coagulopatia

Anomalias comportamentais (?)

*Comum.

---

clínicos referentes ao sistema nervoso central (SNC) também podem surgir após o acúmulo de mucopolissacarídeo no perineuro e endoneuro ou após aterosclerose cerebral, isquemia transitória ou infarto cerebral ou ainda desenvolvimento de hiperlipidemia grave; esses sinais são convulsões, ataxia, andar em círculos, fraqueza e déficits proprioceptivos e posturais. Esses sinais são frequentemente associados a sinais vestibulares (p. ex., inclinação da cabeça, nistagmo) ou paralisia do nervo facial. As neuropatias periféricas identificadas em cães com hipotireoidismo são paralisia do nervo facial, fraqueza generalizada associada à tetraparesia difusa do neurônio motor inferior e achinelamento ou arraste de pés, com desgaste excessivo da parte dorsal da unha. A miopatia hipotireoidiana é caracterizada por atrofia de miofibras de tipo II, degeneração de miofibras e depleção de carnitina no músculo esquelético e pode ser causada por perda do músculo esquelético, fraqueza, intolerância ao exercício e aumento das atividades séricas de creatinoquinase, aspartato aminotransferase e lactato desidrogenase. A claudicação unilateral do membro anterior responsiva à tiroxina também foi observada em cães. A relação entre hipotireoidismo e paralisia laríngea ou hipomotilidade esofágica ainda é controversa, em parte pela dificuldade de comprovação de uma relação de causa e efeito; além disso, muitas vezes, o tratamento do hipotireoidismo não melhora os sinais clínicos causados pela paralisia laríngea ou esofágica hipomotilidade.

SINAIS REPRODUTIVOS

Acreditava-se que o hipotireoidismo causava perda de libido, atrofia testicular e oligospermia a azoospermia em cães machos. No entanto, o trabalho de Johnson et al. (1999) em Beagles não conseguiu documentar qualquer efeito danoso do hipotireoidismo induzido experimentalmente em qualquer aspecto da função reprodutiva masculina. Embora outros sinais clínicos clássicos e anomalias clínico-patológicas de hipotireoidismo tenham sido observados nos cães estudados, a libido, o tamanho testicular e a contagem total de espermatozoides por ejaculação continuaram normais. Esses achados indicam que o hipotireoidismo pode, na melhor das hipóteses, ser uma causa incomum de disfunção reprodutiva em cães machos, supondo que o Beagle seja representativo de outras raças.

A experiência clínica mostrou que o hipotireoidismo pode aumentar os intervalos entre ciclos estrais e levar à ausência de

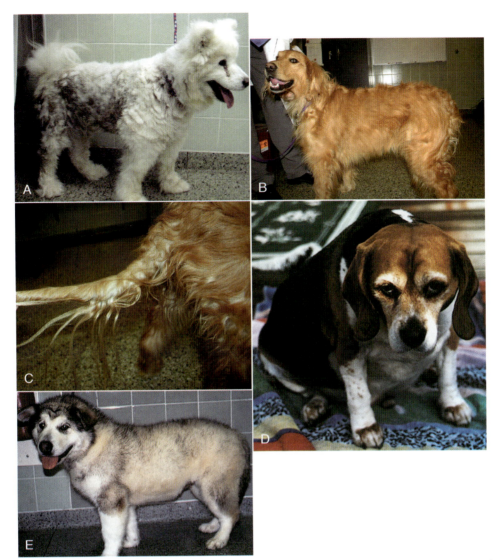

Figura 48.3 A. Samoieda fêmea castrada de 6 anos com hipotireoidismo; observe o pelame seco e sem brilho, a hiperpigmentação e a alopecia endócrina. **B** e **C.** Golden Retriever fêmea castrada de 2 anos com hipotireoidismo; note o adelgaçamento difuso do pelame e o desenvolvimento de "cauda de rato". Nas duas fêmeas, observe a distribuição da dermatopatia, que ocorre principalmente no tronco e poupa a cabeça e as extremidades distais. **D.** Um Beagle macho castrado de 8 anos com hipotireoidismo, obesidade e mixedema facial. Observe a "tragicidade" e o "embotamento mental" evidentes na expressão facial do cão. **E.** Malamute fêmea de 7 meses com hipotireoidismo congênito. Observe a retenção do pelame de filhote e a pequena estatura do cão.

estro. Outras anomalias reprodutivas são ciclos estrais fracos e silentes, prolongamento do sangramento estral (que pode ser causado por problemas adquiridos no sistema de coagulação), galactorreia e ginecomastia. Em fêmeas, sugeriu-se uma associação entre hipotireoidismo e reabsorção fetal, aborto, natimortalidade e nascimento de filhotes fracos que morrem em pouco tempo. Panciera et al. (2007) examinaram os efeitos a curto prazo (19 semanas) do hipotireoidismo induzido experimentalmente na reprodução de fêmeas e não observaram nenhuma diferença no intervalo entre estros, concepção, tamanho da ninhada ou duração da gestação entre animais hipotireóidicos e controles. No entanto, os partos foram prolongados, as contrações uterinas foram mais fracas, a prevalência de natimortos foi maior, os filhotes foram menores e apresentaram maior sofrimento ao nascer e a mortalidade periparturiente foi significativamente maior em fêmeas com hipotireoidismo do que em fêmeas normais.

OUTROS SINAIS CLÍNICOS

Anomalias oculares, cardiovasculares, gastrintestinais e de coagulação são manifestações clínicas incomuns de hipotireoidismo (ver Boxe 48.2). Mais comumente, anomalias bioquímicas ou funcionais desses sistemas orgânicos são identificadas em cães com os sinais clínicos mais comuns de hipotireoidismo. A ecocardiografia pode identificar uma diminuição na contratilidade cardíaca que geralmente é branda e assintomática, mas que pode se tornar relevante durante um procedimento cirúrgico que requer anestesia prolongada e fluidoterapia agressiva. O hipotireoidismo não atua na etiologia ou progressão da cardiomiopatia dilatada em Doberman Pinschers (Beieret et al., 2015).

Uma redução na atividade do antígeno relacionado ao fator VIII (fator de von Willebrand) foi documentada de forma inconsistente em cães com hipotireoidismo; o desenvolvimento de sinais clínicos de um distúrbio hemorrágico em cães com hipotireoidismo é incomum. Uma avaliação da cascata de coagulação ou da atividade do fator de von Willebrand não é indicada em cães com hipotireoidismo não tratado, a menos que distúrbios hemorrágicos concomitantes sejam relatados. A reposição de hormônio tireoidiano tem efeito variável e, às vezes, deletério sobre a concentração sanguínea do fator de von Willebrand em cães eutireóideos com doença de von Willebrand.

Uma relação de causa e efeito entre hipotireoidismo e distúrbios comportamentais (p. ex., agressividade) não foi bem estabelecida entre cães. Os mecanismos propostos para a agressividade associada ao hipotireoidismo têm se concentrado em possíveis distúrbios nas vias serotoninérgicas ou adrenérgicas no SNC. Até o momento, a maioria dos relatos é informal e baseada na melhora do comportamento após o início do tratamento com hormônio tireoidiano. Um estudo de Radosta et al. (2012) não encontrou nenhuma diferença nos resultados dos exames de função tireoidiana entre cães agressivos e não agressivos. Os benefícios do uso do hormônio tireoidiano para tratamento de distúrbios comportamentais, como agressividade, em cães, ainda precisam ser esclarecidos.

O hipotireoidismo pode diminuir a taxa de filtração glomerular (TFG) em cães e piorar a azotemia em animais com doença renal concomitante. É interessante notar que, em um estudo de hipotireoidismo de indução experimental, as concentrações plasmáticas de creatinina não aumentaram apesar da redução da TFG, provavelmente por causa da diminuição da produção de creatinina (Panciera e Lefebvre, 2009). O tratamento com levotiroxina sódica melhora a TFG em cães com hipotireoidismo.

COMA MIXEDEMATOSO

O coma mixedematoso é uma síndrome incomum de hipotireoidismo grave, caracterizada por fraqueza profunda, hipotermia, bradicardia e diminuição do nível de consciência que pode progredir rapidamente para estupor e, então, coma. Os achados físicos são fraqueza profunda, hipotermia, edema sem sinal de Godet na pele da face e mixedema, bradicardia, hipotensão e hipoventilação. Os achados laboratoriais podem incluir hipoxia, hipercarbia, hiponatremia e hipoglicemia, além dos achados típicos de hiperlipidemia, hipercolesterolemia e anemia não regenerativa. As concentrações séricas de hormônio tireoidiano são extremamente baixas ou indetectáveis; a concentração sérica de TSH é variável, mas geralmente elevada. O tratamento consiste em levotiroxina intravenosa (5 μg/kg a cada 12 horas) em função das preocupações sobre a absorção lenta pelo intestino e tecidos subcutâneos e cuidados de suporte para correção de hipotermia, hipovolemia, distúrbios eletrolíticos e hipoventilação. O reconhecimento precoce e o tratamento agressivo são essenciais para a sobrevida. O diagnóstico deve ser baseado nos achados clínicos e o tratamento deve ser instituído sem esperar pelos resultados do exame de hormônio tireoidiano. Assim que o cão estiver estabilizado, a administração oral de levotiroxina pode ser iniciada. Infelizmente, a mortalidade é alta por causa do reconhecimento tardio e doenças concomitantes.

CRETINISMO

O hipotireoidismo em filhotes é denominado *cretinismo*. O retardo de crescimento e o prejuízo do desenvolvimento mental são as principais características do cretinismo (Boxe 48.3). De modo geral, os sinais clínicos não são observados ao nascimento, mas tornam-se aparentes entre 1 e 3 meses de idade. Os cães com cretinismo têm tamanho corpóreo desproporcional, com cabeça grande e larga, língua espessa e protuberante, tronco largo e quadrado e membros curtos (Figura 48.4). Isso contrasta com o nanismo proporcional causado pela deficiência do hormônio do crescimento. Esses animais apresentam embotamento mental e letargia e não brincam como filhotes normais. A persistência do pelame de filhote, alopecia, inapetência, erupção dentária tardia e bócio também são observados. Os diagnósticos diferenciais de problemas de crescimento são causas endócrinas (p. ex., nanismo) e causas não endócrinas (ver Boxe 46.5 e Figura 46.9). A presença de bócio é variável e dependente da causa.

SÍNDROMES POLIENDÓCRINAS AUTOIMUNES

Como os mecanismos autoimunes são importantes na patogênese da tireoidite linfocítica, não é surpreendente que essa doença possa ser associada a outras endocrinopatias imunomediadas. Acredita-se que o ataque imunomediado seja dirigido contra antígenos compartilhados pelo sistema endócrino. Em seres humanos, a síndrome poliglandular autoimune do tipo II (síndrome de Schmidt) é a mais comum das síndromes de imunoendocrinopatia e composta por insuficiência adrenal primária, doença autoimune da tireoide e diabetes melito de tipo 1. As síndromes poliendócrinas autoimunes são incomuns em cães e devem ser suspeitas em cães com falência de múltiplas glândulas endócrinas. Hipotireoidismo, hipoadrenocorticismo e, em menor grau, diabetes melito, hipoparatireoidismo e orquite linfocítica são síndromes combinadas reconhecidas.

BOXE 48.3

Sinais clínicos de cretinismo.

Nanismo desproporcional
Cabeça curta e larga
Mandíbula curta
Crânio alargado
Membros curtos
Cifose
Embotamento mental
Constipação intestinal
Inapetência
Anomalias de marcha
Erupção dentária tardia
Alopecia
"Pelame de filhote"
Pelo seco
Pele espessa
Letargia
Dispneia
Bócio

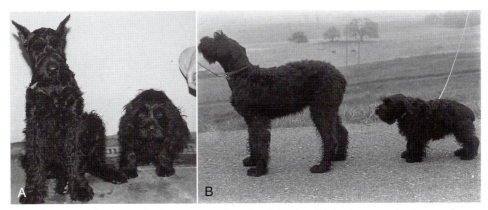

Figura 48.4 A e **B.** Schnauzers Gigantes de 8 meses, irmãos de ninhada. O cão à esquerda é normal, enquanto o cão menor à direita tem hipotireoidismo congênito (cretinismo). Observe a pequena estatura, o tamanho corpóreo desproporcional, a cabeça grande e larga, o tronco largo e quadrado e os membros curtos do animal acometido. (De Feldman EC, Nelson RW: *Canine and feline endocrinology and reproduction*, ed 4, St Louis, 2015, WB Saunders.)

Na maioria dos cães acometidos, cada endocrinopatia se manifesta de maneira separada, uma após a outra, em períodos variáveis (meses a anos). Os exames diagnósticos e o tratamento são direcionados a cada distúrbio assim que for reconhecido, porque não é possível prever ou prevenir qualquer um desses problemas. O tratamento com fármacos imunossupressoras não é indicado em cães com essas síndromes porque seus efeitos adversos e a dificuldade de supressão da destruição imunológica das glândulas endócrinas acometidas superam seus possíveis benefícios.

Patologia clínica

Os achados clínico-patológicos mais comuns em cães com hipotireoidismo são hipercolesterolemia e hipertrigliceridemia; a última é identificada como lipemia. A hipercolesterolemia é identificada em aproximadamente 75% dos cães com hipotireoidismo e a concentração de colesterol pode ultrapassar 1.000 mg/dℓ. Embora a hipercolesterolemia e a hipertrigliceridemia em jejum possam estar associadas a vários outros distúrbios (ver Capítulo 52), sua presença em um cão com sinais clínicos apropriados é uma forte evidência de hipotireoidismo.

Uma anemia branda, normocítica, normocrômica e não regenerativa (hematócrito entre 28 e 35%) é um achado menos consistente, identificada em aproximadamente 30% dos cães. A avaliação da morfologia das hemácias pode revelar um aumento no número de leptócitos (células em alvo), que se desenvolvem devido ao aumento da quantidade de colesterol na membrana celular. Os números de leucócitos são normais e a contagem de plaquetas é de normal a aumentada.

Um aumento brando a moderado nas atividades de lactato desidrogenase, aspartato aminotransferase, alanina transaminase, fosfatase alcalina e, raramente, creatinoquinase pode ser identificado, mas é um achado bastante inconsistente e pode não estar diretamente relacionado ao estado hipotireóideo. A hipercalcemia branda pode ser observada em alguns cães com hipotireoidismo congênito. Os resultados da urinálise geralmente são normais. Poliúria, hipostenúria e infecção do trato urinário não são típicas de hipotireoidismo.

ACHADOS DERMATOPATOLÓGICOS

As biópsias de pele são bastante realizadas em cães com suspeita de alopecia endócrina, especialmente se os primeiros exames diagnósticos (inclusive a avaliação funcional da tireoide) não conseguiram identificar a causa. Alterações histológicas inespecíficas estão associadas a várias endocrinopatias, inclusive hipotireoidismo (ver Tabela 46.5); alterações histológicas consideradas específicas do hipotireoidismo também podem ser observadas, inclusive formação de vacúolos e/ou hipertrofia dos músculos eretores dos pelos, aumento da quantidade de mucina na derme e espessamento da derme. A piodermite secundária pode ser acompanhada por um infiltrado inflamatório variável.

ACHADOS ULTRASSONOGRÁFICOS

A avaliação ultrassonográfica do lobo da tireoide pode auxiliar a diferenciação de cães com hipotireoidismo de cães eutireóideos com doenças não tireoidianas que reduzem as concentrações de hormônio tireoidiano. No início do hipotireoidismo, os lobos da tireoide podem parecer relativamente normais. A tireoidite linfocítica e a atrofia idiopática acabam por diminuir o tamanho e alterar a ecogenicidade do lobo tireoidiano. O lobo da tireoide de cães eutireóideos é geralmente fusiforme e de formato triangular a oval em projeções longitudinais e transversais, respectivamente; tem padrão ecogênico homogêneo; é hiper a isoecoica em comparação à musculatura circundante e apresenta cápsula hiperecoica (Figura 48.5). Embora o formato do lobo tireoidiano seja semelhante entre cães com eutireoidismo e hipotireoidismo, uma redução significativa em seu tamanho e volume é frequentemente observada em cães hipotireóidicos em comparação a eutireóideos. Além disso, em cães com hipotireoidismo, o lobo da tireoide tende a ser iso a hipoecoico com focos hiperecogênicos; o padrão ecogênico difere entre os lobos da tireoide do mesmo cão. Há uma correlação direta entre o tamanho do cão e o tamanho e o volume da tireoide normal; quanto menor o cão, menores o tamanho e o volume do lobo tireoidiano (Figura 48.6). Isso deve ser considerado durante a avaliação do tamanho do lobo da tireoide em um cão com suspeita de hipotireoidismo.

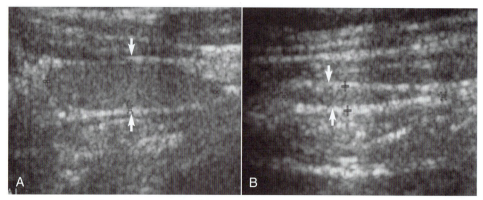

Figura 48.5 A. Ultrassonografia do lobo esquerdo da tireoide de aparência normal (*setas*) de um Golden Retriever adulto saudável. **B.** Ultrassonografia do lobo esquerdo da tireoide (*setas*) de um cão Golden Retriever adulto com hipotireoidismo primário. Observe a redução significativa no tamanho do lobo da tireoide no cão com hipotireoidismo em comparação ao cão saudável.

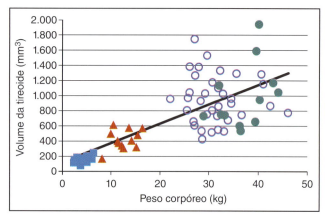

Figura 48.6 Relação entre o volume total da glândula tireoide determinado à ultrassonografia e o peso corpóreo em 12 Akitas saudáveis (*círculos fechados*), 36 Golden Retrievers (*círculos abertos*), 12 Beagles (*triângulos*) e 12 Poodles miniaturas e Toy (*quadrados*). Observe a correlação positiva entre o peso corpóreo e o tamanho da tireoide. (De Brömel C et al.: Comparison of ultrasonographic characteristics of the thyroid gland in healthy small-, medium-, and large-breed dogs, *Am J Vet Res* 67:70, 2006.)

EXAMES DE FUNÇÃO DA GLÂNDULA TIREOIDE
Visão geral

A função da tireoide é avaliada pela determinação das concentrações basais de hormônio tireoidiano. A maior parte do hormônio tireoidiano secretado pela tireoide consiste em 3,5,3'5'-tetraiodotironina (tiroxina [T_4]); pequenas quantidades de 3,5,3'-triiodotironina (T_3) 3,3',5'-triiodotironina (T_3 reverso [rT_3]) são liberadas. Secretado na circulação, mais de 99% do T_4 se liga às proteínas plasmáticas, formando um reservatório e tampão para manter a concentração constante de T_4 livre (fT_4) no plasma. O T_4 não ligado, ou livre, é biologicamente ativo, exerce inibição por *feedback* negativo na secreção hipofisária de TSH (ver Figura 48.1) e pode entrar em células de todo o corpo (Figura 48.7). Dentro da célula, fT_4 é desiodado para formar T_3 ou rT_3, dependendo das demandas metabólicas dos tecidos naquele momento. T_3 é produzido preferencialmente durante estados metabólicos normais; rT_3 é biologicamente inativo e produzido durante períodos de doença ou catabolismo endógeno excessivo. Acredita-se que o T_3 seja o hormônio primário que induz efeitos fisiológicos.

Todo o T_4 no soro, tanto livre quanto ligado a proteínas, vem da tireoide. Portanto, os exames que determinam as concentrações séricas de T_4 total e fT_4, em conjunto com a concentração sérica de TSH, são hoje recomendados para avaliação da função da tireoide em cães com suspeita de hipotireoidismo. A concentração sérica de T_3 é um mau indicador da função tireoidiana por causa de sua localização predominantemente intracelular e quantidade mínima secretada pela glândula em comparação ao T_4 (Figura 48.8). Assim, a medida da concentração sérica de T_3, T_3 livre e rT_3 não é recomendada para avaliação funcional da tireoide em cães.

Concentração sérica basal de T_4

A concentração sérica basal de T_4 é a soma dos níveis circulantes de hormônio livre e ligado a proteínas. A concentração sérica de T_4 pode ser um exame de triagem para diagnóstico de hipotireoidismo ou ser parte de um painel tireoidiano composto por T_4, fT_4, TSH, anticorpos contra tireoidite linfocítica ou alguma combinação dessas análises (Boxe 48.4).

A maioria dos laboratórios de referência usa radioimunoensaio (RIA) ou, mais comumente, imunoensaios quimioluminescentes para determinação da concentração sérica de T_4 em cães e gatos. Existem ensaios imunossorventes ligados à enzima (ELISAs) de ponto de atendimento para medida da concentração sérica de T_4; são econômicos, rápidos e fáceis de executar, permitindo a instituição de tratamento no mesmo dia em que o cão (ou gato) for avaliado. Os estudos sobre ELISAs de ponto de atendimento (kit Snap T_4 e VetTest Snap Reader, laboratórios IDEXX) foram conflitantes. Uma pesquisa detectou discrepâncias, tanto positivas quanto negativas, na concentração de T_4 determinada por ELISA ou RIA (Lurye et al., 2002). Em contrapartida, as concentrações séricas de T_4 em cães e gatos foram semelhantes e consistentes quando determinadas por RIA, ensaio imunoenzimático quimioluminescente e ELISA de ponto de atendimento (Kemppainen e Birchfield, 2006).

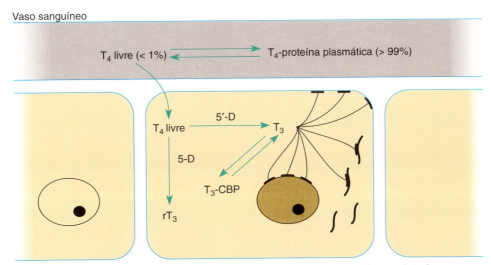

Figura 48.7 Metabolismo intracelular de T_4 livre em T_3 ou T_3 reverso por 5'- ou 5-monodeiodinase, respectivamente. O T_3 intracelular formado a partir da monodesiodação de T_4 livre pode interagir com os receptores de T_3 na membrana, nas mitocôndrias ou núcleo da célula e estimular as ações fisiológicas do hormônio tireoidiano ou interagir com as proteínas ligantes citoplasmáticas (*CBP*). Nesse último caso, forma-se um *pool* de armazenamento intracelular de T_3. (De Feldman EC, Nelson RW: *Canine and feline endocrinology and reproduction*, ed 3, St Louis, 2004, WB Saunders.)

Na maioria dos laboratórios, o limite inferior do intervalo de referência para a concentração sérica de T_4 em cães é de aproximadamente 0,8 a 1 µg/dℓ (10 a 13 nmol/ℓ). Em algumas raças, porém, o intervalo normal possa ser menor, de 0,5 µg/dℓ (6 nmol/ℓ) (ver seção *Variações raciais* adiante).

Teoricamente, a interpretação da concentração sérica basal de T_4 deve ser direta, pois cães com hipotireoidismo devem ter valores abaixo do intervalo de referência. Infelizmente, a faixa de concentração sérica de T_4 em cães saudáveis se sobrepõe à de cães com hipotireoidismo; além disso, diversos fatores podem fazer com que a concentração sérica de T_4 fique abaixo da faixa de referência em cães eutireóideos, principalmente doenças não tireoidianas e medicamentos (Tabela 48.2). Há dificuldade de entender os efeitos de fatores externos, em especial comorbidades, sobre a concentração sérica de T_4. Essas variáveis podem suprimir a concentração sérica basal de T_4 para menos de 0,5 µg/dℓ em um cão eutireoidiano; além disso, cães com hipotireoidismo em estágios iniciais podem apresentar concentração de T_4 perto da extremidade inferior do intervalo de referência. Assim, a concentração sérica de T_4 deve ser usada para confirmar a função normal da glândula tireoide, não o hipotireoidismo em si. A concentração sérica de T_4 no intervalo de referência, especialmente em sua metade superior, indica a função normal da glândula tireoide. A exceção é observada em um número muito pequeno (< 2%) de cães com hipotireoidismo e tireoidite linfocítica com autoanticorpos contra T_4 que podem interferir com o ensaio. A concentração sérica de T_4 abaixo do limite inferior do intervalo de referência condiz com hipotireoidismo, principalmente se inferior a 0,5 µg/dℓ e se todos os outros achados forem consistentes com o diagnóstico. Mais exames diagnósticos devem ser realizados se a concentração sérica de T_4 estiver abaixo da faixa de referência, mas outros fatores (p. ex., doença concomitante, sinais clínicos questionáveis, ausência de hiperlipidemia) levantam dúvidas sobre o hipotireoidismo (ver seção *Diagnóstico*).

Concentração sérica basal de fT_4

T_4 livre, a fração não ligada à proteína de T_4, é responsável por menos de 1% do T_4 circulante. Hoje, a medida de fT_4 é feita por um de três métodos: diálise de equilíbrio modificado, RIA análogo e ensaio quimioluminescente análogo. Estudos sobre esses ensaios para avaliação da função da glândula tireoide em cães e gatos demonstraram sensibilidade, especificidade e acurácia comparáveis, sugerindo que qualquer um dos três é aceitável para determinação das concentrações de fT_4 nesses animais. É importante que o ensaio usado pelo laboratório de referência tenha sido validado para cães e use os intervalos de referência estabelecidos para essa espécie. De modo geral, concentrações séricas de fT_4 maiores que 1,5 ng/dℓ (20 pmol/ℓ) são consistentes com eutireoidismo e valores abaixo de 0,8 ng/dℓ (10 pmol/ℓ), especialmente menores que 0,5 ng/dℓ (6 pmol/ℓ), são compatíveis com hipotireoidismo, assumindo que os achados à anamnese, exame físico e exames de sangue de rotina sejam condizentes com o hipotireoidismo.

A determinação da concentração sérica de fT_4 é geralmente reservada para cães com suspeita de hipotireoidismo e resultados não diagnósticos de T_4 e TSH e/ou doença grave simultânea. A concentração sérica de fT_4 é mais resistente aos efeitos supressores de doenças não tireoidianas e medicamentos do que a concentração sérica de T_4; no entanto, as doenças graves podem fazer a concentração sérica de fT_4 ficar abaixo de 0,5 ng/dℓ (6 pmol/ℓ). Os autoanticorpos contra T_4 não influenciam os resultados de concentrações séricas de fT_4 determinados à diálise de equilíbrio, mas podem aumentar as concentrações séricas de fT_4 determinados ao imunoensaio quimioluminescente veterinário análogo. Os autoanticorpos contra tiroglobulina também podem interferir nos resultados do imunoensaio quimioluminescente, com aumento de fT_4 que não indica o diagnóstico de hipotireoidismo (Randolph et al., 2015). A interpretação dos resultados da concentração sérica de fT_4 é semelhante à da concentração sérica de T_4.

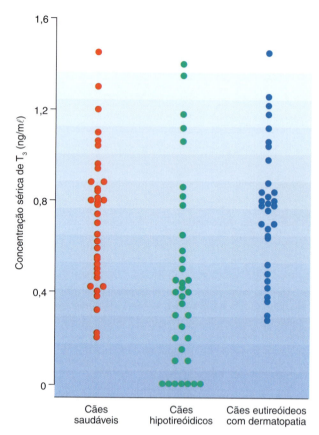

Figura 48.8 Concentrações séricas basais de T_3 em 35 cães saudáveis, 35 cães com hipotireoidismo e 30 cães eutireóideos com dermatopatia concomitante. Observe a sobreposição nas concentrações séricas de T_3 entre os três grupos de cães.

Os valores séricos de fT_4 no intervalo de referência condizem com a função normal da glândula tireoide, enquanto os valores abaixo do limite inferior do intervalo de referência são consistentes com hipotireoidismo desde que outros achados também indiquem esse diagnóstico. De modo geral, concentrações séricas de fT_4 menores que 0,8 ng/dℓ (10 pmol/ℓ), em especial abaixo de 0,5 ng/dℓ (6 pmol/ℓ), favorecem o diagnóstico de hipotireoidismo, desde que os achados à anamnese, exame físico e exames de sangue de rotina também o indiquem.

Concentração sérica basal de TSH

A medida da concentração sérica de TSH fornece informações sobre a interação entre a hipófise e a tireoide. Em teoria, a concentração sérica de TSH deve ser maior em cães com hipotireoidismo. O ensaio mais utilizado para determinação de TSH em cães é o ensaio quimioluminescente de TSH (Imulite Canine TSH), que demonstrou maior precisão em comparação aos ensaios imunorradiométricos e imunométricos enzimáticos (Marca et al., 2001). Infelizmente, todos os exames de TSH têm baixa sensibilidade para o diagnóstico de hipotireoidismo. Entre 20 e 40% dos cães com hipotireoidismo apresentam concentrações séricas de TSH na faixa de referência. No entanto, estudos demonstraram que a alta concentração sérica de TSH tem alta especificidade (> 90%) para o diagnóstico de hipotireoidismo quando o nível sérico de T_4 e/ou fT_4 na mesma

---

 BOXE 48.4

Exames diagnósticos para avaliação da função da glândula tireoide em cães.

A decisão de avaliação da função da tireoide deve ser baseada nos achados à anamnese, exame físico e exames de sangue de rotina (hemograma completo, bioquímica sérica, urinálise)

Concentração sérica de tiroxina (T_4)
Este é o exame de triagem mais usado no diagnóstico de hipotireoidismo
A concentração sérica normal de T_4 exclui o hipotiroidismo
Exceção: autoanticorpos anti-T_4 que interferem com o ensaio e causam resultados excessivamente altos (incomum)
Sozinha, a baixa concentração sérica de T_4 não confirma o hipotireoidismo
A concentração sérica de T_4 tende a ser suprimida abaixo da faixa de referência por doenças não tireoidianas, fármacos e outros fatores em cães com função tireoidiana normal

Concentração sérica de tiroxina livre (fT_4)
De modo geral, é determinada em cães com resultados não diagnósticos no exame de T_4 e/ou doença não tireoidiana grave; é um componente comum dos painéis de tireoide em cães
A concentração sérica normal de fT_4 exclui o hipotireoidismo
Sozinha, a baixa concentração sérica de fT_4 não confirma o hipotireoidismo; doenças não tireoidianas graves e medicamentos podem suprimir a concentração sérica de fT_4 e deixá-la abaixo da faixa de referência

Concentração sérica de hormônio tireoestimulante (TSH)
Deve ser determinada com a concentração sérica de T_4 durante a avaliação inicial da função da tireoide, mas, de modo geral, é solicitada em cães com resultados não diagnósticos de T_4 e/ou doença não tireoidiana grave; é um componente comum dos painéis de tireoide em cães
O TSH fornece mais evidências a favor ou contra o diagnóstico de hipotireoidismo
Resultados falso-positivos e falso-negativos são comuns
A concentração sérica de TSH não deve ser usada, isoladamente, para diagnóstico de hipotireoidismo

Concentração sérica de 3,5,3′-triiodotironina (T_3)
Pode ser um componente dos painéis de tireoide em cães
Não é o hormônio primário secretado pela tireoide; T_4 é produzido principalmente a partir da desiodação de fT_4 nas células
T_3 é um mau indicador da função da tireoide e não deve ser usado sozinho para diagnóstico de hipotireoidismo

Concentrações séricas de autoanticorpos contra tiroglobulina (Tg) e hormônio tireoidiano (T_3 e T_4)
É um componente comum dos painéis de tireoide em cães
Determinam a presença de patologia tireoidiana; não são indicadores de função da glândula
Identificam tireoidite linfocítica e explicam resultados incomuns de T_4 e T_3
Nunca devem ser usados para diagnóstico de hipotireoidismo

TABELA 48.2

Variáveis que podem influenciar os resultados dos exames de função basal de hormônios tireoidianos no soro de cães.

Fator	Efeito
Idade	T_4 e T_4 livre têm correlação negativa com a idade TSH tem correlação positiva com a idade
Tamanho corpóreo	T_4 e T_4 livre têm correlação negativa com o peso corpóreo TSH tem correlação positiva com o peso corpóreo

Raças
  Galgos (p. ex., Greyhounds)
  Raças nórdicas (p. ex., Huskies)
  Setter Inglês, Whippet, Saluki, Sloughi, Basenji, Lébrel Irlandês, Conditioned Alaskan Sled Dog, outras raças?
	T_4 e T_4 livre abaixo da faixa normal estabelecida para cães; o TSH pode ser aumentado em Whippets e Sloughis; não há diferença de TSH em outras raças

Gênero	Sem efeito
Hora do dia	Sem efeito
Ganho de peso/obesidade	Aumento de T_4 e T_3
Perda de peso/jejum	Diminuição de T_4, sem efeito em T_4 livre
Exercício agudo	Diminuição de T_4, sem efeito em T_4 livre
Exercício extenuante prolongado	Diminuição de T_4 e T_4 livre
Estro (estrógeno)	Sem efeito em T_4
Gestação (progesterona)	Aumento de T_4
Cirurgia/anestesia	Diminuição de T_4
Doença concomitante*	Diminuição de T_4 e T_4 livre; dependendo da doença, o TSH pode aumentar, diminuir ou não mudar
Osteoartrite moderada/grave	Sem efeito em T_4, T_4 livre ou TSH
Fármacos	Ver Tabela 48.3
Ingestão dietética de iodo	Se excessiva, diminuição de T_4 e T_4 livre; aumento de TSH
Autoanticorpos contra hormônio tireoidiano	Aumento ou diminuição de T_4; nenhum efeito em T_4 livre medido por diálise de equilíbrio, mas os resultados podem aumentar em imunoensaios quimioluminescentes; sem efeito em TSH

TSH: hormônio tireoestimulante.
*Uma correlação direta entre a gravidade e a natureza sistêmica da doença e a supressão das concentrações séricas de T_4 e T_4 livre foi observada.

amostra de soro é baixo. As razões propostas para a baixa sensibilidade são perda de resposta ao TSH por tireotrofos hipofisários às baixas concentrações séricas de T_4 ao longo do tempo, secreção pulsátil de TSH com subsequentes flutuações do nível sérico do hormônio, supressão da resposta a TSH por doença ou medicamentos e hipotireoidismo secundário.

Na maioria dos laboratórios clínicos, a concentração sérica de TSH de 0,6 ng/mℓ é o limite superior do intervalo de referência. Hoje, o limite inferior do intervalo de referência é menor que a sensibilidade desses ensaios, impossibilitando a diferenciação entre concentrações séricas baixas e normais de TSH.

A concentração sérica de TSH deve fazer parte da avaliação de rotina da função da glândula tireoide ou ser reservada a cães com suspeita de hipotireoidismo e resultados não diagnósticos de T_4. A concentração sérica de TSH maior que 0,6 ng/mℓ em conjunto com a baixa concentração sérica de T_4 ou fT_4 é consistente com hipotireoidismo. Infelizmente, as concentrações séricas de TSH podem ser normais em cães com hipotireoidismo confirmado histologicamente e maiores em cães eutireóideos com doença não tireoidiana concomitante ou tratados com medicamentos como o fenobarbital (Figura 48.9). A concentração sérica de TSH deve sempre ser interpretada em conjunto com a concentração sérica de T_4 e/ou fT_4 e não deve ser usada de forma isolada para o diagnóstico de hipotireoidismo. A concentração sérica de TSH condizente com os níveis de T_4 e fT_4 aumenta a probabilidade de eutireoidismo ou hipotireoidismo. Os estágios iniciais do hipotireoidismo primário em humanos são caracterizados por concentrações séricas normais de T_4 e fT_4 e aumento das concentrações séricas de TSH. Embora resultados semelhantes de hormônio tireoidiano e TSH tenham sido identificados em cães, não se sabe qual porcentagem desses animais desenvolve hipotireoidismo clínico. De modo geral, esses cães não apresentam sinais clínicos de hipotireoidismo, talvez porque as concentrações séricas de T_4 e fT_4 estejam na faixa de referência. O tratamento com levotiroxina sódica não é indicado. Em vez disso, a avaliação da função da glândula tireoide deve ser repetida em 3 a 6 meses, especialmente se os testes de anticorpos para tireoidite linfocítica forem positivos. Na presença de destruição progressiva da tireoide, as concentrações séricas de T_4 e fT_4 diminuem de maneira gradual e há desenvolvimento de sinais clínicos.

Testes de estimulação de TSH e TRH

Os testes de estimulação com TSH e TRH avaliam a responsividade da tireoide à administração exógena desses hormônios. A principal vantagem desses testes é a diferenciação entre hipotireoidismo e doenças não tireoidianas em cães com baixas concentrações séricas de T_4 e fT_4. Infelizmente, não há TRH para injeção. O TSH humano recombinante (rhTSH) para injeção é eficaz na estimulação da secreção do hormônio tireoidiano em cães, mas tem custo elevado. No protocolo atual de estimulação com TSH, o sangue para determinação da concentração sérica de T_4 é obtido antes e 6 horas após a administração intravenosa de 75 µg de rhTSH. A administração de uma dose maior de TSH (150 µg IV) provoca o aumento significativo das concentrações de T_4 pós-TSH em cães saudáveis e melhora a diferenciação entre cães eutireóideos e hipotireóideos; isso sugere que a dose maior deve ser usada em cães com doenças concomitantes ou submetidos a tratamentos medicamentosos (Boretti et al., 2009). Em um cão eutireóideo, a concentração sérica de T_4 deve ser igual ou superior a 2,5 µg/dℓ (30 nmol/ℓ) 6 horas após a administração de rhTSH e pelo menos 1,5 vez a concentração sérica basal de T_4. O rhTSH reconstituído pode ser armazenado a 4°C por 4 semanas e a –20°C por 8 semanas sem perda de atividade biológica (De Roover et al., 2006).

Anticorpos relacionados à tireoidite linfocítica

Os níveis circulantes de autoanticorpos contra tiroglobulina (Tg) e hormônios tireoidianos (T_3 e T_4) são correlacionados à presença de tireoidite linfocítica em cães. A presença de autoanticorpos contra Tg, T_3 e T_4 no soro de cães pode identificar a tireoidite linfocítica, explicar valores séricos incomuns de T_4 e, talvez, atuar como exame de triagem genética do hipotireoidismo causado pela tireoidite linfocítica. Os autoanticorpos são principalmente contra Tg. T_3 e T_4 são haptenos e não são antigênicos em si. Tg é a proteína responsável pelo estímulo antigênico. Como T_3 e T_4 estão ligados à molécula de Tg, também há desenvolvimento de autoanticorpos contra eles. Cães com autoanticorpos contra T_3 e T_4 normalmente apresentam autoanticorpos anti-Tg, mas o inverso não ocorre. Assim, o melhor exame de triagem para diagnóstico de tireoidite linfocítica é a

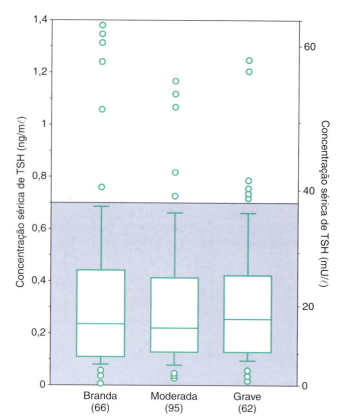

Figura 48.9 Diagramas de caixa (boxplots) das concentrações séricas de hormônio tireoestimulante (TSH) em 223 cães com doença não tireoidiana estratificada de acordo com a gravidade. Em cada caixa, as barras em T representam o corpo principal de dados que, na maioria dos casos, é igual ao intervalo. Cada caixa representa um intervalo interquartil (25-75° percentil). A barra horizontal em cada caixa é a mediana. Círculos abertos representam dados espúrios. Os números entre parênteses indicam o número de cães em cada grupo. A área sombreada é a faixa normal. (De Kantrowitz LB et al.: Serum total thyroxine, total triiodothyronine, free thyroxine, and thyrothropin concentrations in dogs with nonthyroidal disease, J Am Vet Med Assoc 219:765, 2001.)

determinação de autoanticorpos contra Tg. Há ELISAs comerciais sensíveis e específicos para detecção de autoanticorpos contra Tg em cães. Os resultados são relatados como negativos, positivos ou inconclusivos.

A presença de autoanticorpos contra Tg sugere a possibilidade de tireoidite linfocítica, mas não fornece informações sobre a gravidade ou a natureza progressiva do processo inflamatório. Os resultados positivos de autoanticorpos contra Tg podem continuar assim ou serem revertidos para negativos em exames subsequentes. Os autoanticorpos contra Tg não indicam a função tireoidiana. Resultados positivos aumentam a suspeita de hipotireoidismo caso as concentrações séricas de T_4 e fT_4 forem baixas, mas não influenciam os sinais clínicos se as concentrações séricas de T_4 e fT_4 forem normais. Os autoanticorpos contra Tg não devem ser usados de forma isolada para diagnóstico de hipotireoidismo. Cães com hipotireoidismo confirmado podem ser negativos e cães eutireóideos podem ser positivos para autoanticorpos contra Tg. A identificação de autoanticorpos contra Tg dá suporte ao diagnóstico de hipotireoidismo causado por tireoidite linfocítica em um cão com sinais clínicos, achados físicos e níveis de hormônios tireoidianos consistentes com a doença. Os resultados positivos de autoanticorpos contra T_4 e T_3 no soro são interpretados de maneira semelhante.

O valor dos autoanticorpos séricos anti-Tg como marcador do desenvolvimento de hipotireoidismo ainda precisa ser esclarecido. Um estudo prospectivo de 1 ano realizado por Graham et al. na Michigan State University, ainda não publicado, descobriu que cerca de 20% de 171 cães com autoanticorpos anti-Tg e resultados normais de fT_4 e TSH desenvolveram alterações nos níveis de fT_4 e/ou TSH consistentes com hipotireoidismo; em 15%, a detecção de autoanticorpos anti-Tg se tornou negativa sem alteração nos resultados de fT_4 e TSH; e 65% permaneceram com autoanticorpos anti-Tg ou apresentaram resultados inconclusivos sem alteração nos níveis de fT_4 e TSH 1 ano depois. Hoje, o resultado positivo de autoanticorpos contra Tg é considerado sugestivo de tireoidite linfocítica; recomenda-se a repetição dos exames de função da tireoide em 3 a 6 meses.

A detecção de anticorpos séricos contra T_4 ou Tg é indicada a cães com valores séricos incomuns de T_4. Os autoanticorpos anti-T_4 podem interferir com os RIAs usados para medir as concentrações séricas de T_4 e produzir valores espúrios e, talvez, não confiáveis. O imunoensaio de quimioluminescência não sofre interferência semelhante (Piechotta et al., 2010). O tipo de interferência depende do sistema de separação usado na RIA. A maioria dos RIAs para detecção de T_4 usa um sistema de separação em etapa única com tubos revestidos com anticorpos, levando ao falso aumento dos níveis de T_4. Felizmente, valores espúrios de T_4 resultantes de concentrações clinicamente relevantes de anticorpos contra hormônios tireoidianos representam menos de 1% desses resultados em laboratórios comerciais especializados. O efeito dos autoanticorpos anti-T_4 nos níveis séricos de fT_4 depende do ensaio usado (ver seção *Concentração sérica basal de fT_4*).

FATORES QUE INFLUENCIAM OS EXAMES DE FUNÇÃO TIREOIDIANA

Muitos fatores influenciam as concentrações basais de hormônio tireoidiano e TSH endógeno (ver Tabela 48.2). Infelizmente, a maioria desses fatores diminui as concentrações basais do hormônio tireoidiano e pode aumentar o TSH endógeno em cães eutireóideos, podendo levar a diagnósticos incorretos de hipotireoidismo caso o médico aceite os resultados fora do contexto. Os fatores que mais diminuem as concentrações basais de hormônio tireoidiano em cães eutireóideos são doenças não tireoidianas (i. e., síndrome do eutireoidiano doente), medicamentos (em especial glicocorticoides, fenobarbital e antibióticos da classe das sulfonamidas; ver Tabela 48.2) e variação racial da faixa de referência (mais notavelmente em galgos e raças nórdicas).

Síndrome da doença não tireoidiana (síndrome do eutireoidiano doente)

A síndrome da doença não tireoidiana (NTIS), historicamente conhecida como síndrome do eutireoidiano doente, é caracterizada pela supressão das concentrações séricas do hormônio tireoidiano em cães eutireóideos em resposta à doenças concomitantes. A diminuição nas concentrações séricas de hormônio tireoidiano pode ser causada por redução da secreção de TSH secundária à supressão do hipotálamo ou da hipófise, menor síntese de T_4, menor concentração ou afinidade de proteínas ligantes circulantes (p. ex., globulina ligante de tiroxina), presença de inibidores de ligação às proteínas séricas, inibição da desiodação de T_4 em T_3, aumento do metabolismo hepático e excreção de T_4 ou qualquer combinação desses fatores. Acredita-se que a diminuição subsequente nas concentrações séricas de T_4 total e, em muitos casos, de fT_4 represente uma adaptação fisiológica para diminuição do metabolismo celular durante os períodos de doença. Não é indicativa de hipotireoidismo por si só. De modo geral, o tipo e a magnitude da maioria das alterações nas concentrações séricas do hormônio tireoidiano não são exclusivos de um distúrbio específico, mas refletem a gravidade da doença ou do estado catabólico e parecem representar um contínuo de alterações. A doença sistêmica tem mais efeito na redução das concentrações séricas de hormônio tireoidiano do que, por exemplo, distúrbios dermatológicos. Além disso, quanto mais grave a doença sistêmica, maior a supressão da concentração sérica de hormônio tireoidiano (Figura 48.10).

Infelizmente, cães eutireóideos com doença concomitante podem ter concentrações séricas de T_4 entre 0,5 e 1 µg/dℓ (6 e 13 nmol/ℓ); na doença grave (p. ex., cardiomiopatia, anemia grave), esses valores podem ficar abaixo de 0,5 µg/dℓ. As alterações nas concentrações séricas de fT_4 e TSH são mais variáveis e é provável que dependam, em parte, dos mecanismos fisiopatológicos da doença. De modo geral, as concentrações séricas de fT_4 tendem a diminuir em cães com doenças concomitantes, mas em menor extensão do que as concentrações de T_4 total. No entanto, as concentrações de fT_4 podem ser inferiores a 0,5 ng/dℓ em animais com doenças graves. As concentrações de TSH podem ser normais ou maiores dependendo, em parte, do efeito da comorbidade nos níveis de fT_4 e na função hipofisária. A supressão da função hipofisária faz com que as concentrações de TSH fiquem na faixa de referência ou sejam indetectáveis. Se a resposta da hipófise às alterações na concentração de fT_4 não for afetada pela doença concomitante, as concentrações de TSH aumentam em resposta à redução de fT_4. As concentrações séricas de TSH podem facilmente exceder 1 ng/mℓ em cães com NTIS.

Pode ser difícil estabelecer o diagnóstico de hipotireoidismo em um cão com NTIS, principalmente se baseado em um único exame de função tireoidiana, especificamente a concentração sérica de T_4. Os resultados normais são indicativos de eutireoidismo, mas os resultados anormais não confirmam o diagnóstico de hipotireoidismo. Se possível, a avaliação da função tireoidiana deve esperar até a resolução da doença não tireoidiana. Caso necessário, a avaliação da função da glândula tireoide deve incluir uma revisão cuidadosa dos achados à anamnese, exame físico e exames de sangue, além das concentrações séricas de T_4, fT_4 e TSH. A presença simultânea de baixas concentrações séricas de T_4 e fT_4 e aumento da concentração sérica de TSH é incomum na NTIS e sugere a presença de hipotireoidismo.

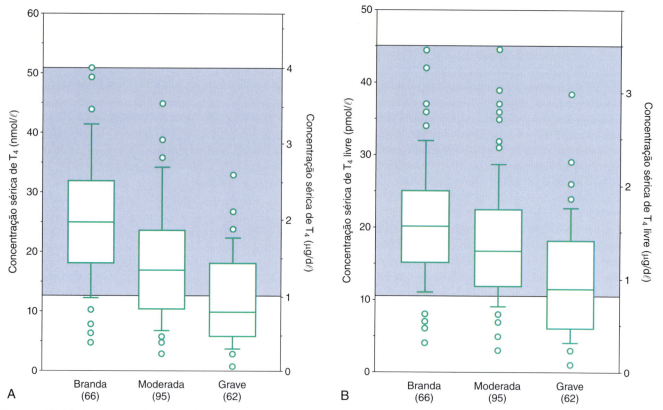

Figura 48.10 Diagramas de caixa (*boxplots*) das concentrações séricas de T₄ (**A**) e T₄ livre (**B**) em 223 cães com doença não tireoidiana estratificada de acordo com a gravidade. Ver explicações na Figura 48.9. (De Kantrowitz LB et al.: Serum total thyroxine, total triiodothyronine, free thyroxine, and thyrothropin concentrations in dogs with nonthyroidal disease, *J Am Vet Med Assoc* 219:765, 2001.)

O tratamento da NTIS deve ser direcionado à doença concomitante. As concentrações séricas de hormônio tireoidiano se normalizam com a resolução da comorbidade. O tratamento do NTIS com levotiroxina sódica não é recomendado.

Fármacos

O conhecimento clínico do efeito de vários medicamentos e hormônios sobre as concentrações séricas de hormônios tireoidianos e TSH em cães vem crescendo (Tabela 48.3). Como regra geral, deve-se suspeitar que qualquer fármaco influencia os níveis de hormônio tireoidiano, especialmente se a anamnese, os sinais clínicos e as anomalias clínico-patológicas não apoiarem o diagnóstico de hipotireoidismo. Glicocorticoides, fenobarbital e sulfonamidas são os medicamentos mais usados que afetam de forma significativa os níveis séricos de hormônios tireoidianos.

Glicocorticoides

Os glicocorticoides diminuem as concentrações séricas de T₄ e fT₄ na faixa condizente com o diagnóstico de hipotireoidismo. A redução pode ocorrer alguns dias após o início do tratamento com glicocorticoides. Um efeito semelhante ocorre com o hiperadrenocorticismo de ocorrência natural. A concentração sérica de TSH é variável, mas, de modo geral, está dentro da faixa de referência. A magnitude e a duração da supressão das concentrações séricas do hormônio tireoidiano dependem do tipo de glicocorticoide, dose, via de administração e duração do tratamento. Quanto mais alta a dose, mais longa a administração e mais potente o glicocorticoide administrado, mais grave a supressão das concentrações séricas do hormônio tireoidiano. Os glicocorticoides tópicos podem ter um efeito semelhante aos glicocorticoides administrados por via parenteral, especialmente em cães pequenos. Em caso de administração recente de glicocorticoides, a determinação dos níveis séricos de hormônios tireoidianos deve ser adiada ou interpretada com cuidado. Idealmente, o tratamento com glicocorticoides deve ser interrompido para avaliação das concentrações séricas de hormônio tireoidiano e TSH em 4 a 8 semanas.

Normalmente, a administração de glicocorticoides exógenos não causa sinais clínicos de hipotireoidismo. A exceção é observada em cães submetidos ao tratamento diário com glicocorticoides por períodos prolongados (meses a anos) por apresentarem distúrbios crônicos responsivos a esteroides (p. ex., doença imunomediada). Nesses cães, a diminuição prolongada induzida por glicocorticoides das concentrações séricas de T₄ e fT₄ pode causar letargia, ganho de peso e sinais dermatológicos que se resolvem após a instituição do tratamento com levotiroxina sódica. O tratamento do hipotireoidismo induzido por medicamentos é indicado caso a administração de glicocorticoides não possa ser interrompida.

Fenobarbital

Em cães, o tratamento prolongado com fenobarbital em doses terapêuticas pode diminuir as concentrações séricas de T₄ e fT₄ para uma faixa condizente com o hipotireoidismo. Um

TABELA 48.3

Fármacos que podem influenciar os níveis séricos basais de hormônios tireoidianos em cães.

Fármaco	Possível influência nos níveis hormonais
Amiodarona	Aumento de T_4; sem efeito em fT_4
Ácido acetilsalicílico	Diminuição de T_4, T_4 livre; sem efeito em TSH
Cefalexina	Sem efeito em T_4, T_4 livre ou TSH
Clomipramina	Diminuição de T_4, T_4 livre; sem efeito em TSH
Carprofeno	Diminuição de T_4, T_4 livre e TSH
Deracoxibe	Sem efeito em T_4, T_4 livre ou TSH
Etodolaco	Sem efeito em T_4, T_4 livre ou TSH
Glicocorticoides	Diminuição de T_4 e T_4 livre; diminuição ou nenhum efeito em TSH
Furosemida	Diminuição de T_4
Ipodato	Aumento de T_4; diminuição de T_3
Cetoprofeno	Sem efeito em T_4, T_4 livre ou TSH
Meloxicam	Sem efeito em T_4, T_4 livre ou TSH
Metimazol	Diminuição de T_4 e T_4 livre; aumento de TSH
Fenobarbital	Diminuição de T_4 e T_4 livre; aumento tardio de TSH
Fenilbutazona	Diminuição de T_4
Brometo de potássio	Sem efeito em T_4, T_4 livre ou TSH
Progestágenos	Diminuição de T_4
Propranolol	Sem efeito em T_4, T_4 livre ou TSH
Propiltiouracila	Diminuição de T_4 e T_4 livre; aumento de TSH
Sulfonamidas	Diminuição de T_4 e T_4 livre; aumento de TSH

TSH: hormônio tireoestimulante.

aumento tardio na concentração sérica de TSH pode ser secundário à perda de *feedback* negativo pela redução dos níveis séricos de T_4 e fT_4. As maiores concentrações séricas de TSH logo voltam ao intervalo de referência após a interrupção do tratamento com fenobarbital; as concentrações séricas de T_4 e fT_4 podem levar até 4 semanas para retornar aos valores basais. O tratamento com brometo de potássio não parece ter efeito significativo nas concentrações séricas de T_4, fT_4 e TSH em cães e pode ser indicado em caso de desenvolvimento de sinais clínicos de hipotireoidismo em um cão tratado com fenobarbital.

Antibióticos da classe das sulfonamidas

A diminuição na concentração sérica de T_4 e fT_4 e o aumento nas concentrações de TSH foram documentados em cães tratados com sulfonamidas (p. ex., sulfametoxazol, sulfadiazina). As concentrações séricas de T_4 podem diminuir para a faixa de hipotireoidismo em 1 a 2 semanas, enquanto as concentrações séricas de TSH podem aumentar e ficar acima da faixa de referência 2 a 3 semanas após o início da terapia com sulfonamidas. A administração prolongada de sulfonamida pode levar ao desenvolvimento de sinais clínicos de hipotireoidismo. O aumento da concentração sérica de TSH pode causar hiperplasia tireoidiana e bócio. As alterações nos resultados de função tireoidiana podem ser resolvidas em 1 a 2 semanas ou durar até 8 a 12 semanas após a interrupção do antibiótico.

Variações raciais

Os atuais intervalos de referência foram estabelecidos em grandes populações de cães, independentemente da raça. Hoje, sabe-se que o intervalo de referência das concentrações séricas de T4 e fT4, mas não da concentração de TSH, é menor em galgos, principalmente Greyhounds, e em raças nórdicas, como o Husky Siberiano, e, talvez, também em outras raças (ver Tabela 48.2). Nessas raças, a extremidade inferior do intervalo de referência para a concentração sérica de T4 e fT4 pode ser baixa, de 0,4 µg/dℓ (5 nmol/ℓ) e 0,4 ng/dℓ (5 pmol/ℓ), respectivamente. Concentrações séricas de T_4 e fT_4 condizentes com hipotireoidismo de acordo com os intervalos comuns de referência podem, na verdade, ser normais nessas raças. O estabelecimento do diagnóstico de hipotireoidismo nesses pacientes deve ser baseado na gravidade dos sinais clínicos, achados dos exames físicos e resultados de exames de sangue de rotina, bem como na documentação de níveis extremamente baixos de T_4 e fT_4 e, idealmente, aumento na concentração sérica de TSH.

Diagnóstico

O diagnóstico de hipotireoidismo é baseado em uma combinação de sinais clínicos, achados ao exame físico e resultados de hemograma completo, bioquímica sérica e exames de função tireoidiana. A presença de sinais clínicos apropriados é imprescindível, especialmente quando o diagnóstico é baseado nas concentrações basais de hormônio tireoidiano. Em cães adultos, os sinais clínicos mais comuns são letargia, ganho de peso e anomalias cutâneas (p. ex., alopecia, seborreia, piodermite) e neuromusculares (p. ex., fraqueza). Outros sistemas orgânicos podem ser afetados pela deficiência de hormônio tireoidiano, mas os sinais clínicos relacionados a esses outros sistemas geralmente não são a queixa principal para atendimento veterinário. A identificação de anemia não regenerativa branda no hemograma completo e, especialmente, de lipemia (hipertrigliceridemia) e alta concentração de colesterol na bioquímica sérica favorece o diagnóstico de hipotireoidismo.

A concentração sérica basal de T_4 é frequentemente usada como triagem da função tireoidiana por sua ampla disponibilidade, baixo custo e possibilidade de determinação interna. É importante lembrar que as concentrações séricas de T_4 podem ser suprimidas por diversos fatores, em especial doenças não tireoidianas e medicamentos, como a prednisona e o fenobarbital. Como tal, a concentração sérica de T_4 deve ser usada para confirmar a função normal da glândula tireoide, não o hipotireoidismo em si. A concentração sérica normal de T_4 estabelece a função normal da glândula tireoide, a menos que os autoanticorpos contra T_4 estejam presentes e interfiram com o ensaio. A baixa concentração sérica de T_4 (idealmente inferior a 0,5 μg/dℓ [6 nmol/ℓ]) em conjunto com hipercolesterolemia e sinais clínicos fortemente sugestivos da doença indicam o diagnóstico de hipotireoidismo, especialmente na ausência de doença sistêmica. O diagnóstico definitivo deve, então, ser baseado na resposta à terapia experimental com levotiroxina sintética. Outros exames da função tireoidiana (i. e., TSH e fT_4) devem ser realizados em caso de dúvidas acerca da concentração sérica de T_4.

O painel tireoidiano composto por T_4, fT_4, TSH e autoanticorpos contra Tg traz mais informações sobre o eixo hipofisário-tireoidiano e a função tireoidiana. Deve ser usado na triagem inicial do hipotireoidismo e quando a concentração sérica de T_4 sozinha não consegue estabelecer o diagnóstico. As baixas concentrações séricas de T_4 e fT_4 e o aumento das concentrações séricas de TSH em cães com sinais clínicos e anomalias clínico-patológicas apropriados são bastante indicativos do diagnóstico de hipotireoidismo. A presença simultânea de autoanticorpos contra Tg sugere a tireoidite linfocítica como a causa do distúrbio.

Infelizmente, resultados discordantes em exames de hormônios tireoidianos são comuns. Quando isso ocorre, os sinais clínicos, as anomalias clínico-patológicas e o índice de suspeita clínica passam a ser os parâmetros mais importantes para determinar se o cão deve ser tratado com levotiroxina ou se os exames devem ser repetidos em 3 a 6 meses.

A concentração sérica normal de T_4 ou fT_4 e o TSH alto podem sugerir hipotireoidismo compensado precoce, mas devemos nos perguntar por que haveria desenvolvimento de sinais clínicos sem alterações em T_4 e fT_4. Os achados de autoanticorpos contra Tg apenas sugerem a possibilidade de tireoidite linfocítica; a determinação desses autoanticorpos não é um exame de função tireoidiana. Os resultados positivos aumentam a suspeita de hipotiroidismo se as concentrações séricas de T_4 e fT_4 forem baixas, mas não influenciam a geração de sinais clínicos se os níveis de T_4 e fT_4 forem normais.

A interpretação das concentrações séricas de T_4, fT_4 e TSH nem sempre é simples. Devido ao custo e à frustração de trabalhar com exames que nem sempre são confiáveis, muitos veterinários e alguns tutores preferem a terapia experimental como teste diagnóstico. A terapia experimental deve ser realizada apenas quando a reposição de hormônio tireoidiano não representar riscos para o paciente. A resposta à terapia experimental com levotiroxina sódica não é específica. Um cão com resposta positiva à terapia tem hipotireoidismo ou "doença responsiva ao hormônio tireoidiano". Por causa de sua natureza anabólica, a reposição de hormônio tireoidiano pode ter efeito em um cão sem disfunção tireoidiana, especialmente no que diz respeito à qualidade do pelo. Portanto, em caso de resposta positiva à terapia em estudo, a reposição deve ser gradualmente interrompida assim que os sinais clínicos tiverem desaparecido. Se os sinais clínicos voltarem, é provável que haja hipotireoidismo e a reposição deve ser reiniciada. Se os sinais clínicos não se repetirem, deve-se suspeitar de um distúrbio responsivo ao hormônio tireoidiano ou uma resposta benéfica à terapia concomitante (p. ex., antibióticos, controle de pulgas).

DIAGNÓSTICO EM UM CÃO PREVIAMENTE TRATADO

Às vezes, é preciso saber se um cão submetido à reposição de hormônio tireoidiano é, de fato, hipotireóidico. A administração exógena de hormônio tireoidiano, T_4 ou T_3, suprime a secreção hipofisária de TSH e causa atrofia tireotrófica da hipófise e subsequente atrofia da tireoide em cães eutireóideos saudáveis. As concentrações séricas de T_4, fT_4 e TSH são baixas ou indetectáveis; a intensidade de sua diminuição depende da gravidade da atrofia da tireoide induzida pela reposição hormonal. Os níveis séricos de T_4 e fT_4 geralmente sugerem hipotireoidismo, mesmo em um cão antes eutireóideo, se os exames forem realizados no primeiro mês após a interrupção do tratamento. A reposição de hormônio tireoidiano deve ser interrompida, seja de forma gradual ao longo de 2 a 3 semanas ou não, para recuperação funcional do eixo hipofisário-tireoidiano antes que concentrações séricas significativas de hormônio tireoidiano possam ser obtidas. O tempo entre a interrupção da reposição hormonal e a obtenção de resultados significativos depende da duração do tratamento, da dose e da frequência de administração e da variabilidade individual. Como regra geral, a reposição hormonal deve ser interrompida por, no mínimo, 4 semanas e, de preferência, 6 a 8 semanas, antes da avaliação crítica da função tireoidiana.

DIAGNÓSTICO EM FILHOTES

Uma abordagem semelhante à utilizada em cães adultos é usada para diagnóstico do hipotireoidismo congênito. No entanto, as concentrações séricas de TSH dependem da causa do distúrbio. As concentrações de TSH são elevadas em cães com disfunção primária da tireoide (p. ex., defeito de organificação do iodo) e eixo hipotalâmico-hipofisário-tireoidiano intacto. As concentrações de TSH ficam dentro da faixa de referência ou são indetectáveis em cães com hipotireoidismo por disfunção hipofisária ou hipotalâmica. A identificação do aumento de volume da tireoide (i. e., bócio) implica integridade do eixo hipotalâmico-hipofisário-tireoidiano, funcionalidade dos receptores de TSH e boa transdução de sinal após a ligação de TSH aos receptores e sugere um problema depois dessa interação nas células foliculares, como um defeito de organificação do iodo, como a causa do suposto hipotireoidismo.

Tratamento

TRATAMENTO COM LEVOTIROXINA SÓDICA (T_4 SINTÉTICA)

O Boxe 48.5 resume o tratamento e as recomendações de monitoramento. A levotiroxina sintética é o tratamento de escolha para o hipotireoidismo. Sua administração oral deve normalizar as concentrações séricas de T_4, T_3 e TSH, já que atesta a conversão desses produtos em T_3, de maior atividade metabólica, nos tecidos periféricos. A administração de uma formulação de levotiroxina sódica aprovada para uso em cães é recomendada. As formulações líquidas e em comprimidos são eficazes. A dose inicial é de 0,01 a 0,02 mg/kg de peso corpóreo. A meia-vida plasmática da levotiroxina sódica varia de 9 a 14 horas e depende, em parte, da dose e da frequência de administração. A princípio, a administração deve ser feita duas vezes ao dia, a menos que o medicamento tenha sido especificamente formulado para administraçãouma vez ao dia (Le Traon et al., 2009). Devido à variabilidade na absorção e metabolismo da levotiroxina, a dose e a frequência podem ter que ser ajustadas antes da observação de uma resposta clínica satisfatória; essa variabilidade é um dos motivos para o monitoramento terapêutico.

Resposta ao tratamento com levotiroxina sódica

A reposição de hormônio tireoidiano deve ser mantida por no mínimo 4 semanas antes da avaliação crítica da eficácia do tratamento. Com o tratamento adequado, todos os sinais clínicos e anomalias clínico-patológicas associadas ao hipotireoidismo são reversíveis. A melhora do estado mental e da atividade é geralmente observada na primeira semana de tratamento; esse é um importante indicador de que o diagnóstico de hipotireoidismo estava correto. Embora cães com alopecia endócrina apresentem algum crescimento do pelo no primeiro mês de terapia, vários meses podem ser necessários para recuperação do pelame e redução acentuada da hiperpigmentação cutânea. A princípio, o pelame pode piorar devido à eliminação de uma grande quantidade de pelos telógenos. A melhora nas manifestações neurológicas é evidente alguns dias após o início do tratamento; a resolução completa dos sinais neurológicos é imprevisível e pode exigir 4 a 8 semanas ou mais.

Ausência de resposta ao tratamento com levotiroxina sódica

A ausência de melhora clínica até 8 semanas após o início do tratamento com levotiroxina deve levar à suspeita de algum problema. O diagnóstico inadequado de hipotireoidismo é o mais óbvio. O hiperadrenocorticismo pode ser confundido com hipotireoidismo se outros sinais clínicos (p. ex., poliúria, polidipsia) comumente associados ao hiperadrenocorticismo não estiverem presentes devido aos efeitos supressores do cortisol nas concentrações séricas do hormônio tireoidiano. O não reconhecimento do impacto de doenças concomitantes nos níveis de hormônio tireoidiano é outro motivo comum para o diagnóstico incorreto de hipotireoidismo. Doenças concomitantes (p. ex., doença alérgica cutânea, hipersensibilidade a pulgas) são comuns em cães com hipotireoidismo e podem influenciar a impressão clínica de resposta ao tratamento com levotiroxina caso não reconhecidas. O Boxe 48.6 lista outros possíveis motivos para a resposta insatisfatória à terapia. Sempre que um cão responde de forma insatisfatória à terapia com levotiroxina, os achados à anamnese e exame físico e os resultados dos exames diagnósticos que motivaram a instituição do tratamento devem ser reavaliados criticamente e as concentrações séricas de hormônio tireoidiano devem ser determinadas.

MONITORAMENTO TERAPÊUTICO

O monitoramento terapêutico inclui a avaliação da resposta clínica ao tratamento com levotiroxina e/ou a concentração sérica de T_4 antes ou depois de sua administração e a concentração sérica de TSH. Essas concentrações devem ser medidas 4 semanas após o início da terapia, sempre que

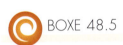

BOXE 48.5

Recomendações para tratamento e monitoramento do hipotireoidismo em cães.

Tratamento inicial
- Use uma formulação de levotiroxina sintética aprovada para uso em cães
- Comprimidos e formulações líquidas de levotiroxina são eficazes
- A dose inicial deve ser de 0,01 a 0,02 mg/kg de peso corpóreo
- A frequência inicial de administração é a cada 12 h, a menos que o medicamento tenha sido especificamente formulado para administração 1 vez/dia

Monitoramento inicial
- A resposta ao tratamento deve ser avaliada criticamente 4 a 8 semanas após o início do tratamento
- As concentrações séricas de T_4 e TSH devem ser medidas 4 a 6 h após a administração de levotiroxina
- A concentração sérica de T_4 deve estar na faixa de referência ou ser ligeiramente maior
- A concentração sérica de TSH deve estar na faixa de referência
- A medida da concentração sérica de T_4 imediatamente antes da administração de levotiroxina (i. e., nível mínimo) é opcional, mas é recomendada em caso de administração do medicamento 1 vez/dia
- A concentração sérica mínima de T_4 deve estar no intervalo de referência

TSH: hormônio tireoestimulante.

BOXE 48.6

Possíveis motivos para a baixa resposta clínica ao tratamento com levotiroxina sódica (T_4 sintética).

- Má adesão ao tratamento pelo tutor
- Uso de medicamento inativado ou vencido
- Dose inadequada de levotiroxina
- Frequência de administração inadequada
- Baixa potência do comprimido*
- Baixa biodisponibilidade (p. ex., má absorção do trato gastrintestinal)
- Tempo inadequado para ocorrência de resposta clínica
- Doença concomitante que causa sinais clínicos semelhantes (p. ex., hipersensibilidade a pulgas)
- Diagnóstico incorreto de hipotireoidismo

*A *potência do comprimido* refere-se à quantidade real de fármaco ativo, em oposição à quantidade indicada, em um comprimido.

houver desenvolvimento de sinais de tireotoxicose ou no caso de resposta terapêutica mínima ou nula. As concentrações também devem ser medidas 2 a 4 semanas após um ajuste no tratamento com levotiroxina em cães com resposta terapêutica insatisfatória.

As concentrações séricas de T_4 e TSH são normalmente avaliadas 4 a 6 horas após a administração de levotiroxina em cães. A determinação da concentração sérica de T_4 imediatamente antes da administração de levotiroxina (i. e., no nível mínimo) é opcional, mas é recomendada em caso de tratamento uma vez ao dia. A concentração sérica de fT_4 pode substituir a de T_4, mas é mais cara e, de modo geral, não oferece outras informações, exceto em cães com autoanticorpos contra T_4. A presença de autoanticorpos contra hormônio tireoidiano não interfere nas ações fisiológicas da levotiroxina.

Idealmente, a concentração sérica de T_4 deve estar na metade superior do intervalo de referência, entre 2 e 5 µg/dℓ (26 e 65 nmol/ℓ), 4 a 6 horas após a administração de hormônio tireoidiano; a concentração de TSH deve estar na faixa de referência (i. e., abaixo de 0,6 ng/mℓ). As concentrações séricas de T_4 após a administração de levotiroxina em momentos diferentes, isto é, não 4 a 6 horas após o tratamento, devem ser interpretadas sabendo que não podem ser o pico. A concentração sérica de T_4 após a administração de levotiroxina também pode ser influenciada pela dieta (menor absorção). O tempo entre a administração da levotiroxina e a alimentação deve ser constante durante o monitoramento da terapia.

As concentrações séricas de T_4 após a administração de levotiroxina estão frequentemente acima do intervalo de referência. O achado de aumento na concentração sérica de T_4 após a administração de levotiroxina não é uma indicação absoluta para redução da dose do medicamento, especialmente na ausência de sinal clínico de tireotoxicose. No entanto, a redução da dose é recomendada sempre que as concentrações séricas de T_4 forem superiores a 6 µg/dℓ (75 nmol/ℓ). As concentrações séricas de T_4 após a administração de levotiroxina também podem ser inferiores a 2 µg/dℓ. Nessa situação, um aumento na dose ou frequência de administração é indicado em caso de persistência das manifestações clínicas de hipotireoidismo e/ou da alta concentração sérica de TSH, mas não é necessariamente indicado se a resposta clínica ao tratamento for boa e o nível sérico de TSH estiver na faixa de referência. A resolução dos sinais clínicos e a satisfação do tutor são os parâmetros mais importantes ao considerar o ajuste da dose de levotiroxina simplesmente porque a concentração sérica de T_4 após a administração do medicamento está próxima da extremidade inferior do intervalo de referência. A Figura 48.11 mostra as

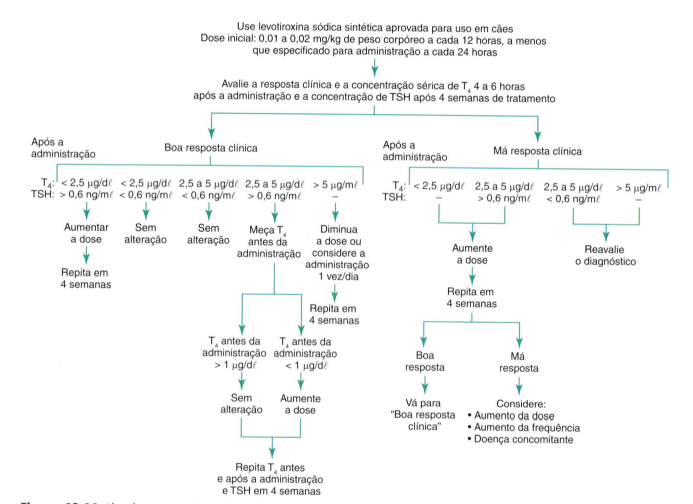

Figura 48.11 Abordagem terapêutica inicial e recomendações de monitoramento em cães com hipotireoidismo TSH: hormônio tireoestimulante.

concentrações séricas de T_4 e de TSH após a administração de levotiroxina e as recomendações para alteração do tratamento.

TIREOTOXICOSE

A tireotoxicose pode ser observada em cães tratados com quantidades excessivas de levotiroxina, em cães com prolongamento inerente da meia-vida plasmática da levotiroxina (em especial aqueles que recebem levotiroxina duas vezes ao dia), em cães com menor metabolismo de levotiroxina (p. ex., insuficiência renal ou hepática concomitante) e em cães alimentados com ração comercial com apenas carne. Raramente, o desenvolvimento de tireotoxicose se deve à administração de pequenas quantidades de levotiroxina. A razão para essa sensibilidade acentuada ao hormônio não é conhecida. O diagnóstico de tireotoxicose é baseado principalmente na presença de sinais clínicos, como agitação, dispneia, taquipneia, taquicardia, agressividade, poliúria, polidipsia, polifagia e perda de peso. A documentação de concentrações séricas elevadas de T_4 e fT_4 e níveis indetectáveis de TSH indica o diagnóstico. No entanto, as concentrações séricas de T_4 e fT_4 podem estar dentro da faixa de referência em cães com sinais de tireotoxicose e são comumente aumentadas em cães sem sinais de tireotoxicose. Ajustes na dose e/ou frequência de administração de levotiroxina são indicados em caso de desenvolvimento de sinais clínicos de tireotoxicose em um cão tratado com hormônio tireoidiano. O tratamento deve ser interrompido por alguns dias se os sinais clínicos forem graves. Os sinais de tireotoxicose devem desaparecer em 1 a 3 dias se forem decorrentes da administração de hormônio sintético e o ajuste terapêutico tiver sido apropriado.

Prognóstico

O prognóstico de cães adultos com hipotireoidismo primário submetidos ao tratamento apropriado é excelente. O prognóstico de filhotes com hipotireoidismo (i. e., cretinismo) é reservado e depende da gravidade das anomalias esqueléticas e articulares no momento de instituição do tratamento. Embora muitos dos sinais clínicos desapareçam com o tratamento, distúrbios musculoesqueléticos, especialmente osteoartrite degenerativa, podem ser observados em função de anomalias do desenvolvimento ósseo e articular. O prognóstico de cães com hipotireoidismo secundário causado por malformação congênita da hipófise (i. e., nanismo hipofisário) é reservado e dependente da extensão das deficiências hormonais hipofisárias (ver Capítulo 46). O prognóstico de cães com hipotireoidismo secundário adquirido causado pela supressão da função hipofisária por medicamentos (p. ex., glicocorticoides) é excelente, embora o tratamento com levotiroxina possa ser necessário caso a medicação não possa ser interrompida. O prognóstico de cães com hipotireoidismo secundário adquirido causado pela destruição da região hipofisária por uma lesão extensa é mau.

HIPOTIREOIDISMO EM GATOS

Etiologia

O hipotireoidismo iatrogênico é a causa mais comum de hipotireoidismo em gatos e pode ser causado por tireoidectomia bilateral, tratamento com iodo radioativo ou superdosagem de fármacos antitireoidianos. O hipotireoidismo primário de início adulto naturalmente adquirido é raro. As baixas concentrações séricas de T_4 são comumente identificadas em amostras de sangue submetidas a um painel geriátrico felino, mas são quase sempre decorrentes dos efeitos supressores de doenças não tireoidianas. Em gatos, o hipotireoidismo primário congênito que causa nanismo desproporcional é mais frequente do que o hipotireoidismo de início adulto. As causas relatadas de hipotireoidismo congênito são um defeito na biossíntese do hormônio tireoidiano, principalmente um defeito na organificação do iodo, e disgenesia tireoidiana. O bócio é comum em gatos com defeitos na biossíntese do hormônio tireoidiano devido à integridade do eixo hipotalâmico-hipofisário-tireoidiano e da transdução do sinal do receptor de TSH. Um suposto defeito hereditário autossômico recessivo na organificação do iodo foi documentado em uma família de gatos Abissínios com hipotireoidismo congênito. Embora rara, a deficiência de iodo pode causar hipotireoidismo em filhotes alimentados apenas com carne.

Sinais clínicos

O Boxe 48.7 lista os sinais clínicos de hipotireoidismo felino. Os mais comuns são letargia, inapetência, obesidade e seborreia seca. A letargia e a inapetência podem se tornar graves. Outros sinais dermatológicos podem incluir pelame seco, sem brilho e despenteado, pelos que saem com facilidade e crescem mal e alopecia. Bradicardia e hipotermia branda também podem ser observadas ao exame físico.

BOXE 48.7

Manifestações clínicas do hipotireoidismo felino.

Hipotireoidismo de início adulto
Letargia
Inapetência
Obesidade
Eventos dermatológicos
    Seborreia seca
    Pelame seco e sem brilho
    Pelos que saem com facilidade
    Crescimento insatisfatório do pelame
    Alopecia endócrina
    Alopecia de pavilhões auriculares
    Espessamento cutâneo
    Mixedema da face
Reprodução
    Falha de ciclo estral
    Distocia
Bradicardia
Hipotermia branda

Hipotireoidismo congênito
Nanismo desproporcional
Retardo de crescimento
Cabeça grande
Pescoço curto e largo
Membros curtos
Letargia
Embotamento mental
Constipação intestinal
Hipotermia
Bradicardia
Retenção de pelame de filhote
Retenção de dentes decíduos

Os sinais clínicos de hipotireoidismo congênito são semelhantes aos dos cães. Os filhotes acometidos parecem normais ao nascimento, mas o retardo de crescimento se torna evidente por volta das 8 semanas. O nanismo desproporcional se desenvolve nos meses seguintes, com cabeça grande, pescoço curto e largo e membros curtos (Figura 48.12). Outros achados são letargia, embotamento mental, constipação intestinal, hipotermia, bradicardia e retenção prolongada de dentes decíduos. O pelo pode consistir principalmente de subpelos com pelos primários dispersos.

Diagnóstico

O diagnóstico de hipotireoidismo em gatos deve ser baseado em uma combinação de anamnese, sinais clínicos, achados ao exame físico, resultados de exames de sangue e urina de rotina e concentração sérica de T_4, fT_4 e TSH. As anomalias identificadas em exames de sangue e urina de rotina são hipercolesterolemia e anemia não regenerativa branda. A concentração sérica de T_4 é frequentemente usada na triagem da função tireoidiana. A concentração sérica normal de T_4 indica que o gato é eutireóideo. A baixa concentração sérica de T_4 em um gato submetido à tireoidectomia ou tratamento com iodo radioativo ou em um filhote com nanismo desproporcional dá suporte ao diagnóstico de hipotireoidismo. O efeito da idade deve ser considerado na interpretação das concentrações séricas de T_4 em filhotes (ver Tabela 48.2). Como o hipotireoidismo primário natural é raro e as baixas concentrações séricas de T_4 em gatos adultos são quase sempre causadas por doenças não tireoidianas (Figura 48.13) ou algum outro fator não tireoidiano, o diagnóstico de hipotireoidismo não deve ser baseado exclusivamente na concentração sérica de T_4 em um gato adulto não previamente submetido ao tratamento de hipertireoidismo. A documentação de baixa concentração sérica de fT_4 e alta concentração sérica de TSH favorece o diagnóstico de hipotireoidismo. O diagnóstico definitivo depende da resposta do gato ao tratamento experimental com levotiroxina.

Tratamento

O tratamento do hipotireoidismo em gatos é semelhante ao realizado em cães, descrito em detalhes anteriormente. O tratamento com levotiroxina é indicado para gatos com hipotireoidismo congênito e naturalmente adquirido de início na idade adulta e para gatos com hipotireoidismo iatrogênico sintomático após o tratamento de hipertireoidismo. Os gatos assintomáticos com baixa concentração sérica de T_4 após o tratamento do hipertireoidismo não devem ser tratados até que os sinais clínicos se tornem evidentes, na esperança de que o tempo permita que o tecido tireoidiano atrofiado ou ectópico se torne funcional. A função renal deve ser monitorada porque o hipotireoidismo pode diminuir a TFG e desmascarar ou exacerbar a azotemia em gatos. A levotiroxina sintética é recomendada em dose inicial de 0,05 ou 0,1 mg uma vez ao dia. A avaliação crítica da resposta clínica deve ser feita após, no mínimo, 4 semanas. As avaliações subsequentes devem incluir anamnese, exame físico e medida das concentrações séricas de T4 e TSH (ver seção *Monitoramento terapêutico*). O objetivo do tratamento é eliminar os sinais clínicos de hipotireoidismo e prevenir os sinais de hipertireoidismo. De modo geral, isso é alcançado com a manutenção da concentração sérica de T_4 entre 1 e 3 μg/dℓ (13 e 40 nmol/ℓ). A normalização da concentração sérica de TSH indica a eficácia do esquema terapêutico com levotiroxina. A dose e a frequência da administração de levotiroxina devem ser ajustadas como necessário para atingir esse objetivo. Reavalie o diagnóstico se a concentração sérica de T_4 estiver dentro do intervalo de referência após 4 a 8 semanas de tratamento, mas a resposta clínica for mínima ou nula.

Prognóstico

O prognóstico de gatos adultos com hipotireoidismo submetidos ao tratamento apropriado é excelente. O prognóstico de filhotes com hipotireoidismo congênito é reservado e depende da gravidade das alterações esqueléticas no momento de instituição do tratamento. Muitos dos sinais clínicos desaparecem e o tamanho corpóreo pode aumentar caso o hipotireoidismo seja identificado de maneira precoce, do desenvolvimento de anomalias em ossos e articulações.

HIPERTIREOIDISMO EM GATOS

Etiologia

O hipertireoidismo é um distúrbio multissistêmico decorrente da produção e secreção excessiva de T_4 e T_3 pela tireoide e quase sempre é causado por uma doença intrínseca crônica em um ou ambos os lobos do órgão. Uma ou mais massas tireoidianas, geralmente pequenas e discretas, são palpáveis na região ventral do pescoço da maioria dos gatos com hipertireoidismo. O adenoma de células foliculares e a hiperplasia adenomatosa multinodular são os achados histológicos mais comuns. Ambos são benignos e podem ocorrer juntos, no

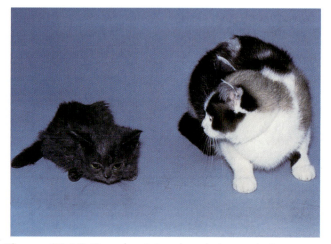

Figura 48.12 Gato doméstico de pelo longo de 1 ano com nanismo hipofisário. O gato de idade comparável ilustra o pequeno tamanho do animal acometido. Observe o contorno quadrado e robusto da cabeça e a expressão facial do gato, sugestivos de cretinismo (ver Figura 49.8 para comparação). O gato tinha deficiência simultânea de hormônio do crescimento e hormônio tireoidiano. (De Feldman EC, Nelson RW: *Canine and feline endocrinology and reproduction*, ed 3, St Louis, 2004, WB Saunders.)

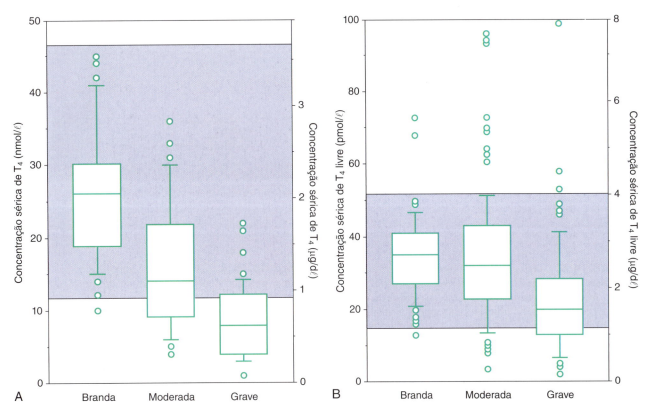

Figura 48.13 Diagramas de caixa (*boxplots*) das concentrações séricas de T₄ (**A**) e T₄ livre (**B**) em 221 gatos com doença não tireoidiana agrupada de acordo com sua gravidade. Dos 221 gatos com doença não tireoidiana, 65 apresentavam doença leve, 83 doença moderada e 73 doença grave. Ver explicação na Figura 48.9. (De Peterson ME et al.: Measurement of serum concentrations of free thyroxine, total thyroxine, and total triiodothyronine in cats with hyperthyroidism and cats with nonthyroidal disease, *J Am Vet Med Assoc* 218: 529, 2001.)

mesmo lobo tireoidiano. Os adenomas da tireoide são menos comuns e provocam aumento de volume e distorção dos lobos do órgão; o carcinoma da tireoide é responsável por menos de 5% dos casos clínicos.

Um ou ambos os lobos da tireoide podem ser afetados em gatos com tireotoxicose. Cerca de 30% dos gatos com hipertireoidismo apresentam acometimento em um único lobo tireoidiano (Figura 48.14). O lobo tireoidiano contralateral não afetado não funciona e está atrofiado devido aos efeitos supressores do tecido tireoidiano hiperativo sobre a secreção de TSH. Em aproximadamente 65% dos gatos com hipertireoidismo, os dois lobos da tireoide são afetados (Figura 48.15). Os lobos da tireoide apresentam aumento simétrico em 10 a 15% desses gatos e aumento assimétrico nos demais pacientes. Cerca de 10% dos lobos tireoidianos aumentados descem para a entrada do tórax e podem ser difíceis de palpar. Menos de 5% dos gatos tireotóxicos têm tecido tireoidiano hiperativo em localização ectópica, mais comumente no mediastino anterior, acompanhado ou não por uma massa palpável no pescoço (Figura 48.16). O carcinoma funcional da tireoide é o diagnóstico mais provável em caso de presença de mais de duas massas tireoidianas (ver Figura 48.16), embora a hiperplasia adenomatosa de sítios ectópicos além dos lobos tireoidianos possa ser observada. A princípio, alguns gatos com carcinoma de tireoide apresentam apenas uma ou duas massas tireoidianas, enfatizando a importância da avaliação histológica do tecido removido à cirurgia.

A patogênese das alterações hiperplásicas adenomatosas da tireoide ainda não foi esclarecida. Acredita-se que fatores imunológicos, infecciosos, nutricionais, ambientais ou genéticos podem interagir e causar as alterações patológicas. Os fatores de risco não dietéticos identificados por estudos de caso-controle são o aumento da idade, a manutenção em áreas internas, o uso de fertilizantes, herbicidas, pós e *sprays* contra pulgas e o uso de areia higiênica. Estudos epidemiológicos identificaram o consumo de rações úmidas como fator de risco para o desenvolvimento de hipertireoidismo, sugerindo a possível presença de um composto goitrogênico. O teor excessivo ou deficiente de iodo, as isoflavonas de soja, substâncias químicas em latas com abridor (especificamente bisfenol A) que migram para os alimentos durante o armazenamento e a exposição a substâncias que provocam perda de regulação endócrina, como éteres difenílicos polibromados (PBDEs), identificados na ração e na poeira doméstica têm sido propostos como possíveis fatores etiológicos. Estudos identificaram a superexpressão do oncogene c-ras em áreas de hiperplasia folicular nodular em tireoides felinas (Merryman et al., 1999) e a alteração da expressão de proteínas G envolvidas na transdução de sinal do receptor de TSH em gatos com hipertireoidismo (Ward et al., 2010). O significado desses achados no desenvolvimento do hipertireoidismo e na patogênese das alterações hiperplásicas adenomatosas da tireoide não é conhecido.

780 PARTE 6 ■ Doenças Endócrinas

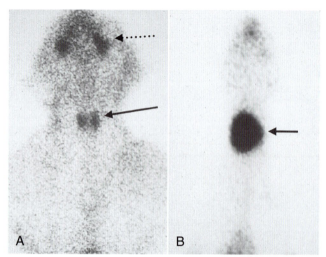

Figura 48.14 A. Cintilografia com pertecnetato de sódio da cabeça, pescoço e tórax proximal de um gato saudável. Observe que a absorção de pertecnetato (i. e., escuridão) é comparável entre os dois lobos da tireoide (*seta sólida*) e as glândulas salivares (*seta pontilhada*). **B.** Cintilografia com pertecnetato de sódio da cabeça, pescoço e tórax proximal de um gato com hipertireoidismo causado por doença unilateral que afeta o lobo direito da tireoide (*seta*). Observe a diferença na absorção de pertecnetato entre o lobo tireoidiano hiperfuncional e as glândulas salivares.

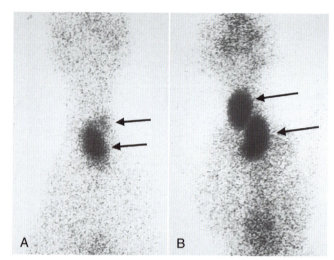

Figura 48.15 A. Cintilografia com pertecnetato de sódio da cabeça, pescoço e tórax proximal de um gato com hipertireoidismo causado por doença bilateral assimétrica com acometimento dos dois lobos da tireoide (*setas*), com maior gravidade no lado direito. Essa é a forma mais comum da doença. **B.** Cintilografia com pertecnetato de sódio da cabeça, pescoço e tórax proximal de um gato com hipertireoidismo causado por doença bilateral simétrica e acometimento dos dois lobos da tireoide (*setas*). A hipocalcemia após a tireoidectomia bilateral é muito preocupante.

Características clínicas

ANAMNESE

O hipertireoidismo é a doença endócrina mais comum em gatos com mais de 8 anos. A idade média à primeira consulta é de 13 anos, variando de 4 a 20 anos. Menos de 5% dos gatos com esse distúrbio têm menos de 8 anos. Não há predisposição sexual; os gatos domésticos de pelo curto e longo são os mais acometidos. Siameses e Himalaias apresentam menor risco de desenvolvimento de hipertireoidismo.

SINAIS CLÍNICOS

Os sinais clínicos são causados pela secreção excessiva de hormônio tireoidiano pela massa tireoidiana. Raramente, o tutor procura atendimento veterinário por observar uma massa região ventrocervical. Os sinais clínicos clássicos de hipertireoidismo são perda de peso e perda de massa muscular (que pode progredir para caquexia), polifagia e inquietação ou hiperatividade. Outros sinais clínicos são alterações no pelame (alopecia irregular, pelos emaranhados, comportamento mínimo ou excessivo de higiene), poliúria, polidipsia, vômito e diarreia (Tabela 48.4). Alguns gatos desenvolvem um comportamento agressivo que desaparece em resposta ao tratamento do hipertireoidismo. Em alguns gatos, letargia, fraqueza e anorexia são as características clínicas dominantes, além da perda de peso. Por causa dos efeitos multissistêmicos do hipertireoidismo, dos sinais clínicos variáveis e de sua semelhança com muitas outras doenças, deve-se suspeitar de hipertireoidismo em qualquer gato idoso com problemas médicos.

 TABELA 48.4

Sinais clínicos e achados ao exame físico em gatos com hipertireoidismo.

Sinais clínicos	Achados do exame físico
Perda de peso*	Tireoide palpável*
Polifagia*	Gato magro*
Pelame despenteado, alopecia irregular*	Gato hiperativo, difícil de examinar*
Poliúria/polidipsia*	Taquicardia*
Vômito*	Perda de pelos, pelame despenteado*
Nervoso, inquieto, hiperativo*	Rins pequenos
Diarreia, fezes volumosas	Sopro cardíaco
Redução do apetite	Gato estressado com facilidade
Tremor	Aparência caquética, perda de massa muscular
Fraqueza	Batimentos prematuros
Dispneia, respiração ofegante	Ritmo de galope
Diminuição da atividade, letargia	Agressividade
Anorexia	Gato fraco, letárgico Flexão ventral do pescoço

*Comum.

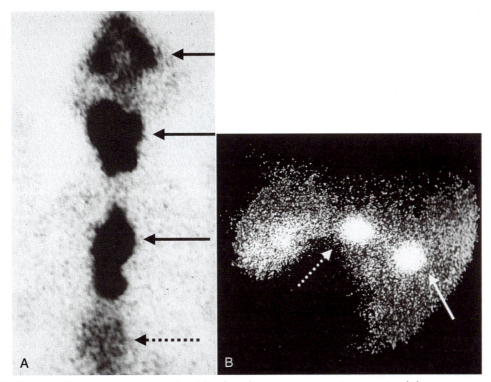

Figura 48.16 A. Cintilografia com pertecnetato de sódio da cabeça, pescoço e tórax proximal de um gato com hipertireoidismo causado por adenocarcinoma metastático da tireoide. Há múltiplas massas na cabeça, no pescoço e no mediastino anterior (*setas sólidas*). Coração (*seta pontilhada*). **B.** Cintilografia com pertecnetato de sódio da cabeça, pescoço e tórax proximal de um gato com hipertireoidismo causado por duas massas hiperfuncionais: uma localizada no pescoço (*seta pontilhada*) e a outra no mediastino anterior (i. e., sítio ectópico) (*seta contínua*). O ^{131}I é o tratamento de escolha para as duas formas de hipertireoidismo ilustradas nesta figura.

EXAME FÍSICO

Os achados do exame físico estão listados na Tabela 48.4. Uma massa tireoidiana distinta é palpável em cerca de 90% dos gatos com hipertireoidismo (Vídeo 48.1). No entanto, a palpação de uma massa cervical não é patognomônica de hipertireoidismo. Alguns gatos com lobos tireoidianos palpáveis são clinicamente normais e algumas massas cervicais palpáveis não são originárias da tireoide. De modo geral, a avaliação precisa da doença unilateral à palpação é difícil. Nem sempre é possível perceber que há duas massas distintas à palpação, mesmo se ambos os lobos forem grandes. Grandes massas tireoidianas podem gravitar para a entrada do tórax, o que interfere na palpação. A massa tireoidiana pode até descer para o mediastino anterior. Deve-se suspeitar disso caso uma massa tireoidiana não seja palpável em um gato com hipertireoidismo; no entanto, os felinos também podem apresentar pequenas massas não palpáveis.

Patologia clínica

De modo geral, os resultados do hemograma completo são normais. As anomalias mais comuns são o aumento moderado do hematócrito e do volume corpuscular médio. Neutrofilia, linfopenia, eosinopenia ou monocitopenia são identificadas em menos de 20% dos gatos com hipertireoidismo. À bioquímica sérica, as anomalias comuns são aumento das atividades séricas de alanina aminotransferase, fosfatase alcalina e aspartato aminotransferase; esse aumento é tipicamente brando a moderado (i. e., 100 a 400 UI/ℓ). A atividade de uma ou mais dessas enzimas hepáticas é aumentada em cerca de 90% dos gatos com hipertireoidismo. A maior avaliação do fígado deve ser considerada se as atividades das enzimas hepáticas forem superiores a 500 UI/ℓ. Os aumentos das enzimas hepáticas induzidos pelo hipertireoidismo se resolvem após a instituição do tratamento. O aumento das concentrações séricas de ureia e creatinina e a hiperfosfatemia são identificados em aproximadamente 25% e 20%, respectivamente, dos gatos com hipertireoidismo atendidos em nossa clínica; esses achados têm implicações terapêuticas importantes (ver discussão sobre doença renal crônica [DRC]). A gravidade específica da urina varia de 1,008 a mais de 1,050. A maioria dos gatos com hipertireoidismo apresenta gravidade específica da urina acima de 1,035. A proteinúria branda também é comum e é um fator de risco para o desenvolvimento e progressão da DRC. A gravidade da proteinúria, determinada pela razão urinária de creatinina e proteína, tende a diminuir com o retorno do eutireoidismo. Os demais resultados da urinálise geralmente não são dignos de nota, a menos que haja diabetes melito ou infecção do trato urinário concomitantes.

COMORBIDADES COMUNS

Cardiomiopatia tireotóxica

Gatos com hipertireoidismo podem desenvolver cardiomiopatia tireotóxica hipertrófica e, menos comumente, dilatada. As anomalias cardiovasculares detectáveis durante o exame físico são taquicardia, aceleração dos batimentos cardíacos à palpação do tórax ventral e, com menor frequência, déficits de pulso, ritmos de galope, sopro cardíaco e abafamento de bulhas cardíacas por derrame pleural. As anomalias eletrocardiográficas são taquicardia, aumento da amplitude da onda R na derivação II e, menos comumente, bloqueio de ramo direito, bloqueio fascicular anterior esquerdo, complexos QRS alargados e arritmias atriais e ventriculares. As radiografias torácicas podem revelar cardiomegalia, edema pulmonar ou derrame pleural. As anomalias ecocardiográficas identificadas em gatos com cardiomiopatia tireotóxica hipertrófica são hipertrofia ventricular esquerda, espessamento do septo interventricular, dilatação atrial e ventricular esquerda e hipercontratilidade miocárdica. Aquelas observadas em gatos com cardiomiopatia tireotóxica dilatada são contratilidade miocárdica subnormal e dilatação ventricular acentuada. Qualquer forma de cardiomiopatia pode levar ao desenvolvimento de insuficiência cardíaca congestiva. De modo geral, a cardiomiopatia tireotóxica hipertrófica é reversível com a correção do hipertireoidismo, mas não a cardiomiopatia tireotóxica dilatada.

Doença renal crônica e hipotireoidismo iatrogênico

O hipertireoidismo e a DRC são comuns em gatos idosos e costumam ocorrer de maneira simultânea. A identificação de rins pequenos no exame físico, aumento das concentrações séricas de ureia e creatinina e gravidade específica da urina entre 1,008 e 1,020 deve levar à suspeita de DRC concomitante em um gato com hipertireoidismo. Infelizmente, o hipertireoidismo aumenta a TFG, o fluxo sanguíneo renal e as capacidades de reabsorção e secreção tubular em rins normais e comprometidos. A perfusão renal e a TFG podem diminuir de forma aguda e a azotemia e os sinais clínicos de DRC podem se tornar aparentes ou piorar significativamente após o tratamento do estado hipertireóideo. Não é fácil determinar o impacto do hipertireoidismo sobre a função renal em gatos. As manifestações clínicas e bioquímicas da DRC podem ser mascaradas em gatos com doença tireoidiana e renal, já que a perfusão renal é aumentada pela dinâmica circulatória produzida pelo hipertireoidismo. Parâmetros bioquímicos, pressão arterial, gravidade específica da urina e proteinúria são maus fatores preditivos do início de azotemia após o tratamento do hipertireoidismo. Por isso, os gatos com hipertireoidismo devem, a princípio, receber terapia reversível (i. e., fármacos antitireoidianos orais ou limitação do teor de iodo na dieta) até que o impacto do eutireoidismo na função renal possa ser determinado. A redução máxima da TFG é geralmente atingida no primeiro mês após o estabelecimento do eutireoidismo. Felizmente, a maioria dos gatos com hipertireoidismo continua no mesmo estágio de classificação da DRC da International Renal Interest Society (IRIS) ou sobe apenas um estágio.

É importante manter a concentração sérica de T_4 na metade inferior do intervalo de referência ao avaliar a função renal durante o tratamento com metimazol. O hipotireoidismo iatrogênico reduz a TFG e, por isso, está associado a um aumento na incidência de azotemia em gatos com hipertireoidismo. O restauro da concentração sérica de T_4 para a faixa de referência pode melhorar a TFG, diminuir a concentração sérica de creatinina e permitir a avaliação mais precisa da função renal.

Infecção do trato urinário

A infecção do trato urinário é relativamente comum em gatos com hipertireoidismo não tratado, com prevalência relatada de 12 a 22%. O isolado bacteriano mais comum é *Escherichia coli*. A cultura de urina é indicada em gatos com hipertireoidismo e sinais do trato urinário inferior ou bacteriúria e/ou piúria à urinálise. Infelizmente, a maioria dos gatos com hipertireoidismo apresenta infecção assintomática do trato urinário, sugerindo que a urocultura deve ser rotina na avaliação diagnóstica completa de pacientes recém-diagnosticados.

Hipertensão sistêmica

A hipertensão sistêmica é comum em gatos com hipertireoidismo e é causada pelos efeitos do aumento da atividade beta-adrenérgica sobre a frequência cardíaca, a contratilidade miocárdica, a vasodilatação sistêmica e a ativação do sistema renina-angiotensina-aldosterona. De modo geral, a hipertensão provocada pelo hipertireoidismo é clinicamente silente. A hemorragia e o descolamento de retina são as complicações clínicas mais comuns da hipertensão sistêmica em gatos com hipertireoidismo, mas as lesões oculares não são comumente identificadas. A resolução da hipertensão sistêmica após o tratamento do hipertireoidismo é imprevisível e depende, em parte, da causa da hipertensão. A hipertensão induzida pelo hipertireoidismo desaparece na maioria dos gatos tratados. Como regra geral, iniciamos o tratamento com anlodipino se a pressão arterial sistólica for consistentemente superior a 180 mmHg ou se lesões oculares forem identificadas. Caso contrário, preferimos reavaliar a pressão arterial assim que o hipertireoidismo for tratado e iniciar a administração de anlodipino se a hipertensão persistir apesar da correção do estado hipertireóideo (ver Capítulo 11).

Doenças do trato gastrintestinal

Sinais do trato gastrintestinal, como polifagia, perda de peso, anorexia, vômito, diarreia, aumento da frequência de defecação e aumento do volume de fezes, são comuns em gatos com hipertireoidismo. A hipermotilidade intestinal e a má assimilação foram documentadas em alguns gatos com hipertireoidismo e são responsáveis por alguns dos sinais gastrintestinais. A doença inflamatória intestinal é um distúrbio concomitante comum que deve ser considerado em qualquer gato com hipertireoidismo com persistência dos sinais gastrintestinais após a correção do estado hipertireóideo (ver Capítulo 31). A neoplasia intestinal, em especial o linfoma, talvez seja o diagnóstico diferencial mais importante em gatos atendidos devido à polifagia e à perda de peso. O abdome deve ser cuidadosamente palpado em busca de espessamento do trato intestinal e linfadenopatia mesentérica, que podem ser as únicas indicações de linfoma intestinal. A ultrassonografia abdominal também pode indicar o possível diagnóstico de linfoma.

Diagnóstico

O diagnóstico de hipertireoidismo é baseado na identificação de sinais clínicos, palpação de uma massa tireoidiana e documentação da alta concentração sérica de T_4.

Concentração sérica basal de T_4

As concentrações séricas basais de T_4 em amostras aleatórias têm sido extremamente confiáveis na diferenciação de gatos com hipertireoidismo daqueles sem doença tireoidiana (Figura 48.17). O intervalo de referência típico para a concentração sérica de T_4 é de, aproximadamente, 1 a 4 μg/dℓ (50 a 65 mmol/ℓ), embora possa diferir entre os laboratórios. Uma concentração sérica de T_4 acima da faixa de referência é uma forte indicação do diagnóstico de hipertireoidismo, especialmente na presença dos sinais clínicos apropriados, enquanto a baixa concentração sérica de T_4 descarta o hipertireoidismo (Tabela 48.5). As concentrações séricas de T_4 que caem na metade superior da faixa de referência criam um dilema diagnóstico, principalmente quando os sinais clínicos sugerirem hipertireoidismo e houver uma massa palpável na região ventral do pescoço. Essa combinação de achados é conhecida como *hipertireoidismo oculto* e é mais comumente identificada em gatos com os primeiros estágios da doença. As concentrações séricas de T_4 tendem a ser influenciadas por fatores não tireoidianos, como doenças concomitantes, e são mais propensas a flutuar de maneira aleatória dentro do intervalo de referência em gatos com hipertireoidismo brando em comparação àqueles com doença mais avançada (Figura 48.18; ver também Figura 48.13). O diagnóstico de hipertireoidismo não deve ser excluído com base em uma concentração sérica "normal" de T_4, especialmente em um gato com sinais clínicos condizentes, mas brandos, e uma massa palpável no pescoço. Outros exames diagnósticos em um gato com resultado dúbio de T_4 são a concentração sérica de fT_4 e TSH, o teste de supressão de T_3, a cintilografia da tireoide com pertecnetato de sódio ou a repetição da determinação de T_4 em 4 a 8 semanas. É importante lembrar que a massa tireoidiana pode não ser funcional e que os sinais clínicos podem ser causados por outra doença.

 TABELA 48.5

Interpretação da concentração sérica de tiroxina (T_4) em gatos com suspeita de hipertireoidismo.

Concentração sérica de T_4[†]	Probabilidade de hipertireoidismo
> 4 μg/dℓ	Provável
3 a 4 μg/dℓ	Possível
2 a 3 μg/dℓ	Improvável*
< 2 μg/dℓ	Muito improvável*

[†]Faixa de referência: 1 a 4 μg/dℓ.
*Na ausência de uma doença sistêmica grave.

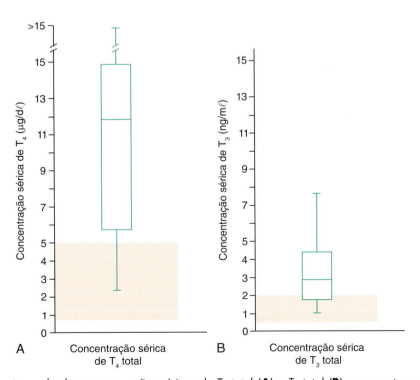

Figura 48.17 Média e intervalo das concentrações séricas de T_4 total (**A**) e T_3 total (**B**) em amostras aleatórias de gatos com hipertireoidismo. Setenta e cinco por cento dos gatos com hipertireoidismo têm valores dentro da caixa e os demais apresentam resultados dentro das barras acima e abaixo da caixa. Observe que praticamente todos os gatos com hipertireoidismo apresentam concentrações séricas de T_4 anormais ou limítrofes, enquanto as concentrações séricas de T_3 são menos sensíveis. A região rosa representa o intervalo de referência normal.

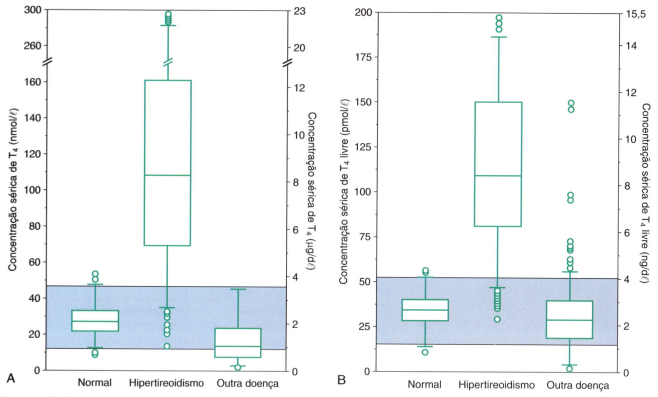

Figura 48.18 Diagramas de caixa (*boxplots*) das concentrações séricas de T₄ total (**A**) e T₄ livre (**B**) em 172 gatos clinicamente normais, 917 gatos com hipertireoidismo não tratado e 221 gatos com doença não tireoidiana. Ver explicação na Figura 48.9. (De Peterson ME et al.: Measurement of serum concentrations of free thyroxine, total thyroxine, and total triiodothyronine in cats with hyperthyroidism and cats with nonthyroidal disease, *J Am Vet Med Assoc* 218:529, 2001.)

Concentração sérica de T₄ livre

A determinação da concentração sérica de fT₄ com um dos métodos discutidos em *Hipotireoidismo em cães* é a recomendação atual para confirmação do hipertireoidismo em um gato com concentração sérica de T₄ não diagnóstica. A concentração sérica de fT₄ é considerada mais confiável na avaliação da função tireoidiana do que a concentração sérica de T₄, em parte porque a doença não tireoidiana tem menos efeito supressor sobre fT₄ em comparação a T₄ (ver Figura 48.13); além disso, o nível de fT₄ é alto em muitos gatos com hipertireoidismo oculto e T₄ "normal". Por causa dos custos, a determinação da concentração sérica de fT₄ é reservada a gatos com suspeita de hipertireoidismo e valores não diagnósticos de T₄. Doenças concomitantes podem aumentar a concentração sérica de fT₄ acima do intervalo de referência (ver Figura 48.18). Por isso, a concentração sérica de fT₄ deve ser sempre interpretada em conjunto com o nível de T₄ na mesma amostra de sangue. A alta concentração sérica de fT₄ com concentração sérica de T₄ na metade superior do intervalo de referência ou acima disso favorece o diagnóstico de hipertireoidismo se o quadro clínico for condizente com a doença. A alta concentração sérica de fT₄ com uma concentração sérica de T₄ na metade inferior do intervalo de referência ou abaixo disso sugere doença não tireoidiana em um gato eutireóideo e não hipertireoidismo.

Concentração sérica de TSH

Embora não haja ensaio comercial de TSH específico para felinos, o uso do ensaio canino (Immulite Canine TSH, DPC, Los Angeles, CA, EUA) em gatos foi validado (Wakeling et al., 2008). Embora a sensibilidade do ensaio seja menor do que o ideal, em minha experiência, a concentração sérica basal de TSH forneceu mais informações na avaliação da função tireoidiana em gatos com suspeita de hipertireoidismo oculto ou de início recente. O intervalo de referência em gatos idosos (acima de 8 anos) é inferior a 0,03 a 0,15 ng/mℓ (Wakeling et al., 2007). Os intervalos de referência variam dependendo do laboratório e do ensaio usado para determinação de TSH. A concentração sérica de TSH deve ser indetectável (i. e., abaixo de 0,03 ng/mℓ) em gatos com hipertireoidismo. Em teoria, o achado de uma concentração sérica mensurável de TSH é inconsistente com hipertireoidismo e seria um indicador negativo para hipertireoidismo oculto. Em um estudo recente, as concentrações séricas de TSH foram suprimidas (i. e., não detectáveis) em 98% de 917 gatos com hipertireoidismo, mas foram mensuráveis em alguns gatos com hipertireoidismo brando a moderado (Peterson et al., 2015). Em comparação, 70% dos 163 gatos eutireóideos apresentaram concentrações detectáveis de TSH. A concentração sérica de TSH não pode, por si só, ser usada para diagnóstico do hipertireoidismo porque o intervalo de referência se estende a valores não detectáveis; a ausência de detecção de TSH ocorre em gatos com hipertireoidismo e eutireoidismo. As concentrações séricas de TSH devem sempre ser medidas em combinação com a concentração sérica de T_4 ou fT_4.

Teste de supressão de T_3

O teste de supressão de T_3 é usado para distinguir gatos eutireóideos daqueles com hipertireoidismo brando nos casos em que os resultados de T_4 e fT_4 são nebulosos e a concentração sérica de TSH não é detectável. O teste de supressão de T_3 é baseado na teoria de que a administração oral de liotironina (T_3) suprime a secreção hipofisária de TSH em gatos eutireóideos, reduzindo o nível circulante de T_4 (Figura 48.19). Em contrapartida, a secreção de hipofisária TSH já é suprimida em gatos com hipertireoidismo e a administração oral de T_3 não aumenta a supressão; assim, a concentração sérica de T_4 não diminui após a administração de T_3. Nesse teste, 25 μg de T_3 (p. ex., Cytomel®, King Pharmaceuticals, Pfizer, Nova York, NY, EUA) são administrados por via oral três vezes por dia por sete tratamentos; a concentração sérica de T_4 e T_3 é determinada antes da primeira administração de T_3 e 8 horas após a última administração de T_3. Gatos normais apresentam concentrações séricas pós-tratamento de T_4 menores que 1,5 μg/dℓ (20 nmol/ℓ), enquanto gatos com hipertireoidismo têm concentrações de T_4 acima de 2 μg/dℓ (26 nmol/ℓ). Valores entre 1,5 e 2 μg/dℓ não são diagnósticos. A redução percentual na concentração sérica de T_4 não é um indicador tão confiável quanto o valor absoluto, embora a supressão de mais de 50% do valor basal ocorra em gatos normais, mas não com hipertireoidismo. As concentrações séricas de T_3 são usadas para determinar se o tutor realmente deu o medicamento para o gato. A concentração sérica de T_3 na amostra de sangue obtida após o tratamento deve ser maior àquela observada antes do início do teste em todos os gatos, independentemente da função tireoidiana.

Cintilografia da tireoide

A cintilografia da tireoide identifica o tecido tireoidiano funcional e é usada como exame diagnóstico em gatos com suspeita de hipertireoidismo oculto, para identificação de tecido tireoidiano ectópico em gatos com sinais de hipertireoidismo e altas concentrações séricas de T_4, mas sem nódulo tireoidiano palpável no pescoço, para identificar sítios de metástase em gatos com carcinoma de tireoide e para orientar o desenvolvimento do melhor plano terapêutico, principalmente se a tireoidectomia for considerada. O tecnécio-99m radioativo (pertecnetato) é usado para exames de imagem de rotina da tireoide em gatos. Tem meia-vida física curta (6 horas), concentra-se nas células foliculares funcionais da tireoide e reflete o mecanismo de aprisionamento da glândula. Como os fármacos antitireoidianos não afetam o mecanismo de aprisionamento da bomba tireoidiana, a cintilografia pode ser realizada em gatos tratados com esses medicamentos. As glândulas salivares e a mucosa gástrica também concentram o pertecnetato, que é excretado pelos rins.

A cintilografia da tireoide mostra todo o tecido tireoidiano funcional e permite o delineamento e a localização das áreas funcionais ou não do órgão, mas não diferencia hiperplasia adenomatosa, adenoma e carcinoma. A Figura 48.14 mostra a semelhança entre o tamanho e a forma dos lobos da tireoide e da captação de radionuclídeos pela tireoide e pelas glândulas salivares em um gato normal. A razão de 1:1 entre a captação pela glândula salivar e pelo lobo tireoidiano é o padrão para avaliação da tireoide. A maioria dos gatos com hipertireoidismo apresenta achados bastante anormais e fáceis de interpretar (ver Figuras 48.14 a 48.16).

Ultrassonografia cervical

A avaliação ultrassonográfica da tireoide pode ser usada para confirmar a origem da massa cervical palpável, diferenciar o acometimento unilateral ou bilateral do lobo tireoidiano, avaliar o tamanho da(s) massa(s) tireoidiana(s) e orientar o desenvolvimento do melhor plano terapêutico (Figura 48.20). A ultrassonografia não fornece informações sobre o estado funcional da massa tireoidiana e não deve ser usada para estabelecer o diagnóstico de hipertireoidismo. Em vez disso, a ultrassonografia cervical deve ser usada como ferramenta auxiliar para localização do tecido tireoidiano cervical.

Tratamento

O hipertireoidismo em gatos pode ser controlado com fármacos antitireoidianos orais, tireoidectomia, iodo radioativo ou dieta com restrição de iodo (Tabela 48.6). Todos os quatro modos de terapia são eficazes. A cirurgia e os tratamentos com iodo radioativo são usados na esperança de cura permanente da doença; os fármacos antitireoidianos orais e a dieta com restrição de iodo controlam apenas o hipertireoidismo e devem ser administrados diariamente para atingir e manter seus efeitos.

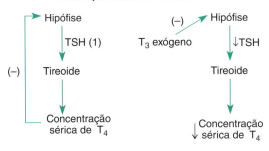

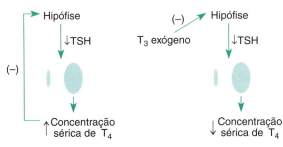

Figura 48.19 Efeito da suplementação de T_3 no eixo hipofisário-tireoidiano em gatos saudáveis e com hipertireoidismo. A supressão da secreção hipofisária de hormônio tireoestimulante pela suplementação de T_3 diminui a concentração sérica de T_4 em gatos saudáveis. Em gatos com hipertireoidismo, a concentração sérica de hormônio tireoestimulante já está suprimida; a suplementação com T_3 não tem efeito. A concentração sérica de T_4 continua elevada TSH: hormônio tireoestimulante.

786 PARTE 6 ■ Doenças Endócrinas

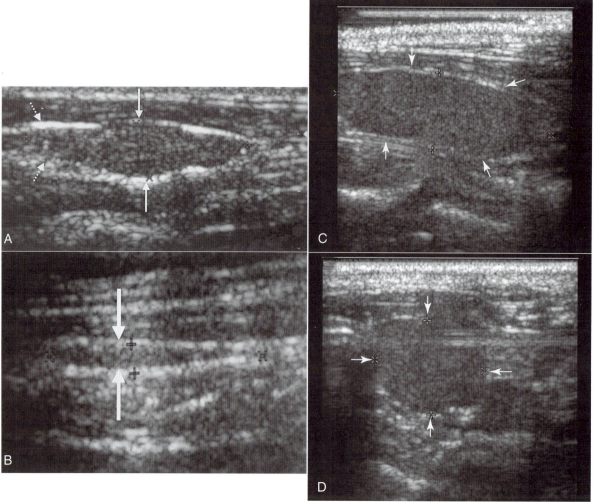

Figura 48.20 A. Ultrassonografia do lobo direito da tireoide de um gato doméstico de pelo curto de 13 anos com hipertireoidismo. Há uma massa na região intermediária do lobo tireoidiano (*setas sólidas*). Porção de aparência normal do lobo da tireoide (*setas pontilhadas*). **B.** Ultrassonografia do pequeno lobo esquerdo normal da tireoide (atrofiado) (*setas sólidas*). Lobo tireoidiano esquerdo (*setas pequenas*). A ultrassonografia indica a presença de doença unilateral no lobo direito da tireoide, que foi confirmada com uma cintilografia de pertecnetato de sódio. Ultrassonografias longitudinais (**C**) e transversais (**D**) de um lobo tireoidiano esquerdo com aumento acentuado (medindo aproximadamente 1,1 × 2,2 cm) em um gato doméstico de pelo curto de 14 anos com hipertireoidismo. O lobo direito tinha tamanho semelhante. A ultrassonografia indicou a presença de doença bilateral com aumento simétrico dos dois lobos da tireoide, o que foi confirmado com uma cintilografia de pertecnetato de sódio.

Primeiras recomendações terapêuticas

A princípio, gatos com hipertireoidismo devem ser tratados com um medicamento antitireoidiano oral (i. e., metimazol, carbimazol) para reverter os distúrbios metabólicos e cardíacos induzidos pela doença, diminuir o risco anestésico associado à tireoidectomia e avaliar o impacto do tratamento sobre a função renal. A alimentação com uma dieta com teor restrito de iodo (Prescription Diet y/d®, Hill's Pet Products, Topeka, KS, EUA) deve ser considerada caso os tutores não consigam administrar o medicamento a seus gatos. O hipertireoidismo pode mascarar a DRC em alguns gatos; o tratamento do hipertireoidismo pode causar azotemia ou piorá-la ou levar ao desenvolvimento de sinais clínicos de DRC. É preferível instituir uma terapia reversível (i. e., metimazol) até que o impacto do hipertireoidismo na função renal possa ser determinado. Se a concentração sérica de creatinina não mudar ou melhorar após a resolução do hipertireoidismo com metimazol, um tratamento mais permanente pode ser recomendado. O hipotireoidismo idiopático pode diminuir a TFG ou aumentar a concentração sérica de creatinina e deve ser evitado durante o tratamento com metimazol. Se houver aumento significativo da concentração sérica de creatinina (i. e., para IRIS estágio 3 ou superior) durante o tratamento, o protocolo de metimazol deve ser modificado para atingir o melhor controle possível de ambos os distúrbios e o tratamento da DRC deve ser instituído.

Fármacos antitireoidianos orais

Os fármacos antitireoidianos orais são metimazol, propiltiouracila e carbimazol. Os fármacos antitireoidianos orais são baratos, de alta disponibilidade, relativamente seguros e eficazes no tratamento do hipertireoidismo em gatos. Inibem a síntese do hormônio tireoidiano ao bloquearem a

TABELA 48.6

Indicações, contraindicações e desvantagens dos quatro modos de tratamento do hipertireoidismo em gatos.

Tratamento	Indicações	Contraindicações relativas	Desvantagens
Metimazol, propiltiouracila, carbimazol	Tratamento a longo prazo para todas as formas de hipertireoidismo; terapia inicial para estabilização do gato e avaliação da função renal antes da tireoidectomia ou administração de iodo radioativo	Não há	Necessidade de tratamento diário; sem efeito no crescimento da tireoide; reações adversas brandas são comuns; reações graves são possíveis
Dieta com restrição de iodo	Tratamento para todas as formas de hipertireoidismo; terapia inicial para estabilização do gato e avaliação da função renal antes da tireoidectomia ou administração de iodo radioativo; opção terapêutica reversível para gatos com reações adversas ao metimazol ou tutores que não conseguem administrar o medicamento a seus gatos	A administração simultânea de fármacos antitireoidianos não é recomendada pelo fabricante da dieta	Requerimentos rígidos para assegurar a ausência completa de acesso a qualquer outra fonte dietética de iodo; o gato deve ser mantido estritamente dentro de casa; difícil em casas com múltiplos gatos; as consequências a longo prazo da restrição de iodo não são conhecidas
Tireoidectomia	Acometimento unilateral do lobo; acometimento bilateral do lobo, tamanhos assimétricos	Lobo ectópico da tireoide; carcinoma metastático; lobos grandes, com simetria bilateral (alto risco de hipocalcemia); sinais sistêmicos graves; arritmias cardíacas ou insuficiência cardíaca; insuficiência renal	Riscos anestésicos; recidiva da doença; complicações pós-operatórias, especialmente hipocalcemia
Iodo radioativo (^{131}I)	Tratamento para todas as formas de hipertireoidismo; tratamento de escolha para lobo tireoidiano ectópico e carcinoma da tireoide	Insuficiência renal	Disponibilidade limitada; tempo de internação; possibilidade de repetição do tratamento; perigoso para os humanos

incorporação de iodo nos grupos tirosil da tiroglobulina, evitando o acoplamento desses grupos iodotirosil para formação de T_3 e T_4. Os antitireoidianos não bloqueiam a liberação do hormônio tireoidiano armazenado na circulação e não têm ações antitumorais. Em nossa experiência, os antitireoidianos orais não interferem nos resultados das cintilografias com pertecnetato ou da terapia com iodo radioativo; no entanto, muitos centros terapêuticos solicitam a interrupção do tratamento com metimazol 1 a 2 semanas antes da cintilografia com pertecnetato ou administração de iodo radioativo. As indicações para os antitireoidianos orais são (1) tratamento experimental para normalização das concentrações séricas de T_4 e avaliação do efeito da resolução do hipertireoidismo na função renal; (2) tratamento inicial para alívio ou eliminação de quaisquer problemas médicos associados à síndrome antes da realização da tireoidectomia ou antes da hospitalização necessária para a administração de iodo radioativo; e (3) tratamento a longo prazo do hipertireoidismo.

O metimazol (Felimazole®, Dechra Veterinary Products, Paraparaumu Beach, Nova Zelândia) é hoje o medicamento antitireoidiano de escolha porque a incidência de reações adversas associadas ao seu uso é menor em comparação à propiltiouracila (Tabela 48.7). A probabilidade de ocorrência de reações adversas é menor quando sua dose inicial é baixa e gradualmente aumentada até o efeito desejado. A dose inicial recomendada é 2,5 mg administrada por via oral duas vezes ao dia, durante 2 semanas. Se, em 2 semanas de tratamento, o tutor não observar reações adversas, o exame físico não revelar novos problemas, os resultados do hemograma completo e o número de plaquetas estiverem dentro dos limites de referência, a concentração sérica de creatinina não tiver aumentado e o nível sérico de T_4 estiver na metade superior do intervalo de referência ou for maior, a dose deve ser aumentada em 2,5 mg/dia (i. e., 5 mg pela manhã e 2,5 mg à noite) duas vezes ao dia; os mesmos parâmetros devem ser avaliados 2 semanas mais

TABELA 48.7

Anomalias associadas ao tratamento com metimazol em 262 gatos com hipertireoidismo.

Sinais e achados clínico-patológicos	Porcentagem de gatos	Tempo até o desenvolvimento (dias) Média	Intervalo
Sinais clínicos			
Anorexia	11	24	1 a 78
Vômitos	11	22	7 a 60
Letargia	9	24	1 a 60
Escoriações	2	21	6 a 40
Sangramento	2	31	15 a 50
Patologia clínica			
Título positivo de anticorpos antinucleares	22	91	10 a 870
Eosinofilia	11	57	12 a 490
Linfocitose	7	25	14 a 90
Leucopenia	5	23	10 a 41
Trombocitopenia	3	37	14 a 90
Agranulocitose	2	62	26 a 95
Hepatopatia	2	39	15 a 60

Adaptada de Peterson ME, Kintzer PP, Hurvitz AI: Methimazole treatment of 262 cats with hyperthyroidism, J Vet Intern Med 2:150, 1988.

tarde. A dose deve continuar a aumentar a cada 2 semanas, em incrementos de 2,5 mg/dia, até que a concentração sérica de T_4 esteja na metade inferior do intervalo de referência sem desenvolvimento de hipotireoidismo ou o surgimento de reações adversas. O momento da coleta de sangue após a administração oral de metimazol não parece ser um fator significativo na avaliação da resposta terapêutica. As concentrações séricas de T_4 diminuem e voltam para o intervalo de referência em 2 semanas de administração de uma dose eficaz de metimazol; a melhora clínica é geralmente observada pelos tutores 2 a 4 semanas depois do controle da concentração sérica de T_4. A maioria dos gatos responde a 5 a 7,5 mg de metimazol por dia e o medicamento é mais eficaz quando administrado duas vezes ao dia. As tentativas de diminuição da dose diária e/ou da frequência de administração podem começar logo após a resolução dos sinais clínicos e estabelecimento do estado eutireóideo, principalmente em gatos submetidos ao tratamento a longo prazo com metimazol.

Poucos gatos parecem particularmente resistentes ao metimazol, necessitando de até 20 mg/dia. As causas mais comuns de resistência aparente ao fármaco são a incapacidade de alguns tutores de administrar o medicamento a seus gatos e a presença de carcinoma de tireoide como etiologia. Uma alternativa para a incapacidade de administração do metimazol é sua formulação em farmácia de manipulação como petiscos. Outra alternativa é a aplicação tópica de metimazol no pavilhão auricular sem pelo. Farmácias veterinárias de manipulação oferecem metimazol transdérmico em formulação de organogel plurônico de lecitina (PLO). O PLO é um intensificador de permeação que altera o estrato córneo e permite a absorção cutânea. O controle do hipertireoidismo começa de forma um pouco mais lenta e tem eficácia ligeiramente inferior em comparação ao metimazol oral; além disso, o desenvolvimento de eritema e inflamação do pavilhão auricular pode exigir a troca para o tratamento oral. Cremes podem ser feitos com qualquer concentração do medicamento e colocados em seringas de tuberculina, permitindo que o tutor coloque a dose apropriada na ponta do dedo e esfregue o creme no pavilhão auricular interno. O tutor deve usar luvas para evitar a absorção de metimazol, alternar as orelhas e remover qualquer resíduo de creme 30 a 60 minutos após cada aplicação. A dose e a frequência de administração são as mesmas discutidas para o tratamento oral com metimazol. A biodisponibilidade do metimazol transdérmico é mais variável, a eficácia geral não é tão boa e a prevalência de efeitos adversos gastrintestinais, mas não de outros efeitos adversos, é menor em comparação ao metimazol oral. Doses mais altas podem ser necessárias após o tratamento prolongado. Uma preocupação importante no uso de metimazol transdérmico é a falta de regulamentação das farmácias de manipulação; os produtos podem ser bastante variáveis.

As reações adversas ao metimazol geralmente ocorrem nas primeiras 4 a 8 semanas de terapia (ver Tabela 48.7). O gato deve ser examinado a cada 2 semanas durante os 3 primeiros meses de tratamento com metimazol; um hemograma completo, contagem de plaquetas, avaliação da função renal e concentração sérica de T$_4$ devem ser avaliados em cada consulta. Depois dos 3 primeiros meses de tratamento, hemograma completo, contagem de plaquetas, bioquímica sérica e concentração sérica de T$_4$ devem ser avaliados a cada 3 a 6 meses. Ao usar o protocolo terapêutico já descrito, letargia, vômito e anorexia são observados em menos de 10% dos gatos; de modo geral, essas reações adversas brandas são transitórias e desaparecem apesar da administração contínua do medicamento. Alterações hematológicas brandas induzidas por metimazol são vistas em menos de 10% dos gatos; as principais são eosinofilia, linfocitose e leucopenia transitórias. As alterações mais preocupantes, mas menos comuns (menos de 5% dos gatos) são escoriações faciais, trombocitopenia (contagem de plaquetas inferior a 75.000/mm^3), leucopenia (contagem total de leucócitos acima de 2.000/mm^3) e anemia hemolítica imunomediada. A toxicidade ou lesão hepática aparente ocorre em menos de 2% dos gatos tratados com metimazol e é caracterizada por sinais clínicos de doença hepática (i. e., letargia, anorexia, vômito), icterícia e aumento da atividade de alanina transaminase e fosfatase alcalina. Alguns gatos apresentam resultados positivos para anticorpos antinucleares, mas a importância desse achado não é conhecida. O desenvolvimento de miastenia *gravis* durante o tratamento com metimazol também foi relatado. A observação de qualquer uma dessas complicações graves deve levar à interrupção do tratamento e à administração de cuidados de suporte. As reações adversas tendem a desaparecer em 1 semana após a interrupção do tratamento. A recidiva dessas reações adversas com risco de morte é comum, independentemente da dose ou do tipo de medicamento antitireoidiano utilizado; assim, a terapia alternativa (p. ex., cirurgia, iodo radioativo, dieta com restrição de iodo) é recomendada.

O carbimazol (Neo-Mercazole®, ADVANZ Pharma, Londres, Inglaterra) é um fármaco antitireoidiano convertido em metimazol *in vivo*; é um tratamento alternativo eficaz em caso de indisponibilidade de metimazol. A dose e a frequência de administração são iguais às do tratamento oral com metimazol. As reações adversas são semelhantes às observadas em gatos tratados com metimazol, mas são menos frequentes. Gatos tratados com carbimazol devem ser monitorados da mesma maneira.

A administração de metimazol duas vezes ao dia por períodos longos é eficaz no controle do hipertireoidismo. No entanto, o hipertireoidismo felino é uma doença progressiva que não pode ser controlada com metimazol ou restrição dietética de iodo. Apenas o iodo radioativo ou a tireoidectomia removem ou destroem o tecido hiperfuncional. Em um estudo recente que avaliou gatos tratados com esse fármaco por 1 a 6 anos, a prevalência de doença multifocal (com três ou mais massas), massas grandes e enormes, tecido tireoidiano intratorácico e suspeita de carcinoma tireoidiano aumentou conforme a duração da doença (Peterson et al., 2016). O volume médio da massa da tireoide e as concentrações séricas de T$_4$ também aumentaram conforme a duração da doença; esse achado sugere a avaliação periódica das concentrações séricas de T$_4$ em gatos em tratamento prolongado com metimazol.

Dieta com restrição de iodo

Uma dieta comercial com teor restrito de iodo (Prescription Diet y/d®, Hill's Pet Products) é outra opção para o tratamento de hipertireoidismo em gatos. Essa dieta limita a produção do hormônio tireoidiano pela tireoide, diminuindo as concentrações séricas de T$_4$. Os estudos clínicos documentaram uma redução nas concentrações séricas de T$_4$ em gatos com hipertireoidismo alimentados apenas com Prescription Diet y/d® e sem acesso a nenhuma outra fonte dietética de iodo. As concentrações séricas de T$_4$ voltaram para o intervalo de referência 4 a 8 semanas após a instituição da dieta e assim ficaram por mais de 1 ano. É fundamental que o gato com hipertireoidismo não tenha acesso a nenhuma outra fonte de iodo. O iodo está presente em uma ampla gama de alimentos, suplementos e até mesmo em algumas fontes de água. Os exemplos são todas as outras rações para cães e gatos, laticínios, gemas de ovo, frutos do mar, frutas secas, vegetais enlatados, carnes curadas, frango ou peru fresco, produtos à base de soja ou algas marinhas, medicamentos ou suplementos com aromatizantes ou corantes artificiais e líquidos usados por algumas farmácias de manipulação. Os gatos devem ser mantidos estritamente dentro de casa. Os gatos coabitantes saudáveis podem ser alimentados com Prescription Diet y/d®, mas devem ter uma fonte adicional como suplemento de iodo. A administração simultânea de fármacos antitireoidianos não é recomendada; esses medicamentos devem ser reduzidos de forma gradual até a interrupção por um período de 1 a 2 semanas antes do início da dieta com restrição de iodo. Recomenda-se uma nova determinação da concentração sérica de T$_4$ 4 e 8 semanas após o início do oferecimento de Prescription Diet y/d®. A concentração sérica de T$_4$ deve estar dentro do intervalo de referência em 8 semanas. O motivo mais comum para a ausência de controle do hipertireoidismo com a dieta é o acesso do gato a alimentos, água, petiscos ou medicamentos contendo iodo. As consequências a longo prazo da restrição alimentar de iodo são desconhecidas. Por enquanto, o monitoramento a longo prazo deve incluir exame físico completo, hemograma completo, bioquímica sérica, urinálise e concentração sérica de T$_4$ a cada 4 a 6 meses depois que essa última estiver no intervalo de referência.

Cirurgia

A tireoidectomia é um tratamento eficaz, mas sempre deve ser considerada um procedimento eletivo. A cirurgia não é indicada se o risco anestésico for inaceitável e a função renal, questionável; além disso, não é indicada em caso de alta probabilidade de hipocalcemia pós-operatória, presença de tecido tireoidiano ectópico no tórax ou suspeita de carcinoma de tireoide com metástase. O tratamento com metimazol por 1 a 2 meses antes da tireoidectomia é recomendado pelos motivos já discutidos. Se possível, a ultrassonografia da região ventral do pescoço ou a cintilografia da tireoide deve ser realizada antes da cirurgia para localização do tecido tireoidiano anormal, diferenciação do acometimento unilateral e bilateral e obtenção de algumas informações sobre a probabilidade de desenvolvimento de hipocalcemia no período pós-operatório (ver Figura 48.15). Informações semelhantes podem ser obtidas por visualização direta no momento da cirurgia, embora o tecido ectópico e as alterações macroscópicas mínimas do lobo da tireoide dos estágios iniciais da doença possam não ser observados.

O Boxe 48.8 lista as complicações pós-operatórias, sendo a mais preocupante a hipocalcemia. Há uma correlação direta entre o tamanho dos lobos da tireoide, a incapacidade de visualização das glândulas paratireoides externas e o risco de hipocalcemia. Deve-se ter cuidado para preservar pelo menos uma (de preferência duas) glândula paratireoide. Se todas as quatro glândulas paratireoides forem removidas inadvertidamente, as duas paratireoides externas devem ser removidas de seus respectivos lobos da tireoide, seccionadas e colocadas dentro do ventre de um dos músculos esternoióideos por dissecção romba paralela às fibras musculares. De modo geral, o hipoparatireoidismo desaparece em 1 mês após a cirurgia desde que haja revascularização do autotransplante de paratireoide.

A concentração sérica de cálcio deve ser avaliada pelo menos uma vez ao dia por 5 a 7 dias após a tireoidectomia bilateral. De modo geral, os sinais clínicos de hipocalcemia surgem nas primeiras 72 horas após a cirurgia, embora possam não se desenvolver por 7 a 10 dias. Esses sinais são letargia, anorexia, relutância de movimentação, espasmos faciais (especialmente nas orelhas), tremores e câimbras musculares, tetania e convulsões. Em caso de remoção de todas as quatro paratireoides à cirurgia, a suplementação com cálcio e vitamina D deve ser iniciada logo após a recuperação anestésica (ver Capítulo 47). A hipocalcemia transitória ainda pode se desenvolver e durar de vários dias a semanas caso pelo menos uma glândula paratireoide tenha sido poupada; isso provavelmente se deve à interrupção do fluxo sanguíneo para a glândula após a manipulação cirúrgica. Nesses gatos, a terapia oral com vitamina D e cálcio deve ser iniciada apenas se houver desenvolvimento de sinais clínicos ou se a hipocalcemia se tornar grave (i. e., concentração sérica de cálcio total ou ionizado abaixo de 8 mg/dℓ ou 0,8 mmol/ℓ, respectivamente). Um declínio na concentração de cálcio no sangue não é uma indicação absoluta para a instituição do tratamento porque as paratireoides restantes podem responder antes do desenvolvimento dos sinais clínicos ou da hipocalcemia grave.

A persistência do hipoparatireoidismo é imprevisível. A função da paratireoide pode se recuperar após dias, semanas ou meses de suplementação com vitamina D e cálcio. Sempre que há resolução do hipoparatireoidismo, presume-se que a lesão da paratireoide era reversível, que o tecido paratireoidiano acessório começou a compensar as glândulas danificadas ou removidas à cirurgia ou que o autotransplante de paratireoide (se realizado) sofreu revascularização e tornou-se funcional. Também é possível que os mecanismos reguladores do cálcio estejam funcionando na ausência de paratormônio. Como é difícil prever a necessidade do tratamento a longo prazo com vitamina D em qualquer gato, deve-se tentar reduzir gradualmente a medicação enquanto a concentração sérica de cálcio é monitorada. O processo de redução gradual deve se estender por um período de 3 a 4 meses. O objetivo é manter a concentração sérica de cálcio entre 8 e 10 mg/dℓ. Se houver recidiva da hipocalcemia, a administração de vitamina D e cálcio deve ser reinstituída.

 BOXE 48.8

Complicações da tireoidectomia em gatos com hipertireoidismo.

Hipoparatireoidismo transitório ou permanente que causa hipocalcemia:
    Inquietação
    Irritabilidade
    Anomalias comportamentais
    Cãibras e dores musculares
    Tremores musculares, especialmente de orelhas e rosto
    Tetania
    Convulsões
Paralisia laríngea
Síndrome de Horner
Hipotireoidismo
Exacerbação de insuficiência renal concomitante
Ausência de melhora do hipertireoidismo

Alguns gatos podem apresentar hipotireoidismo após a tireoidectomia bilateral. Os sinais clínicos, o diagnóstico e o tratamento são discutidos anteriormente. A decisão de instituir o tratamento com levotiroxina deve ser baseada na presença ou não de sinais clínicos e alterações na concentração sérica de creatinina, não de T_4 em si. As concentrações séricas de T_4 tendem a diminuir após a cirurgia, ficando abaixo de 0,5 µg/dℓ (6 nmol/ℓ), mas a maioria dos gatos apresenta retorno da função tireoidiana antes do aparecimento de sinais clínicos. A reposição de hormônio tireoidiano deve ser iniciada em gatos com sinais clínicos e baixa concentração sérica de T_4 e naqueles que desenvolvem azotemia por redução da TFG induzida pelo baixo nível de T_4. Como alguns desses gatos podem não precisar de reposição hormonal a longo prazo, reduza-a de maneira gradual até a interrupção depois de 2 a 3 meses; enquanto isso, monitore as concentrações séricas de T_4 e creatinina para determinar a necessidade de tratamento contínuo.

Em caso de persistência dos sinais clínicos de hipertireoidismo apesar da tireoidectomia, meça a concentração sérica de T_4. Se estiver na metade inferior do intervalo de referência ou for ainda menor, suspeite de outro distúrbio. Se a concentração sérica de T_4 estiver na metade superior do intervalo de referência ou for ainda maior, suspeite de tecido tireoidiano anormal ectópico, carcinoma metastático da tireoide ou, se uma tireoidectomia unilateral foi realizada, tecido anormal no lobo tireoidiano remanescente. O tecido tireoidiano ectópico provavelmente está no mediastino, cranial ao coração (ver Figura 48.16). A cintilografia da tireoide é recomendada para identificação do tecido tireoidiano ectópico ou metastático. Alternativamente, pode-se considerar o tratamento oral com metimazol, a administração de iodo radioativo ou a dieta com restrição de iodo. Os sinais clínicos de hipertireoidismo podem recorrer meses a anos após a tireoidectomia. A concentração sérica de T_4 deve ser monitorada duas ou três vezes por ano em todos os gatos submetidos com sucesso ao tratamento cirúrgico.

Iodo radioativo

Se disponível, o iodo radioativo (^{131}I) é o tratamento de escolha para o hipertireoidismo por causa de suas baixíssimas taxas de morbidade e mortalidade e altas taxas de sucesso (Figura 48.21). O tratamento com iodo radioativo não é associado ao hipoparatireoidismo. É eficaz em gatos com tecido tireoidiano ectópico hiperfuncional e é a única opção que pode ser curativa em gatos com carcinoma de tireoide metastático ou não passível de ressecção. O tratamento com metimazol por 1 a 2 meses antes da administração de iodo radioativo é recomendado pelos motivos já discutidos. O tratamento anterior ou atual com metimazol não altera a eficácia do iodo radioativo; no entanto, a maioria dos centros terapêuticos recomenda a interrupção do tratamento com o fármaco 1 a 2 semanas antes da administração de iodo radioativo. O iodo 131 (^{131}I) tem meia-vida de 8 dias. O ^{131}I administrado por via intravenosa ou subcutânea é concentrado na tireoide e a radiação emitida destrói as células foliculares funcionais circundantes, mas causa danos mínimos em estruturas contíguas. Nos gatos com hipertireoidismo típico (i. e., hiperplasia adenomatosa, adenoma), doses de 2 a 5 mCi de ^{131}I matam apenas as células da tireoide que são funcionais. As células tireoidianas normais atrofiadas recebem uma dose relativamente pequena de radiação e, de modo geral, retomam sua função, o que previne o desenvolvimento de hipotireoidismo permanente na maioria dos gatos. Dependendo da dose administrada, mais de 80% dos gatos tratados tornam-se eutireóideos em 3 meses – a maioria, em 1 semana – e mais de 95% dos gatos tratados são eutireóideos em 6 meses. A complicação mais comum após o tratamento com iodo radioativo é o hipotireoidismo, observado principalmente em gatos com lobos tireoidianos grandes com doença difusa e naqueles tratados com altas doses de iodo. A princípio, as concentrações séricas de T_4 e creatinina devem ser monitoradas uma vez ao mês. A reposição de hormônio tireoidiano deve ser instituída se a concentração sérica de T_4 cair abaixo da faixa de referência e houver desenvolvimento de sinais clínicos de hipotireoidismo ou se o gato apresentar azotemia por redução da TFG induzida pelo baixo nível de T_4. Se iniciada, deve-se tentar reduzir gradualmente a dose e a frequência de administração para determinar a necessidade de tratamento com hormônio tireoidiano.

Cerca de 5% dos gatos requerem um segundo tratamento com ^{131}I. Fatores como a dose de iodo radioativo, a extensão do tecido tireoidiano anormal, a taxa de excreção de iodo e patologia tireoidiana podem explicar o insucesso do tratamento. O mais preocupante é a possibilidade de carcinoma da tireoide. Gatos com carcinoma de tireoide precisam de doses mais altas de iodo radioativo do que as normalmente administradas para obter um bom resultado. A duração da hospitalização e dos cuidados domiciliares do gato após a administração de ^{131}I varia dependendo dos regulamentos nacionais e da dose de ^{131}I administrada. O hipertireoidismo pode reaparecer 1 ano ou mais após o tratamento bem-sucedido.

Prognóstico

O prognóstico é excelente na maioria dos gatos com hipertireoidismo, desde que a doença concomitante possa ser tratada e que não haja carcinoma de tireoide. A cirurgia e o tratamento com ^{131}I podem ser curativos, embora o hipertireoidismo possa recidivar meses a anos (ou não) após a tireoidectomia ou o tratamento. Gatos com hipertireoidismo e hiperplasia adenomatosa ou adenoma podem ser tratados com metimazol por anos, desde que as reações adversas relacionadas ao medicamento sejam evitadas. Em um estudo retrospectivo, gatos com DRC concomitante tiveram tempos de sobrevida significativamente menores do que gatos com função renal normal; o tempo de sobrevida de gatos tratados apenas com metimazol (mediana, 2 anos; intervalo interquartil, 1 a 3,9 anos) foi significativamente menor em comparação a gatos tratados somente com ^{131}I (4 anos; 3 a 4,8 anos) ou metimazol seguido por ^{131}I (5,3 anos; 2,2 a 6,5 anos; Milner et al., 2006). A idade também influencia os dados de sobrevida; o hipertireoidismo é uma doença geriátrica, com idade média de 13 anos no momento do diagnóstico.

As complicações e a eficácia da alimentação com dieta com teor restrito de iodo por períodos prolongados (i. e., mais de 1 ano) ainda não foram relatadas.

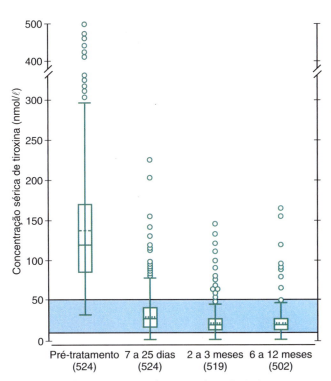

Figura 48.21 Diagramas de caixa (*boxplots*) das concentrações séricas de tiroxina (T_4) em 524 gatos antes e em vários momentos após a administração de radioiodo para o tratamento do hipertireoidismo. A área sombreada indica o intervalo de referência para a concentração sérica de T_4. Ver legenda da Figura 48.9. (De Peterson ME et al.: Radioiodine treatment of 524 cats with hyperthyroidism, *J Am Vet Med Assoc* 207:1422, 1995.)

NEOPLASIA DE TIREOIDE EM CÃES

Etiologia

Os tumores da tireoide são relativamente comuns em cães, representando cerca de 1 a 3% de todos os tumores nessa espécie (Broome et al., 2014). De modo geral, os adenomas da tireoide são massas pequenas e não funcionais que não causam sinais clínicos e são encontrados de forma incidental à necropsia. As exceções são os adenomas tireoidianos funcionais que causam hipertireoidismo ou são identificados inesperadamente durante a ultrassonografia da região ventral do pescoço. Os carcinomas da tireoide são mais comumente identificados *ante mortem* devido ao seu grande tamanho, à presença de sinais clínicos que podem ser reconhecidos pelos tutores e à facilidade de palpação pelos veterinários. Um ou ambos os lobos da tireoide podem ser acometidos e o tecido tireoidiano ectópico localizado abaixo da língua, no mediastino e na base do coração pode se tornar neoplásico. Os carcinomas da tireoide são altamente vasculares, localmente invasivos e se infiltram nas estruturas vizinhas, como esôfago, traqueia e musculatura cervical. Metástases regionais e distantes para linfonodos retrofaríngeos, mandibulares e cervicais superficiais e pulmões são comuns. A metástase para outros sítios, como fígado, rim, osso e cérebro, também é possível. A maioria dos cães com tumor de tireoide é eutireóidea ou hipotireóidea; menos de 15% dos cães têm tumores tireoidianos funcionais que secretam hormônio tireoidiano em excesso e causam hipertireoidismo. Nesses cães, os sinais clínicos de hipertireoidismo podem ser predominantes. O hipertireoidismo pode ser causado por adenomas e carcinomas funcionais da tireoide. A hiperplasia adenomatosa é a causa mais comum de hipertireoidismo em gatos, mas não foi descrita em cães.

Características clínicas

Os tumores da tireoide ocorrem em cães de meia-idade a idosos, geralmente com 10 anos ou mais. Não há predileção sexual. Embora qualquer raça possa ser acometida, o risco parece maior em Boxers, Beagles, Golden Retrievers e Huskies Siberianos.

Cães com tumores não funcionais da tireoide geralmente são levados ao veterinário porque o tutor viu ou sentiu uma massa na região ventral do pescoço do animal (Figura 48.22). Os sinais clínicos podem ser causados pela compressão das estruturas adjacentes pela massa (p. ex., dispneia, disfagia) ou metástase (p. ex., intolerância ao exercício, perda de peso; Boxe 48.9). Os sinais clínicos de hipotireoidismo podem ser observados em pacientes com grandes tumores invasivos que destroem os dois lobos da tireoide. Os sinais clínicos de hipertireoidismo ocorrem em cães com tumores funcionais da tireoide e são semelhantes aos observados em gatos com hipertireoidismo. Em sua maioria, os tumores da tireoide são massas firmes, assimétricas, lobuladas e não dolorosas localizadas perto da região típica da tireoide no pescoço, embora tumores maiores possam se estender para a entrada do tórax. A massa geralmente está bem alojada no tecido circundante e não pode ser movida livremente; o último achado é sugestivo de carcinoma invasivo. Em alguns tumores, um sopro, devido à presença de uma fístula arteriovenosa, pode ser palpado ou auscultado. Outros achados ao exame físico são dispneia, estridor, tosse, caquexia, letargia, síndrome de Horner e pelame seco e sem brilho. Os linfonodos cervicais superficiais e/ou mandibulares podem estar aumentados devido à disseminação do tumor ou obstrução linfática. Cães com tumores funcionais da tireoide podem ser inquietos, magros e ofegantes; a ausculta cardíaca frequentemente revela taquicardia. Muitos cães são considerados impressionantemente saudáveis no exame físico.

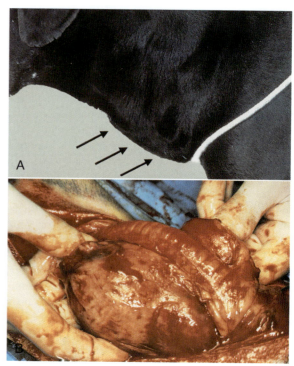

Figura 48.22 A. Um Labrador Retriever de 13 anos foi atendido porque o tutor notou uma massa no pescoço (*setas*). A massa era um adenocarcinoma da tireoide. **B.** Adenocarcinoma de tireoide em um cão sem raça definida de 11 anos. Os sinais clínicos incluíram disfagia, tosse e uma massa visível na região ventral do pescoço.

 BOXE 48.9

Sinais clínicos causados por neoplasia da tireoide em cães.

Não funcional
Inchaço ou massa no pescoço
Dispneia
Tosse
Letargia
Disfagia
Regurgitação
Anorexia
Perda de peso
Síndrome de Horner
Alteração vocal
Edema facial

Funcional (hipertireoidismo)
Inchaço ou massa no pescoço
Polifagia e perda de peso
Hiperatividade
Poliúria e polidipsia
Dispneia
Mudança de comportamento
  Agressividade

De modo geral, os resultados de hemograma completo, bioquímica sérica e urinálise não ajudam o estabelecimento do diagnóstico. Anemia normocítica, normocrômica, não regenerativa branda, hipercolesterolemia e hipertrigliceridemia com lipemia podem ser observadas em cães com hipotireoidismo concomitante. Um pequeno aumento na concentração de ureia no sangue e nas atividades de enzimas hepáticas pode ser identificado; no entanto, essas últimas alterações não são necessariamente indicativas de metástase hepática. A hipercalcemia também foi observada em alguns cães e é atribuída a uma doença paraneoplásica. Cães com tumores funcionais da tireoide que causam hipertireoidismo podem apresentar hipertensão sistêmica.

As concentrações séricas basais de T_4 e fT_4 estão aumentadas e a concentração sérica de TSH é indetectável em cães com tumor funcional da tireoide e hipertireoidismo. No entanto, a maioria dos tumores tireoidianos caninos não são funcionais e muitos desses cães são considerados eutireóideos à avaliação das concentrações séricas do hormônio tireoidiano. Cerca de 30% dos cães com tumor de tireoide têm concentrações séricas de T_4 e fT_4 abaixo da faixa de referência e alta concentração elevada sérica de TSH, sugestiva de hipotireoidismo resultante da destruição do tecido tireoidiano normal pelo tumor. No entanto, baixas concentrações séricas de hormônio tireoidiano devem ser interpretadas com cautela e os efeitos supressores de doenças não tireoidianas sobre a função da tireoide devem ser considerados.

A ultrassonografia cervical confirma a presença de uma massa, independentemente de seu tamanho e localização, e pode distinguir tumores cavitários, císticos e sólidos. Também pode identificar a presença e a gravidade da invasão local pelo tumor, além da presença e localização de sítios metastáticos na região cervical. Além disso, a ultrassonografia aumenta a probabilidade de obtenção de tecido representativo para avaliação citológica ou histológica durante aspiração com agulha fina ou biópsia percutânea da massa (Figura 48.23). Como a metástase do carcinoma de tireoide tende a acometer os pulmões e a base do coração, as radiografias torácicas devem sempre ser incluídas na avaliação diagnóstica de cães com suspeita de massa tireoidiana. As radiografias cervicais podem identificar uma pequena massa suspeita, mas não detectada de forma definitiva no exame físico; também podem mostrar a gravidade do deslocamento de estruturas adjacentes e identificar a invasão local da laringe e da traqueia pela massa. A ultrassonografia abdominal pode ser usada para identificação de lesões metastáticas abdominais (principalmente hepáticas). A tomografia computadorizada (TC) e a ressonância magnética (RM) podem definir a extensão da invasão das estruturas vizinhas pelo tumor, detectar metástases distantes em linfonodos e pulmão e identificar o tecido tireoidiano ectópico no mediastino (Figura 48.24) – essa informação é valiosa em caso de consideração de cirurgia ou radioterapia. Tanto a TC quanto a RM são superiores à ultrassonografia no estabelecimento da extensão da invasão por tumores da tireoide.

As cintilografias da tireoide com pertecnetato de sódio podem confirmar se a massa cervical é originária da tireoide, avaliar o grau de invasão do tecido regional e identificar áreas incomuns de captação na cabeça, pescoço e tórax sugestivas de sítios metastáticos. A maioria dos carcinomas da tireoide apresenta captação heterogênea de pertecnetato, glândula de formato irregular e evidências de invasão do tecido regional. Os tumores com captação difusa mais homogênea de pertecnetato

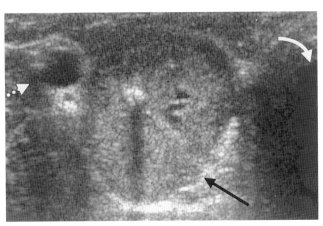

Figura 48.23 Ultrassonografia de uma massa na região do lobo direito da tireoide (*seta reta*), da artéria carótida (*seta pontilhada*) e da traqueia (*seta curva*) em uma fêmea castrada, mestiça de Labrador, de 11 anos. Há uma pequena região de mineralização que causa um efeito de sombra dentro da massa. A massa foi um achado inesperado durante um exame físico de rotina. Um adenocarcinoma de tireoide diagnosticado à histopatologia após a remoção cirúrgica da massa.

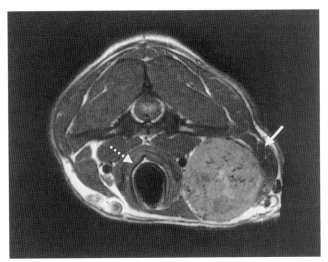

Figura 48.24 Ressonância magnética de uma massa tireoidiana do lado direito (*seta sólida*), adjacente à traqueia (*seta pontilhada*), em um Golden Retriever macho castrado de 10 anos que apresentava um aumento de volume no pescoço. O diagnóstico histopatológico foi carcinoma de células C da tireoide com invasão vascular. A região cervical acometida foi submetida à radioterapia após a tireoidectomia.

tendem a ser tumores funcionais e causar hipertireoidismo. O estudo cintilográfico não identifica a localização de um tumor que não capta bem o iodo, principalmente se for uma metástase distante. A não identificação de sítios metastáticos distantes à cintilografia não significa que não existem metástases distantes. A quantidade de captação de radionuclídeo pelo tumor da tireoide não é um indicador confiável de seu estado funcional (i. e., eutireoidismo, hipotireoidismo ou hipertireoidismo) ou da natureza benigna ou maligna da neoplasia. As radiografias torácicas são mais sensíveis do que a cintilografia da tireoide na identificação de metástases pulmonares.

Diagnóstico

O diagnóstico definitivo pode ser obtido por aspiração com agulha fina para citologia ou biópsia. Infelizmente, os tumores da tireoide canina são altamente vasculares e tendem a sofrer hemorragia após a biópsia. A princípio, a aspiração com agulha fina (aproximadamente 0,7 mm de diâmetro) e o exame citológico da massa são recomendados para confirmar a origem tireoidiana da massa. A contaminação do aspirado com sangue é comum e a diferenciação entre adenoma e carcinoma é difícil. A biópsia com agulha de calibre maior, a exploração cirúrgica e a biópsia guiada por ultrassonografia geralmente são necessárias para confirmar o diagnóstico. A ultrassonografia identifica áreas sólidas da massa para biópsia, além dos grandes vasos sanguíneos a serem evitados. Esse procedimento é preferível caso os achados da aspiração com agulha sejam inconclusivos.

Tratamento

As opções para tratamento do tumor de tireoide em cães são cirurgia, quimioterapia, radioterapia, tratamento com iodo radioativo e fármacos antitireoidianos. Em muitos casos, mais de uma opção terapêutica (p. ex., cirurgia e quimioterapia) é usada de forma simultânea ou sequencial.

A abordagem terapêutica é baseada, em parte, no tamanho e na invasividade do tumor e na presença de metástases regionais e distantes. Cerca de 30 a 40% dos cães com tumores da tireoide têm metástases distantes detectáveis no momento do diagnóstico. O tamanho do tumor parece prever o comportamento metastático; o volume neoplásico inferior a 21 cm^3 é associado ao risco significativamente menor de metástase, enquanto o volume próximo de 100 cm^3 é relacionado a uma probabilidade de metástase de praticamente 100%. O estado funcional do tumor da tireoide não altera a abordagem terapêutica de maneira dramática. Todos os tumores da tireoide em cães devem ser considerados malignos até prova em contrário, independentemente do tamanho (Figura 48.25). O tratamento deve ser realizado mesmo em tumores grandes e localmente invasivos. O tratamento parece aumentar o conforto de muitos cães com grandes tumores invasivos e pode aumentar a longevidade do paciente. Além disso, o controle local do tumor pode interromper ou reduzir a disseminação metastática e a presença de metástases pode não influenciar o desfecho. O controle local do carcinoma da tireoide é de fundamental importância no manejo dessa doença.

CIRURGIA

A excisão cirúrgica de adenomas de tireoide e de carcinomas de tireoide pequenos, bem encapsulados e com mobilidade livre pode ser curativa. A remoção cirúrgica de um carcinoma de tireoide fixo e localmente invasivo, independentemente do tamanho, é associado ao prognóstico reservado a mau de excisão completa do tumor. Nessas neoplasias, a radioterapia é o tratamento de escolha. A quimioterapia é indicada se forem identificadas metástases distantes ou, em alguns casos, no período pós-operatório de cães com invasão vascular ou linfática ou aparência histológica "agressiva". A citorredução

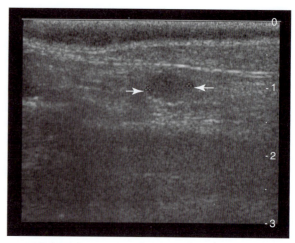

Figura 48.25 Ultrassonografia de uma massa de 0,61 cm de diâmetro no lobo direito da tireoide (*setas*) em um Pug macho castrado de 11 anos. A massa tireoidiana foi um achado inesperado à ultrassonografia cervical para avaliação das glândulas paratireoides durante a avaliação diagnóstica de uma hipercalcemia. O diagnóstico histopatológico após a remoção cirúrgica da massa foi de carcinoma de tireoide.

cirúrgica de tumores fixos e localmente invasivos pode ser indicada para aliviar problemas induzidos pela lesão, como disfagia ou dispneia, e dar mais tempo para a ação de outras terapias. A citorredução cirúrgica também pode ser considerada depois da diminuição do tamanho de grandes tumores invasivos pela radioterapia ou quimioterapia. Tentativas agressivas de remoção cirúrgica, especialmente de tumores bilaterais, ameaçam a integridade dos nervos laríngeos recorrentes, das paratireoides e do tecido tireoidiano normal. É importante monitorar as concentrações séricas de cálcio antes e por 2 a 3 semanas após a cirurgia se houver alguma chance de excisão ou lesão das glândulas paratireoides. A administração de vitamina D e cálcio deve ser iniciada se houver hipocalcemia pós-operatória (ver Capítulo 47). As concentrações séricas de T_4 e TSH devem ser avaliadas 4 e 8 semanas após a cirurgia; o tratamento deve ser iniciado se os sinais clínicos e os resultados dos exames de sangue sugerirem hipotireoidismo. (Ver informações sobre técnicas cirúrgicas para o complexo tireoparatireoide em Tobias e Johnston, 2018.)

RADIOTERAPIA COM FEIXE EXTERNO

A radioterapia é o tratamento de escolha para o carcinoma de tireoide localmente avançado. A radioterapia com feixe externo pode ser usada sozinha ou em conjunto com a cirurgia ou quimioterapia. A radioterapia foi associada a uma taxa de regressão lenta do carcinoma da tireoide em cães. Em um estudo com 25 cães com carcinoma tireoidiano diferenciado não passível de ressecção e sem evidências de metástase, o tempo para redução máxima do tamanho do tumor variou de 8 a 22 meses após a irradiação com megavoltagem (Theon et al., 2000). As taxas de sobrevida livre de progressão (definidas como o tempo entre a conclusão do tratamento e a detecção de recidiva tumoral local mensurável ou morte por causas não relacionadas à progressão do tumor) foram de 80% em 1 ano e 72% em 3 anos, com tempo médio de sobrevida livre de progressão de 55 meses. As reações adversas agudas à radiação são mucosite esofágica, traqueal ou laríngea que causa disfagia, tosse, rouquidão e neutropenia transitória. Essas reações tendem a ser brandas e autolimitadas. As reações crônicas à radioterapia são fibrose cutânea, alopecia permanente, traqueíte crônica que causa tosse seca e hipotireoidismo.

IODO RADIOATIVO (^{131}I)

Estudos sugerem que a administração de iodo radioativo prolonga o tempo de sobrevida quando usada como modalidade única ou associada à cirurgia para o tratamento de tumores da tireoide em cães. Worth et al. (2005) relataram um tempo médio de sobrevida de 30 meses em cães tratados apenas com radioiodo, 34 meses quando o radioiodo foi combinado à cirurgia e 3 meses para cães que não receberam tratamento. Turrel et al. (2006) relataram tempos médios de sobrevida de 839 dias em cães com tumores locais ou regionais (i. e., doença em estágio II e III) e 366 dias em cães com metástases. A localização do tumor (cervical ou ectópica), a idade, o peso corpóreo, o protocolo de tratamento (^{131}I sozinho ou com cirurgia) e a concentração sérica de T_4 não foram significativamente associados ao tempo de sobrevida. A terapia com iodo radioativo é eficaz em qualquer tecido tumoral da tireoide que retenha a capacidade de retenção de iodo, inclusive sítios metastáticos. Uma cintilografia com tecnécio pode determinar se o tumor pode reter iodo. Grandes doses de ^{131}I (i. e., 30 a 100 mCi ou mais) são tipicamente administradas por via intravenosa para tratamento do carcinoma de tireoide em cães. As vantagens da administração de iodo radioativo são o baixo risco de efeitos adversos e a possibilidade de tratamento tanto do tumor primário quanto das lesões metastáticas. Uma desvantagem é a necessidade de isolamento prolongado do cão após o tratamento. As possíveis reações adversas são esofagite, traqueíte e supressão da medula óssea.

QUIMIOTERAPIA

A quimioterapia é indicada quando a remoção cirúrgica total ou destruição por radioterapia não é bem-sucedida, em caso de identificação de lesões metastáticas distantes e quando o tamanho do tumor primário aumenta muito a probabilidade de invasão local ou metástases, mesmo que não possam ser identificadas com exames diagnósticos. Vários medicamentos quimioterápicos diferentes têm sido usados no tratamento de tumores da tireoide em cães, inclusive doxorrubicina, cisplatina, carboplatina, mitoxantrona, fosfato de toceranibe e clorambucila. A doxorrubicina e a carboplatina são os dois quimioterápicos mais usados no tratamento do carcinoma da tireoide em cães e podem ser administrados em um esquema alternado em intervalos de 3 semanas, com total combinado de 6 doses. A resposta dos tumores da tireoide canina à doxorrubicina e carboplatina é variável e imprevisível. Na maioria dos cães, a doxorrubicina e a carboplatina evitam o crescimento do tumor e podem causar seu encolhimento, mas a remissão total é incomum. Sempre consulte um oncologista ao considerar a quimioterapia. (Ver discussão sobre o uso desses agentes quimioterápicos nos Capítulos 76 e 77.)

FÁRMACOS ANTITIREOIDIANOS ORAIS

Os fármacos antitireoidianos orais são utilizados como terapia paliativa para controle dos sinais clínicos de hipertireoidismo em cães com tumor funcional da tireoide; não são usados como tratamento primário porque não são citotóxicos. A abordagem terapêutica é semelhante à usada em gatos com hipertireoidismo, começando com 2,5 a 5 mg de metimazol duas vezes ao dia, com aumentos subsequentes na dose e frequência de administração conforme necessário para controle dos sinais clínicos e manutenção da concentração sérica de T_4 dentro do intervalo de referência.

Prognóstico

O prognóstico de pacientes com adenoma de tireoide após a remoção cirúrgica é excelente. O prognóstico é muito bom em cães submetidos à ressecção cirúrgica de um carcinoma pequeno e bem encapsulado. Infelizmente, a maioria dos cães tem massas tireoidianas relativamente grandes, que invadem os tecidos circundantes ou já sofreram metástase no momento do diagnóstico. Nesses cães, a terapia agressiva com múltiplas modalidades pode aliviar os sinais clínicos e, em alguns casos, reduzir drasticamente a carga tumoral. O prognóstico a longo prazo, entretanto, continua reservado a mau, com tempos de sobrevida entre 6 e 24 meses, dependendo da agressividade do tratamento.

Leitura sugerida

Feldman EC, et al. *Canine and feline endocrinology*. ed 4. St. Louis: Elsevier; 2015.
Johnston SA, Tobias KM. *Veterinary surgery: small animal*. ed 2. St Louis: Elsevier-Saunders; 2018.
Tobias KM, Johnston SA. *Veterinary surgery: small animal*. St Louis: Elsevier-Saunders; 2012.

Hipotireoidismo canino e felino
Beier P, et al. The role of hypothyroidism in the etiology and progression of dilated cardiomyopathy in Doberman Pinschers. *J Vet Intern Med*. 2015;29:141.
Boretti FS, et al. Comparison of 2 doses of recombinant human thyrotropin for thyroid function testing in healthy and suspected hypothyroid dogs. *J Vet Intern Med*. 2009;23:856.
Broome MR, et al. Exogenous thyrotoxicosis in dogs attributable to consumption of all-meat commercial dog food or treats containing excessive thyroid hormone: 14 cases (2008-2013). *J Am Med Assoc*. 2015;246:105.
De Roover K, et al. Effect of storage of reconstituted recombinant human thyroid-stimulating hormone (rhTSH) on thyroid-stimulating hormone (TSH) response testing in euthyroid dogs. *J Vet Intern Med*. 2006;20:812.
Gommeren K, et al. Effect of thyroxine supplementation on glomerular filtration rate in hypothyroid dogs. *J Vet Intern Med*. 2009;23:844.
Johnson C, et al. Effect of ^{131}I-induced hypothyroidism on indices of reproductive function in adult male dogs. *J Vet Intern Med*. 1999;13:104.
Kemppainen RJ, Birchfield JR. Measurement of total thyroxine concentration in serum from dogs and cats by use of various methods. *Am J Vet Res*. 2006;67:259.
Le Traon G, et al. Clinical evaluation of a novel liquid formulation of L-thyroxine for once daily treatment of dogs with hypothyroidism. *J Vet Intern Med*. 2009;23:43.

Lurye JC, et al. Evaluation of an in-house enzyme-linked immunosorbent assay for quantitative measurement of serum total thyroxine concentrations in dogs and cats. *J Am Vet Med Assoc.* 2002;221:243.

Marca MC, et al. Evaluation of canine serum thyrotropin (TSH) concentration: comparison of three analytical procedures. *J Vet Diagn Invest.* 2001;13:106.

Panciera DL, et al. Effect of short-term hypothyroidism on reproduction in the bitch. *Theriogenology.* 2007;68:316.

Panciera DL, Lefebvre HP. Effect of experimental hypothyroidism on glomerular filtration rate and plasma creatinine concentration in dogs. *J Vet Intern Med.* 2009;23:1045.

Piechotta M, et al. Autoantibodies against thyroid hormones and their influence on thyroxine determination with chemiluminescence immunoassay in dogs. *J Vet Sci.* 2010;11:191.

Radosta LA, et al. Comparison of thyroid analytes in dogs aggressive to familiar people and in non-aggressive dogs. *Vet J.* 2012;192:472.

Randolph JF, et al. Free thyroxine concentrations by equilibrium dialysis and chemiluminescent immunoassays in 13 hypothyroid dogs positive for thyroglobulin antibody. *J Vet Intern Med.* 2015;29:877.

Scott-Moncrieff JCR, et al. Lack of association between repeated vaccination and thyroiditis in laboratory Beagles. *J Vet Intern Med.* 2006;20:818.

Van Dijl IC, et al. Pharmacokinetics of total thyroxine after repeated oral administration of levothyroxine solution and its clinical efficacy in hypothyroid dogs. *J Vet Intern Med.* 2014;28:1229.

Voorbij A, et al. Central hypothyroidism n miniature schnauzers. *J Vet Intern Med.* 2016;30:85.

Hipertireoidismo felino

Aldridge EN, et al. Evaluation of thyroid-stimulating hormone, total thyroxine, and free thyroxine concentrations in hyperthyroid cats receiving methimazole treatment. *J Vet Intern Med.* 2015;29:862.

Boag AK, et al. Changes in the glomerular filtration rate of 27 cats with hyperthyroidism after treatment with radioactive iodine. *Vet Rec.* 2007;161:711.

Borett FS, et al. Transdermal application of methimazole in hyperthyroid cats: a long-term follow-up study. *J Feline Med Surg.* 2014;16:453.

Harvey AM, et al. Scintigraphic findings in 120 hyperthyroid cats. *J Feline Med Surg.* 2009;11:96.

Hibbert A, et al. Feline thyroid carcinoma: diagnosis and response to high-dose radioactive iodine treatment. *J Feline Med Surg.* 2009;11:116.

Hui TY, et al. Effect of feeding an iodine-restricted diet in cats with spontaneous hyperthyroidism. *J Vet Intern Med.* 2015;29:1063.

Merryman JI, et al. Overexpression of c-ras in hyperplasia and adenomas of the feline thyroid gland: an immunohistochemical analysis of 34 cases. *Vet Pathol.* 1999;36:117.

Milner RJ, et al. Survival times for cats with hyperthyroidism treated with iodine 131, methimazole, or both: 167 cases (1996-2003). *J Am Vet Med Assoc.* 2006;228:559.

Peterson ME, et al. Evaluation of serum thyroid-stimulating hormone concentration as a diagnostic test for hyperthyroidism in cats. *J Vet Intern Med.* 2015;29:1327.

Peterson ME, et al. Prevalence and degree of thyroid pathology in hyperthyroid cats increases with disease duration: a cross-sectional analysis of 2096 cats. *J Feline Med Surg.* 2016;18:92.

Rutland BE, et al. Optimal testing for thyroid hormone concentration after treatment with methimazole in healthy and hyperthyroid cats. *J Vet Intern Med.* 2009;23:1025.

van der Kooji M, et al. Effects of an iodine-restricted food on client-owned cats with hyperthyroidism. *J Feline Med Surg.* 2014;16:491.

van Hoek I, et al. A critical review of food-associated factors proposed in the etiology of feline hyperthyroidism. *J Feline Med Surg.* 2015;17:837.

Vaske HH, et al. Effects of feline hyperthyroidism on kidney function: a review. *J Feline Med Surg.* 2016;18.

Wakeling J, et al. Subclinical hyperthyroidism in cats: a spontaneous model of subclinical toxic nodular goiter in humans? *Thyroid.* 2007;17:1201.

Wakeling J, et al. Diagnosis of hyperthyroidism in cats with mild chronic kidney disease. *J Small Anim Pract.* 2008;49:287.

Ward CR, et al. Evaluation of activation of G proteins in response to thyroid stimulating hormone in thyroid gland cells from euthyroid and hyperthyroid cats. *Am J Vet Res.* 2010;71:643.

Williams TL, et al. Survival and the development of azotemia after treatment of hyperthyroid cats. *J Vet Intern Med.* 2010;24:863.

Williams TL, et al. Effect on renal function of restoration of euthyroidism in hyperthyroid cats with iatrogenic hypothyroidism. *J Vet Intern Med.* 2014;28:1251.

Neoplasia da tireoide em cães

Broome MR, et al. Clinical features and treatment outcomes of 41 dogs with sublingual ectopic thyroid neoplasia. *J Vet Intern Med.* 2014;28:1560.

Nadeau ME, Kitchell BE. Evaluation of the use of chemotherapy and other prognostic variables for surgically excised canine thyroid carcinoma with and without metastasis. *Can Vet J.* 2011;52:994.

Theon AP, et al. Prognostic factors and patterns of treatment failure in dogs with unresectable differentiated thyroid carcinomas treated with megavoltage irradiation. *J Am Vet Med Assoc.* 2000;216:1775.

Tuohy JL, et al. Outcome following simultaneous bilateral thyroid lobectomy for treatment of thyroid gland carcinoma in dogs: 15 cases (1994-2010). *J Am Vet Med Assoc.* 2012;241:95.

Turrel JM, et al. Sodium iodide I 131 treatment of dogs with nonresectable thyroid tumors: 39 cases (1990-2003). *J Am Vet Med Assoc.* 2006;229:542.

Worth AJ, et al. Radioiodide (^{131}I) therapy for treatment of canine thyroid carcinoma. *Aust Vet J.* 2005;83:208.

Wucherer KL, Wilke V. Thyroid cancer in dogs: an update based on 638 cases (1995-2005). *J Am Anim Hosp Assoc.* 2010;46:249.

CAPÍTULO 49
Doenças do Pâncreas Endócrino

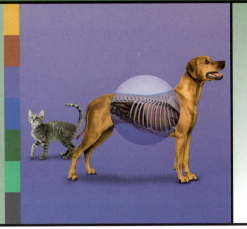

HIPERGLICEMIA

Etiologia

A hiperglicemia é caracterizada pela glicemia superior a 125 mg/dℓ; seus sinais clínicos, porém, não se desenvolvem até que o limiar tubular renal de reabsorção de glicose seja excedido. Em cães, isso ocorre sempre que a glicemia excede 180 a 220 mg/dℓ. O limiar de reabsorção de glicose parece ser mais variável em gatos, entre 200 e 280 mg/dℓ. A glicosúria causa diurese osmótica que, por sua vez, provoca poliúria e polidipsia, os sinais clínicos típicos da hiperglicemia grave. A causa mais comum de hiperglicemia e glicosúria é o diabetes melito. A hiperglicemia grave sem glicosúria também é comum em gatos com hiperglicemia induzida por estresse, talvez pela secreção de catecolaminas. A glicosúria transitória (normalmente inferior a 1% nas tiras reagentes) pode ser observada em alguns gatos com hiperglicemia grave ou prolongada induzida por estresse.

Características clínicas

A hiperglicemia entre 125 e 180 mg/dℓ (até 250 mg/dℓ em gatos) é clinicamente silenciosa e é um achado incidental em exames de sangue realizados por outro motivo. Em um cão ou gato com hiperglicemia branda (inferior a 180 mg/dℓ) e sem glicosúria, mas com poliúria e polidipsia, deve-se suspeitar de outro distúrbio além do diabetes melito. Alguns cães e gatos podem apresentar hiperglicemia branda até 2 horas após o consumo de alimentos com altas quantidades de monossacarídeos e dissacarídeos, xarope de milho ou propilenoglicol, durante a administração intravenosa (IV) de fluidos de nutrição parenteral total e em caso de estresse, agitação ou estimulação; essa hiperglicemia também pode ocorrer nas primeiras fases do diabetes melito (i. e., diabetes subclínica) e em animais com distúrbios ou tratados com fármacos que causam resistência à insulina (Boxe 49.1). A persistência da hiperglicemia branda em um cão ou gato em jejum e não estressado deve levar a uma avaliação diagnóstica para a detecção de distúrbios associados à resistência à insulina, principalmente se a glicemia estiver aumentando com o tempo.

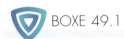 BOXE 49.1

Causas da hiperglicemia em cães e gatos.

Diabetes melito*
Estresse, agressividade, estimulação, nervosismo, medo*
Pós-prandial (até 2 h após o consumo de alimentos com monossacarídeos, dissacarídeos, propilenoglicol, xarope de milho)
Hiperadrenocorticismo*
Acromegalia (gatos)
Diestro (cão fêmea)
Feocromocitoma (cães)
Pancreatite
Neoplasia pancreática exócrina
Doença renal crônica
Traumatismo cefálico
Terapia medicamentosa*
   Glicocorticoides
   Progestágenos
   Acetato de megestrol
Fluidos com dextrose*
Soluções de nutrição parenteral*

*Causa comum.

HIPOGLICEMIA

Etiologia

A hipoglicemia é caracterizada pela glicemia inferior a 60 mg/dℓ. De modo geral, é causada pela absorção excessiva de glicose por células normais (p. ex., durante períodos de hiperinsulinismo, como na presença de um tumor de células β ou ingestão de xilitol) ou neoplásicas, redução da gliconeogênese hepática e glicogenólise (p. ex., *shunt* portal, cirrose hepática), deficiência de hormônios diabetogênicos (p. ex., hipocortisolismo), baixa ingestão alimentar de glicose ou outros substratos necessários para a gliconeogênese hepática (p. ex., anorexia em neonatos ou raças *toy*) ou uma combinação desses mecanismos (p. ex., sepse; Boxe 49.2). A hipoglicemia iatrogênica é um problema comum decorrente da administração excessiva de insulina em cães e gatos diabéticos.

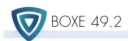

BOXE 49.2

Causas de hipoglicemia em cães e gatos.

Tumor de células β (insulinoma)*
Neoplasia primária e metastática
    Carcinoma hepatocelular, hepatoma*
    Leiomiossarcoma, leiomioma*
    Hemangiossarcoma
    Carcinoma (mamário, salivar, pulmonar, gástrico, do intestino delgado, renal, esplênico)
    Leucemia
    Plasmocitoma
    Melanoma
Doença hepatobiliar*
    Shunts portossistêmicos
    Fibrose crônica, cirrose
    Necrose hepática (toxinas)
Sepse*
    Babesiose canina grave
    Peritonite séptica
Hipoadrenocorticismo*
Hipoglicemia idiopática*
    Hipoglicemia neonatal
    Hipoglicemia juvenil (especialmente em raças *toy*)
    Hipoglicemia do cão de caça
Neoplasia pancreática exócrina
Pancreatite
Doença renal crônica
Hipopituitarismo
Policitemia grave
Deficiências de enzimas hepáticas
    Doença de Von Gierke (doença de armazenamento de glicogênio de tipo I)
    Doença de Cori (doença de armazenamento de glicogênio de tipo III)
Desnutrição grave
Armazenamento prolongado de sangue total*
Iatrogênica*
    Superdosagem de insulina
    Tratamento com sulfonilureia
    Ingestão de etilenoglicol
    Ingestão de xilitol
    Ácido alfalipoico
    Petiscos com carne seca de frango
Artefato*
    Glicosímetros portáteis – instrumentos de monitoramento
    Erro de laboratório

*Causa comum.

O armazenamento prolongado de sangue antes da separação do soro ou plasma provoca uma redução na glicemia de cerca de 7 mg/dℓ/h. A glicólise por hemácias e leucócitos torna-se ainda mais aparente em cães e gatos com eritrocitose, leucocitose ou sepse. Portanto, o sangue total obtido para a determinação da glicemia deve ser separado logo após a coleta (em até 30 minutos) e o soro ou plasma deve ser refrigerado ou congelado até a realização do exame para minimizar a redução artificial da glicemia. A glicemia pode ser determinada de forma confiável em amostras de plasma ou soro separadas e refrigeradas por até 48 horas. Alternativamente, o plasma pode ser coletado em tubos com fluoreto de sódio. Infelizmente, a hemólise do sangue coletado em tubos tratados com fluoreto de sódio é comum, o que pode causar pequenas reduções na glicemia devido a problemas na metodologia laboratorial. A glicemia determinada em muitos glicosímetros domésticos projetados para uso por pacientes humanos com diabetes é quase sempre inferior ao valor real obtido em laboratório, o que pode levar ao diagnóstico incorreto de hipoglicemia. Em contrapartida, o glicosímetro AlphaTRAK® (Abbott Laboratories, Chicago, IL, EUA), projetado para uso em cães e gatos diabéticos, pode gerar valores maiores ou menores do que os reais. Por fim, o erro laboratorial pode causar um valor incorreto. Aconselha-se confirmar a hipoglicemia por meio da determinação da glicemia de uma segunda amostra de sangue usando métodos de bancada antes de começar a pesquisar a causa do distúrbio.

Características clínicas

Os sinais clínicos de hipoglicemia geralmente surgem quando a glicemia é inferior a 45 mg/dℓ, embora isso possa ser variável. O desenvolvimento dos sinais clínicos depende da gravidade e da duração (aguda ou crônica) da hipoglicemia e da taxa de declínio na glicemia. Os sinais clínicos são provocados pela estimulação do sistema nervoso simpático-adrenal induzida por neuroglicopenia e hipoglicemia. Os sinais neuroglicopênicos são convulsões, fraqueza, colapso, ataxia e, com menor frequência, letargia, cegueira, alterações comportamentais e coma. Os sinais de maior secreção de catecolaminas são inquietação, nervosismo e fasciculações musculares.

Dependendo da causa, os sinais de hipoglicemia podem ser persistentes ou intermitentes. O principal sinal clínico de hipoglicemia (i. e., convulsões) tende a ser intermitente, independentemente da causa. De modo geral, cães e gatos se recuperam de crises de hipoglicemia em alguns minutos devido à ativação de mecanismos contrarreguladores (p. ex., secreção de glucagon e catecolaminas) que bloqueiam os efeitos da insulina, estimulam a secreção hepática de glicose e aumentam a glicemia.

Abordagem diagnóstica

A hipoglicemia deve sempre ser confirmada antes do início dos estudos diagnósticos para a identificação de sua causa. A avaliação cuidadosa dos achados à anamnese e exame físico e dos resultados de exames de sangue e urina de rotina (i. e., hemograma completo, bioquímica sérica, urinálise) geralmente indica a causa subjacente. Em filhotes, a hipoglicemia é idiopática ou causada por inanição, *shunt* portossistêmico congênito ou sepse. Em cães ou gatos adultos jovens, a hipoglicemia é provocada por doença hepatobiliar, *shunt* portossistêmico, hipoadrenocorticismo ou sepse. Em animais mais velhos, doença hepatobiliar, neoplasia de células β, neoplasia extrapancreática, hipoadrenocorticismo e sepse são as causas mais comuns.

Cães e gatos com hipoadrenocorticismo ou insuficiência hepática tendem a apresentar hipoglicemia branda (acima de 45 mg/dℓ), descoberta de maneira incidental. Esses animais geralmente têm outras alterações clínico-patológicas (p. ex., hiponatremia e hiperpotassemia em pacientes com hipoadrenocorticismo ou aumento da atividade de alanina aminotransferase [ALT], hipocolesterolemia, hipoalbuminemia, baixa concentração de ureia em pacientes com doença hepatobiliar). A determinação da concentração sérica basal de cortisol, o teste de estimulação com hormônio adrenocorticotrófico (ACTH) ou exames de função hepática (i. e., concentração pré-prandial e pós-prandial de ácidos biliares) podem ser necessários para a confirmação do diagnóstico. A hipoglicemia grave (inferior a 40 mg/dℓ) pode ser observada em neonatos e filhotes (principalmente de raças *toy*) e em animais com sepse, neoplasia de células β e neoplasia extrapancreática, em especial adenocarcinoma hepático e leiomiossarcoma. A sepse é logo identificada com base nos achados do exame físico e resultados anormais do hemograma completo, como leucocitose neutrofílica (geralmente > 30.000/µℓ), desvio à esquerda e sinais tóxicos. De modo geral, a neoplasia extrapancreática pode ser identificada com base nos achados ao exame físico, à radiografia abdominal ou torácica e à ultrassonografia abdominal. Cães com neoplasia de células β são normais ao exame físico e não apresentam outras anomalias além da hipoglicemia em exames de sangue e urina de rotina. O diagnóstico de um tumor de células β requer a determinação da concentração sérica basal de insulina quando a glicemia é inferior a 60 mg/dℓ (de preferência abaixo de 50 mg/dℓ).

Tratamento

Sempre que possível, o tratamento deve ser direcionado à eliminação da causa da hipoglicemia. Caso o distúrbio não possa ser eliminado e os sinais clínicos de hipoglicemia persistirem, o tratamento sintomático a longo prazo para aumento da glicemia pode ser necessário para minimizar os sinais clínicos. Esse tratamento é geralmente instituído em animais com metástases de neoplasias de células β ou extrapancreáticas.

O tratamento sintomático da hipoglicemia grave de início agudo requer a administração de glicose (Boxe 49.3). No caso de um cão ou gato com crise hipoglicêmica em casa, o tutor deve esfregar uma solução de açúcar na mucosa bucal do animal. A maioria dos animais responde em 1 a 2 minutos. Os tutores devem ser instruídos a nunca colocar os dedos ou despejar a solução de açúcar na boca do animal. Depois que o cão ou gato estiver em decúbito esternal e ciente de seu entorno, deve receber uma pequena refeição e ser levado ao veterinário. Embora estudos clínicos sejam necessários, os *kits* à base de glucagon usados para tratamento emergencial da hipoglicemia grave em pacientes humanos com diabetes podem se tornar uma opção viável para cães e gatos diabéticos (Zeugswetter et al., 2012). Em caso de colapso, convulsões ou coma no hospital, a glicemia deve ser determinada em uma amostra de sangue antes da reversão dos sinais com a administração por via intravenosa de dextrose diluída a 50%, seguida por infusão IV contínua de dextrose a 5%. A dextrose deve ser administrada de forma lenta e em pequenas quantidades (alíquotas de 1 a 5 mℓ) em vez de grandes *bolus* com rapidez. Isso é muito importante em cães com suspeita de neoplasia de células β, nos quais a administração agressiva de glicose pode causar hipoglicemia grave após a secreção excessiva de insulina pelo tumor em resposta ao tratamento. Cães e gatos com hipoglicemia geralmente respondem à administração de glicose em 2 minutos. A recidiva da hipoglicemia depende da capacidade de correção da causa.

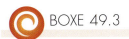

BOXE 49.3

Tratamento médico das convulsões hipoglicêmicas agudas.

Convulsões em casa
Etapa 1. Aplique a solução de açúcar nas gengivas do animal
Etapa 2. Quando o animal estiver em decúbito esternal, dê uma pequena refeição
Etapa 3. Chame o veterinário

Convulsões no hospital
Etapa 1. Administre 1 a 5 mℓ (dependendo do tamanho do cão) de dextrose a 50% (diluída) IV *lentamente* por 1 a 2 min; a seguir, institua uma infusão contínua de dextrose a 5% em água
Etapa 2. Assim que o animal estiver em decúbito esternal, dê uma pequena refeição
Etapa 3. Se necessário, inicie o tratamento médico a longo prazo (ver Boxe 49.14)

Convulsões intratáveis no hospital
Etapa 1. Administre 2,5 a 5% de dextrose em água IV em 1,5 a 2 vezes a taxa de manutenção de fluidos
Etapa 2. Adicione 0,5 a 1 mg de dexametasona/kg aos fluidos intravenosos e administre durante 6 h; repita a cada 12 a 24 h, conforme necessário
Etapa 3. Em caso de insucesso da etapa anterior, administre glucagon USP (Eli Lilly) IV em infusão de taxa constante, começando com 5 a 10 ng/kg/min
Etapa 4. Em caso de insucesso das etapas anteriores, controle a atividade convulsiva com diazepam ou fenobarbital até que o tratamento médico consiga controlar a hipoglicemia

USP: United States Pharmacopeia.

Às vezes, cães ou gatos com sinais graves do sistema nervoso central (p. ex., cegueira, coma) não respondem ao tratamento inicial com glicose. A hipoglicemia grave e prolongada e a hipoxia cerebral resultante podem causar lesões cerebrais irreversíveis. Nesses animais, o prognóstico é de reservado a mau. O tratamento é composto por um suprimento contínuo de glicose (administração intravenosa de uma solução de 2,5 a 5%) ou pelo aumento da gliconeogênese hepática com uma infusão de glucagon em taxa constante. A atividade convulsiva é controlada com diazepam ou medicamento anticonvulsivante mais forte. Glicocorticoides e manitol podem ser necessários para combater o edema cerebral.

DIABETES MELITO EM CÃES

Etiologia e classificação

A prevalência relatada de diabetes melito em cães varia entre os países, de 1,2% na Suécia (Fall et al., 2007) a 0,32% no Reino Unido (Davison et al., 2005). Guptill et al. (2003) relataram uma prevalência hospitalar de 0,64% nos EUA. Praticamente todos os cães diabéticos têm diabetes melito insulinodependente (DMID) do tipo 1 ao diagnóstico. O diabetes de tipo 1 é caracterizado por hipoinsulinemia permanente, quase sem aumento na concentração sérica de insulina endógena após a administração de um secretagogo de insulina (p. ex., glicose, glucagon) em qualquer momento após o diagnóstico, ausência de controle glicêmico em resposta à dieta e/ou tratamento com hipoglicemiantes orais e necessidade absoluta de insulina exógena para a manutenção do controle glicêmico. A causa do diabetes melito em cães é, sem dúvida, multifatorial. Predisposição genética, infecção, doenças e fármacos antagonistas da insulina, obesidade, mecanismos imunomediados e pancreatite foram identificados como fatores desencadeantes. O resultado é a perda de células β, hipoinsulinemia, redução do transporte de glicose circulante para a maioria das células e aceleração da gliconeogênese e glicogenólise hepáticas. O desenvolvimento subsequente de hiperglicemia e glicosúria causa poliúria, polidipsia, polifagia e perda de peso. O aumento da produção de corpos cetônicos para compensar a subutilização da glicemia provoca cetoacidose. A perda da função das células β é irreversível em cães com DMID e a insulinoterapia vitalícia é obrigatória para manter o controle glicêmico do estado diabético.

Ao contrário dos gatos, os cães raramente apresentam uma forma transitória ou reversível de diabetes melito. O cenário mais comum para remissão diabética em cães é a correção do antagonismo à insulina após a ovário-histerectomia em fêmeas em diestro. Nesses animais, a progesterona estimula a secreção do hormônio do crescimento. A ovário-histerectomia remove a fonte de progesterona, a concentração plasmática do hormônio de crescimento diminui e o antagonismo à insulina é resolvido. Se o pâncreas ainda tiver uma população adequada de células β funcionais, a hiperglicemia pode desaparecer sem necessidade de tratamento com insulina após a ovário-histerectomia ou, mais comumente, no primeiro mês de insulinoterapia após a ovário-histerectomia. Em comparação a cães saudáveis, essas fêmeas têm uma redução significativa no número de células β (i. e., diabetes subclínico) antes do desenvolvimento de hiperglicemia durante o diestro e podem voltar a apresentar hiperglicemia e diabetes melito em caso de recidiva do antagonismo da insulina por qualquer motivo após a ovário-histerectomia. Embora incomum, uma situação semelhante pode ocorrer em cães com diabetes subclínica tratados com antagonistas da insulina (p. ex., glicocorticoides) ou nos primeiros estágios de um distúrbio antagonista da insulina (p. ex., hiperadrenocorticismo). A não correção rápida do antagonismo da insulina provoca DMID e necessidade vitalícia de tratamento com insulina para o controle da hiperglicemia.

Alguns cães com DMID recém-diagnosticado passam por um período de "lua de mel", caracterizado por excelente controle glicêmico em resposta a pequenas doses de insulina (menos de 0,2 U/kg/injeção), provavelmente devido à função residual das células β. No entanto, o controle glicêmico torna-se mais difícil e as doses de insulina aumentam nos primeiros 3 a 6 meses de tratamento por causa da destruição das células β funcionais residuais e diminuição da secreção de insulina endógena.

O diabetes melito não insulinodependente (DMNID) do tipo 2 não é reconhecido clinicamente em cães. A resistência à insulina induzida por obesidade foi documentada em cães, mas não há progressão para diabetes de tipo 2 (Verkest et al., 2012). Estudos sugerem que pelo menos alguns dos mecanismos etiopatogênicos responsáveis pelo desenvolvimento de diabetes de tipo 2 associado à obesidade em humanos e gatos não são observados em cães.

Características clínicas

SEXO, IDADE E RAÇA

A maioria dos cães tem de 5 a 15 anos ao diagnóstico de diabetes melito. O diabetes juvenil ocorre em cães com menos de 1 ano e é incomum. Um grande estudo epidemiológico com 6.807 cães diabéticos e 6.807 controles, realizado nos EUA e no Canadá, identificou o seguinte: as fêmeas apresentavam maior risco de diabetes em comparação aos machos, os machos castrados apresentavam maior risco em comparação aos machos não castrados e os mestiços apresentavam maior risco em comparação aos animais de raças puras (Guptill et al., 2003). Não há padrão sazonal de prevalência de diabetes. A Tabela 49.1 lista as raças com risco significativamente maior ou menor de desenvolvimento de diabetes. A popularidade da raça e as regiões do mundo também podem influenciar as predisposições raciais. Por exemplo, as raças com maior risco de diabetes na Itália são Setter Irlandês, Poodle, Yorkshire Terrier e Setter Inglês (Fracassi et al., 2004). Na Suécia, as raças de alto risco são aquelas do tipo Spitz (Samoieda, Cão Sueco de Caça ao Cervo (Jämthund) e Lapphund Sueco) e os cães de caça escandinavos (Sabujo Finlandês, Sabujo de Hamilton e Drever) (Fall et al., 2007).

ANAMNESE

Praticamente todos os cães diabéticos têm relatos de poliúria, polidipsia, polifagia e perda de peso. A poliúria e a polidipsia não se desenvolvem até que a hiperglicemia provoque glicosúria. Às vezes, o cão é atendido por causa da cegueira associada à formação de catarata (Figura 49.1). Se o tutor não observar os sinais clínicos associados à diabetes não complicada ou considerá-los irrelevantes, o cão diabético pode desenvolver sinais sistêmicos decorrentes da cetonemia e acidose metabólica progressivas. O tempo entre o aparecimento dos sinais clínicos e o desenvolvimento da cetoacidose diabética (CAD) é imprevisível, variando de dias a semanas.

EXAME FÍSICO

Os achados do exame físico dependem da presença e gravidade da CAD, da duração do diabetes antes do diagnóstico e da natureza de qualquer outro distúrbio concomitante. O cão diabético sem cetose não apresenta achados clássicos no exame físico. Muitos cães diabéticos são obesos, mas estão em boas condições físicas. Os cães com diabetes não tratado há muito tempo podem ter perdido peso, mas raramente ficam emaciados, a menos que haja doença concomitante (p. ex., insuficiência pancreática exócrina). O pelame pode ser esparso; os pelos podem estar secos, quebradiços e sem brilho e escamas de hiperqueratose podem ser observadas. A lipidose hepática induzida pelo diabetes pode causar hepatomegalia. Alterações lenticulares condizentes com a formação de catarata são comuns. Uveíte anterior e ceratoconjuntivite seca também podem ser observadas. Diferentemente dos gatos diabéticos, os sinais

TABELA 49.1

Raças com alto e baixo risco de desenvolvimento de diabetes melito segundo a análise de dados do Veterinary Medical Database (VMDB) de 1970 a 1993.*

Raças com alto risco	Razão de possibilidades	Raças com baixo risco	Razão de possibilidades
Terrier Australiano	9,39	Pastor Alemão**	0,18
Schnauzer padrão	5,85	Collie	0,21
Schnauzer miniatura**	5,10	Pastor de Shetland	0,21
Bichon Frisé	3,03	Golden Retriever**	0,28
Spitz	2,90	Cocker Spaniel	0,35
Fox Terrier	2,68	Pastor Australiano	0,44
Poodle miniatura**	2,49	Labrador Retriever	0,45
Samoieda**	2,42	Doberman Pinscher	0,49
Cairn Terrier	2,26	Boston Terrier	0,51
Keeshond	2,23	Rottweiler	0,51
Maltês	1,79	Basset Hound	0,56
Poodle Toy**	1,76	Setter Inglês	0,60
Lhasa Apso	1,54	Beagle	0,64
Yorkshire Terrier	1,44	Setter Irlandês	0,67
Pug**	–	Springer Spaniel Inglês	0,69
		Pit Bull Americano**	–

Cães sem raça definida foram usados como grupo de referência (razão de possibilidades, 1) para comparação a outras raças.
*O VMDB inclui registros médicos de 24 escolas veterinárias nos EUA e no Canadá. Os registros de casos analisados do VMDB incluíram aqueles das primeiras consultas hospitalares de 6.078 cães com diagnóstico de diabetes melito e 5.922 cães escolhidos de maneira aleatória em primeira consulta hospitalar com qualquer outro diagnóstico que não *diabetes mellitus* nas mesmas escolas veterinárias no mesmo ano. Apenas raças com mais de 25 casos de diabetes melito estão incluídas.
**Raças também identificadas com risco significativo alto ou baixo de desenvolvimento de diabetes segundo o estudo de Hess RS et al.: Breed distribution of dogs with diabetes mellitus admitted to a tertiary care facility, *J Am Vet Med Assoc* 216:1414, 2000.
De Guptill et al.: Is canine diabetes on the increase? In *Recent advances in clinical management of diabetes mellitus*, Dayton, Ohio, 1999, Iams Company, p. 24.

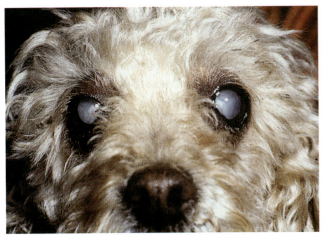

Figura 49.1 Catarata bilateral como causa de cegueira em um cão diabético. (De Feldman EC et al.: *Canine and feline endocrinology and reproduction*, ed 4, St Louis, 2015, WB Saunders.)

clínicos sugestivos de neuropatia diabética (p. ex., fraqueza nos membros posteriores, ataxia) são incomuns em cães diabéticos recém-diagnosticados. A CAD pode ocasionar outras anomalias.

Diagnóstico

O diagnóstico de diabetes melito é baseado em três achados: sinais clínicos, hiperglicemia de jejum persistente e glicosúria. A glicemia determinada com glicosímetro portátil e o teste de glicosúria com tiras reagentes (p. ex., Keto-Diastix®) permitem a confirmação rápida do diabetes melito. A documentação simultânea de cetonúria estabelece o diagnóstico de cetose diabética (CD) e a detecção de acidose metabólica leva ao diagnóstico de CAD.

É importante documentar tanto a hiperglicemia quanto a glicosúria persistentes para o estabelecimento do diagnóstico de diabetes melito porque a hiperglicemia diferencia o diabetes melito da glicosúria renal primária, enquanto a glicosúria diferencia o diabetes melito de outras causas de hiperglicemia (ver Boxe 49.1), principalmente a hiperglicemia por estresse induzida por epinefrina no momento da coleta de sangue. A hiperglicemia induzida por estresse é comum em gatos e, às vezes, é observada em cães, em especial naqueles que estão muito excitados, hiperativos ou agressivos. Ver mais informações sobre a hiperglicemia induzida por estresse adiante.

A documentação do aumento da concentração sérica de frutosamina indica a presença de hiperglicemia persistente; entretanto, essa concentração na extremidade superior da faixa de referência pode ser observada em caso de desenvolvimento de diabetes pouco antes do diagnóstico. Ver mais informações sobre a frutosamina sérica adiante.

A avaliação completa da saúde geral do cão é recomendada após o diagnóstico de diabetes melito para identificar qualquer doença que possa causar ou contribuir para a intolerância a carboidratos (p. ex., hiperadrenocorticismo), ser provocada pela intolerância a carboidratos (p. ex., cistite bacteriana) ou que pode exigir a modificação do tratamento (p. ex., pancreatite). A avaliação laboratorial mínima deve incluir hemograma completo, bioquímica sérica, imunorreatividade da lipase pancreática sérica e urinálise com cultura bacteriana. A concentração sérica de progesterona deve ser determinada se o diabetes melito for diagnosticado em uma cadela não castrada, independentemente de seu histórico estral. Se disponível, a ultrassonografia abdominal é indicada para a avaliação de pancreatite, adrenomegalia, piometra em cadela não castrada e anomalias do fígado e do trato urinário (p. ex., alterações condizentes com pielonefrite ou cistite). A determinação da concentração sérica basal de insulina ou o teste de resposta à insulina não é feito de forma rotineira. Outros exames podem ser necessários depois da anamnese e do exame físico ou da identificação de cetoacidose. O Boxe 49.4 lista as possíveis anomalias clínico-patológicas observadas em cães e gatos com diabetes melito não complicada.

 BOXE 49.4

Anomalias clínico-patológicas comuns em cães e gatos com diabetes melito não complicada.

Hemograma completo
De modo geral, normal
Leucocitose neutrofílica, neutrófilos tóxicos na presença de pancreatite ou infecção

Bioquímica sérica
Hiperglicemia
Hipercolesterolemia
Hipertrigliceridemia (lipemia)
Aumento da atividade de alanina aminotransferase (normalmente < 500 UI/ℓ)
Aumento da atividade e fosfatase alcalina (normalmente < 500 UI/ℓ)

Urinálise
Gravidade específica da urina tipicamente > 1,025
Glicosúria
Cetonúria variável
Proteinúria
Bacteriúria

Exames auxiliares
Concentração sérica de cPL ou fPL normal ou maior na presença de pancreatite
Lipase sérica normal ou maior na presença de pancreatite
Imunorreatividade sérica semelhante à tripsina (TLI)
   Baixa se houver insuficiência pancreática exócrina
   Normal ou maior na presença de pancreatite
Concentração sérica basal de insulina
   DMID: baixa, normal
   DMNID: baixa, normal, maior
   Resistência à insulina induzida: baixa, normal, maior

cPL: lipase pancreática canina específica; DMID: diabetes melito insulinodependente; DMNID: diabetes melito não insulinodependente; fPL: lipase pancreática felina específica.

Tratamento

O objetivo principal do tratamento é a eliminação dos sinais clínicos de diabetes observados pelo tutor. A persistência dos sinais clínicos e o desenvolvimento de complicações crônicas (Boxe 49.5) estão diretamente relacionados à gravidade e à duração da hiperglicemia. O controle da hiperglicemia do cão diabético pode ser estabelecido com insulina, dieta, exercícios, prevenção ou controle de condições concomitantes que antagonizam a insulina e interrupção de medicamentos que causam resistência à insulina. Também é preciso evitar que o cão desenvolva hipoglicemia, principalmente devido à insulinoterapia excessiva. Equilibre os benefícios do controle rigoroso da glicose, obtidos com a administração agressiva de insulina, com o risco de hipoglicemia.

O segundo objetivo é minimizar o impacto do tratamento no estilo de vida do tutor. Um estudo recente avaliou o impacto psicológico e social do diabetes e seu tratamento na qualidade de vida de tutores de cães diabéticos (Niessen et al., 2012). Os 10 principais itens de impacto negativo foram associados principalmente à qualidade de vida do tutor, e não à qualidade de vida do animal (Tabela 49.2). A consciência do impacto do esquema terapêutico, do monitoramento domiciliar e da frequência das avaliações do tutor pelo veterinário e a simplificação do manejo geral do cão diabético, tanto quanto possível, sem prejuízo do controle da glicemia, é importante para o sucesso a longo prazo do tratamento da doença.

RESUMO DOS PREPARADOS DE INSULINA

Os tipos de insulina normalmente usados no tratamento domiciliar de diabetes em cães e gatos são a insulina de ação intermediária (NPH, lenta) e insulina basal de ação prolongada (insulina zíncica protamina [PZI], insulina glargina, insulina detemir; Tabela 49.3). A NPH (Humulin N®, Novolin N®) é uma insulina humana recombinante; a insulina lenta (Vetsulin®, Caninsulin®) é uma insulina purificada de origem suína, uma mistura de três partes de insulina amorfa de ação curta e sete partes de insulina microcristalina de longa ação; e a PZI (Pro-Zinc®, IDEXX) é uma insulina humana recombinante. A insulina lenta de origem suína e a insulina zíncica protamina são aprovadas pela Food and Drug Administration (FDA) dos EUA para o tratamento de diabetes em cães e gatos, respectivamente.

BOXE 49.5

Complicações do diabetes melito em cães e gatos.

Comuns
- Hipoglicemia iatrogênica
- Poliúria persistente ou recorrente, polidipsia, perda de peso
- Catarata (cão)
- Uveíte induzida por material da lente (cão)
- Infecção bacteriana, principalmente no trato urinário
- Pancreatite crônica
- Cetose, cetoacidose recorrentes
- Lipidose hepática
- Neuropatia periférica (gato)
- Hipertensão sistêmica (cão)

Incomuns
- Neuropatia periférica (cão)
- Nefropatia diabética
  - Proteinúria significativa
  - Glomeruloesclerose
- Retinopatia
- Insuficiência pancreática exócrina
- Gastroparesia
- Hipomotilidade intestinal e diarreia
- Dermopatia diabética (dermatite necrolítica superficial)

TABELA 49.2

Os 10 principais impactos psicológicos e sociais negativos do diabetes melito e seu tratamento na qualidade de vida de tutores de cães diabéticos.

Item	Pontuação média de impacto ponderado do item
Preocupação com o diabetes do animal	–5,92
Interferência em visitas de familiares e amigos	–5,68
Preocupação com o desenvolvimento de catarata pelo cão	–5,58
Preocupação em viajar (embarcar) com o cão	–5,18
Preocupação com o desenvolvimento de hipoglicemia pelo cão	–4,95
Ter que encaixar as necessidades do cão em sua vida social	–4,82
Custo do tratamento do diabetes	–4,11
Preocupação com a capacidade futura de cuidar do cão	–4,07
Ter que encaixar as necessidades do cão em seu horário de trabalho	–3,88
Restrição das férias e atividades de trabalho dos tutores	–3,88

A pesquisa de qualidade de vida foi realizada com 101 tutores do Reino Unido, dos EUA, do Canadá, da Austrália e da Europa.
De Niessen SJM et al.: Evaluation of a quality-of-life tool for dogs with diabetes mellitus, *J Vet Intern Med* 26:953, 2012.

A insulina NPH, a insulina glargina e a insulina detemir são preparações de insulina U100 (i. e., 100 unidades de insulina por mℓ de solução); a insulina lenta de origem suína e zíncica protamina são preparações de insulina U40 (i. e., 40 unidades de insulina por mℓ de solução). A seringa apropriada deve ser usada para a preparação de insulina a ser administrada (i. e., seringa de insulina U40 ou U100 para uma preparação de insulina U40 ou U100). Há canetas de insulina NPH, lenta de origem suína, glargina e detemir. O fabricante da insulina lenta suína recomenda agitação vigorosa do frasco até que uma suspensão leitosa homogênea seja obtida antes da retirada com seringa.

A tecnologia de DNA recombinante permitiu a produção de análogos de insulina de absorção mais rápida ou lenta em comparação às preparações de insulina humana nativa. Análogos de insulina de ação rápida, como a insulina lispro (Humalog®), insulina asparte (Novolog®) e insulina glulisina (Apidra®), são administrados a humanos diabéticos três vezes ao dia, antes de cada uma das três refeições principais (café da manhã, almoço e jantar). São usados para controle da hiperglicemia pós-prandial e chamados *preparações de insulina prandial*. O papel dessas insulinas de ação extremamente curta no tratamento doméstico de cães diabéticos ainda precisa ser determinado. Segundo um estudo recente, a eficácia da insulina lispro e da insulina cristalina regular no tratamento da CAD em cães é semelhante (Sears et al., 2012).

A insulina glargina (Lantus®) e a insulina detemir (Levemir®) são análogos da insulina basal de ação prolongada. Sua absorção é lenta e contínua após a administração subcutânea. Essas insulinas inibem a secreção hepática de glicose, são administradas uma vez por dia ao deitar e são associadas a análogos de insulina prandial de ação rápida em humanos diabéticos. A insulina glargina foi modificada pela substituição do aminoácido asparagina por glicina na posição A21 da cadeia A e adição de duas argininas à porção C terminal da cadeia B. Essas modificações fizeram com que o ponto isoelétrico passasse do pH 5,4 para um pH neutro. Isso torna a insulina glargina mais solúvel em um pH ligeiramente ácido e menos solúvel em pH fisiológico do que a insulina humana nativa. A glargina é mantida em solução ácida, para que continue solúvel e em suspensão (i. e., a solução é límpida e o frasco não precisa ser rolado antes da aspiração com a seringa). Por causa disso, a glargina não deve ser diluída ou misturada com nada que possa alterar o pH da solução. A glargina forma microprecipitados no sítio subcutâneo de injeção, que lentamente libera pequenas quantidades de insulina glargina para absorção na circulação. A insulina detemir também é um análogo basal da insulina de ação prolongada em que o aminoácido treonina foi removido em B30 e um ácido graxo de 14 carbonos (ácido mirístico) foi ligado ao aminoácido lisina na posição B29 da cadeia B. A ação prolongada se deve à combinação da forte

TABELA 49.3

Preparações de insulina geralmente usadas no tratamento do diabetes em cães e gatos.

Insulina	Origem	Administração Indicações	Via	Frequência	Duração típica do efeito (h) Cão	Gato	Distúrbios comuns
Cristalina regular	Humana recombinante	Tratamento da CAD	IV	Infusão contínua	–	–	Diminuição rápida da glicemia
			IM	A princípio, de hora em hora	4 a 6	4 a 6	–
			SC	A cada 6 a 8 h	6 a 8	6 a 8	Pode causar hipopotassemia
		Tratamento domiciliar do diabetes	SC	A cada 8 h	6 a 8	6 a 8	–
Lispro	Análoga à humana recombinante	Tratamento da CAD	IV	Infusão contínua	–	–	Diminuição rápida da glicemia; pode causar hipopotassemia
NPH	Humana recombinante	Tratamento domiciliar do diabetes	SC	A cada 12 h	6 a 12	6 a 10	Curta duração do efeito em cães e gatos
Lenta	100% suína	Tratamento domiciliar do diabetes Boa insulina inicial para cães	SC	A cada 12 h	8 a 14	6 a 12	Curta duração do efeito em gatos
PZI	Humana recombinante	Tratamento domiciliar do diabetes Boa insulina inicial para gatos	SC	A cada 12 h	10 a 16	10 a 14	Efeito de duração muito longa para tratamento a cada 12 h em alguns cães O momento de ocorrência do nadir da glicemia é imprevisível em alguns cães
Glargina	Análoga a humana recombinante	Tratamento domiciliar do diabetes Boa insulina inicial para gatos	SC	A cada 12 a 24 h	8 a 24	8 a 24	Duração do efeito muito longa para tratamento a cada 12 h em alguns cães e gatos; baixo efeito de redução da glicemia; o momento de ocorrência do nadir da glicemia é imprevisível em alguns cães
Detemir	Análoga a humana recombinante	Tratamento domiciliar do diabetes	SC	A cada 12 a 24 h	8 a 24	8 a 24	Efeito de duração muito longa para o tratamento a cada 12 h em alguns cães e gatos; necessidades de dose de insulina consideravelmente menores em comparação a outras preparações de insulina

CAD: cetoacidose diabética; IM: via intramuscular; SC: via subcutânea; IV: via intravenosa.

autoassociação no sítio de injeção e ligação à albumina, o que reduz as concentrações de insulina detemir livre na circulação. A insulina detemir é uma solução aquosa neutra, límpida e incolor que não precisa de ser agitada antes da aspiração pela seringa. O fabricante recomenda que a insulina detemir não seja misturada ou diluída com outras preparações. A insulina detemir pode ser diluída com o meio de NovoRapid® (insulina asparte) e Levemir® (detemir) fornecido pela Novo Nordisk.

ARMAZENAMENTO E DILUIÇÃO DE INSULINA

O congelamento ou aquecimento do frasco inativa a insulina. Antes, acreditava-se que a agitação do frasco de insulina NPH, lenta ou PZI inativava a molécula. Estudos recentes realizados pela empresa farmacêutica, porém, mostraram que agitar o frasco de insulina lenta não afeta a ação do fármaco e permite uma dispersão mais uniforme em toda a solução do que rolar o frasco. Por isso, a agitação é hoje recomendada. Recomendações semelhantes ainda não foram relatadas para as insulinas NPH e PZI. Embora a manutenção do frasco de insulina em "temperatura ambiente" não a desative, geralmente instruímos os tutores a guardá-lo na porta da geladeira. Alguns veterinários defendem a substituição do frasco de insulina por um novo a cada 1 a 2 meses para evitar distúrbios causados pela perda de atividade ou esterilidade. Essa prática pode criar dificuldades financeiras para alguns tutores e não ser necessária. O prazo de validade de um frasco de insulina armazenado de maneira adequada é maior do que as recomendações do fabricante. Não percebemos uma perda clinicamente significativa da ação da insulina com o passar do tempo quando as preparações, inclusive glargina e detemir, foram mantidas em ambiente constante (i. e., geladeira) e manuseadas de forma adequada. A compra de um novo frasco de insulina por mês pode não ser necessária, especialmente se o cão diabético estiver bem. No entanto, o desenvolvimento de turvação ou mudança de cor sugere contaminação, alteração do pH da solução (glargina) e/ou perda da atividade da insulina. Nesse caso, o frasco de insulina deve ser descartado e substituído por um novo. Do mesmo modo, a perda da atividade da insulina no frasco deve ser sempre considerada em caso de recidiva dos sinais clínicos, independentemente da quantidade remanescente no frasco.

A diluição de insulina é uma prática comum, especialmente em cães e gatos muito pequenos. Só deve ser feita com as soluções diluentes fornecidas pela respectiva empresa. Embora estudos de avaliação do prazo de validade da insulina diluída não tenham sido publicados, recomendamos a troca dessas preparações a cada 4 a 8 semanas. Mesmo quando essas diretrizes são observadas, alguns cães e gatos podem receber quantidades insuficientes de insulina apesar das boas técnicas de diluição e administração – essas inadequações são corrigidas com o uso de insulina em concentração total. É importante lembrar que a insulina glargina é dependente do pH e não deve ser diluída com soluções que possam alterar o pH da solução.

PRIMEIRAS RECOMENDAÇÕES DE INSULINA PARA CÃES DIABÉTICOS

Uma vez estabelecido o diagnóstico de diabetes, os cães devem ser considerados insulinodependentes e a insulinoterapia deve ser iniciada. Em nossa opinião, a insulina lenta de origem suína (Vetsulin®, Caninsulin®) deve ser a escolha inicial em cães diabéticos recém-diagnosticados (ver Tabela 49.3). A insulina NPH humana recombinante também é eficaz, mas os distúrbios relacionados à curta duração do efeito são mais comuns do que com a insulina lenta. Até o momento, os estudos sugerem que a dose média de insulina lenta e NPH necessária para controle da glicemia na maioria dos cães diabéticos é de aproximadamente 0,5 U/kg/injeção, variando de 0,2 a 1 U/kg. Um objetivo importante no início do controle glicêmico no cão diabético é evitar a hipoglicemia sintomática, especialmente no ambiente doméstico. Por isso, a dose inicial de insulina é sempre baixa (i. e., aproximadamente 0,25 U/kg) e preferimos começar com a administração duas vezes ao dia porque a esmagadora maioria dos cães diabéticos requer insulina lenta e NPH a cada 12 horas.

Há poucos relatos publicados do uso de insulina glargina em cães diabéticos. Segundo Fracassi et al. (2012), a insulina glargina administrada duas vezes ao dia foi eficaz na melhora ou manutenção do controle da glicemia na maioria dos cães diabéticos incluídos no estudo. Na semana 24 do estudo, o controle glicêmico era bom ou moderado em 58% e 33% dos cães, respectivamente. As doses de insulina necessárias para o controle glicêmico foram semelhantes àquelas de insulina NPH, lenta e PZI (Tabela 49.4). O momento de ocorrência do nadir de glicemia foi variável, sugerindo a ação curta e, especialmente, prolongada da insulina glargina em cães diabéticos (Figura 49.2). Os autores especularam que a taxa de sucesso relatada com outros tipos de insulinas (i. e., NPH e lenta) foi um pouco melhor em comparação à insulina glargina. Nossas experiências com a insulina glargina em cães foram confusas e um pouco decepcionantes. Não conseguimos o bom controle glicêmico na maioria dos cães diabéticos tratados com insulina glargina. Não consideramos a insulina glargina uma insulina de primeira escolha no tratamento de diabetes em cães. No entanto, consideramos o uso de insulina glargina em cães diabéticos com distúrbios relacionados à curta duração do efeito da insulina NPH ou lenta ou à longa duração do efeito da insulina detemir.

Também há poucos relatos publicados acerca da insulina detemir em cães diabéticos. Hoje, a insulina detemir é a preparação de insulina de ação mais longa para uso em cães diabéticos, com efeito de 16 horas ou mais. O efeito prolongado, combinado à administração duas vezes ao dia, é responsável pelas doses mais baixas e maior probabilidade de hipoglicemia associadas à insulina detemir em comparação à insulina NPH ou lenta (ver Tabela 49.4). Em um estudo não publicado, a insulina detemir foi eficaz em melhorar o controle da glicemia em 13 cães diabéticos submetidos ao monitoramento domiciliar por 4 a 24 meses (mediana de 10 meses) (Ford et al., 2010). Dez dos 13 cães foram previamente tratados com insulina NPH ou lenta com resultados insatisfatórios. As doses médias e medianas de insulina na última semana de avaliação foram de 0,45 e 0,22 U/kg/injeção, respectivamente. A hipoglicemia bioquímica (glicemia abaixo de 60 mg/dℓ; 3,4 mmol/ℓ) foi identificada em aproximadamente 2% de todas as determinações e ocorreu, em média, 7,5 vezes por cão durante o estudo. Nossas experiências com a insulina detemir em cães foram confusas, mas melhores do que com a insulina glargina. A

TABELA 49.4

Comparação das doses de preparação de insulina necessárias para o controle glicêmico em cães diabéticos.

Preparação de insulina	Número de cães	Dose de insulina (U/kg/injeção) Média	Dose de insulina (U/kg/injeção) Intervalo	Estudo
NPH	54	0,8*	0,4 a 1,9	Lorenzen, 1992
		0,4⁺	0,3 a 0,8	–
Lenta	35	0,8	0,3 a 1,4	Monroe et al., 2005
PZI	17	0,9	0,4 a 1,5	Della-Maggiore et al., 2012
Glargina	12	0,6	0,1 a 1,1	Fracassi et al., 2012
Detemir	13	0,2	NR	Ford, 2010
Detemir	15	0,3	0,1 a 0,6	UCD, 2013**

NR: não relatado.
*Cães com peso < 15 kg.
⁺Cães com peso ≥ 15 kg.
**UCD, 2013: dose de insulina necessária para atingir o controle glicêmico em 15 de 24 cães diabéticos tratados com insulina detemir no hospital veterinário da UC Davis; a administração de insulina detemir não levou ao controle glicêmico em 9 de 24 cães.

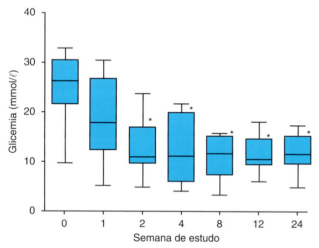

Figura 49.2 Diagramas de caixa (*boxplots*) da glicemia média em 12 horas em curvas glicêmicas de 12 cães com diabetes melito tratados com várias doses de insulina glargina duas vezes ao dia durante 24 semanas. A glicemia média em 12 horas é a média das sete determinações realizadas em um período de 12 horas. A linha horizontal representa a mediana, a caixa representa o intervalo interquartil (i. e., 25 a 75%) e as barras em T representam o corpo principal de dados. *$P < 0,05$. (De Fracassi F et al.: Use of insulin glargine in dogs with diabetes mellitus, *Vet Rec* 170:52, 2012.)

absorção de insulina detemir a partir do sítio de injeção subcutânea é variável. Em alguns cães diabéticos, a absorção é lenta e contínua, o que gera curvas glicêmicas relativamente planas. Em outros cães, a absorção é semelhante à observada com preparações de insulina de ação intermediária, como a lenta, gerando curvas glicêmicas em "U". O problema mais comum com a insulina detemir é a hipoglicemia após a administração duas vezes ao dia. Não consideramos a insulina detemir de primeira escolha para o tratamento do diabetes em cães, mas a consideramos a insulina de escolha em cães diabéticos com distúrbios associados à curta duração do efeito da insulina NPH ou lenta. A dose inicial de insulina detemir é 0,1 U/kg duas vezes ao dia.

Embora a PZI humana recombinante, a insulina glargina e a insulina detemir sejam eficazes no controle da glicemia em alguns cães diabéticos, problemas com a consistência do efeito, o tempo variável e imprevisível do nadir de glicemia e o efeito de longa duração impedem sua recomendação para uso em cães diabéticos recém-diagnosticados. No entanto, essas preparações de insulina devem ser consideradas em caso de desenvolvimento de problemas associados à curta duração do efeito da insulina lenta ou NPH.

DIETA

A dieta tem papel importante no manejo do cão diabético. A dieta final é determinada, em parte, pelo peso do cão, doenças concomitantes e preferências do tutor e do animal. A correção da obesidade é a medida mais benéfica para melhorar o controle da glicemia. A obesidade causa resistência à insulina e é um importante fator responsável pelas variações na resposta à insulinoterapia em cães diabéticos. A perda de peso melhora a resistência à insulina em cães diabéticos obesos. A perda de peso geralmente requer uma combinação de restrição da ingestão calórica, oferecimento de dietas com baixo teor calórico e aumento do gasto calórico por meio de exercícios. Ver mais informações sobre o tratamento da obesidade no Capítulo 51.

O aumento do teor de fibras da dieta auxilia o tratamento da obesidade e melhora o controle da glicemia em cães diabéticos. A maioria das grandes empresas de rações oferece dietas para cães diabéticos com diversas fontes de fibras solúveis e insolúveis que retardam a absorção de glicose do intestino e ajudam a minimizar a hiperglicemia pós-prandial (Boxe 49.6). Muitas dietas para perda de peso contêm níveis maiores de fibra insolúvel e menor teor de gordura em comparação às dietas para diabéticos, o que diminui a densidade calórica. Essas dietas podem ser oferecidas a cães diabéticos obesos para promover a perda de peso. Dietas ricas em fibras não devem ser dadas a cães diabéticos magros ou emaciados até o controle da glicemia e a normalização do peso corpóreo com uma dieta de manutenção, com alto teor de calorias e baixa quantidade de fibras. O Boxe 49.7 lista as complicações associadas às dietas para diabéticos com alto teor de fibras. A maioria desses problemas se resolve com a mudança do tipo ou quantidade de fibra (i. e., a troca da dieta).

As doenças concomitantes, nas quais a dieta é um aspecto importante do tratamento, também determinam o tipo de alimento a ser fornecido. Por exemplo, cães diabéticos com pancreatite crônica ou insuficiência pancreática exócrina (atrofia acinar pancreática) devem receber dietas com baixo teor de gordura, baixo teor de fibras e alta digestibilidade. Cães diabéticos com doença renal crônica devem receber dietas de baixo teor de proteína, projetadas para insuficiência renal. Cães diabéticos com doença inflamatória intestinal podem precisar de uma dieta hipoalergênica para controle da inflamação e dos sinais clínicos. Sempre que possível, a terapia dietética de todos os distúrbios deve ser "combinada"; se isso não for possível, porém, o tratamento dietético dos distúrbios mais graves deve ter prioridade.

EXERCÍCIO

O exercício físico é importante para a manutenção do controle glicêmico em cães diabéticos, ajudando a promover a perda de peso e eliminando a resistência à insulina induzida pela obesidade. O exercício também reduz a glicemia por aumento da mobilização de insulina do sítio de injeção, provavelmente devido ao aumento do fluxo linfático e sanguíneo, inclusive para os músculos em exercício (o que aumenta a entrada de insulina nos músculos), e estimulação dos transportadores de glicose nos miócitos. A rotina diária dos cães diabéticos deve incluir exercícios, de preferência sempre no mesmo horário, e não perto do pico de efeito da insulina. Exercícios extenuantes e esporádicos podem causar hipoglicemia grave e devem ser evitados. Se esses exercícios forem inevitáveis, a dose de insulina deve ser diminuída nos dias de sua provável realização. A redução da dose de insulina necessária para prevenir a hipoglicemia é variável e determinada por tentativa e erro. A princípio, recomenda-se reduzir a dose de insulina em 50%, com outros ajustes com base na ocorrência de hipoglicemia sintomática e na gravidade da poliúria e polidipsia nas 24 a 48 horas seguintes ou ainda com base na glicemia determinada em casa pelos tutores com glicosímetro portátil. Independentemente disso, os tutores devem estar cientes dos sinais de hipoglicemia e devem ter uma fonte de glicose à disposição para administração aos cães em caso de desenvolvimento de algum desses sinais.

IDENTIFICAÇÃO E CONTROLE DE COMORBIDADES

Doenças concomitantes e fármacos antagonistas podem interferir na capacidade de resposta do tecido à insulina, provocando resistência à insulina e controle insuficiente do diabetes.

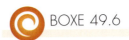

BOXE 49.6

Recomendações para o tratamento dietético do diabetes melito em cães e gatos.

Corrija a obesidade e mantenha o peso corpóreo em uma faixa aceitável (ver Capítulo 51)
    Controle a ingestão calórica diária
    Aumente o exercício diário
    Evite quantidades excessivas de insulina
Mantenha a constância dos horário e do teor calórico das refeições
    Dê o alimento no horário de ação da insulina
    Dê metade da ingestão calórica diária no momento de cada injeção de insulina em animais tratados a cada 12 h ou no momento da injeção de insulina e 6 a 10 h depois em animais tratados a cada 24 h
Minimize o impacto dos alimentos na glicemia pós-prandial
    Evite monossacarídeos e dissacarídeos, propilenoglicol e xarope de milho
    Deixe os cães e gatos "beliscarem" durante o dia e à noite; impeça o acesso de outros animais à comida
    Aumente o teor de fibras da dieta (cães)
    Dê dietas ricas em proteínas e pobres em carboidratos (gatos)

Exemplos de dietas veterinárias para cães diabéticos	Exemplos de dietas veterinárias para gatos diabéticos

Hill's Prescription Diet w/d®
 Hill's Prescription Diet r/d® (cão obeso diabético)
 Purina DCO®
 Purina OM® (cão obeso diabético)
 Royal Canin Diabetic®
 Royal Canin Calorie Control CC High Fiber® (cão obeso diabético)
 Iams Glucose and Weight Control Plus®
	Dietas com alto teor de proteína e baixo teor de carboidratos:
	   Purina DM®
	   Hill's Prescription Diet MD®
	   Royal Canin Diabetic®
	 Dietas com fibras:
	   Hill's Prescription Diet w/d®
	   Hill's Prescription Diet r/d® (gato obeso diabético)
	   Purina OM® (gato obeso diabético)
	   Royal Canin Calorie Control® (gato obeso e diabético)

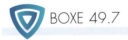

BOXE 49.7

Complicações comuns associadas às dietas com quantidades maiores de fibra.

Inapetência por falta de palatabilidade ou tédio alimentar
Maior frequência de defecação
Constipação intestinal e obstipação (fibra insolúvel)
Fezes moles e diarreia (fibra solúvel)
Maior flatulência (fibra solúvel)
Perda de peso
Hipoglicemia

De modo geral, a resistência à insulina se deve à alteração do metabolismo da molécula (problema pré-receptor), diminuição da concentração ou afinidade de ligação dos receptores de insulina na membrana celular (problema no receptor) e/ou interferência na cascata de sinalização do receptor de insulina (problema pós-receptor). Dependendo da causa, a resistência à insulina pode ser branda e resolvida com facilidade pelo aumento da dose (p. ex., obesidade); também pode ser grave e causar hiperglicemia sustentada e acentuada, independentemente do tipo e da dose de insulina administrada (p. ex., hiperadrenocorticismo). Além disso, a resistência à insulina pode ter gravidade variável ao longo do tempo (p. ex., pancreatite crônica; Boxe 49.8). Algumas causas da resistência à insulina, como obesidade e a administração de fármacos antagonistas da insulina (p. ex., glicocorticoides), são logo percebidas quando o diabetes é diagnosticado. Outras causas de resistência à insulina não são tão aparentes e sua identificação requer extensa avaliação diagnóstica. De modo geral, qualquer distúrbio inflamatório, infeccioso, hormonal ou neoplásico concomitante pode causar resistência à insulina e interferir na eficácia da insulinoterapia. A identificação e o tratamento de doenças concomitantes são fundamentais no sucesso do manejo do cão diabético. A anamnese, o exame físico e os exames laboratoriais realizados em cães com diabetes recém-diagnosticados devem ser completos (consulte a seção sobre diagnóstico).

PROTOCOLO PARA IDENTIFICAÇÃO DOS REQUERIMENTOS INICIAIS DE INSULINA

Cães diabéticos precisam de vários dias para equilibrar as mudanças na dose ou na preparação de insulina. Portanto, os cães diabéticos recém-diagnosticados são normalmente hospitalizados por não mais do que 48 horas para terminar a avaliação, começar a insulinoterapia e analisar a resposta glicêmica à insulina. A intenção é identificar glicemia baixa (i. e., menor que 80 mg/dℓ) nos animais excepcionalmente sensíveis às ações da insulina e modificar a dose administrada naqueles que continuam hiperglicêmicos nos primeiros dias de tratamento. O objetivo durante esta hospitalização *não* é o estabelecimento de um controle glicêmico perfeito antes de mandar o cão para casa. Em vez disso, os objetivos são começar a reverter os distúrbios metabólicos induzidos pela doença, permitir que o cão fique estável com a insulina e a mudança na dieta, ensinar o tutor a administrar insulina e dar a ele alguns dias para habituar-se a tratar o cão diabético em casa. Outros ajustes na insulinoterapia são feitos em avaliações subsequentes, depois que o tutor e o animal se acostumarem ao esquema terapêutico. O controle glicêmico é determinado pelo desaparecimento dos sinais clínicos de diabetes, quando o animal está saudável e interativo em casa, com peso corpóreo estável (exceto em pacientes em dieta de emagrecimento para correção da obesidade); além disso, o tutor deve estar satisfeito com o progresso do tratamento e, se possível, a glicemia deve variar entre 100 e 250 mg/dℓ ao longo do dia. Os objetivos do tratamento devem ser explicados ao tutor, assim como a grande possibilidade de futuras alterações na dose e, talvez, no tipo de insulina. Em caso de controle insuficiente, a dose de insulina aumenta gradualmente em 1 a 5 U/injeção (dependendo do tamanho do cão) a cada semana conforme necessário. Este aumento gradual da dose ajuda a prevenir a hipoglicemia. Na maioria dos cães, o controle da glicemia pode ser estabelecido com doses de insulina na faixa de 1 U de insulina/kg ou menos (mediana, 0,5 U/kg) administradas duas vezes ao dia. O controle glicêmico inadequado com doses de insulina acima de 1 U/kg/injeção deve levar a outras investigações para determinar o motivo do insucesso terapêutico (ver seção *Complicações da insulinoterapia*). A observação de hipoglicemia clínica ou bioquímica a qualquer momento deve levar à redução da dose de insulina e outros ajustes como necessário para atingir o controle glicêmico.

Muitos fatores influenciam o controle glicêmico diário do cão, inclusive variações na administração e absorção de insulina, indiscrições dietéticas e de ingestão calórica, quantidade de exercícios e variáveis que alteram a resposta à insulina (p. ex., estresse, inflamação simultânea, infecção). Assim, a dose de insulina necessária para manter o controle glicêmico tende a mudar com o passar do tempo. A princípio, uma dose fixa de insulina é administrada em casa e as alterações são feitas somente após a consulta com o veterinário. Com a identificação da faixa de dose de insulina necessária para manter o controle glicêmico e o ganho de confiança do tutor em reconhecer os sinais de hipoglicemia e hiperglicemia, ele próprio pode fazer *pequenos* ajustes na dose de insulina em casa com base nas observações clínicas do bem-estar do animal e, de preferência, nos resultados do monitoramento doméstico da glicemia.

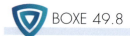

BOXE 49.8

Causas conhecidas de resistência à insulina em cães e gatos diabéticos.

Doenças que causam resistência grave à insulina	Doenças que causam resistência moderada ou flutuante à insulina
Hiperadrenocorticismo	Obesidade
Acromegalia (gato)	Infecção
Diestro em fêmea não castrada (causa aumento da concentração sérica de progesterona e hormônio do crescimento)	Inflamação crônica
	Pancreatite crônica
	Doença inflamatória intestinal crônica
	Doença da cavidade oral
Carcinoma adrenocortical secretor de progesterona	Doença renal crônica
Fármacos diabetogênicos (principalmente glicocorticoides e progestágenos)	Doença hepatobiliar
	Doença cardíaca
	Hipotireoidismo
	Hipertireoidismo
	Insuficiência pancreática exócrina
	Hiperlipidemia
	Neoplasia
	Glucagonoma
	Feocromocitoma

Técnicas para o monitoramento do controle do diabetes

O objetivo básico da insulinoterapia é eliminar os sinais clínicos de diabetes melito, evitando ou retardando o início de complicações comuns associadas à doença (ver Boxe 49.5). A cegueira causada pela formação de catarata é inevitável na maioria dos cães diabéticos, mas pode ser retardada pelo bom controle glicêmico, evitando grandes flutuações na glicemia. As complicações a serem evitadas são pelame de baixa qualidade e má aparência, perda de peso, hipoglicemia, cetose recorrente e recidiva de poliúria e polidipsia. As complicações crônicas devastadoras do diabetes humano (p. ex., nefropatia diabética, aterosclerose) se desenvolvem e passam a ser clinicamente relevantes depois de anos e são incomuns em cães diabéticos, em parte porque o diagnóstico ocorre quando os animais são idosos. Desse modo, não há necessidade de estabelecimento de glicemias quase normais em cães diabéticos. A maioria dos tutores fica feliz e a maioria dos cães é saudável e relativamente assintomático se a glicemia for mantida entre 100 mg/dℓ e 250 mg/dℓ.

ANAMNESE E EXAME FÍSICO

Os parâmetros mais importantes para a avaliação do controle da glicemia são a opinião subjetiva do tutor sobre a gravidade dos sinais clínicos e a saúde geral do animal, os achados no exame físico e a estabilidade do peso corpóreo. De modo geral, se o tutor estiver satisfeito com os resultados do tratamento, o exame físico indicar o bom controle glicêmico e o peso corpóreo for estável, o cão diabético está bem controlado. A medida das concentrações séricas de frutosamina pode trazer evidências objetivas sobre o controle glicêmico (discutido em mais detalhes a seguir). Deve-se suspeitar de mau controle da glicemia e realizar outros exames diagnósticos (p. ex., curva glicêmica) ou mudar a insulinoterapia se o tutor relatar sinais clínicos sugestivos de hiperglicemia ou hipoglicemia, se o exame físico identificar distúrbios condizentes com o controle inadequado da glicemia (p. ex., aparência magra, pelame de má aparência) ou se o cão estiver perdendo peso.

DETERMINAÇÃO DE GLICEMIA EM UMA ÚNICA AMOSTRA DE SANGUE

A determinação de glicemia em uma única amostra é útil apenas em caso de identificação de hipoglicemia. A hipoglicemia indica a superdosagem de insulina e a necessidade de diminuição da dose, principalmente se o controle glicêmico for insuficiente. Contudo, o aumento da glicemia não confirma, *por si só*, o controle deficiente. Estresse ou agitação podem causar hiperglicemia acentuada, o que não reflete a capacidade de resposta do cão à insulina e pode levar à crença errônea de que o diabetes está mal controlado. Se houver uma discrepância entre os achados à anamnese e ao exame físico e a glicemia, ou se o cão estiver rebelde, agressivo, agitado ou assustado e a glicemia não for confiável, a concentração sérica de frutosamina deve ser medida para maior avaliação do controle glicêmico. Além disso, uma única glicemia não é confiável para avaliar os efeitos de um determinado tipo e dose de insulina em um cão com diabetes mal controlado (ver seção *Curvas glicêmicas*).

CONCENTRAÇÃO SÉRICA DE FRUTOSAMINA

As frutosaminas são proteínas glicadas formadas pela ligação irreversível, não enzimática e independente da insulina da glicose às proteínas séricas. A extensão da glicosilação das proteínas séricas está diretamente relacionada à glicemia; quanto maior for a glicemia média durante as 2 a 3 semanas anteriores, maior será a concentração de frutosamina no soro e vice-versa. A concentração sérica de frutosamina não é influenciada por aumentos agudos na glicemia, como na hiperglicemia induzida por estresse ou agitação, mas pode ser afetada por hipoalbuminemia, hipoproteinemia, hipertrigliceridemia, hipertireoidismo (gatos), hipotireoidismo, azotemia, armazenamento prolongado da amostra em temperatura ambiente e interferência de outras substâncias, como ocorre na hemólise (Tabela 49.5). As concentrações séricas de frutosamina podem ser medidas durante a avaliação de rotina do controle glicêmico em um cão diabético; para esclarecer o efeito do estresse ou agitação sobre a glicemia ou ainda discrepâncias entre os achados em anamnese e exame físico e a glicemia seriada; também são indicadas para análise da eficácia de alterações na insulinoterapia.

A frutosamina é medida no soro, que deve ser congelado e enviado para o laboratório sob refrigeração por até uma noite. Embora o congelamento não altere os resultados de forma significativa, o armazenamento prolongado de soro em temperatura ambiente ou na geladeira pode diminuir os resultados da frutosamina no soro. Cada laboratório deve ter seu próprio intervalo de referência. Em nosso laboratório, o intervalo de referência para a concentração sérica de frutosamina em cães é de 225 a 365 µmol/ℓ (determinado em animais saudáveis com glicemia persistentemente normal). A interpretação da concentração sérica de frutosamina em cães diabéticos deve considerar o fato de que a hiperglicemia é comum, mesmo quando o controle da doença é bom. A maioria dos tutores fica satisfeita com a resposta do animal à insulinoterapia se as concentrações séricas de frutosamina ficarem entre 350 e 450 µmol/ℓ. Valores acima de 500 µmol/ℓ sugerem o controle inadequado do diabetes, enquanto valores maiores que 600 µmol/ℓ indicam problemas graves de controle glicêmico. As concentrações séricas de frutosamina na metade inferior do intervalo de referência (i. e., abaixo de 300 µmol/ℓ) ou ainda menores devem aumentar a preocupação sobre períodos hipoglicêmicos significativos ou a presença de distúrbios simultâneos que diminuem esses valores séricos. Altas concentrações séricas de frutosamina (i. e., acima de 500 µmol/ℓ) sugerem controle deficiente da glicemia e necessidade de ajustes de insulina, mas não identificam o problema subjacente.

As concentrações séricas de frutosamina não devem ser usadas como o único indicador do *status* do controle glicêmico e precisam ser interpretadas em conjunto com os achados à anamnese e ao exame físico e a estabilidade do peso corpóreo. Em alguns casos, a concentração sérica de frutosamina não condiz com o quadro clínico ou, mais comumente, a glicemia. A baixa concentração sérica de frutosamina em um cão com suspeita de controle insuficiente do estado diabético deve levar

TABELA 49.5

Manuseio de amostras, metodologia e concentrações séricas normais de frutosamina em nosso laboratório.

Frutosamina	
Amostra de sangue	1 a 2 mℓ; permitir a coagulação, obter soro
Manuseio de amostra	Congelar até a realização do exame
Metodologia	Ensaio colorimétrico automatizado com cloreto de tetrazólio-nitroazul
Fatores que influenciam os resultados	Hipoalbuminemia (diminuição), hiperlipidemia (diminuição branda em cães), hemólise (diminuição), azotemia (diminuição branda em cães), hipertireoidismo (diminuição em gatos), hipotireoidismo (aumento em cães), obesidade (aumento brando em gatos), armazenamento em temperatura ambiente (diminuição)
Intervalo normal	225 a 365 μmol/ℓ (cães) 190 a 365 μmol/ℓ (gatos)
Interpretação em cães e gatos diabéticos	
Controle excelente	350 a 400 μmol/ℓ
Controle bom	400 a 450 μmol/ℓ
Controle moderado	450 a 500 μmol/ℓ
Controle deficiente	> 500 μmol/ℓ
Hipoglicemia prolongada	< 300 μmol/ℓ
Remissão de diabetes (gatos)	< 300 μmol/ℓ

à consideração dos motivos desse achado (ver Tabela 49.5) ou do aumento da glicemia e vice-versa, em caso de observação de alta concentração de frutosamina em um cão com controle supostamente bom do diabetes. Os achados à anamnese e ao exame físico e a estabilidade do peso corpóreo são mais confiáveis na interpretação dos conflitos de controle glicêmico e decisão de mudança na insulinoterapia.

MONITORAMENTO DA CONCENTRAÇÃO DE GLICOSE NA URINA

O monitoramento ocasional da urina é indicado em cães diabéticos com cetose recorrente ou hipoglicemia para a detecção de cetonúria ou glicosúria negativa persistente, respectivamente. O tutor é instruído a não ajustar as doses diárias de insulina com base na glicemia urinária matinal, exceto para diminuir a dose em cães com hipoglicemia recorrente e glicosúria negativa persistente. Muitos cães diabéticos desenvolvem complicações porque os proprietários se enganam com a glicemia urinária matinal e aumentam a dose de insulina, o que acaba causando superdosagem, hipoglicemia e contrarregulação da glicemia. A glicosúria persistente ao longo do dia e da noite sugere controle inadequado do estado diabético e a necessidade de uma avaliação mais completa, com outras técnicas discutidas nesta seção.

CURVAS GLICÊMICAS

Em caso de necessidade de ajuste na insulinoterapia após a revisão dos achados à anamnese e ao exame físico e mudanças no peso corpóreo, uma curva glicêmica deve ser gerada para orientar as modificações, exceto que não seja confiável devido a estresse, agressividade ou agitação. A curva glicêmica gera diretrizes para ajuste da insulinoterapia. A avaliação de uma curva glicêmica é obrigatória durante o início da regulação do cão diabético e é necessária em cães com manifestações clínicas de hiperglicemia ou hipoglicemia. A confiança nos achados à anamnese e ao exame físico e no peso corpóreo para determinar a necessidade de realização de uma curva glicêmica ajuda a reduzir a frequência desses procedimentos, minimizando assim a aversão do animal a essas análises e melhorando as chances de obtenção de resultados significativos. A insulinoterapia é ajustada de acordo com a interpretação de uma única curva glicêmica e, a princípio, o impacto da mudança é avaliado com base na resposta clínica observada pelo tutor. A curva glicêmica pode ser repetida em caso de persistência dos distúrbios. Se possível, evite a realização de curvas glicêmicas em vários dias consecutivos, pois promove hiperglicemia induzida por estresse. As informações obtidas a partir de uma curva glicêmica anterior nunca devem ser consideradas passíveis de reprodução em curvas subsequentes. A falta de consistência entre resultados de curvas glicêmicas é frustrante para muitos veterinários e é um reflexo direto de todas as variáveis que influenciam a glicemia em cães diabéticos. O automonitoramento diário da glicemia e os ajustes na dose de insulina são usados em pacientes humanos com diabetes para minimizar os efeitos dessas variáveis no controle da doença. Uma abordagem semelhante para cães e gatos diabéticos está se tornando mais comum com o advento do monitoramento domiciliar da glicemia pelos tutores (ver próxima seção).

Para fazer uma curva glicêmica, o esquema de administração de insulina e de alimentação usados pelo tutor devem ser mantidos e o cão deve ser levado ao hospital no início da manhã. Os cães diabéticos chatos para comer devem ser alimentados em casa, não no hospital. A inapetência pode alterar profundamente os resultados de uma curva glicêmica (Figura 49.3). A primeira amostra de sangue para a determinação da glicemia é coletada quando o cão entra no hospital; as amostras subsequentes são normalmente obtidas a cada 2 horas ao longo do dia. A frequência de determinação da glicemia deve ser inferior a 2 horas em caso de queda rápida da glicemia ou identificação de hipoglicemia. Se houver dúvidas sobre a técnica de administração de insulina pelo tutor, peça que administre o fármaco (usando sua própria insulina e seringa) no hospital *após* a determinação da glicemia basal ou demonstre sua técnica com soro fisiológico estéril ao buscar o animal no final do dia. Todo o procedimento de administração de insulina deve ser avaliado cuidadosamente por um veterinário ou técnico veterinário. A medida da glicemia a cada 2 horas ao longo do dia permite determinar a eficácia da insulina e identificar o nadir da glicemia, o tempo até o pico do efeito da insulina, a duração aproximada do efeito da insulina e a faixa de variação da glicemia naquele indivíduo em particular. A identificação do nadir da glicemia e do tempo até sua ocorrência em relação ao momento de administração da insulina é fundamental para avaliar a duração do efeito do medicamento. Ao não identificar o nadir de glicemia até o momento da injeção seguinte de insulina, continue a curva glicêmica, aborte a administração do medicamento e ofereça a refeição noturna ao cão (ver discussão sobre a longa duração do efeito da insulina). A realização de apenas uma ou duas determinações de glicemia durante o dia não é confiável para a avaliação do efeito de certa dose de insulina (Figura 49.4). O controle deficiente e a persistência do estado diabético geralmente são originários da má interpretação dos efeitos da insulina com base na avaliação de apenas uma ou duas glicemias.

De modo geral, as alterações na glicemia são comparáveis após a administração de insulina pela manhã e à noite; assim, a maioria dos cães recebe a mesma dose de insulina nesses dois horários (Mori et al., 2013). Essa suposição é boa desde que o cão esteja bem. No entanto, suspeite de glicemias diferentes durante o dia e à noite em caso de persistência da poliúria e da polidipsia apesar dos resultados perto do aceitável durante o dia, especialmente se a poliúria e a polidipsia piorarem à noite. Nesses casos, considere a obtenção de uma curva glicêmica de 24 horas ou o uso de um dispositivo de monitoramento contínuo da glicose.

As glicemias são normalmente determinadas por um analisador no local de atendimento ou um glicosímetro portátil. A acurácia dos glicosímetros portáteis comercializados para uso em humanos diabéticos é bastante variável em cães diabéticos em comparação aos resultados obtidos com os métodos de referência (i. e., glicose oxidase e hexoquinase) (Cohn et al., 2000; Cohen et al., 2009; Wess e Reusch, 2000). A glicemia determinada pela maioria dos glicosímetros portáteis para humanos diabéticos tende a ser menor do que os valores determinados por métodos de referência; a diferença entre a glicemia real e aquela obtida com o glicosímetro portátil aumenta com a piora da hiperglicemia. Esse viés pode levar a um diagnóstico incorreto de hipoglicemia ou à percepção equivocada de que o controle glicêmico é melhor do que realmente é. A não consideração desse erro pode provocar subdosagem de insulina e persistência de sinais clínicos, apesar da glicemia aparentemente aceitável. Uma exceção é o AlphaTRAK® (Abbott Laboratories), um glicosímetro portátil projetado para uso em cães e gatos diabéticos. A acurácia deste glicosímetro portátil é muito boa, mas a glicemia pode ser maior ou menor do que os resultados obtidos com metodologias de referência na mesma amostra de sangue, forçando o veterinário a aceitar o valor nominal (Cohen et al., 2009). O hematócrito também pode influenciar os resultados de glicosímetros portáteis. Em um estudo, os resultados do AlphaTRAK® tiveram menor acurácia em comparação a um método de referência laboratorial em amostras de sangue com hematócrito baixo (< 30%), mas

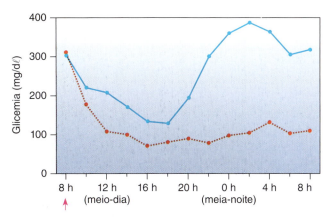

Figura 49.3 Concentrações médias de glicemia em oito cães diabéticos após a administração de insulina NPH (↑) e oferecimento de refeições de tamanhos iguais às 8 horas e 18 horas (*linha azul*) ou mantidos em jejum (*linha vermelha*) durante as 24 horas de coleta de sangue.

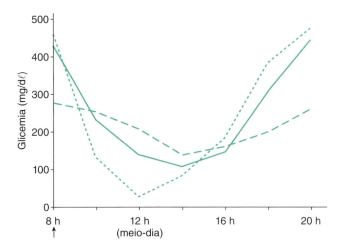

Figura 49.4 Curva glicêmica de um Dachshund tratado com 0,8 U de insulina lenta humana recombinante por quilograma de peso corpóreo duas vezes ao dia (*linha sólida*), um Poodle miniatura tratado com 0,6 U de insulina lenta humana recombinante por quilograma de peso corpóreo duas vezes ao dia (*linha tracejada*) e um Terrier mestiço tratado com 1,1 U de insulina lenta humana recombinante por quilograma de peso corpóreo duas vezes ao dia (*linha pontilhada*). A insulina e o alimento foram administrados a cada cão às 8 horas da manhã. A interpretação das curvas glicêmicas sugere a curta duração do efeito da insulina no Dachshund, a subdosagem de insulina no Poodle miniatura e uma resposta de Somogyi no mestiço de Terrier. As glicemias foram semelhantes em todos os cães às 14 e 16 horas; nestes horários, os resultados da glicemia não estabelecem o diagnóstico em nenhum dos cães.

não com hematócrito alto (> 50%), enquanto os resultados do glicosímetro portátil para uso em humanos teve menor acurácia com o hematócrito alto, mas não baixo (Paul et al., 2011).

Monitoramento caseiro de glicemia

A hiperglicemia induzida por estresse, agressividade ou agitação é o maior problema que afeta a acurácia das curvas glicêmicas (Figura 49.5). Os principais fatores que causam hiperglicemia induzida por estresse são hospitalizações frequentes e punções venosas múltiplas. Uma alternativa às curvas glicêmicas

812 PARTE 6 ■ Doenças Endócrinas

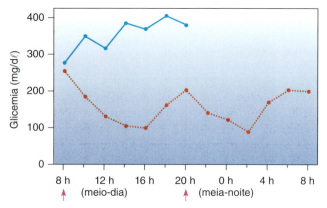

Figura 49.5 Curvas glicêmicas em um mestiço de Terrier irascível. A mesma dose de insulina NPH foi administrada em cada curva. Em uma curva glicêmica (*linha azul*), o cão estava agitado e exigia contenção física a cada coleta de sangue; o sangue para a outra curva glicêmica (*linha vermelha*) foi obtido com um cateter jugular e mínima ou nenhuma contenção e o cão quieto. ↑: administração de insulina e alimento.

hospitalares é a curva glicêmica feita em casa pelo tutor, com coleta de sangue do pavilhão auricular, metacarpo, metatarso ou coxins plantares e uso de um glicosímetro portátil com tiras reagentes. Vários *sites online* excelentes demonstram as técnicas caseiras de monitoramento de glicemia por tutores de cães diabéticos (p. ex., o site da Abbott Laboratories para o AlphaTRAK2®). Esta técnica deve ser considerada em cães diabéticos cujos resultados glicêmicos gerados no hospital veterinário são questionáveis. O monitoramento doméstico da glicemia também está se tornando uma técnica de rotina usada pelos tutores. Os maiores problemas são tutores com zelo excessivo, que monitoram a glicemia com muita frequência e começam a interpretar os resultados e ajustar a dose de insulina sem consultar o veterinário, o que acaba levando à superdosagem de insulina. Ver mais informações sobre o monitoramento doméstico de glicemia adiante.

Sistemas de monitoramento contínuo de glicose

Os sistemas de monitoramento contínuo de glicose (CGM) são frequentemente usados para monitorar a glicemia em humanos diabéticos e estão começando a ser utilizados em cães e gatos diabéticos. Os sistemas de CGM medem as concentrações de glicose no fluido intersticial, e não no sangue. A correlação entre essas concentrações é boa. Um sistema de CGM bastante usado (Guardian REAL-time, Medtronic, Northridge, CA, EUA) mede a concentração intersticial de glicose com um sensor pequeno e flexível inserido no espaço subcutâneo e preso à pele. A glicose intersticial é detectada por meio da reação da glicose oxidase, inteiramente no eletrodo dentro do componente sensor. Os resultados são transmitidos por um transmissor sem fio a um monitor do tamanho de um *pager*. A glicemia no fluido intersticial é registrada e armazenada a cada 5 minutos e os dados podem ser baixados em um computador para análise (Figura 49.6). O sistema de CGM deve ser calibrado antes do primeiro uso e depois a cada 12 horas. Sua faixa de trabalho é de 40 a 400 mg/dℓ. Os estudos até o momento sugerem que a principal vantagem do monitoramento contínuo da glicose é a detecção de períodos hipoglicêmicos que não são percebidos em curvas glicêmicas e com o glicosímetro portátil. (Ver mais informações sobre o monitoramento contínuo da glicose em *Leitura sugerida*.)

Interpretação da curva glicêmica

A Figura 49.7 resume a interpretação dos resultados de uma curva glicêmica. O objetivo *ideal* é a manutenção da glicemia entre 80 mg/dℓ e 250 mg/dℓ entre as injeções de insulina, embora muitos cães diabéticos fiquem bem com a glicemia entre 100 e 300. O objetivo da insulinoterapia é ter o pico de glicemia inferior a 300 mg/dℓ, o nadir de glicemia entre 80 e 130 mg/dℓ e a média de todos os valores medidos naquele dia inferior a 250 mg/dℓ. Normalmente, as maiores glicemias ocorrem antes de cada injeção de insulina, mas nem sempre é

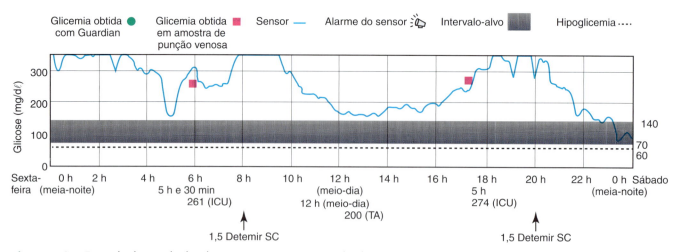

Figura 49.6 Exemplo dos resultados de monitoramento contínuo de glicose usando o monitor Guardian Real-Time em um Schnauzer miniatura fêmea castrada com poliúria, polidipsia e perda de peso persistentes apesar da administração de várias doses de insulina detemir duas vezes ao dia. Suspeitou-se de hipoglicemia e possível contrarregulação da glicose, mas a glicemia obtida por punção venosa era sempre alta. Acreditava-se que a hiperglicemia induzida por estresse interferia nos resultados. O monitoramento contínuo da glicose com uma amostra mínima de sangue documentou a eficácia da insulina detemir e a ocorrência de hipoglicemia. (De Feldman EC et al.: *Canine and feline endocrinology*, ed 4, St Louis, 2015, Elsevier Saunders.)

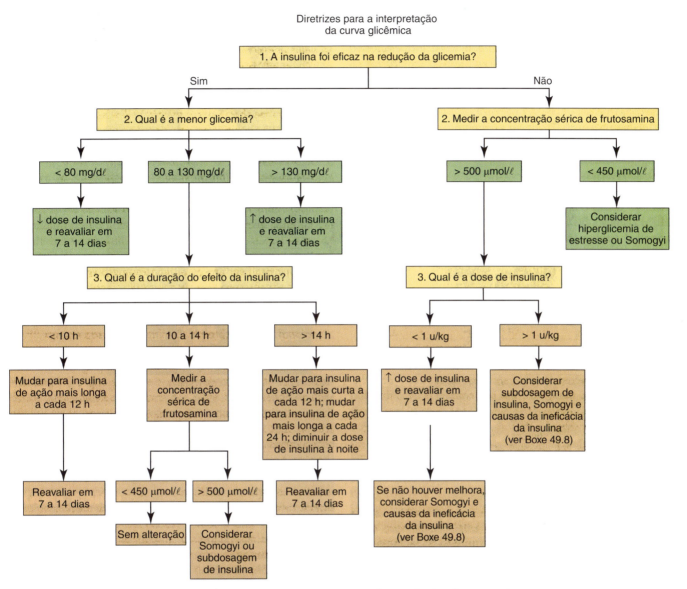

Figura 49.7 Algoritmo para a interpretação dos resultados da curva glicêmica.

assim. Se o nadir de glicemia for maior que 130 mg/dℓ, a dose de insulina pode precisar ser aumentada; se o nadir for menor que 60 mg/dℓ, a dose de insulina deve ser diminuída.

A duração do efeito da insulina pode ser avaliada se o nadir da glicemia for maior que 80 mg/dℓ e não houver diminuição rápida na glicemia após a administração de insulina. A avaliação da duração do efeito da insulina pode não ser válida quando a glicemia fica abaixo de 60 mg/dℓ ou diminui rapidamente devido à possível indução da contrarregulação (i. e., secreção de glucagon, epinefrina e cortisol), que pode causar uma falsa redução da duração aparente do efeito da insulina. Uma estimativa aproximada da duração do efeito da insulina pode ser obtida pela análise do tempo do nadir da glicemia. Na maioria dos cães diabéticos bem controlados, a glicemia perto do momento de administração da insulina é inferior a 300 mg/dℓ e o nadir da glicemia ocorre cerca de 8 horas após a injeção do medicamento. A glicemia inicial superior a 300 mg/dℓ, combinada ao nadir da glicemia menos de 8 horas após a administração de insulina e ao aumento das glicemias subsequentes para mais de 300 mg/dℓ indicam a curta duração do efeito do fármaco. O nadir de glicemia que ocorre 12 horas ou mais após a administração da insulina indica a uma longa duração do efeito do fármaco. Os cães podem apresentar hipoglicemia (glicemia abaixo de 60 mg/dℓ) e contrarregulação da glicose se a duração do efeito da insulina for superior a 14 horas e a insulina for administrada duas vezes ao dia (Figura 49.8).

Papel da concentração sérica de frutosamina em cães com agressividade, agitação ou estresse

As curvas glicêmicas não são confiáveis em cães com agressividade, agitação ou estresse devido à hiperglicemia induzida por estresse. A hiperglicemia provavelmente se deve ao aumento da secreção de catecolaminas e glicocorticoides; a glicemia pode aumentar de forma significativa, apesar da administração de insulina. Nestes cães, a acurácia do monitoramento doméstico da glicemia pelo tutor pode ser boa. Na ausência de

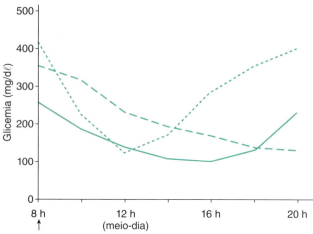

Figura 49.8 Curvas glicêmicas de três cães diabéticos tratados com insulina lenta humana recombinante duas vezes ao dia, ilustrando a diferença entre animais na duração do efeito do fármaco. A insulina é eficaz na redução da glicemia em todos os cães e o nadir ficou entre 100 e 175 mg/dℓ. No entanto, o efeito da insulina durou aproximadamente 12 horas (*linha contínua*) em um cão com bom controle da glicemia (duração ideal), 8 horas (*linha pontilhada*) em um cão com deficiência persistente do controle da glicemia (curta duração do efeito) e mais de 12 horas (*linha tracejada*) em um cão com histórico de dias bons e dias ruins de controle glicêmico (longa duração do efeito), o que sugere resposta de Somogyi (ver Figura 49.9).

monitoramento domiciliar, tente descobrir qual é o problema (p. ex., tipo errado de insulina, dose baixa), ajuste o tratamento e confie na concentração sérica de frutosamina para avaliar o benefício das mudanças. Ver mais informações sobre o uso de concentração sérica de frutosamina em cães e gatos diabéticos com hiperglicemia induzida por estresse anteriormente.

ADMINISTRAÇÃO DE INSULINA DURANTE CIRURGIA

De modo geral, cirurgias eletivas devem ser adiadas em cães diabéticos até que o paciente tenha sido estabilizado e o diabetes esteja controlado com insulina. As exceções são as situações em que a cirurgia é necessária para eliminar a resistência à insulina (p. ex., ovário-histerectomia em uma fêmea em diestro) ou salvar a vida do animal. A cirurgia em si não representa um risco maior em um cão diabético estável em comparação a um cão não diabético. A preocupação é a interação entre a insulinoterapia e a falta de ingestão de alimentos durante o período perioperatório. O estresse da anestesia e da cirurgia também causa a liberação de hormônios diabetogênicos, que promovem a cetogênese. A insulina deve ser administrada durante o período perioperatório para prevenir hiperglicemia grave e minimizar a formação de cetonas. Para compensar a falta de ingestão de alimentos e prevenir a hipoglicemia, a quantidade de insulina administrada durante o período perioperatório deve ser diminuída e a administração de dextrose IV é feita como necessário.

Usamos o seguinte protocolo perioperatório em cães e gatos submetidos a cirurgia. No dia anterior à cirurgia, o cão ou gato recebe sua dose normal de insulina e sua alimentação usual.

Os alimentos são retirados às 22 horas. Na manhã do procedimento, a glicemia é medida antes da administração de insulina. Se a glicemia for inferior a 100 mg/dℓ, a insulina não é administrada e uma infusão IV de dextrose a 5% é iniciada. Se a glicemia estiver entre 100 e 200 mg/dℓ, um quarto da dose matinal usual de insulina é administrada e a infusão IV de dextrose é iniciada. Se a glicemia for superior a 200 mg/dℓ, metade da dose matinal usual de insulina é administrada, mas a infusão de dextrose IV é suspensa até que a glicemia seja inferior a 150 mg/dℓ. Em todas as três situações, a glicemia é medida a cada 30 a 60 minutos durante o procedimento cirúrgico. O objetivo é manter a glicemia entre 150 e 250 mg/dℓ durante o período perioperatório. Uma infusão de dextrose a 5% é administrada por via intravenosa, conforme necessário, para corrigir ou prevenir a hipoglicemia. Quando a glicemia ultrapassar 300 mg/dℓ, a infusão de dextrose deve ser interrompida e a glicemia avaliada em 30 e 60 minutos. Caso a glicemia continue acima de 300 mg/dℓ, a insulina cristalina regular é administrada por via intramuscular em cerca de 20% da dose da insulina de ação prolongada usada em casa. As doses subsequentes de insulina cristalina regular devem ser administradas em frequência não superior a cada 4 horas (a cada 6 horas em caso de administração por via subcutânea) e a dose deve ser ajustada com base no efeito da primeira injeção de insulina sobre glicemia.

No dia seguinte à cirurgia, o cão ou gato diabético geralmente pode retornar ao esquema usual de administração de insulina e alimentação. O animal que não está se alimentando pode ser mantido com infusões IV de dextrose e injeções regulares de insulina cristalina por via subcutânea a cada 6 a 8 horas. Uma vez que o animal volte a se alimentar com regularidade, o esquema normal de insulina e alimentação pode ser retomado.

COMPLICAÇÕES DA INSULINOTERAPIA
Hipoglicemia

A hipoglicemia é uma complicação comum da insulinoterapia. Os sinais de hipoglicemia geralmente ocorrem após grandes aumentos repentinos na dose de insulina, sobreposição excessiva da ação da insulina em cães tratados duas vezes ao dia, inapetência prolongada, exercícios anormalmente extenuantes e melhora súbita na resistência à insulina; também ocorre em gatos tratados com insulina e remissão do diabetes. Nessas situações, a hipoglicemia grave ocorre antes que a contrarregulação da glicose (i. e., a secreção de glucagon, epinefrina e cortisol) possa compensá-la e revertê-la. A ocorrência e gravidade dos sinais clínicos dependem da taxa de declínio da glicemia e da gravidade da hipoglicemia. Em muitos cães diabéticos, os tutores não percebem os sinais de hipoglicemia, que é identificada durante a avaliação da curva glicêmica ou suspeita com base na baixa concentração sérica de frutosamina. Os sinais clínicos e o tratamento da hipoglicemia foram discutidos anteriormente. Na presença de sinais clínicos de hipoglicemia, a insulinoterapia deve ser interrompida até a nova ocorrência de hiperglicemia e glicosúria. A detecção de glicose na urina pelo tutor em ambiente doméstico auxilia a identificação da glicosúria. O ajuste na dose de insulina é um tanto arbitrário; como regra geral, a dose inicial de insulina deve ser diminuída em 25 a 50%. Os ajustes subsequentes são baseados na resposta clínica e nos resultados da glicemia. A ausência de recidiva da glicosúria após um episódio de hipoglicemia sugere remissão diabética ou diminuição da contrarregulação da glicose.

Recidiva dos sinais clínicos

A recidiva ou persistência dos sinais clínicos talvez seja a complicação mais comum da insulinoterapia em cães diabéticos. De modo geral, é causada por problemas com a administração de insulina pelo tutor, questões relacionadas ao tipo, dose ou frequência de administração da insulina ou alteração da capacidade de resposta à insulina decorrente de distúrbios inflamatórios, infecciosos, neoplásicos ou hormonais concomitantes (i. e., resistência à insulina).

Problemas com a administração pelo proprietário e a atividade da insulina

A não administração de uma dose apropriada de insulina biologicamente ativa leva à recidiva ou persistência dos sinais clínicos. Motivos comuns são a administração de insulina biologicamente inativa (p. ex., vencida, previamente aquecida ou congelada), administração de insulina diluída, uso de seringas inadequadas para a concentração de insulina (p. ex., seringa U100 com insulina U40) e problemas com a técnica de administração de insulina (p. ex., não ler corretamente a seringa, técnica de injeção inadequada). Esses problemas são identificados pela avaliação da técnica de administração de insulina pelo tutor e uso de nova insulina não diluída e com determinação de glicemia várias vezes ao longo do dia.

Problemas com o esquema terapêutico de insulina

Os problemas mais comuns com o esquema terapêutico de insulina em cães são subdosagem, superdosagem que causa hipoglicemia e contrarregulação da glicose, curta duração do efeito da insulina lenta ou NPH, efeito prolongado da insulina glargina e insulina detemir e a administração de insulina uma vez ao dia. Discrepâncias nos parâmetros usados para a avaliação do controle glicêmico, que levam à crença errônea de sua má qualidade, também devem ser consideradas. De modo geral, essas discrepâncias se devem a glicemias erroneamente altas, induzidas por estresse, que sugerem ineficácia da insulina ou presença de um distúrbio concomitante não reconhecido que também causa PU e PD, como insuficiência renal precoce. Ao avaliar um cão diabético quanto à suspeita de ineficácia da insulina, é importante que todos os parâmetros usados para avaliação do controle glicêmico sejam analisados de forma crítica, principalmente as percepções do tutor sobre o bem-estar do cão no ambiente doméstico, achados no exame físico e alterações no peso corpóreo. Se a anamnese, o exame físico, a mudança no peso corpóreo e a concentração sérica de frutosamina sugerirem o controle inadequado do estado diabético, uma avaliação diagnóstica para identificar a causa deve ser realizada, começando com a análise da técnica de administração de insulina pelo tutor e da atividade biológica da preparação de insulina. O esquema terapêutico de insulina deve ser avaliado criticamente quanto a possíveis problemas; as mudanças apropriadas devem ser feitas na tentativa de melhorar a eficácia da insulina, especialmente se a anamnese e o exame físico não sugerirem um distúrbio concorrente que cause resistência à insulina.

Subdosagem de insulina

Na maioria dos cães, a glicemia pode ser controlada com menos de 1 U de insulina/kg de peso corpóreo (mediana, 0,5 U/kg) administrada duas vezes ao dia. A dose inadequada de insulina e a administração uma vez ao dia são causas comuns de persistência dos sinais clínicos. De modo geral, a subdosagem de insulina deve ser considerada se a dose for inferior a 1 U/kg e o cão for tratado duas vezes ao dia. Se houver suspeita de subdosagem de insulina, a dose deve aumentar de forma gradual em 1 a 5 U/injeção (dependendo do tamanho do cão) por semana. A eficácia da mudança do tratamento deve ser avaliada com base na resposta clínica percebida pelo proprietário e medida seriada da glicemia ou da concentração sérica de frutosamina. Embora alguns cães precisem de doses de insulina de até 1,5 U/kg para o controle da glicemia, outras causas de ineficácia da insulina, em especial a hipoglicemia oculta que induz contrarregulação de glicose e resistência à insulina, devem ser consideradas caso a dose de insulina seja superior a 1 U/kg/injeção, a administração de insulina ocorrer a cada 12 horas e o controle da glicemia ainda for deficiente.

Superdosagem de insulina e contrarregulação de glicose (resposta de Somogyi). A resposta de Somogyi é causada por uma resposta fisiológica normal à hipoglicemia iminente induzida pelo excesso de insulina. Quando a glicemia fica abaixo de 60 mg/dℓ ou cai com rapidez, independentemente do nadir, há um estímulo direto para a glicogenólise hepática e secreção de hormônios diabetogênicos, principalmente epinefrina e glucagon. Isso aumenta a glicemia, minimiza os sinais de hipoglicemia e pode causar hiperglicemia acentuada nas primeiras 12 horas após a contrarregulação da glicose. A hiperglicemia que ocorre após a hipoglicemia se deve, em parte, à incapacidade de secreção de insulina endógena em quantidade suficiente para compensar a glicemia crescente e às baixas concentrações circulantes de insulina injetada. Na manhã seguinte, a glicemia pode estar bastante elevada (acima de 400 mg/dℓ) e a glicosúria pela manhã é de 1 a 2 g/dℓ de acordo com as tiras reagentes. A não percepção do efeito da insulina de curta duração, combinada aos ajustes de dose de insulina com base na glicosúria matinal, é a causa mais comum de resposta de Somogyi em cães. Hoje, a resposta de Somogyi é observada principalmente quando os tutores monitoram a glicemia de seu animal em casa e ajustam (aumentam) a dose de insulina sem consultar o veterinário. O uso crescente de preparações de insulina de ação mais longa (i. e., insulina glargina, insulina detemir), superior a 12 horas, pode diminuir a gravidade da hiperglicemia pós-hipoglicêmica associada à resposta de Somogyi. Talvez isso ocorra pela persistência da insulina injetada na circulação. A resposta hormonal diabetogênica à hipoglicemia ainda está intacta e a persistência das altas concentrações desses hormônios ainda prejudica o controle da glicemia, principalmente em caso de hipoglicemia e resposta hormonal diabetogênica frequentes.

De modo geral, os sinais clínicos de hipoglicemia são brandos ou não reconhecidos pelo tutor; os sinais clínicos causados pela hiperglicemia tendem a dominar o quadro clínico. A dose de insulina que induz a resposta de Somogyi é variável e imprevisível. Suspeite de resposta de Somogyi em cães com diabetes mal controlado, tratados com mais de 1 U de insulina/kg de peso corpóreo/injeção; no entanto, a resposta também pode ser observada em animais que recebem doses de insulina inferiores a 0,5 U/kg/injeção. As raças *toy* e miniatura são bastante suscetíveis ao desenvolvimento da resposta de Somogyi com doses de insulina menores do que o esperado.

O diagnóstico da resposta de Somogyi requer a demonstração de hipoglicemia (< 60 mg/dℓ) seguida por hiperglicemia (> 300 mg/dℓ) após a administração de insulina (Figura 49.9). Além disso, suspeite de resposta de Somogyi quando há rápida diminuição da glicemia, independentemente do nadir (p. ex., uma queda de 400 para 100 mg/dℓ em 2 a 3 horas). Se a duração do efeito da insulina for superior a 12 horas, a hipoglicemia tende a ocorrer à noite, após a administração noturna de insulina, e a glicemia na manhã seguinte é tipicamente superior a 300 mg/dℓ. Infelizmente, o diagnóstico da resposta de Somogyi pode ser difícil, em parte devido à variação diária dos efeitos da insulina na redução da glicemia e à possível não identificação de hipoglicemia em um determinado dia. As concentrações séricas de frutosamina são imprevisíveis, mas tendem a aumentar (> 500 μmol/ℓ); esses resultados confirmam o controle glicêmico deficiente, mas não identificam sua causa.

O estabelecimento do diagnóstico pode exigir vários dias de hospitalização e curvas glicêmicas – uma abordagem que acaba causando hiperglicemia induzida por estresse. Outra abordagem, preferível, é a redução arbitrária e gradual da dose de insulina em 1 a 3 U (dependendo do tamanho do cão e da dose inicial) e pedir para o tutor avaliar a resposta clínica nos 2 a 5 dias seguintes, especificamente no que se refere a mudanças na PU/PD. Em caso de piora da gravidade da PU/PD após a redução da dose de insulina, outra causa para a ineficácia do tratamento deve ser investigada. No entanto, se o tutor não relatar nenhuma alteração ou melhora na PU/PD, a redução gradual contínua da dose de insulina deve ser realizada até uma nova piora da PU/PD, o que identifica a inadequação da dose de insulina para o cão. Alternativamente, a regulação glicêmica do cão diabético pode ser reiniciada com uma dose de insulina de 0,25 U/kg administrada duas vezes ao dia.

Curta duração do efeito da insulina

Na maioria dos cães, o efeito da insulina lenta e NPH dura 10 a 14 horas e a administração de insulina duas vezes ao dia é eficaz no controle da glicemia. No entanto, em alguns cães diabéticos, a duração do efeito da insulina lenta e NPH é inferior a 10 horas – muito curta para prevenir a hiperglicemia e resolver os sinais clínicos (Figura 49.10). As concentrações séricas de frutosamina são variáveis, mas geralmente maiores que 500 μmol/ℓ. O diagnóstico da curta duração do efeito da insulina é estabelecido pela demonstração de uma glicemia basal acima de 300 mg/dℓ combinada a um nadir acima de 80 mg/dℓ que ocorre menos de 8 horas após a administração de insulina e recidiva da hiperglicemia (> 300 mg/dℓ) nas primeiras 12 horas após a injeção (ver Figura 49.8). O tratamento requer a troca por uma insulina de ação mais longa (Figura 49.11). Embora PZI, insulina glargina e insulina detemir possam ser eficazes em cães diabéticos, preferimos começar com insulina detemir em dose de 0,1 U/kg administrada duas vezes ao dia. O problema mais comum com a insulina detemir é o efeito prolongado (superior a 14 horas), que pode causar hipoglicemia e contrarregulação da glicose em caso de administração duas vezes ao dia. Apesar disso, a maioria dos cães diabéticos requer insulina detemir duas vezes ao dia para o controle do diabetes; a dose de insulina pode ser bem pequena para compensar o efeito prolongado nesses cães.

Longa duração do efeito da insulina

Em alguns cães diabéticos, a duração do efeito da insulina lenta ou NPH é superior a 12 horas e a administração de insulina duas vezes ao dia provoca hipoglicemia e contrarregulação da glicose. Nesses cães, o nadir da glicemia após a administração matinal de insulina ocorre perto ou depois da administração noturna de insulina e a glicemia matinal é geralmente maior que 300 mg/dℓ (ver Figura 49.8). A diminuição gradual da glicemia medida no momento das injeções sequenciais de insulina é outra indicação do efeito prolongado. A eficácia da insulina na redução da glicemia varia a cada dia, talvez por causa das concentrações variáveis de hormônios diabetogênicos, cuja secreção foi induzida pela hipoglicemia anterior. As concentrações séricas de frutosamina são variáveis, mas

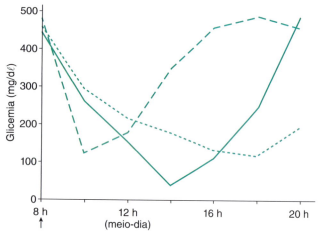

Figura 49.9 Curvas glicêmicas de três cães com diabetes mal controlado tratados com insulina lenta humana recombinante duas vezes ao dia, sugestivas da resposta de Somogyi. Em um cão (*linha contínua*), o nadir de glicemia é inferior a 80 mg/dℓ e logo seguido por um aumento na glicemia. Em outro cão (*linha tracejada*), a glicemia sofre uma rápida diminuição 2 horas após a administração de insulina e, a seguir, um rápido aumento; essa diminuição rápida estimula a contrarregulação da glicose apesar do nadir acima de 80 mg/dℓ. No terceiro cão (*linha pontilhada*), a curva de glicemia não sugere a ocorrência de resposta de Somogyi. No entanto, a injeção de insulina faz com que a glicemia diminua em cerca de 300 mg/dℓ durante o dia e a glicemia no momento da injeção noturna de insulina é consideravelmente menor em comparação ao valor obtido às 8 horas. Uma diminuição semelhante da glicemia com a injeção noturna de insulina provocaria hipoglicemia e resposta de Somogyi à noite e explicariam a alta glicemia pela manhã e o mau controle do estado diabético.

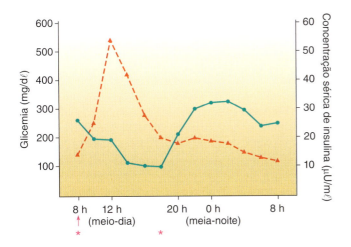

Figura 49.10 Glicemia média (*linha azul*) e concentração sérica média de insulina (*linha vermelha*) em oito cães com diabetes melito tratados com insulina NPH de origem bovina/suína por via subcutânea uma vez ao dia. O efeito da NPH tem duração muito curta e há períodos prolongados de hiperglicemia começando logo após a refeição da noite. ↑: injeção de insulina; *: consumo de refeições de mesmo tamanho.

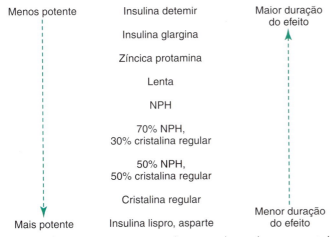

Figura 49.11 Categorização dos tipos de insulina comercial com base na potência e na duração do efeito. Há uma relação inversa entre a potência e a duração do efeito.

geralmente maiores que 500 µmol/ℓ. O tratamento eficaz depende, em parte, da duração do efeito da insulina. Uma curva glicêmica estendida deve ser gerada após a administração de insulina uma vez pela manhã e a alimentação do cão em horários normais. Isso permite a avaliação do efeito da refeição noturna na glicemia pós-prandial, a estimativa da persistência da insulina administrada pela manhã e a prevenção de um aumento pós-prandial da glicemia. O aumento da glicemia pós-prandial (normalmente ≥ 75 mg/dℓ) nas primeiras 2 horas de alimentação indica que o efeito tem aproximadamente 12 horas de duração; nesse caso, a manipulação da dose de insulina e/ou do horário das refeições em relação ao horário de administração de insulina deve ser tentada antes da troca para uma insulina de ação mais longa. A ausência de aumento da glicemia 2 horas ou mais depois da refeição noturna sugere o efeito de longa duração (i. e., 14 horas ou mais). Em princípio, a troca para uma insulina de ação mais longa (p. ex., insulina detemir) administrada uma vez ao dia pode ser tentada (ver Figura 49.11).

Absorção inadequada de insulina

A absorção lenta ou inadequada de insulina a partir do sítio subcutâneo é incomum em cães diabéticos tratados com a preparação NPH ou lenta. A menor absorção de insulina pode ser causada por espessamento da pele e inflamação dos tecidos subcutâneos pela injeção crônica na mesma área do corpo. A rotação do sítio de injeção ajuda a prevenir este problema.

Reações alérgicas à insulina

As reações alérgicas à insulina foram mal documentadas em cães diabéticos. A dor no sítio de injeção é geralmente causada por técnica inadequada, local inadequado, reação à temperatura fria da insulina armazenada na geladeira, o pH ácido da insulina glargina ou distúrbios de comportamento e não uma reação adversa à insulina em si. A injeção crônica de insulina na mesma área do corpo pode causar inflamação e espessamento da pele e tecidos subcutâneos, com desenvolvimento de uma reação imunológica à insulina ou alguma outra proteína (p. ex., protamina). A inflamação e o espessamento da pele e dos tecidos subcutâneos podem prejudicar a absorção de insulina, levando à recidiva dos sinais clínicos de diabetes. Os cães diabéticos raramente apresentam edema subcutâneo focal agudo no sítio de injeção de insulina. Nesses casos, há suspeita de alergia à insulina. O tratamento inclui a troca para uma insulina menos antigênica e uma preparação mais purificada. Reações alérgicas sistêmicas à insulina em cães ainda não foram identificadas.

Doenças concomitantes que causam resistência à insulina

A resistência à insulina é caracterizada por uma resposta biológica subnormal a uma quantidade normal de insulina. A resistência à insulina pode ser causada por distúrbios que ocorrem antes da interação da insulina com seu receptor, no receptor ou depois da interação da insulina com seu receptor. Em cães, as anomalias no receptor e pós-receptoras são geralmente atribuíveis à obesidade, circulação de proteínas de fase aguda e citocinas inflamatórias (p. ex., fator de necrose tumoral [TNF] α, interleucina 1, interleucina 6) que interferem na transdução do sinal de insulina ou um distúrbio que causa secreção excessiva ou insuficiente de um hormônio antagonista da insulina, como cortisol, hormônio do crescimento, progesterona ou hormônios tireoidianos. Nenhuma dose de insulina define essa resistência com clareza. Na maioria dos cães diabéticos, o controle da glicemia pode ser obtido com 1 U ou menos de insulina lenta ou NPH por quilograma de peso corpóreo administrada duas vezes ao dia (ver Tabela 49.4). Deve-se suspeitar de resistência à insulina em caso de deficiência do controle da glicemia apesar da dose superior a 1,5 U/kg, necessidade de quantidades excessivas de insulina (acima de 1,5 U/kg) para manutenção da glicemia abaixo de 300 mg/dℓ) e controle glicêmico errático, que exige alteração constante da dose de insulina. A não diminuição da glicemia para menos de 300 mg/dℓ em uma curva glicêmica sugere, mas não estabelece de forma definitiva, a presença de resistência à insulina. Uma curva glicêmica sugestiva de resistência à insulina também pode ser causada por outros problemas com a insulinoterapia (ver Boxe 49.8); a diminuição da glicemia para menos de 300 mg/dℓ pode ser associada a distúrbios que causam resistência à insulina relativamente branda (p. ex., obesidade, inflamação). As concentrações séricas de frutosamina tendem a ser maiores que 500 µmol/ℓ em cães com resistência à insulina e podem exceder 700 µmol/ℓ se a resistência for grave. Infelizmente, um aumento na concentração sérica de frutosamina é meramente indicativo de deficiência do controle glicêmico, e não de resistência à insulina em si.

A gravidade da resistência à insulina depende, em parte, da etiologia. A resistência à insulina pode ser branda e facilmente superada pelo aumento da dose; também pode ser grave e causar hiperglicemia acentuada, independentemente do tipo e dose de insulina administrada. Algumas causas da resistência à insulina são logo aparentes no momento de diagnóstico do diabetes, como a obesidade e a administração de fármacos antagonistas da insulina (p. ex., glicocorticoides). Outras causas de resistência à insulina não são tão aparentes e sua identificação requer uma extensa avaliação diagnóstica. De modo geral, qualquer distúrbio inflamatório, infeccioso, hormonal, neoplásico ou sistêmico concomitante pode provocar resistência à insulina e interferir na eficácia da insulinoterapia. Em nossa experiência, os distúrbios que mais interferem na eficácia da insulina em cães diabéticos são medicamentos diabetogênicos (glicocorticoides), obesidade grave, hiperadrenocorticismo, diestro, pancreatite crônica, doença renal crônica, doença inflamatória intestinal, doença da cavidade oral, infecções do trato urinário, hiperlipidemia e presença de anticorpos ligantes de insulina em cães que receberam insulina bovina. A anamnese e o exame físico completo são importantes na identificação desses distúrbios simultâneos. Se seus achados forem normais, hemograma completo, bioquímica sérica, concentração sérica de lipase pancreática específica canina (cPL), concentração sérica de progesterona (cadela não castrada), ultrassonografia abdominal e urinálise com cultura bacteriana devem ser solicitados. Outros exames dependem dos resultados dessa primeira investigação (Boxe 49.9).

O tratamento e a reversibilidade da resistência à insulina dependem da etiologia. A resistência à insulina é reversível quando associada a distúrbios tratáveis, por exemplo, administração de levotiroxina sódica em um cão diabético com hipotireoidismo concomitante ou ovário-histerectomia em uma fêmea diabética não castrada em diestro. Em contrapartida, a resistência à insulina tende a ser persistente caso o distúrbio seja difícil de tratar, como a pancreatite crônica recorrente. Em algumas situações, é possível prevenir a resistência à insulina, como evitar a administração de glicocorticoides em cães diabéticos e realizar a ovário-histerectomia em uma fêmea não castrada com diabetes.

COMPLICAÇÕES CRÔNICAS DE DIABETES MELITO

As complicações do diabetes ou de seu tratamento são comuns em cães; dentre elas, estão cegueira e uveíte anterior por formação de catarata, hipoglicemia, pancreatite crônica, infecção recorrente, controle glicêmico deficiente e cetoacidose (ver Boxe 49.5). Muitos tutores hesitam em tratar seu cão diabético recém-diagnosticado por conhecerem as complicações crônicas apresentadas em humanos com diabetes e à preocupação de que algo semelhante ocorra com seu animal. No entanto, os tutores precisam saber que o desenvolvimento dos efeitos devastadores do diabetes humano (p. ex., nefropatia, vasculopatia, doença arterial coronariana) requer de 10 a 20 anos ou mais; logo, essas complicações são incomuns em cães diabéticos.

Catarata

A formação de catarata é a complicação mais comum e uma das mais importantes a longo prazo do diabetes melito no cão. Em um estudo retrospectivo de coorte sobre o desenvolvimento de catarata em 132 cães diabéticos encaminhados a um hospital universitário de referência, a formação de catarata foi observada em 14% dos cães no momento de diagnóstico do diabetes; 25, 50, 75 e 80% da população do estudo desenvolveu catarata em 60, 170, 370 e 470 dias, respectivamente (Beam et al., 1999). Acredita-se que a patogênese da formação da catarata diabética esteja relacionada à alteração das relações osmóticas na lente, induzidas pelo acúmulo de sorbitol e galactitol – alcoóis de açúcar produzidos após a redução de glicose e galactose pela

BOXE 49.9

Exames diagnósticos para avaliação da insulinoterapia.

Resistência em cães e gatos diabéticos
Hemograma completo, bioquímica sérica, urinálise
Cultura bacteriana da urina
Concentração sérica de lipase pancreática específica canina/felina (cPL/fPL) (pancreatite)
Imunorreatividade sérica semelhante à tripsina (TLI) (insuficiência pancreática exócrina)
Exames de função adrenocortical
    Razão de cortisol/creatinina na urina (hiperadrenocorticismo espontâneo)
    Teste de supressão com baixa dose de dexametasona (hiperadrenocorticismo espontâneo)
    Teste de estimulação com hormônio adrenocorticotrófico (ACTH; (hiperadrenocorticismo iatrogênico)
Exames de função tireoidiana
    Concentração sérica basal de tiroxina total e livre (hipotireoidismo e hipertireoidismo)
    Concentração sérica de hormônio tireoestimulante (TSH; hipotireoidismo)
Concentração sérica de progesterona (diestro em cadela não castrada)
Concentração sérica de triglicerídeos em jejum (hiperlipidemia)
Concentração plasmática de hormônio de crescimento ou fator de crescimento semelhante à insulina 1 (acromegalia)
Concentração sérica de insulina 24 h após a interrupção da insulinoterapia (anticorpos contra insulina)
Ultrassonografia abdominal (adrenomegalia, massa adrenal, pancreatite, massa pancreática)
Radiografia torácica (cardiomegalia, neoplasia)
Tomografia computadorizada ou ressonância magnética (massa hipofisária)

enzima aldose redutase na lente. Essas moléculas são potentes agentes hidrofílicos, que causam influxo de água na lente, levando ao inchaço e ruptura de suas fibras e ao desenvolvimento de catarata. A formação de catarata é um processo irreversível e pode ser rápida. Cães com diabetes mal controlado e grandes flutuações glicêmicas parecem mais suscetíveis ao rápido desenvolvimento de catarata. O bom controle glicêmico e a flutuação mínima na glicemia prolongam o início da formação de catarata. A cegueira decorrente da formação de catarata reduz a necessidade de controle rigoroso da glicemia.

A cegueira pode ser resolvida por meio da remoção da lente anormal. A visão é restaurada em aproximadamente 80% dos cães diabéticos submetidos à remoção da catarata. O sucesso da cirurgia é influenciado pelo grau de controle glicêmico anterior ao procedimento e pela presença de doença retiniana e uveíte induzida por material da lente. A degeneração retiniana adquirida que prejudica a visão é mais preocupante em cães idosos diabéticos do que a retinopatia diabética. Felizmente, a degeneração retiniana adquirida é improvável em um cão idoso diabético com visão imediatamente antes da formação de catarata. Se possível, uma eletrorretinografia deve ser realizada antes da cirurgia para avaliação da função da retina.

Uveíte induzida por material da lente

Durante a embriogênese, a lente é formada dentro de sua própria cápsula e suas proteínas estruturais não são expostas ao sistema imune. Portanto, não há desenvolvimento de tolerância imunológica às proteínas da lente. Durante a formação e reabsorção da catarata, as proteínas da lente são expostas ao sistema imune local, o que causa inflamação e uveíte. A uveíte associada a uma catarata hipermadura de reabsorção pode diminuir o sucesso da cirurgia de catarata e deve ser controlada antes do procedimento. O tratamento da uveíte induzida por material da lente é baseado na redução da inflamação e na prevenção de novos danos intraoculares. Glicocorticoides oftálmicos tópicos (p. ex., acetato de prednisona) são os fármacos mais usados no controle da inflamação ocular. No entanto, a absorção sistêmica de glicocorticoides de aplicação tópica pode causar resistência à insulina e interferir no controle glicêmico do estado diabético, especialmente em raças *toy* e miniatura. Uma alternativa é a administração tópica de anti-inflamatórios não esteroidais, como o diclofenaco (Voltaren®) ou o flurbiprofeno oftálmico (Ocufen®). Embora não sejam tão potentes quanto os glicocorticoides, os anti-inflamatórios não esteroidais não devem interferir no controle glicêmico.

Neuropatia diabética

Embora seja uma complicação comum no gato diabético, a neuropatia diabética é rara em cães. A neuropatia subclínica é provavelmente mais comum do que a neuropatia grave com sinais clínicos. Os sinais clínicos de neuropatia diabética são mais comuns em cães diabéticos há tempos (5 anos ou mais); no entanto, a neuropatia diabética já foi observada logo após o diagnóstico de diabetes. Os sinais clínicos e os achados ao exame físico são paresia dos membros pélvicos, anomalias de marcha, alterações em articulações digitais, diminuição do tônus muscular, atrofia muscular, depressão de reflexos em membros e déficits em reações posturais. No cão, a neuropatia diabética é principalmente uma polineuropatia distal, caracterizada por desmielinização segmentar e degeneração axonal. As anomalias eletrodiagnósticas são ondas agudas e potenciais de fibrilação espontânea e diminuição da amplitude da onda M no eletromiograma e diminuição das velocidades de condução nervosa sensorial e motora. Não há tratamento específico para a neuropatia diabética além do controle metabólico meticuloso do estado diabético.

Nefropatia diabética

A nefropatia diabética é ocasionalmente relatada em cães. É uma doença microvascular que acomete as arteríolas capilares e pré-capilares e se manifesta principalmente pelo espessamento da membrana basal dos capilares. Os achados histopatológicos são glomerulonefropatia membranosa, espessamento da membrana basal glomerular e tubular, aumento de matriz mesangial e presença de depósitos subendoteliais, fibrose glomerular e glomeruloesclerose. A glicose tem papel fundamental no desenvolvimento de danos microvasculares. Os sinais clínicos dependem da gravidade da glomeruloesclerose e da capacidade funcional renal de excreção de resíduos metabólicos. A princípio, a nefropatia diabética causa proteinúria, principalmente albuminúria. A progressão das alterações glomerulares piora a filtração glomerular, levando ao desenvolvimento de azotemia e, por fim, uremia. A fibrose grave dos glomérulos pode levar ao desenvolvimento de insuficiência renal oligúrica e anúrica.

A microalbuminúria é um dos primeiros marcadores de desenvolvimento de nefropatia diabética em humanos. A microalbuminúria ocorre em cães diabéticos e o aumento da razão entre albumina e creatina na urina precede o aumento da razão entre proteína e creatinina na urina. Em um estudo, 11 (55%) de 20 cães diabéticos apresentaram aumento da razão entre albumina e creatinina na urina e apenas seis desses 11 cães também tiveram aumento na razão de proteína e creatinina na urina; isso sugeriu que o monitoramento da razão entre albumina e creatinina na urina pode ter valor como marcador precoce da doença renal em cães diabéticos (Mazzi et al., 2008). No entanto, o valor preditivo da microalbuminúria na nefropatia diabética e sua relevância clínica em cães diabéticos ainda precisam ser esclarecidos. A nefropatia diabética é uma complicação crônica significativa em humanos diabéticos e a progressão em doença renal crônica em estágio terminal leva anos; essa linha do tempo pode explicar por que a nefropatia diabética clinicamente relevante é incomum em cães diabéticos. Independentemente disso, a proteinúria, a função renal e a pressão arterial sistêmica devem ser monitoradas em cães diabéticos com microalbuminúria. Não há tratamento específico para a nefropatia diabética além do controle metabólico meticuloso do estado diabético, tratamento médico conservador da doença renal, administração de inibidores da enzima conversora de angiotensina (ECA) para minimizar a proteinúria e controle da hipertensão sistêmica.

Hipertensão sistêmica

A coexistência de diabetes melito e hipertensão é comum em cães. Struble et al. (1998) descobriram que a prevalência de hipertensão era de 46 em 50 cães diabéticos tratados com insulina; nesse estudo, a hipertensão foi definida como pressão arterial sistólica, diastólica ou média maior que 160, 100 ou 120 mmHg, respectivamente. O desenvolvimento de hipertensão foi associado à duração do diabetes e ao aumento da razão entre albumina e creatinina na urina. A pressão arterial diastólica e média foi maior em cães com doença há mais tempo. Não foi identificada correlação entre o controle da glicemia e a pressão arterial. A hipertensão sistêmica pode ser causada por doença renal subclínica preexistente ou ser secundária aos efeitos do diabetes na complacência vascular, função glomerular ou algum outro mecanismo. O tratamento da hipertensão deve ser instituído caso a pressão arterial sistólica for consistentemente superior a 160 mmHg.

Prognóstico

O prognóstico de cães com diagnóstico de diabetes melito depende, em parte, do comprometimento do tutor com seu tratamento, facilidade de regulação glicêmica, presença e reversibilidade de distúrbios simultâneos, prevenção de complicações crônicas associadas ao estado diabético e minimização do impacto do tratamento na qualidade de vida do tutor (ver Tabela 49.2). Em um grande estudo com cães segurados na Suécia, o tempo médio de sobrevida após o primeiro relato de diabetes melito (686 cães) foi de 57 dias; nos cães que sobreviveram por pelo menos 1 dia (463 cães), foi de 2 anos (Fall et al., 2007). Nos cães que sobreviveram pelo menos 30 dias após o primeiro relato de diabetes melito (347 cães), o tempo de sobrevida de 40%, 36% e 33% foi de 1, 2 e 3 anos, respectivamente. No entanto, os tempos de sobrevida variam entre os países e entre as regiões socioeconômicas dentro de um país; além disso, o tempo de sobrevida é um pouco distorcido, já que os cães geralmente têm de 8 a 12 anos no momento do diagnóstico e a taxa de mortalidade é relativamente alta nos primeiros 6 meses devido a doenças concomitantes graves ou incontroláveis (p. ex., cetoacidose, pancreatite aguda, insuficiência renal). Em nossa experiência, cães diabéticos que sobrevivem aos primeiros 6 meses podem facilmente manter uma boa qualidade de vida por mais de 5 anos com os devidos cuidados dos tutores, avaliações oportunas do veterinário e boa comunicação entre o tutor e o veterinário.

DIABETES MELITO EM GATOS

Etiologia, classificação e remissão de diabetes

O diabetes melito de tipo 1 com etiologia imunomediada subjacente parece ser raro em gatos. Embora a infiltração linfocítica de ilhotas tenha sido descrita em gatos diabéticos, esse achado histológico não é comum e autoanticorpos contra células β e insulina não foram identificados em gatos recém-diagnosticados com a doença.

O diabetes de tipo 2 é predominante em gatos e caracterizado por resistência à insulina e disfunção de células β. Os achados histológicos comuns nas ilhotas pancreáticas são amiloidose específica nas ilhotas, degeneração vacuolar de células β e redução no número de ilhotas pancreáticas e/ou de células β contendo insulina nas ilhotas. A genética, sem dúvida, é importante entre Sagrados da Birmânia na Austrália, Nova Zelândia e no Reino Unido, mas seu papel em outras raças ainda precisa ser determinado. Outros fatores de risco para o diabetes melito de tipo 2 são castração em gatos machos, inatividade (gatos de ambientes internos), maior idade, administração de medicamentos (p. ex., glicocorticoides) e doenças (p. ex., hipersomatotropismo) que causam resistência à insulina; talvez o fator de risco mais importante seja a obesidade.

O tecido adiposo produz duas adipocinas importantes: adiponectina, uma adipocina que aumenta a sensibilidade à insulina e tem propriedades anti-inflamatórias, e leptina, uma adipocina que atua na supressão do apetite, gasto de energia e modulação da sensibilidade à insulina (Hoenig, 2012). A obesidade diminui o nível circulante de adiponectina e causa resistência à leptina. O tecido adiposo também secreta uma série de citocinas pró-inflamatórias (p. ex., TNF-α, IL-6) que influenciam negativamente a sinalização da insulina e provocam resistência à insulina (Hoenig et al., 2006). Todas essas ações promovem o desenvolvimento de diabetes e podem ser revertidas com a perda de peso.

A amiloidose de ilhotas também é importante no desenvolvimento de diabetes de tipo 2 em gatos. O polipeptídeo amiloide de ilhota (IAPP), ou amilina, é o principal constituinte do amiloide em gatos adultos com diabetes. O IAPP é armazenado em grânulos secretores das células β e cossecretado com a insulina por essas células. Estimulantes da secreção de insulina também estimulam a secreção de IAPP. O aumento crônico da secreção de insulina e IAPP, como na obesidade e em outros estados de resistência à insulina, leva à agregação e deposição de IAPP nas ilhotas como amiloide (Figura 49.12). Fibrilas amiloides derivadas de IAPP são citotóxicas e podem reduzir a função das células β e causar sua apoptose (Costes et al., 2013). A perda da função das células β pode ocorrer antes que as deposições de amiloide sejam visíveis nas ilhotas.

Se a deposição de amiloide for progressiva, como observado em uma demanda contínua por secreção de insulina em resposta à resistência persistente, a destruição das células das ilhotas acaba por levar ao desenvolvimento de diabetes melito. A gravidade da amiloidose das ilhotas e da destruição das células β determina, em parte, se o gato diabético é insulinodependente ou não e se há possibilidade de remissão diabética. A destruição total das ilhotas provoca DMID e necessidade de insulinoterapia para o resto da vida do gato. A destruição parcial das ilhotas pode não causar diabetes clinicamente evidente; nesse caso, a insulinoterapia para o controle da glicemia pode não ser necessária e a remissão da doença pode ou não ocorrer após o início do tratamento. A deposição progressiva de amiloide leva à progressão do diabetes subclínico para diabetes não insulinodependente (DMNID; isto é, a glicemia pode ser controlada com dieta e correção da resistência à insulina) e, por fim, DMID. As principais diferenças entre DMID e DMNID são a gravidade da perda de células β e a gravidade e reversibilidade da resistência à insulina.

A toxicidade da glicose também desempenha um papel importante em gatos diabéticos, especialmente no que se refere à remissão da doença. A remissão do diabetes é definida como um cenário em que o diabetes melito é corretamente

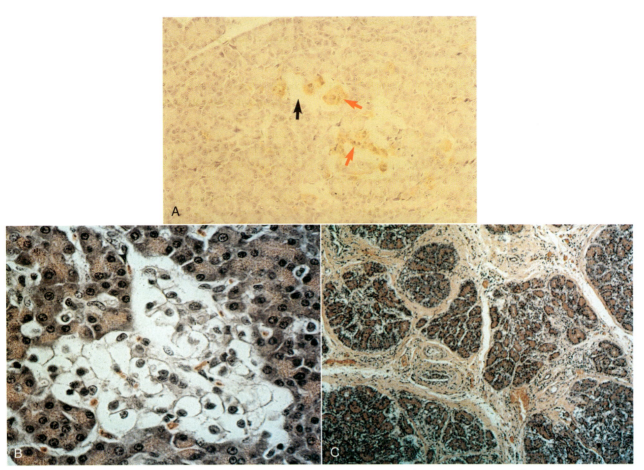

Figura 49.12 A. Amiloidose grave (*seta preta*) nas ilhotas de um gato com diabetes melito não insulinodependente (DMNID) que progrediu para diabetes melito insulinodependente (DMID). Uma amostra de biópsia pancreática foi obtida enquanto o animal estava com DMID. Células β residuais contendo insulina (*setas vermelhas*) são observadas. (Coloração com imunoperoxidase; × 100.) **B.** Degeneração vacuolar grave das células das ilhotas. O tecido pancreático foi avaliado à necropsia 28 meses após o diagnóstico de diabetes e 20 meses após o gato ter progredido de DMNID para DMID e necessitado de insulina para o controle da glicemia. O óbito foi causado por um adenocarcinoma pancreático exócrino metastático. (Coloração com hematoxilina e eosina; × 500.) **C.** Pancreatite crônica grave com fibrose em um gato com DMID. O gato foi submetido à eutanásia por causa de letargia e inapetência persistentes e mau controle do diabetes melito. (Coloração de hematoxilina e eosina; × 100.) (**A**, de Feldman EC et al.: *Canine and feline endocrinology and reproduction*, ed 3, St Louis, 2004, WB Saunders.)

diagnosticado em um gato, a insulinoterapia é instituída e associada a ajustes na dieta e interrupção de medicamentos antagonistas de insulina (principalmente glicocorticoides) e, semanas a meses depois, há resolução da hiperglicemia e interrupção da administração de insulina sem recidiva da hiperglicemia. A glicemia deve continuar na faixa de referência por pelo menos 4 semanas antes que o diabetes seja considerado em remissão.

Gatos em remissão diabética apresentam a doença subclínica que passa a ser clínica após a exposição a um medicamento ou doença antagonista da insulina, principalmente glicocorticoides e inflamação crônica (Figura 49.13). Ao contrário dos gatos saudáveis, os animais com remissão diabética têm células β em menor número e/ou com perda de função, o que prejudica a capacidade do pâncreas de compensar a resistência à insulina concomitante. A resposta inadequada à insulina causa hiperglicemia. A hiperglicemia persistente pode, por sua vez, provocar hipoinsulinemia ao suprimir a função das células β remanescentes e pode induzir resistência à insulina ao promover a regulação negativa dos sistemas de transporte de glicose, causando um defeito na ação da insulina pós-transporte. Este fenômeno é conhecido como *toxicidade da glicose*. As células β têm menor resposta à estimulação por secretagogos de insulina, o que mimetiza o DMID de tipo 1. Os efeitos da toxicidade da glicose podem ser revertidos após a correção do estado hiperglicêmico. O diagnóstico de diabetes melito é correto; a insulinoterapia, a interrupção de fármacos antagonistas da insulina e o tratamento de distúrbios antagonistas da insulina melhoram a hiperglicemia e a resistência à insulina; a toxicidade da glicose é resolvida; a função das células β melhora; a insulina volta a ser secretada e o DMID aparente se resolve (Nelson et al., 1999). De modo geral, a remissão do diabetes ocorre nos primeiros 2 a 3 meses de tratamento, mas já a observamos em 1 ano ou mais após o início do insulinoterapia. Gatos com remissão diabética apresentam menor tolerância à glicose. Cerca de 30% dos gatos sofrem recidiva, geralmente 5 a 6 meses após a interrupção da administração de insulina. A necessidade futura de insulinoterapia depende da anomalia subjacente nas ilhotas. Se a anomalia for progressiva (p. ex., amiloidose), um número suficiente de células β é destruído e há desenvolvimento de DMID.

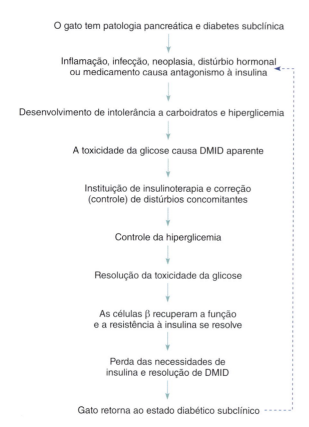

Figura 49.13 Sequência de eventos no desenvolvimento e resolução de um episódio diabético que requer insulina em gatos com diabetes transitório. DMID: diabetes melito insulinodependente. (De Feldman EC et al.: *Canine and feline endocrinology and reproduction*, ed 3, St Louis, 2004, WB Saunders.)

A toxicidade da glicose é um evento secundário que só se torna aparente após a ocorrência de hiperglicemia. Os mecanismos celulares pelos quais a hiperglicemia crônica altera a secreção de insulina e a sensibilidade à insulina são mal compreendidos, embora se acredite na participação do estresse oxidativo e das citocinas inflamatórias (Zini et al., 2009a). A reversão da toxicidade da glicose é um mecanismo importante para explicar a remissão diabética. A remissão diabética requer a correção da resistência à insulina e o estabelecimento e manutenção do bom controle glicêmico. O Boxe 49.10 lista os fatores envolvidos na remissão diabética. As taxas publicadas de remissão são variáveis, mas a maioria dos médicos veterinários relata valores entre 25 e 50%. Um estudo recente entre veterinários clínicos gerais do sul dos EUA em "condições cotidianas" relatou uma taxa de remissão aproximada de 26% (Smith et al., 2012).

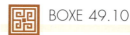 BOXE 49.10

Fatores envolvidos na remissão de diabetes em gatos.

Gato recém-diagnosticado com diabetes
Correção da toxicidade da glicose
Manutenção do bom controle glicêmico
Uso de preparações de insulina de ação prolongada 2 vezes/dia
Oferecimento de dietas com baixo teor de carboidratos
Evitar medicamentos resistentes à insulina (p. ex., glicocorticoides)
Natureza e reversibilidade dos distúrbios concomitantes
Avaliações frequentes
  Intensidade do monitoramento doméstico de glicemia
  Capacidade de atingir as metas glicêmicas

Características clínicas

CARACTERÍSTICAS INDIVIDUAIS E FATORES DE RISCO

Embora o diabetes melito possa ser observado em gatos de qualquer idade, a maioria dos gatos diabéticos tem de 7 a 15 anos no momento do diagnóstico. O diabetes melito ocorre predominantemente em gatos machos castrados. Estudos com grandes coortes de gatos, realizados na Suécia e no Reino Unido, identificaram o maior risco de diabetes melito em Sagrados da Birmânia, Azuis Russos, Norueguesesda Floresta e Abissínios. Outros fatores de risco foram idade, aumento do peso corpóreo, confinamento em áreas internas e, talvez, consumo de ração seca por gatos de peso normal.

ANAMNESE

PD, PU, polifagia e perda de peso são relatadas em praticamente todos os gatos diabéticos. Uma queixa comum dos tutores de gatos é a necessidade de troca constante da areia higiênica e aumento no tamanho dos torrões na caixa. Outros sinais clínicos são letargia, diminuição da interação com membros da família, ausência do comportamento de *grooming* e desenvolvimento de pelame seco, sem brilho, despenteado ou emaranhado e redução da capacidade de salto, fraqueza dos membros posteriores ou desenvolvimento de postura plantígrada (Figura 49.14; Vídeo 49.1). Caso o tutor não note os sinais clínicos associados ao diabetes não complicado, o gato diabético pode desenvolver CAD. O tempo entre o aparecimento dos primeiros sinais clínicos e o desenvolvimento da CAD é imprevisível.

EXAME FÍSICO

Os achados do exame físico dependem da presença e gravidade da CAD e da natureza de outros distúrbios concomitantes. O gato diabético sem cetose não apresenta achados clássicos ao exame físico. Muitos gatos diabéticos são obesos, mas estão em boas condições físicas. Gatos com diabetes prolongado sem tratamento podem ter perdido peso, mas raramente ficam emaciados, a menos que haja doença concomitante (p. ex., hipertireoidismo). Gatos com diabetes recém-diagnosticado e

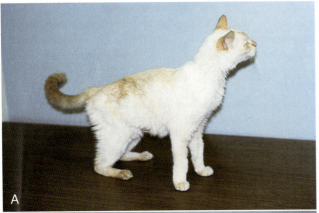
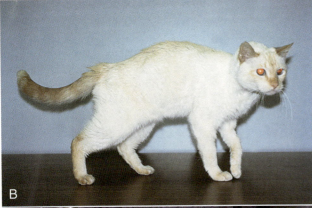
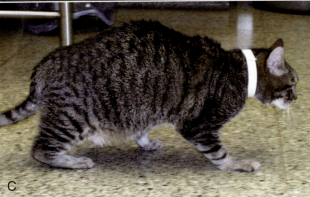

Figura 49.14 A. Postura plantígrada em um gato com diabetes melito e insuficiência pancreática exócrina. **B.** A resolução da fraqueza dos membros posteriores e da postura plantígrada após o controle glicêmico com ajuste da insulinoterapia e instituição de reposição enzimática pancreática. **C.** Neuropatia diabética grave em um gato com diabetes melito. Observe a postura palmígrada e plantígrada. Quanto mais grave e crônica a neuropatia, menor a probabilidade de melhora da neuropatia após o controle do diabetes.

mal controlado tendem a apresentar ausência de comportamento de *grooming* e pelame seco e sem brilho. A lipidose hepática induzida pelo diabetes pode causar hepatomegalia. A redução da capacidade de saltar, a fraqueza nos membros posteriores, a ataxia e a postura plantígrada (i. e., com jarretes que tocam o solo durante o andar) podem ser evidentes em gatos com neuropatia diabética (ver Vídeo 49.1). Os músculos distais dos membros posteriores podem ser duros à palpação digital e os gatos podem se opor à palpação ou manipulação dos membros posteriores, provavelmente por causa da dor associada à neuropatia. Outras anomalias podem ser identificadas em gatos diabéticos com cetoacidose.

Diagnóstico

O estabelecimento do diagnóstico de diabetes melito é semelhante em cães e gatos e é baseado na identificação de sinais clínicos apropriados, hiperglicemia persistente e glicosúria. A hiperglicemia transitória induzida pelo estresse é comum em gatos e pode fazer com que a glicemia seja superior a 300 mg/dℓ. Infelizmente, o estresse é um estado subjetivo que não pode ser medido com precisão, nem sempre é reconhecido com facilidade e pode evocar respostas inconsistentes entre animais. De modo geral, os gatos com hiperglicemia induzida por estresse transitório não apresentam glicosúria, que pode estar presente se o estresse for prolongado (i. e., horas). Por esse motivo, a presença de sinais clínicos adequados, hiperglicemia persistente e glicosúria deve sempre ser documentada ao estabelecer o diagnóstico de diabetes melito em gatos. Em caso de dúvida, o gato estressado pode ser enviado para casa com instruções para o monitoramento da presença de glicose na urina pelo tutor. Alternativamente, a concentração sérica de frutosamina pode ser determinada. O aumento documentado na concentração sérica de frutosamina indica a presença de hiperglicemia sustentada; entretanto, valores na extremidade superior da faixa de referência podem ser observados em gatos diabéticos sintomáticos que desenvolveram a doença pouco antes da consulta veterinária.

Os sinais clínicos surgem quando a hiperglicemia causa glicosúria e são os mesmos, independentemente do estado funcional das ilhotas pancreáticas. As informações usadas para estabelecimento do diagnóstico de diabetes melito não indicam o estado de saúde das ilhotas pancreáticas, a presença de toxicidade por glicose, a capacidade de secreção de insulina ou a gravidade e reversibilidade da resistência à insulina. Infelizmente, a concentração sérica basal de insulina e as concentrações séricas de insulina após administração de um secretagogo não têm ajudado a avaliação da função das ilhotas. A concentração sérica basal de insulina superior a 15 µU/mℓ (intervalo de referência, 5 a 20 µU/mℓ [40 a 145 pmol/ℓ]) em um gato diabético não tratado recém-diagnosticado indica a presença de células β funcionais e a destruição parcial das ilhotas; entretanto, concentrações séricas baixas ou indetectáveis de insulina não excluem a perda parcial de células β e a possibilidade de remissão diabética devido aos efeitos supressores da toxicidade da glicose nas concentrações circulantes de insulina. Um ensaio de insulina validado em gatos deve ser usado na determinação das concentrações séricas.

Recomenda-se uma avaliação completa da saúde geral do gato após o diagnóstico de diabetes melito. A avaliação laboratorial mínima em qualquer gato diabético deve incluir hemograma completo, bioquímica sérica, concentração sérica de tiroxina e urinálise com cultura bacteriana. Se disponível, a ultrassonografia abdominal também deve fazer parte da avaliação diagnóstica para avaliação de fígado, rins, glândulas adrenais e, especialmente, pâncreas para detecção de pancreatite crônica. A determinação da concentração sérica basal de insulina e o teste de resposta secretora de insulina não são rotineiramente realizados em gatos devido aos distúrbios associados à toxicidade da glicose. Outros exames podem ser necessários com base nos achados à anamnese e exame físico ou identificação de cetoacidose. O Boxe 49.4 lista as possíveis anomalias clínico-patológicas.

Tratamento

A incidência significativa de diabetes de tipo 2 em gatos levanta questões interessantes sobre a necessidade de insulinoterapia. Em alguns gatos diabéticos, o controle glicêmico pode ser mantido com mudanças na dieta, correção da obesidade, tratamento de doenças concomitantes e/ou interrupção de medicamentos antagonistas da insulina. De modo geral, a diferenciação final entre diabetes insulinodependente e não insulinodependente é retrospectiva, depois de várias semanas de avaliação da resposta terapêutica do gato para determinar a necessidade de insulina. A primeira estratégia terapêutica é baseada na gravidade dos sinais clínicos e anomalias físicas, na presença ou ausência de cetonúria e cetoacidose, na saúde geral do paciente e na vontade do tutor. Na maioria dos gatos diabéticos recém-diagnosticados, o tratamento inclui insulina, ajustes na dieta e correção ou controle da resistência à insulina.

PRIMEIRAS RECOMENDAÇÕES DE INSULINOTERAPIA EM GATOS DIABÉTICOS

A resposta de gatos diabéticos à insulina exógena é notoriamente imprevisível e todas as preparações de insulina podem ter efeitos de curta duração nesses animais. Nenhuma preparação de insulina é consistentemente eficaz na manutenção do controle da glicemia, mesmo com a administração duas vezes ao dia. As preparações de insulina usadas para o tratamento a longo prazo de gatos diabéticos são insulina lenta porcina, PZI humana recombinante, insulina glargina e insulina detemir (ver anteriormente e Figura 49.11). Como a curta duração do efeito da insulina é comum em gatos, preferimos iniciar a insulinoterapia com insulina glargina (Lantus®) ou PZI humana recombinante (ProZinc®). Essas duas preparações são eficazes no controle da glicemia e na indução da remissão diabética em gatos. Até o momento, estudos sugerem que a dose média de insulina glargina e PZI necessária para o controle glicêmico na maioria dos gatos diabéticos é de aproximadamente 0,5 U/kg/injeção, variando de 0,2 a 0,8 U/kg. Um objetivo importante na regulação inicial do gato diabético é evitar a hipoglicemia sintomática, especialmente no ambiente doméstico. Todas as preparações de insulina apresentam sobreposição considerável das doses que causam hipoglicemia e controlam ou não a glicemia. Em alguns gatos diabéticos, é difícil prever uma dose eficaz de qualquer insulina que não cause hipoglicemia, em parte devido à variabilidade individual da resposta ao tratamento. Por isso, nossa dose inicial de insulina está sempre na extremidade inferior da faixa, de 0,25 U/kg por injeção (½ a 2 U/injeção); além disso, preferimos começar com a administração duas vezes ao dia, já que a esmagadora maioria dos gatos diabéticos necessita de insulina glargina e PZI nessa frequência. O problema mais comum com a insulina glargina e PZI é a longa duração do efeito (> 12 horas), que pode causar hipoglicemia com a administração duas vezes ao dia. Isso pode ser minimizado começando com uma dose de insulina na extremidade inferior da faixa efetiva.

DIETA

O Boxe 49.6 lista os princípios gerais para a terapia dietética. Obesidade, práticas alimentares e composição da dieta merecem discussão em gatos diabéticos. A obesidade é comum em gatos diabéticos e é provocada por ingestão excessiva de calorias, normalmente associada à alimentação de livre escolha com ração seca. A obesidade causa resistência reversível à insulina, que se resolve com o emagrecimento. O controle da glicemia tende a melhorar e alguns gatos diabéticos apresentam remissão diabética após a redução de peso. A correção da obesidade é difícil em gatos porque requer restrição da ingestão calórica diária sem aumento correspondente no gasto calórico (i. e., exercícios). As dietas de redução de peso recomendadas para gatos obesos diabéticos apresentam maior teor de proteína e menor teor de carboidratos ou têm baixa densidade calórica, menor teor de gordura e mais fibra. Ver mais informações sobre a correção da obesidade em gatos no Capítulo 51.

Os hábitos alimentares dos gatos são bastante variáveis, desde comer de tudo assim que o alimento é oferecido até ingerir pequenas quantidades dia e noite. O objetivo principal da terapia dietética é minimizar o impacto de uma refeição na glicemia pós-prandial. O consumo do mesmo número de calorias em pequenas quantidades ao longo de um período de 12 horas deve ter menos impacto do que o consumo de calorias em uma única refeição extensa. Metade da ingestão calórica diária total do gato deve ser oferecida no momento de cada injeção de insulina e continuar à disposição para que o animal consuma quando desejar. As tentativas de forçar um gato que come o dia todo a ingerir a refeição inteira de uma vez geralmente são infrutíferas e não recomendadas desde que o gato tenha acesso ao alimento nas 12 horas seguintes.

Os gatos são carnívoros e, como tal, têm maiores necessidades de proteína na dieta do que onívoros, como humanos e cães. Apresentam menor atividade de glucoquinase e hexoquinase hepática em comparação a carnívoros com hábitos alimentares onívoros. Isso sugere que os gatos diabéticos podem estar predispostos ao desenvolvimento de glicemia pós-prandial mais alta após o consumo de dietas com alta carga de carboidratos e vice-versa. Estudos nutricionais em gatos diabéticos documentaram o melhor controle da glicemia com dietas com maior teor de proteína e menor teor de carboidratos ou de baixa densidade calórica e rica em fibras. O tema central nesses estudos é a restrição da absorção de carboidratos pelo trato gastrintestinal, seja por retardo da absorção intestinal de glicose (fibra) ou diminuição da ingestão de carboidratos (dietas com baixo teor de carboidratos). Intuitivamente, o meio mais eficaz de minimizar a absorção gastrintestinal de carboidratos no gato diabético é o oferecimento de dietas com quantidades mínimas de carboidratos. Hoje, começamos com dietas com alto teor de proteínas e baixo teor de carboidratos. Em caso de distúrbios de palatabilidade, saciedade, azotemia ou pancreatite crônica ou se o controle insuficiente da glicemia persistir, apesar dos ajustes na insulinoterapia, considere a troca para uma das dietas hipocalóricas ricas em fibras para gatos diabéticos ou para uma dieta mais apropriada às doenças concomitantes (p. ex., dieta renal para gatos com azotemia ou uma dieta de alta digestibilidade e teor moderado de proteínas naqueles com pancreatite crônica). Dietas com alto teor de gordura e baixo teor de carboidratos (p. ex., dietas de crescimento) não são recomendadas devido ao possível impacto da gordura sobre a obesidade, lipidose hepática, pancreatite crônica e resistência à insulina – esta última induzida pelo aumento das concentrações circulantes de ácidos graxos não esterificados, ácido β-hidroxibutírico e triglicerídeos.

IDENTIFICAÇÃO E CONTROLE DE DISTÚRBIOS CONCOMITANTES

A identificação e correção de distúrbios concomitantes que causam resistência à insulina e interferem na eficácia da insulinoterapia são essenciais para o sucesso do tratamento do diabetes em gatos. Os exemplos são obesidade, pancreatite crônica e outras doenças inflamatórias crônicas, infecções e doenças associadas à resistência à insulina, como hipertireoidismo, hiperadrenocorticismo e acromegalia. Em gatos diabéticos com perda parcial de células β, a correção da resistência à insulina pode levar à remissão da doença. A avaliação para a detecção de distúrbios simultâneos é indicada ao diagnóstico do diabetes e sempre que há piora do controle glicêmico em um gato antes bem controlado. A avaliação inicial deve incluir anamnese completa, exame físico, hemograma completo, bioquímica sérica, concentração sérica de tiroxina, urinálise com cultura e (se possível) ultrassonografia abdominal.

HIPOGLICEMIANTES ORAIS

Os hipoglicemiantes orais estimulam a secreção pancreática de insulina (p. ex., sulfonilureias), aumentam a sensibilidade do tecido à insulina (p. ex., metformina, tiazolidinedionas) ou diminuem a absorção intestinal pós-prandial de glicose (inibidores de α-glicosidase). Entre eles, o único medicamento com eficácia marginal em gatos foi a glipizida, uma sulfonilureia, usada como tratamento alternativo em gatos cujos tutores se recusaram a administrar insulina. Nesses casos, a recomendação atual é o oferecimento de dietas com alto teor de proteínas e menor teor de carboidratos, e não a administração de glipizida.

Em seres humanos, alguns medicamentos para o tratamento do diabetes de tipo 2 são baseados em incretinas. As incretinas, como o peptídeo-1 semelhante ao glucagon (GLP-1) e o polipeptídeo insulinotrópico dependente de glicose (GIP), são hormônios gastrintestinais liberados em resposta à ingestão de alimentos que aumentam a secreção de insulina dependente de glicose, inibem a secreção de glucagon, diminuem a velocidade de esvaziamento gástrico, induzem saciedade e promovem a perda de peso em humanos. Um estudo-piloto recente avaliou o efeito de um análogo de GLP-1 (Exenatide Extended) em gatos com diabetes recém-diagnosticado e tratados com insulina glargina e uma dieta pobre em carboidratos; a remissão diabética ou o bom controle metabólico foi observado em 40 e 89% dos gatos tratados em comparação a 20 e 58% nos gatos controles, respectivamente (Riederer et al., 2016). O Exenatide Extended foi seguro em gatos, não provocou aumento de peso e estimulou a secreção de insulina. O papel dos incretinomiméticos no tratamento de gatos diabéticos ainda não foi determinado. Acredita-se que esses medicamentos não sejam indicados a cães, que não desenvolvem diabetes de tipo 2.

Ajuste da insulinoterapia e monitoramento da glicemia

A hiperglicemia de estresse e a remissão diabética são duas considerações importantes no monitoramento e ajuste da insulinoterapia no gato diabético. Os gatos tendem a desenvolver hiperglicemia induzida pelo estresse associado a idas frequentes ao hospital veterinário para coleta de sangue. A hiperglicemia induzida por estresse passa a ser um problema perpétuo e as determinações de glicemia não podem mais ser consideradas precisas. Fique atento à hiperglicemia de estresse em gatos diabéticos e tente prevenir seu desenvolvimento. O tratamento agressivo de gatos diabéticos não é recomendado e as curvas glicêmicas devem ser feitas apenas quando houver necessidade de alterar a insulinoterapia.

Em um gato com diabetes recém-diagnosticado, começamos com uma curva glicêmica abreviada; a glicemia é medida no momento da injeção de insulina e mais três ou quatro vezes ao longo do dia, certificando a ausência de hipoglicemia. Em seguida, o gato é mandado para casa para ser tratado pelo tutor. Nesse período, também conversamos com o tutor sobre a remissão do diabetes e o monitoramento domiciliar da glicemia. A princípio, contamos com a percepção do tutor para, 1 semana após o início da insulinoterapia, determinar se o aumento na dose de insulina é indicado. Se o tutor acreditar que o gato está bem, não ajustamos a dose e avaliamos a curva glicêmica 1 semana depois. Se o tutor observou melhora mínima ou nula dos sinais clínicos, aumentamos a dose para 0,5 U por injeção (dependendo do tamanho do gato) e avaliamos a curva glicêmica 1 semana depois. A frequência subsequente de monitoramento e obtenção das curvas glicêmicas depende da resposta do gato à insulina. A maioria dos tutores de gatos diabéticos fica satisfeita com a resposta à insulinoterapia se a glicemia variar entre 80 e 280 mg/dℓ ao longo do dia e a glicemia média for inferior a 250 mg/dℓ.

A frequência de monitoramento da glicemia fica a critério do tutor. Se o monitoramento doméstico não for possível, adotamos uma abordagem mais conservadora e direta para avaliar o tratamento e ajustar a insulinoterapia. Nesse caso, o tratamento agressivo do gato diabético não é recomendado e, de modo geral, as curvas glicêmicas são feitas quando há necessidade de alterar a insulinoterapia. O controle glicêmico é considerado bom ou mau de acordo com a opinião subjetiva do tutor acerca da presença e gravidade dos sinais clínicos e da saúde geral do animal, além de capacidade de saltar, comportamento de *grooming*, achados ao exame físico e estabilidade do peso corpóreo. A curva glicêmica é realizada apenas em caso de problemas de controle.

Monitoramento caseiro da glicemia e remissão do diabetes

Uma abordagem mais intensiva para o tratamento de gatos diabéticos requer o monitoramento domiciliar frequente da glicemia pelo tutor e o ajuste da dose de insulina com base nos resultados obtidos. Essa abordagem pode ser mais agressiva na manutenção do controle glicêmico, aumentando a chance de remissão diabética e, talvez, retardando o início da neuropatia diabética. A remissão diabética requer a correção da resistência à insulina e o estabelecimento e a manutenção do bom controle glicêmico. O monitoramento doméstico da glicemia depende da obtenção de amostras de sangue capilar por meio da punção do aspecto interno do pavilhão auricular ou dos coxins metacárpicos ou metatársicos com lanceta ou agulha. O tutor encosta a tira reagente na gota de sangue obtida e determina a glicemia com um equipamento portátil (Figura 49.15). A técnica de punção do pavilhão auricular ou coxim diminui a necessidade de contenção física durante a coleta da amostra, minimizando assim o desconforto e o estresse do gato. A acurácia da glicemia determinada em amostras obtidas por punção venosa, no pavilhão auricular ou nos coxins é semelhante. No entanto, os resultados obtidos com glicosímetros portáteis projetados para uso humano podem superestimar, mas, com maior frequência, subestimar a glicemia real determinada com métodos de referência. Esse erro inerente deve ser considerado ao interpretar os resultados obtidos com esses glicosímetros portáteis. Uma exceção é o AlphaTRAK2® (Abbott Laboratories). A acurácia deste glicosímetro portátil é muito boa em gatos, mas a glicemia pode ser maior ou menor do que aquela determinada por métodos laboratoriais na mesma amostra de sangue, obrigando veterinários e tutores a aceitar o valor nominal. Vários *sites* excelentes demonstram as técnicas caseiras de monitoramento de glicemia por tutores de cães diabéticos (p. ex., o *site* da Abbott Laboratories para o AlphaTRAK2®). Demore o tempo necessário para ensinar a técnica aos tutores dispostos a tentá-la; além disso, converse sobre a frequência de determinação da glicemia e sua relação ao momento da injeção de insulina. O uso da técnica do pavilhão auricular ou coxim tem produzido excelentes resultados em gatos. O estresse costuma ser significativamente menor e a acurácia da glicemia é melhorada. Os maiores problemas são tutores com zelo excessivo, que monitoram a glicemia com muita frequência e começam a interpretar os resultados e ajustar a dose de insulina sem consultar o veterinário (o que acaba levando à superdosagem de insulina), além da dificuldade de obtenção de sangue do pavilhão auricular ou coxins e gatos que não toleram manipulação e esses procedimentos de coleta.

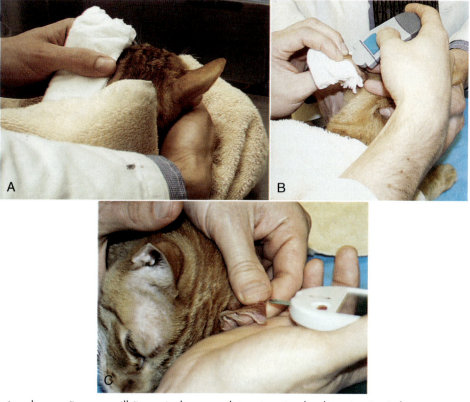

Figura 49.15 Técnica de punção no pavilhão auricular para determinação de glicemia. **A.** Aplique uma compressa quente no pavilhão auricular por 2 a 3 minutos para aumentar a circulação. **B.** Identifique uma pequena área na periferia do lado externo do pavilhão auricular e cubra-a com uma pequena camada de vaselina. Perfure-a com a lanceta fornecida com o glicosímetro portátil. Coloque gaze entre o pavilhão auricular e o dedo que o segura para não ser atingido caso a lanceta acidentalmente atravesse o pavilhão auricular. A vaselina ajuda a formação de uma bolota de sangue, que escorre do sítio lancetado. **C.** Aplique pressão digital na área lancetada para promover o sangramento. Coloque a tira reagente na gota de sangue capilar e retire-a assim que a quantidade de material for suficiente para ativar o glicosímetro.

Papel da concentração sérica de frutosamina em gatos diabéticos estressados

O uso das concentrações séricas de frutosamina para a avaliação do controle da glicemia foi discutido anteriormente. As concentrações séricas de frutosamina não são influenciadas por aumentos transitórios agudos na glicemia. Ao contrário da glicemia, as concentrações séricas de frutosamina em gatos diabéticos frágeis ou estressados fornecem informações objetivas confiáveis sobre o *status* do controle glicêmico nas 2 a 3 semanas anteriores. Em gatos irascíveis ou estressados, tente descobrir qual é o problema (p. ex., insulina de tipo errado ou em dose baixa), ajuste a insulinoterapia e confie na percepção do tutor e nas alterações da concentração sérica de frutosamina para avaliar o benefício da troca de tratamento. As concentrações séricas de frutosamina podem ser medidas antes e 2 a 3 semanas após a alteração da insulinoterapia para avaliar a eficácia da intervenção. Se as mudanças na insulinoterapia forem apropriadas, o tutor deve observar melhora na gravidade da PU/PD e a concentração sérica de frutosamina deve diminuir em mais de 50 μmol/ℓ. A manutenção ou o aumento da concentração sérica de frutosamina indica que a mudança não melhorou o controle glicêmico; assim, o tratamento deve ser novamente modificado e a concentração sérica de frutosamina deve ser medida 2 a 3 semanas depois.

INSULINOTERAPIA DURANTE A CIRURGIA

As abordagens para manejo de cães e gatos diabéticos durante a cirurgia são semelhantes e foram discutidas anteriormente.

COMPLICAÇÕES DA INSULINOTERAPIA

As complicações da insulinoterapia são semelhantes em cães e gatos diabéticos e foram discutidas anteriormente. As complicações mais comuns da insulinoterapia em gatos diabéticos são hipoglicemia recorrente e remissão diabética, avaliação incorreta do controle glicêmico devido à hiperglicemia induzida por estresse, sobredosagem de insulina, curta duração do efeito de insulina NPH, lenta e, menos comumente, PZI, glargina e detemir, longa duração do efeito de insulina PZI, glargina e detemir e resistência à insulina causada por distúrbios inflamatórios e hormonais concomitantes, em especial pancreatite crônica. De modo geral, a avaliação de uma curva glicêmica é necessária para identificação do problema subjacente. Um erro comum durante o tratamento com insulina glargina ou detemir em um gato com diabetes mal controlado é a determinação da glicemia apenas uma ou duas vezes ao longo do dia, supondo que ambas são absorvidas de forma lenta e contínua e gerando uma curva glicêmica relativamente plana (Figura 49.16 A). Infelizmente, o padrão de absorção e a duração do efeito da insulina glargina e da insulina detemir são imprevisíveis em gatos diabéticos (Figura 49.16 B) e a interpretação de apenas uma ou duas glicemias pode ser enganosa. Uma curva glicêmica completa, como discutido anteriormente, deve sempre ser feita em um gato diabético com persistência dos sinais clínicos e controle diabético insatisfatório, independentemente do tipo de insulina administrada.

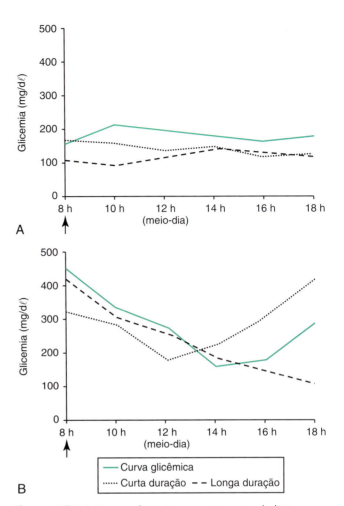

Figura 49.16 Curvas glicêmicas em seis gatos diabéticos com peso aproximado de 4 a 5 kg e tratados com 1 ou 2 unidades de insulina glargina duas vezes ao dia. Essas curvas ilustram os diferentes efeitos da insulina glargina sobre a glicemia. Os três gatos da Figura 49.16 **A** apresentam boa regulação e curvas glicêmicas relativamente planas, com a maioria dos resultados entre 100 e 200 mg/dℓ, o que sugere absorção lenta e sustentada de insulina glargina. Os gatos da Figura 49.16 **B** não apresentam boa regulação e o efeito glicêmico da insulina glargina é variável, com curta duração (*linha pontilhada*) a prolongada (*linha tracejada*).

Hiperglicemia de estresse

A hiperglicemia transitória é um problema bem conhecido em gatos irascíveis, assustados e estressados. A hiperglicemia se deve ao aumento das concentrações de catecolaminas. A glicemia é superior a 200 mg/dℓ e valores acima de 300 mg/dℓ são comuns. A hiperglicemia de estresse pode ser significativa apesar da administração de insulina, comprometendo a determinação precisa da eficácia da insulinoterapia. Hospitalizações e punções venosas frequentes para o monitoramento da glicemia são a causa mais comum de hiperglicemia de estresse. A glicemia pode continuar acima de 400 mg/dℓ ao longo do dia apesar da administração de insulina. O não reconhecimento do efeito do estresse sobre a glicemia pode levar à percepção errônea de que o diabetes é mal controlado. A insulinoterapia é invariavelmente ajustada, em especial com aumento de dose, e outra curva glicêmica é feita 1 a 2 semanas depois, com resultados quase idênticos. Há um círculo vicioso que culmina em hipoglicemia sintomática, resposta contrarreguladora da glicose e encaminhamento para avaliação da ineficácia da insulina.

A não identificação da hiperglicemia de estresse e seu impacto na interpretação da glicemia é um dos principais motivos para a interpretação errônea do controle glicêmico em gatos diabéticos. Deve-se suspeitar de hiperglicemia de estresse se o gato estiver visivelmente perturbado ou agressivo ou se lutar durante a contenção e o processo de punção venosa. No entanto, a hiperglicemia de estresse também pode estar presente em gatos diabéticos que são facilmente retirados da caixa de transporte e não se opõem à coleta de sangue. Esses gatos ficam assustados, mas, em vez de se tornarem agressivos, ficam agachados na parte de trás da caixa de transporte, com as pupilas dilatadas e são flácidos durante a manipulação. A hiperglicemia de estresse também deve ser suspeita em caso de disparidade entre a avaliação do controle glicêmico com base nos achados à anamnese e ao exame físico e na estabilidade do peso corpóreo e a avaliação baseada nas determinações de glicemia; além disso, suspeite de hiperglicemia de estresse quando a glicemia está em uma faixa aceitável (i. e., 150 a 250 mg/dℓ) pela manhã, mas aumenta de forma constante ao longo do dia (Figura 49.17). Após o seu desenvolvimento, a hiperglicemia de estresse é um problema permanente e a glicemia não pode mais ser considerada precisa. Em caso de suspeita de hiperglicemia de estresse, o monitoramento domiciliar da glicemia deve ser instituído; alternativamente, avalie o controle glicêmico de acordo com as concentrações séricas de frutosamina, os achados à anamnese e ao exame físico e a estabilidade do peso corpóreo.

Hipoglicemia e remissão do diabetes

A hipoglicemia é uma complicação comum da insulinoterapia discutida anteriormente. Em gatos diabéticos, a hipoglicemia sintomática tende a ocorrer após aumentos súbitos na dose de insulina, inapetência prolongada ou melhora súbita na resistência à insulina; também pode ser observada em gatos tratados com preparações de insulina basal de ação prolongada duas vezes ao dia ou que sofreram remissão diabética após a insulinoterapia. Nessas situações, a hipoglicemia pode se agravar antes que a contrarregulação da glicose (i. e., a secreção de glucagon e catecolaminas) consiga compensar e reverter a glicemia baixa. A primeira abordagem para o tratamento da hipoglicemia sintomática é a interrupção da administração de insulina até a recidiva da hiperglicemia e, em seguida, reduzir a dose subsequente de insulina em 25 a 50%. Em caso de recidivas de hipoglicemia apesar das reduções na dose de insulina, deve-se considerar a longa duração do efeito do fármaco ou remissão diabética. Deve-se suspeitar de remissão diabética se a hipoglicemia ainda persistir apesar da administração de pequenas doses de insulina (i. e., 1 U ou menos por injeção) uma vez ao dia, se a glicemia sempre estiver abaixo de 200 mg/dℓ antes da administração de insulina, se a concentração sérica de frutosamina for inferior a 300 µmol/ℓ (intervalo de referência em gatos, 190 a 365 µmol/ℓ) ou na ausência de glicosúria

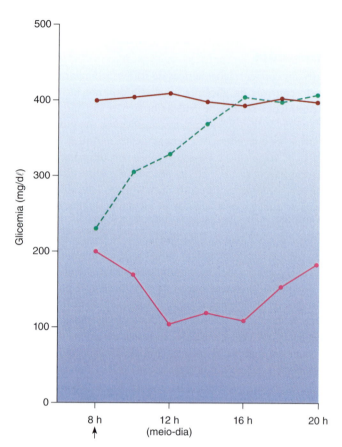

Figura 49.17 Curvas glicêmicas em um gato macho de 5,3 kg tratado com 2 U de insulina ultralenta humana recombinante (linha rosa) 2 semanas após o início da insulinoterapia, 2 U de insulina ultralenta humana recombinante (linha azul) 2 meses depois e 6 U de insulina ultralenta humana recombinante (linha vermelha) 4 meses depois. A dose de insulina aumentou de forma gradual com base nas curvas glicêmicas. O tutor relatou sinais clínicos mínimos, independentemente da dose de insulina; na reavaliação, 4 meses depois, o gato apresentava o mesmo peso corpóreo e os resultados do exame físico eram normais. O gato ficou cada vez mais nervoso a cada internação, corroborando a existência de hiperglicemia induzida por estresse como o motivo da discrepância entre os valores glicêmicos e outros parâmetros usados para a avaliação do controle do diabetes. Injeção subcutânea de insulina e alimentação. (De Feldman EC et al.: Canine and feline endocrinology and reproduction, ed 3, St Louis, 2004, WB Saunders.)

(determinada com tiras reagentes). A insulinoterapia deve ser interrompida e exames, a qualquer hora do dia ou da noite, devem ser feitos em ambiente doméstico para identificar a recidiva da glicosúria ou hiperglicemia.

Subdosagem de insulina

A subdosagem de insulina foi discutida anteriormente. Na maioria dos gatos diabéticos, o controle da glicemia pode ser estabelecido com menos de 1 U de insulina de ação prolongada/kg de peso corpóreo/injeção (mediana, 0,5 U/kg) administrada duas vezes ao dia. De modo geral, a subdosagem de insulina deve ser considerada se a dose for inferior a 1 U/kg/injeção e o gato for tratado duas vezes ao dia. Em caso de suspeita de subdosagem de insulina, a dose deve aumentar de forma gradual em 0,5 a 1 U/injeção por semana. A eficácia da alteração do tratamento deve ser definida com base na percepção do tutor sobre a resposta clínica e na glicemia, preferencialmente determinada no ambiente domiciliar. Outras causas de controle glicêmico insuficiente devem ser excluídas antes de se considerar um aumento na dose de insulina superior a 1 U/kg/injeção.

Curta duração do efeito da insulina

A curta duração do efeito da insulina foi discutida anteriormente. Esse é um problema comum em gatos diabéticos apesar da administração de insulina duas vezes ao dia. A curta duração do efeito é comum com insulina NPH e lenta, mas ocorre com todas as preparações usadas em gatos diabéticos, inclusive PZI, glargina e detemir (ver Tabela 49.3). O diagnóstico de curta duração do efeito da insulina requer a demonstração de glicemia basal acima de 300 mg/dℓ combinada a um nadir superior a 80 mg/dℓ que ocorre menos de 8 horas após a administração de insulina e recidiva de hiperglicemia (> 300 mg/dℓ) até 10 horas após a injeção de insulina (ver Figura 49.8). O tratamento requer a troca para uma preparação de insulina de ação mais longa (ver Figura 49.11).

Longa duração do efeito da insulina

A longa duração do efeito da insulina foi discutida anteriormente. Em gatos diabéticos, a longa duração do efeito da insulina é mais comum com a administração duas vezes ao dia de PZI, glargina e detemir.

Absorção inadequada de insulina

Ver anteriormente.

Doenças concomitantes que causam resistência à insulina

As doenças concomitantes que causam resistência à insulina foram discutidas anteriormente. As doenças concomitantes mais comuns que interferem na eficácia da insulina em gatos são obesidade grave, inflamação crônica como pancreatite crônica e gengivite, doença renal crônica, hipertireoidismo, acromegalia e hiperadrenocorticismo (ver Boxe 49.8). A anamnese e o exame físico completos são as etapas mais importantes na identificação desses distúrbios. Se seus achados não forem dignos de nota, hemograma completo, bioquímica sérica, concentração sérica de tiroxina, urinálise com cultura bacteriana e ultrassonografia abdominal (se possível) devem ser solicitados. Outros exames dependem dos resultados dos primeiros (ver Boxe 49.9).

COMPLICAÇÕES CRÔNICAS DO DIABETES MELITO

As complicações crônicas do diabetes melito foram discutidas anteriormente. As complicações mais comuns no gato diabético são hipoglicemia, pancreatite crônica, perda de peso, comportamento inadequado de *grooming* (pelame seco, sem brilho e despenteado) e neuropatia periférica dos membros posteriores (fraqueza, incapacidade de saltar, postura plantígrada e ataxia) (ver Boxe 49.5). Gatos diabéticos também apresentam risco de desenvolvimento de cetoacidose.

Neuropatia diabética

A neuropatia diabética é a complicação crônica mais importante do diabetes em gatos. Os sinais clínicos de uma neuropatia coexistente no gato diabético são fraqueza, menor capacidade de saltar, alterações nas articulações digitais, postura plantígrada com jarretes que tocam o solo ao andar (ver Figura 49.14, Vídeo 49.1), atrofia muscular, déficits de reflexos dos membros e déficits de reação postural. Os sinais clínicos podem progredir e incluir os membros torácicos (postura palmígrada). As anomalias nos testes eletrofisiológicos condizem com desmielinização em todos os níveis dos nervos motores e sensoriais periféricos e incluem redução das velocidades de condução nervosa sensorial e motora em membros pélvicos e torácicos e diminuição das amplitudes do potencial de ação muscular. De modo geral, as anomalias eletromiográficas estão ausentes e, quando identificadas, são consistentes com desnervação. O exame histológico de biópsias nervosas de gatos acometidos revela patologia microvascular endoneural, desmielinização segmentar e degeneração axonal nas fibras nervosas mielinizadas, culminando na perda de fibras mielinizadas. A patogênese da neuropatia periférica diabética é considerada multifatorial, com contribuições metabólicas e vasculares. Hoje, não há tratamento específico à disposição. A glicorregulação agressiva com insulina pode melhorar a condução nervosa e reverter a fraqueza em membros posteriores e a postura plantígrada (ver Figura 49.14). No entanto, a resposta à terapia é imprevisível e os riscos de hipoglicemia aumentam com o tratamento agressivo. De modo geral, quanto maior a duração e a gravidade da neuropatia, menor a probabilidade de que o melhor controle glicêmico reverta seus sinais clínicos. (Ver mais informações sobre neuropatia diabética em gatos em *Leitura sugerida*.)

Prognóstico

As variáveis que influenciam o prognóstico são semelhantes para cães e gatos diabéticos; são o comprometimento do tutor com o tratamento, a facilidade de regulação glicêmica, a presença e a reversibilidade de doenças concomitantes, a prevenção de complicações crônicas associadas ao estado diabético e a minimização do impacto do tratamento na qualidade de vida do tutor. O tempo médio de sobrevida desde o momento do diagnóstico foi de 516 dias (intervalo de 1 a 3.468 dias) em 114 gatos diabéticos em Zurique, Suíça (Callegari et al., 2013). Em nossa experiência, o tempo médio de sobrevida de gatos diabéticos é de cerca de 3 anos a partir do diagnóstico. No entanto, os tempos de sobrevida são um pouco distorcidos porque os gatos geralmente têm de 8 a 15 anos ao diagnóstico e a taxa de mortalidade nos primeiros 6 meses é alta devido às doenças concomitantes (p. ex., pancreatite, doença renal crônica, acromegalia). De modo geral, os gatos diabéticos "mais jovens" que sobrevivem aos primeiros 6 meses podem facilmente viver mais de 5 anos com a doença, se tratados de maneira adequada.

CETOACIDOSE DIABÉTICA

Etiologia

Os corpos cetônicos (i. e., ácido acetoacético, ácido β-hidroxibutírico, acetona) são derivados da oxidação de ácidos graxos não esterificados ou livres (FFAs) pelo fígado e são usados como fontes de energia por muitos tecidos durante os períodos de deficiência de glicose. A produção excessiva de corpos cetônicos, como ocorre no diabetes não controlado, provoca seu acúmulo na circulação e no desenvolvimento da cetose e da acidose da cetoacidose.

A etiopatogenia da CAD é complexa e, de modo geral, influenciada por distúrbios clínicos concomitantes. Praticamente todos os cães e gatos com CAD têm uma deficiência relativa ou absoluta de insulina. Alguns cães e gatos diabéticos desenvolvem CAD apesar das injeções diárias de insulina; seus níveis circulantes de insulina podem até estar aumentados. Nesses animais, a deficiência "relativa" de insulina se deve à resistência à insulina que, por sua vez, é causada por distúrbios concomitantes, como pancreatite, infecção ou anomalia hormonal. O aumento das concentrações circulantes de hormônios diabetogênicos, em especial glucagon, acentuam a deficiência de insulina ao promover a resistência à insulina; além disso, estimulam a lipólise, o que provoca cetogênese, e a gliconeogênese hepática, que agrava a hiperglicemia.

A deficiência de insulina e a resistência à insulina, com o aumento das concentrações circulantes de hormônios diabetogênicos, desempenham um papel fundamental na estimulação da cetogênese. O aumento da síntese de corpos cetônicos requer a ocorrência de duas alterações importantes no metabolismo intermediário: (1) maior mobilização de FFAs a partir de triglicerídeos armazenados no tecido adiposo e (2) uma mudança no metabolismo hepático de síntese de gordura para a oxidação de gordura e cetogênese. A insulina é um poderoso inibidor da lipólise e da oxidação de FFA. Uma deficiência relativa ou absoluta de insulina permite o aumento da lipólise, o que eleva a disponibilidade de FFAs para o fígado e, assim, promove a cetogênese. O acúmulo contínuo de cetonas no sangue sobrecarrega o sistema tampão do corpo e leva ao desenvolvimento de acidose metabólica. O acúmulo de cetonas no espaço extracelular acaba por ultrapassar o limiar tubular renal de reabsorção completa; essas moléculas são, então, excretadas na urina, contribuindo para a diurese osmótica causada pela glicosúria e aumentando a excreção de solutos (p. ex., sódio, potássio, cálcio, magnésio). A deficiência de insulina em si também contribui para perdas renais excessivas de água e eletrólitos. O resultado é a perda excessiva de eletrólitos e água, levando à contração de volume, subperfusão dos tecidos e ao desenvolvimento de azotemia pré-renal. O aumento da glicemia eleva a osmolalidade plasmática, que aumenta ainda mais devido à diurese osmótica resultante; isso provoca perda de água e sal. O aumento da osmolalidade plasmática faz com que a água saia das células, levando à desidratação celular. As consequências metabólicas da CAD, que são acidose grave, hiperosmolalidade, diurese osmótica obrigatória, desidratação e anomalias eletrolíticas, podem levar à morte.

Características clínicas

A CAD é uma complicação grave do diabetes melito, mais comum em cães e gatos com diabetes não diagnosticado. Com menor frequência, a CAD é observada em pacientes diabéticos que recebem doses inadequadas de insulina e apresentam um distúrbio hormonal infeccioso, inflamatório ou de resistência à insulina. Devido à estreita associação entre CAD e diabetes melito recém-diagnosticado, a idade, o sexo e a raça de cães e gatos com CAD são semelhantes aos observados em diabéticos sem cetose.

Os achados à anamnese e ao exame físico são variáveis, em parte devido à natureza progressiva do distúrbio e ao tempo entre o início da CAD e o reconhecimento de um problema pelo tutor. A princípio, há PU, PD, polifagia e perda de peso, que podem passar despercebidos ou ser considerados insignificantes pelo tutor. Sinais sistêmicos de doença (p. ex., letargia, anorexia, vômito) se devem ao desenvolvimento e piora da cetonemia e da acidose metabólica; a gravidade desses sinais é diretamente relacionada à gravidade da acidose metabólica e à natureza das doenças concomitantes. O tempo entre o início dos sinais clínicos de diabetes até o desenvolvimento de sinais sistêmicos de CAD é imprevisível e varia de alguns dias a vários meses. Com o desenvolvimento de cetoacidose, porém, a doença grave tende a ser evidente em 1 semana.

Os achados comuns do exame físico são desidratação, letargia, fraqueza, taquipneia, taquicardia e, às vezes, hálito com forte odor de acetona. Animais com acidose metabólica grave podem apresentar respiração lenta e profunda. Sinais do trato gastrintestinal, como vômito e dor abdominal, são comuns em animais com CAD, em parte devido à ocorrência concomitante comum de pancreatite. Outras doenças intra-abdominais devem ser consideradas e exames diagnósticos (p. ex., ultrassonografia abdominal) solicitados para ajudar a identificar a causa dos sinais gastrintestinais. Outros achados ao exame físico associados ao diabetes melito não complicado (p. ex., hepatomegalia, catarata, neuropatia diabética) podem ser observados.

Diagnóstico

O diagnóstico de diabetes melito é baseado em sinais clínicos adequados, persistência de hiperglicemia em jejum e glicosúria. A documentação simultânea de cetonúria estabelece o diagnóstico de CD e a documentação de acidose metabólica estabelece o diagnóstico de CAD. As tiras reagentes de nitroprussiato, geralmente usadas para a detecção de cetonúria (p. ex., Keto-Diastix®), medem apenas o acetoacetato e seu subproduto acetona. O β-hidroxibutirato não é detectado pelos testes convencionais com nitroprussiato. Na ausência de cetonúria, mas suspeita de CAD, a acetona pode ser detectada em soro ou urina com Acetest, a presença de β-hidroxibutirato no sangue pode ser determinada com ensaio enzimático quantitativo ou analisador portátil de glicemia e cetona (p. ex., Precision Xtra®, Abbott Diagnostics); além disso, o acetoacetato pode ser detectado em plasma coletado em tubos heparinizados de hematócrito com tiras reagentes de urina usadas para a documentação de cetonúria.

Tratamento de cães ou gatos "saudáveis" com cetose diabética ou cetoacidose diabética

Animais com sinais sistêmicos brandos ou nulos, sem inapetência nem anomalias graves ao exame físico e com acidose metabólica branda (i. e., concentração venosa total de dióxido de carbono [CO_2] ou concentração arterial de bicarbonato abaixo de 16 mEq/ℓ) podem ser tratados com insulina cristalina regular de ação curta, administrada por via subcutânea, três vezes ao dia, em intervalos de 8 horas até a resolução da cetonúria. De modo geral, não há necessidade de fluidoterapia e cuidados intensivos. Como a insulina cristalina regular é potente, a dose inicial (0,1 a 0,2 U/kg/injeção) é menor do que a recomendada para preparações de ação mais longa. O cão ou gato deve receber um terço de sua ingestão calórica diária no momento de cada injeção de insulina para evitar o desenvolvimento de hipoglicemia. Os ajustes subsequentes na dose de insulina são baseados na resposta clínica e na glicemia. As concentrações de cetona na urina devem ser monitoradas e, se possível, as concentrações de β-hidroxibutirato no sangue devem ser acompanhadas com um medidor portátil de glicose e cetona (p. ex., Precision Xtra®, Abbott). A diminuição da glicemia implica redução na produção de cetonas. Isso, combinado ao metabolismo das cetonas e sua perda pela urina, geralmente corrige a cetose em 48 a 96 horas após o início da insulinoterapia. A cetonemia e a cetonúria prolongadas são sugestivas de uma doença concomitante significativa (p. ex., pancreatite crônica) ou concentrações sanguíneas inadequadas de insulina para a supressão da lipólise e da cetogênese. Insulinas de ação mais longa podem ser usadas assim que a cetose for resolvida. Como regra geral, a dose inicial da insulina de ação mais longa é quase igual à de insulina cristalina regular no momento da troca; os ajustes subsequentes são baseados na resposta do animal ao tratamento.

Tratamento de cães ou gatos doentes com cetoacidose diabética

O tratamento agressivo é necessário em cães ou gatos com sinais sistêmicos de doença (p. ex., letargia, anorexia, vômito), desidratação, depressão e/ou fraqueza no exame físico ou acidose metabólica grave (i. e., concentração venosa total de CO_2 ou concentração arterial de bicarbonato abaixo de 12 mEq/ℓ). Os cinco objetivos do tratamento de um animal diabético com cetoacidose e doença grave são (1) dar insulina em quantidade adequada para suprimir a lipólise, a cetogênese e a gliconeogênese hepática; (2) restaurar as perdas de água e eletrólitos; (3) corrigir a acidose; (4) identificar os fatores que desencadearam a doença atual; e (5) fornecer um substrato de carboidrato (i. e., dextrose) quando necessário para permitir a administração contínua de insulina sem causar hipoglicemia (Boxe 49.11). A terapia adequada não significa forçar o retorno ao estado normal o mais rápido possível. Como os distúrbios osmóticos e bioquímicos podem ser decorrentes da terapia excessivamente agressiva, bem como da própria doença, mudanças rápidas em vários parâmetros vitais podem ser tão ou mais prejudiciais do que a ausência de alterações. A normalização lenta de todos os parâmetros alterados em um período de 24 a 48 horas aumenta a probabilidade de sucesso terapêutico.

As informações mais importantes para a formulação do primeiro protocolo terapêutico são hematócrito e concentração plasmática de proteína total, glicemia, níveis de albumina, creatinina e ureia, concentração sérica de eletrólitos, avaliação de CO_2 venoso total ou *status* ácido-básico arterial e gravidade específica da urina. O Boxe 49.12 lista as anomalias mais associadas à CAD. Com a instituição do tratamento para CAD, outros exames, como hemograma completo, bioquímica sérica, urinálise, urocultura, radiografias torácicas e ultrassonografia abdominal ou exames para a detecção de pancreatite, diestro em cães fêmeas e hipertireoidismo em gatos são geralmente necessários para a identificação de distúrbios subjacentes (ver Boxe 49.8).

FLUIDOTERAPIA

O início da fluidoterapia apropriada deve ser o primeiro passo no tratamento da CAD e, na maioria dos casos, deve preceder o início da insulinoterapia em 2 horas ou mais para minimizar o desenvolvimento de complicações associadas à administração de insulina. A reposição de déficits de fluidos e a manutenção do equilíbrio normal de fluidos são importantes para manter o débito cardíaco, a pressão sanguínea e o fluxo sanguíneo adequados para todos os tecidos. A melhora do fluxo sanguíneo renal é essencial. Além de seus aspectos benéficos gerais em qualquer animal desidratado, a fluidoterapia pode corrigir os déficits totais de sódio e potássio, atenuar o efeito redutor de potássio da insulinoterapia e diminuir a glicemia em animais diabéticos, mesmo na ausência de administração de insulina. Infelizmente, a fluidoterapia por si só não suprime a cetogênese. Por esse motivo, a insulina é sempre necessária.

O tipo de fluido parenteral administrado depende do estado eletrolítico do animal, da glicemia e da osmolalidade. A maioria dos cães e gatos doentes com CAD apresenta déficits graves de sódio, independentemente da concentração sérica. A solução de Ringer ou Plasma-Lyte® 148 (Baxter Healthcare Corp.) pode ser usada para a correção da hiponatremia branda (concentração sérica de sódio acima de 130 mEq/ℓ) e o soro fisiológico (solução salina a 0,9%) é usado em pacientes com hiponatremia mais grave (concentração sérica de sódio abaixo de 130 mEq/ℓ), com administração de potássio conforme necessário. Outras soluções cristaloides isotônicas que podem ser usadas são Lactato de Ringer e Normosol-R® (Abbott Laboratories). A composição eletrolítica de cada uma dessas soluções é ligeiramente diferente; nenhuma tem tanto sódio quanto o soro fisiológico (ver Tabelas 53.1 e 53.2). A maioria dos cães e gatos com CAD grave tem depleção de sódio e, portanto, não apresenta hiperosmolalidade dramática. Fluidos hipotônicos (p. ex., solução salina a 0,45%) são raramente indicados em cães e gatos com CAD, mesmo naqueles com hiperosmolalidade grave. Os fluidos hipotônicos não fornecem quantidades adequadas de sódio para correção da deficiência do mineral, restaurar o equilíbrio normal de fluidos ou estabilizar a pressão arterial. A administração rápida de fluidos hipotônicos pode causar uma rápida diminuição na osmolalidade do fluido extracelular (FEC), o que pode provocar edema cerebral, redução de consciência e coma. A hiperosmolalidade deve ser tratada com fluidos isotônicos e administração criteriosa de insulina. A fluidoterapia deve repor, de forma gradual, os

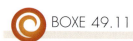

BOXE 49.11

Tratamento inicial de cães ou gatos com cetoacidose diabética grave.

Fluidoterapia
Tipo: solução salina a 0,9% se a hiponatremia for grave (< 130 mEq/ℓ); solução isotônica cristaloide, como Ringer, Lactato de Ringer, Plasma-Lyte® 148 ou Normosol-R® se a concentração sérica de sódio for ≥ 130 mEq/ℓ
Taxa: a princípio, 60 a 100 mℓ/kg/24 h; ajustar com base no estado de hidratação, produção de urina, persistência de perdas de fluido
Administração de potássio: com base na concentração sérica de K^+ (ver Tabela 53.1); se desconhecida, adicionar 40 mEq de KCl a cada litro de fluidos
Administração de fosfato: instituir se a concentração sérica de fósforo for < 1,5 mg/dℓ; em princípio, a taxa de infusão intravenosa é de 0,01 a 0,03 mmol de fosfato/kg/h em fluidos intravenosos sem cálcio
Administração de dextrose: não indicada até que a glicemia seja inferior a 250 mg/dℓ; então, começar a infusão de dextrose a 5%

Administração de bicarbonato
Indicação: realizar se a concentração plasmática de bicarbonato for menor que 12 mEq/ℓ ou se a concentração venosa total de CO_2 for inferior a 12 mmol/ℓ; se esses valores não forem conhecidos, não administrar a menos que o animal esteja gravemente doente e apenas uma vez
Quantidade: mEq HCO_3^- = peso corpóreo (kg) × 0,4 × (12 – HCO_3^- do animal) × 0,5; se a concentração de HCO_3^- ou CO_2 total for desconhecida, use 10 no lugar de (12 – HCO_3^- do animal)
Administração: adicionar aos fluidos intravenosos e administrar durante 6 h; não administrar como infusão em *bolus*
Repetição do tratamento: apenas se a concentração plasmática de bicarbonato continuar inferior a 12 mEq/ℓ após 6 h de terapia

Insulinoterapia
Tipo: insulina cristalina regular

Técnica de administração
Técnica intramuscular intermitente: dose inicial de 0,1 a 0,2 U/kg IM; em seguida, 0,1 U/kg IM de hora em hora até a glicemia ficar abaixo de 250 mg/dℓ; em seguida, administrar insulina regular IM a cada 4 a 6 h ou subcutânea a cada 6 a 8 h

Técnica de infusão intravenosa de baixa dose: preparar a infusão adicionando 2,2 U/kg (cães) ou 1,1 U/kg (gatos) de insulina regular a 250 mℓ de solução salina a 0,9 %; passar 50 mℓ pelo conjunto de gotejamento e descartar; em seguida, administrar por infusão ou bomba de seringa em linha separada daquela usada para fluidoterapia em taxa inicial de 10 mℓ/h; ajustar a taxa de infusão de acordo com a glicemia determinada de hora em hora. A seguir, administrar insulina regular SC a cada 6 a 8 h quando a glicemia for inferior a 250 mg/dℓ ou continuar a infusão de insulina em taxa menor para prevenir o desenvolvimento de hipoglicemia até que a preparação de insulina seja trocada por um produto de ação mais longa
Objetivo: declínio gradual da glicemia, de preferência em torno de 50 mg/dℓ/h até ficar inferior a 250 mg/dℓ

Terapia auxiliar
A pancreatite concomitante é comum na cetoacidose diabética; o jejum e a fluidoterapia agressiva são geralmente indicados
As infecções concomitantes são comuns na cetoacidose diabética; o uso de antibióticos parenterais de amplo espectro é geralmente indicado
Outro tratamento pode ser necessário dependendo da natureza dos distúrbios concomitantes

Monitoramento do paciente
A princípio, determinar a glicemia a cada 1 a 2 h; ajustar a insulinoterapia e começar a infusão de dextrose quando a glicemia for inferior a 250 mg/dℓ
Verificar hidratação, respiração e pulso a cada 2 a 4 h; ajustar os fluidos como necessário
Determinar as concentrações séricas de eletrólitos e venosas totais de CO_2 a cada 6 a 12 h; ajustar a fluidoterapia e a administração de bicarbonato como necessário
Débito urinário, glicosúria, cetonúria a cada 2 a 4 h; ajustar a fluidoterapia de acordo
Peso corpóreo, hematócrito, temperatura e pressão arterial de 6 a 8 h
O monitoramento adicional depende da doença concorrente

---

déficits de hidratação ao longo de 24 horas, ao mesmo tempo em que atende às necessidades de manutenção e compensa as perdas contínuas de fluidos. A reposição rápida de fluidos raramente é indicada, a menos que o cão ou gato esteja em choque. Fora desta fase crítica, a reposição de fluidos deve ser diminuída na tentativa de corrigir o desequilíbrio de uma maneira lenta, mas constante. Como regra geral, uma taxa de fluido de 1,5 a 2 vezes o valor de manutenção (i. e., 60 a 100 mℓ/kg a cada 24 horas) é normalmente escolhida e depois ajustada com base na avaliação frequente do estado de hidratação, débito urinário, gravidade da azotemia e persistência de vômitos e diarreia.

Administração de potássio

A princípio, a maioria dos cães e gatos com CAD tem concentrações séricas normais ou baixas de potássio. Durante o tratamento da CAD, a concentração sérica de potássio diminui devido à reidratação (diluição), captação celular de potássio mediada pela insulina (com glicose), perdas urinárias contínuas e correção da acidemia (translocação de potássio para o fluido intracelular; Figura 49.18). A hipopotassemia grave é a complicação mais comum durante as primeiras 24 horas de tratamento da CAD. Cães e gatos com hipopotassemia requerem reposição agressiva de potássio para repor os déficits e prevenir o agravamento da hipopotassemia com

BOXE 49.12

Anomalias clínico-patológicas comuns identificadas em cães e gatos com cetoacidose diabética.

- Leucocitose neutrofílica, sinais tóxicos na presença de sepse
- Hemoconcentração
- Hiperglicemia
- Hipercolesterolemia, lipemia
- Aumento da atividade da fosfatase alcalina
- Aumento da atividade da alanina aminotransferase
- Aumento das concentrações séricas de ureia e creatinina
- Hiponatremia
- Hipocloremia
- Hipopotassemia
- Acidose metabólica (diminuição da concentração total de dióxido de carbono)
- Hiperosmolalidade
- Glicosúria
- Cetonúria
- Infecção do trato urinário

risco de morte após o início da insulinoterapia. A exceção à suplementação de fluidos com potássio é a hiperpotassemia associada à insuficiência renal oligúrica. Inicialmente, a administração de potássio deve ser suspensa até o restauro da filtração glomerular, o aumento da produção de urina e a resolução da hiperpotassemia.

Idealmente, a quantidade de potássio deve ser baseada na concentração sérica real. Na ausência de uma medida precisa, o potássio deve ser adicionado aos fluidos de forma a obter uma concentração de 40 mEq/ℓ. O soro fisiológico, por exemplo, não contém potássio, enquanto a solução de Ringer apresenta 4 mEq de potássio por litro; logo, esses fluidos devem ser suplementados com 40 mEq e 36 mEq de potássio, respectivamente. Os ajustes subsequentes na administração de potássio devem ser baseados no nível sérico de potássio, preferencialmente a cada 4 a 8 horas até a estabilização do paciente e a concentração sérica de eletrólitos na faixa de referência.

Administração de fosfato

A maioria dos cães e gatos com CAD tem concentrações séricas normais ou baixas de fósforo no exame realizado antes do tratamento. Nas primeiras 24 horas do tratamento para CAD, a concentração sérica de fósforo pode diminuir ainda mais e ficar muito baixa (i. e., inferior a 1 mg/dℓ) devido aos efeitos de diluição da fluidoterapia, a entrada de fósforo nas células após o início da insulinoterapia e a perda renal e gastrintestinal contínua (ver Figura 49.18). A hipofosfatemia afeta principalmente os sistemas hematológico e neuromuscular de cães e gatos. A anemia hemolítica é o problema mais comum e pode ser fatal se não for reconhecida e tratada. Fraqueza, ataxia e convulsões podem ser observadas. A hipofosfatemia grave é clinicamente silente em muitos animais.

A administração de fosfato é indicada em caso de identificação de sinais clínicos ou hemólise ou se a concentração sérica de fósforo ficar abaixo de 1,5 mg/dℓ. O fosfato é administrado por infusão IV. As soluções de fosfato de potássio e sódio contêm 3 mmol de fosfato e 4,4 mEq de potássio ou 4 mEq de sódio por mililitro. A dose recomendada é de 0,01 a 0,03 mmol de fosfato por quilograma de peso corpóreo por hora, de preferência em fluidos IV sem cálcio (p. ex., cloreto de sódio a 0,9%). Cães e gatos com hipofosfatemia grave podem precisar de doses maiores, de 0,03 a 0,12 mmol/kg/h. Como a dose de fosfato necessária e a resposta do animal à terapia são imprevisíveis, é importante monitorar a concentração de fósforo sérico a cada 8 a 12 horas e ajustar a infusão de fosfato de acordo. Os efeitos adversos da administração excessiva de fosfato são hipocalcemia iatrogênica e seus sinais neuromusculares associados, hipernatremia, hipotensão e calcificação de tecidos moles. A concentração sérica de cálcio ionizado deve ser determinada ao mesmo tempo que a concentração sérica de fósforo e a taxa de infusão de fosfato diminuída na presença de hipocalcemia. A administração de fosfato não é indicada em cães e gatos com hipercalcemia, hiperfosfatemia, oligúria ou suspeita de necrose tecidual. Em caso de dúvidas sobre a função renal, a administração de fosfato não deve ser feita até que seu estado e a concentração sérica de fósforo sejam conhecidos.

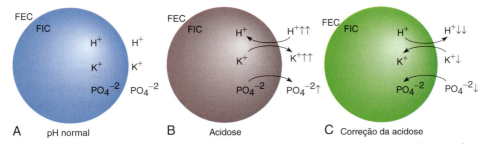

Figura 49.18 Redistribuição de íons de hidrogênio, potássio e fosfato no fluido extracelular (*FEC*) e no fluido intracelular (*FIC*) em resposta a uma diminuição no pH do FEC (i. e., acidose), um aumento na concentração de glicose e osmolalidade do FEC e translocação de água do FIC para o FEC e subsequente correção da acidose e do deslocamento intracelular de glicose e eletrólitos pela insulinoterapia. **A.** pH normal do FEC. **B.** A concentração de H^+ do FEC aumenta durante a acidose, fazendo com que H^+ entre nas células, diminuindo seu gradiente de concentração. Aumentos na concentração de glicose e na osmolalidade do FEC causam deslocamentos extracelulares de água, K^+ e PO_4^{+2}. **C.** A concentração de H^+ no FEC diminui durante a correção da acidose, fazendo com que H^+ saia das células. A administração de insulina e a correção da acidemia provocam deslocamento intracelular de glicose, K^+ e PO_4^{+2}, diminuindo a concentração de K^+ e PO_4^{+2} no FEC. (De Feldman EC et al.: *Canine and feline endocrinology and reproduction*, ed 3, St Louis, 2004, WB Saunders.)

Administração de magnésio

As concentrações plasmáticas de magnésio ionizado e total podem ser normais ou baixas em cães ou gatos com CAD; além disso, tendem a diminuir com a instituição do tratamento e se normalizam sem tratamento com a resolução da CAD. De modo geral, os sinais clínicos de hipomagnesemia não ocorrem até que as concentrações séricas de magnésio total e ionizado sejam menores que 1 e 0,4 mg/dℓ, respectivamente; muitos cães e gatos continuam assintomáticos mesmo com esses níveis baixos. Não tratamos a hipomagnesemia em cães ou gatos com CAD, exceto em caso de letargia persistente, anorexia, fraqueza, ou hipopotassemia ou hipocalcemia refratária após 24 a 48 horas de fluidoterapia e insulinoterapia sem identificação de outra causa que explique o quadro. Ver informações sobre o tratamento da hipomagnesemia no Capítulo 53.

Administração de bicarbonato

O quadro clínico do cão ou gato, em conjunto com a concentração plasmática de bicarbonato ou venosa total de CO_2, determina a necessidade de administração de bicarbonato. Ela não é recomendada quando sua concentração plasmática (ou nível venoso total de CO_2) é 12 mEq/ℓ ou mais, especialmente em animais alertas. Os cães ou gatos alertas provavelmente apresentam pH normal ou quase normal no liquor. Nesses pacientes, a acidose é corrigida com insulinoterapia e fluidoterapia. A melhora na perfusão renal aumenta a perda urinária de cetoácidos e a insulinoterapia diminui significativamente a produção dessas moléculas. O acetoacetato e o β-hidroxibutirato são ânions metabolicamente utilizáveis e 1 mEq de bicarbonato é gerado a partir de cada 1 mEq de cetoácido metabolizado.

A administração de bicarbonato deve ser iniciada caso a concentração plasmática da molécula seja de 11 mEq/ℓ ou menos (CO_2 venoso total abaixo de 12 mEq/ℓ). Muitos desses animais têm depressão grave, talvez pela acidose grave do sistema nervoso central. A acidose metabólica deve ser corrigida de forma lenta, evitando alterações importantes no pH do liquor. Em princípio, somente uma parte do déficit de bicarbonato é administrada ao longo de um período de 6 horas. O déficit de bicarbonato (i. e., os miliequivalentes de bicarbonato inicialmente necessários para corrigir a acidose ao nível crítico de 12 mEq/ℓ ao longo de um período de 6 horas) é calculado pela seguinte fórmula:

$$\text{mEq bicarbonato} = \text{peso corpóreo (kg)} \times 0,4 \times (12 - \text{bicarbonato do animal}) \times 0,5$$

Se a concentração sérica de bicarbonato não for conhecida, a seguinte fórmula deve ser usada:

$$\text{mEq bicarbonato} = \text{peso corpóreo (kg)} \times 2$$

A diferença entre a concentração sérica de bicarbonato do animal e o valor crítico de 12 mEq/ℓ representa o déficit basal tratável na CAD. Se a concentração sérica de bicarbonato não for conhecida, o número 10 deve ser usado como déficit basal tratável. O fator 0,4 corrige a distribuição do bicarbonato no FEC (40% do peso corpóreo). O fator 0,5 fornece metade da dose necessária de bicarbonato na infusão IV. Esta técnica permite a administração de uma dose conservadora ao longo de 6 horas. O bicarbonato não deve ser administrado por infusão em *bolus*. Após 6 horas, o estado ácido-básico deve ser reavaliado e uma nova dose calculada. A suplementação não é mais indicada quando o nível plasmático de bicarbonato for superior a 12 mEq/ℓ.

INSULINOTERAPIA

A insulinoterapia é essencial para a resolução da cetoacidose. No entanto, a administração excessiva de insulina pode causar hipopotassemia grave, hipofosfatemia e hipoglicemia nas primeiras 24 horas de tratamento. Esses distúrbios podem ser minimizados pela fluidoterapia apropriada, monitoramento frequente de eletrólitos séricos e glicemia, e modificação do protocolo inicial de insulinoterapia conforme for indicado. A instituição da fluidoterapia apropriada deve ser sempre o primeiro passo no tratamento da CAD. Recomenda-se adiar a insulinoterapia por um mínimo de 2 horas para permitir que os benefícios da fluidoterapia comecem a ser percebidos antes do início dos efeitos de redução da glicemia, potássio e fósforo pela insulinoterapia. Outros adiamentos e decisões sobre a dose inicial de insulina administrada são baseados nos resultados de eletrólitos séricos. Se a concentração sérica de potássio estiver dentro da faixa normal após 2 horas de fluidoterapia, a insulinoterapia deve ser iniciada como descrito nos parágrafos subsequentes. Em caso de persistência da hipopotassemia, a insulinoterapia pode ser adiada por mais 2 horas para permitir que a fluidoterapia reponha o potássio e/ou a dose inicial de insulina pode ser reduzida para amortecer o deslocamento intracelular de potássio e fósforo. No entanto, em nossa opinião, a insulinoterapia deve ser instituída nas primeiras 4 horas de fluidoterapia.

É difícil prever a quantidade de insulina necessária para um determinado animal. Portanto, uma preparação de insulina com rápido início de ação e curta duração de efeito é ideal para fazer ajustes rápidos na dose e frequência de administração e atender às necessidades de um cão ou gato em particular. A insulina cristalina regular de ação rápida atende a esses critérios e é recomendada para o tratamento da CAD. Análogos de insulina de ação rápida (p. ex., insulina lispro e insulina asparte) também são eficazes no tratamento da CAD em cães e gatos. O análogo de insulina lispro de ação rápida (Humalog®) também é eficaz quando administrado em infusão em taxa contínua, como descrito a seguir.

Os protocolos de insulina para o tratamento da CAD são a técnica intramuscular de hora em hora, a técnica de infusão intravenosa contínua em dose baixa e a técnica intermitente intramuscular e, depois, subcutânea. Todas as três vias (IV, intramuscular e subcutânea) de administração de insulina são eficazes na redução da glicemia e cetonas. O tratamento bem-sucedido da CAD *não* depende da via de administração da insulina. Em vez disso, depende do tratamento adequado de cada distúrbio associado à CAD.

Técnica de administração intramuscular de insulina de hora em hora

Cães e gatos com CAD grave devem receber uma dose inicial regular de insulina cristalina de 0,1 a 0,2 U/kg, seguida de 0,1 U/kg a cada 1 a 2 horas. A dose de insulina pode ser reduzida em 25 a 50% nas primeiras duas a três injeções se houver possibilidade de hipopotassemia. A insulina deve ser administrada nos músculos dos membros posteriores para assegurar que as injeções penetrem na musculatura e não na gordura ou tecido subcutâneo, onde a absorção de insulina pode ser menor em cães ou gatos desidratados. A diluição da insulina regular a 1:10 em solução salina estéril ou diluentes especiais disponibilizados pelo fabricante do fármaco e o uso de seringas de insulina U100 de 0,3 mℓ facilitam a administração de doses pequenas. A glicemia deve ser medida a cada hora usando um analisador químico local ou glicosímetro portátil, e a dose de insulina deve ser ajustada de acordo. O objetivo da insulinoterapia inicial é a redução *lenta* da glicemia para a faixa de 200 a 250 mg/dℓ, de preferência em um período de 6 a 10 horas. Um declínio de 50 mg/dℓ por hora na glicemia é o ideal. Assim, a glicemia diminui de forma moderada e constante, sem grande mudança na osmolalidade. A menor glicemia também assegura a ausência de lipólise e fornecimento de FFAs para a produção de cetonas. As concentrações de glicose, no entanto, caem bem mais depressa do que os níveis de cetonas. De modo geral, a hiperglicemia é corrigida em 12 horas, mas a resolução da cetose pode levar de 48 a 72 horas.

Quando a glicemia se aproxima de 250 mg/dℓ com a administração de insulina regular de hora em hora, o tratamento passa a ser feito a cada 4 a 6 horas por via intramuscular ou, se a hidratação for boa, a cada 6 a 8 horas por via subcutânea. A dose inicial é geralmente de 0,1 a 0,3 U/kg, com ajustes subsequentes com base na glicemia. Além disso, neste ponto, a solução de infusão IV deve ter 5% de dextrose (adição de 100 mℓ de dextrose a 50% a cada litro de fluidos). A glicemia deve ser mantida entre 150 e 300 mg/dℓ até que o cão ou gato fique estável e esteja se alimentando. Normalmente, a solução de dextrose a 5% consegue manter a glicemia desejada. Se a glicemia ficar abaixo de 150 mg/dℓ ou acima de 300 mg/dℓ, a dose de insulina pode ser reduzida ou aumentada como necessário. A dextrose ajuda a minimizar os distúrbios de hipoglicemia e permite a administração de insulina no horário correto. O retardo na administração de insulina retarda a correção da cetoacidose.

Técnica de infusão intravenosa constante de insulina em baixa dose

A infusão intravenosa constante de insulina cristalina regular também é eficaz na redução da glicemia. Prepare a infusão adicionando insulina cristalina regular (2,2 U/kg para cães; 1,1 U/kg para gatos) a 250 mℓ de solução salina 0,9%; inicialmente, a administração é feita em taxa de 10 mℓ/h em uma linha separada daquela usada para a fluidoterapia. Assim, a infusão de insulina é de 0,05 (gato) e 0,1 (cão) U/kg/h, uma taxa que produz concentrações plasmáticas de insulina entre 100 e 200 μU/mℓ (700 a 1.400 pmol/ℓ) em cães. Como a insulina adere às superfícies de vidro e plástico, cerca de 50 mℓ da solução devem passar pelo sistema de gotejamento antes da administração ao animal. A taxa de infusão de insulina pode ser reduzida nas primeiras 2 a 4 horas se houver possibilidade de hipopotassemia. Recomenda-se a utilização de dois cateteres separados para o tratamento: um cateter periférico para a administração de insulina e um cateter central para a administração de fluidos e coleta de sangue. Uma bomba de infusão ou seringa deve ser usada para assegurar a taxa constante de administração de insulina.

Os ajustes na taxa de infusão são baseados na glicemia medida de hora em hora; um declínio horário de 50 mg/dℓ na glicemia é o ideal. Quando a glicemia estiver perto de 250 mg/dℓ, a infusão de insulina pode ser interrompida e substituída pela administração de insulina regular administrada a cada 4 a 6 horas por via intramuscular ou a cada 6 a 8 horas por via subcutânea, como já discutido para o protocolo intramuscular de hora em hora. Alternativamente, a infusão de insulina pode ser mantida (em taxa menor para prevenir a hipoglicemia) até a troca para uma preparação de insulina de ação mais longa. A dextrose deve ser adicionada aos fluidos IV quando a glicemia se aproximar de 250 mg/dℓ, como também já discutido.

Sears et al. (2012) avaliaram a eficácia do análogo de insulina lispro de ação curta (Humalog®, Eli Lilly, Indianapolis, IN, EUA) no tratamento de CAD usando uma técnica de infusão IV em taxa constante. O tratamento com infusão IV em taxa constante de lispro foi seguro e tão eficaz quanto a administração de insulina cristalina regular. A insulina lispro é uma opção viável para o tratamento de CAD, especialmente se a produção de insulina cristalina regular for interrompida no futuro.

Técnica de administração intramuscular/ subcutânea de insulina intermitente

A técnica intramuscular intermitente, seguida pela técnica subcutânea intermitente, é menos trabalhosa do que as outras técnicas de administração de insulina, mas a diminuição da glicemia pode ser rápida e o risco de hipoglicemia é maior. A dose inicial de insulina cristalina regular é de 0,2 U/kg, administrada por via intramuscular. As injeções intramusculares subsequentes são repetidas a cada 4 horas. Normalmente, a insulina é administrada por via intramuscular apenas uma ou duas vezes. Assim que o animal é reidratado, a insulina passa a ser administrada por via subcutânea a cada 6 a 8 horas. A princípio, a administração subcutânea não é recomendada devido a possíveis problemas com a absorção de insulina dos sítios de deposição subcutânea em cães ou gatos desidratados. A dose de insulina intramuscular ou subcutânea é ajustada de acordo com a glicemia que, inicialmente, deve ser determinada de hora em hora a partir da primeira injeção intramuscular. Um declínio horário de 50 mg/dℓ na glicemia é o ideal. As doses subsequentes de insulina devem ser reduzidas em 25 a 50% se essa meta for excedida. A dextrose deve ser adicionada aos fluidos IV quando a glicemia se aproximar de 250 mg/dℓ, como já discutido.

Administração de insulina de ação mais longa

A insulina de ação mais longa (p. ex., lenta, PZI, glargina) não deve ser administrada até que o cão ou gato esteja estável, comendo e mantendo o equilíbrio de fluidos sem quaisquer infusões IV e não apresente mais acidose, azotemia ou déficits eletrolíticos. A dose inicial da insulina de ação mais longa é semelhante à dose regular de insulina sendo administrada imediatamente antes da troca. Os ajustes subsequentes na dose de insulina de ação mais longa devem ser baseados na resposta clínica e na glicemia, como descrito anteriormente.

DOENÇA CONCOMITANTE

O tratamento da CAD frequentemente requer o tratamento de doenças concomitantes, muitas vezes graves. Doenças concomitantes comuns em cães e gatos com CAD são infecção bacteriana, pancreatite, insuficiência cardíaca congestiva, doença renal crônica, doença hepatobiliar e distúrbios antagonistas da insulina, em especial hiperadrenocorticismo (cão), hipertireoidismo (gato) e diestro (cadela não castrada). Esses animais podem precisar de modificações no tratamento da CAD (p. ex., fluidoterapia em pacientes com insuficiência cardíaca concomitante) ou de outras modalidades terapêuticas (p. ex., antibióticos), dependendo da natureza da doença concomitante. A insulinoterapia, no entanto, não deve ser adiada ou interrompida devido a doenças concomitantes. A resolução da cetoacidose pode ser conseguida apenas por meio da insulinoterapia. Em caso de jejum, a insulinoterapia deve continuar e a glicemia é mantida com infusões IV de dextrose. A doença antagonista da insulina pode precisar ser erradicada para melhora da eficácia da insulina e resolução da cetoacidose (p. ex., ovário-histerectomia em cadela em diestro).

Prognóstico

A CAD ainda é um dos principais desafios terapêuticos metabólicos na medicina veterinária. É preciso estar atento a todos os fatores complicadores do tratamento e lembrar que a fluidoterapia e a administração de insulina e potássio são os pilares do tratamento bem-sucedido. Somados a esses fatores, estão a supervisão e o monitoramento rigorosos do animal e a identificação e tratamento de doenças concomitantes invariavelmente presentes. As taxas de mortalidade intra-hospitalar associadas à CAD são de 20 a 30%, principalmente devido às graves doenças concomitantes. Na última década, em nosso hospital, a taxa de mortalidade diminuiu para cerca de 5% e a morte geralmente foi atribuída a distúrbios médicos subjacentes (p. ex., pancreatite) que precipitaram a CAD e/ou restrições financeiras do tutor, mas não complicações metabólicas de cetoacidose. Vale reiterar a importância, tanto à anamnese e ao exame físico quanto durante a terapia, da busca cuidadosa por distúrbios subjacentes que possam ter precipitado o episódio de CAD ou se desenvolvido durante o tratamento. Em um primeiro momento, pneumonia, sepse, pancreatite e doenças hormonais que causam resistência à insulina são silentes. Apesar de todas as precauções e terapia diligente, o óbito não pode ser evitado em alguns casos. No entanto, com tratamento lógico e monitoramento cuidadoso, o objetivo da terapia para CAD (i. e., a boa saúde do cão ou gato diabético) é alcançável. A remissão do diabetes também pode ocorrer em gatos após a resolução da CAD, especialmente em pacientes com doença pancreática concomitante ou tratados com glicocorticoides no momento do diagnóstico de CAD.

Estado hiperglicêmico hiperosmolar diabético

O estado hiperglicêmico hiperosmolar (EHH) diabético é uma complicação incomum do diabetes melito em cães e gatos. Esta síndrome é caracterizada por hiperglicemia grave (glicemia acima de 600 mg/dℓ), hiperosmolalidade (acima de 350 mOsm/kg) e desidratação na ausência de cetose significativa. O agravamento progressivo da hiperosmolalidade causa letargia e leva, em última análise, à obtundação e ao coma. São comuns as doenças concomitantes como insuficiência renal, insuficiência cardíaca congestiva, infecção e pancreatite. O aparecimento de EHH pode ser insidioso e precedido pelos sinais clássicos de diabetes melito por dias ou semanas. São observadas fraqueza, anorexia e letargia progressivas, geralmente com redução na ingestão de água. O exame físico revela a desidratação profunda. Esses animais são bastante letárgicos e deprimidos ou estão, de fato, em coma. Existe uma relação direta entre a gravidade da hiperosmolalidade e a gravidade dos sinais neurológicos. A hiperosmolalidade é um achado consistente no EHH e pode exceder 400 mOsm/kg. Cães e gatos com EHH não apresentam cetose, embora traços de cetonúria possam ser observados. A cetoacidose não é separada do EHH, mas a acidose metabólica pode ser identificada, em especial na forma de acidose láctica. Os objetivos do tratamento do EHH são semelhantes aos da CAD (ver anteriormente). A maior prioridade é o restauro do volume intravascular e dos eletrólitos perdidos por meio da administração de fluidos isotônicos. A osmolalidade volta ao normal com a diminuição da glicemia e reposição dos déficits hídricos. A princípio, a fluidoterapia é usada para reduzir a glicemia; a insulina não deve ser administrada até o restauro do volume intravascular, a melhora dos desarranjos eletrolíticos e a estabilização da pressão arterial. O monitoramento cuidadoso e frequente da resposta clínica e laboratorial à terapia do cão ou gato é essencial. A necessidade de insulinoterapia não é tão crítica no EHH quanto na CAD, em parte porque a produção de cetonas e suas consequências metabólicas são mínimas ou nulas. Além disso, a insulina pode causar uma rápida diminuição da glicemia e da osmolalidade do FEC, o que promove edema cerebral. As técnicas de administração de insulina são semelhantes às discutidas para CAD. No entanto, a dose de insulina usada para a técnica intramuscular de hora em hora ou a taxa de infusão de insulina em dose baixa constante deve ser diminuída em 50% para evitar a redução excessiva da glicemia e a diminuição rápida da osmolalidade do FEC. Esses animais estão gravemente enfermos e requerem supervisão cuidadosa. O prognóstico de recuperação é reservado a mau.

NEOPLASIA DE CÉLULAS β SECRETORAS DE INSULINA

Etiologia

Os tumores funcionais originários de células β das ilhotas pancreáticas são neoplasias malignas que secretam insulina independentemente dos efeitos supressores típicos da hipoglicemia. Esses tumores, porém, não são completamente autônomos e respondem a estímulos, como o aumento da glicemia, pela secreção de insulina, frequentemente em quantidades excessivas. A análise imuno-histoquímica de tumores de células β revelou uma alta incidência de produção de múltiplos hormônios, inclusive polipeptídeo pancreático, somatostatina, glucagon, serotonina e gastrina. No entanto, a insulina foi identificada como o produto mais comumente demonstrado no interior das células neoplásicas e os sinais clínicos são principalmente relacionados à hipoglicemia induzida pela insulina.

Os tumores de células β secretores de insulina são incomuns em cães e raros em gatos. Praticamente todos os tumores de células β em cães são malignos; a maioria dos cães tem lesões metastáticas microscópicas ou macroscópicas no momento do diagnóstico. Os principais sítios metastáticos são os linfonodos e vasos linfáticos regionais, o fígado e o omento peripancreático. A metástase pulmonar é incomum e tardia. A maioria dos cães apresenta recidiva da hipoglicemia dias a semanas após a excisão cirúrgica do tumor. A alta prevalência de lesões metastáticas no diagnóstico se deve, em parte, ao longo período de desenvolvimento de sinais clínicos e ao intervalo entre sua primeira observação pelo tutor (p. ex., episódios de colapso, convulsões) e o atendimento veterinário. A maioria dos cães é sintomática por 1 a 3 meses antes da primeira consulta.

Características clínicas

ANAMNESE

Os tumores de células β são normalmente observados em cães de meia-idade ou idosos (idade média, 10 anos), mas podem ocorrer em cães com 3 a 4 anos. Não há predileção sexual. Os tumores de células β são mais comuns em cães de porte grande, como Pastor Alemão, Labrador Retriever, Golden Retriever e mestiços, mas também ocorrem em cães pequenos, como Lulus da Pomerânia. Esses tumores também foram relatados em gatos Siameses e mestiços com mais de 10 anos.

SINAIS CLÍNICOS

Os sinais clínicos são causados por hipoglicemia e aumento nas concentrações de catecolaminas circulantes e são fraqueza, convulsões, colapso, tremores, ataxia e desorientação (Boxe 49.13). A gravidade dos sinais clínicos depende da duração e gravidade da hipoglicemia. Cães com hipoglicemia crônica ou episódios recorrentes parecem tolerar a glicemia baixa (20 a 30 mg/dℓ) por períodos prolongados sem sinais clínicos; nesses animais, os episódios sintomáticos requerem pequenas alterações glicêmicas. O jejum, a agitação, os exercícios e a alimentação podem desencadear os sinais clínicos. Por causa dos mecanismos compensatórios contrarreguladores que aumentam a glicemia durante a hipoglicemia, os sinais clínicos tendem a ser episódicos e, de modo geral, são observados por apenas alguns segundos a minutos. A inadequação desses mecanismos contrarreguladores leva à ocorrência de convulsões por diminuição da glicemia. As convulsões costumam ser autolimitadas, com 30 segundos a alguns minutos de duração, e podem estimular a secreção de catecolaminas e a ativação de outros mecanismos contrarreguladores que aumentam a glicemia acima dos níveis críticos.

BOXE 49.13

Sinais clínicos associados a tumores secretores de insulina em cães.

Convulsões*
Fraqueza*
Colapso
Ataxia
Tremores
Fasciculações musculares
Nervosismo
Anomalias comportamentais
Desorientação
Polifagia
Ganho de peso
Fraqueza posterior (neuropatia)
Letargia

*Sinais clínicos comuns.

EXAME FÍSICO

Os achados ao exame físico de cães com tumores de células β são surpreendentemente normais; de modo geral, esses animais não apresentam anomalias visíveis ou palpáveis. Fraqueza e letargia são os achados mais comuns e são identificados em cerca de 30% e 20% dos nossos casos, respectivamente. Episódios de colapso e convulsões podem ocorrer durante o exame, mas são incomuns. O ganho de peso é evidente em alguns cães e é causado pelos efeitos anabólicos do excesso de insulina em cães com apetite normal ou aumentado.

Neuropatia periférica

Neuropatias periféricas foram observadas em cães com tumores de células β e podem causar paraparesia a tetraparesia; paresia a paralisia facial; hiporreflexia a arreflexia; hipotonia; e atrofia dos músculos apendiculares, mastigatórios e/ou faciais. Os nervos sensoriais também podem ser acometidos. O início dos sinais clínicos pode ser agudo (i. e., dias) ou insidioso (i. e., semanas a meses). Os achados histopatológicos nos nervos motores e sensoriais são necrose axonal moderada a grave, perda de fibra nervosa e desmielinização-remielinização variável. A patogênese da polineuropatia não é conhecida. As teorias propostas são desarranjos metabólicos dos nervos induzidos por hipoglicemia crônica e grave ou alguma outra deficiência metabólica induzida por tumor, uma síndrome paraneoplásica imunomediada resultante de antígenos compartilhados pelo tumor e pelos nervos ou fatores tóxicos produzidos pelo tumor com efeito prejudicial nos nervos. O tratamento visa a remoção cirúrgica do tumor de células β. A administração de prednisona (inicialmente 0,5 mg/kg a cada 12 horas) também pode melhorar os sinais clínicos. O prognóstico de melhora dos sinais clínicos é reservado a mau, embora alguns cães apresentem notável melhora na deambulação após a remoção do tumor e normalização da glicemia.

PATOLOGIA CLÍNICA

De modo geral, os resultados do hemograma completo e da urinálise são normais. A única anomalia consistentemente identificada na bioquímica sérica é a hipoglicemia; os demais parâmetros são normais. Hipoalbuminemia, hipofosfatemia, hipopotassemia e aumento da atividade da fosfatase alcalina e ALT podem ocorrer, mas esses achados são considerados inespecíficos e não auxiliam o estabelecimento do diagnóstico definitivo. Não há correlação entre o aumento das atividades das enzimas hepáticas e a metástase de tumores de células β no fígado.

A concentração sérica de frutosamina é um marcador da glicemia média durante a vida da proteína circulante. As concentrações séricas de frutosamina abaixo do intervalo de referência indicam a existência de hipoglicemia significativa e de um tumor secretor de insulina desde que os achados em anamnese, exame físico e hemograma de rotina sejam condizentes com esse diagnóstico. A concentração sérica de frutosamina abaixo do intervalo de referência também pode ser observada em outros distúrbios que causam períodos prolongados de hipoglicemia ou que interferem no ensaio.

Noventa por cento dos cães atendidos em nosso hospital apresentavam glicemia inferior a 60 mg/dℓ (mediana, 38 mg/dℓ) em uma amostra coletada de forma aleatória. Cães com tumores de células β ocasionalmente apresentam glicemia de 60 a 75 mg/dℓ. Esse achado não descarta a hipoglicemia como causa de fraqueza episódica ou atividade convulsiva. O jejum e a avaliação da glicemia de hora em hora devem ser realizados para a indução de hipoglicemia em cães com suspeita de tumor de células β. O tempo necessário para a indução da hipoglicemia pelo jejum depende, em parte, da extensão da doença quando o cão é examinado e pode chegar a 24 horas. A hipoglicemia (glicemia abaixo de 60 mg/dℓ) geralmente ocorre 12 horas após o início do jejum. Alguns cães precisaram de mais de 24 horas de jejum antes que a hipoglicemia se tornasse aparente, alguns não desenvolveram hipoglicemia após 30 horas de jejum e o tumor de células β não foi diagnosticado até 2 a 3 meses após a primeira consulta.

Diagnóstico

O diagnóstico de um tumor de células β requer a confirmação de hipoglicemia, seguida por documentação da secreção inadequada de insulina e identificação de uma massa pancreática por meio de ultrassonografia, tomografia computadorizada (TC) ou celiotomia exploratória. Considerando os possíveis diagnósticos diferenciais para hipoglicemia (ver Boxe 49.2), o diagnóstico presuntivo de um tumor de células β pode ser estabelecido feito com base nos achados à anamnese e exame físico e na ausência de anomalias além da hipoglicemia observada em exames de sangue de rotina. A ultrassonografia abdominal pode identificar uma massa na região do pâncreas e procurar evidências de uma possível doença metastática no fígado e estruturas adjacentes (Figura 49.19). Devido ao tamanho pequeno da maioria dos tumores de células β e da semelhança de ecogenicidade entre o tumor e o pâncreas normal adjacente, os achados ultrassonográficos abdominais são interpretados como normais, embora uma massa pancreática ou uma lesão metastática possa ser encontrada na cirurgia. O achado ultrassonográfico abdominal normal não exclui o diagnóstico de tumor de células β. Como essas neoplasias são altamente vasculares em comparação ao pâncreas, a avaliação da fase arterial de um estudo de contraste durante a angiografia por TC de fase dupla é recomendada para a identificação da lesão e seus sítios metastáticos antes da cirurgia. As radiografias torácicas têm valor mínimo na documentação da doença metastática, principalmente porque os nódulos metastáticos são identificáveis no pulmão no final da doença.

O diagnóstico de tumor de células β é estabelecido pela avaliação da concentração sérica de insulina em um momento de hipoglicemia. A hipoglicemia suprime a secreção de insulina em animais normais e o grau de supressão é diretamente relacionado à sua gravidade. A hipoglicemia deixa de ter esse mesmo efeito supressor na secreção de insulina caso a molécula seja sintetizada e secretada por células neoplásicas autônomas, já que as células tumorais que produzem e secretam insulina são menos responsivas à hipoglicemia do que as células β normais. Invariavelmente, o cão com tumor de células β apresenta excesso de insulina em relação ao necessário

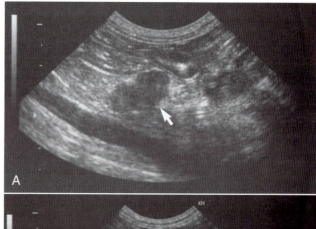

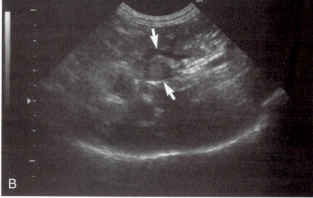

Figura 49.19 A ultrassonografia do pâncreas revela um tumor de células β das ilhotas (*seta*) (**A**) e o aumento de volume do linfonodo hepático (*setas*) (**B**) devido à metástase de um tumor de células β para o fígado em um Cocker Spaniel de 9 anos.

para uma determinada glicemia. A confiança na identificação do excesso de insulina depende da gravidade da hipoglicemia; quanto menor a glicemia, maior a confiança na identificação de hiperinsulinemia inadequada, em especial quando a concentração sérica de insulina fica dentro da faixa de referência. Se a glicemia for baixa (de preferência inferior a 50 mg/dℓ) e a concentração de insulina estiver na metade superior da faixa de referência ou for maior, o animal tem um excesso relativo ou absoluto de insulina que pode ser bem explicado pela presença de um tumor de células β secretoras de insulina.

A maioria dos cães com neoplasia de células β apresenta hipoglicemia persistente. Se a glicemia for inferior a 60 mg/dℓ (preferencialmente abaixo de 50 mg/dℓ), o soro deve ser enviado para um laboratório de endocrinologia veterinária para a determinação de glicemia e insulina. O ensaio de insulina deve ser validado para uso em cães (e gatos) e seus resultados devem ser interpretados com base no intervalo de referência estabelecido pelo laboratório. Se a glicemia for superior a 60 mg/dℓ, o jejum pode ser necessário para a indução de hipoglicemia. A glicemia deve ser avaliada de hora em hora durante o jejum; quando for inferior a 50 mg/dℓ, uma amostra de sangue é obtida para determinação de glicose e insulina. É importante lembrar que a glicemia determinada por glicosímetros portáteis é geralmente mais baixa em comparação aos valores obtidos com métodos laboratoriais. A amostra de sangue a ser enviado para o laboratório para determinações de glicose e insulina não deve ser obtida até que a glicemia medida com esses dispositivos seja inferior a 50 mg/dℓ. Após a indução de hipoglicemia, o cão pode receber várias pequenas refeições nas próximas 2 a 3 horas para minimizar a superestimulação do tumor e a ocorrência de hipoglicemia de rebote.

As concentrações séricas de insulina devem ser avaliadas ao mesmo tempo que a glicemia. O achado de uma concentração sérica de insulina que excede o limite superior da faixa de referência em um cão com glicemia correspondente inferior a 50 mg/dℓ, além de sinais clínicos e achados clínico-patológicos apropriados, é fortemente indicativo do diagnóstico de um tumor de células β. A concentração sérica de insulina na metade superior do intervalo de referência também pode ser relacionada a um tumor de células β. Valores de insulina próximos da extremidade inferior do intervalo de referência também podem ser observados em cães com hipoglicemia por outras causas. De modo geral, a causa da hipoglicemia é revelada pela revisão cuidadosa dos achados à anamnese e ao exame físico e dos resultados dos exames diagnósticos em relação aos diagnósticos diferenciais de hipoglicemia (ver Boxe 49.2); se necessário, a repetição das determinações de glicemia e insulina quando a hipoglicemia for mais grave também pode revelar sua etiologia. Qualquer concentração sérica de insulina que esteja abaixo do intervalo de referência é condizente com insulinopenia e não indica a presença de um tumor de células β. Diretrizes semelhantes são usadas em gatos com suspeita de tumor de células β.

Tratamento

VISÃO GERAL DO TRATAMENTO

As opções de tratamento para um tumor de células β são exploração cirúrgica e/ou tratamento médico da hipoglicemia crônica. A cirurgia pode curar cães com uma massa solitária passível de ressecção. Em cães com tumores não passíveis de ressecção ou com lesões metastáticas óbvias, a remoção da maior quantidade possível de tecido anormal frequentemente leva à remissão, ou pelo menos ao alívio, dos sinais clínicos e melhora a resposta ao tratamento medicamentoso. O tempo de sobrevida é maior em cães submetidos à exploração cirúrgica e redução do tumor seguidas por terapia médica em comparação a cães que recebem apenas essa última. Apesar desses benefícios, a cirurgia ainda é uma modalidade terapêutica relativamente agressiva, em parte por causa da alta prevalência de doença metastática, a idade avançada de muitos cães ao diagnóstico da neoplasia de células β, o possível desenvolvimento pós-operatório de pancreatite e a resposta imprevisível no que se refere à melhora da hipoglicemia e dos sinais clínicos. Como regra geral, estamos menos inclinados a recomendar a cirurgia em cães idosos (i. e., com mais de 12 anos), com doença metastática extensa em técnicas de diagnóstico por imagem ou doença concomitante significativa. (Ver informações detalhadas sobre as técnicas cirúrgicas em *Leitura sugerida*.)

MANEJO PERIOPERATÓRIO DE CÃES

O sucesso da cirurgia depende, em parte, da fluidoterapia apropriada, administração de dextrose e cuidados de suporte durante o período perioperatório para evitar hipoglicemia grave e pancreatite pós-operatória e melhorar a probabilidade de recuperação sem intercorrências. De modo geral, isso é obtido com o oferecimento frequente de pequenas refeições e administração de glicocorticoides (Boxe 49.14). A infusão IV contínua de uma solução eletrolítica balanceada com 2,5 a 5% de dextrose durante o período perioperatório é importante. O objetivo da infusão de dextrose é fornecer substrato para a função do sistema nervoso central, minimizando os sinais de hipoglicemia e mantendo a glicemia acima de 40 mg/dℓ, e não restabelecer a euglicemia. A infusão IV de dextrose pode ser instituída na noite anterior à cirurgia, no início do jejum, e mantida por todo o período perioperatório. A instituição da fluidoterapia antes da cirurgia assegura a circulação adequada no pâncreas, minimizando, assim, o risco de pancreatite pós-operatória.

As concentrações de dextrose acima de 5% devem ser evitadas para prevenir a superestimulação do tumor pancreático e a hipoglicemia de rebote. Se a infusão de dextrose for ineficaz na prevenção da hipoglicemia grave, deve-se considerar uma infusão de glucagon em taxa constante. O glucagon é um estimulante potente da glicogenólise e da gliconeogênese hepáticas e é eficaz na manutenção da glicemia normal em cães com neoplasia de células β quando administrado em infusão em taxa contínua (Figura 49.20). O glucagon USP liofilizado (1 mg) é reconstituído com o diluente fornecido pelo fabricante

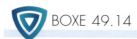

BOXE 49.14

Terapia médica a longo prazo para cães com neoplasia de células β.

Tratamento-padrão
1. Terapia nutricional
   a. Ofereça ração úmida ou seca em três a seis pequenas refeições diárias
   b. A dieta com gordura, carboidratos complexos e fibras ajuda a prolongar a absorção pós-prandial de glicose
   c. Evite alimentos que contenham monossacarídeos, dissacarídeos, propilenoglicol e xarope de milho
2. Limite o exercício a caminhadas; evite exercícios extenuantes
3. Terapia com glicocorticoide
   a. Prednisona, a princípio em dose de 0,5 mg/kg dividida em duas administrações
   b. Aumente gradualmente a dose e a frequência de administração como necessário
   c. O objetivo é controlar os sinais clínicos, não restabelecer a euglicemia
   d. Considere tratamentos alternativos se os sinais de hipercortisolismo iatrogênico se tornarem graves ou se os glicocorticoides deixarem de ser eficazes

Outros tratamentos
1. Administração de diazóxido
   a. Continue o tratamento padrão; reduza a dose de glicocorticoide se a poliúria/polidipsia (PU/PD) seja inaceitável
   b. A administração de diazóxido pode ser instituída de forma precoce caso a dose de glicocorticoide seja baixa; também pode começar mais tarde, quando os glicocorticoides se tornarem ineficazes ou a PU/PD tornar-se inaceitável
   c. Diazóxido, dose inicial de 5 mg/kg a cada 12 h
   d. Aumente gradualmente a dose conforme necessário, sem exceder 60 mg/kg/dia
   e. O objetivo é controlar os sinais clínicos, não restabelecer a euglicemia
2. Administração de somatostatina
   a. Continue o tratamento padrão; reduza a dose de glicocorticoide se PU/PD for inaceitável
   b. Octreotida (Sandostatin®), 10 a 40 µg/cão SC a cada 8 a 12 h

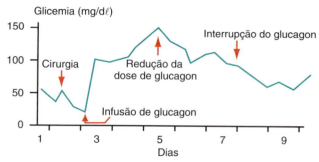

Figura 49.20 Glicemia em uma Lulu da Pomerânia castrada, de 13 anos, antes e depois da remoção cirúrgica de um tumor de células β secretoras de insulina. Houve desenvolvimento de pancreatite e hipoglicemia grave no período pós-operatório. A hipoglicemia foi resolvida e a euglicemia se manteve após o início de uma infusão intravenosa (IV) em taxa constante de glucagon. A dose de glucagon foi gradualmente reduzida a partir do dia 5, a alimentação em pequenas quantidades começou no dia 7 e a infusão intravenosa de glucagon foi interrompida no dia 8. A hipoglicemia grave não voltou a ocorrer. (De Feldman EC et al.: *Canine and feline endocrinology*, ed 4, St Louis, 2015, Elsevier Saunders.)

(Eli Lilly) e a solução é adicionada a 1 ℓ de soro fisiológico, formando uma solução de 1 µg/mℓ que pode ser administrada por bomba de seringa. A dose inicial é de 5 a 10 ng/kg de peso corpóreo/min. A dose é ajustada, conforme necessário, para manter a glicemia entre 60 e 100 mg/dℓ. Para a interrupção do tratamento, a dose de glucagon deve ser gradualmente reduzida ao longo de 1 a 2 dias, com monitoramento para a detecção de hipoglicemia.

COMPLICAÇÕES PÓS-OPERATÓRIAS

As complicações pós-operatórias mais comuns são pancreatite, hiperglicemia e hipoglicemia. O desenvolvimento dessas complicações está diretamente relacionado à experiência do cirurgião em lidar com o pâncreas e excisar esses tumores, a localização do tumor no órgão (i. e., membro periférico ou corpo do pâncreas; Figura 49.21), a presença ou não de lesões metastáticas funcionais e a adequação da fluidoterapia durante o período perioperatório. A pancreatite grave é mais comum em caso de remoção de tumores localizados no corpo do pâncreas, onde estão o suprimento de sangue e os ductos pancreáticos. Os tumores localizados no corpo do pâncreas devem ser considerados inoperáveis devido à alta prevalência de pancreatite pós-operatória com risco de morte apesar do tratamento perioperatório adequado que visa prevenir o seu desenvolvimento. Ver informações sobre o tratamento da pancreatite no Capítulo 37.

O desenvolvimento de diabetes melito transitório após a remoção cirúrgica de um tumor de células β não indica a cura. Acredita-se que seja decorrente da secreção inadequada de insulina pelas células β normais "atrofiadas". A remoção de todas, ou da maioria das células neoplásicas provoca uma privação aguda de insulina. O cão apresenta hipoglicemia até a recuperação das habilidades secretoras pelas células normais atrofiadas e pode precisar de injeções de insulina exógena para a manutenção da euglicemia. A insulinoterapia é instituída no período pós-operatório apenas se houver persistência de hiperglicemia e glicosúria por mais de 1 a 2 dias após a interrupção da administração dos fluidos IV contendo dextrose. A insulinoterapia inicial deve ser conservadora, com administração de 0,25 U de insulina lenta ou NPH por quilograma de peso corpóreo uma vez ao dia. Os ajustes subsequentes na dose ou frequência de administração de insulina devem ser baseados na resposta clínica e na glicemia. De modo geral, a necessidade de insulinoterapia é transitória, com alguns dias a meses de duração. É raro que o cão continue diabético por mais de 6 meses. A avaliação da glicose urinária do animal pelo tutor auxilia a identificação do momento em que a insulinoterapia não é mais necessária. A não identificação da glicose na urina e o desaparecimento da PU/PD indicam que a insulinoterapia

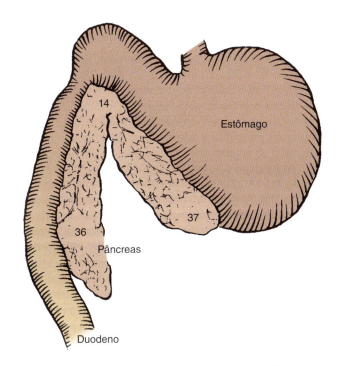

Figura 49.21 Localização da neoplasia em 87 cães com tumores de células β das ilhotas. (Adaptada de Feldman EC et al.: *Canine and feline endocrinology and reproduction,* ed 3, St Louis, 2004, WB Saunders.)

deve ser interrompida. Em caso de recidiva da hiperglicemia e glicosúria, a insulinoterapia pode ser reinstituída, mas em dose menor.

Os cães que continuam hipoglicêmicos após a remoção cirúrgica de um tumor de células β apresentam lesões metastáticas funcionais. A infusão de dextrose e/ou glucagon deve ser mantida no pós-operatório até a resolução da pancreatite (caso presente), o cão estar bem, comendo e bebendo e for possível começar o tratamento médico da hipoglicemia crônica.

TRATAMENTO MÉDICO DA HIPOGLICEMIA CRÔNICA

O tratamento médico da hipoglicemia crônica deve ser iniciado se a cirurgia não for realizada ou quando uma neoplasia metastática ou inoperável provocar a recidiva da hipoglicemia após a cirurgia. Os objetivos do tratamento médico são reduzir a frequência e a gravidade dos sinais clínicos de hipoglicemia e prevenir uma crise aguda de hipoglicemia, não estabelecer a euglicemia em si. O tratamento médico é paliativo e minimiza a hipoglicemia por meio do fornecimento de uma fonte contínua de glicose para o trato gastrintestinal (alimentação frequente), aumento da gliconeogênese e glicogenólise hepáticas (glicocorticoides) ou inibição da síntese, secreção ou ações celulares periféricas da insulina (glicocorticoides, diazóxido, somatostatina; ver Boxe 49.14). A citorredução cirúrgica de massas funcionais pode aumentar a eficácia da terapia médica. Os melhores resultados são obtidos quando a citorredução cirúrgica é realizada logo após o estabelecimento do diagnóstico de um tumor secretor de insulina.

Alimentação frequente

As alimentações frequentes são uma fonte constante de calorias como substrato para o excesso de insulina secretado por tumores de células β. Dietas ricas em gordura, carboidratos complexos e fibras retardam o esvaziamento gástrico e a absorção intestinal de glicose, ajudando a minimizar a elevação pós-prandial na concentração portal de glicemia e a estimulação da secreção de insulina pelo tumor. Os açúcares simples são logo absorvidos, são potentes estimuladores da secreção de insulina pelas células β neoplásicas e devem ser evitados. Recomenda-se uma combinação de ração seca e úmida, oferecida em três a seis pequenas refeições diárias. A ingestão calórica diária deve ser controlada porque a hiperinsulinemia promove a obesidade. O exercício deve ser limitado a caminhadas curtas com guia.

Terapia com glicocorticoides

A terapia com glicocorticoides deve ser iniciada quando as manipulações dietéticas não forem mais eficazes na prevenção dos sinais clínicos de hipoglicemia. Os glicocorticoides antagonizam os efeitos da insulina em nível celular, estimulam a glicogenólise hepática e, indiretamente, fornecem os substratos necessários para a gliconeogênese hepática. Prednisona (cão) ou prednisolona (gato) são usadas em dose inicial de 0,25 mg/kg a cada 12 horas. A dose é ajustada com base na resposta clínica. A dose de prednisona necessária para o controle dos sinais clínicos aumenta com o passar do tempo em resposta ao crescimento do tumor e de seus sítios metastáticos. Por fim, os efeitos adversos da prednisona, especificamente a PU e a PD, tornam-se inaceitáveis para os tutores. Quando isso ocorre, a dose de prednisona deve ser reduzida em 25 a 50%, mas o tratamento não deve ser interrompido e outra modalidade terapêutica deve ser considerada.

Terapia com diazóxido

O diazóxido (Proglycem®) é um diurético da classe das benzotiadiazidas que inibe a secreção de insulina, estimula a gliconeogênese e a glicogenólise hepáticas e inibe o uso de glicose nos tecidos. Isso causa hiperglicemia. A administração de diazóxido pode ser feita desde o início do tratamento médico de um tumor de células β quando a dose de glicocorticoide é baixa e a PU e a PD são aceitáveis pelo tutor; também pode começar mais tarde, quando os glicocorticoides não são mais eficazes no controle dos sinais clínicos de hipoglicemia ou quando a gravidade da PU/PD se tornou inaceitável para o tutor. Nesta última situação, os glicocorticoides devem ser mantidos, mas em uma dose mais baixa. A dose inicial de diazóxido é de 5 mg/kg a cada 12 horas. A dose pode ser aumentada de forma gradual conforme necessário para controle dos sinais clínicos, mas não deve exceder 60 mg/kg/dia. As reações adversas mais comuns ao diazóxido são anorexia e vômitos. Sua administração com uma refeição ou a diminuição da dose, pelo menos de forma temporária, costuma ser eficaz no controle dos sinais gastrintestinais adversos. Outras possíveis complicações são diarreia, supressão da medula óssea, pancreatite e diabetes melito.

Terapia com somatostatina

A octreotida (Sandostatin®) é um análogo da somatostatina que inibe a síntese e a secreção de insulina pelas células β normais e neoplásicas. A capacidade de resposta dos tumores de células β aos efeitos supressores da octreotida é imprevisível e depende da presença de receptores na membrana das células tumorais que interagem com a somatostatina. A octreotida, na dose de 10 a 40 μg/cão, administrada por via subcutânea duas a três vezes ao dia, aliviou a hipoglicemia em cerca de 40% dos cães tratados, mas o efeito supressor na concentração sérica de insulina é curto (menos de 6 horas). Essas doses provocaram reações adversas. A octreotida não é uma opção viável para a maioria dos tutores devido aos custos.

Terapia com estreptozotocina

A estreptozotocina é uma nitrosoureia de ocorrência natural que destrói seletivamente as células β pancreáticas e tem sido usada para tratar tumores de células β em cães. Infelizmente, sua eficácia em melhorar a hipoglicemia, controlar os sinais clínicos e prolongar o tempo de sobrevida tem sido variável; além disso, as reações adversas à estreptozotocina (vômitos graves, pancreatite aguda, insuficiência renal) podem ser graves e fatais. Em um estudo, 8 de 19 cães desenvolveram diabetes melito e, em 6 animais, levou à eutanásia ou à morte (Northrup et al., 2013). (Ver mais informações sobre a estreptozotocina em *Leitura sugerida*.)

Prognóstico

O prognóstico a longo prazo de pacientes com neoplasia de células β é reservado. Estudos sugerem que a sobrevida é maior em cães submetidos à exploração cirúrgica e redução do tumor seguidas por terapia médica em comparação a cães que recebem apenas a última. Tobin et al. (1999) e Polton et al. (2007) relataram tempos de sobrevida mediana após o diagnóstico de 74 e 196 dias em cães submetidos ao tratamento clínico em comparação a 381 e 785 dias em cães submetidos à cirurgia seguida por terapia médica, respectivamente. A cirurgia pode alterar o prognóstico conforme o estágio clínico da doença, principalmente a extensão das lesões metastáticas. Em nosso hospital, cerca de 10 a 15% dos cães com tumor de células β submetidos à cirurgia morrem ou são submetidos à eutanásia no momento ou no primeiro mês após o procedimento porque a doença metastática causa hipoglicemia pós-operatória refratária ao tratamento médico ou devido a complicações relacionadas ao desenvolvimento de pancreatite. Outros 20 a 25% dos cães morrem ou são submetidos à eutanásia nos primeiros 6 meses após a cirurgia por causa da recidiva de hipoglicemia clínica que se torna refratária ao tratamento médico. Os 60 a 70% restantes vivem mais de 6 meses após a cirurgia, muitos mais de 1 ano, antes do desenvolvimento de hipoglicemia incontrolável que causa o óbito ou eutanásia. Outras cirurgias para a redução de lesões metastáticas podem melhorar a capacidade de resposta do cão à terapia médica e prolongar o tempo de sobrevida em alguns animais que não respondem ao tratamento médico após o primeiro procedimento.

NEOPLASIA SECRETORA DE GASTRINA

As neoplasias secretoras de gastrina (gastrinomas) são tumores malignos funcionais geralmente localizadas no pâncreas de cães e gatos. Os sítios de metástase são o fígado, linfonodos regionais, baço e mesentério. Os sinais clínicos são consequências do excesso de secreção gástrica de ácido clorídrico em resposta ao excesso de liberação de gastrina pelo tumor.

Características clínicas

Os principais sinais clínicos são vômito crônico, perda de peso, anorexia e diarreia em um animal idoso (Boxe 49.15). Úlceras gástricas e duodenais e esofagite são comuns e podem causar hematêmese, hematoquezia, melena e regurgitação. A acidificação do conteúdo intestinal pode inativar as enzimas digestivas pancreáticas, precipitar os sais biliares, interferir na formação de quilomícrons e danificar as células da mucosa intestinal. Isso pode causar diarreia com má absorção e esteatorreia. Os achados ao exame físico são letargia, febre, desidratação, dor abdominal e choque em caso de perda intensa de sangue ou perfuração das úlceras. As possíveis anomalias identificadas no hemograma completo são anemia regenerativa, hipoproteinemia e leucocitose neutrofílica. As anomalias da bioquímica sérica são hipoproteinemia, hipoalbuminemia, hipocalcemia e aumentos discretos nas atividades séricas de ALT e fosfatase alcalina. Cães e gatos que vomitam com frequência podem apresentar hiponatremia, hipocloremia, hipopotassemia e alcalose metabólica. Hiperglicemia e hipoglicemia foram observadas em alguns casos. O exame de urina geralmente não apresenta alterações.

De modo geral, os achados em radiografias abdominais são normais. Em caso de perfuração da superfície serosa por uma úlcera, os sinais radiográficos de peritonite podem ser observados. Os estudos radiográficos contrastados podem revelar úlceras gástricas ou duodenais, espessamento de pregas do estômago, antro pilórico ou intestino e rápido trânsito intestinal de bário. Em um animal com esofagite grave concomitante, a fluoroscopia pode identificar megaesôfago secundário ou motilidade esofágica não peristáltica aberrante. A avaliação ultrassonográfica do

 BOXE 49.15

Sinais clínicos de gastrinoma em cães e gatos.

Vômito*
Anorexia*
Letargia, depressão*
Diarreia*
Perda de peso*
Melena
Hematêmese
Febre
Polidipsia
Dor abdominal
Hematoquezia

*Sinais clínicos comuns.

abdome pode identificar uma massa pancreática ou sua metástase. No entanto, os gastrinomas variam enormemente em tamanho e podem não ser detectados por ultrassonografia.

A gastroduodenoscopia pode revelar esofagite grave e ulceração, especialmente próximo à cárdia. As pregas gástricas podem estar espessadas. Hiperemia gástrica e duodenal, erosões ou úlceras são vistas com frequência. A avaliação histológica de amostras de biópsia esofágica, gástrica e duodenal pode ser normal ou revelar graus variáveis de inflamação, com infiltrados de linfócitos, plasmócitos e neutrófilos, hipertrofia da mucosa gástrica, fibrose e perda da barreira mucosa.

Diagnóstico

O gastrinoma deve ser incluído entre os diagnósticos diferenciais de qualquer cão ou gato com melena ou hematêmese ou úlcera gástrica e duodenal grave. A menos que uma massa pancreática seja identificada por ultrassonografia, a maioria dos cães e gatos com gastrinoma é inadvertidamente diagnosticada com doença inflamatória intestinal grave, erosões gastroduodenais e úlceras; esses pacientes acabam sendo tratados com inibidores da secreção de ácido gástrico, protetores da mucosa, antibióticos e alterações dietéticas. A probabilidade de um gastrinoma aumenta se a ultrassonografia revelar uma massa pancreática, o cão ou gato não responder à terapia médica dirigida à inflamação inespecífica e úlcera do trato gastrintestinal ou houver recidiva dos sinais clínicos e úlceras após a interrupção da terapia específica. O diagnóstico definitivo de gastrinoma requer avaliação histológica e imunocitoquímica de uma massa pancreática excisada em cirurgia. Um achado de altas concentrações séricas de gastrina após um jejum noturno aumenta a suspeita de gastrinoma. Outros diagnósticos diferenciais relacionados às altas concentrações séricas de gastrina são obstrução da saída gástrica, insuficiência renal, síndrome do intestino curto, gastrite crônica, doença hepática e tratamento antiácido (p. ex., agonistas do receptor H$_2$, inibidores de bomba de prótons). As concentrações séricas basais de gastrina podem variar e alguns pacientes com gastrinoma apresentam valores na faixa de referência. O teste de provocação (p. ex., teste de estimulação de secretina, desafio de cálcio) ou laparotomia exploratória deve ser considerada em cães com forte suspeita de gastrinoma, mas concentrações séricas basais normais de gastrina. (Ver mais informações sobre os testes de provocação em *Leitura sugerida*.)

Tratamento

O tratamento deve ser direcionado à excisão cirúrgica do tumor e ao controle da hipersecreção de ácido gástrico. De modo geral, a úlcera gastrintestinal pode ser controlada pela redução da hiperacidez gástrica por meio da administração de antagonistas do receptor H$_2$ (p. ex., ranitidina, famotidina), inibidores de bomba de prótons (p. ex., omeprazol), protetores gastrintestinais (p. ex., sucralfato) ou análogos da prostaglandina E$_1$ (p. ex., misoprostol). (Ver mais informações sobre esses medicamentos no Capítulo 28.) A ressecção cirúrgica de uma úlcera pode ser necessária, especialmente em caso de perfuração do intestino. A cura requer a ressecção cirúrgica do tumor, embora metástases para o fígado, linfonodos regionais e mesentério sejam comuns. Mesmo se houver doença metastática, a redução do tumor pode aumentar o sucesso da terapia médica.

Prognóstico

O prognóstico a longo prazo de pacientes com gastrinoma é reservado a ruim. Evidências de metástase são observadas em 76% dos cães e gatos no momento do diagnóstico de gastrinoma. O tempo de sobrevida de cães e gatos submetidos ao tratamento cirúrgico e/ou clínico variou de 1 semana a 18 meses (média de 4,8 meses). No entanto, o prognóstico a curto prazo melhorou com o advento de fármacos que podem reduzir a hiperacidez gástrica e proteger e promover a cicatrização das úlceras.

Leitura sugerida

Feldman EC, et al. *Canine and feline endocrinology*. ed 4. St. Louis: Elsevier; 2015.

Johnston SA, Tobias KM. *Veterinary surgery: small animal*. St Louis: Elsevier Saunders; 2018.

Diabetes melito em cães

Beam S, et al. A retrospective-cohort study on the development of cataracts in dogs with diabetes mellitus: 200 cases. *Vet Ophthalmol*. 1999;2:169.

Briggs C, et al. Reliability of history and physical examination findings for assessing control of glycemia in dogs with diabetes mellitus: 53 cases (1995-1998). *J Am Vet Med Assoc*. 2000;217:48.

Cohen TA, et al. Evaluation of six portable blood glucose meters for measuring blood glucose concentration in dogs. *J Am Vet Med Assoc*. 2009;235:276.

Cohn LA, et al. Assessment of five portable blood glucose meters, a point-of-care analyzer, and color test strips for measuring blood glucose concentration in dogs. *J Am Vet Med Assoc*. 2000;216:198.

Davison LJ, et al. Study of 253 dogs in the United Kingdom with diabetes mellitus. *Vet Rec*. 2005;156:467.

Davison LJ, et al. Anti-insulin antibodies in diabetic dogs before and after treatment with different insulin preparations. *J Vet Intern Med*. 2008;22:1317.

Davison LJ, et al. Autoantibodies to GAD65 and IA-2 in canine diabetes mellitus. *Vet Immunol Immunopathol*. 2008;126:83.

Della Maggiore A, et al. Efficacy of protamine zinc recombinant human insulin for controlling hyperglycemia in dogs with diabetes mellitus. *J Vet Intern Med*. 2012;26:109.

Fall T, et al. Diabetes mellitus in a population of 180,000 insured dogs: incidence, survival, and breed distribution. *J Vet Intern Med*. 2007;21:1209.

Fall T, et al. Diabetes mellitus in Elkhounds is associated with diestrus and pregnancy. *J Vet Intern Med*. 2010;24:1322.

Ford SL, et al. Evaluation of detemir insulin in diabetic dogs managed with home blood glucose monitoring, Proceedings, ACVIM Forum, Anaheim, CA, 2010, p.442.

Fracassi F, et al. Breed distribution canine diabetes mellitus in Italy. *Vet Res Commun*. 2004;28:339.

Fracassi F, et al. Use of insulin glargine in dogs with diabetes mellitus. *Vet Rec*. 2012;170:52.

Guptill L, et al. Time trends and risk factors for diabetes mellitus in dogs: analysis of veterinary medical data base records (1970-1999). *Vet J*. 2003;165:240.

Hofer-Inteeworn N, et al. Effect of hypothyroidism on insulin sensitivity and glucose tolerance in dogs. *Am J Vet Res*. 2012;735:529.

Lorenzen FH. The use of isophane inulin for the control of diabetes mellitus in dogs. *Acta Vet Scand.* 1992;33:219.

Mazzi A, et al. Ratio of urinary protein to creatinine and albumin to creatinine in dogs with diabetes mellitus and hyperadrenocorticism. *Vet Res Commun.* 2008;32:S299.

Monroe WE, et al. Efficacy and safety of a purified porcine insulin zinc suspension for managing diabetes mellitus in dogs. *J Vet Intern Med.* 2005;19:675.

Mori A, et al. Comparison of glucose fluctuations between day- and night-time measured using a continuous glucose monitoring system in diabetic dogs. *J Vet Med Sci.* 2013;75:113.

Mori A, et al. Comparison of time-action profiles of insulin glargine and NPH insulin in normal and diabetic dogs. *Vet Res Commun.* 2008;32:563.

Niessen SJM, et al. Evaluation of a quality-of-life tool for dogs with diabetes mellitus. *J Vet Intern Med.* 2012;26:953.

Palm CA, et al. An investigation of the action of neutral protamine Hagedorn human analogue insulin in dogs with naturally occurring diabetes mellitus. *J Vet Intern Med.* 2009;23:50.

Paul AEH, et al. Effect of hematocrit on accuracy of two point-of-care glucometers for use in dogs. *Am J Vet Res.* 2011;72:1204.

Struble AL, et al. Systemic hypertension and proteinuria in dogs with naturally occurring diabetes mellitus. *J Am Vet Med Assoc.* 1998;213:822.

Verkest KR, et al. Spontaneously obese dogs exhibit greater postprandial glucose, triglyceride, and insulin concentrations than lean dogs. *Domest Anim Endocrinol.* 2012;42:103.

Wess G, Reusch C. Evaluation of five portable blood glucose meters for use in dogs. *J Am Vet Med Assoc.* 2000;216:203.

Wiedmeyer CE, et al. Continuous glucose monitoring in dogs and cats. *J Vet Intern Med.* 2008;22:2.

Zeugswetter FK, et al. Metabolic and hormonal responses to subcutaneous glucagon in healthy beagles. *J Vet Emerg Crit Care.* 2012;22:211.

Diabetes melito em gatos

Alt N, et al. Day-to-day variability of blood glucose concentration curves generated at home in cats with diabetes mellitus. *J Am Vet Med Assoc.* 2007;230:1011.

Bennett N, et al. Comparison of a low carbohydrate-low fiber diet and a moderate carbohydrate-high fiber diet in the management of feline diabetes mellitus. *J Feline Med Surg.* 2006;8:73.

Callegari C, et al. Survival time and prognostic factors in cats with newly diagnosed diabetes mellitus: 114 cases (2000-2009). *J Am Vet Med Assoc.* 2013;243:91.

Casella M, et al. Home-monitoring of blood glucose in cats with diabetes mellitus: evaluation over a 4-month period. *J Feline Med Surg.* 2004;7:163.

Costes S, et al. β-cell failure in type 2 diabetes: a case of asking too much of too few? *Diabetes.* 2013;62:327.

Dietiker-Moretti S, et al. Comparison of a continuous glucose monitoring system with a portable blood glucose meter to determine insulin dose in cats with diabetes mellitus. *J Vet Intern Med.* 2011;25:1084.

Gilor C, et al. Pharmacodynamics of insulin detemir and insulin glargine assessed by an isoglycemic clamp method in healthy cats. *J Vet Intern Med.* 2010;24:870.

Gottlieb S, et al. Glycemic status and predictors of relapse for diabetic cats in remission. *J Vet Intern Med.* 2015;29:184.

Henson MS, et al. Evaluation of plasma islet amyloid polypeptide and serum glucose and insulin concentrations in nondiabetic cats classified by body condition score and in cats with naturally occurring diabetes mellitus. *Am J Vet Res.* 2011;72:1052.

Hoenig M. The cat as a model for human obesity and diabetes. *J Diabetes Sci Technol.* 2012;6:52.

Hoenig M, et al. Activity and tissue-specific expression of lipases and tumor-necrosis factor in lean and obese cats. *Domest Anim Endocrinol.* 2006;30:333.

Michiels L, et al. Treatment of 46 cats with porcine lente insulin—a prospective, multicentre study. *J Feline Med Surg.* 2008;10:439.

Moretti S, et al. Evaluation of a novel real-time continuous glucose-monitoring system for use in cats. *J Vet Intern Med.* 2010;24:120.

Nelson RW, et al. Field safety and efficacy of protamine zinc recombinant human insulin for treatment of diabetes mellitus in cats. *J Vet Intern Med.* 2009;23:787.

Nelson RW, et al. Transient clinical diabetes mellitus in cats: 10 cases (1989-1991). *J Vet Intern Med.* 1999;13:28.

Niessen SJM, et al. Evaluation of a quality-of-life tool for cats with diabetes mellitus. *J Vet Intern Med.* 2010;24:1098.

Öhlund M, et al. Incidence of diabetes mellitus in insured Swedish cats in relation to age, breed and sex. *J Vet Intern Med.* 2015;29:1342.

Öhlund M, et al. Environmental risk factors for diabetes mellitus in cats. *J Vet Intern Med.* 2017;31:129.

O'Neill DG, et al. Epidemiology of diabetes mellitus among 193,435 cats attending primary care veterinary practices in England. *J Vet Intern Med.* 2016;30:964.

Riederer A, et al. Effect of the glucagon-like peptide-1 analogue exenatide extended release in cats with newly diagnosed diabetes mellitus. *J Vet Intern Med.* 2016;30:92.

Roomp K, et al. Intensive blood glucose control is safe and effective in diabetic cats using home monitoring and treatment with glargine. *J Feline Med Surg.* 2009;11:668.

Smith JR, et al. A survey of southeastern United States veterinarians' preferences for managing cats with diabetes mellitus. *J Feline Med Surg.* 2012;14:716.

Zini E, et al. Hyperglycemia but not hyperlipidemia causes beta cell dysfunction and beta cell loss in the domestic cat. *Diabetologia.* 2009;52:336.

Zini E, et al. Longitudinal evaluation of serum pancreatic enzymes and ultrasonographic findings in diabetic cats without clinically relevant pancreatitis at diagnosis. *J Vet Intern Med.* 2015;29:529.

Zini E, et al. Predictors of clinical remission in cats with diabetes mellitus. *J Vet Intern Med.* 2010;24:1314.

Cetoacidose diabética

Bolton TA, et al. Pancreatic lipase immunoreactivity in serum of dogs with diabetic ketoacidosis. *J Vet Intern Med.* 2016;630:958.

Brady MA, et al. Evaluating the use of plasma hematocrit samples to detect ketones utilizing urine dipstick colorimetric methodology in diabetic dogs and cats. *J Vet Emerg Crit Care.* 2003;13:1.

Claus MA, et al. Comparison of regular insulin infusion doses in critically ill diabetic cats: 29 cases (1999-2007). *J Vet Emerg Crit Care.* 2010;20:509.

Di Tommaso M, et al. Evaluation of a portable meter to measure ketonemia and comparison of ketonuria for the diagnosis of canine diabetic ketoacidosis. *J Vet Intern Med.* 2009;23:466.

Duarte R, et al. Accuracy of serum β-hydroxybutyrate measurements for the diagnosis of diabetic ketoacidosis in 116 dogs. *J Vet Intern Med.* 2002;16:411.

Hume DZ, et al. Outcome of dogs with diabetic ketoacidosis: 127 cases (1993-2003). *J Vet Intern Med.* 2006;20:547.

Marshall RD, et al. Intramuscular glargine with or without concurrent subcutaneous administration for treatment of feline diabetic ketoacidosis. *J Vet Emerg Crit Care.* 2013;23:286.

Sears KW, et al. Use of Lispro insulin for treatment of diabetic ketoacidosis in dogs. *J Vet Emerg Crit Care.* 2012;22:211.

Sieber-Ruckstuhl S, et al. Remission of diabetes mellitus in cats with diabetic ketoacidosis. *J Vet Intern Med.* 2008;22:1326.

Neoplasia de células da ilhota secretoras de insulina

Fischer JR, et al. Glucagon constant-rate infusion: a novel strategy for the management of hyperinsulinemic-hypoglycemic crisis in the dog. *J Am Anim Hosp Assoc*. 2000;36:27.

Iseri T, et al. Dynamic computed tomography of the pancreas in normal dogs and in a dog with pancreatic insulinoma. *Vet Radiol Ultrasound*. 2007;48:328.

Mai W, et al. Dual-phase computed tomographic angiography in three dogs with pancreatic insulinoma. *Vet Radiol Ultrasound*. 2008;49:141.

Moore AS, et al. A diuresis protocol for administration of streptozotocin to dogs with pancreatic islet cell tumors. *J Am Vet Med Assoc*. 2002;221:811.

Northrup NC, et al. Prospective evaluation of biweekly streptozotocin in 19 dogs with insulinoma. *J Vet Intern Med*. 2013;27:483.

Polton GA, et al. Improved survival in a retrospective cohort of 28 dogs with insulinoma. *J Small Anim Pract*. 2007;48:151.

Tobin RL, et al. Outcome of surgical versus medical treatment of dogs with beta-cell neoplasia: 39 cases (1990-1997). *J Am Vet Med Assoc*. 1999;215:226.

Gastrinoma

Diroff JS, et al. Gastrin-secreting neoplasia in a cat. *J Vet Intern Med*. 2006;20:1245.

Simpson KW. Gastrinoma in dogs. In: Bonagura JD, eds. *Kirk's current veterinary therapy XIII*. Philadelphia: WB Saunders; 2002.

CAPÍTULO 50

Distúrbios da Glândula Adrenal

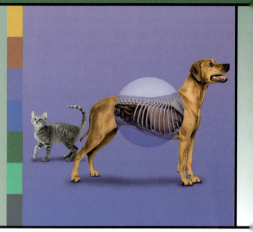

HIPERADRENOCORTICISMO EM CÃES

Etiologia

O hiperadrenocorticismo (doença de Cushing) é classificado como hipófise-dependente, adrenal-dependente ou iatrogênico (i. e., causado pela administração excessiva de glicocorticoides pelo veterinário ou tutor).

HIPERADRENOCORTICISMO HIPÓFISE-DEPENDENTE

O hiperadrenocorticismo hipófise-dependente (HHD) é a causa mais comum de hiperadrenocorticismo espontâneo, sendo responsável por cerca de 80 a 85% dos casos. Um tumor hipofisário secretor de hormônio adrenocorticotrófico (ACTH) funcional é encontrado na necropsia em aproximadamente 85% dos cães com HHD. O adenoma da *pars distalis* é o achado histológico mais comum; uma porcentagem menor dos cães apresenta adenoma da *pars intermedia* e alguns animais são diagnosticados com carcinoma hipofisário funcional. Cerca de 50% dos cães com HHD têm tumores hipofisários com menos de 3 mm de diâmetro e a maioria dos demais animais, especificamente aqueles sem sinais do sistema nervoso central (SNC), tem tumores de 3 a 10 mm de diâmetro no momento do diagnóstico de HHD. Cerca de 10 a 20% dos cães têm tumores hipofisários (i. e., macrotumores) com mais de 10 mm de diâmetro quando o HHD é diagnosticado. Esses tumores podem comprimir ou invadir estruturas adjacentes e causar sinais neurológicos ao se expandirem em sentido dorsal para o hipotálamo e o tálamo (a chamada "síndrome do macrotumor hipofisário") (Figura 50.1).

A secreção excessiva de ACTH causa hiperplasia adrenocortical bilateral e secreção excessiva de cortisol pela zona fasciculada do córtex adrenal (Figura 50.2). Devido à ausência da inibição por *feedback* pelo cortisol, a secreção excessiva de ACTH persiste apesar do aumento da secreção adrenocortical de cortisol. A secreção episódica de ACTH e cortisol é comum e faz com que as concentrações plasmáticas dessas moléculas sejam flutuantes, às vezes dentro da faixa de referência.

TUMORES ADRENOCORTICAIS

Os tumores adrenocorticais que causam hiperadrenocorticismo (hiperadrenocorticismo adrenal-dependente [HAD]) representam os 15 a 20% restantes dos cães com hiperadrenocorticismo espontâneo. O adenoma e o carcinoma adrenocorticais ocorrem com frequência bastante similar. Nenhuma característica clínica ou bioquímica auxilia a distinção de adenomas adrenais funcionais e carcinomas adrenais, embora

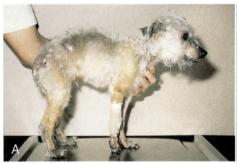
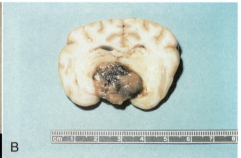

Figura 50.1 A. Cão macho castrado, sem raça definida, de 10 anos com hiperadrenocorticismo hipófise-dependente. Os primeiros sinais clínicos de poliúria, polidipsia e alopecia endócrina progrediram para estupor grave, anorexia, adipsia, perda de peso e perda da regulação da temperatura corpórea. **B.** Corte transversal do cérebro do cão de **A**, mostrando um macroadenoma hipofisário com grave compressão das estruturas cerebrais circundantes.

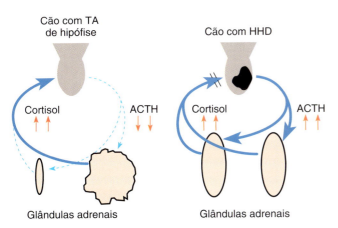

Figura 50.2 O eixo hipofisário-adrenocortical em cães com tumor adrenocortical funcional (*TA; à esquerda*) e em cães com hiperadrenocorticismo hipófise-dependente (*HHD; à direita*). A secreção excessiva de cortisol por um TA causa supressão hipofisária, diminuição da concentração plasmática de hormônio adrenocorticotrófico (*ACTH*) e atrofia da glândula adrenal contralateral. Os cães com HHD têm secreção excessiva de ACTH, geralmente por um adenoma hipofisário funcional, que causa adrenomegalia bilateral e altas concentrações plasmáticas de cortisol.

grandes massas adrenocorticais (largura máxima superior a 4 cm) geralmente sejam carcinomas. Os carcinomas adrenocorticais podem invadir estruturas adjacentes (p. ex., veia frênico-abdominal, veia cava caudal, rim, parede corpórea) ou metastizar para o fígado e pulmão; esses achados não condizem com adenomas adrenocorticais.

Os cães podem apresentar tumores adrenocorticais bilaterais, mas isso é incomum. Um tumor adrenocortical não funcional ou HAD com feocromocitoma na glândula contralateral é uma causa mais comum de massas adrenais bilaterais em cães. A hiperplasia macronodular das adrenais também foi identificada em cães. Nesses animais, as adrenais costumam estar bastante aumentadas, com vários nódulos de tamanhos variados no córtex adrenal. A patogênese exata desta última síndrome não é clara, mas acredita-se que, na maioria dos casos em cães, represente uma variante anatômica da HHD. Os tumores adrenocorticais também podem secretar um dos hormônios precursores envolvidos na síntese de esteroides adrenais (p. ex., progesterona e 17-OH-progesterona; ver seção sobre hiperadrenocorticismo oculto [atípico] adiante).

Os tumores adrenais que causam HAD são autônomos e funcionais e secretam quantidades excessivas de cortisol de maneira aleatória, independentemente do controle da hipófise. O cortisol produzido por esses tumores suprime as concentrações plasmáticas de ACTH, o que causa atrofia do córtex da adrenal não acometida e atrofia de todas as células normais da glândula doente (ver Figura 50.2). Essa atrofia é responsável pela assimetria no tamanho das glândulas adrenais, que pode ser identificada à ultrassonografia abdominal. A maioria desses tumores, senão todos, parecem reter receptores ACTH e responder à administração de ACTH exógeno. Os tumores adrenocorticais que causam HAD geralmente não respondem à manipulação do eixo hipotalâmico-hipofisário com glicocorticoides, como a dexametasona.

HIPERADRENOCORTICISMO IATROGÊNICO

De modo geral, o hiperadrenocorticismo iatrogênico é causado pela administração excessiva de glicocorticoides para controle de distúrbios alérgicos ou imunomediados. Também pode se desenvolver devido à administração de glicocorticoides tópicos (colírios, medicamentos para pele e orelhas), especialmente em cães de pequeno porte submetidos ao tratamento prolongado. Como o eixo hipotalâmico-hipofisário-adrenocortical é normal, a administração excessiva e prolongada de glicocorticoides suprime as concentrações plasmáticas de ACTH, causando atrofia adrenocortical bilateral. Nestes cães, os resultados do teste de estimulação com ACTH indicam hipoadrenocorticismo espontâneo, apesar dos sinais clínicos de hiperadrenocorticismo.

Características clínicas

IDADE, RAÇA E SEXO

O hiperadrenocorticismo é geralmente observado em cães com 6 anos ou mais (idade média, 10 anos), mas foi documentado em pacientes com menos de 5 anos. Aparentemente, não há predisposição sexual, embora o HAD pareça ser mais comum em fêmeas. O HHD e HAD foram diagnosticados em várias raças. A doença é comum em Poodles, Dachshunds, vários Terriers, Pastores Alemães, Beagles, Labradores Retrievers e Pastores Australianos; Boxers e Boston Terriers parecem apresentar maior risco de desenvolvimento de HHD. O HHD tende a ser mais frequente em cães de pequeno porte; 75% dos pacientes com a doença pesam menos de 20 kg. Cerca de 50% dos cães com HAD têm mais de 20 kg.

SINAIS CLÍNICOS

Os sinais clínicos mais comuns são poliúria (PU), polidipsia (PD), polifagia, dispneia, distensão abdominal, alopecia endócrina e fraqueza muscular branda (Figura 50.3 e Tabela 50.1). A maioria dos cães exibe vários desses sinais clínicos, mas não todos. Alterações cutâneas, como alopecia não pruriginosa no tronco, pele delgada e ausência de crescimento de pelos após a tricotomia, podem ser os únicos sinais clínicos. O maior número de sinais à anamnese aumenta a suspeita de hiperadrenocorticismo. Outros achados ao exame físico (ver Tabela 50.1) também indicam hiperadrenocorticismo e recomendam a realização de exames diagnósticos.

Outras manifestações clínicas incomuns de hiperadrenocorticismo podem surgir como consequência do hipercortisolismo crônico. A supressão da função hipofisária pode causar anestro persistente, atrofia testicular e hipotireoidismo secundário. A lassidão ligamentar pode causar ruptura de um ligamento e claudicação. A PU grave pode causar gotejamento de urina, especialmente quando o cão está dormindo, e incontinência urinária, percebida pelo tutor em casa. A hipercoagulabilidade pode levar à formação de trombos espontâneos, geralmente em vasos pulmonares, e ao início agudo de dispneia. A resistência à insulina induzida pelo cortisol pode levar ao desenvolvimento de diabetes melito em cães e interfere na eficácia da insulinoterapia. O hiperadrenocorticismo é um diagnóstico diferencial em pacientes com

848 PARTE 6 ■ Doenças Endócrinas

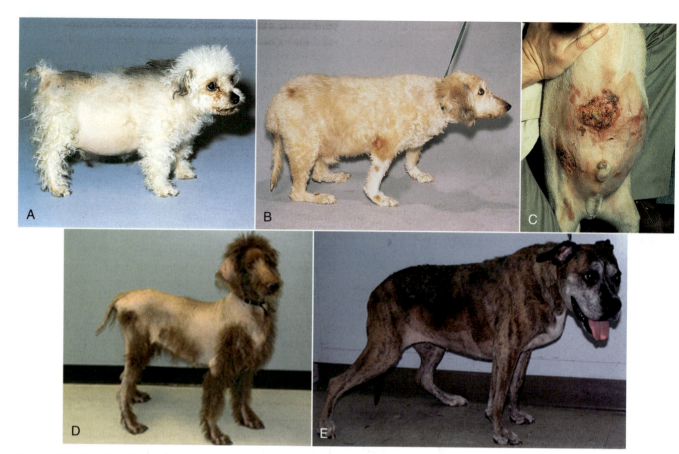

Figura 50.3 A. Poodle miniatura macho de 1 ano com hiperadrenocorticismo hipófise-dependente (HHD). Observe a alopecia endócrina no tronco e a distensão abdominal. **B.** Cão mestiço, macho castrado, de 9 anos, com HHD. Observe a grave lassidão ligamentar, que causa hiperextensão dos ligamentos do carpo e a postura plantígrada. A "cauda de rato" é um achado associado ao hipotireoidismo. **C.** Chihuahua macho castrado de 8 anos com HHD. Observe a distensão abdominal e a grave calcinose cutânea. **D.** Poodle padrão de 7 anos com HHD. À primeira consulta, as queixas principais do tutor eram poliúria, polidipsia e alopecia endócrina simétrica com piora progressiva. **E.** Cão adulto, sem raça definida, com HHD. As queixas principais do tutor eram poliúria, polidipsia, respiração ofegante excessiva e fraqueza grave dos membros posteriores. Observe a ausência de crescimento de pelos no abdome ventral, que foi submetido à tricotomia para uma ultrassonografia abdominal 2 meses antes da primeira consulta.

hipertensão sistêmica persistente. A doença colestática e a formação de mucocele da vesícula biliar podem ser consequências da hipercolesterolemia. As manifestações clínicas de hiperadrenocorticismo também podem ser decorrentes do crescimento do tumor hipofisário ou adrenal, independente da secreção de cortisol. Em todos esses quadros clínicos menos comuns de hiperadrenocorticismo, uma revisão completa dos achados na anamnese e no exame físico e dos resultados de exames de sangue e urina de rotina geralmente evidencia a doença e a necessidade de outros exames.

SÍNDROME DO MACROTUMOR HIPOFISÁRIO

Os cães com HHD podem apresentar sinais neurológicos devido à expansão do tumor hipofisário no hipotálamo e tálamo (ver Figura 50.1; Vídeo 50.1). Os sinais neurológicos podem ser observados no momento de diagnóstico do HHD, mas, mais comumente, se desenvolvem nos 12 meses seguintes ou mais. O sinal neurológico mais comum é a apatia (i. e., estupor). Outros sinais de macroadenoma hipofisário são inapetência, andar a esmo, agitação, ataxia, pressão da cabeça em superfícies sólidas, andar em círculos e alterações comportamentais. A compressão grave do hipotálamo pode gerar anomalias relacionadas à disfunção do sistema nervoso autônomo, como adipsia, perda de regulação da temperatura, frequência cardíaca irregular e incapacidade de ser despertado de um estado semelhante ao sono. A identificação de um macrotumor hipofisário requer tomografia computadorizada (TC) ou ressonância magnética (RM; Figura 50.4). Nenhum resultado de exames bioquímicos ou endócrinos é bem correlacionado ao tamanho do tumor hipofisário.

COMPLICAÇÕES MÉDICAS: TROMBOEMBOLISMO

O excesso prolongado de cortisol pode levar ao desenvolvimento secundário de várias complicações médicas (Boxe 50.1). A mais preocupante é a hipercoagulabilidade, um achado comum no momento de diagnóstico do hiperadrenocorticismo, que pode persistir apesar do tratamento do HHD com trilostano. A hipercoagulabilidade pode provocar tromboembolismo espontâneo, geralmente dos vasos pulmonares, causando dispneia aguda. O tromboembolismo pulmonar (TEP)

TABELA 50.1

Sinais clínicos e achados ao exame físico em cães com hiperadrenocorticismo.

Sinais clínicos	Achados do exame físico
Poliúria, polidipsia*	Alopecia endócrina*
Polifagia*	Atrofia epidérmica (pele fina)*
Dispneia*	Ausência de crescimento de pelo*
Distensão abdominal*	Distensão abdominal*
Alopecia endócrina*	Hepatomegalia*
Fraqueza*	Perda de massa muscular*
Letargia	Hiperpigmentação cutânea
Calcinose cutânea	Comedões
Hiperpigmentação cutânea	Calcinose cutânea
Gotejamento de urina	Hematomas
Anestro persistente (fêmeas)	Atrofia testicular
Diminuição da libido (machos)	Sinais neurológicos (MAH)
Sinais neurológicos (MAH)	Paralisia do nervo facial
Estupor	Desconforto respiratório – taquipneia (TEP)
Ataxia	Miotonia
Andar em círculos	Claudicação (lassidão, ruptura ligamentar)
Andar a esmo	
Andar a furta-passo	
Alterações comportamentais	
Desconforto respiratório – taquipneia (TEP)	
Claudicação (distúrbios ligamentares)	
Marcha rígida (miotonia)	

MAH: macroadenoma hipofisário; TEP: tromboembolia pulmonar.
*Achados comuns.

 BOXE 50.1

Complicações médicas associadas ao hiperadrenocorticismo em cães.

Hipertensão sistêmica
Pielonefrite
Cálculos císticos (fosfato de cálcio, oxalato)
Glomerulonefropatia, proteinúria
Insuficiência cardíaca congestiva
Pancreatite
Diabetes melito resistente à insulina
Hepatopatia esteroide
Tromboembolismo pulmonar
Anestro persistente
Síndrome de macrotumor hipofisário
Miopatia degenerativa
Pseudomiotonia

é mais comum em cães submetidos a adrenalectomia como tratamento do HAD. Os tromboêmbolos também podem afetar os rins, o trato gastrintestinal, o coração e o SNC. Não há correlação aparente entre o controle do hiperadrenocorticismo e o desenvolvimento de tromboêmbolos. Dentre os fatores que predispõem ao desenvolvimento de TEP em cães com hiperadrenocorticismo, estão inibição da fibrinólise, hipertensão sistêmica, glomerulonefropatia com perda de proteínas, redução das concentrações séricas de antitrombina III, aumento dos níveis de vários fatores de coagulação e elevação do hematócrito.

As radiografias torácicas podem ser normais ou revelar hipoperfusão, infiltrados alveolares nos pulmões ou derrame pleural. O aumento de diâmetro e o embotamento das artérias pulmonares podem ser observados, assim como a ausência de perfusão na vasculatura pulmonar obstruída e hiperperfusão da vasculatura pulmonar não obstruída. Achados radiográficos torácicos normais em um cão com dispneia sem obstrução das vias respiratórias maiores sugerem o diagnóstico de TEP.

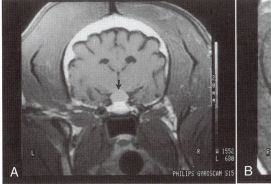
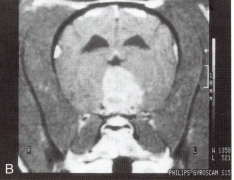

Figura 50.4 A. Ressonância magnética após a administração de gadolínio em um cão Pastor Alemão macho castrado de 9 anos com hiperadrenocorticismo hipófise-dependente (HHD) e uma massa hipofisária (seta). Não havia nenhum sinal neurológico quando a RM foi realizada. **B.** Ressonância magnética após a administração de gadolínio em um Boston Terrier de 8 anos com HHD, uma grande massa hipofisária que invadia o tronco cerebral e sinais de desorientação, ataxia e movimentos circulares. (De Feldman EC, Nelson RW: *Canine and feline endocrinology and reproduction*, ed 3, St Louis, 2004, WB Saunders.)

A gasometria arterial revela a diminuição das pressões parciais de oxigênio e dióxido de carbono, além de acidose metabólica branda. A trombose pode ser confirmada por angiografia ou exame radionuclear do pulmão. O tratamento é composto por cuidados gerais de suporte, oxigênio, anticoagulantes e tempo (ver Capítulo 12). O prognóstico em cães com TEP é reservado a mau. Em caso de recuperação, 5 a 7 dias são necessários para que o suporte de oxigênio possa ser interrompido com segurança.

Primeira avaliação diagnóstica

Qualquer cão com suspeita de hiperadrenocorticismo deve ser submetido a uma avaliação meticulosa, com hemograma completo, bioquímica sérica, urinálise com cultura bacteriana e, se possível, ultrassonografia abdominal e aferição da pressão arterial sistêmica. Os resultados desses exames aumentam ou diminuem o índice de suspeita de hiperadrenocorticismo; além disso, revelam doenças concomitantes comuns (p. ex., infecção do trato urinário, hipertensão sistêmica) e, no caso da ultrassonografia, geram informações importantes para localização da causa do distúrbio (i. e., HHD ou HAD). A seguir, os estudos endócrinos necessários para a confirmação do diagnóstico e localização da causa do distúrbio podem ser realizados.

PATOLOGIA CLÍNICA

O Boxe 50.2 lista as alterações clínico-patológicas comuns associadas ao hiperadrenocorticismo. Os resultados dos exames laboratoriais devem ser interpretados dentro do contexto dos achados em anamnese e exame físico. Nenhum dos achados listados no Boxe 50.2 é diagnóstico de hiperadrenocorticismo; todos podem ser observados em muitas outras doenças. A ausência de anomalias comuns observadas no Boxe 50.2 deve diminuir bastante a suspeita de hiperadrenocorticismo. Aumentos na atividade sérica de fosfatase alcalina (FA) e na concentração de colesterol são as anomalias mais comuns à bioquímica sérica. O principal contribuinte para o aumento da FA sérica é a isoenzima de FA induzida por corticosteroides, derivada da membrana canalicular biliar dos hepatócitos. Aproximadamente 85% dos cães com hiperadrenocorticismo apresentam aumento das atividades séricas de FA e valores acima de 1.000 UI/ℓ são comuns. Não há nenhuma correlação entre a magnitude do aumento na atividade sérica de FA e a gravidade do hiperadrenocorticismo, resposta à terapia ou prognóstico; também não há correlação entre a magnitude do aumento da atividade sérica de FA e morte hepatocelular ou insuficiência hepática. Em alguns cães com hiperadrenocorticismo, a atividade de FA pode ser normal e um aumento nesse valor, por si só, não é diagnóstico de hiperadrenocorticismo. Do mesmo modo, um aumento na atividade da isoenzima de fosfatase alcalina induzida por corticosteroides (SIAP) não é um achado específico de hiperadrenocorticismo ou administração de glicocorticoide exógeno; o aumento da atividade de SIAP é comum em muitos distúrbios, inclusive diabetes melito, hepatopatias primárias, pancreatite, insuficiência cardíaca congestiva e neoplasia, bem como em cães tratados com certos medicamentos (p. ex., anticonvulsivantes). No entanto, a ausência de SIAP no soro pode ter valor diagnóstico na exclusão de hiperadrenocorticismo.

BOXE 50.2

Anomalias clínico-patológicas comuns em cães com hiperadrenocorticismo.

Hemograma completo
Leucocitose neutrofílica
Linfopenia
Eosinopenia
Trombocitose
Eritrocitose branda

Bioquímica sérica
Aumento da atividade de fosfatase alcalina
Aumento da atividade de alanina aminotransferase
Hipercolesterolemia
Hipertrigliceridemia
Lipemia
Hiperglicemia

Urinálise
Gravidade específica da urina < 1,020
Indicadores de infecção do trato urinário
Proteinúria
Aumento discreto pré e pós-prandial de ácidos biliares

A gravidade específica da urina é inferior a 1,020 e, de modo geral, menor que 1,006 em cães com hiperadrenocorticismo que têm livre acesso à água. Os cães com hiperadrenocorticismo privados de água mantêm a capacidade de concentração da urina, embora menor do que o normal. Assim, a gravidade específica pode ficar entre 1,020 a 1,025 em amostras de urina obtidas após a retirada da água do cão.

A proteinúria é um achado comum em cães com hiperadrenocorticismo não tratado. Pode ser causada por hipertensão glomerular e sistêmica induzida por glicocorticoides, glomerulonefrite ou glomeruloesclerose. As razões proteína/creatinina na urina ficam abaixo de 4, embora valores acima de 8 tenham sido identificados. A proteinúria diminui e tende a se resolver em resposta ao tratamento do hiperadrenocorticismo.

A infecção do trato urinário é uma sequela comum do hiperadrenocorticismo. A hipostenúria e os efeitos anti-inflamatórios dos glicocorticoides interferem na identificação de bactérias ou células inflamatórias na urina. Em caso de suspeita de hiperadrenocorticismo, recomenda-se a cistocentese antepúbica com cultura bacteriana da urina e antibiograma, independentemente dos achados da urinálise.

TÉCNICAS DE DIAGNÓSTICO POR IMAGEM

O Boxe 50.3 lista as anomalias identificadas em radiografias torácicas e abdominais e ultrassonografia abdominal. Os achados radiográficos mais comuns em cães com hiperadrenocorticismo são aumento do contraste abdominal secundário à maior distribuição de gordura no abdome, hepatomegalia causada por hepatopatia esteroide, aumento de volume da bexiga urinária secundário à PU e calcificação dos tecidos moles, principalmente de traqueia, brônquios e, às vezes, pele e vasos sanguíneos abdominais. O achado radiográfico mais

BOXE 50.3

Anomalias identificadas na radiografia abdominal e torácica e na ultrassonografia abdominal em cães com hiperadrenocorticismo.

Radiografias abdominais
Excelente detalhe abdominal
Hepatomegalia*
Distensão da bexiga urinária*
Cálculos císticos
Massa adrenal
Calcificação da glândula adrenal
Calcificação distrófica de tecidos moles, calcinose cutânea
Osteoporose de vértebras

Radiografias torácicas
Calcificação de traqueia e brônquios*
Osteoporose de vértebras
Metástases pulmonares de carcinoma adrenocortical
Tromboembolismo pulmonar
　Campos pulmonares hipovasculares
　Infiltrados alveolares
　Dilatação da artéria pulmonar direita
　Cardiomegalia do lado direito
　Derrame pleural

Ultrassonografia abdominal
Adrenomegalia bilateral (HHD)*
Massa adrenal (HAD)*
Trombo tumoral (HAD)
Hepatomegalia*
Fígado hiperecogênico*
Distensão da bexiga urinária*
Cálculos císticos
Calcificação da glândula adrenal (HAD)
Calcificação distrófica de tecidos moles

HAD: hiperadrenocorticismo adrenal-dependente (associado a tumor adrenocortical); HHD: hiperadrenocorticismo hipófise-dependente.
*Achados comuns.

importante, mas menos comum, é uma massa de tecido mole ou calcificação na área de uma glândula adrenal (Figura 50.5), que sugere um tumor adrenal. A frequência de calcificação é igualmente distribuída entre adenoma e carcinoma. A metástase de um carcinoma adrenocortical para o parênquima pulmonar é ocasionalmente evidente em radiografias torácicas.

A ultrassonografia abdominal avalia o tamanho e a forma das adrenais e pode detectar outras anomalias no abdome (p. ex., cálculos císticos, invasão vascular, trombo tumoral; Figura 50.6). A largura da glândula adrenal é o parâmetro mais importante. Em cães saudáveis, a largura máxima da adrenal varia de aproximadamente 0,4 a 0,75 cm. O achado de adrenais de tamanho normal e bilateralmente simétricas ou grandes (definidas pela largura máxima superior a 0,8 cm) em um cão com hiperadrenocorticismo é uma evidência de hiperplasia adrenal causada por HHD. Um estudo de Choi et al. (2011) descobriu que cães de pequeno porte (< 10 kg de peso corpóreo) tinham glândulas adrenais menores; assim, esses autores recomendaram um ponto de corte de 0,6 cm para a diferenciação entre glândulas adrenais normais e hiperplasia adrenal. Um estudo subsequente de Bento et al. (2016) com uma grande população de cães sem doença adrenal concluiu que, independentemente da idade, a largura máxima da glândula adrenal não deveria ser superior a 0,62 cm em animais com até 12 kg ou 0,72 cm naqueles com peso superior a 12 kg. As adrenais em cães com HHD são semelhantes, mas não têm exatamente o mesmo tamanho e formato; suas bordas devem ser lisas e não irregulares e sua largura máxima pode ser superior a 2 cm; além disso, podem ter polo cranial ou caudal bulboso e não invadem os vasos sanguíneos ou órgãos circundantes (ver Figura 50.6). O tumor adrenal é geralmente identificado como uma massa adrenal (Figura 50.7). O tamanho é variável, com largura máxima de 1 a mais de 8 cm. Pequenas massas adrenais (com menos de 2 cm de largura máxima) tendem a apresentar bordas regulares e podem distorcer apenas uma parte da glândula; um ou ambos os polos ainda podem parecer normais. As grandes massas adrenais (com largura máxima superior a 4 cm) geralmente distorcem a glândula, tornando-a irreconhecível, com contorno irregular; além disso, pode ser observada

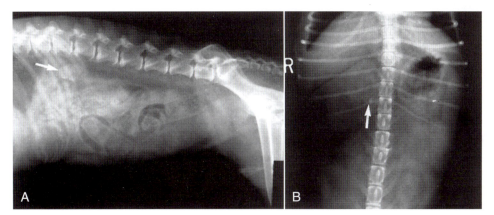

Figura 50.5 A. A radiografia lateral de um cão com hiperadrenocorticismo adrenal-dependente revela uma massa adrenal calcificada cranial ao rim (*seta*). **B.** A radiografia ventrodorsal de um cão com hiperadrenocorticismo adrenal-dependente revela uma massa adrenal calcificada craniomedial ao rim e lateral à coluna (*seta*). A compressão do abdome na região da glândula adrenal com uma pá aumentou o contraste radiográfico, permitindo melhor visualização da massa adrenal.

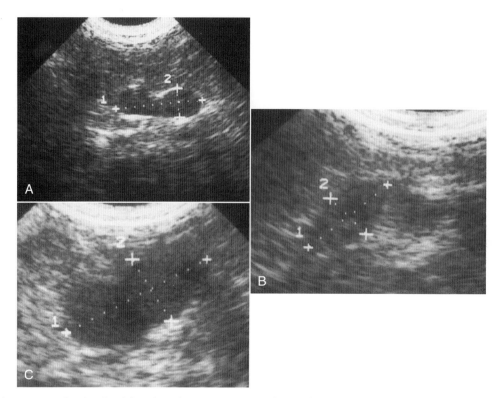

Figura 50.6 Ultrassonografia da glândula adrenal em três cães com hiperadrenocorticismo hipófise-dependente (HHD), ilustrando as diferenças de tamanho e forma do órgão. **A.** A glândula adrenal deste cão manteve a forma típica de feijão, frequentemente identificada em animais normais. No entanto, o diâmetro máximo da glândula aumentou para 0,85 cm. A glândula adrenal contralateral era semelhante em tamanho e forma. **B.** A glândula adrenal deste cão é uniformemente espessada e parece arredondada. O diâmetro máximo da glândula era de 1,2 cm. A glândula adrenal contralateral era semelhante em tamanho e forma. **C.** Embora a glândula adrenal tenha mantido alguma semelhança com a forma de feijão neste cão, sofreu um aumento acentuado, com diâmetro máximo de 2,4 cm. A glândula adrenal contralateral era semelhante em tamanho e forma.

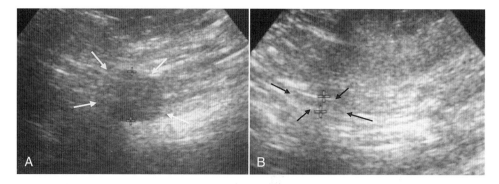

Figura 50.7 Ultrassonografia das glândulas adrenais de um Golden Retriever macho, castrado, de 11 anos, com hiperadrenocorticismo adrenal-dependente. **A.** Tumor secretor de cortisol na glândula adrenal direita (setas). O diâmetro máximo da massa adrenal era de 1,6 cm. **B.** A glândula adrenal esquerda sofreu atrofia acentuada (setas e cruzes) devido à supressão da secreção do hormônio adrenocorticotrófico pela hipófise por inibição do feedback negativo causada pelo tumor adrenocortical. O diâmetro máximo da glândula adrenal esquerda era inferior a 0,2 cm.

compressão e/ou invasão de vasos sanguíneos e órgãos adjacentes, principalmente do rim (Figura 50.8). Essas alterações sugerem carcinoma adrenocortical. A identificação de calcificação no interior da massa não diferencia o adenoma do carcinoma. De modo geral, quanto maior a massa, maior a probabilidade de ser carcinoma. A assimetria no tamanho das glândulas adrenais é evidente (ver Figura 50.2). Idealmente, a adrenal contralateral não acometida deve ser pequena ou indetectável (largura máxima inferior a 0,4 a 0,5 cm) devido à atrofia adrenocortical induzida por HAD (ver Figura 50.7); no entanto, o tamanho normal da adrenal contralateral não exclui o diagnóstico de HAD. A identificação de uma massa adrenal e uma glândula adrenal contralateral normal a grande em um cão com sinais clínicos indicativos de hiperadrenocorticismo sugere a possibilidade de HHD com uma massa adrenal simultânea que pode ser um feocromocitoma, um tumor adrenocortical funcional ou um tumor adrenal não funcional (Figura 50.9). O achado de glândulas adrenais de tamanho

CAPÍTULO 50 ■ Distúrbios da Glândula Adrenal 853

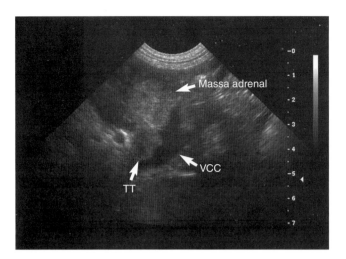

Figura 50.8 Ultrassonografia de uma massa na glândula adrenal esquerda (massa adrenal) que se estende até o lúmen da veia cava caudal (*VCC*), criando um trombo tumoral (*TT*) em um Poodle Padrão macho de 9 anos. A largura máxima da massa adrenal era de 3,8 cm. O diagnóstico histopatológico foi feocromocitoma.

normal em um cão com hiperadrenocorticismo confirmado é mais condizente com o diagnóstico de HHD. O achado de adrenomegalia bilateral e múltiplos nódulos de tamanhos variados é sugestivo de hiperplasia macronodular (Figura 50.10). Acredita-se que a hiperplasia macronodular adrenal bilateral represente uma variante anatômica do HHD. A não identificação de qualquer uma das adrenais é um achado inconclusivo e deve levar à repetição da ultrassonografia.

A TC e a RM podem detectar o macroadenoma hipofisário, avaliar o tamanho e a simetria das glândulas adrenais e identificar um trombo tumoral adrenal na vasculatura adjacente. O contraste iodado (TC) ou gadolínio (RM) administrado por infusão intravenosa (IV) contínua durante o exame auxilia a identificação de um macroadenoma hipofisário e das glândulas adrenais, respectivamente (ver Figura 50.4). As indicações primárias para realização de TC ou RM são (1) confirmar a presença de um tumor hipofisário visível em um cão com sinais clínicos sugestivos de macrotumor (ver seção *Síndrome do macrotumor hipofisário*) ou diagnóstico de HHD cujo tutor está disposto a considerar a radioterapia hipofisária ou hipofisectomia em caso de identificação de uma massa

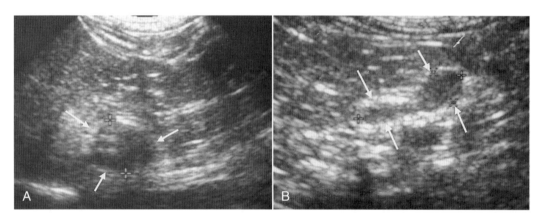

Figura 50.9 Ultrassonografia das glândulas adrenais de uma Bichon Frisé, castrada, de 10 anos, com vômitos de início agudo. **A.** Uma massa na glândula adrenal direita, com 1,4 cm de diâmetro máximo (*setas*), foi identificada de forma inesperada. **B.** A glândula adrenal esquerda era normal em tamanho e forma (*setas*); seu diâmetro máximo era de 0,6 cm. A glândula adrenal esquerda de tamanho normal sugere que a massa adrenal direita é um feocromocitoma ou não funcional. Os resultados dos exames de sangue de rotina e hiperadrenocorticismo foram normais.

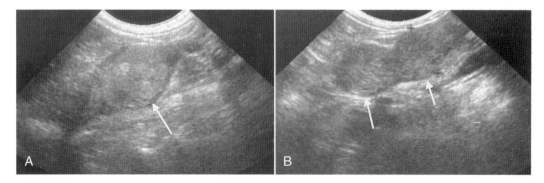

Figura 50.10 Ultrassonografia das glândulas adrenais (*setas*) em uma Shih Tzu fêmea castrada de 11 anos. A glândula adrenal direita (**A**) media 1,8 cm de diâmetro máximo e tinha padrão ecogênico nodular. Em contrapartida, a glândula adrenal esquerda (**B**) apresentava um grande nódulo localizado em cada polo, cada um com aproximadamente 1,4 cm de diâmetro máximo. Os exames do eixo hipofisário-adrenocortical estabeleceram o diagnóstico de hiperadrenocorticismo hipófise-dependente; isso, em conjunto com os achados da ultrassonografia, sugere hiperplasia macronodular das glândulas adrenais.

hipofisária (ver seções *Radioterapia hipofisária* e *Hipofisectomia adiante*) e (2) avaliar o tamanho de uma massa adrenal e a extensão da infiltração da massa nos vasos sanguíneos, órgãos e paredes corpóreas adjacentes antes da adrenalectomia. A RM é superior à TC na detecção de pequenos tumores hipofisários, observação de características tumorais associadas, como edema, cistos, hemorragia e necrose, e obtenção de imagens das glândulas adrenais.

EXAMES DO EIXO HIPOFISÁRIO-ADRENOCORTICAL

Os sinais clínicos, os achados ao exame físico e as alterações clínico-patológicas devem dar grande suporte para a realização de exames para o diagnóstico de hiperadrenocorticismo; além disso, a ultrassonografia abdominal pode trazer informações valiosas sobre a provável localização da lesão. Dentre os exames para diagnóstico de hiperadrenocorticismo estão a razão cortisol/creatinina na urina (UCCR), o teste de estimulação com ACTH, o teste de supressão com baixa dose de dexametasona (LDDS) e o teste de supressão com administração oral de dexametasona (Tabela 50.2). Os testes discriminatórios, usados para identificar a causa (i. e., HHD ou HAD) do hiperadrenocorticismo confirmado, são o teste de LDDS, o teste de supressão com alta dose de dexametasona (HDDS) e a concentração basal de ACTH endógeno. De modo geral, estabelecemos o diagnóstico de hiperadrenocorticismo com base nos resultados de UCCR e LDDS e identificamos a causa (HHD ou HAD) com LDDS e ultrassonografia abdominal. O HDDS pode ser usado em caso de indisponibilidade de ultrassonografia abdominal. A concentração de ACTH endógeno é avaliada caso a ultrassonografia abdominal sugira uma massa adrenal, mas os resultados do LDDS são inconclusivos ou sugerem HHD, e quando há massa adrenal com adrenomegalia contralateral.

A concentração sérica basal de cortisol, por si só, não tem valor diagnóstico no hiperadrenocorticismo. O teste de estimulação com ACTH estabelece o diagnóstico de hipoadrenocorticismo, identifica o hiperadrenocorticismo iatrogênico e monitora o tratamento com trilostano e mitotano. O teste de estimulação com ACTH não é utilizado de forma rotineira para o diagnóstico do hiperadrenocorticismo devido a problemas de sensibilidade e especificidade. Nunca estabelecemos o diagnóstico de hiperadrenocorticismo apenas com base nos resultados de um teste de estimulação com ACTH.

O Boxe 50.4 mostra os indicadores para a realização de exames diagnósticos recomendados pela declaração de consenso do American College of Veterinary Internal Medicine (ACVIM) de 2012 sobre o diagnóstico de hiperadrenocorticismo canino espontâneo (Behrend et al., 2013). O ideal é que esses exames sejam evitados na presença de doença grave. Muitas doenças influenciam os resultados dos exames para diagnóstico de hiperadrenocorticismo. Esses exames não são obrigatórios em caso de suspeita. Embora seu adiamento até a resolução ou controle da doença concomitante seja recomendado, a doença atual deve ser considerada durante a interpretação dos resultados (Behrend et al., 2013).

Razão corticoide/creatinina na urina

A UCCR é um excelente exame de triagem para diagnóstico de hiperadrenocorticismo em cães. A UCCR deve ser determinada a partir de amostras de urina coletadas em duas manhãs consecutivas pelo tutor no ambiente doméstico, sem estresse. O estresse associado a levar o cão para o hospital veterinário e submetê-lo a um exame físico antes da coleta da urina pode influenciar os resultados do exame (Figura 50.11). Como há uma variação considerável nos resultados entre os diferentes ensaios de cortisol urinário, é importante que o intervalo de referência específico seja estabelecido pelo laboratório. A UCCR normal em uma ou ambas as amostras de urina é uma evidência contrária ao hiperadrenocorticismo. Cães com hiperadrenocorticismo podem apresentar resultados normais de UCCR, mas isso é muito incomum. O aumento da UCCR em ambas as amostras de urina indica hiperadrenocorticismo, mas não estabelece seu diagnóstico definitivo. A sensibilidade e especificidade da UCCR em uma única amostra de urina variam de 75 a 100% e 20 a 25%, respectivamente, em cães. A UCCR tende a ser elevada em cães com doença não adrenal ou sinais clínicos condizentes com hiperadrenocorticismo, mas sem anomalias do eixo hipofisário-adrenocortical (Figura 50.12). Outros exames são indicados caso os resultados de UCCR sejam altos ou normais, mas o quadro clínico seja bastante sugestivo de hiperadrenocorticismo.

Teste de supressão de dexametasona em baixa dosagem

O LDDS é considerado o exame de triagem de escolha para hiperadrenocorticismo, a menos que haja suspeita de doença iatrogênica (Behrend et al., 2013). Em cães normais, doses relativamente pequenas de dexametasona administradas por via intravenosa podem inibir a secreção hipofisária de ACTH, o que causa um declínio prolongado na concentração sérica de cortisol (Figura 50.13). A dexametasona é usada por não interferir nos ensaios de medida de cortisol. A hipófise anormal de cães com HHD é um tanto resistente à ação de *feedback* negativo da dexametasona; além disso, a depuração metabólica da dexametasona também pode ser mais acelerada do que o normal. A administração de uma pequena dose de dexametasona a um cão com HHD faz com que a concentração sérica de cortisol seja suprimida de forma variável; no entanto, a supressão não ocorre por mais de 8 horas após a administração de dexametasona em comparação à resposta observada em cães normais. Os tumores que causam HAD funcionam independentemente do controle do ACTH; a dexametasona não influencia a concentração sérica de cortisol, independentemente da dose ou do momento da coleta de sangue, já que os corticotrofos hipofisários já estão suprimidos e a concentração de ACTH no sangue é indetectável.

O LDDS é um exame diagnóstico confiável para a diferenciação entre cães normais e aqueles com hiperadrenocorticismo e pode identificar o HHD. A sensibilidade e a especificidade são de aproximadamente 90% e 75%, respectivamente. O LDDS não identifica hiperadrenocorticismo iatrogênico, nem é usado para avaliação da resposta de um cão à terapia com trilostano

TABELA 50.2

Exames diagnósticos para a avaliação do eixo hipofisário-adrenocortical em cães com suspeita de hiperadrenocorticismo.

Exame	Objetivo	Protocolo	Resultados	Interpretação
Razão cortisol/creatinina na urina	Descartar HAC	Coleta de urina em casa	Normal	Não é compatível com HAC
			Aumento	Outros exames para HAC são indicados
Teste de supressão com baixa dose de dexametasona	Diagnosticar HAC e diferenciar HHD de HAD	0,01 mg de dexametasona/kg IV; coletar soro antes, 4 e 8 h após a dexametasona	*4 h após a dexametasona:* / *8 h após a dexametasona:*	
			— / < 1 µg/dℓ	Normal
			— / 1 a 1,4 µg/dℓ	Inconclusivo
			— / > 1,4 µg/dℓ	HHD
			< 50% do valor basal / > 1,4 µg/dℓ e < 50% do valor basal	HHD
			— / > 1,4 µg/dℓ e > 50% do valor basal	HHD ou HAD
			> 50% do valor basal / > 1,4 µg/dℓ e > 50% do valor basal	HHD ou HAD
Estimulação com ACTH	Diagnosticar HAC	5 µg de ACTH sintético*/kg IV; coletar soro antes e 1 h após ACTH	Concentração de cortisol pós-ACTH:	
			> 24 µg/dℓ	Sugestivo**
			19 a 24 µg/dℓ	Inconclusivo[‡]
			6 a 18 µg/dℓ	Normal
			< 6 µg/dℓ	HAC iatrogênico
Teste de supressão com alta dose de dexametasona	Diferenciar HHD de HAD	0,1 mg de dexametasona/kg IV; coletar soro antes, 4 e 8 h após a dexametasona	Concentração de cortisol após dexametasona:	
			< 50% do valor basal em 4 ou 8 h	HHD
			< 1,4 µg/dℓ em 4 ou 8 h	HHD
			> 50% do valor basal em 4 ou 8 h	HHD ou HAD
Teste de supressão com dexametasona oral	Diferenciar HHD de HAD	Coletar amostra de urina para UCCR em 2 manhãs consecutivas, depois dar 0,1 mg de dexametasona/kg VO a cada 8 h por três tratamentos e, em seguida, coletar amostra de urina para UCCR na manhã seguinte	UCCR pós-dexametasona:	
			< 50% do valor basal[§]	HHD
			≥ 50% do valor basal	HHD ou HAD
ACTH endógeno	Diferenciar HHD de HAD	Necessidade de manipulação específica da amostra	Abaixo da faixa de referência	HAD
			Metade superior do intervalo de referência ou maior do que o intervalo de referência	HHD
			Metade inferior do intervalo de referência	Não diagnóstico

ACTH: hormônio adrenocorticotrófico; HAC: hiperadrenocorticismo; HAD: hiperadrenocorticismo dependente de tumor adrenocortical; HHD: hiperadrenocorticismo hipófise-dependente; IM: intramuscular; IV: intravenosa; UCCR: razão cortisol/creatinina na urina.
*ACTH sintético: Cortrosyn® Cosyntropin®, Synacthen®.
**Sugere hiperadrenocorticismo.
[‡]Inconclusivo para hiperadrenocorticismo.
[§]O valor basal é a média de dois valores de UCCR obtidos em duas manhãs consecutivas antes da administração de dexametasona.

ou mitotano (Lysodren®). O resultado normal ou inconclusivo não exclui, por si só, o hiperadrenocorticismo. Se houver suspeita de hiperadrenocorticismo, outros exames do eixo hipofisário-adrenocortical devem ser realizados. Do mesmo modo, um resultado anormal, por si só, não confirma o hiperadrenocorticismo. Os resultados do LDDS podem ser influenciados pela administração concomitante de anticonvulsivantes, estresse, agitação, glicocorticoides exógenos e doença não adrenal; quanto mais grave a doença não adrenal, maior a probabilidade de resultados falso-positivos. A realização do LDDS requer a minimização de todos os fatores de estresse; outros procedimentos não devem ocorrer até que o teste seja concluído e o efeito de distúrbios clínicos simultâneos deve ser considerado na interpretação dos resultados.

A Tabela 50.2 mostra o protocolo do teste de LDDS e descreve a interpretação dos resultados. A dexametasona pode ser usada em forma de fosfato dissódico ou em polietilenoglicol. A dose de fosfato dissódico de dexametasona deve ser calculada com base no composto ativo (i. e., 1,3 mg de fosfato dissódico de dexametasona equivale a 1 mg de dexametasona). A concentração sérica de cortisol 8 horas após a administração de dexametasona confirma o hiperadrenocorticismo. Cães normais apresentam níveis séricos de cortisol inferiores a 1 µg/dℓ (28 nmol/ℓ), geralmente menores que 0,5 µg/dℓ (14 nmol/ℓ). Em cães com HHD e HAD, as concentrações séricas de cortisol são maiores que 1,4 µg/dℓ (40 nmol/ℓ) 8 horas após a administração de dexametasona. De modo geral, quanto maior que 1,4 µg/dℓ a concentração sérica de cortisol for 8 horas após a administração de dexametasona, mais o resultado favorece o diagnóstico de hiperadrenocorticismo. As concentrações de cortisol entre 1 e 1,4 µg/dℓ são inconclusivas. Os resultados nessa faixa indicam hiperadrenocorticismo se as manifestações clínicas, os resultados de exames de sangue e urina de rotina e as UCCRs também o fizerem; no entanto, não devem ser considerados diagnósticos de hiperadrenocorticismo se o quadro clínico for questionável.

Se o nível sérico de cortisol 8 horas após a administração de dexametasona indicar o diagnóstico de hiperadrenocorticismo, a concentração de cortisol às 4 horas pode auxiliar a identificação de HHD. Baixas doses de dexametasona suprimem a secreção hipofisária de ACTH e as concentrações séricas de cortisol em cerca de 60% dos cães com HHD. A supressão não ocorre em cães com HAD, nem em aproximadamente 40% dos cães com HHD. A *supressão* é definida como uma concentração sérica de cortisol 4 horas após a administração de dexametasona inferior a 1,4 µg/dℓ (40 nmol/ℓ), uma concentração sérica de cortisol 4 horas após a administração de dexametasona inferior a 50% do valor basal ou uma concentração sérica de cortisol 8 horas após a administração de dexametasona inferior a 50% do valor basal. Qualquer cão com hiperadrenocorticismo que atenda a um ou mais desses critérios provavelmente tem HHD. Se nenhum desses critérios for atendido, os resultados do teste de LDDS condizem com ausência de supressão, mas não indicam a origem na hipófise ou adrenal. A diferenciação entre HHD e HAD deve ser baseada nos resultados da ultrassonografia abdominal, no teste de HDDS ou na concentração plasmática de ACTH endógeno.

BOXE 50.4

Indicadores para a realização de exames diagnósticos de hiperadrenocorticismo em cães.*

- Achados compatíveis à anamnese e ao exame físico; quanto maior o número de achados, maior a suspeita
- Um macrotumor hipofisário
- Um cão diabético com resposta persistentemente baixa a altas doses de insulina não atribuída a outra causa, inclusive fatores relacionados ao tutor
- Uma massa adrenal
- Bioquímica sérica, hemograma completo, urinálise, razão proteína:creatinina da urina e pressão arterial, não são, por si só, indicadores a serem testados

*De: Behrend EN et al.: Diagnosis of spontaneous canine hyperadrenocorticism: 2012 ACVIM consensus statement (Small Animal), *J Vet Intern Med* 27:1292, 2013.

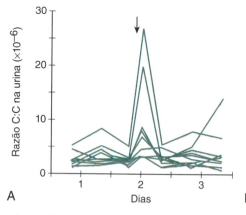
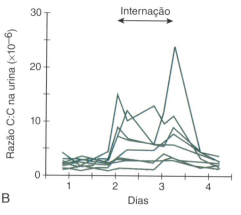

Figura 50.11 Razão corticoide/creatinina na urina (C:C) em 12 cães antes e depois de uma consulta em clínica de referência para exame ortopédico (**A**) e em nove cães saudáveis antes, durante e depois da internação por 1,5 dias em clínica de referência (**B**). As *setas* indicam o horário da consulta na clínica. Observe o aumento na razão C:C na urina de alguns cães, associado à consulta veterinária. (De van Vonderen IK et al.: Influence of veterinary care on the urinary corticoid:creatinine ratio in dogs, *J Vet Intern Med* 12:431, 1998.)

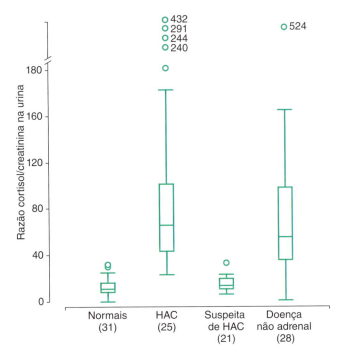

Figura 50.12 Diagramas de caixa (*boxplots*) das razões cortisol/creatinina da urina de cães normais, cães com hiperadrenocorticismo (*HAC*), cães com suspeita de hiperadrenocorticismo, mas que não tinham a doença (*suspeita de HAC*) e cães com diversas doenças não adrenais graves. Em cada caixa, as barras em T representam o corpo principal de dados que, na maioria dos casos, é igual ao intervalo. Cada caixa representa um intervalo interquartil (25 a 75° percentil). A barra horizontal em cada caixa é a mediana. *Círculos abertos* representam dados hipotéticos. Os números entre parênteses indicam o número de cães em cada grupo. (De Smiley LE et al.: Evaluation of a urine cortisol/creatinine ratio as a screening test for hyperdrenocorticism in dogs, *J Vet Intern Med* 7:163, 1993.)

Teste de supressão com administração oral de dexametasona

Outro teste de supressão com administração oral de dexametasona em casa tem sido usado há anos na University of Utrecht, Holanda. Este teste depende inteiramente dos resultados de UCCRs para estabelecer o diagnóstico de hiperadrenocorticismo e identificar o HHD. O tutor é instruído a coletar duas amostras de urina do cão em duas manhãs consecutivas e armazená-las na geladeira. Após a coleta da segunda amostra de urina, o tutor deve administrar três doses de dexametasona (0,1 mg/kg/dose) ao cão por via oral em intervalos de 8 horas. A urina é coletada na manhã do terceiro dia e todas as três amostras são entregues ao veterinário para a determinação de UCCRs. As duas primeiras amostras de urina são usadas no teste de triagem para diagnóstico de hiperadrenocorticismo. Valores anormais indicam hiperadrenocorticismo e valores normais descartam esse diagnóstico. Se os dois valores forem anormais, sua média é usada como valor basal e comparada ao terceiro valor, obtido após a administração de dexametasona. A supressão é determinada pela UCCR da terceira amostra de urina inferior a 50% do valor basal. Os cães que atendem a esse critério apresentam resultados consistentes com HHD, enquanto aqueles que não demonstram supressão podem ter HAD ou HHD.

Teste de estimulação com hormônio adrenocorticotrófico

O teste de estimulação com ACTH é o padrão-ouro para o diagnóstico de hipoadrenocorticismo, identificação de hiperadrenocorticismo iatrogênico e monitoramento do tratamento com trilostano e mitotano. Devido a problemas de sensibilidade (HHD, 80 a 83%; HAD, 57 a 63%) e especificidade (59 a 93%) e ao custo do ACTH sintético, sua utilidade diagnóstica na triagem do hiperadrenocorticismo espontâneo é inferior em comparação ao LDDS. Não usamos o teste de estimulação com ACTH para a avaliação de cães para hiperadrenocorticismo. Os resultados dos testes de estimulação com ACTH tendem a ser inconclusivos e anomalias claras (> 30 μg/dℓ [800 nmol/ℓ]) são observadas em cães sem hiperadrenocorticismo. Esse teste não diferencia HHD e HAD.

A Tabela 50.2 mostra o protocolo do teste de estimulação com ACTH. Apenas o ACTH sintético deve ser usado, seja em forma liofilizada ou líquida. Normalmente, administramos 5 μg de ACTH sintético/kg IV e coletamos sangue para a determinação da concentração sérica de cortisol imediatamente antes e 1 hora após a injeção. O ACTH reconstituído não utilizado pode ser congelado a –20°C em seringas plásticas por 6 meses sem efeitos adversos em sua bioatividade. A interpretação do teste de estimulação com ACTH é baseada em quatro faixas (Figura 50.14). Níveis séricos de cortisol pós-ACTH entre 6 e 18 μg/dℓ (150 e 500 nmol/ℓ) estão dentro da faixa de referência normal, valores de 5 μg/dℓ (150 nmol/ℓ) ou menos sugerem hiperadrenocorticismo iatrogênico, valores entre 18 e 24 μg/dℓ (500 e 650 nmol/ℓ) são inconclusivos e valores acima de 24 μg/dℓ (650 nmol/ℓ) indicam hiperadrenocorticismo desde que os achados clínicos e dados clínico-patológicos sejam bastante condizentes com a doença. O alto nível sérico de cortisol pós-ACTH não confirma, sozinho, o diagnóstico de hiperadrenocorticismo, especialmente se as características clínicas e os dados clínico-patológicos não forem condizentes com a doença.

As concentrações séricas de cortisol pós-ACTH que não ficam acima do valor basal sugerem hiperadrenocorticismo iatrogênico ou hipoadrenocorticismo espontâneo, especialmente se estiverem abaixo da faixa de referência (ver Figura 50.14). A administração recente de glicocorticoides e o quadro clínico podem ajudar a diferenciar o hiperadrenocorticismo iatrogênico da doença espontânea. Em casos raros, um cão com HAD apresenta resposta mínima de cortisol ao ACTH; entretanto, as concentrações séricas de cortisol antes e depois da administração de ACTH devem estar dentro ou acima da faixa de referência.

Teste de supressão com alta dose de dexametasona

Os tumores adrenocorticais que causam HAD não dependem do ACTH hipofisário; portanto, independentemente da dose, a dexametasona nunca deve suprimir a concentração sérica de cortisol se a fonte da molécula for um tumor adrenocortical. Contudo, a supressão da secreção de ACTH por um tumor hipofisário induzida por dexametasona é variável e pode depender da dose do fármaco. A administração de altas quantidades de dexametasona deve suprimir a secreção hipofisária de

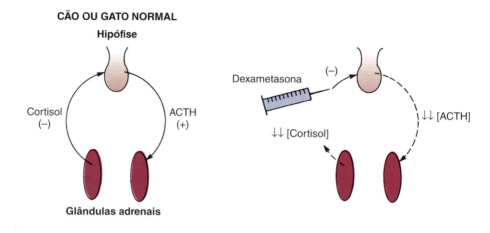

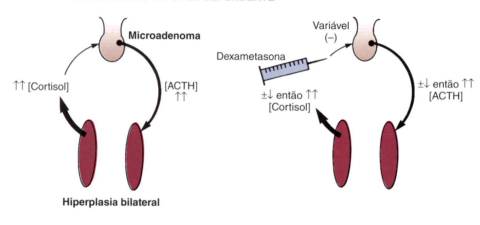

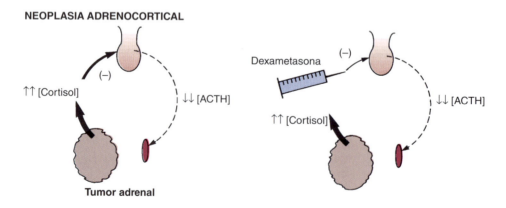

Figura 50.13 Efeitos da administração de dexametasona no eixo hipofisário-adrenocortical em cães e gatos saudáveis e em cães e gatos com hiperadrenocorticismo hipófise-dependente (HHD) ou neoplasia adrenocortical. No HHD, a dexametasona pode suprimir a secreção do hormônio adrenocorticotrófico (*ACTH*) pela hipófise, mas por um curto período. A princípio, as concentrações plasmáticas de cortisol diminuem, mas se elevam e ficam acima do normal 2 a 6 horas após a administração de dexametasona. Na neoplasia adrenocortical, a secreção hipofisária de ACTH já está suprimida; assim, a dexametasona não tem efeito.

ACTH na maioria dos cães com HHD. O protocolo do teste de HDDS é semelhante ao LDDS, exceto pela administração de uma dose de dexametasona mais alta (i. e., 0,1 mg/kg de peso corpóreo) na tentativa de suprimir a secreção de ACTH pela hipófise (ver Tabela 50.2). A supressão é definida pela concentração sérica de cortisol 4 ou 8 horas após a administração de

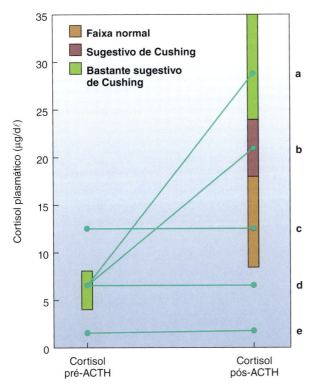

Figura 50.14 Interpretação do teste de estimulação com hormônio adrenocorticotrófico (ACTH) em cães. Idealmente, cães com síndrome de Cushing apresentam alta concentração cortisol após a administração de ACTH (linha a). Os valores de cortisol pós-ACTH que caem na "zona cinzenta" (linha b) podem ser condizentes com a síndrome de Cushing ou causados pelos efeitos de doenças simultâneas ou estresse crônico. Cães com síndrome de Cushing também podem apresentar concentrações normais de cortisol após a administração de ACTH. A ausência de resposta à estimulação com ACTH é sugestiva de neoplasia adrenocortical (linhas c e d) ou hiperadrenocorticismo iatrogênico (linhas d e e). Os achados à anamnese e exame físico devem diferenciar essas possibilidades.

dexametasona inferior a 1,4 µg/dℓ (40 nmol/ℓ) ou a 50% da concentração basal. Qualquer cão com hiperadrenocorticismo que atenda a um ou mais desses critérios provavelmente apresenta HHD. O cão que não atende a nenhum desses critérios não apresenta supressão. Aproximadamente 25% dos cães com HHD e quase 100% dos cães com HAD não apresentam supressão no HDDS.

Concentração de hormônio adrenocorticotrófico endógeno

Na rotina, não solicitamos a medida das concentrações plasmáticas de ACTH porque o LDDS e a ultrassonografia abdominal são muito eficazes na diferenciação entre HHD e HAD. Usamos as concentrações plasmáticas de ACTH para esclarecer casos confusos, com conflitos entre os resultados dos testes para diagnóstico de hiperadrenocorticismo e achados da ultrassonografia abdominal (p. ex., um cão com uma massa adrenal, mas supressão no teste de LDDS, ou um cão com uma massa adrenal, aumento da glândula contralateral e ausência de supressão no LDDS). A determinação da concentração plasmática basal de ACTH não é usada para o diagnóstico de hiperadrenocorticismo porque, muitas vezes, os cães com hiperadrenocorticismo apresentam valores dentro do intervalo de referência. No entanto, a determinação de uma única concentração plasmática basal de ACTH pode ajudar a diferenciar o HAD e o HHD após o diagnóstico de hiperadrenocorticismo. Os tumores adrenocorticais e o hiperadrenocorticismo iatrogênico devem suprimir a secreção de ACTH e o HHD é o resultado da secreção excessiva de ACTH (ver Figura 50.2). Cães com HAD devem apresentar concentrações plasmáticas de ACTH endógeno abaixo do intervalo de referência, idealmente indetectáveis, enquanto cães com HHD devem ter concentrações plasmáticas de ACTH na metade superior do intervalo de referência ou acima disso. As concentrações plasmáticas de ACTH próximas ao limite inferior da faixa de referência podem ser identificadas em cães com HAD e HHD e não são diagnósticas. O momento da coleta da amostra de sangue não parece influenciar os resultados. O manuseio adequado da amostra, a boa sensibilidade analítica e a faixa de trabalho do ensaio ACTH são essenciais para a acurácia e interpretação dos resultados. O principal problema associado ao ensaio de ACTH é a baixa sensibilidade. Consulte o laboratório sobre como coletar e manusear as amostras; os resultados devem ser interpretados com base no intervalo de referência estabelecido pelo laboratório utilizado.

Resultados discordantes

Todos os exames diagnósticos de hiperadrenocorticismo podem gerar resultados falso-positivos e falso-negativos. Os resultados inesperados ou questionáveis devem levar à realização de outro exame diagnóstico ou repetição do mesmo exame, de preferência após várias semanas. Ocasionalmente, os resultados de diferentes exames realizados no mesmo cão são contraditórios. A decisão de realizar exames discriminatórios ou instituir o tratamento deve ser baseada no índice de suspeita clínica a partir da revisão dos achados à anamnese e ao exame físico e resultados laboratoriais. Em caso de dúvida ou incerteza sobre o diagnóstico, suspenda o tratamento do hiperadrenocorticismo e reavalie o cão meses depois.

O tratamento é indicado quando os sinais clínicos, os achados do exame físico e os resultados dos exames de sangue e urina de rotina e do eixo hipofisário adrenocortical dão suporte ao diagnóstico de hiperadrenocorticismo. A decisão de instituição do tratamento é dificultada por informações conflitantes, ausência de manifestações clínicas comuns de hiperadrenocorticismo, não consideração do hiperadrenocorticismo como diagnóstico diferencial nos exames realizados (p. ex., aumento de FA em cão idoso), observação de adrenais de tamanho normal na ultrassonografia abdominal, resultados inconclusivos no teste de LDDS ou presença de doença concomitante grave. As informações mais importantes para essa decisão são os achados em anamnese e exame físico e nosso índice de suspeita da doença após a revisão de todos os resultados dos exames de sangue e urina. Não instituímos o tratamento até termos certeza do diagnóstico. Na dúvida, preferimos esperar e reavaliar se e quando as manifestações clínicas de hiperadrenocorticismo se tornarem mais aparentes. Ao considerar essa abordagem de esperar para ver, sempre tentamos descartar uma massa adrenal na ultrassonografia abdominal – um achado que pode justificar a adrenalectomia, independentemente do índice de suspeita de hiperadrenocorticismo.

Tratamento médico

As opções de tratamento médico mais viáveis para o hiperadrenocorticismo em cães são trilostano e mitotano.

TRILOSTANO

O trilostano (Vetoryl®, Dechra) é um inibidor competitivo da 3-β-hidroxisteroide desidrogenase, que medeia a conversão de pregnenolona em progesterona e 17-hidroxipregnenolona em 17-hidroxiprogesterona no córtex adrenal. O efeito líquido é a inibição da produção de cortisol, aldosterona e progesterona (Figura 50.15). Hoje, o trilostano é o bloqueador enzimático preferido para o tratamento do hiperadrenocorticismo. O trilostano é eficaz em cães com HHD e HAD; além de sua eficácia clínica excelente (cerca de 90%), o trilostano pode controlar os sinais clínicos de hiperadrenocorticismo em cães por períodos prolongados (mais de 1 ano). O trilostano é o tratamento primário para o HHD em cães e uma alternativa em caso de ineficácia ou impossibilidade de uso de mitotano devido à sensibilidade ao medicamento; também permite a reversão dos distúrbios metabólicos do hiperadrenocorticismo antes da adrenalectomia em cães com HAD e é uma opção médica para o controle dos sinais clínicos em cães com tumores adrenocorticais metastáticos que causam HAD.

Hoje, o trilostano é comercializado em cápsulas de 5, 10, 30, 60 e 120 mg. O preparo em farmácias de manipulação não é recomendado devido aos relatos de discrepância entre o conteúdo real de trilostano e a dose prescrita (Cook et al., 2012), que pode influenciar a resposta do cão ao tratamento. Em alguns cães, supressão de cortisol por curta duração (inferior a 10 horas) pode levar à persistência dos sinais clínicos e à administração subsequente de doses maiores de trilostano, o que aumenta a probabilidade de reações adversas. Em nossa experiência, a administração duas vezes ao dia de uma dose mais baixa controla melhor a doença do que a administração uma vez ao dia e diminui a ocorrência e a gravidade das reações adversas. De modo geral, usamos uma dose inicial de cerca de 1 mg/kg, administrada duas vezes ao dia com alimentos para aumentar a absorção gastrintestinal.

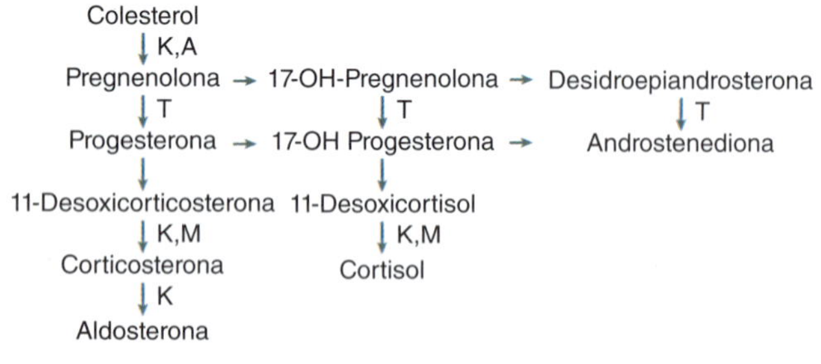

Os ajustes de dose são baseados nos achados à anamnese e ao exame físico, concentração sérica de eletrólitos e resultados do teste de estimulação com ACTH e UCCR. As concentrações séricas basais de cortisol não devem ser usadas para monitorar o tratamento com trilostano. A anamnese e o exame físico devem ser repetidos 2 semanas após o início do tratamento com trilostano para assegurar a ausência de distúrbios relacionados ao hipocortisolismo (p. ex., letargia, perda de apetite, vômitos) e a saúde geral do cão. O teste de estimulação com ACTH e a determinação da concentração sérica de eletrólitos devem ser realizados caso haja desenvolvimento de distúrbios em 2 semanas; caso contrário, devem ser feitos 4 semanas após o início do tratamento e aproximadamente 4 horas após a administração de trilostano. Os testes de estimulação com ACTH iniciados em momentos diferentes podem produzir resultados significativamente diferentes, os testes subsequentes devem começar sempre no mesmo horário (Bonadio et al., 2014). Além disso, o tutor deve trazer uma amostra de urina coletada em casa na manhã do teste de estimulação com ACTH para a determinação de UCCR. Os objetivos do tratamento são a melhora clínica sem desenvolvimento de doença, supressão da resposta adrenocortical ao ACTH e UCCR normal. Os resultados do teste de estimulação com ACTH são usados para o ajuste da dose de trilostano e os eletrólitos séricos são monitorados para a detecção de hipoaldosteronismo. O objetivo do teste de estimulação com ACTH é a obtenção de uma concentração de cortisol pós-ACTH entre 2 e 5 µg/dℓ (60 e 145 nmol/ℓ). No entanto, a supressão máxima da função adrenocortical pode levar várias semanas e alguns cães podem precisar de tratamento três vezes ao dia para o controle do hiperadrenocorticismo. Ajustes frequentes na dose de trilostano devem ser evitados, especialmente se as concentrações de cortisol pós-ACTH estiverem entre 5 e 8 µg/dℓ (145 e 225 nmol/ℓ), o tutor relatar melhora nos sinais clínicos e o cão parecer bem. Do mesmo modo, os cães com concentração de cortisol pós-ACTH entre 2 e 5 µg/dℓ logo após o início do tratamento com trilostano devem ser observados com cuidado quanto ao desenvolvimento de sinais clínicos de hipoadrenocorticismo. Com o controle do estado hiperadrenal, um teste de estimulação com ACTH, a concentração sérica de eletrólitos e a UCCR devem ser avaliados a cada 3 a 4 meses ou antes, em caso de sinais clínicos de hipercortisolismo ou hipocortisolismo.

Os efeitos adversos do trilostano são letargia, vômitos e alterações eletrolíticas compatíveis com o hipoadrenocorticismo. A administração de trilostano deve ser interrompida até a resolução dos efeitos adversos; em seguida, o tratamento deve ser reiniciado com dose e/ou frequência de administração mais baixa. O hipoadrenocorticismo permanente foi relatado em um pequeno número de cães, provavelmente pela necrose adrenocortical induzida por trilostano. A morte aguda foi relatada em um pequeno número de cães logo após o início do tratamento com trilostano. Não se sabe por que isso ocorreu, mas uma possibilidade é a associação a doenças concomitantes, como a hepatopatia.

Figura 50.15 Vias biossintéticas de esteroides no córtex adrenal, mostrando as ramificações para a produção de glicocorticoides, mineralocorticoides e andrógenos adrenais. Os sítios de bloqueio das vias biossintéticas de esteroides pelos inibidores enzimáticos trilostano (T), cetoconazol (K), metirapona (M) e aminoglutetimida (A) também são mostrados.

MITOTANO

A quimioterapia com mitotano (o,p'DDD; Lysodren®) é um tratamento eficaz para o HHD e deve ser considerada em cães com baixa resposta ao trilostano. O mitotano também tem sido usado no tratamento do HAD (i. e., tumor adrenal secretor de cortisol), mas preferimos o trilostano (ver seção sobre adrenalectomia adiante). Dois protocolos de tratamento são utilizados: a abordagem tradicional, cujo objetivo é o controle do estado hiperadrenal sem causar sinais clínicos de hipoadrenocorticismo; e a adrenalectomia médica, cujo objetivo é a destruição do córtex adrenal com mitotano para a criação de hipoadrenocorticismo permanente. Preferimos a abordagem tradicional, composta por duas fases: uma fase de indução, para o controle da doença, e uma fase de manutenção vitalícia, para a prevenção de recidiva dos sinais da doença.

Terapia de indução

Na terapia de indução, a dose de mitotano é de cerca de 50 mg/kg/dia, divididos em duas administrações. A dose diária é reduzida para 25 a 35 mg/kg em cães sem PD ou com diabetes melito concomitante. A absorção gastrintestinal de mitotano é maior na presença de gordura. O mitotano é mais eficaz quando cada dose é triturada, misturada com uma pequena quantidade de óleo vegetal e dada com os alimentos. A administração concomitante de prednisona (0,25 mg/kg a cada 24 horas) durante a terapia de indução é uma questão de preferência pessoal. Se a prednisona não for usada durante a terapia de indução, deve sempre ser prescrita antes do início do tratamento para que o tutor a tenha em mãos em caso de reações adversas ao mitotano.

A fase de indução do tratamento com mitotano normalmente é feita com o cão em ambiente doméstico. O conhecimento do tutor sobre a atividade do cão, seu comportamento, apetite, consumo de água e bem-estar geral é fundamental para o sucesso do tratamento. Os tutores são instruídos a interromper a administração de mitotano e entrar em contato com o veterinário se observarem letargia, inapetência, vômito, fraqueza, diminuição da ingestão de água ou qualquer outra alteração. A fase de indução da terapia geralmente termina com a observação de redução do apetite ou normalização do consumo diário de água (i. e., ≤ 80 mℓ/kg). O controle é confirmado com o teste de estimulação com ACTH. O primeiro teste de estimulação com ACTH deve ser realizado 5 a 7 dias após o início da terapia de indução, mesmo em caso de persistência dos sinais clínicos de hiperadrenocorticismo.

O objetivo do tratamento é a obtenção de uma concentração sérica de cortisol pós-ACTH de 2 a 5 µg/dℓ (60 a 145 nmol/ℓ). A administração diária de mitotano e os testes semanais de estimulação com ACTH devem ser continuados até que a concentração sérica de cortisol pós-ACTH fique dentro da faixa desejada ou até o desenvolvimento de sinais clínicos de hipocortisolismo (i. e., letargia, inapetência, vômito). Na maioria dos cães, os sinais clínicos desaparecem e a concentração sérica de cortisol pós-ACTH é inferior a 5 µg/dℓ 5 a 10 dias após o início do tratamento. Um pequeno número de cães responde em 5 dias e um número igualmente pequeno apresenta melhora mínima após 20 ou mais dias consecutivos de tratamento.

Entre os motivos para a resposta lenta ou baixa ao tratamento com mitotano, estão dose inadequada, absorção inapropriada do trato gastrintestinal, administração simultânea de medicamentos (p. ex., fenobarbital), que podem acelerar o metabolismo do mitotano e diminuir sua concentração sérica, má adesão do tutor ao tratamento e existência de HAD em vez de HHD. Na ausência de testes para diferenciação entre HHD e HAD, os cães que se mostraram resistentes à terapia, com pouca ou nenhuma redução na concentração plasmática de cortisol pós-ACTH em 20 ou mais dias, devem ser submetidos a outros exames (como a ultrassonografia abdominal) para descartar HAD.

Terapia de manutenção

O mitotano deve ser administrado periodicamente para prevenir a recidiva dos sinais clínicos. A fase de manutenção do tratamento com mitotano deve começar assim que a concentração sérica de cortisol pós-ACTH for inferior a 5 µg/dℓ e o cão parecer saudável. A dose de manutenção é definida como a quantidade semanal de mitotano administrada, independentemente de uma vez por semana ou dividida em vários dias. A probabilidade de reações adversas por sensibilidade ao medicamento é menor quando a dose semanal é dividida e administrada em vários dias. A dosagem de manutenção semanal inicial típica de mitotano é de 50 mg/kg por via oral, dividida em duas ou três doses e administrada em 2 ou 3 dias de cada semana. A dose de manutenção de mitotano diminui de 50 mg/kg/semana para 25 mg/kg/semana se a concentração sérica de cortisol pós-ACTH for inferior a 2 µg/dℓ (60 nmol/ℓ) e o cão parecer saudável. A administração de mitotano é interrompida e o tratamento com prednisona é iniciado se a concentração sérica de cortisol pós-ACTH for inferior a 2 µg/dℓ e o cão apresentar sinais clínicos de hipoadrenocorticismo.

A dose inicial de mitotano durante a terapia de manutenção é arbitrária e os ajustes subsequentes são baseados nos resultados dos testes de estimulação com ACTH; o primeiro teste é realizado 3 a 4 semanas após o início da terapia de manutenção. O objetivo dessa terapia é manter a concentração sérica de cortisol pós-ACTH entre 2 e 5 µg/ℓ em um cão saudável. A dose e a frequência de administração de mitotano são ajustadas, conforme necessário, para manter uma resposta hipoadrenal à administração de ACTH. Se o nível sérico de cortisol pós-ACTH estiver entre 2 e 5 µg/dℓ, não há indicação para mudança do tratamento e o teste de estimulação com ACTH deve ser repetido em 6 a 8 semanas. Se a concentração sérica de cortisol pós-ACTH for superior a 5 µg/dℓ, aumente a quantidade de mitotano administrada por semana. Se a concentração sérica de cortisol pós-ACTH for inferior a 2 µg/dℓ, reduza a quantidade de mitotano administrada por semana; interrompa o tratamento temporariamente em caso de sinais clínicos de hipoadrenocorticismo. O teste de estimulação com ACTH é realizado 3 a 4 semanas após a alteração da dose ou frequência de administração de mitotano. Com a estabilização da concentração sérica de cortisol pós-ACTH na faixa de 2 a 5 µg/dℓ, a frequência de realização do teste pode ser diminuída.

Na maioria dos cães, a dose de manutenção de mitotano inicialmente eficaz torna-se inadequada devido ao aumento sustentado compensatório na concentração plasmática de ACTH, que neutraliza os efeitos adrenocorticolíticos do medicamento. Com o tempo, a dose e a frequência de administração de mitotano geralmente aumentam para compensar esse efeito. A realização periódica do teste de estimulação com ACTH identifica o aumento da concentração sérica de cortisol pós-ACTH acima de 5 µg/dℓ, permitindo o ajuste do protocolo de tratamento com mitotano para manter o controle da doença. Em alguns cães, isso pode exigir a administração diária de mitotano. A terapia alternativa (i. e., trilostano) deve ser considerada em cães que se tornam insensíveis ao mitotano.

Reações adversas ao tratamento com mitotano

As reações adversas ao tratamento com mitotano são causadas pela sensibilidade ao medicamento ou sua administração excessiva, com subsequente desenvolvimento de deficiência de glicocorticoides e, se grave, de mineralocorticoides (Boxe 50.5). As reações mais comuns ao mitotano são irritação gástrica e vômitos logo após sua administração. Se o distúrbio gástrico for decorrente da sensibilidade ao medicamento e não de hipoadrenocorticismo, dividir ainda mais a dose e/ou aumentar o intervalo entre as administrações pode ajudar a minimizar o vômito.

A administração excessiva de mitotano causa sinais clínicos de hipocortisolismo, inclusive fraqueza, letargia, anorexia, vômito e diarreia. A melhora clínica é geralmente observada horas após a administração de prednisona (0,25 a 0,5 mg/kg).

 BOXE 50.5

Efeitos adversos do mitotano em cães.

Efeito direto*
Letargia
Inapetência
Vômito
Sinais neurológicos
    Ataxia
    Andar em círculos
    Estupor
    Cegueira aparente

Secundários à superdosagem*
Hipocortisolismo
    Letargia
    Anorexia
    Vômito
    Diarreia
    Fraqueza
Hipoaldosteronismo (hiperpotassemia, hiponatremia)
    Letargia
    Fraqueza
    Distúrbios de condução cardíaca
    Hipovolemia
    Hipotensão

MAH: macroadenoma hipofisário.
*A diferenciação dessas categorias de reações adversas é baseada nos resultados de teste de estimulação com hormônio adrenocorticotrófico, eletrólitos séricos, resposta à interrupção da administração de mitotano e resposta à terapia com glicocorticoides.

Se o cão responder, a dose inicial de glicocorticoides deve ser continuada por 3 a 5 dias e, então, gradualmente diminuída até a interrupção em 2 semanas. Um teste de estimulação com ACTH, realizado com o cão saudável, sem tratamento com glicocorticoides, pode ajudar a determinar o momento de reinício do mitotano; de modo geral, quando a concentração sérica de cortisol pós-ACTH for de 2 µg/dℓ ou maior. A dose semanal de mitotano deve ser reduzida quando a terapia for reiniciada.

A administração excessiva de mitotano acaba por causar hipoaldosteronismo. A deficiência de mineralocorticoide deve ser considerada em qualquer cão com sinais de hipocortisolismo que não responda à administração de glicocorticoides. O achado de hiponatremia e hiperpotassemia indica hipoaldosteronismo e a necessidade de administração de mineralocorticoide. Alguns cães podem apresentar hipoaldosteronismo poucos dias após o início da terapia com mitotano, o qual pode se resolver com a recidiva espontânea do hiperadrenocorticismo, mas isso é imprevisível. Alguns cães continuam a apresentar deficiência de mineralocorticoides pelo resto da vida.

Adrenalectomia médica com mitotano

Uma alternativa ao protocolo tradicional com mitotano é a destruição completa intencional do córtex adrenal pela administração de uma quantidade excessiva de mitotano. Em teoria, o cão precisaria de tratamento para a insuficiência adrenocortical resultante pelo resto da vida. O protocolo consiste na administração de mitotano na dose de 75 a 100 mg/kg/dia durante 25 dias consecutivos, em três ou quatro doses ao dia, com o alimento, para minimizar complicações neurológicas e assegurar a boa absorção intestinal do medicamento. O tratamento vitalício com prednisona (a princípio, 0,1 a 0,5 mg/kg a cada 12 horas) e mineralocorticoides é instituído no início da administração de mitotano. A dose de prednisona é reduzida gradualmente após a conclusão do protocolo de 25 dias. Infelizmente, a recidiva com sinais de hiperadrenocorticismo ocorre em aproximadamente 33% dos cães tratados apenas no primeiro ano, indicando a necessidade de realização periódica de testes de estimulação com ACTH semelhantes aos feitos em cães submetidos ao tratamento tradicional. Esta modalidade terapêutica pode ser muito mais cara do que a administração a longo prazo de mitotano devido ao custo do tratamento da doença de Addison.

Tratamento de diabetes melito concomitante

O hiperadrenocorticismo e o diabetes melito são doenças concomitantes comuns em cães. Acredita-se que o hiperadrenocorticismo se desenvolva antes e o diabetes melito subclínico passe a ser clinicamente aparente devido à resistência à insulina causada pelo estado hiperadrenal. Na maioria desses cães, o controle glicêmico é ruim, apesar da insulinoterapia; de modo geral, o bom controle glicêmico não é possível até que o hiperadrenocorticismo seja controlado. Às vezes, cães diabéticos, talvez nos primeiros estágios de hiperadrenocorticismo (frequentemente identificados durante a investigação da causa do aumento de FA), respondem à insulina e apresentam bom controle da glicemia. Como o diabetes é bem controlado, a decisão de tratar ou não o hiperadrenocorticismo deve ser baseada em outros fatores, como a presença de outros sinais clínicos ou achados ao exame físico e o índice de suspeita da doença. Na ausência de fortes evidências de hiperadrenocorticismo, adote a abordagem de esperar para ver. O hiperadrenocorticismo acaba por prejudicar o controle do diabetes.

O foco inicial deve ser o tratamento do estado hiperadrenal em um cão diabético mal controlado com diagnóstico de hiperadrenocorticismo. A insulinoterapia concomitante é indicada; entretanto, o controle da glicemia não deve ser agressivo. Em vez disso, uma dose conservadora (0,5 a 1 U/kg) de insulina de ação intermediária (i. e., lenta) é administrada duas vezes ao dia para prevenir cetoacidose e hiperglicemia grave (glicemia acima de 500 mg/dℓ). O monitoramento do consumo de água em resposta ao tratamento com trilostano ou mitotano não é confiável em pacientes com diabetes melito porque as duas doenças causam PU e PD; além disso, a PU e a PD podem persistir em caso de controle insuficiente da glicemia apesar do controle do hiperadrenocorticismo. O controle do hiperadrenocorticismo leva à resolução do antagonismo à insulina e melhora a sensibilidade do tecido à insulina. Para ajudar a prevenção de hipoglicemia, os tutores devem testar a urina para a detecção de glicose, de preferência duas ou três vezes ao dia. Caso a amostra de urina seja negativa para glicose, a dose de insulina deve ser reduzida em 20 a 25% e um teste de estimulação com ACTH deve ser realizado. A avaliação crítica do controle glicêmico e os ajustes na insulinoterapia, se indicados, devem ser feitos assim que o hiperadrenocorticismo for controlado.

CETOCONAZOL

O cetoconazol inibe a esteroidogênese adrenal de maneira reversível (ver Figura 50.15). A dose inicial de cetoconazol é de 5 mg/kg a cada 12 horas. Aumentos subsequentes na dose são baseados nos resultados do teste de estimulação com ACTH realizado 10 a 14 dias depois, ainda durante o tratamento com cetoconazol. Os objetivos da terapia são semelhantes aos discutidos para o trilostano. Cerca de 20 a 25% dos cães não respondem ao medicamento devido à má absorção intestinal. As reações adversas são principalmente resultado do hipocortisolismo, como letargia, inapetência, vômitos e diarreia. Infelizmente, é difícil controlar os sinais clínicos de hiperadrenocorticismo sem criar hipocortisolismo. Não recomendamos o cetoconazol para o tratamento do hiperadrenocorticismo.

ADRENALECTOMIA

A adrenalectomia é o tratamento de escolha para um tumor adrenocortical que causa HAD, a menos que lesões metastáticas ou invasão de órgãos ou vasos sanguíneos circundantes sejam identificados durante a avaliação pré-operatória ou o cão tenha alto risco anestésico devido à doença concomitante significativa.

Cães com tumores grandes (largura máxima acima de 5 cm), invasão extensa da veia cava caudal (em especial com trombos que se estendem além do hilo hepático), lesões metastáticas (normalmente no fígado e pulmões) ou tumores com infiltração no rim ou parede corpórea, baixas concentrações de antitrombina III e debilitados, com manifestações clínicas avançadas de hiperadrenocorticismo, têm alta probabilidade de complicações pós-operatórias graves e desfecho ruim. Nesses cães, o tratamento com trilostano é uma alternativa viável à adrenalectomia. O trilostano não tem propriedades antineoplásicas, mas é eficaz na redução da secreção de cortisol pelo tumor e é usado para controle dos sinais clínicos de hiperadrenocorticismo. Nos cães submetidos à adrenalectomia, o tratamento com trilostano por 3 a 4 semanas antes da cirurgia usando o protocolo já discutido pode reverter os distúrbios metabólicos do hiperadrenocorticismo e minimizar muitas das complicações associadas ao procedimento.

Os objetivos do tratamento com trilostano são a melhora dos sinais clínicos e a concentração sérica de cortisol pós-ACTH entre 2 e 6 μg/dℓ. A concentração sérica de eletrólitos é monitorada para a detecção de alterações consistentes com o início de hipoaldosteronismo. A posologia do trilostano é ajustada conforme o necessário até que essas metas sejam atingidas, o que geralmente ocorre nos primeiros 30 dias de tratamento. A adrenalectomia é realizada após o controle do estado hiperadrenal, mas não mais que 30 dias após o início do tratamento com trilostano, independentemente do controle da doença.

Ver informações mais detalhadas sobre técnicas cirúrgicas de adrenalectomia em Johnston e Tobias (2018). Hoje, preferimos a adrenalectomia laparoscópica em cães com massas adrenais não invasivas. As vantagens da adrenalectomia laparoscópica minimamente invasiva são a melhor visualização dos órgãos abdominais e da massa adrenal (Vídeos 50.2 e 50.3), a manipulação limitada de outros órgãos abdominais, a redução das complicações da ferida cirúrgica, o maior conforto pós-operatório, o menor período de recuperação e a menor permanência no hospital. Em nossa experiência, a recuperação da cirurgia é mais rápida e o desconforto pós-operatório é visivelmente menor; além disso, a maioria dos cães deambula algumas horas após a anestesia e muitos recebem alta no dia seguinte. O desenvolvimento pós-operatório de pancreatite e TEP é incomum, principalmente se os cães forem tratados com trilostano por 3 a 4 semanas antes da cirurgia.

Tumores adrenais secretores de cortisol são difíceis de controlar após a adrenalectomia, em parte por causa da imunossupressão concomitante, menor capacidade de cicatrização de feridas, hipertensão sistêmica e hipercoagulação, infiltração frequente do tumor em vasos sanguíneos e tecidos moles circundantes, possível desenvolvimento pós-operatório de pancreatite (especialmente com massas adrenais do lado direito) e hipoadrenocorticismo após a remoção da massa. A complicação mais preocupante é o tromboembolismo, que geralmente ocorre durante ou nas primeiras 24 horas após a cirurgia e tem alta taxa de mortalidade. O tratamento prévio com trilostano e caminhadas curtas e frequentes horas após a cirurgia para promover o fluxo sanguíneo ajudam a minimizar a formação de coágulos. Os medicamentos anestésicos e analgésicos devem ser administrados em doses que permitam a deambulação nas primeiras 4 horas após a cirurgia. A administração de glicocorticoides antes da adrenalectomia não é indicada. O hipocortisolismo agudo sempre ocorre após a adrenalectomia. Quando o cirurgião começa a remover o tumor adrenal, a dexametasona (0,05 a 0,1 mg/kg) deve ser colocada na infusão intravenosa. Essa dose deve ser administrada ao longo de

6 horas. A dexametasona deve continuar a ser administrada por via intravenosa em intervalos de 12 horas em dose menor (p. ex., 0,02 mg/kg/24 horas) até que o cão possa receber medicação oral com segurança sem perigo de vômito (normalmente 24 a 48 horas após o procedimento). Nesse ponto, a suplementação de glicocorticoide deve passar a ser feita com prednisona oral (0,25 a 0,5 mg/kg a cada 12 horas); a dose e a frequência de administração de prednisona devem ser gradualmente reduzidas durante os 3 a 4 meses seguintes. Se a adrenalectomia foi unilateral, a suplementação de prednisona pode ser interrompida assim que o tecido adrenocortical normal contralateral se tornar funcional. Os cães submetidos à adrenalectomia bilateral precisam de tratamento com prednisona por toda a vida.

As concentrações séricas de eletrólitos devem ser cuidadosamente monitoradas após a cirurgia. O desenvolvimento de hiponatremia e hiperpotassemia brandas é comum nas primeiras 48 horas após o procedimento; de modo geral, essas alterações desaparecem em 1 ou 2 dias com a diminuição das doses de glicocorticoides exógenos e o retorno da alimentação normal. O tratamento com mineralocorticoide é recomendado se a concentração sérica de sódio ficar abaixo de 135 mEq/ℓ ou se a concentração sérica de potássio for superior a 6,5 mEq/ℓ. Recomenda-se uma injeção de pivalato de desoxicorticosterona (DOCP; Percorten-V®), com determinação dos níveis séricos de eletrólitos 25 dias depois. Se o cão for saudável e os níveis séricos de eletrólitos estiverem normais no dia 25, o tratamento com DOCP não é mais necessário em cães submetidos a adrenalectomia unilateral, apenas naqueles que passaram pela adrenalectomia bilateral.

Os tempos medianos de sobrevida em cães que chegaram à alta hospitalar foram de 690 dias, 492 dias, 953 dias e 48 meses (Schwartz et al., 2008; Lang et al., 2011; Massari et al., 2011; Helm et al., 2011). A sobrevida a longo prazo foi significativamente menor em cães com carcinomas adrenais, tumores adrenais com largura máxima ≥ 5 cm e presença de metástases ou trombose da veia cava (Massari et al., 2011).

RADIOTERAPIA HIPOFISÁRIA

Cerca de 50% dos cães têm uma massa hipofisária à TC ou à RM no momento de diagnóstico do HHD. Em aproximadamente 50% desses cães, a massa hipofisária cresce ao longo de 1 a 2 anos e leva à síndrome do macrotumor hipofisário. O diagnóstico presuntivo de macroadenoma hipofisário é baseado na exclusão de outras causas dos distúrbios neurológicos e é confirmado por achados de TC ou RM (ver Figura 50.4). O desenvolvimento de sinais neurológicos de um macrotumor hipofisário é um motivo comum para a eutanásia de cães com HHD. A radioterapia foi eficaz na redução do tamanho do tumor e diminuiu ou eliminou os sinais neurológicos em cães com síndrome do macrotumor hipofisário (Figura 50.16). Várias universidades e algumas clínicas de referência nos EUA oferecem radioterapia para macrotumores hipofisários em cães com HHD e gatos com acromegalia. O tipo de radioterapia (p. ex., teleterapia de fótons de cobalto 60 de 4, 5 e 6 MV com acelerador linear e radioterapia estereotáxica com alta dose em uma única ou mais frações) e o protocolo de tratamento (p. ex., dose total de radiação, número de frações, distribuição semanal, período total de tratamento) são variáveis.

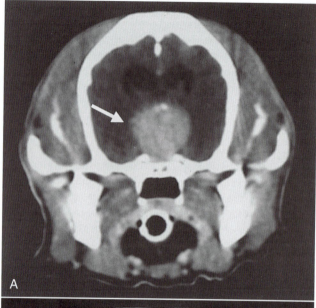
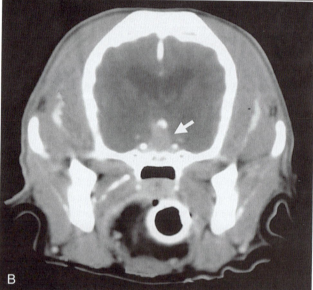

Figura 50.16 A. Tomografia computadorizada da região hipofisária de uma Cocker Spaniel, castrada, de 9 anos, com hiperadrenocorticismo hipófise-dependente (HHD). O HHD foi tratado com mitotano por 2 anos, até que o animal apresentou letargia, inapetência e perda de peso. Uma grande massa, com cerca de 2 cm de diâmetro, é evidente na região hipotalâmica-hipofisária (seta). **B.** TC da região hipofisária 18 meses após o término da radioterapia. O volume da massa diminuiu aproximadamente 75% em comparação ao valor pré-tratamento. Os sinais clínicos relacionados ao macrotumor hipofisário foram resolvidos e o tratamento com mitotano foi interrompido após a radioterapia.

Os objetivos da radioterapia são a redução do macrotumor, a melhora ou resolução dos sinais neurológicos, a melhora ou resolução das manifestações clínicas do hiperadrenocorticismo e o aumento da sobrevida com boa qualidade de vida. Todos os estudos que avaliaram o efeito da radioterapia no tamanho do tumor hipofisário, até o momento, documentaram uma diminuição significativa em quase todos os cães tratados.

Entre os fatores prognósticos que influenciam o tempo de sobrevida após a radioterapia, estão a gravidade dos sinais neurológicos e o tamanho relativo do tumor. De modo geral, cães com sinais clínicos neurológicos sutis ou brandos e tumores pequenos respondem melhor ao tratamento. Theon et al. (1998) observaram o tempo médio de sobrevida após a radioterapia de 25 meses em cães com sinais neurológicos brandos, 17 meses em cães com sinais neurológicos graves e apenas 5 meses em cães com sinais neurológicos não tratados. Em um estudo de Kent et al. (2007), o tempo médio de sobrevida em 19 cães com massas hipofisárias submetidas à radioterapia foi de 1.405 dias, com sobrevida estimada em 1, 2 e 3 anos de 93%, 87% e 55%, respectivamente. Em contrapartida, o tempo médio de sobrevida em 27 cães com massas hipofisárias não tratadas foi de 551 dias, com sobrevida estimada em 1, 2 e 3 anos de 45%, 32% e 25%, respectivamente.

Por causa da alta prevalência de uma massa hipofisária no momento do diagnóstico de HHD e a possibilidade de futuro crescimento e desenvolvimento de sinais neurológicos, rotineiramente incluímos a TC da hipófise como parte da avaliação de um cão com a doença recém-diagnosticada, mesmo na ausência de evidência clínica de uma grande massa hipofisária, especialmente se o tutor estiver disposto a considerar a radioterapia em caso de identificação dessa lesão. Preferimos realizar a TC depois do controle dos sinais clínicos de hiperadrenocorticismo com o tratamento médico. Sabemos que a TC é cara, mas muitos tutores estão interessados e desejam saber o estado da massa hipofisária. Nenhuma outra avaliação da hipófise é indicada em caso de ausência de uma massa hipofisária na primeira TC. Em caso de identificação de uma massa hipofisária com 3 a 7 mm na maior altura vertical, uma nova TC é recomendada em 12 meses. Se a massa hipofisária tiver 8 mm ou mais na maior altura vertical, a radioterapia hipofisária é recomendada. O objetivo da radioterapia hipofisária é reduzir a massa e prevenir o desenvolvimento da síndrome macrotumoral; o tratamento com trilostano ou mitotano ainda pode ser necessário para o controle dos sinais clínicos de hiperadrenocorticismo.

HIPOFISECTOMIA

Por várias décadas, a microcirurgia hipofisária seletiva por abordagem transesfenoidal foi o tratamento de escolha para tumores hipofisários que causam hiperadrenocorticismo em humanos. Os primeiros estudos em medicina veterinária desenvolvendo a técnica microcirúrgica, identificando complicações pós-operatórias e avaliando a função hipofisária pós-operatória, ou sua ausência, foram feitos em cães saudáveis há aproximadamente 25 anos. Desde então, Meij e colaboradores da University of Utrecht, na Holanda, publicaram vários artigos detalhando suas experiências com a hipofisectomia transesfenoidal em cães com HHD. Em 2005, o grupo de Utrecht relatou os resultados a longo prazo da hipofisectomia transesfenoidal em 150 cães com HHD (Hanson et al., 2005). As complicações pós-operatórias incluíram diabetes insípido central (DIC) transitório e, menos comumente, permanente, hipernatremia, ceratoconjuntivite seca (CCS) e hipotireoidismo secundário (Hanson et al., 2005). A terapia de reposição hormonal pós-operatória incluiu vasopressina sintética (DDAVP), glicocorticoides e levotiroxina. O DIC esteve presente até a morte ou o último acompanhamento em 22% dos cães. Em outro estudo, a incidência de DIC permanente pós-operatório em cães submetidos à cirurgia transesfenoidal para HHD foi bastante influenciada pelo tamanho do tumor hipofisário; quanto maior o tumor, maior a probabilidade de o DIC pós-operatório ser permanente (Teshima et al., 2011). Dos 150 cães, 12 morreram nas primeiras 4 semanas após a cirurgia. Dos 138 cães vivos após 4 semanas, 127 (92%) apresentaram remissão em até 8 semanas após a cirurgia, definida como a resolução dos sinais clínicos de hiperadrenocorticismo e valores de UCCR no intervalo de referência. O hiperadrenocorticismo continuou em remissão em 95 de 127 cães (75%). Em 32 de 127 cães (25%), houve recidiva dos sinais de hiperadrenocorticismo e aumento dos valores de UCCR 6 a 56 meses (mediana, 18 meses) após a cirurgia. A taxa de sobrevida estimada em 1 ano, 2 anos, 3 anos e 4 anos foi de aproximadamente 84%, 76%, 72% e 68%, respectivamente. A fração livre de recidiva estimada em 1, 2, 3 e 4 anos foi de aproximadamente 88%, 75%, 66% e 59%, respectivamente. A sobrevida e as frações livres de doença de cães com aumento de volume da hipófise foram significativamente menores em comparação a cães com hipófises de tamanho normal.

Com base nas experiências da University of Utrecht, a hipofisectomia transesfenoidal microcirúrgica é um tratamento a longo prazo eficaz para o HHD em cães. O diagnóstico precoce de um adenoma corticotrófico é importante. A hipofisectomia transesfenoidal é mais eficaz em cães com aumento de volume moderado ou nulo das hipófises. O tamanho do tumor hipofisário tem impacto direto na sobrevida, nas frações livres de doença e na incidência de DIC permanente em cães. Infelizmente, o número de instituições que hoje oferecem a hipofisectomia como opção de tratamento para HHD nos EUA é limitado.

Prognóstico

Os tempos médios de sobrevida de cães com HAD que sobrevivem ao primeiro mês após a adrenalectomia variam de 492 a 953 dias; alguns cães vivem por 4 a 5 anos após a cirurgia (Schwartz et al., 2008; Lang et al., 2011; Massari et al., 2011). Em um estudo de Helm et al. (2011), os tempos médios de sobrevida de cães com HAD tratados com trilostano e mitotano foram de 353 dias (intervalo de confiança [IC] de 95%, 95 a 528 dias) e 102 dias (IC de 95%, 43 a 277 dias), respectivamente. Cães com adenoma adrenocortical ou carcinoma adrenocortical sem metástase (incomum) têm prognóstico bom, enquanto aqueles com carcinoma adrenocortical metastático ou carcinoma com invasão venosa (comum) têm prognóstico reservado a mau e geralmente sucumbem 1 a 2 anos após o diagnóstico. Embora os sinais clínicos possam ser controlados com trilostano e mitotano, a morte é causada pelos efeitos debilitantes do tumor, complicações de trombose venosa (p. ex., ascite), crescimento metastático ou outros distúrbios geriátricos (p. ex., doença renal crônica, insuficiência cardíaca congestiva).

O prognóstico de cães com HHD depende, em parte, da idade e da saúde geral do cão e do comprometimento do tutor com o tratamento. O tempo médio de vida após o diagnóstico de HHD é de aproximadamente 30 meses. Os cães mais jovens podem viver bem mais (i. e., 5 anos ou mais). Muitos cães morrem ou são submetidos à eutanásia por causa de complicações relacionadas ao hiperadrenocorticismo (p. ex., síndrome do macrotumor hipofisário) ou outros distúrbios geriátricos.

HIPERADRENOCORTICISMO OCULTO (ATÍPICO) EM CÃES

O hiperadrenocorticismo oculto é definido como uma síndrome em que o cão parece ter hiperadrenocorticismo com base nos achados à anamnese, ao exame físico e aos exames clínico-patológicos, mas os resultados do teste de estimulação com ACTH, teste de LDDS e UCCR estão dentro dos intervalos de referência. Possíveis explicações para o hiperadrenocorticismo oculto são o início da progressão do hiperadrenocorticismo, uma doença que mimetiza algumas das manifestações clínicas do hiperadrenocorticismo (p. ex., alopecia X) e aumento dos hormônios precursores adrenocorticais, como progesterona e 17-hidroxiprogesterona (ver Figura 50.15). Os tumores adrenais que secretam progesterona podem causar uma síndrome clínica que mimetiza o hiperadrenocorticismo em cães e gatos. Acreditam-se que os sinais clínicos sejam decorrentes da atividade glicocorticoide intrínseca das progestinas e/ou deslocamento induzido por progestina do cortisol de suas proteínas ligantes na circulação. Cães e gatos com tumores secretores de progesterona apresentam baixas concentrações de cortisol em testes de triagem de hiperadrenocorticismo.

A secreção anormal de hormônios precursores adrenocorticais foi proposta como causa do hiperadrenocorticismo oculto, mas essa hipótese é controversa, em parte porque os hormônios precursores adrenocorticais não são causas comprovadas de hiperadrenocorticismo oculto. Os resultados dos estudos que visam documentar uma relação entre os hormônios precursores adrenocorticais e a geração das anomalias clínicas associadas a essa síndrome são conflitantes e a melhora dos sinais clínicos após o tratamento com mitotano e trilostano é imprevisível.

Alterações nas concentrações de hormônios precursores adrenocorticais antes e depois da estimulação com ACTH têm sido utilizadas para estabelecer o diagnóstico. Como esses hormônios precursores precedem o cortisol na via de produção, cães com hiperadrenocorticismo também apresentam altas concentrações dessas moléculas, assim como cães com doença não adrenal e cadelas saudáveis durante o estro, diestro e gestação. Um estudo recente de Frank et al. (2015) documentou maiores concentrações séricas de cortisol durante um período de amostragem de sangue de 9 horas em cães com hiperadrenocorticismo oculto em comparação a cães controles, mas menores concentrações de cortisol em comparação a cães com HHD. Além disso, o diâmetro transversal médio da glândula adrenal determinado à ultrassonografia abdominal foi menor em cães controles em comparação àqueles com HHD e hiperadrenocorticismo oculto; no entanto, o diâmetro transversal não foi diferente em cães com HHD ou hiperadrenocorticismo oculto. Os autores especularam que o hiperadrenocorticismo oculto não causado por um tumor adrenal pode ser devido ao aumento da secreção de cortisol em 24 horas, que pode não ser detectado em exames de triagem de rotina.

Hoje, o teste de estimulação com ACTH com determinação de hormônios precursores de esteroides adrenocorticais séricos e plasmáticos identifica o hiperadrenocorticismo oculto em cães. O achado mais comum é o aumento nas concentrações séricas de 17-hidroxiprogesterona antes e depois da estimulação com ACTH. O único laboratório com faixas de referência estabelecidas para precursores e esteroides sexuais é o Endocrinology Laboratory da University of Tennessee, College of Veterinary Medicine, em Knoxville, Tennessee, EUA. O tratamento com baixas doses de mitotano e trilostano foi recomendado, mas Sieber-Ruckstuhl et al. (2006) não documentaram a diminuição da concentração de 17-hidroxiprogesterona em cães com HHD tratados com trilostano.

Na rotina, não solicitamos a determinação sérica de hormônios precursores adrenocorticais para a avaliação de cães para hiperadrenocorticismo. Se os resultados do teste de LDDS e UCCR forem normais ou duvidosos, procuramos outra causa para os sinais clínicos. Se outra causa não for identificada e os sinais clínicos forem brandos, recomendamos esperar e tentar diagnosticar o hiperadrenocorticismo se houver progressão. Ver mais informações sobre hiperadrenocorticismo oculto em Behrend et al. (2013), em *Leitura sugerida*.

HIPERADRENOCORTICISMO EM GATOS

O hiperadrenocorticismo é incomum em gatos. Embora muitas das características clínicas do hiperadrenocorticismo felino sejam semelhantes às observadas em cães, algumas diferenças importantes devem ser enfatizadas. As mais notáveis são a forte associação ao diabetes melito, a perda de peso progressiva e implacável que leva à caquexia, e a atrofia dérmica e epidérmica, que torna a pele extremamente frágil, fina e facilmente lacerada e ulcerada (i. e., síndrome da pele frágil felina) em gatos com hiperadrenocorticismo. O estabelecimento do diagnóstico pode ser difícil; as anomalias nos exames de sangue e urina de rotina que sugerem hiperadrenocorticismo em cães geralmente estão ausentes em gatos e o tratamento médico do hiperadrenocorticismo felino nem sempre é eficaz.

Etiologia

O hiperadrenocorticismo em gatos pode ser classificado como hipófise-dependente (HHD) ou dependente de um tumor adrenocortical (HAD). Cerca de 80% dos gatos com hiperadrenocorticismo têm HHD e 20% têm HAD; 50% dos tumores adrenais são adenomas e 50%, carcinomas. Gatos com HHD têm um microadenoma, macroadenoma ou carcinoma hipofisário identificado à necropsia. O hiperadrenocorticismo iatrogênico é incomum em gatos; de modo geral, os sinais clínicos são observados após meses de administração de prednisona ou prednisolona.

Características clínicas

SINAIS CLÍNICOS E ACHADOS AO EXAME FÍSICO

O hiperadrenocorticismo é mais observado em gatos mestiços idosos (idade média, 11 anos; intervalo, 5 a 17 anos). Há uma forte correlação entre hiperadrenocorticismo e diabetes melito e quase todos os gatos são diabéticos ou pré-diabéticos no momento do diagnóstico de hiperadrenocorticismo. É mais provável que os primeiros sinais clínicos mais comuns de hiperadrenocorticismo felino (i. e., PU, PD, polifagia) sejam causados por diabetes, não pelo hiperadrenocorticismo. Outros sinais clínicos e achados ao exame físico não são tão observados em gatos como em cães e tendem a ser muito sutis nos primeiros estágios da doença (Boxe 50.6 e Figura 50.17).

Uma indicação frequente da existência de hiperadrenocorticismo em gatos é o diabetes melito de difícil controle e que progride para resistência grave à insulina. A princípio, os sinais clínicos de hiperadrenocorticismo são brandos e os exames do eixo hipofisário-adrenocortical são inconclusivos e difíceis de interpretar na presença de diabetes mal controlado. Com o tempo, o hiperadrenocorticismo se torna mais aparente devido à piora progressiva apesar da insulinoterapia agressiva; a perda de peso leva à caquexia e a atrofia dérmica e epidérmica torna a pele extremamente frágil e fina, bastante suscetível a lacerações e úlceras (Figura 50.18). A escovação ou o manuseio durante o exame físico causam lesões dérmicas e epidérmicas. De modo geral, a resistência à insulina é grave quando há o desenvolvimento de caquexia e fragilidade cutânea. O diagnóstico diferencial primário para resistência à insulina, caquexia e síndrome da pele frágil felina é o excesso de progestágenos, observado em pacientes com tumores adrenais secretores de progesterona (ver adiante e na Tabela 50.6).

BOXE 50.6
Características clínicas do hiperadrenocorticismo em gatos.

Sinais clínicos
- Poliúria, polidipsia*
- Polifagia*
- Alopecia em manchas*
- Pelame despenteado*
- Alopecia simétrica
- Letargia
- Pele fina e facilmente lacerada (síndrome da pele frágil felina)*
- Perda de peso*
- Ptose do pavilhão auricular

Outros achados físicos
- Distensão abdominal*
- Hepatomegalia*
- Perda de massa muscular*
- Infecção cutânea

*Comum.

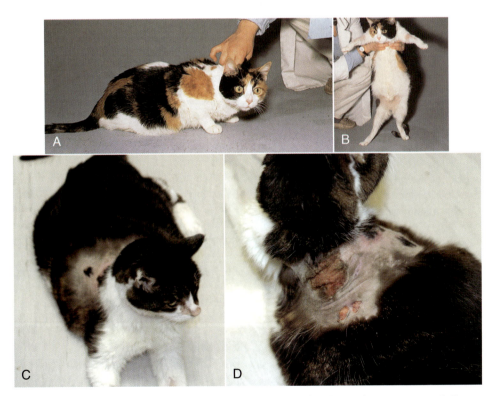

Figura 50.17 A e B. Gato de 9 anos com hiperadrenocorticismo hipófise-dependente (HHD) e diabetes melito resistente à insulina. Observe a aparência física relativamente sadia do gato em sua postura normal (**A**). Distensão abdominal e alopecia inguinal (**B**) são evidentes ao exame físico. **C e D.** Gato de 16 anos com HHD e diabetes melito resistente à insulina. Observe a aparência relativamente normal do gato e a alopecia e ulceração nas regiões cervicais dorsais e torácicas anteriores, na área em que o gato usava uma coleira. A alopecia também era observada na região ventral do pescoço.

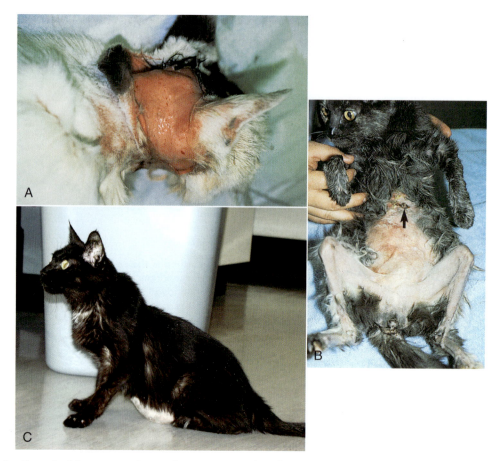

Figura 50.18 A. Gato de 15 anos com hiperadrenocorticismo hipófise-dependente (HHD), diabetes melito resistente à insulina e síndrome da pele frágil felina. Observe a laceração cutânea na nuca, que ocorreu enquanto o gato era contido para o exame físico. **B.** Gato de 12 anos com hiperadrenocorticismo e diabetes melito grave resistente à insulina. Este gato pesava 2,2 kg e recebia 25 unidades de insulina regular três vezes ao dia, sem redução da glicemia. Observe a aparência emaciada, talvez pela deficiência prolongada de controle glicêmico, alopecia, atrofia cutânea e epidérmica grave e lacerações decorrentes da fragilidade cutânea (*seta*). **C.** Gato de 17 anos com HHD e diabetes melito resistente à insulina. Observe a aparência emaciada do gato, a distensão abdominal e a ausência de crescimento de pelos no abdome ventral, que havia sido submetido à tricotomia para uma ultrassonografia abdominal 10 meses antes.

PATOLOGIA CLÍNICA

As alterações clínico-patológicas clássicas observadas em cães com hiperadrenocorticismo são raras em gatos. As anomalias mais observadas em gatos são hiperglicemia, glicosúria, hipercolesterolemia e discreto aumento na atividade da alanina aminotransferase. Essas alterações podem ser explicadas pelo diabetes melito concomitante e mal regulado. Leucograma de estresse, aumento na atividade de FA e urina isostenúrica-hipostenúrica não são achados comuns em gatos hiperadrenais. A incapacidade de documentação de alterações histológicas no fígado consistentes com hepatopatia induzida por esteroides, a ausência da isoenzima de FA induzida por esteroides e a meia-vida relativamente curta da FA em gatos podem ser responsáveis pela ausência de um aumento na atividade de FA. As anomalias urinárias frequentes em cães com hiperadrenocorticismo não são comuns em gatos.

TÉCNICAS DE DIAGNÓSTICO POR IMAGEM

A ultrassonografia abdominal identifica massas adrenais e esclarece o índice de suspeita clínica de HHD. A interpretação dos resultados de imagens adrenais em gatos é semelhante à dos cães. A largura máxima da glândula adrenal em gatos saudáveis é inferior a 0,5 cm. Deve-se suspeitar de adrenomegalia quando a largura máxima for maior que 0,5 cm; a largura máxima superior a 0,8 cm é bastante sugestiva de adrenomegalia. Aumento bilateral das adrenais e sua fácil visualização em um gato com sinais clínicos e achados apropriados ao exame físico e resultados anormais em exames do eixo hipofisário-adrenocortical são fortes evidências de HHD. A TC e a RM podem ser usadas para a detecção de macroadenoma hipofisário e a determinação do tamanho de uma massa adrenal e a extensão de sua infiltração nos vasos sanguíneos e em órgãos circundantes antes da adrenalectomia.

EXAMES DO EIXO HIPOFISÁRIO-ADRENOCORTICAL

Embora os exames usados para o diagnóstico de hiperadrenocorticismo em cães e gatos sejam semelhantes, há algumas diferenças importantes em seus protocolos e na interpretação dos resultados (Tabela 50.3). Confiamos mais na UCCR, no teste de supressão com dexametasona (sensibilidade ≈ 90%) e na ultrassonografia abdominal para o estabelecimento do diagnóstico de hiperadrenocorticismo em gatos. O teste de estimulação com ACTH não tem sensibilidade (≈ 40%) em gatos e não é recomendado. Também contamos com a ultrassonografia abdominal em vez da concentração plasmática de ACTH endógeno para a diferenciação entre HHD e HAD.

Razão cortisol/creatinina na urina

A base teórica e os detalhes da UCCR são semelhantes em cães e gatos, os quais foram discutidos anteriormente. A UCCR é um exame diagnóstico sensível para a identificação de hiperadrenocorticismo em gatos, mas, como em cães, sua especificidade é baixa. Usamos a UCCR como exame de triagem de hiperadrenocorticismo em gatos. A urina deve ser coletada em casa, preferencialmente em 2 dias consecutivos. A UCCR normal em uma ou ambas as amostras de urina é uma forte evidência contra o hiperadrenocorticismo. O aumento da UCCR nas duas amostras de urina não estabelece o diagnóstico por si só, mas indica a realização do teste de supressão de dexametasona.

Teste de supressão com dexametasona

A duração dos efeitos supressivos da dexametasona administrada por via intravenosa sobre as concentrações séricas de cortisol é mais variável em gatos do que em cães. Cerca de 20% dos gatos saudáveis não apresentam supressão induzida por dexametasona e suas concentrações séricas de cortisol são maiores que 1,4 μg/dℓ (40 nmol/ℓ) 8 horas após a administração do fármaco. Esse "fenômeno de escape" é comum em gatos tratados com doses menores de dexametasona. Devido ao possível erro de interpretação causado pelo fenômeno de escape e ao estado frágil de muitos gatos diabéticos hiperadrenais, normalmente usamos apenas um protocolo de teste de supressão com dexametasona (0,1 mg/kg de dexametasona administrada por via intravenosa, com coleta de sangue antes e 4 e 8 horas

TABELA 50.3

Exames diagnósticos para avaliar o eixo hipofisário-adrenocortical em gatos com suspeita de hiperadrenocorticismo.

Exame	Objetivo	Protocolo	Resultados	Interpretação
Razão cortisol/creatinina na urina	Descartar HAC	Coleta de urina em casa	Normal	Não é compatível com HAC
			Aumento	Outros exames para HAC são indicados
Teste de supressão com dexametasona	Diagnosticar HAC	0,1 mg de dexametasona/kg IV; coletar soro antes e 4 e 8 h após a dexametasona	*8 h após a dexametasona:*	
			< 1 μg/dℓ	Normal
			1 a 1,4 μg/dℓ	Não diagnóstico
			> 1,5 μg/dℓ e 4 h < 1,5 μg/dℓ	Sugestivo**
			> 1,5 μg/dℓ e 4 h > 1,5 μg/dℓ	Bastante sugestivo‡
Estimulação com ACTH	Diagnosticar HAC	125 μg de ACTH sintético*/gato IV; coletar soro antes e 30 e 60 min após ACTH	*Concentração de cortisol pós-ACTH:*	
			> 20 μg/dℓ	Fortemente sugestivo
			15 a 20 μg/dℓ	Sugestivo
			5 a 15 μg/dℓ	Normal
			< 5 μg/dℓ	HAC iatrogênico
ACTH endógeno	Diferenciar HHD de HAD	Necessidade de manipulação específica da amostra	Abaixo da faixa de referência	HAD
			Metade superior do intervalo de referência ou aumentada	HHD
			Metade inferior do intervalo de referência	Não diagnóstico

ACTH: hormônio adrenocorticotrófico; HAC: hiperadrenocorticismo; HAD: hiperadrenocorticismo dependente de tumor adrenocortical; HHD: hiperadrenocorticismo hipófise-dependente; IV: intravenosa.
*ACTH sintético: Cortrosyn®, Cosyntropin®, Synacthen®.
**Sugere hiperadrenocorticismo.
‡Bastante sugestivo de hiperadrenocorticismo.

após o tratamento) para a avaliação do eixo hipofisário-adrenocortical nesses animais. A concentração sérica de cortisol 8 horas após a administração de dexametasona inferior a 0,8 µg/dℓ (22 nmol/ℓ) sugere a normalidade do eixo hipofisário-adrenocortical; valores entre 0,8 e 1,4 µg/dℓ são inconclusivos e aqueles superiores a 1,4 µg/dℓ são favoráveis ao diagnóstico de hiperadrenocorticismo. Quanto maior a concentração sérica de cortisol acima de 1,4 µg/dℓ 8 horas após a administração de dexametasona, mais favorável o diagnóstico de hiperadrenocorticismo. A concentração sérica de cortisol superior a 1,4 µg/dℓ 4 horas após a administração de dexametasona dá mais suporte para o diagnóstico de hiperadrenocorticismo (Figura 50.19). Sempre que o valor de cortisol 4 horas após a administração de dexametasona for menor que 1,4 µg/dℓ (especialmente abaixo de 0,8 µg/dℓ) e o valor 8 horas após a administração de dexametasona for maior que 1,4 µg/dℓ, os resultados do teste devem ser considerados consistentes com hiperadrenocorticismo, mas não estabelecem seu diagnóstico definitivo. Nesse caso, confie nos sinais clínicos, achados ao exame físico e resultados de outros exames para estabelecer o diagnóstico. O teste de supressão com 0,1 mg/kg de dexametasona é um excelente teste de triagem e extremamente sensível para o diagnóstico do hiperadrenocorticismo em gatos; no entanto, seus resultados nunca devem constituir a única evidência de hiperadrenocorticismo em gatos.

Teste de estimulação com hormônio adrenocorticotrófico

O teste de estimulação com ACTH é rápido e relativamente fácil de interpretar. O pico da concentração sérica de cortisol pós-ACTH ocorre mais cedo em gatos do que em cães; além disso, as concentrações séricas de cortisol podem se aproximar dos valores basais 1 hora após a administração de ACTH sintético. Por isso, as amostras de sangue devem ser obtidas 30 minutos e 1 hora após a administração de ACTH sintético em gatos. Infelizmente, a sensibilidade desse teste na identificação do hiperadrenocorticismo felino é baixa. Em um estudo, os resultados do teste de supressão com dexametasona indicaram hiperadrenocorticismo em 27 de 28 gatos, enquanto o teste de estimulação com ACTH foi sugestivo de hiperadrenocorticismo em apenas nove de 16 gatos (Valentin et al., 2014). Devido à baixa sensibilidade, não utilizamos o teste de estimulação com ACTH para o diagnóstico de hiperadrenocorticismo em gatos.

Concentração plasmática de ACTH endógeno

O teste de concentração plasmática de ACTH endógeno foi discutido anteriormente. As concentrações plasmáticas de ACTH abaixo do intervalo de referência, especialmente os resultados indetectáveis, indicam HAD, enquanto as concentrações plasmáticas de ACTH na metade superior do intervalo de referência ou aumentadas condizem com o HHD em gatos. As concentrações plasmáticas de ACTH na metade inferior da faixa de referência podem ser observadas em pacientes com HHD e HAD e não são diagnósticas.

Diagnóstico

O hiperadrenocorticismo é diagnosticado com base nos achados à anamnese e ao exame físico, em resultados de exames de sangue e urina de rotina, na ultrassonografia abdominal e em exames do eixo hipofisário-adrenocortical e no índice de suspeita da doença. Idealmente, os resultados de todos os exames diagnósticos realizados em um gato com suspeita de hiperadrenocorticismo devem ser anormais. Resultados discordantes levantam dúvidas quanto ao diagnóstico. Todos os exames diagnósticos usados para a avaliação do eixo hipofisário-adrenocortical podem ter resultados falso-positivos e falso-negativos. Embora os resultados normais de UCCR e teste de supressão com dexametasona não indiquem o diagnóstico de hiperadrenocorticismo, os resultados anormais, por si só, não confirmam o diagnóstico. Em caso de dúvida ou incerteza sobre o diagnóstico, o tratamento do hiperadrenocorticismo deve ser suspenso e o gato reavaliado 1 a 2 meses depois.

Tratamento

Hoje, o trilostano é o tratamento médico de escolha para o HHD felino. Ele é eficaz no controle dos sinais clínicos de HHD, bem tolerado e melhora a resistência à insulina em gatos com diabetes concomitante. O tratamento com trilostano e os protocolos de monitoramento são semelhantes para cães e gatos. As recomendações de dose inicial e frequência de administração são variáveis. Nossa dose inicial é de 30 mg/gato uma vez ao dia. Os ajustes na dose e frequência de administração são baseados na resposta clínica e nos resultados do teste de estimulação com ACTH, UCCR e concentrações séricas de eletrólitos, a princípio 4 semanas após o início do tratamento com trilostano, mas antes na presença de sinais clínicos sugestivos de hipoadrenocorticismo ou hipoglicemia em gatos com diabetes resistente à insulina. O esquema de dose deve ser mantido em caso de observação de melhora dos sinais clínicos e resultados dos exames em 4 semanas, mesmo se os objetivos terapêuticos ainda não tiverem sido atingidos. A posologia deve ser alterada em caso de piora ou ausência de melhora dos sinais clínicos e resultados de exames em 4 semanas. De modo geral, a

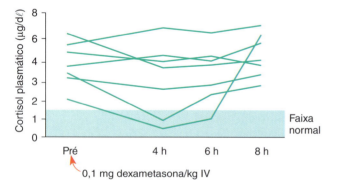

Figura 50.19 Resultados do teste de supressão com dexametasona em sete gatos com hiperadrenocorticismo confirmado à histologia. O sangue para a determinação do cortisol foi coletado antes e 4, 6 e 8 horas após a administração intravenosa de 0,1 mg de dexametasona/kg de peso corpóreo. Na maioria dos gatos, a concentração plasmática de cortisol continuou acima de 1,4 durante todo o teste; esses resultados são sugestivos de hiperadrenocorticismo.

administração duas vezes ao dia permite o melhor controle do que o tratamento uma vez ao dia, e deve ser o primeiro ajuste em gatos que continuam a apresentar sintomas com a dose inicial administrada uma vez ao dia. Os ajustes subsequentes na dose de trilostano devem ser baseados nos achados das reavaliações de 4 semanas. A diminuição nos requerimentos de insulina geralmente ocorre quando o HHD é controlado. Mellett et al. (2013) relataram uma sobrevida média de 617 dias em 15 gatos tratados com trilostano.

A adrenalectomia é o tratamento de escolha para o HAD; a adrenalectomia bilateral também é um tratamento eficaz para o HHD. O tratamento médico com trilostano geralmente é necessário por 4 a 6 semanas antes da adrenalectomia para reverter o estado catabólico do gato, melhorar a fragilidade cutânea e a cicatrização de feridas e diminuir a possibilidade de ocorrência de complicações perioperatórias. A abordagem cirúrgica e o manejo médico durante e após a cirurgia são semelhantes aos usados em cães. O tratamento para hipoadrenocorticismo deve começar imediatamente após adrenalectomia bilateral e incluir DOCP injetável (a princípio, 2,2 mg/kg SC a cada 25 dias; Percoten-V®) ou acetato de fludrocortisona (inicialmente 0,05 mg/gato VO a cada 12 horas; Florinefe®), bem como prednisolona (1 a 2,5 mg uma vez ao dia). Os ajustes subsequentes na dose de DOCP ou acetato de fludrocortisona devem ser baseados na determinação periódica das concentrações séricas de eletrólitos. A insulinoterapia pode ser interrompida em cerca de 50% dos gatos após a resolução do hiperadrenocorticismo; nos demais pacientes, o controle do diabetes é mais fácil, com o uso de menos insulina.

Prognóstico

O prognóstico é reservado a ruim. Gatos hiperadrenais não tratados morrem meses após o diagnóstico por causa dos efeitos deletérios do hipercortisolismo crônico e diabetes melito resistente à insulina na integridade da pele e função imunológica e da perda de peso progressiva que leva à caquexia grave. A eficácia do trilostano ainda precisa ser avaliada em um grande grupo de gatos hiperadrenais. A adrenalectomia unilateral (HAD) ou bilateral (HHD) pode ser muito bem-sucedida; no entanto, o sucesso depende, em parte, da correção do estado debilitado e da fragilidade cutânea com o tratamento médico antes da cirurgia, da experiência do cirurgião, da prevenção de complicações perioperatórias e do comprometimento do tutor com o manejo da insuficiência adrenal iatrogênica após o procedimento bilateral. A avaliação periódica dos níveis séricos de eletrólitos e a revisão do protocolo de tratamento são importantes para evitar uma crise addisoniana em gatos submetidos à adrenomegalia bilateral.

HIPOADRENOCORTICISMO

Etiologia

O hipoadrenocorticismo é uma deficiência de mineralocorticoides (aldosterona) e/ou glicocorticoides (cortisol). A insuficiência adrenocortical primária (doença de Addison) com deficiência de mineralocorticoide e secreção de glicocorticoides é a mais comum. De modo geral, o hipoadrenocorticismo primário é classificado como idiopático porque a causa da doença não é óbvia e as necropsias geralmente ocorrem anos após o diagnóstico, quando a atrofia idiopática de todas as camadas do córtex adrenal é o achado histopatológico mais frequente. Acredita-se que a destruição imunomediada dos córtices adrenais ocorra na maioria dos cães com insuficiência adrenal idiopática; inflamação linfoplasmocitária e fibrose são achados comuns em animais submetidos à necropsia próximo ao momento do diagnóstico. A destruição bilateral do córtex adrenal por neoplasia (p. ex., linfoma), doença granulomatosa, infarto hemorrágico, trombose arterial ou fármacos como mitotano e trilostano também podem causar insuficiência adrenocortical primária. Acredita-se que o desenvolvimento de sinais clínicos ocorra depois da destruição de pelo menos 90% dos córtices adrenais. De modo geral, as zonas do córtex adrenal são danificadas em taxas aproximadas, com desenvolvimento conjunto de deficiências de aldosterona e cortisol. A destruição é progressiva, levando à perda completa da função adrenocortical. Cães e gatos geralmente apresentam perda completa da função adrenocortical no momento do diagnóstico de hipoadrenocorticismo. A princípio, uma síndrome de deficiência parcial caracterizada por reserva adrenal inadequada pode ser observada, com sinais clínicos que se manifestam apenas em momentos de estresse, como transporte, viagem e cirurgia. A progressão da destruição do córtex adrenal faz com que a secreção hormonal seja inadequada mesmo em condições não estressantes e há uma verdadeira crise metabólica sem nenhum evento desencadeante óbvio.

Os mineralocorticoides (i. e., aldosterona) controlam a homeostase de sódio, potássio e água. Na insuficiência adrenocortical primária, a perda de secreção de aldosterona prejudica a preservação renal de sódio e cloreto e a excreção de potássio, levando ao desenvolvimento de hiponatremia, hipocloremia e hiperpotassemia. A incapacidade de retenção de sódio e cloreto reduz o volume do fluido extracelular, com desenvolvimento progressivo de hipovolemia, hipotensão, redução do débito cardíaco e diminuição da perfusão dos rins e outros tecidos. A hiperpotassemia prejudica a função cardíaca, diminuindo a excitabilidade miocárdica, aumentando o período refratário do miocárdio e reduzindo a velocidade de condução. A deficiência simultânea de glicocorticoides provoca sinais do trato gastrintestinal (p. ex., anorexia, vômito, diarreia, perda de peso) e alterações neurológicas (p. ex., letargia). Um dos sinais característicos do hipocortisolismo é a menor tolerância ao estresse; os sinais clínicos se tornam mais pronunciados quando o animal é colocado em situações estressantes.

Alguns cães e gatos com hipoadrenocorticismo apresentam sinais clínicos de deficiência de glicocorticoides, mas concentrações séricas de eletrólitos dentro da faixa de referência na primeira consulta. A deficiência de glicocorticoide, mas não de secreção mineralocorticoide, é chamada *hipoadrenocorticismo atípico* e discutida adiante. A deficiência de glicocorticoides, resultante da disfunção hipofisária que causa deficiência de ACTH, é chamada *hipoadrenocorticismo secundário*. Lesões destrutivas na hipófise ou hipotálamo, administração prolongada de glicocorticoides exógenos e perda idiopática da função são as causas mais comuns de insuficiência adrenal secundária. O hipoaldosteronismo isolado de ocorrência natural é raro em cães e gatos.

Características clínicas

ANAMNESE

O hipoadrenocorticismo é uma doença típica de cães fêmeas jovens ou de meia-idade, começando em todas as raças aos 4 anos (variação: 2 meses a 14 anos). Cães com hipoadrenocorticismo e deficiência de glicocorticoides tendem a ser mais velhos no momento do diagnóstico do que aqueles com deficiência de glicocorticoides e mineralocorticoides. O Boxe 50.7 lista as raças com maior risco de hipoadrenocorticismo. A doença é herdada como um traço autossômico recessivo em Cão d'Água Português, Retriever da Nova Escócia, Poodle Padrão e Bearded Collie. O hipoadrenocorticismo é raro em gatos. Não há predisposição aparente relacionada ao sexo em gatos, embora a doença tenda a ocorrer em gatos jovens ou de meia-idade (idade média, 6 anos). O hipoadrenocorticismo pode, entretanto, ocorrer em cães e gatos idosos.

SINAIS CLÍNICOS E ACHADOS AO EXAME FÍSICO

O Boxe 50.8 lista os sinais clínicos e achados ao exame físico. As manifestações clínicas mais comuns estão relacionadas a alterações do trato gastrintestinal e do estado mental e incluem letargia, anorexia, vômitos e perda de peso. A fraqueza é uma queixa comum do tutor. Outros achados ao exame físico são desidratação, bradicardia, pulsos femorais fracos e dor abdominal. Deve-se suspeitar de hiperpotassemia e hipoadrenocorticismo em um animal com bradicardia e sinais condizentes com hipovolemia. A bradicardia por si só, entretanto, não é patognomônica de hipoadrenocorticismo, especialmente em cães saudáveis. Da mesma maneira, a frequência cardíaca dos cães com hipoadrenocorticismo pode ser normal. PU e PD não são sinais comuns, embora possam ser relatados durante a anamnese completa.

Os sinais clínicos são vagos e facilmente atribuídos a distúrbios mais comuns dos tratos gastrintestinal e urinário. Os tutores observadores ocasionalmente descrevem uma doença progressiva ou episódica; no entanto, essa informação é exceção, não regra. A maioria dos cães com hipoadrenocorticismo é atendida pela primeira vez devido a distúrbios progressivos de gravidade variável, dependendo do grau de estresse e da reserva adrenocortical.

Se a hiponatremia e a hiperpotassemia se tornarem graves, a hipovolemia, azotemia pré-renal e arritmias cardíacas resultantes podem provocar uma crise addisoniana. As manifestações clínicas são as mesmas já descritas; a única diferença é a gravidade dos sinais. Em casos graves, o animal pode estar em choque, talvez moribundo. A crise addisoniana deve ser diferenciada de outras doenças com risco de morte, como cetoacidose diabética, pancreatite necrótica, hepatite aguda, peritonite séptica e insuficiência renal aguda.

PATOLOGIA CLÍNICA

Há várias anomalias no hemograma completo, bioquímica sérica e urinálise (Boxe 50.9). A hiperpotassemia, a hiponatremia e a hipocloremia são as alterações eletrolíticas clássicas em animais com insuficiência adrenal e talvez sejam as evidências mais importantes para o estabelecimento do diagnóstico de hipoadrenocorticismo. As concentrações séricas de sódio podem ser normais a muito baixas, de 105 mEq/ℓ (média, 128 mEq/ℓ), enquanto as concentrações séricas de potássio são normais a mais de 10 mEq/ℓ (média, 7,2 mEq/ℓ). A razão sódio/potássio reflete mudanças nas concentrações séricas desses eletrólitos e é bastante usada como ferramenta diagnóstica para a identificação de insuficiência adrenal. A razão normal varia entre 27:1 e 40:1. Animais com insuficiência adrenal primária tendem a apresentar valores inferiores a 27, talvez abaixo de 20.

As alterações eletrolíticas por si só podem ser enganosas. As concentrações normais de eletrólitos não excluem a insuficiência adrenal. As anomalias eletrolíticas podem não ser evidentes nos primeiros estágios da doença, quando os sinais clínicos são decorrentes da deficiência de glicocorticoides, e não se desenvolvem na insuficiência adrenal secundária à insuficiência hipofisária. Alternativamente, outros distúrbios podem alterar as concentrações séricas de eletrólitos e mimetizar a insuficiência adrenal, principalmente doenças hepáticas, gastrintestinais e urinárias (ver Boxes 53.2 e 53.3). Na maioria dos casos, a anamnese e o exame físico,

 BOXE 50.7

Raças com maior risco de hipoadrenocorticismo.

Cão d'Água Português*
Poodle Padrão*
Retriever da Nova Escócia*
Bearded Collie**
Leonberger‡
Dogue Alemão‡
Rottweiler‡
West Highland White Terrier‡
Wheaten Terrier de Pelo Macio‡

*Forte suspeita de herança autossômica recessiva.
**Altamente hereditário, mas o modo de herança é indeterminado.
‡Suspeita de predisposição genética.

 BOXE 50.8

Sinais clínicos causados por hipoadrenocorticismo em cães e gatos.

Cães	Gatos
Letargia*	Letargia*
Anorexia*	Anorexia*
Vômito*	Perda de peso*
Fraqueza*	Vômito
Diarreia	Poliúria, polidipsia
Perda de peso	
Tremores	
Poliúria, polidipsia	
Dor abdominal	

*Comum.

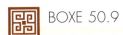

BOXE 50.9

Anomalias clínico-patológicas associadas ao hipoadrenocorticismo primário em cães e gatos.

Hemograma
Anemia não regenerativa
Ausência de leucograma de estresse
± Leucocitose neutrofílica
± Neutropenia branda
± Eosinofilia
± Linfocitose

Bioquímica sérica
Hiperpotassemia
Hiponatremia
Hipocloremia
Azotemia pré-renal
Hiperfosfatemia
± Hipercalcemia
± Hipoglicemia
± Hipoalbuminemia
± Hipocolesterolemia
Acidose metabólica (baixo CO_2 total, HCO_3^-)

Urinálise
Gravidade específica da urina < 1,030

---

juntamente com a avaliação crítica dos resultados de hemograma completo, bioquímica sérica e urinálise, permitem a priorização dos possíveis diagnósticos diferenciais. Indicações importantes de hipoadrenocorticismo são a ausência de leucograma de estresse em cão ou gato doente e a identificação de hipoalbuminemia, hipocolesterolemia e/ou hipoglicemia à bioquímica sérica.

O aspecto mais desafiador do diagnóstico é a diferenciação entre insuficiência renal aguda e insuficiência adrenal primária. A azotemia da insuficiência adrenal é secundária à redução da perfusão renal e à diminuição da taxa de filtração glomerular após o início da hipovolemia e hipotensão. Um aumento compensatório na gravidade específica da urina para mais de 1,030 permite a diferenciação entre azotemia pré-renal e azotemia renal primária e, portanto, entre insuficiência adrenal e insuficiência renal aguda, respectivamente.

Infelizmente, muitos cães e gatos hipoadrenais têm menor capacidade de concentração de urina devido à perda urinária crônica de sódio, depleção do teor medular renal de sódio, perda do gradiente de concentração medular normal e reabsorção de água prejudicada pelos túbulos coletores renais. Assim, alguns cães e gatos hipoadrenais com azotemia pré-renal apresentam gravidades específicas da urina na faixa isostenúrica (i. e., 1,007 a 1,015). Felizmente, o tratamento inicial da insuficiência renal aguda é semelhante ao da insuficiência adrenal. Em última análise, a diferenciação entre esses dois distúrbios deve ser baseada em exames do eixo hipofisário-adrenocortical e na resposta do animal à fluidoterapia e outros cuidados de suporte.

ELETROCARDIOGRAMA

A hiperpotassemia deprime a condução cardíaca e causa alterações características no eletrocardiograma (ECG; ver Boxe 53.4). A gravidade das anomalias do ECG é correlacionada à gravidade da hiperpotassemia. O ECG pode ser uma ferramenta diagnóstica para identificação e estimativa da gravidade da hiperpotassemia e uma ferramenta terapêutica para o monitoramento das alterações na concentração de potássio no sangue durante o tratamento.

TÉCNICAS DE DIAGNÓSTICO POR IMAGEM

Cães e gatos hipoadrenais com hipovolemia grave geralmente têm microcardia, arco aórtico descendente achatado e com diâmetro menor e uma veia cava caudal estreita em radiografias torácicas laterais. Esses achados auxiliam a avaliação do grau de hipovolemia e hipotensão. O megaesôfago generalizado simultâneo pode ser evidente e se resolver com o tratamento do hipoadrenocorticismo. A ultrassonografia abdominal pode revelar glândulas adrenais pequenas (com largura máxima de 0,3 cm ou menos), o que é bastante sugestivo de atrofia adrenocortical. O achado de glândulas adrenais de tamanho normal, especialmente com largura máxima inferior a 0,5 cm, não descarta o hipoadrenocorticismo.

Diagnóstico

O diagnóstico presuntivo de hipoadrenocorticismo é geralmente baseado em achados de anamnese, exame físico e exames clínico-patológicos e, no caso de insuficiência adrenal primária, identificação de anomalias eletrolíticas apropriadas. Os resultados do teste de estimulação com ACTH confirmam o diagnóstico (ver Tabela 50.2). A concentração sérica de cortisol pós-ACTH é inferior a 2 µg/dℓ (55 nmol/ℓ) (ver Figura 50.14). A concentração sérica basal de cortisol pode ser usada como triagem para descartar o hipoadrenocorticismo, desde que os glicocorticoides (p. ex., hidrocortisona, prednisona, prednisolona) que podem ser detectados pelo ensaio não tenham sido recentemente administrados. As concentrações séricas basais de cortisol acima de 2 µg/dℓ não indicam o diagnóstico de hipoadrenocorticismo. As concentrações séricas basais de cortisol de 2 µg/dℓ ou menos sugerem hipoadrenocorticismo, mas não estabelecem seu diagnóstico definitivo. Esses cães devem ser submetidos ao teste de estimulação com ACTH para a confirmação do diagnóstico. As UCCRs não são confiáveis para confirmar o diagnóstico. Níveis séricos de cortisol pós-ACTH entre 2 e 4 µg/dℓ (55 e 110 nmol/ℓ) podem ser associados ao hipoadrenocorticismo secundário e à insuficiência corticosteroide induzida por doença grave (CIRCI; também chamada "insuficiência adrenal relativa"), uma síndrome definida pela produção inadequada de cortisol em relação ao aumento da demanda durante períodos de doença grave, como sepse. A atividade inflamatória prolongada ou excessiva das citocinas suprime as funções hipofisárias e adrenais em humanos e, talvez, em cães. Em um estudo de Burkitt et al. (2007), cães com sepse grave apresentaram supressão da resposta do córtex adrenal ao ACTH exógeno, aumento na concentração sérica de cortisol de menos de 3 µg/dℓ (82 nmol/ℓ) após a administração de ACTH e resolução da insuficiência adrenal relativa após a cura da doença. Felizmente, as concentrações basais de cortisol tendem a ficar dentro da faixa de referência em cães com CIRCI.

Os resultados do teste de estimulação com ACTH não distinguem cães e gatos com insuficiência adrenal primária de ocorrência natural daqueles com insuficiência secundária à insuficiência hipofisária, cães e gatos com insuficiência secundária por administração prolongada de glicocorticoides (doença iatrogênica) ou cães com destruição adrenocortical primária causada por superdosagem de mitotano ou trilostano. Anomalias concomitantes nas concentrações séricas de eletrólitos implicam na existência de insuficiência adrenal primária e na necessidade de terapia de reposição mineralocorticoide e glicocorticoide. Os níveis séricos normais de eletrólitos não diferenciam entre o hipoadrenocorticismo primário em progressão e o hipoadrenocorticismo primário que não progride para a deficiência de mineralocorticoide ou entre o hipoadrenocorticismo primário e o hipoadrenocorticismo secundário (ver seção *Hipoadrenocorticismo atípico* adiante). Se o hipoadrenocorticismo secundário puder ser documentado, apenas a terapia de reposição de glicocorticoides é indicada. O hipoadrenocorticismo primário e atípico ou secundário pode ser diferenciado de forma prospectiva pela determinação periódica das concentrações séricas de eletrólitos, concentração basal de ACTH endógeno ou concentrações plasmáticas de aldosterona durante o teste de estimulação com ACTH (Tabela 50.4). Em teoria, a concentração plasmática de aldosterona deve auxiliar a distinção entre as várias formas de insuficiência adrenal. Infelizmente, não há uma demarcação clara das concentrações plasmáticas de aldosterona entre esses grupos de cães.

Tratamento

A agressividade do tratamento depende do estado clínico do animal e da natureza da insuficiência (i. e., glicocorticoide e/ou mineralocorticoide). Muitos cães e gatos com insuficiência adrenal primária estão em estágios diversos de uma crise addisoniana aguda, o que exige terapia imediata e agressiva. Em contrapartida, cães e gatos com deficiência isolada de glicocorticoides geralmente apresentam doença crônica, que representa mais um desafio diagnóstico do que terapêutico.

TRATAMENTO DA CRISE ADDISONIANA AGUDA

A crise addisoniana aguda é causada pela deficiência de mineralocorticoide e glicocorticoide. O tratamento da insuficiência adrenal primária aguda é direcionado à correção da hipotensão, hipovolemia, desequilíbrios eletrolíticos e acidose metabólica, além da melhora da integridade vascular e fornecimento de uma fonte imediata de glicocorticoides (Boxe 50.10). Como a morte decorrente do hipoadrenocorticismo é frequentemente atribuída ao colapso vascular e ao choque, a correção da hipovolemia é a maior prioridade terapêutica. O tipo de fluido usado depende um pouco da gravidade da hiponatremia (ver Tabela 53.2). A solução de Ringer ou Lactato de Ringer pode ser usada em pacientes com hiponatremia branda (concentração sérica de sódio acima de 130 mEq/ℓ), enquanto o soro fisiológico é administrado em animais com hiponatremia mais grave (concentração sérica de sódio acima de 130 mEq/ℓ). A hiperpotassemia é reduzida pela diluição simples e melhora da perfusão renal, mesmo em caso de administração de fluidos com potássio. Quanto mais aguda e grave a hiponatremia, mais lenta deve ser a correção da concentração sérica de sódio. O rápido aumento da concentração sérica de sódio deve ser evitado em animais com hiponatremia grave (concentração sérica de sódio abaixo de 120 mEq/ℓ), especialmente se presente por 24 horas ou mais. Nesses animais, a concentração sérica de sódio deve aumentar gradualmente em 10 a 12 mEq/ℓ por dia. Em caso de hipoglicemia, adicione dextrose a 50% aos fluidos IV para produzir uma solução com 5% de dextrose (i. e., 100 mℓ de dextrose a 50% por litro de fluidos). A dextrose adicionada às soluções isotônicas produz uma solução hipertônica que deve ser administrada por uma veia central para minimizar a flebite.

De modo geral, os cães e gatos com insuficiência adrenal aguda apresentam acidose metabólica branda que não requer tratamento. A fluidoterapia sozinha corrige a acidose branda

TABELA 50.4

Diferenciação de hipoadrenocorticismo primário e secundário.

	Hipoadrenocorticismo primário	**Hipoadrenocorticismo atípico primário**	**Hipoadrenocorticismo secundário**
Níveis séricos de eletrólitos	Hiperpotassemia Hiponatremia	Normal	Normal
Teste de estimulação com ACTH			
Cortisol pós-ACTH	Diminuição	Diminuição	Diminuição
Aldosterona pós-ACTH	Diminuição	Normal	Normal
ACTH endógeno	Aumento	Aumento	Diminuição

ACTH: hormônio adrenocorticotrófico.

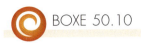

BOXE 50.10

Tratamento inicial da crise addisoniana aguda.

Fluidoterapia
Tipo: solução salina a 0,9% se a concentração sérica de sódio for inferior a 130 mEq/ℓ; solução cristaloide isotônica (p. ex., Ringer, Lactato de Ringer) se o nível sérico de sódio for 130 mEq/ℓ ou superior
Taxa: a princípio, 40 a 80 mℓ/kg/24 h IV
Suplementação de potássio: não indicada
Dextrose: infusão de dextrose a 5% (100 mℓ de dextrose a 50% por litro de fluidos) em caso de hipoglicemia

Administração de glicocorticoide
Dexametasona ou fosfato dissódico de dexametasona, 0,5 a 1 mg/kg IV, repetir a cada 12 h em dose de 0,05 a 0,1 mg/kg em fluidos IV até que a prednisona oral possa ser administrada*

Administração de mineralocorticoide
Pivalato de desoxicorticosterona (DOCP; Novartis), 2,2 mg/kg IM

Administração de bicarbonato
Indicada se HCO_3 < 12 mEq/ℓ ou CO_2 venoso total < 12 mmol/ℓ ou em animais gravemente enfermos
mEq HCO_3 = peso corpóreo (kg) × 0,5 × déficit de base (mEq/ℓ); se o déficit de base for desconhecido, use 10 mEq/ℓ. Adicione um quarto da dose calculada de HCO_3 aos fluidos IV e administre durante 6 h. Repita apenas se a concentração plasmática de HCO_3 continuar inferior a 12 mEq/ℓ

IM: intramuscular; IV: intravenosa.
*Cães ou gatos em choque podem precisar de doses mais altas de glicocorticoides.

por diminuição da hipovolemia e melhora da perfusão tecidual e taxa de filtração glomerular. Se a concentração venosa total de dióxido de carbono ou bicarbonato sérico for inferior a 12 mmol/ℓ ou 12 mEq/ℓ, respectivamente, a terapia conservadora com bicarbonato é indicada. Em um animal gravemente enfermo, com resultados laboratoriais ainda não conhecidos, presuma a presença de um déficit de base de 10 mEq/ℓ. Os miliequivalentes de bicarbonato necessários para corrigir a acidose podem ser determinados a partir da seguinte equação:

$$\text{Déficit de bicarbonato}\left(\frac{\text{mEq}}{\ell}\right) = \text{Peso corpóreo (kg)} \times 0,5 \times \text{Déficit de base (mEq/}\ell\text{)}$$

Administre um quarto da dose calculada de bicarbonato nos fluidos IV durante as primeiras 6 a 8 horas de tratamento. Ao final desse período, reavalie o estado ácido-básico do animal. Raramente, o cão ou gato pode precisar de mais bicarbonato de sódio administrado por via parenteral.

A administração de bicarbonato de sódio ajuda a corrigir a acidose metabólica e diminui a concentração sérica de potássio. A translocação intracelular de íons de potássio após a administração de bicarbonato, em conjunto com os efeitos de diluição da fluidoterapia e melhora da perfusão renal, é geralmente eficaz na redução da concentração sérica de potássio e normalização de quaisquer anomalias do ECG. Medidas para a rápida correção da hiperpotassemia com risco de morte é raramente necessária (ver Tabela 53.3).

A administração de glicocorticoides e mineralocorticoides também é indicada no manejo inicial de uma crise addisoniana aguda. Idealmente, os glicocorticoides não devem ser administrados antes da conclusão do teste de estimulação com ACTH. A fluidoterapia IV é geralmente suficiente durante as primeiras 1 ou 2 horas, enquanto o teste de estimulação com ACTH está sendo concluído. Os ensaios de cortisol em ponto de atendimento (p. ex., SNAP® Cortisol, IDEXX Laboratories) podem auxiliar a confirmação do hipoadrenocorticismo, mas o diagnóstico deve sempre ser estabelecido de forma definitiva por um laboratório de referência. A dexametasona não interfere na medida de cortisol e pode ser usada caso a administração de glicocorticoides não possa ser adiada. O glicocorticoide de escolha para o tratamento de uma crise addisoniana aguda é o fosfato dissódico de dexametasona, administrado por via intravenosa em dose inicial de 0,5 a 1 mg/kg e repetido a cada 12 horas em dose de 0,05 a 0,1 mg/kg na solução IV até que a medicação oral possa ser dada com segurança. Glicocorticoides hidrossolúveis de ação rápida, como succinato de hidrocortisona sódica, hemisuccinato de hidrocortisona, fosfato de hidrocortisona e succinato sódico de prednisolona, podem ser detectados pelo ensaio de cortisol, causando falsas elevações, e não devem ser administrados até o término do teste de estimulação com ACTH. Não usamos rotineiramente esses glicocorticoides no tratamento da insuficiência adrenal aguda.

Os suplementos mineralocorticoides hoje disponíveis são DOCP (Percorten-V®) e acetato de fludrocortisona (Florinefe®). Ambos são usados no tratamento de manutenção a longo prazo da insuficiência adrenal primária. O DOCP injetável é o mineralocorticoide preferido para o tratamento de cães ou gatos doentes com suspeita de insuficiência adrenal. A princípio, é administrado em dose de 2,2 mg/kg por via intramuscular ou subcutânea. A administração por via intravenosa de fluidos e intramuscular de DOCP corrige as anomalias eletrolíticas na maioria dos animais hipoadrenais em 24 horas. Não foram observadas reações adversas a uma única injeção de DOCP administrada em cães com subsequente demonstração de função adrenocortical normal. O peptídeo natriurético atrial confere proteção natural contra a hipernatremia. O acetato de fludrocortisona também é um tratamento eficaz. No entanto, é comercializado apenas como comprimido e a maioria dos cães e gatos está muito doente para tratamento oral.

A maioria dos cães e gatos com insuficiência adrenal aguda apresenta melhora clínica e bioquímica dramática em 24 a 48 horas. Nos próximos 2 a 4 dias, começa a transição gradual dos fluidos IV para a ingestão oral de água e alimentos. O tratamento de manutenção com mineralocorticoide e glicocorticoide deve ser instituído. Se essa transição não for tranquila, suspeite de persistência do desequilíbrio eletrolítico, suplementação insuficiente de glicocorticoides, uma endocrinopatia (p. ex., hipotireoidismo) ou doença concomitante (principalmente lesão renal, pancreatite ou gastrenterite hemorrágica por má perfusão e hipoxia causada por insuficiência adrenal).

TRATAMENTO DE MANUTENÇÃO DA INSUFICIÊNCIA ADRENAL PRIMÁRIA

Mineralocorticoides e, de modo geral, glicocorticoides são necessários para a manutenção do cão ou gato com insuficiência adrenal primária. A suplementação de mineralocorticoide preferida é o DOCP injetável (Percorten-V®), que libera o hormônio lentamente em taxa de 1 mg/dia/25 mg de suspensão. A dose inicial é de 2,2 mg/kg de peso corpóreo, administrada por via intramuscular ou subcutânea a cada 25 dias. Os ajustes subsequentes são baseados nas concentrações séricas de eletrólitos, a princípio determinadas 12 e 25 dias após cada uma das duas ou três primeiras injeções de DOCP. Em caso de hiponatremia e/ou hiperpotassemia no dia 12, aumente a dose seguinte em cerca de 10%. Se o perfil eletrolítico do dia 12 for normal, mas o perfil do dia 25 for anormal, o intervalo entre as injeções deve ser diminuído em 48 horas. O DOCP é muito eficaz na normalização das concentrações séricas de eletrólitos. As únicas reações adversas são a PU e a PD, que melhoram após a redução da dose ou a frequência de administração de DOCP. A maioria dos cães (e, talvez, dos gatos) tratados com DOCP também precisam de uma dose baixa de glicocorticoides (prednisona, inicialmente 0,25 mg/kg a cada 12 horas).

As desvantagens do DOCP são sua baixa disponibilidade e inconvenientes e despesas associados às consultas veterinárias frequentes para a administração. Para minimizar esses últimos, o tutor pode aprender a aplicar a injeção subcutânea em casa. A cada terceiro ou quarto tratamento, o tutor deve levar o cão ou gato à clínica para exame físico completo, determinação das concentrações séricas de eletrólitos e administração de DOCP para assegurar a ausência de problemas. Muitos cães precisam de doses muito mais baixas do que a inicialmente recomendada para a normalização das concentrações de eletrólitos. Com o paciente saudável e concentrações séricas de eletrólitos estáveis, a dose de DOCP pode ser diminuída de maneira gradual em 10%; a frequência de administração pode ser reduzida para a cada 21 dias, permitindo o uso de doses menores (aproximadamente 1,5 mg/kg/injeção) e diminuindo o custo do tratamento. O objetivo é identificar a menor dose de DOCP que mantém a saúde do paciente e as concentrações séricas de eletrólitos na faixa de referência.

O acetato de fludrocortisona (Florinefe®) é outro suplemento mineralocorticoide bastante usado. A dose inicial é de 0,02 mg/kg/dia, dividida em duas administrações por via oral. Ajustes subsequentes na dose são baseados nas concentrações séricas de eletrólitos, inicialmente avaliadas a cada 1 a 2 semanas. O objetivo é normalizar as concentrações séricas de sódio e potássio. A dose de acetato de fludrocortisona geralmente precisa ser aumentada nos primeiros 6 a 18 meses de terapia. Isso pode refletir a destruição contínua dos córtices adrenais. Após este período, a dose tende a ficar relativamente estável.

As principais desvantagens do tratamento oral com acetato de fludrocortisona são a ampla variação das doses necessárias para o controle das concentrações séricas de eletrólitos, o desenvolvimento de PU, PD e incontinência por alguns cães (provavelmente por sua atividade glicocorticoide), a resistência aos efeitos do fármaco, observada em certos pacientes, e a hiperpotassemia e hiponatremia moderadas persistentes em alguns animais. Suspeite de ineficácia do acetato de fludrocortisona quando os tutores relatam que o animal "tem algo estranho" e a hiponatremia e a hiperpotassemia persistem, apesar das altas doses do suplemento mineralocorticoide. A administração concomitante de sal oral pode ajudar a aliviar os distúrbios eletrolíticos em cães e gatos nos quais o acetato de fludrocortisona por si só não tem eficácia completa. Alternativamente, considere a mudança para DOCP.

A princípio, a suplementação de glicocorticoides é indicada em todos os cães e gatos com insuficiência adrenal primária. A prednisona (cães) e a prednisolona (gatos) são administradas em dose inicial de 0,25 mg/kg duas vezes ao dia por via oral. Em 1 a 2 meses, a dose e a frequência de administração de prednisona ou prednisolona devem ser gradualmente reduzidas para a menor quantidade administrada uma vez ao dia que ainda evite sinais de hipocortisolismo. Cerca de 50% e menos de 10% dos cães que recebem fludrocortisona e DOCP, respectivamente, não precisam de medicamentos glicocorticoides, exceto em períodos de estresse. Todos os tutores devem ter glicocorticoides à disposição para dar a seus animais em momentos de estresse. Os veterinários devem estar cientes das maiores necessidades de glicocorticoides de cães e gatos hipoadrenais submetidos a cirurgia ou com doença não relacionada à adrenal. A dose de glicocorticoide administrada deve ser dobrada nos dias em que um aumento do estresse é previsto.

O principal motivo para a persistência dos sinais clínicos, apesar do tratamento, é a suplementação inadequada de glicocorticoides. Quando saudáveis e em ambiente sem estresse, cães e gatos com insuficiência adrenal geralmente precisam de pequenas quantidades de prednisona ou prednisolona. No entanto, em caso de estresse ou doença, esses mesmos animais podem requerer grandes quantidades de prednisona ou prednisolona (i. e., 0,25 a 0,5 mg/kg) administradas duas vezes ao dia. O não fornecimento de quantidades adequadas de glicocorticoides pode causar persistência ou piora da letargia, inapetência e vômitos. A quantidade de prednisona ou prednisolona necessária para compensar os efeitos deletérios do estresse e da doença é variável e imprevisível. Portanto, é sempre melhor errar no limite superior da faixa de dose e, em seguida, diminuí-la de forma gradual nas semanas seguintes.

Prognóstico

De modo geral, o prognóstico de cães e gatos com insuficiência adrenal é excelente. Os fatores mais importantes na determinação da resposta terapêutica a longo prazo são a educação do tutor sobre a doença e sua dedicação ao tratamento. Se a comunicação entre tutor e veterinário for boa, as verificações forem frequentes e os tutores entenderem a importância do tratamento, cães e gatos com insuficiência adrenal podem ter expectativa de vida normal.

HIPOADRENOCORTICISMO ATÍPICO

Alguns cães com hipoadrenocorticismo apresentam sinais clínicos de deficiência de glicocorticoides, mas concentrações séricas de eletrólitos dentro da faixa de referência na primeira consulta. A deficiência de glicocorticoide, mas não de secreção mineralocorticoide, é referida como *hipoadrenocorticismo atípico*, uma síndrome identificada em até 30% dos cães com hipotireoidismo. A deficiência de glicocorticoides pode ter origem adrenocortical (hipoadrenocorticismo atípico primário; mais comum) ou ser causada pela menor secreção de ACTH pela hipófise (hipoadrenocorticismo secundário). As concentrações plasmáticas basais de ACTH endógeno são normais ou altas quando a doença primária é adrenal e menores quando a doença primária é de origem hipofisária (ver Tabela 50.6). A deficiência de glicocorticoide, mas não de mineralocorticoide, de origem adrenal pode ser observada em um cão nos primeiros estágios de desenvolvimento de hipoadrenocorticismo primário típico com destruição da zona fasciculada mais avançada do que a destruição da zona glomerulosa. A deficiência de mineralocorticoide e anomalias nas concentrações séricas de eletrólitos são observadas semanas a meses depois. Em alguns cães e gatos, a deficiência de glicocorticoides não progride para a deficiência de mineralocorticoides. A causa dessa forma de hipoadrenocorticismo não é conhecida, embora a participação de fármacos como mitotano, trilostano e acetato de megestrol (gatos) seja debatida.

A deficiência de glicocorticoide resultante da disfunção hipofisária é chamada *hipoadrenocorticismo secundário*. Lesões destrutivas (p. ex., neoplasia, inflamação) da hipófise ou hipotálamo e a administração prolongada de glicocorticoides exógenos são as causas mais comuns de insuficiência adrenal secundária. A atrofia adrenocortical pode se desenvolver após a administração injetável, oral ou tópica de glicocorticoides. A função adrenal tende a ser retomada 2 a 4 semanas após a interrupção da medicação, a menos que formas de ação prolongada de glicocorticoides tenham sido usadas.

O hipoadrenocorticismo com deficiência de glicocorticoide é geralmente identificado durante a avaliação diagnóstica de cães e gatos com sinais clínicos gastrintestinais vagos e crônicos, como letargia, anorexia, vômitos, diarreia e perda de peso. Os resultados dos exames de sangue e urina de rotina são normais. O diagnóstico requer um teste de estimulação com ACTH. O tratamento requer a administração de glicocorticoides, conforme já descrito no tratamento do hipoadrenocorticismo primário. A exceção é a insuficiência adrenal secundária induzida pela administração excessiva de glicocorticoides, quando o tratamento requer a redução gradativa da dose e da frequência de administração até a interrupção da medicação. Cães e gatos com insuficiência adrenal secundária não devem ter deficiência mineralocorticoide. A determinação periódica dos níveis séricos de eletrólitos é aconselhável porque a insuficiência adrenal por deficiência de glicocorticoide primária pode progredir para deficiência de mineralocorticoide semanas a meses após o diagnóstico de hipoadrenocorticismo por deficiência de glicocorticoide.

FEOCROMOCITOMA

Etiologia

O feocromocitoma é um tumor produtor de catecolaminas derivado das células cromafins da medula adrenal. Os feocromocitomas são incomuns em cães e raros em gatos. De modo geral, são tumores solitários de tamanho variável, entre nódulos com menos de 0,5 cm de diâmetro a massas com mais de 10 cm de diâmetro. Feocromocitomas em ambas as adrenais, em uma adrenal com um tumor adrenocortical funcional na glândula contralateral e associados ao HHD concomitante também foram identificados em cães. Os feocromocitomas têm um padrão de crescimento imprevisível, lento a rápido; a infiltração da veia frênico-abdominal, veia cava caudal e estruturas de tecidos moles circundantes pode ocorrer quando o tumor ainda é relativamente pequeno (até 2,5 cm de largura máxima; ver Figura 50.8). Em um relato, 87% dos feocromocitomas em 38 cães tinham mais de 2,5 cm de largura e 45%, mais de 5 cm de largura; a maioria (62%) estava localizada na adrenal direita. O feocromocitoma deve sempre ser considerado um tumor maligno em cães e gatos. Os sítios de metástase distante são fígado, pulmão, linfonodos regionais, ossos e SNC. Paragangliomas são tumores originados de células cromafins localizadas fora da medula adrenal, geralmente mais perto dos gânglios simpáticos; são raros em cães e gatos.

Características clínicas

Os feocromocitomas são mais comuns em cães e gatos idosos; nos cães, a idade média ao diagnóstico é de 11 anos. Não há predisposição sexual ou racial.

Os sinais clínicos e os achados ao exame físico se desenvolvem devido à ocupação de espaço pelo tumor e suas lesões metastáticas, à secreção excessiva de catecolaminas ou à hemorragia espontânea do tumor para a cavidade retroperitoneal (Tabela 50.5). Os sinais clínicos e as anomalias ao exame físico mais comuns são relacionadas aos sistemas respiratório, cardiovascular e musculoesquelético, como fraqueza generalizada, anorexia, perda de peso, episódios de colapso, agitação, nervosismo, dispneia, taquipneia e taquicardia. O excesso de secreção de catecolaminas também pode causar hipertensão sistêmica grave, com hemorragia nasal e retiniana, descolamento da retina, cegueira aguda e epistaxe. A secreção de catecolaminas por um feocromocitoma é tipicamente episódica e aleatória, não contínua. Portanto, os sinais clínicos tendem a ser paroxísticos e, de modo geral, não são evidentes durante o exame, que geralmente não indica a presença de um feocromocitoma devido à ausência de pico de catecolaminas nesse momento. Como os sinais clínicos e os achados ao exame

TABELA 50.5

Sinais clínicos e achados ao exame físico associados ao feocromocitoma em cães.

Sinais clínicos	Achados ao exame físico
Fraqueza intermitente*	Ausência de anomalias identificáveis*
Episódios intermitentes de colapso*	Dispneia, taquipneia*
Dispneia intermitente*	Fraqueza*
Taquipneia intermitente*	Taquicardia*
Ansiedade intermitente*	Arritmia cardíaca
Poliúria, polidipsia	Pulsos fracos
Letargia	Mucosas pálidas
Inapetência	Perda de massa muscular*
Vômito	Achados de hipertensão sistêmica:
Diarreia	Hemorragia nasal
Perda de peso	Hemorragia oral
Distensão abdominal	Hemorragia retiniana
Edema em membro posterior	Descolamento de retina
	Letargia
	Dor abdominal
	Massa abdominal palpável
	Ascites
	Edema em membro posterior

*Sinais comuns e achados ao exame físico.

físico costumam ser vagos, inespecíficos e facilmente associados a outros distúrbios, o feocromocitoma não é considerado um possível diagnóstico diferencial até a identificação de uma massa adrenal à ultrassonografia abdominal.

Diagnóstico

O feocromocitoma deve estar na lista de diagnósticos diferenciais em cães com sinais clínicos sugestivos de excesso de catecolaminas, com uma massa adrenal inesperada identificada em ultrassonografia abdominal e que desenvolvem distúrbios inesperados, como hipertensão sistêmica, hemorragia nasal ou retiniana ou arritmia cardíaca durante a anestesia. O feocromocitoma também pode ser achado inesperado ou incidental à necropsia ou causar colapso e morte súbita por liberação maciça de catecolaminas pelo tumor.

Nenhuma anomalia consistente identificada no hemograma completo, na bioquímica sérica ou na urinálise levantaria a suspeita de feocromocitoma. Muitas anomalias identificadas nos exames de sangue e urina de rotina são decorrentes de distúrbios simultâneos, comuns em cães com feocromocitoma, ou são achados inespecíficos associados à hipertensão. O histórico de colapso agudo ou episódico, a identificação de determinadas anomalias respiratórias e cardíacas durante o exame físico, a documentação de hipertensão sistêmica e a identificação de uma massa adrenal à ultrassonografia abdominal auxiliam o diagnóstico presuntivo de feocromocitoma. A hipertensão sistêmica pode ser contínua ou episódica. A ausência de documentação de hipertensão sistêmica em um cão com sinais clínicos apropriados não exclui o diagnóstico de feocromocitoma.

A identificação ultrassonográfica de uma massa adrenal com a glândula contralateral de tamanho normal talvez seja a principal indicação de feocromocitoma. O feocromocitoma é um dos vários diagnósticos diferenciais de uma massa adrenal (Tabela 50.6; ver também discussão sobre massa adrenal incidental adiante). Os feocromocitomas não podem ser distinguidos de outros tumores da glândula adrenal com base na aparência ultrassonográfica, embora a identificação de focos hipoecoicos dentro da lesão seja sugestiva. Apesar disso, o diagnóstico diferencial primário de uma massa adrenal é HAD. Muitos dos sinais clínicos (p. ex., dispneia, fraqueza) e das alterações da pressão arterial, ambos observados em cães com hiperadrenocorticismo (comuns), são semelhantes aos vistos em cães com feocromocitoma (incomuns). Além disso, tanto o feocromocitoma quanto o carcinoma adrenocortical invadem estruturas adjacentes e causam trombos tumorais na veia frênico-abdominal e na veia cava caudal. É importante descartar o diagnóstico de HAD antes de focar no feocromocitoma em um cão com massa adrenal.

A medida das concentrações de catecolaminas na urina vem sendo usada com frequência para auxiliar o diagnóstico de feocromocitomas. As razões de normetanefrina/creatinina na urina e a concentração plasmática de normetanefrina podem fortalecer o diagnóstico presuntivo de feocromocitoma, mas não permitem o estabelecimento do diagnóstico definitivo. A razão de normetanefrina na urina ou as concentrações plasmáticas de normetanefrina livre maiores ou iguais a quatro vezes o limite superior do intervalo de referência aumentam a probabilidade de feocromocitoma em quase 100%; aumentos menores podem ou não indicar feocromocitoma. O manuseio adequado da amostra e os intervalos de referência específicos das espécies são essenciais para a interpretação precisa dos resultados. O diagnóstico definitivo *ante mortem* de um feocromocitoma depende, em última análise, da avaliação histológica da massa adrenal cirurgicamente excisada.

Tratamento

A administração de medicamentos para reverter os efeitos da estimulação adrenérgica excessiva, seguida da remoção cirúrgica do tumor, é o tratamento de escolha do feocromocitoma. O sucesso da químio e da radioterapia em humanos com feocromocitoma foi limitado e, em cães e gatos, não foi relatado. O mitotano e o trilostano são ineficazes em tumores originários da medula adrenal e não são recomendados. O principal objetivo do tratamento medicamentoso a longo prazo é o controle da secreção excessiva de catecolaminas.

Complicações com risco de morte são comuns durante o período perioperatório, especialmente durante a indução da anestesia e a manipulação do tumor à cirurgia. As complicações mais preocupantes são os episódios de hipertensão grave aguda (pressão arterial sistólica acima de 300 mmHg), os episódios de taquicardia grave (frequência cardíaca acima de 250 bpm), as arritmias e a hemorragia. O bloqueio alfa-adrenérgico pré-operatório com fenoxibenzamina ajuda a controlar as flutuações graves da pressão arterial e da frequência cardíaca durante a anestesia e a cirurgia. A dose e frequência da administração de fenoxibenzamina e a duração da terapia

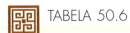

TABELA 50.6

Tumores adrenais relatados em cães e gatos.

	Hormônio secretado	Espécie	Síndrome clínica	Exames diagnósticos
Tumor adrenal não funcional	Nenhum	Cão*, gato	–	Diagnóstico de exclusão, histopatologia
Tumor adrenocortical funcional	Cortisol	Cão*, gato	Hiperadrenocorticismo Síndrome de Cushing	Razão C:C na urina Teste de supressão com baixa dose de dexametasona
	Aldosterona	Gato*, cão	Hiperaldosteronismo Síndrome de Conn	K^+ e Na^+ sérico Aldosterona plasmática basal
	Progesterona	Gato*, cão	Mimetiza o hiperadrenocorticismo	Progesterona sérica
	Precursores de hormônio esteroide			
	17-OH-progesterona	Cão, gato	Mimetiza o hiperadrenocorticismo	Teste de estimulação com ACTH – determinação de precursores de hormônio esteroide
	Desoxicorticosterona	Cão	Mimetiza o hiperaldosteronismo	Teste de estimulação com ACTH – determinação de precursores de hormônio esteroide
Tumor adrenomedular funcional	Norepinefrina Epinefrina	Cão*, gato	Feocromocitoma	Razão entre normetanefrina e creatinina da urina; concentração plasmática de normetanefrina livre

ACTH: hormônio adrenocorticotrófico.
*Espécie mais acometida.

necessária para atingir os efeitos desejados não foram definidas em cães. Nosso protocolo atual para o manejo da hipertensão em cães com feocromocitoma inclui fenoxibenzamina pré-operatória e fentolamina intraoperatória. A dose inicial de fenoxibenzamina é de 0,5 mg/kg a cada 12 horas. Infelizmente, muitos cães com feocromocitoma apresentam episódios de sinais clínicos e hipertensão, dificultando o ajuste da dose com base na melhora da sintomatologia e da pressão arterial. Além disso, essa dose costuma ser ineficaz na prevenção de hipertensão grave durante a cirurgia. Portanto, aumentamos gradualmente a dose de fenoxibenzamina a cada 3 a 4 dias até que surjam sinais clínicos de hipotensão (p. ex., letargia, fraqueza, síncope) ou reações adversas (p. ex., vômitos) ou ainda até atingir a dose máxima de 2 mg/kg a cada 12 horas. A laparotomia ou adrenalectomia laparoscópica deve ocorrer 1 a 2 semanas depois. O medicamento deve ser administrado até o momento da cirurgia. As complicações podem ocorrer apesar do tratamento prévio com bloqueadores alfa-adrenérgicos; o monitoramento cuidadoso do cão durante o período perioperatório é fundamental para o sucesso após a adrenalectomia. (Ver mais informações sobre manejo perioperatório e cirúrgico de cães com feocromocitoma em *Leitura sugerida*.) Em um estudo de Herrera et al. (2008), os indicadores prognósticos significativos de sobrevida após a adrenalectomia em pacientes com feocromocitoma foram a ausência de arritmias intraoperatórias, o menor tempo cirúrgico, a menor idade e o pré-tratamento com fenoxibenzamina.

O manejo médico com bloqueio alfa-adrenérgico é recomendado sempre que houver suspeita de feocromocitoma e a adrenalectomia não for realizada. O manejo médico a longo prazo é projetado para controlar a secreção excessiva de catecolaminas, não diminuir o risco de invasão local ou metástase do tumor. Recomenda-se a administração de fenoxibenzamina em dose inicial de 0,50 mg/kg a cada 12 horas. A dose aumenta de forma gradual até o controle dos sinais clínicos ou a ocorrência de sinais clínicos sugestivos de hipotensão.

Prognóstico

O prognóstico depende em parte do tamanho da massa adrenal, da presença de metástase ou invasão local de vasos sanguíneos ou de órgãos adjacentes (p. ex., rim) pelo tumor, da prevenção de complicações perioperatórias da adrenalectomia (i. e., hipertensão, arritmias cardíacas, dispneia respiratória e hemorragia) e da existência e natureza de doenças concomitantes. Os tumores passíveis de excisão cirúrgica têm prognóstico reservado a bom. O tempo de sobrevida em nossos cães submetidos à adrenalectomia e que sobreviveram ao pós-operatório imediato variou de 2 meses a mais de 3 anos. Na ausência de doença metastática, complicações perioperatórias e doença concomitante grave, o cão pode viver bem mais (i. e., mais de 1 ano). O tratamento com um bloqueador alfa-adrenérgico antes da cirurgia e a participação de um anestesiologista e um cirurgião experientes ajudam a minimizar complicações perioperatórias graves associadas à anestesia e à manipulação do tumor. Cães submetidos ao tratamento clínico podem viver mais de 1 ano a partir do momento do diagnóstico se o tumor for relativamente pequeno (menos de 3 cm de largura máxima), não causar invasão vascular e o tratamento com bloqueador alfa-adrenérgico for eficaz na minimização dos efeitos deletérios dos episódios de secreção excessiva de catecolaminas pelo tumor. A maioria dos cães morre ou é submetida a eutanásia por causa das complicações associadas à secreção excessiva de catecolaminas, trombose venosa induzida pelo tumor ou invasão de órgãos adjacentes pela neoplasia ou suas metástases.

MASSA ADRENAL INCIDENTAL

A ultrassonografia tornou-se uma ferramenta diagnóstica de rotina para a avaliação de estruturas de tecidos moles na cavidade abdominal. Uma consequência da ultrassonografia abdominal é o achado inesperado de uma massa adrenal. Estudos retrospectivos recentes identificaram uma lesão adrenal inesperada em 4% de 3.478 cães submetidos à ultrassonografia abdominal (Cook et al., 2014) e 9% de 270 cães submetidos à TC abdominal (Baum et al., 2016). Vários fatores determinam a agressividade da abordagem diagnóstica e terapêutica de uma massa adrenal, inclusive a gravidade dos distúrbios simultâneos, o motivo para a realização da ultrassonografia abdominal, a idade do paciente, a probabilidade de atividade hormonal da massa, a probabilidade de comportamento maligno, o tamanho e a capacidade de invasão da massa e a vontade e disposição do tutor em resolver o problema. Primeiro, verifique a existência da massa adrenal por meio da repetição da ultrassonografia abdominal. Suspeite de tumor adrenal em caso de perda do formato típico da glândula (i. e., quando a glândula parece uma massa), independentemente do tamanho, assimetria de forma e tamanho entre a glândula acometida e a adrenal contralateral ou infiltração da veia frênico-abdominal, da veia cava ou dos tecidos moles circundantes pela massa.

Um aumento bulboso ou "nódulo" no polo cranial ou caudal de uma adrenal reconhecível é um achado comum em cães idosos e, com frequência, é mal interpretado como uma massa ou tumor adrenal (Figura 50.20). De modo geral, os aumentos bulbosos têm menos de 1,5 cm de largura máxima e a glândula

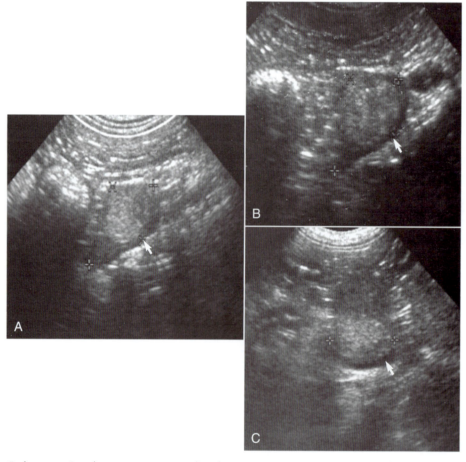

Figura 50.20 A. Doberman Pinscher mestiço, castrado, de 11 anos, apresentou sinais clínicos de gastrenterite aguda. A ultrassonografia abdominal identificou uma massa adrenal de 1,4 cm de diâmetro (seta); a glândula adrenal contralateral era de tamanho normal. Os achados de anamnese e exame físico e os resultados dos exames de sangue e urina de rotina não indicavam doença adrenal e o cão respondeu ao tratamento sintomático da gastrenterite aguda. A massa adrenal foi avaliada periodicamente por ultrassonografia. Ao longo dos 2 anos seguintes, o cão continuou saudável, com pouco crescimento ou alteração da ecogenicidade da massa adrenal. **B.** A massa adrenal 1 ano após a primeira consulta; o diâmetro máximo era de 1,8 cm. **C.** A massa adrenal 2 anos após a primeira consulta; o diâmetro máximo era de 2 cm.

adrenal contralateral apresenta tamanho e forma normais. O aumento bulboso não é neoplásico ou funcional (i. e., secreta hormônio de forma autônoma). O exame histológico revela tecido normal, inflamação, granuloma ou tumor benigno clinicamente irrelevante (p. ex., mielolipoma). Menos comumente, tumores corticais e feocromocitomas em estágios iniciais de desenvolvimento foram identificados. Na ausência de sinais clínicos ou achados no exame físico, nem indicação de tumor adrenal funcional em exames de sangue e urina de rotina, é recomendada uma abordagem conservadora baseada no monitoramento ultrassonográfico periódico, inicialmente em intervalos mensais, para a detecção de mudanças no tamanho do nódulo e na aparência da adrenal. Caso a massa adrenal não mude de tamanho em 3 meses, é possível aumentar o intervalo entre as ultrassonografias. No entanto, se o nódulo adrenal aumentar de tamanho, mudar de aparência, comprimir ou infiltrar os vasos sanguíneos ou tecidos moles circundantes ou se o paciente desenvolver sinais clínicos associados a um excesso de cortisol, catecolaminas ou aldosterona, a adrenalectomia pode ser justificada.

A adrenalectomia é o tratamento de escolha se houver suspeita de massa maligna. Infelizmente, não é fácil determinar se a massa adrenal é neoplásica e maligna ou benigna antes da remoção cirúrgica e avaliação histopatológica. A malignidade é sugerida pelo tamanho da massa, infiltração de órgãos e vasos sanguíneos circundantes e identificação de outras lesões à ultrassonografia abdominal e às radiografias torácicas. Quanto maior a massa, maior a probabilidade de comportamento maligno e a ocorrência de metástases, independentemente dos achados à ultrassonografia abdominal e às radiografias torácicas. A avaliação citológica de amostras da massa adrenal obtidas por aspiração com agulha fina guiada por ultrassonografia pode trazer informações sobre malignidade e origem da massa (i. e., córtex ou medula da adrenal).

Um tumor adrenal pode secretar hormônio ou não ser funcional. A secreção excessiva de cortisol, catecolaminas, aldosterona, progesterona e precursores de hormônio esteroide foi documentada em cães e gatos (ver Tabela 50.6). Os tumores adrenais funcionais mais comuns secretam cortisol ou catecolaminas. Os tumores secretores de aldosterona que causam hiperaldosternismo primário (síndrome de Conn) são mais comuns em gatos do que em cães. A secreção excessiva de aldosterona causa retenção de sódio e depleção de potássio, que se manifesta como aumento do nível sérico de sódio (acima de 155 mEq/ℓ) e diminuição das concentrações séricas de potássio (abaixo de 3 mEq/ℓ). A hipopotassemia causa letargia e fraqueza, os sinais clínicos mais comuns de hiperaldosteronismo primário. A hipernatremia provoca hipertensão sistêmica. Uma massa adrenal deve ser identificada à ultrassonografia abdominal e a glândula adrenal contralateral deve ter tamanho e formato normais. A alta concentração plasmática basal de aldosterona estabelece o diagnóstico.

Os tumores adrenais secretores de progesterona são mais comuns em gatos. A secreção excessiva de progesterona causa diabetes melito e síndrome da pele frágil felina (Figura 50.21). As características clínicas mimetizam o hiperadrenocorticismo felino. Os resultados dos exames do eixo hipofisário-adrenocortical são normais a suprimidos em gatos com tumor adrenal secretor de progesterona. O diagnóstico requer a documentação da alta concentração plasmática de progesterona.

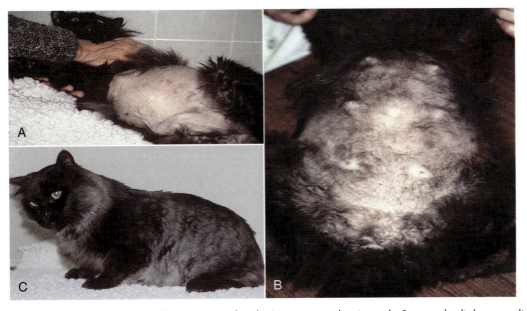

Figura 50.21 A. Gato doméstico de pelo longo, castrado, de 9 anos, com histórico de 2 anos de diabetes melito mal controlado, ausência de crescimento de pelo após a tricotomia 1 ano antes da consulta e desenvolvimento recente de síndrome da pele frágil felina. A avaliação diagnóstica revelou um tumor adrenocortical, aumento da concentração sérica de progesterona e supressão do eixo hipofisário-adrenocortical no teste de estimulação com hormônio adrenocorticotrófico e teste de supressão com dexametasona. Suspeitou-se de tumor adrenocortical secretor de progesterona. **B.** Cinco semanas após o início do tratamento com aminoglutetimida. A síndrome da pele frágil felina estava se resolvendo e os pelos voltaram a crescer, mas havia desenvolvimento de ginecomastia. A concentração sérica de progesterona diminuiu de um valor pré-tratamento de 4,7 ng/mℓ para menos de 1 ng/mℓ. **C.** Quatro meses após a adrenalectomia; o diabetes melito insulinodependente havia se resolvido.

Leitura sugerida

Fossum TW. *Small animal surgery*. 4th ed. St Louis: Elsevier-Mosby; 2018.

Johnston SA, Tobias KM. *Veterinary surgery: small animal*. 2nd ed. St Louis: Elsevier-Saunders; 2018.

Hiperadrenocorticismo em cães

Arenas C, et al. Evaluation of 2 trilostane protocols for the treatment of canine pituitary-dependent hyperadrenocorticism: twice daily versus once daily. *J Vet Intern Med*. 2013;27:1478.

Barker EN, et al. A comparison of the survival times of dogs treated with mitotane or trilostane for pituitary-dependent hyperadrenocorticism. *J Vet Intern Med*. 2005;19:810.

Behrend EN, et al. Diagnosis of spontaneous canine hyperadrenocorticism: 2012 ACVIM Consensus statement (Small animal). *J Vet Intern Med*. 2013;27:1292.

Benchekroun G, et al. Ultrasonography criteria for differentiating ACTH dependency from ACTH independency in 47 dogs with hyperadrenocorticism and equivocal adrenal asymmetry. *J Vet Intern Med*. 2010;24:1077.

Bento PL, et al. Associations between sex, body weight, age, and ultrasononographically determined adrenal gland thickness in dogs with non-adrenal gland illness. *J Am Vet Med Assoc*. 2016;248:652.

Bonadio CM, et al. Comparison of adrenocorticotropic hormone stimulation test results started at 2 versus 4 hours after trilostane administration in dogs with naturally occurring hyperadrenocorticism. *J Vet Intern Med*. 2014;28:1239.

Choi J, et al. Ultrasonographic adrenal gland measurements in clinically normal small breed dogs and comparison with pituitary-dependent hyperadrenocorticism. *J Vet Med Sci*. 2011;73:985.

Cook AK, et al. Pharmaceutical evaluation of compounded trilostane products. *J Am Anim Hosp Assoc*. 2012;48:228.

Davis MK, et al. Ultrasonographic identification of vascular invasion by adrenal tumors in dogs. *Vet Radiol Ultrasound*. 2012;53:442.

Galac S, et al. Urinary corticoid:creatinine ratios in dogs with pituitary-dependent hypercortisolism during trilostane treatment. *J Vet Intern Med*. 2009;23:1214.

Hanson JM, et al. Efficacy of transsphenoidal hypophysectomy in treatment of dogs with pituitary-dependent hyperadrenocorticism. *J Vet Intern Med*. 2005;19:687.

Helm JR, et al. A comparison of factors that influence survival in dogs with adrenal-dependent hyperadrenocorticism treated with mitotane or trilostane. *J Vet Intern Med*. 2011;25:251.

Kent MS, et al. Survival, neurologic response, and prognostic factors in dogs with pituitary masses treated with radiation therapy and untreated dogs. *J Vet Intern Med*. 2007;21:1027.

Kim KH, et al. Clinical relationship between cholestatic disease and pituitary-dependent hyperadrenocorticism in dogs: a retrospective case series. *J Vet Intern Med*. 2017;31:335.

Lang JM, et al. Elective and emergency surgical management of adrenal gland tumors: 60 cases (1999-2006). *J Am Anim Hosp Assoc*. 2011;47:428.

Massari F, et al. Adrenalectomy in dogs with adrenal gland tumors: 52 cases (2002-2008). *J Am Vet Med Assoc*. 2011;239:216.

Park FM, et al. Hypercoagulability and ACTH-dependent hyperadrenocorticism in dogs. *J Vet Intern Med*. 2013;27:1136.

Schwartz P, et al. Evaluation of prognostic factors in the surgical treatment of adrenal gland tumors in dogs: 41 cases (1999-2005). *J Am Vet Med Assoc*. 2008;232:77.

Sieber-Ruckstuhl NS, et al. Cortisol, aldosterone, cortisol precursor, androgen and endogenous ACTH concentrations in dogs with pituitary-dependent hyperadrenocorticism treated with trilostane. *Domest Anim Endocrinol*. 2006;31:63.

Teshima T, et al. Central diabetes insipidus after transsphenoidal surgery in dogs with Cushing's disease. *J Vet Med Sci*. 2011;73:33.

Theon AP, et al. Megavoltage irradiation of pituitary macrotumors in dogs with neurologic signs. *J Am Vet Med Assoc*. 1998;213:225.

Vaughn MA, et al. Evaluation of twice-daily, low-dose trilostane treatment administered orally in dogs with naturally occurring hyperadrenocorticism. *J Am Vet Med Assoc*. 2008;232:1321.

Woolcock AD, et al. Evaluation of baseline cortisol concentration to monitor efficacy of twice-daily administration of trilostane to dogs with pituitary-dependent hyperadrenocorticism: 22 cases (2008-2012). *J Am Vet Med Assoc*. 2016;248:814.

Zur G, et al. Hyperadrenocorticism in 10 dogs with skin lesions as the only presenting clinical signs. *J Am Anim Hosp Assoc*. 2011;47(419).

Síndrome de Cushing atípica em cães

Behrend EN, et al. Serum 17-β-hydroxyprogesterone and corticosterone concentrations in dogs with nonadrenal neoplasia and dogs with suspected hyperadrenocorticism. *J Am Vet Med Assoc*. 1762;227:2005.

Benitah N, et al. Evaluation of serum 17-hydroxyprogesterone concentration after administration of ACTH in dogs with hyperadrenocorticism. *J Am Vet Med Assoc*. 2005;227:1095.

Frank LA, et al. Serum cortisol concentrations in dogs with pituitary-dependent hyperadrenocorticism and atypical hyperadrenocorticism. *J Vet Intern Med*. 2015;29:193.

Hill KE, et al. Secretion of sex hormones in dogs with adrenal dysfunction. *J Am Vet Med Assoc*. 2005;226:556.

Hiperadrenocorticismo em gatos

Daniel G, et al. Clinical findings, diagnostics and outcome in 23 cats with adrenal neoplasia (2002-2013). *J Feline Med Surg*. 2016;18:77.

Meij BP, et al. Transsphenoidal hypophysectomy for treatment of pituitary-dependent hyperadrenocorticism in 7 cats. *Vet Surg*. 2001;30:72.

Mellett K, et al. Trilostane therapy for treatment of spontaneous hyperadrenocorticism in cats: 15 cases (2004-2012). *J Vet Intern Med*. 2013;27:1471.

Valentin SY, et al. Clinical findings, diagnostic test results, and treatment outcome in cats with spontaneous hyperadrenocorticism: 30 cases. *J Vet Intern Med*. 2014;28:481.

Hipoadrenocorticismo

Baumstark J, et al. Use of plasma renin activity to monitor mineralocorticoid treatment in dogs with primary hypoadrenocorticism: desoxycorticosterone versus fludrocortisone. *J Vet Intern Med*. 2014;28:1471.

Burkitt JM, et al. Relative adrenal insufficiency in dogs with sepsis. *J Vet Intern Med*. 2007;21:226.

Gold AJ, et al. Evaluation of basal serum or plasma cortisol concentrations for the diagnosis of hypoadrenocorticism in dogs. *J Vet Intern Med*. 1798;30:2016.

Hanson JM, et al. Naturally occurring adrenocortical insufficiency–an epidemiological study based on a Swedish-insured dog population. *J Vet Intern Med*. 2016;30:76.

Lennon EM, et al. Use of basal serum or plasma cortisol concentrations to rule out a diagnosis of hypoadrenocorticism in dogs: 123 cases (2000-2005). *J Am Vet Med Assoc*. 2007;231:413.

Thompson AL, et al. Comparison of classic hypoadrenocorticism with glucocorticoid-deficient hypoadrenocorticism in dogs: 46 cases (1985-2005). *J Am Vet Med Assoc*. 2007;230:1190.

Wenger M, et al. Ultrasonographic evaluation of adrenal glands in dogs with primary hypoadrenocorticism or mimicking diseases. *Vet Rec*. 2010;167:207.

Feocromocitoma

Gostelow R, et al. Plasma-free metanephrine and free normetanephrine measurement for the diagnosis of pheochromocytoma in dogs. *J Vet Intern Med*. 2013;27:83.

Herrera MA, et al. Predictive factors and the effect of phenoxybenzamine on outcome in dogs undergoing adrenalectomy for pheochromocytoma. J Vet Intern Med. 2008;22:1333.

Kook PH, et al. Urinary catecholamine and metadrenaline to creatinine ratios in dogs with a phaeochromocytoma. Vet Rec. 2010; 166:169.

Salesov E, et al. Urinary and plasma catecholamines and metanephrine in dogs with pheochromocytoma. J Vet Intern Med. 2015;27:597.

Massa adrenal incidental

Ash RA, et al. Primary hyperaldosteronism in the cat: a series of 13 cases. J Feline Med Surg. 2005;7:173.

Baum JI, et al. Prevalence of adrenal gland masses as incidental findings during abdominal computed tomography in dogs: 270 cases (2013-2014). J Am Vet Med Assoc. 2016;249:1165.

Cook AK, et al. Clinical findings in dogs with incidental adrenal gland lesions determined by ultrasonography: 151 cases (2007-2010). J Am Vet Med Assoc. 2014;244:1181.

Djajadiningrat-Laanen S, et al. Primary hyperaldosteronism: expanding the diagnostic net. J Feline Med Surg. 2012;13:641.

Meler EN, et al. Cyclic estrous-like behaviour in a spayed cat associated with excessive sex-hormone production by an adrenocortical carcinoma. J Feline Med Surg. 2011;13:473.

Syme HM, et al. Hyperadrenocorticism associated with excessive sex hormone production by an adrenocortical tumor in two dogs. J Am Vet Med Assoc. 1725;219:2001.

Zimmer C, et al. Ultrasonographic examination of the adrenal gland and evaluation of the hypophyseal-adrenal axis in 20 cats. J Small Anim Pract. 2000;41:156.

Fármacos usados em doenças endócrinas.

Nome genérico (nome comercial)	Finalidade	Dose recomendada Cão	Dose recomendada Gato
Acetato de fludrocortisona (Florinefe®)	Tratamento de hipoadrenocorticismo	A princípio, 0,01 mg/kg VO a cada 12 h	0,05 a 0,1 mg/gato VO
Cálcio – preparações injetáveis e orais	Tratamento de hipocalcemia, tratamento do hipoparatireoidismo	Ver Boxe 53.7	Ver Boxe 53.7
Carbimazol (Neo-Mercazole®)	Tratamento de hipertireoidismo felino	NA	A princípio, 2,5 a 5 mg VO a cada 12 h; aumentar para a cada 2 semanas até o efeito desejado
Cetoconazol (Nizoral®)	Tratamento de hiperadrenocorticismo	A princípio, 5 mg/kg VO a cada 12 h; aumentar até o efeito desejado a cada 2 semanas	Não recomendado
Clorotiazida (Diuril®)	Tratamento de diabetes insípido central/renal	20 a 40 mg/kg VO a cada 12 h	20 a 40 mg/kg VO a cada 12 h
Clorpropamida (Diabinase®)	Tratamento de diabetes insípido central parcial	5 a 20 mg/kg VO a cada 12 h	Desconhecida
Desmopressina (DDAVP)	Tratamento de diabetes insípido central	1 a 4 gotas de spray nasal no saco conjuntival a cada 12 a 24 h; comprimidos: 0,05 a 0,2 mg/cão VO a cada 8 a 12 h	1 a 4 gotas de spray nasal no saco conjuntival a cada 12 a 24 h; comprimidos: 0,05 mg/gato VO a cada 8 a 12 h
Diazóxido (Proglycem®)	Tratamento de hipoglicemia causada por neoplasia de células β	A princípio, 5 mg/kg VO a cada 12 h	Desconhecida
Fenoxibenzamina	Tratamento de suporte do feocromocitoma	A princípio, 0,5 mg/kg VO a cada 12 h; aumentar gradualmente até o efeito desejado	Desconhecida
Fosfato dissódico de dexametasona	Tratamento de crise addisoniana aguda	0,5 a 1 mg/kg IV, repetir a cada 12 h em taxa de 0,05 a 0,1 mg/kg em fluidos IV	0,5 a 1 mg/kg IV, repetir a cada 12 h em taxa de 0,05 a 0,1 mg/kg em fluidos IV

(continua)

Fármacos usados em doenças endócrinas. (*Continuação*)

Nome genérico (nome comercial)	Finalidade	Dose recomendada Cão	Dose recomendada Gato
Glucagon USP	Tratamento de hipoglicemia causada por neoplasia de células β	5 a 10 ng/kg/min em infusão IV contínua; ajustar a dose até o efeito desejado	Desconhecida
Hormônio de crescimento – origem suína	Tratamento de nanismo hipofisário	0,1 UI/kg SC 3 vezes/semana por 4 a 6 semanas	Desconhecida
Insulina	Tratamento de cetoacidose diabética	Ver Boxe 49.11	Ver Boxe 49.11
	Tratamento de diabetes melito	Ver Tabela 49.3	Ver Tabela 49.3
	Tratamento de suporte da hiperpotassemia	Ver Tabela 53.3	Ver Tabela 53.3
Levotiroxina sódica – T_4 sintética	Tratamento do hipotireoidismo	A princípio, 0,01 a 0,02 mg/kg VO a cada 12 h, a menos que formulada para a cada 24 h	A princípio, 0,05 a 0,1 mg/gato VO a cada 12 a 24 h
Melatonina	Tratamento da síndrome de alopecia X	A princípio, 3 mg (cães ≤ 15 kg) ou 6 mg (cães > 15 kg) VO a cada 12 h por 6 a 8 semanas	NA
Metimazol (Felimazol®)	Tratamento de hipertireoidismo	A princípio, 2,5 mg/cão VO a cada 12 h; aumentar a cada 2 semanas até o efeito desejado	A princípio, 2,5 mg/gato VO a cada 12 h; aumentar a cada 2 semanas até o efeito desejado
o,p'DDD (mitotano; Lysodren®)	Tratamento de hiperadrenocorticismo canino Tratamento a longo prazo do hipoadrenocorticismo	Indução: 25 mg/kg VO a cada 12 h até controle Manutenção: a princípio, 25 a 50 mg/kg VO por semana, divididos em 2 ou 3 doses	Não recomendado
Pivalato de desoxicorticosterona (DOCP)	Tratamento do hipoadrenocorticismo	A princípio, 2,2 mg/kg IM ou SC, a cada 25 dias	A princípio, 2,2 mg/kg IM ou SC, a cada 25 dias
Prednisona (cães), prednisolona (gatos)	Tratamento a longo prazo do hipoadrenocorticismo	A princípio, 0,25 mg/kg VO a cada 12 h	A princípio, 2,5 a 5 mg/gato VO a cada 12 a 24 h
	Tratamento de suporte da neoplasia de células β	A princípio, 0,25 mg/kg VO a cada 12 h; aumentar conforme necessário	A princípio, 2,5 mg/gato VO a cada 12 h; aumentar conforme necessário
Preparações de vitamina D	Tratamento do hipoparatireoidismo	Ver Boxe 53.7	Ver Boxe 53.7
Somatostatina (octreotida)	Tratamento de suporte da neoplasia de células β	10 a 40 μg/cão SC a cada 8 a 12 h	Desconhecida
Trilostano (Vetoryl®)	Tratamento do hiperadrenocorticismo	A princípio, 1 mg/kg a cada 12 h; ajustar até o efeito desejado	A princípio, 30 mg/gato a cada 24 h; ajustar até o efeito desejado

IM: via intramuscular; IV: via intravenosa; NA: não aplicável; SC: via subcutânea; VO: via oral.

PARTE 7 — Distúrbios Metabólicos e Eletrolíticos

Jennifer A. Larsen / Ann-Marie Della Maggiore

CAPÍTULO 51

Perda de Peso e Obesidade

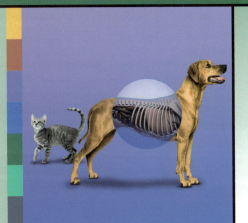

POLIFAGIA COM PERDA DE PESO

Em alguns cães e gatos, a polifagia com perda de peso concomitante é a queixa principal. A causa mais comum de polifagia com perda de peso é a ingestão calórica inadequada (Tabela 51.1). Embora isso pareça óbvio, alguns tutores não sabem as quantidades adequadas de alimento e, acidentalmente, oferecem pouco para seus animais. Os alimentos em quantidades inadequadas podem não satisfazer os requerimentos calóricos diários; isso também pode acontecer em caso de oferecimento de dietas que não são completas e balanceadas ou se o alimento for de má qualidade. Alternativamente, o tutor pode desconhecer mudanças nos requerimentos nutricionais (p. ex., durante o final da gestação e a lactação ou em momentos de exercícios extenuantes, como a temporada de caça) e pode continuar a oferecer os níveis calóricos antes adequados. Do mesmo modo, o tutor pode mudar a dieta e continuar a oferecer os mesmos volumes apesar da menor densidade energética do novo alimento.

Endocrinopatias e distúrbios do trato gastrintestinal também causam polifagia e perda de peso em alguns cães e gatos (ver Tabela 51.1) devido ao aumento da taxa metabólica basal (hipertireoidismo), assimilação inadequada de nutrientes da dieta (distúrbios do trato gastrintestinal) ou uso inadequado de nutrientes (diabetes melito). Entre os distúrbios do trato gastrintestinal, estão parasitismo, insuficiência pancreática exócrina, distúrbios intestinais infiltrativos, linfangiectasia e neoplasia (em especial o linfoma gastrintestinal). Na maioria dos casos, a anamnese e os achados físicos trazem informações valiosas para o diagnóstico. A poliúria e a polidipsia, por exemplo, são sinais comuns de diabetes melito. Cães e gatos com hipertireoidismo tendem a apresentar um nódulo de tireoide. Fezes gordurosas e volumosas são observadas em animais com insuficiência pancreática exócrina. Diarreia e vômito são associados a vários distúrbios do trato gastrintestinal e a palpação do abdome pode revelar anomalias em alças intestinais e linfadenopatia mesentérica. Essa última pode ser detectada em animais com qualquer doença infiltrativa, mas é mais perceptível em pacientes com linfoma do trato gastrintestinal, enterite eosinofílica ou histoplasmose.

Além da anamnese de rotina, avalie a nutrição do paciente, inclusive o histórico da dieta (tipos e quantidades de alimentos oferecidos; ingestão calórica total diária de alimentos, petiscos e suplementos; rotinas de alimentação; e competição por alimentos com outros cães ou gatos). Os requerimentos calóricos diários de cães e gatos são bastante variáveis e dependem de vários fatores, como idade, raça, sexo, clima e intensidade da atividade física diária. O requerimento calórico diário médio é calculado com a equação de requerimento de energia em repouso (RER): $70 \times$ peso corpóreo em quilogramas^{0,75}. Apesar do amplo acesso a computadores e *smartphones*, essa equação também pode ser resolvida com uma calculadora simples com função de raiz quadrada. Para determinar o RER, o peso corpóreo atual em quilogramas é multiplicado por si mesmo três vezes e a raiz quadrada do resultado é calculada duas vezes antes de ser multiplicada por 70. Esse valor de RER, em uma unidade de kcal por dia, é multiplicado por um fator para gerar o requerimento de energia de manutenção (MER). O fator para um gato castrado é 1,2, um gato não castrado é 1,4, um cão castrado é 1,6 e um cão não castrado é 1,8. Os requerimentos calóricos diários de um cão ou gato podem variar em até 50% a mais ou a menos do que o valor estimado. Embora isso represente uma grande variação da ingestão calórica normal, a suspeita de oferecimento de uma quantidade inadequada de calorias é maior, caso a ingestão possa ser bem estimada a partir da anamnese e estiver perto de 50% de MER. Da mesma maneira, o consumo de calorias perto de 150% do MER pode aumentar a suspeita de que há oferecimento da quantidade adequada de calorias, mas a presença de uma endocrinopatia e/ou distúrbio do trato gastrintestinal esteja causando polifagia acompanhada por perda de peso. É importante notar que ajustes e monitoramentos são os principais procedimentos para determinar os verdadeiros requerimentos calóricos de um animal. Se a comparação entre a ingestão calórica real e o MER calculado for ambígua ou impossível, o simples oferecimento de mais alimentos ou calorias e a reavaliação do peso do paciente pode ser esclarecedor.

TABELA 51.1

Diagnóstico diferencial de polifagia e perda de peso.

Etiologia	Exames para diagnóstico definitivo
Nutrição inadequada	Resposta à mudança na dieta e/ou aumento de quantidades
Hipertireoidismo	Concentrações séricas de T_4 e T_4 livre
Diabetes melito	Glicemia e urinálise
Doença gastrintestinal	
Parasitismo	Exame de fezes, tratamento empírico
Doença infiltrativa intestinal: plasmocítica, linfocítica, eosinofílica, linfoma	Biópsia intestinal
Histoplasmose	Biópsia intestinal, sorologia
Linfangiectasia	Biópsia intestinal
Insuficiência pancreática exócrina	Imunorreatividade sérica semelhante à tripsina, resposta ao tratamento
Nefropatia com perda de proteína	Urinálise, razão proteína/creatinina na urina
Massa hipotalâmica	Tomografia computadorizada, ressonância magnética

Hemograma completo, bioquímica sérica, concentração basal de tiroxina, urinálise e coproparasitológico devem ser realizados em caso de ausência de achados dignos de nota à anamnese e ao exame físico. Os resultados desses exames geralmente ajudam a identificar outros métodos específicos que podem ser necessários para o estabelecimento de um diagnóstico definitivo. Suspeite de nutrição inadequada se os exames diagnósticos não forem digno de nota, em especial em pacientes com apetite bom ou aumentado. Mude os tipos de alimentos fornecidos, a ingestão calórica diária e a rotina alimentar para o acesso à quantidade certa de calorias, alimentação saborosa, nutricionalmente completa e balanceada. Questione cuidadosamente o tutor sobre o ambiente alimentar, já que cães e gatos podem apresentar comportamentos sutis de proteger os alimentos. O peso corpóreo do animal deve ser determinado 2 e 4 semanas após a instituição de uma dieta adequada. A resolução dos sinais e o ganho de peso confirmam o diagnóstico. A ausência de ganho de peso indica problemas com a adesão do tutor ou a presença de doença oculta, provavelmente do trato gastrintestinal.

OBESIDADE

A obesidade é uma síndrome clínica definida pelo acúmulo excessivo de gordura corpórea e suas consequências. É definida, como em seres humanos, conforme o peso corpóreo alcança aproximadamente 25% acima do ideal. A obesidade é considerada a forma mais comum de desnutrição na clínica de pequenos animais. Na verdade, estudos mostraram que até 59% dos cães e 63% dos gatos em várias populações apresentam com sobrepeso ou obesidade. A importância da obesidade está relacionada ao seu papel na patogênese de diversas doenças e sua capacidade de exacerbar doenças preexistentes e diminuir a expectativa de vida. A obesidade tem sido associada a um aumento da incidência de osteoartrite e outras doenças ortopédicas, diabetes melito, hiperlipidemia, lipidose hepática, doença do trato urinário inferior dos felinos (DTUIF), incontinência urinária em cadelas castradas, constipação intestinal, dermatite não alérgica, disfunção cardiopulmonar, problemas respiratórios e aumento dos riscos anestésicos e cirúrgicos (Boxe 51.1). Além disso, Scarlett et al. (1998) observaram um aumento de três vezes no risco de morte em gatos obesos de meia-idade em comparação a gatos magros de meia-idade. Kealy et al. (2002) descobriram que cães mantidos magros ao longo da vida viveram quase 2 anos mais do que os animais do grupo controle, ou seja, irmãos de ninhada que estavam acima do peso. Os cães magros também eram mais velhos ao precisaram de tratamento para comorbidades, como osteoartrite.

Etiologia

A obesidade se deve à ingestão diária de energia que excede o gasto energético diário. Numerosos fatores relacionados ao animal e ao tutor contribuem para o desenvolvimento da obesidade (Boxe 51.2), entre eles a diminuição dos exercícios diários devido ao confinamento em casa e a alimentação

BOXE 51.1

Possíveis efeitos adversos documentados da obesidade.

Diminuição do tempo de vida
Exacerbação de doença ortopédica, inclusive osteoartrite e doença do disco intervertebral
Disfunção cardiopulmonar – redução da complacência pulmonar, síndrome de Pickwick
Intolerância ao exercício, intolerância ao calor
Resistência à insulina e predisposição ao diabetes melito
Hiperlipidemia
Lipidose hepática
Predisposição à pancreatite
Constipação intestinal
Predisposição à doença do trato urinário inferior dos felinos
Predisposição à incontinência urinária em cadelas castradas
Predisposição a problemas reprodutivos – distocia
Predisposição a doenças dermatológicas – seborreia, piodermite
Aumento do risco cirúrgico e anestésico

excessiva do cão ou gato. Os tutores podem superalimentar seus animais porque o bom apetite é percebido como um sinal de boa saúde; além disso, podem usar o alimento como paliativo ao deixarem o animal sozinho, substituir o exercício por alimento e responder ao comportamento de pedir por comida por achá-lo cativante. Os tutores também tendem a oferecer o mesmo volume de alimento todos os dias apesar de mudanças nos requerimentos de energia e na densidade energética da dieta. Os requerimentos diários de energia variam de acordo com a temperatura ambiente, o estágio de vida (i. e., crescimento, gestação, lactação, adulto, velhice), castração e nível de atividade do animal. Portanto, é preciso ajustar a quantidade de alimentos de acordo com esses fatores. Os erros alimentares também podem ocorrer quando o tutor compra uma ração diferente, com densidade energética maior, mas não reduz a quantidade oferecida. É importante notar que a densidade energética dos alimentos secos peletizados pode ser muito variável, de cerca de 200 kcal a mais de 600 kcal por xícara de 235 mℓ. A superalimentação também pode ser causada por incorreções nas diretrizes fornecidas pelos fabricantes das rações ou sua inadequação para certo animal. Em algumas situações, os tutores simplesmente não sabem que estão superalimentando seu animal e, na verdade, acham que o seu animal com excesso de peso é exigente ou não come muito. A alimentação *ad libitum* também pode predispor à ingestão excessiva, principalmente em caso de tédio e inatividade ou se houver competição entre os animais da casa. Do mesmo modo, alimentos altamente palatáveis estimulam o consumo excessivo. Os petiscos contribuem de forma significativa, mas muitas vezes pouco apreciada, para a ingestão calórica diária excessiva. Somente 11 kcal extras por dia são suficientes para um animal ganhar 1 quilo ao longo de 1 ano; muitos petiscos comuns representam entre 50 e 100 kcal extras.

Tutores obesos ou mais velhos tendem a ter cães obesos; achados semelhantes não foram documentados em gatos. O estilo de vida sedentário do tutor pode contribuir para a falta de exercícios do animal; do mesmo modo, o consumo de alimentos ricos em gordura pelo tutor pode aumentar a probabilidade de sua ingestão pelo animal. Além disso, é possível que tutores obesos não acreditem (ou reconheçam) que a obesidade é um grande problema para seu animal. A subestimação do escore de condição corpórea (BCS) do animal também está associada ao sobrepeso e obesidade em cães e gatos; o conhecimento do tutor sobre a composição corpórea adequada pode ser importante na prevenção da obesidade.

Por causa das diferenças genéticas, alguns animais têm requerimentos energéticos significativamente menores e, portanto, precisam de menos calorias por dia para manter seu peso corpóreo ideal. Da mesma forma, muitas raças de trabalho ou esporte têm requerimentos maiores de exercícios, que muitas vezes não são atendidos na maioria dos ambientes urbanos e suburbanos. Além disso, algumas raças tendem a se interessar mais pelo alimento como principal motivador de vários comportamentos de busca e consumo. Essas diferenças genéticas podem se refletir na maior propensão de certas raças a ganhar peso em excesso (Boxe 51.3).

A castração é um importante fator de risco para a obesidade em cães e gatos. Sugeriu-se que as alterações hormonais secundárias à castração podem alterar o gasto de energia, mas a perda da regulação da ingestão de alimentos parece ser o efeito mais importante. Isso parece ocorrer com rapidez e a ingestão de alimentos aumenta quase imediatamente após a castração. A obesidade é mais comum em cadelas castradas e gatos

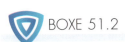

BOXE 51.2

Fatores associados à obesidade em gatos e cães.

Obesidade primária
Excesso de ingestão calórica
    Alimentos com alta densidade energética
    Práticas alimentares inadequadas
    Orientações alimentares inadequadas
    Alimentação *ad libitum*
Redução do gasto energético (exercício, atividade)
Taxa de crescimento
Idade
Castração
Renda, idade e composição corpórea do tutor
Subestimação da composição corpórea do animal
Predisposição genética (raça)

Obesidade secundária
Hipotireoidismo
Hiperadrenocorticismo
Hiperinsulinismo
Acromegalia
Hipopituitarismo
Disfunção hipotalâmica
Medicamentos
    Glicocorticoides
    Progestágenos
    Fenobarbital
    Primidona

BOXE 51.3

Raças de cães e gatos associadas a maior risco de obesidade.

Cães
Labrador Retriever
Golden Retriever
Rottweiler
Cocker Spaniel
Collie
Dachshund
Cairn Terrier
Pastor de Shetland
Beagle
Cavalier King Charles Spaniel
Basset Hound

Gatos
Manx
Pelo Curto Britânico
Norueguês da Floresta
Persa
Domésticos de pelo curto, médio e longo

machos castrados e os ganhos maiores são observados nos animais com livre acesso ao alimento. Assim, o controle de porções é extremamente importante para evitar o ganho de peso após a castração.

Com menor frequência, a obesidade é causada por doença ou medicamento. Na verdade, sugeriu-se que menos de 5% dos casos de obesidade se devem a uma doença ou medicamento. As anomalias endócrinas associadas à obesidade são hipotireoidismo, hiperadrenocorticismo, hiperinsulinismo e acromegalia. Fármacos como progestágenos e corticosteroides têm sido associadas ao desenvolvimento da obesidade.

Diagnóstico

A obesidade é definida como uma "patologia caracterizada pelo acúmulo de gordura muito superior ao necessário para o funcionamento ideal do corpo" (Mayer, 1973). No entanto, o que é uma quantidade excessiva de gordura corpórea e o que é uma quantidade aceitável? Para responder a essas perguntas, determine a quantidade de gordura corpórea de maneira precisa. A gordura corpórea pode ser avaliada por técnicas como medidas morfométricas, métodos de diluição, análise de impedância bioelétrica, absorciometria de raios X de dupla energia (DEXA), densitometria, tomografia computadorizada, ressonância magnética, determinação da condutividade elétrica corpórea total, determinação de potássio corpóreo total e análise de ativação de nêutrons. Embora vários métodos possam determinar a gordura corpórea, os de maior utilidade clínica em pequenos animais são a medida do peso corpóreo e a determinação do BCS.

A medição do peso corpóreo é uma técnica padronizada e simples que deve ser incluída no exame de cada animal. No entanto, o peso corpóreo não fornece informações sobre a composição corpórea, de modo que são necessárias avaliações adicionais. Consideração da potencial contribuição para o peso corpóreo absoluto de excesso de gordura, diminuição da massa muscular e acúmulo de líquidos podem ser justificados em muitos casos.

O BCS permite a avaliação subjetiva rápida e simples da condição corpórea do animal com base em estimativas de gordura corpórea armazenada (tecido adiposo). Não inclui a avaliação da massa corpórea magra; além disso, os sistemas de pontuação da condição muscular são diferentes dos sistemas de BCS. Os dois sistemas de BCS mais usados na clínica de pequenos animais são um sistema de 5 pontos em que a pontuação igual a 3 é considerada ideal e um sistema de 9 pontos em que a pontuação igual a 5 é considerada ideal em gatos e 4 ou 5 é ideal em cães (Figuras 51.1 e 51.2). Números maiores são usados para pacientes com maior adiposidade. Cada ponto acima do ideal no sistema de 9 pontos se aproxima de um peso corpóreo 10 a 15% acima do ideal. Assim, um paciente felino com BCS de 7 pontos está 20 a 30% acima do peso devido ao acúmulo de tecido adiposo. A técnica de BCS é subjetiva, pois depende da interpretação do profissional e não fornece informações quantitativas precisas sobre a alteração da massa corpórea magra ou livre de gordura em relação à massa gorda.

As medidas de altura e circunferência do abdome, quadril, coxa e braço geralmente são usadas para estimar a porcentagem de gordura corpórea em humanos. Medidas corpóreas (morfométricas) para estimar a porcentagem de gordura corpórea em cães e gatos também foram desenvolvidas. Essas ferramentas foram promovidas como uma maneira de estimar o peso corpóreo ideal e orientar a quantidade de alimento em planos de emagrecimento. No entanto, não há relatos de planos bem-sucedidos com utilização de medidas morfométricas para a estimativa do peso corpóreo ideal. Estudos mostraram que a proporção de gordura corpórea estimada com os sistemas de BCS é bem correlacionada àquela determinada por DEXA em cães e gatos. No entanto, uma grande variabilidade individual foi relatada durante o uso de um sistema de BCS de 5 pontos para a estimativa do peso corpóreo ideal de cães (German et al., 2009). Pouquíssimas clínicas podem ter acesso a medidas mais precisas e validadas da composição corpórea para a estimativa do peso corpóreo ideal (como DEXA). Independentemente disso, a avaliação quantitativa aproximada do grau de adiposidade de um paciente pode auxiliar o diagnóstico de obesidade, mesmo que não seja exata (com medidas morfométricas e/ou BCS). Em última análise, o tutor deve se concentrar no processo, e não no objetivo final, já que os benefícios do emagrecimento são mensuráveis mesmo antes de alcançar o peso corpóreo ideal.

Tratamento

Depois de diagnosticar um paciente com sobrepeso ou obesidade, faça uma anamnese alimentar completa para calcular a ingestão calórica diária do paciente. Reúna as seguintes informações:

- Nome, fabricante e tipo (i. e., úmido ou seco etc.) do(s) alimento(s) atual(is)
- Quantidade de alimento dada a cada dia (em sachês, latas, xícaras ou gramas)
- Método de alimentação (*ad libitum* ou refeições)
- Pessoa responsável pela alimentação do animal
- Outras pessoas que podem alimentar o paciente (crianças, pais idosos ou vizinhos)
- Número e tipos de petiscos ou alimentos humanos dados a cada dia
- Tipo e quantidade de quaisquer suplementos dados a cada dia
- Possível acesso a outros alimentos (para outros animais, do jardim etc.).

O peso corpóreo atual do paciente deve ser registrado e um BCS, atribuído. As tendências de peso corpóreo também devem ser consideradas (ganho, estabilidade ou perda de peso). O BCS pode ser usado para determinar a porcentagem do peso corpóreo que deve ser perdida. Cada ponto acima do ideal em uma escala de 9 pontos representa mais 10 a 15% de sobrepeso. Por exemplo, um paciente felino saudável com BCS de 8 em 9 está 30 a 45% acima do peso em BCS ideal de 5. Do mesmo modo, um cão com doença ortopédica e BCS de 7 também tem 30 a 45% de excesso de peso porque, nesse caso, o BCS ideal é 4. A meta é perder 1 a 2% do peso corpóreo por semana. Portanto, deve-se esperar que a maioria dos pacientes com sobrepeso e obesos leve pelo menos vários meses para

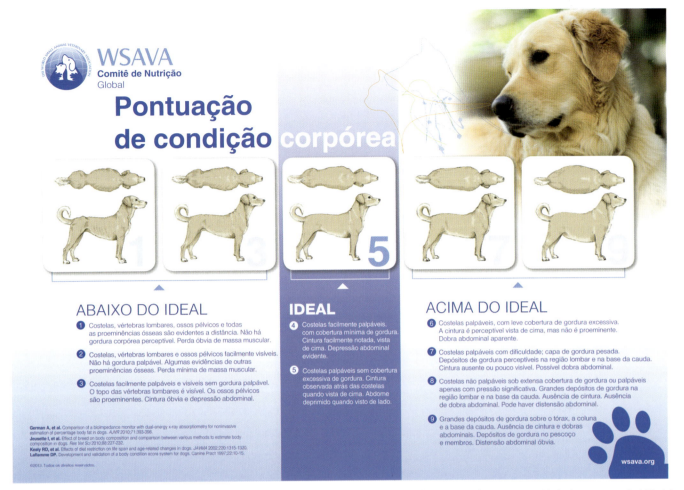

Figura 51.1 Pontuação de condição corpórea de cães segundo a ferramenta do Comitê de Nutrição Global, cortesia da World Small Animal Veterinary Association. (© The World Small Animal Veterinary Association, 2013.)

perder tecido adiposo suficiente para atingir seu peso corpóreo ideal. Devido ao tempo necessário e à importância da persistência e adesão do tutor, é imperativo enfatizar os objetivos do processo em vez do objetivo final de um peso corpóreo ideal. Essas metas a curto prazo (1 a 2% de perda de peso corpóreo por semana) normalmente são mais gerenciáveis e motivadoras, além de permitirem ajustes no plano de perda de peso, se necessários.

A taxa de perda de peso de 1 a 2% do peso corpóreo atual por semana é recomendada por várias razões. Em primeiro lugar, maiores taxas de perda de peso exigem que o paciente receba uma quantidade muito pequena de alimento, o que tende a estimular o comportamento de pedir comida e revirar lixo. Esses comportamentos indesejáveis, aliados ao pequeno volume de alimento fornecido, podem comprometer a adesão do tutor. Em segundo lugar, a perda de peso superior a 2% do peso corpóreo por semana foi associada a maiores perdas de massa corpórea magra. Terceiro, o emagrecimento rápido tende a causar um efeito rebote de ganho de peso após a interrupção do programa.

Devido à grande variação nos requerimentos energéticos de cães e gatos, a anamnese precisa é o melhor método para determinar o número de calorias a serem dadas a um paciente para induzir a perda de peso. De modo geral, o peso de pacientes com sobrepeso e obesidade é relativamente estável na primeira consulta; portanto, o oferecimento de 80% da ingestão calórica atual do paciente com base no histórico dietético provoca perda de peso em taxa adequada. Em pacientes sem histórico dietético preciso ou com peso ou perda de peso estável, o tutor pode começar a oferecer 80% do RER a gatos e o RER a cães; a restrição deve ser maior caso o animal esteja ganhando peso. Independentemente do método usado para determinação do número de calorias que devem ser oferecidas para iniciar a perda de peso, os tutores devem ser instruídos a ajustar a quantidade de alimento com base em pesagens frequentes. A princípio, alguns pacientes ganham peso com o novo plano de emagrecimento, outros mantêm o peso estável, alguns perdem a quantidade desejada e outros podem até emagrecer com muita rapidez.

Após determinar o número diário de calorias para o paciente, considere o tipo de alimento mais adequado. Há duas opções dietéticas principais: (1) oferecer uma quantidade menor da dieta atual (normalmente uma ração comum de manutenção) ou (2) oferecer uma dieta especificamente formulada para a perda de peso. A primeira opção não é aconselhável, já que esse provavelmente é o alimento que causou o problema; além disso, a probabilidade de adesão a longo prazo é menor devido ao hábito, bem como à relutância em oferecer

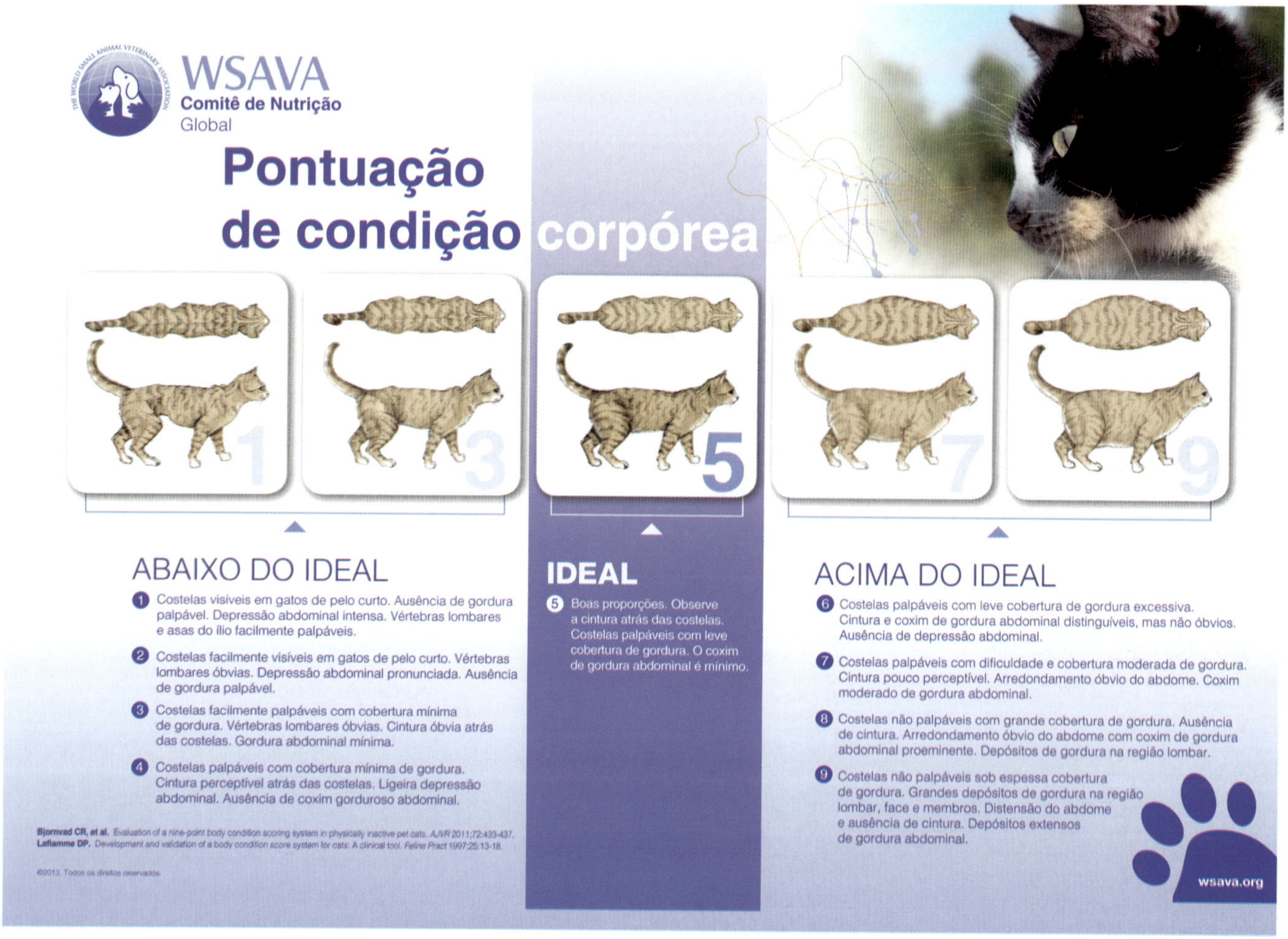

Figura 51.2 Pontuação de condição corpórea de gatos segundo a ferramenta do Comitê de Nutrição Global, cortesia da World Small Animal Veterinary Association. (© The World Small Animal Veterinary Association, 2013.)

pequenos volumes. Mais importante, a ração de manutenção pode aumentar o risco de deficiência de nutrientes por ser formulada para animais com composição corpórea normal e requerimentos calóricos médios. Isso significa que, ao consumir seus requerimentos energéticos diários, o cão ou gato também ingere as quantidades necessárias de outros nutrientes essenciais, como aminoácidos, ácidos graxos, minerais e vitaminas. Ao oferecer uma menor quantidade de ração de manutenção para induzir a perda de peso em um animal obeso, não apenas a quantidade de energia fica abaixo das necessidades, mas também os teores de aminoácidos, ácidos graxos, minerais e vitaminas; assim, há risco de desnutrição, especialmente ao considerar o tempo necessário para atingir uma condição corpórea ideal. Em contrapartida, as dietas formuladas especificamente para redução de peso contêm mais nutrientes essenciais em relação ao teor de energia. Isso significa que é mais provável que o paciente ingira as quantidades necessárias de nutrientes essenciais, mesmo com menos calorias.

A maioria dos alimentos destinados à redução de peso tem densidade energética 50 a 75% menor em comparação às rações de manutenção. Portanto, os tutores não percebem tanto a diminuição no volume ao oferecerem o alimento projetado para a redução de peso. A diminuição da densidade energética com base no volume é conseguida com a redução do teor de gordura nos alimentos, modificação do tamanho e da forma da ração para reduzir o volume em uma xícara ou vasilha, aumento do teor de umidade de alimentos úmidos e/ou aumento da concentração de fibra. Algumas dessas estratégias são direcionadas às percepções de volume do tutor, mas outras visam ao efeito de saciedade para o animal (fibra, umidade); surpreendentemente, até mesmo a ração inflada por ar teve efeito na saciedade em um estudo com cães, talvez por diminuir a ingestão de alimentos.

As dietas terapêuticas veterinárias formuladas especificamente para a redução de peso de cães e gatos têm diferentes densidades energéticas e distribuições calóricas (Tabelas 51.2 e 51.3); no entanto, a maioria tem menor densidade energética do que as rações de manutenção. Isso permite maior enchimento tanto da vasilha quanto do intestino, uma estratégia de aumento de complacência e saciedade. A maioria das dietas para redução de peso é rica em fibras, usadas como agentes de volume para diluição das calorias e aumento da saciedade. No entanto, resultados conflitantes geraram incertezas quanto ao aumento da saciedade por fibras. Como alguns pacientes não respondem bem a alimentos ricos em fibras, algumas dietas não usam essa estratégia nutricional, principalmente aquelas formuladas para gatos.

TABELA 51.2

Concentrações dos principais nutrientes em algumas dietas terapêuticas veterinárias adequadas para perda de peso em cães.*

Nomes comerciais (®)	Tipo	Proteína (% ME)	Gordura (% ME)	Fibra alimentar total (g/Mcal)	ME (kcal/unidade)
Royal Canin Veterinary Diet Canine Satiety Support Weight Management	Seco	33 (110,3 g/Mcal)	28 (34,9 g/Mcal)	103	245/xícara
Royal Canin Veterinary Diet Canine Satiety Support Weight Management	Úmido	41 (113,2 g/Mcal)	28 (32,3 g/Mcal)	57,4	229/lata de 396 mℓ
Royal Canin Veterinary Diet Canine Satiety Support Small Dog	Seco	36 (111,2 g/Mcal)	28 (35,2 g/Mcal)	103	225/xícara
Royal Canin Veterinary Diet Canine Multifunction Urinary + Satiety	Seco	36 (109,6 g/Mcal)	38 (34,7 g/Mcal)	97,5	240/xícara
Purina Veterinary Diets OM Overweight Management Canine	Seco	32,1 (102,9 g/Mcal)	18,9 (24,8 g/Mcal)	83,8	266/xícara
Purina Veterinary Diets OM Select Blend Overweight Management Canine	Seco	32,4 (99,6 g/Mcal)	17,6 (22,3 g/Mcal)	81,2	235/xícara
Purina Veterinary Diets OM Overweight Management Canine	Úmido	46,4 (129,3 g/Mcal)	30,1 (34,5 g/Mcal)	101,5	253/lata de 393 mℓ
Hill's Prescription Diet r/d Canine	Seco	37 (105 g/Mcal)	21 (25 g/Mcal)	77	245/xícara
Hill's Prescription Diet r/d Canine	Úmido	30 (85 g/Mcal)	24 (29 g/Mcal)	N/D	257/lata de 364 mℓ

Mcal: megacalorias (1.000 kcal); ME: energia metabolizável; N/D: não definido.
*Informações obtidas nos guias de produtos do fabricante. Alimentos com menos de 85 g de proteína/Mcal não listados.

Dietas com alto teor de proteína não apenas asseguram a ingestão adequada de aminoácidos, apesar da restrição calórica, mas também ajudam a aumentar a proporção de perda de gordura enquanto preserva ou, de fato, aumenta a massa corpórea magra durante o emagrecimento. A massa corpórea magra é a parte mais metabolicamente ativa do corpo e inclui os tecidos do músculo esquelético. A preservação da massa corpórea magra em humanos facilitou a manutenção a longo prazo do peso corpóreo ideal após o emagrecimento. Dietas com baixo teor de gordura, com menor porcentagem de calorias provenientes da gordura, têm menor densidade energética, já que a gordura é responsável por mais que o dobro das calorias por grama fornecidas pelas proteínas ou carboidratos. Essa é uma desvantagem das dietas com baixo teor de carboidratos para a redução de peso em gatos, já que muitas têm alto teor de gordura; sua maior densidade energética significa que o volume necessário para atingir o grau de restrição exigido é pequeno, o que pode não ser aceito pelo tutor ou animal.

Após a determinação da ingestão calórica diária e a escolha da dieta de redução de peso, é preciso decidir o método de alimentação. O ideal é que o paciente receba refeições com porções controladas, e não a alimentação *ad libitum*. O número de refeições por dia pode ser escolhido de acordo com as atividades do tutor, mas duas a quatro refeições por dia são suficientes. Um membro da família deve ser escolhido para alimentar o animal. Isso reduz a superalimentação inadvertida por outros familiares. O número de petiscos, caso habitualmente fornecidos ou desejados, deve ser limitado a menos de 10% da ingestão calórica diária. Idealmente, os petiscos escolhidos devem ter baixo teor calórico. Existem petiscos comerciais, mas frutas com alto teor de umidade e baixa densidade energética (à exceção de uvas ou passas) e/ou vegetais (sem alho ou cebola) podem ser boas alternativas para cães e até mesmo alguns gatos. As minicenouras (*baby*) são excelentes petiscos vegetais para cães e cada uma tem apenas 4 kcal. Uma pequena quantidade de carne magra, como peito de frango sem pele ou osso, pode ser uma boa alternativa para os gatos.

TABELA 51.3

Concentrações dos principais nutrientes em algumas dietas terapêuticas veterinárias adequadas para perda de peso em gatos.*

Nomes comerciais (®)	Tipo	Proteína (% ME)	Gordura (% ME)	Fibra alimentar total (g/Mcal)	ME (kcal/unidade)
Royal Canin Veterinary Diet Feline Calorie Control	Úmido (patê)	58 (140,4 g/Mcal)	32 (32 g/Mcal)	21,8	90/lata de 171 mℓ
Royal Canin Veterinary Diet Feline Calorie Control	Úmido (pedaços com molho)	49 (123,3 g/Mcal)	27 (27,7 g/Mcal)	27,7	49/lata de 89 mℓ
Royal Canin Veterinary Diet Feline Calorie Control	Seco	43 (109,8 g/Mcal)	25 (26,2 g/Mcal)	21,4	244/xícara
Royal Canin Veterinary Diet Feline Calorie Control High Fiber	Úmido	31,6 (89,8 g/Mcal)	39,8 (41,9 g/Mcal)	38,3	138/lata de 177 mℓ
Royal Canin Veterinary Diet Feline Satiety Support Weight Management	Seco	41 (111,1 g/Mcal)	26 (29,4 g/Mcal)	77,1	232/xícara
Royal Canin Veterinary Diet Canine Multifunction Urinary + Satiety	Seco	41 (113,6 g/Mcal)	26 (30,1 g/Mcal)	78,5	238/xícara
Purina Veterinary Diets OM Overweight Management Feline	Seco	57,8 (159 g/Mcal)	20,9 (23,7 g/Mcal)	46,3	321/xícara
Purina Veterinary Diets OM Overweight Management Feline	Úmido	45,8 (121 g/Mcal)	32,9 (35,4 g/Mcal)	47,7	103/lata de 163 mℓ
Purina Veterinary Diets OM Savory Selects Overweight Management Feline	Úmido	53,1 (138,3 g/Mcal)	29,5 (31,7 g/Mcal)	40,4	124/lata de 163 mℓ
Hill's Prescription Diet r/d Feline	Seco	39 (107 g/Mcal)	23 (26 g/Mcal)	N/D	265/xícara
Hill's Prescription Diet r/d Feline	Úmido	41 (123 g/Mcal)	24 (30 g/Mcal)	N/D	114/lata de 163 mℓ
Hill's Prescription Diet m/d Feline	Seco	43 (123 g/Mcal)	41 (49 g/Mcal)	N/D	493/xícara
Hill's Prescription Diet m/d Feline	Úmido	46 (131 g/Mcal)	41 (48 g/Mcal)	N/D	156/lata de 163 mℓ
Hill's Prescription Diet Metabolic + Urinary Feline ou Metabolic + Urinary Stress Feline	Seco	38 (109 g/Mcal)	31 (37 g/Mcal)	N/D	289/xícara
Hill's Prescription Diet Metabolic + Urinary Feline Vegetable & Chicken Stew e Vegetable & Tuna Stew	Úmido	37 (105 a 107 g/Mcal)	34 a 35 (41 g/Mcal)	N/D	60 a 61/lata de 86 mℓ
Hill's Prescription Diet Metabolic Feline: Chicken Flavor e With Ocean Fish	Seco	38 (108 a 109 g/Mcal)	28 a 31 (33 a 37 g/Mcal)	N/D	288 a 297/xícara
Hill's Prescription Diet Metabolic Feline	Úmido	39 (111 g/Mcal)	31 (36 g/Mcal)	N/D	129/lata de 163 mℓ
Hill's Prescription Diet Metabolic Feline: Vegetable & Chicken Stew e Vegetable & Tuna Stew	Úmido	37 a 39 (105 a 110 g/Mcal)	31 a 32 (35 a 37 g/Mcal)	N/D	63 a 65/lata de 86 mℓ

Mcal: megacalorias (1.000 kcal); ME: energia metabolizável; N/D: não definido.
*Informações obtidas nos guias de produtos do fabricante.

Também é importante modificar o comportamento do tutor para que o animal não tenha acesso à cozinha ou sala de jantar durante o preparo e o consumo das refeições se este for um momento tentador para atender aos pedidos do animal. Além disso, o tutor deve informar e obter o apoio de todos os familiares e vizinhos para que não deem mais calorias para o animal. Em alguns casos, o tutor pode usar um diário alimentar para registrar a quantidade de alimentos e petiscos dados por dia.

O manejo em domicílios com vários gatos, com um obeso e os demais magros ou de peso corpóreo normal, pode ser difícil. O ideal é que os gatos sejam alimentados em cômodos separados, mas isso nem sempre é possível. Se isso funcionar para a família, a maioria dos gatos pode consumir seus requerimentos calóricos se tiver pelo menos 4 horas de acesso ao alimento por dia. Isso permite minimizar o tempo que os gatos ficam separados. Além disso, como os gatos obesos geralmente não conseguem pular muito alto, o alimento dos gatos magros e saudáveis pode ser colocado em um local elevado que não seja alcançado pelos obesos. Alternativamente, recorte um buraco em uma caixa de papelão que seja grande o suficiente para permitir a entrada dos gatos magros, mas não do gato obeso ou com sobrepeso. Os gatos magros são, então, alimentados na caixa. Outras opções são caixas ou portinhas controladas por coleiras que permitem o acesso de apenas um gato.

Além de reduzir a ingestão calórica diária, todo o possível deve ser feito para aumentar o gasto energético diário do animal, incentivando os exercícios. O uso de brinquedos que podem ser perseguidos deve ser incentivado. As ponteiras a *laser* são uma boa escolha para incentivar os gatos a brincar. Idealmente, os cães devem caminhar 20 minutos duas vezes ao dia; isso permite que farejem, uma atividade importante e enriquecedora. A natação é um exercício igualmente eficaz, em especial para cães com osteoartrite. Dê ao tutor instruções por escrito e um cronograma de verificações para melhorar a adesão ao programa e seu sucesso. Fotografar o paciente antes da instituição do programa de redução de peso ajuda os tutores a ver o efeito do emagrecimento. A instituição de programas de recompensas ou incentivo também aumenta a adesão do tutor e ajuda a recrutar outros pacientes que precisam emagrecer.

A princípio, os pacientes dos programas de redução de peso devem ser reavaliados a cada 2 semanas, com registro do peso corpóreo e do BCS. O histórico alimentar deve ser revisto para análise da adesão ao programa. A perda de peso corpóreo não deve ser superior a 2% por semana, principalmente em gatos, devido ao risco de lipidose hepática. Os cães devem perder cerca de 1% de peso corpóreo por semana (uma faixa de 0,5 a 2% é aceitável). Se a perda for superior a 2% do peso corpóreo por semana, a quantidade de calorias fornecidas ao paciente deve aumentar em 10 a 20%, dependendo da rapidez do emagrecimento. Se o paciente não perdeu peso, o histórico alimentar deve ser reavaliado para a detecção de outra fonte calórica e conformação da adesão com o plano de emagrecimento. Na ausência dessas razões, a ingestão calórica diária deve ser reduzida ainda mais, em 20%. Pacientes que perdem peso de forma constante podem ser reavaliados uma vez ao mês.

Uma vez alcançada a condição corpórea ideal, a ingestão calórica diária pode ser ajustada para mantê-la. A dieta de perda de peso pode ser mantida ou trocada por uma dieta com densidade energética menor do que a anterior. Há muitas dietas de manutenção destinadas ao controle de peso. Dê orientações contínuas sobre as quantidades apropriadas de ração, bem como os tipos e quantidades de petiscos. A princípio, o paciente deve ser reavaliado depois de 2 a 3 semanas e, depois, pelo menos a cada 2 a 3 meses após o emagrecimento para assegurar a manutenção da estabilidade do peso e a ausência de ganho de peso com a nova dieta. Hoje, não existem medicamentos ou nutracêuticos eficazes para facilitar a perda de peso em cães e gatos. A restrição crônica de energia, com a educação do tutor e o aumento de atividades e exercícios para elevação do gasto energético, ainda é a principal estratégia para o sucesso da perda de peso.

Prevenção

O ideal é se concentrar mais na prevenção da obesidade do que em seu tratamento, que pode ser muito desafiador. Como o aumento da ingestão de alimentos e o consumo excessivo de energia que levam ao desenvolvimento de obesidade ocorrem logo após a gonadectomia, a prevenção deve começar assim que o animal é castrado. Os tutores devem ser aconselhados sobre os fatores de risco da obesidade (p. ex., gatos machos castrados, cadelas castradas, inatividade física e vida em ambientes internos, alimentação *ad libitum*, alimentos com alto teor de energia) e as consequências da obesidade (p. ex., aumento da incidência de doenças do trato urinário inferior, diabetes melito, artrite, diminuição da expectativa de vida). É importante que os tutores sejam instruídos sobre a alimentação adequada do animal e a determinação regular da condição corpórea para que seja mantida na forma ideal. Essas instruções devem ser reforçadas pelo menos uma vez por ano durante as consultas de rotina.

Leitura sugerida

Brooks D, et al. 2014 AAHA weight management guidelines for dogs and cats. *J Am Anim Hosp Assoc*. 2014;50:1.

Farcas AK, Michel KE. eds. Small animal obesity. *Vet Clin North Am Small Anim Pract*. 2016;46(5):761.

Freeman LM, et al. Nutritional assessment guidelines. *J Small Anim Pract*. 2011;52:385.

German AJ. Outcomes of weight management in obese pet dogs: what can we do better? *Proc Nutr Soc*. 2016;75:398.

German AJ, et al. Use of starting body condition score to estimate changes in body weight and composition during weight loss in obese dogs. *Res Vet Sci*. 2009;87:249.

Kealy RD, et al. Effects of diet restriction on life span and age-related changes in dogs. *J Am Vet Med Assoc*. 2002;220:1315.

Laflamme DP. Companion animals symposium: obesity in dogs and cats: what is wrong with being fat? *J Anim Sci*. 1653;90:2012.

Larsen JA. Risk of obesity in the neutered cat. *J Feline Med Surg*. 2016. pii: 1098612X16660605. [Epub ahead of print].

Scarlett JM, Donoghue S. Associations between body condition and disease in cats. *J Am Vet Med Assoc*. 1998;212:1725–1731.

CAPÍTULO 52

Hiperlipidemia

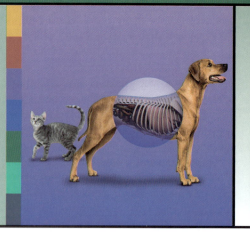

HIPERLIPIDEMIA

A *hiperlipidemia* é definida como o aumento das concentrações sanguíneas de triglicerídeos (hipertrigliceridemia) e/ou colesterol (hipercolesterolemia). Em jejum (> 10 horas sem alimentos), a hiperlipidemia é um achado anormal que representa a produção acelerada ou a degradação retardada das lipoproteínas circulantes. As lipoproteínas atuam como um sistema de transporte de triglicerídeos não hidrossolúveis e colesterol pelo meio aquoso do sangue. As lipoproteínas são compostas por um núcleo de triglicerídeos e ésteres de colesterol cercado por uma camada superficial de colesterol, fosfolipídio e apolipoproteínas. As apolipoproteínas (A, B, C e E) são responsáveis pela estrutura da partícula de lipoproteína, ligação da partícula aos receptores da superfície celular e ativação de enzimas. Existem quatro classes principais de lipoproteínas, que diferem em seu teor de lipídios e apoproteínas, bem como características físico-químicas, como tamanho, densidade flutuante à ultracentrifugação e mobilidade eletroforética. Em ordem crescente de densidade, as lipoproteínas são categorizadas como quilomícrons, lipoproteínas de densidade muito baixa (VLDLs), lipoproteínas de baixa densidade (LDLs) ou lipoproteínas de alta densidade (HDLs). A densidade é inversamente proporcional ao teor de triglicerídeos; assim, os quilomícrons são compostos principalmente por triglicerídeos, enquanto as HDLs praticamente não os apresentam. Entenda que existem outras heterogeneidades estruturais e funcionais significativas dentro das classes. Além disso, o sistema é dinâmico e progressivo e uma classe se transforma em outra durante seu metabolismo. Os quilomícrons e as VLDLs participam principalmente do metabolismo dos triglicerídeos, enquanto as HDLs e as LDLs atuam no metabolismo do colesterol. Cães e gatos são mais resistentes ao desenvolvimento de aterosclerose do que humanos porque apresentam mais HDLs, enquanto as LDLs são predominantes em humanos. Também pode haver efeitos relacionados à expectativa de vida típica porque, embora a aterosclerose progrida de forma lenta e possa começar na infância, normalmente só se torna preocupante em humanos em idades muito maiores em comparação aos cães e gatos.

Fisiopatologia

Após a digestão e a absorção, o colesterol e os triglicerídeos da dieta são preparados pelo enterócito em partículas de quilomícrons. As partículas de quilomícrons são secretadas na linfa mesentérica e, assim, chegam à circulação sistêmica pelo ducto torácico. Ao passarem pelo tecido adiposo e muscular, os quilomícrons são expostos à lipase lipoproteica, uma enzima presente na superfície das células endoteliais capilares. Após a ativação pela apoproteína C-II, a lipase lipoproteica hidrolisa o triglicerídeo do núcleo da lipoproteína em ácidos graxos livres e glicerol. A atividade da lipase lipoproteica é influenciada por vários fatores, inclusive heparina, insulina, glucagon e hormônio tireoidiano. Os ácidos graxos livres liberados se difundem no tecido adjacente e podem ser ressintetizados em triglicerídeos e armazenados (nos adipócitos) ou usados como energia (pelos miócitos e outras células). O esgotamento do componente triglicerídeo do quilomícron altera a superfície e o converte em um remanescente. A partícula remanescente é rapidamente reconhecida por receptores hepáticos específicos e removida da circulação. No hepatócito, o quilomícron remanescente é degradado. Os quilomícrons são observados no plasma 30 minutos a 2 horas após o consumo de uma refeição contendo gordura e a hidrólise normalmente é completa em 6 a 10 horas.

O excesso de ácidos graxos livres que não são oxidados diretamente para a obtenção de energia são transformados em triglicerídeos pelo fígado. Esses ácidos graxos livres podem se originar de triglicerídeos residuais presentes nos remanescentes de quilomícrons, da produção endógena secundária ao excesso de carboidratos dietéticos e da mobilização endógena excessiva de ácidos graxos livres. Os ácidos graxos livres podem ser mobilizados do tecido adiposo pela ativação da enzima intracelular lipase sensível a hormônio (HSL), que hidrolisa os triglicerídeos armazenados em ácidos graxos livres e glicerol. A ativação da HSL é uma resposta fisiológica normal que gera energia para o corpo durante os períodos de jejum. Os estimuladores de HSL são epinefrina, norepinefrina, hormônio adrenocorticotrófico (ACTH), corticosteroides, hormônio do crescimento e hormônio tireoidiano. Obviamente, a HSL também é ativada pela deficiência de insulina durante o jejum normal ou no diabetes melito. Além disso, a HSL pode ser ativada de forma inadequada em doenças associadas a alterações metabólicas.

Os triglicerídeos produzidos pelo hepatócito são preparados em partículas de VLDL e subsequentemente secretados na corrente sanguínea. As partículas de VLDL são produzidas continuamente pelo fígado e, em jejum, são as principais transportadoras de triglicerídeos. Além disso, as partículas de VLDL são usadas para exportar o colesterol do fígado e, portanto, o contém em quantidade significativa. Como no metabolismo de quilomícrons, a lipase lipoproteica endotelial hidrolisa a porção triglicerídeo da partícula de VLDL em ácidos graxos livres e glicerol. Os ácidos graxos livres podem ser oxidados para a obtenção de energia ou reconstituídos em triglicerídeos e armazenados. A remoção do núcleo de triglicerídeos converte a partícula de VLDL em um remanescente que pode ser removido e catabolizado pelo fígado. Alternativamente, uma segunda lipase endotelial, a lipase hepática, pode ainda remover qualquer triglicerídeo residual e converter a partícula remanescente de VLDL em uma partícula de LDL.

A partícula de LDL é rica em colesterol e fosfolipídios e transporta o colesterol para os tecidos, onde pode ser usado para a síntese de membrana ou produção de hormônio esteroide. Em última análise, a partícula de LDL pode se ligar aos receptores de LDL e é removida pelo fígado. Além das partículas de VLDL, o fígado secreta partículas de HDL nascentes na circulação. As partículas de HDL eliminam o excesso de colesterol não esterificado das células e outras lipoproteínas e o devolve ao fígado para excreção na bile. Este processo é chamado *transporte reverso do colesterol.*

A hipertrigliceridemia pode ser secundária ao aumento da produção de quilomícrons (ingestão alimentar excessiva de lipídios), depuração ineficaz da partícula de quilomícrons, maior produção de VLDL (ingestão alimentar excessiva de lipídios e/ou carboidratos, produção endógena excessiva ou mobilização de lipídios) e eliminação ineficaz da partícula de VLDL. A hipercolesterolemia pode ser causada pelo aumento da produção da partícula precursora de LDL (VLDL) ou redução da eliminação da partícula de LDL ou HDL.

Classificação

A hiperquilomicronemia pós-prandial é a causa mais comum de hiperlipidemia em cães e gatos. É uma manifestação fisiológica normal causada pela produção de quilomícrons ricos em triglicerídeos e, de modo geral, se resolve em 2 a 10 horas. Assim, as avaliações das concentrações de lipídios no sangue devem ser feitas após um jejum de pelo menos 12 horas. Em contrapartida, as anomalias patológicas em lipídios e lipoproteínas plasmáticas podem ser de origem genética ou familiar (primária) ou ainda consequência de uma doença (Boxe 52.1).

Os distúrbios de hipertrigliceridemia primária são a hiperlipidemia idiopática do Schnauzer miniatura e a hiperquilomicronemia de gatos. A hiperlipidemia idiopática do Schnauzer miniatura é caracterizada por hipertrigliceridemia grave decorrente do excesso de partículas de VLDL e pode ser acompanhada por hiperquilomicronemia e hipercolesterolemia. Embora o mecanismo exato e a genética não tenham sido elucidados por

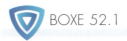

BOXE 52.1

Causas de hiperlipidemia em cães e gatos.

Hiperquilomicronemia pós-prandial
Hiperlipidemia primária
Hiperlipoproteinemia idiopática (Schnauzer miniatura)
Hiperquilomicronemia idiopática (gato)
Deficiência de lipase lipoproteica (gato)
Hipercolesterolemia idiopática

Hiperlipidemia secundária
Hipotireoidismo
Diabetes melito
Hiperadrenocorticismo
Pancreatite
Colestase
Insuficiência hepática
Síndrome nefrótica
Hiperlipidemia induzida por fármacos
  Glicocorticoides
  Fenobarbital
  Acetato de megestrol (gato)

completo, a doença progride com a idade e os cães acometidos apresentam redução da atividade da lipase lipoproteica, mas não da lipase hepática. A proteinúria é um achado comum e pode ser causada pela lesão glomerular induzida por lipídios.

A hiperlipidemia familiar felina é caracterizada como uma hiperquilomicronemia em jejum com discreto aumento nas partículas de VLDL. É causada pela produção de uma forma inativa de lipase lipoproteica decorrente de uma mutação na sequência genética que leva à codificação incorreta de um único aminoácido (Gly412Arg); a herança é autossômica recessiva. A hiperquilomicronemia idiopática também foi observada em cães. Como em gatos, a doença canina é caracterizada por hipertrigliceridemia, hiperquilomicronemia e concentrações séricas normais de colesterol. A hipercolesterolemia idiopática foi relatada em Pastores de Shetland, Doberman Pinschers e Rottweilers. Os distúrbios lipídicos são hipercolesterolemia por aumento da concentração sérica de LDL. Sua causa é desconhecida.

As doenças comumente associadas à hiperlipidemia secundária são distúrbios endócrinos (hipotireoidismo, diabetes melito, hiperadrenocorticismo), síndrome nefrótica e pancreatite, bem como obesidade e algumas doenças hepáticas. Alguns medicamentos, como fenobarbital e glicocorticoides, também estão associados à hiperlipidemia. O hipotireoidismo é a causa mais comum de hipercolesterolemia em cães. A hiperlipidemia secundária ao hipotireoidismo pode ser atribuída a uma diminuição na síntese e degradação de lipídios (a degradação de lipídios é afetada com maior gravidade). A diminuição da atividade da lipase lipoproteica contribui para a redução na remoção de lipoproteínas ricas em triglicerídeos. Além disso, a deficiência de hormônio tireoidiano reduz a excreção biliar de colesterol. Isso aumenta a concentração intra-hepática de colesterol, o que diminui a regulação do receptor de LDL hepático e aumenta a concentração de partículas de LDL e HDL ricas em colesterol na circulação.

A deficiência de insulina (diabetes melito) reduz a produção de lipase lipoproteica, o que contribui para a diminuição da depuração de lipoproteínas ricas em triglicerídeos. Além disso, a deficiência de insulina ativa a HSL, causando a liberação de grandes quantidades de ácidos graxos livres no sangue. Esses ácidos graxos livres são finalmente convertidos em triglicerídeos pelo fígado, preparados em partículas de VLDL e secretados de volta para a circulação. Portanto, a hipertrigliceridemia observada no diabetes melito é atribuída à redução da lipase lipoproteica e ao aumento da produção e diminuição da depuração de partículas de VLDL. A deficiência de insulina aumenta a síntese de colesterol no fígado. O aumento da concentração intra-hepática de colesterol desregula o receptor de LDL dos hepatócitos, o que reduz a depuração das partículas circulantes de LDL e HDL, causando hipercolesterolemia.

O provável mecanismo de hipertrigliceridemia associado ao hiperadrenocorticismo é a estimulação da HSL com liberação de ácidos graxos livres na circulação. Como no diabetes melito, o excesso de ácidos graxos livres é convertido em partículas de VLDL. Além disso, os glicocorticoides inibem a atividade da lipase lipoproteica, o que reduz a depuração das lipoproteínas ricas em triglicerídeos.

Características clínicas

Vômitos, diarreia e desconforto abdominal intermitentes são os quadros clínicos mais comuns de hipertrigliceridemia (Tabela 52.1). A hipertrigliceridemia grave (níveis superiores a 1.000 mg/dℓ) foi associada a resistência à insulina, pancreatite, *lipemia retinalis*, convulsões, xantomas cutâneos, paralisia de nervo periférico e alterações comportamentais. Os xantomas cutâneos, que representam macrófagos carregados de lipídios e células espumosas, são a manifestação mais comum de hipertrigliceridemia em gatos. A hipercolesterolemia grave foi associada a arcos senis, *lipemia retinalis* e aterosclerose (não grave a ponto de causar infarto do miocárdio).

Além das manifestações clínicas, a hipertrigliceridemia pode interferir nos resultados de vários exames bioquímicos de rotina (Tabela 52.2). O grau de interferência depende do ensaio específico usado pelo laboratório, da espécie (canina ou felina) e da gravidade da hipertrigliceridemia. Além disso, a hiperlipidemia pode causar hemólise que, por sua vez, interfere nos resultados de alguns ensaios bioquímicos. Alternativamente, a hiperbilirrubinemia pode fazer com que a concentração de colesterol seja falsamente menor. Essas possíveis alterações nos dados bioquímicos devem ser consideradas durante a interpretação dos resultados de exames de animais com hiperlipidemia. Felizmente, muitos laboratórios tentam eliminar a hipertrigliceridemia por ultracentrifugação antes da realização dos ensaios bioquímicos.

Diagnóstico

O soro extremamente lipêmico sugere a hipertrigliceridemia. *Lactescência* refere-se à aparência opaca e semelhante ao leite de amostras de soro com concentração suficientemente elevada de triglicerídeos. De modo geral, animais com soro lactescente apresentam concentrações de triglicerídeos acima de 1.000 mg/dℓ; embora amostras com opacidade inferior à do leite desnatado possam ter alto teor de lipídios, a inspeção visual não é um indicador confiável de gravidade. Em contrapartida, os animais puramente hipercolesterolêmicos não apresentam soro lipêmico ou lactescente porque as partículas de LDL e HDL ricas em colesterol são muito pequenas para refratar a luz. Amostras de sangue para confirmar hiperlipidemia devem ser obtidas após um jejum de pelo menos 12 horas. Uma amostra de soro, em vez de sangue total ou plasma, deve ser enviada para avaliação. A amostra pode ser refrigerada ou congelada por vários dias sem efeito nos ensaios. A amostra para avaliação de hipertrigliceridemia não deve ser limpa antes da determinação da concentração de triglicerídeos. A limpeza das amostras lipêmicas por centrifugação remove os quilomícrons e provoca uma diminuição artificial nos resultados de triglicerídeos. Os intervalos de referência da concentração sérica de triglicerídeos são 50 a 150 mg/dℓ em cães adultos e 20 a 110 mg/dℓ em gatos adultos. Os intervalos de referência da concentração sérica de colesterol são 125 a 300 mg/dℓ em cães adultos e 95 a 130 mg/dℓ em gatos adultos.

O teste de quilomícron pode determinar se a lipemia se deve a essas moléculas ou a um defeito em VLDL. A amostra de soro é refrigerada por 12 horas. Os quilomícrons são menos densos do que as outras partículas e flutuam até o topo da amostra para formar uma camada cremosa opaca sobre um infranadante transparente de soro. Se a hipertrigliceridemia

 TABELA 52.1

Sinais clínicos e possíveis consequências da hipertrigliceridemia e hipercolesterolemia.

Sinais clínicos de hipertrigliceridemia	Consequências da hipertrigliceridemia
Convulsões	Convulsões
Cegueira	Pancreatite
Dor abdominal	Humor aquoso com grandes quantidades de lipídios: uveíte, cegueira
Anorexia	*Lipemia retinalis*
Vômito	Xantomas
Diarreia	
Mudanças comportamentais	
Lipemia retinalis	
Uveíte	

Sinais clínicos de hipercolesterolemia	Consequências da hipercolesterolemia
Formação de xantoma	Arcos senis na córnea
Neuropatia periférica	*Lipemia retinalis*
Síndrome de Horner	Aterosclerose (não grave a ponto de causar infarto do miocárdio fatal)
Paralisia do nervo tibial	
Paralisia do nervo radial	

TABELA 52.2

Efeitos da lipemia em achados laboratoriais em soros caninos e felinos.*

Falso aumento de valores		Falsa diminuição de valores	
Soro canino	**Soro felino**	**Soro canino**	**Soro felino**
Bilirrubina total	Bilirrubina total	Creatinina	Creatinina
Bilirrubina conjugada	Bilirrubina conjugada	CO_2 total	CO_2 total
Fósforo	Fósforo	Colesterol	Alanina aminotransferase
Fosfatase alcalina[†]	Fosfatase alcalina[†]	Ureia	
Glicemia[†]	Glicemia[†]		
Proteína total[‡]	Proteína total[‡]		
Lipase			
Alanina aminotransferase			

*Os analitos foram medidos em equipamento Coulter DACOS (Coulter Diagnostics, Hialeah, Florida, EUA).
[†]A interferência ocorre apenas em concentrações muito altas de lipídios.
[‡]Determinada em refratômetro.
Adaptada de Jacobs RM et al.: Effects of bilirubinemia, hemolysis and lipemia on clinical chemistry analytes in bovine, canine, equine and feline sera, *Can Vet J* 33:605, 1992.

for causada pelo excesso de partículas de VLDL, a amostra de soro continua turva. A formação de uma camada cremosa sobre uma camada de soro turva sugere excesso de quilomícrons e partículas de VLDL.

A eletroforese de lipoproteínas pode ser aplicada para diferenciar as lipoproteínas, e a ultracentrifugação com gradiente de densidade permite a medida quantitativa de cada uma das classes de lipoproteínas. No entanto, os dois procedimentos são demorados e não estão na rotina para aplicação clínica. A atividade da lipase lipoproteica pode ser avaliada pelo teste de liberação de heparina. Amostras de soro para a determinação das concentrações de triglicerídeos (e, se possível, de lipoproteínas) são obtidas antes e 15 minutos após a administração intravenosa de heparina (100 UI/kg de peso corpóreo em cães e gatos). A heparina causa a liberação da lipase lipoproteica do endotélio e estimula a hidrólise dos triglicerídeos. Suspeita-se de defeito na lipase lipoproteica caso não haja diferença entre as concentrações séricas de triglicerídeos antes e depois da administração de heparina.

Tratamento

Antes da recomendação de tratamento, todo o possível deve ser feito para determinar se a hiperlipidemia é primária ou secundária a um medicamento ou doença subjacente. A hiperlipidemia secundária a um distúrbio subjacente tende a se resolver ou melhorar com a correção do distúrbio metabólico. Portanto, além de confirmar o jejum, cada animal precisa ser submetido a anamnese completa, exame físico, hemograma completo, bioquímica sérica com concentração de tiroxina e urinálise. Os resultados dessa avaliação podem indicar a necessidade de outros exames diagnósticos, como ultrassonografia abdominal, ensaio de imunorreatividade da lipase pancreática e teste de supressão com baixas doses de dexametasona.

O tratamento da hiperlipidemia requer o comprometimento vitalício do tutor e, portanto, não deve ser feito de maneira leviana. De modo geral, a hipertrigliceridemia grave (concentrações acima de 1.000 mg/dℓ) exige tratamento. Nessa circunstância, pode-se presumir que os mecanismos catabólicos estão sobrecarregados e a concentração de triglicerídeos é muito sensível a um pequeno aumento do intestino ou fígado. As concentrações de triglicerídeos devem ser reduzidas para prevenir possíveis complicações, inclusive pancreatite. Em outras situações, as recomendações são influenciadas por variáveis diferentes, como a doença subjacente. Um objetivo terapêutico realista é a redução da concentração de triglicerídeos para menos de 400 mg/dℓ, embora esse nível ainda esteja acima do intervalo de referência.

Os quilomícrons são produzidos a partir da gordura da dieta. Portanto, a restrição da gordura dietética em relação à ingestão atual é a base do tratamento da hipertrigliceridemia. Reveja a anamnese nutricional completa e troque a dieta alterada para uma com pelo menos 50% menos gordura com base em energia metabolizável (ME). Cães com hipertrigliceridemia moderada a grave devem receber uma dieta com menos de 20% de gordura com base na ME (Tabela 52.3) ou ainda menos se o paciente já consumir uma dieta com baixo teor de gordura. O manejo nutricional da hipertrigliceridemia em gatos é mais difícil devido à disponibilidade limitada de dietas com menos de 25% de gordura com base em ME (Tabela 52.4). Tenha cuidado ao avaliar o teor de gordura dos alimentos para animais. Como os níveis de garantia nos rótulos desses alimentos requerem o relato apenas da porcentagem mínima de gordura bruta, em vez da média, o teor de gordura pode ser muito maior. Além disso, o valor é fornecido "conforme alimentado" (do inglês, *as fed*, ou seja, considerando a umidade), o que dificulta as comparações entre os produtos. Esta informação deve

TABELA 52.3

Concentrações dos principais nutrientes em algumas dietas terapêuticas veterinárias usadas para o tratamento da hipertrigliceridemia canina.*

Nomes comerciais (®)		Gordura (% ME)	Proteína (% ME)	ME (kcal/unidade)
Royal Canin Veterinary Diet Canine Gastrintestinal Low Fat	Seco	17 (18,7 g/Mcal)	24 (63,3 g/Mcal)	240/xícara
Royal Canin Veterinary Diet Canine Gastrintestinal Low Fat	Úmido	16 (18,1 g/Mcal)	29 (79,8 g/Mcal)	345/lata de 402 g
Purina Pro Plan Veterinary Diets OM Overweight Management	Seco	18,9 (24,8 g/Mcal)	32,1 (102,9 g/Mcal)	266/xícara
Purina Pro Plan Veterinary Diets OM Select Blend Overweight Management	Seco	17,6 (22,3 g/Mcal)	32,4 (99,6 g/Mcal)	235/xícara
Hill's Prescription Diet i/d Low Fat Canine	Seco	17 (20 g/Mcal)	25 (71 g/Mcal)	333/xícara
Hill's Prescription Diet i/d Low Fat Canine	Úmido	20 (23 g/Mcal)	24 (69 g/Mcal)	351/lata de 384 mℓ

Mcal: megacalorias (1.000 kcal); ME: energia metabolizável.
*Informações obtidas nos guias de produtos do fabricante. As dietas listadas têm 20% de calorias de gordura ou menos.

TABELA 52.4

Concentrações dos principais nutrientes em algumas dietas terapêuticas veterinárias usadas para o tratamento da hipertrigliceridemia felina.*

Nomes comerciais (®)		Gordura (% ME)	Proteína (% ME)	ME (kcal/unidade)
Royal Canin Veterinary Diet Feline Calorie Control	Seco	25 (26,2 g/Mcal)	43 (109,8 g/Mcal)	262/xícara
Purina Pro Plan Veterinary Diets OM Overweight Management	Seco	20,9 (23,7 g/Mcal)	57,8 (159 g/Mcal)	321/xícara
Hill's Prescription Diet w/d Feline	Seco	22 (26 g/Mcal)	41 (117 g/Mcal)	280/xícara
Hill's Prescription Diet r/d Feline	Seco	23 (26 g/Mcal)	39 (107 g/Mcal)	265/xícara
Hill's Prescription Diet r/d Feline	Úmido	24 (30 g/Mcal)	41 (123 g/Mcal)	114/lata de 163 mℓ

Mcal: megacalorias (1.000 kcal); ME: energia metabolizável.
*Informações obtidas nos guias de produtos do fabricante. As dietas listadas têm 25% de calorias de gordura ou menos.

ser convertida e expressa com base em ME, seja como proporção de calorias ou gramas por 1.000 kcal. Os perfis nutricionais das dietas terapêuticas veterinárias são normalmente fornecidos em guias de produtos, com valores expressos como médias e com base na ME, o que reflete com mais precisão o teor real de gordura do alimento.

Quaisquer petiscos ou outros alimentos oferecidos, inclusive aqueles necessários para a administração de medicamentos, também devem ter baixo teor de gordura e contribuir com no máximo 10% da ingestão calórica diária. Frutas (exceto uvas e passas), vegetais ou alguns cereais e biscoitos sem tempero são boas opções. Independentemente da inclusão de petiscos, a ingestão calórica absoluta deve ser avaliada. Se o animal estiver acima do peso, a restrição calórica é indicada e benéfica, pois diminui a produção de partículas de VLDL a partir do excesso de energia da dieta. A concentração plasmática de triglicerídeos deve ser reavaliada após 6 a 8 semanas de dieta com baixo teor de gordura. Se a redução na concentração de triglicerídeos for abaixo da ideal, a anamnese alimentar deve ser reavaliada para assegurar a adesão à dieta e petiscos, sem acesso a outras rações e sem familiares ou vizinhos que inadvertidamente forneçam alimentos com alto teor de gordura. Além disso, o prontuário deve ser revisto para assegurar a exclusão de distúrbios subjacentes que possam contribuir para a hipertrigliceridemia. Se os alimentos comerciais com baixo teor de gordura não forem suficientes para controlar a hipertrigliceridemia, uma receita caseira completa e balanceada com restrição de gordura (10 a 14% de ME para cães, 15 a 19% de ME para gatos) pode ser formulada especificamente para o paciente com um *software online* (como em balanceit.com) ou ajuda de um nutricionista veterinário (consulte www.acvn.org ou www.esvcn.eu/college).

A suplementação com ácidos graxos ômega-3 foi sugerida para melhorar a hipertrigliceridemia em humanos, diminuindo a produção de partículas de VLDL. Além disso, os óleos de peixe são maus substratos para enzimas que sintetizam triglicerídeos e seu uso leva à formação de partículas de VLDL com pouco triglicerídeo. Alguns profissionais recomendaram o uso de ácidos graxos ômega-3 de cadeia longa (i. e., ácido eicosapentaenoico [EPA] e ácido docosaexaenoico [DHA]) na quantidade de 200 a 220 mg/kg de peso corpóreo/dia para auxiliar o controle da hipertrigliceridemia, especialmente em cães refratários ou que respondem mau à restrição de gordura na dieta. A eficácia é questionável em casos graves e a restrição geral da gordura na dieta continua a ser a prioridade.

O tratamento com medicamentos, todos com potencial tóxico, deve ser realizado com cuidado especial. De modo geral, os medicamentos não devem ser usados em animais com concentração sérica de triglicerídeos inferior a 500 mg/dℓ. Várias classes de fármacos são usadas para o tratamento da hipertrigliceridemia em humanos, como as estatinas; no entanto, há poucos relatos sobre seu uso em cães e gatos. Até que outros estudos avaliem a dose, o efeito e os possíveis efeitos tóxicos, o tratamento medicamentoso é indicado apenas a animais com sinais clínicos associados a elevações graves nas concentrações de triglicerídeos que não podem ser melhoradas pela terapia dietética.

A niacina (100 mg/dia em cães) reduz a concentração sérica de triglicerídeos ao diminuir a liberação de ácidos graxos dos adipócitos e reduzir a produção de partículas de VLDL. Os efeitos adversos são frequentes, principalmente por causa da liberação associada da prostaglandina prostaciclina; dentre eles, estão vômito, diarreia, eritema, prurido e anomalias em resultados de função hepática. Além disso, a niacina tem impacto positivo na hiperlipidemia apenas em um pequeno número de cães; não há ensaios clínicos de grande porte.

Derivados do ácido fíbrico (clofibrato, bezafibrato, genfibrozila, ciprofibrato, fenofibrato) reduzem as concentrações plasmáticas de triglicerídeos ao estimular a atividade da lipase lipoproteica, além de reduzir a concentração de ácidos graxos livres, o que diminui o substrato para a síntese de VLDL. Em humanos, os fibratos geralmente reduzem as concentrações plasmáticas de triglicerídeos em 20 a 40%. A genfibrozila tem sido usada em cães e gatos (10 mg/kg a cada 12 horas) e o bezafibrato tem sido usado em cães (4 a 10 mg/kg/dia). Os efeitos adversos relatados em humanos são dor abdominal, vômito, diarreia e anomalias em exames de função hepática. Um estudo recente demonstrou que o bezafibrato foi eficaz em cães com hipertrigliceridemia apesar da redução da atividade de alanina aminotransferase com o passar do tempo; outros efeitos adversos não foram relatados.

As estatinas (lovastatina, sinvastatina, pravastatina, fluvastatina, cerivastatina, atorvastatina) são inibidores da hidroximetil-glutaril coenzima A (HMG-CoA) redutase e, assim, suprimem principalmente o metabolismo do colesterol. A menor concentração intracelular de colesterol regula positivamente o receptor de LDL hepático, o que aumenta a remoção e eliminação de LDL (partículas remanescentes de VLDL) da circulação. Além disso, as estatinas diminuem a produção hepática de VLDL. Em humanos, as estatinas podem reduzir as concentrações de triglicerídeos em 10 a 15%. Os efeitos adversos são letargia, diarreia, dores musculares e hepatotoxicidade. Esses medicamentos não são comumente usados em cães e gatos e a experiência clínica é limitada.

A quitosana tem sido explorada como opção para o controle da hiperlipidemia secundária pela redução da absorção de lipídios e sais biliares no lúmen intestinal. Parece ser eficaz na redução das concentrações séricas de lipídios em modelos murinos e seres humanos. Um estudo descreveu efeitos positivos da quitosana em gatos com hiperlipidemia não superior a 300 mg/dℓ induzida pela administração de colesterol por via oral; no entanto, não há relatos de estudos em gatos com hiperlipidemia de ocorrência natural ou em cães.

A hipercolesterolemia é provavelmente associada à presença de uma doença de base e, de modo geral, se resolve com o controle da alteração metabólica. Ao contrário do observado em humanos, a hipercolesterolemia raramente é um problema grave em cães ou gatos, que apresentam menor risco de aterosclerose. A terapia específica é indicada apenas em animais com aumento prolongado e grave na concentração sérica de colesterol (i. e., acima de 800 mg/dℓ) que pode estar associado ao desenvolvimento de aterosclerose, que é tipicamente secundária à endocrinopatia. O oferecimento de uma dieta com baixo teor de gordura em comparação à ingestão atual e histórica é o primeiro tratamento de escolha para a hipercolesterolemia grave. A adição de fibra solúvel à dieta também pode ajudar a reduzir as concentrações plasmáticas de colesterol em até 10% por interferência na reabsorção entérica dos ácidos biliares. Consequentemente, a excreção fecal de colesterol aumenta e o fígado usa o colesterol intra-hepático para aumentar a síntese de ácidos biliares.

Os fármacos que podem ser considerados para o manejo da hipercolesterolemia grave são os sequestradores de ácidos biliares, os inibidores da HMG-CoA redutase e o probucol. Os sequestradores de ácidos biliares são resinas de troca iônica que interrompem a circulação êntero-hepática dessas moléculas. A diminuição da reabsorção de ácidos biliares estimula o fígado a sintetizá-los, reduzindo os estoques intra-hepáticos de colesterol. O esgotamento dos estoques intra-hepáticos de colesterol estimula o receptor de LDL hepático a aumentar a remoção de partículas de LDL e HDL da circulação. A colestiramina (1 a 2 g, administrada por via oral a cada 12 horas) é eficaz na redução das concentrações de colesterol; entretanto, seu uso tem sido associado à constipação intestinal. Além disso, a colestiramina interfere na absorção de diversos medicamentos orais e pode aumentar a síntese hepática de VLDL, o que eleva as concentrações plasmáticas de triglicerídeos. Também pode aumentar os requerimentos dietéticos de aminoácidos sulfurados, que atuam como precursores da síntese de taurina em cães; nessa espécie, os ácidos biliares são conjugados exclusivamente com taurina. Em gatos, a necessidade de taurina na dieta pode aumentar de modo semelhante. A HMG-CoA redutase é a enzima limitante de taxa de síntese do colesterol. Os inibidores da HMG-CoA redutase (lovastatina, sinvastatina, pravastatina, fluvastatina, cerivastatina e atorvastatina) são os agentes redutores do colesterol mais potentes e, em humanos, podem diminuir as concentrações de colesterol em 20 a 40%. A lovastatina (10 a 20 mg, administrada por via oral a cada 24 horas) pode ser testada em cães com hipercolesterolemia idiopática grave e persistente que não responde apenas à dieta. Os possíveis efeitos adversos são letargia, diarreia, dores musculares e hepatotoxicidade. A lovastatina não deve ser administrada a cães com doença hepática. O probucol é um agente redutor do colesterol cujo mecanismo de ação não foi esclarecido por completo. O probucol não é mais recomendado para o tratamento da hipercolesterolemia porque seu efeito na redução das concentrações de colesterol é variável; além disso, esse fármaco está associado ao desenvolvimento de arritmias e, desde 1995, foi retirado do mercado nos EUA.

Leitura sugerida

Barrie J, et al. Quantitative analysis of canine plasma lipoproteins. *J Small Anim Pract*. 1993;34:226.

Bauer JE. Evaluation and dietary considerations in idiopathic hyperlipidemia in dogs. *J Am Vet Med Assoc*. 1995;206:1684.

Bhatnagar D. Lipid-lowering drugs in the management of hyperlipidaemia. *Pharmacol Ther*. 1998;79:205.

De Marco V, et al. Therapy of canine hyperlipidemia with bezafibrate. *J Vet Intern Med*. 2017;[Epub ahead of print].

Furrow E, et al. Proteinuria and lipoprotein lipase activity in Miniature Schnauzer dogs with and without hypertriglyceridemia. *Vet J*. 2016;212:83.

Jacobs RM, et al. Effects of bilirubinemia, hemolysis, and lipemia on clinical chemistry analytes in bovine, canine, equine, and feline sera. *Can Vet J*. 1992;33:605.

Jones BR. Inherited hyperchylomicronaemia in the cat. *J Small Anim Pract*. 1993;34:493.

Jones BR, et al. Peripheral neuropathy in cats with inherited primary hyperchylomicronaemia. *Vet Rec*. 1986;119:268.

Watson TDG, et al. Lipoprotein metabolism and hyperlipidaemia in the dog and cat: a review. *J Small Anim Pract*. 1993;34:479.

Whitney MS, et al. Ultracentrifugal and electrophoretic characteristics of the plasma lipoproteins of miniature schnauzer dogs with idiopathic hyperlipoproteinemia. *J Vet Intern Med*. 1996;7:253.

Xenoulis PG, Steiner JM. Canine hyperlipidemia. *J Small Anim Pract*. 2015;56:595.

CAPÍTULO 53

Desequilíbrios de Eletrólitos

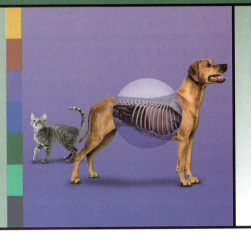

HIPERNATREMIA

Etiologia

A hipernatremia é caracterizada pela concentração sérica de sódio acima do intervalo de referência, que pode variar entre os laboratórios (em geral, acima de 160 mEq/ℓ). Seu desenvolvimento é mais comum depois que a perda de água excede a perda de sódio (Boxe 53.1). A perda de água pode ser pura (i. e., não acompanhada por perda de eletrólitos, como no diabetes insípido) ou hipotônica (i. e., perda de água e sódio, mas com predomínio da perda de água, como na perda de fluido gastrintestinal e na doença renal crônica). A ingestão insuficiente de água e anomalias no mecanismo anormal de sede são facetas da perda excessiva de água. A hipernatremia é raramente observada em animais com hipodipsia causada por doença neurológica, anomalias no mecanismo de sede ou alterações na osmorregulação da liberação de vasopressina.

Com menor frequência, a hipernatremia se deve à retenção de sódio, como na sobrecarga iatrogênica de sódio ou no hiperaldosteronismo primário. O hiperaldosteronismo primário é causado por um tumor adrenal secretor de aldosterona ou hiperplasia adrenal bilateral idiopática, mas é incomum em cães e gatos. As altas concentrações séricas de aldosterona causam hipernatremia, hipopotassemia e hipertensão sistêmica variáveis.

Características clínicas

Os sinais clínicos de hipernatremia são originários do sistema nervoso central (SNC) e incluem letargia, fraqueza, fasciculações musculares, desorientação, alterações comportamentais, ataxia, convulsões, estupor e coma. Os sinais clínicos tendem a ser aparentes quando a osmolalidade plasmática é superior a 350 mOsm/kg (concentração sérica de sódio acima de 170 mEq/ℓ). Os sinais clínicos são causados pela desidratação neuronal. A hipernatremia e a hiperosmolalidade provocam o deslocamento do fluido do espaço intracelular para o espaço extracelular. A perda de volume do cérebro danifica e rompe os vasos meníngeos, causando hemorragia, hematoma, trombose venosa, infarto dos vasos cerebrais e isquemia. Este fluxo

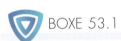 BOXE 53.1

Causas de hipernatremia em cães e gatos.

Hiponatremia por perda de água pura
Diabetes insípido central*
Diabetes insípido nefrogênico*
Hipodipsia-adipsia
    Doença neurológica
    Anomalias no mecanismo de sede
    Defeitos na osmorregulação da liberação de
      vasopressina
Acesso inadequado à água
Alta temperatura ambiente (insolação)
Febre

Perda de fluido hipotônico
Perda de fluido gastrintestinal*
    Vômito
    Diarreia
Doença renal crônica*
Lesão renal aguda poliúrica*
Diurese osmótica
    Diabetes melito
    Infusão de manitol
Administração de diuréticos
Diurese pós-obstrutiva
Queimaduras cutâneas
Perda do terceiro espaço
    Pancreatite
    Peritonite

Excesso de retenção de sódio
Hiperaldosteronismo primário
Causas iatrogênicas
    Envenenamento por sal
    Infusão de solução salina hipertônica
    Administração de bicarbonato de sódio
    Enemas de fosfato de sódio
    Nutrição parenteral

*Causas comuns.
Modificado de DiBartola SP: Disorders of sodium and water: hypernatremia and hyponatremia. In DiBartola SP, editor: *Fluid, electrolyte and acid-base disorders in small animal practice*, ed 4, St Louis, 2012, Saunders Elsevier.

de água do compartimento intracelular para o extracelular tende a manter o turgor cutâneo adequado e dá uma falsa impressão de hidratação apesar da grande perda de fluido.

A gravidade dos sinais clínicos está relacionada ao aumento absoluto da concentração sérica de sódio e, principalmente, à rapidez de aparecimento da hipernatremia e hiperosmolalidade. De modo geral, os sinais clínicos não se desenvolvem até que a concentração sérica de sódio se aproxime de 170 mEq/ℓ. Se o início da hipernatremia for rápido, os sinais clínicos podem se desenvolver com uma concentração menor de sódio e vice-versa. Com o aumento gradual na concentração sérica de sódio, as células do SNC podem se adaptar e produzir solutos osmoticamente ativos (osmoles idiogênicos) no meio intracelular em algumas horas de perda de volume para restabelecer o equilíbrio osmótico entre os compartimentos extracelular e intracelular, o que minimiza o encolhimento celular.

Diagnóstico

A medida da concentração sérica de sódio identifica a hipernatremia. A seguir, sua causa deve ser investigada. A avaliação cuidadosa dos achados à anamnese e ao exame físico e resultados de hemograma completo, bioquímica sérica e urinálise geralmente indicam a causa da hipernatremia. A avaliação da gravidade específica da urina é muito importante. A hipernatremia e a hiperosmolalidade estimulam a liberação de vasopressina, o que provoca hiperestenúria. A gravidade específica da urina inferior a 1,008 em um cão ou gato com hipernatremia é condizente com diabetes insípido central ou nefrogênico. A gravidade específica da urina acima de 1,030 em cães e 1,035 em gatos implica um eixo vasopressina-tubular renal normal e indica a existência de retenção de sódio, hipodipsia-adipsia primária ou perda gastrintestinal ou insensível de água. A gravidade específica da urina entre 1,008 e 1,030 (cães) ou 1,035 (gatos) indica a presença de deficiência parcial de vasopressina ou má resposta tubular renal à vasopressina, provavelmente secundária a um distúrbio renal primário.

Tratamento

Os objetivos do tratamento de pacientes com hipernatremia são a normalização do volume do fluido extracelular (FEC), a correção de déficits hídricos em uma taxa de administração de fluidos que evite complicações significativas e a identificação e correção da causa da hipernatremia. A primeira prioridade é a normalização do volume do FEC. Animais hipernatrêmicos devem ser ressuscitados com uma solução eletrolítica balanceada com adição de NaCl para elevar o teor de sódio e igualá-lo ao do paciente (± 6 mEq/ℓ). Para tanto, adicione 23,4% de NaCl aos fluidos, que contêm 4 mEq NaCl/mℓ de solução. A administração rápida de fluidos é contraindicada na reposição do déficit, a menos que sinais de hipovolemia significativa sejam observados. Qualquer fluido deve ser administrado com cautela e em volume suficiente para a correção da hipovolemia. Em animais com hipernatremia branda a moderada ([Na$^+$] < 180 mEq/ℓ), o sódio deve ser corrigido em taxa de 1 mEq/ℓ/h. Na hipernatremia grave ([Na$^+$] > 180 mEq/ℓ), a correção deve ocorrer em taxa de 0,5 a 1 mEq/ℓ/h. Múltiplas soluções fluidas podem ser usadas para diminuir a concentração de sódio de maneira segura (Tabela 53.1). Na presença de choque hemorrágico, o fluido ideal a ser administrado é sangue total, plasma ou suspensão coloide. A concentração sérica de sódio deve ser medida com frequência (a cada 4 a 6 horas) para a avaliação da resposta ao tratamento; além disso, o estado do SNC deve ser examinado com frequência para a observação de mudanças nos sinais clínicos. A piora do estado neurológico ou início súbito de convulsões durante a fluidoterapia geralmente indica edema cerebral e a necessidade de administração de solução salina hipertônica ou manitol (ver seção *Medicamentos usados em distúrbios eletrolíticos* no fim deste capítulo). Após a reposição dos déficits do FEC, a concentração sérica de sódio deve ser reavaliada e os déficits hídricos corrigidos em caso de persistência da hipernatremia. O déficit aproximado de água livre (em litros) pode ser calculado com a seguinte fórmula:

$$([Na^+] \text{ atual} \div [Na^+] \text{ normal} - 1) \times (0,6 \times \text{peso corpóreo em kg})^2$$

Como o cérebro se ajusta à hipertonicidade com o aumento do teor de soluto intracelular por meio do acúmulo de "osmoles idiogênicos", a rápida reposição da água corpórea com diluição do FEC causa a translocação da água para as células e pode causar edema cerebral. Se a reposição de água for mais lenta, as células cerebrais perdem os solutos intracelulares acumulados e o equilíbrio osmótico é atingido sem edema celular.

Soluções cristaloides de manutenção (p. ex., solução salina de meia potência [0,45%] com dextrose a 2,5%, solução de Lactato de Ringer de meia potência com dextrose a 2,5%) ou dextrose a 5% em água podem ser usadas para a correção do déficit hídrico em animais hipernatrêmicos com perfusão e hidratação normais; também podem ser usadas em animais desidratados com hipernatremia persistente após a correção dos déficits hídricos.

A administração oral de fluidos é preferível para a correção de déficits hídricos; o fluido é administrado por via intravenosa (IV) se a administração oral não for possível. O déficit hídrico deve ser reposto de forma lenta. Cerca de 50% do déficit hídrico deve ser corrigido nas primeiras 24 horas, enquanto o restante é corrigido nas 24 a 48 horas seguintes. A concentração sérica de sódio deve diminuir lentamente, de preferência em taxa de 0,5 a 1 mEq/ℓ/h. A taxa de administração de fluidos deve ser ajustada como necessário para assegurar a redução apropriada na concentração sérica de sódio. Uma redução gradual na concentração sérica de sódio minimiza o deslocamento de fluido do compartimento extracelular para o intracelular, minimizando o aumento de volume dos neurônios e o desenvolvimento de edema cerebral e aumentando a pressão intracraniana. A deterioração do estado do SNC após o início da fluidoterapia indica a presença de edema cerebral e a necessidade imediata de reduzir a taxa de administração de fluidos. O monitoramento frequente das concentrações séricas de eletrólitos, com ajustes apropriados no tipo de fluido e taxa de administração, é importante para o tratamento bem-sucedido da hipernatremia.

Em raras ocasiões, um animal hipernatrêmico apresenta aumento no volume do FEC. O tratamento desses animais é difícil. O objetivo é diminuir a concentração sérica de sódio sem exacerbar o aumento de volume do FEC e causar congestão pulmonar e edema. A correção lenta da hipernatremia nesses

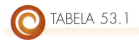

TABELA 53.1
Soluções de fluido parenteral.

Solução	Na (mEq/ℓ)	K (mEq/ℓ)	Cl (mEq/ℓ)	Tampão (mEq/ℓ)	Osmolalidade (mOsm/ℓ)	Calorias (kcal/ℓ)
Soluções de reposição de eletrólito						
Lactato de Ringer	130	4	109	Lactato 28	273	9
Ringer	147	4	156	–	310	–
Soro fisiológico	154	–	154	–	308	–
Normosol-R®	140	5	98	Acetato 27	296	18
Plasma-Lyte® 148*	140	5	98	Acetato 27	295	–
Soluções de manutenção						
Dextrose 2,5%/salina a 0,45%	77	–	77	–	203	85
Dextrose 2,5%/LRS meia potência	65	2	55	Lactato 14	265	89
Normosol M*	40	13	40	Acetato 16	112	–
Normosol M em 5% de dextrose*	40	13	40	Acetato 16	364	175
Plasma-Lyte® 56*	40	13	40	Acetato 16	110	–
Soluções coloidais						
Dextrana 70 (6% p/v em soro fisiológico a 0,9%)	154	–	154	–	310	–
Hetastarch/Hespan 6% 670/0,75	154	–	154	–	310	–
Hextend 6% 670/0,75	143	3	124	Lactato 28	307	9
Vetstarch 6% 130/0,4	154	–	154	–	308	–
Plasma (valores médios, cão)	145	4	105	24	300	–
Outra						
Dextrose a 5% em água	–	–	–	–	252	170

Cl: cloreto; K: potássio; LRS: solução de Lactato de Ringer; Na: sódio.
*Contém magnésio (3 mEq/ℓ).
Modificada de DiBartola SP, Bateman S: Introduction to fluid therapy. In DiBartola SP, editor: *Fluid, electrolyte and acid-base disorders in small animal practice*, ed 4, St Louis, 2012, Saunders Elsevier.

pacientes pode ser feita com diuréticos de alça (p. ex., furosemida, 1 a 2 mg/kg por via oral ou intravenosa a cada 8 a 12 horas) para promover a perda de sódio na urina; isso é feito em conjunto com a administração criteriosa de dextrose a 5% em água.

HIPONATREMIA

Etiologia

A hiponatremia é caracterizada pela concentração sérica de sódio inferior ao intervalo de referência (145 mEq/ℓ, embora esses valores possam variar entre os laboratórios). Pode ser causada pela perda excessiva de sódio, principalmente pelos rins, e/ou aumento da conservação de água. Essa última pode ser uma resposta a uma redução no volume do FEC adequada ou não (p. ex., síndrome de secreção inadequada de hormônio antidiurético [SIADH]). Na maioria dos casos, a hiponatremia é provocada por anomalias no equilíbrio hídrico (principalmente um defeito na excreção renal de água), e não por anomalias no equilíbrio de sódio. As causas de hiponatremia em cães e gatos estão listadas no Boxe 53.2.

A hiponatremia deve ser diferenciada da pseudo-hiponatremia, uma diminuição na concentração sérica de sódio resultante de métodos laboratoriais usados na presença de osmolalidade plasmática normal. A pseudo-hiponatremia é simultânea à hiperlipidemia ou hiperproteinemia grave. Um aumento na concentração plasmática de triglicerídeos ou proteínas reduz a concentração de sódio no volume plasmático total, mas a concentração de sódio na água plasmática continua a mesma. Os métodos que determinam a quantidade de sódio em um volume específico de plasma (p. ex., fotometria de chama) geram valores falsamente baixos, enquanto métodos que determinam a concentração de sódio na fase aquosa do plasma (p. ex., potenciometria direta com eletrodos específicos para íons) produzem valores precisos. De modo geral, a pseudo-hiponatremia pode ser identificada se o método usado para a determinação da concentração de sódio for conhecido, uma amostra de sangue for examinada quanto à presença de lipemia macroscópica e um hemograma completo e bioquímica sérica forem realizados.

A hiponatremia também pode ser causada pelo aumento da concentração de solutos osmoticamente ativos (p. ex., glicose, manitol) no FEC. Esse aumento desloca o fluido do compartimento intracelular para o extracelular e, assim, diminui a concentração sérica de sódio. Por exemplo, a concentração sérica de sódio diminui em aproximadamente 1,6 mEq/ℓ para cada aumento de 100 mg/dℓ na glicemia e essa diminuição pode aumentar caso a glicemia seja superior a 500 mg/dℓ. A estimativa da osmolalidade plasmática auxilia a diferenciação da causa da hiponatremia. A hiponatremia é geralmente associada à hipo-osmolalidade (< 290 mOsm/kg), enquanto a pseudo-hiponatremia está associada à osmolalidade plasmática normal; além disso, a hiponatremia causada por um aumento nos solutos osmoticamente ativos no FEC está associada à hiperosmolalidade. A osmolalidade plasmática pode ser estimada pela seguinte fórmula:

$$\text{Osmolalidade plasmática (mOsm kg)} = (2 \times \text{Na [mEq/}\ell\text{]}) + \frac{\text{Glicose (mg/d}\ell\text{)}}{18} + \frac{\text{Ureia (mg/d}\ell\text{)}}{2,8}$$

A osmolalidade plasmática normal em cães e gatos é de aproximadamente 280 a 310 mOsm/kg.

Características clínicas

Os sinais clínicos de hiponatremia são letargia, anorexia, vômito, fraqueza, fasciculações musculares, obtundação, desorientação, convulsões e coma. Os sinais do SNC são os mais preocupantes e observados na hiponatremia grave (< 120 mEq/ℓ); os sinais se desenvolvem devido ao deslocamento do fluido do espaço extracelular para o intracelular por alterações na osmolalidade plasmática, o que causa edema e lise neuronal. O início e a gravidade dos sinais clínicos dependem da rapidez de desenvolvimento da hiponatremia e de seu grau. Quanto mais crônica a hiponatremia e mais lento o seu desenvolvimento, maior a compensação cerebral das mudanças de osmolalidade por meio da perda de potássio e osmólitos orgânicos das células. Os sinais clínicos são observados quando a diminuição da osmolalidade plasmática é mais rápida do que os mecanismos de defesa do cérebro conseguem conter o influxo de água nos neurônios.

Diagnóstico

A hiponatremia é facilmente detectada a partir da medida das concentrações séricas de eletrólitos. No entanto, a hiponatremia deve ser diferenciada da pseudo-hiponatremia (discutida em uma seção anterior). A hiponatremia não é um diagnóstico em si, mas sim a manifestação de um distúrbio subjacente. Desse modo, deve-se iniciar uma avaliação diagnóstica para identificar a causa e o tratamento adequado para a correção da hiponatremia. Na maioria dos cães e gatos, a causa da hiponatremia é logo aparente após avaliação dos achados à anamnese e ao exame físico, hemograma completo, bioquímica sérica e urinálise, mas outros exames diagnósticos podem ser necessários. A avaliação cuidadosa da gravidade específica da urina, da osmolalidade plasmática e da hidratação do animal ajuda a localizar o problema (ver Boxe 53.2).

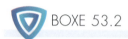

BOXE 53.2

Causas de hiponatremia em cães e gatos.

Com osmolalidade plasmática normal
Hiperlipidemia
Hiperproteinemia

Com osmolalidade plasmática elevada
Hiperglicemia*
Infusão de manitol
Azotemia grave

Com osmolalidade plasmática baixa
E hipervolemia
  Insuficiência hepática avançada*
  Doença renal crônica avançada*
  Síndrome nefrótica*
  Insuficiência cardíaca congestiva
  Injeção ou ingestão acidental de água (intoxicação por água)
E normovolemia
  Polidipsia primária (psicogênica)
  Secreção inadequada de hormônio antidiurético (ADH) (SIADH)
  Coma mixedematoso de hipotireoidismo
  Causas iatrogênicas
  Administração de fluido hipotônico
  Fármacos antidiuréticos (p. ex., barbitúricos, beta-adrenérgicos)
E hipovolemia
  Hipoadrenocorticismo*
  Perda de fluido gastrintestinal*
  Perda do terceiro espaço
    Derrames pleurais (p. ex., quilotórax)
    Derrames peritoneais
    Pancreatite
  Queimaduras cutâneas
  Administração de diuréticos
  Nefropatia com perda de sal
  Síndrome cerebral de perda de sal
  Choque
  Insuficiência renal

*Causas comuns.
Modificado de DiBartola SP: Disorders of sodium and water: hypernatremia and hyponatremia. In DiBartola SP, editor: *Fluid, electrolyte and acid-base disorders in small animal practice*, ed 4, St Louis, 2012, Saunders/Elsevier.

Tratamento

Os objetivos são o tratamento da doença subjacente e, se necessário, o aumento da concentração sérica de sódio e da osmolalidade plasmática. Os objetivos do tratamento direcionado à hiponatremia são a correção da osmolalidade da água corpórea e a normalização do volume celular, aumentando a razão entre sódio e água no FEC, por meio de fluidoterapia IV e/ou restrição hídrica. O aumento da osmolalidade do FEC retira água das células, reduzindo seu volume. A abordagem terapêutica e o tipo de fluido usado dependem da causa, da gravidade da hiponatremia e da presença ou não de sinais clínicos (ver Tabela 53.1). A hiponatremia crônica em um animal assintomático deve ser tratada de forma conservadora. A administração de solução de Ringer com ou sem lactato pode ser feita em pacientes com hiponatremia branda (concentração sérica de sódio acima de 130 mEq/ℓ); o soro fisiológico pode ser usado na hiponatremia mais grave (concentração sérica de sódio abaixo de 130 mEq/ℓ). O soro fisiológico é usado em animais sintomáticos com hiponatremia grave.

O equilíbrio de fluidos e eletrólitos deve ser normalizado de forma gradual, ao longo de 24 a 48 horas, com avaliação periódica das concentrações séricas de eletrólitos e do estado do SNC do paciente. O objetivo geral é aumentar a concentração sérica de sódio de forma lenta em direção ao limite inferior do intervalo de referência, em taxa não superior a 0,5 a 1 mEq/ℓ/h. Quanto mais aguda e grave a hiponatremia, mais lenta deve ser a correção da concentração sérica de sódio. O rápido aumento na concentração sérica de sódio para níveis acima de 125 mEq/ℓ pode ser perigoso e deve ser evitado em animais com hiponatremia aguda e grave (concentração sérica de sódio abaixo de 120 mEq/ℓ) e sinais neurológicos. Nesses animais, a concentração sérica de sódio deve aumentar de forma gradual para 125 mEq/ℓ ou mais ao longo de 6 a 8 horas. Como a perda de soluto cerebral representa um dos mecanismos compensatórios para a preservação do volume das células cerebrais durante os estados de diluição, a normalização da concentração sérica de sódio gera uma hipertonicidade relativa para essas células, que apresentam esgotamento parcial de soluto devido à hiponatremia. Consequentemente, o rápido aumento da concentração sérica de sódio para mais de 125 mEq/ℓ pode causar danos ao SNC.

A principal complicação do tratamento da hiponatremia é a mielinose, causada pelo encolhimento do neurônio e seu afastamento da bainha de mielina pela perda de água neuronal durante a correção da hiponatremia. Os sinais clínicos são paresia, ataxia, disfagia e obnubilação e, com frequência, não se manifestam até vários dias após o tratamento da hiponatremia. O prognóstico de recuperação é reservado.

HIPERPOTASSEMIA

Etiologia

A hiperpotassemia é caracterizada pela concentração sérica de potássio acima de 5,5 mEq/ℓ (embora os intervalos de referência possam variar entre os laboratórios) e é considerada grave e com risco de morte ao exceder 7,5 mEq/ℓ. A hiperpotassemia pode se desenvolver após o aumento da ingestão de potássio (incomum), translocação de potássio do espaço intracelular para o extracelular (incomum) ou redução da excreção de potássio pela urina (comum; Boxe 53.3). A menor excreção urinária de potássio é geralmente causada por doença renal crônica ou hipoadrenocorticismo. A hiperpotassemia iatrogênica também é comum em cães e gatos e provocada principalmente pela administração por via intravenosa excessiva de fluidos contendo potássio. De modo geral, a taxa de administração por via intravenosa de potássio não deve exceder 0,5 mEq/kg de peso corpóreo por hora. A pseudo-hiperpotassemia se refere a um aumento de potássio *in vitro* e pode ocorrer no contexto de hipernatremia grave (ao usar métodos com reagentes secos), leucocitose (contagem de leucócitos acima de 100.000/$\mu\ell$) ou trombocitose (acima de $1 \times 10^6/\mu\ell$) em Akitas (e, talvez, Shiba Inus e Kindos) com hemólise e em Springer Spaniels Ingleses com deficiência de fosfofrutoquinase. A coleta de sangue em tubos heparinizados em vez de tubos secos e a separação imediata do plasma das células ajudam a prevenir a pseudo-hiperpotassemia. A obtenção de sangue de linhas de fluido ou cateteres contaminados com fluidos contendo potássio pode causar a falsa elevação das concentrações de potássio.

Características clínicas

As manifestações clínicas da hiperpotassemia refletem as mudanças na excitabilidade da membrana celular e a magnitude e rapidez do início do distúrbio. A hiperpotassemia branda a moderada (concentração sérica de potássio acima de 6,5 mEq/ℓ) é tipicamente assintomática. O desenvolvimento de fraqueza muscular esquelética generalizada ocorre com a piora da hiperpotassemia. A fraqueza se deve após a diminuição, induzida pela hiperpotassemia, do potencial de membrana celular em repouso ao nível do potencial de limiar, o que prejudica a repolarização e a subsequente excitação celular. As principais manifestações de hiperpotassemia são de natureza cardíaca. A hiperpotassemia diminui a excitabilidade miocárdica, aumenta o período refratário do miocárdio e retarda os efeitos de condução, o que pode causar distúrbios do ritmo cardíaco com risco de morte (Boxe 53.4).

Diagnóstico

A hiperpotassemia pode ser identificada pela medida da concentração sérica de potássio ou a avaliação de um eletrocardiograma (ECG). A seguir, uma revisão cuidadosa da anamnese, achados físicos, hemograma completo, bioquímica sérica e urinálise geralmente indica sua causa. As causas mais comuns de hiperpotassemia em cães e gatos são iatrogênicas, principalmente a administração excessiva de potássio em fluidos intravenosos; disfunção renal, em especial a doença renal oligúrica-anúrica aguda, a obstrução uretral (gatos) e a ruptura do sistema urinário com desenvolvimento de uroabdome; e hipoadrenocorticismo. A diferenciação entre disfunção renal e hipoadrenocorticismo pode ser difícil, já que ambos são associados a quadros clínicos semelhantes. A concentração sérica basal de cortisol pode ser usada para descartar o hipoadrenocorticismo; no entanto, se o resultado for inferior

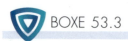

BOXE 53.3

Causas de hiperpotassemia em cães e gatos.

Deslocamentos transcelulares (FIC para FEC)
Acidose metabólica e respiratória
Deficiência de insulina – CAD
Síndrome de lise tumoral aguda
Reperfusão pós-dissolução do trombo
Lesões por esmagamento

Diminuição da excreção urinária
Hipoadrenocorticismo*
Doença renal oligúrica-anúrica aguda*
Doença renal crônica em estágio final
Obstrução uretral*
Ruptura de bexiga – uroabdome*
Algumas gastrenterites (p. ex., tricuríase, salmonelose)
Quilotórax com repetição de drenagem de fluido pleural
Hipoaldosteronismo hiporreninêmico

Causas iatrogênicas†
Administração excessiva de fluidos contendo potássio*
Transfusão de hemácias vencidas

Diuréticos poupadores de potássio (p. ex., espironolactona)
Inibidores da enzima conversora de angiotensina (p. ex., enalapril)
Bloqueadores do receptor de angiotensina (p. ex., losartana)
Betabloqueadores (p. ex., propranolol)
Glicosídeos cardíacos (p. ex., digitálicos)
Inibidores de prostaglandina (p. ex., indometacina)
Agonistas alfa-adrenérgicos (p. ex., fenilpropanolamina)
Ciclosporina
Heparina
Anti-inflamatórios não esteroides

Pseudo-hiperpotassemia
Hemólise (Akita)
Trombocitose (> $10^6/\mu\ell$)
Leucocitose (> $10^5/\mu\ell$)
Hipernatremia (métodos com reagentes secos)

CAD: cetoacidose diabética; FEC: fluido extracelular; FIC: fluido intracelular.
*Causas comuns.
†Requer fatores contribuintes para causar hiperpotassemia.
Modificado de DiBartola SP, Autran de Morais H: Disorders of potassium: hypokalemia and hyperkalemia. In DiBartola SP, editor: *Fluid, electrolyte and acid-base disorders in small animal practice*, ed 4, St Louis, 2012, Saunders Elsevier.

BOXE 53.4

Alterações eletrocardiográficas associadas à hiperpotassemia e hipopotassemia em cães e gatos.

Hiperpotassemia
Potássio sérico: 5,6 a 6,5 mEq/ℓ
　Bradicardia
　Ondas T altas e estreitas
Potássio sérico: 6,6 a 7,5 mEq/ℓ
　Diminuição da amplitude da onda R
　Prolongamento do intervalo QRS
Potássio sérico: 7 a 8,5 mEq/ℓ
　Diminuição da amplitude da onda P
　Prolongamento do intervalo P-R
Potássio sérico: > 8,5 mEq/ℓ
　Onda P invisível
　Desvio do segmento ST
　Bloqueio cardíaco completo
　Arritmias ventriculares
　Parada cardíaca

Hipopotassemia
Depressão da amplitude da onda T
Depressão do segmento ST
Prolongamento do intervalo QT
Onda U proeminente
Arritmias
　Supraventriculares
　Ventriculares

a 2 µg/dℓ (55 nmol/ℓ), um teste de estimulação com hormônio adrenocorticotrófico (ACTH) é necessário para a confirmação do hipoadrenocorticismo. A detecção de pequenas lacerações na bexiga urinária pode ser difícil e exigir técnicas de diagnóstico por imagem com contraste (i. e., radiografias, tomografia computadorizada [TC], ressonância magnética [RM]) ou exploração cirúrgica.

Tratamento

Na maioria dos animais, o tratamento da hiperpotassemia é direcionado à causa. O tratamento sintomático da hiperpotassemia deve ser instituído se a concentração sérica de potássio for maior que 7 mEq/ℓ ou se o ECG revelar toxicidade cardíaca pronunciada (i. e., bloqueio cardíaco completo, contrações ventriculares prematuras, arritmias) (Tabela 53.2). O tratamento rápido de animais com hiperpotassemia acentuada pode significar a diferença entre vida e morte. Os objetivos do tratamento sintomático são a reversão dos efeitos cardiotóxicos da hiperpotassemia e, se possível, o restabelecimento da normocalemia. Animais assintomáticos com débito urinário normal e hiperpotassemia crônica (abaixo de 7 mEq/ℓ) podem não precisar de tratamento imediato, mas a causa do distúrbio deve ser investigada.

A administração de fluidos IV em quantidades destinadas à correção de déficits de fluidos e expansão de volume reidrata o animal, melhora a perfusão renal e a excreção de potássio e dilui a concentração de potássio no sangue. O soro fisiológico é o fluido de escolha para esse fim. Fluidos com

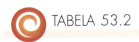

TABELA 53.2

Opções para o tratamento da hiperpotassemia em cães e gatos.

Tratamento	Dose	Via de administração	Duração do efeito
Soro fisiológico	≥ 60 a 100 mℓ/kg/dia	IV	Horas
Dextrose	5 a 10% em fluidos IV ou	IV, contínua	Horas
	1 a 2 mℓ de dextrose a 50%/kg	IV, *bolus* lento	Horas
Insulina regular e dextrose	0,5 a 1 U/kg em fluidos parenterais mais	IV	Horas
	2 g de dextrose/U de insulina administrada	IV	Monitorar a glicemia
Bicarbonato de sódio	1 a 2 mEq/kg	IV, *bolus* lento	Horas
Gliconato de cálcio a 10%	0,5 mℓ/kg a 1,5 mℓ/kg em 5 a 10 min com monitoramento por ECG	IV, *bolus* lento	30 a 60 min Monitorar coração
Agonista β_2-adrenérgico	Terbutalina, 0,01 mg/kg	IV lenta	2 h

ECG: eletrocardiograma; IV: via intravenosa.

potássio (p. ex., solução de Lactato de Ringer) podem ser usados na ausência de soro fisiológico por apresentarem baixa concentração desse íon (ver Tabela 53.1) em relação à do sangue; isso assegura o efeito de diluição do potássio no sangue. Uma solução com 5 a 10% de dextrose pode ser obtida pela administração de 1 a 2 mℓ/kg de dextrose a 50% por *bolus* IV lento. A dextrose estimula a secreção de insulina, que, por sua vez, promove o movimento de glicose e potássio do espaço extracelular para o espaço intracelular. Fluidos com mais de 5% de dextrose devem ser administrados em uma veia central para minimizar o risco de flebite.

Raros casos precisam de outro tratamento para o bloqueio dos efeitos cardiotóxicos da hiperpotassemia (ver Tabela 53.2). A administração de bicarbonato de sódio e insulina regular com dextrose desloca o potássio do espaço extracelular para o intracelular. As infusões IV de cálcio bloqueiam os efeitos da hiperpotassemia nas membranas celulares, mas não reduzem a concentração de potássio no sangue. Os agonistas β_2-adrenérgicos (p. ex., salbutamol, terbutalina) podem ser administrados como tratamentos auxiliares, levando o potássio para o meio intracelular e aumentando a atividade da adenosina trifosfatase (ATPase) de sódio e potássio. Essas medidas são agressivas, a curto prazo, que salvam vidas e podem normalizar a condução cardíaca até que o tratamento mais convencional (i. e., fluidos IV) tenha tempo de ser eficaz.

Na hiperpotassemia mais crônica, branda a moderada devido à doença renal, especialmente em pacientes com proteinúria e/ou tratados com inibidores da enzima conversora de angiotensina (ECA), uma dieta caseira com restrição de potássio pode ser eficaz no controle das concentrações séricas do íon. Nestes casos, consulte um nutricionista veterinário para assegurar o balanceamento adequado da dieta (ver www.acvn.org ou www.esvcn.eu/college).

HIPOPOTASSEMIA

Etiologia

A hipopotassemia é definida pela concentração sérica de potássio inferior a 3,5 mEq/ℓ, embora os intervalos de referência possam variar entre os laboratórios. A hipopotassemia pode se desenvolver após a diminuição da ingestão de potássio na dieta (incomum), translocação de potássio do FEC para o FIC (comum) ou aumento da perda de potássio na urina ou secreções gastrintestinais (comum; Boxe 53.5). A hipopotassemia iatrogênica também é comum em cães e gatos. A pseudo-hipopotassemia é incomum e depende do método usado para a determinação da concentração sérica de potássio. Hiperlipidemia, hiperproteinemia (> 10 g/dℓ), hiperglicemia (> 750 mg/dℓ) e azotemia (concentração de ureia acima de 115 mg/dℓ) podem causar pseudo-hipopotassemia.

Características clínicas

A maioria dos cães e gatos com hipopotassemia branda a moderada (i. e., 3 a 3,5 mEq/ℓ) é assintomática. A hipopotassemia clinicamente grave afeta principalmente os sistemas neuromuscular e cardiovascular por induzir hiperpolarização seguida por hipopolarização das membranas celulares. O sinal clínico mais comum de hipopotassemia é fraqueza muscular esquelética generalizada. Em gatos, ventroflexão do pescoço (ver Capítulo 67), hipermetria dos membros anteriores e membros posteriores em base ampla podem ser observados. O momento de início da fraqueza induzida pela hipopotassemia é extremamente variável entre os animais. Os gatos parecem mais suscetíveis do que os cães aos efeitos deletérios da hipopotassemia. Em cães, os sinais podem não ser evidentes até que a concentração sérica de potássio seja inferior a 2,5 mEq/ℓ; nos

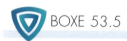

BOXE 53.5

Causas de hipopotassemia em cães e gatos.

Deslocamentos transcelulares (FEC para FIC)
Alcalose metabólica
Paralisia periódica hipopotassêmica (gatos Sagrados da Birmânia)

Maior perda
Perda de fluido gastrintestinal (vômitos, diarreia)*
Doença renal crônica, especialmente em gatos*
Cetoacidose diabética*
Nefropatia hipopotassêmica induzida por dieta em gatos
Acidose tubular renal distal (tipo I)
Acidose tubular renal proximal (tipo II) após tratamento com bicarbonato de sódio
Diurese pós-obstrutiva
Hiperaldosteronismo primário
Doença hepática crônica
Hipertireoidismo
Hipomagnesemia

Causas iatrogênicas*
Administração de fluido sem potássio (p. ex., soro fisiológico)
Soluções de nutrição parenteral
Administração de fluidos com insulina e glicose
Administração de bicarbonato de sódio
Diuréticos de alça (p. ex., furosemida) e da classe das tiazidas
Baixa ingestão dietética

Pseudo-hipopotassemia
Hiperlipidemia (métodos com reagentes secos; fotometria de chama)
Hiperproteinemia (métodos com reagentes secos; fotometria de chama)
Hiperglicemia (métodos com reagentes secos)
Azotemia (métodos com reagentes secos)

FEC: fluido extracelular; FIC, fluido intracelular.
*Causas comuns.
Modificado de DiBartola SP, Autran de Morais H: Disorders of potassium: hypokalemia and hyperkalemia. In DiBartola SP, editor: *Fluid, electrolyte and acid-base disorders in small animal practice*, ed 4, St Louis, 2012, Saunders Elsevier.

gatos, os sinais podem ocorrer quando a concentração sérica de potássio está entre 3 e 3,5 mEq/ℓ.

As consequências cardíacas da hipopotassemia são redução da contratilidade miocárdica, diminuição do débito cardíaco e distúrbios do ritmo cardíaco. Os distúrbios cardíacos têm expressão clínica variável, geralmente evidenciada apenas ao ECG (ver Boxe 53.4). Outros efeitos metabólicos da hipopotassemia são nefropatia hipopotassêmica, caracterizada por nefrite tubulointersticial crônica, comprometimento da função renal e azotemia; clinicamente, a nefropatia hipopotassêmica causa poliúria (PU), polidipsia (PD) e comprometimento da capacidade de concentração de urina; polimiopatia hipopotassêmica, caracterizada por aumento da atividade sérica de creatinoquinase e anomalias eletromiográficas; e íleo paralítico, que provoca distensão abdominal, anorexia, vômito e constipação intestinal. A nefropatia hipopotassêmica e a polimiopatia são mais notáveis em gatos.

Diagnóstico

A hipopotassemia é identificada pela medida da concentração sérica de potássio. A seguir, a revisão cuidadosa da anamnese, achados físicos, hemograma completo, bioquímica sérica e urinálise indicam sua causa (ver Boxe 53.5). Se a etiologia não for imediatamente aparente após a revisão dessas informações, outras causas menos prováveis de hipopotassemia devem ser consideradas, como acidose tubular renal ou outro distúrbio de perda de potássio renal, hiperaldosteronismo primário e hipomagnesemia. A diferenciação das fontes renais e não renais de perda de potássio pode exigir a determinação da excreção fracionada de potássio com base em uma única amostra de urina e da concentração sérica de potássio e creatinina ou ainda a avaliação da excreção de potássio na urina de 24 horas (ver Capítulo 39).

Tratamento

O tratamento é indicado caso a concentração sérica de potássio seja inferior a 3,5 mEq/ℓ e se houver sinais clínicos relacionados à hipopotassemia ou previsão de perda de potássio sérico (p. ex., administração de insulina em pacientes com cetoacidose diabética [CAD]) em um animal com menor capacidade de compensar a perda. O objetivo do tratamento é restabelecer e manter a normocalemia sem induzir hiperpotassemia.

O cloreto de potássio é o composto mais usado para a suplementação parenteral de potássio, em parte para ajudar também a promover a reposição de cloreto. A administração por via intravenosa é preferida, embora o cloreto de potássio possa ser dado por via subcutânea, desde que a concentração de potássio não exceda 30 mEq/ℓ. Em cães e gatos com função renal normal, a dose de manutenção de potássio é de cerca de 20 mEq/ℓ de fluidos. A princípio, a quantidade de potássio adicionada aos fluidos depende da concentração sérica do íon (Tabela 53.3) e do teor já presente nos fluidos (ver Tabela 53.1). A taxa de administração por via intravenosa de potássio não deve exceder 0,5 mEq/kg/h. Essa taxa pode ser cuidadosamente aumentada para 1 mEq/kg/h em pacientes com hipopotassemia profunda e débito urinário normal ou maior. O monitoramento rigoroso por ECG é recomendado.

É difícil estimar a quantidade de potássio necessária para restabelecer o equilíbrio normal do íon com base em sua concentração sérica, já que esse é um cátion principalmente intracelular. Assim, a determinação seriada da concentração sérica de potássio é importante durante o tratamento e, a princípio, deve ser feita a cada 6 a 12 horas, dependendo da gravidade da hipopotassemia e da taxa de administração de potássio. O tratamento deve ser ajustado de acordo com os resultados obtidos, com o objetivo de normalizar a concentração sérica de potássio e, em seguida, mantê-la na faixa normal durante a interrupção da administração do íon. Os sinais clínicos de hipopotassemia geralmente desaparecem em 1 a 5 dias após a correção da hipopotassemia.

Dependendo da causa, a suplementação oral de potássio a longo prazo pode ser necessária para prevenir a recidiva da

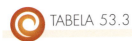

TABELA 53.3

Diretrizes para a suplementação de potássio em fluidos intravenosos.

K+ sérico (mEq/ℓ)	mEq total de K+/ℓ de fluidos	Taxa máxima de infusão de fluido (mℓ/kg/h)*
> 3,5	20	25
3 a 3,5	30	16
2,5 a 3	40	12
2 a 2,5	60	8
< 2	80	6

*A administração total de potássio por hora não deve exceder 0,5 mEq/kg de peso corpóreo.

hipopotassemia. O gliconato de potássio em pó ou cápsulas é bastante usado como suplemento oral na dieta de cães e gatos e seus efeitos colaterais gastrintestinais são mínimos. A dose recomendada é de 2,2 mEq de potássio por 100 calorias de requerimento energético por dia ou 2 mEq de potássio por 4,5 kg de peso corpóreo, duas vezes ao dia. Os ajustes subsequentes na dose são baseados na resposta clínica e nas concentrações séricas de potássio. Frutas como kiwi e banana também são uma boa fonte de potássio. Uma banana de 25 cm tem cerca de 10 mEq de potássio.

HIPERCALCEMIA

Identificação

A hipercalcemia é caracterizada pela concentração sérica de cálcio superior a 12 mg/dℓ (cão) e 11 mg/dℓ (gato) ou concentração sérica de cálcio ionizado superior a 1,5 mmol/ℓ (cão) e 1,3 mmol/ℓ (gato), embora os intervalos de referência possam variar entre os laboratórios. As concentrações séricas de cálcio total e ionizado são maiores em cães filhotes do que em adultos. Um pequeno aumento nas concentrações séricas de cálcio total (i. e., acima de 13 mg/dℓ), cálcio ionizado (i. e., acima de 1,55 mmol/ℓ) e fósforo (i. e., acima de 10 mg/dℓ) em um filhote clinicamente saudável com aumento da atividade sérica de fosfatase alcalina e as concentrações normais de ureia e creatinina devem ser considerados normais. A concentração sérica de cálcio total não varia com a idade em gatos, mas os valores de cálcio ionizado podem ser maiores (acima de 0,1 mmol/ℓ) em animais com menos de 2 anos em comparação àqueles mais velhos.

A maioria dos analisadores automatizados mede a concentração sérica de cálcio total, que consiste em cálcio biologicamente ativo, cálcio ionizado (55%), cálcio ligado a proteínas (35%) e complexos de cálcio (10%). Uma desvantagem disso é que as alterações na concentração plasmática de proteínas podem alterar o nível sérico de cálcio total, embora a concentração de cálcio ionizado continue normal. Por isso, as concentrações séricas de albumina e proteína total devem ser medidas com o nível sérico de cálcio total em cães. Alterações quantitativas simples na albumina e proteínas plasmáticas totais não causam hipocalcemia ou hipercalcemia em cães, embora os níveis séricos de cálcio total possam parecer baixos ou altos à bioquímica sérica. As seguintes fórmulas são usadas para estimativa da concentração sérica de cálcio total em cães com hipoalbuminemia ou hipoproteinemia:

Cálcio ajustado (mg/dℓ) = Nível sérico de cálcio (mg/dℓ) − Concentração sérica de albumina (g/dℓ) + 3,5

ou

Cálcio ajustado (mg/dℓ) = Nível sérico de cálcio (mg/dℓ) − (0,4 × Nível sérico de proteína total [g/dℓ]) + 3,3

Essas fórmulas não são utilizadas em cães com menos de 24 semanas, porque os valores obtidos podem ser elevados, nem em gatos, que não apresentam uma relação linear entre o nível sérico de cálcio total e albumina e a concentração de proteína total. Essas fórmulas permitem a estimativa do nível sérico de cálcio total e foram desenvolvidas sem comprovação das concentrações séricas de cálcio ionizado. Estudos subsequentes identificaram uma baixa correlação entre o cálcio total ajustado e as concentrações séricas de cálcio ionizado, sugerindo que os valores ajustados não são bons indicadores da homeostase do cálcio e que a medida da concentração sérica de cálcio ionizado é preferida, especialmente em animais com hipoproteinemia.

A fração ionizada biologicamente ativa do cálcio pode ser determinada de maneira direta; esta abordagem ignora a influência das proteínas plasmáticas no nível sérico de cálcio. As medidas de cálcio ionizado são superiores às de cálcio total sérico para a avaliação do íon em cães e gatos. O equipamento automatizado com eletrodo seletivo de íons de cálcio permite a medida precisa do cálcio ionizado no sangue, plasma ou soro. Os resultados de cálcio ionizado podem ser influenciados por muitas variáveis, inclusive método de coleta de amostra (amostras coletadas de forma anaeróbia geram resultados mais precisos), quantidade e tipo de heparina, se usada (pode subestimar ou superestimar os resultados de cálcio ionizado) e mudanças no pH da amostra (o cálcio ionizado diminui à medida que o pH aumenta). Os protocolos estabelecidos pelo laboratório clínico para o envio de amostras de sangue para a determinação de cálcio ionizado devem ser seguidos para garantir resultados precisos. Analisadores portáteis de ponto de atendimento normalmente relatam valores de cálcio ionizado menores do que aqueles obtidos em laboratório.

Etiologia

A hipercalcemia é relativamente comum em cães e gatos. De modo geral, a hipercalcemia persistente é provocada por aumento da reabsorção de cálcio do osso ou rim ou aumento da absorção de cálcio do trato gastrintestinal. A hipercalcemia humoral da malignidade (HHM), a principal causa de hipercalcemia, se deve à produção tumoral de substâncias que promovem a atividade osteoclástica e a reabsorção renal de cálcio. Essas substâncias são o paratormônio (PTH), o peptídeo relacionado ao PTH (PTHrP), a 1,25-di-hidroxivitamina D, citocinas (como a interleucina 1 e o fator de necrose tumoral), as prostaglandinas e os fatores humorais que estimulam a 1-α-hidroxilase renal. Os tumores também podem induzir hipercalcemia por meio da atividade osteolítica local após a metástase óssea. Com menor frequência, a hipercalcemia é causada pela menor perda de cálcio do soro (p. ex., redução da filtração glomerular) ou diminuição do volume plasmático (p. ex., desidratação).

A lista de diagnósticos diferenciais da hipercalcemia em cães e gatos é relativamente curta (ver Tabela 47.2). Na HHM de cães (principalmente relacionada ao linfoma), hipoadrenocorticismo, doença renal crônica, hipervitaminose D e hiperparatireoidismo primário são os diagnósticos mais comuns. Nos gatos, hipercalcemia idiopática, HHM (especialmente relacionada ao linfoma e ao carcinoma de células escamosas) e doença renal crônica são os diagnósticos mais comuns. Urolitíase de oxalato de cálcio e consumo de dietas acidificantes são comumente identificados em gatos com hipercalcemia, mas seu papel etiológico ainda não foi esclarecido.

A hipercalcemia pode ser observada em cães e gatos com doença renal crônica e, menos comumente, lesão renal aguda. A patogênese da hipercalcemia associada à doença renal crônica é complicada. A automaticidade das paratireoides ou uma alteração do ponto de ajuste para a secreção de PTH após a estimulação prolongada associada ao hiperparatireoidismo secundário renal, diminuição da degradação do PTH pelas células tubulares renais, aumento da absorção intestinal de cálcio mediada por PTH, aumento da reabsorção óssea osteoclástica mediada por PTH, diminuição da excreção renal de cálcio e aumento das frações de cálcio ligadas a proteínas ou complexadas contribuem para a hipercalcemia da insuficiência renal. A hipercalcemia prolongada, principalmente em conjunto com a concentração sérica de fósforo normal alta ou alta, também pode causar nefrocalcinose e exacerbar a doença renal e a azotemia. A diferenciação da doença renal primária ou secundária em um cão com hipercalcemia, hiperfosfatemia e azotemia é um desafio diagnóstico interessante (ver seção *Diagnóstico*).

Características clínicas

Embora todos os tecidos possam ser influenciados pela hipercalcemia, os sistemas neuromuscular, gastrintestinal, renal e cardíaco são os mais importantes do ponto de vista clínico. O diabetes insípido nefrogênico secundário, a perda do gradiente de concentração renal e a mineralização metastática do rim causam PU e PD. A diminuição da excitabilidade dos sistemas nervosos central e periférico e a redução da excitabilidade do músculo liso gastrintestinal causa letargia, anorexia, vômitos, constipação intestinal, fraqueza e (raramente) convulsões. Em casos raros, arritmias cardíacas podem ocorrer em animais com hipercalcemia grave (i. e., acima de 18 mg/dℓ). O prolongamento do intervalo PR e o encurtamento do intervalo QT podem ser observados no ECG de animais com hipercalcemia mais branda.

De modo geral, os pequenos aumentos no nível sérico de cálcio não causam sinais clínicos e a hipercalcemia é descoberta somente após a realização da bioquímica sérica por outros motivos. Os sinais clínicos tendem a ser insidiosos no início. A gravidade dos sinais clínicos depende em parte do grau, taxa e duração da hipercalcemia. Os sinais clínicos ficam mais graves com o aumento da magnitude da hipercalcemia, independentemente da taxa de início ou duração. Os sinais clínicos são brandos em concentrações séricas de cálcio abaixo de 14 mg/dℓ; passam a ser mais aparentes em concentrações acima de 14 mg/dℓ e podem ser fatais (i. e., arritmias cardíacas) quando o nível sérico de cálcio é superior a 18 a 20 mg/dℓ. Sinais clínicos resultantes do desenvolvimento de urólitos de fosfato de cálcio ou oxalato de cálcio também podem ser observados.

Diagnóstico

A hipercalcemia deve ser sempre reconfirmada, de preferência em uma amostra de sangue não lipêmica obtida após 12 horas de jejum, antes da realização de uma avaliação diagnóstica extensa. Os resultados do hemograma completo, bioquímica sérica e urinálise, em conjunto com os achados à anamnese e ao exame físico, geralmente indicam o diagnóstico (ver Tabela 47.2). Atenção especial deve ser dada aos eletrólitos séricos e parâmetros renais. A hipercalcemia induzida pelo hipoadrenocorticismo é geralmente associada à deficiência de mineralocorticoide, além de hiponatremia, hiperpotassemia e azotemia pré-renal. A concentração sérica de fósforo está na metade inferior da faixa normal ou é baixa na HHM e no hiperparatireoidismo primário (Figura 53.1). Se a concentração sérica de fósforo for alta e a função renal, normal, a hipervitaminose D e a osteólise óssea por neoplasia óssea metastática ou primária são os principais diagnósticos diferenciais.

Pode ser difícil determinar se a doença renal é primária ou secundária à hipercalcemia causada por outro distúrbio na presença de hiperfosfatemia e hipercalcemia simultâneas à azotemia. A doença renal crônica e, menos comumente, aguda pode causar hipercalcemia. Alternativamente, distúrbios que causam hipercalcemia persistente com concentração sérica de fósforo normal alta ou normal podem provocar mineralização progressiva do rim e desenvolvimento de doença renal crônica. A medida da concentração sérica de cálcio ionizado pode ajudar a identificar cães e gatos com hipercalcemia induzida por doença renal; as concentrações séricas de cálcio ionizado são normais ou menores na doença renal e maiores na hipercalcemia por outras causas. No entanto, a hipersecreção autônoma de PTH pela glândula paratireoide e um aumento na concentração sérica de cálcio ionizado (i. e., hiperparatireoidismo terciário) podem ocorrer, embora raramente em cães e gatos com doença renal crônica e hiperparatireoidismo secundário renal de longa data.

A hipercalcemia da malignidade e o hiperparatireoidismo primário são os diagnósticos diferenciais primários em pacientes com hipercalcemia e concentrações séricas de fósforo normais a baixas. O tumor maligno mais comum é o linfoma. Uma revisão cuidadosa dos achados à anamnese e ao exame físico pode indicar o diagnóstico. Os sinais sistêmicos da doença sugerem hipercalcemia ou malignidade. Cães e gatos com hiperparatireoidismo primário são geralmente saudáveis e apresentam sinais clínicos brandos. O esqueleto apendicular,

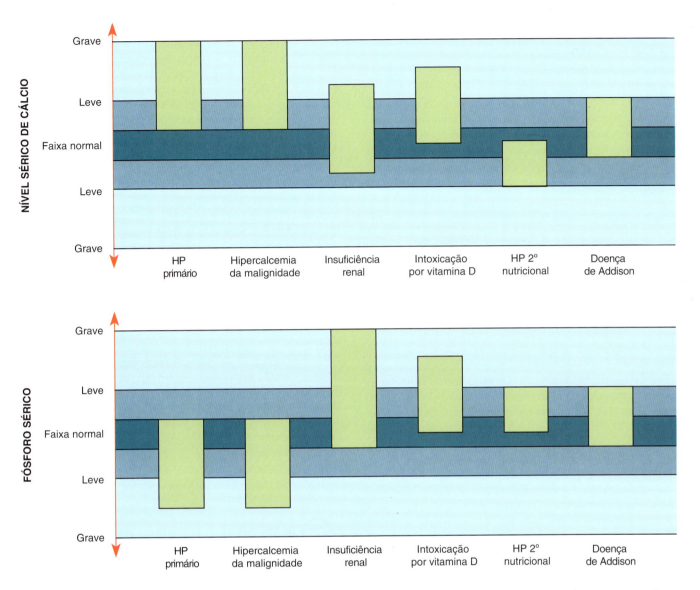

Figura 53.1 Concentrações séricas de cálcio e fósforo nas causas mais comuns de hipercalcemia e/ou hiperparatireoidismo em cães. HP: hiperparatireoidismo; HP 2°: hiperparatireoidismo secundário. (De Feldman EC, Nelson RW: *Canine and feline endocrinology and reproduction*, ed 4, St Louis, 2015, Saunders Elsevier.)

os linfonodos periféricos, a cavidade abdominal e o reto devem ser cuidadosamente palpados em busca de massas, linfadenopatia, hepatomegalia, esplenomegalia ou dor à palpação digital dos ossos longos. Os exames diagnósticos indicados para identificação de um tumor maligno subjacente são radiografias torácicas e abdominais, ultrassonografia abdominal, avaliação citológica de aspirados do fígado, baço, linfonodos e medula óssea, determinação das concentrações séricas de cálcio ionizado, PTH e PTHrP e ultrassonografia cervical.

A linfadenopatia esternal e hilar é comum em pacientes com hipercalcemia induzida por linfoma e pode ser identificada com facilidade em radiografias torácicas. Radiografias de tórax e abdome também podem ser usadas para a avaliação dos ossos; lesões líticas distintas em vértebras ou ossos longos sugerem mieloma múltiplo. Hiperproteinemia, proteinúria e infiltração de plasmócitos na medula óssea também sugerem mieloma múltiplo. A avaliação citológica de linfonodo periférico, medula óssea e aspirados esplênicos pode auxiliar a identificação do linfoma; os linfonodos periféricos ou do baço pelo linfoma podem estar acometidos mesmo se não apresentarem aumento de volume. Idealmente, o maior linfonodo deve ser avaliado. A ausência de anomalias em aspirados de linfonodos, medula óssea e baço não descartam o diagnóstico de linfoma.

A medida dos níveis séricos de cálcio ionizado, PTH e PTHrP da mesma amostra de sangue auxilia a diferenciação entre hiperparatireoidismo primário e HHM. A secreção excessiva de PTHrP biologicamente ativo desempenha um papel central na patogênese da hipercalcemia na maioria das formas de HHM. A concentração sérica alta de cálcio ionizado, detectável de PTHrP e não detectável de PTH diagnosticam a HHM. O linfoma é a causa mais comum de concentrações detectáveis de PTHrP, mas outros tumores, inclusive o adenocarcinoma de glândula apócrina e diversos carcinomas (p. ex., glândula mamária, células escamosas, broncogênicos), também podem causar hipercalcemia por este mecanismo. Em contrapartida, a concentração sérica elevada de cálcio ionizado, normal ou alta de PTH e não detectável de PTHrP são diagnósticos de hiperparatireoidismo primário. O exame ultrassonográfico do complexo da paratireoide pode revelar o aumento de uma ou mais glândulas (ver Figura 47.2 e Vídeo 47.1). A maioria dos adenomas de paratireoide mede 4 a 8 mm no diâmetro maior, embora alguns tenham mais de 2 cm. Em contrapartida, as paratireoides devem ser pequenas (menos de 2 mm de diâmetro) ou indetectáveis na hipercalcemia da malignidade.

O tratamento experimental para a determinação da causa da hipercalcemia é fortemente desencorajado. Se o cão ou gato estiver estável, comendo e não muito doente, é recomendável esperar alguns dias a semanas e repetir os exames. A maioria das causas da hipercalcemia não é oculta; logo, faça a anamnese (inclusive de exposição a toxinas e suplementos) e o exame físico completo, solicite ultrassonografia cervical e abdominal e ensaios de PTH e PTHrP. Muito raramente, os resultados são nebulosos em cães; nesses casos, considere a exploração cirúrgica do pescoço ou o tratamento experimental com L-asparaginase para o alívio da hipercalcemia.

A hipercalcemia idiopática é um diagnóstico comum em gatos jovens e de meia-idade; é estabelecido pela exclusão de outras causas de hipercalcemia. De modo geral, a hipercalcemia é branda (abaixo de 13 mg/dℓ) e os gatos são assintomáticos. A concentração sérica de fósforo e os parâmetros renais são normais. Os resultados dessa avaliação diagnóstica completa, já descrita, não são dignos de nota. As concentrações séricas de PTH são baixas ou estão na faixa normal; o hiperparatireoidismo primário não foi confirmado em nenhum desses gatos. Altas concentrações séricas de PTHrP, 25-hidroxivitamina D ou calcitriol não foram identificadas. Pode haver o desenvolvimento de nefrocalcinose e urolitíase, talvez secundárias ao aumento da excreção urinária de cálcio. Não há tratamento eficaz, já que a patogênese desse distúrbio não foi elucidada. Além disso, às vezes, a doença é intermitente, o que complica a correlação entre melhora e tratamentos. Em alguns gatos, as concentrações séricas de cálcio diminuíram após a instituição de uma dieta rica em fibras, projetada para doenças renais ou controle da urolitíase de oxalato de cálcio ou ainda após o tratamento com prednisolona (dose inicial de 5 mg a cada 24 horas). No entanto, a resposta foi imprevisível e de curta duração. Estudos preliminares com bisfosfonatos orais (p. ex., alendronato) têm sido promissores em alguns gatos com hipercalcemia idiopática (ver seção *Tratamento*). O nível sérico de cálcio e fósforo e os parâmetros renais devem ser monitorados periodicamente nesses pacientes e o tratamento apropriado deve ser iniciado em caso de piora da hipercalcemia e/ou deterioração da função renal (ver Capítulo 41).

Tratamento

O tratamento medicamentoso deve ser direcionado à erradicação da causa da hipercalcemia. O tratamento de suporte para a diminuição do nível sérico de cálcio para valores menos tóxicos é indicado se os sinais clínicos forem graves, a concentração sérica de cálcio for superior a 17 mg/dℓ (cão) ou 16 mg/dℓ (gato), a concentração sérica de cálcio ionizado for maior que 1,8 mmol/ℓ (cão) ou 1,7 mmol/ℓ (gato), o produto de solubilidade de cálcio-fósforo ([Ca] × [Pi]) for maior que 60 a 70 (o que indica mineralização metastática de tecidos moles) ou houver azotemia. Em cães e gatos, as principais modalidades terapêuticas são a correção de déficits de fluidos, a diurese salina e a administração de diuréticos (furosemida) e corticosteroides (Boxe 53.6). A azotemia pré-renal é comum em cães com hipercalcemia secundária à restrição hídrica imposta por tutores preocupados com PU e PD. Portanto, os diuréticos nunca devem ser administrados antes do término da reposição de volume.

O tratamento de suporte não deve interferir nas tentativas de estabelecer um diagnóstico definitivo. Como regra geral, a diurese salina seguida de terapia diurética pode ser iniciada sem comprometer os resultados dos exames diagnósticos. Devido à alta incidência de linfoma em animais com hipercalcemia, não administre glicocorticoides a menos que a causa da alta concentração de cálcio tenha sido identificada.

A calcitonina pode auxiliar o tratamento de animais com hipercalcemia grave e substituir a prednisona no tratamento da hipercalcemia em animais sem diagnóstico definitivo. A calcitonina inibe a atividade dos osteoclastos. É mais usada no tratamento da hipercalcemia em cães com intoxicação por rodenticida de colecalciferol. A diminuição da concentração sérica de cálcio total após a administração de calcitonina é relativamente pequena (≤ 3 mg/dℓ) e as reações adversas são anorexia e vômitos. Embora o início da ação da calcitonina possa ser rápido, seu efeito pode durar pouco (horas) e há desenvolvimento de resistência em poucos dias, provavelmente devido à regulação negativa dos receptores de calcitonina. O efeito transitório da calcitonina e seu custo têm limitado sua utilização no tratamento da hipercalcemia.

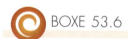

BOXE 53.6

Tratamento inespecífico para controle da hipercalcemia.

Tratamento agudo
1. Corrija os déficits de fluidos
2. Diurese com soro fisiológico, 60 a 180 mg/kg/dia IV
3. Furosemida, 1 a 2 mg/kg IV, VO a cada 6 a 12 h
4. Após o estabelecimento do diagnóstico: prednisona, 1 a 2 mg/kg VO a cada 12 h ou dexametasona, 0,1 a 0,2 mg/kg IV a cada 12 h

Tratamento adicional em caso de insucesso da abordagem anterior
1. Calcitonina de salmão, 4 a 6 UI/kg SC a cada 8 a 12 h
2. Pamidronato, 1 a 2 mg/kg em 150 mℓ de NaCl a 0,9% IV ao longo de 2 a 4 h
3. Diálise peritoneal, hemodiálise

Tratamento a longo prazo
1. Furosemida (ver anteriormente)
2. Prednisona (ver anteriormente)
3. Dieta com baixo teor de cálcio
4. Ligantes de fosfato intestinal na presença de hiperfosfatemia (ver Capítulo 41)
5. Bisfosfonatos (pamidronato [ver anterior]; etidronato, 5 a 15 mg/kg VO 1 a 2 vezes/dia)

IV: via intravenosa; SC: via subcutânea; VO: via oral.

Os bisfosfonatos inibem a reabsorção óssea ao diminuírem a atividade e função dos osteoclastos e induzirem a apoptose dos osteoclastos. O pamidronato tem sido usado no tratamento de cães e gatos com diversas doenças que causam hipercalcemia, inclusive intoxicação por rodenticida de colecalciferol, linfoma, mieloma, osteossarcoma, hiperparatireoidismo primário e nocardiose. A administração por via intravenosa de pamidronato tem ação rápida e é eficaz na redução das concentrações séricas de cálcio total e ionizado. A única reação adversa associada ao pamidronato é a toxicidade renal, que parece ser pouco frequente. Os fatores que influenciam o início da toxicidade renal em humanos são o tipo de bisfosfonato administrado, a taxa de infusão e a hidratação do paciente. A administração de pamidronato antes do estabelecimento de um diagnóstico definitivo não deve prejudicar a identificação da causa da hipercalcemia.

O alendronato, um bisfosfonato de administração oral, tem sido usado para o tratamento da hipercalcemia idiopática em gatos que não responderam às mudanças na dieta e à prednisolona oral. O alendronato não é recomendado até que o nível sérico de cálcio exceda 13 mg/dℓ. O alendronato oral não é tão eficaz quanto o injetável. O protocolo de tratamento atualmente recomendado foi desenvolvido pelo Dr. Dennis Chew e é composto por uma cápsula de 10 mg por gato administrada uma vez por semana após um jejum estrito de 12 horas, imediatamente seguida por 6 mℓ de água via oral e colocação de manteiga nas narinas para promover a salivação e a deglutição. O gato não deve ser alimentado por 2 horas ou mais após a administração de alendronato. Os alimentos interferem na absorção do medicamento e o alendronato pode causar erosões esofágicas. A princípio, a concentração sérica de cálcio ionizado deve ser medida 2 a 3 semanas após o início do tratamento e a amostra de sangue obtida imediatamente antes da próxima administração para avaliação da eficácia e monitoramento de hipocalcemia. O aumento da dose para 20 mg uma vez por semana deve ser considerado se a melhora da hipercalcemia for mínima após 6 a 8 semanas de tratamento.

Em caso de necessidade de tratamento de suporte prolongado (p. ex., em um animal com câncer não passível de tratamento), furosemida, corticosteroides e uma dieta com baixo teor de cálcio (consulte um nutricionista veterinário para discutir as opções atuais) podem auxiliar o controle da hipercalcemia. Aglutinantes de fósforo intestinal sem cálcio (p. ex., hidróxido de alumínio) devem ser administrados se houver hiperfosfatemia. A administração oral ou IV de bisfosfonatos, necessária para o controle da hipercalcemia, também pode ser considerada.

HIPOCALCEMIA

Etiologia

A hipocalcemia é caracterizada pela concentração sérica de cálcio total inferior a 9 mg/dℓ em cães adultos e inferior a 8 mg/dℓ em gatos adultos ou pela concentração sérica de cálcio ionizado inferior a 1 mmol/ℓ, embora os intervalos de referência possam variar entre os laboratórios. A hipocalcemia se deve ao aumento da demanda por reprodução (p. ex., tetania pré-parto ou puerperal), diminuição da reabsorção de cálcio do osso ou rim (p. ex., hipoparatireoidismo primário), diminuição da absorção de cálcio do trato gastrintestinal (p. ex., síndromes de má assimilação) ou aumento da precipitação-quelação do cálcio sérico (p. ex., intoxicação por etilenoglicol, pancreatite aguda). O início agudo da hiperfosfatemia também pode causar hipocalcemia. As causas mais comuns de hipocalcemia em cães e gatos são hipoalbuminemia, tetania puerperal, doença renal aguda e crônica, síndromes de má assimilação, doença grave (p. ex., sepse, síndrome da resposta inflamatória sistêmica [SIRS]) e hipoparatireoidismo primário (especialmente após tireoidectomia em gatos com hipertireoidismo; ver Tabela 47.3). A concentração sérica de cálcio total é tipicamente menor em animais com hipoalbuminemia concomitante pelos motivos discutidos na seção sobre hipercalcemia. Dependendo da causa, a concentração sérica de cálcio ionizado pode não ser diminuída. A concentração sérica de cálcio ionizado deve ser medida antes do estabelecimento do diagnóstico de hipocalcemia, especialmente na presença de uma menor concentração sérica de albumina.

Características clínicas

Animais com hipocalcemia podem ser assintomáticos ou apresentar um espectro de sinais clínicos até disfunções neuromusculares graves. De modo geral, concentrações séricas de cálcio total entre 7 e 9 mg/dℓ são clinicamente silenciosas; cães e gatos com sinais clínicos tendem a apresentar níveis séricos de cálcio inferiores a 7 mg/dℓ (cálcio ionizado abaixo de 0,8 mmol/ℓ), mas a gravidade da hipocalcemia e a presença de sinais clínicos são imprevisíveis e dependem da magnitude, rapidez de início e duração do distúrbio.

Os sinais clínicos mais comuns podem ser diretamente atribuídos ao aumento da excitabilidade neuronal induzido pela hipocalcemia; dentre eles, estão nervosismo, alterações comportamentais, espasmos musculares focais (especialmente dos músculos faciais e dos pavilhões auriculares), cãibras musculares, rigidez, tetania e convulsões. As convulsões geralmente não estão associadas à perda de consciência ou incontinência urinária. Os primeiros indicadores de hipocalcemia, em especial em gatos, são letargia, anorexia, fricção facial intensa e respiração ofegante. Exercícios, agitação e estresse podem induzir ou piorar os sinais clínicos. Outros achados ao exame físico são febre, abdome "imobilizado", anomalias cardíacas (p. ex., pulsos femorais fracos, bradicardia, taquicardia) e catarata.

Diagnóstico

A hipocalcemia deve ser confirmada antes do início dos exames diagnósticos para a identificação de sua causa, preferencialmente pela medida da concentração sérica de cálcio ionizado. A lista de diagnósticos diferenciais de hipocalcemia é relativamente curta; achados de anamnese, exame físico, hemograma completo, bioquímica sérica e urinálise, além de exames para a detecção de pancreatite (p. ex., imunorreatividade da lipase pancreática canina [cPLI], ultrassonografia abdominal) geralmente indicam o diagnóstico (ver Tabela 47.3). O hipoparatireoidismo primário é o diagnóstico mais provável em cães ou gatos sem azotemia e não reprodutivos com sinais clínicos de hipocalcemia e concentração sérica normal de magnésio. A concentração sérica basal baixa ou indetectável de PTH confirma esse diagnóstico. A hipermagnesemia e a hipomagnesemia podem prejudicar a secreção de PTH e sua ação no receptor; portanto, a determinação do nível sérico de magnésio (de preferência, ionizado) é importante, principalmente em animais com hipocalcemia refratária.

Tratamento

O tratamento deve ser direcionado à erradicação da causa da hipocalcemia. A administração de cálcio pode não ser indicada se o paciente estiver bem, sem nenhum sinal clínico de hipocalcemia e com concentração sérica estável de cálcio. Vitamina D e/ou cálcio são indicados se houver sinais clínicos de hipocalcemia, se a concentração sérica de cálcio total for inferior a 7,5 mg/dℓ, se a concentração sérica de cálcio ionizado for inferior a 0,8 mmol/ℓ ou se a hipocalcemia se desenvolveu com rapidez e está diminuindo de forma progressiva. Em pacientes com tetania hipocalcêmica, o cálcio deve ser administrado lentamente por via intravenosa até o efeito desejado (Boxe 53.7). O gliconato de cálcio é o agente preferido porque não é cáustico se administrado fora da veia, ao contrário do cloreto de cálcio. A ausculta e o monitoramento eletrocardiográfico são aconselháveis durante a administração de cálcio; a infusão IV deve ser interrompida brevemente na presença de bradicardia ou encurtamento do intervalo QT. Os fluidos ricos em cálcio devem ser infundidos com cautela em cães ou gatos com hiperfosfatemia, pois podem aumentar a probabilidade de mineralização dos tecidos moles, principalmente nos rins.

Após o controle dos sinais de tetania hipocalcêmica com cálcio IV ou administração oral de vitamina D e/ou cálcio, pode ser necessário para prevenir sua recidiva. Se a hipocalcemia for de curta duração e sua causa puder ser revertida com facilidade (p. ex., desmame de filhotes de uma cadela com tetania puerperal), a administração oral de cálcio combinada ao gliconato de cálcio IV conforme necessário talvez seja suficiente para evitar a recidiva dos sinais clínicos. A infusão IV em taxa contínua (CRI) de cálcio, além da administração oral de cálcio e/ou vitamina D, é recomendada em animais com distúrbios que causam hipocalcemia grave prolongada (p. ex., hipoparatireoidismo primário, pós-paratireoidectomia para tratamento do hiperparatireoidismo primário). Para a administração por via intravenosa em CRI, a dose inicial de gliconato de cálcio é de 60 a 90 mg de cálcio elementar/kg/dia. Dez mililitros de gliconato de cálcio a 10% fornecem 93 mg de cálcio elementar. Cerca de 1, 2 ou 3 mg/kg/h de cálcio elementar são fornecidos pela adição de 10, 20 ou 30 mℓ de gliconato de cálcio a 10%, respectivamente, a 250 mℓ de fluidos administrados em taxa de manutenção de 60 mℓ/kg/dia (2,5 mℓ/kg/h). Os sais de cálcio não devem ser adicionados a fluidos com lactato, acetato, bicarbonato ou fosfatos devido à possível formação de precipitados de sal de cálcio. A concentração sérica de cálcio deve ser monitorada a cada 8 a 12 horas e a infusão de cálcio ajustada de acordo com o objetivo de diminuí-la até sua interrupção quando os valores forem superiores a 8 mg/dℓ ou o nível sérico de cálcio ionizado for maior que 0,9 mmol/λ.

O tratamento de manutenção a longo prazo pode ser necessário para o controle da hipocalcemia. É mais comumente

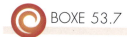

BOXE 53.7

Tratamento da hipocalcemia em cães e gatos.

Tratamento imediato da hipocalcemia sintomática
Solução de gliconato de cálcio a 10%
Dose: 0,5 a 1,5 mℓ/kg IV em administração lenta até o efeito desejado
Monitorar o desenvolvimento de bradicardia e arritmias
Objetivo: resolução dos sinais clínicos de hipocalcemia

Tratamento parenteral para a prevenção da hipocalcemia sintomática
Infusão IV contínua de gliconato de cálcio a 10%
   Dose inicial: 60 a 90 mg de cálcio elementar/kg/dia
   10 mℓ de gliconato de cálcio a 10% fornecem 93 mg de cálcio elementar
   Administrar via bomba de seringa em linha IV separada
   Não adicionar a fluidos com lactato, acetato, bicarbonato ou fosfatos
   Monitorar o nível sérico de cálcio ionizado ou total a cada 8 a 12 h e ajustar a taxa de infusão como necessário
   Objetivo: evitar sinais clínicos de hipocalcemia durante a correção da causa e/ou espera o efeito da administração oral de cálcio e vitamina D

Tratamento oral da hipocalcemia com vitamina D e cálcio
A 1,25-di-hidroxivitamina D_3 (calcitriol) é preferida devido ao seu rápido início de ação
   Comercializada como cápsulas de 0,25 μg e 0,50 μg
   Dose inicial: 0,02 a 0,03 μg/kg/dia
   Monitorar o nível sérico de cálcio ionizado ou total a cada 12 a 24 h e ajustar a dose ou frequência de administração como necessário
   Objetivo: evitar sinais clínicos de hipocalcemia e o desenvolvimento de hipercalcemia; a concentração alvo de cálcio total está entre 9 e 10 mg/dℓ
Gliconato de cálcio, lactato de cálcio ou carbonato de cálcio em comprimidos orais
   Diversas doses, de 30 a 500 mg de cálcio/comprimido
   Dose inicial: aproximadamente 25 a 50 mg de Ca/kg a cada 24 h, frequentemente dividida
   Normalmente associados à vitamina D
   A dose e a frequência de administração são ajustadas com base na concentração sérica de cálcio ionizado ou total

IV: via intravenosa.

necessário para o controle do hipoparatireoidismo e hipoparatireoidismo primário após a tireoidectomia bilateral em gatos com hipertireoidismo. A administração oral de vitamina D é o pilar do tratamento da hipocalcemia crônica (ver Boxe 53.7). A vitamina D estimula a absorção intestinal de cálcio e fósforo e, com o PTH, mobiliza cálcio e fósforo dos ossos. Suplementos orais de cálcio são necessários no início da terapia de manutenção, além da vitamina D.

O objetivo do tratamento de manutenção é a estabilização da concentração sérica de cálcio entre 9 e 10 mg/dℓ (cão) e entre 8 e 9 mg/dℓ (gato), o que controla os sinais clínicos, diminui o risco de hipercalcemia e dá algum estímulo para funcionamento do tecido paratireóideo remanescente ou ectópico. A concentração sérica de cálcio deve ser monitorada com cuidado (a princípio, a cada 24 a 48 horas) e o tratamento deve ser ajustado conforme necessário. Animais com hipoparatireoidismo primário ou submetidos à paratireoidectomia total precisam de suplementação permanente com vitamina D. De modo geral, a administração de vitamina D pode ser reduzida e interrompida na presença de dano apenas parcial ou transitório da paratireoide. Independentemente disso, a suplementação de cálcio muitas vezes pode ser reduzida e interrompida. (Ver mais informações sobre o tratamento da hipocalcemia no Capítulo 47.) Fêmeas gestantes e lactantes devem receber dietas apropriadas para otimizar a reprodução, além de prevenir e tratar os desequilíbrios de cálcio.

HIPERFOSFATEMIA

Etiologia

A hiperfosfatemia é caracterizada pela concentração sérica de fósforo superior a 6 mg/dℓ em cães e gatos adultos, embora os intervalos de referência possam variar entre os laboratórios. Cães jovens (com menos de 12 meses), especialmente de raças grandes e gigantes, e gatos jovens (com menos de 6 meses) apresentam concentrações séricas de fósforo maiores do que os adultos; esses valores devem diminuir de forma gradual até aqueles observados em adultos (p. ex., intervalos típicos de referência) por volta dos 12 meses. Acredita-se que o crescimento ósseo e o aumento da reabsorção tubular renal de fósforo mediada pelo hormônio do crescimento contribuam para esse efeito da idade. A hiperfosfatemia pode ser causada pelo aumento da absorção intestinal de fósforo, diminuição da excreção de fósforo na urina ou deslocamento do fósforo do compartimento intracelular para o extracelular. A translocação do fósforo entre os compartimentos intracelular e extracelular é semelhante à do potássio. A causa mais comum de hiperfosfatemia em cães e gatos é a diminuição da excreção renal secundária à doença renal (Boxe 53.8).

Características clínicas

A hiperfosfatemia é um marcador de doença de base. Por si só, a hiperfosfatemia geralmente não causa sinais clínicos. Um aumento agudo na concentração sérica de fósforo pode causar hipocalcemia e os sinais neuromusculares associados. A hiperfosfatemia sustentada pode causar hiperparatireoidismo secundário, osteodistrofia fibrosa e mineralização dos tecidos moles. Felizmente, a maioria das causas de hiperfosfatemia diminui o nível sérico de cálcio e, assim, o produto de solubilidade de cálcio-fósforo ([Ca] × [Pi]) continua inferior a 60. O risco de mineralização de tecidos moles aumenta quando o produto de solubilidade de [Ca] × [Pi] é superior a 60. A doença renal crônica é a causa mais comum de hiperfosfatemia sustentada e aumento do produto de solubilidade acima de 60. Anamnese, exame físico e resultados de hemograma completo, bioquímica sérica, urinálise e concentração sérica de T$_4$ (em gatos) geralmente revelam a causa.

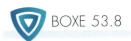

BOXE 53.8

Causas da hiperfosfatemia em cães e gatos.

Causas fisiológicas
Animal jovem em crescimento*

Maior entrada
Hipervitaminose D*
　Suplementação em excesso
　Rodenticidas de colecalciferol
Intoxicação por jasmim
Ingestão alimentar em excesso
Lesões ósseas osteolíticas (neoplasia)

Diminuição da perda
Doença renal aguda ou crônica*
Uroabdome
Hipoparatireoidismo*
Hipertireoidismo
Hiperadrenocorticismo
Acromegalia

Deslocamentos transcelulares (FIC para FEC)
Acidose metabólica
Síndrome de lise de células tumorais
Trauma tecidual ou rabdomiólise
Hemólise

Causas iatrogênicas
Administração IV de fósforo
Enemas com fosfato
Diuréticos: furosemida e hidroclorotiazida

Erro laboratorial
Lipemia
Hiperproteinemia

FEC: fluido extracelular; FIC: fluido intracelular; IV: via intravenosa.
*Causas comuns.
Modificado de DiBartola SD, Willard MD: Disorders of phosphorus: hypophosphatemia and hyperphosphatemia. In DiBartola SP, editor: *Fluid, electrolyte and acid-base disorders in small animal practice*, ed 4, St Louis, 2012, Saunders Elsevier.

Tratamento

De modo geral, a hiperfosfatemia se resolve com a correção da doença subjacente. Em cães e gatos com doença renal, a hiperfosfatemia pode ser reduzida com a fluidoterapia agressiva. A dieta com baixo teor de fósforo e a administração oral de quelantes de fosfato administrados por via oral são o tratamento mais eficaz da hiperfosfatemia sustentada causada por doença renal (ver Capítulo 41).

HIPOFOSFATEMIA

Etiologia

A hipofosfatemia é caracterizada pela concentração sérica de fósforo inferior a 3 mg/dℓ em cães e gatos, embora os intervalos de referência possam variar entre os laboratórios. De modo geral, a hipofosfatemia não é clinicamente preocupante até que a concentração sérica de fósforo seja inferior a 1,5 mg/dℓ.

A hipofosfatemia é provocada pela diminuição da absorção de fósforo no trato intestinal, aumento da excreção urinária de fósforo ou translocação do compartimento extracelular para o intracelular. A hipofosfatemia é comumente associada à HHM (i. e., linfoma), hiperparatireoidismo primário e tratamento agressivo da CAD (Boxe 53.9). A hipofosfatemia clinicamente significativa tende a ocorrer nas primeiras 24 horas de tratamento da cetoacidose diabética, quando o potássio e o fósforo passam do compartimento extracelular para o intracelular. A natureza da translocação do fósforo entre os dois compartimentos é semelhante à observada com o potássio. Fatores que promovem o deslocamento do potássio para o compartimento intracelular (p. ex., alcalose, insulina, infusão de glicose) promovem uma mudança semelhante no fósforo. Durante o tratamento da CAD, a concentração sérica de fósforo pode diminuir muito (abaixo de 1 mg/dℓ) devido aos efeitos diluidores da fluidoterapia e do deslocamento intracelular de fósforo após o início da administração de insulina e bicarbonato. É interessante notar que a concentração sérica inicial de fósforo geralmente é normal ou pouco diminuída porque a acidose metabólica da CAD desloca o fósforo do compartimento intracelular para o extracelular.

Características clínicas

Os sinais clínicos podem se desenvolver quando a concentração sérica de fósforo é inferior a 1,5 mg/dℓ; no entanto, os sinais são variáveis e a hipofosfatemia grave pode ser clinicamente silenciosa em muitos animais. A hipofosfatemia afeta principalmente os sistemas hematológico e neuromuscular de cães e gatos. A anemia hemolítica é a sequela mais comum da hipofosfatemia. A hipofosfatemia diminui a concentração eritrocitária de trifosfato de adenosina (ATP), o que aumenta a fragilidade das hemácias e causa hemólise. De modo geral, a hemólise não é identificada até que a concentração sérica de fósforo seja de 1 mg/dℓ ou menos. A anemia hemolítica pode ser fatal caso não reconhecida e tratada. Os sinais neuromusculares são fraqueza, ataxia e convulsões, bem como anorexia e vômitos secundários ao íleo intestinal.

Tratamento

Na maioria dos cães e gatos, a hipofosfatemia desaparece após a correção da causa. A administração de fosfato não é indicada em animais assintomáticos com concentração sérica de fósforo superior a 1,5 mg/dℓ e sem tendência à queda. O tratamento com fosfato é indicado em caso de sinais clínicos ou hemólise ou se a concentração sérica de fósforo for inferior a 1,5 mg/dℓ, em especial se uma nova redução for possível. A suplementação com fosfato não é indicada em cães e gatos com hipercalcemia, oligúria ou suspeita de necrose tecidual. A suplementação de fósforo não deve ser instituída até que a função renal e a concentração sérica de fósforo sejam conhecidas.

O objetivo do tratamento é manter a concentração sérica de fósforo superior a 2 mg/dℓ sem causar hiperfosfatemia. Há uma solução injetável de fosfato de potássio; no entanto, a menos que seja urgente devido à gravidade, a suplementação oral de fosfato é preferida; o leite bovino contém 0,032 mmol/mℓ

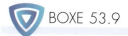

BOXE 53.9

Causas da hipofosfatemia em cães e gatos.

Diminuição da absorção intestinal
Ligantes de fosfato*
Deficiência de vitamina D
Diminuição da ingestão dietética
Má absorção, esteatorreia

Aumento da excreção urinária
Hiperparatireoidismo primário*
Hipercalcemia humoral da malignidade*
CAD*
Doenças tubulares renais (síndrome de Fanconi)
Diuréticos
Eclâmpsia

Deslocamentos transcelulares
Administração de insulina, especialmente para o tratamento de CAD*
Alcalose respiratória e metabólica
Administração de bicarbonato de sódio*
Administração parenteral de glicose*
Soluções de nutrição parenteral
Hipotermia

Erro laboratorial

CAD: cetoacidose diabética.
*Causas comuns.
Modificado de DiBartola SD, Willard MD: Disorders of phosphorus: hypophosphatemia and hyperphosphatemia. In DiBartola SP, editor: *Fluid, electrolyte and acid-base disorders in small animal practice*, ed 4, St Louis, 2012, Saunders Elsevier.

de fósforo elementar e pode ser usado para a suplementação oral de fosfato, associado ou não a dietas comerciais balanceadas. A suplementação IV de fosfato é geralmente necessária para a correção da hipofosfatemia grave, principalmente em animais com cetoacidose diabética. Para tanto, soluções de fosfato de potássio são usadas. A suplementação de potássio, se contraindicada, pode ser substituída por soluções de fosfato de sódio. As soluções de fosfato de potássio e sódio contêm 3 mmol de fosfato por mililitro e 4,4 mEq de potássio ou 4 mEq de sódio por mililitro. A dose inicial de fosfato é de 0,01 a 0,03 mmol/kg/h, de preferência administrada por infusão em taxa contínua em fluidos IV sem cálcio (i. e., cloreto de sódio a 0,9%). Em cães e gatos com hipofosfatemia grave, pode ser necessário aumentar a dose para 0,03 a 0,12 mmol/kg/h. Como a dose de fosfato necessária para a reposição e a resposta do animal ao tratamento não podem ser previstas, é importante monitorar a concentração sérica de fósforo a cada 4 a 8 horas e ajustar a infusão de acordo com os resultados obtidos. Os efeitos adversos da administração excessiva de fosfato são hipocalcemia iatrogênica e seus sinais neuromusculares associados, hipernatremia, hipotensão, mineralização de tecidos moles e insuficiência renal. A concentração sérica de cálcio total ou, de preferência, ionizado deve ser medida ao mesmo tempo que o nível sérico de fósforo; a hipocalcemia deve levar à redução da taxa de infusão de fosfato.

HIPOMAGNESEMIA

Etiologia

A hipomagnesemia é caracterizada por concentrações séricas de magnésio total e ionizado inferiores a 1,5 mg/dℓ e 0,4 mmol/ℓ, respectivamente, embora os intervalos de referência possam variar entre os laboratórios. A hipomagnesemia é causada por diminuição da ingestão oral, aumento da perda pelo trato gastrintestinal (p. ex., síndromes de má absorção), aumento da perda renal (p. ex., diurese pós-obstrutiva), distúrbios endócrinos (p. ex., diabetes melito) ou translocação do cátion do compartimento extracelular para o intracelular. As principais causas de hipomagnesemia clinicamente significativa em cães e gatos são distúrbios de má assimilação no intestino delgado, doenças renais associadas a alto débito urinário, a diurese osmótica da cetoacidose diabética e a translocação de potássio, fósforo e magnésio do compartimento extracelular para o intracelular nas primeiras 24 horas do tratamento da CAD (Boxe 53.10). O magnésio é um cátion predominantemente intracelular. A natureza da translocação do magnésio entre os compartimentos intracelular e extracelular é semelhante à do potássio; os fatores que deslocam o potássio para o compartimento intracelular (p. ex., alcalose, insulina, infusão de glicose) têm efeito semelhante sobre o magnésio.

Características clínicas

A hipomagnesemia é o distúrbio eletrolítico mais comum em cães e gatos gravemente enfermos. A deficiência de magnésio pode predispor os animais a diversas complicações cardiovasculares, neuromusculares e metabólicas. Os sinais clínicos de hipomagnesemia geralmente não são observados até que as concentrações séricas de magnésio total e ionizado sejam menores que 1 mg/dℓ e 0,4 mmol/ℓ, respectivamente; mesmo nesses níveis baixos, muitos animais são aparentemente assintomáticos. No entanto, a deficiência de magnésio pode causar vários sinais clínicos inespecíficos, inclusive letargia, anorexia, fraqueza muscular (inclusive disfagia e dispneia), fasciculações musculares, convulsões, ataxia e coma. Hipopotassemia, hiponatremia e hipocalcemia simultâneas são observadas em animais com hipomagnesemia, embora a prevalência dessas anomalias eletrolíticas possa diferir entre as espécies. Essas anomalias eletrolíticas também podem contribuir para o desenvolvimento de sinais clínicos. O magnésio é um cofator para todas as reações enzimáticas com participação de ATP, principalmente a bomba de sódio-potássio ATPase. As deficiências de magnésio podem causar nefropatia com perda de potássio e aumento das perdas urinárias de potássio; a hipopotassemia resultante pode ser refratária à terapia de reposição, a menos que a hipomagnesemia seja corrigida. A deficiência de magnésio pode inibir a secreção de PTH pela paratireoide e promover a absorção de cálcio nos ossos, o que causa hipocalcemia. A deficiência de magnésio também diminui o potencial de membrana em repouso das células miocárdicas e aumenta a excitabilidade das fibras de Purkinje, com consequente geração de arritmias. As alterações eletrocardiográficas são: prolongamento do intervalo PR, alargamento do complexo QRS, depressão do segmento ST e ondas T com pico. As arritmias cardíacas associadas à deficiência de magnésio são fibrilação atrial, taquicardia supraventricular, taquicardia ventricular e fibrilação ventricular. Além disso, a hipomagnesemia predispõe os animais a arritmias induzidas por digitálicos.

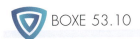

BOXE 53.10

Causas de hipomagnesemia e depleção de magnésio em cães e gatos.

Causas gastrintestinais
Ingestão inadequada
Diarreia e vômitos crônicos*
Síndromes de má absorção
Pancreatite aguda
Doença hepática colestática
Sucção nasogástrica

Causas renais
Doença renal crônica
Acidose tubular renal
Diurese pós-obstrutiva
Lesão tubular induzida por fármacos (p. ex., aminoglicosídeos, cisplatina)
Pós-transplante renal
Fluidoterapia intravenosa prolongada*
Diuréticos*
Administração de digitálicos
Distúrbios eletrolíticos concomitantes
    Hipercalcemia
    Hipopotassemia
    Hipofosfatemia

Causas endócrinas
Diabetes melito e cetoacidose diabética*
Hipertireoidismo
Hiperparatireoidismo primário
Hiperaldosteronismo primário

Outras causas
Administração aguda de insulina, glicose ou aminoácidos
Sepse
Hipotermia
Transfusão de sangue em grandes quantidades
Diálise peritoneal, hemodiálise
Nutrição parenteral

*Causas comuns.
Modificado de Bateman S: Disorders of magnesium: magnesium deficit and excess. In DiBartola SP, editor: *Fluid, electrolyte and acid-base disorders in small animal practice*, ed 4, St Louis, 2012, Saunders/Elsevier.

Diagnóstico

Muitos distúrbios e fatores predisponentes em cães e gatos estão associados à hipomagnesemia (ver Boxe 53.10). No entanto, a medida do magnésio sérico total ou ionizado é um tanto controversa. O magnésio sérico total representa 1% das reservas de magnésio do corpo, enquanto a forma ionizada representa 0,2 a 0,3% das reservas. Assim, as concentrações séricas de magnésio total e ionizado nem sempre refletem o estado de magnésio corpóreo total. A concentração sérica de magnésio pode ser normal apesar da deficiência intracelular do íon. No entanto, a baixa concentração sérica de magnésio indicaria a presença de uma deficiência corpórea total do íon, especialmente quando os sinais clínicos ou anomalias eletrolíticas concomitantes são condizentes com a hipomagnesemia. A determinação da concentração sérica de magnésio ionizado com um eletrodo seletivo de íons foi recomendada por supostamente avaliar o teor de magnésio corpóreo total com mais precisão do que a medida do magnésio total sérico. No entanto, algumas evidências em cães, gatos e humanos indicam a avaliação do magnésio total ou da razão entre magnésio total e ionizado em casos com suspeita de deficiência crônica já que o magnésio ionizado pode ser preservado à custa das concentrações de magnésio total. A avaliação do magnésio corpóreo total é problemática devido à ausência de um exame laboratorial simples, rápido e preciso para tanto. O teste de tolerância ao magnésio parenteral, com infusão IV e medida do íon na urina para estimativa da retenção, foi descrito em cães para identificar aqueles com estado corpóreo total insatisfatório, mas não foi padronizado na prática clínica. A revisão da anamnese, exame físico, hemograma completo, bioquímica sérica e urinálise geralmente indica a causa da baixa concentração sérica de magnésio em cães e gatos (ver Boxe 53.10).

Tratamento

O tratamento da hipomagnesemia é geralmente realizado em cães e gatos doentes que estão hospitalizados e apresentam inapetência e/ou perda excessiva de fluidos pelo trato gastrintestinal ou rins. A correção da hipomagnesemia também pode ser indicada durante o manejo da CAD em cães e gatos com hipopotassemia e/ou hipocalcemia refratária, em cães e gatos com síndrome de realimentação e em cães ou gatos com insuficiência cardíaca e arritmias ventriculares em tratamento com diuréticos de alça e/ou digitálicos.

Soluções parenterais de sulfato de magnésio (8,12 mEq de magnésio por grama de sal) e cloreto de magnésio (9,25 mEq de magnésio por grama de sal) são comercializadas. A dose IV para reposição rápida e lenta de magnésio é 0,5 a 1 mEq/kg/dia e 0,3 a 0,5 mEq/kg/dia, respectivamente, administrada por infusão em taxa contínua em água com dextrose a 5% ou cloreto de sódio a 0,9%. O magnésio é incompatível com soluções que contêm bicarbonato ou cálcio. A função renal deve ser avaliada antes da administração de magnésio; a dose de magnésio deve ser reduzida em 50 a 75% em animais azotêmicos. O uso de magnésio com cardioglicosídeos digitálicos pode causar graves distúrbios de condução. As concentrações séricas de magnésio, cálcio e potássio devem ser monitoradas a cada 8 a 12 horas. O objetivo da administração de magnésio é a resolução dos sinais clínicos ou da hipopotassemia e hipocalcemia refratária. A administração parenteral de sulfato de magnésio pode causar hipocalcemia significativa devido à quelação do cálcio com sulfato; portanto, cloreto de magnésio deve ser administrado na presença de hipocalcemia ou se uma infusão de cálcio for necessária. Outros efeitos adversos da administração de magnésio são hipotensão, bloqueios atrioventriculares e de ramos e, em caso de superdosagem, depressão respiratória e parada cardíaca. As superdosagens são tratadas com gliconato de cálcio intravenoso (ver Boxe 53.7). Nos casos mais crônicos ou menos graves, a suplementação oral é indicada e frequentemente bem tolerada, embora possa ter efeito laxante; na experiência dos autores, a administração de óxido, citrato, gliconato e/ou quelato de magnésio em comprimido oral com 1 a 2 mEq/kg de magnésio por peso corporal por dia foi suficiente para manter a concentração do íon na faixa normal em cães.

HIPERMAGNESEMIA

Etiologia

A hipermagnesemia é caracterizada por concentrações séricas de magnésio total e ionizado superiores a 2,5 mg/dℓ e 1,5 nmol/ℓ, respectivamente, embora os intervalos de referência possam variar entre os laboratórios. É um problema clínico incomum devido à notável habilidade do rim em eliminar o excesso de magnésio. A hipermagnesemia pode ocorrer em cães e gatos com doença renal e azotemia pós-renal; também pode ser iatrogênica, causada pela administração por via intravenosa excessiva de magnésio. Como o excesso de magnésio é logo excretado pelo rim saudável, a hipermagnesemia iatrogênica é geralmente observada em animais com doença renal crônica. A hipermagnesemia também foi relatada em gatos com neoplasia torácica e derrame pleural e em cães com hipoadrenocorticismo, hiperparatireoidismo primário e hipotireoidismo. Nesses casos, o mecanismo de desenvolvimento de hipermagnesemia é desconhecido.

Características clínicas

De modo geral, a hipermagnesemia provoca vários graus de bloqueio neuromuscular. As manifestações clínicas inespecíficas de hipermagnesemia são letargia, fraqueza e hipotensão. Perda de reflexos tendinosos profundos e alterações eletrocardiográficas, consistindo em prolongamento dos intervalos PR, aumento dos complexos QRS e bloqueio cardíaco, são associadas a altas concentrações séricas de magnésio. Complicações graves, inclusive depressão respiratória, apneia, arritmias cardíacas e parada cardíaca, ocorrem quando as concentrações séricas de magnésio são superiores a 12 mg/dℓ. Nesses níveis elevados, o magnésio atua como um bloqueador inespecífico dos canais de cálcio.

Diagnóstico

A medida da concentração sérica de magnésio identifica a hipermagnesemia. Ao contrário da depleção de magnésio, as concentrações séricas não podem ser normais se houver aumento nos estoques de magnésio. Não há correlação entre o aumento das concentrações séricas de magnésio e a gravidade do excesso corpóreo total.

Tratamento

O tratamento começa com a interrupção de todas as fontes exógenas de magnésio. Outras medidas dependem da gravidade da hipermagnesemia, do quadro clínico e da função renal.

A maioria dos cães e gatos com rins saudáveis requer apenas cuidados de suporte e observação. O tratamento para melhora da função renal é indicado em animais com doença renal crônica concomitante (ver Capítulo 41). A diurese salina e a administração de diuréticos de alça (p. ex., furosemida) aceleram a excreção renal de magnésio. A administração por via intravenosa de gliconato de cálcio é indicada em cães e gatos com arritmias cardíacas ou hipotensão significativa (ver Boxe 53.7).

Leitura sugerida

Bolliger AP, et al. Detection of parathyroid hormone-related protein in cats with humoral hypercalcemia of malignancy. *Vet Clin Pathol.* 2002;31:3.

DiBartola SP, ed. *Fluid, electrolyte and acid-base disorders in small animal practice.* ed 4. St Louis: Saunders Elsevier, 2006.

Fan TM, et al. Evaluation of intravenous pamidronate administration in 33 cancer-bearing dogs with primary or secondary bone involvement. *J Vet Intern Med.* 2005;19:74.

Fincham SC, et al. Evaluation of plasma ionized magnesium concentration in 122 dogs with diabetes mellitus: a retrospective study. *J Vet Intern Med.* 2004;18:612.

Graham-Mize CA, et al. Absorption, bioavailability and activity of prednisone and prednisolone in cats. *Adv Vet Dermatol.* 2005;5:152.

Holowaychuk MK, et al. Ionized hypocalcemia in critically ill dogs. *J Vet Intern Med.* 2009;23:509.

Hostutler RA, et al. Uses and effectiveness of pamidronate disodium for treatment of dogs and cats with hypercalcemia. *J Vet Intern Med.* 2005;19:29.

Mellema MS, Hoareau GL. Hypomagnesemia in brachycephalic dogs. *J Vet Intern Med.* 2014;28:1418.

Midkiff AM, et al. Idiopathic hypercalcemia in cats. *J Vet Intern Med.* 2000;14:619.

Norris CR, et al. Serum total and ionized magnesium concentrations and urinary fractional excretion of magnesium in cats with diabetes mellitus and diabetic ketoacidosis. *J Am Vet Med Assoc.* 1999; 215:1455.

Ramsey IK, et al. Hyperparathyroidism in dogs with hyperadrenocorticism. *J Small Anim Pract.* 2005;46:531.

Savary KCM, et al. Hypercalcemia in cats: a retrospective study of 71 cases (1991-1997). *J Vet Intern Med.* 2000;14:184.

Schenck PA, et al. Prediction of serum ionized calcium concentration by serum total calcium measurement in dogs. *Am J Vet Res.* 2005; 66:1330.

Sharp CR, et al. A comparison of total calcium, corrected calcium, and ionized calcium concentrations as indicators of calcium homeostasis among hypoalbuminemic dogs requiring intensive care. *J Vet Emerg Crit Care.* 2009;19:571.

Silverstein DC, Hopper KK, eds. *Small animal critical care medicine.* St Louis: Saunders Elsevier; 2009.

Stern JA, et al. Cutaneous and systemic blastomycosis, hypercalcemia, and excess synthesis of calcitriol in a domestic shorthair cat. *J Am Anim Hosp Assoc.* 2011;47:116.

Toll J, et al. Prevalence and incidence of serum magnesium abnormalities in hospitalized cats. *J Vet Intern Med.* 2002;16:217.

Whitney JL, et al. Use of bisphosphonates to treat severe idiopathic hypercalcemia in a young Ragdoll cat. *J Fel Med Surg.* 2011; 13:129.

Fármacos usados em distúrbios eletrolíticos.

Nome genérico (nome comercial)	Objetivo	Dose recomendada Cão	Dose recomendada Gato
Alendronato	Tratamento da hipercalcemia	Desconhecida	10 mg VO, após jejum de 12 h, 1 vez/semana
Calcitonina de salmão	Tratamento da hipercalcemia	4 a 6 UI/kg SC a cada 8 a 12 h	Desconhecida
Cálcio – preparações injetáveis e orais	Tratamento da hipocalcemia	Ver Boxe 53.7	Ver Boxe 53.7
Gliconato de cálcio a 10%	Tratamento da hiperpotassemia	2 a 10 mℓ IV, *bolus* lento	1 a 5 mℓ IV, *bolus* lento
	Tratamento da hipocalcemia	0,5 a 1,5 mℓ/kg IV, *bolus* lento até o efeito desejado	0,5 a 1,5 mℓ/kg IV, *bolus* lento até o efeito desejado
Furosemida (Lasix®)	Tratamento da hipercalcemia e hipermagnesemia	1 a 4 mg/kg IV, VO a cada 6 a 12 h	1 a 4 mg/kg IV, VO a cada 6 a 12 h
Solução salina hipertônica (7,2%)	Tratamento do edema cerebral	3 a 5 mℓ/kg ao longo de 20 min em veia central	Idem
Insulina – cristalina regular	Tratamento da hiperpotassemia	0,5 a 1 U/kg mais 2 g dextrose/U de insulina em fluidos parenterais IV	0,5 a 1 U/kg mais 2 g dextrose/U de insulina em fluidos parenterais IV
Magnésio – preparações injetáveis e orais	Tratamento da hipomagnesemia	Ver seção *Hipomagnesia: tratamento*	Ver seção *Hipomagnesia: tratamento*

(continua)

Fármacos usados em distúrbios eletrolíticos. (*Continuação*)

Nome genérico (nome comercial)	Objetivo	Dose recomendada Cão	Dose recomendada Gato
Manitol a 20%	Tratamento do edema cerebral	1 a 3 mg/kg ao longo de 20 min em veia central	Idem
Pamidronato	Tratamento da hipercalcemia	1 a 2 mg/kg em 150 mℓ de soro fisiológico IV por 2 a 4 h	Recomendar alendronato
Gliconato de potássio	Tratamento da hipopotassemia	2,2 mEq K/100 kcal de alimentos consumidos por dia ou 2 mEq K/4,5 kg VO a cada 2 h	2,2 mEq K/100 kcal de alimentos consumido por dia ou 2 mEq K/4,5 kg VO a cada 12 h
Prednisona (cão), prednisolona (gato)	Tratamento da hipercalcemia	1 a 2 mg/kg VO a cada 12 h	1 a 2 mg/kg VO a cada 12 h
Bicarbonato de sódio	Tratamento da hiperpotassemia	1 a 2 mEq/kg IV, *bolus* lento	1 a 2 mEq/kg IV, *bolus* lento
Preparações de vitamina D	Tratamento da hipocalcemia	Ver Boxe 53.7	Ver Boxe 53.7

IV: via intravenosa; SC: via subcutânea; VO: via oral.

PARTE 8 • Distúrbios do Sistema Reprodutivo
Autumn P. Davidson

CAPÍTULO 54

Prática da Teriogenologia

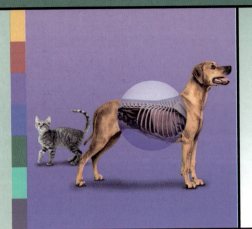

Teriogenologia é o ramo da medicina veterinária que trata da reprodução, inclusive a fisiologia e patologia dos sistemas reprodutivos masculino e feminino e a obstetrícia, ginecologia e andrologia veterinárias. A teriogenologia clínica de pequenos animais se refere principalmente à produção de filhotes saudáveis de raça pura a partir de reprodutores privados. Com menor frequência, se dedica a programas de criação comercial em ampla escala. De modo geral, a teriogenologia de pequenos animais é uma subespecialidade gratificante da medicina interna veterinária. Embora exija tempo e experiência do clínico, o tutor criador tende a ser muito leal e obediente. Uma boa clínica de reprodução atrai novos clientes e, de modo geral, é bastante movimentada. A obstetrícia e a pediatria são, inegavelmente, partes gratificantes da especialidade para os veterinários e suas equipes. A clínica reprodutiva incorpora os campos da fisiologia, endocrinologia, embriologia, genética, metabolismo, nutrição, cuidados intensivos pediátricos e maternos, anestesia, farmacologia e anatomia. O campo é exclusivamente médico e cirúrgico e envolve cães e gatos castrados ou não (Boxes 54.1 e 54.2).

CONSULTA PRÉ-ACASALAMENTO

A participação veterinária beneficia os programas de reprodução de cães e gatos, não apenas devido às intervenções médicas e cirúrgicas quando indicadas, mas também por promover a boa criação de animais por meio da medicina preventiva. O aconselhamento genético adequado e a triagem para escolha dos reprodutores minimizam os defeitos hereditários. A otimização da saúde pré-acasalamento da mãe e do pai requer a realização de exames gerais e do sistema reprodutivo, avaliação nutricional, controle de parasitas e prevenção de doenças infecciosas. O tempo de ovulação e o manejo da reprodução melhoram as taxas de concepção e o tamanho da ninhada. A obstetrícia promove a eutocia e melhora a sobrevida neonatal. A medicina preventiva pós-parto minimiza a morbidade e a mortalidade tanto da mãe quanto de seus filhotes. Os exames físicos periódicos e avaliação do sêmen são recomendados em padreadores valiosos.

 BOXE 54.1

Tarefas básicas na clínica de reprodução.

- Determinação do momento da ovulação canina
- Coleta e avaliação de sêmen canino
- Coleta e processamento de sêmen canino resfriado
- Inseminação artificial, vaginal e transcervical canina com sêmen fresco e refrigerado
- Diagnóstico ultrassonográfico de gestação em cadelas e gatas
- Obstetrícia
- Cesárea eletiva (momento e realização)
- Cesárea de emergência
- Reanimação neonatal
- Pediatria
- Avaliação/manejo da infertilidade
- Diagnóstico e tratamento de distúrbios do trato reprodutivo (canino, felino, masculino e feminino) com preservação do potencial reprodutivo
- Indução de estro
- Interrupção da gestação

 BOXE 54.2

Tarefas avançadas na clínica de reprodução.

- Criopreservação canina
- Inseminação com sêmen congelado (transcervical, cirúrgica)
- Coleta e avaliação de sêmen felino
- Inseminação artificial felina
- Diagnóstico transcervical (citologia intrauterina, biópsia)

As consultas de saúde reprodutiva de cães ou gatos devem incluir avaliação do temperamento, condição física, saúde e histórico reprodutivo, doenças infecciosas (brucelose e herpes-vírus em cães; vírus da leucemia felina [FeLV], vírus da imunodeficiência felina [FIV], peritonite infecciosa felina [PIF] e toxoplasmose em gatos), vacinação, dieta, medicamentos atuais e quaisquer suplementos, bem como a triagem genética apropriada para a raça (Boxe 54.3). O canil ou gatil também deve ser avaliado (cães: alojamento, controle de parasitas, dieta, suplementos, medicamentos; gatos: ciclos de luz, alojamento, densidade populacional, dieta, controle de parasitas, suplementos, medicamentos). A nutrição perinatal e a condição corpórea das futuras mães devem ser analisadas. Em cães fêmeas, a troca da dieta para adultos para uma dieta formulada para gestantes e lactantes (geralmente comercializada como nutricionalmente completa para todas as fases da vida ou nutrição completa para crescimento, gestação e lactação) deve ocorrer entre a 4ª e 6ª semana de gestação e continuar até o desmame. Os requerimentos calóricos das cadelas gestantes aumentam no último trimestre. A troca para uma dieta rica em ácidos graxos essenciais no momento da reprodução tem sido defendida para melhorar o tamanho da ninhada e a viabilidade neonatal (Kelley et al., 2004). A quantidade fornecida deve manter a condição corpórea adequada, pois a obesidade prejudica o parto. A administração de suplementos deve ser desencorajada por desequilibrar a ração comercial. A dieta para gestantes e lactantes deve ser previamente testada e considerada adequada pelos padrões da Association of American Feed Control Officials (AAFCO), e não simplesmente "formulada para atender aos padrões da AAFCO". O nível de proteína de 27 a 34% de matéria seca (de preferência de origem animal), pelo menos 18% de gordura com suprimento balanceado de ácidos graxos n-6 e n-3, 20 a 30% de carboidratos e níveis adequados de vitaminas e minerais (evitando deficiências e excessos) é aconselhável. As gatas apresentam um ganho de peso linear durante a gestação; devem receber uma dieta para animais gestantes e lactantes desde antes da reprodução até o desmame em esquema *ad libitum*. Cães e gatos machos devem receber dietas comerciais de manutenção testadas pela AAFCO e mantidos em boas condições corpóreas.

Não hesite em desaconselhar a reprodução de animais com temperamento, condições físicas ou características genéticas indesejáveis. Um aplicativo digital foi desenvolvido para coletar, organizar e exibir informações sobre os testes de DNA à disposição e outros dados pertinentes, inclusive localizações gênicas e cromossômicas, mutações, referências originais e descrições das doenças, para aumentar o acesso a informações sobre o diagnóstico de patologias hereditárias em cães e gatos. Hoje, existem 131 testes genéticos moleculares para a detecção de doenças hereditárias em cães e gatos, oferecidos por 43 laboratórios de todo o mundo (Boxe 54.4).

O exame físico deve dar atenção especial à genitália externa. Cadelas e gatas devem ser avaliadas quanto a malformações vestíbulo-vaginais que possam interferir na cópula ou no parto, seja por exame digital ou vaginoscópico (Figura 54.1). Anomalias no desenvolvimento do ducto de Muller ou na fusão normal entre o ducto de Muller e o seio urogenital durante a embriogênese podem causar atresia da genitália tubular ou formação de septos. Os septos podem ser circunferenciais (semelhantes ao hímen) ou bandas dorsoventrais e, de modo geral, são imediatamente craniais à papila uretral. As bandas dorsoventrais, se estreitas, podem ser facilmente ressectadas por vaginoscopia antes da cópula e do parto, mesmo durante o proestro (Figura 54.2). Às vezes, há necessidade de sedação com um anestésico geral de curta duração. A resolução cirúrgica de bandas mais espessas e estenoses circunferenciais é difícil, pois requer episiotomia; além disso, a recidiva dessas lesões é comum. Nesses casos, a inseminação artificial e a cesárea eletiva geralmente são aconselhadas. Raramente, os septos vaginais são acompanhados por anomalias em estruturas uterinas (agenesia, duplicação) que impedem a reprodução. A herdabilidade desses septos não é conhecida. Tanto cadelas quanto gatas devem ser avaliadas quanto à normalidade da glândula mamária e permeabilidade do ducto mamilar. Cães e gatos machos devem ser avaliados quanto à descida testicular normal ao escroto e ausência de frênulo peniano persistente ou anel piloso peniano (gato) (ver Capítulo 56); os achados à palpação testicular, epididimal e prostática devem ser normais (cães). Em ambas as espécies, o prepúcio deve ser retraído para a inspeção da mucosa peniana. A avaliação do sêmen deve ser realizada em cães (ver mais adiante).

BOXE 54.3

Triagem de doenças infecciosas.

Cães
Brucella canis
   Triagem: teste de aglutinação rápida em lâmina/tubo (RSAT/RTAT), RSAT ou teste de aglutinação em tubo (TAT) modificado com 2-mercaptoetanol
   Confirmação: imunodifusão em ágar gel (AGID), cultura, reação da cadeia da polimerase (PCR)
± Sorologia para herpes-vírus canino (para orientação de quarentena)

Gatos
Sorologia de FeLV, FIV
(PCR em tempo real para PIF em tecidos ou fluidos corpóreos abortados)
PCR/IgM, IgG para toxoplasmose

FeLV: vírus da leucemia felina; FIV: vírus da imunodeficiência felina; PIF: peritonite infecciosa felina.

BOXE 54.4

Recursos veterinários para triagem de doenças genéticas e variabilidade genética.

http://www.caninehealthinfo.org/
https://www.ofa.org/breedtests.
  html?btnSearch=Tests+by+Breed
http://www.fabcats.org/breeders/inherited_disorders/
  index.php
http://omia.angis.org.au
www.vet.cam.ac.uk/idid/
https://www.vetgen.com/

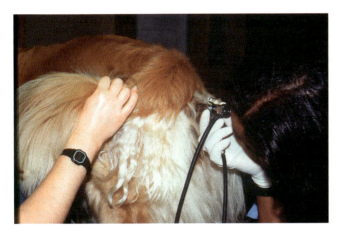

Figura 54.1 Vaginoscopia em cão fêmea em proestro, realizada com proctoscópio pediátrico.

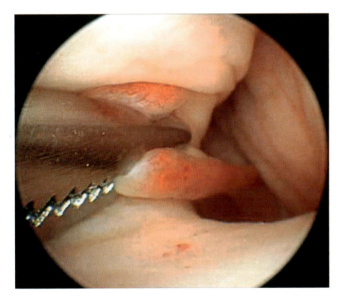

Figura 54.2 Revisão guiada por endoscopia de um septo vaginal.

CICLO ESTRAL DA CADELA

A puberdade ocorre entre 6 e 24 meses na cadela, mais tarde nas raças de grande porte. O ciclo reprodutivo canino normal pode ser categorizado em quatro fases: anestro, proestro, estro e diestro. Cada uma tem padrões comportamentais, físicos e endocrinológicos característicos (Tabela 54.1). O intervalo interestro é de 4 a 13 meses, com média de 7 meses. A fase de anestro do ciclo estral é marcada pela involução uterina e reparo endometrial. A cadela saudável não é atrativa ou receptiva a cães machos. Não há secreção vulvar evidente e a vulva é pequena. Na citologia vaginal predominam pequenas células parabasais, com alguns neutrófilos e um pequeno número de bactérias mistas (Figura 54.3). A aparência endoscópica das pregas da mucosa vaginal é plana, fina e vermelha. Os controles fisiológicos que encerram o anestro ainda estão sob investigação, mas há deterioração espontânea da função lútea e declínio da secreção de prolactina. A administração de agonistas da dopamina encurta o intervalo interestro que, em alguns casos, está associado à inibição da liberação de prolactina (uma molécula luteotrófica). A interrupção natural do anestro é induzida por um aumento pulsátil na secreção de hormônio liberador de gonadotrofina (GnRH) induzida por gonadotrofinas hipofisárias, hormônio folículo estimulante (FSH) e hormônio luteinizante (LH). A secreção hipotalâmica de GnRH é pulsátil e essa intermitência é um requisito fisiológico para a liberação de gonadotrofina. No anestro, as concentrações médias de FSH são moderadamente elevadas e as de LH são um pouco elevadas. No final do anestro, a liberação pulsátil de FSH aumenta, causando foliculogênese proestral. A concentração de estrógeno é basal (2 a 10 pg/mℓ) e a de progesterona está em seu nadir (< 1 ng/mℓ) no final do anestro. O anestro normalmente dura de 1 a 6 meses.

Durante o proestro, a cadela se torna atraente para cães machos, mas ainda não é receptiva à reprodução, embora possa se tornar mais brincalhona. Há uma secreção vulvar serossanguinolenta a hemorrágica de origem uterina e a vulva está ligeiramente aumentada. A citologia vaginal mostra uma mudança progressiva de pequenas células parabasais para células intermediárias pequenas e grandes, células superficiais intermediárias e, por fim, células epiteliais superficiais (cornificadas), refletindo o grau de influência do estrógeno (Figura 54.4). Hemácias geralmente podem ser observadas. As pregas da mucosa vaginal aparecem edemaciadas, rosadas e arredondadas (Figura 54.5). Os níveis de FSH e LH são baixos durante a maior parte do proestro, aumentando durante o pico pré-ovulatório. O estrógeno sobe da concentração basal do anestro (2 a 10 pg/mℓ) até um pico (50 a 100 pg/mℓ) no final do proestro, enquanto a concentração de progesterona continua basal (< 1 ng/mℓ) até aumentar no pico de LH (1,5 a 4 ng/mℓ). O proestro dura de 3 dias a 3 semanas, com média de 9 dias. A fase folicular do ciclo ovariano coincide com o proestro e o início do estro.

Durante o estro, a cadela normal apresenta comportamento receptivo ou passivo, permitindo a reprodução. Esse comportamento é correlacionado à diminuição das concentrações de estrógeno e aumento das concentrações de progesterona. A secreção vulvar serossanguinolenta a hemorrágica pode

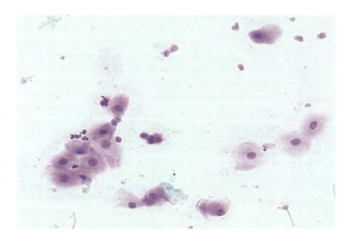

Figura 54.3 Citologia vaginal em anestro mostrando celularidade escassa, células parabasais e neutrófilos ocasionais.

TABELA 54.1
Principais características do ciclo estral canino.

Estágio	Duração	Comportamento	Hormônios importantes	Citologia vaginal	Vaginoscopia	Atividade reprodutiva	Secreção, vulva
Anestro	1 a 6 meses	Assexuado	E basal (2 a 10 pg/mℓ) P em nadir (< 1 ng/mℓ) Aumento pulsátil de GnRH Elevação moderada de FSH Pequena elevação de LH	Parabasais escassas	Lisa, branca	Involução/reparação uterina	Ausente Pequena
Proestro	3 dias a 3 semanas	Atrativo Não receptivo	Pico de E (50 a 100 pg/mℓ) Aumento de P (1,5 a 4 ng/mℓ) GnRH pulsátil Aumento de FSH Pico de LH (acima de 1)	Hemácias, parabasais em transição para intermediárias e superficiais	Edematosa, rosa	Foliculogênese	Hemorrágica Aumentada
Estro	3 dias a 3 semanas	Receptivo	Declínio de E Aumento de P (4 a 35+ ng/mℓ)	Superficiais ± bactérias, hemácias	Crenulação progressiva	Ovulação Maturação de oócitos Cópula Fertilização	Serossanguinolenta Aumentada
Diestro	2 a 3 meses	Não receptivo, menor atratividade	E baixo P elevado (15 a 80 mg/mℓ), então cai LH pulsátil Aumento de prolactina	Parabasais Neutrófilos ± Bactérias	Achatada	Implantação Gestação ou pseudociese	Sanguínea, em menor quantidade Pouco aumentada

E: estrógeno; FSH: hormônio foliculoestimulante; GnRH: hormônio liberador de gonadotrofina; LH: hormônio luteinizante; P: progesterona.

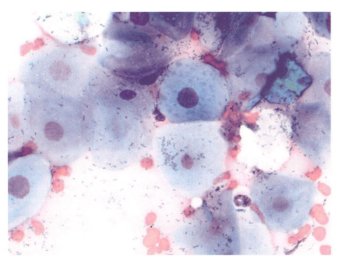

Figura 54.4 Citologia vaginal em proestro mostrando células intermediárias, hemácias e numerosas bactérias oportunistas extracelulares.

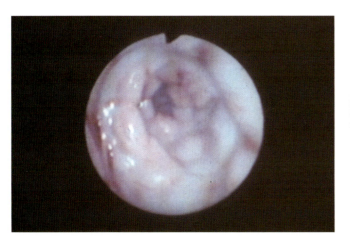

Figura 54.5 Aparência vaginoscópica das pregas vaginais edematosas durante o proestro.

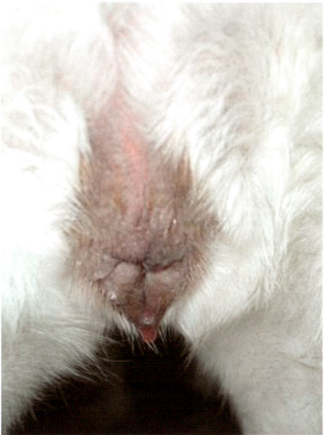

Figura 54.6 Aparência vulvar, estro.

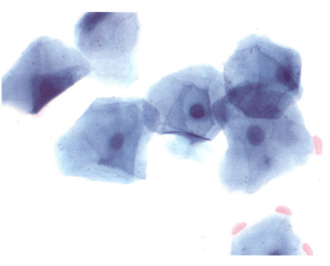

Figura 54.7 Citologia vaginal em estro mostrando células superficiais com núcleos picnóticos e células anucleadas.

diminuir em graus variáveis. O edema vulvar tende a ser máximo (Figura 54.6). Na citologia vaginal, ainda há predominância de células superficiais; o número de hemácias tende a diminuir, mas pode persistir (Figura 54.7). As pregas da mucosa vaginal ficam cada vez mais enrugadas (crenuladas) durante a ovulação e a maturação do oócito (Figura 54.8). As concentrações de estrógeno caem muito após o pico de LH, enquanto as concentrações de progesterona aumentam de forma constante (até 4 a 10 ng/mℓ à ovulação), o que caracteriza a fase lútea do ciclo ovariano. O estro dura de 3 dias a 3 semanas, com média de 9 dias. O comportamento estral pode preceder ou seguir o pico de LH; sua duração é variável e pode não coincidir exatamente com o período fértil. A liberação de oócitos primários ocorre 2 dias após o pico de LH; a maturação do oócito se dá 2 a 3 dias depois. O tempo de vida dos oócitos secundários é de 2 a 3 dias.

Durante o diestro, a cadela normal torna-se refratária à reprodução, com diminuição da atração por cães machos. A secreção vulvar diminui e o edema se resolve lentamente. A citologia vaginal é abruptamente alterada pelo reaparecimento de células epiteliais parabasais e neutrófilos (Figura 54.9). As pregas da mucosa vaginal ficam achatadas e flácidas. As concentrações de estrógeno são baixas e as concentrações de progesterona aumentam de forma contínua até um pico de 15 a 80 ng/mℓ antes da diminuição progressiva no final do diestro. A secreção de progesterona depende tanto da secreção hipofisária de LH quanto da secreção de prolactina. A proliferação do endométrio e a quiescência do miométrio ocorrem devido aos altos

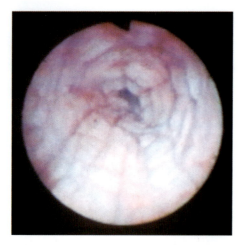

Figura 54.8 Aparência vaginoscópica das pregas da mucosa vaginal crenulada durante o estro.

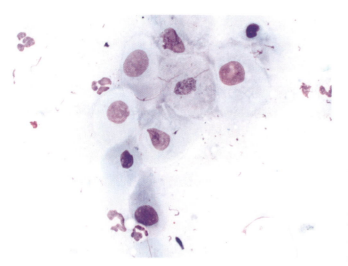

Figura 54.9 Citologia vaginal em diestro mostrando células parabasais e intermediárias e neutrófilos.

níveis de progesterona. O diestro geralmente dura 2 a 3 meses na ausência de gestação. O parto interrompe a gestação 64 a 66 dias após o pico de LH. As concentrações de prolactina aumentam de forma recíproca para diminuir a progesterona no término do diestro ou gestação, atingindo valores muito mais elevados na prenhez. Os tecidos ductais e glandulares mamários aumentam em resposta à prolactina.

OVULAÇÃO CANINA: AVALIAÇÃO DO CICLO ESTRAL PARA A IDENTIFICAÇÃO DO MOMENTO IDEAL PARA A CÓPULA

O ciclo estral das cadelas pode apresentar algumas variações individuais, normais ou patológicas, que precisam ser interpretadas pelos médicos veterinários. Há uma variação considerável dentro da faixa normal de eventos no ciclo reprodutivo. É preciso diferenciar cadelas com ciclos estrais normais, mas padrões inesperados, e cadelas com anomalias verdadeiras. De modo geral, isso requer o monitoramento do animal por todo o ciclo estral. A detecção de variação individual dentro da faixa normal de eventos em uma cadela fértil pode ser crucial para o bom aconselhamento reprodutivo. A avaliação do ciclo estral para detecção de anomalias verdadeiras é uma parte importante do exame da cadela aparentemente infértil (ver Capítulo 55).

INTERPRETAÇÃO DAS CONCENTRAÇÕES SÉRICAS DE HORMÔNIOS

Estrógeno

Durante a fase folicular do ciclo ovariano, o aumento dos níveis de estrógeno aumenta a taxa de renovação das células epiteliais vaginais, o que leva à cornificação progressiva observada na citologia vaginal e no espessamento da parede vaginal em preparação para a cópula (Figura 54.10). Também há edema progressivo da mucosa vaginal ao exame endoscópico. A quantificação de estrógeno é feita em muitos laboratórios comerciais. No entanto, as informações obtidas têm pouco valor na determinação do momento da ovulação, já que os níveis máximos de estrógeno variam entre cada animal e até mesmo as mudanças relativas não são correlacionadas à ovulação ou ao período fértil. O estrógeno deve ser avaliado por citologias vaginais e vaginoscopias seriadas. Os níveis de estrógeno não indicam o período fértil, já que a ovulação é desencadeada pelo pico de LH, não um pico de estrógeno. O exame das células na superfície do epitélio vaginal dá informações sobre o estágio do ciclo estral, principalmente ao mostrar a presença ou não de um efeito estrogênico. É importante sempre começar a contar o tempo de ovulação com a avaliação da citologia vaginal para confirmar que a cadela está realmente no cio e identificar o momento adequado para iniciar a quantificação seriada de progesterona com custo menor. A análise de concentrações séricas de hormônios durante o proestro, quando a citologia vaginal mostra principalmente células parabasais e intermediárias, é cara e não contribui para a determinação do momento real da ovulação.

Qualquer clínico que trabalhe com reprodução deve saber analisar a citologia vaginal porque sua interpretação por laboratórios comerciais é cara e demorada. A obtenção de células representativas das alterações hormonais em andamento requer técnica adequada. A amostra deve ser coletada da vagina

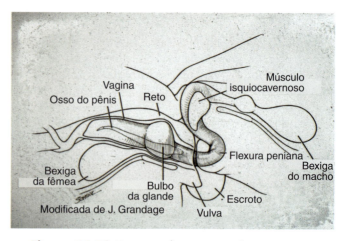

Figura 54.10 Esquema da trava copulatória canina.

cranial, já que células da fossa clitoriana, vestíbulo, papila uretral ou junção vestibulovaginal não são indicativas do estágio do ciclo (Figuras 54.11 e 54.12). O esfregaço de citologia vaginal deve ser rolado sobre uma lâmina sem sobreposição ou formação de manchas (Figura 54.13). Os altos níveis de estrógeno elevam dramaticamente o número de camadas que constituem o epitélio vaginal, provavelmente para proteger a mucosa durante a cópula. O aumento dos níveis de estrógeno durante o proestro eleva a taxa de maturação das células epiteliais e o número de células epiteliais cornificadas queratinizadas ("superficiais") observadas em um esfregaço vaginal. A cornificação completa continua durante o estro até a mudança observada no primeiro dia do diestro. O esfregaço vaginal muda abruptamente de cornificação total para 40 a 60% de células imaturas (parabasais e intermediárias) acompanhadas por neutrófilos em um período de 24 a 36 horas. A citologia vaginal realizada até essa mudança permite a análise retrospectiva da data do pico de LH (7 a 10 dias antes), da ovulação e da maturação dos oócitos (cerca de 24 a 48 horas após o pico de LH) e do período fértil (cerca de 3 a 6 dias após o pico de LH). Essa é a maneira mais barata de determinar o momento da ovulação, embora de forma retrospectiva. Também pode auxiliar a avaliação da idade gestacional (IG), pois o parto ocorre 56 a 58 dias após a mudança para o diestro.

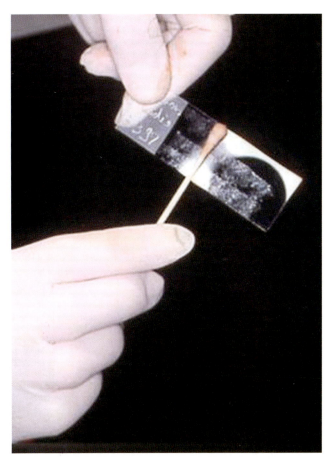

Figura 54.13 O rolamento do esfregaço vaginal em uma lâmina gera uma única camada celular para coloração e avaliação.

Hormônio luteinizante

No final da fase folicular do ciclo estral, há um aumento acentuado de LH em um período de 24 a 48 horas, seguido por um retorno aos valores basais. Acredita-se que esse pico de LH ocorra em resposta ao declínio na razão estrógeno/progesterona, ou seja, diminuição dos níveis de estrógeno e aumento

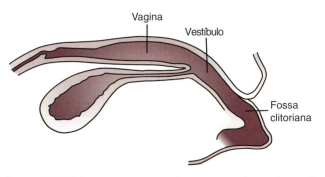

Figura 54.11 Diagrama esquemático mostrando a orientação anatômica do vestíbulo e da vagina da cadela.

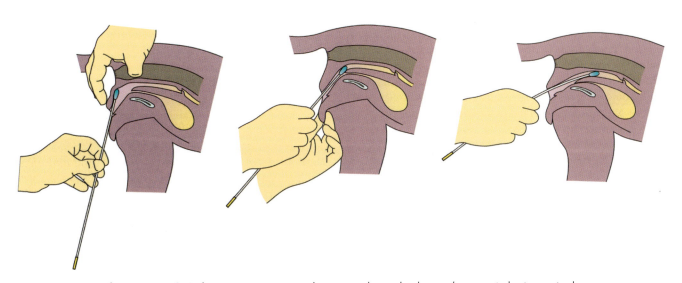

Figura 54.12 A ilustração mostra a colocação adequada do *swab* para citologia vaginal.

da concentração de progesterona. O pico de LH desencadeia a ovulação e, portanto, é o principal evento endocrinológico no ciclo reprodutivo da cadela; todos os eventos subsequentes são consistentes entre animais. A medida diária em série de LH para identificar a data exata do pico de LH é, portanto, a ferramenta diagnóstica mais precisa para determinar o momento da cópula. Há bons *kits* semiquantitativos (Status-LH® [Synbiotics/Pfizer/Zoetis]) para a medida dos níveis séricos de LH em cães e a identificação do pico pré-ovulatório de LH e, portanto, o momento da ovulação e o verdadeiro período fértil. O teste de LH é o meio mais preciso para determinação do momento da ovulação e deve ser considerado o padrão-ouro. No entanto, as amostras devem ser coletadas diariamente, sempre no mesmo horário, já que o pico de LH pode durar apenas 24 horas em muitas cadelas e não ser detectado caso um dia seja pulado. Os *kits* de LH podem estar sujeitos a interpretações variáveis e, assim, se possível, devem ser feitos sempre pelo mesmo profissional. A concentração sérica de progesterona deve sempre ser determinada em conjunto com o teste de LH, caso o pico deste último seja perdido.

Progesterona

Apenas nas cadelas, a progesterona começa a aumentar perto do pico de LH (na verdade, antes da ovulação), o que permite a detecção indireta deste último. O aumento dos níveis de progesterona atua de maneira sinérgica ao declínio de estrógeno para reduzir o edema vulvar e vaginal observado por vaginoscopia e fazer com que a cadela aceite a cópula. Outros sinais clínicos observáveis de luteinização ovariana (produção de progesterona) são mínimos. Amostras de sangue em série, obtidas a cada 2 dias depois da identificação de cerca de 70% de células superficiais à citologia vaginal, podem ser usadas para determinação do início do aumento da concentração de progesterona (geralmente acima de 1,5 ng/mℓ), o que indica a ocorrência do pico de LH. O nível de progesterona pode ser determinado por radioimunoensaio (RIA) ou quimioluminescência na maioria dos laboratórios veterinários comerciais. Além disso, há diversos *kits* semiquantitativos. O exame também pode ser feito em laboratórios humanos previamente aprovados pela comparação a um laboratório veterinário. Ao examinar o intervalo e a sobreposição dos níveis de progesterona em diferentes pontos do proestro e do estro, fica claro que nenhum valor absoluto de progesterona é correlacionado a qualquer evento em particular. A concentração de progesterona é de 0,8 a 3 ng/mℓ no pico de LH, 1 a 8 ng/mℓ na ovulação e de 4 a mais de 30 ng/mℓ durante o período fértil. No entanto, a realização de ensaios quantitativos seriados precisos de progesterona permite a estimativa do pico de LH como o primeiro dia de aumento distinto na concentração de progesterona, comumente entre 1,5 e 4 ng/mℓ. Embora essa estimativa não seja tão precisa quanto à identificação real do pico de LH pelo uso de um ensaio específico, ainda é muito útil, de ampla disponibilidade, mais fácil e barata. Os ensaios semiquantitativos detectam apenas uma faixa de progesterona, não um número real, dificultando a identificação precisa do dia exato de início do aumento de progesterona ou do verdadeiro período fértil. Esses *kits* têm alguns problemas técnicos e só devem ser usados para a determinação do momento da ovulação para cruzas naturais ou artificiais de rotina com cães férteis, em que uma margem de erro maior é aceitável. Uma boa regra prática é começar a reprodução quando o *kit* mostrar que a progesterona está acima de 2 ng/mℓ. O momento de inseminação com sêmen resfriado ou congelado ou cruzas de fêmeas ou machos subférteis deve ser determinado por ensaios quantitativos de progesterona realizados por laboratórios comerciais; a diferença de custo é mínima. Independentemente do ensaio utilizado, outro teste deve sempre ser realizado 2 a 4 dias após a detecção do aumento inicial para indicar que o ciclo progrediu como esperado, com formação de corpos lúteos funcionais e ovulação; a concentração de progesterona deve ser superior a 5 ng/mℓ.

A vaginoscopia pode ser realizada ao longo do ciclo como um complemento à análise citológica vaginal e aos ensaios hormonais, especialmente para avaliação de um ciclo incomum ou se apenas um acasalamento estiver planejado. A vaginoscopia é bastante útil em cadelas atendidas mais tarde, depois do dia do pico de LH, com mais de 90% de células superficiais à citologia vaginal e progesterona acima de 3 ng/mℓ. A crenulação (enrugamento da mucosa vaginal) máxima é observada quando os oócitos estão maduros e mais fertilizáveis; pode ser avaliada rapidamente por vaginoscopia. A vagina da cadela é relativamente longa em comparação a outros animais domésticos; o comprimento total do cérvice à vulva (inclusive o vestíbulo) é de 10 a 14 cm em uma cadela de 11 kg. O cérvice uterino da cadela não é acessível por palpação digital pela vagina nem pode ser visualizado com um espéculo vaginal comum ou otoscópio; ambos são curtos demais. Consequentemente, o equipamento para a visualização de toda a vagina até o cérvice ou acesso ao útero a partir da vagina deve ser longo (p. ex., até 29 cm para raças grandes, 33 cm para raças gigantes) (Figura 54.14). Além disso, a presença de pregas da mucosa vaginal e a posição do cérvice uterino na cadela requerem o uso de equipamento rígido para acesso cervical; os proctoscópios pediátricos são suficientes para a visualização da mucosa vaginal, mas os vaginoscópios de fibra óptica permitem uma análise melhor e possuem múltiplos canais para amostragem e inseminação (Figuras 54.15 a 54.17). As mudanças induzidas por hormônios na mucosa vaginal permitem que as cadelas em estro tolerem a vaginoscopia sem sedação ou anestesia.

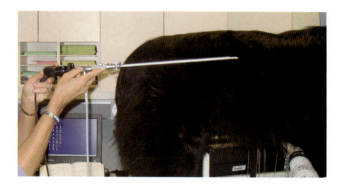

Figura 54.14 Comprimento do vaginoscópio para visualização do cérvice uterino da cadela para inseminação transcervical.

A ultrassonografia pode ser usada para identificar a ovulação na cadela, mas as primeiras tentativas foram desanimadoras. O pequeno tamanho dos ovários e sua semelhança com as estruturas adjacentes dificultam a visualização. Melhorias recentes na tecnologia de varredura e a experiência do profissional aumentaram a eficácia da ultrassonografia ovariana. No proestro, múltiplas estruturas císticas foliculares anecoicas podem ser identificadas; seu tamanho aumenta com o tempo (até 1 cm de diâmetro). Em última análise, essas estruturas têm paredes finas distintas e centros de fluido anecoico com realce distal (Figura 54.18). A superfície do ovário pode se tornar irregular ou protuberante. Os folículos cheios de fluido anecoico se tornam corpos hemorrágicos hipo a hiperecoicos de forma aguda no momento da ovulação e, ao longo de vários dias, formam corpos lúteos de paredes mais espessas (Figura 54.19). Os folículos ovarianos não entram em colapso em cadelas e gatas. No diestro, os ovários podem ser lobulares; os corpos lúteos são estruturas hipoecoicas óbvias de tamanho variável. Há boa correlação com a ovulação prevista pelos níveis de LH e progesterona. A principal desvantagem é a necessidade de repetição da ultrassonografia 2 a 3 vezes no dia esperado de ovulação.

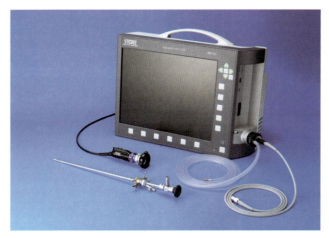

Figura 54.15 Vaginoscópio endoscópico Karl Storz Hopkins Telescope com bainha externa protetora, telescópio de 30°, 3,5 mm de largura, três portas e comprimento de trabalho de 29 cm.

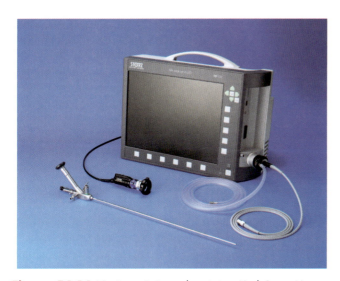

Figura 54.16 Vaginoscópio endoscópico Karl Storz Uretero-renoscope com telescópio e bainha de instrumento combinados em uma unidade de 8 a 13,5F com três portas e comprimento de trabalho de 34 cm.

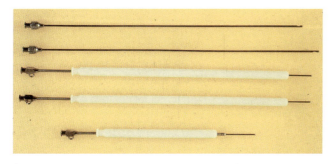

Figura 54.17 Cateteres transcervicais rígidos noruegueses.

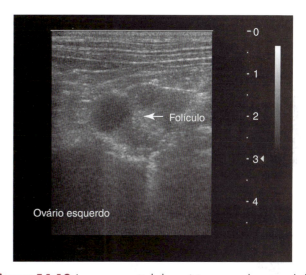

Figura 54.18 Imagem sagital do ovário esquerdo normal de cadela na fase folicular do ciclo estral. Os folículos em desenvolvimento (*seta*) aumentam de tamanho com o passar do tempo até o ponto da ovulação.

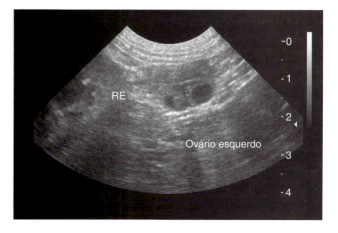

Figura 54.19 Imagem sagital do ovário esquerdo normal de cadela na fase lútea do ciclo estral. Os corpos lúteos têm paredes (*cursores*) mais espessas, conteúdo anecoico e persistem por mais de 45 dias após a ovulação. RE: rim esquerdo.

PROTOCOLO CLÍNICO: MANEJO REPRODUTIVO VETERINÁRIO

De modo geral, os tutores retardam a procriação da cadela até depois dos 2 anos por razões éticas e para terminar a triagem genética; as cadelas são fisiologicamente capazes de procriar no primeiro ciclo estral. Os tutores reprodutores devem ser aconselhados a notificar a clínica ao perceberem o primeiro cio da cadela (corrimento vaginal ou edema vulvar/atração por machos). Até mesmo o tutor mais astuto pode deixar de notar o verdadeiro início do proestro por alguns dias; logo, a avaliação clínica precoce (no dia 3 a 5 após o início do ciclo de cio) com citologia vaginal é recomendada. O tipo previsto de reprodução deve ser determinado para orientar os exames a serem realizados. O início do proestro deve ser documentado por análise citológica vaginal (< 50% de cornificação/células superficiais). O nível basal de progesterona pode ser informativo em caso de desconhecimento do verdadeiro início do ciclo (o valor basal é inferior 1 ng/mℓ). A citologia vaginal deve ser realizada a cada 2 a 4 dias até a observação de uma progressão significativa no percentual de células superficiais, geralmente acima de 70%. Nesse ponto, a determinação seriada dos níveis hormonais deve começar. Para cruzas de rotina (naturais ou inseminações artificiais com amostra fresca ou fresca refrigerada com cães férteis), a quantificação de progesterona pode ser feita em dias alternados até a identificação de uma concentração acima de 2 ng/mℓ. O dia de início do aumento de progesterona é considerado o "dia zero". Duas cruzas naturais ou inseminações artificiais são recomendadas entre os dias 3 a 6, idealmente com 48 horas de intervalo. Os 2 dias escolhidos dependem das opções de envio de sêmen resfriado durante a noite e das programações dos tutores e veterinários. Como já descrito, a confirmação do aumento da progesterona acima de 5 ng/mℓ no momento da reprodução é ideal. A citologia vaginal deve sempre ser realizada no dia da inseminação artificial e revelar a presença de 90 a 100% de células superficiais. Se os tutores não trouxerem os cães ao veterinário para assistência reprodutiva após vários dias de tentativas fracassadas, a citologia vaginal deve ser realizada para confirmar que a cadela ainda está em estro. A quantificação de progesterona, então, confirma se a cadela já ovulou e a reprodução é oportuna; no entanto, uma inseminação artificial é recomendada enquanto os resultados de progesterona são aguardados. Uma mudança para menos de 50% de células superficiais indica o começo do diestro. Apenas as inseminações intrauterinas realizadas no primeiro dia de diestro tiveram sucesso na produção de gestação.

Caso o momento da ovulação precise ser determinado com maior acurácia (para uso de sêmen congelado ou cruzas com reprodutores subférteis), a quantificação de LH é recomendada. Os dias de reprodução podem ser planejados assim que o pico de LH for identificado. O dia do pico de LH também é o dia zero. Duas cruzas artificiais com sêmen natural, fresco ou resfriado devem ser realizadas nos dias 3 a 6. As inseminações com sêmen congelado devem ser feitas no dia 5 ou 6 da janela fértil devido à vida curta do esperma criopreservado descongelado. Além disso, pelo menos um ensaio de progesterona deve ser realizado após a identificação do pico de LH para documentar o aumento contínuo de seus níveis, que devem estar acima de 5 ng/mℓ antes da reprodução. Se as finanças do tutor forem limitadas, o soro pode ser coletado diariamente para análise quantitativa de progesterona, como já recomendado. Ao identificar o aumento inicial de progesterona, o soro de um dia específico pode ser avaliado para detecção do pico de LH, confirmando o dia zero.

Os médicos veterinários podem ser questionados sobre o uso do teor vaginal de glicose e da condutividade elétrica para a determinação do momento da ovulação. O aumento da glicose foi identificado em secreções vaginais de forma inconsistente; acredita-se que seja o resultado do antagonismo à insulina que é secundário às alterações das concentrações do hormônio no momento do aumento da progesterona. Esse achado, porém, não é confiável e não é recomendado para a determinação do momento da ovulação. A medida da condutividade elétrica do muco vaginal é usada rotineiramente para a determinação do momento ideal da cruza em raposas e tem sido estudada em várias outras espécies, inclusive em cães. A resistência elétrica aumenta à medida que o estro se aproxima e, em seguida, é máxima por vários dias, talvez devido ao aumento de estrógeno. Embora a ovulação tenha aparentemente ocorrido em algum ponto durante este período de resistência elétrica máxima, sua correlação ao pico de LH ou ao período fértil não foi demonstrada; logo, não é possível recomendar seu uso para determinação do momento preciso de ovulação. O momento da ovulação geralmente não é determinado em gatas, cujo comportamento estral é óbvio; na verdade, o esfregaço vaginal pode induzir a ovulação. A citologia do estro na gata é semelhante à da cadela, mas as células superficiais retêm seus núcleos (Figura 54.20). A concentração sérica de progesterona pode ser usada para confirmar a ovulação se for superior a 5 ng/mℓ.

O comportamento e outros aspectos (como a atração de machos) também devem ser analisados em cada exame, mas com peso menor (Vídeos 54.1 e 54.2). O médico deve lembrar que a determinação do momento da ovulação é mais precisa quando diversas informações são reunidas (citologias vaginais, vaginoscopia e quantificação de progesterona ou LH).

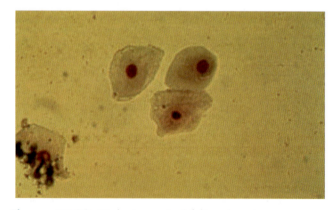

Figura 54.20 Citologia vaginal felina durante o estro mostrando células superficiais nucleadas.

CÃES E GATOS MACHOS

COLETA DE SÊMEN

A inseminação artificial pode ser usada caso a reprodução não possa ser natural (parceiro de tamanho incompatível, reprodutor idoso ou inexperiente), inclusive por questões geográficas (envio de sêmen resfriado com extensor), ou se houver necessidade de uso de sêmen congelado. As técnicas de inseminação artificial intravaginal e intrauterina são eficazes em cadelas. Nenhuma das duas é comumente realizada em felinos devido à dificuldade técnica da coleta de sêmen (treinamento especial para a utilização de vagina artificial [VA], eletroejaculação ou ejaculação induzida quimicamente [100 μg/kg de medetomidina por via intramuscular] com cateterismo uretral) e do estado ovulatório (geralmente induzido) da gata (Zambelli et al., 2006; Zambelli et al., 2007). A maioria dos veterinários não desenvolveu habilidades de coleta de sêmen e inseminação na faculdade. O sucesso da inseminação artificial requer boas técnicas de coleta, manuseio de sêmen e procedimento. A avaliação do sêmen deve ser realizada regularmente em reprodutores valiosos. É necessário treinamento especial em resfriamento de sêmen, métodos avançados de inseminação artificial e congelamento de sêmen (criopreservação). A criopreservação do sêmen canino é realizada rotineiramente tanto por veterinários quanto por técnicos. De acordo com o American Kennel Club (AKC), apenas veterinários devem realizar a inseminação artificial com sêmen criopreservado. Vários programas treinam profissionais em criopreservação canina. Pesquisas e debates sobre extensores de sêmen, tampões de congelamento e o papel do fluido prostático na função do esperma estão em andamento.

A coleta bem-sucedida de sêmen canino fresco geralmente requer uma sala silenciosa, um tapete ou esteira para bom equilíbrio, uma cadela no estro e alguns equipamentos especiais (Boxe 54.5). As tentativas de deixar o cão à vontade antes da coleta podem incluir medidas simples, como a não utilização de jalecos brancos. Os procedimentos médicos (vacinação, avaliação da temperatura, exames retais, punção venosa) devem ser realizados *após* a coleta ou por outro veterinário. Durante as coletas de sêmen, o ambiente deve ser o mais próximo possível do local normal de reprodução do padreador. A coleta deve ser realizada no chão, exceto em animais de raças *toy* acostumados ao procedimento feito em mesa. As consultas repetidas permitem que o padreador relaxe e ele logo aprende para que está lá. De modo geral, a qualidade do sêmen é melhor na presença de uma cadela no cio cooperativa, o que aumenta a libido do reprodutor. Os cães reprodutores podem reter a porção rica em esperma (média ou segunda) da ejaculação em caso de desconforto. O equipamento de coleta de sêmen (VA, tubos de coleta) é comercializado. Certifique-se de que todos os equipamentos de coleta estejam em temperatura ambiente, secos, limpos e livres de agentes espermicidas.

Segure a cadela no cio em pé, e sustente sua cabeça como necessário. Permita que o macho se familiarize com o ambiente, a cadela e os tratadores. Fique perto do macho enquanto ele se aproxima da cadela. Pessoas destras tendem a atuar melhor do lado esquerdo do macho. Deixe o macho montar, colocando a VA na frente de seu pênis com a mão esquerda enquanto ele avança em direção à fêmea. Se o macho não montar ou avançar, massageie delicadamente o pênis pelo prepúcio com a mão direita para estimular a ereção. Quando o macho estiver 50% ereto ou menos, empurre o prepúcio para trás do bulbo da glândula. Em caso de dificuldade, tire o cão de cima da fêmea, leve-o para longe para permitir a detumescência e traga-o de volta para uma nova tentativa. A ejaculação dentro do prepúcio é dolorosa. Durante a estocada, reposicione as mãos para exercer pressão suave e constante logo atrás, incorporando o bulbo da glândula e mantendo a VA sobre o pênis. O impulso rápido coincide com a penetração. Após a ereção completa, coincidindo com a cópula, o macho desmonta e tenta passar por cima da cadela e do seu braço para girar. Ajude-o, levantando a perna do macho por cima do braço e girando o pênis em 180° para que seja direcionado para trás, entre os membros posteriores. Mantenha os cães próximos durante a fase de ejaculação para que o reprodutor acredite que há cópula. Visualize o sêmen durante o fluxo pelos tubos transparentes. O ejaculado tem três frações. A primeira é clara, das vesículas seminais. A segunda fração é o fluido rico em espermatozoides (SRF), de cor branca. A terceira fração é transparente e é o fluido prostático. De modo geral, o SRF é liberado no final de uma estocada rápida após o cão ter se virado. A avaliação do sêmen requer a coleta apenas da primeira e segunda frações. A análise de uma pequena quantidade do fluido prostático mais volumoso é adequada. Para inseminação artificial recente, evite coletar o fluido prostático transparente.

De modo geral, o volume total do SRF em um cão grande não é superior a 1 a 2,5 mℓ. Após o término da coleta, deixe a VA no macho até a diminuição da ereção. Isso deixa o pênis mais confortável. Aplique um pouco de lubrificante hidrossolúvel na base do pênis, sob a VA, para facilitar o retorno do pênis ao prepúcio. Sempre verifique o desaparecimento da parafimose (pênis expulso para fora do prepúcio) decorrente da coleta de sêmen. Não há necessidade de passear com o cão; a ereção desaparece em 5 a 15 minutos. Deve-se ter cuidado para que o padreador tenha se recuperado bem da ereção antes da retirada da VA; a pele e os pelos do prepúcio podem estrangular a ponta do pênis.

BOXE 54.5

Equipamento de coleta de sêmen.

Cadela em estro
Vagina artificial (VA)
Bandeja para tubos de ensaio
Tubos plásticos de coleta
Pipetas
Tapete antiderrapante
Aquecedor de lâminas (ligado e carregado)
Lamínulas, pipetas de vidro
Solução extensora de sêmen fresco, aquecida à temperatura corpórea
Gel lubrificante sem espermicida
Microscópio óptico com aumento × 10, × 40 e × 100

ANÁLISE DO SÊMEN

A análise do sêmen deve incluir a avaliação da morfologia, motilidade e concentração dos espermatozoides. Se o clínico não se sentir confortável com a avaliação do sêmen, a amostra ou uma alíquota representativa pode ser enviada para um laboratório comercial, mas a motilidade deve ser determinada imediatamente após a coleta. O sêmen canino normal tem 70% (ou mais) de espermatozoides que se movem de maneira progressiva para frente com velocidade moderada e boa motilidade. Para a avaliação da motilidade, coloque uma gota da fração rica em espermatozoides (segunda fração) em uma lâmina aquecida usando uma pipeta. Cubra com uma lamínula e observe em aumento ×10 a ×40. O espermatozoide deve atravessar a lâmina de forma relativamente reta, com giros mínimos (boa motilidade) e alta velocidade (motilidade moderada a rápida). Os espermatozoides não devem se aglutinar uns aos outros, mas a aglutinação com partículas de gema de ovo em extensores ou outras células no sêmen pode ser normal. Se a motilidade for ruim, prepare outra lâmina e refaça a análise. Observe a morfologia de espermatozoides vivos não corados em aumento de ×40. Os espermatozoides anormais podem ter caudas enroladas, gotículas proximais, cabeça de formato anormal, caudas ou duplas cabeças e acrossomos alterados (Figuras 54.21 e 54.22). A visualização do acrossomo sem microscopia de contraste de fase é difícil. Danos iatrogênicos podem causar descolamento de cabeça e caudas dobradas. A observação de espermatozoides frescos antes da coloração permite a avaliação de anomalias morfológicas induzidas por corantes. Prepare outra lâmina com a pipeta da mesma maneira que faria um esfregaço de sangue periférico, seque ao ar e core para análise morfológica. As colorações de Wright-Giemsa e eosina-nigrosina comumente são usadas. Pelo menos 100 a 200 espermatozoides devem ser analisados quanto à morfologia, observando tanto as células normais quanto aquelas com anomalias de cabeça (deformadas, duplas), colo (gotículas proximais) e cauda (gotículas distais, enroladas, duplas). Um contador diferencial de células com identificação dessas categorias facilita a análise. Em caso de ocorrência de muitas anomalias morfológicas após a coloração, o uso de uma metodologia diferente pode ser aconselhável. Observe a presença de células epiteliais, leucócitos e hemácias (registre como 1 a 4+/campo de maior aumento). As contagens de espermatozoides podem ser realizadas com hemocitômetro e Unopette. Alternativamente, o Spermcue® automatizado (MOFA Inc.) conta espermatozoides de forma automatizada e muito precisa. Multiplique o número de espermatozoides por mililitro pelo volume do SRF para obter o número de espermatozoides por ejaculado. Os cães normais apresentam 200 a 400 milhões (até um bilhão) de espermatozoides por ejaculado. O volume médio de sêmen de machos normais varia de acordo com o método de coleta (10,5 a 233 µ/ℓ); há 21 a 57 milhões por ejaculado. Números maiores de espermatozoides morfologicamente normais podem estar associados à estação de reprodução em gatos. A teratospermia é mais comum em felinos; gatos normais têm cerca de 40% de espermatozoides anormais. Acredita-se que isso seja resultado da diminuição da variação genética (Pukazhenthi et al., 2006).

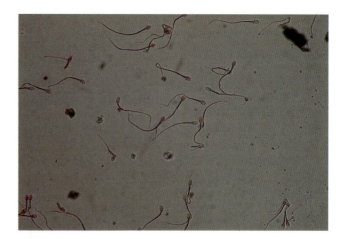

Figura 54.21 Espermatozoides de cão à microscopia com contraste de fase.

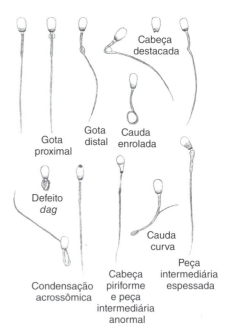

Figura 54.22 Representação esquemática da morfologia dos espermatozoides mostrando anomalias comuns.

INSEMINAÇÕES ARTIFICIAIS COM SÊMEN FRESCO, FRESCO REFRIGERADO E CONGELADO

INSEMINAÇÃO ARTIFICIAL VAGINAL

Com a cadela em pé e contida de forma confortável, usando orientação digital ou um proctoscópio pediátrico, uma pipeta de inseminação é introduzida dorsal à papila uretral e o mais longe possível na abóbada vaginal. As inseminações vaginais devem ser realizadas com uma pipeta limpa de infusão uterina para éguas, que é rígida e permite a colocação do sêmen perto do cérvice uterino, na porção cranial da vagina. Tenha cuidado para não contaminar o sêmen com água, desinfetantes ou lubrificantes espermicidas. Um cateter urinário de polipropileno 5 a 10F também pode ser usado. O sêmen deve ser manuseado com seringas sem látex.

A pipeta geralmente deve ser manobrada sobre e sob as dobras da mucosa vaginal. Com a pipeta posicionada, os membros posteriores da cadela são elevados no colo de um assistente em posição de carrinho de mão. O abdome da cadela não deve ser comprimido; o assistente deve conter a cadela segurando firmemente seus jarretes em uma posição confortável. A seringa de sêmen é então anexada à pipeta e elevada; o sêmen é infundido de forma lenta. Se isso não acontecer, recue ligeiramente a pipeta. Uma pequena quantidade de ar na seringa esvazia o conteúdo da pipeta na vagina. Não é necessário continuar a elevar os membros posteriores da cadela após a inseminação, pois isso não afeta a concepção ou o tamanho da ninhada; o ideal é passear com a cadela por 10 minutos, sem deixar que ela se sente ou urine.

INSEMINAÇÃO ARTIFICIAL INTRAUTERINA

A criopreservação e o descongelamento diminuem a qualidade e a longevidade do sêmen, o que requer uma tecnologia especial de inseminação. O sêmen congelado e descongelado deve ser colocado perto do sítio de fertilização (tubas uterinas) para que as taxas de concepção sejam aceitáveis; a inseminação intrauterina é altamente recomendada. O processo e a qualidade da criopreservação canina melhoraram com o tempo; as técnicas de inseminação continuaram desafiadoras até o desenvolvimento do acesso endoscópico intrauterino transcervical. Os dados indicam o benefício da deposição intrauterina de sêmen congelado e descongelado (taxas de concepção entre 40 e 90%). Segundo nossa extrapolação, a inseminação intrauterina com sêmen resfriado, estendido ou com algum tipo de comprometimento (subfértil) também gera boas taxas de concepção.

A anatomia normal da vagina e do cérvice uterino das cadelas dificultou o acesso transcervical ao útero até o desenvolvimento de cistouretroscópios rígidos e sua adaptação para a vaginoscopia. Historicamente, a inseminação intrauterina de cadelas exigia um procedimento invasivo (laparotomia ou laparoscopia). Além da invasividade, a laparotomia requer anestesia geral, o que muitos médicos e tutores consideram questionável em um procedimento eletivo como a inseminação artificial (Figura 54.23). A abordagem laparoscópica do útero canino tem sido usada com pouca frequência, especialmente na prática clínica, devido à sua relativa invasividade (múltiplas incisões, insuflação) e por requerer equipamentos especiais, experiência e anestesia. Em alguns países, cirurgias eletivas como essas não são consideradas éticas.

A inseminação transcervical está se tornando mais comum, com técnicas desenvolvidas na Escandinávia e na Nova Zelândia. O cateter norueguês é um cateter de aço de 20 a 50 cm com ponta de 0,5 a 1 mm e bainha de náilon de proteção; é usado com uma seringa de 6 a 20 mℓ. No cateterismo transcervical, o cateter norueguês é introduzido na vagina e inserido às cegas no cérvice uterino por palpação e manipulação pela parede abdominal. Essa técnica requer treinamento e experiência. O útero e a vagina podem ser perfurados, com introdução da flora vaginal no abdome. Essa técnica foi associada a boas taxas de sucesso.

A inseminação transcervical com visualização por fibra óptica do orifício cervical caudal para cateterismo é ideal. Após

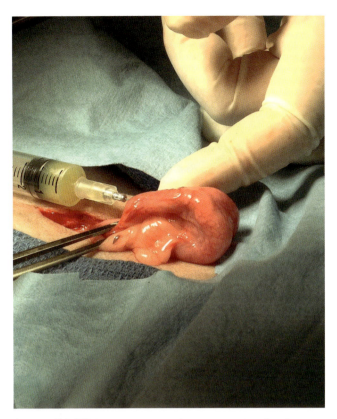

Figura 54.23 Inseminação cirúrgica: injeção de sêmen no corno uterino.

a visualização, um cateter de polipropileno é introduzido no canal do endoscópio, passa pelo orifício cervical e, assim, chega ao lúmen uterino (Figuras 54.24 a 54.26). A visualização do cérvice uterino requer a manipulação das dobras vaginais e do endoscópico; o cateterismo do cérvice uterino requer experiência e prática. De modo geral, não há necessidade de sedação. A curva de aprendizado dessa técnica é moderada. Com prática suficiente, essa técnica é bastante recompensadora e pode ser realizada em questão de minutos. O cateterismo transcervical para a inseminação intrauterina deve ser realizado com a cadela no estro, em pé sobre uma superfície antiderrapante, com contenção leve e apoio suave do abdome para impedir que se sente. O equipamento foi desenvolvido para ser utilizado em cadelas em pé. O profissional deve trabalhar sentado, com os braços elevados à altura da vulva para minimizar a fadiga muscular. A mesa de exame e a cadeira devem ser ajustáveis para aumentar o conforto do profissional. De modo geral, a participação do tutor para contenção e observação é recompensadora (Vídeo 54.3). Até agora, a possível introdução da flora vaginal no lúmen uterino pela inseminação transcervical não foi observada e não parece importante; hoje, sabe-se que a flora vaginal normal pode ser encontrada no útero durante o proestro e o estro. A cruza natural certamente leva à introdução da flora vaginal no lúmen uterino; o útero tem a capacidade inerente de normalizar sua flora após o estro. A manutenção do equipamento é mínima; 10 minutos de imersão das partes imersíveis em solução de clorexidina diluída (1:1.000) e enxágue completo com água destilada são suficientes. Desinfetantes mais fortes não devem ser usados devido ao possível efeito espermicida. Como em todos os procedimentos reprodutivos, o sucesso é muito influenciado pelo momento da ovulação da cadela e pela qualidade do sêmen do macho. Um número maior de inseminações (não limitadas por anestesia e cirurgia invasiva) pode melhorar a concepção e agora é viável com este equipamento e técnica.

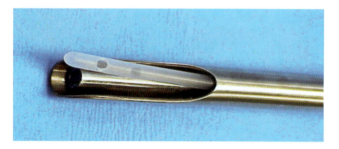

Figura 54.24 Extremidade de trabalho do vaginoscópio, mostrando a ponta do cateter adjacente ao telescópio.

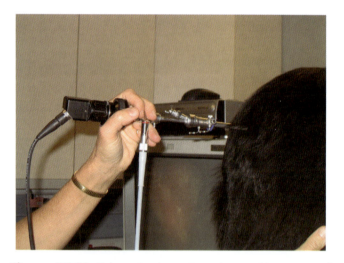

Figura 54.25 Colocação do vaginoscópio no lúmen vaginal para visualização do cérvice uterino.

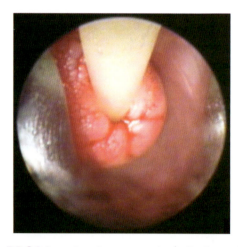

Figura 54.26 Inseminação transcervical. O sêmen é transferido para o lúmen uterino por meio de um cateter de polipropileno sob orientação endoscópica.

CICLO ESTRAL DA GATA

De modo geral, a puberdade da gata ocorre aos 9 a 10 meses, mas pode ser observada entre 4 meses e 2 anos de vida. Como as gatas são reprodutoras sazonais, a estação de nascimento influencia a idade à puberdade. A ciclicidade depende do fotoperíodo; as gatas precisam de 12 horas ou mais de luz para manter ciclos normais. A ciclicidade e a foliculogênese são abruptamente interrompidas em gatas expostas a menos de 8 horas de luz, mas retomadas em média 16 dias após o retorno ao fotoperíodo de 14 horas. A sazonalidade é mais pronunciada em gatas expostas à luz natural, em especial em latitudes maiores. As raças de pelo longo tendem a ser mais sazonais do que as de pelo curto. As fases do ciclo estral felino são proestro, estro, interestro, diestro ou pseudociese e anestro.

O proestro precede o estro e dura 1 a 2 dias, mas é reconhecido em menos de 20% das gatas. Durante o proestro, a fêmea é atrativa, mas não aceita o macho. A gata pode se esfregar contra objetos, vocalizar e assumir postura lordótica; coloca os membros anteriores no chão, eleva os membros posteriores e põe a cauda para o lado. Ao ser acariciada na região caudal dorsal, a gata pisa com os membros posteriores.

O estro é o período de receptividade sexual e dura, em média, 7 dias (3 a 16) e depois, diminui durante, em média, 9 dias (3 a 14). A genitália externa não apresenta mudanças conspícuas de aparência, mas as alterações comportamentais são pronunciadas durante o estro. Por causa da duração relativamente curta do proestro, da capacidade de indução inadvertida da ovulação por estimulação vaginal mecânica e das alterações celulares menos dramáticas observadas na gata, a citologia vaginal não é tão usada quanto em cadelas. As observações comportamentais devem determinar o melhor momento para colocar a gata em contato com o gato. A duração do estro não é influenciada pela reprodução ou ovulação. Para a citologia vaginal, a infusão e a recuperação de uma pequena quantidade (inferior a 1 mℓ) de solução salina na vagina geram resultados melhores do que o *swab*. O interestro é o período entre estros sucessivos na ausência de ovulação. Se a gata não cruzar ou for estimulada a ovular de outra maneira, o estro ocorre a cada 2 a 3 semanas durante o fotoperíodo apropriado. Em caso de ovulação, há formação de corpos lúteos, que secretam progesterona. Na ausência de gestação, ocorre o diestro (pseudociese), que dura de 35 a 40 dias. O anestro é o período sazonal sem ciclos estrais; a iluminação artificial pode alterar sua ocorrência.

As gatas são ovuladoras induzidas, ou seja, ovulam em resposta à estimulação vaginal; entretanto, a ovulação pode ser espontânea. A ovulação é mais comumente desencadeada pela cópula ou estimulação mecânica da vagina, o que causa uma estimulação reflexa do hipotálamo por meio de vias na medula espinal. O hipotálamo libera GnRH que, então, provoca a liberação de LH pela hipófise anterior. O LH estimula a ovulação e o desenvolvimento dos corpos lúteos. Outras formas de estimulação são ocasionalmente responsáveis pela ovulação; corpos lúteos ativos foram observados em gatas não expostas a machos ou estímulos de coito artificial. A ovulação depende da liberação de LH em pico e duração adequados. A liberação de LH ocorre minutos após o coito e atinge o pico cerca de 1 a 2 horas depois. Como é parcialmente dependente da duração da exposição anterior ao estrógeno (tempo de estro), a resposta de LH varia de acordo com o dia do estro em que ocorre o coito. Múltiplas cópulas geram maiores concentrações plasmáticas de LH e são associadas à maior probabilidade de ovulação em comparação a um único acasalamento. A duração da elevação plasmática de LH também determina a ocorrência de ovulação; o nível de LH volta para os valores basais em 12 a 24 horas após um único acasalamento ou após vários acasalamentos em intervalos de menos de 2 horas. No entanto, o LH continua elevado até 38 horas após vários acasalamentos em intervalos de 3 horas. A liberação suficiente de LH requer cruzas repetidas em um intervalo razoável. A resposta do LH a um único acasalamento pode ser bastante variável; a cruza, seja única ou múltipla, não assegura a ovulação. A probabilidade de ovulação é maior com o aumento do número de cópulas em dias sucessivos de estro. A ovulação ocorre 24 a 60 horas após o coito e pode variar dependendo do padrão de acasalamento. Se o início do estro for detectado, o ideal é que a reprodução ocorra nos dias 2 a 3.

Depois do estro, há três alternativas: (1) não há ovulação e o interestro dura, em média, 9 dias (4 a 22) antes do próximo proestro; (2) há ovulação sem fertilização, o que causa pseudociese por 35 a 40 dias e interestro de 1 a 10 dias; ou (3) gestação. A pseudociese é observada após a ovulação e formação do corpo lúteo sem concepção. Os corpos lúteos produzem progesterona, cujos níveis sobem rapidamente desde as concentrações basais até um pico de 16 a 17 ng/mℓ 18 a 25 dias após a ovulação. Após o pico, as concentrações de progesterona voltam para o valor basal em cerca de 40 dias após a ovulação. A duração normal da pseudociese é de 35 a 40 dias. Os corpos lúteos parecem ter uma vida útil finita pré-programada, pois não estão sujeitos à regressão das fontes uterinas de prostaglandinas. A lactação ao final da pseudociese é menos comum em gatas. A indução da pseudociese elimina o chamado estro constante observado em gatas não ovulatórias; a duração desse estro não é alterada. Após a pseudociese, a gata passa por um anestro de 2 a 4 semanas e retorna ao estro se estiver em ciclo ou faz a transição para um anestro sazonal prolongado.

A gestação felina é de 63 a 66 dias a partir do acasalamento fértil. Como os filhotes nascidos antes dos 60 dias de gestação têm pouca chance de sobrevida, é importante que a prenhez chegue aos 63 dias para a viabilidade máxima dos neonatos. Como as gatas são ovuladoras induzidas, tutores devem ser aconselhados a reconhecer os sinais de estro e colocar as gatas com os gatos pelo tempo mínimo para um acasalamento fértil (geralmente 2 a 3 dias), tornando a avaliação da duração da gestação mais previsível. Ao contrário do observado na gata com pseudociese, os corpos lúteos da gata gestante não regridem; apesar da produção de progesterona pela placenta, os ovários são necessários para a manutenção da gestação após o dia 50. Como nas cadelas, as concentrações de progesterona variam com o tempo. A prolactina da hipófise anterior também parece ser necessária para a manutenção da gestação.

OBSTETRÍCIA

DIAGNÓSTICO DA GESTAÇÃO

A avaliação precoce da gestação melhora o cuidado obstétrico (Tabela 54.2). A detecção da prenhez por palpação abdominal (melhor em cerca de 30 dias de gestação) confirma a presença de um útero aumentado, presumivelmente gravídico, mas fornece poucas outras informações. Produzido pela placenta, a concentração do hormônio relaxina é elevada tanto na gestação canina quanto na felina. Há um ensaio de relaxina sérica (Witness Relaxin Assay [Synbiotics/Pfizer]) para o diagnóstico de gestação após cerca de 25 a 31 dias; no entanto, os resultados podem ser falso-negativos caso a ninhada seja pequena. A radiografia (com mais de 55 dias de gestação; quanto mais tarde, melhor) pode confirmar a presença de fetos. Antes da mineralização do esqueleto fetal, outras causas para o aumento uterino (hidrometra, mucometra, piometra) não podem ser excluídas à radiografia. A radiografia não pode ser usada para avaliação da viabilidade fetal em tempo hábil. Depois das alterações *post mortem* profundas, a radiografia pode detectar o acúmulo de gás intrafetal ou arranjo esquelético anormal, sugerindo morte fetal. Uma única incidência lateral é preferida; a contagem de colunas vertebrais ou crânios fetais permite a boa estimativa do tamanho da ninhada. A incidência ventrodorsal só deve ser feita se a determinação do tamanho da ninhada à incidência lateral for difícil ou se o posicionamento fetal em relação ao canal pélvico precisar de avaliação a termo. Uma radiografia para a contagem de fetos tem baixo risco teratogênico (30 a 50 mrem).

A ultrassonografia é o método ideal para a avaliação da concepção, da saúde fetal e do tamanho da ninhada; deve ser realizada cerca de 30 dias após o acasalamento (cerca de 35 dias de gestação). No final da gestação (acima de 50 dias), os fetos são tão grandes que os cornos uterinos se sobrepõem, dificultando a avaliação precisa do tamanho da ninhada. A ultrassonografia seriada da gestação pode identificar reabsorção e morte fetal precoce, bem como patologia intrauterina. A ultrassonografia transabdominal é realizada com a cadela ou gata gestante em decúbito dorsal, com acolchoamento e confortável; não requer sedação ou tricotomia. Um transdutor de frequência variável (6 a 8 MHz), comum na maioria das clínicas de pequenos animais, é adequado. Não há necessidade de

 TABELA 54.2

Métodos para diagnóstico de gestação.

Idade gestacional (desde o pico de LH)	Método
Mais de 25 dias	Ultrassonografia abdominal, palpação abdominal
> 20 a 31 dias	Witness Relaxin (Pfizer/Zoetis)
> 50 dias	Radiografia

LH: hormônio luteinizante.

Doppler. O útero normal deve ser localizado por varredura transversal entre a bexiga urinária e o cólon. O cérvice uterino e o corpo uterino são vistos como uma estrutura redonda hipoecoica contínua, dorsal à bexiga urinária anecoica e ventral ao cólon hiperecoico em formato de crescente. A bexiga cheia funciona como uma janela acústica para melhorar a imagem do útero. Após a identificação do corpo uterino, os cornos uterinos podem ser localizados por varredura transversal em direção a cada rim. O diagnóstico ultrassonográfico definitivo de gestação na gata com base no aparecimento de um "polo fetal" (o feto em si) pode ser feito 15 a 17 dias após o coito, embora o aumento de volume do útero gravídico (4 a 14 dias) e a presença de um saco gestacional (11 a 14 dias) possam ser detectados ainda antes (Figura 54.27). A detecção ultrassonográfica do blastocisto canino (uma estrutura hipoecoica esférica de 2 a 3 mm circundada por uma borda hiperecoica dentro do útero contendo o feto) ocorre 19 a 20 dias após o pico de LH (Figura 54.28). A ultrassonografia permite a avaliação do movimento cardíaco fetal (21 a 22 dias após o pico de LH), do movimento fetal (31 a 32 dias após o pico de LH) e da frequência cardíaca fetal e, assim, da viabilidade. Por volta dos 30 dias, o diagnóstico ultrassonográfico de gestação é direto.

DETERMINAÇÃO DA IDADE GESTACIONAL E FETAL

A determinação da IG pode ser muito importante em caso de planejamento de cesárea eletiva ou suspeita de prenhez prolongada. A determinação precisa da duração da gestação pode ser difícil, especialmente depois de várias cópulas ou se o momento da ovulação não for conhecido. A gestação prolongada é uma forma de distocia. O tempo de gestação das cadelas é mais difícil de calcular em comparação às gatas, já que as cadelas são ovuladoras espontâneas. A gestação normal canina dura 56 a 58 dias a partir do primeiro dia do diestro, 64 a 66 dias a partir do primeiro aumento de progesterona ou 64 a 66 dias a partir do pico de LH. A gestação normal pode durar 58 a 72 dias a partir da primeira vez em que a cadela permitiu a cruza. A raça e o tamanho da ninhada podem influenciar a duração da gestação. É difícil prever a duração da gestação sem saber o momento da ovulação anterior por causa da disparidade entre o comportamento estral e o momento real da concepção na cadela e do tempo de viabilidade do sêmen no trato reprodutivo feminino (que pode ser superior a 7 dias). As datas de cópula e concepção não são suficientemente correlacionadas para permitir a previsão muito precisa das datas de parto; além disso, os sinais clínicos da gestação a termo não são específicos. A aparência radiográfica da mineralização do esqueleto fetal varia a termo e o tamanho do feto varia conforme a raça e o tamanho da ninhada. Como a gata é uma ovuladora induzida (a ovulação ocorre 24 a 36 horas após o coito), a duração da gestação pode ser prevista com mais precisão a partir das datas de cópula, assumindo que houve estimulação adequada para o pico de LH e a ovulação subsequente e que o número de cruzas foi limitado. Nas gatas, a gestação dura de 52 a 74 dias do primeiro ao último acasalamento. A duração média da gestação é de 65 a 66 dias. Devido aos maus desfechos dos partos de cães e gatos prematuros, é melhor adiar a intervenção eletiva até o início do trabalho de parto em estágio I (ver Capítulo 55) ou a confirmação ultrassonográfica da gestação prolongada.

A determinação da idade fetal por ultrassonografia é baseada no aparecimento de determinadas estruturas visíveis ou medida de certos parâmetros. Medidas como o diâmetro do saco gestacional, comprimento occipitosacral (cabeça-nádegas) fetal e perímetro cefálico (biparietal) fetal podem ser obtidas por ultrassonografia; esses dados são intimamente relacionados à idade fetal e permitem a estimativa do tempo de gestação e da data de parto, o que é bastante importante se o momento da ovulação não for conhecido (Figuras 54.29 e 54.30; ver também Figura 54.27; Vídeo 54.4). A variação de tamanho entre raças (principalmente em cães), braquicefálicas ou não, e entre os profissionais que fazem essas medidas são fontes de imprecisão na previsão da idade fetal por ultrassonografia (Boxe 54.6).

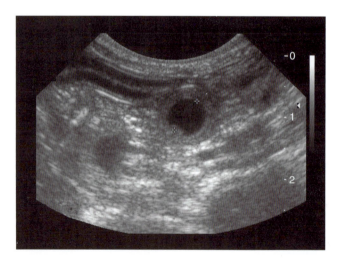

Figura 54.27 Ultrassonografia no início da gestação felina; idade gestacional de 18 dias. Os cursores marcam o diâmetro do saco gestacional em centímetros. O polo fetal é evidente às 7:00.

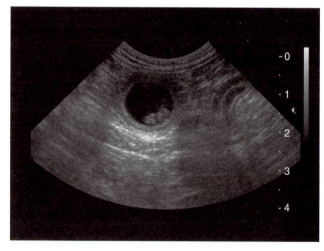

Figura 54.28 Ultrassonografia de cadela gestante; idade gestacional de 20 dias.

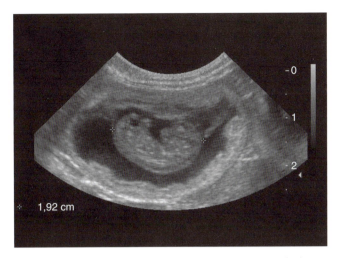

Figura 54.29 Ultrassonografia de gata gestante; idade gestacional de 30 dias. Os cursores marcam o comprimento occipitossacral (cabeça-nádegas) em centímetros.

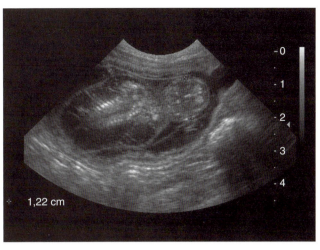

Figura 54.30 Ultrassonografia de cadela gestante; idade gestacional de 39 dias. Os cursores marcam o diâmetro biparietal (cabeça) em centímetros.

 BOXE 54.6

Fórmulas para prever a idade gestacional e os dias antes do parto em cadelas e gatas.

A IG é baseada nos dias após o pico de LH nas cadelas e nos dias pós-cópula nas gatas. As medidas de DSG, CCN, PC e DC são em centímetros. Os DPAs são baseados em 65 ± 1 dias após o pico de LH nas cadelas e 61 dias após a cópula nas gatas.

Idade gestacional no cão (± 3 dias)
Menos de 40 dias
IG = (6 × DSG) + 20
IG = (3 × CCN) + 27

Mais de 40 dias
IG = (15 × PC) + 20
IG = (7 × DC) + 29
IG = (6 × PC) + (3 × DC) + 30

Dias antes do parto na cadela
DAP = 65 – IG

Idade gestacional no gato (± 2 dias)
Mais de 40 dias
IG = 25 × PC + 3
IG = 11 × DC + 21

Dias antes do parto na gata
DAP = 61 – IG

Nova determinação da idade gestacional felina com base no comprimento cabeça-nádegas
Y = 0,2423 × IG – 4,2165
  Y é o CCN médio da ninhada (cm)
  IG é a idade gestacional
  (Resolva a equação para determinar a IG)

CCN: comprimento cabeça-nádegas; DAP: dias antes do parto; DC: diâmetro corpóreo; DSG: diâmetro do saco gestacional; IG: idade gestacional; LH: hormônio luteinizante; PC: perímetro cefálico.
Dados modificados de Nyland et al.: *Small animal diagnostic ultrasound*, ed. 2, Philadelphia, 2002, Saunders.

Leitura sugerida

Alwen S. Anthelmentics in pregnant and breeding dogs. In: Greco DS, Davidson AP, eds. *Blackwell's five minute veterinary consultant clinical companion: small animal endocrinology and reproduction*. Wiley Blackwell; 2017:1–10.

Bassu G. Evaluation of ovulation with ultrasound. In: Greco DS, Davidson AP, eds. *Blackwell's five-minute veterinary consult clinical companion: endocrinology and reproduction*. Wiley Blackwell; 2017:529–535.

Beccaglia M. Ultrasonographic gestational aging in the bitch and queen. In: Greco DS, Davidson AP, eds. *Blackwell's five-minute veterinary consult clinical companion: endocrinology and reproduction*. Wiley Blackwell; 2017:537–542.

Beccaglia M, et al. Comparison of the accuracy of two ultrasonographic measurements in predicting the parturition date in the bitch. *J Small Anim Pract*. 2006;47:670.

Beehan D, Lyle S. Vulvovaginal malformations. In: Greco DS, Davidson AP, eds. *Blackwell's five minute veterinary consultant clinical companion: small animal endocrinology and reproduction*. Wiley Blackwell; 2017:549–557.

Bones Larson J. Nutrition in pregnancy and lactation in the bitch and queen. In: Greco DS, Davidson AP, eds. *Blackwell's five-minute veterinary consult clinical companion: endocrinology and reproduction*. Wiley Blackwell; 2017:389–394.

Cain J. An overview of canine reproductive services: getting started. Davidson AP, editor: Clinical theriogenology. *Vet Clin North Am Small Anim Pract*. 2001;31(2):209–219.

Cain J. Breeding management of the bitch and ovulation timing for optimal reproductive efficiency. In: Greco DS, Davidson AP, eds. *Blackwell's five-minute veterinary consult clinical companion: endocrinology and reproduction*. Wiley Blackwell; 2017:23–32.

Casal ML. Breeding management of the queen: Pre-breeding examination and breeding husbandry. In: Greco DS, Davidson AP, eds. *Blackwell's five-minute veterinary consult clinical companion: endocrinology and reproduction*. Wiley Blackwell; 2017:33–40.

Eilts B, et al. Factors affecting gestation duration in the bitch. *Theriogenology*. 2005;64:242.

England G, et al. Relationship between the fertile period and sperm transport in the bitch. *Theriogenology*. 2006;66:1410.

Fascetti AJ, Delaney SJ. Feeding the healthy dog and cat. In: Fascetti AJ, Delaney SL, eds. *Applied veterinary clinical nutrition*. Wiley Blackwell; 2016:75–94.

Goodman M. Ovulation timing: concepts and controversies. Davidson AP, editor: Clinical theriogenology. *Vet Clin North Am Small Anim Pract*. 2001;31(2):219–237.

Karmi N. Genetic disease counseling in the pre-breeding examination. In: Greco DS, Davidson AP, eds. *Blackwell's five-minute veterinary consult clinical companion: endocrinology and reproduction*. Wiley Blackwell; 2017:147–152.

Kelley RL, et al. Impact of maternal dietary DHA and reproductive activity on DHA status in the canine. In: *Proceedings from 6th Congress of the International Society for the Study of Fatty Acids and Lipids*. Vol. 149. 2004.

Pukazhenthi BS, et al. The impact and potential etiology of teratospermia in the domestic cat and its wild relatives. *Theriogenology*. 2006;66(1):112–121. https://doi.org/10.1016/j.theriogenology.2006.03.020.

Rijsselaere T, et al. New techniques for the assessment of canine semen quality: a review. *Theriogenology*. 2005;64:706.

Silva T, et al. Sexual characteristics of domestic queens kept in a natural equatorial photoperiod. *Theriogenology*. 2006;66:1476.

Tsutsui T, et al. Relation between mating or ovulation and the duration of gestation in dogs. *Theriogenology*. 1706;66:2006.

Wilson MS. Transcervical insemination techniques in the bitch. *Vet Clin North Am*. 2001;31(291):291–304.

Zambelli D, et al. Ultrasonography for pregnancy diagnosis and evaluation in queens. *Theriogenology*. 2006;66:135.

Zambelli D, Cunto M. Semen collection in cats: techniques and analysis. *Theriogenology*. 2006;66(2):159–165.

Zambelli D, et al. Effects of ketamine or medetomidine administration on quality of electroejaculated sperm and on sperm flow in the domestic cat. *Theriogenology*. 2007;68(5):796–803.

CAPÍTULO 55

Doenças de Cães e Gatos Fêmeas

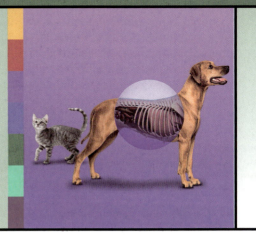

VARIAÇÕES NORMAIS DO CICLO ESTRAL

PUBERDADE TARDIA

O primeiro ciclo estral ocorre depois que a cadela atinge 70% de sua altura e peso corpóreo adulto. Nas raças de pequeno porte, o primeiro ciclo estral ocorre entre 6 e 10 meses; nas raças de grande porte, os ciclos podem começar aos 18 a 24 meses, preocupando o tutor. O histórico familiar (mãe e irmãs) pode ajudar a prever o início do ciclo reprodutivo. A diferenciação entre a puberdade tardia (segundo a percepção do tutor) e a ausência real de ciclos reprodutivos deve ser adiada até que a cadela tenha pelo menos 2 a 2,5 anos. De modo geral, as cadelas com puberdade tardia apresentam ciclos reprodutivos normais. O alojamento desta cadela com outra cadela em ciclo pode promover o proestro secundário ao "efeito dormitório" relacionado ao feromônio. Os protocolos de indução de estro (mais adiante neste capítulo) podem ser tentados em cadelas maduras (pelo menos 24 a 30 meses) para procriação.

Nas gatas, a puberdade tende a ocorrer aos 9 a 10 meses. A puberdade pode acontecer entre 4 meses e 2 anos; como os felinos se reproduzem de forma sazonal, a estação de nascimento do filhote influencia a idade à puberdade. A ciclicidade depende do fotoperíodo; as gatas precisam de 12 horas ou mais de luz para a manutenção de ciclos normais.

CIOS SILENCIOSOS

A ocorrência de cios silenciosos deve ser descartada durante a avaliação de cadela com suspeita de problemas relacionados ao ciclo estral. Algumas cadelas com edema vulvar mínimo, secreção vulvar escassa e poucas mudanças comportamentais podem apresentar proestro/estro que escapa à detecção humana ("silencioso"), especialmente na ausência de um cão macho não castrado. O diestro normalmente não causa sinais clínicos. O proestro e o estro tendem a se tornar mais aparentes à medida que a cadela envelhece. A realização de esfregaços vaginais semanais para detectar o proestro citológico, o alojamento da cadela com um macho não castrado ou o uso de lençol branco podem ajudar na detecção prospectiva de um cio silencioso, permitindo a determinação do momento de ovulação e a procriação proativa (ver Capítulo 54). Cães machos não castrados tendem a perceber feromônios produzidos dias a semanas antes do início do proestro e passam mais tempo farejando a cadela ou sua urina. A quantificação mensal de progesterona permite a identificação retrospectiva do estro, mas não facilita a reprodução naquele ciclo, exceto se realizada antes do diestro. Os cios silenciosos devem ser diferenciados do verdadeiro anestro primário. O verdadeiro anestro primário na cadela que não apresenta ciclo estral provavelmente se deve a um distúrbio do desenvolvimento sexual e é incomum.

CIOS DIVIDIDOS

Nos cios divididos (também conhecidos pelo nome em inglês, *split heat*), ou seja, proestro e, talvez, início do estro sem ovulação ou progressão para diestro, o ciclo pode ser considerado muito curto; essas cadelas também podem não apresentar receptividade sexual ou serem consideradas inférteis em caso de cruza forçada ou realização de inseminação artificial sem confirmação da ovulação. Nesses ciclos, há ondas de foliculogênese com aumento da produção de estrógeno, mas sem ovulação. A seguir, há atresia folicular, sem fase lútea ou produção de progesterona; assim, não há receptividade sexual normal. De modo geral, esses ciclos ocorrem em cadelas jovens e são caracterizados por períodos de secreção vulvar hemorrágica típica do proestro; a fêmea atrai machos, mas não é receptiva. Em cadelas jovens, acredita-se que esses ciclos se devam à imaturidade. Esses ciclos também podem ocorrer em cadelas maduras com histórico de cios normais e, nesses casos, estão geralmente associados ao estresse. Os altos níveis endógenos de cortisol decorrentes do estresse (viagem, transporte, alojamento em canil) podem inibir o aumento do hormônio luteinizante (LH) e a ovulação. Duas a 10 semanas após um ciclo dividido, outro proestro começa e pode prosseguir para a ovulação. Por fim, a maioria das cadelas jovens com cio dividido progride de um estro normal para diestro. Os cios divididos não estão associados a patologias reprodutivas em cadelas jovens ou estressadas e não há necessidade de tratamento. Caso o estresse possa ter alterado um ciclo anterior, a cadela deve ser acasalada em um ambiente familiar a ela. O ideal é retardar o envio de uma cadela para a reprodução até o pico de LH (início do aumento de progesterona). O uso de sêmen resfriado ou estendido é uma alternativa melhor. O cio dividido é confirmado pela documentação da influência do estrógeno na mucosa vaginal no início do ciclo (citologias vaginais seriadas) e de foliculogênese sem ovulação ou luteinização (concentração sérica de progesterona abaixo de 1 ng/mℓ 1 a 2 semanas depois). Às vezes, uma cadela adulta apresenta cios divididos com regularidade. Isso não apenas dificulta a reprodução, mas está provavelmente associado a anomalias no eixo hipotalâmico-hipofisário-ovariano.

ANOMALIAS DO CICLO ESTRAL CANINO

Nos ciclos estrais anormais, há prolongamento ou abreviação de uma fase ou uma alteração na sequência normal de eventos. A interpretação do tutor sobre o comportamento e as características físicas de uma cadela pode não corresponder aos eventos fisiológicos reais; assim, o ciclo precisa ser documentado de forma prospectiva por meio de avaliação citológica vaginal, vaginoscopia, análise comportamental e determinação dos níveis séricos de LH e progesterona (ver Capítulo 54).

PROESTRO OU ESTRO PROLONGADO

Nas cadelas, o proestro ou estro prolongado é caracterizado por sangramento vulvar e atração de machos por mais de 30 a 35 dias consecutivos. A citologia vaginal revela a presença de 80 a 90% de células superficiais. Essas cadelas são variavelmente receptivas à cópula. O proestro e/ou estro prolongado se deve à produção persistente de estrógenos, com ou sem pequenas elevações de progesterona. A progesterona aumenta a receptividade sexual. Fontes endógenas de estrógeno, com ou sem progesterona, são cistos foliculares ovarianos e neoplasias secretoras. Os cistos ovarianos foliculares anovulatórios secretores tendem a ser solitários, revestidos por células da granulosa; são maiores do que os folículos pré-ovulatórios normais quando mensurados por ultrassonografia, com 1 a 5 cm de diâmetro. Os cistos foliculares bilaterais podem indicar um problema no eixo hipotalâmico-hipofisário-ovariano. Os cistos foliculares são geralmente observados em cadelas com menos de 3 anos. Neoplasias ovarianas secretoras de estrógeno são tumores de origem epitelial (cistoadenomas e adenocarcinomas) ou tumores de origem gonadal-estromal (tumores de células da granulosa-teca). Essas neoplasias são mais comuns em cadelas com mais de 5 anos. Os tumores ovarianos podem ser unilaterais ou, com menor frequência, bilaterais. A patologia cística ovariana funcional e a neoplasia ovariana podem ocorrer de forma simultânea. A presença de cistos no ovário contralateral e a hiperplasia endometrial que acompanha um tumor funcional são mais frequentes em pacientes com tumores de origem gonadal-estromal.

Além do hiperestrogenismo, existem poucos diagnósticos diferenciais para sangramento vulvar prolongado na cadela. O sangramento vulvar secundário à infecção, inflamação ou neoplasia do trato geniturinário, corpo estranho vaginal ou coagulopatia deve ser diferenciado do proestro ou estro prolongado. Há relatos raros de ectasia vascular vaginal que cause hemorragia. A administração exógena excessiva de estrógeno pode ser observada em cadelas ovário-histerectomizadas submetidas ao tratamento da incompetência do esfíncter uretral com compostos estrogênicos; também pode ser associada a tentativas de prevenção de gestações indesejadas com dietistilbesterol ou cipionato de estradiol em cadelas não castradas. Os cães de pequeno porte podem ser expostos a estrógenos de forma iatrogênica por tutores com a aplicação de terapia de reposição hormonal tópica transdérmica ou em aerossol. As sequelas reconhecidas da exposição crônica ao estrógeno são discrasias da medula óssea, predisposição ao complexo hiperplasia endometrial cística/piometra e desenvolvimento de cistos ovarianos. Após o diagnóstico de hiperestrogenismo endógeno pela anamnese e por citologias vaginais (que podem ser confirmadas pela quantificação do nível sérico de estrógeno), uma ultrassonografia abdominal deve ser realizada para a avaliação de patologias ovarianas (Figura 55.1). Os folículos pré-ovulatórios normais têm de 4 a 9 mm de diâmetro; são menores que os cistos foliculares e a maioria das neoplasias ovarianas funcionais. A análise dos níveis de estrógeno e progesterona no fluido de estruturas císticas ovarianas anormais, obtida por ultrassonografia, pode contribuir para o diagnóstico, mas não é necessária em caso de determinação de concentrações séricas. A análise histológica dos tecidos obtidos à cirurgia confirma o diagnóstico e é sempre indicada.

Como os cistos foliculares podem sofrer atresia ou luteinização espontânea, nem todas as cadelas com proestro ou estro prolongado requerem tratamento. A progressão do cisto folicular para um folículo atrético ou corpo lúteo pode ser monitorada por ultrassonografia, análise citológica vaginal e quantificação do nível sérico de estrógeno e progesterona. O tratamento para interrupção do proestro ou estro prolongado é necessário em caso de ausência de regressão espontânea, sangramento vaginal contínuo, atração de machos e comportamentos inaceitáveis ou outras complicações (anemia por perda de sangue, discrasias medulares, hiperplasia vaginal). Os cistos foliculares patológicos persistentes podem ser tratados de forma médica ou cirúrgica. Os tratamentos médicos não devem colocar a saúde reprodutiva da cadela em risco. A administração de progesterona a cadelas com cistos foliculares funcionais aumenta o risco de desenvolvimento de hiperplasia endometrial cística/piometra e não é recomendada. O uso de

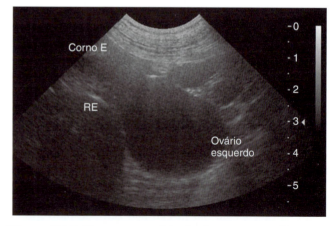

Figura 55.1 Cisto ovariano folicular (*ovário esquerdo*). Corno E: corno uterino esquerdo; RE: rim esquerdo.

hormônio liberador de gonadotrofina (GnRH; 50 a 100 μg/cadela por via intramuscular [IM] a cada 24 a 48 horas por até 3 doses) ou gonadotrofina coriônica humana (hCG; 500 a 1.000 unidades internacionais [UI]/cadela IM) foi considerado eficaz na indução da regressão do cisto ou luteinização, mas seus resultados geralmente são decepcionantes. O GnRH não parece ser antigênico em cadelas e talvez seja o tratamento preferido. A indução bem-sucedida da regressão do cisto ou luteinização reduz a secreção vulvar, muda a citologia vaginal (refletindo o efeito da menor concentração de estrógeno), diminui a atratividade de machos e normaliza o comportamento. As concentrações séricas de estrógeno caem e, se houver luteinização, os níveis de progesterona aumentam. O monitoramento ultrassonográfico da morfologia ovariana mostra a regressão das estruturas hipoecoicas. Infelizmente, de modo geral, o tratamento médico do proestro ou estro prolongado não é compensador; a remoção cirúrgica do cisto é o melhor meio de controlar o problema. A remoção do cisto sozinho é ideal, mas a ressecção do ovário associado geralmente é necessária. A avaliação histológica do tecido removido confirma o diagnóstico e, mais importante, permite a detecção de evidências de neoplasia que podem justificar a instituição de outro tratamento e a alteração do prognóstico. O insucesso dos tratamentos médicos para a resolução do proestro ou estro prolongado não indica necessariamente a maior probabilidade de neoplasia ovariana em comparação a um cisto folicular. O tratamento deve ser instituído logo após o diagnóstico porque a estimulação hormonal prolongada do endométrio contribui para a subfertilidade.

INTERVALOS INTERESTROS PROLONGADOS

Cadelas com intervalos interestros prolongados (interpretados como falhas de ciclo) podem apresentar prolongamento do anestro ou diestro; diferenciação clínica é indicada.

ANESTRO PROLONGADO

O anestro prolongado é caracterizado pela ausência de atividade ovariana por mais de 16 a 20 meses em uma cadela que já teve ciclos estrais normais com intervalos de 6 a 12 meses (anestro secundário). A ausência real de ciclo deve ser diferenciada dos cios silenciosos, que são normais, mas não aparentes para os tutores. As cadelas não entram em menopausa. Doenças subjacentes e causas iatrogênicas para falhas no ciclo devem ser descartadas por meio de anamnese cuidadosa, exame físico e exames laboratoriais, inclusive avaliação da função tireoidiana (ver adiante). O mecanismo de término normal do anestro em cadelas não é bem compreendido. A dopamina inibe a secreção de prolactina. As concentrações de prolactina diminuem entre o fim do diestro e o fim do anestro. O hormônio foliculoestimulante (FSH) e o LH foram considerados responsáveis pelo início da foliculogênese do proestro (Maenhoudt, 2012). Os agonistas da dopamina bromocriptina (Parlodel® [Novartis]) e cabergolina (Galastop® [Vetem]) (5 μg/kg VO a cada 24 horas até que o proestro seja documentado) podem ser usados para encurtar o anestro em cadelas normais com intervalos interestros prolongados ou anestro secundário de etiologia desconhecida; nesse último, o sucesso é menos previsível. Os agonistas da dopamina induzem o proestro por redução direta da concentração de prolactina ou, mais provavelmente, uma ação dopaminérgica direta no eixo gonadotrópico ou nos receptores da gonadotrofina ovariana. A indução médica do estro pode ser tentada, mas patologias podem reduzir sua eficácia.

DIESTRO PROLONGADO

O diestro prolongado é caracterizado por elevação persistente dos níveis de progesterona por mais de 9 a 10 semanas. O comportamento clínico da cadela não é diferente daquele observado no anestro prolongado. O diagnóstico é baseado nos achados da citologia vaginal, em determinações seriadas da concentração sérica de progesterona e pela aparência ultrassonográfica dos ovários e do útero. O diestro prolongado é secundário à presença de um cisto ovariano luteinizado (secretor de progesterona) ou neoplasia (luteoma). A progesterona tem efeito de *feedback* negativo no eixo hipotalâmico-hipofisário, impedindo a estimulação da atividade ovariana normal. Os cistos luteinizados podem ser únicos ou múltiplos, em um ou ambos os ovários. A ultrassonografia abdominal pode identificar estrutura(s) hipoecoica(s) encapsulada(s) dentro do(s) ovário(s) acometido(s) (Figura 55.2). Concentrações séricas de progesterona acima de 1 a 5 ng/mℓ confirmam o diagnóstico. O tratamento com prostaglandina natural PGF$_{2\alpha}$ (Lutalyse® [Pharmacia]) ou o análogo sintético cloprostenol (Estrumate® [Schering-Plough]) geralmente causa apenas um declínio temporário na concentração sérica de progesterona, indicando luteólise parcial. A remoção cirúrgica do(s) cisto(s) e a análise histológica são o tratamento recomendado (Figura 55.3). A separação do cisto do ovário acometido é ideal, mas tecnicamente difícil; de modo geral, a ovariectomia é indicada. A avaliação da presença e extensão da hiperplasia endometrial cística (HEC) associada é aconselhável e pode trazer informações valiosas ao tutor sobre a fertilidade futura da cadela, que é ainda mais reservada do que após a resolução dos cistos foliculares. A hiperplasia endometrial cística pode se resolver de forma parcial após a eliminação do cisto, mas ainda contribui para a subfertilidade (Figura 55.4). Infelizmente, a biópsia uterina durante o diestro pode contribuir para o desenvolvimento de piometra (Schlafer e Gifford, 2008).

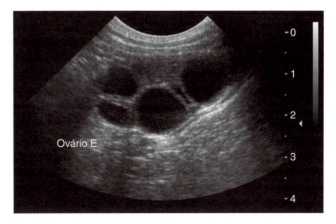

Figura 55.2 Cistos ovarianos lúteos múltiplos. Ovário E: ovário esquerdo.

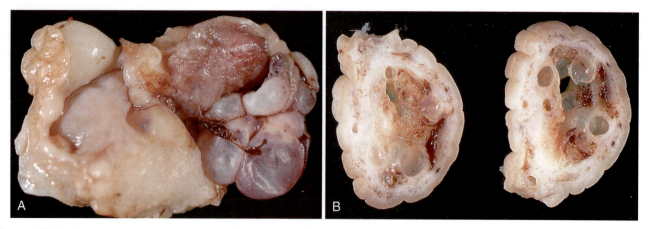

Figura 55.3 Espécime macroscópico com múltiplos cistos lúteos no ovário de uma cadela com diestro prolongado e eventual piometra. **A.** Ovário intacto. **B.** Ovário seccionado.

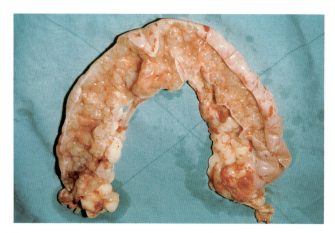

Figura 55.4 Espécime macroscópico da mesma cadela; hiperplasia endometrial cística.

Os cistos ovarianos não funcionais podem causar falhas de ciclo devido ao seu efeito de massa. Os cistos de *rete ovarii* e os cistos epiteliais de estruturas subsuperficiais são exemplos de cistos ovarianos não funcionais. Aumentos nas concentrações plasmáticas de estrógeno ou progesterona não são identificados, embora esses cistos possam gerar diversos outros compostos esteroides sem efeito sistêmico aparente. Esse diagnóstico, suspeito com base nos achados à ultrassonografia abdominal, é confirmado pela avaliação histológica dos tecidos removidos cirurgicamente.

A insuficiência ovariana prematura pode causar anestro permanente. Embora a longevidade funcional dos ovários das cadelas não seja conhecida, o declínio da função ocorre, em média, depois dos 7 a 10 anos. As cadelas podem se reproduzir já idosas. O anestro prolongado por falência ovariana prematura pode ser confirmado pela elevação substancial das concentrações de FSH e LH, como observado após ovário-histerectomia. Esses aumentos indicam a ausência de *feedback* negativo para a hipófise e hipotálamo, sem qualquer outra causa identificável de anestro. A ooforite imunomediada, diagnosticada pela histopatologia ovariana, pode provocar anestro prolongado. Um infiltrado mononuclear com predominância de linfócitos, plasmócitos e macrófagos é observado em ambos os ovários de cadelas com anomalias do ciclo estral. Esse é um distúrbio extremamente raro.

O hipotireoidismo é uma possível causa para intervalos interestros prolongados ou falhas de ciclo, mas o diagnóstico deve ser bem apoiado por outros sinais clínicos (letargia, ganho de peso, alopecia com simetria bilateral) e resultados de exames laboratoriais (hipercolesterolemia, anemia não regenerativa); além disso, deve ser confirmado pelas concentrações séricas subnormais de hormônios tireoidianos (T_4 total e T_4 livre por diálise de equilíbrio), idealmente acompanhadas por elevação dos níveis de hormônio tireoestimulante canino (cTSH) endógeno (ver Capítulo 48). Cadelas com anticorpos antitireoidianos circulantes podem ter concentrações de T_4 total artificialmente elevadas devido à reatividade cruzada. Cadelas com hipotireoidismo submetidas à reposição hormonal adequada devem voltar a apresentar cios nos primeiros 6 meses após o estabelecimento do eutireoidismo. Acredita-se que a tireoidite imunomediada tenha base genética em algumas raças; além disso, pode ser associada a outras endocrinopatias imunomediadas. Hoje, a doença é avaliada pela determinação periódica de autoanticorpos contra tireoglobulina (TGAA). A saúde reprodutiva dessas cadelas deve ser discutida com os tutores. Os glicocorticoides podem ter efeito de *feedback* nas gonadotrofinas FSH e LH na hipófise, causando falha de ciclo; assim, a administração de qualquer medicamento esteroide deve ser interrompida de forma gradual em cadelas com anestro prolongado.

INTERVALOS INTERESTROS CURTOS

Cadelas com intervalos curtos (inferiores a 4,5 meses) podem não conceber devido à involução e reparo uterino incompletos que impedem a implantação. Classicamente, cadelas com intervalos interestros curtos são normais em outros aspectos. Há ovulação e luteinização e o oócito secundário é fertilizado, mas não consegue se implantar. A documentação deste distúrbio requer avaliações seriadas da citologia vaginal durante o estro e diestro e das concentrações séricas de progesterona durante a fase lútea de pelo menos dois ciclos consecutivos. Hoje, não existe um método comercial de pré-implantação confiável para a confirmação da fertilização em cães. A foliculogênese sem ovulação (cio dividido) e o hipoluteodismo (insuficiência lútea prematura) devem ser descartados. Ambos requerem a avaliação das concentrações séricas de progesterona. No primeiro caso, não houve ovulação e a concentração de progesterona continuou nos valores basais (abaixo de 1 ng/mℓ) e, no último, as concentrações de progesterona não ficaram acima de 5 ng/mℓ pela duração normal do diestro (45 dias ou mais). Os verdadeiros intervalos interestrais curtos se devem à menor duração do anestro. Um defeito no eixo hipotalâmico-hipofisário-ovariano pode interferir na manutenção normal do anestro. Acredita-se que um desequilíbrio entre as concentrações de dopamina e prolactina contribui para essa síndrome. Um tratamento sugerido consiste em prolongar o anestro com progestágenos durante os primeiros 3 dias do proestro iminente; isso é indesejável porque pode aumentar o risco de piometra. Do mesmo modo, o uso de anabolizantes para prevenir o ciclo nunca foi estudado de forma crítica; a fertilidade de cadelas antes tratadas com anabolizantes não é conhecida e efeitos colaterais (epífora, vaginite, hipertrofia de clitóris, hepatopatia e agressividade) são observados.

PSEUDOCIESE

Os tutores tendem a interpretar como anormais as cadelas não gestantes com sinais evidentes de pseudociese. Os sinais exibidos durante a pseudociese evidente são ganho de peso, desenvolvimento da glândula mamária e lactação, secreção vulvar mucoide, inapetência, inquietação, comportamento de nidificação e cuidados maternos de objetos inanimados. A radiografia (após mais de 50 dias de diestro) ou ultrassonografia pode estabelecer a presença ou não de fetos. Como alternativa, os tutores podem se preocupar com as cadelas com sinais evidentes de pseudociese por considerarem o comportamento ou os sintomas físicos questionáveis em fêmeas sabidamente não gestantes.

A pseudociese é um fenômeno fisiológico normal em qualquer cadela não gestante após a fase lútea do ciclo estral. Esses sinais são decorrentes do declínio das concentrações de progesterona e aumento dos níveis de prolactina, um luteotrófico. A expressão clínica da pseudociese varia de indiscernível a (raramente) grave. Os sinais clínicos de pseudociese geralmente são relatados 6 a 12 semanas após o estro. Os sinais de pseudociese tendem a ser relatados durante a anamnese como se sua ocorrência indicasse um distúrbio reprodutivo; na verdade, porém, a pseudociese estabelece a normalidade do eixo hipotalâmico-hipofisário-ovariano e do ciclo estral. As cadelas com sinais condizentes com o diagnóstico de pseudociese provavelmente estão sob a influência da prolactina. Concentrações semelhantes podem ser observadas em cadelas sem sinais clínicos, sugerindo que as primeiras podem apresentar níveis maiores em órgãos alvos ou maior sensibilidade periférica ao hormônio. A pseudociese é autolimitada e regride em 1 a 3 semanas; não requer tratamento, a menos que os sinais sejam muito prolongados ou pronunciados a ponto de causar mastite. As cadelas com persistência exagerada da lactação inadequada podem ter hipotireoidismo, já que a elevação do hormônio liberador de tireotrofina (TRH) pode aumentar a concentração de prolactina.

O tratamento da pseudociese, quando recomendado, geralmente tenta diminuir ou eliminar a lactação. O tratamento é realizado para reduzir a probabilidade de mastite secundária à estase do leite ou diminuir a sujeira doméstica induzida pela lactação. As medidas recomendadas são mínimas. A estimulação mamária por meio de lambeduras, comportamento maternal ou compressas quentes ou frias deve ser interrompida. Os antagonistas da dopamina, como as fenotiazinas, aumentam a secreção de prolactina e não devem ser administrados. A sedação branda com um tranquilizante não fenotiazínico pode ser útil. Diversas terapias hormonais e médicas têm sido empregadas para reduzir ou interromper a lactação em cadelas com pseudociese. Os efeitos colaterais, na maioria dos casos, superam os benefícios da maioria desses medicamentos. A terapia com hormônios gonadais, progesterona, estrógeno ou testosterona não é recomendada devido a complicações, como ciclos repetitivos de pseudociese, sintomas de proestro ou estro e comportamento de virilização, respectivamente. Os alcaloides do *ergot* são potentes inibidores da prolactina (dopaminérgicos) e podem ser usados para abreviar a pseudociese exagerada. A bromocriptina pode ser administrada em doses de 0,01 a 0,05 mg/kg/dia até o término da lactação. Vômito, depressão e anorexia são os efeitos colaterais mais relatados e, de modo geral, são mais problemáticos do que a lactação. A cabergolina, administrada em dose de 5 µg/kg/dia, administrada uma ou mais vezes ao dia por 3 a 5 dias diminui efetivamente as concentrações de prolactina e os sinais de pseudociese com menos efeitos colaterais; no entanto, é cara e deve ser preparada em farmácias de manipulação, exceto em raças gigantes. A acupuntura foi sugerida para reduzir os sinais de pseudociese. O jejum e a privação de água não têm efeito sobre a pseudociese. A resolução permanente da pseudociese clínica requer ovariectomia.

HIPERPLASIA VAGINAL

O estrógeno produzido durante a foliculogênese causa uma resposta hiperplásica generalizada do epitélio da mucosa vaginal e cornificação das células epiteliais vaginais em preparação para a trava copulatória. Essa resposta do estrógeno pode induzir a formação de uma massa vaginal periuretral hiperplásica em algumas cadelas. Essa massa, se grande o suficiente, pode sofrer prolapso pela fenda vulvar. O tecido vaginal exposto fica traumatizado e contaminado, o que pode levar à obstrução uretral na altura da papila (Figura 55.5 A). A luteinização folicular para a diminuição prematura da produção de estrógeno pode ser tentada com GnRH (50 a 100 µg/cadela IM a cada 24 a 48 horas por até 3 vezes) ou hCG (500 a 1.000 UI/cadela IM a cada 24 a 48 horas por até 3 dias); isso pode comprometer a fertilidade em caso de acasalamento planejado. É duvidoso que a intervenção médica seja benéfica, já que, na maioria das cadelas, a doença se resolve após a ovulação, quando os níveis de estrógeno diminuem. Métodos cirúrgicos bem-sucedidos de amputação de tecidos hiperplásicos foram relatados. A hiperplasia/prolapso vaginal prolongado (mais de 1 mês) é mais comum na presença de patologia ovariana (cistos ovarianos foliculares) e sua resolução exige ovariectomia. A inseminação artificial pode ser necessária devido à hiperplasia vaginal, que pode reaparecer a termo devido ao aumento dos níveis de estrógeno associados ao parto (Figura 55.5 B). Não se sabe se essa doença é hereditária.

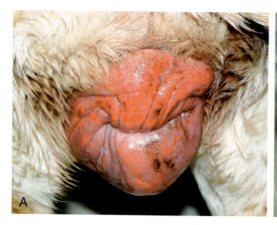 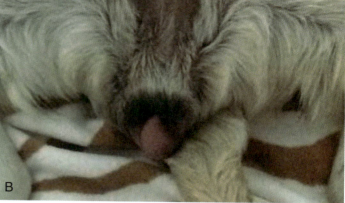

Figura 55.5 Hiperplasia vaginal. **A.** Cadela Labrador Retriever. Observe a hiperemia da mucosa e a abrasão secundária ao prolapso do tecido vaginal. **B.** A recidiva durante o parto causou obstrução da porção distal do canal.

MANIPULAÇÃO DO CICLO ESTRAL

PREVENÇÃO DOS CICLOS ESTRAIS

O melhor método para prevenir os ciclos estrais em cadelas e gatas não destinadas à procriação é a ovariectomia ou ovário-histerectomia. Vacinas anticoncepcionais que geram anticorpos contra GnRH estão em desenvolvimento e podem ser usadas em cães e gatos machos e fêmeas, mas ainda não são comercializadas. Medidas contraceptivas temporárias para cadelas e gatas destinadas a reprodução futura são problemáticas; progestinas e anabolizantes têm efeitos colaterais e riscos indesejáveis (p. ex., hiperplasia endometrial/piometra, diabetes melito, hiperplasia mamária; hepatopatia, alterações comportamentais, atrofia endometrial) e não são recomendados. Os agonistas de GnRH (leuprolida, lutrelina, deslorelina) suprimem a atividade gonadal em cães machos e fêmeas, com poucos efeitos colaterais. Esses agonistas provocam a regulação negativa dos receptores de GnRH, geralmente após a indução de proestro/estro. Isso provoca supressão crônica das concentrações de LH e FSH, além de supressão da secreção do hormônio gonadal e da gametogênese (Trigg et al., 2006). O resultado é a castração química dos machos e o anestro prolongado reversível nas fêmeas. Nenhum desses produtos é comercializado nos EUA. As formas *depot* de acetato de leuprolida (Lupron® [Tap Pharmaceutical]) são comercializadas para humanos, mas são extremamente caras. Embora esses produtos sejam eficazes e mais seguros do que as opções anteriores, sua baixa disponibilidade e alto custo os tornam impraticáveis.

INDUÇÃO DE ESTRO

Na literatura veterinária, existem muitos protocolos para a indução de estro em cadelas e gatas. A maioria apresenta resultados clínicos decepcionantes ou usa agentes que não são mais comercializados ou cuja aplicação clínica é muito complicada. A indução do estro (comportamento e atratividade) é direta com compostos estrogênicos, mas o estro seguido pela ovulação de oócitos fertilizáveis com implantação bem-sucedida é difícil em cadelas e gatas.

Em cadelas, o estro fértil pode ser induzido de forma mais confiável com agonistas da dopamina. O anestro (concentração de progesterona abaixo de 1 ng/mℓ) deve durar pelo menos 90 dias para que a involução uterina seja adequada, o que permite a implantação. A administração por via oral (VO) de bromocriptina em dose de 30 a 50 µg/kg/dia pode induzir um proestro fértil em 17 a 49 dias, mas os efeitos colaterais (náuseas e diarreia) são comuns e, de modo geral, inaceitáveis. A cabergolina, em dose de 5 µg/kg VO a cada 24 horas, pode induzir proestro fértil em 4 a 34 dias, com menos efeitos colaterais. Sua administração deve ser interrompida após 48 a 96 horas do proestro (determinado em citologia) para prevenir a regulação negativa do eixo hipotalâmico-hipofisário-ovariano. A indução de estro fértil também foi documentada com análogos de GnRH (lutrelina, deslorelina, leuprolida), que podem ser administrados em doses de ação prolongada por meio de injeções subcutâneas (SC), minibombas, inalantes ou implantes. Os custos e os efeitos colaterais podem limitar a utilização desses produtos. Um análogo sintético de GnRH de liberação sustentada (deslorelina) foi comercializado por vários anos para equinos e foi eficaz em cães; no entanto, não é disponibilizado em todo o mundo. Os substitutos (Ovuplant® [Fort Dodge]) não são aprovados pela Food and Drug Administration (FDA) dos EUA e seus resultados não são confiáveis. Os efeitos colaterais são insuficiência lútea prematura, encurtamento do diestro e perda gestacional. O uso prolongado também está associado à superestimulação hipofisária, regulação negativa dos receptores de GnRH, supressão de LH, diminuição da secreção de progesterona e diminuição da responsividade lútea ao LH.

Existem protocolos de indução de estro felino, mas são influenciados pelo fotoperíodo, duração anterior do anestro ou diestro na ausência de gestação e maturidade imprevisível dos oócitos pós-ovulatórios. A manipulação do fotoperíodo por si só em gatis é difícil e não muito eficaz. A indução do estro em uma colônia de gatos supostamente tem maior sucesso se precedida pela administração de progesterona para inibição de foliculogênese, mas isso aumenta o risco de doença endometrial, diabetes e patologia mamária e não pode ser recomendado para animais de estimação. A indução do estro foi realizada principalmente com gonadotrofina coriônica equina (eCG) em dose de 100 UI IM, seguida, em 80 a 84 horas, por uma injeção IM de hCG (Follutein® [Bristol-Meyers Squib]), um hormônio semelhante ao LH, em dose de 75 a 100 UI. Na gata, a administração de hormônios exógenos, como GnRH (Cystorelin® [Ceva]) ou hCG, pode aumentar a probabilidade de ovulação, mas requer a presença de folículos ovarianos maduros (i. e., estro). Os dois hormônios estimulam a ovulação ao contornar a via neural hipotalâmica-vaginal. A administração por via intramuscular de 25 µg de GnRH ou 75 a 100 UI de hCG no meio do estro pode induzir a ovulação em algumas gatas (Pelican et al., 2006). A administração de GnRH ou hCG pode ser útil quando um macho tem baixa libido e o número suficiente de estímulos copulatórios não é alcançado (Wiebe e Howard, 2009).

INTERRUPÇÃO DA GESTAÇÃO

Em cadelas, a interrupção da gestação é frequentemente solicitada pelos tutores após o acasalamento indesejado; isso é menos comum em gatas. Assume-se que o encontro entre uma cadela no cio e um macho levou ao um acasalamento bem-sucedido. Apenas um terço das cadelas emprenham após um único acasalamento não planejado. Por isso, o tratamento deve ser adiado até a confirmação da gestação indesejada, em cerca de 30 dias (ver Capítulo 54). A citologia vaginal pode documentar o estro pela presença de 90 a 100% de células superficiais cornificadas. A identificação de espermatozoides em um esfregaço vaginal nas primeiras 48 horas após o acasalamento pode confirmar a ocorrência de acasalamento, mas não necessariamente de concepção. A menos que haja um bom motivo para manter a função reprodutiva do animal, recomende a ovário-histerectomia/interrupção da gestação quando a fêmea estiver no início do diestro. A ovariectomia durante o diestro pode induzir um declínio agudo da concentração sérica de progesterona e do hormônio do crescimento e um aumento reflexo da prolactina; isso gera sinais brandos de pseudociese, sobre os quais os tutores devem ser alertados.

Após a documentação da prenhez em uma cadela ou gata com valor reprodutivo, as opções para a interrupção segura da gestação podem ser discutidas. Converse bastante com o tutor para estabelecer qual é a opção terapêutica mais adequada para o animal. As opções devem ser avaliadas de acordo com segurança, eficácia, custo e adesão pelo tutor. Os tutores devem compreender que, em todos os casos, o animal deve ser confinado após o tratamento e em ciclos futuros para evitar outras gestações indesejadas. Os protocolos médicos de interrupção da gestação são mais eficazes durante a segunda metade da prenhez (35 a 45 dias de gestação), quando a luteólise é mais rápida. Em fases mais tardias (acima de 50 dias), os protocolos de interrupção da gestação podem causar o aborto de fetos prematuros vivos; isso pode ser angustiante para os tutores ou funcionários e requerer eutanásia. A interrupção tardia da gestação é geralmente associada à lactação, com possível necessidade de tratamento antiprolactina se houver desconforto ou mastite. Todos os protocolos de interrupção da gestação requerem monitoramento ultrassonográfico (Figura 55.6). A ultrassonografia é importante para definir o ponto final de qualquer um dos protocolos e confirmar a evacuação de todos os fetos. A interrupção prematura do tratamento pode causar retenção de fetos inviáveis ou mesmo parto ou nascimento dos fetos remanescentes.

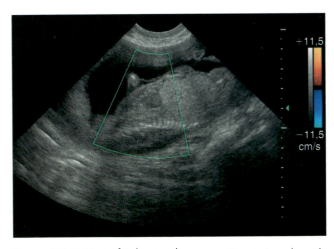

Figura 55.6 Morte fetal antes da evacuação uterina. A ausência de movimento cardíaco é evidente; o Doppler auxilia a avaliação da viabilidade fetal, mas não é essencial para a sua realização.

Estrógenos

De modo geral, poucos fármacos são usados para a interrupção da gestação em cadelas ou gatas durante o estro. Cipionato de estradiol (ECP® [Pharmacia]), benzoato de estradiol (Intervet®) e dietilestilbestrol (DES) foram usados extensivamente com essa finalidade, mas não são mais comercializados. O uso de estrógenos durante o diestro aumenta significativamente o risco de desenvolvimento de piometra. Por causa dos possíveis efeitos colaterais (anemia aplásica irreversível, piometra, estro prolongado), baixa disponibilidade e ausência de alternativas melhores, os estrógenos não são mais recomendados para interrupção da gestação. O cipionato de estradiol não é considerado seguro em gatos.

Antiestrógenos

O citrato de tamoxifeno (Nolvadex® [Zeneca]) foi avaliado na interrupção da gestação, mas associado a uma alta frequência de alterações patológicas no trato reprodutivo, inclusive endometrite e cistos ovarianos; por isso, não é recomendado.

Prostaglandinas

Após a confirmação da gestação, a prostaglandina natural $PGF_{2\alpha}$ (Lutalyse® [Zoetis]) foi administrada a cadelas e gatas para a lise dos corpos lúteos e evacuação do útero, causando a interrupção da gestação. As prostaglandinas estão associadas a efeitos colaterais físicos que refletem os efeitos fisiológicos das prostaglandinas endógenas, como êmese, salivação, taquipneia, diarreia, micção, tremores e comportamento de nidificação. Essas reações diminuem em gravidade e duração conforme a progressão do tratamento. O corrimento vaginal geralmente é o primeiro indicador de início da interrupção da gestação. As prostaglandinas naturais devem ser administradas por um período significativo (mais de 7 dias), o que aumenta o custo geral da terapia. Uma dose de 0,1 mg/kg SC a cada 8 horas por 2 dias, seguida de 0,2 mg/kg SC a cada 8 horas até o efeito desejado, é recomendada para a indução de aborto em cadelas. As prostaglandinas sintéticas podem ter menos efeitos colaterais e requerem tratamento mais curto; hoje, são preferidas por este autor às prostaglandinas naturais. O cloprostenol (Estrumate® [ICI, UK]), uma prostaglandina sintética, é administrado em dose de 1 a 3 µg/kg SC a cada 48 horas por três ou mais vezes e é eficaz na interrupção da gestação em cadelas e gatas após 30 dias de gestação. Embora as prostaglandinas não sejam aprovadas para uso em cães ou gatos domésticos, são reconhecidas como padrão. É aconselhada a administração de prostaglandinas na clínica, e não pelos tutores em casa, por causa da janela terapêutica estreita, mas a interrupção da gestação pode ser realizada em ambulatório, especialmente com prostaglandinas sintéticas. A interrupção da gestação e a evacuação dos fetos devem ser confirmadas à ultrassonografia.

Em cadelas, a administração combinada de $PGF_{2\alpha}$ e prostaglandina E_1 intravaginal (misoprostol, Cytotec® [Searle]) pode reduzir o tempo médio de aborto para menos de 5 dias. As terapias combinadas parecem agir de forma sinérgica: a administração de $PGF_{2\alpha}$, em dose de 0,1 mg/kg a 0,2 mg/kg SC a cada 8 horas, e misoprostol intravaginal, em dose de 1 a 3 µg/kg a cada 24 horas (comprimido de 100 µg dissolvido em 5 mℓ de água), encurtou o tempo de tratamento para induzir o aborto em cães em uma média de 2 dias em comparação à administração isolada de $PGF_{2\alpha}$. Acredita-se que o misoprostol relaxe o cérvice e apresente altos níveis sanguíneos mais elevados e persistentes quando administrado por via intravaginal em vez de oral. Os efeitos colaterais (náuseas, cólicas, diarreia) também são minimizados pela administração intravaginal.

O prognóstico para a retomada dos ciclos estrais e gestações bem-sucedidas após o aborto induzido pela prostaglandina é bom. A maioria das cadelas retorna ao proestro 4 meses (diestro abreviado) após o aborto induzido por prostaglandina. O início dos ciclos estrais na gata é mais variável, refletindo a influência do fotoperíodo em uma espécie sazonalmente poliéstrica.

Dexametasona

Recentemente, a dexametasona foi administrada para a interrupção da gestação em cadelas. Acredita-se que a dexametasona tenha um efeito antiprogesterona direto ou aumente a síntese e liberação de prostaglandina endometrial e placentária. Em gestações com menos de 40 dias, os efeitos colaterais geralmente são brandos (sangramento vulvar discreto, anorexia, dispneia, polidipsia, poliúria). Algumas cadelas apresentam polidipsia e poliúria intensas. Sua eficácia, os poucos efeitos colaterais e sua natureza transitória, o baixo custo, a disponibilidade e a facilidade de administração tornaram a dexametasona o agente de escolha caso as finanças sejam limitadas. A dexametasona pode ser administrada em dose de 0,2 mg/kg VO duas vezes ao dia até a perda fetal (confirmada por ultrassonografia). Isso causa diestro abreviado. Os efeitos imunossupressores da dexametasona podem levar ao desenvolvimento de metrite pós-aborto; os tutores devem ser avisados para monitorar seus sinais (secreção fétida, letargia, anorexia, febre).

Compostos dopaminérgicos

Os agentes dopaminérgicos, como a cabergolina (Dostinex®, Pharmacia), são muito eficazes se administrados na gestação tardia (com mais de 40 dias); em pequenos animais, porém, há necessidade de formulação em farmácias de manipulação.

A cabergolina é comercializada em comprimidos genéricos de 0,5 mg (500 µg). Inibe a prolactina, um potente luteotrófico, e pode ter 100% de eficácia se administrada 40 dias após o pico de LH em doses de 5 µg/kg VO a cada 24 horas por 7 a 9 ou mais dias. A combinação de uma prostaglandina sintética e um agente dopaminérgico é mais eficaz. O protocolo preferido pelo autor para a interrupção da gestação canina é composto por cloprostenol (1 a 3 µg/kg SC, administrado nos dias 1 e 3) e cabergolina (5 µg/kg VO a cada 24 horas) por 2 a 10 dias até o efeito desejado; em gatas, a administração de $PGF_{2\alpha}$ em dose de 2,5 mg/animal SC a cada 24 horas e cabergolina 50 µg/animal VO a cada 24 horas é altamente eficaz em 3 a 6 dias.

Antiprogestágenos

Os agentes antiprogestágenos mifepristona (RU486®, Mifeprex® [Danco]) e aglepristona (Alizin® [Virbac]) são considerados muito eficazes (85 a 100%) na interrupção da gestação e não apresentam os efeitos colaterais graves observados com alguns outros fármacos. A aglepristona bloqueia os receptores uterinos da progesterona; os níveis séricos do hormônio não são alterados. Esses produtos não parecem afetar a fertilidade a longo prazo, são de início rápido e podem ser administrados em ambulatório. Infelizmente, sua disponibilidade é limitada nos EUA e seu custo é alto. Com a redução do preço e maior comercialização, os agentes antiprogestágenos podem se tornar o tratamento de escolha. A aglepristona é mais eficaz quando usada no início da gestação (21 a 45 dias). Em cadelas, a aglepristona é administrada em doses de 10 mg/kg SC, duas vezes, com 24 horas de intervalo. A administração por via subcutânea deve ser limitada a 5 mℓ da solução de 30 mg/mℓ devido à irritação do tecido. Em gatas, a aglepristona é administrada em doses de 15 mg/kg SC, duas vezes, com 24 horas de intervalo; a dose mais elevada deve-se à menor biodisponibilidade e depuração metabólica mais rápida em felinos. Após 45 dias de gestação, a terapia combinada com cloprostenol e cabergolina é recomendada.

DISTÚRBIOS PRÉ-NATAIS

TRATAMENTO MEDICAMENTOSO DURANTE A GESTAÇÃO

O armamento farmacológico para o tratamento de distúrbios reprodutivos não é grande, especialmente se limitado aos medicamentos estudados consistentemente. Os tutores podem solicitar terapias que ouviram falar ou descobriram na *internet*, geralmente em relatos informais e, muitas vezes, sem dados clínicos que apoiem seu uso. As consequências de maltratar cadelas gestantes ou lactantes e neonatos limitam o médico a prescrever terapias com boa base científica. A organogênese ocorre no primeiro mês de gestação, quando o impacto de fármacos potencialmente teratogênicos é maior. Em níveis terapêuticos, a maioria dos medicamentos na corrente sanguínea materna atravessa a placenta e chega à circulação fetal. Os fármacos passam da circulação materna para os embriões até mesmo antes da implantação. Qualquer fármaco que chegue à circulação fetal deve ser metabolizado e excretado pelo rim imaturo e/ou fígado subfuncional do feto. Consulte a bula de qualquer medicamento antes de prescrevê-lo a cadelas gestantes.

O uso em gestantes ou lactantes é descrito como "seguro, não testado/desconhecido ou problemático". A extrapolação entre as espécies (como animais de laboratório) pode não ser confiável. A redução da dose de muitos medicamentos é recomendada, mas não há diretrizes (Wiebe e Howard, 2009).

VACINAÇÃO DURANTE A GESTAÇÃO

A chegada de uma cadela ou gata gestante em um abrigo pode gerar o dilema de vaciná-la ou não. Os tutores de cadelas e gatas geralmente solicitam vacinas de reforço antes da reprodução. A vacinação de fêmeas prenhes tem sido desaconselhada na medicina de pequenos animais devido à escassez de dados sobre sua segurança e eficácia e à aceitação de que nenhuma substância deve ser administrada de forma desnecessária durante a gestação. No entanto, caso a imunidade da cadela ou gata seja desconhecida, o risco de infecção materna, fetal e neonatal deve ser comparado ao da vacinação. Os Centers for Disease Control and Prevention (CDC) dos EUA afirmam que a vacinação da mãe durante a gestação representa um risco principalmente teórico para um feto em desenvolvimento, que não há evidência de risco de imunizar mulheres gestantes com vacinas virais ou bacterianas inativadas ou toxoides e que os benefícios da vacinação de mulheres gestantes geralmente superam os possíveis riscos quando a probabilidade de exposição à doença é alta. Mais pesquisas sobre vacinação de cadelas e gatas gestantes são necessárias; nesse momento, a extrapolação dos dados humanos é aconselhável. O ambiente do abrigo é um exemplo de provável exposição a doenças em face do histórico vacinal desconhecido; assim, a vacinação de cadelas gestantes contra cinomose, parvovírus e *Bordetella bronchiseptica* (intranasal/oral) e de gatas prenhes contra rinotraqueíte viral, calicivírus e panleucopenia felina é justificada. Cadelas e gatas gestantes devem, se possível, ser imunizadas com vacinas inativadas, de subunidades, recombinantes ou conjugadas a polissacarídeos. As cadelas com tutores não devem receber reforço durante a gestação se tiverem sido vacinadas nos 3 anos anteriores; as gatas não devem receber reforços se vacinadas com produtos recombinantes no último ano.

PERITONITE POR SÊMEN

Os diagnósticos diferenciais para uma cadela sexualmente intacta com início agudo de sinais de dor abdominal são piometra, ruptura uterina e torção uterina. A peritonite aguda secundária à deposição de sêmen na cavidade abdominal também deve ser considerada na cadela em estro com sinais agudos de dor abdominal e histórico de possível exposição a um cão macho não castrado ou inseminação artificial recente. O sêmen é forçado para o útero durante a trava copulatória devido à grande quantidade de fluido prostático na fração final do ejaculado canino. Normalmente, o sêmen não entra na cavidade peritoneal das cadelas após o acasalamento, mas, se os parceiros forem de tamanho incompatível ou na presença de uma doença uterina, o sêmen pode ser forçado para a cavidade peritoneal por meio de uma laceração no útero ou vagina ou pelas tubas uterinas. A deposição intraperitoneal de sêmen causa peritonite porque o fluido prostático contém uma grande quantidade de antígenos estranhos. A peritonite supurativa grave e a síndrome da resposta inflamatória sistêmica são sequelas prováveis (Figura 55.7). A estabilização deve ser seguida por laparotomia exploratória e lavagem do abdome. A inspeção da vagina (por endoscopia) e do útero para a detecção de perfurações deve ser feita com cuidado. Essa síndrome tem alta morbidade e mortalidade em cadelas.

PERDA GESTACIONAL

O período pré-parto é definido como 9 semanas antes do termo. A perda gestacional é mais comum em caso de trabalho de parto prematuro idiopático, doenças infecciosas ou doença ou trauma materno significativo.

TRABALHO DE PARTO PREMATURO IDIOPÁTICO

A perda gestacional tardia atribuída ao trabalho de parto prematuro ocorre em cadelas e gatas. Tanto o hipoluteodismo (produção de progesterona inadequada à manutenção da gestação) como a atividade uterina inadequada (irritabilidade miometrial) acompanhada por alterações cervicais (relaxamento) foram implicados na fisiopatologia do nascimento prematuro na medicina veterinária, mas a síndrome não é bem

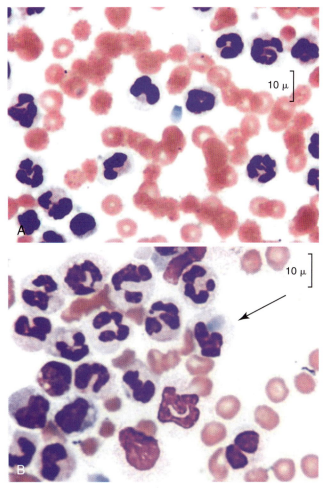

Figura 55.7 Peritonite por sêmen. **A.** A citologia do fluido peritoneal revela neutrófilos tóxicos, hemácias e a cabeça de um espermatozoide. **B.** Fagocitose da cabeça de um espermatozoide (*seta*).

compreendida ou pesquisada. O trabalho de parto prematuro é definido como atividade uterina e alterações cervicais que levam à perda gestacional por reabsorção ou aborto antes do termo sem identificação de nenhuma causa metabólica, infecciosa, congênita, traumática ou tóxica. Os níveis de progesterona podem ser normais para a gestação (5 a 90 ng/mℓ) quando há detecção de aumento da contratilidade miometrial pela primeira vez. Os partos prematuros ocorrem quando os níveis de progesterona são inferiores a 2 ng/mℓ. O trabalho de parto prematuro costuma ser um diagnóstico retrospectivo obtido após a avaliação completa da mãe e de fetos natimortos. Essa avaliação deve incluir a triagem metabólica da mãe para doenças sistêmicas, avaliação de doenças infecciosas (brucelose), avaliação histopatológica e microbiológica de fetos e placentas expulsos e revisão do manejo do canil/gatil, inclusive nutrição, medicamentos e fatores ambientais. Todos os resultados são normais ou negativos. As mães com atividade miometrial prematura em uma prenhez podem ou não a exibir em gestações subsequentes, mas a síndrome pode ser uma causa crônica de falha reprodutiva. Na medicina humana, o parto prematuro complica de 10 a 12% das gestações, mas é responsável por 80% da morbidade e mortalidade fetal (Dyson et al., 1998). Mulheres com histórico de partos prematuros parecem apresentar o mesmo risco em gestações seguintes.

A terapia tocolítica inibe a contratilidade miometrial e é indicada no parto prematuro sem identificação de nenhuma patologia contributiva. Em mulheres, as contraindicações à terapia tocolítica são pré-eclâmpsia grave, descolamento prematuro da placenta, infecção intrauterina, anomalias congênitas ou cromossômicas letais, dilatação cervical avançada e evidências de comprometimento fetal ou insuficiência placentária. Os agentes tocolíticos inibem as contrações miometriais e são betamiméticos (terbutalina, ritodrina), sulfato de magnésio, bloqueadores dos canais de cálcio e inibidores da sintetase da prostaglandina (indometacina, cetorolaco, sulindaco). As contraindicações para administração de betamiméticos em mulheres são arritmias cardíacas, diabetes melito mal controlado e hipertireoidismo, que são improváveis em cadelas ou gatas reprodutoras. A principal contraindicação à terapia tocolítica em medicina veterinária é a patologia uterina, fetal ou placentária não detectada, em que a manutenção forçada da gestação pode ser problemática para a mãe.

As mães com histórico de perda gestacional tardia sem patologia aparente devem ser avaliadas de forma prospectiva quanto à atividade miometrial prematura no meio da gestação; isso pode ser feito com uso de monitoramento uterino, por exemplo, tocodinamometria (Healthdyne) (Figura 55.8). A síntese de prostaglandinas pelo endométrio e pela placenta associada à atividade miometrial prematura pode levar à luteólise secundária. A atividade uterina prematura que põe em risco a sobrevida fetal pode ser identificada antes da luteólise significativa; a intervenção é indicada se a gestação for normal. A intervenção farmacológica para diminuir a atividade miometrial é feita com agentes tocolíticos. A terbutalina (Bricanyl® [AstraZeneca]; Terbutil® [União Química]), em dose de 0,03 mg/kg VO a cada 8 horas, tem sido usada para suprimir a contratilidade uterina em cadelas e gatas com histórico de perda pré-termo de gestações normais (Figuras 55.9 e 55.10). O ideal é titular a dose até o efeito desejado por meio de tocodinamometria. O diltiazem (Cardizem® [Bioval Laboratories]), em dose de 0,5 mg/kg VO a cada 8 horas (cadelas) e 1,5 a 2,5 mg/kg VO a cada 8 horas (gatas), pode ser usado se a resposta à terbutalina for inadequada. A terapia é interrompida 24 a 48 horas antes do parto para permitir seu prosseguimento. Na experiência do autor, o trabalho de parto de baixa qualidade que requer cesárea é comum após a terapia tocolítica. A cesárea eletiva deve ser discutida com os tutores.

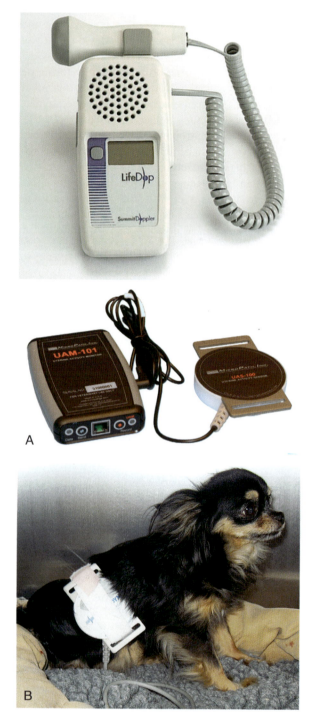

Figura 55.8 Tocodinamometria. **A.** *Da esquerda para a direita,* Doppler fetal, sensor uterino, *modem* e gravador. **B.** Sessão de tocodinamometria em uma Chihuahua gestante. (**A**, cortesia de CooperSurgical e **B**, cortesia de Micropath, Inc.)

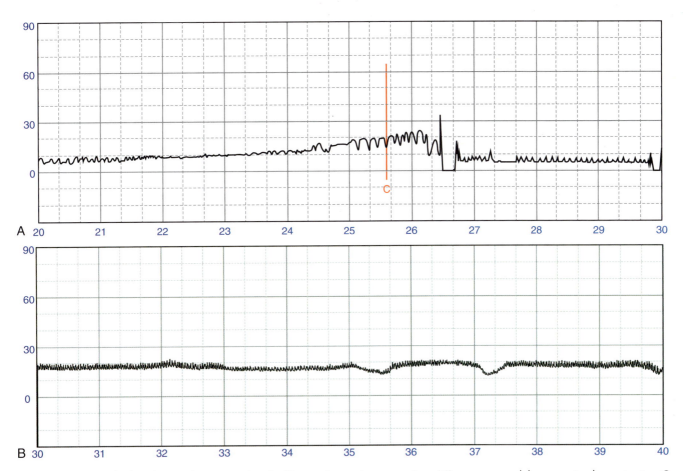

Figura 55.9 Resultados da tocodinamometria. **A.** Contração uterina prematura (C) em uma cadela no meio da gestação. O eixo x é dado em mmHg; eixo y é o tempo em minutos. **B.** Irritabilidade uterina. O eixo x é dado em mmHg; eixo y é o tempo em minutos.

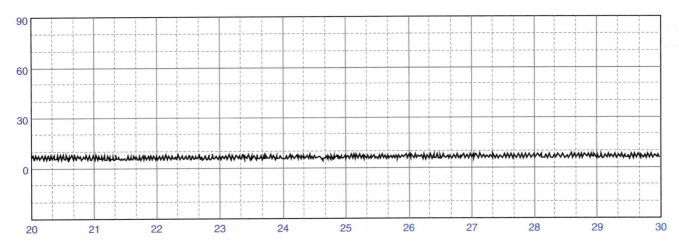

Figura 55.10 Resultado da tocodinamometria: miométrio quiescente normal. O eixo x é dado em mmHg; eixo y é o tempo em minutos.

A manutenção da gestação canina e felina requer níveis séricos de progesterona superiores a 2 ng/mℓ. A concentração sérica de progesterona durante a gestação é muito variável, de 5 a 15 até 90 ng/mℓ; diminui de forma gradual durante a última metade da prenhez e cai de maneira abrupta a termo para menos de 2 ng/mℓ (geralmente no dia anterior ou no dia do parto). A progesterona promove o desenvolvimento do tecido glandular endometrial, inibe a contratilidade miometrial (causa relaxamento do músculo liso miometrial), bloqueia a ação da ocitocina, inibe a formação de junções comunicantes (*gap*) e inibe a função leucocitária no útero. Em várias espécies, alterações locais no nível de progesterona ou na razão entre progesterona e estrógeno na placenta, decídua ou membranas fetais são importantes no início do trabalho de parto. Os antagonistas da progesterona administrados a termo podem aumentar a taxa de aborto espontâneo. Nas cadelas, os corpos lúteos são a única fonte de progesterona e, nas gatas, a produção placentária de progesterona ocorre na última metade da gestação. A função lútea canina é autônoma no início da gestação, mas é mantida por hormônios luteotróficos (LH e prolactina) após a segunda semana de gestação. O hipoluteodismo, falha lútea primária que ocorre antes da gestação a termo, é uma possível causa, mas ainda não documentada, de aborto tardio em cadelas e gatas normais. A indução de aborto em uma gestação normal, mas indesejada, requer a redução dos níveis plasmáticos de progesterona para menos de 2 ng/mℓ. O diagnóstico de perda gestacional causada por luteólise/insuficiência lútea prematura é difícil, exigindo documentação de níveis plasmáticos inadequados de progesterona antes do aborto sem nenhuma outra causa identificada. Como os níveis de progesterona diminuem em resposta à atividade miometrial e morte fetal, a documentação da baixa concentração de progesterona após o aborto não estabelece o diagnóstico de hipoluteodismo como a causa primária de falha reprodutiva. A administração de progesterona para a manutenção da gestação na presença de anomalias fetais primárias, placentite ou infecção intrauterina pode causar crescimento fetal contínuo, distocia e sepse. A administração excessiva de progesterona para manter a gestação em uma mãe que, na verdade, não precisa de tratamento pode atrasar o parto e diminuir a lactação, colocando em risco a vida da cadela e de seus fetos; além disso, pode masculinizar os fetos do sexo feminino (ver Capítulo 56, Figura 56.35). A perda gestacional prematura tem sido tratada com a administração de progesterona natural injetável ou progestágenos sintéticos orais. Nas mulheres, a prevenção do parto prematuro ou aborto recorrente parece se basear no uso de apenas o metabólito natural da progesterona, caproato de 17α-hidroxiprogesterona (17P). As concentrações séricas totais de progesterona podem ser monitoradas apenas quando suplementadas com o produto natural. A progesterona em óleo é administrada em dose de 2 mg/kg IM a cada 72 horas. Altrenogest (Regumate® [Hoechst-Roussel]), um progestágeno sintético usado em éguas, é administrado por via oral em dose de 0,088 mg/kg a cada 24 horas. As duas formas de suplementação devem ser interrompidas em tempo hábil para não interferir no parto normal: 24 horas antes com o produto sintético oral e 72 horas com a forma natural injetável *depot*. Isso requer a identificação precisa da duração da gestação segundo o momento da ovulação anterior (ver Capítulo 54). A identificação menos precisa da duração da gestação pode ser baseada em datas de reprodução, radiografia ou ultrassonografia (ver Capítulo 54). Os tutores devem ser informados sobre os efeitos colaterais desfavoráveis da suplementação com progesterona exógena; esses efeitos fazem com que seu uso no trabalho de parto prematuro seja pouco atraente. Estudos demonstraram que a terapia tocolítica precoce previne a luteólise e impede o uso de progestágenos no trabalho de parto prematuro (Davidson, 2015).

PERDA GESTACIONAL ASSOCIADA A DOENÇAS INFECCIOSAS

BRUCELOSE CANINA

A brucelose é a principal doença venérea infecciosa que causa preocupação na reprodução canina. A brucelose canina é causada por *Brucella canis,* um pequeno cocobacilo aeróbio gram-negativo que não forma esporos. *B. canis* foi isolada pela primeira vez por Leland Carmichael em 1966. *Brucella abortus*, *Brucella melitensis* e *Brucella suis* causaram infecções caninas ocasionais, mas são comparativamente raras. *B. canis* causa falha reprodutiva em cães machos e fêmeas. Os exames de triagem para a detecção da infecção por *B. canis* são parte importante da avaliação pré-reprodutiva de qualquer cão e deve ser incluída no diagnóstico inicial de qualquer caso de aborto, orquite, epididimite e infertilidade aparente em cadelas ou cães. Como a incidência de brucelose canina é baixa em muitos locais, a adesão do tutor à triagem regular pode diminuir, tornando importante a vigilância veterinária contínua. Notavelmente, cães castrados ou que ainda não cruzaram também podem ser infectados. *B. canis* também pode causar doenças sistêmicas (p. ex., discopondilite) em cães não usados para reprodução. A transmissão ocorre por exposição direta a fluidos corpóreos contendo uma dose infecciosa do microrganismo (sêmen, lóquios, fetos/placentas abortados, leite e urina). A transmissão é principalmente oral, nasal, conjuntival e, de forma secundária, venérea (pelas membranas mucosas). A transmissão oral, nasal e conjuntival é associada à ingestão ou aerossolização de materiais infecciosos. A via em aerossol é bastante importante em canis com superlotação. A transmissão também pode ser transplacentária ou por inoculação cutânea direta.

A brucelose canina tem alta morbidade, mas baixa mortalidade em animais adultos. Os sinais clínicos sistêmicos tendem a ser sutis (desempenho atlético abaixo do ideal, dor lombar, claudicação, perda de peso, letargia). O principal sinal clínico de brucelose em cadelas reprodutoras é a perda gestacional, que pode ocorrer no início (dia 20) da prenhez e causar reabsorção fetal ou, mais comumente, em fases mais tardias (geralmente 45 a 59 dias) e provocar aborto. Cadelas com perda no início da gestação podem parecer inférteis (ausência de prenhez), a menos que a avaliação ultrassonográfica precoce seja realizada. Cadelas não prenhas podem ser assintomáticas ou apresentar linfadenomegalia regional (faríngea em caso de transmissão via oral, inguinal e pélvica em caso de transmissão venérea).

O diagnóstico da brucelose canina é baseado em sinais clínicos sugestivos e nos resultados de estudos sorológicos, cultura de sangue, urina ou tecidos e histopatologia e/ou reação da cadeia da polimerase (PCR). Como nenhum exame *ante mortem* tem 100% de sensibilidade e a sorologia não têm boa especificidade, o diagnóstico geralmente requer uma combinação de técnicas. Os anticorpos para *Brucella* não são detectáveis até 2 a 12 semanas após a infecção; assim, há uma janela em que um cão infectado pode não ser diagnosticado com qualquer ensaio sorológico. A sorologia de triagem é rápida e barata, mas pode ter baixa especificidade (alta taxa de resultados falso-positivos) devido à forte reatividade cruzada entre os antígenos de lipopolissacarídeo (LPS) na superfície de B. canis e outros agentes infecciosos não patogênicos. Até 50 a 60% dos cães podem apresentar resultados falso-positivos devido à reação cruzada de anticorpos contra outros microrganismos, como *Bordetella*, *Pseudomonas*, *Escherichia coli* e *Moraxella* spp. A triagem pode ser feita com teste rápido de aglutinação em lâmina (RSAT), RSAT semiquantitativo modificado com 2-mercaptoetanol RSAT (ME-RSAT) e o teste semiquantitativo de aglutinação em tubo (TAT). Os resultados positivos devem ser confirmados por imunodifusão em gel de ágar citoplasmático (IDGA), hemocultura ou PCR.

A brucelose é uma zoonose e pode ser de notificação compulsória em cães ou humanos de determinados locais. Cães e cadelas infectados devem ser removidos dos programas de reprodução e colocados em quarentena. A erradicação da doença em canis não teve sucesso sem a remoção (abate) de todos os cães infectados (infecção atual ou passada). A eutanásia dos cães acometidos é recomendada devido ao potencial zoonótico da doença e à dificuldade de erradicação real da infecção. Tutores de cães domésticos ou de pequenos canis frequentemente pedem alternativas à eutanásia. A castração diminui a quantidade de microrganismos eliminados no sêmen e na secreção uterina, mas não erradica a infecção. A eliminação pela urina pode persistir e o microrganismo pode ser encontrado em órgãos internos e na corrente sanguínea. A antibioticoterapia não tem sido recompensadora, provavelmente porque o microrganismo é intracelular e a bacteriemia é periódica. A antibioticoterapia pode reduzir os títulos de anticorpos sem eliminar a infecção. As recidivas são comuns. O tratamento combinado com tetraciclinas (doxiciclina ou minociclina, 25 mg/kg VO duas vezes ao dia por 4 semanas) e diidroestreptomicina (10 a 20 mg/kg IM ou SC duas vezes ao dia por 2 semanas [durante as semanas 1 e 4]) ou um aminoglicosídeo (gentamicina, 2,5 mg/kg IM ou SC duas vezes ao dia por 2 semanas [durante as semanas 1 e 4]) é considerado o mais bem-sucedido, mas é prejudicado por indisponibilidade, nefrotoxicidade, necessidades de administração parenteral e custos. Recentemente, um estudo relatou resultados encorajadores com enrofloxacino (Baytril® [Bayer], em doses de 5 mg/kg duas vezes ao dia por 4 semanas, frequentemente por ciclos múltiplos) em um pequeno grupo de cadelas e cães infectados. O enrofloxacino não foi completamente eficaz na eliminação de B. canis, mas manteve a fertilidade e evitou a recidiva de abortos, a transmissão da doença a filhotes de partos subsequentes e a disseminação de microrganismos durante o parto (Wanke et al., 2006). Em última análise, no entanto, a maioria dos cães tratados ainda apresentou culturas positivas. As combinações de enrofloxacino e doxiciclina podem ser uma alternativa mais eficaz em cães que não toleram o aminoglicosídeo, mas não há estudos suficientes. Uma combinação de doxiciclina e rifampicina tem sido usada com sucesso no tratamento da brucelose humana, mas pode não ser bem tolerada por cães devido aos efeitos adversos gastrintestinais.

Criadores privados devem exigir um exame de triagem de todas as cadelas reprodutoras e um exame negativo confirmatório em caso de resultados positivos à triagem antes de aceitarem uma cadela em seu canil. Os cães reprodutores devem ser examinados adequadamente pelo menos uma vez por ano. Devido à possível transmissão não venérea, a triagem de machos e fêmeas antes da reprodução também é recomendada.

ABORTO ASSOCIADO A OUTRAS BACTÉRIAS

Bactérias aeróbias e anaeróbias intrauterinas oportunistas, geralmente de origem vaginal, podem causar aborto séptico em cadelas e gatas. *Escherichia coli* é o microrganismo mais comum em cadelas com aborto séptico. Existem controvérsias sobre o papel dos micoplasmas e ureaplasmas. As principais causas de aborto associadas a bactérias intrauterinas em gatas são *Streptococcus* spp., *E. coli*, *Campylobacter* spp. e *Salmonella* spp. O aborto bacteriano está associado a placentite e morte fetal, geralmente de forma progressiva; o prognóstico de sobrevida fetal é reservado. A interrupção da gestação e a evacuação médica do útero, com a antibioticoterapia apropriada, podem salvar a cadela ou gata para procriação futura.

DOENÇAS CAUSADAS POR PROTOZOÁRIOS
Toxoplasmose/neosporose/criptosporidiose

Toxoplasma gondii e *Neospora caninum* foram associados a aborto (toxoplasmose) e reabsorção (neosporose) em cadelas; *T. gondii* causa aborto felino. A transmissão transplacentária com vasculite placentária e necrose provoca perda gestacional; em casos raros, os neonatos sobrevivem, mas são fracos, com distúrbios neurológicos (oculares), gastrintestinais e respiratórios. A toxoplasmose pode ser transmitida de forma venérea. O diagnóstico é baseado em sorologia e PCR. *Cryptosporidium canis* e *C. felis* se desenvolvem na borda das microvilosidades das células epiteliais nos tratos digestório, respiratório e geniturinário e podem causar aborto. O diagnóstico é feito com imunofluorescência direta (IFA) ou PCR.

PERDA GESTACIONAL ASSOCIADA A DOENÇAS VIRAIS CANINAS
Herpes-vírus

A exposição de uma cadela não imune ao herpes-vírus canino (CHV-1) nas 3 últimas semanas de gestação pode causar infecção materna e, subsequentemente, neonatal. Acredita-se que a transmissão venérea seja rara e a transmissão comunitária (respiratória), mais comum. Nas cadelas, os sinais são geralmente limitados a uma branda secreção transparente no trato respiratório superior e espirros transitórios; no entanto, existem relatos de uma forma respiratória mais grave de CHV-1 em cães adultos, frequentemente associada a outras coinfecções virais (Piewbang et al., 2017). A infecção em cadelas gestantes não imunes tende a causar aborto tardio ou morte neonatal nas primeiras semanas de vida. A cadela recentemente infectada tem pouco tempo para fazer anticorpos protetores e, assim, os neonatos não adquirem imunidade passiva (transplacentária ou transmamária). O sistema imune de desenvolvimento incompleto e a má termorregulação nas primeiras semanas de vida tornam os neonatos vulneráveis à infecção viral sistêmica. A ingestão adequada de colostro deve ocorrer imediatamente após o parto para que os filhotes adquiram imunidade passiva. A transmissão da imunidade protetora (anticorpos placentários ou colostrais) de uma cadela para seus filhotes depende da existência prévia de anticorpos maternos séricos adequados. O CHV-1 pode escapar do sistema imune e tornar-se latente no sistema nervoso; a imunossupressão durante a gestação pode promover a reativação viral. Essa reativação, porém, provavelmente aumenta a resposta imune e o nível de anticorpos colostrais para os neonatos.

A transmissão do herpes-vírus de uma mãe infectada e em viremia para os neonatos ocorre após o contato com fluidos vaginais ou secreções oronasais. Nos neonatos, os sinais são progressivos e graves, como anorexia (baixo ganho de peso), dispneia, dor abdominal, incoordenação, diarreia, secreção nasal serosa a hemorrágica e formação de petéquias em mucosas. A taxa de mortalidade em ninhadas não tratadas infectadas no útero ou durante o nascimento é de 100%; as mortes ocorrem entre os primeiros dias até 3 semanas de vida. A infecção em neonatos nascidos de uma cadela não imune também pode ser causada pelo contato com o CHV-1 de outro cão que eliminou o microrganismo nas proximidades. Filhotes mais velhos (acima de 3 a 4 semanas) não imunes expostos ao herpes-vírus podem ter infecção inaparente; alguns autores relataram sinais tardios do sistema nervoso central, inclusive cegueira e surdez. As ninhadas subsequentes da cadela infectada em gestação anterior são geralmente resistentes à infecção por terem adquirido anticorpos maternos circulantes via colostro. Os títulos de CHV-1 podem ser determinados nas cadelas antes da reprodução; a sorologia negativa deve exigir higiene e isolamento rigorosos durante as últimas 3 semanas de gestação e no primeiro mês após o parto. O desenvolvimento da vacina é dificultado pela baixa imunogenicidade do herpes-vírus, como visto com outros imunizantes desenvolvidos para espécies diferentes, como a rinotraqueíte felina e bovina. Há uma vacina comercial contra o CHV na Europa, mas que não foi avaliada de forma crítica.

Parvovírus canino de tipo 1

O parvovírus canino de tipo 1 causa reabsorção e aborto após a transmissão transplacentária. Qualquer feto que sobrevive a termo pode ter anasarca e miocardite; a sobrevida neonatal é baixa. O diagnóstico é baseado no isolamento do vírus, imunofluorescência ou PCR.

PERDA GESTACIONAL ASSOCIADA A DOENÇAS VIRAIS FELINAS

Vírus da leucemia felina, vírus da panleucopenia felina, herpes-vírus felino, peritonite infecciosa felina e vírus da imunodeficiência felina

Em gatas, a perda gestacional é mais associada a doenças virais do que bacterianas; a falha reprodutiva pode estar associada ao vírus da leucemia felina (FeLV), vírus da panleucopenia felina (FPV), herpes-vírus felino (FHV), peritonite infecciosa felina (PIF) e vírus da imunodeficiência felina (FIV). A transmissão viral pode ser transplacentária, por contato oronasal e, em alguns casos, transmamária. A infecção pode causar reabsorção, mumificação, aborto ou morte neonatal. Existem painéis de cultura e PCR para casos de aborto. A gata e o gato devem ser submetidos a exames para a detecção de anticorpos contra FIV e antígeno de FeLV e devidamente vacinados. A forma mais eficaz de prevenir causas infecciosas de perda gestacional em gatas é a manutenção rigorosa da saúde de fêmeas e machos, exames anuais de rotina para identificação de problemas de saúde subjacentes, exames para detecção de infecção por retrovírus e nutrição excelente. As gatas devem ser mantidas em colônia fechada e as novas adições à colônia devem ficar em quarentena.

Doença transmitida por vetores

A babesiose e a leishmaniose têm sido implicadas no aborto canino.

DISTÚRBIOS METABÓLICOS

HIPERÊMESE GRAVÍDICA

As cadelas podem apresentar perda transitória de apetite e, às vezes, vômitos periódicos durante a segunda e a terceira semanas de gestação. De modo geral, isso se resolve de forma espontânea, mas, às vezes a anorexia acentuada impede a boa nutrição durante a gestação. A terapia antiemética pode ser feita com metoclopramida, em dose de 0,1 a 0,2 mg/kg VO ou SC duas vezes ao dia. Outros antieméticos podem não ser seguros ou recomendados durante a gestação; avalie os riscos e benefícios. Em casos incomuns, a alimentação deve ser forçada. Em mulheres, acredita-se que a hiperêmese gravídica seja secundária a uma elevação aguda da concentração de hCG; nenhuma gonadotrofina gestacional foi identificada em cadelas.

DIABETES GESTACIONAL

O diabetes gestacional é raro em cadelas e é atribuído ao efeito anti-insulina da progesterona (mediado pelo aumento dos níveis do hormônio do crescimento) durante a fase lútea. Há polidipsia, poliúria e polifagia com perda de peso. As dietas ricas em fibras promovem euglicemia, mas a nutrição deve ser balanceada para a gestação e a lactação. A administração de insulina pode ser indicada. A maior produção de insulina em resposta à hiperglicemia materna pode levar ao desenvolvimento de fetos superdimensionados e causar distocia devido à incompatibilidade materno-fetal (Figura 55.11). O diabetes gestacional pode se resolver após o parto, quando os níveis de progesterona diminuem; caso contrário, é reclassificado como diabetes de tipo I. A ovário-histerectomia é indicada após o desmame, pois a recidiva é provável no diestro.

TOXEMIA DA GESTAÇÃO

Nas cadelas, a toxemia da gestação se deve à alteração do metabolismo de carboidratos no final da gestação, o que causa cetonúria sem glicosúria ou hiperglicemia. A causa mais comum é má nutrição ou anorexia na última metade da gestação. Pode ocorrer lipidose hepática. Um plano nutricional melhor pode resolver a toxemia na maioria das fêmeas, mas a interrupção da gestação pode ser indicada em casos graves.

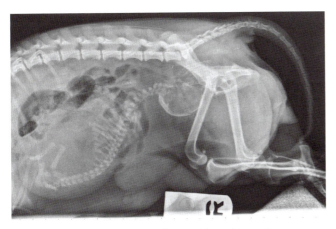

Figura 55.11 Feto único de grandes dimensões em uma cadela Chihuahua com diabetes gestacional. Houve distocia e morte fetal.

VASCULITES
Trombose gestacional

A gestação é um estado hipercoagulável que se torna problemático em mulheres com protrombose genética. A hipercoagulabilidade também foi reconhecida em cadelas gestantes. Essas cadelas apresentam maior tendência ao desenvolvimento de trombose, indicada pelo alto nível de dímero D; o quadro clínico é variável. A ultrassonografia pode documentar a trombose, principalmente na veia cava caudal, que provoca congestão venosa nos membros posteriores (Figura 55.12). A terapia antitrombótica com heparina de baixo peso molecular é bem documentada em mulheres, mas não em cadelas; pode causar defeitos congênitos (fenda palatina induzida por ácido acetilsalicílico) ou perda gestacional por hemorragia placentária ou fetal. A varfarina é contraindicada na gestação porque atravessa a placenta. Acredita-se que essa doença seja hereditária em mulheres; as cadelas acometidas não devem ser mantidas em reprodução.

Edema gestacional

O edema acentuado dos membros posteriores distais, das glândulas mamárias caudais e do períneo foi observado principalmente em cadelas de porte grande com ninhadas numerosas (Figuras 55.13 e 55.14). Essas cadelas não apresentam hipoalbuminemia. A trombose venosa deve ser descartada pela ultrassonografia com Doppler. A hiperplasia vaginal pode ocorrer a termo e ser confundida com edema da gestação. Nas cadelas, a elevação branda de estradiol no final da gestação pode induzir hiperplasia vaginal, mais comum durante o estro, e comprometer o canal de parto. A cesárea eletiva é, então, indicada. A hiperplasia vaginal pode ser confirmada pelo exame digital da vagina, com achado de uma massa com origem cranial à papila uretral. O edema gestacional pode melhorar com exercícios leves (caminhar ou nadar). Os diuréticos são contraindicados; a furosemida pode causar diminuição no fluxo sanguíneo das intervilosidades placentárias e a espironolactona é um fármaco de categoria D (evidência positiva de risco fetal) em humanos. A restrição leve de sódio pode ajudar. O edema perineal grave pode causar distocia (Figura 55.15).

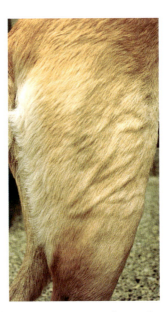

Figura 55.12 Distensão venosa observada em uma cadela Labrador Retriever durante a oitava semana de gestação. Um trombo na veia cava caudal foi diagnosticado à ultrassonografia.

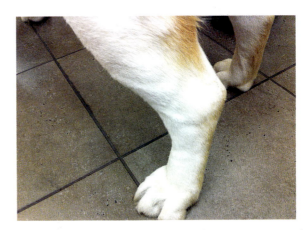

Figura 55.13 Edema com sinal de Godet positivo no membro pélvico distal em uma cadela Labrador Retriever gestante.

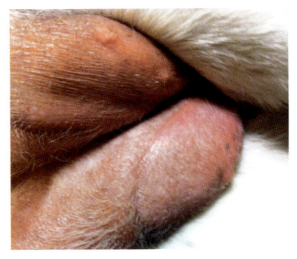

Figura 55.14 Edema mamário em cadela Labrador Retriever na oitava semana de gestação.

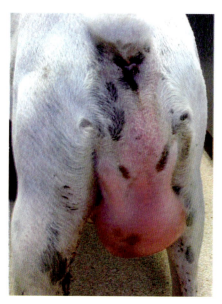

Figura 55.15 Edema vulvar e perineal acentuado em uma cadela Boxer com gestação a termo. Uma cesárea foi realizada.

PARTO E DISTÚRBIOS PARTURIENTES

Embora muitas cadelas e gatas deem à luz em casa ou no canil/gatil sem dificuldade, os pedidos de assistência obstétrica veterinária estão ficando mais comuns. O aumento do valor financeiro e emocional de cães e gatos reprodutores, machos ou fêmeas, e seus descendentes faz com que a perda evitável de até mesmo um neonato seja indesejável. As colônias reprodutoras em instituições acadêmicas, científicas e comerciais devem maximizar a sobrevida neonatal por motivos financeiros e éticos. A atuação veterinária na obstetrícia canina e felina tem vários objetivos: aumentar o número de nascidos vivos (minimizando a natimortalidade por dificuldades no parto), minimizar a morbidade e mortalidade maternas e promover o aumento da sobrevida dos neonatos durante a primeira semana após o nascimento. A sobrevida neonatal está diretamente relacionada à qualidade do trabalho de parto. O manejo ideal do parto requer a compreensão de seus eventos em cadelas e gatas e a capacidade de detecção clínica de anomalias.

EUTOCIA

As cadelas normalmente entram no estágio I do parto 24 horas após o declínio na concentração sérica de progesterona para menos de 2 a 5 ng/mℓ; essa redução é acompanhada pelo aumento dos níveis circulantes de prostaglandinas e é comumente associada (cerca de 60% de detecção) a uma queda transitória na temperatura corpórea, geralmente para menos de 33,7°C. As gatas normalmente entram no estágio I do parto 24 horas após a queda da concentração sérica de progesterona para menos de 2 ng/mℓ. O monitoramento das concentrações de progesterona para a detecção de parto iminente é problemático porque os *kits* para cães que geram resultados rápidos são inerentemente menos precisos entre 2 e 5 ng/mℓ; além disso, o rápido declínio nos níveis de progesterona pode ocorrer em algumas horas. Os laboratórios comerciais que oferecem a quantificação de progesterona por quimioluminescência normalmente têm tempo de resposta de 12 a 24 horas, que não é rápido o suficiente para a indicação imediata de intervenção obstétrica. A concentração de progesterona abaixo de 2 ng/mℓ indica o parto iminente.

Nas cadelas, o estágio I do trabalho de parto dura de 12 a 24 horas; nesse período, o útero apresenta contrações miometriais de frequência e força crescentes, associadas à dilatação cervical. Não há esforço abdominal (contrações externas visíveis) no estágio I. As cadelas e gatas podem apresentar alterações de humor e comportamento no estágio I, tornando-se reclusas, inquietas e preparando o ninho de forma intermitente; também podem se recusar a comer e, às vezes, vomitar. As cadelas também podem apresentar dispneia e tremores. A secreção vaginal é transparente e aquosa, às vezes volumosa.

Em cadelas, o estágio II do trabalho de parto começa quando esforços abdominais externos acompanham as contrações miometriais para culminar no nascimento. A presença do feto no cérvice uterino desencadeia o reflexo de Ferguson, promovendo a liberação de ocitocina endógena do hipotálamo. Normalmente, esses esforços não devem durar mais do que 1 ou 2 horas entre os filhotes, embora haja grande variação. Todo o parto pode levar de 1 a mais de 24 horas, mas o trabalho de parto normal está associado a um tempo total mais curto e a intervalos menores entre os nascimentos. A secreção vaginal pode ser transparente, serosa a hemorrágica ou verde (uteroverdina). Normalmente, as cadelas continuam a nidificar entre os partos e podem amamentar e cuidar dos neonatos de forma intermitente. Anorexia, dispneia e tremores são comuns.

O trabalho de parto em estágio III é definido como a expulsão de placenta. Em cadelas e gatas, os estágios II e III se alternam até o término do parto. Durante o parto normal, todos os fetos e placentas são expulsos por via vaginal, embora nem sempre juntos.

Nas gatas, os estágios do parto podem ser definidos de forma semelhante. O estágio I dura de 4 a 24 horas e os estágios II e III, de 2 a 72 horas; na gestação normal, o parto termina em até 24 horas.

DISTOCIA

A distocia é a dificuldade de parto vaginal normal de um neonato no útero e deve ser diagnosticada em tempo hábil para intervenção médica ou cirúrgica. A distocia é causada por fatores maternos (inércia uterina, anomalias do canal pélvico, comprometimento intraparto) e/ou fatores fetais (tamanho excessivo, mau posicionamento, má postura, anomalias anatômicas). O reconhecimento imediato da distocia e a identificação correta dos fatores etiológicos são essenciais para que as melhores decisões terapêuticas sejam tomadas (Figura 55.16).

A inércia uterina é a causa mais comum de distocia. A inércia uterina primária impede o parto de qualquer neonato a termo e é considerada multifatorial, inclusive com defeitos metabólicos em nível celular. Há um problema intrínseco no

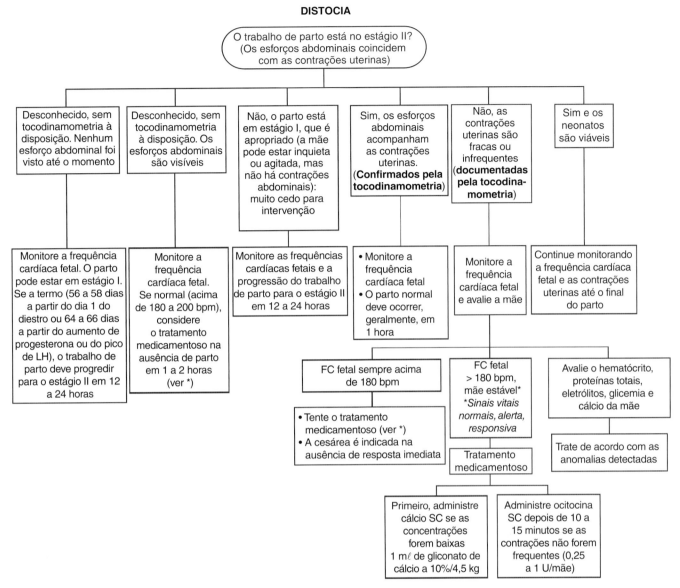

Figura 55.16 Fluxograma do reconhecimento, categorização e tratamento da distocia. bpm: batimentos por minuto; FC: frequência cardíaca; LH: hormônio luteinizante; SC: via subcutânea.

estabelecimento de um nível funcional progressivo de contratilidade miometrial. Pode haver um componente genético. A inércia uterina secundária provoca a interrupção do trabalho de parto já iniciado e, assim, prejudica o nascimento do restante da ninhada. A inércia secundária pode ter causas metabólicas ou anatômicas (obstrutivas); pode ter componente genético caso nenhuma causa contributiva possa ser identificada.

Anomalias do canal de parto, como estenoses vaginais, estenoses causadas por traumatismo pélvico anterior, conformação racial específica e massas intravaginais ou intrauterinas, podem causar distocia obstrutiva. Na maioria dos casos, as anomalias do canal podem ser detectadas no exame anterior à cópula e resolvidas ou evitadas por cesárea eletiva (ver Capítulo 54).

As causas de comprometimento intraparto que prejudicam o nascimento dos filhotes são anomalias metabólicas, como hipocalcemia e hipoglicemia, reação inflamatória sistêmica, sepse e hipotensão (devido a hemorragia ou choque).

Os principais fatores fetais associados à distocia são incompatibilidade de tamanho entre a mãe e os fetos, anomalias fetais e mau posicionamento e/ou má postura fetal. A gestação prolongada de uma ninhada pequena pode causar distocia por superdimensionamento fetal. Em um estudo, a indução do parto foi realizada com sucesso no 59º dia de gestação com aglepristona (15 mg/kg SC duas vezes ao dia [Alizin®, Virbac]); esse medicamento pode ser usado em cadelas com ninhadas pequenas e gestação prolongada (Baan et al., 2005). Anomalias fetais, como gemelaridade, hidrocefalia e anasarca, podem causar distocia (Figuras 55.17 e 55.18). O mau posicionamento fetal (*ventrum* do feto proximal ao dorso da mãe) e a má postura fetal (em especial a flexão do pescoço e das articulações escapuloumerais) promovem distocia porque o feto não consegue passar pelo canal de parto.

O diagnóstico eficiente de distocia depende da anamnese precisa da realização de um exame físico completo em tempo hábil. O histórico reprodutivo deve ser obtido com cuidado, detalhando as datas de reprodução, o momento de ovulação (se conhecido), partos anteriores e recentes e o histórico médico geral. O exame físico deve abordar o estado geral da paciente e incluir o exame pélvico digital e/ou vaginoscópico para a determinação da ausência de anomalias no canal de parto, avaliação da ninhada e do tamanho dos fetos (principalmente com radiografias), avaliação da viabilidade fetal (idealmente por ultrassonografia com Doppler ou em tempo real) e atividade uterina (a tocodinamometria é a modalidade preferida).

TOCODINAMOMETRIA

O útero canino e felino tem padrões característicos de contratilidade, com frequência e força variáveis antes e durante os diferentes estágios do parto. A tocodinamometria seriada em cadelas e gatas permite a avaliação da progressão do parto (Figura 55.19). No final da gestação, o útero pode se contrair uma ou duas vezes por hora antes do real início do estágio I do trabalho de parto. Nos estágios I e II, as contrações uterinas têm frequência de 0 a 12 por hora e 15 a 40 mmHg de força, com picos de até 60 mmHg. As contrações podem durar de 2 a 5 minutos durante o trabalho de parto ativo. Há padrões reconhecíveis antes e durante o trabalho de parto ativo (estágios I a III). Aberrações na contratilidade uterina podem ser detectadas durante o monitoramento. Padrões anormais e disfuncionais são frequentemente associados à morbidade materna e ao sofrimento fetal (Figuras 55.20 e 55.21). A conclusão do trabalho de parto (ou sua ausência) pode ser avaliada pela tocodinamometria. A viabilidade fetal deve ser analisada pelo monitoramento externo da frequência cardíaca fetal por Doppler ou ultrassonografia; a frequência cardíaca normal varia de 180 a 220 bpm e a desaceleração persistente (abaixo de 180 bpm) reflete o estresse (Figura 55.22).

Tratamento medicamentoso

O tratamento medicamentoso da distocia, baseado na administração de ocitocina e gliconato de cálcio, pode ser orientado e ajustado pelo monitoramento materno e fetal. A ocitocina geralmente aumenta a frequência das contrações uterinas, enquanto o cálcio aumenta sua força. A solução de gliconato de cálcio a 10% com 0,465 mEq de Ca^{++}/mℓ (ver Fujisawa) é administrada por via subcutânea em dose de 1 mℓ/5,5 kg de peso corporal de acordo com a força das contrações uterinas (de preferência, medida por tocodinamometria), de modo geral a cada 4 a 6 horas. A ocitocina, 10 unidades USP/mℓ (American Pharmaceutical Partners), é eficaz em minidoses, começando com 0,25 unidade SC ou IM por cadela ou gata independentemente do peso, até uma dose máxima de 5 unidades. A dose pode ser aumentada de forma gradual até o efeito desejado (parto) ou a detecção de sofrimento fetal; geralmente, não mais do que 2 unidades são necessárias. Doses mais altas de ocitocina ou *bolus* intravenosos (IV) podem causar contrações uterinas tetânicas e ineficazes que comprometem ainda mais o suprimento de

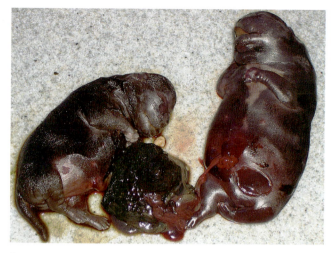

Figura 55.17 Raros cães gêmeos. A má apresentação causou distocia e morte fetal.

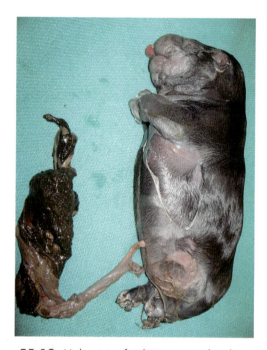

Figura 55.18 Hidropisia fetal em um Labrador Retriever. O tamanho excessivo do feto causou distocia obstrutiva.

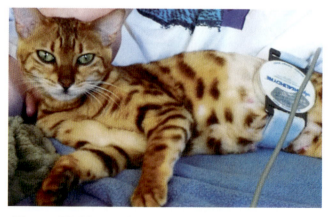

Figura 55.19 Tocodinamometria em uma gata gestante.

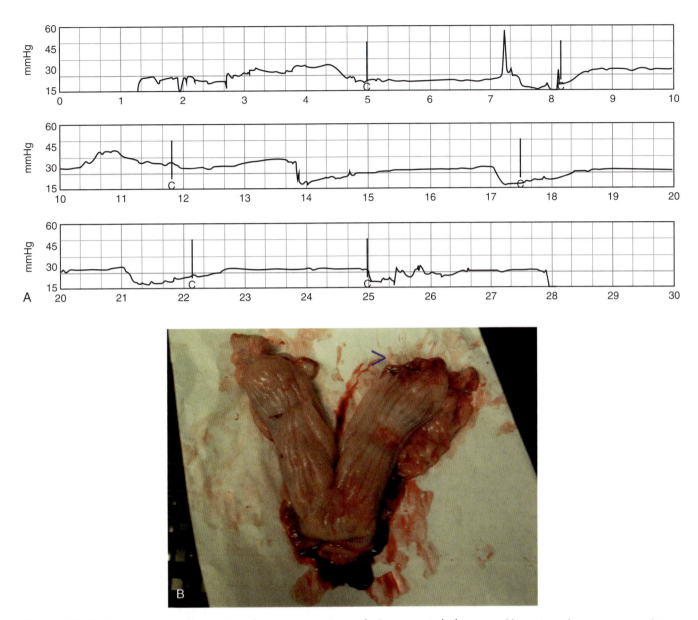

Figura 55.20 Tocodinamometria. **A.** Tocodinamometria anormal. O eixo x é dado em mmHg; eixo y é o tempo em minutos. **B.** Ruptura do corno uterino (*seta*) na cadela com tocodinamometria anormal.

oxigênio fetal por compressão placentária. A frequência de administração de ocitocina é determinada pelo padrão de parto; a ocitocina geralmente não é administrada mais do que a cada 30 a 60 minutos. Na maioria dos casos, o cálcio é administrado antes da ocitocina, melhorando a força da contração antes de aumentar sua frequência. A ocitocina parece agir melhor quando administrada 10 a 15 minutos após o cálcio. A maioria das cadelas e gatas é eucalcêmica, sugerindo que o benefício da administração de cálcio é em nível celular ou subcelular.

Cesárea

A intervenção cirúrgica (cesárea) é indicada se a cadela ou gata não responder ao tratamento médico, na presença de sofrimento fetal apesar da contratilidade uterina de adequada a elevada (sugerindo incompatibilidade do canal de parto materno com o tamanho fetal, mau posicionamento fetal ou postura incompatível com o parto vaginal) ou se houver padrões contráteis aberrantes ao monitoramento uterino (Figura 55.23). Se a frequência cardíaca fetal diminuir em resposta à administração de cálcio ou ocitocina, o tratamento médico adicional é contraindicado. A cesárea bem-sucedida requer o estabelecimento e a coordenação dos protocolos anestésicos e de reanimação neonatal e o bom preparo pré-operatório da mãe. A mãe pode estar debilitada e precisar de manejo anestésico cuidadoso; porém, de modo geral, há pouco tempo para o preparo pré-anestésico de rotina e a mãe pode ter sido recentemente alimentada. No mínimo, o hematócrito, o nível de proteínas totais, a concentração sérica de cálcio e a glicemia devem ser avaliados no pré-operatório. A fluidoterapia IV de suporte deve ser instituída em taxa operatória (5 a 10 mℓ/kg/h).

958 PARTE 8 ■ Distúrbios do Sistema Reprodutivo

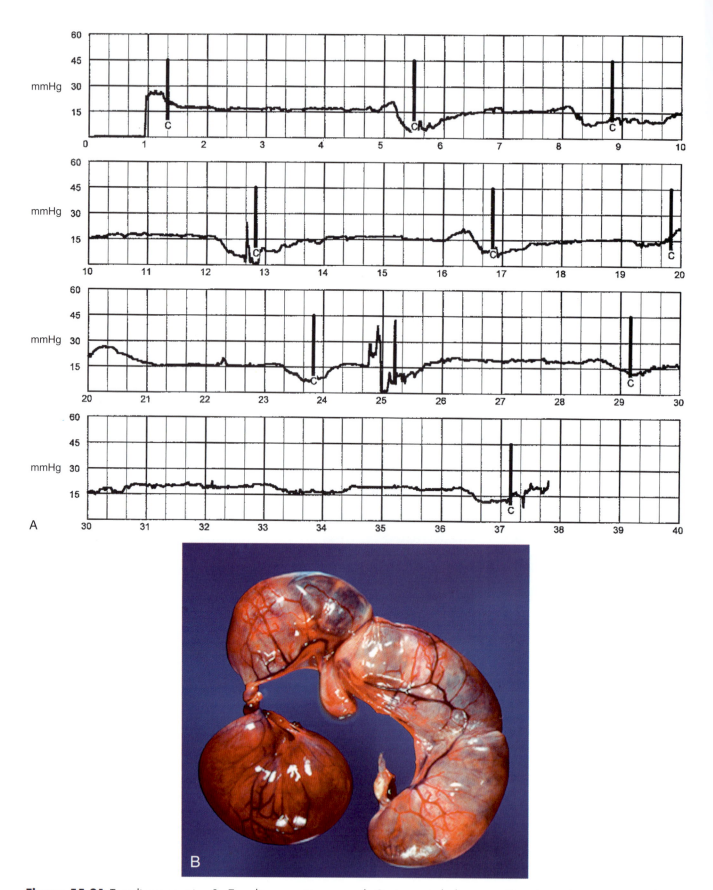

Figura 55.21 Tocodinamometria. **A.** Tocodinamometria anormal. O eixo x é dado em mmHg; eixo y é o tempo em minutos. **B.** Torção uterina com perda fetal na cadela com tocodinamometria anormal.

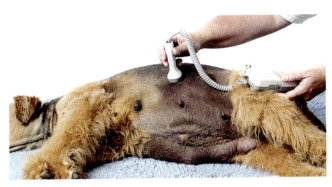

Figura 55.22 Monitoramento da frequência cardíaca (FC) fetal em cadela Airedale durante a oitava semana de gestação. A FC fetal normal deve ser superior a 180 bpm.

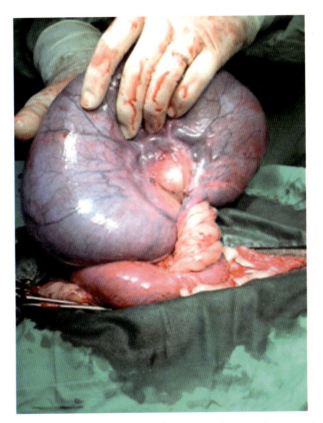

Figura 55.23 Torção uterina diagnosticada no pré-operatório com tocodinamometria. A cesárea imediata levou à preservação do útero e sobrevida de todos os fetos.

A pré-oxigenação com máscara (5 a 10 minutos) é sempre indicada. O preparo do abdome (tricotomia e primeira aplicação de antisséptico) pode ser feito nesse momento. A atropina não deve ser usada como pré-medicação anticolinérgica porque atravessa a placenta (podendo exacerbar a hipoxemia miocárdica fetal) e causa relaxamento do esfíncter esofágico inferior, aumentando a probabilidade de aspiração materna. No entanto, um anticolinérgico deve ser administrado à mãe por causa da estimulação vagal prevista durante a manipulação do útero gravídico. O glicopirrolato (Robinul® [AH Robins] a 0,01 a 0,02 mg/kg SC) não atravessa a placenta e é preferido. A maioria das mães está dócil ou exausta e não precisa de tranquilização pré-anestésica, que tem efeito depressor sobre os fetos.

Os tranquilizantes fenotiazínicos são logo transportados pela placenta e são depressores. Os agonistas de α_2-adrenorreceptores, como a dexmedetomidina e a xilazina, são contraindicados devido aos seus graves efeitos depressores cardiorrespiratórios. Do mesmo modo, o efeito depressor respiratório dos opioides torna-os impopulares antes da remoção dos fetos. Em caso de necessidade de tranquilização de uma mãe intratável, os sedativos narcóticos são preferíveis porque seus efeitos podem ser revertidos (com naloxona, 1 a 10 μg/kg IV ou IM) durante a reanimação neonatal. A metoclopramida (0,1 a 0,2 mg/kg) pode ser administrada à mãe por via subcutânea ou intramuscular antes da indução da anestesia, para reduzir o risco de vômito durante o procedimento. Agentes de indução dissociativos, como a cetamina e os barbitúricos, devem ser evitados porque produzem depressão fetal profunda. O propofol (Propovet® [Ourofino Saúde Animal] em dose de 6 mg/kg IV até o efeito desejado) parece ser o melhor agente de indução; devido à sua rápida redistribuição, tem efeito limitado sobre os neonatos. Uma alternativa é a alfaxalona, em dose de 2 mg/kg IV (cães) e 5 mg/kg IV (gatos). A indução com máscara realmente produz *mais* hipoxemia materna e fetal do que a indução com propofol IV. Para a manutenção da anestesia, os agentes voláteis são preferíveis, principalmente aqueles com baixos coeficientes de partição, como o isoflurano e o sevoflurano. Esses agentes têm rápida absorção e eliminação e podem apresentar melhor margem de segurança cardiovascular do que os agentes mais solúveis (p. ex., halotano). O óxido nitroso pode ser usado para reduzir a dose de outros anestésicos. É rapidamente transferido pela placenta e, embora tenha efeitos mínimos sobre o feto no útero, pode causar hipoxia por difusão significativa após o parto. O bloqueio infiltrativo da pele e tecidos SC com anestésico local (bupivacaína, 1 a 2 mg/kg; lidocaína [apenas em cães], até 2 mg/kg diluídos até o volume necessário) antes da incisão agiliza a entrada no abdome enquanto a mãe passa da indução com propofol para a manutenção com anestésico inalatório e diminui o desconforto pós-operatório. Deve-se ter cuidado para não administrar bupivacaína ou lidocaína em um vaso mamário de forma inadvertida. As técnicas de anestesia local (peridural) requerem experiência e monitoramento para a detecção de hipotensão grave. Os sedativos ainda podem ser necessários para permitir o posicionamento para a cirurgia. A lidocaína peridural é preferível (a bupivacaína tem ação muito longa e é um inotrópico negativo mais potente); sua dose é de 2 a 3 mg/kg, sem exceder o volume máximo de 6 mℓ. A adição de 5 μg/mℓ de epinefrina intensifica e prolonga o bloqueio obtido. A penetração inadvertida da dura-máter pode ocorrer.

A ovário-histerectomia no momento da cesárea é uma opção para o cirurgião e o tutor, mas aumenta o tempo anestésico, retarda a amamentação dos neonatos e aumenta a perda de sangue materna. Logo, deve ser adiada, a menos que indicado (útero desvitalizado, hemorragia incontrolável). A hemorragia pós-operatória por erro cirúrgico é mais comum após a ovário-histerectomia. Há evidências de que o estrógeno atua de forma permissiva nos receptores de prolactina das glândulas mamárias e, assim, a remoção do ovário durante a cesárea é indesejável. Se a viabilidade uterina for questionável, entretanto, a ovário-histerectomia deve ser realizada. Na mãe normal, o útero começa a involuir logo após a remoção dos fetos; se isso não acontecer, a ocitocina pode ser administrada (0,25 a 1 unidade por mãe) para facilitar a involução e interromper qualquer hemorragia; esse tratamento também promove a descida do leite.

O desconforto pós-cirúrgico materno deve ser tratado. Após a remoção dos fetos, a analgesia narcótica pode ser administrada por via parenteral à mãe. No pós-operatório, os anti-inflamatórios não esteroidais (AINEs) não são recomendados devido ao seu metabolismo incerto em neonatos em amamentação, cujo metabolismo renal e hepático é imaturo. A analgesia narcótica é preferível. Narcóticos orais, como tramadol (Cronidor® [Agener União]) em dose de 10 mg/kg/dia, são analgésicos pós-operatórios razoáveis a bons em cadelas lactantes, com efeito mínimo em neonatos. Em todos os casos, os tutores devem ser aconselhados a monitorar com cuidado as cadelas no pós-operatório até que o comportamento materno normal seja observado. Após a cesárea, as cadelas podem ser desajeitadas e desatentas aos neonatos e até ficar agressivas pela ausência de mecanismos normais de formação do vínculo materno. Os neonatos devem poder mamar o colostro o mais rápido possível, sob supervisão cuidadosa (Figura 55.24; ver Capítulo 57).

DISTÚRBIOS PÓS-PARTO

Normalmente, as mães ficam muito perto de seus filhotes durante as primeiras 2 semanas após o parto, deixando a caixa por alguns instantes para se alimentarem e fazerem suas necessidades. Estão alertas e satisfeitas em ficar com seus filhos. Algumas cadelas protetoras podem ficar agressivas com outros animais ou mesmo com as pessoas que normalmente toleram; esse comportamento tende a desaparecer após 1 ou 2 semanas de lactação. A lactação representa a maior demanda nutricional e calórica da vida da fêmea. A mãe pode sofrer perda de peso e desidratação, prejudicando a lactação, se não houver alimento e água à disposição. Às vezes, é preciso deixar alimento e água na caixa para uma mãe nervosa. A anorexia parcial pode ser observada nas últimas semanas de gestação e no pós-parto imediato, mas o apetite deve retornar e aumentar com a lactação. A falta de apetite nas últimas semanas de gestação pode ser decorrente do deslocamento do trato gastrintestinal pelo útero gravídico. A anorexia parcial logo após o parto pode ser secundária a distúrbios digestivos pelo consumo de numerosas placentas. A diarreia pode ser secundária ao aumento do consumo de alimentos e seu maior teor calórico (crescimento excessivo de bactérias por má assimilação de carboidratos).

O eflúvio pós-parto intenso é normal em cadelas; de modo geral, ocorre 4 a 6 semanas após o parto e poupa apenas a cabeça. Esse eflúvio tende a ser mais acentuado do que aquele associado ao ciclo estral típico e pode preocupar o tutor, em especial em conjunto com a perda de peso observada no pico de lactação.

A temperatura corpórea da mãe pode estar ligeiramente elevada (acima de 39,44°C) no período pós-parto imediato, refletindo a inflamação normal associada ao parto, mas deve se normalizar em 24 a 48 horas. Em pacientes submetidas à cesárea, a diferenciação entre a inflamação pós-cirúrgica normal e febre associada à patologia pode ser difícil. O exame físico e um hemograma completo auxiliam essa diferenciação. Os lóquios pós-parto normais têm cor marrom-avermelhada, são inodoros e diminuem ao longo de vários dias a semanas (Figura 55.25 A). As glândulas mamárias não devem estar doloridas; em vez disso, devem ser simétricas e moderadamente firmes, sem calor, eritema ou massas palpáveis. Se expresso, o colostro normal é amarelo a branco; o leite tem cor cinzenta a branca e consistência mais aquosa.

COMPORTAMENTO MATERNO INADEQUADO

O comportamento materno adequado é fundamental para a sobrevida neonatal e inclui atenção, facilitação da amamentação e recuperação, higiene e proteção dos neonatos. Embora o comportamento materno seja instintivo, pode ser influenciado negativamente por anestésicos, dor, estresse e interferência humana excessiva. O vínculo materno é um evento mediado por feromônios que começa no parto. O parto deve ocorrer em um ambiente familiar tranquilo, com o mínimo de interferência humana, mas com supervisão adequada. As mães com bons instintos maternos são cautelosas ao entrarem ou se moverem no ninho para não traumatizar os neonatos ao pisar ou se deitar sobre eles. Uma grade de proteção no interior da caixa de parto evita o sufocamento inadvertido de cães neonatos (Figura 55.25 B). O reflexo neuroendócrino que regula a contração das células mioepiteliais da glândula mamária e a subsequente ejeção do leite é mediado por ocitocina e ativado pela sucção neonatal. Durante o estresse, a epinefrina induz vasoconstrição, o que bloqueia a entrada da ocitocina na glândula mamária e evita a ejeção do leite. Uma mãe nervosa e agitada provavelmente terá pouco leite. Os tranquilizantes antagonistas da dopamina com mínima interferência sobre a prolactina (acepromazina, 0,01 a 0,02 mg/kg), administrados na menor dose efetiva para minimizar a sedação neonatal, podem melhorar o comportamento materno e a ejeção do leite em fêmeas nervosas.

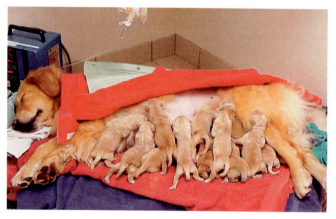

Figura 55.24 Golden Retriever neonatos sendo amamentados após a cesárea. Nesse período, o monitoramento deve ser cuidadoso. A amamentação possibilita a aquisição do colostro.

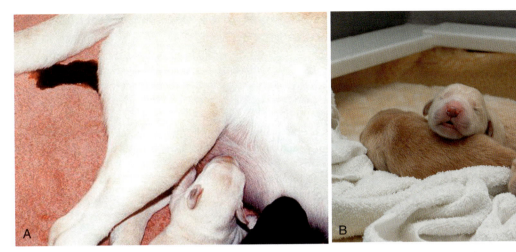

Figura 55.25 A. Lóquios normais, de cor marrom-avermelhada e sem odor forte. **B.** A colocação de uma grade de proteção no perímetro interno da caixa evita que a mãe se deite sobre os filhotes.

A colocação dos neonatos perto de suas mães facilita a manutenção de sua temperatura corpórea (os neonatos não apresentam termorregulação adequada até as 4 semanas de idade) e a amamentação. O comportamento materno normal inclui a recuperação cuidadosa dos neonatos que se afastaram e ficaram isolados dentro da caixa. O cuidado dos neonatos imediatamente após o parto estimula a função cardiovascular e pulmonar e remove os líquidos amnióticos. As mães com pouco interesse em reanimar os neonatos podem ter um comportamento materno insatisfatório durante o período pósnatal. Posteriormente, o cuidado materno estimula a micção e a defecação neonatais reflexas e mantém o pelame neonatal limpo e seco. Ocasionalmente, o comportamento protetor pode ser excessivo ou a mãe pode ficar agressiva devido ao medo. A tranquilização branda da mãe com um agente ansiolítico pode ajudar, mas o medicamento pode ser excretado pelo leite e ser ingerido pelos neonatos, o que é um problema. Os benzodiazepínicos (diazepam, 0,55 a 2,2 mg/kg), sinergistas do ácido γ-aminobutírico (GABA), são supostamente superiores aos fenotiazínicos no tratamento da agressividade induzida pelo medo. O papel dos medicamentos ansiolíticos mais novos na agressividade materna não foi descrito em ambiente controlado.

DISTÚRBIOS METABÓLICOS
Eclâmpsia

A tetania puerperal ou eclâmpsia é mais comum nas primeiras 4 semanas após o parto, mas pode ocorrer nas últimas semanas de gestação. É mais frequente em cadelas do que gatas. A tetania puerperal pode ser fatal e é causada por uma depleção de cálcio ionizado no compartimento extracelular. Os fatores predisponentes são nutrição perinatal inadequada, suplementação inadequada de cálcio e grandes demandas de lactação. O risco é maior em mães pequenas com ninhadas grandes. A suplementação pré-natal excessiva de cálcio pode levar ao desenvolvimento de tetania puerperal por promover a atrofia da glândula paratireoide e inibir a liberação de paratormônio, interferindo nos mecanismos fisiológicos normais de mobilização dos estoques de cálcio e utilização de fontes dietéticas do mineral. A secreção de tireocalcitonina é estimulada. A partir da segunda metade da gestação e durante a lactação, o ideal é oferecer uma ração comercial com fórmula balanceada para filhotes, sem suplementação de vitaminas ou minerais. O oferecimento de queijo cottage também deve ser evitado por alterar o equilíbrio normal de cálcio-fósforo-magnésio na dieta.

As condições metabólicas que favorecem a ligação entre proteínas e cálcio no soro (p. ex., alcalose decorrente da hiperpneia prolongada durante o trabalho de parto ou distocia) podem promover ou exacerbar a hipocalcemia. A hipoglicemia e a hipertermia podem ocorrer de forma simultânea. A intervenção terapêutica deve começar imediatamente após o reconhecimento dos sinais clínicos de tetania, sem esperar pela confirmação bioquímica. Os sinais que precedem o desenvolvimento de tetania, ou seja, contrações musculares tônico-clônicas, são alterações comportamentais, salivação, prurido facial, rigidez/dor em membros, ataxia, hipertermia e taquicardia. A intervenção terapêutica imediata deve ser instituída com infusão IV lenta de gliconato de cálcio a 10% (1 a 20 mℓ) até o efeito desejado. O monitoramento cardíaco para a detecção de bradicardia e arritmias deve acompanhar a administração; sua ocorrência justifica a interrupção temporária da infusão e a redução de sua taxa subsequente. A hipocalcemia não deve causar convulsões reais; a hipoglicemia deve ser investigada. Os corticosteroides são indesejáveis porque promovem calciúria, diminuem a absorção intestinal de cálcio e prejudicam a osteoclasia. A hipoglicemia deve ser corrigida, se presente, e o tratamento exógeno da hipertermia deve ser instituído caso necessário.

Após o controle dos sinais neurológicos imediatos, uma injeção SC de igual volume de gliconato de cálcio, diluído a 50% em solução salina, é administrada e repetida a cada 6 a 8 horas até que a mãe esteja estável e capaz de receber a suplementação oral. O tratamento com gliconato ou carbonato de cálcio (10 a 30 mg/kg a cada 8 horas) deve ser instituído. Cada comprimido de 500 mg de carbonato de cálcio tem 200 mg de cálcio. É preciso diminuir as demandas de lactação da mãe e melhorar seu plano nutricional. Se a resposta terapêutica for imediata, a amamentação pode ser reinstituída de maneira gradual até que os neonatos possam ser desmamados com segurança, geralmente em uma idade um pouco precoce (3 semanas); nesse caso, a administração de sucedâneo é incentivada. A alimentação com mamadeira deve preceder a amamentação, que é limitada a 10 minutos a cada 4 a 6 horas. A administração de cálcio durante a lactação (mas não no pré-parto) pode ser realizada em mães com histórico de eclâmpsia recorrente (carbonato de cálcio, 500 a 4.000 mg/mãe/dia em doses divididas).

DISTÚRBIOS UTERINOS
Traumatismo uterino

O prolapso completo ou parcial do útero após o parto é incomum em cadelas e raro em gatas com distocia. O diagnóstico é baseado na palpação de uma massa tubular firme que se projeta da vulva após o parto e na incapacidade de identificação do útero à ultrassonografia abdominal. Os tecidos uterinos prolapsados podem sofrer maceração e infecção por exposição e contaminação (Figura 55.26). O tamanho da maioria das cadelas e gatas impede o reposicionamento; de modo geral, a laparotomia e a ovário-histerectomia são indicadas. A hiperplasia e o prolapso vaginais, secundários a uma hipersensibilidade da mucosa vaginal focal (periuretral) causada pelo estrógeno, podem ocorrer perto do parto e ser diferenciados por exame físico ou vaginoscopia (ver Figura 55.5 B).

A ruptura do útero é mais comum quando as ninhadas são muito grandes, o que provoca grande alongamento e estreitamento da parede uterina, em especial em fêmeas multíparas com distocia. É indicada a laparotomia imediata para a recuperação de fetos e o reparo ou remoção do útero, acompanhada por cultura e lavagem da cavidade abdominal. O útero deve ser examinado cuidadosamente em qualquer cesárea para verificar se há áreas rotas ou com tendência à ruptura. A não identificação da ruptura uterina pode causar peritonite ou hemoabdome. Uma histerectomia unilateral pode ser considerada se a área danificada for limitada e a mãe for valiosa em um programa de reprodução; essas fêmeas, porém, podem ser mais suscetíveis à torção uterina.

Subinvolução de sítios placentários

A persistência de secreção vaginal sanguinolenta a hemorrágica mais de 16 semanas após o parto pode indicar subinvolução dos sítios de inserção da placenta (SSIP) em cadelas. Histologicamente, em vez de degeneração há persistência das células trofoblásticas fetais no miométrio, além de ausência de trombose dos vasos endometriais, e a involução normal do útero é impedida. Algumas regiões interplacentárias são normais. Massas eosinofílicas de colágeno e glândulas endometriais dilatadas projetam-se para o lúmen uterino, escoando sangue (Figura 55.27). A causa é desconhecida; de modo geral, a perda de sangue é mínima, não há infecção intrauterina e a fertilidade não é afetada. Não há necessidade de tratamento; a recuperação é espontânea e os sintomas, brandos. Na situação incomum em que o sangramento vaginal associado à SSIP é abundante a ponto de causar anemia grave, coagulopatias (prováveis defeitos na via intrínseca ou trombocitopenia/trombocitopatias), traumatismo uterino, neoplasia do trato geniturinário, metrite grave e hemorragia excessiva de sítios placentários separados de forma prematura devem ser descartados. A citologia da secreção vulvar (com possível observação de células trofoblásticas), a vaginoscopia (para localização da fonte da hemorragia), o perfil de coagulação e a ultrassonografia abdominal auxiliam o diagnóstico. A eficácia do tratamento com prostaglandinas não foi comprovada. O valor preventivo da administração de ocitocina no período pós-parto imediato também não foi comprovado; é provável, porém, que não seja prejudicial. A laparotomia e a ovário-histerectomia são curativas. O exame histológico do útero é indicado para a confirmação do diagnóstico.

Endometrite pós-parto

Deve-se suspeitar de infecção endometrial simples pós-parto se houver relatos de letargia, anorexia, diminuição da lactação e mau comportamento materno, acompanhados por febre e secreção vulvar fétida (Figura 55.28). A endometrite é grave e às vezes precedida por distocia, manipulações obstétricas contaminadas ou retenção de fetos e/ou placentas. As alterações hematológicas e bioquímicas geralmente sugerem septicemia,

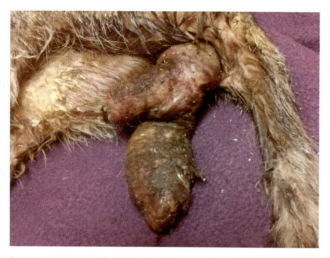

Figura 55.26 Prolapso uterino pós-distocia em uma gata. O tecido desvitalizado exigiu a realização de ovário-histerectomia.

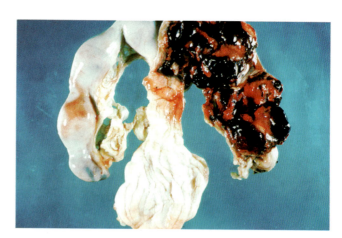

Figura 55.27 A inspeção macroscópica deste espécime revela a subinvolução de sítios placentários. O corno direito foi incisado para mostrar a formação de hematoma nos sítios placentários.

reação inflamatória sistêmica e endotoxemia. A citologia da secreção vulvar é de hemorrágica a purulenta (Figura 55.29). A ultrassonografia do abdome permite a avaliação do conteúdo intrauterino e da parede uterina; a endometrite é caracterizada por enrugamento e espessamento do endométrio, que apresenta fluido ecogênico em seu lúmen (Figura 55.30). A metrite pós-parto deve ser diferenciada do aumento normal do útero pós-parto pela ausência da diminuição progressiva normal do conteúdo luminal uterino e da largura do corno. O útero canino involui e se repara por até 16 semanas, o que dificulta a determinação de normalidade à ultrassonografia pós-parto; avaliações seriadas (a cada 24 a 48 horas) podem auxiliar o diagnóstico. Fetos e placentas retidos também podem ser identificados por ultrassonografia.

A cultura da porção cranial da vagina tende a representar a flora intrauterina e deve ser enviada imediatamente para cultivo de aeróbios e anaeróbios e antibiogramas; isso permite uma avaliação retrospectiva da antibioticoterapia escolhida de maneira empírica. A ascensão de bactérias do trato geniturinário inferior é mais comum do que a disseminação hematogênica e *E. coli* é o principal agente etiológico em cadelas e gatas. A escolha empírica de um antimicrobiano bactericida de amplo espectro (amoxicilina potenciada, como ticarcilina, 15 a 25 mg/kg IV a cada 8 horas, ou cefazolina, 22 mg/kg IV a cada 8 a 12 horas) deve considerar que os neonatos também serão tratados. O tratamento também é composto por fluidoterapia IV e suporte eletrolítico conforme indicado e evacuação uterina farmacológica, seja com prostaglandinas sintéticas (cloprostenol, em dose de 1 a 3 µg/kg a cada 12 a 24 horas) ou $PGF_{2\alpha}$ natural (em dose de 0,1 a 0,2 mg/kg a cada 12 a 24 horas) por 3 a 5 dias até o efeito desejado. É improvável que a ocitocina promova a evacuação uterina eficaz quando administrada mais de 24 horas após o parto. Os lactentes precisam de cuidados constantes caso a mãe esteja gravemente doente ou precise de antibióticos contraindicados para neonatos. Uma ovário-histerectomia pode ser indicada se o estado geral da cadela permitir e ela for pouco responsiva ao tratamento médico; no entanto, isso é incomum. O tratamento da metrite pós-parto deve ser monitorado por avaliações seriadas do conteúdo luminal uterino por ultrassonografia, além de parâmetros hematológicos, bioquímicos e clínicos (apetite, febre, secreção vulvar). A metrite pode se tornar crônica e causar infertilidade. Casos brandos, em cadelas que se alimentam sozinhas, podem receber antibióticos por via oral (Clavamox® [amoxicilina + ácido clavulânico, em dose de 14 mg/kg a cada 12 horas] ou cefalexina [10 a 20 mg/kg a cada 8 a 12 horas]) e são atentas a seus filhotes, podem ser tratadas em regime ambulatorial, preservando o cuidado domiciliar da ninhada. Cadelas com metrite também devem ser avaliadas clinicamente para a detecção de mastite devido à possível contaminação bacterêmica das glândulas mamárias em lactação.

DISTÚRBIOS MAMÁRIOS
Agalactia

Agalactia é definida como a ausência de fornecimento de leite aos neonatos. A agalactia primária, a falta de desenvolvimento mamário durante a gestação, é causada por um problema na produção de leite e é incomum. Suspeita-se de um defeito no

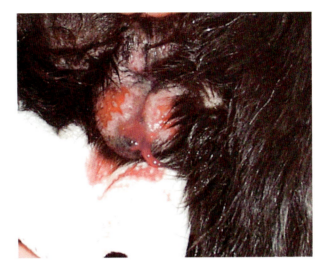

Figura 55.28 Corrimento vulvar fétido, purulento a hemorrágico, na endometrite pós-parto.

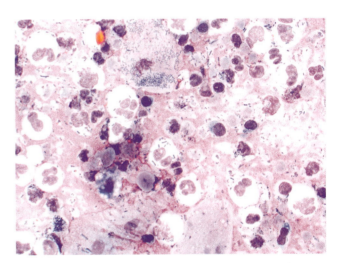

Figura 55.29 Citologia da secreção vulvar na endometrite pós-parto: numerosas bactérias livres e fagocitadas, neutrófilos tóxicos e macrófagos.

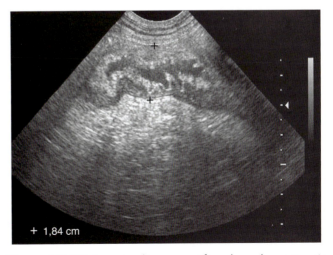

Figura 55.30 Aspecto ultrassonográfico da endometrite pós-parto. Observe o endométrio hiperecogênico irregular e seu conteúdo fluido ecogênico.

eixo hipofisário-ovariano-mamário. A administração de compostos de progesterona no final da gestação pode interferir no desenvolvimento normal das glândulas mamárias, impedindo a lactação. A agalactia secundária, a ausência de disponibilidade de leite por um problema de descida e ejeção, é mais comum. O desenvolvimento mamário é acentuado, mas o leite não é expresso pelo esfíncter do mamilo. A produção normalmente escassa de colostro no período pós-parto imediato não deve ser confundida com agalactia, que pode ser secundária a parto prematuro, estresse grave, desnutrição, debilidade, metrite ou mastite. O tratamento inclui o fornecimento de sucedâneo aos neonatos e, ao mesmo tempo, o incentivo à sucção para promover a descida do leite, a adequação da nutrição e hidratação da mãe e a resolução de qualquer doença subjacente. O controle da dor após a cesárea é indicado. Se detectada precocemente, a descida do leite pode ser induzida com fármacos. Minidoses de ocitocina, de 0,25 a 1 unidade por injeção, são administradas por via subcutânea a cada 2 horas. Os neonatos são removidos por 30 minutos antes da injeção e, então, encorajados a mamar; caso contrário, a ordenha delicada é feita após a administração. A metoclopramida, em dose de 0,1 a 0,2 mg/kg SC, é dada a cada 12 horas para promover a liberação de prolactina e produção moderada de leite. O tratamento geralmente começa a fazer efeito em 24 horas. Alguns autores recomendam uma dose muito maior de metoclopramida, com risco de efeitos colaterais neurológicos; o autor acha que isso não é necessário. A domperidona (Motilium® [Janssen Pharmaceuticals]), em dose de 2,2 mg/kg VO a cada 12 horas de 6 dias antes do parto a 7 dias depois do parto, causou lactação normal em uma gata com agalactia.

Galactostasia

A galactostasia causa ingurgitamento e edema da glândula mamária; o desconforto associado torna a continuação da amamentação improvável e, assim, o quadro pode se autoperpetuar. A galactostasia é secundária à inversão ou imperfuração de mamilos, falha na rotação de filhotes, perda de ninhada, ninhada muito pequena, amamentação ineficaz e, raramente, pseudociese (Figura 55.31). O tratamento recomendado é composto por compressas quentes, limpeza/lubrificação do mamilo, expressão delicada da glândula acometida e rotação dos neonatos. Em caso de perda de ninhada, a administração de antiprolactina, como a cabergolina (1,5 a 5 μg/kg/dia, divididos em duas administrações diárias) pode ser útil. A galactostasia provavelmente aumenta a possibilidade de desenvolvimento de mastite.

Mastite

A mastite, inflamação séptica da glândula mamária, pode ser aguda e fulminante ou crônica e insidiosa, com o acometimento de uma ou várias glândulas mamárias. Coliformes, estafilococos e estreptococos são os isolados mais comuns em cadelas e gatas. As bactérias têm origem cutânea, exógena ou hematogênica. A mastite pode acompanhar a metrite. Desconforto e aumento de temperatura das mamas, galactostasia, inflamação cutânea e massa intramamária são os primeiros sinais. O leite geralmente assume coloração vermelha ou marrom devido à presença de hemácias e leucócitos. A mãe

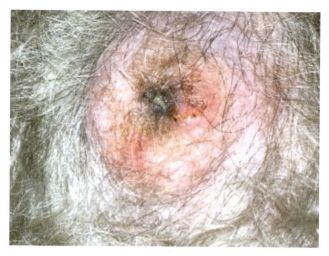

Figura 55.31 Mamilo invertido e piodermite em cadela Old English Sheepdog.

exibe dor, relutância em amamentar ou se deitar, anorexia e letargia. A febre pode ser intensa e pode preceder outros sinais clínicos. Os casos avançados podem evoluir para choque séptico, com abscesso ou necrose de glândulas. O diagnóstico é baseado no exame físico. As contagens de células no leite de cadelas não são preditivas de mastite.

A cultura e o antibiograma do leite coletado de forma asséptica das glândulas acometidas permitem a avaliação retrospectiva da antibioticoterapia empírica. O tratamento deve começar imediatamente e é composto por antimicrobianos bactericidas de amplo espectro e fisioterapia cuidadosa. Analgésicos podem ser indicados; os neonatos toleram analgésicos opioides administrados à mãe. Cefalosporinas de primeira geração (cefalexina, 10 a 20 mg/kg a cada 8 a 12 horas) e penicilinas resistentes à betalactamase (Clavamox®, 14 mg/kg a cada 12 horas) são recomendadas e seguras para os neonatos. A antibioticoterapia pode ser justificada até o desmame e impedir a continuação da amamentação se os resultados do antibiograma forçarem a escolha de um medicamento que pode ser tóxico para os neonatos. As compressas quentes ou hidroterapia da glândula afetada, com ordenha delicada, podem evitar a formação de abscesso e a ruptura da glândula. A ultrassonografia em série pode ajudar na identificação de abscessos (Figura 55.32). A necrose grave justifica o desbridamento ou mastectomia quando a mãe está estabilizada, bem como o tratamento mais agressivo da ferida. A terapia antiprolactina (cabergolina, 1,5 a 5 μg/kg/dia, divididas em duas administrações diárias) pode ser indicada em casos graves para reduzir a lactação. Não há evidências de que o consumo de leite das glândulas acometidas seja um problema para os neonatos; eles tendem a evitar glândulas de difícil obtenção de leite e já expostas à flora na caixa. A glândula acometida deve ser protegida de traumatismos causados pelas bordas da caixa e pelas unhas dos neonatos. A mastite pode reaparecer em lactações subsequentes, independentemente das medidas preventivas. O ideal é que seja detectada e tratada de forma precoce, já que a administração de antibióticos profiláticos tende a favorecer o desenvolvimento de microrganismos resistentes em vez de prevenir a mastite.

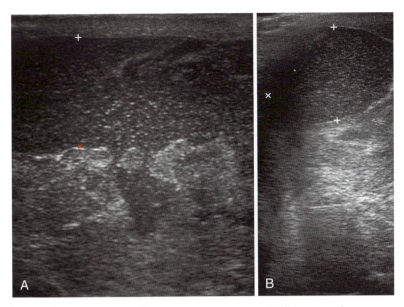

Figura 55.32 Avaliação ultrassonográfica da mastite (cursores). **A.** Celulite. **B.** Abscesso; a cirurgia é indicada.

Hiperplasia fibroadenomatosa mamária felina

A hiperplasia fibroadenomatosa mamária felina é uma doença não neoplásica mediada por progesterona e geralmente observada em gatas gestantes ou em pseudociese ou ainda em gatos machos ou fêmeas castrados que receberam progestinas exógenas, em especial acetato de metilprednisolona (Depo-Medrol® [Upjohn]). Em gatos, os progestágenos são mais usados para terapia comportamental ou anti-inflamatória. Há aumento de volume de uma ou mais glândulas devido à rápida proliferação do epitélio e estroma do ducto mamário (Figura 55.33). O tecido mamário hiperplásico pode sofrer regressão espontânea ou progredir para mastite com formação de abscessos e gangrena. A hiperplasia mamária deve ser diferenciada da neoplasia mamária por citologia ou biópsia. A ovário-histerectomia (em gatas não castradas) evita recidivas. A administração de anti-inflamatórios não esteroidais (de uso aprovado em felinos), antimicrobianos, bem como terapia antiprolactina (cabergolina 1,5 a 5 µg/kg VO a cada 24 horas por 5 a 7 dias) pode ser útil. A mastectomia pode ser indicada em casos graves. O tratamento com progesterona deve ser interrompido em gatos castrados. Recentemente, o antagonista da progesterona aglepristona (Alizin® [Virbac]) foi usado com sucesso no tratamento da hiperplasia fibroadenomatosa (10 a 15 mg/kg SC nos dias 1, 2 e 8); esse medicamento, porém, ainda não é comercializado nos EUA.

DISTÚRBIOS DO TRATO REPRODUTIVO EM CADELAS E GATAS OVÁRIO-HISTERECTOMIZADAS

Apesar de a maioria dos animais de estimação de tutores nos EUA serem castrados, os veterinários comumente são confrontados com distúrbios do trato geniturinário (residual).

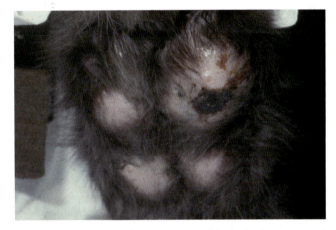

Figura 55.33 Hiperplasia mamária felina de 6 semanas de duração em uma gata de 5 meses. (Cortesia da Dra. Cheri Johnson.)

VESTIBULOVAGINITE CRÔNICA EM CADELAS OVÁRIO-HISTERECTOMIZADAS OU OVARIECTOMIZADAS

Essas cadelas apresentam secreção vulvar variável, de mucoide a hemorrágica ou purulenta, e geralmente acompanhada de sinais de desconforto (lambeduras, polaciúria). As dermatites perivulvares e vulvares também são comuns. A doença é invariavelmente observada em cadelas ovariectomizadas de qualquer idade e em momentos variáveis desde a castração. A anamnese geralmente refere diversos esforços terapêuticos sem resolução, às vezes com melhora transitória. A doença tende a ser crônica, com semanas, meses e até anos de duração.

De modo geral, a etiologia da vestibulovaginite crônica é multifatorial; a causa primária costuma ser mascarada e exacerbada por tratamentos anteriores, inclusive antibioticoterapia prolongada, automutilação e irrigações tópicas. A mucosa vaginal é eritematosa e nodular, apresentando folículos linfoides; a biópsia revela inflamação linfoplasmocítica inespecífica, mas, às vezes, há predominância de inflamação supurativa (neutrofílica) ou eosinofílica (Figura 55.34). As culturas vaginais podem mostrar o crescimento excessivo de uma espécie bacteriana atípica (culturas gram-negativas puras, microrganismos resistentes, *Pseudomonas* spp.) ou a cultura pura de *Mycoplasma* spp. em caso de antibioticoterapia extensa. Ocasionalmente, o supercrescimento de leveduras é identificado. A vaginite bacteriana primária é rara.

As principais etiologias documentadas de vestibulovaginite crônica são:
1. Dermatite perivulvar extensa associada à redundância de pregas vulvares dorsais e laterais
2. Coto uterino granulomatoso (descartar piometra de coto)
3. Corpos estranhos vaginais (fragmentos ósseos)
4. Infecção crônica do trato urinário com uretrite/vestibulite/vulvite
5. Neoplasia cística, uretral, vaginal ou vestibular.

As estenoses vaginais são comumente identificadas e implicadas; no entanto, acredito que sejam raras causais do distúrbio. A maioria é cranial à papila uretral e caudal à patologia. Nos casos crônicos, um banco de dados mínimo deve ser composto de hemograma completo e bioquímica sérica, além de urinálise (de preferência em amostra obtida por cistocentese) e cultura (se recomendado). O exame vulvovaginal deve ser cuidadoso e realizado sob sedação ou anestesia adequada, com equipamento endoscópico que permita a avaliação de toda a abóbada vaginal. De modo geral, há necessidade de uso de cistouretroscópio rígido com instilação de solução salina. Otoscópios e espéculos vaginais não permitem a avaliação adequada de toda a abóbada vaginal. Os proctoscópios pediátricos não possuem a óptica sensível dos cistouretroscópios. É importante observar a anatomia perivulvar não alterada e, então, retrair a pele circundante para expor a região perivulvar e determinar a presença de dermatite significativa (Figura 55.35). A vaginoscopia permite a localização da patologia e a identificação de corpos estranhos, massas ou anomalias anatômicas. A radiografia com contraste (vaginograma, uretrograma, cistograma, pielograma IV) e/ou ultrassonografia de todo o trato geniturinário pode ajudar na localização do problema e eliminar diagnósticos diferenciais. A ultrassonografia é preferível porque não requer anestesia e é o melhor método para a avaliação não invasiva do coto uterino, da bexiga e da uretra (Figura 55.36). Idealmente, a ultrassonografia deve ser realizada antes da vaginoscopia; a instilação de solução salina pode provocar a introdução iatrogênica de líquido no coto uterino, alterando sua aparência.

A citologia vaginal, avaliação citológica de secreção vulvar, esfregaços vaginais para cultura de bactérias aeróbias e de *Mycoplasma* e biópsia por pinça da mucosa vaginal acometida podem definir melhor o problema. Se a citologia vaginal revelar a influência do estrógeno (células superficiais), a avaliação de um ovário remanescente é indicada (ver mais adiante). Se a secreção vulvar for purulenta e a aparência ultrassonográfica do coto uterino sugerir abscesso, é indicada a avaliação para piometra de coto, com determinação da concentração sérica de progesterona e inspeção cuidadosa das estruturas ovarianas por ultrassonografia abdominal (ver adiante). A identificação de quaisquer anomalias anatômicas contributivas é importante (p. ex., estenoses vaginais caudais significativas que causam acúmulo de urina ou secreções, massas, redundância de pregas vulvares laterais ou dorsais, anatomia ureteral anômala). A cadela deve ser examinada em posição normal, em pé, para a avaliação precisa da anatomia externa; a seguir, outro exame deve ser feito após a micção e, novamente, após o decúbito dorsal para a detecção de acúmulo de urina e escaldadura. A presença de urina acumulada na abóbada vaginal, observada apenas quando a cadela está anestesiada, pode ser enganosa. A determinação da presença de pregas vulvares redundantes também é difícil na cadela anestesiada e posicionada para vaginoscopia, mas a dermatite perivulvar implica contribuição anatômica externa para o desenvolvimento de vestibulovaginite crônica.

As diretrizes terapêuticas gerais se aplicam à maioria dos casos, com interrupção das irrigações tópicas, prevenção da automutilação com colares elisabetanos e instituição da terapia antimicrobiana somente quando indicada pela interpretação adequada dos resultados da cultura e do antibiograma. A terapia antimicrobiana deve ser limitada aos casos em que os patógenos deslocaram a flora normal. Analgesia e anti-inflamatórios são indicados na maioria dos casos. O tratamento anti-inflamatório curto com corticosteroides pode ajudar a diminuir a inflamação vaginal; lembre-se, porém, da maior suscetibilidade subsequente ao desenvolvimento de infecção do trato urinário e dos problemas associados ao uso prolongado desses medicamentos. Anti-inflamatórios não esteroidais, como carprofeno (Rimadyl® [Pfizer]), meloxicam (Metacam® [Boehringer Ingelheim]), firocoxibe (Previcox® [Merial]) ou grapiprant (Galliprant® [Elanco Brasil]), são preferidos. Narcóticos (tramadol) ou gabapentina podem ser necessários a curto prazo para a analgesia adequada. Se uma causa específica for identificada, a resolução é mais direta. A correção cirúrgica com controle pós-operatório cuidadoso da automutilação é indicada se anomalias anatômicas (redundância de pregas vulvares laterais e dorsais, estenose vaginal significativa, coto uterino granulomatoso, hiperplasia clitoriana) contribuíram ou

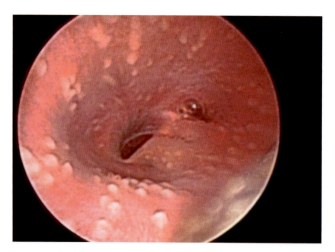

Figura 55.34 Imagem vaginoscópica de folículos linfoides na vagina cranial em uma cadela ovário-histerectomizada com vestibulovaginite crônica.

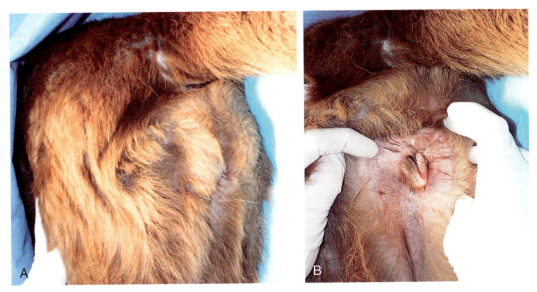

Figura 55.35 Anatomia perivulvar. **A.** Anatomia perivulvar (vulva encapuzada) em cadela mestiça ovário-histerectomizada com desconforto vulvar crônico. **B.** Dermatite perivulvar grave na mesma cadela.

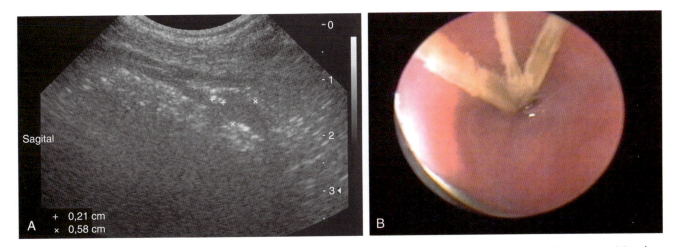

Figura 55.36 A. Imagem sagital de uma cadela ovário-histerectomizada com secreção vulvar crônica. Os cursores (x) indicam a altura cervical e (+) mostra uma estrutura hiperecoica focal. **B.** Fragmento de gramínea removido por vaginoscopia do orifício cervical caudal.

causaram a doença (Figura 55.37). A identificação e remoção de corpos estranhos devem curar a vestibulovaginite crônica. O manejo apropriado da infecção crônica do trato urinário (se identificada) deve resolver a vaginite associada. O tratamento da neoplasia urogenital pode incluir cirurgia e/ou quimioterapia.

Na ausência de identificação de corpo estranho ou uma causa anatômica, infecciosa, granulomatosa ou neoplásica, a reposição hormonal com estrógeno oral ajuda a normalização da integridade da mucosa e da abóbada vaginal. A doença é semelhante à vaginite atrófica em mulheres. A prevalência de vaginite atrófica é bastante alta em mulheres pós-menopausáticas que apresentam menor produção ovariana de estrógeno. Essa doença comum da menopausa é causada por alterações relacionadas ao estrógeno no epitélio vaginal e pode diminuir a qualidade de vida. As mulheres melhoram com a aplicação vaginal de estrógeno, que é difícil em cadelas. O dietilestilbestrol oral (DES preparado em farmácia de manipulação) ou um estriol aprovado pela FDA (Incurin® [Merck]; extrabula) é recomendado para cadelas. A dose é empírica e, de modo geral, a mesma usada no tratamento da incontinência urinária por incompetência do esfíncter (DES, 0,035 mg/kg VO a cada 3 a 4 dias; Incurin®, 1 a 2 mg VO a cada 24 horas, com diminuição gradual até a menor dose possível). Várias semanas de terapia podem ser necessárias antes da observação de melhora. Os efeitos colaterais são incomuns; a superdosagem branda provoca sinais de proestro (atração por cães machos, edema vulvar); a mielossupressão é altamente improvável em animais que recebem doses conservadoras, como as sugeridas.

SÍNDROME DO OVÁRIO REMANESCENTE/ HIPERESTROGENISMO

A síndrome do ovário remanescente (SOR) causa sinais comportamentais e/ou físicos de estro em cadelas ou gatas previamente submetidas à ovário-histerectomia. É provocada pela

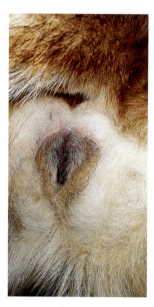

Figura 55.37 Imagem obtida após a correção do capuz vulvar dorsal redundante (ver Figura 55.35).

natureza cíclica de um ovário remanescente. Os ovários remanescentes podem sofrer transformação neoplásica; os sinais externos de influência hormonal, então, se tornam crônicos em vez de episódicos (Figura 55.38).

presença de tecido ovariano funcional residual e é responsável por 17% de todas as complicações observadas após a ovário-histerectomia. É mais comum em gatas. Não há relatos de predisposição racial ou distribuição geográfica preferencial. De modo geral, os sinais de estro ocorrem meses a anos após a ovário-histerectomia, mas podem começar alguns dias após a cirurgia. Em cadelas, os sinais relatados são atração por cães machos, inchaço vulvar, secreção vulvar mucoide a sanguínea, interação passiva com cães machos e comportamento estral; algumas fêmeas até permitem a cópula. É importante notar que os sinais tendem a ser cíclicos ou periódicos (i. e., a cada 6 meses) e não constantes, como na vestibulovaginite crônica ou exposição a estrógeno exógeno. Em gatas, os sinais relatados são vocalização, lordose, inquietação, esfregar a cabeça, rolar, desvio da cauda e pisar com os membros posteriores; a gata pode permitir a cópula. As gatas demonstram sinais comportamentais típicos do estro de forma cíclica (poliestro sazonal).

A causa mais comum é a remoção incompleta dos ovários. Não há correlação com a idade no momento da ovário-histerectomia, dificuldade da cirurgia, obesidade da paciente ou experiência do cirurgião. A presença de tecido ovariano anatomicamente anormal (fragmentação no ligamento largo) é possível, mas incomum, e um ovário supranumerário é muito raro. Experimentalmente, o tecido ovariano removido de seu suprimento vascular e recolocado na parede abdominal lateral volta a ser funcional. Considere os vários diagnósticos diferenciais, inclusive inflamação ou infecção do trato geniturinário, hemorragia vaginal por corpo estranho, trauma, granuloma ou piometra do coto uterino, neoplasia do trato geniturinário, anomalias vasculares do trato geniturinário, uma coagulopatia, administração de estrógeno exógeno e uma fonte extraovariana de estrógeno endógeno associada à patologia adrenal (rara). A exposição ao estrógeno exógeno não é incomum em cães de pequeno porte de tutores sob reposição hormonal transdérmica, geralmente no antebraço. Nesse caso, os sinais de hiperestrogenismo seriam mais constantes do que a

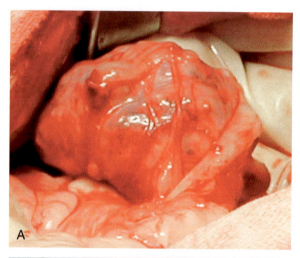

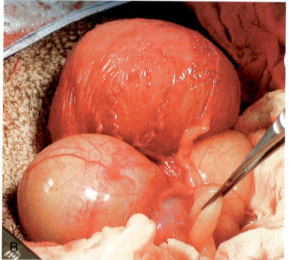

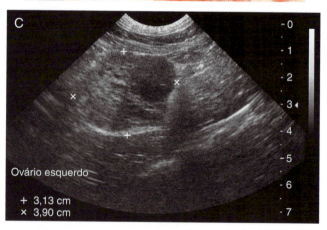

Figura 55.38 Ovário remanescente. **A.** Transformação maligna (luteoma) de um ovário remanescente 8 anos após a ovário-histerectomia. **B.** Piometra de coto em cadela, decorrente da exposição crônica à progesterona. **C.** Ultrassonografia do ovário remanescente (*cursores*) que sofreu transformação maligna em luteoma.

No mínimo, os seguintes exames devem ser realizados: hemograma completo, bioquímica sérica, urinálise (de preferência com amostra obtida por cistocentese) e cultura da urina (se recomendado). A pancitopenia pode ser causada por efeitos tóxicos do estrógeno. A observação crítica dos sinais comportamentais e físicos do estro com a análise da citologia vaginal e/ou medida das concentrações séricas de progesterona ou estradiol podem confirmar a presença de tecido ovariano funcional. A citologia vaginal identifica o efeito do estrógeno: a cornificação da mucosa vaginal é um bioensaio para a detecção de altas concentrações plasmáticas de estradiol (ver Capítulo 54). Observe que as concentrações máximas de estradiol que desencadeiam o estro comportamental variam de 20 a mais de 70 pg/mℓ; no entanto, os achados da citologia vaginal estão intimamente relacionados com o estradiol sérico e este estudo é muito mais barato. A concentração sérica de progesterona acima de 2 ng/mℓ (1 a 3 semanas após o estro comportamental) é condizente com o tecido lúteo funcional. GnRH (50 µg IM em cadelas, 25 µg IM em gatas) ou hCG (500 a 1.000 UI IM) pode ser usado para a indução da ovulação ou luteinização para fins diagnósticos ou para encerrar o estro. A concentração sérica de progesterona é medida 2 a 3 semanas depois e, de modo geral, não é recompensadora devido à natureza refratária do ovário remanescente. Em gatas, após a indução da ovulação ou luteinização durante o estro comportamental, os níveis séricos de progesterona acima de 2 ng/mℓ são condizentes com a estimulação adequada pelo coito e a presença de tecido lúteo funcional. O LH sérico é elevado em fêmeas ovariectomizadas; só é elevado em fêmeas não castradas durante o pico de 12 a 24 horas. Hoje, existem testes comerciais para a detecção de hormônio antimülleriano (AMH) no soro, com excelente correlação com a SOR em fêmeas pós-púberes; esta técnica permite a diferenciação entre a exposição a estrógeno exógeno e a SOR (Themmen et al., 2010).

A ultrassonografia dá suporte ao diagnóstico de SOR com base na anamnese, sinais clínicos, citologia vaginal e quantificação de hormônios séricos; além disso, orienta o cirurgião (Vídeo 55.1). O exame deve começar em um plano sagital ligeiramente caudolateral aos rins (localização esperada do tecido ovariano remanescente). O tecido ovariano remanescente pode ser visível apenas durante a fase folicular (estruturas císticas anecoicas) ou a fase lútea (estruturas císticas hipoecoicas ou isoecoicas) (Figura 55.38 C). A visualização do tecido ovariano ectópico à ultrassonografia pode ser difícil e, de modo geral, requer experiência profissional. O tamanho e o formato das glândulas adrenais devem ser avaliados ao mesmo tempo.

A laparotomia exploratória para remoção do tecido ovariano residual confirma e resolve o problema. A identificação de tecido ovariano residual é mais fácil na presença de folículos ativos ou corpos lúteos. Realize o procedimento cirúrgico durante o estro, quando a concentração de progesterona é alta. Todo o tecido ovariano visível deve ser removido e avaliado por histopatologia. Na ausência de tecido ovariano visível, todo o tecido residual nos pedículos ovarianos deve ser submetido à ressecção e histopatologia. A remoção do tecido lúteo funcional pode induzir sinais transitórios de pseudociese no período pós-operatório. A pseudociese grave pode ser tratada com antiprolactina (cabergolina, 5 µg/kg a cada 24 horas até o efeito desejado). A remoção bem-sucedida do tecido ovariano remanescente deve interromper os sinais clínicos de estro.

Muitos tutores solicitam o tratamento medicamentoso para evitar outro procedimento cirúrgico. Os progestágenos ou andrógenos que suprimem a atividade folicular ovariana não são recomendados devido aos efeitos colaterais (neoplasia mamária, diabetes melito, problemas comportamentais). A imunocontracepção ou administração de agonista de GnRH será uma alternativa viável à laparotomia caso venha a ser aperfeiçoada e comercializada nos EUA.

INFERTILIDADE/SUBFERTILIDADE EM CADELAS E GATAS

Em cadelas e gatas, a infertilidade se refere à incapacidade de conceber e produzir descendentes viáveis; a subfertilidade se refere ao tamanho pequeno da ninhada. Com exceção das anomalias de desenvolvimento (ver Capítulo 56), a maioria das cadelas submetidas à avaliação reprodutiva por infertilidade são, na verdade, saudáveis e férteis. Essa suposta infertilidade se deve principalmente ao mau manejo reprodutivo ou problemas relacionados ao padreador, e não à incapacidade de concepção. Nas gatas, porém, a probabilidade de infertilidade verdadeira é maior; de modo geral, o manejo, inclusive reprodutivo, é adequado e o macho é fértil. A anamnese completa pode identificar problemas passíveis de correção no manejo geral ou reprodutivo (Boxe 55.1). A fertilidade recente do(s) macho(s) usado(s) deve ser verificada (ninhadas produzidas nos últimos 4 meses, não apenas avaliação do sêmen). O histórico geral de reprodução e saúde da cadela, inclusive seu ambiente, outros animais, acomodações, profilaxia de rotina (vacinações, prevenção de dirofilariose, vermifugação), medicamentos atuais, todos os suplementos, dieta e quaisquer viagens, deve ser determinado. De particular interesse são a idade, data(s) de início dos ciclos anteriores (se houver), método usado para a determinação do momento de ovulação (se houver), momento da ovulação e datas de reprodução/inseminação com base nesses resultados, métodos de reprodução/inseminação, gestação anterior (se houver), método de diagnóstico de gestação, data de qualquer perda gestacional (se conhecida), tamanho de ninhadas anteriores e histórico reprodutivo da mãe e irmãs da paciente. Se o manejo geral e reprodutivo for adequado, a fertilidade do macho for comprovada e uma falha de concepção tiver sido demonstrada, a fêmea deve ser monitorada (inclusive com determinação do momento da ovulação) durante seu próximo ciclo antes do estabelecimento do diagnóstico de infertilidade. Um macho que produza ninhada de tamanho normal para a raça deve ser usado. Em caso de persistência da falha de concepção apesar da correção dos problemas relacionados ao manejo e ao macho e da determinação do momento da ovulação, a infertilidade adquirida em cadelas e gatas geralmente implica patologia endometrial e não distúrbios hipofisários-gonadais ou ovarianos.

BOXE 55.1

Formulário de anamnese para avaliação da fertilidade de fêmeas.

Data de nascimento
Peso/condição corpórea
Dieta (marca)
Alojamento
(Cadela) teste de *brucella*?
(Gato) teste de vírus?
Medicamentos (listar todos)
   Atuais
   Anteriores (quando)
Suplementos (listar)
Cria(s) anterior(es)
   Data
   Resultado?
   Tamanho da ninhada
   Sobrevida até desmame?
Cria mais recente
   Data(s)
   Método(s)
   Momento de ovulação? (anexar resultados)
Macho comprovadamente fértil?
   Data da ninhada mais recente
   Avaliação de sêmen se fertilidade não for comprovada?
   (Cão) teste de *brucella*?
   (Gato) teste de vírus?
Método de avaliação da gestação?
Fertilidade conhecida da mãe?
Irmãos?

MICROBIOLOGIA E FERTILIDADE FEMININA

Os criadores geralmente questionam se a infertilidade ou subfertilidade está relacionada à flora vaginal e uterina, solicitando culturas vaginais antes da reprodução e tratamento antimicrobiano com base nos resultados. Os tutores de cães reprodutores temem especificamente que uma cadela exponha seu macho a bactérias patológicas e prejudique sua fertilidade. Foi demonstrado que há troca de flora normal durante cruzas naturais, sem prejuízo para fêmeas ou machos, nem para sua fertilidade ou fecundidade. O trato reprodutivo feminino normal abriga diversas populações de bactérias aeróbias (inclusive *Mycoplasma*) na abóbada vaginal e no útero (Boxe 55.2). Culturas vaginais mistas podem ser observadas em cadelas férteis saudáveis; os isolados mais comuns são *Pasteurella multocida*, estreptococos beta-hemolíticos, *Escherichia coli* e *Mycoplasma* spp. A única espécie bacteriana comprovada como causa específica de infertilidade em cadelas é *Brucella canis*. O desenvolvimento recente da canulação uterina transcervical permitiu a coleta não invasiva de materiais intrauterinos para culturas e biópsias e a avaliação mais precisa dos reais problemas infecciosos no útero em comparação às culturas da porção cranial da vagina obtidas com *swabs*; no entanto, sua interpretação ainda pode ser complexa. Durante o estro canino normal, as bactérias ascendem ao trato reprodutivo e se alojam no útero; depois, regridem de maneira espontânea. As culturas vaginais e intrauterinas devem ser interpretadas com cautela porque muitas populações bacterianas representam a flora bacteriana normal e não indicam doença ou explicam a infertilidade. O uso indiscriminado de antibióticos antes e durante a gestação é contraproducente e está associado ao desenvolvimento de microrganismos resistentes; não contribui para a melhora da fertilidade ou fecundidade. Não há justificativa em tratar todas as culturas vaginais positivas com antimicrobianos ou presumir que todas as culturas vaginais ou bacterianas uterinas positivas estão associadas à infertilidade. Como regra geral, o crescimento de bactérias da vagina ou do útero em conjunto com sinais clínicos de corrimento vaginal excessivamente fétido ou anormal, inflamação da mucosa vaginal, leucocitose periférica e doença sistêmica é significativo e justifica o tratamento com agentes antimicrobianos. Se possível, uma amostra de citologia ou biópsia do útero deve ser examinada quanto a evidências de inflamação ou infecção.

BOXE 55.2

Flora bacteriana normal da vagina canina.

Bactérias aeróbias
Pasteurella multocida
Streptococcus beta-hemolíticos
Escherichia coli
Bastonetes gram-negativos não classificados
Bastonetes gram-positivos não classificados
Mycoplasma
Streptococcus α-hemolíticos e não hemolíticos
Proteus
Bacillus
Corynebacterium
Staphylococcus coagulase-positivos e coagulase-negativos
Pseudomonas
Klebsiella
Neisseria
Micrococcus
Haemophilus
Moraxella
Acinetobacter
Flavobacterium
Lactobacillus
Enterobacter
Bactérias anaeróbias
Bacteroides melaninogenicus
Haemophilus aphrophilus
Bacteroides
Enterococcus
Peptostreptococcus (hemolíticos e não hemolíticos)
Ureaplasma

COMPLEXO HIPERPLASIA ENDOMETRIAL CÍSTICA/PIOMETRA

A patologia uterina (p. ex., hiperplasia endometrial cística [HEC]) deve ser considerada uma causa de infertilidade em cadelas e gatas após a exclusão de todas as demais possibilidades. A HEC é uma doença previsível e dependente de hormônio em cadelas, causadas por ciclos repetidos de estimulação com progesterona, que induz a proliferação e secreção glandular endometrial. As alterações glandulares podem ser focais ou difusas e interferir na implantação e na placentação. O diagnóstico definitivo de HEC requer biópsia do sítio acometido ou pode ser confirmado por histopatologia após a ováriohisterectomia. O complexo HEC/piometra é um distúrbio uterino mediado por progesterona tanto em cadelas quanto em gatas. Durante a fase lútea do ciclo estral, a progesterona suprime a resposta dos leucócitos aos estímulos infecciosos no útero, diminui a contratilidade miometrial e estimula o desenvolvimento e a atividade da glândula endometrial. No diestro, o útero não gravídico fica flácido e contém secreções da glândula endometrial, que são meio de cultura para bactérias. As bactérias chegam ao útero por ascensão da porção distal do trato geniturinário ou, com menor frequência, disseminação hematogênica. A ausência de eliminação das bactérias transitórias do útero após o estro pode levar ao desenvolvimento de piometra, uma doença inflamatória séptica do útero. *E. coli* é o principal agente isolado de cadelas e gatas com piometra (Hagman e Greko, 2005; Chen et al., 2003). Há uma forte correlação entre o aparecimento de sinais clínicos de piometra e o cio recente em ambas as espécies; como as gatas são ovuladoras induzidas, a incidência da doença nessa espécie pode ser menor.

A piometra pode ser acompanhada por secreção vulvar purulenta, dependendo da patência do cérvice uterino. A piometra de cérvice fechado é mais grave devido ao possível extravasamento de fluido purulento pela(s) tuba(s) uterina(s) ou por ruptura uterina, com desenvolvimento de peritonite. Os sinais clínicos clássicos de piometra são secreção vulvar em quantidade variável, anorexia parcial a completa, vômitos, letargia, perda de peso, mau estado geral e polidipsia/poliúria. A maioria dos animais acometidos é considerada doente (letárgica, anoréxica) pelos tutores no momento do exame. As anomalias mais detectadas ao exame físico são secreção vulvar mucopurulenta a hemorrágica, útero aumentado à palpação e febre. Algumas cadelas e gatas não apresentam sinais físicos de doença, exceto secreção vulvar anormal. A avaliação clínico-patológica revela leucocitose neutrofílica, hiperfibrinogenemia e hiperglobulinemia. A azotemia e a baixa gravidade específica da urina podem refletir diabetes insípido nefrogênico secundário à síntese de endotoxinas por *E. coli*. A urina *não* deve ser obtida por cistocentese se houver suspeita de piometra. O exame citológico da secreção vulvar mostra inflamação séptica (Figura 55.39). A concentração plasmática de progesterona é de 5 ng/ml ou mais, típica do diestro, embora a piometra também possa ser diagnosticada no início do anestro. A radiografia abdominal pode identificar uma grande densidade tubular de tecido mole compatível com o aumento de volume uterino. A ultrassonografia é indicada para a diferenciação do útero dilatado e cheio de fluido da piometra do início da gestação. A avaliação ultrassonográfica do útero traz informações importantes sobre a espessura e composição da parede uterina (presença de estruturas císticas), tamanho e conteúdo do lúmen e simetria e posição geral do órgão. A HEC é caracterizada por espessamento endometrial com estruturas anecoicas focais na parede uterina, que representam glândulas císticas dilatadas e ductos glandulares tortuosos (Figura 55.40). Na doença avançada, essas alterações não desaparecem na ultrassonografia realizada durante o anestro. O acúmulo de fluido no lúmen uterino pode representar hidrometra, mucometra ou piometra, cuja diferenciação pode ser muito difícil (a ecogenicidade pode sugerir celularidade) (Figuras 55.41 e 55.42). A centese uterina não é recomendada devido à possibilidade de desenvolvimento de peritonite. Segundo um estudo, o nível circulante de um metabólito de $PGF_{2\alpha}$ (15-ceto-13,14-di-hidro-$PGF_{2\alpha}$) diferenciou a HEC da piometra na ausência de sinais clínicos (Hagman et al., 2006). O aumento uterino

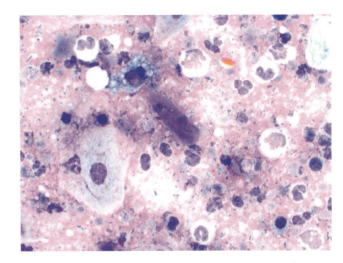

Figura 55.39 Citologia de secreção vulvar associada à piometra aberta. Numerosas bactérias intra e extracelulares, neutrófilos degenerativos, macrófagos, detritos proteicos e células epiteliais são observados.

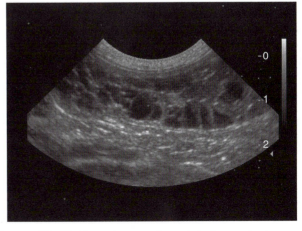

Figura 55.40 Hiperplasia endometrial cística. A ultrassonografia revela múltiplas glândulas endometriais císticas anecoicas e ductos dilatados.

972 PARTE 8 ■ Distúrbios do Sistema Reprodutivo

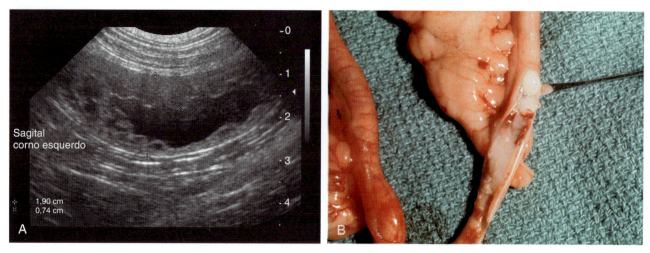

Figura 55.41 Mucometra. **A.** Ultrassonografia do corno uterino sagital esquerdo. Os *cursores* marcam a espessura total (+; 1,90 cm) e a espessura da parede (x; 0,74 cm). **B.** Espécime macroscópico; cistos endometriais e conteúdo luminal mucoide. (Cortesia de Dr. P. Olson.)

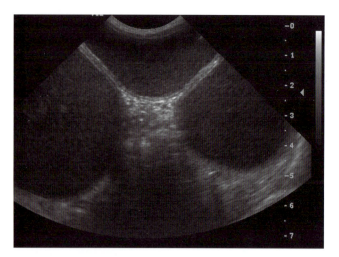

Figura 55.42 Ultrassonografia de piometra fechada; múltiplas alças distendidas de cornos uterinos cheios de fluido ecogênico.

observado na piometra é variável. Um corno uterino pode apresentar piometra e, o outro, gestação viável.

O tratamento de escolha da piometra, após a estabilização da paciente com fluidos e antibióticos intravenosos, é a ovário-histerectomia, uma cirurgia complexa e opção indesejável em reprodutoras valiosas (Figura 55.43). O tratamento médico da piometra de cérvice aberto, identificada clinicamente pela presença de secreção vulvar, pode ser oferecido a fêmeas reprodutoras jovens e valiosas em condições estáveis (Tabela 55.1). O tratamento sistêmico com antibióticos por si só é ineficaz na resolução dos sinais clínicos. O manejo médico da piometra de cérvice aberto com prostaglandinas (prostaglandina $PGF_{2\alpha}$ natural ou a prostaglandina sintética cloprostenol) foi eficaz em cadelas e gatas. Esse sucesso das prostaglandinas se deve ao seu efeito no miométrio uterino, cérvice uterino e corpo lúteo. Esses agentes estimulam a motilidade uterina em cães e gatos e esse efeito miotônico aumenta a pressão intrauterina. A administração de prostaglandinas deve causar a movimentação do conteúdo uterino em direção ao cérvice devido à distribuição dos receptores de prostaglandinas no miométrio. A restrição do uso de prostaglandinas ao tratamento da piometra de cérvice aberto deve reduzir a possibilidade de complicações (peritonite) atribuíveis à contração miometrial de um útero cheio de fluido contra o cérvice uterino fechado. As prostaglandinas induzem luteólise ou diminuição da esteroidogênese lútea. A presença de fetos vivos deve ser descartada pela ultrassonografia antes da administração de prostaglandina devido ao potencial abortivo. O prognóstico de piometra e gestação concomitantes é mau. O tratamento é clinicamente limitado a antibióticos e são comuns a morte fetal intrauterina e o parto prematuro. As reações adversas observadas após a administração de $PGF_{2\alpha}$ refletem os efeitos fisiológicos das prostaglandinas endógenas. As prostaglandinas endógenas são derivadas do ácido araquidônico pela ação da ciclo-oxigenase e mediam muitos processos fisiológicos normais, inclusive vasodilatação, hemostasia, vasoconstrição pulmonar e broncodilatação, secreção do trato gastrintestinal, fluxo sanguíneo renal e taxa de filtração glomerular, inflamação, hiperalgesia e febre. O efeito contrátil das prostaglandinas na musculatura lisa miometrial, gastrintestinal, traqueobrônquica e vesical é responsável pelas respostas clínicas observadas. As reações físicas previsíveis ocorrem após a injeção subcutânea de prostaglandinas e são inquietação, dispneia, salivação, êmese, tenesmo, diarreia, micção e midríase (tanto em cadelas quanto gatas) e *grooming*, lordose e movimentação rítmica dos membros anteriores (gata). Essas reações desaparecem 1 hora após a injeção de prostaglandina. Passear com as cadelas por 10 ou 15 minutos após a administração de prostaglandinas parece ajudar a minimizar a gravidade das reações. Após cada administração subsequente de prostaglandina, as reações diminuem em gravidade e duração; raramente são consideradas graves o suficiente para justificar a interrupção do tratamento. A pré-medicação anticolinérgica ou com outro antiemético pode reduzir a gravidade dos efeitos colaterais. As candidatas ao tratamento com prostaglandinas devem ser jovens (menos de 5 anos) e saudáveis, com evidências de cérvice uterino patente (i. e., secreção vulvar). As possíveis contraindicações para o uso de prostaglandinas são gestação viável coexistente, sepse, peritonite, doença orgânica significativa e a presença de restos fetais mumificados. Durante o tratamento com prostaglandina, cadelas e gatas podem precisar ser hospitalizadas (de acordo com seu estado geral) para permitir a administração de cuidados de suporte (p. ex., administração por via intravenosa de fluidos e antibióticos) e monitoramento de efeitos adversos e resultado do tratamento. É recomendada a administração concomitante de antimicrobianos bactericidas de amplo espectro (amoxicilina potenciada, combinações de fluoroquinolona, amoxicilina ou cefalosporina). A cultura anaeróbia e aeróbia do corrimento vaginal deve ser realizada antes do tratamento para orientar a escolha do antimicrobiano se a resposta terapêutica não for ideal. Essa resposta depende do grau de patologia uterina subjacente e não da dose de prostaglandinas.

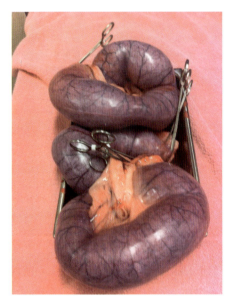

Figura 55.43 Piometra; útero de 5,5 kg removido de Terrier Preto da Rússia com piometra de cérvice aberto.

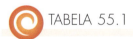

Tratamento medicamentoso da piometra de cérvice uterino aberto.

Fármaco	Dose	Efeitos colaterais
$PGF_{2\alpha}$	0,1 a 0,2 mg/kg por via subcutânea (SC) a cada 12 a 24 h até o efeito desejado	Gato: vocalização, dispneia, salivação, vômito, defecação Cão: dispneia, preparo de ninho, salivação, vômito, defecação
Cloprostenol	1 a 3 µg/kg SC a cada 12 a 24 h até o efeito desejado	Menores; vômito é o mais comum

É recomendada a dose mais baixa de $PGF_{2\alpha}$ (Lutalyse® [Zoetis]), de 0,1 a 0,2 mg/kg a cada 12 a 24 horas, embora a dose mínima eficaz de $PGF_{2\alpha}$ não tenha sido estabelecida. Essa dose se refere *apenas* à $PGF_{2\alpha}$ natural. O cloprostenol, uma prostaglandina sintética, é mais potente do que a $PGF_{2\alpha}$ natural e seu uso na dose recomendada para $PGF_{2\alpha}$ pode ser fatal. As prostaglandinas sintéticas estimulam mais o músculo liso uterino e causam menos efeitos colaterais sistêmicos; por isso, são a escolha do autor. Administre cloprostenol (Estrumate® [ICI, UK]), em dose de 1 a 3 µg/kg SC a cada 12 a 24 horas. Em caso de suspeita de piometra de cérvice fechado, o misoprostol (prostaglandina E_2) pode ser administrado por via intravaginal (Cytotec®, [Searle] comprimido de 100 µg dissolvido em 5 mℓ de água; 1 a 3 µg/kg a cada 24 horas) na tentativa de relaxar o cérvice uterino antes da terapia ecbólica. A técnica de cateterização endoscópica transcervical é defendida por alguns autores para a remoção do fluido viscoso do útero com Lactato de Ringer ou soro fisiológico; esse último pode ser suplementado com acetilcisteína (uma parte de acetilcisteína para 5 partes de soro). Deve-se ter muito cuidado para não distender ou perfurar o útero. O lavado cirúrgico também é uma opção, mas raramente usado devido ao sucesso do tratamento medicamentoso. As prostaglandinas não são aprovadas para uso em cães e gatos domésticos, mas são comumente empregadas e uma forma aceitável de tratamento medicamentoso. A boa resposta clínica ao tratamento medicamentoso deve ser monitorada por avaliações seriadas do conteúdo luminal uterino com ultrassonografia, além de parâmetros hematológicos, bioquímicos e clínicos (apetite, febre, secreção vulvar). O bom resultado a curto prazo da terapia medicamentosa, definido como a resolução dos sinais de piometra, deve ser evidente ao término do tratamento com prostaglandina.

Na alta hospitalar, as cadelas e gatas devem apresentar melhora do apetite, temperatura retal normal e diminuição ou ausência de secreção vulvar. O primeiro retorno deve ser agendado até 2 semanas após a última administração de prostaglandina sem observação de sinais clínicos de doença. A ultrassonografia abdominal deve avaliar a redução geral do tamanho do útero e a ausência de fluido no lúmen dos cornos uterinos em comparação a exames anteriores. A persistência dos sinais clínicos justifica a repetição do tratamento; o tratamento sequencial da piometra recorrente pode ser bem-sucedido e considerado em pacientes com estado geral compatível. Os sinais clínicos imediatos de piometra de cérvice aberto se resolvem após o tratamento em 82 a 100% dos casos. A boa resposta a longo prazo é definida como o retorno dos ciclos estrais normais e, em caso de reprodução, concepção e gestação a termo. A reprodução no próximo estro é recomendada para evitar possíveis complicações dos efeitos da progesterona em um útero não gravídico. As prostaglandinas não resolvem a hiperplasia endometrial cística subjacente. A hidrometra e a mucometra, de comportamento clínico mais benigno, geralmente precedem o desenvolvimento da piometra e tornam o prognóstico de fertilidade reservado. Em cadelas, o início do proestro após o tratamento com $PGF_{2\alpha}$ é variável; o proestro ocorre 1 ou 2 meses antes do previsto porque o diestro foi abreviado pela prostaglandina. Em gatas, o proestro começa 0,5 a 12 meses após o tratamento com prostaglandina devido à influência do fotoperíodo nesta espécie poliéstrica sazonal. A taxa geral de recidiva de piometra em cadelas pode ser de 20 a 80% e, em gatas, de 14%, maior em pacientes mais velhas. Os tutores devem ser sempre avisados de que a resolução bem-sucedida da piometra pode ser seguida por infertilidade crônica devido a HEC subjacente.

Leitura sugerida

Baan M, et al. Induction of parturition in the bitch with the progesterone-receptor blocker aglepristone. *Theriogenology*. 2005;63(7):1958-1972.

Bassu G. Mammary gland disorders: agalactia, galactostasis and mastitis. In: Greco DS, Davidson AP, eds. *Blackwell's five minute veterinary consultant clinical companion: small animal endocrinology and reproduction*. Wiley Blackwell; 2017:325-336.

Bergstrom A. Cesarean section, elective and emergency. In: Greco DS, Davidson AP, eds. *Blackwell's five minute veterinary consultant clinical companion: small animal endocrinology and reproduction*. Wiley Blackwell; 2017:45-51.

Burdick S, et al. Endoscopic-guided laser ablation of vestibulovaginal septal remnants in dogs: 36 cases (2007-2011). *J Am Vet Med Assoc*. 2014;244(8):944-949.

Chen YM, et al. Uropathogenic virulence factors in isolates of *Escherichia coli* from clinical cases of canine pyometra and feces of healthy bitches. *Vet Microbiol*. 2003;94:57-69.

Copley K. Uterine inertia. In: Greco DS, Davidson AP, eds. *Blackwell's five minute veterinary consultant clinical companion: small animal endocrinology and reproduction*. Wiley Blackwell; 2017:521-528.

Corrada Y, et al. Combination dopamine agonist and prostaglandin agonist treatment of cystic endometrial hyperplasia-pyometra complex in the bitch. *Theriogenology*. 2006;66:1557-1559.

Davidson AP, Baker TW. Reproductive ultrasound of the bitch and queen. *Top Companion Anim Med*. 2009;24(2):55-63.

Davidson AP, Cain J, Goodman M. Pregnancy edema in the bitch. In: Greco DS, Davidson AP, eds. *Blackwell's five minute veterinary consultant clinical companion: small animal endocrinology and reproduction*. Wiley Blackwell; 2017:427-432.

Davidson AP, Cain J. Antibiotic stewardship in small animal reproduction. In: Greco DS, Davidson AP, eds. *Blackwell's five minute veterinary consultant clinical companion: small animal endocrinology and reproduction*. Wiley Blackwell; 2017:11-16.

Davidson AP. Tocodynamometry detects preterm labor in the bitch before luteolysis. *Top Companion Anim Med*. 2015;30(1):2-4.

Drobatz K, et al. Eclampsia in dogs: 31 cases (1995-1998). *J Am Vet Med Assoc*. 2000;217:216.

Dyson DC, et al. Monitoring women at risk for preterm labor. *N Engl J Med*. 1998;338(1):15-19.

Eilts B. Medical abortion, canine and feline. In: Greco DS, Davidson AP, eds. *Blackwell's five minute veterinary consultant clinical companion: small animal endocrinology and reproduction*. Wiley Blackwell; 2017:357-376.

Freshman JL. Post-partum metritis/subinvolution of placental sites (SIPS). In: Greco DS, Davidson AP, eds. *Blackwell's five minute veterinary consultant clinical companion: small animal endocrinology and reproduction*. Wiley Blackwell; 2017:417-422.

Gobello C, et al. Use of cabergoline to treat primary and secondary anestrus in dogs. *J Am Vet Med Assoc*. 2002;220:1653.

Gobello C. Dopamine agonists, anti-progestins, anti-androgens, long-term-release GnRH agonists and anti-estrogens in canine reproduction: a review. *Theriogenology*. 2006;66:1569.

Görlinger S, et al. Treatment of fibroadenomatous hyperplasia in cats with aglepristone. *J Vet Intern Med*. 2002;16:710.

Gregory C. Episioplasty/Vulvoplasty in the bitch and queen. In: Greco DS, Davidson AP, eds. *Blackwell's five minute veterinary consultant clinical companion: small animal endocrinology and reproduction*. Wiley Blackwell; 2017:131-138.

Grundy S. Ovarian remnant syndrome/hyperestrogenism. In: Greco DS, Davidson AP, eds. *Blackwell's five minute veterinary consultant clinical companion: small animal endocrinology and reproduction*. Wiley Blackwell; 2017:395-407.

Grundy SA. Infectious causes of pregnancy loss: feline. In: Greco DS, Davidson AP, eds. *Blackwell's five minute veterinary consultant clinical companion: small animal endocrinology and reproduction*. Wiley Blackwell; 2017:459-466.

Hagman R, Greko C. Antimicrobial resistance in *Escherichia coli* isolated from bitches with pyometra and from urine samples from other dogs. *Vet Rec*. 2005;157:193-196.

Hagman R, et al. Differentiation between pyometra and cystic endometrial hyperplasia/mucometra in bitches by prostaglandin F 2α metabolite analysis. *Theriogenology*. 2006;66(2):198-206.

Hagman R, et al. A breed-matched case-control study of potential risk factors for canine pyometra. *Theriogenology*. 2011;75:1251-1257.

Hammel S, et al. Results of vulvaplasty for treatment of recessed vulva in dogs. *J Am Anim Hosp Assoc*. 2002;38:79.

Kruger EF. Pregnancy diabetes. In: Greco DS, Davidson AP, eds. *Blackwell's five minute veterinary consultant clinical companion: small animal endocrinology and reproduction*. Wiley Blackwell; 2017:423-425.

Kruger EF. Pregnancy ketosis. In: Greco DS, Davidson AP, eds. *Blackwell's five minute veterinary consultant clinical companion: small animal endocrinology and reproduction*. Wiley Blackwell; 2017:433-435.

Levy X. Feline mammary hyperplasia. In: Greco DS, Davidson AP, eds. *Blackwell's five-minute veterinary consult clinical companion: endocrinology and reproduction*. Wiley Blackwell; 2017:337-343.

Levy X. Eclampsia. In: Greco DS, Davidson AP, eds. *Blackwell's five minute veterinary consultant clinical companion: small animal endocrinology and reproduction*. Wiley Blackwell; 2017:127-130.

Lightner B, et al. Episioplasty for the treatment of perivulvar dermatitis or recurrent urinary tract infection in dogs with excessive perivulvar skin folds: 31 cases (1983-2000). *J Am Vet Med Assoc*. 2001;219:1577.

Lopate C. Pyometra, cystic endometrial hyperplasia (hydrometra, mucometra, hematometra). In: Greco DS, Davidson AP, eds. *Blackwell's five minute veterinary consultant clinical companion: small animal endocrinology and reproduction*. Wiley Blackwell; 2017:53-62.

Lulich J. Endoscopic vaginoscopy in the dog. *Theriogenology*. 2006;66:588.

Maenhoudt C, Santos NR, Fontaine E. Results of GnRH agonist implants in oestrous induction and oestrous suppression in bitches and queens. *Reprod Domest Anim*. 2012;47(6):393-397.

Morresey P. Reproductive effects of canine herpesvirus. *Compendium*. 2004;4:804.

Noakes DE, Dhaliwal GK, England GC. Cystic endometrial hyperplasia/pyometra in dogs: a review of the causes and pathogenesis. *J Reprod Fertil Suppl*. 2001;57:395-406.

Pelican KM, et al. Ovarian control for assisted reproduction in the domestic cat and wild felids. *Theriogenology*. 2006;66(1):37-48.

Piewbang C, et al. Viral molecular and pathological investigations of Canid herpesvirus 1 infection associated respiratory disease and acute death in dogs. *Acta Vet Brno*. 2017;67(1):11-24.

Rubion S, et al. Treatment with a subcutaneous GnRH agonist containing controlled release device reversibly prevents puberty in bitches. *Theriogenology*. 2006;66:1651.

Schlafer DH, Gifford AT. Cystic endometrial hyperplasia, pseudoplacentation, endometrial hyperplasia, and other cystic conditions of the canine and feline uterus. *Theriogenology*. 2008;70:349–358.

Slater LA, Davidson AP, Dahlinger J. Theriogenology question of the month: semen peritonitis. *J Am Vet Med Assoc*. 2004;225:1535.

Themmen AP, et al. The use of anti-Müllerian hormone as diagnostic for gonadectomy status in dogs. *Theriogenology*. 2010;86(6):1467–1474.

Trigg TE, et al. A review of advances in the use of GnRH agonist deslorelin in control of reproduction. *Theriogenology*. 2006;66:1507–1512.

Volkmann D, et al. The use of deslorelin implants for the synchronization of estrous in diestrous bitches. *Theriogenology*. 2006;66:1497.

von Dehn B. Infectious causes of pregnancy loss, canine: toxoplasmosis/neosporosis, cryptosporidium, herpes virus, brucellosis, minute virus. In: Greco DS, Davidson AP, eds. *Blackwell's five minute veterinary consultant clinical companion: small animal endocrinology and reproduction*. Wiley Blackwell; 2017:437–458.

Wanke MM, Delpino MV, Baldi PC. Use of enrofloxacin in the treatment of canine brucellosis in a dog kennel (clinical trial). *Theriogenology*. 2006;66(6):1573–1578.

Wanke MM. Canine brucellosis. *Anim Reprod Sci*. 2014;82:195–207.

Wiebe VJ, Howard JP. Pharmacologic advances in canine and feline reproduction. *Top Companion Anim Med*. 2009;24(2):71–99. https://doi.org/10.1053/j.tcam.2008.12.004. In ed AP Davidson.

CAPÍTULO 56

Doenças de Cães e Gatos Machos

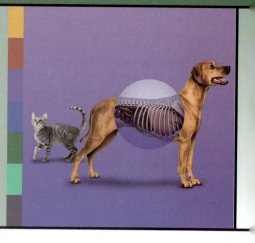

CRIPTORQUIDIA

A criptorquidia, um defeito genital congênito comum em cães machos (rara em gatos), é diagnosticada pela ausência de um ou ambos os testículos no escroto na puberdade; os testículos normalmente descem para o escroto canino por volta das 6 a 16 semanas de vida. Na experiência do autor, o descenso pode ocorrer até os 10 meses, mas esses cães não devem ser considerados normais; o descenso tardio é um defeito hereditário, bem como sua ausência. Nos gatos, o descenso testicular ocorre no período pré-natal; no entanto, a palpação dos testículos escrotais em neonatos é difícil devido ao seu pequeno tamanho. O hormônio testicular fator semelhante à insulina 3 (também denominado *fator semelhante à relaxina*), produzido pelas células de Leydig antes e depois do nascimento, medeia o descenso testicular transabdominal do polo caudal do rim ao canal inguinal. Esse hormônio induz o crescimento e a diferenciação do gubernáculo do ligamento suspensor caudal. A migração transabdominal do testículo fetal é independente de andrógenos, enquanto o descenso inguinoescrotal é subsequentemente mediado pela testosterona, que causa regressão do ligamento suspensor cranial. A fase de migração inguinoescrotal é caracterizada por encurtamento do gubernáculo e eversão do músculo cremaster.

A criptorquidia unilateral não causa infertilidade, já que há um testículo escrotal. Cães e gatos com criptorquidia bilateral são inférteis devido à ausência de espermatogênese normal em decorrência da temperatura intra-abdominal (cerca de 5°C acima da temperatura escrotal). Em ambos os casos, como as células intersticiais continuam a produzir testosterona, a libido e as características sexuais secundárias são normais. Em cães, a criptorquidia é herdada como uma característica autossômica recessiva limitada pelo sexo; nos gatos, a criptorquidia também é considerada hereditária (Zhao, 2010). Animais com criptorquidia unilateral não devem se reproduzir. Ambos os pais dos animais acometidos devem ser considerados portadores. A orquiectomia bilateral é recomendada devido à herdabilidade e à maior incidência de neoplasia (9 a 14 vezes) e torção dos testículos intra-abdominais. Esse procedimento é necessário para reduzir os comportamentos mediados pela testosterona. As tentativas de tratamento medicamentoso para indução do descenso testicular com gonadotrofinas ou testosterona não tiveram sucesso e não são éticas. A orquidopexia também é considerada antiética na medicina veterinária; o American Kennel Club proíbe a competição de qualquer cão submetido à orquidopexia. Em humanos, o aumento da incidência de neoplasia no testículo criptorquídico antes intra-abdominal persiste após a orquidopexia; assim, o procedimento é clinicamente contraindicado em pacientes veterinários, além de antiético. A ausência de desenvolvimento de um testículo (monorquidia verdadeira) pode ocorrer em cães, mas é rara.

No gato criptorquídico, o exame do pênis para a detecção de espículas é uma excelente técnica diagnóstica. As espículas penianas são dependentes de testosterona e se atrofiam 6 semanas após a castração. Em cães, a criptorquidia deve ser confirmada com exames hormonais e ultrassonografia. Normalmente, os níveis séricos basais de testosterona são variáveis; medidas únicas não são diagnósticas. A concentração sérica de testosterona antes e 48 horas após a injeção de gonadotrofina coriônica humana (hCG) (250 UI IM) foi usada para indicar a castração completa se abaixo de 20 pg/mℓ (0,0693 nmol/ℓ); um aumento de duas vezes sugere a presença de tecido testicular. No entanto, os resultados do desafio são variáveis e nem sempre confiáveis. A hCG é de origem humana e, logo, há possibilidade de hipersensibilidade. O teste de estimulação com hormônio liberador de gonadotrofina (GnRH) com produtos comerciais de origem bovina é baseado na indução de um aumento mensurável de testosterona. O GnRH é administrado em dose de 2 µg/kg IM e a coleta de sangue é feita antes e 2 a 3 horas após a injeção; cães castrados apresentam concentrações de testosterona abaixo de 0,1 ng/mℓ (0,3467 nmol/ℓ) e não devem responder à estimulação. Os resultados dos testes, porém, são variáveis e nem sempre confiáveis. O teste com hormônio luteinizante (LH) para a avaliação de criptorquidia em cães ou gatos não é comercializado, mas acredito que possa ser confiável. O alto nível de LH (acima de 1 ng/mℓ) sugere que o cão ou gato foi castrado. A baixa concentração de LH (abaixo de 1 ng/mℓ) sugere que o cão ou gato não foi castrado e que a testosterona é responsável pelo *feedback* negativo de

GnRH, hormônio foliculoestimulante (FSH) e LH (Wheeler e Kutzler, 2010). Comercializado recentemente, o teste qualitativo de hormônio antimülleriano (AMH) para cães e gatos diferencia machos castrados e criptorquídicos após atingirem a idade de maturidade sexual. O resultado negativo é observado em machos castrados, enquanto o resultado positivo indica a presença de testículos.

A localização por ultrassonografia do(s) testículo(s) criptorquídico(s) pode confirmar a doença uni ou bilateral em cães e gatos filhotes e auxiliar o cirurgião no planejamento da abordagem (abdominal inguinal ou cranial). Os testículos retidos podem estar em qualquer lugar entre o rim ipsilateral e o escroto. O testículo direito é mais comumente criptorquídico. Uma avaliação sistemática da região do polo renal caudal ao canal inguinal pode identificar uma estrutura oval, de ecogenicidade homogênea e borda levemente hiperecogênica que representa a túnica parietal e a túnica visceral. De modo geral, o epidídimo apresenta menor ecogenicidade do que o parênquima testicular, como no testículo escrotal. O testículo criptorquídico mantém a estrutura anatômica do mediastino testicular, um corte hiperecoico e ecogenicidade testicular normal, apesar de seu tamanho menor em comparação ao testículo escrotal (Figura 56.1, Vídeo 56.1). A ultrassonografia também é o método de escolha para a localização da criptorquidia em cães e gatos adultos cuja castração é desconhecida ou pode ter sido incompleta.

TORÇÃO TESTICULAR

Além da transformação maligna, a complicação mais comum de criptorquidia não corrigida em cães é a torção testicular, cuja incidência é maior nos testículos intra-abdominais neoplásicos e tem quadro clínico de abdome agudo. A ultrassonografia é comumente realizada em cães com desconforto abdominal agudo. Os testículos criptorquídicos podem estar em qualquer lugar entre o rim ipsilateral e o canal inguinal, mas tendem a gravitar para o abdome médio ventral quando aumentados. A torção testicular pode ser semelhante à orquite, com aparência hipoecoica difusa no testículo; a transformação maligna e a alteração gangrenosa podem tornar sua aparência menos reconhecível (Figura 56.2). O exame com Doppler revela fluxo sanguíneo aberrante. A intervenção cirúrgica para remoção deve ser imediata.

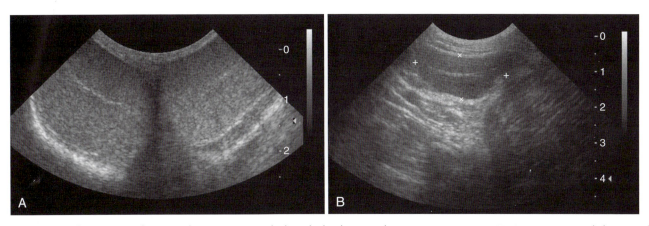

Figura 56.1 Ultrassonografia testicular. **A.** Imagem lado a lado de testículos escrotais normais. **B.** Projeção sagital do testículo com criptorquidia (*cursores*). Observe a ecotextura parenquimatosa uniforme (semelhante ao baço), o mediastino testicular (estrutura linear central hiperecoica) e o tamanho relativamente menor no testículo intra-abdominal (criptorquídico).

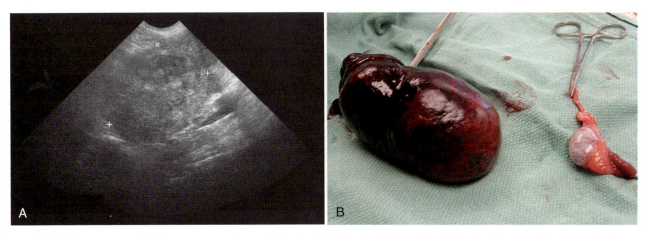

Figura 56.2 Ultrassonografia de uma massa intra-abdominal. **A.** Um testículo médio-abdominal (*cursores*) com ecotextura complexa. **B.** Um tumor de células de Sertoli foi identificado no testículo intra-abdominal dilatado e torcido após exploração e castração. Compare-o com o testículo escrotal normal à esquerda.

PERSISTÊNCIA DO FRÊNULO PENIANO

Sob a influência de andrógenos, as superfícies da glande do pênis e da mucosa prepucial normalmente se separam antes ou algumas semanas após o nascimento. A ausência dessa separação leva à persistência de tecido conjuntivo entre o pênis e o prepúcio. Em cães, o frênulo peniano persistente está geralmente localizado na linha média ventral do pênis. O frênulo peniano persistente pode não causar sinais clínicos ou ser associado a secreção prepucial ou lambedura excessiva do prepúcio. O frênulo persistente pode fazer com que o pênis se desvie em sentido ventral ou lateral, de modo que o cão ou gato não consiga ou não queira acasalar, ou interfira na intumescência normal (Figura 56.3). O diagnóstico é feito por exame visual. O tratamento é a excisão cirúrgica que, de modo geral, pode ser feita apenas com sedação e anestesia local, pois o frênulo tende a ser uma membrana avascular transparente.

PROLAPSO URETRAL

O prolapso uretral é mais comum em Buldogues, Buldogues Franceses e Boston Terriers e provavelmente é familiar. A eversão da mucosa uretral na ponta distal do pênis causa hemorragia refratária. A doença pode estar associada ao aumento da pressão intra-abdominal observada na síndrome braquicefálica. A revisão cirúrgica é indicada devido à ausência de resolução espontânea. É importante prevenir a ereção durante a recuperação; nesses cães, a cópula pode causar recidivas e a castração deve ser sugerida por razões terapêuticas e éticas.

DERMATITE ESCROTAL

A dermatite escrotal pode ser causada por traumatismo, irritantes de contato ou hipersensibilidades, calor ou cama excessivamente quente, queimaduras, úlceras pelo frio, envenenamento, tricotomia, dermatopatias alérgicas ou patologia intraescrotal que provocam escoriação, como orquite ou epididimite (Figura 56.4). A dermatite escrotal pode causar insulto térmico e prejudicar a espermatogênese. A dermatite escrotal crônica pode causar infertilidade, com liquenificação visível e hiperpigmentação do escroto ventral. O exame físico de um cão com sêmen anormal deve sempre incluir a avaliação visual atenta do escroto ventral. Os mastócitos escrotais podem provocar inflamação local.

O tratamento é tópico e sistêmico; além disso, colares elizabetanos devem ser usados para prevenir a escoriação. Anti-inflamatórios não esteroidais, como carprofeno (Rimadyl® [Pfizer]), meloxicam (Metacam® [Boehringer Ingelheim]), firocoxibe (Previcox® [Merial]) ou grapiprant (Galliprant® [Elanco Brasil]) podem ser usados. Narcóticos (Tramadol®) podem ser necessários a curto prazo para a analgesia adequada. Antibióticos de amplo espectro, como cefalexina ou cefpodoxima proxetila (Orelox® [Aventis]), são indicados no tratamento da piodermite. Corticosteroides devem ser evitados. A normalização da espermatogênese pode levar mais de 60 dias.

BALANOPOSTITE

A inflamação ou infecção da cavidade prepucial e do pênis, balanopostite, é comum em cães e rara em gatos. O esmegma branco e ralo normal do cão macho não castrado não deve ser confundido com balanopostite. Os microrganismos causadores são geralmente membros da flora prepucial normal, embora o crescimento excessivo de um patógeno ou a predominância de *Pseudomonas* spp. possa ser observada. A balanopostite geralmente não causa sinais clínicos, exceto uma secreção purulenta do prepúcio que varia de mucoide ao pus verde e abundante, acompanhada de lambeduras excessivas. A secreção associada à balanopostite não é sanguinolenta, a menos que a causa seja neoplásica ou corpo estranho. A hiperplasia folicular linfoide também é comum e acredita-se que se deva à irritação crônica (Figura 56.5 A).

O diagnóstico de balanopostite é baseado no exame físico do pênis e da cavidade prepucial até o fórnice, em busca de material estranho, neoplasia, ulceração ou nódulos inflamatórios (Figura 56.5 B). Culturas e citologias raramente têm utilidade, a menos que haja suspeita de infecção micótica ou processo neoplásico.

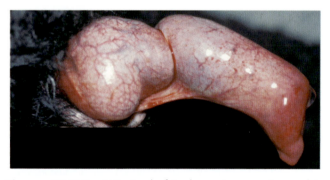

Figura 56.3 Persistência do frênulo peniano; após a coleta de sêmen.

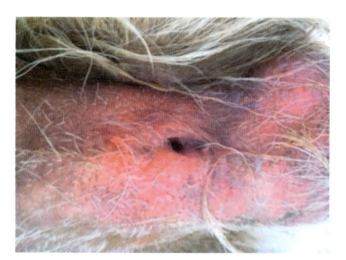

Figura 56.4 Edema escrotal acentuado e inflamação secundária a envenenamento crotálico e formação de abscesso no local da picada.

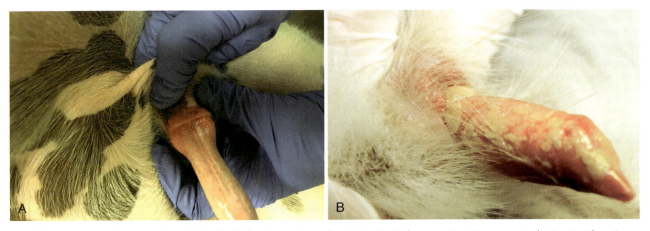

Figura 56.5 A. Hiperplasia folicular linfoide na base do pênis. **B.** Balanopostite. (**B**, cortesia do Dr. P. Olson.)

De modo geral, o tratamento da balanopostite é conservador. Os pelos do orifício prepucial e área adjacente devem ser tricotomizados em caso de acúmulo de secreção. O lavado da cavidade prepucial com soluções antissépticas suaves (p. ex., clorexidina, iodo-povidona) pode auxiliar o tratamento. Antibacterianos tópicos ou combinados a corticosteroides podem ser instilados na cavidade prepucial. Em casos persistentes ou refratários, citologia, cultura e exame endoscópico do prepúcio e da uretra devem ser considerados. A administração sistêmica de antibióticos a curto prazo pode ser considerada, bem como anti-inflamatórios não esteroidais. A secreção prepucial relacionada à hiperplasia prostática benigna, prostatite, uretrite ou cistite deve ser descartada se o pênis e o prepúcio parecerem normais. Lesões em massa no pênis podem causar secreção prepucial excessiva. O tumor venéreo transmissível (TVT) é o tumor peniano mais comum em cães. A avaliação citológica do TVT é de suporte, mas a biópsia é diagnóstica (Figura 56.6). A aparência macroscópica do TVT e da doença causada pelo papilomavírus peniano pode ser semelhante. A papilomatose peniana geralmente se resolve de forma espontânea após a biópsia de uma lesão.

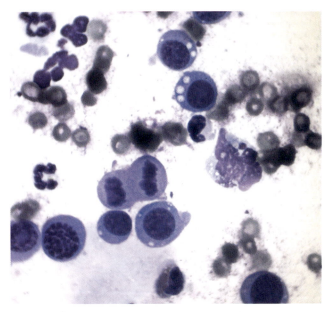

Figura 56.6 Citologia de amostra coletada por aspiração com agulha fina de tumor venéreo transmissível no pênis. Observe a figura mitótica no centro do campo. (Cortesia do Dr. J. Sykes.)

PRIAPISMO, PARAFIMOSE E FIMOSE

O priapismo é a ereção peniana persistente sem estimulação sexual (Figura 56.7). O priapismo é classificado como não isquêmico (arterial, de alto fluxo) ou isquêmico (veno-oclusivo, de baixo fluxo). O priapismo isquêmico é considerado uma emergência, pois pode provocar necrose peniana rápida; além disso, geralmente é muito doloroso. Qualquer uma dessas doenças pode causar trauma significativo nos tecidos penianos.

O priapismo pode ser confundido com parafimose. A parafimose ocorre quando o pênis não pode ser embainhado no prepúcio e é mais comumente associada à estimulação sexual anterior, mas não contínua. A parafimose pode estar associada à dificuldade de detumescência após a reprodução ou coleta de sêmen. O pênis pode continuar ereto ou apresentar edema extenso devido à extrusão crônica. De modo geral, não há lesão na uretra. O pênis não exposto e o prepúcio não acometido são normais e indolores. A parafimose de longa data pode

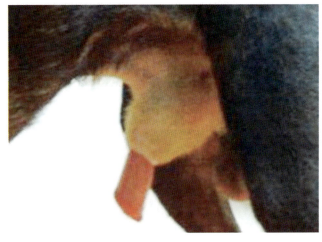

Figura 56.7 Priapismo não isquêmico crônico em cão. (Cortesia do Dr. J. Lavely.)

provocar gangrena ou necrose. A parafimose pode ser causada pelo tamanho pequeno do orifício prepucial, prepúcio de comprimento inadequado, fraqueza dos músculos prepuciais ou traumatismo. A parafimose é mais comum em cães após a coleta manual do sêmen, pois a mucosa peniana exposta é ressecada após a ejaculação (quando ocorreria a trava copulatória normal) devido à exposição ao ar sem lubrificação (Figura 56.8). O retorno do pênis dentro do prepúcio é dificultado e os tecidos penianos distais expostos podem apresentar edema grave (Figura 56.9). Sempre examine o macho para a detecção desse problema antes de sua saída da sala de exame. Os tecidos penianos expostos devem ser lubrificados com gel hidrossolúvel e manipulação delicada do prepúcio. A parafimose pode ocorrer em gatos de pelo longo quando o pênis fica emaranhado nos pelos prepuciais; caso contrário, é incomum em felinos.

O priapismo também deve ser diferenciado de outras causas de edema peniano, como hematoma, traumatismo ou lesões em massa (Figuras 56.10 a 56.12). De modo geral, os hematomas penianos são causados por traumatismos ou distúrbios hemorrágicos. A inspeção visual simples e a palpação do pênis são suficientes para a diferenciação dessas doenças. A ultrassonografia e/ou Doppler colorido pode ajudar a diferenciar esses distúrbios do priapismo. A ultrassonografia do períneo e de toda a diáfise do pênis é indicada para a avaliação de anomalias anatômicas, como neoplasia, fratura do osso do pênis, formação de hematoma ou tromboêmbolos. O priapismo pode ser confirmado por ultrassonografia (Figuras 56.13 e 56.14).

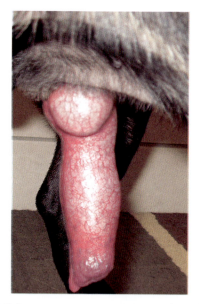

Figura 56.8 Pênis canino ereto após a coleta de sêmen; a mucosa peniana tem aparência normal.

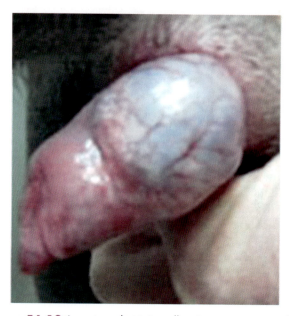

Figura 56.10 A ruptura da túnica albugínea causou um efeito de massa no pênis canino.

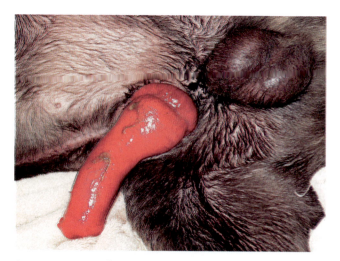

Figura 56.9 Parafimose pós-cópula secundária a uma pequena abertura prepucial que impedia a detumescência. Observe a mucosa peniana edemaciada e injetada.

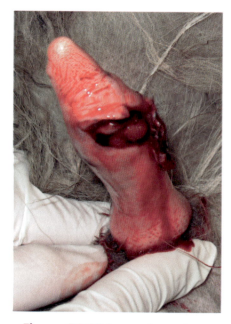

Figura 56.11 Laceração peniana.

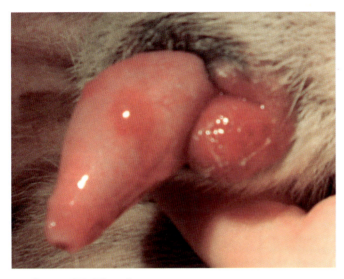

Figura 56.12 Linfossarcoma, mucosa peniana canina.

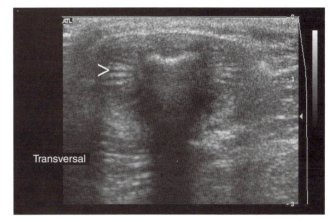

Figura 56.14 Ultrassonografia transversal do pênis canino ereto à altura do bulbo. Priapismo. A seta indica o acúmulo de sangue durante a intumescência.

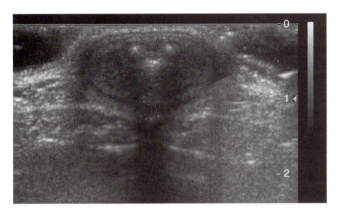

Figura 56.13 Ultrassonografia transversal do pênis canino à altura do bulbo. O osso do pênis produz uma sombra dura dorsal. Detumescência.

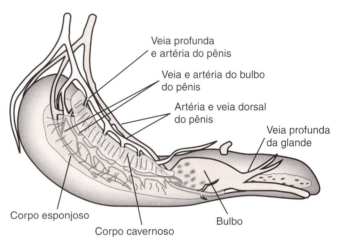

Figura 56.15 Representação esquemática da anatomia vascular relevante do pênis canino. (Cortesia do Dr. J. Lavely.)

A ereção canina é mediada pelo nervo pélvico, que se origina principalmente no primeiro e segundo nervos sacrais (S1 a S2) e é composto por fibras nervosas parassimpáticas. A estimulação do nervo pélvico aumenta a pressão sanguínea peniana, inibe parcialmente a drenagem venosa e dilata as artérias penianas, o que causa a ereção. O nervo pudendo, que se origina dos nervos sacrais S1 a S3, também participa, estimulando a contração dos músculos extrínsecos do pênis. O nervo hipogástrico, um nervo simpático originário dos segmentos L1-L4 da medula espinal lombar, também pode ter papel regulador na ereção canina. O nervo hipogástrico é responsável pela ejaculação e secreção de fluido prostático. As fibras da cadeia simpática inibem a ereção. A estimulação das fibras da cadeia simpática aumenta a resistência arterial, diminui a pressão do corpo cavernoso e diminui a resistência venosa. A inibição simpática do processo erétil é mediada pelo sistema α_1-adrenérgico (Figura 56.15).

O priapismo verdadeiro (isquêmico ou não) pode estar associado a distúrbios vasculares (eferentes ou aferentes) ou neuropatia; também pode ser idiopático. A fisiopatologia do priapismo talvez seja relacionada à perda de regulação. Neuroestimulações dissinérgicas de entrada e saída de vasos sanguíneos do pênis causam espasmos vasculares ou musculares lisos prolongados. Essa desregulação pode ocorrer no pênis em si ou outros pontos de regulação da ereção peniana, inclusive o sistema nervoso central (na medula espinal [L1-L4, S1-S3]) ou periférico (Lavely, 2009).

É importante distinguir o priapismo isquêmico (que evolui para gangrena) do priapismo não isquêmico e identificar e tratar a causa subjacente. O priapismo isquêmico é tratado com aspiração imediata dos corpos cavernosos sob sedação ou anestesia, acompanhada ou não por irrigação. Injeções intracavernosas de fenilefrina devem ser consideradas. No entanto, isso pode acarretar alguns riscos, já que as doses apropriadas para cães e gatos não foram determinadas. Assim, comece com doses baixas (1 a 3 µg/kg) e monitore o sistema cardiovascular. A lubrificação é importante para limitar o dano tecidual secundário à exposição e escoriação. Um colar elisabetano pode ser indicado. Se a drenagem intracavernosa e as injeções não forem bem-sucedidas, ou se a lesão tecidual for significativa, a amputação peniana e a uretrostomia perineal podem ser necessárias.

O priapismo não isquêmico pode resolver de forma espontânea. Portanto, é recomendada a terapia conservadora, protegendo a integridade peniana com lubrificação e um colar elizabetano. Vários medicamentos sistêmicos podem ser benéficos, mas há poucos dados controlados sobre sua eficácia. Gabapentina, terbutalina e pseudoefedrina podem ser usadas. Na ausência de detumescência depois vários dias de tratamento medicamentoso, a troca para fármaco pode ser bem-sucedida.

O priapismo isquêmico foi relatado em gatos e pode levar à indicação de amputação peniana e uretrostomia perineal. Uma causa traumática deve ser considerada em gatos com histórico recente de acasalamento; esse tipo de priapismo também foi relatado após a orquiectomia. O tratamento cirúrgico com várias pequenas incisões bilaterais na túnica albugínea dos corpos cavernosos do pênis e em algumas partes dos corpos cavernosos, seguidas por irrigação com solução salina heparinizada, teve algum sucesso. O acesso foi fechado com suturas cutâneas, mas a túnica albugínea continuou aberta. O priapismo felino não isquêmico pode responder ao tratamento médico como em cães (Figura 56.16).

Na fimose, o pênis fica preso dentro da cavidade prepucial. De modo geral, é um defeito congênito caracterizado pela abertura prepucial muito pequena, que impede a projeção do pênis. A fimose é incomum em cães e gatos. Pode ser identificada em animais jovens como uma causa de obstrução do trato urinário ou do gotejamento da urina acumulada na cavidade prepucial. A fimose pode ser identificada em machos pós-púberes incapazes de copular. É tratada por meio do aumento cirúrgico conservador do orifício prepucial. Os pelos prepuciais de gatos de pelame longo podem ficar emaranhados no orifício prepucial, causando sinais clínicos semelhantes aos da fimose; nesse caso, a tosa higiênica é recomendada.

NEOPLASIA TESTICULAR EM CÃES MACHOS NÃO CASTRADOS

A menos que o cão seja um reprodutor valioso e ainda fértil, o achado de uma massa testicular justifica a castração. Se o cão ainda estiver em reprodução e o tumor estiver limitado a um testículo, a castração unilateral pode ser realizada. A neoplasia testicular é rara em gatos. Os fatores de risco para neoplasia testicular em cães são idade (acima de 10 anos) e criptorquidia. Muitas vezes, o diagnóstico precoce da neoplasia testicular é acidental e baseado na palpação cuidadosa dos testículos escrotais. A ultrassonografia pode evidenciar massas testiculares muito pequenas para a detecção manual e, portanto, é indicada anualmente em cães reprodutores valiosos. O testículo normal tem textura uniforme com ecogenicidade semelhante à do baço (Figura 56.17). O mediastino testicular é uma linha fina, de localização central e muito hiperecogênica. O epidídimo (cabeça, corpo, cauda) é menos ecogênico que o testículo. A visualização do ducto deferente é difícil. O cordão espermático é adjacente à cabeça do epidídimo e tem veias óbvias, tortuosas e de pequeno diâmetro. As neoplasias testiculares são massas circunscritas variáveis, hipo a hiperecoicas,

que podem obscurecer o mediastino testicular (Figura 56.18). A aparência não é específica para o tipo de tumor; o crescimento tende a alterar a ecogenicidade das massas de hipoecoica para mista, provavelmente devido à necrose e hemorragia. Com o passar do tempo, os tumores testiculares comumente causam aumento de volume do órgão; alguns provocam síndromes paraneoplásicas.

Em cães, tumores de células de Sertoli, tumores de células de Leydig (células intersticiais) e seminomas ocorrem em frequências aproximadamente iguais nos testículos escrotais; a principal neoplasia testicular intra-abdominal é o tumor de células de Sertoli. Os tumores de células de Sertoli e de células intersticiais (Leydig) podem produzir hormônios, principalmente estrógeno, e causar síndromes paraneoplásicas. Embora esses tumores sejam, de modo geral, clinicamente silenciosos, também podem sintetizar estrógeno, progesterona e corticosteroides. O excesso de estrógeno e as síndromes feminilizantes podem ser associados à aromatização periférica da

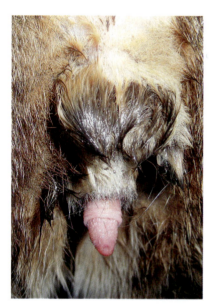

Figura 56.16 Priapismo felino em um gato com superdosagem de acepromazina.

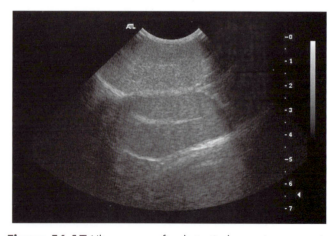

Figura 56.17 Ultrassonografia de testículos caninos normais, projeção sagital.

testosterona ou produção direta de estradiol pelo próprio tumor. Isso pode causar atrofia do testículo contralateral, supressão da medula óssea, prepúcio pendular, ginecomastia, alopecia, hiperpigmentação e metaplasia escamosa da próstata. A citologia da mucosa pré-vestibular pode revelar um efeito estrogênico semelhante ao estro na cadela (com predominância de células superficiais) (Figura 56.19). A ginecomastia e o prepúcio pendular caracterizam a feminilização. A supressão da medula óssea induzida por estrógeno provoca anemia, trombocitopenia e/ou leucopenia. A trombocitopenia ocorre primeiro. Alguns dos sinais clínicos podem estar relacionados à anemia ou hemorragia decorrentes da trombocitopenia. Um hemograma completo é indicado para avaliar a possibilidade de efeito tóxico sobre a medula óssea. Como os cães acometidos são, em sua maioria, idosos, é razoável solicitar bioquímica sérica e urinálise antes da cirurgia. O hiperestrogenismo pode causar atrofia do testículo não acometido, o que provoca azoospermia, que pode ser observada clinicamente antes do diagnóstico de uma massa testicular.

Após a castração, a histopatologia da massa testicular e avaliação dos vasos linfáticos é recomendada. A maioria das neoplasias testiculares caninas é curada pela castração, pois a possibilidade de metástases distantes é baixa; metástases locais (intra-abdominais via vasos linfáticos regionais) tendem a ocorrer de forma tardia.

MICROBIOLOGIA E FERTILIDADE MASCULINA

Cães reprodutores previamente férteis que produzem ninhadas de tamanho pequeno ou que não conseguem emprenhar cadelas normais com bom manejo e comportamento reprodutivo normal, devem ser submetidos à avaliação de sêmen (ver *Coleta de sêmen*, Capítulo 54). Se o sêmen estiver anormal e associado a células inflamatórias ou dor durante a ejaculação, culturas de bactérias aeróbias, anaeróbias e *Mycoplasma* spp. devem ser realizadas, além de exames para a detecção de *B. canis* (ver Capítulo 54). O sêmen é considerado anormal em caso de ausência completa (aspermia), ausência de espermatozoides (azoospermia) ou números inadequados de espermatozoides (< 200 a 400 milhões por ejaculado [oligospermia]); se a motilidade progressiva dos espermatozoides for menor que 75 a 90% (astenospermia); se a análise morfológica dos espermatozoides revelar mais de 10 a 15% de formas anormais (teratospermia); e, em especial, se o sêmen contiver um número excessivo de outras células, como leucócitos, macrófagos ou hemácias (piospermia, hemospermia). O exame físico e a avaliação clínica-patológica do macho subfértil ou infértil devem ser realizados *após* a coleta de sêmen; os resultados geralmente direcionam os exames subsequentes (Figura 56.20).

A infecção bacteriana dos testículos (orquite), epidídimos (epididimite) ou escroto pode causar alterações na espermatogênese secundárias às propriedades destrutivas dos próprios microrganismos e decorrentes de edema e hipertermia local. As lesões focais podem se tornar generalizadas. Os distúrbios infecciosos da próstata podem causar anomalias no sêmen devido ao fluido prostático. A flora bacteriana normal do prepúcio e da uretra distal é a mesma frequentemente isolada do sêmen canino normal e de cães com orquite, epididimite ou prostatite bacteriana. A flora normal da uretra distal e do prepúcio é composta principalmente por microrganismos aeróbios, mas anaeróbios também são observados. *Pasteurella multocida*, estreptococos beta-hemolíticos e *E. coli* são os microrganismos mais isolados de cães (Tabela 56.1). Há dados semelhantes para gatos (Tabela 56.2). Por isso, a coleta de sêmen para cultura pode ser enganosa devido à contaminação da amostra pela flora uretral normal. O número de unidades formadoras de colônias (UFC) por mililitro de sêmen atribuível à contaminação uretral (flora uretral normal) varia de 100 a 10.000. Uma cultura separada do material de um esfregaço uretral obtido imediatamente antes da ejaculação pode ser usada para a identificação dos microrganismos uretrais. A cultura quantitativa da uretra pode, então, ser comparada à cultura quantitativa do sêmen. A coleta de sêmen deve ser precedida da limpeza e secagem delicada do prepúcio; o sêmen deve ser coletado com equipamento esterilizado (vagina

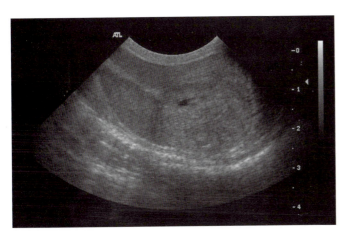

Figura 56.18 Neoplasia intratesticular: seminoma. A massa redonda bem circunscrita dentro do parênquima testicular é homogênea e apresenta uma única região cística. O mediastino testicular está rompido.

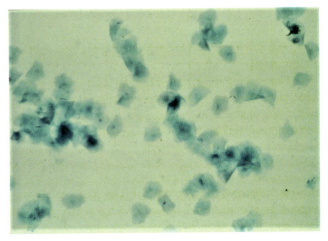

Figura 56.19 Citologia prepucial mostrando o efeito do estrógeno nas células epiteliais da mucosa. Observe as margens citoplasmáticas angulares e os núcleos picnóticos ou ausentes.

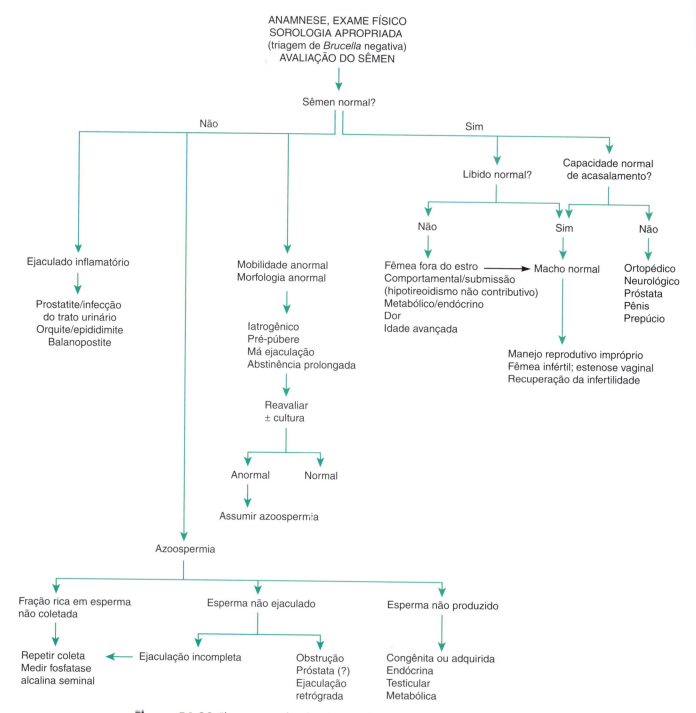

Figura 56.20 Fluxograma da abordagem diagnóstica à infertilidade masculina.

artificial e tubos de coleta). Essas amostras não devem ser submetidas à avaliação do sêmen por causa dos efeitos espermicidas dos agentes de limpeza e esterilização. Um aumento maior que 3 log (sêmen *versus* uretra) nos números de um microrganismo identificado nas culturas de sêmen e uretra pode ser considerado significativo. Culturas quantitativas de bactérias aeróbias, anaeróbicas e *Mycoplasma* da uretra e do sêmen geralmente têm custo proibitivo. A coleta de amostras específicas de urina (que representa o componente prostático), próstata, epidídimo e testículos pode ser mais eficiente e significativa; além disso, pode ser facilitada pela orientação ultrassonográfica.

Amostras dessas áreas também podem ser adquiridas para citologia; a inflamação supurativa da próstata, epidídimo e testículos é caracterizada pela infiltração de neutrófilos e macrófagos. Não é possível concluir que a infertilidade ou subfertilidade de um cão tem etiologia infecciosa com base apenas em uma cultura positiva de ejaculado. Cães com orquite infecciosa, epididimite e/ou prostatite tendem a apresentar sinais clínicos indicativos da etiologia (calor, dor, vermelhidão e inchaço do órgão acometido) ao exame físico, além de anomalias no sêmen (Figura 56.21). A coleta de sêmen pode ser difícil devido à dor associada à ejaculação.

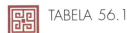

TABELA 56.1

Isolados bacterianos do prepúcio e sêmen de cães reprodutores.

Prepúcio	Sêmen	Sêmen
(n = 232 amostras de 15 cães; Bjurström et al.)	(n = 232 amostras de 15 cães; Bjurström et al.)	(n = 95 cães; Root Kustritz et al., 2005)
Pasteurella multocida	*Pasteurella multocida*	Microrganismos aeróbicos em 28% das amostras
Streptococcus beta-hemolítico	*Streptococcus* beta-hemolítico	*Streptococcus* beta-hemolítico
Escherichia coli	*E. coli*	*Pasteurella multocida*
Staphylococcus coagulase-negativo	*Pasteurella* spp.	*E. coli* hemolítica
Staphylococcus intermedius	*Streptococcus* spp.	*E. coli* não hemolítica
Streptococcus spp.	*Staphylococcus intermedius*	*Achromobacter*
Pasteurella spp.		*Actinomyces pyogenes*
Corynebacterium spp.		*Bacillus* spp.
Enterococcus spp.		*Staphylococcus* coagulase-positivo
Pseudomonas spp.		*Haemophilus*
Proteus		*Klebsiella*
		Proteus
		Pseudomonas
		Staphylococcus intermedius
		Microrganismos anaeróbios em 14% das amostras
		Bacteroides spp.
		Peptostreptococcus
		Propionibacterium
		Clostridium
		Fusobacterium
		Streptococcus morbillorum
Mycoplasma presente em 11% das amostras e 80% dos cães	*Mycoplasma* presente em 3% das amostras e 27% dos cães	*Mycoplasma* presente em 58% das amostras
Sem crescimento bacteriano em 14% das amostras	Sem crescimento bacteriano em 70% das amostras	Sem crescimento bacteriano em 18% das amostras

ORQUITE E EPIDIDIMITE INFECCIOSA
Brucelose

Os sinais clínicos agudos primários de brucelose canina em cães machos envolvem as porções do trato reprodutivo que participam da maturação, transporte e armazenamento dos espermatozoides. A epididimite é comum, associada à orquite e dermatite escrotal, com subsequente deterioração da qualidade do sêmen e da fertilidade. Atrofia testicular e infertilidade podem ser observadas em casos crônicos. O microrganismo pode ser encontrado na próstata e na uretra e é eliminado de forma intermitente pela urina. Anticorpos contra espermatozoides se desenvolvem em associação aos granulomas induzidos pela brucelose no epidídimo e podem piorar ainda mais a infertilidade. O desenvolvimento de piospermia ocorre 3 a 4 meses após a infecção. Em ambos os sexos, as infecções crônicas podem causar uveíte ou endoftalmia, linfadenite, esplenomegalia, discopondilite e, às vezes, dermatite e meningoencefalite. A bacteriemia pode persistir por anos e os cães com infecções subclínicas podem permanecer infectantes por longos períodos. Muitos microrganismos são eliminados na

TABELA 56.2

Isolados bacterianos do prepúcio e sêmen de gatos com sêmen normal.

Prepúcio	Sêmen
n = 29 amostras	n = 29 amostras
E. coli hemolítica	E. coli hemolítica
Pseudomonas aeruginosa	Pseudomonas aeruginosa
Proteus mirabilis	Proteus mirabilis
Klebsiella oxytoca	Klebsiella oxytoca
Streptococcus spp.	Streptococcus spp.
E. coli não hemolítica	Streptococcus enterococcus
Enterococcus	E. coli não hemolítica
Bacillus spp.	Staphylococcus spp.
Serratia odorífera	
Streptococcus enterococcus	
Staphylococcus spp.	
Yersinia intermedia	
Acinetobacter spp.	
Sem crescimento bacteriano aeróbio em 10% das amostras	Sem crescimento bacteriano aeróbio em 3% das amostras

De Johnston SD et al.: Ovarian and testicular function in the domestic cat: Clinical management of spontaneous reproductive disease, *Anim Reprod Sci* 42:261, 1996.

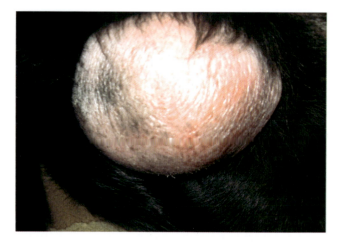

Figura 56.21 Escroto eritematoso, dilatado, dolorido e quente em um cão com epididimite bacteriana aguda.

secreção vulvar de cadelas 4 a 6 semanas após o aborto. A maior concentração de microrganismos é eliminada no sêmen de cães 2 a 3 meses após a infecção, mas quantidades menores são detectadas por anos. A urina pode ser um veículo de contaminação por causa da proximidade dos tratos urinário e genital e eliminar os patógenos por meses a anos, principalmente em machos (ver sobre diagnóstico da brucelose no Capítulo 55) (Wanke, 2004).

Outros agentes infecciosos

Orquite e epididimite não associadas à brucelose podem ocorrer separadamente ou em conjunto. Os cães machos geralmente são atendidos porque seus tutores notaram o aumento de volume do escroto. Esse aumento pode ser causado por neoplasia escrotal, dermatite escrotal, edema escrotal, derrame ou hemorragia intraescrotal, aumento de volume testicular ou aumento epididimal. O aumento testicular ou epididimal pode ser decorrente de um processo infeccioso agudo ou doença infiltrativa, que pode ser granulomatosa ou neoplásica. A palpação cuidadosa do escroto e de seu conteúdo pode diferenciar a fonte do aumento; a ultrassonografia auxilia bastante a identificação da patologia (Figuras 56.22 a 56.25).

Machos inférteis ou subférteis com achados físicos e ultrassonográficos condizentes e culturas positivas do trato reprodutivo devem ser submetidos à antibioticoterapia apropriada com base nos resultados do antibiograma, lembrando-se da

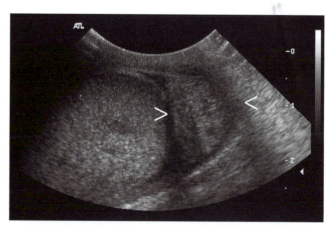

Figura 56.22 Ultrassonografia sagital de cão com epididimite aguda; o epidídimo (*setas*) é mosqueado e aumentado (paciente da Figura 56.21).

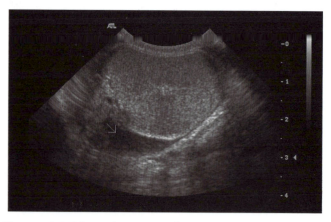

Figura 56.23 A ultrassonografia transversal revela edema escrotal (*seta*) e aumento da ecogenicidade testicular em um cão com orquite aguda.

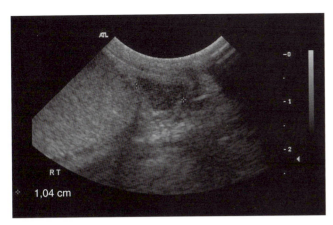

Figura 56.24 Ultrassonografia sagital mostrando hipoecogenicidade e aumento do epidídimo em um cão com abscesso epididimal (cursores); o abscesso tem paredes espessas e conteúdo floculado.

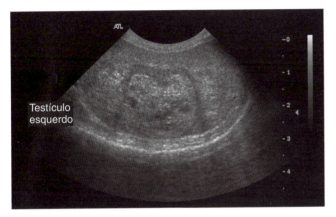

Figura 56.25 A ultrassonografia sagital mostra aumento testicular devido a uma massa no parênquima testicular.

penetração na próstata. A terapia antimicrobiana deve ser mantida por, no mínimo, 2 a 8 semanas ou mais no caso de prostatite bacteriana crônica (ver seção posterior). O prognóstico de fertilidade é reservado (mas não mau) mesmo com tratamento – o calor associado à inflamação prejudica a espermatogênese e autoanticorpos contra espermatozoides podem se formar após esse processo inflamatório; os tutores devem ser avisados sobre essa possível complicação.

DISTÚRBIOS PROSTÁTICOS EM CÃES MACHOS NÃO CASTRADOS

HIPERPLASIA PROSTÁTICA BENIGNA E HIPERPLASIA PROSTÁTICA BENIGNA CÍSTICA

A doença prostática é comum em cães, mas rara em gatos. A hiperplasia prostática é observada em todos os cães machos não castrados após os 5 anos e se deve ao efeito da di-hidrotestosterona no parênquima prostático, a qual causa hiperplasia simétrica e excêntrica do parênquima prostático, que pode se tornar cística. Como o aumento da próstata é excêntrico, a ocorrência de compressão uretral (observada em homens) é improvável. Pode haver tenesmo secundário à compressão do cólon pela prostatomegalia. Os sinais clínicos mais comuns de hiperplasia prostática benigna (HPB) e hiperplasia prostática benigna cística (HPBC) são sangue (de origem prostática) escorrendo da uretra, hemospermia e hematúria. A próstata não dói à palpação. A fertilidade não é prejudicada, mas as tentativas de criopreservação são comprometidas porque a presença de hemoglobina aumenta a fragilidade da membrana do espermatozoide durante o processo de congelamento/descongelamento.

A HPB e a HPBC têm aparência ultrassonográfica característica; há estriação parenquimatosa simétrica com maior ecogenicidade, além de estruturas císticas intraparenquimatosas hipoecoicas a anecoicas (Figuras 56.26 e 56.27). A citologia e a biópsia podem confirmar o diagnóstico. A presença de cistos intraparenquimatosos pode aumentar a possibilidade de desenvolvimento de abscesso prostático. A castração é curativa.

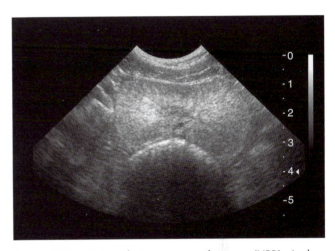

Figura 56.26 Hiperplasia prostática benigna (HPB). A ultrassonografia transversal da próstata de um cão não castrado mostra as múltiplas estriações em "roda de vagão" da uretra para a cápsula, um achado ultrassonográfico típico da HPB.

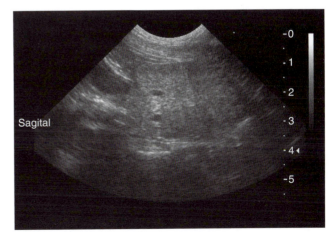

Figura 56.27 Hiperplasia prostática benigna cística (HPBC). Ultrassonografia sagital da próstata de um cão com cistos parenquimatosos anecoicos.

A terapia medicamentosa antiandrogênica é recomendada se a criopreservação for desejada, a defecação for difícil ou os tutores questionarem os sinais clínicos. O comprometimento do fluxo urinário, a dor prostática e a deterioração da qualidade do sêmen devem levar a uma avaliação mais cuidadosa para a detecção de distúrbios prostáticos mais graves, como prostatite e/ou neoplasia prostática. A terapia antiandrogênica com o inibidor da 5α-redutase finasterida (Proscar®, Propecia® [Merck]) pode ser eficaz. A finasterida inibe a conversão da testosterona em di-hidrotestosterona, o que reduz o tamanho da próstata e dos cistos a partir de 1 a 8 semanas. A dose pode ser extrapolada daquela usada em humanos: 1,25 a 5 mg/cão por via oral a cada 24 horas, embora doses mais altas (0,10 a 0,20 mg/kg por via oral a cada 24 horas) tenham sido avaliadas sem problemas além do custo. Uma forma genérica do medicamento parece ser igualmente eficaz e mais barata. A libido e a qualidade do sêmen não são comprometidas, mas o fluido prostático do ejaculado é bastante diminuído. O efeito disso na fertilidade de cruzas naturais, em que o volume do fluido prostático durante a trava copulatória força o componente rico em esperma do ejaculado para o útero, não é conhecido. A inseminação artificial, vaginal ou transcervical com extensores de sêmen pode ser utilizada em caso de comprometimento da fertilidade dos cães tratados com finasterida. Outros tratamentos medicamentosos, como estrógenos ou progestágenos, não são aconselhados devido ao seu efeito negativo na concentração de testosterona e espermatogênese e indução de metaplasia prostática (estrógeno), possível mielossupressão (estrógeno), desregulação de insulina e glicemia (progesterona) e neoplasia mamária (estrógeno). A finasterida não está aprovada em cães, mas seu uso clínico é comum (Laroque et al., 1994).

Prostatite infecciosa

A infecção bacteriana da próstata pode ser aguda e fulminante ou crônica e progressiva. Abscessos podem ser observados. A palpação detecta dor prostática e, em alguns casos, linfadenomegalia sublombar. De modo geral, os cães apresentam febre, anorexia e letargia. A ejaculação pode ser dolorosa e os cães acometidos podem relutar em copular. O sêmen é geralmente anormal, com inflamação supurativa, hemospermia, necrospermia (espermatozoides mortos) e diminuição volumétrica. Como o fluido prostático normalmente reflui para a bexiga, a prostatite bacteriana é geralmente acompanhada por infecção do trato urinário. Piúria e bacteriúria devem sempre levar à avaliação da próstata em qualquer cão macho não castrado. A via mais comum de infecção é a ascensão da flora uretral, mas a infecção também pode ser hematógena. Os microrganismos mais isolados da próstata infectada são *E. coli*, *Staphylococcus*, *Streptococcus* e *Mycoplasma* spp. Às vezes, *Proteus* spp., *Pseudomonas* e microrganismos anaeróbios são encontrados. A prostatite micótica é incomum e, de modo geral, limitada a regiões endêmicas. A prostatite séptica é diagnosticada com base nos achados do exame físico, seguido por ultrassonografia e citologia e cultura da próstata, com atenção específica para quaisquer estruturas císticas parenquimatosas (Figura 56.28).

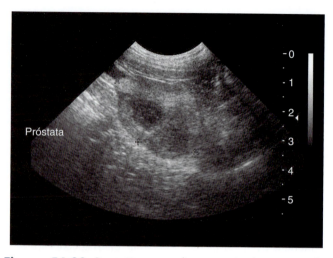

Figura 56.28 Prostatite com abscesso. A ultrassonografia sagital da próstata (*cursores*) de um cão não castrado mostra um nódulo hipoecoico no parênquima. O parênquima apresenta ecotextura mista.

A prostatite séptica aguda é uma doença grave e pode levar à sepse e à morte. O tratamento deve ser rápido e agressivo. A fluidoterapia é necessária para corrigir a desidratação e o choque. Abscessos prostáticos grandes devem ser tratados com drenagem cirúrgica e omentalização. Os abscessos também podem ser drenados por aspiração com agulha fina sob orientação ultrassonográfica. O tratamento com fluoroquinolona e amoxicilina potenciada deve ser instituído até a disponibilização dos resultados da cultura e do antibiograma. A penetração de antibióticos na prostatite aguda não é tão problemática quanto na próstata normal, já que a barreira hematoprostática é alterada pela inflamação. Uma cultura negativa de urina ou próstata deve ser obtida assim que a terapia for instituída para confirmar a eficácia. Em pacientes com prostatite aguda, a antibioticoterapia deve ser mantida por, no mínimo, 4 semanas. A cultura de urina ou fluido prostático deve ser repetida 1 semana após o término da antibioticoterapia e, novamente, 2 a 4 semanas depois para certificar a cura da infecção. A castração deve ser considerada. A castração médica com finasterida é uma alternativa aceitável em cães logo estabilizados e com alto valor reprodutivo. Recidivas são comuns e sua incidência pode ser reduzida com o uso crônico de finasterida.

A prostatite séptica aguda pode levar ao desenvolvimento de prostatite séptica crônica. As infecções recorrentes do trato urinário implicam em prostatite séptica crônica. A prostatite séptica crônica pode ser assintomática e provocar apenas deterioração da qualidade do sêmen. A próstata pode estar dolorida, firme e irregular à palpação. Os achados ultrassonográficos são inespecíficos, mas, de modo geral, a ecotextura é mista, com áreas hiperecoicas que refletem fibrose. A aparência ultrassonográfica pode ser semelhante à da neoplasia prostática. Além disso, o mesmo paciente pode apresentar diversas patologias prostáticas. O diagnóstico de prostatite séptica crônica requer exame citológico e microbiológico da urina e do tecido prostático; as amostras podem ser obtidas por aspiração com agulha fina guiada por ultrassonografia. A cura da prostatite bacteriana crônica pode ser difícil, já que a barreira hematoprostática evita que muitos fármacos entrem no parênquima prostático. Somente agentes altamente lipofílicos penetram na próstata com inflamação crônica. Eritromicina, clindamicina, oleandomicina, sulfonamida-trimetoprima, cloranfenicol, carbenicilina, enrofloxacino e ciprofloxacino são os agentes que atingem maiores concentrações terapêuticas na próstata. O ciprofloxacino penetra bem nos tecidos da próstata humana, mas as razões de concentração entre a próstata e o sangue não são tão elevadas em comparação ao enrofloxacino em cães. A antibioticoterapia deve ser baseada nos resultados da cultura e do antibiograma de amostras de urina e tecido prostático. O tratamento deve ser mantido por pelo menos 4 semanas. As culturas devem ser repetidas durante a antibioticoterapia e por vários meses após sua interrupção, para verificar o desenvolvimento de resistência aos fármacos ou infecção persistente. A castração (cirúrgica ou médica) melhora a resposta ao tratamento da prostatite bacteriana crônica. Sugeriu-se que, para evitar o sequestro de material infeccioso em uma glândula em involução, a castração deve ser adiada até a obtenção de uma cultura negativa de urina ou próstata durante a antibioticoterapia.

Neoplasia prostática

A neoplasia prostática é mais comum em cães castrados; a doença provavelmente tem origem nas células basais (ductais ou uroepiteliais) e não responde à terapia antiandrogênica. A neoplasia prostática é sugerida pelos achados ultrassonográficos de mineralização intraprostática e alterações parenquimatosas complexas (Figura 56.29). É uma doença de cães idosos, geralmente diagnosticada de forma tardia, e de prognóstico mau. A colocação de *stent* uretral pode fornecer alívio temporário da obstrução secundária à neoplasia prostática.

INFERTILIDADE ADQUIRIDA
Orquite imunomediada

A orquite imunomediada é caracterizada pela subfertilidade de início insidioso que progride para a infertilidade em um macho previamente normal; é mais comum em cães. Há relato de produção recente de ninhadas pequenas e falha na fecundação de cadelas. O exame físico é normal, mas os testículos podem ser ligeiramente pequenos e moles, o que torna o epidídimo comparativamente proeminente. A ultrassonografia é o melhor método para a determinação do tamanho testicular; avaliações seriadas confirmam a presença de atrofia (Figura 56.30). A libido está intacta. Não há histórico de doença infecciosa ou sistêmica (inclusive *Brucella* spp.), febre, trauma ou toxinas. Os medicamentos e suplementos recentes devem ser registrados para assegurar a ausência de sua participação (ver sobre avaliação do sêmen no Capítulo 54).

A avaliação do sêmen geralmente revela aumento da teratospermia, oligospermia com progressão para azoospermia e presença de células mononucleares. O número elevado de espermatozoides com anomalias morfológicas na peça intermediária e na cauda é frequentemente observado (Figura 56.31). Essas células apresentam motilidade anormal (astenospermia). No início da doença, a histopatologia revela inflamação linfocítico-plasmocítica (Figura 56.32). Posteriormente, há ausência de espermatogênese sem qualquer evidência de processo inflamatório (Figura 56.33). A biópsia testicular pode confirmar o distúrbio no início da doença, mas seu valor é apenas prognóstico; o tratamento não é recompensador. A biópsia testicular não foi associada a um aumento subsequente de anticorpos contra espermatozoides. A citologia aspirativa com agulha fina do testículo (seringa de 60 mℓ, agulha borboleta calibre 21 ou 23) pode ser realizada para avaliação da espermatogênese normal, interrupção da atividade espermatogênica, população de células de Sertoli e presença de células inflamatórias (Romagnoli e Schlafer, 2006). A etiologia é desconhecida; é provável que haja uma quebra microscópica da barreira hematoespermática. Qualquer tentativa de imunossupressão visa inevitavelmente a espermatogênese e mesmo a

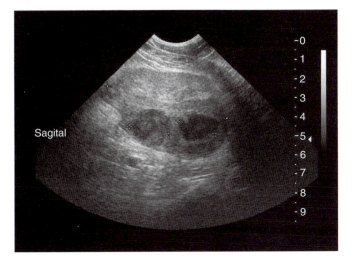

Figura 56.29 Adenocarcinoma prostático. A imagem sagital da próstata de um cão não castrado mostra as estriações características da hiperplasia prostática benigna (HPB) ventralmente, mas os nódulos hipoecoicos (*cursores*) no parênquima dorsal ilustrando a ausência de especificidade da ultrassonografia na doença prostática. Este é um caso incomum de adenocarcinoma em um cão não castrado.

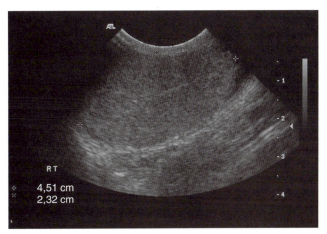

Figura 56.30 Medida testicular à ultrassonografia; os *cursores* marcam o comprimento e a largura testicular na imagem sagital.

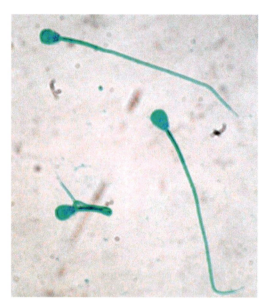

Figura 56.31 Espermatozoide canino com cauda enrolada (defeito *dag*) adjacente a duas células espermáticas normais.

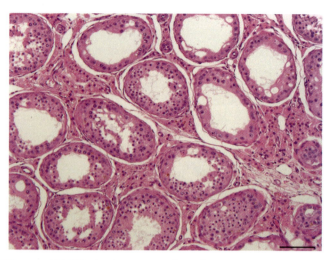

Figura 56.33 Ausência completa de espermatogênese em uma biópsia testicular de um Poodle Toy da mesma ninhada com infertilidade adquirida.

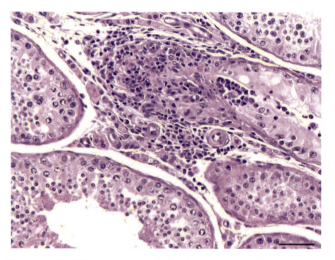

Figura 56.32 Inflamação linfoplasmocitária observada em uma biópsia testicular de um Poodle Toy com infertilidade adquirida.

terapia em estágios é problemática. Exames para a detecção de outras endocrinopatias imunomediadas são indicados, mas sua ocorrência é incomum. O distúrbio é mais observado em algumas raças, sugerindo um componente genético que pode estar associado ao grau de endogamia; a reprodução de animais acometidos é controversa (Davidson et al., 2015).

DISTÚRBIOS OBSTRUTIVOS DE EJACULAÇÃO

A azoospermia, a ausência de espermatozoides no ejaculado, sugere ausência de espermatogênese, interrupção da atividade espermatogênica ou obstrução bilateral do fluxo de sêmen no epidídimo, geralmente nos dúctulos deferentes. A ejaculação incompleta deve ser descartada, porque os cães reprodutores podem reter a segunda fração rica em espermatozoides do ejaculado de forma voluntária, especialmente se não se sentirem confortáveis com o processo de coleta ou na ausência de uma cadela em estro. A fosfatase alcalina do sêmen (proveniente do epidídimo canino) pode ser avaliada em amostras azoospérmicas; um nível superior a 5.000 UI/ℓ sugere a inexistência de obstruções no sistema de ductos e a obtenção de um ejaculado completo. O exame citológico do aspirado com agulha fina dos testículos (já descrito) pode auxiliar a avaliação da espermatogênese em cães azoospérmicos com baixa concentração de fosfatase alcalina no sêmen pela identificação de espermatogônias, espermatócitos primários e secundários, espermátides e espermatozoides; o resultado normal aumenta a probabilidade de lesão obstrutiva. A avaliação da próstata é indicada porque ambos os dúctulos deferentes a percorrem até a uretra. A ultrassonografia do trato reprodutivo deve avaliar a próstata, o epidídimo e a uretra quanto a anomalias que possam interferir na saída do sêmen (espermatocele epidimal, prostatite).

Ejaculação retrógrada

Normalmente, o sêmen flui anterógrado para a uretra e uma pequena quantidade flui em sentido retrógrado até a bexiga urinária. O fluxo retrógrado excessivo pode provocar oligospermia e é confirmado pela avaliação do número de espermatozoides na urina antes e depois da ejaculação. O tratamento com agonistas α-andrenérgicos (efedrina, norfenefrina, cloridrato de fenilpropanolamina) pode aumentar a pressão do esfíncter uretral; testosterona e estrógeno não devem ser usados. Como a urina é tóxica para as células espermáticas, os reprodutores devem ser encorajados a esvaziar a bexiga antes da coleta de sêmen ou cruza natural.

DEFEITOS DA ESPERMATOGÊNESE

O aspirado testicular com agulha fina e a citologia também podem auxiliar o diagnóstico de defeitos na espermatogênese. Hipoespermatogênese e defeitos de maturação podem ser detectados. Os defeitos na espermatogênese podem ser secundários ao insulto escrotal térmico direto (dermatite escrotal), doença sistêmica, febre e hipertermia por exercícios prolongados, certos medicamentos e toxinas e endocrinopatias. O efeito dessas etiologias na espermatogênese pode ser reversível. Cimetidina, cetoconazol, esteroides sexuais, glicocorticoides, anticolinérgicos, diuréticos tiazídicos, propranolol, digoxina, espironolactona, diazepam e clorpromazina foram implicados. A repetição da coleta e avaliação após 60 dias (ou mais) permite a identificação de um novo ciclo de espermatogênese no ejaculado.

Além de um exame físico geral cuidadoso e específico (escroto, testículos, epidídimo e próstata), a ultrassonografia testicular deve ser realizada em todos os pacientes com infertilidade adquirida inexplicada e resultados anormais à análise de sêmen. A ultrassonografia permite o diagnóstico de mais doenças do que o exame físico. Diferenças sutis no tamanho ou simetria testicular ou epididimal ou mudanças na consistência testicular ou epididimal justificam uma avaliação ultrassonográfica, que pode revelar uma patologia (i. e., orquite, epididimite, neoplasia testicular), às vezes antes do acometimento irreversível do desempenho reprodutivo. A presença de uma neoplasia testicular funcional (principalmente do tumor de células de Sertoli) pode prejudicar a espermatogênese no testículo não acometido; a castração unilateral precoce pode ser curativa na ausência de atrofia testicular significativa (Figura 56.34).

INFERTILIDADE CONGÊNITA

TERATOSPERMIA HEREDITÁRIA

Defeitos genéticos nos espermatozoides, como defeitos acrossômicos, defeitos na cabeça, anomalias na peça intermediária e defeitos na cauda, foram descritos em várias espécies, inclusive cães e gatos. O aumento dos problemas de fertilidade em cães de raça pura sugere a possível relação com a redução da variabilidade genética.

DISTÚRBIOS DE DIFERENCIAÇÃO SEXUAL

A malformação e a disfunção do trato reprodutivo podem ser causadas por anomalias do sexo cromossômico que levam ao intersexo. Esses animais geralmente apresentam genitália externa ambígua ou inadequada, logo detectada no exame físico cuidadoso. A diferenciação sexual ocorre durante o desenvolvimento fetal e é dependente de um complemento cromossômico normal e formação normal de gônadas e genitália. O cromossomo Y, que contém o gene SRY, determina o sexo. Se estiver presente e normal, o animal é macho; se ausente ou anormal, o feto se desenvolve como fêmea ou intersexo. Após a formação das gônadas fetais, as características sexuais fenotípicas fetais se desenvolvem como consequência dos hormônios secretados.

Entre os achados físicos observados em animais com distúrbios de diferenciação sexual, estão óstio clitoriano (bastante associado à vestibulite), hipospadia (associada à incontinência e fimose por exposição), criptorquidia e deslocamento do prepúcio (caudal) ou vulva (cranial). O óstio clitoriano foi relatado como um achado incidental durante a radiografia da articulação coxofemoral; o estado reprodutivo dos animais não foi descrito. Os animais com diferenciação anômala podem não apresentar ciclos estrais normais. Defeitos no desenvolvimento do trato genital tubular interno das fêmeas também podem ser provocados por anomalias de desenvolvimento durante a embriogênese. Ovários, testículos ou ovotestes podem ser observados. O diagnóstico definitivo é baseado em cariotipagem e histopatologia do trato reprodutivo. A maioria desses animais é estéril.

A castração ainda é indicada para evitar problemas comportamentais e doenças paraneoplásicas associadas à produção de hormônios. Uma das causas iatrogênicas de distúrbios de diferenciação sexual é a administração de progestágenos durante a gestação (Figura 56.35).

Nos machos, as causas congênitas de infertilidade devem ser consideradas em animais aspérmicos sem histórico de produção de filhotes. Anomalias do eixo hipotalâmico-hipofisário-gonadal, como hipogonadismo hipogonadotrópico, e distúrbios

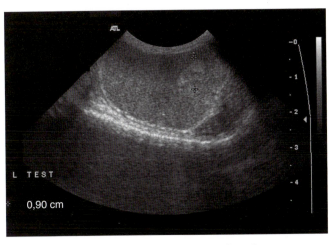

Figura 56.34 Identificação ultrassonográfica de um pequeno tumor de células de Sertoli (cursores). O aspirado com agulha fina guiada por ultrassonografia e a citologia auxiliam a identificação do tipo de tumor.

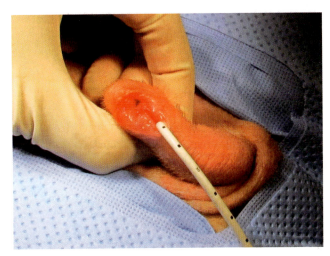

Figura 56.35 Vulva com deslocamento cranial e malformação em neonato do sexo feminino exposto a progestágenos in utero.

de diferenciação sexual, como intersexo, são possíveis causas. Machos com hipogonadismo têm testículos muito pequenos e redução (ou ausência) de espermatogênese e produção de testosterona. A capacidade secretora das gonadotrofinas hipofisárias pode ser avaliada pela determinação dos níveis de LH (Status-LH® [Synbiotics/Pfizer]) antes e 1 hora após a administração de GnRH (1 a 2,2 µg/kg por via intramuscular); cães machos normais não castrados apresentam concentração sérica de LH entre 0,20 e 20 ng/mℓ. A avaliação dos níveis de testosterona em repouso e após a estimulação com hCG ou GnRH frequentemente é dificultada pela variação do intervalo de referência entre os laboratórios e a sobreposição entre os níveis basais normais de testosterona e o hipotestosteronismo. O exame da libido do cão ou das espículas penianas do gato pode ser mais informativo quanto à presença de testosterona.

Leitura sugerida

Bjurström L, et al. Long-term study of aerobic bacteria in the genital tract in stud dogs. *Am J Vet Res.* 1992;53:670.

Chenowith PJ. Genetic sperm defects. *Theriogenology.* 2005;64:457–468.

Davidson AP, Baker TW. Reproductive ultrasound of the dog and tom. *Top Companion Anim Med.* 2009;24:64–70.

Davidson AP, von Dehn BJ, Schlafer DH. Adult-onset lymphoplasmacytic orchitis in a Labrador retriever stud dog. *Top Companion Anim Med.* 2015;30(1):31–34.

Gartley CJ. Canine semen abnormalities: orchitis/epididymitis. In: Greco DS, Davidson AP, eds. *Blackwell's five-minute veterinary consult clinical companion: endocrinology and reproduction.* Wiley Blackwell; 2017:509–512.

Goodman M. Canine prostate disease: benign prostatic hyperplasia, cystic benign prostatic hyperplasia, prostatitis. In: Greco DS, Davidson AP, eds. *Blackwell's five-minute veterinary consult clinical companion: endocrinology and reproduction.* Wiley Blackwell; 2017:483–489.

Gunn-Moore DA, et al. Priapism in seven cats. *J Small Anim Pract.* 1995;36:262–266.

Hess M. Documented and anecdotal effects of certain pharmaceutical agents used to enhance semen quality in dogs. *Theriogenology.* 2006;66:613.

Laroque PA, et al. Effects of chronic oral administration of a selective 5α-reductase inhibitor, finasteride, on the dog prostate. *Prostate.* 1994;24(2):93–100.

Lavely JA. Priapism in dogs. *Top Companion Anim Med.* 2009; 24:49–54.

Lyle S. Disorders of sexual differentiation. In: Greco DS, Davidson AP, eds. *Blackwell's five-minute veterinary consult clinical companion: endocrinology and reproduction.* Wiley Blackwell; 2017:103–116.

O'Brien D, Rodriguez C. Reproductive malignancies. In: Greco DS, Davidson AP, eds. *Blackwell's five-minute veterinary consult clinical companion: endocrinology and reproduction.* Wiley Blackwell; 2017:491–508.

Peters MAJ, et al. Aging, testicular tumours and the pituitary-testis axis in dogs. *J Endocrinol.* 2000;166:153.

Pettersson A, et al. Age at surgery for undescended testis and risk of testicular cancer. *N Engl J Med.* 1835;356:2007.

Rijsselaere T, et al. New techniques for the assessment of canine semen quality: a review. *Theriogenology.* 2005;64:706.

Rochat MC. Priapism a review. *Theriogenology.* 2001;56:713–722.

Romagnoli S, et al. Clinical use of testicular fine needle aspiration cytology in oligozoospermic and azoospermic dogs. *Reprod Domest Anim.* 2009;44(s2).

Romagnoli S, Schlafer DH. Disorders of sexual differentiation in puppies and kittens: a diagnostic and clinical approach. *Vet Clin North Am Small Anim Pract.* 2006;36:573.

Root Kustritz, et al. Effect of administration of prostaglandin F2alpha or presence of an estrous teaser bitch on characteristics of the canine ejaculate. *Theriogenology.* 2007;67:255.

Root Kustritz, et al. Relationship between inflammatory cytology of canine seminal fluid and significant aerobic bacterial, anaerobic bacterial or *Mycoplasma* cultures of canine seminal fluid: 95 cases (1987-2000). *Theriogenology.* 2005;64:1333.

Ström-Holst B, et al. Characterization of the bacterial population of the genital tract of adult cats. *Am J Vet Res.* 2003;64:963.

Wanke MM. Canine brucellosis. *Anim Reprod Sci.* 2004;82:195–207.

Wheeler R, Kutzler M. LH testing is accurate for diagnosing the presence or absence of testicular tissue in dogs. *Clin Theriogenol.* 2010;1:382.

Zhao X, Du ZQ, Rothschild MF. An association study of 20 candidate genes with cryptorchidism in Siberian Husky dogs. *J Anim Breed Genet.* 2010;127(4):327–331.

CAPÍTULO 57

Neonatologia e Pediatria

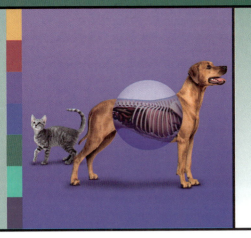

As taxas médias de mortalidade neonatal são variáveis, de 9 a 26%; são maiores na primeira semana de vida. A intervenção veterinária pré-natal, durante o parto e após o nascimento, pode aumentar a sobrevida neonatal ao controlar ou eliminar fatores que contribuem para a morbidade e mortalidade dos filhotes. Condições precárias no pré-parto, distocia, malformações congênitas, defeitos genéticos, lesão pós-natal, frio, superaquecimento, desnutrição, parasitoses e doenças infecciosas contribuem para a morbidade e mortalidade neonatal. O bom manejo melhora a sobrevida neonatal, seja pelo atendimento durante o parto para a redução da natimortalidade, seja para o controle do parasitismo, a redução da exposição a doenças infecciosas, a prevenção de lesões e extremos ambientais e a otimização da nutrição da mãe e dos filhotes. A triagem genética adequada para a escolha dos reprodutores (tanto do pai quanto da mãe) minimiza a ocorrência de defeitos congênitos hereditários. Os criadores devem selecionar machos com fecundidade normal que produzam ninhadas de bom tamanho que sobrevivem ao desmame.

REANIMAÇÃO NEONATAL

A reanimação cardiopulmonar de neonatos que não conseguem respirar de forma espontânea é desafiadora, mas pode ser recompensadora. O ideal é manter um *kit* de reanimação neonatal (Boxe 57.1). A reanimação neonatal após o nascimento (caso não realizada pela mãe) ou cesárea segue os mesmos princípios de vias respiratórias, respiração e circulação (ABCs, do inglês *airway, breathing, circulation*) de qualquer reanimação cardiopulmonar (Boxe 57.2) (Vídeo 57.1). A reanimação de neonatos após o parto vaginal deve ser feita caso a mãe não consiga estimular a respiração, vocalização e movimentação em até 1 minuto após o nascimento. Depois da remoção das membranas amnióticas do focinho do neonato, limpe imediatamente as vias respiratórias, aspirando-as com delicadeza com uma seringa de bulbo ou dispositivo DeLee enquanto a cabeça do animal é abaixada (Figuras 57.1 e 57.2). Não balance os neonatos para limpar as vias respiratórias, já que isso pode causar hemorragia cerebral por concussão (Grundy et al., 2009). Depois de verificar os batimentos cardíacos, seque e estimule o neonato para promover a respiração (Figura 57.3). É improvável que o uso de doxapram como estimulante respiratório melhore a hipoxemia associada à hipoventilação; por isso, esse medicamento não é recomendado (Moon et al., 2000). A respiração espontânea e a vocalização ao nascimento estão positivamente associadas à sobrevida até os 7 dias de vida (Vídeo 57.2). O suporte ventilatório deve incluir fluxo constante de O_2 por máscara facial (Figura 57.4 A). Se isso for ineficaz após 1 minuto, a pressão positiva com uma máscara bem ajustada ou intubação endotraqueal e bolsa de reinalação (usando um tubo endotraqueal de 2 mm ou um cateter intravenoso [IV] de calibre 12 a 16) é recomendada (Figura 57.4 B). Há relatos informais de sucesso da estimulação do ponto de acupuntura Jen Chung, em que uma agulha de calibre 27 ou de acupuntura é inserida no filtro nasal, na base das narinas, e girada ao encostar no osso (Figura 57.5). O suporte ventilatório deve melhorar a frequência cardíaca; a hipoxemia miocárdica é a causa mais comum de bradicardia ou assístole neonatal. Hoje, a atropina *não* é recomendada para a reanimação neonatal. O mecanismo da bradicardia é a depressão miocárdica induzida por hipoxemia, e não a mediação vagal, e a taquicardia induzida por anticolinérgicos pode exacerbar os déficits de oxigênio do miocárdio. Em caso de ausência de batimento cardíaco, compressões cardíacas transtorácicas diretas são recomendadas como o primeiro passo; a epinefrina diluída a 1:9 é o medicamento de escolha para o tratamento da parada cardíaca (0,0002 mg/g, de preferência por via IV ou intraóssea [IO]) (Moon et al., 2000). O acesso venoso no neonato é desafiador; a veia umbilical única pode ser usada na ausência de trombose. O úmero proximal, o fêmur proximal e a tíbia proximomedial são bons sítios intraósseos para a administração de fármacos (Figura 57.6 A e B).

BOXE 57.1

Material para reanimação neonatal.

- Seringas (tuberculina)
- Medicamentos (epinefrina, 0,1 mg/mℓ +/− 0,01 mg/mℓ, dextrose a 2,5 a 5%, ceftiofur*)
- Fontes de oxigênio
- Sucção (seringas pediátricas com bulbo, dispositivo de sucção de DeLee)
- Máscaras faciais pequenas
- Toalhas (pequenas)
- Fontes de calor (aquecedor, cobertor de água quente, lâmpada infravermelha, secador de cabelo, garrafas com água quente)
- Caixa para filhotes (isopor) com suporte térmico
- Diversas pinças mosquito e tesouras pequenas limpas
- Sutura monofilamentar 3 a 0 para ligadura do cordão umbilical
- Tintura de iodo a 2%
- Vasilhas para banhos de água quente
- Estetoscópio pediátrico/neonatal
- Doppler
- Balança neonatal com medida em gramas

*Protocolo Naxcel®/Ceftiofur.
Reconstitua com 20 mℓ de bacteriostática ou água estéril para fazer uma solução de 50 mg/mℓ.
Estável por 12 horas em temperatura ambiente (após a reconstituição).
Estável por 7 dias em refrigeração (após a reconstituição).
Estável por 8 semanas se congelado (após a reconstituição).
Congele o restante em alíquotas identificadas de 1 mℓ.
A dose neonatal é de 2,5 mg/kg (0,0025 mg/g) por via subcutânea, duas vezes ao dia por 3 a 5 dias.

Neonatos com baixa temperatura corpórea podem não responder à reanimação. A perda de temperatura corpórea é rápida quando o neonato está úmido. O neonato deve ser mantido aquecido durante a reanimação e o período pós-parto imediato. Durante a reanimação, a colocação do neonato com baixa temperatura corpórea em um banho de água morna (35 a 36,6°C) pode melhorar a resposta (Figura 57.7). Também é possível usar uma lâmpada de aquecimento ou aquecedor Bair. Após a reanimação, os neonatos devem ser colocados em uma caixa (como uma caixa de isopor com orifícios para ventilação) com cobertas até que possam voltar para a mãe. Como cães e gatos neonatos não apresentam mecanismos termorreguladores até as 4 semanas de vida, a temperatura ambiente deve ser alta o suficiente para manter a temperatura corpórea de pelo menos 36°C. A hipotermia prejudica a imunidade, a amamentação e a digestão. Após a reanimação, uma fonte de calor exógeno deve estar à disposição, como uma lâmpada de aquecimento. As almofadas de aquecimento podem queimar neonatos que não conseguem se afastar de superfícies excessivamente quentes. Neonatos mais velhos com baixa temperatura corpórea devem ser reaquecidos de forma lenta (30 minutos) para evitar vasodilatação periférica e desidratação. A alimentação por sonda deve ser adiada até a eutermia; a hipotermia induz íleo e pode provocar regurgitação e aspiração. O suporte térmico deve continuar por 4 semanas de vida (Figura 57.8, Boxe 57.3).

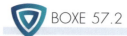 BOXE 57.2

Protocolo de reanimação neonatal.

A, B, Cs – Vias respiratórias, respiração e circulação

A. Use sucção para a retirada de membrana e fluido amniótico das vias respiratórias. Não balance o neonato. Coloque-o com a cabeça abaixo do tórax para melhorar a drenagem
B. Seque-o delicada e rapidamente com a toalha para estimular a respiração. Na ausência de respiração, inicie a ventilação com pressão positiva usando uma máscara facial confortável e 21% de O_2
C. Circulação: se a frequência cardíaca for baixa, melhore a ventilação/oxigenação

A reanimação é eficaz?
1. O neonato vocaliza?
2. A cor das mucosas está melhorando?
3. O neonato está se movendo?

Lembre-se de que mesmo um neonato inviável pode apresentar mucosas vermelhas devido à circulação materna e hemoglobina fetal

Medicamentos em caso de insucesso dos ABCs
- Epinefrina (1:10.000 ou 0,1 mg/mℓ); dar 0,0002 mg/g (p. ex., 0,1 mg [0,1 mℓ] em neonatos de 500 g) IV, IO ou SC. Neonatos menores podem exigir maior diluição da epinefrina até a concentração de 0,01 mg/mℓ
- A atropina não é recomendada
- O doxapram não é recomendado
- Acupressão em caso de dispneia: agulha de calibre 27 ou de acupuntura no filtro nasal; insira e gire

Caso problemático prolongado
Hipotérmico? Banho de água quente a 35 a 36,6°C
Hipoglicêmico? Dê dextrose a 2,5 a 5% IV ou IO

Motivos para interromper a reanimação
1. Ausência de pulso após 10 min (verifique com Doppler ou estetoscópio pediátrico)
2. Respiração agônica por mais de 20 min
3. Defeito congênito grave

IV: via intravenosa ; IO: via intraóssea; SC: via subcutânea.

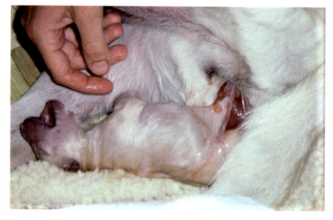

Figura 57.1 Remoção de membranas amnióticas do focinho de um neonato.

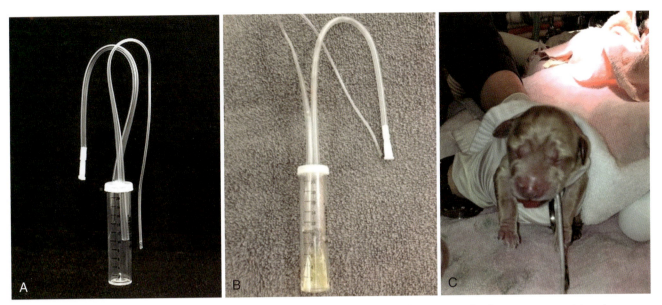

Figura 57.2 Equipamento de sucção de DeLee. **A.** Vazio. **B.** Cheio de fluido recuperado das vias respiratórias do neonato. **C.** Observe que a linha coberta é inserida na boca do ressuscitador e a linha aberta é colocada na traqueia proximal do neonato.

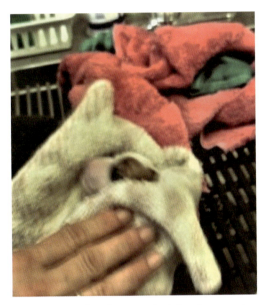

Figura 57.3 O ato de esfregar o focinho do neonato estimula a respiração.

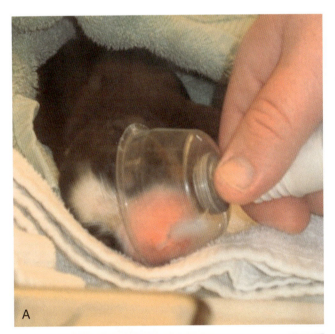

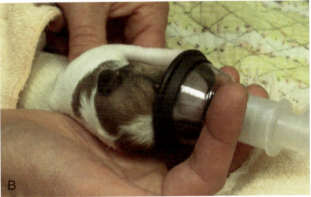

Figura 57.4 A. Oxigenação com máscara pequena. **B.** Ventilação com pressão positiva usando uma máscara bem ajustada.

Os neonatos não têm reservas de glicose e sua capacidade de gliconeogênese é mínima. Assim, é essencial fornecer energia durante esforços prolongados de reanimação. A hipoglicemia clínica é caracterizada pela glicemia inferior a 30 a 40 mg/dℓ e deve ser tratada com administração IV ou IO de uma solução de dextrose a 2,5 a 5% (25 a 50 mg/mℓ) em dose de 0,1 a 0,2 mℓ. Uma administração única de glicose parenteral pode ser feita em neonatos que podem mamar ou ser alimentados. Devido ao risco de desenvolvimento de flebite pela administração por via intravenosa, a solução de dextrose a 50% deve ser aplicada apenas nas mucosas; entretanto, requer boa circulação para a absorção. Os neonatos que recebem dextrose repetidas vezes devem ser monitorados quanto ao desenvolvimento de hiperglicemia devido à imaturidade dos mecanismos

996 PARTE 8 ■ Distúrbios do Sistema Reprodutivo

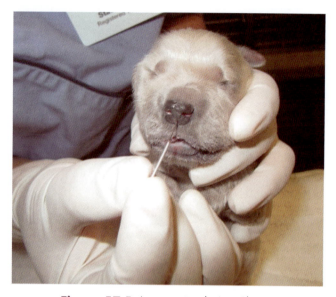

Figura 57.5 Acupressão de Jen Chung.

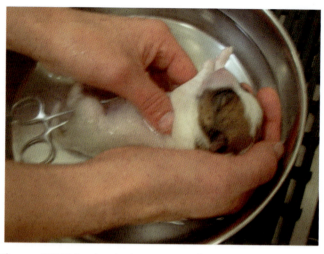

Figura 57.7 Banho de água quente durante a reanimação de um neonato com baixa temperatura corpórea.

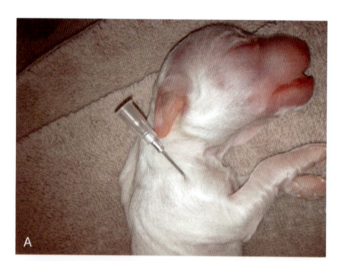

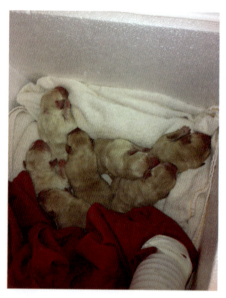

Figura 57.8 Após a reanimação, os neonatos são mantidos aquecidos em uma caixa de isopor isolada com um cobertor de ar quente.

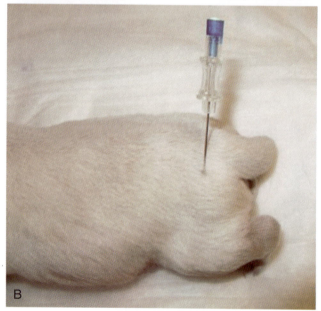

Figura 57.6 Colocação de cateter intraósseo no neonato. **A.** Úmero proximal. **B.** Fêmur proximal.

 BOXE 57.3

Temperatura retal normal de neonatos nas primeiras 4 semanas de vida e temperatura ambiente necessária.

Temperatura corpórea neonatal normal (retal)	
Semana 1	35 a 37,2°C
Semanas 2 a 3	36,1 a 37,8°C
Ao desmame	37,2 a 38,3°C
Temperatura ambiente necessária	
Semana 1	35 a 37,2°C
Semanas 2 a 3	26,7°C
Semana 4	20,6 a 23,9°C
Semana 5	20,6°C

de regulação metabólica. Se o neonato estiver muito fraco para mamar ou sugar, a mistura de cristaloide aquecido e balanceado (NaCl a 0,45%) e dextrose a 2,5% pode ser administrada por via subcutânea na dose de 1 mℓ/30 g de peso corpóreo. O tratamento deve ser feito até que o neonato possa ser alimentado ou consiga mamar. Observe que a dextrose a 5% em solução de Ringer com lactato ou Normosol-R® (Abbott Laboratories) é hipertônica e contraindicada em caso de desidratação. A administração subcutânea de glicose pode provocar abscesso (Figura 57.9). Uma solução balanceada de nutrientes e eletrólitos e aquecida ou o colostro da mãe pode ser administrado por via oral por sonda gástrica a cada 15 a 30 minutos até que o neonato seja capaz de mamar.

O umbigo dos neonatos deve ser tratado com tintura de iodo a 2% imediatamente após o nascimento ou reanimação para reduzir a contaminação e prevenir a ascensão de bactérias para a cavidade peritoneal (onfalite, peritonite); a tintura de iodo à base de álcool promove dessecação mais rápida do umbigo do que a iodo-povidona à base de água (Figura 57.10; ver Vídeos 57.1 e 57.2).

Após a reanimação ou nas primeiras 24 horas de um parto normal, um exame físico completo com determinação dos sinais vitais deve ser realizado por um veterinário, técnico ou criador experiente (Boxes 57.4 e 57.5). A cavidade oral, pelame, membros, dedos, umbigo e estruturas urogenitais devem ser inspecionados visualmente. O neonato normal deve apresentar mucosas rosadas e úmidas, bom reflexo de sucção e pelame limpo e sem falhas; além disso, a uretra e o ânus não devem estar obstruídos (Figura 57.11). O tórax deve ser auscultado; sons respiratórios vesiculares e a ausência de sopro são normais; sopros sutis, se presentes, devem desaparecer em 24 horas. O neonato se contorce e vocaliza durante o exame e mama e dorme silenciosamente ao retornar para a mãe. O abdome normal deve ser flexível e não dolorido. O neonato normal tentará se endireitar e se virar em direção à sua mãe. Os neonatos são altamente suscetíveis ao estresse ambiental, infecções e desnutrição. O manejo adequado é fundamental e deve incluir o exame diário de cada neonato para verificar seu vigor e peso. Defeitos congênitos graves podem causar morbidade e mortalidade; os criadores podem optar pela eutanásia em caso de prognóstico mau ou custo proibitivo do tratamento.

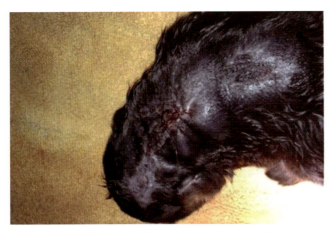

Figura 57.9 Abscesso subcutâneo no sítio de administração de glicose.

As Tabelas 57.1 e 57.2 mostram os valores hematológicos de cães e gatos saudáveis em crescimento. Os parâmetros bioquímicos de cães do nascimento até cerca de 8 semanas e até 12 meses de vida são mostrados nas Tabelas 57.3 e 57.4; e os parâmetros bioquímicos de gatos desde o nascimento até aproximadamente 8 semanas e 12 meses de vida são mostrados nas Tabelas 57.5 e 57.6.

A terapia medicamentosa em cães e gatos filhotes é influenciada pela fisiologia e morfologia neonatal. A absorção de fármacos administrados por via oral é alterada pelo alto pH gástrico e maior quantidade de muco, menor motilidade gastrintestinal e menor produção de bile. A distribuição do medicamento é influenciada pelo maior teor de água corpórea e menor teor de gordura do neonato. A menor concentração de proteínas plasmáticas diminui a ligação ao medicamento. A barreira hematencefálica é incompleta. A menor capacidade metabólica e excretora renal e hepática persiste até os 4 a 6 meses de vida.

 BOXE 57.4

Valores normais de temperatura corpórea, frequência cardíaca e frequência respiratória em neonatos.

	Cães	Gatos
Temperatura corpórea	35 a 37,2°C	35 a 37,2°C
Frequência cardíaca	200 bpm	200 a 250 bpm
Frequência respiratória	10 a 18 mpm	10 a 18 mpm

Bpm: batimentos por minuto; mpm: movimentos por minuto.

 BOXE 57.5

Manejo neonatal pós-reanimação imediata.

- Verifique se há defeitos congênitos: fenda palatina, defeitos urogenitais e na parede abdominal
- Cuidados com o umbigo: ligadura com sutura, remoção distal a cerca de 0,5 a 1 cm do abdome e mergulho de todo o cordão restante em frasco com tintura de iodo a 2%
- Certifique-se de que cada neonato mama bem (pese-o antes e depois) assim que possível. Se a amamentação demorar, considere a alimentação por sonda. Melhor adquirir colostro da mãe
- Não deixe neonatos desacompanhados com uma mãe em recuperação anestésica por 24 a 36 h após a cirurgia, pois a fêmea pode ser desajeitada ou até agressiva Coloque os filhotes com a mãe a cada 1 a 2 h para a amamentação sob supervisão
- Filhotes de cão ou gato que não mamaram o colostro podem receber soro canino (0,10 mℓ/g cão; 0,15 mℓ/g gato); VO nas primeiras 24 h ou SC se após 24 h (a absorção intestinal diminui depois desse período)
- Cães com suspeita de aspiração de mecônio ou parto estressante com risco de sepse podem receber ceftiofur em dose de 0,0025 mg/g SC, 2 vezes/dia, por 5 dias

SC: via subcutânea; VO: via oral.

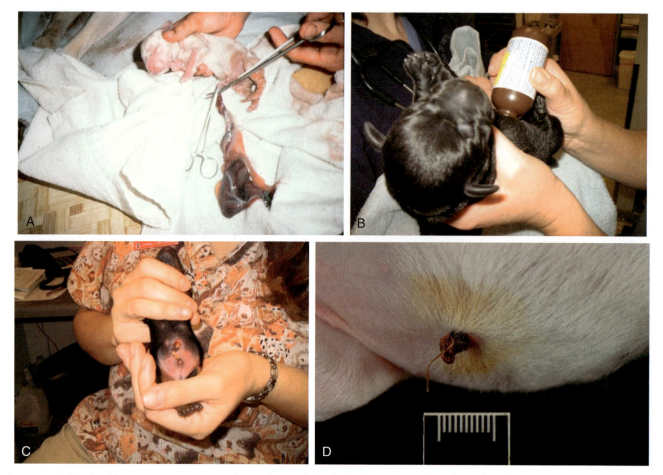

Figura 57.10 A. Clampeamento e corte do cordão umbilical. **B.** Saturação do umbigo ligado com tintura de iodo a 2%. **C.** Aspecto após a saturação do umbigo corretamente ligado com tintura de iodo a 2%. **D.** Aspecto normal do umbigo 24 horas após o parto.

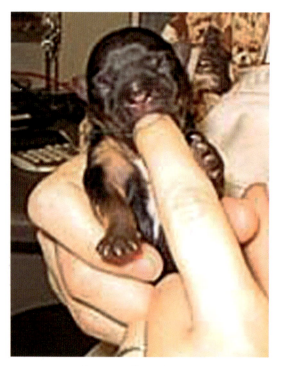

Figura 57.11 Verifique o reflexo de sucção neonatal no pós-parto imediato.

ANOMALIAS APARENTES NO EXAME NEONATAL

Uma anomalia do desenvolvimento que provoca a extrusão de parte do trato gastrintestinal pela parede corpórea, seja no interior do canal umbilical (onfalocele) ou lateral a ele (gastrosquise), foi relatada em humanos e é observada em cães e gatos (Figura 57.12). De modo geral, a doença é irremediável em filhotes atendidos horas após o nascimento; no entanto, a taxa de sobrevida em seres humanos submetidos à intervenção cirúrgica logo após o parto é de 30 a 70%; o diagnóstico é pré-natal e estabelecido por ultrassonografia abdominal com base no reconhecimento de estruturas da parede gástrica (pregas) fetal ou conteúdo intestinal em localização anormal. A intervenção cirúrgica precoce, antes da contaminação séptica inevitável, pode melhorar o prognóstico em pacientes veterinários.

A presença de anomalias gastrintestinais é sugerida por baixo ganho de peso, regurgitação de leite pelas narinas, sinais respiratórios e defecação anormal. Em cães, a incidência de defeitos congênitos do palato é de até 25% (Figura 57.13 A). A fenda palatina secundária é uma fístula oronasal congênita associada ao fechamento incompleto do palato duro e do palato mole. A fenda palatina secundária ocorre de forma isolada ou combinada à fenda palatina primária com acometimento do lábio e da pré-maxila (Figura 57.13 B). A fenda palatina é provocada pela fusão incompleta das lâminas palatinas, especialmente entre 25 e 28 dias de gestação; sua causa pode ser genética (herança poligênica recessiva ou de dominância incompleta), teratogênica (medicamentos, suplementos), nutricional (deficiência de ácido fólico) ou infecciosa (viral). O diagnóstico é baseado na inspeção visual da face e da cavidade oral e observação de problemas de amamentação/sucção. Esses neonatos não crescem e desenvolvem pneumonia por aspiração e rinite. A alimentação por sonda orogástrica é indicada até que o neonato atinja um tamanho que permita a cirurgia oral, tradicionalmente com 8 a 12 semanas de idade. Nesses filhotes, a palatoplastia ainda é difícil devido ao tamanho do paciente e ao crescimento orofacial pós-operatório; assim, muitas vezes, várias cirurgias são necessárias. A colocação de tubo de esofagostomia ou gastrostomia pode facilitar a alimentação a longo prazo, mas requer um comprometimento significativo do tutor e ainda pode provocar aspiração (Figura 57.13 C). O uso de próteses palatinas em cães é complexo. Os tutores buscam métodos para melhorar a sobrevida dos cães com fenda palatina; a sobrevida até a idade reprodutiva em cães com a doença congênita é um modelo de pesquisa para a doença humana, sem que haja necessidade de modelos de indução iatrogênica ou teratogênica. Um bom método para o controle da nutrição em cães acometidos até que atinjam o tamanho adulto, permitindo a realização posterior de uma única correção cirúrgica, foi relatado. O colostro da mãe é administrado por 24 horas e, a seguir, um sucedâneo é dado de forma intermitente por sonda orogástrica. Com 4 semanas de idade, é feita a transição para uma ração comercial pediátrica seca. A água é fornecida por um sistema suspenso com tampa e ponta esférica. A cirurgia pode ser adiada até que o neonato tenha crescido o suficiente ou pode nunca se tornar necessária devido ao fechamento parcial da fenda com o passar do tempo (Figuras 57.14 e 57.15) (Davidson et al., 2014).

Em pacientes pediátricos, a duplicação ou agenesia entérica pode ser confirmada por ultrassonografia. A duplicação é rara, pode ocorrer em qualquer parte do trato intestinal e seus sinais clínicos podem ser inespecíficos (distensão abdominal, desconforto). Uma formação justaintestinal cheia de fluido, com peristaltismo e conteúdo variável, pode ser observada à ultrassonografia. De modo geral, a agenesia entérica causa sinais clínicos graves com risco de morte no período neonatal (Figura 57.16). Os achados ultrassonográficos são distensão acentuada por fluido e gás do intestino proximal ao defeito.

As hérnias umbilicais podem ser significativas se grandes o suficiente para permitir a evisceração e o estrangulamento do intestino. Mais comumente, o omento fica preso em uma pequena hérnia umbilical nos filhotes; o fechamento da hérnia, então, gera uma massa benigna, que muitas vezes alarma

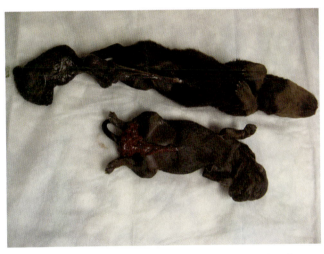

Figura 57.12 Onfalocele, com e sem inserção da placenta no umbigo.

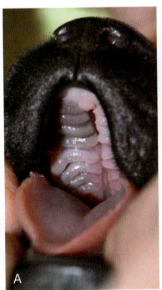
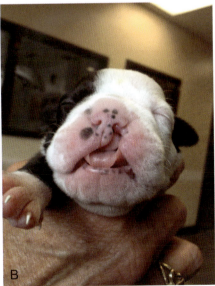
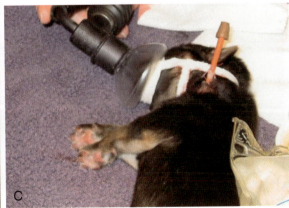

Figura 57.13 A. Fissura secundária de palato mole e duro. **B.** Fenda palatina primária envolvendo o lábio superior e a maxila. **C.** Tubo de alimentação esofágico colocado em um neonato com fenda palatina secundária.

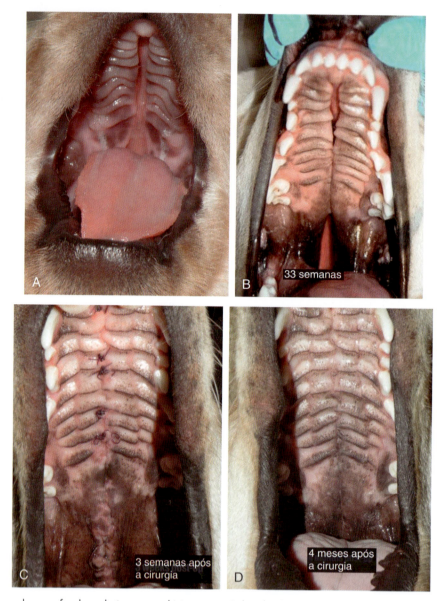

Figura 57.14 Imagens de uma fenda palatina secundária em um Labrador Retriever. **A.** 2 dias de vida. **B.** 33 semanas de vida. **C.** 21 dias após a cirurgia, aos 14 meses. **D.** 4 meses após a cirurgia.

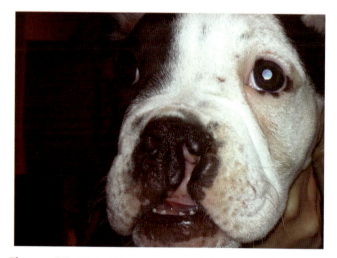

Figura 57.15 Buldogue mestiço adulto com fenda palatina primária; os palatos mole e duro eram normais.

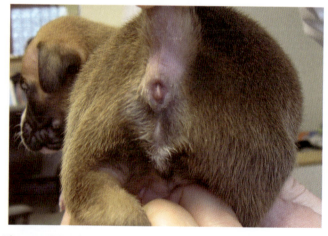

Figura 57.16 Atresia anal, uma malformação anorretal em um Boxer neonato de 4 semanas. O animal também apresentava abdominomegalia secundária ao acúmulo fecal.

os tutores. A avaliação de uma massa umbilical dolorosa ou dilatada na ultrassonografia permite a diferenciação entre o omento e o intestino preso, que tem aparência típica.

A onfalite decorrente de contaminação umbilical bacteriana no período pós-natal é relacionada ao risco de septicemia bacteriana. O umbigo deve ser fechado e seco 24 horas após o parto; eritema ou secreção indica a necessidade de antibioticoterapia devido ao possível desenvolvimento de peritonite (Figura 57.17 A). A atenção excessiva da mãe pode causar exposição dos tecidos subcutâneos (SC) do umbigo, com risco de peritonite (Figura 57.17 B).

O anasarca, um edema congênito letal, pode ser associado a anomalias cardiovasculares concomitantes. Há edema SC generalizado, com acúmulo intratorácico e intraperitoneal de fluido (Figura 57.18). O linfedema hereditário congênito causa edema em membros e, às vezes, na cabeça; além disso, está associado a anomalias morfológicas no sistema linfático.

O sistema imune ainda não desenvolvido por completo nos primeiros 10 dias de vida torna os neonatos vulneráveis à infecção sistêmica (em especial bacteriana e viral). O colostro deve ser ingerido de maneira adequada imediatamente após o parto para a aquisição de imunidade passiva, já que a transferência transplacentária é inferior a 5%. A absorção intestinal de imunoglobulina (IgG) geralmente termina 24 horas após o parto. Cães neonatos privados de colostro devem receber 100 mℓ/kg (0,10 mℓ/g) de soro de um adulto imunocompetente para que seus níveis de IgG sejam adequados. Em gatos, a dose é de 150 mℓ/kg (0,15 mℓ/g). Nesses animais, a tipagem sanguínea é importante. O soro pode ser administrado por via oral nas primeiras 24 horas de vida; caso contrário, deve ser dado por via parenteral, de preferência subcutânea, dividido nas duas vias (Levy et al., 2001; Poffenbarger et al., 1991). Os neonatos devem ser encorajados a mamar logo após o término da reanimação; isso geralmente requer monitoramento cuidadoso após a cesárea, já que a mãe ainda está sob efeito da anestesia.

NEONATOS DOENTES

A septicemia bacteriana neonatal pode causar deterioração rápida e morte caso não reconhecida e tratada de forma imediata. Fatores que supostamente predispõem um neonato à septicemia são endometrite materna, parto prolongado/distocia, consumo de sucedâneos, uso de ampicilina, estresse, baixo peso ao nascer (menos de 350 g em cães de raça de porte médio, menos de 100 g em gatos) e baixa temperatura corpórea (inferior a 35,5°C) (ver Figura 57.18). Os microrganismos mais associados à septicemia são *E. coli*, estreptococos, estafilococos e *Klebsiella* spp. A contaminação umbilical é a via de entrada mais provável. A onfalite causa peritonite, bacteriemia e pneumonia. Posteriormente, abscessos podem

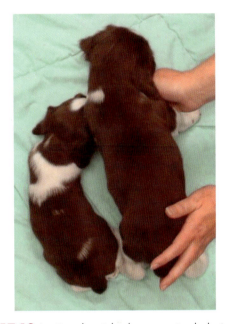

Figura 57.18 Irmãos da ninhada, neonato de baixo peso à esquerda.

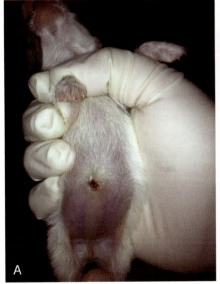

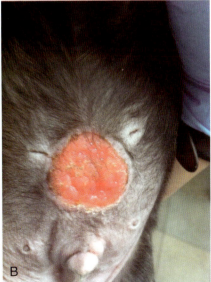

Figura 57.17 A. Umbigo eritematoso e úmido, sugestivo de onfalite. **B.** Escoriação do umbigo secundária ao excesso de higiene materna.

TABELA 57.1

Valores hematológicos em cães Beagles saudáveis em crescimento.

Parâmetro hematológico	Nascimento*	1*	2*	3*	4*
Hemácias (x 10^6/μℓ)	4,7 a 5,6 (5,1)	3,6 a 5,9 (4,6)	3,4 a 4,4 (3,9)	3,5 a 4,3 (3,8)	3,6 a 4,9 (4,1)
Hemoglobina (g/dℓ)	14 a 17 (15,2)	10,4 a 17,5 (12,9)	9 a 11 (10)	8,6 a 11,6 (9,7)	8,5 a 10,3 (9,5)
Hematócrito (%)	45 a 52,5 (47,5)	33 a 52 (40,5)	29 a 34 (31,8)	27 a 37 (31,7)	27 a 33,5 (29,9)
VCM (fℓ)	(93)	(89)	(81,5)	(83)	(73)
HCM (pg)	(30)	(28)	(25,5)	(25)	(23)
CHCM (%)	(32)	(32)	(31,5)	(31)	(32)
Número de hemácias/100 leucócitos	0 a 13 (2,3)	0 a 11 (4)	0 a 6 (2)	0 a 9 (1,6)	0 a 4 (1,2)
Reticulócitos (%)	4,5 a 9,2 (6,5)	3,8 a 15,2 (6,9)	4 a 8,4 (6,7)	5 a 9 (6,9)	4,6 a 6,6 (5,8)
Leucócitos (x 10^3 μℓ)	6,8 a 18,4 (12)	9 a 23 (14,1)	8,1 a 15,1 (11,7)	6,7 a 15,1 (11,2)	8,5 a 16,4 (12,9)
Neutrófilos segmentados	4,4 a 15,8 (8,6)	3,8 a 15,2 (7,4)	3,2 a 10,4 (5,2)	1,4 a 9,4 (5,1)	3,7 a 12,8 (7,2)
Neutrófilos bastonetes	0 a 1,5 (0,23)	0 a 4,8 (0,50)	0 a 1,2 (0,21)	0 a 0,5 (0,09)	0 a 0,3 (0,06)
Linfócitos	0,5 a 4,2 (1,9)	1,3 a 9,4 (4,3)	1,5 a 7,4 (3,8)	2,1 a 10,1 (5)	1 a 8,4 (4,5)
Monócitos	0,2 a 2,2 (0,9)	0,3 a 2,5 (1,1)	0,2 a 1,4 (0,7)	0,1 a 1,4 (0,7)	0,3 a 1,5 (0,8)
Eosinófilos	0 a 1,3 (0,4)	0,2 a 2,8 (0,8)	0,08 a 1,8 (0,6)	0,07 a 0,9 (0,3)	0 a 0,7 (0,25)
Basófilos		0 a 0,2 (0,01)			0 a 0,15 (0,01)
Plaquetas (x 10^3 μℓ)	178 a 465 (302)	282 a 560 (352)	210 a 352 (290)	203 a 370 (272)	130 a 360 (287)

CHCM: concentração média de hemoglobina corpuscular; HCM: hemoglobina corpuscular média; VCM: volume corpuscular médio. Os valores entre parênteses são médias.
*Intervalos normais e/ou valores médios de Earl Fl, Melveger BA, Wilson RL: The hemogram and bone marrow profile of normal neonatal and weanling beagle dogs. Lab Anim Sci 23:690-695, 1973.

se formar em outros locais (Figura 57.19). O diagnóstico *ante mortem* pode ser desafiador; os sinais clínicos podem não ser notados devido à morte súbita. Os sinais mais comuns de septicemia são diminuição no ganho de peso, problemas de sucção, hematúria, diarreia persistente, vocalização incomum, distensão e dor abdominal e descamação em membros. O tratamento deve ser imediato, composto por antibióticos bactericidas de amplo espectro, melhora da nutrição (cuidados de suporte, alimentação com tubo ou mamadeira), manutenção da temperatura corpórea e fluidoterapia. O ceftiofur sódico (Naxcel® [Upjohn]), uma cefalosporina de terceira geração, é uma boa escolha para o tratamento da septicemia neonatal. Provoca mínimas alterações na flora intestinal normal e, de modo geral, é eficaz contra os agentes etiológicos. O ceftiofur sódico deve ser administrado na dose de 0,0025 mg/g SC a cada 12 horas por no máximo 5 dias. Como os neonatos com menos de 48 horas têm baixos níveis de trombina, a terapia presuntiva com vitamina K_1 pode ser instituída (0,01 a 1 mg SC por neonato). O prognóstico é reservado, mas não incurável.

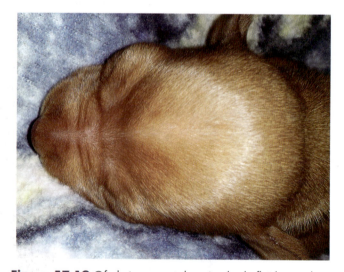

Figura 57.19 Oftalmia neonatal; acúmulo de fluido purulento sob a pálpebra de um neonato de 7 dias, provavelmente secundário à bacteriemia.

6*	8	12†	16†	20†	24†	28†	40†	44†	52†
4,3 a 5,1 (4,7)	4,5 a 5,9 (4,9)	(6,34)	(6,38)	(6,93)	(7,41)	(8,45)	(8,69)	(8,47)	(7,68)
8,5 a 11,3 (10,2)	10,3 a 12,5 (11,2)	(14,3)	(15)	(16)	(16,7)	(17,7)	(18,2)	(18,8)	(18,1)
26,5 a 35,5 (32,5)	31 a 39 (34,8)	(40,9)	(43)	(44,9)	(47,6)	(48,8)	(50,8)	(50,2)	(49,3)
(69)	(72)	(64,6)	(67,4)	(64,8)	(64,2)	(57,8)	(58,4)	(59,3)	(63,5)
(22)	(22,5)	(22,8)	(23,5)	(23)	(22,5)	(20,5)	(20,9)	(22,1)	(23,6)
(31,5)	(32)	(35,3)	(34,8)	(35,6)	(35,1)	(36,1)	(35,9)	(37,3)	(37,1)
0	0 a 1 (0,2)								
2,6 a 6,2 (4,5)	1 a 6 (3,6)								
12,6 a 26,7 (16,3)	12,7 a 17,3 (15)	(17,1)	(16,3)	(14,6)	(15,6)	(15,5)	(14,4)	(13,9)	(14)
4,2 a 17,6 (9)	6,2 a 11,8 (8,5)	(9,8)	(9)	(8,9)	(9,1)	(9,1)	(9,9)	(8,7)	(8,1)
0 a 0,3 (0,05)	0 a 0,3 (0,08)	(0,08)	(0,1)	(0,02)	(0,02)	(0,08)	(0,02)	(0,02)	(0,04)
2,8 a 16,6 (5,7)	3,1 a 6,9 (5)	(5,7)	(5,9)	(4,5)	(5,3)	(4,8)	(3,4)	(4)	(4,7)
0,5 a 2,7 (1,1)	0,4 a 1,7 (1)	(0,9)	(0,9)	(0,8)	(0,7)	(0,7)	(0,5)	(0,6)	(0,5)
0,1 a 1,9 (0,5)	0 a 1,2 (0,4)	(0,4)	(0,4)	(0,3)	(0,5)	(0,8)	(0,6)	(0,5)	(0,5)
275 a 570 (371)	240 a 435 (324)								

†Valores médios de Anderson AC, Gee W: Normal blood values in the beagle, Vet Med 53:135-138, 156, 1958. De von Dehn B: Pediatric clinical pathology. In Davidson AP (ed) Pediatrics. *Vet Clin of North Amer: Small Animal Practice.* 31;44(2):205-219, 2014.

A incompatibilidade sanguínea dos pais foi recentemente implicada como causa da mortalidade neonatal felina. Essa incompatibilidade é observada em filhotes de mães com sangue de tipo B e pais com sangue de tipo A. O tipo B é raro em gatos siameses e mestiços, mas é muito mais comum em certas raças puras, como os British Shorthair e Devon Rex. Os gatos com sangue de tipo B têm anticorpos anti-A de ocorrência natural. Os filhotes mamam e absorvem esses anticorpos, que provocam a destruição de hemácias e, assim, anemia e falência de órgãos. A progressão clínica é determinada pela gravidade da reação hemolítica. Em todos os casos, os gatinhos nascem saudáveis e mamam de forma vigorosa. Alguns podem morrer de forma repentina no primeiro dia, enquanto outros sobrevivem por 1 semana. A isoeritrólise neonatal (IN) clínica é sugerida por mucosas claras e urina marrom-avermelhada escura e é confirmada pela documentação de anemia hemolítica e dos tipos sanguíneos dos pais. Em caso de suspeita de IN, os filhotes devem ser separados da mãe e criados por uma gata de sangue de tipo A ou alimentados com mamadeira durante os primeiros 2 dias de vida. A IN pode ser evitada em gatis pela tipagem de sangue dos reprodutores e não acasalamento de fêmeas com sangue de tipo B com machos de tipo A.

O herpes-vírus canino (CHV) é uma causa comum de morte neonatal na chamada "síndrome do esmorecimento" (*fading puppy syndrome,* em inglês) (ver Capítulo 55). O diagnóstico *ante mortem* de infecção por CHV em neonatos pode ser difícil. É estabelecido pelos achados à histopatologia, isolamento viral ou reação da cadeia da polimerase (PCR). As alterações patognomônicas nos rins são hemorragias petequiais multifocais, que também são observadas em pacientes com septicemia bacteriana e distúrbios tromboembólicos. Os corpos de inclusão intranuclear nem sempre são vistos. O diagnóstico por isolamento viral ou PCR específico para CHV é confirmatório e desejável, especialmente antes que a mortalidade da ninhada atinja 100%. Até recentemente, o tratamento da infecção neonatal por CHV era pouco compensador e raro, com suspeita de lesões cardíacas e neurológicas residuais após a recuperação. O tratamento com soro imune de mães

TABELA 57.2

Valores hematológicos em gatos saudáveis em crescimento.

Parâmetro hematológico	Idade (em semanas)				
	0 a 2*	2 a 4*	4 a 6*	6 a 8*	8 a 9*
Hemácias (× 10⁶/μℓ)	5,29 ± 0,24	4,67 ± 0,10	5,89 ± 0,23	6,57 ± 0,26	6,95 ± 0,09
Hemoglobina (g/dℓ)	12,1 ± 0,6	8,7 ± 0,2	8,6 ± 0,3	9,1 ± 0,3	9,8 ± 0,2
Hematócrito (%)	35,3 ± 1,7	26,5 ± 0,8	27,1 ± 0,8	29,8 ± 1,3	33,3 ± 0,7
VCM (fℓ)	67,4 ± 1,9	53,9 ± 1,2	45,6 ± 1,3	45,6 ± 1	47,8 ± 0,9
HCM (pg)	23 ± 0,6	18,8 ± 0,8	14,8 ± 0,6	13,9 ± 0,3	14,1 ± 0,2
CHCM (%)	34,5 ± 0,8	33 ± 0,5	31,9 ± 0,6	30,9 ± 0,5	29,5 ± 0,4
Leucócitos (× 10³/μℓ)	9,67 ± 0,57	15,31 ± 1,21	17,45 ± 1,37	18,07 ± 1,94	23,68 ± 1,89
Neutrófilos segmentados	5,96 ± 0,68	6,92 ± 0,77	9,57 ± 1,65	6,75 ± 1,03	11 ± 1,41
Neutrófilos bastonetes	0,06 ± 0,02	0,11 ± 0,04	0,20 ± 0,06	0,22 ± 0,08	0,12 ± 0,09
Linfócitos	3,73 ± 0,52	6,56 ± 0,59	6,41 ± 0,77	9,59 ± 1,57	10,17 ± 1,71
Monócitos	0,01 ± 0,01	0,02 ± 0,02	0,01	0,01 ± 0,01	0,11 ± 0,06
Eosinófilos	0,96 ± 0,43	1,40 ± 0,16	1,47 ± 0,25	1,08 ± 0,20	2,28 ± 0,31
Basófilos	0,02 ± 0,01	0	0	0,02 ± 0,02	0

CHCM: concentração média de hemoglobina corpuscular; HCM: hemoglobina corpuscular média; VCM: volume corpuscular médio.
*Intervalos normais ± um desvio padrão de Meyers-Wallen VN, Haskins ME, Patterson DF: Hematologic values in healthy neonatal, weanling, and juvenile kittens. Am J Vet Res 45:1322-1327, 1984.

TABELA 57.3

Parâmetros bioquímicos de cães do nascimento até cerca de 8 semanas.

	Dias 1 a 3	Dias 8 a 10	Semanas 4 a 5 Dias 28 a 33	Semanas 7 a 8 Dias 50 a 58
Albumina (g/dℓ)	1,76 a 2,75	1,71 a 2,5	2,17 a 2,97	2,38 a 3,22
FA (U/ℓ)	452 a 6.358	195 a 768	153 a 490	153 a 527
ALT (U/ℓ)	9,1 a 42,2	4,1 a 21,4	4,3 a 17,4	10,3 a 24,3
Bilirrubina (mg/dℓ)	0,04 a 0,38	0,01 a 0,18	0,02 a 0,15	0,01 a 0,11
Ureia (mg/dℓ)	29,5 a 118	29,1 a 66,7	13,1 a 46,2	16,8 a 61,4
Cálcio (mg/dℓ)	10,4 a 13,6	11,2 a 13,2	10,4 a 13,2	10,8 a 12,8
Colesterol (mg/dℓ)	90 a 234	158 a 340	177 a 392	149 a 347
Creatinina (mg/dℓ)	0,37 a 1,06	0,28 a 0,42	0,25 a 0,83	0,26 a 0,66
GGT (U/ℓ)	163 a 3.558	–	–	–

(continua)

12 a 13*	16 a 17*	20†	30†	44†	52†
7,43 ± 0,23	8,14 ± 0,27	7,4 ± 0,7	8 ± 0,5	7,9 ± 0,8	7,7 ± 0,8
10,1 ± 0,3	11 ± 0,4	10,7 ± 1,2	12,1 ± 1,8	13 ± 2,1	13,3 ± 1,8
33,1 ± 1,6	34,9 ± 1,1	33,4 ± 3,3	37,1 ± 3,4	37,3 ± 3,5	36,6 ± 3,6
44,5 ± 1,8	43,1 ± 1,5	45 ± 5,2	46 ± 3,5	47 ± 3,4	47 ± 3,9
13,7 ± 0,4	13,5 ± 0,4				
31,3 ± 0,9	31,6 ± 0,8	32 ± 2	33 ± 3,3	34 ± 3	36 ± 3,1
23,20 ± 3,36	19,70 ± 1,12	15,9 ± 6	21,9 ± 6,8	18,3 ± 7,8	24 ± 12,5
11 ± 1,77	9,74 ± 0,92				
0,15 ± 0,07	0,16 ± 0,07				
10,46 ± 2,61	8,78 ± 1,06	6,2 ± 2,1	5,3 ± 1,2	6,1 ± 2	5,5 ± 2,7
0	0,02 ± 0,02				
1,55 ± 0,35	1 ± 0,19				
0,03 ± 0,03	0				

†Intervalos normais de Anderson L, Wilson R, Hay D: Haematological values in normal cats from four weeks to one year of age. *Res Vet Sci* 12:579-583, 1971.
De von Dehn B: Pediatric clinical pathology. In Davidson AP (ed) Pediatrics. *Vet Clin of North Amer: Small Animal Practice.* 31;44(2):205-219, 2014.

 TABELA 57.3

Parâmetros bioquímicos de cães do nascimento até cerca de 8 semanas. (*Continuação*)

	Dias 1 a 3	Dias 8 a 10	Semanas 4 a 5 Dias 28 a 33	Semanas 7 a 8 Dias 50 a 58
GLDH (U/ℓ)	1,8 a 17	0,2 a 17,7	1,2 a 9	1,6 a 7,3
Glicose (mg/dℓ)	76 a 155	101 a 161	121 a 158	122 a 159
Proteína total (g/dℓ)	3,7 a 5,77	3,26 a 4,37	3,71 a 4,81	4,04 a 5,33
Triglicerídeos (mg/dℓ)	45 a 248	52 a 220	36 a 149	39 a 120
Fósforo (mg/dℓ)	5,26 a 10,83	8,35 a 11,14	8,66 a 11,45	8,35 a 11,14

ALT: alanina aminotransferase; FA: fosfatase alcalina; GGT: γ-glutamiltransferase; GLDH: glutamato desidrogenase.
Adaptada de Center SA et al.: Effect of colostrum ingestion on gamma-glutamyltransferase and alkaline phosphatase activities in neonatal pups. *Am J Vet Res* 52(3):499-504, 1991; Kuhl S et al.: Reference values of chemical blood parameters for puppies during the first 8 weeks of life, *Dtsch Tierärztl Wschr* 107:438-443, 2000; Harper EJ et al.: Age-related variations in hematologic and plasma biochemical test results in Beagles and Labrador Retrievers. *J Am Vet Med Assoc* 223(10):1436-1442, 2003.
De von Dehn B: Pediatric clinical pathology. In Davidson AP (ed) Pediatrics. *Vet Clin of North Amer: Small Animal Practice.* 31;44(2):205-219, 2014.

TABELA 57.4

Parâmetros bioquímicos de cães até 12 meses.

	2 a 3 meses	4 a 6 meses	7 a 12 meses
Albumina (g/dℓ)*	2,6 a 3,7	2,6 a 3,7	2,6 a 3,7
FA (U/ℓ)	88 a 532	126 a 438	4 a 252
ALT (U/ℓ)	≤ 29	≤ 32	5 a 45
Amilase (U/ℓ)*	≤ 1.683	≤ 1.683	≤ 1.683
AST (U/ℓ)	7 a 19	3 a 23	2 a 26
Bilirrubina (mg/dℓ)	0,01 a 0,13	0,01 a 0,13	≤ 0,3
Ureia (mg/dℓ)*	9,8 a 37,3	9,8 a 37,3	9,8 a 37,3
Cálcio (mg/dℓ)	10,4 a 13,6	10 a 13,2	10,4 a 12
Cloreto (mEq/ℓ)*	99 a 120	99 a 120	99 a 120
Colesterol (mg/dℓ)	99,6 a 499,6	99,6 a 499,6	135 a 278
CK (U/ℓ)	31 a 255	40 a 192	≤ 134
Creatinina (mg/dℓ)	0,39 a 0,49	0,27 a 0,88	0,21 a 0,89
GGT (U/ℓ)	≤ 6,2	≤ 4,3	≤ 3,2
Globulinas (g/dℓ)	1,9 a 2,5	2,2 a 3,5	2,2 a 4,5
Glicose (mg/dℓ)	97,1 a 166,2	97,1 a 166,2	76 a 119
GLDH (U/ℓ)	1,6 a 9,6	1,9 a 8,7	1,2 a 8
LDH (U/ℓ)	68 a 290	≤ 442	9 a 269
Lipase (U/ℓ)	≤ 241	≤ 139	≤ 154
Magnésio (mEq/ℓ)*	1,4 a 5,2	1,4 a 5,2	1,4 a 5,2
Fósforo (mg/dℓ)	6,4 a 11,3	5,6 a 9,6	3,5 a 7,8
Potássio (mEq/ℓ)	4,5 a 6,3	3,9 a 6,1	4,2 a 5,6
Sódio (mEq/ℓ)	140 a 156	139 a 159	138 a 158
Proteína total (g/dℓ)	4,3 a 5,8	4,5 a 7,3	4,9 a 6,7
Triglicerídeos (mg/dℓ)	19,1 a 205,5	19,1 a 205,5	40 a 169
TLI (µg/ℓ)	5 a 35		

ALT: alanina aminotransferase; AST: aspartato aminotransferase; CK: creatinoquinase; FA: fosfatase alcalina; GGT: γ-glutamiltransferase; GLDH: glutamato desidrogenase; LDH: lactato desidrogenase; TLI: imunorreatividade sérica semelhante à tripsina.
*Esses parâmetros não apresentam variação significativa associada à idade em filhotes.
Adaptada de Harper EJ et al.: Age-related variations in hematologic and plasma biochemical test results in Beagles and Labrador Retrievers. *J Am Vet Med Assoc* 223(10):1436-1442, 2003.
De von Dehn B: Pediatric clinical pathology. In Davidson AP (ed) Pediatrics. *Vet Clin of North Amer: Small Animal Practice.* 31;44(2):205-219, 2014.

TABELA 57.5

Parâmetros bioquímicos de gatos do nascimento à 8ª semana.

	Dia 0	Dia 1	Dia 7	Semana 4 Dia 28	Semana 8 Dia 56
Albumina (g/dℓ)	2,5 a 3	1,9 a 2,7	2 a 2,5	2,4 a 4,9	2,4 a 3
FA (U/ℓ)	184 a 538	1.348 a 3.715	126 a 363	97 a 274	60 a 161
ALT (U/ℓ)	7 a 42	29 a 77	11 a 76	14 a 55	12 a 56

(*continua*)

TABELA 57.5

Parâmetros bioquímicos de gatos do nascimento à 8ª semana. (*Continuação*)

	Dia 0	Dia 1	Dia 7	Semana 4 Dia 28	Semana 8 Dia 56
Amilase (U/ℓ)	310 a 837	310 a 659	187 a 438	275 a 677	407 a 856
AST (U/ℓ)	21 a 126	75 a 263	15 a 45	15 a 31	14 a 40
Bilirrubina (mg/dℓ)	0,1 a 1,1	0,1 a 1,6	0 a 0,6	0 a 0,3	0 a 0,1
Ureia (mg/dℓ)	26 a 45	34 a 94	16 a 36	10 a 22	16 a 33
Cálcio (mg/dℓ)	9,4 a 13,9	9,6 a 12,2	10 a 13,7	10 a 12,2	9,8 a 11,7
Colesterol (mg/dℓ)	65 a 141	48 a 212	119 a 213	173 a 253	124 a 221
CK (U/ℓ)	91 a 2.300	519 a 2.654	107 a 445	125 a 592	102 a 1.512
Creatinina (mg/dℓ)	1,2 a 3,1	0,6 a 1,2	0,3 a 0,7	0,4 a 0,7	0,6 a 1,2
GGT (U/ℓ)	0 a 2	0 a 9	0 a 5	0 a 1	0 a 2
Glicose (mg/dℓ)	55 a 290	65 a 149	105 a 145	117 a 152	94 a 143
LDH (U/ℓ)	176 a 1.525	302 a 1.309	117 a 513	98 a 410	62 a 862
Lipase (U/ℓ)	12 a 43	21 a 131	8 a 46	4 a 86	6 a 70
Fósforo (mg/dℓ)	5,9 a 11,2	4,9 a 8,9	6,7 a 11	6,7 a 9	7,6 a 11,7
Proteína total (g/dℓ)	3,8 a 5,2	3,9 a 5,8	3,5 a 4,8	4,5 a 5,6	4,8 a 6,5
Sólidos totais (g/dℓ)	3,1 a 4,4	3,2 a 5,2	3 a 4,6	4 a 6	4,1 a 6,2
Triglicerídeos (mg/dℓ)	23 a 132	30 a 644	129 a 963	43 a 721	16 a 170

ALT: alanina aminotransferase; AST: aspartato aminotransferase; CK: creatinoquinase; FA: fosfatase alcalina; GGT: γ-glutamiltransferase; LDH: lactato desidrogenase.
Adaptada de Levy JK, Crawford PC, Werner LL: Effect of age on reference intervals of serum biochemical values in kittens. *J Am Vet Med Assoc* 228(7):1033-1037, 2006.
De von Dehn B: Pediatric clinical pathology. In Davidson AP (ed) Pediatrics. *Vet Clin of North Amer: Small Animal Practice.* 31;44(2):205-219, 2014.

TABELA 57.6

Parâmetros bioquímicos de gatos até 12 meses.

	< 3 meses	4 a 6 meses	7 a 12 meses
ALT (U/ℓ)	10 a 50	≤ 77	≤ 85
FA (U/ℓ)	≤ 564	37 a 333	21 a 197
Amilase (U/ℓ)*	≤ 1.800	1.800	≤ 1.800 (≤ 2.200 raças orientais)
AST (U/ℓ)	≤ 20	≤ 30	≤ 30 (≤ 40 raças orientais)
Bilirrubina (mg/dℓ)†	≤ 4	≤ 4	≤ 4
Ureia (mg/dℓ)‡	17 a 35	17 a 35	17 a 35
Cálcio (mg/dℓ)*	9,2 a 12	9,2 a 12	9,2 a 12
Cloreto (mEq/ℓ)	97 a 125	102 a 122	104 a 124
Creatinina (mg/dℓ)	0,16 a 1,26	0,33 a 1,21	—§
CK (U/ℓ)	≤ 188	≤ 160	≤ 128

(*continua*)

TABELA 57.6

Parâmetros bioquímicos de gatos até 12 meses. (*Continuação*)

	< 3 meses	4 a 6 meses	7 a 12 meses
GGT (U/ℓ)*	≤ 4	≤ 4	≤ 4
GLDH (U/ℓ)*	≤ 7	≤ 7	≤ 7 (≤ 16 raças orientais)
Glicose (mg/dℓ)†	70 a 150	70 a 150	70 a 150
LDH (U/ℓ)	68 a 280	≤ 442	9 a 269
Lipase (U/ℓ)	≤ 280	≤ 280	≤ 280
Magnésio (mEq/ℓ)*	1,2 a 5,2	1,2 a 5,2	1,2 a 5,2
Potássio (mEq/ℓ)	3,7 a 6,1	4,2 a 5,8	3,7 a 5,3
Fósforo (mg/dℓ)	6,5 a 10,1	6 a 10,4	4,5 a 8,5
Sódio (mEq/ℓ)*	143 a 160	143 a 160	143 a 160
Proteína total (g/dℓ)#	–	3,3 a 7,5	3,3 a 7,5
TLI (μg/ℓ)	17 a 49¶		

ALT: alanina aminotransferase; AST: aspartato aminotransferase; CK: creatinoquinase; FA: fosfatase alcalina; GGT: γ-glutamiltransferase; GLDH: glutamato desidrogenase; LDH: lactato desidrogenase; TLI: imunorreatividade sérica semelhante à tripsina.
*Esses parâmetros não apresentam variação significativa associada à idade em filhotes.
†Valores adultos alcançados após 1 semana de vida.
‡Valores adultos alcançados após 8 semanas de vida.
§Não há relatos de intervalos de referência para filhotes com mais de 6 meses; 0,8 a 2,3 mg/dℓ (adultos).
#Valores adultos alcançados entre 6 meses e 1 ano de idade.
¶Dados de Steiner JM: Diagnosis of pancreatitis. *Vet Clin North Am Small Anim Pract* 33:1181-1195, 2003.
Adaptada de Kraft W, Hartmann K, Dereser R: Dependency on age of laboratory values in dogs and cats. Part 1: Activities in serum enzymes. *Tierärztl Prax* 23:502-508, 1995; Kraft W, Hartmann K, Dereser R: Age dependency of laboratory values in dogs and cats. Part II: serum electrolytes. *Tierärztl Prax* 24:169-173, 1996; Kraft W, Hartmann K, Dereser R: Age dependency of laboratory values in dogs and cats. Part III: bilirubin creatinine & proteins in serum. *Tierärztl Prax* 24:610-615, 1996.
De von Dehn B: Pediatric clinical pathology. In Davidson AP (ed) Pediatrics. *Vet Clin of North Amer: Small Animal Practice.* 31;44(2):205-219, 2014.

acometidas é ineficaz em filhotes infectados. O tratamento com o agente antiviral aciclovir (Zovirax® [Novopharm]) foi bem-sucedido (Davidson et al., 2003). O aciclovir é ativo contra diversos vírus, incluindo herpes simples. O aciclovir é preferencialmente integrado pelos vírus suscetíveis e convertido na forma trifosfato ativa, que inibe a replicação do DNA viral. O aciclovir é pouco absorvido após a administração oral e é metabolizado principalmente por via hepática. O aciclovir pode aumentar a toxicidade de fármacos nefrotóxicos. Sua meia-vida em humanos é de cerca de 3 horas. Seu uso em medicina veterinária não está bem estabelecido e deve ser feito com cautela e apenas quando indicado. A segurança e eficácia em humanos com menos de 2 semanas não foram estabelecidas. A dose foi extrapolada daquela administrada a humanos (20 mg/kg por VO a cada 6 horas por 7 dias).

NECESSIDADES ESPECIAIS DE ÓRFÃOS

Cães e gatos filhotes com menos de 3 semanas não conseguem urinar e defecar de forma voluntária e seus respectivos reflexos devem ser estimulados várias vezes ao dia com uma bola de algodão embebida em óleo mineral na área anogenital. A sucção por irmãos secundária à falta de amamentação normal pode causar lesões dermatológicas; pode ser preciso separar neonatos de uma ninhada órfã até a introdução de alimento sólido. Os neonatos têm reservas mínimas de gordura corpórea e baixa capacidade metabólica para a geração de glicose a partir de precursores. Os estoques de glicogênio se esgotam logo após o nascimento e, assim, é vital a nutrição adequada por meio da amamentação. O jejum, mesmo que mínimo, pode provocar hipoglicemia. A hipoglicemia também pode ser causada por endotoxemia, septicemia, *shunts* portossistêmicos (SPS) e anomalias de armazenamento de glicogênio. A reposição oral de fluido e glicose pode ser preferível em neonatos com bom reflexo de deglutição e sem doença clínica. O requerimento calórico neonatal é de 133 cal/kg/dia durante a primeira semana de vida, 155 cal/kg/dia na segunda, 175 a 198 cal/kg/dia na terceira e 220 cal/kg/dia na quarta semana. A alimentação com mamadeira ou tubo esofágico intermitente deve ser instituída até o desmame (Figura 57.20). De modo geral, os sucedâneos comerciais são superiores às versões caseiras, mas nenhum é igual ao leite materno (Heinze et al., 2014). O uso de leite obtido da mãe deve ser considerado e, se disponível, é superior. A maioria dos sucedâneos não tem a quantidade adequada de cálcio, aminoácidos e ácidos graxos essenciais. O oferecimento excessivo de sucedâneo pode causar diarreia osmótica (fezes de aparência amarelada e coalhada). Também pode provocar constipação intestinal; nesse caso, dilua o produto a 25 a 50% com água ou uma solução cristaloide balanceada. Os neonatos devem ganhar peso de forma constante desde o primeiro dia de vida (uma discreta perda transitória do peso ao nascer é aceitável no dia 1); cães ganham 1 a 3 g/dia/2,2 kg do peso adulto previsto e gatos, 50 a 100 g/semana. O peso do neonato deve ser registrado diariamente durante as primeiras 2 semanas, depois a cada 3 dias até 1 mês de idade. Neonatos saudáveis e bem nutridos ficam quietos e dormem quando não estão mamando. O ganho de peso neonatal normal é um aumento de 5 a 10% do peso corpóreo por dia. O tamanho limitado do estômago do neonato e a propensão à regurgitação/aspiração em caso de superdistensão por superalimentação fazem que com que os neonatos precisem de várias pequenas mamadas 24 horas por dia. A maioria dos sucedâneos comerciais têm cerca de 1 kcal/mℓ; a capacidade máxima confortável do estômago é de aproximadamente 4 mℓ/100 g de peso corpóreo.

ANOMALIAS SISTÊMICAS PEDIÁTRICAS

Doenças cardiovasculares

Defeitos do septo ventricular, distúrbios da valva mitral e fístulas arteriovenosas são os defeitos cardíacos congênitos mais comuns. Esses defeitos podem ser causados por estresse ambiental, infecção ou intoxicação materna; no entanto, a herdabilidade de muitos foi documentada. De modo geral, os sinais clínicos não são aparentes até o desmame, embora os neonatos acometidos possam não ser tão vigorosos quanto seus irmãos. A ausculta cardíaca precisa deve ser possível após 6 a 8 semanas de idade; a ecocardiografia é o modo de avaliação preferido após o tamanho pediátrico adequado ser atingido, geralmente aos 3 a 4 meses de idade.

Distúrbios respiratórios

A discinesia ciliar primária, a rara síndrome dos cílios imóveis, deve ser suspeita em neonatos com secreção nasal mucopurulenta persistente ou recorrente, tosse e sons respiratórios anormais sem outra causa demonstrável. A presença de fenda palatina, persistência de arco aórtico direito e megaesôfago congênito deve ser descartada (Figura 57.21). As anomalias no transporte mucociliar e na função dos neutrófilos levam ao desenvolvimento de rinite crônica, traqueobronquite e broncopneumonia. *Situs inversus* também pode estar presente. O prognóstico a longo prazo, mesmo com tratamento de suporte, é mau. A dispneia neonatal com evidência de distúrbios gastrintestinais pode ser secundária a hérnias diafragmáticas peritônio-pericárdicas congênitas ou pleuroperitoneais. Anomalias da parede torácica, como *pectus excavatum*, uma intrusão esternal no tórax, podem causar dispneia e são associadas a problemas de crescimento de maneira variável. As anomalias da parede torácica devem ser submetidas à correção cirúrgica caso haja sintomas após o crescimento até o tamanho corpóreo adequado. Há relatos de uma síndrome de dificuldade respiratória neonatal secundária a uma deficiência de surfactante; os neonatos morreram com até 5 dias de vida. A deficiência de surfactante secundária à prematuridade é um problema previsível. As cesáreas eletivas devem ser realizadas de modo a evitar o parto prematuro de neonatos com deficiência de surfactante. A administração de corticosteroides em cadelas gestantes a termo não leva à formação de surfactante (Sipriani et al., 2009). A radiografia da cadela prenhe a termo deve permitir a visualização da dentição fetal (Figura 57.22).

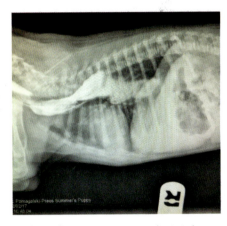

Figura 57.21 Esofagrama, neonato de 14 dias com regurgitação de leite pelas narinas. Megaesôfago congênito.

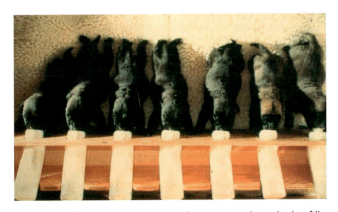

Figura 57.20 Mamadeira para alimentação de múltiplos filhotes, ninhada de Bull Mastiff.

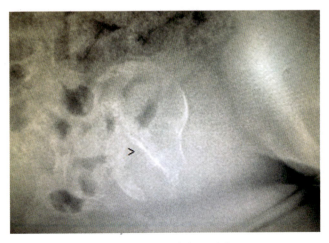

Figura 57.22 Radiografia lateral de cadela gestante a termo. A seta indica a dentição fetal mineralizada.

Distúrbios musculoesqueléticos

Os neonatos podem nascer com hiperextensão dos membros posteriores de etiologia desconhecida; como suas articulações são frouxas, curativos simples em flexão por 2 a 3 dias podem resolver o problema (Figura 57.23). Filhotes com achatamento perceptível do esterno com 3 a 4 semanas de idade são chamados "nadadores" pelos criadores. Esses filhotes não conseguem andar normalmente aos 14 a 21 dias de vida e, assim, movimentam os membros como remos, em sentido lateral e caudal. A compressão e a deformação do esterno e tórax ocorrem de forma simultânea (Figura 57.24 A). Filhotes obesos de ninhadas pequenas, criados em superfícies escorregadias, são predispostos ao achatamento do esterno. O tratamento deve ser instituído imediatamente após o diagnóstico e é composto por restrição calórica, fisioterapia e melhora da tração no ninho. A colocação de peias soltas ajuda a controlar os movimentos dos membros e promove a deambulação normal em alguns dias (Figura 57.24 B, C e D). O prognóstico desses filhotes tratados antes de 4 a 5 semanas de idade é bom.

Doenças urogenitais

Disúria, incontinência urinária e hematúria/piúria podem acompanhar os distúrbios urogenitais neonatais. A persistência do úraco causa micção através do umbigo. Os divertículos de úraco podem predispor a infecções vesicais recorrentes devido ao fluxo anormal de urina na região; a excisão cirúrgica é indicada. O diagnóstico é confirmado por ultrassonografia (Figura 57.25). A displasia renal é um problema hereditário em várias raças de cães; a ultrassonografia pode identificar as anomalias morfológicas típicas em filhotes de 6 a 8 semanas das raças suscetíveis (Figura 57.26). A doença policística renal congênita de gatos braquicefálicos também pode ser identificada por ultrassonografia em filhotes de 8 a 12 semanas (Figura 57.27). Até que bons marcadores genéticos das diversas displasias renais congênitas específicas a raças sejam identificados, a ultrassonografia continuará a ser o melhor método para a detecção desses distúrbios em cães e gatos jovens; de modo geral, os sinais clínicos não são observados até o início da idade adulta, quando há o desenvolvimento de uremia. A urolitíase neonatal, associada ou não à infecção do trato urinário, pode causar obstrução do fluxo e sinais de dor abdominal aguda. A infecção do trato urinário inferior em neonatos pode ascender e causar pielonefrite caso não detectada e controlada; assim, a cistocentese guiada por ultrassonografia é preferível para coleta de amostra de urina de pacientes pediátricos com sinais de doença do trato inferior.

Ureteres ectópicos podem causar incontinência durante o período pós-parto; os sinais clínicos são mais evidentes após o desmame, quando a mãe não limpa mais o neonato. O ureter ectópico é definido como aquele que entra distalmente no trato geniturinário em qualquer ponto que não o trígono da bexiga. Ureteres ectópicos são a causa mais comum de infecção do trato urinário em cães jovens. As raças com mais risco são Golden Retriever, Labrador Retriever, Husky Siberiano, Terra Nova e Buldogue Inglês. A doença deve ser considerada hereditária. Ureteres ectópicos são incomuns em cães machos e, nesses animais, geralmente não causam sinais clínicos. Esse fato pode ser devido ao maior comprimento da uretra em cães machos. Os ureteres ectópicos são extremamente raros em gatos. Os ureteres ectópicos podem ser intramurais (formando um túnel ao longo da parede da bexiga) ou extramurais (independentes da parede da bexiga); os primeiros são muito mais comuns em cães.

O diagnóstico de ectopia pode ser feito por urografia excretora, uretrografia ou ureterografia fluoroscópica, ultrassonografia abdominal, cistoscopia e/ou tomografia computadorizada helicoidal. Outras anomalias congênitas também podem ser observadas em cães com ureteres ectópicos, como agenesia ou displasia renal e hidronefrose e/ou hidroureter; portanto, é essencial avaliar todo o sistema urinário por meio da ultrassonografia se a cistoscopia for o único outro método diagnóstico utilizado antes da cirurgia. Anomalias do mecanismo do esfíncter uretral são comuns em cães com ectopia e tornam o prognóstico de resolução completa da incontinência após a correção do ureter ectópico reservado. A visualização de uma estrutura não vascularizada cheia de fluido com parede hiperecoica dorsal à bexiga urinária ou da inserção óbvia da estrutura na uretra proximal sugere o diagnóstico (Figura 57.28 A e B). A visualização de paredes ureterais distintas, que contêm músculo liso e exibem movimento pulsátil, indica a existência de uma anomalia ureteral, como a ectopia (Vídeo 57.3). A ausência de correção do ureter ectópico pode levar ao desenvolvimento de hidroureter e hidronefrose devido à impedância de fluxo no local anormal de inserção (Figura 57.28 C). A infecção do trato urinário está comumente associada à ectopia devido à estase urinária em parte do trato e, se não detectada e tratada, pode progredir para pielonefrite e ureterite, causando lesão permanente. Tradicionalmente, o tratamento de cães com ectopia ureteral é a correção cirúrgica, com taxas de sucesso entre 50 e 75%. Cães com peso inferior a 20 kg têm melhor resultado pós-operatório. Terapias minimamente invasivas também têm sido utilizadas em cães com ureteres ectópicos, como a ablação a *laser* guiada por cistoscopia (Figura 57.29, Vídeo 57.4). A nefrectomia é reservada para casos avançados com lesão renal irreversível ipsilateral e função normal contralateral ou casos com restrições financeiras importantes. A remoção de animais acometidos dos programas de reprodução e a não utilização de *pedigrees* semelhantes nesses programas devem sempre ser discutidas

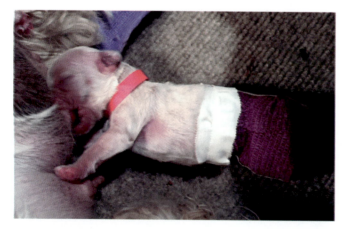

Figura 57.23 Cocker Spaniel neonato com hiperextensão de membros posteriores; o tubo de papelão mantém os membros posteriores em flexão.

CAPÍTULO 57 ■ Neonatologia e Pediatria 1011

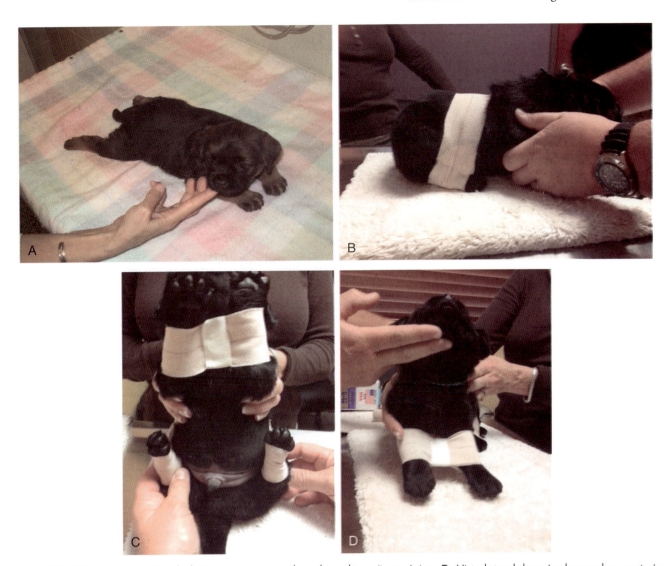

Figura 57.24 A. Neonato "nadador", com esterno achatado e alteração torácica. **B.** Vista lateral da peia do membro posterior. **C.** Vista ventral das peias dos membros anteriores. **D.** Vista dorsal das peias dos membros anteriores. A melhora da marcha foi observada em 5 dias.

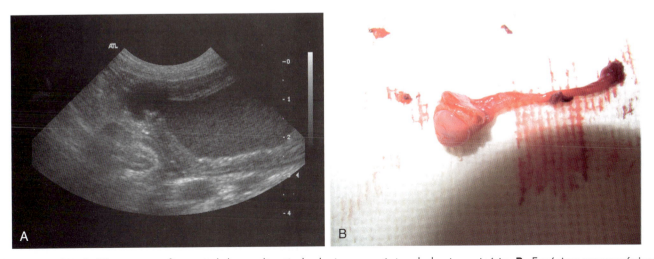

Figura 57.25 A. Ultrassonografia sagital de um divertículo de úraco no ápice da bexiga urinária. **B.** Espécime macroscópico, divertículo de úraco e úraco patente. (Cortesia de T. W. Baker.)

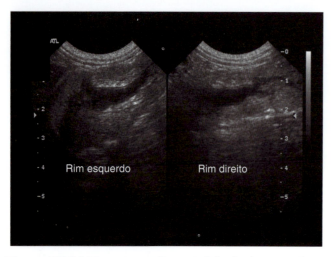

Figura 57.26 Ultrassonografia sagital da displasia renal congênita canina. Observe a ausência de morfologia renal normal; a interface corticomedular não está bem definida. (Cortesia de T. W. Baker.)

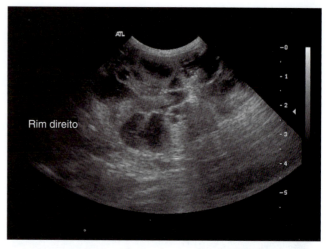

Figura 57.27 Ultrassonografia transversal da doença renal policística felina; numerosos cistos parenquimatosos são observados. A papila renal é evidente no centro da imagem. (Cortesia de T. W. Baker.)

com os tutores.. Alguns estudos avaliam o modo de herança. Em muitos casos, a incontinência pós-operatória persistente pode ser tratada com o estimulante alfa-adrenérgico fenilpropanolamina (1 a 1,5 mg/kg VO a cada 8 a 12 horas) ou estrógenos que aumentam a sensibilidade dos receptores alfa-adrenérgicos na uretra (dietilestilbestrol, DES, a 0,02 mg/kg VO, com redução gradual para 1 a 3 vezes por semana, ou estriol [Incurin®, Merck], 2 mg VO por dia por 14 dias, com subsequente redução gradual da dose). A fenilpropanolamina de liberação prolonga é mais eficaz do que a fenilpropanolamina de curta duração em casos refratários de incontinência. A combinação de fenilpropanolamina e um estrógeno pode ser superior caso ambos sejam ineficazes como monoterapia. Recentemente, análogos do hormônio liberador de gonadotrofina (GnRH) melhoraram a continência em cadelas ovariectomizadas, provavelmente devido à interação entre receptores de GnRH, FSH e LH no trato geniturinário inferior (Reichler et al., 2003). Uma urocultura pós-operatória deve sempre ser solicitada antes de assumir que incontinência persistente se deve a anomalias anatômicas residuais.

Filhotes fêmeas com secreção vulvar mucopurulenta podem apresentar uma doença benigna chamada "vaginite do filhote", um nome impróprio, já que não há inflamação. A secreção pode ser acompanhada por dermatite perivulvar branda. O neonato normalmente não percebe a secreção e não há nenhuma alteração no comportamento urinário (disúria ou polaciúria). Os tutores muitas vezes têm dificuldade em determinar se o comportamento urinário do neonato é normal ou não. A doença começa entre 6 semanas de vida e a puberdade, dura dias a meses e, de modo geral, é intermitente. No exame citológico, a secreção é supurativa. De modo geral, as culturas vaginais (aeróbias) são negativas à exceção da flora normal, em pequenos números. Microrganismos semelhantes podem ser cultivados de uma ninhada sem sinais. À urinálise, a amostra adquirida por cistocentese é caracteristicamente normal (a menor gravidade específica da urina é típica para cães jovens sem capacidade de concentração dos adultos) e urocultura, se realizada, é negativa. É preciso solicitar exames suficientes para descartar as causas mais significativas de secreção vulvar até chegar ao diagnóstico de vaginite benigna. É importante descartar certas doenças (inclusive algumas associadas à inflamação), como infecção do trato urinário, escaldadura por urina, dermatite perivulvar, redundância de pregas vulvares dorsais, início do primeiro ciclo estral, corpos estranhos vaginais (como gramíneas) e anomalias anatômicas urogenitais (ectopia, distúrbios de diferenciação sexual, estenoses significativas distais à papila uretral). A etiologia específica da vaginite canina não é conhecida. Acredita-se que exista um desequilíbrio do epitélio glandular vaginal juvenil. Segundo a literatura, a doença se resolve com a puberdade e após a ovário-histerectomia, dois eventos muito diferentes do ponto de vista endócrino; logo, é improvável que algum deles realmente possa levar à resolução. A vaginite do neonato diminui com a maturidade. Aconselha-se a limpeza da área perivulvar com antissépticos suaves. Não há associação entre essa vaginite e a doença crônica em adultos ou a incontinência urinária pós-ovário-histerectomia.

Problemas gastrintestinais

Os pacientes pediátricos devem ser submetidos à vermifugação presuntiva às 2, 4 e 6 semanas de idade devido à possibilidade de transmissão transplacentária de nematódeos. Em regiões endêmicas, *Neospora caninum*, babesiose, leishmaniose e dirofilariose também podem ser transmitidos por via transplacentária. A transmissão transmamária e a contaminação ambiental por parasitas podem continuar no pós-parto. A vermifugação repetida (a cada 2 semanas) é necessária por isso e por causa dos ciclos de vida dos parasitas. Um exame coproparasitológico deve ser realizado após o término da vermifugação com 7 a 8 semanas de idade, geralmente quando o neonato foi transferido para o novo tutor e tem um novo veterinário. Fezes anormais em qualquer idade devem levar à solicitação de um exame coproparasitológico. Endoparasitas clinicamente significativos em cães e gatos jovens são

CAPÍTULO 57 ■ Neonatologia e Pediatria   **1013**

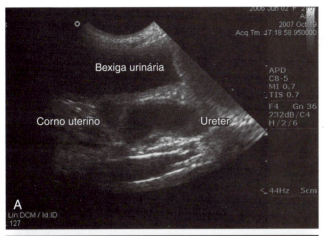

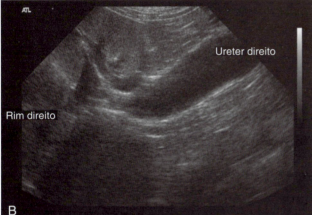

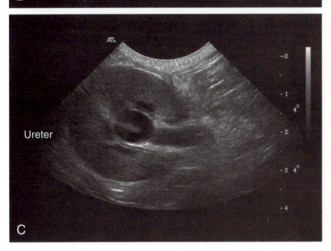

Figura 57.28 A. Ultrassonografia transversal de um ureter ectópico dorsal à bexiga e à esquerda do corno uterino. **B.** Ultrassonografia transversal do hidroureter proximal à pelve renal direita. **C.** Ultrassonografia transversal mostrando hidronefrose e hidroureter secundária à ectopia. (Cortesia de T. W. Baker.)

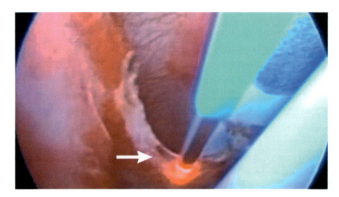

Figura 57.29 A ablação a *laser* (*seta*) da mucosa da bexiga cria uma abertura para um ureter ectópico intramural.

nematódeos (*Toxocara canis*, *Toxocara cati*, *Toxascaris leonina*), ancilóstomos (*Ancylostoma caninum*, *Ancylostoma tubeforme*, *Uncinaria stenocephala*), tênias (*Dipylidium caninum*, *Echinococcus granulosus*, *Taenia* spp.), *Strongyloides stercoralis* e protozoários, como coccídeos (*Isospora spp.*), *Cryptosporidium parvum*, e *Giardia* sp. Os sinais clínicos são variáveis, de nulos a fatais; os mais comuns são diarreia, perda de peso ou ausência de ganho de peso. *A. caninum* pode estar associado a enterite hemorrágica grave e anemia em cães. O diagnóstico de infestações endoparasitárias comumente é estabelecido por flotação fecal; as técnicas de centrifugação podem melhorar a precisão do diagnóstico. *S. stercoralis* pode ser demonstrado pela técnica de flotação de Baermann ou observação de larvas em esfregaços de fezes frescas. As infecções por *Giardia* podem ser diagnosticadas pela observação de trofozoítos móveis em esfregaços de fezes frescas ou detecção de cistos após a flotação fecal com sulfato de zinco; no entanto, um ELISA desenvolvido recentemente que detecta o antígeno de *Giardia* em fezes é o exame diagnóstico preferido.

As infecções parasitárias também atingem níveis patogênicos em gatos no primeiro mês de vida. A infecção por coccídios, que pode ser inaparente em adultos, pode causar diarreia grave e desnutrição, o que provoca rápida perda de peso, hipoglicemia e desidratação. Os coccídios são altamente contagiosos e sobrevivem no meio ambiente apesar dos extensos esforços de descontaminação. A infecção por coccídios é prontamente diagnosticada por flotação fecal e deve ser considerada em gatos filhotes com diarreia nessa faixa etária ou com mais idade. O tratamento é composto por sulfadimetoxina (50 mg/kg VO no primeiro dia, depois 25 mg/kg VO todos os dias por 5 a 20 dias até que o animal seja assintomático e flotação fecal passe a ser negativa), que é coccidiostática, não coccidiocida. A recuperação da infecção por coccídios requer boa resposta imune; assim, os insucessos terapêuticos podem frequentemente ser atribuídos a condições imunossupressoras concomitantes, como desnutrição, superlotação e falta de higiene. Em caso de diagnóstico de coccidiose em um grupo de gatos, todos os animais devem ser tratados. A ascaridíase também é significativa nesta faixa etária e grandes cargas parasitárias podem causar desnutrição e problemas de crescimento deficiente.

Como a ascaridíase adquirida pela mãe é muito comum, todos os cães e gatos filhotes devem ser submetidos à vermifugação de rotina com pamoato de pirantel (10 mg/VO, repetido em 2 semanas), independentemente dos resultados do exame coproparasitológico. O controle de muitas infecções por helmintos pode ser facilmente realizado pela administração mensal de uma combinação de anti-helmínticos e preventivos contra dirofilariose, por exemplo, ivermectina mais pamoato de pirantel. O tratamento das infecções por *Dipylidium* deve incluir o controle adequado de pulgas, bem como um anti-helmíntico apropriado, como o praziquantel. As infecções por coccídios são tratadas com medicamentos à base de sulfa, como sulfadimetoxina ou trimetoprima-sulfa; embora muito diagnosticada e tratada em ambiente clínico, a maioria das infecções por coccídios em cães provavelmente é autolimitada. O fembendazol é o tratamento recomendado para infecção por *Giardia* (50 mg/kg VO a cada 24 horas por 3 a 7 dias); embora o metronidazol seja bastante usado, é comprovadamente menos eficaz do que o fembendazol e pode causar mais efeitos colaterais em animais imaturos. Há uma vacina contra *Giardia*, supostamente eficaz no tratamento de infecções refratárias; no entanto, a vacinação contra *Giardia* não diminuiu a incidência de diarreia associada à giardíase em um estudo de campo (Payne et al., 2002).

A diarreia não associada ao endoparasitismo não é incomum em pacientes pediátricos após o desmame; sua principal causa é a superalimentação e o consequente desenvolvimento de síndrome de supercrescimento bacteriano. A diminuição da quantidade fornecida de alimento é eficaz, às vezes associada ao tratamento curto com antibióticos (amoxicilina). Os agentes infecciosos associados à diarreia em cães e gatos jovens são tipicamente bacterianos ou virais. As infecções virais em cães são *parvovírus canino, cinomose, coronavírus* e *rotavírus*, enquanto *parvovírus (panleucopenia felina), coronavírus* e *retrovírus (vírus da leucemia felina [FeLV], vírus da imunodeficiência felina [FIV])* são importantes em gatos jovens. As principais bactérias responsáveis pela diarreia neonatal são *Salmonella* spp., *Escherichia coli*, *Clostridium* spp., *Yersinia enterocolitica*, e *Campylobacter* spp. Na maioria dos pacientes, o diagnóstico é simples e baseado nos sinais clínicos típicos, sorologia ou demonstração de vírus nas fezes ou culturas especializadas para determinadas bactérias. Muitas vezes, é melhor executar todos esses exames ao mesmo tempo, por meio do uso de um "painel coproparasitológico", agora disponibilizado por muitos laboratórios comerciais. Uma única amostra fecal é enviada para o laboratório e os exames são realizados de maneira simultânea (geralmente testes imunológicos e de PCR; ver Capítulo 27).

Várias raças de cães apresentam predileção genética por doenças do intestino delgado. Normalmente, o intestino delgado é visto à ultrassonografia como quatro camadas distintas (Figura 57.30 A e B). O lúmen intestinal é hiperecoico e o gás e a ingesta são comprimidos. A camada fora do lúmen é a mucosa; é hipoecoica e tem aparência mais espessa. Fora da mucosa, está a submucosa; é hiperecoica em relação à mucosa e apresenta cerca de um terço de sua espessura. A camada muscular do intestino fica por fora da submucosa e é vista como uma linha preta hipoecoica muito fina. O aumento reativo dos linfonodos mesentéricos é comum em cães (Figura 57.30 C). Uma enteropatia imunoproliferativa é observada em Basenjis e caracterizada por linfangectasia, diarreia intermitente, perda de

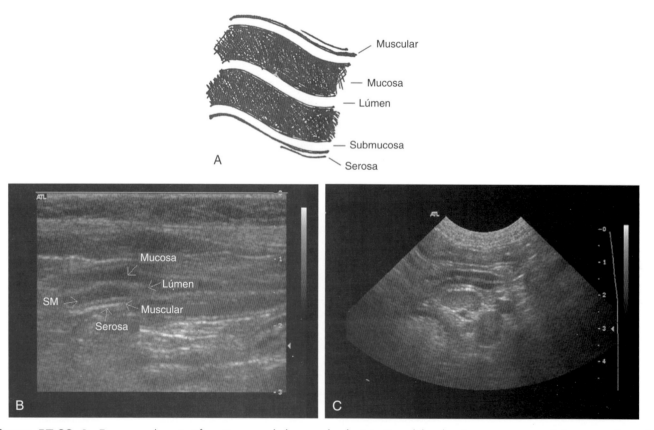

Figura 57.30 A. Esquema da estratificação normal da parede do intestino delgado. A mucosa normal é a camada mais espessa, a submucosa, menos espessa e a muscular, mais fina; a serosa é a camada mais delgada. **B.** Ultrassonografia sagital do intestino delgado com mucosa espessa (normal), submucosa (SM) menos espessa, camada muscular fina e serosa mais fina e brilhante. **C.** Ultrassonografia transversal de linfonodos sublombares em cães filhotes. Observe que os linfonodos apresentam parênquima homogêneo e seriam considerados normais. (Cortesia de T. W. Baker.)

peso, hipoalbuminemia e hiperglobulinemia, além de infiltrados linfoplasmocitários na mucosa de todo o trato gastrintestinal. A histopatologia é diagnóstica; no entanto, a ultrassonografia abdominal pode identificar a alteração da estratificação intestinal normal. Os Shar-peis podem apresentar uma enteropatia infiltrativa linfoplasmocitária e eosinofílica que provoca baixo ganho de peso, perda de peso ou episódios intermitentes de diarreia a partir de 2 e 6 meses de idade. As enteropatias infiltrativas podem ser caracterizadas à ultrassonografia por alterações na estratificação normal da parede intestinal.

Os SPS são malformações congênitas do sistema de drenagem venosa porta hepática e podem ser familiares (i. e., genéticos) ou aleatórios. O SPS congênito pode ser intra-hepático ou extra-hepático; as raças com maior incidência de *shunts* extra-hepáticos são Yorkshire Terrier, Maltês, Poodle, Schnauzer miniatura, Dachshund, Lhasa Apso, Pequinês, Pug e Shih Tzu, enquanto os *shunts* intra-hepáticos são mais comuns em cães de porte grande, como Golden Retrievers, Pastores Alemães, Wolfhounds Irlandeses, Setters Irlandeses e Samoiedas. Os SPS são incomuns em gatos. A ultrassonografia é um método rápido e não invasivo para a triagem de pacientes com suspeita de SPS congênito. Não requer anestesia; no entanto, a acurácia diagnóstica é altamente dependente do profissional e o SPS é confirmado em apenas cerca de 60 a 80% dos casos. O fígado de pacientes com SPS congênito pode ser pequeno e de difícil visualização. O fígado pode ser visualizado com maior clareza usando as abordagens intercostal ventral esquerda e intercostal dorsal direita em vez da abordagem ventral padrão (Figura 57.31 A e B, Vídeo 57.5). A presença de ascite pode facilitar o exame, assim como a adição de fluido ao estômago e o posicionamento do paciente para afastar o gás da sonda e deslocar os órgãos abdominais em sentido caudal. Embora a cintilografia (cintilografia porta transcolônica ou portografia transplênica) seja considerada o melhor método não invasivo para documentação do SPS, sua disponibilidade é limitada a clínicas especializadas e universidades e seu uso exige tratamento especial do paciente radioativo por pelo menos 12 horas. A portografia mesentérica, embora mais invasiva e com necessidade de anestesia geral, é um método altamente confiável para a confirmação e localização do SPS. O tratamento é ditado pelas características do *shunt* (ver Capítulo 27).

A intussuscepção não é incomum em cães e gatos jovens; é mais frequente na junção ileocecocólica em cães e no jejuno em gatos. Os pacientes pediátricos são propensos à intussuscepção por não possuírem os mecanismos neurais entéricos intrínsecos para a motilidade aboral presente em animais adultos; em vez disso, a motilidade gastrintestinal depende da pressão e é baseada na ingestão sequencial de alimentos. O jejum e vômitos provocam íleo e aumentam o risco de intussuscepção.

A aparência ultrassonográfica transversal clássica da intussuscepção é uma série de várias camadas de anéis concêntricos que representam as camadas da parede intestinal invaginada; a camada externa pode ser edemaciada (hipoecoica) e as camadas internas têm aparência mais normal (Figura 57.32, Vídeo 57.6). O desconforto é óbvio durante a palpação abdominal e a pressão da sonda ultrassonográfica sobre a área acometida do intestino. A avaliação com Doppler do intestino e

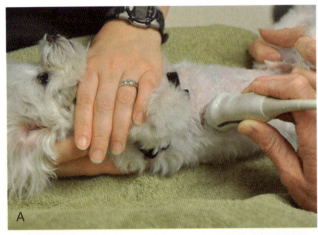

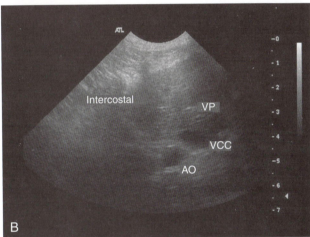

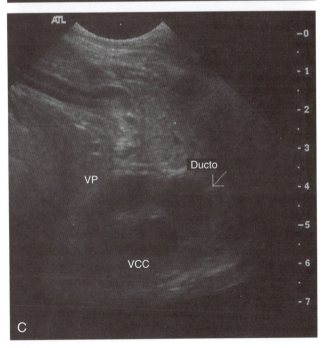

Figura 57.31 A. Abordagem intercostal dorsal direita da tríade portal, útil para a avaliação de filhotes e detecção de anomalias portossistêmicas. **B.** A ultrassonografia intercostal mostra o empilhamento de vasos; anatomia normal. AO: aorta; VCC: veia cava caudal; VP: veia porta. **C.** *Shunt* portossistêmico intra-hepático (*seta*). O *shunt* está entre a VP e a VCC. Ducto: anomalia portocaval. (Cortesia de T. W. Baker.)

dos vasos mesentéricos associados pode trazer informações sobre a viabilidade intestinal. Os exames seriados são importantes para a avaliação do paciente pediátrico com uma massa abdominal palpável, deterioração clínica inesperada ou aumento da dor abdominal. A intussuscepção diagnosticada em paciente veterinário pediátrico em tempo hábil pode ser reduzida em vez de submetida à ressecção.

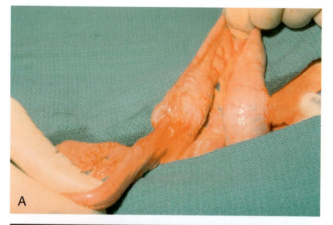
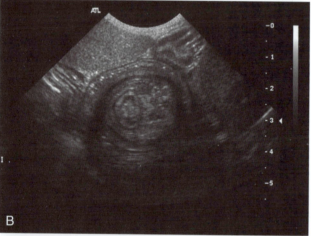
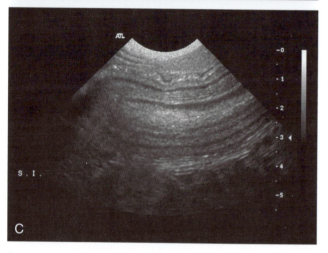

Figura 57.32 Intussuscepção. **A.** Redução intraoperatória de uma intussuscepção no íleo. **B.** A ultrassonografia transversal de uma intussuscepção mostra o intestino dentro do intestino. **C.** Ultrassonografia sagital de intussuscepção; o edema da parede intestinal é evidente. (Cortesia de T. W. Baker.)

Doenças neurológicas

Os distúrbios neurológicos neonatais podem ser hereditários ou ser provocados por teratógenos intrauterinos ou traumatismo intraparto. Há relatos de lesões cerebrais por reanimação (ver *Reanimação neonatal*) (Grundy et al., 2009). O exame neurológico normal do canino pediátrico foi relatado (Lavely, 2006). A deambulação fraca ou atáxica pode indicar uma anomalia neurológica ou musculoesquelética. As anomalias neurológicas morfológicas são mais frequentes. A hidrocefalia é mais comum em raças *toy* e braquicefálicas; além disso, pode ocorrer em gatos. O crânio abobadado, as fontanelas abertas e as suturas proeminentes são observadas. Atresia de aqueduto, traumatismo ao nascimento e meningoencefalite podem causar hidrocefalia. Os sinais clínicos variam de inaparentes a progressivamente debilitantes. A ultrassonografia pela fontanela aberta típica dos braquicefálicos pode confirmar a presença de excesso de liquor no interior dos ventrículos (Figura 57.33). O disrafismo cranial e espinal são secundários a defeitos embriológicos no fechamento do tubo neural. De modo geral, a presença desses defeitos neurológicos justifica a eutanásia. As anomalias vertebrais são hemivértebras, vértebras fundidas e vértebras em borboleta e tendem a ser subclínicas, a menos que haja compressão da medula espinal. A hipoplasia e a abiotrofia cerebelares causam ataxia do tronco, hipermetria e tremor de intenção no início da deambulação. A abiotrofia é progressivamente debilitante e pode ser associada à lissencefalia. A dismielinização e a hipomielinização do sistema nervoso central causam tremores a partir de 1 a 2 semanas de idade.

Doenças oftalmológicas

As anomalias oculares são responsáveis por 15% de todos os defeitos congênitos em cães e 9% em gatos. A agenesia palpebral é mais comum em gatos e é aparente no nascimento. A oftalmia neonatal torna-se aparente antes da separação das pálpebras, aos 10 a 14 dias de vida (ver Figura 57.19). A infecção bacteriana é mais provável em cães, enquanto as doenças virais (herpes, além de clamídia) são mais comuns em gatos. O tratamento inclui a separação manual delicada das pálpebras e a aplicação tópica de pomada antibiótica tripla (eritromicina em gatos). Microftalmia, enoftalmia, estrabismo, distiquíase e entrópio são aparentes após a separação das pálpebras. A aderência temporária da pálpebra (a partir dos 4 meses de idade) com duas a quatro suturas verticais em bolsa de tabaco pode impedir ou adiar a correção cirúrgica do entrópio. A catarata congênita pode ser genética, secundária a condições *in utero* (medicamentos, toxinas, nutricionais) e deficiências de aminoácidos em produtos lácteos artificiais. A epífora pode ser secundária ao aumento do lacrimejamento por irritação ocular ou pontos nasolacrimais imperfurados ou estenóticos. A triquíase cantomedial causa absorção de lágrimas nas dobras faciais; isso também ocorre devido à baixa profundidade do espaço lacrimal em raças braquicefálicas. A ceratoconjuntivite seca pode ser congênita em algumas raças (Yorkshire Terrier) ou secundária ao vírus da cinomose em cães e herpes-vírus em gatos. O prolapso da glândula da terceira pálpebra ocorre em cães braquicéfalos e em gatos Sagrados da Birmânia; a produção de lágrimas é preservada pela

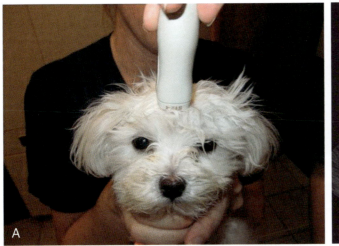
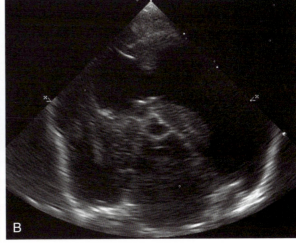

Figura 57.33 A. Ultrassonografia intracraniana por abordagem pela fontanela (aberta). **B.** A ultrassonografia mostra a maior quantidade de liquor nos ventrículos.

ancoragem da glândula no local correto, em vez de sua excisão. Distúrbios congênitos do metabolismo podem causar opacidades da córnea.

Doenças dermatológicas

A celulite juvenil é uma doença pustular granulomatosa progressiva dos cães. A imunossupressão é indicada para a resolução e prevenção de lesões cicatriciais graves. É mais comum em cães com menos de 4 meses de idade, mas é ocasionalmente relatado em animais de até 4 anos. As pálpebras, pavilhões auriculares, lábios, queixo, focinho, patas, abdome, tórax, vulva, prepúcio e ânus podem apresentar lesões com fístulas, secreção e formação de crostas (Figura 57.34 A e B). A linfadenomegalia, em especial mandibular e cervical superficial, pode ocorrer distante dos sítios cutâneos acometidos e costuma ser dolorosa (Figura 57.34 C). De modo geral, as pústulas e nódulos linfáticos são estéreis na cultura. A cultura de lesões abertas, com secreção, pode revelar a presença de flora cutânea superficial. Febre, anorexia, poliartrite dolorosa supurativa estéril e hemograma inflamatório podem ser observados. O diagnóstico é confirmado por avaliação histopatológica, mas é geralmente estabelecido com base na aparência clínica. O tratamento consiste em imunossupressão, mais comumente com prednisona, cuja dose é reduzida após a resolução das lesões. A imunossupressão inadequada leva à persistência das lesões e aumento da chance de desenvolvimento de lesões cicatriciais permanentes (Figura 57.34 D). A griseofulvina (30 mg/kg VO duas vezes ao dia) pode ser usada como terapia adjuvante de-vido aos seus efeitos imunomoduladores, permitindo a redução precoce dos corticosteroides (Shibata et al., 2004). O uso concomitante de antibióticos eficazes contra microrganismos cutâneos (Clavamox®, cefalexina) é comum. A vacinação durante a imunossupressão é discutível; enfatize a higiene estrita e proceda à imunização quando o tratamento imunossupressor for interrompido.

Doenças endócrinas

O hipotireoidismo congênito é um distúrbio incomum que pode ser reconhecido pela estatura física; filhotes de 3 a 4 semanas de idade parecem anões desproporcionais em comparação aos irmãos normais devido à disgenesia epifisária (Figura 57.35 A). A persistência da dentição decídua além do tempo esperado (acima de 12 a 16 semanas) também pode ser observada além da macroglossia (Figura 57.35 B). O hipotireoidismo congênito é geralmente causado por aplasia, hipoplasia, ectopia ou disormonogênese da glândula tireoide. O diagnóstico precoce é confirmado por um painel completo da tireoide (tiroxina total [TT_4], tiroxina livre por diálise de equilíbrio [fT4ED], hormônio tireoestimulante canino [cTSH]); lembre-se que cães normais com 5 a 6 semanas de idade têm concentrações séricas totais de tiroxina 2 a 3 vezes maiores do que os adultos. A determinação de cTSH diferencia o hipotireoidismo primário (cTSH elevado) e secundário (deficiência de hormônio tireoestimulante [TSH]). Hipercolesterolemia, hipercalcemia e anemia não regenerativa podem ser consequências do hipotireoidismo. A terapia de reposição (L-tiroxina, 22 a 44 µg/kg a cada 12 a 24 horas) permite que esses filhotes atinjam o tamanho e o desenvolvimento mental normal.

O diabetes juvenil, com deficiência de insulina, é caracterizado por baixo ganho de peso, poliúria, polidipsia e polifagia. De modo geral, os cães são atendidos entre 3 e 6 meses de idade e apresentam emagrecimento, desidratação e, às vezes, diminuição da visão secundária à formação de catarata. Suspeita-se de uma base genética em Keeshondens; as raças predispostas são Puli, Cairn Terrier, Pinscher miniatura, Poodle Padrão, Schnauzer miniatura, Dachshund e Beagle. O tratamento com insulina é complicado, já que o crescimento rápido altera as necessidades de insulina; uma combinação de insulina de ação prolongada e regular pode ser útil. Uma dieta de crescimento deve ser fornecida em vez de uma dieta rica em fibras. A deficiência pancreática exócrina pode ser uma comorbidade. Familiar em algumas raças, geralmente começa na puberdade e provoca baixo ganho de peso, polifagia e fezes anormais. O diagnóstico é confirmado pela quantificação de imunorreatividade sérica semelhante à tripsina (TLI).

Os distúrbios hipofisários juvenis são diabetes insípido central congênito e nanismo hipofisário. O diabetes insípido central é caracterizado por poliúria e polidipsia graves

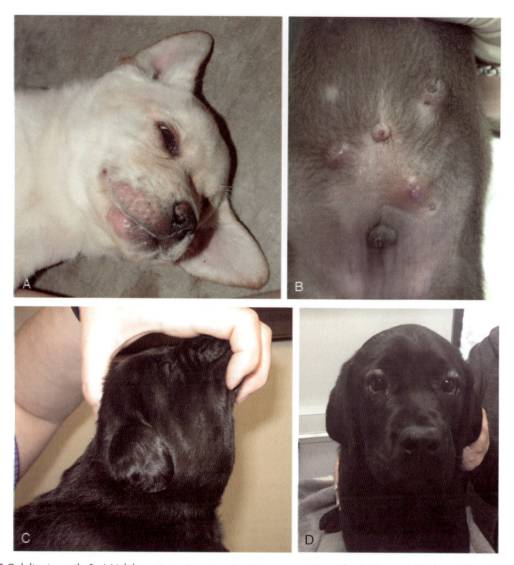

Figura 57.34 Celulite juvenil. **A.** Nódulos eritematosos na junção mucocutânea dos lábios e pálpebras de um Labrador Retriever de 10 semanas de idade. **B.** Pústulas estéreis, abdome ventral. **C.** Linfadenomegalia mandibular grave. **D.** Lesões cicatriciais em Labrador Retriever submetido a terapia imunossupressora tardia.

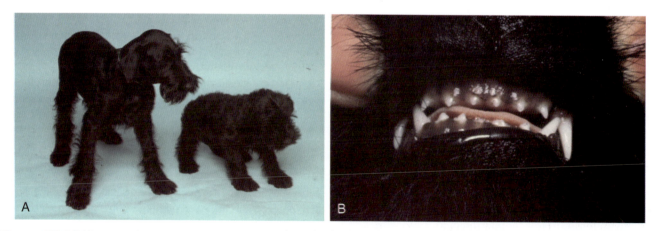

Figura 57.35 Hipotireoidismo congênito. **A.** Irmãos de ninhada da raça Schnauzer Gigante; o animal à direita tinha hipotireoidismo congênito. **B.** Dentição decídua prolongada no hipotireoidismo congênito. Observe o aumento dos espaços interdentais.

(acima de 100 mℓ/kg/dia), comportamento inadequado de micção, notúria, perda de peso e desidratação. A urina é persistentemente diluída (gravidade específica entre 1,004 e 1,012). O diagnóstico é estabelecido pelo teste modificado de privação de água ou preferencialmente (devido à maior segurança) resposta à suplementação com hormônio antidiurético. A hipoplasia da glândula hipófise causa nanismo proporcional, genitália infantil, erupção dentária tardia e retardo mental. O distúrbio é herdado como um traço recessivo simples em Pastores Alemães. O diagnóstico é feito com base na medida da somatomedina C (fator de crescimento semelhante à insulina 1). Pode ser acompanhada por menor produção de outros hormônios hipofisários (hormônio tireoestimulante, hormônio adrenocorticotrófico, hormônio luteinizante, hormônio foliculoestimulante).

Vacinação pediátrica

A vacinação de cães e gatos filhotes deve começar entre 6 e 8 semanas de idade (cinomose, adenovírus 2, vírus da parainfluenza e parvovírus em cães e canino, rinotraqueíte, calicivirose, panleucopenia e clamidiose/FeLV em gatos), com reforços a cada 3 a 4 semanas até 16+ semanas de idade. Em cães, a vacinação com serovares de leptospirose deve ser adicionada nas duas últimas imunizações caso justificada pela exposição (atividades em água). Cães e gatos filhotes podem apresentar reações de hipersensibilidade aguda (tipo I) e tardia (tipo II) à vacinação (Figura 57.36). Essas vacinações básicas são repetidas em 1 ano e, depois, em intervalos de 3 anos até a meia-idade. A leptospirose, uma bacterina, é um reforço anual. A vacinação antirrábica é administrada a partir das 16 semanas de idade. A vacinação não essencial para *Bordetella*, borreliose e influenza é baseada na exposição/geografia e estilo de vida.

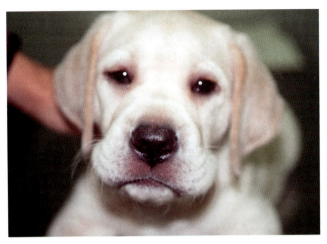

Figura 57.36 Angioedema facial em um Labrador Retriever de 9 semanas; hipersensibilidade do tipo II à vacinação.

Leitura sugerida

Baker TW, Davidson AP. Focused or COAST–Pediatrics. In: Lisciandro GR, ed. *Focused ultrasound techniques for the small animal practitioner*. Wiley Blackwell; 2014:222–242.

Casal M. Neonatology: management and critical care of the neonate. In: England G, von Heimendahl A, eds. *BSAVA manual of canine and feline reproduction and neonatology*. 2nd ed. BSAVA; 2010:135–146.

Casal M. Neonatology: clinical approach to neonatal conditions. In: England G, von Heimendahl A, eds. *BSAVA manual of canine and feline reproduction and neonatology*. 2nd ed. BSAVA; 2010:135–146.

Davidson AP, Gregory C, Dedrick P. Successful management permitting delayed operative revision of cleft palate in a Labrador retriever. *Vet Clin North Am Small Anim Pract*. 2014;44(2):325–329. In: Davidson AP, ed. Pediatrics.

Davidson AP, Grundy SA, Foley JE. Successful medical management of neonatal canine herpesvirus: a case report. *Commun Theriogenol*. 2003;3(1):1.

Greco DS. Diagnosis and treatment of juvenile endocrine disorders in puppies and kittens. *Vet Clin North Am Small Anim Pract*. 2001; 31(2):401–409. In: Davidson AP, ed. Clinical Theriogenology.

Grundy SA. Clinically relevant physiology of the neonate. *Vet Clin North Am Small Anim Pract*. 2006;36(3):443–459. In: Davidson AP, ed. Pediatrics.

Grundy SA, Liu SM, Davidson AP. Intracranial trauma in a dog due to being "swung" at birth. *Top Companion Anim Med*. 2009; 24(2):100–103.

Heinze CR, et al. Comparison of the nutrient composition of commercial dog milk replacers with that of dog milk. *J Am Vet Med Assoc*. 2014;244(12):1413–1422.

Lavely JA. Pediatric neurology of the dog and cat. *Vet Clin North Am Small Anim Pract*. 2006;36(3):475–502. In: Davidson AP, ed. Pediatrics.

Levy JK, et al. Use of adult cat serum to correct failure of passive transfer in kittens. *J Am Vet Med Assoc*. 2001;219(10):1401–1405.

Levy X, England GC. Pregnancy and parturition: pregnancy diagnosis, normal pregnancy and parturition in the queen. In: England G, von Heimendahl A, eds. *BSAVA manual of canine ad feline reproduction and neonatology*. 2nd ed. BSAVA; 2010:98–105.

Linde-Forsberg C. Pregnancy and parturition: pregnancy diagnosis, normal pregnancy and parturition in the bitch. In: England G, von Heimendahl A, eds. *BSAVA manual of canine ad feline reproduction and neonatology*. 2nd ed. BSAVA; 2010:89–97.

Moon PF, et al. Perioperative risk factors for puppies delivered by cesarean section in the United States and Canada. *J Am Anim Hosp Assoc*. 2000;36:359–368.

Payne PA, et al. Efficacy of a combination febantel-praziquantelpyrantel product, with or without vaccination with a commercial Giardia vaccine, for treatment of dogs with naturally occurring giardiasis. *J Am Vet Med Assoc*. 2002;220(3):330–333.

Poffenbarger EM, et al. Use of adult dog serum as a substitute for colostrum in the neonatal dog. *Am J Vet Res*. 1991;52(8): 1221–1224.

Reichler IM, et al. The effect of GnRH analogs on urinary incontinence after ablation of the ovaries in dogs. *Theriogenology*. 2003; 60(7):1207–1216.

Shibata K, Nagata M. Efficacy of griseofulvin for juvenile cellulites in dogs. *Vet Dermatol*. 2004;15(suppl 1):26.

Sipriani TM, et al. Pulmonary maturation in canine foetuses from early pregnancy to parturition. *Reprod Domest Anim*. 2009;44(s2): 137–140.

von Dehn B. Pediatric clinical pathology. *Vet Clin North Am Small Anim Pract*. 2014;44(2):205–219. In: Davidson AP, ed. Pediatrics.

Welborn LV, et al. 2011 AAHA canine vaccination guidelines. *J Am Anim Hosp Assoc*. 2011;47(5):1–42.

Fármacos usados em distúrbios reprodutivos.

(*Observação:* muitos desses medicamentos são usados de forma extrabula em pequenos animais. Muitas doses estão em microgramas [µg]. A maioria tem vários fabricantes, mesmo que apenas um esteja listado aqui.)

Uso	Fármaco	Nome comercial	Dose para cães	Dose para gatos
Abortifaciente	Cloprostenol	Estrumate®, Schering-Plough	Início 25 dias após LH, 1 a 3 µg/kg SC a cada 48 h até o efeito desejado (geralmente 2 doses se combinado à cabergolina) **Mais** cabergolina, 5 µg/kg VO a cada 24 h *ou* Mais misoprostol, 1 a 3 µg/kg, por via intravaginal, a cada 24 h até a conclusão do aborto	1 a 3 µg/kg SC a cada 24 h até o efeito desejado
	Aglepristona	Alizin®, Virbac	10 mg/kg SC, duas vezes, 24 h de intervalo	10 ou 15 mg/kg SC, duas vezes, 24 h de intervalo
	Cabergolina	Galastop®, Boehringer Ingelheim; Dostinex®, Pfizer	5 µg/kg VO a cada 24 h, 3 a 5 dias, início ≥ dia 49	
	PGF$_{2\alpha}$	Lutalyse®, Zoetis	0,1 a 0,2 mg/kg SC a cada 8 a 12 h, início ≥ dia 35, até o aborto completo Mais misoprostol, 1 a 3 µg/kg, por via intravaginal, a cada 24 h até a conclusão do aborto	0,1 a 0,2 mg/kg SC a cada 12 h, início no dia 45, até a conclusão do aborto
	Dexametasona		0,2 mg/kg VO, 2 vezes/dia até o efeito desejado	—
Agalactia	Ocitocina 10 U/mℓ	Vários	0,25 a 1 U/cadela SC, 30 min antes da amamentação para a descida do leite *e*	0,25 a 1 U/gata SC, 30 min antes da amamentação para a descida do leite *e*
	Metoclopramida	Plasil®, Sanofi Aventis	0,1 a 0,2 mg/kg VO ou SC, a cada 12 h para a produção de leite	0,1 a 0,2 mg/kg VO ou SC, a cada 12 h para a produção de leite
Hiperplasia prostática benigna	Finasterida	Proscar® e Propecia®, Merck	0,1 a 0,5 mg/kg *ou* 5 mg/cão VO a cada 24 h	—
Distocia*	Gliconato de cálcio SC ou IM	Vários	1 mℓ da solução a 10%/4,5 kg SC a cada 4 a 6 h; administre em vários sítios se > 6 mℓ. Dê antes da ocitocina	1 mℓ da solução a 10%/4,5 kg SC a cada 4 a 6 h; dê antes da ocitocina
	Ocitocina SC ou IM	Vários	0,25 a 2 U/cadela SC ou IM, a cada 30 a 60 min para manter o padrão normal do parto	0,25 a 2 U/gata SC ou IM, a cada 30 a 60 min para manter o padrão normal do parto

(*continua*)

Fármacos usados em distúrbios reprodutivos. (*Continuação*)

(*Observação:* muitos desses medicamentos são usados de forma extrabula em pequenos animais. Muitas doses estão em microgramas [μg]. A maioria tem vários fabricantes, mesmo que apenas um esteja listado aqui.)

Uso	Fármaco	Nome comercial	Dose para cães	Dose para gatos
Indução de estro durante o anestro	Cabergolina	Galastop®, Boehringer Ingelheim; Dostinex®, Pfizer	5 μg/kg VO a cada 24 h, até 2 dias após o início do proestro citológico	–
	Deslorelina	Ovuplant®, Fort Dodge	1,05 ou 2,1 mg, implante SC na mucosa vestibular da comissura ventral da vulva; remover quando em proestro	–
				eCG 100 UI IM Seguidos por hCG 75 a 100 UI IM em 80 a 84 h
Supressão de estro	Deslorelina	Ovuplant®, Fort Dodge	6 a 12 mg, implante SC[†]	6 mg, implante SC
Pseudociese	Cabergolina	Galastop®, Boehringer Ingelheim; Dostinex®, Pfizer	5 μg/kg VO a cada 24 h até o efeito desejado (geralmente 3 a 5 dias)	–
Cistos ovarianos foliculares	GnRH hCG	Cystorelin®, Abbott; Vários	50 a 100 μg/cadela IM a cada 24 h, 3 dias 500 UI/kg IM uma vez	–
Aumento do esperma ejaculado	PGF$_{2α}$	Lutalyse®, Pfizer	0,1 mg/kg SC, 15 min antes da coleta	–
Cistos ovarianos lúteos	Cloprostenol		1 a 3 μg/kg SC a cada 24 h até o efeito desejado	–
Hiperplasia mamária	Aglepristona[‡]	Alizin®, Virbac	NA	20 mg/kg SC uma vez *ou* 10 mg/kg SC, 2 dias consecutivos
Indução da ovulação durante o estro	GnRH	Cystorelin®, Abbott		25 μg/gata IM, uma ou duas vezes, a cada 24 h
	hCG	Vários		75 a 100 UI/gata IM, uma ou duas vezes, a cada 24 h
Parto prematuro	Terbutalina	Bricanyl®, AstraZeneca; Terbutil®, União Química	0,03 mg/kg VO a cada 8 h	0,03 mg/kg VO a cada 8 h
Priapismo	Gabapentina		10 a 20 mg/kg VO a cada 8 a 12 h até o efeito desejado	5 a 10 mg/kg VO a cada 8 a 12 h até o efeito desejado
	Terbutalina		0,03 mg/kg VO a cada 8 a 12 h até o efeito desejado	0,03 mg/kg VO a cada 8 a 12 h até o efeito desejado
	Efedrina		2 a 3 mg/kg VO a cada 8 a 12 h até o efeito desejado	2 a 3 mg/kg VO a cada 8 a 12 h até o efeito desejado

(*continua*)

Fármacos usados em distúrbios reprodutivos. (*Continuação*)

(*Observação:* muitos desses medicamentos são usados de forma extrabula em pequenos animais. Muitas doses estão em microgramas [μg]. A maioria tem vários fabricantes, mesmo que apenas um esteja listado aqui.)

Uso	Fármaco	Nome comercial	Dose para cães	Dose para gatos
Hipocalcemia puerperal	Gliconato de cálcio a 10% IV, seguido por gliconato de cálcio SC e, em seguida, gliconato, lactato ou carbonato de cálcio	Vários	Solução a 10% IV lenta até o efeito desejado (1 a 20 mℓ)	Solução a 10% IV lenta até o efeito desejado (1 a 2 mℓ)
		Exemplo: ENO Tabs®	10 a 30 mg/kg VO a cada 8 a 12 h até o efeito desejado	500 a 600 mg VO a cada 24 h
Piometra (aberta) e metrite pós-parto	Cloprostenol		1 a 3 μg/kg SC a cada 24 h até o efeito desejado e antibióticos apropriados	1 a 3 μg/kg SC a cada 24 h até o efeito desejado e antibióticos apropriados

hCG: gonadotrofina coriônica humana; GnRH: hormônio liberador de gonadotrofina; IM: via intramuscular; IV: via intravenosa; NA: não aplicável; SC: via subcutânea; VO: via oral.
*Sem obstrução.
†A princípio, pode causar proestro.
‡Causa aborto em gestantes.

PARTE 9 ■ Distúrbios Nervosos e Neuromusculares
Susan M. Taylor

CAPÍTULO 58

Localização da Lesão e Exame Neurológico

ANATOMIA FUNCIONAL DO SISTEMA NERVOSO E LOCALIZAÇÃO DA LESÃO

A compreensão da estrutura e função do sistema nervoso permite a interpretação correta dos achados do exame neurológico e a localização das lesões em regiões clinicamente significativas do encéfalo, medula espinal ou sistema neuromuscular. O estabelecimento de um diagnóstico neuroanatômico preciso é uma etapa importante na avaliação diagnóstica de cães e gatos com sinais neurológicos (Boxe 58.1).

ENCÉFALO

O encéfalo é formado por cérebro, tronco cerebral e cerebelo. O tronco cerebral é subdividido de rostral a caudal em diencéfalo (tálamo e hipotálamo), mesencéfalo, ponte e medula oblonga (também chamada "bulbo"; Figura 58.1). De modo geral, a localização das anomalias neurológicas no encéfalo pode ser determinada com base em achados clínicos em uma das três regiões de importância clínica. Essas regiões são (1) o prosencéfalo (cérebro e diencéfalo), (2) a ponte e a medula e (3) o cerebelo (Boxe 58.2).

Prosencéfalo

O prosencéfalo é formado por córtex cerebral, substância branca cerebral, núcleos da base e diencéfalo. O córtex cerebral

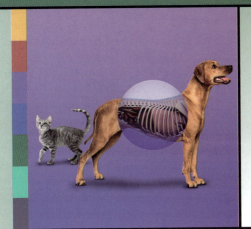

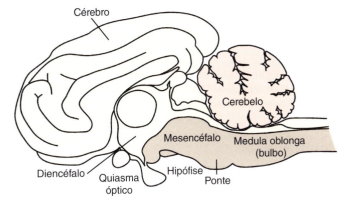

Figura 58.1 Anatomia regional do encéfalo.

 BOXE 58.2

Regiões neuroanatômicas de importância clínica.

Encéfalo
Prosencéfalo
    Cérebro
    Diencéfalo (tálamo e hipotálamo)
Tronco cerebral
    Mesencéfalo
    Ponte
    Bulbo
Cerebelo

Medula espinal
C1-C5
C6-T2 (intumescência cervical)
T3-L3
L4-S3 (intumescência lombar)

Sistema neuromuscular
Nervos periféricos
Junção neuromuscular
Músculo

 BOXE 58.1

Etapas no diagnóstico neurológico.

1. Descreva as anomalias neurológicas
2. Localize a lesão
3. Descreva qualquer doença não neurológica concomitante
4. Caracterize o início e a progressão da doença neurológica
5. Faça uma lista de diagnósticos diferenciais
6. Solicite exames auxiliares, se necessário, para fazer um diagnóstico e avaliar o prognóstico

é importante no comportamento, visão, audição, atividade motora fina e percepção consciente do tato, dor, temperatura e posição do corpo (propriocepção). A substância branca cerebral transmite informações sensoriais ascendentes e sinais motores descendentes; os núcleos da base atuam na manutenção do tônus muscular e no início e controle da atividade motora voluntária. Animais com lesões unilaterais no córtex cerebral apresentam marcha relativamente normal, mas déficits brandos de reação postural (ver *Reações posturais* adiante) e aumento do tônus muscular nos membros contralaterais (no lado oposto do corpo). Também podem apresentar perda contralateral da visão e diminuição da sensibilidade cutânea, que é mais perceptível na mucosa do septo nasal.

O diencéfalo é formado por tálamo e hipotálamo e está localizado nas profundezas do encéfalo, abaixo do cérebro e acima da hipófise. O tálamo é importante na organização e integração dos estímulos sensoriais e na manutenção da consciência e do estado de alerta. O hipotálamo é ventral ao tálamo e controla as funções autonômicas e endócrinas, como apetite, sede, temperatura corpórea e equilíbrio de eletrólitos e água, ligando o sistema nervoso ao sistema endócrino por meio da hipófise. O nervo olfatório, o primeiro nervo craniano (NC1), projeta-se no hipotálamo, enquanto o nervo óptico (NC2) e o quiasma óptico estão na superfície ventral do hipotálamo; portanto, lesões nesta região podem causar perda de olfato ou déficits visuais contralaterais com reflexos pupilares normais à luz. O Boxe 58.3 lista os achados do exame neurológico associados às lesões do prosencéfalo.

Ponte e bulbo

A ponte e o bulbo compreendem a parte do tronco cerebral que contém os centros reguladores da consciência (sistema ativador reticular ascendente) e da respiração normal. Essa área liga a medula espinal ao córtex cerebral por meio dos tratos ascendentes sensoriais e descendentes motores. Esses tratos se cruzam no mesencéfalo rostral; assim, embora as lesões unilaterais do prosencéfalo provoquem déficits brandos nos membros contralaterais, as lesões unilaterais da ponte, bulbo ou medula espinal cervical causam paresia espástica ipsilateral (mesmo lado) muito mais significativa, além de ataxia e déficits de reação postural. Dez pares de nervos cranianos (NC3 a 12) também são originários dessa região e podem sofrer lesões que causam disfunção motora ou sensorial. Como os núcleos vestibulares estão localizados no bulbo, além do lobo floculonodular do cerebelo, as lesões nessa região do tronco cerebral comumente causam inclinação da cabeça (*head tilt*), desequilíbrio e nistagmo (ver Capítulo 63). O Boxe 58.3 lista anomalias comuns no exame neurológico em pacientes com lesões na ponte e no bulbo.

Cerebelo

O cerebelo controla a taxa, a amplitude e a força dos movimentos. Coordena a atividade muscular, regula os movimentos finos e modula o tônus muscular. As lesões do cerebelo causam uma postura de base ampla, ataxia (incoordenação) com força e reações posturais normais e aumento do tônus muscular (espasticidade). A marcha é hipermétrica ou exagerada; cada membro sobe de forma excessiva durante a protração e volta com mais força do que necessária para a sustentação do peso. As lesões cerebelares também podem provocar um leve tremor da cabeça,

BOXE 58.3

Sinais causados por lesões encefálicas.

Lesões no prosencéfalo
Convulsões
Alteração de consciência: depressão, estupor, coma
Comportamento anormal: agitação, delírio, agressão, perda de comportamentos aprendidos
Contralaterais:
 Cegueira com reflexos pupilares normais à luz
 Diminuição sutil na sensibilidade cutânea/facial
 Síndrome de negligência unilateral
Marcha normal
Andar em círculos, andar em direção à lesão
± Déficits de reação postural em membros contralaterais
Reflexos espinais normais ou aumentados (contralaterais)

Lesões no tronco cerebral
Alteração de consciência: depressão, estupor, coma
Déficits de múltiplos nervos cranianos (NC3 a NC12, ipsilaterais)
Tetraparesia ou hemiparesia do neurônio motor superior (ipsilateral)
Déficits de reação postural em membros ipsilaterais
Reflexos espinais normais ou aumentados (ipsilaterais)
Anomalias respiratórias e cardíacas

Lesões cerebelares
Não há alteração de consciência
± Déficit de ameaça ipsilateral
Tremor de intenção
Marcha hipermétrica, ataxia do tronco com força normal
Posicionamento tátil e saltos normais (hipermetria ipsilateral)
Reflexos espinais normais
Possível síndrome vestibular paradoxal

que se torna mais pronunciado durante o movimento voluntário, como ao pegar o alimento (tremor de intenção). Os núcleos e vias vestibulares centrais estão localizados no lobo floculonodular do cerebelo e no pedúnculo cerebelar caudal e, assim, lesões nessas regiões comumente produzem sinais vestibulares, como inclinação da cabeça, ataxia e nistagmo. As lesões cerebelares geralmente causam síndrome vestibular paradoxal, em que a inclinação da cabeça é direcionada para o lado oposto à lesão (ver sobre doença vestibular no Capítulo 63). Lesões graves do cerebelo rostral podem provocar opistótono com extensão rígida de todos os quatro membros com quadris flexionados (postura de descerebelação; ver *Postura* adiante). O Boxe 58.3 lista os sinais clínicos causados por lesões do cerebelo. As causas da disfunção cerebelar são discutidas com outros distúrbios intracranianos no Capítulo 60.

MEDULA ESPINAL

A medula espinal reside inteiramente na coluna vertebral óssea. É composta de um núcleo central em forma de H de substância cinzenta cercado por substância branca. A substância cinzenta da medula espinal contém os corpos celulares dos interneurônios e dos neurônios motores inferiores (NMIs). A substância branca é composta de fibras nervosas organizadas em colunas de longos tratos ascendentes e descendentes. Esses tratos longos transmitem informações ascendentes sensoriais (propriocepção, toque, temperatura, pressão e dor) e sinais descendentes motores entre os centros superiores do encéfalo e os neurônios da medula espinal.

A medula espinal pode ser funcionalmente dividida em segmentos; cada segmento da medula espinal dá origem a um par de nervos espinais (esquerdo e direito), cada um com uma raiz dorsal (sensorial) e uma raiz ventral (motora) (Figura 58.2). Os corpos celulares dos NMIs que suprem os membros anteriores estão na substância cinzenta ventral dentro de uma região espessada do cordão chamada *intumescência cervical* (segmentos C6-T2), enquanto os NMIs que suprem os membros posteriores se originam na *intumescência lombar* (segmentos L4-S3; Figura 58.3).

Sinais relacionados ao neurônio motor inferior

O NMI é o neurônio eferente que conecta diretamente o sistema nervoso central (SNC) a um músculo ou glândula (Figura 58.4). Os NMIs são compostos dos corpos dos neurônios dentro da substância cinzenta ventral, axônios que saem do canal espinal como raízes nervosas ventrais e nervos espinais e nervos periféricos formados pelos nervos espinais que terminam na junção neuromuscular (JNM) para a produção de contração (ver Figura 58.2). Lesões em qualquer componente do NMI levam ao aparecimento de anomalias chamadas *sinais relacionados ao NMI* nos músculos normalmente inervados por aquele NMI em particular. Os sinais relacionados ao NMI são paresia (fraqueza) ou paralisia (perda da função motora) flácidas, redução ou ausência de tônus muscular, atrofia muscular rápida e diminuição ou ausência de reflexos espinais (Tabela 58.1). Animais com sinais relacionados ao NMI têm marcha com passos curtos e reações posturais normais se seu peso for sustentado. Lesões graves no componente sensorial do NMI (nervo periférico, nervo espinal ou raiz nervosa dorsal) também podem causar perda de sensibilidade na pele e no membro diretamente suprido pelo NMI. As lesões da medula espinal que causam sinais focais relacionados ao NMI são discutidas no Capítulo 65. Os distúrbios que acometem os nervos periféricos e os distúrbios que causam paralisia difusa relacionada ao NMI são discutidos no Capítulo 66.

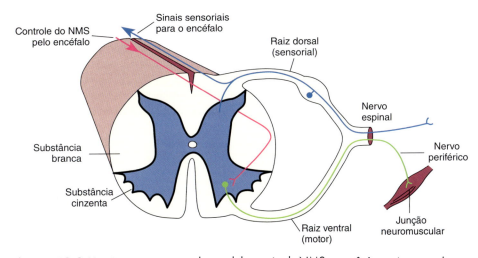

Figura 58.2 Um único segmento da medula espinal. NMS: neurônio motor superior.

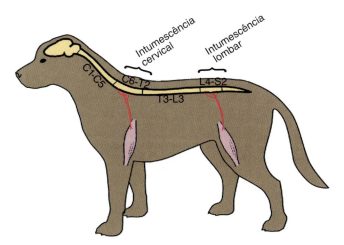

Figura 58.3 Os segmentos da medula espinal na intumescência cervical (C6-T2) e na intumescência lombar (L4-S3) dão origem aos principais nervos periféricos dos membros.

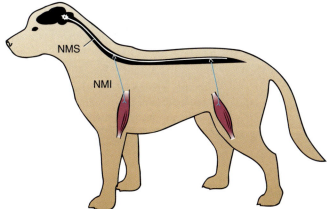

Figura 58.4 Os sistemas do neurônio motor superior (NMS) e do neurônio motor inferior (NMI) são responsáveis por mediar a função motora normal.

Sinais relacionados ao neurônio motor superior

Os sistemas motores originários do encéfalo para controle do NMI são os NMSs (ver Figura 58.4). Os NMSs são responsáveis por iniciar e manter o movimento normal, regulando o tônus muscular para a sustentação do corpo contra a gravidade e inibindo os reflexos miotáticos. Os NMSs são compostos de tratos ascendentes sensoriais na medula espinal e tronco cerebral, corpos de neurônios no córtex cerebral, núcleos da base e tronco cerebral, bem como os tratos descendentes motores no tronco cerebral e substância branca da medula espinal, que transmitem informações dos centros superiores para o NMI. Essas vias cruzam a linha média no tronco cerebral rostral e, assim, as lesões do prosencéfalo causam déficits nos membros contralaterais, enquanto as lesões em NMS da medula espinal, ponte ou bulbo causam déficits nos membros ipsilaterais (Figura 58.5). Lesões em núcleos ou tratos de NMS causam perda da capacidade de iniciar o movimento e perda do efeito inibidor dos NMSs em todos os NMIs caudais à lesão. Os sinais relacionados ao NMS resultantes nos membros caudais ao sítio da lesão são perda de movimento voluntário (paralisia) ou movimento retardado do membro ao tentar caminhar ou pular (paresia relacionada ao NMS), aumento do tônus do músculo extensor e reflexos espinais normais a aumentados (ver Tabela 58.1). Sinais sensoriais associados, como ataxia (incoordenação) e diminuição da sensibilidade na pele e membros caudais à lesão refletem a interrupção dos tratos sensoriais do NMS responsáveis por mediar a propriocepção e a percepção da dor.

Vias sensoriais da medula espinal

Os nervos sensoriais que detectam toque, temperatura e nocicepção (dor) são distribuídos pela superfície do corpo e pelos membros. Existem também nervos sensoriais responsáveis pela propriocepção com origem na pele, músculos, tendões e articulações. Os corpos dos neurônios da maioria desses nervos sensoriais estão localizados nos gânglios das raízes nervosas dorsais que entram na medula espinal (ver Figura 58.2). Os tratos sensoriais responsáveis por mediar a sensibilidade e a propriocepção ascendem pela medula espinal e tronco cerebral até o encéfalo. A maioria desses tratos sobe pela medula espinal ipsilateral e cruza o tronco cerebral rostral até o cérebro contralateral (ver Figura 58.5). Pacientes com lesão unilateral no prosencéfalo normalmente apresentam hipalgesia (diminuição da sensibilidade) em membros, tronco e face do lado oposto. Lesões em tratos sensoriais da medula espinal interrompem a transmissão de informações sensoriais e proprioceptivas para o encéfalo (NMS), o que causa ataxia e perda de propriocepção em todos os membros caudais ao sítio da lesão. Nas lesões unilaterais da medula espinal, os déficits são ipsilaterais. Lesões graves nos NMSs da medula espinal também podem ser associadas a alguma perda de sensibilidade da pele caudal à lesão. Além dos tratos sensoriais responsáveis por retransmitir informações para os centros de NMS sobre a sensibilidade cutânea e propriocepção, existem tratos transversais bilaterais multissinápticos de pequeno diâmetro em áreas profundas da substância branca da medula espinal que se projetam para o córtex cerebral e atuam na percepção consciente de estímulos nocivos (nocicepção, dor profunda). O pequeno

TABELA 58.1

Resumo dos sinais relacionados ao neurônio motor superior e ao neurônio motor inferior.

Característica	Neurônio motor superior	Neurônio motor inferior
Função motora	Paresia espástica à paralisia em todos os membros caudais à lesão	Paresia flácida ou paralisia no sítio da lesão
Reações posturais (posicionamento tátil)	Frequentemente tardias	Normais, exceto em lesões graves
Marcha	Postura de base ampla, atáxica, passadas longas, protração tardia do membro	Passadas curtas, membros mantidos sob o centro de gravidade
Tônus muscular	Normal ou aumentado	Diminuído
Atrofia muscular	Tardia e branda – desuso	Rápida e grave – neurogênica
Reflexos espinais	Normais ou aumentados	Diminuídos ou ausentes

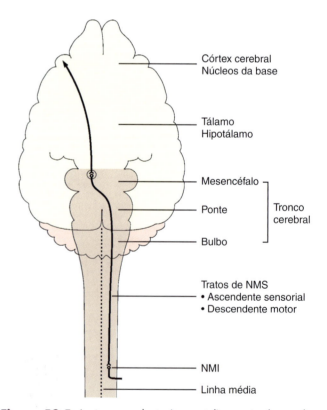

Figura 58.5 A via ascendente (sensorial) e a via descendente (motora) do neurônio motor superior (NMS) cruzam a linha média no tronco cerebral rostral. NMI: neurônio motor inferior.

diâmetro e a localização profunda desses tratos os tornam muito resistentes a lesões compressivas; logo, a perda da capacidade de percepção de um estímulo nocivo (perda da percepção de dor profunda) nos membros posteriores de um animal com lesão compressiva em T3-L3 geralmente indica dano transversal extenso na medula espinal.

A perda de sensibilidade por dano à substância cinzenta dorsal da medula espinal, raízes nervosas dorsais ou porção sensorial de um nervo periférico permite que uma lesão do NMI seja localizada de forma precisa por meio do mapeamento do local de perda de sensibilidade cutânea. Lesões compressivas ou irritativas das raízes nervosas ou nervos periféricos às vezes causam hiperestesia grave (dor nos nervos) local.

Localização de lesões da medula espinal

Após o exame neurológico, cada membro deve ser caracterizado como normal ou portador de sinais relacionados ao NMS ou NMI. Isso permite a localização das lesões da medula espinal em uma das quatro regiões anatômicas funcionais de importância clínica: os segmentos da medula espinal C1-C5, C6-T2, T3-L3 ou L4-S3 (Boxe 58.4). As lesões da medula espinal cervical (C1-C5) causam sinais relacionados ao NMS em todos os membros, enquanto as lesões em C6-T2 causam sinais relacionados ao NMI nos membros anteriores e sinais relacionados ao NMS nos membros posteriores. Animais com lesões toracolombares (T3-L3) têm membros anteriores normais e sinais relacionados ao NMS nos membros posteriores; lesões lombossacrais causam sinais relacionados ao NMI nos membros posteriores.

Como os tratos ascendentes e descendentes para os membros posteriores têm localização mais superficial na medula espinal do que os tratos que suprem os membros anteriores, é comum que cães e gatos com lesões compressivas do cordão cervical (C1-C5) tenham déficits relacionados ao NMS mais pronunciados nos membros posteriores do que os anteriores. Em contrapartida, lesões como hemorragia, infartos ou neoplasias intramedulares que acometem principalmente as regiões centrais da medula espinal (*síndrome da medula espinal central*) causam sinais incomuns que podem ser explicados pela localização dos tratos ascendentes e descendentes da medula espinal. Lesões da medula espinal central na região C1-C5 poupam os tratos do NMS mais superficiais para os membros posteriores e causam déficits relacionados ao NMS apenas nos membros anteriores, com membros posteriores normais ou com déficits discretos (NMS). Lesões medulares centrais na região C6-T2 afetam os NMIs localizados na porção central da intumescência, causando déficits profundos relacionados ao NMI dos membros anteriores com membros posteriores normais ou poucos sinais relacionados ao NMS.

SISTEMA NEUROMUSCULAR
Nervos periféricos

O sistema nervoso periférico é composto de 12 pares de nervos cranianos originários do tronco encefálico e 36 pares de nervos espinais originários da medula espinal. As fibras nervosas dos nervos espinais nas intumescências cervicais e lombares formam os nervos periféricos que inervam os músculos dos membros. Lesões em nervos espinais ou nervos periféricos

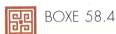 BOXE 58.4

Localização da doença na medula espinal.

C1-C5
Sinais relacionados ao NMS nos membros anteriores
Sinais relacionados ao NMS nos membros posteriores
± Sinais relacionados ao NMS na bexiga

C6-T2 (Intumescência cervical)
Sinais relacionados ao NMI nos membros anteriores
± Síndrome de Horner
Sinais relacionados ao NMS nos membros posteriores
± Sinais relacionados ao NMS na bexiga

T3-L3
Membros anteriores normais
Sinais relacionados ao NMS nos membros posteriores
± Sinais relacionados ao NMS na bexiga

L4-S3 (Intumescência lombar)
Membros anteriores normais
Sinais relacionados ao NMI nos membros posteriores
Perda de sensibilidade e reflexo perineal
Ânus dilatado, incontinência fecal
± Sinais relacionados ao NMI na bexiga

NMI: neurônio motor inferior; NMS: neurônio motor superior.

causam sinais motores relacionados ao NMI nos músculos e membros acometidos e, às vezes, diminuição, ausência ou alteração de sensibilidade. O Boxe 58.5 lista os sinais clínicos causados por lesões em nervos periféricos. Os distúrbios dos nervos periféricos são discutidos no Capítulo 66.

Junção neuromuscular

Na JNM, a atividade elétrica é transmitida dos axônios dos neurônios para as fibras musculares, o que causa contração muscular. Esse processo é mediado pela liberação dependente de cálcio do neurotransmissor acetilcolina (ACh) do terminal nervoso para a fenda sináptica. A ACh se difunde pela fenda sináptica e se liga aos receptores de ACh na membrana pós-sináptica (muscular), induzindo uma mudança conformacional e fluxo de íons que provocam contração muscular. A ACh é, então, rapidamente removida da sinapse pela acetilcolinesterase (AChE), preparando a sinapse para o próximo impulso nervoso. Os distúrbios que interferem na liberação ou inativação de ACh e os distúrbios que alteram a função do receptor colinérgico pós-sináptico prejudicam a transmissão neuromuscular. Os distúrbios pré-sinápticos da JNM que diminuem a liberação de ACh causam tetraparesia flácida e redução dos reflexos espinais (ver Boxe 58.5), como os distúrbios dos nervos periféricos difusos.

A miastenia *gravis* (MG) é um distúrbio pós-sináptico com redução do número de receptores funcionais de ACh. Isso causa uma falha parcial da transmissão na JNM. Animais com MG têm sinais clínicos que são mais típicos de um distúrbio muscular do que um distúrbio da JNM, como fraqueza induzida por exercícios que melhora com o repouso, tônus muscular normal e reflexos espinais normais (ver Boxe 58.5). Os distúrbios que interferem com a AChE, a enzima que normalmente

BOXE 58.5

Sinais causados por lesões no sistema neuromuscular.

Lesão em nervo periférico: sinais vistos em membros/músculos acometidos
Paresia/paralisia flácida
Diminuição ou ausência de tônus muscular
Atrofia muscular rápida e grave
Diminuição ou ausência de reflexos espinais
EMG sugere desnervação
Diminuição ou ausência de sensibilidade cutânea em caso de acometimento da porção sensorial do nervo
Anomalias em propriocepção/reações posturais em caso de acometimento da porção sensorial do nervo

Doenças da junção neuromuscular: sinais vistos em todos os membros
Paresia/paralisia flácida
Diminuição ou ausência de tônus muscular
Diminuição ou ausência de reflexos espinais
EMG: diminuição da amplitude do potencial de ação muscular
Reações posturais normais se capaz de se mover e o peso for sustentado
Sensibilidade normal
Miastenia *gravis* (defeito pós-sináptico)
    Paresia, muitas vezes exacerbada por exercícios
    Reações posturais normais
    Tônus e tamanho musculares normais
    Reflexos espinais normais

Distúrbios musculares
Paresia, talvez exacerbada por exercícios
± Atrofia, dor ou inchaço muscular
Reações posturais normais se o peso for sustentado
Reflexos espinais normais
Sensibilidade cutânea normal

EMG: eletromiografia.

inativa a ACh na sinapse, tendem a provocar superestimulação do sistema nervoso autônomo e despolarização muscular excessiva seguida de fraqueza neuromuscular. Os distúrbios da transmissão neuromuscular são discutidos no Capítulo 66.

Músculo

O músculo esquelético mantém a postura corpórea e produz o movimento. Fraqueza generalizada (tetraparesia), marcha rígida e afetada e intolerância ao exercício são características clínicas comuns (ver Boxe 58.5). As reações posturais e os reflexos são normais. Alguns distúrbios causam dores musculares e edema muscular, enquanto outros causam atrofia muscular e/ou fibrose. Os distúrbios musculares são discutidos no Capítulo 67.

CONTROLE NEUROLÓGICO DA MICÇÃO

O controle fisiológico da micção é complexo e integrado de forma central. O nervo pélvico é originário dos segmentos sacrais S1-S3 (nos corpos vertebrais L5-L6) e detecta plenitude (distensão) vesical; além disso, é responsável pela inervação parassimpática para a bexiga e sua estimulação causa contração do músculo detrusor e esvaziamento vesical. O músculo esquelético estriado do esfíncter uretral externo está sob controle consciente e reflexo e é inervado pelo nervo pudendo, também originado dos segmentos sacrais S1-S3. A inervação simpática para a bexiga é feita pelos nervos hipogástricos originários dos segmentos lombares (segmentos L1-L4 nas vértebras L1-3 em cães, segmentos L2-L5 nas vértebras L2-4 em gatos). O tônus simpático predomina durante o armazenamento da urina, causando relaxamento do músculo detrusor (fibras β-adrenérgicas) e contração do esfíncter uretral interno (fibras α-adrenérgicas), permitindo a distensão da bexiga pela urina. À medida que a bexiga se distende, as informações sensoriais dos receptores de extensão da parede vesical são transmitidas pela porção sensorial do nervo pélvico por meio das vias ascendentes da medula espinal até o tálamo e o córtex cerebral. Quando o esvaziamento pode acontecer, os impulsos são enviados do córtex cerebral para a ponte e, em seguida, descem pelo trato reticuloespinal até os segmentos sacrais da medula espinal. A estimulação parassimpática provoca a contração do músculo detrusor. Normalmente, há inibição simultânea do tônus simpático alfa-adrenérgico no esfíncter uretral interno e da estimulação somática (pudenda) no esfíncter uretral externo, permitindo o fluxo da urina. Lesões em qualquer componente desse sistema complexo ou na conexão com centros de NMS provocam distúrbios de micção.

As lesões da medula espinal sacral, do nervo sacral, da raiz nervosa, do nervo pélvico e do nervo pudendo causam incontinência urinária e distensão vesical com expressão fácil e extravasamento contínuo (sinais relacionados ao NMI na bexiga). Há ausência ou diminuição de reflexos perineais e bulbocavernosos. Os nervos espinais originados dos segmentos sacrais da medula espinal são mais suscetíveis a lesões compressivas ou traumáticas na junção lombossacra.

Lesões da medula espinal cranial aos segmentos sacrais (craniais ao corpo vertebral de L5) podem causar diminuição do controle voluntário da micção e hiperexcitabilidade reflexa do esfíncter uretral. As lesões relativamente brandas podem causar uma síndrome de dissinergia detrusor-uretral, em que a contração involuntária do esfíncter uretral ocorre durante a contração do detrusor, interrompendo o fluxo urinário durante a micção. Lesões em NMS da medula espinal que provocam paralisia ou paresia grave normalmente causam distensão da bexiga e dificuldade ou impossibilidade de expressão manual (sinais relacionados ao NMS na bexiga). Ocasionalmente, há desenvolvimento de reflexo ou bexiga automática 5 a 10 dias após lesão aguda de um NMS da medula espinal, o que causa contração reflexa do detrusor e esvaziamento parcial espontâneo da bexiga sem percepção cortical ou controle voluntário.

EXAME NEUROLÓGICO DE TRIAGEM

O exame neurológico de triagem leva apenas alguns minutos (Boxe 58.6). Comece pela avaliação de anomalias de consciência, postura e marcha. A seguir, analise as reações posturais. Na presença de anomalias, a avaliação do tônus muscular,

BOXE 58.6

Componentes do exame neurológico.

Estado mental
Postura
Marcha
    Paresia/paralisia
    Ataxia
        Proprioceptiva (NMS)
        Vestibular
        Cerebelar
    Andar em círculos
    Claudicação
Reações posturais
    Posicionamento tátil
    Saltitar
    Meio andar
    Carrinho de mão
Tônus e tamanho musculares
Reflexos espinais
Reflexo perineal/tônus anal
Percepção sensorial (nocicepção)
Nervos cranianos

reflexos espinais, função do trato urinário e percepção sensorial auxilia a localização da lesão. Por fim, avalie os nervos cranianos e, se necessário, tente localizar a lesão no encéfalo.

ESTADO MENTAL

Os tutores devem sempre ser questionados a respeito de alguma mudança no comportamento do animal, já que alterações sutis muitas vezes não são percebidas pelo veterinário. Uma diminuição do nível de consciência, como depressão ou estupor (Tabela 58.2), pode ser associada a um distúrbio metabólico, doença sistêmica, dano ou doença com acometimento do cérebro ou tronco cerebral. O coma quase sempre indica uma lesão no tronco cerebral. Delírio, confusão ou agitação sugerem doença cortical cerebral ou encefalopatia metabólica. As convulsões são associadas a lesões no prosencéfalo ou distúrbios funcionais secundários a encefalopatias metabólicas ou intoxicações. Agressividade, ritmo compulsivo, perda de comportamentos aprendidos, vocalização e pressão da cabeça em superfícies sólidas são manifestações que podem ser observadas em animais com lesão no prosencéfalo. Uma síndrome comportamental em que animais com lesão estrutural unilateral no prosencéfalo ignoram todos os estímulos sensoriais da metade contralateral de seu ambiente é chamada *síndrome de negligência unilateral*.

POSTURA

A postura ereta normal é mantida pela integração de várias vias do SNC e reflexos espinais. Posturas anormais refletem a perda dessa integração normal. A postura de base ampla é comum em animais atáxicos, particularmente aqueles com problemas de equilíbrio devido a doenças cerebelares ou vestibulares (Figura 58.6). A inclinação contínua da cabeça com resistência ao endireitamento geralmente está associada a uma anomalia do sistema vestibular (Figura 58.7; ver Capítulo 63). Nos animais em decúbito, a postura e outros achados neurológicos auxiliam a localização da lesão.

Postura de Schiff-Sherrington

A postura de Schiff-Sherrington é observada em cães com lesão aguda grave da medula espinal torácica ou lombar cranial (geralmente fratura/luxação, infarto ou hemorragia) que interfere na inibição ascendente normal dos neurônios motores extensores do membro anterior por células limítrofes nos segmentos da medula espinal lombar cranial (principalmente L2-L4). Os membros anteriores apresentam aumento do tônus extensor com movimento voluntário, força e propriocepção normais (Figura 58.8). Os membros posteriores apresentam paralisia e reflexos normais a aumentados (NMS). Essa postura sugere dano grave agudo da medula espinal entre os segmentos T3 e L1, mas não tem significado prognóstico.

TABELA 58.2

Distúrbios de consciência.

Estado	Característica
Normal	Alerta; responde de forma adequada aos estímulos ambientais
Depressivo	Quieto ou sonolento, responde a estímulos ambientais; obtundido
Delirante	Alerta; responde inadequadamente a estímulos; agitado ou confuso
Estupor	Inconsciente, exceto quando despertado por estímulos fortes (muitas vezes dolorosos)
Comatoso	Um estado de profunda inconsciência do qual o animal não pode ser despertado, mesmo com estímulos nocivos

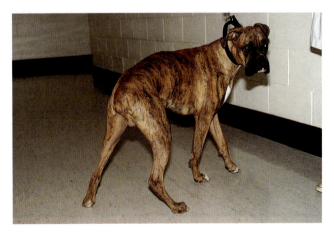

Figura 58.6 Postura ampla e abdução excessiva de membros, indicativos de ataxia, em um Boxer de 2 anos com meningoencefalomielite por *Neospora caninum* e acometimento da medula espinal cervical e do cerebelo.

Rigidez de descerebração

Esta postura é observada quando há uma lesão grave na porção rostral do tronco cerebral (mesencéfalo). Os animais acometidos apresentam estupor ou coma, com todos os membros em extensão rígida, além de extensão dorsal da cabeça e do pescoço (opistótono; Figura 58.9 A).

Rigidez de decerebelação

A porção rostral do cerebelo é responsável pela inibição do tônus muscular extensor excessivo. Uma lesão aguda nessa região pode causar aumento do tônus do músculo extensor do membro anterior e opistótono. O estado mental é normal, o que ajuda a diferenciar essa postura da rigidez de descerebração. Os quadris podem ficar em flexão para a frente devido ao aumento do tônus do músculo iliopsoas. Essa postura pode ser episódica (ver Figura 58.9 B e C).

MARCHA

A avaliação clínica da marcha requer a observação dos movimentos do animal durante a caminhada em uma superfície plana e não escorregadia, com voltas e círculos frequentes. Se o animal for incapaz de andar sem ajuda, deve ser ajudado por uma tipoia para permitir a melhor avaliação do movimento voluntário e da marcha. Cada paciente deve ser avaliado quanto a paresia (fraqueza), ataxia, claudicação e movimentos circulares.

Paresia/paralisia

Paresia é definida como fraqueza ou incapacidade de sustentação de peso (paresia relacionada ao NMI) ou incapacidade de andar de forma normal (paresia relacionada ao NMS). *Paralisia* é o termo usado para descrever a perda de todos os movimentos voluntários (Tabela 58.3). Em animais que ainda andam, a marcha associada à doença relacionada ao NMI é

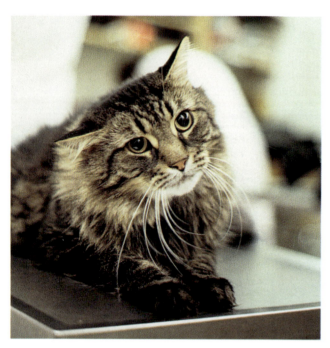

Figura 58.7 Inclinação da cabeça à direita em um gato adulto com doença vestibular periférica à direita causada por otite média/interna.

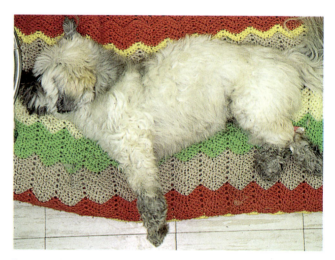

Figura 58.8 Postura de Schiff-Sherrington em um Lhasa Apso de 9 anos causada por fratura traumática e luxação da coluna em T11-T12, acompanhada por lesão da medula espinal naquele local. Houve perda de propriocepção, perda de movimento voluntário e perda de sensibilidade à dor profunda nos membros posteriores, com aumento dos reflexos. Os membros anteriores eram neurologicamente normais, exceto pelo aumento do tônus extensor.

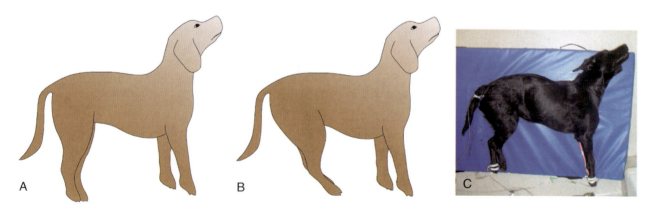

Figura 58.9 Posturas anormais. **A.** Rigidez de descerebração. **B.** Rigidez de decerebelação. **C.** Rigidez de decerebelação em um Labrador Retriever de 6 meses com hemorragia intracraniana após intoxicação por varfarina.

muito diferente da marcha associada a uma lesão no NMS. Animais com doença relacionada ao NMI apresentam fraqueza grave (paresia) e flacidez relativa nos músculos dos membros acometidos; além disso, dão pequenos passos, tentando manter os pés sob o centro de gravidade. Sua marcha curta e agitada é comumente confundida com claudicação ortopédica e os animais podem tremer ou desmaiar com pequenos esforços. As tentativas de movimentação rápida podem deixar o andar saltitante, como de um coelho, ou causar colapso. A menos que apresentem paralisia ou disfunção nervosa sensorial significativa, os animais com doença relacionada ao NMI devem ter reações posturais normais, desde que seu peso corpóreo seja sustentado durante a colocação e o salto.

Em contrapartida, os animais com lesões no NMS apresentam início tardio da protração dos membros (a fase de balanço da marcha) ao tentarem caminhar ou pular; além disso, costumam ter uma passada mais longa do que o normal com um grau variável de espasticidade ou rigidez dos membros (paresia espástica). Animais com lesões no NMS têm reações posturais anormais e são atáxicos devido à interrupção dos tratos proprioceptivos (sensoriais) gerais que acompanham os tratos do NMS.

Ataxia

Ataxia, ou incoordenação, é causada por lesões no cerebelo, no sistema vestibular ou no trato sensorial proprioceptivo geral (PG) na medula espinal e tronco cerebral caudal (Boxe 58.7). Animais com ataxia PG perdem a consciência de onde seus membros estão no espaço (Vídeo 58.1). Têm postura ampla, passadas longas, maior tônus extensor nos membros acometidos, abdução excessiva dos membros durante a rotação, flexão exagerada dos membros e tendência a arrastar ou contorcer os membros acometidos ao caminhar. Durante a marcha, os membros podem se cruzar e a fase de sustentação de peso pode

 TABELA 58.3

Localização de lesões que causam paresia e paralisia.

Tetraparesia/tetraplegia: paresia ou paralisia dos quatro membros	
Propriocepção e reflexos espinais normais	Doenças não neurológicas *(doença cardíaca, hipoglicemia, anomalias eletrolíticas, hipoxemia)*
	Miastenia *gravis*
	Distúrbios musculares generalizados
Sinais relacionados ao NMI em membros anteriores e posteriores	Distúrbios generalizados da substância cinzenta ventral da medula espinal, raízes nervosas ventrais, nervos periféricos ou junção neuromuscular
Sinais relacionados ao NMI em membros anteriores e ao NMS em membros posteriores	Medula espinal C6-T2
Sinais relacionados ao NMS em membros anteriores e posteriores	C1-C5 ou tronco cerebral
Paraparesia/paraplegia: paresia ou paralisia dos membros posteriores	
Membros anteriores normais, sinais relacionados ao NMI em membros posteriores	Medula espinal L4-S3
Membros anteriores normais, sinais relacionados ao NMS em membros posteriores	Medula espinal T3-L3
Monoparesia/monoplegia: paresia ou paralisia de um membro	
Sinais relacionados ao NMI	Lesão do NMI que inerva diretamente o membro acometido *(corpo celular do neurônio motor na massa cinzenta da medula espinal ventral, raízes nervosas ventrais, nervos espinais, nervos periféricos)*
Sinais relacionados ao NMS no membro posterior	Medula espinal T3-L3 ipsilateral
Hemiparesia/hemiplegia: paresia ou paralisia de ambos os membros em um lado	
Sinais relacionados ao NMI nos membros anteriores e ao NMS nos membros posteriores	Medula espinal C6-T2 ipsilateral
Sinais relacionados ao NMS nos membros anteriores e posteriores	Medula espinal C1-C5 ipsilateral; tronco cerebral ipsilateral; prosencéfalo contralateral

NMI: neurônio motor inferior; NMS: neurônio motor superior.

ser prolongada devido à retração dos membros acometidos. De modo geral, os déficits são mais aparentes quando os animais andam em círculos pequenos. As reações posturais são mais obviamente anormais em animais com ataxia PG devido a lesões na medula espinal ou no tronco cerebral.

A ataxia vestibular se manifesta principalmente como uma perda de equilíbrio, que causa inclinação para a frente e uma postura agachada de base ampla com tendência a se apoiar, deslizar, cair ou rolar para o lado (Vídeo 58.2). A ataxia vestibular costuma ser acompanhada por um nistagmo anormal (ver Capítulo 65). A ataxia cerebelar reflete a incapacidade de controle de taxa, alcance e força do movimento (Vídeo 58.3). Os animais acometidos apresentam postura de base ampla, balançam o corpo de um lado para o outro (ataxia do tronco) e protração ligeiramente tardia dos membros seguida por movimentos exagerados (hipermétricos). Há hiperflexão acentuada dos membros durante a protração e, em seguida, um retorno vigoroso ao suporte de peso, criando um efeito de "explosão" ao movimento. Animais com ataxia cerebelar apresentam força normal, aumento do tônus muscular e, de modo geral, reações posturais relativamente normais (Figura 58.10). Um leve tremor de cabeça pode ser observado; o acometimento dos componentes vestibulares do cerebelo pode provocar inclinação da cabeça, nistagmo e perda de equilíbrio (ver Capítulos 60 e 63).

Claudicação

A claudicação é causada por desconforto durante o movimento normal. Se todos os membros forem igualmente doloridos, os animais podem desenvolver marcha rígida e curta, como observada na poliartrite. Animais com claudicação de um membro têm uma fase curta de suporte de peso no membro acometido e uma fase de suporte de peso mais longa do que o normal no membro contralateral. Em alguns casos, o membro dolorido fica elevado ou é arrastado. A claudicação que afeta um membro é comum em animais com doença ortopédica, mas também pode ser uma característica proeminente em animais com compressão (pinçamento) de um nervo espinal ou raiz nervosa por uma extrusão de disco lateralizado ou tumor de raiz nervosa.

Andar em círculos

O andar em círculos pode ser causado por lesões no prosencéfalo ou no sistema vestibular. Cães com lesões unilaterais no prosencéfalo geralmente andam em círculos largos em direção ao lado da lesão. O andar em círculos pequenos em direção ao lado da lesão está mais frequentemente associado a distúrbios vestibulares (Figura 58.11). A maioria dos animais com doença vestibular também exibe ataxia, perda de equilíbrio, inclinação da cabeça e nistagmo.

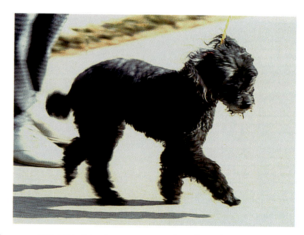

Figura 58.10 Movimentos exagerados (hipermétricos) dos membros em um Poodle miniatura com meningoencefalite granulomatosa e acometimento do cerebelo.

 BOXE 58.7

Localização da ataxia.

Ataxia da medula espinal (proprioceptiva geral)
Paresia de membros acometidos
Incapacidade de reconhecer a posição do membro
Postura de base ampla
Passadas largas
Aumento do tônus extensor nos membros acometidos (paresia espástica)
Abdução excessiva de membros durante a rotação
Reações posturais anormais
Estado mental e nervos cranianos normais

Ataxia vestibular
Inclinação da cabeça
Postura ampla e agachada
Problemas de equilíbrio
Periférica: reações posturais normais
Central: reações posturais anormais

Ataxia cerebelar
Força normal
Postura de base ampla
Movimentos hipermétricos dos membros
Balanço do tronco
Reações posturais normais
Tremor de intenção da cabeça

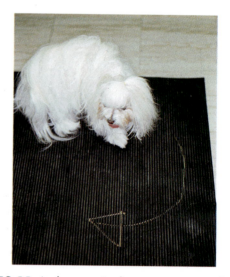

Figura 58.11 Andar em círculos pequenos e inclinação da cabeça para a direita em um Maltês de 3 anos com doença inflamatória e acometimento do prosencéfalo direito e do tronco encefálico.

REAÇÕES POSTURAIS

As séries complexas de respostas que mantêm um animal em uma posição ereta são chamadas *reações posturais*. O teste de reação postural é usado para determinar se os animais podem reconhecer a posição de seus membros no espaço (propriocepção). Os receptores sensoriais de propriocepção são originários nos músculos, tendões e articulações e os tratos proprioceptivos da medula espinal transmitem essas informações sensoriais para o córtex cerebral. A maioria dos tratos proprioceptivos ascende pela medula espinal ipsilateral e cruza a linha média no tronco cerebral rostral (ver Figura 58.5). As anomalias detectadas durante as manipulações realizadas para testar as reações posturais não fornecem informações precisas de localização, mas são indicadores sensíveis que sugerem a presença de disfunção neurológica em algum ponto da via neurológica. Uma avaliação cuidadosa e sistemática das reações posturais pode permitir a detecção de déficits sutis não observados durante o exame de marcha de rotina e determinar se cada membro é neurologicamente normal ou anormal. O teste de reação postural deve incluir posicionamento tátil, saltitar, carrinhos de mão e meio andar (Figura 58.12; Vídeo 58.4). Realizado por um clínico experiente e comparando os membros direito e esquerdo de um animal com movimento voluntário, o saltitar é o teste de reação postural mais sensível e confiável. Segure o animal, sustente seu peso em um membro e incline seu corpo e faça-o saltar para o lado de modo que seu centro de gravidade não fique mais apoiado naquele membro. A resposta normal é imediatamente levantar o membro e recolocá-lo diretamente sob o centro de gravidade. Qualquer atraso nessa resposta é anormal. Em animais com fraqueza significativa, é importante sustentar a maior parte do peso corpóreo durante o teste de reação postural. Animais com doenças neuromusculares que ainda têm sensibilidade normal e a capacidade de movimentação voluntária dos membros pulam rapidamente (normal) desde que seu peso seja sustentado, já que sua propriocepção é normal. Para fins de localização da lesão, as anomalias no teste de reação postural são geralmente interpretadas como sinais relacionados ao NMS, que devem, então, ser confirmados com o teste de tônus muscular e reflexos espinais (ver Boxe 58.4 e Tabela 58.1).

TAMANHO/TÔNUS MUSCULAR

A atrofia muscular e o tônus muscular devem ser avaliados por meio da palpação cuidadosa e movimentação de cada membro em certa amplitude. A atrofia muscular pode se desenvolver lentamente devido ao desuso ou rapidamente por uma lesão relacionada ao NMI que supre um músculo (atrofia neurogênica). A atrofia muscular focal detectada em um membro pode ser usada para a localização precisa de lesões de nervo periférico, raízes nervosas ou substância cinzenta da medula espinal, já que os segmentos da medula espinal e nervos periféricos responsáveis pela inervação de cada um dos músculos dos membros são bem conhecidos. O inchaço ou aumento de volume muscular é uma característica de algumas miopatias. De modo geral, o tônus muscular é menor em animais com lesões significativas no NMI, enquanto o tônus muscular extensor é maior nas lesões de NMS (ver Tabela 58.1). Alterações extremas no tônus muscular podem ser observadas em animais com síndrome de Schiff-Sherrington e com rigidez por descerebração e decerebelação (ver Figuras 58.8 e 58.9).

REFLEXOS ESPINAIS

A avaliação do reflexo espinal ajuda a classificar um distúrbio neurológico como relacionado a NMS ou NMI. Os reflexos espinais e o tônus muscular são menores ou ausentes nos membros acometidos por distúrbios do NMI e normais a maiores na doença relacionada ao NMS. Os reflexos espinais devem ser avaliados com o animal relaxado, contido em decúbito lateral. Cada reflexo é considerado ausente (0), diminuído (+1), normal (+2) ou aumentado (+3 ou +4). Lesões em NMI graves o suficiente para causar fraqueza e marcha anormal provocam ausência ou diminuição de reflexos. Lesões de NMS aumentam o reflexo, que nem sempre é distinguível do normal. Na ausência de outros déficits neurológicos, um reflexo exagerado tem pouco significado e pode ser observado em animais agitados ou nervosos. Os principais reflexos de membros em cães e gatos são reflexo patelar, reflexo ciático, reflexo de retirada (flexor) do membro posterior e reflexo de retirada (flexor) do membro anterior. Os demais reflexos são inconsistentes em animais normais e, assim, não são avaliados de forma rotineira. A Tabela 58.4 lista os reflexos espinais e os segmentos da medula espinal responsáveis por mediar cada reflexo.

Reflexo patelar

Com o animal contido em decúbito lateral, avalie o reflexo no membro superior (não deitado) segurando o joelho em flexão parcial e golpeando o ligamento patelar com a superfície plana do plexímetro, alongando as fibras do músculo quadríceps (Figura 58.13). A resposta normal é uma contração reflexa do músculo quadríceps. Este é um reflexo miotático monossináptico (estiramento), com componentes sensoriais e motores contidos no nervo femoral e nos nervos espinais L4, L5 e L6, raízes nervosas e segmentos da medula espinal. O reflexo patelar fraco ou ausente indica uma lesão do nervo femoral ou dos segmentos da medula espinal ou das raízes nervosas L4-6. Uma lesão cranial ao segmento L4 da medula espinal geralmente causa um reflexo exagerado. Embora este seja o reflexo tendíneo de avaliação mais confiável, a interpretação de sua resposta pode ser difícil. Ocasionalmente, uma lesão do nervo ciático ou dos segmentos L6-S2 da medula espinal faz com que o reflexo patelar pareça aumentado pela diminuição do tônus nos músculos opostos à extensão do joelho (pseudo-hiper-reflexia). Ocasionalmente, o reflexo patelar é difícil de obter em animais com doença ortopédica significativa do joelho. Às vezes, é menor ou ausente em cães normais (especialmente de raças grandes) e pode não ser observado em alguns cães idosos, talvez por uma neuropatia relacionada à idade que afeta o lado sensorial do arco reflexo. Em pacientes tensos, o reflexo pode estar diminuído ou ausente no membro superior, mas ser normal no membro deitado relaxado; assim, é importante verificar esse reflexo nos dois membros nas duas posições.

Reflexo de retração (flexor) do membro posterior

Com um dedo, exerça pressão suficiente para provocar a flexão do quadril, joelho, jarrete e dedos (Figura 58.14 A e B). Se a pressão manual for inadequada, aperte a base de uma unha com um par de pinças. O reflexo de retirada do membro posterior é complexo. A estimulação sensorial ocorre pelos ramos fibulares (dorsal, lateral) e tibial (ventral) do nervo ciático e do ramo

1034 PARTE 9 ■ Distúrbios Nervosos e Neuromusculares

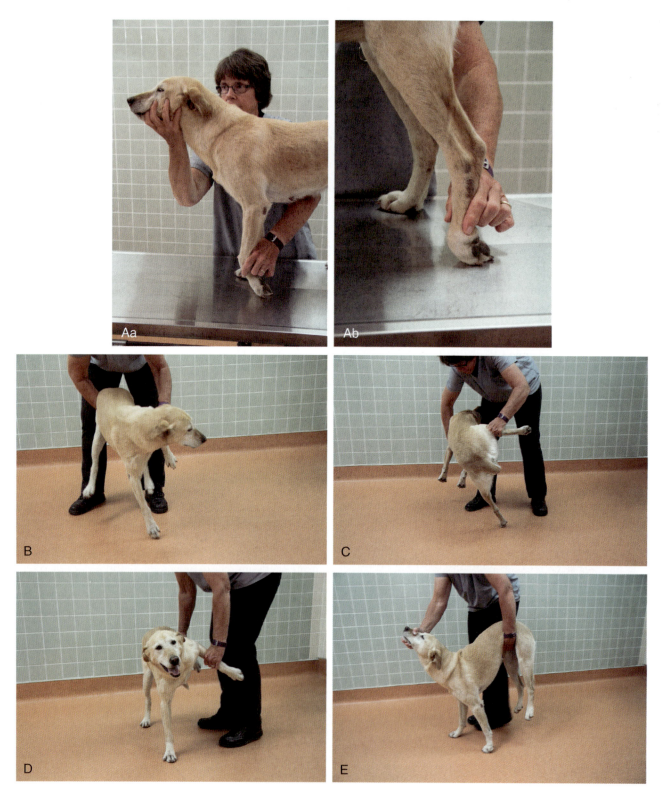

Figura 58.12 Teste de reação postural. **Aa** e **Ab.** A propriocepção (posicionamento tátil) é avaliada por meio da colocação da superfície dorsal da pata do animal no chão enquanto seu peso é sustentado. A resposta normal é um retorno imediato à posição inicial. **B.** Saltitar com o membro anterior. O animal é apoiado sob o abdome e um membro anterior é retirado do solo. O animal é inclinado e movido lateralmente em direção ao membro sendo avaliado. O animal normal rapidamente levanta e recoloca o membro sob seu corpo ao se mover em sentido lateral. **C.** Saltitar com os membros posteriores. O animal é apoiado sob o tórax e um membro posterior é retirado do solo. O animal é inclinado e movido lateralmente em direção ao membro sendo avaliado. O animal normal rapidamente levanta e recoloca o membro sob seu corpo ao se mover em sentido lateral. **D.** Meio andar. Os membros anteriores e posteriores de um lado são levantados e os movimentos de caminhar para a frente e para o lado são avaliados. **E.** Carrinho de mão. O animal é apoiado sob o abdome e movido para a frente. A cabeça pode ser elevada para a remoção do estímulo visual e acentuar as anomalias proprioceptivas, como mostrado aqui.

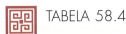

TABELA 58.4

Reflexos espinais.

Reflexo	Estímulo	Resposta normal	Segmentos da medula espinal
Retirada de membro anterior	Belisque o pé do membro anterior	Retração do membro	C6, C7, C8, T1 (T2)
Patelar	Golpeie o ligamento patelar	Extensão do joelho	L4, L5, L6
Retirada de membro posterior	Belisque o pé do membro posterior	Retração do membro	L6, L7, S1 (S2)
Ciático	Golpeie o nervo ciático entre o trocanter maior e o ísquio	Flexão do joelho e do jarrete	L6, L7, S1 (S2)
Tibial cranial	Golpeie o ventre do músculo tibial cranial logo abaixo da extremidade proximal da tíbia	Flexão do jarrete	L6, L7 (S1)
Perineal	Estimule o períneo com pinça	Contração do esfíncter anal, ventroflexão da cauda	S1, S2, S3, nervo pudendo
Bulbouretral	Comprima a vulva ou bulbo do pênis	Contração do esfíncter anal	S1, S2, S3, nervo pudendo
Músculo cutâneo do tronco	Estimule a pele sobre o dorso, lateralmente à coluna vertebral	Contração do músculo cutâneo do tronco	Ausência de resposta caudal a uma lesão grave da medula espinal. Usado para localizar lesões entre T3 e L3

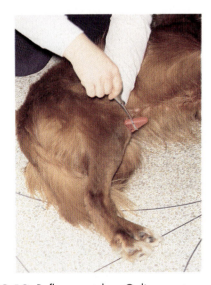

Figura 58.13 Reflexo patelar. O ligamento patelar reto é golpeado, o que provoca uma extensão reflexa do joelho ("pontapé").

safeno (medial) do nervo femoral. A resposta motora ocorre pelo nervo ciático e seus ramos, nervo tibial (flexão digital) e nervo fibular (flexão do tarso). Como o nervo femoral e os nervos espinais lombares medeiam a flexão do quadril, esse componente do reflexo pode ocorrer quando o dedo medial é estimulado, mesmo que o nervo ciático e seus ramos tenham sido destruídos. A menor resposta de retirada do membro posterior indica uma lesão no NMI que afeta o nervo ciático (ou seus ramos) ou os segmentos da medula espinal ou raízes nervosas L6-S1 (e às vezes S2). Uma lesão cranial a L6 provoca uma resposta reflexa normal a aumentada. A resposta de retirada é um reflexo segmentar que não depende da percepção consciente do animal do estímulo nocivo. A transecção funcional da medula espinal cranial a L6 causa um reflexo normal a aumentado (NMS), mas sem capacidade de percepção do estímulo.

Reflexo ciático

Com o animal em decúbito lateral, palpe a fossa formada pelo trocanter maior do fêmur e a tuberosidade isquiática. O uso da extremidade cônica do plexímetro para golpear a fossa provoca uma pequena flexão do jarrete (ver Figura 58.14 C). O reflexo ciático normal requer que o nervo ciático, os segmentos L6-S1 da medula espinal e o nervo fibular (ramo do nervo ciático) estejam intactos. O reflexo é menor em caso de presença de lesões nesses componentes e normal a aumentado nas lesões de NMS craniais a L6.

Reflexo de retração (flexor) do membro anterior

O único reflexo confiável do membro anterior é o reflexo de retração. Devido à participação de vários nervos, esse reflexo é usado como um teste bruto de todo o plexo braquial (raízes nervosas e nervos periféricos) e intumescência cervical (C6-T2). Com o dedo, provoque a flexão do ombro, cotovelo, carpo e dedos (Figura 58.15). Lesões em nervos periféricos, raízes nervosas ou segmentos da medula espinal nesse local provocam diminuição ou ausência do reflexo. As lesões acima de C6 na medula espinal causam uma resposta reflexa normal a aumentada (NMS).

1036 PARTE 9 ■ Distúrbios Nervosos e Neuromusculares

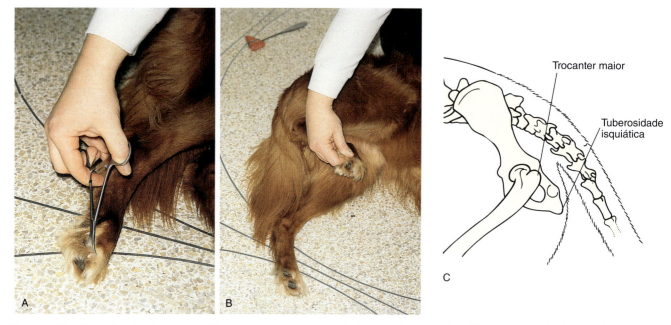

Figura 58.14 Avaliação do nervo ciático e dos segmentos L6-S2 da medula espinal. Reflexo de retirada do membro posterior: beliscar o dedo do pé (**A**) provoca flexão do membro (**B**). Avalie a flexão em todas as articulações do membro. Pode ser necessário usar uma pinça na base da unha para a estimulação adequada. **C.** Reflexo ciático: golpear o nervo ciático na fossa entre o trocanter maior do fêmur e a tuberosidade isquiática provoca flexão do membro.

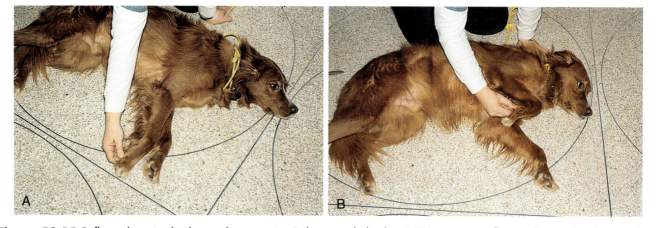

Figura 58.15 Reflexo de retirada do membro anterior. Beliscar o dedo do pé (**A**) provoca a flexão do membro (**B**). Avalie a flexão em todas as articulações do membro.

Reflexo extensor cruzado

Ao analisar os reflexos de retirada (flexores) em um animal em decúbito lateral, a extensão reflexa do membro oposto ao que está sendo estimulado é denominada *reflexo extensor cruzado*. A presença desse reflexo em um animal paralisado ou que não está tentando se levantar ou fugir sugere a presença de uma lesão no NMS do membro sendo avaliado.

Reflexos perineal e bulbouretral

Os reflexos perineal e bulbocavernoso são usados para avaliar o nervo pudendo (sensorial e motor) e os segmentos S1-S3 da medula espinal. No reflexo perineal, a pele do períneo é pinçada com uma pinça hemostática, o que provoca contração do esfíncter anal e ventroflexão da cauda (Figura 58.16). A mesma resposta deve ocorrer durante o exame retal digital.

O reflexo bulbouretral causa contração do esfíncter anal em resposta à compressão suave do bulbo do pênis ou da vulva. A lesão de NMI no nervo pudendo ou segmentos S1-S3 da medula espinal causa a perda de ambos os reflexos, incontinência urinária (sinais relacionados ao NMI na bexiga), perda de tônus nos esfíncteres anais interno e externo e dilatação anal com incontinência fecal.

Reflexo do músculo cutâneo (panículo) do tronco

Beliscar a pele do dorso causa uma contração reflexa bilateral dos músculos cutâneos do tronco, além da contração da pele sobreposta. Esse reflexo pode ser muito importante na avaliação de pacientes com lesão medular grave localizada na região T3-L3. Os pacientes acometidos apresentam sinais relacionados

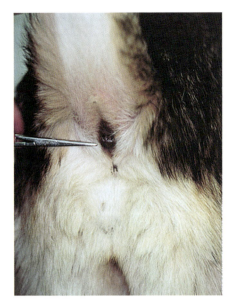

Figura 58.16 Reflexo perineal. Estimule a pele perineal com uma pinça hemostática, fazendo com que o esfíncter anal se contraia e a cauda fique em ventroflexão.

ao NMS nos membros posteriores e membros anteriores normais, mas, a menos que haja um local dolorido, a localização mais precisa da lesão pode ser difícil. Ao pinçar a pele ao longo do dorso, o nervo sensorial estimulado daquele local entra na medula espinal e as informações sensoriais aferentes sobem pelos tratos sensoriais da medula espinal. Se a medula espinal estiver intacta entre o sítio de estimulação e os segmentos C8-T1, há sinapse bilateral nos segmentos C8-T1, estimulando os neurônios motores do nervo torácico lateral, o que provoca contração do músculo cutâneo do tronco. Nas lesões em T3-L3 da medula espinal que causam paralisia, a via ascendente é interrompida e não há reflexo de panículo quando a pele é pinçada caudal à lesão; a estimulação da pele cranial à lesão, porém, provoca uma resposta (Figura 58.17). O teste começa à altura das asas do ílio, mas, em muitos animais normais, o reflexo não pode ser obtido até a estimulação cranial à região lombar. A contração muscular no aspecto mais caudal indica que todo o trajeto está intacto. Na ausência de resposta, a estimulação sistemática da pele imediatamente lateral a cada corpo vertebral deve ser realizada, progredindo anteriormente até a observação de uma contração. Como os nervos sensoriais que suprem a pele entram na medula espinal por uma ou duas vértebras craniais até o dermátomo estimulado, a lesão medular tende a ser ligeiramente cranial ao ponto de perda do reflexo do panículo. O reflexo do músculo cutâneo do tronco pode ser perdido unilateralmente quando há uma lesão ipsilateral no plexo braquial ou nos segmentos C8-T1, raízes nervosas ventrais ou nervos espinais. Em casos raros, esse reflexo não é observado em cães normais.

AVALIAÇÃO SENSORIAL

A avaliação da capacidade de percepção de um estímulo nocivo, como um beliscão (nocicepção), pode auxiliar a localização de lesões em NMS e NMI. Uma lesão transversal grave de NMS na região T3-L3 da medula espinal pode diminuir a

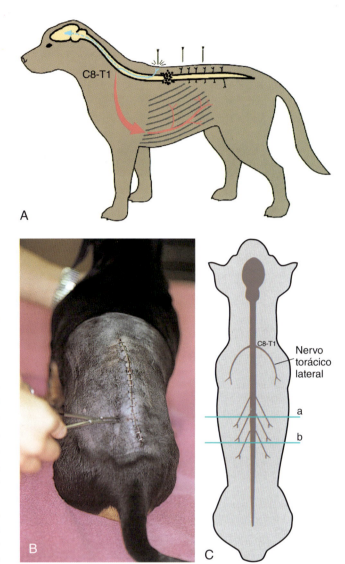

Figura 58.17 Reflexo do músculo cutâneo do tronco. **A** e **B.** Com uma pinça hemostática, aperte a pele do dorso imediatamente ao lado da coluna. Na ausência de lesão da medula espinal entre o sítio de estimulação e os segmentos C8-T1, há contração bilateral do músculo cutâneo do tronco. O reflexo pode estar ausente caudal a uma lesão grave da medula espinal. **C.** Os nervos sensoriais espinais seguem em sentido caudal, de modo que os dermátomos de sensibilidade cutânea lateral à coluna vertebral são caudais aos seus próprios corpos vertebrais. Uma lesão da medula espinal no sítio *a*, portanto, provoca perda da resposta do panículo caudal ao sítio *b*.

capacidade de percepção de um estímulo doloroso (beliscar da pele ou dígitos com pinça hemostática ou com dedos) nos membros posteriores e na pele do tronco caudal à lesão por ruptura dos tratos ascendentes sensoriais. Em um animal com paralisia, se a estimulação menor não provocar uma resposta comportamental, como virar a cabeça, vocalizar ou tentar morder, a capacidade de percepção de um estímulo nocivo mais grave, como a aplicação de uma pinça hemostática na base da unha (dor profunda), deve ser testada. Os tratos espinais que carreiam a sensação de dor profunda são pequenos, bilaterais e multissinápticos e localizados em áreas profundas da substância branca da medula espinal; assim, apenas uma lesão medular bilateral muito grave causa a ruptura completa desses tratos. Isso faz com que a capacidade de percepção de dor profunda seja um importante indicador prognóstico em animais com lesão grave da região T3-L3 da medula espinal por compressão (Figura 58.18). É importante lembrar que a retirada do membro indica apenas um arco reflexo intacto (nervo periférico e segmentos da medula espinal), enquanto uma resposta comportamental requer que os tratos sensitivos da medula espinal que ascendem ao cérebro também estejam preservados.

Em caso de paralisia relacionada ao NMI em um membro, o mapeamento dos limites de sensibilidade normal e diminuída pode ajudar a localização da lesão em nervos periféricos, raízes nervosas dorsais ou segmentos específicos da medula espinal. Com uma pinça hemostática, aperte a pele e identifique as regiões de anestesia local ou sensibilidade diminuída (Figura 58.19). Esses resultados podem ser comparados a mapas estabelecidos da inervação sensorial de regiões cutâneas (dermátomos), permitindo a localização precisa do defeito em NMI (ver Capítulos 65 e 66).

DOR/HIPERPATIA

Pescoço, coluna, membros, músculos, ossos e articulações devem ser palpados e manipulados para a detecção de áreas doloridas ou de mobilidade restrita (Vídeo 58.5). De modo geral, a dor é mais intensa diretamente sobre a lesão, o que torna esta parte do exame neurológico importante para a localização da lesão. As doenças traumáticas e inflamatórias tendem a ser dolorosas, enquanto as doenças degenerativas e congênitas raramente causam dor. Neoplasias que causam distorção dos tecidos (meninges, raízes nervosas ou ossos) também podem provocar desconforto.

A postura e o andar do animal devem ser observados. Animais com dor cervical mantêm a cabeça em postura baixa

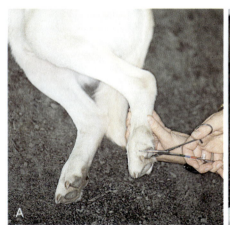
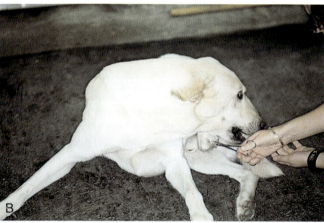

Figura 58.18 Avaliação da dor profunda. Belisque o dedo do pé (**A**) para avaliar se há resposta comportamental (**B**). A ausência de sensação de dor profunda indica a presença de lesão grave da medula espinal.

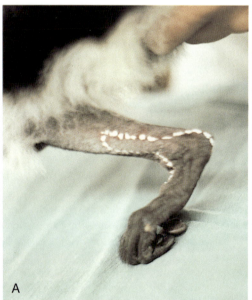
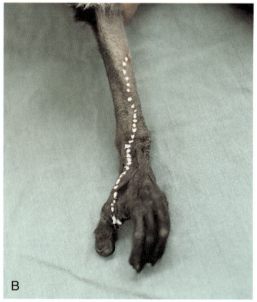

Figura 58.19 Perda sensorial no pé dorsolateral (**A**) e no membro posterior distal (**B**) em um lêmure após lesão do nervo fibular por uma injeção intramuscular.

e estendida, com o pescoço também em extensão; além disso, giram todo o corpo, em vez de virar o pescoço, para olhar para o lado. Animais com dor na coluna torácica ou lombar ficam em pé com as costas arqueadas (Figura 58.20). Animais com dor em ossos, articulações ou músculos geralmente dão passos curtos e rígidos e relutam em praticar exercícios.

A dor no pescoço é um sinal comumente associado a doenças compressivas ou inflamatórias da medula espinal cervical, raízes da coluna cervical ou meninges. O pescoço deve ser manipulado com cuidado em flexão dorsal, lateral e ventral para a avaliação da resistência ao movimento e da dor. A palpação profunda das vértebras e dos músculos epaxiais cervicais também pode ser realizada (Figura 58.21). As estruturas anatômicas que podem causar dor no pescoço são as meninges, raízes nervosas, facetas articulares, ossos e músculos (Boxe 58.8). A dor no pescoço também foi reconhecida como um sintoma clínico de doença intracraniana, particularmente de lesões em massa no prosencéfalo.

A dor à pressão de outras regiões da coluna vertebral pode ajudar a localizar lesões causadas por traumatismo, doença do disco intervertebral, discoespondilite ou neoplasia. Como os animais com dor na coluna toracolombar também podem resistir à palpação abdominal, a hiperpatia vertebral ou espinal é muitas vezes mal interpretada como dor abdominal. A compressão da cauda equina por tumor, disco ou proliferação de ligamentos geralmente causa dor na região lombossacra (ver Capítulo 65). Isso pode ser demonstrado pela pressão direta sobre a junção lombossacra ou tração dorsal da cauda (ver Figura 65.20).

A dor muscular deve ser avaliada pela manipulação dos membros e palpação de grupos musculares individuais. Durante a palpação, é importante tentar diferenciar a dor muscular daquela causada por anomalias ósseas ou articulares. Os distúrbios musculares associados à dor são principalmente as doenças inflamatórias, como polimiosite imunomediada, miosite mastigatória e miosite infecciosa causada pelos protozoários *Toxoplasma* e *Neospora*. A miopatia isquêmica, observada em animais com trombose que afeta o suprimento de sangue arterial a um grupo de músculos, também pode causar cãibras musculares graves e dor à palpação.

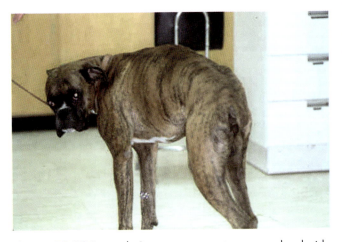

Figura 58.20 Boxer de 1 ano com as costas arqueadas devido à dor associada à discoespondilite.

FUNÇÃO DO TRATO URINÁRIO

Lesões graves da medula espinal são bastante associadas à disfunção do trato urinário. A função da bexiga deve ser avaliada com base nas observações sobre a micção (pelo tutor ou veterinário), palpação do órgão e tentativas de expressar urina. A bexiga flácida e facilmente expressa, reflexos perineais e bulbocavernosos ausentes ou diminuídos e tônus anal reduzido são esperados em pacientes com lesões do NMI (segmentos S1-S3 da medula espinal, nervo pudendo, nervo pélvico). Lesões em NMS craniais aos segmentos sacrais causam diminuição do controle voluntário da micção e hiperexcitabilidade reflexa do esfíncter uretral. Pode haver micção incompleta ou dissinergia detrusor-uretral. Lesões graves em NMS tornam a bexiga tensa e distendida, de difícil expressão.

NERVOS CRANIANOS

A disfunção de nervos cranianos pode ser causada por um distúrbio em um único nervo, uma polineuropatia difusa com acometimento de vários nervos ou um grupo de anomalias, como é comum em animais com doença da orelha média e interna ou tronco cerebral. Animais com doenças do tronco encefálico que causam disfunção dos nervos cranianos geralmente apresentam outros sinais, como déficits de reação postural, hemiparesia, quadriparesia ou alteração do estado mental.

O exame dos nervos cranianos não é difícil. Os nervos cranianos mais acometidos podem ser avaliados com um rápido exame neurológico regional (Tabela 58.5, Vídeo 58.6). Se os achados desse exame preliminar indicarem a presença de uma anomalia, cada nervo craniano pode ser examinado de forma individual e mais completa (Tabela 58.6; ver também *Leitura sugerida*).

Avaliação da visão, pupilas e da resposta a ameaças

O nervo óptico (NC2) é um componente importante das vias aferentes de visão, reflexo pupilar à luz e resposta a ameaças. No teste da resposta a ameaças, cubra um dos olhos do animal e avance a mão de forma ameaçadora em direção ao olho oposto, com cuidado para não tocar a pálpebra ou as vibrissas ou gerar uma corrente de ar que estimule a córnea, que é inervada pela porção sensorial do nervo trigêmeo (NC5) (Figura 58.22 A). Estimule levemente a face do paciente antes da avaliação da resposta a ameaças para chamar sua atenção e ter certeza de que o reflexo palpebral (NC7) está intacto, assim como a capacidade de piscar. A resposta a ameaças é aprendida e mediada pelo córtex; não é observada até as 10 a 12 semanas de vida em filhotes. A visão pode ser avaliada por meio da observação da resposta do animal ao seu ambiente, fazendo movimentos bruscos e deixando cair bolas de algodão para ver se o paciente acompanha o movimento. Talvez seja necessário criar um labirinto de objetos para avaliar a visão de cada olho.

Os axônios parassimpáticos do nervo oculomotor (NC3) são responsáveis pela constrição da pupila. O tamanho da pupila deve ser examinado em repouso em uma sala bem iluminada e, em seguida, em uma sala mal iluminada, com comparação dos dois olhos. Avalie a capacidade de contração

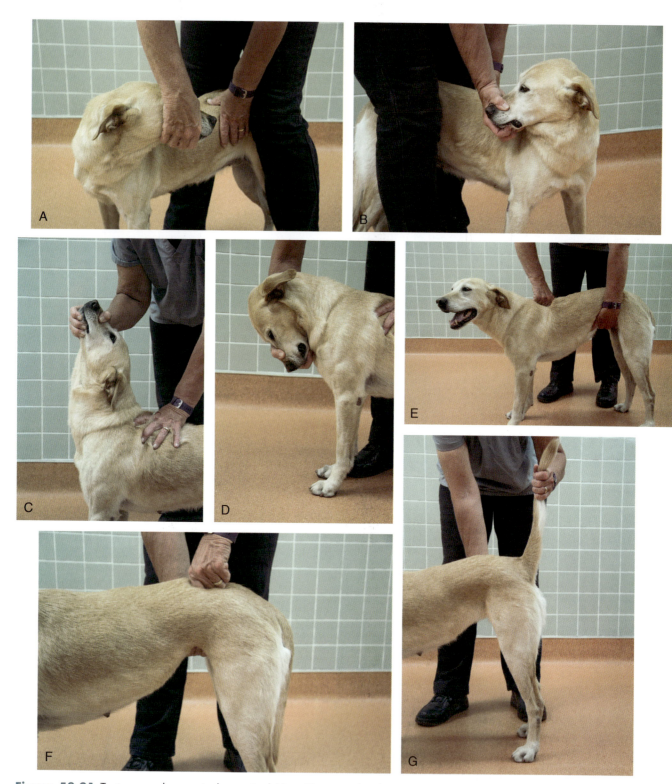

Figura 58.21 Teste para dor cervical e espinal (**A** a **D**) manipulando o pescoço por meio de uma amplitude de movimento completa, (**E**) aplicando pressão pela palpação profunda dos corpos vertebrais e músculos epaxiais espinhais, (**F**) aplicando pressão direta sobre a junção lombossacral e (**G**) aplicando tração dorsal à cauda.

(função parassimpática) e dilatação (função simpática) de cada pupila; para tanto, incida uma luz brilhante em um olho e, em seguida, no outro olho para observar a resposta e volte ao primeiro olho (Figura 58.22 B). A perda de visão e as anomalias pupilares são discutidas no Capítulo 61.

Avaliação de estrabismo, nistagmo e inclinação da cabeça

Para verificar a presença de estrabismo e nistagmo, determine se os olhos estão normalmente posicionados nas órbitas e se há nistagmo espontâneo com a cabeça parada. O nistagmo

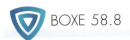

BOXE 58.8

Causas da dor no pescoço.

Músculo
Polimiosite (imune, infecciosa)
Lesão muscular

Osso
Fratura/luxação
Instabilidade/subluxação atlantoaxial
Discoespondilite/osteomielite
Síndrome de Wobbler
Neoplasia

Articulação (facetas articulares)
Poliartrite (imune, infecciosa)
Doença articular degenerativa (osteoartrite)

Raiz nervosa
Neoplasia
Compressão (por disco, tumor, tecido fibroso, cistos aracnoides)

Meninges
Neoplasia
Meningite/meningomielite infecciosa
Meningoencefalite de etiologia desconhecida (MED)
Meningoencefalite granulomatosa (MEG)
Arterite com meningite responsiva a corticosteroides (meningite asséptica)
Inflamação induzida por hemorragia

Cérebro
Lesão em massa (neoplasia, inflamatória)
Malformação de Chiari com siringomielia

---

espontâneo em repouso é sempre anormal e indica uma lesão vestibular central (medular), uma lesão da porção vestibular do NC8 ou uma lesão do cerebelo. A inclinação para a frente é comum em lesões em qualquer um desses locais. A posição anormal dos olhos (estrabismo) pode ser causada por um distúrbio vestibular ou dano à inervação dos músculos extraoculares (NC3, 4, 6) (Figuras 58.23 e 58.24). A disfunção do nervo oculomotor (NC3) pode causar estrabismo ventrolateral e incapacidade de girar o olho em sentido dorsal, ventral ou medial. Lesões do nervo abducente (NC6) causam estrabismo medial e incapacidade de olhar em direção lateral, enquanto lesões do nervo troclear (NC4) causam rotação dorsolateral do olho. As lesões desses nervos (NC3, 4, 6) costumam ocorrer juntas, produzindo oftalmoplegia externa completa, geralmente devido a uma massa na região dos seios cavernosos pareados no assoalho do crânio (síndrome do seio cavernoso).

Os distúrbios vestibulares podem causar estrabismo ventral (olho caído) do lado da lesão que só é evidente durante a extensão da cabeça e do pescoço (estrabismo posicional). Uma avaliação rápida da função de todos esses nervos pode ser realizada movendo a cabeça de um lado para o outro e estimulando o reflexo vestíbulo-ocular (Figura 58.25). Conforme a cabeça é lentamente virada para a direita, o olhar de ambos os olhos deve vagar lentamente para a esquerda antes de virar para a direita e retomar a posição central. Avalie esses movimentos vestibulares normais dos olhos (nistagmo fisiológico, reflexo oculocefálico) durante a movimentação da cabeça em cada direção.

Além de mover a cabeça de um lado para o outro para determinar se os movimentos dos olhos são normais, mantenha a cabeça do animal imóvel em cada posição lateral para determinar se há desenvolvimento de nistagmo anormal (posicional). A cabeça e o pescoço devem ser estendidos e mantidos nessa posição durante a avaliação dos olhos para a detecção de estrabismo ventral e desenvolvimento de nistagmo. Um animal normal com cabeça imóvel em qualquer posição não deve apresentar nistagmo. A maioria dos animais com lesões vestibulares centrais ou periféricas graves ou agudas apresenta nistagmo em repouso (espontâneo). Os distúrbios vestibulares menos graves ou compensados provocam apenas alguns batimentos de nistagmo anormal quando a cabeça do animal é mantida em uma determinada posição; isso é chamado *nistagmo posicional* e é anormal. É mais provável que o nistagmo posicional se torne evidente quando o animal é repentinamente colocado em decúbito dorsal com a cabeça e o pescoço estendidos (Figura 58.26). A direção do nistagmo é definida como a direção da fase rápida dos movimentos oculares.

Avaliação dos nervos trigêmeos (NC5)

O nervo trigêmeo é responsável pela inervação sensorial ipsilateral da pele da face, córnea, mucosa do septo nasal, mucosas nasofaríngeas e dentes e gengivas da mandíbula superior e inferior; também é responsável pela função motora dos músculos da mastigação. A função sensorial é testada pela avaliação da sensibilidade dos reflexos palpebrais ipsilaterais (NC5 [sensorial], NC7 [motora]) na pele do rosto e da resposta à estimulação da mucosa do septo nasal (Figura 58.27). A resposta comportamental é mediada pelo prosencéfalo contralateral; logo, os dois lados devem ser avaliados com cuidado. Ocasionalmente, a menor sensibilidade facial (hipoalgesia) pode ser observada em animais com lesões no prosencéfalo contralateral. A avaliação da função motora é baseada na atrofia dos músculos mastigatórios e teste da resistência da mandíbula ao abrir a boca. A paralisia motora bilateral do trigêmeo provoca mandíbula caída e incapacidade de fechar a boca (Figura 58.28). A perda da sensibilidade da córnea em cães com paralisia do trigêmeo pode diminuir a liberação reflexa de lágrimas e fatores tróficos, o que causa ceratite (ceratite neurotrófica) e úlcera de córnea em alguns animais.

Avaliação dos nervos faciais (NC7)

O nervo facial é responsável pela inervação motora dos músculos da face e inervação sensorial dos dois terços rostrais da língua (paladar) e do palato. Fibras parassimpáticas inervam as glândulas lacrimais e as glândulas salivares mandibulares e sublinguais. A avaliação da função motora é baseada na simetria do rosto e observação do piscar espontâneo e dos movimentos do pavilhão auricular, bem como pelo reflexo palpebral, piscar induzido pela resposta a ameaças e capacidade de contração do rosto em resposta a uma beliscada (NC5 [sensorial],

TABELA 58.5

Avaliação regional de nervos cranianos.

Teste do nervo craniano	Ação	Entrada sensorial	Função motora
Resposta de ameaça	Gesto ameaçador em direção ao olho; provoca um piscar de olhos	NC2 – nervo óptico	NC7 – nervo facial
Reflexo palpebral	Tocar no canto medial ou lateral do olho provoca piscar	NC5 – nervo trigêmeo *medial: ramo oftálmico lateral: ramo maxilar*	NC7 – nervo facial
Reflexo pupilar à luz	A incidência de luz no olho provoca constrição pupilar	NC2 – nervo óptico	NC3 – nervo oculomotor (parassimpático)
Examine a inclinação da cabeça	Avalie a posição da cabeça	NC8 – nervo vestibulococlear	–
Reflexo vestíbulo-ocular	Mova a cabeça de um lado para o outro e em sentido dorsoventral, avaliando os movimentos normais dos olhos e a ocorrência de estrabismo	NC8 – nervo vestibulococlear	NC3 – nervo oculomotor NC4 – nervo troclear NC6 – nervo abducente
Nistagmo posicional Sensibilidade facial	Vire o animal de costas e observe se há nistagmo Resposta palpebral Beliscar o lábio Insira a pinça hemostática no nariz para estimular a mucosa do septo nasal	NC8 – nervo vestibulococlear NC5 – nervo trigêmeo	–
Tônus mandibular	Avalie o tônus mandibular e a capacidade de fechar a boca	NC5 – nervo trigêmeo *(ramo mandibular)*	NC5 – nervo trigêmeo
Simetria facial	Examinar a simetria facial, a capacidade de piscar, contrair os lábios e mover as orelhas	NC2 – nervo óptico *(ameaça)* NC5 – nervo trigêmeo *(reflexo palpebral, corneano, pinça labial)*	NC7 – nervo facial
Reflexo de vômito Comer, beber	A estimulação manual da faringe induz a contração Observe a deglutição	NC9 – nervo glossofaríngeo NC10 – nervo vago	NC9 – nervo glossofaríngeo NC10 – nervo vago
Avaliação da língua	Inspecione a simetria da língua, observe os movimentos da língua ao comer e beber	NC5 – nervo trigêmeo NC7 – nervo facial NC12 – nervo hipoglosso	NC12 – nervo hipoglosso

NC: nervo craniano.

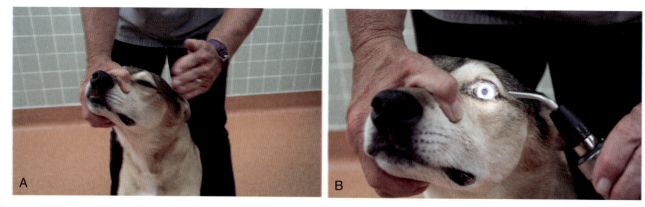

Figura 58.22 Avaliação da visão, das pupilas e da resposta a ameaças. **A.** Avalie a resposta a ameaças fazendo um gesto brusco em direção ao olho. **B.** Incida luz nos olhos para avaliar os reflexos pupilares.

TABELA 58.6

Função do nervo craniano.

Nervo craniano	Sinais de perda de função
I (olfatório)	Perda de olfato
II (óptico)	Perda de visão, pupila dilatada, perda do reflexo pupilar à luz (direto e consensual à incidência de luz no olho acometido)
III (oculomotor)	Perda do reflexo pupilar à luz no lado acometido (mesmo em caso de incidência de luz no olho oposto), pupila dilatada, estrabismo ventrolateral
IV (troclear)	Ligeira rotação dorsomedial do olho
V (trigêmeo)	Atrofia dos músculos temporal e masseter, perda de tônus e força da mandíbula, mandíbula caída (se bilateral), analgesia de áreas inervadas (face, pálpebras, córnea, mucosa nasal)
VI (abducente)	Estrabismo medial, redução da visão lateral, diminuição da retração do globo ocular
VII (facial)	Lábios, pálpebras e pavilhões auriculares caídos; perda da capacidade de piscar; perda da capacidade de retrair o lábio; possível diminuição da produção de lágrimas
VIII (vestibulococlear)	Ataxia, inclinação da cabeça, nistagmo, surdez
IX (glossofaríngeo)	Perda do reflexo de vômito, disfagia
X (vago)	Perda do reflexo de vômito, paralisia laríngea, disfagia
XI (acessório)	Atrofia dos músculos trapézio, esternocefálico e braquiocefálico
XII (hipoglosso)	Perda de força da língua

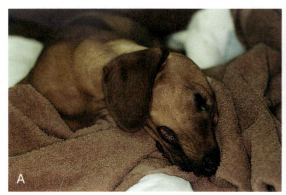 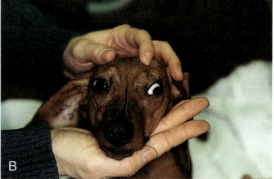

Figura 58.23 Inclinação da cabeça (**A**) e estrabismo ventrolateral (**B**) em um Dachshund de 2 anos após traumatismo com agulha no tronco cerebral durante uma mielografia cervical.

NC7 [motora]) (Figura 58.29). Por fazer com que o nervo facial percorra a orelha média antes da distribuição aos músculos da face, as lesões da orelha média podem causar disfunção do nervo facial. O teste de Schirmer deve ser usado para a avaliação da produção de lágrimas em animais com paresia ou paralisia facial.

Avaliação dos nervos glossofaríngeos (NC9), vagos (NC10) e hipoglossos (NC12)

Os nervos glossofaríngeos, vagos e hipoglossos são geralmente avaliados juntos como componentes do reflexo de vômito e da deglutição. O nervo glossofaríngeo (NC9) é responsável pela inervação motora da faringe e do palato e inervação sensorial do terço caudal da língua e da faringe (sensação de paladar). Também é responsável pela estimulação parassimpática para as glândulas salivares parótidas e zigomáticas. O nervo vago (NC10) fornece inervação motora e sensorial para a laringe, faringe e esôfago e inervação sensorial para as vísceras torácicas e abdominais. A porção parassimpática do nervo vago é responsável pela inervação motora da maioria das vísceras torácicas e abdominais. O nervo hipoglosso (NC12) fornece inervação motora para a língua.

O reflexo de deglutição ou vômito (NC9 e NC10) pode ser avaliado pela pressão externa da região hioide (deglutição) ou estimulação da faringe com um dedo (vômito). Talvez seja mais prático simplesmente observar o animal comer e beber.

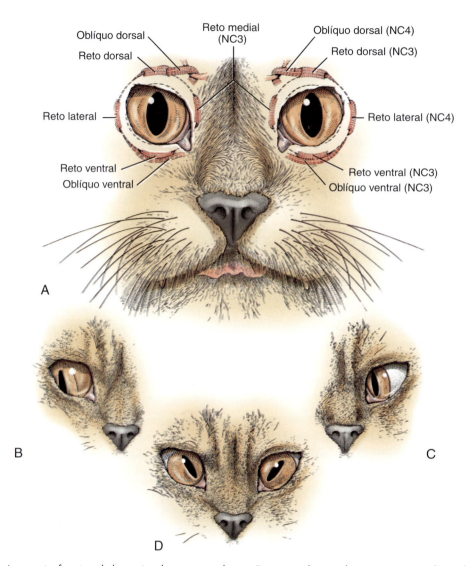

Figura 58.24 A. Anatomia funcional dos músculos extraoculares. Direções de estrabismo após paralisia dos neurônios oculomotores (**B**), paralisia dos neurônios abducentes (**C**) e paralisia dos neurônios trocleares (**D**). NC3: nervo oculomotor; NC4: nervo troclear; NC6: nervo abducente. (De DeLahunta A, Glass E: *Veterinary neuroanatomy and clinical neurology*, ed 3, St Louis, 2009, Elsevier.)

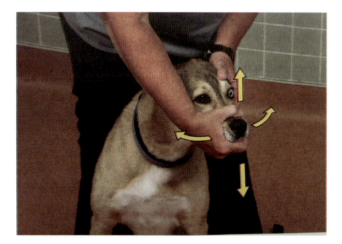

Figura 58.25 Avalie a posição e o movimento dos olhos durante a movimentação da cabeça em diferentes posições. (Extraída de Taylor S: *Small animal clinical techniques*, ed 2, St Louis, 2016, Elsevier.)

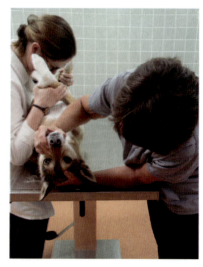

Figura 58.26 A colocação de um animal em decúbito dorsal pode revelar nistagmo posicional ou estrabismo.

CAPÍTULO 58 ■ Localização da Lesão e Exame Neurológico **1045**

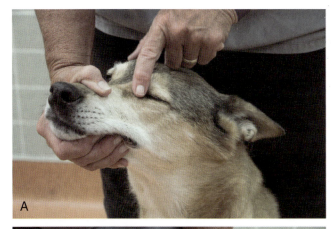
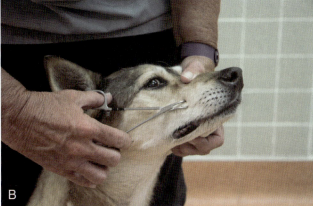
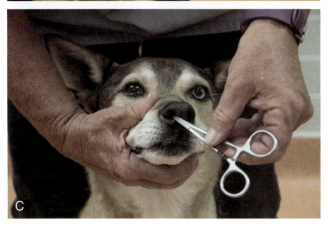

Figura 58.27 A distribuição sensorial do nervo trigêmeo (NC5) pode ser avaliada por meio da indução do reflexo palpebral (**A**), beliscando a pele da maxila (**B**) e estimulando a mucosa do septo nasal (**C**) com uma pinça hemostática.

A porção parassimpática do NC10 pode ser avaliada de acordo com a bradicardia reflexa que normalmente ocorre durante a pressão digital em ambos os globos oculares (reflexo oculocardíaco). O nervo hipoglosso (NC12) pode ser avaliado pelo exame da língua em busca de atrofia ou assimetria (Figura 58.30) e pela observação do movimento da língua ao comer e beber ou ao lamber uma pasta alimentícia colocada no nariz. Lesões unilaterais agudas no NC12 podem provocar desvio da língua para qualquer direção, mas lesões unilaterais crônicas causam atrofia ipsilateral e protrusão da língua para o lado da lesão.

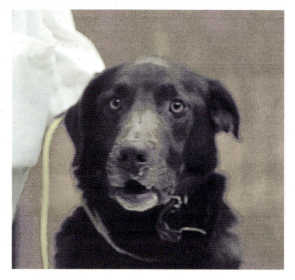

Figura 58.28 A paralisia motora bilateral do nervo trigêmeo é responsável pela incapacidade desse Labrador Retriever de 6 anos de fechar a boca.

LOCALIZAÇÃO DA LESÃO

Depois do término do exame neurológico, o estado mental, nervos cranianos, postura, marcha, membros anteriores, membros posteriores, períneo, ânus e bexiga do animal podem ser caracterizados como normais ou anormais. Na presença de doença acima do forame magno, os achados clínicos devem permitir a localização da lesão em uma região específica do encéfalo. Em pacientes com doença da medula espinal, é importante determinar se a anomalia neurológica em cada membro tem origem no NMS ou NMI para a localização em uma região da medula espinal ou em segmentos específicos da medula espinal (ver Boxe 58.4). Quando os sinais relacionados ao NMI são observados em um único membro, a lesão pode ser localizada de forma ainda mais precisa pela determinação dos músculos afetados e, em caso de acometimento simultâneo dos nervos sensoriais, análise da sensibilidade nos dermátomos. A hiperpatia focal também pode ajudar a localizar uma lesão com maior precisão. Sempre que possível, todas as anomalias neurológicas detectadas devem ser explicadas com base em uma única lesão. Às vezes, porém, isso é impossível porque o animal tem múltiplos focos de doença ou um distúrbio difuso.

ABORDAGEM DIAGNÓSTICA

Após a localização da lesão neurológica, é preciso gerar uma lista de prováveis diagnósticos diferenciais. Essa lista deve considerar idade, sexo, raça, achados à anamnese, localização neuroanatômica da lesão e natureza do início e progressão dos sinais neurológicos. É importante considerar todos os possíveis mecanismos ou causas de doenças que podem afetar o sistema nervoso (Boxe 58.9). Após o desenvolvimento da lista de prováveis diagnósticos diferenciais, exames podem ser solicitados para a confirmação ou a exclusão de cada um.

1046 PARTE 9 ■ Distúrbios Nervosos e Neuromusculares

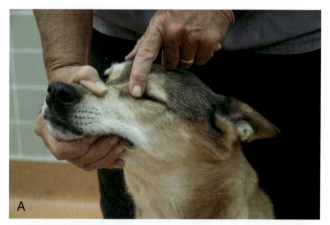

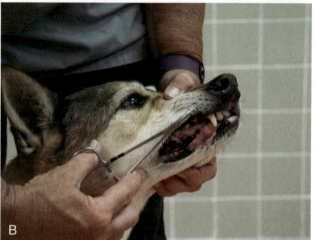

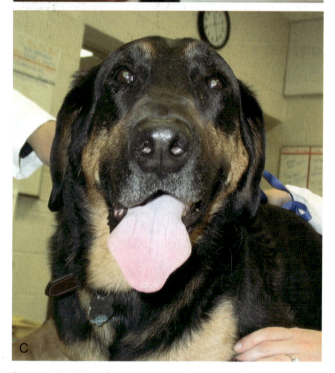

Figura 58.29 A função motora dos músculos da expressão facial pode ser avaliada pela indução de reflexo palpebral (**A**) e observação da capacidade de contorção do lábio em resposta a um belisco (**B**). Esse cão (**C**) tem paralisia facial do lado direito que causa queda dos lábios e incapacidade de piscar o olho direito.

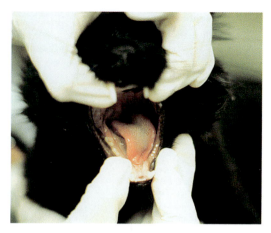

Figura 58.30 Desvio e atrofia da língua causados pela paralisia do nervo hipoglosso (NC12) esquerdo.

ANAMNESE

Idade, sexo, raça e estilo de vida do paciente podem indicar a doença subjacente. Os animais jovens tendem a apresentar distúrbios congênitos ou hereditários; também são mais suscetíveis a intoxicações e à maioria das doenças infecciosas. Animais mais velhos são mais suscetíveis a doenças neoplásicas e muitas das doenças degenerativas conhecidas. Certas raças são predispostas a distúrbios específicos; além disso, muitos distúrbios congênitos e hereditários foram observados em apenas uma ou algumas raças. Os cães que participam de competições ou trabalham (p. ex., caça, pastoreio, corrida, salto) podem ser mais suscetíveis a lesões relacionadas a atividades específicas. A possível exposição a traumatismos, toxinas e doenças infecciosas deve ser verificada por meio de uma anamnese cuidadosa.

INÍCIO E PROGRESSÃO DA DOENÇA

A avaliação do início e progressão dos sinais neurológicos é de extrema importância para priorizar a lista de diagnósticos diferenciais (Boxe 58.10). Os sinais podem ser peragudos e não progressivos ou ficarem cada vez mais graves com o tempo. O momento do início dos sinais neurológicos de distúrbios peragudos pode ser determinado com precisão, já que o animal passa de normal a anormal em minutos ou horas. Os sinais atingem a intensidade máxima com muita rapidez e, então, ficam estáticos ou melhoram com o tempo. Os exemplos são traumatismo externo, traumatismo interno por extrusão do disco intervertebral, distúrbios vasculares, como infartos ou hemorragia, e algumas intoxicações de ação rápida, como estricnina. Raramente, os animais com um distúrbio progressivo tipicamente lento (p. ex., tumor) apresentam uma exacerbação peraguda dos sinais devido a uma hemorragia ou fratura no sítio neoplásico. Com frequência, a anamnese completa revela que esses animais não eram inteiramente normais antes da deterioração aguda.

Os distúrbios neurológicos com deterioração bastante rápida ao longo de dias a semanas são classificados como subagudos e progressivos. Doenças inflamatórias infecciosas e não infecciosas e algumas das neoplasias de progressão mais rápida (p. ex., linfomas, doenças malignas metastáticas) geralmente se enquadram nesta categoria. Distúrbios metabólicos e nutricionais e algumas intoxicações também podem causar sinais progressivos subagudos. Em animais com sinais progressivos crônicos que se desenvolvem de forma muito lenta, ao longo de muitas semanas ou meses, a probabilidade de doença neoplásica ou degenerativa é maior.

BOXE 58.9

Esquema DAMNIT-VP: mecanismos da doença.

D	Degenerativo
A	Anômalo
M	Metabólico, malformação
N	Neoplásico, nutricional
I	Infeccioso, inflamatório, imune, iatrogênico, idiopático
T	Traumático, tóxico
V	Vascular
P	Parasitário

BOXE 58.10

Caracterização das doenças com base no início e na progressão.

Peraguda (minutos a horas)
Traumatismo externo
Hemorragia
Infarto
Traumatismo interno (extrusão de disco, fratura)
Algumas intoxicações

Subaguda e progressiva (dias a semanas)
Doença infecciosa
Doença inflamatória não infecciosa
Tumores de crescimento rápido (linfoma, neoplasia metastática)
Distúrbios metabólicos
Algumas intoxicações

Crônica e progressiva (meses)
A maioria dos tumores
Distúrbios degenerativos

Leitura sugerida

DeLahunta A, Glass E, Kent M. *Veterinary anatomy and clinical neurology*. ed 4. Philadelphia: WB Saunders; 2014.

Garosi L, Lowrie M. Neurological examination. In: Platt SR, Olby NJ, eds. *BSAVA manual of canine and feline neurology*. Gloucester: BSAVA; 2013.

Garosi L. Neurological examination of the cat. *J Feline Med Surg*. 2009;11:340.

Sharp NJH, Wheeler SJ. *Small animal spinal disorders*. Philadelphia: Elsevier; 2005.

Taylor SM. Neurological examination. In: Taylor SM, ed. *Small animal clinical techniques*. 2nd ed. St. Louis: Elsevier; 2016.

Thomas WB. Evaluation of veterinary patients with brain disease. *Vet Clin North Am Small Anim Pract*. 2010;40:1.

CAPÍTULO 59

Exames Diagnósticos de Doenças Neurológicas e Neuromusculares

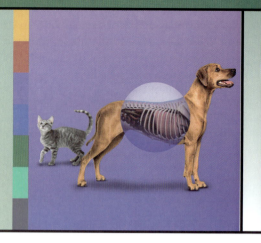

EXAME NEUROLÓGICO

Um exame neurológico completo (Capítulo 58) possibilita a localização da doença em uma região clinicamente relevante do sistema nervoso. A localização neuroanatômica da lesão e o início e progressão dos sinais neurológicos são importantes no desenvolvimento da lista dos principais diagnósticos diferenciais. Com esta lista pronta, solicite os exames adequados para confirmar ou excluir cada diagnóstico diferencial.

PESQUISA POR ANOMALIAS SISTÊMICAS

A identificação de anomalias sistêmicas concomitantes pode auxiliar o diagnóstico de doenças neoplásicas, metabólicas ou inflamatórias que afetam o sistema nervoso. Um exame físico completo deve dar atenção especial às estruturas que podem entrar em contato direto com o sistema nervoso, como olhos, orelhas e ossos da coluna e do crânio. Órgãos comumente acometidos por cânceres com alto potencial metastático para o sistema nervoso, como pele, linfonodos, cadeia mamária, próstata e baço, devem ser avaliados com cuidado sempre que forem consideradas metástases no sistema nervoso. Uma avaliação oftalmológica completa, inclusive com fundoscopia, pode identificar anomalias que sugerem doença infecciosa ou neoplásica.

Sempre que a neoplasia metastática é considerada um diagnóstico diferencial de sinais do encéfalo ou medula espinal, uma pesquisa sistêmica deve ser realizada, inclusive radiografias torácicas e abdominais, ultrassonografia abdominal e exame citológico de aspirados com agulha fina de linfonodos e de qualquer massa de tecido cutâneo ou interno. Como as técnicas de diagnóstico por imagem e os exames laboratoriais que possibilitam o diagnóstico de distúrbios específicos do sistema nervoso são limitados, a identificação e a caracterização de anomalias em outros tecidos podem facilitar o diagnóstico. Assim, exames diagnósticos mais específicos podem ser realizados para melhor avaliação dos animais com doença neurológica e chegar a um diagnóstico final.

AVALIAÇÃO LABORATORIAL DE ROTINA

Realiza-se a avaliação laboratorial para detectar uma causa metabólica de encefalopatia em animais com convulsões ou outros sinais que sugiram disfunção difusa do prosencéfalo, caracterização de doença sistêmica ou identificação de anomalias clínico-patológicas associadas a alguns distúrbios neurológicos primários. Exames de rotina, como hemograma completo, bioquímica sérica e urinálise, são recomendados a todos os pacientes com doenças do sistema nervoso.

Os achados hematológicos raramente são específicos, mas a leucocitose pode sugerir doença inflamatória. Cães com infecção aguda por cinomose podem apresentar linfopenia e, raramente, corpos de inclusão em hemácias e linfócitos. Às vezes, observam-se mórulas em neutrófilos de cães com erliquiose granulocítica. A microcitose acompanhada ou não por trombocitopenia é comum em cães com *shunts* portossistêmicos. Em casos raros, linfócitos atípicos são identificados no sangue de animais com linfoma em encéfalo ou medula espinal.

A bioquímica sérica auxilia a identificação de distúrbios metabólicos que causam neuropatias, encefalopatias ou convulsões. Os resultados normais podem ser usados para eliminar diabetes melito, hipoglicemia, hipocalcemia, hipopotassemia, uremia e distúrbios eletrolíticos séricos da lista de diagnósticos diferenciais. A concentração sérica de creatinoquinase é elevada em cães e gatos com inflamação muscular ou necrose. A gravidade específica da urina pode diferenciar a azotemia renal primária da doença pré-renal. Ocasionalmente, cristais de biurato de amônio são encontrados na urina de cães e gatos com *shunts* portossistêmicos (ver Capítulo 34).

Outros exames bioquímicos costumam ser realizados durante a avaliação diagnóstica de pacientes com distúrbios neurológicos. Os ácidos biliares pré e pós-prandiais são rotineiramente determinados para descartar encefalopatia hepática em animais com sinais relacionados com o prosencéfalo e monitorar a função hepática de pacientes em tratamento crônico com alguns anticonvulsivantes. Alternativamente, o teste de tolerância à amônia pode ser usado para avaliar a função hepática em pacientes não encefalopáticos, enquanto a concentração de amônia em repouso pode ser medida em pacientes com encefalopatia. As concentrações séricas de fármacos antiepilépticos são monitoradas de modo rotineiro para que as doses possam ser ajustadas para máxima eficácia e mínima toxicidade (ver Capítulo 62). Vários distúrbios endócrinos podem causar sinais neurológicos; portanto, exames específicos são necessários sempre que doenças da tireoide, disfunção da glândula adrenal ou anomalias no metabolismo do cálcio ou da glicose possam ser responsáveis por esses sinais.

IMUNOLOGIA, SOROLOGIA E MICROBIOLOGIA

Vários exames diagnósticos especiais podem ser realizados em pacientes com distúrbios neurológicos com possíveis causas infecciosas ou imunomediadas. A cultura bacteriana de liquor, urina e, talvez, sangue deve ser rotineiramente solicitada em pacientes com doença inflamatória de encéfalo, medula espinal ou meninges. Doença sistêmica simultânea, possibilidade de exposição e estado de vacinação determinam quais são os exames necessários para detecção de infecções. Em caso de identificação de lesões fora do SNC (p. ex., pneumonia, dermatite), a rota mais direta para um diagnóstico costuma ser a coleta de amostras desses sítios extraneurais. Há exames para detectar anticorpos ou antígenos séricos de muitos dos agentes infecciosos que podem afetar o SNC. O alto título de um anticorpo específico no liquor com relação ao soro pode levar ao estabelecimento de um diagnóstico definitivo. Alternativamente, a coloração imuno-histoquímica pode identificar microrganismos no tecido (encéfalo, medula espinal, músculo). Em alguns casos, a análise da reação da cadeia da polimerase (PCR) pode estabelecer o diagnóstico de infecção ativa por um microrganismo específico.

Os distúrbios imunomediados do SNC, como arterite-meningite responsiva a corticosteroides (MARE), meningoencefalite de etiologia desconhecida (MED) e meningoencefalomielite granulomatosa (MEG), são relativamente comuns em cães. O diagnóstico requer a observação de anomalias clínicas e clínico-patológicas típicas e a eliminação das possíveis doenças infecciosas, conforme já discutido. Cães com MARE comumente apresentam níveis de imunoglobulina (IgA) elevados no soro e no liquor, e alguns apresentam poliartrite imunomediada concomitante que contribui para o diagnóstico. Em cães com polineuropatias, polimiosite ou doença imunomediada multissistêmica aparente, a determinação dos títulos de anticorpos antinucleares (ANA) pode fundamentar o diagnóstico de lúpus eritematoso sistêmico (LES). A maioria dos cães com miastenia *gravis* adquirida tem anticorpos circulantes detectáveis contra receptores de acetilcolina, enquanto alguns com miosite muscular mastigatória têm anticorpos séricos contra miofibras do tipo 2M (ver Capítulo 67).

TÉCNICAS DE DIAGNÓSTICO POR IMAGEM DE ROTINA

RADIOGRAFIAS

As radiografias da área do tórax são um bom exame para a triagem de neoplasias metastáticas, alguns distúrbios infecciosos que acometem o pulmão e o megaesôfago. As radiografias abdominais avaliam o tamanho do fígado e a organomegalia. As radiografias são exames não invasivos que devem ser solicitados de modo rotineiro em animais com sinais do sistema nervoso.

ULTRASSONOGRAFIA

Recomenda-se a ultrassonografia abdominal para a pesquisa de tumor primário sempre que uma neoplasia metastática for considerada uma possível causa de sinais neurológicos. Aspirados com agulha fina de massas e órgãos aumentados devem ser submetidos à avaliação citológica. A ultrassonografia também pode ser usada para identificar *shunts* portossistêmicos em cães e gatos com sinais associados ao prosencéfalo.

TÉCNICAS DE DIAGNÓSTICO POR IMAGEM DO SISTEMA NERVOSO

RADIOGRAFIAS DA COLUNA

As radiografias da coluna vertebral auxiliam o diagnóstico de malformações congênitas, fraturas e luxações, doenças do disco intervertebral, doença degenerativa de vértebras ou facetas articulares, discoespondilite e neoplasia vertebral primária ou metastática. As radiografias devem ser centradas na região de interesse clínico estabelecida pelo exame neurológico. A anestesia geral é necessária para obter radiografias laterais e ventrodorsais de qualidade suficiente para a detecção de anomalias sutis, mas alterações mais evidentes podem ser identificadas com sedação simples. As radiografias são bons exames iniciais, porém não são muito sensíveis para doenças da coluna vertebral. A lise do osso vertebral não é detectada radiograficamente até a perda de mais de 50% do osso esponjoso. A neoplasia que afeta os tecidos moles do encéfalo ou da medula espinal raramente causa anomalias em radiografias simples.

MIELOGRAFIA

A mielografia é composta por injeção intratecal de contraste não iônico seguida pela aquisição de radiografias laterais, ventrodorsais e oblíquas para visualização da distribuição do material no espaço subaracnoide. Historicamente, a mielografia é mais utilizada para a identificação e a localização de lesões compressivas da medula espinal, como hérnia de disco ou tumores. Nas últimas duas décadas, a tomografia computadorizada (TC) e a ressonância magnética (RM) tornaram-se mais acessíveis e substituíram, em grande parte, a mielografia para a caracterização de lesões espinais. A mielografia ainda é uma boa técnica de diagnóstico por imagem em pacientes com doença da medula espinal na ausência de TC e RM.

O liquor sempre deve ser coletado antes da realização da mielografia e deve ser analisado ou preservado para análise. A injeção de contraste causa inflamação branda, o que dificulta a interpretação diagnóstica da citologia do liquor por, pelo menos, 1 semana após a mielografia.

A mielografia pode ser tecnicamente difícil e está associada a algum risco de complicações. Anestesia-se o animal, coleta-se o liquor para análise e realizam-se as radiografias. O contraste é introduzido no espaço subaracnoide por meio do espaço atlanto-occipital (AO) ou lombar (L5-6). As injeções lombares são tecnicamente mais difíceis, mas estão associadas a um menor risco de traumatismo iatrogênico da medula espinal. Além disso, possibilitam o melhor delineamento das lesões compressivas da medula espinal torácica e lombar porque o contraste pode ser injetado sob maior pressão e forçado ao redor de um sítio de compressão grave. As técnicas de mielografia cervical e lombar são descritas em detalhes em outros textos (ver *Leitura sugerida*).

As convulsões ocorrem em 10 a 20% dos animais que se recuperam da anestesia após a mielografia e são mais prováveis em cães com mais de 29 kg, que precisam de um grande volume de contraste, e em pacientes submetidos à mielografia cisternal. Essas convulsões geralmente podem ser controladas com diazepam (5 a 20 mg, administrado por via intravenosa [IV]). Alguns animais sofrem deterioração neurológica após a mielografia. Os cães de raças grandes com espondilomielopatia cervical (síndrome de Wobbler), os cães e gatos com doença inflamatória do SNC ou tumores extradurais e os cães com mielopatia degenerativa são os mais acometidos. Felizmente, essa deterioração tende a ser transitória.

O mielograma normal mostra o contraste preenchendo o espaço subaracnoide. O contraste é visto como uma coluna em cada lado do cordão em projeções ventrodorsais; em projeções laterais, há uma coluna ventral e uma coluna dorsal de contraste (Figura 59.1). Em mielografias normais, uma ligeira elevação e um afinamento da coluna ventral de contraste podem ser vistos sobre cada espaço intervertebral; no entanto, há uma larga coluna dorsal, indicando que não há compressão da medula espinal. Com base nas características do mielograma, uma lesão da medula espinal pode ser caracterizada como compressão extradural, compressão intradural extramedular ou edema intramedular (Figura 59.2). A TC após a mielografia melhora a visualização de pequenas quantidades de contraste no espaço subaracnoide, possibilitando a localização e o diagnóstico mais precisos da lesão. Isso pode ser muito importante para determinar a localização e a lateralidade na avaliação de emergência de pacientes com extrusões agudas de disco não mineralizado. Uma dose muito menor de contraste é necessária para a mielografia por TC em comparação com o procedimento convencional (25% da dose de contraste), diminuindo o risco de complicações associadas ao mielograma.

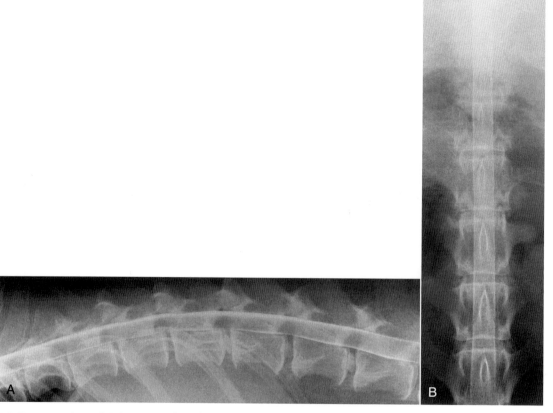

Figura 59.1 Projeções lateral (**A**) e ventrodorsal (**B**) de uma mielografia normal da região toracolombar em um cão. Vários discos intervertebrais calcificados podem ser vistos, mas não há evidências de compressão da medula espinal. (Cortesia do Dr. John Pharr, University of Saskatchewan, Saskatoon, Saskatchewan, Canadá.)

CAPÍTULO 59 ■ Exames Diagnósticos de Doenças Neurológicas e Neuromusculares **1051**

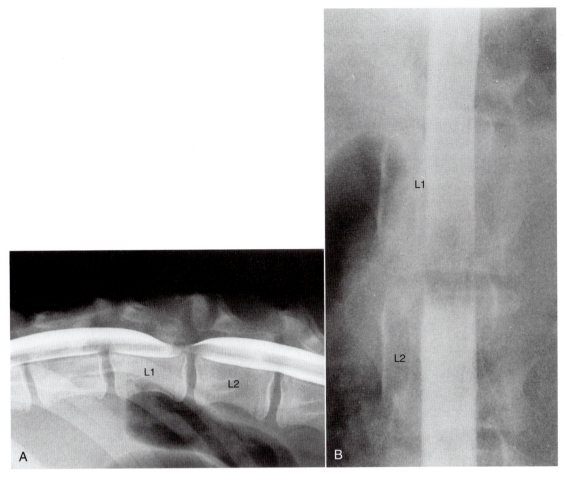

Figura 59.2 Projeções lateral (**A**) e ventrodorsal (**B**) da mielografia de um cão Pastor Alemão de 5 meses com ataxia progressiva há 3 semanas. Uma compressão extradural dorsal à medula espinal, na porção caudal da vértebra L1, pode ser observada. À necropsia, o cão apresentou uma única exostose cartilaginosa focal no teto da vértebra L1.

TOMOGRAFIA COMPUTADORIZADA

A TC é mais utilizada para a identificação e a caracterização de anomalias ósseas dos corpos vertebrais e do crânio, em especial em pacientes com fraturas/luxações vertebrais, extrusões agudas de disco mineralizado, tumores vertebrais, lesões ósseas de espondilomielopatia cervical, otite média/interna e doença fúngica ou neoplásica com acometimento da cavidade nasal ou seios da face. A visualização e a determinação da lateralidade de extrusões de disco não mineralizado por TC podem ser melhoradas pela administração de contraste iodado não iônico hidrossolúvel no espaço subaracnoide (mielograma por TC) ou por via IV (TC com contraste IV). Embora os detalhes intraparenquimatosos do encéfalo e da medula espinal geralmente sejam pobres apenas à TC, distorções grosseiras e assimetria muitas vezes podem ser visualizadas. As imagens obtidas antes e após a administração de contraste podem ser comparadas com lesões hiperintensas com maior vascularidade ou extravasamento vascular, como muitos tumores ou lesões inflamatórias (Figura 59.3)

Durante a aquisição da imagem de TC, um tubo de raios X circunda o animal e os detectores medem a radiação projetada através do paciente. As imagens são reconstruídas a partir desses dados, gerando cortes transversais e sagitais; além disso, podem ser reconstruídas em outros planos e de forma tridimensional.

Esse processo é muito rápido, com tempos de varredura bem curtos. As tomografias são mais baratas e acessíveis do que a RM e podem ser realizadas sob sedação em vez de anestesia geral em pacientes estáveis.

RESSONÂNCIA MAGNÉTICA

A RM, quando disponível, é a modalidade de imagem de escolha para todas as lesões que acometem o parênquima do encéfalo ou da medula espinal e os nervos periféricos. As imagens de RM têm excelente resolução de contraste do tecido mole, com excelentes detalhes neuroanatômicos; ademais, fornecem informações sobre a composição do tecido e a resposta à lesão. A aparência de lesões cerebrais em diferentes sequências de RM não apenas as localiza com precisão, mas ajuda a distinguir lesões inflamatórias, neoplásicas e hemorrágicas e infartos. Em animais com tumores cerebrais, a localização anatômica e as características à RM podem ser usadas para prever o tipo de neoplasia (Figuras 59.4 e 59.5). A RM da medula espinal é superior à TC e à mielografia em cães com espondilomielopatia cervical, hérnia de disco intervertebral, cistos sinoviais, estenose lombossacra, neoplasia medular, discoespondilite e lesões vasculares, como hemorragias, infartos e êmbolos fibrocartilaginosos (Figura 59.6). Além de identificar os sítios de compressão da medula espinal, a RM possibilita a

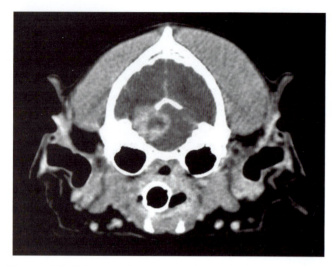

Figura 59.3 Tomografia computadorizada do crânio de um Golden Retriever de 11 anos com histórico de 5 meses de convulsões e inclinação progressiva da cabeça para a direita. Há uma grande massa cística contrastada no encéfalo e no cerebelo esquerdos, condizente com um meningioma cístico.

avaliação da resposta dos tecidos neurais à compressão, ajudando a diferenciar lesões causadoras de sinais clínicos agudos de lesões e cicatrizes mais antigas e crônicas.

As imagens de RM são geradas pelo efeito de correntes de radiofrequência aplicadas de maneira transitória em prótons que são alinhados pelo forte campo magnético do equipamento. O pulso de radiofrequência é interrompido e os prótons realinham-se, gerando seu próprio sinal de radiofrequência, medido por uma bobina. A combinação de campos magnéticos e pulsos de radiofrequência que cria uma imagem de RM é chamada "sequência de pulso". Diferentes sequências de RM fornecem diferentes informações sobre os tecidos. As imagens de RM mais usadas em neurologia veterinária são as de *spin-eco* ponderadas em T1 e T2. O fluido livre e a maior parte dos fluidos dentro dos tecidos (liquor, edema) são vistos como preto (sinal baixo, hipointenso em comparação com o parênquima normal do SNC) em imagens ponderadas em T1 e branco (sinal alto, hiperintenso em comparação com o parênquima normal do SNC) em imagens ponderadas em T2.

Muitos tumores e doenças inflamatórias causam aumento de fluido nos tecidos e, assim, apresentam regiões de maior intensidade de sinal em imagens ponderadas em T2 (regiões brilhantes). Regiões finas de alto sinal ao redor das lesões em imagens ponderadas em T2 podem representar edema (Tabela 59.1). As sequências ponderadas em T1 são boas para avaliação da anatomia, mas não para a detecção da maioria das lesões até a administração de contraste (gadolínio). As regiões com extravasamento de contraste para o parênquima por alteração da barreira hematencefálica têm aumento da intensidade do sinal (brilho em imagens ponderadas em T1) e representam áreas da lesão com forte suprimento de sangue (ver Figura 59.4). Além das imagens ponderadas em T1 e T2 obtidas com as sequências de *spin-eco* de rotina, o sinal alto da gordura pode ser suprimido com uma sequência curta de recuperação da inversão tau (STIR); da mesma maneira, o sinal de fluido livre pode ser suprimido com uma sequência de recuperação de inversão atenuada por fluido (FLAIR). A supressão do sinal do fluido livre com uma sequência FLAIR (tornando-o hipointenso) possibilita a diferenciação entre lesões císticas e edema tecidual no parênquima cerebral e melhora a visualização de lesões sutis adjacentes ao liquor ventricular ou subaracnoide (ver Tabela 59.1). É importante que as imagens de RM do encéfalo e da medula espinal sejam avaliadas e interpretadas por especialistas que possam distinguir artefatos de lesões reais e estejam familiarizados com a literatura em rápida expansão sobre as características de lesões neurológicas nessa técnica. Mais detalhes podem ser encontrados na seção *Leitura sugerida*.

COLETA E ANÁLISE DE LIQUOR

INDICAÇÕES

A análise do liquor pode auxiliar a avaliação diagnóstica de pacientes com doença do SNC. Alterações típicas na citologia e na concentração de proteínas do liquor auxiliam o diagnóstico de diversas doenças. Ocasionalmente, a cultura bacteriana, a PCR e a determinação de anticorpos no liquor levam ao diagnóstico definitivo em pacientes com doença infecciosa do SNC. O exame do liquor deve ser realizado na maioria dos animais com doença confirmada ou suspeita do encéfalo ou da medula espinal cujo diagnóstico não seja prontamente aparente com base nos achados à anamnese, nas anomalias sistêmicas e nas técnicas de imagem. A análise do liquor geralmente

 TABELA 59.1

Aparência de liquor, edema tecidual e gordura em sequências de imagens de ressonância magnética.

Sequência	Liquor	Edema tecidual	Gordura	Lesão vascular
Spin-eco ponderado em T1	Hipointensa	Hipointensa	Hiperintensa	–
Ponderada em T1 com contraste	Hipointensa	Hipointensa	Hiperintensa	Hiperintensa
Spin-eco ponderado em T2	Hiperintensa	Hiperintensa	Hiperintensa	–
T2 FLAIR	Hipointensa	Hiperintensa	Hiperintensa	–
T2 STIR	Hiperintensa	Hiperintensa	Hipointensa	–

FLAIR: recuperação de inversão atenuada por fluido; STIR: recuperação da inversão tau.

CAPÍTULO 59 ■ Exames Diagnósticos de Doenças Neurológicas e Neuromusculares **1053**

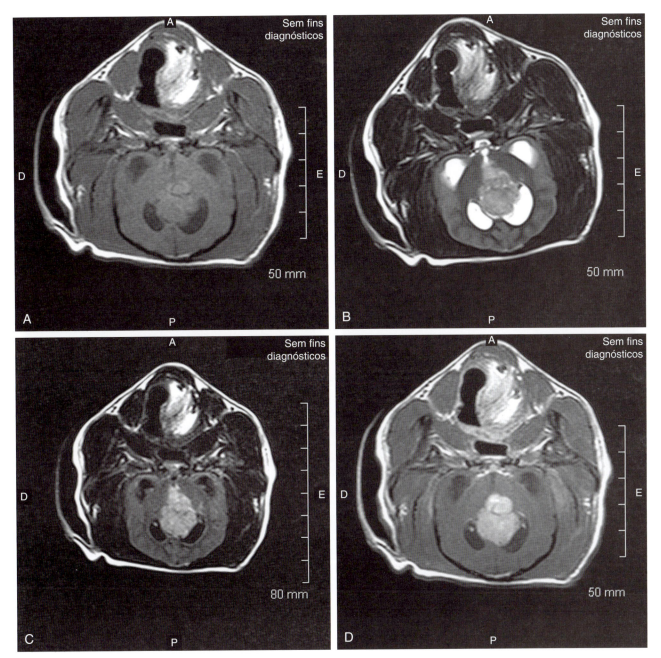

Figura 59.4 Ressonância magnética de um Shih Tzu de 7 anos com convulsões há 2 meses. Uma grande massa origina-se da margem axial do ventrículo lateral esquerdo. A lesão é isointensa na imagem ponderada em T1 (**A**), hiperintensa na imagem ponderada em T2 (**B**) e na sequência FLAIR (**C**) e apresenta forte realce na imagem ponderada em T1 obtida após a administração de contraste (**D**). (Cortesia da Dra. Sally Sukut, University of Saskatchewan, Saskatoon, Canadá.)

contribui para o diagnóstico de cães e gatos com doença inflamatória do SNC; nos pacientes com sinais progressivos associados ao prosencéfalo ou febre e dor cervical, a probabilidade de a citologia do liquor ser diagnóstica é maior.

CONTRAINDICAÇÕES

Com a técnica adequada, o procedimento de obtenção do liquor é seguro e simples. Primeiro, submete-se o animal à anestesia geral e prepara-se o sítio de punção de modo estéril. A punção espinal não deve ser realizada em animais com risco anestésico óbvio ou coagulopatia grave. A anestesia geral e a coleta de liquor não devem ser realizadas em nenhum paciente com suspeita de aumento da pressão intracraniana (Boxe 59.1) sem antes tomar medidas para diminui-la para reduzir o risco de hérnia cerebral (Boxe 59.2).

TÉCNICA

Em cães e gatos, a fonte mais confiável de liquor para análise é a cisterna cerebelomedular (CMC), também chamada "sítio AO". A coleta de liquor lombar de L5-L6 também pode ser usada, mas a obtenção de um grande volume de fluido não contaminado desse local é mais difícil. O liquor é produzido pelo plexo coroide, no sistema ventricular do cérebro, e flui de cranial a caudal; assim, na presença de doença focal, as amostras

1054 PARTE 9 ■ Distúrbios Nervosos e Neuromusculares

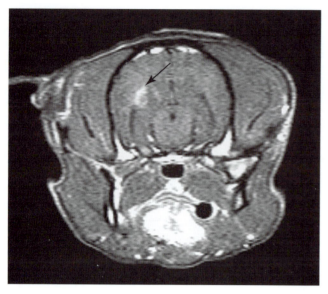

Figura 59.5 Ressonância magnética (imagem transversal ponderada em T1) do encéfalo de um Boston Terrier de 2 anos com histórico de 2 semanas de mudança de comportamento e dificuldade para andar. Há uma lesão de 1 cm no cérebro direito que é realçada pelo contraste *(seta)*. Esse cão tinha meningoencefalite granulomatosa (MEG) no encéfalo e na medula espinal cervical.

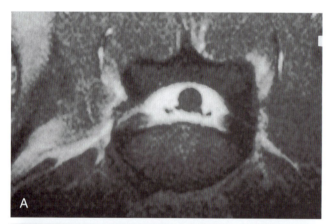

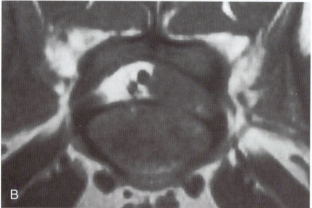

Figura 59.6 Ressonância magnética (imagens transversais ponderadas em T1) da região lombar caudal de (**A**) um cão normal e (**B**) um Golden Retriever com prolapso de disco no canal vertebral. (Cortesia do Dr. John Pharr, University of Saskatchewan, Saskatoon, Canadá.)

 BOXE 59.1

Sinais que sugerem aumento da pressão intracraniana.

Depressão ou comportamento anormal
Pupilas contraídas, dilatadas ou não responsivas
Bradicardia
Aumento da pressão arterial
Alteração do padrão respiratório

 BOXE 59.2

Etapas do tratamento para diminuição da pressão intracraniana.

Oxigenação
Manitol a 20%: 1 g/kg administrado por via intravenosa durante 15 min
Furosemida: 1 mg/kg administrado por via intravenosa
Em caso de necessidade de anestesia:
Indução rápida, com intubação e ventilação para manter $PaCO_2$ entre 30 e 40 mmHg

de liquor têm maior probabilidade de serem anormais quando coletadas de um sítio caudal à lesão. Em animais com doença da medula espinal, o liquor deve ser coletado do sítio lombar ou da CMC.

Punção cisternal

Com o animal sob anestesia geral, faça a tricotomia e o preparo da parte de trás do pescoço, entre as orelhas, de 2 cm rostrais à protuberância occipital até C2. Se o clínico for destro, o animal deve ser colocado em decúbito lateral direito com o pescoço flexionado de modo que o eixo mediano da cabeça fique perpendicular à coluna vertebral. O focinho deve ser ligeiramente elevado para que sua linha média fique paralela à superfície da mesa. Com o polegar e o terceiro dedo da mão esquerda, palpe as bordas craniais das asas do atlas e desenhe uma linha imaginária em sua face mais cranial. Se essa linha imaginária não for perpendicular à mesa, coloque um suporte sob o ombro do animal para alinhar as asas.

Então, use o dedo indicador esquerdo para palpar a protuberância occipital externa e trace uma segunda linha imaginária caudal ao longo da linha média dorsal. A agulha deve ser inserida onde as duas linhas imaginárias se cruzam (Figura 59.7) (Vídeo 59.1).

Coloca-se uma agulha raquidiana com estilete de 1,5 ou 3 polegadas (3,75 a 7,5 cm) de comprimento diretamente através da pele (perpendicular à coluna) e dos tecidos subjacentes, com o bisel em direção cranial. Avance a agulha 1 a 2 mm de cada vez e remova o estilete para verificar se há liquor. Enquanto a mão direita é usada para remover o estilete, o polegar e o dedo indicador da mão esquerda, que está apoiada na coluna, devem agarrar e estabilizar o centro da agulha. Um "estalo" pode ser sentido durante a penetração simultânea da membrana AO dorsal, da dura-máter e da aracnoide (Figura 59.8). Este não se mostra um sinal confiável, entretanto, e o nível em que o espaço subaracnoide é alcançado varia muito conforme a raça e o animal. De modo geral, é muito perto da superfície cutânea em raças *toy* e em alguns gatos.

Se a agulha atingir o osso, retire-a, reavalie a posição do paciente e os pontos de referência e repita o procedimento. Em caso de presença de sangue total na agulha raquidiana, retire-a e repita o procedimento com outra agulha estéril. Ao observar liquor, deixe o fluido escorrer diretamente da agulha para um tubo de ensaio. Verifique com o laboratório qual o tipo de tubo preferido para a coleta de liquor. Os tubos de plástico são preferidos porque células podem aderir ao vidro. O liquor com hemorragia macroscópica deve ser coletado em tubo com ácido etilenodiaminotetracético (EDTA) para impedir a coagulação; no entanto, amostras para cultura bacteriana não devem conter anticoagulante. A quantidade de liquor coletada varia de 0,5 a 3 mℓ, dependendo do tamanho do animal (não mais do que 1 mℓ/5 kg de peso corpóreo). A compressão simultânea da veia jugular pode acelerar o fluxo, mas provoca o aumento temporário da pressão intracraniana. O sangue no liquor pode ser decorrente de doença ou da punção. Se for causado pelo procedimento, a quantidade de sangue deve diminuir à medida que o liquor pinga da agulha. Nesse caso, parte do fluido menos contaminado deve ser coletado em um segundo tubo para a avaliação citológica. A contaminação branda do liquor com hemorragia (< 500 hemácias/$\mu\ell$) não altera as determinações de proteínas e leucócitos.

Punção lombar

Coloca-se o animal em decúbito lateral com o tronco flexionado. Almofadas de espuma são postas entre seus membros e abaixo da região lombar para conseguir o verdadeiro posicionamento lateral. As espinhas das vértebras lombares são palpadas; o primeiro processo espinhoso dorsal que pode ser palpado cranialmente às cristas do ílio é L6. A punção lombar deve ser realizada no espaço L4-L5 ou L5-L6 (ideal) em cães e L6-L7 em gatos. Para acessar o espaço L5-L6, insere-se uma agulha raquidiana de 3,5 polegadas (8,75 cm) na linha média na borda cranial do processo espinal dorsal de L6 e direcionada ventralmente para o ligamento flavo (Figura 59.9). A agulha é colocada em um movimento suave através ou ao longo da medula espinal caudal e da cauda equina no espaço subaracnoide ventral. A cauda e os membros posteriores do animal podem se contorcer durante a penetração do cordão. Como o fluxo do liquor é mais lento nesse local e a probabilidade de contaminação por sangue é maior, a coleta cerebelomedular costuma ser preferida para fins diagnósticos.

ANÁLISE

O liquor normal é límpido e incolor. Uma contagem de células deve ser realizada e uma preparação citológica feita para exame o mais rápido possível, pois os leucócitos no liquor se deterioram com rapidez. Se a amostra precisar ser armazenada por mais de 1 hora antes da análise, deve ser refrigerada para

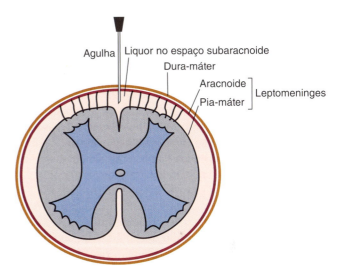

Figura 59.8 O corte transversal mostra a relação entre as meninges, o liquor e a medula espinal. A ponta da agulha está no espaço subaracnoide, como para a coleta de liquor ou mielografia.

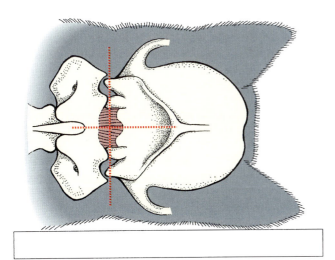

Figura 59.7 Pontos de referência para coleta de liquor na cisterna cerebelomedular. O sítio de entrada da agulha é a interseção da linha média dorsal e o aspecto mais cranial das asas do atlas.

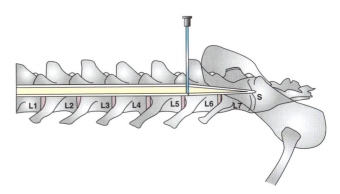

Figura 59.9 Pontos de referência para coleta de liquor em sítio lombar. A agulha é inserida na borda cranial do processo espinal dorsal da vértebra L6 e direcionada para o espaço subaracnoide ventral. (De Taylor SM: *Small animal clinical techniques*, St Louis, 2010, Elsevier.)

retardar a degeneração celular. O liquor anormal com alto teor de proteína e número de células pode ser refrigerado por até 8 horas sem alterar a interpretação diagnóstica, mas a degeneração celular se mostra rápida em amostras com concentração proteica normal. A adição de soro autólogo (10% por volume da amostra ou 3 gotas de soro/0,25 mℓ de liquor) preserva o liquor e possibilita que a análise citológica produza resultados confiáveis 24 a 48 horas após a coleta. No entanto, uma amostra separada deve ser guardada para a determinação de proteína. Alternativamente, o hetamido (6% de hidroxietil amido em NaCl a 0,9% [Abbott Laboratories, North Chicago, Illinois, EUA]) pode ser adicionado ao liquor em volume igual (1:1) para preservar as características citológicas sem influenciar a determinação de proteínas (mas diluindo-a pela metade) caso o liquor precise ser armazenado por mais de 1 hora antes da análise.

Após a coleta do fluido, realiza-se a contagem total de células e determina-se a concentração de hemácias e leucócitos. A faixa normal de valores varia em cada laboratório; porém, de modo geral, deve haver menos de 3 a 5 leucócitos/µℓ. O aumento do número de leucócitos no liquor é denominado pleocitose. A pleocitose deve ser caracterizada posteriormente por exame microscópico e contagem diferencial de células para determinar o leucócito predominante. A análise citológica do liquor é necessária mesmo se a contagem de leucócitos for normal devido à possível presença de microrganismos ou tipos celulares anormais.

De modo geral, um procedimento de concentração é necessário para obter células suficientes para a avaliação citológica. Realiza-se a concentração de liquor por citocentrifugação pela maioria das instituições e laboratórios comerciais; seus resultados são melhores se as amostras forem processadas até 60 minutos após a coleta ou preservadas como já descrito.

A maioria das células no liquor de cães e gatos normais é de linfócitos pequenos e bem diferenciados (60 a 70%). As demais células são, em sua maioria, grandes fagócitos mononucleares minimamente vacuolados. Às vezes, neutrófilos e eosinófilos são observados, mas não devem constituir mais de 2% da população celular. Os achados típicos do liquor em alguns distúrbios específicos em cães e gatos estão resumidos no Boxe 59.3. É importante perceber, entretanto, que os achados citológicos do liquor devem sempre ser interpretados quanto a idade, sexo e raça do paciente, além de achados à anamnese e ao exame clínico.

A contaminação grave por sangue pode influenciar os achados citológicos, mas a contaminação iatrogênica aparente com sangue periférico tem impacto mínimo no número de leucócitos e na análise de proteínas. O efeito máximo da contaminação por sangue no número de leucócitos no liquor é de 1 leucócito/µℓ para cada 500 hemácias/µℓ. A contaminação iatrogênica por sangue pode ser distinguida da hemorragia patológica pela presença de plaquetas e/ou ausência de evidências citológicas de eritrofagia ou pigmentos de degradação de hemácias na amostra.

O teor de proteína do liquor coletado deve ser determinado. A concentração de proteína em amostras coletadas do sítio lombar (< 40 mg de proteína/dℓ) é normalmente maior em comparação com o liquor coletado da CMC (< 25 mg de proteína/dℓ). O teor proteico do liquor pode ser maior em doenças que rompem a barreira hematencefálica, causam

 BOXE 59.3

Interpretação da citologia do liquor.

Normal: número de células < 5 leucócitos/µℓ; proteína < 25 mg/dℓ

Número total e diferencial de células normais; proteína ligeiramente aumentada
  Compressão extradural da medula espinal (disco, tumor, malformação, cisto sinovial)
  Massa ou dilatação intramedular
  Neoplasia cerebral
  Mielopatia degenerativa
  Embolia fibrocartilaginosa
  Traumatismo
  Polirradiculoneurite

Pleocitose linfocítica (> 50% de linfócitos)
  Meningite/encefalite viral (raiva, cinomose)
  Meningoencefalite necrótica (Pugs, Malteses, Yorkshire Terriers, Chihuahuas)
  Polioencefalomielite felina
  Linfoma do sistema nervoso central

Pleocitose de células mistas (linfócitos, fagócitos mononucleares, neutrófilos, plasmócitos)
  Meningoencefalite granulomatosa canina (MEG)
  Meningoencefalite de etiologia desconhecida (MED)
  Infecção por protozoários (neosporose, toxoplasmose)
  Infecção por riquétsias (erliquiose, *febre maculosa*)
  Meningoencefalite peritonite infecciosa felina
  Neuroborreliose de Lyme
  Meningoencefalite fúngica (blastomicose, criptococose, aspergilose)

Pleocitose neutrofílica
  Meningoencefalite bacteriana
  Meningoencefalite fúngica (blastomicose, criptococose, aspergilose)
  Arterite-meningite responsiva a corticosteroides
  Febre maculosa
  Meningoencefalite associada à peritonite infecciosa felina
  Neuroborreliose de Lyme
  Meningite irritante pós-mielografia

Pleocitose eosinofílica
  Meningite eosinofílica responsiva a corticosteroides (especialmente em Golden Retrievers)
  Migração de parasitas
  Infecção por protozoários
  Meningoencefalite fúngica
  Neoplasia

Itálico indica quadro incomum.

necrose local, interrompem o fluxo e a absorção normais do liquor ou provocam produção intratecal de globulinas. Sempre que o liquor for celular, deve ser submetido à coloração de Gram e à cultura bacteriana anaeróbia e aeróbia. Em caso de probabilidade de doenças infecciosas (ver discussão sobre meningite no Capítulo 64), técnicas de cultura específicas podem ser solicitadas ou, quando disponível, a PCR pode ser usada para identificar patógenos no liquor. Os títulos de anticorpos contra diversos microrganismos infecciosos também podem ser medidos no liquor, mas a contaminação por sangue e o extravasamento de anticorpos do soro para o liquor podem ser problemáticos.

EXAME ELETRODIAGNÓSTICO

Estudos eletrofisiológicos podem ser usados para registrar a atividade elétrica do músculo ou do tecido nervoso e auxiliar a localização e a caracterização da lesão. Esses testes são minimamente invasivos, mas, de modo geral, requerem sedação ou anestesia geral. Os custos dos equipamentos e a experiência necessária para a condução desses estudos limitam seu uso a clínicas acadêmicas e de referência.

ELETROMIOGRAFIA

O músculo normal é eletricamente silente. A inserção de uma agulha no músculo normal desencadeia uma pequena explosão de atividade elétrica que para quando a inserção é interrompida. A separação, a destruição ou a desmielinização do nervo periférico que supre o músculo provocam o desenvolvimento de fibrilações espontâneas e ondas agudas positivas (i. e., potenciais de desnervação) e atividade de inserção prolongada nos músculos acometidos 5 a 7 dias após a desnervação. Essas alterações também podem ser observadas em alguns distúrbios musculares primários. A eletromiografia (EMG) é mais usada para confirmar um diagnóstico de distúrbio muscular ou de nervo periférico e para identificar músculos anormais para subsequente biópsia.

VELOCIDADES DE CONDUÇÃO NERVOSA

A velocidade de condução dos nervos motores pode ser determinada estimulando um nervo em dois locais separados e registrando o tempo que leva para que ocorra um potencial de ação muscular composto evocado em um músculo-alvo. A velocidade de condução nervosa motora no segmento de nervo entre os dois sítios de estimulação pode ser determinada pela distância entre os dois pontos e a diferença de tempo para o aparecimento de potenciais evocados. Variações desta técnica determinam a condução nas raízes nervosas motoras (ondas F) e nos nervos sensoriais (ou motores/sensoriais mistos). Os tempos de condução são baixos em distúrbios desmielinizantes e possibilitam o diagnóstico de neuropatias periféricas. Como os nervos que sofreram lesão ou avulsão e degeneraram (normalmente 4 a 5 dias após o insulto) não conduzem impulsos, o teste de velocidade de condução nervosa também pode ser usado para diagnosticar e localizar alterações em nervos periféricos.

ELETRORRETINOGRAFIA

A eletrorretinografia (ERG) registra a resposta elétrica da retina a um estímulo luminoso intermitente. É uma maneira objetiva de determinar a função da retina, avaliando bastonetes e cones. A ERG é mais usada para o exame de animais cegos com retina aparentemente normal no exame oftálmico (p. ex., diagnóstico de degeneração adquirida repentina de retina) ou nos quais a retina não pode ser visualizada (p. ex., para determinar se animais com catarata também apresentam degeneração de retina). A ERG é anormal em distúrbios degenerativos da retina, porém normal se a lesão que causa a disfunção visual for caudal à retina (em nervos ópticos, quiasma óptico, trato óptico ou córtex cerebral). A ERG pode ser realizada sob anestesia geral ou sedação em pacientes não cooperativos.

RESPOSTA AUDITIVA EVOCADA DO TRONCO CEREBRAL

O termo "resposta auditiva evocada do tronco cerebral" (BAER) descreve a resposta dos tecidos nervosos a um estímulo auditivo (um clique). A resposta consiste em uma série de ondas que representam a atividade que começa na cóclea e é retransmitida pela via auditiva no tronco cerebral. Lesões das orelhas externa, média ou interna, do nervo vestibulococlear periférico e do tronco cerebral caudal ao mesencéfalo causam mudanças características na resposta, auxiliando a localização da lesão. Esse teste é mais utilizado para detectar a surdez congênita unilateral e bilateral em cães.

ELETROENCEFALOGRAFIA

A eletroencefalografia mostra-se um registro gráfico da atividade elétrica espontânea do córtex cerebral. Os resultados podem ajudar a determinar se um distúrbio cerebral é focal ou difuso. Alguns cães com epilepsia apresentam eletroencefalogramas (EEGs) anormais entre as crises.

BIÓPSIA DE MÚSCULOS E NERVOS

BIÓPSIA DE MÚSCULOS

A biópsia muscular deve ser solicitada quando houver evidência clínica e eletrofisiológica de doença muscular. A biópsia pode estabelecer o diagnóstico definitivo ou indicar a natureza da doença. Para obter melhores resultados, o músculo acometido deve ser submetido à biópsia; e, em distúrbios generalizados, amostras de dois músculos diferentes devem ser coletadas. Para a investigação de distúrbios miopáticos, os músculos proximais dos membros, como vasto lateral ou tríceps, devem ser submetidos à biópsia, enquanto as neuropatias são mais evidentes em músculos distais dos membros, como tibial cranial ou extensor radial do carpo. Como o exame histopatológico completo do músculo requer tecido fresco congelado, a maioria dos laboratórios solicita que as amostras de músculo fresco sejam envolvidas em uma gaze umedecida com solução salina e enviadas durante a noite sob refrigeração. As amostras fixadas com formalina devem ser colocadas em uma superfície rígida, como um abaixador de língua, para evitar a contração durante a fixação. Os estudos histológicos de rotina podem revelar alterações inflamatórias ou neoplásicas e o agente etiológico se a doença for infecciosa.

Muitas características do músculo podem ser determinadas pela avaliação do tecido recém-congelado com uma gama completa de técnicas enzimáticas e imuno-histoquímicas. As características à coloração enzimática possibilitam a classificação das fibras musculares de acordo com o tipo e a proporção e distribuição dos tipos de miofibras descritos. Algumas miopatias provocam a perda seletiva de um tipo de fibra. A desnervação com reinervação, observada em muitas neuropatias, causa o "agrupamento de tipos", em que o padrão xadrez normal desaparece e surgem grandes aglomerados de fibras do mesmo tipo. A forma e o tamanho das fibras musculares, a presença de degeneração ou necrose, a localização dos núcleos, a presença de vacúolos ou inclusões e a existência de infiltrados celulares são avaliados. As imunocolorações também podem identificar alguns parasitas (*Neospora*) e avaliar os componentes estruturais normais dos músculos. As amostras de músculos devem ser enviadas a um laboratório com especial interesse e experiência em distúrbios musculares para assegurar a obtenção de resultados ideais e sua interpretação precisa. Consulte o laboratório responsável pelo processamento da biópsia para aprender a técnica adequada de obtenção, preparo e envio de amostras e outros procedimentos a serem seguidos.

BIÓPSIA DE NERVOS

As biópsias de nervo possibilitam a avaliação de distúrbios de nervos periféricos. A amostra é obtida pela secção de aproximadamente um terço da largura do nervo e pela remoção de fascículos com cerca de 1 cm de comprimento, deixando a maior parte do tronco do nervo intacto. É importante fazer a biópsia dos nervos acometidos. O nervo fibular comum e o nervo ulnar são os nervos mistos (i. e., motores e sensoriais) mais comumente submetidos à biópsia. Como as amostras de biópsia muscular, as amostras de nervo precisam ser manuseadas de maneira especial para assegurar a obtenção da quantidade máxima de informações. As amostras devem ser dispostas em um abaixador de língua de madeira e fixadas em cada extremidade para manter sua orientação longitudinal, mas não devem ser esticadas. A seguir, devem ser fixadas em glutaraldeído a 2,5% ou formalina tamponada a 10% para microscopia óptica. Amostras frescas de nervos podem ser congeladas em nitrogênio líquido e armazenadas para análises bioquímicas.

Leitura sugerida

Bohn A, et al. Cerebrospinal fluid analysis and magnetic resonance imaging in the diagnosis of neurologic diseases in dogs: a retrospective study. *Vet Clin Pathol*. 2006;35:315.

da Costa RC, Samii VF. Advanced imaging of the spine in small animals. *Vet Clin North Am Small Anim Pract*. 2010;40:765.

Dickinson PJ, LeCouter RA. Muscle and nerve biopsy. *Vet Clin North Am Small Anim Pract*. 2002;32:63.

Fry MM, Vernau W, Kass PH. Effects of time, initial composition and stabilizing agents on the results of canine cerebrospinal fluid analysis. *Vet Clin Pathol*. 2006;35:72.

Hecht S, Adams WH. MRI of brain disease in veterinary patients: part 1: basic principles and congenital brain disorders. *Vet Clin North Am Small Anim Pract*. 2010;40:21.

Olby NJ, Thrall DE. Neuroimaging. In: Platt SR, Olby NJ, eds. *BSAVA manual of canine and feline neurology*. 4th ed. Gloucester: BSAVA; 2013.

Sharp NJH, Wheeler SJ. Diagnostic aids. In: Sharp NJH, Wheeler SJ, eds. *Small animal spinal disorders: diagnosis and surgery*. 2nd ed. St Louis: Mosby; 2005.

Taylor SM. Cerebrospinal fluid collection. In: Taylor SM, eds. *Small animal clinical techniques*. 2nd ed. Philadelphia: Elsevier; 2016.

Wamsley H, Alleman AR. Clinical pathology. In: Platt SR, Olby NJ, eds. *BSAVA manual of canine and feline neurology*. Gloucester: BSAVA; 2004.

CAPÍTULO 60

Doenças Intracranianas

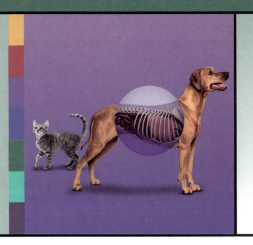

CONSIDERAÇÕES GERAIS

Quando o exame neurológico sugere uma lesão localizada acima do forame magno, diversos distúrbios devem ser considerados como diagnósticos diferenciais. De modo geral, alguns distúrbios acometem apenas uma região específica do encéfalo (p. ex., prosencéfalo, cerebelo ou tronco cerebral), enquanto outros podem afetar um ou mais sítios encefálicos ao mesmo tempo. A localização da doença intracraniana ajuda a formular uma lista razoável de diagnósticos diferenciais e orientar o plano diagnóstico.

A alteração de consciência ou a convulsão com marcha relativamente normal são as principais anomalias em animais com doença do prosencéfalo, enquanto embotamento, ataxia proprioceptiva e múltiplos déficits de nervos cranianos sugerem doença do tronco encefálico. A hipermetria e a ataxia são comuns nos distúrbios cerebelares, enquanto as lesões do sistema vestibular central no tronco cerebral ou no cerebelo geralmente causam inclinação da cabeça (*head tilt*), perda de equilíbrio e nistagmo (ver Capítulo 63).

ALTERAÇÃO DE CONSCIÊNCIA

Comportamento anormal, delírio, compulsão e convulsões podem ser observados em cães e gatos com lesões no córtex cerebral, intoxicações ou encefalopatias metabólicas. Os distúrbios do tronco cerebral também podem causar depressão grave, estupor e coma.

Ao atender um cão ou um gato com alteração de consciência, primeiro verifique se o problema é puramente comportamental, resultado de uma doença sistêmica ou uma indicação de lesão intracraniana. A anamnese relativa ao comportamento normal do paciente, os sinais sistêmicos e as circunstâncias que precedem o início das alterações de consciência podem ajudar a identificação de um problema neurológico. Os déficits neurológicos confirmam a existência de uma anomalia no sistema nervoso. Em algumas lesões unilaterais do prosencéfalo, os animais viram-se ou andam em círculos em direção ao lado da lesão e ignoram todas as estimulações sensoriais (tato, visão, audição) no lado oposto à lesão (síndrome de negligência unilateral). Embora apresentem marcha normal, os animais com lesões no prosencéfalo podem apresentar déficits de reação postural no lado oposto à lesão. As lesões do tronco encefálico causam, principalmente, alteração de consciência, múltiplos déficits de nervos cranianos e paresia, ataxia e déficits de reação postural relacionadas com o neurônio motor superior (NMS) ipsilateral.

INTOXICAÇÕES

A intoxicação por substâncias domésticas, inseticidas, rodenticidas, medicamentos ou drogas ilícitas deve ser considerada em qualquer cão ou gato com alteração de consciência de início agudo. Ansiedade e delírio podem preceder depressão grave, convulsões e outros sinais neurológicos e sistêmicos. Os agentes tóxicos comuns que causam alterações mentais e convulsões em cães e gatos são discutidos no Capítulo 62. De modo geral, os sinais clínicos de intoxicação são agudos e graves, com rápida deterioração. O histórico de possível ingestão ou exposição a uma toxina e o achado de sinais clínicos progressivos característicos levam ao diagnóstico. O tratamento deve ser instituído para remover a toxina, evitar a maior absorção e acelerar sua eliminação. As intoxicações que causam convulsões também requerem tratamento emergencial, conforme descrito para o estado de mal epiléptico (ver Boxe 62.7).

ENCEFALOPATIAS METABÓLICAS

Animais com alteração de consciência ou convulsões devem sempre ser avaliados à procura de distúrbios metabólicos, como encefalopatia hepática, hipoglicemia, uremia grave, distúrbios eletrolíticos e hiperosmolalidade (p. ex., diabetes melito não tratada). A depressão grave também pode ser uma manifestação de doença sistêmica grave, sepse, hipoadrenocorticismo ou coma mixedematoso hipotireoidiano. Informações detalhadas sobre o diagnóstico e tratamento desses distúrbios metabólicos podem ser encontradas em outras partes deste texto.

HIPERMETRIA

A marcha hipermétrica, em que cada membro é elevado de forma excessiva durante a protração e depois retorna com mais força do que o normal para o suporte de peso, sugere a perda da regulação cerebelar normal da frequência, da amplitude e da força do movimento. Animais com doença limitada ao cerebelo são atáxicos, mas fortes, e apresentam reações posturais e reflexos espinais normais. Não conseguem avaliar distâncias ou controlar a amplitude de movimentos e fazem uma série de movimentos bruscos e tremem (tremor de intenção) ao tentar realizar movimentos precisos. Um leve tremor da cabeça e do corpo também pode ser observado em repouso.

ABORDAGEM DIAGNÓSTICA EM ANIMAIS COM DOENÇA INTRACRANIANA

Os distúrbios intracranianos que comumente causam sinais neurológicos são traumatismo externo, distúrbios vasculares (p. ex., hemorragia e infarto), anomalias congênitas (p. ex., hidrocefalia, lissencefalia, hipoplasia cerebelar), doenças inflamatórias infecciosas ou não (p. ex., encefalite), doenças degenerativas e tumores cerebrais primários ou metastáticos (Boxe 60.1). A avaliação deve sempre incluir um exame físico e neurológico completo, bem como um exame oftalmológico. Quando a causa dos sinais neurológicos não é logo aparente, a presença de distúrbios metabólicos e manifestações sistêmicas de doenças infecciosas ou neoplásicas deve ser determinada por meio de exames clínico-patológicos, análise citológica de aspirados de linfonodos e massas, radiografias torácicas e abdominais e ultrassonografia abdominal. Aproximadamente 10% dos cães com neoplasia intracraniana apresentam anomalias nesses exames que tornam desnecessária a maior avaliação diagnóstica. Técnicas avançadas de neuroimagem (tomografia computadorizada [TC] ou ressonância magnética [RM]) e coleta e análise do liquor são necessárias para o diagnóstico caso a doença esteja restrita a um sítio intracraniano. A resolução de tecido mole da RM é muito melhor em comparação com a TC e, assim, a RM mostra-se a técnica de imagem preferida sempre que houver suspeita de lesões cerebrais. A TC, porém, é mais rápida, barata e acessível em situações emergenciais, além de mostrar bem quaisquer lesões ósseas presentes (Boxe 60.2).

DISTÚRBIOS INTRACRANIANOS

TRAUMATISMO CRANIANO

O desfecho de animais com traumatismo craniano depende muito da localização e da gravidade da lesão inicial. As causas comuns de ferimentos na cabeça em cães e gatos são acidentes com veículos motorizados, pontapés e mordeduras por animais maiores. O traumatismo no parênquima do encéfalo é seguido por dano secundário por hemorragia, isquemia e edema. Como o encéfalo está encerrado nos ossos do crânio, o aumento de volume encefálico por edema ou hemorragia eleva a pressão intracraniana, o que diminui a perfusão cerebral e causa mais danos cerebrais.

BOXE 60.1

Distúrbios que causam doença intracraniana.

Traumatismo externo
Distúrbios vasculares
   Hemorragia
   Infartos
      Infartos isquêmicos – muitas causas
      Encefalopatia isquêmica felina (EIF)
      Necrose do hipocampo
   Encefalopatia hipertensiva
Anomalias congênitas
   Hidrocefalia
   Lissencefalia
   Hipoplasia cerebelar
   Outras
Doença inflamatória
   Encefalite infecciosa
   Meningoencefalite de etiologia desconhecida (MED)
      Meningoencefalite granulomatosa (MEG)
      Meningoencefalite necrótica
   Leucoencefalite
   Outras
Distúrbios degenerativos
   Doenças de armazenamento metabólico
   Degeneração esponjosa
   Distrofia neuroaxonal
   Ataxia cerebelar hereditária
      Degeneração cortical cerebelar
      Degeneração espinocerebelar
      Outras
   Muitos outros distúrbios
Neoplasia
   Tumores cerebrais primários
   Tumores com extensão para o cérebro (crânio, narina, seios da face, orelha, olho)
   Tumores cerebrais secundários (metastáticos de sítio não neuronal)

O tratamento inicial de um paciente com lesão cerebral deve se concentrar no reconhecimento e no tratamento de lesões sistêmicas e na manutenção de circulação e respiração adequadas. Como a hipotensão sistêmica diminui a perfusão cerebral, fluidos devem ser administrados para manter o volume sanguíneo (Boxe 60.3). A administração de coloides sintéticos, como Pentaspan® (Pentastarch® a 10% em NaCl a 0,9% [Bristol-Myers Squibb]), ou de solução salina hipertônica (7,2%) restaura rapidamente o volume sanguíneo e a pressão sem o grande volume de fluido necessário de cristaloides dados sozinhos. A administração de oxigênio deve ser feita por máscara, cateter nasal ou via transtraqueal. Intubação e ventilação imediatas podem ser necessárias em animais inconscientes. A hiperventilação reduz a pressão intracraniana, mas causa vasoconstrição cerebral e diminui a perfusão cerebral; logo, deve ser usada com cautela. Sempre que possível, a $PaCO_2$ deve ser mantida em 30 a 35 mmHg. Em caso de convulsões evidentes, a terapia anticonvulsivante agressiva deve ser instituída para o estado de mal epiléptico (ver Capítulo 62), pois a atividade convulsiva aumenta muito a pressão intracraniana. As medidas

BOXE 60.2

Abordagem diagnóstica em animais com suspeita de doença intracraniana.

1. Realize anamnese completa, exame físico e avaliação neurológica
   Déficits focais ou assimétricos sugerem doença intracraniana
2. Exclua as encefalopatias metabólicas
   Hematologia, bioquímica sérica, urinálise
   Glicemia: jejum, sintomática, pós-prandial
   Função hepática
3. Avaliação de doença inflamatória sistêmica ou neoplásica
   Exame oftalmológico completo
   Radiografias torácicas e abdominais
   Ultrassonografia abdominal
   Aspiração de linfonodos (± baço, fígado, medula óssea, massas)
   Sorologia quando apropriado
4. Faça um exame intracraniano
   Neuroimagem (tomografia computadorizada, ressonância magnética)
   Coleta e análise do liquor

BOXE 60.3

Tratamento de lesões intracranianas.

Todos os pacientes
Estabeleça vias respiratórias patentes e administre oxigênio
Examine, avalie e trate lesões simultâneas
Trate o choque e mantenha a pressão arterial (fluidos intravenosos, coloides)
   Cristaloides isotônicos: ¼ da dose de choque (90 mℓ/kg cão, 60 mℓ/kg gato), reavaliar a cada 15 min
   Pentaspan®: ¼ da dose de choque de 20 mℓ/kg
   Solução salina hipertônica: 4 a 5 mℓ/kg de NaCl a 7,2% ao longo de 2 a 5 min
Mantenha a pressão arterial média em 80 a 120 mmHg
Monitore o estado neurológico a cada 30 min

Em caso de lesão ou deterioração inicial grave
Eleve a cabeça em 30°
Trate as convulsões, se houver (ver Boxe 62.7 adiante)
Institua a terapia hiperosmolar
   Manitol a 20%: 1 a 1,5 g/kg, administrado por via intravenosa durante 15 min (pode repetir em 3 h) **ou**
   Solução salina hipertônica: 4 a 5 mℓ/kg de NaCl a 7,2% ao longo de 2 a 5 min
Se intubado, mantenha a $PaCO_2$ em 30 a 35 mmHg

para reduzir a pressão intracraniana são elevar a cabeça em um ângulo de 30° da horizontal e administrar um diurético osmótico, como manitol (1 a 1,5 g/kg em 15 minutos) ou solução salina hipertônica (4 a 5 mℓ/kg de NaCl a 7,2% durante 2 a 5 minutos) por via intravenosa (IV), além de analgésicos narcóticos conforme necessário. A administração de altas doses de succinato de metilprednisolona sódica (SoluMedrol®) durante as primeiras 6 horas após o início do quadro demonstrou ser benéfica em pacientes com lesão da medula espinal, mas pode, na verdade, ser prejudicial em indivíduos com lesão cerebral grave.

A avaliação sistêmica e neurológica deve ser repetida a cada 30 minutos. Embora haja um sistema de pontuação (escala de coma de Glasgow modificada) para graduação e monitoramento em série do estado neurológico, só tem utilidade em cães com lesão do tronco cerebral e do encéfalo tão graves que dificilmente se recuperarão.

ACIDENTES VASCULARES

Os acidentes vasculares, também chamados *derrames*, são ocasionalmente observados no sistema nervoso central (SNC) de cães e gatos e causam anomalias neurológicas peragudas. Os acidentes vasculares isquêmicos são provocados pela oclusão de um vaso sanguíneo intracraniano por um trombo ou um êmbolo. Os derrames hemorrágicos são causados por sangramento no parênquima do encéfalo.

O acidente vascular cerebral (AVC) isquêmico é causado pela entrada de células ou coágulos de focos sépticos (endocardite), neoplasia primária ou metastática, vasculite, dirofilariose ou doença cardíaca na circulação. A aterosclerose, uma causa comum de AVC tromboembólico em seres humanos, também foi associada ao AVC por formação de coágulo intravascular em cães com hipotireoidismo e, com menor frequência, em cães com diabetes melito, hiperadrenocorticismo ou hiperlipidemia hereditária. A hipertensão crônica também promove alterações vasculares que predispõem ao AVC isquêmico ou hemorrágico. Animais com sinais neurológicos peragudos devem sempre ser submetidos à aferição da pressão arterial e, caso sejam hipertensos, devem ser avaliados quanto a possíveis causas, como insuficiência renal, hiperadrenocorticismo (cães) e hipertireoidismo (gatos). Apesar de investigações completas, uma causa subjacente só é identificada em cerca de metade de todos os cães com AVC isquêmico.

A hemorragia intracraniana espontânea pode não ter causa subjacente evidente ou ser provocada por uma coagulopatia, um tumor cerebral primário ou metastático com sangramento (em especial o hemangiossarcoma) ou hipertensão. A pesquisa de trombocitopenia, coagulopatias hereditárias ou adquiridas, coagulação intravascular disseminada, neoplasia sistêmica e distúrbios associados à hipertensão é indicada em caso de suspeita de sangramento intracraniano.

No AVC isquêmico ou hemorrágico, a rapidez de desenvolvimento dos déficits neurológicos mostra-se altamente sugestiva de distúrbio avascular. Os sinais podem progredir um pouco devido ao edema nas primeiras 24 a 72 horas, mas a maioria dos animais com AVC isquêmico não fatal começa a se recuperar com rapidez. Os derrames hemorrágicos são mais propensos a causar déficits neurológicos de rápida progressão, aumento da pressão intracraniana e morte do que os acidentes isquêmicos.

Os déficits neurológicos refletem a localização da lesão vascular; os derrames no cerebelo e no prosencéfalo são mais comuns em cães. Em gatos, os infartos do prosencéfalo e do tronco cerebral são mais comuns. Labradores Retrievers com hipotireoidismo e hiperlipidemia e Cavalier King Charles

Spaniels são mais predispostos a infartos cerebelares. Os achados do exame físico, a avaliação clínico-patológica e a radiografia torácica podem não ser dignos de nota, à exceção das anomalias neurológicas, ou refletir a doença subjacente. A pressão arterial sistêmica deve ser aferida e um exame oftalmológico deve ser realizado para detectar hemorragia ou descolamento de retina relacionado com a hipertensão. O número de plaquetas e o perfil de coagulação devem ser avaliados; exames para detecção de neoplasias sistêmicas também devem ser solicitados. A TC é uma excelente ferramenta de imagem para identificar o AVC hemorrágico agudo, mas raramente diagnostica a doença isquêmica. A RM pode detectar grandes derrames isquêmicos nas primeiras 12 a 24 horas após o início dos sinais e distinguir lesões hemorrágicas de infartos. Embora os infartos possam ser difíceis de diferenciar de lesões cerebrais inflamatórias ou neoplásicas, a conformidade de uma lesão a um território vascular cuneiforme com demarcação nítida do encéfalo normal circundante e nenhum efeito de massa é altamente sugestivo de um infarto. É comum que as imagens sejam normais ou mostrem edema focal em animais com infartos ou extravasamentos vasculares muito pequenos. Uma discussão mais completa dos achados de imagem esperados em animais com hemorragia intracraniana e isquemia pode ser encontrada em Leitura sugerida.

O tratamento agressivo a curto prazo para reduzir a pressão intracraniana, como descrito para o traumatismo craniano (ver Boxe 60.3), pode ser indicado em animais com suspeita de AVC isquêmico ou hemorrágico. Os distúrbios subjacentes, como hipertensão e coagulopatia, devem ser tratados. A maioria dos animais acometidos de forma branda ou moderada melhora de forma considerável nos primeiros 3 a 10 dias após o início dos sinais, embora alguns nunca retornem ao estado funcional normal.

ENCEFALOPATIA HIPERTENSIVA

A encefalopatia hipertensiva foi reconhecida em cães e gatos com aumento agudo da pressão arterial (acima de 30 mmHg em repouso) ou elevação sustentada da pressão arterial sistólica (acima de 180 mmHg). Os sinais podem ser provocados por edema cerebral vasogênico e intersticial relacionado com a hiperperfusão. Os sinais clínicos são alterações de consciência, ansiedade, cegueira, convulsões e, às vezes, sinais vestibulocerebelares, como inclinação da cabeça, perda de equilíbrio e nistagmo. De modo geral, os sinais logo desaparecem, horas a dias após a correção da hipertensão. O tratamento a longo prazo é necessário para evitar a recidiva dos sinais.

ENCEFALOPATIA ISQUÊMICA FELINA

A encefalopatia isquêmica felina (EIF) é uma síndrome de disfunção cortical cerebral aguda causada por infarto cerebral em gatos. A parte do córtex suprida pela artéria cerebral média é a mais acometida. A maioria dos casos de EIF é diagnosticada nos meses de verão em gatos que vivem no nordeste dos EUA com acesso a ambientes externos. Gatos com EIF apresentam anomalias neurológicas assimétricas peragudas, inclusive agressividade, andar em círculos para o lado da lesão e convulsões. Pode haver perda de propriocepção e reflexos hiperativos (sinais relacionados com o NMS) nos membros opostos ao lado da lesão; além disso, o gato pode ser cego, mas apresentar reflexos pupilares à luz normais (cegueira cortical) no lado oposto à lesão. Suspeite de EIF em qualquer gato com início súbito de disfunção cortical cerebral unilateral não progressiva e sem histórico de traumatismo ou evidências de doença sistêmica ou hipertensão. O diagnóstico diferencial primário é o acidente vascular. De modo geral, o exame físico não revela anomalias além dos sinais neurológicos. O exame oftalmológico, a avaliação clínico-patológica e a pressão arterial também são normais. O liquor é normal à citologia, com teor proteico normal ou apenas ligeiramente aumentado, o que diminui a probabilidade de doença inflamatória. A RM é o melhor método para identificar a região infartada.

Gatos com EIF que morreram ou foram submetidos à eutanásia apresentam necrose aguda extensa e edema do córtex cerebral devido ao infarto agudo da artéria cerebral média. Além disso, muitos gatos apresentam características histopatológicas compatíveis com a migração aberrante de larvas da mosca Cuterebra. Aparentemente, as larvas entram no encéfalo pela cavidade nasal e pela placa cribriforme e, no SNC, elaboram um fator tóxico que causa lesão neurológica e vasospasmo, o que provoca infarto cerebral. Nos casos agudos, o manitol deve ser administrado por via IV para diminuir o edema associado à lesão vascular (ver Boxe 60.3). As convulsões devem ser tratadas com anticonvulsivantes (ver Boxe 64.7). O tratamento específico do parasita migratório é possível e talvez justificado em gatos jovens e de meia-idade de áreas endêmicas que apresentam sinais corticais cerebrais lateralizados e agudos no verão. O tratamento é composto por difenidramina (4 mg/kg, administrada por via intramuscular [IM]), seguida 2 horas depois por dexametasona (0,1 mg/kg IV) e ivermectina (400 µg/kg, administrada por via subcutânea [SC]). Este tratamento é repetido 48 horas depois. A maioria dos gatos apresenta grande melhora em 2 a 7 dias, independentemente do tratamento com ivermectina. Cerca de 50% dos gatos recuperam-se por completo. As sequelas neurológicas permanentes podem incluir comportamento agressivo ou convulsões recorrentes, que muitas vezes levam à eutanásia.

NECROSE DO HIPOCAMPO FELINO

A necrose do hipocampo felino (NHF) é uma anomalia estrutural grave do encéfalo que tem sido associada a convulsões em gatos. Não se sabe se tal patologia do hipocampo é um foco epileptogênico primário e causa de convulsões ou se a NHF é secundária à lesão isquêmica decorrente da atividade convulsiva grave. A maioria dos gatos com NHF apresenta convulsões seriadas de progressão rápida e anomalias interictais que sugerem uma lesão no prosencéfalo. Convulsões parciais complexas com acometimento orofacial são mais comuns, inclusive salivação, espasmos faciais, estalar os lábios, mastigar, lamber e engolir. As mudanças de comportamento que podem persistir entre as crises são olhar para o vazio, desorientação, agressividade, corrida rápida, hiperexcitabilidade e medo. A RM mostra hiperintensidade moderada em T2 do hipocampo e do lobo piriforme, geralmente com simetria bilateral e alterações de sinal mais aparentes em sequências de recuperação atenuadas por fluido (FLAIR). O realce por contraste mostra-se variável.

Os primeiros relatos sugeriram que a NHF tinha prognóstico ruim, pois todos os gatos morreram ou foram submetidos à eutanásia em caso de ineficácia da terapia anticonvulsivante inicial, persistência das anomalias neurológicas e comportamentais ou controle difícil das convulsões recorrentes. No entanto, houve relatos de alguns gatos com NHF que gradualmente retornaram ao estado quase normal, com poucos déficits neurológicos e convulsões bem controladas, sugerindo que o desfecho a longo prazo pode ser bom a excelente. Há algumas especulações de que a NHF pode ser uma manifestação de encefalite límbica autoimune, já que muitos gatos com NHF apresentam remissão completa (livre de convulsões) após o tratamento antiepiléptico, de suporte e com corticosteroides.

DEFICIÊNCIA DE TIAMINA

A tiamina (vitamina B_1) é uma vitamina hidrossolúvel importante no metabolismo normal de carboidratos e na síntese de neurotransmissores. Os gatos precisam de mais tiamina do que os cães e podem desenvolver deficiência de tiamina devido à anorexia prolongada, distúrbios de má digestão/má absorção, ingestão alimentar inadequada ou ingestão de tiaminase em peixes crus. A maioria dos casos de deficiência de tiamina em cães ocorreu em grupos alimentados com peixe cru. A deficiência de tiamina provoca encefalopatia progressiva e polioencefalomalácia dos núcleos oculomotores e vestibulares e do colículo caudal. Entre os sinais neurológicos, estão redução da acuidade visual, midríase, ataxia, ventroflexão da cabeça e pescoço, sinais vestibulares, convulsões, coma e até morte. A RM pode ser normal ou revelar focos hiperintensos bilateralmente simétricos em sequências T2 e FLAIR em regiões de substância cinzenta do tronco encefálico, do cérebro e do cerebelo. A suplementação parenteral e oral com tiamina e a inclusão da quantidade adequada da vitamina na dieta geralmente levam à rápida recuperação e à resolução de todos os sinais neurológicos, inclusive das convulsões. A tiamina (12,5 a 30 mg/gato IM ou SC a cada 24 horas) costuma ser administrada a gatos com sinais neurológicos progressivos não diagnosticados que sugerem lesão intracraniana, em especial aqueles com sinais vestibulares ou convulsões.

HIDROCEFALIA

A hidrocefalia caracteriza-se pelo aumento de volume do sistema ventricular cerebral devido à obstrução do fluxo do liquor em direção a seu ponto de absorção na circulação sistêmica, as vilosidades aracnoides. A obstrução pode ser secundária à inflamação, neoplasia ou hemorragia prévia, porém a maioria dos casos é congênita. As raças de cães com maior risco de hidrocefalia congênita são Maltês, Yorkshire Terrier, Buldogue Inglês, Chihuahua, Lhasa Apso, Lulu da Pomerânia, Poodle Toy, Cairn Terrier, Boston Terrier, Pug, Chow Chow e Pequinês. Os gatos são ocasionalmente afetados.

Muitos animais com hidrocefalia congênita têm cabeça aumentada de maneira evidente, fontanelas persistentes e suturas cranianas abertas à palpação (Figura 60.1). No entanto, deve-se ter cuidado para não interpretar demais esses achados, pois as cabeças em forma de cúpula e as fontanelas abertas pequenas (< 5 mm) são muito comuns em algumas raças *toy*. Embora a maioria dos cães com fontanelas grandes ou que continuam abertas às 9 semanas de vida apresente certa dilatação ventricular, muitos deles nunca desenvolvem sinais clínicos de hidrocefalia.

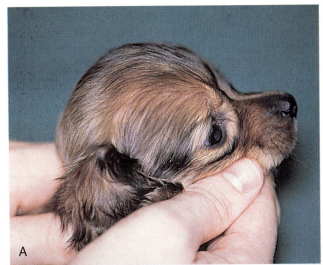
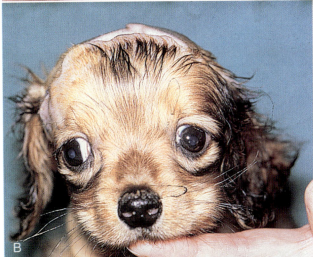
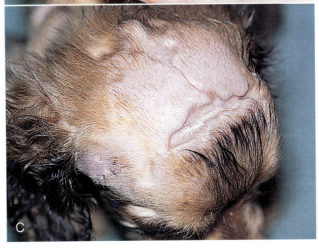

Figura 60.1 A e **B**. Hidrocefalia em um Chihuahua filhote. Observe o crânio abobadado bastante aumentado e o estrabismo divergente. **C.** As suturas cranianas abertas (fontanelas) são visíveis nesse filhote após a drenagem cirúrgica dos ventrículos laterais com um *shunt* ventrículo-peritoneal.

Animais com hidrocefalia sintomática podem ter dificuldades de aprendizagem e, talvez, de treinamento. Podem parecer apáticos ou deprimidos. Podem apresentar comportamento anormal episódico ou constante, andar em círculos e ter cegueira cortical. Também podem sofrer convulsões. Nos casos graves, tetraparesia, reações posturais lentas, inclinação da cabeça ou nistagmo podem ser observados. Alguns animais apresentam estrabismo ventrolateral (ver Figura 60.1) devido à malformação da órbita ou disfunção do tronco cerebral. Os sinais neurológicos progridem de modo imprevisível; os déficits podem piorar, não se alterar e até melhorar após 1 a 2 anos de idade. Os sinais podem piorar quando coincidem com outras doenças ou pequenos traumatismos na cabeça. Cerca de 30% dos cães com hidrocefalia congênita não são manifestamente sintomáticos até os 2 anos de idade.

A suspeita de hidrocefalia baseia-se nos sinais característicos e nos achados do exame físico de um animal jovem de uma raça típica. As fontanelas abertas possibilitam a ultrassonografia do encéfalo, o que pode determinar o tamanho dos ventrículos laterais e confirmar o diagnóstico (Figura 60.2). A ultrassonografia é mais difícil em animais com fontanelas pequenas ou fechadas, mas ainda pode ser tentada por meio do osso temporal de indivíduos jovens. Como alternativa, a TC ou a RM podem detectar o aumento ventricular. Embora os estudos tenham mostrado baixa correlação entre o tamanho ventricular e os sinais clínicos, o aumento ventricular (razão ventrículo/encéfalo [VE]) foi correlacionado com a gravidade dos sinais clínicos em cães de raças pequenas, e todos os filhotes assintomáticos com razão VE acima de 60% desenvolveram sinais neurológicos ligados à hidrocefalia.

O manejo clínico a longo prazo de animais com sinais neurológicos visa limitar a produção de liquor e reduzir a pressão intracraniana. A acetazolamida (10 mg/kg por via oral [VO] a cada 8 horas), sozinha ou combinada com furosemida (1 mg/kg/dia VO) é a terapia medicamentosa mais usada. O omeprazol também pode diminuir a produção de liquor e ajudar o controle. Alguns animais melhoram com glicocorticoides (prednisona, 0,5 mg/kg VO diariamente, com redução semanal da dose até 0,1 mg/kg a cada 48 horas). As convulsões podem ser controladas com fármacos antiepilépticos, conforme descrito para a epilepsia (ver Capítulo 62). O prognóstico de vida normal é ruim se houver sinais neurológicos. A drenagem cirúrgica e a colocação de um *shunt* ventrículo-peritoneal permanente são uma opção terapêutica agressiva com muitas possíveis complicações, mas associada a resultados positivos contínuos em mais de 50% dos pacientes.

Sinais neurológicos agudos, graves e progressivos são às vezes observados em cães e gatos com hidrocefalia, provavelmente devido a um aumento repentino da pressão intracraniana. Portanto, é importante reduzir rapidamente a pressão

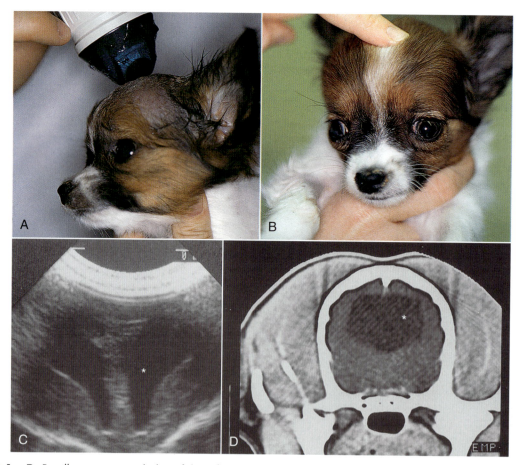

Figura 60.2 A e **B.** Papillon jovem com hidrocefalia e fontanelas abertas. **C.** Ultrassonografia. **D.** Tomografia computadorizada do crânio de um cão com hidrocefalia. *: ventrículos laterais dilatados. (**D**, cortesia do Dr. Greg Daniel, University of Tennessee, Tennessee, EUA.)

intracraniana nesses animais, conforme descrito para pacientes com traumatismo craniano (ver Boxe 60.3). Se as fontanelas estiverem abertas, uma punção ventricular pode ser realizada para retirada de um pequeno volume de liquor (0,1 a 0,2 mℓ/kg).

LISSENCEFALIA

A lissencefalia é uma doença rara em que não há desenvolvimento dos sulcos e giros normais e, assim, o córtex cerebral é liso. A lissencefalia foi observada, principalmente, nas raças Lhasa Apso, Fox Terrier de Pelo Duro e Setter Irlandês. Anomalias comportamentais, convulsões e déficits visuais são comuns. Esses animais também se mostram muito difíceis de treinar e podem não aprender comandos básicos. As convulsões, caso ocorram, geralmente não são proeminentes até o fim do primeiro ano de vida. O diagnóstico definitivo requer RM, biópsia cerebral ou necropsia.

HIPOPLASIA CEREBELAR

A hipoplasia congênita do cerebelo foi descrita em Chow Chows, Setters Irlandeses, Fox Terriers de Pelo Duro e Huskies Siberianos; também foi esporadicamente identificada em muitas outras raças de cães e em gatos. A hipoplasia cerebelar felina é mais associada à infecção natural *in utero* pelo vírus da panleucopenia (parvovírus felino) ou à vacinação de uma gata prenhe com o vírus vivo modificado da panleucopenia. Os sinais clínicos de hipoplasia cerebelar tornam-se perceptíveis quando o animal começa a andar com hipermetria, ataxia, oscilação troncular e tremor (ver Vídeo 58.3). Alguns casos são brandos; e outros, muito graves, o que dificulta o andar e a alimentação. Como os sinais não progridem, os casos brandos podem ser mantidos como animais de estimação. A hipoplasia cerebelar não relacionada com a panleucopenia pode, na verdade, refletir um distúrbio neurodegenerativo de início precoce.

DOENÇA INFLAMATÓRIA (ENCEFALITE)

A doença inflamatória (encefalite) é um importante diagnóstico diferencial em todos os cães e gatos com doença intracraniana progressiva. A maioria dos distúrbios inflamatórios infecciosos e não infecciosos discutidos no Capítulo 66 pode causar encefalite, e seus sinais neurológicos refletem o local e a gravidade da inflamação e da lesão parenquimatosa. O início subagudo com progressão ao longo de alguns dias a semanas é típico de doença inflamatória. Ver mais informações sobre manifestações clínicas, diagnóstico e tratamento dos distúrbios inflamatórios intracranianos no Capítulo 64.

DISTÚRBIOS DEGENERATIVOS HEREDITÁRIOS COM ACOMETIMENTO CEREBRAL

Existem muitos distúrbios neurodegenerativos hereditários causados por erros genéticos no metabolismo e na função das células. Alguns deles provocam deficiências enzimáticas específicas que levam ao acúmulo intracelular de metabólitos (doenças de armazenamento), enquanto outros alteram a função celular, a neurotransmissão ou o desenvolvimento do cérebro, causando degeneração. De modo geral, os sinais de neurodegeneração hereditária desenvolvem-se em animais jovens e são progressivos, porém alguns distúrbios não se mostram evidentes até a maturidade. Alguns distúrbios causam degeneração neuronal generalizada no encéfalo e na medula espinal, enquanto outros provocam apenas degeneração focal do córtex cerebral, do cerebelo ou de tratos espinocerebelares. Esses distúrbios são suspeitos em animais de raça suscetível que desenvolvem um distúrbio neurológico simétrico progressivo com determinadas características. A identificação de irmãos da mesma ninhada ou outros indivíduos aparentados com sinais semelhantes levanta a suspeita de uma doença neurodegenerativa hereditária e deve levar à pesquisa da literatura veterinária atual e a *sites* de raças quanto a descrições de doenças específicas e exames genéticos à disposição. Em muitos casos, o diagnóstico presuntivo só é possível após a realização de muitos exames para descartar doenças metabólicas, doenças inflamatórias infecciosas ou não e doenças neoplásicas. O diagnóstico definitivo geralmente requer biópsia cerebral, mas, às vezes, o exame histopatológico de amostras de biópsia de outros órgãos acometidos ou os ensaios enzimáticos podem estabelecê-lo. O acesso aos exames genéticos é cada vez maior. Descrições das predisposições raciais e características clínicas de muitos distúrbios cerebrais degenerativos hereditários podem ser encontradas em Leitura sugerida, mas esse é um campo em rápida expansão que requer atualização constante. Duas das doenças neurodegenerativas hereditárias mais comuns em várias raças de cães são a distrofia neuroaxonal e a ataxia hereditária conhecida como degeneração cortical cerebelar. Hoje, nenhuma dessas duas doenças tem tratamento.

DISTROFIA NEUROAXONAL

A distrofia neuroaxonal é uma doença degenerativa de progressão lenta que afeta axônios sensoriais e corpos celulares de neurônios de grande parte do SNC, com lesões mais graves nos tratos espinocerebelares e nas células de Purkinje do cerebelo, o que provoca ataxia cerebelar. A princípio, Rottweilers adultos jovens (geralmente com 1 a 2 anos) são atendidos por apresentarem marcha hipermétrica e ataxia; os sinais progridem de modo lento ao longo de 2 a 4 anos. Os cães acometidos desenvolvem tremor de intenção, tremor fino constante, nistagmo espontâneo ou posicional e déficits em respostas a ameaças. As reações posturais (posicionamento tátil e saltos) e a força continuam normais. Um distúrbio semelhante foi documentado em Border Collies, Chihuahuas, Jack Russel Terriers e Papillons jovens (de 2 a 4 meses) e gatinhos com três cores (de 5 a 6 semanas). O diagnóstico requer biópsia ou exame *post mortem*; não há tratamento eficaz.

DEGENERAÇÃO CORTICAL CEREBELAR (ABIOTROFIA)

Antes chamada "abiotrofia cerebelar" com base na presunção incorreta de que a degeneração era secundária à ausência de um fator nutritivo vital, a ataxia hereditária, hoje conhecida como degeneração cortical cerebelar, é definida pela degeneração pós-natal de células do córtex cerebelar. De modo geral, os sinais clínicos progridem com rapidez e são ataxia cerebelar, marcha hipermétrica, espasticidade dos membros, oscilação do tronco, tremor de intenção e, às vezes, nistagmo espontâneo. A degeneração é raramente observada em neonatos (Beagle); os sinais são evidentes à primeira deambulação e pioram progressivamente em semanas a meses. Na maioria das raças, os sinais clínicos começam entre 2 e 12 meses de idade e progridem com rapidez; no entanto, a progressão lenta, ao longo de anos, foi descrita em Gordon Setters e Old English Sheepdogs. Scottish Terriers e Old English Sheepdogs ocasionalmente apresentam sinais tardios, entre 3 e 8 anos, com progressão lenta. Solicite exames para descartar doenças inflamatórias e neoplásicas. Os achados em técnicas de diagnóstico por imagem podem ser normais ou revelar atrofia cerebelar. Há um exame genético para detectar degeneração cortical cerebelar em algumas raças. Não há tratamento eficaz.

NEOPLASIA

Os tumores cerebrais primários são comuns em cães e gatos e, de modo geral, os pacientes apresentam sinais neurológicos de início gradual e progressão lenta. Os sinais podem progredir com maior rapidez em pacientes com metástases no parênquima encefálico de uma neoplasia extraneural ou hemorragia de uma neoplasia intracraniana. À exceção do linfoma cerebral, que pode ocorrer em qualquer idade, a maioria dos tumores cerebrais primários e metastáticos é observada em animais de meia-idade ou idosos. As raças mais acometidas são Golden Retrievers, Labradores Retrievers, mestiços e Boxers.

Os tumores cerebrais causam sinais devido à destruição do tecido adjacente, aumento da pressão intracraniana, hemorragia intraparenquimatosa ou hidrocefalia obstrutiva. As convulsões e as alterações de consciência são os principais motivos da consulta. Andar em círculos, ataxia e inclinação da cabeça são menos comuns. À medida que os tumores intracranianos aumentam, podem elevar a pressão intracraniana e provocar perda progressiva do estado de alerta e alteração mental; o tutor pode relatar que o cão ou o gato recentemente ficaram embotados, deprimidos e "velhos". Às vezes, ocorrem sinais neurológicos sutis progressivos por semanas ou meses antes que o tutor os perceba.

Alguns animais com tumores cerebrais são neurologicamente normais entre as crises, mas um exame neurológico cuidadoso pode revelar evidências de disfunção neurológica assimétrica. O andar compulsivo em círculos, em direção ao lado da lesão, e anomalias em reações posturais, visão e sensibilidade facial no lado oposto à lesão são comuns em pacientes com danos no prosencéfalo, enquanto nistagmo posicional e déficits sutis de nervos cranianos são comuns em indivíduos com tumores do tronco cerebral.

Os tumores intracranianos podem ser primários (i. e., originários do encéfalo), invadir o encéfalo a partir de um sítio adjacente (p. ex., crânio, narinas, seios da face, orelha, olho) ou metastatizar para o encéfalo a partir de um sítio distante. A neoplasia intracraniana secundária (metastática) é mais comum do que a neoplasia primária em cães, em especial as metástases de hemangiossarcoma, linfoma, carcinomas e melanoma. Um exame físico cuidadoso deve ser realizado para identificar possíveis sítios de neoplasia primária que podem ter metastatizado para o encéfalo. Deve-se prestar atenção especial a narinas, linfonodos, baço, pele, cadeia mamária e próstata. Hemograma completo, bioquímica sérica e urinálise devem ser solicitados para detectar evidências de neoplasia ou síndrome paraneoplásica. Radiografias de tórax e abdome e ultrassonografia abdominal devem ser realizadas para a pesquisa de tumores primários ou metástases extraneurais. Além disso, em sua maioria, os cães e gatos com neoplasia intracraniana são idosos e a avaliação sistêmica pode identificar uma neoplasia extracraniana não relacionada em até 25% dos casos. Tal achado pode ter grande impacto no prognóstico e nas decisões terapêuticas.

A RM é a modalidade avançada de diagnóstico por imagem mais precisa para a detecção e a caracterização de tumores intracranianos e a diferenciação de tumores e lesões inflamatórias. A RM pode caracterizar tumores como intra-axiais (parenquimatosos) ou extra-axiais (superficiais) e descrever sua localização dentro do encéfalo, seu grau de infiltração nos tecidos circundantes, sua forma, sua intensidade em comparação com o tecido nervoso normal em diferentes sequências e sua captação de contraste. Essas características de imagem podem ser usadas para prever o tipo provável de tumor em cerca de 70% dos casos, porém o diagnóstico definitivo requer biópsia (Figura 60.3).

Os meningiomas são os tumores intracranianos mais comuns em cães e gatos, seguidos por diversos tumores gliais em cães e linfoma em gatos. O risco de desenvolvimento de meningiomas é maior em Golden Retrievers, enquanto raças braquicefálicas, como Boston Terriers e Boxers, são mais predispostas a tumores gliais. Como a maioria dos tumores intracranianos é pouco esfoliativa, a coleta e a análise do liquor raramente estabelecem o diagnóstico definitivo. A identificação de células neoplásicas no liquor é incomum, exceto em pacientes com linfoma do SNC, carcinomatose e tumores do plexo coroide. Cães e gatos com tumores cerebrais podem ter liquor normal, com citologia normal e teor proteico ligeiramente maior ou pleocitose de células mistas, complicando a diferenciação de distúrbios inflamatórios com base apenas nessa análise.

O tratamento dos tumores cerebrais depende do tipo provável de neoplasia, de sua localização, de seu histórico de crescimento e de seus sinais neurológicos. Uma vez identificados à TC ou à RM, alguns tumores cerebrais benignos, pequenos, de localização superficial, bem encapsulados; certos tumores na porção dorsal do cerebelo; e outros dos ossos do crânio são passíveis de remoção cirúrgica por neurocirurgiões experientes. A remoção de meningiomas cerebrais felinos tem tido certo sucesso. Os meningiomas cerebrais caninos têm localização superficial semelhante e revelam-se histologicamente benignos, mas não são bem encapsulados, o que dificulta a remoção cirúrgica completa. A sobrevida média (SM) após a remoção cirúrgica da maioria dos tumores cerebrais primários em cães é de cerca de 140 a 150 dias, com risco significativo de mortalidade nos primeiros 30 dias depois do procedimento. Os tempos de SM em pacientes com meningiomas são mais longos (240 dias apenas com cirurgia, 1.254 dias com uso de aspirador cirúrgico ultrassônico). A remoção cirúrgica de meningiomas felinos foi associada a SM de 22 a 27 meses.

A radioterapia é bastante usada como um complemento à cirurgia em tumores passíveis de ressecção e como tratamento único em tumores cerebrais primários (não metastáticos) não

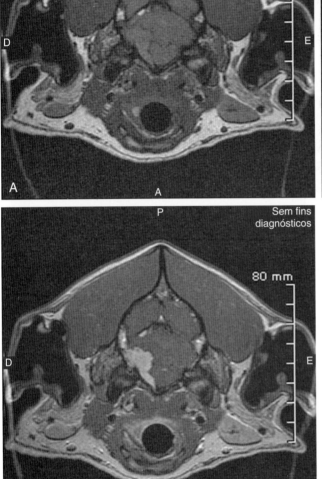

Figura 60.3 Ressonância magnética de um Retriever de 8 anos com inclinação da cabeça para a direita e ataxia vestíbulo-cerebelar leve. Há uma massa extra-axial solitária no ângulo cerebelopontino direito. A lesão é isointensa na imagem ponderada em T1 (**A**) e hiperintensa na imagem ponderada em T2 (**B**), com grande realce na sequência ponderada em T1 obtida após a administração de contraste (**C**). Na sequência pós-contraste, as caudas durais estendem-se da lesão. Essas características condizem com um meningioma. (Cortesia da Dra. Sally Sukut, University of Saskatchewan, Saskatoon, Canadá.)

passíveis de ressecção em cães. Muitos cães neurologicamente estáveis antes do tratamento apresentam alguma melhora clínica. Cães com massas cerebrais que causam sinais neurológicos (sem diagnóstico específico) têm SM de, aproximadamente, 2 anos após a radioterapia. A SM de 14 a 30 meses foi relatada em cães com meningioma tratados com cirurgia seguida de radioterapia. Uma desvantagem importante da radioterapia convencional é a necessidade de acesso a um centro de referência e múltiplas anestesias diárias para administração de até 20 doses fracionadas de radiação. A radioterapia estereotática é uma técnica que utiliza alta dose de radiação aplicada em uma única fração (radiocirurgia) ou poucas frações (radioterapia estereotáxica), diminuindo a necessidade de várias anestesias e internações. Os resultados e efeitos adversos dessa técnica assemelham-se aos relatados com a radioterapia convencional.

A quimioterapia de suporte pode ser administrada com a cirurgia e a radioterapia ou em substituição destas. A administração de glicocorticoides (prednisona, 0,5 a 1 mg/kg/dia, diminuindo para a cada 48 horas) pode diminuir o edema ao redor do tumor e melhorar a absorção do liquor, diminuindo os sinais neurológicos e a pressão intracraniana. A terapia anticonvulsivante crônica deve ser administrada para controlar as convulsões. No caso de uma exacerbação aguda dos sinais clínicos relacionados com o tumor, recomenda-se o tratamento agressivo para reduzir a pressão intracraniana, conforme descrito para o traumatismo cranioencefálico (ver Boxe 60.3). A quimioterapia específica para o linfoma do SNC é possível, mas a maioria dos agentes quimioterápicos usados no tratamento sistêmico não atravessa a barreira hematencefálica. Citosina-arabinosídeo (Citosar®), lomustina (CNCU) e prednisona têm algum efeito (ver Capítulo 79).

Leitura sugerida

Bagley RS, Platt S. Coma, stupor, and mentation change. In: Platt SR, Olby NJ, eds. *BSAVA manual of canine and feline neurology*. Gloucester: BSAVA; 2013.

Bentley RT. Magnetic resonance imaging diagnosis of brain tumors in dogs. *Vet J*. 2015;205:204–216.

Garosi L, et al. Cerebrovascular disease in dogs and cats. *Vet Clin North Am Small Anim Pract*. 2010;40:65.

Motta L, et al. Canine and feline intracranial meningiomas: an updated review. *Vet J*. 2012;192:153–165.

Saito M, et al. The relationship between basilar artery resistive index, degree of ventriculomegaly and clinical signs in hydrocephalic dogs. *Vet Radiol Ultrasound*. 2003;44:687.

Snyder JM, et al. Canine intracranial primary neoplasia: 173 cases (1986-2003). *J Vet Intern Med*. 2006;20:669.

Thomas WB. Hydrocephalus in dogs and cats. *Vet Clin North Am Small Anim Pract*. 2010;40:143.

Urkasemsin G, Olby NJ. Canine hereditary ataxia. *Vet Clin Small Anim*. 2014;44:1075–1089.

CAPÍTULO 61

Perda de Visão e Anomalias Pupilares

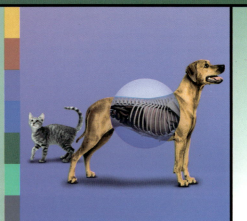

CONSIDERAÇÕES GERAIS

A perda de visão e as anomalias pupilares podem ser detectadas durante um exame físico realizado devido a uma disfunção neurológica ou ser os principais motivos da consulta. Os tutores raramente reconhecem um déficit visual até que seja bilateral e completo; nesse momento, o animal é trazido para o veterinário com queixa de cegueira aparentemente súbita. Na avaliação da perda de visão, é importante primeiro determinar se há cegueira real e realizar um exame ocular e neuro-oftalmológico completo.

AVALIAÇÃO NEURO-OFTALMOLÓGICA

VISÃO

A princípio, a visão deve ser avaliada pela observação da resposta do animal ao ambiente, inclusive sua capacidade de contornar portas e escadas e a atenção que presta a objetos silenciosos que rolam ou caem, como bolas de algodão. Em caso de suspeita de perda unilateral da visão, cubra o olho normal durante o exame. A visão requer a integridade de toda a via visual, inclusive retina, nervo óptico (que atravessa o quiasma óptico até o trato óptico para fazer sinapse no núcleo geniculado lateral [NGL] do diencéfalo) e axônios que se projetam para o córtex visual em uma faixa de fibras chamada *radiação óptica*. A maioria dos axônios do nervo óptico cruza-se no quiasma óptico (em especial aqueles que transportam informações do campo visual lateral) e continua pelo trato óptico, pelo NGL e pelas radiações ópticas contralaterais até o córtex visual (Figura 61.1). O córtex visual deve ser funcional para que o animal processe e responda apropriadamente às informações visuais.

RESPOSTA A AMEAÇAS

A resposta à ameaça é uma piscada mediada pelo córtex em resposta a um gesto ameaçador (Figura 61.2). A parte sensorial dessa resposta requer todos os componentes da via visual (ver Figura 61.1). Normalmente, o estímulo visual é direcionado para a retina nasal (i. e., o gesto ameaçador está no campo

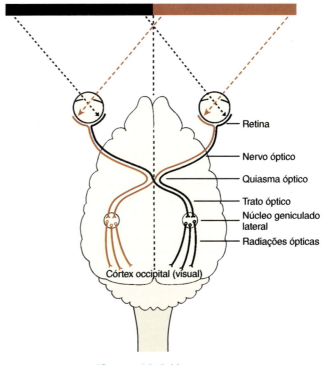

Figura 61.1 Vias visuais.

visual lateral) e, como quase todos os axônios do nervo óptico que se originam na retina nasal se cruzam no quiasma óptico, a resposta à ameaça pode ser usada para avaliar o córtex visual contralateral ao olho sendo ameaçado. A informação interpretada pelo córtex visual é encaminhada ao córtex motor para iniciar a resposta de piscar, o que requer o nervo facial (NC7) funcional. A resposta à ameaça também é coordenada pelo cerebelo e, assim, lesões cerebelares unilaterais causam perda ipsilateral da resposta à ameaça, mas não perda de visão. A ausência de uma resposta à ameaça pode, portanto, ser provocada por doença ocular, da retina ou do nervo óptico; lesão no prosencéfalo contralateral; alteração de consciência; doença cerebelar; ou incapacidade de piscar (Boxe 61.1). A resposta à ameaça é uma resposta aprendida e pode não ser observada em animais normais com menos de 12 semanas de vida.

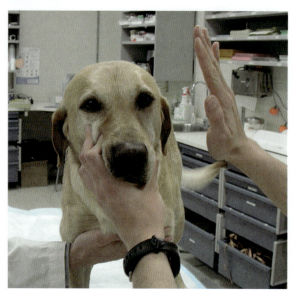

Figura 61.2 A resposta à ameaça é evocada por um movimento ameaçador em direção a cada olho. A resposta esperada consiste no piscar de olhos. O estímulo direciona-se, principalmente, à retina nasal e proporciona a avaliação do córtex visual contralateral.

 BOXE 61.1

Lesões que causam a perda da resposta à ameaça em cães e gatos.

- Doença ocular grave
- Doença retiniana
- Lesão na via visual
    - Nervo óptico ipsilateral
    - Quiasma óptico
    - Trato óptico, núcleo geniculado lateral, radiação óptica contralaterais
- Lesão do córtex visual contralateral (prosencéfalo)
- Alteração de consciência
    - Encefalopatia metabólica
    - Doença sistêmica grave
- Doença cerebelar
- Incapacidade de piscar (NC7)
- Imaturidade do reflexo (< 12 semanas de vida)

REFLEXO PUPILAR À LUZ

O reflexo pupilar à luz (RPL) deve sempre ser avaliado em animais cegos ou não. Uma luz brilhante direciona-se para a pupila, cuja constrição (reflexo direto) é avaliada. A pupila oposta deve se contrair de modo simultâneo (resposta consensual). A via visual sensorial é a mesma descrita na resposta à ameaça, exceto que alguns axônios do trato óptico fazem sinapses antes do NGL, no núcleo pré-tectal localizado na junção entre o mesencéfalo e o tálamo (Figura 61.3). A maioria dos axônios que se originam desse núcleo cruza a linha média novamente e faz sinapses no componente parassimpático (sistema nervoso parassimpático, SNP) do núcleo oculomotor ipsilateral ao olho sendo estimulado, induzindo a constrição direta da pupila. Como alguns dos axônios que deixam o núcleo pré-tectal não se cruzam, há também estimulação do núcleo oculomotor contralateral, o que provoca uma resposta pupilar consensual um pouco menor. A resposta pupilar à luz pode ser mínima se a luz usada não for brilhante o suficiente, o animal estiver nervoso e tiver alto tônus simpático em repouso ou houver doença ocular (atrofia da íris ou grande aumento da pressão intraocular) que impeça a constrição pupilar. A resposta pupilar à luz requer menos fotorreceptores funcionais e axônios do nervo óptico do que a visão. Portanto, lesões parciais das vias visuais proximais (retina, nervo óptico, quiasma óptico, trato óptico) podem causar perda de visão com RPLs normais, como as lesões do prosencéfalo (Tabela 61.1).

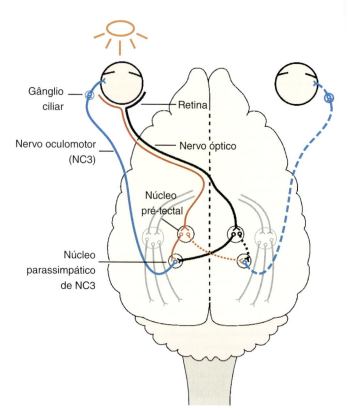

Figura 61.3 Via do reflexo pupilar à luz. NC3: nervo oculomotor.

REFLEXO DE OFUSCAMENTO

O reflexo de ofuscamento é o piscar rápido depois que uma luz muito brilhante se direciona para o olho. A via visual sensorial revela-se a mesma descrita no RPL, pois se mostra um reflexo ipsilateral subcortical que não requer o córtex visual, mas a via motora é mediada pelo nervo facial (NC7), e não pelo nervo oculomotor. O reflexo negativo em um olho cego implica uma lesão subcortical que afeta a retina ou o nervo óptico. O reflexo positivo em um animal cego (na ausência de resposta à ameaça) indica doença central (encefálica).

TAMANHO E SIMETRIA DAS PUPILAS

O tamanho e a simetria das pupilas devem ser avaliados na luz e no escuro para determinar sua capacidade de contração (função parassimpática) e dilatação (função simpática). As anomalias que causam dilatação (midríase) ou constrição (miose)

TABELA 61.1

Localização das lesões das vias visuais com base na visão e nos reflexos pupilares à luz.

Localização da lesão completa	Visão no olho direito	Visão no olho esquerdo	Luz no olho direito	Luz no olho esquerdo
Retina/olho direito*	Ausente	Normal	Nenhum dos olhos responde	As duas pupilas contraem-se
Retina/olho bilateral*	Ausente	Ausente	Nenhum dos olhos responde	Nenhum dos olhos responde
Nervo óptico direito	Ausente	Normal	Nenhum dos olhos responde	Ambas as pupilas contraem-se
Nervos ópticos bilaterais	Ausente	Ausente	Nenhum dos olhos responde	Nenhum dos olhos responde
Quiasma óptico (bilateral)	Ausente	Ausente	Nenhum dos olhos responde	Nenhum dos olhos responde
Lesão caudal ao quiasma óptico (*núcleo geniculado lateral direito, radiação óptica direita ou córtex visual direito*)	Normal	Ausente	As duas pupilas contraem-se	As duas pupilas contraem-se
Lesão bilateral caudal ao quiasma óptico	Ausente	Ausente	As duas pupilas contraem-se	As duas pupilas contraem-se
Nervo oculomotor direito	Normal	Normal	A pupila esquerda contrai-se; a pupila direita está dilatada, sem resposta	A pupila esquerda contrai-se; a pupila direita está dilatada, sem resposta

*Lesões retinianas ou oculares devem ser muito graves para causar a perda dos reflexos pupilares à luz.

de apenas uma pupila tornam as pupilas desiguais (anisocoria). Se a pupila anormal estiver dilatada e não conseguir se contrair, a anisocoria será mais aparente à luz forte. A anisocoria causada por uma única pupila com miose, como em animais com síndrome de Horner, é mais aparente em uma sala escura devido à dilatação da pupila normal, mas a pupila acometida ainda apresenta miose. Um exame oftálmico completo deve sempre ser realizado para verificar se as anomalias pupilares podem ser explicadas por anomalias oculares não neurológicas. Atrofia da íris, hipoplasia da íris e glaucoma causam midríase, enquanto a uveíte e as condições dolorosas da córnea comumente provocam miose. O *hippus*, uma doença que causa oscilações exageradas do tamanho da pupila em resposta à luz, pode ser uma indicação inespecífica de doença do sistema nervoso central (SNC).

DISTÚRBIOS DE POSIÇÃO E MOVIMENTO OCULAR

Durante o exame neurológico, é importante avaliar a posição e o movimento dos olhos. Os músculos extraoculares são inervados pelo nervo oculomotor (NC3), pelo nervo troclear (NC4) e pelo nervo abducente (NC6); as lesões deixam o olho em posição anormal (estrabismo) ou impede sua movimentação adequada quando a cabeça se move durante a avaliação do reflexo oculocefálico (ver Capítulo 58). O estrabismo pode ser associado a lesões em nervos individuais, edema ou fibrose dos músculos extraoculares ou lesões intracranianas (ver Figura 58.23).

A paralisia simultânea de todos os músculos extraoculares (oftalmoplegia externa) é mais comum em caso de massa na região dos seios venosos pareados que se encontram no assoalho do crânio, adjacente à hipófise, na abóbada craniana média (síndrome do seio cavernoso). Lesões de massa nessa área também danificam as fibras do SNP do nervo oculomotor, causando oftalmoplegia interna (pupila fixa média ou midriática com visão normal). Além disso, podem danificar os ramos oftálmicos e maxilares ipsilaterais do nervo trigêmeo, causando diminuição da sensibilidade da córnea e da pálpebra medial e, ocasionalmente, atrofia dos músculos mastigatórios ipsilaterais.

FUNÇÃO DA GLÂNDULA LACRIMAL

A glândula lacrimal e a glândula nasal lateral são inervadas pela porção parassimpática do nervo facial (NC7). A produção basal normal de lágrimas é avaliada pelo teste de Schirmer e a função da glândula nasal lateral o é pelo exame da secura da narina ipsilateral. As lesões do nervo facial podem causar perda do reflexo palpebral devido à incapacidade de piscar, diminuição da produção basal de lágrimas e narinas secas. O nervo trigêmeo (NC5) responde pela inervação sensorial da córnea; a estimulação da córnea por toque, frio, vento ou outros irritantes provoca uma resposta de piscar e aumenta a produção de lágrimas de modo reflexo. As lesões do ramo oftálmico do nervo trigêmeo (NC5) diminuem a produção reflexa de lágrimas e a frequência de piscadas, o que pode levar ao desenvolvimento de ceratite e úlcera da córnea.

PERDA DE VISÃO

LESÕES DE RETINA, DISCO ÓPTICO E NERVO ÓPTICO

A perda de visão e a diminuição ou ausência do RPL indicam uma lesão com acometimento da via visual e do RPL. As lesões unilaterais graves da retina, disco óptico ou nervo óptico antes do quiasma óptico reduzem a acuidade visual e provocam a perda do RPL direto no olho acometido, bem como a perda do RPL consensual no olho oposto quando se direciona a luz para o olho afetado (ver Tabela 61.1). A resposta direta e consensual deve ser normal (contração de ambas as pupilas) quando a luz é direcionada para o olho não acometido. A doença ocular ou do nervo óptico deve ser muito grave para causar a perda completa dos RPLs. Sempre que houver suspeita de cegueira, a retina deve ser cuidadosamente examinada para descartar distúrbios como atrofia progressiva de retina, displasia de retina, descolamento de retina, hemorragia de retina e coriorretinite (Figura 61.4). A atrofia do nervo óptico secundária ao glaucoma ou ao traumatismo também deve ser eliminada como causa de cegueira e perda de RPL.

Degeneração súbita adquirida de retina

A síndrome de degeneração súbita adquirida de retina (SDSAR) é uma síndrome que causa degeneração bilateral súbita de fotorreceptores da retina de cães. Cães de meia-idade ou idosos de qualquer raça podem ser acometidos, em especial fêmeas e animais obesos. A principal queixa é a perda de visão, com cegueira completa em horas a semanas, frequentemente durante a noite. As pupilas estão dilatadas e os RPLs mostram-se lentos em cães examinados logo após a perda de visão e ausentes naqueles com doença avançada. Muitos cães acometidos apresentam poliúria, polidipsia, dispneia, ganho de peso e letargia concomitantes com achados em exames clínicos, bioquímica sérica e urinálise típicos de hiperadrenocorticismo. No entanto, exames endócrinos e técnicas avançadas de diagnóstico por imagem da hipófise e das adrenais raramente (< 20%) confirmam esse distúrbio. Nos estágios iniciais da SDSAR, os dois fundos parecem normais, mas, com o tempo, uma degeneração bilateralmente simétrica da retina torna-se aparente, com hiperreflexividade do tapete e atenuação dos vasos sanguíneos da retina. Essas alterações da retina são indistinguíveis da degeneração crônica causada por outras doenças. A SDSAR em estágio inicial é diferenciada da neurite óptica retrobulbar pelos achados do eletrorretinograma (ERG), uma linha plana, que demonstra a morte dos fotorreceptores. A patogênese da doença é incerta. De modo geral, os sinais sistêmicos são transitórios e desaparecem sem tratamento, mas a cegueira se mostra permanente.

Neurite óptica

A inflamação dos nervos ópticos causa cegueira e perda de RPLs. A fundoscopia pode revelar edema e avermelhamento do disco óptico com ou sem descolamento de retina e hemorragia. Quando a neurite óptica é posterior aos globos (i. e., retrobulbar), a porção visível dos nervos ópticos mostra-se normal. Em cães com cegueira e perda de RPLs com achados normais à fundoscopia, um ERG revela-se necessário para diferenciar a neurite óptica retrobulbar bilateral (ERG normal) da SDSAR (ERG com linha plana).

A neurite óptica é mais comum como uma doença imunomediada idiopática isolada que acomete um ou ambos os nervos ópticos dos cães, mas também pode ser uma manifestação de doença infecciosa sistêmica (Boxe 61.2), em especial cinomose canina, doenças transmitidas por carrapatos, infecções fúngicas e meningoencefalite bacteriana. Doenças não infecciosas, como meningoencefalite granulomatosa (MEG), meningoencefalite necrótica (NME) e neoplasia do nervo óptico, também podem provocar neurite óptica.

Perda de visão

Anamnese	Exame oftalmológico
Exame físico	• Examine o RPL
Exame neurológico	• ERG (avaliação da retina)

Localizar a lesão na via visual

Retina	Nervo óptico	Quiasma óptico	Caudal ao quiasma
Coriorretinite Descolamento de retina Degeneração de retina • Atrofia progressiva da retina (APR) • Atrofia central progressiva da retina (ACPR) • Degeneração súbita adquirida de retina (DSAR)	• Neurite óptica • Hipoplasia congênita do nervo óptico • Doença inflamatória infecciosa • MEG	• Doença inflamatória infecciosa • Neoplasia • Infarto • MEG	• Hidrocefalia • Lissencefalia • Doença de armazenamento lisossomal • Encefalopatia metabólica • Intoxicação por chumbo • Infarto cerebral • Doença inflamatória infecciosa • MEG • Neoplasia

Figura 61.4 Abordagem diagnóstica em um cão ou gato com perda de visão. ERG: eletrorretinograma; MEG: meningoencefalite granulomatosa; RPL: reflexo pupilar à luz.

BOXE 61.2

Doenças associadas à neurite óptica.

- **Doenças infecciosas**
  - **Infecções fúngicas sistêmicas**
    - Criptococose
    - Blastomicose
    - Aspergilose sistêmica
    - Coccidioidomicose
  - **Doenças virais**
    - Cinomose canina
    - Peritonite infecciosa felina
    - Vírus da leucemia felina
  - **Doenças transmitidas por carrapatos**
    - Erliquiose
    - Doença de Lyme
  - **Infecções por protozoários**
    - Toxoplasmose
    - Neosporose
  - **Doenças bacterianas**
- **Doenças inflamatórias não infecciosas**
  - Meningoencefalite de etiologia desconhecida
  - Meningoencefalite granulomatosa
  - Lúpus eritematoso sistêmico
  - Arterite-meningite responsiva a corticosteroides
- **Doenças neoplásicas**
  - Neoplasias sistêmicas
  - Neoplasia do nervo óptico
  - Neoplasia intracraniana
- **Neurite óptica idiopática imunomediada**

O diagnóstico de neurite óptica idiopática (imunomediada) é estabelecido somente após a exclusão de doenças infecciosas e neoplásicas por uma investigação completa para detectar doenças sistêmicas e intracranianas, incluindo hemograma completo, bioquímica sérica, urinálise, pesquisa de antígeno de dirofilariose, sorologia de doenças infecciosas, radiografia torácica, ultrassonografia abdominal e coleta e análise do liquor. Na neurite óptica, o liquor é normal; a citologia inflamatória sugere que as alterações nos nervos ópticos são secundárias à meningoencefalite. A ressonância magnética (RM) pode ser usada para detectar lesões em massa do quiasma óptico e, ocasionalmente, revela hiperintensidade dos nervos ópticos inflamados em imagens ponderadas em T2 de animais com neurite óptica. Sem a identificação de meningoencefalite ou uma causa neoplásica, a neurite óptica imunomediada primária é o diagnóstico presuntivo.

O tratamento da neurite óptica idiopática compõe-se de glicocorticoides administrados por via oral (VO) (prednisona, 2 mg/kg/dia durante 2 semanas). Em caso de resposta favorável (i. e., melhora da visão e dos RPLs), a dose de corticosteroides deve ser diminuída para 1 mg/kg/dia durante 3 semanas, com redução gradual à administração em dias alternados e, em seguida, interrompida sob monitoramento cuidadoso. Sem resposta inicial ao tratamento com glicocorticoides ou se houver recidiva durante a redução gradual da prednisona, outros imunossupressores devem ser administrados (ciclosporina, azatioprina). Às vezes, o tratamento vitalício é necessário. Quando a resposta ao tratamento inicial se mostra rápida, completa e duradoura, o prognóstico de retorno da visão revela-se excelente. A neurite óptica tratada de modo inadequado causa atrofia irreversível do nervo óptico e cegueira permanente. Mesmo com o tratamento apropriado, há muitos casos de progressão ou recidiva.

Papiledema

O edema do disco óptico costuma decorrer do aumento da pressão intracraniana causada por um tumor cerebral ou uma lesão inflamatória em massa, mas também pode ser secundário a tumores ou inflamação dos nervos ópticos. O papiledema caracteriza-se pelo aumento de volume do disco óptico, com margens indistintas ou aveludadas, tortuosidade dos vasos sanguíneos que atravessam o disco e, ocasionalmente, congestão ou hemorragia da retina adjacente. O papiledema pode ser difícil de distinguir da neurite óptica à fundoscopia, embora os pacientes com uma lesão significativa no prosencéfalo que cause papiledema devam apresentar evidências clínicas de doença prosencefálica (i. e., alteração de consciência, mudança de comportamento, convulsões). Apesar de relatos de que o papiledema não afeta a visão, a maioria dos pacientes com papiledema causado pelo aumento da pressão intracraniana tem cegueira cortical. Em pacientes sem perda de visão nem achados neurológicos anormais, o aumento do disco óptico com margens indistintas pode simplesmente representar hipermielinização, o que é normal em algumas raças de cães, especialmente Boxers, Pastores Alemães e Golden Retrievers.

LESÕES DO QUIASMA ÓPTICO

As lesões do quiasma óptico causam cegueira bilateral, midríase e perda de RPL direto e consensual; os achados à fundoscopia e ERG são normais. Neoplasia e outras massas que ocupam espaço podem ser observadas nesse local, em especial linfoma (gatos), macroadenomas hipofisários, meningiomas e tumores nasais primários que se estendem até o cérebro (Figura 61.5). Lesões vasculares, como hemorragia e infarto, granulomas inflamatórios infecciosos e MEG, também podem afetar o quiasma óptico. A avaliação deve incluir uma busca por evidências de doença infecciosa ou neoplásica extraneural, seguida por RM de crânio, coleta e análise de liquor e exames endocrinológicos como indicados.

LESÕES CAUDAIS AO QUIASMA ÓPTICO

Lesões no NGL, radiações ópticas ou córtex visual impedem a interpretação da imagem, causando déficits visuais no olho oposto à lesão, apesar de achados normais à fundoscopia, ERG e RPLs. Esse quadro é chamado "cegueira cortical". De modo geral, observam-se outros sinais clínicos de doença do prosencéfalo (p. ex., convulsões, andar em círculos, alteração de consciência) em animais com lesões no prosencéfalo graves o suficiente para causar cegueira cortical. As causas intracranianas de cegueira cortical são hemorragia induzida por traumatismo, edema, infartos vasculares, MEG, encefalite infecciosa, neoplasia intracraniana, malformações congênitas (p. ex., hidrocefalia,

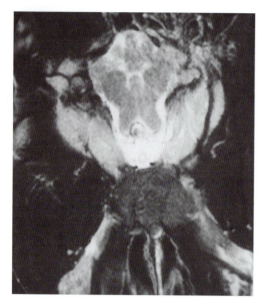

Figura 61.5 Neoplasia do quiasma óptico identificada à ressonância magnética em um Doberman Pinscher de 7 anos com cegueira bilateral e perda dos reflexos pupilares à luz com início agudo, mas sem outros déficits neurológicos.

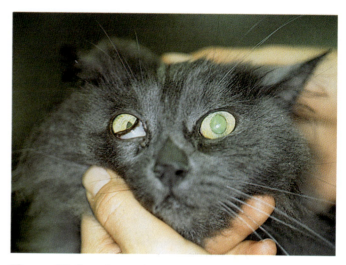

Figura 61.6 Síndrome de Horner em gato doméstico de pelo curto com otite média/interna.

lissencefalia) e distúrbios degenerativos (ver Boxe 60.1). Animais com distúrbios funcionais do prosencéfalo causados por encefalopatias metabólicas, intoxicações, hipoxia ou edema cerebral pós-ictal também podem apresentar cegueira cortical, geralmente transitória ou intermitente. A avaliação para diagnóstico de cegueira cortical deve seguir as diretrizes descritas no Capítulo 60 e ser realizada em animais com suspeita de doença intracraniana. Essa avaliação deve incluir exames físicos, oftalmológicos e neurológicos completos, exames laboratoriais, radiografias torácicas e abdominais, ultrassonografia abdominal, análise do liquor e RM de crânio.

SÍNDROME DE HORNER

A síndrome de Horner é causada por lesões que interrompem a inervação simpática do olho. Essa doença provoca miose (constrição da pupila afetada), queda (ptose) da pálpebra superior e afundamento do globo ocular (enoftalmia), bem como protrusão parcial da terceira pálpebra (membrana nictitante) (Boxe 61.3; Figura 61.6).

A síndrome de Horner pode ser causada por lesão da inervação simpática do olho em qualquer ponto de seu trajeto (Boxe 61.4; Figura 61.7). As lesões classificam-se em primeira (central), segunda (pré-ganglionar) ou terceira ordem (pós-ganglionar), de acordo com o nível ao longo da via simpática.

Os neurônios de primeira ordem originam-se do hipotálamo e do mesencéfalo rostral e descendem pelo tronco cerebral e pela medula espinal cervical até terminarem nos corpos celulares pré-ganglionares da porção torácica da medula espinal. As lesões no neurônio motor superior do tronco encefálico ou da área da medula espinal cervical são uma causa relativamente rara de síndrome de Horner, mas podem ser

 BOXE 61.3

Componentes da síndrome de Horner.

Miose
Enoftalmia
Ptose
Prolapso da terceira pálpebra

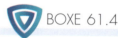 BOXE 61.4

Causas comuns da síndrome de Horner.

Causas de primeira ordem (centrais) (raras)
Neoplasia intracraniana, traumatismo, infarto, doença inflamatória
Lesão da medula cervical
  Protrusão do disco intervertebral
  Neoplasia
  Embolia fibrocartilaginosa
  Traumatismo
  Doença inflamatória infecciosa
  Meningoencefalite granulomatosa

Causas de segunda ordem (pré-ganglionar)
Lesão da medula espinal entre T1 e T3 (traumatismo, neoplasia, embolia fibrocartilaginosa, inflamação)
Avulsão do plexo braquial
Tumor de raiz nervosa espinal entre T1 e T3
Massa no mediastino cranial
Neoplasia ou traumatismo de tecido mole cervical
Traumatismo na base do crânio

Causas de terceira ordem (pós-ganglionar)
Otite média/interna
Neoplasia na orelha média
Lesão retrobulbar, neoplasia
Idiopáticas

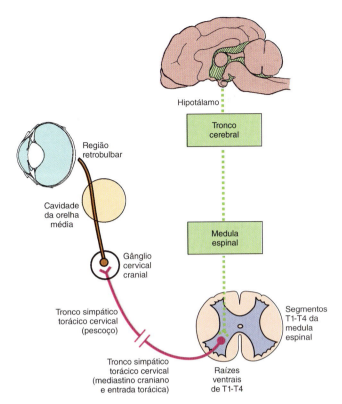

Figura 61.7 Inervação simpática ao olho. Uma lesão em qualquer ponto ao longo dessa via causa síndrome de Horner.

secundárias a traumatismos, infartos, neoplasias ou doenças inflamatórias. Esperam-se hemiplegia ipsilateral e outras anomalias neurológicas concomitantes em animais com lesões de primeira ordem (ver Boxe 61.4).

Os corpos celulares pré-ganglionares dos neurônios de segunda ordem estão localizados no corno lateral da substância cinzenta da medula espinal, à altura dos três primeiros segmentos da medula espinal torácica (T1-T3). Os axônios de segunda ordem deixam a medula espinal com as raízes nervosas ventrais de T1-T3, mas depois deixam os nervos espinais e formam o tronco simpático torácico, que segue em sentido cranial pelo tórax. Os axônios simpáticos seguem em sentido cranial pelo tronco vagossimpático da região cervical e fazem sinapses nos gânglios cervical cranial e ventral e medialmente à bula timpânica, na base do crânio. A lesão dos neurônios de segunda ordem pode ser associada à lesão da medula espinal na intumescência cervical (C6-T2) causada por traumatismo, infarto, neoplasia ou doença inflamatória. Os animais acometidos apresentam sinais relacionados com o neurônio motor inferior (NMI) no membro anterior afetado, sinais relacionados ao neurônio motor superior (NMS) no membro posterior ipsilateral e síndrome de Horner. Animais com avulsão do plexo braquial apresentam paralisia completa relacionada com o NMI do membro acometido e síndrome de Horner ipsilateral que pode ser parcial (somente miose) devido à preservação das raízes nervosas de T3 (e, às vezes, T2) (Figura 61.8). A síndrome de Horner também pode ocorrer pela lesão de neurônios de segunda ordem por cirurgia torácica, massas mediastinais (linfoma ou timoma), ferimentos por mordeduras

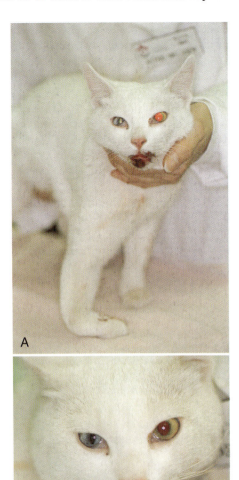

Figura 61.8 A e **B.** Síndrome de Horner em um gato doméstico de pelo curto com avulsão traumática do plexo braquial direito.

no pescoço, lesões por estrangulamento, carcinoma invasivo da tireoide ou erros cometidos durante a tireoidectomia ou a cirurgia para tratar a doença do disco intervertebral cervical. Os achados físicos e neurológicos geralmente auxiliam a localização e a determinação da causa da síndrome de Horner pré-ganglionar.

A maioria dos cães e gatos com síndrome de Horner tem lesões pós-ganglionares (de terceira ordem). Os axônios pós-ganglionares para inervação simpática ocular seguem em sentido rostral pela fissura tímpano-occipital até a orelha média e entram na cavidade craniana com o nervo glossofaríngeo (NC9) e deixam o crânio pela fissura orbital para se distribuírem até a musculatura lisa da órbita, as pálpebras superiores e inferiores, a terceira pálpebra e os músculos da íris. A síndrome de Horner de terceira ordem é comum em pacientes com otite média ou neoplasia na orelha média, frequentemente acompanhada por evidências de distúrbio vestibular periférico (NC8) e, às vezes, paralisia do nervo facial (NC7). Na maioria dos cães com síndrome de Horner pós-ganglionar, nenhuma causa subjacente pode ser identificada; esses casos foram chamados "síndrome de Horner idiopática".

Testes farmacológicos têm sido recomendados para ajudar a localização da causa da síndrome de Horner em cães e gatos. A presença da síndrome de Horner por, pelo menos, 2 semanas provoca hipersensibilidade por denervação do olho acometido secundária à perda da inervação simpática. A determinação farmacológica da localização da síndrome de Horner requer a instilação de apenas uma gota de uma concentração muito diluída de um simpaticomimético de ação direta (fenilefrina a 0,1%: solução estoque a 10% diluída 1:100 em soro fisiológico) em ambos os olhos. A pupila do olho normal não deve se dilatar com essa diluição. A dilatação da pupila acometida ocorre em 20 minutos em um animal com lesão pós-ganglionar (síndrome de Horner de terceira ordem). Na ausência de dilatação pupilar em 20 minutos, repita o teste usando um adrenérgico mais concentrado (fenilefrina a 1%) aplicado no olho afetado e, em seguida, monitore o tamanho da pupila a cada 2 minutos em ambos os olhos. O tempo para a dilatação da pupila até o mesmo tamanho da pupila não acometida é o fim do teste. Na ausência de dilatação em 20 minutos, a lesão é provavelmente pós-ganglionar (terceira ordem). Relatou-se a dilatação em 20 a 45 minutos em cães com lesões de segunda ordem e 60 a 90 minutos em cães com lesões centrais e naqueles sem denervação simpática do olho por, pelo menos, 2 semanas. Embora os testes farmacológicos possam auxiliar a localização da lesão neuronal em animais com síndrome de Horner, seus resultados podem ser ambíguos e nem sempre contribuem com informações práticas sobre a causa ou o prognóstico.

A abordagem diagnóstica em um animal com síndrome de Horner deve incluir exames físicos, oftalmológicos, neurológicos e otoscópicos completos. De modo geral, os achados neurológicos podem ajudar a localizar o ponto de interrupção da inervação simpática. Outros exames devem ser recomendados após a localização da lesão. A palpação cuidadosa dos tecidos moles do pescoço e as radiografias do tórax e da coluna cervical e torácica devem ser realizadas; e técnicas de diagnóstico por imagem avançada (RM) devem ser consideradas se houver suspeita de lesão de primeira ou segunda ordens. Em caso de suspeita de lesão pós-ganglionar, radiografias de crânio, tomografia computadorizada (TC) ou RM devem ser solicitadas para avaliar a orelha média quanto a sinais de otite média, neoplasia ou traumatismo. As causas mais comuns da síndrome de Horner em gatos são doenças da orelha média e lesões nos tecidos moles do pescoço. Nos cães, avulsão do plexo braquial, tumores da raiz nervosa do plexo braquial, lesão da medula espinal entre C6-T2, doença da orelha média e lesões ou tumores dos tecidos moles cervicais são mais frequentes. A maioria dos cães com síndrome de Horner (> 50%) não tem outras anomalias neurológicas, e a causa da doença não é identificada; esses animais são classificados como portadores de doença idiopática. A síndrome de Horner idiopática pós-ganglionar é bastante comum em Golden Retrievers. O prognóstico de resolução da síndrome de Horner idiopática mostra-se excelente, pois a maioria dos casos se resolve de maneira espontânea em 4 a 6 meses. O tratamento raramente se revela necessário, mas, às vezes, em cães com doença bilateral, a visão é obscurecida pelo prolapso da terceira pálpebra, e a administração de fenilefrina (1%) tópica pode proporcionar algum alívio periódico.

PROTRUSÃO DA TERCEIRA PÁLPEBRA

Em cães e gatos, a terceira pálpebra pode se projetar sobre a superfície da córnea em caso de irritação da córnea ou conjuntiva ou doença retro-orbital que ocupa espaço. Também pode ocorrer em caso de diminuição da massa periorbital por desidratação, perda de gordura ou músculo retrobulbar (Figura 61.9) ou ainda perda de volume dentro do olho (i. e., microftalmia, *phthisis bulbi* [atrofia ocular]).

A protrusão da terceira pálpebra é uma característica importantíssima tanto da síndrome de Horner (com miose) quanto da disautonomia (com midríase). A doença sistêmica e o uso de tranquilizantes também podem provocar protrusão da terceira pálpebra em alguns cães e gatos. Uma síndrome peculiar de considerável protrusão da terceira pálpebra bilateral sem causa evidente (a síndrome de Haw) foi observada em gatos e, ocasionalmente, em cães. De modo geral, os gatos acometidos têm menos de 2 anos e boa saúde, embora distúrbios digestivos ou grandes cargas de parasitas intestinais tenham sido registrados. O uso de um colírio simpaticomimético (fenilefrina a 10%) faz com que a membrana se retraia com rapidez. A doença resolve-se de modo espontâneo em várias semanas ou meses.

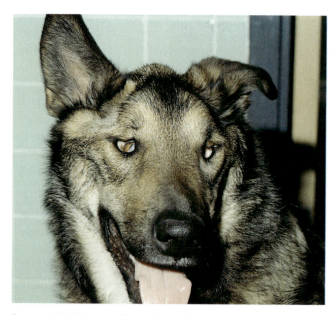

Figura 61.9 A considerável atrofia muscular em um cão com miosite muscular mastigatória provocou a retração dos globos nas órbitas e protrusão da terceira pálpebra sobre a maior parte da superfície da córnea.

Leitura sugerida

Cottrill NB. Differential diagnosis of anisocoria. In: Bonagura JD, ed. *Current veterinary therapy XIII small animal practice*. Philadelphia: WB Saunders; 2000.

Grahn BH, Cullen CC, Peiffer RL. Neuro-ophthalmology. In: Grahn BH, Cullen CL, Peiffer RL, eds. *Veterinary ophthalmology essentials*. Philadelphia: Elsevier; 2004.

Hamilton HL, et al. *Diagnosis of blindness. Current veterinary therapy XIII*. Philadelphia: WB Saunders; 2000.

Komaromy AM, et al. Sudden acquired retinal degeneration syndrome (SARDS) – a review and proposed strategies towards a better understanding of pathogenesis, early diagnosis and treatment. *Vet Ophthalmol*. 2016;19:319.

Penderis J. Disorders of eyes and vision. In: Platt SR, Olby NJ, eds. *BSAVA manual of canine and feline neurology*. Gloucester: BSAVA; 2013.

Simpson KM, Williams DL, Cherubini GB. Neuropharmacological lesion localization in idiopathic Horner's syndrome in Golden Retrievers and dogs of other breeds. *Vet Ophthalmol*. 2015;18:1–5.

CAPÍTULO 62

Convulsões e Outros Eventos Paroxísticos

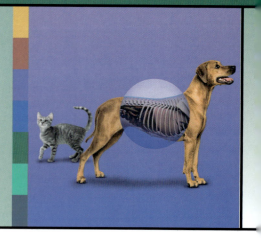

CONVULSÕES

Uma convulsão é a manifestação clínica de atividade elétrica anormal excessiva ou hipersincrônica no cérebro. As características clínicas das convulsões podem ser separadas em quatro componentes: pródromo, aura, icto e período pós-ictal. O *pródromo* é o tempo (horas a dias) antes do início da convulsão, e alguns tutores relatam a observação de comportamento incomum, como inquietação ou ansiedade. O pródromo pode ser quase imperceptível em alguns animais ou distinto a ponto de permitir que os tutores prevejam com precisão o início das convulsões. A *aura* é o período imediatamente anterior à convulsão, quando os animais podem apresentar atividade sensorial ou motora estereotipada (movimentos com os membros posteriores, lambeduras, deglutição), padrões autônomos (salivação, vômito, micção) ou comportamento anormal (esconder-se, buscar atenção, gemido ou agitação) por segundos a minutos antes do início do quadro. O *icto* é a convulsão em si, quando o animal exibe diversos sinais, inclusive alteração ou perda consciência, alteração do tônus muscular, movimentação dos membros ou da mandíbula, salivação e micção ou defecação involuntária. Em geral, essa fase dura apenas segundos a minutos. O *período pós-ictal* ocorre logo após a convulsão e reflete a anomalia transitória da função cerebral (segundos a horas); nesse período, o animal pode apresentar comportamento anormal, desorientação, sonolência ou déficits neurológicos reais, como cegueira, ataxia, fraqueza ou déficits proprioceptivos. A identificação da fase pós-ictal é altamente sugestiva da natureza convulsiva do evento paroxístico precedente. Independentemente da etiologia, as convulsões podem ocorrer de forma individual ou em salvas (*clusters*), em que há duas ou mais convulsões em um período de 24 horas. *Epilepsia* é o termo usado para qualquer doença caracterizada por convulsões recorrentes crônicas.

EVENTOS PAROXÍSTICOS NÃO EPILÉPTICOS

Às vezes, cães e gatos apresentam distúrbios paroxísticos não epilépticos, caracterizados por alteração de comportamento, colapso, movimentação anormal, sintomas neurológicos transitórios ou paralisia. A diferenciação desses eventos paroxísticos transitórios de convulsões focais pode ser difícil, mas é importante para o diagnóstico e o tratamento. As arritmias cardíacas acompanhadas por síncope, fraqueza causada por hipoglicemia, hipocortisolemia ou distúrbios eletrolíticos e miastenia *gravis* podem causar sinais neurológicos transitórios. Distúrbios neurológicos não epilépticos que causam paroxismos repetidos de sinais neurológicos em animais que são normais entre os episódios são "ataques" vestibulares agudos (ver Capítulo 63), discinesias paroxísticas (DPs), narcolepsia e cataplexia e vários distúrbios hereditários de neurotransmissão ou função. As descrições do evento e da atividade e comportamento do animal imediatamente antes, durante e após o evento ajudam a diferenciá-los das convulsões (Boxe 62.1). A observação de um episódio gravado em vídeo auxilia o diagnóstico de distúrbios de aparência muito característica. Ver, ao final deste capítulo, a discussão sobre alguns dos eventos paroxísticos não epilépticos neurológicos comuns ou importantes que costumam ser confundidos com convulsões.

DESCRIÇÕES DAS CONVULSÕES

A maioria das convulsões verdadeiras em cães e gatos consiste em convulsões motoras tônico-clônicas de início generalizado em que o animal apresenta um período de tônus muscular extensor extremamente aumentado (tônus), cai em decúbito lateral e opistótono com os membros estendidos e, em seguida, tem períodos de tônus alternados com períodos de relaxamento (clônus), o que gera contrações rítmicas dos músculos, manifestadas como movimentos ou espasmos dos membros e relacionados com a mastigação. Os animais normalmente perdem a consciência durante convulsões generalizadas graves, embora seus olhos possam continuar abertos. Sinais autônomos como salivação, micção, defecação e midríase são comuns.

Em cães e gatos, as convulsões focais (também chamadas *convulsões parciais*), que surgem em parte de um hemisfério cerebral e a princípio provocam sinais assimétricos, são menos comuns do que as convulsões tônico-clônicas simétricas de início generalizado. As convulsões focais podem progredir para convulsões motoras generalizadas em alguns animais.

BOXE 62.1

Distúrbios paroxísticos confundidos com convulsões epilépticas.

Síncope (redução do fluxo sanguíneo cerebral)
    Arritmias cardíacas
    Hipotensão
Fraqueza episódica
    Hipoglicemia
    Hipocortisolemia
    Distúrbios eletrolíticos
Miastenia *gravis*
"Ataques" vestibulares agudos
Transtornos do sono
    Narcolepsia
    Cataplexia
Distúrbios do movimento (discinesias)
Fraqueza induzida por exercício ou distúrbios de colapso
    Colapso induzido por exercício associado à dinamina (dEIC)
    Colapso em Border Collies

Embora seja frequentemente dito que as convulsões motoras parciais estão associadas à patologia intracraniana focal, muitos cães e gatos com epilepsia idiopática (EI) apresentam convulsões focais com ou sem progressão para convulsões generalizadas. Entre as manifestações de convulsão motora focal, estão movimentos ou posturas anormais, como virar a cabeça para um lado, espasmos focais, contração rítmica dos membros ou músculos faciais, estalar os lábios ou fazer movimentos mastigatórios. Labradores Retrievers, Poodles e, às vezes, outras raças podem apresentar convulsões parciais que se assemelham a episódios de cambalear, perda de equilíbrio, confusão, tremor ou rastejar sem perda de consciência. Andar em círculos, correr e escalar são comuns em gatos epilépticos e podem sugerir o acometimento do lobo temporal. Convulsões sensoriais focais podem causar formigamento, dor ou alucinações visuais, o que leva o animal a perseguir a própria cauda, morder os membros, escavar de maneira compulsiva ou tentar morder o nada. A distinção entre convulsões sensoriais e o comportamento estereotipado compulsivo em cães pode ser muito difícil.

Episódios repetitivos de sinais autônomos podem ser manifestações incomuns de um distúrbio convulsivo focal. Os sinais podem ser vômito, diarreia, desconforto abdominal aparente, salivação, deglutir ou engolir em seco de forma repetida, lamber compulsivamente o tapete ou chão ou comer grama. Os sinais podem durar horas, em vez de segundos a minutos como nos ataques epilépticos. Os cães acometidos são normais entre os episódios, e avaliações gastrintestinais extensas em busca de uma causa para seus sinais não revelam alterações dignas de nota. Muitos desses cães apresentam resolução dos episódios após a instituição da terapia anticonvulsivante oral crônica, indicando a suspeita de que esse é um evento convulsivo. Em cães, uma síndrome responsiva ao fenobarbital, composta por salivação, ânsia de vômito, disfagia, aumento doloroso das glândulas salivares mandibulares e necrose das glândulas salivares, provavelmente também representa uma convulsão focal com sinais autônomos proeminentes.

As convulsões focais complexas, também conhecidas como *convulsões psicomotoras* ou *automatismos*, são acompanhadas por alteração de consciência. Os animais podem parecer confusos, desorientados ou indiferentes aos comandos do tutor enquanto pressionam a cabeça em superfícies sólidas, andam, inclusive sem rumo ou em círculos, ou cambaleiam. Algumas convulsões focais complexas estão associadas a episódios de uivo, agressividade sem provocação ou medo extremo. A "síndrome de raiva" ou "descontrole episódico" dos São Bernardos e Springer Spaniels pode ser um distúrbio convulsivo focal complexo.

As convulsões reflexas podem ser provocadas, principalmente, por estímulos ou eventos específicos. O fator precipitante mais comum em seres humanos é a luz intermitente, mas certos sons e o ato de comer também foram identificados como gatilhos. Convulsões reflexas focais, generalizadas ou mioclônicas em resposta a estímulos sonoros repetitivos de alta frequência foram bem descritas em gatos, caracterizando um distúrbio denominado convulsões reflexas audiogênicas felinas. Dachshunds de Pelo Duro com doença de Lafora têm convulsões mioclônicas desencadeadas por estímulos auditivos e visuais.

CLASSIFICAÇÃO E LOCALIZAÇÃO DA CONVULSÃO

Os distúrbios convulsivos podem ser classificados de acordo com sua causa como sendo de origem idiopática, intracraniana ou extracraniana (Boxe 62.2). A EI é a causa mais comum de convulsões recorrentes em cães, porém menos comum em gatos. Animais com EI não têm causa extracraniana ou intracraniana identificável para suas convulsões e são neurologicamente normais entre os episódios; acredita-se que suas convulsões tenham base genética. Causas intracranianas (estruturais) (p. ex., anomalias, inflamação, neoplasia, infarto, traumatismo, cicatriz) são responsáveis por convulsões em cerca de 35% dos cães e na maioria dos gatos com convulsões (ver Capítulo 60). Causas extracranianas de convulsões, como ingestão de toxinas ou distúrbios metabólicos ou endócrinos, são menos frequentes (ver Boxe 62.2).

A atividade convulsiva sempre indica uma anomalia funcional ou estrutural do prosencéfalo, em especial dos lobos frontais ou temporais do cérebro. Os distúrbios metabólicos e tóxicos podem causar desequilíbrios funcionais entre os neurotransmissores inibidores e excitatórios, levando ao desenvolvimento de convulsões. É improvável que déficits neurológicos de localização definida sejam detectados no período interictal em pacientes com convulsões por causas extracranianas. Animais com uma lesão intracraniana que causa convulsões geralmente apresentam vários sinais relacionados com o prosencéfalo, inclusive mudança de comportamento, andar em círculos em direção ao lado da lesão, hemiparesia contralateral e déficits de reação postural, além de perda de visão contralateral e hipoalgesia facial. Animais com pequenas lesões intracranianas, entretanto, às vezes são normais no período interictal, sem outros déficits neurológicos identificáveis.

BOXE 62.2

Distúrbios comuns que causam convulsões.

Causas extracranianas (convulsões reativas)
Toxinas
Doenças metabólicas
    Hipoglicemia
    Doença hepática
    Hipocalcemia
    Hiperlipoproteinemia
    Hiperviscosidade
    Hipertensão
    Distúrbios eletrolíticos
    Hiperosmolalidade
    Uremia grave
    Hipertireoidismo (gatos)
    Hipotireoidismo (cães) – predisposição a infartos intracranianos

Lesões intracranianas (epilepsia estrutural)
Malformação congênita
    Hidrocefalia
    Lissencefalia
Neoplasia
    Tumores cerebrais primários
    Tumores metastáticos
Doença inflamatória
    Doenças inflamatórias infecciosas
    Meningoencefalite de etiologia desconhecida (cães)
        Meningoencefalite granulomatosa
        Meningoencefalite necrótica
        Leucoencefalite necrótica
Doença vascular
    Hemorragia
    Infarto
Doenças de armazenamento metabólico
Doenças degenerativas

Epilepsia adquirida relacionada com o tecido cicatricial
Epilepsia idiopática (convulsões epilépticas primárias)

A EI é uma doença associada à diminuição do limiar convulsivo. Esse distúrbio mostra-se hereditário em algumas raças de cães e, em outras, há suspeita de uma base familiar para a doença. Os animais acometidos são normais no período interictal; e a avaliação diagnóstica extensiva, inclusive o exame histológico do cérebro, é normal.

DIAGNÓSTICO DIFERENCIAL

O diagnóstico diferencial das convulsões inclui EI, doença intracraniana, epilepsia adquirida relacionada com o tecido cicatricial e distúrbios extracranianos (ver Boxe 62.2).

EPILEPSIA IDIOPÁTICA

A EI é a causa mais comum de convulsões em cães e caracteriza-se por episódios repetidos de convulsões sem causa demonstrável. Os cães acometidos são normais entre as convulsões. A suspeita clínica baseia-se em raça, idade de início, exame neurológico normal no período interictal, padrão típico de recidiva das convulsões e ausência de progressão para anomalias sistêmicas ou neurológicas ao longo do tempo. No entanto, o diagnóstico continua incerto, a menos que a avaliação diagnóstica tenha eliminado as causas metabólicas e estruturais para convulsões. A EI sempre foi considerada incomum em gatos, mas relatos mais recentes sugerem que 20 a 50% dos gatos com convulsões recorrentes podem ter EI. As causas intracranianas de convulsões são, no entanto, muito mais comuns em gatos do que em cães. Portanto, a avaliação intracraniana ainda é recomendada em todos os gatos com convulsões recorrentes.

Há forte suspeita ou comprovação de uma base genética para a EI em Pastores Alemães, Pastores Belgas Tervuren, Keeshonds, Beagles, Dachshunds, Labradores Retrievers, Golden Retrievers, Poodles, Border Collies, Pastores de Shetland, Irish Wolfhounds, Vizslas, Bernese Mountain Dogs e English Springer Spaniels. É provável que fatores genéticos sejam observados em outras raças acometidas; a EI costuma ser chamada "epilepsia familiar".

De modo geral, a primeira convulsão observada em cães com EI ocorre entre os 6 meses e os 3 anos, embora as convulsões não sejam observadas até os 5 anos ou mais em alguns animais. Na maioria das raças, parece que, quanto mais jovem o animal no início de um distúrbio convulsivo, mais difícil será seu controle. Gatos com EI geralmente apresentam sua primeira convulsão entre os 3 e 5 anos.

Em cães e gatos com EI, as convulsões tendem a ser de início generalizado, tônico-clônicas e associadas a uma perda de consciência que dura de 1 a 2 minutos. No entanto, cães e gatos com EI podem apresentar diversas convulsões de início focal ou uma combinação de convulsões de início focal e generalizadas. Algumas raças de cães, especialmente Labradores Retrievers e Poodles Miniaturas, apresentam um tipo de convulsão generalizada branda com manutenção da consciência, mas cambaleio, perda de equilíbrio, confusão, agachamento ou rastejamento, tremor incontrolável ou rigidez muscular. Em Retrievers, os gatilhos comuns para essas convulsões incomuns são exercício, excitação ou hiperventilação, o que gera alguma confusão diagnóstica com o colapso induzido por exercício (CIE, ver adiante). Muitos desses Labradores Retrievers epilépticos passam por uma fase pós-ictal, desenvolvem convulsões tônico-clônicas generalizadas mais clássicas ao envelhecerem e respondem à terapia anticonvulsivante oral crônica, confirmando que esses eventos paroxísticos são convulsões.

A frequência das convulsões é bastante variável em cães e gatos com EI, mas as convulsões tendem a ocorrer em intervalos regulares de semanas ou meses. À medida que o animal envelhece, a frequência e a gravidade das convulsões podem aumentar, especialmente em cães de grande porte. Em alguns cães, principalmente de porte grande, as convulsões podem ocorrer em salvas, com vários episódios ao longo de 24 horas. As convulsões em salvas não são observadas no primeiro episódio na maioria dos cães ou gatos com EI; portanto, esse quadro deve levar à consideração de causas intracranianas. O momento mais comum para a ocorrência de convulsões em cães e gatos com EI é durante o sono, inclusive logo antes de dormir ou ao acordar de forma abrupta; em alguns pacientes, porém, as convulsões parecem ser provocadas por estímulos específicos, como certos sons, excitação, hiperventilação ou exercício.

A EI é o diagnóstico mais provável em um animal adulto jovem e neurologicamente normal com histórico longo (> 1 ano) de um distúrbio convulsivo intermitente não progressivo e longo período interictal (> 4 semanas). O diagnóstico de EI é de exclusão; embora possa ser suspeitado com base em idade, sexo, raça, histórico de convulsões e avaliações físicas, neurológicas e oftalmológicas normais, o diagnóstico requer o descarte de causas metabólicas e tóxicas por meio de exames clínico-patológicos e de imagem. A avaliação intracraniana, quando realizada, é normal (Figura 62.1).

DOENÇA INTRACRANIANA

A doença intracraniana localizada no prosencéfalo comumente causa convulsões. Doenças congênitas, doenças degenerativas hereditárias e muitas causas infecciosas de encefalite são observadas com mais frequência em animais jovens, enquanto a neoplasia é mais comum em cães e gatos com mais de 6 anos. A maioria dos distúrbios intracranianos discutidos no Capítulo 60 e os distúrbios inflamatórios discutidos no Capítulo 64 podem causar convulsões (ver Boxe 62.2). Déficits neurológicos focais ou multifocais identificados no período interictal são bastante sugestivos de patologia estrutural no prosencéfalo, mas nem todos os pacientes com doença intracraniana apresentam anomalias ao exame neurológico.

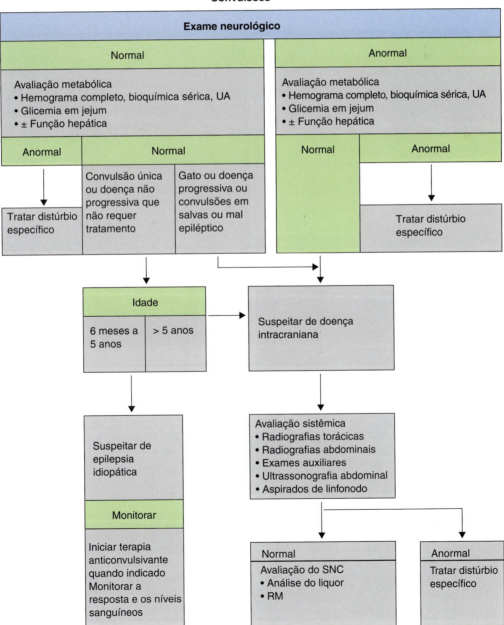

Figura 62.1 Abordagem diagnóstica em cães ou gatos com convulsões. RM: ressonância magnética; SNC: sistema nervoso central; UA: urinálise.

O diagnóstico requer exame físico, neurológico e oftalmológico cuidadoso; avaliação de manifestações sistêmicas concomitantes de doenças infecciosas e neoplásicas; e, com frequência, avaliação intracraniana, inclusive análise do liquor e técnicas avançadas de diagnóstico por imagem (Figura 62.2).

EPILEPSIA ADQUIRIDA RELACIONADA COM O TECIDO CICATRICIAL

O tecido cicatricial encefálico após um insulto inflamatório, traumático, tóxico, metabólico ou vascular pode causar um distúrbio convulsivo. Na presença de traumatismo ou infecção significativa, esse evento geralmente precede o início do distúrbio convulsivo em 6 meses a 3 anos. Os achados de exames físicos e neurológicos, exames clínico-patológicos e análise do liquor são normais. De modo geral, não é possível detectar a anomalia estrutural à ressonância magnética (RM), e nem mesmo a necropsia demonstra a lesão de forma confiável. O tratamento é o mesmo instituído para a EI (i. e., terapia anticonvulsivante), mas o prognóstico de controle de convulsões e a ausência de progressão pode ser melhor naqueles com epilepsia adquirida relacionada com o tecido cicatricial do que em animais com EI.

DOENÇA EXTRACRANIANA

As convulsões com causa extracraniana são conhecidas como convulsões reativas. As convulsões reativas refletem a resposta de um cérebro normal a um distúrbio metabólico transitório ou induzido por toxinas na função cerebral. Os distúrbios metabólicos, inclusive hipoglicemia, encefalopatia hepática, hipocalcemia e hiperlipoproteinemia primária, comumente causam convulsões em cães e gatos. Síndromes de hiperviscosidade (p. ex., mieloma múltiplo, policitemia), distúrbios

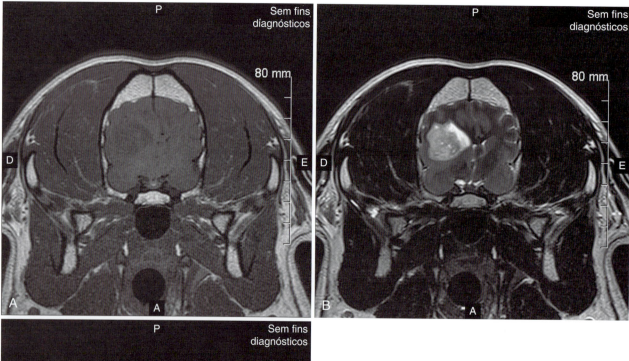

Figura 62.2 Ressonância magnética de um Retriever de 9 anos com início agudo de convulsões. Há uma grande massa intra-axial bem circunscrita no lado frontal direito. A massa é iso a hipointensa na imagem ponderada em T1 (**A**) e hiperintensa na imagem ponderada em T2 (**B**) e apresenta leve realce heterogêneo na imagem ponderada em T1 obtida após a administração de contraste (**C**) com uma região de realce de borda. Esses achados são mais consistentes com um tumor de células da glia. (Cortesia da Dra. Sally Sukut, University of Saskatchewan, Saskatoon, Canadá.)

eletrolíticos graves (p. ex., hipernatremia), hiperosmolalidade (p. ex., diabetes melito não tratado), insolação, hipertensão grave, hipertireoidismo felino e uremia grave prolongada também podem causar convulsões (ver Boxe 62.2). O hipotireoidismo não induz diretamente convulsões em cães, mas pode causar alterações vasculares ateroscleróticas que predispõem a infartos intracranianos.

Os sinais sistêmicos e os achados ao exame físico e neurológico podem aumentar a suspeita de uma causa extracraniana para as convulsões. Muitas encefalopatias metabólicas causam alteração intermitente ou permanente de consciência, o que provoca embotamento, confusão ou delírio. Sinais simétricos, inclusive cegueira cortical, diminuição da sensibilidade facial e comprometimento do posicionamento proprioceptivo, podem ser observados. Todos os pacientes com convulsões devem ser avaliados para a possível detecção de uma causa extracraniana. Os resultados de hemograma completo, bioquímica sérica e urinálise geralmente ajudam a estabelecer o diagnóstico. A encefalopatia hepática por *shunt* portossistêmico pode causar convulsões na ausência de outras anomalias clínicas ou clínico-patológicas, especialmente em gatos. Logo, a função hepática é um componente importante da avaliação inicial para causas metabólicas de convulsões. O diagnóstico e o tratamento desses distúrbios metabólicos são discutidos em outra parte deste texto. O Boxe 62.3 traz as intoxicações comuns que causam convulsões; e o Boxe 62.4 lista o tratamento de algumas intoxicações comuns.

AVALIAÇÃO DIAGNÓSTICA

Proceda à anamnese completa e precisa em todos os animais com convulsões. A descrição do tutor é crucial para determinar se o evento paroxístico observado foi realmente uma convulsão. A relação entre as convulsões e a atividade diária (p. ex., exercício, sono, alimentação, agitação), a duração e a frequência das convulsões e a descrição de quaisquer anomalias pós-ictais observadas devem ser registradas. Sinais sistêmicos recentes, como tosse, vômito, diarreia, poliúria, polidipsia e perda ou ganho de peso, podem sugerir encefalopatia metabólica ou doença sistêmica (infecção, neoplasia) com disseminação para o cérebro. O estado vacinal, a dieta, a possível exposição a causas infecciosas de encefalite, o acesso a medicamentos ou toxinas e o histórico de traumatismo cranioencefálico grave também devem ser determinados. O padrão e a frequência das convulsões intermitentes que ocorrem por um período prolongado (semanas a meses) devem ser avaliados. Os tutores devem ser questionados acerca de quaisquer mudanças em comportamento, marcha, visão ou padrões de sono do animal, já que essas características podem indicar uma lesão estrutural no prosencéfalo. Em caso de suspeita de EI ou distúrbio neurodegenerativo hereditário, os tutores devem ser encorajados a contatar o criador para verificar o estado geral dos irmãos da mesma ninhada ou outros cães aparentados.

Todos os animais com convulsões devem ser submetidos a exames neurológicos, físicos e oftalmológicos. No período pós-ictal imediato, o edema cerebral e a alteração do metabolismo cerebral podem causar anomalias neurológicas simétricas transitórias, como cegueira, alteração de consciência e déficits de reação postural; portanto, não os interprete em demasia. Anomalias neurológicas que persistem além do período pós-ictal sugerem uma causa intracraniana para as convulsões e requerem maior avaliação. O exame físico completo, com atenção especial a linfonodos e palpação abdominal, bem como exame da glândula mamária e da próstata, deve sempre ser realizado em cães e gatos com convulsões para possível detecção de uma neoplasia primária com metástase cerebral. De modo geral, o exame oftalmológico não revela alterações dignas de nota em animais com convulsões por causas infecciosas ou neoplásicas; no entanto, pode revelar alterações sugestivas de hemorragia, hipertensão ou aumento da pressão intracraniana.

Solicite hemograma completo, bioquímica sérica e urinálise de todos os animais com convulsões; além disso, faça a aferição da pressão arterial. Outros exames podem ser recomendados com base em idade, raça, padrão de convulsão e achados dos exames físico e neurológico. A glicemia deve ser medida durante qualquer convulsão observada e, sempre que houver suspeita de insulinoma, a determinação aleatória da glicemia deve ser realizada durante o dia, inclusive com amostras após 12 horas de jejum e 15 minutos após as refeições. Cães e gatos jovens com histórico de convulsões, animais cujos primeiros resultados laboratoriais sugerem disfunção hepática e todos os pacientes com convulsões que podem ser tratados com um medicamento antiepiléptico (AE) metabolizado pelo fígado devem ser submetidos à avaliação da função hepática com determinação da concentração sérica de ácidos biliares ou teste de amônia (consulte o Capítulo 36). A função tireoidiana deve ser avaliada em cães adultos com convulsões de início agudo devido à associação entre o hipotireoidismo e os infartos intracranianos. Todos os gatos com convulsões devem ser submetidos a exames para detectar antígenos do vírus da leucemia felina (FeLV) e anticorpos contra o vírus da imunodeficiência felina (FIV).

A idade, o sexo, a raça e o histórico do animal, bem como o início e a progressão do distúrbio convulsivo, possibilitam a classificação de prováveis diagnósticos diferenciais. Distúrbios estruturais congênitos, como hidrocefalia e lissencefalia, são causas prováveis de um distúrbio convulsivo em animais muito jovens. As causas infecciosas de encefalite geralmente provocam disfunção neurológica de progressão rápida em vez de apenas convulsões. Em animais idosos, neoplasia cerebral primária ou metastática, infarto vascular ou hemorragia e distúrbios metabólicos adquiridos são as causas mais prováveis de convulsões. Animais com EI quase sempre têm sua primeira convulsão observada entre 6 meses e 5 anos; logo, esse não é um diagnóstico provável em um cão ou um gato com convulsões de início mais tardio.

Em animais com resultados normais em exames sistêmicos, neurológicos e laboratoriais, os demais exames diagnósticos recomendados baseiam-se na anamnese, inclusive idade, sexo e raça. Cães entre 1 e 5 anos com uma única crise convulsiva generalizada ou histórico de algumas convulsões generalizadas com semanas ou meses de intervalo muito provavelmente têm EI; uma maior avaliação pode não ser necessária. A frequência e a gravidade das convulsões devem ser monitoradas e, quando necessário, o tratamento deve ser iniciado com um AE. A EI não é um diagnóstico provável em cães com convulsões em

BOXE 62.3

Intoxicações que causam disfunção neurológica aguda.

Estricnina
Uso comum: veneno contra roedores e coiotes
Achados clínicos: extensão rígida de membros e corpo, pavilhões auriculares eretos, espasmos tetânicos induzidos por estímulos auditivos
Diagnóstico: histórico de acesso ou ingestão, sinais característicos, análise química do conteúdo estomacal
Tratamento: vômitos (na ausência de sinais neurológicos), lavagem gástrica, diazepam conforme necessário, pentobarbital até o efeito desejado; estabelecer diurese

Metaldeído
Uso comum: veneno contra roedores, caracóis e lesmas
Achados clínicos: ansiedade, hiperestesia, taquicardia, hipersalivação, fasciculações musculares e tremores; não há agravamento por estímulos auditivos; nistagmo em gatos; possíveis convulsões; depressão; parada respiratória
Diagnóstico: histórico de acesso ou ingestão, sinais característicos, odor de acetaldeído no hálito, análise do conteúdo estomacal
Tratamento: descontaminação gastrintestinal: induzir vômito em caso de sinais brandos, administrar carvão ativado com sorbitol como catártico, diazepam em *bolus* ou CRI, metocarbamol (55 a 220 mg/kg IV lento, repetir em 12 h, se necessário). Propofol ou pentobarbital se necessário até o efeito desejado; estabelecer diurese

Micotoxinas tremorgênicas
Uso comum: laticínios mofados, nozes, grãos, material de compostagem, lixo
Achados clínicos: vômitos, tremores, ataxia, convulsões
Diagnóstico: histórico de acesso ou ingestão, sinais característicos, análise do conteúdo estomacal
Tratamento: descontaminação gastrintestinal: induzir vômito em caso de sinais brandos, administrar carvão ativado com sorbitol como catártico, diazepam em *bolus* ou CRI, metocarbamol (55 a 220 mg/kg IV lento, repetir em 12 h, se necessário). Propofol ou pentobarbital, se necessário

Hidrocarbonetos clorados
Uso comum: produtos agrícolas e inseticidas; produtos lipossolúveis geralmente absorvidos pela pele
Achados clínicos: convulsão, hipersensibilidade, hipersalivação, resposta exagerada a estímulos, espasmos musculares da face e pescoço que progridem para fasciculações e tremores graves; possíveis convulsões tônico-clônicas
Diagnóstico: histórico de acesso, sinais característicos, cheiro de inseticida no pelame, análise do conteúdo estomacal
Tratamento: lavar com água morna e sabão para evitar maior exposição; em caso de ingestão (raro), lavagem gástrica e uso de carvão ativado; pentobarbital até o efeito desejado

Organofosforados e carbamatos
Uso comum: inseticidas
Achados clínicos: salivação excessiva, lacrimejamento, diarreia, vômito e miose; contração dos músculos faciais e da língua, progredindo para depressão extrema e convulsões tônico-clônicas
Diagnóstico: histórico de exposição, sinais característicos, análise do conteúdo estomacal, baixa atividade sérica de acetilcolinesterase
Tratamento: evitar maior exposição; lave a área em caso de exposição tópica; faça lavagem gástrica e dê carvão ativado em caso de ingestão; atropina (a princípio, 0,2 mg/kg IV e 0,2 mg/kg SC conforme necessário a cada 6 a 8 h); pralidoxima (20 mg/kg IM a cada 12 h) em caso de exposição cutânea ou nas últimas 48 h

Chumbo
Uso comum: onipresente em ambientes como linóleo, estofamento de tapete, tintas antigas à base de chumbo (antes da década de 1950), massa de vidraceiro e calafetagem, materiais para telhados, baterias, graxa, óleo de motor usado, bolas de golfe, chumbo de pesca, chumbo granulado e chumbo para munição
Achados clínicos: sinais gastrintestinais de anorexia, dor abdominal, vômitos e diarreia e megaesôfago; sinais neurológicos de histeria, agressividade, nervosismo, latidos, tremores, convulsões, cegueira, hipermetria e nistagmo (gatos) e demência
Diagnóstico: histórico de exposição, sinais característicos, alterações no hemograma (pontilhado basofílico em hemácias, aumento de hemácias nucleadas); nível de chumbo no sangue (tubo heparinizado: > 0,5 ppm [50 mg/dℓ], diagnóstico; > 0,25 ppm, sugestivo); radiografias podem revelar material radiopaco no trato gastrintestinal
Tratamento: eméticos, lavagem gástrica, carvão ativado, enemas; cirurgia ou endoscopia se houver chumbo no estômago; diazepam ou pentobarbital conforme necessário para interromper as convulsões; tratamento específico para quelação de chumbo e aceleração de sua excreção: ácido etilenodiaminotetracético de cálcio (Ca EDTA) (25 mg/kg IV ou SC, a cada 6 h como solução a 1% em dextrose por 2 a 5 dias) ou succímero (10 mg/kg VO a cada 8 h por 5 dias), então a cada 12 h por 14 dias; Chemet, Sandofi Pharm, NY, EUA)

Etilenoglicol
Uso comum: anticongelante automotivo, soluções de processamento de filme colorido
Achados clínicos: ataxia, depressão grave, poliúria, polidipsia, vômitos; convulsões são raras
Diagnóstico: histórico de exposição, sinais característicos, acidose metabólica grave, cristalúria de oxalato de cálcio; por fim, diminuição da produção de urina e insuficiência renal aguda. O diagnóstico e o tratamento dessa intoxicação são discutidos em detalhes no Capítulo 44

CRI: infusão em taxa contínua; EDTA: ácido etilenodiaminotetracético; IM: via intramuscular; IV: via intravenosa; ppm: partes por milhão; SC: via subcutânea; VO: via oral.

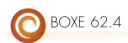

BOXE 62.4

Tratamento de emergência de intoxicações.

Evite maior absorção da substância tóxica

Remova o tóxico da pele e do pelame

Se:
1. A toxina foi absorvida pela pele

Como:
1. Remova a coleira antipulgas se for fonte de toxina
2. Lave o animal em água morna com sabão; enxágue e repita
3. Lave com água morna por 10 min

Induzir êmese

Se:
1. A ingestão da substância tóxica ocorreu menos de 3 h antes do início do quadro
2. O produto ingerido não era cáustico, à base de petróleo, um ácido forte ou uma base forte
3. O animal tem reflexo de vômito normal e não apresenta convulsões ou depressão grave (perigo de aspiração)

Como:
1. Para administração doméstica, administração oral de xarope de ipeca (6,6 mℓ/kg) ou peróxido de hidrogênio a 3% (1 a 2 mℓ/kg VO); 5 mℓ = 1 colher de chá
2. Administre apomorfina SC (0,08 mg/kg) ou no saco conjuntival (1 comprimido triturado ou 1 disco [6 mg]: enxágue os olhos com solução salina após a êmese)
3. Administre xilazina (gatos: 0,44 mg/kg IM)

O vômito é mais eficaz se o estômago estiver cheio: ofereça o alimento e depois induza o vômito

Guarde o vômito para análise

Lavagem gástrica

Se:
1. A ingestão da substância tóxica ocorreu menos de 3 h antes do início do quadro
2. As tentativas de produzir vômito não tiveram sucesso ou o vômito não é recomendado

Como:
1. Faça a indução anestésica, coloque o tubo endotraqueal com *cuff* e infle o *cuff*
2. Coloque o animal em decúbito lateral direito, com a cabeça mais baixa do que o corpo
3. Introduza uma sonda gástrica de grande calibre até o estômago
4. Use água (5 a 10 mℓ/kg de peso corpóreo) em cada lavagem; aspire com seringa
5. Repita 10 vezes ou até remover todo o material

Guarde o conteúdo do estômago para análise

Adsorventes gastrintestinais

Como:
1. Após a última lavagem gástrica, administre carvão ativado* (1 a 3 g/kg) em pasta a 20% (1 g de carvão ativado/5 mℓ de água) ou 10% (comercial) com o estômago vazio. Aguarde 20 min e, em seguida, administre um catártico
2. Se a lavagem gástrica não for necessária, administrar a pasta (na dose supra) via sonda gástrica ou oral ou administrar carvão ativado em comprimidos

Catárticos

Como:
1. Sulfato de sódio ou magnésio (250 mg/kg); pode ser administrado 30 min após o carvão ativado
2. Alternativamente, a primeira dose de carvão ativado pode conter sorbitol como catártico

Diurese

Como:
1. Administre soro fisiológico para diurese
2. Manitol (solução a 20%, 1 a 2 g/kg IV) ou furosemida (2 a 4 mg/kg IV) podem ser adicionados para aumentar a diurese, se necessário

Administre antídotos específicos

Ver Boxe 62.3

Cuidados de suporte e sintomáticos

IM: via intramuscular; VO: via oral.
*A administração repetitiva de carvão ativado pode causar hipernatremia; portanto, deve ser realizada apenas com suporte de fluidos e monitoramento do paciente.

---

salvas ou estado de mal epiléptico logo no primeiro episódio ou com convulsões que progridem com rapidez, com recomendação de avaliação sistêmica e intracraniana completa. A EI é relativamente incomum em gatos. Logo, mesmo quando todos os exames de rotina e sistêmicos são normais, recomenda-se a avaliação intracraniana.

Se a causa metabólica ou sistêmica das convulsões não puder ser identificada à triagem inicial, outros exames, inclusive a avaliação intracraniana, devem ser recomendados em todos os gatos com convulsões, cães com anomalias neurológicas interictais, cães com mais de 5 anos à primeira convulsão e cães com convulsões múltiplas em 1 mês. Caso os sinais neurológicos ou sistêmicos possam ser causados por doenças infecciosas endêmicas da região, a sorologia, não invasiva e relativamente barata, pode ser benéfica. Radiografias torácicas e abdominais e ultrassonografia abdominal devem ser solicitadas em busca de manifestações sistêmicas de causas infecciosas de convulsões e detecção de neoplasia primária ou metastática. Se esses exames forem negativos, técnicas avançadas de diagnóstico por imagem do cérebro, como RM, são recomendadas; a coleta e a análise do liquor podem ser justificadas pela suspeita de distúrbios inflamatórios com base na observação de déficits neurológicos multifocais ou lesões identificadas à RM.

TRATAMENTO COM MEDICAMENTOS ANTIEPILÉPTICOS

O controle crônico de cães e gatos com convulsões pode ser tentado com o uso de AEs. Como isso requer um grande comprometimento financeiro, emocional e de tempo por parte dos tutores, sua participação na decisão de iniciar o tratamento é fundamental. Nem todo animal com convulsões requer terapia com AEs, mas há algumas evidências de que o controle a longo prazo pode ser melhor em cães tratados no início do distúrbio convulsivo em comparação com aqueles com muitas convulsões antes da instituição do tratamento. O tratamento de manutenção com AEs deve ser recomendado em todos os cães e gatos com as seguintes características: (1) convulsões causadas por uma lesão intracraniana estrutural identificável, (2) um ou mais episódios de convulsões em salvas ou estado de mal epiléptico, (3) convulsões com frequência superior a uma vez a cada 12 semanas, (4) aumento da frequência das convulsões, (5) convulsões com sinais pós-ictais graves ou incomuns ou (6) convulsões nos primeiros 30 dias após uma lesão cerebral traumática (Boxe 62.5).

O controle completo das convulsões em cães e gatos com EI é raramente possível, mas uma redução na frequência e gravidade das convulsões se mostra uma meta realista que pode ser alcançada em 70 a 80% dos animais. Os tutores devem manter um registro detalhado da frequência e da gravidade das convulsões para o monitoramento dos efeitos da medicação. Os efeitos adversos da medicação e os planos de monitoramento das concentrações sanguíneas e ajustes de dose devem ser discutidos. Os tutores devem ser instruídos a nunca alterar a dose da medicação sem consultar o veterinário e devem compreender que a omissão de apenas uma dose pode precipitar convulsões. As emergências (p. ex., estado de mal epiléptico) devem ser descritas para os tutores, com recomendações específicas de tratamento e assistência veterinária.

Um banco de dados mínimo, inclusive hemograma completo, bioquímica sérica e urinálise, deve sempre ser obtido logo antes do início do tratamento com AE. Caso não tenha sido recentemente realizada, a análise da função hepática também é recomendada. Sempre que possível, a princípio, os animais devem ser tratados com um único AE (monoterapia) para reduzir possíveis interações medicamentosas e efeitos adversos, otimizar a adesão do tutor e diminuir os custos gerais com medicamentos e monitoramento.

O monitoramento terapêutico de medicamentos costuma ser usado para determinar a dose adequada de AE para um paciente. A princípio, a dose padrão do AE escolhido é administrada por via oral (VO) e, quando as concentrações séricas no estado estacionário forem alcançadas (com base em 5 meias-vidas de eliminação), a concentração sérica mínima (pré-administração) do AE deve ser medida. Após a identificação da dose estável que mantém a concentração sérica do fármaco dentro do intervalo ideal, o registro de convulsões deve ser utilizado para avaliar o efeito do AE na frequência de episódios. O AE é considerado eficaz se a frequência das convulsões for reduzida em, pelo menos, 50%. Se a primeira escolha medicamentosa for ineficaz apesar das boas concentrações séricas, o AE deve ser trocado ou combinado a outro fármaco (Boxe 62.6 e Tabela 62.1).

BOXE 62.6

Diretrizes para terapia anticonvulsivante oral crônica em cães.

1. Inicie o tratamento com fenobarbital (2,5 a 3 mg/kg VO a cada 12 h)
2. Pelo menos 10 dias após o início do tratamento, meça a concentração mínima de fenobarbital no soro (antes da administração). Se a concentração for inferior a 25 µg/mℓ (107 µmol/ℓ), aumente a dose de fenobarbital em 25% e reavalie a concentração sérica 2 semanas depois. Repita até que a concentração sérica mínima de fenobarbital esteja entre 25 e 35 µg/mℓ (107 a 150 µmol/ℓ), idealmente no meio desse intervalo
3. Em caso de controle adequado das convulsões, mantenha a dose e monitore a concentração sérica de fenobarbital e a função/enzimas hepáticas uma ou duas vezes por ano
4. Em caso de controle inadequado das convulsões, apesar da boa concentração sérica de fenobarbital, adicionar brometo de potássio (15 mg/kg VO a cada 12 h com alimento)
5. Se necessário, aumente a dose de brometo de potássio para 20 mg/kg VO a cada 12 h para controlar as convulsões
6. Meça a concentração de brometo de potássio em 3 a 4 meses. Deve ser de 1 a 2 mg/mℓ (10 a 20 mmol/ℓ)

VO: via oral.

BOXE 62.5

Indicações para instituição da terapia anticonvulsivante crônica.

1. Convulsões causadas por doença intracraniana não passível de resolução
2. Convulsões em salvas
3. Pelo menos um episódio de estado de mal epiléptico
4. Período interictal inferior a 12 semanas
5. Aumento da frequência ou gravidade das convulsões
6. Sinais pós-ictais incomuns ou graves

TABELA 62.1

Medicamentos para o tratamento de epilepsia em cães.

Fármaco	Dose	Faixa terapêutica
Fenobarbital	2,5 a 3 mg/kg a cada 12 h	25 a 35 µg/mℓ
Brometo de potássio		
Monoterapia	20 mg/kg a cada 12 h	2,5 a 3 mg/mℓ
com fenobarbital	15 mg/kg a cada 12 h	1,5 a 2 mg/mℓ
Levetiracetam	20 mg/kg a cada 8 h	Variável
Zonisamida	5 a 10 mg/kg a cada 12 h	10 a 40 µg/mℓ
Monoterapia	5 mg/kg a cada 12 h	10 a 40 µg/mℓ
com fenobarbital	10 mg/kg a cada 12 h	10 a 40 ρg/mℓ
Gabapentina	10 a 20 mg/kg a cada 8 h	4 a 16 mg/ℓ

MEDICAMENTOS ANTIEPILÉPTICOS

FENOBARBITAL

O fenobarbital foi considerado o medicamento de escolha para o tratamento inicial e contínuo de convulsões na maioria dos cães e gatos por décadas. Revela-se um AE relativamente seguro, eficaz e barato. Possui alta biodisponibilidade e é rapidamente absorvido, com pico de concentração plasmática 4 a 8 horas após a administração oral em cães e 1 a 2 horas em gatos. O fenobarbital é metabolizado, principalmente, pelo fígado. A dose inicial é de 2,5 a 3 mg/kg VO 2 vezes ao dia, mas a autoindução frequentemente requer aumentos da dose para manter a concentração sérica mínima na faixa terapêutica. Os gatos podem ser mais suscetíveis aos efeitos sedativos do fenobarbital. Logo, uma dose menor (1 a 2 mg/kg duas vezes ao dia) pode ser usada no início do tratamento.

Após 2 a 3 semanas de tratamento, a concentração de fenobarbital no sangue antes da administração (mínima) da manhã em jejum deve ser determinada. O valor obtido deve estar na faixa terapêutica de 25 a 35 µg/mℓ (107 a 150 µmol/ℓ) em cães e 20 a 30 µg/mℓ (90 a 129 µmol/ℓ) em gatos. Muitas referências citam uma faixa terapêutica mais ampla em cães (15 a 35 µg/mℓ), mas relatam que o controle das convulsões é melhor em concentrações séricas superiores a 25 µg/mℓ. Se a concentração sérica medida for muito baixa, a dose de fenobarbital deve ser aumentada em aproximadamente 25% (ver Boxe 62.6) e a concentração sérica mínima deve ser reavaliada em 2 a 3 semanas. Se a concentração sérica ainda for inadequada, a dose de fenobarbital deve ser aumentada em 25% a cada 2 a 3 semanas durante o monitoramento da concentração sanguínea. Uma vez que a concentração sanguínea de fenobarbital estiver dentro da faixa terapêutica, o cão ou o gato devem ser observados pelo tutor por um período suficiente (tempo necessário para dois ou três ciclos de convulsões). Se o controle for aceitável, mantém-se o tratamento nessa dose. As concentrações de fenobarbital no sangue devem ser reavaliadas rotineiramente a cada 6 meses, 2 semanas após qualquer alteração na dose e sempre que ocorrerem duas ou mais convulsões entre as avaliações agendadas. Tubos com anticoagulantes não devem ser usados com essa finalidade, pois levam à subestimativa da concentração de fenobarbital.

O fenobarbital é bem tolerado na maioria dos cães e gatos em concentrações séricas terapêuticas. A sedação e a ataxia podem ser pronunciadas nos primeiros 7 a 10 dias de tratamento ou após um aumento na dose, mas esses efeitos adversos se resolvem com o tempo (10 a 21 dias) à medida que o animal adquire tolerância aos efeitos sedativos do fármaco. A hiperexcitabilidade transitória (7 dias) é um efeito idiossincrático em até 40% dos cães e gatos. Os efeitos adversos persistentes mais comuns do fenobarbital são poliúria, polidipsia e polifagia. Os tutores devem ser aconselhados a evitar superalimentação em cães tratados com fenobarbital, mesmo que pareçam famintos. Observou-se neutropenia ou trombocitopenia em alguns cães nos primeiros 6 meses após o início do tratamento com fenobarbital. Na maioria dos casos, porém, essas discrasias sanguíneas são imunomediadas e desaparecem com a interrupção do fármaco. Reações hepatotóxicas idiossincráticas agudas com rápidas elevações da concentração de alanina aminotransferase (ALT) são raras, mas devem levar à transição imediata para outro AE. O fenobarbital também pode ser um fator de risco para o desenvolvimento de dermatite necrótica superficial em cães.

A complicação com maior risco de vida do tratamento crônico com fenobarbital é a hepatotoxicidade induzida por medicamentos. O fenobarbital mostra-se um potente indutor de enzimas hepáticas; e elevações brandas a moderadas nas atividades séricas de fosfatase alcalina (FA) e alanina transaminase (ALT) são observadas em quase todos os cães tratados com esse medicamento. A hepatotoxicidade significativa é incomum. A probabilidade de desenvolvimento de hepatotoxicidade crônica significativa revela-se maior quando as concentrações séricas máximas de fenobarbital estão no limite superior da faixa terapêutica (> 35 µg/mℓ; > 150 µmol/ℓ). As características clínicas de hepatotoxicidade significativa são anorexia, sedação, ascite e, às vezes, icterícia. Em geral, os exames laboratoriais revelam um grande aumento de ALT em comparação com a FA, a diminuição da concentração sérica de albumina, os níveis anormais de ácidos biliares e o aumento da concentração de fenobarbital, apesar da ausência de aumento da dose administrada. Todos os animais em tratamento crônico com fenobarbital devem ser avaliados a cada 6 meses para determinar a eficácia do esquema terapêutico, concentração sérica do fármaco, atividades de enzimas hepáticas e concentração sérica de albumina. A função hepática deve ser realizada em caso de aumento repentino dos níveis de ALT ou diminuição dos níveis séricos de albumina. Se houver suspeita de hepatotoxicidade crônica, a administração de fenobarbital deve ser interrompida, com rápida substituição por outro AE e instituição de medidas de suporte para insuficiência hepática. A hepatotoxicidade pode ser reversível se descoberta a tempo.

O fenobarbital aumenta a biotransformação de medicamentos metabolizados pelo fígado, diminuindo os efeitos sistêmicos de muitos outros fármacos administrados de modo concomitante. O fenobarbital também aumenta a taxa de eliminação do hormônio tireoidiano, diminuindo a concentração sérica de T_4 total e livre e aumentando as concentrações séricas do hormônio tireoestimulante, mas é raramente associado a sinais clínicos de hipotireoidismo (ver Capítulo 48). A administração de fenobarbital não altera as concentrações de ACTH endógeno, a resposta ao ACTH exógeno ou os resultados do teste de supressão com baixas doses de dexametasona. Os medicamentos que inibem as enzimas microssomais (p. ex., cloranfenicol, tetraciclina, cimetidina, ranitidina, enilconazol) podem inibir consideravelmente o metabolismo hepático de fenobarbital, o que provoca o aumento de suas concentrações séricas e pode causar toxicidade.

As convulsões são controladas em 70 a 85% dos cães e na maioria dos gatos submetidos à monoterapia com fenobarbital caso as concentrações séricas do medicamento forem mantidas dentro da faixa-alvo. Se as convulsões continuarem a ocorrer com frequência ou gravidade inaceitáveis apesar das boas concentrações séricas, a adição de outros medicamentos deve ser considerada.

BROMETO DE POTÁSSIO

A adição de brometo de potássio (KBr) à terapia com fenobarbital já estabelecida em cães com convulsões mal controladas apesar das concentrações séricas adequadas desse último diminui efetivamente o número de convulsões em 50% ou mais em 70 a 80% dos cães (ver Boxe 62.6). O KBr também se mostra eficaz como agente único e é considerado por muitos como o AE inicial de escolha em cães com disfunção hepática, de raças grandes e de trabalho que apresentam os efeitos colaterais inaceitáveis do fenobarbital. O medicamento não deve ser administrado a gatos porque pode causar bronquite progressiva grave e fatal.

O brometo é excretado inalterado pelos rins. Não é metabolizado pelo fígado e não causa hepatotoxicidade. O KBr é tipicamente administrado como um sal inorgânico dissolvido em água bidestilada em concentração de 200 a 250 mg/mℓ. A administração do sal em cápsulas de gelatina também é possível, mas o medicamento concentrado nessa forma tem maior probabilidade de causar irritação gástrica e vômito. É importante manter a constância do cloreto dietético em cães tratados com KBr, já que o cloreto compete com o brometo pela reabsorção renal. A alta ingestão de cloreto (p. ex., petiscos, ossos de couro cru) aumenta a excreção renal de KBr, diminuindo as concentrações séricas, o que pode causar convulsões. Alternativamente, a instituição de uma dieta com baixo teor de sódio pode causar um considerável aumento nas concentrações de brometo e sinais de intoxicação.

A dose inicial de KBr é de 20 mg/kg VO duas vezes ao dia como monoterapia e 15 mg/kg VO duas vezes ao dia em associação ao fenobarbital. De modo geral, as concentrações séricas de KBr são determinadas 1 mês após o início do tratamento, quando se espera que as concentrações sejam aproximadamente 50% do nível no estado de equilíbrio e, em seguida, 8 a 12 semanas mais tarde, quando o estado estacionário for alcançado. O objetivo é alcançar uma concentração sérica de 2,5 a 3 mg/mℓ (25 a 30 mmol/ℓ) de KBr em monoterapia e 1,5 a 2 mg/mℓ (15 a 20 mmol/ℓ) em associação ao fenobarbital. As concentrações séricas de fenobarbital devem continuar na faixa terapêutica intermediária em animais também tratados com KBr.

Durante a administração de doses de manutenção de KBr, há um tempo entre o início do tratamento e a obtenção das concentrações séricas no estado estacionário. Em cães com distúrbio convulsivo grave ou progressivo tratados apenas com KBr ou que precisam passar a receber KBr em vez de fenobarbital devido à toxicidade, as concentrações séricas terapêuticas de KBr podem ser obtidas com muito mais rapidez com um protocolo de dose de ataque. A dose de ataque é de 50 mg/kg de KBr por VO, quatro vezes ao dia (a cada 6 horas), com alimento, por 2 a 3 dias; a seguir, a dose de manutenção é instituída.

Os efeitos adversos do KBr são poliúria, polidipsia e polifagia, mas, em muitos cães, são menos insidiosos do que as alterações induzidas pelo fenobarbital. Sedação transitória, incoordenação, anorexia e constipação intestinal são mais pronunciadas nas primeiras semanas após o início do tratamento ou após um aumento da dose, em especial em cães também tratados com fenobarbital. Raramente, há rigidez reversível dos membros, claudicação e fraqueza muscular, a menos que os níveis séricos de brometo sejam muito altos. O vômito devido à irritação gástrica pela hiperosmolalidade do medicamento é uma queixa muito comum e pode ser diminuído pela maior divisão da dose diária (em quatro doses iguais administradas aproximadamente a cada 6 horas) ou pelo oferecimento de uma pequena quantidade de alimento com cada dose. A pancreatite é rara. A intoxicação por brometo (bromismo) ocorre quando as concentrações séricas estão no limite superior recomendado. Os sinais são estupor ou coma, cegueira, ataxia, tetraparesia com reflexos espinais normais ou diminuídos, disfagia e megaesôfago. O bromismo é controlado pela interrupção temporária do KBr e instituição da diurese com solução salina intravenosa (IV) e furosemida. No entanto, a queda acentuada dos níveis sanguíneos causa convulsões. Anomalias na bioquímica sérica não são comuns em cães submetidos à monoterapia com KBr, mas, como alguns exames laboratoriais não conseguem distinguir o brometo do cloreto, o valor medido de cloreto pode ser falsamente elevado.

ZONISAMIDA

A zonisamida (Zonegran® [Elan]) é um AE à base de sulfonamida que suprime focos epilépticos e bloqueia a propagação de descargas epilépticas. Esse fármaco é bem absorvido e metabolizado pelo fígado e tem meia-vida relativamente longa (15 horas) em cães não submetidos ao tratamento simultâneo com fenobarbital ou outros fármacos que induzem enzimas microssomais. Os níveis em estado estacionário são alcançados em 3 a 4 dias. A zonisamida é eficaz como agente único, mas também como medicamento complementar, já que melhora o controle das convulsões em 70 a 90% dos cães com convulsões mal controladas por outros fármacos. Os efeitos adversos brandos relatados são sedação, ataxia, vômito, inapetência e diminuição da produção de lágrimas. Há raros relatos de hepatotoxicidade e acidose tubular renal. Os pacientes com histórico de hipersensibilidade à sulfa não devem receber zonisamida. A dose inicial é de 5 mg/kg duas vezes ao dia em cães não tratados com fenobarbital e 10 mg/kg duas vezes ao dia em cães também tratados com fenobarbital. Considera-se terapêutica a concentração sérica de 10 a 40 µg/mℓ. A zonisamida também pode ser administrada a gatos; a dose inicial é de 5 a 10 mg/kg uma vez ao dia ou 5 mg/kg duas vezes ao dia.

LEVETIRACETAM

O levetiracetam (Keppra®) é um anticonvulsivante eficaz, muito bem tolerado, com efeitos colaterais mínimos. É bem absorvido e rapidamente metabolizado, com meia-vida de eliminação de 3 a 4 horas em cães não tratados com fenobarbital e 1,7 hora em cães tratados com fenobarbital, mas o controle das convulsões se revela mais prolongado do que a meia-vida sugere. A maior parte do fármaco é excretada inalterada na urina; e o restante, metabolizado por hidrólise em múltiplos órgãos, sem metabolismo hepático significativo. O levetiracetam diminui a frequência das convulsões em mais de 50% em muitos cães e gatos epilépticos quando usado como adjuvante. O levetiracetam também foi eficaz como monoterápico em alguns cães e gatos. Recomenda-se a dose inicial de 20 mg/kg a cada 8 horas em cães e gatos, embora doses muito mais altas possam ser administradas a cães sem efeitos tóxicos e talvez sejam necessárias para controlar as convulsões, especialmente em associação ao fenobarbital. De modo geral, o monitoramento terapêutico do levetiracetam não é recomendado, pois o medicamento tem ampla margem de segurança e há pouca correlação entre as concentrações séricas e o controle das convulsões. Os efeitos adversos são sedação mínima, salivação, vômito e diminuição do apetite em alguns cães e gatos. A administração de uma formulação injetável de levetiracetam (30 a 60 mg/kg) em *bolus* IV lento durante 5 minutos tem sido usada com algum sucesso no tratamento de convulsões em salvas e estado de mal epiléptico em cães.

GABAPENTINA

A gabapentina (Neurontin® [Parke-Davis]) é um análogo estrutural do ácido gama-aminobutírico (GABA) que atravessa prontamente a barreira hematencefálica, mas não se liga aos receptores de GABA como seu mecanismo de ação. Na verdade, inibe o fluxo pelos canais de cálcio dependentes de voltagem dos neurônios. Esse medicamento é mais comumente usado no tratamento da dor neuropática em cães e gatos, mas tem alguma utilidade como AE. A gabapentina é rapidamente absorvida e excretada por via renal, com algum metabolismo hepático. A meia-vida de eliminação em cães é muito curta (3 a 4 horas), o que exige a administração a cada 6 a 8 horas. A gabapentina melhora o controle das convulsões em mais de 50% dos cães quando associada ao fenobarbital ou ao KBr. Doses iniciais de 10 a 20 mg/kg a cada 8 horas têm sido recomendadas em cães, mas podem ser gradualmente aumentadas conforme necessário (até 80 mg/kg a cada 8 horas), desde que não haja sedação excessiva, que é o único efeito adverso relatado. As concentrações séricas raramente são monitoradas, mas acredita-se que o intervalo terapêutico em cães seja de 4 a 16 mg/ℓ. Uma dose oral de 5 a 10 mg/kg a cada 8 a 12 horas foi recomendada e usada com sucesso limitado em gatos.

FELBAMATO

O felbamato (Felbatol® [Wallace]) pode ser um AE eficaz em cães quando usado sozinho ou como adjuvante em cães refratários ao fenobarbital e ao KBr. Após a excreção urinária de 70% da dose administrada por via oral, o felbamato é metabolizado pelas enzimas microssomais hepáticas P450. A dose inicial recomendada é de 15 mg/kg a cada 8 horas. O felbamato parece ter ampla margem de segurança, e a dose diária pode sofrer incrementos de 15 mg/kg até o bom controle das convulsões; há relatos de doses de até 70 mg/kg a cada 8 horas sem toxicidade significativa. Concentrações séricas mínimas entre 25 e 100 mg/ℓ podem ser terapêuticas, porém a faixa-alvo não está bem estabelecida em cães. O felbamato mostra-se um AE incomum, pois não causa sedação. Os possíveis efeitos colaterais são nervosismo e ceratoconjuntivite seca. Também se relataram trombocitopenia branda reversível e leucopenia. O possível desenvolvimento de anemia aplásica e hepatopatia fatal limitou o uso de felbamato em humanos, mas não se relatou anemia em cães. Contudo, como cerca de 30% dos cães tratados com felbamato associado ao fenobarbital têm hepatotoxicidade, recomenda-se o monitoramento com hemograma, bioquímica sérica e função hepática, a cada 3 meses durante o tratamento.

PREGABALINA

A pregabalina (Lyrica® [Pfizer]) é um análogo estrutural do GABA. A meia-vida média de eliminação em cães é de cerca de 7 horas. Esse AE é excretado por via renal e tem poucas interações medicamentosas. A eficácia como AE complementar tem sido promissora em cães. A dose inicial recomendada é de 4 mg/kg VO a cada 8 a 12 horas. Os efeitos adversos são limitados a sedação e ataxia.

DIAZEPAM

O diazepam (Valium® [Roche]) é de uso limitado como AE oral crônico em cães em razão do custo, da meia-vida muito curta, da dependência física e do rápido desenvolvimento de tolerância a seus efeitos anticonvulsivantes. O diazepam (0,5 a 2 mg/kg VO a cada 8 a 12 horas) demonstrou algum benefício no manejo a longo prazo de convulsões em gatos por ter meia-vida de eliminação maior. Além disso, a tolerância funcional ao efeito anticonvulsivante não parece ser um problema nessa espécie. O diazepam é eliminado pelo metabolismo hepático; e o único efeito adverso comum mostra-se a sedação. No entanto, registrou-se hepatotoxicidade idiossincrática grave com risco de morte em alguns gatos tratados com diazepam por via oral diariamente por 5 a 11 dias. Essa reação, que pode ser fatal, justifica a observação cuidadosa do apetite e da atitude do animal pelo tutor e o monitoramento periódico das enzimas hepáticas em todos os gatos tratados com diazepam por via oral. O fenobarbital é a melhor escolha como tratamento AE crônico em gatos.

O diazepam também atua no tratamento emergencial de convulsões e no tratamento domiciliar de cães com EI e convulsões em salvas. Em cães com fase pré-ictal reconhecível ou aura anterior à convulsão, uma preparação injetável de diazepam (5 mg/mℓ) pode ser administrada por via retal (2 mg/kg) pelo tutor no início desses sinais premonitórios. Alternativamente, essa dose pode ser administrada logo após cada convulsão observada, com um máximo de três doses em 24 horas (cada dose separada por pelo menos 10 minutos). A administração retal domiciliar de diazepam diminui a ocorrência de convulsões em salvas e o desenvolvimento de estado de mal epiléptico, além de reduzir consideravelmente a necessidade de tratamento emergencial de alto custo. O diazepam para a administração retal domiciliar deve ser armazenado em frasco de vidro, pois o plástico adsorve o medicamento, diminuindo sua eficácia. Para a administração, o medicamento pode ser colocado em uma seringa e injetado com uma cânula mamária de plástico de 2,5 cm ou cateter de borracha diretamente no reto.

OUTROS TRATAMENTOS

Cerca de 20 a 25% dos cães com epilepsia submetidos a tratamento AE padrão jamais apresentam bom controle da doença, apesar das tentativas de monitoramento terapêutico e ajustes de dose. Convém avaliar os animais mal controlados quanto a doenças metabólicas ou intracranianas subjacentes passíveis de tratamento específico. Outros tratamentos também devem ser considerados nesses animais, incluindo dietas hipoalergênicas, acupuntura, divisão cirúrgica do corpo caloso e estimulação do nervo vago.

TRATAMENTO EMERGENCIAL EM CÃES OU GATOS COM ESTADO DE MAL EPILÉPTICO

O estado de mal epiléptico é uma série de convulsões ou atividade convulsiva contínua com duração de 5 minutos ou mais, sem períodos intermediários de consciência. O estado de mal epiléptico aumenta a pressão sanguínea arterial, a temperatura corpórea, a frequência cardíaca, o fluxo sanguíneo cerebral e o consumo de oxigênio cerebral. Também diminui o pH do sangue (por causa da acidose láctica) e pode diminuir a ventilação efetiva. Com a continuidade das convulsões, são comuns deterioração metabólica, aumento da pressão intracraniana, acidose, hipertermia e disritmias cardíacas, o que leva à isquemia cerebral progressiva e morte neuronal. Os danos neurológicos podem ser permanentes, e taxas de mortalidade de até 25% são relatadas em cães com EI durante um episódio de estado de mal epiléptico.

O estado de mal epiléptico é sempre uma emergência clínica. Os motivos mais comuns para um paciente com EI conhecida apresentar estado de mal epiléptico são o mau controle das convulsões em salvas e a retirada abrupta de medicamentos AE (doses não administradas). Os não epilépticos podem apresentar estado de mal epiléptico em decorrência de vários distúrbios metabólicos, tóxicos e intracranianos. Os achados à anamnese e ao exame físico ajudam a determinar a causa do estado de mal epiléptico em um determinado paciente. Os exames diagnósticos para detectar causas metabólicas de convulsões (especialmente hipoglicemia, hipocalcemia, distúrbios eletrolíticos) devem sempre ser realizados; e o tratamento específico deve ser instituído quando necessário. Em caso de suspeita de intoxicação, o tratamento deve ser direcionado à redução da absorção da toxina, aumentando sua excreção e controlando a manifestação neurológica das convulsões (ver Boxe 62.4).

Os objetivos terapêuticos são a estabilização do animal, a interrupção da atividade convulsiva, a proteção do cérebro de danos posteriores e dar tempo para a recuperação dos efeitos sistêmicos da atividade convulsiva prolongada. Administre oxigênio e institua a fluidoterapia e cuidados de suporte para minimizar os efeitos sistêmicos. O diazepam é administrado (por via intravenosa ou retal) para interromper as convulsões. Se for eficaz, mas as convulsões voltarem a ocorrer, o diazepam pode ser administrado como infusão em taxa contínua (CRI). Um *bolus* intravenoso de levetiracetam também pode ser eficaz. Um medicamento de longa duração, geralmente fenobarbital, deve ser administrado para evitar a recorrência das convulsões. A distribuição de fenobarbital pelo sistema nervoso central (SNC) pode levar até 30 minutos; portanto, caso as convulsões não se resolvam com a administração de diazepam ou levetiracetam, geralmente há a necessidade de um tratamento mais agressivo, ou seja, a infusão de propofol ou pentobarbital para interromper a atividade convulsiva. A administração de manitol ou solução salina hipertônica também é recomendada (como nos casos de traumatismo cranioencefálico, ver Boxe 62.2) para diminuir o edema cerebral secundário à atividade convulsiva prolongada. O Boxe 62.7 descreve o tratamento do estado de mal epiléptico em detalhes.

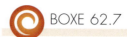

BOXE 62.7

Tratamento de estado de mal epiléptico em cães e gatos.

1. Se possível, insira um cateter IV
2. Administre diazepam 2 mg/kg VR em caso de ausência de acesso IV. Se o acesso IV for possível, administre 1 mg/kg IV. Repita a cada 2 min em caso de ineficácia ou recorrência das convulsões. Dê no máximo quatro doses, se necessário. Se o paciente responder ao diazepam, mas as convulsões voltarem, *considere a administração de diazepam em CRI* (1 mg/kg/h) em solução salina a 0,9% ou em dextrose a 5% em água. Continue o CRI por pelo menos 6 h; na ausência de uma nova convulsão, diminua em 25%/h
3. Administre uma dose de ataque de fenobarbital para evitar novas convulsões (6 mg/kg em IV lenta ou IM duas vezes, com 10 min de intervalo). O efeito máximo requer 20 a 30 min. Repita a dose de 6 mg/kg IM a cada 6 h até a administração oral poder ser instituída
4. Na ausência de resposta ao diazepam ou à dose inicial de fenobarbital, será necessário interromper as convulsões com:
   Pentobarbital de sódio (3 a 15 mg/kg em IV lenta até o efeito desejado), dando 25% da dose de cada vez em *bolus* até a interrupção das convulsões e a anestesia do cão
   Repita conforme necessário (a cada 4 a 8 h) para manter a anestesia ou institua a administração em CRI: (2 a 5 mg/kg/h até o efeito desejado) em solução salina. *Continue a CRI por, pelo menos, 6 a 12 h antes de diminuir*
   ou
   Propofol (4 a 6 mg/kg em IV lenta durante 2 min), administrando 25% da dose calculada a cada 30 s até que as convulsões parem e o cão seja anestesiado
   Mantenha a administração em CRI (0,10 a 0,25 mg/kg/min; 6 a 15 mg/kg/h)
   Mantenha a anestesia por 6 a 12 h, depois reduza a CRI em 25% a cada 2 a 4 h até a recuperação
5. Mantenha as vias respiratórias desobstruídas e monitore as respirações. Intubar e ventilar, se necessário
6. Inicie a fluidoterapia IV (taxa de manutenção)
7. Avalie a temperatura corpórea. Se > 41,4°C, administre enemas de água fria
8. Em caso de hipertermia ou a atividade convulsiva prolongada (> 15 min), administre:
   Manitol: 1 g/kg IV durante 15 min
   e/ou
   Solução salina hipertônica (4 mℓ/kg de salina hipertônica [NaCl a 7,2%] em 5 min)

CRI: infusão em taxa contínua; IM: via intramuscular; IV: via intravenosa; VR: via retal.

EVENTOS PAROXÍSTICOS NÃO CONVULSIVOS

DISCINESIAS PAROXÍSTICAS

As DPs são um grupo heterogêneo de doenças hereditárias que causam movimentos involuntários ou posturas em animais totalmente conscientes. Esses distúrbios do movimento foram descritos ocasionalmente em cães e gatos e podem ser muito difíceis de distinguir de convulsões focais ou distúrbios comportamentais estereotipados. Os sinais consistem, sobretudo, em contrações episódicas, imprevisíveis, rítmicas e involuntárias de um grupo de músculos esqueléticos que causam hiperextensão ou hiperflexão dos membros, menear de cabeça ou a adoção de posturas anormais. Os episódios ocorrem de modo espontâneo ou podem ser desencadeados por um gatilho, como movimento repentino, exercício prolongado, excitação, estresse ou fadiga. Os episódios começam e terminam de maneira abrupta e têm minutos a algumas horas de duração. As DPs são familiares e causadas por mutações genéticas que alteram o metabolismo cerebral, o transporte de glicose pela barreira hematencefálica ou a produção ou a liberação de neurotransmissores. Mutações causais foram identificadas em muitas DPs em humanos e em alguns quadros caninos. A maioria das DPs em cães parece ser herdada como um traço autossômico recessivo.

A diferenciação entre DPs e convulsões focais pode ser muito difícil. Os cães acometidos mantêm a consciência e o estado mental normal durante os episódios e não apresentam anomalias neurológicas associadas. Os EEGs interictais e intraictais (quando realizados) não revelam atividade epiléptica. De modo geral, não há anomalias premonitórias ou pós-ictais, nenhum sinal autônomo associado ao episódio e nenhuma resposta aparente à terapia AE. Os episódios costumam se repetir ao longo da vida do cão e não há progressão para um distúrbio convulsivo generalizado ou outros sinais neurológicos. Distúrbios do movimento que podem ser discinesias foram relatados em Norwich Terriers, Cavalier King Charles Spaniels, Malteses, Soft Coated Wheaten Terriers, Chinooks, Border Terriers, Scottish Terriers, Labradores Retrievers e Jack Russell Terriers.

Tremor idiopático da cabeça. Em cães, o tremor idiopático da cabeça (TIC) é uma doença de tremor pouco conhecida observada em determinadas raças. Os movimentos rítmicos paroxísticos intermitentes verticais (balançando para cima e para baixo) ou laterais (balançando a cabeça de um lado para o outro) foram descritos em Boxers, Buldogues Ingleses e Doberman Pinschers. A idade típica de início é de, aproximadamente, 2 anos. Os episódios tendem a ocorrer em repouso e duram de alguns segundos a várias horas. O estado mental é normal, e muitos cães acometidos podem ser distraídos de um episódio. Os episódios podem diminuir em frequência ou mesmo desaparecer com o amadurecimento do animal. Acredita-se que o TIC seja uma discinesia, mas isso é controverso porque o tremor isolado da cabeça não foi descrito como TP em seres humanos.

Cãibra Scotty (scotty cramp). Esse é um distúrbio observado em Scottish Terriers e caracterizado por consideráveis anomalias paroxísticas na marcha e colapso em associação a estresse, agitação ou exercício. O primeiro episódio de colapso ocorre entre 6 semanas e 18 meses (a maioria aos 6 meses). Durante o exercício, os membros anteriores abduzem-se e ficam rígidos; a seguir, há arqueamento da coluna e rigidez dos membros posteriores, o que provoca quedas ou cambalhotas. Os sinais são evidentes por menos de 10 minutos e, então, desaparecem.

Um distúrbio semelhante foi observado em Cairn Terriers, West Highland White Terriers e Norwich Terriers. Alguns cães têm um fenótipo mais brando, com cãibras limitadas aos membros posteriores, e saltam ou pulam como coelhos, mas não caem. Técnicas de diagnóstico por imagem e exames *post mortem* não revelam lesões. Os episódios podem ser induzidos por antagonistas da serotonina e evitados pela administração de agonistas da serotonina; isso sugere que os sinais podem estar relacionados com uma deficiência relativa do neurotransmissor inibidor 5-hidroxitriptamina (serotonina) no SNC, mas as concentrações de serotonina no cérebro são normais. A doença pode melhorar com o tempo e mudanças adequadas no estilo de vida. Muitos cães acometidos respondem favoravelmente à fluoxetina (Prozac®), um inibidor seletivo da recaptação da serotonina (ISRS).

Colapso episódico em Cavalier King Charles Spaniels. Essa DP é observada em cães entre 3 e 7 meses (ocasionalmente 2 a 3 anos) e caracteriza-se por marcha peculiar e colapso durante o exercício. Os cães são normais em repouso, mas o exercício induz hipertonicidade progressiva nos membros anteriores e posteriores, o que provoca marcha irregular com pernas rígidas, saltos de coelho, arqueamento da coluna, cabeça baixa e colapso sem perda de consciência. Os gatilhos são exercícios, agitação e estresse. Esta foi a primeira DP mapeada geneticamente em cães e há um exame genético à disposição. A mutação genética autossômica recessiva prejudica a neurotransmissão axonal no SNC. O tratamento com o benzodiazepínico clonazepam (0,5 mg/kg a cada 8 horas) pode levar à remissão dos sinais, mas o desenvolvimento de tolerância ao medicamento é comum. Alguns cães respondem à acetazolamida.

Síndrome de cólica epileptoide canina. Observada em Border Terriers, essa doença é agora mais corretamente chamada "discinesia paroxística sensível ao glúten (DPSG)". Os sinais tornam-se evidentes entre 3 meses e 6 anos, com idade média de início de 3 anos. O exercício e o movimento não são reconhecidos como gatilhos, mas o estresse pode desencadear um episódio em alguns cães. Os episódios duram minutos a horas e, de modo geral, ocorrem em grupos de quatro a cinco com meses de intervalo. Os episódios caracterizam-se por contrações anormais dos músculos de membros, pescoço e costas, fazendo com que os cães caiam. Muitos tutores relatam poder prever os episódios porque os cães têm olhar fixo ou apresentam comportamentos para tentar chamar a atenção. Além disso, sinais gastrintestinais brandos a graves, como vômito, diarreia ou borborigmo, são comuns antes, durante ou depois de um episódio. A resposta à terapia com AE mostra-se variável. Um estudo recente mostrou melhora clínica acentuada pelo oferecimento de uma dieta exclusivamente sem glúten.

Discinesia paroxística de Soft Coated Wheaten Terriers. Essa doença afeta cães machos e fêmeas com idade média de 2 anos. O exame neurológico entre os episódios não revela achados dignos de nota. Estresse, exercícios e ruídos altos podem ser gatilhos para episódios que duram de vários minutos a 4 horas. Os episódios típicos consistem em flexão ou extensão pronunciada dos membros posteriores com vários graus de distonia do tronco. Os sinais podem alternar entre os dois membros posteriores; ou ambos os membros posteriores podem ser elevados do chão ao mesmo tempo. O exame *post mortem* e a RM são normais. Recentemente, identificou-se a mutação genética causadora. Os sinais tendem a piorar com a idade, e muitos cães acometidos são submetidos à eutanásia.

COLAPSO INDUZIDO POR EXERCÍCIOS

Os distúrbios que causam episódios paroxísticos de fraqueza ou colapso com exercícios extenuantes costumam ser confundidos com convulsões parciais. O colapso induzido por exercício associado à dinamina (dEIC) causa fraqueza reversível nos membros posteriores e colapso após exercícios extenuantes em Labradores Retrievers e algumas outras raças. O colapso do Border Collie (CBC) causa alteração de consciência e marcha anormal após exercícios extenuantes. Outros distúrbios sistêmicos e neuromusculares que causam intolerância a exercícios ou fraqueza são discutidos no Capítulo 67.

Colapso induzido por exercício associado à dinamina (dEIC). É um distúrbio autossômico recessivo do SNC comum em Labradores Retrievers e ocasionalmente identificado em Chesapeake Bay Retrievers, Curly-Coated Retrievers e Boykin Spaniels. A mutação causadora também foi raramente identificada em Pembroke Welsh Corgis, Bouvier de Flandres, Braco Alemão de Pelo Duro, Old English Sheepdogs e Cocker Spaniels. Os cães podem apresentar colapso quando são homozigotos para a mutação causadora na dinamina 1, uma proteína necessária para a reembalagem dos neurotransmissores do encéfalo e da medula espinal durante o exercício, a agitação e a hipertermia associada ao exercício. Esse distúrbio é o principal motivo de fraqueza induzida por exercícios ou colapso em Labradores Retrievers que parecem normais e saudáveis.

Os cães acometidos são normais em repouso e com exercícios moderados, mas exercícios extenuantes prolongados (> 10 minutos) acompanhados por agitação induzem fraqueza e, depois, colapso. Alguns cães acometidos entram em colapso sempre que submetidos ao exercício vigoroso; em outros cães, o colapso é esporádico. A maioria dos Labradores acometidos (homozigotos) sofre o primeiro episódio de colapso entre 7 meses e 2 anos.

Durante o colapso relacionado ao dEIC, há fraqueza dos membros posteriores, que não conseguem mais sustentar o peso do animal, e os cães continuam a correr enquanto os arrastam (Figura 62.3). Os cães dão passadas largas, longas e soltas, em vez dos passos curtos e rígidos normalmente associados à fraqueza muscular. Em alguns cães, o colapso do membro posterior progride para a fraqueza do membro anterior e, às vezes, para uma incapacidade total de movimento. Os sinais geralmente se tornam mais pronunciados nos primeiros minutos após o término do exercício. Os músculos dos membros posteriores ficam relativamente flácidos durante o colapso, e há perda do reflexo patelar durante o episódio e por um curto período da fase de recuperação. Alguns cães parecem perder o equilíbrio e podem cair, especialmente ao se recuperarem do colapso. Os cães não sentem dor ou rigidez durante o colapso ou a recuperação. Os cães acometidos podem ser extremamente hipertérmicos durante o colapso (> 41,5°C), porém não são diferentes daqueles não afetados que realizam o mesmo exercício. Alguns cães morreram durante ou logo após um

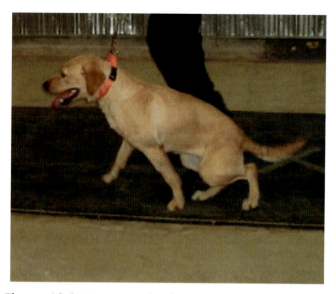

Figura 62.3 Um jovem Labrador Retriever com colapso induzido por exercício associado à dinamina (dEIC) caminha com o membro posterior agachado após 10 minutos de exercício.

episódio de colapso induzido por exercício, talvez por hipertermia ou problemas ventilatórios. Assim, em um cão acometido, o exercício deve sempre ser interrompido imediatamente, e o resfriamento deve ser tentado ao primeiro indício de incoordenação ou fraqueza.

Essa doença é muito comum em Labradores Retrievers. Uma triagem genética (2010) revelou que mais de 30% dos cães desta raça tinham, pelo menos, uma cópia da mutação causadora e que aproximadamente 5% de todos os Labradores Retrievers eram homozigotos e suscetíveis a colapso. Labradores Retrievers com episódios de colapso durante o exercício devem, entretanto, sempre ser submetidos a uma avaliação completa para descartar outras causas que podem ser confundidas com o dEIC (ver Capítulo 67). Os cães com dEIC apresentam achados normais em exames físicos e neurológicos durante o exercício e nenhuma anomalia laboratorial associada. Os episódios de colapso por dEIC sempre ocorrem durante exercícios extenuantes prolongados, são mais prováveis em climas quentes, começam principalmente com sinais em membros posteriores e estão associados à consciência normal. O diagnóstico é estabelecido pela observação dos episódios típicos de colapso, eliminação de outras causas de intolerância ao exercício e demonstração da homozigose para a mutação DNM1.

Colapso do Border Collie (CBC). Distúrbio neurológico episódico em Border Collies e raças similares é mais comum em cães de trabalho, mas também foi observado em cães em treinamento de *agility* ou *flyball* e que pegam bola repetidas vezes. Os cães acometidos são normais em repouso, mas podem apresentar anomalias após 5 a 15 minutos de atividades extenuantes, sobretudo em climas quentes. Há perda abrupta do foco da tarefa em execução, além de obtundação, atordoamento ou confusão durante os episódios. Podem vagar sem rumo ou andar de forma compulsiva. Há ataxia de todos os membros e aumento do tônus extensor, além de perda do posicionamento tátil nos membros posteriores ou em todos os membros. Seu tronco pode oscilar, e o cão pode cambalear ou cair para o lado. Alguns cães apresentam pálpebras semicerradas e piscam rapidamente durante cada episódio. As anomalias persistem por 5 a 30 minutos, mas, depois, a recuperação é completa, sem claudicação residual, rigidez ou desconforto muscular. As temperaturas corporais são muito altas durante um episódio (frequentemente acima de 41,7°C), mas não mais altas do que cães não acometidos que realizaram o mesmo exercício. As avaliações cardíaca, metabólica e neurológica mostram-se normais, assim como as biópsias musculares. O tratamento oral crônico com fenobarbital não foi eficaz na prevenção de episódios, e EEGs realizados entre e durante os episódios em alguns cães acometidos não revelaram atividade epileptiforme. Estudos genéticos estão em andamento. Kelpies Australianos, Pastores Australianos, Pastores de Shetland, Bearded Collies e Whippets podem apresentar um distúrbio semelhante ou idêntico. Os cães acometidos ainda podem viver de modo razoavelmente normal, mas sua participação em atividades de gatilho deve ser limitada, sobretudo em climas quentes. Durante o episódio, a diminuição da temperatura corpórea acelera a recuperação.

TRANSTORNOS DO SONO

A narcolepsia é um transtorno caracterizado por anomalias no ciclo sono/vigília relacionadas com um desequilíbrio nos neurotransmissores do SNC, importantes para a manutenção de padrões normais de sono. Este transtorno revela-se hereditário em Doberman Pinschers, Labradores Retrievers, Poodles Miniaturas e Dachshunds e ocorre de modo esporádico em outras raças. Há um exame genético para Labradores e Dobermans, nos quais o distúrbio é herdado como um traço autossômico. O sinal predominante em cães e gatos é a cataplexia, caracterizada por uma perda paroxística abrupta do tônus muscular sem perda de consciência, frequentemente induzida por agitação, como a alimentação ou brincadeiras. Os episódios ocorrem de maneira abrupta e duram de alguns segundos a 30 minutos ou mais. Animais com narcolepsia também podem apresentar sonolência excessiva durante o dia, sono profundo prolongado e "ataques de sono", em que fazem a transição abrupta de um estado ativo e alerta para o sono REM com pálpebras fechadas, perda de consciência e espasmos. O tratamento costuma ser focado na redução dos ataques catapléticos com o uso de antidepressivos tricíclicos, como a imipramina (0,4 a 1 mg/kg VO a cada 8 a 12 horas) ou inibidores da recaptação da serotonina, como a fluoxetina (1 mg/kg VO a cada 24 horas). Estimulantes também podem ser administrados para diminuir a sonolência diurna.

Leitura sugerida

Bagley RS, Platt S. Tremors, involuntary movements and paroxysmal disorders. In: Platt SR, Olby NJ, eds. *BSAVA manual of canine and feline neurology*. Gloucester: BSAVA; 2013.

Barnes HL, et al. Clinical signs, underlying cause and outcome in cats with seizures: 17 cases (1997-2002). *J Am Vet Med Assoc*. 2004; 225:1723.

Bhatti SF, et al. International Veterinary Epilepsy Task Force consensus proposal: medical treatment of canine epilepsy in Europe. *BMC Vet Res*. 2015;11:176.

Pakozdy A, et al. Treatment and long term follow-up of cats with suspected primary epilepsy. *J Feline Med Surg*. 2012;15:267.

Pakozdy A, et al. Retrospective clinical comparison of idiopathic versus symptomatic epilepsy in 240 dogs with seizures. *Acta Vet Hung*. 2008;56:471.

Patterson EE. Status epilepticus and cluster seizures. *Vet Clin North Am Small Anim Pract*. 2014;44:1103.

Podell M, et al. 2015 ACVIM small animal consensus statement on seizure management in dogs. *J Vet Intern Med*. 2016;30:477.

Podell M. Seizures. In: Platt SR, Olby NJ, eds. *BSAVA manual of canine and feline neurology*. Gloucester: BSAVA; 2013.

Rossmeisl JH, Inzana KD. Clinical signs, risk factors and outcomes associated with bromide toxicosis (bromism) in dogs with idiopathic epilepsy. *J Am Vet Med Assoc*. 2009;234:1425.

Taylor SM. Exercise-induced weakness/collapse in Labrador Retrievers. In: Tilley LP, Smith FW, eds. *Blackwell's five-minute veterinary consult: canine and feline*. ed 6. Ames, Iowa: Blackwell; 2016.

Thomas WB. Idiopathic epilepsy in dogs and cats. *Vet Clin North Am Small Anim Pract*. 2010;40:161.

Wahle AM, et al. Clinical characterization of Epilepsy of unknown cause in cats. *J Vet Intern Med*. 2014;28:182.

CAPÍTULO 63

Inclinação de Cabeça (*Head Tilt*)

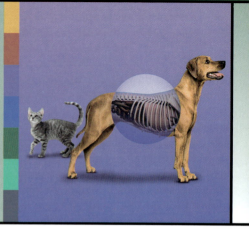

CONSIDERAÇÕES GERAIS

A inclinação da cabeça (*head tilt*) é uma anomalia neurológica comum em cães e gatos. Indica lesão do sistema vestibular, composto por partes centrais e periféricas.

O sistema vestibular periférico apresenta receptores sensoriais de estimulação vestibular localizados no labirinto membranoso da orelha interna, dentro do osso temporal do crânio e da porção vestibular do nervo vestibulococlear (NC8), que carreia informações desses receptores para os núcleos vestibulares no tronco cerebral e no cerebelo. As estruturas vestibulares centrais são núcleos vestibulares e vias localizadas no tronco cerebral (bulbo), pedúnculos cerebelares caudais e lobo floculonodular do cerebelo (Figura 63.1). As anomalias do sistema vestibular central ou periférico geralmente causam inclinação da cabeça, perda de equilíbrio, andar em círculos pequenos, quedas, rolamentos, ataxia e nistagmo espontâneo.

NISTAGMO

Nistagmo é a oscilação rítmica involuntária dos globos oculares. No nistagmo espasmódico típico da doença vestibular, os movimentos oculares têm uma fase lenta em uma direção e uma fase de recuperação rápida na direção oposta. A *direção do nistagmo* é descrita como aquela do componente rápido, embora o componente lento seja tipicamente direcionado para o lado anormal. O nistagmo espasmódico anormal decorre da alteração da estimulação vestibular dos neurônios que inervam os músculos extraoculares. O nistagmo caracterizado por pequenos movimentos oscilatórios do globo ocular sem componente lento ou rápido denomina-se *nistagmo pendular* e é comumente observado de modo incidental em gatos Siameses, Sagrados da Birmânia e Himalaias secundário a uma anomalia congênita da via visual.

Em um animal normal, a rotação da cabeça provoca nistagmo espasmódico com componente lento na direção oposta à rotação, seguida por um componente rápido na direção da rotação. Este *nistagmo fisiológico*, provocado durante a avaliação do *reflexo oculocefálico*, ocorre apenas enquanto a cabeça

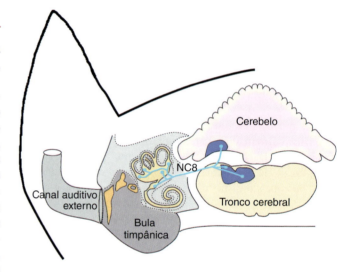

Figura 63.1 Anatomia do sistema vestibular central e periférico. Os receptores sensoriais de estimulação vestibular localizam-se no labirinto membranoso da orelha interna. As informações desses receptores entram no encéfalo por meio da porção vestibular do NC8, e as fibras terminam nos núcleos vestibulares centrais do tronco cerebral e do cerebelo.

se move. O nistagmo observado com a cabeça imóvel chama-se *nistagmo espontâneo* ou *nistagmo de repouso* e é sempre anormal. Alguns animais com doença vestibular compensada (central ou periférica) não têm nistagmo espontâneo detectável, mas desenvolvem *nistagmo posicional* quando a cabeça é mantida em uma posição incomum ou ao serem rolados de costas (ver Figura 58.26); assim, essa manipulação mostra-se uma parte importante do exame neurológico. O nistagmo espontâneo ou posicional em um paciente com doença vestibular periférica é sempre horizontal ou rotativo; embora a intensidade do nistagmo possa mudar conforme a posição da cabeça, a direção do componente rápido não muda. O nistagmo em animais com doenças vestibulares centrais pode ser horizontal, rotativo ou vertical; além disso, pode mudar de direção conforme a posição da cabeça.

LOCALIZAÇÃO DAS LESÕES

A inclinação da cabeça indica disfunção vestibular. A primeira etapa na avaliação de um paciente com inclinação para frente deve sempre ser uma tentativa de localizar a doença nos componentes centrais ou periféricos do sistema vestibular (Boxe 63.1). Isso geralmente pode ser feito com um exame físico e neurológico cuidadoso.

Problemas graves de equilíbrio que causam ataxia, incoordenação, queda e rolamento são proeminentes em animais com doença vestibular central ou periférica. A inclinação da cabeça (com a orelha apontada para o solo) normalmente é para o mesmo lado da lesão, pois reflete a perda do tônus muscular antigravitacional nessa direção. O andar em círculos para o lado acometido é comum. O estrabismo ipsilateral ventral ou ventrolateral pode ser visto com as narinas elevadas (Figura 63.2). O nistagmo espontâneo ou posicional geralmente tem seu componente rápido (fase compensatória) em direção ao lado oposto à lesão e o componente lento (fase patológica) em direção ao lado com redução de função (ver Vídeo 58.2). Vômito, salivação e outros sinais de enjoo costumam ser observados. Nenhuma dessas características ajuda a distinguir a doença vestibular central da periférica.

DOENÇA VESTIBULAR PERIFÉRICA

Animais com doença vestibular periférica não devem apresentar alteração de consciência. A força e as reações posturais são normais, embora essa avaliação possa ser difícil, pois os animais acometidos têm problemas de equilíbrio e tendência a cair e rolar. O nistagmo espontâneo e posicional é horizontal ou rotativo ou alterna entre os dois na doença vestibular periférica; além disso, não há mudança da direção do componente rápido quando se coloca o animal em várias posições ou se examina repetidamente durante o dia. Danos nos receptores da orelha interna ou nos axônios do NC8 ocasionalmente causam surdez simultânea.

As lesões vestibulares periféricas tendem a acometer as orelhas média e interna. As lesões da orelha média localizadas dentro da bula timpânica geralmente produzem inclinação da cabeça e nistagmo patológico horizontal ou rotativo. Os distúrbios que afetam a orelha média e interna costumam ser associados a sinais mais pronunciados de ataxia vestibular, queda, rotação, rolamento e estrabismo posicional. Danos nos axônios do nervo facial (NC7) da orelha interna e a inervação simpática do olho na orelha média ou interna podem provocar paralisia do nervo facial e síndrome de Horner em animais com disfunção vestibular periférica (Figura 63.3).

Os animais com doença vestibular periférica bilateral geralmente não apresentam inclinação para frente ou nistagmo patológico. De modo geral, exibem postura agachada de base ampla, perda de equilíbrio ao girar ou inclinar-se para um dos lados e meneios de cabeça com amplas excursões de um lado para o outro. Às vezes, há perda da capacidade de provocar nistagmo fisiológico normal (reflexo oculocefálico) durante a movimentação da cabeça. Ao ser suspenso pela pelve e abaixado em direção ao solo, o animal acometido pode enrolar a cabeça e o pescoço em direção ao esterno em vez de levantar a cabeça e estender os membros anteriores para o chão para sustentar o peso. A abordagem diagnóstica da doença vestibular periférica bilateral é a mesma usada em cães e gatos com doença vestibular periférica unilateral.

DOENÇA VESTIBULAR CENTRAL

Certos achados clínicos ocorrem apenas em pacientes com disfunção vestibular central, mas uma lesão central não pode ser excluída (especialmente em seu início) simplesmente porque esses sinais de localização não são evidentes. Com o tempo e a progressão, entretanto, a maioria dos animais com doença vestibular central manifesta sinais que indicam acometimento do tronco encefálico. O nistagmo vertical e os déficits em membros associados a alterações no neurônio motor superior (NMS) são os sinais mais consistentes de que a doença vestibular é central. Embora o nistagmo espontâneo possa estar em qualquer direção, o nistagmo vertical ou que muda a direção do componente rápido conforme a posição da cabeça é bastante sugestivo de doença vestibular central (tronco encefálico ou cerebelo).

BOXE 63.1

Achados clínicos de doença vestibular.

Doença vestibular central e periférica
Incoordenação, perda de equilíbrio, desorientação
Inclinação da cabeça em direção à lesão
Andar em círculos/queda/rolar em direção ao lado da lesão
± Estrabismo ventral no lado da lesão
Vômito, salivação
Nistagmo espontâneo ou posicional (componente rápido, longe da lesão)

Doença vestibular periférica
O nistagmo, quando presente, é horizontal ou rotativo
A direção do nistagmo não muda
Reações posturais e de propriocepção normais
A doença da orelha média/interna pode ser acompanhada por déficit em NC7 e/ou síndrome de Horner
Nenhum outro déficit de nervo craniano

Doença vestibular central
Ocasionalmente indistinguível de doença periférica
Achados que confirmam a doença central:
  Nistagmo vertical
  Nistagmo que muda de direção conforme a posição da cabeça
  Reações posturais anormais no lado da lesão
  Déficits de múltiplos nervos cranianos
  Possível depressão, estupor, coma

Síndrome vestibular paradoxal (lesão cerebelar)
Inclinação da cabeça e andar em círculos para o lado contrário à lesão
Nistagmo de componente rápido em direção à lesão
Nistagmo horizontal, rotativo ou vertical
Reações posturais anormais no lado da lesão
± Múltiplos déficits de nervos cranianos no lado da lesão
± Hipermetria, oscilação troncular e tremor da cabeça

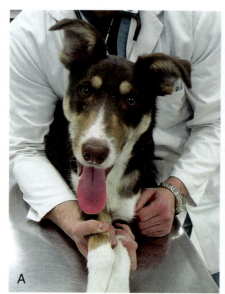
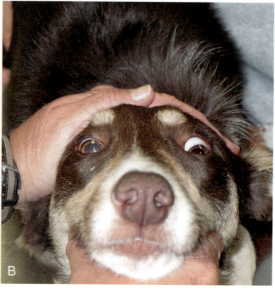

Figura 63.2 Inclinação leve da cabeça (**A**) e estrabismo posicional ventrolateral (**B**) em um jovem Border Collie com hipermetria, perda de equilíbrio e nistagmo vertical posicional intermitente. A necropsia revelou compressão do cerebelo e tronco cerebral secundária à hidrocefalia e hidromielia progressivas.

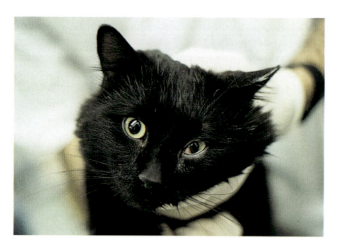

Figura 63.3 Gato adulto com doença vestibular periférica e síndrome de Horner do lado esquerdo causada por otite média interna.

A paresia e os déficits de reação postural (perda de propriocepção tátil) relacionados com o NMS comumente se desenvolvem no mesmo lado que uma lesão do tronco cerebral, devido ao dano nas vias dos NMS para os membros; os animais acometidos podem perder a capacidade de andar. Se o animal estiver deitado, o tônus extensor diminui nos membros ipsilaterais à lesão e aumenta nos membros contralaterais, criando uma tendência a rolar para o lado da lesão. A presença de diversas anomalias em nervos cranianos além da paralisia do nervo facial e da síndrome de Horner em um animal com sinais vestibulares geralmente indica doença central (i. e., no tronco cerebral). Neoplasias ou granulomas localizados no ângulo cerebelomedular comumente causam disfunção simultânea dos nervos vestibular (NC8), facial (NC7) e trigêmeo (NC5); logo, o nervo trigêmeo (i. e., sensibilidade facial e nasal) deve sempre ser avaliado cuidadosamente em animais com sinais vestibulares.

SÍNDROME VESTIBULAR PARADOXAL (CENTRAL)

A inclinação da cabeça acompanhada por hipermetria ou déficits de reação postural nos membros do lado oposto (contralaterais) é chamada *síndrome vestibular paradoxal* e, de modo geral, indica uma lesão no pedúnculo cerebelar caudal ou no lobo floculonodular do cerebelo contralateral à inclinação da cabeça. Os déficits de reação postural nos membros sempre indicam doença central ipsilateral; assim, são o quadro clínico mais confiável para localizar a lesão (lado direito ou esquerdo). Outros sinais de disfunção cerebelar (p. ex., hipermetria ipsilateral, oscilação do tronco, tremor da cabeça) costumam ser observados. A síndrome vestibular paradoxal sugere disfunção vestibular central com origem no cerebelo; portanto, a avaliação diagnóstica é a mesma utilizada em outras doenças intracranianas (ver Capítulo 60).

DISTÚRBIOS QUE CAUSAM DOENÇA VESTIBULAR PERIFÉRICA

A doença vestibular periférica é muito mais comum em cães e gatos do que a doença central; além disso, de modo geral, seu prognóstico mostra-se melhor. As principais doenças associadas a sinais vestibulares periféricos são infecção, pólipos ou neoplasias na orelha média e interna e as síndromes vestibulares idiopáticas transitórias. A doença vestibular periférica também pode ser congênita, decorrente de traumatismo e, raramente, de degeneração de receptor induzida por aminoglicosídeo (Boxe 63.2). Sinais vestibulares periféricos acompanhados ou não por paralisia do nervo facial também foram observados na polineuropatia associada ao hipotireoidismo em cães.

BOXE 63.2

Distúrbios que causam inclinação da cabeça.

Doença vestibular periférica
Otite média-interna
Neoplasia na orelha média
Pólipos nasofaríngeos na orelha média em gatos
Doença vestibular canina geriátrica
Síndrome vestibular idiopática felina
Traumatismo
Síndromes vestibulares congênitas
Ototoxicidade associada a aminoglicosídeos
Ototoxicidade química
Neuropatia hipotireoidiana

Doença vestibular central
Traumatismo ou hemorragia
Doenças infecciosas
Meningencefalite granulomatosa (cães)
Leucoencefalite necrótica (cães)
Neoplasia primária ou metastática
Infarto vascular
Deficiência de tiamina
Doenças neurodegenerativas
Intoxicação por metronidazol

A avaliação diagnóstica de pacientes com sinais vestibulares periféricos deve incluir a palpação externa das bulas timpânicas para detectar assimetria ou dor. A administração de quaisquer medicamentos ou tratamentos ototóxicos deve ser interrompida, com monitoramento da melhora por 24 a 48 horas. A avaliação sistêmica para detectar doença inflamatória, neoplásica ou metabólica (inclusive hipotireoidismo em cães) deve ser considerada. Radiografias, tomografia computadorizada (TC) ou ressonância magnética (RM) das bulas timpânicas (orelha média) devem ser solicitadas. A TC e a RM são muito mais sensíveis para detectar anomalias sutis do que a radiografia. Com base nos resultados do exame otoscópico ou de imagem, uma miringotomia pode ser usada para coletar uma amostra da orelha média para análise citológica e cultura.

OTITE MÉDIA-INTERNA

A otite média-interna (OM-OI) é uma das causas mais comuns de sinais vestibulares periféricos em cães e gatos. Às vezes, observam-se a paralisia concomitante do nervo facial ou a síndrome de Horner do mesmo lado (Figura 63.4; ver também Figura 63.3). Há suspeita de otopatias em todos os cães e gatos com doença vestibular periférica. A maioria dos animais desenvolve OM-OI como uma extensão de otite externa evidente, e muitos apresentam anomalia ou ruptura da membrana timpânica. O diagnóstico otoscópico de OM-OI pode, no entanto, ser difícil quando a otite externa crônica provoca estenose ou hiperplasia do canal auditivo externo, impossibilitando a visualização da membrana timpânica e a coleta de amostras da cavidade da orelha média. Em raros animais com OM-OI, o exame otoscópico é normal e o tímpano está íntegro no momento do diagnóstico, indicando a necessidade de outros exames.

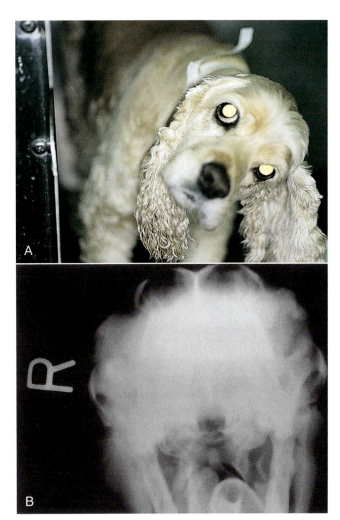

Figura 63.4 A. Cocker Spaniel adulto com doença vestibular periférica esquerda causada por otite média-interna. **B.** A radiografia revela espessamento da parede esquerda da bula timpânica, com aumento da densidade em seu interior. A osteotomia da bula timpânica ventral revelou otite média-interna bilateral.

Radiografias, TC ou RM das bulas timpânicas podem revelar acúmulos de fluido ou tecido mole, bem como alterações reativas secundárias ou de remodelamento. A radiografia rostrocaudal com a boca aberta e as projeções oblíquas obtidas sob anestesia geral são, na maioria das vezes, diagnósticas (ver Figuras 66.7 e 63.4). A TC e a RM são mais sensíveis que a radiografia na avaliação das bulas timpânicas de pacientes com OM-OI. Os achados típicos da RM são presença de material hiperintenso dentro da bula timpânica em imagens ponderadas em T2, material isointenso no interior da bula timpânica em imagens ponderadas em T1 e realce anelar com gadolínio ao longo da margem interna da bula timpânica. Animais com doença da orelha interna também podem apresentar perda do sinal de fluido intralabiríntico normalmente visível e aumento de contraste na porção petrosa do osso temporal. Com o animal sedado ou anestesiado para a realização dos exames de imagem, obtenha amostras para a cultura do canal auditivo externo. A seguir, examine cuidadosamente o canal auditivo e a membrana timpânica com um otoscópio ou um pequeno endoscópio. Se as imagens sugerirem a presença de fluido na orelha média, colete uma amostra desse material para a análise citológica e a cultura. Em caso de ruptura da membrana timpânica, a amostra pode ser obtida sob visualização direta. Com a membrana timpânica aparentemente intacta, realize uma miringotomia após a limpeza do canal auditivo externo, enxaguando com soro fisiológico morno até que o fluido obtido seja limpo; aspire qualquer excesso de fluido. Com uma agulha espinal de 7,6 cm e calibre 22 acoplada a uma seringa de 6 mℓ, perfure a membrana timpânica ventral caudal ao martelo na posição 6 horas e aspire, com cuidado, o fluido da orelha média. Na ausência de fluido, instile 0,5 a 1 mℓ de soro fisiológico estéril e repita a aspiração. Após obter a amostra diagnóstica, a orelha média deve ser enxaguada repetidamente com solução salina estéril para remover o exsudato da bula timpânica.

O tratamento clínico de cães e gatos com OM-OI bacteriana é composto pela administração de antibióticos sistêmicos por 6 a 8 semanas. O antibiótico deve ser escolhido com base nos resultados da cultura e do antibiograma. Enquanto os resultados ainda não são conhecidos, a antibioticoterapia pode ser iniciada com um fármaco de amplo espectro, como uma cefalosporina de primeira geração (p. ex., cefalexina, 22 mg/kg por via oral [VO] a cada 8 horas), uma combinação de amoxicilina e ácido clavulânico (Clavamox®, 12,5 a 25 mg/kg VO a cada 8 horas) ou enrofloxacino (5 mg/kg VO a cada 12 horas). A identificação e o tratamento dos fatores predisponentes à otite externa e a terapia anti-inflamatória tópica ou sistêmica também são importantes. Em caso de insucesso do tratamento conservador ou se houver evidência radiográfica de alterações ósseas crônicas na bula timpânica, uma osteotomia da bula ventral ou uma ablação total do canal auditivo devem ser realizadas e seguidas por antibioticoterapia. O reconhecimento precoce da OM-OI e o início imediato do tratamento apropriado são associados ao bom prognóstico de recuperação. A paralisia do nervo facial pode ser permanente, apesar do tratamento. O não tratamento agressivo da OM-OI pode causar ascensão da infecção pelos nervos até o tronco cerebral, seguida por deterioração neurológica, sinais vestibulares centrais e, às vezes, morte.

DOENÇA VESTIBULAR CANINA GERIÁTRICA

A doença vestibular canina geriátrica, uma síndrome idiopática, é a causa mais comum de disfunção vestibular periférica unilateral aguda em cães idosos, com idade média de início de 12,5 anos. O distúrbio caracteriza-se por início muito repentino de inclinação da cabeça, perda de equilíbrio e ataxia com nistagmo horizontal ou rotativo (Figura 63.5; ver Vídeo 58.2). Os sinais clínicos são muito graves, com vômito, rolamento, incapacidade de se levantar e quedas para o lado da lesão. A propriocepção e as reações posturais são normais, embora sua avaliação possa ser difícil. Não há paresia facial, síndrome de Horner ou nenhuma outra anomalia neurológica.

A doença vestibular canina geriátrica é suspeita em qualquer cão idoso com doença vestibular periférica unilateral peraguda, mas sem outras anomalias neurológicas. O exame

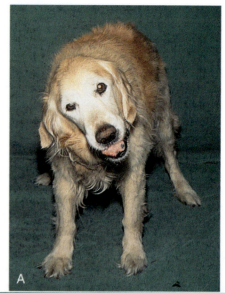

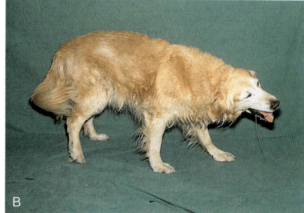

Figura 63.5 Golden Retriever de 12 anos com inclinação da cabeça (**A**) e do corpo (**B**) causada por doença vestibular canina geriátrica.

físico cuidadoso, o exame neurológico e o exame otoscópico devem ser realizados. Outros exames diagnósticos extensos são solicitados depois de alguns dias, enquanto o cão é submetido ao tratamento de suporte e monitoramento.

O diagnóstico da doença vestibular canina geriátrica baseia-se em idade, sexo, raça, achados neurológicos, exclusão de outras causas de disfunção vestibular periférica e alívio dos sinais clínicos com o tempo. O nistagmo espontâneo geralmente desaparece em alguns dias e é substituído por um nistagmo posicional transitório na mesma direção. A ataxia diminui gradualmente em 1 a 2 semanas, assim como a inclinação da cabeça. Às vezes, a inclinação da cabeça é permanente.

O prognóstico de recuperação mostra-se excelente; não há tratamento recomendado. Em animais com vômito grave, antagonistas do receptor histaminérgico H_1 (difenidramina, 2 a 4 mg/kg por via subcutânea [SC] a cada 8 horas), antagonistas do receptor colinérgico M_1 (clorpromazina, 1 a 2 mg/kg VO a cada 8 horas) ou medicamentos vestibulosedativos (meclizina, 1 a 2 mg/kg VO a cada 24 horas) podem ser administrados por 2 a 3 dias. As recidivas são incomuns, mas podem ocorrer ser ipsilaterais ou contralaterais. Um quadro agudo e não progressivo semelhante de sinais vestibulares periféricos foi ocasionalmente relatado em cães não idosos e deve ser avaliado como mononeuropatia (ver Capítulo 66).

SÍNDROME VESTIBULAR IDIOPÁTICA FELINA

A síndrome vestibular idiopática felina é uma doença aguda não progressiva semelhante à síndrome vestibular geriátrica idiopática que ocorre em cães. Observa-se em gatos de qualquer idade. A doença pode ser mais prevalente no verão e no início do outono e em certas localizações geográficas, em especial no Nordeste e no Meio Atlântico dos EUA, o que sugere uma possível causa infecciosa ou parasitária. Essa síndrome caracteriza-se por sinais vestibulares periféricos peragudos (p. ex., perda grave de equilíbrio, desorientação, queda e rolamento, inclinação da cabeça, nistagmo espontâneo), sem anomalias de propriocepção ou em outros nervos cranianos. O diagnóstico baseia-se em sinais clínicos e na ausência de problemas na orelha ou outras doenças. Os achados de radiografias, TC ou RM das bulas timpânicas são normais, assim como os resultados da análise do liquor. A melhora espontânea costuma ser observada em 2 a 3 dias, com normalização completa em 2 a 3 semanas.

NEOPLASIA

Os tumores da orelha interna e média podem danificar as estruturas vestibulares periféricas e causar disfunção vestibular periférica. Os tumores podem surgir de tecidos moles regionais, da bula óssea ou do canal auditivo externo. Os tumores aurais primários mais comuns que causam disfunção vestibular são carcinoma de células escamosas, adenoma/adenocarcinoma de glândula ceruminosa, adenoma/adenocarcinoma sebáceo e linfoma. Menos comumente, os tumores de NC8 (p. ex., neurofibroma, neurofibrossarcoma) ou tumores da bula óssea (osteossarcoma, fibrossarcoma, condrossarcoma) provocam disfunção vestibular periférica.

A neoplasia aural pode ser evidente no exame otoscópico, e a aspiração ou biópsia leva ao estabelecimento do diagnóstico. Em caso de ausência de alterações no exame otoscópico, mas suspeita de doença na orelha média e interna, recomendam-se técnicas de diagnóstico por imagem. A densidade dos tecidos moles dentro das bulas e a lise óssea associada sugerem tumor. Técnicas avançadas, como TC ou RM, são necessárias para obter mais detalhes sobre a extensão do tumor em caso de possível cirurgia citorredutora ou radioterapia. O diagnóstico pode ser confirmado por biópsia. A natureza invasiva dos tumores da orelha média e interna dificulta a ressecção total. A radioterapia ou a quimioterapia podem ser benéficas em alguns animais (ver Capítulos 75 e 76).

PÓLIPOS NASOFARÍNGEOS

Os pólipos inflamatórios da nasofaringe originam-se na base da tuba auditiva em gatos filhotes e adultos jovens e crescem de modo passivo na nasofaringe, no nariz ou na orelha média. A maioria dos gatos acometidos apresenta estertoração ou secreção nasal devido à obstrução respiratória por esses pólipos; aqueles com pólipos na orelha média e interna podem apresentar sinais vestibulares periféricos e, às vezes, síndrome de Horner e paralisia do nervo facial. O exame otoscópico costuma ser normal, embora a protuberância da membrana timpânica ou a extensão de um pólipo no canal auditivo externo possam ser observadas. O diagnóstico de pólipos nasofaríngeos múltiplos deve ser suspeito em gatos jovens com disfunção vestibular periférica e obstrução nasofaríngea concomitantes. Radiografias ou TC de crânio revelam tecido mole no interior das bulas e espessamento ósseo, mas não lise. A polipectomia de tração dos pólipos na faringe ou canal auditivo externo costuma ser bem-sucedida; pólipos na cavidade timpânica, porém, geralmente são removidos de forma cirúrgica, por meio de osteotomia da bula ventral/ablação de canal auditivo. O prognóstico é excelente para a cura desde que todo o tecido anormal seja removido, em especial após o tratamento com prednisolona por 2 a 4 semanas (ver Capítulo 15).

TRAUMATISMO

O traumatismo no osso temporal petroso, com danos da orelha média e interna, provoca sinais vestibulares periféricos que são frequentemente acompanhados por síndrome de Horner e paralisia do nervo facial. Abrasões, hematomas e fraturas faciais podem ser evidentes à primeira consulta. A hemorragia no canal auditivo externo pode ser detectada pelo exame otoscópico. Radiografias ou técnicas avançadas de diagnóstico por imagem revelam a extensão do problema. Institua o tratamento de suporte para o traumatismo cranioencefálico e a possível infecção pós-traumática. Os sinais vestibulares tendem a desaparecer com o tempo, enquanto a paralisia facial e a síndrome de Horner podem persistir.

SÍNDROMES VESTIBULARES CONGÊNITAS

Cães e gatos de raça pura com sinais vestibulares periféricos antes dos 3 meses provavelmente apresentam um distúrbio vestibular congênito. As síndromes vestibulares periféricas unilaterais congênitas foram identificadas em cães das raças Pastor Alemão, Doberman Pinscher, Akita, Cocker Spaniel Inglês, Beagle, Fox Terrier de Pelo Liso e Terrier Tibetano, bem como em gatos Siameses, Sagrados da Birmânia e Tonquineses. Os sinais clínicos podem ser observados ao nascimento ou nos primeiros meses de vida. A princípio, a inclinação da cabeça, o andar em círculos e a ataxia podem ser graves, mas, com o tempo, a compensação é comum e muitos animais acometidos são considerados aceitáveis como animais de estimação. O diagnóstico baseia-se no início precoce dos sinais e na exclusão de outros distúrbios. Os achados de exames auxiliares, como radiografia e análise do liquor, são normais. A surdez pode acompanhar os sinais vestibulares, sobretudo nas raças Doberman Pinscher, Akita e Siamês.

OTOTOXICIDADE POR AMINOGLICOSÍDEOS

Em casos raros, os antibióticos aminoglicosídeos causam degeneração dos sistemas vestibulares e auditivos de cães e gatos. De modo geral, essa ototoxicidade está associada à administração sistêmica de altas doses ou ao uso prolongado (> 14 dias) desses antibióticos, sobretudo em animais com insuficiência renal. A degeneração do sistema vestibular pode causar sinais vestibulares periféricos unilaterais ou bilaterais e perda de audição. Na maioria dos casos, os sinais vestibulares desaparecem com a interrupção imediata do tratamento, mas a surdez pode ser persistente.

OTOTOXICIDADE POR SUBSTÂNCIAS QUÍMICAS

Muitos medicamentos e produtos químicos podem ser tóxicos para a orelha interna. Produtos óticos tópicos à base de clorexidina, dioctil sulfosuccinato (DOSS) ou aminoglicosídeos não devem ser usados em caso de dúvida sobre a integridade da membrana timpânica. Soluções salinas quentes ou soluções de ácido acético a 2,5% devem ser usadas para o enxague das orelhas. Sempre que houver disfunção vestibular evidente logo após a instilação de uma substância em um canal auditivo, o produto deve ser removido; e o canal auditivo, lavado com grandes quantidades de solução salina. Os sinais vestibulares geralmente desaparecem em alguns dias ou semanas, mas a surdez, se ocorrer, pode ser persistente.

HIPOTIREOIDISMO

A disfunção vestibular periférica foi ocasionalmente associada ao hipotireoidismo em cães adultos. Pode ser acompanhada por paralisia do nervo facial, e alguns cães apresentam fraqueza, o que sugere uma polineuropatia mais generalizada. Outros sinais sistêmicos de hipotireoidismo, como ganho de peso, pelame de má qualidade e letargia, nem sempre são observados. O exame clínico-patológico pode revelar anomalias sugestivas de hipotireoidismo (p. ex., anemia branda, hipercolesterolemia). O diagnóstico é estabelecido por meio de exames de função tireoidiana (ver Capítulo 48). A resposta à reposição de hormônio tireoidiano é variável, mas a melhora geralmente ocorre em 2 meses se o hipotireoidismo for a causa da disfunção.

DISTÚRBIOS ASSOCIADOS À DOENÇA VESTIBULAR CENTRAL

A doença vestibular central é muito menos comum em cães e gatos do que a doença vestibular periférica e, de modo geral, seu prognóstico se revela ruim. A doença vestibular central pode ser causada por qualquer distúrbio inflamatório, neoplásico, vascular ou traumático no tronco cerebral ou na porção vestibular do cerebelo (ver Boxe 63.2).

Os animais com sinais vestibulares centrais são submetidos à avaliação padrão para doença intracraniana. Exames físicos, neurológicos e oftalmológicos completos são essenciais para detectar evidências de doenças em outras partes do corpo. Exames clínico-patológicos, radiografias torácicas e abdominais e ultrassonografia abdominal são necessários para a pesquisa de doença inflamatória sistêmica neoplásica ou infecciosa. Na ausência de diagnóstico com a avaliação sistêmica, a RM do cérebro deve ser solicitada. Identificam-se anomalias à RM em quase todos os pacientes com evidências de disfunção vestibular central. Em caso de suspeita de doença inflamatória, a coleta e a análise do liquor também devem ser consideradas. (Ver discussão mais completa sobre a abordagem diagnóstica em animais com doença intracraniana no Capítulo 60.)

DOENÇAS INFLAMATÓRIAS

A maioria das doenças inflamatórias infecciosas e não infecciosas discutidas no Capítulo 64 pode causar sinais vestibulares centrais. Em particular, meningencefalite granulomatosa, cinomose canina, leucoencefalite necrótica, febre maculosa e peritonite infecciosa felina parecem ter predileção por essa região do cérebro. A neosporose de início na idade adulta e a síndrome do tremor responsivo a corticosteroides também comumente acometem o cerebelo e causam sinais vestibulares centrais. (Ver discussão sobre o diagnóstico e o tratamento dos distúrbios inflamatórios intracranianos no Capítulo 64.)

DEFICIÊNCIA DE TIAMINA

A deficiência de tiamina pode decorrer de anorexia prolongada, distúrbios de má digestão/má absorção, ingestão alimentar inadequada ou ingestão de tiaminase em peixes crus. Os gatos são muito mais suscetíveis do que os cães, desenvolvendo uma encefalopatia rapidamente progressiva acompanhada por sinais neurológicos que sugerem disfunção vestibular difusa, inclusive ataxia vestibular, andar em círculos e amplas excursões da cabeça e pescoço. Outros sinais podem ser cegueira, midríase, ventroflexão da cabeça e pescoço, convulsões, coma e até morte. A RM pode ser normal ou revelar focos hiperintensos bilateralmente simétricos em sequências ponderadas em T2 e recuperação de atenuação de fluido (FLAIR) em regiões de substância cinzenta do tronco encefálico, do cérebro e do cerebelo. A suplementação parenteral e oral com tiamina e a mudança da dieta para inclusão dos teores adequados da vitamina geralmente levam à rápida recuperação e à resolução de todos os sinais neurológicos, inclusive das convulsões. A tiamina (12,5 a 30 mg/gato IM ou SC a cada 24 horas) é frequentemente administrada a gatos com sinais neurológicos não diagnosticados sugestivos de lesão intracraniana, em especial aqueles com sinais vestibulares ou convulsões (ver Capítulo 60).

NEOPLASIA INTRACRANIANA

Os tumores intracranianos, como meningiomas e tumores do plexo coroide, tendem a se desenvolver na região cerebelo-pontomedular (fossa caudal), tornando os sinais vestibulares centrais comuns. Os sinais vestibulares centrais podem ser provocados por qualquer tumor intracraniano que comprima ou invada os núcleos vestibulares, aumente a pressão intracraniana ou provoque hérnia cerebral ou hidrocefalia obstrutiva. O diagnóstico presuntivo costuma ser estabelecido por RM, mas o diagnóstico histológico definitivo requer biópsia. O prognóstico depende do tipo histológico do tumor, da localização neuroanatômica e da gravidade dos sinais neurológicos. A cirurgia citorredutora e a radioterapia são as opções terapêuticas. O tratamento paliativo com glicocorticoides (prednisona, 0,5 a 1 mg/kg/dia VO) pode causar a melhora temporária dos sinais clínicos.

DOENÇA CEREBROVASCULAR

Os infartos isquêmicos são cada vez mais identificados como causas de sinais vestibulares centrais não progressivos de início agudo. Tendem a acometer o vestíbulo-cerebelo e provocar sinais vestibulares paradoxais. Em cães, a oclusão trombótica da artéria cerebelar rostral é bastante comum e causa déficits neurológicos não progressivos peragudos a agudos, inclusive ataxia vestibular, perda de equilíbrio e hipermetria. Cerca de 50% dos cães acometidos apresentam inclinação da cabeça ou nistagmo espontâneo. Os déficits proprioceptivos são relativamente incomuns (< 25%) e devem-se à compressão do tronco encefálico pelo cerebelo edematoso ou ao infarto de ramos arteriais colaterais que irrigam a ponte e a medula. Os infartos ou as hemorragias com acometimento principalmente do tronco cerebral tendem a causar paresia relacionada com NMS mais significativa, além de déficits de reação postural, alteração de consciência, déficits de nervos cranianos e, talvez, morte.

Sempre que houver suspeita de infartos com base em achados neurológicos e no curso agudo não progressivo, suspeite de hipertensão, hipotireoidismo, hiperadrenocorticismo, doença cardíaca ou renal e doença inflamatória sistêmica ou neoplásica (ver Capítulo 60). Identificou-se o infarto cerebelar associado à doença vascular aterosclerótica em cães, especialmente em Labradores Retrievers com hipotireoidismo oculto; logo, a avaliação da função tireoidiana é sempre necessária em caso de suspeita de infarto cerebrovascular em um cão. Spaniels e mestiços podem ser predispostos a infartos cerebelares sem evidências de causa subjacente. Malformações semelhantes às de Chiari, comuns em Cavalier King Charles Spaniels, podem causar distúrbios de fluxo na vasculatura cerebelar, predispondo ao desenvolvimento de infarto rostral do cerebelo. O Capítulo 60 discute a avaliação diagnóstica (inclusive com RM) e o tratamento de infartos cerebrovasculares.

VESTIBULOPATIAS AGUDAS

A perda de equilíbrio, o nistagmo e a ataxia grave peragudos com apenas 1 a 30 minutos de duração são ocasionalmente observados em cães. A inclinação da cabeça pode ser branda ou ausente, e há manutenção da consciência. O exame neurológico durante um episódio não revela déficits de reação postural ou anomalias dos nervos cranianos; alguns cães apresentaram nistagmo vertical, o que sugere doença vestibular central ou cerebelar. Os cães recuperam-se completamente em minutos a algumas horas, sem anomalias neurológicas residuais ou sinais pós-ictais óbvios. Alguns cães acometidos desenvolveram infartos cerebrais (especialmente cerebelares) semanas ou meses depois, o que sugere que esses eventos podem ser ataques isquêmicos transitórios (AITs). A hipertensão tem sido associada a paroxismos vestibulares recorrentes em cães, talvez pela predisposição a AITs. Cães com histórico dessas vestibulopatias agudas devem ser submetidos a exame físico e neurológico cuidadoso, bem como exames sistêmicos para detectar doenças inflamatórias ou neoplásicas, distúrbios de coagulação e hipertensão. Um exame otoscópico também deve ser realizado para descartar OM-OI em fase inicial que causa disfunção vestibular periférica episódica. Técnicas avançadas de diagnóstico por imagem (RM) para a avaliação da orelha média e do encéfalo podem ser recomendadas em cães com episódios recorrentes semelhantes a AITs, mas, de modo geral, não são compensadoras em cães com pequenas lesões vasculares transitórias (ver Capítulo 60). A diferenciação clínica entre vestibulopatias agudas (supostos AITs) e convulsões focais pode ser difícil. Quando há sinais pós-ictais ou progressão temporal para convulsões epilépticas generalizadas reconhecíveis, os paroxismos vestibulares são considerados uma manifestação de um distúrbio convulsivo (ver Capítulo 62).

DISTÚRBIOS NEURODEGENERATIVOS

Várias doenças de armazenamento lisossomal, distrofia neuroaxonal, ataxia neonatal em cães Coton de Tulear e diversas outras doenças neurodegenerativas hereditárias em cães e gatos causam sinais cerebelovestibulares progressivos, inclusive ataxia e incoordenação. Suspeite desses distúrbios em animais jovens de raças suscetíveis com distúrbio neurológico simétrico progressivo de determinadas características. (Ver discussão sobre a abordagem diagnóstica a esses pacientes no Capítulo 60.)

INTOXICAÇÃO POR METRONIDAZOL

Sinais vestibulares centrais ou vestibulocerebelares foram relatados em cães tratados com metronidazol (Flagyl® [Pharmacia and Searle]). Os sinais de intoxicação por metronidazol são mais prováveis quando o medicamento é administrado por via oral em altas doses (geralmente acima de 60 mg/kg/dia) por 3 a 14 dias, mas as suscetibilidades individuais dos animais aos efeitos tóxicos se mostram variáveis. Os primeiros sinais são anorexia e vômitos, com rápida progressão para ataxia e nistagmo vertical. A ataxia pode ser muito grave, impossibilitando a marcha e tornando-a caracteristicamente "travada". Às vezes, há convulsões e inclinação da cabeça. O tratamento consiste em interromper a medicação e instituir cuidados de suporte. O prognóstico de recuperação é bom, mas a resolução completa pode levar 2 semanas. O diazepam (0,5 mg/kg uma vez por via intravenosa [IV] e depois VO a cada 8 horas por 3 dias) acelerou consideravelmente a recuperação. A intoxicação por metronidazol também foi relatada em gatos, mas os sinais do prosencéfalo, como convulsões e alterações mentais, costumam ser predominantes nessa espécie.

Leitura sugerida

deLahunta A, Glass E, Kent M. Vestibular system: special proprioception. In: *Veterinary neuroanatomy and clinical neurology*. St Louis: WB Saunders; 2015.

Munana KR. Head tilt and nystagmus. In: Platt SR, Olby NJ, eds. *BSAVA manual of canine and feline neurology*. Gloucester: BSAVA; 2013.

Palmiero BS, et al. Evaluation of outcome of otitis media after lavage of the tympanic bulla and long-term antimicrobial drug treatment in dogs: 44 cases (1998-2002). *J Am Vet Med Assoc*. 2004;225:548.

Rossmeisl JH. Vestibular disease in dogs and cats. *Vet Clin North Am Small Anim Pract*. 2010;40:81.

Sturges BK, et al. Clinical signs, magnetic resonance imaging features, and outcome after surgical and medical treatment of otogenic intracranial infection in 11 cats and 4 dogs. *J Vet Intern Med*. 2006;20:648.

Thomsen, et al. Neurological signs in 23 dogs with suspected rostral cerebellar ischemic stroke. *Acta Vet Scand*. 2016;58:40.

Troxel MT, Drobatz KJ, Vite CH. Signs of neurologic dysfunction in dogs with central versus peripheral vestibular disease. *J Am Vet Med Assoc*. 2005;227:570.

CAPÍTULO 64

Encefalite, Mielite e Meningite

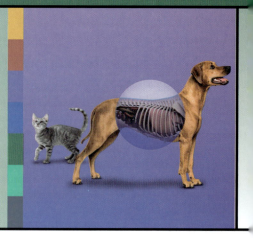

CONSIDERAÇÕES GERAIS

Bactérias, vírus, protozoários, fungos, riquétsias e parasitas são agentes etiológicos de doenças infecciosas inflamatórias do sistema nervoso central (SNC) em cães e gatos. Um grupo de distúrbios do SNC sem causa identificável conhecida, mas com possível etiologia imunológica, é mais comum do que as meningites e as encefalites infecciosas em cães. Alguns desses distúrbios, como a arterite-meningite responsiva a corticosteroides (AMRC) e a meningoencefalite eosinofílica, têm características clínicas e laboratoriais muito distintas e são consideradas distúrbios específicos. Algumas das demais doenças inflamatórias não infecciosas são conhecidas coletivamente como *meningoencefalite de etiologia desconhecida* (MED) e subdivididas em distúrbios menos definidos e de diagnóstico frequentemente presumido, a menos que biópsias cerebrais ou exames *post mortem* sejam realizados.

Os sinais clínicos de inflamação do SNC são variáveis e dependem da localização anatômica e da gravidade da inflamação. Dor e rigidez cervicais são comuns em cães com meningite de qualquer etiologia, o que causa relutância ao andar, arqueamento da coluna vertebral e resistência à manipulação passiva da cabeça e do pescoço (Figura 64.1). A febre pode acompanhar qualquer doença associada à meningite grave. A inflamação da medula espinal (mielite) ocasiona déficits associados ao neurônio motor superior (NMS) ou ao neurônio motor inferior (NMI) nos membros, dependendo da região acometida. Animais com inflamação no encéfalo (encefalite) podem apresentar disfunção vestibular, convulsões, hipermetria ou distúrbios de consciência que refletem a distribuição de lesões intracranianas.

O diagnóstico de doença inflamatória do SNC requer a confirmação da presença de inflamação, a realização dos exames apropriados para detectar causas infecciosas e a pesquisa de lesões características por meio de técnicas de diagnóstico por imagem. O exame físico e oftalmológico completo e a busca por anomalias sistêmicas com exames laboratoriais e de imagem devem sempre ser realizados. Cães e gatos com meningite/meningoencefalite bacteriana geralmente apresentam um sítio de infecção que se dissemina para o SNC. Animais

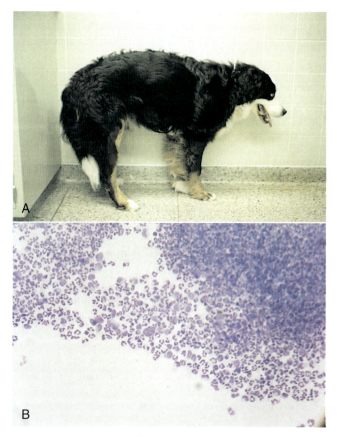

Figura 64.1 A. A dor faz com que esse jovem cão Bernese Mountain com arterite-meningite responsiva a corticosteroides apresente arqueamento da coluna e relutância ao caminhar. **B.** O liquor desse cão é inflamatório, com pleocitose neutrofílica dramática. (De Meric S et al.: Necrotizing vasculitis of the spinal pachyleptomeningeal arteries in three Bernese Mountain Dog littermates, J Am Anim Hosp Assoc 22:463, 1986.)

com meningite/meningoencefalite causada por vírus, protozoários, fungos ou riquétsias podem apresentar doença em outros órgãos (p. ex., pulmão, fígado, músculo, olho), o que pode ajudar o diagnóstico. A análise do liquor é necessária para confirmar o diagnóstico de doença inflamatória do SNC.

A análise das células encontradas no liquor, com os achados clínicos e neurológicos, pode ajudar a determinar a etiologia da inflamação em um determinado animal (ver Boxe 59.3). O teor de proteína, a cultura, a imuno-histoquímica e a citologia do liquor, além da determinação dos títulos de anticorpos no soro e no liquor e da realização da reação em cadeia de polimerase (PCR) no liquor, também podem ter valor diagnóstico. Esses resultados, com outros exames diagnósticos auxiliares, possibilitam o diagnóstico de um distúrbio específico e a instituição imediata do tratamento adequado (Tabela 64.1).

DOR CERVICAL

A dor cervical é um sinal comumente associado a doenças compressivas ou inflamatórias da medula espinal cervical. De modo geral, os animais com dor cervical mantêm o pescoço em postura horizontal fixa e relutam em virar o pescoço para olhar para os lados; em vez disso, giram o corpo inteiro. Como parte de todo exame neurológico de rotina, a presença ou a ausência de hiperestesia cervical devem ser avaliadas pela palpação profunda das vértebras e músculos epaxiais espinais cervicais e pela resistência à flexão, hiperextensão e flexão lateral do pescoço (ver Figura 58.21). A medula espinal em si não apresenta receptores de dor; logo, a dor cervical está relacionada com inflamação, compressão ou tração dos tecidos ou estruturas circundantes. As estruturas anatômicas que podem causar dor no pescoço são meninges, raízes nervosas, articulações, ossos e músculos. A dor cervical também foi identificada como um sintoma clínico de aumento da pressão intracraniana, em especial por lesões em massa no prosencéfalo (Boxe 64.1; ver também Boxe 58.8).

A abordagem diagnóstica no paciente com dor cervical é bastante padronizada. Primeiro, confirme a presença de dor e sua localização por meio do exame físico e neurológico e, em seguida, procure a causa da dor. Os exames clínico-patológicos (hemograma completo e bioquímica sérica, inclusive creatinoquinase [CK], além de urinálise) e radiografias da coluna devem ser realizados na maioria dos casos. Em caso de resultados negativos, técnicas avançadas de diagnóstico por imagem (tomografia computadorizada [TC], ressonância magnética [RM]) e coleta e análise de fluido sinovial e liquor costumam ser recomendadas.

DISTÚRBIOS INFLAMATÓRIOS NÃO INFECCIOSOS

ARTERITE-MENINGITE RESPONSIVA A CORTICOSTEROIDES

A AMRC é uma das formas mais comuns de meningite diagnosticada na maioria dos hospitais veterinários. Suspeita-se de uma causa imunológica, que provoca vasculite/arterite nos vasos meníngeos de toda a extensão da medula espinal e tronco cerebral. Esse distúrbio também foi chamado *meningite asséptica*, *meningite supurativa responsiva a corticosteroides*, *vasculite necrótica*, *poliarterite juvenil* e *síndrome da dor do Beagle*.

TABELA 64.1

Exames auxiliares para o diagnóstico de doença inflamatória infecciosa do sistema nervoso central.

Suspeita clínica	Exame diagnóstico
Cinomose aguda (C)	Raspado da conjuntiva Exame oftálmico Radiografias torácicas Imuno-histoquímica de biópsia de pele RT-PCR em sangue, liquor Título de anticorpos em liquor
Bacteriana (C, G)	Exame de orelha/garganta/olhos Radiografias torácicas Ultrassonografia cardíaca e abdominal Radiografias ou TC de coluna TC ou RM do crânio Culturas de sangue/urina Cultura de liquor
Toxoplasmose (C, G)	Exame oftálmico Atividades de ALT, AST, CK Título de anticorpos em soro e liquor PCR em liquor, humor aquoso, sangue, tecidos
Neosporose (C)	Atividades de AST, CK Título de anticorpos em soro e liquor Imuno-histoquímica muscular PCR em liquor
Peritonite infecciosa felina (G)	Exame oftálmico Globulina sérica Palpação abdominal/ultrassonografia Anticorpo coronavírus no liquor, soro Imuno-histoquímica de coronavírus em tecidos PCR de coronavírus no liquor, tecidos acometidos
Criptococose (C, G)	Exame oftálmico Radiografias torácicas RM de crânio/cérebro Citologia de esfregaço nasal Aspirados de linfonodo Detecção de antígeno capsular em soro, liquor Cultura de liquor
Febre maculosa (C)	Radiografias torácicas Hemograma completo, contagem de plaquetas Globulina sérica Biópsia de pele: IFA Título sérico (demonstrar aumento)
Erliquiose (C)	Hemograma completo, contagem de plaquetas Título sérico Exame oftálmico

ALT: alanina aminotransferase; AST: aspartato aminotransferase; C: cão; CK: creatinoquinase; TC: tomografia computadorizada; G: gato; IFA: imunofluorescência para detecção de anticorpos; RM: ressonância magnética; PCR: reação da cadeia da polimerase; RT-PCR: reação da cadeia da polimerase-transcriptase reversa.

BOXE 64.1

Causas de dores no pescoço em cães.

MÚSCULO: miosite (imune, infecciosa), lesão muscular
OSSO: fratura/luxação, discoespondilite, osteomielite vertebral, neoplasia
ARTICULAÇÃO (articulações facetais): poliartrite (imune, infecciosa), doença articular degenerativa (osteoartrite)
RAIZ NERVOSA: neoplasia, compressão (por disco, tumor, tecido fibroso, cistos perineurais)
MENINGES: neoplasia, inflamação (imune, infecciosa), compressão/tração (cistos sinoviais, prolapso de disco, instabilidade atlantoaxial, espondilomielopatia cervical, siringomielia)
ENCÉFALO: lesão em massa (neoplasia, inflamatória)

De modo geral, os cães acometidos são filhotes ou adultos jovens (6 a 18 meses de idade), mas os de meia-idade ou idosos são ocasionalmente afetados. A doença é mais comum em cães de porte grande. A AMRC pode ser vista como uma síndrome associada à raça em Beagles, Bernese Mountain Dogs, Boxers, Bracos Alemães de Pelo Curto, Bassett Hounds e Nova Scotia Duck Tolling Retrievers.

Os sinais clínicos de AMRC são febre (50 a 90%), relutância de movimentação, dor cervical e dor vertebral que pode ir e vir no início da doença. Os cães acometidos são alertas e sistemicamente normais. Uma queixa comum do tutor é que o cão não come ou bebe, a menos que sua vasilha seja elevada à altura da cabeça. Os déficits neurológicos (p. ex., paresia, paralisia, ataxia) são muito raros, mas podem se desenvolver em cães com a doença crônica ou submetidos a tratamentos inadequados devido à mielite concomitante, hemorragia ou infarto da medula espinal. Os sinais de extensão intracraniana da inflamação mostraram raros. A maioria dos cães com AMRC apresenta dor cervical e febre, mas revela um exame neurológico normal.

As principais alterações laboratoriais são leucocitose neutrofílica com ou sem desvio à esquerda. Hipoalbuminemia e hiperglobulinemia sugerem inflamação sistêmica. As radiografias cervicais costumam ser realizadas em busca de evidências de discoespondilite, e seus resultados são normais. A análise do liquor mostra uma pleocitose neutrofílica (frequentemente > 100 células/μℓ; > 75% de neutrófilos) e alta concentração de proteína. No início da doença, quando a dor cervical é intermitente, o liquor pode ser normal ou minimamente inflamatório. Nas primeiras 24 horas após a administração de uma dose única de prednisona, o liquor pode estar normal ou apresentar predominância de células mononucleares; portanto, o liquor deve sempre ser coletado para estabelecer o diagnóstico quando o cão apresenta sintomas e antes da instituição do tratamento. Altas concentrações de imunoglobulina A (IgA) são encontradas no liquor e no soro da maioria dos cães (> 90%) com AMRC, o que auxilia o diagnóstico. No entanto, esse achado carece de especificidade. Alguns cães com AMRC apresentam poliartrite imunomediada (PAIM) concomitante. As culturas bacterianas em liquor e sangue são negativas. Até o momento, nenhum agente etiológico foi identificado.

O tratamento com glicocorticoides é bastante eficaz no alívio da febre e da dor cervical. Os cães não tratados no início da doença ocasionalmente desenvolvem déficits neurológicos associados a infarto da medula espinal e fibrose meníngea; nesses animais, o tratamento pode não resolver os sinais neurológicos resultantes. A princípio, os glicocorticoides devem ser administrados em doses imunossupressoras; depois, a dose é gradualmente reduzida até a administração em dias alternados por um período de 4 a 6 meses (Boxe 64.2). Em caso de resposta incompleta à prednisona ou recidiva durante a redução gradual do tratamento, a azatioprina (Imuran® [Burroughs Wellcome], 2,2 mg/kg VO a cada 24 horas) pode ser adicionada ao tratamento por 8 a 16 semanas. O prognóstico de sobrevida e resolução completa é excelente; 60 a 80% dos cães com sinais agudos recuperam-se com o tratamento e nunca apresentam recidivas. Em cães mais velhos e Beagles, Bernese Mountain Dogs, Nova Scotia Duck Tolling Retrievers e Bracos Alemães de Pelo Curto com AMRC associada à raça, o controle da doença pode ser mais difícil. Esse fato justifica o tratamento precoce com prednisona e azatioprina e o cronograma mais prolongado de redução gradual da dose de prednisona. O tratamento vitalício raramente é necessário.

MENINGOENCEFALITE DE ETIOLOGIA DESCONHECIDA EM CÃES

A meningoencefalite não supurativa de causa desconhecida é um achado frequente em cães. O insucesso repetido na identificação de causas infecciosas, em especial vírus e protozoários, levou à conclusão de que esses distúrbios provavelmente têm patogênese imunomediada ou hereditária. Embora se tente diferenciar três doenças distintas – meningoencefalite granulomatosa (MEG), meningoencefalite necrótica (MEN) e leucoencefalite necrótica (NLE) – com base em características clínicas e laboratoriais, achados em técnicas de diagnóstico por imagem e predisposição racial, o diagnóstico definitivo não pode ser estabelecido sem histopatologia. As avaliações da eficácia terapêutica são, portanto, quase sempre baseadas apenas no diagnóstico presuntivo.

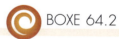

BOXE 64.2

Recomendações de tratamento para arterite-meningite responsiva a corticosteroides.

1. Prednisona 2 mg/kg a cada 12 h VO por 2 dias
2. Prednisona 2 mg/kg a cada 24 h VO por 14 dias
3. Avalie a resposta clínica
   Se os sinais clínicos forem resolvidos, a dose de prednisona é gradualmente reduzida:
1 mg/kg a cada 24 h por 4 a 6 semanas
1 mg/kg a cada 48 h por 4 a 6 semanas
0,5 mg/kg a cada 48 h por 8 semanas
   Em caso de sinais clínicos ou recidiva durante a redução gradual da dose, volte à etapa 2 e adicione azatioprina (2 mg/kg/dia) ao tratamento por 8 a 16 semanas. Continue a prednisona, diminuindo-a gradualmente após a resolução dos sinais

MENINGOENCEFALITE GRANULOMATOSA

A MEG é um distúrbio inflamatório idiopático do SNC observado principalmente em cães adultos jovens de porte pequeno, em especial Poodles, raças *toy*, Pequineses e Terriers. Às vezes, cães de raças grandes são acometidos. A maioria dos cães com MEG tem de 2 a 6 anos, embora a doença possa afetar cães mais velhos ou de apenas 6 meses de vida. As fêmeas podem ser predispostas ao desenvolvimento de MEG. A doença não ocorre em gatos.

Existem três formas distintas de MEG. A forma *ocular* é a menos comum e provoca neurite óptica com quadro agudo de cegueira e pupilas dilatadas e irresponsivas (ver Capítulo 61). A fundoscopia pode revelar hiperemia, edema e hemorragia do disco óptico. Os cães com MEG ocular podem desenvolver MEG disseminada de modo simultâneo ou mais tardio. A forma *focal* de MEG induz sinais clínicos sugestivos de apenas uma massa em expansão e sinais neurológicos que progridem de maneira lenta ao longo de 4 a 6 meses, como um tumor. De modo geral, a MEG focal afeta a fossa craniana caudal, causando sinais vestibulocerebelares; ou o encéfalo, provocando sinais relacionados com o prosencéfalo, inclusive convulsões. A forma *disseminada* de MEG causa sinais de progressão rápida de doença multifocal ou disseminada em encéfalo, tronco cerebral, cerebelo, medula espinal cervical ou meninges. Os cães acometidos podem apresentar febre, e a dor cervical é comum.

Os sinais clínicos refletem a localização e a natureza da lesão. Cerca de 20% dos cães acometidos apresentam convulsões, andar em círculos ou mudança de comportamento. Outras características comuns são sinais do tronco cerebral, como nistagmo, inclinação da cabeça, perda de equilíbrio e déficits de nervos cranianos. Observa-se dor cervical em até 10% dos cães com MEG, o que sugere inflamação meníngea, acometimento focal da medula espinal ou aumento da pressão intracraniana. A infiltração da medula espinal ocorre em cerca de 10% dos casos. Alguns cães (50%) com a forma disseminada de MEG apresentam febre e neutrofilia periférica, mas nenhuma outra evidência de doença sistêmica. A forma disseminada da doença tem progressão aguda a subaguda ao longo de dias a semanas a meses, com 25% dos óbitos em 1 semana e a maioria em 21 dias. A forma focal é mais insidiosa, com progressão lenta ao longo de 4 a 6 meses.

A abordagem diagnóstica em pacientes com doença progressiva intracraniana ou medular deve incluir a avaliação sistêmica cuidadosa para detectar doença infecciosa ou neoplásica. Exames laboratoriais, radiografias torácicas, ultrassonografia abdominal, aspirados de linfonodos e exame oftálmico devem ser realizados. Se os achados nesses exames não forem dignos de nota, recomendam-se técnicas avançadas de diagnóstico por imagem. A MEG focal pode ser identificada à RM como uma única lesão em massa com margens irregulares, hiperintensidade de imagens ponderadas em T2 e FLAIR, intensidade variável (geralmente iso ou hipointensa) em imagens ponderadas em T1 e intensificação variável de contraste. A MEG disseminada costuma estar associada a múltiplas lesões mal definidas no parênquima e nas meninges. A TC não é tão sensível quanto a RM na identificação das lesões parenquimatosas da MEG, mas o realce pelo contraste se mostra comum, refletindo a inflamação. Os resultados não conclusivos para neoplasia devem levar à coleta e à análise do liquor.

A análise do liquor de cães com MEG geralmente revela um aumento na concentração de proteínas e pleocitose mononuclear branda a acentuada. Há predominância de pequenos linfócitos e monócitos, com alguns plasmócitos (Figura 64.2). Às vezes, observam-se células mononucleares anaplásicas com citoplasma rendado abundante. Os neutrófilos são vistos em dois terços das amostras e, de modo geral, constituem menos de 20% das células. Uma única amostra de liquor pode ser normal em 10 a 15% dos casos. A eletroforese do liquor geralmente mostra evidências de ruptura da barreira hematencefálica; cães com a doença crônica apresentam considerável aumento da produção intratecal de gamaglobulinas. A avaliação de causas infecciosas de meningoencefalomielite por meio de cultura bacteriana e detecção de antígenos/anticorpos em soro e liquor (*Neospora*, *Toxoplasma*, doenças transmitidas por carrapatos, vírus do Nilo Ocidental) e PCR deve sempre preceder o diagnóstico presuntivo de MEG. O diagnóstico definitivo requer biópsia ou necropsia para exame histológico, mas isso raramente é realizado. O diagnóstico presuntivo *ante mortem* baseia-se nos achados típicos à RM e no liquor e na eliminação de doenças infecciosas e neoplásicas da lista de prováveis diferenciais.

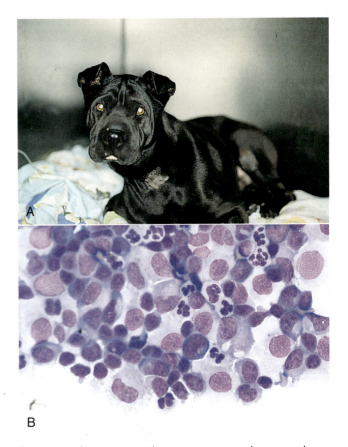

Figura 64.2 A. Jovem Shar-Pei com incoordenação, depressão, nistagmo vertical e branda inclinação da cabeça causada por meningoencefalomielite granulomatosa disseminada. **B.** O liquor desse cão apresentava alta celularidade, com predominância de linfócitos, monócitos, plasmócitos e neutrófilos.

Os glicocorticoides podem interromper temporariamente ou reverter a progressão dos sinais clínicos em cães com MEG, em especial naqueles com sinais de progressão lenta associados à doença focal. De modo geral, a recidiva dos sinais clínicos é rápida, e o tempo médio de sobrevida mostra-se bastante variável (7 a 114 dias), dependendo do tipo e da localização da doença. A melhora mais prolongada dos sinais clínicos e da sobrevida pode ser observada com a utilização de protocolos quimioterápicos mais agressivos; os tempos médios de sobrevida são superiores a 12 meses em cães com doença focal tratados com combinações de medicamentos imunossupressores. O Boxe 64.3 mostra os medicamentos e protocolos recomendados.

É difícil avaliar a eficácia comparativa dos protocolos por causa da variabilidade das características da doença e dos pacientes e da ausência de estabelecimento de um diagnóstico definitivo anterior ao tratamento. Em nosso hospital, os cães com MEG ou MED costumam ser tratados com uma combinação de prednisona, quatro ciclos de citosina-arabinosídeo e ciclosporina ou azatioprina. Embora a maioria dos cães melhore com o tratamento, o prognóstico de recuperação permanente é ruim. Cães com sinais associados ao prosencéfalo têm sobrevida significativamente maior do que cães com sinais multifocais ou relacionados com o tronco cerebral, mas cães com convulsões ou evidências de edema cerebral à RM têm sobrevida limitada. Alguns protocolos terapêuticos recomendam o monitoramento por RM e citologia do liquor antes da redução das doses dos medicamentos, porém isso raramente é realizado. A radioterapia beneficiou alguns cães com massas intracranianas focais associadas à MEG, com resultados semelhantes aos da quimioterapia.

MENINGOENCEFALITE NECRÓTICA

A MEN é uma doença inflamatória idiopática específica da raça que afeta o encéfalo de Pugs (encefalite do Pug) e Malteses. Também foi esporadicamente observada em West Highland White Terriers, Chihuahuas, Pequineses, Shih Tzus, Papillons, Cotons de Tulear e Lhasa Apsos. Os cães acometidos apresentam os primeiros sinais clínicos entre os 9 meses e os 7 anos, com idade média de início de cerca de 18 meses em Pugs e 29 meses nas outras raças. Em Pugs, as fêmeas podem ser mais predispostas à doença.

A maioria dos cães com MEN apresenta um quadro agudo de convulsões e sinais neurológicos relacionados com o encéfalo e as meninges. Os animais podem apresentar dificuldade para andar, fraqueza ou falta de coordenação. Andar em círculos, pressionar a cabeça em superfícies sólidas, mudança de comportamento, cegueira cortical e dor cervical mostram-se comuns. A deterioração neurológica é rápida e, sem tratamento, a maioria dos cães desenvolve convulsões incontroláveis ou fica em decúbito, não consegue andar e entra em coma em 5 a 7 dias.

Alguns cães (em especial Pugs) apresentam uma forma de MEN de progressão mais lenta. Esses animais apresentam uma única crise motora generalizada ou parcial, mas, depois, são neurologicamente normais. As convulsões, então, repetem-se em intervalos variáveis de dias a semanas; a seguir, há desenvolvimento gradual de outros sinais neurológicos relacionados com o córtex cerebral. O tempo de sobrevida de animais com essa MEN progressiva mais lenta costuma ser inferior a 6 meses.

Suspeite de MEN com base em idade, sexo, raça e aspectos clínicos, clínico-patológicos e de imagem característicos. À hematologia e à bioquímica sérica, os achados não são dignos de nota, e os exames para detecção de encefalopatias metabólicas mostram-se negativos. Os resultados em técnicas de diagnóstico por imagem são sempre anormais; a TC e a RM revelam cavitações focais preenchidas por fluido rico em proteínas no parênquima cerebral. As lesões infiltrativas hiperintensas (em imagens ponderadas em T2) são tipicamente localizadas na substância branca dos hemisférios cerebrais, imediatamente laterais aos ventrículos e na junção entre as substâncias cinzenta e branca cerebral. Assim, há perda da demarcação nítida normal à RM. A análise do liquor revela alta concentração de proteína e aumento do número de células nucleadas; o tipo de célula predominante é o pequeno linfócito, com algumas células mononucleares maiores. Mesmo em casos típicos, solicite exames para eliminar uma etiologia infecciosa (toxoplasmose, neosporose, cinomose). O diagnóstico definitivo requer necropsia ou biópsia cerebral. A MEN é diferenciada da MEG pelo achado de lesões necróticas e cavitações características nas substâncias branca ou cinzenta do encéfalo.

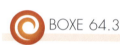

BOXE 64.3

Opções de quimioterapia para meningoencefalite granulomatosa presumida.

Prednisona
1 mg/kg VO a cada 12 h por 2 semanas; a seguir,
1 mg/kg VO a cada 24 h por 4 semanas e, depois,
1 mg/kg VO a cada 48 h
Diminuir a dose lentamente (0,5 mg/kg VO a cada 48 h) ao usar protocolos com combinação de fármacos

Citosina-arabinosídeo (Citosar® [Pfizer])
50 mg/m² de área de superfície corpórea SC a cada 12 h em 2 dias consecutivos a cada 21 dias por 3 a 4 ciclos
Alternativamente, administrar em 2 dias consecutivos a cada 21 dias por 4 ciclos; a seguir, a cada 28 dias por 4 ciclos, a cada 35 dias por 4 ciclos e a cada 42 dias por 4 ciclos

Procarbazina (Matulane® [Sigma-Tau Pharmaceuticals])
25 a 50 mg/m² de área de superfície corpórea VO a cada 24 h por 30 dias e, depois, a cada 48 h

Ciclosporina (Neoral® [Novartis])
6 mg/kg VO a cada 12 h (nível mínimo desejado entre 200 e 400 ng/mℓ)

Azatioprina (Imuran® [Roxane Laboratories])
2 mg/kg VO a cada 24 h por 30 dias e, depois, a cada 48 h

Leflunomida (Arava® [Aventis Pharma])
2 a 4 mg/kg VO a cada 24 h

Micofenolato de mofetila (CellCept® [Roche])
20 mg/kg VO a cada 12 h por 30 dias e, depois, 10 mg/kg VO a cada 12 h

SC: via subcutânea; VO: via oral.

Nenhum tratamento específico conseguiu alterar a progressão dessa doença, mas alguns cães apresentaram remissão a longo prazo com os protocolos terapêuticos descritos para MEG (ver Boxe 64.3). O tratamento com doses antiepilépticas de fenobarbital pode diminuir a gravidade e a frequência das convulsões. O prognóstico de melhora e sobrevida a longo prazo deve ser considerado ruim.

LEUCOENCEFALITE NECRÓTICA

A LEN é uma encefalite idiopática multifocal necrótica e não supurativa específica da raça observada em Yorkshire Terriers, Buldogues Franceses e, ocasionalmente, Malteses. Os cães apresentam os primeiros sinais clínicos entre 1 e 10 anos; a idade média de início é de cerca de 4,5 anos. Machos e fêmeas são igualmente acometidos.

As lesões são predominantes na substância branca ("leuco") do cérebro, do tálamo e do tronco cerebral. Os sinais são alterações de consciência, convulsões, déficits visuais, inclinação da cabeça, nistagmo, anomalias dos nervos cranianos e déficits proprioceptivos. A deterioração neurológica é rápida e, em 5 a 7 dias, a maioria dos cães não consegue mais se levantar ou falece. Suspeite de LEN com base em sexo, idade e raça e nos sinais característicos e rapidamente progressivos do córtex e do tronco encefálico. A RM revela múltiplas lesões hiperintensas assimétricas (imagens ponderadas em T2) e áreas císticas de necrose restritas à substância branca do cérebro, do tálamo e do tronco cerebral. A análise do liquor revela um aumento brando a moderado nas proteínas e pleocitose inflamatória mista, composta por macrófagos, monócitos, linfócitos e plasmócitos. O tratamento recomendado é similar ao da MEG, mas o prognóstico de recuperação se revela ruim.

SÍNDROME DO TREMOR CANINO RESPONSIVO A CORTICOSTEROIDES

Um distúrbio de tremor de corpo inteiro de início agudo é mais comum em cães brancos de pequeno porte, como Malteses, West Highland White Terriers e Bichon Frisés, levando ao nome de "síndrome do pequeno tremulante branco". Embora esse distúrbio seja mais comum em cães adultos jovens das raças brancas pequenas, pode ocorrer em cães de qualquer raça e cor de pelame. Cairn Terriers e Pinschers Miniaturas também são predispostos. Os cães acometidos apresentam tremores e incoordenação. Os tremores podem variar de brandos a incapacitantes e tendem a piorar com exercícios, estresse e excitação. Na maioria dos cães, os sinais são restritos ao tremor, mas, ocasionalmente, ataxia vestibular ou cerebelar, nistagmo e perda de resposta à ameaça podem acompanhá-lo.

Suspeite do diagnóstico com base em idade, sexo, raça, achados à anamnese e sinais clínicos. A ausência de acesso às toxinas tremorgênicas e a não progressão para sinais mais graves, como convulsões, tornam a intoxicação improvável. Os resultados metabólicos são normais (glicemia, função hepática), e não há alteração de consciência. De modo geral, os achados à RM não são dignos de nota. O liquor pode ser normal, mas, na maioria das vezes, há um ligeiro aumento no teor de proteínas e pleocitose linfocítica. Exames para detecção de causas infecciosas de inflamação do SNC, inclusive neosporose, cinomose canina, vírus do Nilo Ocidental e patógenos transmitidos por carrapatos, devem ser realizados quando apropriado, e o tratamento por 1 a 2 semanas com clindamicina ou doxiciclina pode ser considerado. Os sinais tendem a persistir até a instituição do tratamento com prednisona (1 a 2 mg/kg VO a cada 12 horas por 14 dias). Em geral, os tremores melhoram ou desaparecem 1 a 2 semanas após o início da terapia. Assim que os tremores forem resolvidos, a dose de prednisona pode ser reduzida de maneira gradual ao longo de 3 a 6 meses até a dose efetiva mais baixa (geralmente de 0,25 mg/kg a cada 48 horas). A seguir, o tratamento pode ser interrompido. Em caso de recidiva dos tremores, a terapia imunossupressora com prednisona é reiniciada; e sua redução, feita de maneira mais gradual. Alguns cães precisam de maior tratamento imunossupressor, com adição de ciclosporina ou azatioprina, para reduzir a dose de prednisona a níveis aceitáveis e evitar recidivas. O prognóstico de recuperação é bom, mas, às vezes, os cães precisam de terapia contínua ou intermitente por toda a vida. Histologicamente, alguns cães acometidos apresentaram meningoencefalite não supurativa branda com manguito perivascular de maior gravidade no cerebelo.

MENINGITE/MENINGOENCEFALITE EOSINOFÍLICA CANINA

A meningite e a meningoencefalite eosinofílicas são raras em cães. A inflamação eosinofílica pode ser uma resposta a helmintos migratórios, infecção por protozoários ou fungos ou, raramente, infecção viral do SNC. Há também um distúrbio alérgico primário ou imunomediado em cães caracterizado por inflamação eosinofílica do SNC e conhecido como *meningoencefalite eosinofílica idiopática* (MEI). Esse distúrbio idiopático é mais comum em cães jovens (8 meses a 3 anos) de porte grande, em especial Golden Retrievers e Rottweilers. Os sinais neurológicos da MEI refletem o acometimento do córtex cerebral. Eles são mudança de comportamento, andar em círculos e agitação. Ataxia e déficits proprioceptivos mostram-se incomuns. Alguns cães (10 a 20%) também apresentam sinais sistêmicos, como diarreia, vômito e dor abdominal. A eosinofilia periférica é incomum. A RM pode ser normal ou revelar regiões irregulares focais ou multifocais de hiperintensidade em T2 com intensificação de contraste variável. A análise do liquor revela aumento da celularidade, com 20 a 99% de eosinófilos (frequentemente acima de 80%). É importante descartar ou tratar doenças parasitárias e infecciosas antes da instituição do manejo da MEI. Em caso de resultados negativos em exames para detecção de dirofilariose, fungos, protozoários e *Baylisascaris* (sorologia), recomenda-se a vermifugação de amplo espectro com fembendazol e ivermectina, seguida por 2 a 4 semanas de clindamicina por via oral e prednisona em doses imunossupressoras. Alguns cães recuperam-se sem tratamento. A maioria dos cães (75%) responde bem ao tratamento, e a administração oral de prednisona pode ser interrompida de maneira gradual em 3 a 4 meses.

POLIOENCEFALITE FELINA

Uma encefalomielite não supurativa sem agente etiológico identificado (encefalite viral não relacionada com a peritonite infecciosa felina [PIF]) ocasionalmente causa convulsões progressivas ou sinais ligados ao tronco cerebral e à medula espinal em gatos adultos jovens. Os gatos acometidos têm 3 meses a 6 anos, mas a maioria tem menos de 2 anos. Os sinais neurológicos progridem de modo subagudo a crônico ao longo de 3 a 5 semanas. Ataxia, paresia e déficits proprioceptivos nos membros posteriores e/ou anteriores são comuns. A inflamação acaba por se estender às raízes nervosas, o que provoca sinais relacionados com o NMI, como hiporreflexia e atrofia muscular. Convulsões, andar em círculos, mudança de comportamento, cegueira, tremor de intenção e nistagmo são observados em alguns gatos.

Os achados clínico-patológicos são normais na maioria dos gatos acometidos. A análise do liquor é normal ou revela um discreto aumento nas células mononucleares e uma ligeira elevação na concentração de proteínas. O diagnóstico definitivo só pode ser confirmado à necropsia. As lesões estão confinadas ao SNC e são meningite, degeneração neuronal e infiltrados perivasculares linfo-histiocíticos variáveis com características que sugerem etiologia viral. Os exames de rotina para diversos agentes infecciosos são negativos. O prognóstico é ruim, embora existam relatos de recuperação espontânea de um distúrbio clinicamente semelhante em alguns gatos.

DISTÚRBIOS INFLAMATÓRIOS INFECCIOSOS

ENCEFALOPATIA ASSOCIADA AO VÍRUS DA IMUNODEFICIÊNCIA FELINA

As anomalias neurológicas associadas à encefalopatia causada pelo vírus da imunodeficiência felina (FIV) são alterações comportamentais e de humor, alteração dos padrões de sono, depressão, olhar fixo persistente, problemas de micção e defecação, espasmos da face e da língua e, às vezes, paresia. O diagnóstico presuntivo de encefalopatia por FIV é estabelecido com base nos sinais clínicos sugestivos e sorologia positiva, mas, como os gatos com FIV têm maior suscetibilidade a numerosas causas neoplásicas e infecciosas de encefalite, convém exclui-las com cuidado. A análise do liquor revela aumento de linfócitos e teor proteico normal ou apenas ligeiramente maior. Os anticorpos contra FIV podem ser demonstrados no liquor da maioria dos gatos acometidos. Deve-se ter cuidado para não contaminar o liquor com sangue durante a coleta, pois os títulos de anticorpos séricos são maiores em comparação com o liquor. A cultura de liquor recentemente coletado pode produzir o vírus. A administração do inibidor da transcriptase reversa zidovudina (AZT: 5 mg/kg VO a cada 12 horas) pode reduzir a gravidade do comprometimento neurológico em alguns gatos.

MENINGOENCEFALOMIELITE BACTERIANA

A infecção bacteriana do SNC é incomum em cães e gatos. Pode decorrer da extensão direta da infecção de um sítio extraneural, como orelha média/interna, olho, espaço retrobulbar, seio nasal ou narinas ou ser causada por uma lesão penetrante ou corpo estranho em migração no crânio. A disseminação hematogênica de focos infecciosos extracranianos é menos frequente, exceto em neonatos com onfaloflebite e cães e gatos com imunodeficiência grave ou sepse avassaladora. Cães com pleurite séptica altamente vascular, prostatite, endocardite, pielonefrite, osteomielite e discopondilite podem ser mais suscetíveis. A meningite e a meningoencefalomielite bacteriana em cães e gatos, ao contrário do observado em seres humanos, não são causadas por microrganismos com predileção específica pelo sistema nervoso. As infecções bacterianas do SNC são, na verdade, associadas a uma ampla variedade de microrganismos que infectam sítios extraneurais.

Os principais sinais clínicos de infecção bacteriana do SNC são febre, dor cervical e doença sistêmica grave. Muitos animais acometidos apresentam um sítio evidente de infecção adjacente ao SNC ou ainda bacteriemia e doença sistêmica grave à primeira consulta. Em raros casos, não há acometimento sistêmico. As anomalias neurológicas em cães e gatos com infecções bacterianas do SNC refletem a localização da lesão parenquimatosa e podem envolver convulsões, coma, cegueira, nistagmo, inclinação da cabeça, déficits de nervos cranianos, dor cervical grave e paresia ou paralisia progressiva. A progressão clínica é rápida e frequentemente fatal. Choque, hipotensão e coagulação intravascular disseminada são comuns; os resultados dos exames laboratoriais de rotina podem refletir o processo inflamatório subjacente. Técnicas avançadas de diagnóstico por imagem geralmente revelam o sítio infeccioso original e confirmam a inflamação das meninges e do parênquima cerebral. Empiema epidural e abscessos raramente são identificados.

A análise do liquor pode revelar um aumento da concentração de proteína e pleocitose neutrofílica importante em casos agudos e graves, mas há alterações menos pronunciadas ou ausentes em casos crônicos e brandos. Às vezes, os neutrófilos no liquor têm aparência tóxica ou degenerada; bactérias intracelulares raramente são vistas (Figura 64.3). A antibioticoterapia antes da coleta do liquor pode diminuir o número de células e levar à predominância de células mononucleares. A taxa de recuperação de microrganismos à cultura de liquor pode ser melhorada pela inoculação em meio de enriquecimento, porém menos de 40% dos cães com meningite bacteriana apresentam resultados positivos. Devido à grande dificuldade de registro e caracterização da infecção no SNC, é muito importante avaliar o paciente de modo sistêmico sempre que houver suspeita de meningite bacteriana. A avaliação diagnóstica deve incluir culturas bacterianas de sangue e urina, exames oftalmológicos e óticos, ultrassonografia abdominal e cardíaca, radiografias simples ou TC da coluna e do tórax, bem como análise citológica do liquor e culturas bacterianas anaeróbia e aeróbia do liquor. A RM da região acometida também deve ser considerada. A presença de doença bacteriana sistêmica ou a identificação de um foco extraneural de infecção em um cão ou gato com sinais neurológicos e liquor inflamatório deve levar ao tratamento imediato de uma suposta infecção bacteriana do SNC. Se o foco da infecção subjacente for conhecido, amostras devem ser coletadas para cultura. O tratamento costuma ser instituído antes que os resultados da cultura sejam conhecidos.

CAPÍTULO 64 ■ Encefalite, Mielite e Meningite

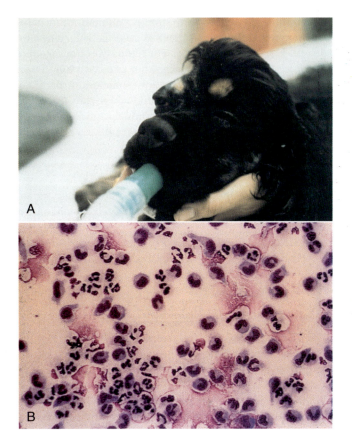

Figura 64.3 A. Esse Cocker Spaniel de 4 anos com um abscesso retrobulbar crônico apresentou febre e depressão grave. **B.** A análise do liquor do cão revelou inflamação séptica. O exame *post mortem* confirmou a comunicação entre o abscesso retrobulbar e o sistema nervoso central.

A meningite bacteriana pode ser uma infecção com risco de morte que requer tratamento rápido e agressivo. A terapia apropriada de infecções do SNC baseia-se na identificação do agente etiológico e na escolha de um agente antimicrobiano eficaz que alcance altas concentrações no liquor e nos tecidos do SNC. Enrofloxacino, marbofloxacino, cefalosporinas de terceira geração (p. ex., ceftriaxona, cefotaxima) e cefalosporina cefuroxima de segunda geração são boas escolhas para infecções gram-negativas; o metronidazol pode ser usado em infecções anaeróbias. A doxiciclina, a trimetoprima-sulfa e o cloranfenicol também podem alcançar concentrações terapêuticas no SNC. Enquanto houver inflamação, a ampicilina e a amoxicilina com ácido clavulânico também são eficazes e talvez a melhor escolha para infecções gram-positivas. O tratamento inicial com uma combinação de ampicilina (22 mg/kg por via intravenosa [IV] a cada 6 horas), enrofloxacino (2,5 mg/kg IV a cada 12 horas) e metronidazol (15 mg/kg IV × 1, então 7,5 mg/kg IV a cada 8 horas) pode ser instituído em caso de desconhecimento do agente infeccioso. Sempre que possível, os antibióticos devem ser administrados por via intravenosa por 3 a 5 dias para alcançar altas concentrações no liquor; a seguir, o tratamento oral deve ser mantido por 4 a 8 semanas após a recuperação. A fluidoterapia intravenosa e o suporte sistêmico são importantes; anticonvulsivantes devem ser administrados a pacientes com convulsões (ver discussão sobre o estado de mal epiléptico no Capítulo 62). Anti-inflamatórios ou glicocorticoides (dexametasona, 0,2 mg/kg IV a cada 12 horas) são às vezes administrados nos 2 primeiros dias de antibioticoterapia para minimizar as consequências inflamatórias da lise bacteriana induzida por antibióticos. Em caso de observação de compressão significativa da medula espinal por um abscesso epidural em técnicas de diagnóstico por imagem, uma cirurgia pode ser necessária.

A resposta à antibioticoterapia é variável e as recidivas são comuns, principalmente se a fonte da infecção bacteriana não puder ser resolvida. O prognóstico deve ser considerado reservado na maioria dos casos, pois muitos animais falecem mesmo com o tratamento adequado. Uma exceção é a infecção intracraniana otogênica em cães e gatos, em que a taxa de sucesso após a drenagem cirúrgica e antibioticoterapia se mostra boa.

VÍRUS DA CINOMOSE CANINA

O vírus da cinomose canina (CDV) é um paramixovírus que afeta o SNC dos cães. A vacinação generalizada diminuiu de modo substancial a incidência de infecções por CDV clinicamente aparentes em muitas regiões, mas ainda há surtos entre cães não imunizados e, às vezes, entre animais vacinados. Os sinais clínicos variam conforme a virulência da cepa do vírus, das condições ambientais, da idade do hospedeiro e do estado imunológico. A maioria das infecções por CDV é provavelmente subclínica ou está associada a sinais brandos de infecção do trato respiratório superior que desaparecem sem tratamento. A probabilidade de desenvolvimento de cinomose generalizada grave revela-se maior em cães jovens, imunocomprometidos e não vacinados.

A infecção generalizada progressiva com CDV é mais comum em cães não vacinados entre 12 e 16 semanas. O primeiro sinal de infecção é uma secreção ocular e nasal serosa a mucopurulenta, seguida por tosse seca e, às vezes, amigdalite. A tosse torna-se úmida e produtiva com o desenvolvimento de pneumonia. Os cães acometidos apresentam depressão, inapetência e febre. Alguns filhotes têm diarreia, que pode ser branda ou grave. Hiperqueratose dos coxins plantares e do focinho, dermatite pustular na pele glabra da porção ventral do abdome e otite externa úmida grave também podem ser observados. De modo geral, os sinais neurológicos começam 1 a 3 semanas após a recuperação da doença sistêmica e podem envolver o prosencéfalo, o cerebelo vestibular, o tronco cerebral ou a medula espinal. Alguns dos sinais neurológicos mais comuns são demência, desorientação, alteração de consciência, convulsões, andar em círculos, inclinação da cabeça, nistagmo, déficits de nervos cranianos, hipermetria, tetraparesia e ataxia. As convulsões podem ser de qualquer tipo, dependendo da região do prosencéfalo acometida, mas convulsões em "goma de mascar" causadas por polioencefalomalácia dos lobos temporais são comuns. A mioclonia, uma contração rítmica repetitiva de um grupo de músculos que causa a flexão repetitiva de um membro ou contrações dos músculos da mastigação, costuma ser mencionada como *coreia da cinomose* e é muito comum em cães com encefalomielite por cinomose. Uveíte anterior, neurite óptica ou coriorretinite podem ser detectadas ao exame oftalmológico em alguns cães infectados. Os cães que sobrevivem a uma infecção branda pelo CDV antes da erupção da dentição permanente geralmente apresentam dentes de superfícies irregulares e coloração amarronzada devido à hipoplasia do esmalte induzida por vírus. Animais mais velhos às vezes desenvolvem encefalomielite crônica meses a anos após a infecção e a recuperação de uma infecção anterior pelo CDV (encefalite em cães idosos), com anomalias neurológicas, sobretudo tetraparesia progressiva ou disfunção vestibular, na ausência de sinais sistêmicos.

O diagnóstico de cinomose baseia-se em achados à anamnese, ao exame físico e aos exames laboratoriais. Na maioria dos cães jovens, doenças gastrintestinais e respiratórias brandas a graves precedem o início dos sinais neurológicos. Os resultados do hemograma completo podem ser normais ou revelar linfopenia persistente; inclusões do vírus da cinomose são às vezes observadas em linfócitos e hemácias circulantes. Neurite óptica, coriorretinite e descolamento de retina são achados ocasionais.

No início da infecção (primeiras 3 semanas), técnicas de imunofluorescência ou imuno-histoquímica com anticorpos anti-CDV podem revelar o vírus em esfregaços citológicos preparados a partir de epitélio conjuntival, tonsilar ou nasal. Depois desses estágios iniciais, o vírus pode ser detectado em células epiteliais e macrófagos do trato respiratório inferior obtidos por lavado traqueal ou em amostras histológicas de pele, coxim plantar e SNC. Portanto, técnicas de imuno-histoquímica podem ser aplicadas a amostras de biópsia ou necropsia para diagnóstico. A biópsia da pele pilosa do pescoço dorsal pode ser usada para exame imuno-histoquímico *ante mortem* para confirmar as infecções aguda e subaguda por CDV. A RT-PCR também pode ser usada e é sensível e específica para a detecção do RNA do CDV no sangue total, em preparações de crosta inflamatória, liquor e tecidos de cães acometidos.

Os achados à RM são lesões hiperintensas focais ou multifocais mal demarcadas em imagens ponderadas em T2 no prosencéfalo, tronco cerebral, cerebelo ou medula espinal. A meningoencefalite associada à cinomose causa, caracteristicamente, um aumento na concentração de proteínas e uma leve pleocitose linfocítica no liquor. Às vezes, o liquor é normal ou mais indicativo de um processo inflamatório (aumento de neutrófilos). O aumento da concentração de proteína no liquor foi identificado, principalmente, como anticorpos anti-CDV. O título de anticorpos anti-CDV no liquor pode ser maior em comparação com o soro.

O tratamento da meningoencefalomielite aguda por CDV é de suporte, inespecífico e, com frequência, não recompensador. A disfunção neurológica progressiva geralmente requer eutanásia. A terapia anticonvulsivante tem sido recomendada para controlar as convulsões. Doses anti-inflamatórias de glicocorticoides (predisona, 0,5 mg/kg a cada 12 horas VO por 10 dias, com subsequente diminuição gradual) podem ser usadas para controlar outros sinais neurológicos na ausência de doença sistêmica, mas seus efeitos benéficos não foram bem registrados.

A prevenção da infecção pelo CDV por meio da vacinação de rotina costuma ser muito eficaz. A cinomose pode, entretanto, desenvolver-se em caso de exposição após estresse, doença ou imunossupressão, mesmo em animais imunizados. A meningoencefalite supostamente causada pela cinomose induzida por vacina foi relatada em alguns cães imunossuprimidos 7 a 14 dias após a vacinação com vírus vivo modificado (MLV-CDV). Embora este seja provavelmente um problema com lotes específicos de vacinas produzidas com tecnologia antiga, a vacinação de neonatos imunossuprimidos, em especial aqueles com infecção parvovirótica conhecida ou suspeita, deve ser evitada.

RAIVA

A infecção pelo vírus da raiva em cães e gatos é quase sempre decorrente da mordedura de um animal infectado com o patógeno na saliva. A maioria dos cães e gatos é infectada por vetores silvestres (p. ex., gambás, guaxinins, raposas e morcegos). Embora a prevalência da raiva em animais silvestres esteja aumentando, os casos da doença em cães e gatos de estimação têm diminuído graças aos protocolos de vacinação de rotina. O período de incubação desde o momento da inoculação até o aparecimento dos sinais clínicos é extremamente variável (1 semana a 8 meses), com média de incubação de 3 a 8 semanas. Após o desenvolvimento dos sinais neurológicos, a doença revela-se rapidamente progressiva e a maioria dos animais vem a óbito em 7 dias.

A raiva pode ter uma ampla gama de sinais clínicos, o que dificulta a diferenciação de outras síndromes de encefalomielite progressiva aguda. Por causa de sua importância em saúde pública, a raiva deve estar na lista de diagnósticos diferenciais em todos os animais com disfunção neurológica de progressão rápida. Além disso, as precauções necessárias para minimizar a exposição humana devem ser tomadas. A infecção pela raiva foi classicamente dividida em dois tipos principais: furiosa e paralítica. Cães e gatos normalmente passam por uma fase prodrômica de 2 a 3 dias, durante a qual podem ficar apreensivos ou nervosos e lamber ou morder o sítio de inoculação. A seguir, há uma fase furiosa ou psicótica (1 a 7 dias) em que os animais se tornam cada vez mais irritáveis e excitáveis, muitas vezes atacando objetos imaginários e mordendo sua gaiola ou arredores. Há perda de coordenação e convulsões generalizadas que progridem para a morte. Animais que desenvolvem o tipo paralítico de raiva desenvolvem paralisia generalizada relacionada com o NMI progredindo do sítio de inoculação até o acometimento de todo o SNC em poucos dias (1 a 10). A paralisia do nervo craniano pode ser o primeiro sinal visto (especialmente em caso de mordedura na face). Há dificuldade de deglutição, salivação excessiva, vocalização rouca, diminuição da sensibilidade facial e mandíbula caída, geralmente com progressão a paralisia respiratória e morte.

Suspeite de raiva em qualquer animal vacinado de maneira inadequada com doença neurológica aguda e rapidamente progressiva. Os exames auxiliares devem ser realizados com cuidado, a fim de minimizar a exposição da equipe. A análise do liquor revela aumento da concentração de células mononucleares e proteínas, conforme esperado em qualquer encefalomielite viral. O título de anticorpos antirrábicos pode ser maior no liquor em comparação com o soro. As biópsias obtidas da pele dorsal da nuca ou das vibrissas sensoriais maxilares podem ser positivas para o antígeno do vírus da raiva; no entanto, embora os resultados positivos sejam confiáveis, os negativos não são. O diagnóstico definitivo da encefalite rábica é estabelecido pela demonstração *post mortem* do antígeno do vírus da raiva por técnicas de imuno-histoquímica no tecido cerebral (tálamo, ponte, medula) de um animal infectado. Por causa do risco associado à exposição humana inadvertida, recomenda-se a avaliação *post mortem* de todos os animais vacinados inadequadamente submetidos à eutanásia ou que venham a óbito por disfunção neurológica progressiva de origem desconhecida; os profissionais que realizam esses exames devem ser aconselhados a tomar as precauções necessárias para a prevenção da exposição à raiva.

Felizmente, as vacinações são muitíssimo eficazes na redução da prevalência da raiva em cães e gatos de estimação e na diminuição da incidência da infecção em humanos. Os produtos inativados e as vacinas recombinantes são relativamente seguros e eficazes quando usados conforme as instruções. Cães e gatos devem receber sua primeira vacina contra a raiva após 12 semanas de vida e novamente com 1 ano. Os reforços são administrados a cada 1 a 3 anos, dependendo da vacina usada e dos regulamentos locais de saúde pública. Os gatos raramente desenvolvem sarcomas de tecidos moles no sítio de inoculação profilática do vírus da raiva. A polirradiculoneurite pós-vacinal com tetraparesia relacionada com o NMI ascendente também foi relatada ocasionalmente em cães e gatos.

PERITONITE INFECCIOSA FELINA

Observam-se sinais neurológicos progressivos em cerca de 30% dos gatos com a forma seca de PIF. A PIF neurológica é a causa isolada mais comum de doença inflamatória cerebral e sinais progressivos da medula espinal em gatos. A PIF neurológica é mais comum em gatos machos com menos de 2 anos em famílias com diversos coabitantes felinos.

Os principais sinais neurológicos de PIF são convulsões, mudança de comportamento, disfunção vestibular, tremores, hipermetria, déficits de nervos cranianos e paresia relacionada com o NMS. A maioria dos gatos acometidos apresenta febre e sinais sistêmicos, como anorexia e perda de peso. Uveíte anterior, irite, precipitados ceráticos e coriorretinite são comuns e devem levar à suspeita dessa doença. A palpação abdominal cuidadosa revela distorção de órgãos causada por granulomas simultâneos nas vísceras abdominais em mais de 50% dos gatos com PIF no SNC.

Normalmente, o hemograma completo é inflamatório e as concentrações séricas de globulina podem ser muito altas. Os resultados da sorologia de detecção de anticorpos anticoronavírus são variáveis. A RM geralmente revela inflamação do revestimento ventricular e das meninges, hidrocefalia secundária e, ocasionalmente, lesões granulomatosas focais ou multifocais no parênquima do encéfalo e da medula espinal. A análise do liquor revela acentuada pleocitose neutrofílica ou piogranulomatosa (> 100 células/$\mu\ell$; > 70% de neutrófilos) e aumento na concentração de proteína (> 200 mg/dℓ) na maioria dos casos. No entanto, às vezes, o liquor não apresenta alterações dignas de nota ou tem caráter minimamente inflamatório. Ocasionalmente, o coronavírus pode ser detectado no liquor e em outros tecidos acometidos por meio de RT-PCR. O prognóstico de gatos com PIF no SNC é ruim. Medicamentos imunossupressores e anti-inflamatórios podem ter algum efeito paliativo (ver mais informações sobre a PIF no Capítulo 96).

TOXOPLASMOSE

As infecções por *Toxoplasma gondii* podem ser adquiridas por via transplacentária, ingestão de carne crua com microrganismos encistados ou ingestão de alimento ou água contaminada por oocistos provenientes de fezes de gatos. A maioria das infecções é assintomática. Filhotes infectados por via transplacentária podem desenvolver sinais agudos e fulminantes de acometimento de fígado, pulmões, SNC e olhos. Em animais mais velhos, a doença decorre da reativação de uma infecção crônica encistada. A infecção é evidente em pulmões, SNC, músculos, fígado, pâncreas, coração e olhos em gatos. Em cães, as infecções pulmonares, do SNC e musculares são predominantes, mas infecções oculares também são observadas.

A toxoplasmose do SNC pode causar diversos sinais, inclusive mudança comportamental, cegueira, convulsões, andar em círculos, tremores, ataxia, paresia e paralisia. A dor e a fraqueza muscular relacionadas com a miosite por *Toxoplasma* são discutidas no Capítulo 67.

Os resultados dos exames laboratoriais de rotina podem ser normais em cães e gatos com toxoplasmose do SNC. Além disso, podem ser observadas leucocitose neutrofílica e eosinofilia. O nível sérico de globulinas pode ser aumentado. A infecção hepática eleva as atividades de enzimas hepáticas, enquanto a miosite aumenta as concentrações de CK em animais com miosite. A análise do liquor geralmente revela maior concentração de proteínas e aumento brando a moderado do número de células nucleadas. Linfócitos e monócitos são predominantes, mas, às vezes, a pleocitose é neutrofílica ou eosinofílica. A concentração de anticorpos contra *T. gondii* no liquor pode aumentar com relação ao soro, sugerindo produção local de anticorpos específicos. Raramente, o exame citológico do liquor revela *T. gondii* no interior das células hospedeiras, permitindo o diagnóstico definitivo de toxoplasmose.

O diagnóstico *ante mortem* de toxoplasmose do SNC pode ser difícil, já que anticorpos e antígenos específicos do parasita são detectados no soro de gatos normais. Em caso de acometimento de outros sistemas orgânicos, o achado de microrganismos em amostras de tecidos extraneurais possibilita o diagnóstico definitivo. Em pacientes com miosite, a imuno-histoquímica pode ser usada para a identificação do microrganismo em biópsias musculares. Um aumento de quatro vezes no título de IgG em duas amostras de soro coletadas com 3 semanas de intervalo ou um único título elevado de IgM em um paciente com sinais neurológicos indica o diagnóstico de toxoplasmose, mas a sorologia é negativa em alguns animais com doença grave (ver Capítulo 98). A identificação de IgM específica e do DNA do parasita (por PCR) no liquor ou humor aquoso de animais sintomáticos sugere meningoencefalomielite por *T. gondii*.

O tratamento recomendado para a meningoencefalomielite causada por toxoplasmose em cães e gatos consiste em cloridrato de clindamicina (10 mg/kg VO a cada 8 horas ou 15 mg/kg VO a cada 12 horas por pelo menos 4 a 8 semanas). Esse fármaco cruza a barreira hematencefálica e foi eficaz em um pequeno número de animais. A trimetoprima-sulfadiazina (15 mg/kg VO a cada 12 horas) pode ser usada como medicamento alternativo contra *Toxoplasma*, especialmente combinada com a pirimetamina (1 mg/kg/dia), mas, no tratamento a longo prazo, a suplementação com ácido fólico deve ser considerada. Esses medicamentos podem ter certa toxicidade em gatos. A azitromicina (10 mg/kg VO a cada 24 horas) foi usada com sucesso em alguns gatos. Independentemente do tratamento, o prognóstico de recuperação de animais com disfunção neurológica profunda é ruim. Os gatos acometidos devem ser submetidos a exames para a detecção do vírus da leucemia felina (FeLV) e da FIV. De modo geral, as manifestações neurológicas, oculares e musculares da toxoplasmose não estão associadas a infecção patente e eliminação de oocistos em gatos; portanto, o isolamento dos animais acometidos não é necessário.

NEOSPOROSE

O *Neospora caninum* é um protozoário que causa doenças neuromusculares e do SNC em cães. Não há relato de doença clínica em gatos naturalmente infectados. Cães domésticos e coiotes são hospedeiros definitivos, liberando oocistos nas fezes após a ingestão de cistos de *N. caninum* no músculo de hospedeiros intermediários (sobretudo cervos e bovinos). A via de transmissão predominante é a transplacentária, causando infecção sintomática aguda em alguns filhotes e infecção subclínica com formação de cistos em tecidos nervosos e musculares em outros.

Filhotes entre 6 semanas e 6 meses com infecção congênita apresentam fraqueza em membros posteriores, perda dos reflexos patelares, atrofia do músculo quadríceps e, por fim, paralisia relacionada ao NMI dos membros posteriores devido à inflamação dos músculos e das raízes nervosas (Figura 64.4). Vários filhotes de uma ninhada podem ser acometidos. Sem tratamento imediato, a atrofia por denervação grave dos músculos e miosite provoca uma contratura fibrosa irreversível dos músculos quadríceps e grácil, fixando os membros posteriores em extensão rígida (Figura 64.5). A maioria dos filhotes é esperta e alerta e não apresenta outras alterações. Raramente, os cães não tratados desenvolvem sinais progressivos semelhantes, com acometimento dos membros anteriores ou mesmo sinais relacionados com o encéfalo.

A concentração sérica de CK pode aumentar de modo brando a moderado. A sorologia pode indicar o diagnóstico de neosporose, mas resultados negativos são comuns na doença aguda. Ocasionalmente, os microrganismos podem ser detectados com colorações imuno-histoquímicas em áreas de inflamação linfoplasmocitária de biópsias musculares. O liquor pode estar normal ou apresentar leve pleocitose inflamatória mista. O diagnóstico presuntivo de neosporose pediátrica costuma se basear nos sinais característicos de fraqueza dos membros posteriores, fraqueza e atrofia do quadríceps e perda do reflexo patelar. O tratamento começa antes da liberação dos resultados dos exames; é composto por cloridrato de clindamicina em dose de 10 mg/kg a cada 8 horas e administrado por 4 a 12 semanas. Sinais de progressão rápida, tratamento tardio e hiperextensão dos membros posteriores são associados ao mau prognóstico de recuperação.

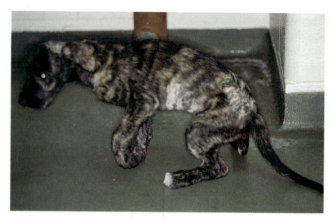

Figura 64.4 Filhote de Wolfhound Irlandês de 10 semanas com alteração postural de membros posteriores, fraqueza do músculo quadríceps e atrofia e arreflexia patelar causada por miosite por *Neospora caninum* e radiculoneurite lombar. Esse cão recuperou-se após o tratamento com clindamicina.

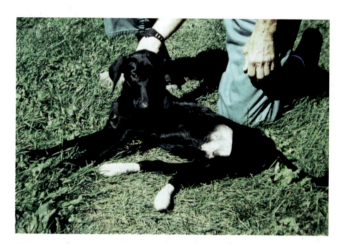

Figura 64.5 Jovem Labrador Retriever com extensão rígida dos membros posteriores causada por neosporose pediátrica.

Em animais mais velhos, a doença costuma ser causada pela reativação de uma infecção encistada crônica congênita ou pela ingestão de cistos teciduais. Esses cães tendem a apresentar sinais de acometimento do SNC; os sinais cerebelares progressivos de hipermetria, ataxia cerebelar e tremor de intenção são os mais comuns. Paraparesia, tetraparesia, convulsões, sinais vestibulares e anomalias dos nervos cranianos foram relatados, e alguns cães apresentam miosite concomitante. Embora rara, a neosporose pode ser sistêmica e causar febre, pneumonia, hepatite, pancreatite, esofagite ou dermatite piogranulomatosa.

Os achados hematológicos e bioquímicos são variáveis e dependem dos sistemas orgânicos acometidos. Em cães com miosite, as atividades séricas de CK e aspartato aminotransferase (AST) podem ser aumentadas. A sorologia é negativa em alguns filhotes com neosporose clinicamente evidente, mas a maioria dos cães adultos acometidos tem títulos positivos. Cães adultos com neosporose do SNC podem apresentar liquor normal ou aumentos leves na concentração de proteínas e no número de leucócitos, com predominância de monócitos, linfócitos e neutrófilos e, raramente, eosinófilos. O liquor inflamatório deve sempre levar à realização de exames para detectar diversos agentes infecciosos em amostras de liquor e soro, inclusive *Neospora*, antes da instituição do tratamento para um suposto distúrbio inflamatório não infeccioso. Anticorpos específicos ou DNA de *Neospora* (PCR) podem ser detectados no liquor de cães adultos com neosporose. A coloração imunocitoquímica pode ser usada para identificação de *Neospora* e sua diferenciação de *Toxoplasma* em biópsias musculares de cães com miosite. Em caso de alta suspeita clínica de neosporose pelos sinais típicos em um cão jovem, o tratamento deve começar imediatamente, sem esperar pelos resultados dos exames.

O tratamento com cloridrato de clindamicina (10 mg/kg VO a cada 8 horas ou 15 mg/kg VO a cada 12 horas por pelo menos 4 a 8 semanas) é mais eficaz em cães sem sinais neurológicos graves. Sinais multifocais, de rápida progressão, hiperextensão rígida dos membros posteriores e tratamento tardio estão associados ao mau prognóstico de recuperação.

DOENÇA DE LYME

A neuroborreliose de Lyme causada pela infecção do SNC pela espiroqueta *Borrelia burgdorferi* foi bem registrada em seres humanos, mas há poucos relatos de cães com sinais neurológicos associados à doença de Lyme de maneira convincente. A maioria dos cães acometidos apresenta poliartrite, linfadenopatia e febre. Os sinais de acometimento do sistema neurológico são agressividade, outras mudanças de comportamento e convulsões. O liquor pode ser normal ou apenas ligeiramente inflamatório e apresentar maior título de anticorpos contra *B. burgdorferi* em comparação com o soro. Embora rara, a neuroborreliose de Lyme deve ser considerada no diagnóstico diferencial de doenças do SNC em cães de regiões endêmicas. O tratamento precoce com antibióticos pode ser eficaz, mas é importante escolher um medicamento eficaz, capaz de alcançar altas concentrações no liquor. O tratamento com ceftriaxona (25 mg/kg por via subcutânea [SC] ou IV a cada 24 horas por 14 a 30 dias), doxiciclina (10 mg/kg VO a cada 12 horas por 30 dias) e amoxicilina (20 mg/kg VO a cada 8 horas por 30 dias) tem sido recomendado.

INFECÇÕES MICÓTICAS

As micoses sistêmicas disseminadas podem ocasionalmente acometer o SNC e os olhos. Os achados clínicos dependem do fungo e geralmente são febre, perda de peso, sinais respiratórios ou gastrintestinais graves, linfadenopatia ou claudicação em pacientes com sinais neurológicos e oculares. Os sinais neurológicos mais comuns são depressão, mudança de comportamento, convulsões, andar em círculos e paresia. O exame ocular pode revelar uveíte, coriorretinite, descolamento de retina ou neurite óptica. As anomalias típicas na análise do liquor são pleocitose neutrofílica e aumento do teor de proteína. O diagnóstico geralmente depende da localização do microrganismo em tecidos extraneurais infectados. O tratamento pode ser tentado, mas, em caso de acometimento do sistema nervoso, o prognóstico é ruim. O fluconazol (5 mg/kg VO a cada 12 horas por 3 a 4 meses) ou o voriconazol (6 mg/kg VO a cada 24 horas) talvez sejam os antifúngicos mais eficazes para a maioria das infecções fúngicas oculares ou do SNC.

É incomum que micoses sistêmicas se manifestem apenas com sinais neurológicos. A exceção é a infecção causada pelas leveduras encapsuladas *Cryptococcus neoformans* e *Cryptococcus gatti*. Esses microrganismos têm predileção pelo SNC de cães e gatos. A infecção ocorre por inalação, e o patógeno chega ao SNC por extensão das narinas pela placa cribriforme e disseminação hematogênica. Os gatos costumam apresentar sinais de infecção nasal e sinusal que progride para comprometimento neurológico, ocular e, às vezes, cutâneo. Os cães tendem a apresentar sinais neurológicos, porém não sinais clínicos relacionados com a infecção sistêmica. Os sinais neurológicos observados em ambas as espécies são alterações de consciência, cegueira, convulsões, sinais vestibulares, paresia, ataxia e dor cervical ou espinal.

Na maioria dos cães e em alguns gatos com *Cryptococcus* no SNC, a RM revela lesões parenquimatosas inflamatórias focais ou multifocais mal definidas com maior contraste e realce meníngeo. Alguns gatos apresentam resultados normais à RM, enquanto outros têm lesões parenquimatosas multifocais de realce apenas periférico, representando acúmulos de fungos e material capsular sem muita inflamação – pseudocistos gelatinosos.

Na maioria dos cães e gatos com meningoencefalite criptocócica, a análise do liquor revela aumento da concentração de proteína e do número de células. A pleocitose neutrofílica é mais comum, mas há relatos de células mononucleares e eosinófilos. Os microrganismos podem ser visualizados no liquor em até 60% dos casos. A cultura de fungos do liquor deve ser considerada em animais com liquor inflamatório sem microrganismos visíveis. O exame citológico de exsudato nasal, secreções, linfonodos aumentados e granulomas de localização extraneural geralmente estabelece o diagnóstico. O microrganismo é facilmente visível com coloração de Gram, tinta da Índia ou coloração de Wright. A detecção de antígeno capsular no liquor ou soro de animais acometidos por aglutinação em látex com antígeno criptocócico (CALAS) é sensível e específica em cães e gatos. Costuma-se tentar o tratamento da infecção criptocócica do SNC com anfotericina B ou fluconazol, já que ambos penetram no SNC. A mortalidade durante as primeiras semanas de tratamento é alta. A sobrevida a longo prazo é possível, mas pode exigir terapia intermitente ou vitalícia. O prognóstico está relacionado com a extensão e a gravidade do acometimento neurológico (ver mais informações no Capítulo 97).

DOENÇAS CAUSADAS POR RIQUÉTSIAS

Diversas doenças causadas por riquétsias transmitidas por carrapatos podem causar anomalias neurológicas em cães. A febre maculosa (FM), causada por *Rickettsia rickettsii*, é a mais associada a sinais neurológicos graves, mas a infecção por *Ehrlichia canis*, *Anaplasma phagocytophilum* e *Ehrlichia ewingii* também causou sinais neurológicos em cães. Os sinais neurológicos de cada uma dessas doenças podem estar associados à vasculite, como depressão, alteração de consciência, dor em pescoço ou coluna, paresia, ataxia, tremores, sinais vestibulares e convulsões. Anomalias neurológicas não foram identificadas em cães sem doença sistêmica concomitante. Os sinais de doença sistêmica dependem do microrganismo e do grau de acometimento de outros sistemas orgânicos, mas podem envolver febre, anorexia, depressão, vômitos, secreção oculonasal, tosse, dispneia, claudicação e linfadenopatia.

Embora o número de casos relatados seja pequeno, os neutrófilos parecem predominar no liquor de cães com FM, enquanto os linfócitos ou neutrófilos predominam na erliquiose. O liquor é normal em alguns cães com todas as doenças. Em alguns cães com infecções agudas por *A. phagocytophilum* e *E. ewingii*, os neutrófilos no sangue, no fluido sinovial ou no liquor podem conter mórulas. A sorologia ou PCR (sangue ou liquor) é essencial para confirmar o diagnóstico de infecção por riquétsias e diferenciar essas doenças. O tratamento com doxiciclina (5 a 10 mg/kg VO ou IV a cada 12 horas) é eficaz na maioria dos casos. O tratamento a curto prazo com corticosteroides também pode ser necessário. Uma considerável melhora clínica deve ser esperada 24 a 48 horas após o início do tratamento. A presença de sinais neurológicos pode retardar a recuperação e, em alguns casos, o dano neurológico é irreversível (ver mais informações sobre doenças causadas por riquétsias no Capítulo 97).

MENINGITE, MIELITE E ENCEFALITE CAUSADA POR PARASITAS

A meningite e a meningoencefalite causadas pela migração aberrante de parasitas foram relatadas em cães e gatos. Nessas doenças, a migração e o crescimento de parasitas podem provocar danos extensos ao parênquima nervoso. A pleocitose eosinofílica do liquor deve levar à consideração da migração parasitária pelo SNC, mas sem esquecer vários distúrbios neurológicos mais comuns, incluindo neoplasia intracraniana, toxoplasmose, neosporose, MEG e MEI idiopática. A avaliação diagnóstica de animais com liquor eosinofílico deve incluir fundoscopia, hemograma completo, bioquímica sérica, urinálise, títulos de anticorpos contra *Toxoplasma* e *Neospora* em soro e liquor, radiografias torácicas e abdominais, ultrassonografia abdominal, flutuação fecal e detecção de antígeno de dirofilariose. A TC e a RM podem registrar necrose pela via de migração do parasita no SNC. O diagnóstico definitivo da doença parasitária do SNC requer a demonstração patológica do microrganismo no tecido. O tratamento empírico com ivermectina deve ser considerado caso a migração do parasita seja considerada provável (200 a 300 µg/kg VO ou SC a cada 2 semanas por 3 tratamentos). O tratamento anti-inflamatório com prednisona também pode ser indicado.

Leitura sugerida

Adamo PF, Adams WM, Steinberg H. Granulomatous meningoencephalitis in dogs. *Compend Contin Educ Vet*. 2007;29:679.

Cizinauskas S, Jaggy A, Tipold A. Long-term treatment of dogs with steroid-responsive meningitis-arteritis: clinical, laboratory and therapeutic results. *J Small Anim Pract*. 2000;41:295.

Crookshanks JL, et al. Treatment of canine pediatric *Neospora caninum* myositis following immunohistochemical identification of tachyzoites in muscle biopsies. *Can Vet J*. 2007;48:506.

Dubey JP, Lappin MR. Toxoplasmosis and neosporosis. In: Greene CE, ed. *Infectious diseases of the dog and cat*. 3rd ed. St Louis: Elsevier; 2006.

Greene CE, Appel MJ. Canine distemper. In: Greene CE, ed. *Infectious diseases of the dog and cat*. 3rd ed. St Louis: Elsevier; 2006.

Greene CE, Rupprecht CE. Rabies and other *Lyssavirus* infections. In: Greene CE, ed. *Infectious diseases of the dog and cat*. 3rd ed. St Louis: Elsevier; 2006.

Higginbotham MJ, Kent M, Glass EN. Noninfectious inflammatory central nervous system diseases in dogs. *Compend Contin Educ Vet*. 2007;29:488.

Kent M. Bacterial infections of the central nervous system. In: Greene CE, ed. *Infectious diseases of the dog and cat*. 3rd ed. St Louis: Elsevier; 2006.

Lowrie M, et al. Steroid responsive meningitis arteritis: a prospective study of potential disease markers, prednisolone treatment, and long-term outcome in 20 dogs (2006-8). *J Vet Intern Med*. 2009;23:862.

Munana KR. Head tilt and nystagmus. In: Platt SR, Olby NJ, eds. *BSAVA manual of canine and feline neurology*. Gloucester: BSAVA; 2004.

Radaelli ST, Platt SR. Bacterial meningoencephalomyelitis in dogs: a retrospective study of 23 cases (1990-1999). *J Vet Intern Med*. 2002;16:159.

Syke JE, et al. Clinical signs, imaging features, neuropathology, and outcome in cats and dogs with central nervous system cryptococosis from California. *J Vet Intern Med*. 2010;24:1427.

Talarico LR, Schatzberg SJ. Idiopathic granulomatous and necrotizing inflammatory disorders of the canine nervous system: a review and future perspectives. *J Small Anim Pract*. 2009;51:138.

Windsor RC, et al. Cerebrospinal eosinophilia in dogs. *J Vet Intern Med*. 2009;23:275.

CAPÍTULO 65

Distúrbios da Medula Espinal

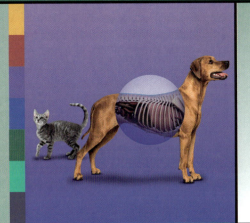

CONSIDERAÇÕES GERAIS

Os distúrbios da medula espinal podem ser causados por anomalias, degeneração, neoplasia, doenças inflamatórias, traumatismo externo, traumatismo interno por extrusão de disco, hemorragia ou infarto (Boxe 65.1). Os sinais clínicos dependem da localização e da gravidade da lesão; os principais são dor focal ou generalizada, paresia, ataxia, paralisia e, às vezes, incapacidade de micção. Idade, sexo, raça, achados à anamnese e análise do início e da progressão da doença podem fornecer informações valiosas necessárias para o estabelecimento de uma causa provável. Neoplasia e protrusão do disco intervertebral (DIV) de tipo II são mais comuns em cães de meia-idade e idosos. Malformações congênitas estão presentes ao nascimento, geralmente não progridem e tendem a ser associadas à raça. As extrusões de disco de tipo I ocorrem, principalmente, em cães de raças condrodistróficas e porte pequeno; os Cavalier King Charles Spaniels são predispostos a malformações do tipo Chiari e siringomielia. Traumatismo externo, extrusões traumáticas de DIV, distúrbios vasculares (hemorragia ou infarto) e a maioria das extrusões de DIV de tipo I causam sinais peragudos ou agudos não progressivos de disfunção da medula espinal (ver Boxe 65.1). Os distúrbios inflamatórios infecciosos e não infecciosos geralmente são subagudos e progressivos, enquanto os tumores e os processos degenerativos costumam progredir de modo lento.

LOCALIZAÇÃO DAS LESÕES NA MEDULA ESPINAL

Após o exame neurológico completo e a avaliação de marcha, reações posturais, propriocepção, força, tônus muscular, reflexos espinais e dor, é possível identificar a localização de uma lesão na medula espinal. Funcionalmente, a medula espinal pode ser dividida em quatro regiões: medula espinal cervical cranial (C1-C5), intumescência cervical (C6-T2), região toracolombar (T3-L3) e intumescência lombar (L4-S3). A Tabela 65.1 lista os sinais que possibilitam a localização da lesão em cada segmento da medula espinal.

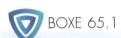 BOXE 65.1

Doenças comuns da medula espinal.

Agudas (minutos a horas)
Traumatismo externo
Hemorragia/infarto vascular
Extrusão do disco intervertebral de tipo I
Extrusão traumática de disco
Embolia fibrocartilaginosa
Subluxação atlantoaxial*

Subaguda e progressiva (dias a semanas)
Meningoencefalomielite infecciosa
Doença inflamatória não infecciosa
    Meningoencefalite granulomatosa (MEG), outros
        Meningite asséptica (geralmente dolorosa, exame
        neurológico normal)
Discoespondilite (geralmente dolorosa, exame neurológico normal)
Extrusão de disco intervertebral de tipo I*
Tumores de crescimento rápido (linfoma, neoplasia metastática)

Crônica e progressiva (meses)
Neoplasia
Cistos articulares da coluna vertebral
Divertículo aracnoide espinal
Protrusão do disco intervertebral de tipo II
Mielopatia degenerativa
Síndrome da cauda equina
Espondilomielopatia cervical

Progressiva em animais jovens
Abiotrofias neuronais e degenerações
Doenças de armazenamento metabólico
Instabilidade atlantoaxial
Siringomielia/hidromielia

Congênita (constante)
Espinha bífida
Disgenesia de cauda em gatos Manx
Disrafismo espinal

* Início/progressão atípica para esse transtorno.

TABELA 65.1

Achados neurológicos em cães e gatos com lesões na medula espinal.

Local da lesão	Membros anteriores	Membros posteriores
C1-C5	NMS	NMS
C6-T2	NMI	NMS
T3-L3	Normais	NMS
L4-S3	Normais	NMI

NMI: sinais relacionados com o neurônio motor inferior; NMS: sinais relacionados com o neurônio motor superior.

LESÕES EM C1-C5

As lesões da medula espinal cervical cranial causam paresia relacionada com o neurônio motor superior (NMS) em todos os quatro membros. Como as vias da medula espinal para os membros posteriores são mais longas e superficiais em comparação com aquelas para os membros anteriores, os déficits de NMS dos membros posteriores são quase sempre piores do que os déficits dos membros anteriores em pacientes com lesões compressivas brandas dos segmentos C1 a C5 da medula espinal. A maioria das lesões entre C1 e C5 causa a marcha clássica associada a lesões no NMS em todos os quatro membros, inclusive uma ataxia com passos longos, déficits de reação postural, redução de proprioceção (alentecimento da reação de proprioceção tátil, arraste dos dedos do pé), aumento do tônus muscular em extensão e reflexos espinais normais a aumentados em todos os quatro membros. Animais com lesões em C1-C5 tendem a apresentar superextensão dos membros anteriores durante a movimentação. Isso causa uma marcha de flutuação ou sobrealcance do membro anterior que não deve ser confundida com a hipermetria associada à doença cerebelar, em que cada membro é flexionado em demasia na protração. Lesões unilaterais da medula cervical causam hemiparesia e sinais relacionados com o NMS nos membros posteriores e anteriores ipsilaterais. Lesões cervicais raramente são graves a ponto de provocar perda da sensação de dor profunda; uma lesão dessa gravidade pode causar paralisia respiratória completa e morte rápida. Lesões da medula central (p. ex., neoplasia intramedular, infartos, hidromielia) na região de C1-C5 ocasionalmente causam déficits graves relacionados com NMS nos membros anteriores, mas os membros posteriores são quase normais (síndrome da medula central). Isso acontece porque os tratos de substância branca de localização mais superficial nos membros posteriores se mostram poupados, enquanto os tratos ascendentes e descendentes mais centrais para os membros anteriores são acometidos.

LESÕES EM C6-T2

As lesões entre os segmentos C6 e T2 da medula espinal causam paresia de todos os quatro membros e ataxia proprioceptiva geral (PG) nos membros posteriores. Os segmentos C6-T2 contêm os corpos celulares dos nervos do plexo braquial; logo, sinais de fraqueza do neurônio motor inferior (NMI), marcha curta "agitada", atrofia muscular rápida e hiporreflexia predominam nos membros anteriores. Como os tratos da medula espinal ascendente e descendente para os membros posteriores passam por essa região, as lesões em C6 e T2 causam déficits relacionados com o NMS nos membros posteriores, inclusive ataxia, passadas longas, perda de proprioceção, retardo de reações posturais, aumento do tônus do músculo extensor e reflexos normais a aumentados. As lesões unilaterais entre C6 e T2 afetam os membros anteriores e posteriores ipsilaterais. A síndrome de Horner pode ser observada em caso de acometimento dos segmentos T1-T2 ou raízes nervosas (ver Capítulo 61); lesões nos segmentos C8-T1 ou raízes nervosas podem provocar perda do reflexo cutâneo ipsilateral do tronco. Como o nervo frênico é originário entre C5 e C7, uma lesão grave nessa região também pode causar paralisia diafragmática. Quando as lesões entre C6 e T2 afetam apenas a medula central, os longos tratos superficiais para os membros posteriores são poupados, de modo que os sinais relacionados com o NMI do membro anterior podem ser muito mais pronunciados do que os sinais de NMS do membro posterior.

LESÕES EM T3-L3

As lesões entre os segmentos T3 e L3 da medula espinal causam paresia e ataxia relacionadas com o NMS nos membros posteriores (ver Tabela 65.1), mas os membros anteriores são normais. O exame dos membros posteriores revela passadas longas e descoordenadas, perda de proprioceção, retardo de reações posturais, aumento do tônus dos músculos extensores e reflexos normais a aumentados. O aumento da gravidade das lesões compressivas nessa região da medula espinal causa

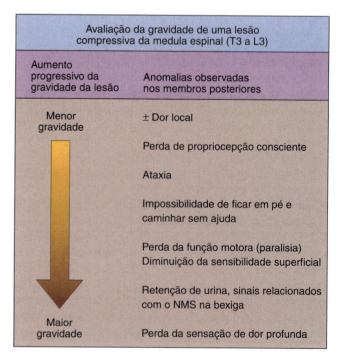

Figura 65.1 Avaliação da gravidade de uma lesão compressiva da medula espinal em T3-L3. NMS: neurônio motor superior.

uma piora previsível dos déficits neurológicos (Figura 65.1) e deterioração da marcha. As lesões focais graves nessa região podem provocar perda da sensibilidade superficial e do reflexo do tronco cutâneo caudal ao sítio danificado. A identificação do ponto caudal ao desaparecimento do reflexo cutâneo do tronco (panículo) e a demonstração de um sítio focal de hiperpatia (dor) podem auxiliar muito a localização de lesões graves entre T3 e L3.

LESÕES EM L4 A S3

As lesões na intumescência lombar causam sinais relacionados com o NMI nos membros posteriores. Fraqueza grave, atrofia muscular e perda de reflexos são aparentes nos membros posteriores, enquanto os membros anteriores se revelam normais. Animais que ainda deambulam o fazem com dificuldade e dão passos curtos com os membros posteriores. Disfunção da bexiga e paresia ou paralisia do esfíncter anal e cauda também são comuns em animais com lesões graves em segmentos da medula sacral. As lesões que comprimem as raízes dos nervos lombares, sacrais e caudais em sua extensão caudal a partir do fim da medula espinal dentro do canal vertebral (cauda equina) geralmente causam dor local e, quando graves, disfunção relacionadas com o NMI.

ABORDAGEM DIAGNÓSTICA

As lesões devem ser localizadas conforme a região da medula espinal com base no exame neurológico. É importante reconhecer que os segmentos da medula espinal não são diretamente correlacionados com a localização vertebral em cães e gatos (Tabela 65.2; Figura 65.2). Os segmentos C6-T2 da intumescência cervical estão no interior das vértebras C4-T2. Os segmentos L4-S3 da intumescência lombar estão nas vértebras L3-L5 em cães e L3-L6 em gatos. A medula espinal é mais curta do que o canal vertebral e os segmentos caudais, terminando aproximadamente na vértebra L6, em cães, e na vértebra L7 em gatos. As raízes nervosas dos segmentos L7, sacrais e caudais da medula espinal (cauda equina) seguem em sentido caudal dentro do canal vertebral até seu ponto de saída imediatamente caudal à vértebra do mesmo número e são suscetíveis a danos compressivos na região lombossacra (ver seção *Síndrome da cauda equina*).

Após a localização das lesões nos segmentos regionais apropriados da medula espinal e nas vértebras, técnicas de diagnóstico por imagem e outros exames diagnósticos costumam ser

TABELA 65.2

Localização de segmentos da medula espinal dentro de corpos vertebrais no cão.

Segmento da medula espinal	Corpo vertebral
C1-C5	C1-C4
C6-T2	C4-T2
T3-L3	T2-L3
L4	L3-L4
L5, L6, L7	L4-L5
S1-S3	L5
Caudal	L6-L7
Nervos espinais da cauda equina	L5-sacro

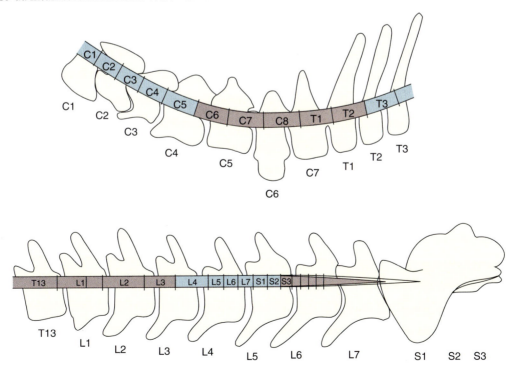

Figura 65.2 Posição dos segmentos da medula espinal nas vértebras cervicais, torácicas craniais e lombares. A intumescência cervical (C6-T2) e a intumescência lombar (L4-S3) foram destacadas.

necessários para estabelecer o diagnóstico. Radiografias, tomografia computadorizada (TC) ou ressonância magnética (RM) dos corpos vertebrais que abrigam os segmentos acometidos da medula espinal podem ser úteis. As radiografias vertebrais podem ser usadas para identificar malformações vertebrais, subluxação causada por traumatismo, discoespondilite, fraturas vertebrais, doença do disco intervertebral (DIV) e neoplasias vertebrais líticas. A TC é uma boa modalidade para todas essas lesões de acometimento ósseo e para a identificação e a localização de extrusões calcificadas do DIV. A mielografia pode localizar lesões compressivas da medula espinal de modo isolado ou combinado com a TC. A RM é a melhor ferramenta para verificar a medula espinal, pois possibilita a identificação de lesões compressivas, expansivas ou infiltrativas dentro do canal espinal e a avaliação do parênquima medular. A análise do liquor pode ser realizada em busca de evidências de neoplasia ou inflamação. Caso doenças infecciosas ou neoplásicas sejam possíveis diagnósticos diferenciais de uma mielopatia, exames sistêmicos, como radiografias torácicas e abdominais, ultrassonografia abdominal, aspirados de linfonodos, exame oftálmico completo, sorologia de doenças infecciosas e biópsias de tecido, devem ser considerados. Raramente, a exploração cirúrgica ou biópsia da medula espinal no sítio afetado é necessária para estabelecimento do diagnóstico, determinação do prognóstico e recomendação do tratamento.

DISFUNÇÃO PERAGUDA OU AGUDA DA MEDULA ESPINAL

TRAUMATISMO

As lesões traumáticas do canal vertebral são comuns; as fraturas e luxações da coluna e a extrusão traumática de disco são suas consequências mais frequentes. Hematomas graves e edema da medula espinal podem ser secundários a traumatismo, mesmo sem ruptura do canal espinal ósseo.

Características clínicas

Os sinais clínicos associados ao traumatismo raquimedular são agudos e, de modo geral, não progressivos. Os animais geralmente sentem dor e outras evidências de trauma (p. ex., choque, lacerações, escoriações, fraturas) podem estar presentes. Os achados neurológicos dependem da localização e da gravidade da lesão. O exame neurológico deve determinar a localização e a extensão da lesão medular. Evite a manipulação ou a rotação excessiva do animal até a estabilização da coluna vertebral.

Diagnóstico

O diagnóstico de traumatismo é logo estabelecido com base nos achados à anamnese e ao exame físico. O exame físico completo e rápido é importante para determinar a presença de lesões não neurológicas com risco de morte que devam ser tratadas imediatamente. Entre esses problemas, estão choque, pneumotórax, contusões pulmonares, ruptura diafragmática, ruptura do sistema biliar, ruptura de bexiga, lesões ortopédicas e traumatismo craniano. A possibilidade de instabilidade da coluna vertebral justifica o uso de uma maca ou prancha para contenção, exame e transporte do cão ou gato em decúbito lateral.

O exame neurológico pode ser realizado com o animal em decúbito lateral, mas é limitado à avaliação de consciência, nervos cranianos, postura, tônus muscular, movimento voluntário, reflexos medulares, reflexo do tronco cutâneo e percepção da dor. Cães com lesões graves na medula espinal torácica podem exibir a postura de Schiff-Sherrington (ver Figura 58.8). O indicador prognóstico mais importante após o traumatismo raquimedular é a presença ou a ausência de nocicepção ou sensação de dor profunda. Na ausência de dor profunda caudal a uma lesão traumática da medula espinal toracolombar, o prognóstico de recuperação funcional é ruim e, independentemente do tratamento, cerca de 20% dos cães desenvolvem mielomalácia ascendente-descendente (ver adiante) em horas ou dias.

O exame neurológico torna possível a determinação da localização neuroanatômica da lesão. As radiografias simples e a TC podem então ser usadas para localização mais específica da lesão, avaliação do grau de dano e deslocamento vertebral e determinação do prognóstico. Evite a manipulação ou a torção de áreas instáveis da coluna durante a obtenção de imagens. Com o animal deitado ou contido em uma prancha, as radiografias ventrodorsais laterais e transversais possibilitam a avaliação da presença ou da ausência de fraturas e da instabilidade da coluna vertebral. A TC é muito mais precisa para avaliar o dano vertebral do que a radiografia, enquanto a RM se mostra superior na análise do parênquima da medula espinal.

A coluna *inteira* deve ser avaliada. A maioria das fraturas e luxações da coluna vertebral ocorre na junção das regiões móveis e imóveis, como a junção lombossacra ou as regiões toracolombar, cervicotorácica, atlantoaxial ou atlanto-occipital. Fraturas múltiplas ocorrem em cerca de 10% dos pacientes com traumatismo e são facilmente esquecidas. Os sinais neurológicos causados por lesões no NMI em uma intumescência podem mascarar as lesões de NMS de localização mais cranial na medula espinal; logo, a obtenção de imagens e a avaliação clínica de todas as regiões medulares são importantes. Caso as lesões identificadas em técnicas de diagnóstico por imagem não correspondam completamente com a localização neuroanatômica clínica, é necessária uma investigação mais profunda.

Existem vários esquemas de classificação para determinar a estabilidade das lesões vertebrais e da necessidade de cirurgia. O corpo vertebral pode ser dividido em três compartimentos, e cada um deve ser avaliado por meio de radiografias ou TC (Figura 65.3). A fratura é considerada instável quando dois dos três compartimentos apresentam danos ou deslocamento. De modo geral, fraturas instáveis requerem intervenção cirúrgica ou imobilização, enquanto fraturas estáveis, sem compressão significativa da medula espinal, podem ser tratadas de modo conservador. As talas são mais eficazes em pacientes com sensação de dor profunda preservada, integridade dos compartimentos ventral e médio e lesões mínimas nos tecidos moles associados. A maioria dos cães com lesão cervical ou lombossacra é submetida ao tratamento não cirúrgico, exceto em caso de deterioração neurológica ou muita dor 72 horas após a lesão, o que sugere encarceramento da raiz nervosa. Prefere-se a cirurgia em lesões instáveis da coluna torácica e da lombar.

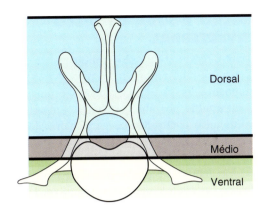

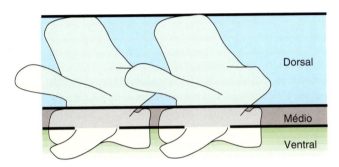

Figura 65.3 Ilustração do modelo de três compartimentos para a avaliação radiográfica de fraturas da coluna vertebral. O compartimento dorsal inclui facetas articulares, lâminas, pedículos, processos espinhosos e ligamentos de suporte. O compartimento médio contém o ligamento longitudinal dorsal, o anel dorsal e o assoalho do canal vertebral. O compartimento ventral consiste no restante do corpo vertebral e no ânulo, no núcleo pulposo e no ligamento longitudinal ventral. Indica-se a estabilização cirúrgica em caso de lesões ou deslocamentos em dois ou três dos compartimentos.

Tratamento

O tratamento primário de animais com lesão medular aguda requer a avaliação e o manejo de outras lesões com risco de morte e a manutenção da pressão sanguínea, perfusão e oxigenação do paciente. Há poucas evidências experimentais de que a administração intravenosa (IV) de succinato de metilprednisolona sódica (MPSS), um corticosteroide altamente solúvel com efeitos neuroprotetores decorrentes principalmente de suas ações como eliminador de radicais livres, nas primeiras 8 horas após o traumatismo pode ser benéfica (Figura 65.4). Infelizmente, alguns cães tratados de acordo com esse protocolo sofrem complicações gastrintestinais graves. Os efeitos adversos devem ser monitorados e talvez diminuídos pela administração simultânea de um bloqueador do receptor H_2 (ranitidina por via oral [VO] ou IV, 2 mg/kg a cada 8 horas; ou famotidina, 0,5 mg/kg VO ou IV a cada 24 horas), um inibidor de bomba de prótons (omeprazol, 0,7 a 1,5 mg/kg/dia) ou um análogo sintético da prostaglandina E_1 (misoprostol, 2 a 5 µg/kg VO a cada 8 horas) e um protetor de mucosa (sucralfato, 0,25 a 1 g VO a cada 8 horas; ver Capítulo 28).

Os cuidados intensivos de enfermagem são extremamente importantes em cães e gatos tratados de modo conservador ou cirúrgico. Analgésicos narcóticos podem ser administrados conforme necessário (Tabela 65.3). Gaiolas bem acolchoadas, limpas e secas e a mudança frequente da posição do paciente ajudam a prevenir úlceras de decúbito. Todos os membros com lesões devem ser movidos repetidamente na amplitude completa várias vezes ao dia. A colocação de um cateter urinário de demora impede o acúmulo de urina na gaiola, mas pode aumentar o risco de infecção do trato urinário (ITU), especialmente quando mantido por mais de 3 dias. A longo prazo, a bexiga deve ser expressa com cuidado ou cateterizada e esvaziada quatro a seis vezes ao dia; as ITUs devem ser tratadas conforme ocorram. Em animais com sinais vesicais associados ao NMS (ver Capítulo 58) ou espasmo uretral, o tratamento medicamentoso (fenoxibenzamina, 0,25 a 0,5 mg/kg VO a cada 8 horas e diazepam, 0,5 mg/kg a cada 8 horas) pode ajudar a relaxar o esfíncter uretral, facilitando a expressão da bexiga e reduzindo o traumatismo. A fisioterapia aumenta quando o animal começa a recuperar o movimento voluntário dos membros; a hidroterapia e a natação estimulam o movimento voluntário, melhoram a circulação para os membros e limpam a pele.

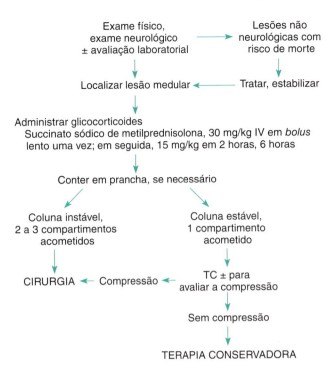

Figura 65.4 Algoritmo para o tratamento de traumatismo espinal agudo. IV: via intravenosa; TC: tomografia computadorizada.

 TABELA 65.3

Analgésicos narcóticos usados no tratamento de dores na coluna vertebral em cães.

Fármaco	Dose
Oximorfona	0,05 mg/kg IM
Morfina	0,3 a 2,2 mg/kg SC ou IM
Butorfanol	0,4 a 0,8 mg/kg SC
Buprenorfina	0,02 a 0,06 mg/kg IM ou SC

IM: via intramuscular; SC: via subcutânea.

Prognóstico

O prognóstico de recuperação depende da localização e da gravidade da lesão. As fraturas vertebrais cervicais instáveis estão associadas a uma mortalidade muito elevada no momento do traumatismo e no período perioperatório. O prognóstico de recuperação é bom se não houver morte aguda por disfunção respiratória. Animais com lesão da medula espinal torácica e lombar e movimento voluntário intacto têm bom prognóstico de recuperação funcional completa. Em animais com paralisia, mas manutenção da sensação de dor profunda e função vesical, o prognóstico de recuperação é bom apesar dos possíveis déficits neurológicos residuais. As vítimas de traumatismo raquimedular sem sensação de dor profunda raramente se recuperam. As lesões da substância branca que produzem sinais estritamente relacionados com o NMS podem ter prognóstico melhor de recuperação completa do que as lesões que afetam os NMIs de importância clínica na intumescência cervical ou lombar. O prognóstico de recuperação é ruim em qualquer animal com paralisia causada por lesão da medula espinal e ausência de melhora em até 21 dias.

HEMORRAGIA/INFARTO

A hemorragia não traumática no canal espinal que causa déficits neurológicos agudos e, às vezes, dor (i. e., hiperestesia) foi relatada em cães jovens com hemofilia A, cães de qualquer idade com doença de von Willebrand, cães e gatos com distúrbios hemorrágicos adquiridos (como intoxicação por varfarina, trombocitopenia, coagulação intravascular disseminada), cães com anomalias vasculares (como aneurismas, fístulas arteriovenosas) e cães e gatos com neoplasia medular primária ou metastática hemorrágica (como linfoma, hemangiossarcoma). Os sinais são agudos e minimamente progressivos; os sinais neurológicos refletem a localização e a gravidade da lesão ou a compressão da medula espinal. A hemorragia no espaço subaracnóideo pode causar inflamação (meningite) e dor. O diagnóstico *ante mortem* geralmente requer técnicas avançadas de diagnóstico por imagem (i. e., RM), embora a identificação de distúrbio hemorrágico sistêmico ou neoplasia possa sugerir o diagnóstico. A causa do sangramento deve ser tratada e, em raros casos, há necessidade de descompressão cirúrgica da medula espinal.

O infarto da medula espinal por um coágulo sanguíneo é uma causa rara de disfunção neurológica peraguda em cães e gatos. Os sinais referem-se à localização e à gravidade do comprometimento vascular. Estase de sangue, irregularidade endotelial, hipercoagulabilidade e redução da fibrinólise são fatores predisponentes de tromboembolismo (ver Capítulo 12). Cardiomiopatia, hiperadrenocorticismo, nefropatia com perda de proteína, anemia hemolítica imunomediada, dirofilariose, vasculite e coagulação intravascular disseminada foram associados a maior risco de trombose sistêmica e podem causar infarto regional da medula espinal. O tratamento envolve cuidados gerais de suporte e medicamentos anticoagulantes para diminuir o risco de novos infartos, mas o diagnóstico definitivo *ante mortem* se revela difícil e o prognóstico de recuperação é ruim.

EXTRUSÃO AGUDA DE DISCO INTERVERTEBRAL

Os discos intervertebrais são compostos de uma camada fibrosa externa (ânulo fibroso) e um centro gelatinoso (núcleo pulposo). Com o envelhecimento, o núcleo é gradualmente substituído por fibrocartilagem. Em alguns cães, em especial de raças condrodistróficas, a matriz do núcleo sofre degeneração, desidratação e mineralização, aumentando o risco de ruptura aguda do disco. A extrusão aguda do núcleo pulposo mineralizado para o canal espinal através do ânulo dorsal causa hematoma ou compressão da medula espinal e é classificada como extrusão do DIV de tipo I de Hansen (Figura 65.5). Esse tipo de lesão de disco mostra-se mais comum em cães de porte pequeno, como Dachshund, Poodle Toy, Pequinês, Beagle, Welsh Corgi, Lhasa Apso, Shih Tzu, Chihuahua e Cocker Spaniel, com pico de incidência entre 3 e 6 anos. Os Dachshunds representam a raça com maior frequência de extrusões de DIV toracolombar, enquanto extrusões de DIV cervical são mais comuns em Beagles. Extrusões agudas de DIV do tipo I também são ocasionalmente observadas em cães de meia-idade e idosos de porte grande, em especial Basset Hounds, Labradores Retrievers, Dálmatas, Shar Peis, Border Collies, Rottweilers, Doberman Pinschers com espondilomielopatia cervical caudal (CSM) e Pastores Alemães. A extrusão de DIV é uma causa rara de compressão da medula espinal clinicamente evidente em gatos, em especial mais velhos (idade média de 9,8 anos); de modo geral, afeta a região torácica inferior e a região lombar (mais comumente, L4-L5).

Características clínicas

A dor é uma característica proeminente na maioria dos cães com extrusão aguda de DIV. O material extruído comprime as raízes nervosas e meninges altamente inervadas, o que causa dor. Alguns cães com extrusão aguda de DIV apresentam dor na coluna, mas não déficits neurológicos. Outros sofrem lesão concussiva ou compressiva na medula espinal, devido à extrusão do disco, e apresentam graus variados de dano medular. Os sinais clínicos dependem da localização da lesão medular, da gravidade do hematoma e do grau de compressão da medula espinal.

As extrusões do disco cervical (C1-C5) tendem a causar dor cervical sem déficits neurológicos, mesmo quando grandes massas de material discoide extrudem para o canal espinal. Isso ocorre porque o canal vertebral na região cervical tem diâmetro muito amplo e há espaço ao redor da medula; assim, a compressão significativa da medula espinal mostra-se incomum. Os cães acometidos evitam mover o pescoço e podem vocalizar ao mudarem de posição. Muitos cães acometidos apresentam uma claudicação característica, conhecida como *root signature*, do membro anterior, mantido elevado em estação (Figura 65.6) em resposta ao espasmo muscular. A compressão significativa da medula espinal na região cervical causa sinais relacionados com o NMS em todos os quatro membros.

CAPÍTULO 65 ■ Distúrbios da Medula Espinal 1121

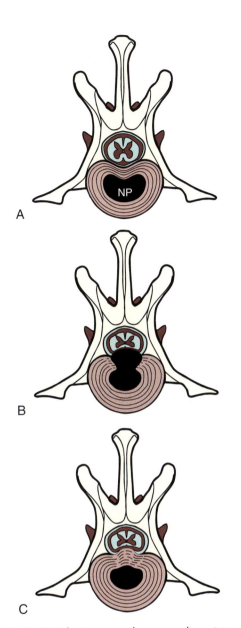

Figura 65.5 A. Relação normal entre o disco intervertebral e a medula espinal. **B.** Extrusão de disco de tipo I de Hansen, com hérnia do núcleo pulposo (NP) no canal vertebral através do ânulo fibroso rompido. **C.** Protrusão do disco de tipo II de Hansen, com abaulamento do ânulo espessado para dentro do canal vertebral.

A extrusão aguda do disco na região toracolombar (T3-L3) também causa dor, mas há menos espaço no canal vertebral ao redor da medula espinal nesta região; logo, as extrusões de disco entre T3 e L3 geralmente causam compressão significativa da medula espinal, além de dor nas costas. Nos casos brandos, os cães podem ser neurologicamente normais, mas ficam com as costas arqueadas e apresentam dor ao movimento, à palpação espinal ou à contenção. A gravidade dos sinais neurológicos pode estar relacionada com a força de extrusão do disco e a extensão dos hematomas da medula, mas, na maioria dos casos, há uma progressão típica dos sinais ligados ao NMS nos membros posteriores com a piora do grau de compressão entre T3 e L3 (ver Figura 65.1). Primeiramente, há perda de propriocepção; depois, da capacidade de se levantar

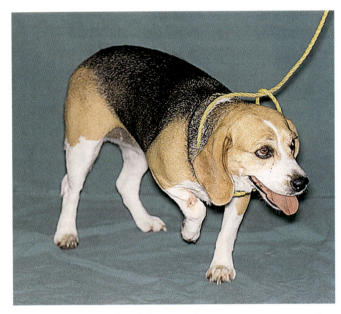

Figura 65.6 Beagle adulto com dor no pescoço e no ombro secundária ao prolapso do disco intervertebral cervical. A elevação do membro é conhecida pelo termo em inglês *root signature*.

e andar, da movimentação voluntária dos membros posteriores, do controle da bexiga e, por fim, da nocicepção profunda. A maioria das extrusões de DIV na região T3-L3 ocorre em T11/12, T12/13, T13/L1 e L1/2. As extrusões de DIV torácico cranial são relativamente incomuns, devido à estabilização dorsal pelos ligamentos intercapitais, mas são ocasionalmente observadas, em especial em Pastores Alemães e Cocker Spaniels. A extrusão do disco na região lombar inferior entre os discos L3/4 e L6/7 é menos comum (10 a 15% dos cães) do que as extrusões T3-L3 e danifica a medula espinal na intumescência lombar, causando sinais relacionados com o NMI. Os sinais neurológicos associados à compressão da medula espinal por extrusões de DIV do tipo I costumam ser simétricos, embora extrusões lateralizadas possam causar sinais assimétricos.

Abordagem diagnóstica

Suspeite de extrusão aguda de DIV como a causa da disfunção neurológica com base em idade, sexo, raça, achados à anamnese, ao exame físico e aos achados neurológicos. O exame neurológico e a detecção de uma área específica de dor medular possibilitam a localização da lesão em uma determinada região da medula espinal. Animais com extrusão de DIV não devem apresentar sinais sistêmicos de doença (p. ex., febre, perda de peso) ou anomalias neurológicas específicas que sugiram doença intracraniana. A disfunção neurológica aguda causada pela extrusão do DIV deve ser diferenciada de fratura/luxação, hemorragia ou embolia fibrocartilaginosa (EFC) com base em achados clínicos e laboratoriais.

Os exames laboratoriais recomendados à primeira consulta são variáveis. Quando o diagnóstico é razoavelmente certo com base na anamnese e os achados clínicos e a avaliação neurológica sugerem a necessidade de tratamento não cirúrgico, o manejo médico pode ser recomendado sem outros exames ou diagnóstico definitivo. Caso os achados à anamnese e ao exame clínico diminuam a probabilidade de extrusão aguda do DIV, indicam-se radiografias simples ou TC. As radiografias da coluna podem ser feitas em animais não sedados em busca de características de doença de disco e para descartar outras doenças (p. ex., discoespondilite, tumor vertebral lítico, fratura, luxação atlantoaxial).

A observação radiográfica de discos calcificados confirma a presença de DIV generalizada; porém, a menos que haja deslocamento dorsal do material discoide mineralizado para o interior do canal espinal, isso não implica necessariamente extrusão do disco como causa da disfunção neurológica. As alterações radiográficas condizentes com a extrusão de um disco na região toracolombar são o estreitamento ou formato cuneiforme do espaço discoide, o forame intervertebral pequeno ou turvo (em "cabeça de cavalo"), o estreitamento das articulações facetárias e a densidade calcificada no canal vertebral acima do disco acometido (Figuras 65.7 e 65.8). No entanto, muitos cães com extrusão de disco apresentam anomalias em diversos sítios e as radiografias não conseguem determinar qual é a localização do problema atual. A mielografia e as técnicas avançadas de diagnóstico por imagem (TC, RM) são necessárias para determinar a localização definitiva do disco extruído que comprime a medula espinal em candidatos ao tratamento cirúrgico.

A mielografia já foi a principal modalidade de imagem para diagnóstico e localização da extrusão aguda do disco em cães, mas foi amplamente substituída pela TC e pela RM, que são menos invasivas e têm maior poder diagnóstico (Figura 65.9). A mielografia é um bom exame para demonstrar o local da extrusão do disco, mas não se mostra confiável para determinar (na ausência de TC simultânea) se há mais material discoide do lado esquerdo ou direito do cordão – uma informação importante para o planejamento cirúrgico. A coleta e a análise do liquor devem sempre ser recomendadas antes do mielograma. Isso porque distúrbios inflamatórios do SNC (como a meningoencefalite granulomatosa [MEG]) podem ser clinicamente muito semelhantes à extrusão de disco e de difícil diagnóstico após a alteração do liquor pela instilação do contraste mielográfico no espaço subaracnóideo (ver a discussão sobre mielografia no Capítulo 59).

A TC pode complementar a mielografia ou ser o único procedimento diagnóstico para demonstrar a compressão da medula espinal por um disco extruído e a eliminação de outras causas ósseas para os sinais da medula espinal (fratura, luxação, lise vertebral). A TC é muito rápida. Muitas vezes, pode ser realizada sob sedação em vez de anestesia geral e tem acurácia diagnóstica semelhante à mielografia para diagnóstico e localização de discos extruídos calcificados. A mielografia por TC pode ser necessária para determinar a lateralização da hérnia de DIV quando o disco extruído não está calcificado ou em caso de edema medular grave.

A RM é o melhor método diagnóstico para determinar a localização e a lateralidade dos discos extruídos com quase 100% de acurácia (Figura 65.10). A RM também possibilita a avaliação do parênquima do cordão em busca de lesões e edema, que podem estar associados ao prognóstico de recuperação em pacientes com perda de nocicepção profunda. No entanto, a RM é mais lenta do que a TC, menos acessível e mais cara e requer anestesia geral.

Recomendações terapêuticas

As recomendações de tratamento para cães com extrusão aguda de DIV baseiam-se na localização da lesão da medula espinal e na gravidade dos sinais observados à primeira consulta (Tabelas 65.4 e 65.5). As opções de tratamento são conservadoras (clínicas) e cirúrgicas. A cirurgia deve ser recomendada quando a descompressão aumentar significativamente a probabilidade, a velocidade e a integridade da recuperação.

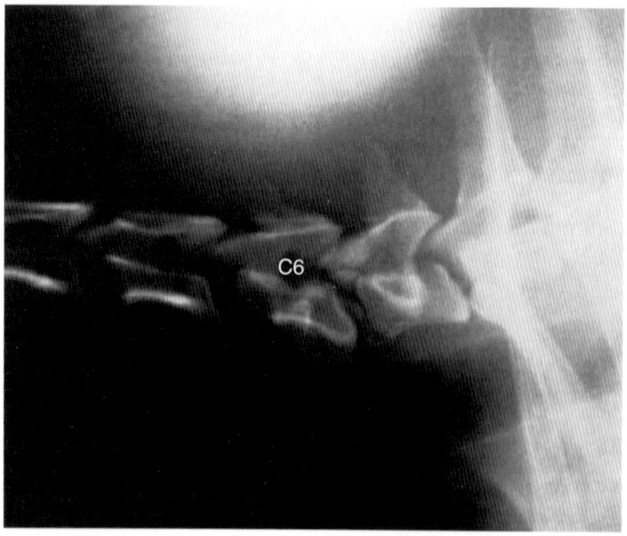

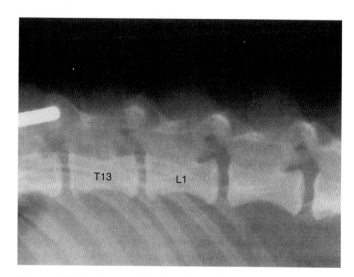

Figura 65.7 A radiografia lateral da coluna vertebral cervical de um cão adulto revela o prolapso agudo do disco intervertebral entre C6 e C7. O espaço intervertebral é estreitado e há uma densidade calcificada no canal vertebral acima do espaço discoide.

Figura 65.8 Radiografia lateral simples da coluna vertebral de um Pequinês de 4 anos com prolapso agudo de disco intervertebral. O espaço intervertebral entre T13 e L1 é estreitado, o forame intervertebral ("cabeça de cavalo") é pequeno e há uma densidade calcificada no canal espinal acima do espaço discoide entre T13 e L1.

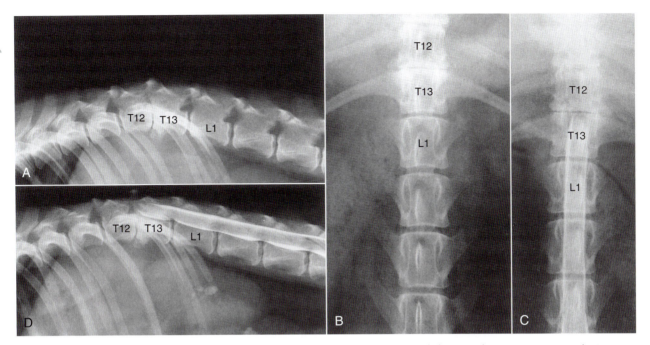

Figura 65.9 Radiografias simples lateral (**A**) e ventrodorsal (**B**) da coluna vertebral de um Schnauzer miniatura de 8 anos com paralisia aguda após histórico crônico de dor intermitente nas costas. O colapso acentuado do espaço intervertebral entre T12 e T13, o pequeno forame intervertebral e sua natureza turva são evidentes. O espaço entre T13 e L1 também é ligeiramente reduzido. **C** e **D**. A mielografia confirma a presença de uma massa extradural significativa em T12-T13 localizada ventralmente e à direita que causa compressão e deslocamento consideráveis da medula. Também há um efeito de massa extradural mínimo em T13-L1, sem compressão significativa. A cirurgia confirmou a compressão da medula espinal pelo material discoide em T12-T13.

 TABELA 65.4

Classificação de disfunção e recomendações de tratamento: extrusão de disco cervical em cães.

Grau	Achados clínicos	Tratamento
1	Episódio único de dor Exame neurológico normal	Repouso em gaiola ± analgésicos
2	Dor intratável ou dor recorrente	Descompressão cirúrgica
3	Déficits neurológicos ± dor	Descompressão cirúrgica

 TABELA 65.5

Classificação de disfunção e recomendações de tratamento: extrusão de disco toracolombar em cães.

Achados clínicos	Tratamento
Episódio único de dor Exame neurológico normal	Repouso em gaiola ± analgésicos
Dor intratável ou Dor recorrente ou Deterioração do estado neurológico	Descompressão cirúrgica
Ataxia, déficits proprioceptivos Paraparesia, capaz de ficar em pé e andar	Repouso em gaiola ± analgésicos
Paraparesia grave, incapaz de ficar de pé e andar	Descompressão cirúrgica
Paralisia	Descompressão cirúrgica

Tratamento clínico

O repouso estrito em gaiola é a parte mais importante do tratamento clínico e deve ser mantido por, no mínimo, 4 semanas para possibilitar a reparação do ânulo. Os animais devem ficar o tempo todo em uma pequena gaiola ou nos braços do tutor, exceto ao saírem com guia para urinar e defecar. Anti-inflamatórios não esteroidais (AINEs) ou analgésicos narcóticos (ver Tabela 65.3) podem ser administrados durante os primeiros 3 a 5 dias se o confinamento estrito for provável. Relaxantes musculares (metocarbamol, 15 a 20 mg/kg VO a cada 8 horas) podem ajudar a diminuir os espasmos musculares dolorosos em cães com extrusões de disco cervical, e a gabapentina (10 a 20 mg/kg VO a cada 8 horas) é às vezes administrada em caso de suspeita de dor na raiz do nervo. Embora muitos veterinários tratem rotineiramente cães com extrusão de DIV com glicocorticoides para diminuir a dor, não há evidências de que isso melhore o desfecho a longo prazo; além disso, há alto risco de efeitos adversos gastrintestinais, mesmo com doses baixas (prednisona, 0,1 a 0,2 mg/kg VO a cada 12 horas). Glicocorticoides e AINEs jamais devem ser administrados de modo

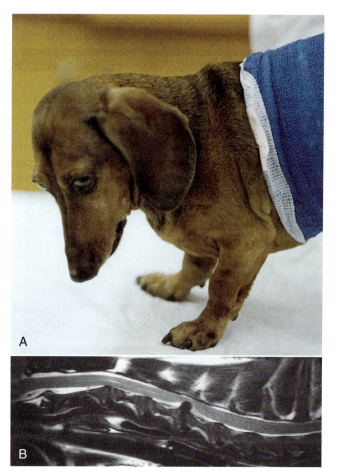

Figura 65.10 A. Esse Dachshund de 7 anos apresentava, há 3 semanas, dor cervical grave e déficits proprioceptivos brandos no membro posterior esquerdo. **B.** A ressonância magnética revelou prolapso do disco intervertebral C3-C4, com compressão da medula espinal significativa naquele local.

concomitante. Os animais em tratamento clínico devem ser avaliados com frequência quanto à deterioração do estado neurológico. Após 4 semanas de confinamento estrito em gaiola, 3 semanas de confinamento em casa, sem pulos ou corrida e apenas exercícios com guia devem ser recomendadas; a seguir, os exercícios monitorados aumentam de modo gradual e, se necessário, um programa de redução de peso é instituído. Durante a recuperação da extrusão do disco cervical, as vasilhas de alimento e água devem ser elevadas e uma coleira peitoral deve ser usada em vez de coleiras comuns.

Extrusão de disco cervical

Em cerca de 15% dos cães, a extrusão do DIV é cervical; os sítios cervicais craniais (especialmente C2-3) são os mais afetados em cães de pequeno porte. De modo geral, o primeiro episódio de dor cervical aguda em cães sem déficits neurológicos é tratado de modo conservador com confinamento estrito em gaiola e analgésicos. A maioria dos cães responde pelo menos de maneira temporária ao tratamento clínico conservador, mas alguns apresentam dor intratável ou episódios recorrentes dias ou semanas depois. Cães com dor cervical que não se resolve com 1 ou 2 semanas de tratamento conservador, dor grave que não pode ser controlada a curto prazo, episódios recorrentes de dor cervical e que desenvolvem até mesmo paresia ou ataxia branda relacionada com o NMS, indicando compressão da medula espinal cervical, devem ser submetidos a tratamento cirúrgico (ver Tabela 65.4). Como o canal espinal é muito maior do que a medula espinal na região cervical, qualquer evidência neurológica de compressão medular sugere a presença de uma grande quantidade de material discoide dentro do canal espinal. Logo, a recuperação é mais completa e rápida após o tratamento cirúrgico.

Em caso de recomendação de tratamento cirúrgico para extrusão de DIV cervical, técnicas de diagnóstico por imagem devem ser solicitadas para a determinação precisa da localização da lesão. Realiza-se a descompressão cirúrgica com um procedimento de fenda ventral. Remove-se uma pequena janela óssea retangular da face ventral dos corpos vertebrais adjacentes ao disco extruído e retira-se o material discoide do canal vertebral. A maioria dos cães sente muito menos dor nas primeiras 24 a 36 horas após a cirurgia descompressiva e a resolução dos déficits neurológicos tende a ocorrer de maneira gradual em 1 a 4 semanas. Os exercícios devem ser restritos por 2 semanas e, a seguir, a fisioterapia é instituída para acelerar a recuperação. Entre 80 e 90% dos cães com dor cervical isolada ou associada a tetraparesia de gravidade moderada grave recuperam-se por completo em 4 semanas. Os cães com paralisia têm maior probabilidade de apresentar déficits residuais, mas cerca de 80% deles voltam a deambular.

Extrusões de disco toracolombar

Quase 70% das extrusões de DIV de tipo I ocorrem na região T3 a L3 da coluna vertebral. O manejo clínico é recomendado em pacientes com dor sem déficits neurológicos ou déficits neurológicos brandos nos membros posteriores, mas boa movimentação voluntária bilateral e capacidade de se levantar e andar sem ajuda (ver Tabela 65.5). Os cães devem ser monitorados com cuidado durante o tratamento médico, já que a deterioração neurológica ou a ausência de melhora em 5 a 7 dias devem levar à recomendação para a intervenção cirúrgica. Cães com extrusões de DIV toracolombar ocasionalmente apresentam dor incontrolável ou episódios recorrentes de dor que também devem levar à recomendação de cirurgia.

Recomenda-se o tratamento cirúrgico a todos os pacientes com extrusão de DIV toracolombar que não conseguem andar à primeira consulta porque sua recuperação é mais rápida após a descompressão do que após o tratamento não cirúrgico. Além disso, a cirurgia reduz a probabilidade de déficits neurológicos residuais. A cirurgia também pode ser recomendada em cães completamente capazes de andar e compressão medular de menor gravidade caso os tutores não desejem tentar o tratamento clínico ou se a dor ou os sinais neurológicos não desaparecerem rapidamente com a terapia conservadora.

Sempre que houver possibilidade de tratamento cirúrgico, a obtenção de imagens pré-operatórias é essencial para identificar o espaço intermediário acometido e determinar qual lado deve ser descomprimido para acessar o material discoide. A descompressão costuma ser realizada por meio de hemilaminectomia, e o material discoide é removido do canal vertebral. Além da descompressão cirúrgica, muitos cirurgiões recomendam a fenestração simultânea do sítio acometido e adjacências de alto risco (T11-L3) para ajudar a diminuir a probabilidade de hérnias subsequentes.

Após a cirurgia, os animais devem ser mantidos limpos e confinados. Camas bem acolchoadas e trocas frequentes de posição podem evitar úlceras de decúbito. O esvaziamento completo da bexiga pelo menos quatro vezes ao dia por expressão manual, cateter permanente ou cateterismo asséptico intermitente é necessário em cães que perderam a função da bexiga. Em cães com sinais vesicais relacionados com o NMS, o tratamento clínico com fenoxibenzamina e diazepam pode diminuir a pressão do esfíncter, facilitando a expressão manual e as tentativas de micção. A massagem dos membros e a fisioterapia passiva, inclusive com abdução, podem ajudar a prevenir a atrofia neurogênica e a fibrose muscular e levar à recuperação mais completa. O uso de toalhas para auxiliar cães paraparéticos a andar pode melhorar o humor e promover o uso precoce dos membros acometidos. Depois da cicatrização da incisão cutânea, a natação pode estimular o movimento. Em cães com período de recuperação prolongado antecipado, o uso de um carrinho para paraplégicos pode estimular a recuperação (Figura 65.11). A melhora na função neurológica geralmente ocorre na primeira semana após a cirurgia. A ausência de melhora após 28 dias indica um mau prognóstico de recuperação.

Mais de 95% dos cães com percepção de dor profunda no momento da avaliação recuperam-se totalmente após a descompressão efetiva; a maioria volta a andar em 14 dias após a cirurgia (Tabela 65.6). A recuperação sem intervenção cirúrgica é muito improvável em cães com perda de percepção de dor profunda (grau 5), mas a descompressão rápida (em 12 a 72 horas) leva à recuperação funcional em cerca de 60% dos cães de pequeno porte e 25% dos cães de porte grande. Não havendo recuperação da sensação de dor profunda em 4 semanas, o prognóstico de recuperação é ruim.

Às vezes, as extrusões de DIV agudas e traumáticas causam hemorragia intramedular e edema consideráveis, bem como compressão da medula espinal. Cerca de 10% dos cães com extrusão de DIV toracolombar, paralisia completa e perda da percepção da dor profunda apresentam dano focal e edema na medula espinal que causam isquemia medular e mielomalácia progressiva cranial e caudal à lesão original (i. e., *mielomalácia ascendente-descendente, malácia hemorrágica progressiva*). Esta doença geralmente se desenvolve nos primeiros 5 dias após a extrusão do disco. Suspeite de mielomalácia em caso de movimentação cranial da linha de demarcação da presença do reflexo cutâneo do tronco ou perda dos reflexos patelares e de retirada (sinais ligados ao NMI) nos membros posteriores de um cão com paralisia relacionada com o NMS nos membros posteriores à primeira consulta. A maioria dos cães acometidos também fica muito ansiosa e sente muita dor. A identificação da mielomalácia ascendente-descendente deve levar à recomendação de eutanásia; não há chance de recuperação, e a maioria dos cães acometidos vem a óbito em alguns dias devido à paralisia respiratória.

EXTRUSÕES TRAUMÁTICAS DE DISCO

As extrusões peragudas de disco induzidas por exercício ou traumatismo (*extrusão de disco de tipo III de Hansen, extrusão não compressiva aguda do núcleo pulposo: ENCANP*) são ocasionalmente observadas em cães sem doença degenerativa discoide preexistente. De modo geral, a ruptura repentina e

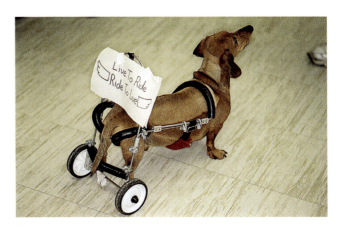

Figura 65.11 Um carrinho para paraplégicos pode estimular a recuperação e melhorar a mobilidade e o humor de cães com paralisia após a cirurgia de disco toracolombar.

 TABELA 65.6

Resultados do tratamento da doença do disco toracolombar.

Grau neurológico	% de sucesso – tratamento conservador	Tempo de recuperação – tratamento conservador (semanas)	% de sucesso – descompressão	Tempo de recuperação – descompressão (semanas)
1 Sem déficits	> 95%	3	> 95%	< 2
2 Paresia (capaz de andar)	84%	6	95%	< 2
3 Paresia (incapaz de andar)	84%	6	95%	< 2
4 Paraplegia	81%	9 a 12	95%	1 a 4
5 Sem dor profunda	< 10%	–	64%	5 a 10

explosiva do ânulo ocorre em corridas ou saltos ou em associação a quedas ou acidentes com veículo motorizado. Isso provoca uma extrusão aguda do núcleo pulposo e sinais neurológicos causados por hematoma, hemorragia e edema. As raças predispostas são Border Collies, Labradores Retrievers, Staffordshire Bull Terriers, galgos e outros cães atléticos de porte grande. Os sinais são peragudos e, a princípio, associados a desconforto; em 12 a 24 horas, porém, não há dor à palpação da colina. Os sinais neurológicos refletem a localização e a gravidade da lesão medular. A assimetria é comum. As radiografias da coluna não revelam evidências de degeneração ou mineralização crônica do disco, mas o estreitamento moderado do espaço do DIV costuma ser evidente no sítio da extrusão do disco. Técnicas avançadas de diagnóstico por imagem normalmente revelam uma área focal de hiperintensidade intramedular à ponderação em T2 cobrindo o espaço do DIV, menor volume do sinal hiperintenso do núcleo pulposo na ponderação em T2, estreitamento moderado do espaço discoide associado e uma quantidade variável de material extradural naquele ponto do canal com pouca ou nenhuma compressão da medula espinal. Nesses cães, a patologia está relacionada com hematomas e hemorragia pela força da extrusão do disco sem compressão significativa da medula espinal. Logo, a descompressão cirúrgica não é indicada. Ocasionalmente, a extrusão traumática de disco em cães idosos ou condrodistróficos (< 30% das vezes) causa compressão moderada a grave da medula espinal por material discoide extruído que requer descompressão cirúrgica. Logo, técnicas de diagnóstico por imagem devem sempre ser solicitadas. O tratamento recomendado para a extrusão traumática e não compressiva de disco é de suporte e fisioterápico. A maioria dos cães com sensação de dor profunda recupera a capacidade de andar em 1 a 4 semanas, mas alguma paresia residual se mostra comum. A incontinência urinária ou fecal, quando presente, pode demorar mais para se recuperar ou ser permanente.

EMBOLIA FIBROCARTILAGINOSA

O infarto agudo e a necrose isquêmica do parênquima da medula espinal são causados pela embolia da fibrocartilagem do núcleo pulposo do DIV nas artérias e veias muito pequenas que irrigam o parênquima medular e as leptomeninges. Isso causa sinais peragudos não progressivos de disfunção medular com acometimento de qualquer região da medula espinal, além de paresia ou paralisia. A causa desse distúrbio é desconhecida. É mais comum em cães de porte médio e grande. Também foi descrita em cães de porte pequeno, em especial Schnauzers miniaturas, e em alguns gatos. A maioria dos cães acometidos é jovem ou de meia-idade, com 3 a 7 anos. Alguns cães com menos de 1 ano apresentaram EFC, especialmente Wolfhounds Irlandeses. Não há predileção por gênero.

Características clínicas

O aparecimento dos sinais neurológicos é muito repentino. Em cerca de metade de todos os casos, a EFC ocorre logo após um pequeno traumatismo ou esforço. O exame neurológico reflete uma lesão medular focal, e os déficits observados dependem da região da medula espinal acometida e da gravidade da lesão. Os sítios mais afetados são a medula toracolombar (com sinais relacionados com o NMS nos membros posteriores) e a intumescência lombossacra (com sinais relacionados com o NMI nos membros posteriores). A medula cervical é afetada com menor frequência (10%), porém talvez seja o sítio mais comum em cães de raças pequenas. A disfunção neurológica pode ser branda ou grave. A assimetria é comum, com acometimento do lado direito e do lado esquerdo em graus diferentes. A princípio, os cães podem gritar como se sentissem dor, e os animais avaliados nas primeiras 2 a 6 horas às vezes apresentam hiperpatia espinal focal (i. e., dor). No entanto, isso logo se resolve, e a maioria dos cães acometidos não apresenta dor à consulta, mesmo com a manipulação da coluna. A ausência de dor e a assimetria ajudam muito a diferenciação da EFC de outros distúrbios que causam disfunção neurológica peraguda não progressiva, como extrusão aguda de DIV de tipo I e fratura/luxação. A EFC normalmente causa sinais peragudos não progressivos, mas até 30% dos cães podem apresentar alguma piora dos sinais neurológicos em minutos a horas após o início do quadro.

Diagnóstico

Suspeita-se de EFC com base em idade, sexo, raça, achados à anamnese e reconhecimento de disfunção peraguda, não progressiva e não dolorosa da medula espinal. As radiografias da coluna vertebral são normais, mas ajudam a descartar discoespondilite, fraturas, neoplasia vertebral lítica e DIV. De modo geral, o liquor é normal, embora um aumento na concentração de proteína (especialmente albumina) possa ser observado em alguns casos (50%) e o número de neutrófilos possa ser um pouco maior nas primeiras 24 horas após o início dos sinais clínicos. A mielografia ou a TC da coluna podem descartar lesões compressivas da medula espinal com possível indicação de cirurgia de emergência, como fraturas, extrusão de disco e neoplasia. A RM pode revelar edema focal e hiperintensidade do parênquima medular em imagens ponderadas em T2 de cães com a doença grave, mas lesões brandas não são evidentes. A localização da hiperintensidade da medula espinal sobre um corpo vertebral em vez de centrada sobre um espaço discoide ajuda a diferenciar a EFC do disco traumático à RM. O diagnóstico de EFC costuma basear-se em achados clínicos e na exclusão de distúrbios compressivos agudos da medula espinal (Figura 65.12).

Tratamento

O tratamento da EFC consiste em medidas inespecíficas de suporte, cuidados de enfermagem e fisioterapia. A maioria dos cães acometidos é de porte grande, o que dificulta esse tipo de manejo. Em animais atendidos nas primeiras 6 horas de paralisia, o tratamento agressivo com uma dose de succinato sódico de metilprednisolona, como às vezes recomendado para o tratamento inicial de traumatismo medular agudo, pode ser razoável. Contudo, não há evidências de que esse tratamento influencie o desfecho (ver Figura 65.4). O repouso em gaiola não é necessário – na verdade, a fisioterapia precoce pode acelerar a recuperação. A maior parte da melhora clínica ocorre nos primeiros 7 a 10 dias após o início dos sinais neurológicos, embora o retorno funcional completo possa levar de

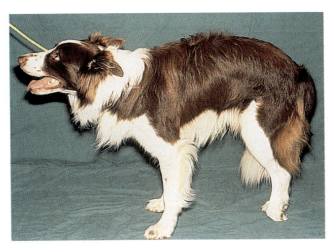

Figura 65.12 Esse Border Collie adulto apresentou claudicação, paresia flácida, diminuição da sensibilidade e hiporreflexia no membro posterior esquerdo de início agudo ao correr atrás de um brinquedo. O membro não doía e as radiografias, a análise do liquor e o mielograma eram normais. O diagnóstico presuntivo de embolia fibrocartilaginosa (EFC) nos segmentos lombar e sacral da medula espinal do lado esquerdo foi estabelecido. O cão recuperou-se sem intercorrências em um período de 3 semanas.

6 a 8 semanas. Sem melhora em 21 dias, é improvável que o cão ou gato se recuperem.

Prognóstico

A recuperação depende da extensão e da localização da lesão da medula espinal. A maioria dos cães acometidos (85%) caminha em 21 dias, mas os déficits neurológicos permanentes são comuns. O prognóstico de recuperação é melhor em cães e gatos com sinais relacionados com o NMS e a manutenção da sensação de dor profunda. A probabilidade de recuperação completa é menor em animais com sinais ligados ao NMI causados por danos na intumescência braquial ou lombossacra (C6-T2 ou L4-S3). Animais que perderam a capacidade de perceber estímulos dolorosos nos membros acometidos têm pouca probabilidade de recuperar a capacidade de deambular sem assistência.

INSTABILIDADE ATLANTOAXIAL

Embora alguns cães com instabilidade atlantoaxial congênita apresentem dor cervical e tetraparesia aguda, muitos animais têm tetraparesia intermitente de progressão lenta devido a lesões repetidas da medula espinal cervical. Essa doença será discutida com os distúrbios progressivos da medula espinal em animais jovens. A fratura traumática do processo odontoide com subluxação pode ocorrer em qualquer cão ou gato e provoca disfunção aguda relacionada ao NMS em todos os membros. O tratamento assemelha-se ao descrito para o traumatismo medular agudo.

NEOPLASIA

As neoplasias geralmente causam sinais neurológicos por compressão ou infiltração do parênquima da medula espinal. Elas são discutidas neste capítulo com doenças crônicas progressivas da medula espinal. É importante lembrar, entretanto, que a neoplasia primária ou metastática pode causar sinais neurológicos agudos não progressivos devido à hemorragia intraparenquimatosa ou à lise dos ossos vertebrais seguida por fratura.

DISFUNÇÃO PROGRESSIVA DA MEDULA ESPINAL

As lesões medulares com dias a semanas de progressão (subagudas) são geralmente causadas por processos inflamatórios (infecciosos ou imunológicos) ou algum tipo de neoplasia. Os distúrbios degenerativos e a maioria dos cânceres tendem a causar disfunção lenta da medula espinal. A avaliação completa do paciente, inclusive exames sistêmicos para detecção de doença extraneural, é recomendada em todos os casos de disfunção progressiva da medula espinal. A lesão deve ser localizada, e convém realizar exames auxiliares para estabelecer o diagnóstico e escolher o tratamento adequado.

DISTÚRBIOS PROGRESSIVOS SUBAGUDOS
Doença inflamatória infecciosa

A maioria das doenças inflamatórias infecciosas discutidas no Capítulo 64 pode causar mielite (i. e., inflamação da medula espinal) e sinais neurológicos progressivos sugestivos de lesão focal ou multifocal da medula espinal. Cinomose, febre maculosa e neosporose em cães e peritonite infecciosa felina em gatos são as doenças infecciosas mais associadas a sinais da medula espinal. Às vezes, a avaliação sistêmica revela o diagnóstico específico. A RM magnética pode ajudar a localização e a caracterização das lesões. A análise do liquor confirma a presença de doença inflamatória e pode ajudar a detecção de agentes infecciosos. Outros exames diagnósticos costumam ser necessários para identificar a etiologia (ver Capítulo 64).

Doença inflamatória não infecciosa

Algumas das doenças inflamatórias não infecciosas discutidas no Capítulo 64 podem causar sinais progressivos na medula espinal. De modo geral, cães com arterite-meningite responsiva a corticosteroides (AMRC) apresentam dor cervical e febre sem déficits neurológicos. Os déficits neurológicos são comuns em pacientes com meningoencefalite de etiologia desconhecida (MED) ou MEG focal ou disseminada com acometimento da medula espinal. A análise do liquor confirma a mielite inflamatória, e outros exames são necessários para descartar etiologias infecciosas. (Ver mais informações no Capítulo 64.)

Discoespondilite

A discoespondilite é uma infecção dos discos intervertebrais e placas terminais vertebrais cartilaginosas adjacentes por bactérias ou fungos. Considera-se a disseminação hematogênica da infecção de focos infectados a causa na maioria dos casos, mas a extensão da infecção de um sítio e a migração de corpos estranhos (fragmentos de gramíneas ou espinhos de porco-espinho) são ocasionalmente observadas. Vários microrganismos causadores foram isolados, em especial o *Staphylococcus* spp., o *Streptococcus* spp. e a *Escherichia coli*. A *Brucella canis* é menos comum, mas deve ser incluída entre os diagnósticos diferenciais devido às implicações para a saúde humana. Os *Actinomyces* spp. são comumente implicados na discoespondilite de L2-L4 causada pela migração de gramíneas inaladas.

A discoespondilite é mais comum em cães jovens e de meia-idade de porte médio a grande. A prevalência da doença pode ser maior em Pastores Alemães, Labradores Retrievers, Boxers, Rottweilers e Dinamarqueses. A discoespondilite também foi identificada em cães jovens (< 6 meses), sobretudo após traumatismo raquimedular ou recuperação de infecção por parvovírus. A discoespondilite é muito raramente diagnosticada em gatos. Nas duas espécies, a doença é mais comum em machos do que em fêmeas.

Características clínicas

A dor na coluna é o sinal clínico mais comum de discoespondilite. A palpação da região acometida da coluna geralmente possibilita a localização da lesão. Sinais sistêmicos, como febre, anorexia, depressão e perda de peso, ocorrem em 30% dos cães, mas alterações inflamatórias hematológicas raramente são observadas, a menos que haja endocardite concomitante ou alguma outra infecção sistêmica. Poliartrite secundária (i. e., reativa) (ver Capítulo 69) pode ser observada e causar marcha geralmente rígida e estereotipada em alguns cães.

Os déficits neurológicos são observados em menos de 50% dos cães e gatos com discoespondilite. Em casos crônicos ou não tratados, a disfunção neurológica pode decorrer da compressão da medula espinal por tecido inflamatório em proliferação, fratura patológica das vértebras líticas ou extensão de inflamação óssea grave para a medula espinal adjacente, sem qualquer compressão medular. Paraparesia branda e déficits proprioceptivos são as anomalias neurológicas mais comuns relatadas.

Diagnóstico

O diagnóstico de discoespondilite é suspeito após o exame físico e confirmado por exame radiográfico das vértebras acometidas. As alterações radiográficas características são estreitamento do espaço discoide, irregularidade ou lise de uma ou ambas as placas vertebrais terminais (especialmente em sua porção ventral), esclerose nas margens de perda óssea e proliferação do osso vertebral adjacente (Figura 65.13). Os sítios mais afetados são as colunas torácica, cervical caudal, toracolombar e lombossacra. Como a discoespondilite tende a afetar mais de um espaço discoide (Figura 65.14), recomenda-se a obtenção de radiografias de toda a coluna. Os sinais radiográficos de discoespondilite podem não ser aparentes por várias semanas após o início dos sinais clínicos. A RM e a TC podem ser usadas para identificar a erosão sutil da placa terminal antes que as lesões sejam radiograficamente aparentes. A ultrassonografia também pode identificar lesões de discoespondilite nas colunas cervical ou lombar.

A hemocultura é o melhor método não invasivo para o isolamento do microrganismo responsável pela infecção vertebral, sendo positiva em cerca de 35% dos casos. A ecocardiografia e a urocultura são rotineiramente recomendadas para avaliar os sistemas cardíaco e urogenital como possíveis fontes de infecção. A aspiração percutânea com agulha do disco infectado durante a anestesia geral, sob fluoroscopia ou ultrassonografia, é eficaz na obtenção de culturas positivas em alguns casos de resultados negativos à hemocultura e à urocultura. No entanto, isso costuma ser reservado para os casos negativos em outras técnicas de cultura e resposta inadequada a um antibiótico escolhido de modo empírico. Guia-se a agulha medular até o espaço discoide; uma pequena quantidade de solução salina estéril (0,3 a 0,5 mℓ) é injetada e, em seguida, aspirada para cultura. A sorologia ou a reação da cadeia da polimerase (PCR) para a detecção de *Brucella* devem ser consideradas em todos os cães acometidos por causa da importância da brucelose na saúde pública (ver Capítulo 55), apesar de sua prevalência muito baixa (< 10%) nos EUA e no Canadá.

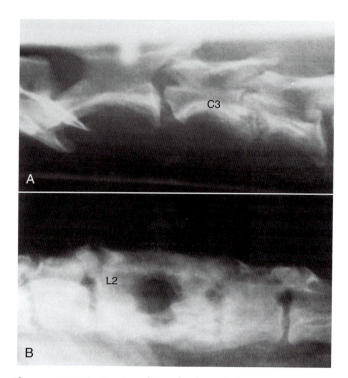

Figura 65.13 A. A radiografia lateral da coluna vertebral cervical de um cão adulto revela discoespondilite entre a terceira e a quarta vértebras cervicais (C3-C4). **B.** A radiografia lateral da coluna vertebral lombar de um Pointer adulto revela discoespondilite crônica grave entre a segunda e a terceira vértebras lombares (L2-L3).

Tratamento

A princípio, o tratamento inicial discoespondilite é composto de antibióticos, repouso em gaiola e analgésicos. Em caso de isolamento de um microrganismo, o antibiograma orienta a antibioticoterapia. Na ausência de isolamento, as primeiras tentativas de tratamento devem ser dirigidas contra o *Staphylococcus* spp. Recomendam-se antibióticos bactericidas com espectro contra microrganismos gram-positivos e capacidade de concentração nos ossos. As cefalosporinas de primeira geração (cefazolina, 25 mg/kg IV a cada 8 horas; cefalexina, 22 mg/kg VO a cada 8 horas) e amoxicilina com clavulanato (Clavamox®, 12,5 a 25 mg/kg VO a cada 8 horas) foram eficazes. As quinolonas

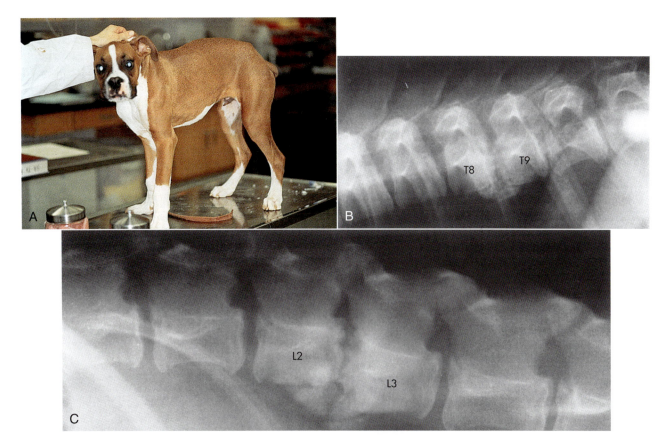

Figura 65.14 A. Boxer de 5 meses com dor nas costas causada por discoespondilite. **B** e **C.** As radiografias da coluna vertebral lateral revelam lesões em T8-T9 e L2-L3, com destruição das placas terminais do corpo vertebral adjacentes, colapso dos espaços do disco intervertebral, encurtamento dos corpos vertebrais e nova produção de osso ao redor das extremidades dos corpos vertebrais acometidos.

podem ser adicionadas se houver suspeita de microrganismos gram-negativos. A ampicilina é o antibiótico de escolha para infecções por *Actinomyces* associadas à migração de gramíneas. Os antibióticos são administrados por via parenteral durante os primeiros 3 a 5 dias sempre que houver déficits neurológicos. A seguir, mantém-se o tratamento oral por, pelo menos, 8 semanas e até 6 meses, se necessário.

Além da antibioticoterapia, a atividade do paciente deve ser restrita para minimizar o desconforto e diminuir a chance de fratura patológica e luxação. Os analgésicos podem ser administrados por 3 a 5 dias, mas seu uso dificulta a avaliação da eficácia da antibioticoterapia e o repouso absoluto em gaiola. A maioria dos cães apresenta melhora clínica muito rápida na primeira semana de tratamento. Os cães tratados devem ser reavaliados clínica e radiograficamente a cada 3 semanas. Com o tempo, o processo lítico deve se resolver e as vértebras acometidas devem se fundir. Os antibióticos devem ser administrados por um período mínimo de 8 semanas, até que não haja mais dor nos sítios afetados ou lise radiograficamente visível. A maioria dos animais tratados não apresenta recidiva, a menos que um corpo estranho cause a discoespondilite.

DISTÚRBIOS PROGRESSIVOS CRÔNICOS
Neoplasia

Os tumores que crescem e comprimem ou se infiltram no parênquima da medula espinal tendem a causar sinais de disfunção medular crônica com piora progressiva. Os tumores da coluna podem ser primários ou metastáticos. Os tumores mais comuns na medula espinal de cães são tumores extradurais originários do corpo vertebral (p. ex., osteossarcoma, condrossarcoma, fibrossarcoma, mieloma) e tumores de tecidos moles extradurais, inclusive metástases de hemangiossarcoma, carcinoma, lipossarcoma e linfoma. Tumores extramedulares intradurais, como meningiomas, neuroepitelioma e tumores da bainha do nervo periférico, também são comuns, representando 35% de todos os tumores da coluna vertebral. Os tumores intramedulares são relativamente raros em cães, à exceção do hemangiossarcoma metastático. O linfoma pode ser extradural, intradural/extramedular ou intramedular em cães e, de modo geral, é uma manifestação de doença multicêntrica. O linfoma revela-se o único tumor medular comum em gatos e, em 85% dos gatos com linfoma medular, o tumor também é encontrado em sítios extraneurais.

A maioria dos tumores da medula espinal ocorre em cães de meia-idade e idosos, com idade média de 5 a 6 anos no momento do diagnóstico. Duas exceções dignas de nota são o linfoma (que pode afetar cães de qualquer idade) e o neuroepitelioma, um tumor intradural extramedular primário que tem predileção por T10-L1 de cães jovens, em especial Pastores Alemães e Golden Retrievers. Além disso, os osteomas vertebrais podem ocorrer em cães jovens e causar compressão da medula espinal, assim como exostoses cartilaginosas, lesões ósseas proliferativas benignas indistinguíveis de neoplasias exceto à biópsia (Figura 65.15; ver também Figura 59.2). O linfoma medular é mais comum em gatos adultos jovens (idade média de 4 anos) com leucemia felina (FeLV). Evidentemente, a neoplasia medular não pode ser eliminada como diagnóstico diferencial com base apenas nos achados à anamnese.

Características clínicas

Os sinais clínicos costumam ser insidiosos e relacionados com a localização do tumor. O diagnóstico precoce é difícil porque as anomalias neurológicas não são clinicamente aparentes até que haja compressão ou destruição significativa da medula espinal. Muitos animais apresentam sinais clínicos lentamente progressivos por meses antes do diagnóstico. A dor pode ser uma característica proeminente em cães e gatos com tumores da raiz nervosa que invadem a medula espinal, tumores meníngeos e neoplasias ósseas agressivas. O agravamento progressivo da claudicação e da dor à manipulação do membro (i. e., dor radicular, *root signature*) sem déficits neurológicos é comum em cães com tumores da bainha do nervo periférico que acometem as raízes nervosas da intumescência cervical ou lombar. Uma síndrome de Horner e/ou perda ipsilateral do reflexo do panículo pode ser observada em caso de acometimento das raízes nervosas torácicas. A dor não é uma característica comum de tumores primários ou metástases intramedulares. Embora animais com lesões compressivas entre T3 e L3 da medula espinal tipicamente mantenham a continência urinária e fecal até depois da paralisia dos membros, não é raro que animais com neoplasias intramedulares centrais apresentem incontinência enquanto ainda são capazes de andar.

Os diagnósticos diferenciais devem envolver outros distúrbios que causam disfunção neurológica de progressão lenta, como protrusão de disco de tipo II e mielopatia degenerativa (MD). Os tumores extradurais de crescimento rápido, como linfoma e tumores intramedulares primários ou metastáticos, às vezes causam sinais neurológicos rapidamente progressivos, mais típicos de mielite inflamatória. A paresia/paralisia peraguda é ocasionalmente observada em cães ou gatos com hemorragia associada a tumor ou fraturas patológicas em vértebras.

Diagnóstico

Sempre que uma neoplasia é considerada um diagnóstico diferencial em um caso de disfunção da medula espinal, são necessários exame físico completo, avaliação clínico-patológica e técnicas de diagnóstico por imagem para determinar a localização do tumor primário e de metástases e detectar evidências de doença sistêmica. Fundoscopia, palpação de linfonodos e exame retal devem ser realizados, bem como radiografias torácicas e abdominais e ultrassonografia abdominal. Em raças com alto risco de hemangiossarcoma, a ultrassonografia cardíaca também pode ser necessária. A aspiração de linfonodos, baço e/ou fígado e o exame de esfregaços de sangue periférico ou medula óssea podem estabelecer o diagnóstico de linfoma em cães. Os pacientes com mieloma múltiplo tendem a secretar paraproteínas, o que causa hiperproteinemia e gamopatia monoclonal. A maioria dos gatos com linfoma medular é FeLV-positiva (> 80%), e muitos apresentam doença sistêmica evidente e evidências hematológicas de acometimento da medula óssea.

Recomendam-se radiografias simples da região afetada da coluna. Osteólise ou proliferação óssea podem ser observadas em pacientes com tumores vertebrais (Figura 65.16). Às vezes, a aspiração com agulha fina de uma lesão óssea estabelece o diagnóstico citológico. Todo o esqueleto axial e apendicular deve ser examinado em busca de lesões líticas em caso de probabilidade de mieloma múltiplo com base nos achados clínicos. Os tumores de tecido mole da medula espinal quase nunca são visíveis em radiografias simples. Embora a mielografia seja um método bastante confiável para a localização e a caracterização dos tumores da medula espinal, é relativamente invasiva; e suas informações diagnósticas têm valor inferior aos da RM. A análise do liquor deve sempre preceder a mielografia. Em caso de compressão da medula espinal por tumores, a análise do liquor geralmente revela alterações inespecíficas, inclusive ligeiros aumentos na concentração de proteínas e branda pleocitose mononuclear. As células neoplásicas raramente são identificadas, exceto em cães e gatos com linfoma (Figura 65.17).

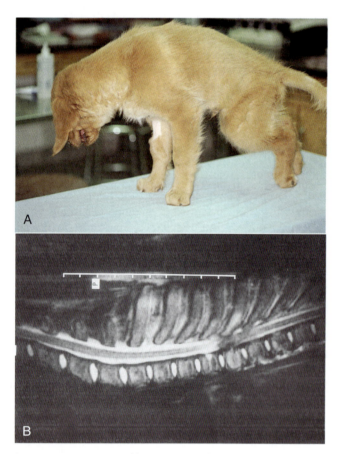

Figura 65.15 A. Golden Retriever de 3 meses com dor na coluna e sinais progressivos relacionados ao neurônio motor superior (NMS) em ambos os membros posteriores causados por um osteoma vertebral. **B.** A ressonância magnética revela uma grave lesão compressiva da medula espinal no aspecto caudal do corpo vertebral de T4 que se estende caudalmente pelo corpo vertebral de T6.

A mielografia ou a RM possibilitam a caracterização da maioria dos tumores da medula espinal como intramedular, extramedular-intradural ou extradural. A RM traz informações valiosas sobre a localização precisa do tumor e o grau de acometimento da medula espinal, o que pode ser importante ao considerar o tratamento cirúrgico e/ou a radioterapia.

Tratamento

De modo geral, a descompressão cirúrgica e as tentativas de excisão completa do tumor são limitadas a neoplasias extradurais bem encapsuladas como procedimentos de referência. Os meningiomas felinos podem ter bom prognóstico após a excisão cirúrgica. O tratamento cirúrgico dos tumores intramedulares normalmente não é eficaz, devido ao grande acometimento do tecido nervoso.

A radioterapia pode ter algum benefício em cães e gatos com linfoma medular, tumores de plasmócitos, meningiomas e alguns tumores da bainha nervosa. A quimioterapia raramente mostra-se eficaz porque apenas alguns dos medicamentos usados atravessam a barreira hematencefálica. Os corticosteroides podem diminuir os tumores linforreticulares, como linfoma e mieloma, e reduzir o edema e a inflamação associados a diversas neoplasias, o que causa notável melhora temporária. Como a citosina-arabinosídeo tem boa penetração no liquor, também pode ser usada no tratamento de tumores linforreticulares.

Cistos articulares medulares

Os cistos originários da cápsula articular das articulações facetárias podem, quando aumentam, causar compressão extradural focal progressiva crônica da medula espinal ou das raízes nervosas. Esses cistos podem ser associados a uma bolsa externa à sinóvia (cistos sinoviais) ou ser originários da degeneração mucinosa do tecido conjuntivo periarticular (cistos ganglionares). Os cistos sinoviais e os cistos ganglionares são clinicamente indistinguíveis, e ambos mostram-se secundários a alterações degenerativas nas articulações facetárias. As alterações degenerativas devem-se a malformações congênitas, instabilidade vertebral ou traumatismos. Os sinais referem-se ao sítio e ao grau de compressão da medula espinal ou da raiz nervosa. Cães jovens de porte gigante, como Mastiffs, Dinamarqueses e Bernese Mountain Dogs, tendem a desenvolver cistos únicos ou múltiplos na região cervical, que causam uma mielopatia relacionada com o NMS com ataxia proprioceptiva, tetraparesia progressiva e, ocasionalmente, dor cervical. Os cistos sinoviais ocorrem em 20% dos cães com espondilomielopatia cervical (síndrome de Wobbler). Cães mais velhos, em especial Pastores Alemães, podem apresentar cistos articulares toracolombares ou lombossacros que causam compressão da medula espinal ou da cauda equina.

As radiografias podem revelar alterações degenerativas das facetas articulares. A RM é a melhor modalidade para diagnóstico de cistos sinoviais. Os cistos são massas extradurais bem circunscritas associadas aos processos articulares em um ou ambos os lados do canal vertebral. A análise do liquor revela citologia normal e discreto aumento do teor de proteína, o que condiz com o diagnóstico de mielopatia compressiva crônica não inflamatória. O tratamento geralmente consiste em descompressão da medula espinal, drenagem do cisto e artrodese da articulação facetaria. De modo geral, seus resultados são excelentes. Uma síndrome semelhante com degeneração

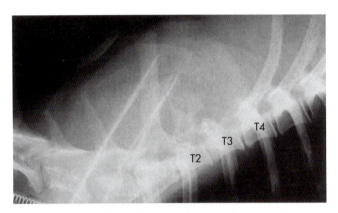

Figura 65.16 Radiografia lateral da coluna vertebral de um Setter Irlandês de 2 anos com ataxia progressiva há 1 semana e paralisia do neurônio motor superior dos membros posteriores e síndrome de Schiff-Sherrington há 12 horas. Todo o processo espinhoso de T3, o teto de T3 e a maior parte do processo espinhoso de T2 estão destruídos, o que, em grande parte, condiz com um processo neoplásico. Um sarcoma indiferenciado neste sítio foi identificado no exame *post mortem*.

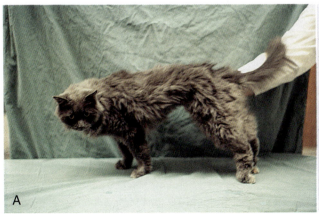
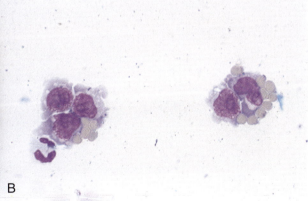

Figura 65.17 A. Gato de 2 anos com ataxia progressiva do membro posterior e paresia do neurônio motor superior há 5 dias. **B.** A análise do liquor revelou um aumento do número de células, em especial células linfoides neoplásicas.

e proliferação óssea de múltiplas facetas articulares toracolombares e compressão da medula espinal foi relatada como hereditária em Pastores Shiloh de 4 a 10 meses.

Divertículos (cistos) aracnoides medulares

Acúmulos focais de liquor em estruturas semelhantes a cistos no interior do espaço subaracnóideo podem causar compressão lenta, progressiva e não dolorosa da medula espinal de cães jovens (Figura 65.18). As estruturas semelhantes a cistos contendo liquor podem representar um divertículo intradural aracnoide congênito (mais comum) ou uma bolsa formada por aderências no espaço subaracnóideo secundária a traumatismo, extrusão ou protrusão de disco ou malformações vertebrais. A região cervical e a região torácica caudal são as mais acometidas; a maioria dos divertículos está na face dorsal do canal vertebral. Um distúrbio do fluxo do liquor pode levar à formação de uma válvula funcional unidirecional; assim, o liquor preenche o divertículo, que aumenta e comprime a medula espinal. Os cães machos, jovens e de porte grande são mais suscetíveis a divertículos cervicais, em especial Rottweilers. Cães de porte pequeno, sobretudo Pugs e Buldogues Franceses, tendem a apresentar divertículos toracolombares. Essas lesões são raras em gatos. A mielografia ou a RM revelam acúmulo de liquor no local (ver Figura 65.18). A exploração, a fenestração dos divertículos com durotomia e a marsupialização do divertículo estão associadas a um bom prognóstico de recuperação desde que realizadas nos primeiros 4 meses após o desenvolvimento dos sinais clínicos e se os déficits neurológicos não forem graves.

Protrusão do disco intervertebral de tipo II

A degeneração fibroide do DIV ocorre em alguns cães como parte do processo de envelhecimento. Isso pode levar ao prolapso de uma pequena quantidade do núcleo do disco no ânulo fibroso. A seguir, há uma reação fibrótica, que leva a uma protuberância dorsal semelhante a uma cúpula no ânulo, a qual se projeta para o interior do canal espinal e causa compressão lenta e progressiva da medula espinal (ver Figura 65.5). Esse tipo de protrusão de disco (i. e., Hansen de tipo II) é mais comum em cães idosos de raças grandes não condrodistróficas, em especial Pastores Alemães, Labradores Retrievers e Doberman Pinschers, mas também foi ocasionalmente observado em animais de pequeno porte.

Características clínicas

Os sinais clínicos são provocados principalmente pela compressão lenta e progressiva da medula espinal, embora o desconforto medular seja aparente em alguns cães. A protrusão do disco toracolombar de tipo II causa sinais relacionados com o NMS nos membros posteriores; os membros anteriores são normais. A doença do disco cervical de tipo II pode ser observada em Doberman Pinschers, principalmente em associação à CSM (i. e., síndrome de Wobbler). Nesses cães, os membros anteriores e posteriores são afetados e os sinais neurológicos associados ao NMS mostram-se mais proeminentes nos membros posteriores.

Diagnóstico

Sinais lentamente progressivos de disfunção da medula espinal em um cão idoso devem levar à suspeita de protrusão de disco do tipo II, cistos articulares, MD ou neoplasia. O exame neurológico localiza a lesão em uma região da medula espinal; porém, como geralmente não há dor, a palpação raramente estabelece uma localização mais precisa. As radiografias da coluna vertebral são normais na maioria dos cães acometidos, mas o estreitamento do espaço discoide, a produção de osteófitos e a esclerose da placa terminal podem ser observados no local da protrusão do disco de tipo II em alguns cães. Todos esses são, no entanto, achados incidentais comuns, mas essas

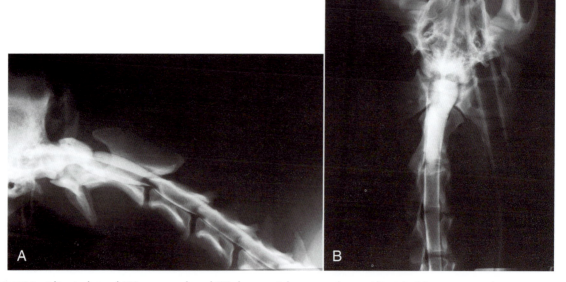

Figura 65.18 Incidência lateral (**A**) e ventrodorsal (**B**) de um mielograma de um Akita de 10 meses com hipermetria progressiva de todos os quatro membros e paraparesia leve. Uma dilatação bulbosa bem definida do espaço subaracnóideo dorsal que se comunica com o restante do espaço subaracnóideo estava presente em C2-C3, sugerindo um divertículo aracnoide. A exploração cirúrgica e a marsupialização levaram à normalização rápida e persistente (> 6 anos) da marcha.

anomalias são comuns em vários sítios em cães idosos de porte grande; logo, podem não ajudar a localizar a lesão. Mielografia ou técnicas avançadas de diagnóstico por imagem (i. e., TC, RM) são necessárias para determinar a extensão e a localização da lesão e diferenciar a protrusão do disco de tipo II da neoplasia medular e MD.

Tratamento

Restrição de exercícios, medicamentos anti-inflamatórios (AINEs ou prednisona em baixas doses) e relaxantes musculares proporcionam alívio em cães desconfortáveis à palpação ou à manipulação do sítio acometido. A adição de metocarbamol ou gabapentina pode ajudar a diminuir o desconforto cervical por espasmos musculares ou compressão das raízes nervosas. Os sinais neurológicos causados pela compressão da medula espinal continuam a progredir, com a recomendação de cirurgia como tratamento definitivo. Realiza-se a descompressão ventral em caso de comprometimento de vértebras cervicais, enquanto a hemilaminectomia para descompressão local costuma ser feita para a correção de discos do tipo II na coluna toracolombar. A descompressão cirúrgica eficaz costuma ser desafiadora devido à natureza crônica da lesão e à dificuldade de remoção do ânulo dorsal. O objetivo do tratamento é estabilizar o estado neurológico do animal. A medula espinal geralmente sofre compressão crônica considerável antes do aparecimento dos sinais clínicos; portanto, a recuperação completa mostra-se rara. Alguns cães apresentam piora temporária ou permanente dos sinais clínicos no período pós-operatório.

Mielopatia degenerativa

Um distúrbio degenerativo da substância branca da medula espinal caracterizado pela perda generalizada de mielina e axônios, com maior gravidade na medula espinal torácica caudal, é mais frequente em Pastores Alemães idosos. A princípio, os cães acometidos apresentam ataxia proprioceptiva de progressão lenta, frequentemente assimétrica e não dolorosa, além de paresia espástica relacionada com o NMS, sobretudo nos membros posteriores, o que sugere uma lesão entre T3 e L3. A MD foi identificada em Pastores Alemães de 5 a 14 anos e é ocasionalmente observada em cães idosos de outras raças de grande porte, inclusive Boxers, Chesapeake Bay Retrievers e Rhodesian Ridgebacks, além de Pembroke Welsh Corgis.

Etiologia

A causa da degeneração axonal não inflamatória da MD revela-se incerta. Alguns acreditam que deficiências nutricionais ou vitamínicas ou reduções no suprimento vascular são responsáveis pelas alterações histológicas. Recentemente, a homozigose para uma mutação no gene da superóxido dismutase 1 (SOD1) foi identificada como necessária para o desenvolvimento de MD em raças com alta predisposição familiar para a doença. Essa mutação, juntamente às características neuropatológicas da MD, sugere que esse é um distúrbio neurodegenerativo da medula espinal semelhante à esclerose lateral amiotrófica (ELA) associada ao NMS em seres humanos.

Características clínicas

Clinicamente, a MD provoca paraparesia relacionada com o NMS de progressão lenta e ataxia dos membros posteriores. A perda de propriocepção altera a movimentação dos membros, desgasta as superfícies das unhas dorsais dos membros posteriores e causa piora progressiva da ataxia posterior. A maioria dos cães de grande porte acometidos progride de perda proprioceptiva leve para paraparesia relacionada com o NMS com perda da capacidade de deambulação em 6 a 9 meses. Uma forma de MD de progressão mais lenta foi identificada em Pembroke Welsh Corgis, com evolução mediana dos sinais por 18 meses. A princípio, embora todos os cães com MD apresentem paraparesia típica ligada ao NMS que sugere uma lesão em T3-L3, a progressão além da perda da deambulação leva à paresia flácida (NMI) com atrofia muscular e perda de reflexos em todos os quatro membros, sugerindo desnervação generalizada.

Diagnóstico

Suspeite de MD em qualquer cão de porte grande com paresia relacionada com o NMS de progressão lenta nos membros posteriores. Ataxia dos membros posteriores, passos longos, arraste dos dedos, reações posturais anormais (especialmente posicionamento tátil) e reflexos normais a aumentados nos membros posteriores são os achados mais comuns. Os cães acometidos são sistemicamente normais e não apresentam dor nas costas passível de localização. Os achados neurológicos distinguem a MD da doença lombossacra e de distúrbios ortopédicos, como displasia do quadril e ruptura bilateral do ligamento cruzado anterior. Os diagnósticos diferenciais primários da paresia progressiva crônica relacionada com o NMS nos membros posteriores são MD, neoplasia da medula espinal, compressão da medula espinal por cistos articulares e protrusão de disco de tipo II.

O diagnóstico *ante mortem* da MD é de exclusão. As radiografias da coluna vertebral são normais, assim como a análise do liquor, embora um ligeiro aumento na concentração de proteína seja ocasionalmente observado. A mielografia ou a RM devem ser realizadas para descartar compressão da medula espinal ou neoplasia medular focal. Achados normais em radiografias, análise citológica do liquor e imagens da medula espinal em um cão idoso com sinais lentamente progressivos relacionados com o NMS nos membros posteriores justificam o diagnóstico de MD. Há um exame comercial para detectar a mutação em SOD1 no DNA, mas apenas determina quais cães (homozigotos) estão em risco de desenvolver MD e quais são seus portadores. O exame não identifica a causa da paraparesia em um determinado cão. Relatos recentes sugerem que altas concentrações de uma proteína estrutural de axônios motores mielinizados (neurofilamento fosforilado pesado: pNF-H) no liquor podem ser bons biomarcadores para o diagnóstico de MD em cães. O diagnóstico definitivo de MD só pode ser confirmado pela identificação *post mortem* de alterações típicas, inclusive degeneração axonal, desmielinização e proliferação astroglial no funículo lateral e nas colunas dorsais da medula espinal torácica.

Tratamento

Não há tratamento eficaz para cães com MD. Corticosteroides não devem ser administrados, pois causam desgaste muscular e exacerbam a fraqueza muscular. Outros agentes imunossupressores não foram benéficos. Alguns investigadores defenderam a administração de vitaminas (como vitamina E, complexo B, vitamina C), ácidos graxos ômega-3 e antioxidantes, mas não há evidências conclusivas de benefício de qualquer um desses tratamentos. O exercício e a fisioterapia intensiva específica podem ajudar a retardar a progressão da doença.

Síndrome da cauda equina

Em cães, os últimos três segmentos da medula espinal lombar (L5, L6, L7) estão dentro da quarta vértebra lombar; os segmentos sacrais (S1, S2, S3) estão no corpo da quinta vértebra lombar; e os segmentos coccígeos estão na sexta vértebra lombar. Como as raízes nervosas desses segmentos lombares, sacrais e coccígeos da medula espinal saem do canal espinal por meio do forame intervertebral caudal para as vértebras de mesmo número, devem percorrer uma distância considerável dentro do canal vertebral caudal até o ponto de terminação na medula espinal (Figura 65.19; ver também Tabela 65.2). Esse conjunto de raízes nervosas que descem no canal vertebral é denominado cauda equina. Os nervos espinais dos segmentos sacrais e caudais recobrem a junção lombossacra, de modo que os distúrbios compressivos que afetam essa região provavelmente envolvem os nervos L7, sacrais e caudais.

A compressão dos nervos da cauda equina (*síndrome da cauda equina, estenose lombossacra degenerativa*) é geralmente provocada pela protrusão adquirida do disco de tipo II no espaço intervertebral L7-S1, com a proliferação progressiva de cápsulas articulares e ligamentos na região, talvez por movimento excessivo ou instabilidade. Esse distúrbio é mais comum em cães de grande porte, inclusive Pastores Alemães, Labradores Retrievers e Malinois Belgas, principalmente cães machos de trabalho com mais de 5 anos. Raramente, a compressão da cauda equina neste local pode ser causada por tumor, discoespondilite, cisto sinovial, osteocondrose vertebral ou sacral ou malformações ósseas congênitas.

Predisposição genética, conformação e atividade física são fatores predisponentes para aumento do estresse mecânico no DIV na junção lombossacra, promovendo prolapso de disco de tipo II nesse local. A perda da força estrutural do disco piora a instabilidade local, o que causa alterações proliferativas nas facetas articulares, nas cápsulas articulares e no ligamento amarelo. As alterações proliferativas causam maior estreitamento do canal vertebral, compressão da cauda equina e compressão das raízes nervosas em sua saída dos forames (estenose lombossacra degenerativa).

Características clínicas

A compressão das raízes nervosas da cauda equina provoca uma constelação muito característica de sinais clínicos. Os cães acometidos demoram a se levantar quando deitados e relutam em correr, sentar, pular ou subir escadas. A claudicação do membro posterior piora com o exercício, pois os vasos sanguíneos que acompanham as raízes nervosas espinais dentro do forame intervertebral já sobrecarregado se dilatam e comprimem ainda mais as raízes nervosas. Os cães acometidos podem relutar em levantar ou abanar o rabo.

O achado mais comum ao exame físico é a dor induzida pela palpação profunda do sacro dorsal ou pela dorsiflexão da cauda ou pela hiperextensão da região lombossacra (Figura 65.20). A maioria dos cães não tem déficits neurológicos no momento da primeira avaliação, o que dificulta a diferenciação desses animais daqueles com dor e claudicação causadas por discoespondilite, doença prostática ou doença articular degenerativa. Quando o canal espinal lombossacro e a estenose dos forames progridem e causam compressão dos nervos espinais L7, sacrais e caudais, anomalias neurológicas sutis, inclusive fraqueza do membro posterior, atrofia dos músculos da porção caudal da coxa e distal do membro e redução ou ausência de flexão do jarrete durante o reflexo de retirada, passam a ser aparentes. O reflexo patelar pode parecer maior em alguns cães porque há uma perda de tônus nos músculos opostos da coxa caudal (pseudo-hiper-reflexia). Nos casos graves, há diminuição do tônus anal e incontinência fecal e urinária. Podem ocorrer hiperestesia ou parestesia do períneo, com dermatite úmida autoinfligida do períneo e da base da cauda.

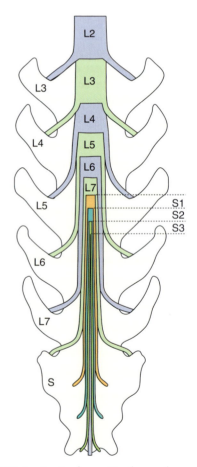

Figura 65.19 Anatomia da região da cauda equina em cães. Os segmentos L5-L7 da medula espinal estão no interior da vértebra L4. Os segmentos S1-S3 da medula espinal estão dentro da vértebra L5; e os segmentos coccígeos, em L6. As raízes nervosas de todos os segmentos da medula espinal lombar, sacral e coccígea deixam o canal por meio do forame intervertebral imediatamente caudal à vértebra de mesmo número; logo, essas raízes nervosas percorrem uma distância considerável dentro do canal vertebral.

CAPÍTULO 65 ■ Distúrbios da Medula Espinal 1135

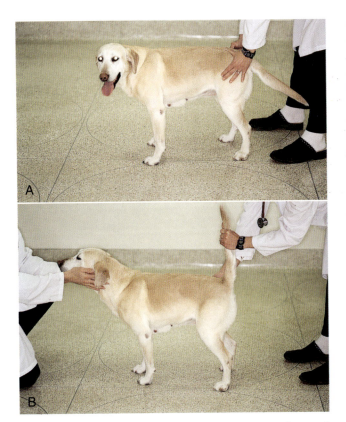

Figura 65.20 Cães acometidos pela síndrome da cauda equina frequentemente sentem dor à palpação profunda do sacro dorsal (**A**) e dorsiflexão da cauda (**B**).

Diagnóstico

Os achados à anamnese, ao exame físico e ao exame neurológico são a base primária para o diagnóstico presuntivo de síndrome da cauda equina. As radiografias da coluna vertebral descartam causas incomuns de dor lombossacra (p. ex., discoespondilite, neoplasia vertebral lítica, fratura/luxação). Em cães com síndrome da cauda equina, as radiografias dessa região podem ser normais ou revelar esclerose da placa terminal e espondilose das placas terminais L7 e S1 e estreitamento ou colapso do espaço do DIV entre L7 e S1. Essas mesmas anomalias são comuns em cães clinicamente normais.

O diagnóstico baseia-se no registro da compressão do nervo por meio de técnicas de diagnóstico por imagem. A RM com a coluna em extensão é o meio mais sensível, preciso e não invasivo de avaliação da região lombossacra, possibilitando a visualização de todos os componentes que estejam envolvidos na compressão da cauda equina (Figura 65.21). Há alguma preocupação de que o uso rotineiro da RM leve à interpretação excessiva de protrusões incidentais de disco menores; logo, os achados clínicos devem sustentar o diagnóstico. Os estudos eletrofisiológicos podem ajudar a confirmar a doença relacionada com o NMI e a disfunção da raiz nervosa dos membros posteriores e da cauda.

Tratamento

A restrição de exercícios e a administração de analgésicos ou anti-inflamatórios podem causar melhora temporária em cães com sinais clínicos limitados a dor e claudicação. Gabapentina (8 a 10 mg/kg VO a cada 8 h) pode aliviar a dor neuropática de modo significativo, com AINEs e tramadol (3 a 5 mg/kg VO a cada 8 h). Os sinais geralmente reaparecem com a retomada das atividades normais. O tratamento mais definitivo requer laminectomia dorsal lombossacra, excisão de tecidos compressivos e descompressão dos forames por foraminotomia quando necessário. Recomenda-se a cirurgia descompressiva com distração e estabilização lombossacra, se houver suspeita de instabilidade. Os procedimentos cirúrgicos são descritos em *Leitura sugerida*. Na maioria dos cães, o alívio da dor ocorre logo após a cirurgia. O repouso pós-operatório estrito deve ser estrito por 4 a 8 semanas, com subsequente retorno gradual aos exercícios e ao trabalho. O prognóstico é bom para a resolução de claudicação e déficits neurológicos leves. A maioria dos cães com déficits brandos a moderados retorna às funções de trabalho, mas pode apresentar recidiva dos sinais após 12 a 24 meses. Os déficits graves de NMI e a incontinência geralmente são permanentes.

Espondilomielopatia cervical (síndrome de Wobbler)

A *espondilomielopatia cervical* (CSM), ou *síndrome de Wobbler*, é um termo usado para descrever a compressão da medula espinal cervical caudal e da raiz nervosa em cães de porte grande e gigante. A doença apresenta-se secundária a malformações de desenvolvimento, instabilidade ou alterações associadas à instabilidade no canal vertebral. Predisposição genética, supernutrição e conformação têm sido relacionadas com seu desenvolvimento. O estreitamento do canal vertebral pode ser provocado por malformação de lâminas vertebrais, hipertrofia do ligamento amarelo, alargamento da faceta articular, hipertrofia do tecido mole periarticular ou (com maior frequência) uma combinação destas alterações. Além disso, as alterações no corpo vertebral e nas placas terminais podem levar à protrusão de DIV do tipo II, causando compressão da medula espinal ventral.

Os cães Dinamarqueses com EMC geralmente apresentam estenose óssea do canal vertebral por malformações congênitas em suas vértebras cervicais. De modo geral, os sinais de compressão da medula espinal são evidentes antes dos 2 anos nessa raça. Diversos sítios vertebrais (geralmente C4, C5 ou C6) são acometidos, e o grau de compressão e lesão da medula espinal aumenta com a extensão ou a dorsiflexão cervical. Além da compressão da medula espinal causada pelas malformações ósseas, a maioria dos cães acometidos também apresenta compressão dos tecidos moles dorsais ou laterais à medula espinal.

Em cães com EMC, a hipertrofia do ligamento amarelo comprime a medula espinal dorsal. As compressões dorsolaterais e laterais são secundárias à osteoartrite do processo articular e à hipertrofia da articulação facetária. Em cães jovens de grande porte, como Mastiffs, Rottweilers e Bernese Mountain Dogs com EMC, a compressão dorsal ou dorsolateral da medula espinal é mais comum e passa a ser clinicamente evidente entre 1 e 4 anos. Alterações degenerativas das facetas articulares, cistos sinoviais e estenose do canal vertebral podem ser observados. A síndrome de Wobbler associada ao disco (DAWS) causa compressão ventral da medula espinal cervical caudal em cães maduros de grande porte, especialmente Doberman

1136 PARTE 9 ■ Distúrbios Nervosos e Neuromusculares

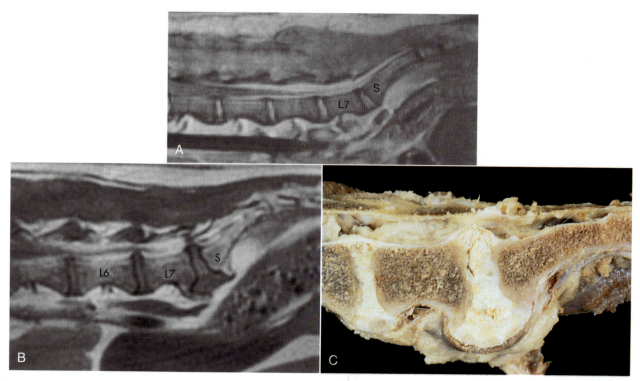

Figura 65.21 A. Ressonância magnética (RM) sagital medial ponderada em T1 da coluna lombar normal de um cão. (A imagem revela alta intensidade de sinal *[branco]* do núcleo pulposo e gordura epidural, em contraste com a menor densidade de sinal da medula espinal e das raízes nervosas da cauda equina *[sinal mais escuro]*.) **B.** A RM sagital medial ponderada em T1 de um cão com dor lombossacra revela deslocamento da gordura epidural e compressão ventral e dorsal das raízes nervosas no espaço discoide entre L7 e S1. A espondilose com deformação ventral ao espaço do disco intervertebral entre L7 e S1 e a protrusão do disco no espaço L6-L7 também são observadas. **C.** Dissecção *post mortem* da região lombossacra de um Pastor Alemão com estenose lombossacra degenerativa adquirida e protrusão de disco do tipo II. O canal vertebral fica comprometido na junção lombossacra e comprime os nervos da cauda equina. (**A** e **B**, cortesia do Dr. Greg Daniel, University of Tennessee, Knoxville, EUA.)

Pinschers de 6 a 8 anos. De modo geral, os Dobermans acometidos têm canal vertebral menor do que o normal, hipertrofia do ligamento amarelo e protrusão de um ou mais discos intervertebrais que causa sinais de compressão da medula espinal.

Características clínicas

A paresia lenta e progressiva e a marcha descoordenada ou oscilante, principalmente nos membros posteriores, são características da EMC. Os cães acometidos mantêm os membros posteriores em base ampla, além de ataxia e reações posturais anormais nos membros posteriores (que são invariavelmente mais acometidos do que os membros anteriores). Os achados neurológicos nos membros anteriores variam conforme o ponto de compressão da medula espinal, isto é, a região cervical cranial ou caudal. De modo geral, cães com compressão em C1 a C5 andam com os membros anteriores flutuantes ou de extensão excessiva. Cães com lesões cervicais caudais podem ter marcha curta e fraqueza nos membros anteriores, com reflexo de retirada fraco e atrofia pronunciada dos músculos supra e infraespinais sobre a escápula. A claudicação e a atrofia muscular em um membro anterior ou dor à tração do membro (i. e., *root signature*; ver Figura 65.6) sugerem a presença de compressão da raiz nervosa. A deterioração lenta e progressiva do estado neurológico é comum, mas, às vezes, um episódio traumático ou a extrusão aguda de disco provocam tetraplegia súbita. A resistência à extensão dorsal da coluna cervical é comum, mas a dor cervical evidente se revela a queixa principal em menos de 10% dos cães com EMC.

Diagnóstico

Suspeita-se o diagnóstico com base nos achados à anamnese e ao exame clínico. As radiografias simples ajudam a descartar outros distúrbios associados à compressão da medula espinal cervical, mas não estabelecem o diagnóstico definitivo de EMC. Alterações graves na faceta articular ou malformações do corpo vertebral devem aumentar o índice de suspeita de EMC em cães de porte grande. Até recentemente, a mielografia ou o mielograma com TC têm sido o meio padrão de confirmação do diagnóstico de EMC, com a vantagem de que o grau de compressão medular pode ser observado com a coluna em múltiplas posições, permitindo a diferenciação entre lesões estáticas e dinâmicas. As lesões compressivas que melhoram substancialmente com a tração (lesões dinâmicas) relacionam-se com discos do tipo II e hipertrofia ligamentar. Lesões ósseas ou extrusões de disco de tipo I não se resolvem com tração (lesões estáticas; Figuras 65.22 e 65.23). Essa informação pode ser usada para determinar se a cirurgia ideal para um cão com EMC é descompressão direta ou descompressão indireta por distração vertebral.

CAPÍTULO 65 ■ Distúrbios da Medula Espinal   1137

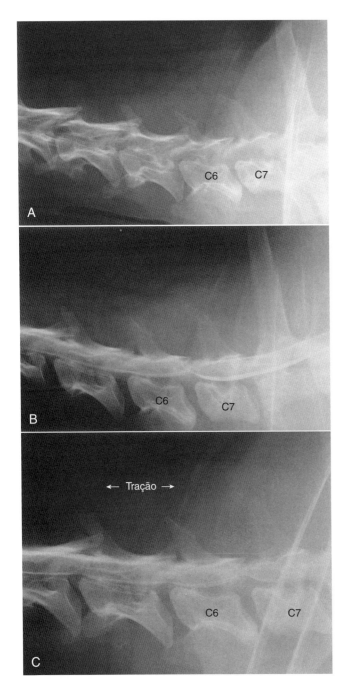

Figura 65.22 A. Radiografia da região cervical em um Doberman Pinscher com síndrome de Wobbler de 6 anos com início súbito de ataxia, paraparesia, déficits proprioceptivos e hiper-reflexia nos membros posteriores e dor cervical branda. Há um ligeiro estreitamento do espaço discoide entre C6 e C7; o canal vertebral é estenótico na face cranial de C6 e C7. **B.** A mielografia mostra compressão da medula espinal por uma massa extradural ventral em C6-C7 que não é alterada de maneira significativa pela tração. **C.** A cirurgia revelou grande quantidade de material discoide dentro do canal vertebral neste local.

Atualmente, considera-se a RM o padrão-ouro para avaliar cães com suspeita de EMC. A RM é mais precisa para prever o local, a gravidade e a natureza da compressão da medula espinal do que outras modalidades. A RM também possibilita

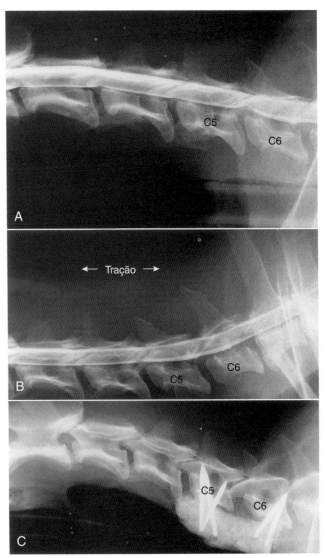

Figura 65.23 A. Mielograma cervical de um mestiço de Doberman/Weimaraner de 11 anos com ataxia crônica não dolorosa e hipermetria em todos os quatro membros. Há estreitamento do espaço discoide entre C5 e C6 e afinamento da coluna de contraste dorsal neste sítio (em associação ao desvio dorsal e ao afinamento da coluna de contraste ventral). **B.** A considerável resolução dessa compressão da medula espinal na projeção com tração sugere uma compressão dinâmica por um ânulo fibroso ou um ligamento amarelo protuberante. **C.** Realiza-se uma cirurgia para manter a tração na coluna vertebral neste local.

a detecção de alterações de sinal no parênquima da medula espinal que podem estar associadas ao prognóstico de recuperação.

Tratamento

A síndrome de Wobbler não tratada tipicamente progride de modo crônico, mas os sinais continuam estáveis ao longo do tempo em até 25% dos casos brandos. Os tratamentos clínico ou cirúrgico podem tentar aliviar os sinais clínicos da EMC. Todos os animais acometidos devem ser avaliados para possível detecção de doenças sistêmicas antes da instituição do tratamento clínico ou cirúrgico. Em particular, Dobermans Pinschers devem ser avaliados para hipotireoidismo, doença de von Willebrand e cardiomiopatia.

A restrição grave de exercícios, o uso de guias e a administração de doses anti-inflamatórias de prednisona podem levar à melhora temporária da função neurológica em cães com EMC (prednisona, 0,5 mg/kg VO a cada 12 horas por 2 dias; então 0,5 mg/kg uma vez ao dia por 2 dias; em seguida, 0,5 mg/kg uma vez em dias alternados por 14 dias; depois, 0,25 mg/kg uma vez em dias alternados por 2 meses). Os AINEs podem ser usados em vez dos corticosteroides se a dor cervical for intensa ou se esses últimos não forem tolerados, mas as duas classes de medicamentos jamais devem ser administradas juntas. O manejo clínico pode ser eficaz a longo prazo em 40 a 50% dos cães com sinais mínimos ou brandos de disfunção neurológica.

O tratamento cirúrgico da EMC é bem-sucedido em cerca de 80% dos casos e, por isso, recomendado na maioria dos cães com déficits neurológicos significativos. A cirurgia, no entanto, não altera a sobrevida a longo prazo de cães com EMC. As lesões múltiplas, as doenças crônicas e a incapacidade de andar estão associadas a um prognóstico ruim. A reabilitação pós-operatória é essencial para a recuperação. Os fatores primários que determinam o procedimento cirúrgico específico a ser recomendado são o grau e o local da compressão da medula e as estruturas anatômicas que a causam. Os detalhes dos procedimentos cirúrgicos e as possíveis complicações são discutidos em *Leitura sugerida*.

DISTÚRBIOS PROGRESSIVOS EM ANIMAIS JOVENS

Abiotrofias e degenerações neuronais associadas à raça

As abiotrofias neuronais e doenças degenerativas foram identificadas em muitas raças de cães. De modo geral, a disfunção neurológica progressiva começa cedo. Nas doenças que acometem toda a medula espinal, os sinais clínicos nos membros posteriores tendem a ser observados desde o início e progridem para tetraparesia. Os distúrbios que afetam, sobretudo, a substância branca e causam sinais relacionados com NMS são mais frequentes em Rottweilers, Afghan Hounds, Dálmatas e Jack Russell Terriers. As doenças que afetam, principalmente, a massa cinzenta e causam sinais relacionados com o NMI são vistas em Malamutes do Alasca, Boxers, Brittany Spaniels, Pastores Alemães e English Pointers, além de gatos da raça Maine Coon. Os distúrbios são diagnosticados com base em progressão clínica típica, idade, sexo e raça e ausência de qualquer etiologia passível de definição em exames de sangue, radiografias da coluna, análise de liquor, técnicas avançadas de diagnóstico por imagem e outros exames. Confirma-se o diagnóstico por necropsia na maioria dos casos. Não há tratamento.

Doenças metabólicas do armazenamento

Um grupo de doenças raras, caracterizadas patologicamente pelo acúmulo de produtos metabólicos nas células devido a uma deficiência enzimática de base genética, pode causar sinais de disfunção da medula espinal. A própria deficiência enzimática ou o acúmulo de metabólitos intermediários no interior das células provocam sinais neurológicos de progressão gradual. De modo geral, os sinais medulares são relacionados com o NMS, embora a disfunção do nervo periférico possa ser observada. Sinais corticais (p. ex., convulsões) e sinais cerebelares (p. ex., hipermetria) são mais comuns. Os sinais progridem de modo gradual e são evidentes no primeiro ou no segundo anos de vida. As doenças metabólicas do armazenamento são diagnosticadas com base em evolução clínica típica, idade, sexo e raça, ausência de qualquer outra etiologia identificável e, em alguns casos, organomegalia, aparência anormal, cegueira e outras anomalias clínicas prontamente percebidas decorrentes do acúmulo de metabólitos em sítios extraneurais.

Instabilidade e luxação atlantoaxial

Normalmente, o atlas (C1) e o áxis (C2) são unidos por ligamentos. O ligamento transverso faz com que o processo odontoide, uma projeção óssea da face cranial do corpo do áxis, fique firme contra o assoalho do atlas, o que mantém o alinhamento dessas duas vértebras e a integridade do canal espinal. A malformação ou a ausência do processo odontoide causam instabilidade e podem ser defeitos congênitos em muitas raças de cães de porte pequeno, incluindo Yorkshire Terrier, Poodle miniatura ou Toy, Chihuahua, Lulu da Pomerânia, Maltês e Pequinês. A malformação atlantoaxial e a resultante instabilidade podem causar deslocamento dorsal do áxis com relação ao atlas, com subsequente compressão da medula cervical e traumatismo repetitivo da medula espinal. O traumatismo pode causar luxação em C1-C2, precipitando um início súbito de dor cervical, tetraparesia, paralisia ou morte.

Características clínicas

Cães com instabilidade atlantoaxial congênita podem apresentar sinais agudos ou crônicos de mielopatia de C1-C5. De modo geral, os sinais desenvolvem-se antes dos 2 anos. Os sinais clínicos podem ser dor cervical (50 a 75%), cabeça em postura baixa, ataxia, tetraparesia e déficits proprioceptivos e em reações posturais com tônus muscular e reflexos miotáticos normais a aumentados em todos os quatro membros. A paralisia é rara, mas pode ser acompanhada por sinais caudais do tronco encefálico, como hipoventilação e sinais vestibulares. Suspeite de luxação atlantoaxial secundária à malformação em qualquer cão jovem (i. e., de 6 a 18 meses) de raças *toy* com histórico de dor cervical, tetraparesia ou tetraplegia ligada ao NMS na presença ou não de traumatismo.

Diagnóstico

A subluxação atlantoaxial pode ser diagnosticada a partir de radiografias da coluna cervical, mas convém tomar cuidado para evitar a superflexão ou a torção inadvertida da coluna cervical instável. Radiografias laterais em decúbito ou em estação com contenção mínima geralmente demonstram o deslocamento dorsal do áxis com relação ao atlas. Em caso de necessidade de sedação ou anestesia, uma bandagem Robert Jones pode ser aplicada para manter o pescoço em extensão parcial durante a indução, a intubação e as técnicas de diagnóstico por imagem. A instabilidade com luxação significativa pode ser identificada em projeção lateral com o alargamento do espaço entre a lâmina dorsal do atlas e o processo espinhoso dorsal do áxis e o deslocamento dorsal do corpo do áxis (Figura 65.24). Se as radiografias preliminares não forem diagnósticas, repita-as com a cabeça ligeiramente em flexão para demonstrar a instabilidade.

Tratamento

O tratamento de emergência da tetraparesia aguda grave causada por luxação atlantoaxial deve ser similar ao do traumatismo medular agudo (ver Figura 65.4). Há opções de tratamento clínico e cirúrgico. O tratamento não cirúrgico deve envolver a aplicação de um colar cervical com reforço ventral para manter a cabeça e o pescoço em extensão por 4 a 8 semanas, repouso absoluto em gaiola e administração de analgésicos. O objetivo é estabilizar o pescoço durante a cicatrização das estruturas ligamentares. O tratamento clínico tem sido recomendado a cães com menos de 6 meses, déficits neurológicos brandos e sinais clínicos agudos; animais de pequeno porte com fratura em uma articulação atlantoaxial normal; ou tutores com sérias restrições financeiras. O tratamento cirúrgico é mais eficaz, mas pode estar associado a alta morbidade e mortalidade perioperatória. As técnicas dorsais e ventrais são descritas em *Leitura sugerida*.

Prognóstico

O prognóstico de recuperação de cães com instabilidade atlantoaxial congênita que sobrevivem ao período perioperatório é bom. Resultados positivos são mais prováveis se os sinais começarem antes de o paciente completar 2 anos e estiverem presentes por menos de 10 meses e a redução cirúrgica for boa.

Siringomielia/hidromielia

Acúmulos císticos de fluido dentro da medula espinal que causam compressão do parênquima adjacente são cada vez mais identificados devido à maior adoção das técnicas avançadas de imagem de diagnóstico (TC, RM) para o diagnóstico neurológico. *Siringomielia* é o desenvolvimento de uma cavidade preenchida por liquor (siringe) no parênquima da medula espinal; e *hidromielia* consiste no acúmulo excessivo de liquor no canal central dilatado. Esses distúrbios podem ser provocados por alterações na pressão do liquor dentro do canal espinal, perda do parênquima da medula espinal ou obstrução do fluxo do liquor por malformações congênitas, traumatismo ou distúrbios inflamatórios ou neoplásicos. Uma causa relativamente comum de siringomielia em cães é uma malformação do crânio (malformação semelhante a Chiari [MC]), que reduz o volume da fossa caudal e desloca o cerebelo e o tronco cerebral para o forame magno, obstruindo o movimento do liquor, que normalmente flui pelo forame magno durante a sístole e torna-se turbulento na junção craniocervical, levando à formação de siringe. Essa doença é herdada em Cavalier King Charles Spaniels (CKCS). Mais de 95% dos CKCS têm algum grau de MC, 50% desses cães têm siringomielia e 35% dos CKCS acometidos apresentam sinais clínicos.

De modo geral, os sinais clínicos surgem CKCS filhotes e adultos jovens; a maioria apresenta sinais antes dos 4 anos. O principal sinal é a dor cervical, que pode ser constante ou intermitente. Alguns cães vocalizam de modo aleatória ou ficam incomodados com toques na orelha, no membro, na face ou no pescoço do lado afetado. Outros coçam repetidamente o pescoço ou o ombro, muitas vezes sem fazer contato com a pele (coçar fantasma). Atrofia muscular e fraqueza relacionada com o NMI do membro anterior, além de ataxia e déficits ligados ao NMS nos membros posteriores, também podem ser observados. A escoliose pode se desenvolver em caso de desnervação assimétrica dos músculos paravertebrais pela lesão em NMI no interior do cordão e causar desvio vertebral.

A MC e a siringomielia são hereditárias em CKCS e consideradas traços autossômicos recessivos de penetrância incompleta. A RM é o método diagnóstico mais confiável e revela uma pequena fossa caudal secundária à hipoplasia do osso occipital, apinhamento cerebelar e compressão ou herniação cerebelar através do forame magno (Figura 65.25). Cavidades cheias de líquido (siringes) são às vezes identificadas no

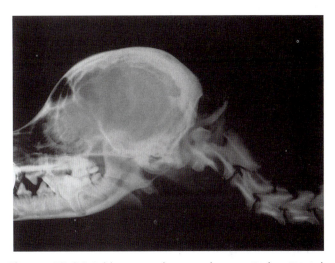

Figura 65.24 Subluxação atlantoaxial em um Bichon Frisé de 7 meses. O processo odontoide eleva-se bem acima de sua posição normal, o que condiz com a ruptura de seu ligamento e a compressão da medula espinal cervical. O espaço entre o arco do atlas e a apófise espinhosa do áxis é aumentado. Esse cão apresentava um quadro crônico de dor cervical intermitente e tetraparesia grave relacionada com o neurônio motor superior.

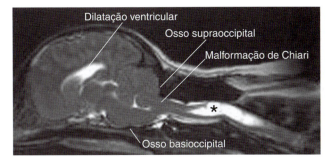

Figura 65.25 Ressonância magnética sagital medial ponderada em T2 do cérebro e medula espinal cervical superior de um Cavalier King Charles Spaniel de 3 anos com malformação semelhante a Chiari e siringomielia (*). (De Bonagura J, Twedt D: *Current veterinary therapy XIV*, St Louis, Elsevier, 2009, p. 1102.)

parênquima da medula espinal, em especial nas regiões cervicais. A largura máxima da siringe é um forte indicador da gravidade dos sinais nos cães acometidos.

O tratamento visa aliviar a dor e outros sinais neurológicos. Analgésicos como AINEs, tramadol, gabapentina ou pregabalina podem ser recomendados. Fármacos para diminuir a produção de liquor (omeprazol, acetazolamida, prednisona) também podem causar melhora clínica. Se o tratamento clínico não aliviar os sinais, a descompressão da fossa caudal com uma craniectomia occipital para restabelecer o fluxo normal do liquor pode ser eficaz, mas a recidiva é comum a longo prazo e a dor neuropática pode persistir, exigindo medicação contínua.

DISTÚRBIOS CONGÊNITOS NÃO PROGRESSIVOS EM ANIMAIS JOVENS

Espinha bífida

A espinha bífida é provocada por um problema embrionário na fusão das duas metades dos processos espinhosos dorsais do arco vertebral. Embora a espinha bífida possa ocorrer em qualquer ponto do canal espinal, as regiões lombar e lombossacra caudal são as mais acometidas. Essa malformação é mais comum em Bulldogs Ingleses e gatos Manx. Nestes, é uma característica autossômica recessiva e pode estar associada à agenesia caudal. Os sinais clínicos são não progressivos e presentes desde o nascimento, inclusive paresia do membro posterior relacionada com NMI, incontinência fecal e urinária, perda da sensibilidade perineal e diminuição do tônus do esfíncter anal. Não há tratamento.

Agenesia da cauda em gatos Manx

Malformações congênitas da medula espinal sacrococcígea e das vértebras são comuns em gatos Manx sem cauda. Os sinais clínicos são provocados pela agenesia ou pela disgenesia das vértebras caudais e da medula espinal sacral. De modo geral, os sinais estão presentes desde o nascimento, como marcha com saltos dos membros posteriores ou agachamento, incontinência fecal e urinária e constipação intestinal crônica.

Disrafismo espinal

O disrafismo espinal consiste em uma malformação congênita hereditária da medula espinal. É provocado pelo desenvolvimento anormal das estruturas da medula espinal ao longo do plano central. A malformação inclui a dilatação ou a ausência do canal central, a cavitação da substância branca e a presença anormal de células da coluna cinzenta ventral ao longo do plano mediano entre o canal central e a fissura mediana ventral. O disrafismo espinal é mais comum em Weimaraners, embora outras raças sejam ocasionalmente acometidas.

Os sinais clínicos estão presentes ao nascimento. Os cães acometidos apresentam marcha simétrica e saltitante com os membros posteriores, postura ampla e redução da propriocepção. O reflexo patelar é normal. O reflexo flexor estimulado em um membro posterior geralmente provoca a flexão simultânea dos membros posteriores. Os sinais clínicos causados pelo disrafismo espinal não progridem, e os cães com doença branda podem levar uma vida normal.

Leitura sugerida

Bartholomew KA, et al. Clinical characteristics of canine fibrocartilaginous embolic myelopathy (FCE): a systematic review. *Vet Rec.* 2016;179:650.

Brisson BA. Intervertebral disc disease in dogs. *Vet Clin North Am Small Anim Pract.* 2010;40:829.

Burkert BA, et al. Signalment and clinical features of discospondylitis in dogs: 513 cases (1980-2001). *J Am Vet Med Assoc.* 2005;227:268.

Bush WW, et al. Functional outcome following hemilaminectomy without methylprednisolone sodium succinate for acute thoracolumbar disk disease in 51 non-ambulatory dogs. *J Vet Emerg Crit Care.* 2007;17:72.

Coates JR. Paraparesis. In: Platt SR, Olby NJ, eds. *BSAVA manual of canine and feline neurology.* Gloucester: BSAVA; 2013.

Coates JR, Wininger FA. Canine degenerative myelopathy. *Vet Clin North Am Small Anim Pract.* 2010;40:929.

Da Costa RC, Cook LB. Cystic abnormalities of the spinal cord and vertebral column. *Vet Clin Small Anim.* 2016;46:277.

Da Costa RC. Cervical spondylomyelopathy (Wobbler syndrome) in dogs. *Vet Clin North Am Small Anim Pract.* 2010;40:881.

Jeffery ND. Vertebral fracture and luxation in small animals. *Vet Clin Small Anim.* 2010;40:809.

Meij BP, Bergknut N. Degenerative lumbosacral stenosis in dogs. *Vet Clin North Am Small Anim Pract.* 2010;40:983.

Olby NJ. Tetraparesis. In: Platt SR, Olby NJ, eds. *BSAVA manual of canine and feline neurology.* Gloucester: BSAVA; 2013.

Platt S, Freeman AC. Neck and back pain. In: Platt SR, Olby NJ, eds. *BSAVA manual of canine and feline neurology.* Gloucester: BSAVA; 2013.

Wolfe KC, Poma R. Syringomyelia in the Cavalier King Charles Spaniel (CKCS) dog. *Can Vet J.* 2010;51:95.

CAPÍTULO 66

Distúrbios dos Nervos Periféricos e da Junção Neuromuscular

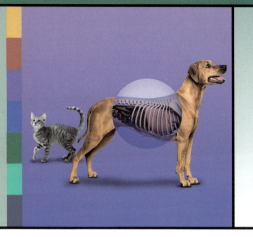

CONSIDERAÇÕES GERAIS

Os nervos periféricos clinicamente importantes são aqueles originários dos nervos espinais nas intumescências cervicais e lombares e que suprem os músculos dos membros e os 12 pares de nervos cranianos originários do tronco cerebral. De modo geral, lesões em nervos espinais ou nervos periféricos causam sinais motores relacionados ao neurônio motor inferior (NMI), como fraqueza e diminuição do tônus e dos reflexos nos músculos e membros afetados. Os componentes sensoriais dos nervos periféricos raramente são acometidos, mas, caso o sejam, pode haver diminuição, ausência ou alteração da sensibilidade da pele suprida por esse nervo e, às vezes, ataxia proprioceptiva ou déficits de reação postural.

Na junção neuromuscular (JNM), o impulso nervoso que chega ao terminal nervoso inicia a liberação de acetilcolina (ACh) na fenda sináptica. A ACh liga-se aos receptores de ACh (AChRs) na membrana pós-sináptica (muscular), induzindo uma mudança conformacional e o fluxo iônico que provoca a contração muscular. Os distúrbios pré-sinápticos da JNM que interferem na liberação de ACh no terminal nervoso causam sinais generalizados, relacionados ao NMI, de fraqueza e hiporreflexia semelhantes aos distúrbios em nervos periféricos. A miastenia *gravis* (MG) é um distúrbio pós-sináptico único que provoca interrupção parcial da transmissão neuromuscular e, assim, fraqueza com reflexos espinais normais, como os distúrbios musculares discutidos no Capítulo 67.

NEUROPATIAS FOCAIS

NEUROPATIAS TRAUMÁTICAS

As neuropatias traumáticas são comuns. São provocadas por golpes mecânicos, fraturas, pressão, estiramento, laceração e injeção de substâncias no nervo ou em áreas adjacentes. O diagnóstico é geralmente direto e baseado na anamnese e nos achados clínicos. As lesões podem ocorrer em nervos individuais ou um grupo de nervos adjacentes. A paralisia traumática do nervo radial, a avulsão completa de todo o plexo braquial e a lesão do nervo ciático são mais comuns em cães e gatos (Tabela 66.1; Figura 66.1).

Os exames eletrodiagnósticos, quando disponíveis, podem ser usados para avaliar a extensão da lesão nervosa. Em 5 a 7 dias após a desnervação de um músculo, a eletromiografia detecta potenciais de ação de desnervação (i. e., aumento da atividade de inserção e potenciais de ação espontâneos) nos músculos normalmente supridos pelo nervo danificado (ver Tabela 66.1). Os estudos da condução nervosa proximal e distal ao sítio da lesão também auxiliam a avaliação da integridade do nervo. Quando um animal se apresenta com lesão no nervo periférico, o mapeamento cuidadoso e a avaliação da sensibilidade cutânea e da função motora ajudam a determinar a localização precisa dela; o mapeamento sequencial pode ser usado para monitorar a evolução do caso (Figura 66.2). A capacidade regenerativa de um nervo é proporcional à continuidade das estruturas de tecido conjuntivo remanescentes ao redor da área danificada. Na presença de um bom arcabouço de tecido conjuntivo, a regeneração axonal pode ocorrer a uma velocidade de 1 a 4 mm/dia. As extremidades nervosas seccionadas devem ser cirurgicamente colocadas em aposição e anastomosadas para aumentar a probabilidade de regeneração. Quanto mais próxima a lesão do nervo estiver do músculo inervado, melhores as chances de recuperação.

A fisioterapia, como natação, manipulação de membros, termoterapia e massagem, ajuda a retardar a atrofia muscular e a contratura do tendão, além de acelerar o retorno da função em animais com lesões incompletas. A automutilação pode se tornar um problema 2 a 3 semanas após a lesão porque a regeneração dos nervos sensoriais pode resultar em anomalias sensoriais por 7 a 10 dias. A ausência de melhora da função motora após 1 mês justifica a consideração da amputação do membro acometido ou, quando viável, artrodese para a sua manutenção.

TUMORES DA BAINHA DO NERVO PERIFÉRICO

Os tumores da bainha nervosa são originários de células que circundam os axônios nos nervos periféricos ou raízes nervosas. A maioria desses tumores é anaplásica com alto índice

TABELA 66.1

Neuropatias traumáticas.

Nervos periféricos danificados	Disfunção motora	Região de perda de sensibilidade cutânea	Músculos acometidos
Lesões dos nervos do plexo braquial			
Lesão no nervo radial periférico (na altura do cotovelo)	Perda da extensão do carpo e dos dedos; pode andar sobre a porção dorsal da mão ou arrastar o membro	Antebraço cranial e lateral e porção dorsal do membro anterior	Extensor radial do carpo, ulnar lateral, extensores
Avulsão do plexo braquial (lesão proximal)			
Nervo supraescapular ([C5], C6, C7)	Perda de extensão do ombro; atrofia muscular sobre a espinha escapular	Não há	Supraespinhoso, infraespinhoso
Nervo axilar ([C6], C7, C8)	Redução da flexão do ombro. Atrofia do músculo deltoide	Lateral do braço sobre úmero e escápula	Deltoide, redondo maior, redondo menor, subescapular
Nervo musculocutâneo (C6, C7, C8)	Redução da flexão do cotovelo	Antebraço medial	Bíceps braquial, braquial, nervo coracobraquial
Nervo radial (C7, C8, T1, [T2])	Redução da extensão do cotovelo, carpo e dedos; incapacidade de sustentação de peso	Antebraço cranial e lateral e mão (exceto 5° dedo)	Tríceps braquial, extensor radial do carpo, ulnar lateral, extensores digitais
Nervo mediano (C8, T1, [T2])	Redução da flexão do carpo e dos dedos	Não há	Flexor radial do carpo, flexores digitais
Nervo ulnar (C8, T1, [T2])	Redução da flexão do carpo e dos dedos	Antebraço caudal distal ao cotovelo, 5° dedo	Flexor ulnar do carpo, flexores profundos e digitais
Lesões dos nervos do plexo lombossacro			
Lesão do nervo femoral L4, L5, L6	Incapacidade de extensão do joelho. Incapacidade de sustentação de peso. Atrofia do quadríceps. Perda do reflexo patelar	Membro medial (dedos até a coxa)	Iliopsoas, quadríceps, sartório
Nervo obturador ([L4], L5, L6)	Abdução de membro no quadril	Não há	Obturador externo, pectíneo, grácil, adutor
Paralisia do nervo ciático (L6, L7, S1, [S2])	Redução da flexão e da extensão do quadril; perda de flexão do joelho; perda de flexão e extensão do jarrete; queda de jarrete; há perda de propriocepção tátil, mas há sustentação de peso; ausência de reflexo de retirada; atrofia dos músculos craniais, tibiais, semimembranosos e semitendinosos	Todas as regiões abaixo do joelho, exceto a superfície medial	Bíceps femoral, semimembranoso, semitendinoso
Ramo tibial (L7, S1, [S2])	Queda de jarrete	Porção plantar do pé e membro distal ao joelho	Gastrocnêmio, poplíteo, flexores digitais
Ramo peroneal (L6, L7, S1, S2)	Perda de propriocepção tátil; ausência de reflexo tibial cranial; redução da flexão do jarrete	Membro cranial e lateral (distal ao joelho)	Perônio longo, extensores digitais, tibial cranial
Glúteos craniais e caudais (L7, S1, S2)	Redução da flexão do quadril; giro lateral do joelho durante a sustentação do peso	Não há	Glúteos superficiais, médios e profundos, tensor da fáscia lata

CAPÍTULO 66 ■ Distúrbios dos Nervos Periféricos e da Junção Neuromuscular

mitótico e comportamento biológico agressivo; logo, essas neoplasias são classificadas como tumores da bainha dos nervos periféricos (TBNPs) malignos, independentemente de sua célula de origem. Esses tumores são uma causa relativamente comum de claudicação e neuropatia em caso de acometimento dos nervos do plexo braquial. O linfoma também pode atingir as raízes nervosas ou nervos periféricos de cães e gatos (Figura 66.3).

Características clínicas

Os sinais clínicos dependem da localização do tumor e dos nervos acometidos. Os tumores da bainha do nervo trigêmeo causam atrofia ipsilateral do músculo temporal e do masseter. Os TBNPs malignos em cães tendem a acometer as raízes nervosas cervicais caudais (C6-C8) ou torácicas craniais (T1-T2) do plexo braquial, causando claudicação, atrofia muscular e dor. Pode haver dor durante a manipulação do ombro e, em repouso, o cão pode elevar o membro acometido para aliviar o espasmo muscular (*root signature*). O início insidioso desses tumores pode dificultar sua diferenciação da claudicação causada por uma lesão musculoesquelética vaga ou compressão da raiz nervosa pela doença do disco intervertebral. A progressão do tumor pode provocar atrofia, fraqueza e perda de reflexos devido à destruição do nervo periférico. Os tumores nas raízes nervosas de T1-T3 comumente interrompem a via simpática e causam a síndrome de Horner ipsilateral. Do mesmo modo, há ausência do reflexo do tronco cutâneo ipsilateral em caso de lesão das raízes nervosas ventrais de C8-T1. Tumores originados no canal espinal com extensão periférica e neoplasias originárias do plexo braquial e que se estendem em sentido proximal até o canal vertebral muitas vezes causam déficits relacionados ao neurônio motor superior (NMS) no membro posterior ipsilateral ao se expandirem, mas isso pode não ser clinicamente aparente até a invasão significativa da medula.

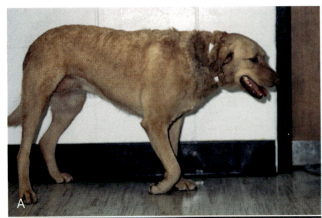
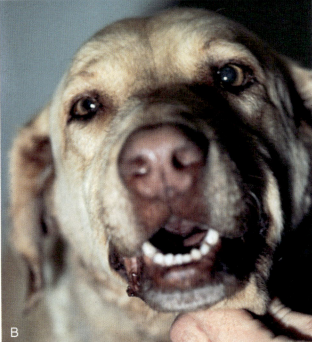

Figura 66.1 A. Avulsão traumática do plexo braquial em um Chesapeake Bay Retriever. **B.** Síndrome de Horner no mesmo cão.

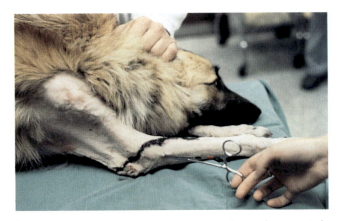

Figura 66.2 O mapeamento da região de perda sensorial é importante para a localização de lesões e monitoramento da melhora. Esse cão sofreu uma avulsão do plexo braquial caudal; assim, perdeu a sensibilidade superficial do membro distal ao cotovelo.

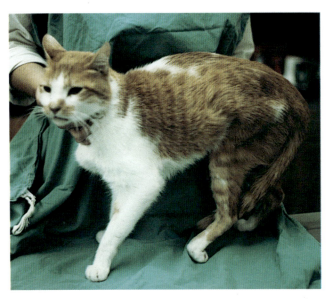

Figura 66.3 Atrofia muscular dramática e perda sensorial em um gato com linfoma nas raízes nervosas de L6 a S1.

Diagnóstico

Solicite radiografias da coluna em caso de suspeita de neoplasia em uma raiz nervosa espinal. Os tumores da bainha nervosa raramente causam alterações ósseas, embora os tumores em expansão que passam pelo forame intervertebral possam alargá-lo devido à necrose por pressão. A mielografia pode ajudar a identificar a compressão da medula espinal. A eletromiografia e as determinações da velocidade de condução nervosa podem confirmar a presença de uma lesão nervosa periférica e auxiliar sua localização. A palpação profunda e a ultrassonografia da axila sob anestesia geral podem revelar uma massa. A ressonância magnética é a melhor técnica de diagnóstico por imagem para delinear as massas tumorais e detectar a invasão do canal vertebral (Figura 66.4).

Tratamento

O tratamento de escolha do TBNP é a remoção cirúrgica precoce. A remoção agressiva de tumores de localização distal pode levar à cura. Lesões neurológicas extensas causadas pelo tumor ou que acometem diversos nervos espinais ou raízes nervosas, assim como músculos com atrofia grave geralmente exigem a amputação do membro. Os tumores da raiz nervosa que progrediram a ponto de causar compressão da medula espinal tendem a afetar múltiplas raízes nervosas, raramente são passíveis de ressecção completa e estão associados ao mau prognóstico. A radioterapia pós-operatória pode ser indicada na tentativa de retardar a recidiva do tumor.

Paralisia do nervo facial

A paralisia do nervo facial (NC7) é comum em cães e gatos. Cerca de 75% dos cães e 25% dos gatos com paralisia aguda do nervo facial não apresentam anomalias neurológicas ou físicas e nenhuma causa subjacente pode ser encontrada, o que leva ao diagnóstico de paralisia idiopática do nervo facial. Os diagnósticos diferenciais mais importantes são lesões nos ramos do nervo facial na orelha média/interna secundária a inflamação, infecção, neoplasia ou pólipos nasofaríngeos benignos. A lesão traumática do nervo facial é improvável na ausência de traumatismo extenso. O hipotireoidismo canino ocasionalmente está associado a uma mononeuropatia do nervo facial, mas a relação de causa-efeito é incerta.

Características clínicas

As manifestações clínicas da paralisia do nervo facial são a incapacidade de fechar a pálpebra e de mover o lábio ou o pavilhão auricular. Os animais acometidos não conseguem piscar de forma espontânea ou em resposta à estimulação sensorial visual ou palpebral. A incapacidade de distribuição do filme lacrimal pelo piscar (ceratite neuroparalítica) e a perda da secreção da glândula lacrimal estimulada pelo nervo facial (parassimpático; ceratite neurogênica) podem levar ao desenvolvimento de úlcera de córnea. A queda da orelha e do lábio pela perda do tônus muscular ipsilateral é comum (Figura 66.5). Raramente, uma síndrome dolorosa de espasmo hemifacial com contratura do músculo facial e retração labial pode ocorrer devido à irritação do nervo facial. Isso deve ser diferenciado de atrofia e contratura muscular não dolorosa, que

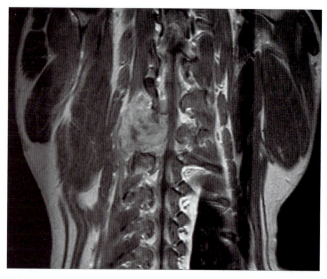

Figura 66.4 A ressonância magnética da coluna de um cão com tumor na raiz do nervo, que causa claudicação e paresia do neurônio motor inferior do membro anterior direito, revela invasão do canal vertebral pela neoplasia.

são relativamente comuns em animais com paralisia do nervo facial de longa data (Figura 66.6). Muitos cães e gatos com paralisia do nervo facial causada por doenças da orelha média/interna também desenvolvem sinais vestibulares periféricos e/ou síndrome de Horner devido à proximidade dos nervos nessa área.

Diagnóstico

A paralisia idiopática do nervo facial pode ser diagnosticada somente após a exclusão de todas as outras causas. O exame neurológico completo deve ser realizado para assegurar a ausência de outros déficits de nervos cranianos, ataxia ou déficits proprioceptivos que sugiram uma lesão do tronco cerebral. Os exames clínico-patológicos (i. e., hemograma completo, bioquímica sérica, urinálise) devem ser solicitados para possível detecção de doenças sistêmicas ou metabólicas. A suspeita de hipotireoidismo justifica a avaliação da função tireoidiana (ver Capítulo 48).

Todos os cães e gatos com paralisia do nervo facial devem ser avaliados cuidadosamente quanto a doenças da orelha média e interna. O exame otoscópico cuidadoso é importante, mesmo se houver necessidade de anestesia geral. A maioria dos animais com otite média ou otite interna tem otite externa óbvia e anomalias ou mesmo ruptura da membrana timpânica, mas, às vezes, o exame otoscópico é normal. Em caso de suspeita importante de doença da orelha média e interna, radiografias ou TC e miringotomia sob anestesia geral são necessárias para a coleta de amostras (Figura 66.7).

Tratamento

O tratamento médico da otite média/interna bacteriana é discutido no Capítulo 63. Não há tratamento para a paralisia idiopática do nervo facial. Trate a ceratoconjuntivite seca como necessário. A paralisia pode ser permanente; a recuperação espontânea pode ocorrer em 2 a 6 semanas.

CAPÍTULO 66 ■ Distúrbios dos Nervos Periféricos e da Junção Neuromuscular   1145

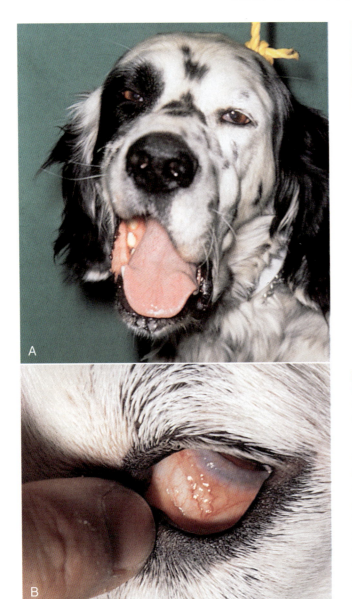

Figura 66.5 Paralisia idiopática do nervo facial em um Setter Inglês de 4 anos. Observe o lábio e a orelha caídos (**A**) e a incapacidade de piscar (**B**). A paralisia se resolveu em 14 dias sem tratamento.

PARALISIA DO NERVO TRIGÊMEO

A paralisia motora bilateral dos nervos trigêmeos provoca o início repentino de incapacidade de fechar a mandíbula ou apreender alimentos. A boca fica aberta, mas pode ser fisicamente fechada e manipulada sem resistência (Figura 66.8). A deglutição é normal. A atrofia dos músculos da mastigação pode ser rápida e grave e cerca de 8% dos cães apresentam síndrome de Horner ou paresia facial. A perda sensorial (distribuição do trigêmeo) é variável e ocorre em cerca de 30% dos cães. A hipossensibilização da superfície de córnea diminui o reflexo de lacrimejamento e provoca a perda de fatores tróficos, o que causa úlcera de córnea sem desconforto significativo (ceratite neurotrófica).

A paralisia idiopática do trigêmeo é mais comum em cães de meia-idade e idosos, especialmente Golden Retrievers. Esse

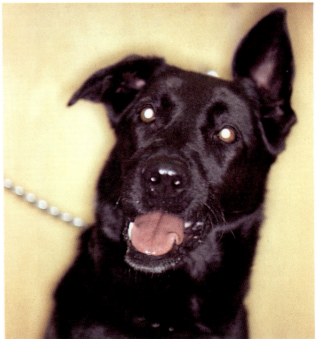

Figura 66.6 Contração dos músculos do lado esquerdo da face em um cão adulto com paralisia idiopática do nervo facial do lado esquerdo há 2 meses. Observe a orelha esquerda ereta e o desvio nasal para a esquerda.

distúrbio é raro em gatos. O diagnóstico depende de sinais clínicos e da exclusão de outras possíveis causas. A raiva e outras doenças inflamatórias do sistema nervoso central (SNC) são improváveis na ausência de outros sinais clínicos, mas a infecção por *Neospora caninum* e a polineurite idiopática grave foram ocasionalmente diagnosticadas em cães com sinais semelhantes. De modo geral, os distúrbios neoplásicos e traumáticos não são bilaterais, embora a infiltração bilateral da porção motora do nervo trigêmeo tenha sido relatada em um cão e em vários gatos com linfoma focal ou multicêntrico e em cães com leucemia mielomonocítica.

A etiologia desse distúrbio idiopático é desconhecida. A biópsia do nervo revela neurite não supurativa bilateral de todos os ramos motores do quinto nervo craniano (NC5) e desmielinização. O tratamento consiste em cuidados de suporte. A maioria dos cães pode beber e manter a boa hidratação adequada se receberem água em um recipiente fundo (p. ex., um balde). A alimentação manual pode ser necessária. O fechamento parcial da boca com uma tipoia pode facilitar o comer e beber durante a recuperação (Figura 66.9). Pomadas lubrificantes para os olhos podem ajudar a prevenir a úlcera da córnea. O prognóstico é excelente e a maioria dos animais se recupera por completo em 2 a 4 semanas. Episódios repetidos são raros.

Hiperquilomicronemia

Neuropatias periféricas foram observadas em gatos de todas as idades com uma mutação no gene que codifica a lipoproteína lipase. Os gatos acometidos apresentam atraso na eliminação dos quilomícrons da circulação, o que causa formação de granulomas lipídicos (xantomas) na pele e em outros tecidos.

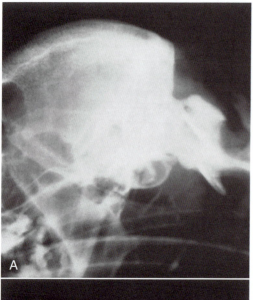

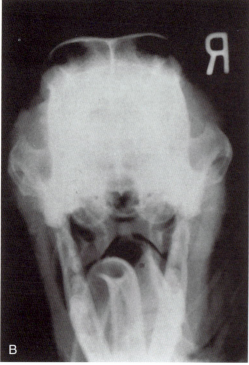

Figura 66.7 A e B. Radiografias do crânio de um Cocker Spaniel de 4 anos com otite média bilateral que causa paralisia bilateral do nervo facial. As câmaras das duas bulas timpânicas estão opacificadas; além disso, a bula esquerda é espessada por osso novo irregular e ligeiramente indistinto.

Esses xantomas podem comprimir um nervo contra o osso e provocar neuropatologia. A síndrome de Horner e a paralisia dos nervos tibial e radial são mais frequentes, mas também há relatos de paralisia do nervo facial, do nervo trigêmeo e dos nervos laríngeos recorrentes. Os exames clínico-patológicos revelam hiperquilomicronemia em jejum; o sangue tem a aparência de sopa de tomate. O diagnóstico é feito por biópsia dos xantomas ou determinação da concentração de lipase lipoproteica. Os sinais neurológicos são reversíveis desde que a hiperquilomicronemia possa ser controlada por uma dieta rica em fibras e com baixo teor de gordura.

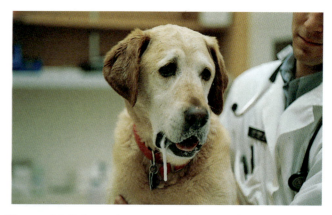

Figura 66.8 A paralisia motora idiopática do nervo trigêmeo provocou queda da mandíbula e sialorreia em um Labrador Retriever de 9 anos. A paralisia se resolveu em 14 dias sem tratamento.

NEUROMIOPATIA ISQUÊMICA

O tromboembolismo aórtico caudal causa paralisia por dano isquêmico nos músculos e nervos periféricos acometidos. A isquemia é provocada pela vasoconstrição da circulação colateral para os membros devido à liberação de tromboxano A_2 e serotonina de plaquetas ativadas em um coágulo alojado na trifurcação aórtica. O tromboembolismo aórtico caudal é comum em gatos e raro em cães. Há início agudo de paralisia ou paresia relacionada ao NMI do membro posterior. Os pulsos femorais são fracos ou ausentes. As pernas e pés são frios e os coxins plantares e leitos ungueais são pálidos ou cianóticos (Figura 66.10). Não há hemorragia após o corte da unha do membro acometido. Os músculos afetados ficam inchados e doloridos. A paralisia relacionada ao NMI com arreflexia completa dos membros posteriores é comum; ocasionalmente, há manutenção do reflexo patelar. A extensão rígida das pernas pode ocorrer em algumas horas devido à contratura do músculo isquêmico. Em gatos, a cardiomiopatia é a causa mais comum; em cães, algum outro distúrbio associado à hipercoagulabilidade é geralmente identificado (ver Capítulo 12). Os cães devem ser avaliados quanto à síndrome nefrótica, hiperadrenocorticismo, dirofilariose, neoplasia e endocardite. O diagnóstico e o tratamento do tromboembolismo aórtico felino são discutidos no Capítulo 12.

POLINEUROPATIAS

As polineuropatias acometem mais de um grupo de nervos periféricos e causam sinais generalizados relacionados ao NMI, como fraqueza ou paralisia muscular flácida, atrofia muscular acentuada, diminuição do tônus muscular e redução ou ausência de reflexos. A propriocepção é normal, a menos que as porções sensoriais dos nervos sejam gravemente afetadas. A eletromiografia revela evidências de desnervação e redução da velocidade de condução nervosa. As biópsias musculares revelam desnervação e atrofia, enquanto as biópsias nervosas mostram degeneração axonal e desmielinização, independentemente da causa subjacente; logo, uma investigação sistêmica completa de possíveis etiologias é necessária para

CAPÍTULO 66 ■ Distúrbios dos Nervos Periféricos e da Junção Neuromuscular   **1147**

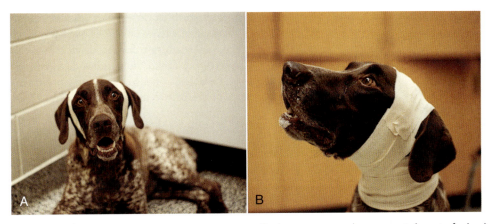

Figura 66.9 A e B. O uso de uma tipoia para sustentar a mandíbula e manter a boca parcialmente fechada pode ajudar na alimentação dos cães com paralisia motora idiopática do trigêmeo.

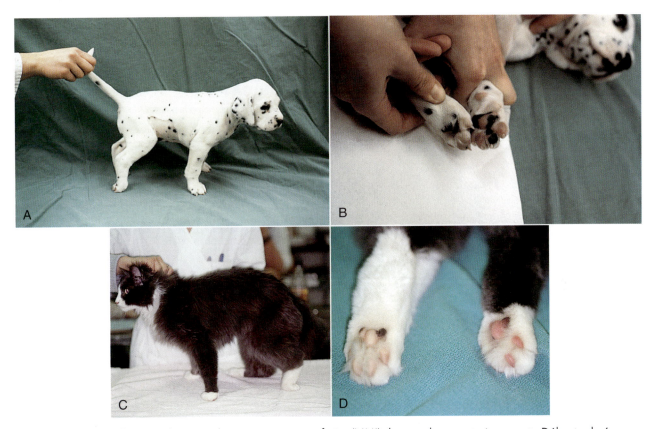

Figura 66.10 A. Paralisia aguda grave do neurônio motor inferior (NMI) dos membros posteriores neste Dálmata de 6 semanas. Os membros estavam frios e não havia pulsos femorais palpáveis. **B.** Os coxins palmares eram quentes e rosados, mas os coxins plantares eram frios e claros. O exame ultrassonográfico revelou um trombo aórtico caudal. **C.** Paralisia aguda relacionada ao NMI no membro posterior esquerdo de um gato de 9 anos causada por um trombo na artéria ilíaca. **D.** O membro posterior esquerdo estava frio, não apresentava pulso arterial femoral palpável e os coxins plantares estavam pálidos.

o estabelecimento do diagnóstico e a recomendação do tratamento apropriado (Boxe 66.1). Algumas das polineuropatias hereditárias e adquiridas apresentam mudanças características aparentes na biópsia do nervo.

POLINEUROPATIAS CONGÊNITAS/ HEREDITÁRIAS

Há uma série de neuropatias periféricas degenerativas associadas a raças. De modo geral, essas doenças são observadas em animais jovens (6 semanas a 6 meses) e acredita-se que tenham origem hereditária. Em algumas raças, os sinais não são aparentes até 1 a 4 anos de idade ou mais. A maioria desses distúrbios afeta principalmente os componentes motores dos nervos e causa disfunção generalizada e progressiva relacionada ao NMI. As lesões patológicas variam conforme o distúrbio, mas degeneração dos neurônios motores no corno ventral da medula espinal (doenças dos neurônios motores), degeneração dos nervos periféricos (axonopatias), degeneração

1148 PARTE 9 ■ Distúrbios Nervosos e Neuromusculares

BOXE 66.1

Doenças generalizadas dos nervos periféricos e da junção neuromuscular.

Paresia crônica do neurônio motor inferior
Neuropatias degenerativas associadas à raça
Distúrbios metabólicos
  Diabetes melito
  Hipotireoidismo
Distúrbios paraneoplásicos
  Insulinoma
  Outros tumores
Polineurite imunomediada
  Doença imune primária
  Lúpus eritematoso sistêmico
Polineuropatia desmielinizante inflamatória crônica
Polineuropatia idiopática crônica

Paresia/paralisia aguda do neurônio motor inferior
Polirradiculoneurite canina aguda (paralisia do Coonhound)
Paralisia por picada de carrapato*
Botulismo*

Fraqueza episódica, exame neurológico normal
Miastenia *gravis**

*Distúrbio da junção neuromuscular.

apenas dos ramos terminais e intramusculares dos nervos motores (doença distal desnervante) e desmielinização dos nervos periféricos podem ser observadas. Em princípio, muitos dos distúrbios raciais específicos acometem principalmente os membros posteriores e, em seguida, os membros anteriores. A maioria dessas neuropatias predominantemente motoras causa tetraparesia grave, postura plantígrada, perda muscular e hiporreflexia; algumas também provocam déficits de nervos cranianos.

O desenvolvimento de tetraparesia com paralisia laríngea e megaesôfago devido à degeneração axonal motora disseminada foi reconhecido como uma síndrome hereditária chamada "complexo de polineuropatia e paralisia laríngea". As raças acometidas são Rottweiler, Dálmata, Malamute do Alasca, Cão da Montanha dos Pireneus, Leonberger e Terrier Negro Russo, entre outras. Huskies Siberianos e do Alasca, Pastores Alemães brancos, Rottweilers e Bouvier des Flandres apresentam polineuropatias hereditárias associadas à paralisia laríngea sem fraqueza dos membros clinicamente evidente já que a degeneração neuronal ocorre principalmente no tronco cerebral e nos nervos cranianos periféricos. Em um cão jovem de qualquer uma dessas raças com paralisia laríngea, é importante determinar se há déficits concomitantes relacionados ao NMI que influenciariam o prognóstico.

Cães de muitas raças apresentaram atrofia muscular medular (degeneração dos neurônios motores no tronco cerebral e/ou medula espinal) ou polineuropatias hereditárias com degeneração axonal generalizada ou desmielinização. Os sinais são associados à paresia progressiva relacionada ao NMI, com atrofia muscular e perda de reflexos. Várias raças de gatos também têm neuropatias hereditárias. As neuropatias periféricas hereditárias e os distúrbios de degeneração neuronal são causados por diversas mutações em genes que produzem proteínas envolvidas na estrutura e função de neurônios motores, axônios de nervos periféricos ou bainhas de mielina.

Os achados neurológicos típicos em animais com neuropatia periférica são fraqueza, atrofia muscular e perda de reflexos com propriocepção e reações posturais normais. A exceção é o acometimento grave das porções sensoriais dos nervos. As neuropatias sensoriais familiares ou sensoriais/motoras mistas são raras e causam redução ou alteração de sensibilidade/nocicepção e automutilação (Pointers Ingleses) ou ataxia e dismetria proprioceptiva (Dachshunds de Pelo Longo, Golden Retrievers, Boxers). Todas essas doenças são extremamente raras e analisadas em detalhes em *Leitura sugerida* e sites. O diagnóstico presuntivo é estabelecido por raça, idade de início, quadro clínico e exclusão de outros distúrbios. Há exames genéticos para algumas dessas doenças. O diagnóstico definitivo requer avaliação eletrofisiológica da função do nervo e biópsia do nervo.

POLINEUROPATIAS CRÔNICAS ADQUIRIDAS

Polineuropatia diabética

O diabetes melito mal controlado causa degeneração axonal distal. De modo geral, os sinais clínicos de polineuropatia diabética são sutis ou inaparentes em cães, mas podem ser dramáticos em gatos. Fraqueza dos membros posteriores, relutância ao saltar, postura plantígrada dos membros posteriores e fraqueza da cauda são características (Figura 66.11). Os achados do exame físico podem incluir atrofia muscular acentuada e hiporreflexia do membro posterior, em especial perda da flexão do jarrete ao reflexo de retirada. Com o tempo, os membros anteriores também podem ser acometidos. Os cães com doença grave também podem apresentar déficits proprioceptivos, sugerindo uma neuropatia motora e sensorial mista; a paralisia laríngea concomitante foi relatada. O diagnóstico é suspeito em animais com diabetes melito mal controlado e achados neurológicos clássicos. O diagnóstico definitivo exigiria exame eletrodiagnóstico e biópsia de nervo periférico, mas isso raramente é realizado (ver mais informações no Capítulo 49). Em caso de reconhecimento precoce da polineuropatia diabética, a melhor regulação da glicemia pode estabilizar ou melhorar os sinais neurológicos de alguns gatos e da maioria dos cães.

Polineuropatia hipotireoidiana

O hipotireoidismo tem sido associado a diversas anomalias dos nervos periféricos, inclusive paresia difusa relacionada ao NMI, doença vestibular periférica unilateral, paralisia do nervo facial, paralisia da laringe e megaesôfago em cães. A relação exata entre as neuropatias e o hipotireoidismo não é clara. Biópsias de nervos e músculos em cães acometidos podem revelar degeneração e regeneração neuronal, bem como agrupamento do tipo de fibra muscular mais indicativo de desnervação. Em alguns cães com hipotireoidismo, os sinais neurológicos desaparecem em 2 a 3 meses após o início da reposição com hormônio tireoidiano (Figura 66.12) (ver mais informações no Capítulo 48).

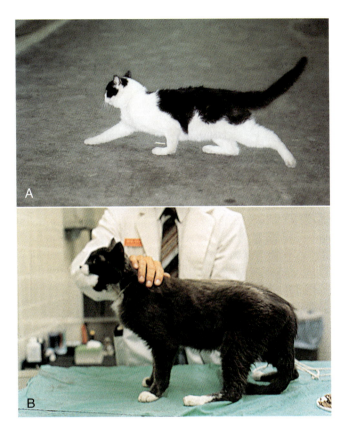

Figura 66.11 Postura plantígrada em um gato de 11 anos (**A**) e um gato de 6 anos (**B**) com polineuropatia causada por diabetes melito.

Polineuropatia associada ao insulinoma

Os tumores secretores de insulina foram associados a uma polineuropatia paraneoplásica em cães. A princípio, os cães acometidos podem apresentar marcha rígida, mas há progressão para fraqueza generalizada, atrofia muscular e hiporreflexia ciática. O tratamento do insulinoma pode causar resolução da polineuropatia (ver mais informações no Capítulo 49).

Polineuropatia paraneoplásica

Embora as neuropatias paraneoplásicas clinicamente significativas sejam raras em cães e gatos, as lesões histológicas de polineuropatia são evidentes em muitos cães com câncer. A paresia relacionada ao NMI causada por polineuropatia paraneoplásica foi relatada em cães com carcinoma broncogênico, hemangiossarcoma, carcinoma mamário, carcinoma pancreático, carcinoma prostático, linfoma e mieloma múltiplo. A avaliação sistêmica completa, com foco na possível detecção de um tumor (exame físico completo, radiografias torácicas e abdominais, ultrassonografia abdominal, aspirados de linfonodos), deve ser realizada em todos os animais com disfunção crônica progressiva associada ao NMI. Em alguns casos, o tratamento ou a remoção da neoplasia agressora resolve os sinais clínicos de polineuropatia.

Polineuropatia desmielinizante inflamatória crônica

A polineuropatia desmielinizante inflamatória crônica (PDIC) causa tetraparesia lentamente progressiva e relacionada ao NMI

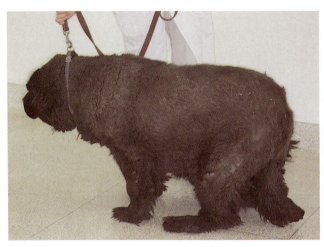

Figura 66.12 Postura plantígrada e problemas de marcha em um Terra Nova de 6 anos com neuropatia hipotireoidiana grave. Todos os sinais neurológicos e fraqueza desapareceram e o cão perdeu 30 quilos em 12 meses após a reposição de hormônio tireoidiano.

em cães e gatos adultos. Fraqueza sutil e intolerância ao exercício são as primeiras manifestações, seguidas por atrofia muscular progressiva, hiporreflexia e tetraparesia grave. Alguns animais também desenvolvem paralisia ou paralisia laríngea ou facial. Quando os achados clínicos sugerem uma polineuropatia, solicite exames para eliminar as causas endócrinas e paraneoplásicas e buscar outras manifestações sistêmicas de uma doença imunomediada polissistêmica, como o lúpus sistêmico (Figura 66.13). A PDIC é, em grande parte, um diagnóstico de exclusão, mas, quando realizados, estudos eletrofisiológicos e biópsias de nervos revelam desmielinização multifocal e um infiltrado mononuclear. O tratamento imunossupressor com prednisona e azatioprina deve ser instituído. O prognóstico a curto prazo para resposta clínica e recuperação pode ser bom, mas esse distúrbio inflamatório idiopático tende a recidivar e progredir com o tempo.

Polineuropatia idiopática crônica

Polineuropatias desmielinizantes idiopáticas crônicas são observadas em cães e gatos sem uma causa subjacente à avaliação sistêmica ou resposta ao tratamento como um distúrbio imunomediado. O diagnóstico presuntivo é de uma doença degenerativa idiopática sem tratamento. Acredita-se que essa seja a causa da polineuropatia idiopática subclínica presente em muitos cães idosos de grande porte com paralisia laríngea e estridor. É possível que a fraqueza laríngea seja uma das primeiras manifestações dessa polineuropatia de progressão muito lenta devido ao comprimento do nervo laríngeo recorrente. Com o tempo, alguns cães acometidos apresentam outras manifestações de polineuropatia progressiva, inclusive paraparesia ou tetraparesia, hiporreflexia ciática, déficits proprioceptivos, disfagia e megaesôfago.

Tetraparesia aguda do neurônio motor inferior

Uma queixa incomum em cães e gatos é a fraqueza que começa nos membros posteriores e progride rapidamente ao longo de

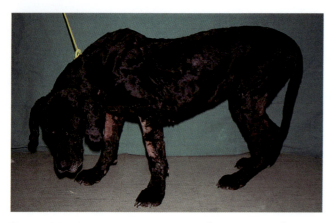

Figura 66.13 Um Cão Dinamarquês de 4 anos com fraqueza grave, hiporreflexia e atrofia muscular causada por polineurite associada ao lúpus eritematoso sistêmico. O cão também teve dermatite, poliartrite, glomerulonefrite e resultado positivo no teste de anticorpo antinuclear. A polineurite foi confirmada no exame *post mortem*.

4 a 72 horas para tetraparesia ou tetraplegia flácida. Os principais distúrbios que causam tetraparesia flácida aguda em cães e gatos são polirradiculoneurite idiopática aguda, botulismo, paralisia por picada de carrapato e miastenia *gravis* adquirida fulminante aguda. Um exame neurológico completo com atenção aos detalhes pode ajudar a diferenciar esses distúrbios (Tabela 66.2). A polirradiculoneurite aguda é uma doença dos nervos periféricos e das raízes nervosas; logo, suas características são fraqueza, hiporreflexia e atrofia muscular rápida e grave. O botulismo e a paralisia por picada de carrapato são distúrbios pré-sinápticos da JNM; assim, há fraqueza profunda, perda de reflexos e déficits dos nervos cranianos, mas não atrofia muscular. Animais com MG fulminante aguda (discutida mais adiante neste capítulo) são fracos, mas, de modo geral, apresentam reflexos medulares normais, mas não atrofia muscular.

Polirradiculoneurite aguda

A polirradiculoneurite canina aguda (PCA) é a única polineuropatia de início agudo comum em cães. O distúrbio é clínica e histologicamente muito semelhante à síndrome de Guillain-Barré (SGB) humana, uma neurite alérgica autoimune que se acredita ser causada pela exposição a um antígeno desencadeador. As semelhanças entre GBS e PCA levaram à pesquisa por antígenos, processos infecciosos ou eventos que ativem o sistema imune de cães com PCA e causem desmielinização extensa, infiltração de células inflamatórias e distúrbios da raiz nervosa ventral (motora) e dos componentes medulares dos nervos periféricos.

O nome popular da PCA, *paralisia do Coonhound*, se deve ao fato de muitos dos primeiros casos serem cães de caça que desenvolveram sinais 7 a 14 dias após terem sido mordidos por um guaxinim. A injeção de saliva de guaxinim não produz o distúrbio em todos os cães, mas há relatos de exposição recente e documentada a esses animais e demonstração de anticorpos séricos contra a saliva do guaxinim em cerca de 50% dos cães norte-americanos com PCA (Figura 66.14).

A polirradiculoneurite aguda também ocorre em muitos cães sem possível exposição a guaxinins. Doença sistêmica anterior, vacinação e infecção por *Campylobacter jejuni* ou *Toxoplasma gondii* foram implicadas como possíveis antígenos desencadeadores, mas, na maioria dos casos, nenhuma relação de causa e efeito pode ser comprovada. Há raros casos de gatos com tetraparesia ou tetraplegia flácida aguda com arreflexia semelhante à PCA. De modo geral, o evento desencadeante não pode ser determinado, mas a vacinação contra o vírus da raiva foi implicada.

Características clínicas

A inflamação dos axônios e das bainhas de mielina à altura das raízes nervosas ventrais causa paresia ou paralisia aguda e rapidamente progressiva relacionada ao NMI. Uma alteração da marcha, com passos curtos e fraqueza de membros posteriores, logo progride ao longo de alguns dias para tetraparesia; a maioria dos cães acometidos torna-se tetraplégica em 5 a 10 dias. A progressão dos sinais é variável e alguns cães continuam a andar apesar de fracos, enquanto outros desenvolvem tetraplegia flácida não ambulatória. Nos cães em decúbito, o exame neurológico revela notável redução do tônus muscular, atrofia muscular rapidamente progressiva e grave redução ou ausência de reflexos. Como a doença afeta principalmente as raízes nervosas ventrais, a propriocepção e as reações posturais continuam normais se o animal ainda puder mover os membros e houver sustentação de peso durante o exame. Alguns cães parecem apresentar hiperestesia, reagindo vigorosamente a estímulos leves, como palpação muscular ou pinçamento dos dedos dos pés. Esta hiperestesia é uma característica da polirradiculoneurite não associada aos distúrbios da JNM, paralisia por picada de carrapato ou botulismo, os dois principais diagnósticos diferenciais da tetraplegia rapidamente progressiva associada ao NMI em cães. Apesar da paresia ou paralisia grave, os cães com PCA continuam alertas, comem e bebem caso auxiliados e podem abanar a cauda com vigor. As funções da bexiga e do reto permanecem normais. Como regra, não há acometimento de nervos cranianos; não há problemas para mastigar ou deglutir nem quaisquer anomalias pupilares. A maioria dos cães, entretanto, tem latido rouco e uma pequena porcentagem dos casos graves também apresenta paralisia facial bilateral. Em alguns cães, a paralisia respiratória pode levar à morte ou exigir ventilação mecânica.

Diagnóstico

O diagnóstico de PCA é suspeito com base em achados à anamnese, ao exame clínico e ao exame neurológico. O aspecto mais importante e desafiador do diagnóstico é a diferenciação entre a PCA e os distúrbios da JNM que causam tetraparesia aguda relacionada ao NMI (p. ex., paralisia por picada de carrapato, botulismo, miastenia *gravis* fulminante aguda) usando características clínicas e (quando possível) técnicas eletrodiagnósticas (ver Tabela 66.2). Os tutores devem ser questionados sobre qualquer possível evento desencadeante ou exposição nos 7 a 14 dias anteriores. Em geral, recomenda-se uma avaliação sistêmica, incluindo exames de sangue de rotina, urinálise, radiografias torácicas e ultrassonografia abdominal. A

CAPÍTULO 66 ■ Distúrbios dos Nervos Periféricos e da Junção Neuromuscular

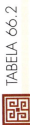

TABELA 66.2

Diferenças clínicas e diagnósticas entre as doenças que causam tetraparesia de progressão rápida associada ao neurônio motor inferior em cães.

Doença	Fraqueza	Tônus muscular	Reflexos medulares	Atrofia muscular	Nervos cranianos	Sensibilidade	Liquor	EMG
Polirradiculoneurite canina aguda (paralisia do Coonhound)	Fraqueza generalizada, muitas vezes progredindo para paralisia em 5 a 10 dias	Diminuído	Diminuído ou ausente	Rápida e grave	Latido rouco Capaz de comer e beber normalmente Paresia facial é rara	Hiperestesia	Proteína normal ou aumentada	Desnervação após 4 a 5 dias
Paralisia por picada de carrapato Potencial geográfico de exposição Recuperação rápida após a remoção do carrapato	Fraqueza generalizada, progressão rápida	Diminuído	Diminuído ou ausente	Não há	Latido rouco Disfagia Paresia facial Diminuição do tônus mandibular	Normal	Normal	Normal
Botulismo Frequentemente em surto	Fraqueza generalizada, com evolução para paralisia em 24 h	Diminuído	Diminuído ou ausente	Não há	Latido rouco Disfagia, megaesôfago Paresia facial Diminuição do tônus mandibular Pupilas dilatadas, RPL ausente	Normal	Normal	Normal
Miastenia gravis fulminante aguda Alguns pacientes (50%) respondem à administração de anticolinesterase (ver Boxe 66.2)	Fraqueza generalizada, mas com manutenção de movimento	Diminuído	Normal	Não há	Latido rouco Disfagia, megaesôfago, pneumonia por aspiração Paresia do nervo facial (±), reflexo palpebral fatigável	Normal	Normal	Normal

RPL: reflexo pupilar à luz.

1152 PARTE 9 ■ Distúrbios Nervosos e Neuromusculares

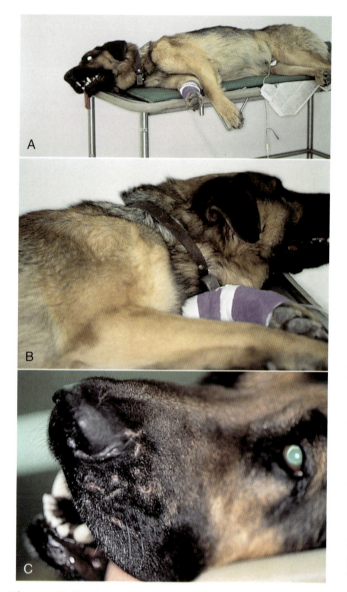

Figura 66.14 Cão Pastor Alemão de 4 anos com (**A**) paralisia ascendente rapidamente progressiva relacionada ao neurônio motor inferior, (**B**) atrofia grave da musculatura apendicular e (**C**) lesões faciais já cicatrizadas, presumivelmente de um encontro com um guaxinim. O diagnóstico presuntivo foi polirradiculoneurite aguda. Os cuidados de suporte foram iniciados e o cão voltou ao normal após uma recuperação prolongada de 3 meses de duração.

função normal do esôfago e dos nervos cranianos e a presença de hiperestesia e atrofia muscular rapidamente progressiva aumentam a probabilidade de PCA. Quando realizada 6 ou mais dias após o início da paresia, a eletromiografia revela a desnervação difusa (potenciais de fibrilação e ondas agudas positivas), um achado não esperado em distúrbios da JNM. Outras características eletromiográficas descritas em *Leitura sugerida* indicam uma axonopatia motora e desmielinização mais pronunciada nas raízes nervosas ventrais e nos nervos proximais. A análise do líquor obtido por punção lombar normalmente revela número e distribuição normais de células, bem como aumento na concentração de proteína, em especial em animais com sinais clínicos por 7 dias ou mais. Nos casos sem histórico de possível exposição a guaxinins ou vacinação recente, exames para a detecção de uma causa incitante (*Toxoplasma*, *Neospora*) devem ser considerados. O diagnóstico definitivo também pode ser estabelecido por biópsia do nervo, mas isso raramente é necessário.

Tratamento

Não há tratamento específico para a PCA. Durante a fase progressiva inicial, os cães devem ser monitorados quanto ao comprometimento respiratório, especialmente se logo ficarem em decúbito dorsal. De modo geral, os sinais se estabilizam após 5 a 10 dias e, a seguir, os pacientes podem receber os cuidados de suporte em casa. Podem precisar de ajuda para sentar-se para comer e beber. Se possível, devem ser mantidos em colchão de ar, água ou palha e virados periodicamente para evitar atelectasia pulmonar e úlceras de decúbito. O tratamento com glicocorticoides não é benéfico e pode, na verdade, retardar a recuperação; no entanto, a administração de imunoglobulina intravenosa humana (IVIG, infusão intravenosa lenta [IV] de 0,5 g/kg a cada 24 horas por 4 doses) (Sandoglobulin® [Behring]) pode acelerar a recuperação.

Prognóstico

O prognóstico de recuperação é bom. A maioria dos cães começa a melhorar após a primeira semana e está recuperada por completo em 3 a 4 semanas. A recuperação pode levar de 4 a 6 meses nos casos graves e alguns cães nunca se recuperam totalmente. O prognóstico de recuperação completa em gatos é mau. Os animais acometidos que se recuperaram podem estar sujeitos a recidivas, em especial se expostos novamente ao antígeno desencadeante.

DISTÚRBIOS DA JUNÇÃO NEUROMUSCULAR

Os distúrbios pré-sinápticos que impedem a liberação de ACh na JNM causam paresia ou paralisia generalizada relacionada ao NMI de progressão rápida e perda de reflexos. Preste bastante atenção aos achados clínicos ou à avaliação diagnóstica para diferenciar esses distúrbios de neurotransmissão (paralisia por picada de carrapato, botulismo) do distúrbio nervoso periférico agudo mais comum, a PCA.

PARALISIA POR PICADA DE CARRAPATO

Uma paralisia motora flácida ascendente de progressão rápida foi identificada em cães infestados com certas espécies de carrapatos. A maioria dos casos relatados na América do Norte está associada a determinados carrapatos, inclusive *Dermacentor andersoni* no noroeste do Pacífico e *Dermacentor variabilis* no leste. Durante o repasto, o carrapato fêmea elabora uma neurotoxina salivar que interfere na liberação de ACh na JNM e provoca bloqueio neuromuscular pré-sináptico.

Características clínicas

Os cães com paralisia por picada de carrapato apresentam paralisia flácida ascendente de progressão rápida 4 a 9 dias após a fixação do carrapato, quando o artrópode está totalmente ingurgitado. Os sinais começam nos membros posteriores e progridem rapidamente para tetraplegia relacionada ao NMI em 12 a 72 horas. Há flacidez muscular e diminuição ou ausência de reflexos medulares, mas a atrofia muscular não é pronunciada. A percepção de dor não é alterada e não há evidências de hiperestesia. Na maioria dos casos, os nervos cranianos não são afetados de forma significativa, mas fraqueza facial, alteração da voz, disfagia ou diminuição do tônus da mandíbula podem ser observados. Sem tratamento, a morte por paralisia respiratória pode ocorrer em 1 a 5 dias.

Diagnóstico

A paralisia por picada de carrapato é bastante confundida com outras causas de tetraparesia aguda, como polirradiculoneurite aguda, botulismo e MG fulminante aguda (ver Tabela 66.2). Suspeite de paralisia por picada de carrapato com base em anamnese, sinais clínicos e conhecimento da região geográfica. Às vezes, um carrapato pode ser encontrado no animal e o diagnóstico é confirmado pela documentação da melhora rápida (horas a dias) após a remoção do artrópode. A eletromiografia não revela atividade muscular espontânea, pois os músculos não estão desnervados como na PCA. Há diminuição da amplitude do potencial de ação muscular em resposta a um único estímulo supramáximo, como esperado em um defeito na transmissão neuromuscular.

Tratamento

A remoção do carrapato ou a imersão do paciente em solução inseticida leva à recuperação dramática em 24 a 72 horas. O prognóstico de recuperação completa é bom em caso de diagnóstico adequado.

BOTULISMO

O botulismo é raro em cães e foi relatado apenas uma vez em gatos. É provocado pela ingestão de alimentos estragados (geralmente carne crua) contaminados por uma neurotoxina de tipo C pré-formada produzida pela bactéria *Clostridium botulinum*. Essa toxina bloqueia a liberação de ACh na JNM, o que causa bloqueio neuromuscular pré-sináptico completo e paralisia relacionada ao NMI. Os sinais clínicos ocorrem horas a dias após a ingestão da toxina.

Características clínicas

Os cães acometidos apresentam marcha curta, fraca e arrastada que progride rapidamente de fraqueza dos membros posteriores para decúbito dorsal ao longo de 12 horas a 4 dias. O tônus muscular é baixo e os reflexos medulares estão ausentes, mas não há atrofia muscular significativa. O abanar da cauda é preservado. A propriocepção e a percepção da dor são normais, sem hiperestesia. No momento em que não são mais capazes de se levantar, a maioria dos cães acometidos tem múltiplos déficits de nervos cranianos, com dilatação de pupilas e reflexo pupilar lento à luz, baixa resposta palpebral, salivação, disfagia, diminuição do tônus da mandíbula e latido rouco/fraco. Megaesôfago e regurgitação são comuns. A quantidade de toxina ingerida determina a gravidade dos sinais. Os sinais clínicos podem durar semanas e a morte pode ocorrer em caso de acometimento dos músculos respiratórios.

Diagnóstico

O diagnóstico é baseado em achados clínicos e/ou histórico de ingestão de alimentos estragados. A probabilidade de botulismo é maior em caso de surto de paralisia relacionada ao NMI e acompanhada por arreflexia em um grupo de cães com acesso a lixo ou carniça. A raiva deve ser um diagnóstico diferencial em casos graves e individuais, mas, de modo geral, está associada à alteração de consciência. A fraqueza dos músculos da face, mandíbula e faringe é muito mais pronunciada no botulismo do que na polirradiculoneurite aguda ou paralisia por picada de carrapato. A eletromiografia não revela evidências de desnervação, mas há diminuição da amplitude do potencial de ação muscular em resposta a um estímulo supramáximo, como na paralisia por picada de carrapato. O diagnóstico definitivo é baseado na demonstração de neurotoxinas botulínicas (BoNT) em sangue, vômito, fezes ou conteúdo estomacal de cães acometidos ou ainda nos restos dos alimentos estragados ingeridos; muitas vezes, porém, a toxina não é mais detectável quando os sinais neurológicos são evidentes e esse passa a ser um diagnóstico presuntivo.

Tratamento

Não há tratamento específico para o botulismo. Laxantes e enemas podem ajudar a remover toxinas não absorvidas do trato gastrintestinal em caso de ingestão recente. A antitoxina, se disponível, simplesmente se ligaria e inativaria a toxina circulante que ainda não havia penetrado nas terminações nervosas, talvez limitando a gravidade dos sinais clínicos, mas sem revertê-los. A antitoxina trivalente humana comercial é direcionada contra as toxinas de tipo A, B e E; logo, não é eficaz em casos caninos ou felinos, que são todos do tipo C. O tratamento deve incluir suporte nutricional, fluidoterapia e sucção esofágica e gástrica para prevenir aspiração. O suporte ventilatório pode ser necessário em casos graves. A maioria dos cães se recupera em 1 a 3 semanas com cuidados de suporte, embora a pneumonia por aspiração seja uma complicação comum nesse período.

MIASTENIA GRAVIS

MG é o distúrbio mais comum da JNM em cães e gatos, mas, por ser uma alteração pós-sináptica incompleta, muitos dos achados clínicos são muito mais sugestivos de um distúrbio muscular do que de um bloqueio completo da JNM, como no botulismo ou na paralisia por picada de carrapato. A MG é caracterizada por um exame neurológico normal em repouso, massa muscular e reflexos normais e fraqueza exacerbada pelo exercício e reduzida pelo repouso. Há formas congênitas e adquiridas de MG. As síndromes miastênicas congênitas (SMCs) são um grupo raro de distúrbios hereditários da transmissão neuromuscular causados por defeitos estruturais ou funcionais da JNM. A maioria das SMCs é causada por uma deficiência hereditária de AChRs nas membranas pós-sinápticas do músculo esquelético e provoca sinais de alteração da transmissão neuromuscular em cães ou gatos de 6 a 9 semanas. O distúrbio foi identificado nas raças Spaniel Springer Inglês, Fox Terrier de Pelo Liso e Jack Russell Terrier, com relatos raros em outras raças e alguns gatos. A mutação genética que causa essa SMC foi identificada em Jack Russell Terriers. Recentemente, mutações genéticas associadas às SMCs foram identificadas em filhotes de Golden Retriever e Labrador Retriever. Uma SMC transiente incomum e mal classificada também foi identificada em Dachshunds miniatura; nesses cães, os sinais desaparecem com a idade.

A forma adquirida de MG é uma doença imunomediada comum, com anticorpos contra uma parte dos AChRs nicotínicos do músculo esquelético. Os anticorpos se ligam aos receptores, reduzindo a sensibilidade da membrana póssináptica à ACh. Durante a estimulação nervosa e a liberação de ACh na sinapse, há menos interações bem-sucedidas entre a ACh e os AChRs; assim, os potenciais de placa terminal muscular são menores e não há menos potenciais de ação muscular, o que causa fraqueza. A fraqueza é agravada durante o exercício, quando alguns dos AChRs funcionais já estão ligados à ACh.

A MG adquirida afeta cães de todas as raças e ambos os sexos. É mais comum em Pastores Alemães, Golden Retrievers, Labradores Retrievers e Dachshunds, mas isso pode apenas refletir a popularidade dessas raças. As raças que parecem ter maior risco de MG adquirida em relação à sua popularidade são Akita, alguns Terriers, Braco Alemão de Pelo Curto e Chihuahua. Uma forma familiar de MG adquirida é observada em Terra Novas e Dinamarqueses jovens (de 2 anos). Cães adultos jovens (idade média de 2 a 3 anos) e idosos (idade média de 9 a 10 anos) compõem a maioria da população acometida. A doença é rara em gatos, mas as raças predispostas são Abissínio e Somali.

Características clínicas

A maioria dos cães (50 a 60%) com MG adquirida apresenta a doença generalizada com fraqueza da musculatura apendicular que piora com o exercício e melhora com o repouso. Consciência, reações posturais e reflexos dos membros são normais. Salivação excessiva e regurgitação são comuns e causadas por megaesôfago (observado em 80% dos cães com MG generalizada adquirida). O megaesôfago é menos comum em gatos com MG (40%) e em cães com MG congênita. Os gatos com MG adquirida apresentam fraqueza generalizada persistente e ventroflexão cervical. Disfagia, latido ou miado rouco, dilatação persistente das pupilas e fraqueza dos músculos faciais são às vezes observados.

Uma forma focal de MG que provoca megaesôfago ou disfagia sem fraqueza apendicular detectável ocorre em cerca de 25 a 40% dos cães e 14% dos gatos com MG adquirida. Além da regurgitação, os cães acometidos podem apresentar fraqueza dos músculos faríngeos, laríngeos e/ou faciais; além disso, cães e gatos podem apresentar reflexo palpebral fatigável. Aproximadamente 25 a 40% de todos os cães com megaesôfago de início adulto apresentam MG focal adquirida; logo, esse distúrbio deve sempre ser considerado um diagnóstico diferencial no início da avaliação de cães com megaesôfago.

Uma forma fulminante aguda ocorre em 5 a 15% dos cães e gatos com MG adquirida; é caracterizada por início súbito e progressão rápida de fraqueza muscular apendicular grave que não melhora com o repouso. Esses pacientes não conseguem andar e ficam em decúbito lateral, com fraqueza profunda, mas reflexos preservados. A fraqueza pode afetar os músculos intercostais e/ou o diafragma e causar dificuldade respiratória. Esta forma de MG está comumente associada a megaesôfago grave, fraqueza dos músculos faríngeos e laríngeos, pneumonia por aspiração, insuficiência respiratória e morte.

Diagnóstico

A MG deve ser considerada um diagnóstico diferencial em qualquer cão com exame neurológico normal e fraqueza muscular generalizada, além de todos os cães com megaesôfago. O diagnóstico definitivo da MG adquirida é feito pela demonstração de anticorpos circulantes contra AChRs por radioimunoensaio com imunoprecipitação. Essa técnica é comum (Comparative Neuromuscular Laboratory, University of California, San Diego, CA, EUA) e positiva em 85% de todos os cães e gatos com doença adquirida e em 98% daqueles com doença adquirida generalizada. Resultados falso-positivos não foram documentados. Raramente, cães com MG adquirida são negativos para anticorpos circulantes contra AChR, talvez por causa de anticorpos de afinidade muito alta que continuam ligados aos AChRs ou anticorpos contra antígenos juncionais que não os AChRs.

Na ausência dos resultados da sorologia ou em animais com suspeita de doença congênita, o diagnóstico de MG pode ser estabelecido pela demonstração de resposta positiva à administração de uma anticolinesterase de curta ação. O cloreto de edrofônio (Tensilon®; 0,1 mg/kg), anticolinesterase de ação ultracurta tradicionalmente usado para esse fim, não é mais comercializado e foi substituído pelo metilsulfato de neostigmina (Boxe 66.2). Os fármacos anticolinesterásicos inibem a hidrólise enzimática da ACh na JNM, aumentando a concentração efetiva da ACh e a duração do seu efeito na fenda sináptica, o que otimiza as interações entre a ACh e os AChRs. A atropina (0,02 mg/kg) é administrada com a neostigmina para minimizar os efeitos muscarínicos. Tenha equipamento de intubação e ventilação à disposição caso a administração de anticolinesterase provoque bloqueio neuromuscular. A maioria dos animais com MG generalizada exibe melhora óbvia dos sinais clínicos (p. ex., resolução da fraqueza) 5 a 10 minutos após a administração intravenosa de neostigmina; esse efeito dura cerca de 60 minutos (ver Boxe 66.2). A resposta dramática e inequívoca é muito sugestiva de MG. A ausência de resposta não exclui o diagnóstico de MG. A avaliação da resposta pode ser difícil em cães e gatos com MG focal e aproximadamente 50% dos cães com MG fulminante aguda não respondem devido à grande destruição de AChRs mediada por anticorpos. O resultado negativo também não exclui completamente o diagnóstico de MG congênita porque várias das SMCs têm respostas insatisfatórias.

O exame eletrodiagnóstico (que revela uma resposta decrescente dos potenciais de ação muscular compostos durante a estimulação nervosa repetitiva) pode ser realizado para auxiliar o estabelecimento de um diagnóstico definitivo de MG, mas requer anestesia geral, algo que deve ser evitado sempre que possível em animais com megaesôfago devido ao risco de aspiração durante a recuperação.

BOXE 66.2

Protocolo de teste anticolinesterásico.

1. Coloque um cateter intravenoso
2. Misture em uma seringa:
   Metilsulfato de neostigmina, 0,01 mg/kg
   Atropina, 0,02 mg/kg
3. Tenha disponível o equipamento para intubação e ventilação
4. Exercite o paciente até o ponto de fraqueza detectável
5. Administre a combinação de neostigmina/atropina
6. Monitore a fraqueza

Via	Início do efeito	Efeito máximo	Duração
Intravenosa	4 a 8 min	20 a 30 min	45 a 60 min
Intramuscular	20 a 30 min	30 min	60 a 90 min

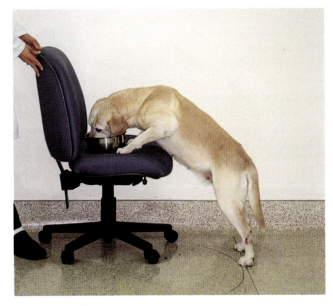

Figura 66.15 A alimentação na posição vertical em animais com megaesôfago facilita o esvaziamento do conteúdo esofágico para o estômago. Os animais devem ser mantidos nessa posição por 10 a 15 minutos após a alimentação.

Sempre que houver possibilidade de MG, radiografias torácicas deverão ser solicitadas para a avaliação de megaesôfago, pneumonia aspirativa ou timoma; além disso, o animal deve ser submetido a exames para a possível detecção de distúrbios imunomediados e neoplásicos subjacentes ou associados. Em caso de identificação de uma massa mediastinal cranial, a avaliação citológica de uma amostra obtida por aspiração com agulha fina deve ser usada para confirmar a suspeita de timoma, um tumor observado em menos de 5% dos cães com MG adquirida, mas em mais de 25% dos gatos com a doença. Os distúrbios imunomediados concomitantes são comuns em cães com MG, inclusive hipotireoidismo, trombocitopenia imunomediada, anemia hemolítica imunomediada, hipoadrenocorticismo, polimiosite e lúpus eritematoso sistêmico. Raros cães apresentam MG e polirradiculoneurite de forma simultânea. A MG também pode ser um distúrbio paraneoplásico associado a diversos tumores, inclusive carcinoma hepático, adenocarcinoma de saco anal, osteossarcoma, linfoma cutâneo e tumores primários de pulmão. A MG adquirida induzida por fármacos também foi documentada em gatos com hipertireoidismo tratados com metimazol.

Tratamento

O tratamento da MG adquirida inclui cuidados de suporte e administração de fármacos anticolinesterásicos e, ocasionalmente, agentes imunossupressores. Animais com megaesôfago e regurgitação devem ser mantidos em posição vertical durante a ingestão de alimentos e água e por mais 10 a 15 minutos para facilitar o movimento do conteúdo esofágico para o estômago, o que diminui a chance de aspiração (Figura 66.15). Os cães podem ser treinados para comer e beber em pé com os membros anteriores em uma plataforma elevada; alternativamente, um sistema de alimentação vertical (cadeira Bailey) pode ser usado. Em caso de regurgitação grave apesar dessas manobras, um tubo de gastrostomia pode ser colocado para auxiliar a administração de nutrientes, fluidos e medicamentos, mas exige anestesia geral curta (ver Capítulo 28). Sempre que houver pneumonia por aspiração, um lavado transtraqueal (ver Capítulo 20) deve ser realizado para cultura; a seguir, o tratamento agressivo da pneumonia deve ser instituído, com antibióticos, fluidos, nebulização e fisioterapia torácica. A administração de antibióticos que prejudicam a transmissão neuromuscular (p. ex., ampicilina, aminoglicosídeos) deve ser evitada.

Os anticolinesterásicos geralmente são administrados na tentativa de melhorar a força muscular em cães e gatos com MG. O brometo de piridostigmina (Mestinon®, 1 a 3 mg/kg por via oral [VO] a cada 8 horas) tem sido usado em cães. Em gatos, tem sido recomendado o brometo de piridostigmina em xarope (0,25 a 1 mg/kg VO a cada 12 horas, diluído 1:1 em água para diminuir a irritação gástrica). A dose deve ser individualizada com base na resposta clínica em cães e gatos. Idealmente, a alimentação deve ser programada para coincidir com o pico do efeito do fármaco (2 horas). Cães inicialmente incapazes de tolerar a medicação oral devido ao megaesôfago grave podem ser tratados com metilsulfato de neostigmina (0,04 mg/kg IM a cada 6 a 8 horas).

Se o animal parece responder ao tratamento com anticolinesterase, mas piora de forma repentina, é importante determinar se a deterioração se deve à subdosagem (crise miastênica) ou superdosagem (crise colinérgica) do medicamento. Essas crises são clinicamente indistinguíveis, mas a administração de uma dose de uma anticolinesterase de ação curta (metilsulfato de neostigmina) permite a diferenciação. O animal em crise miastênica melhora após a administração de anticolinesterase, ao passo que aquele em crise colinérgica temporariamente piora ou não apresenta alterações.

A MG adquirida é uma doença imunomediada e a administração de glicocorticoides e outros fármacos imunossupressores pode estar associada a uma resposta clínica mais rápida, diminuição dos anticorpos AChR e melhora no desfecho em alguns cães. Idealmente, os medicamentos imunossupressores devem ser administrados apenas em pacientes estáveis sem pneumonia por aspiração. Os glicocorticoides em doses imunossupressoras comuns causam piora transitória da fraqueza muscular em cães com MG; assim, o tratamento deve começar com uma dose baixa (prednisona, 0,5 mg/kg/dia VO) que é aumentada de forma gradual ao longo de 2 a 4 semanas. A administração oral de azatioprina (Imuran®, 2 mg/kg/dia) ou micofenolato de mofetila (CellCept®, 10 a 20 mg/kg a cada 12 horas) ou ainda ciclosporina (5 a 6 mg/kg a cada 12 horas) sozinha ou combinada à prednisona foi associada a um resposta clínica positiva em alguns cães.

Em caso de identificação de um timoma durante a avaliação inicial de um cão ou gato com MG adquirida, a remoção cirúrgica imediata deve ser considerada caso o animal possa ser estabilizado para a cirurgia. Megaesôfago, disfagia e pneumonia aspirativa são fatores de risco que diminuem as chances de sobrevida a curto prazo. Muitos animais com MG apresentam diminuição no título de anticorpos contra AChR e resolução dramática dos sinais após a timectomia. O tratamento adjuvante pode ser necessário para prevenir o novo crescimento do timoma e a recidiva dos sinais de MG.

Prognóstico

A resposta ao tratamento médico da MG pode ser boa se a pneumonia por aspiração não for grave. A pneumonia por aspiração grave, o megaesôfago persistente, a MG fulminante aguda e a presença de um timoma ou outra neoplasia subjacente são associados ao mau prognóstico de recuperação. Muitos cães acometidos morrem por aspiração fatal aguda ou são submetidos à eutanásia nos 12 primeiros meses após o diagnóstico. Os fármacos anticolinesterásicos controlam bem a fraqueza da musculatura apendicular da maioria dos animais, mas seu efeito na função esofágica e faríngea é variável. A resposta a vários protocolos imunossupressores é difícil de determinar porque a maioria dos cães com MG adquirida (> 85%) entra em remissão clínica e imunológica permanente espontânea em 18 meses após o diagnóstico (média, 6,4 meses), independentemente do tratamento. A remissão espontânea é improvável em animais com timoma ou outra neoplasia e em gatos com MG. Como as determinações sequenciais de anticorpos em um determinado animal estão correlacionadas à progressão ou remissão da doença, recomenda-se o monitoramento das concentrações de anticorpos anti-AChR a cada 4 a 8 semanas em animais com MG.

DISAUTONOMIA

A disautonomia é uma polineuropatia que afeta os nervos simpáticos e parassimpáticos do sistema nervoso autônomo. Historicamente, foi identificada em gatos no Reino Unido, mas desde o final dos anos 1980 é mais comum em cães do meio-oeste dos EUA, em especial na zona rural dos estados do Kansas, Missouri, Oklahoma e Wyoming. A etiologia é desconhecida, embora mecanismos tóxicos e autoimunes tenham sido propostos. Os sinais clínicos refletem a perda da função autônoma em vários sistemas orgânicos.

Características clínicas

A doença afeta principalmente cães adultos jovens de ambientes rurais, com idade média de 18 meses. Os gatos ocasionalmente são acometidos. Os sinais clínicos surgem com rapidez e progridem ao longo de dias a semanas. As queixas comuns são vômito ou regurgitação, dificuldade de micção, extravasamento de urina, fotofobia, secreção nasal purulenta, depressão e anorexia. Os achados do exame físico são diminuição ou ausência do tônus anal, pupilas dilatadas que não respondem à luz, narinas, olhos e mucosas secas e prolapso das membranas nictitantes. A bexiga pode estar distendida e fácil de expressar.

Diagnóstico

O diagnóstico é suspeito com base nos sinais clínicos observados. As radiografias torácicas e abdominais podem revelar megaesôfago, pneumonia por aspiração, íleo generalizado, constipação intestinal/obstipação e uma distensão da bexiga urinária. A bexiga é facilmente expressa, sugerindo diminuição do tônus do esfíncter uretral. De modo geral, o tônus anal está diminuído. Testes farmacológicos podem ser usados para apoiar o diagnóstico. A pilocarpina (Isopto Carpine 1%® [Alcon Laboratories]) bem diluída com solução salina (0,05 a 0,1%) é aplicada no olho de um cão com disautonomia e provoca constrição pupilar e retração da membrana nictitante em até 60 minutos, documentando hipersensibilidade por desnervação. A aplicação dessa solução no olho de um cão ou gato normal não deve provocar qualquer resposta. A administração subcutânea (SC) de betanecol (0,04 mg/kg) também pode permitir a micção do cão com bexiga distendida e gotejamento de urina. A administração por via subcutânea de atropina (0,04 mg/kg) não altera a frequência cardíaca dos cães acometidos. Esses achados sugerem disautonomia, mas o diagnóstico definitivo requer a demonstração de lesões no sistema nervoso autônomo no exame *post mortem*. A perda de corpos celulares diminui a densidade de neurônios em todos os gânglios autônomos, em especial os gânglios pélvicos, mesentéricos e ciliares.

Tratamento

O tratamento de suporte é amplo e inclui a administração de fluidos, nutrição parenteral total ou alimentação por sonda de gastrostomia percutânea, esvaziamento da bexiga e cólon, pomadas lubrificantes para os olhos e fisioterapia. A pilocarpina (1%, uma gota a cada 6 a 12 horas) pode melhorar o lacrimejamento e diminuir a fotofobia. O betanecol (0,05 mg/kg SC a cada 8 a 12 horas) pode melhorar a função urinária e os medicamentos procinéticos (metoclopramida, cisaprida) podem melhorar a motilidade do trato gastrintestinal. De modo geral, o prognóstico é mau, com taxa de mortalidade de cerca de 70 a 90%.

Leitura sugerida

Anor S. Acute lower motor neuron tetraparesis. *Vet Clin North Am Small Anim Pract.* 2014;44:1201.

Braund KG. Degenerative disorders of the central nervous system. In: Braund KG, ed. *Clinical neurology in small animals: localization, diagnosis and treatment.* Ithaca, NY: International Veterinary Information Service; 2003. www.ivis.org.

Bruchim Y, et al. Toxicological, bacteriological and serological diagnosis of botulism in a dog. *Vet Rec.* 2006;158:768.

Coates JR, et al. Congenital and inherited neurologic disorders of dogs and cats. In: Bonagura JD, ed. *Current veterinary therapy XIII.* Philadelphia: WB Saunders; 2001.

Cuddon PA. Acquired canine peripheral neuropathies. *Vet Clin North Am.* 2002;32:207.

Harkin KR, Andrews GA, Nietfeld JC. Dysautonomia in dogs: 65 cases (1993-2000). *J Am Vet Med Assoc.* 2002;220:633.

Khorzad R, et al. Myasthenia gravis in dogs with an emphasis on treatment and critical care management. *J Vet Emerg Crit Care (San Antonio).* 2011;213:13.

Mayhew PD, Bush WW, Glass EN. Trigeminal neuropathy in dogs: a retrospective study of 29 cases (1991-2000). *J Am Anim Hosp Assoc.* 2002;38:262.

Shelton GD. Myasthenia gravis and other disorders of neuromuscular transmission. *Vet Clin North Am Small Anim Pract.* 2002;32:188.

Shelton GD. Routine and specialized laboratory testing for the diagnosis of neuromuscular diseases in dogs and cats. *Vet Clin Pathol.* 2010;39:278.

Thieman KM, et al. Histopathological confirmation of polyneuropathy in 11 dogs with laryngeal paralysis. *J Am Anim Hosp Assoc.* 2010;46:161.

CAPÍTULO 67

Distúrbios Musculares

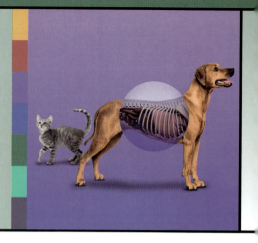

CONSIDERAÇÕES GERAIS

O músculo esquelético é responsável pela manutenção da postura e produção do movimento. Pacientes com doença muscular generalizada geralmente apresentam fraqueza, que pode se manifestar como marcha rígida e afetada, tremores em estação, flexão ventral do pescoço e intolerância a exercícios. Ao realizar exame completo do sistema nervoso, os animais com doença muscular não são atáxicos e a maioria apresenta reações posturais e reflexos espinais normais. A maioria dos distúrbios musculares causa atrofia e/ou fibrose muscular, enquanto outros causam edema e dores musculares.

As miopatias em cães e gatos podem ser hereditárias ou adquiridas. O exame genético e o reconhecimento do fenótipo podem auxiliar o diagnóstico de alguns dos distúrbios hereditários. Os distúrbios musculares adquiridos são doenças inflamatórias infecciosas e imunomediadas, bem como doenças metabólicas e endócrinas. Achados clínicos característicos podem sugerir um diagnóstico específico, mas a avaliação sistêmica e as biópsias musculares realizadas em um laboratório especializado em distúrbios musculares caninos e felinos podem ser necessárias para o diagnóstico definitivo. Os resultados do exame histológico podem identificar uma doença específica ou orientar outros exames diagnósticos necessários à demonstração e caracterização de anomalias funcionais.

MIOPATIAS INFLAMATÓRIAS

MIOSITE MASTIGATÓRIA

A miosite muscular mastigatória (MMM) é uma doença imunomediada comum que acomete apenas os músculos da mastigação de cães. Os músculos mastigatórios são compostos principalmente por uma única miofibra (tipo 2M) não presente nos músculos dos membros. Cães com MMM apresentam imunoglobulina G (IgG) contra a miosina exclusiva dessas fibras. A miosite mastigatória pode ocorrer em cães de qualquer raça, Pastores Alemães, Retrievers, Doberman Pinschers e outros animais de grande porte são os mais afetados. A doença é observada principalmente em cães jovens ou de meia-idade, mas o diagnóstico foi feito até em filhotes de 3 meses de idade. Aparentemente, não há predileção sexual. A MMM não foi documentada em gatos.

Características clínicas

A forma aguda da doença é associada a edema doloroso recorrente dos músculos temporal e masseter. Febre, linfadenopatia submandibular e periescapular e amigdalite são observadas de maneira variável. Os cães relutam em comer e as principais queixas dos tutores são anorexia e depressão. A palpação dos músculos da cabeça e as tentativas de abrir a boca encontram resistência devido à dor.

À medida que esse distúrbio progride, há atrofia progressiva e grave dos músculos temporal e masseter; assim, a cabeça passa a se assemelhar a um crânio. Embora seja uma doença bilateral, a atrofia pode ser assimétrica. A abertura da boca não é dolorosa na MMM crônica, mas é restrita pela atrofia e fibrose dos músculos mastigatórios (Figura 67.1). Os globos oculares podem afundar nas órbitas devido à dramática perda de massa muscular (ver Figura 61.9). Muitos cães são atendidos à medida que a doença progride de aguda para crônica, quando passam a apresentar dor ao abrir a boca e atrofia muscular. Alguns cães com MMM apresentam atrofia grave não dolorosa dos músculos da mastigação, sem qualquer histórico de sinais relacionados a episódios anteriores de dor aguda.

Diagnóstico

O diagnóstico é suspeito com base nos achados clínicos. Em cães com dor ao abrir a boca, os diagnósticos diferenciais devem incluir abscesso ou massa retrobulbar, doença dentária e anomalias da articulação temporomandibular ou das bulas timpânicas. A atrofia grave observada em casos crônicos deve ser diferenciada da atrofia causada por distúrbios do nervo trigêmeo, polimiosite (PM) generalizada (de qualquer etiologia), polineuropatia ou distúrbios sistêmicos, como hipotireoidismo, hiperadrenocorticismo ou caquexia do câncer.

CAPÍTULO 67 ■ Distúrbios Musculares **1159**

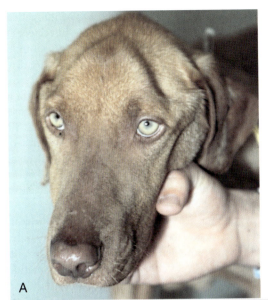

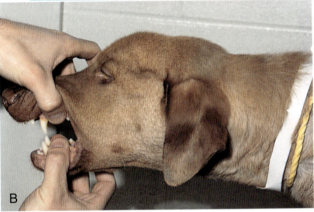

Figura 67.1 A miosite muscular mastigatória (MMM) crônica causou atrofia grave dos músculos temporal e masseter (**A**) e incapacidade de abrir a boca mais do que alguns centímetros (**B**) em um Vizsla adulto.

O hemograma pode ser normal ou revelar anemia branda e leucocitose neutrofílica; ocasionalmente, há eosinofilia periférica. As concentrações de creatinoquinase (CK), aspartato aminotransferase (AST) e globulina podem ser aumentadas. Às vezes, há proteinúria. Os anticorpos circulantes contra a proteína C de ligação à miosina mastigatória podem ser detectados no soro de muitos cães (80 a 90%) com MMM aguda, mas podem não estar presentes em cães com doença crônica. A eletromiografia (EMG) pode demonstrar miosite aguda nos músculos mastigatórios e confirmar a ausência de acometimento de outros grupos musculares, diminuindo a probabilidade de PM. A avaliação histopatológica de uma biópsia dos músculos acometidos estabelece o diagnóstico. O músculo fresco e fixado em formalina deve ser enviado para realização de colorações histoquímicas e imuno-histoquímicas que identificam os anticorpos ligados às fibras musculares do tipo 2M.

Tratamento

De modo geral, a administração oral (VO) de glicocorticoides (prednisona, 1 a 2 mg/kg a cada 12 horas) provoca a rápida eliminação da dor em cães com a doença aguda e melhora mais gradual da capacidade de abrir a boca em cães com MMM crônica. Após cerca de 3 semanas, a dose de corticosteroides pode ser diminuída (para 1 mg/kg a cada 24 horas) e, então, gradualmente reduzida ao longo de 4 a 6 meses para a menor dose possível em dias alternados. A dose ou tratamento inadequado por tempo insuficiente está associado a uma alta taxa de recidiva. Cães que não respondem bem aos corticosteroides e que apresentam recidiva a cada tentativa de diminuir a dose podem ser tratados com outros imunossupressores, como a azatioprina (Imuran® [Burroughs Wellcome], 2 mg/kg VO uma vez ao dia até sinais de melhora, então a cada 48 horas) ou ciclosporina (Atopica®, 6 mg/kg VO a cada 12 horas). Os cães tratados de forma agressiva têm bom prognóstico de recuperação. Os pacientes devem ser monitorados com cuidado quanto a recidivas (com observação da mobilidade e desconforto da mandíbula e da concentração sérica de CK), em especial durante a redução da dose de glicocorticoide. O tratamento vitalício pode ser necessário.

Historicamente, para o alongamento do tecido fibroso e do músculo, recomendou-se a abertura à força, sob anestesia, das mandíbulas de cães com MMM crônica. Essa prática não é mais realizada porque não melhora o desfecho clínico, aumenta a inflamação das fibras musculares rompidas e é associada a um risco inerente de luxação ou fratura mandibular iatrogênica.

MIOSITE EXTRAOCULAR

Foi descrita em cães uma forma única de miosite confinada aos músculos extraoculares, que causa exoftalmia aguda (Figura 67.2). Os cães acometidos são geralmente jovens, com idade média de 8 meses. Golden Retrievers, Labradores Retrievers e outros cães de grande porte são especialmente suscetíveis, com as fêmeas mais predispostas. A exoftalmia bilateral e

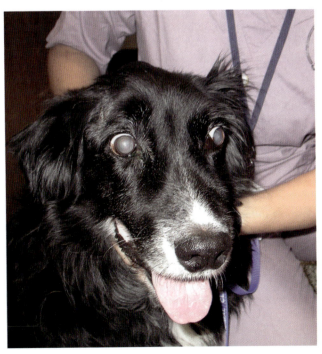

Figura 67.2 Exoftalmia bilateral e retração da pálpebra superior causada por miosite extraocular em um Border Collie.

a retração palpebral são comuns e, de modo geral, acompanhadas por quemose concomitante, mas sem prolapso da terceira pálpebra. A visão pode estar prejudicada. As concentrações séricas de CK são normais. A ultrassonografia ou a ressonância magnética (RM) da órbita confirma o aumento de volume dos músculos extraoculares e elimina abscessos ou massas retrobulbares como diagnósticos diferenciais. O diagnóstico definitivo requer biópsia dos músculos acometidos (que raramente é realizada), que revela a presença de um infiltrado inflamatório linfocítico. A resposta ao tratamento oral com prednisona (1 a 2 mg/kg a cada 24 horas) tende a ser rápida e completa. O tratamento deve continuar por pelo menos 4 a 6 semanas. Em caso de recidiva durante a redução da dose de prednisona, a imunossupressão adicional deve ser considerada com Imuran ou ciclosporina, como usado na MMM. O prognóstico de recuperação completa e permanente é bom com o tratamento adequado. O estrabismo ventromedial restritivo unilateral ou bilateral devido à formação de tecido cicatricial foi observado em alguns cães jovens com miosite muscular extraocular atípica, exigindo correção cirúrgica para restauro da posição ocular e da visão.

POLIMIOSITE IDIOPÁTICA CANINA

A PM idiopática é uma inflamação difusa do músculo esquelético; acredita-se que seja um processo autoimune. A doença é mais comum em cães adultos de grande porte e muitos casos são relatados em Pastores Alemães, Boxers, Terra Novas, Pembroke Welsh Corgis, Labradores Retrievers e Golden Retrievers. Uma PM específica, com acometimento principalmente dos músculos mastigatórios, faríngeos e esofágicos, foi descrita como causa de disfagia e regurgitação em Viszlas.

Características clínicas

Fraqueza branda a grave e marcha rígida e afetada que pode piorar com o exercício são as características mais comuns em cães com PM. Os músculos são doloridos em alguns cães, mas, em outros, a atrofia é grave e não dolorosa. Pode ocorrer regurgitação causada por megaesôfago, disfagia e salivação excessiva, além de latido fraco, em especial em Terra Novas com PM. Os sinais podem ser intermitentes nos casos brandos ou no início da doença. Alguns cães com doença aguda grave apresentam febre e dor generalizada. De modo geral, a atrofia muscular é proeminente e acomete especialmente os músculos temporal e masseter, além dos músculos dos membros proximais. O exame neurológico não revela anomalias de consciência, nervos cranianos, propriocepção e reflexos espinais; esses últimos, porém, podem estar diminuídos em cães com polineurite concomitante.

Diagnóstico

O diagnóstico de PM baseia-se em sinais clínicos, determinação de CK, EMG e biópsia muscular. A elevação da concentração sérica de CK (de 2 a 100 vezes) e das atividades de AST são observadas na maioria dos cães acometidos em repouso; e aumentos ainda mais dramáticos ocorrem após o exercício. As gamaglobulinas também podem estar aumentadas. A EMG pode documentar o acometimento de vários grupos de músculos e auxiliar na escolha de um músculo gravemente afetado para biópsia. O diagnóstico definitivo de PM idiopática requer biópsia muscular e eliminação das causas infecciosas de PM. Os achados histopatológicos típicos são necrose multifocal e fagocitose de miofibras, além de infiltração linfocítica e plasmocítica no músculo. Os resultados da biópsia muscular podem ser normais em alguns cães devido à natureza multifocal irregular da doença; logo, não devem impedir o diagnóstico de miosite se os achados clínicos, os resultados da EMG e a concentração sérica de CK o sugerirem. A RM com sequências de recuperação curta de inversão de tau (STIR) ou imagens ponderadas em T1 pós-contraste recentemente demonstrou ser uma boa técnica para a documentação da localização do músculo inflamado antes da biópsia.

A PM pode ser uma doença imunomediada primária idiopática ou ser secundária a uma doença imunomediada sistêmica (p. ex., lúpus eritematoso sistêmico) ou neoplasia sistêmica. Todos os cães com PM devem ser submetidos a hemograma completo, bioquímica sérica, análise do fluido sinovial, urinálise, determinação do título sérico de anticorpo antinuclear (ANA), sorologia de doenças causadas por protozoários e/ou coloração imuno-histoquímica de biópsias musculares para a determinação de antígenos de protozoários (para a eliminação da PM protozoótica). A avaliação de radiografias torácicas e da ultrassonografia abdominal deve se concentrar na pesquisa de infecção sistêmica ou neoplasia e na identificação de megaesôfago e pneumonia aspirativa. Aspirados de linfonodo, baço e fígado e biópsia de medula óssea podem ser indicados porque muitos cães com diagnóstico de PM (inclusive 20% dos Boxers) desenvolvem linfoma em poucos meses, sugerindo que a PM pode ser uma síndrome pré-neoplásica nesses animais. Se todos esses exames forem normais, o diagnóstico de PM idiopática é estabelecido.

Tratamento

A administração de prednisona (1 a 2 mg/kg a cada 12 horas por 14 dias, depois a cada 24 horas por 14 dias e, a seguir, a cada 48 horas) provoca melhora clínica dramática e recuperação da maioria dos cães. Em cães com megaesôfago, o oferecimento de pequenas refeições em posição vertical (ver Figura 66.15) pode prevenir a aspiração. A pneumonia por aspiração, se ocorrer, deve ser tratada com antibióticos. O tratamento com prednisona deve continuar por pelo menos 4 a 6 semanas em doses decrescentes; às vezes, a administração a longo prazo, por 12 meses ou mais, é necessária. A azatioprina deve ser administrada se a resposta à prednisona for inadequada ou em caso de recidiva durante a redução da dose.

Prognóstico

O prognóstico de recuperação é bom em cães sem disfagia grave, megaesôfago ou pneumonia por aspiração nem causa neoplásica subjacente para a PM. A recuperação espontânea antes do início do tratamento é observada em alguns cães.

POLIMIOSITE IDIOPÁTICA FELINA

Um distúrbio inflamatório adquirido do músculo esquelético, semelhantemente à PM canina, foi descrito em alguns gatos, que, quando acometidos, apresentam início súbito de fraqueza com uma pronunciada flexão ventral do pescoço, incapacidade de saltar e tendência a sentar ou deitar após caminhar curtas distâncias. A dor muscular pode ser evidente. O exame neurológico não revela alterações de consciência, nervos cranianos, propriocepção e reflexos.

O diagnóstico é feito com base nas características clínicas, aumento das atividades séricas de CK e AST e anomalias eletromiográficas multifocais. Muitos gatos acometidos (70%) apresentam hipopotassemia discreta, sugerindo uma possível relação entre esse distúrbio e a polimiopatia hipopotassêmica. Como algumas características clínicas da PM também simulam uma branda deficiência de tiamina, a avaliação da resposta às injeções da vitamina (10 a 20 mg/dia por via intramuscular [IM]) e a correção da hipopotassemia são recomendadas antes de prosseguir com exames diagnósticos extensivos.

Os títulos séricos contra *Toxoplasma gondii* devem ser determinados; da mesma forma, a detecção de antígeno do vírus da leucemia felina (FeLV) e de anticorpos contra o vírus da imunodeficiência felina (FIV) deve ser realizada. O histórico completo de medicamentos deve ser obtido para eliminar a possibilidade de PM induzida por fármacos. Radiografias torácicas e abdominais e ultrassonografia abdominal devem ser consideradas para a busca de uma causa neoplásica subjacente. A PM foi diagnosticada em muitos gatos com timoma, às vezes concomitante à miastenia *gravis* adquirida. A biópsia muscular revela necrose e fagocitose de fibrasmi, regeneração muscular, variação no tamanho das fibras musculares, inflamação linfocítica e fibrose. O tratamento empírico da miosite por *Toxoplasma* algumas vezes é recomendado (clindamicina, 12,5 a 25 mg/kg VO a cada 12 horas); em caso de uma resposta dramática à clindamicina, o tratamento deve ser continuado por pelo menos 6 semanas. É importante perceber, entretanto, que a recuperação ou remissão espontânea é observada em pelo menos um terço de todos os gatos com PM. A administração de glicocorticoides (prednisona, a princípio 4 a 6 mg/kg/dia, com redução gradual ao longo de 2 meses) pode auxiliar a recuperação de alguns gatos. Recidivas são comuns.

DERMATOMIOSITE

A dermatomiosite é uma doença incomum caracterizada por dermatite e PM. A dermatomiosite familiar canina é uma doença autossômica dominante com penetrância incompleta em jovens Collies de Pelo Longo ou Curto, Pastores de Shetland, Kelpies, Beauceron Shepherds e Pembroke Welsh Corgis. Casos esporádicos foram observados em algumas outras raças, inclusive Pastores Australianos e Border Collies. A doença não foi reconhecida em gatos. A dermatomiosite é uma microangiopatia mediada por sistema complemento em que a deposição de proteínas nos pequenos vasos causa danos vasculares e isquemia cutânea e muscular. As lesões cutâneas são eritema, crostas, escamas e alopecia cicatricial nas superfícies internas dos pavilhões auriculares e na face, extremidades distais, ponta da cauda e outras proeminências ósseas sujeitas a traumatismo mecânico (Figura 67.3). Com a progressão, erosões e ulcerações são comuns e pode haver desenvolvimento de piodermite secundária, que causa prurido. Os achados histopatológicos são degeneração hidrópica basocelular e separação da junção dermoepidérmica. Um infiltrado mononuclear

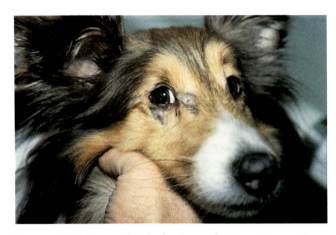

Figura 67.3 Pastor de Shetland com lesões cutâneas típicas de dermatomiosite. Esse cão também tinha megaesôfago e fraqueza muscular generalizada.

perivascular pode ser observado. As lesões dermatológicas aparecem durante os primeiros 3 meses de vida e podem melhorar ou desaparecer com o tempo. A progressão da doença costuma ser flutuante.

Os cães com dermatomiosite grave podem desenvolver sinais de doença muscular concomitante, especialmente nos músculos da mastigação, tornando difícil a apreensão e mastigação de alimentos e a ingestão de água. A fraqueza muscular generalizada, a atrofia e a marcha rígida também podem ser observadas. Alguns animais apresentam megaesôfago. A consciência, a propriocepção e os reflexos são normais. A disfagia é comum, assim como a regurgitação por megaesôfago. A EMG revela descargas espontâneas de fibras mi, inclusive potenciais de fibrilação, ondas agudas positivas e descargas bizarras de alta frequência em músculos afetados por volta das 13 a 19 semanas de vida, mesmo em cães sem sinais clínicos de fraqueza muscular. As velocidades de condução nervosa são normais. As biópsias musculares revelam necrose de fibras mi com infiltrados de células mononucleares, atrofia, regeneração e fibrose.

O diagnóstico da dermatomiosite depende do reconhecimento das alterações dermatológicas clínicas típicas e da confirmação pela histologia de pele e músculo. A reprodução deve ser desencorajada. Cães com manifestações musculares desse distúrbio são geralmente tratados com doses imunossupressoras de glicocorticoides, com resposta variável. Outros tratamentos imunossupressores são administrados conforme necessário. As lesões dermatológicas podem responder à administração VO de tetraciclina e niacinamida (250 mg de cada a cada 8 horas em pacientes com menos de 10 kg, 500 mg de cada a cada 8 horas em pacientes com mais de 10 kg) ou pentoxifilina (Trental®, 10 a 25 mg/kg a cada 8 a 12 horas) e vitamina E (200 a 600 UI VO a cada 12 horas).

MIOSITE INFLAMATÓRIA INFECCIOSA

A miosite infecciosa pode ser causada por protozoários, vírus, riquétsias e bactérias, muitas das quais são multissistêmicas. A miosite causada por *T. gondii* ou *N. caninum* pode ocorrer sozinha ou em conjunto com polirradiculoneurite lombar em cães, causando atrofia muscular grave e fraqueza dos membros posteriores seguidas de hiperextensão rígida do membro pélvico (ver Capítulo 64). Em gatos, o *T. gondii* tende a provocar febre e PM difusa com fraqueza e dores musculares. A leishmaniose pode causar dor e atrofia bilateral dos músculos da mastigação bilateral com ou sem acometimento da musculatura dos membros de cães. A inflamação muscular é comum em cães com leptospirose aguda e naqueles com infecções transmitidas por carrapatos, mas os sinais relacionados ao acometimento muscular costumam ser esquecidos devido à gravidade da doença sistêmica. Os sinais clínicos de inflamação muscular geralmente são dor muscular focal ou difusa, atrofia muscular e fraqueza. Aumentos na concentração de CK são comuns e os títulos séricos ou culturas de tecidos infectados podem ser positivos para o microrganismo agressor. A EMG revela atividade espontânea nos músculos acometidos. O diagnóstico definitivo de miosite infecciosa requer biópsia muscular e identificação de microrganismos dentro dos tecidos usando métodos moleculares ou imuno-histoquímicos. O Capítulo 64 discute mais a PM e a polirradiculoneurite associadas ao *Neospora caninum*.

MIOPATIAS METABÓLICAS ADQUIRIDAS

Além das miopatias associadas a doenças infecciosas e inflamatórias, as miopatias podem acompanhar o hiperadrenocorticismo (i. e., doença de Cushing), a administração de corticosteroides exógenos e, talvez, o hipotireoidismo. Gatos apresentam uma miopatia associada à hipopotassemia; além disso, uma miopatia difusa mal definida que causa fraqueza é comum em pacientes com hipertireoidismo.

EXCESSO DE GLICOCORTICOIDES

O excesso de glicocorticoides por hiperadrenocorticismo espontâneo ou administração exógena de altas doses de glicocorticoides pode causar miopatia degenerativa. Fraqueza e atrofia muscular são comuns. A atrofia pode ser mais pronunciada nos músculos da mastigação. O diagnóstico é suspeito com base no histórico de administração de corticosteroides exógenos ou achados clínicos condizentes com o excesso de corticosteroides (p. ex., poliúria, polidipsia, queda de pelos, abdome pendular, adelgaçamento cutâneo). A biópsia muscular revela alterações inespecíficas, inclusive atrofia das fibras de tipo 2, necrose focal e variação do tamanho das fibras. Os exames diagnósticos para hiperadrenocorticismo podem confirmar o diagnóstico (ver Capítulo 50). A suplementação com L-carnitina, coenzima Q10 e riboflavina pode melhorar a força muscular. O controle do excesso de glicocorticoides pode provocar alguma melhora clínica.

Raramente, cães com hiperadrenocorticismo ou submetidos à administração crônica de glicocorticoide exógeno desenvolvem um distúrbio semelhante à miotonia, caracterizado por rigidez dos membros, marcha rígida e hipertrofia dos músculos proximais dos membros. A concentração de CK pode ser ligeiramente aumentada. A EMG confirma descargas miotônicas repetitivas de alta frequência que provocam este distúrbio chamado "pseudomiotonia". O tratamento consiste na resolução do excesso de glicocorticoides sempre que possível e na tentativa de estabilizar as membranas das fibras musculares (ver discussão sobre miotonia congênita adiante), mas o prognóstico de resolução dos sinais musculares é reservado.

HIPOTIREOIDISMO

O hipotireoidismo pode estar associado a uma miopatia branda em cães, causando fraqueza, cãibras musculares, atrofia e redução da tolerância ao exercício. Os reflexos medulares são normais, a menos que haja polineuropatia concomitante. A concentração sérica de CK pode ser normal ou elevada. A biópsia geralmente revela atrofia branda de fibras mi de tipo 2, aumento nas miofibras de tipo 1 e inclusões multifocais de bastonetes de nemalina. A documentação do hipotireoidismo e a resposta à reposição de hormônio tireoidiano são necessárias para o diagnóstico. A fisioterapia e a suplementação oral com carnitina têm sido recomendadas para acelerar a recuperação.

POLIMIOPATIA HIPOPOTASSÊMICA FELINA

Uma polimiopatia associada à diminuição da ingestão dietética ou aumento da excreção urinária de potássio que leva à depleção do potássio corpóreo total foi reconhecida em gatos de todas as raças, idades e sexos. Gatos com insuficiência renal crônica e aqueles que consomem dietas acidificantes são mais acometidos, mas aqueles com poliúria ou polidipsia secundária ao hipertireoidismo, anorexia por qualquer etiologia e Sagrados da Birmânia filhotes com incapacidade de manutenção do equilíbrio intracelular e extracelular de potássio são mais suscetíveis. Gatos com hiperaldosteronismo primário por neoplasia adrenal funcional também apresentam fraqueza secundária à polimiopatia hipopotassêmica.

A característica clínica predominante em todos esses gatos é a fraqueza caracterizada por ventroflexão persistente do pescoço (Figura 67.4), marcha rígida e relutância à movimentação. Alguns gatos apresentam movimento escapular dorsal excessivo durante a caminhada, tremor por esforço e até mesmo colapso. A dor muscular pode ser aparente, mas o exame neurológico é normal, sem alterações em reações posturais e reflexos medulares. Os sinais clínicos podem ter início agudo e ser episódicos. De modo geral, a atividade sérica de CK está aumentada (10 a 30 vezes o normal) e a concentração sérica de potássio está diminuída (< 3 mmol/ℓ). A ingestão alimentar adequada de potássio deve ser verificada e a função renal avaliada por meio da determinação das concentrações séricas de ureia e creatinina, urinálise e gravidade específica da urina. A interpretação desses parâmetros pode ser difícil porque a hipopotassemia pode, por si só, diminuir o fluxo sanguíneo renal e a taxa de filtração glomerular (TFG), interferindo nos mecanismos de concentração da urina. Todos os gatos com hipopotassemia persistente e fraqueza devem ser submetidos a exames para a detecção de hipertireoidismo e técnicas de diagnóstico por imagem devem ser solicitadas para a avaliação de rins e adrenais.

Gatos com polimiopatia hipopotassêmica apresentam anomalias eletromiográficas em diversos grupos musculares, como ondas agudas positivas frequentes, potenciais de fibrilação e descargas ocasionais bizarras de alta frequência com velocidades normais de condução nervosa. A histopatologia muscular é normal.

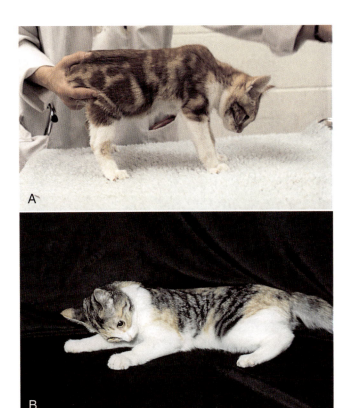

Figura 67.4 A miopatia hipopotassêmica felina causa fraqueza e ventroflexão cervical em um filhote com doença renal congênita (**A**) e um gato com hipertireoidismo (**B**). A fraqueza desapareceu em ambos os gatos após a suplementação de potássio.

De modo geral, os sinais de polimiopatia hipopotassêmica desaparecem após a suplementação parenteral ou VO de potássio e a resolução da causa da hipopotassemia caso identificada. O tratamento VO com gliconato de potássio é recomendado em casos brandos (Kaon Elixir®, Adria Laboratories, Columbus, Ohio, EUA) em uma dose de 2,5 a 5 mEq/gato duas vezes ao dia por 2 dias, depois uma vez ao dia. A dose administrada é ajustada com base nos níveis séricos de potássio. Gatos com hipopotassemia mais considerável (< 2,5 mEq/ℓ) ou fraqueza muscular grave e possibilidade de comprometimento respiratório precisam de tratamento parenteral com solução de Lactato de Ringer por via intravenosa (IV) ou subcutânea (SC), suplementada com pelo menos 80 mEq/ℓ de cloreto de potássio por litro de fluido. A suplementação IV de potássio não deve exceder 0,5 mEq/kg/h. A suplementação oral a longo prazo com gliconato de potássio pode ser necessária. Recomenda-se o monitoramento periódico da concentração sérica de potássio.

MIOPATIAS HEREDITÁRIAS NÃO INFLAMATÓRIAS

DISTROFIA MUSCULAR

As distrofias musculares (DMs) são um grupo heterogêneo de doenças musculares degenerativas não inflamatórias hereditárias. A maioria das DMs identificadas em cães e gatos está associada à ausência ou anomalias da proteína citoesquelética distrofina por mutação no gene da distrofina. O grande gene da distrofina está localizado no cromossomo X; assim, a MD é geralmente herdada como uma característica recessiva ligada ao X, clinicamente aparente em cães machos e transmitida por fêmeas portadoras assintomáticas. A distrofia muscular canina ligada ao X (DMCX) é descrita de forma mais completa em Golden Retrievers, mas também foi relatada em muitas outras raças de cães.

Os cães com DMCX geralmente apresentam sinais clínicos ao nascimento ou logo em seguida. A distrofia muscular do Golden Retriever (DMGR) é bem descrita e, apesar de todos os cães machos acometidos terem a mesma alteração genética, a gravidade da expressão clínica em uma ninhada é variável. Os filhotes com DMGR tendem a apresentar atrofia mesmo antes do desmame. Abdução dos cotovelos, andar saltitante e dificuldade em abrir a boca podem ser observados. Com o tempo, os filhotes apresentam alteração progressiva da marcha, intolerância aos exercícios, postura plantígrada, contraturas musculares e atrofia dos músculos temporais, do tronco e dos membros. A força muscular se deteriora até aproximadamente 6 meses de vida, quando os sinais tendem a se estabilizar. A maioria dos cães mantém a capacidade de andar. O posicionamento proprioceptivo e os reflexos medulares são normais; esses últimos, porém, podem ser difíceis de avaliar devido à fibrose muscular e contraturas articulares. Os cães com doença grave podem desenvolver hipertrofia da língua e disfunção faríngea ou esofágica, o que dificulta a alimentação. A insuficiência respiratória ou cardíaca pode ocorrer entre 1 e 2 anos de idade e levar ao óbito.

Suspeite de MD ao observar os sinais clínicos típicos em um filhote macho de uma raça predisposta. Os níveis séricos de CK aumentam de forma acentuada já com 1 semana de vida e atingem o pico entre 6 e 8 semanas. A concentração de CK aumenta de forma muito dramática após o exercício. Há exames genéticos para confirmar a MD com deficiência de distrofina em Golden Retrievers, mas não em outras raças. A EMG revela descargas pseudomiotônicas na maioria dos músculos por volta das 10 semanas de vida. As biópsias musculares mostram variação acentuada do tamanho das fibras, além de necrose, regeneração e mineralização multifocal das fibras. Os estudos imunocitoquímicos documentam a ausência da proteína distrofina nos sarcolemas. Existem raras mutações genéticas em cães e gatos que afetam outras proteínas do complexo distrofina-glicoproteína e causam em sinais idênticos aos da MD com deficiência de distrofina; no entanto, as biópsias musculares não revelam a deficiência de distrofina. É importante ressaltar que muitos desses distúrbios são herdados como um traço autossômico recessivo e, assim, machos e fêmeas podem ser igualmente acometidos.

Uma MD por deficiência de distrofina ligada ao X também foi relatada em gatos. Os sinais clínicos aparecem pela primeira vez aos 5 a 6 meses de idade. Os gatos acometidos apresentam hipertrofia muscular generalizada acentuada, protrusão da língua, salivação excessiva e marcha rígida, além de saltarem como coelhos. O megaesôfago é comum. A CK sérica está muito elevada (> 30.000 UI/ℓ). O diagnóstico requer biópsia muscular e imunocoloração de distrofina. Não há tratamento eficaz para MD em cães ou gatos. A administração de prednisona em baixas doses (0,5 mg/kg VO a cada 24 horas) e a fisioterapia têm sido recomendadas para ajudar a retardar a progressão da fraqueza muscular.

MIOPATIA CENTRONUCLEAR DO LABRADOR RETRIEVER

Uma miopatia hereditária de Labrador Retriever, conhecida como *miopatia centronuclear* (MCN), pode ocorrer em até 1% dos cães dessa raça submetidos ao teste por causa de sinais clínicos ou antes da procriação. Esse distúrbio já foi relatado como miopatia hereditária do Labrador Retriever (MHRL), distrofia muscular autossômica recessiva e deficiência de fibra mi de tipo 2. Os filhotes acometidos parecem normais ao nascimento. Fraqueza muscular, alterações de marcha, intolerância a exercícios e atrofia muscular sem mialgia geralmente se tornam aparentes por volta dos 3 a 5 meses de idade; alguns filhotes apresentam sinais com 6 a 8 semanas. A idade de início e a gravidade dos sinais clínicos variam consideravelmente entre os irmãos afetados. Nos casos graves, os cães apresentam flexão dorsal do pescoço e uma marcha curta e afetada (Figura 67.5). Suas costas podem ser arqueadas e o andar pode ficar saltitante após o exercício. A atrofia muscular pode ser acentuada, em especial nos músculos mastigatórios e dos membros proximais. O exame neurológico é normal, exceto por hiporreflexia ou arreflexia patelar. O megaesôfago com regurgitação foi observado em alguns cães acometidos. Os sinais clínicos pioram com estresse, exercícios, agitação ou temperaturas baixas. A fraqueza e a atrofia muscular geralmente progridem de forma lenta, mas alguns filhotes não conseguem mais se levantar em 1 a 2 meses. Os sinais clínicos se estabilizam após os 12 meses de idade nos casos brandos. A concentração sérica de CK é normal ou moderadamente elevada; a EMG revela atividades elétricas espontâneas e descargas bizarras de alta frequência. A MCN é histologicamente caracterizada por variação branda a acentuada no tamanho da fibra, atrofia de miofibras do tipo 1 e 2, substituição das miofibras do tipo 2 por miofibras do tipo 1 (com predominância do tipo 2) e grande aumento na centralização dos núcleos dos miócitos. A MCN é uma doença autossômica recessiva. A mutação genética causadora, na proteína tirosina fosfatase-símile A (PTPLA, do inglês *protein-tyrosine phosphatase-like*), foi identificada e pode ser detectada por um teste comercial de DNA. Os cães homozigotos para a mutação são sintomáticos, enquanto os portadores são normais. Não há tratamento disponível, mas os cães com doença branda podem ser bons animais de estimação.

MIOPATIAS MIOTUBULARES LIGADAS AO X

As miopatias miotubulares ligadas ao X são um subgrupo de miopatias centronucleares caracterizadas por sinais de início muito precoce e presença de fibras musculares muito pequenas com núcleos de localização central, como nos miotubos fetais. Os filhotes acometidos, todos machos, são atendidos com menos de 3 meses de idade com fraqueza grave e rapidamente progressiva, atrofia muscular e deficiência de crescimento. A concentração de CK é normal ou ligeiramente aumentada. Este distúrbio, associado à ausência da proteína miotubularina, é

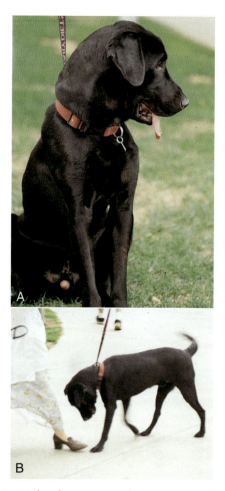

Figura 67.5 Labrador Retriever de 1 ano com miopatia centronuclear (MNC) e atrofia muscular proximal, marcha rígida e ventroflexão do pescoço que piora com o exercício.

uma doença hereditária muito rara identificada em Labradores Retrievers, Manchester Terriers e Rottweilers. Uma mutação genética que causa miopatia miotubular ligada ao X com deficiência de miotubularina foi identificada em Labradores Retrievers e Rottweilers; há um teste para sua detecção.

MIOPATIA HEREDITÁRIA DO DINAMARQUÊS

A miopatia hereditária do Dinamarquês (IMGD) é uma miopatia não inflamatória hereditária semelhante a outras miopatias centronucleares e miotubulares. Fraqueza, atrofia muscular e intolerância ao exercício são evidentes antes dos 6 meses de idade e progridem com rapidez. A maioria dos cães perde a capacidade de andar e morre ou é submetida à eutanásia; cerca de 20%, porém, apresentam a doença menos grave e sobrevivem até a idade adulta. Este distúrbio é herdado como traço autossômico recessivo e é visto em machos e fêmeas de cor fulva ou tigrada. A concentração de CK é normal ou ligeiramente aumentada. Há um teste genético para a sua detecção.

MIOTONIA

A miotonia é um distúrbio muscular raro reconhecido em Chow Chows, Cocker Spaniels, Staffordshire Bull Terriers, Schnauzers miniatura, Labradores Retrievers, Rhodesian

Ridgebacks, Samoiedas, West Highland White Terriers, Dinamarqueses e várias raças. A doença também foi identificada em gatos. A miotonia altera o relaxamento muscular e, assim, a contração muscular persiste após o movimento voluntário ou percussão muscular. De modo geral, a miotonia congênita é provocada por uma alteração na condutância de cloreto, o que causa despolarização pós-excitação da membrana muscular e contração contínua; defeitos nos canais de sódio, potássio e cloreto também podem ser observados. Schnauzers miniatura, Pastores Australianos e Jack Russell Terriers apresentam alelos mutantes do canal de cloreto da musculatura esquelética; há testes genéticos para a sua detecção.

Os sinais clínicos são rigidez muscular generalizada e hipertrofia com início em idade jovem (i. e., 1 a 4 meses) e dificuldade de se levantar após um período de inatividade. Cães com miotonia são neurologicamente normais. Não há anomalias de propriocepção ou consciência. Tempo frio, agitação, mudanças repentinas de posição ou postura e exercícios exacerbam os sinais clínicos. Os cães acometidos podem permanecer na mesma posição rígida por até 30 segundos caso repentinamente colocados em decúbito lateral. A hipertrofia dos músculos esqueléticos apendiculares proximais e axiais é comum. As atividades séricas de CK e AST podem aumentar um pouco, indicando necrose das fibras musculares. Descargas bizarras de alta frequência que aumentam e diminuem ("som de bombardeiro de mergulho") são reveladas pela EMG e, quando presentes, confirmam o diagnóstico. A biópsia muscular isolada raramente é diagnóstica. Agentes estabilizadores de membrana, como a procainamida (10 a 30 mg/kg VO a cada 6 horas) e o bloqueador do canal de sódio mexiletina (Mexitil® [Boehringer Ingelheim], 8 mg/kg VO a cada 8 horas) têm sido benéficos no tratamento de alguns casos. Evitar temperaturas frias também é aconselhável. A maioria dos cães é submetida à eutanásia por causa da gravidade de seus sinais.

MIOPATIAS METABÓLICAS HEREDITÁRIAS

As miopatias metabólicas de base genética causadas por um defeito bioquímico no sistema de energia da musculatura esquelética são raramente descritas em cães e gatos. Todos esses distúrbios causam sinais de disfunção muscular, inclusive intolerância a exercícios, fraqueza muscular, marcha rígida e afetada, dores musculares, tremores musculares e atrofia muscular. Miopatias mitocondriais, doenças de armazenamento de glicogênio, miopatias de armazenamento de lipídios e distúrbios que causam o acúmulo de bastonetes de nemalina dentro das miofibras foram descritos. Há exames genéticos para alguns distúrbios. O estabelecimento da etiologia precisa de uma miopatia metabólica pode ser difícil devido à ampla gama de anomalias bioquímicas que podem surgir e à codependência de todas as proteínas estruturais que constituem uma fibra muscular. Às vezes, o exame metabólico pode ser benéfico; o acúmulo inadequado de ácido láctico associado ao exercício, por exemplo, sugere disfunção mitocondrial. A avaliação do lactato e do piruvato plasmático antes e após o exercício e a análise quantitativa dos ácidos orgânicos urinários e da carnitina plasmática, urinária e muscular ajuda a documentar a presença de miopatia metabólica e pode ajudar a determinar a via bioquímica alterada. Após o exame metabólico, a avaliação histológica e ultraestrutural do músculo esquelético deve ser realizada. Essas técnicas devem ser feitas em um laboratório especializado em distúrbios metabólicos dos músculos de cães e gatos. Em caso de suspeita de uma miopatia mitocondrial ou miopatia lipídica com base nesses resultados, o tratamento não específico com uma combinação de L-carnitina (50 mg/kg VO a cada 12 horas), coenzima Q10 (100 mg/cão VO a cada 24 horas) e riboflavina (100 mg/cão VO a cada 24 horas) pode melhorar a força muscular.

ALTERAÇÕES INVOLUNTÁRIAS NO TÔNUS E MOVIMENTO MUSCULARES

Tétano, opistótono, mioclonia e discinesias são alterações involuntárias do tônus muscular ou do movimento que não são decorrentes de doença muscular. O tétano é uma contração tônica sustentada dos músculos. O opistótono é uma forma muito grave de tétano em que o espasmo dos músculos dos membros e do pescoço provoca decúbito lateral com dorsiflexão do pescoço e rigidez extensora dos membros. A mioclonia é a contração repetitiva rítmica de um determinado grupo de músculos. As discinesias, um grupo de distúrbios do movimento mal definidos que podem ser difíceis de diferenciar das convulsões parciais, já foram discutidas no Capítulo 62.

OPISTÓTONO

O opistótono é uma forma muito grave de contração muscular sustentada que causa dorsiflexão do pescoço e rigidez extensora dos membros. O opistótono pode ser observado durante a atividade convulsiva, como um componente da rigidez extensora generalizada em pacientes com tétano ou em animais com rigidez de descerebração ou descerebelação (ver Figura 58.9).

TÉTANO

O tétano, definido como uma contração sustentada dos músculos extensores sem relaxamento, é mais observado em cães e gatos e se deve à infecção pela bactéria *Clostridium tetani* e produção da toxina tetanoespasmina. *C. tetani* é um bacilo anaeróbio gram-positivo que produz esporos que persistem por longos períodos no meio ambiente. Após a contaminação de uma ferida profunda ou uma área de lesão tecidual, esses esporos podem ser anaerobicamente convertidos em uma forma vegetativa e produzir uma toxina (tetanoespasmina). A toxina ascende pelos nervos periféricos até a medula espinal, onde bloqueia a liberação do neurotransmissor dos interneurônios inibidores (células de Renshaw), removendo a inibição dos músculos extensores que causa tetania. Os gatos são mais resistentes à toxina do que os cães.

Os sinais clínicos de tétano aparecem 5 a 18 dias após a infecção da ferida. Animais com tétano brando ou em estágio inicial apresentam marcha rígida, orelhas eretas, cauda elevada e contração dos músculos faciais (riso sardônico; Figura 67.6). Os sinais podem ser mais graves na área adjacente ao sítio de produção da toxina. Na doença grave, o animal fica em decúbito e apresenta rigidez extensora de todos os quatro membros e opistótono. O animal pode vir a óbito devido à incapacidade de ventilação adequada. De modo geral, o diagnóstico presuntivo de tétano é estabelecido com base nos sinais clínicos e no histórico de uma ferida recente.

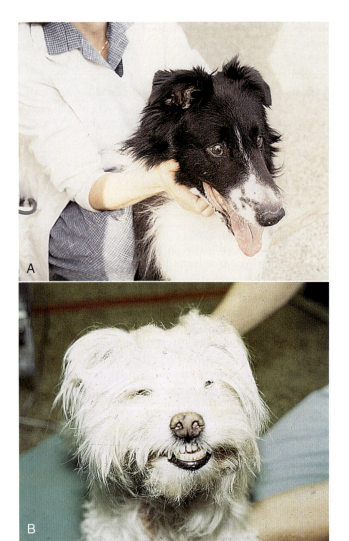

Figura 67.6 Tétano em dois cães, com orelhas eretas e riso sardônico decorrentes da contração dos músculos da cabeça e da face. Ambos os cães tinham feridas no membro anterior, consideradas o sítio de entrada da toxina.

O tratamento deve consistir em repouso em ambiente quente, escuro e silencioso, desbridamento imediato da ferida, antibióticos e cuidados intensivos de suporte. A princípio, penicilina aquosa (potássica ou sódica, 40.000 unidades/kg IV a cada 8 horas) pode ser administrada. Alternativamente, o metronidazol (10 a 15 mg/kg IV a cada 8 horas) pode ser administrado; é bactericida contra a maioria dos anaeróbios e atinge concentração terapêutica mesmo em tecidos necróticos. Os antibióticos são administrados por 2 semanas ou até a recuperação clínica.

Se possível, a antitoxina tetânica é administrada para a neutralização de qualquer toxina não ligada no sistema nervoso central (SNC) para prevenir a progressão dos sinais. Ocasionalmente há reações anafiláticas e, assim, uma dose teste (0,1 ml) de antitoxina tetânica (de origem equina) é injetada por via intradérmica 15 a 30 minutos antes da administração da dose terapêutica. Na ausência de desenvolvimento de pápula após o teste, a antitoxina é administrada por IV (200 a 1.000 unidades/kg; máximo, 20.000 unidades). Essa dose *não*

é repetida; a concentração sanguínea terapêutica persiste por 7 a 10 dias após uma única injeção e a nova administração de antitoxina aumenta a chance de uma reação anafilática. A injeção de uma pequena dose de antitoxina (1.000 unidades) perto da ferida pode ser benéfica em cães e gatos com tétano localizado.

O animal é mantido em um ambiente silencioso e escuro para minimizar a estimulação sensorial. Os espasmos musculares são controlados com diazepam por IV em *bolus* intermitentes (1 mg/kg) ou infusão em taxa contínua (CRI; 1 mg/kg/h) ou acepromazina (0,05 a 0,1 mg/kg SC a cada 8 a 12 horas conforme necessário), metocarbamol (50 a 100 mg/kg IV a cada 8 horas) e fenobarbital (2 a 6 mg/kg IV ou IM a cada 6 horas). A administração de sulfato de magnésio ($MgSO_4$; 70 mg/kg por 30 minutos) seguida por CRI em dose baixa (100 mg/kg/dia) pode melhorar o relaxamento e diminuir a necessidade de medicamentos sedativos. Se necessário, o tratamento pode ser intensificado como para o estado de mal epiléptico (ver Capítulo 62). O suporte nutricional pode ser fornecido por meio de sonda esofágica ou de gastrostomia até que o animal possa comer e beber. O animal é alimentado à mão assim que conseguir apreender a comida e degluti-la. Em alguns animais, a retenção urinária e fecal deve ser controlada por cateterizações e enemas repetidos. A fisioterapia e a massagem podem melhorar o fluxo sanguíneo e linfático de e para os músculos, promover o relaxamento, diminuir o desconforto e auxiliar o retorno da função muscular. A melhora geralmente é perceptível em 1 semana, mas os sinais podem persistir por 3 a 4 semanas. O prognóstico é mau em caso de progressão rápida dos sinais, mas cerca de 50% dos cães acometidos sobrevivem após o tratamento intensivo.

MIOCLONIA

Os movimentos da mioclonia são involuntários, súbitos, breves e semelhantes a choques, com contração de parte de um músculo, de um determinado músculo ou de um grupo de músculos. A mioclonia repetitiva constante, de até 60 vezes por minuto, é comum em cães com encefalomielite atual ou passada associada à cinomose (ver Capítulo 64). Os músculos faciais e dos membros são os mais acometidos e essas contrações rítmicas não diminuem durante o sono ou anestesia geral. A meningoencefalomielite causa lesões focais dos neurônios motores inferiores da medula espinal ou núcleos dos nervos cranianos, o que leva à criação de um marca-passo autônomo gerador dessas contrações musculares rítmicas. Embora a mioclonia seja mais associada à meningoencefalomielite por cinomose, outras lesões focais inflamatórias ou neoplásicas da medula espinal também podem produzir mioclonia em casos raros. O prognóstico de resolução da mioclonia é mau.

A mioclonia reflexa familiar que causa espasmos intermitentes dos músculos axiais e apendiculares com episódios ocasionais de opistótono foi identificada em irmãos de ninhada de Labradores Retrievers com 4 a 6 semanas de vida. Esses sinais pioram em caso de estresse ou agitação. O tratamento com diazepam e clonazepam não teve sucesso. O prognóstico de recuperação é mau.

Animais com epilepsia mioclônica progressiva apresentam convulsões caracterizadas por espasmos musculares repentinos, movimentos involuntários espasmódicos ou fasciculações musculares que podem não progredir para convulsões tônico-clônicas generalizadas. As convulsões mioclônicas geralmente ocorrem em resposta a estímulos táteis, visuais ou auditivos específicos (ver sobre convulsões reflexas, Capítulo 62). A epilepsia mioclônica foi reconhecida como um distúrbio de progressão lenta em Dachshunds miniatura de Pelo Duro, Bassett Hounds e Beagles adultos (média de idade de 7 anos) e outros com doença de Lafora, uma doença cerebral degenerativa. Convulsões reflexas audiogênicas também foram descritas em gatos. O levetiracetam parece ser o antiepiléptico mais eficaz no tratamento de convulsões mioclônicas em cães e gatos.

TREMORES

Um tremor é um movimento rítmico e oscilatório de uma parte do corpo. Os tremores de intenção da cabeça, geralmente associados à doença cerebelar, pioram de maneira substancial quando o animal pretende iniciar o movimento, como ao aproximar a cabeça de um alvo em uma tentativa de comer, beber ou cheirar um objeto.

Em caso de uma única ocorrência aguda de tremores generalizados e aumento do tônus do músculo extensor, suspeite de uma causa tóxica (ver Boxe 62.3). Estricnina, metaldeído, hidrocarbonetos clorados, micotoxinas tremorgênicas e organofosforados são as principais causas tóxicas de tremores. O tremor induzido por medicamentos pode estar associado à administração de metoclopramida, fentanila/droperidol ou difenidramina. Os distúrbios metabólicos, como hipoglicemia, encefalopatia hepática e hipocalcemia, também podem causar tremores, fasciculações musculares e tetania.

Cães adultos jovens (5 meses a 3 anos) de raças pequenas com início agudo de tremores generalizados na cabeça e no corpo podem ter encefalite responsiva a corticosteroides. Historicamente, esse distúrbio foi identificado pela primeira vez apenas em cães brancos (Maltês, West Highland White Terrier) e a síndrome foi chamada "síndrome do pequeno tremor branco". O diagnóstico requer exames para a eliminação de distúrbios tóxicos e metabólicos, bem como causas infecciosas de encefalite (descritas em mais detalhes em meningoencefalite, no Capítulo 64).

Uma síndrome de tremor difuso congênito associado ao desenvolvimento anormal de mielina no SNC foi observada em cães. Os filhotes acometidos apresentam postura ampla e tremores em todo o corpo que pioram com o exercício ou agitação. Essa síndrome é progressiva e grave em Welsh Springer Spaniels machos e, de modo geral, causa morte em 2 a 4 meses. Síndromes de tremor menos progressivas foram identificadas em Weimaraners, Bernese Mountain Dogs, Samoiedas, Dálmatas e Chow Chows, bem como esporadicamente em outras raças; os sinais são aparentes por volta das 4 semanas de vida. O diagnóstico é baseado em idade, raça, sexo, achados clínicos e ausência de outros déficits neurológicos ou anomalias clínico-patológicas. Em Chow Chows e Weimaraners, a recuperação clínica gradual pode ocorrer em 1 a 3 meses sem tratamento. Há um exame genético para a detecção desses distúrbios de hipomielinização em Springer Spaniels, Chow Chows e Weimaraners.

O tremor dos membros posteriores (tremores senis) pode ser observado em cães idosos com fraqueza, mas sem anomalias neurológicas. O tremor desaparece em repouso, mas é aparente quando o animal se levanta e piora com o exercício. Os resultados de todos os exames são normais e não há tratamento eficaz. Para o diagnóstico, é importante descartar distúrbios eletrolíticos, hipotireoidismo, hipoadrenocorticismo, displasia do quadril e doença lombossacra.

DISCINESIAS

As discinesias são distúrbios do SNC que causam movimentos involuntários em animais totalmente conscientes. Esses distúrbios do movimento foram descritos apenas ocasionalmente em cães e gatos e podem ser difíceis de distinguir de convulsões focais ou distúrbios de comportamento estereotipado (ver Capítulo 62). Os principais sinais são hiperextensão ou hiperflexão episódica, imprevisível, rítmica e involuntária dos membros, meneios de cabeça e a adoção de posturas anormais.

DISTÚRBIOS QUE CAUSAM INTOLERÂNCIA AO EXERCÍCIO OU COLAPSO

A relutância ou incapacidade de praticar exercícios por um período prolongado é uma queixa comum entre tutores de cães. A intolerância ao exercício pode ser causada por distúrbios ortopédicos, cardiovasculares, respiratórios, hematológicos, metabólicos/endócrinos, neurológicos, neuromusculares e musculares (Boxe 67.1). Ao avaliar um cão com queixa primária de intolerância ao exercício, realize um cuidadoso exame físico e neurológico. Atrofia muscular ou dor e fraqueza em repouso com reações posturais e reflexos normais podem sugerir um distúrbio muscular. A dor nas articulações pode indicar poliartrite, doença ortopédica ou doença articular degenerativa. As anomalias à ausculta cardíaca ou pulso arterial devem levar a uma avaliação cardíaca completa. A avaliação sistêmica de rotina com exames clínico-patológicos e radiografias de pesquisa deve ser realizada. Quando todos os exames são normais em repouso, os cães acometidos devem ser avaliados durante o exercício historicamente associado à sua intolerância. As características clínicas durante a intolerância ao exercício (p. ex., fraqueza, cianose, estridor, claudicação, arritmia) às vezes indicam a etiologia. Dependendo dos achados clínicos, outros exames podem ser recomendados, inclusive a medida de anticorpos contra receptores de acetilcolina (AChRs), monitoramento eletrocardiográfico contínuo, avaliação da função tireoidiana e adrenal, gasometria arterial e determinação de parâmetros antes e após a realização de exercícios (i. e., eletrólitos, glicemia, creatinina quinase). O colapso induzido por exercício associado à dinamina canina (dEIC) em Labradores Retrievers e outras raças e o colapso de Border Collie (CBC) foram bem caracterizados e devem ser identificáveis

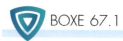

BOXE 67.1

Causas importantes de intolerância ao exercício adquirida em cães.

Ortopédicas
Distúrbios do desenvolvimento
Dor óssea
Doença articular degenerativa
Poliartrite
Lesões ligamentares

Cardiovasculares
Insuficiência cardíaca congestiva
Tamponamento cardíaco
Arritmia cardíaca

Respiratórias
Paralisia laríngea
Obstrução de vias respiratórias
Doença do parênquima pulmonar
Doença vascular pulmonar
Doença do espaço pleural

Hematológicas
Anemia
Policitemia

Metabólicas/endócrinas
Hipoglicemia (frequentemente intermitente)
Hipoadrenocorticismo
Hipotireoidismo
Hiperadrenocorticismo

Neurológicas/Neuromusculares
Miastenia *gravis*
Convulsões generalizadas ou parciais (induzidas por exercício/hiperventilação)
Polimiosite idiopática
Miosite infecciosa
Miopatias herdadas
Discoespondilite
Síndrome de cauda equina
Colapso induzido por exercício (CIE) associado à dinamina
Colapso de Border Collie (CBC)

---

com base em idade, sexo, raça e sinais clássicos; além disso, há um exame genético para detecção de dEIC. Essas duas doenças são descritas no Capítulo 62 porque são distúrbios paroxísticos frequentemente confundidos com convulsões parciais. Quando o exame neurológico e os exames auxiliares sugerem uma causa muscular desconhecida para a intolerância ao exercício, uma análise metabólica especial deve ser considerada (ácido orgânico urinário e análise de aminoácidos plasmáticos, medida de carnitina e parâmetros ácido-básicos pré e pós-exercício, lactato e piruvato sanguíneo). Essas amostras e biópsias musculares frescas e fixadas devem ser enviadas a um laboratório especializado na investigação de doenças musculares veterinárias.

Leitura sugerida

Allgoewer I, et al. Extraocular muscle myositis and restrictive strabismus in 10 dogs. *Vet Ophthalmol*. 2000;3:21.
Bandt C, et al. Retrospective study of tetanus in 20 dogs: 1988-2004. *J Am Anim Hosp Assoc*. 2007;43:143.
Cosford KM, Taylor SM. Exercise intolerance in retrievers. *Vet Med*. 2010;105:64.
Evans J, Levesque D, Shelton GD. Canine inflammatory myopathies: a clinicopathologic review of 200 cases. *J Vet Intern Med*. 2004;18:679.
Gaschen F, Jaggy A, Jones B. Congenital diseases of feline muscle and neuromuscular junction. *J Feline Med Surg*. 2004;6:355.
Klopp LS, et al. Autosomal recessive muscular dystrophy in Labrador Retrievers. *Compend Contin Educ Pract Vet*. 2000;22:121.
Lowrie M, Garosi L. Classification of involuntary movements in dogs: myoclonus and myotonia. *J Vet Intern Med*. 2017;31:979–987.
Platt SR, Shelton GD. Exercise intolerance, collapse and paroxysmal disorders. In: Platt SR, Olby NJ, eds. *BSAVA manual of canine and feline neurology*. Gloucester: BSAVA; 2004.
Shelton GD, Engvall E. Muscular dystrophies and other inherited myopathies. *Vet Clin North Am Small Anim Pract*. 2002;32:103.
Taylor SM. Selected disorders of muscle and the neuromuscular junction. *Vet Clin North Am Small Anim Pract*. 2000;30:59.
Taylor SM. Exercise-induced weakness/collapse in Labrador Retrievers. In: Tilley LP, Smith FW, eds. *Blackwell's five minute veterinary consult: canine and feline*. 6th ed. Ames, Iowa: Blackwell; 2016.
Vite CH. Myotonia and disorders of altered muscle cell membrane excitability. *Vet Clin North Am Small Anim Pract*. 2002;32:169.

Fármacos usados em doenças neurológicas.

Nome do medicamento (nome comercial)	Objetivo	Dose recomendada Cão	Gato
Acepromazina	Relaxamento (tétano), sedação, diminuição do tônus da musculatura lisa uretral	0,1 a 0,2 mg/kg IV, SC, IM a cada 6 h 1 a 2 mg/kg VO a cada 6 a 8 h	Idem 0,5 a 2 mg/kg VO a cada 6 a 8 h
Amoxicilina com ácido clavulânico (Clavamox®)	Antibiótico	12,5 a 25 mg/kg VO a cada 8 h	Idem
Ampicilina	Antibiótico	22 mg/kg VO a cada 8 h ou 22 mg/kg IV, SC, IM a cada 6 h	Idem

(continua)

Fármacos usados em doenças neurológicas. (*Continuação*)

Nome do medicamento (nome comercial)	Objetivo	Dose recomendada Cão	Gato
Apomorfina	Emético	0,08 mg/kg SC ou 6 mg (1 comprimido esmagado) no saco conjuntival	Use alternativa (xilazina)
Atropina	Pré-medicação para teste de anticolinesterase para miastenia *gravis*	0,02 mg/kg IV ou 0,04 mg/kg IM	Idem
	Antídoto para toxinas colinérgicas	0,5 mg/kg IV, então 1,5 mg/kg SC a cada 6 a 8 h	Idem
Azatioprina (Imuran®)	Doenças imunomediadas	2 mg/kg VO a cada 24 h	Não use
Betanecol (Urecholine®)	Tratamento de atonia da bexiga	0,04 mg/kg VO, SC a cada 8 h	Idem
Brometo de piridostigmina (Mestinon®)	Miastenia *gravis*	1 a 3 mg/kg VO a cada 8 h	0,25 a 1 mg/kg VO a cada 12 h
Brometo de potássio	Anticonvulsivante	15 a 20 mg/kg VO a cada 12 h; ajustar com base no nível sanguíneo	Não há
Carvão ativado (1 g/5 mℓ de água)	Adsorvente gastrintestinal	10 mℓ/kg VO	Idem
Cefalexina (Keflex®)	Antibiótico	20 a 40 mg/kg VO a cada 8 h	Idem
Cefotaxima	Antibiótico	20 a 40 mg/kg IV a cada 6 h	Idem
Ceftriaxona	Antibiótico	25 mg/kg IV ou SC, a cada 12 a 24 h	Idem
Clindamicina	Antibiótico	10 a 15 mg/kg VO a cada 8 h	Idem
Ciclosporina (Atopica®)	Tratamento de MEG	6 mg/kg VO a cada 12 h	Não há
Citosina-arabinosídeo (Cytosar®)	Tratamento de MEG	50 mg/m² SC a cada 12 h em 2 dias consecutivos a cada 21 dias	Não há
Cloreto de edrofônio (Tensilon®)	Teste para diagnóstico de miastenia *gravis*	0,1 a 0,2 mg/kg IV	0,2 a 1 mg/gato IV
Cloreto de pralidoxima (2-PAM)	Tratamento da intoxicação por organofosforado	20 mg/kg IM a cada 12 h	Idem
Clorpromazina (Thorazine®)	Antiemético (vestibular)	0,5 mg/kg IV, SC, IM a cada 8 h	Idem
Diazepam (Valium®)	Anticonvulsivante, controle de convulsões crônicas	0,3 a 0,8 mg/kg VO a cada 8 h	Idem
	Estado de mal epiléptico	5 a 20 mg IV ou retal	5 mg IV ou retal
Difenidramina	Antiemético (vestibular)	2 a 4 mg/kg IM ou SC	1 a 2 mg/kg IM ou SC
Dextrose (50%)	Tratamento da hipoglicemia	2 mℓ/kg IV	Idem
Doxiciclina	Antibiótico	5 a 10 mg/kg VO, IV a cada 12 h	Idem

(*continua*)

Fármacos usados em doenças neurológicas. (*Continuação*)

Nome do medicamento (nome comercial)	Objetivo	Dose recomendada Cão	Gato
Enrofloxacino (Baytril®)	Antibiótico	5 a 20 mg/kg VO, IV, IM a cada 24 h	5 mg/kg VO ou IM, a cada 24 h
Felbamato (Felbatol®)	Anticonvulsivante	15 mg/kg VO a cada 8 h	Idem
Fenobarbital	Anticonvulsivante	2,5 a 3 mg/kg VO a cada 12 h; ajustar com base no nível sanguíneo	Idem
Fenoxibenzamina	Diminuição do tônus da musculatura lisa uretral	0,25 a 0,5 mg/kg VO a cada 8 h	2,5 a 5 mg/gato VO a cada 12 h
Furosemida (Lasix®)	Diurético Diminuição da pressão intracraniana	2 a 4 mg/kg IV, IM 1 mg/kg IV	Idem Idem
Gabapentina (Neurontin)	Anticonvulsivante	10 a 20 mg/kg VO a cada 8 h	Idem
Gliconato de cálcio (10%)	Tratamento de hipocalcemia	0,5 a 1 mℓ/kg IV	Idem
Gliconato de potássio (Kaon Elixir®)	Tratamento da hipopotassemia	Não há	2,5 a 5 mEq VO a cada 12 h
Leflunomida	Tratamento de MEG	2 a 4 mg/kg VO a cada 24 h	10 mg/gato VO
Levetiracetam (Keppra®)	Anticonvulsivante (crônico) Anticonvulsivante (estado de mal epiléptico)	20 mg/kg VO a cada 8 h 60 mg/kg IV	Idem Desconhecido
Manitol a 20%	Tratamento de edema cerebral	1 a 3 g/kg IV por 15 min	Idem
Meclizina	Antiemético vestíbulo-sedativo	1 a 2 mg/kg VO a cada 24 h	Idem
Metocarbamol (Robaxin®)	Relaxante muscular	20 mg/kg VO a cada 8 a 12 h	Não há
Metronidazol (Flagyl®)	Antibiótico	10 a 15 mg/kg VO a cada 8 h 7,5 mg/kg IV a cada 8 h	Idem Idem
Metilsulfato de neostigmina	Tratamento de miastenia *gravis* Teste para diagnóstico de miastenia *gravis*	0,04 mg/kg IM a cada 6 a 8 h 0,01 mg/kg IV após pré-medicação com atropina	Idem Idem
Micofenolato de mofetila (CellCept®)	Tratamento de MEG/miastenia *gravis*	20 mg/kg VO a cada 12 h × 30 dias, então 10 mg/kg a cada 12 h	Não há
Pentobarbital	Anticonvulsivante/anestésico	5 a 15 mg/kg IV até o efeito desejado	Idem
Prednisona	Imunossupressão Anti-inflamatório/antiedema	2 a 4 mg/kg VO a cada 24 h 0,5 a 1 mg/kg VO a cada 24 h	2 a 6 mg/kg VO a cada 24 h Idem
Pirimetamina	Toxoplasmose	0,25 a 0,5 mg/kg VO a cada 12 h	Idem

(*continua*)

Fármacos usados em doenças neurológicas. (*Continuação*)

Nome do medicamento (nome comercial)	Objetivo	Dose recomendada Cão	Gato
Procainamida	Miotonia	10 a 30 mg/kg VO a cada 6 h	Não há
Propofol	Anticonvulsivante/anestésico	4 mg/kg IV até o efeito desejado	Idem
Procarbazina (Matulane®)	Tratamento da MEG	25 a 50 mg/m² VO a cada 24 h x 30 dias, então a cada 48 h	Não há
Succinato sódico de metilprednisolona (SoluMedrol®)	Traumatismo de coluna (agudo)	20 a 40 mg/kg IV	Idem
Trimetoprima-sulfadiazina (Tribrissen®)	Antibiótico	15 mg/kg VO a cada 12 h	Idem
Xarope de ipeca	Emético	6,6 mℓ/kg VO	Idem
Xilazina (Rompun®)	Emético (gatos)	Não há	0,44 mg/kg IM
Zonisamida (Zonegran®)	Anticonvulsivante	5 a 10 mg/kg VO a cada 12 h	–

IM: via intramuscular; IV: via intravenosa; MEG: meningoencefalomielite granulomatosa; SC: via subcutânea; VO: via oral.

PARTE 10 ■ Distúrbios das Articulações
Susan M. Taylor

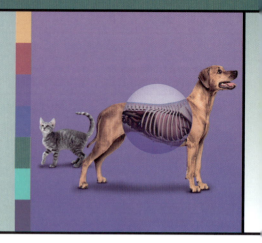

CAPÍTULO 68

Manifestação Clínica e Exames Diagnósticos de Doenças Articulares

CONSIDERAÇÕES GERAIS

Os distúrbios articulares podem ser inflamatórios ou não (Boxe 68.1). Os distúrbios articulares não inflamatórios, inclusive doenças do desenvolvimento, degenerativas, neoplásicas e traumáticas, são discutidos em mais detalhes em outra publicação (Rychel, 2010). As doenças articulares inflamatórias podem ser infecciosas ou imunomediadas e acometer uma ou várias articulações (poliartrite). A poliartrite imunomediada (PAIM) é ainda classificada como erosiva ou não erosiva com base no exame físico e nos achados radiográficos. A PAIM não erosiva é o tipo mais comum de poliartrite em cães. É causada pela deposição de imunocomplexos na membrana sinovial que leva ao desenvolvimento de uma sinovite estéril. De modo geral, a PAIM é uma doença imunomediada isolada primária ou idiopática, mas também pode ser uma característica de uma doença multissistêmica imunomediada, o lúpus eritematoso sistêmico (LES), ser secundária à estimulação antigênica (poliartrite reativa) em animais com infecção crônica ou doença neoplásica ou ainda ser associada à administração de certos medicamentos. Algumas síndromes de poliartrite, poliartrite/meningite ou poliartrite/miosite associadas a raças também são consideradas imunomediadas, mas têm base genética em cães (ver Capítulo 64).

MANIFESTAÇÕES CLÍNICAS

De modo geral, os distúrbios articulares traumáticos ou do desenvolvimento acometem apenas uma ou duas articulações; a claudicação é descrita de forma consistente no(s) mesmo(s) membro(s). Animais com doença articular degenerativa (DAD) tendem a apresentar desconforto crônico de baixo grau que causa claudicação e relutância em se exercitar sem doença sistêmica, mas com sinais bastante constantes. Em contrapartida, a dor associada à artrite inflamatória, em especial à poliartrite, é muito mais grave do que a da artrite degenerativa e os animais acometidos podem se recusar a andar ou chorar de dor ao se movimentarem ou serem tocados (Figura 68.1). A claudicação com oscilação do membro ou "pisando em ovos" é comum em cães com poliartrite. Alguns pacientes com poliartrite não apresentam claudicação óbvia, mas um vago histórico de diminuição do apetite, febre, fraqueza, rigidez ou intolerância a exercícios; na verdade, a poliartrite é uma causa comum de febre persistente ou cíclica em cães (Battersby, 2006). Como alguns animais com poliartrite não apresentam claudicação nem dor, edema ou derrame articular detectável, é importante manter um alto índice de suspeita.

 BOXE 68.1

Classificação de distúrbios articulares comuns em cães e gatos.

Doença articular não inflamatória
Do desenvolvimento
Degenerativa
Traumática
Neoplásica

Doença articular inflamatória
Infecciosa
Não infecciosa (imunomediada)
    Não erosiva
    Erosiva

ABORDAGEM DIAGNÓSTICA

Animais com dor inespecífica, marcha rígida, relutância ao exercício ou febre de origem desconhecida devem sempre ser submetidos a um exame físico cuidadoso na tentativa de localizar uma região de dor ou inflamação. A observação da postura e do andar do animal e a manipulação e palpação completas da coluna e de todos os músculos, ossos e articulações de cada membro são importantes. A palpação dos ossos provoca dor em alguns animais com lesões traumáticas e em cães com panosteíte, osteodistrofia hipertrófica, osteomielite ou neoplasia óssea. A palpação dos músculos acometidos pode ser dolorosa

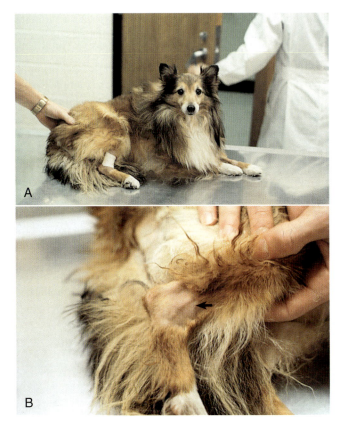

Figura 68.1 A. Esse Pastor de Shetland de 7 anos foi atendido com suspeita de paralisia. O cão era neurologicamente normal, mas recusou-se a se levantar por causa de dores articulares causadas por poliartrite imunomediada idiopática. **B.** Há um aumento de volume visível na articulação do jarrete.

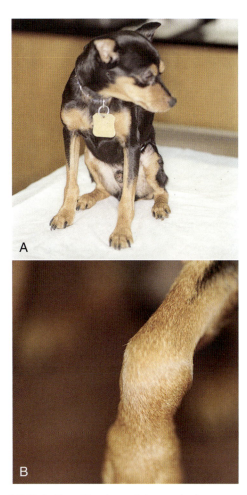

Figura 68.2 A. Esse Pinscher miniatura de 4 anos apresentou febre intermitente e depressão durante o ano anterior. Todas as articulações apresentam aumento de volume visível e palpável, em especial o carpo (**B**).

em animais com miosite ou lesões por estiramento/entorse. A dor espinal ou cervical é esperada em diversos distúrbios da medula espinal ou das vértebras, lesões intracranianas em massa, meningite ou poliartrite; a inflamação das articulações das facetas intervertebrais pode se manifestar como dor no pescoço ou nas costas (ver Boxes 58.8 e 64.1).

A maioria dos animais com inflamação articular apresenta desconforto óbvio durante a manipulação das articulações. A flexão e extensão da articulação com doença inflamatória degenerativa ou erosiva comumente revela a restrição da amplitude de movimento e crepitação, sugerindo desgaste articular, presença de osteófitos ou outras alterações periarticulares. A estabilidade das articulações acometidas deve ser avaliada para determinar a integridade dos ligamentos de sustentação. De modo geral, os animais com poliartrite não erosiva apresentam aumento de volume articular e dor na manipulação das articulações afetadas, mas não deformidades ou subluxação (Figura 68.2). É importante lembrar que cerca de 25% dos cães com PAIM não apresentam aumento de volume ou dor articular detectável; assim, a ausência de achados dignos de nota à palpação das articulações não deve impedir avaliação diagnóstica complementar para possível detecção de poliartrite.

A análise do fluido sinovial confirma o diagnóstico de artrite inflamatória. Colete e avalie o fluido sinovial de múltiplas (três ou mais) articulações de todos os cães e gatos com suspeita de poliartrite e animais aparentemente com doença monoarticular sempre que houver evidências de inflamação sistêmica ou local. A análise do fluido sinovial diferencia a doença articular inflamatória e não inflamatória (Tabela 68.1). Caso a análise do fluido sinovial revele inflamação, as causas infecciosas devem ser a primeira consideração. As causas infecciosas de artrite são bactérias, *Mycoplasma* spp., bactérias em forma de L, espiroquetas, riquétsias, protozoários e fungos (Tabela 68.2). Os agentes infecciosos podem invadir a articulação de forma direta ou causar sinais clínicos ao desencadear uma PAIM devido à deposição de imunocomplexos circulantes (Sykes, 2006). Os exames diagnósticos usados para diferenciar as causas infecciosas das imunomediadas de artrite são hemograma completo, urinálise, cultura de urina, sangue e fluido sinovial e sorologia para doenças transmitidas por carrapatos. Radiografias torácicas e sorologia fúngica também podem ser realizadas. Após a exclusão das causas infecciosas de poliartrite, as doenças imunomediadas devem ser consideradas.

A PAIM não infecciosa é comum em cães, mas não em gatos. Ela pode ser uma síndrome idiopática, uma característica do LES ou secundária à estimulação antigênica sistêmica (poliartrite reativa). Na poliartrite reativa, a deposição articular de complexos imunes é responsável pela sinovite. A poliartrite reativa foi associada a infecções bacterianas ou fúngicas

TABELA 68.1

Citologia do fluido sinovial em distúrbios articulares comuns.

	Leucócitos/μℓ	% de LNP
Normal	200 a 3.000	< 10
Degenerativa	1.000 a 6.000	0 a 12
Traumática	Variável	< 25
Séptica	40.000 a 280.000	90 a 99
Doença imunomediada		
Imune não erosiva	4.000 a 370.000	15 a 95
Artrite erosiva (tipo reumatoide)	6.000 a 80.000	20 a 80

LNP: leucócitos neutrófilos polimorfonucleares.

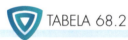

TABELA 68.2

Causas infecciosas de poliartrite em cães e gatos.

Cão	Gato
Inoculação direta de bactérias ou disseminação hematogênica; *Staphylococcus*, *Streptococcus* (microrganismos mais comuns em cultura), outros	Inoculação direta de bactérias ou disseminação hematogênica; *Pasteurella multocida*, outros
Borrelia burgdorferi	
Leishmania	
Ehrlichia spp., febre maculosa, *Anaplasma* spp.	

crônicas, neoplasia e administração de medicamentos ou vacinas (Sykes, 2006). Uma extensa avaliação diagnóstica é às vezes necessária para descartar a poliartrite reativa (p. ex., hemograma completo, radiografias torácicas e abdominais, exame oftalmológico, cultura bacteriana de urina e sangue, aspirados de linfonodos, ultrassonografia cardíaca, ultrassonografia abdominal). Os resultados normais em todos esses exames justificam o diagnóstico de PAIM idiopática. O exame diagnóstico de LES é indicado se houver evidências de acometimento de múltiplos órgãos. Dentre esses exames, estão hemograma completo, contagem de plaquetas, razão proteína/creatinina na urina, títulos de anticorpo antinuclear (ANA) e exames específicos de órgãos, como determinação da concentração de creatinoquinase em caso de suspeita de miosite.

Como a maioria dos cães com PAIM tem doença não erosiva, as radiografias nem sempre são realizadas no início da avaliação diagnóstica. Se cães com suposta PAIM não responderem rápida e completamente ao tratamento ou se houver instabilidade ou deformidade articular à palpação, a radiografia deve ser solicitada para a detecção de evidências de doença erosiva em superfícies articulares, lesões focais com lise de osso subcondral e proliferação e calcificação dos tecidos moles periarticulares. A poliartrite erosiva é caracterizada por inflamação, destruição e deformidade articular progressiva e é uma doença imunomediada incomum em cães. A sorologia para fator reumatoide (FR) (ver Capítulo 69) e a biópsia da membrana sinovial (ver adiante) auxiliam o diagnóstico desta doença rara.

A poliartrite é incomum em gatos. A artrite infecciosa pode ser causada por bactérias, *Mycoplasma* spp., calicivírus, fungos e alguns patógenos transmitidos por carrapatos (Lemetayer e Taylor, 2014). As formas de PAIM não erosiva são PAIM idiopática/primária, poliartrite reativa, artrite reumatoide e (raramente) LES. Dois distúrbios imunomediados erosivos incomuns que causam lesão e destruição das articulações em gatos são a poliartrite proliferativa periósteaa e a poliartrite do tipo reumatoide.

EXAMES DIAGNÓSTICOS

EXAMES MÍNIMOS

Os achados dos exames mínimos (hemograma completo, bioquímica sérica e urinálise) devem ser normais em animais com doença articular não inflamatória. Cães e gatos com poliartrite geralmente apresentam leucocitose, hiperglobulinemia e hipoalbuminemia branda. A trombocitopenia é comum na poliartrite causada por patógenos transmitidos por carrapatos. Os microrganismos podem ser identificados em hemácias ou leucócitos de animais com algumas causas infecciosas de poliartrite (Figura 68.3). Proteinúria e hipoalbuminemia podem ser observadas em cães com glomerulonefrite concomitante. Gatos com poliartrite devem sempre ser submetidos a exames para a detecção do antígeno do vírus da leucemia felina (FeLV) e de anticorpos contra o vírus da imunodeficiência felina (FIV). Achados clínico-patológicos normais não excluem a poliartrite.

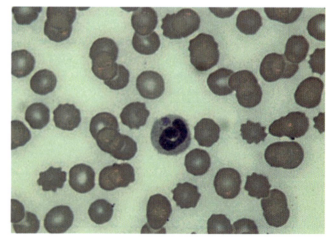

Figura 68.3 Mórula de *Anaplasma phagocytophilum* em neutrófilos do sangue periférico de um cão com poliartrite.

COLETA E ANÁLISE DE FLUIDO SINOVIAL

A coleta e análise do fluido sinovial é o principal exame para o estabelecimento do diagnóstico de doença articular em cães e gatos. É de grande valor para confirmar anomalias em uma determinada articulação e para diferenciar doenças inflamatórias de não inflamatórias. A coleta e a análise do fluido sinovial também podem fornecer informações sobre um diagnóstico específico.

Método de coleta

A artrocentese requer pouco em termos de especialização ou equipamento, é associada a risco mínimo para o animal, é barata e tem alto rendimento diagnóstico. Em cães, a simples tranquilização ou sedação é suficiente para o alívio da dor e contenção. A anestesia geral é recomendada para coleta de fluido sinovial de gatos. A doença imunomediada tende a ser mais proeminente nas pequenas articulações distais, mas não se sabe se a probabilidade de diagnóstico de PAIM primária em cães é maior em articulações do jarrete ou do carpo (Colopy et al., 2010; Stull et al., 2008). Sempre que houver suspeita de poliartrite, o fluido sinovial deve ser analisado em pelo menos três a quatro articulações, inclusive pelo menos um carpo, um jarrete e um joelho. Amostras das articulações com maior acometimento clínico devem sempre ser obtidas. Em animais com claudicação mal localizada do membro anterior, amostras de cotovelos e ombros devem ser coletadas. Amostras de articulações metacarpofalangeanas e interfalangeanas menores com aumento de volume ou dor também podem ser obtidas. Mesmo que o quadro clínico esteja confinado a apenas uma articulação, o fluido sinovial de múltiplas articulações deve ser analisado se houver suspeita clínica de poliartrite.

A artrocentese deve ser realizada com técnica estéril (luvas, agulhas e seringas estéreis) após tricotomia e preparo cirúrgico da área. De modo geral, a artrocentese em cães e gatos requer uma agulha de calibre 25 (0,5 mm) conectada a uma seringa de 3 mℓ (Figura 68.4). Uma agulha de calibre 22 (0,7 mm), com 1 a 1,5 polegada (2,5 a 3,8 cm) é usada para a coleta de amostras das articulações do ombro, cotovelo e joelho de cães, dependendo do tamanho da articulação. Em cães de grande porte, uma agulha medular de 3 polegadas (7,6 cm) pode ser necessária para a entrada na articulação do quadril.

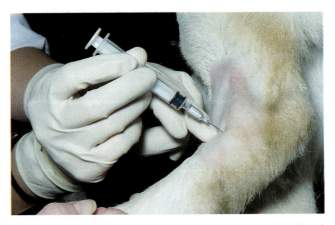

Figura 68.4 A artrocentese é realizada com uma agulha de pequeno calibre conectada a uma seringa de 3 mℓ.

Os pontos de referência para a artrocentese variam de acordo com a preferência pessoal, mas algumas abordagens recomendadas estão descritas na Figura 68.5. Após o preparo asséptico, a articulação deve ser estabilizada por um assistente e flexionada e estendida enquanto o espaço articular é palpado com um dedo enluvado. Na maioria das articulações, o acesso ao espaço articular é mais fácil em flexão moderada. A agulha é colocada na seringa e então introduzida no espaço articular. Assim que a ponta da agulha estiver no espaço articular, aplique uma pequena pressão negativa. Uma quantidade muito pequena de fluido articular (uma a três gotas) é necessária para a determinação da viscosidade e exame citológico para contagem de células e determinação dos números diferenciais de leucócitos (Vídeo 68.1). Após a obtenção do fluido, a pressão negativa na seringa é liberada antes da retirada da agulha pela pele para diminuir o risco de contaminação da amostra por sangue dos vasos cutâneos. O aparecimento de sangue a qualquer momento durante o procedimento deve levar à liberação imediata da sucção e retirada da agulha. Os esfregaços sinoviais devem ser preparados imediatamente (Figura 68.6); uma gota de fluido sinovial é colocada em cada lâmina e uma segunda lâmina é usada para fazer um esfregaço. Outras gotas de fluido sinovial devem ser enviadas para cultura e antibiograma. A escolha da melhor articulação para a cultura é baseada em achados clínicos ou nas características macroscópicas do fluido articular (turbidez, alteração de cor, perda de viscosidade). O fluido de pelo menos uma articulação deve ser submetido à cultura, mesmo se houver suspeita clínica de PAIM. Caso o fluido sinovial de uma ou mais articulações tenha aparência macroscópica anormal, talvez valha a pena realizar uma segunda artrocentese na articulação mais acometida para coleta de um volume maior de fluido para cultura. Para cultura aeróbia, o fluido sinovial deve ser enviado em tubo estéril ou *swab* estéril. Se houver suspeita de infecção anaeróbia, o fluido sinovial deve ser colocado em um tubo de cultura anaeróbia com meio de transporte (p. ex., Port-a-Cul). Se o volume de amostra for limitado, bactérias aeróbias e anaeróbias podem ser isoladas a partir de um tubo de cultura anaeróbia.

Análise da aparência macroscópica

O fluido sinovial normal é transparente e incolor. A turbidez é observada em caso de entrada de hemácias ou leucócitos em grande número na articulação. Uma mudança de cor pode indicar contaminação sanguínea ou patologia. A hemorragia de uma tentativa anterior de punção ou de uma doença em andamento normalmente confere uma cor vermelha difusa ao fluido sinovial, enquanto o sangue de uma punção traumática geralmente não é bem misturado ao fluido articular. O fluido amarelado (xantocromia) pode indicar hemorragia anterior na articulação e é ocasionalmente observado em doenças articulares degenerativas, traumáticas e inflamatórias.

O fluido sinovial normal é muito viscoso. Forma um fio (> 2,5 cm) ao cair da ponta da agulha em uma lâmina (Figura 68.7, veja o Vídeo 68.1). A consistência fina ou aquosa indica a deficiência de ácido hialurônico polimerizado no fluido sinovial. Isso pode ocorrer após diluição por soro ou degradação do ácido hialurônico por intensa reação inflamatória intra-articular.

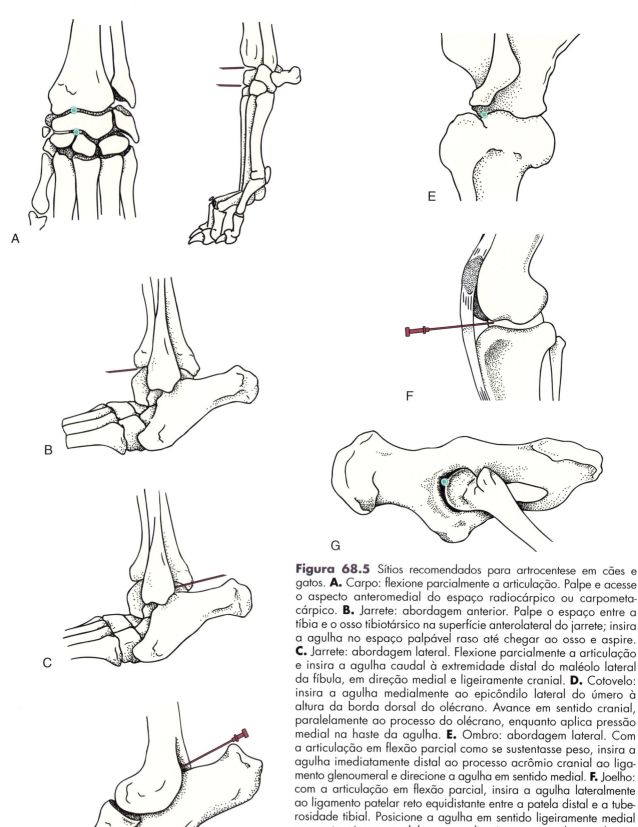

Figura 68.5 Sítios recomendados para artrocentese em cães e gatos. **A.** Carpo: flexione parcialmente a articulação. Palpe e acesse o aspecto anteromedial do espaço radiocárpico ou carpometacárpico. **B.** Jarrete: abordagem anterior. Palpe o espaço entre a tíbia e o osso tibiotársico na superfície anterolateral do jarrete; insira a agulha no espaço palpável raso até chegar ao osso e aspire. **C.** Jarrete: abordagem lateral. Flexione parcialmente a articulação e insira a agulha caudal à extremidade distal do maléolo lateral da fíbula, em direção medial e ligeiramente cranial. **D.** Cotovelo: insira a agulha medialmente ao epicôndilo lateral do úmero à altura da borda dorsal do olécrano. Avance em sentido cranial, paralelamente ao processo do olécrano, enquanto aplica pressão medial na haste da agulha. **E.** Ombro: abordagem lateral. Com a articulação em flexão parcial como se sustentasse peso, insira a agulha imediatamente distal ao processo acrômio cranial ao ligamento glenoumeral e direcione a agulha em sentido medial. **F.** Joelho: com a articulação em flexão parcial, insira a agulha lateralmente ao ligamento patelar reto equidistante entre a patela distal e a tuberosidade tibial. Posicione a agulha em sentido ligeiramente medial enquanto a insere caudalmente em direção ao centro da articulação. **G.** Coxofemoral: apoie o membro paralelo à mesa como se o cão estivesse em estação. Insira uma agulha medular de forma reta e medial, imediatamente dorsal ao trocanter maior até chegar ao osso; então, abduza e gire medialmente o membro enquanto avança a agulha em sentido ventral e caudal.

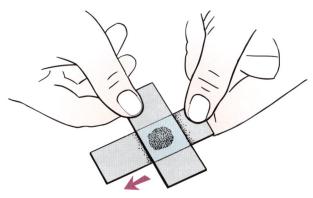

Figura 68.6 Preparo de um esfregaço de fluido sinovial. Uma gota de fluido é colocada em uma lâmina. Uma segunda lâmina é usada para espalhar delicadamente o fluido usando a técnica de esfregaço.

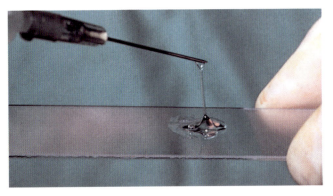

Figura 68.7 O fluido sinovial normal é transparente e viscoso.

Análise da aparência microscópica

A avaliação citológica é o aspecto mais importante da análise do fluido sinovial. Normalmente, apenas algumas gotas de fluido sinovial são coletadas e as estimativas do número de células são feitas a partir de um esfregaço corado de forma direta. Uma gota de fluido pode ser colocada em uma lâmina e uma segunda lâmina usada para espalhá-lo e fazer um esfregaço fino (ver Figura 68.6). Este esfregaço deve ser seco ao ar e, em seguida, corado com Diff-Quik ou Wright-Giemsa. Como o fluido sinovial normal contém menos de 3.000 leucócitos/$\mu\ell$, não mais do que três leucócitos devem ser observados por campo de aumento maior ($\times$ 40) em um esfregaço corado. A varredura microscópica simples de uma lâmina corada de fluido sinovial permite a estimativa do número de células como normal, ligeiramente aumentado ou muito aumentado.

O fluido sinovial normal contém uma mistura de células mononucleares grandes e pequenas, frequentemente com muitos vacúolos e grânulos. Um neutrófilo ocasional pode ser observado, mas essas células devem representar menos de 10% do total. A contaminação por sangue durante a coleta do fluido sinovial leva à observação de cerca de 1 neutrófilo para cada 500 hemácias. A presença de plaquetas indica hemorragia intra-articular recente ou contaminação sanguínea significativa. Macrófagos com hemossiderina e eritrofagia confirmam a hemorragia prévia.

A DAD causa um ligeiro aumento da contagem de células (< 6.000 células/$\mu\ell$) e aumento do volume de fluido sinovial, mas quase todas as células são mononucleares (ver Tabela 68.1). Um aumento no número de neutrófilos em uma articulação indica inflamação do revestimento sinovial. Quanto mais inflamada a sinóvia, maior o número de leucócitos no fluido sinovial e maior a porcentagem de neutrófilos (Figura 68.8).

Além da contagem real ou estimada de leucócitos e da contagem diferencial, a avaliação citológica das células no fluido articular é importante. Os neutrófilos no fluido sinovial de cães e gatos com doença imunomediada devem ter uma aparência normal. Em casos agudos ou graves de artrite séptica, bactérias podem ser observadas dentro dos neutrófilos, que podem ser tóxicos, rompidos ou degenerados. Os microrganismos são ocasionalmente observados no interior de células do fluido sinovial de animais com poliartrite causada por riquétsias (*Ehrlichia canis*, *Ehrlichia ewingii*, *Anaplasma phagocytophilum*) ou leishmaniose. Em cães com poliartrite induzida por LES, células de lúpus eritematoso (LE) ou ragócitos são raramente vistas no fluido sinovial (Figura 68.9).

CULTURA DE FLUIDO SINOVIAL

As bactérias são a causa mais comum de infecção em articulações. De modo geral, a artrite séptica pode ser diagnosticada com base no aparecimento de alterações tóxicas nos neutrófilos e na identificação de bactérias em esfregaços corados de fluido sinovial (Clements, 2005). Alguns microrganismos (p. ex., *Mycoplasma* spp.) não induzem anomalias citológicas características; logo, qualquer fluido articular com alto número de células nucleadas e alta porcentagem de neutrófilos deve ser submetido à cultura aeróbia e anaeróbia e de *Mycoplasma* spp. Como a cultura bacteriana direta do fluido sinovial é positiva em menos da metade de todos os casos de artrite séptica, a ausência de crescimento de bactérias no fluido sinovial não exclui esse diagnóstico. O rendimento diagnóstico pode ser bastante melhorado (50 a 100% de positividade) pela incubação do fluido sinovial infectado em meio de enriquecimento (p. ex., tioglicolato para hemocultura) por 24 horas antes da cultura. A cultura microbiológica de amostras de sangue, urina e biópsia da membrana sinovial também deve ser considerada para melhorar a chance de recuperação de um patógeno clinicamente relevante.

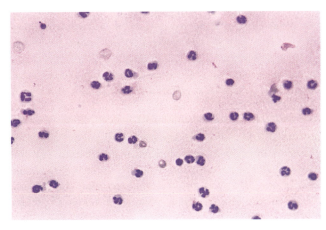

Figura 68.8 Fluido sinovial com alto número de células nucleadas, principalmente neutrófilos, de um cão adulto com poliartrite imunomediada idiopática.

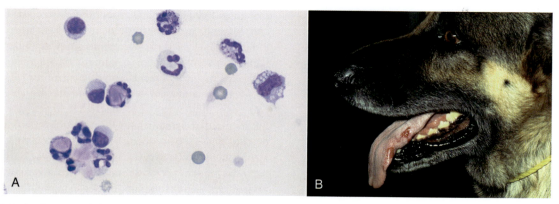

Figura 68.9 Fluido sinovial de um Pastor Alemão adulto com poliartrite. **A.** Algumas das células são células de lúpus eritematoso (LE) com material nuclear fagocitado, opsonizado e amorfo. O achado dessas células LE indica o diagnóstico de lúpus eritematoso sistêmico (LES). **B.** Esse cão também apresenta proteinúria, úlceras na língua causadas por vasculite e resultado positivo no teste de anticorpos antinucleares.

BIÓPSIA DA MEMBRANA SINOVIAL

A realização de biópsia da membrana sinovial pode apoiar um diagnóstico já suspeitado com base em histórico, exame, estudos radiográficos e análise do líquido sinovial. Também pode ser usada para coletar uma amostra para análise de cultura microbiológica em caso de suspeita de artrite séptica. O exame da membrana sinovial é especialmente útil no diagnóstico de neoplasia e na diferenciação de artrite infecciosa de distúrbios imunomediados.

As biópsias da membrana sinovial podem ser obtidas com agulha ou artrotomia cirúrgica. A excisão cirúrgica de uma cunha de membrana sinovial permite a visualização de toda a articulação e a escolha de um sítio específico para a obtenção da biópsia. A biópsia por agulha da membrana sinovial é rápida e minimamente traumática, mas as amostras são pequenas e obtidas com facilidade apenas na articulação do joelho.

RADIOGRAFIA

A radiografia é um componente importante da avaliação diagnóstica inicial em caso de acometimento clínico de uma única articulação ou quando a palpação articular revela crepitação, instabilidade ou restrição da amplitude de movimento. Os achados do exame físico devem ser usados para determinar quais articulações devem ser radiografadas; duas projeções (i. e., lateral e anterior/posterior) devem ser obtidas de cada articulação. Anomalias radiográficas das articulações e da região periarticular são esperadas em animais com DAD, artrite séptica crônica e artrite imunomediada erosiva. As radiografias do carpo são anormais em até 75% dos cães com poliartrite erosiva na primeira avaliação de poliartrite. Em cães com PAIM supostamente não erosiva e em cães com poliartrite infecciosa, as radiografias geralmente não são recomendadas se a resposta ao tratamento for rápida e completa, já que as únicas anomalias observadas são derrame brando, distensão da cápsula articular e edema do tecido mole associado.

Radiografias de tórax e abdome e ultrassonografia abdominal são bastante recomendadas em cães e gatos com poliartrite para possível detecção de doenças infecciosas ou neoplásicas que podem levar à poliartrite reativa. Além disso, radiografias da coluna vertebral devem ser realizadas em cães com dor no pescoço ou nas costas concomitantes, para o diagnóstico de discoespondilite como causa de poliartrite reativa.

A radiografia é uma ferramenta importante, mas sua utilidade é limitada. Muitas das alterações ósseas associadas à DAD e doença erosiva imunomediada não são aparentes por semanas a meses após o início dos sinais. Embora os resultados positivos contribuam muito para o diagnóstico, os resultados negativos devem ser interpretados com cautela. Estudos radiográficos sequenciais podem ser justificados.

EXAMES IMUNOLÓGICOS E SOROLOGIA

Sorologia para a detecção de doença de Lyme

A infecção pela espiroqueta *Borrelia burgdorferi* (Bb), o agente etiológico da doença de Lyme, causa sinovite infecciosa primária, bem como sinovite imunomediada decorrente da deposição de imunocomplexos. Os cães acometidos desenvolvem uma resposta humoral que pode ser detectada por fluorescência indireta (IFA) ou ensaio de imunoabsorção enzimática (ELISA). Títulos séricos elevados são comuns em cães com sinais clínicos da doença de Lyme e em cães assintomáticos de áreas endêmicas. O título positivo indica apenas a exposição ao microrganismo e não pode ser usado para o diagnóstico da doença ativa. Um peptídeo de superfície (C6) é expresso quando a Bb é transmitida aos cães, mas não é expresso no carrapato, na cultura de tecidos ou nas vacinas contra a doença de Lyme. Portanto, os anticorpos contra C6 provam a ocorrência da exposição natural a *B. burgdorferi*. Há uma versão quantitativa desse teste (Lyme Quant C6 Test, IDEXX, Westbrook, Maine, EUA), mas os resultados positivos ainda indicam exposição em vez de doença clínica. O diagnóstico de poliartrite por doença de Lyme deve se basear em uma combinação de anamnese (i. e., exposição recente a uma área em que a doença é enzoótica), sinais clínicos, identificação de poliartrite por meio da eliminação de outras causas conhecidas da lesão por meio de artrocentese, sorologia e resposta à terapia (ver Capítulo 69).

Sorologia para a detecção de riquétsias

A sorologia é importante no diagnóstico de febre maculosa (FM), erliquiose monocitotrópica canina, anaplasmose granulocitotrópica canina e bartonelose (ver mais sobre doenças causadas por riquétsias no Capítulo 95 e discussão sobre bartonelose no Capítulo 94). A demonstração de um título crescente é necessária para o estabelecimento do diagnóstico de FM aguda; um aumento de quatro vezes entre os títulos agudos e convalescentes é esperado. A demonstração de anticorpos contra *E. canis*, *E. ewingii* e *A. phagocytophilum* indica exposição anterior; os níveis de anticorpos continuam elevados por meses após o tratamento bem-sucedido.

Lúpus eritematoso sistêmico

Os exames usados para o diagnóstico de LES são o título de ANA e o teste de células LE. Esses exames só devem ser usados quando os critérios clínicos para o diagnóstico de LES forem atendidos (ver Capítulo 71). O título de ANA é positivo em caso de presença de anticorpos circulantes contra o material nuclear no sangue. Esses anticorpos são os mais proeminentes dos autoanticorpos associados ao LES canino e felino. Esse exame é um indicador sensível de LES e é positivo em 55 a 90% dos casos da doença. O título é constante e é menos alterado por corticosteroides do que o teste de células LE. Infelizmente, o teste ANA positivo não é específico para LES e resultados falso-positivos são observados em cães e gatos com muitas outras doenças inflamatórias sistêmicas ou neoplásicas. O teste de células LE requer a identificação de uma célula LE, que é um neutrófilo com material nuclear fagocitado e opsonizado. O citoplasma dessas células é preenchido por um material roxo amorfo (ver Figura 68.9). O teste de células LE é trabalhoso, requer um técnico experiente e rapidamente torna-se negativo após a administração de corticosteroides; assim, é raramente realizado na prática clínica.

Fator reumatoide

O exame de FR detecta a presença de anticorpo aglutinante contra a própria imunoglobulina G (IgG) do paciente. Sua confiabilidade aumenta com a gravidade e cronicidade da doença. É positivo em 20 a 70% dos cães com artrite erosiva (tipo reumatoide). Qualquer doença associada à inflamação sistêmica e à geração e deposição de imunocomplexos pode gerar resultados falso-positivos fracos.

Leitura sugerida

Battersby IA, et al. Retrospective study of fever in dogs: laboratory testing, diagnoses, and influence of prior treatment. *J Small Anim Pract*. 2006;47:370.

Clements DN, et al. Type I immune-mediated polyarthritis in dogs: 39 cases (1997-2002). *J Am Vet Med Assoc*. 2004;224:1323.

Clements DN, et al. Retrospective study of bacterial infective arthritis in 31 dogs. *J Small Anim Pract*. 2005;46:171.

Johnson KC, Mackin A. Canine immune-mediated polyarthritis, Part 1: pathophysiology. *J Am Anim Hosp Assoc*. 2012;48:12.

Johnson KC, Mackin A. Canine immune-mediated polyarthritis, Part 2: diagnosis and treatment. *J Am Anim Hosp Assoc*. 2012;48:71.

Lemetayer J, Taylor SM. Inflammatory joint disease in cats: diagnostic approach and treatment. *J Feline Med Surg*. 2014;16:547.

MacWilliams PS, Friedrichs KR. Laboratory evaluation and interpretation of synovial fluid. *Vet Clin North Am Small Anim Pract*. 2003;33:153.

Rychel JK. Diagnosis and treatment of osteoarthritis. *Top Companion Anim Med*. 2010;25:20.

Stull JW, et al. Canine immune-mediated polyarthritis: clinical and laboratory findings in 83 cases in western Canada. *Can Vet J*. 2008;49:1195.

Sykes JE, et al. Clinicopathologic findings and outcome in dogs with infective endocarditis: 71 cases (1992-2005). *J Am Vet Med Assoc*. 1735;228:2006.

Taylor SM. Arthrocentesis. In: Taylor SM, ed. *Small animal clinical techniques*. 2nd ed. St Louis: Elsevier; 2016.

CAPÍTULO 69

Distúrbios das Articulações

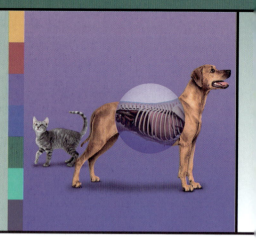

CONSIDERAÇÕES GERAIS

O Capítulo 68 discute a abordagem diagnóstica a cães e gatos com doença articular em detalhes. Os distúrbios articulares caracterizam-se como inflamatórios ou não inflamatórios com base na análise do fluido sinovial. A doença articular não inflamatória mais comum é a doença articular degenerativa (DAD). Os distúrbios inflamatórios das articulações podem ter causas infecciosas ou imunomediadas. De modo geral, animais com poliartrite imunomediada (PAIM) apresentam doença imunomediada idiopática primária, mas a poliartrite mediada por imunocomplexos também pode ser secundária à estimulação antigênica sistêmica prolongada (poliartrite reativa; ver Capítulo 68). A maioria das síndromes do PAIM é não erosiva. Os distúrbios associados a evidências radiográficas de destruição óssea (doença erosiva) são raros.

DOENÇA ARTICULAR NÃO INFLAMATÓRIA

DOENÇA ARTICULAR DEGENERATIVA CANINA
Etiologia

A DAD, ou osteoartrite, é uma doença crônica progressiva das articulações que provoca perda da cartilagem articular, formação de osteófitos e fibrose periarticular. A DAD pode ser observada em cães de qualquer tamanho, raça e idade e ocorrer em qualquer articulação, inclusive nas articulações menores, como as facetas vertebrais e as articulações metacarpofalangianas e metatarsofalangianas. A maioria dos casos de DAD é secundária a instabilidade articular, traumatismo ou doenças ortopédicas do desenvolvimento que danificam a cartilagem articular; a DAD primária pode ser causada por um problema intrínseco na homeostase da cartilagem associado ao envelhecimento. Embora a doença seja considerada não inflamatória com base na citologia do fluido sinovial, as manifestações clínicas e a progressão da DAD são associadas a mediadores inflamatórios. Estima-se que 20% da população canina adulta na América do Norte apresente DAD em, pelo menos, uma articulação.

Características clínicas

De modo geral, os sinais clínicos de DAD são insidiosos e confinados ao sistema musculoesquelético, sem sinais sistêmicos. A princípio, a claudicação e a rigidez podem ser proeminentes apenas após períodos de esforço excessivo e piorar com o tempo frio e úmido. Nos casos brandos, os exercícios podem reduzir a claudicação. Com a progressão da DAD, a fibrose e a dor diminuem a tolerância ao exercício e causam claudicação persistente e, em casos graves, atrofia muscular. A DAD pode acometer uma ou várias articulações.

Diagnóstico

A DAD costuma ser diagnosticada com base nos achados à anamnese e ao exame físico e nas características radiográficas. O exame clínico pode revelar dor na(s) articulação(ões) afetada(s), diminuição da amplitude de movimento, crepitação à flexão e extensão da(s) articulação(ões) acometida(s) e, às vezes, edema articular. As alterações radiográficas características da DAD são derrame articular, formação de osteófito periarticular, esclerose óssea subcondral, estreitamento do espaço articular e remodelamento ósseo (Figura 69.1). Uma doença predisponente é identificada com frequência, como traumatismo, ruptura dos ligamentos de suporte, má conformação ou deformidade congênita. Animais com DAD não apresentam febre, leucocitose e depressão como animais com doença inflamatória articular.

O fluido sinovial de uma articulação com DAD pode ser um pouco menos viscoso do que o normal. O número total de células nucleadas (NTCN) é normal ou ligeiramente maior, mas raramente ultrapassa 5.000 células/$\mu\ell$. De modo geral, pelo menos 80% das células são mononucleares e os neutrófilos mostram-se raros (< 10%). Às vezes, a lesão aguda da articulação ou a ruptura do ligamento incita uma resposta mais inflamatória, com aumentos moderados no número de neutrófilos do fluido sinovial por dias a semanas após a lesão.

Tratamento

Os objetivos do tratamento em cães com DAD são a redução do desconforto e a prevenção da maior degeneração articular. A intervenção cirúrgica pode ser necessária para eliminar a

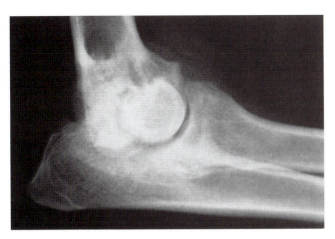

Figura 69.1 Radiografia mediolateral em maior aumento da articulação do cotovelo esquerdo de um Pastor Alemão fêmea de 14 meses com graves alterações degenerativas secundárias à fragmentação do processo coronoide.

instabilidade articular ou corrigir defeitos anatômicos. Opções como ostectomia da cabeça/colo do fêmur, artrodese articular, terapia intra-articular com células-tronco regenerativas ou artroplastia podem ser consideradas para reduzir o desconforto em caso de resposta inadequada ao tratamento médico.

O tratamento clínico é sintomático e inespecífico. A redução de peso pode diminuir as tensões que agem sobre a articulação. De modo geral, o repouso ajuda a diminuir o desconforto associado às exacerbações agudas da doença. Exercícios de alto impacto, como correr e pular, devem ser desencorajados, enquanto exercícios de baixo impacto feitos com moderação, como natação, caminhada com guia ou em esteira subaquática, são recomendados para manter a mobilidade e a força muscular. Outras formas de terapia de reabilitação podem ser exercícios passivos de amplitude de movimento, crioterapia (compressas frias), massagem muscular e articular, ultrassonografia, terapia a *laser* e estimulação elétrica. A suplementação dietética com ácidos graxos poli-insaturados ômega-3 (PUFAs), ácido eicosapentaenoico (EPA) e antioxidantes (vitamina E, vitamina C, betacaroteno, zinco, selênio) ou o oferecimento de "dietas conjuntas" comerciais contendo esses suplementos pode diminuir a inflamação e a dor associada à DAD.

As terapias farmacológicas podem impedir a maior degradação da cartilagem articular, inibir a liberação de mediadores inflamatórios e controlar a dor. Os anti-inflamatórios não esteroides (AINEs) são bastante recomendados, devido a seus efeitos anti-inflamatórios e analgésicos. A ação primária da maioria dos AINEs é a inibição reversível da ciclo-oxigenase, o que impede a síntese das prostaglandinas responsáveis pela dor e pela inflamação. A inibição seletiva de duas formas de ciclo-oxigenase (COX-1 e COX-2) pode explicar algumas das diferenças de eficácia e toxicidade entre os AINEs comercializados. A inibição preferencial de COX-2 com preservação relativa de COX-1 por um AINE pode estar associada ao melhor controle da inflamação e à menor possibilidade de irritação gástrica e formação de úlceras ou toxicidade renal. A função renal deve ser avaliada antes da prescrição de qualquer AINE, após 7 dias de tratamento e, a seguir, pelo menos a cada 6 meses durante a administração crônica. Os tutores também devem ser instruídos a monitorar inapetência, vômito ou melena, o que pode indicar toxicidade gastrintestinal. Como a resposta clínica a cada AINE varia entre os cães, é razoável trocar a medicação se a resposta for inadequada (Tabela 69.1). Nesse caso, recomenda-se um período de eliminação de pelo menos 3 dias sem AINE para evitar a toxicidade. Em cães intolerantes a AINEs ou que precisam de maior analgesia, tramadol (2 a 5 mg/kg por via oral [VO] a cada 8 a 12 horas), gabapentina (2,5 a 10 mg/kg VO a cada 8 a 24 horas) ou amantadina (3 a 5 mg/kg VO a cada 24 horas) podem auxiliar o tratamento da dor.

Agentes condroprotetores orais e injetáveis e nutracêuticos podem melhorar a atividade biossintética da cartilagem, diminuir a inflamação sinovial e inibir enzimas de degradação intra-articular. A glicosamina e o sulfato de condroitina podem ser administrados de modo separado ou combinado por via oral. A administração oral de cloridrato de glicosamina, sulfato de condroitina e ascorbato de manganês também foi recomendada (Coseaquin RS® [dose comum], 1 a 2 comprimidos a cada 24 horas em gatos ou cães pequenos; Coseaquin DS® [dose dupla], 2 a 4 comprimidos a cada 24 horas em cães grandes [Nutramax Labs, Edgewood, MD, EUA]). Glicosaminoglicanos polissulfatados (Adequan®) e polissulfato de pentosana podem ser benéficos quando administrados por via intramuscular (ver Tabela 69.1). O ácido hialurônico é um glicosaminoglicano não sulfatado que pode ser administrado por via intra-articular para melhorar a viscosidade sinovial e diminuir a inflamação. O máximo benefício teórico de todos esses produtos requer sua administração antes do desenvolvimento de DAD. Portanto, podem ser indicados para o tratamento de cães que sofreram traumatismos ou foram submetidos a cirurgia e apresentam lesões na cartilagem articular. Estudos clínicos são necessários para a avaliação de sua eficácia.

OSTEOARTRITE FELINA

Os gatos são menores e mais ágeis do que a maioria dos cães. Além disso, suas manifestações clínicas de desconforto tendem a ser sutis. A DAD clinicamente significativa nas articulações do cotovelo e quadril é, no entanto, muito comum em gatos idosos. Os sinais são redução da atividade, diminuição do apetite, perda de peso, irritabilidade e, às vezes, claudicação. O diagnóstico baseia-se em achados físicos e características radiográficas. O tratamento da DAD em gatos assemelha-se ao recomendado em cães e inclui perda de peso, terapia de reabilitação e administração de medicamentos condroprotetores, nutracêuticos e analgésicos. Os AINEs podem ser mais tóxicos em gatos do que em cães devido às deficiências em vias de glicuronidação que prolongam a duração do efeito; logo, devem ser administrados apenas a gatos adultos normotensos e normovolêmicos sem história de doença renal ou hepática. O meloxicam demonstrou ser seguro e eficaz para o tratamento crônico de DAD em gatos; muitos desses pacientes têm uma boa resposta clínica a doses muito baixas de meloxicam (0,1 mg/kg/dia VO por 4 dias, depois 0,1 mg/gato/dia) Outros medicamentos analgésicos comumente prescritos são buprenorfina (0,01 a 0,03 mg/kg 2 a 3 vezes/dia via mucosa bucal), gabapentina (5 a 10 mg/kg 2 a 3 vezes/dia), tramadol (2 mg/kg VO 2 vezes/dia) e amantadina (3 a 5 mg/kg VO a cada 24 horas).

TABELA 69.1

Doses de alguns medicamentos para o tratamento de doenças articulares degenerativas em cães.

Nome genérico	Nome comercial	Dose
Medicamentos anti-inflamatórios não esteroides (AINEs)		
Ácido acetilsalicílico	(Aspirina®)	10 a 20 mg/kg VO a cada 8 a 12 h
Carprofeno	(Rimadyl®)	2,2 mg/kg VO a cada 12 h
Deracoxibe	(Deramaxx®)	1 a 2 mg/kg VO a cada 24 h
Etodolaco	(Etogesic®)	10 a 15 mg/kg VO a cada 24 h
Firocoxibe	(Previcox®)	5 mg/kg VO a cada 24 h
Meloxicam	(Metacam®)	0,2 mg/kg VO uma vez, então 0,1 mg/kg VO a cada 24 h
Piroxicam	(Feldene®)	0,3 mg/kg VO a cada 48 h
Agentes condroprotetores modificadores de doenças		
Sulfato de condroitina		15 a 20 mg/kg VO a cada 12 h
Glicosamina		15 a 20 mg/kg VO a cada 12 h
Polissulfato de pentosana	(Pentosana 100®)	3 mg/kg IM a cada 7 dias
Glicosaminoglicanos polissulfatados	(Adequan®)	3 a 5 mg/kg IM a cada 4 dias por 8 tx, então a cada 30 dias
Analgésicos		
Tramadol		2 a 5 mg/kg VO a cada 8 a 12 h
Gabapentina	(Neurontin®)	2,5 a 10 mg/kg VO a cada 8 a 12 h
Amantadina		3 a 5 mg/kg VO a cada 24 h

IM: via intramuscular; VO: via oral; tx: tratamentos.

DOENÇAS ARTICULARES INFLAMATÓRIAS INFECCIOSAS

ARTRITE SÉPTICA (BACTERIANA)

Etiologia

A artrite séptica pode decorrer de uma infecção hematogênica, da inoculação direta de uma articulação ou da disseminação local de uma infecção adjacente. A infecção bacteriana de múltiplas articulações sugerindo disseminação hematogênica de bactérias é incomum, exceto em animais imunossuprimidos e neonatos com onfaloflebite. A artrite séptica monoarticular é muito mais comum do que a poliarticular e, de modo geral, deve-se à inoculação direta de bactérias em uma única articulação por cirurgia, mordedura, traumatismo ou penetração de corpo estranho. A maioria das articulações sépticas sem evidência física ou histórica de inoculação direta tem evidências radiográficas de osteoartrite preexistente, que talvez aumente a vascularização sinovial e predisponha à infecção bacteriana hematogênica. O *Staphylococcus* spp., o *Streptococcus* spp. e os coliformes são mais comuns em cães, enquanto as *Pasteurella* spp. se mostram mais comuns em gatos. A artrite séptica, independentemente da causa, é mais comum em cães do que em gatos; além disso, é mais comum em cães de porte grande e em machos do que em fêmeas.

Características clínicas

De modo geral, os animais com poliartrite séptica apresentam doença sistêmica, febre e depressão. As articulações acometidas são muito doloridas, especialmente à manipulação, e podem distender-se de forma palpável pelo fluido sinovial. Os tecidos moles periarticulares podem estar inflamados e edematosos. A artrite séptica é mais comum nas articulações do cotovelo ou do joelho.

Diagnóstico

A confirmação do diagnóstico de artrite séptica requer a identificação de bactérias em preparações citológicas de fluido sinovial ou seu cultivo a partir do fluido sinovial, da membrana sinovial, do sangue ou da urina de um animal com sinais clínicos apropriados e fluido sinovial inflamatório. O fluido sinovial obtido por artrocentese de articulações infectadas costuma ser amarelo, turvo ou sanguinolento e é menos viscoso que o normal devido à diluição e à degradação da mucina sinovial pela hialuronidase bacteriana e pelas enzimas liberadas pelas células inflamatórias. Esfregaços de fluido sinovial devem ser corados com Gram e submetidos à avaliação citológica. Como o fluido sinovial das articulações infectadas tende a coagular com rapidez, uma parte deve ser imediatamente colocada em um tubo com anticoagulante (ácido etilenodiaminotetracético [EDTA]) para avaliação citológica futura em caso de obtenção de um bom volume de amostra. A artrite séptica provoca um aumento acentuado no número (40.000 a 280.000/µℓ) de células nucleadas no fluido sinovial, com predominância de neutrófilos (geralmente acima de 90%). Em casos muito agudos ou graves, é comum ver bactérias dentro das células; e os neutrófilos podem ser tóxicos ou ter sofrido ruptura ou desgranulação. Microrganismos que não causam destruição rápida da cartilagem articular (ou seja, *Streptococcus*, *Mycoplasma*) podem não causar alterações tóxicas ou degenerativas notáveis nos neutrófilos do fluido sinovial. Em infecções crônicas ou animais previamente tratados com antibióticos, as bactérias podem não ser mais evidentes e os neutrófilos podem parecer saudáveis.

O fluido sinovial deve ser cultivado para detectar bactérias aeróbias e anaeróbias. A cultura bacteriana direta do fluido sinovial é positiva em menos da metade de todos os animais com artrite séptica; o rendimento diagnóstico pode ser melhorado com a inoculação do fluido sinovial em meio de cultura de sangue (proporção de 9:1) e incubação por 24 horas a 37°C. As bactérias também podem ser recuperadas de culturas de amostras de biópsia de membrana sinovial, sangue ou urina.

As primeiras alterações radiográficas das articulações acometidas pela artrite séptica podem ser mínimas, inespecíficas e limitadas a espessamento da cápsula articular, alargamento do espaço articular e espessamento irregular dos tecidos moles periarticulares (Figura 69.2). As infecções crônicas podem ser associadas à degeneração da cartilagem, neoformação óssea periarticular, reação perióstea acentuada e lise óssea subcondral (Figura 69.3).

Em caso de suspeita de artrite séptica e ausência de histórico de inoculação direta de bactérias na articulação, tente identificar uma fonte de bacteriemia, embora muitas vezes sua causa não possa ser identificada. Radiografias de tórax, abdome e coluna, bem como ultrassonografia cardíaca e abdominal, são muito importantes na identificação de um foco de infecção. A cultura do material de qualquer sítio suspeito de infecção deve ser realizada se possível.

Tratamento

Os objetivos do tratamento são a rápida resolução da infecção bacteriana e a remoção dos acúmulos intra-articulares de enzimas e restos de fibrina. Fontes sistêmicas identificáveis de infecção também devem ser eliminadas. Animais com suspeita de artrite séptica devem receber antibióticos o mais rápido possível após a coleta de todas as amostras. Até que os resultados da cultura sejam liberados, indica-se um antibiótico de amplo espectro resistente à betalactamase, como uma cefalosporina de primeira geração (p. ex., cefalexina, 20 a 40 mg/kg VO a cada 8 horas) ou Clavamox® (Zoetis; 12 a 25 mg/kg VO a cada 8 horas). A princípio, o antibiótico pode ser administrado por via parenteral, seguido pela administração oral a longo prazo. As quinolonas devem ser usadas em caso de

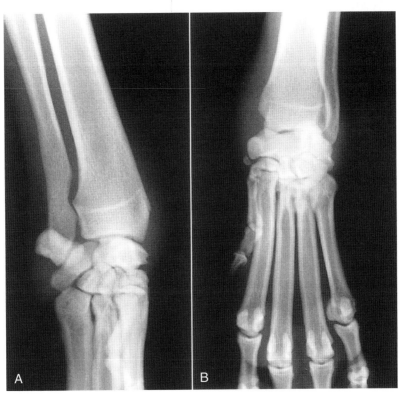

Figura 69.2 Radiografias lateral (**A**) e dorsopalmar (**B**) do carpo esquerdo com aumento de volume de um Bullmastiff de 2 anos com claudicação por 1 semana causada por artrite séptica. A exploração cirúrgica revelou dois espinhos de porco-espinho no interior da articulação infectada.

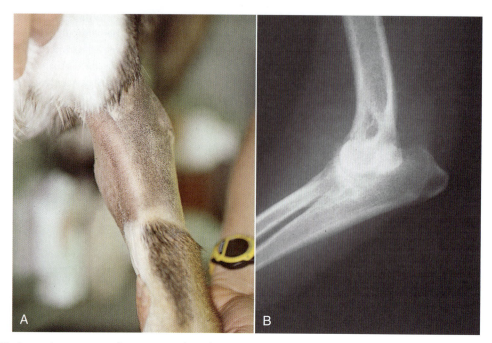

Figura 69.3 (**A**) Cotovelo com grande aumento de volume em um cão Husky mestiço com claudicação sem sustentação de peso e não responsiva a antibióticos há 3 meses. (**B**) As radiografias revelam edema articular acentuado e proliferação perióstea difusa. A análise do fluido sinovial revelou inflamação séptica e, à exploração cirúrgica, um único espinho de porco-espinho foi encontrado dentro da articulação. O cão recuperou-se completamente.

suspeita de microrganismos gram-negativos; a toxicidade retiniana é uma preocupação em gatos tratados com esses medicamentos, mas a pradofloxacino tem melhor perfil de segurança. O metronidazol deve ser adicionado se houver suspeita de infecção anaeróbia. Animais com artrite séptica aguda podem ser inicialmente tratados de modo conservador com antibióticos sistêmicos; no entanto, sem melhora considerável em 3 dias, a cirurgia deve ser realizada. Infecções crônicas, suspeita de corpos estranhos intra-articulares, infecções articulares pós-operatórias e infecção em animais imaturos com placas de crescimento abertas devem ser tratadas com desbridamento cirúrgico e lavado imediatos. A antibioticoterapia deve ser mantida por, no mínimo, 6 semanas; recomenda-se o repouso em gaiola para facilitar a cicatrização da cartilagem articular.

Prognóstico

O prognóstico de retorno à função normal depende da gravidade da lesão da cartilagem articular quando a infecção é controlada. A DAD secundária mostra-se comum.

POLIARTRITE POR *MYCOPLASMA*

Os *Mycoplasma* spp. são habitantes normais das membranas de conjuntivas, faringe, trato respiratório superior e trato urogenital da maioria das espécies e, de modo geral, considerados não patogênicos. *Mycoplasma gatea* e *Mycoplasma felis* foram, no entanto, associados a poliartrite erosiva e não erosiva e tenossinovite em gatos. A poliartrite por *Mycoplasma* é observada sobretudo em gatos imunossuprimidos ou debilitados, mas há raros relatos em gatos aparentemente imunocompetentes.

A poliartrite por *Mycoplasma* costuma ser causada por disseminação hematogênica da bactéria para as articulações. Os sinais clínicos são claudicação, dor articular, depressão e febre.

A análise do fluido sinovial revela aumento de neutrófilos não degenerados sem microrganismos visíveis. As culturas aeróbias e anaeróbias de rotina de fluido articular são negativas porque a obtenção de *Mycoplasma* requer meios de transporte e técnicas específicas de manuseio de amostras. A cultura de *Mycoplasma* spp. no fluido articular inflamatório de gatos deve sempre ser especificamente solicitada, e o tratamento empírico com doxiciclina (5 a 10 mg/kg VO a cada 12 horas) por 3 semanas é recomendado antes da administração de medicamentos imunossupressores para a suposta PAIM idiopática. Gatos com poliartrite também devem ser submetidos a exames para detecção de vírus da leucemia felina (FeLV) e vírus da imunodeficiência felina (FIV), além de radiografias das articulações acometidas para investigar alterações erosivas. O tratamento da artrite por *Mycoplasma* com doxiciclina, enrofloxacino ou pradofloxacino deve levar à melhora clínica rápida, mas o tratamento por 6 a 8 semanas pode ser necessário para evitar recidivas.

POLIARTRITE POR RIQUÉTSIAS

A poliartrite não erosiva foi associada a várias doenças causadas por riquétsias e transmitidas por carrapatos, inclusive febre maculosa (FM) por *Rickettsia rickettsii*, *Ehrlichia canis*, *Ehrlichia ewingii* e *Anaplasma phagocytophilum*. Acredita-se que essa poliartrite se deva, ao menos em parte, à deposição de imunocomplexos nas articulações (poliartrite reativa). A maioria dos cães infectados apresenta outros sinais sistêmicos de doença. Há dor e derrame articular, além de maior número de neutrófilos não degenerados no fluido articular; ocasionalmente, mórulas de *Ehrlichia* ou *Anaplasma* são identificadas em preparações citológicas de fluido articular. Febre e poliartrite podem ser as únicas anomalias clínicas em cães com erliquiose e anaplasmose, embora alterações hematológicas concomitantes, como trombocitopenia e anemia, sejam comuns. A sorologia para *E. canis*, *E. ewingii* e *A. phagocytophilum* é realizada por muitas instituições, mas os resultados positivos indicam apenas exposição anterior e não necessariamente infecção ativa. Além disso, como a poliartrite tende a ser observada na erliquiose e na anaplasmose agudas, é comum que cães sintomáticos apresentem resultados negativos à sorologia. O registro da infecção pode requerer a demonstração de títulos de convalescença (em 10 a 14 dias).

Cães com poliartrite causada por FM tipicamente apresentam diversos sinais clínicos relacionados com a vasculite disseminada, inclusive febre, petéquias, linfadenopatia, sinais neurológicos, edema da face ou membros e pneumonia. Anomalias hematológicas, inclusive trombocitopenia, são comuns. O diagnóstico baseia-se nos resultados da sorologia e na demonstração de um aumento de quatro vezes nas concentrações séricas de imunoglobulina G (IgG) ao longo de 2 a 3 semanas.

As infecções agudas por riquétsias que causam poliartrite devem ser tratadas com doxiciclina (5 mg/kg VO a cada 12 horas). A antibioticoterapia empírica deve ser instituída em todos os cães de áreas endêmicas com poliartrite confirmada, especialmente na presença de trombocitopenia ou outras evidências que indiquem infecção por riquétsias. A administração concomitante de glicocorticoides (prednisona, 0,5 a 2 mg/kg VO a cada 24 horas) pode ser necessária em alguns cães com poliartrite por riquétsias confirmada se a terapia antimicrobiana por si só não eliminar a febre, a claudicação e o edema articular. A antibioticoterapia deve continuar por, pelo menos, 3 semanas.

DOENÇA DE LYME
Etiologia

A infecção pela espiroqueta transmitida por carrapatos *Borrelia burgdorferi* (Bb) pode causar doença (doença de Lyme) em cães. Os carrapatos do gênero *Ixodes* transmitem a espiroqueta após, pelo menos, 50 horas de repasto. Embora as evidências sorológicas de exposição sejam comuns em cães de toda a América do Norte, a maioria dos relatos de doença de Lyme canina ocorreu nos estados do nordeste e do meio do Atlântico dos EUA. Minnesota, Wisconsin, Califórnia e Oregon responderam pela maioria dos casos restantes.

Características clínicas

A maioria dos cães infestados por carrapatos infectados com Bb desenvolve uma resposta humoral, mas é assintomática. A poliartrite aguda é a forma mais comum de borreliose de Lyme diagnosticada e ocorre em menos de 5% dos cães naturalmente infectados. As características clínicas da poliartrite de Lyme são claudicação com deslocamento de peso entre os membros, aumento de volume articular, febre, linfadenopatia e anorexia. O exame citológico do fluido sinovial revela inflamação neutrofílica. Manifestações cardíacas, renais e neurológicas (p. ex., convulsão, mudança de comportamento) também foram atribuídas à infecção por Bb em cães. Há relatos de cães com anticorpos contra Bb que desenvolveram um distúrbio renal progressivo único caracterizado por glomerulonefrite imunomediada, necrose tubular e nefrite intersticial linfocítico-plasmocítica. Esse distúrbio, frequentemente chamado "nefrite de Lyme", é mais comum em Labradores, Golden Retrievers e Pastores de Shetland e causa uremia progressiva, proteinúria, edema periférico, derrames da cavidade corporal e morte. Por causa da alta taxa de soropositividade em áreas endêmicas e da frequência de infecções concomitantes com outras doenças transmitidas por carrapatos, é difícil determinar o quão comum a doença de Lyme é na prática clínica. A taxa de diagnóstico veterinário de poliartrite de Lyme canina certamente excede em muito sua prevalência real. O DNA bacteriano foi detectado por reação da cadeia da polimerase (PCR) em cães com ruptura do ligamento cruzado cranial anterior de ocorrência natural, mas não em cães com ruptura do ligamento cruzado cranial induzida experimentalmente. Não se sabe se a borreliose de Lyme tem papel importante na patogênese da ruptura do ligamento cruzado cranial em cães (Muir et al., 2007).

Diagnóstico

Febre, claudicação e anorexia em cães de áreas endêmicas devem levar à suspeita de doença de Lyme. A análise do fluido sinovial confirma a poliartrite. De modo geral, as tentativas de cultura de Bb de sangue, urina e fluido sinovial de cães acometidos não têm sucesso. A poliartrite da doença de Lyme deve ser diagnosticada apenas se o animal tiver história de possível exposição recente; o fluido sinovial for inflamatório e estéril; a sorologia for positiva; não houver outra doença transmitida por carrapato; e a resposta à antibioticoterapia apropriada for imediata e permanente. O diagnóstico pode ser apoiado pela identificação de *Borrelia* em espécimes de biópsia de tecidos preparados usando colorações especiais e anticorpos monoclonais.

Tratamento

Os antibióticos são o tratamento de escolha. Doxiciclina (5 mg/kg VO a cada 12 horas), amoxicilina (22 mg/kg VO a cada 12 horas), ampicilina (22 mg/kg VO a cada 8 horas), Clavamox® (12,5 a 25 mg/kg VO a cada 8 a 12 horas) e cefalexina (20 a 40 mg/kg VO a cada 8 horas) são eficazes. O tratamento durante a fase aguda da doença deve levar à melhora clínica rápida (em 2 a 3 dias). Recomenda-se tratamento por pelo menos 4 semanas. A ausência de reconhecimento da doença aguda ou instituição do tratamento inadequado pode possibilitar o desenvolvimento de doença crônica, como poliartrite recorrente, glomerulonefrite e anomalias cardíacas.

Prevenção

A prevenção da doença de Lyme é discutida no Capítulo 93.

LEISHMANIOSE

A leishmaniose é uma doença sistêmica crônica causada por um protozoário encontrado principalmente na América Central e do Sul, na África, na Índia e no Mediterrâneo. Nos EUA, as *Leishmania* spp. são endêmicas em Ohio, Oklahoma e Texas. As anomalias clínicas desenvolvem-se de 3 meses a 7 anos após a infecção e consistem em sinais vagos, inclusive perda de peso, linfadenopatia e esplenomegalia. Hiperglobulinemia, hipoalbuminemia e proteinúria são esperadas. A poliartrite que causa claudicação e intolerância ao exercício é comum. Muitos cães acometidos apresentam doença erosiva com evidências radiográficas de lise periarticular e proliferação periósteo. O diagnóstico baseia-se na identificação dos microrganismos em macrófagos, aspirados de linfonodos ou baço ou fluido articular (ver Capítulo 98).

ARTRITE FÚNGICA

A infecção fúngica das articulações é muito rara. De modo geral, mostra-se uma extensão de osteomielite fúngica causada por *Coccidioides immitis*, *Blastomyces dermatitidis* ou *Cryptococcus neoformans*. Mais comumente, uma poliartrite reativa, imunomediada e com cultura negativa é observada em cães e gatos com infecções fúngicas sistêmicas.

ARTRITE VIRAL

Calicivírus

A infecção natural por calicivírus e a vacinação com calicivírus vivo atenuado foram associadas ao desenvolvimento de poliartrite transitória em gatos de 6 a 12 semanas de idade. Os sinais clínicos são claudicação, rigidez articular e febre, que tendem a desaparecer de maneira espontânea em 2 a 4 dias (Figura 69.4). Alguns filhotes desenvolvem infecção evidente por calicivírus, com vesículas ou úlceras no palato e na língua e sinais de doença do trato respiratório superior. A análise do fluido sinovial revela aumento brando a intenso do número de células nucleadas, com predominância de pequenas células mononucleares e macrófagos, alguns com neutrófilos fagocitados. Duas cepas específicas de calicivírus foram implicadas. As tentativas de isolamento do vírus das articulações acometidas não foram recompensadoras, embora o patógeno possa ser encontrado na orofaringe de alguns gatos infectados. Nesses filhotes, a poliartrite é provavelmente mediada por imunocomplexos (poliartrite reativa) e não infecciosa.

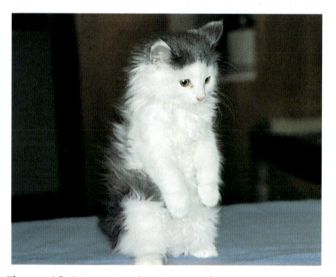

Figura 69.4 Suposta poliartrite por calicivírus em um gato de 10 semanas com aumento de volume articular, claudicação e febre 6 dias após a vacinação com vírus vivo modificado.

POLIARTRITE NÃO INFECCIOSA: NÃO EROSIVA

As doenças articulares inflamatórias não infecciosas (imunomediadas) são muito comuns em cães, porém raras em gatos. A PAIM é classificada como erosiva ou não erosiva com base na presença ou na ausência de evidências radiográficas de destruição articular. Os distúrbios erosivos são muito raros (< 1% dos casos de poliartrite canina). Acredita-se que a PAIM não erosiva seja mediada pela formação de imunocomplexos e por sua deposição na membrana sinovial. A PAIM não erosiva é secundária à estimulação antigênica associada a infecção crônica, neoplasia ou fármacos (ou seja, poliartrite reativa); também pode ser uma síndrome idiopática ou uma característica do lúpus eritematoso sistêmico (LES). Além disso, há síndromes de poliartrite, poliartrite/meningite ou poliartrite/miosite associadas à raça, supostamente com base genética.

POLIARTRITE REATIVA

A poliartrite reativa é responsável por cerca de 25% de todos os casos de PAIM não erosiva e foi associada a infecções crônicas causadas por bactérias, fungos ou riquétsias, neoplasias e medicamentos. Quando secundária à infecção crônica, as articulações em si não são infectadas, mas a deposição de imunocomplexos leva ao desenvolvimento de sinovite imunomediada. A poliartrite reativa foi registrada em cães com endocardite, abscessos ou granulomas por corpo estranho, discoespondilite, dirofilariose, pancreatite, prostatite, pielonefrite, pneumonia, outras infecções crônicas por bactérias e riquétsias e diversos tumores (Figura 69.5). Entre os medicamentos implicados na poliartrite reativa, estão sulfadiazina-trimetoprima, fenobarbital, eritropoetina, penicilina, cefalexina e vacinações de rotina. Raramente, distúrbios gastrintestinais, como doença inflamatória intestinal, salmonelose e hepatite crônica ativa, também foram associados à poliartrite reativa.

Como muitos animais com poliartrite reativa têm sinais clínicos vagos ou mínimos relacionados com a doença subjacente, podem ser atendidos quando a inflamação articular provoca relutância ao andar. Portanto, é importante realizar um exame físico completo de todos os animais com poliartrite e obter a história total de administração de medicamentos e presença ou não de sinais sistêmicos. Após a eliminação das causas infecciosas de poliartrite, exames (hemograma completo, bioquímica sérica, urinálise, radiografia torácica e abdominal, ultrassonografia abdominal, cultura de urina e sangue, aspirados de linfonodo, ultrassonografia cardíaca) podem ser necessários para identificar infecções crônicas ou neoplasias subjacentes (Figura 69.6). Sorologia e PCR podem ser necessários para detectar infecções sistêmicas sabidamente associadas à poliartrite reativa (*Bartonella*, *Anaplasma* e *Ehrlichia* spp.).

Os principais sinais clínicos da poliartrite reativa em cães são febres cíclicas, rigidez e claudicação. A análise do fluido sinovial revela um aumento tanto no número de leucócitos quanto na porcentagem de neutrófilos nas articulações acometidas, mas a cultura do fluido sinovial é negativa. O único achado radiográfico é o aumento de volume das articulações.

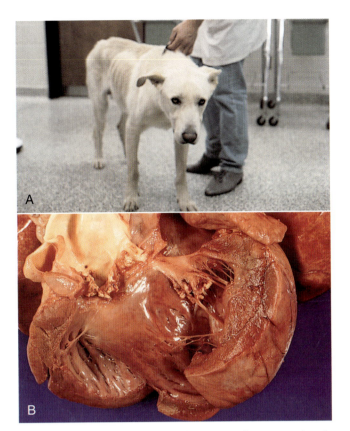

Figura 69.5 (**A**) Cão mestiço de Pastor Alemão e Labrador Retriever de 2 anos com poliartrite reativa. O cão foi atendido por apresentar claudicação e perda de peso há 3 meses. Também apresentava edema e dor articular e sopro cardíaco diastólico de grau IV/VI. O fluido sinovial estava inflamado, mas estéril. (**B**) A ultrassonografia cardíaca sugeriu endocardite infecciosa da valva aórtica, que foi confirmada à avaliação *post mortem*.

 BOXE 69.1

Classificação de poliartrite em cães.

Infecciosa
Bacteriana
Mycoplasma
Riquétsias
Borreliose de Lyme
Leishmaniose
Fúngica
Viral

Não infecciosa, não erosiva
Poliartrite imunomediada (PAIM) idiopática
Lúpus eritematoso sistêmico (LES)
Poliartrite reativa (bacteriana, fúngica, parasitária, neoplásica, êntero-hepática, por reação medicamentosa, induzida por vacina)
Síndromes associadas à raça
 Poliartrite (Akita, Terra Nova, Weimaraner)
 Poliartrite/meningite (Akita, Beagle, Bernese Mountain Dog, Boxer, Braco Alemão de Pelo Curto)
 Poliartrite/polimiosite (Spaniels)
 Febre familiar do Shar-Pei
Sinovite linfoplasmocitária

Não infecciosa, erosiva
Artrite de tipo reumatoide
Poliartrite erosiva dos galgos

O tratamento deve ser, sempre que possível, direcionado à eliminação da doença subjacente ou do estímulo antigênico. Se isso puder ser feito, a poliartrite tende a desaparecer sem outro tratamento. A administração a curto prazo de glicocorticoides em baixas doses (prednisona, 0,25 a 1 mg/kg VO a cada 24 horas) ou AINEs pode ser necessária para o controle da sinovite em casos graves.

POLIARTRITE NÃO EROSIVA IMUNOMEDIADA IDIOPÁTICA

A poliartrite não erosiva e não infecciosa sem uma doença primária ou subjacente passível de identificação é chamada *poliartrite imunomediada idiopática*. Esse distúrbio pode ser diagnosticado apenas pela exclusão de outras causas de poliartrite, porém é a forma mais comum de poliartrite em cães (Boxe 69.1). É bastante comum em raças atléticas e de grande porte. Cães de qualquer idade podem ser acometidos, mas o pico de incidência é entre 2,5 e 4,5 anos. A poliartrite não erosiva imunomediada idiopática é incomum em gatos.

Características clínicas

As manifestações mais comuns da PAIM idiopática são febre cíclica, rigidez e claudicação. De modo geral, várias articulações são acometidas, em especial as pequenas articulações distais (carpo e jarrete). Cerca de 20 a 50% dos cães com PAIM não apresentam derrame articular palpável ou dor articular. Dor cervical e hipersensibilidade vertebral são às vezes observadas, refletindo o acometimento das articulações facetárias intervertebrais ou a presença de meningite-arterite responsiva a corticosteroides (ver Capítulo 64). Alguns cães têm claudicação óbvia, apenas uma vaga história de diminuição do apetite ou febre de origem desconhecida.

Diagnóstico

A PAIM idiopática é diagnosticada com base nos resultados da análise do fluido sinovial, na ausência de identificação de uma causa infecciosa e na ausência de evidências que indiquem o diagnóstico de LES ou poliartrite reativa (ver Figura 69.6). O hemograma completo pode ser normal ou inflamatório. Hiperglobulinemia e hipoalbuminemia são comuns, refletindo a inflamação sistêmica contínua. As radiografias são normais ou revelam edema articular e periarticular sem anomalias ósseas ou cartilaginosas. O fluido sinovial geralmente apresenta menor viscosidade e pode ser turvo. Os números de células nucleadas são maiores (4.000 a 370.000 células/$\mu\ell$), com predominância de neutrófilos não degenerados (geralmente acima de 80%). Animais com doença menos grave ou intermitente e tratados com glicocorticoides podem apresentar menor número de leucócitos no fluido sinovial e menor porcentagem de neutrófilos (15 a 80%). As culturas de sangue, urina e fluido sinovial são negativas para bactérias e *Mycoplasma* spp.

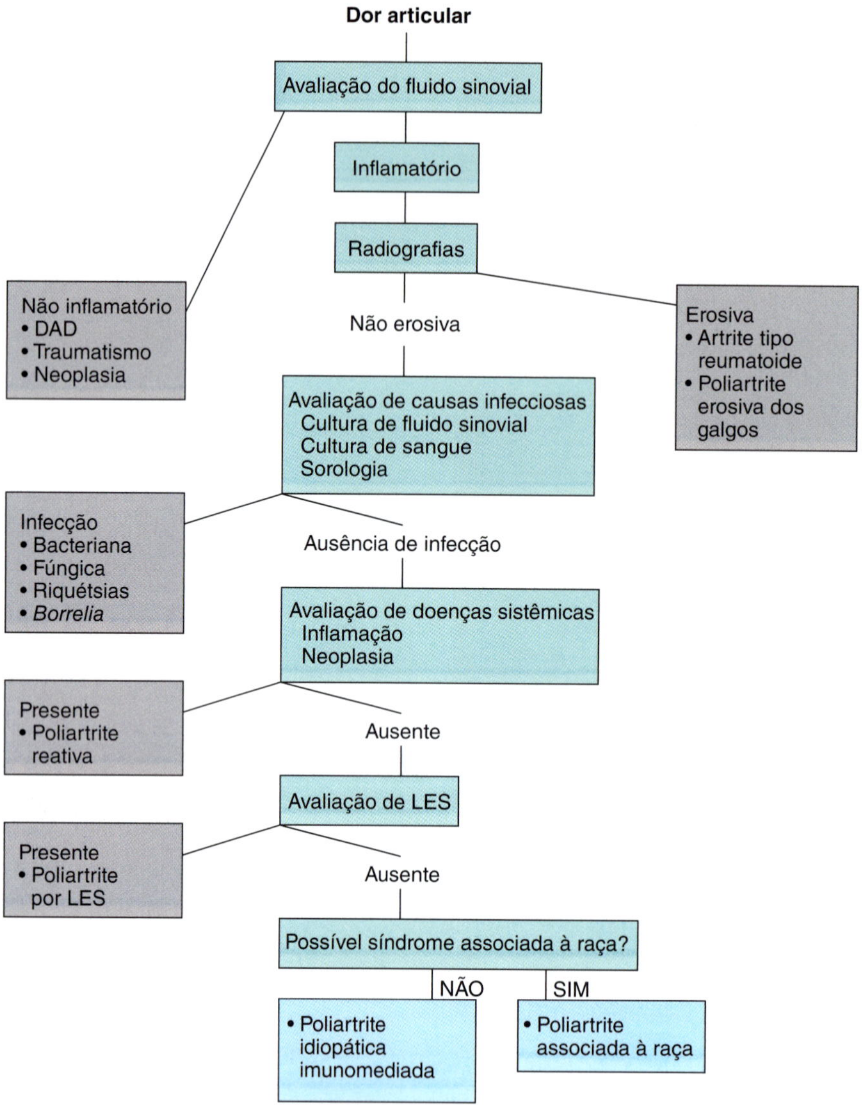

Figura 69.6 Algoritmo para avaliação diagnóstica de cães com dores articulares. DAD: doença articular degenerativa; LES: lúpus eritematoso sistêmico.

Tratamento

Em áreas endêmicas para causas infecciosas de poliartrite, o tratamento empírico com doxiciclina costuma ser instituído enquanto os resultados dos exames diagnósticos de agentes infecciosos ainda não foram liberados. A resposta rápida e completa diminui a probabilidade de diagnóstico de PAIM idiopática. Os glicocorticoides são o tratamento inicial de escolha para cães com PAIM idiopática. O tratamento apenas com prednisona leva à remissão em 50% dos casos. A princípio, as doses administradas são imunossupressoras e, depois, gradualmente reduzidas a cada 3 a 4 semanas se o animal estiver clinicamente normal e a inflamação no fluido sinovial ceder (Boxe 69.2). O padrão-ouro de resposta terapêutica é a resolução da inflamação sinovial; assim, o ideal é usar a artrocentese para seu monitoramento. O fluido sinovial deve ser monitorado cuidadosamente durante o tratamento; e a resolução da inflamação deve ser demonstrada antes de cada redução na dose do medicamento. A artrocentese repetida é raramente associada à inflamação mononuclear branda da articulação, mas não causa inflamação neutrofílica em cães saudáveis (Berg et al., 2009). Se a PAIM puder ser controlada com uma dose baixa de prednisona em dias alternados (0,25 mg/kg VO a cada 48 horas) por 2 meses e o fluido sinovial não for inflamatório, geralmente é possível interromper o tratamento. No entanto, cerca de 50% dos cães acometidos precisam pelo menos de prednisona em baixas doses e dias alternados pelo resto de suas vidas. O fluido sinovial de cães que recebem uma dose estável de medicamento deve ser avaliado a cada 4 a 6 meses.

Outros fármacos imunossupressores devem ser administrados a cães com inflamação persistente do fluido sinovial apesar do tratamento com prednisona e a cães que não podem ser mantidos com prednisona em dose baixa sem recidiva. A azatioprina (Imuran®) é frequentemente usada para esse propósito e pode ser o tratamento inicial em cães que não toleram a prednisona. A azatioprina (2,2 mg/kg) é administrada VO 1 vez/dia durante 4 a 6 semanas. A frequência de administração pode ser diminuída em dias alternados; a seguir, o tratamento pode ser interrompido se o animal estiver bem clinicamente e a inflamação do fluido sinovial estiver resolvida; no entanto,

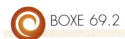

BOXE 69.2

Recomendações para o tratamento da poliartrite imunomediada idiopática canina.

1. Prednisona, 2 mg/kg a cada 12 h VO por 3 a 4 dias
2. Prednisona, 2 mg/kg a cada 24 h VO por 14 dias
3. Avalie a resposta clínica e a citologia do fluido sinovial:
   - Se os sinais clínicos forem resolvidos, reduza a dose de prednisona de modo gradual; antes, avalie a resposta clínica e o fluido sinovial
     1 mg/kg a cada 24 h × 4 semanas
     1 mg/kg a cada 48 h × 4 semanas
     0,5 mg/kg a cada 48 h × 4 semanas
     0,25 mg/kg a cada 48 h × 8 semanas
   - Se houver sinais clínicos de inflamação articular em qualquer consulta, volte à etapa 2 e adicione azatioprina (2 mg/kg/dia VO) ao tratamento. Continue a redução gradual da prednisona depois que os sinais desaparecerem e o fluido sinovial estiver normal

TABELA 69.2

Medicamentos usados no tratamento da poliartrite imunomediada em cães.

Medicamento	Dose
Prednisona	Variável
Azatioprina (Imuran® [GlaxoSmithKline, Filadélfia, EUA])	2,2 mg/kg VO a cada 24 a 48 h
Ciclosporina (Atopica® [Novartis, Greensboro, EUA])	2,5 a 5 mg/kg VO a cada 12 h Nível-alvo no sangue: 400 ng/mℓ
Leflunomida (Arava® [Aventis Pharma, Bridgewater, EUA])	3 a 4 mg/kg a cada 24 h Nível-alvo mínimo no sangue: 20 μg/mℓ
Ciclofosfamida (Cytoxan® [Bristol-Myers Squibb, Princeton, EUA])	50 mg/m^2 VO a cada 48 h
Clorambucila (Leukeran® [GlaxoSmithKline])	Cães: a princípio, 0,1 a 0,2 mg/kg VO a cada 24 h; a seguir, administrar a cada 2 dias assim que uma resposta for observada
Metotrexato (Rheumatrex® [Wyeth, Filadélfia, EUA])	2,5 mg/m^2 VO a cada 48 h

VO: via oral.

alguns cães precisam de azatioprina por toda a vida. O medicamento é bem tolerado pela maioria dos cães; a mielossupressão mostra-se seu efeito adverso mais comum. A princípio, um hemograma completo com contagem de plaquetas deve ser realizado a cada 2 semanas e, em seguida, a cada 4 a 8 semanas durante o tratamento. (Ver mais informações sobre o tratamento com azatioprina no Capítulo 72.) Azatioprina, leflunomida, micofenolato mofetila, ciclosporina e ciclofosfamida demonstraram ser tratamentos adjuvantes eficazes na PAIM idiopática em cães. Gatos com PAIM idiopática podem ser tratados com ciclosporina, leflunomida, clorambucila ou metotrexato em caso de ineficácia da administração isolada de prednisolona.

A PAIM idiopática não erosiva é controlada com facilidade na maioria dos pacientes. Pacientes com poliartrite refratária ao tratamento devem ser reavaliados para o diagnóstico de doença infecciosa, poliartrite reativa e doença erosiva antes da consideração de agentes imunossupressores alternativos ou adicionais (Tabela 69.2). Além do tratamento clínico, o manejo deve incluir restrição de exercícios, seguidos de exercícios brandos regulares e controle de peso. Agentes condroprotetores, ácidos graxos ômega-3 e antioxidantes também podem ser benéficos. (Ver mais informações sobre o tratamento imunossupressor nos Capítulos 72 e 73.)

Prognóstico

O prognóstico em animais com poliartrite não erosiva imunomediada idiopática é bom na maioria dos casos. Cerca de 80% dos cães respondem bem ao tratamento inicial e, em 50% deles, o tratamento pode ser interrompido após 3 a 4 meses. Em alguns casos, o controle inicial ou a manutenção da remissão é muito difícil, o que deve levar a uma reavaliação do diagnóstico para assegurar a exclusão de poliartrite erosiva ou LES. Cães que precisam de terapia medicamentosa imunossupressora em alta dose a longo prazo (4 a 5 anos) devido à poliartrite podem desenvolver DAD sintomática secundária à inflamação sinovial crônica de baixo grau e aos efeitos prejudiciais dos glicocorticoides na síntese e no reparo da cartilagem.

POLIARTRITE INDUZIDA POR LÚPUS ERITEMATOSO SISTÊMICO

O LES é uma doença imunomediada multissistêmica em que autoanticorpos contra proteínas teciduais e DNA geram imunocomplexos circulantes que, ao serem depositados nos tecidos, induzem inflamação e danos em órgãos (ver Capítulo 73). Embora o LES seja uma causa relativamente incomum de poliartrite em cães em comparação com a PAIM idiopática, seus efeitos em outros sistemas orgânicos podem ser devastadores, o que torna o diagnóstico preciso importante. O LES é mais comumente diagnosticado em cães de 2 a 4 anos. Pastores Alemães e Pastores de Shetland podem ser predispostos, porém animais de qualquer raça podem ser acometidos.

Características clínicas

As manifestações clínicas do LES dependem dos órgãos acometidos e envolvem febre intermitente, poliartrite, glomerulonefrite, lesões cutâneas, anemia hemolítica, trombocitopenia imunomediada, miosite e polineurite. A poliartrite é a manifestação mais comum, sendo observada em 70 a 90% dos cães com diagnóstico de LES. Alguns cães acometidos não apresentam sinais relacionados com a doença articular, e a poliartrite é detectada pelo exame do fluido sinovial para diagnóstico de febre ou doença polissistêmica imunomediada. De modo geral, os cães com poliartrite por LES apresentam rigidez generalizada, aumento de volume articular ou claudicação. O LES causa uma poliartrite não erosiva estéril, com acometimento mais grave das articulações distais (jarretes, carpos) em comparação com as proximais. A análise do fluido sinovial revela um aumento no número de leucócitos (5.000 a 350.000/mℓ), compostos principalmente por neutrófilos não degenerados (acima de 80%). Em casos raros, células de lúpus eritematoso (LE) ou ragócitos são detectados no fluido sinovial (ver Figura 68.9).

Diagnóstico

O diagnóstico de LES deve ser considerado em qualquer cão com poliartrite não infecciosa. Exame físico completo, hemograma completo, contagem de plaquetas, bioquímica sérica, urinálise, exame de fundo do olho e determinação da razão proteína/creatinina devem ser realizados para pesquisar outras manifestações dessa doença. Os exames laboratoriais que podem auxiliar o diagnóstico de poliartrite induzida por LES são a detecção de células LE e a de anticorpos antinucleares (ANA). O diagnóstico de LES é estabelecido pela presença de duas ou mais das principais anomalias clínicas associadas à doença (p. ex., poliartrite, glomerulonefrite, anemia hemolítica, trombocitopenia, leucopenia, polimiosite, dermatite) e pela positividade de ANA ou células LE. Em caso de identificação de duas ou mais síndromes clínicas comuns na ausência de sorologia positiva, o diagnóstico é de doença imunomediada multissistêmica semelhante ao LES. (Ver mais informações sobre o diagnóstico de LES no Capítulo 73.)

Tratamento

O tratamento da poliartrite associada ao LES é o mesmo usado para a PAIM idiopática; no entanto, a adição de outros fármacos citotóxicas (p. ex., azatioprina, ciclosporina) costuma ser necessária para a indução ou a manutenção da remissão. (Ver mais informações sobre o tratamento do LES no Capítulo 73.)

Prognóstico

O prognóstico de cães com LES é de reservado a ruim. A recidiva mostra-se comum, independentemente do protocolo terapêutico utilizado, e o controle da doença geralmente requer tratamento imunossupressor a longo prazo e, muitas vezes, vitalício. As recidivas podem acometer diferentes sistemas de órgãos e causar sinais clínicos diferentes daqueles inicialmente observados (p. ex., anemia hemolítica à primeira consulta e poliartrite à recidiva).

SÍNDROMES DE POLIARTRITE ESPECÍFICA A RAÇAS

Há diversas síndromes de PAIM específicas a raças em cães. Uma poliartrite hereditária foi registrada em Akitas com menos de 1 ano, e uma doença semelhante é esporadicamente relatada em Terra Novas e Weimaraners. Muitos desses cães têm meningite concomitante, como nas síndromes de vasculite meníngea vistas em outras raças (ver Capítulo 64). Os testes de ANA são negativos nesses animais que, de modo geral, respondem mal à terapia imunossupressora de rotina; logo, recomenda-se um tratamento imunossupressor mais agressivo. Em contrapartida, a poliartrite que acompanha a vasculite meníngea em Boxers, Bernese Mountain Dogs, Bracos Alemães de Pelo Curto e Beagles tende a responder por completo à terapia imunossupressora.

A poliartrite familiar com miosite simultânea foi raramente relatada em Spaniels. Os cães acometidos são intolerantes a exercícios e ficam em postura agachada em repouso. A atrofia muscular generalizada é comum e, ocasionalmente, causa fibrose muscular, contratura e redução da mobilidade. As concentrações de enzimas musculares (creatinoquinase [CK], aspartato aminotransferase [AST]) podem estar aumentadas. De modo geral, a resposta ao tratamento é ruim.

FEBRE FAMILIAR DO SHAR-PEI

A febre familiar do Shar-Pei, também conhecida como doença autoinflamatória do Shar-Pei (SPAID), é uma doença inflamatória hereditária que ocorre em quase 25% de todos os cães dessa raça. A princípio, o distúrbio foi atribuído a uma mutação genética que aumentava a produção de ácido hialurônico (AH) pelos fibroblastos dérmicos, causando mucinose e desencadeando uma resposta inflamatória (Olsson et al., 2011). Estudos genéticos mais recentes identificaram uma mutação *missense* em cães acometidos que promove, diretamente, fortes reações pró-inflamatórias. De modo geral, a doença manifesta-se antes dos 18 meses de idade e, inicialmente, caracteriza-se por episódios intermitentes de inflamação e febre com 24 a 36 horas de duração. Cerca de 50% dos cães acometidos desenvolvem aumento de volume periarticular no jarrete durante os episódios febris e alguns apresentam poliartrite, sobretudo dos jarretes. Os cães acometidos apresentam maior risco de amiloidose sistêmica, que geralmente leva à insuficiência renal ou hepática. Como a deposição renal de amiloide é principalmente medular, nem todos os cães têm proteinúria. Hiperglobulinemia e aumento das concentrações séricas da citocina interleucina 6 são comuns. Glomerulonefrite, pielonefrite, infartos renais e doença trombembólica sistêmica também podem ser observados. Esse distúrbio é herdado como um traço autossômico de dominância incompleta. O tratamento baseia-se no controle sintomático da febre e da inflamação. A administração oral de colchicina (0,03 mg/kg a cada 24 horas) pode diminuir a deposição de amiloide.

SINOVITE LINFOPLASMOCITÁRIA

Observa-se sinovite linfoplasmocitária em alguns cães com rupturas parciais e completas do ligamento cruzado cranial, mas a relação entre a resposta imunomediada e a lesão ligamentar é incerta. As rupturas parciais do ligamento cruzado desencadeiam uma reação inflamatória contra o colágeno ligamentar; assim, o fluido sinovial é moderadamente inflamatório e apresenta anticorpos contra o colágeno de tipo 1 e tipo 2. Segundo outra teoria, a sinovite linfoplasmocitária é uma doença imunomediada primária que causa lassidão e instabilidade articulares, levando à ruptura do ligamento cruzado cranial. Alguns pesquisadores estimaram que talvez até 10 a 25% das rupturas de ligamentos cruzados em cães sejam causadas por esse distúrbio imunológico, mas essa é uma afirmação controversa.

Cães com diagnóstico de sinovite linfoplasmocitária são os mesmos que tipicamente apresentam ruptura do ligamento cruzado, como Rottweilers, Terra Novas, Staffordshire Bull Terriers e Labradores Retrievers. Os sinais clínicos são limitados a claudicação aguda ou crônica de um ou ambos os joelhos. Ao diagnóstico, a ruptura do ligamento cruzado pode ser parcial ou total e, de modo geral, não há história de traumatismo. A confirmação do diagnóstico de ruptura parcial pode requerer artroscopia ou ressonância magnética (RM). Os animais acometidos apresentam bom estado geral, e não há doença sistêmica; o hemograma completo é normal. O fluido sinovial é fino e turvo, com maior número de células nucleadas (5.000 a 20.000 células/µℓ, mas, ocasionalmente, acima de 200.000/µℓ). Há predominância de linfócitos e plasmócitos (60 a 90%) no fluido sinovial. A biópsia do ligamento e da sinóvia deve ser realizada no momento da exploração e do reparo cirúrgico em todos os cães com ruptura não traumática do ligamento cruzado. As alterações histopatológicas características no revestimento sinovial são infiltração linfocítica e plasmocítica e hiperplasia de vilosidades. A estabilização cirúrgica do joelho e o tratamento com AINEs normalmente levam à rápida resolução dos sinais clínicos. Alguns cães apresentam derrame e desconforto persistente que respondem bem ao tratamento imunossupressor com prednisona e/ou azatioprina instituído, no mínimo, 3 dias após a interrupção da administração de AINE.

POLIARTRITE NÃO INFECCIOSA: EROSIVA

POLIARTRITE DE TIPO REUMATOIDE EM CÃES

Um distúrbio semelhante à artrite reumatoide (AR) humana é uma causa rara de poliartrite erosiva e destruição articular progressiva em cães. As raças de pequeno porte e *toys* são as mais acometidas (peso corpóreo médio de 8 kg). Cocker Spaniels e Pastores de Shetland podem ser predispostos. A idade ao início da doença mostra-se variável (9 meses a 13 anos), porém a maioria dos pacientes é jovem ou de meia-idade ao diagnóstico. A princípio, a doença é indistinguível da poliartrite idiopática não erosiva, mas há destruição das articulações com o passar do tempo (meses a anos), em especial das distais.

Etiologia

A patogênese da poliartrite de tipo AR em cães é mal compreendida. Há síntese de anticorpos contra IgG (ou seja, fatores reumatoides [FRs]), que formam complexos com IgG na sinóvia. Isso leva à ativação do sistema complemento e à quimiotaxia de plasmócitos, linfócitos e neutrófilos para o fluido articular. A membrana sinovial fica mais espessa e desenvolve um tecido de granulação vascular fibroso (*pannus*) que invade a cartilagem articular, os tendões, os ligamentos e o osso subcondral. As enzimas proteolíticas liberadas corroem a cartilagem articular e o osso subcondral, o que causa colapso da articulação e lesões ósseas subcondrais com "perfurações" visíveis em radiografias. A inflamação articular e periarticular e a instabilidade levam à subluxação e à luxação articular, com consequente deformidade articular.

Características clínicas

A princípio, os cães acometidos apresentam sinais indistinguíveis dos de outras formas de poliartrite. Febre baixa, depressão, anorexia e relutância ao exercício são comuns. Sinais clínicos relacionados com as articulações, como dor articular e marcha rígida, são proeminentes. Os sinais podem ser esporádicos no início da doença e, de modo geral, a rigidez piora após o repouso e a melhora com exercícios leves. As articulações podem parecer normais ou apresentar aumento de volume e dor. As articulações mais acometidas são carpos, jarretes e falanges, embora joelhos, cotovelos e ombros também possam ser afetados. Com a progressão da doença, o exame clínico revela crepitação, lassidão, luxação e deformidade articular, especialmente em ambos os carpos (Figura 69.7). A ruptura unilateral ou bilateral do ligamento cruzado anterior também é comum.

As características radiográficas podem ser sutis no momento do diagnóstico; o edema intracapsular é o único achado consistente. A seguir, as alterações características consistem em áreas focais, irregulares, radiotransparentes e semelhantes a cistos de destruição do osso subcondral (Figura 69.8), colapso do espaço articular e subluxação e luxação articulares. As alterações erosivas no carpo são comuns ao diagnóstico (75% dos cães acometidos) e evidentes em radiografias de todos os pacientes em 1 ano após o diagnóstico. Radiografias bilaterais do carpo devem ser solicitadas em todos os casos com suspeita de AR.

Diagnóstico

Suspeite de poliartrite semelhante à AR em qualquer cão com poliartrite erosiva após a eliminação das causas infecciosas. O fluido sinovial das articulações acometidas é fino, turvo e hipercelular, com maior NTCN, como em cães com PAIM idiopática não erosiva (média de 7.200 leucócitos/µℓ). De modo geral, os neutrófilos são o tipo celular predominante (20 a 95%; em média, 74%), mas, às vezes, o número de células mononucleares pode ser ainda maior. O número de linfócitos tende a ser elevado no fluido sinovial de cães com poliartrite erosiva. A cultura do fluido sinovial é negativa. Sempre que possível, o fluido sinovial deve ser coletado durante o período

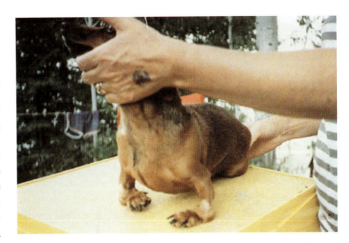

Figura 69.7 Colapso completo de ambos os carpos, resultando em luxação e grave distorção dos membros anteriores em um Dachshund com artrite reumatoide. (Cortesia de Dr. D. Haines, University of Saskatchewan.)

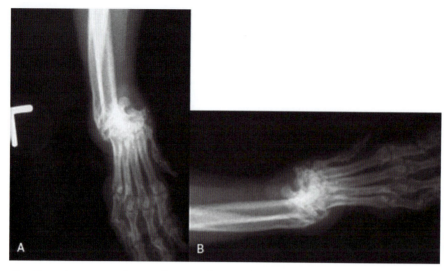

Figura 69.8 Radiografias de ambas as articulações do carpo de uma Shih Tzu fêmea de 9 anos. Ambos os carpos estão severamente deformados secundariamente à poliartrite erosiva do tipo reumatoide. Os espaços intercarpais afinaram lateralmente e há áreas focais semelhantes a cistos radiolúcidos de destruição óssea subcondral e edema regional de tecidos moles. Há deslocamento bilateral do rádio e da ulna do carpo.

em que o cão apresenta mais sintomas, já que a natureza cíclica da doença ocasionalmente dificulta o diagnóstico.

A sorologia para FRs circulantes é positiva em 20 a 70% dos cães acometidos (ver Capítulo 68). Resultados falso-positivos fracos são comuns em cães com outras doenças inflamatórias sistêmicas. A biópsia sinovial pode ajudar a estabelecer o diagnóstico, revelando espessamento sinovial, hiperplasia e proliferação com formação de *pannus*. O *pannus* é composto, principalmente, por sinoviócitos ativados em proliferação, linfócitos, plasmócitos, macrófagos e neutrófilos. A cultura da biópsia sinovial é negativa. A AR é diagnosticada com base em achados clínicos típicos e características radiográficas, achados específicos no fluido sinovial, FR positivo e alterações histopatológicas típicas em amostras de biópsia sinovial.

Tratamento

O tratamento precoce da AR é importante para evitar alterações irreversíveis e progressão da doença. O tratamento médico geralmente inclui fármacos imunossupressores e agentes condroprotetores. A princípio, a maioria dos cães é tratada com prednisona (2 a 4 mg/kg VO a cada 24 horas por 14 dias; a seguir, 1 a 2 mg/kg VO a cada 24 horas por 14 dias) e azatioprina (2,2 mg/kg VO a cada 24 horas), conforme descrito no tratamento da poliartrite não erosiva idiopática refratária. Agentes condroprotetores (ver Tabela 69.1) devem ser administrados VO de maneira concomitante. A melhora subjetiva também foi observada em cães tratados com agentes condroprotetores injetáveis (p. ex., Adequan®).

Se a resposta ao tratamento for boa, com resolução dos sinais clínicos e da inflamação do fluido sinovial, a dose de glicocorticoide deve ser reduzida para 1 a 2 mg/kg VO a cada 48 horas e o tratamento com azatioprina deve ser mantido. Caso a resposta ao tratamento seja inadequada após 1 mês de administração de glicocorticoides e azatioprina, uma terapia imunossupressora mais agressiva deve ser considerada (ver Tabela 69.2). Como há poucos dados publicados sobre o tratamento da AR em cães, a escolha dos agentes imunossupressores baseia-se na experiência clínica individual e na resposta terapêutica. A leflunomida foi eficaz como monoterapia em alguns cães com poliartrite idiopática e é bem tolerada. A princípio, 3 a 4 mg/kg VO são administrados a cada 24 horas e a dose é ajustada para manter o nível plasmático mínimo de 20 mg/mℓ. (Ver mais informações sobre o tratamento imunossupressor no Capítulo 72.)

Algum sucesso terapêutico pode ser esperado se o tratamento começar antes que o dano articular seja grave. Na maioria dos casos, entretanto, a lesão da cartilagem articular é grave antes do estabelecimento do diagnóstico. Muitos cães precisam de terapia adicional com analgésicos, como tramadol, para controlar o desconforto articular. A AR é uma doença progressiva implacável e, mesmo com tratamento adequado, a maioria dos pacientes apresenta deterioração com o passar do tempo. Às vezes, procedimentos cirúrgicos podem melhorar a estabilidade e a dor nas articulações. Sinovectomia, artroplastia parcial ou total e artrodese podem diminuir a dor e melhorar a função.

POLIARTRITE EROSIVA DOS GREYHOUNDS

Observa-se uma PAIM erosiva em Greyhounds dos 3 aos 30 meses de idade. A doença ocorre, principalmente, na Austrália e na Grã-Bretanha. As articulações interfalangianas proximais, os carpos, os jarretes, os cotovelos e os joelhos são mais acometidos. Os sinais clínicos são rigidez generalizada, dor ou aumento de volume articular e claudicação em um ou vários membros que pode ser intermitente. A membrana sinovial é infiltrada com linfócitos e plasmócitos; a análise do fluido sinovial também revela aumento de linfócitos. Há necrose extensa das zonas profundas da cartilagem articular, com relativa preservação da cartilagem superficial. Como o *Mycoplasma spuman* foi isolado de um Greyhound acometido, é importante descartar causas infecciosas de poliartrite; a antibioticoterapia experimental pode ser justificada. O tratamento mostra-se similar ao da PAIM não erosiva idiopática refratária. A resposta terapêutica é variável.

POLIARTRITE IMUNOMEDIADA EROSIVA FELINA

Duas doenças imunomediadas incomuns causam lesão e destruição articular em gatos. Uma é a poliartrite proliferativa perióstea caracterizada pela extensa formação de novo tecido perióstea, e a outra é uma artrite deformante semelhante à AR de humanos e cães. À primeira descrição, as duas doenças foram consideradas variantes de um distúrbio denominado poliartrite progressiva crônica (PPC). Todos os casos do relato original eram machos e positivos para anticorpos contra o vírus sincicial felino (FeSFV); além disso, cerca de 60% estavam infectados com FeLV e/ou FIV. Especulou-se que a PPC era causada por estimulação imune crônica secundária à infecção por FeSFV em gatos imunossuprimidos e geneticamente predispostos. O FeSFV é, no entanto, um retrovírus difundido em gatos e a infecção experimental com FeSFV não causa poliartrite. Assim, a associação entre esse vírus e as manifestações de PPC é incerta.

POLIARTRITE PROLIFERATIVA PERIÓSTEA FELINA

A poliartrite proliferativa perióstea é mais comum em gatos adultos jovens do sexo masculino, mas as fêmeas também podem ser afetadas. Os sinais clínicos são febre, marcha rígida, dor articular, linfadenopatia e edema da pele e dos tecidos moles que recobrem as articulações, em especial do carpo e do jarrete. A análise do fluido sinovial revela pleocitose neutrofílica, e a cultura é negativa. A princípio, as alterações radiográficas são brandas, como edema periarticular dos tecidos moles e proliferação perióstea leve. Com o tempo, a proliferação perióstea piora e há desenvolvimento de osteófitos periarticulares e cistos subcondrais, além de colapso do espaço articular. O tratamento com doxiciclina para descartar a poliartrite infecciosa deve ser considerado antes da instituição da terapia imunossupressora. O tratamento com glicocorticoides (prednisolona ou prednisona) diminui a gravidade dos sinais e pode retardar a progressão da doença, mas não é curativo. Cerca de metade dos gatos tratados de forma vitalícia com glicocorticoides e analgésicos tem qualidade de vida razoável. A administração de fármacos imunossupressores mais potentes pode causar melhora adicional (Tabela 69.3).

ARTRITE DO TIPO REUMATOIDE EM GATOS

A artrite do tipo reumatoide em gatos tem início insidioso, com desenvolvimento lento de claudicação, rigidez e deformidade articular ao longo de semanas a meses. Gatos de meia-idade e idosos são acometidos, e os Siameses podem ser predispostos. De modo geral, não há doença sistêmica ou febre; logo, a maioria dos pacientes não é examinada até que deformidades articulares graves sejam evidentes (Lemetayer et al., 2014). A análise do fluido sinovial revela inflamação mista branda a moderada. Radiograficamente, há erosões subcondrais centrais e marginais graves e edema periarticular

 TABELA 69.3

Medicamentos usados no tratamento de poliartrite imunomediada em gatos.

Prednisolona	A princípio, 2 mg/kg a cada 12 h; a seguir, diminua a dose
Ciclosporina	2,5 a 5,0 mg/kg VO a cada 12 h
Leflunomida	10 mg/gato VO a cada 24 h
Clorambucila	2 mg/gato VO a cada 48 h
Metotrexato	2,5 mg/m^2 VO a cada 48 h
Protocolo de leflunomida/metotrexato para artrite do tipo reumatoide:	
Leflunomida	10 mg/gato VO a cada 24 h até melhora Em seguida, 10 mg/gato VO 2 vezes/semana
Metotrexato	2,5 mg/gato VO a cada 12 h por 3 doses 1 vez/semana até melhora Em seguida, 2,5 mg/gato VO 1 vez/semana

com progressão para destruição óssea extensa e deformidades articulares macroscópicas. Suspeite de artrite do tipo reumatoide em gatos com poliartrite erosiva e deformante após a eliminação das causas infecciosas e o insucesso do tratamento com doxiciclina. A sorologia para detecção de FR circulante (usando o teste de Rose-Waaler ou ELISA para cães) é positiva na maioria dos relatos da literatura sobre gatos com artrite do tipo reumatoide, mas o resultado positivo não é essencial para o diagnóstico (Hanna, 2005).

A artrite do tipo reumatoide é uma doença agressiva, destrutiva e irreversível. A maioria dos gatos responde apenas de forma mínima ao tratamento com AINEs ou glicocorticoides. No entanto, houve relatos de melhora notável em gatos tratados com metotrexato combinado à leflunomida (Hanna, 2005) (ver Tabela 69.3). O tratamento com outros agentes imunossupressores potentes também deve ser considerado. O tratamento concomitante com analgésicos, como amantadina (3 mg/kg VO a cada 24 horas), amitriptilina (0,5 a 2 mg/kg VO a cada 24 horas) ou gabapentina (2 a 10 mg/kg VO a cada 24 horas), pode aumentar o conforto dos pacientes.

Leitura sugerida

Agut A, et al. Clinical and radiographic study of bone and joint lesions in 26 dogs with leishmaniasis. *Vet Rec*. 2003;153:648.

Berg RIM, et al. Effect of repeated arthrocentesis on cytologic analysis of synovial fluid in dogs. *J Vet Intern Med*. 2009;23:814.

Bleedorn JA, et al. Synovitis in dogs with stable stifle joints and incipient cranial cruciate ligament rupture: a cross-sectional study. *Vet Surg*. 2011;40:531.

Clements DN, et al. Type I immune-mediated polyarthritis in dogs: 39 cases (1997-2002). *J Am Vet Med Assoc*. 2004;224:1323.

Clements DN, et al. Retrospective study of bacterial infective endocarditis in 31 dogs. *J Small Anim Pract*. 2005;46:171.

Colopy SA, et al. Efficacy of leflunomide for treatment of immune mediated polyarthritis in dogs: 14 cases (2006-2008). *J Am Vet Med Assoc*. 2010;236:312.

Danielson F, et al. Inflammatory response in dogs with spontaneous cranial cruciate ligament rupture. *Vet Comp Orthop Traumatol*. 2005;17:237.

Foley J, et al. Association between polyarthritis and thrombocytopenia and increased prevalence of vectorborne pathogens in Californian dogs. *Vet Rec*. 2007;160:159.

Greene CE, et al. *Ehrlichia* and *Anaplasma* infections. In: Greene CE, ed. *Infectious diseases of the dog and cat*. 4th ed. Philadelphia: Elsevier; 2006.

Hanna FY. Disease modifying treatment for feline rheumatoid arthritis. *Vet Comp Orthop Traumatol*. 2005;18:94.

Jacques D, et al. A retrospective study of 40 dogs with polyarthritis. *Vet Surg*. 2002;31:428.

Littman MP, et al. ACVIM Small Animal Consensus statement on Lyme disease in dogs: diagnosis, treatment and prevention. *J Vet Intern Med*. 2006;20:422.

Johnson KC, Mackin A. Canine immune-mediated polyarthritis, Part 1: pathophysiology. *J Am Anim Hosp Assoc*. 2012;48:12.

Johnson KC, Mackin A. Canine immune-mediated polyarthritis, Part 2: diagnosis and treatment. *J Am Anim Hosp Assoc*. 2012; 48:71.

Lemetayer J, Taylor S. Inflammatory joint disease in cats: diagnostic approach and treatment. *J Feline Med Surg*. 2014;16:547.

Muir P, et al. Detection of DNA from a range of bacterial species in the knee joints of dogs with inflammatory knee arthritis and associated degenerative anterior cruciate ligament rupture. *Microb Pathog*. 2007; 42:47.

Olsson M, et al. A novel unstable duplication upstream of HAS2 predisposes to a breed-defining skin phenotype and a periodic fever syndrome in Chinese Shar-Pei dogs. *PLoS Genet*. 2011;7:e1001332. [Epub Mar 17, 2011].

Rhoades AC, et al. Comparison of the efficacy of prednisone and cyclosporine for treatment of dogs with primary immune mediated polyarthritis. *J Am Vet Med Assoc*. 2016;248:395.

Rondeau MP, et al. Suppurative, nonseptic polyarthropathy in dogs. *J Vet Intern Med*. 2005;19:654.

Rychel JK. Diagnosis and treatment of osteoarthritis. *Top Companion Anim Med*. 2010;25:20.

Vanderweerd C, et al. Systematic review of efficacy of nutraceuticals to alleviate clinical signs of osteoarthritis. *J Vet Intern Med*. 2012; 26:448.

Fármacos utilizados em doenças articulares.

Nome comercial	Objetivo	Dose recomendada Cão	Gato
Ácido acetilsalicílico (Aspirina®)	Analgesia anti-inflamatória	10 a 20 mg/kg VO a cada 8 h	10 mg/kg VO a cada 48 h
Amantadina	Analgesia	3 a 5 mg/kg VO a cada 24 h	3 mg/kg VO a cada 24 h
Amoxicilina	Antibiótico	22 mg/kg VO a cada 12 h	Idem
Amoxicilina com ácido clavulânico (Clavamox®)	Antibiótico	12 a 25 mg/kg VO a cada 8 h	Idem
Ampicilina	Antibiótico	22 mg/kg VO a cada 8 h ou 22 mg/kg IV, SC, IM a cada 6 h	Idem
Azatioprina (Imuran®)	Imunossupressão	2,2 mg/kg VO a cada 24 a 48 h	Não recomendado
Buprenorfina (injetável)	Analgesia	0,01 a 0,03 mg/kg IM a cada 8 h	0,01 a 0,03 mg/kg na mucosa oral a cada 8 h
Carprofeno (Rimadyl®)	Analgesia anti-inflamatória	2,2 mg/kg VO a cada 12 h	Não há
Cefalexina (Keflex®)	Antibiótico	20 a 40 mg/kg VO a cada 8 h	Idem
Cefotaxima	Antibiótico	20 a 40 mg/kg IV a cada 6 h	Idem
Ceftriaxona	Antibiótico	25 mg/kg IV ou SC, a cada 24 h	Idem
Colchicina	Anti-inflamatório	0,03 mg/kg VO a cada 24 h	Idem
Ciclofosfamida (Cytoxan®)	Imunossupressão	50 mg/m² VO a cada 48 h	Idem
Ciclosporina (Atopica®)	Imunossupressão	2,5 a 5 mg/kg VO a cada 12 h	Idem
Clorambucila (Leukeran®)	Imunossupressão	A princípio, 0,1 a 0,2 mg/kg VO a cada 24 h; a seguir, diminua para a cada 2 dias assim que observar resposta	0,1 a 0,2 mg/kg VO a cada 24 a 72 h ou 2 mg/gato a cada 48 a 72 h

(continua)

Medicamentos utilizados em doenças articulares. (*Continuação*)

Nome comercial	Objetivo	Dose recomendada Cão	Dose recomendada Gato
Deracoxibe (Deramaxx®)	Analgesia Anti-inflamatório	1 a 2 mg/kg VO a cada 24 h	Não há
Doxiciclina	Antibiótico	5 a 10 mg/kg VO, IV a cada 12 h	Idem
Enrofloxacino (Baytril®)	Antibiótico	5 a 20 mg/kg VO ou SC a cada 24 h ou divididos a cada 12 h	5 mg/kg VO ou SC a cada 24 h; usar pradofloxacino
Etodolaco (Etogesic®)	Analgesia anti-inflamatória	10 a 15 mg/kg VO a cada 24 h	Não há
Firocoxibe (Previcox®)	Analgesia anti-inflamatória	5 mg/kg VO a cada 24 h	Não há
Gabapentina (Neurontin®)	Analgesia	2 a 10 mg/kg VO a cada 8 a 12 h	2 a 10 mg/kg VO a cada 8 a 24 h
Glicosamina	Condroprotetor	15 a 20 mg/kg VO a cada 12 h	Idem
Glicosaminoglicanos polissulfatados (Adequan®)	Condroprotetor	3 a 5 mg/kg IM a cada 4 dias por 8 tx, então a cada 30 dias	Idem
Leflunomida (Arava®)	Imunossupressão	3 a 4 mg/kg VO a cada 24 h	10 mg/gato a cada 24 h
Meloxicam (Metacam®)	Analgesia anti-inflamatória	0,2 mg/kg VO uma vez, então 0,1 mg/kg VO a cada 24 h	0,05 a 0,1 mg/kg a cada 24 h x máximo 4 dias, então 0,1 mg/gato/24 h
Metotrexato (Rheumatrex®)	Imunossupressão	2,5 mg/m² VO a cada 48 h	Idem
Metronidazol (Flagyl®)	Antibiótico	10 a 15 mg/kg VO a cada 8 h	Idem
		7,5 mg/kg IV a cada 8 h	Idem
Polissulfato de pentosana (pentosana 100)	Condroprotetor	3 mg/kg IM a cada 7 dias	Não há
Piroxicam (Feldene®)	Analgesia anti-inflamatória	0,3 mg/kg VO a cada 48 h	Idem
Pradofloxacino (Veraflox®)	Antibiótico	3 a 4,5 mg/kg VO a cada 24 h (apenas comprimidos)	3 a 4,5 mg VO a cada 24 h (comprimidos); 5 a 7,5 mg/kg VO a cada 24 h (suspensão oral)
Prednisolona	Imunossupressão	2 a 4 mg/kg VO a cada 24 h	4 a 6 mg/kg VO a cada 24 h
Prednisona	Anti-inflamatório	0,5 a 1 mg/kg VO a cada 24 h	1 mg/kg VO a cada 24 h
		2 a 4 mg/kg VO a cada 24 h	4 a 6 mg/kg VO a cada 24 h; substitua por prednisolona
	Anti-inflamatório	0,5 a 1 mg/kg VO a cada 24 h	Idem
Sulfato de condroitina	Condroprotetor	15 a 20 mg/kg VO a cada 12 h	Idem
Tramadol	Analgesia	2 a 5 mg/kg VO a cada 8 a 12 h	1 a 5 mg/kg VO a cada 8 a 12 h

IM: via intramuscular; IV: via intravenosa; VO: via oral; SC: via subcutânea; tx: tratamentos.

PARTE 11 ■ Distúrbios Imunomediados
Andrew Woolcock / J. Catharine R. Scott-Moncrieff

CAPÍTULO 70

Patogênese das Doenças Imunomediadas

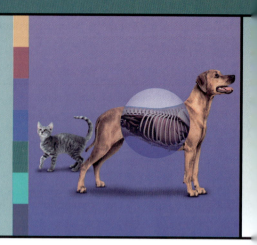

CONSIDERAÇÕES GERAIS E DEFINIÇÃO

As doenças imunomediadas devem-se à ativação inadequada da resposta imune protetora, provocando lesão celular ou orgânica. As reações imunes patológicas podem ser respostas a patógenos infecciosos e contribuir para o quadro clínico da doença causada por esse microrganismo (p. ex., a anemia hemolítica associada à infecção por *Mycoplasma haemofelis*) ou ser estimuladas por substâncias estranhas inócuas (p. ex., as reações alérgicas desencadeadas por poeira doméstica) ou autoantígenos (autoimunidade primária). Define-se autoimunidade como uma doença caracterizada por uma resposta imune humoral ou mediada por células contra constituintes dos próprios tecidos corpóreos (autoantígenos). Reserva-se o termo *doença autoimune primária* a distúrbios sem causa subjacente passível de identificação e supostamente provocados por uma disfunção ou um desequilíbrio do sistema imune. O termo *autoimunidade secundária* (ou *doença imunomediada secundária*) é usado para descrever distúrbios imunomediados caracterizados por uma resposta autoimune de causa identificada. Infecção, exposição a certos medicamentos ou toxinas, neoplasia e administração de vacinas são algumas causas de autoimunidade secundária.

MECANISMOS IMUNOPATOLÓGICOS

A lesão imunopatológica decorre de uma reação de hipersensibilidade. Há quatro mecanismos principais de hipersensibilidade (Tabela 70.1). Cada mecanismo pode ser parte de uma resposta apropriada a um antígeno estranho ou uma resposta inadequada que pode causar alergias ou doenças imunomediadas. A resposta imune pode ser rápida, representando o sistema imune inato; a seguir, há uma resposta imune adaptativa, mediada principalmente por linfócitos T. Dependendo da resposta imune mais apropriada, as citocinas inflamatórias mediam uma resposta de linfócitos T auxiliares (*helper*) de tipo 1 (Th1; mediada por células) ou 2 (Th2; humoral) que, por sua vez, ativa as células imunes mais aptas para o antígeno encontrado. Alguns distúrbios imunomediados podem apresentar mais de um mecanismo.

A *hipersensibilidade do tipo I* envolve o sistema imune humoral, a imunoglobulina E (IgE) e os mastócitos. A exposição do sistema imune a antígenos por meio da pele, do trato respiratório ou do trato gastrintestinal leva à ativação de subconjuntos antígeno-específicos de linfócitos T auxiliares e ao início da diferenciação de linfócitos B em plasmócitos. Os plasmócitos secretam IgE, que se liga a receptores nos mastócitos. Na futura exposição ao mesmo antígeno, há ligação cruzada das moléculas de IgE nos mastócitos, o que leva à degranulação dessas células. Os potentes mediadores inflamatórios liberados causam vasodilatação, edema, quimiotaxia de eosinófilos, prurido e broncoconstrição. Algumas substâncias (p. ex., doxorrubicina) podem induzir a desgranulação de mastócitos independente de IgE (i. e., reação anafilactoide). São exemplos de quadros mediados principalmente por uma resposta do tipo I à bronquite alérgica (asma felina) e às reações anafiláticas agudas.

A *hipersensibilidade de tipo II (citotóxica)* envolve a ligação de anticorpos (IgG ou IgM) e/ou o complemento a moléculas específicas na superfície de uma célula. Essa ligação geralmente provoca a destruição da célula ou de seus receptores. Com menor frequência, os anticorpos podem induzir um efeito biológico, como a estimulação do receptor do hormônio tireoestimulante e a indução de hipertireoidismo em humanos com doença de Graves. Os anticorpos podem se ligar a autoantígenos normais, patógenos ligados à superfície celular ou antígenos não biológicos, como fármacos ligados à superfície celular (reação mediada por hapteno). A formação de anticorpos contra autoantígenos pode ser provocada por lesões celulares que levam à exposição de antígenos antes ocultos, semelhança entre autoantígenos e antígenos estranhos, como agentes infecciosos e fármacos, e disfunção ou desequilíbrio primário do sistema imune. Anemia hemolítica imunomediada, trombocitopenia imunomediada, pênfigo foliáceo e miastenia *gravis* são exemplos clássicos de doenças mediadas por mecanismos do tipo II. De modo geral, os anticorpos que participam nas

TABELA 70.1

Mecanismos de lesão imunopatológica.

Tipo de mecanismo	Efeitos do sistema imune	Sistemas orgânicos mais acometidos	Exemplos
Tipo I (imediato)	Sistema imune humoral (linfócitos T auxiliares e linfócitos B), IgE, mastócitos, mediadores inflamatórios	Pele, trato respiratório, trato gastrintestinal	Reações anafiláticas agudas, atopia, bronquite alérgica (asma felina)
Tipo II (citotóxico)	Sistema imune humoral, IgG e IgM	Sistema hematológico, junção neuromuscular, pele	Anemia hemolítica imunomediada, trombocitopenia imunomediada, miastenia *gravis*, pênfigo foliáceo
Tipo III (imunocomplexos)	Imunocomplexos solúveis	Rim, articulações, pele	Glomerulonefrite, lúpus eritematoso sistêmico, artrite reumatoide
Tipo IV (tipo tardio)	Linfócitos T sensibilizados, citocinas, neutrófilos e macrófagos	Glândulas endócrinas, músculos, pele	Tireoidite linfocítica, miosite

IgG: imunoglobulina G; IgE: imunoglobulina E; IgM: imunoglobulina M.

respostas do tipo II são específicos do tecido, e as consequências de sua interação são variáveis em diferentes tecidos. Na anemia hemolítica imunomediada, por exemplo, a ligação dos anticorpos causa hemólise intravascular ou extravascular; no pênfigo foliáceo, porém, a ligação do anticorpo leva à perda de adesão dos queratinócitos e ao desenvolvimento de vesículas. Na miastenia *gravis*, os anticorpos contra os receptores de acetilcolina formam ligações cruzadas e internalizam os receptores, o que altera a transmissão neuromuscular.

A *hipersensibilidade do tipo III (imunocomplexos)* envolve a formação e a deposição de imunocomplexos solúveis (predominantemente IgG) nos tecidos. A deposição tecidual de imunocomplexos provoca a fixação do complemento e uma resposta inflamatória localizada caracterizada por degranulação de mastócitos, ativação de plaquetas e quimiotaxia de neutrófilos. A fagocitose de imunocomplexos por macrófagos causa a liberação de mais citocinas inflamatórias. Na presença de excesso de anticorpos, a reação inflamatória continua no mesmo sítio inicial de produção dessas moléculas; na presença de excesso de antígeno, entretanto, os imunocomplexos solúveis entram na circulação e depositam-se nos leitos vasculares dos rins, das articulações, dos olhos e da pele. A localização e a extensão da deposição de anticorpos dependem de uma série de variáveis, inclusive tamanho dos complexos, sua carga, grau de glicosilação e subclasse de Ig. Infecções (p. ex., peritonite infecciosa felina), glomerulonefrite, lúpus eritematoso sistêmico (LES) e artrite reumatoide são exemplos clássicos de doenças mediadas por mecanismos do tipo III.

A *hipersensibilidade do tipo IV (tipo tardio)* envolve o sistema imune mediado por células. A exposição a antígenos solúveis ou associados a células provoca a sensibilização de subconjuntos específicos de linfócitos T. A reexposição ao mesmo antígeno leva à ativação de linfócitos sensibilizados, com subsequente liberação de citocinas e recrutamento de neutrófilos e macrófagos. A destruição citotóxica de células-alvo também pode ser causada por esse mecanismo. Como a ativação de linfócitos sensibilizados leva de 24 a 72 horas, esse tipo de resposta é denominado "tardio". A persistência do antígeno pode provocar a formação de células gigantes multinucleadas e granulomas teciduais. Resposta imune protetora a micróbios intracelulares (p. ex., leishmaniose), hipersensibilidade de contato, polimiosite e tireoidite imunomediada são exemplos de doenças mediadas por respostas imunes do tipo IV.

PATOGÊNESE DOS DISTÚRBIOS IMUNOMEDIADOS

Em animais normais, o sistema imune adaptativo deve ser tolerante a si mesmo. Vários mecanismos evitam que os linfócitos B e T se tornem autorreativos. A maioria dos linfócitos T e B autorreativos é destruída durante a maturação no timo; as células que escapam para a periferia são dirigidas contra epítopos crípticos, sofrem deleção periférica por apoptose, tornam-se anérgicas na circulação periférica ou são ativamente suprimidas por linfócitos T reguladores. A autoimunidade ocorre por falha nesses mecanismos responsáveis pela tolerância. Diversos fatores podem atuar na perda de tolerância, como fatores genéticos e ambientais, idade, influências hormonais e outras doenças que alteram o sistema imune.

A genética é claramente importante no desenvolvimento de doenças autoimunes. Certas raças de cães apresentam maior propensão a algumas doenças autoimunes (Tabela 70.2). A autoimunidade também é mais comum em algumas famílias do que em outras. LES, anemia hemolítica imunomediada e tireoidite são exemplos de doenças imunomediadas em cães com predisposição genética clara. A endogamia observada em muitas raças de cães exacerba os efeitos dessas características familiares. Os cães de raça pura representam até 90% dos casos de anemia hemolítica imunomediada primária, indicando ainda mais a existência de um componente familiar para a doença imunopatológica. A autoimunidade familiar não é tão bem registrada em gatos, embora Abissínios e Somalis apresentem maior risco de miastenia *gravis*. As alterações genéticas responsáveis por essas predisposições ainda não estão bem caracterizadas em cães e gatos.

TABELA 70.2

Doenças autoimunes suspeitas associadas a diversos sistemas orgânicos em cães e gatos.

Sistema orgânico	Doença	Suposto mecanismo imunopatológico	Predisposição racial
Hematológico	Anemia hemolítica imunomediada	Tipo II	Cocker Spaniel Americano, Bichon Frisé, Pinscher miniatura, Schnauzer miniatura, Collie de Pelo Longo, Springer Spaniel Inglês, Spitz Finlandês
	Aplasia pura de hemácias	Tipo II	–
	Trombocitopenia imunomediada	Tipo II	Cocker Spaniel, Poodle (todas as variedades), Pastor Alemão e Old English Sheepdog
	Neutropenia idiopática	Tipo II	–
Articulações	Ver Tabela 73.7	Tipo III	–
Pele	Várias	Tipos II, III e IV	–
Olho	Uveíte, retinite	Tipo III	–
	Síndrome uveodermatológica	Tipo IV (suspeito)	Akita, Samoieda, Husky Siberiano, Pastor de Shetland
Rim	Glomerulonefrite	Tipo III	Bernese Mountain Dog, Bull Terrier, Cocker Spaniel, Dálmata, Doberman, Shar-Pei, Terrier de Pelo Macio
Trato respiratório	Rinite alérgica	Tipo I	–
	Bronquite alérgica (asma)	Tipo I	–
	Infiltrados eosinofílicos nos pulmões	Tipo I	Husky, Malamute
Trato gastrintestinal	Estomatite/gengivite felina, enterite plasmocítica linfocítica, furunculose anal (fístula perineal)	Tipo IV	Pastor Alemão
Sistema neurológico	Miastenia *gravis*	Tipo II	Abissínio, Somali
	Miosite	Tipo IV	Boxer, Terra Nova
	Polirradiculoneurite	Desconhecido	–
	Meningoencefalomielite granulomatosa	Desconhecido	–
	Poliarterite	Desconhecido	Beagle
Glândulas endócrinas	Tireoidite (hipotireoidismo)	Tipo IV	Beagle, Golden Retriever
	Adrenalite (hipoadrenocorticismo)	–	Poodle Standard, Leonberger, Duck Tolling Retriever
	Insulite (diabetes melito)	–	Keeshond
Doença imune multissistêmica	Lúpus eritematoso sistêmico	Tipo III	Pastor Alemão

Acredita-se que os fatores ambientais sejam importantes no desenvolvimento da autoimunidade; a exposição a agentes infecciosos pela infecção natural ou vacinação é o fator mais comumente identificado. Outros possíveis fatores ambientais são toxinas e exposição a fármacos. Alguns fármacos são claramente associados à indução de autoimunidade, e muitos outros podem causar reações autoimunes idiossincráticas. São exemplos o risco de doença imunológica sistêmica (poliartrite, glomerulonefrite, lesões cutâneas, retinite, polimiosite, anemia e trombocitopenia) em Doberman Pinschers tratados com trimetoprima-sulfadiazina e o desenvolvimento de anemia hemolítica imunomediada em alguns gatos tratados com fármacos à base de tioureileno, como propiltiouracila e metimazol. A miastenia *gravis* também foi relatada em gatos tratados com metimazol.

Os mecanismos de indução de autoimunidade por agentes infecciosos são mimetismo molecular, exposição de antígenos crípticos após dano celular, ativação policlonal inespecífica por superantígenos, produção de interferona-γ e indução da expressão de complexo de histocompatibilidade principal de classe II em células que geralmente não os expressam (p. ex., células foliculares da tireoide), além do efeito de espectador inocente, em que a resposta imune é dirigida a um antígeno microbiano ou outro antígeno na superfície da célula. Um fator complicador é que algumas infecções (p. ex., erliquiose, borreliose e muitas outras doenças transmitidas por vetores) podem mimetizar uma doença autoimune ou causar autoimunidade verdadeira; a diferenciação clínica dessas doenças pode ser difícil. Isso é importante devido à decisão de incluir ou não medicamentos imunossupressores no protocolo de tratamento.

O papel da vacinação no desencadeamento da autoimunidade não foi esclarecido. Hoje, as evidências são fracas e baseadas na observação informal de uma associação temporal entre a doença imunomediada e a vacinação em alguns estudos, mas não em outros. O estabelecimento definitivo de uma relação de causa e efeito é difícil à alta frequência de vacinação e à baixa prevalência de efeitos adversos relatados. As evidências específicas de associação entre síndromes individuais e a vacinação são discutidas separadamente. A imunorregulação alterada e as evidências de doença imunomediada também podem ocorrer em outros distúrbios, como neoplasia linfoide ou deficiência de IgA, e após a administração de quimioterapia.

SISTEMAS ORGÂNICOS E DISTÚRBIOS AUTOIMUNES

Qualquer sistema orgânico pode ser alvo de doenças imunomediadas (ver Tabela 70.2). Os sistemas mais acometidos em cães e gatos são as articulações, a pele, os rins e o sistema hematológico, embora, de modo geral, as doenças imunomediadas sejam menos comuns em gatos do que em cães. Outros órgãos bastante acometidos por doenças imunomediadas são olhos, o sistema nervoso, o trato gastrintestinal, o trato respiratório e as glândulas endócrinas (ver Tabela 70.2). Algumas doenças imunomediadas, como o LES, envolvem vários sistemas orgânicos, embora nem todos sejam acometidos em todos os animais. Cães com distúrbios imunomediados sistêmicos tendem a apresentar uma manifestação do distúrbio (p. ex., anemia hemolítica imunomediada) e, depois, outra manifestação em uma recidiva (p. ex., trombocitopenia imunomediada, poliartrite). Em alguns desses casos, o distúrbio subjacente pode ser o LES, mas isso nem sempre ocorre.

Muitas doenças caninas e felinas são associadas a mecanismos imunomediados. Os distúrbios autoimunes discutidos em detalhes nos capítulos seguintes enfocam as doenças autoimunes mais comuns, em especial aquelas em que o tratamento de escolha é a imunossupressão. Outros distúrbios de patogênese imunomediada, mas sem tratamento imunossupressor (p. ex., hipotireoidismo por tireoidite), são discutidos com as doenças do sistema orgânico apropriado.

Leitura sugerida

Carr AP, et al. Prognostic factors for mortality and thromboembolism in canine immune-mediated hemolytic anemia: a retrospective study of 72 dogs. *J Vet Intern Med*. 2002;16:504.

Chabanne L, et al. Canine systemic lupus erythematosus. Part I. Clinical and biologic aspects. *Compendium (small animal/exotics)*. 1999;21:135.

Day MJ. *Clinical immunology of the dog and cat*. ed 2. London: Manson; 2012:78.

Duval D, et al. Vaccine associated immune-mediated hemolytic anemia in the dog. *J Vet Intern Med*. 1996;10:290.

Goggs R, et al. Predicting outcome in dogs with primary IMHA: results of a multicenter case registry. *J Vet Intern Med*. 2015; 29(6):1603.

Miller SA, et al. Case control study of blood type, breed, sex, and bacteremia in dogs with immune-mediated hemolytic anemia. *J Am Vet Med Assoc*. 2004;224:232.

CAPÍTULO 71

Exames para Diagnóstico de Doenças Imunomediadas

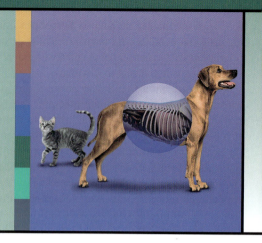

ABORDAGEM CLÍNICO-DIAGNÓSTICA

A abordagem diagnóstica a um cão ou um gato com suspeita de doença imunomediada depende do quadro clínico e do(s) órgão(s) envolvido(s). A anamnese, com questões relacionadas com exposições ambientais, agentes infecciosos ou medicamentos, além dos históricos médico e de vacinação, deve ser completa, assim como o exame físico. O próximo passo é definir a extensão do problema e descartar outras causas mais comuns e/ou secundárias para os sinais clínicos. Solicite, no mínimo, hemograma completo, bioquímica sérica e urinálise. Como muitas doenças imunomediadas são caracterizadas por febre e leucocitose, é importante descartar agentes infecciosos como a causa primária dos sinais clínicos antes de buscar outras etiologias menos comuns. A avaliação diagnóstica da doença imunomediada é semelhante à da febre de origem desconhecida (ver Capítulo 90). A cultura bacteriana de urina e/ou sangue, exames para detecção de patógenos virais comuns, como vírus da leucemia felina, imunodeficiência felina e peritonite infecciosa felina, e técnicas de diagnóstico por imagem (radiografias torácicas e abdominais, ultrassonografia abdominal) são importantes. A investigação de doenças transmitidas por vetores, como erliquiose, anaplasmose, bartonelose, borreliose e leishmaniose, bem como microrganismos mais exigentes, como micoplasma e formas L, costuma ser considerada somente depois da exclusão de infecções bacterianas e virais mais comuns porque esses exames são mais caros e seus resultados podem demorar mais tempo para ficarem prontos. Os agentes infecciosos específicos dependem da espécie do paciente (cão ou gato), bem como do quadro clínico e da localização geográfica da doença, pois muitas doenças infecciosas têm distribuição regional.

Se uma infecção for descartada ou considerada improvável, a avaliação diagnóstica deve enfocar os órgãos possivelmente acometidos de acordo com o exame físico e os resultados dos exames diagnósticos. Causas inflamatórias e neoplásicas crônicas devem ser investigadas como parte dessa avaliação órgão-específica. Os exames diagnósticos específicos podem incluir avaliação do liquor, quantificação da excreção de proteínas na urina e biópsia dos órgãos acometidos. (Esses exames são discutidos em detalhes nos tópicos sobre doenças específicas.)

Indicam-se exames específicos de disfunção imunológica após a exclusão de doenças infecciosas e neoplásicas e a identificação do(s) sistema(s) orgânico(s) de interesse. Em um cão com anemia regenerativa, por exemplo, considera-se a realização de um teste direto de antiglobulina (Coombs); em um cão com poliartrite erosiva, indica-se a detecção de fator reumatoide (FR). Os painéis imunológicos, um conjunto de exames com diferentes indicações, raramente são necessários; além disso, o número de exames pode ser excessivo e seus resultados podem ser difíceis de interpretar, já que costumam ser positivos em cães com doenças infecciosas. Por exemplo, um teste de Coombs positivo tem pouca relevância em um cão sem anemia.

EXAMES DIAGNÓSTICOS ESPECÍFICOS

TESTE DE AGLUTINAÇÃO EM LÂMINA

O teste de aglutinação em lâmina é usado para detectar a presença de aglutinação espontânea de hemácias. A aglutinação espontânea (autoaglutinação) é o agrupamento tridimensional de hemácias devido à ligação cruzada de anticorpos associados à superfície celular. A autoaglutinação resulta da presença de altos títulos de imunoglobulina G (IgG) ou imunoglobulina M (IgM) na membrana das hemácias. A aglutinação deve ser diferenciada da formação de Rouleaux (empilhamento de hemácias observado, principalmente, na presença de altas concentrações de globulina). Para avaliar a presença de aglutinação, adicione 1 gota de solução salina a 5 a 10 gotas de sangue e misture. A seguir, avalie a suspensão de hemácias de forma macroscópica e microscópica em temperatura mais próxima de 37°C quanto possível. A temperatura é importante porque as aglutininas frias, clinicamente insignificantes, são comuns em cães normais. O resultado positivo no teste de aglutinação em lâmina indica a presença de anticorpos associados à superfície, mas não distingue a anemia hemolítica imunomediada primária da doença secundária (AHIM) (ver Capítulo 73).

TESTE DE COOMBS (TESTE DIRETO DE ANTIGLOBULINA)

O teste direto de Coombs, ou teste direto de antiglobulina (TAD), detecta anticorpo e/ou complemento ligados às membranas das hemácias do paciente. O teste é usado para o diagnóstico de AHIM. O TAD utiliza anticorpo antiglobulina canina ou anticorpo antiglobulina felina produzido em uma espécie diferente (de modo geral, caprinos ou coelhos); os reagentes são espécie-específicos. O TAD costuma ser realizado em sangue anticoagulado com ácido etilenodiaminotetracético (EDTA) à temperatura corpórea (37°C). Com maior frequência, usa-se um reagente de Coombs combinado que contém IgG e IgM anticão feito em caprinos e o componente C3 do sistema complemento. A adição do reagente de Coombs às hemácias lavadas do paciente leva à aglutinação se mais de cerca de 100 moléculas de IgG ou C3 estiverem ligadas. Como o ponto-final do teste é a aglutinação, ele não pode ser interpretado em caso de persistência de aglutinação espontânea após o lavado das hemácias. Os resultados do TAD podem ser relatados em várias formas dependendo do laboratório: positivo ou negativo, com aglutinação 1+ a 4+ ou com a menor diluição do reagente que leva à aglutinação. As modificações do TAD que podem melhorar o desempenho diagnóstico são o uso de antissoros monoespecíficos (geralmente IgG, IgM e C3); o uso de mais diluições dos reagentes do que o normal para evitar o efeito pró-zona; e o teste a 4°C, bem como a 37°C. O uso de antissoros monoespecíficos melhorou a sensibilidade do TAD para o diagnóstico de AHIM em cães, mas os padrões relatados variam entre os pesquisadores e essa técnica não é realizada por laboratórios comerciais. O uso de mais diluições do reagente pode melhorar a sensibilidade do TAD, pois possibilita a detecção do efeito de pró-zona, em que há ausência de reatividade em altas concentrações de anticorpo. Outra modificação do TAD é sua realização a 4°C para a identificação de aglutininas frias. O teste deve ser usado em animais com sinais clínicos de doença por aglutinina fria (p. ex., necrose da ponta da orelha ou cauda), já que a aglutinação não específica de hemácias ocorre a 4°C em alguns cães saudáveis; no entanto, essa técnica pode aumentar a sensibilidade do teste de Coombs em gatos. Embora essas modificações tenham aumentado a sensibilidade do TAD para o diagnóstico de AHIM segundo alguns pesquisadores, é importante lembrar que os resultados devem sempre ser interpretados no contexto dos dados clínicos e hematológicos. O diagnóstico de AHIM não deve ser baseado apenas no teste de Coombs. O TAD pode ter resultados falso-positivos e falso-negativos (Boxe 71.1).

Em alguns cães com AHIM e aglutinação espontânea, isso se resolve após o lavado das hemácias. Nesse cenário, um TAD ainda pode ser indicado porque a resolução de um teste antes positivo pode auxiliar o monitoramento da doença. Também é importante lembrar que o teste de Coombs positivo não distingue a AHIM primária e a secundária (ver Capítulo 73). Outras técnicas mais sensíveis, como testes de antiglobulina ligada a enzima, citometria de fluxo e gel de antiglobulina, também são utilizadas para a detecção de anticorpos em hemácias; no entanto, esses testes ainda não são amplamente realizados por laboratórios comerciais.

ANTICORPOS ANTIPLAQUETÁRIOS

A detecção de anticorpos associados à superfície plaquetária (anticorpo direto) ou anticorpos séricos passíveis de ligação a plaquetas (anticorpo indireto) pode auxiliar a avaliação de cães e gatos com suspeita de trombocitopenia imunomediada. Os testes para anticorpos antiplaquetários utilizam, principalmente, técnicas de citometria de fluxo. A detecção de IgG associada à superfície plaquetária (direta) é mais sensível do que a detecção de anticorpos séricos passíveis de ligação às plaquetas (indireta), talvez porque a maioria dos anticorpos antiplaquetários esteja ligada às plaquetas, e não livre na circulação. O ensaio direto tem sensibilidade superior a 90% em cães com púrpura trombocitopênica idiopática (PTI) confirmada. Devido à alta sensibilidade do ensaio direto, o resultado negativo de anticorpos associados à superfície plaquetária diminui a probabilidade do diagnóstico de PTI. A detecção de anticorpos antiplaquetários pela técnica direta ou indireta implica trombocitopenia de patogênese imunomediada, mas não é específica à trombocitopenia imunomediada primária. Muitas doenças infecciosas e neoplásicas, bem como a exposição a fármacos, podem causar trombocitopenia por mecanismos imunomediados; portanto, amostras de sangue desses pacientes podem ser positivas para anticorpos associados a plaquetas. A citometria de fluxo para detecção de IgG associada à superfície das plaquetas de cães e gatos é realizada pela Kansas State University, nos EUA. O teste requer 2 mℓ de sangue EDTA e, hoje, custa US$ 71,50 mais frete. As amostras de sangue devem ser enviadas durante a noite em gelo.

 BOXE 71.1

Causas de resultados falso-positivos e falso-negativos no teste direto de antiglobulina (teste de Coombs).

Resultado falso-positivo	Resultado falso-negativo
Doença inflamatória crônica	Problemas técnicos (erros de lavado, diluição, centrifugação)
Problemas técnicos (contaminação, supercentrifugação)	Atraso na execução do teste (p. ex., amostras enviadas por correio)
Má qualidade da amostra (amostras coaguladas, uso de tubos separadores de soro, coleta de cateteres com dextrose)	Contaminação ou congelamento repetido de reagentes
Paciente com sepse	Baixas quantidades de anticorpos presentes nas células
Autoanticorpo frio de ocorrência natural, clinicamente insignificante	
Hipergamaglobulinemia	
Interferência de fármacos (p. ex., amiodarona em cães)	

DETECÇÃO DE ANTICORPOS ANTINUCLEARES

A determinação de anticorpos antinucleares (ANA) auxilia a avaliação de cães e gatos com suspeita de lúpus eritematoso sistêmico (LES). A suspeita de LES baseia-se em evidências de um processo imunomediado com acometimento de, no mínimo, dois sistemas orgânicos (ver Capítulo 73). Os anticorpos antinucleares são anticorpos heterogêneos contra antígenos nucleares. De modo geral, são detectados por imunofluorescência de cortes congelados de fígado de rato ou monocamadas de cultura de tecidos de linhagens celulares epiteliais humanas. Os resultados são relatados em título, a maior diluição do soro do paciente que causa a coloração imunofluorescente nuclear definitiva. Há vários padrões de coloração nuclear (difusa, pontilhada, periférica e nucleolar), mas seu significado clínico em cães e gatos ainda está sendo pesquisado. A determinação de ANA é sensível para o diagnóstico de LES em cães e gatos, embora existam casos de LES negativos para ANA. Em um estudo com 75 cães com LES, 100% apresentaram título positivo de ANA. Na maioria dos casos, o título de ANA foi superior a 1:256 e a magnitude do título foi correlacionada com a gravidade da doença. Outros estudos demonstraram menor sensibilidade de ANA para o diagnóstico de LES. É provável que a sensibilidade diagnóstica variável seja decorrente de diferenças no rigor dos critérios diagnósticos para a confirmação do diagnóstico de LES e na sensibilidade e na especificidade do ensaio entre diversos laboratórios. Como muitos animais normais têm títulos positivos baixos de ANA, o ponto de corte de valores significativos deve ser estabelecido por cada laboratório. O título de corte varia dependendo do substrato e das técnicas usadas pelo laboratório. Os baixos títulos positivos de ANA também podem ser observados após a exposição a certos medicamentos e em animais com doenças inflamatórias crônicas ou neoplásicas. Os ANAs são detectados em 10 a 20% dos cães com sororreatividade para *Bartonella vinsonii*, *Ehrlichia canis* e *Leishmaniose infantum*. Cães com sororreatividade a múltiplos patógenos têm maior probabilidade de serem positivos para ANA. O tratamento crônico ou com altas doses de corticosteroides pode diminuir o título de ANA.

EXAME PARA DETECÇÃO DE LÚPUS ERITEMATOSO

O teste do lúpus eritematoso (LE) é um teste altamente específico para o LES, mas é pouco utilizado na clínica por não ter sensibilidade; além disso, a detecção de ANA mostra-se mais sensível e menos demorada. As células do LE são neutrófilos com material nuclear fagocitado. O teste é realizado *in vitro*. O sangue coletado do paciente deve coagular e ser danificado para a liberação dos núcleos livres. O ANA, se presente, liga-se ao material nuclear. O complexo resultante é fagocitado por neutrófilos e pode ser identificado como uma célula do LE à inspeção visual. As células do LE também são raramente identificadas *in vivo* no sangue, na medula óssea ou no fluido articular e, quando presentes, altamente sugestivas de LES. O teste de células do LE é mais sensível aos efeitos de corticosteroides do que o título de ANA. O teste foi positivo no sangue de 30 a 90% dos cães com LES, mas também pode ser positivo em outras doenças imunológicas ou neoplásicas. Não é usado com frequência na prática.

FATOR REUMATOIDE

O FR é um anticorpo contra a própria IgG de um animal. O anticorpo direciona-se a sítios na porção Fc das moléculas de imunoglobulina que ficam expostas somente após a ligação do anticorpo ao antígeno. O teste é um dos critérios diagnósticos de artrite reumatoide; no entanto, sua utilidade revela-se limitada pela ausência de sensibilidade e especificidade. A técnica mais comum para detecção de FR é o teste de Waaler-Rose, que usa hemácias ovinas sensibilizadas contra IgG de coelho. A presença de FR no soro do paciente provoca aglutinação. O teste é realizado em soro refrigerado. As amostras não devem ser congeladas porque isso pode destruir a atividade de FR. Como apenas 40 a 75% dos cães com artrite reumatoide são positivos para FR, o título negativo não descarta a doença. Além disso, qualquer doença com formação de imunocomplexos de longa data pode vir a causar FR; assim, o título positivo não deve ser o único critério para o diagnóstico de artrite reumatoide.

PROTEÍNA C REATIVA

A proteína C reativa consiste em uma molécula produzida rapidamente como parte da resposta inespecífica de fase aguda à maioria das inflamações. Essa produção, principalmente pelos hepatócitos, é estimulada por citocinas oriundas do sítio inflamatório. A proteína C reativa mostra-se um biomarcador muito sensível de inflamação. Aumenta rapidamente em resposta às citocinas inflamatórias e não apresenta variação diurna ou pós-prandial. Biologicamente, a proteína C reativa interage com diversos ligantes; pode se ligar a proteínas do sistema complemento e ativar a via clássica, como um anticorpo.

A concentração de proteína C reativa é um bom marcador bioquímico de inflamação, mas se revela inespecífico. As concentrações de proteína C reativa aumentam em muitas doenças inflamatórias de cães e gatos, como sepse, pancreatite, AHIM, doença inflamatória intestinal, doenças causadas por riquétsias, doença valvar crônica e certas neoplasias. Assim, os valores de proteína C reativa não são específicos para o diagnóstico de doenças imunomediadas, mas marcadores inflamatórios sensíveis que podem auxiliar o monitoramento da resposta terapêutica.

A concentração de proteína C reativa é consistentemente maior em cães com AHIM primária e diminui em resposta ao tratamento imunossupressor. A quantificação de proteína C reativa não auxilia a previsão do desfecho ou da sobrevida na AHIM primária e, assim, pode não ser mais importante do que o monitoramento hematológico padrão nessa doença. Como a concentração de proteína C reativa é usada para monitorar o tratamento em seres humanos com artrite reumatoide, foi investigada em cães com poliartrite imunomediada (PAIM). Conforme esperado, todos os cães com PAIM apresentavam aumento das concentrações de proteína C reativa no momento do diagnóstico e 82% deles demonstraram diminuição significativa nas concentrações de proteína C reativa nos primeiros 5 dias de tratamento com corticosteroides. As concentrações de proteína C reativa 1 a 2 semanas após o início do tratamento previram que a continuação do tratamento imunossupressor ainda seria necessária para controle da PAIM aos 6 meses de acompanhamento. As concentrações de proteína C reativa também foram correlacionadas à resolução dos sinais clínicos 1 a 2 semanas após o início da administração de corticosteroides. Portanto, embora a quantificação de proteína C reativa não auxilie o diagnóstico de PAIM, deve ser considerada como ferramenta de monitoramento em vez da artrocentese repetida em cães com boa resposta clínica ao tratamento.

IMUNOFLUORESCÊNCIA E IMUNO-HISTOQUÍMICA

Em muitas doenças imunomediadas de tipos II e III, a presença de anticorpos em tecidos fixados (p. ex., rim, pele) pode ser detectada por técnicas de imunofluorescência ou imunoperoxidase. Existem inúmeras variações nesses métodos, mas, de modo geral, cortes de tecido são marcados com um anticorpo primário (p. ex., anti-IgG de cão produzido em coelho) e, em seguida, um anticorpo secundário (p. ex., anti-IgG de coelho) conjugado à fluoresceína ou à enzima peroxidase é adicionado. Na imunofluorescência, os anticorpos presentes na amostra de tecido são vistos em cor verde maçã sob luz ultravioleta. Nas técnicas à base de imunoperoxidase, a adição do substrato na presença de peróxido de hidrogênio provoca a deposição de uma cor marrom que pode ser visualizada à microscopia óptica. As amostras de tecido para imunofluorescência devem ser coletadas em meio de Michel. O tecido fixado com técnicas rotineiras pode ser usado para imuno-histoquímica. A imunofluorescência é utilizada, principalmente, na avaliação de biópsias renais em cães com suspeita de glomerulonefrite, biópsias de pele de pacientes com suspeita de doença de pele imunomediada e detecção de anticorpos contra megacariócitos na medula óssea.

PAINÉIS AUTOIMUNES

Muitos laboratórios oferecem um painel imunológico que normalmente inclui hemograma completo e contagem de plaquetas, teste de Coombs, ANA e FR. Seria incomum que todos esses testes fossem indicados em um determinado paciente (Tabela 71.1). Além do custo de execução desse painel, a importância de um resultado positivo pode ser de difícil determinação em pacientes em que o exame não seria indicado. Além disso, alguns desses exames podem ser positivos em cães e gatos com doenças infecciosas. Portanto, convém escolher exames individuais em vez de solicitar automaticamente um painel autoimune em um cão ou gato com suspeita de doença autoimune ou imunomediada.

TABELA 71.1

Indicações clínicas para o uso de exames diagnósticos em pacientes com suspeita de doença imunomediada.

Síndrome clínica	Possíveis doenças imunomediadas a considerar	Exames indicados para confirmação do diagnóstico	Limitações
Anemia (regenerativa ou não regenerativa)	Anemia hemolítica imunomediada, aplasia pura de hemácias	Teste de Coombs, teste de aglutinação em lâmina, revisão do esfregaço do hemograma completo para detecção de esferócitos ou células-fantasma Aspirado e núcleo da medula óssea (se a anemia não for regenerativa)	Um resultado negativo no teste de Coombs não exclui a anemia hemolítica imunomediada; os resultados do teste de Coombs também podem ser falso-positivos
Trombocitopenia	Trombocitopenia imunomediada, causas infecciosas de trombocitopenia, aplasia de megacariócitos	Anticorpo associado a plaquetas, anticorpo passível de ligação a plaquetas, aspirado de medula óssea e biópsia de fragmento	O resultado positivo no teste de anticorpos associados a plaquetas não distingue a trombocitopenia imunomediada primária da doença secundária
Anemia e trombocitopenia	AHIM, síndrome de Evans	Teste de Coombs Teste de aglutinação em lâmina Revisão da lâmina para detecção de esferócitos ou células-fantasma Anticorpo associado a plaquetas, anticorpo passível de ligação a plaquetas, aspirado de medula óssea e biópsia de fragmento	Talvez seja difícil distinguir a anemia por perda de sangue da anemia hemolítica em cães com trombocitopenia grave; o teste de Coombs pode ser positivo após a transfusão

(continua)

TABELA 71.1

Indicações clínicas para o uso de exames diagnósticos em pacientes com suspeita de doença imunomediada. (*Continuação*)

Síndrome clínica	Possíveis doenças imunomediadas a considerar	Exames indicados para confirmação do diagnóstico	Limitações
Claudicação, dor ou derrame articular	Poliartrite LES, poliartrite imunomediada, artrite reumatoide	Coleta de fluido sinovial, radiografias de articulações, FR, ANA (em caso de acometimento de outros sistemas orgânicos)	FR negativo não descarta artrite reumatoide; no início da artrite reumatoide, alterações erosivas podem não ser observadas
Proteinúria	Glomerulonefrite	Urinálise; razão proteína/creatinina; biópsia renal com análise por histopatologia, imunofluorescência, microscopia eletrônica	Descarte inflamação do trato urinário inferior antes de interpretar a razão proteína/creatinina
Duas das síndromes clínicas anteriores juntas ou combinadas a disfunção em outro sistema orgânico	LES	ANA, LE	O LE tem sensibilidade muito baixa para o diagnóstico de LES; o título de ANA é mais sensível, mas alguns cães com LES podem apresentar resultado negativo

ANA: anticorpo antinuclear; AHIM: anemia hemolítica imunomediada; FR: fator reumatoide; LE: lúpus eritematoso; LES: lúpus eritematoso sistêmico.

Leitura sugerida

Dircks BH, et al. Underlying diseases and clinicopathologic variables of thrombocytopenic dogs with and without platelet-bound antibodies detected by use of a flow cytometric assay: 83 cases (2004-2006). *J Am Vet Med Assoc.* 2009;235:960.

Eckersall PD, et al. Acute phase proteins: biomarkers of infection and inflammation in veterinary medicine. *Vet J.* 2010;185(1):23–27.

Fournel C, et al. Canine systemic lupus erythematosus I: a study of 75 cases. *Lupus.* 1992;1:133.

Lewis DC, et al. Canine idiopathic thrombocytopenia. *J Vet Intern Med.* 1996;10:207.

Smee NM, et al. Measurement of serum antinuclear antibody titer in dogs with and without systemic lupus erythematosus: 120 cases (1997-2005). *J Am Vet Med Assoc.* 2007;230:1180.

Smith BE, et al. Antinuclear antibodies can be detected in dog sera reactive to *Bartonella vinsonii* subsp., *berkhoffii, Ehrlichia canis,* or *Leishmania infantum* antigens. *J Vet Intern Med.* 2004;18:47.

Wardrop KJ. The Coombs' test in veterinary medicine: past, present, and future. *Vet Clin Pathol.* 2005;34:325.

Wardrop KJ. Coombs' testing and its diagnostic significance in dogs and cats. *Vet Clin North Am Small Anim Pract.* 2012;42:42.

CAPÍTULO 72

Tratamento de Doenças Imunomediadas Primárias

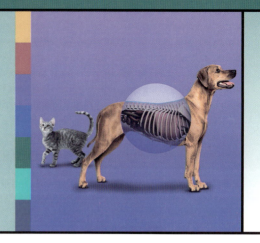

PRINCÍPIOS DO TRATAMENTO DE DOENÇAS IMUNOMEDIADAS

Os fármacos imunossupressores são a base do tratamento de pacientes com doença imunomediada; no entanto, é fundamental que qualquer distúrbio subjacente também seja identificado e tratado para obter uma boa resposta. Em pacientes com doença imunomediada secundária, o tratamento eficaz da doença subjacente pode minimizar a duração da terapia imunossupressora. O objetivo do tratamento das doenças imunomediadas é controlar o processo imunomediado e, ao mesmo tempo, minimizar os efeitos adversos dos medicamentos utilizados. Em muitas situações, a remissão da doença requer a tolerância de efeitos adversos a curto prazo. No tratamento a longo prazo, a redução gradual da dose dos medicamentos até aquela menor possível é fundamental para minimizar a ocorrência de efeitos adversos. Se isso não for possível ou se o primeiro medicamento escolhido não conseguir controlar a doença, uma terapia alternativa ou adicional deve ser considerada. O monitoramento cuidadoso do paciente para a avaliação da resposta terapêutica antes de cada redução da dose é essencial. Além disso, a diminuição gradual do medicamento deve ser individualizada, dependendo da doença subjacente, de outros distúrbios concomitantes e da sensibilidade do paciente aos fármacos escolhidos. Na anemia hemolítica imunomediada (AHIM), por exemplo, o monitoramento do hemograma completo, da contagem de reticulócitos e do teste de Coombs é adequado; em cães com poliartrite imunomediada, artrocenteses repetidas para análise do fluido sinovial podem ser necessárias antes da redução da dose. Há uma grande variabilidade interpaciente na sensibilidade aos medicamentos imunossupressores, em especial aos glicocorticoides, e essas variações individuais devem ser consideradas durante o tratamento.

Os cuidados de suporte e o monitoramento agressivo para a detecção de possíveis complicações da terapia imunossupressora também são fundamentais. A detecção e o tratamento das complicações terapêuticas podem melhorar o resultado a longo prazo e minimizar as sequelas adversas. Os pacientes tratados com glicocorticoides, por exemplo, devem ser monitorados cuidadosamente quanto a evidências de hemorragia gastrintestinal, enquanto aqueles que recebem azatioprina devem ser monitorados quanto à hepatotoxicidade e à supressão da medula óssea. Os cuidados de suporte devem ser mantidos enquanto os efeitos da terapia imunossupressora ainda não se manifestam. Cães com AHIM, trombocitopenia imunomediada (TPI) e síndrome de Evans, por exemplo, podem precisar de várias transfusões antes que o tratamento imunossupressor controle a destruição imunomediada de hemácias ou plaquetas. Outros cuidados de suporte que podem ser necessários são a prevenção de úlceras de decúbito ou gastrintestinais, o suporte nutricional e ventilatório e o monitoramento e o tratamento de infecções.

INTRODUÇÃO AO TRATAMENTO IMUNOSSUPRESSOR

O primeiro tratamento da maioria das doenças imunomediadas é composto de glicocorticoides, que são usados como primeira linha de terapia devido ao rápido início de ação, aos amplos efeitos imunossupressores, ao baixo risco de toxicidade imediata e ao baixo custo. Mesmo em pacientes com doenças concomitantes, como diabetes melito, nos quais o tratamento prolongado com glicocorticoides é relativamente contraindicado, esses medicamentos, na maioria dos casos, devem ser usados até que outros, com menor probabilidade de complicar o manejo da doença concomitante, tenham tempo de se tornar eficazes. As exceções são doenças como miastenia *gravis* e poliartrite imunomediada (ver Capítulo 73). Embora os glicocorticoides sejam usados no tratamento inicial da maioria das doenças imunomediadas, são evitados em alguns distúrbios, como a miastenia *gravis* (ver Capítulo 73). Em algumas doenças imunomediadas, outros medicamentos imunossupressores devem ser adicionados no início do tratamento. Nelas, a resposta positiva apenas aos glicocorticoides é improvável. Os exemplos são a síndrome de Evans canina, a AHIM canina com múltiplos indicadores de mau prognóstico (hemólise intravascular, aglutinação persistente após o lavado de hemácias, alta concentração de bilirrubina), o lúpus eritematoso sistêmico (LES), a artrite reumatoide (AR) e a síndrome de poliartrite dos Akitas. Na maioria das outras doenças imunomediadas, a resposta aos glicocorticoides deve ser avaliada antes da adição de outros fármacos imunossupressores. Se a doença imunomediada tiver etiologia infecciosa, deve-se ter mais cuidado antes da adição de outro imunossupressor. Se a resposta aos glicocorticoides for inadequada ou seus efeitos adversos forem inaceitáveis, imunossupressores adjuvantes devem ser considerados. Esses medicamentos imunossupressores adjuvantes não devem ser considerados responsáveis pela maior supressão imediata da resposta imune. Há certa confusão na literatura veterinária sobre o tempo necessário para que os medicamentos imunossupressores adjuvantes tenham efeitos clínicos. Em um estudo, por exemplo, a azatioprina inibiu a resposta blastogênica de linfócitos caninos aos mitógenos após 7 dias de tratamento, embora as concentrações séricas de imunoglobulina não fossem alteradas. Os autores recomendam o tratamento por, pelo menos, 7 dias para obter efeito clínico. Em caso de ausência de efeito clínico, vários testes de monitoramento farmacocinético ou farmacodinâmico de imunossupressores adjuvantes podem auxiliar o tratamento.

Medicamentos imunossupressores adjuvantes comuns são aqueles que interferem na síntese de nucleotídios, como azatioprina, micofenolato e leflunomida, além de fármacos citotóxicos, como ciclosporina e clorambucila. Historicamente, a azatioprina é o medicamento imunossupressor de segunda linha mais usado em cães; os autores consideram azatioprina, ciclosporina e micofenolato como imunossupressores de segunda linha aceitáveis em cães, embora haja mais literatura acerca da azatioprina. Os riscos e benefícios de cada um devem ser considerados durante a escolha de um medicamento imunossupressor adjuvante. A clorambucila e a ciclosporina seriam os medicamentos imunossupressores de segunda linha mais apropriados aos gatos. Fármacos como a ciclofosfamida e a leflunomida são geralmente considerados de terceira linha. Na maioria dos casos, um medicamento de terceira linha é adicionado para substituir o medicamento de segunda linha. O tratamento com dois ou mais fármacos imunossupressores adjuvantes ao mesmo tempo (p. ex., azatioprina e ciclosporina) pode causar imunossupressão muito mais grave e alto risco de infecção secundária; por isso, deve ser evitado. As infecções bacterianas que podem se desenvolver em cães e gatos submetidos à imunossupressão farmacológica prolongada são as do trato urinário inferior, a pielonefrite, a colângio-hepatite, os abscessos hepáticos e a piodermite. Entretanto, a prevalência geral de infecções secundárias em pacientes que recebem medicamentos imunossupressores é baixa. Infecções fúngicas, como candidíase, também podem ocorrer. Essas infecções graves podem ser extremamente difíceis de controlar uma vez estabelecidas e, portanto, devem ser evitadas, se possível, pelo uso criterioso de imunossupressão e monitoramento cuidadoso do paciente.

Em algumas exceções, um imunossupressor tipicamente adjuvante é mais apropriado como terapia primária ou de primeira linha. A ciclosporina, por exemplo, é usada como medicamento de primeira linha no tratamento de fístulas perianais em cães. Essas exceções são discutidas nas seções sobre cada doença imunomediada (ver Capítulo 73).

GLICOCORTICOIDES

Os glicocorticoides (corticosteroides com atividade, principalmente, glicocorticoide) são a base do tratamento da maioria das doenças imunomediadas, pois são eficazes, rápidos e baratos. Vários glicocorticoides são usados na medicina veterinária, com diferentes durações, potências e vias de administração. Os glicocorticoides caracterizam-se por sua meia-vida biológica, determinada pela duração da supressão do eixo hipotalâmico-hipofisário-adrenocortical (Tabela 72.1). Os glicocorticoides de ação curta, como a hidrocortisona e a cortisona, têm meia-vida biológica inferior a 12 horas. Os corticosteroides de ação intermediária, como prednisona, prednisolona, metilprednisolona e triancinolona, têm meia-vida biológica de 12 a 36 horas; a betametasona, a dexametasona e a flumetasona têm meia-vida biológica de 48 horas ou mais. A duração do efeito de uma preparação glicocorticoide também é influenciada pela forma química da molécula. As preparações parenterais são ésteres ou alcoóis esteroides livres. Ésteres altamente solúveis (p. ex., fosfato sódico de dexametasona, succinato sódico de prednisolona) e soluções de alcoóis esteroides livres em polietilenoglicol (dexametasona, flumetasona) têm ação de duração semelhante à meia-vida biológica, mas suspensões de longa ação de ésteres esteroides insolúveis (p. ex., acetato de metilprednisolona, acetonido de triancinolona) são absorvidos de modo lento a partir do sítio de injeção, o que prolonga muito seu efeito. As suspensões de glicocorticoides de ação prolongada não alcançam altas concentrações plasmáticas e, portanto, não são ideais para o tratamento de doenças imunomediadas. De modo geral, as preparações orais são compostas de álcool esteroide livre; como a absorção do trato gastrintestinal é bastante rápida, a duração do efeito assemelha-se à meia-vida biológica. Os efeitos anti-inflamatórios dos corticosteroides estão correlacionados com sua atividade glicocorticoide, enquanto os efeitos adversos indesejáveis, como retenção de sódio e formação de edema, decorrem de sua atividade mineralocorticoide. A maioria dos esteroides sintéticos, como prednisona e dexametasona, tem maior atividade glicocorticoide e menor atividade mineralocorticoide do que a hidrocortisona. A prednisona tem quatro vezes a potência da hidrocortisona, mas 0,3 vez a atividade mineralocorticoide; a dexametasona tem 30 vezes a potência da hidrocortisona ($\approx$ 8 vezes a potência da prednisona) e não tem atividade mineralocorticoide.

Na maioria dos pacientes com doença imunomediada, a via ideal de administração de glicocorticoides é a oral; entretanto, em animais com vômitos ou doenças que interferem na deglutição ou absorção gastrintestinal, a administração intravenosa (IV) de prednisolona ou dexametasona pode ser necessária. O uso de fármacos parenterais de ação prolongada não é recomendado no tratamento de doenças imunomediadas por não alcançar altas concentrações plasmáticas e devido à longa duração do efeito.

Os glicocorticoides ligam-se a um receptor específico citosólico que, então, se move para o núcleo, se conecta ao DNA e influencia a transcrição do gene. Os efeitos celulares são a estabilização das membranas celulares, a inibição da fosfolipase A_2 e, consequentemente, das vias da ciclo-oxigenase e da lipo-oxigenase, a diminuição da liberação das citocinas interleucina 1

TABELA 72.1

Comparação das propriedades dos glicocorticoides sintéticos.

Composto	Duração da ação*	Potência anti-inflamatória	Dose equivalente (mg)	Potência de mineralocorticoide	Pode ser usado em dias alternados
Cortisona	Curta	0,8	5	0,8	Não
Hidrocortisona	Curta	1	4	1	Não
Prednisona/ prednisolona	Intermediária	4	1	0,3	Sim
Metilprednisolona	Intermediária	5	0,8	0	Sim
Triancinolona	Intermediária (até 48 h)	5	0,8	0	Não
Flumetasona	Longa	15	0,3	0	Não
Dexametasona	Longa	30	0,15	0	Não
Betametasona	Longa	35	0,12	0	Não

*Curta = < 12 horas; intermediária = 12 a 36 horas; longa = < 48 horas.
Reimpressa de Behrend EN et al.: Pharmacology, indications, and complications. *Vet Clin North Am Small Anim Pract* 1997;27:187.

(IL-1) e interleucina 6 (IL-6) e a regulação negativa da expressão do receptor Fc em macrófagos. Acredita-se que os primeiros efeitos dos corticosteroides sejam decorrentes, principalmente, da rápida diminuição da atividade fagocítica dos macrófagos esplênicos e hepáticos, enquanto os efeitos a longo prazo se devem à supressão da imunidade mediada por células. A magnitude da supressão da produção de anticorpos em espécies resistentes a corticosteroides, como cães e gatos, é controversa, mas os efeitos nos linfócitos B provavelmente se devem à supressão dos linfócitos T auxiliares necessários para a resposta humoral completa a um antígeno. Os efeitos dos corticosteroides que os tornam úteis no tratamento de várias doenças imunomediadas são mostrados no Boxe 72.1.

Na maioria das doenças imunomediadas, um corticosteroide de ação intermediária, como a prednisona, é considerado o tratamento de escolha, pois a transição para um esquema de dias alternados diminui os efeitos adversos a longo prazo dos glicocorticoides. A prednisona sofre metabolismo hepático em prednisolona. Os dois fármacos foram considerados clinicamente idênticos, exceto na presença de insuficiência hepática; no entanto, a prednisona tem biodisponibilidade muito menor em gatos do que a prednisolona. Assim, a prednisolona é o fármaco preferido dos autores para a imunossupressão em gatos. Em cães saudáveis, a biodisponibilidade relativa da prednisona é 65% maior que a da prednisolona. Assim, a prednisolona, e não a prednisona, também deve ser considerada em cães, especialmente se houver alguma dúvida sobre a absorção gastrintestinal ou a eficácia dos glicocorticoides (Boothe, 2012). A resistência aos glicocorticoides é uma das principais causas de insucesso terapêutico em humanos. Acredita-se que um fenômeno semelhante ocorra em cães e gatos, mas a incidência desse problema em cães é desconhecida (Whitley et al., 2011). A diminuição da biodisponibilidade devido à má absorção gastrintestinal ou ao uso de prednisona em vez de prednisolona pode mimetizar a resistência aos glicocorticoides.

BOXE 72.1

Ações de corticosteroides no tratamento de doenças imunomediadas.

Inibição de fagocitose e quimiotaxia de macrófagos e neutrófilos
Diminuição da marginação e migração de neutrófilos
Diminuição da proliferação de linfócitos
Diminuição do número de linfócitos circulantes
Alteração da produção de citocinas (diminuição da produção de citocinas por linfócitos T)
Diminuição da resposta celular a mediadores inflamatórios
Inibição das vias do sistema complemento
Inibição da passagem de imunocomplexos pelas membranas basais
Diminuição da síntese de prostaglandinas e leucotrienos
Alteração da expressão de marcadores fenotípicos em linfócitos caninos
Indução de apoptose de linfócitos (*in vitro*)

A dose inicial típica de prednisolona/prednisona em cães é 2 mg/kg/dia por via oral (VO), geralmente dividida em duas administrações. Alguns pacientes podem precisar de doses maiores (2 a 4 mg/kg/dia VO). Os gatos mostram-se mais resistentes aos efeitos dos glicocorticoides do que os cães. Em gatos, as doses recomendadas são de 2 a 4 mg/kg/dia VO de prednisolona ou 4 mg/semana VO por paciente de dexametasona. A dose da terapia imunossupressora com outros glicocorticoides baseia-se na potência em comparação com a prednisona. A dose de dexametasona, por exemplo, deve ser cerca de oito vezes menor que a dose de prednisona para um efeito equivalente. Além dessa diferença de potência, nenhuma evidência sugere hoje que a dexametasona seja mais eficaz do que a prednisona ou a prednisolona no tratamento de doenças imunomediadas. O principal motivo para a escolha da dexametasona em vez da prednisona é a administração parenteral em pacientes com vômitos ou que não toleram a medicação oral. Como a dexametasona tem meia-vida biológica mais longa do que a prednisona ou prednisolona, não é adequada para o uso crônico.

Embora os glicocorticoides sejam extremamente úteis no tratamento de doenças imunomediadas, os efeitos adversos a longo prazo podem ser debilitantes para o animal e intoleráveis para o tutor. Os efeitos adversos comuns são poliúria, polidipsia, dispneia, fraqueza, alterações dermatológicas, predisposição à infecção, hemorragia gastrintestinal e atrofia muscular (Figura 72.1). Os glicocorticoides também podem causar resistência à insulina, hiperglicemia, hepatopatia vacuolar e hipercoagulabilidade à tromboelastografia. Alguns pacientes apresentam tolerância variável aos efeitos colaterais dos glicocorticoides; os cães de grande porte são mais sensíveis. Os gatos parecem ser muito menos propensos aos efeitos adversos debilitantes do tratamento com glicocorticoides do que os cães.

As estratégias para minimizar os efeitos adversos da terapia com glicocorticoides são o uso da menor dose possível e de fármacos de ação mais curta em vez daqueles de ação mais longa e a mudança para a administração em dias alternados assim que possível. Para maximizar a probabilidade de uma boa resposta, o tratamento deve começar com doses altas que, então, devem ser diminuídas de modo lento, em vez de começar com uma dose mais conservadora e aumentá-la se necessário. A redução gradual da dose deve ser baseada em uma medida objetiva de resposta terapêutica (p. ex., hematócrito ou análise de fluido articular) e ser feita de maneira lenta para minimizar a chance de recidiva da doença. Como regra geral no tratamento de doenças imunomediadas, a dose de glicocorticoide não deve ser reduzida em mais de 50% ao mês. Uma segunda remissão pode ser mais difícil em caso de recidiva da doença por redução prematura da dose. Se os sinais clínicos do tratamento com glicocorticoides forem intoleráveis, outros imunossupressores devem ser adicionados ao protocolo terapêutico para que a dose de glicocorticoides possa ser reduzida com maior rapidez, se possível até a interrupção do tratamento.

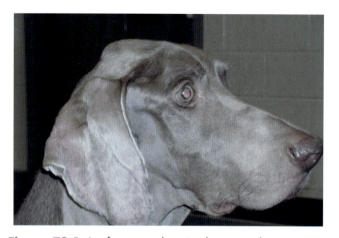

Figura 72.1 Atrofia grave do músculo temporal em um Weimaraner macho castrado de 7 anos tratado com doses imunossupressoras de prednisona por apresentar uma doença imunomediada.

AZATIOPRINA

A azatioprina (Imuran®) consiste em um antimetabólito de tiopurina análogo do sulfuroso da adenina. Após a absorção, a azatioprina é convertida em 6-mercaptopurina (6-MP) e, em seguida, em vários antimetabólitos de tiopurina no fígado. Os metabólitos citotóxicos ativos da azatioprina são os nucleotídios 6-tioguanina que competem com as purinas na síntese de ácidos nucleicos. Isso leva à formação de fitas não funcionais de ácido nucleico. A síntese de DNA e RNA é inibida, o que diminui a proliferação de células de divisão rápida, como os linfócitos. A azatioprina tem efeito preferencial na função dos linfócitos T e inibe a imunidade mediada por células e a síntese de anticorpos dependente de linfócitos T. O número de monócitos circulantes também diminui. Na insuficiência hepática, os efeitos imunossupressores da azatioprina são menores, enquanto a administração concomitante de alopurinol aumenta a concentração de metabólitos ativos. A enzima tiopurina metiltransferase (TPMT) é importante no metabolismo do 6-MP e seus derivados. A TPMT é encontrada em concentrações mais altas no fígado e nos rins, mas a atividade de hemácias é um bom indicador indireto da atividade enzimática em todo o corpo em humanos. A variação na atividade de TPMT nas hemácias foi correlacionada com o resultado clínico. Pacientes com baixa atividade apresentam maior risco de mielossupressão, enquanto aqueles com alta atividade podem responder de forma inadequada ao tratamento com azatioprina.

A azatioprina é bastante usada como medicamento de segunda linha em diversas doenças imunomediadas, inclusive AHIM, TPI, poliartrite imunomediada, doença inflamatória intestinal e LES (ver indicações específicas para cada uma dessas doenças no Capítulo 73). Na dose inicial típica de 2 mg/kg VO a cada 24 horas, a azatioprina é bem tolerada em cães. Os efeitos adversos são incomuns, mas há relatos de supressão da medula óssea, distúrbios gastrintestinais, pancreatite e hepatotoxicidade. Uma pequena porcentagem de cães apresenta mielossupressão com risco de vida, caracterizada por neutropenia, trombocitopenia e, às vezes, anemia, durante o tratamento com azatioprina; alguns cães têm apenas trombocitopenia. A hepatotoxicidade, caracterizada por um aumento primário na concentração de alanina aminotransferase (ALT), é observada em aproximadamente 15% dos cães 14 a 21 dias após o início do tratamento. Pastores Alemães estão super-representados entre os pacientes com essa hepatotoxicidade. A supressão da medula óssea geralmente ocorre 1 a 4 meses após o início do tratamento e é revertida 7 a 14 dias após sua interrupção. Devido à possibilidade de mielossupressão e hepatotoxicidade, solicite hemograma completo e avaliação de enzimas hepáticas de cães tratados com azatioprina a cada 1 a 2 semanas durante o primeiro mês e depois a cada 1 a 3 meses indefinidamente. Doses mais baixas de azatioprina (2 mg/kg VO a cada 48 horas) devem ser consideradas em cães com evidências de mielossupressão na dose diária típica de 2 mg/kg. Os estudos preliminares da atividade da TPMT em cães não conseguiram prever os pacientes com maior probabilidade de reações adversas à azatioprina. No entanto, diversas variações raciais foram identificadas. Schnauzers Gigantes apresentam menor atividade de TPMT, enquanto os Malamutes do Alasca têm maior atividade de TPMT. Essas variações não foram correlacionadas com qualquer diminuição da atividade ou aumento do risco de toxicidade, respectivamente. *A azatioprina não é recomendada a gatos devido à ocorrência de neutropenia e trombocitopenia graves mesmo com doses menores.*

De modo geral, a azatioprina é associada a doses imunossupressoras de prednisona. Em caso de resposta positiva à terapia combinada, a dose de prednisona deve ser reduzida gradualmente ao longo de 2 a 4 meses. Nesse período, a dose diária de azatioprina não deve ser alterada (desde que não haja efeitos adversos). Se a interrupção completa da prednisona for possível sem recidiva da doença, a dose de azatioprina pode ser gradualmente diminuída. A princípio, isso é feito com a alteração do tratamento para dias alternados e, em seguida, para a cada 3 dias antes de sua interrupção completa. Em pacientes que já apresentaram recidiva da doença imunomediada, pode-se optar pela continuidade do tratamento com azatioprina em baixas doses por toda a vida (2 mg/kg a cada 48 horas). É importante ressaltar que a supressão da medula óssea foi relatada até 12 meses após o início da administração de azatioprina. Logo, o hemograma completo e as enzimas hepáticas devem ser sempre monitorados durante o tratamento.

CLORAMBUCILA

A clorambucila (Leukeran®) é um agente alquilante usado no tratamento de neoplasias linfoides e doenças imunomediadas. A clorambucila é um profármaco que é transformado no metabólito ativo, a mostarda do ácido fenilacético. Pode ser usada como medicamento imunossupressor alternativo em cães que não toleram os medicamentos citotóxicos mais comuns. Historicamente, a clorambucila é mais utilizada em gatos com doença imunomediada devido à sua intolerância à azatioprina. Por ser bastante usada em protocolos de quimioterapia para linfoma gastrintestinal, a clorambucila ganhou popularidade como tratamento adjuvante de outras doenças gastrintestinais infiltrativas, como doença inflamatória intestinal. A dose inicial habitual para o tratamento de doenças imunomediadas em cães e gatos é de 0,1 a 0,2 mg/kg VO a cada 24 horas (Tabela 72.2). Os efeitos adversos são supressão da medula óssea, distúrbios gastrintestinais e predisposição à infecção.

CICLOSPORINA (CICLOSPORINA®)

A ciclosporina, um potente agente imunomodulador, é um polipeptídeo cíclico extraído de fungos. O principal modo de ação é a inibição da fase inicial de ativação dos linfócitos T CD4. A ciclosporina bloqueia a transcrição de genes que codificam várias citocinas, principalmente IL-2. Isso evita a ativação e a proliferação de linfócitos T e a síntese secundária de outras citocinas. A ciclosporina não afeta o sistema imune humoral; portanto, sua administração não deve influenciar a resposta à vacinação.

A ciclosporina foi aprovada para o tratamento da dermatite atópica em cães e gatos e é o medicamento de escolha para fístulas perianais em cães. A ciclosporina também tem sido usada no tratamento de diversas outras doenças imunomediadas em cães e gatos. A ciclosporina é um medicamento adjuvante comum no tratamento de AHIM e aplasia pura de hemácias. A imunofenotipagem de cães com AHIM mostrou a regulação positiva de IL-2, o que pode ajudar a explicar por que a ciclosporina é benéfica nessa doença. Além disso, a ciclosporina tem sido investigada como monoterapia em cães com poliartrite imunomediada, com alta taxa de remissão. A ciclosporina também foi usada em outras doenças imunomediadas refratárias em cães e gatos, como TPI, doença inflamatória intestinal, miastenia *gravis*, meningoencefalomielite granulomatosa, estomatite crônica e diversas doenças dermatológicas imunomediadas.

A ciclosporina é comercializada como produto veterinário em formulação que gera uma microemulsão em ambiente aquoso (Atopica®, Novartis Animal Health, Basel, Suíça). Há dois produtos para humanos, um formulado em óleo vegetal (Sandimmune®, Sandoz) e outro em microemulsão (Neoral®, Sandoz). Deve-se ter cuidado ao prescrever os produtos para humanos, que apresentam menor biodisponibilidade em comparação com o produto veterinário. Além disso, as doses recomendadas para os diferentes produtos não são intercambiáveis, pois a biodisponibilidade da microemulsão é maior do que a do produto à base de óleo e há menor variabilidade na absorção das microemulsões. Como a ingestão de alimentos retarda a absorção do medicamento e aumenta a variabilidade da absorção, a forma de microemulsão da ciclosporina deve ser administrada 2 horas antes ou depois da alimentação. As doses de ciclosporina dependem do produto usado e da doença a ser tratada, mas variam de 5 mg/kg a cada 24 horas a 10 mg/kg VO a cada 12 horas (Tabela 72.3; ver também Tabela 72.2). Recomenda-se a determinação da concentração de ciclosporina no sangue para a individualização da dose; nos EUA, o monitoramento terapêutico é feito pelo Clinical Pharmacology Laboratory da Auburn University (Clinical Pharmacology Laboratory, 1500 Wire Road, 142-A McAdory Hall, Auburn University, AL, 36849, EUA; clinpharm@auburn.edu). Também há monitoramento farmacodinâmico para avaliação do grau de supressão de linfócitos T por uma determinada dose de ciclosporina. Nos EUA, esse monitoramento é feito pelo Pharmacodynamic Laboratory da Mississippi State University (Diagnostic Laboratory Services, 240 Wise Center Drive, Mississippi State, MS 39762, EUA; [662] 312-8836). Existe uma variabilidade interindividual considerável na concentração de ciclosporina necessária para alcançar o objetivo terapêutico. Portanto, convém seguir as diretrizes de cada laboratório com relação à faixa terapêutica. No entanto, a resposta clínica é uma ferramenta de monitoramento muito importante, pois, em alguns distúrbios, as respostas clínicas positivas podem ser observadas em concentrações mais baixas. Portanto, o monitoramento terapêutico é mais recomendado em pacientes sem resposta clínica ou com sinais de toxicidade em doses mais baixas do que o esperado.

Há numerosas interações entre a ciclosporina e outros fármacos devido às vias metabólicas compartilhadas com participação do sistema enzimático do citocromo P450. O monitoramento terapêutico é muito importante em animais também tratados com esses fármacos (Tabela 72.4). Em cães,

TABELA 72.2

Fármacos imunossupressores usados no tratamento de doenças imunomediadas em cães e gatos.

Fármaco	Dose (cão)	Dose (gato)	Efeitos adversos	Monitoramento recomendado
Prednisona	2 a 4 mg/kg/dia	2 a 8 mg/kg/dia	Sinais de hiperadrenocorticismo, úlcera gastrintestinal, predisposição à infecção	Anamnese e exame físico, hemograma completo, bioquímica sérica; monitorar parâmetros de progressão da doença
Azatioprina	A princípio, 2 mg/kg/dia. Depois, a administração pode ser feita em dias alternados para reduzir o risco de intoxicação	Não recomendada	Supressão da medula óssea, distúrbios gastrintestinais, hepatotoxicidade, pancreatite	Hemograma completo, contagem de plaquetas, enzimas hepáticas quinzenais por 2 meses, depois a cada 30 dias
Clorambucila	A princípio, 0,1 a 0,2 mg/kg VO a cada 24 h; a seguir, diminua para a cada 2 dias assim que observar uma resposta	A princípio, 0,1 a 0,2 mg/kg VO a cada 24 h; a seguir, a cada 24 a 72 h	Mielossupressão	A princípio, hemograma completo e contagem de plaquetas todas as semanas; quando o paciente estabilizar, os exames podem ser realizados a cada 15 a 30 dias
Ciclosporina	5 a 10 mg/kg VO a cada 12 a 24 h. Recomende o uso apenas de Atopica® devido a problemas relacionados com a biodisponibilidade de outros produtos. Doses menores, de 1 a 2,5 mg/kg a cada 12 h, se associada ao cetoconazol (ver Tabela 72.4)	3 a 5 mg/kg VO a cada 12 h. Recomende o uso apenas de Atopica® devido a problemas relacionados com a biodisponibilidade de outros produtos	Desconforto gastrintestinal, infecção, hiperplasia gengival, papilomatose, aumento da queda de pelos	Hemograma completo e bioquímica sérica uma vez ao mês
Vincristina	0,02 mg/kg IV em dose única para tratamento de TPI	NA	Mielossupressão, tromboflebite em caso de extravasamento extravascular	Hemograma completo e contagem de plaquetas todos os dias para monitoramento da resposta plaquetária
hIVIG	0,25 a 1,5 g/kg como infusão IV ao longo de 6 a 12 h (apenas uma dose)	NA	Vômito, trombocitopenia branda em cães normais	Determinação frequente de TPR durante o tratamento, além de hemograma completo e contagem de plaquetas para monitoramento da doença
Micofenolato de mofetila	10 mg/kg VO a cada 12 h	10 mg/kg VO a cada 12 h	Desconforto gastrintestinal, diarreia hemorrágica	Hemograma completo e bioquímica sérica uma vez ao mês
Leflunomida	2 a 4 mg/kg VO a cada 24 h	NA	Diminuição do apetite, letargia, anemia branda e hematêmese ou hematoquezia	

hIVIG: imunoglobulina intravenosa humana; IV: via intravenosa; NA: não aplicável; TPI: trombocitopenia imunomediada; TPR: temperatura, pulso e respiração; VO: via oral.

TABELA 72.3

Alguns estudos com recomendações de doses e monitoramento para tratamento de cães com ciclosporina.

Referência	Número de casos	Produto utilizado	Dose eficaz	Indicação clínica	Intervalo terapêutico alvo (concentração mínima)*	Taxa de resposta inicial
Mathews (1997)	20	Sandimmune®	5 mg/kg a cada 12 h	Fístulas perianais	400 a 600 ng/mℓ	85%
Griffiths et al. (1999)	6	Neoral®	7,5 mg/kg a cada 12 h	Fístulas perianais	400 a 600 ng/mℓ	5/6
Olivry (2002)	31	Neoral®	5 mg/kg a cada 24 h	Dermatite atópica	Não relatado	61%
Mouatt et al. (2002)	16	Neoral®	0,5 a 1 mg/kg a cada 12 h com cetoconazol 10 mg/kg a cada 24 h	Fístulas perianais	> 200 ng/mℓ	93%
Patricelli et al. (2002)	12	Neoral®	2,5 mg/kg a cada 12 h ou 4 mg/kg a cada 24 h com cetoconazol 5 a 11 mg/kg a cada 24 h	Fístulas perianais	400 a 600 ng/mℓ	8/12
O'Neill et al. (2004)	19	Neoral®	0,5 a 2 mg/kg a cada 12 h com cetoconazol 5,3 a 8,9 mg/kg a cada 12 h	Fístulas perianais	400 a 600 ng/mℓ	100%
Hardie et al. (2005)	26	Neoral®	4 mg/kg a cada 12 h	Fístulas perianais	Não determinado	69%
Steffan (2005)	268	Atopica®	5 mg/kg a cada 24 h	Dermatite atópica	Não determinado	58%
Allenspach et al. (2006)	14	Atopica®	5 mg/kg a cada 24 h	Doença inflamatória intestinal	Concentrações de pico de 699 ± 326 ng/mℓ	12/14

*Exceto quando indicado.

a administração concomitante de cetoconazol (5 a 10 mg/kg a cada 24 horas) pode ser usada para diminuir a dose necessária de ciclosporina, reduzindo o custo do tratamento. Essa estratégia tem sido usada, principalmente, em cães com fístulas perianais ou submetidos a transplante de órgãos. No entanto, também pode ser considerada em outras doenças imunomediadas, embora sua eficácia não seja comprovada. Da mesma maneira, a administração concomitante de itraconazol (10 mg/kg a cada 24 horas) aumentou a biodisponibilidade da ciclosporina dada por VO em gatos (Katayama et al., 2010). O monitoramento terapêutico da concentração de ciclosporina é importante ao usar essa estratégia.

Os efeitos adversos da ciclosporina em cães são distúrbios gastrintestinais, predisposição à infecção, hiperplasia gengival, papilomatose e aumento da queda de pelos. A dermatose por infecção estafilocócica atípica (dermatose psoriasiforme de tipo liquenoide) também foi relatada em cães tratados com ciclosporina. Os cães acometidos melhoraram após a antibioticoterapia e a redução da dose de ciclosporina. Em doses usadas no tratamento da dermatite atópica (5 mg/kg VO a cada 24 horas), a prevalência de infecções bacterianas entre cães tratados com prednisona ou ciclosporina foi similar. O risco de infecção é maior em cães tratados com doses maiores de ciclosporina, como aquelas usadas na prevenção da rejeição a transplantes (20 mg/kg VO a cada 24 horas), e em pacientes que recebem ciclosporina combinada com outros fármacos imunossupressores, como prednisona e azatioprina. Os gatos tratados com ciclosporina apresentam efeitos adversos semelhantes aos dos cães, mas também podem desenvolver anorexia, perda de peso, hipocelularidade da medula óssea e lipidose hepática.

LEFLUNOMIDA

A leflunomida é metabolizada em teriflunomida, que inibe a síntese de pirimidina. A leflunomida também inibe as tirosinas

TABELA 72.4

Interações farmacocinéticas da ciclosporina.

Efeito da terapia concomitante na concentração de ciclosporina	Relato bem registrado de interação com efeitos extensos nos níveis sanguíneos	Relatórios informais de interação	Evidência registrada de ausência de interação
Aumento de concentrações	**Cetoconazol** **Fluconazol** **Itraconazol** **Diltiazem** **Eritromicina** **Claritromicina** Norfloxacino Fenitoína Metoclopramida *Vitamina E (com Sandimmune®)*	Nafcilina Estradiol	
Sem alteração de concentrações	*Metoclopramida*		*Metilprednisolona* *Cimetidina* *Vitamina E (com Atopica®)* Anti-inflamatórios não esteroidais Fluoroquinolonas* Antibióticos betalactâmicos
Diminuição das concentrações	Sulfonamidas com trimetoprima, erva-de-são-joão	Clindamicina	

Os fármacos em *itálico* foram registrados em cães ou gatos.
Texto em **negrito**: aumentar em > 100%.
Texto normal: aumentar ou diminuir em 50 a 100%.
*Exceto norfloxacino.
Modificada de Guaguere E et al.: A new drug in the field of canine dermatology. *Vet Dermatol* 2004;15:61.

---

quinases que participam da diferenciação celular e da transdução de sinal. O fármaco inibe a proliferação de linfócitos T e B e tem efeitos anti-inflamatórios. A leflunomida é mais comumente usada no tratamento da AR em seres humanos. Em cães, a leflunomida foi usada pela primeira vez como parte de um protocolo imunossupressor para transplante renal, mas hoje também é utilizada como tratamento adjuvante em cães refratários aos imunossupressores mais tradicionais e em pacientes com contraindicação aos glicocorticoides. Há poucos estudos publicados sobre a leflunomida em cães, mas um estudo retrospectivo de seu uso como monoterapia em cães com poliartrite imunomediada foi encorajador. A leflunomida também tem sido usada no tratamento da síndrome de Evans, AHIM e polimiosite.

Os efeitos adversos são incomuns, como redução do apetite, letargia, anemia branda e hematêmese ou hematoquezia quando associada a corticosteroides. Uma microangiopatia trombótica idiossincrática também é descrita em cães, mas reversível com a interrupção do fármaco. A dose hoje recomendada é de 2 a 4 mg/kg VO a cada 24 horas. Nos EUA, o monitoramento terapêutico da leflunomida é feito pelo Clinical Pharmacology Laboratory da Auburn University (Clinical Pharmacology Laboratory, 1500 Wire Road, 142-A McAdory Hall, Auburn University, AL, 36849, EUA; clinpharm@auburn.edu).

MICOFENOLATO DE MOFETILA

O micofenolato de mofetila é um profármaco do ácido micofenólico (MPA), um inibidor da enzima inosina monofosfato desidrogenase (IMPDH) necessária para a síntese de purinas. O MPA inibe a proliferação de linfócitos B e T e diminui a produção de anticorpos. O micofenolato de mofetila foi desenvolvido como alternativa à azatioprina devido ao seu mecanismo de ação semelhante e ao baixo risco de mielotoxicidade. O micofenolato tem sido mais usado na medicina de transplante para a prevenção da rejeição, mas passou a ser bastante utilizado na medicina veterinária clínica como imunossupressor, principalmente no tratamento de AHIM e TPI. O micofenolato também tem sido usado em casos refratários de miastenia *gravis*, doença inflamatória intestinal e meningoencefalomielite de etiologia desconhecida.

As vantagens do micofenolato são sua disponibilidade como produto oral e parenteral, o que é atraente em pacientes com anorexia, e o baixo risco de toxicidade. O efeito adverso mais comum é a toxicidade gastrintestinal, observada em até 67% dos pacientes. A toxicidade gastrintestinal, inclusive a diarreia hemorrágica, pode ser grave, a depender da dose. Doses superiores a 15 mg/kg VO a cada 12 horas estão associadas a maior risco de toxicidade gastrintestinal. Suspeitas de reações alérgicas brandas foram relatadas com o uso do produto parenteral. A dose hoje recomendada em cães é de 10 mg/kg VO a cada 12 horas. A concentração de MPA no plasma de gatos após a administração de micofenolato é altamente variável; logo, nessa espécie, a segurança e a eficácia do medicamento são desconhecidas (Slovak et al., 2017).

ESPLENECTOMIA

A esplenectomia é uma terapia adjuvante recomendada em doenças hematológicas imunomediadas, como AHIM e TPI. Acredita-se que a esplenectomia diminua o número de células fagocíticas mononucleares para fagocitose de hemácias e plaquetas revestidas por anticorpos. É normalmente recomendada em cães com AHIM ou TPI resistente ao tratamento medicamentoso. Algumas evidências dão suporte à esplenectomia em cães com TPI que apresentam recidiva após redução gradual da terapia com prednisona e azatioprina. Os méritos da esplenectomia em cães com AHIM são menos claros. Uma série de casos retrospectivos registrou uma resposta clínica positiva à esplenectomia em 10 cães com AHIM que não respondiam ao tratamento imunossupressor. Nove dos 10 cães sobreviveram até 30 dias; o hematócrito aumentou e as necessidades de transfusão diminuíram após a cirurgia. A interpretação desse estudo é difícil porque a maioria dos cães também foi tratada com corticosteroides; assim, o resultado positivo pode ter sido uma resposta tardia ao tratamento clínico. Os possíveis riscos da esplenectomia são hemorragia e complicações tromboembólicas. Como o baço também é um sítio importante de hematopoese extramedular, a esplenectomia pode prejudicar a regeneração de hemácias.

IMUNOGLOBULINA INTRAVENOSA HUMANA

A imunoglobulina intravenosa humana (hIVIG) é uma preparação de IgG poliespecífica obtida pela combinação do plasma de um grande número (> 1.000) de humanos saudáveis doadores de sangue. Encontra-se a hIVIG como solução ou produto liofilizado em uma ampla gama de concentrações e frascos de diferentes tamanhos. Há diversos produtos comerciais de preço e disponibilidade variáveis (p. ex., Gammagard S/D®, Baxter Healthcare Corporation, Deerfield, IL, EUA; Gamimune N®, Bayer Pharmaceuticals, Leverkusen, Alemanha). A hIVIG é o tratamento de escolha para a púrpura trombocitopênica imunomediada em seres humanos, sendo utilizada no tratamento de várias outras doenças imunomediadas. Vários mecanismos de modulação do sistema imune pela hIVIG foram registrados em humanos, inclusive diminuição da produção de autoanticorpos, talvez por presença de anticorpos anti-idiotípicos, modulação funcional de linfócitos T, diminuição da atividade de células *natural killer*, bloqueio de danos celulares mediados pelo sistema complemento e modulação da liberação e função de citocinas pró-inflamatórias. Em cães, a hIVIG liga-se aos receptores Fc nos fagócitos mononucleares, inibindo a fagocitose. Não se sabe se outros mecanismos também estão envolvidos. A hIVIG tem sido usada na medicina veterinária para tratamento de AHIM, aplasia pura de hemácias, mielofibrose, TPI, eritema multiforme, pênfigo foliáceo e necrólise epidérmica tóxica. As doses de hIVIG usadas em cães variam de 0,25 a 1,5 g/kg; a hIVIG é administrada como infusão IV por 6 a 12 horas. Trombocitopenia branda e vômitos ocasionais foram relatados em cães saudáveis tratados com hIVIG. A maior preocupação relacionada com o uso de hIVIG em cães e gatos é que a administração de uma infusão contendo proteína humana pode levar à sensibilização e à anafilaxia em caso de repetição do tratamento. Existem poucos relatos de reações anafiláticas em cães ou gatos tratados com hIVIG apesar da administração repetida; no entanto, há um relato de anafilaxia em um cão com miastenia *gravis* tratado com quatro doses de hIVIG. Outro possível efeito adverso registrado em cães é o maior risco de tromboembolismo. Um estudo com cães saudáveis tratados com hIVIG demonstrou um efeito pró-trombótico e pró-inflamatório (Tsuchiya et al., 2009). O risco de tromboembolismo também é preocupante em seres humanos tratados com hIVIG, especialmente naqueles já suscetíveis. A prevalência de tromboembolismo foi alta em cães com AHIM tratados com hIVIG; no entanto, não ficou claro se isso estava relacionado com a doença de base ou ao tratamento em si. A principal limitação do tratamento com hIVIG é o custo; consequentemente, estudos prospectivos sobre sua utilização em medicina veterinária são limitados e há poucas evidências de sua eficácia em doenças além da TPI canina. Hoje, a imunoglobulina é mais usada como tratamento adjuvante em cães com TPI grave e como agente de resgate em cães com doenças imunomediadas (AHIM, miastenia *gravis*, reações dermatológicas a medicamentos, pênfigo foliáceo) que não respondem aos agentes imunossupressores convencionais. Por causa do efeito rápido, mas de ação curta, da hIVIG sobre a fagocitose, seu uso mais lógico é a supressão da fagocitose em doenças como AHIM e TPI enquanto outros fármacos imunossupressores ainda não são eficazes; no entanto, não há estudos clínicos para apoiar essa hipótese, à exceção da TPI canina.

PENTOXIFILINA

A pentoxifilina pertence à classe da metilxantina e é um derivado da teobromina. Apesar disso, não tem efeitos cardíacos ou broncodilatadores. As principais propriedades da pentoxifilina estão relacionadas com seus efeitos no sistema imune e na viscosidade do sangue. A pentoxifilina melhora a deformabilidade das hemácias por mecanismos desconhecidos. Também tem vários efeitos imunomoduladores, inclusive a inibição de IL-1, IL-6 e fator de necrose tumoral alfa, bem como inibição da ativação de linfócitos B e T. A farmacocinética da pentoxifilina foi descrita em cães, e a dose hoje recomendada é de 10 a 15 mg/kg VO a cada 8 horas. Na medicina veterinária, a pentoxifilina tem sido usada principalmente no tratamento de doenças cutâneas imunomediadas, inclusive dermatomiosite, LES e várias formas de vasculite. Não se sabe se pode ser benéfica em outras doenças imunomediadas. Os efeitos adversos em cães são incomuns, mas podem ser vômitos, diarreia, supressão da medula óssea e rubor.

VINCRISTINA

A vincristina é um alcaloide derivado da planta pervinca. É utilizada como agente antineoplásico e imunossupressor. A vincristina liga-se à proteína estrutural microtubular tubulina, abundante nas plaquetas. Em doses baixas, causa um aumento transitório no número de plaquetas circulantes; em doses mais altas, pode causar mielossupressão e trombocitopenia. Os mecanismos propostos para o aumento do número de plaquetas em cães normais são a estimulação da trombopoese por fatores trombopoéticos circulantes (talvez ao ocultar as plaquetas do sistema regulador trombopoético) ou a indução da fragmentação aguda de megacariócitos maduros. Na TPI, em que a estimulação da trombopoese já é máxima, os prováveis mecanismos de aumento do número de plaquetas são sua maior liberação da medula óssea e sua menor destruição pela inibição da fagocitose ou pela interferência na ligação de anticorpos às plaquetas. A diminuição da síntese de anticorpos parece menos provável, considerando o curto período para o aumento no número de plaquetas (mediana de 3 dias para a recuperação plaquetária). A alteração da estrutura e da função das plaquetas foi relatada após a exposição in vitro e in vivo de cães com linfoma à vincristina; no entanto, o significado clínico desse achado não é claro.

A principal indicação da vincristina em doenças imunomediadas é como terapia adjuvante em cães com TPI grave. Os cães com TPI submetidos ao tratamento com vincristina têm aumento mais rápido no número de plaquetas e menor duração da hospitalização do que aqueles tratados apenas com prednisona. A vincristina é administrada em dose única de 0,02 mg/kg IV e associada a glicocorticoides. As vantagens da vincristina são sua ampla disponibilidade e seu baixo custo. Embora a supressão da medula óssea possa ocorrer com doses mais altas, não foi relatada com a dose única baixa usada no tratamento da TPI. Deve-se ter cuidado durante a administração por via intravenosa porque o medicamento é altamente cáustico em caso de extravasamento.

Leitura sugerida

Allenspach K, et al. Pharmacokinetics and clinical efficacy of cyclosporine treatment of dogs with steroid refractory inflammatory bowel disease. *J Vet Intern Med*. 2006;20:239.

Beale KM. Azathioprine for treatment of immune-mediated diseases of dogs and cats. *J Am Vet Med Assoc*. 1988;192:1316.

Beale KM, et al. Systemic toxicosis associated with azathioprine administration in domestic cats. *Am J Vet Res*. 1992;53:1236.

Behrend E, et al. Pharmacology, indications, and complications. *Vet Clin North Am Small Anim Pract*. 1997;27:187.

Bianco D, et al. A prospective randomized double blinded, placebo controlled study of human intravenous immunoglobulin for the acute management of presumptive primary immune mediated thrombocytopenia in dogs. *J Vet Intern Med*. 2009;23:1071.

Boothe DM. *Small animal clinical pharmacology and therapeutics*. 2nd ed. Philadelphia: Elsevier; 2012.

Colopy SA, et al. Efficacy of leflunomide for treatment of immune-mediated polyarthritis in dogs: 14 cases (2006-2008). *J Am Vet Med Assoc*. 2010;236:312.

Dewey CW, et al. Mycophenolate mofetil treatment in dogs with serologically diagnosed acquired myasthenia gravis: 27 cases (1999-2008). *J Am Vet Med Assoc*. 2010;236:664.

Flint SK, et al. Independent and combined effects of prednisone and acetylsalicylic acid on thromboelastography variables in healthy dogs. *Am J Vet Res*. 2011;72:1325.

Grau-Bassas ER, et al. Vincristine impairs platelet aggregation in dogs with lymphoma. *J Vet Intern Med*. 2000;14:81.

Griffiths LG, et al. Cyclosporine as the sole treatment for anal furunculosis: preliminary results. *J Small Anim Pract*. 1999;40:569.

Guaguere E, et al. A new drug in the field of canine dermatology. *Vet Dermatology*. 2004;15:61.

Hardie RJ, et al. Cyclosporine treatment of anal furunculosis in 26 dogs. *J Small Anim Pract*. 2005;46:3.

Heinrich NA, et al. Adverse events in 50 cats with allergic dermatitis receiving cyclosporin. *Vet Dermatol*. 2011;22:511.

Horgan JE, et al. Splenectomy as an adjunctive treatment for dogs with immune-mediated hemolytic anemia: ten cases (2003-2006). *J Vet Emerg Crit Care*. 2009;19:254.

Katayama M, et al. Effects of multiple oral dosing of itraconazole on the pharmacokinetics of cyclosporine in cats. *J Fel Med Surg*. 2010;6:512.

Mathews KA, et al. Randomized controlled trial of cyclosporine for treatment of perianal fistulas in dogs. *J Am Vet Med Assoc*. 1997;211:1249.

Miller E. The use of cytotoxic agents in the treatment of immune-mediated diseases of dogs and cats. *Semin Vet Med Surg (Small Anim)*. 1997;12:144.

Mouatt JG, et al. Cyclosporine and ketoconazole interaction for treatment of perianal fistulas in the dog. *Aust Vet J*. 2002;80:207.

Ogilvie GK, et al. Short-term effect of cyclophosphamide and azathioprine on selected aspects of the canine blastogenic response. *Vet Immunol Immunopath*. 1988;18:119.

Olivry T, et al. Randomized controlled trial of the efficacy of cyclosporine in the treatment of atopic dermatitis in dogs. *J Am Vet Med Assoc*. 2002;221:370.

O'Neill T, et al. Efficacy of combined cyclosporine A and ketoconazole treatment of anal furunculosis. *J Small Anim Pract*. 2004;45:238.

Patricelli AJ, et al. Cyclosporine and ketoconazole for the treatment of perianal fistulas in dogs. *J Am Vet Med Assoc*. 2002;220:1009.

Rinkardt NE, et al. Azathioprine induced bone marrow toxicity in four dogs. *Can Vet J*. 1996;37:612.

Roberts ES, et al. Safety, tolerability, and pharmacokinetic of 6-month daily dosing of an oral formulation of cyclosporine (ATOPIC for cats) in cats. *J Vet Pharmac Therap*. 2014;37:161.

Rodriguez DB, et al. Relationship between red blood cell thiopurine methyltransferase activity and myelotoxicity in dogs receiving azathioprine. *J Vet Intern Med*. 2004;18:339.

Scott-Moncrieff JC, et al. Human intravenous immunoglobulin therapy. *Semin Vet Med Surg (Small Anim)*. 1997;12:178.

Singer LM, et al. Leflunomide pharmacokinetics after single oral administration to dogs. *Vet Pharmacol Ther*. 2011;34:609.

Slovak J. Safety of oral and intravenous mycophenolate mofetil in healthy cats. *J Feline Med Surg*. 2017;20(2):184–188.

Spurlock NK, et al. A review of current indications, adverse effects, and administration recommendations for intravenous immunoglobulin. *J Vet Emerg Crit Care*. 2011;21:471.

Steffan J, et al. Clinical trial evaluating the efficacy and safety of cyclosporine in dogs with atopic dermatitis. *J Am Vet Med Assoc*. 2005;226:1855.

Tsuchiya R, et al. Prothrombotic and inflammatory effects of intravenous administration of human immunoglobulin G in dogs. *J Vet Intern Med*. 2009;23:1164.

Wang A, et al. Treatment of canine idiopathic immune-mediated haemolytic anaemia with mycophenolate mofetil and glucocorticoids: 30 cases (2007 to 2011). *J Small Anim Pract*. 2013;54(8):399.

Whelan MF, et al. Use of human immunoglobulin in addition to glucocorticoids for the initial treatment of dogs with immune-mediated hemolytic anemia. *J Vet Emerg Crit Care*. 2009;19:158.

Whitley NT, et al. Immunomodulatory drugs and their application to the management of canine immune-mediated disease. *J Small Anim Pract*. 2011;52:70.

Woolcock AD, et al. Treatment of canine meningoencephalomyelitis of unknown aetiology with mycophenolate mofetil and corticosteroids: 25 cases (2007-2012). *Vet Med Sci*. 2016;2(2):125.

CAPÍTULO 73

Doenças Imunomediadas Comuns

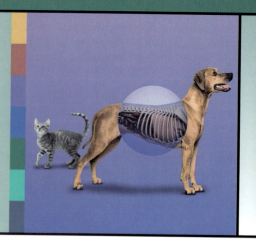

ANEMIA HEMOLÍTICA IMUNOMEDIADA

Etiologia

A anemia hemolítica imunomediada (AHIM) é uma síndrome clínica caracterizada por destruição acelerada de hemácias por mecanismos imunomediados (ver Capítulo 70). AHIM é a causa mais comum de anemia hemolítica em cães, porém incomum em gatos. Na AHIM primária (anemia hemolítica autoimune verdadeira), os anticorpos são direcionados contra os antígenos da membrana das hemácias. Os antígenos-alvos não foram bem caracterizados em cães ou gatos, mas anticorpos contra espectrina, banda 3 e moléculas da família das glicoproteínas da membrana eritrocitária, conhecidas como *glicoforinas*, foram identificados em alguns cães. A verdadeira anemia hemolítica autoimune também pode ser uma manifestação do lúpus eritematoso sistêmico (LES). Na AHIM secundária, uma doença subjacente é implicada como um fator precipitante. As causas de AHIM secundária são infecção e doenças neoplásicas (Boxe 73.1). A AHIM secundária também pode ocorrer após a exposição a certos medicamentos, venenos e, talvez, vacinas. A maioria dos estudos em cães sugere que a anemia hemolítica autoimune primária seja mais comum do que a forma secundária; no entanto, a frequência de identificação de uma causa secundária provavelmente depende da extensão da avaliação diagnóstica, pois o diagnóstico de AHIM primária se baseia na exclusão de outras etiologias.

As classes de anticorpos mais identificadas nas hemácias de cães e gatos com AHIM são, de mais para menos comuns, imunoglobulina G (IgG), imunoglobulina M (IgM) e imunoglobulina A (IgA). De modo geral, proteínas do sistema complemento também são observadas. Na AHIM secundária, os anticorpos podem ser direcionados a antígenos adsorvidos à membrana de hemácias ou um antígeno microbiano combinado com um autodeterminante; nesse último caso, as hemácias são destruídas como "espectadoras inocentes". Alternativamente, antígenos de membrana previamente ocultos podem ser expostos por danos causados por micróbios ou toxinas. Além disso, antígenos microbianos e de fármacos podem reagir de forma cruzada com autodeterminantes. Por fim, a ativação inespecífica de linfócitos pode levar à formação de linfócitos autorreativos em qualquer processo inflamatório crônico.

 BOXE 73.1

Doenças infecciosas implicadas como causas de anemia hemolítica imunomediada em cães e gatos.

Cães
Dirofilariose
Micoplasmose hemotrófica
Infecção por *Ehrlichia canis*
Infecção por *Anaplasma phagocytophilum*
Leishmaniose
Babesiose
Infecção bacteriana crônica

Gatos
Micoplasmose hemotrófica
Peritonite infecciosa felina
Vírus da leucemia felina
Infecção bacteriana crônica

A vacinação recente foi implicada na patogênese da AHIM. A ocorrência de AHIM nas primeiras 2 a 4 semanas após a vacinação tem sido uma observação clínica preocupante para muitos tutores e veterinários. Em um estudo com 58 cães com AHIM, 26% dos cães haviam sido vacinados nas 4 semanas anteriores ao desenvolvimento da doença; no grupo controle, apenas 5% haviam sido vacinados nas 4 semanas anteriores. As taxas de mortalidade entre os cães vacinados recentemente e não vacinados não foram significativamente diferentes. Em um estudo posterior que comparou 72 cães com AHIM a um grupo controle, não houve associação temporal entre a vacinação e o desenvolvimento de AHIM. A importância da vacinação na etiologia da AHIM, portanto, ainda é obscura.

A AHIM tem clara predisposição genética e é reconhecida com mais frequência em certas raças (Boxe 73.2). O Cocker Spaniel é a raça de maior risco, sendo responsável por até um terço dos casos. A presença do antígeno eritrocitário canino 7 foi investigada por seu possível efeito protetor em Cocker Spaniels, mas não houve uma associação consistente com este ou outros antígenos de superfície celular.

BOXE 73.2

Raças de cães com maior risco de anemia hemolítica imunomediada.

Cocker Spaniel
Bichon Frisé
Pinscher miniatura
Schnauzer miniatura
Springer Spaniel Inglês
Collie de Pelo Longo
Spitz Finlandês

Na AHIM, a presença de anticorpo e/ou complemento nas hemácias causa hemólise intravascular ou extravascular (ver Capítulo 82). A hemólise extravascular é mais comum do que a hemólise intravascular; é um processo menos agudo e comumente acompanhado por esferocitose e hiperbilirrubinemia (Figuras 73.1 e 73.2). Embora a hiperbilirrubinemia seja uma característica comum da AHIM, não ocorre em todos os casos; e sua ausência não descarta a AHIM. Em um estudo, as concentrações de bilirrubina foram significativamente maiores em não sobreviventes em comparação com sobreviventes (Harkin et al., 2012). Os fatores que determinam a presença e a gravidade da hiperbilirrubinemia são a velocidade da hemólise e a função hepática. A função hepática pode ser comprometida por hipoxia e necrose hepática em cães com AHIM. Em um estudo com 34 cães que vieram a óbito por AHIM, 53% apresentaram necrose hepática centrolobular moderada a grave à necropsia.

Características clínicas

Os cães com AHIM primária são tipicamente jovens a adultos de meia-idade, com faixa etária de 1 a 13 anos e idade média de 6 anos. As fêmeas e os cães castrados de ambos os sexos parecem predispostos em comparação a machos não castrados; várias raças estão super-representadas (ver Boxe 73.2). O Boxe 73.3 lista os sinais clínicos comuns de AHIM. De modo geral, a duração dos sinais clínicos antes da primeira consulta é curta, com uma média de 4 dias. Aumentos sazonais no diagnóstico de AHIM foram relatados, embora não haja consistência entre os estudos. A maioria dos relatos sugere um aumento na frequência de AHIM durante os meses mais quentes do ano.

Diagnóstico

O diagnóstico de AHIM depende da observação de anomalias condizentes com anemia hemolítica em um hemograma completo, bioquímica sérica e urinálise (Boxe 73.4) seguida pela identificação de anticorpos contra a membrana de hemácias. Em seguida, outros exames diagnósticos são solicitados para a possível determinação de uma causa subjacente para a AHIM secundária.

O primeiro requisito para o estabelecimento do diagnóstico de AHIM é a presença de anemia. A anemia é tipicamente moderada a acentuada (hematócrito mediano de 13%) e regenerativa, embora cerca de 30% dos cães e mais de 50% dos

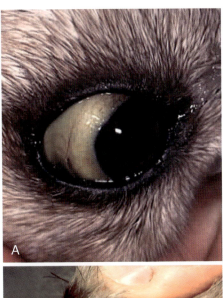

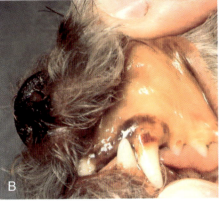

Figura 73.1 Cão sem raça definida com icterícia moderada na esclera (**A**) e nas mucosas orais (**B**).

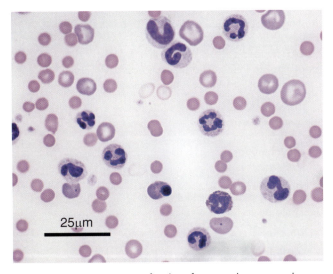

Figura 73.2 Fotomicrografia de esfregaço de sangue demonstrando a presença de esferócitos.

gatos apresentem anemia não regenerativa devido ao início agudo, antes que a medula óssea tenha tempo para responder (a resposta regenerativa máxima leva de 3 a 5 dias) ou por causa de anticorpos contra os precursores na medula óssea. Nesse último caso, há destruição de reticulócitos antes da

BOXE 73.3

Achados à anamnese e ao exame físico de cães e gatos com anemia hemolítica imunomediada.

Cães	Gatos
Anamnese	
Letargia	Letargia
Anorexia	Anorexia
Palidez	Palidez
Icterícia	Icterícia
Vômito	Vômito
Colapso	Pica
Fraqueza	
Exame físico (outros achados)	
Sopro cardíaco sistólico	Sopro cardíaco sistólico
Febre	Febre
Taquicardia	Hipotermia
Taquipneia	Linfadenomegalia
Palidez	Palidez
Icterícia	Icterícia
Esplenomegalia	
Hepatomegalia	
Dor abdominal	

BOXE 73.4

Anomalias no hemograma completo e na bioquímica sérica de cães com anemia hemolítica imunomediada.

Hemograma completo
Anemia
Policromasia
Autoaglutinação
Esferocitose
Células-fantasma
Evidência de inflamação (aumento de neutrófilos segmentados, bastonetes, metamielócitos, monócitos)
Trombocitopenia

Bioquímica sérica
Hemoglobinemia
Hemoglobinúria
Hiperbilirrubinemia
Hiperbilirrubinúria
Aumento de alanina aminotransferase
Aumento de fosfatase alcalina

---

entrada na circulação periférica. Na ausência de uma resposta regenerativa, uma queda rápida no hematócrito com pouca alteração na concentração sérica de proteína total ou albumina deve ser considerada suspeita de hemólise. Na anemia causada pela diminuição da produção de hemácias pela medula óssea, o hematócrito não deve diminuir mais do que aproximadamente 1% ao dia; na anemia por perda de sangue, porém, a queda do hematócrito costuma ser acompanhada por uma diminuição simultânea na proteína total ou na albumina (Tabela 73.1). A maioria dos cães com AHIM também tem leucograma inflamatório, geralmente com tendência a células imaturas, e trombocitopenia branda a grave em 60% dos casos. Os mecanismos propostos para a trombocitopenia são presença de anticorpos contra plaquetas e hemácias (síndrome de Evans), coagulação intravascular disseminada (CIVD) e sequestro esplênico.

A identificação de autoaglutinação ou esferocitose (2+ ou mais) em um esfregaço de sangue é considerada evidência definitiva de hemólise de hemácias mediada por anticorpos (Figura 73.3). A autoaglutinação é detectada por exame macroscópico ou microscópico do esfregaço de sangue e, de modo geral, considerada diagnóstica para AHIM. A autoaglutinação foi relatada em até 78% dos cães com AHIM. A aglutinação deve ser diferenciada da formação de *rouleaux* (ver Capítulo 82).

Nos cães com AHIM, os esferócitos são formados pela remoção parcial das membranas de hemácias revestidas de anticorpos pelos macrófagos (ver Figura 73.2). Isso leva à perda do formato discoide normal, à diminuição do tamanho e à perda da palidez central. Os esferócitos são mais rígidos e menos deformáveis do que as hemácias normais e removidos ao passarem pelo baço. Os esferócitos são facilmente identificados em cães, mas não em gatos, devido à ausência de palidez central significativa em suas hemácias normais. Os esferócitos são considerados uma alteração morfológica característica na AHIM e, em determinados números (2+ ou mais), podem ser considerados diagnósticos da doença em cães. No entanto, como os esferócitos decorrem da fagocitose de hemácias, também podem ser observados em outros distúrbios, como síndrome hemofagocítica, histiocitose hemofagocítica e hemólise induzida por zinco, embora em números geralmente menores em comparação com a AHIM (1+ contra 2+). As principais técnicas de determinação do número de esferócitos são semiquantitativas (Tabela 73.2). Em estudos retrospectivos, cerca de 90% dos cães com AHIM têm esferócitos no esfregaço de sangue; no entanto, números baixos podem ser observados em cães com hemólise peraguda. As células-fantasma são membranas remanescentes de hemácias que sofreram lise intravascular. Como a lise pode ser induzida por mecanismos imunomediados ou não, as células-fantasma não são diagnósticas de AHIM.

O teste de Coombs direto com antissoros polivalentes é o exame mais usado para diagnóstico de AHIM na ausência de autoaglutinação ou esferocitose; no entanto, não é particularmente sensível nem específico para a confirmação do diagnóstico de AHIM. O resultado positivo no teste de Coombs indica a presença de anticorpo e/ou complemento na superfície da hemácia, mas não significa que o anticorpo é dirigido especificamente contra a membrana da hemácia ou causa hemólise. Cerca de 60 a 80% dos cães com AHIM apresentam teste de Coombs positivo. Em contrapartida, o resultado do teste de Coombs pode ser positivo em diversas outras doenças inflamatórias (resultados falso-positivos). Também podem ocorrer resultados falso-negativos, o que reflete a baixa concentração de anticorpos (ver Capítulos 72 e 82). Em seres humanos, o teste de Coombs é realizado em duas temperaturas diferentes para a detecção de aglutininas frias e quentes, maximizando a possibilidade de identificação de um resultado positivo. Há

TABELA 73.1

Alterações esperadas no hemograma completo em diferentes causas de anemia.

Tipos	Velocidade de diminuição do hematócrito	Contagem de reticulócitos	Proteínas séricas	Evidências de inflamação no hemograma completo	Trombocitopenia
Anemia hemolítica	Alta	Alta	Sem mudança	Sim	Sim (branda a grave)
Anemia não regenerativa	Baixa	Baixa	Sem mudança	Não	Depende da causa
Anemia por perda de sangue	Alta	Alta	Diminuição	Não	Sim (apenas branda)

 TABELA 73.2

Sistema semiquantitativo para determinação dos números de esferócitos em uma lâmina.

Número aproximado de esferócitos por campo × 1.000	Pontuação atribuída
1 a 10	1+
11 a 50	2+
51 a 150	3+

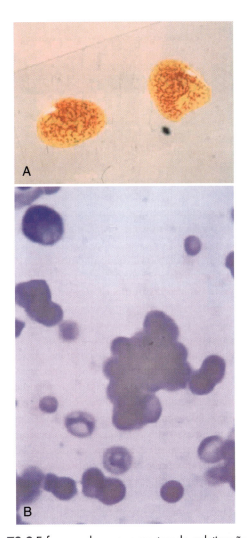

Figura 73.3 Esfregaço de sangue mostrando aglutinação macroscópica (**A**) e microscópica (**B**). Observe o agrupamento tridimensional de hemácias à microscopia.

Causas secundárias de AHIM devem sempre ser investigadas pois a doença subjacente pode influenciar a estratégia de tratamento e o prognóstico. A Tabela 73.3 lista as possíveis causas secundárias de AHIM. A abordagem diagnóstica para descartar a AHIM secundária inclui o histórico completo de exposição a fármacos, vacinas e toxinas; exame físico detalhado, inclusive exames retais, oftalmológicos e neurológicos; exames para detecção de doenças infecciosas específicas; investigação das causas da estimulação antigênica crônica; e uma busca por evidências de neoplasia. Os exames diagnósticos a serem considerados, além de hemograma completo, bioquímica sérica e urinálise, são urocultura, radiografias abdominais e torácicas, ultrassonografia abdominal, citologia e/ou histopatologia da medula óssea (em caso de anemia não regenerativa) e sorologia para doenças infecciosas.

Os resultados da avaliação da medula óssea em cães com AHIM primária não regenerativa geralmente revelam hiperplasia eritroide com baixa razão mieloide/eritroide (M:E), embora a interrupção da maturação no estágio de rubricito ou metarrubricito também possa ser observada. Alguns cães com suspeita de AHIM com base na presença de esferocitose ou em um teste de Coombs positivo apresentam aplasia eritrocitária pura (AEP). A mielofibrose é identificada à biópsia da medula óssea em muitos cães com AHIM não regenerativa. A coleta de elementos adequados da medula óssea por citologia de aspiração é difícil em cães com mielofibrose. A mielofibrose é, provavelmente, uma resposta secundária à lesão da medula óssea e, de modo geral, resolve-se em cães que respondem ao tratamento.

algumas evidências em seres humanos de que os testes de Coombs com resultado positivo para aglutinina fria e negativo para aglutinina quente têm maior probabilidade de indicar AHIM por uma causa secundária. Isso não foi demonstrado em cães, mas alguns laboratórios ainda relatam resultados de testes de Coombs com aglutininas frias e quentes.

TABELA 73.3

Causas secundárias de anemia hemolítica imunomediada em cães e gatos.

	Exemplos	Exames diagnósticos indicados
Neoplasia	Linfoma Hemangiossarcoma Leucemia Histiocitose maligna	Radiografias abdominais/torácicas Ultrassonografia abdominal Aspirado de medula óssea Aspirados de linfonodo
Infecção (ver Boxe 73.1)	Vírus da leucemia felina Micoplasmose hemotrófica *Dirofilaria immitis*	Sorologia IFA/PCR Sorologia Radiografias torácicas Infecção do trato urinário
Inflamação crônica	Prostatite Colite Discoespondilite Poliartrite	Urocultura Ultrassonografia do trato urinário Colonoscopia Radiografias da coluna vertebral Coleta de fluido sinovial e radiografias
Exposição a fármacos, vacinas ou toxinas	Antibióticos (sulfonamidas, antibióticos betalactâmicos)	Anamnese detalhada

IFA: imunofluorescência; PCR: reação da cadeia da polimerase.

A confirmação do diagnóstico de AHIM é um desafio em cães sem as alterações morfológicas clássicas de hemólise imunomediada (anemia regenerativa, autoaglutinação, esferócitos). Nesses casos, o teste de Coombs direto positivo deve ser interpretado com cautela, devido à ocorrência de resultados falso-positivos. A abordagem lógica é descartar outras causas de anemia (ver Capítulo 82) e usar o teste de Coombs e outras indicações de hemólise como evidências de AHIM na ausência de identificação de outra causa de anemia.

Tratamento

A escolha de um esquema terapêutico adequado para cães com AHIM é uma tarefa frustrante. A ausência de estudos prospectivos sobre a eficácia do tratamento, o mau prognóstico associado à doença e o alto custo do tratamento e dos cuidados de suporte são algumas das razões para essa frustração. Além disso, complicações graves, como tromboembolismo pulmonar e CIVD, são relativamente comuns, mas são difíceis de prever. Como não há estudos prospectivos sobre a eficácia do tratamento, as recomendações terapêuticas em cães com AHIM baseiam-se principalmente na experiência clínica e não em dados objetivos.

Os objetivos do tratamento da AHIM devem incluir a prevenção da hemólise de hemácias, a redução da hipoxia tecidual por transfusão de sangue, a prevenção do tromboembolismo e os cuidados de suporte.

PREVENÇÃO DE HEMÓLISE

Os medicamentos imunossupressores são essenciais para a prevenção da hemólise em cães com AHIM. O Capítulo 72 discutiu o mecanismo de ação e os efeitos adversos associados ao uso de vários medicamentos imunossupressores recomendados em cães e gatos com doenças autoimunes.

Doses altas de glicocorticoides são a primeira linha de tratamento para o controle da hemólise em cães com AHIM. Em pacientes que podem tolerar a medicação oral, a prednisolona ou a prednisona na dose de 2 a 4 mg/kg/dia por via oral (VO) são os corticosteroides de escolha dos autores. A prednisolona pode ter maior biodisponibilidade do que a prednisona em gatos e, talvez, em cães; por isso, mostra-se a melhor escolha em ambas as espécies. O limite superior do intervalo posológico é recomendado como dose inicial, exceto em cães de porte grande (> 30 kg). A maioria dos cães que respondem à prednisolona apresenta certa melhora nos primeiros 7 dias de tratamento, mas o efeito terapêutico completo pode não ser evidente por até 2 a 4 semanas. As indicações que sugerem a resolução da hemólise são estabilização e aumento do hematócrito, conversão de um teste de Coombs positivo para negativo, resolução da autoaglutinação, da esferocitose e do leucograma inflamatório e normalização da contagem de reticulócitos. A dose de prednisona pode começar a ser gradualmente diminuída quando o hematócrito estiver acima de 30%. A dose é reduzida em, no máximo, 20 a 30% por mês durante 3 a 6 meses, dependendo do hematócrito e da gravidade dos efeitos adversos. Se, em 6 meses, a dose de prednisolona for baixa, o tratamento for feito em dias alternados e a doença estiver em remissão, deve-se tentar a suspensão da medicação. Um hemograma completo com contagem de reticulócitos deve ser solicitado antes e 2 semanas após qualquer alteração na terapia imunossupressora.

Alguns cães com AHIM não respondem ao tratamento apenas com glicocorticoides; em alguns casos, a dose de prednisolona necessária para o controle da doença gera efeitos adversos inaceitáveis. Nesses pacientes, outro medicamento imunossupressor deve ser adicionado ao esquema terapêutico. Um dilema clínico comum é a adição de outro imunossupressor no início do tratamento de todos os cães com AHIM ou esperar e identificar em quais pacientes essa estratégia têm probabilidade de ser benéfica. A vantagem da instituição precoce da administração de outro medicamento imunossupressor é não perder tempo para identificar quais pacientes respondem apenas a glicocorticoides. Como a maioria dos medicamentos imunossupressores adjuvantes precisa de 2 a 4 semanas para ter efeito apreciável nas células imunes, pode-se argumentar que sua instituição precoce economiza tempo. As desvantagens são o risco de efeitos adversos, o custo dos medicamentos imunossupressores, a ausência de evidências de benefício e a falta de consenso sobre qual agente adjuvante deve ser considerado de "segunda linha" após os glicocorticoides. Em um estudo retrospectivo comparando uma coorte de cães tratados com prednisolona e azatioprina com uma coorte de cães tratados apenas com prednisolona, a azatioprina não teve nenhum benefício identificado. Apesar disso, outros grandes estudos retrospectivos relatam que a maioria dos casos de AHIM é tratada com glicocorticoides e agentes imunossupressores adjuvantes. O uso de mais de um imunossupressor adjuvante ao mesmo tempo é fortemente desencorajado, devido à possibilidade de imunossupressão grave e suscetibilidade a infecções.

Cada profissional escolhe imunossupressão adjuvante. Os medicamentos mais usados são azatioprina, ciclosporina e micofenolato. Na opinião dos autores, qualquer um desses medicamentos imunossupressores adjuvantes é adequado, em especial em cães que não respondem nos primeiros 5 a 7 dias de tratamento com glicocorticoides ou que precisam de mais de duas transfusões de sangue. Medicamentos imunossupressores adjuvantes também devem ser usados em cães com baixa tolerância aos efeitos adversos dos glicocorticoides (p. ex., cães de porte grande) e naqueles com outros indicadores de mau prognóstico (p. ex., hemólise intravascular, concentração sérica de bilirrubina maior que 8 a 10 mg/dℓ, autoaglutinação persistente, síndrome de Evans).

A princípio, o medicamento imunossupressor adjuvante deve ser administrado na dose recomendada para a supressão apropriada das células imunes, sobretudo linfócitos. Após o controle da anemia, a dose do medicamento imunossupressor adjuvante é mantida, enquanto se reduz a dose de prednisolona. A medicação adjuvante pode então ser gradualmente reduzida assim que a administração de prednisolona for interrompida. Em caso de recidiva durante a redução gradual dos medicamentos, o tratamento vitalício com prednisolona e/ou o medicamento adjuvante deve ser feito na menor dose que controla a hemólise.

A azatioprina foi mais estudada na AHIM canina, mas não há evidências de que seu uso melhore a resposta ao tratamento ou a sobrevida. A azatioprina requer monitoramento mais regular do hemograma completo e das enzimas hepáticas devido ao risco de supressão da medula óssea e hepatotoxicidade. As recomendações atuais são a redução da frequência de administração de azatioprina para dias alternados após as primeiras 2 semanas de tratamento diário para diminuir o risco de toxicidade.

A ciclosporina vem sendo usada com maior frequência no tratamento da AHIM canina. O custo da ciclosporina é um grande impedimento para seu uso, e seus possíveis efeitos imunossupressores exigem monitoramento frequente para a detecção de infecções secundárias (por bactérias, fungos e protozoários). A biodisponibilidade de algumas formulações de ciclosporina tem se mostrado baixa em cães; assim, Atopica® é a formulação mais adequada para pacientes veterinários. Um estudo prospectivo de 38 cães com AHIM não detectou diferenças na sobrevida de pacientes tratados apenas com prednisona e aqueles tratados com prednisona e ciclosporina; no entanto, a maioria das mortes ocorreu de modo precoce, provavelmente antes que os efeitos da ciclosporina fossem máximos. Em um estudo para a caracterização das citocinas inflamatórias predominantes na AHIM canina, a concentração de interleucina 2 (IL-2) era elevada. Isso pode sugerir que a ciclosporina tem bom potencial de sucesso, pois a inibição da calcineurina diminui a transcrição de citocinas, sobretudo IL-2. A ciclosporina parece ser relativamente segura em cães com AHIM e a experiência clínica sugere que é útil e eficaz no tratamento de pacientes que não respondem à prednisolona ou à azatioprina. (Ver sobre recomendações de dose e monitoramento de ciclosporina no Capítulo 72 e nas Tabelas 72.3 e 72.4.)

O micofenolato de mofetila (MMF) é historicamente usado em casos refratários de AHIM e outras doenças imunomediadas. O mecanismo de ação do MMF assemelha-se ao da azatioprina. A princípio, o MMF foi desenvolvido como uma alternativa à azatioprina para seres humanos submetidos a transplantes, devido à menor ocorrência de efeitos colaterais. Uma avaliação retrospectiva de cães com AHIM tratados com prednisolona e micofenolato relatou toxicidade gastrintestinal dependente da dose, inclusive diarreia hemorrágica grave. No entanto, usado nas doses recomendadas, o micofenolato é bem tolerado por cães. Há também uma formulação de MMF para administração intravenosa, uma boa opção para pacientes que não podem/não toleram medicamentos orais nos primeiros estágios da doença.

Existem relatos informais e algumas séries de casos retrospectivos que relatam respostas positivas ao tratamento da AHIM canina com imunoglobulina intravenosa humana (hIVIG). Em um estudo prospectivo, cego e controlado de 28 cães com AHIM, não houve benefício quando três doses de hIVIG foram administradas junto a glicocorticoides em comparação com a prednisona isolada. O custo costuma impedir o uso de hIVIG, e há possibilidade de sensibilização às proteínas humanas; logo, recomenda-se cautela ao administrar mais de uma dose.

TRANSFUSÃO DE SANGUE

A maioria dos cães e gatos com AHIM aguda e grave precisa de suporte para o transporte de oxigênio. A suplementação de oxigênio por si só tem benefícios limitados. A necessidade de transfusão de sangue depende da gravidade, da velocidade de desenvolvimento e da cronicidade da anemia e da presença e da gravidade de doenças concomitantes, como tromboembolismo pulmonar e perda de sangue gastrintestinal. Nenhum nível específico de hematócrito deve ser usado como limiar para a transfusão; em vez disso, cada paciente deve ser considerado de modo individual. De modo geral, a transfusão deve ser considerada em cães com taquicardia, taquipneia, anorexia, letargia ou fraqueza em repouso. A maioria dos cães com AHIM agudo e hematócrito inferior a 15% apresenta certo grau de hipoxia tecidual e beneficia-se de uma transfusão de sangue, independentemente do quadro clínico. É provável que a hipoxia tecidual grave exacerbe as complicações de AHIM, como necrose hepática, CIVD e tromboembolismo.

A transfusão de concentrado de hemácias é ideal; o sangue total é aceitável, mas menos ideal, porque o componente plasmático não se mostra necessário e pode aumentar o risco de uma reação transfusional. (Ver mais informações sobre transfusões de sangue no Capítulo 82.)

PREVENÇÃO DE TROMBOEMBOLISMO

A maioria dos cães com AHIM apresenta hipercoagulação à tromboelastografia (TEG), uma avaliação viscoelástica da coagulação, e alguns têm evidência de CIVD à primeira consulta. As anomalias do sistema hemostático identificadas são prolongamento do tempo de tromboplastina parcial ativada (TTPa) e do tempo de protrombina, aumento dos níveis de dímero D e produtos de degradação do fibrinogênio (FDPs), diminuição da concentração de antitrombina (AT) e hiperfibrinogenemia.

Os eventos tromboembólicos (ETs) são uma complicação comum e uma importante causa de morte em cães com AHIM. Os ETs foram registrados à necropsia em 29 a 100% dos cães com AHIM. A colocação de cateter intravenoso e a identificação de certas anomalias clínico-patológicas, como trombocitopenia, hiperbilirrubinemia, leucocitose e hipoalbuminemia, estão associadas a um maior risco de ET em cães com AHIM. A patogênese da formação do trombo não é conhecida, e esquemas profiláticos eficazes não foram estabelecidos. As opções terapêuticas hoje usadas para a prevenção de complicações tromboembólicas são heparina, heparina de baixo peso molecular, ácido acetilsalicílico, clopidogrel ou uma combinação dessas substâncias. A dose inicial recomendada de heparina a pacientes com AHIM é de 200 a 300 U/kg por via subcutânea (SC) a cada 6 horas com ajuste, preferencialmente, segundo a atividade anti-Xa (0,35 a 0,7 U/mℓ) ou o monitoramento de TTPa para o aumento em 25 a 50% tomando-se por base o valor basal. O ajuste individual da dose de heparina para tromboprofilaxia com base na atividade anti-Xa está associado a um melhor resultado em cães com AHIM em comparação com dose fixa de 150 U/kg SC a cada 6 a 8 horas (Helmond et al., 2010). (Ver discussão sobre o uso de heparina de baixo peso molecular no Capítulo 87.) O ácido acetilsalicílico em baixas doses (0,5 mg/kg VO a cada 24 horas) também tem sido usado para prevenir complicações tromboembólicas em cães com AHIM. Weinkle et al. (2005) relataram que cães tratados com prednisona, azatioprina e ácido acetilsalicílico em baixas doses apresentaram maior tempo de sobrevida. O ácido acetilsalicílico em baixas doses pode não levar à inibição plaquetária apropriada em todos os cães. Em um estudo, 30% deles apresentaram resistência ao ácido acetilsalicílico, enquanto outros 30% responderam de forma apenas parcial ao ácido acetilsalicílico em baixas doses. O bissulfato de clopidogrel é um inibidor do receptor de ADP nas plaquetas e é o padrão-ouro para a prevenção do tromboembolismo arterial cardiogênico em gatos. Em um estudo prospectivo de cães com AHIM, a sobrevida foi similar após o tratamento com clopidogrel ou ácido acetilsalicílico em baixa dose. (Ver mais informações sobre o tratamento e a prevenção de tromboembolismo nos Capítulos 12 e 87.)

CUIDADOS DE SUPORTE

Os cuidados de suporte agressivos são essenciais para o bom resultado em cães com AHIM. A identificação e o tratamento da doença de base, a detecção de complicações associadas ao tratamento imunossupressor e os bons cuidados de enfermagem influenciam positivamente os resultados. Além da transfusão, cães com evidências de desidratação devem ser submetidos à fluidoterapia para melhorar a perfusão tecidual. Em cães desidratados, a fluidoterapia diminui o hematócrito medido, mas não altera a massa total de hemácias. A fluidoterapia não deve ser suspensa por medo de exacerbar a anemia. De fato, a fluidoterapia revela a verdadeira gravidade da anemia.

A investigação cuidadosa e o tratamento da doença subjacente em cães com AHIM são importantes. De modo geral, a terapia imunossupressora ainda é necessária em cães com AHIM secundária. No entanto, a duração da imunossupressão pode ser menor em caso de identificação e tratamento de uma causa subjacente. Quando há uma doença infecciosa, a adição de medicamentos imunossupressores adjuvantes deve ser evitada.

As complicações do tratamento com fármacos imunossupressores são supressão da medula óssea, infecção, úlcera gastrintestinal e hiperadrenocorticismo iatrogênico. A hemorragia gastrintestinal pode contribuir para a anemia em cães com AHIM, seja pelos efeitos gastrintestinais de altas doses de glicocorticoides ou pelo desenvolvimento de trombocitopenia, vasculite, isquemia ou outra doença concomitante. O reconhecimento da hemorragia gastrintestinal oculta é importante porque a anemia resultante pode ser confundida com ausência de resposta ao tratamento da AHIM (ver Capítulo 80). Os medicamentos usados no tratamento de hemorragia gastrintestinal são protetores gastrintestinais, como sucralfato, bloqueadores H$_2$ (p. ex., famotidina) e inibidores da bomba de prótons (p. ex., omeprazol).

Prognóstico

Em cerca de 60% dos cães com AHIM, o tratamento pode ser interrompido após a redução gradual dos medicamentos imunossupressores. Os demais cães precisam de terapia imunossupressora a longo prazo. Clinicamente, os fatores que parecem associados ao bom prognóstico em cães com AHIM são a resposta rápida ao tratamento com glicocorticoides, a capacidade de manutenção do hematócrito acima de 30% apenas com glicocorticoides e a identificação de uma causa secundária tratável.

O prognóstico é reservado em cães que precisam de múltiplos medicamentos para controle da doença e naqueles com autoaglutinação persistente, azotemia, alta concentração de bilirrubina, trombocitopenia acentuada e leucocitose grave. Um estudo multicêntrico investigou os fatores prognósticos da AHIM canina e um modelo usando a presença de síndrome da resposta inflamatória sistêmica, concentrações de bilirrubina, ureia e creatinina e pontuação da American Society of

Anaesthesiologists foi preditivo do desfecho em 80% dos casos. Nesse modelo, a concentração de bilirrubina e a azotemia foram independentemente associadas ao óbito. As taxas de mortalidade de cães com AHIM primária variam de 26 a 70%; o tromboembolismo é a causa de morte em 30 a 60% dos casos. Outras causas comuns de morte são infecção por imunossupressão, CIVD e ausência de controle da anemia. Curiosamente, os pacientes com hipercoagulabilidade à TEG têm prognóstico melhor do que aqueles com coagulabilidade normal; propôs-se que esses cães apresentam uma coagulopatia consumptiva subjacente. Se há ocorrência de um ET importante em um cão com AHIM, sobretudo se houver interrupção do suprimento de sangue para um órgão principal, o prognóstico a longo prazo é mau. Ao contrário da opinião popular, o prognóstico em Cocker Spaniels com AHIM não difere do de outras raças.

ANEMIA HEMOLÍTICA IMUNOMEDIADA FELINA

Gatos com AHIM primária tendem a ser mais jovens do que cães, com idade média de 2 anos. Os machos são ligeiramente super-representados, sem influência da castração. As causas secundárias para a formação de anticorpos anti-hemácias são identificadas em gatos com maior frequência; o vírus da leucemia felina e do *Mycoplasma haemofelis* são infecções comuns associadas à AHIM. A AHIM primária em gatos é mais associada à anemia não regenerativa, sendo responsável por cerca de 50% dos casos.

A maioria dos gatos com AHIM responde apenas à prednisolona, e os efeitos adversos dos glicocorticoides são menos graves. Em gatos que precisam de outro medicamento imunossupressor para tratamento da AHIM, a administração de clorambucila, ciclosporina ou micofenolato deve ser considerada. Não há publicações suficientes para recomendar um medicamento em detrimento de outro. *A azatioprina não é recomendada a gatos, devido ao risco de efeitos adversos inaceitáveis* (ver Capítulo 72). Os autores geralmente usam clorambucila ou ciclosporina em gatos que precisam de outro fármaco imunossupressor. O risco de diabetes melito é maior em gatos tratados com glicocorticoides; nestes pacientes, um segundo medicamento imunossupressor deve ser adicionado para possibilitar a redução gradual e, por fim, a interrupção dos glicocorticoides.

APLASIA ERITROCITÁRIA PURA

A AEP é um distúrbio raro caracterizado por anemia não regenerativa grave com depleção acentuada ou ausência de precursores eritroides na medula óssea. Em alguns casos, há evidências de hemólise periférica concomitante com base na presença de esferócitos e resultado positivo ao teste direto de Coombs. De modo geral, outras linhagens celulares são normais. A AEP é diferente da forma não regenerativa de AHIM, em que há hiperplasia eritroide ou, às vezes, interrupção da maturação da linhagem eritroide, como rubricito ou metarubricito. A AEP é, provavelmente, uma extremidade do espectro de AHIM; a hemólise periférica aguda revela-se a outra extremidade desse espectro (Tabela 73.4). É provável que a afinidade dos anticorpos circulantes por diferentes precursores eritroides influencia a magnitude da lesão na medula óssea. Como na AHIM, existem formas primárias e secundárias de AEP. As causas secundárias de AEP são o tratamento com eritropoetina humana recombinante e a infecção por parvovírus em cães. A infecção pelo subtipo C do vírus da leucemia felina é uma causa de AEP em gatos.

Os cães com AEP têm características e sinais clínicos semelhantes aos observados naqueles com AHIM. Como na AHIM primária, os gatos com AEP primária costumam ser mais jovens

TABELA 73.4

Comparação de anemia hemolítica imunomediada regenerativa, anemia hemolítica imunomediada não regenerativa e aplasia eritrocitária pura em cães.

	Velocidade de diminuição do hematócrito	Contagem de reticulócitos	Teste de Coombs (% de resultados positivos)	Evidências de inflamação no hemograma	Trombocitopenia	Avaliação da medula óssea
Anemia hemolítica regenerativa	Alta	Alta	60 a 80%	Leucograma bastante inflamatório na maioria dos cães	Sim (60%)	Hiperplasia eritroide, mielofibrose em alguns casos
Anemia não regenerativa	Variável	Baixa	57%	Inflamação branda em apenas 50% dos cães	Rara	Hiperplasia eritroide, mielofibrose comum
AEP	Baixa	Baixa	Raramente positivo	Não	Não	Hiperplasia eritroide, mielofibrose incomum

AEP: aplasia eritrocitária pura.

do que os cães, com idade entre 8 meses e 3 anos. Cães e gatos com AEP têm anemia não regenerativa grave com número de plaquetas e leucograma normais. Diferentemente da AHIM, os achados à bioquímica sérica e à urinálise também costumam ser normais, sem evidências de hemólise periférica ou inflamação. Cães com AEP podem apresentar um baixo número de esferócitos. O teste de Coombs costuma ser negativo.

O diagnóstico de AEP é feito pela avaliação de aspirado e por biópsia de medula óssea. Na AEP, os precursores eritroides são raros ou ausentes; e a razão M:E é alta (> 99:1). Diferentemente da AHIM não regenerativa, a mielofibrose grave é rara.

O tratamento da AEP assemelha-se ao da AHIM. Na experiência dos autores, a maioria dos cães com AEP responde apenas à prednisolona; no entanto, outros fármacos são comumente adicionados, devido ao tempo necessário para a observação de resposta em alguns cães. Medicamentos imunossupressores adjuvantes têm sido usados com sucesso em cães com resposta incompleta à prednisolona isolada. Esses medicamentos adjuvantes são azatioprina, ciclofosfamida, ciclosporina e micofenolato. O tempo necessário para alcançar a remissão completa (2 a 6 meses) mostra-se maior em cães com AEP do que naqueles com AHIM e, às vezes, é difícil determinar se um protocolo específico é ineficaz ou se não houve tempo suficiente para que a medula óssea responda ao tratamento e comece a produzir e liberar hemácias na circulação. As avaliações sequenciais da medula óssea devem ser utilizadas principalmente para determinar o momento de alteração do protocolo de tratamento. Considere a repetição do aspirado de medula óssea após 2 meses de tratamento em caso de ausência de melhora da anemia. A transfusão repetida de concentrado de hemácias ou sangue total é necessária enquanto não se observa a resposta ao tratamento. De modo geral, cães com AEP não apresentam evidências de inflamação sistêmica ou maior risco de ET; logo, o tratamento anticoagulante não é indicado. O prognóstico de cães com AEP é melhor do que naqueles com AHIM, com mortalidade inferior a 20%. A principal causa de morte é a eutanásia, devido ao alto custo dos cuidados de suporte. A resposta ao tratamento e as taxas de mortalidade em gatos com AEP parecem ser semelhantes às dos cães, embora os gatos respondam ao tratamento com maior rapidez (1,5 a 5 semanas) e apresentem maior probabilidade de recidiva em caso de interrupção do tratamento. A ciclofosfamida e a ciclosporina têm sido usadas em gatos que não respondem aos glicocorticoides. (Ver mais informações sobre AEP no Capítulo 80.)

ANEMIA APLÁSICA IDIOPÁTICA

A anemia aplásica (pancitopenia aplásica) caracteriza-se por citopenia de todas as três linhagens celulares derivadas da medula e pela hipocelularidade/acelularidade da medula óssea, cujos elementos são substituídos por tecido adiposo. As causas relatadas de anemia aplásica em cães e gatos são agentes infecciosos (*Ehrlichia* spp., parvovírus, sepse, vírus da leucemia felina, vírus da imunodeficiência felina), hormônios (estrógenos), fármacos, radiação e idiopáticas. Por definição, a causa da anemia aplásica idiopática é desconhecida; no entanto, evidências em humanos sugerem que pode ser imunomediada. Embora uma causa imunomediada não tenha sido estabelecida para a anemia aplásica idiopática em cães e gatos, a terapia experimental com prednisona e/ou ciclosporina pode ser considerada após a exclusão de outras causas de anemia aplásica, principalmente agentes infecciosos. Hoje, é difícil comprovar uma causa imunomediada para a anemia idiopática, mas suspeite de sua presença nos casos que respondem à terapia imunossupressora. De modo geral, o prognóstico da anemia aplásica idiopática é ruim. (Ver mais informações sobre esse tópico no Capítulo 86.)

TROMBOCITOPENIA IMUNOMEDIADA

Classificação/etiologia

A trombocitopenia imunomediada (TPI, também chamada "púrpura trombocitopênica idiopática" consiste em uma síndrome clínica caracterizada por trombocitopenia decorrente da destruição acelerada de plaquetas mediada por anticorpos. A trombocitopenia imunomediada é diagnosticada em cerca de 5% dos casos de trombocitopenia e revela-se a causa mais comum de trombocitopenia grave em cães (Tabela 73.5). Na trombocitopenia primária (verdadeira trombocitopenia autoimune), os anticorpos são direcionados contra os antígenos plaquetários, provavelmente devido a um defeito na imunorregulação. Os anticorpos contra as glicoproteínas IIb/IIIa da membrana plaquetária foram identificados como antígenos alvos em cães, embora outros também possam ser importantes. A TPI primária é uma causa comum de trombocitopenia em cães, mas rara em gatos. Os fatores ambientais que podem precipitar a TPI em alguns casos são estresse, mudanças na temperatura ambiente, alterações hormonais, vacinação e cirurgia. Um estudo retrospectivo recente de 48 cães com trombocitopenia imunomediada não registrou uma associação temporal entre a vacinação e o desenvolvimento de trombocitopenia.

Na TPI secundária, a destruição das plaquetas mediada por anticorpos é causada por uma doença inflamatória ou neoplásica subjacente. A Tabela 73.5 lista as causas de trombocitopenia imunomediada secundária em cães e gatos. A trombocitopenia imunomediada pode ser um componente do LES ou ser associada à AHIM (síndrome de Evans).

Características clínicas

Os cães com TPI primária têm 8 meses a 15 anos de idade, com média de 6 anos. As fêmeas são afetadas duas vezes mais que os machos; embora a doença seja observada em qualquer raça, Cocker Spaniels, Poodles (todas as variedades), Pastores Alemães e Old English Sheepdogs são super-representados. Os achados comuns são início súbito de petéquias e equimoses na pele e nas mucosas, epistaxe, hematoquezia, hematêmese, hematomas, letargia, fraqueza e anorexia. O exame físico também pode revelar evidências de melena ou hematoquezia, hematúria, hifema, hemorragia retiniana e palidez de mucosas (Figura 73.4). Sinais neurológicos e cegueira podem ser causados por

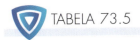

TABELA 73.5

Causas de trombocitopenia em cães e gatos.

Causa	Mecanismo	Cães	Gatos
Doença imunomediada	Mediado por anticorpos	TPI primária TPI secundária	TPI secundária TPI primária
Neoplasia	Mediado por anticorpos Supressão da medula óssea Mieloftise	Linfoma Hemangiossarcoma Leucemia Histiocitose maligna Sarcoma histiocítico Carcinoma/sarcoma não classificado Muitos outros	Linfoma Leucemia Hemangiossarcoma Muitos outros
Infecção	Mediado por anticorpos Supressão da medula óssea Mieloftise	*Ehrlichia canis* *Anaplasma phagocytophilum* *Anaplasma platys* Febre maculosa Bartonelose *Dirofilaria immitis* *Angiostrongylus vasorum* Infecção pelo vírus da cinomose Bacteriemia/sepse Babesiose Borrelia Leishmaniose Leptospirose	Vírus da leucemia felina Vírus da imunodeficiência felina Vírus da peritonite infecciosa felina Vírus da panleucopenia felina Toxoplasmose
Exposição a fármacos, vacinas ou toxinas	Mediado por anticorpos Supressão da medula óssea Idiossincrático	Antibióticos (trimetoprima-sulfadiazina etc.) Fenobarbital Primidona Sais de ouro (auranofina)	Griseofulvina Metimazol Propiltiouracila Albendazol Cloranfenicol
Coagulação intravascular disseminada	Utilização de plaquetas	Neoplasia Doença hepática Infecção Pancreatite	Neoplasia Doença hepática Infecção Pancreatite
Macrotrombocitopenia hereditária (macrotrombocitose)	Mutação da tubulina β1 em Cavalier King Charles Spaniel	Cavalier King Charles Spaniel Norfolk Terrier Beagle	Não relatada

TPI: trombocitopenia imunomediada.

sangramento no sistema nervoso central (SNC) e nos olhos, respectivamente. Como a hemorragia de início rápido e com risco de vida é rara em cães com TPI, a anemia tende a ser branda e progride de modo lento, exceto na presença simultânea de AHIM. A anemia piora e, ao ser moderada a grave, pode ser associada a letargia, intolerância a exercícios, taquipneia, taquicardia e sopro cardíaco. Alguns cães com TPI não apresentam sinais clínicos de hemorragia, e a trombocitopenia é um achado incidental em um hemograma completo realizado por outro motivo. De modo geral, as plaquetas de cães com TPI são maiores e, talvez, tenham maior competência hemostática, o que pode explicar por que nem todos os cães com TPI grave apresentam sangramento espontâneo. A disfunção plaquetária (por redução da agregação) foi registrada em plaquetas caninas normais após incubação com soro de cães com TPI, sugerindo que anticorpos ou outros fatores séricos prejudicam a função plaquetária em alguns pacientes. Certas raças, como o Greyhound, são conhecidas por apresentarem números menores de plaquetas do que outros cães e não parecem ter maior risco de sangramento. A macrotrombocitopenia é um distúrbio associado a baixas contagens de plaquetas e ao aumento do volume plaquetário médio (VPM) causado por uma mutação da tubulina β1 em Cavalier King Charles Spaniels; números muito baixos de plaquetas, de até 30.000/μℓ, foram relatados em cães saudáveis. Doenças semelhantes foram registradas em outras raças, como Norfolk Terriers. Os cães acometidos não apresentam diátese hemorrágica, e não há necessidade de tratamento.

1226 PARTE 11 ■ Distúrbios Imunomediados

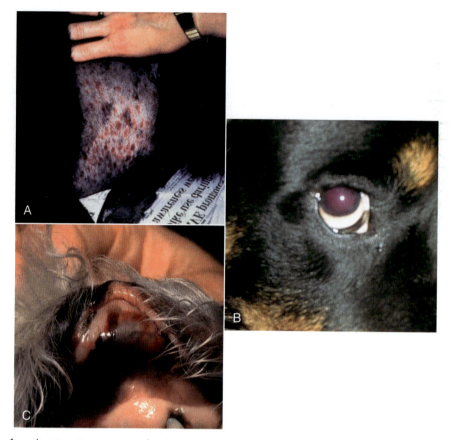

Figura 73.4 Fotografias de três cães com trombocitopenia imunomediada e hemorragia com equimose. **A.** Observe as equimoses na pele do abdome. **B.** Note a hemorragia na câmara anterior ocular. **C.** Observe as petéquias nas mucosas orais.

Diagnóstico

Como a TPI pode ocorrer ser associada a muitos outros distúrbios (ver Tabela 73.5 e Capítulo 86), o diagnóstico de TPI primária só pode ser feito após a exclusão de outras causas de trombocitopenia. Na TPI primária, a trombocitopenia costuma ser grave (< 50.000 plaquetas/μℓ). Cães com TPI confirmada pela presença de anticorpos ligados às plaquetas têm números menores de plaquetas do que cães com trombocitopenia não imunomediada, enquanto cães com TPI primária apresentam menos plaquetas do que aqueles com TPI secundária. Fragmentos de plaquetas (microtrombocitose) podem ser identificados em esfregaços de sangue e são causados por lesão imunológica ou pela remoção preferencial de plaquetas maiores da circulação. Os fragmentos de plaquetas são considerados uma indicação específica, mas insensível, de destruição imunomediada. A presença de plaquetas grandes no esfregaço de sangue indica o aumento de sua produção na medula óssea, mas esse achado não é específico para uma resposta regenerativa, pois a lesão da medula óssea também pode aumentar o volume das plaquetas. Paradoxalmente, um estudo recente relatou que o VPM em cães com TPI primária é menor do que o VPM em outras causas de trombocitopenia. As possíveis explicações para esse achado talvez sejam a maior probabilidade de destruição das plaquetas grandes com maior densidade de anticorpos ligados e a remoção preferencial das plaquetas grandes da circulação por serem mais ativas e aderentes. A presença de fragmentos de plaquetas (micropartículas) pode causar a falsa diminuição do VPM.

O diagnóstico de TPI é confirmado pela exclusão de outras causas de trombocitopenia grave (ver Tabela 73.5 e Capítulo 86). A trombocitopenia falsa por aglomeração de plaquetas, outros problemas técnicos e trombocitopenia relacionada com a raça devem ser consideradas em cães sem sinais clínicos de sangramento. Em cães com trombocitopenia, o exame de um aspirado de medula óssea é o método mais confiável para a diferenciação da ausência de produção de plaquetas do aumento de seu consumo ou a destruição. O ideal é que a avaliação da medula óssea seja realizada no início da investigação diagnóstica de casos com trombocitopenia grave (< 20.000/μℓ) e evidências de outras anomalias hematológicas, especialmente outras citopenias. Nesses casos, a avaliação da medula óssea ajuda a descartar doenças como mieloftise, neoplasia, aplasia megacariocítica e anemia aplásica (ver Capítulo 86). A aplasia megacariocítica é uma doença rara em que a aplasia da linhagem celular megacariocítica provoca trombocitopenia grave. Essa doença pode ser imunomediada primária ou secundária a infecções por patógenos como *Ehrlichia canis* e *Borrelia burgdorferi*. A aplasia megacariocítica imunomediada é similar à trombocitopenia imunomediada primária com relação ao quadro clínico, mas progride de modo mais grave, e seu prognóstico se mostra pior. A aspiração e a biópsia da medula óssea podem ser realizadas com segurança, mesmo em cães com trombocitopenia grave, pois a hemorragia pode ser controlada com pressão local. A maioria dos cães com TPI apresenta números normais a aumentados de megacariócitos no aspirado de medula óssea. A diminuição do número de megacariócitos na medula óssea foi associada a um prognóstico pior em cães com TPI. Em cães com trombocitopenia grave (< 20.000/µℓ) e nenhuma evidência de outras anomalias hematológicas, os resultados do exame de medula óssea raramente revelam anomalias não megacariocíticas ou levam ao estabelecimento do diagnóstico definitivo; logo, esse procedimento tem rendimento diagnóstico relativamente baixo nesse subconjunto de pacientes.

O resultado positivo para a presença de anticorpos ligados às plaquetas (ver Capítulo 71) é altamente sensível, mas não específico para o diagnóstico de TPI. O diagnóstico de TPI é improvável se o resultado for negativo. A terapia imunossupressora anterior pode tornar o resultado negativo. O resultado positivo não é específico para TPI porque os mecanismos imunomediados são responsáveis por muitas causas de trombocitopenia em cães, inclusive trombocitopenia associada a neoplasias, inflamações, reações medicamentosas e causas infecciosas. Em resumo, a abordagem diagnóstica em um cão com suspeita de TPI inclui anamnese e exame físico completos, hemograma completo, bioquímica sérica, urinálise, perfil de coagulação (contagem de plaquetas, TTPa, tempo de tromboplastina parcial [TTP], FDPs), técnicas de diagnóstico por imagem (radiografias torácicas, ultrassonografia abdominal), sorologia para doenças infecciosas (dependendo da localização geográfica) e, talvez, citologia e histopatologia da medula óssea. Embora a maioria dos casos de TPI apresente hiperplasia megacariocítica, o caso raro de aplasia ou hipoplasia megacariocítica só pode ser diagnosticado pelo exame da medula óssea; se esse exame não for realizado no momento do diagnóstico, deve ser solicitado em qualquer cão com suspeita de TPI que não responda ao tratamento imunossupressor de rotina.

IMUNOSSUPRESSÃO
Tratamento

Os medicamentos imunossupressores são essenciais no tratamento da TPI; no entanto, como os resultados da sorologia para causas infecciosas de trombocitopenia imunomediada podem demorar, o tratamento concomitante com doxiciclina é frequentemente associado aos medicamentos imunossupressores. Doses altas de corticosteroides bloqueiam a destruição das plaquetas mediadas por macrófagos e são a primeira linha de tratamento. A prednisolona ou a prednisona, na dose de 2 a 4 mg/kg/dia VO, são os corticosteroides de escolha. A dexametasona (0,25 a 0,6 mg/kg por via intravenosa [IV] a cada 24 horas) é uma alternativa aceitável em cães que não toleram glicocorticoides orais. O tratamento com uma dose de vincristina (0,02 mg/kg IV) deve ser considerado no início do tratamento de cães com TPI grave (número de plaquetas < 15.000/µℓ) ou aqueles com evidências de hemorragia ativa. Os cães tratados com vincristina apresentam aumento mais rápido na contagem de plaquetas e menor duração da hospitalização em comparação com cães não tratados (ver Capítulo 72).

Um estudo prospectivo em 18 cães com TPI demonstrou que o tratamento adjuvante com hIVIG encurta o tempo de recuperação das plaquetas em comparação com o tratamento apenas com glicocorticoides. Em outro estudo prospectivo, os tempos de recuperação plaquetária em cães com TPI submetidos ao tratamento adjuvante com hIVIG ou vincristina foram semelhantes. Como a hIVIG é muito mais cara do que a vincristina, seu uso deve ser limitado a pacientes que não respondem aos glicocorticoides e à vincristina. O tempo médio de recuperação plaquetária em cães tratados com prednisona e vincristina ou hIVIG é de 3 dias (intervalo de 1 a 10 dias). Assim que a contagem de plaquetas estiver na faixa de referência, a dose de prednisona pode ser reduzida de modo gradual. Devido ao risco de recidiva, a dose não deve ser reduzida mais do que 20 a 30% ao mês durante 3 a 6 meses. Se, em 6 meses, a prednisona for reduzida para uma dose baixa em dias alternados e a doença estiver em remissão, deve-se tentar a interrupção do tratamento.

Em cães que não respondem a glicocorticoides e vincristina, a citologia aspirativa e a biópsia da medula óssea devem ser realizadas, caso ainda não tenham sido, para descartar hipoplasia megacariocítica, cujo prognóstico é muito pior. Os medicamentos imunossupressores adjuvantes devem ser considerados em cães que não apresentam resposta adequada à prednisona isolada (contagem de plaquetas < 100.000/µℓ) ou quando a dose de prednisona não pode ser reduzida o suficiente para controlar os efeitos adversos dos glicocorticoides. Azatioprina, ciclosporina e micofenolato foram descritos como medicamentos imunossupressores adjuvantes apropriados em cães com TPI. Na instituição dos autores, a azatioprina e o micofenolato são mais usados como medicamentos imunossupressores adjuvantes em cães com TPI. Em um estudo recente, a sobrevida de cães com prednisolona e ciclosporina foi semelhante à dos cães que receberam prednisolona e micofenolato, mas o custo da terapia e os efeitos colaterais foram menores naqueles tratados com micofenolato. A medicação imunossupressora adjuvante, se tolerada, deve ser dada na mesma dose enquanto a dose de prednisona é gradualmente reduzida. Após a interrupção da prednisona, a medicação adjuvante é reduzida de modo gradual. Em caso de recidiva, o tratamento vitalício com prednisona e/ou imunossupressores adjuvantes deve continuar na menor dose que mantenha o número de plaquetas dentro da faixa de referência. A contagem de plaquetas deve ser realizada antes e 2 semanas após qualquer alteração na terapia imunossupressora. Em alguns cães com TPI, não é possível manter a contagem de plaquetas dentro do intervalo de referência sem incorrer em efeitos colaterais graves dos glicocorticoides. Nestes cães, a manutenção da contagem de plaquetas superior a 100.000/µℓ é aceitável porque este grau de trombocitopenia não aumenta o risco de hemorragia. A esplenectomia pode ser indicada em cães com TPI com recidivas crônicas durante a redução gradual da terapia com prednisona e azatioprina (ver Capítulo 72).

CUIDADOS DE SUPORTE

O cuidado de suporte mostra-se fundamental para o resultado positivo. O repouso em gaiola e a restrição de exercícios para evitar traumatismos, a minimização da punção venosa e a eliminação de todos os procedimentos diagnósticos, exceto os absolutamente necessários, diminuem o risco de hemorragia. É importante que haja um equilíbrio entre o bom monitoramento e a minimização da coleta de sangue. Os pacientes devem ser monitorados com frequência quanto ao desenvolvimento de sinais clínicos que possam ser decorrentes de uma nova hemorragia, em especial evidências de sangramento neurológico ou oftalmológico. Pacientes com anemia clinicamente relevante ou sangramento ativo precisam de transfusão de sangue. Os hemoderivados com atividade plaquetária clinicamente significativa são sangue total fresco, plasma rico em plaquetas, concentrado de plaquetas e concentrado de plaquetas congelado (ver Capítulo 82). O plasma rico em plaquetas e os concentrados de plaquetas são ideais para pacientes com sangramento ativo antes do desenvolvimento de anemia; no entanto, a disponibilidade e o custo limitam seu uso na maioria dos hospitais. Na experiência dos autores, o sangue total fresco fornece plaquetas suficientes para interromper um episódio clínico de sangramento, embora um aumento mensurável no número de plaquetas não seja esperado. Os autores descobriram que o efeito benéfico de uma transfusão de sangue total fresco dura aproximadamente 48 horas. A tipagem sanguínea do doador e a prova cruzada com o receptor devem ser realizadas como descrito no Capítulo 82. A administração de protetores gástricos, como bloqueadores H_2 (p. ex., famotidina) ou inibidores da bomba de prótons (p. ex., omeprazol) e sucralfato, pode ajudar a prevenir efeitos adversos do tratamento com glicocorticoides no trato gastrintestinal, especialmente em cães com sangramento gastrintestinal. A administração de desmopressina (1 μg/kg SC a cada 24 horas por três doses) foi associada ao controle do sangramento espontâneo e do aumento do número de plaquetas em três cães com trombocitopenia imunomediada secundária. Essa abordagem requer um estudo mais aprofundado.

A síndrome de Evans (AHIM e TPI) deve ser tratada de maneira agressiva, a princípio com glicocorticoides e um medicamento imunossupressor adjuvante. A administração de vincristina deve ser considerada em caso de trombocitopenia grave (número de plaquetas < 15.000/μℓ). Cães com síndrome de Evans e sangramento ativo devem receber transfusão de sangue total, e não de concentrado de hemácias. Os cães com síndrome de Evans não devem ser tratados com heparina, devido ao risco de agravamento da hemorragia por trombocitopenia.

Prognóstico

O prognóstico de cães com TPI é de bom a reservado, com taxa de sobrevida a curto prazo de 74 a 93%. A maioria dos cães responde ao tratamento clínico, embora 9 a 58% dos pacientes apresentem recidiva durante a redução das doses dos medicamentos. Os cães com hipoplasia megacariocítica têm mau prognóstico. O prognóstico de cães com AHIM e TPI simultâneos também é mau, com taxas de mortalidade de até 80%; no entanto, em um estudo, a mortalidade de cães com síndrome de Evans foi similar à observada em cães com AHIM isolada. Ver mais informações sobre esse tópico no Capítulo 82.

TROMBOCITOPENIA IMUNOMEDIADA FELINA

A maioria dos gatos com trombocitopenia tem uma causa subjacente identificada; a trombocitopenia imunomediada felina primária é um distúrbio extremamente raro. O quadro clínico e a resposta ao tratamento assemelham-se aos observados em cães. O sangramento espontâneo devido à trombocitopenia é menos comum. Nos raros casos que não respondem aos glicocorticoides sozinhos, a clorambucila é recomendada como imunossupressor adjuvante. Lembre-se de que o acúmulo de plaquetas e o desenvolvimento de pseudotrombocitopenia acentuada (< 30.000/μℓ) são mais comuns em gatos do que em cães; logo, um esfregaço de sangue para a estimativa semiquantitativa de plaquetas ou a contagem de plaquetas em amostras coletadas com citrato ou heparina devem sempre ser solicitados em gatos trombocitopênicos assintomáticos.

NEUTROPENIA IMUNOMEDIADA

Etiologia

A neutropenia imunomediada (NIM) é rara em cães e gatos, sendo responsável por aproximadamente 0,4% dos casos de neutropenia (ver Capítulo 85). Na NIM (também chamada *neutropenia idiopática* ou *neutropenia responsiva a corticosteroides*), anticorpos IgG antineutrófilos podem ser detectados no soro por citometria de fluxo. Proteínas do sistema complemento e anticorpos contra células mieloides dentro da medula óssea também foram identificados. No entanto, como essas análises são raramente feitas, o termo é usado principalmente em cães e gatos com neutropenia "idiopática" que responde a corticosteroides. Como em outros distúrbios imunomediados, a NIM pode ser uma doença primária ou ser secundária a fármacos, neoplasias ou outro distúrbio imunomediado (Tabela 73.6). A maioria dos casos caninos relatados na literatura era primária. Apenas um caso de suspeita de NIM foi relatado em gatos.

Características clínicas

No maior relato retrospectivo de 35 cães com suspeita de NIM, diversas raças foram observadas; além disso, 22/35 casos eram do sexo feminino. Os cães acometidos eram tipicamente jovens, com idade média de 5 anos. Os sinais clínicos foram febre, claudicação, anorexia e letargia, com duração de 3 a 180 dias. Entre as anomalias comuns detectadas no hemograma completo, na bioquímica sérica e na urinálise, estavam

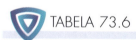

TABELA 73.6

Causas de neutropenia grave em cães e gatos.

Etiologia	Exemplo
Infecção	Parvovírus, erliquiose, sepse bacteriana
Associado a fármacos	Agentes quimioterápicos, fármacos citotóxicos, vincristina, estrógenos, trimetoprima-sulfadiazina, fenobarbital
Supressão da medula óssea	Anemia aplásica, infecção por *Ehrlichia canis*, mielodisplasia, hipoplasia mieloide, leucemia
Imunomediada	Neutropenia primária imunomediada

neutropenia grave (mediana de 110 células/μℓ), trombocitopenia, anemia branda, hiperglobulinemia e aumento da atividade da fosfatase alcalina. Foi proposto que até 25% dos cães diagnosticados com NIM têm TPI concomitante. No grande estudo retrospectivo, 25% dos cães tiveram trombocitopenia e 14% apresentaram menos de 99.000 plaquetas por μℓ. Outras avaliações dos cães acometidos, com cultura bacteriana, sorologia de doenças infecciosas e técnicas de diagnóstico por imagem, não revelaram uma causa para a neutropenia. A citologia e a histopatologia da medula óssea revelaram hiperplasia mieloide em dois terços dos pacientes e hipoplasia mieloide no outro terço dos cães; a interrupção da maturação celular foi identificada em 20% dos casos.

Diagnóstico e tratamento

O diagnóstico clínico de NIM é estabelecido pela exclusão de outras causas de neutropenia. Além disso, os anticorpos antineutrófilos podem ser detectados por citometria de fluxo. Nos EUA, as amostras de sangue podem ser enviadas para o Diagnostic Immunology Laboratory da University of Tennessee (UTCVM Immunology Service, 2407 River Dr, Knoxville, TN, EUA, 37996; immunology@utk.edu). O diagnóstico presuntivo baseia-se na resposta rápida ao tratamento com glicocorticoides em dose inicial de 2 a 4 mg/kg/dia VO de prednisona. Em cães que não respondem à prednisona ou com recidiva durante sua redução gradual, um medicamento imunossupressor adjuvante deve ser adicionado. Azatioprina e ciclosporina foram utilizadas no tratamento de NIM. A retirada gradual dos corticosteroides é feita conforme descrito para AHIM e TPI. Alguns cães precisam de imunossupressão a longo prazo. O monitoramento de rotina é importante para detectar a recidiva da neutropenia e possíveis infecções. (Ver mais informações sobre esse tópico no Capítulo 85.)

POLIARTRITE

Etiologia

Define-se poliartrite imunomediada como uma inflamação sinovial crônica em duas ou mais articulações, sem isolamento de microrganismos do fluido articular e com resposta positiva à terapia imunossupressora. A poliartrite imunomediada é, principalmente, um distúrbio de hipersensibilidade do tipo III (ver Capítulo 70), em que há deposição de imunocomplexos na membrana sinovial, com desenvolvimento de inflamação local, liberação de enzimas proteolíticas e citocinas que causam degeneração da cartilagem. Na artrite reumatoide, a hipersensibilidade do tipo IV também pode ser observada, com infiltração perivascular de células mononucleares na membrana sinovial (ver Capítulo 70). A poliartrite imunomediada pode ser classificada como primária ou secundária. Na poliartrite secundária, a deposição de imunocomplexos nas articulações é secundária a uma doença inflamatória ou neoplásica subjacente. Os agentes infecciosos são uma causa importante de poliartrite secundária. Infecções bacterianas crônicas podem causar poliartrite secundária ou reativa. *Anaplasma* spp., *Ehrlichia* spp. e *B. burgdorferi* também causam poliartrite, embora geralmente não possam ser visualizados ou cultivados a partir das articulações afetadas. A administração de vacina viva de calicivírus também causa poliartrite transitória em gatos.

Na poliartrite imunomediada primária, não há causa subjacente de poliartrite identificada. Acredita-se que essa forma de poliartrite seja atribuída a uma disfunção ou desequilíbrio do sistema imune (autoimunidade verdadeira).

As formas mais comuns de poliartrite em cães e gatos são a poliartrite não erosiva idiopática, a poliartrite reativa não erosiva secundária à doença inflamatória (doença gastrintestinal, inflamação crônica, neoplasia ou infecção) e a artrite reumatoide. Há uma série de síndromes específicas de raças em cães (Tabela 73.7). A poliartrite não erosiva também é um dos sinais clínicos mais comuns em cães com LES. (Ver discussão mais detalhada sobre as várias formas de poliartrite no Capítulo 69.)

Características clínicas

A característica clínica da poliartrite imunomediada é a presença de inflamação não séptica na membrana sinovial de duas ou mais articulações. Consequentemente, realiza-se o diagnóstico pela análise do fluido sinovial coletado de articulações com suspeita da doença. O Boxe 73.5 lista os sinais clínicos comuns. Em alguns casos, a primeira suspeita é de doença neurológica devido à incapacidade de deambulação; no entanto, o exame neurológico de cães com poliartrite mostra-se normal. Muitos cães e gatos com poliartrite apresentam sinais clínicos de doença sistêmica, inclusive febre, anorexia e letargia. Em alguns casos, a dor e o inchaço nas articulações podem ser brandos ou não detectados clinicamente, e a febre é o único sinal clínico. A poliartrite é uma das causas mais comuns de febre inexplicada em cães. A dor articular da poliartrite também pode causar dor cervical. A inflamação meníngea concomitante foi relatada em cães com poliartrite. A poliartrite deve, portanto, ser considerada em qualquer cão ou gato com dor cervical sem déficits neurológicos. Gatos com poliartrite podem parecer apresentar hiperestesia generalizada e ser resistentes ao manuseio. Os gatos também podem apresentar diminuição da atividade e os tutores frequentemente notam que o animal está retraído, muitas vezes escondendo-se em locais inacessíveis. Nas formas erosivas menos comuns de poliartrite, as articulações acometidas podem sofrer deformação ou colapso com a progressão da doença, o que causa grave anomalia da marcha. Essas mudanças geralmente são irreversíveis.

Diagnóstico

O diagnóstico da poliartrite imunomediada é estabelecido pelo registro de inflamação no fluido sinovial e/ou na membrana sinovial (Figura 73.5). O fluido sinovial para avaliação citológica e cultura deve ser coletado de pelo menos três, preferencialmente quatro, articulações. O fluido sinovial deve ser coletado das articulações mais distais (carpo, tarso, joelho), pois essas são as mais afetadas. A abordagem para coleta de fluido articular é discutida no Capítulo 68. O fluido articular pode ser extremamente turvo, com menor viscosidade e maior volume aumentado. A avaliação citológica revela inflamação neutrofílica e/ou linfocítica sem evidências de sepse. O fluido

TABELA 73.7

Formas de poliartrite reconhecidas em cães e gatos.

Síndrome	Manifestações clínicas	Predisposição racial
Não erosiva idiopática	Pequenas articulações distais	Cães de porte grande, raramente gatos
Não erosiva secundária	Semelhante à doença idiopática, mas também há sinais clínicos de doença subjacente	Qualquer raça
Não erosiva idiopática específica da raça	Semelhante à doença idiopática, mas mais grave e frequentemente acompanhada por inflamação meníngea	Akita, Weimaraner, Terra Nova
Febre familiar do Shar-Pei	Febre recorrente, edema dos tecidos moles ao redor das articulações acometidas, predisposição à amiloidose sistêmica	Shar-Pei
Sinovite linfoplasmocitária	Nenhum sinal de doença sistêmica, ruptura do ligamento cruzado cranial, presença de linfócitos e plasmócitos no fluido sinovial	Rottweiler, Labrador Retriever, Terra Nova, Staffordshire Terrier
LES	Doença imune multissistêmica	Pastor Alemão, raramente gatos
Artrite reumatoide	A princípio, semelhante à forma não erosiva, mas progride para crepitação, flacidez, luxação e deformidade articular (carpo, jarrete, falange)	Raças de pequeno porte e *toy*, raramente gatos
Poliartrite erosiva dos galgos	Alterações erosivas nas falanges, carpos, jarretes, cotovelos, joelhos; inflamação linfoplasmocitária no fluido sinovial	Greyhound (jovens)

LES: lúpus eritematoso sistêmico.

sempre deve ser submetido a cultura bacteriana e antibiograma para descartar uma infecção oculta (bastante provável em animais previamente tratados com antibióticos). Após o registro da inflamação em múltiplas articulações, a próxima etapa é identificar o tipo de poliartrite (ver Tabela 73.7) e a natureza autoimune primária ou secundária à inflamação, infecção ou neoplasia subjacente. Os exames diagnósticos devem incluir hemograma completo, bioquímica sérica, urinálise, urocultura, radiografias torácicas, ultrassonografia abdominal e sorologia para doenças infecciosas ou SNAP (*E. canis, Anaplasma phagocytophilum, Anaplasma platys, Ehrlichia ewingii, Ehrlichia chaffeensis, B. burgdorferi*) (SNAP 4DX Plus®, IDEXX, Westbrook, Maine, EUA). Como a poliartrite costuma ser um componente da forma aguda de erliquiose ou anaplasmose, os cães acometidos podem apresentar resultados negativos ao SNAP. Os resultados à convalescença (i. e., em 10 a 14 dias) são geralmente positivos. Em alguns casos, hemoculturas também podem ser indicadas. Em caso de suspeita de artrite erosiva, as radiografias das articulações ajudam a avaliação da gravidade da destruição articular. Em cães com suspeita de artrite reumatoide, a detecção de fator reumatoide deve ser solicitada (ver Capítulo 68). Em cães e gatos com evidências de acometimento de múltiplos órgãos, a determinação do título de anticorpo antinuclear (ANA) é indicada para o diagnóstico de LES (ver Capítulo 71). A concentração de proteína C reativa, uma proteína de fase aguda positiva e um marcador inespecífico de inflamação, é maior em cães com poliartrite imunomediada. A proteína C reativa não deve ser usada para o diagnóstico de poliartrite imunomediada (PAIM), mas pode auxiliar o monitoramento da resposta terapêutica em vez da repetição da artrocentese.

Tratamento

O tratamento da poliartrite imunomediada secundária depende da identificação de uma causa subjacente. A poliartrite secundária geralmente se resolve com o tratamento apropriado e glicocorticoides em doses anti-inflamatórias ou anti-inflamatórios não esteroides. Em áreas endêmicas para causas infecciosas de poliartrite (ver discussão anterior), o tratamento empírico com doxiciclina deve ser instituído enquanto os resultados dos exames diagnósticos preliminares ainda não são conhecidos. Cães com causas infecciosas de poliartrite tendem a apresentar melhora clínica rápida após a antibioticoterapia apropriada.

Em cães com poliartrite primária (autoimune), a prednisona/prednisolona em doses imunossupressoras é o tratamento inicial de escolha (2 a 4 mg/kg/dia VO). Uma imunossupressão mais agressiva costuma ser necessária na poliartrite associada ao LES, na poliartrite específica dos Akitas e na artrite reumatoide. Como a terapia prolongada com glicocorticoides pode ter efeitos deletérios no sistema musculoesquelético (p. ex., atrofia muscular, lassidão ligamentar), vários estudos investigaram o tratamento de AHIM com imunossupressão não glicocorticoide. A ciclosporina e a leflunomida foram eficazes como monoterapia em pequenos estudos sobre a poliartrite

BOXE 73.5

Sinais clínicos de poliartrite em cães e gatos.

Cães
Edema articular palpável
Distensão da cápsula articular
Claudicação com troca de apoio
Relutância em se levantar
Andar hesitante ou "pisando em ovos"
Dor nas articulações
Febre
Anorexia
Letargia
Dor cervical

Gatos
Edema articular palpável
Distensão da cápsula articular
Dor nas articulações
Febre
Anorexia
Letargia
Hiperestesia generalizada
Diminuição da atividade/ocultação

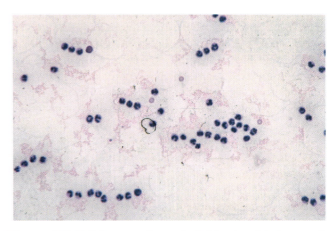

Figura 73.5 Esfregaço direto do fluido sinovial de um cão com poliartrite imunomediada idiopática. Observe a presença de um número elevado de neutrófilos não degenerados.

imunomediada em cães. As taxas de remissão foram semelhantes em comparação com o tratamento com prednisona, mas os sinais clínicos melhoraram de modo mais lento. Anti-inflamatórios não esteroides podem ser adicionados para o tratamento da dor e da inflamação enquanto os imunossupressores não glicocorticoides ainda não fizeram efeito.

A resposta ao tratamento deve ser monitorada pela avaliação dos sinais clínicos e das alterações citológicas no fluido articular. O fluido articular deve ser citologicamente normal antes da redução gradual da terapia imunossupressora. A ausência de remissão citológica além da remissão clínica pode levar à recidiva da doença ou da lesão articular progressiva que, em última análise, causa doença articular degenerativa. Cerca de 80% dos cães com poliartrite não erosiva idiopática tratados apenas com prednisona respondem bem e, em metade deles, a terapia pode ser interrompida depois de 3 a 4 meses. O prognóstico da poliartrite não erosiva idiopática é bom, com taxa de mortalidade/eutanásia inferior a 20%. No entanto, recidivas são comuns e alguns cães precisam de tratamento vitalício. O prognóstico de outras formas de poliartrite imunomediada é variável. (Ver mais informações sobre esse tópico nos Capítulos 68 e 69.)

LÚPUS ERITEMATOSO SISTÊMICO

Etiologia

O LES é um distúrbio imune multissistêmico em que os anticorpos contra proteínas teciduais específicas (hipersensibilidade do tipo II) e a deposição de imunocomplexos (hipersensibilidade do tipo III) causam lesões imunomediadas em vários órgãos. Os mecanismos do tipo IV (hipersensibilidade tardia) também podem contribuir para o dano tecidual. A causa do LES ainda é pouco compreendida, mas uma alta razão CD4/CD8, maior expressão de um marcador de ativação de linfócitos T e linfopenia acentuada foram relatadas em cães com doença ativa. Esses achados sugerem um possível defeito nos linfócitos T supressores de cães com LES. A doença é hereditária, embora não por mecanismos autossômicos simples. As raças predispostas são Pastor Alemão, Pastor de Shetland, Collie, Beagle e Poodle. Várias colônias de cães com alta predisposição ao LES foram estabelecidas, e há uma associação a certos tipos de complexo principal de histocompatibilidade (MHC) (antígeno leucocitário de cão [DLA]). É provável que existam outros fatores de risco, como ambientais e exposição a certos agentes infecciosos e fármacos.

Características clínicas

A doença é incomum em cães e rara em gatos. Em cães, o LES ocorre mais na meia-idade (faixa etária de 1 a 11 anos) e não há predisposição sexual. Como qualquer sistema orgânico pode ser afetado pela doença, há uma ampla gama de sinais clínicos. Os sinais mais comuns são febre (100%), claudicação ou edema articular devido à poliartrite não erosiva (91%), manifestações dermatológicas (60%) e sinais de insuficiência renal, como perda de peso, vômitos, poliúria e polidipsia. A proteinúria por glomerulonefrite (GN) é detectada em 65% dos pacientes. As lesões dermatológicas tendem a ser observadas em áreas da pele expostas à luz solar; a fotossensibilização é comum. As manifestações dermatológicas são altamente variáveis e podem incluir alopecia, eritema, úlcera, crostas e hiperqueratose. Lesões mucocutâneas também podem ocorrer. Outras possíveis manifestações clínicas do LES são anemia hemolítica, AEP, trombocitopenia, leucopenia, miosite, pleuropericardite, paralisia laríngea e disfunção do SNC. Um espectro semelhante de manifestações da doença foi relatado em gatos com LES, em especial lesões dermatológicas. De modo geral, a progressão do LES é intermitente; e diferentes sistemas orgânicos podem ser acometidos em recidivas. Por exemplo, um cão que a princípio apresenta sinais clínicos predominantemente relacionados com o sistema neuromuscular (poliartrite ou miosite) pode, mais tarde, ter uma recidiva com sinais de AHIM ou TPI.

Diagnóstico

Suspeite de LES em caso de evidências de acometimento de mais de um sistema orgânico em um cão ou um gato com doença imunomediada. Devido ao grande número de sistemas orgânicos que podem estar envolvidos, os exames diagnósticos necessários são bastante variáveis entre os pacientes. Os exames que devem ser realizados em todos os cães e gatos com suspeita de LES são hemograma completo, bioquímica sérica, urinálise, quantificação de proteína na urina (desde que o sedimento urinário seja inativo), citologia e cultura do fluido sinovial e fundoscopia. Outros exames que podem ser indicados são radiografias torácicas e abdominais (investigação de febre), ultrassonografia abdominal (investigação de disfunção renal), sorologia de doenças infecciosas (investigação de febre, trombocitopenia, anemia hemolítica ou não regenerativa, proteinúria ou poliartrite), teste de Coombs (em pacientes com anemia hemolítica), biópsia por aspiração ou agulha cortante (*core*) da medula óssea (nos casos de citopenia) e biópsia de pele ou rim em caso de lesões dermatológicas ou renais. A extensão dos exames diagnósticos de doenças infecciosas depende da espécie e da localização geográfica. Por exemplo, o teste para vírus da leucemia felina, vírus da imunodeficiência felina e peritonite infecciosa felina deve ser considerado em qualquer gato com suspeita de LES. Em cães na Europa, o teste de leishmaniose deve ser fortemente considerado porque essa infecção pode mimetizar o LES.

Vários critérios para o diagnóstico de LES em cães foram extrapolados da literatura em humanos. A Tabela 73.8 mostra os critérios mais aceitos e clinicamente aplicáveis. A determinação do título sérico de ANA é relativamente sensível para a confirmação do diagnóstico de LES, embora a sensibilidade relatada na literatura varie de 50 a 100% (ver Capítulo 71). A variabilidade na sensibilidade diagnóstica, provavelmente, decorre dos diversos critérios para confirmação do diagnóstico e das diferentes populações caninas testadas. Em cães com os critérios clínicos adequados para LES, a determinação de ANA é um excelente teste; no entanto, resultados falso-positivos podem ser observados em cães e gatos com outras doenças inflamatórias, infecciosas ou neoplásicas. Os ANAs são detectados em 10 a 20% dos cães com sororreatividade para *Bartonella vinsonii*, *E. canis* e *Leishmania infantum*. Cães com sororreatividade a múltiplos patógenos têm maior probabilidade de ser positivos para ANA. Um estudo recente de 120 cães submetidos a esse exame enfatizou a importância da escolha apropriada de pacientes. Nesse estudo, o título de ANA não foi um bom exame diagnóstico em cães sem qualquer grande anomalia clínica ou clinicopatológica sugestiva de LES. Apenas um dos 47 cães testados sem nenhum sinal importante de LES tinha doença imunomediada, e esse paciente era soronegativo para ANA. Dos 47 cães, 10 (21%) eram soropositivos para ANA. Em contrapartida, 13 de 16 cães com dois sinais principais compatíveis com LES tinham doença imunomediada e 10 deles apresentaram título positivo de ANA. Esses resultados enfatizam que o valor preditivo positivo de um exame diagnóstico é menor em uma população de animais com baixa prevalência da doença.

O teste LE é pouco usado clinicamente para o diagnóstico de LES devido à sensibilidade muito baixa. Vários outros anticorpos foram investigados em grupos de cães com LES, inclusive anticorpos anti-DNA nativo, anticorpos contra antígeno nuclear passível de extração e anticorpos anti-histona. Nenhum desses exames foi avaliado de modo extenso em cães e nenhum está disponível comercialmente.

Tratamento

A terapia imunossupressora para o LES começa com altas doses de prednisona/prednisolona (1 a 2 mg/kg VO a cada 12 horas). A dose é reduzida de maneira gradual conforme a remissão da doença. A indução ou a manutenção da remissão geralmente requerem a adição de outros fármacos imunossupressores adjuvantes (p. ex., azatioprina, ciclosporina, micofenolato). Há poucas informações sobre a eficácia dos protocolos terapêuticos do LES. O prognóstico de cães com a doença é reservado. As recidivas são comuns, independentemente do protocolo terapêutico, e o controle da doença requer tratamento imunossupressor prolongado e, muitas vezes, vitalício. As recidivas podem envolver diferentes sistemas orgânicos e causar outros sinais clínicos (p. ex., anemia hemolítica à primeira consulta e poliartrite à recidiva).

GLOMERULONEFRITE

Etiologia

A GN adquirida é mais comum em cães do que em gatos e provocada pela presença de imunocomplexos nas paredes dos capilares glomerulares (ver Capítulo 40). Os imunocomplexos podem ser complexos antígenos-anticorpos circulantes que são depositados ou aprisionados no glomérulo ou se formam *in situ* quando os anticorpos circulantes reagem com antígenos endógenos ou antígenos glomerulares ou não na parede do capilar glomerular. Os imunocomplexos circulantes solúveis formados quando há um leve excesso de antígeno na presença de quantidades aproximadamente iguais de antígenos e anticorpos podem se depositar nas paredes capilares, o que gera um padrão granular à imunofluorescência ou à coloração com imunoperoxidase. As doenças infecciosas e inflamatórias são causas comuns de deposição de imunocomplexos nos glomérulos (Boxe 73.6). Infelizmente, na maioria dos casos de GN, uma causa subjacente não é identificada. A formação *in situ* de imunocomplexos gera um padrão linear regular à imunofluorescência ou à coloração com imunoperoxidase. As causas da deposição *in situ* de imunocomplexos podem ser doenças autoimunes verdadeiras, caracterizadas pela presença de anticorpos contra a membrana basal dos capilares glomerulares ou de antígenos localizados na parede do capilar glomerular. Por exemplo, em cães com dirofilariose, antígenos solúveis de *Dirofilaria immitis* aderem à parede do capilar glomerular devido à interação entre carboidratos e glicoproteínas.

Qualquer que seja a causa da deposição de imunocomplexos, as consequências são semelhantes (ver Capítulo 40) e, por fim, levam à proteinúria grave, à hipertensão sistêmica, à insuficiência renal e à predisposição ao tromboembolismo.

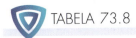

TABELA 73.8

Critérios para diagnóstico de lúpus eritematoso sistêmico.

Sinais principais	Exames diagnósticos mínimos necessários para substanciar o sinal principal	Sinais menores	Exames diagnósticos necessários para substanciar o diagnóstico
Poliartrite	Análise e cultura do fluido sinovial	Febre de origem desconhecida	Radiografias abdominais, urocultura, ausência de resposta a antibióticos
Lesões dermatológicas (consistentes com LES)	Raspado cutâneo, pele, biópsia de pele	Sinais do SNC	Tomografia computadorizada ou ressonância magnética, exame de liquor com sorologia para doenças infecciosas
GN	Razão proteína/creatinina na urina > 2; a biópsia renal ajuda, mas não é necessária	Úlcera oral	Biópsia de lesões
Polimiosite	Aumento da creatinoquinase ou biópsia muscular com demonstração de inflamação	Linfadenopatia	Aspirado de linfonodo
Anemia hemolítica	Anemia regenerativa, teste de Coombs positivo, aspirado de medula óssea se a anemia não for regenerativa, ausência de doenças infecciosas	Pericardite	Ecocardiografia
Trombocitopenia imunomediada	Aspirado de medula óssea, ausência de doenças infecciosas	Pleurite	Radiografias torácicas, toracocentese
Leucopenia imunomediada	Aspirado de medula óssea, ausência de doenças infecciosas	–	–

O diagnóstico de LES é confirmado pela presença de dois sinais principais compatíveis com a doença e o título de anticorpo antinuclear (ANA) ou teste LE positivo ou um sinal principal e dois sinais menores e ANA ou LE positivo. O diagnóstico é considerado provável se houver apenas um sinal principal ou dois sinais secundários e ANA (ou LE) positivo ou se houver dois sinais principais e ANA negativo.
A anemia hemolítica imunomediada associada à trombocitopenia imunomediada (síndrome de Evans) não é considerada um diagnóstico de LES, a menos que haja outro sinal maior ou menor. Nem todos os exames listados na tabela são necessários em todos os casos. Os exames diagnósticos específicos dependem do quadro clínico e da localização geográfica.
GN: glomerulonefrite; LE: lúpus eritematoso; LES: lúpus eritematoso sistêmico; SNC: sistema nervoso central.
Modificada de Marks SL, Henry CJ: CVT update: diagnosis and treatment of systemic lupus erythematosus. In Bonagura JD, ed.: *Kirk's current veterinary therapy XIII: small animal practice*, ed 13, Philadelphia, 2000, WB Saunders, p. 514.

Características clínicas

A principal característica da GN é a proteinúria, facilmente detectada à urinálise de rotina. Em muitos casos, a proteinúria é inicialmente identificada como um achado incidental e o animal pode não ter sinais clínicos óbvios ou apenas anomalias sutis (p. ex., perda de peso, letargia, diminuição do apetite). Em outros casos, os animais apresentam sinais clínicos de insuficiência renal (p. ex., anorexia, perda de peso, vômitos, poliúria, polidipsia) e a proteinúria é identificada no decorrer da avaliação. Na síndrome nefrótica, definida pela presença de proteinúria, hipoalbuminemia, hipercolesterolemia e edema periférico ou ascite, os sinais clínicos são mais graves e tendem a progredir com rapidez. Outros sinais clínicos em cães com GN podem estar relacionados com a hipertensão ou a hipercoagulabilidade. A hipertensão pode causar alterações na retina e cegueira, enquanto a hipercoagulabilidade pode provocar ETs.

Diagnóstico

O diagnóstico de nefropatia com perda de proteínas (NPP) é estabelecido pelo registro de proteinúria persistente que não pode ser explicada por inflamação do trato urinário inferior ou contaminação da urina por sangue. As primeiras estimativas da concentração de proteína na urina com fita reagente devem ser avaliadas à luz do sedimento urinário e da gravidade específica da urina. A gravidade da perda de proteína deve, então, ser quantificada pela determinação da razão entre proteína e creatinina, de preferência em uma amostra de urina sem inflamação ou hematúria. A razão entre proteína e creatinina acima de 0,5 é anormal; a maioria dos cães e gatos com NPP apresenta razão superior a 2. Após o registro de proteinúria persistente, outros exames são necessários para determinar a existência de evidências de disfunção tubular e investigar a presença de doenças infecciosas ou inflamatórias subjacentes que podem ser causas de GN. Os exames diagnósticos que devem ser realizados são hemograma completo, bioquímica sérica, urinálise e urocultura, aferição da pressão arterial e radiografias de tórax e abdome. A ultrassonografia dos rins auxilia a detecção de evidências de pielonefrite, nefrólitos ou outra doença renal subjacente, mas raramente revela alterações associadas à GN. O exame para diagnóstico de dirofilariose oculta deve ser realizado, assim como a sorologia para as doenças infecciosas listadas no Boxe 73.6. Exames para diagnóstico de hiperadrenocorticismo devem ser considerados em cães com achados sugestivos à anamnese e ao exame clínico. A biópsia renal deve ser considerada em caso de ausência de identificação de uma causa para a proteinúria. As amostras de tecido devem ser enviadas para exames histopatológicos de rotina, microscopia eletrônica e imunopatologia. Os objetivos da biópsia renal devem ser a confirmação da doença (tipo específico de GN, nefrite hereditária, glomeruloesclerose, amiloidose), a determinação de sua gravidade e, se possível, do prognóstico e a orientação da terapia específica.

Tratamento

O tratamento da GN imunomediada deve ser direcionado à doença subjacente (se identificada), à diminuição da perda de proteínas na urina e da probabilidade de tromboembolismo e à instituição da dieta e dos cuidados de suporte adequados. Os inibidores da enzima conversora de angiotensina (IECA) (p. ex., enalapril, 0,5 a 1 mg/kg VO a cada 12 a 24 horas) são, hoje, o tratamento mais eficaz para a proteinúria. Os bloqueadores do receptor de angiotensina (p. ex., telmisartana, 0,5 a 1 mg/kg VO a cada 24 horas) podem ser usados nos casos de proteinúria refratária à terapia tradicional com IECA. A anticoagulação é recomendada para diminuir a probabilidade de tromboembolismo em cães com GN, em especial naqueles com deficiência registrada de antitrombina (< 70%). O ácido acetilsalicílico em baixa dose (0,5 mg/kg VO a cada 24 horas) e o clopidogrel (1 a 2 mg/kg VO a cada 24 horas) podem ser benéficos devido a seus efeitos anticoagulantes. Outras medidas de suporte são o controle da hipertensão (se não controlada apenas com IECA), a restrição dietética de sódio, a instituição de uma dieta com baixo teor de proteína, proteína de alta qualidade e suplementação de ácido graxo n-3 e, se necessário, o controle de ascite e edema. O tratamento da insuficiência renal evidente também pode ser necessário. (Ver mais detalhes sobre o manejo geral da insuficiência renal no Capítulo 41.)

Em teoria, a imunossupressão deve auxiliar o tratamento da GN imunomediada idiopática; no entanto, o uso de corticosteroides pode exacerbar a proteinúria em vez de melhorá-la. Indica-se a administração de corticosteroides quando a GN é parte de uma doença imunomediada conhecida por responder a esses medicamentos, como o LES. O micofenolato é recomendado como primeira escolha no tratamento de cães com doença glomerular rapidamente progressiva com patogênese imunomediada aparente (10 mg/kg VO a cada 12 horas). A GN secundária à infecção por *Borrelia burgdorferi* também pode se beneficiar da terapia imunossupressora com micofenolato. Outras indicações para o tratamento imunossupressor ainda estão mal definidas em cães.

O monitoramento cuidadoso da resposta terapêutica, com determinação mensal da razão proteína/creatinina na urina, da bioquímica sérica (ureia, creatinina, eletrólitos, albumina) e da pressão arterial é importante para avaliar a adequação do tratamento. O prognóstico da GN varia dependendo da gravidade da doença, das características histopatológicas e da resposta ao tratamento. De modo geral, o prognóstico é reservado em animais que, a princípio, também apresentam azotemia. O resultado mostra-se melhor em cães com causas reversíveis de deposição de imunocomplexos e aqueles que respondem à dieta e a medicamentos para controle da proteinúria. (Ver mais informações sobre esse tópico no Capítulo 40.)

MIASTENIA *GRAVIS* ADQUIRIDA

A miastenia *gravis* (MG) é um distúrbio da transmissão neuromuscular causado por deficiência ou disfunção do receptor nicotínico de acetilcolina (AChR) na membrana pós-sináptica. A MG adquirida é uma doença autoimune provocada por anticorpos contra AChR que interferem na interação entre a acetilcolina e seu receptor. Os anticorpos também formam ligações cruzadas com AChR e causam a internalização do receptor. O dano mediado pelo sistema complemento à membrana pós-sináptica também contribui para o bloqueio neuromuscular. Como em outras doenças imunomediadas, a MG pode ser um distúrbio autoimune primário ou ser associada a outros distúrbios, como timoma e outras neoplasias. Além disso, hipotireoidismo e hipoadrenocorticismo, que também são doenças imunomediadas, podem ser associadas à MG. Há uma predisposição racial à MG em cães, em especial em Akitas, várias raças de Terriers e Pointers Alemães de Pelo Curto. Gatos Abissínios e Somalis também apresentam maior risco de MG em comparação com outras raças.

O quadro clínico mais comum de MG é a fraqueza generalizada, acompanhada ou não por megaesôfago. Na MG focal, em que não há sinais de fraqueza generalizada, o sinal clínico mais comum é a regurgitação por megaesôfago, mas também podem ocorrer disfagia, disfonia e disfunção dos nervos cranianos. Uma forma fulminante aguda de MG caracteriza-se por fraqueza grave, às vezes com perda dos reflexos espinais e, de modo geral, associada a megaesôfago e pneumonia por aspiração. Em gatos, os dois quadros clínicos mais comuns são fraqueza generalizada sem megaesôfago e fraqueza generalizada associada a uma massa mediastinal cranial (i. e., timoma).

 BOXE 73.6

Doenças infecciosas e inflamatórias implicadas na patogênese da glomerulonefrite em cães.

Erliquiose
Dirofilariose
Leptospirose
Borreliose
Brucelose
Endocardite
Pielonefrite
Prostatite

O diagnóstico definitivo de MG é estabelecido pela determinação do título de autoanticorpos séricos contra AChR por radioimunoensaio de imunoprecipitação. O ensaio é sensível e específico, e resultados falso-positivos são raros. A MG soronegativa é observada em apenas 2% dos cães com a doença. Ensaios específicos para cães e gatos devem ser usados. Doses imunossupressoras de corticosteroides reduzem a concentração de anticorpos e podem interferir nos exames. Como os anticorpos não são a causa da MG congênita, os resultados da sorologia são negativos. Outros exames que auxiliam o MG são a avaliação da resposta dos sinais clínicos a um anticolinesterásico de curta ação (cloreto de edrofônio [Tensilon®]) e técnicas de eletrodiagnóstico. Após a confirmação do diagnóstico de MG, outros exames são necessários para investigar a presença de distúrbios subjacentes que podem causar MG secundária ou simultânea.

A primeira linha de tratamento da MG é formada pelos inibidores anticolinesterásicos orais ou injetáveis, como a neostigmina ou a piridostigmina (Tabela 73.9). Esses fármacos prolongam a ação da acetilcolina na junção neuromuscular. A imunossupressão com glicocorticoides deve ser considerada em pacientes que não respondem bem aos inibidores anticolinesterásicos administrados de forma isolada. As vantagens dos efeitos imunossupressores dos glicocorticoides na MG são frequentemente superadas pelos efeitos adversos, como piora da fraqueza muscular e atrofia muscular. Os corticosteroides também podem ser problemáticos em animais com pneumonia por aspiração, diabetes melito e úlcera gastrintestinal; se esses medicamentos forem necessários para controle da MG, deve-se ter cuidado para evitar doses excessivas. As abordagens terapêuticas são instituir glicocorticoides na extremidade inferior da faixa imunossupressora (prednisona, 2 mg/kg/dia VO) ou em uma dose ainda mais baixa (prednisona, 0,5 mg/kg VO em dias alternados) e aumentar lentamente a dose após 2 semanas em caso de ausência de resposta satisfatória. Outros fármacos imunossupressores usados no tratamento adjuvante da MG são azatioprina, ciclosporina, leflunomida e MMF. A Tabela 73.9 mostra os esquemas terapêuticos e doses usados no manejo de rotina da MG. A timectomia deve ser considerada em cães e gatos com MG associada ao timoma; bons resultados a longo prazo foram relatados na maioria dos pacientes após a ressecção da lesão. No entanto, a MG não se resolve de modo consistente após a cirurgia e alguns gatos podem desenvolver MG pós-operatória.

A remissão espontânea da MG adquirida é comum em cães. A remissão clínica é acompanhada por uma diminuição no título de anticorpos contra AChR para a faixa de referência. A determinação repetida do título de AChR revela-se uma boa forma de identificar a remissão clínica e a possibilidade de ajustes terapêuticos. A maioria dos cães que não entra em remissão apresenta uma neoplasia subjacente. (Ver mais informações sobre esse tópico no Capítulo 66.)

FÍSTULA PERIANAL

Etiologia

A fístula perianal, também chamada "furunculose anal", é uma doença inflamatória crônica descrita em cães. Caracteriza-se pela formação de uma ou mais úlceras na circunferência do ânus. Essas úlceras causam dor significativa e podem provocar hematoquezia, tenesmo, incontinência fecal e estenose retal.

A etiologia não é totalmente compreendida, mas a maioria das evidências indica um mecanismo imunomediado. Histologicamente, os tecidos são infiltrados por linfócitos e plasmócitos (que secretam principalmente IgA e IgG), bem como eosinófilos e macrófagos. Os linfócitos desses tecidos são

TABELA 73.9

Esquemas terapêuticos e doses de medicamentos usados no manejo de rotina da miastenia *gravis* em cães e gatos.

Medicamento	Cães	Gatos
Piridostigmina	0,5 a 3 mg/kg VO a cada 8 a 12 h	0,25 a 3 mg/kg VO a cada 8 a 12 h (começar com a menor dose)
Neostigmina (usado para contornar o trato gastrintestinal na presença de regurgitação grave)	0,04 mg/kg IM a cada 6 h	0,04 mg/kg IM a cada 6 h
Prednisona	0,5 mg/kg VO a cada 48 h a 2 mg/kg/dia VO	0,5 mg/kg VO a cada 48 h a 2 mg/kg/dia VO
Azatioprina	2 mg/kg VO a cada 24 h. O tratamento pode ser diminuído para dias alternados para reduzir o risco de toxicidade	Não use em gatos
Ciclosporina	5 a 10 mg/kg a cada 12 a 24 h	3 a 5 mg/kg VO a cada 12 h
Micofenolato de mofetila	10 mg/kg VO a cada 12 h	–

IM: via intramuscular; VO: via oral.

predominantemente linfócitos T, com altas concentrações de IL-2 e fator de necrose tumoral alfa, indicando uma resposta imune mediada por células. A raça mais diagnosticada com fístulas perianais é o Pastor Alemão, conhecida por apresentar uma deficiência na imunidade mediada por células; isso indica ainda mais uma etiologia imunomediada.

Características clínicas

Pastores Alemães de meia-idade a idosos são mais acometidos por essa doença, que também foi relatada em outras raças de grande porte (p. ex., Labrador Retriever). Os principais sinais clínicos são lambedura excessiva ou automutilação da região perianal. Tenesmo, hematoquezia, disquezia e incontinência fecal também podem ser observados. A dor associada a essa doença tende a ser intensa e pode causar sinais sistêmicos, como letargia, inapetência e perda de peso.

A parte mais importante do exame físico é o exame retal, que pode requerer sedação por causa das lesões dolorosas. Uma ou mais fístulas são identificadas na região perianal, frequentemente com secreção mucopurulenta fétida. Essas fístulas devem ser limpas e avaliadas em sua extensão, que pode chegar ao lúmen retal.

De modo geral, os achados à anamnese e ao exame físico fornecem evidências suficientes para o diagnóstico de fístula perianal. Se os sinais clínicos forem diarreia ou constipação intestinal significativa ou alteração na consistência fecal, a proctoscopia e/ou a colonoscopia devem ser solicitadas para a avaliação de colite ou anomalias retais.

Tratamento

A fístula perianal era considerada uma doença cirúrgica, mas o manejo clínico tem se mostrado mais eficaz, especialmente com as evidências de um mecanismo imunomediado. A ciclosporina tem tido maior sucesso no tratamento da fístula perianal (5 a 7,5 mg/kg VO a cada 12 horas), com taxas de remissão de 60 a 100%. A administração de ciclosporina deve ser mantida até a resolução da(s) fístula(s) e, nesse ponto, pode-se considerar sua redução gradual. As fístulas perianais tendem a recidivar, em taxas de 30 a 60%, mesmo com a ciclosporina. Na literatura, até 30% dos casos requerem algum grau de imunossupressão a longo prazo. Prednisona e azatioprina também foram descritas no tratamento da fístula perianal, embora suas taxas de sucesso fossem menores que as da ciclosporina; no entanto, ambas são menos onerosas.

O tacrolimo, um imunossupressor tópico, também foi eficaz no tratamento da fístula perianal. Deve-se ter cuidado ao usá-lo, já que o tacrolimo é um imunossupressor potente e não deve ser ingerido. Além disso, seu custo pode ser proibitivo.

Os cuidados de suporte e a limpeza diária da região perianal são muito importantes no tratamento da fístula perianal. Agentes que reduzem a consistência fecal (p. ex., lactulose) e analgésicos ajudam a diminuir alguns dos sinais clínicos mais graves. As fístulas perianais têm prognóstico reservado por serem raramente curadas e apresentarem altas taxas de recidiva. O tratamento melhorou com o advento dos imunossupressores, mas ainda é prolongado e caro.

MIOSITE IMUNOMEDIADA

MIOSITE MASTIGATÓRIA

A miosite mastigatória é uma miosite focal que acomete os músculos da mastigação (temporal, masseter, digástrico). Os músculos mastigatórios contêm um tipo de fibra muscular único (tipo 2M) que difere histopatológica, imunológica e bioquimicamente dos tipos de fibras na musculatura dos membros. Anticorpos contra esse tipo único de fibra muscular são observados em mais de 80% dos cães com miosite mastigatória. O principal antígeno reconhecido pelos anticorpos é a proteína C ligante de miosina mastigatória, localizada perto da superfície celular nas fibras musculares mastigatórias, o que talvez a torne acessível como imunógeno.

A miosite mastigatória é a forma mais comum de miosite em cães; não foi relatada em gatos. Os cães jovens de porte grande são super-representados e não há predisposição racial ou sexual, embora uma síndrome de miosite mastigatória de início juvenil tenha sido relatada em Cavalier King Charles Spaniels. Os sinais clínicos são incapacidade de abrir a boca (trismo), aumento de volume e/ou dor dos músculos mastigatórios e atrofia muscular grave. Alguns cães apresentam uma fase aguda com predominância de aumento de volume e dor muscular. Se não for tratada, essa fase aguda progride para uma fase crônica caracterizada por atrofia muscular grave e trismo. A fase aguda não é reconhecida em muitos cães, e os primeiros sinais clínicos são atrofia muscular grave e trismo. Em casos graves, as mandíbulas só podem ser separadas por alguns centímetros e o animal não consegue comer ou beber. Os cães com doença menos grave podem usar a língua para lamber líquidos ou alimentos pastosos. Outros sinais clínicos são febre, depressão, perda de peso, disfagia, disfonia e exoftalmia por edema dos músculos pterigoides.

O diagnóstico da miosite mastigatória é feito com base nos sinais clínicos característicos e na presença de anticorpos contra as fibras do tipo 2M. Esse teste é positivo em mais de 80% dos casos e tem uma especificidade próxima de 100%. A biópsia muscular determinar o grau de fibrose e a probabilidade de retorno à função normal com o tratamento. Além disso, confirma o diagnóstico em cães com sorologia negativa. A histopatologia revela infiltração multifocal com linfócitos, histiócitos e macrófagos, com ou sem eosinófilos. Pode haver atrofia moderada a grave das fibras musculares, fibrose e, às vezes, perda completa das fibras musculares com substituição por tecido conjuntivo. Outros exames adjuvantes que podem ser úteis são a determinação da concentração de creatinoquinase, que está aumentada em alguns, mas não em todos os cães com miosite mastigatória, e as técnicas eletrodiagnósticas, que possibilitam a identificação dos músculos mais acometidos. Os achados eletrodiagnósticos típicos são a presença de potenciais de fibrilação e ondas agudas positivas.

O tratamento da miosite mastigatória é feito com doses imunossupressoras de corticosteroides (prednisona, 2 a 4 mg/kg VO a cada 24 horas). Sob nenhuma circunstância force a abertura das mandíbulas, o que pode causar fratura ou luxação da articulação temporomandibular. Assim que os sinais clínicos forem resolvidos, a dose de corticosteroides deve ser gradualmente reduzida ao longo de vários meses. A atividade e a progressão da doença devem ser monitoradas pelos sinais clínicos (em especial amplitude de movimento) e pela concentração de creatinoquinase (se elevada a princípio). O tratamento prolongado com prednisona ou outro imunossupressor, como a azatioprina, é necessário em cães com recidiva à redução gradual da dose de prednisona. A redução muito rápida da prednisona aumenta a chance de recidiva. O objetivo do tratamento é a normalização da função muscular e da qualidade de vida. Em muitos casos, principalmente na presença de alterações fibróticas graves, a atrofia muscular persiste e é exacerbada pelos glicocorticoides. O prognóstico de retorno à função mostra-se bom na maioria dos casos. (Ver mais informações sobre esse tópico no Capítulo 67.)

POLIMIOSITE

A polimiosite caracteriza-se por infiltração multifocal ou difusa do músculo esquelético por linfócitos e sorologia negativa para doenças infecciosas. Embora a maioria dos casos seja autoimune primárias, a miosite paraneoplásica imunomediada pode estar associada a doenças malignas, como linfoma (sobretudo em Boxers), carcinoma broncogênico, leucemia mieloide, carcinomas tonsilares em cães e timoma em gatos. O antígeno estimulador específico não é conhecido, embora se acredite que o mecanismo de lesão seja mediado por linfócitos T citotóxicos (hipersensibilidade tardia [tipo IV]).

A polimiosite é incomum em cães e rara em gatos. A doença mostra-se mais comum em cães jovens de porte grande; e Boxers, Terra Novas e Vizslas estão super-representados. Os sinais clínicos são fraqueza generalizada que piora com exercícios e marcha rígida característica. A ventriflexão cervical pode ser observada, especialmente em gatos. A maioria dos animais apresenta dor à palpação dos músculos acometidos, principalmente os grupos musculares proximais. Disfagia, atrofia muscular generalizada, disfonia, atrofia da língua e febre também podem ser observados. O megaesôfago foi relatado em 15% dos casos. Alguns cães com polimiosite também apresentam sinais de miosite mastigatória, e cães são positivos para anticorpos contra fibras do tipo 2M. A polimiosite também pode ser associada ao LES e à síndrome da poliartrite/miosite canina.

O diagnóstico de polimiosite baseia-se em sinais clínicos característicos, presença de alta concentração de creatinoquinase (mais comumente maior na polimiosite do que na miosite mastigatória), anomalias em exames eletrofisiológicos condizentes com miosite, sorologia para causas infecciosas de miosite (Boxe 73.7) e biópsia muscular. É importante descartar causas infecciosas de miosite em cães com polimiosite (ver Boxe 73.7). As biópsias musculares em cães com polimiosite apresentam alterações semelhantes às descritas na miosite mastigatória; entretanto, a presença de eosinófilos em cães com polimiosite aumenta o índice de suspeita de uma causa infecciosa. Alguns cães, principalmente Boxers, foram diagnosticados com polimiosite e, meses depois, linfoma. Os possíveis motivos para essa associação são síndrome paraneoplásica, transformação maligna de linfócitos ou diagnóstico incorreto de polimiosite. Uma avaliação completa para diagnóstico de neoplasia deve ser realizada em cães com polimiosite, em especial quando há linfadenopatia.

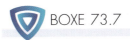

BOXE 73.7

Causas infecciosas de polimiosite em cães.

Toxoplasma gondii
Neospora caninum
Borrelia burgdorferi
Miosite por clostrídios
Ehrlichia canis
Rickettsia rickettsii
Hepatozoon americanum
Leishmania infantum
Leptospirose (icterohaemorrhagiae)

O tratamento da polimiosite assemelha-se ao da miosite mastigatória. O prognóstico de retorno à função é bom na maioria dos casos. (Ver mais informações sobre esse tópico no Capítulo 67.)

DERMATOMIOSITE

A dermatomiosite consiste em uma doença imunomediada incomum que afeta a pele, a musculatura esquelética e a vasculatura de Collies e Pastores de Shetland. O distúrbio é herdado em padrão autossômico dominante, e acredita-se que seja causado pela deposição de imunocomplexos, embora o antígeno alvo não seja conhecido.

Na dermatomiosite, as lesões cutâneas desenvolvem-se entre 2 e 4 meses de idade; os sinais de miosite surgem depois. O músculo temporal é o mais acometido, e os sinais clínicos são disfagia e atrofia muscular. Os sinais mais graves podem incluir megaesôfago e polimiosite generalizada com atrofia muscular difusa, especialmente dos músculos apendiculares distais. O diagnóstico da dermatomiosite baseia-se nos achados clássicos (idade, raça, sinais cutâneos). De modo geral, a atividade de creatinoquinase é pouco aumentada. O diagnóstico definitivo fundamenta-se em biópsia de pele e músculo.

O tratamento da dermatomiosite consiste em cuidado sintomático das lesões cutâneas e imunossupressão. O protocolo de corticoterapia assemelha-se ao usado na polimiosite, mas o tratamento deve ser prolongado e as recidivas são comuns. Outras recomendações são evitar a exposição à luz solar, castrar os cães acometidos e fazer suplementação de vitamina E. A pentoxifilina também demonstrou ser benéfica em cães acometidos (ver Capítulo 72). O prognóstico depende da gravidade, sendo bom em casos brandos e ruim em pacientes com doença grave. (Ver mais informações sobre dermatomiosite no Capítulo 67.)

Leitura sugerida

Balog K, et al. Comparison of the effect of human intravenous immunoglobulin versus vincristine on platelet recovery time in dogs with severe idiopathic immune-mediated thrombocytopenia. *J Vet Intern Med.* 2011;25:1503.

Bexfield NH, et al. Management of myasthenia gravis using cyclosporine in two dogs. *J Vet Intern Med.* 2006;20:1487.

Bianco D, et al. A prospective randomized double blinded placebo-controlled study of human intravenous immunoglobulin for the acute management of presumptive primary immune-mediated thrombocytopenia in dogs. *J Vet Int Med.* 2009;23:1071.

Brown CD, et al. Evaluation of clinicopathologic features, response to treatment, and risk factors associated with idiopathic neutropenia in dogs: 11 cases (1990-2002). *J Am Vet Med Assoc.* 2006;229:87.

Carr AP, et al. Prognostic factors for mortality and thromboembolism in canine immune-mediated hemolytic anemia: a retrospective study of 72 dogs. *J Vet Intern Med.* 2002;16:504.

Chabanne L, et al. Canine systemic lupus erythematosus: part I, clinical and biologic aspects. *Compendium (small animal/exotics).* 1999a;21:135.

Chabanne L, et al. Canine systemic lupus erythematosus: part II, diagnosis and treatment. *Compendium (small animal/exotics).* 1999b;21:402.

Clements DN, et al. Type I immune-mediated polyarthritis in dogs: 39 cases (1997-2002). *J Am Vet Med Assoc.* 2004;224:1323.

Colopy SA, et al. Efficacy of leflunomide for treatment of immune-mediated polyarthritis in dogs: 14 cases (2006-2008). *J Am Vet Med Assoc.* 2010;236(3):312.

Cooper SA, et al. Clinical data, clinicopathologic findings and outcome in dogs with amegakaryocytic thrombocytopenia and primary immune-mediated thrombocytopenia. *J Small Anim Pract.* 2016;57(3):142.

Cummings FO, et al. Treatment of presumptive primary immune-mediated thrombocytopenia with mycophenolate mofetil versus cyclosporine in dogs. *J Small Anim Pract.* 2017;58(2):96.

Davis B, et al. Mutation in beta-tubulin correlates with macrothrombocytopenia in cavalier king charles spaniels. *J Vet Intern Med.* 2008;22:540.

Devine L, et al. Presumed primary immune-mediated neutropenia in 35 dogs: a retrospective study. *J Small Anim Pract.* 2017;58(6):307–313.

Dewey CW, et al. Mycophenolate mofetil treatment in dogs with serologically diagnosed acquired myasthenia gravis: 27 cases (1999-2008). *J Am Vet Med Assoc.* 2010;236:664.

Dircks BH, et al. Underlying diseases and clinicopathologic variables of thrombocytopenic dogs with and without platelet-bound antibodies detected by use of a flow cytometric assay: 83 cases (2004-2006). *J Am Vet Med Assoc.* 2009;235:960.

Dudley A, et al. Cyclooxygenase expression and platelet function in healthy dogs receiving low-dose aspirin. *J Vet Intern Med.* 2013;27(1):141–149.

Duval DJ, et al. Vaccine associated immune-mediated hemolytic anemia in the dog. *J Vet Intern Med.* 1996;10:290.

Evans J, et al. Canine inflammatory myopathies: a clinicopathologic review of 200 cases. *J Vet Intern Med.* 2004;18:679.

Gilmour MA, et al. Masticatory myopathy in the dog: a retrospective study of 18 cases. *J Am Anim Hosp Assoc.* 1992;28:300.

Giudice E, et al. Effect of desmopressin on immune-mediated haemorrhagic disorders due to canine monocytic ehrlichiosis: a preliminary study. *J Vet Pharmacol Therap.* 2010;33:610.

Goggs R, et al. Concurrent immune-mediated haemolytic anaemia and severe thrombocytopenia in 21 dogs. *Vet Rec.* 2008;163:323.

Goggs R, et al. Predicting outcome in dogs with primary immune-mediated hemolytic anemia: results of a multicenter case registry. *J Vet Intern Med.* 2015;29(6):1603.

Grauer GF. Canine glomerulonephritis: new thoughts on proteinuria and treatment. *J Small Anim Pract.* 2005;46:469.

Harkin KR, et al. Erythrocyte-bound immunoglobulin isotypes in dogs with immune-mediated hemolytic anemia: 54 cases (2001-2010). *J Am Vet Med Assoc.* 2012;241(2):227.

Helmond SE, et al. Treatment of immune-mediated haemolytic anemia with individually adjusted heparin dosing in dogs. *J Vet Intern Med.* 2010;24:597.

Huang AA, et al. Idiopathic immune-mediated thrombocytopenia and recent vaccination in dogs. *J Vet Intern Med.* 2012;26:142.

Husbands B, et al. Prednisone and cyclosporine versus prednisone alone for treatment of canine immune mediated hemolytic anemia (IMHA). *J Vet Intern Med.* 2004;18:389.

Kennedy LJ, et al. Association of a common dog leucocyte antigen class II haplotype with canine primary immune-mediated haemolytic anemia. *Tissue Antigens.* 2006;68(6):502.

King LG, et al. Acute fulminating myasthenia in five dogs. *J Am Vet Med Assoc.* 1998;212:830.

Kohn B, et al. Primary immune-mediated hemolytic anemia in 19 cats: diagnosis, therapy, and outcome (1998-2004). *J Vet Intern Med.* 2006;20:159.

Lachowicz JL, et al. Acquired amegakaryocytic thrombocytopenia — four cases and a literature review. *J Small Anim Pract.* 2004;45:507.

Marks SL, Henry CJ. CVT update: diagnosis and treatment of systemic lupus erythematosus. In: Bonagura JD, ed. *Kirk's current veterinary therapy XIII: small animal practice.* 13th ed. Philadelphia: WB Saunders; 2000:514.

McManus PM, et al. Correlation between leukocytosis and necropsy findings in dogs with immune-mediated hemolytic anemia: 34 cases (1994-1999). *J Am Vet Med Assoc.* 2001;218:1308.

Mellett AM, et al. A prospective study of clopidogrel therapy in dogs with primary immune-mediated hemolytic anemia. *J Vet Intern Med.* 2011;25(1):71.

Miller MD, et al. Diagnostic use of cytologic examination of bone marrow from dogs with thrombocytopenia: 58 cases (1994-2004). *J Am Vet Med Assoc.* 2007;231:1540.

Miller SA, et al. Case control study of blood type, breed, sex, and bacteremia in dogs with immune-mediated hemolytic anemia. *J Am Vet Med Assoc.* 2004;224:232.

Neravanda D, et al. Lymphoma associated polymyositis in dogs. *J Vet Intern Med.* 2009;23:1293.

Ohno K, et al. C-reactive protein concentration in canine idiopathic polyarthritis. *J Vet Med Sci.* 2006;68(12):1275.

O'Marra SK, et al. Treatment and predictors of outcome in dogs with immune mediated thrombocytopenia. *J Am Vet Med Assoc.* 2011;238:346.

Orcutt ES, et al. Immune-mediated haemolytic anemia and severe thrombocytopenia in dogs: 12 cases (2001-2008). *Vet Emerg Crit Care.* 2010;20:338.

Piek CJ, et al. Lack of evidence of a beneficial effect of azathioprine in dogs treated with prednisolone for idiopathic immune-mediated haemolytic anemia (a retrospective cohort study). *Vet Res.* 2011;7:15.

Podell M. Inflammatory myopathies. *Vet Clin North Am Small Anim Pract.* 2002;32:147.

Putsche JC, et al. Primary immune-mediated thrombocytopenia in 30 dogs (1997-2003). *J Am Anim Hosp Assoc.* 2008;44:250.

Rhoades AC, et al. Comparison of the efficacy of prednisone and cyclosporine for treatment of dogs with primary immune-mediated polyarthritis. *J Am Vet Med Assoc.* 2016;248(4):395.

Rondeau MP, et al. Suppurative non-septic polyarthropathy in dogs. *J Vet Intern Med.* 2005;19:654.

Rozanski EA, et al. Comparison of platelet count recovery with use of vincristine and prednisone or prednisone alone for treatment for severe immune-mediated thrombocytopenia in dogs. *J Am Vet Med Assoc.* 2002;220:477.

Scott-Moncrieff JC, et al. Hemostatic abnormalities in dogs with primary immune-mediated hemolytic anemia. *J Am Anim Hosp Assoc.* 2001;37:220.

Shelton DG, et al. Risk factors for acquired myasthenia gravis in dogs: 1,154 cases (1991-1995). *J Am Vet Med Assoc.* 1997;211:11428.

Shelton GD. Myasthenia gravis and disorders of neuromuscular transmission. *Vet Clin North Am Small Anim Pract.* 2002;32:189.

Shelton GD, et al. Risk factors for acquired myasthenia gravis in cats: 105 cases (1986-1998). J Am Vet Med Assoc. 2000;216:55.

Smee NM, et al. Measurement of serum antinuclear antibody titer in dogs with and without systemic lupus erythematosus: 120 cases (1997-2005). J Am Vet Med Assoc. 2007;230:1180.

Smith BE, et al. Antinuclear antibodies can be detected in dog sera reactive to Bartonella vinsonii subsp. Berkhoffii, Ehrlichia canis, or Leishmania infantum antigens. J Vet Intern Med. 2004;18:47.

Stokol T, et al. Pure red cell aplasia in cats: 9 cases (1989-1997). J Am Vet Med Assoc. 1999;214:75.

Stokol T, et al. Idiopathic pure red cell aplasia and non-regenerative immune-mediated anemia in dogs: 43 cases (1998-1999). J Am Vet Med Assoc. 2000;216:1429.

Swann JW, et al. Characterisation of the immunophenotype of dogs with primary immune-mediated hemolytic anemia. PLoS ONE. 2016;11(12).

Wang A, et al. Treatment of canine idiopathic immune-mediated haemolytic anaemia with mycophenolate mofetil and glucocorticoids: 30 cases (2007-2011). J Small Anim Pract. 2013;54(8):399.

Webb AA, et al. Steroid responsive meningitis-arteritis in dogs with noninfectious nonerosive idiopathic immune-mediated polyarthritis. J Vet Intern Med. 2002;16:269.

Weinkle TK, et al. Evaluation of prognostic factors, survival rates, and treatment protocols for immune-mediated hemolytic anemia in dogs: 151 cases (1993-2002). J Am Vet Med Assoc. 2005; 226:1869.

Weiss DJ. Primary pure red cell aplasia in dogs: 13 cases (1996-2000). J Am Vet Med Assoc. 2002;221:93.

Weiss DJ. Evaluation of antineutrophil IgG antibodies in persistently neutropenic dogs. J Vet Intern Med. 2007;21:440.

Whelan M, et al. Use of human immunoglobulin in addition to glucocorticoids for the initial treatment of dogs with immune mediated hemolytic anemia. J Vet Emerg Crit Care. 2009;19:158.

Wondratschek C, et al. Primary immune-mediated thrombocytopenia in cats. J Am Anim Hosp Assoc. 2010;46:12.

Wu X, et al. Autoantibodies in canine masticatory muscle myositis recognize a novel myosin binding protein C family member. J Immunol. 2007;179:4939.

Fármacos usados no tratamento de doenças imunomediadas em cães e gatos e orientações gerais de administração.

Nome genérico (nome comercial)	Objetivo	Dose recomendada Cão	Dose recomendada Gato
Ácido acetilsalicílico	Prevenção de complicações tromboembólicas de AHIM ou NPP	0,5 mg/kg VO a cada 24 h	NA
Azatioprina (Imuran®)	Imunossupressão	A princípio, 2 mg/kg/dia. A dose pode ser diminuída até a administração em dias alternados para reduzir o risco de toxicidade	Não recomendada
Clorambucila (Leukeran®)	Imunossupressão	A princípio, 0,1 a 0,2 mg/kg VO a cada 24 h; a seguir, diminua para a cada 2 dias assim que observar uma resposta	A princípio, 0,1 a 0,2 mg/kg VO a cada 24 h; a seguir, a cada 24 a 72 h
Clopidogrel (Plavix®)	Prevenção de complicações tromboembólicas de AHIM ou NPP	1 a 2 mg/kg VO a cada 24 h	1 a 2 mg/kg VO a cada 24 h, ou 18,75 mg/gato VO a cada 24 h
Ciclosporina (Atopica®, Neoral®)	Imunossupressão	5 a 10 mg/kg VO a cada 12 a 24 h Recomenda-se o uso apenas de Atopica® devido a problemas com a biodisponibilidade de outros produtos Doses menores, de 1 a 2,5 mg/kg a cada 12 h, em conjunto com cetoconazol	3 a 5 mg/kg VO a cada 12 h Recomenda-se o uso apenas de Atopica® devido a problemas com a biodisponibilidade de outros produtos
Dexametasona	Imunossupressão	0,25 a 0,5 mg/kg VO a cada 24 h	0,25 a 1 mg/kg VO a cada 24 h
Enalapril (Enacard®)	Tratamento da proteinúria	0,5 a 1 mg/kg a cada 12 a 24 h	NA
Famotidina (Pepcid®)	Tratamento e prevenção de úlcera gástrica	0,5 mg/kg VO, IM, SC a cada 12 a 24 h	0,5 mg/kg VO, IM, SC a cada 12 a 24 h

(continua)

Fármacos usados no tratamento de doenças imunomediadas em cães e gatos e orientações gerais de administração. (*Continuação*)

Nome genérico (nome comercial)	Objetivo	Dose recomendada Cão	Dose recomendada Gato
Heparina (não fracionada)	Anticoagulação	200 a 300 U a cada 6 h como dose inicial. Ajuste com base em TTPa ou atividade anti-Xa	NA
hIVIG	Imunossupressão	0,25 a 1,5 g/kg em infusão IV ao longo de 6 a 12 h (apenas uma dose)	NA
Leflunomida (Arava®)	Imunossupressão	2 a 4 mg/kg VO a cada 24 h	NA
Micofenolato de mofetila (CellCept®)	Imunossupressão	10 mg/kg a cada 12 h	10 mg/kg a cada 12 h
Neostigmina (Prostigmina®)	Inibidor de anticolinesterase	0,04 mg/kg IM a cada 6 h	0,04 mg/kg IM a cada 6 h
Omeprazol (Prilosec®)	Tratamento e prevenção de úlcera gástrica	0,5 a 1 mg/kg VO a cada 12 a 24 h	0,5 a 1 mg/kg VO a cada 12 a 24 h
Pentoxifilina	Imunomodulação	10 a 15 mg/kg VO a cada 8 h	NA
Prednisona/prednisolona	Imunossupressão	2 a 4 mg/kg/dia VO	2 a 8 mg/kg/dia VO
Piridostigmina (Mestinon®)	Inibidor de anticolinesterase	0,5 a 3 mg/kg VO a cada 8 a 12 h	0,25 a 3 mg/kg VO a cada 8 a 12 h (começar com a dose menor)
Sucralfato (Carafate®)	Prevenção de gastrite induzida por fármacos	0,5 a 1 g VO a cada 6 a 12 h	0,25 a 0,5 g VO a cada 8 a 12 h
Vincristina (Oncovin®)	Aumento do número de plaquetas na TPI	0,02 mg/kg IV em dose única para tratamento de TPI	NA

AHIM: anemia hemolítica imunomediada; hIVIG: imunoglobulina intravenosa humana; IM: via intramuscular; IV: via intravenosa; NA: não aplicável; NPP: nefropatia com perda de proteínas; TPI: trombocitopenia imunomediada; TTPa: tempo de tromboplastina parcial ativada; VO: via oral.

PARTE 12 ■ Oncologia
C. Guillermo Couto

CAPÍTULO 74
Citologia

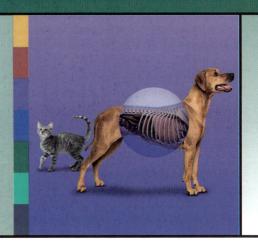

CONSIDERAÇÕES GERAIS

A avaliação de uma amostra citológica obtida por punção aspirativa com agulha fina (PAAF) em pequenos animais com suspeita de lesões neoplásicas fornece informações que podem ser usadas para estabelecer o diagnóstico definitivo, evitando a necessidade imediata de biópsia cirúrgica. Nos hospitais dos autores deste livro, quase todas as massas ou órgãos com aumento de volume são avaliados citologicamente antes da biópsia cirúrgica, pois os riscos e custos da PAAF são muito menores do que aqueles associados à biópsia cirúrgica. O diagnóstico citológico definitivo geralmente possibilita a instituição do tratamento específico (como quimioterapia em um paciente com linfoma multicêntrico) e poupa o paciente de uma biópsia cirúrgica.

Em um estudo de 269 amostras citológicas de cães, gatos, equinos e outras espécies animais, o diagnóstico citológico concordou por completo com o diagnóstico histopatológico em cerca de 40% dos casos e concordou de forma parcial em 18% dos casos; a concordância completa variou de 33 a 66%, dependendo da lesão e da localização, e foi maior nas lesões cutâneas/subcutâneas e nas lesões neoplásicas (Cohen et al., 2003). Curiosamente, na experiência deste autor, os diagnósticos citológicos e histopatológicos concordam em mais de 70% dos casos. Durante a avaliação de uma amostra citológica, o profissional com experiência no procedimento beneficia-se do viés da anamnese e do exame físico no processamento cognitivo das informações. A certeza de que um cão tem linfoma multicêntrico (com base na anamnese e no exame físico), por exemplo, facilita a interpretação do espécime.

As técnicas citológicas de diagnóstico clinicamente aplicáveis são resumidas neste capítulo, com ênfase na coleta de amostras e em sua interpretação superficial. Embora alguns profissionais possam obter informações diagnósticas suficientes, um patologista clínico veterinário experiente sempre deve avaliar a amostra citológica antes de tomar qualquer decisão terapêutica ou prognóstica.

PUNÇÃO ASPIRATIVA COM AGULHA FINA

Na PAAF, obtém-se uma única suspensão celular com uma agulha de calibre pequeno (i. e., calibres 23 a 25, 0,60 a 0,45 mm) de comprimento apropriado para o órgão ou massa; essa agulha pode ser acoplada a uma seringa plástica seca e estéril de 6, 12 ou 20 mℓ, mas, de modo geral, isso não é necessário. Determina-se o tamanho da seringa conforme o conforto do profissional. Embora a técnica ainda seja chamada "PAAF", na maioria dos casos, não há aspiração com a seringa (ver mais adiante). Os tecidos facilmente acessíveis por essa técnica são pele e subcutâneo, linfonodos profundos e superficiais, baço, fígado, rins, pulmões, tireoide, próstata e massas intracavitárias (p. ex., massa mediastinal).

Não há a necessidade de preparo local estéril para a coleta de amostras de massas superficiais. No entanto, a tricotomia e o preparo cirúrgico estéril devem sempre ser realizados para aspiração de órgãos ou massas em cavidades corpóreas. Após a identificação da massa ou órgão por palpação ou radiografia, isole-o manualmente, se possível; o isolamento manual não é necessário durante a realização de PAAFs guiadas por ultrassonografia, tomografia computadorizada (TC) ou fluoroscopia. Uma agulha, sozinha ou acoplada a uma seringa, é então introduzida na massa ou no órgão; ao usar apenas a agulha, reinsira-a no tecido/massa várias vezes; essa técnica é chamada "pica-pau", devido ao movimento repetido de puncionamento. Isso possibilita a retirada de pequenas amostras, que ficam completamente contidas dentro da agulha. Após a obtenção da amostra, enche-se uma seringa descartável limpa com ar e acopla-se à agulha. A amostra é, então, cuidadosamente expelida nas lâminas, conforme descrito mais adiante neste capítulo. Ao usar agulha acoplada à seringa, a sucção é feita três ou quatro vezes. Se possível, pelo tamanho da massa ou da lesão, redireciona-se a agulha duas ou três vezes e repete-se o procedimento. Antes de retirar a agulha e a seringa, libere a sucção para evitar a aspiração de sangue, que contaminaria a amostra, ou de ar, que impossibilitaria a recuperação da amostra do corpo da seringa. Retire a agulha, puxe o êmbolo da seringa, recoloque a agulha e expila a amostra em uma lâmina de vidro. É importante que isso seja feito com delicadeza; encher toda a seringa com ar e expelir a amostra de forma abrupta provoca sua "aerossolização". Nesse caso, cada gota seca instantaneamente ao tocar a lâmina de vidro; as células não se espalham e são difíceis de identificar. Em vez disso, exerça uma pequena pressão no êmbolo da seringa até o aparecimento de uma gota minúscula na ponta da agulha; em seguida, toque a lâmina de vidro e faça os esfregaços imediatamente. Na maioria dos casos, não há material visível na seringa, mas a quantidade de células presentes dentro da agulha é suficiente para obter quatro a oito esfregaços de boa qualidade.

Raramente, as células tumorais são transplantadas ao longo do trato da agulha. Isso é mais comum em cães com carcinomas de células de transição da bexiga ou da próstata, mas também foi registrado em cães com adenocarcinomas pulmonares, intestinais e prostáticos primários. Portanto, em cães com massa vesical apical passível de ressecção, não faça PAAFs percutâneas, mas, sim, punção aspirativa com cateter transuretral guiada por ultrassonografia.

Amostras de massas ulceradas superficiais podem ser facilmente coletadas por raspado superficial com uma lâmina de bisturi estéril, abaixador de língua de madeira ou gaze. Para fazer os esfregaços, toque a lesão ulcerada com uma lâmina de vidro (ver próxima seção *Esfregaços por impressão*) ou raspe mais a superfície com um abaixador de língua e transfira o material obtido para a lâmina. Esfregaços feitos com duas lâminas de vidro são preferíveis aos preparados com lâmina e lamínula. Os esfregaços devem secar ao ar e ser corados com qualquer uma das técnicas descritas na próxima seção.

ESFREGAÇOS POR IMPRESSÃO

Esfregaços por impressão de espécimes cirúrgicos ou lesões abertas são comumente usados. Ao fazer esfregaços de impressão de espécimes cirúrgicos, esfregue cuidadosamente o tecido em uma gaze ou uma toalha de papel para remover sangue ou detritos e, em seguida, segure-o delicadamente com uma pinça por uma das extremidades. As amostras de esfregaços de impressão de lesões endoscópicas gastrintestinais ou da bexiga devem ser, se possível, orientadas de modo a utilizar o aspecto profundo da lesão; isto evita amostras não diagnósticas obtidas pela aplicação da superfície (i. e., do epitélio) nas lâminas de vidro. Para impressões de toque, encoste delicadamente a amostra de tecido na lâmina de vidro. Duas ou três filas de impressões são feitas ao longo da lâmina e, depois, coradas. É aconselhável enviar outra amostra de tecido para avaliação histopatológica. *Importante:* não faça os esfregaços perto do frasco de formalina, já que os vapores causam danos irreversíveis às células.

COLORAÇÃO DE AMOSTRAS CITOLÓGICAS

Várias técnicas de coloração são usadas em consultório, inclusive a coloração rápida de Romanowsky (p. ex., Diff-Quik; vários fabricantes) e o novo azul de metileno (NMB). A maioria dos laboratórios comerciais usa as colorações de Romanowsky, como Wright ou Giemsa.

Essas técnicas de coloração têm algumas diferenças. As colorações de Romanowsky são um pouco mais demoradas e produzem detalhes celulares melhores, mas pior contraste entre o núcleo e o citoplasma. Além disso, os esfregaços podem ser arquivados de maneira permanente. O BNM, em contrapartida, é uma coloração rápida (o esfregaço é corado literalmente em segundos), mas não é permanente, o que significa que as lâminas não podem ser guardadas para consulta; além disso, os detalhes celulares não são tão nítidos como nos esfregaços corados com Romanowsky. Além disso, como o DNA e o RNA nucleares se coram extremamente bem com essa técnica, a maioria das células parece ser maligna. Em nossa clínica, usamos a coloração Diff-Quik de forma rotineira. A principal diferença entre as colorações hematológicas rápidas (p. ex., Diff-Quik) e as colorações de Giemsa ou Wright-Giemsa é que as primeiras não coram uma pequena parte dos grânulos dos mastócitos caninos (MCTs). Sugeriu-se que a ausência de coloração dos grânulos de MCT com Diff-Quik se devia à fixação relativamente curta recomendada pelo fabricante e que o aumento do tempo (p. ex., minutos) levaria à coloração dos grânulos. Um estudo revelou que uma fixação mais longa não melhora a coloração dos grânulos dos mastócitos (Jackson et al., 2013). Além disso, as colorações hematológicas rápidas não coram os grânulos de alguns linfócitos granulares grandes (LGLs) ou eosinófilos de Greyhounds, outros Galgos e alguns Golden Retrievers.

INTERPRETAÇÃO DE AMOSTRAS CITOLÓGICAS

Embora o clínico deva tentar avaliar as amostras citológicas com proficiência, um patologista clínico veterinário experiente deve sempre fazer o diagnóstico citológico final. As diretrizes para a interpretação citológica são descritas a seguir. Como regra geral, as amostras citológicas são classificadas em uma de seis categorias: tecido normal, hiperplasia/displasia (difícil de diagnosticar), inflamação, neoplasia, lesões císticas (com fluido de vários tipos) ou infiltrado celular misto. O último costuma ser um tumor maligno acompanhado por inflamação (p. ex., carcinoma de células escamosas com inflamação neutrofílica) ou um tecido hiperplásico secundário à inflamação crônica (p. ex., cistite crônica com hiperplasia/displasia epitelial). A citologia das lesões císticas não é discutida neste capítulo.

TECIDOS NORMAIS
Tecidos epiteliais

A maioria das células epiteliais, em especial aquelas do epitélio glandular ou secretor, tende a se unir (por terem desmossomos), formando aglomerados ou lâminas. As células são facilmente identificáveis e são redondas ou poligonais; tanto o núcleo quanto o citoplasma são bem diferenciados (i. e., o núcleo é pequeno e apresenta cromatina bem condensada). A maioria das células nos esfregaços corados com Romanowsky tem citoplasma azul e núcleos redondos a ovais.

Tecidos mesenquimatosos

As células de tecidos mesenquimatosos (p. ex., fibroblastos, fibrócitos, condroblastos) são difíceis de obter com PAAF de rotina ou raspados por serem geralmente rodeadas por matriz intercelular. As células mesenquimatosas são tipicamente fusiformes, poligonais ou ovais e têm núcleos irregulares; os limites citoplasmáticos são indistintos e aglomerados de células mostram-se raros.

Tecidos hematopoéticos

Uma descrição morfológica detalhada das células na circulação sanguínea está além do escopo deste capítulo. Resumidamente, no entanto, a maioria das células dos órgãos hemolinfáticos é redonda (sem tendência a agrupamento) e tem citoplasma azul em esfregaços corados com Romanowsky e núcleo de tamanho variável. A maioria dos núcleos é arredondada ou reniforme. Tecidos como a medula óssea têm células em diferentes estágios de desenvolvimento (de blastos a células circulantes bem diferenciadas).

PROCESSOS HIPERPLÁSICOS

A hiperplasia geralmente causa aumento de volume de órgãos glandulares e estruturas linfoides. As características citológicas da hiperplasia epitelial e linfoide são diferentes; a hiperplasia linfoide é discutida mais adiante neste capítulo. À citologia, o reconhecimento das alterações hiperplásicas epiteliais pode ser difícil por mimetizarem tecidos normais ou neoplásicos (i. e., as características morfológicas estão entre as dos tecidos normais e neoplásicos). Deve-se ter cuidado ao avaliar amostras de órgãos como próstatas com aumento de volume ou bexigas espessadas, pois o alto grau de hiperplasia e displasia tende a sugerir malignidade; a abundância de células inflamatórias sugere que as mudanças se devem à irritação crônica (i. e., hiperplasia).

PROCESSOS INFLAMATÓRIOS

A maioria das reações inflamatórias caracteriza-se citologicamente pela presença de células inflamatórias e detritos no esfregaço. O tipo de célula presente depende do agente etiológico (p. ex., neutrófilos em infecções piogênicas, eosinófilos em reações parasitárias ou alérgicas) e da duração do processo inflamatório (os processos agudos caracterizam-se pela predominância de granulócitos, enquanto macrófagos e linfócitos predominam em processos crônicos). *Cuidado*: a inflamação crônica tende a provocar hiperplasia de fibroblastos e angioblastos, que podem mimetizar um tumor mesenquimatoso maligno (sarcoma) (Figura 74.1). Os seguintes patógenos são bastante identificados em amostras citológicas: *Histoplasma, Blastomyces, Sporothrix, Cryptococcus, Coccidioides, Aspergillus/Penicillium, Toxoplasma, Leishmania, Mycobacterium*, outras riquétsias e bactérias, além de *Demodex* (Figura 74.2).

CÉLULAS MALIGNAS

As células que compõem a maioria dos órgãos e tecidos normais (com exceção dos precursores da medula óssea) são bem diferenciadas; em sua maioria, têm tamanho e forma semelhantes, razão normal entre núcleo e citoplasma (N:C), núcleos de condensada e sem nucléolos e citoplasma com

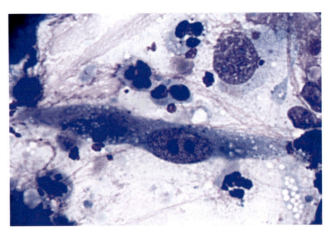

Figura 74.1 Fotomicrografia de punção aspirativa com agulha fina de uma reação vacinal em cão mestiço castrado de 2 anos; observe a célula fusiforme com características citológicas de malignidade (provavelmente um fibroblasto) (× 1.000).

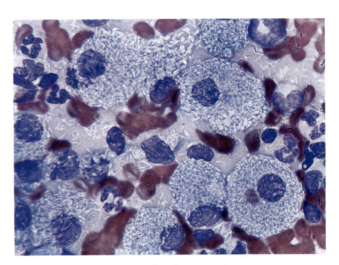

Figura 74.2 Fotomicrografia de uma punção aspirativa com agulha fina do baço de um Schnauzer de 2 anos com tuberculose. As inclusões não coradas em formato de bastonete nos macrófagos são *Mycobacterium avium* (× 1.000).

características de diferenciação (p. ex., formação de queratina no epitélio escamoso).

As células malignas têm uma ou mais das seguintes características (Boxe 74.1): alta razão N:C (i. e., núcleo maior e citoplasma menor); cromatina em padrão fino; nucléolos (geralmente múltiplos); anisocariose (células com núcleos de tamanhos diferentes); moldagem nuclear (o núcleo de uma célula multinucleada é comprimido por um núcleo vizinho); homogeneidade morfológica (todas as células são semelhantes); pleomorfismo (células em diferentes estágios de desenvolvimento); vacuolização (sobretudo em tumores epiteliais malignos); anisocitose (células de tamanhos diferentes); células gigantes multinucleadas; e, às vezes, atividade fagocítica. Outra característica da malignidade é a heterotopia (a presença de um determinado tipo de célula onde não se encontra anatomicamente). Números relevantes de células epiteliais, por exemplo, podem ser observados em um linfonodo apenas em decorrência da metástase de um carcinoma. Além disso, as

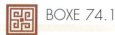

BOXE 74.1

Características citológicas de neoplasias malignas.

Núcleos grandes
Cromatina em padrão fino
Um ou mais nucléolos
Anisocariose
Moldagem nuclear
Monomorfismo
Pleomorfismo
Anisocitose
Vacuolização citoplasmática
Basofilia citoplasmática
Células gigantes multinucleadas
Fagocitose
Heterotopia

células malignas tendem a ser morfologicamente diferentes da população de células progenitoras (ver Boxe 74.1). Com base nas características citológicas predominantes, as doenças malignas podem ser classificadas como carcinomas (epiteliais), sarcomas (mesenquimatosas) ou tumores de células redondas (ou discretas) (Figura 74.3).

Carcinomas

A maioria dos carcinomas é composta de células redondas ou poligonais que tendem a aderir, formando aglomerados ou grandes lâminas. De modo geral, seus citoplasmas são de um azul profundo e, na maioria dos adenocarcinomas, a vacuolização mostra-se evidente. O reconhecimento dos limites citoplasmáticos é difícil, e as células se assemelham a uma massa de protoplasma, e não uma lâmina de células individuais. Em carcinomas de células escamosas, as células parecem individualizadas, podem ser irregulares ou poligonais, ter citoplasma azul profundo (com franja eosinofílica ocasional) e grandes vacúolos; células neoplásicas em carcinomas de células escamosas frequentemente exibem leucofagia. Os núcleos em adenocarcinomas e carcinomas de células escamosas são grandes, com cromatina de padrão fino e nucléolos evidentes (Figura 74.4).

Sarcomas

As características citológicas dos sarcomas variam de acordo com o tipo histológico. Como regra geral, os sarcomas não esfoliam bem; no entanto, hemangiopericitomas e outros sarcomas de células fusiformes esfoliam tão bem que a primeira impressão à avaliação do esfregaço pode ser de carcinoma (i. e., as células parecem estar em grupos) (Figura 74.5). A maioria dos tumores mesenquimatosos tem células fusiformes, poligonais, poliédricas ou ovais, com citoplasma azul-avermelhado a azul-escuro e núcleos de formato irregular. A maioria das células é individualizada, embora possa haver aglomeração (principalmente em esfregaços por impressão ou amostra coletada com agulha calibrosa). As células da maioria dos sarcomas tendem a formar "caudas", e os núcleos projetam-se do citoplasma (Figura 74.6). A presença de células fusiformes ou poligonais com citoplasma azul-acinzentado vacuolado é altamente sugestiva de hemangiossarcoma (Figura 74.7). A matriz intercelular (p. ex., osteoide, condroide) é às vezes observada em osteossarcomas (OSAs) e condrossarcomas (CSAs), respectivamente. Nesses dois tipos de tumor, as células tendem a ser redondas ou ovoides. Em nossas clínicas, a abordagem preferida a lesões ósseas líticas é a PAAF (ver Capítulo 81); a probabilidade de obter um diagnóstico definitivo é maior do que com uma biópsia óssea, com custo significativamente menor e mínimo desconforto para o paciente. Células gigantes multinucleadas são comuns em alguns sarcomas felinos.

Como já discutido, como as células do sarcoma não esfoliam bem, os resultados da punção aspirativa podem ser

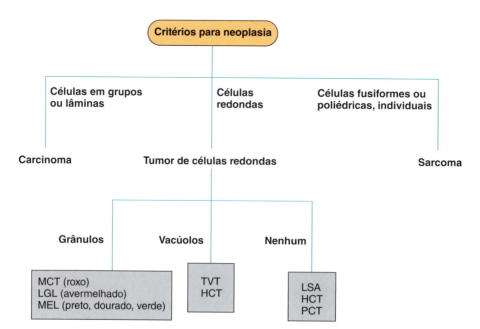

Figura 74.3 Fluxograma para diagnóstico citológico de tumores em cães e gatos. HCT: histiocitoma; LGL: linfócitos granulares grandes; LSA: linfoma; MCT: mastocitoma; MEL: melanoma; PCT: plasmocitoma; TVT: tumor venéreo transmissível.

falso-negativos. Portanto, em uma massa com suspeita clínica de sarcoma e achados negativos à PAAF, uma amostra de biópsia por fragmento (*core*) da massa deve ser obtida.

Tumores de células redondas (discretas)

Os tumores compostos de uma população homogênea de células redondas (ou discretas) são chamados "tumores de células *redondas*" (RCTs). Esses tumores são comuns em cães e gatos e são linfoma (LSA), histiocitoma (HCT), MCT, tumor venéreo transmissível (TVT), plasmocitoma (PCT) e melanoma maligno (MM). Conforme já discutido, como OSAs e CSAs podem ser compostos de células redondas, são incluídos nesta categoria. Os RCTs são facilmente diagnosticados à citologia; a presença ou a ausência de grânulos citoplasmáticos ou vacúolos e a localização do núcleo auxiliam sua classificação (ver Figura 74.3).

As células de MCTs (Figura 74.8), LGL LSAs (Figura 74.9) e MMs (Figura 74.10) geralmente têm grânulos citoplasmáticos. Células de tumores neuroendócrinos (como carcinomas da tireoide) também podem ter grânulos. Às colorações hematológicas, os grânulos são roxos nos MCTs; vermelhos em LGL LSAs; e pretos, verdes, marrons ou amarelos em MMs. Linfomas (Figura 74.11), HCTs (Figura 74.12), PCTs e TVTs não têm grânulos citoplasmáticos. As células de OSA ocasionalmente têm grânulos citoplasmáticos pequenos a grandes de cor rosada (osteoide) (ver Figura 81.6). Vacúolos citoplasmáticos são comuns em TVTs e HCTs.

Resumidamente, os LSAs de células grandes caracterizam-se por uma população monomórfica de células redondas individuais pouco diferenciadas com núcleos grandes, cromatina de padrão grosseiro e um ou dois nucléolos; algumas células

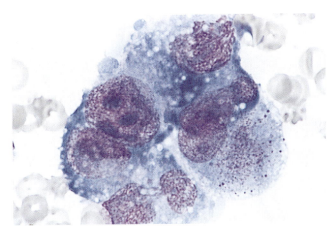

Figura 74.4 A fotomicrografia do fluido pleural de uma Setter Irlandesa idosa mostra um agrupamento de células bem basofílicas, com citoplasma vacuolado, anisocitose, anisocariose e nucléolos proeminentes. O diagnóstico citológico foi carcinomatose (i. e., adenocarcinoma metastático de origem desconhecida) (× 1.000).

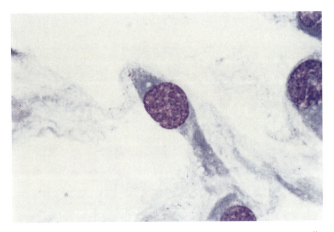

Figura 74.6 Fotomicrografia de punção aspirativa com agulha fina de uma massa subcutânea firme e lobulada em um cão idoso. As células são fusiformes, possuem "caudas" e não se associam a outras células. Os núcleos parecem se projetar do citoplasma (× 1.000). O diagnóstico citológico é sarcoma de células fusiformes. Os achados histopatológicos levaram ao diagnóstico de fibrossarcoma.

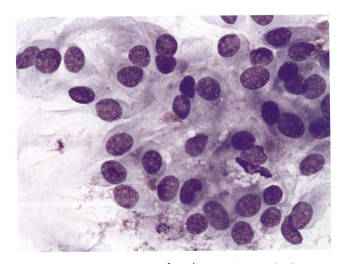

Figura 74.5 Fotomicrografia de punção aspirativa com agulha fina de uma massa subcutânea firme e lobulada de um cão idoso. As células parecem estar em grupos, mas uma inspeção mais detalhada revela um agregado de células fusiformes condizente com sarcoma de células fusiformes. O diagnóstico clínico foi hemangiopericitoma (× 500).

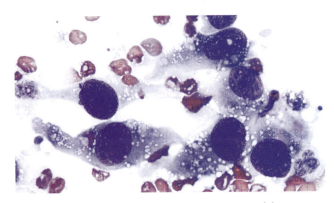

Figura 74.7 Fotomicrografia de um dos vários nódulos cutâneos roxos em um cão com hemangiossarcoma esplênico primário. As células poligonais a fusiformes com citoplasma azul-acinzentado e vacúolos são características de hemangiossarcoma (as lesões eram metástases do tumor primário) (× 1.000). (Cortesia do Dr. S. M. Nguyen.)

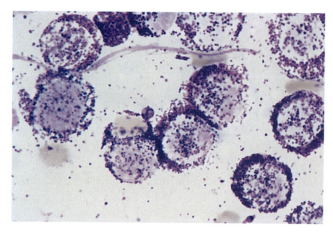

Figura 74.8 Fotomicrografia de uma punção aspirativa com agulha fina de uma massa subcutânea em um Boxer idoso com múltiplas massas dermoepidérmicas e subcutâneas e linfadenopatia multifocal acentuada. Observe a população monomórfica de células redondas com grânulos roxos. O diagnóstico citológico foi mastocitoma (× 1.000).

podem apresentar vacúolos (ver Figura 74.11). O reconhecimento citológico de linfomas de células pequenas e intermediárias pode ser difícil porque a população neoplásica pode se assemelhar a linfócitos normais. As células nos HCTs são semelhantes às dos linfomas, à exceção da cromatina de padrão fino e, em vez de grosseiro, citoplasma mais abundante e maior frequência de vacúolos (ver Figura 74.12). Como a inflamação é um componente importante dos HCTs, as células inflamatórias (i. e., neutrófilos, linfócitos) são comuns nesses tumores. Os MCTs são distintos porque o citoplasma das células neoplásicas contém grânulos roxos (metacromáticos), que podem ser numerosos a ponto de obscurecerem as características nucleares. Eosinófilos também são uma característica comum nesses tumores. Grânulos de mastócitos podem estar ausentes em tumores pouco diferenciados ou corados com Diff-Quik (Figura 74.13).

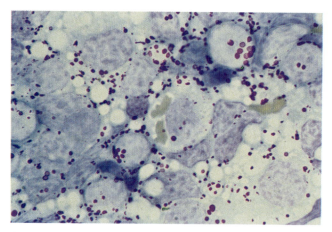

Figura 74.9 Fotomicrografia de um esfregaço por impressão de um linfonodo mesentérico em um gato idoso com vômitos e diarreia. Observe as grandes células redondas com grandes grânulos citoplasmáticos vermelhos. O diagnóstico foi linfoma de linfócitos granulares grandes (× 1.000).

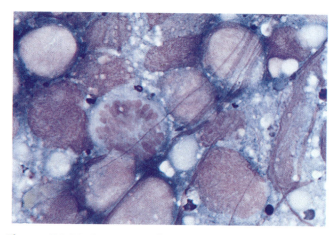

Figura 74.11 Fotomicrografia de uma punção aspirativa com agulha fina do rim de um Boxer de meia-idade com renomegalia bilateral. Observe a população monomórfica de células redondas, com núcleos grandes, nucléolos proeminentes e sem grânulos citoplasmáticos ou vacúolos. Há uma figura mitótica no centro. O diagnóstico citológico foi linfoma (× 1.000).

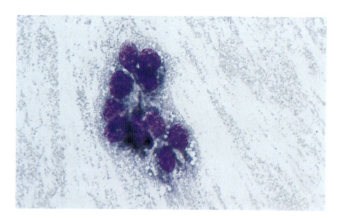

Figura 74.10 Fotomicrografia de uma punção aspirativa com agulha fina de uma massa na cavidade oral de Schnauzer de 10 anos. Observe os grânulos finos e escuros no citoplasma. O diagnóstico foi melanoma (× 400).

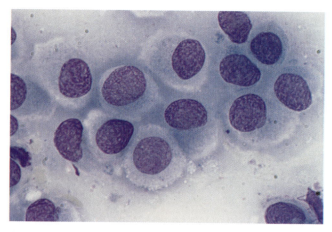

Figura 74.12 Fotomicrografia de uma punção aspirativa com agulha fina de uma pequena massa dermoepidérmica redonda na cabeça de um cão de 1 ano. Observe as grandes células redondas com citoplasma claro abundante e padrão de cromatina fino. O diagnóstico foi histiocitoma (× 1.000).

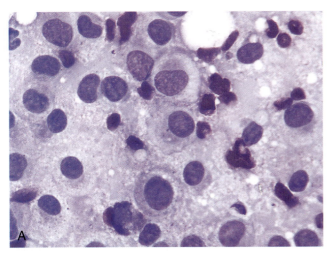

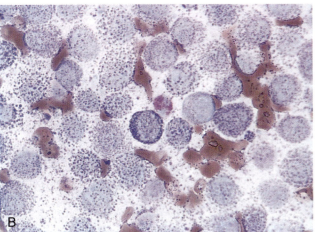

Figura 74.13 Fotomicrografia de uma punção aspirativa com agulha fina de massa dermoepidérmica em um Shar-Pei. A coloração Diff-Quik (**A**) não revela grânulos citoplasmáticos; a contracoloração da mesma lâmina com Wright-Giemsa (**B**) revela grânulos citoplasmáticos típicos de mastócitos. O diagnóstico foi mastocitoma (× 1.000).

LINFONODOS

A avaliação citológica dos aspirados dos linfonodos é comumente realizada. Em nossas clínicas, obtém-se um diagnóstico citológico em cerca de 90% dos cães e 60 a 70% dos gatos com linfadenopatia. Em caso de achados citológicos inconclusivos, o linfonodo com aumento de volume deve ser excisado cirurgicamente e submetido à avaliação histopatológica.

Ao avaliar amostras citológicas preparadas a partir de punções aspirativas ou esfregaços por impressão de linfonodos, lembre-se de que esses órgãos reagem a diversos estímulos seguindo um padrão distinto. De modo geral, há quatro padrões citológicos: linfonodo normal, linfadenopatia reativa ou hiperplásica, linfadenite e neoplasia.

Linfonodo normal

As amostras citológicas de linfonodos normais são compostas, principalmente (70 a 90%), de pequenos linfócitos; portanto, são monomórficas. Essas células têm cerca de 7 a 10 μm de diâmetro (1 a 1,5 vez o diâmetro de uma hemácia e menores que um neutrófilo) e apresentam cromatina em padrão denso e nenhum nucléolo. As células restantes são macrófagos, linfoblastos, plasmócitos e outras células do sistema imune.

Linfadenopatia reativa ou hiperplásica

Os tecidos linfoides que reagem a diferentes estímulos antigênicos (p. ex., bacterianos, fúngicos, neoplásicos) são citologicamente semelhantes, já que a população celular é uma mistura de linfócitos pequenos, intermediários e grandes, linfoblastos, plasmócitos e macrófagos (Figura 74.14). Além disso, outros tipos celulares podem ser observados, dependendo do agente específico (p. ex., eosinófilos em reações parasitárias ou alérgicas). A primeira impressão à avaliação citológica de um linfonodo reativo ou hiperplásico é a de uma população celular heterogênea. A presença de células em diferentes estágios de desenvolvimento indica que o tecido linfoide está passando por expansão policlonal (i. e., resposta a múltiplos antígenos). De modo geral, os linfonodos reativos de gatos não têm plasmócitos, mas apresentam um grande número de linfoblastos; assim, sua diferenciação de linfomas pode ser difícil.

Linfadenite

Os processos inflamatórios que afetam os linfonodos produzem alterações citológicas semelhantes às observadas na linfadenopatia reativa, embora haja uma profusão de células inflamatórias vindas do sangue (p. ex., neutrófilos em infecções supurativas) e alterações degenerativas (p. ex., picnose, cariorrexe) na maioria das linhagens celulares. Agentes etiológicos podem ser visualizados.

Neoplasia

As células neoplásicas podem ser observadas em um linfonodo devido à disseminação linfática ou vascular (i. e., metástase de um tumor primário com drenagem linfática para o linfonodo) ou como um processo primário os afeta (i. e., linfomas). As características citológicas das lesões metastáticas em linfonodos consistem em padrão reativo e presença de células neoplásicas; nas lesões metastáticas avançadas, é difícil identificar células linfoides normais devido à perda da arquitetura do

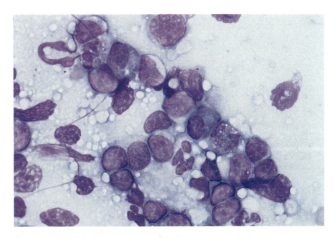

Figura 74.14 Fotomicrografia de uma punção aspirativa com agulha fina de um linfonodo reativo em um cão. Observe a população heterogênea de células linfoides (pequenas, médias e grandes), plasmócitos e macrófagos (× 1.000).

linfonodo causada pelo tumor. A morfologia das células metastáticas depende do tipo de tumor primário. Como já discutido, os linfomas caracterizam-se por uma população monomórfica de células linfoides grandes e imaturas; de modo geral, essas células são grandes e têm razão N:C anormalmente baixa, cromatina grosseira e nucléolos evidentes. Além disso, o diagnóstico citológico de linfomas de células pequenas é difícil.

Tomada de decisão na avaliação citológica de linfonodo

De nossa perspectiva, a abordagem mais fácil para a classificação citológica de um linfonodo começa com a determinação se a população de células é homogênea (i. e., > 70% de células assemelhadas) ou heterogênea. Se a população for homogênea, é um linfonodo normal (i. e., as células são linfócitos normais) ou neoplásico (linfoma ou metástase). Se for heterogêneo, é reativo, inflamatório ou neoplásico em estágio inicial.

Leitura sugerida

Baker R, et al. *Color atlas of cytology of the dog and cat*. St Louis: Mosby; 2000.

Ballegeer EA, et al. Correlation of ultrasonographic appearance of lesions and cytologic and histologic diagnoses in splenic aspirates from dogs and cats: 32 cases (2002-2005). *J Am Vet Med Assoc*. 2007;230:690.

Barton CL. Cytologic diagnosis of cutaneous neoplasia: an algorithmic approach. *Compend Contin Educ*. 1987;9:20.

Bertazzolo W, et al. Canine angiosarcoma: cytologic, histologic, and immunohistochemical correlations. *Vet Clin Pathol*. 2005;34:28.

Bonfanti U, et al. Diagnostic value of cytologic examination of gastrointestinal tract tumors in dogs and cats: 83 cases (2001-2004). *J Am Vet Med Assoc*. 2006;229:1130.

Cohen M, et al. Evaluation of sensitivity and specificity of cytologic examination: 269 cases (1999-2000). *J Am Vet Med Assoc*. 2003;222:964.

Cowell RL, et al. *Diagnostic cytology and hematology of the dog and cat*. 3rd ed. St Louis: Elsevier; 2007.

Ghisleni G, et al. Correlation between fine-needle aspiration cytology and histopathology in the evaluation of cutaneous and subcutaneous masses from dogs and cats. *Vet Clin Pathol*. 2006;35:24.

Grimes JA, et al. Agreement between cytology and histopathology for regional lymph node metastasis in dogs with melanocytic neoplasms. *Vet Pathol*. 2017;54:579.

Jackson D, et al. Evaluation of fixation time using Diff-Quik for staining of canine mast cell tumor aspirates. *Vet Clin Pathol*. 2013;42:99.

Mills JN. Lymph node cytology. *Vet Clin North Am*. 1989;19:697.

Millward L. Cytology from Fine-Needle Aspirates. Veterinary Team Brief. October: 27; 2017.

Morrison WB, et al. Advantages and disadvantages of cytology and histopathology for the diagnosis of cancer. *Semin Vet Med Surg*. 1993;8:222.

Powe JR, et al. Evaluation of the cytologic diagnosis of canine prostatic disorders. *Vet Clin Pathol*. 2004;33:150.

Radin MJ, et al. *Interpretation of canine and feline cytology*. Wilmington, Del: Gloyd Group; 2001.

Raskin RE, et al. *Atlas of canine and feline cytology*. Philadelphia: WB Saunders; 2001.

Sharkey LC, et al. Maximizing the diagnostic value of cytology in small animal practice. *Vet Clin N Am Small Anim Pract*. 2007;37:351.

Stockhaus C, et al. A multistep approach in the cytologic evaluation of liver biopsy samples of dogs with hepatic diseases. *Vet Pathol*. 2004;41:461.

Vignoli M, et al. Computed tomography-guided fine-needle aspiration and tissue-core biopsy of bone lesions in small animals. *Vet Radiol Ultrasound*. 2004;45:125.

Wang KY, et al. Accuracy of ultrasound-guided fine-needle aspiration of the liver and cytologic findings in dogs and cats: 97 cases (1990-2000). *J Am Vet Med Assoc*. 2004;224:71.

Wellman ML. The cytologic diagnosis of neoplasia. *Vet Clin N Am*. 1990;20:919.

CAPÍTULO 75

Princípios do Tratamento do Câncer

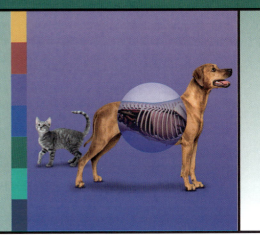

CONSIDERAÇÕES GERAIS

O câncer continua a ser a principal causa de morte em cães e, talvez, gatos. Em algumas raças de cães, inclusive Golden Retrievers e Greyhounds de corrida aposentados, 60% das mortes decorrem de câncer. Durante anos, diversas modalidades terapêuticas foram usadas em cães e gatos com câncer (Boxe 75.1). No entanto, até duas ou três décadas atrás, a cirurgia continuou a ser a base do tratamento do câncer em animais de estimação. Hoje, as doenças malignas metastáticas ou não passíveis de ressecção podem ser tratadas com vários graus de sucesso com algumas das modalidades listadas no Boxe 75.1.

Ao avaliar um animal com câncer, lembre-se de que, na maioria dos casos, seus tutores optam pelo tratamento. Embora a eutanásia ainda seja uma escolha razoável em alguns pequenos animais com câncer, todo o possível deve ser feito para investigar as opções terapêuticas. Mais de 60% dos pacientes humanos com câncer têm expectativa de vida de, pelo menos, 5 anos e uma parte considerável deles, inclusive aqueles com linfoma de alto grau, algumas leucemias agudas e alguns carcinomas e sarcomas, é curada. Embora não existam números semelhantes para cães e gatos com câncer, na clínica do autor deste conteúdo a proporção de pacientes com câncer acompanhados por 2 a 5 anos está aumentando.

Uma grande diferença filosófica no tratamento do câncer em humanos e animais de estimação é o conceito de cura, que, mesmo sendo uma meta louvável em seres humanos, o preço pago em termos de toxicidade (e financeiro) dificilmente justifica essa abordagem em animais de estimação. Na clínica deste autor, a qualidade de vida (QV) direciona os tratamentos de escolha (ver mais adiante).

Um ou mais dos tratamentos listados no Boxe 75.1 podem ser recomendados, dependendo do tipo de tumor, do comportamento biológico e do estágio clínico. No entanto, além dos fatores relacionados com o tumor, muitos outros influenciam a seleção do tratamento ideal para um animal com câncer. Isso inclui fatores relacionados com o paciente, a família e o tratamento.

FATORES RELACIONADOS COM O PACIENTE

É importante lembrar que o melhor tratamento para um determinado tumor não constitui necessariamente o melhor tratamento para um determinado paciente ou o melhor tratamento do ponto de vista da família. O principal fator relacionado com o paciente é a saúde geral do animal e sua atividade ou seu desempenho (Tabela 75.1). Um gato ou um cão com grande diminuição da atividade e sinais constitutivos graves (i. e., baixo desempenho), por exemplo, podem não ser bons candidatos para a quimioterapia agressiva ou os episódios anestésicos repetidos necessários para a radioterapia com feixe externo. A idade por si só não é um fator a ser considerado ao discutir o tratamento do câncer com o tutor; este autor acredita que "a idade não é uma doença". Por exemplo, um cão de 14 anos com excelente saúde é um candidato melhor para a quimioterapia ou a radioterapia do que um cão de 9 anos com doença renal crônica ou insuficiência cardíaca congestiva descompensada. Os fatores relacionados com o paciente devem ser tratados antes da instituição da terapia antitumoral específica (p. ex., correção de azotemia, melhora do estado nutricional com alimentação enteral).

 BOXE 75.1

Opções para tratamento de animais com câncer.

Cirurgia
Radioterapia
Quimioterapia tradicional
Quimioterapia metronômica
Terapia molecular direcionada
Imunoterapia (modificadores de resposta biológica)
Hipertermia
Crioterapia
Fototerapia
Fotoquimioterapia
Eletroquimioterapia
Termoquimioterapia
Não convencional (alternativa)

TABELA 75.1

Pontuação de desempenho modificada de Karnovsky para cães e gatos.

Grau	Atividade/desempenho
0 – Normal	Totalmente ativo, como antes da doença
1 – Restrito	Atividade restrita com relação a antes da doença, mas aceitável como animal de estimação
2 – Comprometido	Grave restrição da atividade; anda apenas para se alimentar, mas defeca e urina em áreas aceitáveis
3 – Incapacitado	Completamente incapacitado; deve ser alimentado à força; incapaz de urinar e defecar apenas em áreas aceitáveis
4 – Morto	–

Modificada de Beveridge IB, Sobin LH: International histological classification of tumors of domestic animals, *Bull World Health Organ* 53:145, 1976.

FATORES RELACIONADOS COM A FAMÍLIA

Os fatores relacionados com a família são importantes na determinação do tratamento de animais de estimação com câncer. Todos os veterinários estão cientes da influência do vínculo entre o tutor e seu animal; esse vínculo é tão importante que muitas vezes determina a abordagem terapêutica em um determinado paciente. Por exemplo, os tutores podem ficar tão apreensivos com o fato de seu cão com linfoma ser submetido à quimioterapia que recusam tal tratamento. Assim, o tratamento ideal é negado a esse paciente.

Na experiência deste autor, os tutores de animais de estimação devem ser separados da equipe médica. Ao receberem tarefas para fazer em casa, como medir o tumor para monitorar a resposta ao tratamento, aferir diariamente a temperatura do paciente e monitorar seu desempenho, assumem a responsabilidade pelo destino do animal e, portanto, são bastante cooperativos. Esteja sempre à disposição para responder às perguntas dos tutores e orientá-los em tempos difíceis. Sempre deve ser discutido todas as possíveis opções terapêuticas com o tutor, enfatizando os prós e os contras de cada uma (p. ex., efeitos benéficos e adversos do tratamento A em comparação com B, em comparação com C e em comparação com nenhum tratamento). O autor deste conteúdo também explica claramente o que vai (ou deveria) acontecer durante o tratamento do animal, inclusive os possíveis efeitos adversos, apresentando diferentes cenários (o melhor e o pior). Ao fazer isso, você geralmente cultiva expectativas realistas por parte do tutor e assegura que a interação com ele seja tranquila e sem intercorrências. Conforme discutido em parágrafos posteriores, a opção de eutanásia também pode ser abordada nesse momento, seja de modo imediato, seja em caso de insucesso terapêutico.

Outro fator importante relacionado com o tutor é o financeiro. De modo geral, o tratamento de um cão ou gato com câncer disseminado ou metastático é relativamente caro. No entanto, é o tutor quem deve determinar se esse tratamento é de fato muito caro. É relativamente comum um tutor gastar de US$ 5.000 a US$ 10.000 com cirurgia, radioterapia ou quimioterapia para um cão ou gato. Em contrapartida, um procedimento cirúrgico ortopédico comum (p. ex., osteotomia de nivelamento do platô tibial) custa de US$ 2.500 a US$ 4.000. Portanto, todas as opções de tratamento devem ser descritas e oferecidas à família do animal, independentemente do custo. Às vezes, as famílias gastam o que a maioria das pessoas considera quantias exorbitantes para tratamento de seu animal com câncer ou outras doenças. Como explicam vários tutores, é um membro da família – e o dinheiro é seu.

FATORES RELACIONADOS COM O TRATAMENTO

Vários fatores importantes relacionados com o tratamento antitumoral devem ser considerados, a começar pela indicação específica. Cirurgia e radioterapia são tratamentos que visam erradicar um tumor localmente invasivo com baixo potencial metastático (e, talvez, curar o paciente), embora possam ser usadas de maneira paliativa em cães ou gatos com doença extensa (volumosa) ou metastática. Em contrapartida, a quimioterapia não costuma constituir um tratamento curativo, embora frequentemente seja paliativa em diversos tumores avançados. A imunoterapia (o uso de modificadores de resposta biológica) também constitui uma abordagem adjuvante ou paliativa (i. e., raramente cura os tumores quando usada de forma isolada). A recente terapia molecular direcionada tem como objetivo bloquear vias específicas presentes em células neoplásicas, mas não em células normais. De modo geral, é melhor usar um tratamento agressivo logo após a detecção do tumor (quando as chances de erradicação de todas as células tumorais são maiores), em vez de esperar até que o tumor esteja em um estágio avançado (i. e., "tratar grande quando a doença for pequena"). A remoção de "apenas" 99% das células tumorais não leva à cura.

Em alguns casos, as maiores taxas de sucesso são obtidas com a combinação de duas ou mais modalidades de tratamento. A combinação de cirurgia e quimioterapia, por exemplo, prolongou significativamente a sobrevida livre de doença em cães com osteossarcoma do esqueleto apendicular (4 meses apenas com cirurgia em comparação a 12 a 18 meses com cirurgia e quimioterapia).

As complicações e os efeitos adversos de diferentes tratamentos também devem ser considerados. As complicações da quimioterapia são abordadas no Capítulo 77. Conforme discutido a seguir, a QV do paciente deve ser mantida (ou melhorada) durante o tratamento do câncer. Na clínica do autor deste conteúdo, esta é a prioridade em cães ou gatos em tratamento contra o câncer. O lema dos autores deste capítulo é "O paciente deve se sentir melhor com o tratamento do que com a doença".

O tratamento do câncer pode ser paliativo ou curativo. Devido à atual escassez de informações sobre tipos específicos de tumor e tratamentos, essas duas abordagens às vezes se sobrepõem (i. e., o tratamento inicialmente considerado paliativo pode levar à cura ou vice-versa). Conforme já discutido, todo o possível deve ser feito para erradicar todas as células cancerosas do corpo (i. e., obter a cura) logo após o diagnóstico, se "o preço for justo" (i. e., o custo e a toxicidade não forem excessivos e a QV do paciente for boa). Isso significa agir imediatamente, em vez de esperar para ver. Com poucas exceções, os tumores malignos não regridem de maneira espontânea. Em outras palavras, ao atrasar o tratamento de um paciente com tumor maligno confirmado, o clínico apenas aumenta a probabilidade de disseminação local ou sistêmica, o que diminui a probabilidade de cura. Como já abordado, a cirurgia e a radioterapia podem ser curativas, enquanto a químio e a imunoterapia costumam ser paliativas.

Se a cura não for possível, os dois principais objetivos do tratamento são a indução da remissão e, ao mesmo tempo, o alcance de uma boa QV. O termo *remissão* refere-se ao encolhimento do tumor. Ao analisar os efeitos da terapia de forma objetiva, meça o tumor e avalie a resposta de acordo com os critérios mostrados no Boxe 75.2. Recentemente, oncologistas veterinários adotaram os RECIST (critérios de avaliação de resposta em tumores sólidos), comumente usados em seres humanos (Eisenhauer et al., 2009), e os adaptaram para linfomas (Vail et al., 2010).

Uma abordagem mais recente que pode se tornar mais comum com a geração de dados é o novo tratamento com baixa dose (quimioterapia metronômica) para "manter o tumor sob controle" com preservação da QV do paciente. A maioria dos pacientes com câncer não apresenta sintomas à primeira consulta; portanto, manter o tumor como está enquanto se preserva a QV é uma opção viável (e atraente) em pacientes idosos. A quimioterapia metronômica é discutida em detalhes no Capítulo 76.

A questão da QV é importante na oncologia de pequenos animais (ver parágrafos anteriores). Em uma pesquisa sobre QV com tutores de animais submetidos à quimioterapia por apresentarem tumores malignos metastáticos ou não passíveis de ressecção realizada na clínica do autor deste conteúdo, mais de 80% responderam que a QV de seus animais de estimação foi mantida ou melhorou durante o tratamento. Se uma boa QV não puder ser mantida (i. e., se houver deterioração do paciente), o tratamento deve ser modificado ou interrompido. Há várias ferramentas para a avaliação da QV em animais de estimação com câncer (Lynch et al., 2011).

Os tratamentos paliativos são aceitáveis em pequenos animais com câncer e por seus tutores. A quimioterapia raramente leva à cura da maioria dos tumores, mas pode dar a um cão ou um gato (e sua família) uma sobrevida prolongada e de boa qualidade. Embora esses pacientes acabem morrendo por causas relacionadas com o tumor, os tutores geralmente ficam satisfeitos por ter um animal assintomático por um longo período. Outro exemplo comum frequentemente esquecido é a cirurgia paliativa (p. ex., em cães ou gatos com carcinomas mamários ulcerados e pequenas metástases pulmonares, muitas vezes recomenda-se a eutanásia devido à drenagem da

BOXE 75.2

Critérios usados para avaliação da resposta do tumor ao tratamento em animais de estimação com linfoma.

Resposta completa (RC):
- Lesões-alvos: desaparecimento de todas as evidências de doença. Todos os linfonodos devem ser de tamanho não patológico segundo a opinião do(s) avaliador(es)
- Lesões não alvos: qualquer linfonodo patológico deve ser considerado como retornado ao tamanho normal segundo a opinião do(s) avaliador(es) e nenhum novo sítio de doença deve ser observado. O baço e o fígado devem ser considerados dentro dos limites normais pelo(s) avaliador(es)

Resposta parcial (RP):
- Lesões-alvos: diminuição de pelo menos 30% na soma média do DM das lesões-alvos tomando como referência a média da soma dos DMs basais
- Lesões não alvos: não aplicável*

Doença progressiva (DP):
- Lesões-alvos: um aumento de, pelo menos, 20% na média da soma de DMs tomando como referência a menor média da soma de DMs basais ou durante o acompanhamento (isso inclui a média da soma de DMs basais se for a menor do estudo). O DM de, pelo menos, uma das lesões alvos deve demonstrar um aumento absoluto de, no mínimo, 5 mm em comparação com seu nadir para definição de DP. Nas lesões-alvos menores que 10 mm no nadir, deve haver um aumento no DM de qualquer lesão-alvo única previamente identificada para 15 mm ou mais
- Lesões não alvos: progressão inequívoca de lesões não alvos existentes segundo a opinião do avaliador (*Observação:* o aparecimento de uma ou mais novas lesões também é considerado progressão.)

Doença estável (DE):
- Lesões-alvos: sem diminuição suficiente para classificação como RP ou aumento suficiente para identificação de DP
- Lesões não alvos: não aplicável*

DM: diâmetro maior.
Essa é uma modificação de RECIST (Eisenhauer et al., 2009) e pode ser aplicada a animais de estimação com tumores sólidos.
Modificado de Vail DM et al.: Response evaluation criteria for peripheral nodal lymphoma in dogs (v1.0) – a Veterinary Cooperative Oncology Group (VCOG) consensus document, *Vet Comp Oncol* 8:28, 2010.
*Lesões não alvos são avaliadas como "RC", "DP", "não RC/não DP" ou, na ausência de lesões não alvos, "nenhuma".

lesão primária, que não permite que o paciente seja um "animal de estimação" por não poder se sentar no colo dos tutores ou nos móveis). Hoje, se sabe que a mastectomia ou a lumpectomia (mesmo se os tutores recusarem a quimioterapia) tendem a resultar em vários meses de sobrevida de boa qualidade, até que as lesões metastáticas causem comprometimento respiratório. Em outro exemplo, os cães com adenocarcinoma da glândula apócrina do saco anal e linfadenopatia metastática sublombar beneficiam-se da ressecção cirúrgica do tumor primário e/ou linfonodos metastáticos, mesmo na ausência de quimioterapia adjuvante. A remoção da massa primária melhora os sinais clínicos nesses pacientes; como o cólon e o reto são comprimidos ventralmente pelos linfonodos aumentados e lateral ou dorsalmente pela massa primária, a remoção de uma das lesões reduz os sinais clínicos. Em pacientes submetidos à linfadenectomia sublombar (ou ilíaca) e em cães com adenocarcinoma da glândula apócrina dos sacos anais com metástase submetidos à quimioterapia na clínica do autor deste conteúdo, os tempos de sobrevida são de 1 a 3 anos.

Não é preciso dizer que a presença de síndromes paraneoplásicas também deve ser abordada, mesmo que a terapia antineoplásica específica não seja contemplada. Por exemplo, o tratamento da hipercalcemia da malignidade com bifosfonatos causa notável melhora na QV dos cães acometidos.

A clínica dos autor deste conteúdo usou pamidronato (1 a 2 mg/kg por via intravenosa [IV] a cada 6 a 8 semanas) ou zoledronato (0,1 mg/kg IV a cada 3 a 8 semanas) em cães com hipercalcemia associada a um tumor não passível de ressecção cirúrgica ou não responsivo à quimioterapia. Na maioria dos cães, as concentrações séricas de cálcio foram mantidas dentro dos limites normais, sem efeitos tóxicos dignos de nota. Além disso, o controle da dor contribuiu de maneira significativa na melhora da QV em pequenos animais com câncer. Opioides, anti-inflamatórios não esteroides e outros fármacos tiveram excelentes resultados clínicos (Tabela 75.2).

Por fim, o tratamento da maioria dos cães e gatos com câncer é uma abordagem em equipe, que deve ser formada por animal de estimação, família, médico oncologista, enfermeira oncológica, oncologista cirúrgico, radioterapeuta, patologista clínico e patologista anatômico. A boa interação entre os membros da equipe é bastante benéfica para o paciente e seu tutor.

Leitura sugerida

Aiken SW. Principles of surgery for the cancer patient. *Clin Tech Small Anim Pract.* 2003;18:75.

Couto CG. Principles of cancer treatment. In: Nelson R, Couto CG, eds. *Small animal internal medicine.* 4th ed. St Louis: Elsevier; 2009:1150.

Eisenhauer EA, et al. New response evaluation criteria in solid tumours: revised RECIST guideline (version 1.1). *Eur J Cancer.* 2009;45:228.

TABELA 75.2

Analgésicos comumente usados em cães com câncer.

Fármaco	Nome comercial	Dose
Anti-inflamatórios não esteroidais		
Carprofeno	Rimadyl®	1 a 2 mg/kg VO a cada 12 h
Deracoxibe	Deramaxx®	1 mg/kg VO a cada 24 h
Meloxicam	Metacam®	0,1 a 0,2 mg/kg VO a cada 24 h
Firocoxibe	Previcox®	5 mg/kg VO a cada 24 h
Piroxicam	Feldene®	0,3 mg/kg VO a cada 24 a 48 h
Opioides		
Tramadol	Ultram®	1 a 4 mg/kg VO a cada 8 a 12 h
Buprenorfina	Buprenex®	0,01 a 0,03 mg/kg VO ou SC a cada 8 a 12 h

SC: via subcutânea; VO: via oral.

Lagoni L, et al. *The human-animal bond and grief.* Philadelphia: WB Saunders; 1994.

Lynch S, et al. Development of a questionnaire assessing health-related quality-of-life in dogs and cats with cancer. *Vet Comp Oncol.* 2011;9:172.

McEntee MC. Veterinary radiation therapy: review and current state of the art. *J Am Anim Hosp Assoc.* 2006;42:94.

Page RL, et al. Clinical indications and applications of radiotherapy and hyperthermia in veterinary oncology. *Vet Clin North Am Small Anim Pract.* 1990;20:1075.

Vail DM, et al. Response evaluation criteria for peripheral nodal lymphoma in dogs (v1.0) — a veterinary cooperative oncology group (VCOG) consensus document. *Vet Comp Oncol.* 2010;8:28.

Withrow SJ. The three rules of good oncology: biopsy! biopsy! biopsy! *J Am Anim Hosp Assoc.* 1991;27:311.

CAPÍTULO 76

Quimioterapia Prática

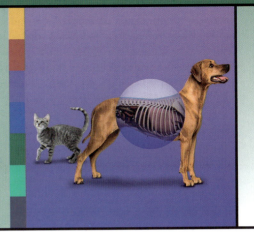

CÉLULA E CINÉTICA TUMORAL

A compreensão dos efeitos da quimioterapia nos tecidos neoplásicos e normais requer o conhecimento básico da biologia celular e da cinética tumoral. Como regra geral, as características biológicas das células neoplásicas assemelham-se às de suas correspondentes normais; entretanto, as células neoplásicas geralmente não sofrem diferenciação terminal ou apoptose (morte celular programada). Assim, os ciclos celulares das células normais e neoplásicas são similares.

Recentemente, Hanahan e Weinberg (2011) revisaram as características principais do câncer que possibilitam o melhor entendimento da biologia das células tumorais. Essas características são sustentação da sinalização proliferativa, evasão de supressores de crescimento, resistência à morte celular, possibilidade de imortalidade replicativa, indução de angiogênese e ativação de invasão e metástase. Tudo isso é associado à instabilidade do genoma, responsável pela diversidade genética que acelera sua aquisição, e à inflamação, que promove várias funções essenciais. As últimas pesquisas acrescentaram duas novas características – a reprogramação do metabolismo energético e a evasão da destruição pelo sistema imune. Além das células neoplásicas, os tumores apresentam outra dimensão de complexidade: contêm um repertório de células recrutadas, aparentemente normais, que contribuem para a aquisição de determinadas características que criam o "microambiente tumoral". O reconhecimento da ampla aplicabilidade desses conceitos afetará cada vez mais o desenvolvimento de novos meios para o tratamento do câncer humano.

O ciclo celular dos mamíferos tem duas fases aparentes: mitose e fase de repouso. A fase de repouso é, na verdade, dividida em quatro fases (Figura 76.1):

1. Fase de síntese (S): síntese de DNA.
2. Fase G_1: síntese de RNA e das enzimas necessárias para a produção de DNA.
3. Fase G_2: formação do aparelho do fuso mitótico.
4. G_0: a verdadeira fase de repouso.

A fase de mitose é denominada *fase M*.

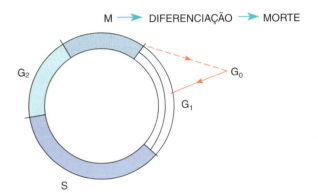

Figura 76.1 Ciclo celular dos mamíferos. As células em mitose (M) podem se diferenciar e, depois, morrem (a regra em tecidos normais); também podem progredir para G_0 (verdadeira fase de repouso), a partir da qual podem ser recrutadas por diversos estímulos (ver texto). S: síntese de DNA.

Os oncogenes são pontos de verificação entre as diferentes fases do ciclo celular.

Vários termos devem ser definidos antes de discutirmos a quimioterapia. *Índice mitótico* (MI) é a proporção de células em processo de mitose em um tumor; o patologista costuma fornecer informações sobre a atividade mitótica em uma determinada amostra de tumor, relatada como MI ou como o número de mitoses por campo de alta potência (ou por 10 campos de alta potência). *Fração de crescimento* (GF) é a proporção de células em proliferação em um tumor e não pode ser quantificada em um paciente. *Tempo de duplicação* (TD) é o tempo necessário para que o tumor dobre de tamanho; pode ser calculado a partir de medidas sequenciais do volume tumoral [V = p/6' (diâmetro médio)^3] em técnicas de diagnóstico por imagem ou palpação direta. Em cães, o TD varia de 2 dias (no osteossarcoma metastático) a 24 dias (no melanoma metastático); em humanos, varia de 29 dias (em linfomas malignos) a 83 dias (em metástases de câncer de mama). O TD depende do tempo gasto na mitose, da duração do ciclo celular, da GF e da perda celular por morte ou metástase; como regra geral, quanto menor o TD, mais agressivo é o tumor (e maior a probabilidade resposta à quimioterapia convencional). Segundo nosso conhecimento da cinética tumoral, ao ser visualizado em radiografias, um nódulo pulmonar metastático consiste em mais de 200 milhões de células e pesa menos de 150 mg e as células já se dividiram de 25 a 35 vezes. Um nódulo palpável de 1 cm tem 10^9 (1 trilhão) de células tumorais e pesa 1 g (Figura 76.2). Como regra geral, a maioria dos tecidos não neoplásicos (à exceção das células-tronco da medula óssea e do epitélio da cripta intestinal) tem baixa GF, baixo MI e alto TD, enquanto a maioria dos tecidos neoplásicos apresenta alto MI, alto GF e baixo TD (pelo menos a princípio; ver Figura 76.2).

A citorredução cirúrgica de um tumor que alcançou um platô de crescimento diminui o número total de células, aumentando o MI e o GF e encurtando o TD por mecanismos ainda desconhecidos (Figura 76.3). Em teoria, isso torna a neoplasia mais suscetível à quimioterapia ou à radioterapia.

PRINCÍPIOS BÁSICOS DA QUIMIOTERAPIA

Os agentes quimioterápicos matam predominantemente as células em tecidos de divisão rápida. Para explorar o efeito tumoricida de diferentes quimioterápicos, é comum combinar três ou mais fármacos para o tratamento de uma determinada neoplasia maligna. Esses medicamentos são escolhidos com base nos seguintes princípios: cada um deve ser ativo contra um determinado tipo de tumor, agir por um mecanismo de ação diferente e não ter toxicidades sobrepostas. O nome do protocolo geralmente combina as primeiras letras de cada medicamento (p. ex., *VAC*, de *v*incristina, doxorrubicina [ou *A*driamicina] e *c*iclofosfamida). Como regra geral, a quimioterapia combinada gera remissões e tempos de sobrevida mais longos do que a quimioterapia de agente único. Acredita-se que isso seja associado ao retardo (ou até mesmo prevenção) do desenvolvimento de clones resistentes aos medicamentos. Em alguns casos, a quimioterapia de agente único é tão eficaz quanto a quimioterapia multiagente e está associada a toxicidade significativamente menor. Os exemplos são o uso de carboplatina ou doxorrubicina como agentes únicos em cães com osteossarcoma; clorambucila em cães com leucemia linfocítica crônica; e vincristina em cães com tumores venéreos transmissíveis.

Outro conceito geral de quimioterapia, do ponto de vista da cinética celular, é sua maior eficácia em um tumor relativamente pequeno em comparação com uma lesão extensa, embora a sensibilidade inerente ao(s) fármaco(s) seja a mesma. Conforme mostrado na Figura 76.3, a probabilidade de um pequeno tumor (p. ex., 10^6 células) ser completamente erradicado pelos fármacos é maior em comparação com um tumor mais extenso (p. ex., 10^{11} células), pois a massa menor tem MI maior, GF

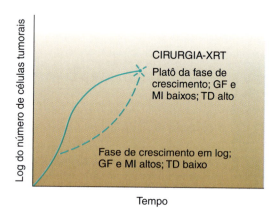

Figura 76.3 O efeito da intervenção cirúrgica ou radioterapêutica na cinética tumoral. Após a citorredução, as células são recrutadas da fase G_0 e o tumor retorna à fase exponencial. GF: fração de crescimento; MI: índice mitótico; TD: tempo de duplicação; XRT: radioterapia. (De Couto CG: Principles of chemotherapy. In *Proceedings of the tenth annual Kal Kan symposium for the treatment of small animal diseases: oncology*, Kalkan Foods, Inc., 1986, Vernon, Califórnia, EUA, p. 37.)

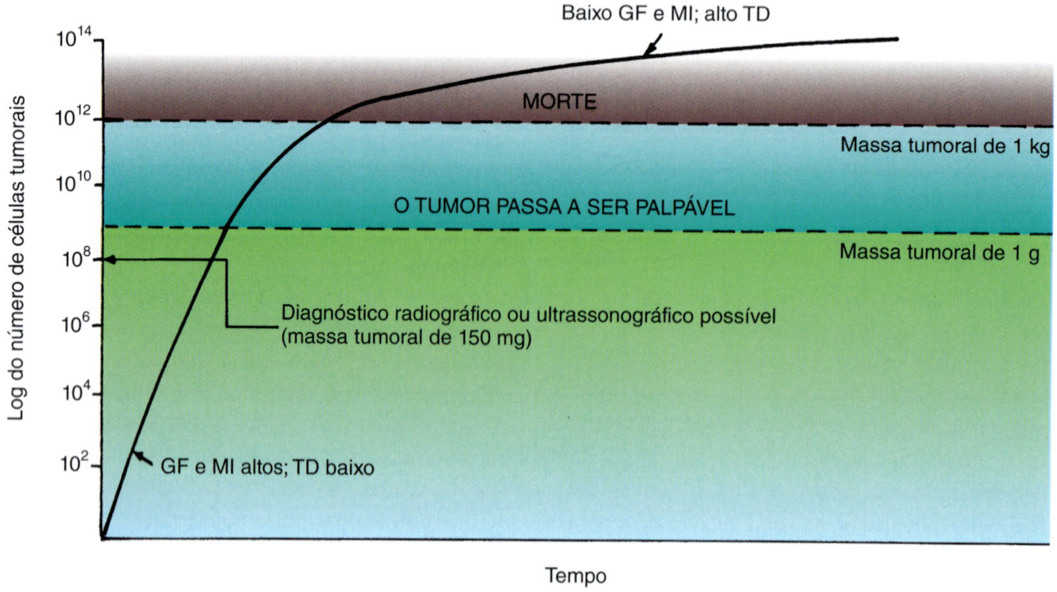

Figura 76.2 Cinética tumoral (celular). Ver mais informações sobre cinética tumoral no texto. GF: fração de crescimento; MI: índice mitótico; TD: tempo de duplicação. (De Couto CG: Principles of chemotherapy. In *Proceedings of the tenth annual Kal Kan symposium for the treatment of small animal diseases: oncology*, Kalkan Foods, Inc., 1986, Vernon, Califórnia, EUA, p. 37.)

maior e, consequentemente, TD menor (i. e., há mais células em divisão ativa em um determinado momento).

Apesar da contínua controvérsia, as doses da maioria dos agentes quimioterápicos ainda são determinadas com base na área de superfície corpórea (ASC); as exceções são listadas mais adiante. Isso parece fornecer um parâmetro metabólico mais constante para comparação de doses entre as espécies. A ASC pode ser calculada com a seguinte fórmula:

$$\frac{\text{Peso (g)}^{2/3} \times \text{K (constante)}}{10^4} = \text{BSA em m}^2$$

A constante é 10,1 em cães e 10 em gatos. A Tabela 76.1 converte o peso de cães (em quilogramas) em BSA (em metros quadrados). A Tabela 76.2 é uma tabela de conversão para gatos. Ao usar fármacos como a doxorrubicina ou a carboplatina, as doses determinadas com base na BSA geralmente causam efeitos adversos em cães muito pequenos (com < 10 kg) e gatos. Uma dose determinada com base no peso (p. ex., 1 mg/kg para doxorrubicina, 10 mg/kg para carboplatina) é mais apropriada nesses pacientes de pequeno porte por ter perfil de efeitos adversos relativamente menor.

TABELA 76.1

Conversão de peso corpóreo em área de superfície corpórea em cães.

Peso corpóreo (kg)	Área de superfície corpórea (m²)	Peso corpóreo (kg)	Área de superfície corpórea (m²)
0,5	0,06	26	0,88
01	0,10	27	0,90
02	0,15	28	0,92
03	0,20	29	0,94
04	0,25	30	0,96
05	0,29	31	0,99
06	0,33	32	1,01
07	0,36	33	1,03
08	0,40	34	1,05
09	0,43	35	1,07
10	0,46	36	1,09
11	0,49	37	1,11
12	0,52	38	1,13
13	0,55	39	1,15
14	0,58	40	1,17
15	0,60	41	1,19
16	0,63	42	1,21
17	0,66	43	1,23
18	0,69	44	1,25
19	0,71	45	1,26
20	0,74	46	1,28
21	0,76	47	1,30
22	0,78	48	1,32
23	0,81	49	1,34
24	0,83	50	1,36
25	0,85		

TABELA 76.2

Conversão de peso corpóreo em área de superfície corpórea em gatos.

Peso corpóreo (lb)	Peso corpóreo (kg)	Área de superfície corpórea (m²)
5	2,3	0,165
6	2,8	0,187
7	3,2	0,207
8	3,6	0,222
9	4,1	0,244
10	4,6	0,261
11	5,1	0,278
12	5,5	0,294
13	6	0,311
14	6,4	0,326
15	6,9	0,342
16	7,4	0,356
17	7,8	0,371
18	8,2	0,385
19	8,7	0,399
20	9,2	0,413

INDICAÇÕES E CONTRAINDICAÇÕES DA QUIMIOTERAPIA

A quimioterapia é indicada principalmente em animais com neoplasias sistêmicas (p. ex., linfoma, leucemias) ou metastáticas, embora também possa ser usada em neoplasias quimiorresponsivas não passíveis de ressecção que se mostraram refratárias à radioterapia (quimioterapia primária). Também pode ser utilizada como tratamento adjuvante após a citorredução cirúrgica parcial de uma neoplasia (p. ex., excisão parcial de um sarcoma indiferenciado) e é indicada para o controle da doença micrometastática após a excisão cirúrgica de algumas neoplasias primárias (p. ex., terapia com carboplatina ou doxorrubicina após amputação de membro em cães com osteossarcoma; VAC ou doxorrubicina após a esplenectomia em cães com hemangiossarcoma). A quimioterapia também pode ser administrada de modo intracavitário em cães e gatos com derrames malignos ou acometimento neoplásico da cavidade/área em questão (p. ex., administração intrapleural de cisplatina ou 5-fluoruracila em cães com carcinomatose pleural). Por fim, a quimioterapia primária ou neoadjuvante é a abordagem usada em animais com tumores volumosos não passíveis de excisão cirúrgica ou radioterapia. Depois da redução do volume tumoral pelos medicamentos, pode-se extirpar a lesão cirurgicamente; a quimioterapia é, então, continuada para eliminar quaisquer células neoplásicas residuais (p. ex., quimioterapia VAC em cães com hemangiossarcomas subcutâneos, protocolos quimioterápicos múltiplos em cães com mastocitomas).

Como regra geral, a quimioterapia é considerada paliativa em animais com câncer. Embora a taxa de cura de alguns cânceres humanos tratados com quimioterapia seja alta (p. ex., mais de 75% em linfomas de alto grau e leucemias linfoides agudas pediátricas), o custo e a toxicidade associados às altas doses de quimioterapia são inaceitáveis em animais de estimação. Por exemplo, uma dose de ciclofosfamida em um cão é raramente superior a 300 mg/m², mas, em humanos, doses de 2 a 3 g/m² podem ser usadas. Da mesma maneira, usamos doses de 300 a 600 mg/m² de citarabina uma vez a cada 1 a 2 semanas em cães, enquanto, em humanos, alguns protocolos exigem 3 g/m² a cada 12 horas por 6 ou 7 dias. Por fim, as doses convencionais de doxorrubicina em cães são de 30 mg/m² a cada 2 ou 3 semanas, enquanto alguns protocolos humanos usam 75 mg/m² a cada 3 semanas.

A quimioterapia não deve substituir a cirurgia ou a radioterapia, nem ser usada em animais com grave disfunção múltipla de órgãos (ou deve ser administrada com cuidado, com modificação da dose), pelo maior risco de toxicidade sistêmica.

MECANISMO DE AÇÃO DOS MEDICAMENTOS ANTITUMORAIS

Os efeitos dos fármacos antitumorais em uma população de células neoplásicas seguem os princípios cinéticos de primeira ordem (i. e., o número de células mortas por um fármaco ou combinação de fármacos é diretamente proporcional à dose usada). Esses fármacos matam uma proporção constante de células em vez de um número constante de células. Portanto, a eficácia de um fármaco ou a combinação de fármacos dependem do número de células em um determinado tumor (p. ex., uma combinação de fármacos que mata 99% das células em um tumor contendo 100 milhões [10^9] de células deixa 1 milhão [10^6] de células viáveis).

Como discutido nos parágrafos seguintes, diferentes tipos de fármacos antitumorais matam as células tumorais por diferentes mecanismos. Fármacos que matam apenas células tumorais em divisão (i. e., que não matam células na fase G_0), agindo em várias fases do ciclo, são chamados *fármacos inespecíficos à fase do ciclo celular*. Os agentes alquilantes pertencem a esse grupo. Os medicamentos que matam seletivamente as células tumorais em uma determinada fase do ciclo celular são denominados *medicamentos específicos à fase do ciclo celular*. A maioria dos antimetabólitos e alcaloides vegetais é de fármacos de fase específica. Por fim, os fármacos que matam as células neoplásicas independentemente da fase do ciclo (i. e., matam tanto as células em divisão quanto as células em repouso) são designados *fármacos não específicos do ciclo celular*. Estes últimos são extremamente mielossupressores (p. ex., nitrosoureias).

TIPOS DE MEDICAMENTOS ANTITUMORAIS

Os medicamentos antitumorais são comumente classificados em seis categorias (Boxe 76.1). A maioria desses medicamentos é comercializada em forma genérica a um custo razoável.

Os agentes alquilantes fazem ligações cruzadas com o DNA, evitando sua duplicação. Por mimetizarem os efeitos da radioterapia, também são chamados *radiomiméticos*. Esses fármacos são ativos durante várias fases do ciclo celular (i. e., inespecíficos para a fase do ciclo celular) e mais ativos se administrados de modo intermitente em altas doses. Os principais efeitos tóxicos desses fármacos são gastrintestinais e mielossupressão. Os agentes alquilantes mais usados em animais de estimação com câncer estão listados no Boxe 76.1.

Os antimetabólitos atuam durante a fase S do ciclo celular (são específicos para a fase do ciclo celular) e mostram-se mais ativos se administrados repetidamente em doses baixas ou como infusões intravenosas contínuas. Esses fármacos são análogos estruturais de metabólitos de ocorrência natural (falsos metabólitos) que substituem purinas ou pirimidinas normais. Os principais efeitos tóxicos desses fármacos são gastrintestinais e mielossupressão. O Boxe 76.1 lista os antimetabólitos mais usados em pequenos animais com câncer.

Os antibióticos antitumorais agem por vários mecanismos (i. e., não são específicos para a fase do ciclo celular); os mecanismos mais importantes parecem ser o dano ao DNA produzido por radicais livres e uma ação dependente da topoisomerase II. Hoje, existem vários antibióticos sintéticos ou semissintéticos, como a mitoxantrona. Os principais efeitos tóxicos desses fármacos são gastrintestinais e mielossupressão; a doxorrubicina e a actinomicina mostram-se extremamente cáusticas se administradas por via perivascular e causam graves lesões por extravasamento. Além disso, a doxorrubicina tem efeitos cardiotóxicos cumulativos em cães e pode provocar lesão tubular renal em caso de administração repetida em gatos. Os antibióticos antitumorais estão listados no Boxe 76.1.

Os alcaloides vegetais são derivados da pervinca (*Vinca rosea*) e da mandrágora-americana (*Podophyllum peltatum*). Os derivados da vinca prejudicam o fuso mitótico e, portanto, são específicos da fase do ciclo celular (ativos durante a fase M), enquanto os derivados de *Podophyllum* formam ligações cruzadas com o DNA. O principal efeito tóxico é a lesão perivascular em caso de extravasamento. Embora tradicionalmente o etoposídeo não fosse administrado por via intravenosa porque o veículo (Tween 80) causa anafilaxia, um estudo recente em 27 cães com linfoma usando fosfato de etoposídeo, um derivado hidrossolúvel, não relatou nenhum caso de anafilaxia. O paclitaxel também foi usado recentemente em cães com neoplasia, em especial carcinomas. No entanto, após a aprovação condicional do Ministério da Agricultura dos EUA (USDA) para cães, o fármaco foi retirado do mercado. O Boxe 76.1 lista alguns alcaloides vegetais.

Os hormônios (corticosteroides) são bastante usados no tratamento de doenças malignas hemolinfáticas, mastocitomas e tumores cerebrais (em que a melhora clínica se deve à diminuição do edema associado à neoplasia). O Boxe 76.1 lista o hormônio mais utilizado.

Outros agentes são fármacos com mecanismo de ação desconhecido ou diferente daqueles já descritos. O Boxe 76.1 lista agentes usados em pequenos animais com câncer.

Uma nova abordagem para a quimioterapia antitumoral é explorar o uso de inibidores de alvos moleculares, como os receptores da família da tirosinoquinase (TK). Entre eles, estão o receptor do fator de crescimento endotelial vascular (VEGFR), o receptor do fator de crescimento derivado de plaquetas (PDGFR), o receptor do fator de crescimento de fibroblastos (FGFR) e o Tie1/2, entre outros. O *kit* é um receptor encontrado nos mastócitos; e sua sinalização mostra-se necessária para a diferenciação, a sobrevida e a função dessas células. As mutações de *kit* são comumente identificadas na leucemia mieloide crônica humana; o imatinibe (Gleevec®, Novartis, East Hanover, NJ, EUA) bloqueia seletivamente a via de TK e induz a apoptose de células neoplásicas (mas não normais). As mutações em *kit* também são comuns em mastócitos caninos, nos quais outros inibidores de pequenas moléculas de TK foram eficazes. O toceranibe (Palladia®, Zoetis, Madison, NJ, EUA), o masitinibe e o imatinibe têm sido usados de forma extrabula em pequenos animais com diversos tumores (apesar de Palladia® ser aprovado para uso em mastocitomas); o Palladia® foi o primeiro fármaco aprovado pela Food and Drug Administration (FDA) dos EUA para o tratamento de câncer em cães.

BOXE 76.1

Tipos de fármacos antitumorais.

Agentes alquilantes
Ciclofosfamida
Clorambucila
Melfalana
CCNU (lomustina)
Carboplatina

Antimetabólitos
Citarabina
Metotrexato
Gencitabina
5-fluoruracila; NÃO DEVE SER USADO EM GATOS!
Azatioprina
Rabacfosadina

Antibióticos antitumorais
Doxorrubicina
Bleomicina
Actinomicina D
Mitoxantrona

Alcaloides vegetais
Vincristina
Vimblastina
Vinorelbina
Etoposídeo ou VP-16
Paclitaxel

Hormônios
Prednisona

Outros agentes
L-Asparaginase
Rabacfosadina

QUIMIOTERAPIA METRONÔMICA

Depois que Judah Folkman descobriu a angiogênese tumoral, vários grupos propuseram que os fármacos antitumorais talvez conseguissem alcançar a vasculatura da lesão porque muitas das células endoteliais que compõem a parede dos vasos sanguíneos tumorais são imaturas e proliferam de maneira constante. Os fármacos antiangiogênicos mostraram-se promissores em estudos com camundongos, mas não em pacientes humanos ou animais com tumores espontâneos.

A quimioterapia metronômica (do grego "metros", em pequenas parcelas constantes) é definida pela administração crônica de agentes quimioterápicos em doses relativamente baixas e minimamente tóxicas. Além disso, não há intervalos prolongados sem medicação. Acredita-se que iniba o crescimento do tumor principalmente por meio de mecanismos antiangiogênicos ao mesmo tempo que a incidência de efeitos adversos tóxicos indesejáveis é reduzida de maneira significativa. Fármacos moleculares direcionados, como toceranibe (Palladia®, Zoetis, Madison, NJ, EUA) e anti-inflamatórios não esteroidais (AINEs), parecem ter efeitos antiangiogênicos por ação em receptores específicos.

A atividade antitumoral da quimioterapia metronômica é creditada, principalmente, à inibição da angiogênese tumoral. No entanto, a imunomodulação parece atuar na resposta ao tumor. Os números de linfócitos T reguladores (T_{REG}) são maiores em vários cânceres humanos, caninos e felinos e parecem estar correlacionados com a progressão do tumor e a ausência de resposta terapêutica. Diversos estudos realizados em animais com neoplasias mostraram que a ciclofosfamida em dose baixa pode aumentar a resposta imune antitumoral por redução dos números e inibição das funções supressoras dos linfócitos T_{REG}, mas também por aumentar a proliferação de linfócitos e a formação de linfócitos T de memória. A ciclofosfamida em dose baixa também diminui o número de T_{REG} circulante em cães. Um terceiro mecanismo que parece contribuir para a eficácia da quimioterapia metronômica é a indução de dormência tumoral ou apoptose de células tumorais.

O autor deste capítulo já avaliou vários protocolos de quimioterapia metronômica que combinam um AINE, alquilantes em baixa dose e toceranibe (Palladia®) em cães com neoplasias espontâneas e observaram respostas objetivas em pacientes com carcinomas e sarcomas. (Ver protocolos de quimioterapia metronômica na tabela ao final do Capítulo 81.)

MANUSEIO SEGURO DE MEDICAMENTOS ANTITUMORAIS

Os fármacos citotóxicos têm índices terapêuticos estreitos e efeitos tóxicos são ocasionalmente observados em doses terapêuticas comuns. Registrou-se na literatura a exposição ocupacional, que pode ocorrer em seres humanos que geralmente administram esses medicamentos. Efeitos adversos, como cefaleia, náuseas, doença hepática e anomalias reprodutivas, foram associados a essa exposição. Assim, não há nível seguro de exposição; e todo o possível deve ser feito para limitar a exposição da equipe aos medicamentos citotóxicos durante seu preparo e sua administração.

A reconstituição de medicamentos citotóxicos para administração deve ser realizada em capela de fluxo de ar laminar vertical com nível de biossegurança II. Embora o custo desse equipamento não seja proibitivo para um grande hospital veterinário (cerca de US$ 6.000 a US$ 10.000), hoje não se justifica pela frequência de uso. Os dispositivos de transferência de medicamentos em sistema fechado (CSTDs) são práticos e relativamente baratos (PhaSeal®, Carmel Pharma, Columbus, OH; e EquaShield®, Port Washington, NY, EUA) e limitam a exposição do operador e do ambiente a fármacos a quase zero. Na ausência desses dispositivos, os medicamentos citotóxicos podem ser reconstituídos em hospital ou farmácia humana ou ainda em uma clínica de pequenos animais próxima com número suficiente de casos oncológicos. Deve-se ter cuidado para respeitar a meia-vida de armazenamento dos medicamentos reconstituídos, que devem ser administrados assim que possível após a reconstituição. Uma recente revisão da literatura (Chan et al., 2017) descreveu as recomendações de armazenamento para vários agentes quimioterápicos e pode ser usada como orientação. Os medicamentos devem ser entregues em um saco plástico lacrado e claramente rotulado; qualquer manuseio deve ser realizado com o uso do equipamento adequado de proteção individual.

O equipamento de proteção individual quase elimina a exposição ocupacional detectável a fármacos citotóxicos em enfermarias de oncologia humana quando combinado a práticas seguras e conservadoras de manipulação. Toda a equipe presente durante a administração da quimioterapia a pacientes animais, inclusive veterinários, técnicos e enfermeiros, deve usar luvas grossas de látex para quimioterapia ou dois pares de luvas comuns de látex. A espessura das luvas é mais importante do que sua composição. Idealmente, a equipe também deve usar aventais descartáveis impermeáveis, proteção para os olhos e máscaras faciais com filtro de partículas. Todas as linhas de fluidos devem ser preparadas antes da adição de fármacos citotóxicos para reduzir a contaminação ambiental e todos os suprimentos com possível contaminação, incluindo aventais, luvas, bolsas de fluido, cateteres e assim por diante, devem ser descartados em sacos de risco biológico devidamente rotulados ou recipientes de plástico para objetos cortantes. O descarte de material possivelmente contaminado com fármacos citotóxicos pode ser providenciado por um hospital humano local; alternativamente, consulte a autoridade regulatória local. Os materiais usados no preparo e administração da quimioterapia não devem ser reutilizados. Os dejetos do paciente, inclusive urina e fezes, devem ser descartados de maneira semelhante 24 a 48 horas após a administração da quimioterapia; os profissionais que manejam esses pacientes devem usar o equipamento de proteção individual previamente recomendado para seu atendimento.

Os protocolos de resposta a derramamentos devem ser preparados com antecedência e divulgados em possíveis áreas de administração de quimioterapia. Essas áreas devem ser exclusivas, de baixo tráfego e com mínimas correntes de ar; em hospitais equinos, uma baia pode ser separada para esse fim.

As tendas de isolamento minimizam a exposição da equipe aos agentes quimioterápicos. Após a administração da quimioterapia, a gaiola do animal deve ser claramente identificada e conter um aviso com as informações sobre os cuidados a serem tomados durante o manuseio do paciente e seus resíduos.

Leitura sugerida

Biller B. Metronomic chemotherapy in veterinary patients with cancer: rethinking the targets and strategies of chemotherapy. *Vet Clin North Am Small Anim Pract*. 2014;44(5):817.

Burton JH, et al. Low-dose cyclophosphamide selectively decreases regulatory T cells and inhibits angiogenesis in dogs with soft tissue sarcoma. *J Vet Intern Med*. 2011;25:920.

Chan CM, et al. A literature review of reports of stability and storage of common injectable chemotherapy agents used in veterinary patients. *Vet Comp Oncol*. 2017;15(4):1124.

Gaspar TB, et al. The use of low-dose metronomic chemotherapy in dogs-insight into a modern cancer field. *Vet Comp Oncol*. 2018;16(1):2.

Hanahan D, Weinberg RA. Hallmarks of cancer: the next generation. *Cell*. 2011;144:646.

Klahn S. Chemotherapy safety in clinical veterinary oncology. *Vet Clin North Am Small Anim Pract*. 2014;44(5):941.

London CA. Small molecule inhibitors in veterinary oncology practice. *Vet Clin North Am Small Anim Pract*. 2014;44(5):893.

Pasquier E, et al. Metronomic chemotherapy: new rationale for new directions. *Nat Rev Clin Oncol*. 2010;7:455.

CAPÍTULO 77

Complicações da Quimioterapia no Câncer

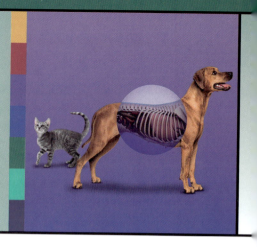

CONSIDERAÇÕES GERAIS

Como a maioria dos agentes antitumorais é relativamente não seletiva, eles matam não apenas as células neoplásicas em divisão rápida, mas também algumas das células normais que se multiplicam com rapidez no hospedeiro (p. ex., células de vilos epiteliais e da medula óssea). Além disso, como outros agentes bastante usados (p. ex., glicosídeos digitálicos), a maioria dos agentes antitumorais tem índices terapêuticos baixos (i. e., baixas razões de efeitos terapêuticos e tóxicos).

Como os agentes antitumorais seguem princípios cinéticos de primeira ordem (i. e., a fração de células mortas é diretamente proporcional à dose usada), o aumento da dose de um determinado fármaco aumenta a proporção de células neoplásicas mortas, mas também aumenta sua toxicidade. Isso é comum em caso de recidiva tumoral e administração de doses maiores de um quimioterápico previamente prescrito.

Como a toxicidade tende a afetar as células em divisão rápida, os curtos tempos de duplicação das células da medula óssea e das células das vilosidades epiteliais fazem com que a mielossupressão e os sinais gastrintestinais sejam os efeitos tóxicos mais observados. Outras complicações raras da quimioterapia são reações anafilactoides (ou anafiláticas), toxicidade dermatológica, pancreatite, cardiotoxicidade, toxicidade pulmonar, neurotoxicidade, hepatopatias e urotoxicidade. A Tabela 77.1 lista os medicamentos antitumorais comumente usados em pequenos animais e seus efeitos tóxicos.

Vários fatores podem potencializar os efeitos dos agentes antitumorais e, assim, aumentar sua toxicidade. Fármacos excretados principalmente pelos rins (p. ex., compostos à base de platina, metotrexato), por exemplo, são mais tóxicos em animais com doença renal; portanto, recomenda-se a redução da dose ou o uso de outro medicamento nesses pacientes.

Além dos efeitos diretos de alguns medicamentos em diferentes sistemas orgânicos, a morte rápida de certas células neoplásicas (como as células do linfoma) pode causar distúrbios metabólicos súbitos que geram sinais clínicos agudos e mimetizam os efeitos tóxicos do medicamento (p. ex., depressão, vômito, diarreia). Essa síndrome é conhecida como *síndrome de lise tumoral aguda* (ATLS) (ver adiante) e extremamente rara.

De modo geral, os gatos parecem ser mais suscetíveis do que os cães a alguns dos efeitos adversos da quimioterapia (p. ex., anorexia, vômito), mas não a outros (p. ex., mielossupressão). Certas raças de cães, inclusive Collies e mestiços, Old English Sheepdogs, Cocker Spaniels e West Highland White Terriers, também parecem ser mais propensas a algumas das reações adversas agudas da quimioterapia (como sinais gastrintestinais e mielossupressão) em comparação com a população geral de cães. Curiosamente, apenas algumas dessas raças (p. ex., Collies, Pastores de Sheltland) têm mutações no gene *ABCB1* (antes chamado *MDR1*) que codifica a glicoproteína P, uma bomba de efluxo que rapidamente elimina os agentes quimioterápicos do citoplasma das células. Logo, outros mecanismos de toxicidade devem ser investigados.

A prevalência geral de toxicidade de diferentes protocolos de quimioterapia é bem menor em cães e gatos (cerca de 5 a 40%) do que em humanos (75 a 100%) tratados de maneira semelhante. Uma pesquisa com tutores de pacientes submetidos a diversos protocolos de quimioterapia no The Ohio State University Veterinary Medical Center revelou que mais de 80% consideravam a qualidade de vida de seus animais boa ou melhor em comparação a antes da instituição do tratamento. Além disso, um estudo semelhante realizado na North Carolina State University revelou que 77% dos cães e 66% dos gatos não apresentaram piora da qualidade de vida durante a quimioterapia. Além disso, 65% dos cães e 44% dos gatos responderam à quimioterapia melhor do que os tutores esperavam.

Recentemente, o Veterinary Cooperative Oncology Group atualizou a terminologia de eventos adversos da quimioterapia em cães e gatos (Tabela 77.2).

CAPÍTULO 77 ■ Complicações da Quimioterapia no Câncer **1261**

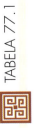
TABELA 77.1

Toxicidade de agentes antitumorais em gatos e cães.

Toxicidade	DOX	BLEO	ACT	CTX	LEUK	CARBO	CISP	MTX	ARAC	5-FU	L-ASP	VCR	VBL	DTIC	CCNU	TAN
Mielossupressão	G	N	M	M/G	N/M	N/M	M	M/G	M/G	M	N/M	N/M	M/G	M/G	M/G	M
Vômito/diarreia	M/G	N	M	M	N/M	N/M	M/G	M/G	N/M	N/M	N	N/M	N/M	M/G	M	M
Cardiotoxicidade	M/G	N	N	N/?	N	N	N	N	N	N	N	N	N	N	N	?
Neurotoxicidade	N	N	N	N	N	N	N/M	N	N	M	N	N/M	N	N	N	N
Hipersensibilidade	M/G	N	N	N	N	N	N	N	N	N	M/G	N	N	N	N	N
Pancreatite	M	N	N	N/M	N	N	N	N	N/M	N	M/G	N	N	N/M	N	N
Descamação perivascular	G	N	M/G	N	NA	N	N/M	N	N	N/M	N	M/G	M/G	M/G	M/G	M/G
Urotoxicidade	M/G	N	N	M/G	N	N/M	M/G	M	N	N	N	N	N	N	N	N/M
Hepatotoxicidade	N	N	N	N	N	N	N	N	N	N	N	N	N	N	M/G	N
Toxicidade pulmonar	N	S	N	N	N	N	G	N	N	N	N	N	N	N	M/G	M/G

ACT: actinomicina D; ARAC: citarabina; BLEO: bleomicina; CARBO: carboplatina; CCNU: lomustina; CISP: cisplatina; CTX: ciclofosfamida; DOX: doxorrubicina; DTIC: dacarbazina; 5-FU: 5-fluorouracil; G: grave; L-ASP: L-asparaginase; LEUK: clorambucila; M: brando(a) a moderado(a); MTX: metotrexato; N: não há; NA: não aplicável; S: sim; TAN: Tanovea®, VBL: vimblastina; VCR: vincristina; ?: questionável.

TABELA 77.2

Critérios modificados do Veterinary Cooperative Oncology Group de terminologia comum para eventos adversos no sangue (VCOG-CTCAE) associados à quimioterapia (ver *Leitura sugerida*).

Evento adverso	1	2	3	4	5
HGB	Cão: 10 G/dℓ a < LIIR	Cão: 8 a 10 G/dℓ	Cão: 6,5 a 8 G/dℓ	Cão: < 6,5 G/dℓ	Morte
	Gato: 8 G/dℓ a < LIIR	Gato: 6,5 a 8 G/dℓ	Gato: 5 a 6,5 G/dℓ	Gato: < 5 G/dℓ	Morte
Ht	Cão: 30% a < LIIR	Cão: 20 a 30%	Cão: 15 a 20%	Cão: < 15%	Morte
	Gato: 25% a < LIIR	Gato: 20 a 25%	Gato: 15 a 20%	Gato: < 15%	Morte
Neutrófilos	1.500/µℓ a > LIIR	1.000 a 1.499/µℓ	500 a 999/µℓ	< 500/µℓ	Morte
Plaquetas	100.000/µℓ a LIIR	50.000 a 99.999/µℓ	25.000 a 49.999/µℓ	< 25.000/µℓ	Morte

HGB: concentração de hemoglobina; Ht: hematócrito; LIIR: limite inferior do intervalo de referência. (Cortesia do Veterinary Cooperative Oncology Group, 2011.)

TOXICIDADE HEMATOLÓGICA

A alta taxa mitótica e a fração de crescimento (de 40 a 60%) das células da medula óssea predispõem esse órgão a efeitos tóxicos relevantes de fármacos antitumorais. A toxicidade hematológica é a complicação mais comum da quimioterapia e, muitas vezes, as citopenias graves, com risco de vida, exigem a suspensão temporária ou permanente da medicação. A Tabela 77.1 lista os agentes mais implicados nesse tipo de toxicidade.

É fácil prever a linhagem celular afetada com base nos tempos de trânsito da medula óssea e nas meias-vidas circulantes dos elementos formados do sangue. Em cães, por exemplo, o tempo de trânsito da medula óssea e a meia-vida circulante são de cerca de 7 e 70 a 120 dias para hemácias, 3 a 5 dias e 4 a 6 dias para plaquetas e 5 a 6 dias e 4 a 8 horas para neutrófilos, respectivamente. Com base nisso, a neutropenia geralmente ocorre antes e é seguida por trombocitopenia. A anemia induzida por quimioterapia é rara em cães e gatos e, se ocorrer, mostra-se tardia (3 a 4 meses após o início do tratamento). Em alguns cães em quimioterapia, a anemia por deficiência de ferro é causada pelo sangramento gastrintestinal crônico de úlceras ou erosões gastroduodenais (ver Capítulos 30 e 82). Outros fatores relacionados com o paciente (p. ex., desnutrição, idade avançada, disfunção orgânica concomitante, quimioterapia extensa anterior) e o tumor (p. ex., infiltração da medula óssea, metástases generalizadas em órgão parenquimatoso) também podem influenciar o grau de mielossupressão.

Embora a trombocitopenia seja provavelmente tão comum quanto a neutropenia, raramente é grave a ponto de causar sangramento espontâneo; logo, não é discutida em detalhes aqui. De modo geral, a maioria dos cães com trombocitopenia induzida por quimioterapia apresenta mais de 50.000 plaquetas/µℓ; o sangramento espontâneo tende a ocorrer em números abaixo de 30.000/µℓ. Alguns medicamentos e protocolos estão associados à trombocitopenia previsível, inclusive doxorrubicina e dacarbazina (ADIC), D-MAC (ver protocolos de quimioterapia na tabela no fim do Capítulo 81), lomustina e melfalana em cães. A contagem de plaquetas associada a esses protocolos pode ser inferior a 50.000/µℓ. A trombocitopenia induzida pela quimioterapia é extremamente rara em gatos; no entanto, como a aglomeração de plaquetas se mostra comum nesses pacientes, a pseudotrombocitopenia (i. e., o "número" baixo de plaquetas, mas com agregados nos gráficos do analisador ou esfregaço de sangue) é observada com frequência. A trombocitose revela-se comum em cães e gatos tratados com vincristina ou corticosteroides.

A neutropenia costuma ser a citopenia limitante de dose e, às vezes, é associada à sepse com risco de vida em cães; embora a neutropenia seja observada em gatos submetidos à quimioterapia, raramente leva ao desenvolvimento de sepse clínica. Com a maioria dos medicamentos, o nadir (i. e., o ponto mais baixo da curva) de neutropenia ocorre 5 a 7 dias após o tratamento e os números de neutrófilos se normalizam em 36 a 72 horas. Com certos medicamentos, o nadir da neutropenia é mais tardio (cerca de 3 semanas em cães e gatos tratados com carboplatina). Cães com números de neutrófilos inferiores a 2.000 células/µℓ devem ser monitorados com cuidado quanto ao desenvolvimento de sepse, embora casos graves sejam raros em animais com mais de 1.000 neutrófilos/µℓ. Conforme relatado em um estudo recente, o desenvolvimento de sepse em gatos neutropênicos é bastante raro ou pode passar despercebido. Nesse estudo colaborativo de oito instituições, em que os pacientes foram escolhidos pelos autores, apenas 20 gatos apresentaram neutropenia febril durante a quimioterapia. A maioria dos gatos tinha linfoma e recebia lomustina e/ou alcaloides da vinca (Pierro et al., 2016). Também observamos mielossupressão grave e prolongada associada à administração de lomustina em um pequeno número de gatos (Figura 77.1).

CAPÍTULO 77 ■ Complicações da Quimioterapia no Câncer 1263

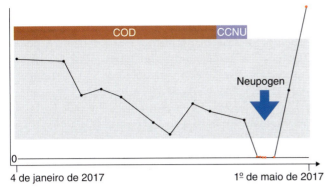

Figura 77.1 Número de leucócitos em um gato Siamês com linfoma multicêntrico que apresentou um evento mielossupressor grave e prolongado associado à administração de lomustina. CCNU: lomustina; COD: ciclofosfamida, vincristina, dexametasona; Neupogen: fator estimulador de colônias de granulócitos. A zona cinza representa o intervalo de referência do número de leucócitos.

A patogênese da sepse em animais neutropênicos é a seguinte: primeiro, a quimioterapia induz morte e descamação das células epiteliais da cripta gastrintestinal simultaneamente à mielossupressão; em seguida, há translocação de bactérias entéricas através da barreira mucosa danificada para a circulação sistêmica; e, por fim, como o número de neutrófilos na circulação não é suficiente para fagocitar e matar os microrganismos invasores, as bactérias colonizam múltiplos órgãos e o animal vem a óbito a menos que seja tratado de maneira adequada.

É importante identificar o paciente com neutropenia e sepse por métodos laboratoriais porque os sinais cardeais de inflamação (i. e., rubor, tumor, calor, dor e perda de função) podem estar ausentes porque não há neutrófilos suficientes para participar do processo inflamatório. Isso também vale para alterações radiográficas compatíveis com inflamação; por exemplo, cães com neutropenia e pneumonia bacteriana diagnosticados com base em achados citológicos e microbiológicos no lavado transtraqueal geralmente não apresentam anomalias em radiografias torácicas (Figura 77.2). Como regra geral, se um animal com neutropenia grave (menos de 500 neutrófilos/$\mu\ell$) for avaliado por causa de febre (> 40°C), atribua-a a pirógenos bacterianos até prova em contrário e institua o tratamento antimicrobiano agressivo (ver próximos parágrafos). Os pacientes com sepse e neutropenia também podem apresentar hipotermia.

Todos os cães e gatos submetidos à quimioterapia devem estar com a vacinação atualizada; não se sabe se vacinas vivas modificadas devem ser evitadas pela possibilidade de indução de doenças em animais imunossuprimidos. Evidências recentes sugerem que cães imunizados, com câncer e submetidos à quimioterapia têm títulos protetores de anticorpos séricos contra as vacinas comumente usadas.

O monitoramento hematológico do paciente em quimioterapia é a maneira mais eficaz de prevenir (ou antecipar) sepse grave com risco de vida ou sangramento secundário à mielossupressão. Hemogramas completos devem ser realizados a

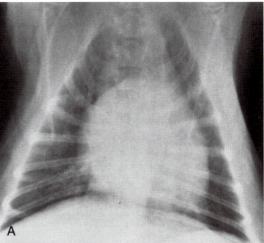
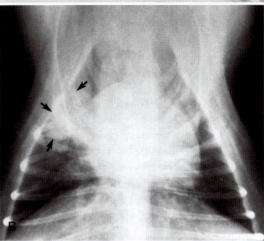

Figura 77.2 Radiografias torácicas de um Boston Terrier castrado de 5 anos com linfoma multicêntrico submetido à quimioterapia com doxorrubicina e dacarbazina (ADIC). Esse cão foi atendido de modo emergencial com depressão, febre e secreção nasal bilateral branda. O número de neutrófilos era de 1.500/$\mu\ell$. **A.** Os achados da radiografia torácica foram considerados normais à época, mas uma amostra do lavado transtraqueal continha bactérias. **B.** Depois de 2 dias, quando o número de neutrófilos aumentou para 16.300/$\mu\ell$, áreas focais de pneumonia tornaram-se evidentes. (Extraídas de Couto CG: Management of complications of cancer chemotherapy, *Vet Clin North Am* 20:1037, 1990.)

cada 7 ou 15 dias (dependendo do protocolo de tratamento), e o agente mielossupressor deve ser temporariamente interrompido (ou ter sua dose reduzida) se o número de neutrófilos ficar abaixo de 1.000/$\mu\ell$ ou se a contagem de plaquetas diminuir para menos de 50.000/$\mu\ell$. A interrupção do agente agressor por duas ou três administrações geralmente possibilita a normalização dos números de células. À reinstituição da terapia, recomenda-se a administração de apenas 75% da dose inicial; essa dose deve ser aumentada nas próximas 2 a 3 semanas até a recomendada (ou até uma dose que não produza citopenias graves). Evidentemente, a desvantagem de interrupção da quimioterapia é a possível recidiva do tumor; logo, o veterinário e o tutor devem pesar os prós e os contras da interrupção temporária do tratamento.

Clinicamente, os pacientes neutropênicos são classificados como febris ou afebris. Pacientes neutropênicos febris devem ser tratados de modo agressivo porque geralmente apresentam sepse. Assim, a febre em um paciente neutropênico constitui uma emergência médica. O protocolo a seguir é hoje utilizado nesses pacientes em nossa clínica. Primeiramente, realiza-se um exame físico completo para a detecção de um foco de sepse; coloca-se um cateter intravenoso (IV) de demora de maneira asséptica e administram-se fluidos IV, conforme necessário. A administração de todos os agentes antitumorais é imediatamente interrompida, à exceção dos corticosteroides, que devem ser descontinuados de modo gradual devido ao possível desenvolvimento de hipoadrenocorticismo agudo em caso de interrupção abrupta. Amostras de sangue para hemograma completo e bioquímica sérica devem ser obtidas imediatamente. Uma amostra de urina para urinálise e cultura bacteriana também pode ser obtida, a menos que o paciente apresente trombocitopenia; nesse caso, a cistocentese deve ser evitada para evitar sangramento intravesical. Dois ou três conjuntos de amostras de sangue coletados de modo asséptico podem ser obtidos em intervalos de 30 minutos para culturas bacterianas aeróbias e anaeróbias e antibiogramas; de modo geral, porém, isso não é necessário porque os isolados bacterianos são bastante previsíveis (ver parágrafo seguinte) e porque os resultados desses exames demoram dias. Depois da coleta do segundo conjunto de amostras para hemoculturas (se for o caso), uma combinação empírica de antibióticos bactericidas é instituída. Os autores usam uma combinação de enrofloxacino (5 a 10 mg/kg IV a cada 24 horas) e ampicilina (22 mg/kg IV a cada 8 horas) ou ampicilina/sulbactam (30 mg/kg IV a cada 8 horas), pois a maioria dos isolados bacterianos nesses animais é de *Enterobacteriaceae* e estafilococos, comumente suscetíveis a esses agentes. Depois da normalização do número de neutrófilos e estabilização clínica do paciente (em 72 a 96 horas), a administração da combinação de antibióticos é interrompida e o animal pode ir para casa, com prescrição de sulfadiazina-trimetoprima (ST) em dose de 13 a 15 mg/kg por via oral (VO) a cada 12 horas, amoxicilina/ácido clavulânico (CLAV) em dose de 13,75 a 20 mg/kg VO a cada 12 horas ou enrofloxacino em dose de 5 a 10 mg/kg VO a cada 24 horas por 5 a 7 dias. Quando o paciente retornar para a quimioterapia, a dose do agente agressor deve ser reduzida em 15 a 20% para evitar outra ocorrência.

Em um estudo não publicado por um dos autores deste conteúdo, o rendimento de três conjuntos de hemoculturas é de cerca de 40% em cães com câncer, febre e números normais a altos de neutrófilos e 20% em cães com câncer, febre e neutropenia. Os isolados do primeiro grupo geralmente são *Streptococcus* spp., *Staphylococcus* spp., *Enterobacter* spp., *Klebsiella* spp. e *Escherichia coli*, em ordem decrescente de frequência. Em cães febris neutropênicos, os isolados são principalmente *Klebsiella* spp. e *E. coli*; os *Staphylococcus* spp. são isolados em menos de 20% dos cães.

Em um estudo recente (Shaffer et al., 2016) de 57 episódios neutropênicos em 55 cães submetidos à quimioterapia, a prevalência de bacteriemia ao usar duas séries de hemoculturas foi de 12,3% (7/57) e a de bacteriúria foi de 7,5%. A prevalência de bacteriemia foi semelhante entre cães febris e afebris; e os isolados eram, em sua maioria, gram-positivos.

Pacientes neutropênicos, afebris e assintomáticos podem ser tratados em ambulatório, com interrupção do medicamento como já descrito e administração de ST (13 a 15 mg/kg VO a cada 12 horas), CLAV (13,75 a 20 mg/kg VO a cada 12 horas) ou enrofloxacino (5 a 10 mg/kg VO a cada 24 horas). O paciente afebril, mas com sinais constitutivos, deve ser considerado séptico e tratado conforme descrito. Pacientes com a neutropenia não grave (i. e., > 1.000 células/µℓ) não precisam de tratamento e devem apenas ser observados pelo tutor. Os tutores devem ser instruídos a medir a temperatura retal de seu animal de estimação duas vezes ao dia e chamar o veterinário se houver febre; nesse caso, o paciente é tratado como neutropênico e febril. A TS e as fluoroquinolonas eliminam a microbiota intestinal aeróbia, mas preservam as bactérias anaeróbias, importantes componentes do sistema de defesa local por causa de sua capacidade de produzir fatores antibióticos e, por isso, podem ser consideradas com relação ao CLAV. Além disso, a ST e as fluoroquinolonas são ativas contra muitos patógenos isolados de animais com câncer e alcançam concentrações terapêuticas no sangue e nos tecidos, além de altas concentrações intragranulocíticas. Estudos recentes sugerem que o uso de antibióticos contra bactérias gram-positivas pode encurtar o tempo de sobrevida em humanos com linfoma ou leucemia linfocítica crônica (Pflug et al., 2016) e que a composição do microbioma prevê o risco de sepse em crianças com leucemia aguda (Hakim et al., 2018); esse fato destaca o papel do microbioma intestinal na imunomodulação tumoral. Além disso, estudos recentes sugerem que a quimioterapia modifica o microbioma intestinal em algumas espécies e pode diminuir a resposta imunológica contra antígenos tumorais (Viaud et al., 2013).

A mielossupressão em cães pode ser reduzida pelo carbonato de lítio (10 mg/kg VO a cada 12 horas) e, em cães e gatos, pelo fator estimulador de colônias de granulócitos humano recombinante (G-CSF; Neupogen®; 5 µg/kg por via subcutânea [SC] a cada 24 horas). Embora vários estudos tenham relatado o papel benéfico do G-CSF ou fator estimulador de colônia de granulócitos e macrófagos (GM-CSF) em cães e gatos, é improvável que esses agentes cheguem à clínica, devido ao seu alto custo (cerca de US$ 70 a US$ 150/dia) e à inativação dessa proteína de origem humana por anticorpos sintetizados por cães e gatos. Além disso, em cães com neutropenia induzida por quimioterapia, a atividade do G-CSF endógeno é extremamente alta e os números de neutrófilos se normalizam em 36 a 72 horas, o mesmo intervalo necessário para a "resposta" ao G-CSF. Por isso, o G-CSF é normalmente reservado a pacientes que receberam sobredoses acidentais de quimioterapia e sem previsão da duração da neutropenia.

TOXICIDADE GASTRINTESTINAL

Embora menos frequente do que a mielossupressão, a toxicidade gastrintestinal é uma complicação relativamente comum da quimioterapia do câncer em animais de estimação. Do ponto de vista clínico, há dois tipos principais de complicações gastrintestinais: a combinação de anorexia, náuseas e vômito e a gastroenterocolite.

Embora não existam estudos controlados, náuseas e vômitos não parecem tão comuns em animais de estimação quanto em humanos tratados com medicamentos e doses semelhantes. Os medicamentos associados a náuseas e vômitos são dacarbazina (DTIC), cisplatina, doxorrubicina (principalmente em gatos), metotrexato, actinomicina D, ciclofosfamida e 5-fluoruracila (5-FU; ver Tabela 77.1).

De modo geral, a anorexia, náuseas e vômito agudos causados por fármacos injetáveis são evitados pela administração dos agentes agressores em infusão intravenosa lenta. Se ainda assim esses problemas persistirem, antieméticos, como a metoclopramida, podem ser administrados em dose de 0,1 a 0,3 mg/kg IV, SC ou VO a cada 8 horas. Outros antieméticos eficazes em cães com vômitos induzidos por quimioterapia são butorfanol (Torbugesic®, Fort Dodge Labs, Fort Dodge, IA, EUA) em dose de 0,1 a 0,4 mg/kg por via intramuscular [IM] ou IV a cada 6 a 8 horas; ondansetrona (Zofran®, GlaxoSmithKline, Research Triangle Park, NC, EUA) em dose de 0,1 a 0,3 mg/kg imediatamente antes da quimioterapia e, depois, a cada 6 horas; ou maropitant (Cerenia®, Zoetis, Madison, NJ, EUA) em dose de 2 mg/kg VO a cada 24 horas. (Ver mais informações sobre esse assunto no Capítulo 28.) Nessas situações, é preferível o maropitant.

O metotrexato e a ciclofosfamida, dois fármacos comumente administrados por via oral, também podem causar anorexia, náuseas e vômitos. O metotrexato causa anorexia e vômitos 2 ou 3 semanas após o início da administração em cães; esses efeitos adversos são geralmente controlados com antieméticos, conforme descrito. A persistência desses problemas pode levar à interrupção do tratamento com metotrexato. A ciclofosfamida tende a induzir anorexia ou vômito em alguns gatos. A cipro-heptadina (Periactin®, Merck Sharp & Dohme, West Point, PA, EUA) em dose total de 1 a 2 mg VO a cada 8 a 12 horas é bastante eficaz como estimulante do apetite e inibidor da náuseas em gatos; outra opção é a mirtazapina (3,75 mg VO a cada 24 horas em gatos e 3,75 a 30 mg VO a cada 24 horas em cães).

Em nossa experiência, o controle da anorexia associada à quimioterapia revela-se mais difícil em cães porque estimulantes inespecíficos do apetite, como a cipro-heptadina e a mirtazapina, não parecem ser eficazes. Nesses casos, antieméticos orais, principalmente ondansetrona e maropitant, podem ser benéficos para diminuir a duração da anorexia em alguns cães. O novo Entyce® (solução oral de capromorelina, Aratana Therapeutics, Leawood, KS, EUA) também é um estimulante do apetite em cães e gatos com anorexia induzida por câncer ou quimioterapia (3 mg/kg VO a cada 24 horas).

A gastroenterocolite é incomum em pacientes tratados com agentes antitumorais. Os medicamentos que ocasionalmente a causam são metotrexato, 5-FU, actinomicina D e doxorrubicina. É rara em associação a outros agentes alquilantes, como a ciclofosfamida. Dos medicamentos já mencionados, apenas a doxorrubicina e o metotrexato parecem ter relevância clínica. Com base na experiência do autor, os Collies e mestiços, os Old English Sheepdogs, os Cocker Spaniels e os West Highland White Terriers parecem ser extremamente suscetíveis à enterocolite induzida por doxorrubicina, independentemente das mutações em ABCB1.

A enterocolite induzida por doxorrubicina caracteriza-se pelo desenvolvimento de diarreia hemorrágica (com ou sem vômitos), principalmente relacionada com o intestino grosso, 3 a 7 dias após a administração do fármaco; é mais comum em cães do que em gatos. A fluidoterapia de suporte (se necessária) e a administração de doses terapêuticas de produtos contendo subsalicilato de bismuto (Pepto-Bismol®, 3 a 15 mℓ ou 1 a 2 tabletes VO a cada 8 a 12 horas) são geralmente eficazes no controle dos sinais clínicos em cães, que se resolvem em 3 a 5 dias. A administração de Pepto-Bismol® dos dias 1 a 7 do tratamento pode aliviar ou prevenir esses sinais em cães com risco de gastroenterocolite (de uma das raças mencionadas ou com história dessa toxicidade). Evite o uso de subsalicilato de bismuto em gatos. De modo geral, a gastrenterite associada à administração oral de metotrexato ocorre após 2 semanas de administração; o tratamento é o mesmo utilizado na enterocolite induzida pela doxorrubicina.

REAÇÕES DE HIPERSENSIBILIDADE

As reações de hipersensibilidade aguda do tipo I são ocasionalmente observadas em cães tratados com L-asparaginase ou doxorrubicina por via parenteral e comuns em cães tratados com etoposídeo ou derivados de taxol por via intravenosa. Nestes dois últimos, a reação é contra o agente solubilizante (Tween 80, Cremophor EL). Conforme discutido, há uma forma hidrossolúvel de etoposídeo. A reação à doxorrubicina não parece ser uma reação de hipersensibilidade verdadeira porque esse agente pode induzir a degranulação direta dos mastócitos independentemente da ação da imunoglobulina E (IgE). O etoposídeo pode ser administrado com segurança em cães por via oral. Reações de hipersensibilidade a agentes antitumorais são extremamente raras em gatos e, portanto, não são discutidas.

Os sinais clínicos em cães com reações de hipersensibilidade a agentes antitumorais assemelham-se aos observados em outros tipos de reações de hipersensibilidade (i. e., são principalmente cutâneos e gastrintestinais). Os sinais típicos aparecem durante ou logo após a administração do agente e são balançar a cabeça (devido ao prurido nas orelhas), urticária e eritema generalizados, inquietação, às vezes vômitos ou diarreia e, em raros casos, colapso causado por hipotensão.

A maioria das reações anafiláticas sistêmicas pode ser prevenida pelo pré-tratamento com anti-histamínicos H_1 (difenidramina, 1 a 2 mg/kg IM 20 a 30 minutos antes da quimioterapia) e pela administração de certos medicamentos (p. ex., L-asparaginase) por via subcutânea ou intramuscular em vez de intravenosa. Em caso de impossibilidade de administração por qualquer outra via (como no caso da doxorrubicina), dilua o medicamento e dê em infusão IV lenta.

O tratamento das reações de hipersensibilidade aguda inclui a interrupção imediata do agente e a administração de anti-histamínicos H₁ (i. e., difenidramina, 0,2 a 0,5 mg/kg por infusão IV lenta), fosfato dissódico de dexametasona (1 a 2 mg/kg IV) e, se necessário, fluidos. Se a reação sistêmica for grave, dê epinefrina (0,1 a 0,3 mℓ de uma solução 1:1.000 via IM ou IV). Assim que a reação diminuir (e se for branda), a administração de certos medicamentos, como a doxorrubicina, pode continuar. Os anti-histamínicos H₁ injetáveis devem ser usados com cautela em gatos porque podem causar depressão aguda do sistema nervoso central e apneia.

TOXICIDADE DERMATOLÓGICA

Agentes antitumorais raramente causam toxicidade dermatológica em pequenos animais. No entanto, três tipos de toxicidades dermatológicas são observados: necrose tecidual local (causada por extravasamento), retardo no crescimento de pelos e alopecia e hiperpigmentação. Mais recentemente, relatou-se que o mais novo agente quimioterápico com aprovação condicional para uso em cães com linfoma, a rabacfosadina (Tanovea®, VetDC, Fort Collins, CO, EUA) apresenta efeitos tóxicos dermatológicos únicos, discutidos mais adiante.

A necrose tecidual local por extravasamento de vincristina, vimblastina, actinomicina D, doxorrubicina ou Tanovea® é ocasionalmente observada em cães, mas muito rara em gatos. Na verdade, segundo relatos informais, os gatos acidentalmente receberam doses completas de doxorrubicina perivascular sem desenvolvimento de necrose tecidual. A patogênese dessa toxicidade é mal compreendida, porém se acredita que seja mediada pela liberação de radicais livres. Todo o possível deve ser feito para assegurar a administração intravascular desses medicamentos. Além dessa complicação, alguns Retrievers (p. ex., Labradores e Golden Retrievers) parecem sentir prurido ou desconforto no sítio de injeção IV, mesmo quando o fármaco foi sabidamente administrado por via intravascular. Essa dor e esse desconforto frequentemente levam a lambeduras e ao desenvolvimento de dermatite piotraumática horas após a injeção. Nesses cães, a aplicação de um curativo no sítio de injeção ou a colocação de colar elizabetano evitam esse tipo de reação.

A probabilidade de injeção extravascular de fármacos cáusticos pode ser prevenida ou minimizada pela administração com cateteres de calibre pequeno (calibre 22 a 23, isto é, 0,7 a 0,6 mm), de demora, IV, sobre agulha ou borboleta de calibre 23 a 25 (0,6 a 0,5 mm). Usamos os primeiros para administrar doxorrubicina; e os últimos para alcaloides da vinca e actinomicina D. Os medicamentos cáusticos devem ser devidamente diluídos antes da administração (i. e., vincristina em concentração final de 0,1 mg/mℓ e doxorrubicina em concentração de 0,5 mg/mℓ); o sítio de injeção intravascular deve ser desobstruído com aspiração intermitente até a observação de sangue no cateter. Nas clínicas dos autores, a doxorrubicina não é administrada por infusão IV em taxa constante porque esses pacientes são mais propensos ao extravasamento. Em caso de obstrução, o cateter deve ser colocado em outra veia. As recomendações para o manejo de injeções extravasculares são controversas; além do uso de compressas frias por alguns dias, os autores não concordam se a diluição do medicamento extravasado com soro fisiológico é boa ou má ideia. (Ver tratamento do extravasamento perivascular de doxorrubicina no próximo parágrafo.)

Apesar dessas precauções, a reação tecidual local desenvolve-se cerca de 1 a 7 dias após a injeção perivascular de alcaloides da vinca ou actinomicina D e 7 a 15 dias após o extravasamento de doxorrubicina. A necrose tecidual resultante do extravasamento da doxorrubicina é muito mais grave do que a associada ao extravasamento de outros agentes porque o fármaco é extremamente cáustico e persiste nos tecidos por até 16 semanas. Em caso de administração perivascular de doxorrubicina (e seu reconhecimento durante ou imediatamente após o incidente), dê dexrazoxano (Zinecard®, Pfizer) em dose 5 a 10 vezes maior do que a dose do quimioterápico (i. e., para 30 mg de doxorrubicina, administre 150 a 300 mg de dexrazoxano). O dexrazoxano é bastante caro – por isso, não se usa rotineiramente em pequenos animais. Um dos autores avaliou o carvedilol (Coreg®, GlaxoSmithKline) em um pequeno número de cães que receberam doxorrubicina perivascular. Os três cães tratados imediatamente após o extravasamento do fármaco (na dose de 0,1 a 0,4 mg/kg a cada 12 a 24 horas) não apresentaram sinais visíveis de necrose. Nos três cães com necrose após a administração perivascular de doxorrubicina, o carvedilol levou à rápida cicatrização da área (i. e., em 2 a 3 semanas). Os sinais clínicos de extravasamento são dor, prurido, eritema, dermatite úmida e necrose da área afetada, além de grave descamação do tecido (Figura 77.3). As reações teciduais locais podem ser tratadas como mostra o Boxe 77.1.

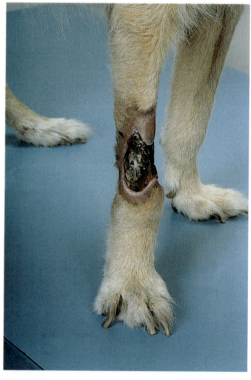

Figura 77.3 Necrose tecidual após injeção extravascular de doxorrubicina em cão. Observe a descamação total da área.

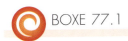

BOXE 77.1

Tratamento de reações teciduais locais.

1. Aplique uma pomada antibiótica (com ou sem corticosteroides) na área afetada e inicie a administração de antibióticos sistêmicos (amoxicilina/ácido clavulânico)
2. Faça um curativo na área (e troque-o diariamente)
3. Evite a automutilação com colar elizabetano ou focinheira
4. Na ausência de contaminação bacteriana (i. e., culturas bacterianas negativas), dê 10 a 20 mg de acetato de metilprednisolona (Depo-Medrol®, Zoetis, Madison, NJ, EUA) SC na área afetada para aliviar o prurido e a inflamação
5. Em caso de necrose grave ou gangrena por contaminação anaeróbica, proceda ao desbridamento cirúrgico da área
6. A necrose grave de tecidos moles induzida pela doxorrubicina pode levar à amputação do membro acometido

Em cães e gatos submetidos à quimioterapia, o retardo no crescimento de pelos é mais comum do que a alopecia. Isso contrasta com a situação em pacientes humanos, em que a alopecia grave do couro cabeludo é uma complicação previsível do tratamento. Como a maioria dos agentes quimioterápicos afeta os tecidos de divisão rápida, as células na fase anágena (de crescimento) do ciclo capilar são acometidas. Portanto, o crescimento do pelo de áreas tricotomizadas antes ou durante a quimioterapia é mais lento. A queda excessiva de pelos também é comum.

A alopecia é predominantemente observada em cães de pelo lanoso, como Poodles, Schnauzers e Kerry Blue Terriers (Figura 77.4). Afeta, principalmente, as vibrissas de cães e gatos de pelo curto. Embora não se saiba exatamente o que causa a alopecia induzida por quimioterapia em cães de pelo lanoso, a fase anágena prolongada e o crescimento síncrono dos pelos, comparáveis aos que ocorrem no couro cabeludo humano, podem ser responsáveis por esse efeito tóxico. Os medicamentos mais associados ao retardo do crescimento de pelos e à alopecia são ciclofosfamida, doxorrubicina, 5-FU, 6-tioguanina e hidroxiureia (Hydrea®, E.R. Squibb & Sons, Princeton, NJ, EUA). A alopecia e o crescimento retardado dos pelos tendem a desaparecer logo após a interrupção do agente agressor.

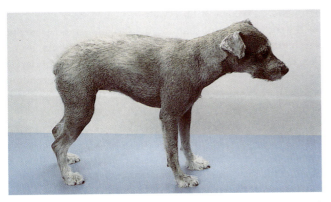

Figura 77.4 Alopecia em um Schnauzer de 7 anos submetido à quimioterapia com doxorrubicina e dacarbazina (ADIC). Observe o pelame curto e de cor clara.

A hiperpigmentação é incomum em cães e extremamente rara em gatos submetidos à quimioterapia. A hiperpigmentação cutânea de face, abdome ventral e flancos mostra-se comum em cães tratados com doxorrubicina e bleomicina. Às vezes, cães que recebem hidroxiureia desenvolvem eritema generalizado.

Os efeitos tóxicos dermatológicos foram observados em várias coortes de cães em tratamento com Tanovea®; essa dermatopatia desenvolve-se em até 45% dos cães e geralmente consiste em otite externa focal pruriginosa ou lesões cutâneas eritematosas focais no dorso e na região inguinal. As lesões geralmente se resolvem com a instituição de cuidados de suporte (antibióticos em caso de dermatite, corticosteroides) e a interrupção do tratamento.

PANCREATITE

A pancreatite é bem reconhecida em humanos submetidos à quimioterapia. Os fármacos agressores em humanos são corticosteroides, azatioprina, 6-mercaptopurina, L-asparaginase, citarabina e protocolos combinados. Há relatos esporádicos de pancreatite em cães (mas não em gatos) tratados com agentes quimioterápicos e imunossupressores.

O autor deste capítulo registrou pancreatite aguda em vários cães que receberam L-asparaginase ou quimioterapia combinada. Os cães do último grupo eram tratados com COAP (ciclofosfamida, vincristina, citarabina, prednisona), ADIC (doxorrubicina, DTIC) ou VAC (vincristina, doxorrubicina, ciclofosfamida). Os sinais clínicos surgiram de 1 a 5 dias após o início da quimioterapia e consistiam em anorexia, vômito e depressão. Os achados ao exame físico eram normais e a dor abdominal era rara. Os pacientes foram tratados com fluidos intravenosos e os sinais clínicos desapareceram em 3 a 10 dias na maioria dos casos.

A pancreatite induzida por quimioterapia não se mostra uma complicação previsível e, assim, é difícil impedir seu desenvolvimento. Como precaução adicional, cães tratados com medicamentos que podem causar pancreatite devem receber dieta com baixo teor de gordura.

CARDIOTOXICIDADE

A cardiotoxicidade é uma complicação relativamente incomum da doxorrubicina em cães; revela-se extremamente rara em gatos (um autor administrou pessoalmente a gatos mais de 20 doses de doxorrubicina sem sinais de cardiotoxicidade). Dois tipos de toxicidades cardíacas induzidas pela doxorrubicina são observados em cães: uma reação aguda que ocorre durante ou logo após a administração e uma toxicidade cumulativa crônica. A toxicidade aguda da doxorrubicina caracteriza-se por arritmias cardíacas (principalmente taquicardia sinusal) durante ou logo após a administração. Acredita-se que esse fenômeno seja decorrente da liberação de catecolaminas mediada por histamina e induzida pela doxorrubicina, já que a taquicardia sinusal e a hipotensão podem ser evitadas com o pré-tratamento com anti-histamínicos H_1 e H_2. Várias semanas ou meses após injeções repetidas de doxorrubicina, arritmias persistentes, inclusive contrações ventriculares prematuras, contrações atriais prematuras, taquicardia ventricular paroxística, bloqueios atrioventriculares de segundo grau e defeitos de condução intraventricular podem ser observados. Esses distúrbios do ritmo geralmente estão associados ao desenvolvimento de uma cardiomiopatia dilatada, semelhante à que ocorre de forma espontânea em Doberman Pinschers e Cocker Spaniels.

A principal característica da toxicidade crônica da doxorrubicina é uma cardiomiopatia dilatada que supostamente se desenvolve ao se exceder uma dose cumulativa total de cerca de 240 mg/m² em cães. Entretanto, administramos doses cumulativas mais altas sem problemas cardíacos evidentes em um grande número desses animais (ver adiante). As lesões histológicas observadas em cães com cardiomiopatia induzida por doxorrubicina consistem em vacuolização dos miócitos acompanhada ou não por perda de miofibrilas. Os sinais clínicos de toxicidade em cães são os de insuficiência cardíaca congestiva (geralmente do lado esquerdo). O tratamento é composto por interrupção do agente agressor e administração de medicamentos cardíacos, como glicosídeos digitálicos ou inotrópicos não glicosídeos (p. ex., pimobendana). Após o desenvolvimento de cardiomiopatia, o prognóstico é mau porque as lesões miocárdicas são irreversíveis.

É fundamental monitorar os pacientes que recebem doxorrubicina para evitar a cardiomiopatia com risco de vida. A esse respeito, cães (e, talvez, gatos) com distúrbios de ritmo ou menor contratilidade miocárdica com redução da fração de encurtamento no ecocardiograma não devem receber doxorrubicina. Recomenda-se também que cães de alto risco recebendo doxorrubicina sejam submetidos à avaliação ecocardiográfica a cada três ciclos de tratamento (9 semanas) para a avaliação da contratilidade miocárdica e a interrupção do medicamento em caso de diminuição da fração de encurtamento. Amostras de biópsia endomiocárdica são comumente obtidas em seres humanos tratados com doxorrubicina na tentativa de detectar lesões submicroscópicas, mas isso é impraticável em cães. O valor das concentrações séricas de troponina cardíaca I para detecção precoce de dano miocárdico induzido pela doxorrubicina é questionável em cães.

Vários protocolos foram desenvolvidos na tentativa de minimizar a cardiomiopatia induzida pela doxorrubicina em cães. A administração lenta da doxorrubicina em solução diluída ($\approx 0,5$ mg/mℓ em 30 minutos) parece ser o mais eficaz; um dos autores desta Parte administrou de 8 a 10 doses de doxorrubicina a muitos cães sem cardiotoxicidade óbvia. Isso se deve ao fato de que a cardiotoxicidade da doxorrubicina está diretamente relacionada com o pico de concentração plasmática do fármaco.

O dexrazoxano (Zinecard®, Pfizer) é um meio promissor de redução da cardiotoxicidade crônica induzida pela doxorrubicina; doses de doxorrubicina acima de 500 mg/m² foram administradas a cães recebendo o agente sem causar cardiotoxicidade significativa. Recentemente, o carvedilol (0,1 a 0,4 mg/kg VO a cada 12 a 24 horas) foi usado com sucesso para evitar ou diminuir a probabilidade de desenvolvimento de cardiomiopatia associada à doxorrubicina em seres humanos (Kalay et al., 2006). Um dos autores desta Parte usou com sucesso o carvedilol em cães com disfunção miocárdica subclínica que necessitavam de doxorrubicina.

UROTOXICIDADE

O trato urinário de pequenos animais raramente é afetado por reações adversas aos agentes antitumorais. Apenas duas complicações específicas são de importância clínica em animais de estimação com câncer: a nefrotoxicidade e a cistite hemorrágica estéril. Carcinomas de células de transição da bexiga associados à terapia crônica com ciclofosfamida também foram relatados em cães.

A nefrotoxicidade é raramente observada em cães e gatos submetidos à quimioterapia. Embora vários fármacos com potencial nefrotóxico sejam usados nessas espécies, apenas a doxorrubicina (principalmente em gatos), a cisplatina (em cães) e o metotrexato em doses intermediárias a altas (em cães) são preocupantes. A clínica do autor não usa cisplatina com frequência, devido à possibilidade de indução de nefrotoxicidade.

A doxorrubicina pode ser uma nefrotoxina em gatos; e a toxicidade cumulativa limitante nessa espécie pode ser renal, e não cardíaca. O efeito tóxico costuma ser observado após a administração repetida de doxorrubicina em gatos e, por isso, os autores monitoram os parâmetros renais e a densidade urinária específica desses pacientes. Em caso de aumento nas concentrações de creatinina e/ou dimetilarginina simétrica (SDMA) ou diminuições na gravidade específica da urina, considere a interrupção do tratamento. A doxorrubicina pode causar nefrotoxicose em cães com doença renal preexistente e naqueles concomitantemente tratados com outras nefrotoxinas, como antibióticos aminoglicosídeos ou cisplatina. A administração de cisplatina com protocolos de diurese forçada minimiza a prevalência de nefrotoxicidade em cães. Por poder causar náuseas/vômitos e nefrotoxicidade, as clínicas dos autores não usam cisplatina.

A cistite hemorrágica estéril (CHE) é uma complicação relativamente comum do tratamento prolongado com ciclofosfamida em cães; em raros casos, também pode ocorrer de modo agudo após uma dose única de ciclofosfamida. Essa toxicidade não é clinicamente relevante em gatos. Sinais clínicos agudos e alterações na urinálise compatíveis com CHE foram observados após a primeira injeção em três cães tratados com ciclofosfamida em dose de 100 mg/m² IV e quatro cães tratados com 300 mg/m² VO. A CHE é causada pelos efeitos cáusticos de um dos metabólitos da ciclofosfamida (acroleína) no epitélio da bexiga. É observada em cerca de 5 a 25% dos cães tratados com ciclofosfamida, geralmente após, em média, 18 semanas de tratamento. Subjetivamente, parece que a prevalência de CHE é maior com o uso de ciclofosfamida em protocolos metronômicos. A furosemida ou a prednisona administrada junto com a ciclofosfamida parecem diminuir a prevalência de cistite.

A diurese forçada parece minimizar a gravidade dessa complicação ou preveni-la. Os autores recomendam administrar a ciclofosfamida pela manhã, deixar que o animal urine com frequência (se não tiver acesso a áreas externas) e dar a prednisona no mesmo dia (caso exigido pelo protocolo). Além disso, ao administrar a ciclofosfamida em *bolus* a cães, dê também furosemida para diminuir a possibilidade de desenvolvimento de CHE. Outro método para diminuir o risco de

CHE é calcular a dose total de ciclofosfamida para um cão (i. e., 200 a 250 mg/m² no protocolo multiagente típico para linfoma) e dividi-la para administração em 2 a 4 dias. Em um estudo recente com divisão da dose de ciclofosfamida em 3 dias sem administração simultânea de furosemida, nenhum de 57 cães com linfoma desenvolveu CHE (82% desses cães também apresentaram remissão completa, sugerindo que a eficácia provavelmente não foi afetada por esse esquema terapêutico) (Best et al., 2013). Além disso, outro estudo recente que avaliou o uso de furosemida durante a administração metronômica de ciclofosfamida também relatou uma diminuição subjetiva da prevalência de CHE para 3,6% (em comparação com 32%) (Chan et al., 2016).

Os sinais clínicos de cistite hemorrágica estéril assemelham-se aos de outros distúrbios do trato urinário inferior e são polaciúria, hematúria e disúria. O exame de urina geralmente revela sangue e um número brando a moderado de leucócitos, mas não bactérias. O tratamento dessa complicação consiste na suspensão da ciclofosfamida, forçando a diurese, diminuindo a inflamação da parede da bexiga e prevenindo infecções bacterianas secundárias. A cistite desaparece na maioria dos cães em 1 a 4 meses após a interrupção da ciclofosfamida. O autor administra furosemida na dose de 2 mg/kg VO a cada 12 horas por seus efeitos diuréticos, prednisona na dose de 0,5 a 1 mg/kg VO a cada 24 horas por seu efeito anti-inflamatório (e diurético) e uma combinação de ST em dose de 13 a 15 mg/kg VO a cada 12 horas para evitar a contaminação bacteriana secundária. Se os sinais clínicos piorarem apesar dessa abordagem, pode-se tentar a instilação vesical de uma solução de formalina a 1% em água. A hematúria macroscópica resolveu-se em 24 horas e não voltou a ocorrer em dois cães assim tratados. A infusão intravesical de uma solução de dimetilsulfóxido a 25 a 50% também pode aliviar os sinais de cistite em cães.

HEPATOTOXICIDADE

A hepatotoxicidade induzida por quimioterapia é extremamente rara em cães e gatos. À exceção das alterações hepáticas induzidas por corticosteroides em cães, o metotrexato, a ciclofosfamida, a lomustina e a azatioprina (Imuran®, Burroughs Wellcome, Research Triangle Park, NC, EUA) foram implicados ou confirmados como hepatotoxinas em cães. Em nossa experiência, a hepatotoxicidade causada por fármacos antitumorais em pequenos animais é de pouca ou nenhuma relevância clínica, à exceção da lomustina.

Um relato recente descreve uma baixa prevalência de hepatotoxicidade (< 10%) em cães com linfoma ou mastocitoma tratados com lomustina (CCNU). As clínicas dos autores registraram aumentos marcantes nas atividades de alanina transaminase (ALT) (> 1.000 IU/ℓ) e aumentos brandos nas atividades da fosfatase alcalina (FA) (< 500 IU/ℓ) nas primeiras 3 semanas de tratamento com lomustina em vários cães. A maioria dos cães apresenta diminuições nas concentrações de ALT e FA após o prolongamento do intervalo entre as doses e/ou diminuição da dose. Em um estudo recente com 50 cães, a atividade das enzimas hepáticas aumentou em 84% dos cães recebendo CCNU sozinha e em 68% dos cães também tratados com silimarina (Denamarin®, Nutramax, Lancaster, SC, EUA) em doses terapêuticas. O tratamento apenas com CCNU aumentou significativamente as concentrações de ALT, aspartato aminotransferase, FA e bilirrubina, enquanto a administração de silimarina provocou uma diminuição significativa nas concentrações séricas de colesterol. Os cães que receberam apenas CCNU foram significativamente mais propensos a retardos ou interrupções do tratamento devido ao aumento da atividade de ALT (Skorupski et al., 2011). Por isso, a silimarina deve ser administrada com a CCNU quando possível.

Cães com doenças imunomediadas em tratamento crônico com azatioprina raramente apresentam aumentos nas atividades das enzimas hepáticas que respondem à interrupção do medicamento.

NEUROTOXICIDADE

A neurotoxicidade induzida por agente antitumoral também é extremamente rara em cães e gatos. A neurotoxicose mostra-se rara em cães que recebem 5-FU, embora seja comum em gatos (por esse motivo, esse medicamento não deve ser usado nessa espécie). A neurotoxicidade também pode ocorrer em cães e gatos que ingerem 5-FU para uso humano (i. e., prescrito para os tutores). Os sinais clínicos ocorrem logo (3 a 12 horas) após a ingestão do medicamento e consistem principalmente em excitação e ataxia cerebelar, levando cerca de um terço dos cães e a maioria dos gatos à morte. A neurotoxicidade também foi registrada em 25% dos cães que receberam uma combinação de actinomicina D, 5-FU e ciclofosfamida (o protocolo CDF) para tratamento de carcinomas metastáticos ou não passíveis de ressecção em uma das clínicas dos autores. Essa prevalência é bem maior do que a associada ao 5-FU combinado a outros medicamentos e talvez seja decorrente de interações medicamentosas.

TOXICIDADE PULMONAR

A toxicidade pulmonar induzida por quimioterapia parece ser um efeito adverso raro em cães e gatos. A lomustina tem sido associada ao desenvolvimento de fibrose pulmonar em gatos. Isso foi observado após uma alta dose cumulativa; no entanto, foi associado à morte após um episódio de dificuldade respiratória aguda em um paciente.

Da mesma maneira, há vários relatos de fibrose pulmonar em 5 a 15% dos cães tratados com Tanovea®; na maioria dos pacientes, foi fatal. Curiosamente, o uso concomitante de prednisona pode ajudar a diminuir essa toxicidade específica. Por isso, recomendamos não usar Tanovea® em raças com predisposição ao desenvolvimento de fibrose pulmonar, principalmente West Highland White Terrier e outros Terriers. Também recomendamos a realização de radiografias torácicas basais em cães tratados com esse agente.

A bleomicina também foi associada à toxicidade pulmonar em humanos, o que é preocupante do ponto de vista veterinário. Por último, a cisplatina pode causar hipertensão pulmonar fatal e edema em gatos e, por isso, é contraindicada nessa espécie.

SÍNDROME DE LISE TUMORAL AGUDA

Em pacientes humanos, a rápida lise de certas células tumorais (p. ex., células de linfoma) logo após a quimioterapia pode causar uma síndrome de hiperuricemia, hiperfosfatemia e/ou hiperpotassemia. Esse distúrbio clínico é chamado *síndrome de lise tumoral aguda*, e acredita-se que seja secundário à liberação de grandes quantidades de fosfato intracelular, ácido úrico e metabólitos de ácido nucleico. A concentração intracelular de fósforo nas células humanas de linfoma e leucemia é 4 a 6 vezes maior do que nos linfócitos normais. Isso também parece ocorrer em cães.

Em cães, a ATLS foi observada apenas em pacientes com linfomas tratados com quimioterapia e/ou radioterapia; é caracterizada por hiperfosfatemia, com ou sem azotemia, hiperpotassemia, hipocalcemia, acidose metabólica e hiperuricemia. Mostra-se rara em gatos. Os sinais clínicos são depressão, vômito e diarreia horas após o início da quimioterapia.

Na clínica de um autor, 10 casos de ATLS foram registrados em cães com linfoma durante um período em que cerca de 2 mil desses pacientes foram submetidos à quimioterapia. A maioria dos animais apresentava altas concentrações séricas de creatinina pré-tratamento ou carga tumoral elevada; um dos cães tinha alta atividade de enzimas hepáticas. Após o início da quimioterapia (1 a 7 dias), houve desenvolvimento de letargia, vômito e diarreia com sangue, além de aumento acentuado das concentrações séricas de fósforo (Figura 77.5). A fluidoterapia agressiva e a correção dos distúrbios acidobásicos e eletrolíticos levaram à resolução dos sinais clínicos em 3 dias em seis cães. Os dois cães restantes morreram devido à ATLS.

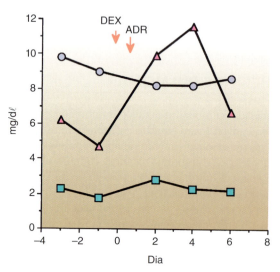

Figura 77.5 Concentrações séricas de fósforo (Δ), cálcio (○) e creatinina (□) em um cão com síndrome de lise tumoral aguda após quimioterapia para linfoma pulmonar primário. Observe o aumento nas concentrações séricas de fósforo, a pequena diminuição nas concentrações de cálcio e o discreto aumento nas concentrações séricas de creatinina. ADR: doxorrubicina; DEX: dexametasona. (Extraída de Couto CG: Management of complications of cancer chemotherapy, *Vet Clin North Am* 20:1037, 1990.)

Leitura sugerida

Best MP, Fry DR. Incidence of sterile hemorrhagic cystitis in dogs receiving cyclophosphamide orally for three days without concurrent furosemide as part of a chemotherapeutic treatment for lymphoma: 57 cases (2007-2012). *J Am Vet Med Assoc*. 2013;243:1025.

Chan CM, et al. Incidence of sterile hemorrhagic cystitic in tumor-bearing dogs concurrently treated with oral metronomic cyclophosphamide chemotherapy and furosemide: 55 cases (2009-2015). *J Am Vet Med Assoc*. 2016;249:1408.

Charney SC, et al. Risk factors for sterile hemorrhagic cystitis in dogs with lymphoma receiving cyclophosphamide with or without concurrent administration of furosemide: 216 cases (1990-1996). *J Am Vet Med Assoc*. 2003;222:1388.

Couto CG. Management of complications of cancer chemotherapy. *Vet Clin N Am*. 1990;20:1037.

Hakim H, et al. Gut microbiome composition predicts infection risk during chemotherapy in children with acute lymphoblastic leukemia. *Clin Infect Dis*. 2018;67:541.

Harvey HJ, et al. Neurotoxicosis associated with use of 5-fluorouracil in five dogs and one cat. *J Am Vet Med Assoc*. 1977;171:277.

Hosoya K, et al. Prevalence of elevated alanine transaminase activity in dogs treated with CCNU (lomustine). *Vet Comp Oncol*. 2009;7:244.

Kalay N, et al. Protective effects of carvedilol against anthracycline-induced cardiomyopathy. *J Am Coll Cardiol*. 2006;48:2258.

Knapp DW, et al. Cisplatin toxicity in cats. *J Vet Intern Med*. 1988;1:29.

Kristal O, et al. Hepatotoxicity associated with CCNU (lomustine) chemotherapy in dogs. *J Vet Intern Med*. 2004;18:75.

Laing EJ, et al. Treatment of cyclophosphamide-induced hemorrhagic cystitis in five dogs. *J Am Vet Med Assoc*. 1988;193:233.

Mealey KL, Meurs KM. Breed distribution of the *ABCB1*-1Δ (multidrug sensitivity) polymorphism among dogs undergoing *ABCB1* genotyping. *J Am Vet Med Assoc*. 2008;233:921.

Peterson JL, et al. Acute sterile hemorrhagic cystitis after a single intravenous administration of cyclophosphamide in three dogs. *J Am Vet Med Assoc*. 1572;201:1992.

Pflug N, et al. Efficacy of antineoplastic treatment is associated with the use of antibiotics that modulate intestinal microbiota. *Oncoimmunology*. 2016;5(6):e1150399.

Pierro J, et al. Febrile neutropenia in cats treated with chemotherapy. *Vet Comp Oncol*. 2016;15:550.

Shaffer K, Bach J, Chun R. Prospective study evaluating the incidence of bacteraemia and bacteriuria in afebrile and febrile neutropaenic dogs undergoing chemotherapy. *Vet Med Surg*. 2016;14:281.

Skorupski KA, et al. Prospective randomized clinical trial assessing the efficacy of denamarin for prevention of CCNU-induced hepatopathy in tumor-bearing dogs. *J Vet Intern Med*. 2011;25:838.

Sorenmo KU, et al. Case-control study to evaluate risk factors for the development of sepsis (neutropenia and fever) in dogs receiving chemotherapy. *J Am Vet Med Assoc*. 2010;236:650.

Thamm DH, Vail DM. Aftershocks of cancer chemotherapy: managing adverse effects. *J Am Anim Hosp Assoc*. 2007;43:1.

Vail DM. Supporting the veterinary cancer patient on chemotherapy: neutropenia and gastrointestinal toxicity. *Top Comp Anim Med*. 2009;24:133.

Veterinary Cooperative Oncology Group. Veterinary cooperative oncology group – common terminology criteria for adverse events (VCOG-CTCAE) following chemotherapy or biological antineoplastic therapy in dogs and cats v1.1. *Vet Comp Oncol*. 2011;14:417.

Viaud S, et al. The intestinal microbiota modulates the anticancer immune effects of cyclophosphamide. *Science*. 2013;342:971.

Weller RE. Intravesical instillation of dilute formalin for treatment of cyclophosphamide-induced cystitis in two dogs. *J Am Vet Med Assoc*. 1978;172:1206.

CAPÍTULO 78

Abordagem ao Paciente com Massas

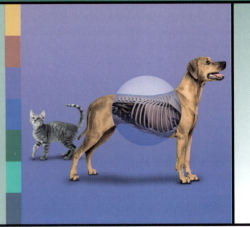

ABORDAGEM AO GATO OU AO CÃO COM MASSA SOLITÁRIA

A avaliação de um cão ou um gato clinicamente saudável e o achado de uma única massa encontrada durante o exame físico de rotina são comuns, assim como a detecção de uma massa pelo tutor. A massa pode ser superficial (p. ex., linfonodo pré-escapular com aumento de volume, massa dérmica ou subcutânea) ou profunda (p. ex., massa esplênica, linfonodo mesentérico aumentado). Muitas vezes, o veterinário se pergunta o que fazer e o que recomendar ao tutor.

Nessa situação, existem várias abordagens possíveis:
1. Não faça nada e veja se a massa "desaparece".
2. Avaliação citológica da massa.
3. Avaliação histopatológica da massa.
4. Avaliação completa, inclusive hemograma completo, bioquímica sérica, radiografia, ultrassonografia abdominal e urinálise.

A primeira opção (i. e., não fazer nada e ver se a massa desaparece) não se mostra realmente uma opção, pois a presença de qualquer massa é anormal e, portanto, deve ser avaliada. Como regra geral, a maioria das massas, com a notável exceção de lesões inflamatórias, histiocitomas em cães jovens e tumores venéreos transmissíveis, não regride de modo espontâneo.

Em nossas clínicas, a primeira etapa na avaliação de uma massa solitária é uma punção aspirativa com agulha fina (PAAF) para obter material para análise citológica (ver Capítulo 74). Esse procedimento simples, relativamente atraumático, rápido e barato, pode levar a um diagnóstico definitivo ou bastante presuntivo na maioria dos animais. Depois de identificar a natureza da massa (i. e., neoplásica benigna, neoplásica maligna, inflamatória ou hiperplásica), é possível recomendar outros exames diagnósticos.

A realização de uma biópsia para histopatologia também é uma alternativa válida. No entanto, o custo, o traumatismo para o paciente e o tempo para obtenção dos resultados fazem com que a biópsia seja menos atraente do que a PAAF. A investigação intensiva de um gato ou um cão com uma massa solitária (i. e., opção 4) pode não ser justificada, pois esses procedimentos raramente geram outras informações diagnósticas sobre a lesão. No entanto, a presença de lesões metastáticas em radiografias torácicas pode sugerir que a massa em questão é um tumor maligno.

Em caso de diagnóstico citológico de uma neoplasia benigna (p. ex., lipoma), há duas opções: não fazer nada e observar a massa ou extirpá-la cirurgicamente. Como as neoplasias benignas em cães e gatos raramente são pré-malignas (com a notável exceção da dermatite solar/carcinoma *in situ* que precede o desenvolvimento de carcinomas de células escamosas), a abordagem correta após o diagnóstico definitivo de uma neoplasia benigna é a observação. Nesses casos, as dimensões da massa devem ser determinadas com paquímetro e registradas no prontuário. Se a massa aumentar, ficar inflamada ou ulcerar, recomenda-se a excisão cirúrgica. No entanto, lembre-se de que a maioria das neoplasias benignas é excisada com maior facilidade quando são pequenas (i. e., não é aconselhável esperar até que a massa cresça demais). Para alguns tutores, a excisão cirúrgica da massa logo após o diagnóstico é mais atraente; o procedimento pode ser agendado no mesmo horário de uma profilaxia dentária, por exemplo.

Em caso de diagnóstico citológico de neoplasia maligna (ou se os achados forem sugestivos ou compatíveis com malignidade), é necessário maior avaliação. Diferentes abordagens são indicadas, dependendo do diagnóstico citológico (carcinoma, sarcoma ou tumor de células redondas), do paciente, de sua família e do clínico. No entanto, à exceção de mastocitomas (já que metástases pulmonares são extremamente raras em cães e gatos com esse tipo de tumor), radiografias torácicas devem ser obtidas para a detecção de doença metastática em pequenos animais com a maioria dos tipos de neoplasias malignas. Duas projeções laterais (i. e., direita e esquerda) e uma projeção ventrodorsal (ou dorsoventral) são recomendadas para aumentar a probabilidade de detecção de lesões metastáticas. Se possível, uma tomografia computadorizada (TC) pode detectar massas menores do que aquelas observadas em radiografias simples; no entanto, a TC ainda não se tornou uma ferramenta de estadiamento de rotina nas clínicas dos autores porque requer anestesia geral e é mais cara. Radiografias simples da área acometida também podem ser indicadas para analisar o acometimento de tecidos moles e ossos. A ultrassonografia ou TC abdominal pode ser indicada para estadiamento adicional em pacientes com certas neoplasias (p. ex., hemangiossarcoma, neoplasias intestinais, mastocitomas). Um banco de dados mínimo, composto de hemograma completo, bioquímica sérica e urinálise, pode fornecer outras informações clínicas (p. ex., síndromes paraneoplásicas, falência de múltiplos órgãos) e avaliar a saúde geral do paciente em preparação para um possível tratamento.

Caso a massa seja maligna e não haja evidências de doença metastática, costuma-se recomendar a excisão cirúrgica. Em caso de lesões sistêmicas ou metastáticas, se o patologista se sentir confortável com o diagnóstico citológico e o tumor for capaz de responder à quimioterapia (p. ex. linfoma, hemangiossarcoma), a quimioterapia constitui a melhor opção viável (ver Capítulo 75) No entanto, conforme discutido no Capítulo 75, a ressecção cirúrgica da massa primária (p. ex., carcinoma mamário) em um paciente com lesões metastáticas pode ter bom efeito paliativo e prolongar a sobrevida de boa qualidade. Se um diagnóstico assertivo não puder ser estabelecido com base nos achados citológicos, aconselha-se uma biópsia incisional ou excisional da massa. As clínicas dos autores quase nunca recomendam a eutanásia de cães e gatos com lesões metastáticas e boa qualidade de vida, pois tempos de sobrevida superiores a 6 meses (sem quimioterapia) são comuns. A quimioterapia metronômica pode estabilizar a doença metastática de maneira prolongada ou reduzir bastante sua progressão (Figura 78.1).

ABORDAGEM AO PACIENTE COM LESÕES METASTÁTICAS

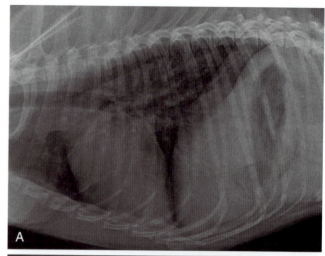
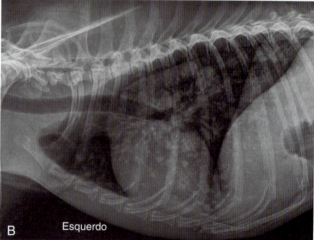

Figura 78.1 Radiografias torácicas em um cão mestiço de 10 anos com carcinoma de tireoide não passível de ressecção antes (**A**) e após 756 dias de quimioterapia metronômica (**B**).

Evidências radiográficas ou ultrassonográficas de câncer metastático são ocasionalmente observadas durante a avaliação de rotina de um animal com tumor maligno suspeito ou confirmado ou ainda durante a consulta de um cão ou um gato com sinais clínicos obscuros. Nesses casos, é preciso conhecer o comportamento biológico das neoplasias comuns e com seus padrões radiográficos e ultrassonográficos característicos (Tabela 78.1). Suter et al. (1974) descreveram as aparências radiográficas típicas de várias doenças malignas metastáticas. Além disso, o tutor deve ser questionado sobre quaisquer cirurgias anteriores do animal (p. ex., excisão de uma massa que se acreditava benigna, mas que pode ter sido a doença maligna primária).

Se o diagnóstico citológico ou histopatológico de tumor maligno já tiver sido feito e as lesões metastáticas forem detectadas durante o estadiamento do paciente, as opções de tratamento podem ser discutidas com o tutor (presumindo que as lesões metastáticas surgiram do tumor primário já diagnosticado). Como regra geral, a avaliação citológica ou histopatológica de uma ou mais dessas lesões deve ser realizada para aconselhar melhor o tutor quanto ao curso de ação apropriado.

O diagnóstico citológico de lesões pulmonares metastáticas geralmente pode ser obtido por PAAF pulmonar percutânea cega ou guiada por ultrassonografia, fluoroscopia ou TC.

Para isso, a área a ser aspirada (i. e., aquela com a maior densidade de lesões radiográficas ou as lesões mais facilmente identificadas e acessíveis) é tricotomizada e preparada de maneira asséptica. Para a PAAF pulmonar percutânea às cegas, o paciente deve estar em decúbito esternal ou em estação. Uma agulha de calibre 25 ou 27 e 2 a 3 polegadas (0,5 a 0,4 mm e 5 a 7,5 cm) (dependendo do tamanho do animal) acoplada a uma seringa de 12 a 20 mℓ é avançada rapidamente através de um espaço intercostal ao longo da borda cranial da costela até a profundidade desejada (previamente determinada com base nas radiografias). A sucção é aplicada duas ou três vezes e depois liberada; depois, retira-se a agulha. Os esfregaços são feitos como descrito no Capítulo 74. Esse procedimento tende a gerar uma boa quantidade de ar e/ou sangue na seringa. Complicações raras associadas a essa técnica são pneumotórax (os pacientes devem ser cuidadosamente observados por 2 a 6 horas após o procedimento e tratados de maneira adequada em caso de desenvolvimento de pneumotórax) e sangramento. Como regra geral, a PAAF dos pulmões não deve ser realizada em cães ou gatos com coagulopatias. Na maioria dos pacientes, as lesões metastáticas são facilmente diagnosticadas com essa abordagem simples.

TABELA 78.1

Comportamento metastático de algumas neoplasias comuns em cães e gatos.

Neoplasia	Espécies	Sítios metastáticos comuns
HSA	Cão	Fígado, pulmões, omento, rim, olho, SNC
OSA	Cão	Pulmões, ossos
SCC – oral	Cão, gato	Linfonodos, pulmões
aCA – mamário	Cão, gato	Linfonodos, pulmões
aCA – saco anal	Cão	Linfonodos
aCA – próstata	Cão	Gânglios linfáticos, ossos, pulmões
TCC – bexiga	Cão	Linfonodos, pulmões, ossos
MEL – oral	Cão	Linfonodos, pulmões
MCT	Cão	Linfonodos, fígado, baço
MCT	Gato	Baço, fígado, medula óssea

aCA: adenocarcinoma; HSA: hemangiossarcoma; MCT: mastocitoma; MEL: melanoma maligno; OSA: osteossarcoma; SCC: carcinoma de células escamosas; SNC: sistema nervoso central; TCC: carcinoma de células de transição.

Se a PAAF pulmonar não gerar uma amostra diagnóstica, uma biópsia pulmonar realizada com uma agulha própria (sob orientação de ultrassonografia, fluoroscopia ou TC), ou através de toracotomia ou toracoscopia, deve ser considerada. Esse procedimento está associado a uma morbidade extremamente baixa e deve ser recomendado se os tutores estiverem considerando o tratamento.

Lesões metastáticas em outros órgãos ou tecidos (p. ex., fígado, osso) também podem ser diagnosticadas com base nos achados da PAAF.

Lembre-se de que lesões nodulares no fígado ou no baço de cães com tumores malignos primários não devem ser necessariamente consideradas metastáticas. A PAAF e as biópsias dessas lesões frequentemente revelam hepatócitos normais (i. e., nódulo hepático regenerativo) ou hematopoese extramedular/hiperplasia linforreticular.

Além disso, um fígado ou um baço "normal" à ultrassonografia de um paciente com suspeita de metástases podem conter células malignas em abundância. Em cães com linfoma e aumento da atividade de ALT, por exemplo, a PAAF do fígado normal à ultrassonografia tende a revelar células linfoides neoplásicas. Às vezes, os autores observam lesões metastáticas extensas (de 4 a 6 cm) em fígados caninos de aparência ultrassonográfica normal. As características ultrassonográficas dos linfonodos internos podem auxiliar a classificação da linfadenopatia como metastática ou reativa. O índice de resistência (IR) e o índice de pulsatilidade (IP), por exemplo, foram significativamente maiores em linfonodos ilíacos mediais e mesentéricos neoplásicos do que em reativos (Prieto et al., 2009).

As lesões ósseas primárias ou metástases ósseas podem ser facilmente aspiradas com uma agulha hipodérmica (de calibre 20 a 22 [0,9 a 0,7 mm]) inserida às cegas ou sob orientação ultrassonográfica. Caso contrário, pode-se usar uma agulha de aspiração de medula óssea de calibre 16 ou 18 (1,65 a 1,2 mm). Se o diagnóstico citológico não puder ser estabelecido, uma biópsia com agulha grossa (*core*) pode ser realizada.

Conforme discutido no Capítulo 75, cães e gatos com neoplasias metastáticas podem agora ser tratados com bastante sucesso com a quimioterapia convencional ou metronômica. Para isso, entretanto, é necessário conhecer o tipo histológico (ou citológico) do tumor. Lembre-se sempre de que a eutanásia é uma opção viável para alguns tutores.

ABORDAGEM AO PACIENTE COM MASSA MEDIASTINAL

O exame físico ou radiografia simples do tórax pode revelar várias massas mediastinais anteriores (MMAs) (Tabela 78.2). Algumas dessas lesões são neoplasias malignas. Portanto, seu diagnóstico e seu tratamento devem ser agressivos.

Características clínico-patológicas e diagnóstico

Ao avaliar um gato ou um cão com MMA, considere várias questões antes de recomendar um tratamento específico. Conforme discutido (no Capítulo 75), o tratamento recomendado depende do tipo específico de tumor (i. e., a excisão cirúrgica pode ser curativa em cães e gatos com timomas, enquanto a quimioterapia é indicada em pacientes com linfoma). Como os linfomas e timomas são os MMAs mais comuns em pequenos animais, a discussão limita-se a essas duas neoplasias. Outras neoplasias originárias de estruturas mediastinais anteriores são

TABELA 78.2

Massas mediastinais anteriores em gatos e cães.

Lesão	Gatos	Cães	Comentários
Timoma	Comum	Comum	Ver o texto
Linfoma	Comum	Comum	Ver o texto
Adenocarcinoma da tireoide	Raro	Raro	–
Lipoma	Raro	Raro	Baixa densidade radiográfica
Cistos branquiais	Raros	Raros	Aparência cística à ultrassonografia
Hematomas tímicos	?	Raros	Traumáticos, rodenticidas?
Tumores na base do coração	?	Raros	Raças braquicefálicas

?: questionável.

quimiodectomas (tumores da base do coração), carcinomas ectópicos de tireoide e lipomas, entre outros. As lesões não neoplásicas do mediastino são, principalmente, hematomas tímicos ou mediastinais, linfadenite granulomatosa (p. ex., blastomicose) e cistos ultimobranquiais.

As síndromes paraneoplásicas, como miastenia *gravis* generalizada ou focal, polimiosite, dermatite esfoliativa, linfocitose, neutropenia e segundas neoplasias, foram bem caracterizadas em cães e gatos com timoma. A anemia aplásica, uma síndrome paraneoplásica comum em humanos com timoma, é rara em pequenos animais com esse tipo de tumor. A hipercalcemia é um achado comum em cães com linfoma mediastinal, mas também pode ser observada naqueles com timoma.

Em gatos, a idade ao aparecimento da lesão indica o diagnóstico específico. Em outras palavras, os linfomas do mediastino anterior são mais comuns em gatos jovens (1 a 3 anos), enquanto os timomas são mais comuns em gatos mais velhos (> 8 anos). Também é importante saber se há infecção pelo vírus da leucemia felina (FeLV) nessa espécie, já que a maioria dos gatos com linfomas mediastinais é virêmica (i. e., FeLV-positivos), enquanto a maioria dos gatos com timoma não o é. Linfomas mediastinais FeLV-negativos foram descritos em Siameses jovens a de meia-idade e podem ser ocasionalmente vistos em outros gatos.

Em cães, a maioria das MMAs é diagnosticada em animais mais velhos (com mais de 5 a 6 anos); por isso, a idade não pode auxiliar a diferenciação entre linfomas e timomas. No entanto, uma grande parte dos cães com linfoma mediastinal apresenta hipercalcemia, mas não a maioria dos cães com timomas (embora a hipercalcemia também possa ocorrer em cães com essa neoplasia). A linfocitose do sangue periférico pode estar presente em cães e gatos com linfoma ou timoma; na maioria dos cães com linfoma, os linfócitos circulantes têm morfologia anormal. A presença de sinais neuromusculares em cão ou gato com MMA sugere a existência de timoma ou linfoma e comprometimento do sistema nervoso central (SNC).

As radiografias torácicas são de pouca ajuda para a diferenciação de timomas e linfomas. As duas neoplasias assemelham-se em aparência, embora os linfomas pareçam originar-se com mais frequência no mediastino anterior dorsal, enquanto os timomas tendem a surgir no mediastino ventral (Figura 78.2). Às vezes, os timomas também "abraçam" o coração à incidência radiográfica ventrodorsal e podem ter bordas afiadas ou irregulares. A prevalência de derrame pleural em cães e gatos com timoma ou linfoma é semelhante; portanto, o achado não pode distinguir entre esses dois tipos de tumor. No entanto, as células neoplásicas são bastante observadas no derrame pleural de cães e gatos com linfoma, mas, de modo geral, não em seres humanos com timoma.

A avaliação ultrassonográfica da MMA deve ser tentada antes da realização de técnicas diagnósticas mais invasivas. À ultrassonografia, a maioria dos timomas apresenta ecogenicidade mista, com discretas áreas hipoecoicas a anecoicas que correspondem a cistos verdadeiros em corte transversal (Patterson e Marolf, 2014). A ausência de um estroma de suporte nos linfomas confere uma densidade hipo a anecoica à massa, que, portanto, pode ter aparência cística difusa. Além de auxiliar o diagnóstico presuntivo de um determinado tipo de

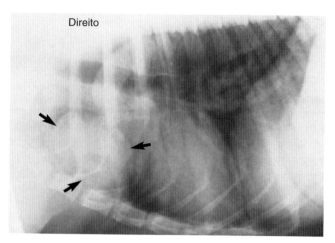

Figura 78.2 Características radiográficas típicas de timoma (*setas*) em um cão. A massa origina-se no mediastino ventral, ao contrário da maioria dos linfomas, que geralmente surge na região dorsal do mediastino. A aspiração percutânea com agulha fina dessa massa levou ao diagnóstico de timoma, e o cão foi submetido a uma toracotomia para a ressecção completa da massa.

tumor, a ultrassonografia pode fornecer informações sobre a possibilidade de ressecção da massa e ajudar a obtenção de uma amostra para avaliação citológica (ver próximo parágrafo). Em pacientes com timoma, uma TC de tórax pode ajudar no planejamento da cirurgia.

A PAAF transtorácica de MMAs é uma técnica de avaliação relativamente segura e confiável. Após o preparo estéril da parede torácica que recobre a massa (ver Capítulo 74), utiliza-se uma agulha de calibre 25 (0,5 mm) de 2 a 3 polegadas (5 a 7,5 cm) para coleta da amostra. O procedimento pode ser feito às cegas (se a massa for grande a ponto de pressionar a parede torácica interna) ou guiada por meio de radiografia (usando três incidências para estabelecer uma localização tridimensional), fluoroscopia, ultrassonografia ou TC. Apesar da presença de grandes vasos no mediastino anterior, o sangramento pós-aspiração é extremamente raro se o animal ficar imóvel durante o procedimento. Alternativamente, se a massa for grande o suficiente para estar em contato próximo com a parede torácica interna, uma biópsia com agulha transtorácica pode ser realizada para a avaliação histopatológica.

À citologia, os linfomas mediastinais são compostos de uma população monomórfica de células linfoides predominantemente imaturas (com baixa razão entre núcleo e citoplasma, citoplasma azul-escuro, cromatina aglomerada e nucléolos). Em gatos, a maioria das células nos linfomas do mediastino anterior é fortemente vacuolada e assemelha-se às células do linfoma de Burkitt humano (Figura 78.3). Os timomas têm citologia heterogênea e são compostos, principalmente, de uma população de pequenos linfócitos (embora grandes blastos sejam às vezes observados). Ocasionalmente, há uma população distinta de células epiteliais poligonais ou fusiformes, que podem ser identificadas de modo individual ou formar lâminas. Os corpúsculos de Hassall são raramente vistos em preparações citológicas coradas por Wright. Plasmócitos, eosinófilos, neutrófilos, mastócitos, macrófagos e melanócitos são às vezes observados (Figura 78.4). A citometria de fluxo

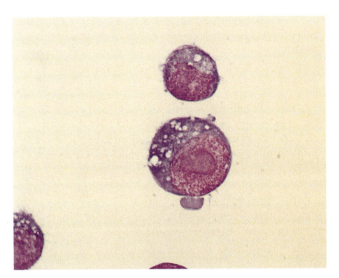

Figura 78.3 Características citológicas do linfoma mediastinal felino. Observe o citoplasma escuro com abundantes vacúolos típicos dessa neoplasia em gatos (× 1.000).

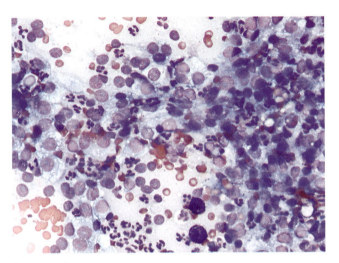

Figura 78.4 Características citológicas do timoma canino. Observe a população de células linfoides heterogêneas, que também inclui neutrófilos e mastócitos (× 1.000). (Cortesia do Dr. D. Pappas.)

também pode ser usada para diferenciação entre linfoma mediastinal e timomas em cães. A presença de menos de 10% de linfócitos CD4$^+$/CD8$^+$ é característica de timomas, enquanto os linfomas mediastinais geralmente contêm menos de 2% de linfócitos CD4$^+$/CD8$^+$ (Lana et al., 2006).

Tratamento

Conforme discutido nos parágrafos anteriores, o melhor tratamento para os linfomas do mediastino anterior é a quimioterapia (ver Capítulo 79). A radioterapia também pode ser associada à quimioterapia para a indução mais rápida da remissão. Uma publicação recente sobre linfoma mediastinal canino relatou que dois cães submetidos à radioterapia além de seu protocolo de quimioterapia tiveram maior sobrevida livre de progressão e sobrevida geral em comparação com os demais cães que não fizeram radioterapia (Moore et al., 2018).

No entanto, o animal deve ser considerado um bom candidato à anestesia antes de considerar a radioterapia, já que a contenção química em pacientes com comprometimento respiratório grave pode agravar ainda mais seu estado clínico.

Como a maioria dos timomas é benigna, a excisão cirúrgica costuma ser curativa. Embora em alguns relatos a morbidade e a mortalidade perioperatória desse procedimento sejam altas (Atwater et al., 1994), na experiência dos autores a maioria dos pacientes submetidos a toracotomias para remoção de um timoma passa bem e recebe alta em 3 a 4 dias. Em uma revisão do desfecho cirúrgico em 9 gatos e 11 cães com timomas (Zitz et al., 2008), 8 dos gatos e 8 dos cães sobreviveram ao período pós-operatório imediato e tiveram tempo médio de sobrevida de 30 e 18,5 meses, respectivamente. Dois gatos e um cão apresentaram recidivas tardias.

A radioterapia pode ser eficaz em pacientes com timoma, embora a remissão completa e duradoura seja rara. Isso talvez se deva ao fato de que a radioterapia elimina apenas o componente linfoide da neoplasia, mas não o componente epitelial. A quimioterapia pode ser benéfica em alguns cães e gatos com timomas não passíveis de ressecção ou naqueles em que episódios anestésicos repetidos ou procedimentos cirúrgicos de grande porte representam um risco grave. A clínica de um autor usou protocolos de quimioterapia combinada comuns em cães e gatos com linfoma (ciclofosfamida, vincristina, citarabina e prednisona [COAP]; ciclofosfamida, vincristina e prednisona [COP]; e ciclofosfamida, doxorrubicina, vincristina e prednisona [CHOP]; ver Capítulo 79) em um pequeno número de gatos e cães com diagnóstico citológico de timoma. Assim como a radioterapia, porém, a quimioterapia pode eliminar apenas a população de células linfoides e raramente leva a remissões completas ou duradouras.

Se o diagnóstico definitivo de timoma ou linfoma não puder ser estabelecido no pré-operatório, há duas opções terapêuticas: (1) realizar uma toracotomia e extirpar a massa ou (2) iniciar a quimioterapia para linfoma (COP, COAP ou CHOP). No último caso, se não houver remissão (ou remissão somente parcial) 10 a 14 dias após o início da quimioterapia, é mais provável que a massa seja um timoma e a ressecção cirúrgica deve ser considerada.

Leitura sugerida

Aronsohn MG, et al. Clinical and pathologic features of thymoma in 15 dogs. *J Am Vet Med Assoc.* 1984;184:1355.

Atwater SW, et al. Thymoma in dogs: 23 cases (1980-1991). *J Am Vet Med Assoc.* 1994;205:1007.

Bellah JR, et al. Thymoma in the dog: two case reports and review of 20 additional cases. *J Am Vet Med Assoc.* 1983;183:1095.

Carpenter JL, et al. Thymoma in 11 cats. *J Am Vet Med Assoc.* 1982;181:248.

De Swarte M, et al. Comparison of sonographic features of benign and neoplastic deep lymph nodes in dogs. *Vet Radiol Ultrasound.* 2011;52:451.

Lana S, et al. Diagnosis of mediastinal masses in dogs by flow cytometry. *J Vet Intern Med.* 2006;20:1161.

Liu S, et al. Thymic branchial cysts in the dog and cat. *J Am Vet Med Assoc.* 1983;182:1095.

Moore EL, et al. Patient characteristics, prognostic factors and outcome of dogs with high-grade primary mediastinal lymphoma. *Vet Comp Oncol.* 2018;16:E45.

Nemanic S, London CA, Wisner ER. Comparison of thoracic radiographs and single breath-hold helical CT for detection of pulmonary nodules in dogs with metastatic neoplasia. *J Vet Intern Med.* 2006;20:508.

Patterson MME, Marolf AJ. Sonographic characteristics of thymoma compared with mediastinal lymphoma. *J Am Anim Hosp Assoc.* 2014;50:409.

Prieto S, et al. Pathologic correlation of resistive and pulsatility indices in canine abdominal lymph nodes. *Vet Radiol Ultrasound.* 2009;50:525.

Rae CA, et al. A comparison between the cytological and histological characteristics in thirteen canine and feline thymomas. *Can Vet J.* 1989;30:497.

Scott DW, et al. Exfoliative dermatitis in association with thymoma in 3 cats. *Fel Pract.* 1995;23:8.

Suter PJ, et al. Radiographic recognition of primary and metastatic pulmonary neoplasms of dogs and cats. *J Am Vet Radiol Soc.* 1974;15:3.

Yoon J, et al. Computed tomographic evaluation of canine and feline mediastinal masses in 14 patients. *Vet Radiol Ultrasound.* 2004;45:542.

Zitz JC, et al. Thymoma in cats and dogs: 20 cases (1984-2005). *J Am Vet Med Assoc.* 2008;232:1186.

CAPÍTULO 79

Linfoma

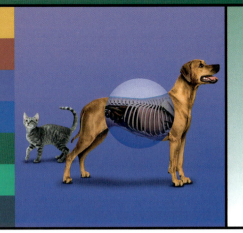

O linfoma (i. e., linfoma maligno, linfossarcoma) é uma doença maligna linfoide originária de órgãos ou tecidos sólidos (p. ex., linfonodos, fígado, baço, olho); isso distingue os linfomas das leucemias linfoides, que são originárias da medula óssea (ver Capítulo 80).

Etiologia e epidemiologia

Segundo os primeiros relatos, cerca de 70% dos gatos com linfoma apresentam infecção persistente pelo vírus da leucemia felina (FeLV) (Tabela 79.1). Embora a prevalência de viremia em gatos com linfoma varie de acordo com a forma anatômica de apresentação (ver discussão posterior), gatos jovens com linfoma são geralmente FeLV-positivos, enquanto gatos mais velhos são FeLV-negativos. Nos últimos anos, a prevalência de infecção por FeLV em gatos com linfoma nos EUA tem diminuído; logo, vemos mais gatos com linfoma FeLV-negativo. A infecção pelo vírus da imunodeficiência felina (FIV) aumenta o risco de desenvolvimento de linfoma em gatos; gatos infectados com FIV têm quase seis vezes mais chance de desenvolvimento de linfoma do que gatos não infectados, enquanto gatos coinfectados com FeLV e FIV têm chance mais de 75 vezes maior de ter linfoma do que gatos não infectados (Shelton et al., 1990). Louwerens et al. (2005) relataram um aumento na prevalência de linfoma felino apesar da diminuição na prevalência de infecção por FeLV; esse aumento foi associado, principalmente, à forma gastrintestinal, às formas extranodais ou atípicas e às formas mediastinais FeLV-negativas em Siameses e Orientais jovens ou de meia-idade. As *Helicobacter* spp. podem atuar no desenvolvimento de linfoma gástrico em gatos (Bridgeford et al., 2008). A infecção por *Borrelia* spp. tem sido associada ao desenvolvimento de linfoma não Hodgkin em seres humanos e em um equino (Ferreri et al., 2009); entretanto, isso não foi descrito em cães. Um linfoma multicêntrico de linfócitos T associado à infecção com uma nova espécie de *Ehrlichia* (Panola Mountain) que respondeu à doxiciclina foi recentemente relatado (Qurollo et al., 2013).

Em cães, a etiologia dos linfomas é considerada multifatorial, já que nenhum agente etiológico único foi identificado. No entanto, um componente genético é evidente, pois a neoplasia se mostra altamente prevalente em certas raças e linhagens (Modiano et al., 2005). Por exemplo, Boxers, Shih Tzus e Huskies

 TABELA 79.1

Prevalência de infecção pelo vírus da leucemia felina em gatos com linfoma.

Forma anatômica	Positividade para FeLV (%)
Alimentar	30
Mediastinal	90
Multicêntrica	80
Cutânea	0

Siberianos têm principalmente tumores de linfócitos T, enquanto Cocker Spaniels e Basset Hounds tendem a apresentar linfomas de linfócitos B; a distribuição de tumores de linfócitos B e T é praticamente igual em Golden Retrievers.

À primeira consulta, a idade dos gatos com linfoma tem distribuição bimodal, com o primeiro pico em cerca de 2 anos e o segundo pico em 10 a 12 anos. Os gatos que compõem o primeiro pico são sobretudo FeLV-positivos, enquanto aqueles que compõem o segundo pico são predominantemente FeLV-negativos. Conforme mencionado, a prevalência de gatos FeLV-positivos com linfoma nos EUA continua a diminuir. A maioria dos cães com linfoma é de meia-idade ou idosa (6 a 12 anos); no entanto, a doença pode ocorrer em cães de qualquer idade (mesmo em filhotes).

Características clínicas

Há quatro formas anatômicas de linfoma em cães e gatos:
1. *Multicêntrica*, caracterizada por linfadenopatia generalizada e/ou acometimento de fígado, baço e/ou medula óssea.
2. *Mediastinal*, caracterizada por linfadenopatia mediastinal acompanhada ou não por infiltração da medula óssea.
3. *Alimentar*, caracterizada por infiltração solitária, difusa ou multifocal do trato gastrintestinal, acompanhada ou não por linfadenopatia intra-abdominal.
4. *Extranodal*, com acometimento de qualquer órgão ou tecido (p. ex., renal, nervoso, ocular, cutâneo).

A distribuição dessas formas anatômicas difere entre cães e gatos. A forma multicêntrica é a mais comum em cães, sendo responsável por mais de 80% de todos os linfomas desta espécie. Em gatos, a forma alimentar é a mais comum, representando mais de 70% dos casos.

Os achados clínicos em cães e gatos com linfoma estão relacionados com a forma anatômica da doença. Os pacientes com a forma multicêntrica apresentam sinais clínicos vagos e inespecíficos ou, com maior frequência, uma ou mais massas subcutâneas são detectadas pelo tutor (i. e., linfonodos aumentados, Figura 79.1) em um animal saudável. Às vezes, cães e gatos com linfoma apresentam sinais clínicos inespecíficos, como perda de peso, anorexia e letargia. A obstrução mecânica da drenagem linfática pelos linfonodos com aumento de volume pode causar edema; a compressão das vias respiratórias pode provocar tosse. Cães com linfoma e hipercalcemia (ver a seguir) tendem a apresentar poliúria e polidipsia e, muitas vezes, mal-estar clínico.

De modo geral, o exame físico de cães e gatos com linfoma multicêntrico revela linfadenopatia generalizada acentuada a intensa, com ou sem hepatomegalia, esplenomegalia ou lesões extranodais (p. ex., oculares, cutâneas, renais, nervosas). Os linfonodos acometidos são aumentados e indolores e movimentam-se de modo livre. Em gatos, uma síndrome de linfadenopatia reativa (hiperplásica) pode mimetizar as características clínico-patológicas do linfoma multicêntrico, mas é facilmente distinguida à citologia.

Gatos e cães com linfoma mediastinal tendem a apresentar dispneia, tosse ou disfagia/regurgitação (a última é mais comum em gatos) de início recente. Poliúria e polidipsia também são queixas comuns em cães com linfoma mediastinal e hipercalcemia; a hipercalcemia associada ao tumor é rara em gatos com linfoma. Os sinais dos tratos respiratório e digestório superior são causados pela compressão por linfonodos mediastinais anteriores aumentados, embora o derrame pleural maligno possa contribuir para a gravidade dos sinais do trato respiratório. Ao exame físico, as anomalias costumam ser confinadas à cavidade torácica e consistem em redução dos sons broncovesiculares, deslocamento dos sons pulmonares normais para a cavidade torácica dorsocaudal, abafamento do som à percussão da cavidade torácica ventral e impossibilidade de compressão do mediastino anterior (em gatos). A síndrome de Horner unilateral ou bilateral pode ser observada em gatos (e, às vezes, em cães) com linfoma mediastinal. Alguns cães com linfoma mediastinal apresentam edema acentuado de cabeça e pescoço devido à compressão pelos linfonodos aumentados (síndrome da veia cava anterior).

Gatos e cães com linfoma alimentar apresentam sinais do trato gastrintestinal, como anorexia, vômito, diarreia ou perda de peso. Às vezes, sinais compatíveis com obstrução intestinal ou peritonite (causada pela ruptura de uma massa linfomatosa) podem ser observados. O exame físico normalmente revela uma ou mais massas intra-abdominais (p. ex., linfonodos mesentéricos ou ileocecocólicos aumentados ou massas intestinais) e espessamento de alças intestinais (em pacientes com linfoma difuso de intestino delgado). Em casos raros, as massas linfomatoides polipoides podem se projetar do ânus de cães com linfoma colorretal.

Os sinais clínicos e os achados do exame físico em cães e gatos com linfomas extranodais são extremamente variáveis e dependem da localização das lesões. De modo geral, os sinais clínicos decorrem da compressão ou do deslocamento de células parenquimatosas normais no órgão acometido (p. ex., uveíte anterior ou hifema no linfoma ocular, sinais neurológicos variáveis no linfoma do sistema nervoso central [SNC]). A Tabela 79.2 resume os sinais clínicos típicos e os achados do exame físico em gatos e cães com linfomas extranodais. As formas extranodais comuns em cães são linfomas cutâneos e oculares; em gatos, são linfomas nasofaríngeos, oculares, renais e nervosos.

O *linfoma cutâneo* é uma das formas extranodais mais comuns de linfoma em cães, mas raro em gatos. Os sinais e características clínicas das lesões são bastante variáveis, podendo

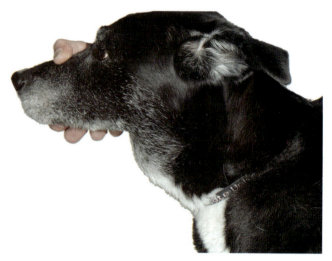

Figura 79.1 Linfadenopatia mandibular extensa em um cão com linfoma multicêntrico. (Cortesia do Dr. Bill Kisseberth.)

 TABELA 79.2

Sinais clínicos e achados de exames físicos em cães e gatos com linfomas extranodais.

Órgão acometido	Quadro clínico	Achados físicos
SNC	Sinais solitários ou multifocais do SNC	Qualquer achado neurológico
Olho	Cegueira, infiltrados, fotofobia	Infiltrados, uveíte, DR, glaucoma
Rim	PU/PD, azotemia, eritrocitose*	Renomegalia, massas renais
Pulmão	Tosse, dispneia	Alterações não radiográficas
Pele	Qualquer lesão primária ou secundária	Qualquer lesão primária ou secundária

DR: descolamento de retina; PU/PD: poliúria/polidipsia; SNC: sistema nervoso central.
*Somente em cães.

mimetizar qualquer lesão cutânea primária ou secundária. A princípio, cães com micose fungoide (um linfoma epiteliotrópico de linfócitos T) são avaliados por apresentarem alopecia crônica, descamação, prurido e eritema que levam à formação de placas e massas (Figura 79.2). As lesões mucocutâneas e mucosas são relativamente comuns, mas o acometimento generalizado dos linfonodos pode ser tardio. Uma lesão característica em cães com esta forma de linfoma é uma massa dermoepidérmica circular, elevada, eritematosa, em forma de rosca, com pele normal no centro (Figura 79.3). Edema difuso e eritema também são comuns (Figura 79.4 A). A maioria dos gatos com linfoma cutâneo relatados na literatura e vistos pelos autores era negativa para FeLV.

O *linfoma ocular* ocorre em cães e gatos. Em cães, é comumente associada à forma multicêntrica, enquanto o acometimento ocular primário e o acometimento ocular associado à forma multicêntrica são comuns em gatos. Esses pacientes podem apresentar diversos sinais e lesões, incluindo fotofobia, blefaroespasmo, epífora, hifema, hipópio, massas oculares, infiltração da terceira pálpebra, uveíte anterior, acometimento coriorretiniano e descolamento de retina.

O *linfoma nasofaríngeo* é relativamente comum em gatos, mas muito raro em cães. Os sinais clínicos assemelham-se aos observados em gatos com qualquer distúrbio do trato respiratório superior, como espirros, secreção nasal unilateral ou bilateral (de mucopurulenta a francamente hemorrágica), estertoração, exoftalmia e deformidade facial (Figura 79.5); essa é uma das formas mais comuns de linfoma extranodal observada em gatos nas clínicas dos autores.

O *linfoma renal* é relativamente comum em gatos, porém incomum em cães. A princípio, gatos com essa forma anatômica são avaliados devido a sinais clínicos vagos, geralmente secundários à azotemia. O exame físico geralmente revela emaciação, palidez de mucosas devido à anemia e rins grandes, irregulares e firmes; o acometimento de ambos os rins é comum. Como há uma suposta associação entre linfoma renal e do SNC em gatos, alguns oncologistas recomendam o uso de fármacos antineoplásicos que alcançam altas concentrações do SNC

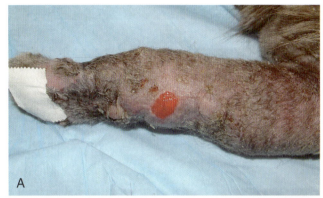

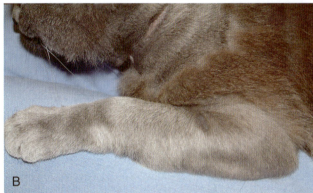

Figura 79.4 Edema difuso, eritema e úlcera em membros distais de um gato com linfoma cutâneo epidermotrópico de linfócitos T, antes (**A**) e após a quimioterapia (**B**).

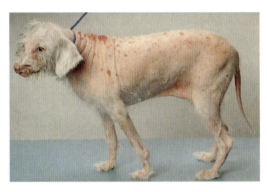

Figura 79.2 Dermatopatia descamativa difusa em uma cadela castrada de 13 anos com micose fungoide (um tipo específico de linfoma cutâneo epidermotrópico de linfócitos T). Os sinais clínicos e as lesões foram observados por quase 2 anos.

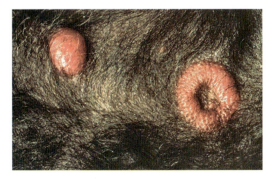

Figura 79.3 Lesão típica em formato de rosca em um Rottweiler com linfoma cutâneo de linfócitos T.

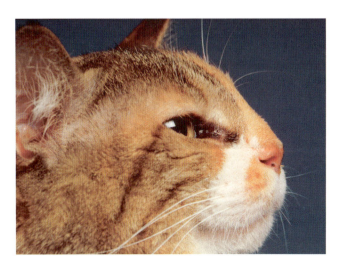

Figura 79.5 Deformidade facial e secreção nasal associadas a linfoma intranasal em um gato de 6 anos.

(como citarabina e lomustina) em gatos com acometimento renal na tentativa de evitar a disseminação nervosa secundária (ver mais adiante).

Cães e gatos com *linfoma nervoso* são avaliados por causa de diversos sinais neurológicos que refletem a localização e a extensão da neoplasia. Embora os sinais do SNC sejam mais comuns, o acometimento de nervos periféricos pode ser ocasionalmente observado em gatos. Há três formas clínicas: linfoma epidural solitário, *linfoma verdadeiro* do SNC (intracraniano ou intramedular) e linfoma de nervo periférico. O linfoma epidural solitário é comum em gatos jovens FeLV-positivos. Os linfomas nervosos podem ser primários (p. ex., linfoma epidural) ou secundários à forma multicêntrica; como já discutido, o acometimento secundário do SNC pode ocorrer em gatos com linfoma renal. Além disso, os cães com linfoma multicêntrico submetidos à quimioterapia podem desenvolver recidiva tardia do SNC; esses pacientes apresentam sinais neurológicos de início agudo, geralmente enquanto a neoplasia multicêntrica ainda está em remissão. Essa recidiva tardia do SNC está provavelmente relacionada com o fato de que a maioria dos medicamentos usados no tratamento do linfoma não atravessa a barreira hematencefálica ao serem administrados em doses comuns; assim, o SNC torna-se um santuário para as células tumorais. Em nossas clínicas, os sinais do SNC em qualquer cão com linfoma antes ou durante o tratamento são atribuídos a essa neoplasia (e tratados de acordo) até prova em contrário.

Diversos diagnósticos diferenciais devem ser considerados em cães ou gatos com suspeita de linfoma. Lembre-se sempre de que os linfomas são grandes imitadores; podem mimetizar vários distúrbios neoplásicos ou não. Os diagnósticos diferenciais em cães e gatos com linfoma são semelhantes aos de pacientes com leucemia (ver Capítulo 80).

Ocasionalmente, cães com linfoma apresentam sinais clínicos secundários a uma síndrome paraneoplásica (i. e., efeitos distantes mediados por moléculas do tumor). As síndromes paraneoplásicas observadas em cães com linfoma são hipercalcemia, gamopatias monoclonais e policlonais, citopenias imunomediadas (tipicamente anemia hemolítica imunomediada ou trombocitopenia imunomediada), polineuropatia e hipoglicemia. Apenas a hipercalcemia e as gamopatias foram registradas em gatos com essa neoplasia, embora sejam bem menos frequentes do que em cães. De todas essas síndromes, a hipercalcemia humoral maligna em cães é a de maior relevância clínica e, de modo geral, resolve-se com o tratamento. A maioria das síndromes paraneoplásicas desaparece com a quimioterapia.

Características hematológicas e à bioquímica sérica

Diversas anomalias hematológicas e bioquímicas séricas inespecíficas podem ser detectadas em pacientes com linfoma. As anomalias hematológicas decorrem da infiltração da medula óssea por células neoplásicas, hipo ou hiperfunção esplênica (causada por infiltrados neoplásicos), doença crônica ou anomalias paraneoplásicas imunomediadas. Certas anomalias hematológicas (como monocitose, eosinofilia, reações leucemoides) podem ser provocadas pela síntese local ou sistêmica de substâncias bioativas pelas células tumorais (p. ex., fatores de crescimento hematopoéticos, interleucinas). O novo hemocitômetro à base de citometria de fluxo (FCM) "conta" as células neoplásicas na circulação como monócitos; portanto, a monocitose deve sempre levar à avaliação cuidadosa dos gráficos ou revisão de esfregaço de sangue. Como esses analisadores avaliam 10.000 a 15.000 leucócitos por vez, é comum identificar células neoplásicas em circulação em cães com linfoma (Figura 79.6).

As anomalias bioquímicas séricas decorrem da produção de substâncias bioativas pelas células tumorais ou da falência de órgãos secundária à infiltração neoplásica. De modo geral, o hemograma completo e a bioquímica sérica não são diagnósticos em cães e gatos com linfoma, a menos que haja células não classificadas identificadas como células linfoides anormais à avaliação do esfregaço de sangue ou nos gráficos do analisador.

As anomalias hematológicas comuns são anemia não regenerativa, leucocitose, neutrofilia (com ou sem desvio à esquerda), monocitose, eosinofilia (geralmente em gatos), células linfoides anormais no sangue periférico (i. e., fase leucêmica do linfoma), trombocitopenia, citopenias isoladas ou combinadas e reações leucoeritroblásticas, entre outras. A linfocitose é rara em cães e gatos com linfoma; quando presente, mostra-se de baixa magnitude (i. e., < 10.000 a 12.000/μℓ). A eritrocitose ocorre em cerca de metade dos cães com linfoma renal, mas se mostra muito incomum em gatos (ver Capítulo 84).

As anomalias bioquímicas séricas são mais comuns em cães do que em gatos com linfoma e consistem, principalmente, em hipercalcemia ou gamopatias. A hipercalcemia é uma das anomalias paraneoplásicas mais comuns em cães com linfoma, sendo observada em cerca de 20 a 40% dos pacientes; revela-se extremamente rara em gatos e mostra-se mais prevalente em cães com linfoma mediastinal do que naqueles com as formas multicêntricas, alimentares ou extranodais da doença. A maioria dos cães com linfoma e hipercalcemia apresenta tumor de linfócitos T.

Vários mecanismos moleculares são responsáveis pela hipercalcemia em cães com linfoma, mas, na maioria dos casos, acredita-se que a hipercalcemia seja provocada pela produção de uma proteína semelhante ao paratormônio, chamada *PTHrP (proteína relacionada ao PTH)*, pelas células neoplásicas. Concentrações séricas muito aumentadas de 1,25 vitamina D foram registradas em cães com linfoma e hipercalcemia por um dos autores deste conteúdo.

A hiperproteinemia é outra anomalia paraneoplásica rara em cães e gatos com linfoma. Pode ser secundária à produção de uma proteína monoclonal pelas células do linfoma e levar ao desenvolvimento da síndrome de hiperviscosidade. Em um estudo recente de eletroforese de proteínas séricas em 155 gatos, apenas um paciente apresentou gamopatia monoclonal associada ao linfoma (Taylor et al., 2010). Gamopatias policlonais também podem ser observadas em cães e gatos com linfoma. Recentemente, identificamos altas concentrações séricas de dimetilarginina simétrica (SDMA) em alguns cães e gatos com linfoma ou leucemia linfoide.

Técnicas de diagnóstico por imagem

As anomalias radiográficas em gatos e cães com linfoma variam conforme a forma anatômica da doença, mas, de modo geral, são secundárias à linfadenopatia ou à organomegalia (hepatomegalia, esplenomegalia, renomegalia); às vezes, a infiltração

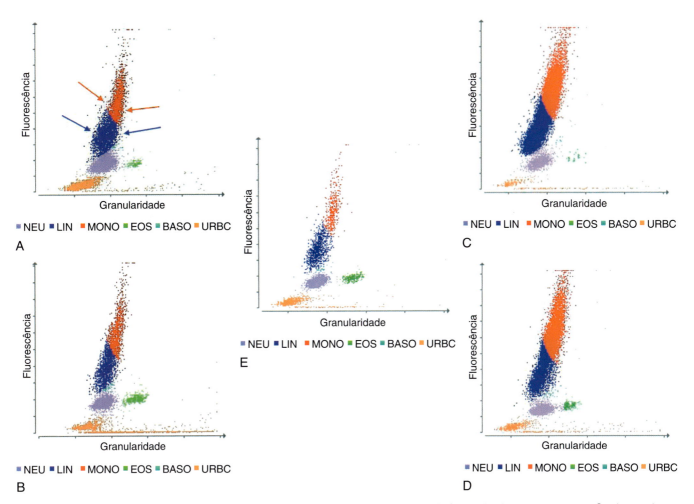

Figura 79.6 Gráficos de leucócitos (diagramas de pontos) de quatro cães com linfoma obtidos com ProCyteDx® (Idexx Laboratories, Westbrook, ME, EUA). Observe a diferença nas nuvens de linfócitos (*setas azuis*) e monócitos (*setas vermelhas*) em comparação com um cão normal e a linha reta entre as duas populações. **A** e **B.** Linfomas de células pequenas e intermediárias. **C** e **D.** Linfomas de células grandes. **E.** Cão normal. BASO: basófilos; EOS: eosinófilos; LIN: linfócitos; MONO: monócitos; NEU: neutrófilos; URBC: hemácias não lisadas.

de outros órgãos (p. ex., pulmões) pode levar ao aparecimento de mais anomalias radiográficas.

As alterações radiográficas em cães e gatos com linfoma multicêntrico são linfadenopatia esternal e/ou traqueobrônquica (Figura 79.7), infiltrados pulmonares intersticiais, broncoalveolares ou mistos, derrame pleural (raro), linfadenopatia intra-abdominal (p. ex., mesentérica ou ilíaca), hepatomegalia, esplenomegalia, renomegalia ou massas intra-abdominais. Lesões ósseas líticas ou proliferativas são raramente identificadas em radiografias simples de abdome ou tórax.

Em gatos e cães com linfoma mediastinal, as alterações radiográficas geralmente se limitam a uma massa mediastinal anterior (ou, mais raramente, posterior), acompanhada ou não por derrame pleural. Em cães e gatos com linfoma alimentar, as anomalias raramente são detectadas em radiografias simples do abdome (< 50%). Quando presentes, têm natureza variável, mas são principalmente hepatomegalia, esplenomegalia e massas abdominais mediais. A radiografia com contraste positivo do trato gastrintestinal superior revela anomalias na maioria dos animais. Em uma série de cães com linfoma alimentar avaliados na clínica do autor desta Parte, todos os pacientes submetidos à radiografia com contraste positivo do trato gastrintestinal superior apresentaram anomalias, como irregularidades da mucosa, defeitos de enchimento luminal e espessamento irregular da parede, sugestivas de doença infiltrativa mural.

A ultrassonografia é uma ferramenta inestimável para a avaliação de cães ou gatos com linfoma intra-abdominal suspeito ou confirmado. Também auxilia a avaliação de massas mediastinais em ambas as espécies (ver Capítulo 78). As alterações na ecogenicidade do parênquima (fígado, baço, rins) geralmente refletem mudanças na textura do órgão secundárias à infiltração neoplásica. Além disso, estruturas ou órgãos linfoides aumentados podem ser facilmente identificados. Várias anomalias são comumente detectadas à ultrassonografia em cães e gatos com linfoma intra-abdominal, inclusive hepatomegalia, esplenomegalia, alterações na ecogenicidade do fígado ou baço (ecogenicidade mista ou múltiplas áreas hipoecoicas), espessamento intestinal difuso, focal ou multifocal, linfadenopatia (Figura 79.8), massas esplênicas e derrame. Em gatos com linfoma do intestino delgado, há maior probabilidade de espessamento da camada muscular da mucosa em

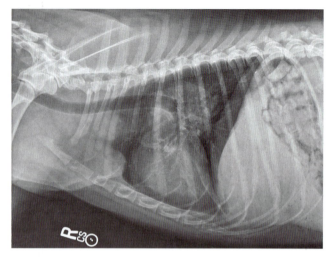

Figura 79.7 Linfadenopatia mediastinal, hilar e esternal em um cão com linfoma multicêntrico.

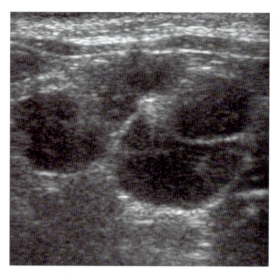

Figura 79.8 Linfadenopatia mesentérica em um gato de 12 anos com diarreia associada a um linfoma intestinal de pequenas células. Observe o aumento acentuado do linfonodo acometido (3 × 5 cm).

comparação com gatos com doença inflamatória intestinal (Zwingenberger et al., 2010). A punção aspirativa com agulha fina (PAAF) e a biópsia por agulha também podem ser facilmente realizadas sob orientação ultrassonográfica. A ultrassonografia não é sensível nem específica para avaliar lesões hepáticas; uma alta proporção de cães com linfoma hepático tem aparência ultrassonográfica normal. Portanto, recomenda-se obter uma amostra para a análise citológica em pacientes com fígado normal à ultrassonografia em cães com linfoma confirmado ou suspeito.

Diagnóstico

Os sinais clínicos e os achados ao exame físico descritos nos parágrafos anteriores geralmente sugerem linfoma. No entanto, antes da instituição do tratamento, confirme o diagnóstico à citologia, à histopatologia ou, com menos frequência, às técnicas moleculares. Além disso, um banco de dados mínimo, composto de hemograma completo, bioquímica sérica e urinálise, deve ser obtido caso os tutores considerem o tratamento.

Do ponto de vista citológico, os linfomas podem ser classificados como tipos de células pequenas, intermediárias ou grandes. Como regra geral, os linfomas de células pequenas progridem de modo lento (i. e., são indolentes), enquanto os linfomas de células grandes são mais agressivos. Os linfomas de células intermediárias podem ser indolentes ou agressivos. Na maioria dos cães e gatos com linfoma multicêntrico, extranodal superficial, mediastinal ou alimentar de células grandes, o diagnóstico pode ser facilmente obtido pela avaliação citológica da PAAF dos órgãos ou linfonodos acometidos. As técnicas de PAAF e as características citológicas do linfoma são descritas em detalhes no Capítulo 74 (Figura 79.9).

Nas clínicas dos autores, os linfomas podem ser diagnosticados à citologia em mais de 90% dos cães e 70 a 75% dos gatos. Em outras palavras, a avaliação histopatológica, por citometria de fluxo ou molecular de um linfonodo ou massa é necessária em apenas 10% dos cães e 25 a 30% dos gatos para estabelecer o diagnóstico.

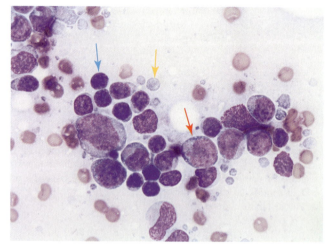

Figura 79.9 Características citológicas do linfoma de grandes células em um cão. Células linfoides neoplásicas grandes (*seta vermelha*) misturadas a pequenos linfócitos normais (*seta azul*). Observe os corpos linfoglandulares (*seta amarela*), ilhas de citoplasmas de células neoplásicas rompidas.

Os patologistas têm defendido o uso de uma adaptação da classificação histopatológica da Organização Mundial da Saúde de linfomas não Hodgkin em seres humanos por várias décadas. Recentemente, Valli et al. (2013) propuseram um sistema modificado que pode ter implicações prognósticas. No entanto, inclui mais de 30 categorias diferentes de tumores e geralmente requer avaliação histopatológica de um linfonodo inteiro; além disso, os diagnósticos específicos podem não ser consistentes entre os patologistas. Nesse esquema, os autores (e outros) reconheceram um subconjunto de linfomas multicêntricos indolentes em que tempos de sobrevida com tratamento mínimo (ver adiante) são comuns. Esses subtipos são, principalmente, o linfoma da zona do manto (MZL de células intermediárias, linfócitos B) e o linfoma da zona T (TZL de células pequenas, linfócitos T) (Deravi et al., 2017; Flood-Knapik et al., 2013; Valli et al., 2013). A maioria dos cães com TZL são Golden Retrievers, Shih Tzus e Labradores Retrievers. A combinação de aparência citológica e FCM possibilita a classificação desses tumores como indolentes (Deravi et al., 2017; Flood-Knapik et al., 2013). Há também um linfoma esplênico indolente específico em cães, denominado linfoma de zona marginal; esse tumor costuma ser uma massa esplênica solitária (em oposição à esplenomegalia difusa) e pode ser efetivamente tratado apenas com esplenectomia, com tempos de sobrevida prolongados (O'Brien et al., 2013).

Até que haja evidência conclusiva de que a classificação histopatológica de linfomas caninos e felinos oferece boas informações prognósticas ou terapêuticas, a remoção cirúrgica de um linfonodo ou massa extranodal para a avaliação histopatológica em um paciente com diagnóstico citológico de linfoma não é indicada. O diagnóstico fundamentado em achados citológicos, e não histopatológicos, produzidos por uma biópsia excisional de linfonodo também tem dois benefícios principais: (1) está associado à morbidade mínima ou nula; e (2) é financeiramente aceitável para a maioria dos tutores (o custo aproximado de uma punção aspirativa de linfonodo é de US$ 200 a US$ 300; o custo da biópsia e da avaliação histopatológica é de US$ 500 a US$ 700).

Novas metodologias de diagnóstico comumente utilizadas em pacientes com linfoma em nossas clínicas são a imunofenotipagem por FCM e a análise clonal por reação da cadeia da polimerase (PCR). No primeiro caso, uma amostra do órgão/tecido acometido é obtida por PAAF e colocada em meio de transporte adequado. No laboratório, essas células são incubadas com anticorpos específicos que reconhecem epítopos de linfócitos T ou B. A avaliação por FCM da amostra possibilita a imunofenotipagem da população de células como derivada de linfócitos T ou B. A imunofenotipagem por FCM é hoje realizada por alguns laboratórios diagnósticos de referência. A imunofenotipagem também pode ser realizada em linfonodos ou biópsias de tecidos por imuno-histoquímica ou imunocitoquímica. A análise clonal por PCR (ou PCR para rearranjo do receptor de antígeno [PARR]) também requer uma pequena amostra coletada por PAAF ou biópsia. Laboratórios específicos avaliam a população de células em questão por PCR para determinar se são monoclonais ou policlonais. Essa técnica tem alta sensibilidade e especificidade para diferenciação entre a linfadenopatia reativa e o linfoma em cães e gatos. Como regra geral, os autores usam FCM para imunofenotipagem de linfomas e PARR em caso de dúvidas sobre o diagnóstico de linfoma (i. e., para confirmar ou descartar o diagnóstico).

Depois da confirmação do diagnóstico de linfoma, é comum proceder ao estadiamento da doença para determinação do prognóstico. Um sistema de estadiamento desenvolvido pela Organização Mundial da Saúde tem sido usado rotineiramente em cães e gatos com linfoma (Tabela 79.3). Nesse sistema, derivado do sistema de estadiamento chamado "tumor, linfonodo, metástase" (TNM, do inglês *tumor, node, metastasis*) para neoplasias humanas, as informações clínicas e clínico-patológicas do paciente são utilizadas na tentativa de determinar a extensão da doença e correlacioná-la ao prognóstico.

TABELA 79.3

Sistema de estadiamento tumor, linfonodo, metástase para cães e gatos com linfoma.

Estádio	Características clínicas
I	Acometimento de um único linfonodo
II	Mais de um linfonodo aumentado, mas em um lado do diafragma (i. e., cranial ou caudal)
III	Acometimento generalizado de linfonodos
IV	Achados de estádio III, além de hepatomegalia e/ou esplenomegalia
V	Qualquer um dos itens anteriores, mais acometimento extranodal ou da medula óssea Subestádio a: assintomático Subestádio b: doente

Infelizmente, tem pouco valor prognóstico (i. e., os animais com doença em estádio I têm tempos de sobrevida semelhantes aos dos animais com doença em estádio IV). A única informação prognóstica de relevância clínica nesse sistema é o fato de que cães assintomáticos (em subestádio a) com linfoma têm prognóstico melhor do que cães "doentes" (subestádio b). Como já discutido, o novo hemocitômetro à base de FCM identifica as células neoplásicas circulantes nos gráficos; portanto, esses pacientes antes classificados como estádio III agora são considerados em estádio V.

Um sistema de estadiamento que considera o volume do tumor e a positividade de FeLV em gatos com linfoma fornece algumas informações prognósticas. Até que um novo sistema seja desenvolvido, é aconselhável determinar o prognóstico com base no estado clínico geral do paciente, a positividade de FeLV (em gatos) e quaisquer sinais constitutivos ou anomalias hematológicas e bioquímicas graves apresentadas pelo paciente. Outra questão importante é que, embora um protocolo de estadiamento específico possa ter algum valor prognóstico em pacientes submetidos a um determinado protocolo de quimioterapia, pode não ter com outra combinação de medicamentos. Além disso, no momento, a eficácia de protocolos mais agressivos em cães e gatos com linfoma em estádio avançado é desconhecida.

Todos os cães e gatos com linfoma cujos tutores estão considerando tratamento devem ser submetidos a, pelo menos, hemograma completo, bioquímica sérica e urinálise. Além disso, exames para detecção de FeLV e FIV devem ser realizados em gatos. Esses resultados podem fornecer uma grande quantidade de informações e ajudar o tutor (e o médico) a decidir se o paciente deve ser tratado. Além disso, após essa decisão, a natureza de qualquer anomalia clínico-patológica geralmente dita o tratamento. Por exemplo, em um cão com citopenias graves por infiltração linfomatosa da medula óssea, uma combinação de quimioterapia altamente mielossupressora quase certamente causará neutropenia grave e sepse e, portanto, deve ser evitada. A L-asparaginase é um bom tratamento inicial nessa situação, pois não tem efeitos mielossupressores.

Em gatos e cães com suspeita de linfoma do SNC, aconselha-se solicitar análise do liquor e técnicas avançadas de diagnóstico por imagem (i. e., tomografia computadorizada [TC] ou ressonância magnética [RM]). O número elevado de células linfoides neoplásicas e o aumento da concentração de proteínas em uma amostra de liquor estabelecem o diagnóstico de linfoma. Por causa de sua baixa acessibilidade, o diagnóstico de massas extradurais geralmente requer a coleta de um espécime cirúrgico para a avaliação citológica ou histopatológica. Como já discutido, as clínicas dos autores presumem que qualquer cão ou gato com linfoma e sinais neurológicos centrais apresenta acometimento do SNC até prova em contrário e trata esses pacientes da maneira adequada (ver mais adiante).

Conforme discutido, a imunofenotipagem do linfoma canino e felino tornou-se rotina para a maioria dos oncologistas. Isso pode ser feito por imunocitoquímica, imuno-histoquímica, FCM ou PARR. Mas a questão principal é: todo cão ou gato com linfoma deve ser submetido à imunofenotipagem antes da instituição do tratamento? A resposta geral é "não". O fenótipo muda o prognóstico, principalmente em cães com linfoma multicêntrico; no entanto, em nossa experiência, raramente muda a abordagem terapêutica inicial. Em cães, um fenótipo de linfócitos T é bastante provável em Boxers e pacientes com hipercalcemia, massa mediastinal ou acometimento cutâneo.

Embora vários relatos publicados sugiram que cães com linfoma de linfócitos T grandes submetidos à quimioterapia combinada padrão apresentam pior prognóstico de remissão e sobrevida do que cães com tumores de linfócitos B, a experiência deste autor diz o contrário. Em um estudo anterior, o fenótipo de linfócitos T não foi um fator de prognóstico negativo em cães com linfoma tratados com protocolos baseados em ciclofosfamida, vincristina e prednisona (COP) ou ciclofosfamida, doxorrubicina, vincristina e prednisona (CHOP) (Hosoya et al., 2007). Provavelmente ocorre porque a maioria dos cães com linfoma de linfócitos T recebeu lomustina (CCNU), um fármaco que pode ser mais eficaz em pacientes com fenótipo de linfócitos T.

Tratamento

Após o estabelecimento do diagnóstico de linfoma, o prognóstico e as opções terapêuticas devem ser discutidos com a família do animal. As taxas de remissão em cães e gatos com linfoma tratados com vários protocolos de quimioterapia são de, aproximadamente, 65 a 75% e 80 a 90%, respectivamente. A maioria dos gatos com linfoma multicêntrico ou mediastinal submetida a protocolos de quimioterapia múltipla tem expectativa de vida de 6 a 9 meses; cerca de 20 a 30% dos gatos vivem mais de 1 ano. Gatos com linfoma intestinal de células pequenas vivem mais de 2 anos, com taxas de resposta superiores a 90%. A maioria dos cães com linfoma submetidos à quimioterapia multiagente tem expectativa de vida de 8 a 16 meses; cerca de 20 a 30% dos cães estão vivos 2 anos após o diagnóstico. O tempo de sobrevida aproximado em cães e gatos com linfoma não tratado é de 4 a 8 semanas. O menor tempo de sobrevida em gatos em comparação com cães com linfoma deve-se às suas menores taxas de resposta inicial (em especial de resposta completa); além disso, a indução de remissão após a recidiva da doença parece mais difícil. Ademais, os distúrbios não linfomatosos associados a retrovírus observados em gatos com linfoma diminuem os tempos de sobrevida (i. e., a infecção por FeLV é um fator de prognóstico negativo em gatos com linfoma).

Em nossa experiência, mesmo se um paciente tiver linfoma nodal ou extranodal em estádio I, a disseminação sistêmica da doença ocorre semanas a meses após o diagnóstico. No entanto, às vezes, linfomas orais ou cutâneos solitários podem se comportar como verdadeiras doenças em estádio I (i. e., não há disseminação sistêmica). Portanto, a base do tratamento de pacientes com linfoma é a quimioterapia, pois os linfomas são (ou se tornarão) neoplasias sistêmicas. Cirurgia e/ou radioterapia podem ser usadas no tratamento de linfomas localizados antes ou durante a quimioterapia. A irradiação de meio corpo e o transplante de medula óssea têm sido usados até certo ponto em cães com linfoma; a radioterapia também pode ser uma boa técnica para o tratamento de gatos com linfoma epidural nasal ou solitário (ver *Leitura sugerida*). As diretrizes gerais para o manejo de pacientes com linfoma são apresentadas aqui, embora cada autor tenha um protocolo básico diferente.

Existem duas abordagens quimioterapêuticas principais em cães e gatos com linfoma: quimioterapia de indução, seguida de manutenção (e reindução); ou quimioterapia mais agressiva por um período finito, sem quimioterapia de manutenção. A primeira costuma ser feita com um protocolo menos agressivo, à base de COP, enquanto a última se baseia em protocolos do tipo CHOP. Um exemplo da última abordagem é um dos vários protocolos da University of Wisconsin (UW). Os protocolos baseados em CHOP assemelham-se aos usados em seres humanos com linfomas de alto grau.

Protocolos baseados em COP

Um dos autores deste conteúdo prefere os protocolos baseados em COP em cães e gatos com linfoma de células grandes. O tratamento divide-se em várias fases ou estratégias: indução da remissão, intensificação, manutenção e reindução da remissão ou "recuperação" (Boxe 79.1). Logo após o diagnóstico, um protocolo de quimioterapia múltipla baseado em COP, relativamente "não agressivo", é usado para induzir a remissão. Nessa fase, que dura de 6 a 8 semanas, os pacientes são avaliados semanalmente por um veterinário ao receberem uma injeção intravenosa (IV) de um agente antimitótico (vincristina); além disso, são submetidos a um exame físico de rotina (com ou sem hemograma completo). Se, ao final desta fase, o paciente for considerado em remissão completa (RC; isto é, desaparecimento completo de todas as massas neoplásicas), inicia-se a fase de *manutenção*. Nessa fase, um protocolo de quimioterapia com três medicamentos (clorambucila [Leukeran®], metotrexato e prednisona [LMP]) é administrado por via oral (VO), para que o paciente necessite de monitoramento menos intensivo (1 vez a cada 6 a 8 semanas). Os tutores são então instruídos a monitorar cuidadosamente o tamanho dos linfonodos em seus animais; em caso de aumento de volume (i. e., recidiva), um quarto fármaco é adicionado ao protocolo LMP (geralmente vincristina, em dose de 0,5 a 0,75 mg/m² IV a cada 1 a 2 semanas). De modo geral, isso é suficiente para induzir a remissão e mantê-la por várias semanas ou meses. Alternativamente, em tumores de linfócitos T suspeitos ou confirmados (em cães), um protocolo de manutenção composto de lomustina (60 a 70 mg/m² VO a cada 3 a 6 semanas) e prednisona pode ser instituído; as recidivas são tratadas com a mesma estratégia utilizada em cães tratados com LMP.

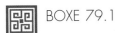

BOXE 79.1

Protocolos de quimioterapia usados pelo autor para o tratamento de cães e gatos* com linfoma.

1. Indução de remissão
  a. Protocolo COP
    Ciclofosfamida: 200 a 300 mg/m² ASC, VO, a cada 3 semanas (cães ou gatos)‡
    Vincristina: 0,5 mg/m² ASC, IV, 1 vez/semana
    Prednisona: 40 a 50 mg/m² ASC, VO, a cada 24 h por 1 semana; então 20 a 25 mg/m² ASC, VO, em dias alternados ou dose total de dexametasona de 4 a 5 mg VO a cada 1 a 3 semanas (apenas em gatos)

  b. Protocolo COAP†
    Ciclofosfamida: 200 a 300 mg/m² VO a cada 3 semanas
    Vincristina: 0,5 mg/m² IV 1 vez/semana
    Citarabina: 100 mg/m² por dia como gotejamento IV ou SC por apenas 2 dias em gatos e 4 dias em cães
    Prednisona: 50 mg/m² VO a cada 24 h por 1 semana; então, 20 mg/m² VO a cada 48 h ou dose total de dexametasona 4 a 5 mg VO, a cada 1 a 3 semanas (apenas em gatos)

  c. Protocolo UW-25 *(este protocolo não usa quimioterapia de manutenção – ver mais informações no texto)*
    Semana 1:   Vincristina, 0,5 a 0,75 mg/m² IV
                 Asparaginase, 400 UI/kg IM ou SC
                 Prednisona, 2 mg/kg VO a cada 24 h
    Semana 2:   Ciclofosfamida, 200 a 250 mg/m² IV
                 Prednisona, 1,5 mg/kg VO a cada 24 h
    Semana 3:   Vincristina, 0,5 a 0,75 mg/m² IV
                 Prednisona, 1 mg/kg VO a cada 24 h
    Semana 4:   Doxorrubicina, 30 mg/m² (ou 1 mg/kg se < 10 kg) IV
                 Prednisona, 0,5 mg/kg VO a cada 24 h
    Semana 5:   **Sem tratamento**
    Semana 6:   Vincristina, 0,5 a 0,75 mg/m² IV
    Semana 7:   Ciclofosfamida, 200 a 250 mg/m² IV
    Semana 8:   Vincristina, 0,5 a 0,75 mg/m² IV
    Semana 9:   Doxorrubicina, 30 mg/m² (ou 1 mg/kg se < 10 kg) IV
    Semana 10:   **Sem tratamento**
    Semana 11:   Vincristina, 0,5 a 0,75 mg/m² IV
    Semana 13:   Ciclofosfamida, 200 a 250 mg/m² IV
    Semana 15:   Vincristina, 0,5 a 0,75 mg/m² IV
    Semana 17:   Doxorrubicina, 30 mg/m² (ou 1 mg/kg se < 10 kg) IV
    Semana 18:   **Sem tratamento**
    Semana 19:   Vincristina, 0,5 a 0,75 mg/m² IV
    Semana 21:   Ciclofosfamida, 200 a 250 mg/m² IV
    Semana 23:   Vincristina, 0,5 a 0,75 mg/m² IV
    Semana 25:   Doxorrubicina, 30 mg/m² (ou 1 mg/kg se < 10 kg) IV

2. Intensificação
  Cães
    L-asparaginase: 10.000 a 20.000 UI/m² SC ou IM (uma ou duas doses)
    ou
    Vincristina: 0,5 a 0,75 mg/m² IV a cada 1 a 2 semanas

  Gatos
    Doxorrubicina: 1 mg/kg IV a cada 3 semanas
    ou
    Mitoxantrona: 4 a 6 mg/m² IV a cada 3 semanas

3. Manutenção§
  a. Protocolo LMP
    Clorambucila: 20 mg/m² VO a cada 2 semanas
    Metotrexato: 2,5 mg/m² VO 2 ou 3 vezes/semana
    Prednisona: 20 mg/m² VO a cada 48 h ou dose total de dexametasona de 4 a 5 mg VO a cada 1 a 3 semanas (apenas em gatos)

  b. Protocolo de lomustina/prednisona
    Lomustina: 60 a 70 mg/m² VO a cada 3 semanas em cães ou dose total de 10 mg a cada 3 semanas em gatos
    Prednisona: 2 mg/kg VO a cada 24 h e diminuir à remissão; ou dexametasona em dose total de 4 a 5 mg VO a cada 1 a 3 semanas (apenas em gatos)

  c. Protocolo COP
    Use como já discutido a cada 2 semanas por seis tratamentos, depois a cada 3 semanas por mais seis tratamentos; então, tente manter o animal em um tratamento a cada 4 semanas. A terapia de manutenção é mantida até a recidiva do tumor

4. Resgate
  Cães
  a. Protocolo D-MAC (ciclo de 14 dias)
    Dexametasona: 1 mg/kg VO ou SC no 1° e no 8° dia
    Actinomicina D: 0,75 mg/m² como injeção IV no 1° dia
    Citarabina: 200 a 300 mg/m² em gotejamento IV durante 4 h *ou* SC no 1° dia
    Melfalana: 20 mg/m² VO no 8° diaᴰ
  b. Protocolo AC (ciclo de 21 dias)
    Doxorrubicina: 30 mg/m² (ou 1 mg/kg para cães < 10 kg) IV no 1° dia
    Ciclofosfamida: 100 a 150 mg/m² VO no 15° e no 16° dia
  c. Protocolo de resgate baseado em CHOP (ciclo de 21 dias)
    Ciclofosfamida: 200 a 300 mg/m² VO no 10° dia
    Doxorrubicina: 30 mg/m² (ou 1 mg/kg para cães < 10 kg) IV no 1° dia
    Vincristina: 0,75 mg/m² IV no 8° e no 15° dia
    Prednisona: 20 a 25 mg/m² VO a cada 48 h
  d. Protocolo MOPP (protocolo de 28 dias; repetir continuamente até a recidiva)
    Mecloretamina: 3 mg/m² IV no 0 e no 7° dia
    Vincristina: 0,7 mg/m² IV no 0 e no 7° dia
    Procarbazina: 50 mg/m² VO a cada 24 h do 0 ao 13° dia
    Prednisona: 30 a 40 mg/m² VO a cada 24 h do 0 ao 13° dia

(continua)

BOXE 79.1

Protocolos de quimioterapia usados pelo autor para o tratamento de cães e gatos* com linfoma. (*Continuação*)

e. Combinação de L-asparaginase, lomustina e prednisona
   Lomustina: 60 a 70 mg/m² VO a cada 3 semanas
   L-asparaginase: 400 U/kg SC ou IM a cada 3 semanas
   Prednisona: 2 mg/kg VO a cada 24 h, diminuir com a remissão
f. Dacarbazina: 800 a 1.000 mg/m² a cada 14 a 21 dias
g. Lomustina: 60 a 80 mg/m² a cada 21 dias
h. Rabacfosadina: 0,82 a 1 mg/kg IV durante 30 min a cada 3 semanas

Gatos
a. Protocolo ACD (ciclo de 21 dias)
   Doxorrubicina: 1 mg/kg IV no 1° dia
   Ciclofosfamida: 200 a 300 mg/m² VO no 10° ou no 11° dia
   Dexametasona (uma dose total de 4 a 5 mg a cada 1 a 2 semanas pode ser adicionada a esse protocolo)
b. Protocolo MiCD (ciclo de 21 dias)
   Mitoxantrona: 4 a 6 mg/m² em gotejamento IV por 4 a 6 h no 1° dia
   Ciclofosfamida: 200 a 300 mg/m² VO no 10° ou no 11° dia
   Dexametasona (uma dose total de 4 a 5 mg a cada 1 a 2 semanas pode ser adicionada a tal protocolo)
c. Protocolo MiCA (ciclo de 21 dias)
   Mitoxantrona: 4 a 6 mg/m² em gotejamento IV durante 4 a 6 h no 1° dia
   Ciclofosfamida: 200 a 300 mg/m² VO no 10° ou no 11° dia
   Citarabina: 200 mg/m² em gotejamento IV durante 4 a 6 h (na mesma bolsa da mitoxantrona) no 1° dia
   Dexametasona (uma dose total de 4 a 5 mg a cada 1 a 2 semanas pode ser adicionada a tal protocolo)

5. "Protocolos de baixo orçamento"
Prednisona: 50 mg/m² VO a cada 24 h por 1 semana; então, 25 mg/m² VO a cada 48 h
Clorambucila: 20 mg/m² VO a cada 2 semanas
Lomustina: 60 mg/m² VO a cada 3 semanas em cães; 10 mg (dose total) a cada 3 semanas em gatos
Prednisona e clorambucila: mesmas doses anteriores
Prednisona e lomustina: mesmas doses anteriores

*A menos que especificado de outra maneira, os protocolos podem ser usados em cães e gatos.
†Use por 6 a 10 semanas e, em seguida, administre LMP.
‡A duração da quimioterapia com este protocolo é variável.
§Use até a recidiva e, em seguida, vá para "resgate".
ᴆApós quatro doses, substitua a melfalana por clorambucila (20 mg/m² VO a cada 2 semanas).
ASC: área de superfície corpórea; IM: via intramuscular; IV: via intravenosa; SC: via subcutânea; VO: via oral.

A fase de manutenção ou manutenção modificada continua até a recidiva do tumor (i. e., a perda da remissão), momento em que começa a fase de *reindução*. Essa fase assemelha-se à fase de indução por usar tratamentos intensivos. Após a remissão, um protocolo modificado de manutenção é instituído. Se, ao final da fase de indução, o paciente não estiver em RC, o autor recomenda a *intensificação* com L-asparaginase antes do início da fase de manutenção. Além da abordagem quimioterapêutica discutida neste tópico, vários protocolos foram usados com sucesso no tratamento de cães e gatos com linfoma. (Ver mais informações em *Leitura sugerida*.)

Indução de remissão

Conforme já discutido, o protocolo de escolha deste autor para a indução da remissão é o COP. Os agentes de tal protocolo são ciclofosfamida, vincristina e prednisona; esses medicamentos são comercializados como produtos genéricos e relativamente baratos. As doses são especificadas no Boxe 79.1. Esses medicamentos pertencem a três categorias diferentes, têm mecanismos de ação distintos e suas toxicidades não se sobrepõem. Em cães ou gatos com acometimento ocular ou do SNC, a citarabina pode ser adicionada por via subcutânea (SC) ou como uma infusão de taxa contínua por 6 a 8 horas (protocolo COAP; ciclofosfamida, vincristina, citarabina e prednisona); devido à sua meia-vida curta e ao mecanismo de ação específico da fase S, uma injeção intravenosa em *bolus* provoca morte celular mínima. A administração subcutânea deste medicamento é dolorosa em gatos (e em alguns cães). A fase de indução dura de 6 a 8 semanas e requer consultas semanais.

Na fase de indução, a toxicidade é mínima (< 15%) e a adesão do tutor mostra-se alta porque a maioria dos sinais tóxicos são hematológicos (i. e., citopenias) e não provocam sinais clínicos visíveis. A toxicidade limitante da dose deste protocolo de indução é hematológica (i. e., mielossupressão com neutropenia) e ocorre em menos de 10% dos pacientes; o nadir de neutrófilos é observado no 7° ou no 8° dia, devido à administração de dois agentes mielossupressores (i. e., ciclofosfamida e citarabina) nos primeiros 2 a 4 dias do protocolo COAP. Na maioria dos casos, a neutropenia é branda (2.000 a 3.500 células/μℓ). A neutropenia pode ser grave em caso de infiltração neoplásica da medula óssea antes do início do tratamento, mielodisplasia associada a FeLV ou FIV ou outros distúrbios da medula óssea associados a retrovírus e administração de citarabina por infusão IV em taxa constante em vez da via subcutânea. Além disso, em relatos informais, a neutropenia parece ser comum em Cocker Spaniels e West Highland White Terriers tratados com este protocolo. Os ajustes de dose em cães e gatos que desenvolvem neutropenia são descritos no Capítulo 77. A toxicidade gastrintestinal é mínima ou inexistente; no entanto, os gatos que recebem ciclofosfamida podem apresentar anorexia. Consequentemente, esse medicamento deve ser administrado 1 vez a cada 3 semanas em gatos (ao contrário de dias alternados, como em cães; ver Boxe 79.1). A anorexia deve ser tratada com cipro-heptadina, um bloqueador de serotonina, na dose de 1 a 2 mg VO por gato a cada 12 horas ou mirtazapina, na dose de 1,875 a 3,75 mg VO por gato a cada 1 a 3 dias. A capromorelina é um novo estimulante do apetite (Entyce®, Aratana Therapeutics, Leawood, KS, EUA) administrado na dose de 3 mg/kg VO a cada 24 horas. A alopecia também é mínima e ocorre, principalmente, em cães de pelame lanoso (p. ex., Poodle, Bichon Frisé); gatos (e alguns cães) também podem perder seus pelos táteis durante o tratamento.

Durante essa fase, os tutores são instruídos a monitorar o apetite e o nível de atividade do animal, medir seus linfonodos (em caso de presença de linfadenopatia periférica) e aferir a temperatura retal do paciente se ele não estiver bem (a febre costuma ser secundária a neutropenia, bacteriemia ou sepse). A febre deve levar os tutores a entrar imediatamente em contato com o veterinário para que o animal possa ser submetido a exame físico e hemograma completos (ver mais informações no Capítulo 77). O tratamento com COP leva à RC em 1 a 14 dias na maioria dos animais (> 85% em cães, > 70% em gatos) (Figuras 79.10 e 79.11; ver também Figura 79.9). De modo geral, essa remissão mantém-se durante a fase de indução.

Em cães com linfoma alimentar difuso de grandes células, os autores usam um protocolo baseado em CHOP (ver Boxe 79.1), pois a experiência revelou que a taxa de resposta ao COP é baixa. Esse protocolo é mais caro e um pouco mais associado a efeitos adversos em comparação com o COP. A lomustina (CCNU) é normalmente usada em cães com linfoma epiteliotrópico de linfócitos T (ver Boxe 79.1) e, conforme já discutido, o autor deste conteúdo a inclui no protocolo de manutenção ou reindução em cães com outros linfomas de linfócitos T grandes.

Em cães e gatos com linfoma multicêntrico (ou qualquer outra forma anatômica) e sinais neurológicos ou oculares, este autor geralmente usa o protocolo COAP, mas administra a citarabina (200 a 400 mg/m^2 em infusão IV contínua durante 24 horas por 1 a 4 dias) para alcançar altas concentrações desse fármaco no SNC. Como esse protocolo tende a causar mielossupressão acentuada em gatos, a citarabina é tipicamente administrada em infusão por 12 a 24 horas (200 mg/m^2) nesta espécie. Mais informações sobre o tratamento de cães e gatos com linfoma do SNC confirmado ou suspeito são dadas mais tarde.

Manutenção

O protocolo recomendado por este autor para a fase de manutenção é o LMP, composto de clorambucila, metotrexato e prednisona (ver Boxe 79.1). Esses fármacos também agem por três diferentes mecanismos de ação e têm diferentes toxicidades. As vantagens desse protocolo são seu menor custo com relação à fase de indução, sua facilidade de administração

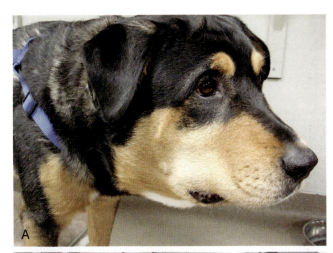
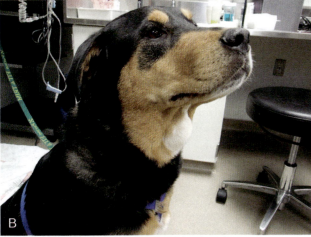

Figura 79.10 Cão sem raça definida com linfoma multicêntrico antes (**A**) e 7 dias após o início da quimioterapia (**B**). Observe o desaparecimento completo da linfadenopatia mandibular e do edema facial ventral.

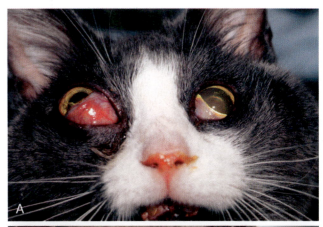
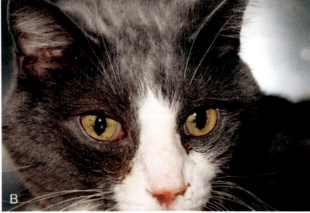

Figura 79.11 Gato com linfoma retro-orbital e intranasal antes (**A**) e 24 horas após a administração de asparaginase, citarabina e dexametasona (**B**).

(todos os medicamentos são administrados por via oral pelos tutores), sua toxicidade mínima e a ausência de necessidade de monitoramento intensivo por um veterinário.

As toxicidades associadas à quimioterapia de manutenção com LMP são mínimas. Dos três medicamentos desse protocolo, o metotrexato é o único associado à toxicidade moderada a grave. Aproximadamente 25% dos cães e gatos que recebem metotrexato desenvolvem sinais do trato gastrintestinal, como anorexia, vômito ou diarreia. Anorexia e vômitos são mais comuns do que a diarreia e, de modo geral, ocorrem após o tratamento por mais de 2 semanas. Nesses casos, o tratamento com um antiemético, como a metoclopramida, nos dias em que o animal recebe o metotrexato, na dose de 0,1 a 0,3 mg/kg VO a cada 8 horas, alivia ou elimina os sinais do trato gastrintestinal superior. O uso de maropitante (Cerenia®, Pfizer Animal Health, Kalamazoo, MI, EUA) na dose de 2 mg/kg VO a cada 24 horas em cães e 1 mg/kg VO a cada 24 horas em gatos também pode ser considerado para prevenir náuseas e vômitos associados à quimioterapia. Gastroprotetores, como a famotidina (0,5 a 1 mg/kg, VO, a cada 12 horas), também podem ser eficazes na prevenção ou na minimização desse efeito adverso. Em casos de diarreia associada ao metotrexato, o tratamento com subsalicilato de bismuto (Pepto-Bismol®) também pode aliviar ou eliminar os sinais; no entanto, pode ser necessário interromper a medicação. A toxicidade hematológica associada ao LMP é mínima ou inexistente. Uma pequena proporção de gatos (i. e., < 5%) tratados com clorambucila por semanas a meses pode apresentar anomalias à bioquímica sérica consistentes com colestase que desaparecem com a interrupção do medicamento. Convulsões tônicas ou tônico-clônicas são raramente observadas em gatos que recebem clorambucila.

Nessa fase, o paciente é submetido a um exame físico completo e um hemograma completo a cada 6 a 8 semanas. Como nos protocolos de indução, os tutores são instruídos a monitorar a atividade, o apetite, o comportamento e o tamanho do linfonodo de seu animal. Também como já discutido, recomenda-se que os tutores de animais com linfoma multicêntrico sejam instruídos a monitorar cuidadosamente o tamanho dos linfonodos; em caso de aumento de volume (i. e., recidiva), um quarto fármaco pode ser adicionado ao protocolo LMP (geralmente vincristina, em dose de 0,5 a 0,75 mg/m² IV a cada 1 a 2 semanas). Isso costuma ser suficiente para induzir a remissão e mantê-la por várias semanas ou meses.

A maioria dos pacientes tratados com esse protocolo continua em remissão por cerca de 3 a 6 meses. Em caso de recidiva, a reindução da remissão (discutida a seguir) é instituída. A seguir, os animais podem ser tratados com um protocolo de manutenção modificado, descrito nos parágrafos anteriores.

Protocolos baseados em CHOP

O protocolo baseado em CHOP (preferido por um dos autores – KC) tem 4 a 6 meses de duração, e não há manutenção a longo prazo. Normalmente, a quimioterapia é feita a cada 7 a 15 dias com uma combinação de ciclofosfamida, doxorrubicina, vincristina e prednisona por um total de quatro ciclos; a principal diferença entre os protocolos UW-19 e UW-25 é um intervalo maior entre os tratamentos durante a segunda metade do tratamento. Conforme já afirmado, esses fármacos têm mecanismos de ação diferentes, e suas toxicidades não se sobrepõem, novamente atendendo aos critérios para a quimioterapia multiagente tradicional descritos no Capítulo 76. A doxorrubicina pode estar associada a um risco ligeiramente maior de efeitos adversos gastrintestinais do que os outros medicamentos nesse protocolo; o autor (KC) geralmente usa Cerenia® após cada dose de doxorrubicina para limitar essa toxicidade. O jejum antes da administração da doxorrubicina também foi associado a uma frequência menor de vômitos tardios e, assim, também deve ser considerado. Durante o tratamento, como já descrito, os tutores são instruídos a monitorar o apetite, o nível de atividade e o tamanho do linfonodo (em caso de linfadenopatia periférica anterior), bem como a medir a temperatura retal de seu animal de estimação se ele não estiver bem. Além disso, o paciente deve ser submetido a um exame físico e um hemograma completos a cada 1 a 2 semanas. Após a conclusão do protocolo de 4 a 6 meses, os pacientes são examinados a cada 4 a 6 semanas para avaliação de recidiva do linfoma. Se houver alguma anomalia no hemograma completo ou bioquímica sérica antes do diagnóstico (i. e., células neoplásicas circulantes, elevação de enzimas hepáticas etc.), repete-se esse exame de sangue. Na ausência de anomalias anteriores, o hemograma completo é repetido a cada 3 meses para detecção de quaisquer achados preocupantes relacionados com a recidiva do linfoma.

Esses protocolos convencionais de quimioterapia baseados em CHOP foram associados a taxas de remissão de aproximadamente 85 a 95% em cães com linfoma de alto grau e 60 a 70% em gatos com linfoma de alto grau. Os tempos médios de sobrevida (MSTs) relatados em cães com linfoma multicêntrico são de 10 a 12 meses. Os gatos com linfoma de alto grau submetidos a protocolos baseados em CHOP tendem a apresentar MSTs menores do que cães, porém a sobrevida é maior do que 1 a 2 anos em cerca de 30% dos gatos.

Protocolos baseados em COP ou CHOP?

Os méritos relativos dos protocolos baseados em COP e CHOP são debatidos há anos. No entanto, como a maioria das instituições ou médicos prefere um protocolo em vez do outro (assim como os autores desse capítulo, que preferem protocolos diferentes), a maioria dos relatos sobre protocolos fundamentados em COP tem de 10 a 20 anos; e a maioria dos estudos de quimioterapia à base de COP ou CHOP tem tempos de remissão como desfechos em vez de tempos de sobrevida. Não há uma resposta definitiva. Não há vantagem clara de um protocolo sobre o outro; portanto, tome decisões com base em vários fatores (p. ex., a percepção do tutor, os sinais clínicos do paciente, outras doenças simultâneas, o "conforto" do veterinário com um determinado protocolo ou fármaco etc.). (Ver Figuras 79.12 e 79.13.)

Intensificação

Se um cão com linfoma de células grandes estiver sob terapia de indução (com protocolos baseados em COP ou CHOP), mas apenas uma remissão parcial (RP) for obtida, a intensificação com uma ou duas doses de L-asparaginase (10.000 a 20.000 UI/m² por via intramuscular [IM] ou SC, com repetição 1 vez em um

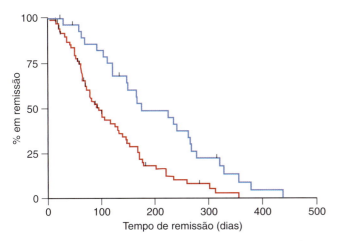

Figura 79.12 Curvas de Kaplan-Meier de duração da primeira remissão em cães com linfoma multicêntrico tratados com ciclofosfamida, vincristina, citarabina e prednisona (COAP; *linha vermelha*) ou ciclofosfamida, doxorrubicina, vincristina e prednisona (CHOP; *linha azul*). A duração mediana da remissão foi significativamente maior em cães tratados com CHOP ($P < 0,01$). (De Hosoya et al., 2007).

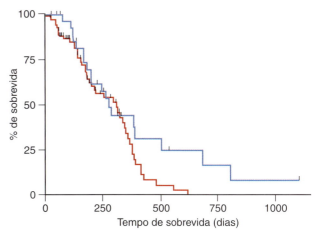

Figura 79.13 Curvas de sobrevida de Kaplan-Meier em cães com linfoma multicêntrico tratados com ciclofosfamida, vincristina, citarabina e prednisona (COAP; *linha vermelha*) ou ciclofosfamida, doxorrubicina, vincristina e prednisona (CHOP; *linha azul*). A duração mediana da remissão foi significativamente maior em cães tratados com CHOP ($P < 0,01$). (De Hosoya et al., 2007).

intervalo de 2 a 3 semanas) pode ser indicada. Esse medicamento pode induzir rapidamente a RC na maioria dos cães com linfoma que mostraram apenas RP durante o tratamento com COP ou CHOP. Além disso, em pacientes indispostos ou com citopenias, frequentemente induzimos a remissão inicial, antes do início do COP ou do CHOP, com L-asparaginase, devido à ausência de efeitos adversos e à alta probabilidade de resposta. Isso pode ser bastante benéfico para cães com linfoma que não toleram a quimioterapia tradicional. Recomenda-se cautela em cães com histórico de pancreatite ou alto risco de pancreatite aguda (como as fêmeas obesas de meia-idade), pois a asparaginase pode causar pancreatite. Entretanto, em nossa experiência, este é um efeito adverso incomum. A L-asparaginase parece ser menos eficaz em gatos do que em cães, induzindo a remissão apenas em cerca de 30% dos pacientes.

Reindução da remissão ou resgate

Praticamente todos os cães e gatos com linfoma tratados com protocolos de quimioterapia à base de COP ou CHOP apresentam recidivas; isso costuma ocorrer 3 a 6 meses após o início da terapia de indução com COP (mediana de aproximadamente 4 meses) e 8 a 9 meses após o início do CHOP. Nesse momento, indica-se a reindução da remissão. Em nossa experiência, a remissão pode ser reinduzida mais uma a quatro vezes na maioria dos cães com linfoma recidivante. A reindução da remissão geralmente não é tão eficaz em gatos (i. e., é difícil reinduzi-la na maioria dos gatos com recidiva do linfoma). Portanto, a discussão a seguir sobre "resgate" refere-se, principalmente, a cães com linfoma.

Vários protocolos de "resgate" foram descritos na literatura e, como regra geral, é difícil escolher um protocolo, já que a decisão final tende a ser baseada na experiência pessoal. Normalmente, em um paciente que concluiu a fase de indução com COP ou todo o protocolo de CHOP antes da recidiva, a reindução com uma dessas técnicas é considerada a mais provável de induzir outra remissão. Existem também opções alternativas de quimioterapia de resgate com um ou mais agentes caso o protocolo com COP ou CHOP não tiver sucesso na reindução da remissão ou se o tutor optar por prosseguir com outro protocolo.

O autor deste capítulo usa o protocolo D-MAC (ver Boxe 79.1) como a primeira alternativa ao COP. Esse protocolo é composto de dexametasona, melfalana, citarabina e actinomicina D (Alvarez et al., 2006) e leva a uma taxa de remissão superior a 70% em cães com linfoma recidivante. Sua toxicidade é relativamente baixa em comparação com os protocolos com doxorrubicina e requer a ida ao veterinário apenas uma vez a cada 2 semanas (em vez de todas as semanas). A duração mediana da remissão com o protocolo D-MAC foi de 61 dias (intervalo de 2 a mais de 467 dias) em um estudo anterior (Alvarez et al., 2006). O uso prévio de doxorrubicina e a ausência de indução de remissão com o protocolo específico foram fatores prognósticos negativos para a resposta a esse tratamento. A trombocitopenia foi observada em 56% dos cães; a neutropenia, em 17%; e a toxicidade gastrintestinal, em 22%. Dos 56 cães, 3 necessitaram de hospitalização devido aos efeitos tóxicos. Como o uso prolongado de melfalana está associado à trombocitopenia crônica grave, a clorambucila, na dose de 20 mg/m^2, substitui a melfalana após quatro ciclos. Com a obtenção de remissões completas ou parciais após a administração de quatro a seis ciclos de D-MAC, o protocolo de manutenção pode ser reinstituído. Se a resposta ao D-MAC for baixa (i. e., com progressão da doença), GC segue o protocolo CHOP (ver Boxe 79.1). Esse protocolo exige dois ou três ciclos de CHOP; se a RC for obtida, o paciente inicia a quimioterapia de manutenção ao final do segundo ou do terceiro ciclo de CHOP. O protocolo de manutenção nesses animais também inclui LMP, com a possível adição de vincristina (0,5 a 0,75 mg/m^2 IV uma vez por semana a cada 2 semanas, com clorambucila em semanas alternadas) ou citarabina (200 a 400 mg/m^2 SC a cada 2 semanas, com clorambucila em semanas alternadas). Após uma segunda recidiva, GC geralmente institui o protocolo D-MAC ou CHOP por mais dois ciclos, conforme já descrito.

Se o protocolo CHOP não for eficaz na reindução da remissão ou os tutores optarem por não repetir o procedimento, KC geralmente discute com eles as diferentes opções de resgate para decidir qual protocolo é mais adequado. As principais considerações são o comprometimento dos tutores com as consultas semanais ou quinzenais, os aspectos financeiros e a saúde do paciente em caso de recidiva. Os protocolos mais considerados estão listados no Boxe 79.1; os de agente único (p. ex., dacarbazina, CCNU) têm taxas de resposta de aproximadamente 30 a 40% e os combinados (p. ex., mecloretamina, vincristina, procarbazina e prednisona [MOPP], L-asparaginase/CCNU/prednisona, DMAC) têm taxas de resposta de 60 a 80%. Uma exceção, a rabacfosadina como agente único, foi recentemente avaliada em cães com linfoma de linfócitos B recidivante, com taxa de resposta geral de 74% (Saba et al., 2018).

Após a segunda e a terceira recidivas, a porcentagem de pacientes com fácil reindução da remissão diminui a cada ciclo. Isso é provavelmente causado pelo desenvolvimento de resistência a múltiplos medicamentos pelas células tumorais. Os autores geralmente dizem aos tutores que, após cada recidiva, a probabilidade e a duração da remissão são cerca de metade das anteriores. Outros protocolos que tiveram sucesso na reindução da remissão em cães com linfoma estão listados no Boxe 79.1. Embora a probabilidade de reindução da remissão seja bem menor em gatos do que em cães, um dos protocolos listados no Boxe 79.1 pode ser usado para esse fim.

Em gatos, os autores geralmente consideram protocolos com doxorrubicina ou mitoxantrona, bem como CCNU, que mostraram algum grau de sucesso (ver Boxe 79.1); protocolos contendo asparaginase também podem ser usados, mas não são tão eficazes quanto em cães.

Tratamento de cães com linfomas indolentes

O diagnóstico de linfoma indolente pode ser estabelecido à histopatologia ou pela combinação de achados à anamnese, ao exame físico, à citologia e à FCM. Por exemplo, um Shih Tzu de meia-idade com linfadenopatia generalizada branda a moderada de longa data e um linfoma de células pequenas à citologia, provavelmente, tem um TZL. Tratamos esses pacientes com clorambucila e prednisona (ver anteriormente), com ou sem vincristina, ou com um ciclo curto de COP seguido de clorambucila e prednisona. Tempos de sobrevida de 1 a 2 anos são comuns. Em um estudo, o uso de CHOP nesses pacientes diminuiu os tempos de sobrevida de forma significativa (Flood-Knapik et al., 2013). Conforme já discutido, a esplenectomia sozinha normalmente leva à sobrevida a longo prazo em cães com linfoma indolente esplênico (O'Brien et al., 2013).

Tratamento de linfomas solitários e extranodais

Um linfoma solitário em um cão ou gato, independentemente de ser nodal (i. e., doença em estádio Ia) ou extranodal (i. e., uma massa cutânea ou oral solitária), é um dilema. A massa (ou linfonodo) deve ser tratada da mesma maneira que outras doenças malignas solitárias (com ampla excisão cirúrgica)? O principal tratamento deve ser a quimioterapia? O paciente deve ser tratado com uma combinação de cirurgia, radioterapia e quimioterapia? Infelizmente, não há respostas corretas para essas perguntas.

Em nossa experiência, os linfomas aparentemente solitários tornam-se (ou já são) sistêmicos na maioria dos animais. As exceções são alguns linfomas de linfócitos T solitários orais e alguns cutâneos. Embora a excisão cirúrgica e a radioterapia tenham sido curativas em linfomas solitários, isso é muito raro. Portanto, é importante não subestimar o comportamento maligno dessa neoplasia e não utilizar apenas modalidades terapêuticas localizadas, como cirurgia ou radioterapia. As diretrizes a seguir podem ser usadas nesse subconjunto de pacientes. Como regra geral, é preciso proceder ao estadiamento completo antes da consideração de qualquer tratamento localizado para assegurar a ausência de doença sistêmica visível:

1. Se o tumor for facilmente passível de ressecção (p. ex., massa cutânea, linfonodo superficial, massa intraocular) e o procedimento cirúrgico não representar um risco considerável para o paciente, remova a massa e institua a quimioterapia.
2. Se a ressecção da massa for difícil ou impossível ou se um procedimento cirúrgico de grande porte representar um risco indevido para o paciente, proceda à quimioterapia sistêmica com ou sem radioterapia da lesão primária.

A radioterapia é uma excelente modalidade de tratamento para cães e gatos com linfomas solitários, pois as células tumorais são extremamente radiossensíveis. Respostas intensas (RC ou RP) podem ser vistas horas ou dias após o início do tratamento. Diferentes fontes e protocolos têm sido usados em cães e gatos com linfoma, mas, de modo geral, 3 a 5 Gy por fração são administrados diariamente ou três vezes por semana até um total de 6 a 10 frações (dose total de 30 a 50 Gy). Um dos autores usou com sucesso a radioterapia de fracionamento maior (7 Gy uma vez por semana por quatro tratamentos) seguida de quimioterapia de manutenção (discutida a seguir) em cães com linfomas orais solitários de linfócitos T. Um estudo anterior indica a importância da radioterapia em linfomas mucocutâneos orais, com tempo de sobrevida mediana superior a 2 anos (Berlato et al., 2012). Além disso, configurações especiais em que a radioterapia pode ser benéfica são linfomas do SNC (ver parágrafos a seguir) e linfomas das vias respiratórias superiores que causam comprometimento respiratório.

Outra decisão a tomar é qual protocolo de quimioterapia usar e por quanto tempo. Também não há diretrizes específicas para isso. De modo geral, os autores usam protocolos semelhantes para os linfomas mais típicos nessa situação (p. ex., COP, CHOP).

Linfoma do sistema nervoso central

O tratamento de escolha para cães e gatos com linfoma epidural primário ou secundário é a quimioterapia de múltiplos agentes com ou sem radioterapia. Sem radioterapia, a quimioterapia de múltiplos agentes sozinha é uma abordagem eficaz. É nossa impressão clínica que a excisão cirúrgica dessas massas não oferece uma vantagem terapêutica sobre a quimioterapia sozinha ou associada à radioterapia, já que as duas últimas formas de tratamento podem induzir remissões rápidas (i. e., 12 a 36 h após sua instituição; ver Figura 79.11). No entanto, como a cirurgia pode ser necessária para confirmar o diagnóstico, a excisão cirúrgica da massa pode ser tentada naquele momento. A radioterapia é bastante eficaz. O protocolo COAP sozinho também pode ser eficaz na indução da remissão em gatos com linfoma epidural. Um dos autores (KC) também usou protocolos baseados em CHOP com citarabina em vez de ciclofosfamida.

Em gatos e cães com linfoma verdadeiro do SNC, a quimioterapia com ou sem radioterapia é o protocolo preferido. A quimioterapia intratecal pode ser realizada em cães e gatos com linfoma verdadeiro do SNC confirmado ou altamente provável. O fármaco de escolha é a citarabina por ter baixa toxicidade e ser barata e fácil de administrar. No entanto, sua administração em infusão em taxa contínua (CRI) em doses de 200 a 600 mg/m^2 durante 24 a 72 horas gera resultados semelhantes e é a abordagem preferida. As respostas à citarabina intratecal ou IV em CRI costumam ser espetaculares. Cães e gatos tetraparéticos, com demência ou comatosos, passam a apresentar estado neurológico normal 6 a 48 horas após a primeira dose desse agente. Além disso, o desaparecimento das células neoplásicas do liquor ocorre poucas horas após a injeção.

Os autores frequentemente induzem remissão clínica e citológica (i. e., estado neurológico normal e desaparecimento de células neoplásicas do liquor) em gatos e cães com linfoma do SNC primário ou secundário com COAP (usando citarabina em infusão IV) ou CHOP com citarabina em infusão IV em vez de ciclofosfamida. Conforme já discutido, outro fármaco que atravessa a barreira hematencefálica e se mostra eficaz na eliminação de células de linfoma é a lomustina (CCNU; ver Boxe 79.1) administrada em dose de 60 a 70 mg/m^2 VO a cada 3 semanas em cães e 10 mg/paciente a cada 3 a 6 semanas em gatos. Os autores observaram melhora acentuada ou desaparecimento dos sinais neurológicos em cães e gatos com linfoma tratados com este fármaco e corticosteroides.

Apesar da facilidade das remissões em cães e gatos com linfoma do SNC, sua duração é relativamente curta em comparação com a doença em outras localizações anatômicas. A maioria dos cães e gatos apresenta recidiva do linfoma do SNC 2 a 4 meses após o diagnóstico; no entanto, remissões prolongadas (i. e., 6 a 12 meses) são possíveis.

Linfoma ocular

O linfoma ocular pode ser tratado com várias modalidades. No entanto, o olho comporta-se de maneira semelhante à barreira hematencefálica e a obtenção de concentrações intraoculares adequadas de agentes quimioterápicos costuma ser difícil. Se o clínico e o tutor desejam tentar preservar o olho do animal, há várias alternativas à enucleação. Como em animais com linfoma do SNC, a administração de citarabina em gotejamento IV lento leva à remissão do tumor (ver Figura 79.11). A lomustina também é eficaz em cães e gatos com linfoma intraocular.

Linfoma cutâneo

O linfoma cutâneo é uma das formas extranodais mais comuns da doença em cães na maioria das clínicas nos EUA. Em cães com acometimento cutâneo secundário ao linfoma multicêntrico, os autores usam um protocolo de quimioterapia padrão (i. e., COP ou CHOP). Em cães com linfomas epiteliotrópicos de linfócitos T, usamos protocolos contendo lomustina (CCNU). Dois estudos avaliaram o uso de lomustina no linfoma cutâneo epiteliotrópico de linfócitos T, com taxa de resposta geral de aproximadamente 80%; 20 a 30% dos pacientes alcançaram RC e 50 a 60%, RP. A duração média geral da resposta nesses estudos foi de cerca de 90 dias, e a maioria dos cães apresentou doença progressiva e morte. Recentemente, a rabacfosadina foi usada no linfoma cutâneo epiteliotrópico, com taxa de resposta de 45% e sobrevida livre de progressão de 37,5 dias (Morges et al., 2014). Esta é outra opção de tratamento em caso de insucesso ou contraindicação à lomustina. Conforme já discutido, a radioterapia é eficaz em linfomas cutâneos/mucocutâneos de linfócitos T localizados. A Figura 79.4 mostra um gato com linfoma cutâneo antes e depois da quimioterapia.

Linfoma alimentar

Ambos os autores usam protocolos de quimioterapia padrão (i. e., COP, COAP, CHOP) em cães e gatos com acometimento mural solitário ou nodal (p. ex., linfonodo mesentérico ou ileocecocólico) e linfoma de células grandes. Embora a cirurgia não seja necessariamente indicada para esses cães e gatos, um bom número de pacientes é encaminhado após cirurgia exploratória e biópsia incisional ou excisional. De modo geral, a resposta desses animais é boa; no entanto, pode ser de curta duração. Cães e gatos com linfoma intestinal difuso de células grandes geralmente respondem mal à quimioterapia. As respostas aos protocolos com doxorrubicina (i. e., CHOP) parecem ser melhores do que aquelas ao COP, embora os tempos de sobrevida sejam baixos (4 a 6 meses). Cães com linfoma colorretal e gatos com linfoma gástrico tendem a responder extremamente bem à quimioterapia baseada em COP ou CHOP, com tempos de remissão superiores a 3 anos. Recentemente, um estudo de 31 cães com linfoma colorretal relatou uma sobrevida livre de progressão de 1.318 dias e MST relacionado com a doença de 1.845 dias. Esses cães foram submetidos à quimioterapia, e uma parte deles também passou por radioterapia ou ressecção cirúrgica (Desmas et al., 2017). Em gatos com linfoma gástrico, a sobrevida prolongada pode estar relacionada com a ação de *Helicobacter* spp. no desenvolvimento da doença, como a *H. pylori* em seres humanos. Todos os gatos com linfoma gástrico devem ser submetidos à quimioterapia combinada e ao tratamento com antibióticos comprovadamente eficazes contra a infecção felina por *Helicobacter*.

Em gatos com linfoma intestinal epiteliotrópico, uma forma linfocítica pequena e comum da doença em animais idosos, recomenda-se uma abordagem mais conservadora, que tem sido associada a excelentes resultados. Administra-se uma combinação de clorambucila (20 mg/m^2 VO a cada 2 semanas) mais prednisolona (1 a 2 mg/kg VO a cada 24 a 48 horas) ou dexametasona (4 mg/gato VO a cada 1 a 2 semanas). Se os sinais clínicos não melhorarem em 3 ou 4 semanas, pode-se adicionar vincristina (0,5 mg/m^2 IV a cada 1 a 2 semanas). A maioria dos gatos tratados com esse protocolo apresenta melhora acentuada dos sinais clínicos e, normalmente, ganha peso; tempos de sobrevida de 1 a 2 anos são comuns. Curiosamente, alguns dos gatos não apresentam diminuição no tamanho dos linfonodos mesentéricos, apesar da notável melhora clínica. Nesses gatos, o autor usa a abordagem de "tratar o paciente, não a doença" (i. e., desde que o paciente se sinta bem e não tenha sinais clínicos, o tratamento atual é continuado). Recentemente, essa patologia também foi registrada em cães por um dos autores (KC) e, como nos gatos, o tratamento com uma combinação de clorambucila e prednisona pode resultar em sobrevida a longo prazo (Couto et al., 2018).

Protocolos de "baixo orçamento" para tratamento do linfoma

Com bastante frequência, o cão ou o gato com linfoma podem se beneficiar da quimioterapia, mas, por causa de problemas financeiros ou de outra natureza (p. ex., tempo), os tutores não estão interessados na abordagem quimioterápica multiagente padrão. Os autores usaram um dos seguintes com bastante sucesso: prednisona isolada, prednisona e clorambucila, clorambucila isolada, lomustina isolada ou prednisona e lomustina. Embora a duração da remissão seja menor do que com os protocolos baseados em COP ou CHOP, a maioria desses pacientes (e seus tutores) pode desfrutar de tempos de sobrevida prolongados (i. e., meses) de boa qualidade (ver Boxe 79.1).

Leitura sugerida

Alvarez FJ, et al. Dexamethasone, melphalan, actinomycin D, cytosine arabinoside (DMAC) protocol for dogs with relapsed lymphoma. J Vet Intern Med. 2006;20:1178.

Berlato D, et al. Radiotherapy in the management of localized mucocutaneous oral lymphoma in dogs: 14 cases. Vet Comp Oncol. 2012; 10:16.

Bridgeford EC, et al. Gastric *Helicobacter* species as a cause of feline gastric lymphoma: a viable hypothesis. Vet Immunol Immunopathol. 2008;123:106.

Burton JH, et al. Evaluation of a 15-week CHOP protocol for the treatment of canine multicentric lymphoma. Vet Comp Oncol. epub ahead of print May 2012.

Chun R, et al. Evaluation of a high-dose chemotherapy protocol with no maintenance therapy for dogs with lymphoma. J Vet Intern Med. 2000;14:120.

Chun R. Lymphoma: which chemotherapy protocol and why? Top Companion Anim Med. 2009;24:157.

Couto KM, et al. Clinical characteristics and outcome in dogs with small cell T-cell intestinal lymphoma. Vet Comp Oncol. 2018;14:547.

Deravi N, et al. Specific immunotypes of canine T cell lymphoma are associated with different outcomes. Vet Immunol Immunopathol. 2017;191:5.

Desmas I, et al. Clinical presentation, treatment and outcome in 31 dogs with presumed primary colorectal lymphoma (2001-2013). Vet Comp Oncol. 2017;15:504.

Ferreri AJM, et al. Infectious agents and lymphoma development: molecular and clinical aspects. J Intern Med. 2009;265:421.

Flood-Knapik KE, et al. Clinical, histopathological and immunohistochemical characterization of canine indolent lymphoma. Vet Comp Oncol. 2013;11:272.

Greenberg CB, et al. Phase II clinical trial of combination chemotherapy with dexamethasone for lymphoma in dogs. J Am Anim Hosp Assoc. 2007;43:27.

Hosoya K, et al. COAP or UW-19 treatment of dogs with multicentric lymphoma. J Vet Intern Med. 2007;21:1355.

Ito D, et al. A tumor-related lymphoid progenitor population supports hierarchical tumor organization in canine B-cell lymphoma. J Vet Intern Med. 2011;25:890.

Kiselow MA, et al. Outcome of cats with low-grade lymphocytic lymphoma: 41 cases (1995-2005). J Am Vet Med Assoc. 2008;232:405.

Lana SE, et al. Utility of polymerase chain reaction for analysis of antigen receptor rearrangement in staging and predicting prognosis in dogs with lymphoma. J Vet Intern Med. 2006;20:329.

Lane AE, et al. Use of recombinant human granulocyte colony-stimulating factor prior to autologous bone marrow transplantation in dogs with lymphoma. Am J Vet Res. 2012;73:894.

Louwerens M, et al. Feline lymphoma in the post-feline leukemia virus era. J Vet Intern Med. 2005;19:329.

Modiano JF, et al. Distinct B-cell and T-cell lymphoproliferative disease prevalence among dog breeds indicates heritable risk. Cancer Res. 2005;65:5654.

Mooney SC, et al. Treatment and prognostic factors in lymphoma in cats: 103 cases (1977-1981). J Am Vet Med Assoc. 1989;194:696.

Morges MA, et al. Phase II evaluation of VDC-1101 in canine cutaneous T-cell lymphoma. J Vet Intern Med. 2014;28.

O'Brien D, et al. Clinical characteristics and outcome in dogs with splenic marginal zone lymphoma. J Vet Intern Med. 2013;27:949.

Qurollo BA, et al. Infection with Panola Mountain Ehrlichia sp. in a dog with atypical lymphocytes and clonal T-cell expansion. J Vet Intern Med. 2013;27:1251.

Rau SE, Barber LG, Burgess KE. Efficacy of maropitant in the prevention of delayed vomiting associated with administration of doxorubicin to dogs. J Vet Intern Med. 2010;24(6):1452–1457. doi:10.1111/j.1939-1676.2010.0611.x. [Epub 2010 Oct 12].

Risbon RE, et al. Response of canine cutaneous epitheliotropic lymphoma to lomustine (CCNU): a retrospective study of 46 cases (1999-2004). J Vet Intern Med. 2006;20:1389.

Saba CF, et al. Rabacfosadine for relapsed canine B-cell lymphoma: efficacy and adverse event profiles of 2 different doses. Vet Comp Oncol. 2018;16:76.

Saba CF, Thamm DH, Vail DM. Combination chemotherapy with L-asparaginase, lomustine, and prednisone for relapsed or refractory canine lymphoma. J Vet Intern Med. 2007;21:127.

Shelton GH, et al. Feline immunodeficiency virus and feline leukemia virus infection and their relationships to lymphoid malignancies in cats: a retrospective study. J AIDS. 1990;3:623.

Stein TJ, et al. Treatment of feline gastrointestinal small-cell lymphoma with chlorambucil and glucocorticoids. J Am Anim Hosp Assoc. 2010;46:413.

Taylor SS, et al. Serum protein electrophoresis in 155 cats. J Fel Med Surg. 2010;12:643.

Teske E, et al. Prognostic factors for treatment of malignant lymphoma in dogs. J Am Vet Med Assoc. 1994;205:1722.

Valli VE, et al. Canine lymphomas: association of classification type, disease stage, tumor subtype, mitotic rate, and treatment with survival. Vet Pathol. 2013;50:738.

Willcox JL, et al. Autologous peripheral blood hematopoietic cell transplantation in dogs with B-cell lymphoma. J Vet Intern Med. 2012;26:1155.

Williams LE, et al. CCNU in the treatment of canine epitheliotropic lymphoma. J Vet Intern Med. 2006;20:136.

Withers SS, et al. Fasting reduces the incidence of delayed-type vomiting associated with doxorubicin treatment in dogs with lymphoma. Transl Oncol. 2014;doi:10.1016/j.tranon.2014.04.014. pii: S1936-5233(14)00049-7. [Epub ahead of print].

Zwingenberger AL, et al. Ultrasonographic evaluation of the muscularis propria in cats with diffuse small intestinal lymphoma or inflammatory bowel disease. J Vet Intern Med. 2010;24:289.

CAPÍTULO 80

Leucemias

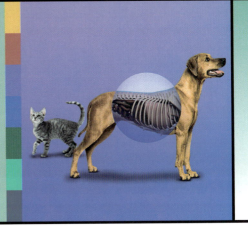

DEFINIÇÕES E CLASSIFICAÇÃO

As leucemias são neoplasias malignas originárias de células precursoras hematopoéticas da medula óssea. Como essas células não sofrem diferenciação terminal ou apoptose, autorreplicam-se como clones geralmente imaturos (e não funcionais). As células neoplásicas maiores podem não aparecer na circulação periférica; assim, os confusos termos *aleucêmico* e *subleucêmico* são usados em referência a leucemias em que as células neoplásicas proliferam dentro da medula óssea, mas são escassas ou ausentes na circulação.

As leucemias podem ser classificadas em duas grandes categorias, de acordo com sua linhagem celular de origem: *linfoide* e *mieloide* (ou não linfoide; Tabela 80.1). O termo *doença mieloproliferativa* também foi usado para se referir a leucemias mieloides (sobretudo em formas agudas em gatos), mas usaremos *leucemias mieloides* ao longo deste capítulo. Com base em sua progressão clínica e suas características citológicas da população de células leucêmicas, as leucemias também são classificadas como *agudas* ou *crônicas*. As leucemias agudas caracterizam-se pelo comportamento biológico agressivo (i. e., morte logo após o diagnóstico, às vezes mesmo se o paciente for tratado) e pela presença de células imaturas (blastos) na medula óssea ou no sangue. As leucemias crônicas têm progressão longa, muitas vezes indolente, e a célula predominante no sangue é um precursor tardio bem diferenciado (como linfócitos na leucemia linfocítica crônica [LLC] e neutrófilos na leucemia mieloide crônica [LMC]). Em cães (e, talvez, em gatos), a LMC pode sofrer *transformação blástica* (crise blástica), quando a doença se comporta como uma leucemia aguda e, de modo geral, é refratária ao tratamento. Além disso, a LLC pode se transformar em um linfoma agressivo de alto grau, conhecido como síndrome de Richter; isso foi recentemente descrito em cães e tem mau prognóstico, com tempo mediano de sobrevida (MST) de 41 dias em uma pequena coorte de cães (Comazzi et al., 2017).

Ao contrário do observado em seres humanos, a classificação morfológica das leucemias agudas em cães e gatos como mieloides ou linfoides com base na avaliação de esfregaços de medula óssea ou sangue corados com Giemsa, Wright ou Diff-Quik pode ser difícil porque os blastos mal diferenciados

 TABELA 80.1

Classificação de leucemias em cães e gatos.

Classificação	Espécies
Leucemias agudas	
Leucemia mieloide aguda (LMA)	
Leucemia mieloide indiferenciada (LMA-M$_0$)	Cão, gato
Leucemia mielocítica aguda (LMA-M$_{1-2}$)	Cão, gato
Leucemia progranulocítica aguda (LMA-M$_3$)	–
Leucemia mielomonocítica aguda (LMMA; LMA-M$_4$)	Cão, gato
Leucemia monoblástica/monocítica aguda (LMoA; LMA-M$_5$)	Cão, gato
Eritroleucemia aguda (LMA-M$_6$)	Cão, gato?
Leucemia megacarioblástica aguda (LMA-M$_7$)	Cão, gato
Leucemia linfoblástica aguda (LLA)	
LLA-L$_1$	Cão, gato
LLA-L$_2$	Cão, gato
LLA-L$_3$	Cão, gato?
Leucemia aguda de linfócitos granulares grandes (LGL)	Cão, gato?
Leucemias subagudas e crônicas	
Leucemia mieloide crônica (mielocítica) (LMC)	Cão > gato
Leucemia mielomonocítica crônica (LMMC)	Cão
Leucemia linfoide crônica (linfocítica) (LLC)	Cão > gato
Variante de linfócito granular grande (LGL)	Cão

?: desconhecido.

têm aparência semelhante à microscopia óptica. Na medicina veterinária, as colorações citoquímicas são usadas por alguns laboratórios de diagnóstico para determinar se os blastos são linfoides ou mieloides e subclassificar as leucemias mieloides, conforme descrito mais adiante (mieloides, monocíticas ou mielomonocíticas). Essas colorações citoquímicas revelam a presença de diferentes enzimas no citoplasma dos blastos, o que auxilia a estabelecer sua origem (Tabela 80.2); entretanto, na maioria dos laboratórios, a imunofenotipagem (ver próximo parágrafo) é a técnica padrão de diagnóstico.

A imunofenotipagem de células leucêmicas caninas e felinas com anticorpos monoclonais, por meio de imunocitoquímica ou citometria de fluxo, é hoje realizada em instituições de ensino e na maioria dos laboratórios comerciais. No entanto, embora existam vários anticorpos validados para células linfoides, há poucos marcadores mieloides com ação consistente em cães e gatos. A maioria dos laboratórios usa CD3, CD4, CD5 (em gatos) e CD8 como marcadores de linfócitos T e CD21 e CD79a como marcadores de linfócitos B. Em cães, as leucemias mieloides agudas (LMAs) caracterizam-se por células negativas para marcadores linfoides e positivas para CD45 (marcador de panleucócitos) e CD34 (marcador de células-tronco). As leucemias monocíticas/monoblásticas caracterizam-se por células negativas para marcadores linfoides e positivas para CD45 e CD14. CD41 e CD61 são marcadores de megacariócitos. Recentemente, a coloração citoquímica de fosfatase alcalina de leucócitos (FAL) foi proposta para a diferenciação de LMA e leucemia linfoide aguda (LLA) (Stokol et al., 2014); as células de LMA têm padrões de coloração de FA mais intensos do que as de LLA. A Figura 80.1 mostra gráficos de pontos (*dot plots*) de citometria de fluxo de um gato com LLC. As correlações clínicas entre imunofenótipo e prognóstico foram pouco investigadas; contudo, os fenótipos não foram associados a nenhuma diferença definitiva no prognóstico (Novacco et al., 2015a). Novas pesquisas, principalmente com mais análises por citometria de fluxo, podem vir a mostrar a associação entre fenótipos específicos e diferentes prognósticos.

Um grupo de pesquisadores franceses, americanos e britânicos criou um esquema de classificação (chamado FAB) para a leucemia aguda em seres humanos. Esse esquema baseou-se nas características morfológicas das células em esfregaços de sangue e medula óssea corados com Giemsa e no quadro clínico e no comportamento biológico da doença. Por ainda não ter provado sua aplicação prognóstica ou terapêutica em gatos ou cães, esse esquema não é discutido aqui (ver mais informações sobre o esquema FAB em seres humanos e animais em *Leitura sugerida*).

Os termos *síndrome pré-leucêmica* e *síndrome mielodisplásica* (SMD ou mielodisplasia) referem-se a uma síndrome de disfunção hematopoética e alterações citomorfológicas específicas que precedem o desenvolvimento de leucemia mieloide aguda por meses a anos. A síndrome caracteriza-se por citopenias e hipercelularidade da medula óssea e é mais comum em gatos do que em cães. As características clínicas e hematológicas de cães e gatos com SMD são discutidas ao final deste capítulo.

TABELA 80.2

Colorações citoquímicas em células leucêmicas agudas de cães e gatos.

Coloração citoquímica	LMA	LMoA	LMMA	LLA
MPO	+	–	±	–
CAE	+	–	±	–
ANBE	–	+	±	±
LIP	–	+	±	±
FAL	+	–	±	±

ANBE: alfanaftil butirato esterase; CAE: cloroacetato esterase; FAL: fosfatase alcalina de leucócitos; LIP: lipase; LLA: leucemia linfoblástica aguda; LMA: leucemia mielógena aguda (LMA-M$_{0-2}$); LMMA: leucemia mielomonocítica aguda (LMA-M$_4$); LMoA: leucemia monoblástica/monocítica aguda (LMA-M$_5$); MPO: mieloperoxidase; +: positivo; –: negativo; ±: positivo ou negativo.

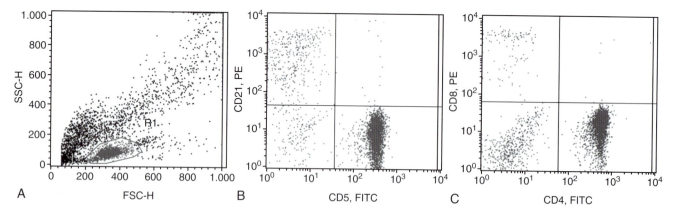

Figura 80.1 Análise de citometria de fluxo de leucócitos do sangue periférico de um gato com leucemia linfocítica crônica. **A.** O *gate* de leucócitos possibilita a comparação entre o tamanho (dispersão frontal) e a complexidade (dispersão lateral) das células. **B.** As células linfoides foram coradas com PE e FITC para a diferenciação de linfócitos B (CD21, PE) e linfócitos T (CD5, FITC). **C.** Os linfócitos T foram então corados para a diferenciação de células citotóxicas (CD8, PE) e auxiliares (CD4, FITC). CD4: linfócitos T auxiliares; CD5: linfócitos T; CD8: linfócitos T citotóxicos; CD21: linfócitos B; FITC: isotiocianato de fluoresceína; FSC-H: dispersão frontal; PE: ficoeritrina; SSC-H: dispersão lateral. (Cortesia do Dr. MJ Burkhard.)

LEUCEMIAS EM CÃES

Em cães, as leucemias constituem menos de 10% de todas as neoplasias hemolinfáticas e, assim, são consideradas raras. Na clínica anterior de um autor, a razão entre leucemia e linfoma é de aproximadamente 1:7 a 1:10. No entanto, essa razão revela-se artificialmente alta porque muitos cães com linfoma podem ser tratados pelos veterinários de sua família, enquanto a maioria dos cães com leucemia é encaminhada para tratamento especializado. Embora a maioria das leucemias em cães seja considerada de origem espontânea, radiação e partículas virais foram identificadas como fatores etiológicos em alguns cães com a doença experimental.

LEUCEMIAS AGUDAS
Prevalência

Nos EUA, a LMA parece ser mais comum do que LLA em cães, constituindo aproximadamente três quartos dos casos de leucemia aguda. No entanto, em dois estudos da Itália, um relatou que a LLA era quase duas vezes mais comum que a LMA (Tasca et al., 2009) e o outro observou prevalências semelhantes das duas doenças (Novacco et al., 2015a). No entanto, morfologicamente (i. e., à avaliação de um esfregaço de medula óssea ou sangue corado com Wright ou Giemsa), a maioria das leucemias agudas é, a princípio, classificada como linfoide. A coloração citoquímica ou imunocitoquímica dos esfregaços ou ainda a imunofenotipagem faz com que aproximadamente um terço a metade desses casos seja reclassificado como mieloide. Cerca de metade dos cães com LMA apresenta diferenciação mielomonocítica à citoquímica ou imunofenotipagem (ver Tabela 80.2). Com o advento da imunofenotipagem, a maioria dos laboratórios não faz mais colorações citoquímicas. A distribuição etária é bimodal e a maioria dos pacientes, diagnosticada entre 1 e 3 anos, enquanto uma pequena parte desenvolve leucemia aguda em idade adulta (> 7 anos).

Características clínicas

Os sinais clínicos e os achados do exame físico em cães com leucemia aguda são geralmente vagos e inespecíficos (Tabela 80.3). A maioria dos tutores procura atendimento veterinário quando seus cães apresentam letargia ou anorexia ou ainda febre persistente ou recorrente, perda grave de peso, claudicação ou outros sinais inespecíficos; sinais neurológicos ou oculares são ocasionalmente observados. Alguns desses sinais podem ser bastante agudos (p. ex., dias). Esplenomegalia, hepatomegalia, palidez, febre e linfadenopatia generalizada branda são comumente detectadas durante o exame físico de rotina. O baço desses cães é bastante aumentado, e sua superfície apresenta-se lisa à palpação. A inspeção das mucosas de cães com leucemia aguda geralmente revela palidez, petéquias e/ou equimoses. A icterícia também pode ser observada em caso de infiltração leucêmica acentuada do fígado. Em cães com leucemia aguda, a linfadenopatia generalizada é branda, diferentemente daquela observada em cães com linfoma, em que os linfonodos têm aumento de volume (Figura 80.2). Em outras palavras, a hepatoesplenomegalia é mais marcante do que a linfadenopatia em pacientes leucêmicos. A maioria dos

TABELA 80.3
Sinais clínicos e achados ao exame físico de cães e gatos com leucemias agudas.*

Achado	Cão	Gato
Sinal clínico		
Letargia	> 70	> 90
Anorexia	> 50	> 80
Perda de peso	> 30 a 40	> 40 a 50
Claudicação	> 20 a 30	>?
Febre persistente	> 30 a 50	>?
Vômito/diarreia	> 20 a 40	>?
Achados ao exame físico		
Esplenomegalia	> 70	> 70
Hepatomegalia	> 50	> 50
Linfadenopatia	> 40 a 50	> 20 a 30?
Palidez	> 30 a 60	> 50 a 70?
Febre	> 40 a 50	> 40 a 60?

?: desconhecido.
*Os resultados são expressos como a porcentagem aproximada de animais que apresentam a anomalia.

cães com leucemia também tem sinais constitutivos (i. e., doença clínica), enquanto a maioria dos cães com linfoma é assintomática. Embora seja quase impossível diferenciar a LMA e a LLA com base apenas nos achados ao exame físico, há algumas diferenças sutis; a claudicação, a febre e as lesões oculares (hifema, hipópio) são mais comuns em cães com LMA, enquanto os sinais neurológicos são mais comuns em cães com LLA.

Características hematológicas

Alterações hematológicas graves costumam ser observadas em cães com leucemia aguda. Couto (1985) e Grindem et al. (1985b) publicaram revisões detalhadas das características hematológicas de cães com leucemia aguda. Resumidamente, as células anormais (leucêmicas) são encontradas no sangue periférico da maioria dos cães com LMA e LLA, embora um pouco mais nessa última doença (i. e., alguns cães com LMA não apresentam blastos circulantes; Figura 80.3). Quase todos os cães com LMA e LLA têm citopenias isoladas, bicitopenias ou pancitopenias. Reações leucoeritroblásticas são detectadas em cerca de metade dos cães com LMA, mas são raras em cães com LLA. Os números de leucócitos e blastos totais são maiores em cães com LLA (mediana, 298.200/µℓ; intervalo, 4.000 a 628.000/µℓ) e, como regra geral, apenas cães com LLA têm mais de 100.000 leucócitos/µℓ. A maioria dos cães com LMA e LLA tem anemia, que é menos grave em cães com leucemia monoblástica/monocítica aguda (LMoA

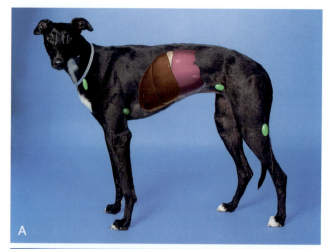

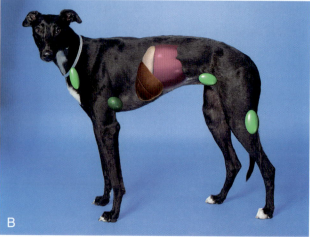

Figura 80.2 Hepatoesplenomegalia e linfadenopatia generalizada em cães com leucemia aguda ou linfoma multicêntrico. Observe a hepatoesplenomegalia acentuada e a linfadenopatia branda no paciente com leucemia (**A**) e a linfadenopatia acentuada e a hepatoesplenomegalia branda no cão com linfoma (**B**). (Arte de Tim Vojt. Reproduzida com a permissão da The Ohio State University.)

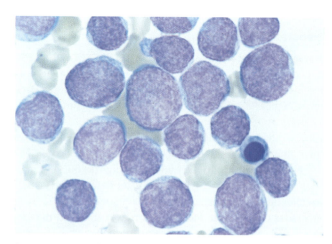

Figura 80.3 Esfregaço de sangue de um cão com leucemia linfoblástica aguda e cerca de 1 milhão de leucócitos/μℓ. Observe a predominância de células linfoides grandes e imaturas com núcleos grandes, cromatina condensada e nucléolos (× 1.000).

ou LMA-M$_5$; hematócrito de 30% contra 23% em todos os outros grupos). A maioria dos cães com leucemias agudas também é trombocitopênica, embora a trombocitopenia também pareça ter menor gravidade em cães com LMA-M$_5$ (mediana, 102.000/μℓ; intervalo, 39.000 a 133.000/μℓ).

O advento dos analisadores hematológicos automatizados com base em citometria de fluxo e/ou impedância aumentou o acesso a "gráficos de pontos" ou "citogramas". A visualização de gráficos de pontos em cães com leucemias agudas é importante porque alguns equipamentos "reconhecem" essas células leucêmicas como linfócitos ou monócitos (o analisador "conta" mais de 10.000 células, enquanto contamos apenas 100 células no leucograma diferencial), mas a forma da "nuvem" no citograma se mostra bastante única (Figura 80.4). Em alguns cães, os valores numéricos indicam apenas "monocitose" ou "linfocitose", mas a visualização dos gráficos de pontos auxilia o diagnóstico. Além disso, em cães com altos números de células leucêmicas, o analisador pode contar as células anormais como reticulócitos; isso é importante, pois a anemia será então classificada como "regenerativa" (Novacco et al., 2015b). No entanto, todos os reticulócitos estão localizados em uma área relativamente pequena, em vez de estarem amplamente distribuídos, como em cães com verdadeira anemia regenerativa.

Diagnóstico

O diagnóstico presuntivo de leucemia aguda em cães é estabelecido com base nos achados à anamnese e ao exame físico; o hemograma completo geralmente confirma o diagnóstico, embora as alterações hematológicas em cães com "leucemia aleucêmica" possam ser semelhantes às da erliquiose ou às de outros distúrbios da medula óssea (p. ex., aplasia da medula óssea). Curiosamente, conforme já discutido, alguns analisadores baseados em citometria de fluxo possibilitam a visualização das células anormais nos gráficos de leucócitos (ver Figura 80.4); portanto, o termo *leucemia oligoleucêmica* pode ser mais apropriado do que *leucemia aleucêmica*.

A extensão da doença pode ser avaliada com um aspirado ou biópsia de medula óssea; o alto número de blastos circulantes faz com que o aspirado de medula óssea raramente seja necessário para diagnóstico ou prognóstico. Aspirados de baço, fígado ou linfonodo para avaliação citológica também são obtidos com facilidade, embora as informações geradas possam não ajudar no estabelecimento do diagnóstico ou prognóstico. Em um cão com linfadenopatia generalizada branda, por exemplo, se a única amostra analisada for um aspirado de linfonodo, baço ou fígado, o achado de blastos indiferenciados no esfregaço indica o diagnóstico citológico de leucemia ou linfoma agudo (i. e., as células linfoides neoplásicas no linfoma e na leucemia têm morfologia indistinguível). Na verdade, é bastante comum que o patologista clínico faça o diagnóstico de linfoma porque essa se revela a mais comum das duas doenças. Nesses casos, outras informações clínicas e clínico-patológicas (grau e extensão da linfadenopatia, presença e grau de hepatoesplenomegalia, achados à biópsia hematológica e de medula óssea ou aspiração) são necessárias para estabelecer o diagnóstico definitivo.

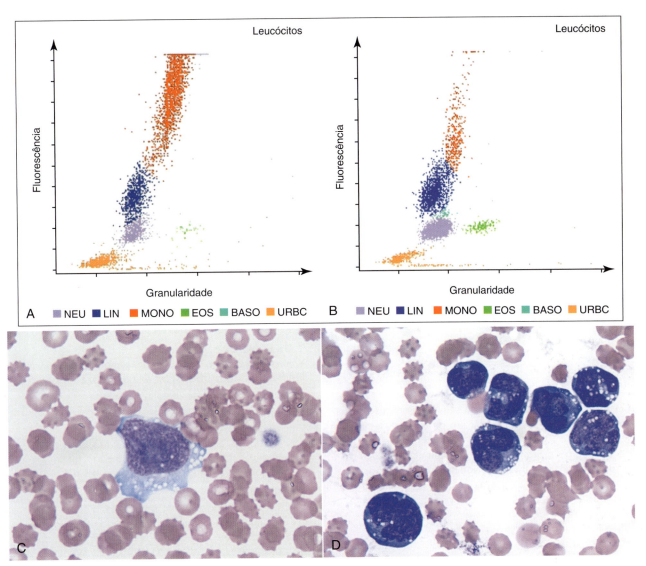

Figura 80.4 Gráfico de pontos de leucócitos de um ProCyte Dx em um cão com leucemia aguda (**A**) em comparação com um gráfico normal (**B**). Observe a curva de monócitos em forma de funil em vermelho em **A**, em contraste com a nuvem bem definida e afilada para cima em **B**. Os valores numéricos neste cão mostravam neutropenia moderada (0,96 × $10^9/\ell$), monocitose branda (2,5 × $10^9/\ell$) e trombocitopenia moderada (49 × $10^9/\ell$). **C.** Blasto monocitoide no sangue periférico. **D.** A citologia da medula óssea revela precursores monocitoides com tendência à diferenciação mieloide/mielomonocítica. O diagnóstico final foi leucemia mieloide aguda. BASO: basófilos; EOS: eosinófilos; LIN: linfócitos; MONO: monócitos; NEU: neutrófilos; URBC: hemácias não lisadas.

O diagnóstico do tipo específico de tumor em um cão com linfadenopatia generalizada, hepatoesplenomegalia e baixo número de linfoblastos circulantes pode ser difícil. Os principais diagnósticos diferenciais são LLA e linfoma com blastos circulantes (fase leucêmica do linfoma). Convém diferenciar esses dois distúrbios porque o prognóstico de cães com linfoma é bem melhor do que de cães com leucemia aguda. A diferenciação dessas duas doenças com base nas informações clínicas, hematológicas e citológicas obtidas pode ser difícil, mas as diretrizes mostradas no Boxe 80.1 podem ser usadas para tentar chegar a um diagnóstico definitivo. A imunofenotipagem também pode ser usada para distinguir essas duas doenças.

Quando as células neoplásicas são pouco diferenciadas, o diagnóstico definitivo requer coloração citoquímica ou imunofenotipagem (ver Tabela 80.2). Isso é importante se o tutor estiver considerando o tratamento, já que a terapia e o prognóstico de cães com LMA são diferentes daqueles de cães com LLA (o tempo de sobrevida em cães com LMA se mostra menor em comparação com cães portadores de LLA).

Além do linfoma, os diagnósticos diferenciais em cães com leucemias agudas ou crônicas são outros distúrbios do sistema mononuclear-fagocítico e do sistema hematopoético, como histiocitose maligna ou sistêmica, doença sistêmica de mastócitos (leucemia de mastócitos) e doenças infecciosas, como histoplasmose, erliquiose, anaplasmose, bartonelose, leishmaniose, micoplasmose e micobacteriose. O Boxe 80.2 lista os princípios básicos de diagnóstico que se aplicam a todos os cães com suspeita de leucemia.

O diagnóstico de leucemia aguda pode ser extremamente direto (i. e., um cão com perda de peso, letargia, hepatoesplenomegalia, palidez e sinais do sistema nervoso central [SNC]

BOXE 80.1

Leucemia linfoblástica aguda ou linfoma com blastos circulantes: diretrizes para o diagnóstico clínico.

1. Se a linfadenopatia for maciça, é mais provável que o cão tenha linfoma (ver Figura 80.2)
2. Em caso de doença sistêmica, o diagnóstico mais provável é LLA
3. Se houver bicitopenia ou pancitopenia, o diagnóstico mais provável é LLA
4. Se a porcentagem de linfoblastos na medula óssea for superior a 40 a 50%, o diagnóstico mais provável é LLA
5. Se as células forem CD34-negativas, a probabilidade de linfoma é maior
6. Se houver hipercalcemia, o diagnóstico mais provável é linfoma

LLA: leucemia linfoblástica aguda.

BOXE 80.2

Princípios diagnósticos básicos em cães com suspeita de leucemia.

1. Em pacientes com citopenias ou células anormais no sangue periférico, solicite aspirado ou biópsia de medula óssea
2. Se o baço ou o fígado estiverem aumentados, faça uma punção aspirativa com agulha fina dos órgãos acometidos para avaliação citológica
3. Na presença de blastos, envie as amostras de sangue e medula óssea para um laboratório veterinário de referência para coloração citoquímica ou imunofenotipagem
4. Outros exames diagnósticos (p. ex., sorologia ou reação da cadeia da polimerase [PCR] para *Ehrlichia canis*) devem ser solicitados, se apropriado

e mais de 500.000 leucócitos/$\mu\ell$, em sua maioria blastos, provavelmente tem LLA) ou ser desafiador (i. e., um cão com citopenias inexplicáveis de duração prolongada e desenvolvimento subsequente de LMA-M_1 aleucêmico).

Tratamento

De modo geral, o tratamento de cães com leucemias agudas não é recompensador. A maioria dos cães com essas doenças responde mal à terapia, e remissões prolongadas são raras. O insucesso do tratamento decorre de um ou mais dos seguintes fatores:

1. Ausência de indução de remissão (mais comum na LMA do que na LLA).
2. Insucesso na manutenção da remissão.
3. A presença ou desenvolvimento de falência de órgãos por infiltração de células leucêmicas; isso impede o uso de quimioterapia combinada agressiva (devido à maior toxicidade).
4. O desenvolvimento de sepse fatal e/ou sangramento por citopenias já existentes ou induzidas pelo tratamento.

As remissões prolongadas em cães com LMA submetidos à quimioterapia são extremamente raras. Na maioria dos cães com LMA, as remissões em resposta a qualquer um dos protocolos listados no Boxe 80.3 revelam-se incomuns. A remissão, caso ocorra, costuma ser muito curta e a sobrevida raramente excede 3 meses. Além disso, mais da metade dos cães morre durante a indução devido a sepse ou sangramento. Em estudos recentes, o tempo de sobrevida de cães com leucemias agudas foi de 8 a 55 dias (Bennett et al., 2016; Novacco et al., 2015a).

Além disso, o tratamento de suporte necessário (p. ex., administração de hemocomponentes, monitoramento intensivo) é financeiramente inaceitável para a maioria dos tutores.

BOXE 80.3

Protocolos de quimioterapia para cães e gatos com leucemias agudas.

Leucemia linfoblástica aguda

1. Protocolo OP
Vincristina, 0,5 mg/m² IV 1 vez/semana
Prednisona, 40 a 50 mg/m² VO a cada 24 h por 1 semana; então, 20 mg/m² VO a cada 48 h

2. Protocolo COP
Vincristina, 0,5 mg/m² IV 1 vez/semana
Prednisona, 40 a 50 mg/m² VO a cada 24 h por 1 semana; então, 20 mg/m² VO a cada 48 h
Ciclofosfamida, 50 mg/m² VO a cada 48 h

3. Protocolo LOP
Vincristina, 0,5 mg/m² IV 1 vez/semana
Prednisona, 40 a 50 mg/m² VO a cada 24 h por 1 semana; então, 20 mg/m² VO a cada 48 h
L-asparaginase, 10.000 a 20.000 UI/m² IM ou SC uma vez a cada 2 a 3 semanas

4. Protocolo COAP
Vincristina, 0,5 mg/m² IV 1 vez/semana
Prednisona, 40 a 50 mg/m² VO a cada 24 h por 1 semana; então, 20 mg/m² VO a cada 48 h
Ciclofosfamida, 50 mg/m² VO a cada 48 h
Citarabina, 100 mg/m² SC por dia por 2 a 4 dias*

5. Protocolo CHOP
Vincristina, 0,5 a 0,75 mg/m² IV na 1ª semana
Ciclofosfamida, 200 a 250 mg/m² IV ou VO na 2ª semana
Vincristina, 0,5 a 0,75 mg/m² IV na 3ª semana
Doxorrubicina, 30 mg/m² (1 mg/kg se < 10 kg) IV na 4ª semana

Leucemia mieloide aguda

1. Citarabina, 5 a 10 mg/m² SC a cada 12 h durante 2 a 3 semanas; então, em semanas alternadas
2. Citarabina, 100 a 200 mg/m² em gotejamento IV durante 4 h; repetir a cada 2 a 3 semanas
3. Mitoxantrona, 4 a 6 mg/m² em gotejamento IV durante 4 h; repetir a cada 3 semanas

*A dose diária deve ser dividida em duas a quatro administrações.
IM: via intramuscular; IV: via intravenosa; SC: via subcutânea; VO: via oral.

A tensão emocional sobre os tutores também é muito alta. Tratar uma criança com leucemia custa mais de US$ 1 milhão nos EUA. Portanto, os tutores devem estar cientes de todos esses fatores antes de decidirem pelo tratamento de seus cães.

O prognóstico pode ser ligeiramente melhor em cães com LLA; no entanto, as respostas ao tratamento e os tempos de sobrevida nesses pacientes são bem menores do que em cães com linfoma. As taxas de remissão em cães com LLA são de aproximadamente 20 a 40%; em cães com linfomas, são de quase 90%. Os tempos de sobrevida de cães com LLA submetidos à quimioterapia também se mostram menores (em média, 1 a 3 meses) em comparação com cães com linfoma (em média, 12 a 18 meses). Os cães não tratados geralmente vivem menos de 2 semanas. O Boxe 80.3 lista os protocolos de quimioterapia usados em cães com leucemia aguda.

LEUCEMIAS CRÔNICAS
Prevalência

Em cães, a LLC é muito mais comum do que a LMC; além disso, esta última é mal caracterizada. O hospital de um autor avalia aproximadamente seis a oito cães com LLC por ano, enquanto aproximadamente um cão com LMC é avaliado a cada 3 a 5 anos. A LLC é uma das leucemias mais diagnosticadas em laboratórios de referência. Cães de raças pequenas são mais propensos ao desenvolvimento de LLC de linfócitos B do que aqueles de porte grande (Bromberek et al., 2016).

Características clínicas

Como em seus correspondentes agudos, os sinais clínicos de cães com LLC ou LMC são vagos e inespecíficos; no entanto, há histórico de sinais clínicos vagos crônicos (i. e., meses) em cerca de metade dos pacientes. Muitos casos de leucemia crônica são diagnosticados de forma acidental durante exames anuais de rotina ou avaliações pré-cirúrgicas em cães assintomáticos. Os sinais clínicos de cães com LLC podem incluir letargia, anorexia, vômito, linfonodos com brando aumento de volume, diarreia ou vômito intermitente e perda de peso. Conforme já mencionado, mais da metade dos cães com LLC é assintomática e diagnosticada de modo acidental. Os achados ao exame físico em cães com LLC são linfadenopatia generalizada branda, esplenomegalia, hepatomegalia, palidez e febre; os dois últimos revelam-se incomuns. Os sinais clínicos e os achados ao exame físico em cães com LMC parecem ser semelhantes aos de cães com LLC.

Um evento terminal em cães com LLC é o desenvolvimento de um linfoma difuso de grandes células, denominado *síndrome de Richter*; em humanos, essa síndrome também envolve leucemia prolinfocítica, leucemia aguda e linfoma de Hodgkin. Em cães, a síndrome de Richter caracteriza-se por linfadenopatia generalizada maciça e hepatoesplenomegalia. A indução de remissões prolongadas pela quimioterapia após o desenvolvimento desse linfoma multicêntrico é difícil, e os tempos de sobrevida são curtos. Em um relato recente, o MST em cães com síndrome de Richter foi de 41 dias (Comazzi et al., 2017).

A crise blástica, caracterizada pelo aparecimento de células blásticas imaturas no sangue e na medula óssea, ocorre em humanos e cães com LMC meses a anos após o primeiro diagnóstico; em humanos com LLC, as leucemias agudas são parte da síndrome de Richter. Em humanos com crise blástica associada à LMC, esses blastos são de fenótipo mieloide ou linfoide; a origem da célula blástica em cães com crises blásticas ainda não foi determinada. As crises blásticas são incomuns na LMC.

Características hematológicas

A anomalia hematológica mais comum em cães com LLC é a linfocitose grave que leva à leucocitose (Figuras 80.5 e 80.6). De modo geral, os linfócitos têm morfologia normal (ver Figura 80.5), embora grandes linfócitos granulares (LGLs) ou linfócitos "monocitoides" com citoplasma abundante sejam ocasionalmente observados. Os números de linfócitos variam de 8.000/µℓ a mais de 100.000/µℓ, mas raramente ficam acima de 500.000/µℓ. Em cães, a distribuição de LLCs de linfócitos B (CD21-positivas) e linfócitos T (CD4/CD8-positivas) foi quase igual (Comazzi et al., 2011). Além da linfocitose, que pode ser por si só diagnóstica (p. ex., um cão com 100.000 linfócitos/µℓ certamente tem LLC e não uma doença infecciosa), anemia e trombocitopenia ocorrem em cerca de metade dos cães. Embora a avaliação citológica de aspirados de medula óssea em cães com LLC geralmente revele muitos linfócitos com morfologia normal, os números de linfócitos às vezes estão dentro do intervalo de referência. Isso provavelmente ocorre porque a linfocitose em alguns animais com LLC, como em seres humanos, é causada por distúrbios de recirculação, e não pela maior proliferação clonal de linfócitos na medula óssea. Como em cães com leucemias agudas, em cães com LLC de alto número, as células neoplásicas podem ser contadas como reticulócitos por analisadores fundamentados em citometria de fluxo.

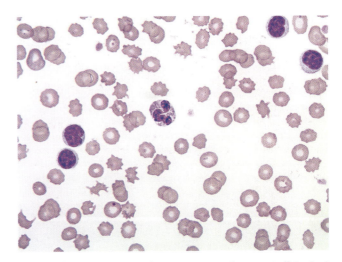

Figura 80.5 Esfregaço de sangue corado com Diff-Quik de um cão de 14 anos com leucemia linfocítica crônica e doença renal crônica. Observe a predominância de pequenos linfócitos bem diferenciados, menores que os eosinófilos no centro do campo, o baixo número de plaquetas por campo e a presença de alterações morfológicas de hemácias (acantócitos e queratoacantócitos) (× 1.000).

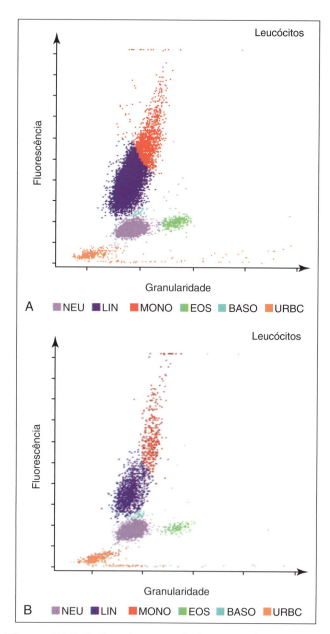

Figura 80.6 Gráfico de pontos de leucócitos de um ProCyte Dx no cão com leucemia linfocítica crônica representado na Figura 80.5 (**A**) em comparação com um gráfico normal (**B**). Observe a nuvem de linfócitos maior e mais densa em azul (**A**), posicionada no mesmo local que em cães normais (**B**), sugerindo que as células são linfócitos maduros e bem diferenciados. A linha reta entre as nuvens de linfócitos e monócitos indica que o equipamento tem "dificuldade" em diferenciar algumas das células neoplásicas de monócitos normais. Os valores numéricos neste cão revelaram leucocitose intensa (53 × 10^9/ℓ), linfocitose grave (39,2 × 10^9/ℓ), monocitose moderada (3,2 × 10^9/ℓ) e trombocitopenia moderada (84 × 10^9/ℓ). BASO: basófilos; EOS: eosinófilos; LIN: linfócitos; MONO: monócitos; NEU: neutrófilos; URBC: hemácias não lisadas.

Relataram-se gamopatias monoclonais em cerca de dois terços dos cães com LLC submetidos à eletroforese de proteínas séricas. Em geral, o componente monoclonal é a imunoglobulina M (IgM), mas os componentes IgA e IgG também foram relatados. Essa gamopatia monoclonal pode levar à hiperviscosidade. Raramente, os cães com LLC têm distúrbios sanguíneos paraneoplásicos imunomediados (p. ex., anemia hemolítica, trombocitopenia, neutropenia). Contudo, em nossa experiência, gamopatias monoclonais são incomuns em cães com LLC.

As características hematológicas da LMC em cães são mal caracterizadas, mas aparecem como leucocitose com desvio à esquerda de mielócitos (ou, às vezes, mieloblastos), anemia e, talvez, trombocitopenia, embora a trombocitose também possa ser observada. Os achados hematológicos observados durante uma crise blástica são indistinguíveis daqueles observados em cães com LMA ou LLA.

Diagnóstico

A linfocitose absoluta é o principal critério diagnóstico da LLC em cães. Mesmo que outras doenças (p. ex., erliquiose, babesiose, leishmaniose, doença de Chagas, doença de Addison) devam ser consideradas no diagnóstico diferencial de cães com linfocitose branda (7.000 a 20.000 linfócitos/μℓ), a linfocitose acentuada (mais de 20.000 linfócitos/μℓ) é quase patognomônica de LLC. A observação dos sinais ao exame físico e das anomalias hematológicas discutidas nos parágrafos anteriores (linfadenopatia branda, esplenomegalia, gamopatia monoclonal, anemia) pode ajudar a estabelecer o diagnóstico de LLC em cães com linfocitose, embora todas essas alterações também possam estar associadas à erliquiose crônica (ver Capítulo 93). À imunofenotipagem, a distribuição fenotípica também pode estabelecer se a população celular é monoclonal ou policlonal. Em pacientes com linfocitose sem diagnóstico confirmado de LLC, um ensaio de reação da cadeia da polimerase (PCR) para determinação de clonalidade (PARR) normalmente revela se as células têm origem clonal.

O diagnóstico de LMC pode ser desafiador, sobretudo devido à má caracterização da síndrome em cães. Em nossa experiência, a maioria dos cães com neutrofilia extrema tem reações leucemoides, e não LMC. Alguns dos marcadores para diagnóstico de LMC em humanos são inúteis em cães. Por exemplo, o cromossomo Philadelphia 1 e o escore de fosfatase alcalina foram usados em humanos para diferenciar a LMC de reações leucemoides (as células LMC têm o cromossomo Philadelphia 1 e o teor de fosfatase alcalina dos neutrófilos é maior nas reações leucemoides e menor na LMC). A análise cromossômica das células em questão pode revelar anomalias específicas que dão suporte ao diagnóstico de LMC. Como regra geral, o diagnóstico final de LMC deve ser feito somente após a avaliação cuidadosa dos achados clínicos e hematológicos e a exclusão das causas inflamatórias e imunológicas de neutrofilia.

Tratamento

O tratamento de um cão com LLC é um dilema. Em um paciente com sintomas, organomegalia ou anomalias hematológicas, indica-se o tratamento com um agente alquilante (associado ou não a corticosteroides). Na ausência de síndromes paraneoplásicas (i. e., hemólise ou trombocitopenia imunomediada, gamopatias monoclonais), os autores usam clorambucila como agente único na dose de 20 mg/m^2 por via oral (VO) uma vez a cada 2 semanas (Boxe 80.4). Em pacientes com síndromes paraneoplásicas ou sintomas, a adição de corticosteroides (prednisona, 50 a 75 mg/m² VO a cada 24 horas por 1 semana e, depois, 25 mg/m² VO a cada 48 horas) pode ser benéfica.

Como a fração de crescimento dos linfócitos neoplásicos na LLC parece ser baixa, a resposta tardia à terapia é comum. Em uma alta proporção de cães com LLC tratados com clorambucila ou clorambucila e prednisona, a melhora das anomalias hematológicas e ao exame físico pode levar mais de 1 mês (e até 6 meses). Isso contrasta com o observado em cães com linfoma e leucemias agudas, nos quais a indução da remissão geralmente requer 2 a 7 dias.

Os tempos de sobrevida em cães com LLC são bastante longos. Na verdade, mesmo sem tratamento, tempos de sobrevida acima de 2 anos são comuns. Mais de dois terços dos cães com LLC tratados com clorambucila (com ou sem prednisona) nas clínicas dos autores sobreviveram mais de 2 anos. A maioria dos cães com LLC não morre devido a causas relacionadas com a leucemia, mas, sim, de outras doenças associadas ao envelhecimento.

Em um estudo com 202 cães com linfocitose neoplásica, que provavelmente incluiu cães com LLC ou linfoma em fase leucêmica, a expressão de CD34 à citometria de fluxo foi associada a um prognóstico negativo (tempo de sobrevida de 16 dias). Os cães com proliferação de linfócitos B (positivos para CD21) apresentaram tempos de sobrevida menores do que aqueles com proliferações de linfócitos T (positivos para CD8). Os cães com fenótipo CD8-positivo tiveram tempos de sobrevida maiores caso o número de linfócitos fosse inferior a 30.000/μℓ (1.100 dias contra 131 dias). Entre os cães com fenótipo de linfócitos B, aqueles com pequenos linfócitos circulantes apresentaram sobrevida significativamente maior do que aqueles com grandes células linfoides (MST não alcançado contra 129 dias) (Williams et al., 2008).

Recentemente, Comazzi et al. (2011) relataram que cães com LLC T submetidos à quimioterapia tiveram probabilidade de sobrevida cerca de 3 e 19 vezes maior do que cães com LLC B e LLC atípica, respectivamente. Cães idosos com LLC B sobreviveram significativamente mais do que cães jovens e cães anêmicos com LLC T apresentaram sobrevida significativamente menor do que cães sem anemia (Comazzi et al., 2011).

O tratamento de cães com LMC usando hidroxiureia (ver Boxe 80.4) pode levar à remissão prolongada, desde que não haja crise blástica. No entanto, o prognóstico não parece ser tão bom quanto em cães com LLC (i. e., sobrevida de 4 a 15 meses com tratamento). De modo geral, o tratamento das crises blásticas não é recompensador. Uma nova abordagem terapêutica direcionada à tirosinoquinase em células neoplásicas de humanos com LMC usando imatinibe (Glivec®) demonstrou ser benéfica na indução da remissão; no entanto, não se sabe se os inibidores da tirosinoquinase são benéficos em cães com essa doença.

LEUCEMIAS EM GATOS

LEUCEMIAS AGUDAS
Prevalência

Na era livre do vírus da leucemia felina (FeLV), as leucemias verdadeiras são raras em gatos, constituindo menos de 15% de todas as neoplasias hematopoéticas. Embora a incidência exata de leucemias e linfomas não seja conhecida, essas neoplasias são extremamente raras nas clínicas dos autores.

À classificação das leucemias agudas felinas com coloração citoquímica ou imunofenotipagem, aproximadamente dois terços são mieloides e um terço é linfoide. No entanto, diferentemente dos cães, as leucemias mielomonocíticas (M_4) parecem ser raras em gatos.

O FeLV é comumente implicado como causa de leucemias em gatos; entretanto, o papel do vírus da imunodeficiência felina (FIV) na patogênese dessas neoplasias ainda não foi esclarecido. A princípio, cerca de 90% dos gatos com leucemias linfoides e mieloides eram positivos para p27 de FeLV ao ensaio de imunoabsorção enzimática ou imunofluorescência. Conforme discutido no Capítulo 78, como a prevalência da infecção por FeLV está diminuindo, a maioria dos gatos com leucemia diagnosticada nas clínicas dos autores não apresentou viremia de FeLV (i. e., são FeLV-negativos).

Características clínicas

As características clínicas e os achados ao exame físico em gatos com leucemias agudas assemelham-se aos observados em cães e estão resumidos na Tabela 80.3. Claudicação e sinais oculares ou neurológicos não parecem ser tão comuns em gatos quanto em cães com leucemias mieloides.

Características hematológicas

Mais de três quartos dos gatos com LMA e LLA têm citopenias; as reações leucoeritroblásticas são comuns em gatos com LMA, mas extremamente raras naqueles com LLA. Ao contrário dos cães, os blastos circulantes parecem ser mais comuns em gatos com LMA do que naqueles com LLA.

BOXE 80.4

Protocolos de quimioterapia para cães e gatos com leucemias crônicas.

Leucemia linfocítica crônica
Clorambucila, 20 mg/m² VO 1 vez a cada 2 semanas
Clorambucila como anteriormente, mais prednisona, 50 mg/m² VO a cada 24 h por 1 semana; então, 20 mg/m² VO a cada 48 h

Protocolo COP
Ciclofosfamida, 200 a 300 mg/m² IV ou VO uma vez a cada 2 semanas
Vincristina, 0,5 a 0,75 mg/m² IV uma vez a cada 2 semanas (semanas alternadas com a ciclofosfamida)
Prednisona conforme protocolo 2; este tratamento é mantido por 6 a 8 semanas, quando o protocolo 1 ou 2 pode ser usado para manutenção

Leucemia mieloide crônica
Hidroxiureia, 50 mg/kg VO a cada 24 h durante 1 a 2 semanas; então, a cada 48 h
Imatinibe (Glivec®), 10 mg/kg VO a cada 24 h

IV: via intravenosa; VO: via oral.

Estudos sequenciais de gatos com leucemias mieloides revelaram que as características citomorfológicas podem mudar de um tipo celular para outro ao longo do tempo (p. ex., diagnósticos sequenciais de mielose eritrêmica, eritroleucemia e leucemia mieloblástica aguda são comuns em um determinado gato). Este é um dos motivos pelos quais a maioria dos patologistas clínicos prefere o termo *distúrbio mieloproliferativo* (DMP) para se referir a essa leucemia em gatos.

Diagnóstico e tratamento

A avaliação diagnóstica de gatos com suspeita de leucemia aguda assemelha-se à realizada em cães. Se as alterações no hemograma completo não estabelecerem o diagnóstico, um aspirado de medula óssea pode confirmá-lo (Figura 80.7). Além disso, os gatos com leucemias agudas suspeitas ou confirmadas devem ser submetidos à avaliação de p27 circulante de FeLV e anticorpos séricos contra FIV.

Com o tratamento, a sobrevida de gatos com LLA revela-se aparentemente maior em comparação com a dos pacientes com LMA. O tempo de sobrevida em gatos com LLA submetidos à quimioterapia múltipla varia de 1 a 7 meses.

Existem vários relatos de gatos com leucemias mieloides submetidos à quimioterapia única ou combinada. Os protocolos de tratamento incluíram ciclofosfamida ou citarabina como agente único e combinações de ciclofosfamida, citarabina e prednisona; citarabina e prednisona; ciclofosfamida, vimblastina, citarabina e prednisona; e doxorrubicina, ciclofosfamida e prednisona. De modo geral, o tempo de sobrevida desses gatos varia de 2 a 10 semanas, com média de cerca de 3 semanas. Portanto, como em cães, a quimioterapia intensiva não parece ser benéfica em gatos com leucemias agudas.

A citarabina em baixa dose (LDA; 10 mg/m² SC a cada 12 horas) tem sido usada como indutor de diferenciação do clone neoplásico. Vários estudos mostraram que esse tratamento induz remissão completa ou parcial em 35 a 70% dos humanos com SMD e DMP. Além disso, embora alguns pacientes tenham apresentado mielossupressão, o tratamento foi extremamente bem tolerado e associado à toxicidade mínima.

O autor desta Parte tratou vários gatos com DMP usando LDA e observou, em sua maioria, remissões completas ou parciais com melhora hematológica transitória. Embora nenhuma toxicidade maior tenha sido observada, as remissões foram de curta duração (3 a 8 semanas).

LEUCEMIAS CRÔNICAS

As leucemias crônicas estão tornando-se mais comuns em gatos. Isso pode ser devido à redução relativa na prevalência de leucemias agudas ou representar um fenômeno verdadeiro. Às vezes, diagnostica-se a LLC de modo acidental durante o exame físico de rotina. Os gatos com LLC são examinados, principalmente, por causa de um histórico prolongado de sinais vagos de doença, inclusive anorexia, letargia e alterações do trato gastrintestinal.

A clínica do autor desta Parte avaliou sete gatos negativos para FeLV e FIV com LLC que apresentavam anorexia e perda de peso. Esplenomegalia, hepatomegalia e/ou linfadenopatia foram observadas no exame físico de todos os gatos. À primeira avaliação, o hematócrito médio era de 26%; o número médio de plaquetas, de 258.000/μℓ; e o número total de leucócitos, de 63.000 células/μℓ. O número médio de linfócitos foi de 48.200 células/μℓ (intervalo, 10.000 a 104.000/μℓ); essas células eram principalmente pequenas, bem diferenciadas, com cromatina condensada e membrana nuclear clivada ou irregular (Figura 80.8). Seis dos sete gatos tinham imunofenótipo CD5⁺ CD4⁺ CD8⁻ (linfócito T auxiliar) (ver Figura 80.1). Seis dos sete gatos (86%) responderam ao tratamento com clorambucila (20 mg/m² VO a cada 2 semanas) e dexametasona (4 mg VO a cada 1 semana) ou prednisolona (1 mg/kg VO a cada 24 horas). O MST foi de 14 meses (intervalo, 1 a 34 meses). Um relato recente de 18 gatos com LLC revelou resultados semelhantes (Campbell et al., 2012). Cerca de 50% dos gatos apresentavam sinais clínicos relacionados com a doença, em especial perda crônica de peso. Vários protocolos de quimioterapia foram usados, embora a clorambucila e a prednisolona fossem os mais comuns; a taxa de resposta foi de 88%, com MST de 14 meses. Como em cães, a LMC é mal caracterizada em gatos.

Leitura sugerida

Avery AC, Avery PR. Determining the significance of persistent lymphocytosis. *Vet Clin North Am Small Anim Pract*. 2007;37:267.

Bennett AL, et al. Canine acute leukaemia: 50 cases (1989-2014). *Vet Comp Oncol*. 2016;14:120.

Bennett JM, et al. Proposal for the classification of acute leukemias. *Br J Haematol*. 1976;33:451.

Bromberek JL, et al. Breed distribution and clinical characteristics of B cell chronic lymphocytic leukemia in dogs. *J Vet Intern Med*. 2016;30:215.

Campbell MW, Hess PR, Williams LE. Chronic lymphocytic leukaemia in the cat: 18 cases (2000-2010). *Vet Comp Oncol*. 2012;11:256.

Comazzi S, et al. Flow cytometric patterns in blood from dogs with non-neoplastic and neoplastic hematologic diseases using double labeling for CD18 and CD45. *Vet Clin Pathol*. 2006;35:47.

Comazzi S, et al. Immunophenotype predicts survival time in dogs with chronic lymphocytic leukemia. *J Vet Intern Med*. 2011;25:100.

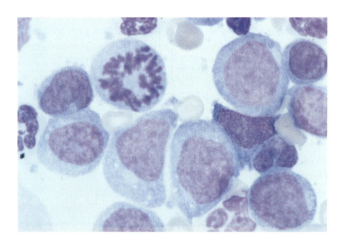

Figura 80.7 Aspirado de medula óssea de um gato com citopenias no sangue periférico e ausência de blastos circulantes. Observe a predominância de grandes células mieloides imaturas, caracterizadas por núcleos redondos a reniformes. Uma figura mitótica é evidente (× 1.000).

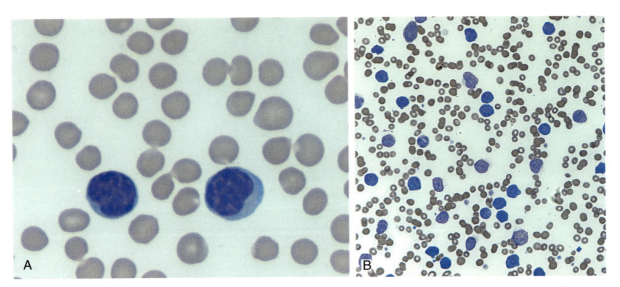

Figura 80.8 Esfregaços de sangue periférico mostrando a morfologia de linfócitos em gatos com leucemia linfocítica crônica. Observe o tamanho pequeno dos linfócitos, a cromatina condensada e os núcleos clivados. **A.** Coloração de Wright-Giemsa; × 1.000 Esfregaço de sangue mostrando o aumento do número de linfócitos por campo. **B.** Coloração de Wright-Giemsa; × 500.

Comazzi S, Martini V, Riondato F. Chronic lymphocytic leukemia transformation into high-grade lymphoma: a description of Richter's syndrome in eight dogs. *Vet Comp Oncol.* 2017;15:366–2017.

Couto CG. Clinicopathologic aspects of acute leukemias in the dog. *J Am Vet Med Assoc.* 1985;186:681.

Davis LL, Hume KR, Stokol T. A retrospective review of acute myeloid leukaemia in 35 dogs diagnosed by a combination of morphologic findings, flow cytometric immunophenotyping and cytochemical staining results (2007-2015). *Vet Comp Oncol.* 2017;14:937.

Grindem CB, et al. Morphological classification and clinical and pathological characteristics of spontaneous leukemia in 10 cats. *J Am Anim Hosp Assoc.* 1985a;21:227.

Grindem CB, et al. Morphological classification and clinical and pathological characteristics of spontaneous leukemia in 17 dogs. *J Am Anim Hosp Assoc.* 1985b;21:219.

Jain NC, et al. Proposed criteria for classification of acute myeloid leukemia in dogs and cats. *Vet Clin Pathol.* 1991;20:63.

Novacco M, et al. Prognostic factors in canine acute leukaemias: a retrospective study. *Vet Comp Oncol.* 2015a;14:409.

Novacco M, et al. Analytic errors in Sysmex-generated hematology results in blood from a dog with chronic lymphocytic leukemia. *Vet Clin Pathol.* 2015b;44:337.

Stokol T, et al. Alkaline phosphatase is a useful cytochemical marker for the diagnosis of acute myelomonocytic and monocytic leukemia in the dog. *Vet Clin Pathol.* 2014;44:79.

Tasca S, et al. Hematologic abnormalities and flow cytometric immunophenotyping results in dogs with hematopoietic neoplasia: 210 cases (2002-2006). *Vet Clin Pathol.* 2009;38(2).

Weiss DJ. A retrospective study of the incidence and the classification of bone marrow disorders in the dog at a veterinary teaching hospital (1996-2004). *J Vet Intern Med.* 2006;20:955.

Wilkerson MJ, et al. Lineage differentiation of canine lymphoma/leukemias and aberrant expression of CD molecules. *Vet Immunol Immunopathol.* 2005;106:179.

Williams MJ, et al. Canine lymphoproliferative disease characterized by lymphocytosis: immunophenotypic markers of prognosis. *J Vet Intern Med.* 2008;22:506.

CAPÍTULO 81

Algumas Neoplasias em Cães e Gatos

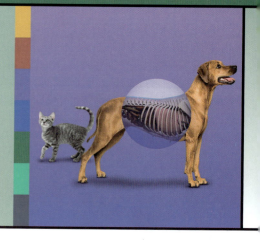

HEMANGIOSSARCOMA EM CÃES

Hemangiossarcomas (HSAs; hemangioendeliomas, angiossarcomas) são neoplasias malignas originárias de células endoteliais circulantes. Ocorrem, predominantemente, em cães idosos (8 a 10 anos) e machos; Pastores Alemães e Golden Retrievers apresentam alto risco de desenvolvimento dessa neoplasia.

O baço, o átrio direito, o tecido subcutâneo e o espaço retroperitoneal são sítios comuns de acometimento; em Greyhounds, a maioria dos HSAs tem origem em um músculo do membro posterior. Cerca de 50% dos tumores são originários do baço, 25% do átrio direito, 13% do tecido subcutâneo, 5% do fígado, 5% em fígado-baço-átrio direito e 1 a 2% também têm origem em outros órgãos (rins, bexiga, ossos, língua, próstata). Eles são chamados *tumores primários múltiplos indeterminados*. De modo geral, o comportamento biológico dessa neoplasia é altamente agressivo; e a maioria das formas anatômicas do tumor infiltra-se e metastatiza no início da doença. As exceções são os HSAs primários da derme, da conjuntiva ou da terceira pálpebra, que têm baixo potencial metastático.

Características clínicas e clínico-patológicas

As queixas dos tutores e os primeiros sinais clínicos costumam ser relacionados com o sítio de origem do tumor primário, a presença ou não de lesões metastáticas e o desenvolvimento de ruptura espontânea de tumor, coagulopatias ou arritmias cardíacas. Mais da metade dos cães com HSA é avaliada devido a um colapso agudo após a ruptura espontânea do tumor primário ou de uma lesão metastática. Alguns episódios de colapso podem decorrer de arritmias ventriculares, que são relativamente comuns em cães com HSA esplênico ou cardíaco. Além disso, os cães com HSA esplênico são frequentemente atendidos por distensão abdominal secundária ao crescimento do tumor ou hemoabdome.

Os cães com HSA cardíaco geralmente apresentam insuficiência cardíaca congestiva do lado direito (causada por tamponamento cardíaco) ou arritmias cardíacas (ver mais informações nos capítulos sobre doenças do sistema cardiovascular). Cães com neoplasias cutâneas ou subcutâneas são avaliados por causa de uma massa, que pode estar circundada por hemorragia. Greyhounds com HSA intramuscular costumam apresentar aumento de volume ou lesão em um membro posterior; o tumor tende a estar localizado no bíceps femoral ou no quadríceps.

Dois problemas comuns em cães com HSA, independentemente da localização ou do estádio primário, são anemia e sangramento espontâneo. A anemia é causada por sangramento intracavitário e/ou hemólise microangiopática (MAHA), enquanto o sangramento espontâneo se mostra provocado por coagulação intravascular disseminada (CID) ou trombocitopenia secundária à MAHA (ver discussão posterior). O HSA é tão associado à CID clínica (ver Capítulo 87) que, à avaliação de um cão com CID de início agudo sem causa primária óbvia, o HSA deve estar no topo da lista de diagnósticos diferenciais.

De modo geral, os HSAs são associados a diversas anomalias hematológicas e hemostáticas. As anomalias hematológicas em cães com HSA foram bem caracterizadas. São exemplos anemia, trombocitopenia e presença de hemácias nucleadas, fragmentos de hemácias (esquistócitos) e acantócitos no esfregaço de sangue, além de leucocitose com neutrofilia e desvio à esquerda e monocitose. As anomalias hemostáticas também são comuns em cães com HSAs. No entanto, essas anomalias hematológicas dependem da localização da lesão; em nossa experiência, por exemplo, anemia, trombocitopenia, esquistocitose e acantocitose são mais comuns em cães com HSA esplênico, atrial direito ou visceral do que naqueles com HSA subcutâneo ou dérmico.

Nas clínicas dos autores, a maioria dos cães com HSAs tem anemia, e mais da metade apresenta fragmentação de hemácias e acantocitose. Os perfis de coagulação pré-tratamento são normais em menos de 20% dos cães; a maioria dos pacientes tem trombocitopenia. Cerca de metade dos perfis de coagulação pode atender a três ou mais critérios para o diagnóstico de CID. Aproximadamente 25% desses cães podem morrer devido às anomalias hemostáticas.

Diagnóstico

Os HSAs podem ser diagnosticados à citologia com base na aparência de esfregaços de punção aspirativa com agulha fina (PAAF) ou impressão; no entanto, a capacidade de identificação dessas células neoplásicas em amostras de citologia pode ser prejudicada pela contaminação por sangue decorrente da vascularização desse tumor. Quando visíveis, as células neoplásicas assemelham-se às de outros sarcomas, já que são fusiformes ou poliédricas; contudo, são bastante grandes (40 a 50 µm), têm núcleos grandes com cromatina rendilhada e um ou mais nucléolos, além de citoplasma cinza-azulado, geralmente vacuolado (Figura 81.1). Hemácias nucleadas e acantócitos/esquistócitos também podem ser observados em PAAFs de HSAs, independentemente do sítio primário. Embora as células de HSA sejam relativamente fáceis de identificar em aspirados de tecido ou esfregaços de impressão, sua detecção em derrames associados ao tumor é muitíssimo difícil. A probabilidade de estabelecimento de um diagnóstico citológico de HSA após a avaliação de derrames mostra-se inferior a 25%. Outro problema associado aos derrames é a frequente presença de células mesoteliais reativas que podem se assemelhar a células neoplásicas, levando a um diagnóstico falso-positivo de HSA.

De modo geral, se possível, o diagnóstico clínico ou citológico presuntivo de HSA deve ser confirmado à histopatologia. Pelo grande tamanho de alguns HSAs esplênicos, no entanto, várias amostras (de diferentes áreas morfológicas) devem ser enviadas em fixador apropriado; o ideal é que todo o baço seja submetido para uma avaliação mais completa. À histoquímica, as células do HSA são positivas para o antígeno do fator de von Willebrand em aproximadamente 90% dos casos. Um novo marcador, o CD31, é positivo em até 100% das células do HSA. Na prática, essas são as duas colorações histoquímicas mais usadas que podem ajudar a confirmar o diagnóstico de HSA.

Os sítios metastáticos podem ser detectados em radiografias, ultrassonografia ou tomografia computadorizada (TC). Os exames diagnósticos de estadiamento que devem ser considerados em cães com HSA são hemograma completo, bioquímica sérica, perfil de coagulação, exame de urina, radiografias torácicas, ultrassonografia abdominal e ecocardiografia. Essa última identifica massas cardíacas e determina o encurtamento fracionário basal antes da instituição da quimioterapia com doxorrubicina (ver seção sobre tratamento e prognóstico). Conforme já mencionado, massas esplênicas e atriais direitas concomitantes podem ocorrer em cães com HSA; em um estudo recente, menos de 10% dos cães inicialmente diagnosticados com HSA esplênico tinham uma massa atrial direita à ecocardiografia de estadiamento e 30% dos cães inicialmente diagnosticados com HSA cardíaco tinham uma massa esplênica à ultrassonografia de estadiamento (Boston et al., 2011). O número de cães com massas concomitantes no átrio direito à ecocardiografia de estadiamento pode ser falsamente baixo, devido à maior dificuldade de avaliação das massas cardíacas na ausência de derrame pericárdico. No entanto, parece que o HSA cardíaco concomitante ao diagnóstico de HSA esplênico é menos comum.

As radiografias torácicas em cães com HSA metastático são tipicamente caracterizadas pela presença de infiltrados intersticiais ou alveolares, ao contrário das lesões metastáticas "bola de canhão" comumente observadas em outros tumores. O padrão radiográfico pode ser devido a metástases verdadeiras, CID e sangramento intrapulmonar ou síndrome do desconforto respiratório agudo (SDRA).

A ultrassonografia é uma forma confiável de avaliar cães com HSA intra-abdominal suspeito ou confirmado. As lesões neoplásicas são vistas como nódulos de ecogenicidade variável, de anecoica a hiperecoica (Figura 81.2). As lesões metastáticas hepáticas podem ser identificadas com essa modalidade de imagem. Contudo, lembre-se de que os supostos nódulos metastáticos no fígado de um cão com massa esplênica podem representar hiperplasia regenerativa, e não lesões metastáticas verdadeiras. A ultrassonografia com contraste parece aumentar a capacidade de detecção de nódulos metastáticos no HSA hepático, mas não tem ampla disponibilidade. Portanto, recomendamos ter cuidado ao confirmar metástases hepáticas apenas à ultrassonografia, sem o benefício de citologia ou histopatologia.

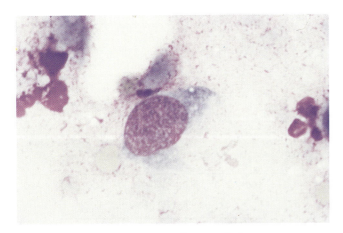

Figura 81.1 Características citológicas do hemangiossarcoma canino. Observe as células fusiformes, com citoplasma escuro e vacuolado, e a cromatina nuclear fina com nucléolo proeminente (× 1.000).

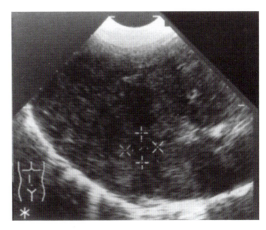

Figura 81.2 Ultrassonografia de um hemangiossarcoma intra-abdominal.

De modo geral, o estabelecimento de um diagnóstico definitivo de HSA antes da excisão cirúrgica pode ser bastante difícil. Por isso, muitos profissionais instituem o tratamento (discutido a seguir) sem a devida confirmação. Estudos anteriores relataram a probabilidade estatística de HSA em certas situações (principalmente com lesões esplênicas), o que pode ajudar os médicos a discutir as probabilidades com os tutores antes de considerar a cirurgia. Se um cão apresentar massa esplênica e hemoabdome não traumático, há uma possibilidade de aproximadamente 50 a 75% de diagnóstico de HSA esplênico. No entanto, um estudo recente mostrou que, se houver apenas uma massa esplênica sem hemoabdome, a possibilidade de HSA diminui para cerca de 30% (o que significa que 70% dessas lesões são benignas). Os biomarcadores de HSA (em especial, esplênico e cardíaco) foram extensamente estudados; todavia, ainda não há um exame diagnóstico claro para a diferenciação de uma massa esplênica ou cardíaca (a menos que a análise citológica revele células neoplásicas suficientes) sem histopatologia completa (talvez com necessidade de imuno-histoquímica para confirmar a origem endotelial).

Tratamento e prognóstico

Historicamente, a base do tratamento de cães com HSA é a cirurgia, embora os resultados tenham sido fracos. Os tempos de sobrevida variam conforme a localização e o estádio do tumor, mas, de modo geral (à exceção de HSAs da derme, conjuntiva ou terceira pálpebra), são bastante curtos (cerca de 20 a 60 dias, com taxa de sobrevida em 1 ano inferior a 10% após a esplenectomia isolada). Os resultados da combinação de cirurgia e quimioterapia adjuvante pós-operatória com doxorrubicina, doxorrubicina e ciclofosfamida (protocolo AC) e vincristina, doxorrubicina e ciclofosfamida (protocolo VAC) são melhores em comparação com a cirurgia sozinha. Os tempos médios de sobrevida (MSTs) variam de 4,5 a 8 meses.

O estádio clínico tem sido considerado um fator negativo para o prognóstico de sobrevida. O sistema de estadiamento mais usado em cães com HSA esplênico é o seguinte:
- Estádio I: doença confinada ao baço
- Estádio II: HSA esplênico rompido
- Estádio III: HSA metastático detectável clinicamente; massa atrial direita concomitante.

Os protocolos baseados em doxorrubicina são mais utilizados como adjuvantes no HSA; preferimos dois protocolos típicos. Como acontece com a maioria dos protocolos de quimioterapia, a escolha do tratamento depende da experiência e da preferência pessoal. O primeiro protocolo, denominado *protocolo de doxorrubicina com dose intensificada* (ver tabela com os protocolos de quimioterapia no fim deste capítulo), requer cinco doses de doxorrubicina administradas a cada 2 semanas (Sorenmo et al., 2004) e é bastante adequado para uma clínica geral ou de referência. Esse protocolo, quando usado na configuração adjuvante em pacientes com HSA esplênico, foi associado a um MST de 8,5 meses na doença em estádio I, MST de 7 meses na doença em estádio II e MST de 3,5 meses na doença em estádio III. O segundo protocolo,

denominado *protocolo VAC*, é composto de um ciclo de 21 dias repetido cinco ou seis vezes. Em um estudo anterior (Alvarez et al., 2013), os MSTs de cães com HSA em estádio III ou I/II foram comparados em pacientes submetidos a cirurgia e quimioterapia VAC adjuvante. Cães com doença em estádio III apresentaram MST de 6,5 meses, enquanto aqueles com HSA em estádio I/II tiveram MST de 4,5 meses (Figuras 81.3 e 81.4). Em outras palavras, o resultado em cães com doença metastática foi tão bom (ou até melhor) quanto naqueles sem metástases. Por isso, em cães com doença em estádio III, geralmente discutimos o protocolo da doxorrubicina com dose intensificada e o protocolo VAC; no entanto, na doença em estádio I/II, um de nós (KC) prefere o protocolo de doxorrubicina com dose intensificada. Conforme discutido, os cães com doença metastática visível ao diagnóstico não devem ter o tratamento negado caso um protocolo de quimioterapia mais agressivo possa ser realizado.

A quimioterapia neoadjuvante também é eficaz em cães com HSA de tecidos moles (p. ex., subcutâneo, atrial direito). A administração pré-operatória da quimioterapia normalmente leva à diminuição acentuada no tamanho do tumor, o que facilita a cirurgia. Conforme já discutido, a maioria dos HSAs da derme e da conjuntiva é curada por excisão cirúrgica e não se beneficia da quimioterapia.

Existem dois suplementos que também são usados até certo ponto em cães com HSA. O primeiro, Yunnan Baiyao, é um medicamento fitoterápico chinês tradicional que, em relatos informais, prolongou o tempo de sobrevida e ajudou a controlar sangramentos em cães com HSA. Além disso, mais recentemente, os efeitos *in vitro* de Yunnan Baiyao foram pesquisados em células de HSA de cães; o fitoterápico causou a apoptose (morte celular programada) dessas células de modo dependente da dose e do tempo (Wirth et al., 2016). O segundo, um extrato do cogumelo *Coriolus versicolor*, supostamente retarda a progressão da metástase, aumentando a sobrevida de cães com HSA (Brown et al., 2012). Esse extrato é encontrado em um produto comercial denominado I'm-Yunity®, e outras pesquisas a seu respeito estão em andamento.

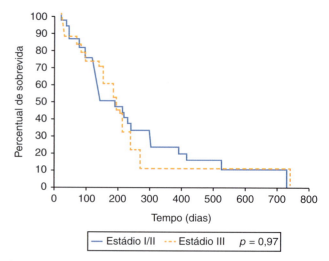

Figura 81.3 Tempos de sobrevida de cães com HSA em estádio III (195 dias) e HSA em estádio I/II (189 dias) submetidos à quimioterapia VAC ($p = 0{,}97$).

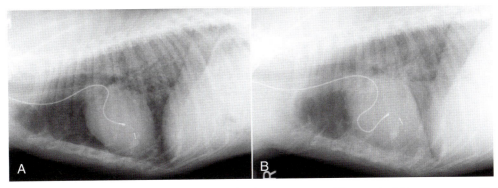

Figura 81.4 Radiografias torácicas de uma cadela castrada da raça Pastor Alemão de 10 anos com metástases pulmonares de um hemangiossarcoma esplênico primário antes (**A**) e 9 semanas após o início da quimioterapia com vincristina, doxorrubicina e ciclofosfamida (**B**). Observe o desaparecimento completo dos nódulos pulmonares. A linha radiopaca é o condutor de um marca-passo permanente.

Em resumo, os HSAs são geralmente diagnosticados com base nos achados à anamnese, ao exame físico e aos exames clínico-patológicos em conjunto com alterações ultrassonográficas e radiográficas. O diagnóstico morfológico pode ser estabelecido com base nos achados citológicos, mas a histopatologia talvez seja necessária. Embora a cirurgia seja o tratamento de escolha, o tempo de sobrevida desses pacientes é curto (exceto em cães com HSA da derme ou conjuntiva/terceira pálpebra), e por isso, recomenda-se a quimioterapia adjuvante pós-operatória com protocolos à base de doxorrubicina para prolongar o tempo de sobrevida de cães com essa doença maligna.

OSTEOSSARCOMA

Etiologia e epidemiologia

Neoplasias ósseas primárias são relativamente comuns em cães, porém raras em gatos. A maioria dos tumores ósseos primários em cães é maligna, pois geralmente causa morte devido à infiltração local (p. ex., fraturas patológicas ou dor extrema levando à eutanásia) ou metástase (p. ex., metástases pulmonares em pacientes com osteossarcoma [OSA]). Em gatos, a maioria das neoplasias ósseas primárias, embora histologicamente malignas, pode ser curada por ampla excisão cirúrgica (i. e., amputação). Neoplasias que metastatizam para os ossos são raras em cães; alguns tumores que ocasionalmente causam metástases ósseas em cães são o carcinoma de células de transição do trato urinário, o OSA do esqueleto apendicular, o adenocarcinoma mamário e o adenocarcinoma prostático. As metástases ósseas são extremamente raras em gatos.

Os OSAs são as neoplasias ósseas primárias mais comuns em cães. Podem ocorrer no esqueleto apendicular ou axial e são observados, principalmente, em cães de raças grandes e gigantes e Greyhounds; são comuns em cães de meia-idade a idosos. Em cães com peso superior a 40 kg, 95% dos tumores são apendiculares (i. e., nos membros); em contrapartida, em cães com peso inferior a 15 kg, apenas 40% das neoplasias são apendiculares. Existe uma predisposição genética distinta para OSA em cães; por exemplo, em Greyhounds de corrida aposentados, o OSA é a causa mais comum de morte (i. e., 25%), enquanto os OSAs são extremamente raros em Greyhounds de exposição nos EUA. Como o OSA canino é um excelente modelo para OSA pediátrico, uma grande quantidade de pesquisas sobre a genética desse tumor foi conduzida em cães (ver revisão de Rowell et al., 2011).

O comportamento biológico do OSA caracteriza-se por infiltração local agressiva dos tecidos circundantes e disseminação hematogênica rápida (em geral, para os pulmões). Embora se acreditasse que os OSAs do esqueleto axial tinham baixo potencial metastático, agora parece que sua taxa metastática se assemelha à dos OSAs apendiculares, à exceção de OSAs de mandíbula, maxila ou outros sítios do crânio, com menor probabilidade de metástases (Selmic et al., 2014).

Características clínicas

Os OSAs apendiculares ocorrem predominantemente nas metáfises do rádio distal, do fêmur distal e do úmero proximal (i. e., *longe do cotovelo e em direção ao joelho*), embora outras metáfises também possam ser acometidas. O OSA do úmero distal ou do rádio proximal é bastante incomum; logo, se uma lesão óssea agressiva for observada nesses locais, outros diagnósticos também devem ser considerados. A localização também depende da raça; nos Dogues Alemães, o sítio mais comum é o rádio distal, enquanto, em Rottweilers e Greyhounds, o fêmur distal. Em Greyhounds, o OSA da cabeça ou do colo do fêmur revela-se uma causa comum de dor no quadril; portanto, qualquer Greyhound com dor no quadril deve ser submetido a radiografias (a displasia coxofemoral que causa osteoartrite é extremamente incomum nessa raça). Os tutores procuram atendimento veterinário devido a claudicação ou aumento de volume do membro afetado. A dor e o aumento de volume podem ter início agudo, levando ao diagnóstico presuntivo de uma doença ortopédica não neoplásica e, portanto, retardando consideravelmente o diagnóstico e o tratamento definitivo da neoplasia enquanto o cão recebe anti-inflamatórios não esteroidais. Uma fratura patológica no momento do diagnóstico é considerada relativamente rara e parece ser mais comum em Greyhounds (aproximadamente 15% dos pacientes a apresentam). O exame físico costuma revelar um edema doloroso na área afetada, com ou sem acometimento de tecidos moles ou fratura patológica.

Diagnóstico

Radiograficamente, os OSAs exibem um padrão lítico-proliferativo misto na região metafisária do osso acometido (Figura 81.5). A formação do perióstio adjacente leva ao desenvolvimento do chamado "triângulo de Codman", composto do córtex da área afetada e da proliferação perióstea. Os OSAs normalmente não cruzam o espaço articular, mas, às vezes, podem infiltrar o osso adjacente (p. ex., lise ulnar decorrente de OSA radial distal). Como outras neoplasias ósseas primárias e algumas lesões de osteomielite podem imitar as características radiográficas de OSAs, amostras de citologia ou biópsia de cada lesão óssea lítica ou lítico-proliferativa devem ser obtidas antes que os tutores tomem alguma decisão sobre o tratamento específico. Uma exceção a essa regra consiste no tutor que já decidiu que a amputação é o tratamento inicial de escolha para aquela lesão (i. e., amputa-se o membro e submete-se a lesão a avaliação histopatológica).

Após estabelecer o diagnóstico radiográfico presuntivo e se os tutores estiverem considerando o tratamento, radiografias ou TC de tórax devem ser obtidas para determinar a extensão da doença. Os autores geralmente solicitam três incidências radiográficas do tórax e não realizam exames radiográficos do esqueleto (ou cintilografia óssea com radionuclídeo), a menos que os sinais clínicos justifiquem essa investigação (i. e., claudicação em outro membro), pois menos de 10% dos cães com OSA têm metástases esqueléticas.

A TC de tórax possibilita a detecção de nódulos menores (Alexander et al., 2012), mas, até onde sabemos, não há correlação entre radiografias torácicas "negativas" e nódulos pulmonares à TC e a sobrevida. A princípio, menos de 10% dos cães com OSA apresentam lesões pulmonares detectáveis radiograficamente; a presença de metástases é um forte fator prognóstico negativo.

Caso necessário, o diagnóstico radiográfico pode ser confirmado antes da cirurgia (de amputação ou salvamento de membro) pelos achados à PAAF ou pela análise do material coletado com uma agulha de aspiração de medula óssea. Na maioria dos casos, uma PAAF percutânea às cegas pode ser realizada apenas com contenção manual; se a entrada no córtex não for possível, a ultrassonografia pode ajudar a visualizar uma "janela" para a inserção da agulha. As células de OSA costumam ser redondas ou ovais e apresentam bordas citoplasmáticas distintas, citoplasma granular azul-brilhante e núcleos excêntricos com ou sem nucléolos (Figura 81.6). Células gigantes multinucleadas semelhantes a osteoclastos são comuns, e frequentemente há material amorfo rosa (osteoide) ao fundo ou no citoplasma dos osteoblastos. Se as células redondas não puderem ser convincentemente identificadas como osteoblastos, a maioria dos laboratórios pode realizar uma coloração citoquímica de fosfatase alcalina (FA) em lâminas não coradas; os osteoblastos são tipicamente FA positivos. No entanto, vimos um bom número de sarcomas histiocíticos com coloração positiva para FA.

Um diagnóstico pré-amputação também pode ser estabelecido pela avaliação histopatológica de amostras de biópsia das áreas acometidas. Coleta-se a amostra de biópsia óssea com agulha de biópsia de medula óssea de calibre 13 ou 11 (Monoject®, Covidien, Mansfield, MA, EUA) sob anestesia geral; no mínimo dois (e, de preferência, três) espécimes de tecido são obtidos do centro da lesão e da área entre o osso afetado e saudável. Recentemente, as acurácias das biópsias citológicas

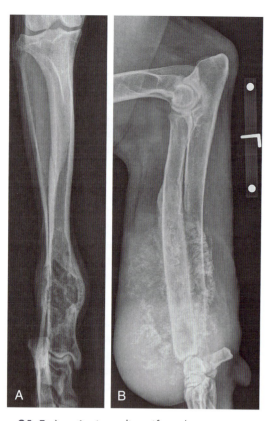

Figura 81.5 Aparência radiográfica de um osteossarcoma na tíbia distal de um Greyhound; observe as alterações líticas e proliferativas características dessa neoplasia (**A**). Aspecto radiográfico de um osteossarcoma radial distal com formação neoplásica extensa de novo tecido ósseo em um Mastiff (**B**).

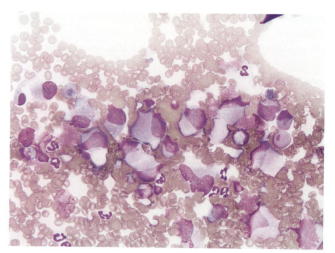

Figura 81.6 Aspectos citológicos característicos do osteossarcoma à punção aspirativa com agulha fina de uma lesão lítica/proliferativa no rádio distal de um Cão da Montanha dos Pireneus fêmea. Observe os núcleos excêntricos arredondados a ovais com cromatina fina e nucléolos proeminentes, além do material rosa (osteoide) no citoplasma das células neoplásicas (× 500).

e histopatológicas no diagnóstico de lesões ósseas caninas foram comparadas e consideradas semelhantes (cerca de 80%), mesmo na determinação do tipo de tumor. Normalmente, recomendamos tentar estabelecer um diagnóstico citológico (considerando a orientação ultrassonográfica para aumentar o rendimento) e apenas realizar a biópsia óssea na ausência de diagnóstico citológico e se o diagnóstico for necessário para fins terapêuticos.

Contanto que os tutores entendam o comportamento biológico da neoplasia (i. e., a alta probabilidade de o cão morrer por doença pulmonar metastática 4 a 6 meses após a amputação na ausência de quimioterapia) e que as características clínicas e radiográficas da lesão sejam altamente sugestivas de OSA, o membro pode ser amputado se não houver um diagnóstico histopatológico. O membro amputado (ou amostras representativas) e os linfonodos regionais devem ser sempre submetidos à avaliação histopatológica. A presença de metástases em pulmões ou linfonodos, a alta atividade sérica de FA e a localização no úmero proximal são fatores prognósticos negativos para a sobrevida em cães com OSA.

Tratamento e prognóstico

O tratamento padrão de cães com OSA é a amputação e a quimioterapia única ou combinada adjuvante no período pós-operatório. O MST de cães com OSA apendicular submetidos apenas à amputação é de aproximadamente 4 a 6 meses, enquanto em cães submetidos à amputação e ao tratamento com cisplatina, carboplatina, doxorrubicina ou quimioterapia combinada o MST é de 12 a 18 meses; aproximadamente 25% dos cães vivem mais de 2 anos. Os protocolos de quimioterapia para cães com OSA são mostrados ao final deste capítulo e no Boxe 81.1. De modo geral, os autores usam carboplatina logo após a amputação (começando no momento da remoção da sutura) por um total de seis tratamentos.

BOXE 81.1

Protocolos de quimioterapia e tratamento paliativo para cães com osteossarcoma.

Protocolos de quimioterapia
1. Carboplatina: 300 mg/m² IV, a cada 3 a 4 semanas por 4 a 6 doses
2. Doxorrubicina: 30 mg/m² IV, a cada 2 semanas, por 5 doses
3. Carboplatina: 300 mg/m² IV, nas semanas 1 e 6, mais doxorrubicina: 30 mg/m² IV, nas semanas 3 e 9

Tratamento paliativo
1. Zoledronato: 0,1 mg/kg IV, CRI em soro fisiológico ao longo de 15 min a cada 3 a 4 semanas
2. Pamidronato: 1 mg/kg IV, CRI em soro fisiológico ao longo de 2 h a cada 3 a 4 semanas
3. Tramadol: 3 a 5 mg/kg VO a cada 8 a 12 h
4. Deracoxibe (Deramaxx®): 1 a 2 mg/kg VO a cada 24 h*

CRI: infusão em taxa contínua; IV: via intravenosa; VO: via oral.
*Outros anti-inflamatórios não esteroidais também são eficazes.

Outra abordagem terapêutica para cães com OSA radial distal ou ulnar é a não amputação do membro acometido. Em vez disso, remove-se o osso doente e substitui-se por um aloenxerto cadavérico ou prótese; novos biomateriais também estão sendo investigados para esse fim. Os cães também são submetidos à quimioterapia; e, de modo geral, a função dos membros é quase normal. Os tempos de sobrevida nesses cães são comparáveis com os de pacientes submetidos a amputação e quimioterapia, com o benefício adicional para os tutores de ter um animal de estimação de quatro patas. A principal complicação é o desenvolvimento de osteomielite no aloenxerto, que ocorre em até 50% dos pacientes; nesse caso, a amputação mostra-se quase sempre necessária. No entanto, em pacientes com aloenxertos infectados submetidos à amputação, os tempos de sobrevida são significativamente mais longos do que em cães sem complicações (Lascelles et al., 2005).

Recentemente, uma nova forma de radioterapia (radioterapia estereotáxica) foi usada em cães com OSA. Essa abordagem possibilita a administração de uma alta dose de radiação no sítio do tumor primário, poupando os tecidos circundantes de toxicidade significativa devido à orientação por imagem e ao posicionamento estereotáxico. O objetivo é proporcionar aos cães um tempo de sobrevida semelhante ao obtido com a amputação ou a ressecção da lesão. A principal complicação em uma porcentagem relativamente alta de cães (até 63%) submetidos a esse tratamento é uma fratura patológica; além disso, a necrose cutânea parece comum em Greyhounds submetidos a esse tratamento. As tomografias pré-tratamento ajudam a prever quais cães podem sofrer uma fratura patológica, o que possibilita a escolha dos melhores candidatos para o tratamento. Esses cães também devem ser submetidos à quimioterapia pós-radiação, e os bifosfonatos podem ajudar a fortalecer o osso na primeira série de radioterapia.

Tutores que não estão interessados na amputação de membros, cirurgias de preservação de membros ou radioterapia estereotáxica podem optar por tratamentos mais paliativos, sobretudo para reduzir a dor causada pela lesão primária. Outra forma de radioterapia, denominada *radioterapia paliativa*, pode ajudar a limitar a dor no sítio tumoral e é bem-sucedida em aproximadamente 75% dos cães por cerca 2 a 4 meses; a taxa de fraturas patológicas mostra-se de cerca de 40%. Algumas informações sugerem que a adição da quimioterapia à radioterapia paliativa pode aumentar os efeitos analgésicos e sua duração; no entanto, a doxorrubicina não deve ser usada nesse cenário porque aumenta a sensibilidade à radiação e pode causar reações teciduais graves. Os bifosfonatos (pamidronato, 1 mg/kg em infusão IV em taxa constante por 2 horas a cada 3 a 4 semanas, ou zoledronato, 0,1 mg/kg em infusão IV em taxa constante por 15 minutos a cada 3 a 4 semanas) podem ser administrados concomitantemente à radioterapia ou de forma única e melhorar a dor em aproximadamente 30 a 50% dos cães. O zoledronato, um bifosfonato de nova geração, é o preferido pelo autor, pois recentemente ficou mais barato e requer apenas uma infusão de 15 minutos em comparação com a infusão de 2 horas necessária para o pamidronato. Analgésicos orais (ver Boxe 81.1) também são bastante usados em cães não submetidos a procedimentos de amputação ou preservação de membros.

A quimioterapia pode modificar o comportamento biológico do tumor, aumentando a prevalência de metástases ósseas e diminuindo a prevalência de metástases pulmonares. Além disso, o tempo de duplicação (i. e., a taxa de crescimento) de lesões metastáticas parece ser maior do que em cães não submetidos à quimioterapia; e cães tratados parecem ter menos nódulos metastáticos do que cães não tratados. Portanto, a remoção cirúrgica dos nódulos metastáticos (i. e., a metastasectomia) seguida por quimioterapia adicional pode ser recomendada em cães já submetidos à quimioterapia após amputação do membro e que apresentam uma a duas lesões metastáticas pulmonares (O'Brien et al., 1993). Isso não é recomendado, a menos que o cão tenha passado por um longo intervalo sem recidiva (> 300 dias); e os nódulos metastáticos específicos tenham longo tempo de duplicação (> 30 dias).

Dada a natureza agressiva do OSA e seu valor comparativo para o OSA pediátrico, muitos tratamentos clínicos novos foram tentados para melhorar o tempo de sobrevida de cães com a doença. Recentemente, um estudo multicêntrico, aberto, pré-clínico e prospectivo foi conduzido pelo Comparative Oncology Trials Consortium (COTC) para avaliar a administração oral de rapamicina (sirolimo) como adjuvante em cães com OSA. Nesse estudo, os pacientes foram submetidos à amputação, receberam quatro doses de carboplatina e foram randomizados para tratamento adjuvante com rapamicina ou nenhum tratamento adicional após o término da quimioterapia com carboplatina. Os resultados desse ensaio ainda não foram disponibilizados; no entanto, dados preliminares *in vitro* sugerem que a rapamicina pode diminuir a fração de células tumorais sobreviventes no OSA canino. Outro ensaio conduzido pelo COTC está avaliando a imunoterapia com *Listeria monocytogenes* atenuada recombinante que expressa a proteína HER2/neu humana quimérica em cães com OSA. Como no estudo anterior com rapamicina, os cães foram submetidos à amputação e receberam quatro doses de carboplatina, seguidas de três doses da vacina HER2/neu. No primeiro relato preliminar desse estudo (Mason et al., 2016), os cães que receberam essa nova vacina após a amputação e a administração de carboplatina apresentaram tempos de sobrevida significativamente maiores; no entanto, apenas um pequeno número de cães foi analisado.

Como já discutido, o tratamento de escolha para OSAs em gatos é apenas a amputação de membros. Tempos de sobrevida extremamente longos (mais de 2 anos) são comuns nesses pacientes. Conforme mencionado no Capítulo 76, a cisplatina é extremamente tóxica em gatos e, portanto, não deve ser administrada a essa espécie. Se necessário, podem ser utilizadas carboplatina ou doxorrubicina.

MASTOCITOMAS EM CÃES E GATOS

Nenhum deles é igual ao outro. Não nos pergunte por quê. Vá perguntar à sua mãe.
De *Um peixe, dois peixes, peixe vermelho, peixe azul*, do Dr. Seuss.

Os mastocitomas (MCTs) estão entre os tumores de pele mais comuns em cães e são relativamente frequentes em gatos. São originários de mastócitos, que têm grande participação no controle local do tônus vascular e apresentam uma grande variedade de moléculas bioativas intracitoplasmáticas, como heparina, histamina, leucotrienos e diversas citocinas. Devido a seu comportamento biológico imprevisível, o termo *mastocitoma* é preferível a *sarcoma de mastócitos*. Por causa de suas diferenças clínicas e patológicas, os MCTs caninos e felinos são discutidos em separado.

MASTOCITOMAS EM CÃES
Etiologia e epidemiologia

Os MCTs constituem cerca de 20 a 25% dos tumores cutâneos vistos por veterinários. Raças braquicefálicas (Boxer, Boston Terrier, Bull Mastiff, Buldogue Inglês) e Golden Retrievers apresentam alto risco de MCTs. Esses tumores também são mais comuns em cães de meia-idade a idosos (idade média, cerca de 8,5 anos), mas não há predileção sexual. Os MCTs foram observados em sítios de inflamação ou lesão crônica, como cicatrizes de queimaduras.

Características clínicas e patológicas

Os MCTs são massas dermoepidérmicas (massas superficiais que se movem com a pele) ou massas subcutâneas/profundas (em que a pele sobrejacente se move livremente sobre o tumor). À inspeção macroscópica, os MCTs podem simular qualquer lesão cutânea primária ou secundária, como mácula, pápula, nódulo, tumor ou crosta. Cerca de 10 a 15% de todos os MCTs em cães são clinicamente indistinguíveis dos lipomas subcutâneos comuns (lembre-se de que uma massa com sensação de "lipoma" na perna de um cão é quase sempre um MCT ou um sarcoma de tecidos moles). Como regra, um MCT não pode ser definitivamente diagnosticado até a avaliação citológica ou histopatológica da lesão.

A maioria dos MCTs é solitária, embora MCTs multifocais possam ser observados. A linfadenopatia regional causada por doença metastática também se revela comum em cães com MCTs invasivos ou presentes há muito tempo. Às vezes, cães com disseminação sistêmica apresentam esplenomegalia ou hepatomegalia.

Como os mastócitos produzem diversas substâncias bioativas (sobretudo vasoativas), os cães com MCTs podem apresentar aumento de volume difuso (edema e inflamação ao redor de um tumor primário ou sua lesão metastática), eritema ou hematoma na área acometida. Esses episódios podem ser agudos e ocorrer durante ou logo após o exercício ou a exposição ao frio. Qualquer aumento de volume subcutâneo inexplicável em cães deve sempre ser submetido à PAAF percutânea.

Um MCT "típico" é uma lesão dermoepidérmica, em forma de cúpula, alopécica e eritematosa (Figura 81.7). No entanto, conforme discutido, os MCTs raramente têm aparência típica. Uma característica clínica que pode auxiliar o diagnóstico de um MCT é o sinal de Darier, ou seja, a formação de eritema e pápula após o leve traumatismo do tumor (raspagem, compressão, aspiração etc.).

Conforme discutido no Capítulo 74, os MCTs são facilmente diagnosticados à citologia (ver Figura 74.8). Na maioria dos cães com MCTs, o hemograma completo é normal, embora

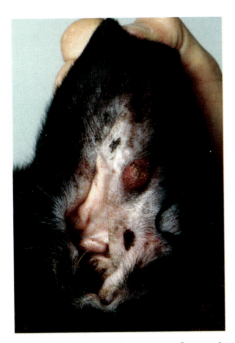

Figura 81.7 Lesão dermoepidérmica em forma de cúpula no pavilhão auricular de um Boxer. O diagnóstico citológico foi mastocitoma.

eosinofilia (às vezes grave), basofilia, mastocitemia, neutrofilia, trombocitose ou anemia (ou uma combinação dessas anomalias) possam ser observadas. Alterações na bioquímica sérica são incomuns.

Do ponto de vista histopatológico, os MCTs são tradicionalmente classificados com o sistema de graduação de Patnaik em três categorias: bem diferenciados (grau 1), moderadamente diferenciados (grau 2) e pouco diferenciados (grau 3). Vários estudos mostraram que cães com tumores de grau 1 tratados apenas com cirurgia têm tempos de sobrevida maiores do que cães tratados de modo idêntico com tumores de grau 3, principalmente porque a ressecção de neoplasias bem diferenciadas é mais fácil; além disso, essas lesões têm menor potencial metastático (i. e., a maioria dos tumores em cães com mastocitose sistêmica é de grau 3).

Recentemente, um grupo de patologistas propôs o estabelecimento de um sistema de classificação de dois níveis para MCTs caninos, com designação de baixo e alto grau (Kiupel et al., 2011). Um grupo de 28 patologistas de 16 instituições avaliou 95 MCTs de cães tratados apenas por ressecção cirúrgica. Curiosamente, ao classificar os tumores usando o sistema original de três categorias, a concordância entre os patologistas foi de cerca de 60 a 65% nos tumores de grau 1 e 2 e 75% nos tumores de grau 3. Com o novo sistema de classificação de duas categorias, a consistência foi de 98,6% entre seis patologistas. Com isso, o MST em cães com tumores de baixo grau foi de 23 meses, em comparação com aproximadamente 4 meses em cães com tumores de alto grau. Esse novo esquema de classificação diminuiu a variação interpatologista e foi bem correlacionado com sobrevida geral, mortalidade associada ao MCT e risco de metástase. No entanto, outros autores questionaram se esse sistema seria bem correlacionado com os tempos de sobrevida (Stefanello et al., 2015).

Em alguns casos, colorações especiais podem ser necessárias para identificar os grânulos intracitoplasmáticos típicos em neoplasias pouco diferenciadas. O índice mitótico é de relevância prognóstica em cães com MCTs e, por isso, deve ser fornecido pelo patologista (Romansik et al., 2007). Além da classificação do tumor, o patologista deve dar informações sobre a integridade da excisão. Um cão com um MCT excisado de modo incompleto raramente é curado pelo primeiro procedimento cirúrgico e requer segunda cirurgia, irradiação da área acometida ou quimioterapia.

Marcadores de proliferação, como AgNOR (do inglês, *argyrophilic nucleolar organizing region*, região de organização nucleolar argirofílica) e Ki-67, têm sido usados de forma prognóstica em alguns estudos e agora são oferecidos por vários laboratórios comerciais. Nesses estudos, pontuações altas de AgNOR e Ki-67 foram associadas a um menor tempo até recidiva e menores MSTs. Em nossa rotina, não usamos essas colorações para planejar o tratamento de cães com MCTs.

Do ponto de vista molecular, cerca de 20 a 30% dos MCTs caninos têm duplicações internas em *tandem* nos éxons 11 e 12 de c-kit, o receptor do fator de crescimento de células-tronco; essa mutação gera clones imortalizados que não sofrem apoptose (Jones et al., 2004). As mutações em c-kit são mais comuns em tumores de alto grau e foram associadas à diminuição do MST e do intervalo livre de doença (DFI) e ao aumento do risco de recidiva local, metástase e mortalidade relacionada com o MCT.

Comportamento biológico

O comportamento biológico dos MCTs caninos pode ser resumido em uma palavra: imprevisível. Mesmo que vários critérios possam ajudar a estabelecer o comportamento biológico dessas neoplasias, raramente se aplicam a um animal (i. e., podem ser significativos do ponto de vista estatístico; no entanto, nem sempre são representativos em um paciente específico).

De modo geral, os MCTs cutâneos solitários denominados de baixo grau (Kiupel) ou grau 1 (Patnaik) têm baixo potencial metastático e baixo potencial de disseminação sistêmica. Contudo, o profissional pode encontrar um cão com dezenas de MCTs cutâneos que, à avaliação histopatológica, são considerados de baixo grau.

Os tumores de graus 2 e 3 têm maior potencial metastático e maior potencial de disseminação sistêmica do que os MCTs de grau 1. O novo esquema de classificação de Kiupel ajuda a determinar o nível de preocupação com um MCT específico, o que é bastante útil nas neoplasias de grau 2 (segundo o sistema de Patnaik), pois alguns deles são categorizados como baixo grau e outros, como alto grau. Os MCTs de grau 2 e alto grau têm maior potencial de metástase e disseminação sistêmica do que os MCTs de grau 2 e baixo grau. Metástases para os linfonodos regionais são comuns (em especial em cães com tumores de alto grau), embora ocasionalmente um tumor "salte" o linfonodo drenante e a metástase ocorra no segundo ou no terceiro linfonodo regional (p. ex., um MCT digital no membro posterior com metástase no linfonodo ilíaco ou sublombar). Como as metástases podem ser encontradas em linfonodos de tamanho normal, *cada linfonodo na região de um MCT deve ser aspirado* antes de uma cirurgia agressiva, independentemente de apresentar aumento de volume ou não. As metástases pulmonares são extremamente raras. Além disso, parece que os MCTs em certas localizações anatômicas são mais agressivos do que os tumores em outras áreas. Por exemplo, os MCTs nas porções distais dos membros (p. ex., dedo do pé), períneo, prepúcio, escroto, região inguinal, focinho e tecidos extracutâneos (p. ex., orofaringe, área intranasal) parecem ter maior potencial metastático do que tumores de grau semelhante em outras regiões (p. ex., tronco, pescoço).

Outra característica biológica dos MCTs caninos é a possibilidade de se tornarem sistêmicos, comportando-se como um tumor maligno hematopoético (i. e., linfoma ou leucemia). De modo geral, esses cães têm histórico de MCT cutâneo de alto grau ou grau 3 que foi excisado ou ainda de MCT em um dos sítios descritos anteriormente. A maioria dos cães com mastocitose sistêmica (MS) apresenta letargia, anorexia, vômito e perda de peso, além de esplenomegalia, hepatomegalia, palidez e (às vezes) massas cutâneas detectáveis. O hemograma completo comumente revela citopenias, com ou sem mastócitos circulantes.

Os MCTs podem liberar substâncias bioativas que causam edema, eritema ou hematomas na área acometida. A úlcera do trato gastrintestinal também pode ocorrer devido à hiper-histaminemia (≈ 80% dos cães submetidos à eutanásia por causa de MCTs avançados têm úlcera gastroduodenal). Portanto, qualquer cão com MCT deve ser considerado mais suscetível ao desenvolvimento de úlcera gastroduodenal. O sangramento intraoperatório e pós-operatório profuso e o retardo na cicatrização de feridas são observados em alguns cães como consequência das substâncias bioativas liberadas pelos mastócitos.

Um quadro clínico com comportamento biológico muito distinto é o MCT subcutâneo (Thompson et al., 2011). A maioria dos cães com MCT subcutâneo tem uma massa com sensação de "lipoma", geralmente na perna (embora outros sítios possam ser acometidos). As PAAFs dessas massas costumam produzir mastócitos bem granulados, sem anisocitose ou figuras mitóticas. Essa doença é muito diferente de um MCT dérmico "profundo", já que a maioria dos cães com MCT subcutâneo é curada apenas por excisão cirúrgica, mesmo que incompleta.

Diagnóstico

A avaliação de um cão com suspeita de MCT deve incluir a PAAF da massa. De modo geral, o diagnóstico citológico de MCT é fácil. Esses tumores são compostos de uma população monomórfica de células redondas com grânulos intracitoplasmáticos roxos proeminentes; eosinófilos são frequentes no esfregaço (ver Figura 74.8). Em cerca de um quarto a um terço dos MCTs, os grânulos não se coram com Diff-Quik; portanto, na presença de células arredondadas agranulares em uma massa dérmica ou subcutânea semelhante a um MCT, core a lâmina com Giemsa ou Wright para revelar os grânulos roxos característicos (ver Figura 74.13). O diagnóstico citológico de MCT possibilita a discussão das opções de tratamento com o tutor e o planejamento das estratégias terapêuticas (ver seção sobre tratamento e prognóstico).

Embora os patologistas clínicos frequentemente afirmem o grau de diferenciação das células em uma amostra citológica de MCT, esse esquema não é necessariamente correlacionado com o sistema de graduação histopatológica. Em outras palavras, o diagnóstico citológico de MCT bem diferenciado não necessariamente implica um tumor de baixo grau à avaliação histopatológica (i. e., a classificação citológica pode não ter as mesmas implicações prognósticas que a classificação histopatológica). Recentemente, uma variação do esquema de classificação de Kiupel foi aplicada com sucesso a 152 amostras citológicas. Os tumores foram classificados como de alto grau se as células fossem mal granuladas ou apresentassem, pelo menos, dois de quatro achados: figuras mitóticas, células binucleadas ou multinucleadas, pleomorfismo nuclear ou mais de 50% de anisocariose. Esse esquema de classificação citológica teve sensibilidade de 88% e especificidade de 94% com relação à classificação histológica (Camus et al., 2016).

A avaliação clínica de um cão com um MCT confirmado à citologia deve incluir a palpação cuidadosa da área acometida e seus linfonodos de drenagem, além de palpação, radiografia ou ultrassonografia abdominal para pesquisa de hepatosplenomegalia, hemograma completo, bioquímica sérica, urinálise e radiografias torácicas caso a neoplasia esteja na metade cranial do corpo (para detecção de linfadenopatia intratorácica). A ultrassonografia abdominal deve ser fortemente considerada em cães com fatores clínicos de valor prognóstico negativo, inclusive aumento de volume de linfonodo regional no exame físico, MCT em qualquer sítio de "alto risco" já descrito, MCT ulcerado, histórico de crescimento rápido, recidiva de um MCT conhecido, sinais sistêmicos que possam indicar disseminação ou certas raças. Em um estudo recente, por exemplo, Shih Tzus e Rottweilers apresentaram maior prevalência de MCTs de alto grau (Mochizuki et al., 2017).

Em caso de linfadenopatia, hepatomegalia ou esplenomegalia, a PAAF do linfonodo ou órgão aumentado deve ser realizada para detecção de mastócitos (i. e., diferenciação de neoplasia local, tumor metastático ou MS); conforme já discutido, os linfonodos regionais devem ser aspirados, mesmo se de tamanho normal, antes de qualquer cirurgia agressiva. Além disso, como cães com fígado e baço normais à ultrassonografia ainda podem ter evidências citológicas de metástase de MCT, recomenda-se a aspiração desses órgãos em pacientes com indicadores prognósticos negativos (ver discussão anterior).

Esfregaços da camada leucoplaquetária para pesquisa de mastócitos circulantes não têm utilidade clínica. Curiosamente, os mastócitos circulantes são mais comuns em cães com outras doenças que não MCTs; a maioria dos cães com mastocitemia apresenta distúrbios inflamatórios, anemia regenerativa, tumores diferentes dos MCTs ou traumatismo. Os mastócitos circulantes podem ser reconhecidos nos gráficos de analisadores hematológicos à base de citometria de fluxo (Figura 81.8). A avaliação citológica de um aspirado de medula óssea pode, portanto, ser mais benéfica para fins de estadiamento. Por isso, ainda há controvérsia quanto aos procedimentos adequados de estadiamento em cães com MCTs. Em sua rotina, os autores não solicitam esfregaços da camada leucoplaquetária ou aspirados de medula óssea em cães com MCT e hemograma completo normal; um aspirado de medula óssea pode ser realizado na presença de citopenias ou reações leucoeritroblásticas.

CAPÍTULO 81 ■ Algumas Neoplasias em Cães e Gatos 1313

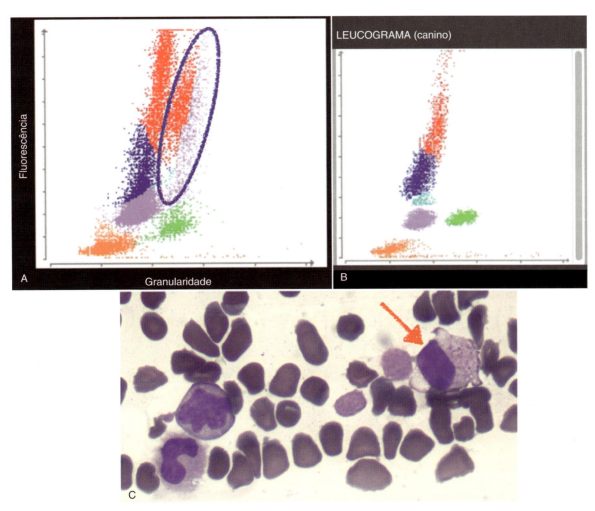

Figura 81.8 Gráficos de pontos de leucócitos de um cão com mastocitose sistêmica e mastocitemia (**A**). Observe o segundo "pico" (*círculo azul*) que representa os mastócitos circulantes, localizado à direita das células normais (como o eixo horizontal representa a granularidade, as células com inclusões estão mais à direita). **B.** Gráfico normal de leucócitos. **C.** A imagem mostra mastócitos circulantes mal granulados (coloração Diff-Quick, × 1.000). *Código de cores:* roxo, neutrófilos; verde, eosinófilos; azul-claro, basófilos; azul, linfócitos; vermelho, monócitos; laranja, hemácias não lisadas.

Como regra geral, em cães com MCTs solitários em um sítio passível de ampla excisão cirúrgica e sem indicadores prognósticos negativos, os exames de estadiamento de rotina (à exceção da aspiração de linfonodo regional) não são considerados obrigatórios e podem ser realizados no período pós-operatório se houver indicação de histopatologia "agressiva" (i. e., alto grau) (Tabela 81.1).

Tratamento e prognóstico

Conforme já discutido, convém saber se a massa a ser extirpada é um MCT antes da cirurgia porque essa informação auxilia a discussão das opções de tratamento com a família e o planejamento da estratégia terapêutica. Os cães com MCT podem ser submetidos a tratamento cirúrgico, radioterápico, quimioterápico e/ou de alvo molecular. No entanto, as duas primeiras opções podem ser curativas, enquanto a quimioterapia e a terapia de alvo molecular geralmente são apenas paliativas. A Tabela 81.2 mostra as diretrizes de tratamento.

Um MCT solitário em uma área passível de excisão cirúrgica completa e sem metástases em linfonodo regional deve ser removido por ressecção em bloco agressiva (i. e., idealmente com margens de 2 a 3 cm ao redor e um plano abaixo do tumor). De modo geral, em caso de excisão completa (de acordo com o patologista que avalia a amostra) de um MCT de baixo grau, grau 1 ou 2, não há necessidade de tratamento adicional (i. e., o cão provavelmente está curado). Se a excisão parecer incompleta, é possível: (1) realizar uma segunda cirurgia na tentativa de excisar o tumor remanescente (a área excisada deve ser submetida a avaliação histopatológica para determinação da integridade da excisão); (2) irradiar o sítio cirúrgico (usando diversos protocolos); ou (3) instituir a quimioterapia por um período curto (3 a 6 meses) (ver discussão posterior). As três opções parecem ser igualmente eficazes, com cerca de 80% de probabilidade de sobrevida a longo prazo.

Um MCT solitário em uma área em que a excisão cirúrgica é difícil ou impossível ou em um local onde os resultados cosméticos ou funcionais são inaceitáveis (p. ex., prepúcio, pálpebra) pode ser submetido à radioterapia com sucesso. Cerca de dois terços dos cães com MCT localizado de grau 1 ou 2 submetidos apenas à radioterapia são curados. A radioterapia também é recomendada em tumores em áreas de alto risco. As injeções intralesionais de corticosteroides (triancinolona, 1 mg por via intralesional por centímetro do diâmetro do tumor a cada 2 a 3 semanas) também podem reduzir o tumor com sucesso (embora, de modo geral, apenas de modo paliativo). Outra abordagem é a quimioterapia neoadjuvante (i. e., antes da cirurgia). Nesses cães, uma combinação de vimblastina e prednisona (com ou sem lomustina) pode diminuir o tamanho do tumor; então, realiza-se a cirurgia, seguida de mais quimioterapia (discutida posteriormente).

A cura raramente é obtida após o desenvolvimento de MCTs metastáticos ou disseminados (ou MS). As principais exceções são os MCTs de grau II e o baixo índice mitótico com metástase confirmada em linfonodo regional excisado durante a cirurgia para tratamento da lesão primária e submetidos à quimioterapia pós-operatória agressiva. Em outros cães, o tratamento é composto de quimioterapia e cuidados de suporte para efeitos paliativos sobre a neoplasia e suas complicações. Existem vários protocolos de quimioterapia bastante usados em cães com MCTs, embora quatro sejam instituídos com relativa frequência pelos autores e discutidos aqui. Normalmente, recomenda-se um protocolo de quimioterapia alternativo composto de vimblastina, lomustina e prednisona (ver tabela de quimioterapia adiante) em cães com MCTs disseminados ou não passíveis de tratamento cirúrgico. Esse protocolo tem sido associado a uma taxa de resposta de 50 a 70% e pode melhorar a qualidade de vida dos pacientes. A lomustina e a vimblastina também podem ser utilizadas como terapia de agente único (em combinação com a prednisona); no entanto, sua taxa de resposta é menos favorável (inferior a 40%). Como descrito em um capítulo anterior, a hepatotoxicidade é uma complicação relativamente frequente da administração de lomustina; combinada com a vimblastina, a lomustina pode ser administrada a cada 4 a 6 semanas em vez de a cada 3 semanas, o que pode diminuir a prevalência da hepatotoxicidade clinicamente relevante.

Conforme afirmado, cães com MCTs de grau 2, baixo índice mitótico e metástases confirmadas em linfonodo regional (mas sem metástases distantes) submetidos ao controle local adequado (excisão cirúrgica completa ou excisão incompleta seguida de radioterapia) e um protocolo alternativo composto de vimblastina, lomustina e prednisona podem ter sobrevida prolongada. Em um estudo com 21 cães que receberam essa combinação terapêutica (com linfonodo removido no momento da cirurgia), o MST foi de 45 meses (Lejeune et al., 2015). Por isso, a terapia agressiva ainda deve ser discutida em cães com MCTs e metástases confirmadas em linfonodos

TABELA 81.1

Esquema de estadiamento clínico para cães com mastocitomas.

Estádio	Descrição
I	Um tumor confinado à derme sem acometimento de linfonodos regionais a. Sem sinais sistêmicos b. Com sinais sistêmicos
II	Um tumor confinado à derme com acometimento de linfonodos regionais a. Sem sinais sistêmicos b. Com sinais sistêmicos
III	Múltiplos tumores dérmicos ou um grande tumor infiltrante com ou sem acometimento de linfonodos regionais a. Sem sinais sistêmicos b. Com sinais sistêmicos
IV	Qualquer tumor com metástases a distância ou recidiva com metástases a. Sem sinais sistêmicos b. Com sinais sistêmicos

TABELA 81.2

Diretrizes de tratamento para cães com mastocitoma.

Estádio	Grau	Tratamento recomendado	Acompanhamento
I	1, 2	Excisão cirúrgica	Completa → observar Incompleta → segunda cirurgia ou radioterapia
I	3	Quimioterapia*	Continue a quimioterapia
II	1, 2, 3	Excisão cirúrgica ou radioterapia	CCNU e prednisona (ver a seguir)*
III, IV	1, 2, 3	Quimioterapia*	Continue a quimioterapia

Protocolos de quimioterapia para cães com mastocitomas:
1. Prednisona, 50 mg/m² VO a cada 24 h por 1 semana; e, depois, 20 a 25 mg/m² VO a cada 48 h indefinidamente mais lomustina (CCNU), 60 mg/m² VO a cada 3 semanas.
2. Prednisona, 50 mg/m² VO a cada 24 h por 1 semana; e, depois, 20 a 25 mg/m² VO a cada 48 h indefinidamente mais lomustina (CCNU), 60 mg/m² VO a cada 6 semanas; alternar com vimblastina, 2 mg/m² IV a cada 6 semanas (o cão recebe lomustina, 3 semanas depois, vimblastina, 3 semanas depois, lomustina novamente, e assim por diante).

VO: via oral; IV: via intravenosa.
*Ver mais informações na tabela no fim deste capítulo.

regionais. A sobrevida a longo prazo é provável na maioria dos casos com tumor de baixo índice mitótico.

Como uma proporção variável de MCTs caninos tem mutações em c-kit, os inibidores de tirosinoquinase (TKIs), como toceranibe (Palladia® [Zoetis, Madison, NJ, EUA], 2,5 mg/kg por via oral [VO] em dias alternados), são eficazes em cerca de 40% dos MCTs caninos e em até 90% dos MCTs com mutações em c-kit (London et al., 2009; revisto em London CA, 2013). O masitinibe (Kinavet®, AB Science, Short Hills, NJ, EUA) também prolongou os intervalos livres de doença em cães com MCTs, independentemente da presença de mutações em c-kit. No entanto, não é mais comercializado nos EUA. Os principais efeitos adversos em cães que recebem TKIs são anorexia, vômito ou diarreia, dependem da dose e são observados em até 50% dos pacientes.

MASTOCITOMAS EM GATOS
Etiologia e epidemiologia

Embora os MCTs sejam relativamente comuns em gatos, raramente causam os graves problemas clínicos vistos em cães com essa neoplasia. A maioria dos gatos com MCTs é de meia-idade ou idosa (média de 10 anos). Aparentemente, não há predileção sexual, embora alguns gatos de raça pura possam ter maior risco de desenvolvimento da doença (Siamês, Birmanês, Russian Blue, Ragdoll) (Melville et al., 2015). O vírus da leucemia felina (FeLV) e o vírus da imunodeficiência felina (FIV) não influenciam o desenvolvimento desse tumor.

Ao contrário dos cães, em que a maioria dos MCTs é cutânea ou subcutânea, os gatos exibem três formas principais de MCTs: MCT cutâneo, doença mastocitária esplênica ou visceral e MCT intestinal. Embora possam coexistir no mesmo paciente, essas patologias tendem a ocorrer de maneira singular.

Características clínicas e patológicas

Os MCTs viscerais são mais comuns no baço; o acometimento de fígado, linfonodos abdominais, medula óssea e sangue periférico é frequente. A princípio, a maioria dos gatos afetados apresenta sinais inespecíficos, como anorexia e vômitos; a distensão abdominal causada por esplenomegalia maciça mostra-se uma característica importante. Como em cães, as anomalias hematológicas em gatos com MS são extremamente variáveis, como citopenias, mastocitemia, basofilia e/ou eosinofilia; no entanto, uma alta porcentagem de gatos pode ter hemogramas normais.

MCTs intestinais são o terceiro tipo mais comum de tumor intestinal em gatos. Gatos com MCTs intestinais geralmente apresentam sinais gastrintestinais, como anorexia, vômito ou diarreia. Massas abdominais são palpadas em cerca de metade desses pacientes. A maioria dos tumores ocorre no intestino delgado, onde podem ser solitários ou múltiplos. A doença metastática em linfonodos mesentéricos, fígado, baço e pulmões é comumente observada. Múltiplas massas intestinais em gatos são mais associadas ao linfoma e ao MCT, embora ambas as neoplasias possam coexistir. Úlceras do trato gastrintestinal também foram registradas.

Gatos com MCTs cutâneos geralmente apresentam massas dermoepidérmicas solitárias ou múltiplas, pequenas (2 a 15 mm), de cor branca a rosa, sobretudo na cabeça e no pescoço, embora massas dermoepidérmicas solitárias ou subcutâneas também ocorram em outros locais. Com base nas características clínicas, epidemiológicas e histológicas, os MCTs em gatos podem ser classificados como MCTs do tipo mastocitário (comum) ou MCTs do tipo histiocítico (raro). De modo geral, gatos com MCTs do tipo mastocitário têm mais de 4 anos e massas dérmicas solitárias; a doença parece mais comum em Siameses. Os gatos com MCTs do tipo histiocítico são principalmente Siameses jovens, com menos de 4 anos. Esses pacientes têm múltiplas massas subcutâneas (miliares) de comportamento biológico benigno. Algumas dessas neoplasias parecem regredir de maneira espontânea. Os MCTs subcutâneos comuns em cães são extremamente raros em gatos. Ao contrário do observado em cães, o grau histopatológico não parece ser bem correlacionado com o comportamento biológico dos MCTs felinos. Como parece haver uma síndrome específica em que gatos com múltiplos MCTs cutâneos também podem ter mastócitos esplênicos, a palpação abdominal cuidadosa e/ou a obtenção de imagens abdominais podem ser justificadas. Em tais gatos, as lesões cutâneas podem se resolver apenas com a esplenectomia.

Diagnóstico e tratamento

A abordagem diagnóstica em gatos com MCT assemelha-se à realizada em cães. Como em cães, alguns mastócitos em gatos são mal granulados e os grânulos podem não ser facilmente identificados durante uma avaliação citológica ou histopatológica de rotina.

Como regra geral, indica-se a cirurgia a gatos com massa cutânea solitária ou duas a cinco massas cutâneas, bem como a pacientes com acometimento intestinal ou esplênico. Conforme discutido, os MCTs cutâneos em gatos são menos agressivos do que em cães e, na maioria dos pacientes, a remoção de um MCT dermoepidérmico solitário com *punch* de biópsia é curativa; isso também ocorre em gatos com menos de cinco MCTs dermoepidérmicos. Gatos com MCT esplênico podem ter tempos de sobrevida prolongados quando submetidos à esplenectomia, mesmo na presença de doença no momento do tratamento; a sobrevida superior a 1 a 2 anos foi recentemente relatada (Kraus et al., 2015). No estudo mais recente, não houve benefício definitivo em gatos submetidos à quimioterapia após a esplenectomia; no entanto, aqueles não submetidos à esplenectomia tiveram uma sobrevida significativamente menor do que os que esplenectomizados. Os agentes mais usados na quimioterapia são corticosteroides (prednisona, dexametasona), alquilantes (clorambucila, lomustina), vimblastina ou TKIs. Gatos com MCTs intestinais costumam ser tratados com cirurgia e/ou quimioterapia, e os tempos de sobrevida inicial foram bastante baixos devido à presença de doença metastática em muitos pacientes. No entanto, recentemente, um estudo maior relatou MST geral de 1,5 anos em gatos tratados com diversos protocolos de quimioterapia, cirurgia ou corticosteroides, o que mostra a possibilidade de sobrevidas maiores mesmo sem procedimentos cirúrgicos (Barrett et al., 2018).

Recomendamos o uso de clorambucila (20 mg/m² VO a cada 2 semanas) com ou sem dexametasona (dose total de 4 a 5 mg VO ou por via subcutânea [SC] a cada 1 a 2 semanas) após a esplenectomia ou a remoção de MCT intestinal em gatos com doença sistêmica. Na maioria dos casos, tempos de sobrevida de 1 a 2 anos são comuns.

SARCOMAS EM SÍTIO DE INJEÇÃO EM GATOS

Uma associação entre injeções/vacinação e desenvolvimento de sarcomas foi reconhecida em gatos no início da década de 1990 e confirmada por estudos epidemiológicos. Essa síndrome caracteriza-se pelo desenvolvimento de fibrossarcomas (FSAs) ou outros tipos de sarcomas no tecido subcutâneo ou muscular da região interescapular ou da coxa, sítios comuns de injeção/vacinação. Estima-se o desenvolvimento de sarcoma em 1 a 2 de 10 mil gatos que recebem uma injeção. Embora a patogênese exata ainda não esteja clara, tanto os adjuvantes quanto a resposta imune local contra os antígenos (i. e., inflamação) foram implicados como causas. Um estudo epidemiológico recente relatou que os gatos com sarcoma no sítio de injeção (SSI) tinham maior probabilidade de ter recebido injeções de corticosteroides de ação prolongada na região interescapular, enquanto os gatos com SSI no membro posterior eram significativamente menos propensos a ter recebido vacinas recombinantes do que vacinas inativadas (Shrivastav et al., 2012).

Apesar das mudanças nas recomendações de imunização de 2001 para a administração da vacina contra a raiva na porção mais distal possível do membro posterior direito, da vacina contra FeLV na porção mais distal possível do membro posterior esquerdo e da vacina contra rinotraqueíte, calicivírus e panleucopenia acompanhada ou não pela vacina contra clamidiose (FVRCP ± C) no ombro direito, uma alta proporção de tumores ainda se desenvolve na região interescapular (Shaw et al., 2009). Os protocolos atuais de vacinação de gatos devem ser avaliados pelos clínicos gerais para que as práticas seguras sejam usadas de maneira rotineira (ver as diretrizes mais recentes da American Association of Feline Practitioners [AAFP] em *Leitura sugerida*).

Uma massa de tecido mole de crescimento rápido desenvolve-se na região semanas a meses após a vacinação ou injeção. Uma reação inflamatória associada à vacina ou à injeção pode preceder o desenvolvimento dessa neoplasia. Portanto, suspeite de SSI em qualquer gato com massa superficial ou profunda na região interescapular ou da coxa e faça o possível para o estabelecimento imediato do diagnóstico. A recomendação atual é usar a "Regra 3, 2, 1": preocupe-se se a massa persistir por mais de 3 meses após a vacinação, for maior que 2 cm de diâmetro ou crescer 1 mês após a injeção.

Embora os achados à PAAF possam dar uma resposta definitiva, uma biópsia incisional ou com agulha é frequentemente necessária, devido à ausência de esfoliação celular consistente pelos sarcomas (ver Capítulo 71). No entanto, as biópsias excisionais não são recomendadas, já que o tempo de sobrevida dos gatos submetidos a esses procedimentos antes do tratamento definitivo foi menor.

Embora a maioria dos FSAs em cães e gatos tenha baixo potencial metastático, os SSIs são bastante agressivos e devem ser tratados de acordo. Mesmo vários estudos estando em andamento, com base nos resultados dos estudos relatados na literatura e nos achados em gatos vistos na clínica do autor, a taxa de metástases de SSIs pode ser alta (provavelmente acima de 50 a 70% em gatos com tumores recorrentes). Lesões metastáticas pulmonares podem ser detectadas na apresentação em até 20% dos gatos com SSIs.

O tratamento de escolha para gatos com SSI é a *excisão cirúrgica agressiva* (ver Capítulo 75). Seguindo a máxima "corte uma vez, mas corte tudo", a ressecção em bloco (para inclusão de quaisquer tratos de biópsia) deve ser realizada logo após o estabelecimento do diagnóstico, desde que não haja doença metastática (Phelps et al., 2011). Gatos submetidos à cirurgia agressiva têm tempos de sobrevida livre de doença significativamente maiores do que aqueles tratados com a cirurgia conservadora (274 contra 66 dias); além disso, gatos com tumores nos membros têm tempos de sobrevida livre de doença significativamente maiores do que gatos com tumores no tronco (325 contra 66 dias; Hershey et al., 2000). Gatos com recidiva local após a primeira cirurgia agressiva têm MSTs significativamente menores do que aqueles sem recidiva (365 contra 1.100 dias [Romanelli et al., 2008] e 499 contra 1461 dias [Phelps et al., 2011]). Como esperado, os gatos com metástases à primeira consulta também têm MSTs mais curtos do que aqueles sem metástases a distância (165 contra 930 dias [Romanelli et al., 2008] e 388 contra 1.528 dias [Phelps et al., 2011]). A excisão cirúrgica completa de um SSI relativamente pequeno (com menos de 2 cm de diâmetro) está associada a remissões prolongadas e até mesmo à cura. Ainda que o papel da quimioterapia adjuvante pós-operatória não tenha sido bem avaliado, gatos com tumores grandes ou excisados de maneira incompleta podem se beneficiar da administração de mitoxantrona e ciclofosfamida, doxorrubicina e ciclofosfamida ou carboplatina. Uma das clínicas do autor observou respostas objetivas completas ou parciais em gatos com SSI não passível de ressecção ou metastático tratados com combinações de doxorrubicina/ciclofosfamida (Figura 81.9) ou apenas carboplatina; alguns desses gatos estão em remissão há mais de 1 ano. Quando há doença metastática, a quimioterapia geralmente não é eficaz.

Em gatos com SSI de alto grau não passível de ressecção, os autores observaram respostas objetivas à quimioterapia com doxorrubicina/ciclofosfamida ou doxorrubicina/lomustina e neoadjuvante (i. e., quimioterapia para diminuição do tamanho da massa e, depois, cirurgia e mais quimioterapia). Os TKIs estão sendo investigados em gatos com SSIs; no entanto, os primeiros estudos não mostraram taxas de resposta esmagadoras.

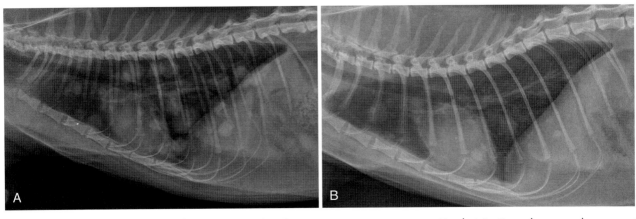

Figura 81.9 Radiografias torácicas laterais esquerdas de um gato com sarcoma no sítio de injeção e doença pulmonar metastática antes (**A**) e após a quimioterapia com doxorrubicina/ciclofosfamida (**B**). Observe a redução acentuada no tamanho dos nódulos pulmonares.

Leitura sugerida

Alvarez FJ, et al. Treatment of dogs with stage III hemangiosarcoma using the VAC protocol. *J Am Anim Hosp Assoc.* 2013;49(6):370.

Bertazzolo W, et al. Canine angiosarcoma: cytologic, histologic, and immunohistochemical correlations. *Vet Clin Pathol.* 2005;34:28.

Boston SE, et al. Concurrent splenic and right atrial mass at presentation in dogs with HSA: a retrospective study. *J Am Anim Hosp Assoc.* 2011;47:336.

Brown DC, et al. Single agent polysaccharopeptide delays metastases and improves survival in naturally occurring hemangiosarcoma. *Evid Based Complement Alternat Med.* 2012.

Ferrer L, et al. Immunohistochemical detection of CD31 antigen in normal and neoplastic canine endothelial cells. *J Comp Pathol.* 1995;112:319.

Hammer AS, et al. Efficacy and toxicity of VAC chemotherapy (vincristine, doxorubicin, and cyclophosphamide) in dogs with hemangiosarcoma. *J Vet Intern Med.* 1991a;5:16.

Lamerato-Kozicki AR, et al. Canine hemangiosarcoma originates from hematopoietic precursors with potential for endothelial differentiation. *Exp Hematol.* 2006;34:870.

Lana S, et al. Continuous low-dose oral chemotherapy for adjuvant therapy of splenic hemangiosarcoma in dogs. *J Vet Intern Med.* 2007;21:764.

Liptak JM, et al. Retroperitoneal sarcomas in dogs: 14 cases (1992-2002). *J Am Vet Med Assoc.* 2004;224:1471.

O'Brien RT. Improved detection of metastatic hepatic hemangiosarcoma nodules with contrast ultrasound in three dogs. *Vet Radiol Ultrasound.* 2007;48:146.

Ogilvie GK, et al. Surgery and doxorubicin in dogs with hemangiosarcoma. *J Vet Intern Med.* 1996;10:379.

Pirie CG, et al. Canine conjunctival hemangioma and hemangiosarcoma: a retrospective evaluation of 108 cases (1989-2004). *Vet Ophthalmol.* 2006;9:215.

Sorenmo KU, et al. Chemotherapy of canine hemangiosarcoma with doxorubicin and cyclophosphamide. *J Vet Intern Med.* 1993;7:370.

Sorenmo KU, et al. Efficacy and toxicity of a dose-intensified doxorubicin protocol in canine hemangiosarcoma. *J Vet Intern Med.* 2004;18:209.

Weisse C, et al. Survival times in dogs with right atrial hemangiosarcoma treated by means of surgical resection with or without adjuvant chemotherapy: 23 cases (1986-2000). *J Am Vet Med Assoc.* 2005;226:575.

Wirth KA, et al. In vitro effects of Yunnan Baiyao on canine hemangiosarcoma cell lines. *Vet Comp Oncol.* 2016;14:281.

Osteossarcomas

Alexander K, et al. A comparison of computed tomography, computed radiography, and film-screen radiography for the detection of canine pulmonary nodules. *Vet Radiol Ultrasound.* 2012;53:258.

Boston SE, et al. Evaluation of survival time in dogs with stage III osteosarcoma that undergo treatment: 90 cases (1985-2004). *J Am Vet Med Assoc.* 1905;228:2006.

Chun R, et al. Toxicity and efficacy of cisplatin and doxorubicin combination chemotherapy for the treatment of canine osteosarcoma. *J Am Anim Hosp Assoc.* 2005;41:382.

Fan TM, et al. Single-agent pamidronate for palliative therapy of canine appendicular osteosarcoma bone pain. *J Vet Intern Med.* 2007;21:431.

Gordon IK, et al. Evaluation of the mammalian target of rapamycin pathway and the effect of rapamycin on target expression and cellular proliferation in osteosarcoma cells from dogs. *Am J Vet Res.* 2008;69:1079.

Hillers KR, et al. Incidence and prognostic importance of lymph node metastases in dogs with appendicular osteosarcoma: 228 cases (1986-2003). *J Am Vet Med Assoc.* 2005;226:1364.

LaRue SM, et al. Limb-sparing treatment for osteosarcoma in dogs. *J Am Vet Med Assoc.* 1734;195:1989.

Lascelles BD, et al. Improved survival associated with postoperative wound infection in dogs treated with limb-salvage surgery for osteosarcoma. *Ann Surg Oncol.* 2005;12:1073.

Mason NJ, et al. Immunotherapy with a HER2-targeting Listeria induces HER2-specific immunity and demonstrates potential therapeutic effects in a Phase I trial in canine osteosarcoma. *Clin Cancer Res.* 2016;22:4380.

McMahon M, et al. Adjuvant carboplatin and gemcitabine combination chemotherapy postamputation in canine appendicular osteosarcoma. *J Vet Intern Med.* 2011;25:511.

Moore AS, et al. Doxorubicin and BAY 12-9566 for the treatment of osteosarcoma in dogs: a randomized, double-blind, placebo-controlled study. *J Vet Intern Med.* 2007;21:783.

Mueller F, et al. Palliative radiotherapy with electrons of appendicular osteosarcoma in 54 dogs. *In Vivo.* 2005;19:713.

O'Brien MG, et al. Resection of pulmonary metastases in canine osteosarcoma: 36 cases. *Vet Surg.* 1993;22:105.

Rosenberger JA, Pablo NV, Crawford PC. Prevalence of and intrinsic risk factors for appendicular osteosarcoma in dogs: 179 cases (1996-2005). *J Am Vet Med Assoc.* 2007;231:1076.

Rowell JL, McCarthy DO, Alvarez CE. Dog models of naturally occurring cancer. *Trends Mol Med.* 2011;17:380.

Rubin JA, et al. Factors associated with pathological fractures in dogs with appendicular primary bone neoplasia: 84 cases (2007-2013). *J Am Vet Med Assoc.* 2015;247:917.

Sabattini S, et al. Comparative assessment of the accuracy of cytologic and histologic biopsies in the diagnosis of canine bone lesions. *J Vet Intern Med.* 2017;31:864.

Selmic LE, et al. Outcome and prognostic factors for osteosarcoma of the maxilla, mandible, or calvarium in dogs: 183 cases (1986-2012). *J Am Vet Med Assoc.* 2014;245:930.

Mastocitomas

Barrett LE, et al. Outcome following treatment of feline gastrointestinal mast cell tumours. *Vet Comp Oncol.* 2018;16:188.

Camus MS, et al. Cytologic criteria for mast cell tumor grading in dogs with evaluation of clinical outcome. *Vet Pathol.* 2016;53:1117.

Carlsten KS, et al. Multicenter prospective trial of hypofractionated radiation treatment, toceranib, and prednisone for measurable canine mast cell tumors. *J Vet Intern Med.* 2012;26:135.

Evans BJ, et al. Treatment outcomes and prognostic factors of feline splenic mast cell tumors: a multi-institutional retrospective study of 64 cases. *Vet Comp Oncol.* 2018;16:20.

Hahn KA, et al. Masitinib is safe and effective for the treatment of canine mast cell tumors. *J Vet Intern Med.* 2008;22:1301.

Henry C, Herrera C. Mast cell tumors in cats: clinical update and possible new treatment avenues. *J Feline Med Surg.* 2013;15:41.

Hosoya K, et al. Adjuvant CCNU (lomustine) and prednisone chemotherapy for dogs with incompletely resected grade 2 mast cell tumors. *J Am Anim Hosp Assoc.* 2009;45:14.

Jones CL, et al. Detection of c-kit mutations in canine mast cell tumors using fluorescent polyacrylamide gel electrophoresis. *J Vet Diagn Invest.* 2004;16:95.

Kiupel M, et al. Proposal of a 2-tier histologic grading system for canine cutaneous mast cell tumors to more accurately predict biological behavior. *Vet Pathol.* 2011;48:147.

Kraus KA, et al. Outcome and prognostic indicators in cats undergoing splenectomy for splenic mast cell tumors. *J Am Anim Hosp Assoc.* 2015;51:231.

Lejeune A, et al. Aggressive local therapy combined with systemic chemotherapy provides long-term control in grade II stage 2 canine mast cell tumour: 21 cases (1999-2012). *Vet Comp Oncol.* 2015;13:267.

Lepri E, et al. Diagnostic and prognostic features of feline cutaneous mast cell tumours: a retrospective analysis of 40 cases. *Vet Res Commun.* 2003;27 Suppl 1:707.

London CA. Kinase dysfunction and kinase inhibitors. *Vet Dermatol.* 2013;24:181.

London CA, et al. Multi-center, placebo-controlled, double-blind, randomized study of oral toceranib phosphate (SU11654), a receptor tyrosine kinase inhibitor, for the treatment of dogs with recurrent (either local or distant) mast cell tumor following surgical excision. *Clin Cancer Res.* 2009;15:3856.

Macy DW, et al. Mast cell tumor. In: Withrow SJ, et al, eds. *Clinical veterinary oncology*. Philadelphia: JB Lippincott; 1989.

McManus PM. Frequency and severity of mastocythemia in dogs with and without mast cell tumors: 120 cases (1995-1997). *J Am Vet Med Assoc.* 1999;215:355.

Melville K, et al. Feline cutaneous mast cell tumours: a UK-based study comparing signalment and histological features with long-term outcomes. *J Feline Med Surg.* 2015;17:486.

Mochizuki H, et al. Association of breed and histopathological grade in canine mast cell tumours. *Vet Comp Oncol.* 2017;15:829.

Molander-McCrary H, et al. Cutaneous mast cell tumors in cats: 32 cases (1991-1994). *J Am Anim Hosp Assoc.* 1998;34:281.

Pryer NK, et al. Proof of target for SU11654: inhibition of KIT phosphorylation in canine mast cell tumors. *Clin Cancer Res.* 2003;9:5729.

Romansik EM, et al. Mitotic index is predictive for survival for canine cutaneous mast cell tumors. *Vet Pathol.* 2007;44:335.

Séguin B, et al. Clinical outcome of dogs with grade-II mast cell tumors treated with surgery alone: 55 cases (1996-1999). *J Am Vet Med Assoc.* 2001;218:1120.

Sledge DG, et al. Canine cutaneous mast cell tumors: a combined clinical and pathologic approach to diagnosis, prognosis, and treatment selection. *Vet J.* 2016;215:43.

Stefanello D, et al. Comparison of 2- and 3-category histologic grading systems for predicting the presence of metastasis at the time of initial evaluation in dogs with cutaneous mast cell tumors: 386 cases (2009-2014). *J Am Vet Med Assoc.* 2015;246:765.

Thompson JJ, et al. Canine subcutaneous mast cell tumor: characterization and prognostic indices. *Vet Pathol.* 2011;48:156.

Webster JD, et al. Cellular proliferation in canine cutaneous mast cell tumors: associations with c-KIT and its role in prognostication. *Vet Pathol.* 2007;44:3.

Sarcomas em sítio de injeção

Barber L, et al. Combined doxorubicin and cyclophosphamide chemotherapy for nonresectable feline fibrosarcoma. *J Am Anim Hosp Assoc.* 2000;36:416.

Hershey AE, et al. Prognosis for presumed feline vaccine-associated sarcoma after excision: 61 cases (1986-1996). *J Am Vet Med Assoc.* 2000;216:58.

Holtermann N, et al. The tyrosine kinase inhibitor toceranib in feline injection site sarcoma: efficacy and side effects. *Vet Comp Oncol.* 2017;15:632.

Kass PH, et al. Epidemiologic evidence for a causal relation between vaccination and fibrosarcoma tumorigenesis in cats. *J Am Vet Med Assoc.* 1993;203:396.

Lester S, et al. Vaccine-site associated sarcomas in cats: clinical experience and a laboratory review (1982-1993). *J Am Anim Hosp Assoc.* 1996;32:91.

Phelps HA, et al. Radical excision with five-centimeter margins for treatment of feline injection-site sarcomas: 91 cases (1998-2002). *J Am Vet Med Assoc.* 2011;239:97.

Romanelli G, et al. Analysis of prognostic factors associated with injection-site sarcomas in cats: 57 cases (2001-2007). *J Am Vet Med Assoc.* 2008;232:1193.

Scherk MA, et al. AAFP feline vaccination advisory panel report. *J Feline Med Surg.* 2013;15(785):2013.

Shaw SC, et al. Temporal changes in characteristics of injection-site sarcomas in cats: 392 cases (1990-2006). *J Am Vet Med Assoc.* 2009;234:376.

Shrivastav A, et al. Comparative vaccine-specific and other injectable-specific risks of injection-site sarcomas in cats. *J Am Vet Med Assoc.* 2012;241:595.

Wilcock B, et al. Feline postvaccinal sarcomas: 20 years later. *Can Vet J.* 2012;53:430.

Protocolos de quimioterapia contra o câncer comumente usados pelos autores deste capítulo.

I. Linfoma
　A. Indução de remissão
　　1. Protocolo COP (8 semanas de duração)
　　　Ciclofosfamida: 50 mg/m² VO a cada 48 h por 8 semanas em cães; 200 a 300 mg/m² VO a cada 3 semanas em gatos
　　　Vincristina: 0,5 mg/m² IV 1 vez/semana durante 8 semanas
　　　Prednisona: 40 a 50 mg/m² VO a cada 24 h por 1 semana; então, 20 a 25 mg/m² VO a cada 48 h por 7 semanas
　　2. Protocolo COAP
　　　Ciclofosfamida: 50 mg/m² VO a cada 48 h ou 300 mg/m² VO a cada 3 semanas*
　　　Vincristina: 0,5 mg/m² IV 1 vez/semana
　　　Citarabina: 100 mg/m² IV ou SC divididos a cada 12 h por 4 dias
　　　Prednisona: 40 a 50 mg/m² VO a cada 24 h por 1 semana; então, 20 a 25 mg/m² VO a cada 48 h
　　　Em gatos, a citarabina é administrada por apenas 2 dias e os três medicamentos restantes (ciclofosfamida, vincristina, prednisona), por 6 em vez de 8 semanas
　　3. Protocolo CLOP
　　　Como no protocolo COP, mas com a adição de L-asparaginase na dose de 10.000 a 20.000 UI/m² IM a cada 4 a 6 semanas
　　4. Protocolo UW-25 (este protocolo não usa quimioterapia de manutenção – ver mais informações no texto)
　　　Semana 1:　Vincristina: 0,5 a 0,75 mg/m² IV
　　　　　　　　Prednisona: 40 mg/m² VO a cada 24 h
　　　Semana 2:　Ciclofosfamida: 200 a 250 mg/m² IV ou VO
　　　　　　　　Prednisona: 30 mg/m² VO a cada 24 h
　　　Semana 3:　Vincristina: 0,5 a 0,75 mg/m² IV
　　　　　　　　Prednisona: 20 mg/m² VO a cada 24 h
　　　Semana 4:　Doxorrubicina: 30 mg/m² (ou 1 mg/kg se < 10 kg) IV
　　　　　　　　Prednisona: 10 mg/m² VO a cada 24 h
　　　Semana 5:　**Sem tratamento – interromper a prednisona se houver RC**
　　　Semana 6:　Vincristina: 0,5 a 0,75 mg/m² IV
　　　Semana 7:　Ciclofosfamida: 200 a 250 mg/m² IV ou VO
　　　Semana 8:　Vincristina: 0,5 a 0,75 mg/m² IV
　　　Semana 9:　Doxorrubicina: 30 mg/m² (ou 1 mg/kg se < 10 kg) IV
　　　Semana 10:　**Sem tratamento**
　　　Semana 11:　Vincristina: 0,5 a 0,75 mg/m² IV
　　　Semana 13:　Ciclofosfamida: 200 a 250 mg/m² IV ou VO
　　　Semana 15:　Vincristina: 0,5 a 0,75 mg/m² IV
　　　Semana 17:　Doxorrubicina: 30 mg/m² (ou 1 mg/kg se < 10 kg) IV
　　　Semana 18:　**Sem tratamento**
　　　Semana 19:　Vincristina: 0,5 a 0,75 mg/m² IV
　　　Semana 21:　Ciclofosfamida: 200 a 250 mg/m² IV ou VO
　　　Semana 23:　Vincristina: 0,5 a 0,75 mg/m² IV
　　　Semana 25:　Doxorrubicina: 30 mg/m² (ou 1 mg/kg se < 10 kg) IV
　B. Manutenção
　　1. Protocolo LMP
　　　Clorambucila: 20 mg/m² VO a cada 2 semanas
　　　Prednisona: 20 a 25 mg/m² VO a cada 48 h
　　　Metotrexato: 2,5 a 5 mg/m² VO 2 ou 3 vezes/semana
　　2. Protocolo CCNU/prednisona
　　　CCNU (lomustina): 60 a 70 mg/m² VO a cada 3 semanas
　　　Prednisona: 20 a 25 mg/m² VO a cada 48 h
　　3. Protocolo LAP
　　　Clorambucila: 20 mg/m² VO a cada 2 semanas
　　　Prednisona: 20 a 25 mg/m² VO a cada 48 h
　　　Citarabina (Cytosar®): 200 a 400 mg/m² SC a cada 2 semanas; alternando com clorambucila
　　4. Protocolo COP usado a cada 2 semanas por seis ciclos; depois, a cada 3 semanas por seis ciclos; depois, 1 vez/mês

(continua)

1320 PARTE 12 ■ Oncologia

Protocolos de quimioterapia contra o câncer comumente usados pelos autores deste capítulo. (*Continuação*)

C. "Resgate"
   Cães
   1. Protocolo D-MAC (protocolo de 14 dias; repetir continuamente por 10 a 16 semanas)
      Dexametasona: 1 mg/kg VO ou SC no 1º e no 8º dia
      Actinomicina D (Cosmegen®): 0,75 mg/m² em injeção IV no 1º dia
      Citarabina (Cytosar®): 200 a 300 mg/m² em gotejamento IV durante 4 h ou SC no 1º dia
      Melfalana (Alkeran®): 20 mg/m² VO no 8º dia (após quatro doses de melfalana, substituir clorambucila na mesma dose)
   2. Protocolo MOPP (protocolo de 28 dias; repetir continuamente até a recidiva)
      Mecloretamina: 3 mg/m² IV no 0 e no 7º dia
      Vincristina: 0,7 mg/m² IV no 0 e no 7º dia
      Procarbazina: 50 mg/m² VO a cada 24 h para o 0 ao 13º dia
      Prednisona: 30 a 40 mg/m² VO a cada 24 h para o 0 ao 13º dia
   3. L-asparaginase, CCNU e prednisona
      CCNU (lomustina): 70 mg/m² VO a cada 3 semanas
      L-asparaginase: 400 u/kg SC ou IM a cada 3 semanas
      Prednisona: 2 mg/kg VO a cada 24 h, diminuir quando a remissão for obtida
   4. Dacarbazina: 800 a 1.000 mg/m² a cada 14 a 21 dias
   5. CCNU (lomustina): 60 a 80 mg/m² a cada 21 dias
   6. Rabacfosadina: 0,82 a 1 mg/kg IV durante 30 min a cada 3 semanas
   Gatos
   1. Protocolo ACD (ciclo de 21 dias)
      Doxorrubicina: 1 mg/kg IV no 1º dia
      Ciclofosfamida: 200 a 300 mg/m² VO no 10º dia
      Dexametasona: 4 mg/gato VO a cada 1 a 2 semanas
   2. Protocolo AMD
      Citarabina: 100 a 200 mg/m²/dia IV em CRI por 1 a 2 dias
      Mitoxantrona: 4 mg/m² em IV em CRI, misturado na bolsa com a citarabina
      Dexametasona: 1 a 2 mg/kg VO por semana; repetir por 3 semanas
   3. CCNU: 10 mg/gato a cada 3 a 6 semanas
II. Leucemia linfoide aguda (LLA)
    Protocolos COAP, CLOP, COP ou CHOP
III. Leucemia linfocítica crônica (LLC)
    1. Clorambucila: 20 mg/m2 VO a cada 2 semanas (com ou sem prednisona, 20 mg/m2 VO a cada 48 h)
    2. Ciclofosfamida: 50 mg/m2 VO a cada 48 h; e prednisona 20 mg/m2 VO a cada 48 h
IV. Leucemia mielógena aguda
    1. Citosina-arabinosídeo: 5 a 10 mg/m2 SC a cada 12 h por 2 a 3 semanas; depois, em semanas alternadas
    2. Citosina-arabinosídeo: 100 a 200 mg/m2 em CRI IV por 4 h
       Mitoxantrona: 4 a 6 mg/m2 em CRI IV por 4 h; repetir a cada 3 semanas
V. Leucemia mieloide crônica
    1. Hidroxiureia (Hydrea®): 50 mg/kg VO a cada 24 a 48 h até a normalização dos números de leucócitos
VI. Mieloma múltiplo
    1. Melfalana (Alkeran®): 2 a 4 mg/m² VO a cada 24 h durante 1 semana; depois, a cada 48 h. Também pode ser administrada em dose de 6 a 8 mg/m² VO por 5 dias, repetindo a cada 21 dias
       Prednisona: 40 a 50 mg/m² VO a cada 24 h por 1 semana; depois 20 mg/m² VO a cada 48 h
    2. Como em III.2
VII. Mastocitomas (não passíveis de ressecção, sistêmicos ou metastáticos)
    1. Prednisona: 40 a 50 mg/m² VO a cada 24 h por 1 semana; então, 20 a 25 mg/m² VO a cada 48 h
    2. Lomustina (CCNU): 60 mg/m² VO a cada 3 semanas (com ou sem prednisona como em 1)
    3. Protocolo LVP
       Vimblastina: 2 mg/m² IV a cada 4 a 6 semanas alternando com
       Lomustina (CCNU): 60 mg/m² VO a cada 4 a 6 semanas
       Prednisona: 20 a 25 mg/m² VO a cada 48 h
    4. Toceranibe (Palladia®): 2,5 mg/kg VO a cada 48 h
    5. Masitinibe (Kinavet®): 10 a 12 mg/kg VO a cada 24 h
VIII. Sarcomas de tecidos moles – cães
    1. Protocolo VAC (ciclo de 21 dias)
       Vincristina: 0,75 mg/m² IV no 8º e no 15º dia
       Doxorrubicina: 30 mg/m² IV (ou 1 mg/kg se < 10 kg) no 1º dia
       Ciclofosfamida: 200 a 300 mg/m² VO no 10º dia
       Sulfa-trimetoprima: 15 mg/kg VO a cada 12 h

(*continua*)

Protocolos de quimioterapia contra o câncer comumente usados pelos autores deste capítulo. (*Continuação*)

IX. Sarcomas de tecidos moles – gatos
  1. Protocolo AC (ciclo de 21 dias)
     Doxorrubicina: 1 mg/kg IV no 1º dia
     Ciclofosfamida: 200 a 300 mg/m² no 10º dia
  2. Protocolo MiC (ciclo de 21 dias)
     Mitoxantrona: 4 a 6 mg/m² em gotejamento IV durante 4 h no 1º dia
     Ciclofosfamida: 200 a 300 mg/m² VO no 10º dia
  3. Carboplatina: 10 mg/kg IV a cada 4 semanas
X. Osteossarcoma – cães
  1. Doxorrubicina: 30 mg/m² (ou 1 mg/kg se < 10 kg) IV a cada 2 semanas por 5 doses
  2. Carboplatina: 300 mg/m² IV a cada 3 semanas por 4 a 6 doses
  3. Doxorrubicina e carboplatina como antes, alternando os fármacos a cada 3 semanas por 2 a 3 doses cada
XI. Carcinomas – cães
  1. Protocolo FAC
     5-fluoruracila: 150 mg/m² IV no 8º e no 15º dia
     Doxorrubicina: 30 mg/m² (ou 1 mg/kg se < 10 kg) IV no 1º dia
     Ciclofosfamida: 200 a 300 mg/m² VO no 10º dia
     Sulfa-trimetoprima: 15 mg/kg VO a cada 12 h
  2. Carboplatina: 300 mg/m² IV a cada 3 semanas
  3. Gencitabina: 675 mg/m² IV em CRI por 30 min a cada 2 semanas
XII. Carcinomas – gatos
     O 5-fluoruracila é tóxico em gatos, produzindo sinais graves e frequentemente fatais relacionados com o sistema nervoso central. A cisplatina também é extremamente tóxica e provoca lesão pulmonar aguda nessa espécie
  1. Carboplatina: 10 mg/kg IV a cada 4 semanas
  2. Protocolo AC (ciclo de 21 dias)
     Doxorrubicina: 1 mg/kg IV no 1º dia
     Ciclofosfamida: 200 a 300 mg/m² VO no 10º dia
  3. Protocolo MiC (ciclo de 21 dias)
     Mitoxantrona: 4 a 6 mg/m² IV em CRI por 4 h no 1º dia
     Ciclofosfamida: 200 a 300 mg/m² VO no 10º dia
  4. Protocolo MiCO (ciclo de 21 dias)
     Mitoxantrona: 4 a 6 mg/m² IV em CRI por 4 h no 1º dia
     Ciclofosfamida: 200 a 300 mg/m² VO no 10º dia
     Vincristina: 0,5 a 0,6 mg/m² IV no 8º e no 15º dia
XIII. Protocolo de quimioterapia metronômica
  • Palladia® (2,5 mg/kg VO às segundas, às quartas e às sextas) mais
  • Ciclofosfamida (10 mg/m² VO às terças, às quintas e aos sábados) ou clorambucila (2 a 4 mg/m² VO às terças, às quintas e aos sábados) mais
  • Um anti-inflamatório não esteroide em doses terapêuticas mais
  • Famotidina (0,5 a 1 mg/kg VO a cada 24 h)

CRI: infusão em taxa contínua; IM: via intramuscular; IV: via intravenosa; SC: via subcutânea; VO: via oral.
*A dose diária deve ser dividida em duas a quatro administrações. A duração da quimioterapia com esse protocolo é variável.

PARTE 13 ■ Hematologia
C. Guillermo Couto

CAPÍTULO 82

Anemia

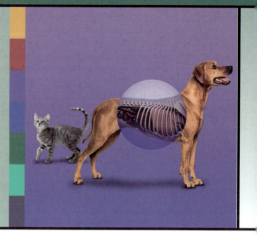

DEFINIÇÃO

Define-se anemia como uma diminuição da massa de hemácias. Em termos práticos, pode ser definida como a diminuição do hematócrito (Ht), da concentração de hemoglobina (Hb) ou do número de hemácias para valores abaixo do intervalo de referência (IR) para a espécie. Em circunstâncias especiais, a anemia é diagnosticada em um determinado paciente com diminuição do Ht ao longo do tempo, embora ainda dentro dos valores de referência. Greyhounds e outros Galgos (consulte o Capítulo 83), por exemplo, raramente têm Ht abaixo de 50%; logo, um Greyhound anêmico pode ter Ht dentro do IR para cães de outras raças. Como os IRs refletem a condição real em 95% da população felina e canina, às vezes um valor anormal é, na verdade, normal para um determinado animal, e não há necessidade de maior avaliação em busca de outras anomalias. Lembre-se de que a anemia raramente se revela um diagnóstico primário; portanto, todo o possível deve ser feito para identificar sua causa.

Em um estudo recente de 1.098 gatos com anemia, 633 (57,7%) apresentavam a doença não regenerativa (ANR) e 465 (42,3%) tinham anemia regenerativa (AR). O Ht foi significativamente menor em gatos com AR em comparação com aqueles com ANR ($P < 0,05$) (Furman et al., 2014).

AVALIAÇÃO CLÍNICA E CLÍNICO-PATOLÓGICA

Ao interpretar o Ht, a concentração de Hb ou o número de hemácias, lembre-se de que, em algumas situações, esses valores estão acima (p. ex., em Galgos) ou abaixo (p. ex., em filhotes ou gestantes) do IR para a espécie. Do ponto de vista prático, à avaliação da série vermelha, não há necessidade de avaliação de todos os valores, pois vários deles fornecem informações semelhantes. Por exemplo, o Ht, a concentração de Hb e o número de hemácias fornecem o mesmo tipo de informação – um aumento no número de hemácias geralmente leva a um aumento no Ht e na concentração de Hb e vice-versa. Assim, ao avaliar a série vermelha de um hemograma completo, o Ht costuma ser usado como um índice indireto da massa (ou número) de hemácias.

As principais manifestações clínicas da anemia em cães e gatos (Boxe 82.1) são mucosas pálidas ou ictéricas, letargia, intolerância ao exercício, pica (principalmente em gatos) e diminuição da atividade geral; em cães, a pica está mais associada à aplasia pura de hemácias (APH, ver mais adiante; Boxe 82.1). Esses sinais clínicos podem ser agudos ou crônicos, e sua gravidade é variável; a duração dos sinais clínicos pode não refletir o mecanismo da anemia. Os sinais clínicos agudos, por exemplo, são comuns em gatos com anemia crônica; a maioria dos pacientes compensa a anemia por meio do desvio da curva de dissociação da oxi-hemoglobina para a direita, liberando oxigênio para os tecidos com maior rapidez. Portanto, os gatos são clinicamente estáveis até a diminuição acentuada do Ht (para menos 10% ou mais) e o desenvolvimento de sinais clínicos agudos. Os tutores também podem detectar algumas das alterações adaptativas à anemia, como taquicardia ou aumento dos batimentos precordiais.

À anamnese de um gato ou cão anêmico, pergunte ao tutor:
- *O animal está em tratamento com algum medicamento?* Certos medicamentos podem causar hemólise, perda de sangue gastrintestinal (GI) ou hipoplasia da medula óssea
- *Houve perda de sangue ou as fezes estão escuras (alcatrão)?* O sangramento do trato gastrintestinal de um tumor ou úlcera gástrica frequentemente leva à anemia por deficiência de ferro (ADF) em cães
- *Há pulgas?* A infestação grave por pulgas pode causar ADF
- *O gato foi recentemente submetido a exames para detecção de infecção pelo vírus da leucemia felina (FeLV) ou vírus da imunodeficiência felina (FIV)?* Os retrovírus podem causar hipoplasia da medula óssea, mielodisplasia ou leucemias, levando a citopenias
- *O cão apresentou algum carrapato?* A erliquiose pode causar hipoplasia da medula óssea; a babesiose pode causar hemólise

BOXE 82.1

Manifestações clínicas de anemia em cães e gatos.

Anamnese
- Raça (p. ex., enzimopatias congênitas, babesiose em Pitbulls)
- Histórico familiar
- Intolerância ao exercício, episódios de síncope
- Palidez, icterícia
- Sangramento localizado ou generalizado
- Infecção por FeLV ou FIV
- Doenças transmitidas por vetores (p. ex., erliquiose, anaplasmose, babesiose)
- Desnutrição, má absorção
- Inflamação crônica, câncer
- Histórico de viagens

Exame físico
- Palidez, icterícia, petéquias, equimoses
- Linfadenopatia
- Hepatomegalia, esplenomegalia
- Taquicardia, sopro cardíaco, cardiomegalia, hipertrofia ventricular esquerda
- Sangue oculto nas fezes
- Hematúria, bilirrubinúria

FeLV: vírus da leucemia felina; FIV: vírus da imunodeficiência felina.

BOXE 82.2

Fármacos e toxinas que podem causar anemia em cães e gatos.

- Paracetamol
- Antiarrítmicos
- Anticonvulsivantes
- Anti-inflamatórios (não esteroidais)
- Barbitúricos
- Benzocaína
- Agentes quimioterápicos
- Cloranfenicol
- Cimetidina
- Sais de ouro
- Griseofulvina
- Levamisol
- Metimazol
- Metionina
- Azul de metileno
- Metronidazol
- Penicilinas e cefalosporinas
- Fenotiazinas
- Propiltiouracila
- Propilenoglicol
- Derivados de sulfa
- Vitamina K
- Zinco

- *O cão brigou com um Pitbull?* A infecção por *Babesia gibsoni* causa sinais semelhantes aos da anemia hemolítica imunomediada (AHIM) e é transmitida por mordeduras de Pitbull
- *O animal foi vacinado recentemente?* As vacinas vivas modificadas podem causar sangramento devido à disfunção plaquetária ou à trombocitopenia. Além disso, podem estar associadas à hemólise imunomediada
- *O cão recebeu algum tipo de anticoncepcional ou tem incontinência urinária?* Derivados de estrógeno podem causar aplasia ou hipoplasia da medula óssea.

Além dessas perguntas, também estabeleça o histórico detalhado de viagem e uso de medicamentos. Certas doenças infecciosas associadas à anemia costumavam ter uma distribuição geográfica (p. ex., babesiose na parte sudeste dos EUA); no entanto, o aquecimento global e as viagens pelo mundo ampliaram o alcance da maioria desses agentes infecciosos. Além disso, os cães costumam viajar pelos EUA; assim, a distribuição geográfica da doença tem se tornado menos comum. O Boxe 82.2 lista alguns medicamentos e toxinas que foram associados à anemia em cães e gatos; no entanto, como regra geral, qualquer medicamento pode causar qualquer citopenia em um determinado paciente (i. e., reação idiossincrática).

Ao avaliar um paciente com palidez, primeiramente determine a causa: hipoperfusão ou anemia. Ou seja, nem todo paciente com mucosas claras é anêmico. A abordagem mais simples consiste em avaliar o Ht e o tempo de preenchimento capilar (TPC). Cães e gatos com doença cardiovascular e hipoperfusão geralmente apresentam Ht normal e outros sinais clínicos, enquanto cães anêmicos sintomáticos apresentam Ht baixo. Além disso, cães e gatos com anemia quase sempre têm pulsos hipercinéticos. Cães e gatos com insuficiência cardíaca congestiva ocasionalmente apresentam anemia por diluição decorrente da retenção de fluido intravascular. A avaliação do TPC em pacientes anêmicos pode ser difícil, devido à ausência de contraste decorrente da palidez.

Também procure petéquias, equimoses e evidências de sangramento profundo em cães e gatos com palidez. Esses achados são sugestivos de deficiências de plaquetas ou fatores de coagulação (como em animais com síndrome de Evans, coagulação intravascular disseminada [CID] ou leucemias agudas; ver Capítulo 87), que causam anemia por perda de sangue. A icterícia é comum em cães, mas rara em gatos com anemia hemolítica; nesses pacientes, a cor das gengivas mostra-se branca a amarelada, diferentemente da cor branca a rosada, devido ao baixo Ht. Em nossa clínica, a maioria dos cães com icterícia tem hemólise, enquanto a maioria dos gatos com icterícia apresenta doença hepática.

Dê atenção especial aos órgãos linforreticulares, como linfonodos e baço, pois vários distúrbios associados à anemia também podem causar linfadenopatia e/ou hepatoesplenomegalia (Tabela 82.1). As radiografias abdominais em um cão com hemólise intravascular podem revelar corpos estranhos metálicos no estômago, uma possível fonte de zinco que causa hemólise intravascular e extravascular. A ultrassonografia abdominal pode revelar esplenomegalia difusa com textura mosqueada em cães com anemia por hemólise imunomediada ou naqueles com linfoma, leucemias ou histiocitose maligna.

TABELA 82.1

Distúrbios comumente associados a anemia e hepatomegalia, esplenomegalia e/ou linfadenopatia.

Distúrbio	Frequência	Espécies
Linfoma	F	C, G
Micoplasmose	F	G > C
Leucemias agudas	F	C, G
Erliquiose, anaplasmose, leishmaniose	F*	C > G
Mastocitose sistêmica	R	G > C
Hipoplasia da medula óssea	R	C, G
Anemia hemolítica imunomediada	F	C > G

C: cão; F: frequente; G: gato; R: rara.
*Variação geográfica.

O grau de anemia pode auxiliar o estabelecimento de uma causa. Para isso, as anemias são classificadas de acordo com o Ht da seguinte maneira:

	Cães	Gatos
Branda	30 a 36%	20 a 24%
Moderada	18 a 29%	15 a 19%
Grave	< 18%	< 14%

Em cão ou gato com anemia grave, por exemplo, certas causas (p. ex., sangramento, anemia da doença crônica [ADC], anemia da doença renal, ADF) podem ser imediatamente descartadas porque nenhum desses mecanismos leva a uma diminuição tão intensa do Ht. Portanto, é mais provável que o paciente tenha hemólise ou um distúrbio da medula óssea (ver mais adiante). A gravidade dos sinais clínicos também costuma ser correlacionada com a patogênese da anemia. Por exemplo, um cão ou gato com anemia grave e sinais clínicos brandos a moderados geralmente tem anemia crônica (p. ex., doença da medula óssea); as causas agudas de anemia grave (p. ex., hemólise) provocam sinais clínicos de maior gravidade porque as mudanças compensatórias adaptativas ainda não ocorreram.

Como parte da avaliação do Ht de um paciente, o plasma deve ser examinado quanto a evidências de icterícia (cor amarela), hemólise (rosa ou vermelha) ou ambas (plasma cor de vinho do Porto); além disso, o teor de proteína deve ser determinado com um refratômetro. O capilar de micro-hematócrito deve ser cuidadosamente inspecionado quanto a evidências de autoaglutinação (ver adiante), e convém realizar o teste de aglutinação em salina (ver mais adiante). O esfregaço de sangue deve ser avaliado para detectar alterações morfológicas que indiquem a causa da anemia. A avaliação do esfregaço de sangue é obrigatória, pois fornece informações clínico-patológicas relevantes na maioria dos pacientes com anemia.

Uma dúvida comum é a realização interna dos hemogramas ou seu envio para um laboratório de referência. Os analisadores hematológicos de bancada, precisos e fáceis de usar, revolucionaram a hematologia de pequenos animais. Hoje, mais de 75% das clínicas veterinárias dos EUA têm seus próprios analisadores. A maioria desses instrumentos não apresenta problemas e fornece resultados precisos. No entanto, quando os valores estiverem fora do IR ou forem suspeitos, sempre avalie um esfregaço de sangue do paciente. O esfregaço de sangue mostra-se o controle de qualidade mais fácil e barato para o instrumento, porém só é avaliado por menos de 5% dos veterinários.

Os novos analisadores de bancada mostram uma representação gráfica da distribuição das células (gráfico de pontos, histograma ou citograma). Dependendo do instrumento, esses gráficos de pontos fornecem informações clinicamente relevantes acerca de tamanho da célula, distribuição, presença de reticulócitos, desvio à esquerda, presença de hemácias nucleadas e outras características celulares. A Figura 82.1 mostra gráficos de pontos representativos de um cão normal e de um gato normal. Os gráficos contêm informações estatisticamente relevantes. Com os analisadores de citometria de fluxo, por exemplo, os gráficos de hemácias têm aproximadamente 80.000 hemácias, enquanto os gráficos de leucócitos contêm cerca de 15.000 células. Comparativamente, à contagem diferencial manual de leucócitos, avaliamos 100 células. Pense em quanto tempo levaríamos para avaliar 80.000 hemácias e 15.000 leucócitos em um esfregaço de sangue ao microscópio! Como gosto de dizer, "é um jogo de números".

Após o diagnóstico da anemia, convém determinar se a doença é regenerativa, não regenerativa ou causada pela deficiência de ferro. Isso se baseia no número de reticulócitos no hemograma completo de rotina (alguns dos analisadores de citometria de fluxo internos, como o LaserCyte® e o ProCyte Dx®, da IDEXX Laboratories, Westbrook, Maine, EUA, fazem contagens de reticulócitos). Esse número pode ser solicitado ao laboratório de referência ou obtido à avaliação do esfregaço de sangue quanto à presença de policromasia (Figura 82.2). Os índices hematimétricos relatados por analisadores de impedância são muito pouco confiáveis para determinar a regeneração; cerca de 8 a 11% dos cães com anemia regenerativa apresentam os índices hipocrômicos macrocíticos típicos descritos na literatura. No entanto, mais de 70% têm maior largura de distribuição de hemácias (RDW) e/ou policromasia (Hodges e Christopher, 2011).

A avaliação visual do gráfico de pontos de hemácias possibilita a fácil classificação das anemias como regenerativas, não regenerativas ou associadas à deficiência de ferro (Figura 82.3). Isso reflete a patogênese da anemia e determina a melhor abordagem diagnóstica e terapêutica (Boxe 82.3).

Em resumo, as anemias regenerativas sempre têm causas extramedulares, já que a presença de reticulócitos ou hemácias policromatofílicas (hemácias imaturas) na circulação é uma indicação clara da integridade funcional da medula óssea. As anemias regenerativas podem ser provocadas *apenas* por hemólise ou perda de sangue. As anemias não regenerativas podem ser causadas por distúrbios medulares ou extramedulares, como

CAPÍTULO 82 ■ Anemia **1325**

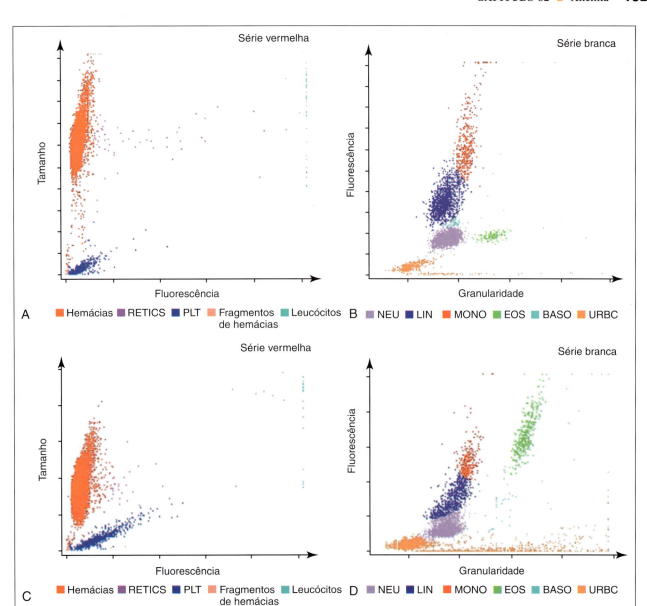

Figura 82.1 Gráficos de pontos de cães e gatos normais. **A** e **B.** Gráficos de pontos de hemácias e leucócitos em um cão normal. **C** e **D.** Gráficos de pontos de hemácias e leucócitos em um gato normal. No gráfico de hemácias, o *eixo vertical* representa o tamanho e o *eixo horizontal* mostra a fluorescência (conteúdo de RNA ou DNA). Os *pontos vermelhos* representam hemácias; os *pontos roxos*, reticulócitos (RETICS); e os *pontos azuis*, plaquetas (PLT). Nos gráficos de pontos de leucócitos, o *eixo vertical* representa a fluorescência, uma medida de tamanho e complexidade nuclear, enquanto o *eixo horizontal* representa a granularidade (complexidade citoplasmática). Os *pontos de cor lavanda* representam neutrófilos (NEU); os *pontos verdes*, eosinófilos (EOS); os *pontos verde-azulados*, basófilos (BASO); os *pontos azuis*, linfócitos (LIN); e os *pontos vermelhos*, monócitos (MONO). Os *pontos de cor laranja* são hemácias não lisadas (URBC).

hipoproliferação eritroide, doença inflamatória crônica e doença renal crônica (DRC); evidentemente, as anemias causadas por hemorragia aguda ou hemólise não são regenerativas nas primeiras 48 a 96 horas. Embora a ADF tenha sido tradicionalmente classificada como não regenerativa, a maioria dos cães com perda crônica de sangue que leva à ADF apresenta regeneração branda a moderada, e os índices hematimétricos são diferentes dos observados em outras anemias não regenerativas (i. e., são microcíticas e hipocrômicas; ver mais adiante). Portanto, prefiro considerar a ADF em uma categoria separada. As anemias regenerativas geralmente são agudas, enquanto as não regenerativas e as ADFs são crônicas.

No início da avaliação clínica de um paciente anêmico, a análise do esfregaço de sangue ou dos gráficos de pontos é, de modo geral, suficiente para determinar se a resposta da medula óssea à anemia se revela adequada (i. e., regenerativa ou não; ver Figuras 82.2 e 82.3). A análise de um esfregaço de sangue bem corado gera várias informações, incluindo o tamanho e a morfologia das hemácias, os números aproximados e a morfologia de leucócitos e plaquetas e a presença de autoaglutinação, hemácias nucleadas, hipocromasia (ADF), policromasia (indicativa de regeneração) e parasitas em hemácias. O ideal é *sempre* realizar essa avaliação superficial do esfregaço de sangue; uma amostra de sangue deve ser enviada para um laboratório para

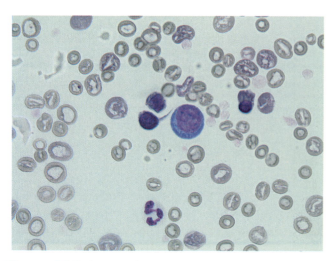

Figura 82.2 Anemia fortemente regenerativa em um cão; observe a anisocitose, a policromasia e as hemácias nucleadas, inclusive um grande rubricito imaturo (meio) (× 1.000).

 BOXE 82.3

Classificação patogenética das anemias.

Regenerativas
Perda de sangue (após 48 a 96 h)
Hemólise

Semirregenerativas
ADF

Não regenerativas
ADC
ADR
Distúrbio da medula óssea
Perda de sangue/hemólise (primeiras 48 a 96 h)
Anemia endócrina

ADC: anemia da doença crônica; ADF: anemia por deficiência de ferro; ADR: anemia da doença renal.

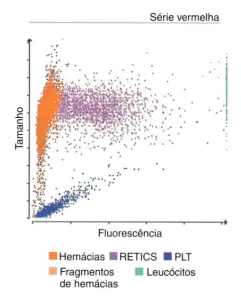

Figura 82.3 Gráfico de pontos de hemácias de um cão com anemia fortemente regenerativa (contagem de reticulócitos, 360.000/μℓ) devido à hemólise imunomediada. Observe a grande nuvem de reticulócitos em roxo (RETICS). Compare com o gráfico de pontos de hemácias de um cão normal da Figura 82.1. PLT: plaquetas; RETICS: reticulócitos.

posterior análise por um patologista clínico se o diagnóstico ainda for incerto. A Tabela 82.2 mostra algumas das anomalias detectadas durante um exame cuidadoso do esfregaço de sangue e suas implicações clínicas. Essa avaliação deve ser realizada com imersão em óleo de um campo em monocamada de hemácias com 50% das células se tocando.

Um hemograma completo e a contagem de reticulócitos de um paciente anêmico fornecem dados mais absolutos para avaliação do grau de regeneração. No entanto, as informações aqui apresentadas devem ser utilizadas com cautela, pois o número de reticulócitos deve aumentar de forma proporcional à diminuição do Ht. Por exemplo, o número de reticulócitos de 120.000/μℓ (ou ≈ 4%) representa uma resposta apropriada para um cão com Ht de 30%, mas não para um paciente com Ht de 10%.

Com o advento de analisadores automáticos que fazem contagens de reticulócitos, ficou claro que até 10% dos cães com Ht normal têm altos números dessas células. Agora se sabe que a agitação provoca a liberação de reticulócitos do baço para a circulação sistêmica; portanto, um cão agitado provavelmente apresenta maior número de reticulócitos do que um calmo. Cerca de metade dos cães com Ht normal e alto número de reticulócitos apresenta liberação esplênica dessas células relacionada com a catecolamina. A outra metade é mais importante: de modo geral, esses cães têm hemólise imunomediada ou hemangiossarcoma (HSA); ainda não apresentam anemia suficiente, mas há regeneração. Portanto, o esfregaço de sangue de cães com reticulocitose deve sempre ser avaliado, independentemente do Ht.

De modo geral, cães e gatos normais com Ht normal têm menos de 100.000 reticulócitos/μℓ e 50.000 reticulócitos/μℓ, respectivamente. A maioria dos cães tem entre 10.000 e 60.000/μℓ. Nos gráficos de pontos obtidos com LaserCyte® ou ProCyte Dx® (IDEXX), a presença de uma grande nuvem de reticulócitos quase sempre indica regeneração (ver Figura 82.3); contudo, uma vez que cães com ADF tendem a apresentar reticulocitose, o volume corpuscular médio (VCM) e a concentração de hemoglobina corpuscular média (CHCM) também devem ser avaliados. Cães com altos números de reticulócitos e microcitose/hipocromasia geralmente têm ADF.

De modo geral:

1. A presença de macrocitose e hipocromia indica que a anemia está provavelmente associada a um grande número de reticulócitos, que são maiores e contêm menos Hb do que as hemácias maduras. Por isso, é provável que a anemia seja regenerativa. No entanto, mais de 85% das anemias regenerativas são normocíticas normocrômicas ou normocíticas hipocrômicas.

2. Se a contagem de reticulócitos for superior a 120.000/μℓ (ou ≈ 4%) e a anemia for branda a moderada, a anemia é provavelmente regenerativa.

3. Como parte da avaliação de um paciente com anemia regenerativa, determine a concentração de proteína sérica ou plasmática; a perda de sangue geralmente leva à hipoproteinemia, mas a hemólise, não. A Tabela 82.3 lista outros achados aos exames físico e clínico-patológico que ajudam a distinguir as anemias por perda de sangue das anemias hemolíticas.

TABELA 82.2
Interpretação de anomalias morfológicas de hemácias em cães e gatos.

Anomalia morfológica	Distúrbios comuns associados
Macrocitose	Regeneração; característica relacionada com a raça (Poodles); infecção por FeLV; diseritropoese (doença da medula óssea)
Microcitose	Deficiência de ferro; característica relacionada com a raça (Akita, Shar Pei, Shiba Inu); *shunt* portossistêmico ou displasia microvascular; APH; policitemia (eritrocitose); inflamação
Hipocromasia	Deficiência de ferro
Policromasia	Regeneração
Poiquilocitose	Regeneração; deficiência de ferro; hipoesplenismo
Esquistocitose (fragmentos)	Microangiopatia; hemangiossarcoma; CID; hipoesplenismo
Esferocitose	AHIM; histiocitose maligna hemofagocítica; babesiose; intoxicação por zinco
Acantocitose	Hemangiossarcoma; linfoma; outras doenças malignas; doença hepática; hipoesplenismo
Equinocitose	Artefato; doença renal; anemia por deficiência de piruvato quinase
Eliptocitose	Eliptocitose congênita (cães)
Corpos de Heinz	Insulto oxidativo em hemácias
Corpúsculos de Howell-Jolly	Regeneração; hipoesplenismo
Autoaglutinação	AHIM
Metarubricitos	Característica relacionada com a raça (Schnauzer, Dachshund); hematopoese extramedular; regeneração; intoxicação por chumbo; hemangiossarcoma
Leucopenia	Ver o texto
Trombocitopenia	Ver o texto
Pancitopenia	Distúrbio da medula óssea; hiperesplenismo

AHIM: anemia hemolítica imunomediada; APH: aplasia pura de hemácias; CID: coagulação intravascular disseminada; FeLV: vírus da leucemia felina.
Modificada de Couto CG et al.: Hematologic and oncologic emergencies. In Murtaugh R et al., editors: *Veterinary emergency and critical care medicine*, St Louis, 1992, Mosby.

TRATAMENTO DO PACIENTE ANÊMICO

O maior princípio terapêutico em pacientes com anemia (ou sangramento) é coletar todas as amostras de sangue antes da instituição de qualquer tratamento. Como o estado geral da maioria desses pacientes pode constituir uma verdadeira emergência, as amostras geralmente não são coletadas até a estabilização completa do paciente, o que gera alterações induzidas pelo tratamento nos valores hematológicos ou bioquímicos séricos.

ANEMIAS REGENERATIVAS

Anemia por perda de sangue

A perda aguda de sangue em cães e gatos normais leva à reticulocitose (regeneração) em 48 a 96 horas. Portanto, os animais avaliados logo após uma lesão traumática e perda de sangue grave geralmente têm anemia não regenerativa com concentração sérica (plasmática) baixa a normal de proteínas. O sangramento deve ter sua origem identificada e ser interrompido; se a hemorragia for causada por um defeito hemostático sistêmico, identifique-o e institua o tratamento específico (ver Capítulo 87). A fluidoterapia intravenosa (IV) agressiva com cristaloides ou coloides, transfusão de sangue ou hemoderivados é frequentemente necessária em pacientes com anemia por perda aguda de sangue (ver adiante).

Anemia hemolítica

Em humanos, a medula óssea consegue sofrer hiperplasia até que sua taxa de produção aumente cerca de seis a oito vezes. É provável que isso também ocorra em cães e gatos. Assim, o desenvolvimento de anemia requer a destruição de um número considerável de hemácias. Conforme já mencionado, alguns cães e gatos com Ht normal têm alto número de reticulócitos circulantes; suspeite de hemólise se esses pacientes apresentarem ligeiro aumento da concentração sérica de bilirrubina, hemoglobinúria ou bilirrubinúria. Apesar disso, avalie o esfregaço de

TABELA 82.3

Critérios para diferenciar as anemias por perda de sangue das anemias hemolíticas.

Variável	Perda de sangue	Hemólise
Concentração sérica (plasmática) de proteína	Normal a baixa	Normal a alta
Evidência de sangramento	Comum	Rara
Icterícia	Não	Comum
Hemoglobinemia	Não	Comum
Esferocitose	Não	Comum
Hemossiderinúria	Não	Sim
Autoaglutinação	Não	Ocasional
Teste de Coombs direto	Negativo	Normalmente positivo (na AHIM)
Esplenomegalia	Não	Comum
Mudanças em hemácias	Não	Comuns (ver Tabela 82.2)

AHIM: anemia hemolítica imunomediada.
De Couto CG et al.: Hematologic and oncologic emergencies. In Murtaugh R et al., editors: *Veterinary emergency and critical care medicine*, St Louis, 1992, Mosby, p. 359.

sangue de todos os cães ou gatos com reticulocitose para identificar alterações morfológicas nas hemácias, independentemente de o Ht ser normal ou baixo. Conforme já discutido, a presença de reticulocitose em cães com Ht normal possibilita o diagnóstico de doenças comuns, como hemólise imunomediada e HSA.

Como em cães e gatos com perda de sangue, os pacientes com hemólise peraguda podem apresentar anemia não regenerativa no momento porque a medula óssea ainda não montou a resposta regenerativa. Além disso, em alguns cães com hemólise imunomediada, a destruição dos precursores eritroides na medula óssea leva à ausência de regeneração (APH; ver mais adiante).

Com base em sua patogênese, as anemias hemolíticas podem ser classificadas como extravasculares (destruição de hemácias pelas células do sistema mononuclear-fagocítico) ou intravasculares (lise de hemácias por anticorpos e proteínas do sistema complemento, fármacos, toxinas ou fios de fibrina). Além disso, com base na idade do animal no início da doença, as anemias podem ser classificadas como congênitas ou adquiridas (Tabela 82.4). A maioria dos cães e gatos com anemia hemolítica atendidos em nossa clínica apresentava hemólise extravascular.

Na hemólise extravascular, as hemácias são fagocitadas pelo sistema mononuclear-fagocítico (SMF) no baço, no fígado e na medula óssea. Os estímulos que desencadeiam a fagocitose de hemácias são, principalmente, as inclusões intracelulares, como parasitas de hemácias ou corpos de Heinz, e o revestimento de membrana com imunoglobulina G (IgG) ou IgM (comum em cães). Enzimopatias congênitas de hemácias também podem precipitar hemólise extravascular. Após o reconhecimento das hemácias anormais, o SMF fagocita-as com rapidez, o que diminui o número de hemácias circulantes e leva à geração de células com alterações morfológicas específicas (p. ex., esferócitos). A continuação da destruição de hemácias provoca o desenvolvimento de anemia. Os esferócitos são "sobras" de hemácias; depois que uma célula mononuclear-fagocítica "arranca" o citoplasma e a membrana, a membrana volta a se fechar. A hemácia, então, perde sua membrana redundante e, assim, sua palidez central (Figura 82.4). Os esferócitos são característicos da anemia hemolítica imunomediada (AHIM), embora possam ser observados em outros distúrbios, como infecção por *Babesia gibsoni*, intoxicação por zinco ou histiocitose maligna hemofagocítica. Também são encontrados em receptores de transfusão de sangue armazenado. A hemólise imunológica é a causa mais comum de anemia hemolítica extravascular em cães em nossa clínica. A hemólise associada a fármacos (p. ex., antibióticos betalactâmicos) e a micoplasmose (antes conhecida como hemobartonelose) são as duas causas mais comuns em gatos, embora a AHIM seja agora mais observada nesta espécie. A Tabela 82.4 lista outras causas de anemia hemolítica extravascular em cães e gatos.

A hemólise intravascular pode ser consequência da lise direta de hemácias causada por anticorpos que ativam o sistema complemento (p. ex., hemólise imunomediada com uma alta concentração de IgG ou IgM), agentes infecciosos (p. ex., infecção por *Babesia canis*), fármacos ou toxinas (p. ex., zinco em moedas cunhadas após 1983, parafusos de caixas de transporte, materiais de construção e pomadas com óxido de zinco), desequilíbrios metabólicos (p. ex., hipofosfatemia em cães e gatos com diabetes melito tratados com insulina) ou aumento do cisalhamento de hemácias (p. ex., microangiopatia, CID). A hemólise intravascular é muito menos comum em cães e gatos do que a hemólise extravascular, à notável exceção da CID em cães com HSA, intoxicação por zinco e hipofosfatemia. Certas enzimopatias congênitas (p. ex., deficiência de fosfofrutoquinase [PFK]) em cães também causam, principalmente, hemólise intravascular.

Nos cães com anemias hemolíticas congênitas (em especial familiares), a progressão clínica pode ser relativamente longa, à notável exceção de Spaniels Springer Ingleses com hemólise associada à deficiência de PFK, que apresentam episódios hemolíticos agudos após a hiperventilação associada à agitação (p. ex., ir ao veterinário ou trabalho de campo), devido à hemólise alcalina.

Cães e gatos com anemias hemolíticas adquiridas geralmente apresentam sinais clínicos agudos, como palidez com ou sem icterícia (em minha experiência, apenas cerca de 50% dos cães e uma porcentagem muito menor de gatos com anemia hemolítica são ictéricos). A esplenomegalia difusa pode ser um achado proeminente. Em caso de trombocitopenia associada (p. ex., síndrome de Evans, CID), petéquias e equimoses podem ser observadas. Os sinais clínicos e os achados ao exame físico associados à doença primária também podem ser observados nas anemias hemolíticas secundárias;

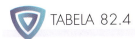

TABELA 82.4
Causas da anemia hemolítica em cães e gatos.

Distúrbio	Espécies	Raça
Congênito (hereditário?)		
Deficiência de piruvato quinase	C, G	*Cães:* Basenji, Beagle, West Highland White Terrier, Cairn Terrier, Poodle, Dachshund, Chihuahua, Pug, Beagle, Labrador Retriever, Esquimó Americano
		Gatos: Abissínio, Somali, Bengal, Mau Egípcio, La Perm, Maine Coon, Norueguês da Floresta, Savannah, Siberiano, Singapura, doméstico de pelo curto
Deficiência de PFK	C	Springer Spaniel Inglês, Cocker Spaniel, Whippet, Wachtelhund
Estomatocitose	C	Malamute do Alasca, Schnauzer miniatura
Anemia hemolítica não esferocítica	C	Poodle, Beagle
Adquirido		
AHIM	C > G	Todas
Isoeritrólise neonatal	G	Raças britânicas, Abissínios, Somalis (outros gatos do tipo B)
Anemia hemolítica microangiopática	C > G	Todas
Infeccioso		
Micoplasmose	G > C	Todas
Babesiose	C > G	Todas (Pitbulls e *Babesia gibsoni*)
Citauxzoonose	G	Todas
Erliquiose (incomum)	C > G	Todas
Hipofosfatemia	C, G	Todas
Oxidantes		
Paracetamol	G	Todas
Fenotiazinas	C, G	Todas
Benzocaína	G	Todas
Vitamina K	C, G	Todas
Azul de metileno	G > C	Todas
Metionina	G	Todas
Propilenoglicol	G	Todas
Zinco	C	Todas
Medicamentos que podem causar hemólise imunológica		
Sulfas	C > G	Doberman, Labrador Retriever
Barbitúricos	C	Todas
Penicilinas e cefalosporinas	C > G	Todas
Propiltiouracila	G	Todas
Metimazol	G	Todas
Antiarrítmicos (?)	C	Todas
Zinco	C	Todas

AHIM: anemia hemolítica imunomediada; C: cão; G: gato; PFK: fosfofrutoquinase.
Modificada de Couto CG et al.: Hematologic and oncologic emergencies. In Murtaugh R et al., editors: *Veterinary emergency and critical care medicine*, St Louis, 1992, Mosby, p. 359.

no entanto, ao contrário do que ocorre em humanos, essas doenças são extremamente raras em cães e gatos.

O exame cuidadoso do esfregaço de sangue de cães ou gatos com anemia hemolítica mostra-se obrigatório. Anomalias morfológicas patognomônicas ou altamente sugestivas de uma determinada causa são detectadas com frequência por esse método (ver Tabela 82.2). Em circunstâncias específicas, o sangue capilar também deve ser avaliado. Em cães com infecção por *B. gibsoni* (principalmente Pitbulls), o microrganismo é raramente visualizado no sangue periférico, mas se evidencia no sangue capilar do pavilhão auricular (Figura 82.5). Coletamos sangue da ponta do pavilhão auricular após a compressão por alguns segundos e a aplicação de álcool para induzir a vasodilatação. Depois da punção do pavilhão auricular com agulha de calibre 20 (0,9 mm), coletamos uma gota do sangue que escorre com um tubo de micro-hematócrito e a utilizamos para fazer um esfregaço. Em minha experiência, a visualização de *B. gibsoni* é mais fácil com Diff-Quik do que com a coloração de Giemsa ou Wright-Giemsa.

Faça também o teste de autoaglutinação colocando uma grande gota de sangue anticoagulado em uma lâmina de vidro em temperatura ambiente e a 4°C (Figura 82.6). A autoaglutinação ocorre quando grandes quantidades de Ig se ligam às hemácias; as moléculas de hemácias adjacentes emaranham-se e causam aglutinação; esse teste também é chamado "teste de Coombs da Mãe Natureza" (ver mais adiante). Pode ser distinguido da formação de *rouleaux* pela adição de solução salina, que desagrega os *rouleaux*; a formação destes é comum em gatos, mas rara em cães. Uma maneira fácil de fazer isso é colocar uma gota de sangue anticoagulado em uma lâmina de vidro, adicionar uma lamínula e "injetar" solução salina por baixo dela (por capilaridade) usando uma pipeta.

O teste de Coombs direto para detecção de Ig ligada às hemácias deve ser realizado em cães e gatos com suspeita de hemólise e ausência de autoaglutinação (ver adiante). Como regra geral, a presença de revestimento de Ig nas hemácias indica hemólise imunomediada. No entanto, o resultado positivo do teste de Coombs deve ser interpretado com cautela porque certos medicamentos e hemoparasitas podem induzir a formação de anticorpos que se ligam às hemácias e causam hemólise imunológica secundária (p. ex., gatos com micoplasmose ou cães com babesiose). A administração de corticosteroides também pode levar à diminuição da ligação das moléculas de Ig à superfície das hemácias, o que leva a resultados falso-negativos. Os testes de Coombs diretos geralmente não são necessários em animais com autoaglutinação, pois esse fenômeno indica a presença de Ig na superfície das hemácias (i. e., teste de Coombs biológico). A crioaglutinação (aglutinação de hemácias se a amostra de sangue for refrigerada por 6 a 8 horas) ocorre em uma grande parte de gatos com micoplasmose e geralmente está associada à presença de IgM na superfície das hemácias. Além disso, mais de 50% dos gatos com micoplasmose apresentam teste de Coombs direto positivo.

Se um agente etiológico não puder ser identificado (p. ex., parasita de hemácias, medicamento, moedas no estômago), o tratamento de AHIM primária ou idiopática deve ser instituído

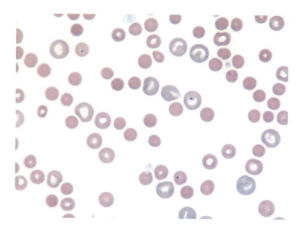

Figura 82.4 Esferócitos abundantes no esfregaço de sangue de um cão com anemia hemolítica imunomediada. Algumas hemácias comuns e outras hemácias policromatofílicas contêm corpúsculos de Howell-Jolly.

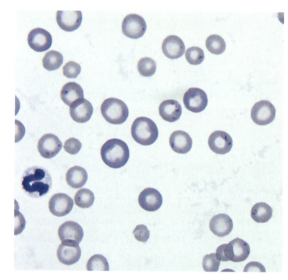

Figura 82.5 Um grande número de *B. gibsoni* no sangue capilar corado por Diff-Quik de uma Pitbull fêmea castrada de 7 anos logo após a realização de uma esplenectomia (× 1.000).

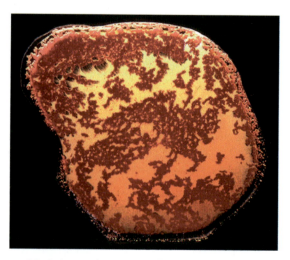

Figura 82.6 Autoaglutinação salina intensa em um cão com anemia hemolítica imunomediada.

enquanto os resultados de outros exames, por exemplo, sorologia ou reação da cadeia da polimerase (PCR) para hemoparasitas, são aguardados. Conforme observado, a AHIM primária é muito mais comum em cães do que em gatos; portanto, todo o possível deve ser feito para identificar uma causa de hemólise em gatos, como medicamentos ou hemoparasitas. (Ver discussão mais detalhada sobre AHIM adiante.)

As anemias hemolíticas não associadas à destruição imunológica de hemácias são tratadas por meio de remoção da causa (p. ex., fármaco, agente infeccioso, corpo estranho gástrico) e medidas de suporte. Corticosteroides (ver adiante) podem ser administrados para suprimir a atividade do SMF durante a eliminação do agente etiológico, embora isso nem sempre seja benéfico. A doxiciclina (10 mg/kg por via oral [VO] a cada 24 horas por 21 a 42 dias) geralmente leva à resolução dos sinais de cães e gatos com micoplasmose. Em cães com babesiose, o tratamento de escolha depende do microrganismo específico (ver Capítulo 98).

Anemia hemolítica imunomediada

A AHIM é a forma mais comum de hemólise em cães na maior parte do território continental dos EUA, mas provavelmente não nas áreas endêmicas para doenças transmitidas por vetores. Embora existam duas categorias patogenéticas de anemia hemolítica – primária ou idiopática e secundária – a maioria dos casos de AHIM em cães em nossa clínica é primária, ou seja, não há estabelecimento de uma causa após a exaustiva avaliação clínica e clínico-patológica. A destruição imunomediada de hemácias pode ser associada à administração de fármacos (p. ex., antibióticos betalactâmicos, barbitúricos) ou à vacinação, mas essa última não foi demonstrada de modo conclusivo. À exceção da hemólise imunológica secundária ao hemoparasitismo, a AHIM é rara em gatos, embora sua prevalência seja maior do que antigamente. A progressão clínica em cães é tipicamente aguda, mas casos peragudos também são comuns.

Na AHIM, as hemácias são revestidas principalmente por IgG, o que leva à sua remoção precoce pelo SMF, em geral no baço e no fígado. Isso gera esferócitos (ver Figura 82.4); portanto, a presença dessas células no esfregaço de sangue de um cão com anemia é altamente sugestiva, mas não diagnóstica de AHIM. A identificação de esferócitos em gatos revela-se difícil. Esses pacientes também podem apresentar macro ou microaglutinação (ver Figura 82.6).

O paciente típico com AHIM é uma cadela de meia-idade, castrada, Cocker Spaniel, Springer Spaniel ou de pequeno porte, embora a prevalência de AHIM e outras citopenias imunomediadas em Golden Retrievers pareça maior. Os sinais clínicos em cães com AHIM são depressão de início agudo (ou peragudo), intolerância a exercícios e palidez ou icterícia, ocasionalmente acompanhada de vômitos ou dor abdominal. Os principais achados ao exame físico são palidez ou icterícia, petéquias e equimoses em caso de trombocitopenia imune, esplenomegalia e sopro cardíaco. Conforme já mencionado, cães com AHIM podem não apresentar icterícia. Em um subconjunto de cães com AHIM aguda (ou peraguda), icterícia e autoaglutinação, a deterioração clínica ocorre horas ou dias após a internação por causa de doença tromboembólica multifocal ou ausência de resposta à terapia convencional. Trato esses cães de modo mais agressivo do que o paciente típico com AHIM (ver mais adiante).

Os principais achados hematológicos em cães com AHIM são anemia fortemente regenerativa, leucocitose por neutrofilia com desvio à esquerda e monocitose, aumento do número de hemácias nucleadas, policromasia e esferocitose. A concentração sérica (ou plasmática) de proteína tende a ser normal a alta e hemoglobinemia ou bilirrubinemia pode ser observada (i. e., plasma rosa ou amarelo). Como já mencionado, a autoaglutinação é proeminente em alguns cães. A trombocitopenia também ocorre em cães com síndrome de Evans ou CID. Cães com hemólise intravascular tendem a apresentar hemoglobinúria (resultado positivo no exame de urina com tira reagente e ausência de hemácias no sedimento) e aqueles com hemólise extravascular têm bilirrubinúria.

A presença de policromasia com autoaglutinação e esferocitose em um cão clinicamente doente com anemia de início agudo é quase patognomônica de AHIM, à exceção de Pitbulls com infecção por *B. gibsoni*, nos quais os achados são semelhantes. Nesses casos, um teste de Coombs direto não costuma ser necessário para confirmar o diagnóstico. Em cães sem alguns desses achados ao exame físico e hematológico, o teste de Coombs direto deve ser realizado para detectar Ig adsorvida à membrana das hemácias. Conforme observado, em Pitbulls, a avaliação do sangue capilar em uma lâmina corada com Diff-Quik ou ensaio de PCR é obrigatória para descartar a infecção por *B. gibsoni* (ver Figura 82.5).

O teste de Coombs direto é negativo em cerca de 10 a 30% dos cães com AHIM, embora esses pacientes ainda tendam a responder à terapia imunossupressora (ver adiante). Nesses casos, uma quantidade suficiente de moléculas de Ig ou complemento pode se ligar à membrana de hemácias e induzir o SMF a estimular a fagocitose, mas não a ponto de gerar um teste de Coombs positivo. Em humanos, a hemólise pode ocorrer com aproximadamente 20 a 30 moléculas de Ig ligadas às hemácias, enquanto o teste de Coombs direto pode detectar apenas mais de 200 a 300 moléculas de Ig/célula. Em alguns pacientes, a administração anterior de corticosteroides exógenos pode diminuir a ligação do anticorpo à superfície das hemácias.

Doses imunossupressoras de corticosteroides (equivalentes a 2 a 4 mg/kg de prednisona a cada 12 a 24 horas) são o tratamento de escolha da AHIM primária. Embora a dexametasona possa ser usada a princípio, não deve constituir a terapia de manutenção por períodos prolongados, devido a seu maior potencial de causar ulceração do trato gastrintestinal ou pancreatite. Além disso, se administrada em dias alternados, interfere no eixo hipotalâmico-hipofisário-adrenal. Em doses equivalentes, a dexametasona não parece ser mais benéfica do que a prednisona em cães. Em gatos com AHIM, uso dexametasona (4 a 5 mg/gato VO a cada 1 a 2 semanas) em vez de prednisolona, com alto grau de sucesso.

Uma alta porcentagem de cães tratados com corticosteroides melhora bastante em 24 a 96 horas (Figura 82.7). A ação dos corticosteroides ocorre, principalmente, por três mecanismos diferentes: supressão da atividade do SMF, diminuição da ligação do complemento e dos anticorpos às células e supressão da produção de Ig. Os primeiros dois efeitos têm início rápido (horas), enquanto o terceiro efeito é tardio (1 a 3 semanas). (Ver mais informações nos Capítulos 72 e 73.)

Vejo muitos cães com AHIM aguda ou peraguda acompanhada por icterícia e autoaglutinação que sofrem rápida deterioração e vêm a óbito por tromboembolismo de fígado, pulmões ou rins, apesar do tratamento agressivo com corticosteroides (Figura 82.8). Nesses pacientes, uso ciclofosfamida (Citoxan®), 200 a 300 mg/m² VO ou IV em dose única por um período de 5 a 10 minutos, ou imunoglobulina IV humana (IVIG), 0,5 g/kg em infusão IV com uma dose IV única de fosfato sódico de dexametasona (1 a 2 mg/kg). Também defendo o uso profilático de heparina e/ou ácido acetilsalicílico porque cães com hemólise apresentam alto risco de CID e trombose. Instituo a terapia com heparina, 50 a 75 UI/kg por via subcutânea (SC) a cada 8 horas, e/ou ácido acetilsalicílico em minidose, 0,5 mg/kg VO a cada 24 horas. Essas doses de heparina geralmente não prolongam o tempo de coagulação ativada (TCA) ou o tempo de tromboplastina parcial ativada (TTPa), exames de rotina para monitoramento da heparinização. O uso de ácido acetilsalicílico em dose baixa ou minidose foi associado a menores taxas de mortalidade em cães com AHIM. Como os cães com AHIM apresentam alto risco de eventos tromboembólicos, evito colocar cateteres venosos centrais; a trombose da veia cava anterior comumente causa derrame pleural grave nesses pacientes. A fluidoterapia agressiva deve ser associada a esses tratamentos na tentativa de eliminar os microagregados de hemácias aglutinadas na microcirculação. (*Observação*: como regra geral, o sangue circulante não coagula.) Em pacientes com anemia grave, a hemodiluição resultante pode ser prejudicial. Se necessário, a oxigenoterapia também deve ser usada, mas raramente é benéfica, a menos que seja possível aumentar o Ht ou a Hb.

Como já mencionado, uso IgGIV humana (HIVIGG; infusão IV de 0,5 a 1 g/kg, dose única) com bastante sucesso em cães com AHIM refratária. Este tratamento visa bloquear os receptores Fc do SMF com uma Ig estranha, o que minimiza a fagocitose de hemácias revestidas por anticorpos. Este tratamento também parece ter outros efeitos imunomoduladores. No entanto, o produto tem custo moderado (≈ US$ 700/dose para um cão de 10 kg). Essa abordagem teve um impacto muito positivo, mas a utilizo bastante como terapia de primeira linha em cães com AHIM grave.

Os medicamentos usados no tratamento de manutenção de cães com AHIM são prednisona (1 a 2 mg/kg VO a cada 48 horas) e azatioprina (50 mg/m² VO a cada 24 a 48 horas) de modo isolado ou combinado. A azatioprina está associada a poucos efeitos adversos, embora o monitoramento

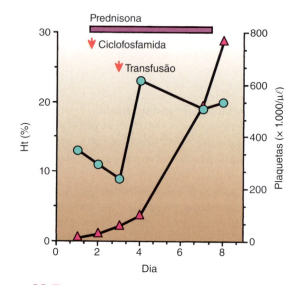

Figura 82.7 Resposta ao tratamento em um cão com anemia hemolítica imunomediada e trombocitopenia imunomediada (síndrome de Evans). Ht: hematócrito; –•–: hematócrito; –∆–: plaquetas; ↓: tratamento administrado.

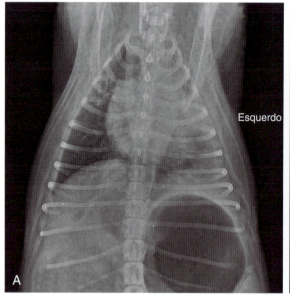
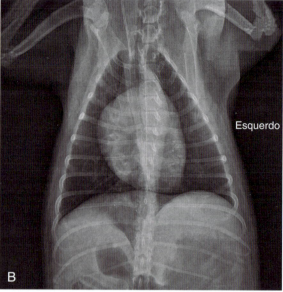

Figura 82.8 Radiografias torácicas antes (**A**) e após a terapia anticoagulante (**B**) em um cão sem raça definida com anemia hemolítica imunomediada (AHIM). Observe a consolidação quase completa do campo pulmonar esquerdo (**A**) e resolução 72 horas após a instituição do tratamento com heparina e ácido acetilsalicílico (**B**).

hematológico e bioquímico sérico seja necessário devido a seu potencial mielossupressor e hepatotóxico; a mielossupressão ou a hepatotoxicidade requerem a redução da dose. Às vezes, a administração de azatioprina deve ser interrompida em cães com hepatotoxicidade.

Em gatos, a clorambucila é um imunossupressor eficaz com toxicidade muito baixa; usei-a com sucesso em gatos com AHIM, trombocitopenia imunomediada ou outras citopenias na dose de 20 mg/m² VO a cada 2 semanas. Conforme observado, em gatos uso dexametasona (4 a 5 mg/gato VO a cada 1 semana) em vez de prednisona ou prednisolona. De modo geral, cães e gatos com AHIM requerem tratamento imunossupressor prolongado, até vitalício. Determina-se a necessidade de tratamento contínuo por tentativa e erro; faz-se a redução das doses do(s) imunossupressor(es) por certo tempo (geralmente 2 a 3 semanas) e, então, submete-se o paciente a reavaliação clínica e hematológica. Caso o Ht não diminua ou aumente e o paciente esteja clinicamente estável ou melhor, reduz-se a dose em 25 a 50%. Esse procedimento é repetido até a interrupção do tratamento ou uma recidiva. Neste último caso, a dose antes administrada com efeitos benéficos é usada novamente. Em minha experiência, a maioria dos cães com AHIM requer tratamento para toda a vida. Os tratamentos alternativos em cães com AHIM refratária são ciclosporina, micofenolato de mofetila e, talvez, esplenectomia. (Ver mais detalhes nos Capítulos 72 e 73.)

A clorambucila (20 mg/m² VO a cada 2 semanas) parece ser o melhor agente de indução e manutenção em gatos com AHIM refratária a corticosteroides ou com diabetes melito induzido por corticosteroides. Em minha experiência, a azatioprina causa mielossupressão pronunciada em gatos e não deve ser usada.

Um dos maiores dilemas do tratamento de um cão com AHIM é a administração ou não de uma transfusão de sangue ou hemoderivados. Como regra geral, a transfusão não deve ser negada caso represente um procedimento para salvar a vida do paciente. No entanto, como os pacientes com AHIM já destroem suas próprias hemácias revestidas por anticorpos, também podem ser propensos a destruir hemácias transfundidas, embora isso não tenha sido comprovado cientificamente. Minha recomendação é administrar uma transfusão a qualquer animal com AHIM com extrema necessidade de hemácias (i. e., a ausência da transfusão levaria à morte). De modo geral, faço o pré-tratamento desses pacientes com fosfato sódico de dexametasona (0,5 a 1 mg/kg IV), administro fluidos por meio de outro cateter IV adicional e continuo a administração de heparina ou ácido acetilsalicílico. Embora a prova cruzada seja indicada, o tempo costuma ser essencial. Portanto, o sangue ou o concentrado de hemácias de doador "universal", sem prova cruzada, são administrados com frequência.

Outra questão relacionada com a transfusão em cães com AHIM e autoaglutinação refere-se à tipagem sanguínea; os cartões de tipagem sanguínea têm resultados falso-positivos para antígeno eritrocitário de cão (DEA) 1.1 (ver mais adiante em *Terapia de transfusão*). Por fim, não há nenhuma regra prática (p. ex., valor de Ht, ausência de resposta à oxigenoterapia) sobre o momento de transfusão. Use seu melhor julgamento clínico para determinar quando uma transfusão de sangue ou hemoderivados é necessária (p. ex., o paciente apresenta taquipneia, dispneia ou ortopneia?). Se disponível, o concentrado de hemácias de "doador universal" deve ser usado em vez de sangue total por fornecer alta capacidade de transporte de oxigênio em um volume menor. A AHIM é uma anemia isovolêmica.

ANEMIAS NÃO REGENERATIVAS

À exceção da ADC, as anemias não regenerativas não parecem ser clinicamente tão comuns quanto as formas regenerativas em cães, enquanto se observa o oposto em gatos. Cinco formas de anemia não regenerativa ocorrem em cães e gatos (ver Boxe 82.3). Como a ADF pode ser leve a moderadamente regenerativa e apresentar índices hematimétricos tão diferentes daqueles associados a outras formas de anemia não regenerativa (microcítica hipocrômica contra normocítica normocrômica; ver os Boxes 82.3 e 82.4 e as Tabelas 82.2 a 82.4) que é facilmente identificada, prefiro classificá-la em uma categoria separada. De modo geral, a anemia das doenças endócrinas é branda e um achado incidental em cães com hipotireoidismo ou hipoadrenocorticismo (ver Capítulos 48 e 50). A maioria das anemias não regenerativas e a ADF em cães e gatos são crônicas, o que possibilita a adaptação fisiológica à diminuição da massa de hemácias. Assim, esses tipos de anemias podem ser detectados de modo acidental durante a avaliação de rotina de um gato ou um cão que, para o tutor, é assintomático. Em muitos casos (p. ex., ADC), a anemia mostra-se branda e sem sinais clínicos. Embora a maioria das anemias não regenerativas seja crônica, há duas situações comuns em que essa forma de anemia é aguda – a perda aguda de sangue (primeiras 48 a 96 horas) e a hemólise peraguda. Nestes dois casos, a medula óssea ainda não teve tempo de montar uma resposta regenerativa com reticulócitos e os pacientes apresentam sinais clínicos graves.

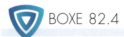
BOXE 82.4

Classificação e causas da anemia não regenerativa em cães e gatos.

Anemia da doença crônica
Distúrbios da medula óssea
• Aplasia-hipoplasia da medula óssea (ou eritroide)
• Mieloftise
• Síndromes mielodisplásicas
• Mielofibrose
• Osteosclerose, osteopetrose
Anemia da doença renal
Perda aguda de sangue ou hemólise (primeiras 48 a 96 h)
Anemia da doença endócrina
• Hipoadrenocorticismo
• Hipotireoidismo

Ao avaliar cães e gatos com anemias não regenerativas sintomáticas de início agudo, tente responder às seguintes perguntas:

- O paciente teve uma perda aguda de sangue ou tem anemia hemolítica e ainda não foi capaz de montar uma resposta regenerativa (i. e., menos de 48 a 96 horas se passaram desde o evento)?
- O paciente tem anemia crônica, mas agora está sintomático por causa de doenças intercorrentes (p. ex., insuficiência cardíaca, sepse)?

A maioria das anomalias clínicas e clínico-patológicas em cães e gatos com anemia não regenerativa foi discutida. De modo geral, as hemácias de cães e gatos com anemias não regenerativas são normocíticas e normocrômicas. Entretanto, em gatos com anemias hipoproliferativas relacionadas com o FeLV, as hemácias são macrocíticas e normocrômicas. Conforme observado em cães e gatos com ADF, as hemácias são microcíticas e hipocrômicas.

A avaliação clínica de um gato ou cão com anemia não regenerativa difere radicalmente daquela de um paciente com a forma regenerativa porque a ausência de regeneração reflete anomalias primárias ou secundárias da medula óssea (p. ex., distúrbio da medula óssea, ADC). Portanto, após a exclusão das causas extramedulares pelos achados ao exame físico, bioquímica sérica e urinálise, indicam-se a aspiração ou a biópsia da medula óssea.

Anemia da doença crônica

A ADC é a forma mais comum de anemia não regenerativa em cães e gatos, mas, por ser branda, quase nunca causa sinais clínicos de anemia e os pacientes são geralmente avaliados devido ao distúrbio primário (p. ex., câncer, infecção). A ADC é secundária a diversas doenças inflamatórias, degenerativas ou neoplásicas crônicas. Embora o termo *anemia da doença crônica* implique um início crônico, gatos podem desenvolver a ADC em apenas 2 semanas. No entanto, alguns desses gatos estavam sendo submetidos à fluidoterapia, que pode ter causado hemodiluição (Ottenjan et al., 2006). Na maioria dos gatos com ADC, o Ht variou de aproximadamente 18 a 25%; em cães, o Ht foi de aproximadamente 25 a 35%. Assim, a ADC pode ser excluída em cães com Ht inferior a 20% e em gatos com Ht inferior a 17 a 18%. As hemácias são normocíticas e normocrômicas, e o hemograma completo também pode refletir a natureza do problema primário (p. ex., leucocitose, neutrofilia, monocitose, hiperproteinemia por gamopatia policlonal). Alguns gatos com ADC apresentam hemácias hipocrômicas microcíticas, mimetizando a ADF.

Os processos inflamatórios ou neoplásicos crônicos provocam o sequestro de ferro pelo SMF da medula óssea que, desse modo, não pode ser usado pelos precursores eritroides da eritropoese normal. Essa indisponibilidade de ferro é mediada, principalmente, por hepcidina, lactoferrina e outros reagentes de fase aguda liberados por leucócitos durante a inflamação. Em cães e gatos com ADC, a concentração sérica de ferro e a capacidade total de ligação do ferro à transferrina (TIBC ou concentração de transferrina) geralmente diminuem e a saturação de Hb é baixa, mas os estoques de ferro da medula óssea são altos (Tabela 82.5). Embora as concentrações séricas de ferritina sejam a principal característica que diferença ADC e ADF (i. e., altas na ADC e baixas na ADF) em humanos, os resultados de ferritina em cães e gatos com ADF e ADC não são tão claros. Portanto, a diferenciação conclusiva de ADC e ADF requer a avaliação dos estoques de ferro da medula óssea pela coloração com azul da Prússia. Após a confirmação do diagnóstico de ADC, todo o possível deve ser feito para identificar a causa do problema se ainda não estiver evidente.

De modo geral, cães e gatos com ADC não precisam de terapia específica ou de suporte porque o tratamento do distúrbio primário leva à resolução da anemia. Embora alguns tenham defendido o uso de esteroides anabolizantes em cães e gatos com ADC, esses agentes parecem ter pouco ou nenhum benefício. Ver revisão recente sobre ADC em cães e gatos escrita por Chikazawa e Dunning.

Doenças da medula óssea

Os distúrbios neoplásicos, hipoplásicos ou displásicos da medula óssea podem causar anemia e outras citopenias. Essas doenças provocam a expulsão (*crowding out*) dos precursores eritroides normais por células neoplásicas ou inflamatórias (mieloftise), escassez ou ausência de precursores eritroides (hipoplasia ou aplasia, respectivamente) ou interrupção da maturação dos precursores eritroides (displasia). Todos esses distúrbios, à exceção da APH (ver a seção seguinte), geralmente afetam mais de uma linhagem celular; e os pacientes são bi ou pancitopênicos (ver Capítulo 86). Esses distúrbios são crônicos e os sinais clínicos são os de anemia (ver anteriormente), acompanhados ou não por sinais do distúrbio subjacente. Embora algumas informações sobre a patogênese desse tipo de anemia possam ser obtidas pela avaliação dos dados clínicos e hematológicos, o diagnóstico definitivo é estabelecido com base na aparência citológica ou histopatológica de uma amostra de medula óssea e, talvez, pelos resultados da sorologia ou PCR de agentes infecciosos (p. ex., FeLV, FIV, *Ehrlichia canis*). Vários "painéis de anemia" que combinam sorologia e PCR de agentes infecciosos comuns em cães e gatos são oferecidos por laboratórios de referência.

TABELA 82.5

Características distintivas da anemia da doença crônica e anemia por deficiência de ferro em cães.

Parâmetro	ADC	ADF
Concentração sérica de ferro	↓	↓↓
Capacidade total de ligação do ferro à transferrina	N	N↑
Saturação percentual	↓	↓↓
Reservas de ferro da medula óssea	↑	↓
Número de plaquetas	N, ↓, ↑	↑, ↑↑
Sangue oculto nas fezes	N	±
Ferritina	N	↓

ADC: anemia da doença crônica; ADF: anemia por deficiência de ferro; ↓: baixo; ↓↓: muito baixo; ↑: alto; ↑↑: muito alto; N: normal; ±: positivo ou negativo.

Aplasia-hipoplasia da medula óssea (ou eritroide)

A aplasia-hipoplasia da medula óssea caracteriza-se por aplasia ou hipoplasia de todas as linhagens celulares do órgão (aplasia-hipoplasia da medula óssea ou pancitopenia aplásica) ou de algumas linhagens celulares, por exemplo, precursores eritroides (aplasia-hipoplasia de hemácias ou APH). Essa forma de anemia (ou citopenias combinadas) pode ser causada por diversos agentes ou distúrbios (ver Capítulo 86). A discussão a seguir refere-se à APH. Alguns autores referem-se à APH como a forma não regenerativa da anemia imunomediada. Os patologistas preferem usar APH nos casos de aplasia-hipoplasia de todos os precursores de hemácias. No entanto, como os achados clínicos e clínico-patológicos são idênticos, independentemente do ponto de interrupção da maturação das hemácias, prefiro usar APH.

Clinicamente, cães e gatos com APH são avaliados devido aos sinais clínicos já discutidos. A pica é comum em cães com APH. Diferentemente da ADC, em que o grau de anemia e, portanto, a gravidade dos sinais clínicos é branda, os cães e gatos com APH apresentam Ht abaixo de 15% e costumam ser sintomáticos. À hematologia, a anemia não regenerativa grave (normocítica normocrômica) costuma ser a única anomalia; a macrocitose na ausência de reticulócitos é um achado comum em gatos com anemia aplásica relacionada com o FeLV ou o FIV; e a microcitose branda é, às vezes, observada em cães com APH. O grande volume de hemácias em gatos com infecções retrovirais é atribuído à displasia eritroide ou à diseritropoese induzida pelo patógeno. Cães com APH ocasionalmente apresentam esferócitos circulantes, indicando que a anemia tem uma base imunológica. O teste de Coombs direto também é positivo em mais de 50% desses cães, e sua anemia responde à terapia imunossupressora. Cães e gatos com aplasia-hipoplasia de medula óssea são pancitopênicos (ver Capítulo 86).

Todos os gatos com anemia não regenerativa grave, independentemente do VCM, devem ser submetidos a exames para detecção de FIV e FeLV. Uma amostra de aspirado ou biópsia de medula óssea também deve ser obtida para descartar outras doenças desse órgão.

A proteína p15E do envelope do FeLV suprime a eritropoese in vitro e causa anemia aplásica em gatos infectados com FeLV. A anemia nesses gatos é crônica e grave – o Ht de 5 a 6% mostra-se relativamente comum – e, apesar da terapia de suporte, o paciente piora, levando os tutores a solicitarem a eutanásia. O tratamento de suporte desses gatos inclui transfusões de sangue total ou concentrado de hemácias, como necessário; o intervalo entre as transfusões geralmente diminui a cada procedimento até que o gato precise de transfusões semanais. A interferona administrada por VO pode melhorar os sinais clínicos, sem resolução da anemia, em alguns desses gatos (ver Capítulo 96).

Gatos FeLV-negativos com APH podem ser positivos ao teste direto de Coombs e tendem a se beneficiar da administração de corticosteroides em doses imunossupressoras. Normalmente, uso 4 a 5 mg de dexametasona/gato VO a cada 1 a 2 semanas em vez da prednisona ou prednisolona convencional diariamente ou em dias alternados. Essa formulação é segura e eficaz, e não se viu o desenvolvimento de diabetes melito secundário nos gatos tratados. O uso de eritropoetina (EPO; ver adiante) recombinante humana não parece ser indicado nesses gatos porque sua atividade endógena da EPO é maior do que a de gatos normais. Além disso, o uso prolongado de EPO humana recombinante pode levar ao desenvolvimento de anticorpos anti-EPO e, assim, anemia refratária.

Aspirados de medula óssea em cães e gatos com APH revelam hipoplasia eritroide ou hiperplasia dos primeiros precursores eritroides e interrupção da maturação no estágio de rubricito ou metarubricito. Conforme já observado, isso representa uma situação interessante porque a maioria dos patologistas clínicos usa APH apenas para os cães e gatos com hipoplasia eritroide e AHIM com regeneração eritroide tardia ou forma não regenerativa de anemia imunomediada para aqueles com hiperplasia eritroide e interrupção da maturação. No entanto, do ponto de vista clínico, como as duas situações se comportam da mesma maneira e respondem ao mesmo tratamento, prefiro usar APH para cães e gatos com qualquer um desses achados citológicos da medula óssea.

Recomenda-se o mesmo tratamento usado durante a fase de manutenção da AHIM em cães (prednisona, 2 a 4 mg/kg VO a cada 24 a 48 horas, e/ou azatioprina, 50 mg/m^2 VO a cada 24 a 48 horas). Em gatos, usei com sucesso a dexametasona sozinha (como já discutido) ou combinada à clorambucila em dose de 20 mg/m^2 VO a cada 2 semanas. Cerca de 70 a 80% dos pacientes respondem ao tratamento, mas a recuperação clínica e hematológica pode levar de 2 a 3 meses; de modo geral, o tratamento é prolongado (talvez até vitalício). Às vezes, há necessidade de tratamento de suporte e transfusões de sangue ou concentrado de hemácias. Como esses pacientes são normovolêmicos, prefere-se o último. Além disso, como as transfusões podem precisar ser administradas de modo contínuo, a prova cruzada é recomendada antes de cada procedimento. Em cães, um dos mecanismos de adaptação à hipoxia crônica (p. ex., anemia) é o aumento da concentração de 2,3-difosfoglicerato (2,3-DPG) no interior da hemácia, o que reduz a afinidade ao oxigênio e facilita o fornecimento de oxigênio para os tecidos. Como as hemácias armazenadas têm menores concentrações de 2,3-DPG, as células transfundidas têm maior afinidade pelo oxigênio. Assim, a transfusão de sangue armazenado para um paciente com anemia crônica pode provocar descompensação transitória porque, de modo geral, aproximadamente 24 horas são necessárias para que as hemácias armazenadas transfundidas recuperem 50% da concentração normal de 2,3-DPG e sejam recarregadas.

Mieloftise, síndromes mielodisplásicas, mielofibrose e osteosclerose-osteopetrose

Esses distúrbios são discutidos no Capítulo 86.

Anemia da doença renal

O rim é o principal sítio de produção de EPO, o principal estímulo da eritropoese. Além disso, em cães e gatos com DRC, o tempo de vida das hemácias é consideravelmente menor e há sangramento subclínico do trato gastrintestinal; altas concentrações de paratormônio também podem suprimir a eritropoese. Consequentemente, a anemia é comum nesses pacientes. A anemia costuma ser normocítica e normocrômica, com poucos reticulócitos ou nenhum. Os níveis de Ht em cães e gatos com ADR ficam na faixa de 20 a 30%, embora valores de

13 a 19% sejam comuns. É importante notar que o Ht desses pacientes costuma ser baixo somente após a fluidoterapia intensiva; a princípio, a anemia não é tão grave porque os pacientes estão muito desidratados.

A melhora da função renal pode provocar aumentos marginais na massa de hemácias. Os esteroides anabolizantes raramente são benéficos para melhorar a anemia nesses pacientes. A EPO recombinante humana tem sido usada com sucesso no tratamento da anemia em cães e gatos com insuficiência renal crônica. Uma dose de 100 a 150 UI/kg SC, duas vezes por semana, é administrada até que o Ht retorne a um valor-alvo (em geral, 20 a 25%); o intervalo entre as injeções é então aumentado para a terapia de manutenção. O Ht geralmente retorna ao normal 3 a 4 semanas após o início do tratamento. Como essa EPO é estranha para cães e gatos, uma resposta humoral apropriada tende a anular os efeitos benéficos do tratamento prolongado (6 a 8 semanas) em mais de 50% dos pacientes. Recentemente, a darbepoetina foi usada com sucesso no tratamento da ADR em cães (Fiocchi et al., 2017). Em um estudo com 33 cães com DRC e anemia, a dose inicial mediana e a dose mais alta de darbepoetina foram 0,5 e 0,8 µg/kg SC, uma vez por semana, respectivamente. A resposta ao tratamento foi definida pela obtenção de Ht ≥ 30% ou aumento de Ht ≥ 10%. De 33 cães (85%) 28 apresentaram Ht ≥ 30% e 22 de 33 (67%) apresentaram aumento de Ht ≥ 10%; o tempo médio para resposta hematológica foi de 29 dias. Nenhum cão manteve a resposta em um intervalo de administração superior a 21 dias. Os possíveis eventos adversos são aumento da pressão arterial com necessidade de tratamento ($n = 12$), convulsões ($n = 5$), vômitos ($n = 3$), diarreia ($n = 3$) e suposta APH ($n = 2$) (Fiocchi et al., 2017).

Perda de sangue ou hemólise aguda e peraguda

Após um episódio agudo de perda de sangue ou hemólise, a medula óssea precisa de 48 a 96 horas para liberar reticulócitos suficientes para a regeneração. Portanto, a perda de sangue e as anemias hemolíticas são não regenerativas no início da recuperação.

A maioria dos cães e gatos com perda aguda de sangue tem evidências à anamnese ou ao exame clínico de sangramento profundo. A ausência de uma causa evidente de sangramento ou presença de vários sítios de hemorragia indica uma coagulopatia (ver Capítulo 87). Os sítios de sangramento interno devem ser evidentes após a realização de um exame físico completo.

A anemia geralmente desaparece alguns dias ou semanas depois da interrupção do sangramento. O tratamento inicial de um episódio de sangramento deve incluir terapia de suporte e administração intravenosa de cristaloides ou expansores de plasma. Se necessário, administre sangue, concentrados de hemácias ou soluções de Hb.

O tratamento de cães com hemólise peraguda já foi discutido neste capítulo.

Anemia por deficiência de ferro

A ADF é tradicionalmente classificada como não regenerativa, embora uma regeneração branda a moderada seja observada com frequência. Além disso, como observado, as hemácias em cães e gatos com ADF são microcíticas e hipocrômicas, o que a diferencia de outras formas de anemia. Ao avaliar o hemograma completo de um cão com anemia microcítica hipocrômica, lembre-se de que a microcitose ocorre em algumas raças (p. ex., Akita, Shiba Inu, Shar Pei) e em cães com outros distúrbios, como *shunts* portossistêmicos (ver Tabela 82.2).

Essa forma de anemia é bem caracterizada em cães com perda crônica de sangue. Em gatos, a ADF foi bem registrada apenas em filhotes recém-desmamados; nesses pacientes, a suplementação de ferro leva à resolução rápida das anomalias clínicas e hematológicas. A ADF é extremamente incomum em gatos adultos; observei-a principalmente em associação à perda crônica de sangue em gatos com linfoma gastrintestinal. Devido à sua raridade em gatos, a discussão a seguir sobre ADF refere-se, principalmente, a cães.

A perda crônica de sangue que leva à depleção de ferro é comum em cães com sangramento do trato gastrintestinal causado por neoplasia, úlceras gástricas ou endoparasitas (p. ex., ancilóstomos) e naqueles com forte infestação por pulgas. Outras causas de perda crônica de sangue, como sangramento urogenital e sangramento iatrogênico, são extremamente raras. Recentemente, em um estudo multicêntrico com 688 cães e 163 gatos, a prevalência de anemia à internação foi de 32%; a prevalência geral durante a hospitalização foi de 56% (Lynch et al., 2015). Esse estudo não relatou índices hematimétricos e, assim, a prevalência da verdadeira ADF é desconhecida. O último Ht registrado foi significativamente menor do que o Ht à internação em cães (Ht à internação, 42%; último Ht registrado, 34%, $P < 0,0001$) e gatos (Ht à internação, 31%; último Ht registrado, 26%, $P < 0,0001$). O número de amostras de sangue coletadas foi significativamente maior em pacientes que desenvolveram anemia (pacientes não anêmicos, 5 amostras de sangue; pacientes anêmicos, 7 amostras de sangue, $P < 0,0001$). Gatos hospitalizados apresentaram propensão significativamente maior de desenvolvimento de anemia do que cães ($P < 0,0001$), mas os cães anêmicos eram significativamente menos propensos a sobreviver à alta ($P = 0,0001$). Os pacientes cirúrgicos eram mais suscetíveis ao desenvolvimento de anemia adquirida no hospital em comparação com os pacientes médicos (razão de probabilidades [OR], 0,63; intervalo de confiança [IC] de 95%, 0,4 a 0,9; $P = 0,01$). Os hemoderivados foram administrados a 198 pacientes (158 cães e 40 gatos); o concentrado de hemácias revelou-se o hemoderivado mais comumente administrado, com 129 casos (100 cães e 29 gatos).

Em minha experiência, a causa mais comum de ADF sintomática em cães adultos com sinais associados à anemia é a neoplasia gastrintestinal.

Os cães com ADF geralmente apresentam sinais de anemia ou do trato gastrintestinal, como diarreia, melena ou hematoquezia. Ocasionalmente, a ADF branda é identificada durante a avaliação de rotina de cães com parasitoses graves (principalmente filhotes). À hematologia, a maioria dos cães com ADF tem índices microcíticos hipocrômicos, reticulocitose branda, RDW alto e população bimodal de hemácias, trombocitose, baixas concentrações séricas de ferro e TIBC (transferrina), saturação extremamente baixa (inferior a 10%), baixa concentração sérica de ferritina e baixos estoques de ferro na medula óssea (Boxe 82.5; Figura 82.9). A tétrade

BOXE 82.5

Distúrbios da medula óssea em cães e gatos.

Aplasia-hipoplasia da medula (ou eritroide)
- FeLV (G)
- Doenças imunomediadas (C, G)
- Estrógeno (C)
- Fenilbutazona (C)
- Outros medicamentos (C, G)
- Idiopática (C, G)

Mieloftise
- Mieloma múltiplo (C, G)
- Leucemias crônicas (C > G)
- Leucemias agudas (C > G)
- Linfoma (C, G)
- Mastocitose sistêmica (G > C)
- Histiocitose maligna (C > G)
- Carcinoma metastático (raro C, G)
- Histoplasmose (rara C, G)

Síndromes mielodisplásicas
- FeLV (G)
- FIV (G)
- Síndrome pré-leucêmica (C, G)
- Idiopática (C, G)

Mielofibrose
- FeLV (G)
- Anemia por deficiência de piruvato quinase (C)
- Idiopática (C, G)

Osteosclerose/osteopetrose
- FeLV (G)

C: cão; FeLV: vírus da leucemia felina; FIV: vírus da imunodeficiência felina; G: gato.

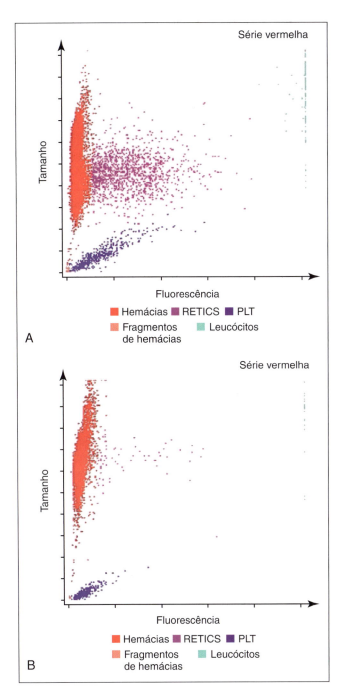

Figura 82.9 A. Gráficos de pontos de um Greyhound com infestação grave por pulgas e anemia por deficiência de ferro (ADF) em comparação com um gráfico de pontos de um Greyhound normal. Observe a nuvem de hemácias mais baixa no eixo vertical em (**A**) do que em (**B**), indicando um baixo volume corpuscular médio, e a grande nuvem de reticulócitos (RETICS) em *roxo* (**A**). PLT: plaquetas.

típica de anomalias hematológicas em cães com ADF é microcitose, hipocromasia, regeneração branda e trombocitose. A "anemia do idoso", uma anemia hipocrômica microcítica progressiva relacionada com a idade registrada em seres humanos, foi recentemente descrita em cães geriátricos (Radakovich et al., 2017).

Como a causa mais comum de ADF em cães adultos é o sangramento crônico do trato gastrintestinal, as fezes devem sempre ser avaliadas para sangue oculto com *kits* comerciais (ver Capítulo 27); se os resultados forem negativos, repita a avaliação duas ou três vezes durante um período em que o animal não consuma ração em lata, que pode conter mioglobina e raramente causar reações falso-positivas. Se houver sangue oculto nas fezes, uma neoplasia do trato gastrintestinal deve ser descartada. Os tumores comumente associados à ADF em cães são tumores do estroma GI (GISTs), leiomiomas e leiomiossarcomas, linfomas e carcinomas. Em cães com perda de peso, ADF, sangue nas fezes e ausência de sinais clínicos associados ao trato gastrintestinal, o diagnóstico mais provável é um tumor jejunal (geralmente um GIST ou leiomiossarcoma); chamo esses tumores de neoplasias GIs silenciosas.

Outra condição que pode causar ADF é o sangramento crônico do trato gastrintestinal superior secundário a úlceras gastroduodenais, embora a maioria desses cães tenha sinais clínicos evidentes associados ao trato gastrintestinal (p. ex., vômitos, hematêmese, perda de peso). Em cães ou gatos filhotes com ADF, a flotação fecal ou o esfregaço direto para a detecção de ancilostomídeos e o exame físico completo para pesquisa de pulgas são obrigatórios porque essas são as duas causas mais comuns da doença nesses pacientes.

A ADF geralmente se resolve em 6 a 8 semanas após a eliminação da causa primária. A suplementação oral ou intramuscular de ferro não é necessária para acelerar a resolução das anomalias hematológicas; uma dieta comercial sólida tem o mesmo efeito. Como regra geral, se a causa puder ser eliminada, não faço a suplementação de ferro. A necessidade dietética de ferro de cães e gatos adultos é de aproximadamente 1,3 mg/kg/dia.

TERAPIA DE TRANSFUSÃO

A medicina veterinária de transfusão fez grandes avanços na última década. Há vários bancos de sangue comerciais para animais de estimação; a maioria deles armazena hemocomponentes derivados de unidades de processamento de sangue total ou coletados por aférese. Em uma situação típica, uma unidade de sangue total é centrifugada logo após a coleta e o concentrado de hemácias e o plasma fresco congelado (PFC) são preparados e armazenados entre −20 e −30°C. Os concentrados de hemácias são preservados pela adição de uma solução nutritiva e podem ser armazenados por até 5 semanas. Após 1 ano de armazenamento a −20 e −30°C, o PFC perde os fatores de coagulação lábeis (V e VIII) e é chamado "plasma normal" (PN) ou "plasma congelado" (PC). No entanto, demonstramos que o PC de 5 anos ainda se mostra hemostaticamente ativo e pode ser usado para transfusão (Urban et al., 2013). Alguns bancos de sangue preparam plasma rico em plaquetas (PRP) ou concentrados de plaquetas por aférese; atualmente, um novo concentrado de plaquetas é comercializado nos EUA (Bodevet®; http://www.bodevet.com). O aquecimento do PFC em refrigerador provoca a formação de um lodo no fundo da bolsa em temperatura de 4 a 6°C. Esse lodo pode ser separado por uma centrifugação curta, produzindo crioprecipitado, um pequeno volume rico em fator VIII, fibrinogênio e fator de von Willebrand (FvW); o sobrenadante é denominado *plasma pobre em crioprecipitado*.

Indica-se a transfusão de sangue total ou hemoderivados (p. ex., concentrado de hemácias, PRP, PFC, crioprecipitado ou PN) em várias situações clínicas. A transfusão de sangue total ou hemácias costuma ser necessária para restaurar a capacidade de transporte de oxigênio em pacientes com anemia. O sangue total pode ser usado em pacientes anêmicos hipovolêmicos ou com necessidade de fatores de coagulação além de hemácias, enquanto os concentrados de hemácias são recomendados para cães e gatos com anemia e normovolemia (APH, ADR, hemólise). A terapia de transfusão deve ser usada com cautela em animais com AHIM (ver anteriormente), devido ao risco de reação transfusional grave.

As deficiências de fator de coagulação (ver Capítulo 87) que causam hemorragia podem ser corrigidas por meio da administração de sangue fresco total se houver perda considerável de sangue ou, idealmente, PFC, PC ou PN. O crioprecipitado contém alta concentração de fator VIII e FvW; por isso, é normalmente usado em cães com hemofilia A ou doença de von Willebrand. O plasma pobre em crioprecipitado mostra-se uma boa fonte de fatores de coagulação (exceto fibrinogênio, fator VIII e FvW) e albumina; portanto, é indicado em pacientes com coagulopatias comuns, como intoxicação por rodenticida. As transfusões de PRP ou plaquetas podem ser feitas em cães e gatos com trombocitopenia grave que causa sangramento espontâneo (Tabela 82.6). No entanto, o número de plaquetas do receptor raramente aumenta o suficiente para interromper o sangramento. As transfusões de PRP e de plaquetas têm pouco ou nenhum benefício em pacientes com destruição plaquetária periférica (p. ex., trombocitopenia imunomediada) porque as plaquetas são removidas da circulação logo após a transfusão. A transfusão com sangue fresco total, PRP ou PFC também é indicada no tratamento de pacientes com CID (ver Capítulo 87).

Com menor frequência, prescreve-se o plasma para a correção da hipoalbuminemia. No entanto, é raro conseguir aumentos relevantes na concentração sérica de albumina do receptor. Coloides ou soluções de albumina humana são mais eficazes para restaurar a pressão oncótica plasmática.

GRUPOS SANGUÍNEOS

Vários grupos sanguíneos foram reconhecidos em cães: DEA 1.1 e 1.2 (antes conhecidos como grupo sanguíneo A), DEA 3 a 8 e *Dal*; dois novos grupos sanguíneos (*Kai1* e *Kai2*) foram recentemente relatados (Euler et al., 2016). Afirmamos repetidamente que os cães não apresentam anticorpos naturais contra antígenos de grupos sanguíneos; portanto, em teoria, só podem adquiri-los após receber uma transfusão ou depois da gestação. Contudo, em um relato recente, 17% dos cães que jamais receberam uma transfusão foram considerados incompatíveis em provas cruzadas (Odunayo et al., 2017). Além disso, estudos relataram a ausência de associação entre a gestação e o desenvolvimento de anticorpos em cães (Blais et al., 2009). Como as reações transfusionais podem ocorrer após uso de sangue positivo para DEA 1.1, 1.2 ou 7, os doadores devem ser negativos para esses antígenos. No entanto, reações transfusionais hemolíticas agudas e clinicamente relevantes são muito raras em cães. De modo geral, a transfusão de sangue de um doador que não foi submetido à tipagem e nunca foi transfundido em um receptor, independentemente de seu tipo sanguíneo, mostra-se segura.

Os grupos sanguíneos em gatos são A, B, AB e *Mik*. Os gatos testados nos EUA são quase exclusivamente do tipo A; a prevalência de gatos do tipo B varia muito entre regiões geográficas e raças. Quinze a trinta por cento dos Abissínios, Sagrados da Birmânia, Himalaias, Persas, Scottish Folds e Somalis são do tipo B, assim como mais de 30% dos British Shorthairs e dos Devon Rexes. Como as reações transfusionais fatais são mais comuns em gatos do tipo B que recebem sangue do tipo A, esses pacientes devem sempre ser submetidos à prova cruzada ou à tipagem antes da transfusão. Nesses casos, um gato do tipo B deve ser o doador. Na maioria, os gatos do tipo B em nossa clínica nos últimos 10 anos era doméstico de pelo curto. A tipagem sanguínea também é vital em gatis para a prevenção da isoeritrólise neonatal em filhotes do tipo A ou AB de mães do tipo B.

PROVA CRUZADA E TIPAGEM DE SANGUE

A prova cruzada é uma alternativa à tipagem sanguínea em doadores internos ou animais que receberam transfusões anteriores, gatos ou animais precisarão de múltiplas transfusões.

TABELA 82.6

Uso prático de hemoderivados.

	Sangue total	Concentrado de hemácias	Plasma comum	PFC	Crio	Pobre em crio
Anemia hipovolêmica	+++	++	–	–	–	–
Anemia isovolêmica	+	+++	–	–	–	–
DvW	–	–	–	+++	++++	–
Hemofilia A	–	–	–	+++	++++	–
Hemofilia B	–	–	+++	++	–	++++
Intoxicação por rodenticida	–	–	+++	++	–	++++
Hipoalbuminemia	–	–	++	+	–	++++
Doença hepática	–	–	++++	++	–	++++
Pancreatite	–	–	++++	+++	–	++++
Deficiência de AT	–	–	++++	+++	–	++++
CID	++	+	++	++++	–	++

AT: antitrombina; CID: coagulação intravascular disseminada; Crio: crioprecipitado; DvW: doença de von Willebrand; PFC: plasma fresco congelado; Pobre em crio: plasma pobre em crioprecipitado.
– a ++++: de menos indicado a mais indicado.

A prova cruzada detecta muitas incompatibilidades, mas não garante compatibilidade total. Há *kits* comerciais de compatibilidade maior e menor para cães e gatos (http://www.rapidvet.com/xmatch_info.html), e um deles foi recentemente validado. O sangue compatível segundo a prova cruzada aumenta o Ht do receptor de maneira significativa (Weltman et al., 2014).

Cartões de tipagem sanguínea rápida para detecção de DEA 1.1 em cães e grupos A e B em gatos (RapidVet-H, DMS Laboratories, Flemington, NJ, EUA) e um sistema baseado em gel (DME VET Quick-Test DEA 1.1 e A + B, Alvedia, Limonest, França) foram validados e agora são comercializados.

Curiosamente, em alguns países, a transfusão de sangue de cães para gatos parece ser uma prática comum de emergência. No entanto, a presença de anticorpos contra hemácias de gatos foi recentemente demonstrada em cães (Priolo et al., 2017). Esse procedimento é fortemente desencorajado.

ADMINISTRAÇÃO DE SANGUE

O sangue refrigerado pode ser aquecido antes ou durante a administração, sobretudo em cães ou gatos pequenos; no entanto, o calor excessivo deve ser evitado devido ao risco de precipitação de fibrinogênio ou autoaglutinação. Como o aquecimento do sangue antes da transfusão parece não ter efeito sobre a temperatura central do receptor, isso pode não ser necessário. O conjunto de administração deve ter um filtro específico para a remoção de coágulos e outras partículas, como agregados de plaquetas. O sangue costuma ser administrado pelas veias cefálica, safena ou jugular. No entanto, a infusão intraóssea pode ser realizada em pequenos animais, neonatos ou pacientes com má circulação periférica. Para a administração de fluidos ou sangue por via intraóssea, a pele sobre o fêmur é preparada cirurgicamente; e a pele e o periósteo da fossa trocantérica femoral são anestesiados com lidocaína a 1%. Uma agulha de medula óssea (calibre 18 [1,2 mm]) ou um cateter intraósseo são colocados na cavidade medular paralela à diáfise do fêmur. A sucção com uma seringa de 10 mℓ deve produzir elementos da medula (gordura, espículas e sangue), confirmando o posicionamento correto da agulha. Administra-se sangue por meio de um conjunto padrão.

A taxa de administração recomendada é variável, mas não deve exceder 22 mℓ/kg/dia (até 20 mℓ/kg/h podem ser usados em animais hipovolêmicos). Cães e gatos com insuficiência cardíaca podem não tolerar uma taxa superior a 5 mℓ/kg/dia. Para evitar a contaminação bacteriana, o sangue não deve ser exposto à temperatura ambiente durante a administração por mais de 4 a 6 horas; o sangue é considerado contaminado se estiver em temperatura ambiente por mais de 6 horas. Se necessário, dois volumes menores de sangue podem ser administrados de modo sucessivo. O sangue jamais deve ser administrado com solução de Ringer com lactato por causa da quelação do cálcio pelo citrato e pela consequente formação de coágulos. Em vez disso, use soro fisiológico (NaCl a 0,9%). Uma regra simples para prever o aumento no Ht do receptor é lembrar que 2,2 mℓ/kg (ou 1 mℓ/lb) de sangue total transfundido aumenta o Ht em 1% se o doador tiver um Ht de aproximadamente 40%. Em gatos, uma unidade de sangue total ou concentrado de hemácias aumenta o Ht dos receptores em cerca de 5% (i. e., de 10 a 15%).

COMPLICAÇÕES DA TERAPIA DE TRANSFUSÃO

As complicações relacionadas com a transfusão podem ser divididas em imunomediadas e não imunomediadas. As reações

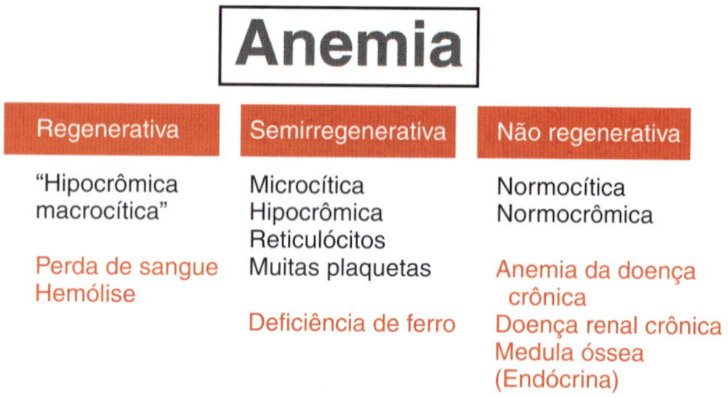

Anemia

Regenerativa	Semirregenerativa	Não regenerativa
"Hipocrômica macrocítica"	Microcítica Hipocrômica Reticulócitos Muitas plaquetas	Normocítica Normocrômica
Perda de sangue Hemólise	Deficiência de ferro	Anemia da doença crônica Doença renal crônica Medula óssea (Endócrina)

Figura 82.10 Classificação patogenética das anemias.

imunomediadas são urticária, hemólise e febre. As complicações não imunomediadas são febre ou hemólise por transfusão de sangue armazenado incorretamente, sobrecarga circulatória, intoxicação por citrato, transmissão de doenças e a carga metabólica associada à transfusão de sangue envelhecido. Os sinais de hemólise imunomediada imediata aparecem minutos após o início da transfusão: tremores, vômitos e febre. São extremamente raros em cães, porém comuns em gatos que recebem hemoderivados incompatíveis. As reações hemolíticas tardias são mais comuns e causam, principalmente, declínio inesperado do Ht após a transfusão ao longo de dias, hemoglobinemia, hemoglobinúria e hiperbilirrubinemia. A sobrecarga circulatória pode se manifestar por vômitos, dispneia ou tosse. A síndrome de lesão pulmonar associada à transfusão (TRALI, do inglês *transfusion-related acute lung injury*, uma síndrome de doença pulmonar peraguda associada à transfusão de hemocomponentes), foi recentemente registrada em cães, embora sua prevalência seja baixa (3,7%) (Thomovsky et al., 2014). Observa-se a intoxicação por citrato quando a taxa de infusão é muito alta ou o fígado não consegue metabolizar o citrato. Os sinais de intoxicação por citrato estão relacionados com a hipocalcemia. Revelam-se na forma de tremores e arritmias cardíacas. Ao reconhecer os sinais de uma reação transfusional, interrompa ou retarde o procedimento.

Leitura sugerida

Andrews GA, Penedo MCT. Red blood cell antigens and blood groups in the dog and cat. In: Weiss DJ, Wardrop KJ, eds. *Schalm's veterinary hematology*. 6th ed. Ames, Iowa: Wiley-Blackwell; 2010:711.

Birkenheuer AJ, et al. Efficacy of combined atovaquone and azithromycin for therapy of chronic *Babesia gibsoni* (Asian genotype) infections in dogs. *J Vet Intern Med*. 2004;18:494.

Birkenheuer AJ, et al. Geographic distribution of babesiosis among dogs in the United States and association with dog bites: 150 cases (2000-2003). *J Am Vet Med Assoc*. 2005;227:942.

Birkenheuer AJ, et al. Serosurvey of anti-Babesia antibodies in stray dogs and American pit bull terriers and American Staffordshire terriers from North Carolina. *J Am Anim Hosp Assoc*. 2003;39:551.

Blais M-C, et al. Lack of evidence of pregnancy-induced alloantibodies in dogs. *J Vet Intern Med*. 2009;23:462.

Callan MB, et al. Canine red blood cell transfusion practice. *J Am Anim Hosp Assoc*. 1996;32:303.

Castellanos I, et al. Clinical use of blood products in cats: a retrospective study (1997-2000). *J Vet Intern Med*. 2004;18:529.

Chikazawa S, Dunning MD. A review of anaemia of inflammatory disease in dogs and cats. *J Small Animal Practice*. Blackwell Publishing Ltd. 2016;57(7):348–353.

Euler CC, et al. Survey of two new (Kai 1 and Kai 2) and other blood groups in dogs of North America. *J Vet Intern Med*. 15 ed. 2016; 30(5):1642–1647.

Fiocchi EH, et al. The Use of Darbepoetin to Stimulate Erythropoiesis in the Treatment of Anemia of Chronic Kidney Disease in Dogs. *J Vet Intern Med*. Wiley/Blackwell (10.1111). 2017;31(2):476–485.

Furman E, et al. A retrospective study of 1,098 blood samples with anemia from adult cats: frequency, classification, and association with serum creatinine concentration. *J Vet Intern Med*. 2014; 28(5):1391–1397.

Giger U, et al. Transfusion of type-A and type-B blood to cats. *J Am Vet Med Assoc*. 1991;198:411.

Giger U. Hereditary erythrocyte enzyme abnormalities. In: Weiss DJ, Wardrop KJ, eds. *Schalm's veterinary hematology*. 6th ed. Ames, Iowa: Wiley-Blackwell; 2010:179.

Grahn RA, et al. Erythrocyte pyruvate kinase deficiency mutation identified in multiple breeds of domestic cats. *BMC Vet Res*. 2012;8:207.

Gurnee CM, Drobatz KJ. Zinc intoxication in dogs: 19 cases (1991-2003). *J Am Vet Med Assoc*. 2007;230:1174.

Harkin KR, et al. Erythrocyte-bound immunoglobulin isotypes in dogs with immune-mediated hemolytic anemia: 54 cases (2001-2010). *J Am Vet Med Assoc*. 2012;241:227.

Hiratzka JL, Licari LG, Peters LK. Incidence of hospital-acquired anemia in hospitalized dogs and cats. *J Am Vet Med Assoc*. 2018; 252(5):560–564.

Hodges J, Christopher MM. Diagnostic accuracy of using erythrocyte indices and polychromasia to identify regenerative anemia in dogs. *J Am Vet Med Assoc*. 2011;238(11):1452–1458.

Lynch AM, et al. Hospital-acquired Anemia in Critically Ill Dogs and Cats: A Multi-Institutional Study. *J Vet Intern Med*. 2015;17(30):141.

Mayank S, et al. Comparison of five blood-typing methods for the feline AB blood group system. *Am J Vet Res*. 2011;72:203.

Mayank S, et al. Comparison of gel column, card, and cartridge techniques for dog erythrocyte antigen 1.1 blood typing. *Am J Vet Res*. 2012;73:213.

Odunayo A, et al. Incidence of incompatible crossmatch results in dogs admitted to a veterinary teaching hospital with no history of prior red blood cell transfusion. *J Am Vet Med Assoc*. 2017;250(3):303–308.

Ottenjan M, et al. Characterization of anemia of inflammatory disease in cats with abscesses, pyothorax, or fat necrosis. *J Vet Intern Med*. 2006;20:1143.

Priolo V, et al. Naturally occurring antibodies in cats against dog erythrocyte antigens and vice versa. *J Feline Med Surg*. 2017; 27:1098612X17727232.

Radakovich LB, et al. Hematology and biochemistry of aging-evidence of "anemia of the elderly" in old dogs. *Vet Clin Pathol*. 2017;13:1.

Spurlock NK, Prittie JE. A review of current indications, adverse effects, and administration recommendations for intravenous immunoglobulin. *J Vet Emerg Crit Care*. 2011;21:471.

Swann JW, Skelly BJ. Systematic review of evidence relating to the treatment of immune-mediated hemolytic anemia in dogs. *J Vet Intern Med*. 2013;27:1.

Tasker S, et al. Coombs', haemoplasma and retrovirus testing in feline anaemia. *J Small Anim Pract*. 2010;51:192.

Thomovsky EJ, Bach J. Incidence of acute lung injury in dogs receiving transfusions. *J Am Vet Med Assoc*. 2014;244(2):170–174.

Urban R, et al. Hemostatic activity of canine frozen plasma for transfusion using thromboelastography. *J Vet Intern Med*. 2013;27:964.

Weinkle TK, et al. Evaluation of prognostic factors, survival rates, and treatment protocols for immune-mediated hemolytic anemia in dogs: 151 cases (1993-2002). *J Am Vet Med Assoc*. 2005;226:1869.

Weltman JG, Fletcher DJ, Rogers C. Influence of cross-match on post-transfusion packed cell volume in feline packed red blood cell transfusion. *J Vet Emerg Crit Care*. 2014;24(4):429–436.

CAPÍTULO 83

Patologia Clínica em Greyhounds e Outros Galgos

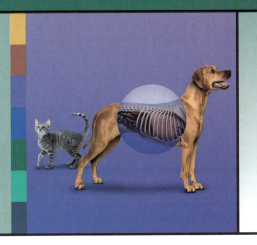

Desde o início da década de 1990, mais de 250 mil Greyhounds de corrida aposentados (RRGs) foram colocados em lares adotivos; esse número continua a aumentar a cada ano. Os veterinários atendem cada vez mais Greyhounds para exames de rotina e doenças clínicas e cirúrgicas. Consequentemente, devem conhecer as idiossincrasias hematológicas e bioquímicas únicas da raça (Zaldívar-López et al., 2011a).

A história dos Greyhounds em corridas é associada a uma fisiologia única que os distingue de outras raças. Os Galgos têm massa muscular maior do que a maioria das raças, hematócrito (Ht) alto, carpos, tarsos, metacarpos e metatarsos alongados e visão apurada. Essas adaptações, entre outras, provavelmente contribuíram para as características hematológicas e bioquímicas únicas dos Greyhounds em comparação com outras raças que foram bem registradas nos últimos 50 anos. Os resultados dos exames de patologia clínica de rotina em RRGs estão frequentemente fora dos intervalos de referência para cães. Algumas das peculiaridades hematológicas em Greyhounds também foram descritas em outros Galgos. Este capítulo analisa as características clínico-patológicas específicas de tais cães, que também podem se aplicar a outras raças similares. Recentemente, relatamos os intervalos de referência (IRs) de hematologia e química para Deerhounds (consulte Sheerer et al., 2013).

HEMATOLOGIA

Embora muitas diferenças clínico-patológicas entre Greyhounds e outras raças tenham sido investigadas, as pesquisas concentraram-se, principalmente, nas diferenças nos valores hematológicos. Os IRs hematológicos da raça foram publicados (Campora et al., 2011).

HEMÁCIAS

Estudos anteriores relataram que os Galgos têm maior Ht e concentração de hemoglobina (Hb) do que outros cães. Tradicionalmente, valores elevados de Ht, Hb e hemácias têm sido considerados uma adaptação ao exercício, sob reprodução seletiva para maior desempenho em corridas, gerando cães com maior capacidade total de transporte de oxigênio. No entanto, vários estudos investigam mais profundamente outros fatores que influenciam essas características hematológicas em Greyhounds. A macrocitose historicamente relatada em Greyhounds não parece passível de reprodução com os instrumentos atuais.

Antes do início do tratamento, Greyhounds de 9 e 10 meses de idade já apresentavam valores de Ht, Hb e hemácias mais altos e tendência a maior volume corpuscular médio (VCM) em comparação com os IRs não específicos da raça (Shiel et al., 2007a). Nessa raça, a reprodução seletiva para velocidade é provavelmente a causa da alteração da função e das propriedades da Hb, devido à necessidade de bom suprimento de oxigênio em tecidos sob condições extremas – ou seja, durante a corrida (Zaldívar-López et al., 2011b). Os Galgos têm menores valores de P_{50} de Hb (a pressão parcial de oxigênio com 50% de saturação de Hb) do que os cães de outras raças. A curva de dissociação da oxi-hemoglobina é deslocada para a esquerda; assim, a Hb do Greyhound tem afinidade maior por oxigênio do que outras raças, apesar de concentrações semelhantes de 2,3-difosfoglicerato (2,3-DPG; Sullivan et al., 1994) nas hemácias. Portanto, a alta Hb e o alto Ht de Greyhounds podem ser uma mudança compensatória secundária à diminuição do fornecimento de oxigênio aos tecidos (baixo P_{50}), como em humanos com hemoglobinopatias de alta afinidade. Recentemente, registramos que a Hb de Greyhounds tem algumas mutações exclusivas em aminoácidos relevantes para as propriedades de afinidade pelo oxigênio, com alteração da posição das cadeias de globina e "acúmulo" de oxigênio (Bhatt et al., 2011). Estudos de genética molecular não publicados sobre a Hb de Greyhounds confirmaram esse fato.

Os Greyhounds agitados ou apreensivos tendem a apresentar Ht alto e alto número de reticulócitos. Demonstramos que, logo após uma corrida, o Ht e o número de reticulócitos aumentam proporcionalmente por um breve período (60 a 90 minutos) (Horvath et al., 2014). Provavelmente, isso representa a liberação esplênica de reticulócitos em resposta às catecolaminas.

Curiosamente, a distribuição do antígeno eritrocitário de cão (DEA) mostra-se diferente em Greyhounds do que em outras raças. Em um estudo recente, apenas 13,3% dos RRGs tinham antígeno DEA 1.1, diferentemente de 60,6% em todas as outras raças combinadas; 2,9% tinham antígeno DEA 1.2 (contra 0 em outras raças). Quase dois terços (63,4%) dos Greyhounds foram considerados doadores universais, contra 18,2% dos animais de outras raças (Iazbik et al., 2010). Em contrapartida, cerca de 50% dos Galgos Espanhóis são positivos para o antígeno DEA 1.1.

LEUCÓCITOS

Estudos anteriores relataram médias menores de leucócitos em Greyhounds em comparação com outras raças. Conforme observado, os IRs dos números totais de leucócitos, neutrófilos e linfócitos de Greyhounds adultos foram estabelecidos (Campora et al., 2011). Na maioria dos Greyhounds, os eosinófilos não apresentam os grânulos de cor laranja/rosa típicos à coloração de Wright-Giemsa ou colorações hematológicas rápidas. Esses eosinófilos atípicos podem ser confundidos com neutrófilos tóxicos em um esfregaço de sangue de rotina corado com Diff-Quik levando a uma busca desnecessária por uma fonte de infecção (Iazbik, 2005). Esses eosinófilos cinzentos também ocorrem em alguns outros Galgos, como Whippets, Scottish Deerhounds e Greyhounds Italianos, porém são incomuns em Galgos Espanhóis.

PLAQUETAS

Os Greyhounds têm concentrações de plaquetas (PLT) menores do que cães de outras raças (Zaldívar-López et al., 2011a). O modelo de hematopoese de competição de células-tronco foi proposto como um possível mecanismo para o baixo número de plaquetas observado em Greyhounds, sugerindo que as células-tronco bipotenciais da medula óssea são programadas para se tornar megacariócitos ou precursores de hemácias.

Outros mecanismos propostos para os baixos números de plaquetas em Greyhounds são sequestro esplênico ou pulmonar ou um processo imunomediado crônico de baixo grau que leva à diminuição da expectativa de vida das plaquetas. Curiosamente, as plaquetas tendem a se agrupar mais em Greyhounds do que em outras raças, comportando-se mais como plaquetas felinas. Portanto, uma investigação aprofundada de uma possível causa subjacente de trombocitopenia não é necessária em Greyhounds saudáveis com diminuições moderadas no número de plaquetas (< 100.000/µℓ).

HEMOSTASIA

A principal função do sistema hemostático é manter o fluxo sanguíneo dentro do sistema cardiovascular. O termo *Greyhound sangrador* foi proposto para descrever cães que tendem a apresentar sangramento espontâneo após um pequeno traumatismo ou procedimento cirúrgico simples (Lara-Garcia et al., 2008). O grave sangramento pós-operatório 1 a 4 dias após a amputação do membro por osteossarcoma ou traumatismo também foi relatado em Greyhounds, frequentemente com necessidade de administração de hemocomponentes. Historicamente, Greyhounds com sangramento espontâneo apresentaram números de plaquetas, concentração de fator de von Willebrand (FvW), tempo de protrombina de um estágio (OSPT) e tempo de tromboplastina parcial ativada (TTPa) menores do que o normal para a raça no momento da hemorragia pós-operatória, tornando diáteses hemorrágicas comuns, como trombocitopenia e deficiência de fator de coagulação ou FvW, causas improváveis de sangramento.

Ao usar o PFA-100® (analisador da função plaquetária; Dade Behring, West Sacramento, CA, EUA) para investigar a hemostasia primária, os Greyhounds saudáveis tiveram tempos médios de fechamento (CTs) – o tempo necessário para formar um tampão de plaquetas na abertura capilar e interromper o fluxo sanguíneo – menores do que o grupo não Greyhound. No entanto, os intervalos de CT assemelharam-se aos valores relatados em outras raças de cães (Couto et al., 2006). Surpreendentemente, os menores números de plaquetas observados em Greyhounds não foram associados ao prolongamento do CT; os CTs mais curtos dos Greyhounds são provavelmente explicados pelo maior Ht e, portanto, maior viscosidade. O aumento do Ht e da viscosidade do sangue total provoca a distribuição periférica das plaquetas e o consequente aumento da interação com a superfície do vaso sanguíneo. Esses CTs mais curtos podem ser uma resposta adaptativa das plaquetas para acomodar maior cisalhamento em Greyhounds, que também apresentam pressão arterial e velocidade aórtica significativamente mais altas do que outros cães.

A tromboelastografia (TEG) possibilita a avaliação da coagulação do sangue de acordo com a velocidade e a força da formação do coágulo. A TEG depende da função dos sistemas hemostáticos primário e secundário e da fibrinólise, que podem ser influenciados por certas doenças, condições ambientais e agentes farmacológicos. Nos Greyhounds, a cinética de coagulação é mais lenta e a força de coágulo mostra-se menor em comparação com não Greyhounds (Vilar et al., 2008).

Mecanismos de sangramento pós-operatório foram investigados em RRGs; cerca de um em cada quatro Greyhounds apresenta sangramento moderado a grave 36 a 48 horas após a gonadectomia de rotina (Lara-Garcia et al., 2008). Numerosos parâmetros foram usados para avaliar as hemostasias primária e secundária no período pré-operatório – número de PLT, OSPT, TTPa, função plaquetária de acordo com PFA-100, fibrinogênio (FIB), D-dímero, plasminogênio, antiplasmina (AP), antitrombina (AT), concentração de FvW (Ag FvW), ensaio de ligação de colágeno de FvW (CBA FvW) e ensaio de fator XIII. Os ensaios de hemostasia foram repetidos em RRGs com complicações hemorrágicas no momento do evento e em um grupo de controle de RRGs de mesma idade e sexo que se submeteram aos mesmos procedimentos cirúrgicos ao mesmo tempo e não sangraram. Os resultados desse estudo sugerem que o sangramento pós-operatório excessivo em RRGs não é atribuível a um defeito hemostático primário ou secundário, mas pode estar relacionado com a fibrinólise alterada. Os sangradores apresentavam menores níveis de AP do que os controles no pré-operatório, o que sugere ativação da fibrinólise e um estado de hipocoagulação.

BIOQUÍMICA SÉRICA

Vários estudos relataram diferenças nos valores bioquímicos séricos específicos em Greyhounds em comparação com a população canina geral. Os veterinários que trabalham com

Greyhounds devem considerar essas diferenças específicas da raça ao interpretar os perfis de bioquímica sérica, já que o uso dos IRs padrões pode levar a diagnósticos errados. Essas diferenças foram confirmadas em um estudo recente com um grande número de animais saudáveis, com estabelecimento de IRs ainda mais estreitos e, portanto, mais específicos para os parâmetros bioquímicos de Greyhounds (Dunlop et al., 2011).

CREATININA/SDMA

As concentrações de creatinina são significativamente maiores em Greyhounds do que em não Greyhounds (1,6 e 1,03 mg/dℓ, respectivamente; Feeman et al., 2003). Os Greyhounds têm massa muscular considerável e, previsivelmente, maiores estoques corpóreos de fosfocreatina, o que pode aumentar as concentrações séricas de creatinina. Além disso, os Greyhounds têm taxa de filtração glomerular (TFG) mais alta do que os não Greyhounds (Drost et al., 2006). Portanto, a causa mais provável de altas concentrações de creatinina sérica em Greyhounds é a grande massa muscular. Essas diferenças nas concentrações séricas de ureia e creatinina foram recentemente confirmadas em um grande número de Greyhounds; o estudo indicou IRs ainda mais estreitos (11,34 a 26,18 e 1,12 a 1,98 mg/dℓ, respectivamente; Dunlop et al., 2011). De modo geral, os Greyhounds de corrida em atividade têm concentrações séricas de ureia acima do IR para cães, sobretudo por causa da dieta à base de carne crua.

A dimetilarginina simétrica (SDMA) consiste em um metabólito de aminoácido excretado exclusivamente por filtração glomerular (Braf et al., 2014). Pouco depois do lançamento dessa análise, notamos que os resultados tendiam a ficar acima do IR (0 a 14 µg/dℓ) em uma alta proporção de Greyhounds. Depois de vários estudos, é claro que os IRs de SDMA devem ser maiores em Greyhounds; um estudo recente propõe o uso de 19,9 µg/dℓ como o limite superior do IR para Greyhounds (Liffman et al.), o que deve evitar o sobrediagnóstico de doença renal nesta raça.

ENZIMAS HEPÁTICAS

Dunlop et al. (2011) relataram IRs mais estreitos para enzimas hepáticas em Greyhounds e observaram maior atividade da alanina aminotransferase (ALT) em comparação com o IR canino genérico. O mecanismo dessa alteração ainda não foi determinado.

ELETRÓLITOS SÉRICOS E EQUILÍBRIO ÁCIDO-BÁSICO

As concentrações séricas de sódio, cloreto e bicarbonato são maiores em Greyhounds do que em não Greyhounds, enquanto as concentrações séricas de cálcio (e cálcio ionizado), magnésio e potássio são menores (Zaldívar-López et al., 2011a). O mesmo estudo também descobriu que os Greyhounds têm maior glicemia na análise feita pelo equipamento Nova® (Nova Analytical Systems, Niagara Falls, NY, EUA), porém menor glicemia do que os não Greyhounds segundo o analisador Roche Hitachi 911® (GMI, Ramsey, MN, EUA).

A Tabela 83.1 mostra os resultados da gasometria venosa e arterial em Greyhounds. Os Greyhounds têm pH, pressão parcial de oxigênio (VO_2), saturação de oxigênio (SO_2),

TABELA 83.1

Cooximetria venosa e intervalos de referência de gasometria.*

Parâmetro	Intervalo de referência Greyhounds	Intervalo de referência Não Greyhounds
VO_2 (mmHg)	36,3 a 84,3	34,6 a 69,6
PCO_2 (mmHg)	25,6 a 39,9	24,7 a 44,4
SO_2 (%)	78,6 a 99,8	54,4 a 99,8
tHb (g/dℓ)	18,1 a 25	15 a 21,3
O_2Hb (%)	75,6 a 97,4	54,7 a 96,1
COHb (%)	0,9 a 3,9	0,4 a 4,5
MetHb (%)	0 a 2,2	0,1 a 2,8
HHb (%)	0,4 a 21,2	2,7 a 40
P_{50} (mmHg)	26 a 28,4	21,4 a 38,4
O_2Ct (mℓ/dℓ)	19,7 a 32	13,3 a 24,6
O_2Cap (mℓ/dℓ)	23,8 a 34,1	20,2 a 28,5

COHb: carboxi-hemoglobina; HHb: desoxi-hemoglobina; MetHb: metemoglobina; O_2Cap: capacidade de oxigênio; O_2Ct: teor de oxigênio; O_2Hb: oxi-hemoglobina; PCO_2: pressão parcial de dióxido de carbono; SO_2: saturação de oxigênio; tHb: hemoglobina total; VO_2: pressão parcial de oxigênio; P_{50}: pressão parcial de oxigênio com 50% de saturação.
*n = 57. Estes valores foram estabelecidos pelo nosso grupo (Zaldívar-López et al., 2011b) usando o STP CCX Analyzer (Nova Biomedical, Waltham, MA, EUA).

oxi-hemoglobina (O_2Hb), Hb total (tHb), teor de oxigênio (O_2Ct) e capacidade de oxigênio (O_2Cap) significativamente maiores e desoxi-hemoglobina (HHb) e P_{50} significativamente menores em comparação com não Greyhounds (Zaldívar-López et al., 2011b). Esses achados indicam que essa raça consegue transportar uma concentração maior de oxigênio total no sangue. Conforme observado, essa raça também tem P_{50} mais baixo e, portanto, alta afinidade por oxigênio. Estudos atuais sobre transportadores de oxigênio à base de Hb revelaram que, em certos tecidos, um transportador de oxigênio de alta afinidade é benéfico, suprindo os tecidos com maior necessidade, o que seria benéfico durante exercícios extenuantes. Embora contraintuitivos, esses mecanismos podem explicar os benefícios de ter uma Hb de alta afinidade.

PROTEÍNA

Os IRs específicos recentemente publicados de proteína total, albumina e globulina em Greyhounds são 5,2 a 6,7, 2,7 a 3,7 e 2,2 a 3,3 g/dℓ, respectivamente (Dunlop et al., 2011). Assim, os Greyhounds têm menores concentrações de proteína, albumina e globulina.

A hipoglobulinemia em Greyhounds à eletroforese de proteínas séricas (EPS) foi mais investigada (Fayos et al., 2005). As concentrações de proteína total, globulina total e alfa[1], alfa[2], beta[1] e beta[2]-globulinas foram significativamente menores; e a razão de albumina e globulina (A:G) foi significativamente maior em Greyhounds do que em não Greyhounds. Nenhuma diferença significativa foi observada nas concentrações de albumina ou gamaglobulina. Os possíveis mecanismos são expansão crônica do volume plasmático associada ao condicionamento e treinamento crônicos; no entanto, esse mecanismo não explica por que apenas algumas frações de proteína são afetadas ou por que persistem depois da aposentadoria das corridas. Foi recentemente relatado que as concentrações séricas médias de imunoglobulina A (IgA) e IgM em Greyhounds são mais baixas do que em não Greyhounds, o que pode contribuir para as baixas concentrações de betaglobulina em Greyhounds (Clemente et al., 2010).

A concentração de proteínas de fase aguda em Greyhounds foi avaliada (Couto et al., 2009). As concentrações séricas de proteína C reativa, haptoglobina (Hp), glicoproteína ácido-solúvel (ASG), ceruloplasmina (CP) e amiloide sérico A (SAA) foram medidas e comparadas entre um grupo de RRGs saudáveis e não Greyhounds saudáveis de idade e sexo compatíveis. As concentrações de Hp, determinadas por métodos colorimétricos e imunoturbidimétricos, e ASG mostraram-se significativamente menores em Greyhounds do que em não Greyhounds. As concentrações de proteína C reativa e CP não foram significativamente diferentes entre os grupos e os níveis de SAA estavam abaixo do limite de detecção em todos os cães. Como Hp e ASG migram na fração alfaglobulina, os resultados desse estudo podem explicar as baixas concentrações de alfaglobulina em Greyhounds.

HORMÔNIOS TIREOIDIANOS

Greyhounds, Whippets, Salukis, Scottish Deerhounds, Sloughis e outras raças de Galgos têm concentrações basais de T_4 total (tT_4) abaixo dos IRs não específicos da raça. As concentrações de T_4 livre (fT_4) também podem ser inferiores, embora não na mesma extensão que tT_4. No entanto, as concentrações do hormônio tireoestimulante (TSH) são normais. Em Greyhounds, estão no quartil inferior do IR (Shiel et al., 2007b, 2010). As concentrações de triiodotironina (T_3) foram bastante variáveis; no entanto, as concentrações de fT_4 em Greyhounds geralmente estão abaixo dos IRs não específicos da raça. Além disso, nenhum aumento na concentração de tT_4 após a administração de TSH exógeno foi descrito em Greyhounds (Gaughan e Bruyette, 2001). Shiel et al. (2007b) investigaram a concentração do hormônio tireoidiano em Greyhounds pré-treinamento. Greyhounds jovens em pré-treinamento tinham menores concentrações de tT_4 e fT_4 e tendência a maiores concentrações de T_3 total (tT_3) em comparação com os IRs não específicos da raça.

Um estudo recente de Shiel et al. (2010) avaliou retrospectivamente o uso de concentrações séricas de hormônio tireoidiano por veterinários para diagnóstico de hipotireoidismo em 398 Galgos, inclusive Greyhounds (n = 347) e outras raças, como Borzóis (n = 22), Salukis (n = 11), Wolfhounds Irlandeses (n = 14) e Deerhounds Escoceses (n = 4). Um estudo transversal também foi realizado para a avaliação das concentrações séricas do hormônio tireoidiano em Salukis saudáveis. Os médicos que enviaram amostras de sangue para exame de hormônio da tireoide diagnosticaram hipotireoidismo em 286 de 398 (71,9%) Galgos com base em baixas concentrações séricas de tT_4 ou tT_3. Dezessete Galgos (4,3%) também apresentaram baixas concentrações de fT_4 ou T_3 livre (fT_3) e 30 Galgos (7,5%) foram diagnosticados com hipotireoidismo apesar de todas as concentrações de hormônio tireoidiano estarem dentro de seus respectivos IRs. Apenas 65 Galgos (16,3%) apresentaram outras anomalias sugestivas de hipotireoidismo (alta concentração sérica de TSH ou presença de autoanticorpo contra tireoglobulina [TGAA]). Além disso, em comparação com os IRs comuns (não específicos da raça), 154 de 282 Salukis (54,6%) tinham valores de tT_4; e 67 de 216 Salukis (31%) tinham valores de fT_4 abaixo dos IRs. Esses achados indicam que outras raças de Galgos também apresentam baixas concentrações séricas de tT_4.

TROPONINAS CARDÍACAS E PEPTÍDEO NATRIURÉTICO PRÓ-B

Os achados cardiovasculares previamente registrados em Greyhounds saudáveis apontaram uma relação peso do coração/peso corpóreo mais elevada, maior espessura da parede livre do ventrículo esquerdo, sopros funcionais sem anomalias estruturais ou fisiológicas detectáveis e pontuações cardíacas vertebrais (VHSs) maiores do que não Greyhounds. A troponina I cardíaca (cTnI) é um polipeptídio encontrado especificamente no músculo cardíaco. As concentrações séricas de cTnI têm sido usadas como indicadores diagnósticos e prognósticos de doenças cardíacas, inclusive infarto cardíaco em humanos e cardiomiopatia em cães. Greyhounds têm concentrações séricas de cTnI significativamente mais altas em comparação com não Greyhounds; no entanto, nenhuma diferença significativa nos valores de cTnI sérica foi observada entre Greyhounds e Boxers com e sem cardiomiopatia arritmogênica do ventrículo direito (ARVC; LaVecchio et al., 2009). Curiosamente, vários Greyhounds em nosso estudo tinham concentrações de cTnI dentro ou acima da faixa de Boxers com ARVC. Greyhounds com sopro cardíaco, VHS alto e cTnI alta podem ser incorretamente diagnosticados com doença miocárdica; portanto, até que um IR mais preciso seja estabelecido, deve-se ter cuidado ao interpretar as concentrações séricas de cTnI em Greyhounds com suspeita de doença cardíaca.

O peptídeo natriurético N-terminal pró-tipo B (NT-proBNP) é um biomarcador cardíaco cuja concentração plasmática se mostra elevada em alguns cães com doença cardiopulmonar. O NT-proBNP consiste em uma ferramenta diagnóstica que pode ajudar a determinar se um paciente tem insuficiência cardíaca congestiva. Greyhounds têm sopros cardíacos funcionais, cardiomegalia relativa e alta concentração sérica de cTnI.

Avaliamos prospectivamente cães saudáveis de tutores, inclusive RRGs e não Greyhounds, e observamos que a concentração plasmática de NT-proBNP em Greyhounds foi significativamente maior do que em não Greyhounds controles (946 contra 632 pmol/ℓ; P < 0,005); 46% dos Greyhounds tinham NT-proBNP acima de 1.000 pmol/ℓ.

Novamente, o uso de IRs genéricos para cães leva à classificação de vários Greyhounds como portadores de doenças cardíacas segundo esses ensaios.

Renina, angiotensina e aldosterona

Como os Greyhounds têm características cardiovasculares únicas, inclusive hipertensão do avental branco bem registrada, avaliamos o sistema renina-angiotensina-aldosterona (SRAA) em 20 Greyhounds e 20 não Greyhounds de idade e peso compatíveis (Martinez et al., 2017). Determinou-se a atividade sérica da enzima conversora de angiotensina (ECA) por ensaio fluorométrico. Todos os outros hormônios do SRAA foram analisados por radioimunoensaio; a concentração de SDMA foi determinada por imunoensaio. Compararam-se as medidas à pressão arterial e à concentração de albumina na urina.

As concentrações séricas de creatinina (1,5 ± 0,2 contra 1 ± 0,1 mg/dℓ, $P < 0,001$), sódio (149, intervalo de 147 a 152, contra 148, intervalo de 146 a 150 mEq/ℓ, $P = 0,017$) e SDMA (16,1 ± 2,9 contra 12,2 ± 1,8 µg/dℓ, $P < 0,001$) foram significativamente maiores em Greyhounds do que em não Greyhounds. A atividade plasmática de renina (0,69, intervalo de 0,10 a 1,93 contra 0,65, intervalo de 0,27 a 2,93 ng/mℓ/h, $P = 0,60$) e a atividade de ECA (4,5, intervalo de 2,1 a 8,5, contra 4,6, intervalo de 2,1 a 11,4 atividade/mℓ; $P = 0,77$) assemelharam-se entre os grupos e não foram correlacionadas com maiores pressões sistólicas e albuminúria em Greyhounds. A concentração plasmática de aldosterona foi significativamente menor em Greyhounds do que em não Greyhounds (11, intervalo de 11 a 52, contra 15, intervalo de 11 a 56 pg/mℓ, respectivamente; $P = 0,002$). A menor concentração de aldosterona em Greyhounds é, provavelmente, uma resposta fisiológica apropriada a maior concentração sérica de sódio e maior pressão arterial. Isso sugere que os efeitos da angiotensina II no túbulo renal são superiores aos da aldosterona.

Cobalamina, folato e homocisteína

Duas décadas atrás, observamos que a maioria dos RRGs normais tinha concentrações séricas de cobalamina menores do que os cães de outras raças (Figura 83.1). Recentemente, Grutzner et al. (2012) registraram que o Greyhound é a raça com maior probabilidade de hipocobalaminemia. Em estudos subsequentes, avaliamos a concentração sérica de homocisteína porque, em seres humanos, a hipocobalaminemia e a hipofolatemia foram associadas à hiper-homocisteinemia. Altas concentrações séricas de homocisteína frequentemente causam doença cardiovascular e trombose (Heilman et al., 2016). Identificou-se a hiper-homocisteinemia em 41% das 423 amostras de soro; no entanto, foi significativamente mais comum em Greyhounds com hipocobalaminemia e hipofolatemia (92%) do que naqueles com concentrações normais de cobalamina e folato (61%, $P = 0,0806$). As concentrações séricas de homocisteína foram significativamente maiores em Greyhounds saudáveis do que naqueles com diarreia ou trombose; no entanto, não houve diferenças nas concentrações de folato ou cobalamina entre esses três grupos.

As baixas concentrações de cobalamina e folato comumente observadas em Greyhounds devem ser consideradas à interpretação dos "painéis de diarreia". Isso porque a hipocobalaminemia e a hipofolatemia são associadas a várias enteropatias, gerando diagnósticos desnecessários nesses pacientes.

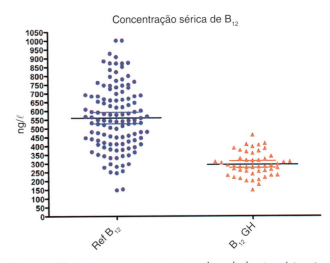

Figura 83.1 Concentrações séricas de cobalamina (vitamina B_{12}) em cães Greyhounds e de outras raças. B_{12} GH: concentrações de vitamina B_{12} em Greyhounds; Ref B_{12}: valores de referência de vitamina B_{12}.

PATOLOGIA CLÍNICA EM GREYHOUNDS: A EXPERIÊNCIA DO AUTOR

Por causa das peculiaridades clínico-patológicas bem conhecidas desta raça, estou interessado no estabelecimento de IRs específicos para Greyhounds há muito tempo. Vários estudos sobre diferentes parâmetros fisiológicos (hematologia, bioquímica sérica, perfil de coagulação e gasometria) ajudaram a caracterizar essas diferenças e estabelecer IRs válidos e específicos para a raça.

Os cães usados para gerar esses IRs são de duas populações diferentes. A primeira é da Greyhound Spay-Neuter-Dental Clinic, da The Ohio State University, Ohio, EUA, castrada por estudantes do terceiro ou do quarto ano de medicina veterinária para um grupo (Greyhound Adoption of Ohio, Chagrin Falls, OH; www.greyhoundadoptionofoh.org) que depois providencia sua adoção. O programa tem um protocolo atual de uso de animais (Institutional Animal Care and Use Committee [IACUC]). As amostras foram coletadas ao longo de um período de 5 anos. O segundo grupo é a população homogênea de Greyhounds doadores de sangue, formada por RRGs saudáveis. Os animais de ambos os grupos foram considerados saudáveis com base em um exame físico normal e sorologia negativa para *Ehrlichia canis*, *Anaplasma phagocytophilum*, *Borrelia burgdorferi* e *Dirofilaria immitis* (Canine SNAP 4Dx Test, IDEXX Laboratories, Westbrook, ME, EUA).

Amostras das veias jugulares ou cefálicas foram coletadas em tubos com EDTA sódico (para hemograma completo) e citrato de sódio (para ensaios de hemostasia) e sem anticoagulante (para bioquímica sérica). Todas as amostras de hemograma e hemostasia foram analisadas em até 4 horas após a coleta; o sangue não anticoagulado foi imediatamente centrifugado e o soro analisado em até 4 horas após a coleta. As amostras para hemograma completo foram avaliadas com LaserCyte® ou ProCyte Dx® (IDEXX Laboratories) usando as configurações de *software* apropriadas. As amostras com resultados dúbios não foram reavaliadas devido à ausência de

TABELA 83.2

Intervalos de referência de hematologia em Greyhounds.*

Parâmetro	CD-3500®	LaserCyte®	ProCyte®	Greyhounds: Advia 120 e Advia 2120	Cães: Advia 120
Leucócitos totais ($\times 10^9/\ell$)	3,3 a 7,5 (4,1 a 15,2)	4,4 a 10,8 (5,5 a 16,9)	3,6 a 6,9 (5,1 a 16,7)	3,38 a 8,51	5,84 a 20,26
Linfócitos ($\times 10^9/\ell$)	0,4 a 2,2 (1 a 4,6)	0,2 a 2,5 (0,5 a 4,9)	0,8 a 2,2 (1,1 a 5,1)	0,57 a 2,50	2,04 a 4,66
Neutrófilos ($\times 10^9/\ell$)	2,1 a 6,1 (4,1 a 15,2)	2,6 a 7,4 (2 a 12)	2,1 a 5,2 (2,9 a 11,6)	2,21 a 6,48	4,27 a 9,06
Monócitos ($\times 10^9/\ell$)	0 a 0,5 (0 a 1,2)	0,3 a 1,1 (0,3 a 2)	0,1 a 0,3 (0,2 a 1,1)	0,01 a 0,75	0,24 a 2,04
Eosinófilos ($\times 10^9/\ell$)	0 a 0,6 (0 a 1,3)	0 a 1,1 (0,1 a 1,5)	0 a 1 (0,2 a 1,2)	0 a 0,31	0,1 a 1,2
Basófilos ($\times 10^9/\ell$)	0 a 0 (NA)	(0 a 0,01)	0 a 0,1 (0 a 0,1)	NR	NR
Ht (%)	46,9 a 62,5 (36 a 54)	42,7 a 61,5 (37 a 55)	51,5 a 71 (37,3 a 61,7)	50 a 68	42 a 62
Hb (g/dℓ)	16,3 a 22 (11,9 a 18,4)	15,1 a 20,4 (12 a 18)	17,4 a 24,1 (13,1 a 20,5)	16,9 a 22,8	13,7 a 20,3
Hemácias ($\times 10^{12}/\ell$)	6,7 a 9,3 (4,9 a 8,2)	6 a 9,4 (5,5 a 8)	7,4 a 10,2 (5,6 a 8,8)	6,67 a 9,22	5,68 a 9,08
Reticulócitos ($\times 10^9/\ell$)	NR	17,2 a 45,7 (14,7 a 17,9)	10 a 97,7 (6,6 a 100,7)	NR	NR
VCM (fℓ)	66,4 a 72 (64 a 75)	66 a 78,9 (60 a 77)	63 a 76,1 (61,6 a 73,5)	69,68 a 79,67	62,7 a 74,56
CHCM (g/dℓ)	34,1 a 36 (32,9 a 35,2)	29,4 a 38,2 (30 a 37,5)	33,1 a 35,1 (32 a 37,9)	NR	NR
HCM (p)	NR	20,9 a 28,6 (18,5 a 30)	21,5 a 26,2 (21,2 a 25,9)	NR	NR
RDW (%)	14,2 a 17,2 (13,4 a 17)	14,7 a 15,9 (14,7 a 17,9)	16 a 22,2 (13,6 a 21,7)	NR	NR
Plaquetas ($\times 10^9/\ell$)	135,4 a 235,3 (106 a 424)	117 a 295 (175 a 500)	112 a 204,7 (148 a 484)	144,5 a 309	173,1 a 496,5
MPV (fℓ)	NR	6,9 a 11,8 (ND)	8,6 a 11,9 (8,7 a 13,2)	NR	NR

ND: não disponível; NR: não realizado; RDW: largura de distribuição de hemácias.

*Estes valores foram determinados na The Ohio State University usando três instrumentos diferentes: CD-3500® Analyzer (Abbott Diagnostics, Santa Clara, CA, EUA) com contagem diferencial manual de células; LaserCyte® Analyzer (IDEXX Laboratories, Westbrook, ME, EUA); e ProCyte Dx® Analyzer (IDEXX). Os intervalos de referência genéricos do instrumento são mostrados entre parênteses. As demais colunas mostram os intervalos de referência publicados para Greyhounds (Campora et al., 2011) e cães (Bauer N et al.: Reference intervals and method optimization for variables reflecting hypocoagulatory and hypercoagulatory states in dogs using the STA Compact automated analyzer, *J Vet Diagn Invest* 21:803, 2009).

[†]Advia 120 e Advia 2120, Siemens Medical Solutions USA, Malvern, PA, EUA.

De Zaldívar-López S et al.: Clinical pathology of Greyhounds and other sighthounds, *Vet Clin Pathol* 40:414, 2011a.

TABELA 83.3

Intervalos de referência de bioquímica sérica em Greyhounds (n = 100) usando o analisador COBAS c501®.*

Parâmetro	Intervalo de referência Greyhounds	OSU
Ureia (mg/dℓ)	11 a 21	5 a 20
Creatinina (mg/dℓ)	1 a 1,7	0,6 a 1,6
Fósforo (mg/dℓ)	2,3 a 5,3	3,2 a 8,1
Cálcio total (mg/dℓ)	9,4 a 11,4	9,3 a 11,6
Sódio (mEq/ℓ)	144 a 156	143 a 153
Potássio (mEq/ℓ)	3,5 a 4,4	4,2 a 5,4
Cloreto (mEq/ℓ)	107,7 a 118,8	109 a 120
Hiato aniônico	9 a 19,9	15 a 25
Osmolalidade	285,1 a 310	285 a 304
Bicarbonato (mmol/ℓ)	20 a 31,3	16 a 25
ALT (UI/ℓ)	28 a 81,9	10 a 55
AST (UI/ℓ)	24 a 57	12 a 40
FA (UI/ℓ)	19 a 90	15 a 120
ALPCAP (UI/ℓ)	0,05 a 31	0 a 6
CK (UI/ℓ)	76 a 254	50 a 400
Colesterol (mg/dℓ)	91 a 210,3	80 a 315
Bilirrubina (mg/dℓ)	0,07 a 0,3	0,1 a 0,4
Proteína total (g/dℓ)	4,8 a 6,3	5,1 a 7,1
Albumina (g/dℓ)	2,9 a 3,9	2,9 a 4,2
Globulina (g/dℓ)	1,7 a 3	2,2 a 2,9
Razão A:G	1 a 2,2	0,8 a 2,2
Glicose (mg/dℓ)	77,1 a 121	77 a 126

ALPCAP: isoenzima esteroide de FA; ALT: alanina aminotransferase; AST: aspartato transaminase; CK: creatinoquinase; FA: fosfatase alcalina; OSU: The Ohio State University.
*Roche Diagnostics, Indianápolis.
De Zaldívar-López S et al.: Clinical pathology of Greyhounds and other sighthounds, Vet Clin Pathol 40:414, 2011a.

alíquotas. Em um subconjunto de cães, os hemogramas foram avaliados com Cell-Dyn 3500® (Abbott Diagnostics, Santa Clara, CA, EUA). Realizaram-se as contagens diferenciais de leucócitos manualmente pela equipe do Laboratório de Patologia Clínica da The Ohio State University, e as concentrações de proteínas plasmáticas foram obtidas por refratometria. A Tabela 83.2 mostra os resultados obtidos com os três analisadores hematológicos (CD-3500, LaserCyte® e ProCyte®).

A bioquímica sérica foi realizada em analisador COBAS c501 (Roche Diagnostics, Indianapolis, IN, EUA; Tabela 83.3).

Os ensaios convencionais de hemostasia (OSPT, TTPa e concentração de FIB) foram feitos em dois analisadores diferentes, o ACL 200® Coagulation Analyzer (Instrumentation Laboratory, Lexington, MA, EUA) e o Stago Compact® Analyzer (Diagnostica Stago, Parsippany, NJ, EUA). Os IRs são mostrados na Tabela 83.4.

Os IRs propostos estão resumidos nas Tabelas 83.1 a 83.4.

CONCLUSÕES

Greyhounds têm valores hematológicos e bioquímicos séricos fora dos intervalos de referência estabelecidos para outros cães, o que sugere diferenças em muitos aspectos de sua fisiologia. Por isso, o estabelecimento de IRs específicos a raças ou grupos (p. ex., Galgos) é essencial para o diagnóstico correto e o subsequente tratamento de distúrbios clínicos com base em anomalias clínico-patológicas. Com o aumento do número de adoções de RRG nos EUA, os veterinários enfrentarão o desafio de interpretar os parâmetros laboratoriais à luz das idiossincrasias hematológicas da raça. Embora o tamanho da amostra nesses estudos não seja tão grande quanto o recomendado para a criação de IRs, intervalos aproximados foram gerados e facilitam a compreensão das diferenças hematológicas e bioquímicas entre Greyhounds e outros cães, ajudando a evitar diagnósticos errados.

Leitura sugerida

Bhatt VS, et al. Structure of Greyhound hemoglobin: origin of high oxygen affinity. *Acta Crystallogr D Biol Crystallogr.* 2011;67:395.
Braff J, et al. Relationship between serum symmetric dimethylarginine concentration and glomerular filtration rate in cats. *J Vet Intern Med.* 2014;28(6):1699.
Campora C, et al. Determination of haematological reference intervals in healthy adult greyhounds. *J Small Anim Pract.* 2011;52:301.
Clemente M, et al. Serum concentrations of IgG, IgA, and IgM in retired racing Greyhounds. *Vet Clin Pathol.* 2010;39:436.

TABELA 83.4

Intervalos de referência dos perfis de coagulação.*

Parâmetro	ACL 200® (n = 88)[†]	STAGO COMPACT® (n = 62)[‡]	OSU
OSPT (s)	6,2 a 7,6	6,9 a 8,3	6 a 7,5
TTPa (s)	11,2 a 18,1	9,7 a 12,1	9 a 21
Fibrinogênio (mg/dℓ)	83 a 190,4	88,7 a 180,1	100 a 384

OSPT: tempo de protrombina de um estágio; TTPa: tempo de tromboplastina parcial ativada; OSU: The Ohio State University.
*Valores determinados na The Ohio State University em Greyhounds usando equipamento ACL 200® Coagulation Analyzer (Instrumentation Laboratory, Lexington, MA, EUA) e Stago STA® Compact CT (Diagnostica Stago, Parsippany, NJ, EUA).
[†]Tubos com citrato de sódio a 3,8%.
[‡]Tubos com citrato de sódio a 3,2%.
De Zaldívar-López S et al.: Clinical pathology of Greyhounds and other sighthounds, Vet Clin Pathol 40:414, 2011a.

Couto CG, et al. Acute phase protein concentrations in retired racing Greyhounds. *Vet Clin Pathol.* 2009;38:219.

Couto CG, et al. Evaluation of platelet aggregation using a point-of-care instrument in retired racing Greyhounds. *J Vet Intern Med.* 2006;20:365.

Couto KM, et al. Plasma N-terminal pro-B-type natriuretic peptide concentration in healthy retired racing Greyhounds. *Vet Clin Pathol.* 2015;44(3):405.

Drost WT, et al. Comparison of glomerular filtration rate between greyhounds and non-Greyhounds. *J Vet Intern Med.* 2006;20:544.

Dunlop MM, et al. Determination of serum biochemistry reference intervals in a large sample of adult greyhounds. *J Small Anim Pract.* 2011;52:4.

Fayos M, et al. Serum protein electrophoresis in retired racing Greyhounds. *Vet Clin Pathol.* 2005;34:397.

Feeman WE, et al. Serum creatinine concentrations in retired racing Greyhounds. *Vet Clin Pathol.* 2003;32:40.

Gaughan KR, Bruyette DS. Thyroid function testing in Greyhounds. *Am J Vet Res.* 2001;62:1130.

Grützner N, et al. Evaluation of serum cobalamin concentrations in dogs of 164 dog breeds (2006-2010). *J Vet Diagn Invest.* 2012.

Heilmann RM, et al. Hyperhomocysteinemia in Greyhounds and its Association with Hypofolatemia and Other Clinicopathologic Variables. *J Vet Intern Med.* 2016;31(1):109.

Horvath SJ, et al. Effects of racing on reticulocyte concentrations in Greyhounds. *Vet Clin Pathol.* 2014;43(1):15.

Iazbik MC, et al. Prevalence of dog erythrocyte antigens in retired racing Greyhounds. *Vet Clin Pathol.* 2010;39:433.

Iazbik MC, Couto CG. Morphologic characterization of specific granules in Greyhound eosinophils. *Vet Clin Pathol.* 2005;34:140.

Lara-Garcia A, et al. Postoperative bleeding in retired racing greyhounds. *J Vet Intern Med.* 2008;22:525.

LaVecchio D, et al. Serum cardiac troponin I concentration in retired racing greyhounds. *J Vet Intern Med.* 2009;23:87.

Liffman R, et al. Establishment of reference intervals for serum symmetric dimethylarginine in adult non-racing Greyhounds. *Vet Clin Pathol.* 2018;18:263.

Martinez J, et al. The renin-angiotensin-aldosterone system in Greyhounds and non-Greyhound dogs. *J Vet Intern Med.* 2017;31:988.

Sheerer KN, et al. Haematological and biochemical values in North American Scottish deerhounds. *J Small Anim Pract.* 2013;54(7):354.

Shiel RE, et al. Assessment of criteria used by veterinary practitioners to diagnose hypothyroidism in sighthounds and investigation of serum thyroid hormone concentrations in healthy Salukis. *J Am Vet Med Assoc.* 2010;236:302.

Shiel RE, et al. Hematologic values in young pretraining healthy Greyhounds. *Vet Clin Pathol.* 2007a;36:274.

Shiel RE, et al. Thyroid hormone concentrations in young, healthy, pretraining greyhounds. *Vet Rec.* 2007b;161:616.

Sullivan PS, et al. Platelet concentration and hemoglobin function in greyhounds. *J Am Vet Med Assoc.* 1994;205:838.

Vilar P, et al. Thromboelastographic tracings in retired racing greyhounds and in non-greyhound dogs. *J Vet Intern Med.* 2008;22:374.

Zaldívar-López S, et al. Blood gas analysis and cooximetry in retired racing Greyhounds. *J Vet Emerg Crit Care (San Antonio).* 2011b;21:24.

Zaldívar-López S, et al. Clinical pathology of Greyhounds and other sighthounds. *Vet Clin Pathol.* 2011a;40:414.

CAPÍTULO 84
Eritrocitose

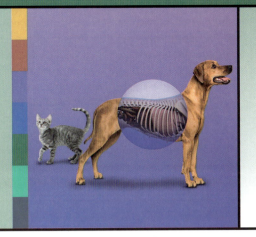

DEFINIÇÃO E CLASSIFICAÇÃO

Define-se a eritrocitose como um aumento na massa de hemácias circulantes que se manifesta hematologicamente com maior nível de hematócrito (Ht), que fica acima do intervalo de referência (IR). Como a determinação da massa de hemácias em ambiente clínico é incômoda e impraticável, o diagnóstico de eritrocitose costuma ser feito com base no Ht alto, não no aumento da massa em si. Certas raças de cães, como a maioria dos Galgos, têm valores de Ht acima do IR para a espécie; isso também ocorre em animais que vivem em grandes altitudes. Greyhounds de corrida, em atividade ou aposentados, por exemplo, podem ter Ht de até 70%. O aumento no número de hemácias pode causar alterações hemorreológicas graves, que geram sinais clínicos secundários à hiperviscosidade. Embora o termo *policitemia* seja comumente usado para se referir a essa anomalia hematológica, é incorreto porque, na verdade, significa um aumento no número de todas as células circulantes ("poli" significa múltiplo).

Com base em sua patogênese, a eritrocitose pode ser classificada como relativa ou absoluta (Boxe 84.1). O termo eritrocitose relativa refere-se à hemoconcentração (i. e., desidratação); essa forma de eritrocitose caracteriza-se pelo aumento do Ht, geralmente associado a um aumento da concentração sérica ou plasmática de proteínas. Cães e gatos com eritrocitose relativa apresentam massa normal de hemácias. Cães com gastrenterite hemorrágica (GEH) apresentam eritrocitose relativa com concentração normal de proteínas séricas ou plasmáticas; a razão para a ausência de aumento na concentração de proteína não é conhecida, mas a eritrocitose se resolve com fluidoterapia apropriada. A eritrocitose absoluta ou verdadeira caracteriza-se pelo aumento da massa de hemácias; pode ser classificada como primária ou secundária, dependendo da patogênese e da concentração ou atividade sérica da eritropoetina (Epo).

A eritrocitose primária (policitemia rubra vera [PRV]) é causada pela proliferação autônoma e independente de Epo de precursores de hemácias na medula óssea, além de ser considerada uma doença mieloproliferativa. Assim, a maioria dos cães e gatos com PRV tem concentrações séricas de Epo baixas a não detectáveis. Recentemente, mutações em JAK2 foram

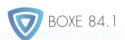 BOXE 84.1

Classificação e causas de eritrocitose em cães e gatos.

Eritrocitose relativa (pseudoeritrocitose)
Hemoconcentração

Eritrocitose absoluta
Primária
PRV

Secundária
Apropriada (i. e., secundária à menor oxigenação dos tecidos)
    Doença pulmonar
    Shunts cardiovasculares da direita para a esquerda
    Alta altitude
    Hemoglobinopatias?
Inapropriada (oxigenação normal do tecido)
    Hiperadrenocorticismo
    Hipertireoidismo
    Massas renais
    Neoplasias em outras áreas

PRV: policitemia rubra vera; ?: não está bem registrado em cães ou gatos.

identificadas em um cão com PRV (Beurlet et al., 2011); essa mutação é comum em humanos com PRV. Um estudo recente revisou as características clínicas e hematológicas de 18 gatos com eritrocitose primária (Darcy et al., 2018).

A eritrocitose secundária é causada pelo aumento da produção ortotópica (pelos rins) ou heterotópica (por outros sítios além dos rins) de Epo. A produção ortotópica (fisiológica) de Epo mostra-se uma resposta à hipoxia tecidual, como em grandes altitudes e animais com doença cardiopulmonar crônica, *shunts* cardiovasculares da direita para a esquerda e carboxihemoglobinemia. A eritrocitose associada a tumores (produção heterotópica ou ortotópica de Epo) foi observada em humanos com diversos tipos de neoplasias e em cães com massas renais ou sarcomas de células fusiformes (p. ex., fibrossarcoma nasal, schwannoma, tumor cecal do estroma gastrintestinal). Em um estudo retrospectivo recente que conduzimos, 15 de 29 (51%) cães com linfoma renal tinham eritrocitose. Os estímulos hormonais também podem desencadear a eritrocitose em animais com oxigenação tecidual normal, como em cães com hiperadrenocorticismo e gatos com hipertireoidismo. Na clínica do autor, a eritrocitose secundária é mais comum em cães e a PRV revela-se mais comum em gatos. No entanto, a eritrocitose é rara nas duas espécies. Curiosamente, embora as doenças renais infiltrativas (p. ex., linfoma, peritonite infecciosa felina) sejam comuns em gatos, raramente provocam eritrocitose secundária. Há um relato recente de um gato com adenocarcinoma renal e eritrocitose secundária.

Achados clínicos e clínico-patológicos

Os sinais clínicos podem ser agudos e consistir, principalmente, em anomalias funcionais do sistema nervoso central (p. ex., alterações comportamentais, motoras ou sensoriais; convulsões). Em gatos, os sinais de mielopatia transversa são comuns; no estudo retrospectivo de 18 gatos com eritrocitose, os sinais clínicos mais comuns foram convulsões e alterações mentais (Darcy et al.). Uma manifestação comum de eritrocitose em cães é o espirro paroxístico, provavelmente causado pelo aumento da viscosidade do sangue na mucosa nasal. Sinais cardiopulmonares podem ser ocasionalmente observados. Embora o desenvolvimento de eritrocitose geralmente seja gradual, a maioria dos pacientes não apresenta sinais clínicos até alcançarem uma massa crítica de hemácias ou determinado Ht. Um Ht de 70 a 80% é relativamente comum em cães e gatos com eritrocitose absoluta. Os achados à anamnese e o exame físico de cães e gatos com eritrocitose também podem revelar mucosas vermelhas brilhantes (pletora), eritema, cianose diferencial, poliúria, polidipsia, esplenomegalia, massas renais e neoplasia em outro local.

As anomalias hematológicas geralmente são limitadas à eritrocitose e à reticulocitose (à luz do Ht alto), embora cães e gatos com PRV possam apresentar trombocitose. A microcitose causada por deficiência relativa de ferro (i. e., o éritron mostra-se extremamente ativo e relativamente deficiente em ferro) é comum em cães com eritrocitose.

Diagnóstico e tratamento

Primeiramente, descarte a presença de eritrocitose relativa (i. e., desidratação). Isso é feito, sobretudo, com base na concentração sérica (ou plasmática) de proteína, que se mostra alta em cães e gatos com essa forma de eritrocitose. No entanto, em certas circunstâncias, como GEH, os cães podem ter Ht alto, mas concentração sérica de proteína relativamente normal. As determinações radioisotópicas da massa de hemácias são comumente realizadas em humanos com eritrocitose, mas não em pequenos animais.

A primeira abordagem em pequenos animais com eritrocitose absoluta é diminuir a viscosidade do sangue, reduzindo o número de hemácias circulantes. Isso pode ser feito por flebotomias terapêuticas, com coleta de um determinado volume de sangue (≈ 20 mℓ/kg) de uma veia central com um conjunto específico. Em gatos, um cateter borboleta de calibre 19 (1,1 mm) acoplado a uma seringa de 60 mℓ com 500 a 600 U de heparina diluída em 3 a 5 mℓ de soro fisiológico é normalmente usado para coleta de sangue da veia jugular sob contenção química, com o emprego de anestesia inalatória com sevoflurano. Curiosamente, sanguessugas têm sido usadas em gatos com PRV (Nett et al., 2001). Recomenda-se a flebotomia gradual (5 mℓ/kg, repetida conforme necessário) em cães e gatos com *shunts* da direita para a esquerda e eritrocitose, pois a maior massa de hemácias parece ser o modo de aumentar o fornecimento de oxigênio aos tecidos, compensando a hipoxemia crônica desses animais. Como as diminuições repentinas do volume sanguíneo podem causar hipotensão acentuada, um cateter venoso periférico pode ser usado para administrar um volume equivalente de soro fisiológico durante a coleta de sangue. Contudo, episódios de colapso durante ou logo após a flebotomia são bastante raros. Devido à alta viscosidade em pacientes com eritrocitose, a obtenção de sangue com um cateter relativamente pequeno (p. ex., calibre 19) pode ser muito difícil.

Após a estabilização do paciente, a causa da eritrocitose deve ser investigada (Figura 84.1). A abordagem a seguir é recomendada. Primeiro, avalie o estado cardiopulmonar do paciente por ausculta, palpação precordial, radiografia torácica ou ecocardiografia (ver Capítulos 1 e 2). Obtenha uma amostra de sangue arterial para gasometria e descarte a hipoxemia; além disso, avalie a oxigenação por oximetria de pulso. Em alguns animais com eritrocitose, a viscosidade do sangue é tão alta que o equipamento de gasometria, geralmente dependente do fluxo, não consegue gerar resultados; neste caso, uma flebotomia terapêutica deve ser realizada antes da obtenção de uma nova amostra para análise (i. e., a pressão parcial de oxigênio, VO$_2$, não muda após a flebotomia terapêutica). Se a VO$_2$ for normal, uma ultrassonografia abdominal excretora ou uma tomografia computadorizada devem ser realizadas para determinar a presença de massas ou lesões infiltrativas nos rins. Na ausência dessas lesões, o paciente provavelmente não tem eritrocitose secundária renal e, assim, uma neoplasia extrarrenal deve ser pesquisada. A determinação da atividade sérica de Epo não é realizada em cães e gatos. Em minha experiência, a avaliação da medula óssea de cães e gatos com eritrocitose não se revelou recompensadora; na maioria dos casos, a única anomalia é uma diminuição da razão mieloide:eritroide devido à hiperplasia eritroide.

Depois do diagnóstico de PRV, realiza-se o tratamento com hidroxiureia (30 mg/kg por via oral [VO] a cada 24 horas) por 7 a 10 dias; a seguir, de modo gradual, a dose pode ser diminuída ou o intervalo de administração pode ser aumentado para atender às necessidades do paciente. A flebotomia deve ser repetida conforme os sinais clínicos do paciente. Se o diagnóstico final for eritrocitose secundária, o distúrbio primário deve ser tratado (p. ex., cirurgia para ressecção de uma massa renal). O protocolo de hidroxiureia também pode ser usado com sucesso em cães com *shunts* da direita para a esquerda e eritrocitose secundária (Moore e Stepien, 2001).

A maioria dos cães e gatos com PRV tem tempos de sobrevivência extremamente longos (mais de 2 anos) com o tratamento com hidroxiureia acompanhado ou não por flebotomia. Como esse medicamento pode ser mielossupressor, hemogramas

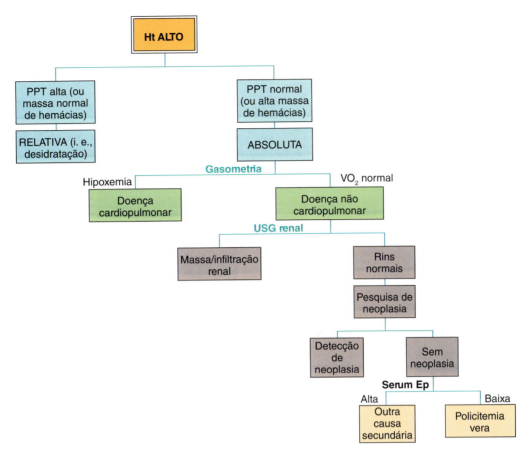

Figura 84.1 Abordagem diagnóstica em cães ou gatos com eritrocitose. Ep: eritropoetina; Ht: hematócrito; PPT: proteína plasmática total; USG: ultrassonografia; VO$_2$: pressão parcial de oxigênio.

completos devem ser realizados a cada 4 a 8 semanas e a dose ajustada de acordo com a contagem de neutrófilos (ver Capítulo 75). O prognóstico em cães e gatos com eritrocitose secundária depende da natureza da doença primária.

Leitura sugerida

Beurlet S, et al. Identification of JAK2 mutations in canine primary polycythemia. *Exp Hematol.* 2011;39:542.

Campbell KL. Diagnosis and management of polycythemia in dogs. *Compend Cont Educ.* 1990;12:443.

Cook SM, et al. Serum erythropoietin concentrations measured by radioimmunoassay in normal, polycythemic, and anemic dogs and cats. *J Vet Intern Med.* 1994;8:18.

Darcy H, et al. Feline primary erythrocytosis: a multicentre case series of 18 cats. *J Fel Med Surg.* 2018;20:1192.

Durno AS, et al. Polycythemia and inappropriate erythropoietin concentrations in two dogs with renal T-cell lymphoma. *J Amer Anim Hosp Assoc.* 2011;47:122.

Hasler AH, et al. Serum erythropoietin values in polycythemic cats. *J Am Anim Hosp Assoc.* 1996;32:294.

Moore KW, Stepien RL. Hydroxyurea for treatment of polycythemia secondary to right-to-left shunting patent ductus arteriosus in 4 dogs. *J Vet Intern Med.* 2001;15:418.

Nett CS, et al. Leeching as initial treatment in a cat with polycythaemia vera. *J Small Anim Pract.* 2001;42:554.

Noh S, et al. Renal-adenocarcinoma-associated erythrocytosis in a cat. *Hemoglobin.* 2012;11:12.

Peterson ME, et al. Diagnosis and treatment of polycythemia. In: Kirk RW, eds. *Current veterinary therapy VIII.* Philadelphia: WB Saunders; 1983.

Randolph JF, et al. Erythrocytosis and polycythemia. In: Weiss DJ, Wardrop KJ, eds. *Schalm's veterinary hematology.* 6th ed. Ames, Iowa: Wiley-Blackwell; 2010:162.

Sato K, et al. Secondary erythrocytosis associated with high plasma erythropoietin concentrations in a dog with cecal leiomyosarcoma. *J Am Vet Med Assoc.* 2002;220:486.

Van Vonderen IK, et al. Polyuria and polydipsia and disturbed vasopressin release in 2 dogs with secondary polycythemia. *J Vet Intern Med.* 1997;11:300.

Yamauchi A, et al. Secondary erythrocytosis associated with schwannoma in a dog. *J Vet Med Sci.* 2004;66:1605.

CAPÍTULO 85

Leucopenia e Leucocitose

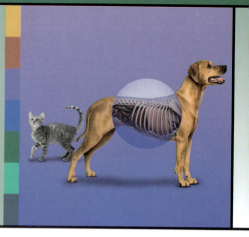

CONSIDERAÇÕES GERAIS

O leucograma, avaliado como parte do hemograma completo, é composto do número total de leucócitos e da contagem diferencial dessas células. A rigor, também deve incluir avaliação morfológica de leucócitos. Embora um distúrbio específico raramente seja diagnosticado com base no leucograma, as informações obtidas podem ajudar a limitar o número de diagnósticos diferenciais ou prever a gravidade da doença e seu prognóstico. Além disso, leucogramas sequenciais auxiliam o monitoramento da resposta do paciente à terapia.

De acordo com as técnicas laboratoriais comuns, todas as células nucleadas são contadas para determinar o número de leucócitos, inclusive as hemácias nucleadas. Os leucogramas diferenciais feitos por contadores de partículas usados em laboratórios humanos normalmente não são válidos para cães e gatos. Novos analisadores de bancada para uso veterinário fazem contagens totais e diferenciais de leucócitos de modo confiável. O ProCyte Dx® faz a contagem diferencial de leucócitos em cinco partes (neutrófilos, linfócitos, monócitos, eosinófilos e basófilos) e sinaliza hemácias nucleadas e desvio à esquerda ou neutrófilos tóxicos. Os analisadores baseados em impedância fazem a contagem diferencial em três ou cinco partes. Como regra geral, valores fora do intervalo de referência (IR) e as sinalizações gerados por um analisador hematológico de bancada devem ser examinados com cuidado (ver Figuras 79.6, 80.4, 80.6, 82.1, 82.3 e 82.9), assim como um esfregaço de sangue.

A leucocitose caracteriza-se pelo número de leucócitos acima do limite superior do IR para a espécie; já a leucopenia é caracterizada pelo número de leucócitos abaixo do IR. Em algumas raças de cães (p. ex., Tervuren Belga, Greyhound), os números de leucócitos e neutrófilos estão frequentemente abaixo do IR para a espécie, o que leva ao diagnóstico errôneo de leucopenia e neutropenia em um animal saudável. Lembre-se disso em cães submetidos à quimioterapia (ver Capítulos 75 e 76), já que retardos no tratamento com base no baixo número de leucócitos ou neutrófilos (normal para a raça) têm efeito prejudicial no bem-estar do paciente.

A contagem diferencial de leucócitos pode ser relatada em números relativos (porcentagens) ou absolutos (número de células por microlitro). No entanto, os números absolutos de leucócitos, não as porcentagens, devem sempre ser avaliados porque os últimos podem ser enganosos, especialmente se o número de leucócitos for muito alto ou muito baixo. Uma contagem total de leucócitos de 3.000 células/$\mu\ell$ (ou $3 \times 10^9/\ell$) e uma contagem diferencial de 90% de linfócitos e 10% de neutrófilos, por exemplo, podem levar a uma das duas seguintes conclusões:

1. Com base apenas nas porcentagens, o cão tem linfocitose e neutropenia; nesse caso, o clínico pode erroneamente focar na linfocitose em vez da neutropenia.
2. Com base nos números absolutos, o cão tem neutropenia grave (300 células/$\mu\ell$) com número normal de linfócitos (i. e., 2.700 células/$\mu\ell$).

Essa última obviamente reflete a situação clínica real. É preciso, então, se concentrar na determinação da causa da neutropenia e ignorar o número normal de linfócitos.

MORFOLOGIA E FISIOLOGIA DE LEUCÓCITOS NORMAIS

Do ponto de vista morfológico, os leucócitos podem ser classificados como polimorfonucleares ou mononucleares. As células polimorfonucleares são os neutrófilos, os eosinófilos e os basófilos; as células mononucleares, os monócitos e os linfócitos. Suas características morfológicas e fisiológicas básicas estão fora do escopo deste capítulo.

As seguintes alterações morfológicas têm implicações clínicas importantes e, portanto, devem ser reconhecidas:

1. Os neutrófilos podem se tornar tóxicos em resposta a lesões (Figura 85.1); neutrófilos tóxicos exibem alterações citoplasmáticas características, inclusive basofilia ou granulação, vacuolização e corpos de Döhle (pequenas inclusões citoplasmáticas azuladas compostas de agregados de retículo endoplasmático). Essa alteração ocorre na medula óssea e indica que os neutrófilos estão "perdendo a batalha" contra o agente agressor.

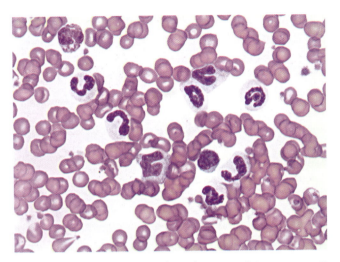

Figura 85.1 Desvio à esquerda e alterações tóxicas em um cão com abscesso intra-abdominal (coloração Diff-Quik; × 1.000).

2. Neutrófilos gigantes, bastonetes e metamielócitos são grandes células poliploides que podem ser formadas pela ausência de divisão celular; mostram-se mais representativas da inflamação sistêmica e mais comuns em gatos do que em cães.

Outras anomalias morfológicas de neutrófilos observadas durante o exame cuidadoso de esfregaços de sangue são a anomalia de Pelger-Huët (cães e gatos) e a síndrome de Chédiak-Higashi (gatos). A anomalia de Pelger-Huët caracteriza-se pela ausência de divisão do núcleo dos leucócitos polimorfonucleares com formação de cromatina nuclear e maturação do citoplasma completas (i. e., o núcleo tem aparência semelhante a uma faixa, com cromatina madura condensada). Cães e gatos com essa anomalia geralmente apresentam profundos "desvios para a esquerda" quando não há sinais clínicos. No exame cuidadoso do esfregaço, entretanto, as células no desvio à esquerda são células maduras com hipossegmentação nuclear e não neutrófilos imaturos. Essa anomalia pode ser adquirida ou hereditária (autossômica dominante) e costuma ser considerada de relevância clínica mínima. É observada principalmente em Boiadeiros Australianos e cães submetidos a quimioterapia.

A síndrome de Chédiak-Higashi, uma doença autossômica recessiva letal de gatos Persas de pelame *smoke* e olhos amarelos, caracteriza-se pelo aumento dos grânulos neutrofílicos e eosinofílicos e associa-se a albinismo parcial, fotofobia, maior suscetibilidade a infecções, tendência a sangramento e melanócitos anormais.

A hipersegmentação nuclear (i. e., quatro ou mais lobos nucleares distintos) pode decorrer do maior tempo de trânsito de neutrófilos prolongado (células velhas). Ocorre em cães com hiperadrenocorticismo, cães e gatos tratados com corticosteroides e cães e gatos com doenças inflamatórias crônicas.

A seguir, há uma revisão básica da fisiologia dos neutrófilos. Existem três compartimentos fisiológicos teóricos de neutrófilos na medula óssea (Figura 85.2). O compartimento proliferativo é composto de células em divisão (mieloblastos, pró-granulócitos e mielócitos); em aproximadamente 48 a 60 horas, os mieloblastos amadurecem em metamielócitos. O

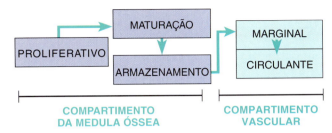

Figura 85.2 Compartimentos teóricos de neutrófilos na medula óssea e no sangue.

compartimento de maturação consiste em metamielócitos e neutrófilos bastonetes. O tempo de trânsito por esse compartimento é de 46 a 70 horas. O compartimento de armazenamento é composto de neutrófilos maduros, com tempo de trânsito de aproximadamente 50 horas. Ele contém um suprimento estimado de neutrófilos para 5 dias. Os neutrófilos maduros deixam a medula óssea por um processo aleatório de alterações na deformabilidade e na adesividade celular.

Há dois *pools* de neutrófilos no compartimento vascular (ver Figura 85.2). O *pool* marginal de neutrófilos (MNP) compõe-se pelos neutrófilos aderidos ao endotélio vascular (e que, portanto, não são contados no hemograma completo). O *pool* de neutrófilos circulantes (CNP) é formado pelos neutrófilos que circulam no sangue (i. e., as células quantificadas na contagem diferencial de leucócitos). O *pool* total de neutrófilos no sangue é composto de MNP mais CNP. Em cães, o CNP tem tamanho aproximadamente igual ao do MNP. No entanto, em gatos, o MNP é cerca de duas a três vezes maior que o CNP. O tempo médio de trânsito de um neutrófilo no sangue é de aproximadamente 6 a 8 horas em cães e 10 a 12 horas em gatos; todos os neutrófilos do sangue são substituídos a cada 2 a 2,5 dias. Após deixarem o vaso sanguíneo (por diapedese), os neutrófilos normalmente não retornam à circulação e são perdidos nos pulmões, no intestino, em outros tecidos, na urina ou na saliva.

ALTERAÇÕES LEUCOCITÁRIAS EM DOENÇAS

Como o limite inferior do IR para contagens de basófilos e monócitos é 0, a basopenia e a monocitopenia não serão discutidas.

NEUTROPENIA

Define-se a neutropenia como uma diminuição absoluta no número de neutrófilos circulantes. Pode ser causada pela redução (ou alteração) da produção de células na medula óssea ou pelo aumento da marginação ou da destruição dos neutrófilos circulantes (Boxe 85.1). A neutropenia é relativamente comum em cães e gatos. Lembre-se, porém, que gatos normais podem ter de 1.800 a 2.300 neutrófilos/μℓ; este IR também se mostra válido para Greyhounds e alguns outros Galgos.

Em cães e gatos avaliados em um hospital universitário (Brown e Rogers, 2001), as doenças infecciosas (vírus da leucemia felina, vírus da imunodeficiência felina, parvovírus)

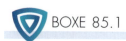

BOXE 85.1

Causas de neutropenia em cães e gatos.

Diminuição ou ineficácia da produção de células no *pool* de proliferação
Mieloftise (infiltração neoplásica da medula óssea)

Doenças mieloproliferativas (C, G)
Doenças linfoproliferativas (C, G)
Mastocitose sistêmica (C, G)
Histiocitose maligna (C, G?)
Mielofibrose (C, G)

Neutropenia induzida por fármacos
Agentes antitumorais e imunossupressores (G, C)
Cloranfenicol (G)
Griseofulvina (G)
Sulfametoxazol-trimetoprima (C, G)
Estrógeno (C)
Fenilbutazona (C)
Fenobarbital (C)
Outros

Toxinas
Compostos químicos industriais (solventes inorgânicos, benzeno) (C, G)
Toxina de *Fusarium sporotrichiella* (G)

Doenças infecciosas
Infecção por parvovírus (C, G)
  Infecção por retrovírus (vírus da leucemia felina, vírus da imunodeficiência felina) (G)
  Síndromes mielodisplásicas ou pré-leucêmicas (G)
Neutropenia cíclica (G)
Histoplasmose (C, G)

Erliquiose (C, G)
Anaplasmose (C, G)
Toxoplasmose (C, G)
Fase inicial da infecção pelo vírus da cinomose canina (C)
Fase inicial da infecção pelo vírus da hepatite canina (C)

Outras causas
Hipoplasia-aplasia idiopática da medula óssea (C, G)
Neutropenia cíclica de Collies cinza (C)
Síndrome de neutrófilos aprisionados de Border Collies (C)
Neutropenia cíclica adquirida (C, G)
Neutropenia responsiva a corticosteroides (C, G)

Sequestro de neutrófilos no *pool* marginal
Choque endotóxico (C, G)
Choque anafilático (C, G)
Anestesia (C?, G?)

Demanda, destruição ou consumo tecidual súbito e excessivo
Doenças infecciosas

Infecção bacteriana peraguda e avassaladora (p. ex., peritonite, pneumonia por aspiração, salmonelose, metrite, piotórax) (C, G)
Infecção viral (p. ex., cinomose ou hepatite canina, estágio pré-clínico) (C)

- **Doenças induzidas por fármacos (C, G)** (ver anteriormente)
- **Doenças imunomediadas (C, G)**
- Causa paraneoplásica (C)
- "Hiperesplenismo" (C?)

Nota: as causas em **negrito** são comuns; as em *itálico*, relativamente comuns; e as em fonte-padrão, incomuns.
C: cão; G: gato; ?: mal registrado.

---

foram as comorbidades mais comuns, respondendo por quase 52% dos casos de neutropenia. A sepse, ou endotoxemia, foi responsável por 11% dos casos, assim como a neutropenia associada a fármacos (p. ex., quimioterapia, fenobarbital, antibacterianos); observou-se a doença primária da medula óssea em 4% dos pacientes. A causa da neutropenia não foi clara em 21% dos pacientes. A neutropenia é comum em Border Collies; essa síndrome foi descrita como a síndrome do neutrófilo aprisionado, uma doença autossômica recessiva causada por uma mutação no gene *VPS13B* (Mizukami et al., 2012). A neutropenia responsiva a corticosteroides (imunomediada) é relativamente comum em cães e gatos. Recentemente, Devine et al. revisaram os prontuários de 35 cães com esta doença (Devine et al., 2017). Os sinais clínicos mais comuns foram letargia/anorexia (63%), febre (46%), vômitos/diarreia (43%), dor/claudicação (34%) e linfadenopatia (17%); 11% dos cães eram assintomáticos (Devine et al., 2017). A avaliação citológica da medula óssea revelou hiperplasia mieloide em 66% e hipoplasia mieloide em 29% dos cães; 20% das amostras apresentavam interrupção da maturação. A maioria dos cães (97%) respondeu bem e rapidamente à administração de corticosteroides em doses imunossupressoras; alguns cães também receberam outros fármacos imunossupressores. A interrupção da imunossupressão levou à recidiva da neutropenia em 34% dos cães.

De modo geral, os sinais clínicos em cães e gatos neutropênicos são vagos e inespecíficos, como anorexia, letargia, febre e sinais brandos do trato gastrintestinal, conforme já descrito. A úlcera oral, uma característica comum da neutropenia em humanos, não parece ocorrer em pequenos animais. A neutropenia costuma ser um achado acidental em um cão ou gato saudável (i. e., em pacientes assintomáticos). A maioria dos animais com neutropenia causada pelo consumo periférico de neutrófilos (um processo séptico) apresenta sinais clínicos. Cães e gatos com enterite por parvovírus têm neutropenia associada a vômitos graves e/ou diarreia. Às vezes, cães e gatos com neutropenia podem estar em choque séptico (palidez, hipoperfusão, hipotermia) e devem ser tratados de modo agressivo.

A avaliação de cães e gatos neutropênicos deve incluir:

- Histórico detalhado de medicamentos (p. ex., estrógeno ou fenilbutazona em cães, griseofulvina em gatos; ver Boxe 85.1)
- Histórico de vacinação (p. ex., vacinação contra panleucopenia em gatos ou enterite por parvovírus em cães)

- Exame físico completo e técnicas de diagnóstico por imagem em busca de um foco séptico
- Testes sorológicos, virológicos ou moleculares para a detecção de doenças infecciosas (p. ex., vírus da leucemia felina, vírus da imunodeficiência felina, erliquiose e anaplasmose canina, enterite por parvovírus etc.)
- Se necessário, estudos citológicos ou histopatológicos da medula óssea.

A avaliação das alterações em um esfregaço de sangue ou gráficos do analisador auxilia o estabelecimento da patogênese da neutropenia. Como regra geral, os analisadores de bancada mostram os números totais de neutrófilos e não distinguem neutrófilos maduros de bastonetes. Assim, enfatiza-se novamente o valor da avaliação do esfregaço de sangue. Como já discutido, o ProCyte Dx® sinaliza o desvio à esquerda; além disso, neutrófilos ou bastonetes tóxicos podem ser reconhecidos com facilidade pela avaliação dos gráficos (Figura 85.3). Em um paciente com anemia não regenerativa e/ou trombocitopenia associada à neutropenia, suspeite de um distúrbio primário da medula óssea. Em um paciente com anemia regenerativa e esferocitose além de neutropenia, uma doença imunomediada ou histiocitose maligna hemofagocítica deve ser considerada nos diagnósticos diferenciais.

As alterações tóxicas nos neutrófilos ou de desvio à esquerda (ver mais adiante) sugerem infecção; ou seja, não são observadas em cães e gatos com neutropenia responsiva a corticosteroides ou distúrbios primários da medula óssea. Em um estudo de 248 cães com alterações tóxicas de neutrófilos conduzido em Israel (Aroch et al., 2005), cães com piometra, infecção por parvovírus, peritonite, pancreatite e sepse foram significativamente mais propensos a apresentar alterações tóxicas do que animais do grupo controle, o que não surpreende. A taxa de mortalidade foi significativamente maior nos cães com neutrófilos tóxicos (24,2 contra 11,7%, $P < 0,001$); o custo da hospitalização também foi significativamente maior. Curiosamente, as alterações tóxicas em neutrófilos também foram significativamente associadas a insuficiência renal aguda, anemia hemolítica imunomediada e coagulação intravascular disseminada. Resultados semelhantes foram encontrados em um estudo com 150 gatos (Segev et al., 2006); a taxa de mortalidade em gatos com neutrófilos tóxicos foi similar à dos controles (20 contra 15%), mas a duração da hospitalização se mostrou significativamente maior (3 contra 1,1 dias).

Em um estudo recente com 31 gatos (Klainbart et al., 2017), a sepse foi associada a piotórax (32%), peritonite séptica (23%), infecção pelo vírus da panleucopenia felina (16%), feridas causadas por mordeduras (16%), celulite/abscessos (10%) e piometra (3%). A maioria dos gatos tinha taquicardia e febre, além de neutrófilos tóxicos (88%) e/ou desvio à esquerda (73%). A taxa de sobrevivência em 30 dias foi de 63%.

A avaliação de leucogramas sequenciais em cães e gatos neutropênicos auxilia a exclusão de neutropenia transitória ou cíclica (ou hematopoese cíclica).

Se a patogênese da neutropenia não puder ser determinada, técnicas diagnósticas sofisticadas, como a detecção de anticorpos antineutrófilos, a varredura nuclear de leucócitos ou os estudos cinéticos de leucócitos, podem ser realizadas. Conforme observado, gatos e Greyhounds normais podem ter baixos números de neutrófilos. Portanto, à avaliação de um gato ou Greyhound com 1.800 a 2.300 neutrófilos/$\mu\ell$ (ou, mais provavelmente, se a "neutropenia" for detectada durante uma

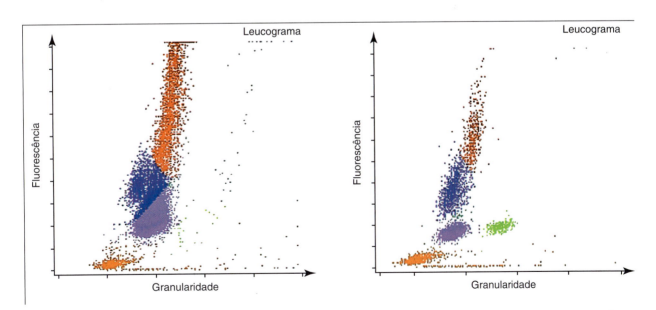

Figura 85.3 Os gráficos de pontos de leucócitos de um ProCyte Dx® mostram neutrófilos tóxicos e com desvio à esquerda em um cão com sepse (*esquerda*) e em um cão normal (*direita*). Observe a ausência de nuvens individuais e a linha reta entre as populações de neutrófilos (*roxo*) e linfócitos (*azul*) e entre as populações de linfócitos (*azul*) e monócitos (*vermelho*). Observe a população de linfócitos normais remanescentes projetando-se à esquerda da nuvem de linfócitos. A ampla nuvem de monócitos também reflete o desvio à esquerda/toxicidade e/ou monócitos ativados ou reativos. BASO: basófilos; EOS: eosinófilos; LIN: linfócitos; MONO: monócitos; NEU: neutrófilos; URBC: hemácias não lisadas.

avaliação hematológica de rotina), indica-se uma abordagem conservadora (p. ex., repetir o hemograma completo em 2 a 3 semanas), desde que nenhuma outra anomalia clínica ou hematológica seja encontrada (p. ex., desvio à esquerda, alterações tóxicas).

Como a neutropenia responsiva a corticosteroides (ou imunomediada) foi bem caracterizada em cães e gatos, após o descarte da maioria das causas infecciosas e neoplásicas de neutropenia em um animal neutropênico assintomático, um ensaio terapêutico hospitalar com doses imunossupressoras de corticosteroides (prednisona, 2 a 4 mg/kg/dia por via oral [VO] em cães, ou dexametasona, 4 mg/gato VO uma vez por semana) pode ser instituído. De modo geral, observam-se respostas 24 a 96 horas após o início do tratamento, que é mantido como em cães com anemia hemolítica imunomediada e outras doenças imunomediadas (ver Capítulos 72 e 73; Figura 85.4).

Cães e gatos neutropênicos assintomáticos e afebris devem ser tratados com antibióticos bactericidas de amplo espectro, devido ao alto risco de sepse. Meu fármaco de escolha para cães é sulfametoxazol-trimetoprima, 15 mg/kg VO a cada 12 horas; outro fármaco que pode ser usado em cães e se mostra preferível em gatos é o enrofloxacino (ou outra fluoroquinolona), 5 a 10 mg/kg VO a cada 24 horas. Antibióticos com espectro anaeróbio não devem ser usados devido à depleção de anaeróbios intestinais, uma população bacteriana protetora; pesquisas recentes ilustraram claramente o papel do microbioma na modulação da resposta imune em mamíferos.

Cães e gatos febris neutropênicos (ou sintomáticos) são uma emergência clínica e devem ser tratados com antibióticos intravenosos (IV) de modo agressivo. Meu tratamento de escolha consiste em uma combinação de ampicilina (20 mg/kg IV a cada 8 horas) e enrofloxacino (5 a 10 mg/kg IV a cada 24 horas).

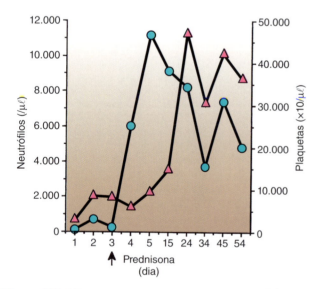

Figura 85.4 Resposta ao tratamento em uma Airedale Terrier castrada de 6 anos com neutropenia responsiva a corticosteroides e trombocitopenia. Observe a rápida resposta às doses imunossupressoras de prednisona. -•-: neutrófilos polimorfonucleares (em microlitros); –Δ–: plaquetas (× 10³/μℓ).

A produção de neutrófilos pode ser estimulada pela administração de fator estimulador de colônias de granulócitos (G-CSF; 5 μg/kg por via subcutânea a cada 24 horas) recombinante humano. Embora os resultados sejam espetaculares, as respostas tendem a durar pouco por causa dos efeitos contrários dos anticorpos anti-CSF produzidos pelo paciente. O carbonato de lítio (10 mg/kg VO a cada 12 horas) pode aumentar o número de neutrófilos em cães; a concentração sérica terapêutica mínima do lítio é de 0,8 a 1,5 mmol/ℓ. Esse medicamento deve ser usado com cautela em cães com redução da taxa de filtração glomerular, pois é excretado, principalmente, pelos rins. O carbonato de lítio não parece ser eficaz em gatos e pode ser tóxico.

NEUTROFILIA

Define-se neutrofilia como um aumento absoluto no número de neutrófilos; é a causa mais comum de leucocitose em cães e gatos. Vários termos usados para caracterizar a neutrofilia são definidos a seguir.

O termo *neutrofilia madura* refere-se a um aumento no número de neutrófilos segmentados (maduros) não acompanhado pela elevação do número de formas imaturas (p. ex., bastonetes). O termo *neutrofilia com desvio à esquerda* refere-se a um aumento no número de neutrófilos maduros e imaturos (bastonetes > 300/μℓ ou 0,3 × 10⁹/ℓ). O desvio regenerativo à esquerda está associado ao aumento do número de neutrófilos imaturos, mas sem exceder o número de neutrófilos maduros; a maioria dos cães e gatos com desvio regenerativo à esquerda tem leucocitose. Um desvio degenerativo à esquerda ocorre quando o número de formas imaturas excede o de neutrófilos maduros; o número de neutrófilos maduros pode ser normal, baixo ou alto. Os desvios degenerativos à esquerda geralmente sugerem uma doença agressiva; alterações tóxicas de neutrófilos (já discutidos) são comuns em cães e gatos com desvios degenerativos à esquerda. Os distúrbios comumente associados a desvios degenerativos à esquerda são piotórax, peritonite séptica, pneumonia bacteriana, piometra, prostatite e pielonefrite aguda. O termo *neutrofilia extrema* refere-se a situações em que o número de neutrófilos está acima de 50.000/μℓ (50 × 10⁹/ℓ); pode estar associado a um desvio à esquerda ou neutrofilia madura. As doenças tipicamente associadas a leucocitose extrema são focos sépticos (p. ex., piometra), doenças imunomediadas, hepatozoonose, micobacteriose e leucemia mieloide crônica. Uma reação leucemoide refere-se a uma neutrofilia marcada com um desvio à esquerda grave, que inclui metamielócitos e mielócitos. Indica doença inflamatória grave e pode ser difícil de distinguir da leucemia granulocítica crônica (mielogênica) (ver Capítulo 80).

Embora uma alta porcentagem de cães e gatos com neutrofilia tenha distúrbios infecciosos subjacentes, a neutrofilia não se revela sinônimo de infecção. Em vez disso, a neutrofilia em cães e gatos é causada por processos inflamatórios ou neoplásicos. O Boxe 85.2 lista vários distúrbios que provocam neutrofilia.

Convém lembrar que a neutrofilia é comumente causada pela liberação de epinefrina endógena (neutrofilia fisiológica). Essa neutrofilia deve-se à liberação de neutrófilos do MNP, é

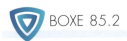

BOXE 85.2

Causas da neutrofilia em cães e gatos.

Neutrofilia fisiológica ou induzida por epinefrina
- Medo (G)
- Agitação (?)
- Exercício (?)
- *Convulsões (C, G)*
- Parto (?)

Neutrofilia induzida por estresse ou corticosteroide
- Dor (?)
- Anestesia (?)
- **Traumatismo (C, G)**
- *Neoplasia (C, G)*
- **Hiperadrenocorticismo (C)**
- Distúrbios metabólicos (?)
- Distúrbios crônicos (C, G)

Inflamação ou aumento da demanda tecidual
- Infecção (bacteriana, viral, fúngica, parasitária) (C, G)
- Traumatismo e/ou necrose tecidual (C, G)
- Doenças imunomediadas (C)
- *Neoplasia (C, G)*
- *Causas metabólicas (uremia, cetoacidose diabética) (C, G)*
- Queimaduras (C, G)
- Anomalias da função neutrófila (C)
- Outras causas (hemorragia aguda, hemólise) (C, G)

Nota: as causas em **negrito** são comuns; as em *itálico*, relativamente comuns; e as em fonte-padrão, incomuns.
C: cão; G: gato; ?: mal registrado.

---

transitória (com 20 a 30 minutos de duração após a liberação endógena de catecolaminas) e está associada a eritrocitose e linfocitose, a última principalmente em gatos.

A liberação endógena ou a administração exógena de corticosteroides causam neutrofilia induzida por corticosteroides estressores por diminuição da saída de neutrófilos da vasculatura e aumento da liberação de neutrófilos do *pool* de armazenamento da medula óssea. Outras alterações hematológicas típicas de um leucograma de estresse são linfopenia, eosinopenia e monocitose; a última é incomum em gatos. Essas anomalias são comumente vistas em cães e gatos doentes. Cães com hipoadrenocorticismo e doenças inflamatórias/infecciosas não costumam apresentar a resposta neutrofílica de cães normais; ou seja, estão doentes, mas não têm leucograma de estresse.

De modo geral, os sinais clínicos em cães e gatos com neutrofilia são secundários ao distúrbio subjacente. A febre pode ou não ser observada. Em pacientes com neutrofilia persistente, neutrófilos com alterações tóxicas (ver anteriormente) ou desvio degenerativo à esquerda, todo o possível deve ser feito para rápida identificação de um foco séptico ou um agente infeccioso. A investigação deve incluir exame físico completo (p. ex., abscesso), radiografias torácicas e abdominais (p. ex., pneumonia, derrame pleural ou abdominal), ultrassonografia abdominal (p. ex., peritonite, abscesso pancreático ou hepático) e coleta de sangue, urina, fluido ou amostras de tecido para citologia e culturas de bactérias e fungos. Conforme observado, neutrófilos autólogos ou alogênicos marcados com radionuclídeos (p. ex., tecnécio-99m ou índio-111) podem ser injetados por via intravenosa para identificar focos sépticos com câmera gama, mas isso raramente é feito; um foco inflamatório também pode ser detectado com ciprofloxacino radiomarcado.

Direciona-se o tratamento de cães e gatos com neutrofilia à causa primária. A antibioticoterapia empírica com um bactericida de amplo espectro (p. ex., sulfametoxazol-trimetoprima, enrofloxacino, cefalosporina, amoxicilina) é uma abordagem aceitável se a causa da neutrofilia não puder ser identificada após exaustiva avaliação clínica e clínico-patológica ou como primeira linha de tratamento em um paciente razoavelmente assintomático.

EOSINOPENIA

Define-se a eosinopenia como uma diminuição absoluta no número de eosinófilos circulantes. É comum em leucogramas de estresse ou em pacientes tratados com corticosteroides exógenos. De modo geral, tem pouca relevância clínica.

EOSINOFILIA

Define-se a eosinofilia pelo aumento absoluto no número de eosinófilos circulantes. É relativamente comum em pequenos animais e pode ter várias causas (Boxe 85.3). Como a eosinofilia se mostra comum em cães e gatos com endoparasitas ou ectoparasitas, nenhum animal deve ser submetido a uma avaliação completa pela eosinofilia antes da exclusão de causas parasitárias. Em gatos, a infestação por pulgas geralmente provoca aumentos marcantes no número de eosinófilos (> 15.000/$\mu\ell$ ou $15 \times 10^9/\ell$). Em cães, observa-se a eosinofilia em infestações por nematódeos e ancilóstomos ou com dirofilariose ou dipetalonemíase. Três outras causas relativamente comuns de eosinofilia em gatos são complexo granuloma eosinofílico, asma brônquica e gastrenterite eosinofílica. Relatou-se uma doença semelhante à síndrome hipereosinofílica felina em Rottweilers (Sykes et al., 2001); além disso, lesões compatíveis com granulomas eosinofílicos orais foram observadas em Huskies Siberianos. A eosinofilia também pode ocorrer em cães e gatos com mastocitomas, mas é rara. Em gatos, a eosinofilia pode ser associada ao linfoma (i. e., eosinofilia associada ao tumor).

Os sinais clínicos em cães e gatos com eosinofilia estão relacionados com o distúrbio primário e não com a anomalia hematológica. Como a eosinofilia é comum em animais com doenças parasitárias, a avaliação clínica deve ter como objetivo principal a exclusão desses distúrbios. A seguir, outras causas de eosinofilia devem ser investigadas (ver Boxe 85.3) usando o procedimento diagnóstico apropriado (p. ex., lavado traqueal ou aspiração pulmonar com agulha fina em caso de infiltrados pulmonares com eosinófilos, biópsia endoscópica em caso de gastrenterite eosinofílica). De modo geral, direciona-se o tratamento ao distúrbio primário.

Uma síndrome com altos números de eosinófilos no sangue periférico e infiltração tecidual eosinofílica foi bem registrada em gatos, Rottweilers e, ocasionalmente, cães de outras raças. Essa doença é denominada *síndrome hipereosinofílica* e indistinguível da leucemia eosinofílica. Esses pacientes apresentam sinais principalmente do trato gastrintestinal, embora sinais multissistêmicos também sejam comuns. Em gatos, o tratamento com doses imunossupressoras de corticosteroides,

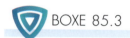

BOXE 85.3

Causas de eosinofilia em cães e gatos.

Distúrbios parasitários
- *Ancilostomíase* (C)
- **Dirofilariose** (C, G)
- *Dipetalonemíase* (C)
- **Ctenocephalides** (C, G)
- Filariose (G)
- Aelurostrongilose (G)
- *Ascaridíase* (C, G)
- Paragonimíase (C, G)

Distúrbios de hipersensibilidade
- **Atopia** (C, G)
- **Dermatite alérgica a pulgas** (C, G)
- **Alergia alimentar** (C, G)

Doenças infiltrativas eosinofílicas
- **Complexo granuloma eosinofílico** (G)
- **Asma brônquica felina** (G)
- Infiltrados pulmonares com eosinófilos (C)
- **Gastrenterite/colite eosinofílica** (C, G)
- *Síndrome hipereosinofílica* (C, G)

Doenças infecciosas
- Doenças virais do trato respiratório superior (G?)
- Panleucopenia felina (G?)
- Peritonite infecciosa felina (G?)
- Toxoplasmose (G)
- Processos supurativos (C, G)

Neoplasia
- *Mastocitomas* (C, G)
- Linfomas (C, **G**)
- Doenças mieloproliferativas (G)
- Tumores sólidos (C, G)

Diversos
- Traumatismo em tecidos moles (C?, G?)
- Síndrome urológica felina (G?)
- Cardiomiopatia (C?, G?)
- Insuficiência renal (C?, G?)
- Hipertireoidismo (G?)
- Estro (C?)

Nota: as causas em **negrito** são comuns; as em *itálico*, relativamente comuns; e as em fonte-padrão, incomuns.
C: cão; G: gato; ?: mal registrado.

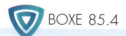

BOXE 85.4

Causas de basofilia em cães e gatos.

Doenças associadas à produção e à ligação de imunoglobulina E
- Dirofilariose (**C**, G)
- *Dermatite por substâncias inaladas* (C, G)

Doenças inflamatórias
- **Doença do trato gastrintestinal** (C, G)
- **Doença do trato respiratório** (C, G)

Neoplasias
- *Mastocitomas* (C, G)
- Granulomatose linfomatoide (C, G)
- Leucemia basofílica (C)

Associada à hiperlipoproteinemia
- Hipotireoidismo (C?)

Nota: as causas em **negrito** são comuns; as em *itálico*, relativamente comuns; e as em fonte-padrão, incomuns.
C: cão; G: gato; ?: mal registrado.

MONOCITOSE

A monocitose refere-se ao aumento absoluto no número de monócitos. Pode ser uma resposta a estímulos inflamatórios, neoplásicos ou degenerativos. Em alguns pacientes com leucemia aguda, os gráficos de pontos de leucócitos revelam uma grande nuvem de monócitos de configuração anormal, embora o número total de monócitos possa ser normal (ver Figura 80.4). Embora a monocitose tenha sido observada principalmente em processos inflamatórios crônicos, também é comum em distúrbios agudos. O Boxe 85.5 lista as causas de monocitose em cães e gatos. De modo geral, a monocitose mostra-se mais pronunciada em cães do que em gatos; a monocitose é extremamente rara em Greyhounds.

Observa-se a monocitose no leucograma de estresse de cães. Pode ser causada por diversas doenças bacterianas, fúngicas e protozoárias. No meio-oeste dos EUA, micoses sistêmicas (p. ex., histoplasmose e blastomicose) são causas relativamente comuns. Como os monócitos se revelam precursores de macrófagos teciduais, as reações granulomatosas e piogranulomatosas são comumente associadas à monocitose (ver Boxe 85.5). Além disso, a lesão imunomediada com destruição celular (p. ex., hemólise imunológica, poliartrite) e certas neoplasias (p. ex., linfomas) podem causar monocitose. Algumas neoplasias secretam CSFs para monócitos e podem provocar monocitose acentuada (> 5.000/$\mu\ell$ ou $5 \times 10^9/\ell$). A leucemia monocítica é rara.

A natureza da avaliação clínica em pacientes com monocitose assemelha-se à usada em animais com neutrofilia: deve-se concentrar na identificação de focos infecciosos. Em caso de suspeita de doença imunomediada, faça uma artrocentese para obter fluido para análise ou outros exames imunológicos (ver Capítulos 69 e 71). O tratamento deve ser direcionado ao distúrbio primário.

6-tioguanina, citarabina, ciclofosfamida e outros agentes antitumorais (ver Capítulo 76) não foi recompensador; a maioria dos pacientes morre semanas após o diagnóstico. A resposta clínica a alguns desses medicamentos foi registrada em Rottweilers.

BASOFILIA

A basofilia é definida como um aumento absoluto no número de basófilos e está comumente associada à eosinofilia. Como os basófilos se assemelham aos mastócitos teciduais, seu número aumenta em distúrbios caracterizados pela produção e pela ligação excessiva de imunoglobulina E e por diversos distúrbios inflamatórios inespecíficos. O Boxe 85.4 lista as causas de basofilia.

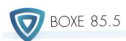

BOXE 85.5

Causas de monocitose em cães e gatos.

Inflamação
- *Doenças infecciosas*
- *Bactérias*
  - **Piometra (C, G)**
  - **Abscessos (C, G)**
  - **Peritonite (C, G)**
  - **Piotórax (C, G)**
  - **Osteomielite (C, G)**
  - Prostatite (C)
- *Bactérias superiores*
  - Nocardia (C, G)
  - Actinomyces (C, G)
  - Micobactérias (C, G)
- *Parasitas intracelulares*
  - Mycoplasma (C, G)
- *Fungos*
  - **Blastomyces (C, G)**
  - **Histoplasma (C, G)**
  - Criptococo (C, G)
  - Coccidioides (C)
- *Parasitas*
  - Dirofilárias (C, G?)
- *Doenças imunomediadas*
  - Anemia hemolítica (C, G)
  - Dermatite (C, G)
  - Poliartrite (C, G)

Traumatismo com lesões graves por esmagamento (C, G)
Hemorragia em tecidos ou cavidades corpóreas (C, G)

Doenças induzidas por estresse ou corticosteroides (C)
- *Neoplasia*
  - Associada à necrose tumoral (C, G)
  - Linfoma (C, G)
  - Doenças mielodisplásicas (C, G)
- *Leucemias*
  - Leucemia mielomonocítica (C, G)
  - Leucemia monocítica (C, G)
  - Leucemia mieloide (C, G)

Nota: as causas em **negrito** são comuns; as em *itálico*, relativamente comuns; e as em fonte-padrão, incomuns.
C: cão; G: gato; ?: mal registrado.

LINFOPENIA

Define-se linfopenia como uma diminuição absoluta no número de linfócitos. É uma das anomalias hematológicas mais comuns em cães e gatos hospitalizados ou doentes, sendo atribuída aos efeitos dos corticosteroides endógenos (leucograma de estresse). O número típico de linfócitos em um cão ou gato doente é de 1.000 a 1.500/$\mu\ell$. A linfopenia também se mostra comum em cães e gatos com perda crônica de linfa, como naqueles com quilotórax ou linfangiectasia intestinal (Boxe 85.6).

De modo geral, cães e gatos com linfopenia apresentam anomalias clínicas evidentes. Como regra geral, ignore a linfopenia em cães e gatos doentes e naqueles submetidos à quimioterapia ou tratamento com corticosteroides. O número de

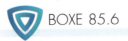

BOXE 85.6

Causas de linfopenia em cães e gatos.

Distúrbios induzidos por estresse ou corticosteroides (C, G) (ver Boxe 85.2)

Perda de linfa
- Linfangiectasia (C, G)
- Quilotórax (C, G)

Alteração da linfopoese
- Quimioterapia (C, G)
- Uso prolongado de corticosteroides (C, G)

Doenças virais
- *Parvovírus (C, G)*
- Peritonite infecciosa felina (G)
- *Vírus da leucemia felina (G)*
- *Vírus da imunodeficiência felina (G)*
- Cinomose canina (C)
- Hepatite infecciosa canina (C)

Nota: as causas em **negrito** são comuns; as em *itálico*, relativamente comuns; e as em fonte-padrão, incomuns.
C: cão; G: gato; ?: mal registrado.

linfócitos deve ser reavaliado após a resolução das anomalias clínicas ou a interrupção do tratamento com corticosteroides. Ao contrário da crença popular, a linfopenia não parece predispor à infecção.

Além disso, presto atenção especial à ausência de linfopenia em um cão (ou gato) doente, pois sugere uma resposta linfocitária (i. e., doenças transmitidas por vetores, doenças imunomediadas), a ausência de leucograma de estresse devido à falta de corticosteroides (Addison) ou a contagem de outras células como linfócitos pelo analisador.

LINFOCITOSE

Define-se a linfocitose como um aumento absoluto no número de linfócitos. É comum em várias situações clínicas, inclusive medo (gatos; ver em *Neutrofilia*), vacinação (cães e, talvez, gatos), erliquiose crônica (cães), anaplasmose (cães e gatos), doença de Addison (hipoadrenocorticismo, cães) e leucemia linfocítica crônica (LLC). Os linfócitos são morfologicamente normais em todas essas doenças, à exceção das reações vacinais, nas quais linfócitos reativos (células maiores com citoplasma azul-escuro) se mostram comumente observados. Observam-se números elevados de células linfoides morfologicamente anormais (blastos) em cães e gatos com leucemia linfoblástica aguda (ver Capítulo 80).

Em gatos com linfocitose e neutrofilia acentuadas, a liberação endógena de catecolaminas deve ser descartada como causa dessas anomalias hematológicas. Em gatos irascíveis, em que a coleta de sangue exige esforço considerável, uma amostra pode ser obtida sob contenção química.

A vacinação recente deve ser descartada em cães com linfocitose e linfócitos reativos no esfregaço de sangue. A maioria dos cães com mais de 10.000 linfócitos/$\mu\ell$ ($10 \times 10^9/\ell$) tem erliquiose crônica, LLC ou leishmaniose; cães com erliquiose monocítica ou anaplasmose tendem a apresentar maiores números de linfócitos granulares grandes (LGLs), linfócitos maiores com citoplasma abundante e grandes grânulos citoplasmáticos azurófilos. A linfocitose LGL também pode ocorrer em cães com LLC. Números de linfócitos superiores a 20.000 células/µℓ (20 × 10⁹/ℓ) são extremamente raras em cães com erliquiose; ou seja, cães com mais de 20.000 linfócitos/µℓ têm maior probabilidade de apresentar LLC. Uma alta proporção desses cães também tem hiperproteinemia causada por gamopatia monoclonal ou policlonal (ver Capítulo 89). As características clínicas e hematológicas da erliquiose monocítica e LLC são semelhantes (p. ex., citopenia, hiperproteinemia, hepatoesplenomegalia, linfadenopatia). Sorologia ou reação em cadeia da polimerase (PCR) para *Ehrlichia canis*, imunofenotipagem de linfócitos de sangue periférico, PCR detecção de clonalidade e aspirados de medula óssea podem ajudar a diferenciação desses dois distúrbios. Os principais achados à citologia da medula óssea em cães com erliquiose crônica são hipoplasia hematopoética generalizada e plasmocitose, enquanto a hipoplasia com aumento do número de linfócitos é mais comum em cães com LLC. Alguns cães com LLC têm achados normais à citologia da medula óssea. O Boxe 85.7 lista as causas de linfocitose em cães e gatos.

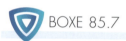

BOXE 85.7

Causas de linfocitose em cães e gatos.

Doenças fisiológicas ou induzidas por epinefrina (G) (ver Boxe 85.2)

Estimulação antigênica prolongada
- *Infecção crônica*
  - **Erliquiose (C, G?)**
  - **Anaplasmose (C, G)**
  - Doença de Chagas (C)
  - Babesiose (C)
  - Leishmaniose (C)
- *Reações de hipersensibilidade (?)*
- *Doença imunomediada (?)*
- *Reação pós-vacinal (C, G)*

Leucemia
- **Linfocítica (C, G)**
- **Linfoblástica (G, C)**

Hipoadrenocorticismo (C)

Nota: as causas em **negrito** são comuns; as em *itálico*, relativamente comuns; e as em fonte-padrão, incomuns.
C: cão; G: gato; ?: mal registrado.

Leitura sugerida

Aroch I, et al. Clinical, biochemical, and hematological characteristics, disease prevalence, and prognosis of dogs presenting with neutrophil cytoplasmic toxicity. *J Vet Intern Med.* 2005;19:64.

Avery AC, Avery PR. Determining the significance of persistent lymphocytosis. *Vet Clin North Am Small Anim Pract.* 2007;37:267.

Brown CD, et al. Evaluation of clinicopathologic features, response to treatment, and risk factors associated with idiopathic neutropenia in dogs: 11 cases (1990-2002). *J Am Vet Med Assoc.* 2006;229:87.

Brown MR, Rogers KS. Neutropenia in dogs and cats: a retrospective study of 261 cases. *J Am Anim Hosp Assoc.* 2001;37:131.

Carothers M, et al. Disorders of leukocytes. In: Fenner WR, eds. *Quick reference to veterinary medicine.* ed 3. New York: JB Lippincott; 2000:149.

Center SA, et al. Eosinophilia in the cat: a retrospective study of 312 cases (1975 to 1986). *J Am Anim Hosp Assoc.* 1990;26:349.

Couto CG. Immune-mediated neutropenia. In: Feldman BF, et al, eds. *Schalm's veterinary hematology.* ed 5. Philadelphia: Lippincott Williams & Wilkins; 2000:815.

Couto GC, et al. Disorders of leukocytes and leukopoiesis. In: Sherding RG, eds. *The cat: diseases and clinical management.* ed 2. New York: Churchill Livingstone; 1994.

Devine L, et al. Presumed primary immune-mediated neutropenia in 35 dogs: a retrospective study. *J Small Anim Pract.* 2017;58:307.

Huibregtse BA, et al. Hypereosinophilic syndrome and eosinophilic leukemia: a comparison of 22 hypereosinophilic cats. *J Am Anim Hosp Assoc.* 1994;30:591.

Klainbart S, et al. Clinical, laboratory, and hemostatic findings in cats with naturally occurring sepsis. *J Am Vet Med Assoc.* 2017;251:1025.

Lucroy MD, Madewell BR. Clinical outcome and associated diseases in dogs with leukocytosis and neutrophilia: 118 cases (1996-1998). *J Am Vet Med Assoc.* 1999;214:805.

Lucroy MD, Madewell BR. Clinical outcome and diseases associated with extreme neutrophilic leukocytosis in cats: 104 cases (1991-1999). *J Am Vet Med Assoc.* 2001;218:736.

Mizukami K, et al. Trapped neutrophil syndrome in a border collie dog: clinical, clinicopathologic, and molecular findings. *J Vet Med Sci.* 2012;74:797.

Schnelle AN, Barger AM. Neutropenia in dogs and cats: causes and consequences. *Vet Clin North Am Small Anim Pract.* 2012;42:111.

Segev G, Klement E, Aroch I. Toxic neutrophils in cats: clinical and clinicopathologic features, and disease prevalence and outcome–a retrospective case control study. *J Vet Intern Med.* 2006;20:20.

Sykes JE, et al. Idiopathic hypereosinophilic syndrome in 3 Rottweilers. *J Vet Intern Med.* 2001;15:162.

Teske E. Leukocytes. In: Weiss DJ, Wardrop KJ, eds. *Schalm's veterinary hematology.* ed 6. Ames, Iowa: Wiley-Blackwell; 2010:261.

Weltan SM, et al. A case-controlled retrospective study of the causes and implications of moderate to severe leukocytosis in dogs in South Africa. *Vet Clin Pathol.* 2008;37:164.

Williams MJ, et al. Canine lymphoproliferative disease characterized by lymphocytosis: immunophenotypic markers of prognosis. *J Vet Intern Med.* 2008;22:506.

CAPÍTULO 86
Citopenias e Leucoeritroblastose Combinadas

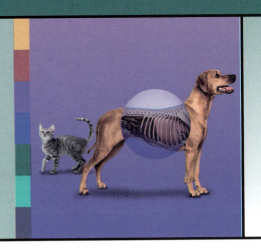

DEFINIÇÕES E CLASSIFICAÇÃO

As citopenias combinadas são causadas pela diminuição da produção de células pela medula óssea (MO) ou, com menor frequência, pelo aumento da destruição ou do sequestro de células circulantes. Os termos a seguir são usados ao longo deste capítulo. *Bicitopenia* é a diminuição no número de duas linhagens de células sanguíneas circulantes (anemia e neutropenia, anemia e trombocitopenia ou neutropenia e trombocitopenia). A alteração das três linhagens celulares (anemia, neutropenia, trombocitopenia) é denominada *pancitopenia* (da palavra grega *pan*, que significa "todos"). Ao avaliar um hemograma completo com leucopenia, é melhor analisar apenas os neutrófilos (i. e., neutropenia), já que, em alguns pacientes com linfocitose neoplásica ou reativa, o número total de leucócitos pode ser normal ou até alto, mas o número de neutrófilos se revela baixo. Na maioria dos casos, a anemia não é regenerativa. A anemia regenerativa associada a outras citopenias costuma ser causada pela destruição periférica das células. Uma *reação leucoeritroblástica* (RLE ou leucoeritroblastose) refere-se à presença de leucócitos imaturos (desvio à esquerda) e hemácias nucleadas na circulação. Nesses casos, o número de leucócitos tende a ser alto, mas pode ser normal ou baixo.

Como observado, as citopenias podem ser provocadas pela diminuição da produção ou pelo aumento da destruição periférica da(s) linhagem(ns) celular(es) afetada(s). De modo geral, as bicitopenias e pancitopenias são causadas por distúrbios primários da MO (i. e., um problema na "fábrica de células"; Boxe 86.1), embora também possam ser provocadas pela destruição de células do sangue periférico, como na sepse, na coagulação intravascular disseminada (CID) e em algumas doenças infecciosas e imunomediadas.

As RLEs são causadas por diversos mecanismos (Boxe 86.2), mas, de modo geral, a presença de células sanguíneas imaturas na circulação é secundária à sua liberação prematura da MO ou de outros órgãos hematopoéticos (baço, fígado). Essa liberação prematura pode ser provocada por: (1) aumento da demanda por células sanguíneas (p. ex., anemia hemolítica, perda de sangue, peritonite), com diminuição do tempo de trânsito pelos compartimentos da MO ou sítios hematopoéticos extramedulares; ou (2) exclusão de precursores normais da MO (p. ex., leucemia, linfoma da MO). Também podem ser liberadas de forma prematura de um sítio de hematopoese extramedular (HEM) (i. e., baço, fígado) devido à ausência de mecanismos normais de *feedback*. Como os núcleos das hemácias nucleadas são deprimidos principalmente no baço, os pacientes esplenectomizados podem ter RLEs. Recentemente, a presença de hemácias nucleadas circulantes (normoblastemia) em cães submetidos à quimioterapia antitumoral foi bem caracterizada (Moretti et al., 2015). Além disso, a normoblastemia mostra-se comum em Schnauzers miniatura e Dachshunds saudáveis.

CARACTERÍSTICAS CLÍNICO-PATOLÓGICAS

Os sinais clínicos e os achados ao exame físico de cães e gatos com citopenias combinadas ou RLEs estão geralmente relacionados com o distúrbio subjacente e não com as anomalias hematológicas em si, à exceção de palidez e sangramento espontâneo (petéquias, equimoses) secundários a anemia e trombocitopenia, respectivamente. Pacientes com neutropenia grave e sepse ou bacteriemia podem apresentar febre.

Um aspecto importante da avaliação clínica desses pacientes é a anamnese, que deve ser detalhada e incluir informações sobre o uso terapêutico de fármacos (p. ex., estrógeno ou fenilbutazona em cães, griseofulvina ou cloranfenicol em gatos), exposição a derivados de benzeno (rara), histórico de viagens, estado de vacinação e exposição a outros animais. A maioria dos medicamentos que causa anemia ou neutropenia também pode provocar citopenias combinadas (ver Boxes 82.2 e 85.1).

O exame físico de cães e gatos com citopenias combinadas pode revelar a presença de hemorragias espontâneas compatíveis com um distúrbio hemostático primário (p. ex., trombocitopenia) ou palidez secundária à anemia. Vários achados do exame físico podem ajudar a estabelecer o diagnóstico mais provável ou definitivo em pacientes com citopenias ou RLE. De particular interesse é a observação de sinais de feminização em

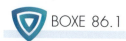

BOXE 86.1

Causas de bicitopenia e pancitopenia em cães e gatos.

Diminuição da produção de células	**Leucemias agudas**
Hipoplasia-aplasia da medula óssea	Leucemias crônicas
Idiopática	*Linfoma*
Produtos químicos (p. ex., derivados de benzeno)	**Mieloma múltiplo**
Estrógeno (endógeno ou exógeno)	Mastocitose sistêmica
Medicamentos (agentes quimioterápicos, antibióticos, anticonvulsivantes, colchicina, anti-inflamatórios não esteroidais)	Histiocitose maligna
Radioterapia	Neoplasias metastáticas
Doenças imunomediadas	Doenças granulomatosas
Causas infecciosas (parvovírus, FeLV, FIV, erliquiose, leishmaniose e anaplasmose)	*Histoplasma capsulatum*
	Mycobacterium spp.
Necrose da medula óssea	Doenças de armazenamento
Doenças infecciosas (sepse, parvovírus)	**Mielodisplasia**
Toxinas (micotoxinas)	**Aumento da destruição e sequestro celular**
Neoplasias (leucemias agudas e crônicas, neoplasia metastática)	**Doenças imunomediadas**
Outras causas (hipoxia, CID)	Síndrome de Evans
	Sepse
Fibrose-esclerose da medula óssea	**Microangiopatia**
Mielofibrose	**CID**
Osteosclerose	**Hemangiossarcoma**
Osteopetrose	
	Esplenomegalia
Mieloftise	Esplenomegalia congestiva
Neoplasias	Hiperesplenismo
	Neoplasia hemolinfática
	Outras neoplasias
	Histiocitose maligna hemofagocítica ou sarcomas histiocítico

Nota: as causas em **negrito** são comuns; as em *itálico*, relativamente comuns; as em fonte-padrão, incomuns.
CID: coagulação intravascular disseminada; FeLV: vírus da leucemia felina, FIV: vírus da imunodeficiência felina.

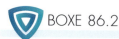

BOXE 86.2

Causas da leucoeritroblastose em cães e gatos.

HEM*
Anemia hemolítica imunomediada
Anemia por perda de sangue

Sepse
CID
Hipoxia crônica (i. e., insuficiência cardíaca congestiva)
Neoplasia
    Hemangiossarcoma
    Linfoma
    Leucemias
    Mieloma múltiplo
    Histiocitose maligna
Outras causas
    Diabetes melito
    Hipertireoidismo
    Hiperadrenocorticismo
    Esplenectomia

Nota: as causas em **negrito** são comuns; as em *itálico*, relativamente comuns; as em fonte-padrão, incomuns.
CID: coagulação intravascular disseminada; HEM: hematopoese extramedular; RLE: reação leucoeritroblástica.
*A hematopoese pode participar da patogênese da RLE em vários dos distúrbios mencionados no texto.

um cão macho (geralmente criptorquidia) com pancitopenia, o que pode indicar a presença de um tumor de células de Sertoli ou, com menor frequência, um tumor de células intersticiais ou seminoma com hiperestrogenismo secundário. O achado de linfadenopatia generalizada, hepatomegalia ou esplenomegalia ou, ainda, de massas intra-abdominais ou intratorácicas pode indicar um grupo específico de possíveis diagnósticos. O achado de uma massa abdominal cranial ou medial em um cão com anemia regenerativa, trombocitopenia e RLE, por exemplo, é altamente sugestivo de hemangiossarcoma esplênico.

A presença de esplenomegalia difusa sugere que o baço pode sequestrar ou destruir células sanguíneas circulantes ou que há a ocorrência de HEM em resposta a um distúrbio primário de MO. A avaliação citológica de amostras de baço obtidas por aspiração percutânea com agulha fina é sempre indicada em cães e gatos com citopenias e esplenomegalia difusa para determinar se o aumento do baço se revela a causa ou a consequência da citopenia (ver Capítulo 88).

Estudos sorológicos e/ou ensaios de reação em cadeia da polimerase (PCR) para detecção de doenças infecciosas costumam ser indicados em cães e gatos com bicitopenias ou pancitopenias. As doenças infecciosas associadas a bicitopenias e pancitopenias mais diagnosticadas com base em sorologias ou PCR são erliquiose monocítica em cães, anaplasmose em cães e gatos, infecção por *Babesia gibsoni* em cães (geralmente em Pitbulls, que apresentam anemia regenerativa e trombocitopenia), leishmaniose em cães (e, às vezes, em gatos), micoses sistêmicas (histoplasmose) em gatos (e, raramente, em cães) e infecções pelo vírus da leucemia felina (FeLV) e pelo vírus da imunodeficiência felina (FIV) em gatos. Se as características clínicas e hematológicas do caso indicarem uma doença imunomediada (p. ex., presença de poliartrite ou proteinúria, esferocitose), um teste de Coombs direto e um teste de anticorpo antinuclear devem ser realizados (ver Capítulo 71). Além disso, envie o fluido obtido de uma ou mais articulações para a avaliação citológica, pois a presença de artrite supurativa não séptica sugere uma patogênese imunológica ou uma doença transmitida por vetor.

Como é importante estabelecer se a citopenia é o resultado da destruição de células periféricas ou de um distúrbio da MO, a avaliação da MO é lógica se não houver evidência de regeneração de hemácias no esfregaço de sangue ou no hemograma completo (ver Capítulo 82). Portanto, a aspiração e, idealmente, a biópsia central da MO a fim de obter amostras para estudos histopatológicos deve ser realizada em todos os cães e gatos com citopenias combinadas, à exceção de cães com síndrome de Evans altamente provável ou confirmada e cães e gatos com CID. Ou seja, se a anemia for regenerativa, presume-se que o funcionamento da MO é adequado. Os algoritmos para a avaliação dos achados de MO em cães e gatos com bicitopenia e pancitopenia são mostrados nas Figuras 86.1 e 86.2. Na clínica particular, a obtenção de um aspirado de MO costuma ser mais fácil; as biópsias centrais de MO são realizadas em clínicas especializadas.

A avaliação de MO também deve fazer parte da investigação clínica em animais com RLEs para determinar se a presença de leucócitos imaturos e hemácias na circulação é secundária a um distúrbio primário na MO ou um distúrbio como a HEM. Como as neoplasias abdominais, sobretudo o hemangiossarcoma, são bastante associadas a RLEs em cães, a ultrassonografia abdominal deve ser realizada. A esplenomegalia difusa deve levar à aspiração percutânea com agulha fina do baço. A presença de massas esplênicas e/ou hepáticas deve ser avaliada conforme descrito no Capítulo 78.

Abrams-Ogg et al. (2012) avaliaram o uso de uma agulha de calibre 15 e equipamento motorizado em comparação com uma agulha Jamshidi comum de calibre 13 para obter biópsias de MO em Beagles experimentais. O uso de uma agulha de calibre 15 para a coleta de biópsia de MO do úmero foi significativamente mais fácil do que a obtenção de uma biópsia de MO umeral com agulha de calibre 13 ou biópsia de MO ilíaca com agulha de calibre 15. A qualidade das biópsias obtidas com a agulha de calibre 13 foi melhor do que as biópsias de úmero ou ílio coletadas com agulha de calibre 15. Apenas os sítios das coletas realizadas com agulha de calibre 13 foram identificáveis à inspeção macroscópica após o procedimento. Na maioria das biópsias, a densidade celular e a celularidade foram menores com o uso de uma agulha de calibre 15.

Weiss (2006) revisou aspirados e biópsias centrais de MO e prontuários médicos de 717 cães com supostos distúrbios da MO. Aproximadamente 2% das amostras avaliadas eram não diagnósticas, 22% eram normais, 26% tinham alterações secundárias a outra doença primária, 24% apresentavam doenças não displásicas e não neoplásicas, 9% tinham displasia e 18% revelaram neoplasia. Menos de 5% das amostras avaliadas apresentavam hipoplasia de MO e cerca de 20% eram hiperplásicas. Leucemias agudas foram mais comuns do que leucemias crônicas.

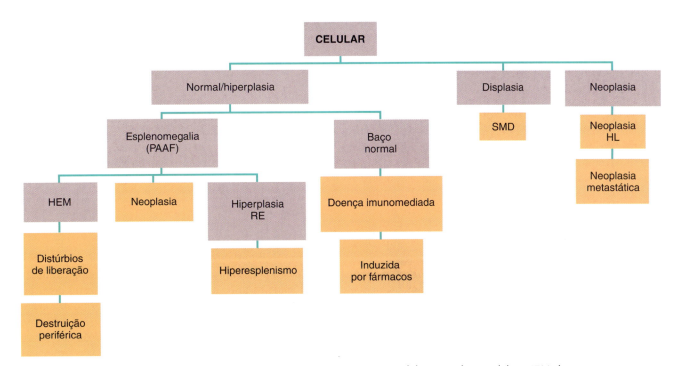

Figura 86.1 Algoritmo para diagnóstico de animal pancitopênico com medula óssea hipercelular. HEM: hematopoese extramedular; HL: hemolinfática; PAAF: punção aspirativa com agulha fina; RE: reticuloendotélio; SMD: síndrome mielodisplásica. As *caixas de cor laranja* indicam os diagnósticos finais.

1364 PARTE 13 ■ Hematologia

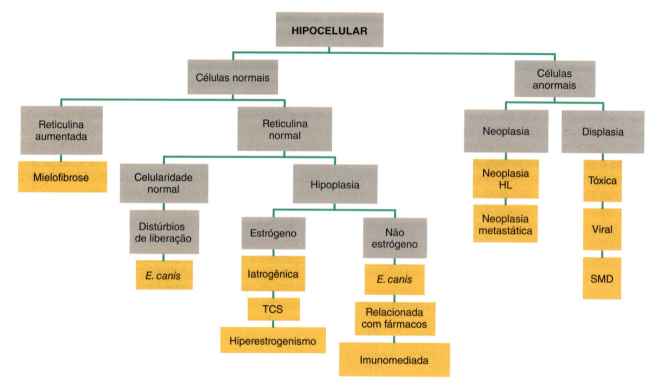

Figura 86.2 Algoritmo para diagnóstico de animal pancitopênico com medula óssea hipocelular. HL: hemolinfática; SMD: síndrome mielodisplásica; TCS: tumor de células de Sertoli. As *caixas de cor laranja* indicam os diagnósticos finais.

Recentemente, Turinelli et al. revisaram os achados citomorfológicos em aspirados de MO em cães (Turinelli et al., 2015) e gatos (Turinelli e Gavazza, 2018). De 295 amostras de MO de cães, 70% foram diagnósticas; 25%, classificaram-se como hiperplasia de MO (mieloide e ou eritroide); 19,3% mostraram-se normais; 12,9% tinham malignidade hematopoética; 7,8% apresentavam aplasia/hipoplasia; e 1,3% tinha displasia. Em gatos, 46,7% das 152 amostras de MO foram classificadas como hiperplásicas; 15,1%, displásicas; 13,8%, normais; 11,2%, neoplasias hematopoéticas; e 9,9%, aplásicas/hipoplásicas (Turinelli e Gavazza, 2018).

APLASIA-HIPOPLASIA DE MEDULA ÓSSEA

A aplasia-hipoplasia da MO é uma doença caracterizada por citopenias do sangue periférico e escassez ou ausência de precursores hematopoéticos na MO. Como observado, a aplasia-hipoplasia da MO mostra-se bastante associada à administração de certos medicamentos, como griseofulvina ou cloranfenicol em gatos e fenilbutazona ou estrógeno em cães. Também se associa comumente a doenças infecciosas, como erliquiose monocítica canina, leishmaniose e infecção por FeLV. Uma síndrome responsiva a corticosteroides de citopenias combinadas ou pancitopenia foi observada em cães e gatos em nossa clínica. Alguns desses pacientes com pancitopenia apresentam MO hipercelular (ver adiante), o que sugere a destruição das células na periferia ou nos estágios finais da produção na MO.

Os aspirados de MO de cães e gatos com aplasia ou hipoplasia de MO geralmente revelam hipocelularidade ou acelularidade; uma biópsia de MO é necessária para obter amostras para análise histopatológica e estabelecimento de um diagnóstico definitivo. Após a exclusão de doenças infecciosas (p. ex., sorologia ou ensaio rápido para detecção de *Ehrlichia canis*, determinação de p27 de FeLV) e da exposição a medicamentos, a administração de corticosteroides em doses imunossupressoras (com ou sem outros fármacos imunossupressores; ver Capítulo 72) pode ser justificada. Os esteroides anabolizantes e a eritropoetina não parecem ser benéficos nesses pacientes.

Mieloftise

A infiltração da MO por células neoplásicas ou inflamatórias pode levar à exclusão dos precursores hematopoéticos normais e, portanto, ao desenvolvimento de citopenias no sangue periférico. O Boxe 86.1 lista os distúrbios que causam mieloftise. De modo geral, esses animais apresentam anemia, embora febre e sangramento por neutropenia e trombocitopenia, respectivamente, também possam ser observados. A presença de hepatomegalia, esplenomegalia ou linfadenopatia em cães ou gatos com anemia ou citopenias combinadas revela-se altamente sugestiva de alguns dos distúrbios neoplásicos ou infecciosos listados no Boxe 86.1.

O diagnóstico definitivo de cães e gatos com mieloftise é estabelecido pela análise das características citológicas ou histopatológicas de uma amostra de MO. Como certos distúrbios neoplásicos ou granulomatosos podem ter distribuição irregular ou multifocal, os achados em uma amostra de biópsia central de MO são geralmente mais confiáveis do que aqueles obtidos por punção aspirativa. Após a obtenção do diagnóstico citológico ou histopatológico, o tratamento direciona-se à neoplasia primária (i. e., com quimioterapia) ou ao agente infeccioso (ver discussão detalhada nas seções específicas).

SÍNDROMES MIELODISPLÁSICAS

As síndromes mielodisplásicas (SMDs) são uma série de alterações hematológicas e citomorfológicas que podem preceder o desenvolvimento de leucemias agudas em meses ou anos; em humanos, estão associadas a alterações genéticas moleculares específicas. Além das anomalias morfológicas no sangue e na MO, anomalias funcionais em granulócitos e plaquetas foram registradas em humanos com SMD. Portanto, infecções recorrentes e/ou tendências a sangramento espontâneo são comuns nesses pacientes, mesmo quando os números de neutrófilos e plaquetas estão dentro dos limites normais. Essas anomalias também foram observadas em gatos com SMD.

A SMD foi reconhecida em cães e gatos, mas parece ser mais comum em gatos infectados com retrovírus. Em cães, os sinais clínicos são inespecíficos, como letargia, depressão e anorexia. Os achados ao exame físico são hepatosplenomegalia, palidez e febre; as principais alterações hematológicas são pancitopenia ou bicitopenia, macrocitose, normoblastemia e reticulocitopenia. Um paciente apresentou leucemia mieloide aguda (LMA) 3 meses após o diagnóstico de SMD (Couto et al., 1984). As anomalias citológicas da MO foram semelhantes às descritas em gatos (ver adiante). Alguns autores propuseram classificar os cães com SMD primária como portadores de anemia refratária ou mielodisplasia verdadeira de acordo com esquemas semelhantes aos usados em seres humanos. No entanto, como não havia quase nenhuma informação clínica sobre os cães avaliados, esse esquema de classificação é de relevância clínica questionável.

Há vários relatos de SMD em gatos na literatura. Mais de 80% daqueles submetidos à detecção de FeLV eram virêmicos. A maioria dos gatos foi avaliada em razão de sinais clínicos inespecíficos, como letargia, perda de peso e anorexia. Em alguns deles, observaram-se outros sinais, como dispneia, infecções recorrentes e sangramento espontâneo. O exame físico revelou hepatoesplenomegalia em mais da metade dos gatos; linfadenopatia generalizada e febre foram detectadas em cerca de um terço desses pacientes. Em minha experiência, a mielodisplasia secundária associada a doenças infecciosas, inflamatórias ou imunomediadas é bastante comum em gatos. Logo, convém interpretar o diagnóstico citológico de SMD com cautela (i. e., nem sempre é uma "sentença de morte") e investigar as comorbidades.

As anomalias hematológicas em gatos com SMD assemelham-se às observadas em cães; entre elas, estão citopenias isoladas ou combinadas, macrocitose, reticulocitopenia, metarubricitose e macrotrombocitose. As alterações morfológicas na MO são celularidade normal a alta, menos de 30% de blastos, aumento da razão mieloide:eritroide, diseritropoese, dismielopoese e distrombopoese. Os precursores eritrocitários megaloblásticos são comuns, às vezes com rubricitos ou metarubricitos binucleados, trinucleados ou tetranucleados. As anomalias morfológicas na linhagem celular mieloide são metamielócitos gigantes e maturação citoplasmática nuclear assíncrona.

Cerca de um terço dos gatos desenvolveu leucemia aguda semanas a meses após o diagnóstico de SMD, que comumente progride para LMA em humanos, com alguns relatos isolados de progressão para leucemia linfocítica aguda (LLA). No entanto, de acordo com Maggio et al. (1978), de uma série de 12 gatos com SMD, 9 desenvolveram LLA subsequentemente. Isso pode refletir o fato de que a coloração citoquímica não classifica as células leucêmicas que, assim, foram morfologicamente classificadas como linfoides quando eram mieloides. No entanto, como todos os gatos que apresentaram progressão para LLA também tinham viremia de FeLV, as alterações hematológicas anteriores ao desenvolvimento de leucemia não refletiam um distúrbio hematológico "espontâneo" (como visto em seres humanos e cães), mas, sim, eram uma manifestação das alterações morfológicas e funcionais induzidas por FeLV.

O manejo de cães e gatos com SMD ainda é controverso. Diversos tratamentos são usados em humanos com SMD, mas nenhum se mostrou eficaz. Quimioterapia, terapia de suporte, esteroides anabolizantes, indutores de diferenciação, fatores de crescimento hematopoéticos e esteroides androgênicos, entre outros, foram relatados como benéficos em alguns humanos com SMD. Hoje, a abordagem preferida em humanos é a terapia de suporte, além da administração de indutores de diferenciação ou fatores de crescimento hematopoéticos. Como a maioria dos pacientes é idosa, a quimioterapia não se mostra a primeira opção terapêutica, devido a seus efeitos tóxicos. Recomendo a terapia de suporte (p. ex., fluidos, hemocomponentes, antibióticos) e a citarabina em baixa dose como um indutor de diferenciação (ver Boxe 80.3). As novas abordagens terapêuticas em humanos com SMD são direcionadas, principalmente, contra o clone da SMD ou usam azanucleosídios não específicos, como azacitidina, terapia molecular direcionada, imunoterapia e agentes hipometilantes.

MIELOFIBROSE E OSTEOSCLEROSE

Os fibroblastos ou osteoblastos na MO podem proliferar em resposta a infecções retrovirais, estímulos nocivos crônicos ou causas desconhecidas. Isso leva à substituição fibrosa ou óssea da cavidade da MO, deslocando os precursores hematopoéticos. Essas síndromes são denominadas *mielofibrose* e *osteosclerose*, respectivamente. Embora as duas síndromes sejam raras, foram observadas em gatos infectados com FeLV e em cães com distúrbios hemolíticos crônicos, como anemia por deficiência de piruvato quinase. A eliptocitose do sangue periférico e a dacriocitose parecem ser uma característica comum em cães com mielofibrose (Figura 86.3). O número de relatos de cães e gatos com mielofibrose idiopática é limitado; em alguns desses casos, a exposição anterior a fármacos (p. ex., fenobarbital, fenitoína, fenilbutazona, colchicina) foi registrada. Em minha experiência, as características clínicas e hematológicas associadas à mielofibrose em cães desaparecem após o tratamento imunossupressor com corticosteroides e azatioprina (ver Capítulo 72).

Um diagnóstico presuntivo de osteosclerose ou osteopetrose é estabelecido com base na presença de citopenias combinadas e no aumento da densidade radiográfica óssea e pode ser confirmado por uma biópsia central de MO. Infelizmente, não há tratamento eficaz.

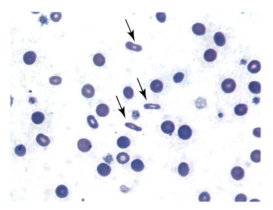

Figura 86.3 Eliptocitose em um Airedale Terrier com mielofibrose. Os eliptócitos (*setas*) estão misturados a hemácias normais e esferócitos. O paciente apresentou resolução completa das alterações hematológicas e morfológicas de hemácias após o tratamento com corticosteroides e azatioprina (coloração de Wright-Giemsa; × 1.000).

Leitura sugerida

Abrams-Ogg ACG, et al. Comparison of canine core bone marrow biopsies from multiple sites using different techniques and needles. *Vet Clin Pathol.* 2012;41:235.

Couto CG, et al. Preleukemic syndrome in a dog. *J Am Vet Med Assoc.* 1984;184:1389.

Harvey JW. Canine bone marrow: normal hematopoiesis, biopsy techniques, and cell identification and evaluation. *Compend Cont Educ.* 1984;6:909.

Kunkle GA, et al. Toxicity of high doses of griseofulvin in cats. *J Am Vet Med Assoc.* 1987;191:322.

Maggio L, et al. Feline preleukemia: an animal model of human disease. *Yale J Biol Med.* 1978;51:469.

Moretti P, et al. Nucleated erythrocytes in blood smears of dogs undergoing chemotherapy. *Vet Comp Oncol.* 2015;15:215.

Reeder JP, et al. Effect of a combined aspiration and core biopsy technique on quality of core bone marrow specimens. *J Am Anim Hosp Assoc.* 2013;49:16.

Scott-Moncrieff JCR, et al. Treatment of nonregenerative anemia with human gamma-globulin in dogs. *J Am Vet Med Assoc.* 1995;206:1895.

Turinelli V, Gavazza A. Retrospective study of 152 feline cytological bone marrow examinations: preliminary classification and ranges. *J Fel Med Surg.* 2018;[epub ahead of print].

Turinelli V, et al. Canine bone marrow cytological examination, classification and reference values: a retrospective study of 295 cases. *Res Vet Sci.* 2015;103:224.

Weiss DJ. A retrospective study of the incidence and the classification of bone marrow disorders in the dog at a veterinary teaching hospital (1996-2004). *J Vet Intern Med.* 2006;20:955.

Weiss DJ. Bone marrow necrosis in dogs: 34 cases (1996-2004). *J Am Vet Med Assoc.* 2005;227:263.

Weiss DJ. Hemophagocytic syndrome in dogs: 24 cases (1996-2005). *J Am Vet Med Assoc.* 2007;230:697.

Weiss DJ, et al. A retrospective study of canine pancytopenia. *Vet Clin Pathol.* 1999;28:83.

Weiss DJ, Smith SA. A retrospective study of 19 cases of canine myelofibrosis. *J Vet Intern Med.* 2002;16:174.

Weiss DJ, Smith SA. Primary myelodysplastic syndromes of dogs: a report of 12 cases. *J Vet Intern Med.* 2000;14:491.

CAPÍTULO 87

Distúrbios da Hemostasia

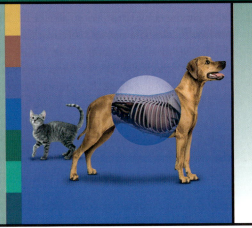

CONSIDERAÇÕES GERAIS

O sangramento espontâneo ou excessivo é relativamente comum em cães e raro em gatos. Como regra geral, uma anomalia hemostática sistêmica é a causa de sangramento excessivo em cães e gatos que sofreram traumatismo ou estão sendo submetidos a um procedimento cirúrgico e em cães avaliados devido a tendências de sangramento espontâneo. Distúrbios hemorrágicos espontâneos são bastante comuns em cães avaliados em nossa clínica, mas raros em gatos. Abordar o sangramento desses pacientes de uma forma lógica e sistemática possibilita a confirmação do diagnóstico presuntivo na maioria dos casos.

Além do sangramento, os mecanismos hemostáticos anormais também podem causar trombose e tromboembolismo (TE), o que pode levar à falência de órgãos. Os distúrbios tromboembólicos são raros em cães e gatos sem distúrbios cardiovasculares subjacentes (p. ex., gatos com cardiomiopatia hipertrófica e TE aórtico; ver Capítulo 12), mas agora são cada vez mais reconhecidos e registrados em cães com doença hepática, nefropatia com perda de proteína, endocrinopatias e outras doenças.

O distúrbio mais comum responsável por sangramento espontâneo em cães atendidos em nossa clínica é a trombocitopenia, principalmente devido a mecanismos imunomediados. Outros distúrbios hemostáticos comuns que causam sangramento espontâneo em cães avaliados aqui são coagulação intravascular disseminada (CID) e envenenamento por rodenticida. As deficiências congênitas de fatores de coagulação que causam sangramento espontâneo mostram-se raras. Embora a doença de von Willebrand (DvW) seja comum em certas raças (ver adiante), não é uma causa frequente de sangramento espontâneo em nossos pacientes. Anomalias em perfis de coagulação são frequentes em gatos com doença hepática, peritonite infecciosa felina (PIF) ou neoplasia; entretanto, tendências de sangramento espontâneo ou intraoperatório ou pós-operatório mostram-se extremamente raras nesses pacientes. A diminuição da produção de plaquetas (trombocitopenia) ou trombocitopatia induzida por vírus que causa sangramento espontâneo é ocasionalmente observada em gatos com doenças da medula óssea induzidas por retrovírus.

FISIOLOGIA DA HEMOSTASIA

Em condições normais, a lesão de um vaso sanguíneo provoca alterações vasculares imediatas (p. ex., vasoconstrição) e rápida ativação do sistema hemostático. Alterações no fluxo sanguíneo axial expõem o sangue circulante ao colágeno subendotelial, levando à rápida adesão das plaquetas na área acometida. A adesão das plaquetas ao subendotélio é mediada por proteínas adesivas, como o fator de von Willebrand (FvW) e o fibrinogênio, entre outras. Após a adesão à área de lesão endotelial, as plaquetas agregam-se e formam o tampão hemostático primário, que tem vida curta (segundos) e é instável. O tampão hemostático primário permite a hemostasia secundária por ser o sítio de formação de trombo ou coágulo pela maioria dos fatores de coagulação.

Embora as vias intrínseca, extrínseca e comum de coagulação tenham sido bem caracterizadas e ainda sejam usadas para ensino da fisiologia da hemostasia, a coagulação *in vivo* não necessariamente segue essas vias distintas. Além disso, as fases celulares e bioquímicas da coagulação ocorrem de maneira quase simultânea. Os fatores XII e XI, por exemplo, não parecem ser necessários para o início da coagulação; cães e gatos com deficiência de fator XII não apresentam tendência a sangramento espontâneo. Hoje, acredita-se que o principal mecanismo fisiológico responsável pela coagulação *in vivo* é a ativação do fator tecidual (TF) do fator VII. Nas últimas duas décadas, a cascata de coagulação tradicional foi considerada uma via comum desde o início do processo; agora, sabe-se que as vias tradicionais intrínseca, extrínseca e comum estão inter-relacionadas (Furie e Furie, 2008).

No esquema tradicional, a ativação da fase de contato da cascata de coagulação é quase simultânea à adesão e à agregação plaquetária (Figura 87.1) e leva à formação de fibrina por meio da cascata intrínseca de coagulação. Um bom mnemônico é referir-se ao sistema intrínseco como a cascata de coagulação da "loja de dez centavos": "Não é US$ 12, mas US$ 11,98" (para os fatores XII, XI, IX e VIII). O fator XII é ativado pelo contato com o colágeno subendotelial e pelo tampão plaquetário; a ativação leva à formação de fibrina ou tampão hemostático secundário. A pré-calicreína (fator de Fletcher) e o cininogênio de alto peso molecular (HMWK) são cofatores importantes para a ativação do fator XII. O papel da fase de contato na coagulação *in vivo* revela-se questionável. O plugue hemostático secundário é estável e duradouro. Além disso, sempre que há traumatismo tecidual, a liberação de pró-coagulantes de tecido (coletivamente chamados "TF") ativa a cascata extrínseca de coagulação, o que também leva à formação de fibrina (ver Figura 87.1). Como já discutido, todas essas etapas ocorrem de modo quase simultâneo, e a formação de fibrina começa segundos após o dano endotelial. O TF é ubíquo e presente na membrana da maioria das células, à exceção do endotélio normal. Como observado, acredita-se que essa via seja responsável por iniciar a coagulação em mamíferos.

Os estímulos que ativam a coagulação também ativam as vias fibrinolíticas e as cininas. A fibrinólise é extremamente importante como mecanismo de salvaguarda porque evita a formação excessiva de coágulos ou trombos. A lise de fibrinogênio e fibrina por plasmina gera produtos de degradação da fibrina, que prejudicam a adesão e a agregação plaquetária no sítio da lesão. Depois da estabilização da fibrina pela formação de complexos com o fator XIII, a biodegradação da plasmina gera dímeros-C. A ativação do plasminogênio em plasmina leva à destruição (lise) de um coágulo (ou trombo) existente e interfere nos mecanismos normais de coagulação – inibição da agregação plaquetária e ativação do fator de coagulação na área afetada. Portanto, a fibrinólise excessiva geralmente provoca sangramento espontâneo. Duas moléculas estimulam a ativação do plasminogênio em plasmina, o ativador do plasminogênio tecidual (tPA) e o ativador do plasminogênio do tipo uroquinase. Três inibidores do ativador do plasminogênio (PAIs), PAI-1, PAI-2 e PAI-3, inibem a fibrinólise, levando à trombose.

Outros sistemas que se opõem à coagulação do sangue também passam a operar após a coagulação intravascular. O mais bem caracterizado é a antitrombina (AT), uma proteína sintetizada pelos hepatócitos que atua como cofator para a heparina e inibe a ativação dos fatores IX, X e trombina. A AT também inibe tPA. As proteínas C e S são dois anticoagulantes dependentes da vitamina K também produzidos pelos hepatócitos. Esses três fatores são alguns dos anticoagulantes naturais que evitam a formação excessiva de coágulos.

MANIFESTAÇÕES CLÍNICAS DE DISTÚRBIOS HEMORRÁGICOS ESPONTÂNEOS

Ao avaliar um gato ou cão com sangramento espontâneo ou excessivo, faça aos tutores as seguintes perguntas, que podem indicar a patogênese da coagulopatia:

- Este é o primeiro episódio de sangramento? Em um animal adulto, suspeite de coagulopatia adquirida (*Observação:* vimos cães com hemofilia A apresentarem seu primeiro episódio de sangramento aos 8 anos.)
- O paciente já fez alguma cirurgia antes e, em caso afirmativo, houve sangramento excessivo? Se o animal teve episódios de sangramento anteriores durante cirurgias eletivas quando jovem, suspeite de coagulopatia congênita
- Algum irmão da ninhada tem sinais clínicos semelhantes? A ninhada teve maior taxa de mortalidade perinatal? Esses achados também indicam uma coagulopatia congênita
- O animal foi vacinado recentemente com vacinas vivas modificadas? As vacinas vivas modificadas podem causar trombocitopenia e/ou disfunção plaquetária
- O paciente está em tratamento com algum medicamento que possa causar trombocitopenia ou disfunção plaquetária (p. ex., anti-inflamatórios não esteroidais [AINEs], sulfas, antibióticos, fenobarbital)?
- O paciente tem acesso a rodenticidas ou circula livremente? Isso pode indicar intoxicação por rodenticida.

As manifestações clínicas das anomalias hemostáticas primárias são diferentes daquelas associadas às anomalias hemostáticas secundárias (Boxe 87.1). Classifique o tipo de coagulopatia com base nos achados do exame físico antes de enviar qualquer amostra para avaliação clínico-patológica. Isso é fácil, pensando nos mecanismos normais de coagulação. Por exemplo, um gato ou cão com trombocitopenia grave ou disfunção plaquetária não apresenta tampão hemostático primário funcional. Como esse tampão tem vida curta e acaba sendo revestido por fibrina (gerada por mecanismos hemostáticos secundários), o paciente sofre vários sangramentos de curta duração que são interrompidos assim que a fibrina é formada; logo, há várias hemorragias pequenas e superficiais ao redor dos vasos sanguíneos. Isso é como abrir e fechar uma torneira conectada com uma mangueira de jardim com várias perfurações (um irrigador); formam-se vários jatos de água (sangue) perto da mangueira (o vaso; Figura 87.2 A). Em contrapartida, um gato ou cão com deficiências graves de fator de coagulação (p. ex., hemofilia, envenenamento por rodenticida) pode formar um tampão hemostático primário de vida curta; há plaquetas funcionais suficientes, mas não é possível a

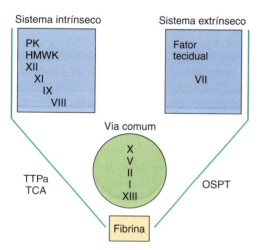

Figura 87.1 Vias tradicionais de coagulação intrínseca, extrínseca e comum. HMWK: cininogênio de alto peso molecular; OSPT: tempo de protrombina de um estágio; PK: pré-calicreína; TCA: tempo de coagulação ativado; TTPa: tempo de tromboplastina parcial ativada.

BOXE 87.1

Manifestações clínicas de defeitos hemostáticos primários e secundários.

Defeito hemostático primário
Petéquias comuns
Hematomas raros
Sangramento na pele e nas mucosas
Sangramento logo após a punção venosa

Defeito hemostático secundário
Petéquias raras
Hematomas comuns
Sangramento em músculos, articulações e cavidades corpóreas
Sangramento tardio após punção venosa

geração de fibrina. Esse fato provoca sangramento tardio, contínuo e de longa duração, com formação de hematoma ou hemorragia em uma cavidade corpórea. Isso é como a abrir uma torneira conectada com uma mangueira comum de jardim com um único orifício extenso; nesta situação, a água (sangue) continua a fluir e acumular-se em grandes quantidades perto do orifício (vaso; Figura 87.2 B).

O sangramento espontâneo é raro em cães e gatos com fibrinólise excessiva. Avaliei um número limitado de cães com nefropatia com perda de proteínas e síndrome nefrótica em que o sangramento espontâneo (i. e., petéquias e equimoses) parecia decorrer da fibrinólise intensificada. No entanto, a avaliação da fibrinólise é relativamente difícil com métodos laboratoriais que não a tromboelastografia (TEG); logo, essa é uma área de pesquisa.

Cães (e gatos) com defeitos hemostáticos primários (i. e., distúrbios plaquetários), portanto, têm manifestações típicas de sangramento superficial, o que consiste em petéquias, equimoses, hemorragias em superfícies mucosas (p. ex., melena, hematoquezia, epistaxe, hematúria) e sangramento prolongado logo após punção venosa. Na prática clínica, a maioria dos distúrbios hemostáticos primários é causada pela diminuição do número de plaquetas circulantes (trombocitopenia). Recentemente, uma pontuação de sangramento para cães trombocitopênicos foi proposta (Makielski et al., 2018). Defeitos hemostáticos primários são ocasionalmente provocados por disfunção plaquetária primária ou secundária (p. ex., uremia, DvW, gamopatias monoclonais, doenças transmitidas por vetores). Defeitos hemostáticos primários causados por doenças vasculares são extremamente raros em cães e gatos e não serão discutidos.

Os sinais clínicos em cães e gatos com defeitos hemostáticos secundários (i. e., deficiências do fator de coagulação) são sangramento profundo, inclusive sangramento em cavidades corpóreas e articulações, e hematomas profundos, em sua maioria descobertos como nódulos ou massas. Certas coagulopatias congênitas, inclusive deficiências de fator XII, pré-calicreína e HMWK, causam aumento acentuado do tempo de coagulação ativada (TCA) ou tempo de tromboplastina parcial ativada (TTPa) sem sangramento espontâneo ou prolongado (ver adiante).

A maioria dos distúrbios hemorrágicos secundários observados na clínica é causada por envenenamento por rodenticida ou doença hepática; deficiências seletivas de fator de coagulação congênita ocasionalmente provocam distúrbios hemorrágicos secundários espontâneos. Observa-se uma combinação de distúrbios hemorrágicos primários e secundários (distúrbios mistos) quase exclusivamente em cães e gatos com CID.

Recentemente, descrevemos uma síndrome de sangramento pós-operatório tardio em Greyhounds aposentados de corrida que ocorre em aproximadamente 25 a 30% dos cães submetidos à cirurgia. Essa síndrome caracteriza-se por sangramento superficial ao redor do sítio cirúrgico com início 36 a 48 horas após o procedimento, que se torna sistêmico e costuma ser fatal (Lara García et al., 2008; Marin et al., 2012a e b). Também observamos uma síndrome semelhante em outros Galgos, inclusive Deerhounds e Greyhounds Italianos. Ver discussão no Capítulo 83.

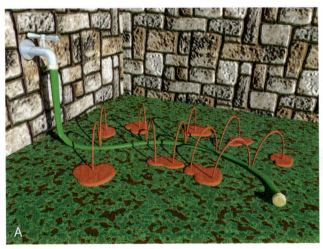
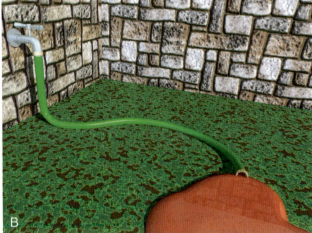

Figura 87.2 Ilustração de sangramento hemostático primário (**A**) e secundário (**B**). **A.** Desenvolvimento de petéquias e equimoses. **B.** Formação de um hematoma ou sangue em uma cavidade corpórea. Ver a descrição detalhada no texto. (Arte de Tim Vojt. Reproduzida com a permissão da The Ohio State University.)

AVALIAÇÃO CLÍNICO-PATOLÓGICA DO PACIENTE COM SANGRAMENTO

Indica-se a avaliação clínico-patológica do sistema hemostático, principalmente, em dois subconjuntos de animais: naqueles com sangramento espontâneo ou prolongado e antes da cirurgia em pacientes com distúrbios comumente associados a tendências hemorrágicas (p. ex., hemangiossarcoma esplênico [HSA] e CID em cães; doença hepática e deficiência de fator de coagulação em cães e gatos); ou suspeita de coagulopatia congênita (p. ex., antes da ovário-histerectomia em Doberman Pinschers com suspeita de DvW subclínica).

Ao avaliar um gato ou cão com um distúrbio de sangramento espontâneo, lembre-se de que o diagnóstico clínico preliminar geralmente pode ser confirmado com alguns exames simples em ponto de atendimento (em tempo real). Na ausência de uma resposta definitiva ou se um diagnóstico mais específico for necessário (p. ex., a identificação de deficiências de fatores de coagulação específicos), uma amostra de plasma pode ser enviada a um laboratório de referência ou especializado em coagulação (p. ex., New York State Diagnostic Laboratory, Cornell University, Ithaca, NY, EUA). Conforme discutido mais adiante, a TEG agora é bastante usada na avaliação de pacientes com coagulopatias.

Alguns exames simples de ponto de atendimento são a avaliação de um esfregaço de sangue ou dos gráficos do analisador de hematologia; a determinação do TCA, do tempo de protrombina em um estágio (OSPT) e de TTPa; a quantificação das concentrações de produto de degradação da fibrina ou D-dímero; e o tempo de sangramento da mucosa bucal (TSMB; Tabela 87.1). O exame de um esfregaço de sangue bem corado e de boa qualidade (p. ex., Diff-Quik) traz informações importantes sobre o número de plaquetas e sua morfologia, assim como a avaliação de gráficos gerados por analisadores de hematologia de citometria de fluxo.

A primeira parte deste exame é a análise do esfregaço em baixo aumento para identificar aglomerados de plaquetas; o acúmulo de plaquetas comumente leva à pseudotrombocitopenia. Em seguida, use a lente de imersão em óleo para examinar vários campos representativos em monocamada (i. e., onde cerca de 50% das hemácias se tocam) e calcule o número de plaquetas em cinco campos. Cães devem apresentar 12 a 15 plaquetas em cada campo de imersão em óleo; em gatos normais, 10 a 12 plaquetas devem ser observadas por campo. Como regra geral, cada plaqueta em um campo de imersão em óleo representa 12.000 a 15.000 plaquetas/$\mu\ell$ (o número de plaquetas/campo de imersão em óleo × 15.000 = plaquetas/$\mu\ell$). Cães e gatos com mais de 30.000 plaquetas/$\mu\ell$ e função plaquetária normal não apresentam sangramento espontâneo. Portanto, de modo geral, a causa do sangramento não é a trombocitopenia se mais de duas ou três plaquetas forem visualizadas em cada campo de imersão em óleo. Além do número de plaquetas, avalie sua morfologia, já que anomalias podem refletir alterações da função plaquetária.

Conforme já mencionado, a avaliação dos gráficos de pontos de hemácias de um LaserCyte® ou ProCyte Dx® Hematology Analyzer (IDEXX Laboratories, Westbrook, ME, EUA) também fornece informações valiosas sobre o número de plaquetas e aglomeração. (Ver discussão sobre a avaliação do gráfico de pontos na Figura 87.3.)

O segundo conjunto de exames de ponto de atendimento da função hemostática é formado por TCA, OSPT e TTPa. Para determinar o TTPa, adicionam-se 2 mℓ de sangue fresco total a um tubo com diatomita; isso ativa a fase de contato da coagulação e possibilita a avaliação da integridade da via intrínseca e da via comum (fatores I, II, V, VIII e IX a XII; ver Figura 87.1). A diminuição da atividade dos fatores de coagulação dessas vias em mais de 70 a 75% prolonga o TCA (normal, 60 a 90 segundos). A Tabela 87.2 lista as coagulopatias comuns associadas ao prolongamento de TCA. Hoje, esse exame é raramente feito devido à disponibilidade de instrumentos simples de ponto de atendimento.

É usado rotineiramente um instrumento *point-of-care* em cães e gatos (Coag Dx Analyzer®, IDEXX Laboratories, EUA). Ele determina o TTPa ou o OSPT com um pequeno volume de sangue; as amostras podem não apresentar anticoagulante ou conter citrato. Os intervalos de referência de TTPa com esse instrumento são diferentes daqueles determinados em laboratórios de referência.

O terceiro exame em tempo real que pode ser facilmente realizado na clínica é a determinação da concentração de produto de degradação da fibrina ou D-dímero com os testes comerciais de aglutinação em látex; os produtos de degradação da fibrina, ou D-dímeros circulantes, são gerados durante a clivagem de fibrina e fibrinogênio (i. e., fibrinólise) antes ou após a ligação ao fator XIII, respectivamente. O exame é comumente positivo em cães, alguns gatos com CID e alguns pacientes com trombose ou TE. A análise de produto de degradação

 TABELA 87.1

Exames simples de ponto de atendimento para a classificação rápida de distúrbios hemostáticos.

Exame	Resultado	Distúrbio(s) provável(is)*
Estimativa do número de plaquetas em esfregaço de sangue	Baixa	Trombocitopenia
TCA	Prolongado	Defeito no sistema intrínseco comum
Produto de degradação da fibrina – D-dímero	Positivo	Aumento de fibrinólise, trombose, tromboembolismo, CID
TSMB	Prolongado	Trombocitopenia, trombocitopatia

CID: coagulação intravascular disseminada; TCA: tempo de coagulação ativado; TSMB: tempo de sangramento da mucosa bucal.
*Se o resultado for prolongado (ou positivo).

CAPÍTULO 87 ■ Distúrbios da Hemostasia 1371

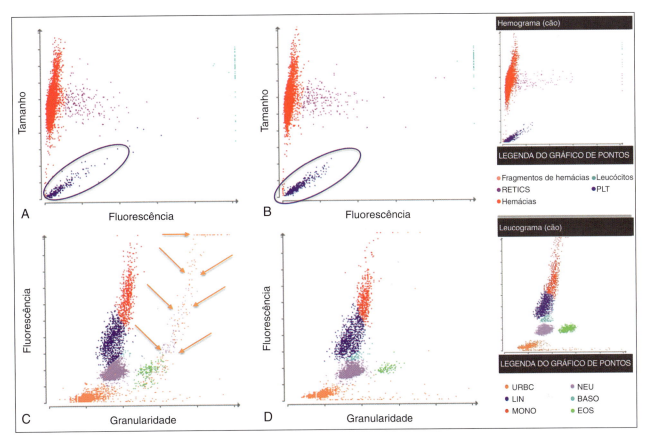

Figura 87.3 Gráficos de pontos de um cão com pseudotrombocitopenia (**A** e **C**) e de uma nova amostra de sangue do mesmo cão (**B** e **C**) obtidos com um analisador de hematologia ProCyte Dx®. Nos gráficos de hemácias, observe a menor densidade de plaquetas (*círculo azul*) no painel A em comparação com B (nova amostra de sangue). Nos gráficos de leucócitos, observe a "nuvem" curvilínea (*setas de cor laranja*) no painel C, que representa a aglomeração de plaquetas e não está mais presente no painel D (nova amostra). Gráficos normais de hemácias e leucócitos apresentam-se à direita. BASO: basófilos; EOS: eosinófilos; LIN: linfócitos; MONO: monócitos; NEU: neutrófilos; PLT: plaquetas; RETICS: reticulócitos; URBC: hemácias não lisadas.

 TABELA 87.2

Interpretação dos perfis de coagulação.

Distúrbio	TS	TCA	OSPT*	TTPa	Plaquetas	Fibrinogênio	Produto de degradação da fibrina/D-dímero
Trombocitopenia	↑	N	N	N	↓	N	N
Trombocitopatia	↑	N	N	N	N	N	N
DvW	↑	N/↑?	N	N/↑?	N	N	N
Hemofilias	N	↑	N	↑	N	N	N
Intoxicação por rodenticida	N/↑	↑	↑↑	↑	N/↓	N/↓	N/↑
CID	↑	↑	↑	↑	↓	N/↓	↑
Doença hepática	N/↑	↑	N/↑	↑	N/↓	N/↓	N

CID: coagulação intravascular disseminada; DvW: doença de von Willebrand; N: normal ou negativo; OSPT: tempo de protrombina de um estágio; TCA: tempo de coagulação ativado; TTPa: tempo de tromboplastina parcial ativada; TS: tempo de sangramento; ↑: alto ou prolongado; ↓: baixo ou menor; ?: questionável.
*OSPT e TTPa são considerados prolongados se forem 25% ou mais do que os controles concorrentes.

da fibrina também é positiva em mais da metade dos cães com sangramento causado por envenenamento por rodenticida, provavelmente porque os antagonistas da vitamina K provocam fibrinólise ao inibir a produção de PAI-1.

Um quarto exame de ponto de atendimento que pode ser feito principalmente em cães é o TSMB (Boxe 87.2), que usa um modelo (SimPlate, vários fabricantes) para fazer uma incisão na mucosa bucal e determina o tempo até a interrupção completa do sangramento. O TSMB é anormal em cães e gatos com trombocitopenia ou disfunção plaquetária. Em um animal com sinais clínicos de um distúrbio de sangramento primário (p. ex., petéquias, equimoses, sangramento da mucosa) e número normal de plaquetas, o aumento do tempo de sangramento indica uma disfunção plaquetária subjacente (p. ex., pela administração de AINEs ou DvW) ou, com menor probabilidade, uma vasculopatia. Infelizmente, o TSMB tem alta variabilidade interoperador e intraoperador (de até 80%); e seus resultados não são passíveis de reprodução, nem mesmo pelo mesmo profissional. O PFA-100 (ver adiante) substituiu o TSMB na maioria dos hospitais veterinários de ensino.

Ao realizar esses exames simples após a avaliação das características clínicas do distúrbio hemorrágico, é possível reduzir o número de diagnósticos diferenciais. A avaliação do esfregaço de sangue, por exemplo, revela se o paciente tem trombocitopenia ou não. Se ele não for trombocitopênico, mas apresentar petéquias e equimoses, o aumento do tempo de sangramento ou do tempo de fechamento segundo o PFA-100 indica a existência de um defeito da função plaquetária (embora essa situação seja incomum). O aumento de TCA ou TTPa indica uma anomalia na via intrínseca ou na via comum; o aumento de OSPT aponta um defeito na via extrínseca (i. e., fator VII); e o resultado positivo para produtos de degradação da fibrina ou D-dímero revela a presença de fibrinólise primária ou secundária.

A maior confirmação de um diagnóstico presuntivo pode ser obtida com envio do plasma para um laboratório de referência ou especializado em coagulação (ver adiante). A maioria dos laboratórios de diagnóstico veterinário comercial avalia perfis de coagulação. As amostras devem ser enviadas em tubos com tampa roxa (EDTA sódico) para a determinação do número de plaquetas, tubos com tampa azul (citrato de sódio) para estudos de coagulação (OSPT, TTPa, concentração de fibrinogênio, D-dímero) e tubos especiais com tampa azul (Thrombo-Wellcotest, Thermo Fisher Scientific, Lenexa, KS, EUA) para a determinação de produto de degradação da fibrina (esses últimos tubos geralmente são fornecidos pelo laboratório de diagnóstico). Os tubos com tampa azul agora apresentam concentrações de citrato de sódio de 3,2%. Os resultados dos perfis de coagulação de rotina não são influenciados pela concentração de citrato utilizada (Morales et al., 2007). É importante enviar as amostras corretas no anticoagulante apropriado. A Tabela 87.3 resume as diretrizes para o envio de amostras a laboratórios comerciais.

Um perfil de coagulação de rotina costuma ser formado por OSPT, TTPa, contagem de plaquetas e concentração de fibrinogênio, produto de degradação da fibrina e D-dímero. Em alguns laboratórios, a atividade de AT também pode ser incluída. O OSPT avalia principalmente a via extrínseca, enquanto o TTPa analisa, em especial, a via intrínseca. Como o produto desses ensaios sempre é a formação de fibrina, ambos também avaliam a via comum (ver Figura 87.1). O ensaio de D-dímero avalia a fibrinólise sistêmica, assim como o ensaio de produto de degradação da fibrina; no entanto, conforme observado, o D-dímero é formado após a estabilização da fibrina pelo fator XIII. Portanto, é mais indicativo de formação de trombo intravascular. A Tabela 87.2 resume a interpretação dos perfis de coagulação de rotina.

Novos equipamentos permitem a avaliação de outros aspectos da hemostasia. Por exemplo, o analisador da função plaquetária PFA-100® (Siemens Healthcare Diagnostics, Deerfield, IL, EUA) é um equipamento simples, usado à beira do leito, para analisar a adesão e a agregação plaquetária. Ele pode ser encontrado em vários laboratórios especializados em hemostasia clínica e foi muito bem avaliado em cães. O PFA-100® é sensível para a triagem de DvW. O sistema Thromboelastograph Hemostasis Analyzer® (TEG; Haemonetics, Braintree, MA, EUA), também usado por vários laboratórios de hemostasia especializados, usa sangue nativo ou anticoagulado ativado com diversos agonistas. O equipamento avalia a hemostasia global, inclusive adesão e agregação plaquetária, formação de fibrina, fibrinólise e retração de coágulo. A TEG é ideal para o monitoramento da resposta à administração de hemocomponentes em pacientes com coagulopatias. Descobri que fornece muitas informações em pacientes com hipercoagulabilidade e naqueles com sangramento espontâneo e resultados normais em perfis de coagulação. O mapeamento de plaquetas é um novo método fundamentado em TEG que possibilita a titulação de agentes antiplaquetários em humanos; descobrimos que é muito confiável em cães. No entanto, como esse analisador requer uma nova amostra de sangue (< 2 horas), é provável que o paciente precise ser encaminhado para o centro em que os exames serão realizados.

Conforme observado, em caso de suspeita de coagulopatia incomum ou deficiência de um fator de coagulação específico, o sangue deve ser enviado a um laboratório veterinário especializado. O Boxe 87.3 lista as deficiências congênitas e adquiridas de fator de coagulação em cães e gatos.

 BOXE 87.2

Procedimento para determinação do tempo de sangramento da mucosa bucal em cães.

1. Posicione o animal em decúbito lateral com contenção manual
2. Coloque uma tira de gaze com 5 cm de largura ao redor da maxila para dobrar o lábio superior, causando ingurgitamento moderado da superfície da mucosa
3. Posicione o SimPlate contra a mucosa do lábio superior e pressione o gatilho
4. Inicie um cronômetro ao fazer as incisões
5. Seque o sangue com uma gaze ou papel absorvente colocado 1 a 3 mm ventral à incisão sem desalojar o coágulo
6. Pare o cronômetro quando a incisão parar de sangrar
7. Os tempos normais são de 2 a 3 min

TABELA 87.3

Amostras necessárias para avaliação laboratorial de hemostasia.

Amostra	Cor da tampa	Exame(s)
Sangue com EDTA	Roxa	Contagem de plaquetas
Sangue com citrato	Azul	OSPT, TTPa, fibrinogênio, AT, FvW, ensaios de fator de coagulação, D-dímero, TEG, PFA-100
Trombina	Azul	Produto de degradação da fibrina

AT: antitrombina; EDTA: ácido etilenodiaminotetracético; FvW: ensaio do fator de von Willebrand; OSPT: tempo de protrombina de um estágio; PFA-100: analisador da função plaquetária; TEG: tromboelastografia; TTPa: tempo de tromboplastina parcial ativado.

BOXE 87.3

Defeitos congênitos e adquiridos de fator de coagulação.

Defeitos congênitos do fator de coagulação

Fator I ou hipofibrinogenemia e disfibrinogenemia (Bichon Frisé, Borzoi, Collie; Gato Doméstico de Pelo Curto)

Fator II ou hipoprotrombinemia (Boxer, Otterhound, Cocker Spaniel Inglês)

Fator VII ou hipoproconvertinemia (Alaskan Klee Kai, Beagle, Malamute, Scottish Deerhound, Schnauzer; Gato Doméstico de Pelo Curto)

Fator VIII ou hemofilia A (muitas raças, mas principalmente Pastor Alemão e Golden Retriever; Gato Doméstico de Pelo Curto)

Fator IX ou hemofilia B (muitas raças de cães; Gato Doméstico de Pelo Curto e muitas raças de gatos)

Fator X ou traço de Stuart-Prower (Cocker Spaniel, Jack Russell Terrier; Gato Doméstico de Pelo Curto)

Fator XI ou hemofilia C (Spaniels Springer Inglês, Cão da Montanha dos Pireneus, Kerry Blue Terrier; Gato Doméstico de Pelo Curto)

Fator XII, ou fator de Hageman (Caniches miniatura, Shar Pei; Gato Doméstico de Pelo Curto, Gato Doméstico de Pelo Longo, Siamês, Himalaia)

Deficiência de pré-calicreína (fator de Fletcher) (várias raças de cães)

Defeitos adquiridos de fator de coagulação
Doença hepática
Diminuição da produção de fatores
Distúrbios qualitativos?
Colestase
Antagonistas da vitamina K (rodenticidas)
CID

CID: coagulação intravascular disseminada; ?: questionável.
Modificada de Brooks MB: Hereditary coagulopathies. In Weiss DJ, Wardrop KJ, editors: *Schalm's veterinary hematology*, ed 6, Ames, Iowa, 2010, Wiley-Blackwell, p. 661.

A trombocitopenia pode ser causada por diminuição da produção ou aumento da destruição, consumo ou sequestro de plaquetas; portanto, indica-se a aspiração da medula óssea para avaliação citológica em cães e gatos com trombocitopenia de causa desconhecida. Outros exames também podem ser realizados em cães e gatos trombocitopênicos, inclusive sorologias ou reações da cadeia da polimerase (PCR) para doenças transmitidas por vetores ou infecções por retrovírus (ver Capítulos 91 e 96).

Por fim, ocasionalmente observamos um paciente com resultados anormais no perfil de coagulação, mas sem sangramento espontâneo. A anomalia mais comum no perfil de coagulação de um cão ou gato sem tendência a sangramento é o prolongamento de TTPa. O prolongamento tende a ser grave (> 50% acima do controle ou limite superior do intervalo de referência do laboratório). O achado dessa anomalia em uma avaliação pré-operatória pode levar ao adiamento desnecessário da cirurgia se o médico-veterinário não estiver familiarizado com algumas das doenças a seguir. Conforme observado, cães e gatos com deficiência de fator XII não apresentam sangramento, mas têm TTPa prolongado; a determinação da atividade do fator XII estabelece o diagnóstico. A pré-calicreína e o HMWK são cofatores para a ativação de contato do fator XII. Cães com deficiências de pré-calicreína ou HMWK têm TTPa prolongado, mas não sangram; a incubação das amostras de plasma por algumas horas anula a deficiência do fator e corrige o TTPa. Por fim, a presença de anticoagulantes circulantes, também chamados "anticoagulantes lúpicos" ou "anticorpos antifosfolipídios", provoca o prolongamento do TTPa sem sangramento. Um teste simples para determinar se o paciente com prolongamento de TTPa tem deficiência de fator de coagulação (p. ex., fator XII) ou anticoagulantes circulantes é realizar o ensaio após a diluição 50:50 da amostra do paciente com plasma canino normal (ensaio de diluição). Conforme observado, o TTPa torna-se prolongado em caso de menos de 30% da atividade de um determinado fator. Se o paciente tiver deficiência de fator XII, por exemplo, e 0% de atividade do fator XII, misturar a amostra a 50:50 com plasma canino normal (com 100% de atividade de fator XII) faz com que a atividade final do fator XII seja de 50%; logo, o TTPa será normal. Os anticoagulantes circulantes também inibem os fatores de coagulação no plasma normal de cães e, assim, a mistura das amostras a 50:50 faz com que o TTPa permaneça prolongado. Recentemente, a presença de TTPa prolongado e anticorpos antifosfolipídios foi registrada em Bernese Mountain Dogs saudáveis (Nielsen et al., 2011a e b).

TRATAMENTO DO PACIENTE COM SANGRAMENTO

Vários princípios básicos aplicam-se ao manejo de cães e gatos com distúrbios hemorrágicos espontâneos. Os princípios específicos são discutidos nos parágrafos seguintes. De modo geral, um paciente com sangramento espontâneo deve ser tratado agressivamente porque esses distúrbios podem ser fatais; ao mesmo tempo, o sangramento iatrogênico deve ser minimizado. Como regra geral, minimize traumatismos e mantenha o paciente em repouso, de preferência confinado em gaiola e, se necessário, com guia. Exercícios devem ser evitados ou bastante restritos.

As punções venosas devem ser feitas com a agulha de menor calibre possível, e o sítio de coleta deve ser pressionado por, no mínimo, 5 minutos. A seguir, uma bandagem compressiva deve ser aplicada na área. Amostras repetidas para determinação de hematócritos e proteínas plasmáticas devem ser obtidas de uma veia periférica com uma agulha de calibre 25 (0,5 mm) para preencher um ou dois tubos de micro-hematócrito por capilaridade. Um curativo deve ser colocado após cada punção venosa.

Os procedimentos invasivos devem ser minimizados. Amostras de urina, por exemplo, nunca devem ser coletadas por cistocentese, devido ao risco de sangramento intra-abdominal, intravesical ou intramural. Certos procedimentos invasivos, no entanto, podem ser realizados com segurança. São exemplos a aspiração da medula óssea, a punção aspirativa com agulha fina (PAAF) de linfonodos ou massas superficiais, a PAAF do baço (a cápsula fibromuscular espessa do baço carnívoro sela o orifício da agulha logo após sua remoção) e a colocação de cateter intravenoso, embora a infiltração do cateter seja comum em pacientes trombocitopênicos.

Determinados tipos de cirurgias também podem ser realizados com segurança em alguns cães e gatos com coagulopatias. Esplenectomias, por exemplo, podem ser feitas com sangramento mínimo (i. e., infiltração da ferida abdominal) em cães com trombocitopenia acentuada (i. e., < 25.000 plaquetas/μℓ).

Indica-se a transfusão de sangue ou hemoderivados em alguns cães e gatos com distúrbios hemorrágicos espontâneos. Animais anêmicos e sem um ou mais fatores de coagulação devem receber sangue fresco total ou uma combinação de concentrado de hemácias e plasma fresco congelado (PFC); as transfusões de plasma não são benéficas em animais trombocitopênicos. O PFC pode repor os fatores de coagulação em cães ou gatos com Ht normal ou um pouco baixo (i. e., em animais não sintomáticos). Embora o sangue armazenado e o plasma congelado fossem considerados deficientes nos fatores V e VIII, não apresentando atividade hemostática, recentemente demonstrou-se que o plasma congelado por 5 anos tem atividade hemostática (Urban et al., 2013). De modo geral, transfusões de sangue fresco total, plasma rico em plaquetas e transfusões de plaquetas raramente fornecem plaquetas suficientes para interromper o sangramento espontâneo em cães ou gatos com trombocitopenia, em especial se a hemorragia for causada pelo consumo de plaquetas. O Capítulo 82 discute algumas diretrizes para a terapia transfusional.

Pró-coagulantes inespecíficos, como o ácido épsilon-aminocaproico (EACA) ou o ácido tranexâmico, são eficazes no controle do sangramento espontâneo em diversas situações clínicas (Marin et al., 2012a e b). Em Greyhounds com sangramento pós-operatório tardio, 500 a 1.000 mg (≈ 15 a 50 mg/kg) de EACA por via oral (VO) a cada 8 horas por 5 dias previnem ou resolvem a hemorragia espontânea. Esse protocolo também é eficaz em cães com trombocitopenia ou hemangiossarcomas hemorrágicos, além de pacientes com traumatismo ou hemofilia.

Um estudo recente mostrou que a injeção intravenosa (IV) de ácido tranexâmico, em dose de 10 mg/kg seguida da infusão da mesma dose a cada 3 horas, não foi associada a efeitos tóxicos ou alterações consistentes nos resultados de TEG (Kelmer et al., 2015); a injeção IV rápida de ácido tranexâmico geralmente induz vômitos.

Estudos recentes avaliaram a eficácia do ácido aminocaproico ou Yunnan baiyao, um fitoterápico tradicional chinês, tanto em cães normais quanto em naqueles com sangramento em massas no átrio direito e derrame pericárdico.

Um estudo concluiu que Yunnan baiyao é seguro, mas não induziu alterações no traçado ou parâmetros de TEG de 10 Beagles normais (Frederick et al., 2017). No entanto, Tansey et al. (2018) relataram que, na dose de uma cápsula a cada 12 horas em cães com mais de 15 kg, essa erva aumenta a força do coágulo e é bem tolerada. As doses relatadas para esse composto variam de uma cápsula uma vez ao dia a três cápsulas três vezes ao dia.

Em um estudo de caso-controle retrospectivo de 67 cães com massas atriais direitas e derrame pericárdico, o Yunnan baiyao e o ácido aminocaproico, de modo individual ou combinado, foram considerados seguros (Murphy et al., 2017), mas não influenciaram o resultado de maneira significativa em comparação com cães controles.

DEFEITOS HEMOSTÁTICOS PRIMÁRIOS

Os defeitos hemostáticos primários caracterizam-se pela presença de sangramento superficial e da mucosa (p. ex., petéquias, equimoses, hematúria, epistaxe) e, de modo geral, estão associados a trombocitopenia. A disfunção plaquetária é uma causa rara de sangramento espontâneo em cães e gatos. Defeitos hemostáticos primários causados por problemas vasculares são extremamente raros e, portanto, não discutidos aqui. Esses defeitos são a causa mais comum de sangramento espontâneo em cães atendidos em nosso hospital.

TROMBOCITOPENIA

A trombocitopenia representa a causa mais comum de sangramento espontâneo em cães atendidos em nossa clínica. A diminuição do número de plaquetas circulantes pode ser provocada por uma ou mais das seguintes anomalias (Boxe 87.4):
- Diminuição da produção de plaquetas
- Aumento da destruição de plaquetas
- Aumento do consumo de plaquetas
- Aumento do sequestro de plaquetas.

O aumento da destruição de plaquetas é a causa mais comum de trombocitopenia em cães em nossa clínica, porém rara em gatos. Normalmente, a destruição periférica de plaquetas mostra-se imunomediada, relacionada com fármacos ou causada por mecanismos infecciosos; o aumento do consumo de plaquetas é mais comum em cães e gatos com CID (ver adiante) e o sequestro costuma ser causado por esplenomegalia ou, raramente, hepatomegalia (ver Boxe 87.4).

Abordagem ao paciente com trombocitopenia

Antes de avaliar um paciente com sangramento hemostático primário, lembre-se de que, em algumas raças caninas, o número de plaquetas abaixo do intervalo de referência é comum. O

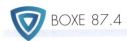

BOXE 87.4

Causas de trombocitopenia em cães e gatos.

Diminuição da produção de plaquetas
Hipoplasia megacariocítica imunomediada
Aplasia idiopática da medula óssea
Hipoplasia megacariocítica induzida por fármacos (estrógenos, fenilbutazona, melfalana, lomustina, betalactâmicos)
Mieloftise
Trombocitopenia cíclica
Infecção por retrovírus
Erliquiose monocítica canina
Erliquiose monocítica felina?

Aumento da destruição, sequestro ou utilização de plaquetas

Trombocitopenia imunomediada
Causa infecciosa (p. ex., *Anaplasma* spp., *Bartonella* spp., sepse)
Trombocitopenia induzida por vacina viral viva
Trombocitopenia induzida por fármacos
Microangiopatia
Coagulação intravascular disseminada
Síndrome hemolítico-urêmica, púrpura trombocitopênica trombótica
Vasculite
Esplenomegalia
Torção esplênica
Endotoxemia
Necrose hepática aguda
Neoplasia (imunomediada, microangiopatia)

Nota: as causas em **negrito** são comuns; as em *itálico*, relativamente comuns; e as em fonte-padrão, incomuns.

número de plaquetas em Greyhounds varia de 80.000 a 120.000/μℓ; em Cavalier King Charles Spaniels com macrotrombocitopenia, o achado de menos de 50.000 plaquetas/μℓ é comum. Nesses últimos, a função plaquetária global é normal. Como as plaquetas felinas tendem a se acumular no tubo de EDTA, alguns gatos são encaminhados para a avaliação de trombocitopenia assintomática. Nesses pacientes, a avaliação do esfregaço de sangue ou dos gráficos do analisador de hematologia revela aglomeração de plaquetas e, portanto, pseudotrombocitopenia. A iloprosta, um análogo da prostaglandina I_2 adicionado ao tubo de coleta de sangue, pode diminuir a agregação plaquetária em gatos e eliminar ou minimizar a trombocitopenia (Riond et al., 2015).

Depois da confirmação da trombocitopenia pela contagem de plaquetas ou avaliação do esfregaço de sangue ou do gráfico do analisador, sua patogênese deve ser identificada. O número absoluto de plaquetas pode indicar a causa do distúrbio; números abaixo de 25.000/μℓ, por exemplo, são comuns em cães com trombocitopenia imunomediada (TIM), enquanto valores entre 50.000 e 75.000/μℓ são mais comuns em cães com erliquiose, anaplasmose, linfoma com acometimento esplênico ou intoxicação por rodenticida.

Questione o tutor sobre o uso de medicamentos pelo paciente. Se o animal estiver sob algum tratamento, a trombocitopenia deve ser considerada relacionada com o medicamento até prova em contrário. O medicamento deve ser interrompido, se possível, e o número de plaquetas reavaliado em 2 a 6 dias. Se o número voltar ao normal, realiza-se um diagnóstico retrospectivo de trombocitopenia associada a medicamentos. Os medicamentos associados à trombocitopenia em cães e gatos também podem causar anemia e neutropenia (ver Boxes 82.2 e 85.1).

Como as doenças causadas por retrovírus comumente afetam a medula óssea e podem provocar trombocitopenia em gatos, os exames para a detecção de infecção pelo vírus da leucemia felina (FeLV) e pelo vírus da imunodeficiência felina (FIV) devem ser realizados. Indica-se a aspiração da medula óssea em gatos trombocitopênicos sem histórico de uso de medicamentos e negativos para retrovírus. O risco de sangramento durante ou após a aspiração da medula óssea em um animal trombocitopênico é mínimo. O volume médio de plaquetas mostra-se alto na maioria dos gatos com infecção por FeLV (i. e., macrotrombocitose); no entanto, os macrotrombócitos também são vistos em cães e gatos com destruição, consumo ou sequestro de plaquetas periféricas. Nesses pacientes, os macrotrombócitos podem ser análogos aos reticulócitos (plaquetas jovens, imaturas e grandes). Os macrotrombócitos também são observados em Cavalier King Charles Spaniels normais.

A avaliação da medula óssea também pode ser indicada em cães com trombocitopenia. Devido à alta prevalência de TIM, optamos pelo tratamento de cães com diagnóstico presumido. Se o paciente não responder aos medicamentos imunossupressores em 2 a 3 dias, a aspiração da medula óssea pode ser realizada.

A hiperplasia de megacariócitos é uma resposta à destruição periférica, consumo ou sequestro de plaquetas. Às vezes, cães e gatos com TIM têm menor número de megacariócitos e abundantes núcleos de megacariócitos livres na medula óssea. Acredita-se que isso seja mediado por anticorpos contra as plaquetas que também destroem os megacariócitos. Os distúrbios infiltrativos ou displásicos da medula óssea que causam trombocitopenia são fáceis de identificar em um esfregaço do órgão.

Como a TIM é um diagnóstico de exclusão, as doenças transmitidas por vetores (p. ex., erliquiose ou anaplasmose canina, febre maculosa, leishmaniose, babesiose, bartonelose) devem teoricamente ser excluídas por sorologia ou PCR e análise do esfregaço de sangue. Em cães trombocitopênicos, realiza-se o teste SNAP-4DX Plus® (IDEXX Laboratories, EUA) como a primeira linha diagnóstica para descarte de *Ehrlichia*, *Anaplasma* e *Borrelia* como agentes etiológicos; no entanto, cães com infecção aguda podem ser trombocitopênicos e apresentar resultados negativos porque ainda não há uma resposta imune apropriada.

Conforme discutido no Capítulo 95, algumas dessas doenças têm distribuição racial (como a leishmaniose em Foxhounds nos EUA) ou distribuição geográfica (p. ex., leishmaniose em países mediterrâneos). Como regra geral, se o paciente não tiver outros sintomas além do sangramento, é improvável que a trombocitopenia seja causada por sepse ou doenças transmitidas por vetores; no entanto, às vezes, cães trombocitopênicos assintomáticos apresentam doenças subclínicas transmitidas por vetores, como anaplasmose ou riquetsiose. Em caso de suspeita de sepse com base nos sinais clínicos e achados clínico-patológicos (p. ex., febre, taquicardia, má perfusão, alterações tóxicas em leucócitos, desvio degenerativo à esquerda no leucograma, hipoglicemia, hiperbilirrubinemia), solicite culturas bacterianas de urina e sangue. Conforme já discutido, a cistocentese deve ser evitada em pacientes com sangramento.

A presença de anemia hemolítica esferocítica ou autoaglutinação em um cão com trombocitopenia é altamente sugestiva de síndrome de Evans (combinação de TIM e anemia hemolítica imunomediada [AHIM]). Nesses casos, o teste direto de Coombs costuma ser positivo. Em raras ocasiões, o teste direto de Coombs é positivo em um cão com TIM e anemia limítrofe, o que dá mais suporte ao diagnóstico de síndrome de Evans (ver Capítulos 73 e 82).

O perfil de coagulação deve sempre ser realizado para descartar CID em um animal trombocitopênico com fragmentos de hemácias no esfregaço de sangue ou evidência de sangramento secundário (p. ex., hematomas, sangramento em cavidades corpóreas). Os demais componentes do perfil costumam ser normais em cães e gatos com trombocitopenia seletiva.

Há vários exames para avaliação de anticorpos antiplaquetários (ver Capítulo 71). No entanto, a maioria deles não é clinicamente confiável; e o diagnóstico de TMI só pode ser feito após a exclusão de outras causas de trombocitopenia, independentemente desses resultados.

Radiografias e ultrassonografias abdominais podem revelar o aumento de volume do baço que não é evidente durante o exame físico. A esplenomegalia difusa (sequestro esplênico de plaquetas) pode ser a causa da trombocitopenia ou refletir a hipertrofia de trabalho (hiperplasia do sistema fagocítico mononuclear) e a hematopoese extramedular em um cão com TIM. De modo geral, os nódulos esplênicos são achados incidentais em cães com trombocitopenia e podem significar hematopoese extramedular ou hiperplasia; a PAAF dos nódulos deve estabelecer o diagnóstico citológico. Apesar do baixo número de plaquetas, o sangramento clinicamente relevante é muito raro.

Obtém-se o diagnóstico específico de TIM após a administração de corticosteroides (ver mais adiante e nos Capítulos 72 e 73) provocar a resolução da trombocitopenia. Em caso de dúvida se a trombocitopenia é causada por doenças transmitidas por vetores ou TIM (em cães), doses imunossupressoras de corticosteroides podem ser associadas à doxiciclina (5 a 10 mg/kg VO a cada 12 a 24 horas) até que os resultados da sorologia ou PCR estejam prontos. Essa combinação de agentes não tem efeitos deletérios em cães com doenças transmitidas por vetores, mas nem todos respondem à doxiciclina.

Proceda à transfusão de sangue ou hemoderivados conforme necessário (ver Capítulo 82). No entanto, a transfusão de sangue fresco total, plasma rico em plaquetas ou plaquetas raramente, ou nunca, leva à normalização do número de plaquetas ou mesmo em aumentos para níveis seguros. Além disso, na maioria dos cães, as transfusões de plaquetas têm custo proibitivo. O tratamento pró-hemostático sintomático com ácido aminocaproico ou tranexâmico ou Yunnan baiyao pode ser realizado em pacientes com sangramento com risco de vida.

Trombocitopenia imunomediada

A TIM é a causa mais comum de sangramento espontâneo em cães, porém rara em gatos. Afeta, principalmente, cadelas de meia-idade; sua incidência é maior em Cocker Spaniels e Old English Sheepdogs. Os sinais clínicos são associados a defeito hemostático primário, como petéquias, equimoses e sangramento em mucosas. Como já discutido, uma pontuação de sangramento em cães trombocitopênicos foi proposta (Makielski et al., 2018). O sangramento pronunciado pode causar colapso agudo; a maioria dos pacientes com anemia branda apresenta-se assintomática. A princípio, a TIM é aguda ou peraguda na maioria dos cães. O exame físico pode revelar sinais de sangramento hemostático primário (p. ex., petéquias, equimoses, sangramento em mucosa) acompanhados ou não por esplenomegalia.

O hemograma completo em cães com TI caracteriza-se por trombocitopenia com ou sem anemia, dependendo do grau de sangramento espontâneo, e presença ou não de AHIM concomitante; a anemia pode ser regenerativa ou não regenerativa, dependendo do tempo desde o início do sangramento. A leucocitose madura também pode ser observada. No entanto, como regra geral, as alterações hematológicas em cães com TIM limitam-se à trombocitopenia. A AHIM associada à TIM (i. e., síndrome de Evans) é acompanhada por anemia regenerativa Coombs-positiva com esferocitose ou autoaglutinação. Os estudos citológicos da medula óssea geralmente revelam hiperplasia megacariocítica, embora a hipoplasia megacariocítica com núcleos de megacariócitos livres possa ser observada. Além da trombocitopenia, o tempo de sangramento é a única outra anomalia (TCA, TTPa, OSPT e concentração de D-dímero, produto de degradação da fibrina e fibrinogênio são normais). De modo geral, há uma correlação linear inversa entre o número de plaquetas e o TSMB (i. e., o TSMB maior é associado ao menor número de plaquetas). A rigor, doenças transmitidas por vetores e trombocitopenia induzida por medicamentos devem ser descartadas antes do estabelecimento do diagnóstico definitivo de TIM.

Minha abordagem é a seguinte: se o índice de suspeita de TIM for alto – ou seja, em um cão assintomático com sangramento espontâneo por defeito hemostático primário e trombocitopenia como única anomalia hematológica – instituo doses imunossupressoras de corticosteroides (equivalentes a 2 a 8 mg/kg/dia de prednisona). As respostas geralmente ocorrem em 24 a 96 horas. Não existe evidência clínica de que a dexametasona seja mais eficaz do que a prednisona no controle de TIM. Em minha experiência, a úlcera aguda do sistema gastrintestinal (GI) é consideravelmente mais prevalente em cães tratados com dexametasona do que naqueles recebendo prednisona. Como um sangramento agudo do trato GI superior costuma ser catastrófico em um cão com trombocitopenia, a prednisona é meu fármaco de escolha. Os anti-histamínicos H_2, como famotidina (0,5 a 1 mg/kg VO a cada 12 a 24 horas) ou inibidores de bomba de prótons (omeprazol, 0,5 a 1 mg/kg VO a cada 24 horas) devem ser associados aos corticosteroides.

Administre sangue fresco total, sangue armazenado ou concentrados de hemácias conforme necessário para manter a capacidade adequada de transporte de oxigênio (ver Capítulo 82, *Terapia de transfusão*). Em minha experiência, além de doses imunossupressoras de corticosteroides, a ciclofosfamida administrada por via intravenosa ou oral em uma dose única de 200 a 300 mg/m^2 é eficaz para induzir a remissão. No entanto, não deve ser usada como agente de manutenção porque pode causar cistite hemorrágica estéril a longo prazo. A vincristina em dose de 0,5 mg/m² por via intravenosa é tradicionalmente recomendada a cães com TIM. Esse fármaco estimula a endomitose de megacariócitos, levando à liberação precoce de plaquetas da medula óssea. No entanto, como os alcaloides da vinca se ligam à tubulina, as plaquetas liberadas de modo prematuro não são totalmente funcionais (a tubulina é responsável pela agregação plaquetária), e os pacientes podem apresentar sangramento antes do aumento do número de plaquetas. Conforme discutido nos Capítulos 72 e 82, a imunoglobulina intravenosa humana (0,5 a 1 g/kg IV em dose única) tem sido usada com sucesso em cães com TIM refratária ou com risco de vida. A transfusão de concentrados de plaquetas pode ser indicada, mas o número de plaquetas raramente aumenta de maneira significativa, já que a trombocitopenia é causada pelo consumo periférico. Em um estudo retrospectivo (Ng et al., 2016), a transfusão de plaquetas criopreservadas em 43 cães trombocitopênicos não influenciou a sobrevida.

De modo geral, a ausência de remissão e normalização do número de plaquetas deve-se ao tratamento insuficiente (doses baixas, necessidade de um segundo medicamento ou de administração por mais tempo ou erro diagnóstico. Nesses casos, o protocolo de tratamento pode ser facilmente alterado e resolver a trombocitopenia. A azatioprina (50 mg/m² VO a cada 24 a 48 horas) é eficaz na manutenção da remissão, mas não se mostra um bom agente para sua indução. Em alguns cães, a azatioprina é mais bem tolerada do que a administração prolongada de corticosteroides, embora o monitoramento hematológico rigoroso seja recomendado, devido às suas propriedades mielossupressoras e baixo potencial de hepatotoxicidade. Ver mais informações e as doses dos medicamentos nos Capítulos 72 e 73.

Embora o prognóstico seja bom na maioria dos cães com TIM, o tratamento vitalício pode ser necessário. Os cães com TIM refratária podem ser tratados com ciclofosfamida em pulsos, imunoglobulina humana, micofenolato de mofetila ou esplenectomia.

A prevalência de TIM em gatos aumentou nos últimos anos. O quadro clínico típico difere do observado em cães, pois a maioria dos gatos apresenta trombocitopenia crônica sem sangramento espontâneo. Um gato saudável sem sangramento espontâneo tende a apresentar 10.000 a 30.000 plaquetas/μℓ. Como já discutido, é fundamental determinar se cães e gatos trombocitopênicos têm agregados de plaquetas; isso pode ser feito pela avaliação do esfregaço de sangue ou dos gráficos do analisador (ver Figura 87.3). Acompanhei vários desses gatos por meses a anos e seus números de plaquetas não aumentam de maneira significativa com o tratamento, o que põe o diagnóstico de TIM em dúvida. Curiosamente, uma alta proporção desses gatos também tem anemia regenerativa ou não regenerativa, neutropenia, linfocitose ou combinações dessas anomalias; logo, um processo infeccioso, como anaplasmose ou erliquiose, não pode ser excluído. As citopenias podem se resolver sem razão aparente e, meses depois, outra linhagem celular é acometida. Como a maioria desses gatos não apresenta sangramentos, lembre-se de que o aumento das doses dos medicamentos ou a adição de novos fármacos pode causar mais problemas do que o monitoramento do número de plaquetas. Meu tratamento de escolha para gatos com TIM ou citopenias imunomediadas é uma combinação de dexametasona (dose total de 4 mg a cada 1 a 2 semanas) e clorambucila (20 a 30 mg/m² VO a cada 2 semanas). Também usei com sucesso a imunoglobulina G intravenosa humana em um número limitado de gatos com citopenias imunomediadas. Ver mais informações sobre a TIM no Capítulo 73.

DISFUNÇÃO PLAQUETÁRIA

A presença de sangramento por defeito hemostático primário em um paciente com número normal de plaquetas é altamente sugestiva de síndrome de disfunção plaquetária, embora vasculopatias e aumento da fibrinólise também devam ser considerados. As síndromes de disfunção plaquetária podem ser congênitas ou adquiridas (Boxe 87.5); no entanto, raramente causam sangramento espontâneo. Com maior frequência, observa-se o aumento do TSMB no pré-operatório em um animal saudável; também é possível que o animal tenha histórico familiar de sangramento ou já tenha apresentado hemorragia grave em uma cirurgia anterior. As síndromes de disfunção plaquetária congênita são raras, à notável exceção da DvW. Alguns autores classificam a DvW entre as deficiências congênitas de fator de coagulação; entretanto, como suas manifestações clínicas são as de um defeito hemostático primário, foi incluso neste tópico. Os distúrbios da função plaquetária adquiridos são mais comuns; clinicamente, mostram-se principalmente secundários a gamopatias monoclonais, erliquiose, uremia, infecções por retrovírus ou terapia medicamentosa.

 BOXE 87.5

Defeitos da função plaquetária em cães e gatos.

Hereditários
DvW (muitas raças)
Macrotrombocitopenia (Cavalier King Charles Spaniel)
Trombopatia tromboastênica de Glanzmann (Otterhound, Cão da Montanha dos Pireneus)
Trombopatia canina (Basset Hound, Foxhound, Spitz, Pastor Alemão)
Doenças de deficiência de colágeno ou síndrome de Ehlers-Danlos (muitas raças)
Síndrome de Scott (ausência de atividade pró-coagulante plaquetária; Pastor Alemão)

Adquiridos
Medicamentos (inibidores de prostaglandina, antibióticos, fenotiazinas, vacinas)
Secundários a doenças (distúrbios mieloproliferativos, lúpus eritematoso sistêmico, doença renal, doença hepática, disproteinemias)

DvW: doença de von Willebrand.
Modificada de Boudreaux MK: Inherited intrinsic platelet disorders. In Weiss DJ, Wardrop KJ, editores: *Schalm's veterinary hematology*, ed 6, Ames, Iowa, 2010, Wiley-Blackwell, p. 619.

Doença de von Willebrand

A DvW é a doença hemorrágica hereditária mais comum em humanos e cães, porém rara em gatos. Reserva-se o termo *síndrome de von Willebrand* (SvW) para uma deficiência adquirida de FvW. A DvW pode ser classificada em três tipos (Tabela 87.4). De modo geral, os cães acometidos apresentam menor concentração ou atividade de FvW (DvW de tipo 1), ausência de FvW circulante (DvW de tipo 3) ou concentrações baixas a normais de FvW anormal (DvW de tipo 2), o que pode causar sangramento espontâneo brando ou, com maior probabilidade, sangramento cirúrgico prolongado. Em cães, a DvW pode ser herdada como um traço autossômico dominante de penetrância incompleta ou, mais raramente, um traço autossômico recessivo (ver mais adiante). Esse distúrbio foi relatado em mais de 50 raças de cães, porém é mais comum em Doberman Pinschers, Pastores Alemães, Poodles, Golden Retrievers e Pastores de Shetland. Nessas raças, herda-se o defeito como um traço autossômico dominante com penetrância incompleta. Em Scottish Terriers e Pastores de Shetland, pode ser herdado como um traço autossômico recessivo; cães homozigotos não têm concentrações detectáveis de FvW e, de modo geral, são gravemente afetados. A DvW de tipo 1 é supostamente associada ao hipotireoidismo clínico em cães; no entanto, a maioria dos estudos cientificamente controlados não conseguiu comprovar a associação entre as duas doenças em cães. A SvW de tipo 2 foi relatada em cães com valvopatia aórtica; nesses cães, o alto cisalhamento associado ao fluxo turbulento pela valva levou à depleção seletiva de multímeros de FvW de alto peso molecular (Tarnow et al., 2005).

Em humanos, o FvW é produzido por megacariócitos e células endoteliais, circula no plasma em complexos com o fator VIII coagulante (fator VIII C) e apresenta-se como uma das principais proteínas adesivas do corpo. Em cães, as plaquetas não contribuem tanto com o FvW no plasma quanto em humanos. O FvW é o principal responsável pela adesão das plaquetas às estruturas subendoteliais (p. ex., colágeno) em áreas de alto cisalhamento após a lesão de células endoteliais; assim, inicia a formação do tampão hemostático primário (Figura 87.4). A molécula de FvW circula enrolada; desenrola-se no sítio do dano endotelial e liga-se ao subendotélio e, em seguida, aos receptores plaquetários, aprisionando as plaquetas no local da lesão. Assim, a DvW costuma ser caracterizada por defeitos hemostáticos primários (p. ex., petéquias, equimoses, sangramento da mucosa). No entanto, a maioria dos cães com DvW não apresenta hemorragia espontânea, mas sangra de maneira excessiva durante ou após a cirurgia; o sangramento excessivo durante a erupção de dentes ou o estro também pode ocorrer, mas petéquias e equimoses são raras. A maioria dos cães com DvW e sangramento espontâneo em nossa clínica é avaliada em razão de sangramento orofaríngeo ou vaginal difuso. Seres humanos com DvW também podem ter baixas concentrações circulantes de fator VIII, o que causa sangramento espontâneo por defeito hemostático secundário (achados clínicos de hemofilia A); contudo, isso é extremamente raro em cães. Morte perinatal, abortos ou natimortos são comuns em ninhadas com DvW.

Os resultados do perfil de coagulação e os números de plaquetas são normais na maioria dos cães com DvW. No entanto, os resultados obtidos com PFA-100 ou do TSMB geralmente auxiliam o estabelecimento do diagnóstico. Como regra geral, o tempo de fechamento do PFA-100 ou o TSMB é prolongado se a concentração ou a atividade do FvW forem baixas. O TSMB talvez seja o método mais econômico para a triagem da DvW canina, embora seus resultados não sejam infalíveis. O TSMB pode ser feito antes da cirurgia em raças de risco ou em caso de interesse do tutor ou criador. No entanto, o tempo de sangramento normal não necessariamente exclui a DvW. Em nossa clínica, usamos rotineiramente o PFA-100 antes da cirurgia em cães com alto risco de DvW para que a terapia apropriada possa ser instituída antes ou durante o procedimento. O diagnóstico de DvW pode ser confirmado pela quantificação do FvW em laboratórios veterinários especializados em coagulação. Há um teste genético para a detecção de DvW em raças específicas em laboratórios diagnósticos comerciais (VetGen; https://www.vetgen.com/canine-vWD1.html).

 TABELA 87.4

Classificação da doença de von Willebrand em cães.

Tipo	Defeito	Raças
1	Baixa concentração de FvW normal	Airedale, Akita, Bernese Mountain Dog, Dachshund, Doberman Pinscher, Pastor Alemão, Golden Retriever, Greyhound, Wolfhound Irlandês, Kerry Blue Terrier, Manchester Terrier, Pinscher miniatura, Papillon, Pembroke Welsh Corgi, Poodle, Schnauzer, outras raças puras e mestiços
2	Baixa concentração de FvW anormal	Braco Alemão de Pelo Curto, Braco Alemão de Pelo Longo
3	Ausência de FvW	Familiar: Dutch Kooiker, Scottish Terrier, Pastor de Shetland Esporádica: Dutch Kooiker, Scottish Terrier, Pastor de Shetland; casos esporádicos em Border Collie, Chesapeake Bay Retriever, Cocker Spaniel, Eskimo, Labrador Retriever, Maltês, Pitbull, mestiços

FvW: fator de von Willebrand.
Modificada de Brooks MB, Catalfamo JL: Von Willebrand disease. In Weiss DJ, Wardrop KJ, editors: *Schalm's veterinary hematology*, ed 6, Ames, Iowa, 2010, Wiley-Blackwell, p. 612.

DEFEITOS HEMOSTÁTICOS SECUNDÁRIOS

Cães com defeitos hemostáticos secundários costumam ser avaliados por causa de colapso, intolerância ao exercício, dispneia, distensão abdominal, claudicação, hematomas subcutâneos ou massas. O colapso e a intolerância ao exercício são geralmente causados por anemia decorrente de sangramento intracavitário, assim como dispneia e distensão abdominal. A claudicação é causada por hemartrose, e as massas representam hematomas. Cães e gatos com distúrbios hemostáticos secundários não têm petéquias ou equimoses, e o sangramento da mucosa (p. ex., melena, epistaxe) mostra-se raro. De modo geral, a gravidade do sangramento está diretamente relacionada com a gravidade da deficiência do(s) fator(es) de coagulação. Doença hepática e envenenamento por rodenticida que levam à deficiência de vitamina K são as duas causas mais comuns de defeitos hemostáticos secundários observados em nossa clínica; no entanto, a doença hepática é raramente associada a sangramento espontâneo. Conforme observado, esses distúrbios são mais comuns em cães do que em gatos e muito menos comuns do que defeitos hemostáticos primários.

DEFICIÊNCIAS CONGÊNITAS DE FATOR DE COAGULAÇÃO

O Boxe 87.3 lista as deficiências congênitas de fatores de coagulação e as raças acometidas. Essas deficiências são relativamente comuns em cães, mas raras em gatos. A maioria das mutações genéticas que causam esses defeitos foi bem caracterizada, e alguns laboratórios agora oferecem testes genéticos para coagulopatias congênitas. A hemofilia A e B são traços associados ao sexo; a hereditariedade das outras coagulopatias mostra-se variável. De modo geral, a gravidade do sangramento é inversamente proporcional à concentração do fator de coagulação alterado (p. ex., o sangramento revela-se mais grave quando a atividade do fator é muito baixa). Os principais sinais clínicos são a formação espontânea de hematoma, que os tutores podem descrever como caroços, e o sangramento nas cavidades corpóreas, bem como sinais compatíveis com a chamada "síndrome *fading puppy*" e o sangramento prolongado do cordão umbilical após o nascimento. Abortos ou natimortos na ninhada são comuns. Petéquias e equimoses não são observadas em cães com deficiência congênita de fatores de coagulação. Gatos com deficiência congênita de fator de coagulação não sangram de maneira espontânea, porém apresentam hemorragia intra ou pós-operatória tardia.

Os portadores do defeito podem ser assintomáticos, mas, de modo geral, apresentam tempos de coagulação prolongados *in vitro*. Certas deficiências (dos chamados "fatores de contato"), inclusive dos fatores XII e XI, fator de Fletcher (pré-calicreína) e HMWK, também são encontradas em animais assintomáticos (i. e., sem sangramento excessivo) com TTPa bastante prolongado. No entanto, o sangramento pós-operatório maciço e com risco de vida, começando 24 a 36 horas após a cirurgia, é comum em cães com deficiência de fator XI.

A maioria dos cães e gatos com coagulopatias congênitas recebe tratamento de suporte e transfusões; nenhum outro tratamento parece ser benéfico, mas, em relatos informais, o ácido aminocaproico ajudou o controle do sangramento. Há

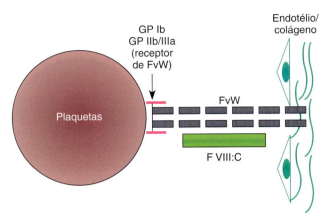

Figura 87.4 Interação entre fator de von Willebrand (FvW), plaquetas e superfícies subendoteliais. F VIII C: fator VIII coagulante; GP: glicoproteína.

A maioria dos cães com DvW de tipo 1 pode ser tratada com sucesso antes da cirurgia ou durante um episódio de sangramento com acetato de desmopressina (DDAVP), que causa uma liberação maciça de FvW das células endoteliais e provoca o encurtamento do TSMB e do tempo de fechamento do PFA-100 nos primeiros 30 minutos após a administração. Uma dose única de 1 μg/kg de DDAVP (preparação intranasal) administrada por via subcutânea (SC) diminui o sangramento em cães com DvW de tipo 1 apesar dos aumentos modestos na concentração de FvW. O DDAVP não é eficaz em cães com DvW de tipo 2 ou 3 porque esses cães têm FvW anormal (i. e., não funcional) ou ausência da molécula. O crioprecipitado é o hemocomponente de escolha em cães com DvW; define-se uma unidade de crioprecipitado como o volume obtido de uma unidade de PFC (ver Capítulo 82). Usa-se uma dose de 1 U de crioprecipitado/10 kg de peso corpóreo; portanto, um Doberman Pinscher normalmente recebe 3 U. Na ausência de crioprecipitado, utilize PFC ou sangue fresco total. O DDAVP também pode ser administrado ao cão doador 1 hora antes da coleta do sangue para maximizar o rendimento do FvW. Agentes pró-hemostáticos sistêmicos, como ácidos aminocaproico ou tranexâmico e Yunnan baiyao também podem ser usados. Agentes hemostáticos tópicos, como fibrina, colágeno ou metacrilato, também são indicados para o controle do sangramento local. Como os cães com outras doenças hereditárias, os animais com DvW congênita não devem integrar programas de reprodução.

Outros defeitos congênitos da função plaquetária

Defeitos da função plaquetária que causam sangramento espontâneo por defeito hemostático primário foram relatados em, pelo menos, três raças de cães (Otterhounds, Foxhounds e Basset Hounds). Os sinais clínicos e as anomalias clínico-patológicas assemelham-se aos observados em cães com DvW, mas as concentrações do FvW são normais ou altas. Uma síndrome de sangramento espontâneo e pós-operatório semelhante à síndrome de Scott em humanos devido à ausência de atividade pró-coagulante plaquetária foi bem caracterizada em Pastores Alemães (Jandrey et al., 2012).

pesquisas sobre a terapia gênica em modelos caninos de hemofilia e outras coagulopatias hereditárias. Como em animais com outros defeitos congênitos, cães e gatos com coagulopatias não devem integrar programas de reprodução.

DEFICIÊNCIA DE VITAMINA K

A deficiência de vitamina K em pequenos animais costuma ser causada por ingestão de antagonistas da vitamina K (p. ex., varfarina, difacinona, brodifacume, bromadiolona), embora também possa ser consequência da má absorção em cães e gatos com colestase obstrutiva, doença intestinal infiltrativa ou doença hepática. Quatro fatores de coagulação dependem de vitamina K: II, VII, IX e X. As proteínas C e S, dois anticoagulantes naturais, também dependem da vitamina K. Por causa de sua relevância clínica, a discussão a seguir enfoca apenas o envenenamento por rodenticida, que é relativamente comum em cães e muito raro em gatos.

A maioria dos cães com intoxicação é avaliada devido ao colapso agudo e a uma possível histórico de ingestão de rodenticida. Tosse, dor torácica e dispneia também são comuns. Esses cães geralmente apresentam sinais clínicos compatíveis com sangramento secundário, como hematomas e sangramento em cavidades corpóreas. O sítio mais comum de sangramento em cães avaliados em nossa clínica é o tórax; alguns cães apresentam hematomas superficiais em áreas de fricção, como a axila ou a virilha. Outras anomalias são palidez de mucosas, anemia (geralmente regenerativa se tempo suficiente tiver decorrido desde o episódio de sangramento agudo) e hipoproteinemia. A morte súbita pode decorrer da hemorragia do sistema nervoso central ou do pericárdio.

O rodenticida ingerido minutos a horas antes do atendimento pode ser eliminado ou neutralizado em grande parte pelo vômito induzido e pela administração de carvão ativado. Se a ingestão for questionável e não houver sinal clínico de coagulopatia (p. ex., hemotórax, hemoabdome, hematomas), recomenda-se a determinação do OSPT. Como o fator VII é a proteína dependente da vitamina K de vida mais curta (meia-vida de 4 a 6 horas na circulação), o OSPT costuma ser prolongado antes que o sangramento espontâneo se torne evidente.

O perfil de coagulação típico em um cão com deficiência sintomática de vitamina K revela o prolongamento acentuado do OSPT e do TTPa; é uma das poucas situações clínicas em que o OSPT costuma ser maior do que o TTPa. A detecção de produto de degradação da fibrina é positiva em mais da metade dos cães acometidos; e há trombocitopenia branda (70.000 a 125.000/µℓ), provavelmente pelo consumo excessivo de plaquetas em decorrência do sangramento prolongado.

De modo geral, esses animais precisam de transfusões imediatas de sangue fresco total ou PFC (ou plasma pobre em crioprecipitados) para reposição dos fatores de coagulação (e concentrados de hemácias em caso de anemia). A diminuição significativa do OSPT e, assim, do sangramento, pela vitamina K pode levar de 8 a 12 horas.

Comercializa-se a vitamina K em várias formas, mas a vitamina K_1 se mostra a mais eficaz. Pode ser administrada por via uso oral ou parenteral. A administração intravenosa de vitamina K não é recomendada devido ao risco de reações anafiláticas ou formação de corpos de Heinz; as injeções intramusculares em um cão com coagulopatia geralmente provocam a formação de hematoma. Prefere-se a administração subcutânea de vitamina K com uma agulha de calibre 25 (0,5 mm; dose de ataque de 5 mg/kg; 8 horas depois, 2,5 mg/kg SC a cada 8 horas) em pacientes bem hidratados. A administração oral de doses de ataque de vitamina K tem sido defendida no tratamento de cães com intoxicação por rodenticida (5 mg/kg com uma refeição gordurosa, depois 2,5 mg/kg a cada 8 a 12 horas); este é meu tratamento preferido. Como a vitamina K se revela lipossolúvel, sua absorção é maior caso administrada com alimentos gordurosos. Animais com síndromes colestáticas ou de má absorção podem precisar de injeções subcutâneas contínuas de vitamina K. Em casos graves, monitore o OSPT a cada 8 horas até sua normalização.

Se o anticoagulante for sabidamente varfarina ou outra hidroxicumarina de primeira geração, a administração oral de vitamina K_1 por 1 semana deve ser suficiente para reverter a coagulopatia. No entanto, se for indanediona ou qualquer um dos anticoagulantes de segunda ou terceira geração, a terapia oral com vitamina K_1 deve ser mantida por, pelo menos, 3 semanas e, talvez, até 6 semanas. A maioria dos rodenticidas comercializados hoje contém anticoagulantes de segunda e terceira gerações. Se o rodenticida ingerido for desconhecido, o animal deve ser tratado por 1 semana, quando se interrompe o tratamento com vitamina K. O OSPT é, então, determinado 24 a 48 horas após a última dose de vitamina K. Se o OSPT for prolongado, a terapia deve ser reinstituída e mantida por mais 2 semanas, com reavaliação do OSPT ao final desse período.

DEFEITOS HEMOSTÁTICOS MISTOS (COMBINADOS)

COAGULAÇÃO INTRAVASCULAR DISSEMINADA

A CID, antes chamada "coagulopatia consumptiva" ou "síndrome de desfibrinação", é uma síndrome complexa em que a coagulação intravascular excessiva causa microtrombose em vários órgãos (falência de múltiplos órgãos [FMO]) e sangramento paradoxal por inativação ou consumo excessivo de plaquetas e fatores de coagulação devido ao aumento da fibrinólise. A CID não é uma doença específica, mas, sim, a via comum de diversos distúrbios. Além disso, a CID é um fenômeno dinâmico, em que o estado do paciente e os resultados dos perfis de coagulação mudam de maneira acentuada, rápida e repetida durante o tratamento. Essa síndrome revela-se relativamente comum em cães e gatos.

Patogênese

Vários mecanismos gerais podem levar à ativação da coagulação intravascular e, portanto, ao desenvolvimento de CID, como:

- Dano endotelial
- Ativação de plaquetas
- Liberação de pró-coagulantes teciduais.

O dano endotelial é comumente causado por eletrocussão ou insolação, embora também possa atuar na CID associada à sepse. As plaquetas podem ser ativadas por diversos estímulos, em especial infecções virais (p. ex., PIF em gatos) ou sepse. Os pró-coagulantes teciduais (provavelmente TF) são liberados em vários distúrbios clínicos comuns, como traumatismo, hemólise, pancreatite, infecções bacterianas, hepatite aguda e, talvez, algumas neoplasias (p. ex., HSA). O TF é onipresente e expresso em quase todas as membranas celulares, exceto nas células endoteliais inativas ou em repouso; portanto, a exposição de qualquer membrana celular ao sangue circulante ativa o sistema extrínseco.

A melhor maneira de entender o processo fisiopatológico da CID é considerar todo o sistema vascular como um único vaso sanguíneo gigante e a patogênese da doença como um exagero dos mecanismos hemostáticos normais. A ativação da cascata de coagulação (espalhada na microvasculatura no corpo) nesse vaso gigante provoca diversos eventos. Embora sejam descritos de modo sequencial, a maioria deles ocorre de maneira simultânea, e a intensidade de cada um varia com o tempo; logo, é um processo extremamente dinâmico.

Primeiramente, há formação dos tampões hemostáticos primários e secundários (ver anteriormente). Como isso ocorre em milhares ou dezenas de milhares de pequenos vasos simultaneamente, há formação de múltiplos trombos na microcirculação. Esse processo, se não controlado, pode provocar isquemia (e, logo, FMO). Durante essa coagulação intravascular excessiva, as plaquetas são consumidas e destruídas em grandes quantidades, o que leva à trombocitopenia. Em segundo lugar, o sistema fibrinolítico é ativado de maneira sistêmica – isso leva à lise do coágulo e à inativação (ou lise) dos fatores de coagulação e ao comprometimento da função plaquetária. Depois, há consumo de AT, proteínas C e S e outros sistemas anticoagulantes naturais na tentativa de interromper a coagulação intravascular, o que exaure esses sistemas. Em quarto lugar, a formação de fitas de fibrina dentro da microcirculação conduz ao desenvolvimento de anemia hemolítica e ainda aumenta a trombocitopenia, pois as hemácias são cortadas por essas estruturas (i. e., hemácias fragmentadas ou esquistócitos).

Ao considerar todos esses eventos, é fácil entender: (1) por que um animal com trombose em múltiplos órgãos causada por coagulação intravascular excessiva e depleção de anticoagulantes naturais apresenta hemorragia espontânea (devido a trombocitopenia, redução da função plaquetária e inativação de fatores de coagulação); e (2) por que uma das abordagens terapêuticas que parece ajudar a interromper o sangramento em cães e gatos com CID é a administração paradoxal de heparina ou outros anticoagulantes (i. e., se houver AT suficiente, a heparina interrompe a coagulação intravascular, que por sua vez diminui a ativação do sistema fibrinolítico, liberando seu efeito inibidor sobre os fatores de coagulação e função plaquetária).

Além dos eventos que acabamos de descrever, a menor perfusão tissular provoca o desenvolvimento de intensificadores secundários de CID, inclusive hipoxia, acidose láctica, disfunção hepática, renal e pulmonar e liberação do fator depressor miocárdico. A função do sistema mononuclear-fagocítico também é prejudicada, o que impede a eliminação de produtos de degradação da fibrina e outros subprodutos, bem como de bactérias absorvidas do intestino, da circulação. Esses fatores também devem ser tratados (ver adiante).

A Tabela 87.5 mostra a prevalência de distúrbios primários associados à CID em 50 cães e 21 gatos avaliados pelo autor. Neoplasia (principalmente HSA), doença hepática e discrasias sanguíneas imunomediadas foram os distúrbios mais associados à CID em cães, enquanto doença hepática (principalmente lipidose hepática), neoplasia (principalmente linfoma) e a PIF foram os distúrbios mais associados à CID em gatos.

Na minha experiência, a CID sintomática em cães (i. e., com sangramento) é mais associada ao HSA, seguida por sepse, pancreatite, anemia hemolítica, DVG e doença hepática. A CID sintomática é extremamente rara em gatos, mas evidências hemostáticas de CID são comuns e responsáveis por cerca de dois terços dos perfis de coagulação anormais nessa espécie. Conforme observado, a CID é comum em gatos com doença hepática, cardiomiopatia hipertrófica, sepse, neoplasias malignas ou PIF. Também observamos CID sintomática em dois gatos tratados com metimazol. A patogênese da CID em cães com HSA parece ser complexa e multifatorial; acredita-se que o principal mecanismo a desencadear a coagulação intravascular em cães com essa neoplasia seja seu endotélio irregular e anormal (i. e., a exposição ao colágeno subendotelial e a ativação da coagulação). No entanto, alguns HSAs caninos parecem sintetizar um pró-coagulante tumoral porque cães com HSAs pequenos podem ter CID grave, enquanto alguns com HSA amplamente disseminado têm hemostasia normal.

Características clínicas

Os cães com CID podem apresentar vários quadros clínicos; as duas formas comuns são a CID silenciosa crônica (subclínica) e a aguda (fulminante). Na forma silenciosa crônica, o paciente não tem evidências de sangramento espontâneo, mas a avaliação clínico-patológica do sistema hemostático revela anomalias compatíveis com essa síndrome (ver adiante). Essa forma de CID parece ser comum em cães com câncer e outras doenças crônicas. A forma aguda pode representar um fenômeno agudo verdadeiro (p. ex., após insolação, eletrocussão ou pancreatite aguda) ou, com maior frequência, representa a descompensação aguda de um processo silencioso crônico (p. ex., HSA). A CID aguda é extremamente rara em gatos. Independentemente da patogênese, os cães com CID aguda costumam ser internados por causa de sangramento espontâneo abundante e sinais constitutivos atribuíveis a anemia ou trombose de órgão parenquimatoso (FMO). Os sinais clínicos de sangramento indicam hemorragia primária (p. ex., petéquias, equimoses, sangramento da mucosa) e secundária (sangue nas cavidades corpóreas); muitas vezes, o sangramento intraoperatório difuso é o primeiro sinal detectado. Evidências clínicas e clínico-patológicas de disfunção orgânica também são observadas. A maioria dos gatos com CID vistos em nossa clínica não tem evidências de sangramento espontâneo; os sinais clínicos nesses gatos são aqueles associados à doença primária.

TABELA 87.5

Doenças primárias associadas à coagulação intravascular disseminada.*

Doença	Cães (%)	Gatos (%)
Neoplasia	18	29
HSA	8	5
Carcinoma	4	10
LSA	4	14
HA	2	0
Doença hepática	14	33
Colângio-hepatite	4	0
Lipidose	0	24
SPS	4	0
Cirrose	2	0
Não especificada	4	10
Pancreatite	4	0
Doenças imunomediadas	10	0
AHIM	4	0
TIM	2	0
Síndrome de Evans	2	0
NIM	2	0
Doenças infecciosas	10	19
PIF	0	19
Sepse	8	0
Babesiose	2	2
Rodenticida[†]	8	0
DVG	6	0
Atropelamento	4	0
Diversas	18	19

AHIM: anemia hemolítica imunomediada; DVG: dilatação vólvulo-gástrica; HA: hemangioma; HSA: hemangiossarcoma; LSA: linfoma; PIF: peritonite infecciosa felina; NIM: neutropenia imunomediada; SPS: *shunt* portossistêmico; TIM: trombocitopenia imunomediada.
*Em 50 cães e 21 gatos avaliados no The Ohio State University Veterinary Teaching Hospital.
[†]Os resultados dos perfis de coagulação em cães com intoxicação por rodenticida mimetizam aqueles observados na coagulação intravascular disseminada (CID).
De Couto CG: Disseminated intravascular coagulation in dogs and cats, *Vet Med* 94: 547, 1999. Essa tabela foi publicada pela primeira vez na edição de junho de 1999 da *Veterinary Medicine*. É reimpressa aqui com a permissão de Thomson Veterinary Healthcare Communications, 8033 Flint, Lenexa, KS 66214, EUA; (913) 492-4300; fax: (913) 492-4157; Todos os direitos reservados.

Em um estudo retrospectivo recente de 50 cães com CID realizado em nossa clínica, apenas 26% apresentaram evidências de sangramento espontâneo, enquanto apenas um dos 21 gatos com CID tinha evidências de sangramento espontâneo. A maioria dos pacientes foi avaliada devido ao problema primário e não tinha sangramento espontâneo; a CID foi diagnosticada como parte da avaliação clínica de rotina.

Diagnóstico

Vários achados hematológicos auxiliam o estabelecimento do diagnóstico clínico presuntivo de CID. Entre eles, estão anemia hemolítica regenerativa (no entanto, às vezes, como o paciente tem um distúrbio crônico, como câncer, a anemia é não regenerativa), hemoglobinemia (causada por hemólise intravascular), fragmentos de hemácias ou esquistócitos, trombocitopenia, neutrofilia com desvio à esquerda e alterações tóxicas e, raramente, neutropenia. A maioria dessas características é evidente à avaliação do hematócrito centrifugado e do esfregaço de sangue.

As anomalias à bioquímica sérica de pacientes com CID são hiperbilirrubinemia por hemólise ou trombose hepática, azotemia e hiperfosfatemia em caso de microembolização renal grave, aumento nas atividades das enzimas hepáticas causadas por hipoxia ou microembolização hepática, diminuição do teor de dióxido de carbono total por acidose metabólica e pan-hipoproteinemia se o sangramento for grave o suficiente. Outra manifestação da FMO é o desenvolvimento de contrações ventriculares prematuras multifocais que provocam taquiarritmia e são facilmente visualizadas ao eletrocardiograma.

De modo geral, o exame de urina revela hemoglobinúria e bilirrubinúria e, às vezes, proteinúria e cilindrúria. As amostras de urina em cães com CID aguda não devem ser obtidas por cistocentese, pela possibilidade de sangramento intravesical ou intramural grave.

As anomalias hemostáticas em cães com CID são trombocitopenia, prolongamento do OSPT ou TTPa (> 25% do controle concomitante), concentração normal ou baixa de fibrinogênio, teste positivo de produto de degradação da fibrina ou D-dímero e redução da concentração de AT. À TEG, a fibrinólise pode ser maior. Em nossa clínica, a CID é diagnosticada se o paciente tiver quatro ou mais das anomalias hemostáticas que acabamos de descrever, principalmente se houver esquistócitos.

A Tabela 87.6 lista as anomalias hemostáticas em 50 cães e 21 gatos com CID avaliados em nossa clínica. Em cães, trombocitopenia, prolongamento do TTPa, anemia e esquistocitose eram comuns; diferentemente das descrições anteriores da síndrome em cães, não foram anemia regenerativa, prolongamento do OSPT e hipofibrinogenemia. Em gatos, o prolongamento do TTPa e/ou OSPT, esquistocitose e trombocitopenia eram comuns, enquanto a presença de produtos de degradação da fibrina e hipofibrinogenemia eram raras.

Estrin et al. (2006) descreveram achados clínicos e clínico-patológicos em 46 gatos com CID. Observou-se sangramento espontâneo em 15% dos gatos; 43 de 46 gatos morreram ou foram submetidos à eutanásia. Os distúrbios subjacentes mais comuns foram linfoma, outras formas de

TABELA 87.6

Anomalias hemostáticas.*

Anomalia	Cães (%)	Gatos (%)
Trombocitopenia	90	57
TTPa prolongado	88	100
Esquistocitose	76	67
Produto de degradação da fibrina positivo	64	24
OSPT prolongado	42	71
Hipofibrinogenemia	14	5

OSPT: tempo de protrombina de um estágio; TTPa: tempo de tromboplastina parcial ativado.
*Em 50 cães e 21 gatos com coagulação intravascular disseminada (CID) avaliados no The Ohio State University Veterinary Teaching Hospital.
De Couto CG: Disseminated intravascular coagulation in dogs and cats, *Vet Med* 94: 547, 1999.

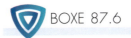

BOXE 87.6

Tratamento de cães e gatos com coagulação intravascular disseminada.

1. Elimine a causa precipitante
2. Interrompa a coagulação intravascular:
   Heparina
   - Minidose: 5 a 10 UI/kg SC a cada 8 h
   - Dose baixa: 50 a 100 UI/kg SC a cada 8 h
   - Dose intermediária: 300 a 500 UI/kg SC ou IV a cada 8 h
   - Dose alta: 750 a 1.000 UI/kg SC ou IV a cada 8 h
   Sangue ou hemoderivados (dar AT, outros anticoagulantes e fatores de coagulação)
3. Manter a perfusão de órgãos parenquimatosos:
   Fluidoterapia agressiva
4. Prevenir complicações secundárias:
   Oxigênio
   Correção do desequilíbrio ácido-básico
   Antiarrítmicos
   Antibióticos

AT: antitrombina; IV: via intravenosa; SC: via subcutânea.

neoplasia, pancreatite e sepse. O tempo de protrombina (TP) mediano dos não sobreviventes foi maior em comparação com os sobreviventes ($P = 0,005$). A CID em gatos pode ser provocada por diversas doenças neoplásicas, infecciosas e inflamatórias e tem alta taxa de letalidade.

Tratamento

Depois do estabelecimento do diagnóstico de CID, ou mesmo se o grau de suspeita de CID for alto, o tratamento deve ser instituído sem demora. Infelizmente, não houve nenhum ensaio clínico controlado em medicina veterinária avaliando os efeitos de diferentes tratamentos em cães ou gatos com CID. Logo, essa discussão reflete minhas recomendações pessoais para o tratamento desse distúrbio (Boxe 87.6).

Inquestionavelmente, a remoção ou a eliminação da causa precipitante são os principais objetivos terapêuticos em pacientes com CID, mas isso nem sempre é possível. As principais causas precipitantes passíveis de eliminação ou melhora são HSA primário (excisão cirúrgica), HSA disseminado ou metastático (quimioterapia), sepse (tratamento antimicrobiano apropriado) e AHIM (tratamento imunossupressor). Na maioria dos demais casos (p. ex., eletrocussão, insolação, pancreatite), a causa raramente pode ser eliminada em um curto período. Portanto, o tratamento de cães com CID visa ao seguinte:
- Interrupção da coagulação intravascular
- Manutenção de uma boa perfusão em órgãos parenquimatosos
- Prevenção de complicações secundárias

É importante notar que, se a disponibilidade de sangue e hemoderivados fosse ilimitada, como na maioria dos hospitais humanos, os pequenos animais com CIV não morreriam por choque hipovolêmico. A maioria dos cães com CID vai a óbito devido à disfunção pulmonar ou renal. Em nossa clínica, os chamados "pulmões da CID" (i. e., hemorragias intrapulmonares com microtrombos septais alveolares) parecem ser uma causa comum de morte nesses pacientes.

Interrupção da coagulação intravascular

Uso uma abordagem dupla para interromper a coagulação intravascular – a administração de heparina e sangue ou hemoderivados. Conforme observado, a heparina é um cofator para AT. Portanto, não é eficaz na prevenção da ativação da coagulação, a menos que a atividade de AT no plasma seja suficiente. Como a atividade de AT em animais com CID tende a ser baixa devido ao consumo e, talvez, inativação, o paciente deve receber quantidades suficientes desse anticoagulante. A maneira mais econômica de fazer isso é a administração de PFC. Em minha experiência, o velho ditado de que a administração de sangue ou hemoderivados a um cão com CID é análogo a "colocar lenha na fogueira" não se mostra verdade. Assim, sangue ou hemoderivados nunca devem deixar de ser administrados com base apenas nisso.

A heparina tem sido usada no tratamento da CID em humanos e cães. No entanto, ainda existe controvérsia sobre seu benefício. Em minha experiência, a taxa de sobrevida em cães com CID parece ter aumentado desde que comecei a usar heparina e hemoderivados. Embora isso também possa ser atribuído à melhora no atendimento do paciente, acredito que a heparina seja benéfica nesses casos e, na verdade, talvez seja responsável pelo aumento da taxa de sobrevida.

Administra-se a heparina sódica em diversas doses. Os quatro intervalos tradicionais são:
- Minidose: 5 a 10 UI/kg SC a cada 8 horas
- Dose baixa: 50 a 100 UI/kg SC a cada 8 horas
- Dose intermediária: 300 a 500 UI/kg SC ou IV a cada 8 horas
- Dose alta: 750 a 1.000 UI/kg SC ou IV a cada 8 horas.

Uso heparina em baixas doses em combinação à transfusão de sangue ou hemoderivados. A justificativa é que essa dose de heparina não prolonga o TCA ou a TTPa em cães normais (um mínimo de 150 a 250 UI/kg a cada 8 horas é necessário para prolongar o TTPa nesses animais) e parece ser biologicamente ativa nesses pacientes. Isso porque alguns dos sinais clínicos e anomalias hemostáticas são revertidos nos animais tratados. O não prolongamento do TTPa ou TCA é extremamente útil em cães com CID. Durante a administração de heparina em dose intermediária a um cão com CID, por exemplo, mostra-se impossível prever, com base em parâmetros hemostáticos, se o prolongamento do TTPa é causado pelo excesso de heparina ou progressão dessa síndrome. A maior disponibilidade da determinação laboratorial dos níveis de heparina pode fazer com que esse se torne um ponto discutível. Até então, minha impressão clínica é que o prolongamento da TCA ou da TTPa em um animal com CID tratado com heparina em minidose ou baixa dose indica deterioração da coagulação intravascular, o que requer a alteração do tratamento. O uso de heparina de baixo peso molecular em cães com CID foi investigado. Em um modelo experimental de CID em Beagles, altas doses de heparina de baixo peso molecular levaram à resolução das anomalias clínico-patológicas associadas à CID (Mischke et al., 2005).

Recentemente, usei, com sucesso, infusões de crioprecipitado para tratar cinco cães com CID; três tinham hemangiossarcoma e dois, dilatação vólvulo-gástrica (DVG). A lepirudina, uma nova AT recombinante de sanguessuga, foi benéfica na prevenção de FMO em um modelo experimental de sepse por microrganismos entéricos em Greyhounds. No entanto, o custo desse tratamento é muito alto.

Se houver evidência de microtrombose grave (p. ex., azotemia acentuada, acidose láctica, aumento nos níveis de enzimas hepáticas, contrações ventriculares prematuras multifocais), dispneia ou hipoxemia, a heparina pode ser administrada em dose intermediária ou alta para prolongar o TCA em 2 a 2,5 vezes o valor basal ou em dose normal se o tempo basal já foi prolongado. A TEG também pode ser usada para monitorar a heparinização. Em caso de hiper-heparinização, o sulfato de protamina pode ser administrado por infusão IV lenta 100 UI/mg da última dose de heparina; administração de 50% da dose calculada 1 hora após a heparina e 25% 2 horas após a heparina). O restante da dose pode ser administrado se houver indicação clínica. O sulfato de protamina deve ser dado com cautela porque pode estar associado à anafilaxia aguda em cães. Após a melhora dos parâmetros clínicos e clínico-patológicos, a dose de heparina deve ser reduzida de modo gradual, ao longo de 1 a 3 dias, para evitar a hipercoagulabilidade de rebote, um fenômeno comum em humanos.

O ácido acetilsalicílico e outros agentes antiplaquetários também podem ser administrados para prevenir a ativação plaquetária e, assim, interromper a coagulação intravascular. Doses de 0,5 a 10 mg/kg de ácido acetilsalicílico administradas VO a cada 12 horas (em cães) e a cada 3 dias (em gatos) têm sido recomendadas, embora, em minha experiência, raramente tenha benefício clínico. Se for usado, o paciente deve ser monitorado com cuidado, pelo risco de sangramento grave do sistema gastrintestinal, já que esse AINE pode causar úlcera gastroduodenal letal em um cão com coagulopatia grave, como a CID.

Manutenção da boa perfusão em órgãos parenquimatosos

Consegue-se boa perfusão dos órgãos parenquimatosos com fluidoterapia agressiva com cristaloides ou expansores de plasma, como dextrana (ver Tabela 87.6). O objetivo desse tratamento é diluir os fatores de coagulação e fibrinolíticos na circulação, eliminar os microtrombos da microcirculação e manter as arteríolas pré-capilares patentes para que o sangue seja desviado para áreas de troca gasosa eficiente. No entanto, deve-se ter cuidado para não hidratar em excesso um animal com função renal ou pulmonar comprometida.

Prevenção de complicações secundárias

Conforme observado, cães com CID podem apresentar inúmeras complicações. Dê atenção à manutenção da oxigenação por máscara de oxigênio, gaiola ou cateter nasofaríngeo, além da correção de acidose, eliminação de arritmias cardíacas e prevenção de infecções bacterianas secundárias. A mucosa gastrintestinal isquêmica não é mais uma barreira eficaz contra microrganismos; as bactérias são absorvidas e não podem ser eliminadas pelo sistema mononuclear-fagocítico hepático, o que leva à sepse.

Prognóstico

O prognóstico de cães e gatos com CID ainda é ruim. Apesar do temor associado à CID nas últimas décadas, a maioria dos pacientes recupera-se com o tratamento adequado em caso de controle da causa incitante. No estudo retrospectivo de CID em cães conduzido no The Ohio State University Veterinary Teaching Hospital, a taxa de mortalidade foi de 54%; no entanto, a taxa de mortalidade em cães com pequenas alterações nos perfis de coagulação (menos de três anomalias) foi de 37% e, em cães com anomalias hemostáticas graves (mais de três anomalias), de 74%. Além disso, o prolongamento acentuado do TTPa e a trombocitopenia grave foram fatores prognósticos negativos. O TTPa médio em cães que sobreviveram foi de 46% com relação aos controles e de 93% com relação aos controles em cães que não sobreviveram. Da mesma maneira, o número mediano de plaquetas em cães que sobreviveram foi de 110.000/$\mu\ell$ e, em cães que não sobreviveram, de 52.000/$\mu\ell$.

TROMBOSE

Os distúrbios trombóticos e tromboembólicos parecem ser muito menos comuns em cães e gatos do que em humanos. Várias situações podem causar trombose ou TE, inclusive estase de sangue, ativação da coagulação intravascular em uma área de endotélio anormal ou danificado, diminuição da atividade de anticoagulantes naturais e redução ou alteração da fibrinólise. A trombose foi clinicamente associada a cardiomiopatia, hiperadrenocorticismo, enteropatia e nefropatia com perda de proteínas e AHIM. Uma síndrome de trombose aortoilíaca foi observada principalmente em Cavalier King Charles Spaniels, Greyhounds e outras raças de Galgos (Goncalves et al., 2008; Lake-Bakaar et al., 2012).

O diagnóstico de TE não é fácil. Os sinais clínicos são variáveis e associados à isquemia de órgão parenquimatoso (p. ex., dispneia por TE pulmonar, aumento das atividades de enzimas hepáticas em pacientes com TE hepático, claudicação intermitente em membro posterior em cães com trombose aórtica). O resultado positivo de D-dímero está associado ao TE em cães, mas essa não é minha experiência. A TEG é rápida e sensível para diagnóstico de TE em alguns cães (Figura 87.5); entretanto, em uma grande proporção de cães com trombose evidente, os traçados de TEG são normais.

A estase de sangue e, talvez, a irregularidade da superfície endotelial parecem ser as principais causas em gatos com TE aórtica (ilíaca) secundária à cardiomiopatia hipertrófica. Suspeita-se de patologia arterial e alta viscosidade do sangue associadas ao hematócrito alto em Greyhounds e outros Galgos. A diminuição da atividade do anticoagulante natural AT tem papel importante na trombose observada em cães com nefropatia ou enteropatia com perda de proteínas. Além disso, humanos com hipertensão tendem a apresentar alta concentração de PAI-1 que, por sua vez, inibe a fibrinólise, com efeito líquido pró-coagulante. Esse mecanismo também pode ser importante em cães com nefropatia com perda de proteínas e hipertensão. A diminuição da atividade de AT decorre de seu tamanho relativamente pequeno (≈ 60 kDa) e fácil perda na urina ou no conteúdo intestinal em cães com qualquer um desses dois distúrbios. A trombose comum em cães com hiperadrenocorticismo é, provavelmente, relacionada com a indução da síntese de PAI-1 por corticosteroides (esses agentes inibem a fibrinólise). O maior risco de TE foi reconhecido em cães com AHIM. Embora a patogênese desses distúrbios seja obscura, a liberação de pró-coagulantes das hemácias lisadas foi postulada como causa; a formação de lodo de hemácias autoaglutinadas na microcirculação também pode contribuir para esse estado pró-coagulante.

Cães e gatos com alto risco de trombose ou TE devem receber anticoagulantes. Os dois medicamentos mais usados nesses pacientes são ácido acetilsalicílico e heparina. Os derivados cumarínicos são comumente administrados em humanos, mas, em cães e gatos, podem provocar sangramento excessivo. Em relatos recentes sobre a deficiência de AT em humanos, esteroides anabolizantes, como o estanozolol, também foram sugeridos para diminuir o risco de distúrbios trombóticos, devido a seu efeito estimulador no sistema fibrinolítico. O reconhecimento e o manejo do TE pulmonar são discutidos no Capítulo 22.

Leitura sugerida

Barr JW, McMichael M. Inherited disorders of hemostasis in dogs and cats. *Top Companion Anim Med*. 2012;27:53.
Boudreaux MK. Inherited intrinsic platelet disorders. In: Weiss DJ, Wardrop KJ, eds. *Schalm's veterinary hematology*. ed 6. Ames, Iowa: Wiley-Blackwell; 2010:619.
Brooks MB, Catalfamo JL. Von Willebrand disease. In: Weiss DJ, Wardrop KJ, eds. *Schalm's veterinary hematology*. ed 6. Ames, Iowa: Wiley-Blackwell; 2010:612.
Brooks MB. Hereditary coagulopathies. In: Weiss DJ, Wardrop KJ, eds. *Schalm's veterinary hematology*. ed 6. Ames, Iowa: Wiley-Blackwell; 2010:661.
Callan MB, Giger U. Effect of desmopressin acetate administration on primary hemostasis in Doberman Pinschers with type-1 von Willebrand disease as assessed by a point-of-care instrument. *Am J Vet Res*. 1700;63:2002.
Couto CG. Disseminated intravascular coagulation in dogs and cats. *Vet Med*. 1999;94:547.
Couto CG, et al. Evaluation of platelet aggregation using a point-of-care instrument in retired racing Greyhounds. *J Vet Intern Med*. 2006;20:365.
Estrin MA, et al. Disseminated intravascular coagulation in cats. *J Vet Intern Med*. 2006;20:1334.
Fletcher DJ, et al. Evaluation of tranexamic acid and ε-aminocaproic acid concentrations required to inhibit fibrinolysis in plasma of dogs and humans. *Am J Vet Res*. 2014;75:731.
Frederick J, et al. The effects of oral administration of Yunnan Baiyao on blood coagulation in beagle dogs as measured by kaolin-activated thromboelastography and buccal mucosal bleeding times. *Can J Vet Res*. 2017;81:41.
Furie B, Furie BC. Mechanisms of thrombus formation. *N Engl J Med*. 2008;359:938.
Gonçalves R, et al. Clinical and neurological characteristics of aortic thromboembolism in dogs. *J Small Anim Pract*. 2008;49:178.
Grindem CB, et al. Epidemiologic survey of thrombocytopenia in dogs: a report on 987 cases. *Vet Clin Pathol*. 1991;20:38.
Jandrey KE, et al. Clinical characterization of canine platelet procoagulant deficiency (Scott syndrome). *J Vet Intern Med*. 2012;26:1402.
Kelmer E, et al. Effects of intravenous administration of tranexamic acid on hematological, hemostatic, and thromboelastographic analytes in healthy adult dogs. *J Vet Emerg Crit Care (San Antonio)*. 2015;25:495.

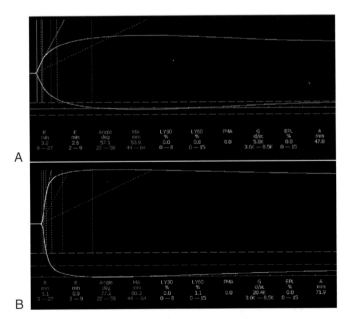

Figura 87.5 A. Traçado do sistema Thromboelastograph Hemostasis Analyzer (TEG) de um cão normal. A amplitude máxima (MA) fornece informações sobre a força do coágulo e está dentro da faixa de referência (53,9 mm). **B.** Traçado de TEG em um cão com hipercoagulabilidade. Observe que o MA é de 80,3 mm.

Kraus KH, et al. Effect of desmopressin acetate on bleeding times and plasma von Willebrand factor in Doberman Pinscher dogs with von Willebrand's disease. *Vet Surg.* 1989;18:103.

Lake-Bakaar GA, et al. Aortic thrombosis in dogs: 31 cases (2000-2010). *J Am Vet Med Assoc.* 2012;241:910.

Lara García A, et al. Postoperative bleeding in retired racing Greyhounds. *J Vet Intern Med.* 2008;22:525.

Levi M, et al. Guidelines for the diagnosis and management of disseminated intravascular coagulation. British Committee for Standards in Haematology. *Br J Haematol.* 2009;145:24.

Makielski KM, et al. Development and implementation of a novel immune thrombocytopenia bleeding score for dogs. *J Vet Intern Med.* 2018;32:1041.

Marin LM, et al. Retrospective evaluation of the effectiveness of epsilon aminocaproic acid for the prevention of postamputation bleeding in retired racing Greyhounds with appendicular bone tumors: 46 cases (2003-2008). *J Vet Emerg Crit Care (San Antonio).* 2012a;22:332.

Marin LM, et al. Epsilon aminocaproic acid for the prevention of delayed postoperative bleeding in retired racing Greyhounds undergoing gonadectomy. *Vet Surg.* 2012b;41:594.

Mischke R, et al. Efficacy of low-molecular-weight heparin in a canine model of thromboplastin-induced acute disseminated intravascular coagulation. *Res Vet Sci.* 2005;79:69.

Morales F, et al. Effects of 2 concentrations of sodium citrate on coagulation test results, von Willebrand factor concentration, and platelet function in dogs. *J Vet Intern Med.* 2007;21:472.

Murphy LA, et al. Use of Yunnan Baiyao and epsilon aminocaproic acid in dogs with right atrial masses and pericardial effusion. *J Vet Emerg Crit Care (San Antonio).* 2017;27:121.

Nelson OL, Andreasen C. The utility of plasma d-dimer to identify thromboembolic disease in dogs. *J Vet Intern Med.* 2003;17:830.

Ng ZY, et al. Cryopreserved platelet concentrate transfusions in 43 dogs: a retrospective study (2007-2013). *J Vet Emerg Crit Care (San Antonio).* 2016;26:720.

Nielsen LN, et al. Prolonged activated prothromboplastin time and breed specific variation in haemostatic analytes in healthy adult Bernese Mountain dogs. *Vet J.* 2011a;190:150.

Nielsen LN, et al. The presence of antiphospholipid antibodies in healthy Bernese Mountain dogs. *J Vet Intern Med.* 2011b;25:1258.

Peterson JL, et al. Hemostatic disorders in cats: a retrospective study and review of the literature. *J Vet Intern Med.* 1995;9:298.

Ralph AG, Brainard BM. Update on disseminated intravascular coagulation: when to consider it, when to expect it, when to treat it. *Top Companion Anim Med.* 2012;27:65.

Ramsey CC, et al. Use of streptokinase in four dogs with thrombosis. *J Am Vet Med Assoc.* 1996;209:780.

Riond B, et al. Effective prevention of pseudothrombocytopenia in feline blood samples with the prostaglandin I2 analogue Iloprost. *BMC Vet Res.* 2015;11:1.

Sheafor S, et al. Clinical approach to the dog with anticoagulant rodenticide poisoning. *Vet Med.* 1999;94:466.

Stokol T. Plasma d-dimer for the diagnosis of thromboembolic disorders in dogs. *Vet Clin North Am Small Anim Pract.* 2003;33:1419.

Tansey C, et al. A prospective evaluation of oral Yunnan Baiyao therapy on thromboelastographic parameters in apparently healthy dogs. *J Vet Emerg Crit Care (San Antonio).* 2018;28:221.

Tarnow I, et al. Dogs with heart diseases causing turbulent high-velocity blood flow have changes in platelet function and von Willebrand factor multimer distribution. *J Vet Intern Med.* 2005;19:515.

Urban R, et al. Hemostatic activity of canine frozen plasma for transfusion using thromboelastography. *J Vet Intern Med.* 2013;in press.

Wiinberg B, et al. Validation of human recombinant tissue factor-activated thromboelastography on citrated whole blood from clinically healthy dogs. *Vet Clin Pathol.* 2005;34:389.

CAPÍTULO 88

Linfadenopatia e Esplenomegalia

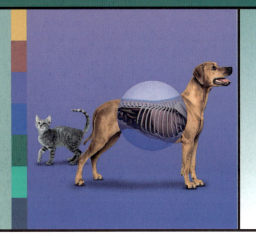

ANATOMIA APLICADA E HISTOLOGIA

Os linfonodos e o baço são as principais fontes de células imunes e mononucleares-fagocíticas (MF) no corpo. Como o estado dessas estruturas linfoides é constantemente dinâmico, essas células remodelam-se e mudam de tamanho em resposta a estímulos antigênicos. De modo geral, a resposta das células de um linfonodo a diferentes estímulos assemelha-se à que ocorre no baço. No entanto, o baço responde principalmente a antígenos no sangue (principalmente microrganismos não opsonizados), enquanto os linfonodos respondem aos antígenos que chegam pelos vasos linfáticos aferentes (i. e., resposta tecidual local). A resposta dos linfonodos e do baço a diferentes estímulos é brevemente revista neste capítulo.

Os linfonodos são estruturas reniformes, encapsuladas e bem desenvolvidas, responsáveis pela filtração da linfa, além de participar de reações imunológicas. A Figura 88.1 mostra a anatomia microscópica básica de um linfonodo em um carnívoro. O linfonodo é composto de cápsula, espaços subcapsulares, córtex, paracórtex e medula. Cada uma dessas áreas tem funções específicas. A cápsula envolve e sustenta todas as outras estruturas dentro do linfonodo (estroma). Os espaços subcapsulares (ou seios) contêm, sobretudo, células MF responsáveis por "filtrar" as partículas que chegam pelos vasos linfáticos aferentes e apresentar os antígenos às células linfoides. O córtex é formado, principalmente, por áreas de linfócitos B nos centros germinativos; quando estimulados de maneira adequada, os folículos primários transformam-se em folículos secundários, cujos centros são os principais sítios das células linfoides em estágio inicial. O paracórtex é composto, em especial, de linfócitos T e, portanto, participa da imunidade mediada por células. A medula é formada pelos cordões medulares, que apresentam linfócitos B comprometidos e podem se expandir para áreas sólidas de plasmócitos em resposta à estimulação antigênica. Entre os cordões medulares, os seios medulares formam um filtro endotelial com um número variável de células MF que depuram a linfa eferente. A linfa flui da medula para os vasos linfáticos eferentes no hilo.

O conhecimento das diferentes características histológicas e funcionais dessas áreas anatômicas facilita a compreensão da patogênese da linfadenopatia. Um linfonodo que reage a uma infecção bacteriana, por exemplo, apresenta principalmente hiperplasia de linfócitos B, caracterizada pelo aumento do número de folículos secundários. Essa compartimentação histológico-funcional deve ser considerada quando houver a interpretação de amostras de linfonodos à citologia ou à histopatologia. Recentemente, Suami et al. descreveram territórios linfáticos (linfossomos), áreas que drenam linfonodos específicos e auxiliam a identificação de linfonodos sentinelas durante a cirurgia oncológica (Suami et al., 2013).

FUNÇÃO

As duas funções principais dos linfonodos são a filtração do material particulado e a participação em processos imunológicos. O material particulado é filtrado conforme a linfa flui pelas áreas ricas em células MF ao passar dos vasos linfáticos aferentes para os eferentes. Durante esse trânsito, o material particulado é absorvido e processado pelas células MF ou processadoras de antígeno (AP) e apresentado às células linfoides para a indução de uma resposta imune humoral ou celular.

O baço tem múltiplas funções, como hematopoese extramedular, filtração e fagocitose, remodelamento de hemácias, remoção de inclusões intraeritrocíticas, armazenamento de hemácias e plaquetas, metabolismo de ferro e funções imunológicas. O baço canino também armazena reticulócitos e os libera para a circulação em resposta às catecolaminas (Horvath et al., 2014). Devido à sua natureza não sinusal, o baço felino é menos eficiente na remoção de inclusões intracelulares em comparação com cães.

LINFADENOPATIA

Etiologia e patogênese

Neste capítulo, a linfadenopatia é definida como aumento de volume dos linfonodos. De acordo com a distribuição, os seguintes termos são usados para caracterizar a linfadenopatia.

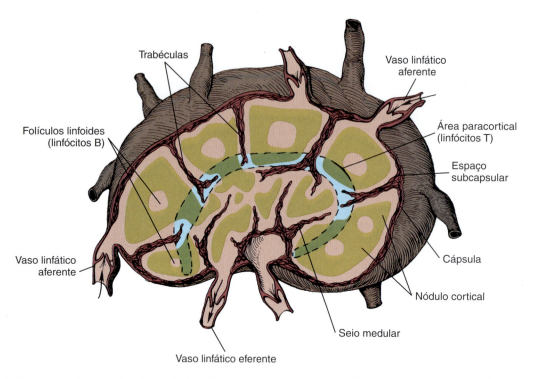

Figura 88.1 Anatomia microscópica de um linfonodo típico em um carnívoro. (De Couto CG: Diseases of the lymph nodes and spleen. In Ettinger SJ, editor: *Textbook of veterinary internal medicine – disease of the dog and cat*, ed 3, Philadelphia, 1989, WB Saunders.)

Linfadenopatia solitária refere-se ao aumento de apenas um linfonodo. *Linfadenopatia regional* é o aumento de uma cadeia de linfonodos que drenam uma área anatômica específica. A *linfadenopatia generalizada* é um aumento multicêntrico dos linfonodos que afeta mais de uma área anatômica. As linfadenopatias também podem ser classificadas em superficiais ou profundas (ou viscerais), de acordo com sua localização anatômica.

Os linfonodos aumentam como consequência da proliferação de células normais residentes ou da infiltração de células normais ou anormais. Em casos raros, os linfonodos aumentam devido a alterações vasculares (p. ex., hiperemia, congestão, neovascularização, edema).

O aumento de volume de um linfonodo devido à proliferação de células normais em seu interior em resposta a estímulos antigênicos (p. ex., vacinação, infecção) é denominado *linfadenopatia reativa* (ou hiperplasia de linfonodo). As células linfoides e a MF-AP proliferam em resposta a estímulos imunológicos e infecciosos; ocasionalmente, a causa da linfadenopatia reativa em um cão ou gato não pode ser identificada. Como essas estruturas linfoides geralmente são apresentadas a muitos antígenos ao mesmo tempo, a proliferação celular associada às linfadenopatias reativas é policlonal; ou seja, há uma ampla variedade morfológica de células linfoides e MF-AP em uma amostra citológica ou histopatológica.

Em caso de predominância de leucócitos polimorfonucleares ou macrófagos no infiltrado celular, usa-se o termo *linfadenite*. A linfadenite geralmente, mas nem sempre, decorre de processos infecciosos. Dependendo do tipo celular predominante no infiltrado, as linfadenites são classificadas como supurativas (com predominância de neutrófilos), granulomatosas (predominância de macrófagos), piogranulomatosas (predominância de macrófagos e neutrófilos) ou eosinofílicas (predominância de eosinófilos). Uma área focal de inflamação supurativa com liquefação acentuada (i. e., pus) é denominada "abscesso de linfonodo". Os agentes que comumente causam os diferentes tipos de linfadenite estão listados na Tabela 88.1.

De modo geral, as linfadenopatias infiltrativas são causadas pelo deslocamento de estruturas normais do órgão pelas células neoplásicas e, raramente, pela hematopoese extramedular. As neoplasias que acometem os linfonodos podem ser tumores hematopoéticos primários ou neoplasias secundárias (metastáticas). A infiltração de linfonodos por tumores malignos hematopoéticos (i. e., linfoma) é uma das causas mais comuns de linfadenopatia generalizada em cães (ver Tabela 88.1).

Características clínicas

Do ponto de vista clínico, é importante conhecer a localização e as características à palpação dos linfonodos normais, que devem ser sempre avaliados durante um exame físico de rotina. Os seguintes linfonodos são palpáveis em cães e gatos normais: mandibulares, pré-escapulares (ou cervicais superficiais), axilares (em cerca de metade dos animais), inguinais superficiais e poplíteos (Figura 88.2). Os linfonodos palpáveis apenas quando bastante aumentados são os linfonodos faciais, retrofaríngeos, mesentéricos e ilíacos (sublombares).

TABELA 88.1

Classificação de linfadenopatias em cães e gatos.

Tipo	Espécies	Tipo	Espécies
Linfadenopatias proliferativas e inflamatórias		Infecções virais	
Infecciosas		Enterites virais caninas	C
Infecções bacterianas		Vírus da imunodeficiência felina	G
Actinomyces spp.	C, G	Peritonite infecciosa felina	G
Borrelia burgdorferi	C	Vírus da leucemia felina	G
Brucella canis	C	Hepatite infecciosa canina	C
Corynebacterium spp.	G	*Não infecciosas*	
Mycobacterium spp.	C, G	Linfadenopatia dermatopática	C, G
Nocardia spp.	C, G	Reações medicamentosas	C, G
Estreptococos	C, G	Idiopáticas	C, G
Linfadenopatia estreptocócica contagiosa	G	Hiperplasia de linfonodos periféricos distintos	G
Yersinia pestis	G	Vascularização plexiforme de linfonodos	G
Bartonella spp.	C, G	Doenças imunomediadas	
Infecção bacteriana localizada	C, G	Lúpus eritematoso sistêmico	C, G
Septicemia	C, G	Artrite reumatoide	C
Infecção por riquétsias		Poliartrites imunomediadas	C, G
Erliquiose	C, G	Celulite juvenil	C
Anaplasmose	C, G	Outras doenças imunomediadas	C, G
Febre maculosa	C	Inflamação localizada	C, G
Intoxicação por salmão (infecção por *Neorickettsia helminthoeca*)	C	Reação pós-vacinal	C, G
Infecções fúngicas		**Linfadenopatias infiltrativas**	
Aspergilose	C, G	*Neoplásicas*	
Blastomicose	C, G	Neoplasias hemolinfáticas primárias	
Coccidioidomicose	C	Leucemias	C, G
Criptococose	C, G	Linfomas	C, G
Histoplasmose	C, G	Histiocitose maligna	C, G
Feoifomicose	C, G	Mieloma múltiplo	C, G
Ficomicose	C, G	Mastocitose sistêmica	C, G
Esporotricose	C, G	Neoplasias metastáticas	
Pneumocystis spp.	C	Carcinoma	C, G
Outras micoses	C, G	Melanoma maligno	C
Infecções causadas por algas		Mastocitoma	C, G
Prototecose	C, G	Sarcoma	C, G
Doenças parasitárias		*Não neoplásicas*	
Babesiose	C	Complexo de granuloma eosinofílico	C, G
Citauxzoonose	G	Infiltração de mastócitos (não neoplásica)	C, G
Demodicose	C, G		
Hepatozoonose	C		
Leishmaniose	C		
Neospora caninum	C		
Toxoplasmose	C, G		
Tripanossomíase	C		

C: cães; G: gatos.
Modificada de Hammer AS et al.: Lymphadenopathy. In Fenner NR, editor: *Quick reference to veterinary medicine*, ed 2, Philadelphia, 1991, JB Lippincott.

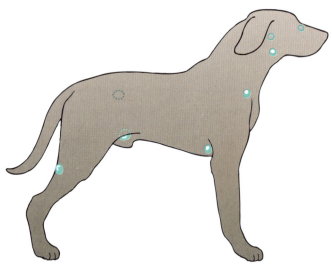

Figura 88.2 Distribuição anatômica de linfonodos clinicamente relevantes em um cão. A localização geral dos linfonodos em gatos é a mesma. Os linfonodos representados pelos *círculos fechados* são, de cranial a caudal, os linfonodos mandibulares, pré-escapulares, axilares, inguinais superficiais e poplíteos. Os linfonodos representados pelos *círculos abertos* são, de cranial a caudal, os linfonodos faciais, retrofaríngeos e ilíacos ou sublombares. (De Couto CG: Diseases of the lymph nodes and spleen. In Ettinger SJ, editor: *Textbook of veterinary internal medicine – disease of the dog and cat*, ed 3, Philadelphia, 1989, WB Saunders.)

A anamnese ajuda muito a avaliação de cães e gatos com linfadenopatia ou esplenomegalia difusa. Certas doenças são prevalentes em determinadas raças, como infecções por micobactérias em Basset Hounds e Schnauzers; neoplasias histiocíticas em Bernese Mountain Dogs, Rottweilers, Labradores, Golden Retrievers e Flat Coated Retrievers. Outros têm uma prevalência geográfica ou sazonal definida, inclusive leishmaniose na região mediterrânea da Europa, intoxicação por salmão (infecção por *Neorickettsia helminthoeca*) no noroeste do Pacífico e algumas micoses sistêmicas, como a histoplasmose no vale do rio Ohio. Sinais clínicos sistêmicos (constitutivos) costumam ser observados em cães com micoses sistêmicas, envenenamento por salmão, FM, anaplasmose, erliquiose, bartonelose, leishmaniose ou leucemia aguda e em alguns cães e gatos com doenças imunomediadas. Os sinais clínicos são raros ou ausentes em cães e gatos com leucemia linfocítica crônica, anaplasmose e a maioria dos linfomas e linfadenopatias reativas pós-vacinais. Gatos com linfadenopatia reativa idiopática (ver adiante) geralmente são assintomáticos.

Em cães e gatos com linfadenopatia ou esplenomegalia, os sinais clínicos são vagos e inespecíficos e, de modo geral, estão relacionados com a doença primária, e não com o aumento do órgão. Entre eles, estão anorexia, perda de peso, fraqueza, distensão abdominal, vômitos, diarreia e/ou poliúria/polidipsia (PU/PD; em cães com hipercalcemia associada ao linfoma). Às vezes, os linfonodos aumentados provocam sinais obstrutivos ou compressivos (p. ex., disfagia por aumento de volume de linfonodos retrofaríngeos, tosse por aumento de volume de linfonodos traqueobrônquicos; ver Figura 79.7).

A distribuição da linfadenopatia também é de relevância diagnóstica. Em pacientes com linfadenopatia solitária ou regional, a área drenada pelo(s) linfonodo(s) deve ser examinada de maneira meticulosa, já que a lesão primária costuma ser encontrada ali. Como já discutido, Suami et al. recentemente publicaram uma excelente revisão sobre os territórios linfáticos. A maioria dos casos de linfadenopatia solitária superficial ou regional em cães e gatos é causada por processos inflamatórios ou infecciosos localizados ou neoplasia metastática (com menor frequência), enquanto a maioria dos casos de linfadenopatia solitária ou regional profunda (p. ex., intra-abdominal, intratorácica) decorre de neoplasia metastática ou doenças infecciosas sistêmicas (p. ex., micoses sistêmicas). Recentemente, lesões semelhantes a cistos em linfonodos intra-abdominais de pacientes com lesões não neoplásicas (70%) ou neoplásicas (30%) foram descritas (Liotta et al., 2017). A linfadenopatia purulenta mesentérica idiopática também foi recentemente descrita em cães (Salavati Schmitz, 2016). A maioria dos casos de linfadenopatia generalizada é causada por infecções fúngicas ou bacterianas sistêmicas (cães), hiperplasia inespecífica (sobretudo gatos) ou linfoma (cães; Tabela 88.2).

As características dos linfonodos à palpação também são importantes. Na maioria dos cães e gatos com linfadenopatia, independentemente da distribuição, os linfonodos são firmes, irregulares e indolores; sua temperatura é normal ao toque (linfadenopatias frias) e não há adesão às estruturas

 TABELA 88.2

Correlação entre o quadro clínico e a causa em cães e gatos com linfadenopatia.*

Generalizado	Solitário ou regional Superficial	Solitário ou regional Intracavitário
Linfoma	Abscesso	Histoplasmose (A, T)
Histoplasmose	Doença periodontal	Blastomicose (T)
Blastomicose	Paroníquia	Adenocarcinoma de glândula apócrina (A)
Pós-vacinal	Pioderma profundo	Tumores pulmonares primários (T)
Anaplasmose	Demodicose	Linfoma (A, T)
Erliquiose	Mastocitoma	Mastocitoma (A)
Leucemias	Melanoma maligno	Adenocarcinoma prostático (A)
Histiocitose maligna	Complexo de granuloma eosinofílico	Histiocitose maligna (A, T)
Lúpus eritematoso sistêmico	Linfoma	Granulomatose linfomatoide (T)
Outros		Tuberculose (A, T)

A: abdome; T: tórax.
*No meio-oeste dos EUA (em ordem relativa de importância).

circundantes. No entanto, em pacientes com linfadenite, os linfonodos podem ser mais macios, sensíveis e quentes do que o normal. Além disso, podem estar aderidos às estruturas circundantes (linfadenopatia fixa). As linfadenopatias fixas também podem observadas em cães e gatos com lesões metastáticas, linfomas com invasão extracapsular ou certas doenças infecciosas (p. ex., micobacteriose).

O tamanho dos linfonodos acometidos também é importante. A linfadenopatia extensa – com linfonodos com 5 a 10 vezes o tamanho normal – ocorre quase exclusivamente em cães com linfoma, histiocitose maligna (Figura 88.3) ou linfadenite infecciosa (formação de abscesso de linfonodo; linfadenopatia hilar em cães com histoplasmose). Em gatos, a síndrome de hiperplasia de linfonodos distintos geralmente leva à linfadenopatia extensa (Figura 88.4). Raramente, os linfonodos metastáticos exibem esse grau de aumento; o principal exemplo de linfadenopatia metastática extensa é a metástase de adenocarcinoma de glândula apócrina para os linfonodos sublombares. Convém reconhecer que os linfonodos de tamanho normal podem conter neoplasia metastática; isso é relativamente comum em cães com mastocitomas, em que um linfonodo normal à palpação pode conter um grande número de mastócitos metastáticos. Cães com intoxicação por salmão (infecção por *Neorickettsia helminthoeca*) também podem ter linfadenopatia generalizada extensa, precedida ou acompanhada por diarreia com sangue. Observa-se o aumento de volume brando a moderado do linfonodo (duas a quatro vezes o tamanho normal), principalmente em diversas linfadenopatias reativas e inflamatórias (p. ex., erliquiose, bartonelose, anaplasmose, FM, micoses sistêmicas, leishmaniose, doenças imunomediadas, doenças cutâneas) e leucemias.

Como observado, a área de drenagem do(s) linfonodo(s) com aumento de volume deve sempre ser cuidadosamente examinada (Suami et al., 2013), com atenção especial a pele, tecido subcutâneo e osso. Em cães e gatos com linfadenopatia generalizada, a avaliação de outros órgãos hemolinfáticos, como baço, fígado e medula óssea, é importante.

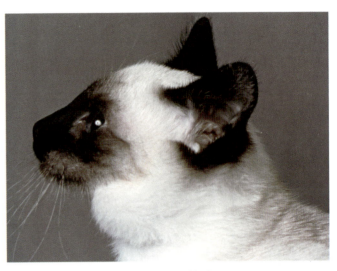

Figura 88.4 Linfadenopatia mandibular extensa em um gato jovem positivo para o vírus da leucemia felina com linfadenopatia reativa idiopática. A linfadenopatia foi resolvida com cuidados de suporte.

ESPLENOMEGALIA

Etiologia e patogênese

Define-se esplenomegalia como um aumento de volume localizado ou difuso do baço. O termo *esplenomegalia localizada* (ou massa esplênica) refere-se a um aumento palpável focal. O aumento difuso do baço é consequência da proliferação de células normais ou da infiltração por células normais ou anormais. O aumento esplênico difuso é raramente provocado por alterações vasculares (p. ex., hiperemia, congestão). A esplenomegalia focal é mais comum em cães e a esplenomegalia difusa o é mais em gatos.

Classifica-se a esplenomegalia difusa em quatro categorias principais em termos de sua patogênese – hiperplasia linforreticular, inflamatória (p. ex., esplenite), infiltração por células (p. ex., linfoma) ou substâncias anormais (p. ex., amiloidose) e congestão (Tabela 88.3).

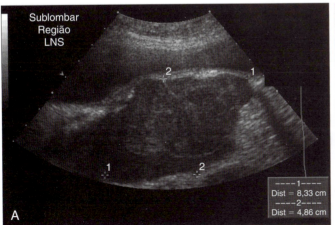
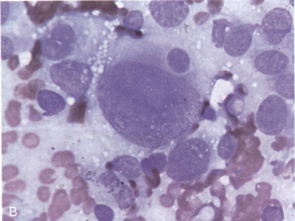

Figura 88.3 A. Ultrassonografia da linfadenopatia sublombar extensa (ilíaca) em Cão da Montanha dos Pireneus com histiocitose maligna. **B.** A avaliação citológica revelou uma população pleomórfica de células redondas exibindo citofagia (coloração Diff-Quik; × 1.000).

PARTE 13 ■ Hematologia

TABELA 88.3

Classificação patogenética da esplenomegalia em cães e gatos.

Tipo	Espécies	Tipo	Espécies
Esplenomegalia inflamatória e infecciosa		**Esplenite piogranulomatosa**	
Esplenite supurativa		Blastomicose	C, G
Feridas abdominais penetrantes	C, G	Esporotricose	C
Corpos estranhos em migração	C, G	Peritonite infecciosa felina	G
Endocardite bacteriana	C, G	Micobacteriose (i. e., tuberculose)	C, G
Sepse	C	Bartonelose	C, G
Torção esplênica	C	**Esplenomegalia hiperplásica**	
Toxoplasmose	C, G	Endocardite bacteriana	C
Hepatite infecciosa canina (aguda)	C	Brucelose	C
Micobacteriose (i. e., tuberculose)	C, G	Discoespondilite	C
Esplenite necrótica		Lúpus eritematoso sistêmico	C, G
Torção esplênica	C	Distúrbios hemolíticos (ver texto)	C, G
Neoplasia esplênica	C	**Esplenomegalia congestiva**	
Salmonelose	C, G	Farmacológica (ver texto)	C, G
Esplenite eosinofílica		Hipertensão porta	C, G
Gastrenterite eosinofílica	C, G	Torção esplênica	C
Síndrome hipereosinofílica	C, G	**Esplenomegalia infiltrativa**	
Esplenite linfoplasmocitária		*Neoplásica*	
Hepatite infecciosa canina (crônica)	C	Leucemias agudas e crônicas	C, G
Erliquiose/anaplasmose (crônica)	C, G	Mastocitose sistêmica	C, G
Piometra	C, G	Histiocitose maligna	C, G
Brucelose	C	Linfoma	C, G
Hemobartonelose	C, G	Mieloma múltiplo	C, G
Bartonelose	C, G	Neoplasia metastática	C, G (raro)
Leishmaniose	C, G	*Não neoplásica*	
Esplenite granulomatosa		HEM	C, G
Histoplasmose	C, G	Síndrome hipereosinofílica	C, G
Micobacteriose (i. e., tuberculose)	C, G	Amiloidose	C

C: cães; G: gatos; HEM: hematopoese extramedular.
Modificada de Couto CG: Diseases of the lymph nodes and spleen. In Ettinger S, editor: *Textbook of veterinary internal medicine*, ed 3, Philadelphia, 1989, WB Saunders.

O baço reage a antígenos no sangue e à destruição de hemácias com hiperplasia dos componentes MF-AP e linfoides. Essa hiperplasia tem sido chamada "hipertrofia de trabalho" porque leva a vários graus de aumento do baço. A esplenomegalia hiperplásica é relativamente comum em cães com erliquiose, leishmaniose, endocardite bacteriana, lúpus eritematoso sistêmico ou distúrbios bacterêmicos crônicos, como discoespondilite e brucelose, e em gatos com micoplasmose ou citopenias imunomediadas.

A fagocitose de hemácias pelo sistema MF esplênico em humanos pode levar à hiperplasia dessa população celular, o que causa esplenomegalia. Isso parece ocorrer em cães e gatos com certos distúrbios hemolíticos, inclusive anemia hemolítica imunomediada, hemólise induzida por fármacos, anemia por deficiência de piruvato quinase, anemia por deficiência de fosfofrutoquinase, hemólise não esferocítica familiar em Poodles e Beagles, hemólise por corpos de Heinz e micoplasmose. Em raros casos, uma área de esplenomegalia focal é diagnosticada à histopatologia como hiperplasia (i. e., hiperplasia nodular) após a realização de uma esplenectomia.

Como nos linfonodos, o termo *esplenite* é usado em caso de predominância de leucócitos polimorfonucleares ou macrófagos no infiltrado celular. Os infiltrados também são classificados de acordo com o tipo celular em supurativos, granulomatosos, piogranulomatosos ou eosinofílicos. Abscessos esplênicos também podem ser observados, geralmente associados à perfuração por corpo estranho. A esplenite necrótica causada por anaeróbios formadores de gás pode ocorrer em cães com torção ou neoplasia esplênica. A esplenite linfoplasmocitária não pode ser distinguida da hiperplasia esplênica à citologia. A Tabela 88.3 lista os agentes etiológicos dos diferentes tipos de esplenite. Em um estudo recente de 33 cães com esplenite na Itália (Ferri et al., 2016), a maioria dos pacientes tinha esplenite purulenta (supurativa; 27%) ou piogranulomatosa (24%). Na maioria dos cães com esplenite purulenta, as bactérias podem ser identificadas pela coloração de Gram. A maioria dos cães com esplenite piogranulomatosa tinha leishmaniose.

Esplenomegalias infiltrativas também são comuns em pequenos animais. A esplenomegalia acentuada é um achado comum em cães e gatos com leucemias agudas e crônicas, embora seja mais frequente em cães; também é observada em cães e gatos com mastocitose sistêmica e em cães com histiocitose maligna. Além disso, a infiltração neoplásica difusa do baço mostra-se comum em cães e gatos com linfoma ou mieloma múltiplo. A esplenomegalia difusa pode ser o único achado ao exame físico e em técnicas de diagnóstico por imagem em gatos com gamopatias monoclonais; a punção aspirativa por agulha fina (PAAF) do baço revela infiltração difusa com plasmócitos. Isso é comum em gatos com mieloma. As neoplasias esplênicas metastáticas tendem a causar esplenomegalia focal, mas são raras.

Causas não neoplásicas de esplenomegalia infiltrativa são incomuns, à exceção da hematopoese extramedular (HEM), que é mais observada em cães do que em gatos. Como o baço retém seu potencial hematopoético fetal durante a vida adulta, diversos estímulos – como anemia, inflamação esplênica ou não esplênica grave, infiltração neoplásica do baço, hipoplasia da medula óssea e congestão esplênica – podem fazer com que o órgão retome sua capacidade hematopoética fetal e produza hemácias, leucócitos e plaquetas. O achado de HEM por PAAF percutânea do baço é a norma em cães e gatos com esplenomegalia difusa ou focal; a presença de blastos hematopoéticos pode levar a um diagnóstico errôneo de linfoma em alguns desses pacientes. Também observei HEM esplênica em cães com piometra, hemólise imunomediada, trombocitopenia imunomediada, várias doenças infecciosas e diversas neoplasias malignas, bem como em cães aparentemente saudáveis. Outro distúrbio que comumente causa esplenomegalia infiltrativa proeminente é a síndrome hipereosinofílica de gatos (e alguns cães, como Rottweilers), uma doença caracterizada por eosinofilia no sangue periférico, hiperplasia dos precursores de eosinófilos na medula óssea e infiltração de múltiplos órgãos por eosinófilos maduros (ver Capítulo 85).

Os baços caninos e felinos têm grande capacidade de armazenamento de sangue e, em circunstâncias normais, guardam 10 a 20% do volume total de sangue. No entanto, tranquilizantes e barbitúricos podem causar acúmulo de sangue no baço devido ao relaxamento do músculo liso da cápsula esplênica, o que causa esplenomegalia congestiva. O sangue acumulado em um baço dilatado pode representar até 30% de seu volume total. Anestésicos pouco usados hoje, como o halotano, também podem provocar diminuições marcantes de 10 a 20% no hematócrito e na concentração de proteínas plasmáticas em cães como resultado do mesmo mecanismo.

A hipertensão portal pode causar esplenomegalia congestiva; entretanto, essa congestão esplênica não parece ser tão comum em cães e gatos quanto em humanos. As causas de hipertensão portal que podem levar à esplenomegalia em pequenos animais são insuficiência cardíaca congestiva do lado direito, obstrução da veia cava caudal por malformações congênitas, neoplasia, dirofilariose e obstrução intra-hepática da veia cava. A trombose da veia esplênica é um achado incidental comum em cães; de modo geral, é associada à administração de corticosteroides e não tem relevância clínica. A avaliação ultrassonográfica desses pacientes revela grande distensão das veias esplênicas, portas ou hepáticas ou trombos.

Uma causa relativamente comum de esplenomegalia congestiva em cães é a torção esplênica (DeGroot et al., 2016). A torção do baço, por si só ou em associação à síndrome de dilatação gástrica, comumente provoca esplenomegalia acentuada devido à congestão. A torção esplênica pode ocorrer independentemente da síndrome de dilatação vólvulo-gástrica. A maioria dos cães acometidos são de porte grande e peito profundo, principalmente Dogues Alemães, Chow Chows e Pastores Alemães. Os sinais clínicos podem ser agudos ou crônicos. Cães com torção esplênica aguda geralmente apresentam dor e distensão abdominal aguda, vômitos, depressão e anorexia. Cães com torção esplênica crônica apresentam uma ampla variedade de sinais clínicos, incluindo anorexia, perda de peso, vômitos intermitentes, distensão abdominal, PU/PD, hemoglobinúria e dor abdominal. O exame físico geralmente revela esplenomegalia acentuada e, às radiografias, o baço tem formato de G. A ultrassonografia do abdome pode mostrar veias esplênicas muito distendidas. As principais anomalias hematológicas são anemia regenerativa, leucocitose com desvio à esquerda regenerativo e leucoeritroblastose. A coagulação intravascular disseminada parece ser uma complicação comum em cães com torção esplênica. Uma alta porcentagem de cães com torção esplênica apresenta hemoglobinúria, talvez como consequência de hemólise intravascular ou intraesplênica. Às vezes, os cães com torção esplênica e hemoglobinúria vistos em nossa clínica apresentam resultado positivo no teste direto de Coombs. O tratamento de escolha em cães com torção esplênica é a esplenectomia.

As massas esplênicas são mais comuns do que a esplenomegalia difusa em cães, enquanto o oposto é verdadeiro para gatos. A maioria das esplenectomias em cães é feita para remover massas esplênicas. Como as massas esplênicas em gatos são muito incomuns, a discussão a seguir refere-se principalmente à esplenomegalia localizada em cães.

A maioria dos oncologistas usa a regra dos dois terços – dois terços das massas esplênicas são tumores; dois terços dos tumores, malignos; e dois terços dos tumores malignos, hemangiossarcomas (HSAs). No entanto, a prevalência de diferentes tipos histológicos de massas esplênicas pode variar geograficamente.

As massas esplênicas podem ser classificadas de acordo com suas características histopatológicas e seu comportamento biológico como neoplásicas ou não neoplásicas. As massas esplênicas neoplásicas podem ser benignas ou malignas e são principalmente hemangiomas (HAs) e HSAs, embora os primeiros sejam menos comuns do que os últimos. Outras massas esplênicas neoplásicas ocasionalmente observadas são leiomiossarcomas, fibrossarcomas, leiomiomas, mielolipomas, carcinomas ou sarcomas metastáticos, tumores histiocíticos malignos e linfomas. Como regra geral, quanto maior a massa esplênica, menor a probabilidade de ser um tumor maligno (Mallinckrodt e Gottfried, 2011). As principais massas esplênicas não neoplásicas são hematomas, hiperplasia linforreticular e abscessos, embora infartos esplênicos sejam às vezes descritos como massas esplênicas em cães. Como observado, uma massa esplênica pode ser diagnosticada como um nódulo hiperplásico (ou hiperplasia nodular) à histopatologia após a esplenectomia. Quase duas décadas atrás, Spangler e Kass (1998) propuseram o termo *nódulo fibro-histiocítico esplênico* (FHN) para descrever um *continuum* de lesões focais compostas de macrófagos, células fusiformes e células linfoides. Esses autores os classificaram em bem, moderadamente e mal diferenciados e propuseram que o sistema tinha valor prognóstico.

No entanto, estudos recentes desafiaram esse conceito; e, agora, acredita-se que a FHN esplênica seja um termo genérico para diversas doenças caninas. Em uma revisão de 31 FHNs esplênicas usando histologia e imuno-histoquímica (Moore et al., 2012), 13 (42%) foram reclassificadas como hiperplasia nodular, quatro (13%) como linfoma, oito (26%) como sarcomas estromais e seis (19%) como sarcomas histiocíticos. A reclassificação dessas lesões possibilitou o prognóstico mais preciso.

No entanto, outros autores discordam dessa abordagem. Recentemente, Sabatini et al. conduziram um estudo histopatológico, molecular e de imunofenotipagem da lesão nodular esplênica em cães e descobriram que 29% eram hiperplasias nodulares linfoides (LNH); 34%, hiperplasias nodulares complexas (CNH); 31%, linfomas de zona marginal; e 6%, linfomas de células do manto (Sabatini et al., 2018). A LNH e a CNH são lesões tradicionalmente classificadas como FHN. Independentemente do subtipo histológico, o tempo médio de sobrevida após a esplenectomia nesse estudo foi de 1.087 dias.

Os HSAs são tumores vasculares malignos do baço; mostram-se extremamente comuns em cães, constituindo a neoplasia primária mais frequente em tecidos esplênicos coletados à cirurgia (i. e., esplenectomia). Essas neoplasias são muito raras em gatos. (Ver discussão mais detalhada no Capítulo 81.)

Características clínicas

Os achados à anamnese e ao exame físico em cães com esplenomegalia assemelham-se aos em cães com linfadenopatia. Os sinais clínicos em cães com esplenomegalia são vagos e inespecíficos, como anorexia, perda de peso, fraqueza, distensão abdominal, vômitos, diarreia e/ou PU/PD, que é relativamente comum em cães com esplenomegalia acentuada, em especial naqueles com torção esplênica. Embora a patogênese da PU/PD não seja clara, a polidipsia psicogênica provocada pela dor abdominal e pela distensão dos receptores de estiramento esplênico pode ser um mecanismo contribuinte. Nesses pacientes, a esplenectomia geralmente leva à resolução imediata dos sinais. Outros sinais associados à esplenomegalia são causados pelas consequências hematológicas do aumento do baço, como sangramento espontâneo por trombocitopenia, palidez por anemia e febre por neutropenia ou distúrbio primário.

Durante um exame físico de rotina em filhotes, o baço normal é facilmente palpado como uma estrutura plana de orientação dorsoventral no quadrante abdominal anterior esquerdo. Em alguns cães de peito profundo (p. ex., Setters Irlandeses, Pastores Alemães), o baço normal também é facilmente palpado durante o exame de rotina na porção medioventral do abdome ou no quadrante anterior esquerdo. Isso também ocorre em Schnauzers miniatura e em alguns Cocker Spaniels. A plenitude gástrica determina até que ponto um baço normal é palpável em outras raças de cães. É facilmente palpado no período pós-prandial porque seu contorno se adapta à grande curvatura do estômago, ficando paralelo à última costela. No entanto, nem todos os baços aumentados são palpáveis e nem todos os baços palpáveis são anormais. As características do baço à palpação são variáveis. Em cães, o baço dilatado pode ser liso ou irregular. Na maioria dos gatos com esplenomegalia acentuada, a superfície do órgão é lisa; um baço com aumento de volume difuso e protuberante em um gato sugere mastocitose sistêmica. Conforme observado, animais com anomalias hematológicas secundárias à esplenomegalia também podem ter palidez, petéquias ou equimoses.

ABORDAGEM A PACIENTES COM LINFADENOPATIA OU ESPLENOMEGALIA

Características clínico-patológicas

Hemograma completo, bioquímica sérica e urinálise devem ser solicitados, sobretudo em cães e gatos com linfadenopatias generalizadas ou regionais e aqueles com esplenomegalia difusa. Alterações no hemograma completo podem indicar um processo inflamatório sistêmico (p. ex., leucocitose com neutrofilia, desvio à esquerda, monocitose) ou neoplasia hemolinfática (p. ex., blastos circulantes em leucemia ou linfoma agudo, linfocitose acentuada sugestiva de leucemia linfocítica crônica ou erliquiose). Às vezes, o agente etiológico pode ser identificado em um esfregaço de sangue (p. ex., histoplasmose, micoplasmose, tripanossomíase, babesiose). O ensaio de reação da cadeia da polimerase (PCR) para clonalidade e imunofenotipagem com citometria de fluxo é comumente usado em nossa clínica em pacientes com linfadenopatia ou esplenomegalia e células circulantes anormais ou linfocitose. A PCR para agentes infecciosos deve sempre ser realizada em pacientes com esplenite ou hiperplasia linforreticular.

O baço exerce uma influência marcante no hemograma completo; há dois padrões de alterações hematológicas em cães e gatos com esplenomegalia: hiperesplenismo e hipoesplenismo ou asplenia. O hiperesplenismo aumenta a atividade MF, mas é raro e caracterizado por citopenias na presença de hipercelularidade da medula óssea; essas alterações resolvem-se após a esplenectomia. O hipoesplenismo é mais comum e leva a alterações hematológicas semelhantes às observadas em animais esplenectomizados, como trombocitose, esquistocitose, acantocitose, corpúsculos de Howell-Jolly e aumento do número de reticulócitos e hemácias nucleadas. Registramos a liberação de reticulócitos armazenados no baço em resposta às catecolaminas em Greyhounds de corrida.

A anemia em cães e gatos com linfadenopatia ou esplenomegalia pode ser provocada pelos diversos mecanismos já discutidos. Em resumo, a anemia da doença crônica pode ser observada em doenças inflamatórias, infecciosas ou neoplásicas; a anemia hemolítica costuma ser observada em pacientes com linfadenopatias ou esplenomegalia por hemoparasitas e em alguns cães com histiocitose maligna ou síndrome hemofagocítica. A anemia não regenerativa grave pode ser observada em cães com erliquiose crônica, gatos com distúrbios relacionados com o vírus da leucemia felina ou o vírus da imunodeficiência felina e em cães e gatos com neoplasias primárias da medula óssea (p. ex., leucemias, mieloma múltiplo).

A trombocitopenia é um achado comum em pacientes com erliquiose, FM, anaplasmose, sepse, linfomas, leucemias, mieloma múltiplo, mastocitose sistêmica e alguns distúrbios imunomediados. A pancitopenia é comum em cães com erliquiose crônica ou distúrbios imunomediados sistêmicos, em cães e gatos com linfoma ou leucemia e em gatos com distúrbios associados a infecções retrovirais.

Duas anomalias à bioquímica sérica são de valor diagnóstico em cães e gatos com linfadenopatia ou esplenomegalia difusa: a hipercalcemia e a hiperglobulinemia. A hipercalcemia é uma síndrome paraneoplásica que ocorre em cerca de 10 a 20% dos cães com linfoma e mieloma múltiplo, embora também possa ser observada em cães com blastomicose ou outras doenças inflamatórias crônicas. É extremamente rara em gatos com essas doenças. A hiperglobulinemia monoclonal mostra-se comum em cães e gatos com mieloma múltiplo e, às vezes, vista em cães com linfoma, erliquiose ou leishmaniose (ver Capítulo 89). A hiperglobulinemia policlonal revela-se comum em cães e gatos com micoses sistêmicas, em gatos com peritonite infecciosa felina e em cães com erliquiose, anaplasmose ou leishmaniose (ver Capítulo 89).

Cães e gatos com suspeita de linfadenopatia-esplenomegalia infecciosa devem sempre ser submetidos a estudos sorológicos e microbiológicos. Sorologia ou PCR para detecção de erliquiose canina, FM, brucelose e micoses sistêmicas podem ajudar a diagnosticar linfadenopatias regionais ou sistêmicas. Amostras de linfonodos para culturas de bactérias e fungos também devem ser obtidas se necessário.

Técnicas de diagnóstico por imagem

As anomalias radiográficas em cães com linfadenopatia podem estar relacionadas com o distúrbio primário ou refletir a localização e o grau da linfadenopatia. De modo geral, radiografias simples ou tomografia computadorizada (TC) são úteis em cães e gatos com linfadenopatia solitária para detectar inflamação ou neoplasia óssea primária; naqueles com linfadenopatia periférica (superficial) generalizada, para detectar o aumento dos linfonodos intratorácicos ou intra-abdominais (ver Figura 79.7); e naqueles com linfadenopatia regional profunda na cavidade torácica, para determinar a distribuição e o tamanho dos linfonodos acometidos e alterações no parênquima pulmonar e no espaço pleural.

O baço é bem visualizado em radiografias simples de abdome, mas sua aparência pode ser muito variável. Nas incidências dorsoventrais ou ventrodorsais, o baço é visto entre o fundo gástrico e o rim esquerdo. O tamanho e a localização do baço são mais variáveis nas radiografias laterais do que em projeções ventrodorsais e dorsoventrais. Em algumas raças, como Greyhounds, o baço parece aumentado em radiografias simples e ultrassonografias. Em radiografias simples, as massas esplênicas extensas geralmente são observadas no abdome caudal ou medial. A sedação ou anestesia costuma causar esplenomegalia congestiva difusa, dificultando muito a interpretação do tamanho do baço. A TC é uma boa ferramenta diagnóstica em cães com esplenomegalia focal ou difusa.

A ultrassonografia é o procedimento não invasivo de escolha para avaliar a linfadenopatia e a esplenomegalia intra-abdominais porque mostra bem o tamanho dos linfonodos e do baço com aumento de volume (Figuras 88.5 e 88.6), permitindo o monitoramento da resposta ao tratamento. Além disso, a PAAF ou a biópsia guiada por ultrassonografia podem ser realizadas com pouquíssimas complicações. A ultrassonografia abdominal pode revelar esplenomegalia difusa, massas esplênicas, congestão esplênica, nódulos hepáticos ou outras alterações; além disso, o Doppler colorido possibilita a avaliação do fluxo de sangue no baço (Huynh e Berry, 2017). Um problema importante e comum é o nódulo esplênico incidental em um cão idoso; essas lesões são comuns e, de modo geral, não têm relevância clínica, mas obscurecem o quadro clínico em um paciente com neoplasia intra-abdominal. Se possível, nódulos esplênicos devem ser aspirados e avaliados à citologia; às vezes, a imunofenotipagem ou a PCR para rearranjos em receptores de antígeno (PARR) é necessária para diferenciação de linfomas e nódulos regenerativos. Convém destacar, porém, que a presença de nódulos hepáticos em um cão com massa esplênica não é motivo para recusa de tratamento ou eutanásia, já que nódulos hepáticos regenerativos são indistinguíveis de lesões metastáticas. Além disso, nódulos esplênicos hipoecoicos são frequentemente encontrados em cães normais. A TC não pode diferenciar massas malignas e benignas em cães (Jones et al., 2016).

A imagem com radionuclídeos do baço (e, com menor frequência, dos linfonodos) usando enxofre coloidal marcado com tecnécio-99m tornou-se um método aceito em humanos e pequenos animais. No entanto, essa técnica avalia apenas a capacidade esplênica de depuração de partículas e raramente fornece um diagnóstico morfológico.

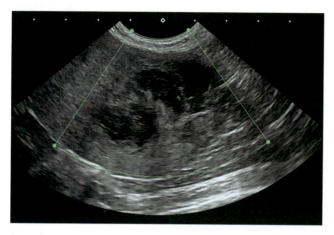

Figura 88.5 Aparência ultrassonográfica de uma massa esplênica complexa de crescimento rápido em uma Greyhound castrada de 12 anos. Observe a ausência de fluxo sanguíneo no Doppler colorido. A esplenectomia revelou um nódulo linfoide hiperplásico com formação de hematoma.

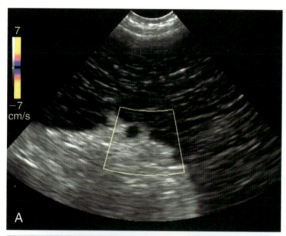

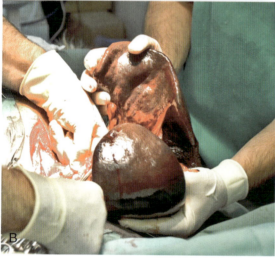

Figura 88.6 A. Aspecto ultrassonográfico de uma torção esplênica em um Chow Chow. Observe a ecotextura hipoecoica e a ausência de fluxo sanguíneo no Doppler colorido. **B.** Procedimento cirúrgico no mesmo cão. Observe o baço com torção, de cor púrpura profunda e grande aumento de volume. (**A**, cortesia do Dr. Pablo Gómez Ochoa, Vetoclok, Zaragoza, Espanha.)

Outros exames diagnósticos

A avaliação de aspirados ou espécimes de biópsia central de medula óssea pode ser benéfica em cães e gatos com linfadenopatia generalizada ou esplenomegalia causada por neoplasia hemolinfática ou doenças infecciosas sistêmicas. A leucemia aguda ou crônica em cães, por exemplo, pode ser difícil de diagnosticar com base apenas nos achados citológicos dos linfonodos, porque o diagnóstico costuma ser de linfoma, devido à presença de células linfoides bem ou mal diferenciadas. Nesses casos, a combinação de achados hematológicos e da medula óssea costuma ser diagnóstica. A avaliação da medula óssea deve sempre ser realizada antes da esplenectomia em pacientes com citopenias, pois o baço pode assumir a função hematopoética primária em cães e gatos com distúrbios primários da medula óssea, como hipoplasia ou aplasia. Nesses pacientes, a esplenectomia pode remover a única fonte de células sanguíneas circulantes, levando à morte.

A avaliação citológica de aspirados de linfonodo e baço traz muitas informações e, com frequência, é o procedimento diagnóstico definitivo em animais com linfadenopatia ou esplenomegalia difusa. Em minha experiência, a avaliação citológica de espécimes coletados de maneira apropriada leva a achados diagnósticos em cerca de 80 a 90% dos cães e 70 a 75% dos gatos com linfadenopatia e em aproximadamente 80% dos cães e gatos com esplenomegalia difusa.

Embora os linfonodos superficiais possam ser aspirados com dificuldade mínima, a aspiração bem-sucedida de linfonodos intratorácicos ou intra-abdominais ou do baço requer alguma experiência e, às vezes, deve ser feita sob a orientação de técnicas de diagnóstico por imagem (p. ex., ultrassonografia, TC; ver Capítulo 74). A PAAF de um linfonodo superficial não exige o preparo cirúrgico da área. No entanto, a aspiração de estruturas intratorácicas e intra-abdominais (p. ex., baço) requer preparação cirúrgica da área e contenção adequada do animal. Certos linfonodos intra-abdominais (p. ex., linfonodos mesentéricos ou ilíacos com grande aumento de volume) são aspirados com facilidade por abordagem transabdominal após o isolamento manual da massa. Os aspirados esplênicos são obtidos com o animal em decúbito lateral ou dorsal direito, com contenção manual ou sedação leve. A PAAF transabdominal esplênica em cães ou gatos sob sedação com fenotiazínicos ou barbitúricos geralmente produz amostras diluídas por sangue, devido à congestão esplênica; o mesmo ocorre após acoplar uma seringa à agulha e aplicar a sucção (LeBlanc et al., 2009).

Biópsias esplênicas para histopatologia também podem ser obtidas por via percutânea sob orientação ultrassonográfica com agulha do tipo Tru-Cut. Em um estudo recente, amostras percutâneas de PAAF foram comparadas a biópsias centrais com agulha (NCBs). Foram estudados de maneira prospectiva 41 cães com lesões esplênicas (Watson et al., 2010). Avaliou-se a segurança em 38, e não se observaram complicações. Patologistas clínicos e anatômicos revisaram cada amostra de PAAF e NCB, respectivamente, sem conhecimento dos resultados do outro. Os diagnósticos foram categorizados como neoplásicos, benignos, inflamatórios, normais ou não diagnósticos. O grau de concordância entre os métodos de amostragem foi categorizado como completo, parcial, discordante ou não disponível. Realizou-se a correlação do teste em 40 cães. Os resultados foram não diagnósticos em 5 de 40 NCBs (12,5%) e em nenhuma amostra de PAAF. Foram diagnosticadas neoplasias em 17 de 40 cães (42,5%); alterações benignas, em 20 de 40 cães (50%); e distúrbios inflamatórios, em nenhum de 40 cães; os achados mostraram-se normais em dois de 40 cães (5%). Em um dos 40 cães (2,5%), o diagnóstico de neoplasia revelou-se ambíguo em ambos os testes; assim, esse caso não foi categorizado. Dos 35 cães com amostras diagnósticas, os diagnósticos citopatológicos e histopatológicos concordaram por completo em 18 pacientes (51,4%), concordaram de forma parcial em 3 (8,6%) e estavam em desacordo em 14 (40%). Os patologistas revisaram os diagnósticos em desacordo ou com concordância parcial de modo colaborativo e alteraram seus diagnósticos individuais em 6 de 17 cães (35,3%) para concordância parcial ou total, respectivamente. A PAAF percutânea e a NCB podem ser realizadas com segurança em cães com alterações ultrassonográficas esplênicas. Os resultados sugerem que a adição de NCB a PAAF fornece informações complementares em cães com suspeita de neoplasia esplênica. Esse protocolo combinado melhora a detecção de neoplasia esplênica e possibilita a subclassificação neoplásica.

Em um paciente com linfadenopatia generalizada, é preciso decidir qual linfonodo aspirar. Evidentemente, a aspiração de um linfonodo com alterações teciduais representativas da doença em curso é importante. Portanto, uma amostra não deve ser obtida do linfonodo maior, pois a necrose pode impedir o diagnóstico definitivo. Como a gengivite clínica e subclínica se mostra comum em cães e gatos mais velhos, os linfonodos mandibulares não devem ser aspirados de modo rotineiro porque, de modo geral, são reativos e os achados podem obscurecer o diagnóstico primário. As técnicas de PAAF são descritas no Capítulo 74.

Há várias revisões sobre a avaliação citológica de tecidos linfoides na literatura veterinária (ver mais adiante em *Leitura sugerida*). Em resumo, os linfonodos normais são compostos, principalmente, de pequenos linfócitos (80 a 90% de todas as células); um pequeno número de macrófagos, linfócitos médios ou grandes, plasmócitos e mastócitos também pode ser encontrado. Baços normais são semelhantes, à exceção da alta concentração de hemácias devido à vascularização destes órgãos. Os linfonodos reativos (Figura 88.7) e os baços hiperplásicos são caracterizados por um número variável de células linfoides em diferentes estágios de desenvolvimento (linfócitos pequenos, médios e grandes; plasmócitos); precursores hematopoéticos são comuns em cães e gatos com hiperplasia esplênica. As características citológicas da linfadenite-esplenite variam de acordo com o agente etiológico e o tipo de reação desencadeada. Os agentes etiológicos podem ser identificados em amostras citológicas com frequência (ver Figura 74.2). As neoplasias metastáticas têm diferentes características citológicas, dependendo do grau de acometimento e do tipo celular. Carcinomas, adenocarcinomas, melanomas e mastocitomas são facilmente diagnosticados com base nos achados citológicos. No entanto, o diagnóstico citológico de sarcomas pode ser difícil porque as células neoplásicas que compõem esse tumor não esfoliam com facilidade. As neoplasias linfoides primárias (linfomas) caracterizam-se por uma população monomórfica de células linfoides que geralmente são imaturas e apresentam cromatina fina, um ou mais nucléolos, citoplasma basofílico e vacuolização (Figura 88.8). (Ver descrição mais detalhada das alterações citológicas no Capítulo 74.)

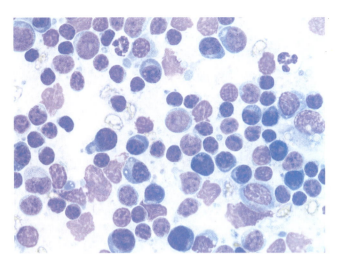

Figura 88.7 Características citológicas de um linfonodo reativo em um cão. Observe a população de células heterogêneas, formada por linfócitos pequenos, intermediários e grandes e plasmócitos abundantes (coloração Diff-Quik; × 1.000).

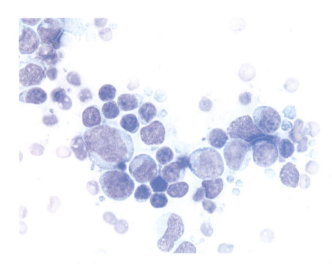

Figura 88.8 Características citológicas de um aspirado de linfonodo de um cão com linfadenopatia generalizada extensa (linfoma). Observe uma população monomórfica de grandes células redondas com cromatina rendilhada (células neoplásicas) misturadas a linfócitos pequenos normais e mais escuros; notam-se corpos linfoglandulares (coloração Diff-Quik; × 1.000).

Quando o exame citológico de um linfonodo ou baço aumentado não estabelece o diagnóstico definitivo, indicam-se a excisão do linfonodo ou a biópsia incisional ou mesmo excisional do baço para obter uma amostra para exame histopatológico. A excisão de todo o linfonodo é preferível; os espécimes de biópsia central são difíceis de interpretar porque a arquitetura do linfonodo costuma ser mal preservada. Uma biópsia percutânea com agulha do baço pode ser realizada com ultrassonografia; alternativamente, uma cunha de tecido pode ser obtida durante uma biópsia esplênica ou, se o cirurgião considerar necessário, uma esplenectomia pode ser realizada. Recentemente, técnicas de esplenectomia assistida por laparoscopia de portal único foram descritas em cães (Wright et al., 2016). Deve-se ter cuidado no manuseio dos tecidos durante a manipulação cirúrgica, pois o traumatismo pode induzir alterações artefatuais consideráveis, o que impediria a interpretação da amostra. Os linfonodos poplíteos são acessados com facilidade e comumente excisados em cães e gatos com linfadenopatia generalizada.

Depois da excisão do linfonodo, seccione-o ao meio em sentido longitudinal, faça esfregaços de impressão para análise citológica e fixe o tecido em formalina tamponada a 10% (uma parte do tecido para nove partes do fixador). A amostra, então, está pronta para ser enviada a um laboratório para avaliação. As amostras também podem ser submetidas a avaliação citoquímica ou imuno-histoquímica, estudos ultraestruturais, estudos microbiológicos e/ou avaliação molecular, inclusive PCR de microrganismos ou clonalidade. As mesmas diretrizes aplicam-se à preparação de amostras esplênicas.

TRATAMENTO DA LINFADENOPATIA OU ESPLENOMEGALIA

Conforme observado, não existe tratamento específico para cães ou gatos com linfadenopatia local, regional ou generalizada ou esplenomegalia difusa. O tratamento deve ser direcionado à(s) causa(s) da linfadenopatia ou esplenomegalia, e não ao baço ou aos linfonodos aumentados. Celiotomias ou laparoscopias exploratórias fornecem informações consideráveis sobre as características morfológicas macroscópicas de um baço aumentado e dos órgãos e tecidos adjacentes. No entanto, a visualização direta dessas estruturas pode ser enganosa porque a diferenciação de algumas massas esplênicas benignas (p. ex., hematoma, HA) de seu correspondente maligno (p. ex., HSA) com base apenas na morfologia macroscópica pode ser impossível. Como já discutido (ver seção *Técnicas de diagnóstico por imagem*), em casos raros, o cirurgião pode recomendar aos tutores a eutanásia do paciente na mesa cirúrgica devido à presença de massa esplênica e nódulos no fígado apenas para descobrir que os nódulos hepáticos representam hiperplasia nodular ou HEM e a massa primária era, na verdade, benigna (p. ex., HA ou hematoma).

Indica-se a esplenectomia no caso de torção esplênica (ver Figura 88.6 B), ruptura esplênica, de esplenomegalia sintomática ou da maioria das massas esplênicas. O valor da esplenectomia é questionável em cães com doenças hematológicas imunomediadas, cães e gatos com esplenomegalia associada ao linfoma em que a quimioterapia não induziu remissão esplênica e cães e gatos com leucemias. Contraindica-se a esplenectomia a pacientes com hipoplasia da medula óssea em que o baço é o principal sítio de hematopoese.

Embora rara, registrou-se uma síndrome de sepse pós-esplenectomia em cerca de 3% dos cães submetidos a esse procedimento cirúrgico em nossa clínica. A síndrome assemelha-se a seu correspondente humano. A maioria dos cães com sepse pós-esplenectomia avaliados em nossa clínica estava sob terapia imunossupressora no momento da cirurgia ou havia se submetido à esplenectomia devido a uma neoplasia. Essa sepse costuma ter início rápido (horas a dias); logo, recomenda-se a antibioticoterapia bactericida profilática no pós-operatório. Todos os cães com sepse pós-esplenectomia clinicamente reconhecida em nossa clínica foram a óbito em 12 horas apesar do tratamento agressivo.

Às vezes, o linfonodo aumentado provoca compressão ou obstrução mecânica de uma víscera, via respiratória ou vaso. Isso pode causar anomalias clínicas graves, como tosse intratável por linfadenopatia traqueobrônquica (ver Figura 79.7), obstrução do cólon por linfadenopatia ilíaca ou síndrome da veia cava anterior por obstrução do ducto torácico e da veia cava cranial. Há várias opções de tratamento para essas situações. Se o linfonodo for passível de ressecção cirúrgica, deve-se tentar sua excisão ou sua drenagem. Caso contrário, ou se a cirurgia ou anestesia representar um alto risco para o animal:

1. A radioterapia pode reduzir um linfonodo neoplásico e melhorar os sinais em animais com lesões neoplásicas primárias ou metastáticas. Doses anti-inflamatórias de corticosteroides podem ser usadas (0,5 mg/kg VO a cada 24 horas) em animais com lesões fúngicas, como linfadenopatia traqueobrônquica induzida por *Histoplasma*.
2. As injeções intralesionais de corticosteroides (prednisolona, 50 a 60 mg/m^2) podem ser bem-sucedidas em cães e gatos com linfomas solitários ou mastocitomas metastáticos se a radioterapia não for viável.
3. A antibioticoterapia sistêmica pode ser benéfica em animais com linfadenite supurativa solitária.

Leitura sugerida

Ballegeer EA, et al. Correlation of ultrasonographic appearance of lesions and cytologic and histologic diagnoses in splenic aspirates from dogs and cats: 32 cases (2002-2005). *J Am Vet Med Assoc*. 2007;230:690.

Clifford CA, et al. Magnetic resonance imaging of focal splenic and hepatic lesions in the dog. *J Vet Intern Med*. 2004;18:330.

Couto CG, et al. Benign lymphadenopathies. In: Weiss DJ, Wardrop KJ, eds. *Schalm's veterinary hematology*. ed 6. Ames, Iowa: Wiley-Blackwell; 2010:412.

Couto CG. A diagnostic approach to splenomegaly in cats and dogs. *Vet Med*. 1990;85:220.

DeGroot W, et al. Primary splenic torsion in dogs: 102 cases (1992-2014). *J Am Vet Med Assoc*. 2016;248:661.

Ferri F, et al. Splenitis in 33 dogs. *Vet Pathol*. 2016;54:147.

Fife WD, et al. Comparison between malignant and nonmalignant splenic masses in dogs using contrast-enhanced computed tomography. *Vet Radiol Ultrasound*. 2004;45:289.

Gamblin RM, et al. Nonneoplastic disorders of the spleen. In: Ettinger SJ, Feldman EC, eds. *Textbook of veterinary internal medicine: diseases of the dog and cat*. ed 5. St Louis: Saunders; 2000:1857.

Horvath SJ, et al. Effects of racing on reticulocyte concentrations in Greyhounds. *Vet Clin Pathol*. 2014;43:15.

Huynh E, Berry CR. Small animal abdominal ultrasonography: the spleen. Today's Veterinary Practice. March/April:93; 2017.

Jones ID, Lamb CR, Radiology RDV. Associations between dual-phase computed tomography features and histopathologic diagnoses in 52 dogs with hepatic or splenic masses. *Vet Radiol Ultrasound*. 2016;57:144–2016.

LeBlanc CJ, et al. Comparison of aspiration and nonaspiration techniques for obtaining cytologic samples from the canine and feline spleen. *Vet Clin Pathol*. 2009;38:242.

Liotta A, et al. Prevalence, location and concurrent diseases of ultrasonographic cyst-like lesions of abdominal lymph nodes in dogs. *Vet Rec*. 2017;180:326.

MacNeill AL. Cytology of canine and feline cutaneous and subcutaneous lesions and lymph nodes. *Top Companion Anim Med.* 2011;26:62.

Mallinckrodt MJ, Gottfried SD. Mass-to-splenic volume ratio and splenic weight as a percentage of body weight in dogs with malignant and benign splenic masses: 65 cases (2007–2008). *J Am Vet Med Assoc.* 2011;239:1325.

Moore AS, et al. Histologic and immunohistochemical review of splenic fibrohistiocytic nodules in dogs. *J Vet Intern Med.* 2012;26:1164.

Moore FM, et al. Distinctive peripheral lymph node hyperplasia of young cats. *Vet Pathol.* 1986;23:386.

O'Brien RT, et al. Sonographic features of drug-induced splenic congestion. *Vet Radiol Ultrasound.* 2004;45:225.

O'Keefe DA, et al. Fine-needle aspiration of the spleen as an aid in the diagnosis of splenomegaly. *J Vet Intern Med.* 1987;1:102.

Radhakrishnan A, Mayhew PD. Laparoscopic splenic biopsy in dogs and cats: 15 cases (2006-2008). *J Am Anim Hosp Assoc.* 2013;49:41.

Sabattini S, et al. Canine splenic nodular lymphoid lesions: immunophenotyping, proliferative activity, and clonality assessment. *Vet Pathol.* 2018;55:645.

Salavati Schmitz S. Retrospective characterisation and outcome of canine idiopathic mesenteric purulent lymphadenitis and lymph node abscesses at a teaching hospital from 2005 to 2015. *J Small Anim Pract.* 2016;57:690.

Sharpley JL, et al. Color and power Doppler ultrasonography for characterization of splenic masses in dogs. *Vet Radiol Ultrasound.* 2012;53:586.

Smith K, O'Brien R. Radiographic characterization of enlarged sternal lymph nodes in 71 dogs and 13 cats. *J Am Anim Hosp Assoc.* 2012;48:176.

Spangler WL, et al. Prevalence and type of splenic diseases in cats: 455 cases (1985-1991). *J Am Vet Med Assoc.* 1992;201:773.

Spangler WL, et al. Prevalence, type, and importance of splenic diseases in dogs: 1,480 cases (1985-1989). *J Am Vet Med Assoc.* 1992;200:829.

Spangler WL, Kass PH. Pathologic and prognostic characteristics of splenomegaly in dogs due to fibrohistiocytic nodules: 98 cases. *Vet Pathol.* 1998;35:488.

Suami H, et al. Lymphatic territories (lymphosomes) in a canine: an animal model for investigation of postoperative lymphatic alterations. *PLoS One.* 2013;8:e69222.

Watson AT, et al. Safety and correlation of test results of combined ultrasound-guided fine-needle aspiration and needle core biopsy of the canine spleen. *Vet Radiol Ultrasound.* 2010;52:317.

Wright T, et al. Laparoscopic-assisted splenectomy in dogs: 18 cases (2012-2014). *J Am Vet Med Assoc.* 2016;248:916.

CAPÍTULO 89

Hiperproteinemia

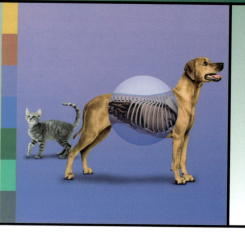

A fração de proteína plasmática é composta, principalmente, de albumina, globulinas e fibrinogênio; o soro não contém fibrinogênio devido à coagulação e à conversão em fibrina. Em algumas raças, como Greyhounds, as concentrações séricas de proteínas estão abaixo dos intervalos de referência da maioria dos laboratórios (Fayos et al., 2005). Dá-se o nome de *hiperproteinemia* ao aumento absoluto ou relativo na concentração sérica ou plasmática de proteínas. Antes da maior avaliação de um gato ou um cão com hiperproteinemia, certifique-se de que a alteração não se deve a um problema pré-analítico (p. ex., interferência de outras substâncias na determinação de proteína), uma das causas mais comuns de hiperproteinemia. A lipemia e, em menor grau, a hemólise geralmente causam aumentos artificiais na concentração plasmática ou sérica de proteínas.

Após o estabelecimento de hiperproteinemia verdadeira, convém determinar se o aumento é relativo ou absoluto. A hiperproteinemia relativa costuma ser acompanhada por eritrocitose e causada por hemoconcentração (i. e., desidratação). No entanto, em um cão ou gato anêmico, a hiperproteinemia relativa pode ser associada ao hematócrito normal (Ht); ou seja, o Ht está baixo, mas a hemoconcentração provoca um aumento artefatual. As proporções relativas (razão) de albumina e globulina fornecem informações consideráveis sobre a patogênese da hiperproteinemia. Essas informações são relatadas nos laudos de bioquímica sérica da maioria dos laboratórios de referência e analisadores internos. Às vezes, apenas as concentrações séricas de proteína total e albumina são relatadas. Nesse caso, a concentração total de globulina é determinada simplesmente pela subtração da concentração de albumina da concentração total de proteína.

Em cães e gatos com hiperproteinemia relativa (i. e., hemoconcentração), as concentrações de albumina e globulina estão acima dos valores de referência; naqueles com hiperproteinemia absoluta, apenas a concentração de globulina é maior, geralmente em associação a uma hipoalbuminemia branda ou acentuada. Não há hiperalbuminemia porque o fígado já está em sua capacidade sintética máxima. O achado de hiperalbuminemia e hiperglobulinemia indica a presença de desidratação ou um problema pré-analítico. A reidratação resolve a hiperproteinemia relativa.

Expostas a um campo elétrico (i. e., eletroforese de proteínas), as moléculas de proteínas migram de acordo com sua forma, sua carga e seu peso molecular. A coloração do gel de eletroforese após a migração geralmente revela seis bandas de proteínas distintas – albumina (mais perto do ânodo ou eletrodo negativo), alfa$_1$-globulina, alfa$_2$-globulina, beta$_1$-globulina, beta$_2$-globulina e gamaglobulina (mais perto do cátodo ou eletrodo positivo; Figura 89.1 A). A fração albumina é responsável pelas propriedades oncóticas dos fluidos corpóreos. Os reagentes de fase aguda (APRs), também denominados *proteínas de fase aguda*, migram nas regiões alfa$_2$ e alfa$_1$, enquanto as imunoglobulinas (Igs) e as proteínas do sistema complemento migram nas regiões beta e gama. Os principais APRs em cães e gatos são proteína C reativa, amiloide A sérico (SAA), haptoglobina (Hp), alfa$_1$-glicoproteína ácida (AGP) e ceruloplasmina (Cp). A maioria desses APRs pode ser medida em soro, plasma ou fluidos em laboratórios comerciais; *kits* para diagnóstico interno de proteína C reativa são comercializados em todo o mundo. As Igs migram na seguinte ordem (de ânodo para cátodo e começando na região alfa): IgA, IgM e IgG. O eletroforetograma de proteínas pode trazer informações sobre a patogênese da hiperglobulinemia.

O aumento da produção de globulinas ocorre em diversas situações clínicas, mas principalmente em dois grupos de doenças: inflamatórias-infecciosas e neoplásicas. Na inflamação e na infecção, os hepatócitos elaboram várias globulinas, denominadas coletivamente *APRs*, que causam aumentos nas frações de alfa$_2$ e alfa$_1$-globulina. Como os hepatócitos são reprogramados para produzir APRs, a síntese de albumina é interrompida, o que causa hipoalbuminemia; considera-se a albumina um APR negativo. Além dessas mudanças, o sistema imune produz diversas proteínas imunológicas (principalmente Igs) que causam aumentos nas regiões alfa$_2$, beta e/ou gama.

Como o sistema imune reage contra um microrganismo (p. ex., uma bactéria) produzindo anticorpos contra cada antígeno somático, vários clones de plasmócitos são instruídos a produzir moléculas específicas de imunoglobulinas ao mesmo tempo. Ou seja, cada clone é programado para sintetizar um tipo de anticorpo específico contra um antígeno específico.

Assim, a estimulação imune leva ao aparecimento de uma banda policlonal na região beta e/ou gama. Essa banda policlonal é ampla e irregular e contém a maioria das Igs e das proteínas do sistema complemento geradas pelas células imunes. Um eletroforetograma inflamatório infeccioso típico, portanto, consiste em uma concentração de albumina normal a ligeiramente baixa e hiperglobulinemia decorrente das maiores concentrações de alfa$_2$-globulinas (i. e., APR) e beta e gamaglobulinas (gamopatia policlonal; Figura 89.1 C).

Eletroforetogramas inflamatórios infecciosos típicos são observados em vários distúrbios comuns, inclusive piodermite crônica, piometra e outros processos supurativos crônicos; peritonite infecciosa felina (PIF); micoplasmose felina e canina e outras infecções por hemoparasitas; erliquiose, anaplasmose e leishmaniose canina; distúrbios imunomediados crônicos (p. ex., lúpus eritematoso sistêmico, poliartrite imunológica); e algumas doenças neoplásicas, embora sejam raras (Boxe 89.1). Gamopatias policlonais também são comuns em gatos idosos saudáveis.

As gamopatias monoclonais são causadas pela produção dos mesmos tipo e subtipo de molécula de Ig por clone de células imunes. Como essas moléculas são idênticas, migram em uma banda estreita (pico monoclonal ou componente M), tipicamente localizada na região beta ou gama (Figura 89.1 B). Observam-se as gamopatias monoclonais em cães com mieloma múltiplo, leucemia linfocítica crônica ou (raramente) linfoma. Também ocorrem às vezes em cães com erliquiose ou leishmaniose; recentemente, uma gamopatia monoclonal associada à infecção por *Bartonella henselae* foi relatada em um cão (Tabar et al., 2011) (Boxe 89.2). Em gatos, essas gamopatias são incomuns e associadas a tumores de plasmócitos ou linfoma, mas, raramente, ocorrem em gatos com PIF (Taylor et al., 2010; Qurollo et al., 2014).

Ocasionalmente, um cão ou gato assintomático apresenta um componente M, mas a avaliação posterior não revela uma fonte para a gamopatia monoclonal. Embora isso provavelmente represente a contrapartida da gamopatia monoclonal idiopática humana, o paciente deve ser reavaliado com

 BOXE 89.1

Doenças associadas a gamopatias policlonais em cães e gatos.

Infecciosas
- **Piodermite crônica**
- **Piometra**
- Pneumonia crônica
- **Peritonite infecciosa felina**
- Micoplasmose
- Bartonelose
- **Erliquiose**
- Anaplasmose
- **Leishmaniose**
- Doença de Chagas
- Babesiose
- **Micoses sistêmicas**

Doenças imunomediadas

Neoplasias
- Linfomas
- Mastocitomas
- **Tumores necróticos ou supurativos**

Nota: As causas em **negrito** são comuns; as em fonte-padrão mostram-se incomuns.

 BOXE 89.2

Doenças associadas a gamopatias monoclonais em cães e gatos.

Mieloma múltiplo
Leucemia linfocítica crônica
Linfoma
Gamopatia monoclonal "idiopática"
Erliquiose
Leishmaniose
Bartonelose
Peritonite infecciosa felina
Inflamação crônica

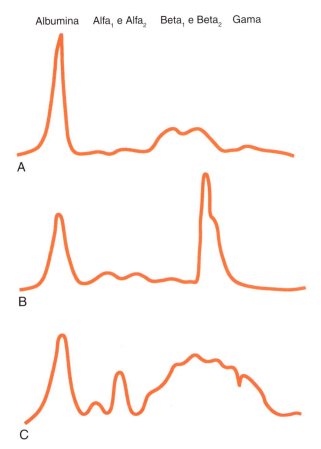

Figura 89.1 A. Eletroforetograma de proteína sérica canina ou felina normal. **B.** Eletroforetograma de um cão com mieloma múltiplo e gamopatia monoclonal na região beta$_2$-gama. Observe a ponta estreita com aproximadamente a mesma largura da faixa de albumina. **C.** Eletroforetograma de um gato com peritonite infecciosa felina e uma gamopatia policlonal típica. Observe o pico em Alfa$_2$ (APRs) e os picos de base ampla em betagama.

frequência para a detecção de uma doença maligna clinicamente emergente. Em gatos, a principal fonte de componente M é o baço; gatos assintomáticos com gamopatia monoclonal tendem a apresentar uma população neoplásica de plasmócitos bem diferenciados. Portanto, é provável que esses gatos tenham mieloma atípico.

O tratamento de cães e gatos com gamopatias monoclonais ou policlonais direciona-se à doença primária. (Ver discussão sobre esses tratamentos nas seções específicas deste livro.)

Leitura sugerida

Breitschwerdt EB, et al. Monoclonal gammopathy associated with naturally occurring canine ehrlichiosis. *J Vet Intern Med*. 1987;1:2.

Burkhard MJ, et al. Monoclonal gammopathy in a dog with chronic pyoderma. *J Vet Intern Med*. 1995;9:357.

Cerón JJ, et al. Electrophoresis and acute phase protein measurement. In: Weiss DJ, Wardrop KJ, eds. *Schalm's veterinary hematology*. 6th ed. Ames, Iowa: Wiley-Blackwell; 2010:1157.

Cerón JJ, et al. Acute phase proteins in dogs and cats: current knowledge and future perspectives. *Vet Clin Pathol*. 2008;34:85.

Fayos M, et al. Serum protein electrophoresis in retired racing Greyhounds. *Vet Clin Pathol*. 2005;34:397.

Font A, et al. Monoclonal gammopathy in a dog with visceral leishmaniasis. *J Vet Intern Med*. 1994;8:233.

Patel RT, et al. Multiple myeloma in 16 cats: a retrospective study. *Vet Clin Pathol*. 2005;34:341.

Qurollo BA, et al. Co-infection with Anaplasma platys, Bartonella henselae, Bartonella koehlerae and "Candidatus Mycoplasma haemominutum" in a cat diagnosed with splenic plasmacytosis and multiple myeloma. *J Feline Med Surg*. 2014;16(8):713–720.

Tabar MD, et al. Gammopathy in a Spanish dog infected with Bartonella henselae. *J Small Anim Pract*. 2011;52(4):209–212.

Taylor SS, et al. Serum protein electrophoresis in 155 cats. *J Feline Med Surg*. 2010;12(8):643–653.

Weiser MG, et al. Granular lymphocytosis and hyperproteinemia in dogs with chronic ehrlichiosis. *J Am Anim Hosp Assoc*. 1991;27:84.

CAPÍTULO 90

Febre de Origem Indeterminada

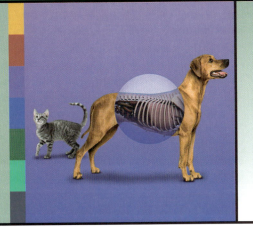

FEBRE E FEBRE DE ORIGEM INDETERMINADA

O termo *febre* refere-se a uma síndrome de mal-estar ou sinais clínicos sistêmicos inespecíficos acompanhados por febre ou hipertermia. A febre é uma resposta fisiológica protetora a causas infecciosas e não infecciosas de inflamação que aumenta a capacidade do hospedeiro de eliminação de um agente nocivo.

Vários estímulos, inclusive bactérias, endotoxinas, vírus, imunocomplexos, proteínas ativadas do sistema complemento e tecido necrótico, desencadeiam a liberação de pirógenos endógenos pelo sistema fagocítico, em especial células mononucleares ou macrófagos. Esses pirógenos endógenos são interleucina 1, fator de necrose tumoral e interleucina 6, entre outros. Essas moléculas ativam o núcleo pré-óptico do hipotálamo, elevando o ponto de ajuste do termostato, gerando calor através de contração muscular e tremores e conservando o calor por meio da vasoconstrição.

Em humanos, vários padrões de febre foram associados a distúrbios específicos; entretanto, isso não parece ocorrer em cães e gatos. Pessoas com febre contínua a apresentar por vários dias ou semanas. Esse tipo de febre está associado a endocardite bacteriana, lesões do sistema nervoso central, tuberculose e algumas doenças malignas. Em pessoas com febre intermitente, a temperatura corpórea normaliza-se, mas volta a subir por períodos de 1 a 2 dias; isso é visto na brucelose e em algumas doenças malignas. Na febre remitente, a temperatura varia de modo acentuado a cada dia, mas está sempre acima do normal (39,2°C); esse tipo de febre está associado a infecções bacterianas. O termo *febre recorrente* é usado quando os períodos febris se alternam com períodos variáveis de temperatura corpórea normal, conforme observado em humanos com malária.

O termo *febre de origem indeterminada* (ou desconhecida) (FOI) é usado de maneira informal na medicina veterinária em referência a uma síndrome febril sem diagnóstico evidente. Na medicina humana, a FOI refere-se a uma síndrome febril com mais de 3 semanas de duração que permanece sem diagnóstico após 1 semana de avaliação hospitalar completa. Se o termo FOI fosse usado em animais como recomendado em humanos, poucos cães e gatos o teriam. Portanto, neste capítulo, a discussão concentra-se na abordagem de um cão, ou um gato, com febre que não responde ao tratamento com antibióticos antibacterianos e sem diagnóstico evidente após uma investigação mínima (p. ex., hemograma completo, bioquímica sérica, urinálise).

Como regra geral, deve-se presumir que o cão ou o gato com febre têm infecção até prova em contrário. Isso parece ser verdade, já que uma grande proporção de cães e gatos com febre responde ao tratamento antibacteriano inespecífico. A maioria desses animais não é submetida a nenhuma avaliação clínico-patológica porque a febre responde prontamente ao tratamento.

DISTÚRBIOS ASSOCIADOS À FEBRE DE ORIGEM INDETERMINADA

Em humanos, certas doenças infecciosas, neoplásicas e imunomediadas estão associadas à FOI. Cerca de um terço dos pacientes tem doenças infecciosas; um terço, câncer (sobretudo tumores hematológicos, como linfoma e leucemia); e o terço restante, doenças imunomediadas, granulomatosas ou diversas. Em 10 a 15% dos pacientes com FOI, o distúrbio subjacente não é diagnosticado apesar dos esforços intensos. Em um estudo com 66 cães com febre, doenças infecciosas foram diagnosticadas em 26% dos pacientes; doenças imunomediadas, em 35%; e neoplasias em 8%. Além disso, o diagnóstico não pôde ser estabelecido em 23% dos indivíduos (Battersby et al., 2006). Em um estudo mais recente de 50 cães com febre avaliados em um hospital universitário da França, 48% foram diagnosticados com doenças inflamatórias não infecciosas; 18%, com doenças infecciosas; e 6%, com neoplasias. O diagnóstico final não pôde ser obtido em 28% dos casos (Chervier et al., 2012). Nesse estudo, dos primeiros procedimentos diagnósticos, hematologia (23%), bioquímica (25%) e técnicas de diagnóstico por imagem (27%) revelaram-se os mais úteis na obtenção de um diagnóstico, enquanto imunologia e bacteriologia foram os menos úteis (≈ 4% cada). A citologia e a histopatologia mostraram-se os métodos diagnósticos avançados que forneceram mais respostas (56%).

Assim, ao contrário do que se pensava antes, as doenças infecciosas não parecem ser a causa mais comum de FOI em cães (e, provavelmente, em gatos). Em vez disso, distúrbios inflamatórios não infecciosos, inclusive doenças imunomediadas, representam a maioria dos casos com FOI que acabam sendo diagnosticados (Tabela 90.1). Curiosamente, apesar da avaliação agressiva, a causa da febre não pode ser determinada em 10 a 25% dos pequenos animais.

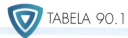

TABELA 90.1

Causas de febre de origem indeterminada em cães e gatos.

Causa	Espécies acometidas	Causa	Espécies acometidas
Infecciosa		**Imunomediada**	
Bacteriana		Poliartrite	C, G
Endocardite bacteriana	C	Vasculite	C
Brucelose	C	Meningite	C
Tuberculose	C, G	Lúpus eritematoso sistêmico	C, G
Micoplasmose	C, G	Anemia hemolítica imunomediada	C, G
Peste bubônica	G	Febre responsiva a corticosteroides	C, G
Borreliose	C	Neutropenia responsiva a corticosteroides	C, G
Bartonelose	C, G	**Neoplásica**	
Infecção supurativa (p. ex., abscesso [fígado, pâncreas], piometra de coto, prostatite, discoespondilite, pielonefrite, peritonite, piotórax, artrite séptica)	C, G	Leucemia aguda	C, G
		Leucemia crônica	C, G
		Linfoma	C, G
		Histiocitose maligna	C
		Mieloma múltiplo	C, G
		Tumores sólidos necróticos	C, G
Riquétsias		**Diversas**	
Erliquiose, anaplasmose, febre maculosa, envenenamento por salmão (infecção por *Neorickettsia helminthoeca*)	C, G	Doenças ósseas metabólicas	C
		Induzida por fármacos (tetraciclina, penicilinas, sulfa)	C, G
Fúngica			
Histoplasmose	C, G		
Blastomicose	C, G	Necrose de tecido	C, G
Coccidioidomicose	C	Hipertireoidismo	C, G
Viral		Idiopática	C, G
Peritonite infecciosa felina	G		
Infecção pelo vírus da leucemia felina	G		
Infecção pelo vírus da imunodeficiência felina	G		
Circovírus	C		
Protozoária			
Babesiose	C		
Hepatozoonose	C		
Citauxzoonose	G		
Doença de Chagas	C		
Leishmaniose	C, G		

C: cão; G: gato.

ABORDAGEM DIAGNÓSTICA AO PACIENTE COM FEBRE DE ORIGEM INDETERMINADA

O cão ou o gato com FOI deve ser avaliado de maneira sistemática. De modo geral, usamos uma abordagem em três estágios em nossa clínica (Boxe 90.1). O primeiro estágio é composto de anamnese e exame físico completos, bem como banco de dados mínimo (hemograma completo, bioquímica sérica, urinálise). O segundo estágio é formado por outros exames diagnósticos invasivos ou não. O terceiro estágio consiste em um ensaio terapêutico, instituído em caso de ausência de diagnóstico após a conclusão do segundo estágio.

Anamnese e exame físico

O paciente febril que não responde ao tratamento antibacteriano requer um curso de ação. A anamnese e o exame físico completos devem ser realizados. A anamnese raramente indica a causa da febre. No entanto, o histórico de carrapatos pode sugerir uma doença transmitida por vetor, a administração de tetraciclina (principalmente em gatos) pode indicar uma febre induzida por medicamentos e viagens para áreas com endemias de micoses sistêmicas devem levar a uma investigação mais profunda, composta de citologia, sorologia, culturas e reação da cadeia da polimerase (PCR).

Durante o exame físico, os órgãos linforreticulares devem ser avaliados, pois inúmeras doenças infecciosas que os afetam (p. ex., erliquiose, anaplasmose, febre maculosa, bartonelose, leishmaniose, leucemia, micoses sistêmicas) podem causar febre. O baço ou os linfonodos com aumento de volume devem ser avaliados à citologia por meio de punção aspirativa com agulha fina (PAAF). Uma amostra de PAAF também pode ser obtida para cultura bacteriana e fúngica e antibiograma ou PCR se a citologia revelar evidências de infecção ou inflamação. Qualquer massa palpável ou qualquer edema também devem ser avaliados com amostras obtidas por PAAF para descartar inflamação granulomatosa, piogranulomatosa e supurativa e neoplasia (ver Capítulo 74).

Inspecione e palpe completamente a orofaringe à procura de sinais de faringite, estomatite ou abscessos em raiz dentária. Os ossos também devem ser palpados com cuidado, sobretudo em cães jovens, porque distúrbios ósseos metabólicos, como osteodistrofia hipertrófica e panosteíte, podem causar febre associada a dores ósseas. A palpação e a movimentação passiva de todas as articulações também são indicadas em busca de monoartrite, oligoartrite ou poliartrite. O exame neurológico deve ser realizado para a detecção de sinais de meningite ou outras lesões do sistema nervoso central. Em gatos idosos, a região cervical ventral deve ser palpada para a detecção de aumento de volume ou nódulos da tireoide.

O tórax deve ser auscultado cuidadosamente em busca de sopro, que pode indicar endocardite bacteriana. Um exame ocular completo pode revelar alterações sugestivas de uma causa específica (p. ex., coriorretinite em gatos com peritonite infecciosa felina ou cães com erliquiose monocítica).

Avaliação clínico-patológica

Em cães e gatos com febre persistente, um banco de dados mínimo, composto de hemograma completo, bioquímica sérica, urinálise, urocultura bacteriana e antibiograma, deve sempre ser elaborado. O hemograma completo pode fornecer pistas importantes sobre a causa da febre (Tabela 90.2). A bioquímica sérica também pode trazer informações diagnósticas em cães e gatos com FOI e revelar, de modo indireto, a função dos órgãos do parênquima. Alguns laboratórios incluem a proteína C reativa em seu perfil, cuja concentração tende a ser elevada em pacientes com doenças infecciosas e outras doenças inflamatórias, mas não é específica. A hiperglobulinemia e a hipoalbuminemia podem indicar um distúrbio infeccioso, imunomediado ou neoplásico (ver Capítulo 89). O achado de piúria ou cilindros de leucócitos à urinálise pode indicar uma infecção do trato urinário, que pode ser a causa da FOI (i. e., pielonefrite). A proteinúria associada ao sedimento urinário inativo deve levar à avaliação da razão proteína/creatinina urinária para descartar glomerulonefrite ou amiloidose como causa da febre.

O Boxe 90.1 lista outros exames diagnósticos que podem ser necessários em pacientes com FOI. Indica-se a ecocardiografia apenas se o paciente apresentar sopro cardíaco, pois ela

BOXE 90.1

Avaliação diagnóstica de cão ou gato com febre de origem indeterminada.

Primeiro estágio
- Hemograma completo
- Bioquímica sérica e concentração de tiroxina
- Urinálise
- Cultura bacteriana de urina e antibiograma
- PAAF de órgãos aumentados, massas ou aumentos de volume

Segundo estágio
- Radiografias torácicas
- Ultrassonografia abdominal
- Ecocardiografia
- Hemoculturas bacterianas em série
- Testes imunológicos (anticorpo antinuclear, fator reumatoide)
- Determinações de reagentes de fase aguda (p. ex., proteína C reativa)
- Eletroforese de proteínas séricas
- Sorologia ou PCR (ver Tabela 90.1)
- Artrocentese (citologia e cultura)
- Biópsia de qualquer lesão ou órgão aumentado
- Aspiração da medula óssea (citologia e cultura bacteriana e fúngica)
- Análise do liquor
- Varredura de leucócitos ou ciprofloxacino
- Celiotomia exploratória

Terceiro estágio
- Ensaio terapêutico (antipiréticos, antibióticos, corticosteroides)

PAAF: punção aspirativa com agulha fina; PCR: reação da cadeia da polimerase.

TABELA 90.2

Alterações hematológicas em cães e gatos com febre de origem indeterminada.

Alteração hematológica	Causa da febre
Anemia regenerativa	Doença imunomediada, hemoparasitas (p. ex., *Mycoplasma*, *Babesia*), fármacos
Anemia não regenerativa	Infecção, inflamação crônica, doença imunomediada, necrose tecidual, câncer, endocardite
Neutrofilia com desvio à esquerda	Infecção, doença imunomediada, necrose tecidual, câncer, endocardite
Neutropenia	Leucemia, doença imunomediada, infecção piogênica, doença infiltrativa da medula óssea, fármacos
Monocitose	Infecção, doença imunomediada, necrose tecidual, linfoma, endocardite, histiocitose
Linfocitose	Erliquiose, anaplasmose, doença de Chagas, leishmaniose, leucemia linfocítica crônica
Eosinofilia	Síndrome hipereosinofílica, inflamação eosinofílica, linfoma
Trombocitopenia	Doenças causadas por riquétsias, leucemia, linfoma, fármacos, doença imunomediada
Trombocitose	Infecções (crônicas), doenças imunomediadas

raramente detecta lesão valvar em cães sem sopro. Algumas das doenças infecciosas listadas na Tabela 90.1 podem ser diagnosticadas com base em achados à sorologia, cultura ou PCR.

O fluido de várias articulações deve ser aspirado para avaliação citológica e, talvez, cultura bacteriana, já que a poliartrite pode ser a única manifestação de um distúrbio infeccioso ou imunomediado generalizado (p. ex., anaplasmose, erliquiose granulocítica). A radiografia torácica e a ultrassonografia abdominal devem ser realizadas em busca de um foco séptico silencioso. Cães e gatos com sinais neurológicos associados à febre devem ser submetidos à punção do liquor; em cães, vasculite ou meningite imunomediada podem causar elevações acentuadas da temperatura. Se o diagnóstico ainda não tiver sido estabelecido, aspirados de medula óssea para citologia e cultura bacteriana e fúngica também devem ser obtidos. Uma varredura de leucócitos ou ciprofloxacino pode revelar um foco séptico oculto, mas é raramente feita na prática. Por fim, se não houver um diagnóstico definitivo, pode ser iniciado um ensaio terapêutico com agentes antibacterianos ou antifúngicos específicos ou doses imunossupressoras de corticosteroides.

Tratamento

Após o estabelecimento do diagnóstico definitivo, institua o tratamento específico. O problema é a ausência de diagnóstico definitivo. Nesses pacientes, as alterações no hemograma completo geralmente são a única anomalia clínico-patológica (ver Tabela 90.2). Ou seja, os resultados das culturas de bactérias e fungos, sorologias, PCR, técnicas de diagnóstico por imagem e PAAFs são negativos ou normais. Se o paciente já foi tratado com um antibiótico bactericida de amplo espectro, tente a administração de doses imunossupressoras de corticosteroides. No entanto, antes de instituir o tratamento imunossupressor, os tutores devem ser informados sobre as possíveis consequências dessa abordagem, principalmente o fato de que um cão ou um gato com doença infecciosa não diagnosticada pode morrer devido à disseminação sistêmica do microrganismo após o início da terapia. Cães e gatos submetidos a um ensaio terapêutico com corticosteroides devem ser mantidos no hospital e monitorados com frequência quanto ao agravamento dos sinais clínicos, caso em que o tratamento deve ser interrompido. Em pacientes com FOI imunomediada (ou responsiva a corticosteroides), a febre e os sinais clínicos desaparecem 24 a 48 horas após o início do tratamento.

Em caso de ausência de resposta aos corticosteroides, restam duas opções. Uma é dar alta ao paciente e tratá-lo com antipiréticos, como ácido acetilsalicílico (10 a 25 mg/kg por via oral [VO] a cada 12 horas, em cães; e 10 mg/kg VO a cada 72 horas em gatos) ou outros anti-inflamatórios não esteroidais (AINEs), e solicitar seu retorno à clínica para uma reavaliação completa em 1 a 2 semanas. Os antipiréticos devem ser usados com cautela, mas, como a febre é um mecanismo de proteção e a redução da temperatura corpórea, pode ser prejudicial em um animal com doença infecciosa. Também é importante notar que alguns AINEs têm efeitos ulcerogênicos. Eles podem causar citopenias e até nefropatia tubular em caso de desidratação ou administração de outros medicamentos nefrotóxicos. A segunda opção é continuar a antibioticoterapia com uma combinação de fármacos bactericidas (p. ex., ampicilina e enrofloxacino) por um mínimo de 5 a 7 dias.

Leitura sugerida

Battersby IA, et al. Retrospective study of fever in dogs: laboratory testing, diagnoses and influence of prior treatment. *J Small Anim Pract*. 2006;47:370.

Chervier C, et al. Causes, diagnostic signs, and the utility of investigations of fever in dogs: 50 cases. *Can Vet J*. 2012;53:525.

Dunn KJ, Dunn JK. Diagnostic investigations in 101 dogs with pyrexia of unknown origin. *J Small Anim Pract*. 1998;39:574.

Feldman BF. Fever of undetermined origin. *Compend Contin Educ*. 1980;2:970.

Flood J. The diagnostic approach to fever of unknown origin in dogs. *Compend Contin Educ Vet*. 2009;31:14.

Flood J. The diagnostic approach to fever of unknown origin in cats. *Compend Contin Educ Vet*. 2009;31:26.

Harkin KR. Uncovering the Cause of Fever in Dogs. *Today's Vet Pract*. 2016;July/August:30–35.

Harkin KR. Uncovering the Cause of Fever in Cats. *Today's Vet Pract*. 2017;March/April:75–84.

Scott-Moncrieff JC, et al. Systemic necrotizing vasculitis in nine young beagles. *J Am Vet Med Assoc*. 1992;201:1553.

PARTE 14 ■ Doenças Infecciosas
Michael R. Lappin

CAPÍTULO 91

Diagnóstico Laboratorial de Doenças Infecciosas

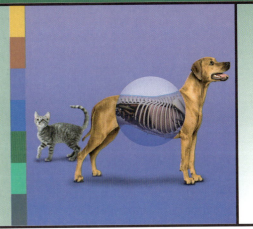

As síndromes clínicas induzidas por agentes infecciosos são comuns na clínica de pequenos animais. Os achados à anamnese e ao exame físico são utilizados para desenvolver uma lista de diagnósticos diferenciais e determinar os prováveis agentes infecciosos responsáveis pela doença. Gatos jovens não vacinados com conjuntivite, por exemplo, geralmente apresentam infecção pelo herpes-vírus de tipo 1, *Chlamydia felis* ou *Mycoplasma felis*; a presença de úlcera dendrítica indica herpes-vírus de tipo 1. Os resultados de hemograma completo, bioquímica sérica, urinálise, radiografias ou ultrassonografia também podem sugerir doenças infecciosas. Um cão com poliúria, polidipsia, leucocitose neutrofílica, azotemia, piúria e rim com margens irregulares ao exame radiográfico, por exemplo, provavelmente tem pielonefrite. Depois do estabelecimento do diagnóstico presuntivo, é preciso determinar se mais exames são necessários ou se um tratamento já deve ser instituído. Às vezes, o tratamento empírico é adequado em infecções simples, observadas pela primeira vez em cães ou gatos sem doença com risco de vida (ver Capítulo 92). No entanto, de modo geral, mostra-se preferível ter um diagnóstico definitivo para que o tratamento, a prevenção, o prognóstico e as questões zoonóticas possam ser resolvidos da melhor maneira possível.

O registro da presença do agente infeccioso por meio de citologia, cultura, testes de detecção de antígenos e técnicas de diagnóstico molecular é a melhor maneira de fazer um diagnóstico definitivo. A detecção de anticorpos costuma auxiliar o diagnóstico de doenças infecciosas específicas, mas pode ser inferior à demonstração do microrganismo por três razões: (1) os anticorpos podem persistir por muito tempo depois da resolução de uma doença infecciosa; (2) a sorologia positiva não confirma a doença clínica induzida pelo agente infeccioso; e, (3) em infecções peragudas, a sorologia pode ser negativa caso não tenha havido tempo para o desenvolvimento das respostas imunes humorais. Este capítulo discute a demonstração de microrganismos comuns e as técnicas de detecção de anticorpos usadas na clínica de pequenos animais.

DEMONSTRAÇÃO DO MICRORGANISMO

EXAME DE FEZES

O exame de fezes pode ajudar a diagnosticar doenças parasitárias dos tratos gastrintestinal (ver Capítulo 27) e respiratório (ver Capítulo 20). As técnicas mais utilizadas são esfregaço direto e com solução salina, esfregaço corado, flotação fecal e técnica de Baermann; todas podem ser facilmente realizadas em uma clínica de pequenos animais.

Esfregaço direto

Fezes frescas e líquidas com grandes quantidades de muco devem ser imediatamente examinadas à microscopia para a detecção de trofozoítos, como os de *Giardia* spp. em casos de diarreia do intestino delgado, e os de *Tritrichomonas fetus* (*T. blagburni*), em casos de diarreia do intestino grosso. O esfregaço direto com solução salina pode melhorar a observação desses microrganismos móveis. Misture bem uma quantidade de 2 mm × 2 mm × 2 mm de fezes frescas com 1 gota de NaCl a 0,9% ou água. Colete o material da superfície das fezes ou do muco que as reveste, que é a área em que os trofozoítos são mais comuns. Coloque uma lamínula e avalie o esfregaço para a detecção de microrganismos móveis em aumento de 100 × (i. e., com objetiva de 10 × na maioria dos microscópios).

Esfregaço corado

Um esfregaço fino de fezes pode ser feito de todos os cães e gatos com diarreia. O material deve ser coletado por *swab* retal, se possível, para aumentar as chances de achado de leucócitos e alguns microrganismos, como *Histoplasma capsulatum*. Introduza cuidadosamente um *swab* pelo ânus, por 3 a 4 cm até o reto terminal, em direção à parede do órgão e gire-o várias vezes. A colocação de 1 gota de NaCl a 0,9% no *swab* facilita a passagem pelo ânus e não prejudica a morfologia celular. Role a ponta do *swab* em uma lâmina de microscópio, suavemente e várias vezes, para formar áreas de esfregaço com espessura variável (Figura 91.1). Após a secagem ao ar, a lâmina pode ser corada. Leucócitos e bactérias de morfologia compatível com *Campylobacter* spp. (espiroquetas) ou *Clostridium perfringens* (bastonetes formadores de esporos; Figura 91.2) podem ser observados após a coloração com Diff-Quik, Wright ou Giemsa (ver seção *Citologia*). No entanto, esses achados não confirmam o diagnóstico, pois há muitas espiroquetas nas fezes, e a detecção citológica de supostos esporos de *C. perfringens* nem sempre é correlacionada com a presença de enterotoxinas. *Histoplasma capsulatum* ou *Prototheca* podem ser observados no citoplasma de células mononucleares. O azul de metileno em tampão de acetato (pH 3,6) cora os trofozoítos dos protozoários entéricos. As colorações de iodo e verde de metila também são usadas para a demonstração de protozoários. A coloração ácido-álcool resistente modificada de um esfregaço fecal fino pode ser realizada em cães e gatos com diarreia para auxiliar o diagnóstico de criptosporidiose. Os *Cryptosporidium* spp. são os únicos microrganismos entéricos com aproximadamente 4 a 6 μm de diâmetro que assumem aparência rosa a vermelho à coloração ácido-resistente (Figura 91.3).

Flotação fecal

Cistos, oocistos e ovos nas fezes podem ser concentrados para aumentar a sensibilidade de sua detecção. Diversas técnicas podem ser usadas em clínicas veterinárias. As técnicas de centrifugação são mais sensíveis do que as de flotação passiva. A maioria dos ovos, oocistos e cistos é facilmente identificada após a centrifugação em solução de sulfato de zinco (Boxe 91.1) ou solução de açúcar de Sheather. Esses procedimentos são superiores às técnicas de flotação passiva para a demonstração de cistos de protozoários (em especial *Giardia* spp.; Figura 91.4). Muitos profissionais solicitam esse serviço a grandes laboratórios, mas em um estudo a sensibilidade da detecção de cistos de *Giardia* foi superior em um laboratório universitário menor do que em um laboratório comercial (Hascall et al., 2016). A sedimentação fecal recupera a maioria dos cistos e ovos, mas também detritos.

Técnica de Baermann

Essa técnica é usada para a concentração de larvas móveis nas fezes. As fezes são diluídas em água, colocadas em funil fechado na extremidade ventral. As larvas concentram-se por gravidade. Alguns parasitas respiratórios são eliminados como ovos larvados, porém as larvas são eliminadas logo após a saída nas fezes. Ovos ou larvas de parasitas respiratórios também podem ser detectados por avaliação citológica de lavados das vias respiratórias (Figura 91.5).

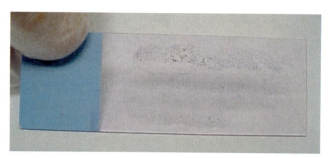

Figura 91.1 Esfregaço fecal corado com Diff-Quik mostrando a espessura apropriada.

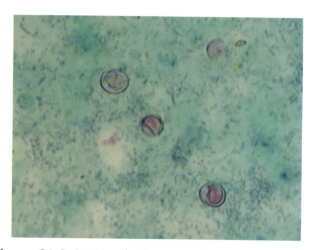

Figura 91.3 Oocistos de *Cryptosporidium parvum* à coloração ácido-álcool resistente modificada. Os oocistos têm cerca de 4 × 6 μm.

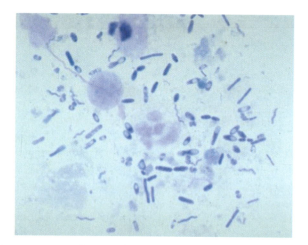

Figura 91.2 Esfregaço fecal fino corado com Wright. Há um neutrófilo e bastonetes formadores de esporos no centro do campo.

 BOXE 91.1

Procedimento de centrifugação com sulfato de zinco.

1. Coloque 1 g de material fecal em um tubo cônico de 15 mℓ para centrífuga
2. Adicione 8 gotas de iodo Lugol® e misture bem
3. Adicione 7 a 8 mℓ de sulfato de zinco (gravidade específica 1,18)* e misture bem
4. Adicione sulfato de zinco até que o menisco seja ligeiramente positivo
5. Cubra a parte superior do tubo com uma lamínula
6. Centrifugue a 1.500 a 2.000 rpm por 5 min
7. Remova a lamínula e coloque em uma lâmina de microscópio limpa para exame microscópico
8. Examine toda a área sob a lamínula para detecção de ovos, oocistos ou larvas em × 100

*Adicione 330 g de sulfato de zinco a 670 mℓ de água destilada.

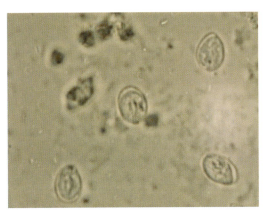

Figura 91.4 Cistos de *Giardia* após flotação com sulfato de zinco. Os cistos têm cerca de 10 × 8 μm.

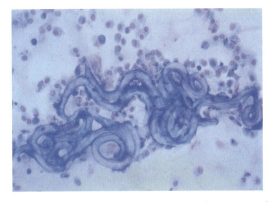

Figura 91.5 Larvas de *Aelurostrongylus abstrusus* no lavado broncoalveolar. (Cortesia do Dr. Timothy Hackett, Colorado State University, Fort Collins, EUA.)

Preservação das fezes

As fezes devem ser refrigeradas, não congeladas, até a análise. É provável que oocistos refrigerados de *Toxoplasma gondii* não esporulem e se tornem infecciosos. Além disso, nas fezes refrigeradas, as leveduras crescem menos, o que diminui os resultados falso-positivos. A amostra de fezes enviada a um laboratório de diagnóstico e não submetida à análise em 48 horas deve ser preservada em álcool polivinílico, mertiolato-iodo-formalina ou formalina a 10%. A formalina a 10% é bastante usada devido à sua disponibilidade; adicione 1 parte de fezes a 9 partes de formalina e misture bem.

CITOLOGIA

A avaliação citológica de exsudatos, aspirados de medula óssea, esfregaços de sangue, fluido sinovial, escovações gástricas, secreções duodenais, urina, lavados prostáticos, lavados das vias respiratórias, esfregaços fecais, impressões de tecidos e biópsias por aspiração é uma ferramenta barata e extremamente valiosa para o registro de agentes infecciosos. (Ver achados citológicos associados a alguns agentes infecciosos nos capítulos específicos.) A demonstração citológica de alguns agentes infecciosos constitui um diagnóstico definitivo. O uso da aparência morfológica e da coloração de Gram das bactérias para a escolha de antibióticos empíricos enquanto os resultados da cultura e do antibiograma não estão prontos não é mais recomendado, pois seus resultados não são precisos (Lappin et al., 2017).

Os esfregaços finos são preferíveis para a demonstração da maioria dos agentes infecciosos. O sangue pode ser preparado da seguinte maneira: coloca-se 1 gota de sangue com tamanho de uma cabeça de fósforo em uma das extremidades de uma lâmina de microscopia limpa. A borda curta de outra lâmina (i. e., lâmina espalhadora) é colocada contra a primeira lâmina em um ângulo de 30° e puxada para trás até o contato entre o sangue e a lâmina espalhadora. Depois que o sangue se espalha por toda a largura da lâmina espalhadora, essa é suave e rapidamente afastada do sangue em todo o comprimento da primeira lâmina. Com outras amostras, põe-se a lâmina espalhadora suavemente sobre o material; as lâminas são então delicada e rapidamente separadas em planos paralelos. As células em lavados das vias respiratórias, lavados prostáticos, urina, humor aquoso e liquor devem ser peletizadas por centrifugação a 2.000 g por 5 minutos antes da coloração. Se possível, prepare várias lâminas. Após a colocação em lâmina de microscopia, deixe o material secar ao ar em temperatura ambiente; a seguir, fixe (caso indicado pelo procedimento) e proceda à coloração. As lâminas que não forem coradas imediatamente devem ser fixadas por imersão em metanol a 100% e secadas ao ar.

As amostras citológicas podem ser coradas com técnicas de rotina; há técnicas imunocitoquímicas para determinados patógenos (ver *Técnicas imunológicas* adiante). As colorações usadas na rotina para o diagnóstico de doenças infecciosas na clínica de pequenos animais são a coloração de Wright-Giemsa, Diff-Quik, Gram e ácido-álcool resistente. As técnicas imunocitoquímicas (p. ex., coloração com anticorpos fluorescentes de células da medula óssea para detecção do vírus da leucemia felina) são realizadas apenas em laboratórios de referência ou de pesquisa (ver *Técnicas imunológicas* adiante). Entre em contato com o laboratório para obter informações específicas sobre o manuseio de amostras.

Doenças bacterianas

Se houver suspeita de doença bacteriana, os materiais são coletados de maneira asséptica e, a princípio, manuseados para cultura (ver *Técnicas de cultura* adiante). Depois da preparação das lâminas para avaliação citológica, geralmente uma é corada com Wright-Giemsa ou Diff-Quik. Em caso de observação de bactérias, realiza-se a coloração de Gram de outra lâmina para diferenciar agentes gram-positivos e gram-negativos. Se houver bastonetes filamentosos gram-positivos, a coloração ácido-álcool resistente pode ajudar a diferenciar *Actinomyces* (ácido-álcool não resistente) de *Nocardia* (geralmente ácido-álcool resistente). Em caso de detecção de macrófagos ou neutrófilos, indica-se a coloração ácido-álcool resistente para a observação de *Mycobacterium* spp. no citoplasma. Muitas vezes, podem ser vistas *Mycobacterium* spp. em lâminas coradas com Diff-Quik ou Wright-Giemsa (ver Figura 74.2). Como as bactérias podem ser observadas em pequenos números ou no meio intracelular (*Bartonella* spp.), a ausência de registro dos microrganismos à citologia não exclui totalmente o diagnóstico. A cultura bacteriana de todas as amostras com maior número de neutrófilos ou macrófagos deve sempre ser considerada. Alguns microrganismos, como as *Mycoplasma*, raramente são registrados à citologia, enquanto outros microrganismos precisam de colorações especiais para visualização ideal. A cultura de algumas bactérias nunca é bem-sucedida. Os hemoplasmas de cães e gatos (antes chamados *Haemobartonella felis* e *Haemobartonella canis*), por exemplo, podem ser detectados na superfície das hemácias, mas nunca foram cultivados com sucesso. Até o advento das técnicas de diagnóstico molecular (ver adiante), o registro da infecção baseava-se apenas na citologia; a coloração de Wright-Giemsa é a melhor opção para esses microrganismos. No entanto, resultados falso-negativos à citologia são comuns e, assim, técnicas moleculares devem ser consideradas em casos com citologia negativa, mas alto índice de suspeita.

Doenças causadas por riquétsias

Anaplasma spp. (Figura 91.6) e *Ehrlichia* spp. são ocasionalmente encontradas no citoplasma de células do sangue periférico, aspirados de linfonodos, aspirados de medula óssea ou fluido sinovial (ver Capítulo 95). As mórulas desses gêneros podem ser observadas em diferentes tipos celulares. A coloração de Wright-Giemsa é superior à coloração de Wright ou Diff-Quik para a demonstração de mórulas. *Rickettsia rickettsii* em células endoteliais que revestem os vasos podem ser registradas por coloração com anticorpos imunofluorescentes (ver *Técnicas imunológicas* adiante).

Doenças fúngicas

Artrósporos e conídios de dermatófitos podem ser identificados à citologia. Pelos avulsionados da periferia de uma lesão são recobertos com hidróxido de potássio a 10 a 20% em uma lâmina de microscópio para a limpeza de resíduos. A lâmina é então aquecida, mas não fervida, e examinada para detecção de dermatófitos. Faça esfregaços por impressão de todos os gatos com lesões supurativas crônicas na pele e core-os com Wright-Giemsa; a seguir, proceda ao exame microscópico para detectar a fase de levedura redonda, oval ou em forma de charuto característica de *Sporothrix schenckii* dentro do citoplasma das células mononucleares (ver Figura 99.3). O ácido periódico de Schiff é superior à coloração de Wright-Giemsa para a demonstração de fungos.

Doenças parasitárias cutâneas

Cheyletiella spp., *Demodex* spp., *Sarcoptes scabiei*, *Notoedres cati* e *Otodectes cynotis* são os parasitas cutâneos mais comuns em pequenos animais. O diagnóstico definitivo fundamenta-se na demonstração citológica dos microrganismos. Para observar a *Cheyletiella*, pressione um pedaço de fita transparente contra áreas com crostas, coloque a fita em uma lâmina de microscópio e examine-a. *Demodex* spp. são mais comumente detectados em raspados profundos de pele e exsudatos foliculares; *Cheyletiella* spp., *S. scabiei* e *N. cati* são detectados em raspados maiores e mais superficiais. *O. cynotis* ou seus ovos são detectados em exsudatos ceruminosos dos canais auditivos.

Doenças sistêmicas causadas por protozoários

O Capítulo 98 descreve as principais doenças sistêmicas causadas por protozoários, além da aparência citológica e da localização desses agentes. A demonstração citológica desses protozoários leva ao diagnóstico presuntivo ou definitivo da doença. A coloração de Wright-Giemsa ou Giemsa de esfregaços finos de sangue demonstra *Leishmania* spp., *Trypanosoma cruzi*, *Babesia* spp., *Hepatozoon americanum* e *Cytauxzoon felis*. A coleta de sangue de um vaso da margem do pavilhão auricular pode aumentar as chances de demonstração de protozoários, em especial *Babesia* spp. e *C. felis*. *T. gondii* e *Neospora caninum* causam síndromes semelhantes em cães, mas a diferenciação morfológica de seus taquizoítos é difícil; a coloração imunocitoquímica ou PCR mostra-se necessária para essa distinção. Esses protozoários também podem ser diferenciados pela avaliação da soroconversão, pois os anticorpos são específicos para cada agente. À exceção de *T. gondii* e *N. caninum*, protozoários sistêmicos são raros ou têm definição regional nos EUA. (Ver mais informações sobre esses agentes no Capítulo 98.)

Doenças virais

Os corpos de inclusão viral são raramente detectados à citologia após a coloração com Wright-Giemsa. A infecção pelo vírus da cinomose causa inclusões em linfócitos, neutrófilos e hemácias circulantes de alguns cães. O vírus da peritonite infecciosa felina é responsável por raras inclusões intracitoplasmáticas em neutrófilos circulantes. O herpes-vírus felino de tipo 1 (FHV-1) provoca a formação transiente de corpos de inclusão no núcleo de células epiteliais.

TÉCNICAS TECIDUAIS

Os tecidos coletados de animais com suspeita de doenças infecciosas podem ser avaliados com diversas técnicas. As amostras de tecido devem ser assepticamente colocadas em

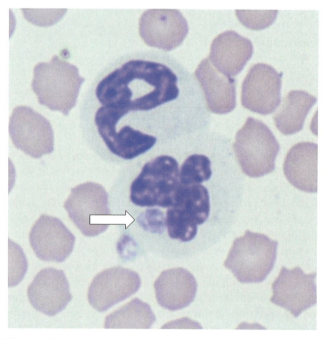

Figura 91.6 Mórula de *Anaplasma phagocytophilum* (seta) no citoplasma de um gato submetido à infecção experimental.

meio de transporte adequado para procedimentos de cultura ou inoculadas em animais de laboratório, se indicado, antes de maior manipulação.

Use um papel-toalha para remover o excesso de sangue da borda seccionada do tecido e, em seguida, encoste levemente o tecido várias vezes em uma lâmina de microscopia, obtendo impressões para exame citológico. As amostras de tecido podem então ser congeladas ou colocadas em solução de formalina tamponada a 10% ou glutaraldeído. De modo geral, as amostras congeladas são superiores para coloração imuno-histoquímica e procedimentos de diagnóstico molecular. Realiza-se a avaliação histopatológica de rotina em tecidos fixados em formalina. Colorações especiais podem maximizar a identificação de alguns agentes infecciosos. Alerte o laboratório de histopatologia sobre os agentes infecciosos mais suspeitos para possibilitar a escolha da coloração apropriada. Os fixadores com glutaraldeído são melhores do que outros fixadores para o exame dos tecidos à microscopia eletrônica; esta técnica pode ser mais sensível do que outros procedimentos para demonstrar partículas virais. Os ensaios de diagnóstico molecular, como a hibridização fluorescente *in situ* (FISH), são agora usados para identificação de ácidos nucleicos de agentes infecciosos nos tecidos (ver *Diagnóstico molecular* adiante).

TÉCNICAS DE CULTURA

Bactérias, fungos, vírus e alguns protozoários podem ser cultivados. De modo geral, a cultura positiva pode estabelecer o diagnóstico definitivo. A cultura bacteriana aeróbia pode ser combinada com o antibiograma para determinar a terapia medicamentosa ideal. A cultura bem-sucedida depende da coleta dos materiais ideais sem contaminação e de seu transporte para o laboratório com a maior rapidez possível e com o meio mais indicado para minimizar a morte do microrganismo ou crescimento excessivo de não patógenos e da utilização de meios de cultura apropriados.

Os resultados da cultura de sistemas corpóreos com microbiota bacteriana e fúngica normal, inclusive pele, orelhas, boca, cavidade nasal, traqueia, fezes e vagina, são os mais difíceis de interpretar. Os resultados positivos de cultura e a presença de células inflamatórias à citologia sugerem que a doença é induzida pelo microrganismo. A cultura de um único agente, em especial de um microrganismo relativamente resistente a antimicrobianos, condiz mais com uma infecção indutora de doença do que o achado de múltiplas bactérias suscetíveis a antibióticos. Os materiais para a cultura bacteriana aeróbia de rotina podem ser colocados em *swabs* estéreis (desde que continuem úmidos) e transferidos para os meios adequados 3 horas após a coleta. Caso a inoculação em cultura só possa ocorrer depois de mais de 3 horas, use *swabs* com meio de transporte. Esses *swabs* devem ser refrigerados ou congelados para inibir o crescimento bacteriano se as culturas não forem feitas em até 4 horas; algumas bactérias crescem com maior velocidade do que outras, o que pode mascarar microrganismos fastidiosos. A maioria dos aeróbios sobrevive a 4°C (temperatura de refrigeração de rotina) em tecidos ou *swabs* com meio por 48 horas. Também existem meios de transporte de fase sólida, que possibilitam o crescimento da maioria dos aeróbios e anaeróbios, dos *Mycoplasma* spp. e dos fungos por vários dias, se refrigerados. A cultura aeróbia de rotina costuma ser bem-sucedida em amostras de fluidos (p. ex., urina, lavados das vias respiratórias) armazenadas a 20°C por 1 a 2 horas, 4°C por 24 horas ou 4°C por 72 horas em meio de transporte.

Os anaeróbios podem ser cultivados a partir do fluido coletado de modo asséptico com seringa e agulha coberta com tampa de borracha se o material for colocado no meio de cultura em até 10 minutos. Devido às limitações de tempo, amostras de animais com suspeita de infecções anaeróbicas geralmente requerem meios de transporte. Esses meios possibilitam o crescimento da maioria dos anaeróbios por 48 horas se armazenados a 4°C.

As amostras para hemocultura devem ser coletadas de modo asséptico de uma veia calibrosa após o preparo cirúrgico da pele. De modo geral, três amostras de 5 mℓ são coletadas ao longo de um período de 24 horas em pacientes estáveis ou em intervalos de 1 a 3 horas naqueles sépticos. Coloca-se o sangue total não coagulado diretamente no meio de transporte para bactérias aeróbias e anaeróbias e incuba-se a 20°C por 24 horas. A cultura de *Bartonella* spp. a partir do sangue de cães ou gatos costuma ser realizada em amostras de sangue total coletadas de maneira asséptica e colocadas em um tubo com EDTA. Em cães, a detecção de infecções por *Bartonella* spp. pode precisar de uma combinação de cultura e PCR realizada em 3 mℓ de sangue em EDTA coletados até 3 dias por semana (ver Capítulo 94).

A cultura para detecção de *Salmonella* spp. ou *Campylobacter* spp. nas fezes e a realização de antibiogramas são ocasionalmente indicadas na clínica de pequenos animais, em especial em pacientes com sinais de sepse ou se houver suspeita de surto. Envie imediatamente cerca de 2 a 3 g de fezes frescas para o laboratório; no entanto, *Salmonella* e *Campylobacter* costumam ser viáveis em amostras refrigeradas por 3 a 7 dias. Para aumentar a probabilidade de obtenção de resultados positivos, use um meio de transporte caso o tempo necessário para envio seja maior. O laboratório deve ser notificado sobre o patógeno suspeito para que os meios de cultura apropriados possam ser usados.

Culturas de *Mycoplasma* e *Ureaplasma* são mais comumente realizadas em lavados das vias respiratórias, fluido sinovial, exsudatos de pústulas crônicas em gatos, urina de animais com doença crônica do trato urinário e vagina de fêmeas com doença do trato genital. As amostras devem ser enviadas para o laboratório em meio Amies ou meio de transporte bacteriano Stuart modificado. A cultura de *Mycoplasma* spp. deve ser especificamente solicitada.

As *Mycobacterium* spp. crescem de modo lento, e a cultura tende a ser limitada pelo crescimento excessivo de outras bactérias. Há necessidade de um meio especial; portanto, a cultura de *Mycobacterium* spp. deve ser especificamente solicitada. Amostras de tecido ou exsudatos de animais com suspeita de infecção por *Mycobacterium* spp. devem ser imediatamente refrigeradas após a coleta e enviadas para o laboratório o mais rápido possível. Os exsudatos devem ser colocados em meios de transporte.

Fungos cutâneos podem ser cultivados no consultório de pequenos animais usando-se meios de cultura de rotina. Materiais de cães ou gatos com suspeita de infecção fúngica sistêmica podem ser enviados para o laboratório conforme descrito para bactérias; a cultura de fungos deve ser especificamente solicitada. A fase de levedura dos fungos sistêmicos ocorre *in vivo* e não é zoonótica; a fase micelial de *Blastomyces*, *Coccidioides* e *Histoplasma* cresce em cultura e infecta seres humanos. Portanto, a cultura interna desses agentes não é recomendada.

Alguns laboratórios podem isolar agentes virais de tecidos ou secreções. Entre em contato com o laboratório antes do envio das amostras. As amostras devem ser coletadas assepticamente para impedir a contaminação bacteriana, colocadas em meio de transporte e imediatamente refrigeradas para inibir o crescimento de bactérias. As amostras devem ser enviadas para o laboratório em bolsas frias, mas não congeladas.

TÉCNICAS IMUNOLÓGICAS

Técnicas imunológicas podem detectar agentes infecciosos ou seus antígenos em fluidos corpóreos, fezes, células ou tecidos. De modo geral, diversos métodos utilizam anticorpos policlonais ou monoclonais contra o agente em questão, inclusive imunofluorescência direta em células ou tecido, técnicas de aglutinação e ensaio de imunoadsorção enzimática (ELISA). As sensibilidades e especificidades de cada método variam, mas tendem a ser altas. Os resultados positivos dessas análises geralmente comprovam a infecção; isso contrasta com os procedimentos de detecção de anticorpos, que registram apenas a exposição a um agente infeccioso. Entre em contato com o laboratório para saber detalhes sobre o transporte da amostra antes da coleta.

Os ensaios comerciais para a detecção de antígenos de *Dirofilaria immitis*, *Cryptococcus neoformans*, *Blastomyces dermatitidis* e vírus da leucemia felina (FeLV) usam, principalmente, sangue dos pacientes. O procedimento de aglutinação em látex de *Cryptococcus neoformans* também pode ser realizado em humor aquoso, humor vítreo e liquor (ver Capítulo 97).

A detecção de antígenos de *Giardia* spp. e parvovírus pode ser feita em fezes de cães e gatos. Os ensaios para detecção de antígenos de parvovírus caninos e felinos podem ser influenciados de maneira transitória pela administração de vacinas vivas modificadas (Abd-Eldaim, 2009; Freisl et al., 2017). Hoje, é possível detectar CPV2 c e CPV2b (Markovich et al., 2012). A maioria dos testes comerciais para detecção de antígeno de *Giardia* em fezes humanas ou animais de estimação revela os isolados que infectam cães ou gatos (Rishniw et al., 2010). Os resultados são ocasionalmente positivos para antígenos, mas negativos para cistos à flotação fecal. Nessa situação, o teste de antígeno é falso-positivo ou a flotação fecal se mostra falso-negativa; assim, ambos devem ser repetidos em uma nova amostra de fezes. Como alternativa, as fezes podem ser posteriormente avaliadas para detecção de cistos de *Giardia* por imunofluorescência (próximo parágrafo) ou reação da cadeia da polimerase (PCR). Nenhuma das técnicas comerciais de ELISA para detecção de antígeno de *Cryptosporidium parvum* em fezes humanas é adequada ao diagnóstico de *Cryptosporidium felis* ou *Cryptosporidium canis*; portanto, não devem ser usadas com fezes de cães e gatos.

As técnicas de imunocitoquímica e imuno-histoquímica são bastante usadas para o registro de diversas doenças infecciosas. Esses procedimentos são muito valiosos em doenças virais, agentes presentes em pequenos números e diferenciação de agentes com características morfológicas semelhantes. De modo geral, essas técnicas são mais sensíveis e específicas do que as técnicas histopatológicas e são comparáveis com a cultura. A doença granulomatosa com peritonite infecciosa felina focal, por exemplo, pode ser registrada por coloração imuno-histoquímica (ver Capítulo 96). Um ensaio à base de anticorpos fluorescentes (Merifluor® *Cryptosporium/Giardia*, Meridian Bioscience Inc., Saco, ME, EUA) para a detecção de cistos de *Giardia* spp. e oocistos de *Cryptosporidium* spp. nas fezes é comumente usado para auxiliar o diagnóstico dessas infecções em cães e gatos (Mekaru et al., 2007).

DIAGNÓSTICO MOLECULAR

Diversas técnicas podem ser utilizadas para a amplificação do DNA ou do RNA de agentes infecciosos (Veir e Lappin, 2010). Utiliza-se bastante a PCR para a amplificação de DNA (Figura 91.7). Com uma etapa de transcriptase reversa, o RNA é convertido em DNA; portanto, a técnica também pode amplificar RNA (RT-PCR). De modo geral, os ensaios de diagnóstico molecular são mais sensíveis do que outras

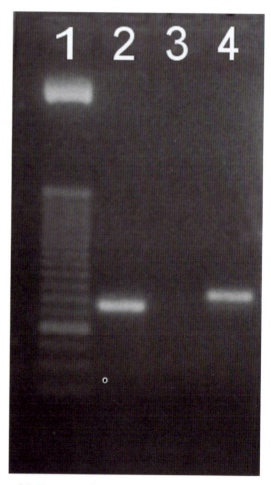

Figura 91.7 Fotografia de um ensaio de reação da cadeia da polimerase para hemoplasmas mostrando os dois tamanhos de bandas que ajudam a diferenciar as espécies: *Mycoplasma haemofelis* (Pista 2) e *Candidatus M. haemominutum* (Pista 4). A Pista 1 é uma escada de par de bases; e a Pista 3, uma amostra negativa. Neste ensaio, o *Candidatus M. turicensis* está incluído no *amplicon* de *M. haemofelis*.

técnicas de demonstração de microrganismos. Esses ensaios podem ser de grande benefício para o registro de agentes infecciosos de cultura difícil (p. ex., *Ehrlichia* spp.) ou impossível (p. ex., hemoplasmas). A especificidade pode ser bastante alta, dependendo dos *primers* usados na reação. Os *primers* podem ser projetados, por exemplo, para detectar um gênero, mas não outros. Os *primers* também podem ser projetados para identificar apenas uma espécie. Por exemplo, um ensaio de PCR pode ser desenvolvido para detectar todas as *Ehrlichia* spp. e *Anaplasma* spp. ou apenas uma espécie, como a *Ehrlichia canis*. Também há ensaios com vários conjuntos de *primers* para detectar ácidos nucleicos de muitos agentes infecciosos diferentes.

Outra técnica de diagnóstico molecular é a FISH, que possibilita a identificação dos ácidos nucleicos de agentes infecciosos nos tecidos. Em um exemplo recente de doença infecciosa, a FISH revelou a ausência de *Borrelia burgdorferi* nos tecidos renais de cães com suposta nefropatia de Lyme, o que sustenta a hipótese de que esta síndrome clínica talvez tenha um componente imunomediado (Hutton et al., 2008). Além disso, a FISH ajudou a comprovar que a colite do Boxer era uma síndrome associada a *Escherichia coli* (Simpson et al., 2006).

Devido à sensibilidade inerente da reação, os resultados dos ensaios de diagnóstico molecular podem ser falso-positivos em caso de contaminação da amostra durante a coleta ou no laboratório. Os resultados podem ser falso-negativos se a amostra for manuseada de maneira inadequada ou se o paciente for tratado com antibióticos eficazes contra aquele microrganismo específico. Isso é muito importante na detecção de vírus de RNA por PCR com transcriptase reversa (RT-PCR). Os resultados também podem ser influenciados pelo tratamento. Outro possível problema é a padronização mínima entre os laboratórios comerciais que oferecem ensaios de diagnóstico molecular.

Embora os testes de diagnóstico molecular possam ser um dos mais sensíveis para o registro de infecções, os resultados positivos nem sempre comprovam que a infecção é a causa da doença clínica. Por exemplo, como a técnica detecta DNA de microrganismos vivos e mortos, os resultados podem ser positivos mesmo que a infecção tenha sido controlada. Caso o microrganismo seja comum em população saudável, a interpretação dos resultados de apenas um animal pode ser difícil. Por exemplo, o FHV-1 comumente infecta gatos e é carreado por gatos saudáveis. Assim, embora a PCR seja o modo mais sensível de registro da infecção pelo FHV-1, o valor preditivo positivo para a doença de um resultado de PCR de FHV-1 é, na verdade, bastante baixo. Em um estudo, mais resultados positivos de PCR para FHV-1 foram detectados no grupo controle saudável do que no grupo com conjuntivite (Burgesser et al., 1999). Além disso, os ensaios de PCR hoje disponíveis para FHV-1 também amplificam isolados de vacinas vivas modificadas; assim, o resultado positivo nem mesmo indica a presença de um isolado patogênico. A PCR em tempo real pode ser usada para determinar a quantidade de DNA ou RNA microbiano em uma amostra. A carga de ácido nucleico pode estar correlacionada com a presença de doenças ou respostas terapêuticas a alguns agentes (Low et al., 2007; Veir e Lappin, 2010). No entanto, há dados mínimos sobre o uso de PCR quantitativa para esses fins. (Ver mais informações nos capítulos relevantes.) Por isso, avalie cuidadosamente os valores preditivos dos ensaios de PCR à disposição e a experiência e confiabilidade do laboratório responsável pelas análises.

INOCULAÇÃO EM ANIMAIS

A inoculação em animais pode ser usada para identificar algumas doenças infecciosas. Por exemplo, oocistos de *T. gondii* não podem ser diferenciados morfologicamente daqueles de *Hammondia hammondi* ou *Besnoitia darlingi*; apenas o *T. gondii* é infeccioso para os seres humanos. O *T. gondii* pode ser diferenciado de outros coccídios pela inoculação de oocistos esporulados em camundongos e monitoramento da produção de anticorpos específicos contra *T. gondii*. No entanto, devido à necessidade de animais vivos, esse procedimento é raramente realizado na clínica de pequenos animais.

MICROSCOPIA ELETRÔNICA

A microscopia eletrônica revela-se um procedimento altamente sensível para a identificação de microrganismos em fluidos e tecidos corpóreos. Os fixadores à base de glutaraldeído são os mais utilizados. Um dos principais usos clínicos da microscopia eletrônica é a detecção de partículas virais nas fezes de animais com sinais gastrintestinais.

DETECÇÃO DE ANTICORPOS

SORO

Existem diversos métodos diferentes para a detecção de anticorpos séricos contra agentes infecciosos. A fixação de complemento, a inibição da hemaglutinação, a neutralização, os ensaios de aglutinação, imunodifusão em gel de ágar, a imunofluorescência indireta (IFA), o ELISA e o *Western blot* são os mais comuns. Os ensaios de fixação de complemento, inibição da hemaglutinação, neutralização e aglutinação geralmente detectam todas as classes de anticorpos em uma amostra de soro. O *Western blot*, o IFA e o ELISA podem ser adaptados para detectar respostas específicas de imunoglobulina M (IgM), IgG ou IgA. O *Western blot* pode identificar os antígenos imunodominantes reconhecidos pelas respostas imunes humorais (Figura 91.8).

A comparação de respostas de anticorpos IgM, IgA e IgG contra um agente infeccioso pode indicar a infecção recente ou ativa. De modo geral, IgM é o primeiro anticorpo produzido após a exposição antigênica. A mudança da classe de anticorpos para IgG ocorre em dias ou semanas. As respostas imunológicas de IgA no soro e nas mucosas também foram estudadas em algumas infecções, inclusive por *T. gondii*, coronavírus felinos e *Helicobacter felis*.

O momento de realização da sorologia é importante. De modo geral, os resultados sorológicos em filhotes não podem ser interpretados como respostas específicas até, pelo menos, 8 a 12 semanas de idade, devido à presença de anticorpos da mãe transmitidos no colostro. A maioria dos agentes infecciosos pode induzir doença 3 a 10 dias após a primeira exposição;

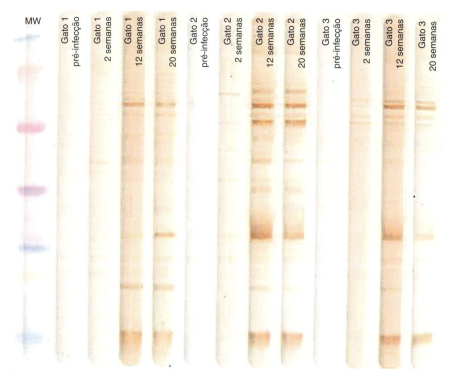

Figura 91.8 Padrão de reconhecimento de antígeno de *Bartonella* spp. por anticorpos séricos felinos determinado por *Western blot*. MW: padrões de massa molecular; semanas: semanas após a infecção.

muitos ensaios não detectam IgG no soro por até 1 a 2 semanas após a primeira exposição. Com base nisso, resultados falso-negativos à sorologia durante a doença aguda podem ser comuns na clínica de pequenos animais. Se, a princípio, a sorologia for negativa em um animal com doença aguda, repita o exame em 2 a 3 semanas para avaliar a soroconversão. O registro do aumento dos títulos de anticorpos é consistente com infecção recente ou ativa. Prefere-se a avaliação de soros agudos e convalescentes no mesmo ensaio e no mesmo dia para evitar variações.

Sensibilidade é a capacidade de um ensaio de detectar uma amostra positiva; especificidade, a capacidade de detecção de uma amostra negativa. A sensibilidade e a especificidade variam em cada ensaio. O valor preditivo positivo é a capacidade de um resultado prever a presença de doença; o valor preditivo negativo, a capacidade de um resultado prever a ausência de doença. Muitos dos agentes infecciosos encontrados na clínica de pequenos animais atingem uma grande porcentagem da população, levando à produção de anticorpos séricos. No entanto, induzem doença apenas em um pequeno número de animais do grupo infectado. Os exemplos são coronavírus, vírus da cinomose canina, *T. gondii*, *Bartonella* spp. e *Borrelia burgdorferi*. Embora existam ensaios com boa sensibilidade e especificidade para a detecção de anticorpos séricos contra esses agentes, o valor preditivo de um exame positivo para a presença de doença mostra-se extremamente baixo. Isso acontece porque os anticorpos são comumente detectados em portadores saudáveis. A utilidade diagnóstica de algumas sorologias também é limitada pela presença de anticorpos induzidos pela vacinação. Os exemplos são coronavírus felinos, alguns ensaios de *B. burgdorferi* e *Leptospira* spp., bem como aqueles para FHV-1, parvovírus, calicivírus, FIV e vírus da cinomose canina.

Interprete os resultados positivos da sorologia apenas como evidência de infecção atual ou anterior pelo agente em questão. A infecção recente ou ativa é sugerida pela presença de IgM, título crescente de anticorpos ao longo de 2 a 3 semanas ou soroconversão (resultado negativo de anticorpos no primeiro teste e resultado positivo à convalescência). No entanto, a detecção de infecção recente com base na detecção de anticorpos nem sempre prova a doença. Em contrapartida, a falta de registro da infecção recente ou ativa com base na sorologia não exclui o diagnóstico de doença clínica. Por exemplo, muitos gatos com toxoplasmose desenvolvem sinais clínicos da doença depois que os títulos de anticorpos séricos alcançam seu platô. A magnitude do título de anticorpos nem sempre é correlacionada com a doença ativa ou clínica. Por exemplo, muitos gatos com toxoplasmose clínica têm títulos de IgM e IgG na extremidade inferior da escala; em contrapartida, muitos gatos saudáveis têm títulos de IgG acima de 1:16.384 anos após a infecção com *T. gondii*. Da mesma maneira, a magnitude da resposta humoral contra *Bartonella* spp. não é correlacionada com a doença clínica em gatos.

FLUIDOS CORPÓREOS

Alguns agentes infecciosos induzem doenças nos olhos ou sistema nervoso central (SNC). O registro de anticorpos específicos contra o agente no humor aquoso, no humor vítreo ou no liquor pode sustentar o diagnóstico de infecção desses tecidos. A quantificação dos anticorpos nos fluidos oculares e no liquor é difícil de interpretar quando há anticorpos séricos e doença inflamatória. Isso acontece porque os anticorpos séricos extravasam para os fluidos oculares e o liquor em caso de inflamação. A detecção da produção local de anticorpos no olho ou no SNC auxilia o diagnóstico da infecção pelo vírus da cinomose canina, da toxoplasmose felina e da bartonelose felina (ver Capítulos 94, 96 e 98). O seguinte método comprova a produção local de anticorpos nos olhos ou no SNC:

$$\frac{\text{Anticorpo específico no humor aquoso ou soro}}{\text{Anticorpo específico no soro}} \times \frac{\text{Anticorpo total no soro}}{\text{Anticorpo total no humor aquoso ou soro}}$$

A razão superior a 1 sugere a produção local dos anticorpos no humor aquoso ou no liquor. Essa fórmula tem sido bastante utilizada na avaliação de gatos com uveíte, cerca de 60% dos quais, nos EUA, têm valores de IgM, IgA ou IgG contra *T. gondii* acima de 1 (ver Capítulo 98). A técnica também ajuda a comprovar que o FHV-1 e a *Bartonella henselae* são causas de uveíte em gatos (Powell et al., 2010).

DIAGNÓSTICO ANTE MORTEM DE DOENÇAS INFECCIOSAS

Conforme discutido, os resultados dos ensaios de demonstração de microrganismos podem comprovar a presença de um agente infeccioso no corpo, enquanto os resultados da sorologia podem provar a exposição a agentes infecciosos. No entanto, muitos dos agentes infecciosos de cães e gatos também colonizam o hospedeiro sem induzir doenças. Assim, a maioria dos ensaios discutidos é realmente de "*agentes* infecciosos", e não "*doenças* infecciosas". Os hemoplasmas felinos são grandes exemplos disso; embora possam causar anemia hemolítica em gatos, e existam ensaios de PCR sensíveis e específicos para amplificação do DNA do patógeno, cerca de 20% dos gatos saudáveis são PCR-positivos. Assim, um resultado positivo de PCR não registra a hemoplasmose clínica, apenas a infecção atual. De modo geral, o diagnóstico clínico de uma doença infecciosa requer a combinação dos seguintes fatores:
- Sinais clínicos relacionados com o agente
- Evidência sorológica de exposição ao agente ou evidência de infecção por técnicas de demonstração de microrganismo
- Exclusão de outras causas da síndrome clínica
- Resposta ao tratamento.

Contudo, algumas doenças clínicas se resolvem de maneira espontânea e alguns anticorpos podem ter propriedades anti-inflamatórias; essa combinação de achados deve ser considerada apenas um diagnóstico presuntivo e não definitivo para uma doença infecciosa.

Leitura sugerida

Abd-Eldaim M, Beall M, Kennedy M. Detection of feline panleukopenia virus using a commercial ELISA for canine parvovirus. *Vet Ther.* 2009;10:E1.

Burgesser KM, et al. Comparison of PCR, virus isolation, and indirect fluorescent antibody staining in the detection of naturally occurring feline herpesvirus infections. *J Vet Diagn Invest.* 1999;11:122.

Dryden MW, et al. Accurate diagnosis of *Giardia* spp and proper fecal examination procedures. *Vet Ther.* 2006;7:4.

Duncan AW, Maggi RG, Breitschwerdt EB. A combined approach for the enhanced detection and isolation of *Bartonella* species in dog blood samples: pre-enrichment liquid culture followed by PCR and subculture onto agar plates. *J Microbiol Methods.* 2007;69:273.

Freisl M, et al. Faecal shedding of canine parvovirus after modified-live vaccination in healthy adult dogs. *Vet J.* 2017;219:15.

Hascall KL, et al. Prevalence of enteropathogens in dogs attending 3 regional dog parks in Northern California. *J Vet Intern Med.* 2016;30:1838.

Hutton TA, et al. Search for *Borrelia burgdorferi* in kidneys of dogs with suspected "Lyme nephritis,". *J Vet Intern Med.* 2008;22:860.

Lappin MR, et al. Use of serologic tests to predict resistance to feline herpesvirus 1, feline calicivirus, and feline parvovirus infection in cats. *J Am Vet Med Assoc.* 2002;220:38.

Lappin MR, et al. Antimicrobial use guidelines for treatment of respiratory tract disease in dogs and cats: Antimicrobial Guidelines Working Group of the International Society for Companion Animal Infectious Diseases. *J Vet Intern Med.* 2017;31:279.

Lappin MR. Update on the diagnosis and management of *Toxoplasma gondii* infection in cats. *Top Companion Anim Med.* 2010;25:136.

Low HC, et al. Prevalence of feline herpesvirus 1, *Chlamydophila felis*, and *Mycoplasma* spp DNA in conjunctival cells collected from cats with and without conjunctivitis. *Am J Vet Res.* 2007;68:643.

Markovich JE, et al. Effects of canine parvovirus strain variations on diagnostic test results and clinical management of enteritis in dogs. *J Am Vet Med Assoc.* 2012;241:66.

Mekaru SR, et al. Comparison of direct immunofluorescence, immunoassays, and fecal flotation for detection of *Cryptosporidium* spp. and *Giardia* spp. in naturally exposed cats in 4 Northern California animal shelters. *J Vet Intern Med.* 2007;21:959.

Powell CC, et al. *Bartonella* species, feline herpesvirus-1, and *Toxoplasma gondii* PCR assay results from blood and aqueous humor samples from 104 cats with naturally occurring endogenous uveitis. *J Feline Med Surg.* 2010;12:923.

Rishniw M, et al. Comparison of four *Giardia* diagnostic tests in diagnosis of naturally acquired canine chronic subclinical giardiasis. *J Vet Intern Med.* 2010;24:293.

Simpson KW, et al. Adherent and invasive *Escherichia coli* is associated with granulomatous colitis in boxer dogs. *Infect Immun.* 2006;74:4778.

Veir JK, Lappin MR. Molecular diagnostic assays for infectious diseases in cats. *Vet Clin North Am Small Anim Pract.* 2010;40:1189.

CAPÍTULO 92

Quimioterapia Antimicrobiana Prática

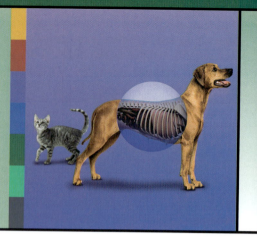

Os antimicrobianos só devem ser administrados se houver suspeita de infecção. O veterinário responsável pela prescrição também deve estar sempre ciente da possível seleção de cepas de bactérias resistentes a antimicrobianos, sobretudo ao prescrever medicamentos também usados em seres humanos. Os veterinários devem conhecer as diretrizes antimicrobianas de uso criterioso nas espécies em questão.

Na clínica de pequenos animais, as primeiras decisões de instituir a quimioterapia antimicrobiana são feitas sem o conhecimento dos resultados da cultura e do antibiograma. Em infecções bacterianas simples e em estágio inicial (cistite bacteriana esporádica), a cultura e o antibiograma geralmente não são realizados. Assim, as escolhas empíricas devem ser lógicas. Grupos como a International Society for Companion Animal Infectious Diseases (ISCAID; www.iscaid.org) e a Swedish Veterinary Medical Association redigem e publicam diretrizes específicas que podem ajudar os veterinários a decidir quando e quais antibióticos usar. Em infecções bacterianas com risco de morte, os materiais para cultura devem ser coletados, mas a escolha dos antimicrobianos deve ser feita antes dos resultados da cultura; a sobrevivência do paciente pode depender da escolha do tratamento ideal. Como muitos agentes infecciosos, como *Borrelia burgdorferi*, *Ehrlichia* spp., hemoplasmas, *Rickettsia rickettsii* e protozoários gastrintestinais (GIs; p. ex., *Giardia*) ou sistêmicos (p. ex., *Toxoplasma gondii*), não são facilmente isolados em cultura, a terapia é sempre empírica.

O reconhecimento dos agentes infecciosos mais associados à infecção de diferentes sistemas de órgãos ou observados em diferentes síndromes clínicas é fundamental na escolha empírica dos antimicrobianos (Tabela 92.1). O antimicrobiano escolhido deve ter mecanismo de ação adequado contra o patógeno suspeito e alcançar a concentração adequada nos tecidos infectados. Os agentes bacteriostáticos podem ser menos eficazes no tratamento de infecções em animais imunossuprimidos porque as respostas imunológicas normais são necessárias para o efeito máximo dos medicamentos. O tutor deve estar disposto a administrar o tratamento no intervalo apropriado e o medicamento, ser acessível. Também é importante saber se o antimicrobiano pode ter efeitos tóxicos (Tabela 92.2). Em animais com infecções com risco de morte, os materiais apropriados devem ser enviados para cultura e antibiograma, se possível, e, a princípio, os antibióticos devem ser administrados por via parenteral. A administração parenteral de antibióticos também é indicada em animais com vômitos ou regurgitação. A administração oral de antibióticos pode começar após a resolução dos vômitos, regurgitação ou risco de morte, mas apenas se for necessário um tratamento a longo prazo. Em infecções com risco de morte, indica-se a administração de agentes antimicrobianos contra bactérias gram-positivas, gram-negativas, aeróbias e anaeróbias (abordagem dos quatro quadrantes); em seguida, o tratamento pode ser reduzido com base na resposta clínica e nos resultados do antibiograma.

As infecções bacterianas mais simples e em estágio inicial em animais imunocompetentes respondem bem em 5 a 7 dias de antibioticoterapia. De modo geral, mantém-se o tratamento por não mais do que 1 a 2 dias após a resolução dos sinais clínicos. As infecções crônicas, ósseas, em animais imunossuprimidos, associadas a reações granulomatosas e causadas por patógenos intracelulares, são tratadas por pelo menos 1 semana além da resolução dos sinais clínicos da doença. (Ver discussão mais aprofundada sobre a duração do tratamento nos tópicos específicos.)

Se a resposta terapêutica a um antibiótico for ruim em 72 horas e uma doença infecciosa responsiva a antibióticos ainda for provável, considere um tratamento alternativo. É importante sempre saber, pelo menos, dois medicamentos de primeira linha para cada agente infeccioso comum ou síndrome de doença infecciosa (Tabelas 92.3 a 92.8) e ter acesso a um bulário de consulta.

TABELA 92.1

Antibióticos usados para o tratamento de infecções bacterianas em cães e gatos e diretrizes gerais de dose.*

Fármaco	Mecanismo	Espécies	Dose	Via de administração
Acetamidas	Inibição da síntese de proteínas			
Cloranfenicol		C	25 a 50 mg/kg a cada 8 h	VO
		G	50 mg/gato a cada 12 h	VO
Florfenicol		C	20 mg/kg a cada 6 h	VO, IM
Aminoglicosídeos†	Inibição da síntese de proteínas			
Amicacina		C	15 a 30 mg/kg a cada 24 h	IV, IM, SC
		G	10 a 14 mg/kg a cada 24 h	IV, IM, SC
Gentamicina		C	9 a 14 mg/kg a cada 24 h	IV, IM, SC
		G	5 a 8 mg/kg a cada 24 h	IV, IM, SC
Neomicina		C, G	10 a 20 mg/kg a cada 6 a 12 h	VO
Carbapenéns	Inibição da síntese da parede celular			
Imipeném-cilastatina		C, G	5 mg/kg a cada 6 a 8 h	IV, IM
Meropeném		C, G	8,5 mg/kg a cada 12 h (SC) OU a cada 8 h (IV)	IV, SC
Cefalosporinas	Inibição da síntese da parede celular			
Cefadroxila (primeira geração)		C	22 a 30 mg/kg a cada 12 h	VO
		G	22 mg/kg a cada 24 h	VO
Cefpodoxima (terceira geração)		C, G	5 a 10 mg/kg a cada 24 h	VO
Cefalexina (primeira geração)		C, G	10 a 30 mg/kg a cada 8 a 12 h	VO
Cefazolina (primeira geração)		C, G	20 a 35 mg/kg a cada 6 a 12 h	SC, IM, IV
Cefoxitina (segunda geração)		C, G	15 a 30 mg/kg a cada 6 a 8 h	SC, IM, IV
Cefotaxima (terceira geração)		C, G	20 a 80 mg/kg a cada 8 a 12 h	SC, IM, IV
Cefovecina		C, G	8 mg/kg, uma vez; pode repetir em 7 a 14 dias	SC
Ceftiofur	Naxcel®	C, G	2,2 a 4,4 mg/kg a cada 24 h	SC
Macrolídeos/lincosamidas	Inibição da síntese de proteínas			
Azitromicina		C	5 a 10 mg/kg, no dia 1; depois, a cada 3 dias	VO
Clindamicina		C	10 mg/kg a cada 12 h	VO, SC
		G	5 a 15 mg/kg a cada 12 h	VO, SC
Eritromicina		C, G	10 a 20 mg/kg a cada 8 a 12 h	VO
Lincomicina		C, G	15 a 25 mg/kg a cada 12 h	VO
Tilosina		C, G	5 a 15 mg/kg a cada 12 a 24 h	VO

(continua)

TABELA 92.1

Antibióticos usados para o tratamento de infecções bacterianas em cães e gatos e diretrizes gerais de dose.* (*Continuação*)

Fármaco	Mecanismo	Espécies	Dose	Via de administração
Nitroimidazol	Inibição da síntese de proteínas			
Metronidazol§		C, G	10 a 25 mg/kg a cada 12 a 24 h	VO
		C, G	10 mg/kg a cada 8 h	IV
Ronidazol		C, G	30 mg/kg a cada 24 h	VO
Penicilinas	Inibição da síntese da parede celular			
Amoxicilina		C, G	22 mg/kg a cada 12 h	VO
Amoxicilina e clavulanato		C	11 mg/kg a cada 8 a 12 h	VO
		G	62,5 mg, a cada 8 a 12 h	VO
Ampicilina-sulbactam		C, G	20 mg/kg a cada 8 a 12 h	IV, IM
Ampicilina sódica		C, G	20 a 30 mg/kg a cada 8 a 12 h	SC, IM, IV
Oxacilina		C, G	22 a 40 mg/kg a cada 8 h	VO
Penicilina G		C, G	25.000 a 40.000 U/kg a cada 12 h	IV
Ticarcilina e clavulanato		C	20 a 50 mg/kg a cada 6 a 8 h	IM, IV
Quinolonas	Inibição de ácido nucleico			
Enrofloxacino		C	5 a 20 mg/kg a cada 12 a 24 h	VO, IM, SC, IV
		G	5 mg/kg a cada 24 h	VO, IM, IV
Marbofloxacino		C, G	2,75 a 5,5 mg/kg a cada 24 h	VO
Orbifloxacina		C	2,5 a 7,5 mg/kg a cada 24 h	VO
		G	7,5 mg/kg a cada 24 h	VO
Pradofloxacino		C	5 mg/kg a cada 24 h	VO
		G	7,5 mg/kg a cada 24 h	VO
Sulfas potencializadas	Inibição do metabolismo intermediário			
Ormetoprima-sulfadimetoxina		C	27,5 mg/kg a cada 24 h	VO
Trimetoprima-sulfadiazina		C, G	15 mg/kg a cada 12 h	VO
Tetraciclinas	Inibição da síntese de proteínas			
Doxiciclina		C, G	5 mg/kg a cada 12 h OU 10 mg/kg a cada 24 h	VO, IV
Minociclina		C	5 a 10 mg/kg a cada 12 h	VO
		G	50 mg/gato, a cada 24 h	VO
Tetraciclina		C, G	22 mg/kg a cada 8 a 12 h	VO

C: cão; G: gato; IM: intramuscular; IV: intravenosa; SC: subcutânea; VO: oral.
*As doses e intervalos de administração nessa tabela são gerais. Consulte a dose ideal para síndromes ou infecções específicas nos tópicos em questão.
†No tratamento parenteral com aminoglicosídeos, a administração da dose diária total de uma vez pode diminuir a possibilidade de toxicidade renal.
§A dose diária total máxima deve ser 50 mg/kg.

TABELA 92.2

Possíveis toxicidades dos antibióticos.

Toxicidade	Exemplos de antibióticos
Aminoglicosídeos	Doença tubular renal Bloqueio neuromuscular Ototoxicidade
Betalactâmicos (penicilinas e cefalosporinas)	Doenças imunomediadas Vômito ou diarreia
Cloranfenicol	Medula óssea/anemia aplásica (predominantemente gatos e humanos) Inibição do metabolismo de fármacos
Doxiciclina	Esofagite ou estenoses em gatos tratados com comprimidos ou cápsulas
Macrolídeos/lincosamidas	Vômito ou diarreia Colestase Esofagite ou estenoses em gatos tratados com cápsulas de clindamicina
Nitroimidazóis	Neutropenia (metronidazol) Toxicidade do SNC (metronidazol e ronidazol)
Quinolonas	Problemas no desenvolvimento de cartilagem em animais jovens em crescimento Disfunção retiniana em alguns gatos tratados com algumas formulações (principalmente enrofloxacino) Potenciação de convulsões
Sulfonamidas	Colestase hepática ou necrose hepática aguda (raro) Anemia macrocítica (administração prolongada em gatos) Trombocitopenia Poliartrite supurativa não séptica (predominantemente em Dobermans) Ceratoconjuntivite seca Cristalúria renal (rara)
Tetraciclinas	Doença tubular renal Colestase Febre, principalmente em gatos Inibição do metabolismo de fármacos Dentes dourados em filhotes (não doxiciclina ou minociclina)

SNC: sistema nervoso central.

A seguir, há uma breve discussão das opções de antimicrobianos empíricos para o tratamento de infecções em vários sistemas corpóreos ou de diversos tipos. (Ver mais informações sobre os tratamentos adjuvantes nos capítulos relevantes.)

TABELA 92.3

Escolhas empíricas de antibióticos para cães e gatos com infecções cutâneas e de tecidos moles.

Agente infeccioso	Antibióticos de primeira escolha
Abscessos (anaeróbios)[1,2]	Amoxicilina OU Clindamicina OU Metronidazol OU Cefalosporinas de primeira ou segunda geração
Actinomyces	Penicilinas OU Clindamicina OU Cloranfenicol OU Minociclina
Piodermite gram-negativa ou resistente	Quinolonas Penicilinas (dose alta) OU Minociclina OU Trimetoprima-sulfonamida OU Amicacina OU Imipeném-cilastatina
Piodermite estafilocócica	Clindamicina ou lincomicina OU Cefalosporinas de primeira geração OU Clavulanato de amoxicilina OU Trimetoprima-sulfonamida

[1] A cefovecina pode ser considerada se o gato for impossível de ser medicado por via oral.
[2] De modo geral, não há necessidade de administração de amoxicilina-clavulanato em pacientes com abscessos por mordedura simples de gato; ela deve ser considerada uma segunda opção de fármaco se houver necessidade comprovada à cultura.

TABELA 92.4

Escolhas empíricas de antibióticos para cães e gatos com infecções musculares ou do sistema nervoso central.

Síndrome ou microrganismo	Antibióticos de primeira escolha
Encefalite bacteriana	Cloranfenicol OU Quinolona OU Trimetoprima-sulfonamida OU Metronidazol
Otite média/interna bacteriana	Clavulanato de amoxicilina OU Clindamicina OU Cefalosporina de primeira geração OU Quinolona OU Cloranfenicol
Hepatozoon americanum	Infecção aguda: clindamicina E trimetoprima-sulfonamida Infecção crônica: decoquinato
Neospora caninum	Clindamicina E Trimetoprima-sulfonamida
Toxoplasma gondii	Clindamicina OU Azitromicina OU Trimetoprima-sulfonamida

TABELA 92.5

Escolhas empíricas de antibióticos para cães e gatos com infecções hepáticas e gastrintestinais.#

Agente infeccioso	Antibióticos de primeira escolha
Colângio-hepatite bacteriana	Amoxicilina ou clavulanato de amoxicilina OU Cefalosporina de primeira geração OU Metronidazol E Quinolonas (na presença de sepse)
Campylobacter spp.*	Azitromicina OU Eritromicina OU Quinolona
Clostridium perfringens*	Derivado de penicilina OU Tilosina OU Metronidazol
Helicobacter spp.	Metronidazol mais amoxicilina
Encefalopatia hepática	Neomicina OU Ampicilina OU Metronidazol
Salmonella spp.*	Ampicilina ou amoxicilina E Quinolonas*
Supercrescimento bacteriano no intestino delgado*	Derivado de penicilina OU Metronidazol OU Tilosina

#Ver discussão sobre o tratamento de infecções por protozoários no texto.
*Normalmente administrado apenas por via parenteral para o tratamento de bacteriemia/sepse. De modo geral, os casos de diarreia respondem apenas às mudanças na dieta e à administração de probióticos.

TABELA 92.6

Escolhas empíricas de antibióticos para cães e gatos com infecções ósseas ou articulares.

Sistema orgânico ou agente infeccioso	Antibióticos de primeira escolha
Osso	
Discoespondilite	Clavulanato de amoxicilina OU Clindamicina OU Cefalosporina de primeira geração OU Cloranfenicol OU Quinolona OU
Osteomielite	Clavulanato de amoxicilina OU Clindamicina OU Cefalosporina de primeira geração OU Cloranfenicol OU Quinolona
Poliartrite	
Anaplasma (platys ou phagocytophilum)	Doxiciclina OU Cloranfenicol
Bartonella spp.	Doxiciclina E Quinolona OU Azitromicina
Borrelia burgdorferi	Doxiciclina OU Amoxicilina
Ehrlichia canis	Doxiciclina OU Cloranfenicol OU Imidocarbe
Ehrlichia ewingii	Doxiciclina
Bactéria em formas L ou Mycoplasma	Doxiciclina OU Quinolona OU Cloranfenicol
Rickettsia rickettsii	Doxiciclina OU Quinolona OU Cloranfenicol

INFECÇÕES ANAERÓBIAS

As bactérias anaeróbias com maior relevância clínica em cães e gatos são *Actinomyces* spp., *Bacteroides* spp., *Clostridium* spp., *Eubacterium* spp., *Fusobacterium* spp., *Peptostreptococcus* spp. e *Porphyromonas* spp. O *Actinomyces* é um anaeróbio facultativo; os outros microrganismos são anaeróbios obrigatórios, que não podem usar o oxigênio em seu metabolismo e morrem em sua presença. As bactérias anaeróbias fazem parte da microbiota normal em áreas com baixa tensão de oxigênio e baixo potencial de redução de oxigênio, como as mucosas da cavidade oral e da vagina. A origem da maioria das infecções anaeróbias é a própria microbiota do animal. As infecções anaeróbias são potencializadas por suprimento insuficiente de sangue, necrose do tecido, infecção anterior ou imunossupressão. As bactérias anaeróbias produzem uma série de enzimas e fatores que induzem lesão tecidual e promovem colonização. A maioria das infecções por anaeróbios costuma ser acompanhada por uma infecção bacteriana aeróbia, que deve ser considerada à escolha dos agentes antimicrobianos.

As infecções anaeróbias são bastante associadas à orofaringe, ao sistema nervoso central (SNC), ao espaço subcutâneo, ao sistema musculoesquelético, ao sistema gastrintestinal, ao fígado e ao trato genital feminino e podem causar doenças clínicas em animais com pneumonia por aspiração ou consolidação dos lobos pulmonares. Suspeite de infecções por anaeróbios em cães e gatos com gengivite ou estomatite, rinite, abscessos retrobulbares, abscessos retrofaríngeos, piotórax, otite média ou interna, infecção do SNC, feridas por mordeduras, ferimentos abertos, fraturas expostas, osteomielite, peritonite, hepatite bacteriana, piometra, vaginite, bacteriemia e endocardite valvular (Figura 92.1). As infecções anaeróbias também devem ser consideradas em animais com histórico de agressão, corpo estranho, cirurgia recente,

TABELA 92.7

Escolhas empíricas de antibióticos para cães e gatos com infecções respiratórias.

Sistema orgânico ou agente infeccioso	Antibióticos de primeira escolha
Infecção do trato respiratório superior (IRS) bacteriana aguda em felinos	Doxiciclina OU Amoxicilina
IRS bacteriana crônica em felinos	Doxiciclina OU Com base em cultura e antibiograma
Complexo de doenças respiratórias infecciosas caninas (componente bacteriano)	Doxiciclina OU Clavulanato de amoxicilina
Bronquite bacteriana (cães ou gatos)	Doxiciclina OU Com base em cultura e antibiograma
Pneumonia transmissível não complicada	Doxiciclina OU Fluoroquinolona
Pneumonia com evidência clínica de sepse*	Enrofloxacino# e ampicilina ou clindamicina E Ajuste com base na cultura e no antibiograma
Piotórax (cães ou gatos)*	Enrofloxacino# e penicilina ou clindamicina E Ajuste com base na cultura e no antibiograma

*Nos animais com achados clínicos de doenças com risco de morte, o consenso do Grupo de Trabalho da International Society for Companion Animal Infectious Diseases (ISCAID) foi a instituição do tratamento com dois agentes e possível desaceleração da terapia com base nos resultados da cultura e do antibiograma (Lappin et al., 2017).
#O enrofloxacino é frequentemente escolhido porque há um produto veterinário para a administração parenteral em cães e o fármaco tem amplo espectro contra microrganismos gram-negativos e *Mycoplasma* spp.
Existem outros medicamentos com amplo espectro contra bactérias gram-negativas que podem ser usados com base nos resultados do antibiograma.

TABELA 92.8

Escolhas empíricas de antibióticos para cães e gatos com infecções urogenitais.

Síndrome ou agente infeccioso	Antibióticos de primeira escolha
Infecção aeróbia (não complicada)	Amoxicilina OU Trimetoprima-sulfonamida
Infecção aeróbia (complicada)	Amoxicilina OU Trimetoprima-sulfonamida E Ajuste com base nos resultados de cultura e antibiograma
Brucella canis	Quinolona sozinha OU Ciclos de minociclina ou doxiciclina com uma quinolona a cada 2 semanas
Leptospira spp.	Penicilina G ou ampicilina IV durante a fase aguda ENTÃO Doxiciclina para eliminar portadores
Mastite	Cefalosporina de primeira geração OU Amoxicilina ou amoxicilina-clavulanato
Mycoplasma/Ureaplasma	Doxiciclina OU Quinolona
Prostatite (agentes gram-negativos)	Trimetoprima-sulfonamida OU Quinolona E Ajuste com base na cultura e no antibiograma
Prostatite (agentes gram-positivos)	Clindamicina E Ajuste segundo os resultados de cultura e antibiograma
Pielonefrite	Fluoroquinolona E Ajuste segundo os resultados de cultura e antibiograma
Piometra	Trimetoprima-sulfonamida OU Quinolona e ampicilina se houver evidência de sepse E Ajuste segundo os resultados de cultura e antibiograma

IV: intravenosa.

procedimentos odontológicos recentes, histórico de fármacos ou doenças imunossupressoras, infecções resistentes a aminoglicosídeos ou fluoroquinolonas, lesões com odor pútrido ou secreção negra, lesão dolorosa com secreção serossanguinolenta e inflamação neutrofílica com bactérias evidentes à citologia, mas cultura aeróbia negativa e presença de "grânulos de enxofre" à citologia. Paralisia flácida (*Clostridium botulinum*), paralisia rígida e trismo (*Clostridium tetani*) e produção subcutânea de gás são associados a algumas infecções anaeróbias.

A melhora do suprimento de sangue e da oxigenação da área infectada é o principal objetivo no tratamento das infecções anaeróbias. A antibioticoterapia deve ser acompanhada por drenagem ou desbridamento. Administre antibióticos por via parenteral por vários dias em cães ou gatos com piotórax, pneumonia, peritonite ou sinais clínicos condizentes com bacteriemia. Antibióticos betalactâmicos, cloranfenicol, clindamicina, metronidazol e penicilina G são bastante usados no tratamento de infecções anaeróbias (ver Tabelas 92.1 e 92.3).

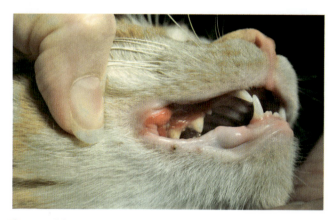

Figura 92.1 Estomatite caudal em um gato com suspeita de infecção bacteriana anaeróbia secundária.

BACTERIEMIA E ENDOCARDITE BACTERIANA

A bacteriemia pode ser transitória, intermitente ou contínua. A odontologia de rotina mostra-se uma causa comum de bacteriemia transitória. O desenvolvimento de bacteriemia intermitente é comum em animais imunossuprimidos ou em estado crítico; a principal fonte de infecção é o sistema geniturinário ou gastrintestinal. A bacteriemia contínua apresenta-se mais associada à endocardite bacteriana. Animais bacterêmicos podem ter febre intermitente, depressão e sinais clínicos associados ao sistema orgânico primário infectado. A sepse é uma resposta sistêmica à infecção e provoca insuficiência circulatória periférica (choque séptico).

Staphylococcus spp., *Streptococcus* spp., *Enterococcus* spp., *Corynebacterium* spp., *Escherichia coli*, *Salmonella* spp., *Klebsiella* spp., *Enterobacter* spp., *Pseudomonas* spp., *Proteus* spp., *Pasteurella* spp., *Clostridium* spp., *Fusobacterium* spp., *Bacteroides* spp. e *Bartonella* spp. são os microrganismos mais isolados do sangue de animais bacterêmicos (Sykes et al., 2006). A endocardite bacteriana costuma ser causada por *Staphylococcus aureus*, *E. coli* ou *Streptococcus* beta-hemolítico; as *Bartonella* spp. são agora reconhecidas como importantes causas de endocardite bacteriana e miocardite (ver Capítulos 6, 7 e 94) em cães e gatos (Fenimore et al., 2011).

Se a provável fonte de bacteriemia ou endocardite bacteriana for de uma área com microbiota mista, como o sistema gastrintestinal, ou se o animal tiver sinais clínicos de doença com risco de morte, um ou mais antibióticos eficazes contra gram-positivos, gram-negativos, aeróbios e anaeróbios devem ser usados. Um aminoglicosídeo ou quinolona para microrganismos gram-negativos combinado com a ampicilina, uma cefalosporina de primeira geração, metronidazol ou clindamicina para microrganismos gram-positivos e anaeróbios é um tratamento combinado comum e escolhido com base no provável local de entrada bacteriana. Cefalosporinas de segunda e terceira geração, ticarcilina combinada ao clavulanato e imipeném são alguns dos outros agentes antimicrobianos com espectro de quatro quadrantes.

Pacientes com bacteriemia, sem endocardite, devem receber agentes antimicrobianos por via intravenosa (IV) por pelo menos 1 a 3 dias, com registro das evidências clínicas e clínico-patológicas de resposta antes da conversão para o tratamento oral. Escolhe-se o tratamento oral com base nos resultados da cultura e do antibiograma, cuja duração varia de acordo com a origem da bacteriemia. Em um filhote de cão com parvovírus bacterêmico submetido à antibioticoterapia parenteral, por exemplo, não há necessidade de tratamento oral após a resolução dos sinais clínicos da doença.

Em pacientes com endocardite valvular, alguns autores recomendam a administração de antibióticos intravenosos (IV) por pelo menos 7 a 14 dias, seguidos de administração subcutânea (SC) por 7 a 14 dias antes da conversão para a terapia oral (Calvert e Thomason, 2012); a antibioticoterapia oral pode ser indicada por meses. O tratamento ideal para endocardite valvar por bartonelose em cães não foi determinado, mas, de modo geral, há necessidade de pelo menos dois medicamentos. Embora os protocolos ideais não sejam conhecidos, as fluoroquinolonas combinadas com doxiciclina, azitromicina ou rifampicina podem ser necessárias em alguns casos (ver Capítulos 6 e 94). Indica-se a administração de amicacina nos primeiros 5 a 7 dias de terapia a cães ou gatos com endocardite associada à bartonelose. A hemocultura pode ser repetida 1 e 4 semanas após a interrupção do tratamento para confirmar o controle da infecção por bactérias aeróbias ou anaeróbias. Não se sabe a real utilidade clínica da sorologia ou cultura de *Bartonella* spp. após o tratamento bem-sucedido (ver Capítulo 94). O prognóstico em cães e gatos com endocardite bacteriana é limitado, devido ao dano às valvas cardíacas infectadas (ver Capítulo 6).

INFECÇÕES DO SISTEMA NERVOSO CENTRAL

A azitromicina, o cloranfenicol, a sulfonamida-trimetoprima, o metronidazol e as quinolonas penetram no SNC e são frequentemente considerados para o tratamento empírico de infecções bacterianas suspeitas desse sistema (ver Tabela 92.4). Há algumas infecções do SNC por bactérias e riquétsias (*Ehrlichia* spp. e *R. rickettsii*), o que torna o cloranfenicol uma primeira escolha lógica. Vários outros medicamentos, inclusive derivados da penicilina, tetraciclinas (doxiciclina) e clindamicina, podem chegar ao liquor quando há inflamação. A clindamicina alcança concentrações adequadas no tecido cerebral de gatos normais e pode ser usada no tratamento da toxoplasmose (ver Capítulo 98). Azitromicina, sulfas potenciadas e, talvez, a ponazurila são alternativas contra a toxoplasmose. O tratamento ideal de cães com infecção do SNC por *Neospora caninum* é desconhecido, mas a combinação de clindamicina ou azitromicina com sulfas potenciadas deve ser considerada nos casos agudos devido a um mau prognóstico.

SISTEMA GASTRINTESTINAL E INFECÇÕES HEPÁTICAS

A administração oral de agentes antimicrobianos raramente é indicada para infecções bacterianas do sistema gastrintestinal em cães ou gatos, pelos efeitos negativos no microbioma local e pela disponibilidade de terapias alternativas, como dietas e probióticos (Torres-Henderson et al., 2017). No entanto, antibióticos às vezes são necessários para o tratamento do crescimento excessivo de bactérias no intestino delgado, encefalopatia hepática, colângio-hepatite, abscesso hepático, colite do Boxer e infecção por *Helicobacter* spp., *Campylobacter* spp., *Clostridium perfringens*, *Giardia* spp., *Cryptosporidium* spp., *Cystoisospora* spp., *Tritrichomonas foetus* e *T. gondii* (ver Tabela 92.5). A administração de antibióticos parenterais pode ser indicada em cães e gatos com bacteriemia por translocação da microbiota entérica ou infecção por *Salmonella*. O American College of Veterinary Internal Medicine recentemente publicou um consenso sobre o tratamento de infecções bacterianas enteropatogênicas em cães e gatos (Marks et al., 2011). Na maioria das infecções gastrintestinais, a manipulação dietética e os probióticos também podem ser benéficos ou resolver a diarreia, fazendo com que os agentes antimicrobianos não sejam necessários.

As infecções por *Giardia* spp. tendem a responder clinicamente à administração de metronidazol, mas não são eliminadas. A administração de um probiótico e a alteração da dieta também devem ser consideradas no tratamento de cães ou gatos com suspeita de giardíase (Fenimore et al., 2017). A administração de benzoato de metronidazol em dose de 25 mg/kg a cada 12 horas por via oral (VO) por 7 dias foi eficaz na supressão da eliminação de cistos abaixo dos limites detectáveis em 26 gatos (Scorza e Lappin, 2004). Esta é a dose máxima de metronidazol que deve ser usada; a superdosagem ou o acúmulo de neurotoxina podem induzir toxicidade do SNC. O fembendazol é o fármaco alternativo mais usado em cães e gatos. O febantel também pode ser eficaz em ambas as espécies e é aprovado para esse fim em alguns países (Bowman et al., 2009). O metronidazol apresenta a vantagem de ajudar o tratamento do supercrescimento bacteriano secundário no intestino delgado e ter efeitos anti-inflamatórios. A nitaxoxanida também pode ser usada no tratamento de cães infectados com *Giardia* spp. e considerada em caso de coinfecção e diarreia por *Cryptosporidium* spp. (Moron-Soto et al., 2017). Embora o ronidazol possa ser eficaz no tratamento da infecção por *Giardia* spp., costuma ser reservado para o tratamento de infecções por *T. foetus* (Fiechter et al., 2012).

Para infecções por *T. foetus* em filhotes de gato (e, raramente, de cães), o ronidazol em dose de 30 mg/kg VO a cada 24 horas por 14 dias elimina os sinais clínicos da doença e os trofozoítos. No entanto, detectaram-se resistência ao ronidazol e insucesso terapêutico (Xenoulis et al., 2013). A toxicidade do SNC também é comum em caso de superdosagem de ronidazol. As fluoroquinolonas podem ser eficazes em gatos infectados com *T. foetus* sem resposta clínica ao ronidazol.

A maioria dos cães ou gatos com diagnóstico de criptosporidiose é infectada por *C. canis* ou *C. felis*, respectivamente. Embora a infecção por essas espécies adaptadas ao hospedeiro seja comum, não se sabe quantos cães e gatos infectados realmente têm diarreia relacionada com a infecção. Os estudos de infecção em cães ou gatos saudáveis raramente induzem diarreia. Assim, se outras possíveis causas de diarreia, como *Giardia* spp., forem detectadas em um cão ou gato positivo para *Cryptosporidium*, a outra causa de diarreia deve ser tratada primeiro para ver se a diarreia desaparece. O tratamento com antibióticos não elimina a infecção por *Cryptosporidium* spp.; apenas diminui os sinais clínicos. A tilosina (10 a 15 mg/kg VO a cada 12 horas) aparentemente foi eficaz na diminuição da diarreia e na eliminação de oocistos em cães e gatos com diarreia positivos para *Cryptosporidium*. A azitromicina, em dose diária de 10 mg/kg VO por 7 dias, pode diminuir a diarreia em alguns cães ou gatos com criptosporidiose. Em caso de resposta após 7 dias, continue o tratamento por pelo menos 1 semana após a resolução clínica. A nitazoxanida pode ser considerada em dose de 75 mg/kg VO duas vezes com 14 dias de intervalo em cães com coinfecções por *Giardia* e *Cryptosporidium* (Moron-Soto et al., 2017).

O período de eliminação de oocistos do *T. gondii* pode ser reduzido pela administração de clindamicina, sulfadimetoxina ou ponazuril. No entanto, como a maioria dos gatos completou o período de eliminação do oocisto em 7 a 14 dias, o tratamento geralmente não é necessário. Os *Cystoisospora* spp. geralmente respondem à administração de ponazuril em dose de 50 mg/kg VO a cada 24 horas por 3 dias (Litster et al., 2014). De modo geral, o uso de sulfadimetoxina, outros medicamentos contendo sulfa ou clindamicina não é necessário.

A diarreia associada a infecções bacterianas entéricas tende a responder a mudanças na dieta e à administração de probióticos. Se os antibióticos forem considerados necessários, a *C. perfringens* e o supercrescimento bacteriano respondem ao tratamento com tilosina, amoxicilina ou ampicilina. Cães ou gatos com suspeita de campilobacteriose ou salmonelose devem ser submetidos à cultura de fezes para a realização do antibiograma se outros animais de estimação ou pessoas da família ficarem doentes. Os sinais gastrintestinais de campilobacteriose ou salmonelose tendem a ser autolimitados apenas com cuidados de suporte; assim, essas infecções são tratadas apenas por via parenteral e se houver sinais sistêmicos de doença (p. ex., febre), devido à rápida resistência associada à administração oral de antibióticos. Os antibióticos apropriados para o tratamento empírico da salmonelose enquanto os resultados do antibiograma ainda não foram liberados são ampicilina e trimetoprima-sulfonamida; as quinolonas também são eficazes. As infecções visíveis por *Helicobacter* spp. foram eliminadas após a administração oral de metronidazol (11 a 15 mg/kg VO a cada 12 horas), amoxicilina (22 mg/kg VO a cada 12 horas) e suspensão de subsalicilato de bismuto (0,22 mℓ/kg VO a cada 6 a 8 horas) por 3 semanas (Jergens et al., 2009). A colite do Boxer está provavelmente associada a *E. coli* e é tratada com enrofloxacino em dose de 10 mg/kg VO a cada 24 horas por 8 semanas (Marks et al., 2011).

Cães ou gatos com aparente bacteriemia ou sepse por bactérias entéricas devem ser tratados com antibióticos parenterais com espectro contra microrganismos anaeróbios e gram-negativos. A combinação de enrofloxacino com uma penicilina ou metronidazol costuma ser eficaz. As cefalosporinas de segunda geração ou imipeném também são boas escolhas.

As bactérias mais comuns em um estudo de infecções hepáticas foram *E. coli*, *Enterococcus*, *Streptococcus*, *Clostridium* e *Bacteroides* (Wagner et al., 2007). Cães ou gatos com infecções hepáticas e sinais de bacteriemia devem ser tratados com antibióticos que matam bactérias gram-positivas, gram-negativas e anaeróbias, conforme já discutido. As infecções hepáticas bacterêmicas respondem a amoxicilina-clavulanato, cefalosporinas de primeira geração ou metronidazol; uma fluoroquinolona deve ser adicionada se houver sinais de sepse. A diminuição numérica da microbiota entérica pela administração oral de penicilinas, metronidazol ou neomicina pode reduzir os sinais clínicos de encefalopatia hepática.

INFECÇÕES MUSCULOESQUELÉTICAS

A osteomielite e a discoespondilite estão associadas a infecções por *Staphylococcus*, *Streptococcus*, *Proteus*, *Pseudomonas* spp., *E. coli* e anaeróbios (Siqueira et al., 2014). Recentemente, também foram identificadas infecções por *Bartonella* spp. em gatos, cães e humanos (Varanat et al., 2009). As cefalosporinas de primeira geração, amoxicilina-clavulanato e clindamicina são antibióticos lógicos para a terapia empírica dessas infecções devido a seu espectro de atividade contra os microrganismos gram-positivos e bactérias anaeróbias, além de sua capacidade de alcançar altas concentrações nos ossos (ver Tabela 92.6). As quinolonas devem ser usadas em caso de suspeita de infecções por gram-negativos (inclusive *Brucella canis*) ou *Bartonella* spp. O tratamento com antibióticos deve ser mantido por, no mínimo, 2 semanas após a resolução das alterações radiográficas. O tratamento repetido pode ser necessário devido à dificuldade de eliminação das infecções ósseas.

Cães e gatos com poliartrite séptica devem ser tratados da mesma maneira que aqueles com osteomielite, e a fonte de infecção deve ser removida, se possível. *Anaplasma phagocytophilum*, *E. ewingii*, *Bartonella* spp., *B. burgdorferi*, *Ehrlichia* spp., bactérias em formas L, *Mycoplasma* spp., *R rickettsii* e outras infecções crônicas podem induzir poliartrite supurativa não séptica secundária à infecção local ou deposição de imunocomplexos nas articulações. Ocasionalmente, mórulas de *A. phagocytophilum* ou *E. ewingii* são identificadas à citologia do fluido articular ou em neutrófilos circulantes. De modo geral, os achados citológicos no fluido articular induzido por esses agentes assemelham-se aos observados na poliartrite imunomediada. Por isso, a doxiciclina é uma escolha lógica como antibiótico empírico em cães com poliartrite supurativa não séptica, dependendo dos resultados de outros exames diagnósticos. Amoxicilina e cefovecina são medicamentos alternativos para o tratamento da infecção por *B. burgdorferi* (Wagner et al., 2015), mas não são eficazes no tratamento da maioria das outras infecções associadas à poliartrite; logo, devem ser uma segunda opção à doxiciclina. As fluoroquinolonas também podem ser usadas nas infecções por *R. rickettsii*, *Mycoplasma* e bactérias em formas L. As infecções por *Bartonella* spp. geralmente são tratadas com dois agentes antimicrobianos, conforme discutido no tópico sobre bacteriemia.

A doença muscular causada pela infecção por *T. gondii* geralmente se resolve com a administração de cloridrato de clindamicina, azitromicina ou trimetoprima-sulfonamida (ver Tabela 92.4). A ponazurila, em dose de 20 mg/kg VO uma vez ao dia também pode ser eficaz no tratamento da toxoplasmose. A duração ideal da terapia é desconhecida, e nenhum medicamento eliminou *T. gondii* dos tecidos. Embora muitos cães com neosporose venham a óbito, alguns sobreviveram após o tratamento com sulfadiazina-trimetoprima combinada com pirimetamina; tratamento sequencial com cloridrato de clindamicina, sulfadiazina-trimetoprima e pirimetamina; ou clindamicina sozinha. Nos cães com infecção aguda por *Hepatozoon americanum*, a combinação de trimetoprima-sulfadiazina, pirimetamina e clindamicina por 14 dias é altamente eficaz. O uso de descoquinato em dose de 10 a 20 mg/kg a cada 12 horas com alimentos diminui a probabilidade de recidiva da doença clínica e prolonga o tempo de sobrevida.

INFECÇÕES RESPIRATÓRIAS

As diretrizes sobre o uso de antimicrobianos (Lappin et al., 2017) para o tratamento de doenças respiratórias infecciosas em cães e gatos foram recentemente publicadas pelo Antimicrobial Guidelines Working Group, da ISCAID. Esse grupo recomendou os antimicrobianos de primeira escolha para infecções do trato respiratório superior (IRSs) bacterianas em gatos, IRSs bacterianas crônicas em gatos e causas bacterianas da síndrome da doença respiratória infecciosa canina (SDRIC), além de bronquite, pneumonia e piotórax em cães e gatos (ver Tabela 92.7).

As alergias e irritantes induzem a secreção nasal serosa, não sendo indicada a administração de antibióticos no tratamento dessas síndromes. Muitas causas de epistaxe são locais na cavidade nasal ou nos seios da face, como traumatismo, corpos estranhos, massas e doenças fúngicas que não respondem à antibioticoterapia. No entanto, as doenças associadas à vasculite também estão associadas à epistaxe; *B. vinsonii*, *E. canis* e *R. rickettsii* são mais implicados nessa síndrome. A administração de doxiciclina pode levar à resolução da doença em caso de presença desses microrganismos. (Ver discussão completa sobre o diagnóstico e o tratamento desses agentes infecciosos nos Capítulos 94 e 95.)

Cães e gatos com secreção nasal mucopurulenta e outras manifestações clínicas de doenças respiratórias superiores, como congestão e espirros, geralmente apresentam um componente bacteriano. Patógenos bacterianos primários são *Bordetella bronchiseptica*, *Chlamydia felis* (gatos) e algumas *Mycoplasma* spp., *Pasteurella* spp. e *Streptococcus equi*, var. *zooepidemicus* (cães). Muitos cães ou gatos com suspeita de IRSs bacterianas têm infecções bacterianas secundárias a outras doenças primárias, inclusive corpos estranhos, infecções virais, abscessos na raiz dos dentes, neoplasias, traumatismos e infecções fúngicas. Nesses exemplos, a microbiota respiratória normal que coloniza apenas os tecidos pode estar associada à infecção. *Pasteurella* spp., *Staphylococcus* spp., *Streptococcus* spp., *Mycoplasma* spp. e diversos microrganismos gram-negativos e bactérias anaeróbias podem ser observados. Como as vias respiratórias superiores têm uma microbiota normal, é difícil avaliar os resultados da cultura e do antibiograma ou os resultados da reação da cadeia da polimerase de amostras desses tecidos. A fonte do insulto primário sempre deve ser removida, se possível. (Ver técnicas de diagnóstico respiratório no Capítulo 14.)

O Grupo de Trabalho da ISCAID recomenda doxiciclina em dose de 5 mg/kg VO a cada 24 horas ou 10 mg/kg VO a cada 24 horas para o tratamento inicial de gatos com IRS bacteriana aguda e cães com suspeita de SDRIC por causa bacteriana (ver Tabela 92.7). Amoxicilina para gatos e amoxicilina-clavulanato para cães foram consideradas as opções empíricas alternativas. Na ausência de resolução dos sinais clínicos em 10 dias, as diretrizes do Grupo de Trabalho da ISCAID sugerem a realização de uma avaliação completa, talvez com culturas profundas, antes de usar outros antibióticos como azitromicina, amoxicilina-clavulanato, cefovecina ou fluoroquinolonas (Lappin et al., 2017).

O Grupo de Trabalho da ISCAID recomendou que cães ou gatos com suspeita de bronquite bacteriana recebessem doxiciclina enquanto aguardavam os resultados da cultura e do antibiograma. Cães ou gatos com pneumonia transmissível não complicada devem ser tratados com doxiciclina. As bactérias comuns associadas à pneumonia em cães são *E. coli*, *Klebsiella* spp., *Pasteurella* spp., *Pseudomonas* spp., *B. bronchiseptica*, *Streptococcus* spp., *Staphylococcus* spp. e *Mycoplasma* spp. Em gatos, *Bordetella*, *Pasteurella* e *Mycoplasma* são os microrganismos mais isolados. A aspiração do conteúdo GI é uma causa comum de pneumonia por uma população bacteriana mista. Várias espécies de bactérias são normalmente cultivadas de cães e gatos com broncopneumonia. *Bordetella bronchiseptica* e *S. equi* var. *zooepidemicus* é o patógeno primário mais importante em cães e gatos; em sua maioria, as demais bactérias colonizam após a lesão prévia das vias respiratórias. A consolidação de lobos pulmonares à radiografia deve levar ao diagnóstico presuntivo de infecção anaeróbia. Cães ou gatos com pneumonia e sinais de sepse devem receber uma fluoroquinolona combinada com uma penicilina ou uma clindamicina por via parenteral enquanto a investigação diagnóstica é realizada e, em seguida, diminuir o tratamento conforme indicado (Lappin et al., 2017). A duração ideal do tratamento da pneumonia bacteriana mostra-se desconhecida, mas o consenso atual é reavaliar cães e gatos com pneumonia em até 10 a 14 dias após o início do tratamento. Mais estudos são necessários para determinar a necessidade das recomendações atuais de, no mínimo, de 4 semanas de tratamento.

Não se sabe se as espécies de *Mycoplasma* que infectam cães e gatos podem ser patógenos respiratórios primários. Em gatos, a *Chlamydia felis* não é uma causa comum de infecção do trato respiratório inferior. A *Yersinia pestis* causa pneumonia em gatos nos estados do oeste dos EUA (ver Capítulo 99); aminoglicosídeos, derivados de tetraciclina e quinolonas podem ser eficazes nesses pacientes.

Ocasionalmente, o *T. gondii* causa pneumonia em cães e gatos infectados logo após o nascimento e por via transplacentária, além de animais imunossuprimidos (ver Capítulo 98). Clindamicina ou sulfas potenciadas devem ser usadas se houver suspeita de toxoplasmose. A azitromicina também pode ser eficaz no tratamento da toxoplasmose. O *N. caninum* foi algumas vezes associado à pneumonia em cães e deve ser tratado com uma combinação de clindamicina e sulfas potenciadas.

O piotórax atribuído à penetração de material estranho de uma via respiratória ou esôfago no espaço pleural geralmente requer toracotomia para a remoção do tecido desvitalizado e do corpo estranho (ver Capítulo 24). O piotórax pode decorrer da disseminação hematogênica de bactérias para o espaço pleural; isso pode ser comum em gatos. O lavado pleural por meio de drenos torácicos é o tratamento mais eficaz para pacientes com piotórax e sem material estranho evidente. A maioria dos cães e gatos com piotórax apresenta infecções bacterianas aeróbias e anaeróbias mistas. A princípio, animais com piotórax e sinais clínicos de bacteriemia devem receber uma combinação de fluoroquinolonas e uma penicilina ou clindamicina; em seguida, a antibioticoterapia deve ser ajustada com base em cultura, antibiograma e resposta clínica (Lappin et al., 2017). Determina-se a duração do tratamento pelas respostas clínicas e radiografias torácicas repetidas e, de modo geral, ela é de pelo menos 4 semanas.

INFECÇÕES DE PELE E TECIDO MOLE

O *Staphylococcus pseudointermedius* é a causa mais comum de piodermite em cães e gatos. Qualquer microrganismo, inclusive os gram-negativos, pode induzir piodermite profunda. A maioria das infecções de tecidos moles, inclusive feridas abertas e abscessos, é de uma população mista de bactérias, em especial as microbiotas aeróbia e anaeróbia da boca. A Tabela 92.3 lista os antibióticos empíricos recomendados para casos de piodermite e infecções de tecidos moles de rotina. Há diretrizes para o diagnóstico e o tratamento da foliculite bacteriana superficial que discutem os tratamentos tópicos e sistêmicos ideais (Hillier et al., 2014). Quando o tratamento sistêmico é considerado adequado, os medicamentos de primeira linha recomendados são clindamicina, lincomicina, cefalosporinas de primeira geração, amoxicilina-clavulanato ou sulfas potenciadas. Outros medicamentos a serem usados como segundo e terceiro níveis (cefalosporinas de terceira geração, doxiciclina, minociclina, cloranfenicol, fluoroquinolonas) também devem se basear nos resultados do antibiograma (Hillier et al., 2014). As fluoroquinolonas costumam ser a classe de antibióticos de escolha para o tratamento de infecções gram-negativas.

A World Association for Veterinary Dermatology publicou recomendações para a abordagem de infecções estafilocócicas resistentes à meticilina (Morris et al., 2017). Muitos pontos essenciais foram apresentados, inclusive o tratamento tópico com eficácia antiestafilocócica conhecida como a modalidade terapêutica primária em qualquer piodermite superficial por *Staphylococcus* resistentes à meticilina. Além disso, a escolha empírica de agentes para terapia sistêmica é sempre contraindicada em caso de suspeita de infecção estafilocócica resistente à meticilina, pela alta prevalência de multirresistência dessas cepas. O manejo de casos suspeitos deve sempre ser orientado pelos resultados do antibiograma.

Outras causas de infecções cutâneas e de tecidos moles que não respondem aos tratamentos de rotina são bactérias gram-negativas, bactérias em forma de L, *Mycoplasma* spp., *Mycobacterium* spp., fungos sistêmicos ou *Sporothrix* spp. (ver Figura 99.3). Esses casos devem ser submetidos a mais exames diagnósticos e tratamentos apropriados. Se ainda não realizado, o exame microscópico de tecido ou aspirado de pústula deve determinar a presença de *Sporothrix* e bactérias de morfologia semelhante a

Mycobacterium spp. Depois do preparo cirúrgico da pele, amostras de tecidos profundos devem ser obtidas para a cultura de bactérias aeróbias, anaeróbias, *Mycoplasma*, *Mycobacterium* spp. atípicas e fungos (ver Capítulo 91).

INFECÇÕES DO TRATO UROGENITAL

As diretrizes de uso de antimicrobianos para o tratamento de doenças do trato urinário em cães e gatos foram recentemente publicadas pela ISCAID (Weese et al., 2011; Weese et al., 2017), que recomendou a prescrição de amoxicilina ou sulfonamida-trimetoprima para cães ou gatos com infecções não complicadas (cistite bacteriana esporádica). Cães ou gatos com infecções complicadas devem receber amoxicilina ou trimetoprima-sulfonamida; a seguir, a terapia antimicrobiana deve ser orientada pelos resultados da cultura e do antibiograma. Classicamente, animais com infecções simples do trato urinário foram tratados com antibióticos por 7 a 14 dias. No entanto, evidências recentes sugerem que protocolos a curto prazo podem ser eficazes. Em um estudo recente de cães com infecções simples do trato urinário, por exemplo, a administração de enrofloxacino em dose de 18 a 20 mg/kg VO a cada 24 horas por 3 dias ou amoxicilina-ácido clavulânico em dose de 13,75 a 25 mg/kg VO a cada 12 horas por 14 dias teve taxas semelhantes de cura microbiológica (Westropp et al., 2012). Não há indicação de repetição de urinálise ou cultura em pacientes com infecções simples após o desaparecimento dos sinais clínicos e administração dos medicamentos conforme prescritos (Weese et al., 2011; Weese et al., 2017). Nas infecções complicadas, a terapia antimicrobiana deve ser administrada por, pelo menos, 4 semanas, com monitoramento da resposta clínica, urocultura e antibiograma (geralmente 5 dias após a interrupção do tratamento). É possível considerar a menor duração do tratamento em casos complicados.

Todos os cães e gatos com infecção do trato urinário e azotemia devem ser considerados portadores de pielonefrite e devem ser tratados de acordo, mesmo que outros procedimentos diagnósticos não sejam realizados. O Grupo de Trabalho da ISCAID recomenda a administração de uma fluoroquinolona seguida por ajustes com base no antibiograma. Em caso de suspeita de infecção por *Leptospira* spp. e se a doxiciclina não puder ser administrada VO, a administração IV de ampicilina, em dose de 20 mg/kg a cada 6 horas, é indicada e seguida de doxiciclina para eliminação da fase de portador renal (Sykes et al., 2011). O tratamento da pielonefrite e outras infecções crônicas complicadas do trato urinário deve ser mantido por, pelo menos, 4 a 6 semanas. A urinálise, a cultura e o antibiograma devem ser realizados 7 dias após o início do tratamento e 1 semana após sua interrupção. É possível considerar a duração menor do tratamento em casos complicados. Algumas infecções não podem ser eliminadas e requerem a administração de antibioticoterapia contínua ou em pulso; no entanto, o protocolo ideal deve ser desenvolvido caso a caso.

Mycoplasma e *Ureaplasma* foram registrados em cães com sinais clínicos de infecções do trato urinário (Ulgen et al., 2006). Se a resposta a derivados de penicilina, cefalosporinas ou trimetoprima-sulfonamida for baixa, a cultura de *Mycoplasma* spp. deve ser solicitada. O tratamento com cloranfenicol, doxiciclina ou quinolona costuma ser eficaz contra infecções por *Mycoplasma* e *Ureaplasma*.

A maioria das infecções bacterianas da próstata é causada por bactérias gram-negativas. Durante a prostatite aguda, quase todos os antibióticos penetram bem no órgão devido à inflamação; a sulfonamida-trimetoprima ou as fluoroquinolonas veterinárias costumam ser eficazes. Após o restabelecimento da barreira hematoprostática em cães com prostatite crônica, o fluido prostático ácido possibilita a boa penetração apenas dos antibióticos básicos (pK inferior a 7) (ver Tabela 92.8). O cloranfenicol, devido à sua alta lipossolubilidade, também penetra bem no tecido prostático. Na prostatite aguda, os antibióticos ácidos, inclusive penicilinas e cefalosporinas de primeira geração, podem, a princípio, penetrar bem, diminuindo os sinais clínicos da doença, mas não eliminam a infecção. Isso predispõe a prostatite bacteriana crônica e formação de abscessos prostáticos. Por isso, o uso de penicilinas e cefalosporinas de primeira geração é contraindicado nas infecções do trato urinário em cães machos. Em cães com prostatite crônica, a terapia antimicrobiana deve ser mantida por, pelo menos, 6 semanas e ser baseada nos resultados da cultura e do antibiograma da urina ou aspirados prostáticos. A maioria dos agentes isolados é suscetível a trimetoprima-sulfonamida ou fluoroquinolonas veterinárias. A urina e o fluido prostático devem ser cultivados 7 e 28 dias após a terapia. Não se sabe se tratamentos mais curtos podem ser considerados.

A *Brucella canis* causa várias síndromes clínicas em cães, incluindo epididimite, orquite, endometrite, natimortos, aborto, discoespondilite e uveíte. A ovário-histerectomia ou a orquiectomia diminuem a contaminação do ambiente humano. (O potencial zoonótico da brucelose é discutido no Capítulo 99.) A administração prolongada de antibióticos geralmente não leva à cura completa (Wanke et al., 2006). Alguns cães passam a apresentar sorologia negativa, mas o microrganismo ainda pode ser cultivado a partir de tecidos. Vários protocolos antibióticos foram sugeridos para cães com brucelose (ver Tabela 92.8). No entanto, os tutores devem ser cuidadosamente informados sobre os riscos zoonóticos antes do início do tratamento.

De modo geral, a vaginite é causada pelo crescimento excessivo da microbiota normal secundária a doenças primárias, incluindo infecção por herpes-vírus, infecção do trato urinário, corpos estranhos, anomalias vulvares ou vaginais, massas vaginais ou vulvares ou incontinência urinária. Em cadelas e gatas com vaginite bacteriana por crescimento excessivo da microbiota e resolução do insulto primário, antibióticos de amplo espectro, incluindo amoxicilina, trimetoprima-sulfonamida, cefalosporinas de primeira geração, derivados de tetraciclina e cloranfenicol, normalmente são bem-sucedidos. Como o *Mycoplasma* e o *Ureaplasma* fazem parte da microbiota vaginal normal, é quase impossível estabelecer a associação clínica com a doença; as culturas positivas não confirmam a doença por causa do microrganismo (ver Capítulo 94). Portanto, a cultura vaginal positiva de uma cadela assintomática (à exceção de *C. canis*) não tem sentido.

Em todas as cadelas e gatas com piometra, a ovário-histerectomia ou a drenagem do útero induzida por medicamentos são fundamentais. A antibioticoterapia é instituída para a bacteriemia comumente simultânea (i. e., *E. coli* e anaeróbios). Animais com sinais clínicos de bacteriemia ou sepse devem ser tratados com antibióticos de quatro quadrantes (ver Tabela 92.5). Antibióticos de amplo espectro com eficácia contra *E. coli*, como sulfas potenciadas ou amoxicilina-clavulanato, são boas escolhas empíricas, dependendo dos resultados de cultura e antibiograma. De modo geral, sulfas potenciadas e as quinolonas são eficazes contra *E. coli*, mas não são tão eficazes quanto outros fármacos no tratamento de infecções anaeróbias *in vivo*.

A ampicilina, a amoxicilina e as cefalosporinas de primeira geração alcançam boas concentrações no leite e são relativamente seguras para neonatos. Portanto, podem ser usadas no tratamento empírico da mastite. O cloranfenicol, as quinolonas e os derivados da tetraciclina devem ser evitados, pelos possíveis efeitos adversos em neonatos.

Leitura sugerida

Bowman DD, et al. Treatment of naturally occurring, asymptomatic *Giardia* sp. in dogs with Drontal Plus flavour tablets. *Parasitol Res.* 2009;105(suppl 1):S125–S134.

Calvert CA, Thomason JD. Cardiovascular infections. In: Greene CE, eds. *Infectious Diseases of the Dog and Cat*. 4th ed. Elsevier; 2012: 912–923.

Fenimore A, et al. *Bartonella* spp. DNA in cardiac tissues from dogs in Colorado and Wyoming. *J Vet Intern Med.* 2011;25:613–616.

Fenimore A, et al. Evaluation of metronidazole with and without *Enterococcus faecium* SF68 in shelter dogs with diarrhea. *Top Companion Anim Med.* 2017;32:100.

Fiechter R, et al. Control of *Giardia* infections with ronidazole and intensive hygiene management in a dog kennel. *Vet Parasitol.* 2012;187:93.

Hillier A, et al. Guidelines for the diagnosis and antimicrobial therapy of canine superficial bacterial folliculitis (Antimicrobial Guidelines Working Group of the International Society for Companion Animal Infectious Diseases). *Vet Dermatol.* 2014;25:163.

Jang SS, et al. Organisms isolated from dogs and cats with anaerobic infections and susceptibility to selected antimicrobial agents. *J Am Vet Med Assoc.* 1610;210:1997.

Jergens AE, et al. Fluorescence in situ hybridization confirms clearance of visible *Helicobacter* spp. associated with gastritis in dogs and cats. *J Vet Intern Med.* 2009;23:16–23.

Jessen LR, et al. Effect of antibiotic treatment in canine and feline urinary tract infections: a systematic review. *Vet J.* 2015;203:270.

Lappin MR, et al. Antimicrobial use guidelines for treatment of respiratory tract disease in dogs and cats: antimicrobial Guidelines Working Group of the International Society for Companion Animal Infectious Diseases. *J Vet Intern Med.* 2017;31:279.

Litster AL, et al. Use of ponazuril paste to treat coccidiosis in shelter-housed cats and dogs. *Vet Parasitol.* 2014;202:319.

Marks SL, et al. Enteropathogenic bacteria in dogs and cats: diagnosis, epidemiology, treatment, and control. *J Vet Intern Med.* 2011;25:1195.

Moron-Soto M, et al. Efficacy of nitazoxanide to treat natural *Giardia* infections in dogs. *Parasit Vectors.* 2017;10:52.

Morris DO, et al. Recommendations for approaches to meticillin-resistant staphylococcal infections of small animals: diagnosis, therapeutic considerations and preventative measures: clinical Consensus Guidelines of the World Association for Veterinary Dermatology. *Vet Dermatol.* 2017;28(3):304–e69.

Scorza V, Lappin MR. Metronidazole for treatment of giardiasis in cats. *J Fel Med Sung.* 2004;6:157.

Siqueira EG, et al. Exogenous bacterial osteomyelitis in 52 dogs: a retrospective study of etiology and in vitro antimicrobial susceptibility profile (2000-2013). *Vet Q.* 2014;4:201.

Stull JW, Weese JS. Hospital-associated infections in small animal practice. *Vet Clin North Am Small Anim Pract.* 2015;45:217.

Sykes JE, et al. Evaluation of the relationship between causative organisms and clinical characteristics of infective endocarditis in dogs: 71 cases (1992.2005). *J Am Vet Med Assoc.* 2006;228:1723.

Sykes JE, et al. 2010 ACVIM small animal consensus statement on leptospirosis: diagnosis, epidemiology, treatment, and prevention. *J Vet Intern Med.* 2011;25:1.

Torres-Henderson C, et al. Effect of *Enterococcus faecium* strain SF68 on gastrointestinal signs and fecal microbiome in cats administered amoxicillin-clavulanate. *Top Companion Anim Med.* 2017; 32:104.

Torres-Henderson C, et al. Pilot study to evaluate the role of *Mycoplasma* species in cat bite abscesses. *J Feline Med Surg.* 2014;16:997.

Ulgen M, et al. Urinary tract infections due to *Mycoplasma canis* in dogs. *J Vet Med A Physiol Pathol Clin Med.* 2006;53:379.

Varanat M, et al. Recurrent osteomyelitis in a cat due to infection with *Bartonella vinsonii* subsp. *berkhoffii* genotype II. *J Vet Intern Med.* 2009;23:1273.

Wagner KA, et al. Bacterial culture results from liver, gallbladder, or bile in 248 dogs and cats evaluated for hepatobiliary disease: 1998-2003. *J Vet Intern Med.* 2007;21:417.

Wagner B, et al. Comparison of effectiveness of cefovecin, doxycycline, and amoxicillin for the treatment of experimentally induced early Lyme borreliosis in dogs. *BMC Vet Res.* 2015;11:163.

Wanke MM, et al. Use of enrofloxacin in the treatment of canine brucellosis in a dog kennel (clinical trial). *Theriogenology.* 2006; 66:1573.

Weese JS, et al. Antimicrobial use guidelines for treatment of urinary tract disease in dogs and cats: Working Group of the International Society for Companion Animal Infectious Diseases. *Vet Med Int.* 2011;2011:263768. doi:10.4061/2011/263768.

Weese JS, et al. International Society for Companion Animal Infectious Diseases (ISCAID) guidelines for the diagnosis and management of bacterial urinary tract infections in dogs and cats. *Vet J.* 2017;247:8–25.

Westropp JL, et al. Evaluation of the efficacy and safety of high dose short duration enrofloxacin treatment regimen for uncomplicated urinary tract infections in dogs. *J Vet Intern Med.* 2012;26: 506–512.

Walther B, et al. Multidrug-resistant opportunistic pathogens challenging veterinary infection control. *Vet Microbiol.* 2017;200:71.

Xenoulis PG, et al. Intestinal *Tritrichomonas foetus* infection in cats: a retrospective study of 104 cases. *J Feline Med Surg.* 2013;15:1098.

CAPÍTULO 93

Prevenção de Doenças Infecciosas

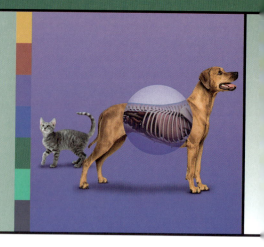

A prevenção de infecções é sempre preferível ao seu tratamento. Evitar a exposição é a forma mais eficaz de impossibilitar infecções. A maioria dos agentes infecciosos de cães e gatos é transmitida por material fecal, secreções respiratórias, secreções do trato reprodutivo ou urina; mordeduras ou arranhaduras; ou contato com vetores ou reservatórios. Alguns agentes infecciosos, como o herpes-vírus felino 1 (FHV-1), *Bordetella bronchiseptica* e os vírus da influenza, podem ser transmitidos por contato direto com animais infectados clinicamente normais. Muitos agentes infecciosos resistem ao ambiente e podem ser transmitidos pelo contato com fômites. É muito importante evitar a transferência zoonótica de agentes infecciosos porque algumas zoonoses, como a peste bubônica e a raiva, são fatais (ver Capítulo 99). O reconhecimento dos fatores de risco associados aos agentes infecciosos é o primeiro passo na prevenção de doenças infecciosas. Os veterinários devem compreender a biologia de cada agente infeccioso para que possam aconselhar tutores e funcionários sobre as melhores estratégias de prevenção.

Muitas doenças parasitárias são importantes para os animais de estimação, bem como para seus tutores, devido ao risco de transferência zoonótica, como de ascarídeos e ancilóstomos. Há também várias doenças transmitidas por vetores importantes em cães e gatos, em especial aquelas associadas a pulgas ou carrapatos. Portanto, uma das partes mais importantes de qualquer programa de prevenção de doenças infecciosas é o controle de parasitas. Conforme discutido no Capítulo 99, a vermifugação de rotina e o controle de vetores são indicados para animais domiciliados ou não. O uso das diretrizes do *Companion Animal Parasite Council* é uma maneira fácil e eficaz de ajudar a evitar doenças parasitárias internas e externas (www.capcvet.org).

As vacinas contra alguns agentes infecciosos podem evitar a infecção (cinomose, parvovírus canino, panleucopenia felina) ou diminuir a doença clínica (agentes respiratórios) em caso de infecção. As diretrizes vacinais da American Association of Feline Practitioners (AAFP; www.catvets.com), da American Animal Hospital Association (www.aahanet.org) e da World Small Animal Veterinary Association (www.wsava.org) podem ajudar a preparação de protocolos lógicos de vacinação para seus pacientes. No entanto, na maioria dos países, uma parte significativa de cães e gatos não é vacinada. Em um estudo recente na Grã-Bretanha, por exemplo, apenas 77,9% dos cães, gatos e coelhos atendidos em clínicas veterinárias eram vacinados (Sanchez-Vizcaino, 2018). A indústria veterinária precisa continuar a aumentar a adesão às vacinas, sobretudo contra a raiva. Além disso, as vacinas não são uniformemente eficazes, não estão disponíveis para todos os patógenos e, às vezes, induzem efeitos adversos graves. Portanto, o desenvolvimento de procedimentos sólidos de biossegurança também é fundamental para evitar a exposição a agentes infecciosos durante o desenvolvimento de um programa de medicina preventiva.

PROCEDIMENTOS DE BIOSSEGURANÇA PARA HOSPITAIS DE PEQUENOS ANIMAIS

A maioria das infecções transmitidas por hospitais (nosocomiais) pode ser evitada seguindo diretrizes simples de biossegurança (Boxe 93.1). As seguintes diretrizes gerais foram adaptadas daquelas usadas no Veterinary Medical Center da Colorado State University, Colorado, EUA (csuvets.colostate.edu/biosecurity). Há também uma série de avaliações excelentes (Stull et al., 2015; Stull e Weese, 2015).

DIRETRIZES GERAIS DE BIOSSEGURANÇA

As mãos contaminadas são a fonte mais comum de transmissão de agentes infecciosos no ambiente hospitalar. As unhas das pessoas em contato com o paciente devem ser cortadas. As mãos devem ser lavadas antes e depois de cuidar de cada animal, conforme descrito a seguir. Use folhas de papel-toalha limpas para abrir as torneiras; lave as mãos por 30 segundos com sabonete antisséptico, assegurando-se de limpar sob as unhas; enxágue bem as mãos; utilize papel-toalha para secar as mãos e para fechar as torneiras. O uso de loção antisséptica deve ser incentivado. Não toque pacientes, tutores, alimentos, maçanetas, puxadores de gavetas ou armários ou seus conteúdos, equipamentos ou prontuários médicos com mãos ou luvas sujas.

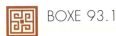

BOXE 93.1

Diretrizes de biossegurança para hospitais gerais.

- Lave as mãos antes e depois de cada contato com paciente
- Use luvas ao manusear pacientes, caso as doenças zoonóticas estejam na lista de diagnósticos diferenciais
- Minimize o contato com materiais hospitalares (instrumentos, prontuários, maçanetas etc.) com mãos ou luvas contaminadas
- Sempre use uma vestimenta como um avental, ao manusear os pacientes
- Troque a vestimenta suja com fezes, secreções ou exsudatos
- Limpe e desinfete os equipamentos (estetoscópios, termômetros, tesouras para ataduras etc.) após cada uso em animais com provável doença infecciosa
- As mesas de exame, gaiolas e áreas de passagem devem ser limpas e desinfetadas após cada uso
- Caixas de areia e vasilhas devem ser limpos e desinfetados após cada uso
- Coloque os animais com suspeita de doenças infecciosas em uma sala de exame ou uma área de isolamento logo depois da chegada ao hospital
- Trate os animais com suspeita de doenças infecciosas como pacientes ambulatoriais, se possível
- Os procedimentos que usam instalações de hospitais gerais, como cirurgia e radiologia, devem ser adiados até o fim do dia, se possível
- Não consuma líquidos em áreas de atendimento de pacientes

Todos os funcionários devem usar uma vestimenta especial, como avental ou macacão, ao atender os pacientes. Os calçados devem proteger, estar limpos e ser fáceis de limpar. No mínimo, tenha dois conjuntos de vestimentas sempre à disposição e troque-os logo após a contaminação com fezes, secreções ou exsudatos. Equipamentos como estetoscópios, lanternas, termômetros, tesouras de bandagem, eletrodos, martelos de percussão e lâminas de corte podem ser fômites e devem ser limpos e desinfetados depois de cada uso com animais com provável doença infecciosa transmissível (Haun et al., 2016). Protetores ou termômetros descartáveis devem ser utilizados.

Para evitar a transferência zoonótica de doenças infecciosas, não consuma alimentos ou bebidas em áreas de atendimento de animais. Todas as áreas em que os animais são examinados ou tratados devem ser limpas e desinfetadas logo após o uso, independentemente da doença infecciosa de cada paciente.

AVALIAÇÃO DO PACIENTE

A prevenção de doenças infecciosas começa na recepção. A equipe deve ser treinada para reconhecer as queixas relacionadas com os agentes infecciosos na área geográfica do hospital. Animais com sinais gastrintestinais, respiratórios ou ectoparasitas são os mais prováveis de serem+ contagiosos. Suspeite de doença gastrintestinal infecciosa em todos os cães e gatos com diarreia do intestino delgado ou grosso, seja a síndrome aguda, seja a crônica. Também suspeite de doença respiratória infecciosa em todos os cães e gatos com espirros ou tosse (Lappin et al., 2017). O índice de suspeita de doenças infecciosas é maior em cães ou gatos com doença aguda e febre, sobretudo se o animal vier de um ambiente com alta densidade populacional, como criadouro ou abrigo.

A equipe da recepção deve indicar claramente no prontuário do hospital a presença de sinais gastrintestinais, respiratórios ou ectoparasitas. Se a queixa for conhecida antes da internação, o ideal seria encontrar o tutor no estacionamento para determinar o risco de doença infecciosa antes que o animal entre no hospital. Se houver suspeita de uma doença infecciosa gastrintestinal ou respiratória, o animal deve ser transportado (i. e., não ter permissão para andar pelo hospital) para uma sala de exame ou isolamento. Se um paciente com doença gastrintestinal ou respiratória aguda ou ectoparasitas chegar diretamente à recepção, a recepcionista deve imediatamente entrar em contato com o veterinário, o técnico ou o aluno e coordenar a colocação do animal em uma sala de exame para minimizar a contaminação do hospital. Animais com suspeita de doenças infecciosas devem ser tratados em ambulatório, se possível. Se houver necessidade de hospitalização, o animal deve ser transportado para a área de alojamento apropriada pelo caminho mais curto possível, de preferência em maca para diminuir a contaminação do hospital. A maca e quaisquer materiais hospitalares expostos à contaminação (inclusive mesas de exame e maçanetas) devem ser limpos e desinfetados imediatamente como já mencionado.

PACIENTES HOSPITALIZADOS

Se possível, todos os animais com suspeita de doenças infecciosas, como *Salmonella* spp., *Campylobacter* spp., parvovírus, complexo de doenças respiratórias infecciosas caninas (CIRDC), síndrome da doença aguda das vias respiratórias superiores dos felinos, raiva ou peste, devem ser mantidos em uma área isolada do hospital. O número de funcionários que entram na área de isolamento deve ser mínimo. Ao entrar nessa área, as roupas externas devem ficar do lado de fora; botas cirúrgicas ou propés descartáveis devem ser colocados sobre os sapatos. Alternativamente, um pedilúvio com desinfetante deve ser colocado e usado ao sair da área. Deve-se entrar na sala e colocar um avental descartável (ou próprio para o paciente) e luvas de látex. Uma máscara cirúrgica deve ser usada ao atender cães ou gatos com suspeita de peste ou tularemia; além disso, deve-se ter extremo cuidado para evitar mordeduras. A área de isolamento deve ter equipamentos separados e desinfetante.

Todos os materiais biológicos enviados para laboratórios de patologia clínica ou diagnóstico de animais com doenças infecciosas suspeitas ou comprovadas devem ser claramente identificados. O material fecal deve ser colocado com abaixador de língua em um copo plástico com tampa de rosca ou enquanto o médico usar luvas. Coloque o copo em uma área limpa. Ponha a tampa com a mão limpa e enluvada. Retire as luvas usadas e coloque o copo em uma segunda bolsa claramente marcada com o nome da doença infecciosa suspeita. A superfície externa da bolsa deve ser desinfetada antes de sair da área de isolamento.

Os materiais descartáveis devem ser colocados em sacos plásticos na área de isolamento. As superfícies externas dos sacos devem ser pulverizadas com um desinfetante antes de serem removidos dessa área. Após o atendimento do paciente, o equipamento e as superfícies contaminadas devem ser limpos e desinfetados; as vestimentas e os propés contaminados devem ser removidos. As mãos devem ser lavadas após o descarte das vestimentas contaminadas. Vasilhas e caixas de areia devem ser bem lavadas com detergente antes de serem devolvidas à área de abastecimento central do hospital. O ideal é que roupas externas e equipamentos a serem devolvidos à área central de abastecimento sejam colocados em sacos plásticos e borrifados com um desinfetante antes do transporte. Os procedimentos realizados em áreas gerais do hospital, como cirurgia e radiologia, devem ser reservados para o fim do dia, se possível, e as áreas contaminadas devem ser desinfetadas antes do uso com outros animais. Os animais devem ser transportados pelo caminho mais curto possível até o estacionamento.

Alguns animais com doenças infecciosas podem ser internados em áreas gerais ou de tratamento com técnicas especiais de manejo. Gatos positivos para o vírus da leucemia felina (FeLV) ou vírus da imunodeficiência felina (FIV), por exemplo, não devem ser colocados na área de isolamento, se possível, para evitar sua exposição a outros agentes infecciosos. Como nenhum desses dois vírus é transmitido por aerossolização, os gatos com essas doenças infecciosas podem ser alojados próximos de outros gatos. As gaiolas devem ser identificadas da maneira apropriada, e os gatos infectados não devem ser colocados perto ou acima de gatos soronegativos. Além disso, gatos infectados e não infectados não devem ter contato direto ou compartilhar caixas de areia ou tigelas de comida.

PROTOCOLOS BÁSICOS DE DESINFECÇÃO

Para diminuir a disseminação de possíveis agentes infecciosos, os animais hospitalizados nunca devem ser trocados de gaiola. A limpeza é essencial para a desinfecção. Papéis usados na gaiola e caixas de areia sujos com fezes, urina, sangue, exsudatos ou secreções respiratórias precisam ser removidos e colocados em recipientes de lixo. As fezes em si também necessitam ser colocadas no lixo.

Muitos agentes infecciosos são resistentes a desinfetantes ou precisam de alto tempo de contato para a inativação (Greene, 2012). As superfícies contaminadas, inclusive a gaiola ou pisos, paredes, teto, porta e maçanetas, devem ser umedecidas completamente com um desinfetante, enxugado com papel-toalha ou esfregões limpos. As superfícies devem ficar em contato com o desinfetante por 10 a 15 minutos, se possível, especialmente na presença de agentes infecciosos conhecidos. As folhas de papel-toalha sujas devem ser colocadas em recipientes de lixo. Se houver suspeita de doença infecciosa, os sacos de lixo devem ser lacrados e descartados depois que sua superfície for borrifada com desinfetante.

As superfícies contaminadas das salas de exame devem ser limpas para remover pelos, sangue, fezes e exsudatos. Mesas de exame, balcões, pisos, tampas de vasilhas e torneiras de água devem ser saturados com desinfetante por 10 minutos. As superfícies devem ser enxugadas com papel-toalha até secarem e as folhas sujas devem ser colocadas em um recipiente para lixo. A urina ou as fezes no chão devem ser coletadas com papel-toalha e colocadas em recipientes de lixo. A área suja do piso necessita ser esfregada com desinfetante.

Os desinfetantes são relativamente eficazes para agentes virais e bacterianos, mas altas concentrações e longos tempos de contato são necessários para matar os ovos, os cistos e os oocistos de parasitas. A limpeza é essencial para diminuir a infecção hospitalar por esses agentes; a maioria desses patógenos é eliminada por detergente ou limpeza a vapor. As vasilhas e caixas de areia devem ser bem limpas com detergente e água fervente.

PROCEDIMENTOS DE BIOSSEGURANÇA PARA TUTORES

Alojar animais dentro de casa em um ambiente humano para evitar a exposição a outros animais, fômites ou vetores é a maneira ideal de prevenir doenças infecciosas. No entanto, alguns agentes infecciosos podem ser transportados para o ambiente doméstico pelos tutores, outros animais de estimação que tenham acesso a áreas externas, vetores ou hospedeiros paratênicos ou de transferência. Embora a maioria das infecções ocorra em animais imunocomprometidos e imunocompetentes, a doença clínica costuma ser mais grave em animais imunocomprometidos. Filhotes, idosos, pacientes debilitados, animais com doenças imunossupressoras (p. ex., hiperadrenocorticismo, diabetes melito, câncer), infecções simultâneas e tratados com glicocorticoides ou agentes citotóxicos são exemplos de animais imunocomprometidos. É muito importante evitar a exposição desse grupo a agentes infecciosos, devido à possível maior suscetibilidade a doenças. Esses animais também podem ser menos propensos a apresentar respostas adequadas à imunização. Animais em canis ou gatis, hospitais veterinários, parques, exposições e abrigos têm maior probabilidade de contato com agentes infecciosos, pela concentração de animais que podem estar infectados; assim, esses locais devem ser evitados sempre que possível. Áreas como parques são fontes comuns de agentes infecciosos que sobrevivem por longos períodos no meio ambiente; parvovírus e parasitas entéricos, como *Giardia* spp., são exemplos clássicos (Hascall et al., 2016). Os tutores devem evitar levar novos animais com histórico desconhecido para o ambiente doméstico de outros animais de estimação até a avaliação do risco de doenças infecciosas por um veterinário. Os humanos que entrarem em contato com animais fora do ambiente doméstico devem lavar as mãos antes do contato com seu próprio animal de estimação. O tutor deve consultar o veterinário sobre os protocolos de vacinação e outros procedimentos médicos preventivos mais indicados para cada paciente. Os mais importantes são o controle de pulgas (*Bartonella* spp., *Rickettsia felis*); o controle de carrapatos (*Borrelia burgdorferi*, agentes rickettsiais); a prevenção de *Dirofilaria immitis*; e a vermifugação estratégica para ascarídeos e ancilostomídeos.

PROTOCOLOS DE VACINAÇÃO

TIPOS DE VACINA

Há vacinas para alguns agentes infecciosos de cães e gatos que podem ser administradas para prevenir a infecção ou limitar a doença, dependendo do patógeno. A vacinação pode estimular respostas imunes humorais, mucosas ou mediadas por células. As respostas imunes humorais caracterizam-se pela produção de anticorpos das classes imunoglobulina M (IgM), IgG, IgA e IgE, que são produzidos por linfócitos B e plasmócitos após a apresentação de antígenos pelos macrófagos. A ligação de anticorpos a um patógeno ou suas toxinas ajuda a prevenir a infecção ou a doença, facilitando a aglutinação (vírus), melhorando a fagocitose (opsonização), neutralizando toxinas, bloqueando a fixação às superfícies celulares, desencadeando a cascata do sistema complemento e induzindo a ação mediada por células (citotoxicidade) dependente de anticorpos. As respostas de anticorpos são mais eficazes no controle de agentes infecciosos durante a replicação extracelular ou a produção de toxina. As respostas imunes celulares são mediadas, principalmente, por linfócitos T. Os linfócitos T específicos para os antígenos destroem o agente infeccioso ou medeiam sua destruição ao produzirem citocinas que estimulam outros leucócitos, inclusive macrófagos, neutrófilos e células *natural killer*. A imunidade celular é necessária para o controle da maioria das infecções associadas a células.

As vacinas hoje utilizadas são infecciosas (vacinas com microrganismos atenuados [vivos modificados] ou vacinas recombinantes com vetores virais vivos) ou não infecciosas (vírus mortos, bactérias mortas [bacterinas] e vacinas de subunidade).

As vacinas atenuadas replicam-se no hospedeiro para estimular uma resposta imune eficaz; portanto, geralmente têm baixa massa antigênica e não precisam de adjuvantes. Diferentes produtos são administrados por via local (p. ex., vacinas intranasais ou orais de *B. bronchiseptica* viva modificada) ou parenteral (p. ex., vacina de cinomose canina viva modificada). Nas vacinas recombinantes com vetores virais vivos, o DNA específico que codifica os componentes imunogênicos do patógeno é inserido no genoma de um microrganismo não patogênico (vetor) que se replica na espécie sendo vacinada. O vetor replica-se no hospedeiro e expressa os componentes imunogênicos do agente infeccioso, levando à indução de respostas imunes específicas. Como a vacina com vetor viral é viva e se replica no hospedeiro, não há necessidade de adjuvante ou alta massa antigênica. Como apenas o DNA do patógeno é incorporado à vacina, não há risco de reversão à cepa progenitora virulenta, como ocasionalmente ocorre com vacinas atenuadas. Apenas vetores que não induzem doença no animal a ser vacinado são usados. Outra vantagem das vacinas desse tipo é a possível capacidade de superar a inativação por anticorpos maternos.

Os vírus mortos, as bactérias mortas (bacterinas) e as vacinas de subunidade não são infecciosas e, portanto, geralmente precisam de uma massa antigênica maior do que as vacinas infecciosas para estimular as respostas imunológicas, pois não se replicam no hospedeiro. Algumas vacinas não infecciosas podem estimular respostas imunes de menor magnitude e menor duração do que as vacinas infecciosas, a menos que adjuvantes sejam adicionados. Os adjuvantes melhoram as respostas imunológicas em parte ao estimular a absorção de antígenos pelos macrófagos que os apresentam aos linfócitos. Embora os adjuvantes tenham sido associados a efeitos adversos da vacina, a maioria das moléculas de nova geração induz menos inflamação do que os adjuvantes mais antigos, como os que contêm alumínio. As vacinas de subunidade podem ser superiores às vacinas mortas que usam todo o microrganismo porque apenas as partes imunogênicas do patógeno são usadas, o que pode diminuir o risco de reações vacinais. No entanto, em algumas infecções, o uso de apenas um antígeno não induz proteção adequada (p. ex., vacinas de calicivírus felino). Vacinas de DNA nativo e com deleção de genes estão sendo avaliadas em várias doenças infecciosas.

ESCOLHA DA VACINA

A escolha das vacinas ideais para cães e gatos pode ser complicada, pois há vários produtos para a maioria dos agentes infecciosos, mas poucos estudos que comparem diretamente sua eficácia. Às vezes, é preciso escolher entre opções infecciosas e não infecciosas do mesmo antígeno vacinal. Alguns antígenos vacinais são para administração intranasal ou oral; e outros, para administração parenteral. Nem todas as vacinas para uma determinada doença infecciosa são comparáveis em todas as situações. Não há estudos sobre a imunidade prolongada ou a capacidade de bloqueio de uma infecção por múltiplas cepas de campo de todas as vacinas comercializadas. Ao escolher o que usar ou avaliar uma nova vacina, solicite informações sobre eficácia, estudos de desafio, duração dos estudos de imunidade, reações adversas e capacidade de proteção cruzada. Essas questões são comumente debatidas em revistas veterinárias e reuniões de educação continuada; essas fontes de informações são excelentes. As diretrizes de vacinas da AAFP (www.catvets.com; Scherk et al., 2013), da American Animal Hospital Association (www.aahanet.org) e da World Small Animal Veterinary Association (www.wsava.org) podem ajudar o estabelecimento de protocolos vacinais lógicos para cada paciente.

Nem todos os cães e gatos precisam de todas as vacinas à disposição. As vacinas não são inócuas e só devem ser administradas se houver indicação. O tipo de vacina e a via de administração também devem ser considerados. Uma avaliação de benefício, risco e custo deve ser discutida com o tutor de cada animal individualmente antes de determinar o protocolo de vacinação ideal. O FeLV, por exemplo, vive fora do hospedeiro por apenas alguns minutos; é altamente improvável que um tutor traga o vírus para dentro de casa. Portanto, os gatos alojados em ambientes fechados provavelmente não terão contato com esse vírus.

Antes da vacinação, o animal deve ser avaliado quanto aos fatores que podem influenciar a capacidade de resposta à imunização ou torná-la prejudicial. Animais hipotérmicos, por exemplo, podem ter disfunção de linfócitos T e macrófagos e não responder bem à vacinação. Animais imunossuprimidos, inclusive aqueles com infecção por FeLV, FIV, parvovírus canino e *Ehrlichia canis* ou doenças debilitantes, podem não responder de maneira apropriada à vacinação; além disso, vacinas vivas modificadas podem induzir a doença nestes pacientes.

Níveis elevados de anticorpos específicos podem reduzir a eficácia de algumas vacinas. Isso é muito importante ao vacinar filhotes de mães bem vacinadas. A doença também pode se desenvolver em filhotes que já haviam sido infectados e estavam em período de incubação no momento da vacinação. As vacinas podem se tornar ineficazes devido ao manuseio incorreto. Como a maioria dos fabricantes de vacinas dá suporte a seus produtos se administrados por um médico-veterinário, não se recomenda que tutores comprem e deem vacinas por conta própria. As vacinas não devem ser administradas em animais anestesiados porque, se houver uma reação vacinal, os sinais clínicos podem não ser percebidos.

Qualquer vacina pode causar reações adversas. No entanto, essas reações são relativamente incomuns em cães e gatos e foram revistas há pouco tempo (Gershwin, 2018). Em um estudo com mais de 1,2 milhão de cães, a taxa geral de reações adversas foi de 38,2/10.000 cães vacinados nos 3 dias anteriores (Moore et al., 2005). Em um estudo com 496.189 gatos, a taxa geral de reações adversas foi de 51,6/10.000 gatos que receberam vacinas nos 30 dias anteriores (Moore et al., 2007). Em outro estudo, as reações de hipersensibilidade associadas à vacina foram estimadas em 6,5 por 10.000 cães vacinados (Yao et al., 2015). A vacinação associou-se a sarcomas no sítio de injeção em alguns gatos, que podem ser fatais. Esses tumores podem ocorrer após a administração de vacinas infecciosas ou não infecciosas (Dyer et al., 2009), mas, até o momento, os estudos que tentaram associar diferentes tipos de vacinas ou produtos à formação de tumor tiveram resultados variáveis (Kass et al., 2003; Srivastav et al., 2012). Desenvolveram-se sarcomas no sítio de injeção após a administração de outras substâncias, incluindo parasiticidas, glicocorticoides de longa duração, meloxicam, cisplatina e antibióticos, além de *microchips*. É evidente que o desenvolvimento do tumor pode estar relacionado com uma predisposição genética, mas o teste do gene *P53* não teve resultados definitivos em todos os casos (Banerji et al., 2007; Mucha et al., 2012). Com base nas informações existentes até o momento, é impossível determinar o risco de cada gato desenvolver sarcomas no sítio de injeção e a validade das recomendações atuais de evitar todos os adjuvantes foi questionada (Kass, 2018). Hoje, a melhor maneira de evitar sarcomas no sítio de injeção é administrar apenas produtos absolutamente indicados por essa via e respeitar o maior intervalo vacinal aceitável. Além disso, se um gato já desenvolveu um sarcoma no sítio de injeção, é provável que haja o risco de desenvolver um segundo tumor; nesses casos, as injeções parenterais devem ser evitadas, se possível.

As vacinas felinas com vírus de culturas de células induzem anticorpos que reagem de forma cruzada com tecidos renais (Lappin et al., 2005); e alguns gatos hipersensibilizados desenvolveram nefrite intersticial linfocítico-plasmocítica (Lappin et al., 2006b). O antígeno da linhagem celular imunodominante reconhecido pelos gatos vacinados por via parenteral é a alfaenolase, presente em todas as células de mamíferos (Whittemore et al., 2010). Em seres humanos, os anticorpos contra enolase são marcadores de doenças imunomediadas, inclusive nefrite. Ainda não se sabe se os anticorpos contra pós-vacinação ou de ocorrência natural estão associados à nefrite em gatos. Os produtos intranasais podem causar espirros e tosse transitórios, mas não são associados ao desenvolvimento de anticorpos antienolase em gatos (Whittemore et al., 2010).

As suspeitas de reações adversas à vacinação devem ser notificadas ao fabricante do produto. A administração de qualquer imunizante em animais com sarcoma vacinal comprovado ou doenças imunomediadas, como poliartrite imunomediada, anemia hemolítica imunomediada, trombocitopenia imunomediada, glomerulonefrite ou polirradiculoneurite, é questionável porque a estimulação imunológica pode exacerbar esses distúrbios. No entanto, as possíveis ramificações legais da dispensa da vacinação nesses pacientes devem ser discutidas com os tutores e os representantes estaduais e municipais apropriados no caso da imunização antirrábica.

Para alguns agentes infecciosos, inclusive vírus da cinomose canina (CDV), parvovírus canino, vírus da panleucopenia felina (FPV), calicivírus felino (FCV) e FHV-1, alguns estudos correlacionaram os resultados da sorologia com a resistência à doença após o desafio. As vantagens e desvantagens do uso da sorologia foram revistas (Moore et al., 2004). Os resultados de laboratórios ou *kits* validados podem ser usados na tomada de decisão sobre a vacinação de alguns cães e gatos (Lappin et al., 2002). Animais previamente vacinados com suposta reação vacinal e ainda em risco de exposição a agentes infecciosos, por exemplo, podem ser avaliados à sorologia em vez de serem submetidos à vacinação arbitrária. De modo geral, o valor preditivo positivo desses exames é bom (i. e., um resultado positivo prediz a resistência ao desafio) para CDV, parvovírus canino e FPV. Existem *kits* comerciais para análises em ponto de atendimento em alguns países.

PROTOCOLOS DE VACINAÇÃO PARA GATOS

Um exame físico, exame coproparasitológico e avaliação das necessidades de vacina devem ser realizados, pelo menos, uma vez por ano em todos os gatos. A AAFP formou um Painel Consultivo sobre Vacinas Felinas para produzir recomendações de vacinas para gatos (www.catvets.com) em 2013 (Scherk et al., 2013). Essas diretrizes são uma excelente fonte de informações para individualização dos protocolos de vacinação. Os antígenos vacinais foram divididos naqueles considerados essenciais (FPV, FCV, FHV-1) e não essenciais (raiva, FeLV, FIV, *B. bronchiseptica*, *Chlamydia felis* e peritonite infecciosa felina [PIF]). Diferentemente dos relatórios anteriores da AAFP, as vacinas antirrábicas não são mais consideradas essenciais porque as diretrizes devem ser adequadas para gatos de todo o mundo e a raiva não é endêmica em todos os países. Outras fontes de recomendações de administração de vacinas felinas são as diretrizes ABCD na Europa (Hosie et al., 2015) e as diretrizes da WSAVA.

Vacinas essenciais

Vírus da panleucopenia felina, calicivírus felino, herpes-vírus felino 1

Todos os gatos filhotes e adultos sem histórico vacinal conhecido devem receber, de forma rotineira, uma vacina intranasal ou parenteral que contenha FPV, FCV e FHV-1 (FVRCP).

Vários produtos modificados e inativados são comercializados, dependendo do país. De modo geral, vacinas FVRCP vivas modificadas são recomendadas para filhotes em ambientes de alto risco de exposição ao FPV devido à menor probabilidade de inativação por anticorpos transferidos pela imunidade materna. Como as vacinas FVRCP mortas têm a vantagem de não se replicarem no hospedeiro, são seguras para a administração a gatas gestantes e não colonizam o hospedeiro. Vacinas FVRCP vivas modificadas para a administração intranasal podem induzir proteção contra FHV-1 já aos 4 dias após a imunização. Assim, essa via pode ser preferida em filhotes em ambientes de alto risco de exposição ao FHV-1 (Lappin et al., 2006a). No entanto, a proteção significativa contra o FHV-1 é induzida 1 semana após a administração de uma dose subcutânea de uma vacina com FHV-1 vivo modificado ou inativado (Summers et al., 2017). Os produtos vivos modificados não devem ser administrados a animais clinicamente enfermos, debilitados ou gestantes. Os tutores devem ser informados de que a administração intranasal de vacinas FVRCP pode induzir tosse ou espirros brandos e transitórios.

Nos filhotes com risco regular de exposição a FPV, FCV ou FHV-1, recomenda-se a administração de vacinas FVRCP a partir das 6 semanas de vida, com reforços a cada 3 a 4 semanas até 16 a 20 semanas de vida. Filhotes maiores e gatos adultos com histórico vacinal desconhecido devem receber duas doses de FVRCP inativada ou duas doses de FVRCP viva modificada com 3 a 4 semanas de intervalo. Um reforço de FVRCP deve ser administrado 1 ano depois e a cada 3 anos ao longo da vida (Scherk et al., 2013). Conforme já discutido, os resultados de anticorpos contra FPV, FCV e FHV-1 podem ajudar a determinar as necessidades vacinais (Lappin et al., 2002).

Algumas variantes do FCV induzem vasculite sistêmica em gatos (calicivírus sistêmico virulento; VS-FCV) e os sinais clínicos podem ser graves em alguns animais, mesmo naqueles que previamente receberam vacinas FVRCP (Hurley et al., 2004). Um produto inativado contendo duas cepas de FCV, inclusive uma cepa de VS-FCV, é comercializado nos EUA (CaliciVax®, Elanco, Indianápolis, IN, EUA). O soro de gatos vacinados com esse produto neutraliza mais cepas de campo de FCV do que o soro de gatos vacinados com produtos contendo apenas uma cepa de FCV (Huang et al., 2010). Resultados semelhantes foram observados em outros estudos na Europa e no Japão.

O documento AAFP mostra o uso de vacinas FVRCP em outras situações, como alojamento, abrigos e gatis (Scherk et al., 2013; www.catvets.com).

Vacinas não essenciais

Bordetella bronchiseptica

A vacina *B. bronchiseptica* hoje disponível para administração intranasal pode ser dada a partir das 4 semanas de vida; a imunidade começa já às 72 horas, e acredita-se que tenha duração mínima de 1 ano. Muitos gatos têm anticorpos contra *B. bronchiseptica*; o microrganismo é comumente cultivado de gatos de ambientes com alta densidade populacional, e há relatos esporádicos de doenças respiratórias graves por bordetelose em filhotes e adultos em alta densidade populacional ou outras situações estressantes. No entanto, a importância da infecção em gatos de estimação saudáveis parece ser mínima. A vacinação contra *Bordetella* deve ser considerada principalmente em gatos com alto risco de exposição a doenças, como aqueles com histórico de problemas respiratórios e que vivem em abrigos com surtos comprovados por cultura.

Chlamydia felis

Há vacinas com *Chlamydia felis* inativadas e vivas modificadas. De modo geral, a infecção de gatos por *C. felis* causa apenas uma conjuntivite branda, é facilmente tratada com antibióticos e tem taxas de prevalência variáveis; além disso, o risco zoonótico do microrganismo para seres humanos mostra-se mínimo. O uso de vacinas FVRCP que também contínham *C. felis* foi associado a mais reações vacinais em gatos em comparação com outros produtos (Moore et al., 2007). Assim, questiona-se se a vacinação com *C. felis* é necessária nos EUA. Essa vacina deve ser reservada a gatos com alto risco de exposição a outros gatos e em gatis com doença endêmica.

Vírus da leucemia felina

Há várias vacinas com FeLV disponíveis em alguns países. Algumas contêm FeLV inativado com e sem adjuvantes, e uma contém antígenos recombinantes de FeLV sem adjuvante. Devido às dificuldades na avaliação de estudos de eficácia realizados com diferentes delineamentos experimentais, não se sabe qual vacina contra FeLV é a ideal. Em um estudo recente de desafio, um produto inativado e o produto recombinante tiveram desempenho semelhante (Grosenbaugh et al., 2017). Em outro estudo, no desafio de 2 anos, 83% dos gatos vacinados continuaram FeLV-negativos (Jirjis et al., 2010). O painel da AAFP recomendou a vacinação de filhotes contra FeLV porque eles são mais suscetíveis do que gatos adultos, e seu futuro alojamento ainda não é conhecido naquele momento. Embora a administração de vacinas contra FeLV não bloqueie a integração proviral, a doença associada ao FeLV diminuiu (Hofmann-Lehmann et al., 2007). As vacinas contra FeLV são mais indicadas em gatos com acesso à rua ou expostos a outros gatos com positividade desconhecida. A princípio, os gatos vacinados devem receber duas vacinas, com um reforço 1 ano depois se indicado pela avaliação de risco. O painel da AAFP recomendou reforços 1 ano depois em gatos de alto risco e a cada 2 anos em gatos de baixo risco (Scherk et al., 2013). No entanto, mostra-se difícil determinar se um gato com acesso à rua apresenta alto ou baixo risco, pois as taxas de prevalência de FeLV não são conhecidas em todas as regiões. As vacinas contra FeLV não são eficazes em gatos com viremia progressiva e, portanto, não são indicadas. No entanto, a imunização de gatos virêmicos ou com infecção latente não aumenta o risco de reação vacinal. O teste de FeLV deve ser realizado antes da vacinação porque a sorologia de todos os gatos deve ser conhecida para manter o manejo adequado.

Vírus da imunodeficiência felina

Uma vacina inativada com dois subtipos de FIV (subtipos A e C) é comercializada em alguns países. Pouco se sabe sobre a eficácia dessa vacina no campo. O principal problema com a vacinação contra FIV hoje é a indução de anticorpos detectáveis por alguns dos testes sorológicos. No entanto, um dos *kits*

(Witness FeLV/FIV, Zoetis Animal Health) raramente detecta anticorpos contra FIV induzidos pela vacinação (Westman et al., 2015). A reação da cadeia da polimerase de transcrição reversa para detecção de provírus de FIV é realizada por alguns laboratórios, mas, conforme discutido no Capítulo 96, alguns gatos infectados com FIV apresentam resultados falso-negativos nesse ensaio devido ao baixo nível de viremia.

Peritonite infecciosa felina

Uma vacina relativamente segura contra o coronavírus, que protege alguns gatos do desenvolvimento de PIF, pode ser administrada depois das 16 semanas de vida. A vacina pode causar espirros leves e transitórios por ser administrada por via intranasal. O aumento da infectividade dependente de anticorpos não foi detectado em estudos de campo, que tiveram resultados variáveis. É improvável que a vacina seja eficaz em gatos previamente expostos ao coronavírus. Como a incidência da doença se revela baixa, essa exposição pré-vacinal é comum e a eficácia, questionável. O painel da AAFP considerou essa vacina não essencial e, de modo geral, não recomendada, mesmo em gatis de criação (Scherk et al., 2013). A vacina pode ser indicada em gatos soronegativos que entram em uma casa ou gatil infectado com PIF.

Raiva

Todos os gatos de países endêmicos, inclusive os EUA, devem ser vacinados contra a raiva. As recomendações relativas a essa doença podem variar de acordo com o estado e o município; nos EUA, um *site* reúne a maioria dos requisitos (www.rabiesaware.org). A vacina contra a raiva deve ser administrada logo às 12 semanas de vida, de acordo com as regulamentações estaduais e locais. Os gatos devem ser vacinados 1 ano depois e, em seguida, uma vez a cada 1 ou 3 anos, segundo as regulamentações estaduais e locais e a vacina usada na primeira imunização. A vacina antirrábica vetorizada com vírus vivo para administração a cada 1 ou 3 anos é comercializada em alguns países. Esse produto induz menos inflamação do que as vacinas antirrábicas inativadas que contêm adjuvantes, mas não se sabe se é menos associada a sarcomas no sítio de injeção.

PROTOCOLOS DE VACINAÇÃO PARA CÃES

Um exame físico, o exame coproparasitológico e a avaliação das necessidades de vacina devem ser realizados, pelo menos, uma vez por ano em todos os cães. A American Animal Hospital Association recentemente publicou *on-line* a versão revista das diretrizes de vacinação para cães, que também inclui recomendações para o uso de vacinas caninas em abrigos. Essas diretrizes são uma excelente fonte de informações para a individualização do protocolo de vacinação para cães (www.aaha.org/guidelines/canine_vaccination_guidelines.aspx). Diferentes tipos de antígenos vacinais foram divididos entre aqueles considerados essenciais ou não essenciais. A AAHA também apresenta uma seção *on-line* sobre recomendações para cães com várias vacinas atrasadas (www.aaha.org/CanineVaccinesOverdue). As diretrizes da WSAVA são outra excelente fonte de informações sobre a vacinação de cães em diferentes partes do mundo (www.wsava.org/Guidelines/Vaccination-Guidelines).

Vacinas essenciais

Parvovírus canino, adenovírus canino e vírus da cinomose canina

Como o parvovírus canino (CPV-2), o adenovírus canino 1 (CAV-1; hepatite canina infecciosa) e o CDV podem causar doenças com risco de morte, todos os cães devem ser vacinados. No caso de CPV-2, apenas produtos vivos modificados devem ser utilizados, devido ao maior risco de interferência de anticorpos maternos com produtos inativados. As vacinas com CDV vivo modificado e CDV recombinante (rCDV) são consideradas adequadas pela Força-Tarefa da AAHA. Por causa dos efeitos adversos associados às vacinas de CAV-1 e das baixas respostas imunológicas a vacinas de CAV-2 inativado ou vivo modificado tópico, apenas vacinas de CAV-2 vivo modificado para administração parenteral devem ser usadas. Essas vacinas conferem proteção cruzada contra a hepatite infecciosa canina induzida por CAV-1 e a síndrome da tosse do canil induzida por CAV-2. Todos os cães devem receber, pelo menos, três vacinas com CPV-2, CAV-2 e CDV, a cada 3 a 4 semanas, entre 6 e 16 semanas de vida, com o último reforço administrado às 16 semanas de vida ou mais. A administração de uma dose final às 18 a 20 semanas de vida deve ser considerada em cães de ambientes de alto risco. Cães adultos com histórico de vacinação desconhecido podem receber uma dose das vacinas contendo CPV-2, CAV-2 e CDV vivos modificados. Os cães vacinados devem receber uma vacina de reforço 1 ano depois e, em seguida, reforços em intervalos de 3 anos. Vários produtos com CDV, inclusive a vacina de rCDV, protegem por, pelo menos, 3 anos (Abdelmagid et al., 2004; Larson et al., 2007). A vacinação de cães com CPV-2b induz anticorpos neutralizantes contra CPV-2a e CPV-2c (Wilson et al., 2014).

Os cães devem ser avaliados pelo menos uma vez ao ano quanto ao risco de infecção por CPV, CDV e CAV durante o exame físico, além de exames para detecção de parasitas entéricos e da infecção por *C. immitis* nas regiões apropriadas. A sorologia positiva para CDV e CPV prediz a resistência após o desafio e pode ser usada em vez dos intervalos arbitrários de vacina se realizada com ensaios validados. Os cães devem completar a série para sua espécie e receber reforço com 1 ano de idade antes que a sorologia possa ser usada para prever a necessidade de vacina. Um cão adulto com estado vacinal desconhecido deve ser imunizado de modo adequado e, talvez, submetido à avaliação sorológica nos anos subsequentes.

Raiva

Todos os cães devem receber uma vacina antirrábica de 1 a 3 anos de acordo com as recomendações do fabricante a partir das 12 semanas de vida e com base nas regulamentações estaduais e/ou locais. Cães filhotes e adultos com histórico vacinal desconhecido devem receber uma dose e retornar para a vacinação de reforço 1 ano depois. Os intervalos e o produto usado após esse reforço devem se basear em regulamentações estaduais e locais (www.rabiesaware.org).

Vacinas não essenciais

Bordetella bronchiseptica

De modo geral, a *B. bronchiseptica* raramente causa doenças com risco de morte em animais saudáveis e não é a única causa de CIRDC (Lappin et al., 2017). Portanto, é considerada uma vacina não essencial. Embora os produtos parenterais administrados duas vezes induzam fortes respostas de anticorpos séricos, a administração intranasal foi associada à proteção superior ao desafio (Davis et al., 2007). A imunidade contra *B. bronchiseptica* pode ser induzida após uma dose de vacinas intranasais ou orais. Os produtos intranasais conferem imunidade por 12 a 14 meses. A duração da imunidade das vacinas parenterais ou orais contra *B. bronchiseptica* é desconhecida. As vacinas intranasais de *B. bronchiseptica* podem ser administradas com 3 a 4 semanas de vida em surtos. Também há vacinas contra *B. bronchiseptica* para administração intranasal combinadas com o parainfluenza vivo modificado ou o parainfluenza e o adenovírus 2.

Borrelia burgdorferi
Os prós e contras da administração de vacinas contra *B. burgdorferi* foram discutidos mais profundamente na Declaração de Consenso do American College of Veterinary Internal Medicine (Littman et al., 2018). Um total de três dos seis membros do painel recomendou o uso de vacinas contra *B. burgdorferi* em áreas endêmicas, independentemente do estado atual de infecção, se o cão for saudável. No entanto, a vacinação contra *B. burgdorferi* deve ser considerada um complemento ao uso de produtos de controle de carrapatos, pois as falhas vacinais podem ser comuns. Dependendo do produto utilizado, a vacinação pode começar às 8 ou 9 semanas de vida, sendo recomendada uma segunda dose 2 a 4 semanas depois, com reforços anuais.

Influenza canina
Nos EUA, existem vacinas monovalentes para H3N8 e H3N2, bem como vacinas bivalentes contendo os dois vírus. As vacinas contra a influenza canina são inativadas e não devem ser administradas antes de 6 semanas de vida; uma segunda dose é dada 2 a 4 semanas depois. Embora nem todas as áreas dos EUA sejam consideradas endêmicas para esses vírus, os surtos podem se espalhar com rapidez e alguns cães liberam ácidos nucleicos virais por períodos longos (Newbury et al., 2016). Portanto, a vacinação contra influenza deve ser discutida com todos os tutores, independentemente da presença de surto atual em sua região. Vacinas vivas atenuadas para esses dois vírus têm se mostrado seguras e eficazes após 1 dose em um modelo de camundongo (Rodriguez et al., 2017).

Leptospira spp.
Vacinas com vários sorovares de *Leptospira interrogans* (*Canicola*, *Icterohaemorrhagiae* e *Pomona*) e *Leptospira kirschneri* sorovar *Grippotyphosa* costumam ser recomendadas a cães em alto risco de áreas endêmicas conhecidas (Sykes et al., 2010). No entanto, alguns sorovares no ambiente não estão em nenhuma vacina; e a proteção cruzada entre os sorovares é mínima. Portanto, os proprietários devem perceber que, embora seus cães tenham recebido a vacina contra *Leptospira*, não há como assegurar 100% de proteção. As vacinas de última geração têm menos efeitos adversos do que as vacinas anteriores. Em um estudo recente (Yao et al., 2015), os cães que receberam um protocolo de vacinação que incluiu antígenos de *Leptospira* spp. apresentaram taxa de incidência de eventos adversos relatados de 53/10.000 cães (0,53%). Os filhotes devem receber a primeira dose de vacina logo às 8 a 9 semanas de vida, com um reforço 2 a 4 semanas depois. Recomenda-se a revacinação anual. Em um estudo recente de um dos produtos com quatro sorovares de *Leptospira*, havia proteção significativa 15 meses após a conclusão do protocolo de imunização (Grosenbaugh e Pardo, 2018).

Vírus da parainfluenza
Vários produtos com CPV-2, CDV e CAV-2 também contêm parainfluenza vivo modificado e, portanto, são comumente administrados no mesmo cronograma. Considerado isoladamente, o parainfluenza não é essencial porque não representa risco de morte, não é zoonótico e é uma causa autolimitada de CIRDC. No entanto, surtos de doenças clínicas atribuídas a parainfluenza ainda são relatados (Weese et al., 2013). Há cepas vivas modificadas para administração intranasal; e alguns produtos combinados com a cepa viva avirulenta de *B. bronchiseptica*, sem adenovírus 2. A vacina intranasal pode ser administrada logo às 3 semanas de vida; podem ocorrer tosse e espirros transitórios. Recomendam-se reforços anuais em cães previamente vacinados.

Vacina contra cascavel
A vacina contra o toxoide de *Crotalus atrox* foi projetada para proteger cães contra o veneno da cascavel-diamante-ocidental. Pode haver alguma proteção cruzada contra a cascavel-diamante-oriental, mas não contra a cascavel-do-mojave. Reações locais a esse toxoide são comuns. Siga a bula para uso em cães de alto risco de áreas preocupantes.

Leitura sugerida

Abdelmagid OY, et al. Evaluation of the efficacy and duration of immunity of a canine combination vaccine against virulent parvovirus, infectious canine hepatitis virus, and distemper virus experimental challenges. *Vet Ther*. 2004;5:173.

Banerji N, Kapur V, Kanjilal S. Association of germ-line polymorphisms in the feline p53 gene with genetic predisposition to vaccine-associated feline sarcoma. *J Hered*. 2007;98(421).

Brown CM, et al. National Association of State Public Health Veterinarians; compendium of animal rabies prevention and control. *J Am Vet Med Assoc*. 2016;248(505):2016.

Davis R, et al. Comparison of the mucosal immune response in dogs vaccinated with either an intranasal avirulent live culture or a subcutaneous antigen extract vaccine of *Bordetella bronchiseptica*. *Vet Ther*. 2007;8:1.

Dyer F, et al. Suspected adverse reactions, 2008. *Vet Rec*. 2009;165:162.

Gershwin LJ. Adverse reactions to vaccination: from anaphylaxis to autoimmunity. *Vet Clin North Am Small Anim Pract*. 2018;48:279.

Greene CE. Environmental factors in infectious disease. In: Greene CE, eds. *Infectious diseases of the dog and cat*. 4th ed. St Louis: Elsevier; 2012:1078.

Grosenbaugh DA, et al. Efficacy of a nonadjuvanted recombinant FeLV vaccine and two inactivated FeLV vaccines when subject to consistent virulent FeLV challenge conditions. *Biologicals*.2017;49:76.

Grosenbaugh DA, Pardo MC. Fifteen-month duration of immunity for the serovar *Grippotyphosa* fraction of a tetravalent canine leptospirosis vaccine. *Vet Rec*. 2018;182:665.

Hascall KL, et al. Prevalence of enteropathogens in dogs attending 3 regional dog parks in Northern California. *J Vet Intern Med*. 2016;30:1838.

Haun N, et al. Healthcare personnel attire and devices as fomites: a systematic review. *Infect Control Hosp Epidemiol*. 2016;37:1367.

Hofmann-Lehmann R, et al. Vaccination against the feline leukaemia virus: outcome and response categories and long-term follow-up. *Vaccine.* 2007;25:5531.

Hosie MJ, et al. Matrix vaccination guidelines: 2015 ABCD recommendations for indoor/outdoor cats, rescue shelter cats and breeding catteries. *J Feline Med Surg.* 2015;17:583.

Huang C, et al. A dual-strain feline calicivirus vaccine stimulates broader cross-neutralisation antibodies than a single-strain vaccine and lessens clinical signs in vaccinated cats when challenged with a homologous feline calicivirus strain associated with virulent systemic disease. *J Feline Med Surg.* 2010;12:129.

Hurley KE, et al. An outbreak of virulent systemic feline calicivirus disease. *J Am Vet Med Assoc.* 2004;224:241.

Jirjis F, et al. Protection against feline leukemia virus challenge for at least 2 years after vaccination with an inactivated feline leukemia virus vaccine. *Vet Ther.* 2010;11:E1.

Kass PH, et al. Multicenter case-control study of risk factors associated with development of vaccine-associated sarcomas in cats. *J Am Vet Med Assoc.* 2003;223:1283.

Kass PH. Prevention of feline injection-site sarcomas: is there a scientific foundation for vaccine recommendations at this time? *Vet Clin North Am Small Anim Pract.* 2018;48:301.

Lappin MR, et al. Antimicrobial use guidelines for treatment of respiratory tract disease in dogs and cats: antimicrobial guidelines working group of the international society for companion animal infectious diseases. *J Vet Intern Med.* 2017;31:279.

Lappin MR, et al. Effects of a single dose of an intranasal feline herpesvirus 1, calicivirus, and panleukopenia vaccine on clinical signs and virus shedding after challenge with virulent feline herpesvirus 1. *J Feline Med Surg.* 2006a;8:158.

Lappin MR, et al. Interstitial nephritis in cats inoculated with Crandall Rees feline kidney cell lysates. *J Feline Med Surg.* 2006b;8:353.

Lappin MR, et al. Investigation of the induction of antibodies against Crandall Rees feline kidney cell lysates and feline renal cell lysates after parenteral administration of vaccines against feline viral rhinotracheitis, calicivirus, and panleukopenia in cats. *Am J Vet Res.* 2005;66:506.

Lappin MR, et al. Use of serologic tests to predict resistance to feline herpesvirus 1, feline calicivirus, and feline parvovirus infection in cats. *J Am Vet Med Assoc.* 2002;220:38.

Larson LJ, et al. Effect of vaccination with recombinant canine distemper virus vaccine immediately before exposure under shelter-like conditions. *Vet Ther.* 2006;7:113.

Larson LJ, et al. Three-year duration of immunity in dogs vaccinated with a canarypox-vectored recombinant canine distemper virus vaccine. *Vet Ther.* 2007;8:101.

Levy J, et al. American Association of Feline Practitioners' feline retrovirus management guidelines. *J Feline Med Surg.* 2008;10:300.

Littman MP, et al. ACVIM consensus update on Lyme borreliosis in dogs and cats. *J Vet Intern Med.* 2018;32:887.

Moore GE, et al. Adverse events after vaccine administration in cats: 2,560 cases (2002-2005). *J Am Vet Med Assoc.* 2007;231:94.

Moore GE, et al. Adverse events diagnosed within 3 days of vaccine administration in pet dogs. *J Am Vet Med Assoc.* 2005;227:1102.

Moore GE, Glickman LT. A perspective on vaccine guidelines and titer tests for dogs. *J Am Vet Med Assoc.* 2004;224:200.

Mucha D, et al. Lack of association between p53 SNP and FISS in a cat population from Germany. *Vet Comp Oncol.* 2014;12:130.

Newbury S, et al. Prolonged intermittent virus shedding during an outbreak of canine influenza A H3N2 virus infection in dogs in three Chicago area shelters: 16 cases (March to May 2015). *J Am Vet Med Assoc.* 2016;248:1022.

Rodriguez L, et al. A bivalent live-attenuated influenza vaccine for the control and prevention of H3N8 and H3N2 canine influenza viruses. *Vaccine.* 2017;35:4374.

Sánchez-Vizcaíno F, et al. Use of vaccines and factors associated with their uptake variability in dogs, cats and rabbits attending a large sentinel network of veterinary practices across Great Britain. *Epidemiol Infect.* 2018;146:895.

Scherk MA, et al. AAFP feline vaccination advisory panel report. *J Feline Med Surg.* 2013;15(785):2013.

Srivastav A, et al. Comparative vaccine-specific and other injectable-specific risks of injection-site sarcomas in cats. *J Am Vet Med Assoc.* 2012;241:595.

Stull JW, Weese JS. Hospital-associated infections in small animal practice. *Vet Clin North Am Small Anim Pract.* 2015;45:217.

Stull JW, et al. Reducing the risk of pet-associated zoonotic infections. *CMAJ.* 2015;187:736.

Summers SC, et al. Effect of modified live or inactivated feline herpesvirus-1 parenteral vaccines on clinical and laboratory findings following viral challenge. *J Feline Med Surg.* 2017;19:824.

Sykes JE, et al. ACVIM small animal consensus statement on leptospirosis: diagnosis, epidemiology, treatment, and prevention. *J Vet Intern Med.* 2010;25(1):2010.

Weese JS, Stull J. Respiratory disease outbreak in a veterinary hospital associated with canine parainfluenza virus infection. *Can Vet J.* 2013;54:79.

Westman ME, et al. Determining the feline immunodeficiency virus (FIV) status of FIV-vaccinated cats using point-of-care antibody kits. *Comp Immunol Microbiol Infect Dis.* 2015;42:43.

Whittemore JC, et al. Antibodies against Crandell Rees feline kidney (CRFK) cell line antigens, α-enolase, and annexin A2 in vaccinated and CRFK hyperinoculated cats. *J Vet Intern Med.* 2010;24:306.

Wilson S, et al. Vaccination of dogs with canine parvovirus type 2b (CPV-2b) induces neutralising antibody responses to CPV-2a and CPV-2c. *Vaccine.* 2014;32:5420.

Yao PJ, et al. Incidence rates and risk factors for owner-reported adverse events following vaccination of dogs that did or did not receive a *Leptospira* vaccine. *J Am Vet Med Assoc.* 2015;247:1139.

CAPÍTULO 94

Doenças Bacterianas Polissistêmicas

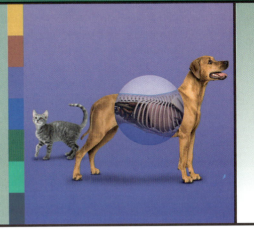

BARTONELOSE CANINA

Etiologia e epidemiologia

A subespécie *Bartonella vinsonii berkhoffii* foi primeiramente isolada de um cão com endocardite na Carolina do Norte, nos EUA (Breitschwerdt et al., 1995). Acredita-se que a *B. vinsonii (berkhoffii)* seja transmitida por carrapatos, mas também foi amplificada a partir de pulgas coletadas de cães (Yore et al., 2014). Em um estudo recente de soroprevalência com 15.451 cães, 3,26% eram sororreativos para *Bartonella* spp., em especial *B. henselae* (2,13%), *B. koehlerae* (2,39%) ou *B. vinsonii* subsp. *berkhoffii* (1,42%, $P < 0,0001$) (Lashnits et al., 2018). A *Bartonella henselae* e a *B. koehlerae* são transmitidas por pulgas. No estudo de soroprevalência, anticorpos contra *Bartonella* spp. foram detectados com maior frequência em machos não castrados (5,04%) do que em machos castrados (2,87%, $P < 0,0001$) ou fêmeas não castradas ou castradas (3,22%, $P = 0,0003$). Este resultado e o registro de infecções por *Bartonella* spp. em cães de áreas em que doenças transmitidas por vetores são incomuns, como Colorado e Wyoming, nos EUA, sugerem que a transmissão também possa ser direta (Fenimore et al., 2011). Muitas outras espécies de *Bartonella* foram isoladas de cães e tiveram seu DNA amplificado de sangue ou tecidos, como *B. clarridgeiae*, *B. washoensis*, *B. quintana*, *B. rochalimae* e *B. elizabethae*. Todos esses microrganismos podem induzir doenças em cães. Os cães infectados com uma espécie de *Bartonella* são comumente coinfectados com outros agentes, como *Anaplasma* spp. ou *Ehrlichia* spp., que podem atuar na patogênese da doença.

Características clínicas

A *B. henselae* e a *B. vinsonii (berkhoffii)* parecem ser as espécies mais associadas a doenças clínicas em cães. Os achados clínicos ou síndromes mais atribuídas a infecções por *Bartonella* spp. em cães são endocardite, febre, arritmias, hepatite, linfadenite granulomatosa, vasculite cutânea, rinite, poliartrite, meningoencefalite, trombocitopenia, eosinofilia, monocitose, anemia hemolítica imunomediada, epistaxe, derrames cavitários idiopáticos e uveíte. A infecção por *Bartonella* spp. deve ser considerada em todos os cães, gatos e humanos com evidência de endocardite infecciosa (Figura 94.1), especialmente se a cultura for negativa nos meios de rotina (Okaro et al., 2017; Fenimore et al., 2011; Sykes et al., 2006). Recentemente, problemas de eritropoese foram detectados em um cão positivo para *B. henselae* que, subsequentemente, respondeu a antibióticos (Randell et al., 2018). Em um estudo de endocardite valvular, todos os cães com doença associada à *Bartonella* spp. também foram soropositivos para *Anaplasma phagocytophilum* (MacDonald et al., 2004). Não se sabe se a coinfecção potencializou a doença associada à *Bartonella*.

Diagnóstico

Como os anticorpos séricos podem ser detectados em cães saudáveis e clinicamente doentes, sua presença nem sempre está relacionada com a doença. No entanto, como cerca de 50% dos cães com bartonelose são soronegativos, os anticorpos séricos nunca devem ser usados como o único método

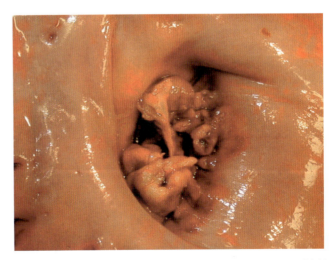

Figura 94.1 Endocardite bacteriana em cão positivo para DNA de *B. henselae* no coração.

diagnóstico em casos suspeitos (www.galaxydx.com). A amplificação de *Bartonella* spp. de cães pode ser difícil porque os números do microrganismo geralmente são baixos. Assim, a amplificação do DNA por ensaio de reação da cadeia da polimerase (PCR) com ou sem cultura é frequentemente necessária para confirmar a infecção; sangue ou tecidos também podem ser submetidos à PCR (Duncan et al., 2007; www.galaxydx.com). Indica-se o tratamento se um cão clinicamente doente apresentar resultados positivos e não houver nenhuma outra explicação óbvia para o quadro.

Tratamento

Cães com suspeita de bartonelose não responderam ao tratamento apenas com doxiciclina; portanto, a ausência de resposta a esse medicamento não deve excluir o diagnóstico. A terapia com azitromicina tem sido bem-sucedida em alguns cães, mas agora se sabe que a *B. henselae* pode se tornar resistente a esse fármaco com maior rapidez em comparação com as fluoroquinolonas (Biswas et al., 2010). A terapia dupla é considerada mais eficaz do que a monoterapia por alguns veterinários, porém mais informações são necessárias. A doxiciclina em dose de 5 a 10 mg/kg por via oral (VO) a cada 12 horas combinada com uma fluoroquinolona veterinária, como enrofloxacino a 5 mg/kg VO a cada 24 horas, é usada pela maioria dos veterinários que atendem cães infectados por *Bartonella* spp. (Breitschwerdt, 2017). A rifampicina associada a outro medicamento pode ser necessária nos casos resistentes. Os cães com endocardite devem receber um aminoglicosídeo por via parenteral na primeira semana de terapia; a amicacina, em dose de 20 mg/kg por via intravenosa (IV) a cada 24 horas é comumente recomendada durante a avaliação de toxicidade renal. Independentemente do medicamento usado, mantém-se o tratamento por um mínimo de 4 a 6 semanas. Em um estudo, cães tratados com sucesso tornaram-se soronegativos (Breitschwerdt et al., 2004). No entanto, como muitos cães são inicialmente soronegativos e o crescimento ou amplificação do microrganismo isolado desses animais pode ser difícil, não é possível fazer recomendações definitivas sobre o uso de exames diagnósticos para confirmar a resposta terapêutica. Assim, a resolução dos sinais clínicos e das anomalias clínico-patológicas é de suma importância; e o controle de pulgas e carrapatos deve ser mantido para tentar evitar a reinfecção.

Aspectos zoonóticos e prevenção

Muitas das *Bartonella* spp. detectadas em cães também infectam humanos, sobretudo a *B. henselae* e a *B. vinsonii (berkhoffii)*. A *B. henselae* foi detectada na saliva de cães, ao passo que a síndrome da arranhadura do gato foi registrada em seres humanos após a exposição a cães. Deve-se ter cuidado para evitar mordeduras, arranhões ou acidentes com agulhas contaminadas durante o manuseio ou o tratamento de cães infectados. O controle de pulgas e carrapatos pode diminuir a transmissão das espécies de *Bartonella* entre cães e talvez de cães para seres humanos. (Ver mais informações na seção *Aspectos zoonóticos e prevenção* da bartonelose felina.)

BARTONELOSE FELINA

Etiologia e epidemiologia

Os gatos são comprovadamente infectados por *B. henselae*, *B. clarridgeiae*, *B. koehlerae*, *B. quintana* e *B. bovis* por cultura ou amplificação de DNA (Brunt et al., 2006; Breitschwerdt, 2017) e os principais reservatórios de *B. henselae*, *B. clarridgeiae* e provavelmente de *B. koehlerae*. O *Ctenocephalides felis* atua na transmissão dessas três espécies entre os gatos. A *B. henselae* é a causa mais comum de doença da arranhadura do gato, bem como angiomatose bacilar e peliose hepática, distúrbios comuns em seres humanos com síndrome da imunodeficiência adquirida (Breitschwerdt, 2017). No entanto, há várias outras associações entre *Bartonella* spp. e doenças, e os profissionais de saúde veterinária estão em risco ocupacional (consulte o Capítulo 99). As espécies de *Bartonella* têm fases de infecção intraendotelial e intraeritrocítica (Figura 94.2). A localização intracelular pode estar relacionada com as dificuldades de eliminação permanente da bacteriemia e promove a absorção do microrganismo por *C. felis* durante o repasto. No entanto, as *Bartonella* spp. felinas não foram associadas à anemia hemolítica em gatos. Isso sugere que essa fase da infecção é um mecanismo de evasão do hospedeiro (Ishak et al., 2007).

Com base nos resultados de soroprevalência, cultura ou PCR, os gatos são comumente expostos ou infectados por espécies de *Bartonella*. Como as *Bartonella* spp. felinas são transmitidas principalmente por *C. felis*, a prevalência é maior em gatos de regiões em que pulgas são comuns. Embora o DNA de *Bartonella* spp. não tenha sido amplificado de nenhuma amostra de gatos no Colorado, onde as pulgas são raras devido ao ambiente seco, por exemplo, a amplificação foi comum em amostras de sangue (56,9%), pele (31,4%), unhas

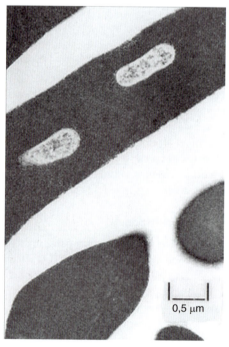

Figura 94.2 Micrografia eletrônica de um eritrócito felino com *Bartonella henselae* intracelular. (Cortesia da Dra. Dorsey Kordick.)

(17,6%) e gengiva (17,6%) de 51 gatos do Alabama e da Flórida, onde a infestação por *C. felis* é comum (Lappin e Hawley, 2009). Os resultados foram semelhantes em outros estudos realizados em todo o mundo.

A *B. henselae* sobrevive nas fezes de pulgas por dias após a transmissão por *C. felis* infectada. As fezes de pulgas infectadas podem contaminar as unhas do gato durante o *grooming*, e as espécies de *Bartonella* são inoculadas em humanos que sofrem arranhaduras. As feridas abertas também podem estar contaminadas com fezes de pulgas infectadas. No entanto, o DNA de *Bartonella* spp. também pode ser amplificado de amostras da boca de gatos saudáveis e com gengivoestomatite; assim, mordeduras e arranhaduras devem ser sempre evitadas (Quimby et al., 2008; Lappin e Hawley, 2009). O desenvolvimento de doença clínica após a infecção por *Bartonella* spp. depende de uma interação complexa entre o hospedeiro e o microrganismo. De modo geral, a doença associada à *Bartonella* spp. não é identificada nas espécies adaptadas ao hospedeiro (p. ex., *B. henselae*, *B. clarridgeiae* e *B. koehlerae* em gatos), embora um grande número do microrganismo seja detectado no sangue. Em contrapartida, espécies não adaptadas ao hospedeiro, como cães e seres humanos, infectadas por *Bartonella* spp. podem apresentar doença com níveis extremamente baixos de bacteriemia.

Características clínicas

A maioria dos gatos com evidência sorológica de exposição a *Bartonella* spp., *Bartonella* spp. cultivadas de amostras de sangue ou DNA microbiano amplificado de sangue por PCR é clinicamente normal. No entanto, a infecção de gatos por *Bartonella* spp. também foi associada direta ou indiretamente a diversas manifestações clínicas, como febre, letargia, linfadenopatia, uveíte, gengivite, endocardite, miocardite, hiperglobulinemia, osteomielite, vasculite cutânea e doenças neurológicas. Febre e anomalias cardíacas são as manifestações mais comuns em gatos infectados com *B. henselae* por exposição experimental a *C. felis* infectada (Bradley e Lappin, 2010). Não se sabe a frequência do desenvolvimento de doenças por *Bartonella* spp. em gatos, e mais informações são necessárias.

Pode ser difícil determinar quais gatos foram expostos e quais estão doentes. As taxas de soroprevalência a *Bartonella* spp. em gatos de abrigo podem chegar a 93% (Nutter et al., 2004). Em outro estudo, a presença de anticorpos contra *Bartonella* não foi correlacionada com a presença da maioria das síndromes clínicas em gatos doentes (Breitschwerdt et al., 2005b). Em estudos recentes no laboratório do autor, as taxas de prevalência de anticorpos contra *Bartonella* em soros felinos não foram significativamente diferentes em gatos com ou sem convulsões (Pearce et al., 2006), gatos com ou sem estomatite (Dowers e Lappin, 2005) ou gatos com ou sem elevações na imunorreatividade da lipase pancreática felina (Bayliss et al., 2009). Ainda não está claro por que alguns gatos desenvolvem doença associada à *Bartonella* e outros não. Powell et al. (2002), por exemplo, não conseguiram induzir uveíte por *Toxoplasma gondii* ou espécies de *Bartonella* ao inocular *Bartonella* por via IV em gatos com toxoplasmose crônica.

Diagnóstico

A cultura ou PCR de sangue e a sorologia podem ser usadas para a detecção da infecção por *Bartonella* em gatos. Gato com cultura, PCR ou sorologia negativa, assim como gatos com cultura ou PCR negativa e sorologia positiva, provavelmente não são uma fonte de infecção de pulgas, gatos ou humanos. No entanto, a bacteriemia pode ser intermitente e os resultados da cultura ou PCR, falso-negativos, limitando o valor preditivo de apenas uma bateria de exames. Os resultados da PCR podem ser falso-positivos, e os resultados positivos não necessariamente indicam que o microrganismo está vivo. Embora a sorologia possa determinar a exposição de um determinado gato, tanto os gatos soropositivos quanto os soronegativos podem ser bacterêmicos, o que limita a utilidade diagnóstica desse exame quando utilizado sozinho. Assim, a análise de gatos saudáveis de proprietários quanto à infecção por *Bartonella* spp. não é hoje recomendada nos EUA (Kaplan et al., 2009). O exame deve ser reservado para gatos com suspeita de bartonelose clínica.

Nos EUA, a combinação de sorologia e cultura e/ou PCR é feita por alguns laboratórios, como o Antech Diagnostics, o North Carolina State University, o Galaxy Diagnostics (www.galaxydx.com) e o Colorado State University (www.dlab.colostate.edu). Alguns gatos podem ter bacteriemia de baixo nível, podendo ser necessários meios especializados combinados com a PCR para identificar o microrganismo (Drummond et al., 2018). Se os resultados dos exames para a detecção de *Bartonella* forem negativos em um gato clinicamente doente, é provável que o microrganismo não seja a causa da síndrome clínica, a menos que a infecção tenha sido peraguda e a sorologia seja usada como exame diagnóstico. Se os resultados de *Bartonella* forem positivos, o agente continua na lista de diagnósticos diferenciais, mas outras causas da síndrome clínica também devem ser excluídas.

O relatório do painel sobre *Bartonella* da American Association of Feline Practitioners (AAFP) sugere que o diagnóstico de bartonelose clínica inclua a seguinte combinação de achados (Brunt et al., 2006):

- Presença de uma síndrome relatada como associada à infecção por *Bartonella* spp.
- Exclusão de outras causas da síndrome clínica
- Positividade em um exame para detecção de *Bartonella* spp. (cultura, PCR ou sorologia)
- Resposta à administração de um medicamento com suposta atividade contra *Bartonella*.

No entanto, o cumprimento desses critérios nem sempre estabelece o diagnóstico definitivo. Os antibióticos usados no tratamento da bartonelose em gatos geralmente são de amplo espectro, eficazes contra outros microrganismos infectantes que podem causar síndromes semelhantes à bartonelose. Além disso, podem ter propriedades anti-inflamatórias.

Tratamento

Em estudos experimentais, a administração de doxiciclina, tetraciclina, eritromicina, amoxicilina-clavulanato ou enrofloxacino pode limitar a bacteriemia, mas não cura a infecção em todos os gatos. Até o momento, o uso de antibióticos em gatos saudáveis não diminuiu o risco de doença por arranhadura do gato. Assim, nos EUA, o tratamento costuma ser recomendado para gatos com doença clínica (Kaplan et al., 2009). Se houver suspeita de bartonelose clínica, o Relatório do Painel da AAFP recomenda doxiciclina em dose de 10 mg/kg VO a cada 24 horas por 7 dias como ensaio terapêutico inicial (Brunt et al., 2006). Nos EUA, a doxiciclina deve ser formulada em uma suspensão aromatizada ou administrada com água para evitar esofagite e o desenvolvimento de estenoses esofágicas. A administração duas vezes ao dia também é aceitável e pode aumentar a chance de eliminação da bacteriemia. Em caso de resposta positiva, continue o tratamento por 2 semanas após a resolução clínica da doença ou por um mínimo de 28 dias. Se uma resposta for insatisfatória no dia 7 ou a doxiciclina não for tolerada e a bartonelose ainda for considerada um diagnóstico diferencial válido, as fluoroquinolonas devem ser usadas como segunda escolha. O enrofloxacino em dose de 5 mg/kg VO por dia foi usado em um estudo de gatos infectados por exposição a pulgas (Bradley e Lappin, 2010). O enrofloxacino tem sido usado com menos frequência em gatos, devido ao risco de degeneração de retina. A febre supostamente causada por *Bartonella* spp. em um estudo de campo foi aparentemente resolvida após a administração de doxiciclina ou orbifloxacina (Lappin et al., 2012). Como a *Bartonella henselae* isolada de humanos ou gatos rapidamente desenvolve resistência à azitromicina, não a use no tratamento da bartonelose felina (Biswas et al., 2010). O pradofloxacino é uma quinolona de nova geração comercializada para uso em gatos em alguns países; dados não publicados sugerem que a formulação americana desse medicamento, em dose de 7,5 mg/kg VO por dia, pode ser o medicamento preferido para tratamento da bartonelose felina. Gatos positivos para *Bartonella* spp. que não responderam à administração de dois medicamentos diferentes com atividade presumida contra essa bactéria geralmente têm outra causa para a síndrome clínica. Não há utilidade clínica em repetir a sorologia ou PCR após a resolução dos sinais clínicos porque a eliminação da infecção é difícil e a reinfecção se revela comum. Assim, os gatos tratados com sucesso devem ser mantidos com controle estrito de pulgas.

Aspectos zoonóticos e prevenção

As manifestações clínicas da bartonelose em seres humanos são mais extensas do que apenas a doença da arranhadura do gato, a peliose hepática, a angiomatose bacilar e a endocardite valvar. Hoje se sabe que animais imunocompetentes podem desenvolver uma série de síndromes inflamatórias crônicas associadas a *Bartonella* spp. e que essa bactéria é um risco ocupacional para profissionais de saúde veterinária (Breitschwerdt et al., 2007; Breitschwerdt et al., 2011; Oteo et al., 2017). A infecção por *Bartonella* spp., por exemplo, foi comumente confirmada em pessoas com sintomas reumáticos em uma região endêmica para a doença de Lyme (Maggi et al., 2012). A *B. henselae* pode ter contribuído para a morte de dois veterinários (Breitschwerdt et al., 2015).

A infecção por *Bartonella* spp. deve fazer parte da lista de diagnósticos diferenciais em veterinários ou outras pessoas comumente expostas a gatos ou pulgas que desenvolvem doenças inflamatórias crônicas. Para diminuir a probabilidade de infecção por espécies de *Bartonella* a partir de gatos, os Centers for Disease Control and Prevention dos EUA e a AAFP desenvolveram as seguintes adaptações de recomendações para animais infectados com HIV e outros proprietários desses animais:

- Inicie e mantenha o controle de pulgas durante todo o ano
- Se um membro da família for imunocomprometido, adote um gato saudável com mais de 1 ano e sem pulgas
- Os animais imunocomprometidos devem evitar o contato com gatos de estado de saúde desconhecido
- A onicectomia cirúrgica dos gatos geralmente não é necessária, mas as unhas devem ser aparadas com regularidade
- Evite mordeduras e arranhaduras (inclusive brincadeiras violentas com gatos)
- As feridas causadas por gatos devem ser lavadas imediata e cuidadosamente com água e sabão; a seguir, procure orientação médica
- Embora as espécies de *Bartonella* não tenham sido transmitidas pela saliva, não deixe os gatos lamberem feridas abertas
- Mantenha os gatos dentro de casa para minimizar a caça e a exposição a pulgas e outros possíveis vetores
- Evite acidentes com agulhas contaminadas com sangue de cães ou gatos que podem estar infectados.

PESTE FELINA

Etiologia e epidemiologia

A *Yersinia pestis* é o cocobacilo gram-negativo anaeróbio facultativo que causa a peste. O microrganismo é mantido em um ciclo de vida silvestre entre pulgas de roedores e roedores infectados, inclusive esquilos e cães da pradaria. No entanto, o *C. felis* pode ser um vetor competente, mas, em um estudo experimental, a transmissão foi menos eficiente em comparação com pulgas de roedor (Eisen et al., 2008). Cães e gatos são suscetíveis à infecção. Os anticorpos contra *Y. pestis* também foram detectados no soro de felinos não domésticos. A doença clínica é mais comum da primavera ao início do outono, quando os roedores e suas pulgas são mais ativos. No entanto, um caso recente não publicado no Colorado foi diagnosticado em dezembro, com inverno ameno. A maioria dos casos em seres humanos e gatos nos EUA foi registrada nos estados do Colorado, do Novo México, do Arizona, da Califórnia e do Texas. Dos casos de peste humana diagnosticados de 1977 a 1998, 23 (7,7%) foram associados ao contato com gatos infectados (Gage et al., 2000).

Cães e gatos são infectados após serem picados por pulgas de roedores infectados, a ingestão de roedores bacterêmicos ou a inalação do microrganismo. Depois da ingestão, o microrganismo replica-se nas tonsilas e nos linfonodos da faringe, dissemina-se pelo sangue e causa uma resposta inflamatória neutrofílica e a formação de abscesso nos tecidos infectados. O período de incubação é de 2 a 6 dias após a picada de pulgas e de 1 a 3 dias depois da ingestão ou da inalação do microrganismo. Os resultados em gatos infectados experimentalmente são morte (6 de 16 gatos; 38%), doença febril transitória com linfadenopatia (7 de 16 gatos; 44%) ou infecção inaparente (3 de 16 gatos; 19%) (Gasper et al., 1993).

Características clínicas

A peste bubônica, septicêmica e pneumônica pode se desenvolver em seres humanos, cães e gatos infectados (Boxe 94.1). A peste bubônica é a forma mais comum da doença em gatos, mas esses pacientes podem apresentar sinais clínicos de todas as três síndromes. A maioria dos cães ou gatos infectados tem acesso a áreas externas e histórico de caça. Anorexia, depressão, edema cervical, dispneia e tosse são queixas comuns; a maioria dos gatos infectados tem febre. Observa-se o aumento de volume unilateral ou bilateral de tonsilas, linfonodos mandibulares e linfonodos cervicais anteriores em cerca de 50% dos gatos infectados. Gatos ou cães com peste pneumônica geralmente apresentam sinais respiratórios e podem tossir. Em uma série de 62 casos suspeitos em cães, os principais sinais clínicos foram febre (100%), letargia (97%) e anorexia (77%); apenas 23% dos cães tinham linfadenopatia (Nichols et al., 2014).

Diagnóstico

Anomalias bioquímicas, hematológicas e séricas refletem a bacteriemia e não são específicas para a infecção por *Y. pestis*. Leucocitose neutrofílica, desvio à esquerda e linfopenia, hipoalbuminemia, hiperglobulinemia, hiperglicemia, azotemia, hipopotassemia, hipocloremia, hiperbilirrubinemia e aumento das atividades de fosfatase alcalina e alanina transaminase são comuns. A peste pneumônica causa aumento das densidades alveolares e intersticiais difusas em radiografias torácicas; além disso, a consolidação de lobos pulmonares pode ser detectada. O exame citológico dos aspirados dos linfonodos revela hiperplasia linfoide, infiltrados neutrofílicos e bastonetes bipolares (Figura 94.3).

A demonstração citológica de bastonetes bipolares à análise de aspirados de linfonodos, exsudatos de abscessos ou lavados das vias respiratórias, combinada com o histórico de possível exposição, presença de pulgas de roedores e sinais clínicos apropriados, leva ao diagnóstico presuntivo de peste felina. Como alguns gatos sobrevivem à infecção e os anticorpos podem ser detectados no soro por pelo menos 300 dias, a sorologia sozinha pode indicar apenas exposição, não infecção clínica. No entanto, a demonstração de um aumento de quatro vezes no título de anticorpos condiz com a infecção recente. O diagnóstico definitivo é estabelecido por cultura, imunofluorescência de anticorpos contra *Y. pestis* em esfregaços da região tonsilar, aspirados de linfonodos, exsudatos de abscessos, lavados das vias respiratórias ou sangue ou amplificação por PCR do DNA de *Y. pestis* em amostras de sangue, fluidos ou tecidos.

Tratamento

Os cuidados de suporte devem ser instituídos conforme indicado em qualquer animal bacterêmico. Os abscessos dos linfonodos cervicais devem ser drenados e lavados por profissionais usando-se luvas, máscara e avental. Os antibióticos parenterais devem ser administrados até a resolução da anorexia e da febre. Não se sabe quais os antibióticos ideais para o tratamento da peste em gatos infectados nos EUA. Utilizou-se estreptomicina administrada por via intramuscular (IM) em dose de 5 mg/kg a cada 12 horas, mas sua disponibilidade é limitada. Os gatos tratados com gentamicina por via IM ou IV na dose de 2 a 4 mg/kg a cada 12 a 24 horas ou enrofloxacino por via IM ou IV na dose de 5 mg/kg a cada 24 horas apresentaram resolução dos sinais clínicos. O cloranfenicol administrado VO ou IV na dose de 15 mg/kg a cada 12 horas pode ser usado em gatos com sinais do sistema nervoso central. Os antibióticos devem ser administrados VO por 21 dias após o gato ter sobrevivido à fase bacterêmica; a doxiciclina, em dose de 5 mg/kg a cada 12 horas, é uma boa escolha. Deve-se ter

BOXE 94.1

Achados clínicos em gatos com infecção por *Yersinia pestis* (peste).

Identificação
Todas as idades, raças e sexos

Anamnese e exame físico
Gatos com acesso a áreas externas
Gatos machos
Caça de roedores ou exposição a pulgas de roedores
Depressão
Edema cervical, abscessos exsudativos, linfadenopatia
Dispneia ou tosse

Avaliação clínico-patológica e radiográfica
Neutrofilia com ou sem desvio à esquerda
Linfopenia
Linfadenite neutrofílica ou pneumonia
População homogênea de bastonetes bipolares à citologia (aspirado de linfonodo ou lavados das vias respiratórias)
Títulos de anticorpos séricos, negativos (peragudos) ou positivos
Doença pulmonar intersticial e alveolar

Diagnóstico
Cultura ou PCR de sangue, exsudatos, região tonsilar, secreções respiratórias
Identificação de anticorpo à imunofluorescência de exsudatos
Aumento de quatro vezes no título de anticorpos e sinais clínicos condizentes

PCR: reação da cadeia da polimerase.

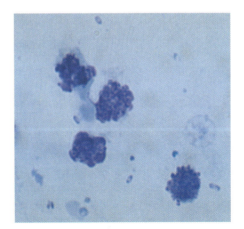

Figura 94.3 Aspirado de linfonodo de um gato com peste bubônica corado com Wright. Bastonetes bipolares são vistos em todo o campo.

cuidado para evitar estenoses esofágicas associadas à doxiciclina em felinos, dando água após a administração do medicamento ou liquefazendo o produto. Em um estudo, 90,9% dos gatos tratados com antibióticos sobreviveram, enquanto apenas 23,8% dos não tratados sobreviveram (Eidson et al., 1991). Em uma série de casos de cães, 73% dos 62 casos suspeitos foram tratados com antibióticos e 97% dos animais sobreviveram (Nichols et al., 2014). Acredita-se que o prognóstico da forma pneumônica de infecção por *Y. pestis* seja pior. Um caso recente atendido na instituição do autor apresentou consolidação do lobo pulmonar e foi a óbito após a lobectomia.

Aspectos zoonóticos e prevenção

Os animais de estimação precisam ser alojados dentro de casa quando possível e não devem caçar. O controle de pulgas necessita ser instituído e a população de roedores, controlada, se possível. Um estudo associou a peste ao ato de dormir na mesma cama com o cão da família. Isso sugere que os cães podem trazer pulgas infectadas para o ambiente humano e que o controle de pulgas deve ser mantido em todos os animais da casa (Gould et al., 2008). A doxiciclina deve ser administrada nas doses prescritas por 7 dias a animais com possível exposição. A infecção humana ocorre após o contato com pulgas infectadas, tecidos ou exsudatos de animais infectados (inclusive cães e gatos) e de mordeduras e arranhaduras de gatos infectados. Embora a transmissão por fômites seja improvável porque o microrganismo é sensível à secagem, a *Y. pestis* pode sobreviver por semanas a meses em carcaças infectadas e por até 1 ano em pulgas infectadas. Em gatos e cães de áreas endêmicas com sinais clínicos de bacteriemia, doença do trato respiratório ou abscessos ou massas cervicais na primavera, verão e início do outono, o controle de pulgas deve ser imediatamente instituído; além disso, os animais devem ser atendidos por um médico usando luvas, máscara e avental até o estabelecimento ou a exclusão do diagnóstico. Durante a hospitalização, o menor número possível de pessoas deve cuidar dos cães e gatos infectados em isolamento. Os profissionais expostos devem consultar seus médicos para discutir a antibioticoterapia profilática; cepas de *Y. pestis* resistentes a antimicrobianos são incomuns (Welch et al., 2007). Acredita-se que cães e gatos não sejam infecciosos para os seres humanos após 3 dias de antibioticoterapia. As áreas de manuseio de cães ou gatos infectados devem ser cuidadosamente limpas com desinfetantes de rotina.

LEPTOSPIROSE

Etiologia e epidemiologia

As leptospiras são espiroquetas filamentosas e móveis que infectam animais e seres humanos. A leptospirose pode ser causada por muitos sorovares diferentes de *Leptospira interrogans* e *Leptospira kirschneri* (Sykes et al., 2011). Cães soropositivos foram detectados em muitos países e os sorovares mais prevalentes variam de acordo com o país e suas regiões (White et al., 2017). Nos EUA, os anticorpos contra *L. autumnalis*, *L. bratislava*, *L. canicola*, *L. grippotyphosa*, *L. hardjo*, *L. icterohaemorrhagiae* e *L. pomona* são os mais detectados. Um estudo fundamentado em análises de PCR do DNA de *Leptospira* spp. na urina de cães dos EUA mostrou a *L. grippotyphosa* em 78 das 98 amostras positivas (Harkin e Hays, 2016). Recentemente, a *L. santarosai* do sorogrupo Sejroe foi amplificada de cães saudáveis em São Paulo (Miotto et al., 2018). As *Leptospira* spp. que infectam gatos são menos evidentes, e os gatos parecem ser mais resistentes a doenças clínicas do que os cães.

A prevalência e os fatores de risco para a leptospirose canina foram avaliados em diversos estudos. Nos EUA, o número de cães soropositivos aumentou entre 2002 e 2004 (Moore et al., 2006). A exposição a *Leptospira* spp. pode ser comum nos EUA; 8,1% das 33.119 amostras de soro canino tinham títulos maiores que 1:1.600 em um estudo (Gautam et al., 2010). A infecção por *Leptospira* spp. ocorre em ambientes rurais e suburbanos de áreas semitropicais com solo alcalino de todo o mundo. Um estudo no Kansas, EUA, associou a leptospirose em cães aos ambientes urbanos; portanto, a doença deve ser considerada em todas as situações clínicas adequadas (Raghavan et al., 2011). Identificou-se a exposição a água ao ar livre, pântanos e espaços abertos públicos como fator de risco em um estudo de caso-controle (Ghneim et al., 2007). Os casos clínicos são mais diagnosticados no verão e no início do outono; além disso, o número de casos costuma aumentar nos anos com chuvas fortes. A infecção por espécies adaptadas ao hospedeiro é subclínica; o hospedeiro atua como um reservatório, eliminando o microrganismo de forma intermitente.

A infecção por espécies não adaptadas ao hospedeiro causa doença clínica. As *Leptospira* spp. são eliminadas na urina e entram no corpo pela pele lesionada ou por mucosas intactas. A transmissão também pode ser causada por mordeduras, contato venéreo, via transplacentária e ingestão de tecidos, solo, água, cama, alimentos e outros fômites contaminados. Em um estudo experimental, a *L. pomona*, mas não a *L. bratislava*, foi transmitida por inoculação conjuntival e causou febre e letargia em 7 dias (Greenlee et al., 2005). Os hospedeiros com títulos de anticorpos preexistentes geralmente eliminam o microrganismo com maior rapidez e apresentam infecção subclínica. A *Leptospira* replica-se em múltiplos tecidos de hospedeiros não imunes ou infectados por uma espécie não adaptada ao hospedeiro; no cão, os maiores níveis de infecção ocorrem no fígado e nos rins. A inflamação induzida pela replicação do microrganismo e pela produção de toxinas causa doença renal, hepática ou pulmonar. De modo geral, os cães tratados ou que desenvolvem respostas imunes adequadas sobrevivem. Alguns animais eliminam a infecção 2 a 3 semanas após a exposição sem tratamento, mas desenvolvem hepatite crônica ativa ou doença renal crônica. Nos gatos, a doença tende a ser subclínica, mas a liberação do microrganismo no ambiente pode ocorrer por períodos variáveis após a exposição; além disso, ocasionalmente, esses animais desenvolvem poliúria, polidipsia e insuficiência renal (Arbor et al., 2012).

Achados clínicos

Cães de qualquer idade, raça ou sexo podem desenvolver leptospirose se não forem previamente imunes. Em um estudo, cães pastores, de caça, de trabalho e mestiços machos, de meia-idade, correram maior risco do que cães de companhia com menos de 1 ano (Ward et al., 2002). No entanto, em um estudo mais recente, cães de porte pequeno foram super-representados (Lee et al., 2014). Cães com doença clínica peraguda geralmente apresentam anorexia, depressão, hiperestesia muscular generalizada, taquipneia e vômitos (Boxe 94.2). Febre, palidez de mucosas e taquicardia são comuns. Petéquias, equimoses, melena e epistaxe são frequentes devido à trombocitopenia e à coagulação intravascular disseminada. As infecções peragudas podem progredir rapidamente para a morte antes do reconhecimento da doença renal ou da hepática grave.

BOXE 94.2

Achados clínicos em cães com leptospirose.

Identificação
Todas as idades, raças e sexos

Anamnese
Exposição ao hospedeiro reservatório ou ambiente contaminado
Ambiente urbano comum
Anorexia, depressão, letargia

Exame físico
Febre
Uveíte anterior
Tendências hemorrágicas, inclusive melena, epistaxe, petéquias e equimoses
Vômito, diarreia
Dor muscular ou meníngea
Renomegalia com ou sem dor renal
Hepatomegalia
Poliúria/polidipsia
Icterícia
Tosse ou dificuldade respiratória

Achados clínico-patológicos e de imagem
Trombocitopenia
Leucopenia (aguda)
Leucocitose (subaguda)
Azotemia
Capacidade de concentração de urina abaixo do ideal
Piúria e hematúria sem bacteriúria óbvia
Hiperbilirrubinemia e bilirrubinúria
Aumento das atividades de alanina transaminase, aspartato transaminase, fosfatase alcalina e creatinoquinase
Doença pulmonar intersticial a alveolar
Hepatomegalia ou renomegalia

Diagnóstico
Cultura de urina, sangue ou tecidos
Demonstração do microrganismo na urina à microscopia de campo escuro ou contraste de fase
Demonstração de DNA de microrganismo na urina, no sangue ou nos tecidos por PCR
Combinação de aumento do título de anticorpos com sinais clínicos e resposta à terapia

PCR: reação da cadeia da polimerase.

Febre, depressão e sinais clínicos ou achados ao exame físico condizentes com síndromes hemorrágicas, doença hepática, doença renal ou uma combinação de doença hepática e renal são comuns em cães com infecção subaguda. Conjuntivite, panuveíte, rinite, tonsilite, tosse e dispneia são ocasionalmente observadas. A insuficiência renal oligúrica ou anúrica pode se desenvolver durante a fase subaguda. Os achados clínicos podem variar conforme o sorovar infectante (Goldstein et al., 2006). Como a síndrome hemorrágica pulmonar descrita em seres humanos pode ocorrer também em cães, a leptospirose deve estar na lista de diagnósticos diferenciais em cães com dispneia (Klopfleisch et al., 2010).

Alguns cães que sobrevivem à infecção peraguda ou subaguda desenvolvem nefrite intersticial crônica ou hepatite crônica ativa. Poliúria, polidipsia, perda de peso, ascite e sinais de encefalopatia hepática secundária à insuficiência hepática são as manifestações mais comuns da leptospirose crônica.

Diagnóstico

Cães com leptospirose apresentam múltiplas anomalias clínico-patológicas e de imagem inespecíficas dependendo do hospedeiro, do sorovar e da natureza peraguda, subaguda ou crônica da doença. Leucopenia (fase leptospirêmica peraguda), leucocitose com ou sem desvio à esquerda, trombocitopenia, anemia regenerativa (por perda de sangue) ou anemia não regenerativa (por doença renal ou hepática crônica) são as anomalias hematológicas comuns. Hiponatremia, hipopotassemia, hiperfosfatemia, hipoalbuminemia, hipocalcemia, azotemia, hiperbilirrubinemia, diminuição das concentrações totais de dióxido de carbono e aumento das atividades de alanina transaminase, fosfatase alcalina e aspartato transaminase são as anomalias bioquímicas séricas comuns relacionadas com doença renal, doença hepática, perdas gastrintestinais ou acidose. A hiperglobulinemia é detectada em alguns cães com leptospirose crônica. Cães com miosite podem apresentar maior atividade de creatinoquinase. As anomalias à urinálise são bilirrubinúria, gravidade específica da urina abaixo do ideal em face da azotemia, cilindros granulares e aumento do número de granulócitos e hemácias.

O microrganismo não é visto no sedimento urinário à microscopia óptica. Renomegalia, hepatomegalia e infiltrados pulmonares intersticiais ou alveolares são anomalias radiográficas comuns. A leptospirose crônica pode causar mineralização da pelve e do córtex renal. À avaliação histopatológica dos tecidos renais, a glomerulonefrite proliferativa mesangial com ou sem nefrite intersticial foi a lesão mais comum (Ortega-Pacheco, 2008).

A detecção de anticorpos contra *Leptospira* costuma ser realizada por um teste de aglutinação microscópica (MAT). Em alguns países, também são comercializados dois ensaios de ponto de atendimento (Zoetis Animal Health; IDEXX Laboratories). Um desses *kits* é otimizado para detectar imunoglobulina M (IgM) e, em um estudo, foi o primeiro a se tornar positivo na maioria dos cães durante a infecção aguda (Lizer et al., 2018). No MAT, devido à grande variedade de leptospiras que infectam cães, o maior número possível de sorovares deve ser usado. *Leptospira bratislava*, *L. canicola*, *L. grippotyphosa*, *L. hardjo*, *L. icterohaemorrhagiae* e *L. pomona* são comumente utilizados. Títulos positivos podem ser provocados por infecção ativa, infecção anterior ou vacinação. Os títulos de anticorpos podem ser negativos em animais com doença peraguda; nos cães soronegativos com doença clínica clássica, o exame deve ser repetido em 2 a 4 semanas. O sorovar com o título mais alto nem sempre é o infectante. O título mais alto em uma amostra de soro de convalescença é, provavelmente, do sorovar primário. Quando os mesmos soros foram enviados para laboratórios diferentes, os resultados nem sempre concordaram quanto ao sorovar de título mais alto (Miller et al., 2011) e alguns cães vacinados de proprietários têm títulos maiores (Martin et al., 2014).

O registro de soroconversão (resultado negativo que se torna positivo ao longo do tempo), um único título de MAT superior a 1:3.200 ou um aumento de quatro vezes nos títulos de anticorpos combinados a anomalias clínico-patológicas apropriadas e achados clínicos sugerem leptospirose clínica. O diagnóstico definitivo é estabelecido pela demonstração do microrganismo em urina, sangue ou tecidos. A leptospira pode ser vista na urina à microscopia de campo escuro ou contraste de fase, mas, devido à eliminação intermitente de um pequeno número de patógenos, os resultados desses procedimentos podem ser falso-negativos. O microrganismo pode ser cultivado a partir da urina coletada por cistocentese, do sangue ou do tecido renal ou hepático. Os materiais para cultura devem ser coletados antes da administração de antibióticos, imediatamente colocados no meio de transporte e levados para o laboratório o mais rápido possível. A leptospiremia pode ser de curta duração e a eliminação do microrganismo pela urina, intermitente, o que gera resultados falso-negativos. A PCR pode demonstrar o microrganismo na urina, no sangue ou nos tecidos (Harkin et al., 2003a e b). Em um estudo com 500 cães, 41 (8,2%) foram positivos à PCR para *Leptospira* spp. na urina; e alguns desses animais eram clinicamente normais (Harkin et al., 2003a). Nenhum dos cães positivos para PCR apresentou cultura positiva e os títulos nem sempre foram altos. O DNA de *Leptospira* spp. também pode ser amplificado de tecidos renais sem evidências de doença inflamatória (Cash et al., 2018). A vacinação recente não deve gerar resultados positivos à PCR (Midence et al., 2012). Anticorpos induzidos pela vacina de *Leptospira* spp. não tiveram reação cruzada com os peptídeos de *Borrelia burgdorferi* (Caress et al., 2017).

Tratamento

A maioria dos cães requer fluidoterapia; a diurese intensa pode ser necessária devido ao acometimento renal (ver Capítulo 41). A hemodiálise pode aumentar a probabilidade de sobrevida de cães com insuficiência renal oligúrica ou anúrica. A princípio, os cães devem ser tratados com ampicilina administrada por via IV em dose de 22 mg/kg a cada 8 horas. Algumas quinolonas têm efeito contra *Leptospira* spp. e podem ser combinadas com as penicilinas durante a fase aguda da infecção, principalmente se outros microrganismos gram-negativos estiverem na lista de diagnósticos diferenciais. A ampicilina e o enrofloxacino foram usados simultaneamente em um estudo, com sobrevida de 83% dos cães infectados (Adin et al., 2000). Penicilinas como amoxicilina ou amoxicilina-clavulanato devem ser administradas por 2 semanas. A doxiciclina administrada por VO em dose de 5 mg/kg a cada 12 horas por 2 semanas deve ser usada para eliminar a fase de portador renal (Sykes et al., 2011).

Aspectos zoonóticos e prevenção

Todos os sorovares de mamíferos devem ser considerados possivelmente zoonóticos para os seres humanos. Alguns seres humanos apresentam anticorpos contra sorovares caninos. Esse fato sugere que o cão pode ser um reservatório de infecção humana (Brod et al., 2005). No entanto, os resultados de estudos que tentam associar o contato a cães à leptospirose em humanos são variáveis. Por exemplo, nenhum a cada 91 humanos expostos a cães com leptospirose comprovada era soropositivo. Isso sugeriu que o risco era mínimo (Barmettler et al., 2011). Como a leptospirose é um risco ocupacional para médicos-veterinários, o microrganismo deve estar na lista de diagnósticos diferenciais caso surjam sinais clínicos da doença (Whitney, 2009). Urina infectada, água contaminada e hospedeiros reservatórios devem ser evitados. Use luvas ao manusear cães infectados. As superfícies contaminadas devem ser limpas com detergentes e desinfetadas (ver Capítulo 93).

Para diminuir o risco de exposição, os proprietários devem tentar impedir que os cães bebam água que possa estar contaminada. Cães saudáveis podem eliminar *Leptospira* spp. na urina; 7% de 525 amostras de urina de cães em Dublin, Irlanda, foram positivas (Rojas et al., 2010). Portanto, o contato com a urina do cão deve sempre ser evitado. As vacinas disponíveis para alguns sorovares reduzem a gravidade da doença e a eliminação de leptospiras na urina. Existem vários produtos com os sorovares *L. canicola*, *L. icterohaemorrhagiae*, *L. grippotyphosa* e *L. pomona*, que devem ser usados em vez das vacinas com dois sorovares e melhoram o espectro de proteção (ver Capítulo 93). Há poucos estudos sobre a imunidade de longa duração; porém, recentemente, um produto comercial induziu proteção significativa contra *L. grippotyphosa* por 15 meses em comparação com controles não vacinados (Grosenbaugh e Pardo, 2018). Cães de áreas endêmicas devem receber pelo menos duas vacinas com intervalo de 2 a 4 semanas, com a recomendação de reforços anuais (www.aahanet.org). Em cães, os efeitos colaterais associados às vacinas atuais com quatro sorovares costumam ser transitórios e brandos (Spiri et al., 2017; Yao et al., 2015). Em um estudo, a incidência de reações de hipersensibilidade às vacinas de *Leptospira* spp. foi estimada em 6,5/10.000 cães vacinados (Yao et al., 2015).

MYCOPLASMA E UREAPLASMA

Etiologia e epidemiologia

Os *Mycoplasma* spp. e os *Ureaplasma* spp. são pequenos microrganismos de vida livre sem parede celular protetora rígida que dependem do ambiente para sua nutrição. Alguns *Mycoplasma* spp. e *Ureaplasma* spp. são considerados microbiota normal das mucosas. Os *Mycoplasma* spp., por exemplo, foram isolados da vagina de 75% das cadelas saudáveis (Doig et al., 1981) e da faringe de 100% dos cães e de 35% dos gatos sadios (Randolph et al., 1993). Os micoplasmas hemotróficos, *Mycoplasma haemofelis*, "*Candidatus* Mycoplasma haemominutum", "*Candidatus* Mycoplasma turicensis", *Mycoplasma haemocanis* e "*Candidatus* Mycoplasma haematoparvum" estão associados às hemácias e são discutidos no Capítulo 82.

A conjuntivite por *Mycoplasma felis* em gatos, a infecção do trato respiratório superior felino por *M. felis*, a poliartrite por *Mycoplasma gateae* em gatos e a pneumonia canina por *Mycoplasma cynos* foram induzidas experimentalmente. É difícil determinar o potencial patogênico da maioria das *Mycoplasma* spp. ou das *Ureaplasma* spp. porque os microrganismos podem ser cultivados ou amplificados de animais saudáveis e doentes. Em um estudo em abrigos, o DNA de *M. cynos* foi amplificado de 29,2% dos cães saudáveis, sugerindo que nem todas as cepas são patogênicas (Lavan e Knesl, 2015). A heterogeneidade genética de *M. cynos* foi registrada, e algumas cepas podem ser mais patogênicas do que outras (Mannering et al., 2009).

Em muitos casos, os *Mycoplasma* spp. ou as *Ureaplasma* spp. talvez colonizem tecidos doentes como oportunistas devido à inflamação induzida por outras causas. De modo geral, outras bactérias ou vírus são identificados simultaneamente com *Mycoplasma* spp. ou *Ureaplasma* spp., o que dificulta dizer qual agente é responsável pela doença. Os *Ureaplasma* spp. também foram cultivados a partir da vagina (40%) e do prepúcio (10%) de cães saudáveis (Doig et al., 1981).

Os *Mycoplasma* spp. foram isolados em cultura pura de 20 de 2.900 cães com sinais clínicos de inflamação do trato urinário (Jang et al., 1984); o *Mycoplasma canis* foi isolado de 4 de 100 cães (3 em cultura pura) com sinais de doença do trato urinário inferior (Ulgen et al., 2006); e o *M. canis* foi isolado de 9 cães com sinais clínicos de doença urogenital (L'Abee-Lund et al., 2003). Alguns cães positivos para *M. canis* eram azotêmicos, sugerindo pielonefrite (Ulgen et al., 2006); e outros, resistentes à terapia (L'Abee-Lund et al., 2003).

Vários estudos sugerem que alguns *Mycoplasma* spp. podem ser patógenos primários do trato respiratório de cães. Os *Mycoplasma* spp. foram os únicos microrganismos cultivados de 7 de 93 cães (Jameson et al., 1995), 5 de 38 cães (Randolph et al., 1993) e 14 cães (Chandler et al., 2002) com doença do trato respiratório inferior. Em um estudo que comparou isolados de *Mycoplasma* de cães com e sem doença respiratória, o *M. cynos* foi estatisticamente associado à doença do trato respiratório inferior (Chalker et al., 2004) Em outro estudo, 80% dos cães que desenvolveram anticorpos contra *M. cynos* apresentaram sinais de doença respiratória (Rycroft et al., 2007).

Em um estudo recente de gatos com e sem conjuntivite, a presença do DNA de *Mycoplasma* spp. foi associada à de conjuntivite (Low et al., 2007). O *M. felis* e o *M. gateae* foram associados à ceratite ulcerativa felina (Gray et al., 2005). O *Mycoplasma gateae* e o *M. felis* foram detectados em gatos com poliartrite. Os *Mycoplasma* spp. também foram associados a rinossinusite, doença respiratória inferior e piotórax. Em um estudo de gatos com doença respiratória superior na Alemanha, identificaram-se *M. felis*, *Mycoplasma canadense*, *M. cynos*, *M gateae*, *Mycoplasma lipophilum* e *Mycoplasma hyopharyngis* em gatos clinicamente doentes (Hartman et al., 2010).

Achados clínicos

A infecção por *Mycoplasma* spp. deve ser considerada um possível diagnóstico diferencial em gatos com conjuntivite, ceratite, espirros e secreção nasal mucopurulenta, tosse, dispneia, febre, claudicação com ou sem aumento de volume e dor nas articulações, abscessos subcutâneos ou aborto. As infecções por *Mycoplasma* spp. ou *Ureaplasma* spp. não foram associadas a doenças do trato urinário inferior de gatos (Abou et al., 2006). A infecção por *Mycoplasma* spp. ou *Ureaplasma* spp. deve ser considerada um possível diagnóstico diferencial em cães com tosse, dispneia, febre, polaciúria, hematúria, azotemia, claudicação com ou sem dor e aumento de volume articular, corrimento vaginal mucopurulento ou infertilidade. De modo geral, os *Mycoplasma* spp. e os *Ureaplasma* spp. não são reconhecidos à citologia e não crescem em meio aeróbio; suspeite da infecção em animais com inflamação neutrofílica sem bactérias visíveis ou cultura aeróbia negativa. O índice de suspeita de infecção por *Mycoplasma* spp. ou *Ureaplasma* spp. é maior em animais com inflamação neutrofílica e pouco responsiva a antibióticos inibidores da parede celular, como penicilinas ou cefalosporinas.

Diagnóstico

Os achados clínico-patológicos e de imagem associados às infecções por *Mycoplasma* spp. ou *Ureaplasma* spp. assemelham-se aos induzidos por outras infecções bacterianas. A neutrofilia e a monocitose são comuns em cães com pneumonia; piúria e proteinúria ocorrem em cães com doença do trato urinário.

Os neutrófilos não degenerados são o tipo celular mais comum em corrimentos prepuciais e vaginais, feridas exsudativas crônicas, lavados das vias respiratórias e fluido sinovial de animais com infecções por *Mycoplasma* spp. ou *Ureaplasma* spp. Cães com doenças do trato respiratório inferior e culturas puras de *Mycoplasma* têm padrões pulmonares alveolares que não podem ser diferenciados daqueles em cães com culturas mistas de *Mycoplasma* e bactérias. Em alguns cães e gatos com doença das pequenas vias respiratórias evidente em radiografias, os *Mycoplasma* spp. são isolados das vias respiratórias em cultura pura (Chandler et al., 2002). As radiografias articulares de animais com poliartrite associada a *Mycoplasma* revelam alterações erosivas ou não erosivas (Zeugswetter, 2007).

As amostras para cultura de *Mycoplasma* spp. ou *Ureaplasma* spp. devem ser semeadas imediatamente ou levadas para o laboratório em meio de Hayflick, meio Amies com carvão ou meio de transporte bacteriano de Stuart modificado. As amostras devem ser enviadas com bolsas de gelo se o tempo de transporte for inferior a 24 horas e em gelo seco se o tempo de transporte for superior a 24 horas. A maioria das *Mycoplasma* spp. requer meio especial, porém, em um relato, o *M. canis* cresceu em placas comuns de ágar-sangue (L'Abee-Lund et al., 2003). Como os microrganismos fazem parte da microbiota normal, a cultura das mucosas de animais saudáveis nunca é indicada.

Como os *Mycoplasma* spp. ou as *Ureaplasma* spp. podem ser cultivados a partir de animais saudáveis, a interpretação de resultados positivos de cultura em animais doentes é difícil. A maioria dos laboratórios não informa os resultados do antibiograma. A associação à doença é forte se os *Mycoplasma* spp. ou os *Ureaplasma* spp. forem isolados em cultura pura de tecidos incomuns (vias respiratórias inferiores, útero, articulações). A resposta ao tratamento com fármacos com atividade conhecida contra *Mycoplasma* spp. ou *Ureaplasma* spp. pode ajudar o diagnóstico de doenças induzidas por esses agentes.

Há ensaios de PCR para amplificação de DNA micoplasmático (Johnson et al., 2004; Chalker et al., 2004; Low et al., 2007; Zirofsky et al., 2018) em vários laboratórios diagnósticos, mas com as mesmas limitações das culturas, já que resultados positivos não são correlacionados com a presença de doença ou a resposta ao tratamento. Alguns laboratórios usam *primers* específicos *M. felis* ou *M. cynos* nos ensaios de PCR, o que prejudica a detecção de outras espécies que podem ser patogênicas.

Tratamento

Tilosina, eritromicina, clindamicina, lincomicina, tetraciclinas, cloranfenicol, aminoglicosídeos e fluoroquinolonas são eficazes no tratamento de infecções por *Mycoplasma* spp. ou *Ureaplasma* spp. (ver Capítulo 92). A doxiciclina administrada VO a 10 mg/kg a cada 24 horas ou a 5 mg/kg a cada 12 horas costuma ser eficaz em animais com sistema imune competente ou sem doença com risco de morte (Lappin et al., 2017). Em animais com infecções mistas com microrganismos gram-negativos, doenças com risco de morte ou cepas com suspeita de resistência à tetraciclina, fluoroquinolonas ou azitromicina são boas opções de antibióticos. Um gato com ferida por mordedura sem cicatrização foi positivo para DNA de *M. equigenitalium* ou *M. elephantis* e finalmente respondeu a enrofloxacino e clindamicina (Torres-Henderson et al., 2014). Em um estudo de gatos de abrigo com suspeita de infecções bacterianas do trato respiratório superior, as taxas de resposta à nova fluoroquinolona veterinária, o pradofloxacino, foram numericamente mais altas do que as obtidas com amoxicilina (Spindel et al., 2008). O tratamento por 4 a 6 semanas é necessário para infecções das vias respiratórias inferiores, subcutâneas ou articulares.

Aspectos zoonóticos e prevenção

Embora o risco de transferência zoonótica provavelmente seja mínimo, relatou-se a transmissão por mordedura de *Mycoplasma* spp. de um gato infectado para a mão de uma pessoa (McCabe et al., 1987). A maioria das infecções por *Mycoplasma* spp. ou *Ureaplasma* spp. em cães e gatos mostra-se oportunista e associada a outras causas de inflamação; portanto, não é provável que haja contágio direto de um animal para outro, a menos que exista uma cepa patogênica. Os *Mycoplasma* spp. parecem ter sido associados a doenças do trato respiratório em cães e gatos como patógenos primários e talvez passem de animal para animal, como o *M. pneumoniae* em seres humanos. Animais com conjuntivite ou doença do trato respiratório devem ser isolados de outros animais até o desaparecimento dos sinais clínicos da doença (ver Capítulo 93). Os *Mycoplasma* spp. e os *Ureaplasma* spp. são suscetíveis a desinfetantes de rotina e morrem rapidamente fora do hospedeiro.

Leitura sugerida

Bartonelose Canina

Breitschwerdt EB, et al. Endocarditis in a dog due to infection with a novel *Bartonella* subspecies. *J Clin Microbiol*. 1995;33:154.

Breitschwerdt EB, et al. *Bartonella vinsonii* subsp. *berkhoffii* and related members of the alpha subdivision of the Proteobacteria in dogs with cardiac arrhythmias, endocarditis, or myocarditis. *J Clin Microbiol*. 1999;37:3618.

Breitschewerdt EB, et al. Clinicopathological abnormalities and treatment response in 24 dogs seroreactive to *Bartonella vinsonii* (*berkhoffii*) antigens. *J Am Anim Hosp Assoc*. 2004;40:92.

Duncan AW, et al. A combined approach for the enhanced detection and isolation of *Bartonella* species in dog blood samples: pre-enrichment liquid culture followed by PCR and subculture onto agar plates. *J Microbiol Methods*. 2007;69:273.

Fenimore A, et al. *Bartonella* spp. DNA in cardiac tissues from dogs in Colorado and Wyoming. *J Vet Intern Med*. 2011;25:613.

Lashnits E, et al. *Bartonella* seroepidemiology in dogs from North America, 2008-2014. *J Vet Intern Med*. 2018;32:222.

MacDonald KA, et al. A prospective study of canine infective endocarditis in northern California (1999-2001): emergence of *Bartonella* as a prevalent etiologic agent. *J Vet Intern Med*. 2004;18:56.

Okaro U, et al. *Bartonella* Species, an emerging cause of blood-culture-negative endocarditis. *Clin Microbiol Rev*. 2017;30:709.

Randell MG, et al. *Bartonella henselae* infection in a dog with recalcitrant ineffective erythropoiesis. *Vet Clin Pathol*. 2018;47:45.

Sykes JE, et al. Evaluation of the relationship between causative organisms and clinical characteristics of infective endocarditis in dogs: 71 cases (1992-2005). *J Am Vet Med Assoc*. 2006;228:1723.

Yore K, et al. Flea species infesting dogs in Florida and *Bartonella* spp. prevalence rates. *Vet Parasitol*. 2014;199:225.

Bartonelose Felina

Bayliss DB, et al. Serum feline pancreatic lipase immunoreactivity concentration and seroprevalences of antibodies against Toxoplasma gondii and Bartonella species in client-owned cats. *J Feline Med Surg*. 2009;11:663–667.

Biswas S, et al. Comparative activity of pradofloxacin, enrofloxacin, and azithromycin against *Bartonella henselae* isolates collected from cats and a human. *J Clin Microbiol*. 2010;48:617.

Bradbury CA, Lappin MR. Evaluation of topical application of 10% imidacloprid-1% moxidectin to prevent *Bartonella henselae* transmission from cat fleas. *J Am Vet Med Assoc*. 2010;236:869.

Breitschwerdt EB, et al. *Bartonella* species in blood of immunocompetent persons with animal and arthropod contact. *Emerg Inf Dis*. 2007;13:938.

Breitschwerdt EB. Bartonellosis, One Health and all creatures great and small. *Vet Dermatol*. 2017;28:96.

Breitschwerdt EB. Did *Bartonella henselae* contribute to the deaths of two veterinarians? *Parasit Vectors*. 2015;8:317.

Brunt J, et al. Association of Feline Practitioners 2006 panel report on diagnosis, treatment and prevention of *Bartonella* species infections. *J Fel Med Surg*. 2006;8:213.

Dowers KL, Lappin MR. The association of *Bartonella* spp. infection with chronic stomatitis in cats. *J Vet Intern Med*. 2005;19:471.

Drummond MR, et al. Improvement of *Bartonella henselae* DNA detection in cat blood samples by combining molecular and culture methods. *J Clin Microbiol*. 2018;56(5):doi:10.1128/JCM.01732-17.

Ishak AM, et al. Prevalence of *Mycoplasma haemofelis*, 'Candidatus Mycoplasma haemominutum', *Bartonella* species, *Ehrlichia* species, and *Anaplasma phagocytophilum* DNA in the blood of cats with anemia. *J Feline Med Surg*. 2007;9:1.

Kaplan JE, et al. Guidelines for prevention and treatment of opportunistic infections in HIV-infected adults and adolescents, Recommendations and Reports. *MMWR.* 2009;58(RR04):1.

Lappin MR, et al. Prevalence of *Bartonella* species DNA in the blood of cats with and without fever. *J Fel Med Surg.* 2009;11:141.

Lappin MR, Hawley J. Presence of *Bartonella* species and *Rickettsia* species DNA in the blood, oral cavity, skin and claw beds of cats in the United States. *Vet Dermatol.* 2009;20:509.

Lappin MR, Miller W, Sellins D. Effect of doxycycline or orbifloxacin administration on *Bartonella* spp. and Hemoplasma assay results in naturally exposed cats. *Intern J Appl Res Vet Med.* 2012;10:225.

Maggi RG, et al. *Bartonella* spp. bacteremia and rheumatic symptoms in patients from Lyme disease-endemic region. *Emerg Infect Dis.* 2012;18:783.

Nutter FB, et al. Seroprevalences of antibodies against *Bartonella henselae* and *Toxoplasma gondii* and fecal shedding of *Cryptosporidium* spp., *Giardia* spp., and *Toxocara cati* in feral and domestic cats. *J Am Vet Med Assoc.* 2004;235:1394.

Oteo JA, et al. Prevalence of *Bartonella* spp. by culture, PCR and serology, in veterinary personnel from Spain. *Parasit Vectors.* 2017; 10:553.

Pearce L, et al. Prevalence of *Bartonella henselae* specific antibodies in serum of cats with and without clinical signs of central nervous system disease. *J Fel Med Surg.* 2006;8:315.

Powell CC, et al. Inoculation with *Bartonella henselae* followed by feline herpesvirus 1 fails to activate ocular toxoplasmosis in chronically infected cats. *J Fel Med Surg.* 2002;4:107.

Quimby JM, et al. Evaluation of the association of *Bartonella* species, feline herpesvirus 1, feline calicivirus, feline leukemia virus and feline immunodeficiency virus with chronic feline gingivostomatitis. *J Feline Med Surg.* 2008;10:66.

Eidson M, et al. Clinical, clinicopathologic, and pathologic features of plague in cats: 119 cases (1977-1988). *J Am Vet Med Assoc.* 1991; 199:1191.

Peste Felina

Eisen RJ, et al. Early-phase transmission of *Yersinia pestis* by cat fleas (*Ctenocephalides felis*) and their potential role as vectors in a plague-endemic region of Uganda. *Am J Trop Med Hyg.* 2008; 78:949.

Gage KL, et al. Cases of cat-associated human plague in the Western US, 1977-1998. *Clin Infect Dis.* 2000;30:893.

Gasper PW, et al. Plague *(Yersinia pestis)* in cats: description of experimentally induced disease. *J Med Entomol.* 1993;30:20.

Gould LH, et al. Dog-associated risk factors for human plague. *Zoonoses Public Health.* 2008;55:448.

Kassem AM, et al. Notes from the field: Plague in Domestic Cats - Idaho, 2016. *MMWR Morb Mortal Wkly Rep.* 2016;65:1378–1379.

McElroy KM, et al. Flea-associated zoonotic diseases of cats in the USA: bartonellosis, flea-borne rickettsioses, and plague. *Trends Parasitol.* 2010;26:197–204.

Nichols MC, et al. *Yersinia pestis* infection in dogs: 62 cases (2003-2011). *J Am Vet Med Assoc.* 2014;244:1176.

Pennisi MG, et al. *Yersinia pestis* infection in cats: ABCD guidelines on prevention and management. *J Feline Med Surg.* 2013;15:582.

Orloski KA, et al. *Yersinia pestis* infection in three dogs. *J Am Vet Med Assoc.* 1995;207:316.

Welch TJ, et al. Multiple antimicrobial resistance in plague: an emerging public health risk. *PLoS ONE.* 2007;2:e309.

Wendte JM, et al. In vitro efficacy of antibiotics commonly used to treat human plague against intracellular Yersinia pestis. *Antimicrob Agents Chemother.* 2011;55:3752.

Leptospirose

Adin CA, et al. Treatment and outcome of dogs with leptospirosis: 36 cases (1990-1998). *J Am Vet Med Assoc.* 2000;216:371.

Arbour J, et al. Clinical leptospirosis in three cats (2001-2009). *J Am Anim Hosp Assoc.* 2012;48:256.

Barmettler R, et al. Assessment of exposure to *Leptospira* serovars in veterinary staff and dog owners in contact with infected dogs. *J Am Vet Med Assoc.* 2011;238:183.

Brod CS, et al. Evidence of dog as a reservoir for human leptospirosis: a serovar isolation, molecular characterization and its use in a serological survey. *Rev Soc Bras Med Trop.* 2005;38:294.

Caress AL, Moroff S, Lappin MR. *Leptospira* spp. vaccinal antibodies do not react with *Borrelia burgdorferi* peptides used in the AccuPlex 4. *J Vet Diagn Invest.* 2017;29:788–790.

Dash BR, et al. Molecular detection of *Leptospira* spp. from canine kidney tissues and its association with renal lesions. *Vet World.* 2018;11:530–534.

Gautam R, et al. Detection of antibodies against *Leptospira* serovars via microscopic agglutination tests in dogs in the United States, 2000-2007. *J Am Vet Med Assoc.* 2010;237:293.

Ghneim GS, et al. Use of a case-control study and geographic information systems to determine environmental and demographic risk factors for canine leptospirosis. *Vet Res.* 2007;38:37.

Goldstein RE, et al. Influence of infecting serogroup on clinical features of leptospirosis in dogs. *J Vet Intern Med.* 2006;20:489.

Greenlee JJ, et al. Experimental canine leptospirosis caused by *Leptospira interrogans* serovars *pomona* and *Bratislava*. *Am J Vet Res.* 2005;66:1816.

Grosenbaugh DA, Pardo MC. Fifteen-month duration of immunity for the serovar Grippotyphosa fraction of a tetravalent canine leptospirosis vaccine. *Vet Rec.* 2018;182:665.

Harkin KR, et al. Comparison of polymerase chain reaction assay, bacteriologic culture, and serologic testing in assessment of prevalence of urinary shedding of leptospires in dogs. *J Am Vet Med Assoc.* 2003a;222:1230.

Harkin KR, et al. Clinical application of a polymerase chain reaction assay for diagnosis of leptospirosis in dogs. *J Am Vet Med Assoc.* 2003b;222:1224.

Harkin KR, Hays MP. Variable-number tandem-repeat analysis of leptospiral DNA isolated from canine urine samples molecularly confirmed to contain pathogenic leptospires. *J Am Vet Med Assoc.* 2016;249:399–405.

Klopfleisch R, et al. An emerging pulmonary haemorrhagic syndrome in dogs: similar to the human leptospiral pulmonary haemorrhagic syndrome? *Vet Med Int.* 2010;2010:928541.

Lee HS, et al. Signalment changes in canine leptospirosis between 1970 and 2009. *J Vet Intern Med.* 2014;28:294–299.

Lizer J, et al. Evaluation of 3 serological tests for early detection of *Leptospira*-specific antibodies in experimentally infected dogs. *J Vet Intern Med.* 2018;32:201–207.

Markovich JE, et al. The prevalence of leptospiral antibodies in free roaming cats in Worcester County, Massachusetts. *J Vet Intern Med.* 2012;26:688.

Martin LE, et al. Vaccine-associated *Leptospira* antibodies in client-owned dogs. *J Vet Intern Med.* 2014;28:789–792.

Midence JN, et al. Effects of recent *Leptospira* vaccination on whole blood real-time PCR testing in healthy client-owned dogs. *J Vet Intern Med.* 2012;26:149.

Miotto BA, et al. Prospective study of canine leptospirosis in shelter and stray dog populations: identification of chronic carriers and different *Leptospira* species infecting dogs. *PLoS ONE.* 2018;13.

Miller MD, et al. Variability in results of the microscopic agglutination test in dogs with clinical leptospirosis and dogs vaccinated against leptospirosis. *J Vet Intern Med.* 2011;25:426.

Moore GE, et al. Canine leptospirosis, United States, 2002-2004. *Emerg Infect Dis.* 2006;12:501.

Ortega-Pacheco A, et al. Frequency and type of renal lesions in dogs naturally infected with leptospira species. *Ann N Y Acad Sci.* 2008;1149:270.

Raghavan R, et al. Evaluations of land cover risk factors for canine leptospirosis: 94 cases (2002-2009). *Prev Vet Med.* 2011;101:241.

Rojas P, et al. Detection and quantification of leptospires in urine of dogs: a maintenance host for the zoonotic disease leptospirosis. *Eur J Clin Microbiol Infect Dis.* 2010;29:1305.

Shropshire SB, et al. Evaluation of the *Leptospira* species microscopic agglutination test in experimentally vaccinated cats and Leptospira species seropositivity in aged azotemic client-owned cats. *J Feline Med Surg.* 2016;18:768–772.

Spiri AM, et al. Clinical, serological and echocardiographic examination of healthy field dogs before and after vaccination with a commercial tetravalent leptospirosis vaccine. *BMC Vet Res.* 2017;13:138.

Sykes JE, et al. 2010 ACVIM small animal consensus statement on leptospirosis: diagnosis, epidemiology, treatment, and prevention. *J Vet Intern Med.* 2011;25:1.

Ward MP, et al. Prevalence of and risk factors for leptospirosis among dogs in the United States and Canada: 677 cases (1970-1998). *J Am Vet Med Assoc.* 2002;220:53.

White AM, et al. Hotspots of canine leptospirosis in the United States of America. *Vet J.* 2017;222:29–35.

Whitney EA, et al. Prevalence of and risk factors for serum antibodies against Leptospira serovars in US veterinarians. *J Am Vet Med Assoc.* 2009;234:938.

Yao PJ, et al. Incidence rates and risk factors for owner-reported adverse events following vaccination of dogs that did or did not receive a Leptospira vaccine. *Am Vet Med Assoc.* 2015;247:1139–1145.

Mycoplasma e Ureaplasma

Abou N, et al. PCR-based detection reveals no causative role for *Mycoplasma* and *Ureaplasma* in feline lower urinary tract disease. *Vet Microbiol.* 2006;116:246.

Chalker VJ, et al. Mycoplasmas associated with canine infectious respiratory disease. *Microbiol.* 2004;150:3491.

Chandler JC, et al. Mycoplasmal respiratory infections in small animals: 17 cases (1988-1999). *J Am Anim Hosp Assoc.* 2002;38:111.

Doig PA, et al. The genital *Mycoplasma* and *Ureaplasma* flora of healthy and diseased dogs. *Can J Comp Med.* 1981;45:233.

Foster SF, et al. Pneumonia associated with *Mycoplasma* spp. in three cats. *Aust Vet J.* 1998;76:460.

Gray LD, et al. Clinical use of 16S rRNA gene sequencing to identify *Mycoplasma felis* and *M. gateae* associated with feline ulcerative keratitis. *J Clin Microbiol.* 2005;43:3431.

Hartmann AD, et al. Detection of bacterial and viral organisms from the conjunctiva of cats with conjunctivitis and upper respiratory tract disease. *J Feline Med Surg.* 2010;12:775.

Jameson PH, et al. Comparison of clinical signs, diagnostic findings, organisms isolated, and clinical outcome in dogs with bacterial pneumonia: 93 cases (1986-1991). *J Am Vet Med Assoc.* 1995;206:206.

Jang SS, et al. *Mycoplasma* as a cause of canine urinary tract infection. *J Am Vet Med Assoc.* 1984;185:45.

Johnson LR, et al. A comparison of routine culture with polymerase chain reaction technology for the detection of *Mycoplasma* species in feline nasal samples. *J Vet Diagn Invest.* 2004;16:347.

Johnson LR, et al. Assessment of infectious organisms associated with chronic rhinosinusitis in cats. *J Am Vet Med Assoc.* 2005;227:579.

L'Abee-Lund TM, et al. *Mycoplasma canis* and urogenital disease in dogs in Norway. *Vet Rec.* 2003;153:231.

Lappin MR, et al. Antimicrobial use guidelines for treatment of respiratory tract disease in dogs and cats: Antimicrobial Guidelines Working Group of the International Society for Companion Animal Infectious Diseases. *J Vet Intern Med.* 2017;31:279.

Lavan R, Knesl O. Prevalence of canine infectious respiratory pathogens in asymptomatic dogs presented at US animal shelters. *J Small Anim Pract.* 2015;56:572.

Low HC, et al. Prevalence of feline herpesvirus 1, *Chlamydophila felis*, and *Mycoplasma* spp DNA in conjunctival cells collected from cats with and without conjunctivitis. *Am J Vet Res.* 2007;68:643.

Mannering SA, et al. Strain typing of *Mycoplasma cynos* isolates from dogs with respiratory disease. *Vet Microbiol.* 2009;135:292.

McCabe SJ. Mycoplasma infection of a hand acquired from a cat. *J Hand Surg Am.* 1987;2:1085–1088.

Randolph JF, et al. Prevalence of mycoplasmal and ureaplasmal recovery from tracheobronchial lavages and prevalence of mycoplasmal recovery from pharyngeal swab specimens in dogs with or without pulmonary disease. *Am J Vet Res.* 1993;54:387.

Rycroft AN, et al. Serological evidence of *Mycoplasma cynos* infection in canine infectious respiratory disease. *Vet Microbiol.* 2007;120:358.

Spindel ME, et al. Evaluation of pradofloxacin for the treatment of feline rhinitis. *J Feline Med Surg.* 2008;10:472.

Torres-Henderson C, et al. Pilot study to evaluate the role of *Mycoplasma* species in cat bite abscesses. *J Feline Med Surg.* 2014;16:997.

Ulgen M, et al. Urinary tract infections due to *Mycoplasma canis* in dogs. *J Vet Med Am Physiol Pathol Clin Med.* 2006;53:379.

Veir JK, et al. Prevalence of selected infectious organisms and comparison of two anatomic sampling sites in shelter cats with upper respiratory tract disease. *J Feline Med Surg.* 2008;10:551.

Zeugswetter F, et al. Erosive polyarthritis associated with *Mycoplasma gateae* in a cat. *J Feline Med Surg.* 2007;9:226.

Zirofsky D, et al. Feline herpesvirus 1 and *Mycoplasma* spp. conventional PCR assay results from conjunctival samples from shelter cats with suspected acute ocular infections. *Topics in Companion Animal Medicine.* 2018;33:45.

CAPÍTULO 95

Doenças Polissistêmicas Causadas por Riquétsias

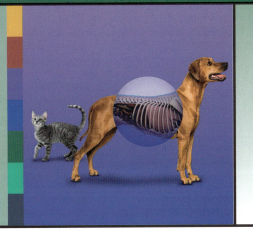

As riquétsias mais comuns que causam doenças em cães e gatos pertencem às famílias Anaplasmataceae (*Anaplasma* spp., *Ehrlichia* spp. e *Neorickettsia* spp.) e Rickettsiaceae (*Rickettsia* spp.) Os microrganismos dos gêneros *Anaplasma*, *Ehrlichia* e *Neorickettsia* são classificados por características genéticas e tropismo celular (monocitotrópico, granulocitotrópico ou trombocitotrópico). Os microrganismos de maior importância em cães e gatos nos EUA discutidos neste capítulo são *A. phagocytophilum*, *A. platys*, *E. canis*, *E. chaffeensis*, *E. ewingii*, *N. risticii*, *R. felis* e *R. rickettsii* (Tabela 95.1). As taxas de prevalência da maioria desses agentes foram determinadas em muitos países; os mapas mundiais são mantidos pelo grupo Companion Vector Borne Disease, patrocinado pela Bayer Animal Health. Mapas que mostram as taxas de prevalência de alguns dos agentes nos EUA são publicados pelo Companion Animal Parasite Council (www.capcvet.org). É comum que cães e gatos sejam expostos a mais de um agente transmitido por vetores (Yancey et al., 2014).

ANAPLASMOSE GRANULOCITOTRÓPICA CANINA

Etiologia e epidemiologia

O *Anaplasma phagocytophilum* (antes conhecida como *E. equi*, *E. phagocytophila*, *Ehrlichia* granulocítica canina e agente da erliquiose granulocítica humana) é conhecido por infectar diversos animais, como pequenos mamíferos, leões-da-montanha, coiotes, ovinos, bovinos, cervídeos, cães, equinos e seres humanos. Pequenos mamíferos e cervídeos são reservatórios naturais. A distribuição de *A. phagocytophilum* é definida pela variedade de carrapatos *Ixodes* e, nos EUA, o patógeno mostra-se mais comum na Califórnia, em Wisconsin, em Minnesota e nos estados do nordeste. Esse agente é comum em algumas outras áreas do mundo, como partes da Europa, Ásia e África. Em um estudo com mais de 4 milhões de soros caninos analisados quanto à presença de anticorpos contra *A. phagocytophilum* spp., os estados do nordeste e da parte superior do meio-oeste eram mais propensos a ter cães positivos (McMahan et al., 2016). Como a *Borrelia burgdorferi* também é transmitida por carrapatos *Ixodes*, podem ocorrer coinfecções. O vetor deve ficar fixado por, aproximadamente, 24 a 48 horas para transmitir o agente. De modo geral, os sinais clínicos desenvolvem-se cerca de 1 a 2 semanas após a infecção. Os neutrófilos (e raramente outros leucócitos) fagocitam o microrganismo e, uma vez no meio intracelular, o *A. phagocytophilum* impede a fusão dos fagolisossomos. Esse mecanismo possibilita a multiplicação no interior do fagossomo, o que dá aos neutrófilos a aparência de mórula à microscopia óptica (Figura 95.1). A patogênese exata da doença ainda não foi determinada e não se sabe por que alguns cães, mas não outros, desenvolvem sinais clínicos da doença. No entanto, a possibilidade de indução da doença pode estar relacionada, em parte, com as diferenças entre cepas (De Arcangeli et al., 2018; Rejmanek et al., 2012).

Características clínicas

Embora cães inoculados experimentalmente possam apresentar resultados positivos à PCR do DNA de *A. phagocytophilum* por semanas após a exposição a *Ixodes* spp. contaminados, as síndromes clínicas parecem ocorrer principalmente durante a fase aguda de infecção. A infecção tem sido mais associada a sinais inespecíficos de febre, letargia e inapetência. Rigidez e claudicação condizentes com dor musculoesquelética também são comuns, e o *A. phagocytophilum* foi associado à poliartrite (Figura 95.2). Também há relatos de vômitos, diarreia, dispneia, tosse, linfadenopatia, hepatoesplenomegalia e sinais do sistema nervoso central (SNC) (convulsões e ataxia). Como os cães podem ser portadores subclínicos crônicos, a exacerbação da doença pode ser observada em alguns pacientes. No entanto, síndromes crônicas, como aquelas associadas à infecção por *E. canis*, não estão bem registradas. Em um estudo recente de cães com doenças neurológicas na Suécia, a evidência sorológica de exposição a *A. phagocytophilum* e *B. burgdorferi* foi comum, mas nenhum dos microrganismos se relacionou com doença neurológica (Jaderlund et al., 2007). Em um estudo de endocardite valvular, todos os cães com doenças associadas a *Bartonella* spp. também eram soropositivos para *A. phagocytophilum* (MacDonald et al., 2004). Não se sabe se a coinfecção potencializou a doença associada a *Bartonella*. A epistaxe, que ocorre em alguns cães infectados por *E. canis*, *R. rickettsii* e *Bartonella* spp., também foi relatada.

1450 PARTE 14 ■ Doenças Infecciosas

TABELA 95.1

Ehrlichia spp., *Anaplasma* spp. e *Rickettsia* spp. de significado primário para cães ou gatos.

Gênero e espécies	Hospedeiro (pequenos animais)	Tropismo celular	Vetor primário	Síndromes clínico-primárias
Anaplasma phagocytophilum	Cão e gato	Granulocitotrópico	*Ixodes* spp.	Febre, poliartrite
Anaplasma platys	Cão e gato	Trombocitotrópico	*Rhipicephalus sanguineus*	Febre, trombocitopenia, uveíte
Ehrlichia canis	Cão e gato	Monocitotrópico	*Rhipicephalus sanguineus; Dermacentor variabilis*	Febre e manifestações diversas
Ehrlichia chaffeensis	Cão e gato	Monocitotrópico	*Amblyomma americanum, Dermacentor variabilis*	Subclínica; pouco clara em infecções naturais
Ehrlichia ewingii	Cão e gato	Granulocitotrópico	*Amblyomma americanum*	Poliartrite, febre, meningite
Rickettsia rickettsii	Cão e gato	–	*Dermacentor* spp., *Amblyomma americanum, Rhipicephalus sanguineus*	Febre e manifestações diversas

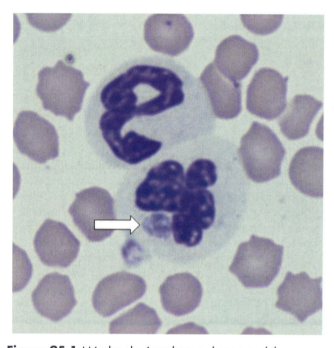

Figura 95.1 Mórulas de *Anaplasma phagocytophilum* em um neutrófilo de um gato submetido à infecção experimental.

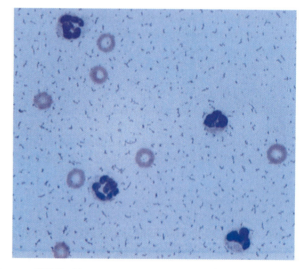

Figura 95.2 Alterações supurativas condizentes com poliartrite induzida pela infecção por *Ehrlichia canis*, *E. ewingii* ou *Anaplasma phagocytophilum* em cães.

Diagnóstico

Como mórulas de *A. phagocytophilum* podem ser detectadas em neutrófilos de alguns cães clinicamente acometidos, a infecção pode ser fortemente suspeitada após a realização de um hemograma completo ou uma avaliação do fluido sinovial de uma punção articular (ver Figura 95.2). Outras anomalias do hemograma completo reconhecidas em alguns cães são trombocitopenia, anemia hemolítica (rara), leucopenia, eosinopenia, linfocitose e monocitose. As anomalias na bioquímica sérica e urinálise são brandas e inespecíficas. As mórulas não podem ser distinguidas das de *E. ewingii*, porém a distribuição geográfica das infecções varia entre os microrganismos; o histórico de viagens pode ajudar a classificar os diagnósticos diferenciais (ver seção *Erliquiose granulocitotrópica canina*, mais adiante).

Vários métodos sorológicos são usados em todo o mundo. O principal ensaio de ponto de atendimento que detecta anticorpos contra *A. phagocytophilum* (SNAP 4Dx Plus®, IDEXX, Westbrook, ME, EUA) também detecta anticorpos contra *A. platys*. Muitos outros laboratórios oferecem sorologia de *A. phagocytophilum* (Moroff et al., 2014). Os resultados das sorologias podem ser falso-negativos em casos agudos; logo, a repetição no período de convalescença, 2 a 3 semanas depois, pode ser necessária para confirmar a exposição. Na sorologia que detecta anticorpos contra *A. phagocytophilum* e *A. platys*, as imunoglobulinas em um cão de uma região não endêmica para *Ixodes* spp. são prováveis contra *A. platys*. Os ensaios de reação da cadeia da polimerase (PCR) realizados no sangue coletado em ácido etilenodiaminotetracético (EDTA) podem confirmar a infecção e diferenciar *A. phagocytophilum* de outros patógenos. Em um estudo de 19 cães infectados por *A. phagocytophilum* após a infestação por *I. scapularis* capturados na natureza, os resultados de PCR foram positivos antes da detecção de anticorpos em qualquer um dos três métodos sorológicos testados (Moroff et al., 2014).

A maioria dos cães infectados por *A. phagocytophilum* tem infecções subclínicas e não precisam de tratamento. A maioria dos cães com anaplasmose granulocítica tem apenas uma fase aguda; as taxas de exposição em áreas endêmicas são altas e as síndromes associadas à infecção têm várias outras causas. Assim, os resultados da sorologia e da PCR, por si só, não podem ser usados para provar a doença clínica associada à infecção por *A. phagocytophilum*. Por exemplo, embora o *A. phagocytophilum* seja conhecido por causar trombocitopenia e poliartrite em alguns cães, um estudo não conseguiu mostrar uma associação entre a sorologia ou a PCR desse patógeno em cães com poliartrite ou trombocitopenia (Foley et al., 2007). É preciso lembrar que um cão clinicamente doente com resultados positivos para anticorpos ou DNA de *A. phagocytophilum*, mas que não responde à terapia apropriada, pode ter outra causa para a síndrome clínica e que a investigação diagnóstica deve continuar.

Tratamento

A doxiciclina, em dose de 5 mg/kg por via oral (VO) a cada 12 horas ou a 10 mg/kg VO a cada 24 horas por pelo menos 10 dias, é recomendada pela maioria dos médicos-veterinários para o tratamento da anaplasmose granulocitotrópica canina. A maioria dos cães responde à terapia em horas a dias. Em um grupo de cães submetidos à infecção experimental, a administração de doxiciclina não diminuiu os níveis de anticorpos; portanto, é provável que o acompanhamento dos títulos de anticorpos como uma indicação de resposta terapêutica não tenha benefícios clínicos (Chandrashekar et al., 2017). Um estudo não observou evidências de infecção persistente após 28 dias da administração de doxiciclina (Yancey et al., 2018).

Aspectos zoonóticos e prevenção

O *Anaplasma phagocytophilum* infecta humanos e cães e, por isso, é zoonótico. As infecções humanas são provavelmente adquiridas por transmissão direta de carrapatos, porém o manuseio de sangue e carcaças contaminadas também pode causá-las. Deve-se ter cuidado ao lidar com carrapatos. A infecção pode ser evitada pelo controle do carrapato ou pelo uso profilático de tetraciclinas ao visitar áreas endêmicas. Em pelo menos dois estudos, o uso de acaricidas preveniu a transmissão de *A. phagocytophilum* para cães (Honsberger et al., 2016). Como os cães parecem ser suscetíveis a reinfecção, o controle de carrapatos deve ser mantido de modo constante em áreas endêmicas. Os cães usados como doadores de sangue que residem em áreas endêmicas devem ser submetidos a exames para a detecção de *A. phagocytophilum* por sorologia e PCR; o American College of Veterinary Internal Medicine (ACVIM) recomenda usar apenas cães que são negativos nas duas técnicas (Wardrop et al., 2016). No entanto, se a PCR não puder ser realizada, o padrão mínimo recomendado é o uso somente de cães soronegativos como doadores.

ANAPLASMOSE GRANULOCITOTRÓPICA FELINA

Etiologia e epidemiologia

Como em cães, *A. phagocytophilum* é transmitida por carrapatos *Ixodes*; assim, as infecções em gatos são provavelmente mais comuns nessas áreas. Os gatos podem ter sido infectados por *A. phagocytophilum* após serem infestados com *I. scapularis* em Rhode Island, nos EUA (Lappin et al., 2015). Embora os roedores sejam comumente infectados com *A. phagocytophilum*, não se sabe se a ingestão ou o contato direto com roedores atuam na infecção felina por esse patógeno. O DNA de *A. phagocytophilum* pode ser amplificado de carrapatos coletados de gatos (Duplan et al., 2018); isso foi feito em amostras de sangue de gatos naturalmente expostos com ou sem doença clínica em vários países (Adaszek et al., 2013; Bjoersdorff et al., 1999; Galemore et al., 2018; Hegarty et al., 2015; Lappin et al., 2004; Savidge et al., 2016). Gatos de áreas endêmicas são comumente soropositivos (Galemore et al., 2018; Hoyt et al., 2018). Embora a patogênese da doença associada a *A. phagocytophilum* em gatos seja desconhecida, provavelmente se assemelha à observada em cães e seres humanos.

Características clínicas

Febre, anorexia e letargia são as anomalias clínicas mais comuns em gatos com anaplasmose granulocítica. Os carrapatos podem ou não infestar gatos infectados. De modo geral, os sinais clínicos associados à infecção por *A. phagocytophilum* em gatos são brandos e logo desaparecem após o início da administração de doxiciclina ou minociclina. As infecções subclínicas são a manifestação mais comum, como em cães. Em um estudo com gatos selvagens de Massachusetts, EUA, não houve associação positiva entre infecção por *A. phagocytophilum* e anemia ou trombocitopenia em gatos (Galemore et al., 2018).

Diagnóstico

Cerca de 50% dos gatos com infecções clínicas comprovadas induzidas por *A. phagocytophilum* têm trombocitopenia branda (66.000 a 118.000/$\mu\ell$). Neutrofilia com desvio à esquerda, linfocitose, linfopenia e hiperglobulinemia foram detectadas em alguns gatos. As mórulas (ver Figura 95.1) podem ser observadas em gatos expostos de modo experimental e natural (Lappin et al., 2015; Savidge et al., 2016). As anomalias clínicas logo desaparecem após o início do tratamento com doxiciclina. Anomalias à bioquímica sérica e urinálise são incomuns. Alguns laboratórios comerciais oferecem sorologia. Como os gatos infectados são negativos para anticorpos contra *E. canis*, lâminas de imunofluorescência (IFA) contra *A. phagocytophilum* devem

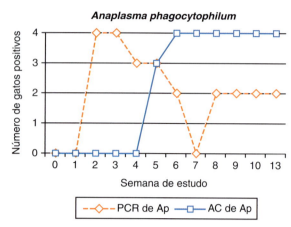

Figura 95.3 Resultados da sorologia e da reação da cadeia da polimerase ao longo do tempo em gatos infectados com *Anaplasma phagocytophilum* por exposição a carrapatos *Ixodes scapularis* capturados na natureza. Os quatro gatos foram expostos a carrapatos *Ixodes scapularis* capturados na natureza no dia 0 do estudo. AC: anticorpos detectados pelo SNAP 4DX®; Ap: *A. phagocytophilum*; PCR: reação da cadeia da polimerase.

ser usadas. Cerca de 30% dos gatos com infecções clínicas comprovadas induzidas por *A. phagocytophilum* são soronegativos à primeira avaliação, mas todos os casos comprovados até o momento acabaram sendo soroconvertidos. O DNA de *A. phagocytophilum* pode ser amplificado em amostras de sangue antes do desenvolvimento de anticorpos séricos detectáveis; assim, uma única sorologia negativa em um gato com infecção aguda não exclui a infecção. Portanto, a análise de amostras de soro do período de convalescença pode ser necessária para comprovar a infecção nos casos de suspeita de anaplasmose. Como alternativa, a sorologia pode ser combinada com a PCR de sangue total em casos agudos (Lappin et al., 2015). Em um estudo recente de gatos (n = 4) expostos a carrapatos *Ixodes scapularis* capturados na natureza em Rhode Island, todos os animais desenvolveram anticorpos passíveis de detecção por um *kit* comercial para uso com soro canino (SNAP 4DX®, IDEXX) e se tornaram positivos à PCR (Lappin et al., 2015). No entanto, nenhum dos gatos apresentou sinais clínicos mensuráveis de doença ou anomalias em hemogramas completos (Figura 95.3).

Tratamento

Os cuidados de suporte devem ser instituídos conforme necessário. Vários antibióticos foram administrados a gatos com a infecção natural, mas a maioria dos pacientes voltou a ser clinicamente normal 24 a 48 horas após o início da administração de tetraciclina ou doxiciclina; e não houve relatos de recidivas (Adaszek et al., 2013; Bjoersdorff et al., 1999; Lappin et al., 2004; Savidge et al., 2016). Mesmo sendo clinicamente normais, dois gatos ainda eram positivos à PCR 17 dias e 90 dias após o tratamento (de 21 a 30 dias de duração), respectivamente. Isso sugere que o tratamento com tetraciclinas por 21 a 30 dias pode ser inadequado para eliminar o microrganismo (Lappin et al., 2004).

Aspectos zoonóticos e prevenção

(Ver discussão sobre os aspectos zoonóticos no tópico sobre anaplasmose granulocitotrópica canina anteriormente.) A prevenção de infecções por *A. phagocytophilum* em gatos requer produtos acaricidas aprovados para uso nessa espécie. Como os cães, os gatos usados como doadores de sangue em áreas endêmicas devem ser submetidos a sorologia e PCR para detectar *A. phagocytophilum*; o ACVIM recomenda a utilização somente de gatos negativos em ambos os testes (Wardrop et al., 2016). No entanto, se a PCR não puder ser realizada, o padrão mínimo recomendado é usar apenas gatos soronegativos como doadores.

ANAPLASMOSE TROMBOCITOTRÓPICA CANINA

Etiologia e epidemiologia

O *Anaplasma platys* forma mórulas nas plaquetas circulantes; essa síndrome é chamada de *trombocitopenia cíclica infecciosa canina*. Os cães infectados estão, principalmente, no sul e no sudeste dos EUA, na Austrália, na África, nas ilhas do Caribe, no Oriente Médio, na América do Sul e em partes da Europa. Inclusões morfologicamente semelhantes a *A. platys* foram detectadas em um gato no Brasil, e outros gatos foram positivos para o DNA de *A. platys* no sangue (Hegarty et al., 2015; Lima et al., 2010; Qurollo et al., 2014; Zobba et al., 2015). No entanto, não se sabe se este agente está associado à doença significativa em gatos. O DNA de *A. platys* foi amplificado de carrapatos, sobretudo de *Rhipicephalus* spp. (Foongladda et al., 2011; Geurden et al., 2018), e registrou-se a transmissão transestadial nessas espécies (Aktas e Ozubek, 2018). Altas taxas de coinfecção com *E. canis* também indicam que os *Rhipicephalus* spp. são os vetores de *A. platys* (Yabsley et al., 2008).

Depois da inoculação intravenosa, o período de incubação é de 8 a 15 dias. Embora a trombocitopenia cíclica e a parasitemia ocorram em intervalos de 10 a 14 dias, o número de microrganismos e a gravidade da trombocitopenia podem diminuir com o tempo. Mais tarde, a trombocitopenia pode ser grave, mas o microrganismo pode não ser reconhecido à citologia ou à PCR de sangue (Eddlestone et al., 2007). Nos cães submetidos à infecção experimental, o DNA microbiano foi amplificado de aspirados da medula óssea e do baço. A anemia e a trombocitopenia em cães infectados experimentalmente com *A. platys* e/ou *E. canis* foram mais persistentes nos animais coinfectados (Gaunt et al., 2010).

Características clínicas

De modo geral, os cães com infecções por *A. platys* nos EUA apresentam doença subclínica ou febre moderada. Nos casos mais graves, os cães tiveram febre, uveíte e evidências clínicas de sangramento, inclusive equimoses, petéquias, epistaxe, melena, sangramento gengival, hemorragia de retina e formação de hematoma. A coinfecção com outros agentes transmitidos por carrapatos, como *E. canis* e *Babesia* spp., é comum e pode refletir um vetor compartilhado. Relataram-se óbitos na bacia do Mediterrâneo. Esse fato sugere que algumas cepas são mais patogênicas do que outras (Bouzouraa et al., 2016).

Diagnóstico

Anemia, trombocitopenia e leucocitose neutrofílica podem ser observadas. Mórulas podem ou não ser vistas em plaquetas. Nas áreas endêmicas, a infecção por *A. platys*, sozinha ou combinada a outros agentes transmitidos por carrapatos, deve ser suspeitada em cães com anemia ou trombocitopenia. A reatividade cruzada com *E. canis* é considerada mínima, mas os anticorpos contra *A. platys* são detectados em alguns ensaios sorológicos para *A. phagocytophilum*, inclusive em um *kit* comercial (SNAP 4DX Plus®; Chandrashekar et al., 2010). A concordância entre os diferentes testes para anticorpos contra *A. phagocytophilum* e *A. platys* não é de 100% (Liu et al., 2018). Como os resultados da sorologia podem ser falso-negativos em casos agudos, a repetição do exame no período de convalescença, depois de 2 a 3 semanas, pode ser necessária para confirmar a exposição. A PCR em sangue coletado em EDTA pode confirmar a infecção e *A. platys* de outros patógenos; o DNA microbiano também pode ser amplificado de cães saudáveis e ser negativo em cães com doença clínica (Eddlestone et al., 2007). A maioria dos cães infectados por *A. platys* tem infecções subclínicas e apenas uma fase aguda; as taxas de exposição em áreas endêmicas são altas e as síndromes associadas à infecção têm várias outras causas. Assim, os resultados da sorologia e da PCR, por si só, não podem ser usados para provar a doença clínica associada à infecção por *A. platys*.

Tratamento

Os protocolos de tratamento com doxiciclina e tetraciclina discutidos para as infecções por *A. phagocytophilum* em cães também devem ser eficazes nas infecções por *A. platys*. Se houver coinfecção com *E. canis*, a duração do tratamento deve ser de pelo menos 4 semanas (Neer et al., 2002). Em um estudo de cães submetidos à inoculação experimental, a PCR positiva para *A. platys* ou *E. canis* continuou negativa após a administração de doxiciclina, apesar da tentativa de supressão imunológica (Gaunt et al., 2010).

Aspectos zoonóticos e prevenção

As estratégias discutidas para o controle da infecção por *A. phagocytophilum* em cães também devem ser eficazes contra *A. platys*. Como o DNA de *A. platys* foi amplificado do sangue de seres humanos, o controle do carrapato deve ser constante (Breitschwerdt et al., 2014).

ERLIQUIOSE MONOCITOTRÓPICA CANINA

Etiologia e epidemiologia

Os microrganismos associados à erliquiose monocitotrópica em cães com infecção natural são *E. canis*, *E. chaffeensis* e *Neorickettsia risticii* var. *atypicalis*. Os casos de *E. canis* e *E. chaffeensis* são detectados com maior frequência e serão discutidos aqui. Um cão pode ser infectado por mais de um agente erliquial, sendo comum a coinfecção com outros patógenos transmitidos por carrapatos.

A *Ehrlichia canis* é o mais comum desses agentes e causa a doença clínica mais grave; mantém-se no ambiente pela passagem de carrapatos para cães. O *R. sanguineus* e o *D. variabilis* são os vetores conhecidos. Uma vez que o microrganismo não é transmitido por via transovariana nos carrapatos, aqueles não expostos devem se alimentar de um cão com infecção aguda por riquétsia para serem contaminados e perpetuar a doença (Ipek et al., 2018). Cães soropositivos para *E. canis* foram identificados na maioria das regiões do mundo e em grande parte dos EUA, mas os casos ocorrem principalmente em áreas com altas concentrações de *R. sanguineus*, como o sudoeste e a costa do Golfo. Existem diferentes genogrupos de *E. canis*, o que pode explicar parcialmente as diferenças na patogenicidade (Nambooppha et al., 2018).

Ehrlichia chaffeensis é uma causa da erliquiose mononuclear humana. Alguns cervídeos, ratos-do-mato, coiotes e gambás são reservatórios, e o *Amblyomma americanum*, a *C. variabilis* e algumas espécies de *Ixodes* são vetores. As infecções por *E. chaffeensis* são detectadas principalmente no sudeste dos EUA. As manifestações clínicas em cães estão sendo detalhadas (Breitschwerdt et al., 1998; Zhang et al., 2003) e parecem ser raras. A febre é comum em cães com infecção experimental (Nair et al., 2016). Um estudo com cães infectados por exposição natural a carrapatos em Oklahoma, EUA, não detectou anomalias clínicas em animais que se tornaram positivos para *E. chaffeensis* (Starkey et al., 2014). Em duas grandes pesquisas sorológicas, com 8.662 e 6.582 amostras de soro de cães da América do Norte e do Caribe, as taxas de prevalência de anticorpos contra *E. canis* e *E. chaffeensis* foram de cerca de 1% e 3%, respectivamente (Beall et al., 2012; Qurollo et al., 2014). Como pouco se sabe sobre a doença clínica associada à *E. chaffeensis*, a discussão a seguir concentra-se na *E. canis*.

A infecção por *E. canis* causa as fases aguda, subclínica e crônica da doença. As células mononucleares infectadas ficam marginalizadas em pequenos vasos ou migram para os tecidos endoteliais, induzindo vasculite durante a fase aguda. A fase aguda começa 1 a 3 semanas após a infecção e dura 2 a 4 semanas; a maioria dos cães imunocompetentes sobrevive. A fase subclínica dura de meses a anos em cães com a infecção natural. Embora a eliminação do microrganismo ocorra em alguns cães durante a fase subclínica, o patógeno pode persistir no meio intracelular em alguns, levando à fase crônica da infecção. Muitas das anomalias clínicas e clínico-patológicas que se desenvolvem durante a fase crônica decorrem de reações imunológicas contra o microrganismo intracelular. A duração variável da fase subclínica da doença explica por que a infecção por *E. canis* não tem uma incidência sazonal distinta como a febre maculosa (FM). No entanto, a doença de fase aguda é mais reconhecida na primavera e no verão, quando os vetores estão mais ativos. A patogênese das erliquioses aguda e crônica é complexa e depende da interação entre o agente e o hospedeiro.

Características clínicas

A doença clínica por infecção por *Ehrlichia canis* pode ocorrer em qualquer cão, mas sua gravidade varia conforme o microrganismo, o hospedeiro e a presença de coinfecções, como *A. platys* e *Bartonella* spp. Acredita-se que a virulência de diferentes cepas de campo de *E. canis* seja variável. Cães com depressão da imunidade celular desenvolvem doenças graves. No entanto, a própria *E. canis* não causou imunossupressão em cães jovens submetidos à infecção experimental nos primeiros meses de infecção (Hess et al., 2006).

Os achados clínicos em cães com *E. canis* variam de acordo com o momento da infecção (Tabela 95.2). As manifestações clínicas da doença em fase aguda são bastante semelhantes às da FM, devido ao desenvolvimento de vasculite. Carrapatos são mais comuns em cães durante a fase aguda da infecção. A febre pode ocorrer em ambas as fases clínicas da infecção, porém é mais comum em cães com erliquiose aguda. Petéquias ou outras evidências de sangramento observadas durante a fase aguda geralmente são causadas por uma combinação de trombocitopenia branda (consumo ou destruição imunomediada) e vasculite; trombocitopenia (consumo, destruição imunomediada, sequestro, diminuição da produção), vasculite e anomalias da função plaquetária (Brandão et al., 2006) ocorrem na fase crônica. De modo geral, a trombocitopenia na fase aguda não é grave o suficiente para causar sangramento espontâneo; portanto, o sangramento pode decorrer, principalmente, da vasculite e da diminuição da função plaquetária. Alguns cães com infecção experimental por *E. canis* apresentam plaquetas ativadas, o que pode diminuir a tendência de sangramento (Shropshire et al., 2018).

A palidez de mucosas costuma ser observada apenas na fase crônica durante o desenvolvimento de pancitopenia. Hepatomegalia, esplenomegalia e linfadenopatia são causadas pela estimulação imunológica crônica (i. e., hiperplasia linforreticular) e detectadas com mais frequência em cães na fase crônica. Edema intersticial ou alveolar secundário a vasculite ou inflamação, hemorragia do parênquima pulmonar secundária a vasculite ou trombocitopenia ou infecções secundárias à neutropenia são responsáveis pela dispneia ou pela tosse em alguns cães com erliquiose. A hipertensão pulmonar pode ser observada em alguns cães com doença crônica (Locatelli et al., 2012). Poliúria, polidipsia e proteinúria são relatadas em alguns cães que desenvolvem insuficiência renal.

Rigidez, intolerância ao exercício e aumento de volume e dor articular ocorrem em alguns cães com poliartrite supurativa (ver Figura 95.2). A maioria dos cães com poliartrite cujo microrganismo foi demonstrado era infectada por *E. ewingii* ou *A. phagocytophilum*. As manifestações oftálmicas da doença são comuns; há vasos retinianos tortuosos, infiltrados retinais perivasculares, hemorragia de retina, uveíte anterior (Figura 95.4) e descolamento exsudativo de retina (Komnenou et al., 2007). Os sinais do SNC podem ser depressão, dor, ataxia, paresia, nistagmo e convulsões.

Diagnóstico

A Tabela 95.3 resume as anomalias clínico-patológicas e radiográficas consistentes com infecção por *E. canis*. A neutropenia pode ocorrer durante a vasculite na fase aguda e após a supressão da medula óssea na fase crônica. A estimulação imune crônica causa monocitose e linfocitose; os linfócitos tendem a apresentar grânulos citoplasmáticos azurófilos (linfócitos

TABELA 95.2

Anomalias clínicas associadas à infecção por *Ehrlichia canis* em cães.

Estágio da infecção	Anomalias
Agudo	Febre Secreção oculonasal serosa ou purulenta Anorexia Perda de peso Dispneia Linfadenopatia Infestação de carrapatos frequentemente evidente
Subclínico	Sem anomalias clínicas Carrapatos geralmente não são observados
Crônico	Carrapatos geralmente não são observados Depressão Perda de peso Mucosas pálidas Dor abdominal Evidências de hemorragia: epistaxe, hemorragia de retina etc. Linfadenopatia Esplenomegalia Dispneia, aumento dos sons pulmonares, infiltrados pulmonares intersticiais ou alveolares Oculares: retinite perivascular, hifema, descolamentos de retina, uveíte anterior, edema da córnea Sistema nervoso central: dor meníngea, paresia, déficits de nervos cranianos, convulsões Hepatomegalia Arritmias e déficits de pulso Poliúria e polidipsia Rigidez, aumento de volume e dor nas articulações

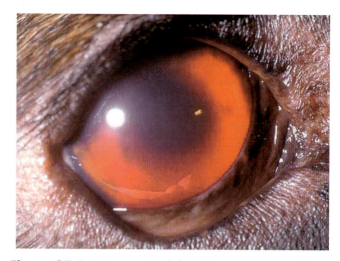

Figura 95.4 Uveíte anterior bilateral em um cão condizente com a inflamação associada à *E. canis*. (Cortesia da Dra. Cynthia Powell, Colorado State University, EUA.)

granulares grandes). A infecção por *Ehrlichia canis* altera subconjuntos de linfócitos em cães, às vezes simulando leucemia linfocítica crônica (proliferação clonal); mais dados são necessários para determinar o significado clínico desses achados (Villaescusa et al., 2012). A anemia regenerativa decorre da perda de sangue (fases aguda e crônica), já a anemia normocítica normocrômica não regenerativa, da supressão da medula óssea ou da anemia de doença crônica (fase crônica). A trombocitopenia pode ocorrer na erliquiose aguda ou crônica, mas tende a ser mais grave na fase crônica da doença. As trombocitopatias de hiperglobulinemia potencializam o sangramento em alguns cães com erliquiose crônica. A erliquiose crônica está classicamente associada à pancitopenia, mas qualquer combinação de neutropenia, trombocitopenia e anemia pode ser observada. As alterações nas linhagens celulares da medula óssea associadas à erliquiose variam de hipercelular (fase aguda) a hipocelular (fase crônica). A plasmocitose da medula óssea é comum em cães com erliquiose subclínica e crônica; a doença pode ser confundida com mieloma múltiplo, sobretudo em cães com gamopatias monoclonais. No entanto, cães com erliquiose são tipicamente normocalcêmicos e não apresentam lesões ósseas líticas.

A hipoalbuminemia na fase aguda é, provavelmente, causada pelo terceiro espaçamento de albumina nos tecidos em decorrência da vasculite ou da resposta de fase aguda (i. e., a albumina é uma proteína de fase aguda negativa). Na fase crônica, a hipoalbuminemia deve-se à perda glomerular por deposição de imunocomplexos ou imunoestimulação crônica (i. e., gamopatia monoclonal ou policlonal). A azotemia pré-renal pode ocorrer na doença aguda ou crônica; a azotemia renal desenvolve-se em alguns cães com glomerulonefrite grave por erliquiose crônica. A combinação de hiperglobulinemia e hipoalbuminemia condiz com erliquiose subclínica ou crônica. As gamopatias policlonais são mais comuns, porém as monoclonais (p. ex., imunoglobulina G) também podem ser observadas. A concentração sérica de troponina I cardíaca é maior em cães com erliquiose em comparação com controles saudáveis, mas as concentrações não se correlacionaram com o desfecho clínico (Koutinas et al., 2012). As concentrações de proteína C reativa (uma proteína de fase aguda positiva), amiloide A sérico (SAA), haptoglobina (Hp) e albumina foram determinadas em 27 cães com erliquiose monocitotrópica crônica não mielossupressora, 29 cães com erliquiose monocitotrópica crônica mielossupressora e 7 cães saudáveis. Os níveis de proteínas de fase aguda foram correlacionados com o tipo de síndrome clínica, mas não ao desfecho clínico (Mylonakis et al., 2011a).

Aspirados de linfonodos aumentados e baço revelam hiperplasia reativa de linfócitos e plasmócitos (Figura 95.5). Em um estudo, os plasmócitos foram mais detectados em linfonodos de cães com erliquiose monocitotrópica crônica do que outras causas de linfadenopatia (Mylonakis et al., 2011b). A poliartrite por *E. canis* não foi observada em um estudo experimental (Theodorou et al., 2015). A presença de neutrófilos não

TABELA 95.3

Anomalias clínico-patológicas associadas à infecção por *Ehrlichia canis* em cães.

Estágio da infecção	Anomalias
Agudo	Trombocitopenia Leucopenia seguida de leucocitose neutrofílica e monocitose Mórulas Anemia não regenerativa de baixo grau, a menos que tenha ocorrido hemorragia Título variável de *Ehrlichia* PCR positiva
Subclínico	Hiperglobulinemia Trombocitopenia Neutropenia Linfocitose Monocitose Título positivo de *Ehrlichia* PCR positiva
Crônico	Monocitose Linfocitose Trombocitopenia Anemia não regenerativa Hiperglobulinemia Medula óssea hipocelular Plasmocitose de medula óssea/baço Hipoalbuminemia Proteinúria Gamopatia monoclonal, policlonal ou de imunoglobulina G Pleocitose de células mononucleares do liquor Poliartrite supurativa não séptica Azotemia rara Aumento das atividades de alanina aminotransferase e fosfatase alcalina Título positivo de *Ehrlichia* PCR positiva de forma variável

PCR: reação da cadeia da polimerase.

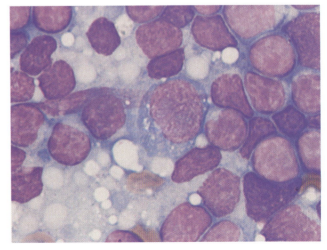

Figura 95.5 Citologia de linfonodos de um cão com infecção crônica por *Ehrlichia canis*.

degenerados no fluido sinovial de cães com poliartrite indica infecção por *E. ewingii* ou *A. phagocytophilum*. Aspirados de medula óssea de cães com erliquiose crônica geralmente revelam hipoplasia mieloide, eritroide e megacariocítica em associação a hiperplasia linfoide e plasmocitoides. No entanto, um estudo com 10 cães não observou mielofibrose (Mylonakis et al., 2010). As mórulas de *E. canis* raramente são detectadas no citoplasma de células mononucleares. De modo geral, a erliquiose causa pleocitose mononuclear e aumento das concentrações de proteínas no liquor. Anticorpos antiplaquetários, anticorpos antinucleares, anticorpos contra hemácias (ao teste de Coombs direto) e fatores reumatoides são detectados em alguns cães com erliquiose, levando ao diagnóstico errôneo de doença imunomediada primária (Smith et al., 2004).

A erliquiose canina não é associada a nenhum sinal radiográfico patognomônico. A poliartrite é não erosiva, e os cães com sinais respiratórios tendem a apresentar marcações intersticiais pulmonares aumentadas, mas padrões alveolares também podem ser observados.

A identificação de mórulas em células indica a infecção por *Ehrlichia*, porém é incomum com cepas monocitotrópicas. O exame de esfregaços da camada leucocitária ou do sangue coletado de um vaso da margem do pavilhão auricular pode ter maior chance de achado de mórulas. Algumas *Ehrlichia* spp. podem ser cultivadas em células, mas o procedimento é de baixo rendimento e caro; logo, não tem utilidade clínica.

A maioria dos laboratórios comerciais (com IFAs) e exames diagnósticos de ponto de atendimento usa reagentes que detectam anticorpos contra *E. canis* no soro. Esses exames são geralmente os primeiros procedimentos de triagem em cães com suspeita de erliquiose. A detecção de anticorpos séricos contra *E. canis* em um cão com achados clínicos compatíveis com a doença deve levar ao diagnóstico presuntivo de erliquiose canina e à instituição do tratamento apropriado. No entanto, a detecção de anticorpos por si só não é diagnóstica de erliquiose porque muitos cães apresentam infecção subclínica. Além disso, resultados negativos não excluem totalmente a erliquiose da lista de diagnósticos diferenciais, pois a doença clínica pode ser detectada antes da soroconversão e nem todas as *Ehrlichia* spp. induzem anticorpos que são detectados por todos os ensaios de *E. canis*. Em caso de dúvida, entre em contato com o fornecedor para saber se o ensaio detecta anticorpos contra *E. canis*, *E. chaffeensis* e *E. ewingii*.

Os ensaios de PCR são hoje comercializados e podem ser usados para detectar o DNA específico do microrganismo no sangue periférico. Podem ser realizados em fluido articular, humor aquoso, liquor e tecidos. Os resultados da PCR em sangue podem ser positivos antes da soroconversão em alguns cães submetidos à inoculação experimental. Os resultados positivos indicam a infecção, enquanto a sorologia positiva apenas confirma a exposição (Moroff et al., 2014). Como a antibioticoterapia rapidamente induz resultados negativos da PCR em sangue, colete uma amostra em tubo com EDTA antes do tratamento. Em um estudo recente, os tecidos (linfonodos, baço, fígado, medula óssea e sangue) de cães naturalmente infectados foram analisados por PCR. A probabilidade de positividade revelou-se maior em linfonodos e no sangue, mas resultados falso-negativos ocorreram em cerca de 30% das amostras (Gal et al., 2007). A PCR em sangue e aspirados esplênicos foi equivalente para o diagnóstico de infecção por *E. canis* (Faria et al., 2010). A repetição da sorologia e da PCR pode ser necessária para determinar com precisão a infecção em alguns cães (Kidd et al., 2017) e é recomendada na maioria das doenças transmitidas por vetores (Maggi et al., 2014).

Tratamento

Os cuidados de suporte devem ser instituídos conforme indicado. Vários protocolos diferentes de tetraciclina, doxiciclina, cloranfenicol e dipriopionato de imidocarbe têm sido usados. O Grupo de Estudo de Doenças Infecciosas do ACVIM recomenda a doxiciclina (10 mg/kg VO a cada 24 horas por pelo menos 28 dias). A doxiciclina em dose de 5 mg/kg VO a cada 12 horas também foi estudada e pode ser eficaz. Em um estudo com cães infectados de modo experimental, os carrapatos ainda podiam adquirir *E. canis* com o repasto em cães previamente tratados com doxiciclina por 14 dias (Schaefer et al., 2007). Em um estudo experimental, a minociclina em dose de 10 mg/kg VO duas vezes ao dia por 28 dias teve resultados semelhantes à doxiciclina em dose de 10 mg/kg VO 1 vez ao dia por 28 dias (Jenkins et al., 2018). A persistência da infecção por *E. canis* parece variar em parte com base no momento de instituição do tratamento. Cães infectados de modo experimental e tratados durante a fase aguda ou subclínica, por exemplo, tornaram-se PCR-negativos conforme os parâmetros clínicos melhoraram, porém cães tratados durante a fase crônica apresentaram resultados positivos à PCR de forma intermitente após o tratamento (McClure et al., 2010).

Os sinais clínicos e a trombocitopenia devem desaparecer com rapidez. Considere outros diagnósticos diferenciais se as anomalias clínicas não se resolverem em 7 dias. Os resultados dos estudos com dipropionato de imidocarbe (5 a 7 mg/kg por via intramuscular [IM] ou subcutânea [SC] repetidos em 14 dias) para o tratamento da erliquiose canina variaram. Alguns pacientes apresentam dor no sítio de injeção, salivação, secreção oculonasal, diarreia, tremores e dispneia após a administração desse medicamento. As quinolonas não são eficazes no tratamento de infecções por *E. canis* em cães.

Títulos positivos de anticorpos foram detectados por até 31 meses após o tratamento em alguns cães com infecção natural. Cães com títulos de anticorpos baixos (< 1:1.024) geralmente voltam a ser negativos 1 ano após o tratamento. Cães com títulos de anticorpos acima de 1:1.024 costumam manter a positividade depois do tratamento. Não se sabe se esses cães são portadores persistentes do microrganismo. Com base nesses achados, os títulos de anticorpos são considerados ineficazes para o monitoramento da resposta terapêutica. O monitoramento da resolução da trombocitopenia e da hiperglobulinemia como marcadores de eliminação terapêutica do microrganismo pode ser mais eficaz.

Os estudos não concordam se o tratamento pode eliminar as infecções por erlíquia e se as infecções podem se repetir. Assim, o tratamento de cães saudáveis soropositivos é controverso. Os argumentos a favor e contra o teste ou tratamento de cães saudáveis foram revistos pelo Grupo de Estudo de Doença Infecciosa do ACVIM (Neer et al., 2002). O principal motivo para tratar um cão saudável soropositivo é tentar eliminar a infecção antes do desenvolvimento da doença em fase crônica. No entanto, o tratamento de cães saudáveis é controverso por, pelo menos, seis razões: (1) não se sabe se o tratamento interrompe a progressão para a fase crônica; (2) nem todos os cães soropositivos estão infectados; (3) nem todos os cães soropositivos evoluem para a fase crônica; (4) não se sabe se o tratamento elimina a infecção; (5) mesmo que a infecção seja eliminada, pode haver reinfecção; e (6) o tratamento de portadores saudáveis pode provocar resistência antimicrobiana. Como mais dados são necessários para fazer recomendações definitivas, os tutores devem ser informados dos prós e contras antes de decidirem sobre o tratamento.

O prognóstico é bom em cães com erliquiose aguda e variável a reservado em cães com erliquiose crônica. Febre, petéquias, vômitos, diarreia, epistaxe e trombocitopenia geralmente desaparecem alguns dias após o início do tratamento em casos agudos. A resolução da supressão da medula óssea decorrente da erliquiose em fase crônica pode demorar semanas a meses, se é que ocorre. Os esteroides anabolizantes e outros estimulantes da medula óssea podem ser administrados, mas é improvável que sejam eficazes devido à ausência de células precursoras. A erliquiose costuma ser associada aos eventos imunomediados que provocam destruição de hemácias ou plaquetas; assim, recomenda-se a administração de doses anti-inflamatórias ou imunossupressoras de glicocorticoides em animais com a doença aguda. A prednisona (2,2 mg/kg VO divididos a cada 12 horas durante os primeiros 3 a 4 dias após o diagnóstico) pode ser benéfica em alguns casos, mas não há dados controlados.

Aspectos zoonóticos e prevenção

Cães e seres humanos são infectados por *E. canis* e *E. chaffeensis*. Embora os humanos não possam adquirir erliquiose ao manusear um cão infectado, os cães podem ser reservatórios desses agentes e atuar na doença humana, trazendo vetores para o ambiente. Os carrapatos devem ser removidos e manuseados com cuidado. O controle de carrapatos deve ser constante; a administração de fipronil diminuiu a transmissão em um estudo (Davoust et al., 2003). Em outro estudo, a administração de imidacloprido a 10% e permetrina a 50% em cães jovens diminuiu a prevalência de infecções por *E. canis* em 94,6% (Otranto et al., 2010). Como a *E. canis* não é transmitida por via transovariana nos carrapatos, pode ser eliminada do ambiente pelo controle dos vetores ou tratamento de todos os cães por uma geração de carrapatos. Como a *E. canis* pode ser transmitida em 3 horas após a fixação do carrapato, o uso de produtos que rapidamente repelem ou eliminam os vetores pode ser superior a produtos de eliminação mais lenta (Jongejan et al., 2016). O *Rhipicephalus* só pode transmitir *E. canis* por aproximadamente 155 dias; se o controle de carrapatos não for viável, a tetraciclina pode ser administrada (6,6 mg/kg VO por dia por 200 dias). Durante esse tempo, os cães infectados não infectarão novos carrapatos e os previamente infectados perderão a capacidade de transmitir o microrganismo. A doxiciclina administrada em dose de 100 mg/cão/dia foi usada com sucesso como quimiopreventivo (Davoust et al., 2005). Os cães usados como doadores de sangue devem ser submetidos a sorologia e PCR para a detecção de infecções por *E. canis*; o ACVIM recomenda a utilização somente de cães negativos em ambos os testes (Wardrop et al., 2016). No entanto, se a PCR não puder ser realizada, o padrão mínimo recomendado é o uso apenas de cães soronegativos como doadores.

Alguns países publicaram diretrizes para auxiliar veterinários no manejo da erliquiose e anaplasmose (Neer et al., 2002; Sainz et al., 2015).

ERLIQUIOSE MONOCITOTRÓPICA FELINA

Etiologia e epidemiologia

Mórulas ou corpos semelhantes à *Ehrlichia* foram detectados em linfócitos periféricos ou monócitos de gatos naturalmente expostos em vários países, incluindo EUA, Quênia, França, Brasil e Tailândia. O DNA condizente com *E. canis* foi amplificado do sangue de gatos com a infecção natural em diversas pesquisas (Aguirre et al., 2004; Braga et al., 2013; Braga et al., 2012; Breitschwerdt et al., 2002; de Oliveira et al., 2009; Hegarty et al., 2015). No Brasil, 9,4% dos gatos com alto risco de infestação por *R. sanguineus* apresentaram PCR positiva para DNA de *E. canis* (Braga et al., 2014). Além disso, o DNA de *E. chaffeensis* foi amplificado do sangue de gatos naturalmente expostos nos EUA (Hegarty et al., 2015). Na Europa, o DNA de *E. canis* foi amplificado de carrapatos coletados de alguns gatos (Pennisi et al., 2015). Nos EUA, o *A. americanum* removido de gatos ocasionalmente apresentava DNA de *E. chaffeensis* (Little et al., 2018). Também se demonstrou que os gatos têm anticorpos que reagem a peptídeos específicos de *E. canis* e *E. chaffeensis* (Hegarty et al., 2015). Esses estudos indicam que os gatos podem ser expostos a *Ehrlichia* spp. mononucleares e ser infectados. No entanto, outros estudos com gatos de áreas endêmicas (Arizona, Flórida, Louisiana) não conseguiram amplificar o DNA das *Ehrlichia* spp. do sangue de gatos (Eberhardt et al., 2006; Levy et al., 2011; Luria et al., 2004). Em um estudo com gatos naturalmente expostos, o DNA de *E. canis* foi amplificado do sangue, mas anticorpos nunca foram detectados (Breitschwerdt et al., 2002). A patogênese da doença associada à erliquiose monocitotrópica em gatos é desconhecida, mas se mostra provável que seja semelhante à de *E. canis* em cães. Diretrizes para gatos com infecções por *Ehrlichia* spp. foram publicadas na Europa (Pennisi et al., 2017).

Características clínicas

Gatos de todas as idades foram infectados; a maioria dos gatos era doméstico de pelo curto. Machos e fêmeas foram acometidos. Anorexia, febre, inapetência, letargia, perda de peso, hiperestesia ou dor nas articulações, mucosas pálidas, esplenomegalia, dispneia e linfadenopatia foram as anomalias mais comuns à anamnese e ao exame físico. Dispneia, petéquias, descolamentos de retina, hemorragias vítreas e mucosas pálidas foram outras anomalias ao exame físico. Doenças concomitantes são raramente relatadas, mas ocorrem hemoplasmas (antes *Haemobartonella felis*), *Cryptococcus neoformans*, vírus da leucemia felina, vírus da imunodeficiência felina e linfoma.

Diagnóstico

A anemia é comum e, de modo geral, não regenerativa. Leucopenia, leucocitose caracterizada por neutrofilia, linfocitose e monocitose e trombocitopenia intermitente foram relatadas em alguns gatos. A avaliação da medula óssea de gatos com citopenias revelou, principalmente, hipoplasia da linhagem celular afetada. No entanto, um gato tinha características citológicas da medula óssea condizentes com leucemia mieloide (Breitschwerdt et al., 2002). A hiperglobulinemia foi relatada em vários gatos; a eletroforese de proteínas geralmente revela uma gamopatia policlonal. Há uma relação epidemiológica entre a presença de anticorpos contra as *Ehrlichia* spp. no soro e a gamopatia monoclonal (Stubbs et al., 2000). Com base nos casos relatados até o momento, a erliquiose deve estar na lista de diagnósticos diferenciais em gatos com leucocitose inexplicada (principalmente linfocitose), citopenias e hiperglobulinemia. Anomalias bioquímicas foram relatadas com pouca frequência em gatos com suspeita de erliquiose monocitotrópica e não eram específicas. Os três gatos com DNA do tipo *E. canis* no sangue também tinham anticorpos antinucleares, semelhantes aos resultados relatados em cães infectados (Breitschwerdt et al., 2002).

Alguns gatos com suspeita de erliquiose clínica apresentaram sorrorreatividade a mórulas de *E. canis* ou *N. risticii* à imunofluorescência indireta. Às vezes, anticorpos sororreativos a mais de uma *Ehrlichia* spp. são detectados em soros de gatos. Como alguns gatos com DNA de *E. canis* no sangue eram soronegativos (Breitschwerdt et al., 2002), os casos suspeitos também devem ser simultaneamente submetidos à PCR. Não há informações sobre a precisão dos resultados de *kits* comerciais otimizados para a detecção de anticorpos contra *E. canis* em soro canino quando usados com soro felino. Observou-se sorologia positiva em gatos saudáveis e clinicamente doentes; logo, o diagnóstico de erliquiose clínica não deve ser fundamentado apenas nessa técnica. O diagnóstico presuntivo de erliquiose felina clínica pode se basear na combinação de sorologia ou PCR positiva, em sinais clínicos condizentes com a infecção por *Ehrlichia*, na exclusão de outras causas de doença e na resposta terapêutica.

Tratamento

A maioria dos gatos apresentou melhora clínica após a administração de tetraciclina, doxiciclina ou dipropionato de imidocarbe. No entanto, em alguns gatos, a resposta terapêutica positiva foi um critério para o diagnóstico de erliquiose. Em cães, a administração de doxiciclina em dose de 5 mg/kg VO a cada 12 horas ou 10 mg/kg VO a cada 24 horas deve ser eficaz. A doxiciclina foi associada a estenoses esofágicas e, portanto, deve ser formulada em líquido ou seguida por, pelo menos, 2 ml de líquido (Bennett et al., 2010). A duração ideal do tratamento é desconhecida, mas, de modo geral, 28 dias são recomendados, desde que haja resolução das anomalias clínicas e laboratoriais. Nos gatos com insucesso terapêutico ou intolerância à doxiciclina, o dipropionato de imidocarbe pode ser administrado com segurança (5 mg/kg IM ou SC 2 vezes, com 14 dias de intervalo). Salivação e dor no sítio de injeção são os efeitos adversos comuns; a eficácia do imidocarbe no tratamento da erliquiose monocitotrópica canina é questionável (Eddlestone et al., 2007).

Aspectos zoonóticos e prevenção

Embora gatos e seres humanos possam ser infectados por *E. canis* e *E. chaffeensis*, não se sabe se há transmissão direta. Convém ter cuidado ao remover os carrapatos; e o controle dos artrópodes deve ser mantido de forma constante, especialmente nos gatos com acesso a áreas externas.

ERLIQUIOSE GRANULOCITOTRÓPICA CANINA

Etiologia e epidemiologia

A *E. ewingii* forma mórulas em neutrófilos e eosinófilos e foi detectada em cães e seres humanos das regiões central, sul e sudeste dos EUA. Em um estudo de soroprevalência com cães da América do Norte e do Caribe, resultados positivos foram mais comuns em Oklahoma (14,3%) e na Carolina do Norte (10,3%), nos EUA (Qurollo et al., 2014). A *Ehrlichia ewingii* foi mais comum em *A. americanum* (Wright et al., 2014), e cervídeos são reservatórios (Yabsley et al., 2002). Em um estudo com cães naturalmente expostos a carrapatos em Oklahoma, todos os 10 cães tornaram-se positivos para DNA de *E. ewingii*, porém anomalias clínicas não foram detectadas (Starkey et al., 2014). O período de incubação após a exposição ao carrapato é de, aproximadamente, 13 dias. A patogênese da doença é desconhecida, mas se mostra provável que seja semelhante a outras *Ehrlichia* spp. De modo geral, os sinais clínicos da infecção por *E. ewingii* são menos graves do que os de *E. canis*. Doenças ou infecções concomitantes podem atuar na patogênese da infecção por *E. ewingii*.

Características clínicas

São sinais inespecíficos de infecção por *E. ewingii* febre, letargia, anorexia, depressão e os condizentes com poliartrite, como rigidez. Outros sinais clínicos são vômito, diarreia e edema periférico e sinais neurológicos, como ataxia, paresia e doença vestibular. Os sinais clínicos podem ser brandos, autolimitados ou inaparentes (Goodman et al., 2003). Como a da *R. rickettsii*, a doença aguda parece ser mais comum; assim, a infecção por *E. ewingii* deve estar no topo da lista de diagnósticos diferenciais da primavera ao outono, quando o *A. americanum* é mais ativo.

Diagnóstico

A poliartrite supurativa é mais comum. Outros achados clínico-patológicos tipicamente associados à infecção aguda por *E. canis* (ver Tabela 95.3), como trombocitopenia branda a moderada e anemia, também são observados. As mórulas podem ser detectadas em neutrófilos e eosinófilos no sangue periférico e em neutrófilos do fluido sinovial. No entanto, a presença de mórulas é transitória e facilmente não percebida à citologia. Há uma sorologia à base de peptídeo para *E. ewingii* (O'Connor et al., 2010; SNAP 4DX Plus®, IDEXX Laboratories, Portland, ME, EUA). No entanto, como os anticorpos podem ser detectados em cães saudáveis e doentes, a presença de anticorpos específicos contra *E. ewingii* não pode ser utilizada de modo isolado para o diagnóstico da erliquiose granulocitotrópica clínica. Em caso de dúvida, entre em contato com o fabricante para determinar se o ensaio detecta anticorpos contra *E. canis*, *E. chaffeensis* e *E. ewingii*.

Alguns cães com doença aguda apresentam resultados negativos em um primeiro momento; assim, o diagnóstico requer a repetição da sorologia no período de convalescença para comprovar a soroconversão. A PCR é hoje empregada para diferenciar membros dos gêneros *Ehrlichia*, *Anatoplasma* e *Neorickettsia* e deve ser realizada em sangue coletado em EDTA antes da administração de antibióticos em casos agudos ou negativos para anticorpos específicos. No entanto, como cães saudáveis podem ser positivos para DNA de *E. ewingii* no sangue, resultados positivos não comprovam a associação entre a síndrome clínica e a infecção (Starkey et al., 2014).

Tratamento

Os cuidados de suporte devem ser instituídos conforme indicado. De modo geral, os protocolos de tetraciclina, doxiciclina e cloranfenicol recomendados para infecções por *E. canis* são eficazes. A doxiciclina em dose de 5 mg/kg VO a cada 12 horas ou 10 mg/kg VO a cada 24 horas por, pelo menos, 14 dias é recomendada pela maioria dos veterinários para o tratamento da erliquiose granulocitotrópica canina. No entanto, poucos dados de campo apontam a eficácia desses protocolos.

Aspectos zoonóticos e prevenção

Cães e seres humanos estão infectados por *E. canis*, *E. ewingii* e *E. chaffeensis* (Buller et al., 1999). Embora os humanos não possam adquirir erliquiose ao manusear cães infectados, esses animais podem ser reservatórios desses agentes e atuar na doença humana, trazendo vetores para o ambiente. Os carrapatos devem ser removidos e manuseados com cuidado. O ACVIM recomendou o uso de cães soronegativos e negativos para PCR como doadores de sangue, em especial nas áreas endêmicas para *A. americanum* (Wardrop et al., 2016). O tratamento de cães saudáveis e soropositivos tem prós e contras, como nas infecções por *E. canis* em cães saudáveis, mas é provável que não seja necessário (ver seção *Erliquiose monocitotrópica canina*).

FEBRE MACULOSA

Etiologia e epidemiologia

Nos EUA, o microrganismo do grupo da febre maculosa (SFG) com maior probabilidade de associação a doenças clínicas em cães é a *R. rickettsii*, a causa da FM. Outros SFG, como *R. parkeri* e *R. felis*, sabidamente infectam cães, mas as associações a doenças são menos aparentes (ver seção *Outras infecções por riquétsias* adiante). Em uma pesquisa com carrapatos em Missouri, EUA, a *R. amblyommatis* foi a espécie SFG predominante e detectada em *A. americanum*, *D. variabilis* e *Ixodes scapularis* (Santanello et al., 2018). Outros membros do SFG que infectam cães podem induzir anticorpos com reação cruzada com *R. rickettsii* (ver em *Diagnóstico*, mais adiante), o que pode diminuir o risco de desenvolvimento de FM (Santanello et al., 2018). Observa-se a FM canina principalmente no sudeste dos EUA de abril a setembro, quando os carrapatos são mais ativos. *D. andersoni*, *D. variabilis* e *A. americanum* são os principais vetores, hospedeiros e reservatórios de *R. rickettsii*. Recentemente, a FM ressurgiu no sudoeste dos EUA; e os carrapatos *R. sanguineus* são seu vetor (Demma et al., 2005, 2006; Nicholson et al., 2006). A *Rickettsia rickettsii* também foi detectada em *R. sanguineus* na Califórnia, e a infecção desse carrapato foi confirmada experimentalmente (Piranda et al., 2011; Wikswo et al., 2007). As cepas de *R. rickettsii* que infectam cães e seres humanos apresentam íntima relação genética (Kidd et al., 2006). As taxas de soroprevalência contra microrganismos SPG são altas em áreas endêmicas. Em um estudo com cães no sudeste dos EUA, 14,1% e 29,7% dos cães saudáveis e clinicamente doentes, respectivamente, apresentaram anticorpos contra *R. rickettsii* (Solano-Gallego et al., 2004).

O microrganismo é mantido na natureza em um ciclo entre carrapatos e pequenos mamíferos, como ratos-do-mato e esquilos, e transmitido por via transovariana em alguns carrapatos, o que possibilita a infecção de ninfas e larvas sem repasto. A *Rickettsia rickettsii* replica-se nos tecidos endoteliais (o que causa vasculite) e pode provocar manifestações clínicas diversas e, às vezes, graves da doença 2 a 3 dias após a exposição. Anticorpos contra plaquetas podem ser detectados em muitos cães infectados, o que sugere um componente imunomediado para a trombocitopenia (Grindem et al., 1999). A progressão da FM em cães submetidos à infestação experimental com carrapatos foi recentemente descrita (Levin et al., 2014). Embora gatos soropositivos tenham sido detectados, não se sabe se há doença clínica (Bayliss et al., 2009; Case et al., 2006).

Características clínicas

Qualquer cão ainda não exposto a *R. rickettsii* pode desenvolver FM. O carrapato alimenta-se e sai do cão antes do desenvolvimento dos sinais clínicos. Em um estudo, apenas 5 de 30 tutores sabiam que seus cães haviam sido infestados por carrapatos (Gasser et al., 2001). Depois da infecção, a maioria dos cães é subclínica; alguns desenvolvem doença aguda com progressão clínica de, aproximadamente, 14 dias. Não existe predileção por idade ou sexo.

Em cães infectados com *R. rickettsii* após a infestação por carrapatos, os achados mais significativos foram febre (começando 3 a 7 dias após a infestação), letargia, anorexia, lesões oculares, tremores, erupção cutânea, trombocitopenia e leucocitose (Levin et al., 2014). Casos de ocorrência natural foram associados a doença pulmonar intersticial, dispneia e tosse, bem como vômito ou diarreia. Como a doença costuma ser aguda, a linfadenopatia e a esplenomegalia não são tão comuns quanto em cães com erliquiose. Petéquias, epistaxe, hemorragia subconjuntival, hifema, uveíte anterior, hemorragia da íris, petéquias de retina e edema de retina são mais frequentes. As manifestações cutâneas podem ser hiperemia, petéquias, edema e necrose dérmica. A hemorragia é provavelmente provocada por vasculite, trombocitopenia por consumo de plaquetas em sítios de vasculite, trombocitopenia por destruição imunológica e, em alguns cães, coagulação intravascular disseminada.

Os sinais do SNC são lesões vestibulares (nistagmo, ataxia, inclinação da cabeça), convulsões, paresia, tremores, alterações de consciência e hiperestesia (Mikszewski e Vite, 2005). A FM fatal costuma ser secundária a arritmias cardíacas e choque, doença pulmonar, insuficiência renal aguda ou doença grave do SNC.

Diagnóstico

Anomalias clínico-patológicas e radiográficas são comuns, mas não indicam definitivamente a FM. A leucocitose neutrofílica, com ou sem desvio à esquerda e células tóxicas, é observada na maioria dos cães com doença clínica. Os números de plaquetas são variáveis, mas, em um estudo, 14 de 30 cães tinham menos de 75.000 plaquetas/$\mu\ell$ sem evidência de coagulação intravascular disseminada (Gasser et al., 2001). Leucocitose e trombocitopenia foram os principais achados laboratoriais em cães infectados de modo experimental (Levin et al., 2015). Alguns cães com a infecção natural apresentaram anomalias hemostáticas condizentes com coagulação intravascular disseminada. Alguns cães têm anemia, principalmente por perda de sangue. O aumento das atividades de alanina aminotransferase, aspartato aminotransferase e fosfatase alcalina, bem como hipoalbuminemia, é frequente. Como a *R. rickettsii* não causa infecção intracelular crônica como a erliquiose, a hiperglobulinemia mostra-se rara. A insuficiência renal em alguns cães é associada à azotemia e à acidose metabólica. As concentrações séricas de sódio, cloreto e potássio diminuem em muitos cães com sinais do sistema gastrintestinal ou insuficiência renal. Em comparação com cães com erliquiose crônica, a proteinúria crônica por glomerulonefrite é rara. Alguns cães apresentam resultados positivos no teste de Coombs direto.

De modo geral, a inflamação do SNC aumenta as concentrações de proteínas e provoca pleocitose neutrofílica no líquor; alguns cães podem ter pleocitose de células mononucleares ou inflamação mista. A FM não é associada a nenhuma anomalia radiográfica patognomônica, mas os cães infectados de modo experimental e natural desenvolvem padrões intersticiais pulmonares não estruturados.

O diagnóstico presuntivo de FM em cães pode se basear na combinação de evidências clínicas, históricas e clínico-patológicas da doença, resultados da sorologia, exclusão de outras causas de anomalias clínicas e resposta terapêutica. O registro de soroconversão ou um título crescente 2 a 3 semanas após a primeira sorologia sugere infecção recente. Os resultados positivos de anticorpos séricos por si só não comprovam a FM porque a infecção subclínica é comum. Além disso, a sorologia positiva não aponta a infecção por *R. rickettsii* porque a infecção por agentes SFG não patogênicos pode induzir anticorpos de reação cruzada. A demonstração de *R. rickettsii* pela inoculação de tecidos ou sangue em animais de laboratório suscetíveis ou o registro do microrganismo em células endoteliais à imunofluorescência direta estabelecem o diagnóstico definitivo de FM, mas não são clinicamente práticos. A PCR pode indicar a presença do DNA de *R. rickettsii* no sangue, em outros fluidos ou em tecidos e confirmar a infecção. No entanto, os casos de ocorrência natural raramente são positivos à PCR. Em cães infectados de modo experimental, o DNA de *R. rickettsii* foi amplificado de maneira inconsistente do sangue de cães uma a quatro vezes entre os dias 5 e 13 após a infestação por carrapatos (Levin et al., 2015). Como em outras doenças transmitidas por vetores, cães com suspeita de FM devem ser submetidos à sorologia e à PCR (Maggi et al., 2014).

Tratamento

Os cuidados de suporte para perdas de fluido e eletrólitos do sistema gastrintestinal, doença renal, coagulação intravascular disseminada e anemia devem ser instituídos conforme indicado. A fluidoterapia excessiva pode piorar as manifestações respiratórias ou do SNC em pacientes com vasculite grave.

Derivados de tetraciclina, cloranfenicol e quinolonas são os medicamentos mais utilizados. A doxiciclina (5 a 10 mg/kg VO a cada 12 horas por 21 a 28 dias) é o tratamento preferível. Em um estudo com cães submetidos à infecção experimental, o tratamento por 16 dias levou à melhora clínica temporária em um paciente com recidiva (Levin et al., 2014). Em um estudo de 30 cães com FM, todos sobreviveram; e não houve nenhuma diferença aparente na taxa de resposta a tetraciclina, doxiciclina, cloranfenicol ou enrofloxacino (Gasser et al., 2001). De modo geral, febre, depressão e trombocitopenia começam a desaparecer 24 a 48 horas após o início da terapia. A administração de prednisolona em doses anti-inflamatórias ou imunossupressoras em combinação com a doxiciclina não potencializou a FM em cães infectados de modo experimental. O prognóstico da FM canina é bom; estima-se a morte de menos de 5% dos cães acometidos.

Aspectos zoonóticos e prevenção

Como não há relato de FM duas vezes no mesmo cão, é provável que a imunidade seja permanente. O controle estrito de carrapatos pode evitar a infecção. Os seres humanos provavelmente não adquirem *R. rickettsii* com o contato com cães, mas os cães podem aumentar a exposição humana à FM ao trazer carrapatos para o ambiente. Os humanos também podem ser infectados ao remover manualmente carrapatos com *R. rickettsii* ativa. Dois cães e o tutor morreram em decorrência da FM em um estudo (Elchos e Goddard, 2003). Como em cães, a FM humana é mais comumente diagnosticada entre abril e setembro, quando a maioria dos vetores se revela mais ativa. No entanto, em áreas endêmicas de *R. rickettsii* e *R. sanguineus*, a FM pode ser diagnosticada durante todo o ano. A FM pode ser fatal em alguns humanos, principalmente se o tratamento não for instituído logo após o reconhecimento dos sinais clínicos (Drexler et al., 2017; Helmick et al., 1984).

OUTRAS INFECÇÕES POR RIQUÉTSIAS

A *Rickettsia felis* foi detectada originalmente em pulgas (*C. felis*) de uma colônia comercial de gatos e pertencia ao SFG. Febre, dor de cabeça, mialgia e erupção macular em seres humanos foram atribuídos à infecção por *R. felis* em todo o mundo (Angelakis et al., 2016). A *R. felis* foi amplificada a partir de pulgas coletadas em cães ou gatos de todo o mundo, em países como Austrália, França, Israel, Nova Zelândia, Tailândia, Reino Unido e EUA. Em um estudo de 92 pares de extratos de pulgas e sangue de gato do Alabama, de Maryland e do Texas, nos EUA, por exemplo, 62 (67,4%) dos extratos de pulgas e nenhuma das amostras de sangue de gato foram positivas para DNA de *R. felis* (Hawley et al., 2007). Recentemente, foi sugerido que os cães podem ser importantes na biologia de *R. felis* (Hii et al., 2011). Como não se registrou a doença clínica em cães ou gatos, o tratamento ideal não é conhecido. No entanto, com base nos desfechos da FM em cães, a doxiciclina ou uma fluoroquinolona seriam a escolha lógica. A prevenção em cães e gatos deve incluir o controle de pulgas, o que pode diminuir a exposição humana.

A *Rickettsia massiliae* foi amplificada a partir de carrapatos *R. sanguineus* em uma área do sul da Califórnia, nos EUA (Beeler et al., 2011). Uma síndrome clínica que se acredita ser FM foi identificada em dois cães da propriedade. Anticorpos contra *R. massiliae*, *Rickettsia rhipicephali* e *R. rickettsii* foram detectados por IFA em todos os quatro cães, mas todos eram negativos para DNA de riquétsia à PCR de sangue. *R. sanguineus* coletados de cães e gatos na Hungria, na França, na Itália, na Bélgica (somente cães) e na Alemanha (somente gatos) foram considerados positivos para três espécies de *Rickettsia* (*R. massiliae*, *R. raoultii* e *R. rhipicephali*), bem como *A. platys* e *Hepatozoon canis* (Geurden et al., 2018). A *Rickettsia conorii* causa a febre maculosa do Mediterrâneo e tem sido associada à doença no sul da Itália (Solano-Gallego, 2015). O DNA de SFG de *Rickettsia* foi amplificado a partir de *Dermacenter* coletado de gatos (Little et al., 2018). Mais pesquisas são necessárias para determinar a associação entre esses outros SFGs e a doença em cães ou gatos. No entanto, com base nos resultados de FM em cães, a doxiciclina ou uma fluoroquinolona seriam uma opção terapêutica condizente. A prevenção em cães e gatos deve incluir o controle de pulgas e carrapatos, o que pode diminuir a exposição humana.

A *Neorickettsia helminthoeca* (envenenamento por salmão) causa sinais entéricos de doenças em cães do noroeste do Pacífico. A infecção por *Coxiella burnetii* está associada à gestação ou ao aborto em gatas e é uma zoonose (ver Capítulo 99).

Leitura sugerida

Anaplasmose granulocitotrópica canina

Blagburn BL, et al. Use of imidacloprid-permethrin to prevent transmission of Anaplasma phagocytophilum from naturally infected Ixodes scapularis ticks to dogs. *Vet Ther*. 2004;5:212.

Chandrashekar R, et al. Serologic responses to peptides of *Anaplasma phagocytophilum* and *Borrelia burgdorferi* in dogs infested with wild-caught Ixodes scapularis. *Vet J*. 2017;226:6.

De Arcangeli S, et al. *Anaplasma phagocytophilum* infection in thrombocytopenic dogs. *Vet Ital*. 2018;54:73.

Foley J, et al. Association between polyarthritis and thrombocytopenia and increased prevalence of vector borne pathogens in Californian dogs. *Vet Rec*. 2007;160:159.

Foley JE, et al. Spatial distribution of seropositivity to the causative agent of granulocytic ehrlichiosis in dogs in California. *Am J Vet Res*. 1599;62:2001.

Honsberger NA, et al. Efficacy of sarolaner in the prevention of *Borrelia burgdorferi* and *Anaplasma phagocytophilum* transmission from infected *Ixodes scapularis* to dogs. *Vet Parasitol*. 2016;222:67.

Jaderlund KH, et al. Seroprevalence of *Borrelia burgdorferi* sensu lato and *Anaplasma phagocytophilum* in dogs with neurological signs. *Vet Rec*. 2007;160:825.

MacDonald KA, et al. A prospective study of canine infective endocarditis in northern California (1999-2001): emergence of Bartonella as a prevalent etiologic agent. *J Vet Intern Med*. 2004;18:56.

McMahan CS, et al. Factors associated with *Anaplasma* spp. seroprevalence among dogs in the United States. *Parasit Vectors*. 2016;9:169.

Moroff S, et al. Detection of antibodies against *Anaplasma phagocytophilum* in dogs using an automated fluorescence based system. *Vet J*. 2014;202:348.

Rejmanek D, et al. Molecular characterization reveals distinct genospecies of Anaplasma phagocytophilum from diverse North American hosts. *J Med Microbiol*. 2012;61:204.

Wardrop KJ, et al. Update on canine and feline blood donor screening for blood-borne pathogens. *J Vet Intern Med*. 2016;30:15.

Yancey CB, et al. Doxycycline treatment efficacy in dogs with naturally occurring *Anaplasma phagocytophilum* infection. *J Small Anim Pract*. 2018;59:286.

Yancey CB, et al. Regional seroreactivity and vector-borne disease co-exposures in dogs in the United States from 2004-2010: utility of canine surveillance. *Vector Borne Zoonotic Dis*. 2014;14:724.

Anaplasmose granulocitotrópica felina

Adaszek Ł, et al. Three clinical cases of *Anaplasma phagocytophilum* infection in cats in Poland. *J Feline Med Surg*. 2013;15:333–337.

Billeter SA, et al. Prevalence of Anaplasma phagocytophilum in domestic felines in the United States. *Vet Parasitol*. 2007;147:194.

Bjoersdorff A, et al. Feline granulocytic ehrlichiosis—a report of a new clinical entity and characterization of the new infectious agent. *J Small Anim Pract*. 1999;40:20.

Duplan F, et al. *Anaplasma phagocytophilum*, *Bartonella* spp., haemoplasma species and *Hepatozoon* spp. in ticks infesting cats: a large-scale survey. *Parasit Vectors*. 2018;11(1):201.

Galemore ER, Labato MA, O'Neil E. Prevalence of Anaplasma phagocytophilum infection in feral cats in Massachusetts. *JFMS Open Rep*. 2018;4(1):2055116917753804.

Geurden T, et al. Detection of tick-borne pathogens in ticks from dogs and cats in different European countries. *Ticks Tick Borne Dis*. 2018;pii: S1877-959X(18)30119-5.

Hegarty BC, et al. Serological and molecular analysis of feline vector-borne anaplasmosis and ehrlichiosis using species-specific peptides and PCR. *Parasit Vectors*. 2015;8:320.

Hoyt K, et al. Evidence for clinical anaplasmosis and borreliosis in cats in Maine. *Top Companion Anim Med*. 2018;33:40.

Lappin MR, et al. Molecular and serologic evidence of *Anaplasma phagocytophilum* infection in cats in North America. *J Am Vet Med Assoc*. 2004;225:893.

Lappin MR, et al. Evidence of infection of cats by *Borrelia burgdorferi* and *Anaplasma phagocytophilum* after exposure to wild-caught adult *Ixodes scapularis*. *J Vet Diagn Invest*. 2015;27:522.

Savidge C, et al. Anaplasma phagocytophilum infection of domestic cats: 16 cases from the northeastern USA. *J Feline Med Surg*. 2016;18:85.

Anaplasmose trombocitotrópica canina

Aktas M, Ozubek S. Molecular evidence for trans-stadial transmission of *Anaplasma platys* by *Rhipicephalus sanguineus* sensu lato under field conditions. *Med Vet Entomol.* 2018;32:78.

Bouzouraa T, et al. Clinical and laboratory features of canine *Anaplasma platys* infection in 32 naturally infected dogs in the Mediterranean basin. *Ticks Tick Borne Dis.* 2016;7:1256.

Breitschwerdt EB, et al. Intravascular persistence of *Anaplasma platys*, *Ehrlichia chaffeensis*, and *Ehrlichia ewingii* DNA in the blood of a dog and two family members. *Parasit Vectors.* 2014;7:298.

Chandrashekar R, et al. Performance of a commercially available in-clinic ELISA for the detection of antibodies against *Anaplasma phagocytophilum*, *Ehrlichia canis*, and *Borrelia burgdorferi* and *Dirofilaria immitis* antigen in dogs. *Am J Vet Res.* 2010;71:1443.

Eddlestone SM, et al. PCR detection of *Anaplasma platys* in blood and tissue of dogs during acute phase of experimental infection. *Exp Parasitol.* 2007;115:205.

Foongladda S, et al. *Rickettsia*, *Ehrlichia*, *Anaplasma*, and *Bartonella* in ticks and fleas from dogs and cats in Bangkok. *Vector Borne Zoonotic Dis.* 2011;11:1335.

Gaunt S, et al. Experimental infection and co-infection of dogs with *Anaplasma platys* and Ehrlichia canis: hematologic, serologic and molecular findings. *Parasit Vectors.* 2010;3:33.

Lima MLF, et al. Molecular detection of *Anaplasma platys* in a naturally-infected cat in Brazil. *Braz J Microbiol.* 2010;41:381.

Liu J, et al. Sensitivity and specificity levels of two rapid assays for antibodies to *Anaplasma* spp. in dogs. *J Vet Diagn Invest.* 2018;30:290.

Qurollo BA, et al. Co-infection with *Anaplasma platys*, *Bartonella henselae*, *Bartonella koehlerae* and 'Candidatus Mycoplasma haemominutum' in a cat diagnosed with splenic plasmacytosis and multiple myeloma. *J Feline Med Surg.* 2014;16:713.

Yabsley MJ, et al. Prevalence of *Ehrlichia canis*, *Anaplasma platys*, *Babesia canis vogeli*, *Hepatozoon canis*, *Bartonella vinsonii berkhoffii*, and *Rickettsia* spp. in dogs from Grenada. *Vet Parasitol.* 2008;151:279.

Zobba R, et al. Cell tropism and molecular epidemiology of *Anaplasma platys*-like strains in cats. *Ticks Tick Borne Dis.* 2015;6:272.

Erliquiose monocitotrópica canina

Abbate JM, et al. Six-month field efficacy and safety of the combined treatment of dogs with Frontline Tri-Act® and NexGard Spectra®. *Parasit Vectors.* 2018;11:425.

Beall MJ, et al. Seroprevalence of *Ehrlichia canis*, *Ehrlichia chaffeensis* and *Ehrlichia ewingii* in dogs in North America. *Parasit Vectors.* 2012;5:29.

Brandao LP, et al. Platelet aggregation studies in acute experimental canine ehrlichiosis. *Vet Clin Pathol.* 2006;35:78.

Davoust B, et al. Assay of fipronil efficacy to prevent canine monocytic ehrlichiosis in endemic areas. *Vet Parasitol.* 2003;112:91.

Davoust B, et al. Validation of chemoprevention of canine monocytic ehrlichiosis with doxycycline. *Vet Microbiol.* 2005;107:279.

Faria JL, et al. *Ehrlichia canis* morulae and DNA detection in whole blood and spleen aspiration samples. *Rev Bras Parasitol Vet.* 2010;19:98.

Gal A, et al. Detection of *Ehrlichia canis* by PCR in different tissues obtained during necropsy from dogs surveyed for naturally occurring canine monocytic ehrlichiosis. *Vet J.* 2007;[Epub ahead of print].

Harrus S, et al. Comparison of simultaneous splenic sample PCR with blood sample PCR for diagnosis and treatment of experimental *Ehrlichia canis* infection. *Antimicrob Agents Chemother.* 2004;48:4888.

Hess PR, et al. Experimental *Ehrlichia canis* infection in the dog does not cause immunosuppression. *Vet Immunol Immunopathol.* 2006;109:117.

Ipek NDS, et al. Molecular evidence for transstadial transmission of *Ehrlichia canis* by *Rhipicephalus sanguineus* sensu lato under field conditions. *J Med Entomol.* 2018;55:440.

Jenkins S, et al. Efficacy of minocycline in naturally occurring non-acute *Ehrlichia canis* infection in dogs. *J Vet Intern Med.* 2018;32:217.

Jongejan F, et al. Comparative efficacy of oral administrated afoxolaner (NexGard™) and fluralaner (Bravecto™) with topically applied permethrin/imidacloprid (Advantix(®)) against transmission of *Ehrlichia canis* by infected *Rhipicephalus sanguineus* ticks to dogs. *Parasit Vectors.* 2016;9:348.

Kidd L, et al. Prevalence of vector-borne pathogens in Southern California dogs with clinical and laboratory abnormalities consistent with immune-mediated disease. *J Vet Intern Med.* 2017;31:1081.

Komnenou AA, et al. Ocular manifestations of natural canine monocytic ehrlichiosis (Ehrlichia canis): a retrospective study of 90 cases. *Vet Ophthalmol.* 2007;10:137.

Koutinas CK, et al. Serum cardiac troponin I concentrations in naturally occurring myelosuppressive and non-myelosuppressive canine monocytic ehrlichiosis. *Vet J.* 2012;[Epub ahead of print].

Locatelli C, et al. Pulmonary hypertension associated with *Ehrlichia canis* infection in a dog. *Vet Rec.* 2012;170:676.

Maggi RG, et al. Comparison of serological and molecular panels for diagnosis of vector-borne diseases in dogs. *Parasit Vectors.* 2014;7:127.

McClure JC, et al. Efficacy of a doxycycline treatment regimen initiated during three different phases of experimental ehrlichiosis. *Antimicrob Agents Chemother.* 2010;54:5012.

Moroff S, et al. Use of an automated system for detection of canine serum antibodies against Ehrlichia canis glycoprotein 36. *J Vet Diagn Invest.* 2014;26:558.

Mylonakis ME, et al. Absence of myelofibrosis in dogs with myelosuppression induced by *Ehrlichia canis* infection. *J Comp Pathol.* 2010;142:328.

Mylonakis ME, et al. Cytologic patterns of lymphadenopathy in canine monocytic ehrlichiosis. *Vet Clin Pathol.* 2011b;40:78.

Mylonakis ME, et al. Serum acute phase proteins as clinical phase indicators and outcome predictors in naturally occurring canine monocytic ehrlichiosis. *J Vet Intern Med.* 2011a;25:811.

Nair AD, et al. Comparative experimental infection study in dogs with *Ehrlichia canis*, *E. chaffeensis*, *Anaplasma platys* and *A. phagocytophilum*. *PLoS ONE.* 2016;11(2):e0148239. doi:10.1371/journal.pone.0148239. eCollection.

Nambooppha B, et al. Two different genogroups of *Ehrlichia canis* from dogs in Thailand using immunodominant protein genes. *Infect Genet Evol.* 2018;63:116.

Neer TM, et al. Consensus statement on ehrlichial disease of small animals from the Infectious Disease Study Group of the ACVIM. *J Vet Intern Med.* 2002;16:309.

Otranto D, et al. Prevention of endemic canine vector-borne diseases using imidacloprid 10% and permethrin 50% in young dogs: a longitudinal field study. *Vet Parasitol.* 2010;172:323.

Qurollo BA, et al. A serological survey of tick-borne pathogens in dogs in North America and the Caribbean as assessed by *Anaplasma phagocytophilum*, *A. platys*, *Ehrlichia canis*, *E. chaffeensis*, *E. ewingii*, and *Borrelia burgdorferi* species-specific peptides. *Infect Ecol Epidemiol.* 2014;doi:10.3402/iee.v4.24699. eCollection.

Sainz Á, et al. Guideline for veterinary practitioners on canine ehrlichiosis and anaplasmosis in Europe. *Parasit Vectors.* 2015;8:75.

Schaefer JJ, et al. Tick acquisition of *Ehrlichia canis* from dogs treated with doxycycline hyclate. *Antimicrob Agents Chemother*. 2007; 51:3394.

Shropshire S, Olver C, Lappin M. Characteristics of hemostasis during experimental *Ehrlichia canis* infection. *J Vet Intern Med*. 2018;doi: 10.1111/jvim.15130. [Epub ahead of print].

Smith BE, et al. Antinuclear antibodies can be detected in dog sera reactive to *Bartonella vinsonii* subsp. *berkhoffii*, *Ehrlichia canis*, or *Leishmania infantum* antigens. *J Vet Intern Med*. 2004;18:47.

Starkey LA, et al. Development of antibodies to and PCR detection of *Ehrlichia* spp. in dogs following natural tick exposure. *Vet Microbiol*. 2014;173:379.

Theodorou K, et al. Synovial fluid cytology in experimental acute canine monocytic ehrlichiosis (Ehrlichia canis). *Vet Microbiol*. 2015;177:224.

Villaescusa A, et al. Evaluation of peripheral blood lymphocyte subsets in family-owned dogs naturally infected by Ehrlichia canis. *Comp Immunol Microbiol Infect Dis*. 2012;35:391.

Zhang XF, et al. Experimental *Ehrlichia chaffeensis* infection in beagles. *J Med Microbiol*. 2003;52:1021.

Erliquiose monocitotrópica felina

Aguirre E, et al. Assessment of feline ehrlichiosis in central Spain using serology and a polymerase chain reaction technique. *Ann N Y Acad Sci*. 2004;1026:103–135.

Beaufils JP, et al. Ehrlichiosis in cats. A retrospective study of 21 cases. *Pratique Medicale Chirurgicale de l'Animal de Compagnie*. 1999; 34:587.

Bennett AD, et al. A comparative study evaluating the esophageal transit time of eight healthy cats when pilled with the FlavoRx pill glide versus pill delivery treats. *J Feline Med Surg*. 2010;12:286.

Bouloy RP, et al. Clinical ehrlichiosis in a cat. *J Am Vet Med Assoc*. 1994;204:1475.

Braga ÍA, et al. Detection of Ehrlichia canis in domestic cats in the central-western region of Brazil. *Braz J Microbiol*. 2014;45:641–645.

Braga IA, et al. Hematological values associated to the serological and molecular diagnostic in cats suspected of Ehrlichia canis infection. *Rev Bras Parasitol Vet*. 2013;22:470–474.

Braga Mdo S, et al. Molecular and serological detection of *Ehrlichia* spp. in cats on São Luís Island, Maranhão, Brazil. *Rev Bras Parasitol Vet*. 2012;21:37.

Breitschwerdt E, et al. Molecular evidence of *Ehrlichia canis* infection in cats from North America. *J Vet Intern Med*. 2002;16:642.

de Oliveira LS, et al. Molecular detection of *Ehrlichia canis* in cats in Brazil. *Clin Microbiol Infect*. 2009;2:53.

Eberhardt JE, et al. Prevalence of select infectious disease agents in cats from Arizona. *J Feline Med Surg*. 2006;8:164.

Levy JK, et al. Prevalence of infectious diseases in cats and dogs rescued following Hurricane Katrina. *J Am Vet Med Assoc*. 2011;238:311.

Luria BJ, et al. Prevalence of infectious diseases in feral cats in Northern Florida. *J Feline Med Surg*. 2004;6:287.

Pennisi MG, et al. Ticks and associated pathogens collected from cats in Sicily and Calabria (Italy). *Parasit Vectors*. 2015;8:512.

Stubbs CJ, et al. Feline ehrlichiosis; literature review and serologic survey. *Compend Contin Educ*. 2000;22:307.

Canine Granulocytotropic Ehrlichiosis

Buller RS, et al. *Ehrlichia ewingii*, a newly recognized agent of human ehrlichiosis. *N Engl J Med*. 1999;341:148.

Goodman RA, et al. Molecular identification of *Ehrlichia ewingii* infection in dogs: 15 cases (1997-2001). *J Am Vet Med Assoc*. 2003; 222:1102.

O'Connor TP, et al. Evaluation of peptide- and recombinant protein-based assays for detection of anti-*Ehrlichia ewingii* antibodies in experimentally and naturally infected dogs. *Am J Vet Res*. 2010; 71:1195.

Wright CL, et al. Prevalence of *Ehrlichia chaffeensis* and *Ehrlichia ewingii* in *Amblyomma americanum* and *Dermacentor variabilis* collected from southeastern Virginia, 2010-2011. *Ticks Tick Borne Dis*. 2014;5:978.

Yabsley MJ, et al. *Ehrlichia ewingii* infection in white-tail deer (Odocoileus virginian us). *Emerg Infect Dis*. 2002;8:668.

Febre maculosa

Angelakis E, et al. *Rickettsia felis*: the complex journey of an emergent human pathogen. *Trends Parasitol*. 2016;32:554.

Bayliss DB, et al. Prevalence of Rickettsia species antibodies and Rickettsia species DNA in the blood of cats with and without fever. *J Feline Med Surg*. 2009;11:266.

Beeler E, et al. A focus of dogs and Rickettsia massiliae-infected Rhipicephalus sanguineus in California. *Am J Trop Med Hyg*. 2011;84:244.

Case JB, et al. Serological survey of vector-borne zoonotic pathogens in pet cats and cats from animal shelters and feral colonies. *J Feline Med Surg*. 2006;8:111.

Demma LJ, et al. Rocky Mountain spotted fever from an unexpected tick vector in Arizona. *N Engl J Med*. 2005;353:587.

Demma LJ, et al. Serologic evidence for exposure to Rickettsia rickettsii in eastern Ariz8ona and recent emergence of Rocky Mountain spotted fever in this region. *Vector Borne Zoonotic Dis*. 2006;6:423.

Drexler NA, et al. Fatal Rocky Mountain spotted fever along the United States-Mexico border, 2013-2016. *Emerg Infect Dis*. 2017;23:1621.

Elchos BN, Goddard J. Implications of presumptive fatal Rocky Mountain spotted fever in two dogs and their owner. *J Am Vet Med Assoc*. 2003;223:1450.

Gasser AM, et al. Canine Rocky Mountain spotted fever: a retrospective study of 30 cases. *J Am Anim Hosp Assoc*. 2001;37:41.

Geurden T, et al. Detection of tick-borne pathogens in ticks from dogs and cats in different European countries. *Ticks Tick Borne Dis*. 2018;doi:10.1016/j.ttbdis.2018.06.013. [Epub ahead of print]; pii: S1877-959X(18)30119-5.

Grindem CB, et al. Platelet-associated immunoglobulin (antiplatelet antibody) in canine Rocky Mountain spotted fever and ehrlichiosis. *J Am Anim Hosp Assoc*. 1999;35:56.

Hawley JR, et al. Prevalence of Rickettsia felis DNA in the blood of cats and their fleas in the United States. *J Feline Med Surg*. 2007; 9:258.

Helmick CG, et al. Rocky Mountain spotted fever: clinical, laboratory, and epidemiological features of 262 cases. *J Infect Dis*. 1984; 150:480.

Hii SF, et al. Molecular evidence supports the role of dogs as potential reservoirs for Rickettsia felis. *Vector Borne Zoonotic Dis*. 2011; 11:1007.

Kidd L, et al. Molecular characterization of *Rickettsia rickettsii* infecting dogs and people in North Carolina. *Ann N Y Acad Sci*. 2006;1078:400.

Levin ML, et al. Clinical presentation, convalescence, and relapse of rocky mountain spotted fever in dogs experimentally infected via tick bite. *PLoS ONE*. 2014;9:e115105.

Little SE, et al. Ticks from cats in the United States: patterns of infestation and infection with pathogens. *Vet Parasitol*. 2018;257:15.

Mikszewski JS, Vite CH. Central nervous system dysfunction associated with Rocky Mountain spotted fever infection in five dogs. *J Am Anim Hosp Assoc*. 2005;41:259.

Nicholson WL, et al. Spotted fever group rickettsial infection in dogs from eastern Arizona: how long has it been there? *Ann N Y Acad Sci.* 2006;1078:519.

Pennisi MG, et al. Anaplasma, Ehrlichia and Rickettsia species infections in cats: European guidelines from the ABCD on prevention and management. *J Feline Med Surg.* 2017;19:542.

Piranda EM, et al. Experimental infection of *Rhipicephalus sanguineus* ticks with the bacterium Rickettsia rickettsii, using experimentally infected dogs. *Vector Borne Zoonotic Dis.* 2011;11:29.

Santanello C, et al. Spotted fever group Rickettsiae in ticks from Missouri. *Ticks Tick Borne Dis.* 2018;doi:10.1016/j.ttbdis.2018.06.008. pii: S1877-959X(17)30536-8.

Solano-Gallego L, et al. Acute febrile illness is associated with *Rickettsia* spp infection in dogs. *Parasit Vectors.* 2015;8:216.

Solano-Gallego L, et al. *Bartonella henselae* IgG antibodies are prevalent in dogs from southeastern USA. *Vet Res.* 2004;35:585.

Wikswo ME, et al. Detection of *Rickettsia rickettsii* and *Bartonella henselae* in Rhipicephalus sanguineus ticks from California. *J Med Entomol.* 2007;44:158.

CAPÍTULO 96

Doenças Virais Polissistêmicas

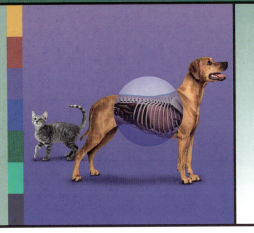

Muitos vírus infectam cães e gatos. Vários, inclusive o vírus da cinomose canina (CDV), alguns coronavírus felinos, o vírus da imunodeficiência felina (FIV) e o vírus da leucemia felina (FeLV), podem causar sinais sistêmicos da doença. (Ver discussões sobre vírus associados a doenças em sistemas orgânicos específicos em outros capítulos.)

CINOMOSE

Etiologia e epidemiologia

O CDV induz doenças predominantemente em carnívoros terrestres, porém muitas outras espécies, incluindo focas, furões, gambás, texugos, botos e felídeos exóticos, foram infectados pelo CDV ou morbilivírus semelhantes. A virulência das cepas de CDV varia de acordo com a linhagem genética. As cepas de CDV observadas em cães na América do Norte são hoje geneticamente diferentes dos isolados avaliados no século 20, e as atuais variantes antigênicas podem afetar a eficácia da vacina (Anis et al., 2018; Kapil et al., 2008). Além disso, mais de uma cepa de CDV pode estar presente na mesma área (Wostenberg et al., 2018). O vírus replica-se nos tecidos linfoides, nervosos e epiteliais e é eliminado em exsudatos respiratórios, fezes, saliva, urina e exsudatos conjuntivais por até 60 a 90 dias após a infecção natural. Depois da inalação, o vírus é engolfado por macrófagos e, em 24 horas, transportado pelos vasos linfáticos até os linfonodos tonsilares, faríngeos e brônquicos, nos quais se replica. O sistema nervoso central (SNC) e os tecidos epiteliais são infectados cerca de 8 a 9 dias após a infecção inicial.

O grau de doença clínica e os tecidos acometidos variam conforme a cepa do vírus e o estado imunológico do hospedeiro. Cães não imunes de qualquer idade são suscetíveis, porém a doença é mais comum em animais com 3 a 6 meses de idade. A replicação maciça do vírus nas células epiteliais do trato respiratório, do sistema gastrintestinal e do sistema geniturinário é observada em cães com baixas respostas imunológicas nos dias 9 a 14 pós-infecção. Os pacientes geralmente morrem devido a doença polissistêmica. Em cães com respostas imunológicas moderadas entre o 9º e o 14º dia após a infecção, o vírus replica-se nos tecidos epiteliais e pode causar sinais clínicos de doença. Os cães com boas respostas mediadas por células e títulos de anticorpos neutralizantes no 14º dia pós-infecção eliminam o vírus da maioria dos tecidos e podem não apresentar sinais clínicos. A maioria dos cães infectados desenvolve infecção do SNC, porém os sinais clínicos de doença neurológica ocorrem apenas em cães com resposta humoral baixa ou nula. A desmielinização aguda decorre da infecção restritiva de oligodendrogliócitos e necrose subsequente; a desmielinização crônica é causada por mecanismos imunomediados, inclusive anticorpos contra a mielina e formação e remoção de imunocomplexos.

Características clínicas

Muitos cães com doença clínica não foram vacinados, não receberam colostro de uma cadela imune, foram vacinados de modo inadequado ou são imunossuprimidos e têm histórico de exposição a animais infectados. Os cães acometidos apresentam depressão, mal-estar, secreção oculonasal, tosse, vômito, diarreia ou sinais relacionados com o SNC. De modo geral, os cães com baixas respostas imunológicas apresentam os sinais mais graves e progridem rapidamente para doenças com risco de morte. Alguns cães com imunidade parcial têm apenas doença respiratória branda, presumivelmente diagnosticada como complexo de doença respiratória infecciosa canina. Aumento de volume tonsilar, febre e secreção ocular mucopurulenta são achados comuns ao exame físico. Cães com broncopneumonia apresentam ruídos brônquicos, estertores e sibilos aumentados.

Hiperestesia, convulsões, doença cerebelar ou vestibular, paresia e coreia mioclônica são sinais comuns do SNC que geralmente se desenvolvem em 21 dias após a recuperação da doença sistêmica (Tabela 96.1). A doença do SNC tende a ser progressiva e tem mau prognóstico. Também pode se desenvolver em alguns cães que nunca apresentaram sinais sistêmicos. A encefalite em cães idosos, acima de 6 anos, é uma panencefalite crônica e progressiva atribuída à infecção por CDV em que a proliferação da micróglia e a degeneração neuronal no córtex cerebral causam depressão, comportamento de andar em círculos e pressionar a cabeça contra superfícies sólidas e déficits visuais (ver mais informações sobre cinomose no SNC no Capítulo 64).

TABELA 96.1

Manifestações clínicas de infecção por vírus da cinomose canina.

Infecção *in utero*	Natimortalidade Aborto Síndrome *fading puppy* no período neonatal Sinais do SNC ao nascimento
Doença do sistema gastrintestinal	Vômito Diarreia do intestino delgado
Doença do trato respiratório	Secreção nasal mucoide a mucopurulenta Espirros Tosse com aumento dos sons broncovesiculares ou estertores à ausculta Dispneia
Doença ocular	Retinocoroidite, lesões em medalhão (Figura 96.1), neurite óptica Ceratoconjuntivite seca Secreção ocular mucopurulenta
Doença neurológica	–
Doença da medula espinal	Paresia e ataxia
Doença vestibular central	Inclinação da cabeça, nistagmo, déficits de outros nervos cranianos e déficits de propriocepção consciente
Doença cerebelar	Ataxia, balanço da cabeça, hipermetria
Doença cerebral	Convulsões generalizadas ou parciais ("ataques de goma de mascar") Depressão Cegueira unilateral ou bilateral
Mioclonia e coreia	Espasmos rítmicos de músculos ou grupos musculares
Outros sintomas	Febre Anorexia Aumento de volume das tonsilas Desidratação Dermatose pustulosa Hiperqueratose nasal e dos coxins palmares e plantares Hipoplasia de esmalte em filhotes sobreviventes

CDV: vírus da cinomose canina; SNC: sistema nervoso central.

As anomalias oculares associadas à infecção por CDV são uveíte anterior, neurite óptica com cegueira subsequente, midríase e retinocoroidite. Detecta-se a combinação de retinocoroidite e encefalite em cerca de 40% dos cães acometidos. Observam-se ceratoconjuntivite seca e cicatrizes retinais hiper-reflexivas, denominadas *lesões em medalhão*, em alguns cães com infecção crônica (Figura 96.1).

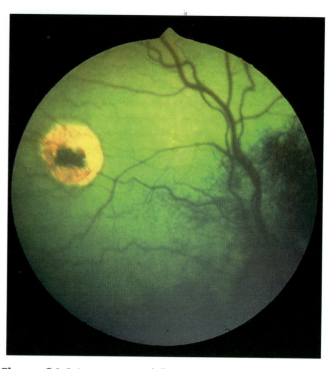

Figura 96.1 Lesões em medalhão resultantes de infecção pelo vírus da cinomose canina. (Cortesia da Dra. Cynthia Powell, Colorado State University, Fort Collins.)

Outras síndromes menos comuns foram atribuídas à infecção por CDV. Os cães infectados antes do desenvolvimento da dentição permanente apresentam hipoplasia do esmalte. A hiperqueratose do focinho e do coxim plantar e a dermatite pustular são as anomalias dermatológicas mais comuns. Filhotes infectados por via transplacentária podem ser natimortos, abortados ou apresentar doença do SNC.

Diagnóstico

De modo geral, a combinação de achados clínicos e avaliação clínico-patológica e radiográfica de rotina leva a um diagnóstico presuntivo de infecção por CDV. Linfopenia e trombocitopenia brandas são anomalias hematológicas comuns. Infiltrados pulmonares intersticiais e alveolares são achados radiográficos comuns em cães com doença respiratória. Embora alguns cães com infecção do SNC apresentem resultados normais à análise do liquor, a maioria apresenta pleocitose de células mononucleares e aumento das concentrações de proteínas. A razão de imunoglobulina G (IgG) e albumina entre o soro e o liquor tende a ser alta em cães com encefalite, mas isso apenas indica a inflamação do SNC, não a infecção por CDV.

A determinação dos títulos de anticorpos no soro ou no liquor pode auxiliar o diagnóstico de infecção por CDV. O aumento de quatro vezes no título de IgG sérica em um período de 2 a 3 semanas ou a detecção de anticorpos IgM no soro condizem com infecção ou vacinação recente, mas não comprovam a presença de doença clínica. Os títulos de anticorpos contra o CDV no liquor são altos em alguns cães com encefalite. Resultados falso-positivos podem ser observados em amostras de liquor contaminadas com sangue. Os títulos de anticorpos no liquor superiores aos do soro indicam produção local de imunoglobulinas, o que condiz com a infecção do SNC pelo por CDV. A detecção de altas concentrações de proteína, pleocitose mononuclear e anticorpos contra CDV em uma amostra de liquor não contaminada com sangue periférico pode estabelecer o diagnóstico presuntivo de encefalite por CDV.

O diagnóstico definitivo de infecção por CDV requer a demonstração de inclusões virais por exame citológico, imunofluorescência direta (DFA) de amostras citológicas ou histopatológicas, avaliação histopatológica, isolamento de vírus ou documentação de RNA do CDV por reação da cadeia da polimerase de transcriptase reversa (RT-PCR) em sangue periférico, liquor ou raspado conjuntival. As inclusões virais são raramente encontradas em hemácias, leucócitos e precursores de leucócitos de cães infectados. As inclusões costumam ser observadas por apenas 2 a 9 dias após a infecção; logo, não estão presentes em pacientes com sinais clínicos. As inclusões podem ser mais fáceis de ver em esfregaços feitos de crosta inflamatória ou aspirado de medula óssea do que naqueles feitos de sangue periférico. As partículas virais podem ser detectadas por DFA em células das tonsilas, árvore respiratória, trato urinário, raspado conjuntival e liquor por 5 a 21 dias após a infecção. Em áreas com ensaios moleculares caros ou indisponíveis, a DFA pode ser realizada e tem sensibilidade moderada (79%) em comparação com essas técnicas (Athanasiou et al., 2018). No entanto, como resultados falso-positivos foram ocasionalmente detectados na DFA realizada em células conjuntivais de filhotes livres de patógenos específicos, esses dados devem ser interpretados com cautela (Burton et al., 2008). A administração recente de vacinas com CDV vivo modificado pode gerar resultados positivos de DFA e em alguns ensaios de RT-PCR; portanto, é importante considerar o histórico de vacinação ao avaliar esses resultados. É possível diferenciar cepas selvagens e vacinais de CDV por RT-PCR; pergunte ao laboratório se o ensaio usado pode fazer essa discriminação (Yi et al., 2012).

Tratamento

Embora uma série de substâncias como ribraviron, interferona-alfa e ácido cafeico iniba o CDV *in vitro*, o tratamento da infecção pelo CDV é inespecífico e de suporte (Carvalho et al., 2014). As infecções bacterianas secundárias do sistema gastrintestinal e do sistema respiratório são comuns e, se necessário, devem ser tratadas conforme indicado. Os anticonvulsivantes são administrados como necessário para o controle das convulsões (ver Capítulo 62), mas a coreia mioclônica não tem tratamento eficaz conhecido. A administração de glicocorticoides pode ser benéfica em alguns cães com doença do SNC decorrente da infecção crônica por CDV, mas é contraindicada em pacientes com infecção aguda. O prognóstico de cães com cinomose do SNC é mau.

Prevenção e aspectos zoonóticos

O CDV sobrevive nos exsudatos apenas por cerca de 1 hora à temperatura corpórea e 3 horas à temperatura ambiente e é sensível à maioria dos desinfetantes hospitalares de rotina. "Os cães com sinais de doença gastrintestinal ou respiratória devem ser mantidos em isolamento para evitar a aerossolização em populações suscetíveis". Deve-se ter cuidado para evitar a transmissão por fômites contaminados (ver Capítulo 93). Todos os filhotes devem receber, pelo menos, três vacinas com CPV-2, CAV-2 e CDV, a cada 3 a 4 semanas, entre 6 e 16 semanas de vida, com o último reforço administrado às 16 semanas de vida (ver Capítulo 93) A administração de uma dose final com 18 a 20 semanas de vida deve ser considerada em cães de ambientes de alto risco. As vacinas de CDV vivo modificado e a vacina de CDV recombinante (rCDV) são consideradas eficazes pela força-tarefa da American Animal Hospital Association (AAHA) (www.aaha.org/guidelines/canine_vaccination_guidelines.aspx). A vacina de rCDV pode ser usada para sobrepujar os anticorpos maternos que podem bloquear as vacinas de CDV. Em um estudo recente, quase todos os cães vacinados de um abrigo apresentaram títulos protetores de anticorpos séricos 13 a 15 dias após receberem uma vacina viva modificada de CDV (Litster et al., 2012a). O reforço deve ser administrado com 1 ano de idade. A seguir, não há necessidade de novo reforço por, no mínimo, 3 anos, e houve proteção ao desafio por mais de 4 (Jensen et al., 2015). Estudos sorológicos demonstraram que a vacinação induz proteção a longo prazo contra o CDV (Killey et al., 2018).

Alguns cães vacinados apresentaram doença causada pela infecção pelo CDV, que raramente é atribuída à vacinação com vírus vivo modificado. A doença clínica é observada em cães vacinados se o hospedeiro for imunocomprometido, infectado com o vírus antes da imunização, apresentou títulos de anticorpos maternos que suprimem a vacinação ou foi vacinado de forma incompleta. Alternativamente, a vacina pode ter sido inativada por manuseio incorreto ou não ter conferido proteção contra todas as cepas de campo do CDV (Anis et al., 2018). Observou-se a encefalite pelo vírus da cinomose após a vacinação de alguns cães coinfectados com parvovírus canino; a administração de vacinas com CDV vivo modificado deve ser adiada em cães com sinais clínicos condizentes com a parvovirose. A trombocitopenia branda e transitória pode ser induzida pela vacinação contra CDV modificado, mas não foi associada a sangramento espontâneo, a menos que o paciente tenha uma coagulopatia subclínica subjacente. Nenhum risco comprovado de saúde pública foi associado ao CDV.

Os títulos de anticorpos séricos que predizem resistência ao desafio com CDV são conhecidos. As amostras podem ser enviadas a um laboratório validado para análise das necessidades de vacinação. Como alternativa, em alguns países, os ensaios para uso na clínica podem avaliar a suscetibilidade ao CDV em surtos ou cães de estimação (Gray et al., 2012; Litster et al., 2012ab). Alguns cães vacinados são negativos para anticorpos contra o CDV 3 anos após a vacinação, dependendo do ensaio usado (Mahon et al., 2017). Esses achados indicam que a sorologia para determinação da necessidade de vacinação contra o CDV pode ser usada em vez da imunização anual, detectando o momento em que os títulos ficam abaixo dos níveis de proteção. A sorologia também pode ser usada para determinar as áreas de uma comunidade que são a provável origem de surtos de CDV e conduzir programas direcionados de vacinação para diminuir sua ocorrência (Spindel et al., 2018).

CORONAVÍRUS FELINO

Etiologia e epidemiologia

Os coronavírus que causam doenças em gatos são o vírus da peritonite infecciosa felina (FIPV) e o coronavírus entérico felino (FECV). A virologia e a imunopatogênese dos coronavírus felinos foram revistas (Pedersen et al., 2014a). De modo geral, a infecção entérica provoca sinais gastrintestinais brandos; a infecção sistêmica pode induzir uma síndrome clínica com diversas manifestações, comumente denominada peritonite infecciosa felina (PIF). Em sua maioria, os trabalhos atuais sugerem que as mutações associadas às cepas de FIPV estão nos genes da proteína 3c e *spike* (Bank-Wolf et al., 2014; Lewis et al., 2015; Rottier et al., 2005). Os coronavírus entéricos são eliminados nas fezes e altamente contagiosos. A RT-PCR pode detectar os coronavírus nas fezes já aos 3 dias após a infecção. Em estudos de colônias fechadas infectadas com FECV, quase todos os gatos são infectados. Em um estudo com 155 gatos de estimação com infecção natural por FECV, o RNA viral foi eliminado de forma contínua ($n = 18$) ou intermitente ($n = 44$) nas fezes de alguns gatos (Addie et al., 2001). Outros liberaram RNA viral e, depois, pararam ($n = 56$); e alguns eram resistentes à infecção ($n = 4$). Os gatos que pararam de eliminar o vírus eram suscetíveis à reinfecção. O RNA viral foi detectado no íleo, no cólon e no reto de gatos com eliminação persistente.

A maioria dos casos de PIF desenvolve-se em famílias ou gatis com vários gatos. Teoricamente, a forma efusiva da doença desenvolve-se em gatos com baixa resposta imune mediada por células; a forma não efusiva ("seca") desenvolve-se em gatos com imunidade celular parcial. A forma efusiva da doença é uma vasculite por imunocomplexos caracterizada pelo extravasamento de fluido rico em proteínas para o espaço pleural, a cavidade peritoneal, o espaço pericárdico e o espaço subcapsular dos rins. A forma não efusiva caracteriza-se por lesões piogranulomatosas ou granulomatosas em vários tecidos, sobretudo em olhos, cérebro, rins, omento e fígado. Alguns gatos apresentam características de ambas as formas de PIF. A PCR quantitativa de transcriptase reversa (RT-qPCR) e a coloração imuno-histoquímica demonstraram que gatos submetidos à inoculação experimental têm RNA genômico de FIPV, principalmente em macrófagos de tecidos doentes e efusões (Pedersen et al., 2015).

A doença clínica associada ao FIPV pode ser influenciada por uma série de fatores, incluindo a virulência da cepa, a dose do vírus, a via de infecção, o estado imunológico do hospedeiro, fatores genéticos do hospedeiro, a presença de outras infecções simultâneas e a exposição prévia a um coronavírus. Algumas raças, inclusive British Shorthair, Devon Rex e Abissínio, parecem predispostas ao desenvolvimento de PIF em alguns estudos (Pedersen et al., 2014a; Pesteanu-Somogyi et al., 2006; Worthing et al., 2012;). No entanto, tem sido difícil determinar a base genética para o aumento da suscetibilidade ou da resistência (Pedersen et al., 2014c). Um estudo com 40 de 111 gatos que sobreviveram à inoculação experimental com FIPV mostrou que não houve associação ao sexo, mas aumento da resistência após os 6 meses de idade (Pedersen et al., 2014c). A infecção por FeLV e a infecção do trato respiratório aumentam o risco de PIF. Isso sugere que o estado imunológico do hospedeiro é importante na determinação do desenvolvimento da doença clínica. Gatos simultaneamente infectados com FIV eliminam 10 a 100 vezes mais FECV nas fezes do que gatos sem exposição prévia ao FIPV. A exposição anterior a coronavírus felinos não indutores de PIF antes do desafio com FIPV virulento pode acelerar a doença (Pedersen et al., 2014 c). Filhotes soropositivos para coronavírus, submetidos à infecção experimental, podem desenvolver PIF acelerada em comparação a filhotes soronegativos expostos ao FIPV. Esse aumento da infectividade do vírus dependente de anticorpos deve-se à maior eficiência da infecção de macrófagos por vírus complexados com anticorpos em comparação com vírus sozinhos, mas esse fenômeno parece ser raro em gatos com a infecção natural.

Características clínicas

De modo geral, a replicação entérica dos coronavírus causa febre, vômito e diarreia mucoide. Na infecção por FECV, os sinais clínicos são autolimitados e respondem ao tratamento de suporte em alguns dias. A PIF fulminante pode ocorrer em gatos de qualquer idade, mas costuma ser observada naqueles com menos de 5 anos; a maioria dos pacientes tem menos de 1 ano. Os machos não castrados são super-representados em alguns estudos. Nos surtos em gatis, somente um ou dois filhotes de uma ninhada apresentam a doença clínica. Isso pode estar relacionado com a baixa transmissibilidade de cepas capazes de induzir PIF. Anorexia, perda de peso e mal-estar geral são queixas comuns (Boxe 96.1). Icterícia, inflamação ocular, distensão abdominal, dispneia ou anomalias do SNC são ocasionalmente observadas pelo tutor.

Febre e perda de peso são comuns. Mucosas pálidas ou petéquias são observadas em alguns gatos. A PIF é uma das causas mais comuns de icterícia em gatos com menos de 2 anos; o tamanho do fígado pode ser normal ou aumentado e as margens do órgão tendem a ser irregulares. A distensão abdominal é comum e o balotamento pode provocar uma onda de fluido; às vezes, massas (piogranulomas ou linfadenopatia) podem ser palpadas no omento, no mesentério ou nos intestinos. Uma massa ileocecocólica ou colônica obstrutiva solitária provoca vômitos e diarreia em alguns gatos (Harvey et al., 1996). Os rins podem ser pequenos (doença crônica) ou grandes (doença aguda ou derrame subcapsular); as margens renais geralmente são irregulares. O derrame pleural pode provocar dispneia e um padrão respiratório restritivo (de baixa profundidade e rápido), bem como abafamento de sons cardíacos e pulmonares. Às vezes, os gatos machos apresentam aumento de volume do escroto devido ao acúmulo de fluido.

A uveíte anterior e a coriorretinite são mais frequentes na forma não efusiva da doença e podem ser sua única manifestação. A doença piogranulomatosa pode se desenvolver em qualquer parte do SNC, causando diversos sinais neurológicos, como convulsões, paresia posterior e nistagmo. As convulsões secundárias à PIF são um indicador de prognóstico mau (Timmann et al., 2008).

Coronavírus felinos têm sido sugeridos como uma causa de infertilidade, aborto, natimortalidade e defeitos congênitos, bem como a síndrome *fading kitten* (complexo de mortalidade

Diagnóstico

Em gatos com PIF, são observadas múltiplas anomalias à hematologia, à bioquímica sérica, à urinálise, ao diagnóstico por imagem e à análise do liquor. Diversos artigos de revisão e séries de casos avaliaram procedimentos diagnósticos (Pedersen 2014b; Stranieri et al., 2018; Tasker et al., 2018). À exceção da histopatologia, os valores preditivos positivos dos exames usados no diagnóstico de PIF são inferiores a 100%. De modo geral, o diagnóstico presuntivo de PIF baseia-se na combinação de achados clínicos e clínico-patológicos.

Anemia normocítica, normocrômica, não regenerativa, leucocitose neutrofílica e linfopenia são comuns. A coagulação intravascular disseminada associada à trombocitopenia e, raramente, a anemia hemolítica são observadas em gatos com PIF. A hiperglobulinemia é uma das anomalias mais comuns e ocorre em até 89% dos casos. A hiperglobulinemia pode ser acompanhada ou não por hipoalbuminemia (Riemer et al., 2016). Em alguns estudos, a razão entre albumina e globulinas inferior a 0,4 sustenta o diagnóstico de PIF e a razão acima de 0,8 exclui o diagnóstico. Gamopatias policlonais por elevação das concentrações de alfa-2-globulina e gamaglobulina são mais comuns; as gamopatias monoclonais são raras. Uma série de proteínas de fase aguda, como alfa-1-glicoproteína ácida, foi avaliada no sangue de gatos com e sem PIF. Em um pequeno estudo de 12 gatos com PIF, as concentrações séricas de alfa-1-glicoproteína ácida tiveram alta sensibilidade (100%) e especificidade para o diagnóstico de PIF (Giori et al., 2011). A maioria desses achados condiz com a inflamação crônica e não comprova o diagnóstico de PIF.

Observa-se a hiperbilirrubinemia com aumentos variáveis nas atividades da alanina aminotransferase e fosfatase alcalina em alguns gatos com doença hepática. Azotemia pré-renal, azotemia renal e proteinúria são as principais anomalias renais. As radiografias podem revelar derrames pleurais, pericárdicos ou peritoneais, além de hepatomegalia ou renomegalia. A linfadenopatia mesentérica pode causar lesões em massa em alguns pacientes. A ultrassonografia pode confirmar a presença de volumes mínimos de fluido abdominal e avaliar o pâncreas, o fígado, os linfonodos e os rins (Lewis e O'Brien, 2010). As concentrações de proteínas e os números de células nucleadas (neutrófilos são predominantes na maioria dos casos) tendem a ser elevadas no liquor de gatos com acometimento do SNC. Embora altos títulos de anticorpos contra o coronavírus sejam comuns no liquor de gatos com PIF neurológica, as imunoglobulinas parecem ser derivadas do sangue e, como concluíram os autores de um estudo, tinham valor ambíguo (Boettcher et al., 2007).

A sorologia para detectar anticorpos contra o coronavírus felino foi avaliada e revista (Addie et al., 2015). Existem vários possíveis motivos para sua utilização, principalmente em gatis reprodutores. No diagnóstico de PIF clínico, o maior valor clínico da sorologia é a detecção de um resultado negativo. Se o teste for muito sensível, o resultado negativo ajuda a excluir o diagnóstico de PIF porque a maioria dos gatos com doença efusiva ou não efusiva é positiva para anticorpos séricos. Os resultados positivos da sorologia para coronavírus são mais difíceis de interpretar por diversas razões. A infecção de gatos por

---

BOXE 96.1

Achados clínicos sugestivos de peritonite infecciosa felina.

Anamnese
Gatos com menos de 5 ou mais de 10 anos
Gatos de raça pura
Gatos comprados de gatil ou alojados em uma casa com vários gatos
Histórico de doença gastrintestinal ou respiratória branda e autolimitada
Evidência sorológica de infecção por FeLV
Sinais inespecíficos de anorexia, perda de peso ou depressão
Convulsões, nistagmo ou ataxia
Progressão aguda e fulminante em gatos com doença efusiva
Progressão crônica e intermitente em gatos com doença não transmissível

Exame físico
Febre
Perda de peso
Mucosas pálidas com ou sem petéquias
Dispneia com padrão respiratório restritivo
Sons cardíacos ou pulmonares abafados
Distensão abdominal com onda de fluido e com ou sem edema escrotal
Massa abdominal de granuloma intestinal focal ou linfadenopatia
Icterícia com ou sem hepatomegalia
Coriorretinite ou iridociclite
Anomalias neurológicas multifocais
Rins com margens irregulares com ou sem renomegalia
Esplenomegalia

Anomalias clínico-patológicas
Anemia não regenerativa
Leucocitose neutrofílica com ou sem desvio à esquerda
Linfopenia
Hiperglobulinemia caracterizada como gamopatia policlonal; gamopatias monoclonais raras
Exsudato piogranulomatoso não séptico no espaço pleural, cavidade peritoneal ou espaço pericárdico
Aumento das concentrações de proteínas e pleocitose neutrofílica no liquor
Títulos positivos de anticorpos contra coronavírus na maioria dos casos (especialmente na forma não efusiva)
Inflamação piogranulomatosa ou granulomatosa de localização perivascular no exame histológico dos tecidos
Resultados positivos de imunofluorescência ou RT-PCR realizada em exsudato pleural ou peritoneal

FeLV: vírus da leucemia felina; RT-PCR: reação da cadeia da polimerase por transcriptase reversa.

---

do filhote). No entanto, um estudo epidemiológico não conseguiu relacionar o coronavírus felino com a infertilidade ou a natimortalidade.

qualquer coronavírus pode causar anticorpos de reação cruzada; portanto, o título positivo não diagnostica PIF, não protege contra doenças ou prevê quando um gato pode desenvolver PIF clínica. A presença de anticorpos maternos pode confundir o diagnóstico em filhotes muito jovens. No entanto, isso depende da idade, pois os anticorpos maternos passam a ser indetectáveis por volta das 4 a 6 semanas de vida; filhotes infectados no período pós-natal tornam-se soropositivos entre 8 e 14 semanas de vida. Como os testes sorológicos contra o coronavírus não são padronizados, os resultados de diferentes laboratórios geralmente não são correlacionados (Addie et al., 2015).

A imunocitoquímica foi desenvolvida para a detecção de antígeno do coronavírus no liquor, no humor aquoso e em derrames (Doenges et al., 2016; Felten et al., 2017; Felten et al., 2018). O ensaio pode ser muito sensível, mas sua especificidade é baixa na maioria dos estudos porque alguns gatos sem PIF podem ser positivos. A imuno-histoquímica que registra a presença de coronavírus em tecidos ao mesmo tempo que determina a existência de achados histopatológicos característicos pode ser usada para comprovar o diagnóstico de PIF (Harvey et al., 1996).

Como o isolamento do vírus não é prático na clínica, a RT-qPCR é mais usada para amplificar o coronavírus em fezes, sangue, derrames, liquor, humor aquoso e tecidos. Diferentes alvos moleculares têm sido empregados com sensibilidade e especificidade variáveis. Em sangue ou fezes, esses exames geralmente não diferenciam FIPV de FECV e, assim, os resultados positivos não comprovam o diagnóstico de PIF. O uso desses ensaios em efusões parece ter maior utilidade. Quando não houve derrames, a RT-qPCR em células mononucleares do sangue periférico circulante foi mais sensível do que no soro (Doenges et al., 2017). Em gatos com sinais neurológicos e/ou oculares, a sensibilidade da RT-PCR em tempo real no liquor foi de 85,7% (Doenges et al., 2016).

Os derrames em gatos com PIF são estéreis e incolores a cor de palha e podem conter filamentos de fibrina e coagular quando expostos ao ar (Figura 96.2). A concentração de proteína no fluido varia de 3,5 a 12 g/dℓ e tende a ser mais alta do que em outras doenças. Populações mistas de células inflamatórias, com linfócitos, macrófagos e neutrófilos, são mais comuns; os neutrófilos predominam na maioria dos casos, mas, em alguns gatos, os macrófagos são os principais tipos de célula observados. Em alguns gatos, os títulos de anticorpos contra o coronavírus são maiores no derrame do que no soro. As concentrações de proteínas em derrames e o cálculo da razão albumina/globulina (AGR) podem auxiliar o diagnóstico de PIF efusiva. Em um estudo, a AGR de 0,5 teve valor preditivo positivo de 89%, enquanto a AGR de 1 teve valor preditivo negativo de 91%. Os antígenos de coronavírus são comumente detectados por imunocitoquímica nos derrames de gatos com PIF, mas a sensibilidade é inferior a 100%, pois isso também aconteceu nos derrames de alguns gatos com outras doenças (Felten et al., 2017). Ensaios moleculares devem ser realizados em gatos com derrames condizentes com PIF porque o RNA viral pode ser amplificado por RT-qPCR a partir desses fluidos na maioria dos gatos com a doença. Além disso, é improvável que haja amplificação em derrames por outras causas.

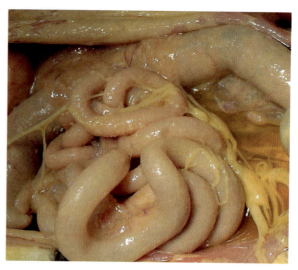

Figura 96.2 Derrame abdominal condizente com a forma efusiva de peritonite infecciosa felina identificada à necropsia.

O diagnóstico mais definitivo de PIF baseia-se na combinação de achados histopatológicos característicos e na presença de coronavírus por isolamento, coloração imunocitoquímica ou imuno-histoquímica ou amplificação de RNA viral em derrames, outros fluidos como liquor ou humor aquoso ou tecidos por RT-qPCR.

Tratamento

Devido à dificuldade de estabelecer o diagnóstico *ante mortem* de PIF, a avaliação dos estudos que relatam tratamentos bem-sucedidos é quase impossível. Os tratamentos da PIF foram revistos; e nenhum protocolo é eficaz de forma consistente (Hartmann e Ritz, 2008; Pedersen et al., 2014b). Uma pequena porcentagem de gatos apresenta remissão espontânea, o que aumenta a confusão quanto à resposta terapêutica. Cuidados de suporte, inclusive correção de anomalias eletrolíticas e de equilíbrio de fluidos, e medidas para redução do estresse devem ser instituídos conforme necessário.

A replicação dos coronavírus felinos depende da protease semelhante a 3C (Kim et al., 2015). Um inibidor de protease semelhante a 3C mostrou-se promissor no tratamento de PIF, mas ainda não é comercializado (Pedersen et al., 2017). Diversos fármacos inibiram a replicação *in vitro* do FIPV, inclusive ribavirina, interferona-alfa humana, interferona-beta fibroblástica felina, vidarabida (adenina-arabinosídeo) e anfotericina B. No entanto, até o momento, não há nenhum tratamento antiviral com eficácia uniforme e os medicamentos podem ter efeitos adversos graves. A ciclosporina A inibe a replicação *in vitro* de coronavírus felinos, mas, hoje, não se sabe se pode ser usada com sucesso no tratamento da PIF (Tanaka et al., 2012). O pequeno RNA de interferência (siRNA) pode ser sintetizado e direcionado a diferentes regiões do genoma do coronavírus para inibir a replicação *in vitro* e pode ser outra futura modalidade terapêutica (McDonagh et al., 2011).

Como a PIF é secundária a reações imunomediadas contra o vírus, a modulação da reação inflamatória mostra-se o principal tratamento paliativo. A prednisolona em baixas doses

(1 a 2 mg/kg por via oral [VO] a cada 24 horas) pode diminuir as manifestações clínicas da PIF não efusiva. No entanto, o uso de imunossupressores é controverso porque os gatos com PIF têm respostas imunológicas prejudicadas. A prednisolona e a interferona recombinante felina foram combinados com o tratamento da PIF efusiva e não efusiva em um pequeno número de gatos (Ishida et al., 2004). Nesse estudo, quatro gatos com doença efusiva considerada causada pelo FIPV apresentaram remissão prolongada. É impossível determinar se o efeito foi da prednisolona ou da interferona porque ambos foram administrados a todos os gatos. Em outro estudo, a administração de interferona-ômega foi ineficaz no tratamento da PIF (Ritz et al., 2007). No futuro, a administração de anticorpos monoclonais contra o fator de necrose tumoral felino poderá diminuir a inflamação e a doença induzida pela PIF (Doki et al., 2016). A modulação imunológica com o imunoestimulante poliprenil pode induzir efeitos benéficos em alguns gatos com PIF não efusiva (Legendre e Bartges, 2009; Legendre et al., 2017).

Os antibióticos não têm efeitos antivirais primários, mas podem ser indicados para o tratamento de infecção bacteriana secundária. Outros cuidados de suporte, como esteroides anabolizantes (estanozolol, 1 mg VO a cada 12 horas), ácido acetilsalicílico (10 mg/kg VO a cada 48 a 72 horas) e ácido ascórbico (125 mg VO a cada 12 horas), também foram recomendados para o tratamento de PIF. A maioria dos gatos com sinais clínicos sistêmicos de PIF morre ou requer eutanásia alguns dias a meses após o diagnóstico. A forma efusiva da doença tem prognóstico ruim. A propentofilina, usada no tratamento da vasculite, foi avaliada em um estudo controlado por placebo com gatos naturalmente infectados e doença efusiva. No entanto, o protocolo de propentofilina avaliado não melhorou a qualidade de vida ou diminuiu o derrame (Fischer et al., 2011). A sobrevida de gatos com PIF não efusiva é variável e depende do sistema orgânico acometido e da gravidade dos sinais clínicos polissistêmicos. Gatos com PIF apenas ocular podem responder ao tratamento anti-inflamatório ou à enucleação do(s) olho(s) acometido(s) e ter prognóstico melhor do que gatos com PIF sistêmica.

Prevenção e aspectos zoonóticos

O melhor modo de prevenção de infecções por coronavírus é evitar a exposição ao vírus. Embora as partículas de coronavírus possam sobreviver em secreções secas por até 7 semanas, os desinfetantes de rotina inativam o vírus. Alguns gatos eliminam as infecções por FECV e nem todos os gatos expostos ao FIPV desenvolvem a síndrome de PIF. No entanto, em experimentos, alguns gatos que sobreviveram à infecção por FIPV à exposição primária desenvolveram PIF na inoculação subsequente. Esse fato sugere que a imunidade não é permanente (Addie et al., 2001; Pedersen et al., 2014a). Embora a genética da resistência ao FIPV seja complexa, gatos com progênie que vieram a óbito por PIF não devem fazer parte de programas de reprodução em gatis com *pedigree* (Pedersen et al., 2014).

Uma cepa mutante de coronavírus administrada por via intranasal e que induz uma resposta imune da mucosa, mas resposta imune sistêmica mínima, está disponível em alguns países (Primucell PIF, Zoetis Animal Health). Essa cepa não induz PIF; a maioria dos gatos com efeitos adversos apresentou apenas sinais brandos associados à colocação de fluido nas narinas; além disso, a vacina não parece aumentar a infectividade viral dependente de anticorpos quando administrada a gatos previamente soropositivos. A vacina parece ser eficaz em pelo menos alguns gatos, mas não se sabe se protege contra todas as cepas de campo, mutantes ou recombinantes; por isso, é considerada não essencial pela American Association of Feline Practitioners (ver Capítulo 93). A transferência zoonótica do FIPV ou FECV para seres humanos não foi documentada.

VÍRUS DA IMUNODEFICIÊNCIA FELINA

Etiologia e epidemiologia

O FIV é um vírus exógeno de RNA de fita simples da família Retroviridae, subfamília Lentivirinae. O vírus é morfologicamente semelhante ao vírus da imunodeficiência humana (HIV), mas antigenicamente distinto. Como o FeLV, o FIV produz transcriptase reversa para catalisar a inserção do RNA viral no genoma do hospedeiro. Existem vários clados do vírus, e alguns isolados têm comportamentos biológicos diferentes. A imunodeficiência, por exemplo, é induzida com maior rapidez por alguns isolados, enquanto doenças clínicas, como a uveíte, o são por alguns deles, mas não todos. A prevalência de anticorpos FIV nos EUA e no Canadá foi de 3,6% em um estudo de 2017 (Burling et al., 2017), que é maior do que os 2,5% relatados em um estudo de 2006 (Levy et al., 2006). As taxas regionais de prevalência de FIV e FeLV são variáveis (Chhetri et al., 2013).

O FIV replica-se bem nos tecidos linfoides orais (Miller et al., 2017). Acredita-se que o comportamento agressivo de morder seja a principal via de transmissão do FIV; gatos mais velhos, machos, que vivem ao ar livre e apresentam sinais clínicos da doença são os mais comumente infectados. As cargas virais plasmáticas aumentam conforme a gravidade da doença (Kann et al., 2014). Um estudo em abrigos mostrou que a transmissão vertical parece ser improvável (Litster et al., 2014). O FIV está presente no sêmen e pode ser transmitido por inseminação artificial. Há transmissão transplacentária e perinatal de gatas infectadas para sua progênie. A transmissão por artrópodes parece improvável. A transmissão por outras vias além da mordedura é menos comum porque a viremia elevada tem curta duração. A infecção por FIV em gatos tem distribuição mundial, e as taxas de prevalência variam muito de acordo com a região e o estilo de vida dos animais analisados. O FIV replica-se em vários tipos de células, inclusive linfócitos T ($CD4^+$ e $CD8^+$), linfócitos B, macrófagos e astrócitos. A fase primária da infecção ocorre enquanto o vírus se dissemina pelo corpo e causa febre baixa, neutropenia e linfadenopatia reativa generalizada. A seguir, há período latente subclínico de duração variável, dependendo em parte da cepa do vírus e da idade do gato à infecção. As idades médias de gatos saudáveis com infecção natural e gatos com infecção natural e doenças clínicas são de cerca de 3 e 10 anos, respectivamente, o que sugere um período latente de anos para a maioria das cepas de FIV. A infecção crônica experimental e de ocorrência natural provoca o declínio lento no número de linfócitos CD4⁺ circulantes, a resposta a mitógenos e a diminuição da produção de citocinas associadas à imunidade mediada por células, como a interleucina (IL) 2 e a IL-10; a função dos neutrófilos e a das células *natural killer* também são afetadas. As respostas imunes humorais geralmente não são alteradas e há desenvolvimento de uma gamopatia policlonal devido à ativação inespecífica de linfócitos B. Em meses a anos, há o desenvolvimento de um estágio de imunodeficiência semelhante à síndrome da imunodeficiência adquirida em seres humanos. A coinfecção com FeLV potencializa as fases primária e de imunodeficiência do FIV. No entanto, a coinfecção com *Mycoplasma haemofelis*, *Toxoplasma gondii*, herpes-vírus felino e calicivírus felino, bem como a imunização, não potencializou a imunodeficiência associada ao FIV em estudos experimentais. No entanto, anticorpos contra FIV e infecções por hemoplasma são associados em alguns estudos, o que pode apenas refletir a transmissão direta de ambos os agentes (Sarvani et al., 2018). Recentemente, o gama-herpes-vírus de *Felis catus* (FcaGHV-1) foi detectado em gatos infectados com FIV, e o papel da coinfecção com os dois vírus na patogênese ou na progressão da doença está sendo estudado (McLuckie et al., 2017). A infecção por FIV pode estar associada a linfomas de células T (Murphy et al., 2018). Muitos gatos com anticorpos contra FIV sobrevivem durante anos após o diagnóstico e, em um estudo, não houve diferença na sobrevida a longo prazo entre gatos infectados ou não pelo vírus (Liem et al., 2013). Contudo, gatos com infecção por FeLV ou coinfecções por FeLV e FIV tiveram expectativa de vida significativamente menor do que aqueles infectados apenas com FIV (Spada et al., 2018). A microbiota oral e retal de gatos infectados com FIV é diferente em comparação com controles saudáveis, o que pode estar relacionado com a diarreia crônica e a estomatite observadas em alguns pacientes (Weese et al., 2015ab).

Características clínicas

Os sinais clínicos de infecção com FIV podem ser decorrentes de efeitos virais diretos ou infecções secundárias ao desenvolvimento da imunodeficiência (Tabela 96.2). A maioria das síndromes clínicas diagnosticadas em gatos soropositivos para FIV também ocorre em gatos não expostos ao vírus, o que torna difícil comprovar a causa da doença durante o estágio subclínico da infecção. A presença de anticorpos contra FIV não prova imunodeficiência ou doença e não necessariamente indica um mau prognóstico. A única maneira de determinar com precisão se um gato soropositivo para FIV com doença infecciosa concomitante tem prognóstico ruim é o tratamento da infecção secundária.

TABELA 96.2

Síndromes clínicas associadas à infecção por FIV e possíveis agentes oportunistas.

Síndrome clínica	Efeito viral primário	Agentes oportunistas
Dermatológica/otite externa	Nenhum	Bactérias; *Mycobacterium* atípico; *Otodectes cynotis*; *Demodex cati*; *Notoedres cati*; dermatofitose; *Cryptococcus neoformans*; cowpox
Gastrintestinal	Sim; diarreia do intestino delgado	*Cryptosporidium* spp.; *Cystoisospora* spp.; *Giardia* spp.; *Salmonella* spp.; *Campylobacter* spp.; outros
Glomerulonefrite	Sim	Bactérias; FeLV, PIF, LES
Hematológica	Sim; anemia não regenerativa; neutropenia; trombocitopenia	*Mycoplasma haemofelis*; FeLV; *Bartonella henselae*?
Miocardite; cardiomiopatia hipertrófica	Sim	*Bartonella* spp., *Toxoplasma gondii*
Neoplasia	Sim; distúrbios mieloproliferativos e linfoma	FeLV
Neurológica	Sim; anomalias comportamentais	*T. gondii*; *C. neoformans*; PIF; FeLV; *B. henselae*?
Ocular	Sim; *pars planitis*, uveíte anterior	*T. gondii*; PIF; *C. neoformans*, FHV-1, *B. henselae*
Pneumonia	Nenhum	Bactérias; *T. gondii*; *C. neoformans*
Piotórax	Nenhum	Bactérias
Insuficiência renal	Sim	Bactérias; PIF; FeLV
Estomatite	Nenhum	Calicivírus; supercrescimento da flora bacteriana; candidíase, *B. henselae*?
Vias respiratórias superiores	Nenhum	FHV-1; calicivírus; supercrescimento da flora bacteriana; *C. neoformans*
Infecção do trato urinário	Nenhum	Bactérias

FeLV: vírus da leucemia felina; FHV-1: herpes-vírus felino de tipo 1; FIV: vírus da imunodeficiência felina; LES: lúpus eritematoso sistêmico; PIF: peritonite infecciosa felina; ?: desconhecido.

A infecção primária (aguda) por FIV caracteriza-se por febre e linfadenopatia generalizada. Os gatos infectados com FIV geralmente são atendidos no estágio de imunodeficiência para a avaliação de sinais inespecíficos, como anorexia, perda de peso e depressão ou ainda anomalias associadas a sistemas orgânicos específicos. Uma síndrome clínica em um gato soropositivo para FIV deve levar à solicitação de mais exames para outras possíveis causas (ver Tabela 96.2).

As síndromes clínicas supostamente decorrentes de efeitos virais primários são diarreia crônica do intestino delgado, anemia não regenerativa, trombocitopenia, neutropenia, linfadenopatia, *pars planitis* (inflamação do humor vítreo anterior), uveíte anterior, glomerulonefrite, insuficiência renal e hiperglobulinemia. Doenças inflamatórias da cavidade oral são observadas em gatos infectados por FIV e FeLV (Kornya et al., 2014). Em um relato sobre gatos com a infecção natural, o FIV foi associado à proteinúria, mas não à azotemia renal (Baxter et al., 2012). Em outro estudo, proteinúria e baixa gravidade específica foram comuns em gatos FIV-positivos (Taffin et al., 2017). O FIV pode atuar no desenvolvimento da cardiomiopatia hipertrófica em alguns gatos (Rolim et al., 2016). No entanto, infecções secundárias associadas a miocardite, como *T. gondii* e *Bartonella* spp., também devem ser sempre excluídas nesses casos. Anomalias comportamentais, com demência, ocultação, raiva, micção ou defecação em locais inadequados e perambulação, são manifestações neurológicas da infecção por FIV. Convulsões, nistagmo, ataxia e anomalias em nervos periféricos são ocasionalmente atribuídos a efeitos virais primários, porém infecções secundárias associadas a doenças neurológicas, como *T. gondii*, também devem ser excluídas (Power et al., 2018). Neoplasias linfoides, doenças mieloproliferativas e vários carcinomas e sarcomas foram detectados em gatos infectados por FIV mas sem exposição a FeLV. Isso sugere uma associação entre o FIV e o câncer; gatos infectados por FIV apresentam maior risco de desenvolvimento de linfoma (Magden et al., 2011; Murphy et al., 2018).

Diagnóstico

Neutropenia, trombocitopenia e anemia não regenerativa são anomalias hematológicas comuns associadas à infecção por FIV. Monocitose e linfocitose são observadas em alguns gatos e podem ser causadas pelo vírus ou pela infecção crônica por patógenos oportunistas. O exame citológico de aspirados de medula óssea pode revelar a interrupção da maturação celular (i. e., mielodisplasia), linfoma ou leucemia. A infecção experimental causa declínio progressivo de linfócitos CD4$^+$, platô ou aumento progressivo de linfócitos CD8$^+$ e inversão da razão entre linfócitos CD4$^+$/CD8$^+$ ao longo do tempo. Há uma infinidade de possíveis anomalias à bioquímica sérica, dependendo da síndrome associada ao FIV. Alguns gatos infectados com FIV podem apresentar gamopatia policlonal. Não há anomalias patognomônicas associada à infecção por FIV em técnicas de diagnóstico por imagem.

Na prática clínica, o ensaio imunoenzimático (ELISA) é o principal método de detecção de anticorpos contra FIV no soro. A saliva pode ser usada no lugar do soro em gatos irascíveis ou locais sem um veterinário disponível o tempo todo (Westman et al., 2016a). Os resultados da sorologia podem variar conforme o *kit* (Levy et al., 2017; Westman et al., 2017), assim como a detecção de anticorpos induzidos pela vacina contra FIV comercializada em alguns países (Westman et al., 2017). Os resultados da PCR ou do isolamento do vírus podem distinguir um gato previamente vacinado com histórico desconhecido (Nichols et al., 2017). Os sinais clínicos podem ocorrer antes da soroconversão e alguns gatos infectados nunca a apresentam; isso pode gerar resultados falso-negativos. Os resultados do isolamento do vírus ou RT-PCR no sangue são positivos em alguns gatos negativos para anticorpos. Os resultados de ELISA podem ser falso-positivos; por esse motivo, resultados positivos em gatos saudáveis ou de baixo risco devem ser confirmados por imunoensaio de *Western blot* ou RT-PCR. Os filhotes podem apresentar anticorpos derivados do colostro por vários meses. Em filhotes com menos de 6 meses soropositivos para FIV, o exame deve ser repetido a cada 60 dias até que o resultado seja negativo. A persistência dos anticorpos aos 6 meses de idade indica a provável infecção. O isolamento do vírus ou PCR no sangue também pode ser realizado para confirmar a infecção. O maior problema com os ensaios de RT-PCR para detecção de FIV é a ausência de padronização entre os laboratórios e a possibilidade de resultados falso-positivos e falso-negativos (Crawford et al., 2005).

A detecção de anticorpos contra FIV no soro de gatos que não foram vacinados contra o vírus indica a exposição e é bem correlacionada com a infecção persistente, mas não com a doença induzida pelo patógeno. Como muitas síndromes clínicas associadas ao FIV podem ser causadas por infecções oportunistas, outros procedimentos diagnósticos podem determinar etiologias tratáveis (ver Tabela 96.2). Alguns gatos soropositivos para FIV com uveíte, por exemplo, são coinfectados por *T. gondii* e frequentemente respondem ao tratamento específico (ver Capítulo 98).

Tratamento

Como os gatos soropositivos para FIV não são necessariamente imunossuprimidos ou apresentam a doença associada ao vírus, devem ser avaliados e tratados para outras possíveis causas da síndrome clínica (Tasker et al., 2006a). Alguns gatos soropositivos para FIV são imunodeficientes; as doenças infecciosas, se presentes, devem ser tratadas com fármacos bactericidas administrados em doses altas. A antibioticoterapia prolongada ou repetida pode ser necessária. A única maneira de determinar se um gato soropositivo para FIV com infecção concomitante tem prognóstico ruim é tratar a infecção concomitante.

Vários fármacos eficazes contra antilentivírus podem ser eficazes no tratamento de gatos infectados com FIV, porém há poucos estudos controlados (Hartmann et al., 2015; Mohammad e Bienzle, 2012). A administração de interferons teve benefício clínico em alguns estudos. A administração oral de 10 UI/kg de interferona-alfa humana melhorou os sinais clínicos e prolongou a sobrevida em comparação com um grupo-controle tratado com placebo (Pedretti et al., 2006). Em outro estudo, a interferona recombinante felina foi administrada em dose de 10^6 U/kg/dia por via subcutânea (SC) por

5 dias em três séries (começando nos dias 0, 14 e 60), melhorou sinais clínicos no início do estudo e prolongou a sobrevida dos gatos tratados (de Mari et al., 2004). Em outro estudo com interferona ômega felina recombinante, nem o protocolo subcutâneo nem o protocolo oral diminuíram a viremia de FIV, mas reduziram os níveis de IL-6 (Leal et al., 2015). O uso de interferona felina e os possíveis efeitos imunomoduladores na infecção por FIV foram revistos (Leal e Gil, 2016). A administração de lactoferrina bovina por via oral foi benéfica no tratamento da estomatite intratável em gatos soropositivos para FIV (Sato et al., 1996). A remoção de todos os dentes pré-molares e molares também foi eficaz no tratamento da estomatite intratável em alguns gatos soropositivos para FIV.

Outras substâncias, como o inibidor da transcriptase reversa azidotimidina (AZT), a melitina e o fosfonato 9-(2-fosfonilmetoxipropil)-2,6-diaminopurina, 9-(2-fosfonilmetoxietil) adenina ou plerixafor, tiveram sucesso misto no tratamento de FIV e, de modo geral, não são clinicamente usados nos EUA com esse fim. A administração de eritropoetina recombinante humana elevou os números de hemácias e leucócitos, não aumentou a carga viral e não teve efeitos clínicos adversos mensuráveis em gatos infectados com FIV em comparação com o placebo (Arai et al., 2000); assim, pode ser considerada no controle da anemia em gatos infectados com FIV. Em contrapartida, embora a administração de fator estimulador de colônias de granulócitos-monócitos (GM-CSF) recombinante humano em gatos infectados com FIV tenha aumentado os números de leucócitos em alguns pacientes, também induziu febre, anticorpos anti-GM-CSF e aumento da carga viral; o GM-CSF, portanto, parece ser contraindicado nessa síndrome. Gatos com FIV e gatos hospitalizados apresentaram menores concentrações séricas de 25-hidroxivitamina D [25(OH)D] em comparação com gatos saudáveis (Titmarsh et al., 2015). Ainda não foi comprovado se a suplementação terá benefício clínico no tratamento de infecções por FIV.

Prevenção e aspectos zoonóticos

Ao manter os gatos em ambientes internos para evitar brigas e a realização de exames em novos gatos antes da introdução em uma família com vários gatos soronegativos para FIV, impede-se a maioria dos casos da doença. A transmissão por fômites é incomum porque o vírus não se revela facilmente transmitido por contato casual, mostra-se suscetível à maioria dos desinfetantes de rotina e morre minutos a horas após a saída do hospedeiro, especialmente em ambiente seco. A limpeza de caixas de areia e vasilhas compartilhadas por gatos com água fervente e detergente inativa o vírus. Repita o exame depois de 60 dias em gatos com possível exposição a brigas (Goldkamp et al., 2008). Os gatos infectados com FIV devem ser mantidos dentro de casa o tempo todo para evitar a exposição de gatos não infectados ao vírus e diminuir a chance de aquisição de infecções oportunistas. Os filhotes de gatas infectadas com FIV não devem ser amamentados para evitar a transmissão por ingestão de leite; precisam ser sorologicamente negativos aos 6 meses de idade para indicar a ausência de transmissão lactogênica ou transplacentária antes de serem vendidos ou adotados. Em um estudo, gatos FIV-positivos alojados em grupos com dois ou mais 2 gatos tiveram melhores resultados a longo prazo do que gatos FIV-positivos alojados em grandes grupos (Beczkowski et al., 2015). Uma vacina inativada com imunógenos de dois isolados de FIV é aprovada para uso em alguns países. No entanto, sua eficácia é questionável (Westman et al., 2016b).

O HIV e o FIV são morfologicamente semelhantes, mas antigenicamente distintos. Os anticorpos contra o FIV não foram registrados no soro de seres humanos, mesmo após exposição acidental a material contendo vírus (Butera et al., 2000; Dickerson et al., 2012). Gatos com infecção por FIV que causa imunodeficiência podem ter maior probabilidade de disseminar outros agentes zoonóticos no ambiente humano; os gatos soropositivos para FIV com doenças clínicas devem, portanto, ser submetidos a uma avaliação diagnóstica completa (ver Capítulo 99).

VÍRUS DA LEUCEMIA FELINA

Etiologia e epidemiologia

O FeLV é um vírus de RNA de fita simples da família Retroviridae, subfamília Oncovirinae. O vírus produz a transcriptase reversa, que catalisa a reação, levando à formação de uma cópia do DNA (provírus) do RNA viral do FeLV no citoplasma das células infectadas; o provírus é inserido no genoma da célula hospedeira. Em subsequentes divisões da célula hospedeira, o provírus mostra-se o modelo para novas partículas virais formadas no citoplasma e é liberado por meio da membrana celular por brotamento. O FeLV compõe-se de várias proteínas de núcleo e envelope. A proteína envelope p15e induz imunossupressão. A proteína central p27 está presente no citoplasma de células infectadas, sangue periférico, saliva e lágrimas de gatos infectados; a detecção de p27 é a base da maioria dos testes de antígeno FeLV. A glicoproteína 70 (gp70) do envelope contém os antígenos do subgrupo A, B ou C, que estão associados a infecciosidade, virulência e doença causada por cepas virais. Alguns gatos produzem anticorpos neutralizantes após a exposição à gp70. Além disso, alguns gatos sintetizam anticorpos contra o antígeno da membrana celular associada ao oncornavírus felino (FOCMA), que, de modo geral, não são usados clinicamente.

A principal via de infecção por FeLV é o contato prolongado com saliva e secreções nasais de um gato infectado; o *grooming* ou compartilhar fontes comuns de água ou alimento levam à infecção. Como o microrganismo não sobrevive no meio ambiente, a transmissão por fezes, urina, fômites e aerossóis é improvável. A transmissão transplacentária, lactacional e venérea é menos importante do que o contato casual. A infecção por FeLV tem distribuição mundial; a soroprevalência da infecção varia geograficamente e segundo a população felina testada. A infecção é mais comum em gatos machos com acesso a áreas externas e idades entre 1 e 6 anos. A prevalência do antígeno de FeLV na América do Norte e no Canadá foi de 3,1% em um estudo de 2017 (Burling et al., 2017), que é superior aos 2,3% de um estudo de 2006 (Levy et al., 2006). O FeLV pode ser detectado nas fezes de pulgas infectadas por 2 semanas (Vobis et al., 2005). No entanto, como a prevalência de FeLV varia pouco entre as regiões dos EUA com prevalência alta e baixa de pulgas, essa é uma via de infecção improvável.

O vírus replica-se primeiramente na orofaringe e, depois, dissemina-se pelo corpo até a medula óssea (Tabela 96.3). A infecção persistente da medula óssea faz com que leucócitos e plaquetas contendo o vírus deixem o órgão e levem o patógeno até as estruturas epiteliais, inclusive as glândulas salivares e lacrimais. A ocorrência de infecção após a exposição natural ao FeLV depende do subtipo ou da cepa do vírus, da dose do vírus, da idade do gato à exposição e de suas respostas imunológicas. A PCR em tempo real e o ELISA de antígeno definiram quatro classes de infecção por FeLV (Torres et al., 2005; Levy et al., 2008) (ver Tabela 96.3). Alguns gatos expostos ao FeLV podem eliminar a infecção (abortiva), enquanto outros progridem para doença clínica e viremia persistente (progressiva). Outros gatos expostos ao FeLV desenvolvem infecção regressiva caracterizada por resultados negativos à detecção de antígeno e menos resultados positivos e transitórios à PCR em tempo real. As infecções focais são transitoriamente positivas para o antígeno, mas apresentam resultados persistentemente positivos à PCR em tempo real. As infecções focais e regressivas podem ser ativadas pela administração de glicocorticoides ou outros imunossupressores. O sangue de gatos com infecção regressiva (provírus positivo) pode infectar gatos ainda não expostos (Nesina et al., 2015).

A patogênese de várias síndromes induzidas por FeLV é complexa, mas inclui a indução de linfoma a partir da ativação de oncogenes pelo vírus ou inserção de um provírus no genoma de precursores linfoides; a indução do subgrupo C de anemia aplásica por aumento da secreção de fator de necrose tumoral alfa; a imunodeficiência atribuível à depleção ou à disfunção de linfócitos T (linfócitos CD4$^+$ e CD8$^+$); a neutropenia; os distúrbios da função de neutrófilos; a transformação maligna; a indução viral de substâncias promotoras de crescimento da medula óssea que causam doenças mieloproliferativas; e, talvez, as coinfecções com outros retrovírus, como FIV e vírus sincicial felino (FFV). Em gatos com infecção por FeLV ou FeLV e FIV, a expectativa de vida foi significativamente menor em comparação com gatos infectados apenas por FIV (Spada et al., 2018). Em um estudo, as diferenças nas cargas de RNA viral e provírus tecidual influenciaram os diferentes desfechos da infecção, como linfoma, leucemia e anemia não regenerativa (Helfer-Hungerbuehler et al., 2015). Nesse estudo, o RNA viral do FeLV e o DNA do provírus foram detectados em gatos com infecção regressiva por até 12 anos. Uma colônia experimental fechada foi usada para a avaliação das associações entre FeLV, FFV, gama-herpes-vírus felino e coronavírus felino. Nesse estudo, a infecção progressiva por FeLV e a presença de FeLV-B foram associadas a maiores cargas provirais e plasmáticas de FeLV mais elevadas. As fêmeas eram mais propensas a infecções progressivas; e os machos, a infecções abortivas. Cargas provirais maiores de FFV foram associadas a cargas plasmáticas virais e provirais de FeLV, FeLV-B e coronavírus felino. A ocorrência de coinfecções por FcaGHV-1 foi mais provável em gatos machos (Powers et al., 2018). Futuros estudos de campo de FeLV também devem incluir a comparação com os resultados dos testes de FFV e de gama-herpes-vírus felino.

Características clínicas

Os tutores geralmente trazem gatos infectados com FeLV para a avaliação de sinais inespecíficos, como anorexia, perda de peso e depressão ou ainda anomalias associadas a sistemas orgânicos específicos. Entre os gatos infectados com FeLV avaliados à necropsia, 23% tinham evidência de neoplasia (96%, linfoma/leucemia); o restante foi a óbito por doenças não neoplásicas (Reinacher, 1989). Síndromes clínicas específicas podem ser causadas por efeitos específicos do vírus ou infecções oportunistas associadas à imunossupressão. Um resultado positivo de FeLV não comprova a doença induzida pelo vírus. O diagnóstico de uma síndrome clínica em um gato soropositivo para FeLV deve levar à solicitação de exames diagnósticos para outras possíveis causas. Os agentes oportunistas associados à FIV também são comuns em gatos infectados com FeLV (ver Tabela 96.2).

TABELA 96.3

Resultados da infecção por FeLV.

Resultado da exposição ao FeLV	Antígeno p27 de FeLV no sangue	Cultura de vírus em sangue	Cultura de vírus em tecido	RNA viral no sangue	DNA proviral no sangue	Divisão viral	Doença associada ao FeLV
Infecção progressiva	Positivo	Positiva	Positiva	Positivo	Positivo	Positiva	Provável
Infecção regressiva	Negativo ou transitoriamente positivo	Negativa ou transitoriamente positiva	Negativa ou transitoriamente positiva	Transitoriamente ou persistentemente positivo	Positivo	Negativa	Improvável
Exposição abortiva	Negativo	Negativa	Negativa	Não testado	Negativo	Negativa	Improvável
Infecção focal	Negativo	Negativa	Positiva	Não testado	Não testado	Variável	Improvável

Reimpressa com permissão de Levy et al., 2008.

Alguns gatos infectados com FeLV apresentam estomatite bacteriana ou induzida por calicivírus devido à imunossupressão. A infecção por FeLV pode causar vômito ou diarreia por uma forma de enterite clínica e histopatologicamente semelhante à panleucopenia, linfoma alimentar ou infecções secundárias atribuíveis à imunossupressão. A icterícia em gatos infectados com FeLV pode ser pré-hepática devido à destruição imunomediada de hemácias induzida pelo vírus ou pela infecção secundária por *M. haemofelis* ou "*Candidatus Mycoplasma haemominutum*"; hepática, em decorrência de linfoma hepático, lipidose hepática ou necrose hepática focal; ou pós-hepática, por linfoma alimentar. Alguns gatos infectados com FeLV com icterícia podem estar simultaneamente infectados por FIPV ou *T. gondii*.

Alguns gatos infectados com FeLV apresentam sinais clínicos de rinite ou pneumonia devido a infecções secundárias. Além disso, alguns gatos têm dispneia ou disfagia por linfoma mediastinal. De modo geral, esses pacientes têm menos de 3 anos e podem apresentar menor complacência no tórax cranial à palpação, bem como sons cardíacos e pulmonares abafados se houver derrame pleural.

Os linfomas mediastinais, multicêntricos e alimentares são as neoplasias mais associadas ao FeLV; a hiperplasia linfoide também é observada. O linfoma alimentar comumente acomete o intestino delgado, os linfonodos mesentéricos, os rins e o fígado de gatos mais velhos; no entanto, a maioria dos gatos com linfoma alimentar é FeLV-negativa. O linfoma renal pode ser observado em um ou ambos os rins, que geralmente apresentam aumento de volume e margens irregulares ao exame físico. (Ver discussão no Capítulo 79.) Às vezes, gatos jovens coinfectados com FeLV e vírus do sarcoma felino apresentam fibrossarcomas (ver Capítulo 81). Leucemia linfocítica, mielogênica, eritroide e megacariocítica são associadas à infecção por FeLV; a eritroleucemia e a leucemia mielomonocítica aguda mostram-se as mais comuns (ver Capítulo 80). Os achados à anamnese e ao exame físico são inespecíficos.

Alguns gatos infectados com FeLV desenvolvem insuficiência renal devido ao linfoma renal ou à glomerulonefrite. Esses gatos apresentam poliúria, polidipsia, perda de peso e inapetência durante os últimos estágios da doença. A incontinência urinária por incompetência do esfíncter ou hiperatividade do músculo detrusor é observada em alguns pacientes; relata-se incontinência noturna por bexiga pequena com maior frequência.

Alguns gatos infectados com FeLV apresentam miose, blefaroespasmo ou olhos turvos devido ao linfoma ocular. Flare aquoso, lesões em massa, precipitados ceráticos, luxações do cristalino e glaucoma são frequentes ao exame ocular. É provável que o FeLV não induza uveíte sem linfoma. As anomalias neurológicas associadas à infecção por FeLV são anisocoria, ataxia, fraqueza, tetraparesia, paraparesia, alterações comportamentais e incontinência urinária. O desenvolvimento de doença do sistema nervoso provavelmente decorre de polineuropatia ou linfoma. A doença intraocular e do sistema nervoso em gatos infectados com FeLV é associada a outros agentes, incluindo FIPV, *Cryptococcus neoformans* ou *T. gondii*.

Algumas gatas infectadas pelo FeLV apresentam aborto, natimortalidade ou infertilidade. Filhotes infectados no útero que sobrevivem ao nascimento geralmente desenvolvem síndromes aceleradas de FeLV ou vão a óbito pelo complexo de *fading kitten*.

Alguns gatos soropositivos para FeLV apresentam claudicação ou fraqueza devido à poliartrite supurativa não séptica atribuída à deposição de imunocomplexos. Múltiplas exostoses cartilaginosas são observadas em alguns gatos e podem estar relacionadas com o FeLV.

Diagnóstico

Diversas anomalias hematológicas, bioquímicas, urinálise e radiográficas inespecíficas são observadas em gatos infectados pelo FeLV. A anemia não regenerativa isolada ou combinada com diminuições nos números de linfócitos, neutrófilos e plaquetas é comum. O aumento do número de hemácias nucleadas circulantes e a macrocitose associada à anemia não regenerativa grave são frequentes; o exame da medula óssea registra a interrupção da maturação da linhagem eritroide (eritrodisplasia). A destruição imunomediada de hemácias pode ser induzida por FeLV e ocorre em gatos coinfectados com hemoplasmas; anemia regenerativa, microaglutinação ou macroaglutinação de hemácias e resultado positivo no teste de Coombs direto são comuns nesses pacientes. A neutropenia e a trombocitopenia devem-se à supressão da medula óssea ou à destruição imunomediada. Em um estudo, 37 gatos com citopenias não regenerativas foram avaliados para FeLV focal na medula óssea por RT-PCR, com 2 deles testando positivo para a doença (Stutzer et al., 2010). Gatos infectados por FeLV com síndrome semelhante à panleucopenia têm sinais do sistema gastrintestinal e neutropenia; é difícil diferenciá-los de gatos com infecção pelo vírus da panleucopenia ou salmonelose. No entanto, gatos com síndrome semelhante à panleucopenia induzida por FeLV geralmente apresentam anemia e trombocitopenia, anomalias pouco associadas à panleucopenia. Em um estudo, gatos FeLV-positivos com anemia no momento do diagnóstico tinham menor expectativa de vida do que gatos FeLV-positivos com hemácias normais (Spada et al., 2018).

Azotemia, hiperbilirrubinemia, bilirrubinúria e aumento da atividade das enzimas hepáticas são anomalias bioquímicas comuns. Alguns gatos infectados por FeLV e com glomerulonefrite apresentam proteinúria. Gatos com linfoma demonstram lesões em massa em radiografias, dependendo do sistema orgânico acometido. O linfoma mediastinal pode causar derrame pleural; já o linfoma alimentar pode provocar padrões intestinais obstrutivos.

O linfoma pode ser diagnosticado por avaliação citológica ou histopatológica dos tecidos afetados (ver Capítulos 74 e 79). Como o linfoma pode ser diagnosticado à citologia e tratado com quimioterapia, solicite a avaliação citológica de gatos com massas mediastinais, linfadenopatia, renomegalia, hepatomegalia, esplenomegalia ou massas intestinais antes da intervenção cirúrgica. Os linfócitos malignos também são ocasionalmente identificados em esfregaços de sangue periférico, derrames e líquor.

Na maioria dos gatos com suspeita de infecção, os antígenos de FeLV são detectados em neutrófilos e plaquetas por imunofluorescência (IFA) ou em sangue total, plasma, soro, saliva ou lágrimas por ELISA. Sangue ou plasma podem ser os fluidos mais precisos para ELISA. Existem vários exames de ponto de atendimento em todo o mundo; seus resultados podem variar entre os testes e entre o mesmo teste em dois estudos diferentes (Hartmann et al., 2007; Westman et al., 2017; Levy et al., 2017; Liu et al., 2016; Krecic et al., 2018). Os resultados de IFA não são positivos até a infecção da medula óssea. De modo geral, os resultados da IFA são precisos mais de 95% das vezes. Reações falso-negativas podem ocorrer quando a leucopenia ou a trombocitopenia impedem a avaliação de um número adequado de células. As reações falso-positivas podem ser observadas em esfregaços de sangue muito espessos. O resultado positivo à IFA indica que o gato é virêmico e contagioso; cerca de 90% dos gatos com resultados positivos à IFA são virêmicos para o resto da vida. A rara combinação de resultados positivos para IFA e negativos para ELISA sugere artefato relacionado com a técnica.

O vírus pode ser detectado no soro por ELISA antes da infecção da medula óssea e pode, portanto, ser positivo em alguns gatos durante os primeiros estágios da infecção ou no início da infecção latente, embora os resultados de IFA sejam negativos. Outras possibilidades para resultados discordantes (ELISA positivo, IFA negativa) são resultados falso-positivos em ELISA ou falso-negativos em IFA. Os gatos com ELISA positivo e IFA negativa devem ser isolados até a repetição do exame em 4 a 6 semanas, pela possibilidade de progressão para viremia persistente e infecção de células epiteliais.

Gatos com ELISA positivo que revertem para resultados negativos desenvolveram infecções focais (latentes) ou infecções regressivas. O isolamento do vírus, a IFA em células da medula óssea, a coloração imuno-histoquímica para detecção de antígeno de FeLV e a PCR podem confirmar a infecção focal ou regressiva em alguns gatos. Os gatos com infecção focal ou regressiva provavelmente não são contagiosos para outros gatos por contato direto, mas fêmeas infectadas podem transmitir o vírus para os filhotes durante a gestação ou o parto ou ainda pelo leite. Gatos com infecção regressiva ou focal podem ser imunodeficientes e se tornar virêmicos (com resultados positivos em IFA e ELISA) após a administração de glicocorticoides ou depois de estresse extremo.

De modo geral, a viremia começa em 1 a 2 semanas, antes que os resultados do ELISA em lágrimas ou saliva se tornem positivos. Portanto, esses resultados podem ser negativos, mesmo quando a sorologia é positiva. Assim, seu uso não é recomendado, a menos que a coleta de sangue não possa ser realizada. Anticorpos contra antígenos do envelope de FeLV (anticorpos neutralizantes) e contra células tumorais transformadas pelo vírus foram detectados em estudos experimentais, porém seu significado diagnóstico e prognóstico é desconhecido. A PCR em tempo real revela-se mais sensível do que a PCR convencional para detectar as infecções por FeLV, mas não é padronizada entre a maioria dos laboratórios nos EUA (Torres et al., 2005).

O FeLV foi transmitido pelo sangue de alguns gatos que são positivos para o provírus e negativos para o antígeno p27 (Nesina et al., 2015). Isso sustenta a recomendação de uso de gatos negativos para o antígeno de FeLV e do DNA do provírus como doadores de sangue (Wardrop et al., 2016).

Tratamento

Os medicamentos antirretrovirais que podem ser usados no tratamento de gatos com doenças clínicas relacionadas com o FeLV foram revistos (Hartmann et al., 2015). Vários agentes antivirais foram propostos para esse tratamento; o inibidor da transcriptase reversa AZT tem sido o mais estudado. Infelizmente, a administração de AZT a gatos com viremia persistente não parece eficaz em eliminá-la na maioria dos pacientes; além disso, teve benefícios mínimos em gatos com doença clínica em um estudo (Hartmann et al., 2002). Os interferons têm efeito *in vivo* e *in vitro* contra o FeLV (Collado et al., 2007; de Mari et al., 2004) e reduzem a doença clínica em gatos infectados por modulação imunológica, conforme descrito para o FIV (Domenech et al., 2011; Leal e Gil, 2016; Pedretti et al., 2006). A imunoterapia com compostos como proteína A de *Staphylococcus*, *Propionibacterium acnes* ou acemanana tem sido considerada para melhorar os sinais clínicos em alguns gatos, mas há poucos estudos controlados.

A quimioterapia deve ser administrada a gatos com neoplasia associada ao FeLV (ver Capítulos 76 e 79). Os agentes oportunistas devem ser tratados conforme indicado; a antibioticoterapia geralmente deve ser feita em dose e duração maiores do que o convencional. Os tratamentos de suporte, como agentes hematínicos, vitamina B_{12}, ácido fólico, esteroides anabolizantes e eritropoetina, geralmente não são eficazes no tratamento da anemia não regenerativa. Muitos casos precisam de transfusão de sangue. Gatos com anemia hemolítica imunomediada requerem terapia imunossupressora, mas isso pode ativar a replicação do vírus. O prognóstico de gatos com viremia persistente é reservado; a maioria vem a óbito em 2 a 3 anos.

Prevenção e aspectos zoonóticos

Evitar o contato com o FeLV, alojando os gatos em ambientes fechados, é a melhor forma de prevenção. Possíveis fômites, como vasilhas de água e caixas de areia, não devem ser compartilhados por gatos soropositivos e soronegativos. O teste e a remoção de gatos soropositivos podem fazer com que gatis e casas com vários gatos fiquem livres de vírus.

Por causa dos diversos métodos de estudo de desafio e da dificuldade de avaliar a fração evitável de uma doença com taxa de infecção relativamente baixa, fase subclínica longa e múltiplas cepas de campo, a eficácia das vacinas continua a ser questionável (ver Capítulo 93). Em um estudo recente, todas as três vacinas contra FeLV estudadas apresentaram eficácias semelhantes (Grosenbaugh et al., 2017). A vacinação de gatos não previamente expostos ao FeLV deve ser considerada em animais de alto risco (i. e., em contato com outros gatos), mas os tutores devem ser alertados sobre a possível eficácia inferior a 100%. A vacinação não é benéfica em gatos com viremia persistente por FeLV. A vacinação está relacionada com o desenvolvimento de fibrossarcoma em alguns gatos (ver Capítulo 93). O desenvolvimento desses tumores pode ser influenciado por predisposição genética.

Os gatos com FeLV devem ser alojados em ambientes fechados para evitar a infecção de outros gatos e a exposição a agentes oportunistas. O controle de pulgas deve ser mantido para evitar a exposição a hemoplasmas e *Bartonella* spp. Os gatos com FeLV não devem caçar ou ser alimentados com carnes malcozidas para evitar a infecção por *T. gondii, Cryptosporidium parvum, Giardia* spp. e outros agentes infecciosos carreados por hospedeiros intermediários.

Jamais foram registrados antígenos de FeLV no soro de seres humanos, o que sugere que o risco zoonótico é mínimo. No entanto, gatos infectados com FeLV podem ter maior probabilidade do que gatos nunca expostos ao vírus de transmitir outros agentes zoonóticos, como *C. parvum* e *Salmonella* spp., para o ambiente humano.

Leitura sugerida

Cinomose canina

Amude AM, et al. Clinicopathological findings in dogs with distemper encephalomyelitis presented without characteristic signs of the disease. *Res Vet Sci*. 2007;82:416.

Anis E, et al. Antigenic analysis of genetic variants of Canine distemper virus. *Vet Microbiol*. 2018;219:154.

Athanasiou LV, et al. Evaluation of a direct immunofluorescent assay and/or conjunctival cytology for detection of canine distemper virus antigen. *Viral Immunol*. 2018;31:272.

Burton JH, et al. Detection of canine distemper virus RNA from blood and conjunctival swabs collected from healthy puppies after administration of a modified live vaccine, ACVIM San Antonio, TX, June 4-7, 2008 (oral).

Carvalho OV, et al. In-vitro antiviral efficacy of ribavirin and interferon-alpha against canine distemper virus. *Can J Vet Res*. 2014;78:283.

Gray LK, et al. Comparison of two assays for detection of antibodies against canine parvovirus and canine distemper virus in dogs admitted to a Florida animal shelter. *J Am Vet Med Assoc*. 2012;240:1084.

Jensen WA, et al. Use of serologic tests to predict resistance to Canine distemper virus-induced disease in vaccinated dogs. *J Vet Diagn Invest*. 2015;27:576.

Kapil S, et al. Canine distemper virus strains circulating among North American dogs. *Clin Vaccine Immunol*. 2008;15:707.

Killey R, et al. Long-lived immunity to canine core vaccine antigens in UK dogs as assessed by an in-practice test kit. *J Small Anim Pract*. 2018;59:27.

Litster A, et al. Prevalence of positive antibody test results for canine parvovirus (CPV) and canine distemper virus (CDV) and response to modified live vaccination against CPV and CDV in dogs entering animal shelters. *Vet Microbiol*. 2012a;157:86.

Litster AL, et al. Accuracy of a point-of-care ELISA test kit for predicting the presence of protective canine parvovirus and canine distemper virus antibody concentrations in dogs. *Vet J*. 2012b;[Epub ahead of print].

Mahon JL, et al. Prevalence of serum antibody titers against canine distemper virus and canine parvovirus in dogs hospitalized in an intensive care unit. *J Am Vet Med Assoc*. 2017;250:1413.

Saito TB, et al. Detection of canine distemper virus by reverse transcriptase-polymerase chain reaction in the urine of dogs with clinical signs of distemper encephalitis. *Res Vet Sci*. 2006;80:116.

Spindel ME, et al. Evaluation of a community's risk for canine parvovirus and distemper using antibody testing and GIS mapping of animal shelter intakes. *J Appl Anim Welf Sci*. 2018;20:1.

Wostenberg DJ, et al. Evidence of two co-circulating canine distemper virus strains in mesocarnivores from northern Colorado, USA. *J Wildl Dis*. 2018;54:534.

Yi L, et al. Development of a combined canine distemper virus specific RT-PCR protocol for the differentiation of infected and vaccinated animals (DIVA) and genetic characterization of the hemagglutinin gene of seven Chinese strains demonstrated in dogs. *J Virol Methods*. 2012;179:281.

Vírus da peritonite infecciosa felina

Addie D, et al. Feline infectious peritonitis. ABCD guidelines on prevention and management. *J Feline Med Surg*. 2009;11:594.

Addie DD, et al. Use of a reverse-transcriptase polymerase chain reaction for monitoring the shedding of feline coronavirus by healthy cats. *Vet Rec*. 2001;148:649.

Addie DD, et al. Utility of feline coronavirus antibody tests. *J Feline Med Surg*. 2015;17:152.

Bank-Wolf BR, et al. Mutations of 3c and spike protein genes correlate with the occurrence of feline infectious peritonitis. *Vet Microbiol*. 2014;173:177.

Barker EN, et al. Limitations of using feline coronavirus spike protein gene mutations to diagnose feline infectious peritonitis. *Vet Res*. 2017;48:60.

Boettcher IC, et al. Use of anti-coronavirus antibody testing of cerebrospinal fluid for diagnosis of feline infectious peritonitis involving the central nervous system in cats. *J Am Vet Med Assoc*. 2007;230:199.

Can-S Ahna K, et al. The detection of feline coronaviruses in blood samples from cats by mRNA RT-PCR. *J Feline Med Surg*. 2007;9:369.

Crawford AH, et al. Clinicopathologic features and magnetic resonance imaging findings in 24 cats with histopathologically confirmed neurologic feline infectious peritonitis. *J Vet Intern Med*. 2017;31:1477.

Doenges SJ, et al. Comparison of real-time reverse transcriptase polymerase chain reaction of peripheral blood mononuclear cells, serum and cell-free body cavity effusion for the diagnosis of feline infectious peritonitis. *J Feline Med Surg*. 2017;19:344.

Doenges SJ, et al. Detection of feline coronavirus in cerebrospinal fluid for diagnosis of feline infectious peritonitis in cats with and without neurological signs. *J Feline Med Surg*. 2016;18:104.

Doki T, et al. Therapeutic effect of anti-feline TNF-alpha monoclonal antibody for feline infectious peritonitis. *Res Vet Sci*. 2016;104:17.

Felten S, et al. Utility of an immunocytochemical assay using aqueous humor in the diagnosis of feline infectious peritonitis. *Vet Ophthalmol*. 2018;21:27.

Felten S, et al. Investigation into the utility of an immunocytochemical assay in body cavity effusions for diagnosis of feline infectious peritonitis. *J Feline Med Surg*. 2017;19:410.

Fish EJ, et al. Cross-sectional quantitative RT-PCR study of feline coronavirus viremia and replication in peripheral blood of healthy shelter cats in Southern California. *J Feline Med Surg*. 2018;20:295.

Fischer Y, et al. Randomized, placebo controlled study of the effect of propentofylline on survival time and quality of life of cats with feline infectious peritonitis. *J Vet Intern Med*. 2011;25:1270.

Giori L. Performances of different diagnostic tests for feline infectious peritonitis in challenging clinical cases. *J Small Anim Pract*. 2011;52:152.

Gruendl S, et al. Diagnostic utility of cerebrospinal fluid immunocytochemistry for diagnosis of feline infectious peritonitis manifesting in the central nervous system. *J Feline Med Surg*. 2017;19:576.

Gunn-Moore DA, et al. Detection of feline coronaviruses by culture and reverse transcriptase-polymerase chain reaction of blood samples from healthy cats and cats with clinical feline infectious peritonitis. *Vet Microbiol*. 1998;62:193.

Harvey CJ, et al. An uncommon intestinal manifestation of feline infectious peritonitis: 26 cases (1986-1993). *J Am Vet Med Assoc*. 1996;209:1117.

Hartmann K, Ritz S. Treatment of cats with feline infectious peritonitis. *Vet Immunol Immunopathol*. 2008;123:172.

Hazuchova K, et al. Usefulness of acute phase proteins in differentiating between feline infectious peritonitis and other diseases in cats with body cavity effusions. *J Feline Med Surg*. 2017;19:809.

Ishida T, et al. Use of recombinant feline interferon and glucocorticoid in the treatment of feline infectious peritonitis. *J Feline Med Surg*. 2004;6:107.

Kim Y, et al. Broad-spectrum inhibitors against 3C-like proteases of feline coronaviruses and feline caliciviruses. *J Virol*. 2015;89:4942.

Legendre AM, Bartges JW. Effect of polyprenyl immunostimulant on the survival times of three cats with the dry form of feline infectious peritonitis. *J Feline Med Surg*. 2009;11:624.

Legendre AM, et al. Polyprenyl immunostimulant treatment of cats with presumptive non-effusive feline infectious peritonitis in a field study. *Front Vet Sci*. 2017;4:7.

Lewis CS, et al. Genotyping coronaviruses associated with feline infectious peritonitis. *J Gen Virol*. 2015;96:1358.

Lewis KM, O'Brien RT. Abdominal ultrasonographic findings associated with feline infectious peritonitis: a retrospective review of 16 cases. *J Am Anim Hosp Assoc*. 2010;46:152.

Longstaff L, et al. Feline coronavirus quantitative reverse transcriptase polymerase chain reaction on effusion samples in cats with and without feline infectious peritonitis. *J Feline Med Surg*. 2017;19:240.

McDonagh P, et al. In vitro inhibition of feline coronavirus replication by small interfering RNAs. *Vet Microbiol*. 2011;150:220.

Pedersen NC. An update on feline infectious peritonitis: virology and immunopathogenesis. *Vet J*. 2014a;201:123.

Pedersen NC. An update on feline infectious peritonitis: diagnostics and therapeutics. *Vet J*. 2014b;201:133.

Pedersen NC, et al. The influence of age and genetics on natural resistance to experimentally induced feline infectious peritonitis. *Vet Immunol Immunopathol*. 2014c;162:33.

Pedersen NC, et al. Efficacy of a 3C-like protease inhibitor in treating various forms of acquired feline infectious peritonitis. *J Feline Med Surg*. 2017;20:378.

Pedersen NC, et al. Levels of feline infectious peritonitis virus in blood, effusions, and various tissues and the role of lymphopenia in disease outcome following experimental infection. *Vet Microbiol*. 2015;175:157.

Pesteanu-Somogyi LD, et al. Prevalence of feline infectious peritonitis in specific cat breeds. *J Feline Med Surg*. 2006;8:1.

Riemer F, et al. Clinical and laboratory features of cats with feline infectious peritonitis–a retrospective study of 231 confirmed cases (2000-2010). *J Feline Med Surg*. 2016;18:348.

Rissi DR. A retrospective study of the neuropathology and diagnosis of naturally occurring feline infectious peritonitis. *J Vet Diagn Invest*. 2018;30:392.

Ritz S, et al. Effect of feline interferon-omega on the survival time and quality of life of cats with feline infectious peritonitis. *J Vet Intern Med*. 2007;21:1193.

Rottier PJ, et al. Acquisition of macrophage tropism during the pathogenesis of feline infectious peritonitis is determined by mutations in the feline coronavirus spike protein. *J Virol*. 2005;79:14122.

Simons FA, et al. A mRNA PCR for the diagnosis of feline infectious peritonitis. *J Virol Methods*. 2005;124:111.

Stranieri A, et al. Comparison of the performance of laboratory tests in the diagnosis of feline infectious peritonitis. *J Vet Diagn Invest*. 2018;30:459.

Tanaka Y, et al. Suppression of feline coronavirus replication in vitro by cyclosporin A. *Vet Res*. 2012;43:41.

Tasker S. Diagnosis of feline infectious peritonitis: update on evidence supporting available tests. *J Feline Med Surg*. 2018;20:228.

Tekes G, et al. Feline coronaviruses: pathogenesis of feline infectious peritonitis. *Adv Virus Res*. 2016;96:193.

Timmann D, et al. Retrospective analysis of seizures associated with feline infectious peritonitis in cats. *J Feline Med Surg*. 2008;10:9.

Worthing KA, et al. Risk factors for feline infectious peritonitis in Australian cats. *J Feline Med Surg*. 2012;14:405.

Ziółkowska N, et al. Feline Infectious Peritonitis: immunohistochemical features of ocular inflammation and the distribution of viral antigens in structures of the eye. *Vet Pathol*. 2017;54:933.

Vírus da imunodeficiência felina

Arai M, et al. The use of human hematopoietic growth factors (rhGM-CSF and rhEPO) as a supportive therapy for FIV-infected cats. *Vet Immunol Immunopathol*. 2000;77:71.

Baxter KJ, et al. Renal disease in cats infected with feline immunodeficiency virus. *J Vet Intern Med*. 2012;26:238.

Bęczkowski PM, et al. Contrasting clinical outcomes in two cohorts of cats naturally infected with feline immunodeficiency virus (FIV). *Vet Microbiol*. 2015;176:50.

Burling AN, et al. Seroprevalences of feline leukemia virus and feline immunodeficiency virus infection in cats in the United States and Canada and risk factors for seropositivity. *J Am Vet Med Assoc*. 2017;251:187.

Butera ST, et al. Survey of veterinary conference attendees for evidence of zoonotic infection by feline retroviruses. *J Am Vet Med Assoc*. 2000;217:1475.

Chhetri BK, et al. Comparison of the geographical distribution of feline immunodeficiency virus and feline leukemia virus infections in the United States of America (2000-2011). *BMC Vet Res*. 2013;9:2.

Crawford PC, et al. Accuracy of polymerase chain reaction assays for diagnosis of feline immunodeficiency virus infection in cats. *J Am Vet Med Assoc*. 2005;226:1503.

de Mari K, et al. Therapeutic effects of recombinant feline interferon-omega on feline leukemia virus (FeLV)-infected and FeLV/feline immunodeficiency virus (FIV)-coinfected symptomatic cats. *J Vet Intern Med*. 2004;18:477.

Dickerson F, et al. Antibodies to retroviruses in recent onset psychosis and multi-episode schizophrenia. *Schizophr Res*. 2012;138:198.

Doménech A, et al. Use of recombinant interferon omega in feline retrovirosis: from theory to practice. *Vet Immunol Immunopathol*. 2011;143:301.

Hartmann AD, et al. Clinical efficacy of melittin in the treatment of cats infected with the feline immunodeficiency virus. *Tierarztl Prax Ausg K Kleintiere Heimtiere*. 2016;44:417.

Hartmann AD, et al. Clinical efficacy of the acyclic nucleoside phosphonate 9-(2-phosphonylmethoxypropyl)-2,6-diaminopurine (PMPDAP) in the treatment of feline immunodeficiency virus-infected cats. *J Feline Med Surg*. 2012;14:107.

Hartmann K, et al. AZT in the treatment of feline immunodeficiency virus infection I. *Fel Pract*. 1995a;23:16.

Hartmann K, et al. AZT in the treatment of feline immunodeficiency virus infection II. *Fel Pract*. 1995b;23:16.

Hartmann K. Clinical aspects of feline immunodeficiency and feline leukemia virus infection. *Vet Immunol Immunopathol*. 2011;143:190.

Hartmann K, et al. Efficacy and adverse effects of the antiviral compound plerixafor in feline immunodeficiency virus-infected cats. *J Vet Intern Med*. 2012;26:483.

Hartmann K, et al. Efficacy of antiviral drugs against feline immunodeficiency virus. *Vet Sci*. 2015;2:456.

Kann RK, et al. Association between feline immunodeficiency virus (FIV) plasma viral RNA load, concentration of acute phase proteins and disease severity. *Vet J*. 2014;201:181.

Kornya MR, et al. Association between oral health status and retrovirus test results in cats. *J Am Vet Med Assoc*. 2014;245:916.

Lappin MR, et al. Primary and secondary Toxoplasma gondii infection in normal and feline immunodeficiency virus-infected cats. *J Parasitol.* 1996;82:733.

Leal RO, et al. Evaluation of viremia, proviral load and cytokine profile in naturally feline immunodeficiency virus infected cats treated with two different protocols of recombinant feline interferon omega. *Res Vet Sci.* 2015;99:87.

Leal RO, Gil S. The use of recombinant feline interferon omega therapy as an immune-modulator in cats naturally infected with feline immunodeficiency virus: new perspectives. *Vet Sci.* 2016;3:E32. doi:10.3390/vetsci3040032.

Levy J, et al. 2008 American Association of Feline Practitioners' feline retrovirus management guidelines. *J Fel Med Surg.* 2008;10:300.

Levy JK, et al. Effect of vaccination against feline immunodeficiency virus on results of serologic testing in cats. *J Am Vet Med Assoc.* 2004;225:1558.

Levy JK, et al. Seroprevalence of feline leukemia virus and feline immunodeficiency virus infection among cats in North America and risk factors for seropositivity. *J Am Vet Med Assoc.* 2006;228:371.

Levy JK, et al. Performance of 4 point-of-care screening tests for feline leukemia virus and feline immunodeficiency virus. *J Vet Intern Med.* 2017;31:521.

Liem BP, et al. Clinical findings and survival in cats naturally infected with feline immunodeficiency virus. *J Vet Intern Med.* 2013;27:798.

Litster AL. Transmission of feline immunodeficiency virus (FIV) among cohabiting cats in two cat rescue shelters. *Vet J.* 2014;201:184.

Magden E, et al. FIV associated neoplasms — a mini-review. *Vet Immunol Immunopathol.* 2011;143:227.

McLuckie AJ, et al. *Felis catus* gammaherpesvirus 1 DNAemia in whole blood from therapeutically immunosuppressed or retrovirus-infected cats. *Vet Sci.* 2017;14:4.

Miller C, et al. Pathogenesis of oral FIV infection. *PLoS ONE.* 2017; 12:e0185138.

Mohammadi H, Bienzle D. Pharmacological inhibition of feline immunodeficiency virus (FIV). *Viruses.* 2012;4:708.

Murphy BG, et al. Multiple, independent T cell lymphomas arising in an experimentally FIV-infected cat during the terminal stage of infection. *Viruses.* 2018;24:10.

Nichols J, et al. Commercially available enzyme-linked immunosorbent assay and polymerase chain reaction tests for detection of feline immunodeficiency virus infection. *J Vet Intern Med.* 2017;3:55.

Pedersen NC, et al. Isolation of a T-lymphotrophic virus from domestic cats with an immunodeficiency-like syndrome. *Science.* 1987; 235:790.

Pedretti E, et al. Low-dose interferon-alpha treatment for feline immunodeficiency virus infection. *Vet Immunol Immunopathol.* 2006;109:245.

Power C. Neurologic disease in feline immunodeficiency virus infection: disease mechanisms and therapeutic interventions for NeuroAIDS. *J Neurovirol.* 2018;24:220.

Rolim VM, et al. Myocarditis caused by feline immunodeficiency virus in five cats with hypertrophic cardiomyopathy. *J Comp Pathol.* 2016;154:3.

Sarvani E, et al. Prevalence and risk factor analysis for feline haemoplasmas in cats from Northern Serbia, with molecular subtyping of feline immunodeficiency virus. *JFMS Open Rep.* 2018; 4:2055116918770037.

Sato R, et al. Oral administration of bovine lactoferrin for treatment of intractable stomatitis in feline immunodeficiency virus (FIV)-positive and FIV-negative cats. *Am J Vet Res.* 1996;57:1443.

Spada E, et al. Survival time and effect of selected predictor variables on survival in owned pet cats seropositive for feline immunodeficiency and leukemia virus attending a referral clinic in northern Italy. *Prev Vet Med.* 2018;150:38.

Taffin ER, et al. Systolic blood pressure, routine kidney variables and renal ultrasonographic findings in cats naturally infected with feline immunodeficiency virus. *J Feline Med Surg.* 2017;19:672.

Tasker S, et al. Effect of chronic FIV infection, and efficacy of marbofloxacin treatment, on Mycoplasma haemofelis infection. *Vet Microbiol.* 2006a;117:169.

Tasker S, et al. Effect of chronic feline immunodeficiency infection, and efficacy of marbofloxacin treatment, on "Candidatus Mycoplasma haemominutum" infection. *Microbes Infect.* 2006b;8:653.

Titmarsh HF, et al. Vitamin D status in cats with feline immunodeficiency virus. *Vet Med Sci.* 2015;1:72.

Weese JS, et al. The rectal microbiota of cats infected with feline immunodeficiency virus infection and uninfected controls. *Vet Microbiol.* 2015a;180:96.

Weese SJ, et al. The oral and conjunctival microbiotas in cats with and without feline immunodeficiency virus infection. *Vet Res.* 2015b; 46:21.

Westman ME, et al. Duration of antibody response following vaccination against feline immunodeficiency virus. *J Feline Med Surg.* 2017;19:1055.

Westman ME, et al. Diagnosing feline immunodeficiency virus (FIV) infection in FIV-vaccinated and FIV-unvaccinated cats using saliva. *Comp Immunol Microbiol Infect Dis.* 2016a;46:66.

Westman ME, et al. The protective rate of the feline immunodeficiency virus vaccine: an Australian field study. *Vaccine.* 2016b; 34:4752.

Vírus da leucemia felina

Addie DD, et al. Long-term impact on a closed household of pet cats of natural infection with feline coronavirus, feline leukaemia virus and feline immunodeficiency virus. *Vet Rec.* 2000;146:419.

Cattori V, et al. The kinetics of feline leukaemia virus shedding in experimentally infected cats are associated with infection outcome. *Vet Microbiol.* 2009;133:292.

Collado VM, et al. Effect of type I interferons on the expression of feline leukaemia virus. *Vet Microbiol.* 2007;123:180.

Goldkamp CE, et al. Seroprevalences of feline leukemia virus and feline immunodeficiency virus in cats with abscesses or bite wounds and rate of veterinarian compliance with current guidelines for retrovirus testing. *J Am Vet Med Assoc.* 2008;232:1152.

Grosenbaugh DA, et al. Efficacy of a nonadjuvanted recombinant FeLV vaccine and two inactivated FeLV vaccines when subject to consistent virulent FeLV challenge conditions. *Biologicals.* 2017;49:76.

Hartmann K. Efficacy of antiviral chemotherapy for retrovirus-infected cats: what does the current literature tell us? *J Feline Med Surg.* 2015;17:925.

Hartmann K, et al. Quality of different in-clinic test systems for feline immunodeficiency virus and feline leukaemia virus infection. *J Feline Med Surg.* 2007;Jun 30, [Epub ahead of print].

Hartmann K, et al. Treatment of feline leukemia virus-infected cats with paramunity inducer. *Vet Immunol Immunopathol.* 1998;65:267.

Hartmann K, et al. Treatment of feline leukemia virus infection with 3'-azido-2,3-dideoxythymidine and human alpha-interferon. *J Vet Intern Med.* 2002;16:345.

Helfer-Hungerbuehler AK, et al. Long-term follow up of feline leukemia virus infection and characterization of viral RNA loads using molecular methods in tissues of cats with different infection outcomes. *Virus Res.* 2015;197:137.

Herring ES, et al. Detection of feline leukaemia virus in blood and bone marrow of cats with varying suspicion of latent infection. *J Fel Med Surg.* 2001;3:133.

Hofmann-Lehmann R, et al. Vaccination against the feline leukaemia virus: outcome and response categories and long-term follow-up. *Vaccine.* 2007;25:5531.

Jirjis F, et al. Protection against feline leukemia virus challenge for at least 2 years after vaccination with an inactivated feline leukemia virus vaccine. *Vet Ther.* 2010;11:E1.

Krecic MR, et al. Diagnostic performances of two rapid tests for detection of feline leukemia virus antigen in sera of experimentally feline leukemia virus-infected cats. *JFMS Open Rep.* 2018; 4:2055116917748117.

Liu J, et al. Evaluation of rapid diagnostic test kits for feline leukemia virus infection using samples from naturally infected cats. *JFMS Open Rep.* 2016;2:2055116916667757.

Lutz H, et al. Feline leukaemia. ABCD guidelines on prevention and management. *J Feline Med Surg.* 2009;11:565.

Nesina S, et al. Retroviral DNA–the silent winner: blood transfusion containing latent feline leukemia provirus causes infection and disease in naïve recipient cats. *Retrovirology.* 2015;12:105.

Powers JA, et al. Feline leukemia virus disease outcomes in a domestic cat breeding colony: relationship to endogenous FeLV and other chronic viral infections. *J Virol.* 2018;doi:10.1128/JVI.00649-18. pii: JVI.00649-18.

Reinacher M. Diseases associated with spontaneous feline leukemia virus (FeLV) infection in cats. *Vet Immunol Immunopathol.* 1989;21:85.

Stützer B, et al. Role of latent feline leukemia virus infection in nonregenerative cytopenias of cats. *J Vet Intern Med.* 2010;24: 192.

Torres AN, et al. Development and application of a quantitative realtime PCR assay to detect feline leukemia virus RNA. *Vet Immunol Immunopathol.* 2008;123:81.

Torres AN, et al. Re-examination of feline leukemia virus: host relationships using realtime PCR. *Virology.* 2005;332:272.

Vobis M, et al. Experimental quantification of the feline leukaemia virus in the cat flea (Ctenocephalides felis) and its faeces. *Parasitol Res.* 2005;1:S102.

Wardrop KJ, et al. Update on canine and feline blood donor screening for blood-borne pathogens. *J Vet Intern Med.* 2016;30:15.

Westman ME, et al. Comparison of three feline leukaemia virus (FeLV) point-of-care antigen test kits using blood and saliva. *Comp Immunol Microbiol Infect Dis.* 2017;50:88.

CAPÍTULO 97

Infecções Micóticas Polissistêmicas

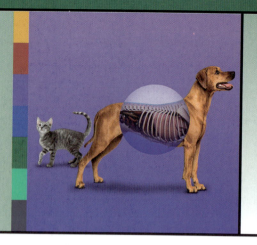

BLASTOMICOSE

Etiologia e epidemiologia

A *Blastomyces dermatitidis* é uma levedura saprofítica encontrada, principalmente, nos vales dos rios Mississippi, Missouri e Ohio e nos estados do meio do Atlântico nos EUA, além do sul do Canadá. Uma forma de levedura extracelular (5 a 20 μm de diâmetro) com brotamento de base ampla desenvolve-se em hospedeiros vertebrados (Tabela 97.1). A fase infecciosa, o micélio, é observada no solo e em cultura.

A blastomicose é mais frequente em áreas com alta umidade, neblina, escavações e solos arenosos e ácidos próximos a corpos d'água. A possibilidade de desenvolvimento da doença pode variar com a virulência da cepa de campo, a dose do inóculo e o estado imunológico do hospedeiro. A maioria dos casos clínicos deve-se à exposição pontual; diversos casos são diagnosticados em uma área, e há relatos de infecções concomitantes em humanos e cães. Variáveis sazonais, climáticas e ambientais influenciam as taxas de prevalência. A transmissão ocorre por inalação ou contaminação de feridas abertas com esporos presentes no meio ambiente. A cultura nasal não conseguiu identificar o fungo em amostras coletadas de 110 cães clinicamente normais de uma área endêmica. Isso sugere que a colonização desse sítio não é comum (Varani et al., 2009). Depois da inalação, é provável que o microrganismo se replique nos pulmões e, depois, se dissemine por via hematogênica para outras áreas, como pele e tecidos subcutâneos, olhos, ossos, linfonodos, narinas externas, cérebro, testículos, vias nasais, próstata, fígado, glândulas mamárias, vulva e coração. No entanto, a extensão da infecção da cavidade nasal pode causar doenças do sistema nervoso central (SNC). O microrganismo pode ser deglutido e eliminado nas fezes. A eliminação incompleta do microrganismo por animais com redução das respostas imunológicas mediadas por células leva ao desenvolvimento de inflamação piogranulomatosa nos órgãos acometidos, que pode causar sinais clínicos de doença. Acredita-se que a infecção subclínica seja incomum em cães e gatos.

 TABELA 97.1

Aparência morfológica de fungos sistêmicos que infectam cães e gatos.

Agente	Aparência citológica
Blastomyces dermatitidis	Levedura extracelular, 5 a 20 μm de diâmetro; parede espessa, refrátil, de duplo contorno; brotamento de base ampla; colorações de rotina são adequadas
Cryptococcus spp.	Levedura extracelular, 3,5 a 7 μm de diâmetro; cápsula espessa não corada; brotamento de base fina; cor violeta com cápsula de cor vermelho-clara à coloração de Gram; a cápsula não se cora com tinta nanquim
Coccidioides spp.	Esférulas extracelulares (20 a 200 μm de diâmetro) contendo endosporos; parede externa dupla de cor vermelha profunda a roxa com endosporos vermelhos brilhantes à coloração de PAS
Histoplasma capsulatum	Levedura intracelular em fagócitos mononucleares, 2 a 4 μm de diâmetro, com centro basofílico e corpo mais claro à coloração de Wright
Sporothrix schenckii	Levedura intracelular em fagócitos mononucleares, 2 a 3 μm × 3 a 6 μm de diâmetro; redonda, oval ou em forma de charuto

PAS: coloração de ácido periódico-Schiff.

Características clínicas

A infecção por *B. dermatitidis* é mais comum em cães de porte grande, jovens, machos e atléticos, provavelmente devido à maior chance de exposição ao microrganismo. Anorexia, tosse, dispneia, intolerância a exercícios, perda de peso, doença ocular, doença cutânea, depressão, claudicação e síncope são as queixas mais comuns.

Cerca de 40% dos cães acometidos têm febre. A doença pulmonar intersticial e a linfadenopatia hilar causam tosse, ruídos pulmonares secos e ásperos e dispneia; observa-se osteopatia hipertrófica em alguns cães. A infecção da cavidade nasal, da nasofaringe e da área retrobulbar é rara e pode se estender de forma intracranial. A dispneia por quilotórax foi associada à síndrome da veia cava cranial. A endocardite valvular também é observada; e distúrbios de condução, associados à miocardite, são detectados em alguns cães com blastomicose cardíaca. Linfadenopatia e nódulos, abscessos, placas ou úlceras cutâneas ou subcutâneas ocorrem em 20 a 40% dos cães infectados. A esplenomegalia é comum. Nota-se claudicação por osteomielite fúngica da coluna vertebral ou esqueleto apendicular em cerca de 30% dos cães com blastomicose. A infecção de testículos, próstata, bexiga, glândulas mamárias e rins é rara.

As manifestações oculares são reconhecidas em cerca de 30% dos cães com blastomicose; há uveíte anterior, endoftalmite, doença do segmento posterior e neurite óptica. A catarata pode ser causada por inflamação crônica ou ruptura da cápsula do cristalino. As infecções fúngicas do SNC foram recentemente revistas (Bentley et al., 2018). De modo geral, a blastomicose do SNC é associada a uma massa intracraniana ou causa ventriculite. Alguns cães apresentam depressão e convulsões por acometimento difuso ou multifocal do SNC.

A blastomicose pode ocorrer em qualquer gato, porém é mais comum em machos jovens. Gatos com ou sem acesso a áreas externas podem desenvolver a doença. Os gatos infectados apresentam doença do trato respiratório, doença do SNC, linfadenopatia regional, doença dermatológica, doença ocular, doença do sistema gastrintestinal e doença do trato urinário. Alguns gatos têm derrame pleural ou peritoneal que provocam dispneia ou distensão abdominal. A doença ocular costuma ser observada no segmento posterior.

Diagnóstico

As anomalias hematológicas mais comuns em cães ou gatos com blastomicose são anemia normocítica normocrômica não regenerativa, linfopenia, leucocitose neutrofílica com ou sem desvio à esquerda e monocitose. Hipoalbuminemia e hiperglobulinemia (i. e., gamopatia policlonal) causadas por inflamação crônica são anomalias comuns à bioquímica sérica; a hipercalcemia é rara em cães. A maioria dos cães e gatos infectados com doença respiratória tem padrões pulmonares intersticiais difusos, miliares ou nodulares e linfadenopatia intratorácica em radiografias torácicas (Figura 97.1); às vezes, observam-se massas únicas e derrame pleural de quilotórax. Alguns gatos apresentam doença pulmonar alveolar. As lesões ósseas induzidas por blastomicose são líticas e acompanhadas por reação periósteа secundária e edema de tecidos moles. A blastomicose intracraniana costuma ser associada a evidências de extensão da cavidade nasal em técnicas de diagnóstico por imagem, mas granulomas solitários do SNC também são observados (Bentley et al., 2018).

Alguns animais infectados apresentam anticorpos séricos; a imunodifusão em gel de ágar (AGID) ou um ensaio canino comercial (www.miravistalabs.com) são utilizados com frequência. Como a blastomicose raramente causa infecção

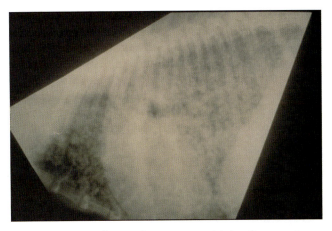

Figura 97.1 Padrão pulmonar intersticial miliar consistente com blastomicose em cães. (Cortesia da Dra. Lynelle Johnson, College of Veterinary Medicine, University of California, Davis, Califórnia, EUA.)

subclínica, os resultados positivos do ensaio de anticorpos séricos combinados com os sinais clínicos apropriados e anomalias radiográficas permitem o diagnóstico presuntivo caso o microrganismo não possa ser demonstrado. Os títulos de anticorpos nem sempre voltam a ser negativos após o tratamento bem-sucedido. Resultados falso-negativos são observados em animais com infecção peraguda, imunossupressão ou infecção avançada que sobrecarrega o sistema imunológico; muitos gatos com blastomicose mostram-se soronegativos.

A detecção do microrganismo em um animal com o quadro clínico adequado pode estabelecer o diagnóstico definitivo de blastomicose. O microrganismo pode ser demonstrado por citologia, histopatologia, cultura, detecção de antígeno ou amplificação de DNA específico por reação da cadeia da polimerase (PCR). Em geral, esfregaços de impressão de lesões cutâneas e aspirados de linfonodos com aumento de volume e lesões pulmonares focais revelam inflamação piogranulomatosa e microrganismos vistos em baixo aumento (Figura 97.2). A recuperação de microrganismos na urina revela-se menos consistente. O lavado broncoalveolar é mais sensível que o aspirado transtraqueal para demonstração do microrganismo; os fungos também podem ser encontrados em amostras obtidas por aspirado pulmonar percutâneo. No entanto, em um estudo, o *B. dermatitidis* foi identificado em 13 de 17 cães após a aspiração transtraqueal (McMillan e Taylor, 2008). O crescimento em cultura requer 10 a 14 dias e tem menor rendimento do que a citologia ou a biópsia.

Um ensaio para detecção de antígenos de *Blastomyces* em amostras humanas foi avaliado em um pequeno número de cães (MVista® *Blastomyces* Antigen EIA; www.miravistalabs.com). O ensaio é sensível, mas não específico para *B. dermatitidis*. Em um estudo com 46 cães com blastomicose confirmada, as sensibilidades do teste de antígeno em urina ou soro foram de 93,5% e 87%, respectivamente (Spector et al., 2008). Em contrapartida, a sensibilidade da detecção de anticorpos séricos por IDGA foi de 17,4%. Em outro estudo, o antígeno de *Blastomyces* foi detectado na urina de todos os 21 cães testados, bem como em 18 de 20 soros (Foy et al., 2014). Nesse estudo,

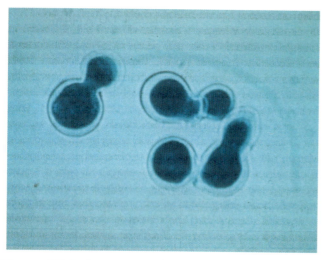

Figura 97.2 Aparência citológica da levedura em brotamento: *Blastomyces dermatitidis*. O microrganismo tem de 5 a 20 μm de diâmetro e parede espessa e refrátil de duplo contorno. (Cortesia do Dr. Dennis Macy, College of Veterinary Medicine and Biomedical Sciences, Colorado State University, Fort Collins, Colorado, EUA.)

71% dos cães com recidiva clínica foram positivos para o antígeno de *Blastomyces* na urina. O DNA de *B. dermatitidis* também pode ser amplificado a partir do liquor de cães com doença neurológica (Han et al., 2015).

Tratamento

A anfotericina B, o cetoconazol, o cetoconazol com anfotericina B e o itraconazol isolado são os medicamentos mais usados no tratamento de blastomicose em cães (Tabela 97.2). De modo geral, a anfotericina B é utilizada em animais com risco de morte; a forma lipídica ou encapsulada em lipossomas é associada à menor toxicidade. Ao usar a anfotericina B comum, o animal deve ser bem hidratado com cloreto de sódio a 0,9% antes do tratamento, que deve ser interrompido em caso de desenvolvimento de azotemia. Como o itraconazol se mostrou tão eficaz quanto o cetoconazol associado ou não à anfotericina B e tem menos efeitos adversos, é o medicamento de escolha no tratamento da blastomicose (ver Tabela 97.2). Os cães devem ser tratados com 5 mg/kg/dia duas vezes ao dia durante os primeiros 5 dias e depois com 5 mg/kg uma vez ao dia. O tratamento deve ser mantido por 60 a 90 dias ou 4 semanas além da resolução da doença mensurável (i. e., anomalias radiográficas torácicas ou lesões cutâneas). Um estudo de bioequivalência revelou que o itraconazol genérico não era bioequivalente ao produto original, mas era próximo o suficiente para ser de uso clínico (Mawby et al., 2014). Em contrapartida, uma fonte de itraconazol manipulado não era adequada para uso. O fluconazol também pode ser usado e talvez seja eficaz na blastomicose do SNC, ocular e urinária. Em um estudo retrospectivo, as respostas gerais ao fluconazol ou ao itraconazol em cães com blastomicose foram semelhantes. No entanto, cães tratados com fluconazol apresentaram maior taxa de mortalidade nas primeiras 2 semanas de terapia. Esse fato sugere diferenças entre os medicamentos na eficácia inicial (Mazepa et al., 2011).

Entre 20 e 25% dos cães tratados apresentam recidivas. Nesses casos, o tratamento completo deve ser reinstituído. A doença ocular do segmento posterior responde bem ao itraconazol, mas a uveíte anterior e a endoftalmite geralmente requerem enucleação do olho acometido. Na blastomicose ocular que levou à eutanásia ou à enucleação, o tratamento não provocou diferenças na presença do microrganismo (Hendrix et al., 2004). Em um estudo com 23 gatos com blastomicose, bons resultados foram observados em dois gatos tratados com anfotericina B e cetoconazol, um gato submetido à amputação e um gato tratado com iodeto de potássio. Em um estudo mais recente com oito gatos, a resolução clínica ocorreu em dois gatos tratados com itraconazol e um gato tratado com fluconazol (Gilor et al., 2006).

Depois do tratamento, as diminuições nos níveis de anticorpos séricos contra *B. dermatitidis* são variáveis. Em contrapartida, em um estudo com 46 cães tratados, as concentrações de antígeno na urina diminuíram com o tratamento; logo, essas determinações podem auxiliar o monitoramento da terapia com parâmetros clínicos e radiográficos (Spector et al., 2008).

Aspectos zoonóticos e prevenção

As análises genéticas confirmaram três haplótipos de *B. dermatitidis* que são comuns a cães e humanos (Anderson et al., 2013). A transmissão zoonótica direta de animais infectados é improvável porque a fase de levedura não se mostra tão infecciosa quanto a fase micelial. Um veterinário foi infectado após o material de um aspirado pulmonar de um cão doente ser injetado por via intramuscular; e outro desenvolveu a doença após ser mordido por um cão infectado. A fase micelial desenvolve-se em temperaturas mais baixas do que a temperatura corpórea; culturas positivas e curativos contaminados são infecciosos. Há vários relatos de blastomicose canina e humana a partir da mesma exposição ambiental. A diminuição da possibilidade de exposição, evitando lagos e riachos de áreas endêmicas, é a única maneira de prevenir a doença. Uma vacina feita de uma cepa viva atenuada geneticamente modificada de *B. dermatitidis* é promissora para uso em cães (Wuthrich M et al., 2011).

COCCIDIOIDOMICOSE

Etiologia e epidemiologia

O *Coccidioides immitis* é um fungo dimórfico encontrado nas profundezas de solos arenosos alcalinos em regiões com baixa elevação, baixa precipitação e altas temperaturas ambientais, como sudoeste dos EUA, Califórnia, México, América Central e América do Sul. Nos EUA, a coccidioidomicose é diagnosticada principalmente na Califórnia, no Arizona, no Novo México, em Utah, em Nevada e no sudoeste do Texas. O *Coccidioides posadasii* também foi comprovado em algumas regiões que são endêmicas para *C. immitis* (Brown et al., 2013; Luna-Isaac et al., 2014). A fase micelial ambiental produz artrósporos (2 a 4 μm de largura, 3 a 10 μm de comprimento) que entram no hospedeiro vertebrado por inalação ou contaminação da ferida. Grandes números de artrósporos voltam à

TABELA 97.2

Medicamentos antifúngicos usados no tratamento das micoses sistêmicas em cães e gatos.

Medicamento	Espécies	Dose	Microrganismo
Desoxicolato de anfotericina B	C	1 mg/kg IV até 3 vezes/semana[a] até uma dose cumulativa de 4 a 8 mg/kg	Bl, H, Cr, Co
		0,5 a 0,8 mg/kg SC 2 a 3 vezes/semana[b] para uma dose cumulativa de 4 a 8 mg/kg	
	G	0,25 mg/kg IV até 3 vezes/semana[c] até uma dose cumulativa de 4 a 6 mg/kg	Bl, H, Cr, Co
		0,5 a 0,8 mg/kg SC 2 a 3 vezes/semana[b] até uma dose cumulativa de 4 a 6 mg/kg	
Anfotericina B (complexo lipídico)	C	2 a 3 mg/kg IV, 3 vezes/semana[d] até uma dose cumulativa de 12 a 27 mg/kg	Bl, H, Cr, Co
	G	Infusão IV de 1 mg/kg 3 vezes/semana até uma dose cumulativa de 12 mg/kg	
Fluconazol	C	5 a 10 mg/kg VO ou IV a cada 12 a 24 h	Bl, H, Cr, Co
	G	25 ou 50 mg/gato VO a cada 12 a 24 h	Cr, Bl, H, Co
Flucitosina[e]	G	50 mg/kg VO a cada 6 a 8 h	Cr
Cetoconazol	C	10 mg/kg VO a cada 12 a 24 h	Bl, H, Cr, Co, Sp
	G	5 a 10 mg/kg VO a cada 24 h	Bl, H, Cr, Co, Sp
Itraconazol	C	5 a 10 mg/kg VO a cada 12 a 24 h	Bl, Cr, H, Co, Sp
	G	50 a 100 mg/gato/dia VO	Bl, Cr, H, Co, Sp
Posaconazol	G	Dose de ataque de 30 mg/kg VO seguida por 15 mg/kg VO a cada 48 h	Bl, Cr, H, Co, Sp
Terbinafina	C	30 a 35 mg/kg VO a cada 24 h	Cr, Bl, H, Co
Voriconazol[f]	C	4 mg/kg VO a cada 12 h	Bl, Cr, H, Co

[a]Em cães com função renal normal, dilua em 60 a 120 mℓ de dextrose a 5% e administre IV durante 15 minutos; em cães com insuficiência renal, mas concentração de ureia < 50 mg/dℓ, dilua em 500 mℓ a 1ℓ de dextrose a 5% e administre IV por 3 a 6 horas.
[b]Misture 400 mℓ (gatos) ou 500 mℓ (cães) de solução salina a 0,45% e solução de dextrose a 2,5% e administre SC.
[c]Em gatos com função renal normal, dilua em 50 a 100 mℓ de dextrose a 5% e administre IV durante 3 a 6 horas.
[d]Dilua o conteúdo de um frasco com dextrose a 5% até uma concentração final de 1 mg/mℓ e agite por 30 segundos. Retire o volume necessário e filtre com agulha Monoject de calibre 18 em 100 mℓ de dextrose a 5%. Administre como infusão IV durante 15 minutos.
[e]Use combinado à anfotericina B.
[f]Também foi usado em gatos, mas está associado à neurotoxicidade (Quimby et al., 2010).
Bl: *Blastomyces*; Co: *Coccidioides*; Cr: *Cryptococcus*; G: gato; H: *Histoplasma*; IV: via intravenosa; SC: via subcutânea; Sp: *Sporothrix*; VO: via oral.

superfície após períodos de chuva e são dispersos pelo vento; a prevalência de coccidioidomicose aumenta nos anos seguintes à alta pluviosidade. A maioria dos casos de coccidioidomicose felina é diagnosticada entre dezembro e maio. Em um estudo de cães de uma área endêmica (Arizona), a probabilidade cumulativa de infecção (evidenciada por soroconversão) aos 2 anos foi de 28%, já a probabilidade cumulativa de infecção clínica nessa mesma idade, de 6% (Shubitz et al., 2005). Em outro estudo recente, com 41 cães com coccidioidomicose e 79 cães controles, idade menor, comportamento de escavação e viagens para o Arizona ou o Vale Central da Califórnia foram associados à infecção (Gayzel et al., 2017).

Os artrósporos inalados induzem inflamação neutrofílica seguida por infiltrados de histiócitos, linfócitos e plasmócitos. Os infiltrados linfocíticos associados aos sítios de infecção são predominantemente de linfócitos T. A infecção é eliminada se as respostas imunes mediadas por células forem normais; a maioria dos humanos, cães e gatos expostos ao microrganismo apresenta a forma subclínica. O microrganismo dissemina-se para linfonodos mediastinais e traqueobrônquicos, ossos e articulações, vísceras (fígado, baço, rins), coração e pericárdio, testículos, olhos, cérebro e medula espinal de alguns animais. Formam-se esférulas (20 a 200 μm de diâmetro) contendo endosporos (ver Tabela 97.1) nos tecidos de hospedeiros infectados. Os endosporos são liberados por clivagem e produzem novas esférulas. Os sinais respiratórios e os sinais de doença disseminada ocorrem 1 a 3 semanas e 4 meses após a exposição, respectivamente.

Características clínicas

A doença clínica em cães é mais comum em cães jovens, machos e de porte grande. Os cães que vagam ou andam no deserto de áreas endêmicas, especialmente se também exibirem comportamento de cavar, têm maior probabilidade de exposição. Cerca de 90% dos cães com a doença clínica apresentam claudicação com aumento de volume ou dor em ossos ou articulações. Tosse, dispneia, anorexia, fraqueza, perda de peso, linfadenopatia, sinais clínicos de inflamação ocular e diarreia são outras queixas relatadas. Estertores, sibilos ou sons pulmonares abafados por derrame pleural são comuns. A pericardite restritiva com evidências de insuficiência cardíaca direita, como hepatomegalia, derrame pleural e ascite, também pode ser observada. Um relato recente descreve massas na base do coração de dois cães (Ajithdoss et al., 2011). Os principais achados dermatológicos em cães e gatos são nódulos subcutâneos (Simões et al., 2016). Abscessos, nódulos, úlceras e fístulas exsudativas estão geralmente associados à infecção óssea. Mais de 50% dos gatos com lesões cutâneas e mais de 75% dos cães com manifestações cutâneas também apresentam doença sistêmica (Simões et al., 2016). Em alguns cães, a coccidioidomicose foi primeiramente diagnosticada como uma doença maligna (Ramirez-Romero et al., 2016). Dos três casos descritos neste relato, um era infectado por *C. posadasii*. Miocardite, icterícia, renomegalia, esplenomegalia, hepatomegalia, orquite, epididimite, ceratite, irite, uveíte granulomatosa e glaucoma são observados em alguns cães. Depressão, convulsões, ataxia, doença vestibular central, déficits de nervos cranianos e alterações comportamentais são os sinais mais comuns de infecção do SNC. Granulomas solitários do SNC também podem ser observados (Bentley et al., 2015).

Em uma revisão, a idade média dos gatos com coccidioidomicose era de 5 anos; não havia predileção evidente por sexo ou raça (Greene et al., 1995). As manifestações clínicas mais comuns são doenças cutâneas (56%), respiratórias (25%), musculoesqueléticas (19%) e oftálmicas ou neurológicas (19%). As principais formas de doença ocular em gatos infectados são coriorretinite granulomatosa e uveíte anterior.

Diagnóstico

Anemia normocítica, normocrômica não regenerativa, leucocitose, leucopenia e monocitose são as anomalias hematológicas mais comuns. Alguns pacientes apresentam hiperglobulinemia (i. e., gamopatia policlonal), hipoalbuminemia, azotemia renal e proteinúria. Em um estudo com 87 cães com coccidioidomicose, azotemia (13%) e proteinúria (63%) foram comuns (Mehrkens et al., 2016). Dos 24 cães submetidos à histopatologia renal, 13 apresentaram lesões sugestivas de glomerulonefrite por imunocomplexos. Portanto, suspeite da doença em cães com proteinúria que visitaram áreas endêmicas, como Arizona e Califórnia.

Os padrões pulmonares intersticiais difusos são mais comuns do que os padrões brônquico, intersticial miliar, intersticial nodular ou alveolar em radiografias de cães e gatos com coccidioidomicose respiratória. O derrame pleural por pleurite, insuficiência cardíaca direita ou pericardite constritiva pode ser observado. A linfadenopatia hilar é comum em cães e gatos, mas não a linfadenopatia esternal ou calcificação dos linfonodos. De modo geral, as lesões ósseas estão na diáfise distal, na epífise e na metáfise de um ou mais ossos longos e são mais proliferativas do que líticas. Pode ser difícil diferenciar neoplasias de granulomas por *Coccidioides* spp. com base em achados de ressonância magnética (Bentley et al., 2015).

Hoje, há diversos métodos para a detecção de anticorpos séricos contra *C. immitis*, inclusive AGID, fixação de complemento, imunoensaios enzimáticos e testes de precipitina em tubo (TP). Resultados falso-negativos podem ocorrer em cães e gatos infectados por *C. immitis* há pouco tempo (< 2 semanas) ou com infecção crônica, infecção aguda de progressão rápida e coccidioidomicose cutânea primária. Reações cruzadas com anticorpos contra *Histoplasma capsulatum* e *B. dermatitidis* podem acontecer.

Os anticorpos séricos desenvolvem-se em cães com e sem sinais clínicos de doença, e, em um estudo, a magnitude do título não foi correlacionada com a presença da doença (Shubitz et al., 2005). Portanto, os resultados da sorologia não devem ser usados sozinhos para estabelecer o diagnóstico definitivo. A combinação de sorologia positiva e sinais radiográficos de doença pulmonar intersticial, doença dermatológica ou osteomielite em animais de áreas endêmicas pode ser utilizada para o diagnóstico presuntivo em caso de impossibilidade de demonstração do microrganismo. Em um estudo com 131 cães, a linfadenopatia hilar foi avaliada como fator preditivo do título positivo de anticorpos séricos e demonstrou ter sensibilidade, especificidade, valor preditivo positivo e valor preditivo negativo de 28%, 91,5%, 43,8% e 84,4%, respectivamente (Crabtree et al., 2008). Os autores concluíram que, em áreas endêmicas, a presença de linfadenopatia hilar em cães sugeria o tratamento na ausência de resultados da sorologia. Os títulos podem persistir por meses a anos após a resolução da doença clínica.

O diagnóstico definitivo requer a demonstração do microrganismo por citologia, biópsia, ensaio de antígeno, cultura ou amplificação de DNA específico. A demonstração citológica do microrganismo tende a ser difícil; o aspirado transtraqueal e o lavado broncoalveolar costumam ser negativos. Esférulas extracelulares (Figura 97.3) são mais comuns em aspirados de linfonodos, massas exsudativas e fluido pericárdico; os esfregaços úmidos não corados ou esfregaços corados com ácido periódico-Schiff são mais adequados do que os esfregaços secos.

A detecção de anticorpos de *B. dermatitidis* e *H. capsulatum* no soro ou na urina teve alguma utilidade clínica (consulte as seções apropriadas deste capítulo). Em humanos, a detecção do antígeno de *C. immitis* no soro ou na urina mostra-se promissora como procedimento diagnóstico. No entanto, quando o antígeno de *C. immitis* foi medido em amostras de 60 cães com títulos de anticorpos 1:16 ou mais, a sensibilidade foi baixa em soro (19%) e urina (3,5%). Isso sugere que esse ensaio não deve ser usado em cães (Kirsch et al., 2012).

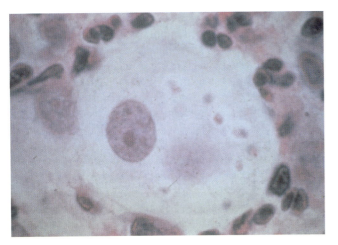

Figura 97.3 Esférulas de *Coccidioides immitis* (20 a 200 μm de diâmetro) no tecido muscular.

Tratamento

O cetoconazol é barato e o medicamento de escolha para o tratamento da coccidioidomicose em cães (ver Tabela 97.1). No entanto, esse fármaco comumente causa inapetência, vômito, diarreia, perda de peso e aumento nas atividades das enzimas hepáticas em alguns cães e gatos. Em cães, o uso prolongado de cetoconazol pode suprimir a produção de testosterona e cortisol e tem sido associado à catarata. A anfotericina B deve ser usada em caso de risco de morte ou se a resposta ao cetoconazol for baixa. O itraconazol pode ser usado em animais com toxicidade ao cetoconazol. O fluconazol deve ser considerado em animais com meningoencefalite. O posaconazol tem atividade fungistática contra *Coccidioides* spp. e é eficaz no manejo de casos humanos com doença respiratória refratária. Há informações farmacocinéticas sobre esse medicamento em gatos (Mawby et al., 2016).

Os cães e gatos devem ser tratados por 60 a 90 dias ou, pelo menos, 1 mês após a resolução da doença clínica. As infecções ósseas costumam ser incuráveis; portanto, tratamentos repetidos são frequentemente necessários. Tratados com cetoconazol, itraconazol ou fluconazol, 32 de 44 gatos com coccidioidomicose eram assintomáticos durante ou após a terapia; 11 gatos apresentaram recidivas durante ou após o tratamento (Greene et al., 1995). O voriconazol é um derivado mais recente do fluconazol que alcança altas concentrações no SNC e, portanto, pode ser considerado em cães com acometimento do SNC. Os efeitos adversos neurológicos parecem ser comuns em gatos, mas não foram bem definidos em cães (Quimby et al., 2010).

A administração diária de lufenuron, um inibidor da síntese de quitina, foi avaliada em um número limitado de cães com coccidioidomicose. A nicomicina Z (NikZ) é outro inibidor da quitina sintase que foi usado no tratamento de 12 cães com doença respiratória associada a *Coccidioides* spp. por uma média de 3 meses (Shubitz, 2013). Sete dos 9 cães que completaram o protocolo apresentaram evidências clínicas e laboratoriais de melhora. Os estudos farmacológicos com a terbinafina foram concluídos (Sakai et al., 2011) e indicaram que esse agente pode ser uma opção para o tratamento da coccidioidomicose (30 a 35 mg/kg por via oral [VO] por dia).

Aspectos zoonóticos e prevenção

Um estudo mostrou uma associação entre a localização da coccidioidomicose canina e a humana na Califórnia, sugerindo que os cães podem ser sentinelas das infecções humanas (Grayzel et al., 2017). Humanos expostos a *C. immitis* desenvolvem infecção assintomática ou sinais respiratórios transitórios brandos. O microrganismo não é transmitido de animais infectados para seres humanos. No entanto, como a fase micelial ocorre fora do hospedeiro vertebrado, fômites, como bandagens e culturas, devem ser manuseados com cuidado. Evitar áreas endêmicas é a única maneira de prevenir a doença.

CRIPTOCOCOSE

Etiologia e epidemiologia

O *Cryptococcus neoformans* é um microrganismo semelhante a uma levedura de 3,5 a 7 μm; sua distribuição é mundial. Apresenta uma cápsula polissacarídica espessa e reproduz-se por brotamento de base estreita (ver Tabela 97.1). O *Cryptococcus gattii* também é comum em algumas regiões e está associado a doenças. Os achados clínicos das duas infecções são semelhantes. Muitos casos foram descritos na Califórnia, nos EUA, na Colúmbia Britânica, no Canadá e nas duas costas da Austrália. Surtos de *Cryptococcus* spp. foram recentemente observados em humanos, cães, gatos, furões e um pássaro na Colúmbia Britânica (Lester et al., 2004; MacDougall et al., 2007). A maioria dos casos ocorreu na Ilha de Vancouver e foi causada por *C. gattii*. Os microrganismos são adquiridos do meio ambiente; os fatores de risco associados à infecção de modo significativo no surto da Colúmbia Britânica foram: residir em locais próximos a distúrbios de solo, como áreas de extração de madeira, ter nível de atividade acima da média, caçar e ter tutores que fizeram caminhadas ou visitaram algum jardim botânico (Duncan et al., 2006b). Talvez haja predisposições raciais; em um estudo na Califórnia, EUA, os Cocker Spaniels Americanos eram mais propensos a ter criptococose do que outras raças (Trivedi et al., 2011a). No mesmo estudo, a maioria dos gatos era infectada por *C. gattii* e a maioria dos cães, *C. neoformans*. A ocorrência de doenças depende de fatores do hospedeiro e do microrganismo (Ma e May, 2009).

Acredita-se que a via de transmissão de *Cryptococcus* spp. seja a inalação. As manifestações de doença nasal e pulmonar são comuns; entretanto, com base em cultura e sorologia de animais saudáveis, também há um estado de portador inaparente. É provável que o microrganismo se dissemine para sítios extrapulmonares de modo hematogênico; o SNC também pode ser infectado por extensão direta pela placa cribriforme a partir da cavidade nasal. A imunidade é mediada por células; animais com respostas incompletas não conseguem eliminar o microrganismo de modo total, o que leva ao desenvolvimento de lesões granulomatosas. A cápsula de polissacarídeo do microrganismo inibe a função de plasmócitos, a fagocitose, a migração de leucócitos e a opsonização, potencializando a infecção.

Os *Cryptococcus* spp. podem ser patógenos primários. No entanto, doenças imunossupressoras preexistentes são registradas em cerca de 50% dos seres humanos com criptococose.

Alguns gatos com criptococose apresentam evidências sorológicas de coinfecção com o vírus da imunodeficiência felina ou o vírus da leucemia felina. A possível imunossupressão, como administração de corticosteroides, erliquiose, dirofilariose e neoplasia, é identificada em uma pequena porcentagem de cães com criptococose.

Características clínicas

A criptococose é a infecção fúngica sistêmica mais comum em gatos e deve ser considerada um diagnóstico diferencial em gatos com evidências clínicas de doença do trato respiratório superior ou inferior, nódulos subcutâneos, linfadenopatia, inflamação intraocular, febre ou doença do SNC. A doença do trato urinário inferior também foi descrita. Gatos de todas as idades foram infectados, mas os jovens geralmente são super-representados. Em um estudo na Austrália, Siameses, Himalaias e Ragdolls também o foram (O'Brien et al., 2004). A infecção da cavidade nasal, que causa espirros e secreção nasal (Figura 97.4), é relatada com maior frequência. A secreção nasal pode ser uni ou bilateral, variando de serosa a mucopurulenta e geralmente contém sangue. Lesões granulomatosas com extrusão das narinas externas, deformidade facial sobre a ponte nasal e lesões ulcerativas no plano nasal são comuns; a maioria dos gatos com rinite apresenta linfadenopatia mandibular. Esses sinais também são comuns em gatos com linfoma das vias respiratórias superiores e aspergilose felina; logo, faça todo o possível para estabelecer um diagnóstico antes de instituir o tratamento. Como a nasofaringe é o principal sítio de acometimento em alguns cães e gatos infectados, roncos e estertores são sinais clínicos predominantes. O *C. gattii* também foi detectado em derrames pleurais (Barrs et al., 2005).

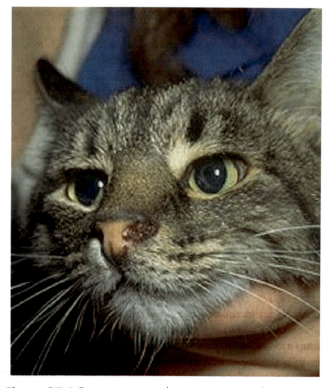

Figura 97.4 Criptococose nasal em um gato no Colorado, EUA.

Massas cutâneas ou subcutâneas únicas ou múltiplas, pequenas (< 1 cm), também foram bastante relatadas em gatos infectados por *C. neoformans*. As massas podem ser firmes ou flutuantes e apresentar secreção serosa caso ulceradas. Uveíte anterior, coriorretinite e neurite óptica são associadas à infecção ocular; luxações de cristalino e glaucoma mostram-se sequelas comuns. As lesões de coriorretinite podem ser pontilhadas ou grandes; alguns gatos infectados apresentam descolamento de retina com supuração.

Os sinais de doença no SNC são provocados por meningoencefalite difusa ou focal ou formação de granuloma focal. As manifestações são depressão, alterações comportamentais, convulsões, cegueira, andar em círculos, ataxia, perda do olfato e paresia, dependendo da localização da lesão; a doença vestibular periférica também pode ser observada. Em um estudo, a dor foi generalizada ou localizada na coluna toracolombar ou nos membros pélvicos (Sykes et al., 2010). Sinais inespecíficos de anorexia, perda de peso e febre são observados em alguns gatos infectados.

Os achados clínicos em cães com criptococose dependem dos sistemas orgânicos acometidos e assemelham-se aos observados em gatos. A criptococose é mais diagnosticada em cães jovens de raça pura. As manifestações clínicas são sinais de infecção do trato respiratório superior ou inferior, doença disseminada (inclusive massas intra-abdominais), doença do SNC, doença da órbita ou do olho, lesões cutâneas, doença da cavidade nasal e acometimento de linfonodos. Convulsões, ataxia, síndrome vestibular central, déficits de nervos cranianos e sinais clínicos de doença cerebelar são as manifestações comuns do SNC em cães (Sykes et al., 2010). Há relatos de cães com pielonefrite (Newman et al., 2003) e doença gastrintestinal (Graves et al., 2005) associadas a *Cryptococcus* spp. A criptococose abdominal responsiva à terapia com fluconazol sem cirurgia foi recentemente relatada em dois cães (Tangeman et al., 2015). Um cão tinha criptococose alimentar primária; e o outro, criptococose disseminada e pancreática.

Diagnóstico

A anemia não regenerativa e a monocitose são as anomalias hematológicas mais comuns; os números de neutrófilos e os achados à bioquímica sérica costumam ser normais. Em cães com acometimento do SNC, as concentrações de proteínas no liquor variam de normais a 500 mg/dℓ e os números de células, de normais a 4.500/$\mu\ell$; neutrófilos e células mononucleares predominam, mas eosinófilos são observados em alguns casos. As alterações de técnicas de diagnóstico por imagem condizentes com criptococose são aumento da densidade dos tecidos moles na cavidade nasal pela formação de granuloma fúngico; e deformidade e lise do osso nasal. Linfadenopatia hilar e padrões intersticiais pulmonares difusos a miliares são anomalias radiográficas torácicas comuns.

Como anticorpos circulantes contra *Cryptococcus* spp. podem ser detectados em animais saudáveis e doentes, sua presença não documenta a doença clínica. Além disso, em um estudo, todos os gatos infectados eram soronegativos (Flatland et al., 1996). O antígeno criptocócico pode ser detectado no soro, no humor aquoso ou no liquor por vários métodos; os testes para detecção de antígeno no soro são positivos na maioria dos cães e gatos infectados por *C. neoformans*. Por exemplo, 51 de 53 gatos e 15 de 18 cães testados apresentaram antígenos séricos em um estudo retrospectivo na Califórnia, nos EUA (Trivedi et al., 2011a). No entanto, animais com doença aguda, infecções crônicas de baixo grau, remissão induzida por fármacos, doença localizada ou infecção por *C. gattii* podem apresentar resultados negativos no teste de aglutinação em látex (LA) (Tintelnot et al., 2015). O LA realizado no liquor é positivo em quase todos os animais com criptococose do SNC. Devido aos problemas associados à detecção do antígeno de *C. gattii* por alguns ensaios, a cultura ou a PCR devem ser consideradas em casos com achados clínicos e laboratoriais característicos, mas com resultados negativos em testes de detecção de antígenos.

O diagnóstico definitivo de criptococose baseia-se em resultados positivos no teste de antígeno, demonstração citológica ou histopatológica, cultura ou ensaio de PCR do microrganismo (Figura 97.5) combinado com manifestações clínicas apropriadas da doença. O microrganismo é encontrado durante a avaliação citológica de lesões nasais, lesões cutâneas, aspirados de linfonodos, liquor e fluido de lavado broncoalveolar na maioria dos animais acometidos; também pode ser isolado em cultura. Como os agentes podem ser cultivados da cavidade nasal de alguns animais assintomáticos, os resultados positivos da cultura nem sempre são correlacionados com a doença. Um estudo que avaliou portadores subclínicos de *C. gattii* mostrou que alguns animais eliminaram a infecção, alguns continuaram colonizados de modo persistente e alguns progrediram para doença clínica (Duncan et al., 2005a). Se o número de microrganismos for baixo nos tecidos e não forem detectados à citologia ou à histopatologia, podem ser utilizadas a imuno-histoquímica, a PCR e a cultura para confirmar a infecção (Myers et al., 2017).

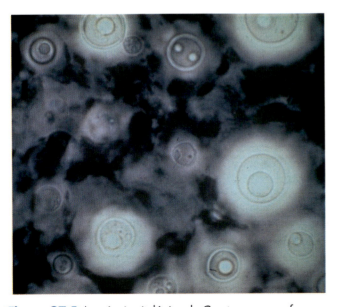

Figura 97.5 Aparência citológica de *Cryptococcus neoformans*. O microrganismo tem de 3,5 a 7 μm de diâmetro e cápsula polissacarídica espessa. (Cortesia do Dr. Dennis Macy, College of Veterinary Medicine and Biomedical Sciences, Colorado State University, Fort Collins, Colorado, EUA.)

Tratamento

Existem tipos moleculares de *C. neoformans* e *C. gattii* que influenciam a suscetibilidade aos antifúngicos (Singer et al., 2014). Em um estudo com 42 isolados, a concentração inibitória média (CIM) para *C. neoformans* foi maior do que as CIMs de *C. gattii* para flucitosina e as CIMs de flucitosina e itraconazol foram menores para a cepa VGIII (todas amostras de gatos). Além disso, para todos os fármacos, à exceção do itraconazol, os isolados de *C. gattii* apresentaram gama maior de CIMs em comparação com o *C. neoformans*. Além disso, sabe-se agora que a resistência ao fluconazol pode se desenvolver em animais infectados e os mecanismos foram confirmados por ensaios moleculares (Sykes et al., 2017). Assim, as respostas terapêuticas podem variar entre os pacientes.

Cães e gatos com criptococose foram tratados com anfotericina B, cetoconazol, itraconazol, fluconazol, posaconazol, voriconazol ou 5-flucitosina de modo isolado e em várias combinações (ver Tabela 97.2). De modo geral, a anfotericina B não é indicada, exceto na doença disseminada com risco de vida que exige resposta rápida ao tratamento. Se considerada necessária, a anfotericina encapsulada em lipídios ou lipossomas é provavelmente ideal por ser menos associada a efeitos adversos do que a anfotericina B regular. No entanto, para tutores que não podem arcar com este tratamento, um protocolo subcutâneo mais barato com anfotericina B regular tem sido usado com sucesso no tratamento da criptococose em cães e gatos e pode ser eficaz em outros fungos sistêmicos suscetíveis a este fármaco (Malik et al., 1996; ver Tabela 97.2).

Cetoconazol, itraconazol ou fluconazol são usados como agente único em cães ou gatos sem doença com risco de morte. O cetoconazol é barato, mas geralmente causa inapetência, vômito, diarreia, perda de peso e aumento das atividades das enzimas hepáticas em alguns cães e gatos. Em cães, o uso prolongado de cetoconazol pode suprimir a produção de testosterona e cortisol e tem sido associado à catarata. Por isso, o cetoconazol é menos utilizado do que o itraconazol e o fluconazol. O fluconazol deve ser considerado em cães ou gatos com infecção ocular ou do SNC. O desenvolvimento de sinais clínicos de toxicidade (inapetência, erupções medicamentosas) ou aumento da atividade da alanina aminotransferase deve levar à interrupção da terapia medicamentosa e sua reinstituição com 50% da dose original após a redução dos sinais tóxicos. Em um estudo, as CIMs de itraconazol e voriconazol em *C. neoformans* foram semelhantes (Okabayashi et al., 2009). Como o voriconazol foi associado à toxicidade do SNC em gatos, provavelmente não deve substituir o fluconazol ou o itraconazol no tratamento desta doença (Quimby et al., 2010).

Como a flucitosina atravessa a barreira hematencefálica melhor do que o cetoconazol ou a anfotericina B, tem sido usada principalmente no tratamento da criptococose do SNC. Deve ser combinada com outros antifúngicos e tem muitos efeitos adversos, como vômito, diarreia, hepatotoxicidade, reações cutâneas e supressão da medula óssea. Um cão com enteropatia com perda de proteína por criptococose intestinal respondeu à administração de terbinafina após o insucesso do tratamento com anfotericina B e fluconazol (Olsen et al., 2012).

Os sinais clínicos de criptococose nasal e cutânea geralmente desaparecem com o tratamento, porém cães ou gatos com SNC ou doença ocular têm menor probabilidade de resposta. Em um estudo de cães e gatos com criptococose do SNC, 32% dos animais tratados sobreviveram por mais de 6 meses; a redução de consciência foi um indicador de mau prognóstico (Sykes et al., 2010). A administração de glicocorticoides foi associada ao aumento da sobrevida a curto prazo neste estudo e em outra pesquisa (Vorathavorn et al., 2013).

O tratamento deve continuar por, pelo menos, 1 a 2 meses após a resolução da doença clínica. Os títulos de antígeno no soro e no líquor à LA podem diminuir com o tratamento e têm sido usados no monitoramento da resposta. Os títulos de antígenos não diminuem em alguns animais sem evidência clínica de doença, o que sugere persistência do microrganismo nos tecidos.

Aspectos zoonóticos e prevenção

Humanos e animais podem ter a mesma exposição ambiental a *Cryptococcus* spp., mas a transferência zoonótica por contato com animais infectados é improvável. A prevenção baseia-se na diminuição da possibilidade de exposição.

HISTOPLASMOSE

Etiologia e epidemiologia

O *H. capsulatum* é um fungo dimórfico saprofítico encontrado no solo de todas as regiões com climas tropicais e subtropicais; nos EUA, a histoplasmose é diagnosticada principalmente nos vales dos rios Mississippi, Missouri e Ohio e nos estados do meio do Atlântico, onde o microrganismo é considerado endêmico em 31 dos 48 estados contíguos. O microrganismo também foi associado a doenças em cães de alguns outros países. Os microconídios (2 a 4 µm) e os macroconídios (5 a 18 µm) da fase micelial são encontrados no meio ambiente. No hospedeiro vertebrado, a fase de levedura de 2 a 4 µm é encontrada no citoplasma de fagócitos mononucleares (ver Figura 97.6 e Tabela 97.1).

O *H. capsulatum* concentra-se, principalmente, em solo contaminado com excrementos de pássaros ou morcegos. Fontes pontuais de infecção são encontradas em áreas endêmicas; dois cães e 20 humanos desenvolveram histoplasmose pulmonar após a remoção de uma árvore que servia de poleiro para pássaros (Ward et al., 1979). As infecções subclínicas mostram-se comuns em cães. Os cães de áreas endêmicas são expostos com frequência, porém a prevalência da doença é baixa. A imunossupressão pode predispor cães e gatos à infecção clínica. Em um estudo com 30 gatos, 11 foram alojados estritamente em ambientes fechados. Plantas em vasos (cinco gatos) ou porões inacabados (seis gatos) foram as possíveis fontes de infecção (Reinhart et al., 2012).

A infecção ocorre pela ingestão ou pela inalação de microconídios do meio ambiente. O microrganismo é engolfado por fagócitos mononucleares, transforma-se em levedura e dissemina-se por todo o corpo no sangue e na linfa. A inflamação granulomatosa provoca a infecção persistente de órgãos e os sinais clínicos de doença. A doença disseminada é comum em gatos.

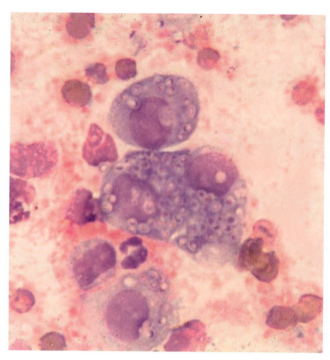

Figura 97.6 *Histoplasma capsulatum* (2 a 4 µm de diâmetro) em células mononucleares. (Cortesia do Dr. Dennis Macy, College of Veterinary Medicine and Biomedical Sciences, Colorado State University, Fort Collins, Colorado, EUA.)

Características clínicas

A maioria dos cães com histoplasmose é de raças esportivas com acesso a áreas externas e menos de 7 anos. A infecção subclínica, a infecção pulmonar e a infecção disseminada são mais frequentes. A maioria dos cães acometidos apresenta anorexia, febre, depressão, perda de peso, tosse, dispneia ou diarreia. A diarreia do intestino grosso é mais comum, porém também se observam diarreia do intestino delgado, mista e a enteropatia com perda de proteínas.

As principais anomalias ao exame físico são depressão, aumento dos sons broncovesiculares, sibilos respiratórios, febre, evidências de diarreia, mucosas pálidas, hepatomegalia, esplenomegalia, icterícia, ascite e aumento dos linfonodos intra-abdominais. Alguns cães apresentam obstrução das vias respiratórias por linfadenopatia hilar maciça. Ocasionalmente, há claudicação por infecção óssea ou poliartrite, linfadenopatia periférica, coriorretinite, doença do SNC e doença cutânea. Os nódulos subcutâneos raramente formam fístulas ou úlceras e são menos comuns do que em cães com criptococose ou blastomicose.

Os gatos infectados são normais ou desenvolvem doença disseminada. A maioria dos gatos com a doença clínica tem menos de 4 anos; e alguns são coinfectados pelo vírus da leucemia felina. Depressão, perda de peso, anorexia, claudicação e dispneia são queixas comuns. A perda de peso pode ser grave e ocorrer em apenas 2 semanas. Febre, mucosas pálidas, sons pulmonares anormais, erosões ou úlceras orais, linfadenopatia periférica ou visceral, icterícia, edema dos tecidos moles ao redor de lesões ósseas, hepatomegalia, nódulos cutâneos e, raramente, esplenomegalia são anomalias condizentes com a histoplasmose. A doença disseminada tem prognóstico ruim em gatos. A histoplasmose óssea é mais comum no esqueleto apendicular distal ao joelho ou nas articulações do cotovelo e pode ocorrer em um ou mais membros. A histoplasmose ocular felina manifesta-se com conjuntivite, coriorretinite, descolamento de retina ou neurite óptica e pode causar glaucoma e cegueira. À exceção da depressão, os sinais do SNC são incomuns.

Diagnóstico

Diversas anomalias clínico-patológicas e radiográficas inespecíficas estão associadas à histoplasmose. A anemia normocítica, normocrômica e não regenerativa é a anomalia hematológica mais comum em cães e gatos. O número de neutrófilos pode ser normal, maior ou menor. Ao contrário de outros fungos sistêmicos, o *H. capsulatum* é ocasionalmente visto em células circulantes, em especial no esfregaço da camada leucoplaquetária; a infecção de células mononucleares é mais comum, seguida por eosinófilos. Observa-se a trombocitopenia por coagulação intravascular disseminada ou destruição microangiopática em cerca de 50% dos cães e em alguns gatos. Alguns gatos apresentam pancitopenia por infecção da medula óssea. Alguns pacientes têm hipoproteinemia e aumento das atividades da fosfatase alcalina e alanina aminotransferase.

A lise é predominante em animais com infecção óssea; em alguns casos, há produção de novo osso periósteo e endósteo. Em cães com infecção pulmonar, as anomalias radiográficas são doença intersticial difusa, intersticial miliar a nodular, linfadenopatia hilar, derrame pleural e calcificação do parênquima pulmonar por doença crônica. Em alguns cães, a linfadenopatia hilar maciça é o único achado radiográfico. Doença pulmonar alveolar, linfadenopatia traqueobrônquica e linfonodos calcificados são incomuns em gatos. Os achados colonoscópicos em cães com infecção gastrintestinal são aumento da granularidade, friabilidade e espessura da mucosa, além de úlceras.

Há vários métodos para a detecção de anticorpos circulantes contra *H. capsulatum* no soro de cães e gatos, mas todos têm baixa sensibilidade e baixa especificidade. O diagnóstico sorológico não é confiável e deve ser usado apenas para estabelecer um diagnóstico presuntivo caso o patógeno não possa ser demonstrado por citologia, histopatologia, cultura ou PCR e os sinais clínicos forem sugestivos da doença.

O diagnóstico definitivo requer a demonstração do microrganismo por citologia, detecção de antígeno, biópsia, cultura ou amplificação de DNA específico por PCR (ver Figura 97.6). O agente é encontrado com maior frequência em raspados ou biópsias do reto de cães com diarreia do intestino grosso, na medula óssea ou em leucócitos de gatos com doença disseminada e em outros sítios (p. ex., linfonodos, pulmões, baço, fígado, nódulos cutâneos). O microrganismo também foi identificado em derrames pleurais e peritoneais e no líquor.

Em um estudo retrospectivo, os resultados de um ensaio para detecção de antígeno na urina foram comparados com os métodos de diagnóstico padrões em 18 gatos com sinais clínicos e achados clínico-patológicos indicativos de histoplasmose (MVista® *Histoplasma* Antigen EIA; www.miravistalabs.com). O antígeno foi detectado na urina de 17 de 18 gatos – isto sugere que esse ensaio pode auxiliar o diagnóstico da doença em felinos. No entanto, em gatos com histoplasmose ocular, ocorreram resultados falso-negativos em soro, urina e fluido subretiniano (Smith et al., 2017). Em um caso felino, o antígeno de *H. capsulatum* foi detectado no soro, mas não na urina. Em cães, avaliou-se o ensaio do antígeno na urina por diversos estudos. Em um relato de 17 casos confirmados de histoplasmose e 41 casos de outras doenças, houve dois resultados falso-negativos, mas nenhum resultado falso-positivo, no ensaio de detecção de antígeno (Cunningham et al., 2015).

Tratamento

Devido à sua eficácia e à toxicidade mínima, o itraconazol é o medicamento inicial de escolha em cães e gatos com histoplasmose (ver Tabela 97.2). Os animais devem ser tratados por 60 a 90 dias ou até a resolução das evidências clínicas da doença por, pelo menos, 1 mês. A anfotericina B pode ser usada em animais com doenças com risco de morte ou incapacidade de absorção de medicamentos orais devido a doenças intestinais. O cetoconazol e o fluconazol também são eficazes em alguns animais. No entanto, o cetoconazol tem mais efeitos adversos do que o itraconazol; e alguns casos que não respondem ao fluconazol respondem ao itraconazol. A taxa geral de sucesso do tratamento da histoplasmose em gatos foi de 33% (Clinkenbeard et al., 1989). Em outro estudo, todos os 8 gatos tratados com itraconazol (5 mg/kg VO a cada 12 horas) foram curados (Hodges et al., 1994). A doença pulmonar em cães tem prognóstico reservado a bom, enquanto a doença disseminada tem mau prognóstico. Em um estudo, os resultados clínicos foram semelhantes em 17 gatos tratados com fluconazol e 13 gatos tratados com itraconazol (Reinhart et al., 2012). O *H. capsulatum* pode desenvolver resistência ao fluconazol durante o tratamento (Renschler et al., 2017), conforme registrado para *C. gattii* (Sykes et al., 2017). O teste de antígeno em soro e urina foi usado para monitorar a resposta ao tratamento ou a recidiva em uma série de 15 gatos e mostrou utilidade clínica (Hanzlicek et al., 2016).

A administração de glicocorticoides com ou sem antifúngicos diminuiu os sinais clínicos associados à linfadenopatia hilar crônica com rapidez muito maior do que a administração isolada de antifúngicos e não levou ao desenvolvimento de histoplasmose disseminada (Schulman et al., 1999). No entanto, na infecção ativa, a administração de glicocorticoides pode exacerbar a doença clínica.

Aspectos zoonóticos e prevenção

Como a blastomicose, a transmissão zoonótica direta de animais infectados é improvável porque a fase de levedura não se revela tão infecciosa quanto a fase micelial. Deve-se ter cuidado à cultura do microrganismo. A prevenção inclui evitar solo com possível contaminação. O número de microrganismos em áreas contaminadas pode ser diminuído pela aplicação de formalina a 3%.

Leitura sugerida

Blastomicose

Anderson JL, et al. Clinical and molecular epidemiology of veterinary blastomycosis in Wisconsin. *BMC Vet Res.* 2013;9:84.

Baumgardner DJ, et al. Effects of season and weather on blastomycosis in dogs: Northern Wisconsin, USA. *Med Mycol.* 2011;49:49.

Bentley RT, et al. Fungal infections of the central nervous system in small animals: clinical features, diagnosis, and management. *Vet Clin North Am Small Anim Pract.* 2018;48:63.

Blastomycosis acquired occupationally during prairie dog relocation—Colorado, 1998. *Morb Mortal Wkly Rep.* 1999;48:98.

Blondin N, et al. Blastomycosis in indoor cats: suburban Chicago, Illinois, USA. *Mycopathologia.* 2007;163:59.

Bromel C, Sykes JE. Epidemiology, diagnosis, and treatment of blastomycosis in dogs and cats. *Clin Tech Small Anim Pract.* 2005;20:233.

Clemans JM, et al. Retroperitoneal pyogranulomatous and fibrosing inflammation secondary to fungal infections in two dogs. *J Am Vet Med Assoc.* 2011;238:213.

Crews LJ, et al. Utility of diagnostic tests for and medical treatment of pulmonary blastomycosis in dogs: 125 cases (1989-2006). *J Am Vet Med Assoc.* 2008;232:222.

Ditmyer H, Craig L. Mycotic mastitis in three dogs due to Blastomyces dermatitidis. *J Am Anim Hosp Assoc.* 2011;47:356.

Foy DS, et al. Serum and urine *Blastomyces* antigen concentrations as markers of clinical remission in dogs treated for systemic blastomycosis. *J Vet Intern Med.* 2014;28:305.

Gilor C, et al. Clinical aspects of natural infection with Blastomyces dermatitidis in cats: 8 cases (1991-2005). *J Am Vet Med Assoc.* 2006;229:96.

Han JI, et al. A multiplex quantitative real-time polymerase chain reaction panel for detecting neurologic pathogens in dogs with meningoencephalitis. *J Vet Sci.* 2015;16:341.

Hecht S, et al. Clinical and imaging findings in five dogs with intracranial blastomycosis (Blastomyces dermatitidis). *J Am Anim Hosp Assoc.* 2011;47:241.

Hendrix DV, et al. Comparison of histologic lesions of endophthalmitis induced by Blastomyces dermatitidis in untreated and treated dogs: 36 cases (1986-2001). *J Am Vet Med Assoc.* 2004;224:1317.

Herrmann JA, et al. Temporal and spatial distribution of blastomycosis cases among humans and dogs in Illinois (2001-2007). *J Am Vet Med Assoc.* 2011;239:335.

Legendre AM, et al. Treatment of blastomycosis with itraconazole in 112 dogs. *J Vet Intern Med.* 1996;10:365.

MacDonald PD, et al. Human and canine pulmonary blastomycosis, North Carolina, 2001-2002. *Emerg Infect Dis.* 2006;12:1242.

Mawby DI, et al. Bioequivalence of orally administered generic, compounded, and innovator-formulated itraconazole in healthy dogs. *J Vet Intern Med.* 2014;28:72.

Mazepa AS, et al. Retrospective comparison of the efficacy of fluconazole or itraconazole for the treatment of systemic blastomycosis in dogs. *J Vet Intern Med.* 2011;25:440.

McMillan CJ, Taylor SM. Transtracheal aspiration in the diagnosis of pulmonary blastomycosis (17 cases: 2000-2005). *Can Vet J.* 2008;49:53.

Schmiedt C, et al. Cardiovascular involvement in 8 dogs with Blastomyces dermatitidis infection. *J Vet Intern Med.* 2006;20:1351.

Spector D, et al. Antigen and antibody testing for the diagnosis of blastomycosis in dogs. *J Vet Intern Med.* 2008;22:839.

Totten AK, et al. *Blastomyces dermatitidis* prostatic and testicular infection in eight dogs (1992-2005). *J Am Anim Hosp Assoc.* 2011;47:413.

Wüthrich M, et al. Safety, tolerability, and immunogenicity of a recombinant, genetically engineered, live-attenuated vaccine against canine blastomycosis. *Clin Vaccine Immunol.* 2011;18:783.

Varani N, et al. Attempted isolation of *Blastomyces dermatitidis* from the nares of dogs: Northern Wisconsin, USA. *Med Mycol.* 2009;47:780.

Coccidioidomicose

Ajithdoss DK, et al. Coccidioidomycosis presenting as a heart base mass in two dogs. *J Comp Pathol.* 2011;145:132.

Bentley RT, et al. Magnetic resonance imaging features and outcome for solitary central nevous system *Coccidioides* granulomas in 11 dogs and cats. *Vet Radiol Ultrasound.* 2015;56:520.

Brown J, et al. Coccidioidomycosis: epidemiology. *Clin Epidemiol.* 2013;5:185.

Butkiewicz CD, et al. Risk factors associated with *Coccidioides* infection in dogs. *J Am Vet Med Assoc.* 2005;226:1851.

Crabtree AC, et al. Relationship between radiographic hilar lymphadenopathy and serologic titers for *Coccidioides* sp. in dogs in an endemic region. *Vet Radiol Ultrasound.* 2008;49:501.

Graupmann-Kuzma A, et al. Coccidioidomycosis in dogs and cats: a review. *J Am Anim Hosp Assoc.* 2008;44:226.

Grayzel SE, et al. Risk factors and spatial distribution of canine coccidioidomycosis in California, 2005-2013. *Transbound Emerg Dis.* 2017;64:1110.

Greene RT, et al. Coccidioidomycosis in 48 cats: a retrospective study (1984-1993). *J Vet Intern Med.* 1995;9:86.

Heinritz CK, et al. Subtotal pericardectomy and epicardial excision for treatment of coccidioidomycosis-induced effusive-constrictive pericarditis in dogs: 17 cases (1999-2003). *J Am Vet Med Assoc.* 2005;227:435.

Johnson LR, et al. Clinical, clinicopathologic, and radiographic findings in dogs with coccidioidomycosis: 24 cases (1995-2000). *J Am Vet Med Assoc.* 2003;222:461.

Kirsch EJ, et al. Evaluation of Coccidioides antigen detection in dogs with coccidioidomycosis. *Clin Vaccine Immunol.* 2012;19:343.

Luna-Isaac JA, et al. Genetic analysis of the endemic fungal pathogens *Coccidioides posadasii* and *Coccidioides immitis* in Mexico. *Med Mycol.* 2014;52:156.

Mawby DI, et al. Posaconazole pharmacokinetics in healthy cats after oral and intravenous administration. *J Vet Intern Med.* 2016;30:1703.

Mehrkens LR, et al. Clinicopathologic and histopathologic renal abnormalities in dogs with coccidioidomycosis. *J Vet Intern Med.* 2016;30:1667.

Ramírez-Romero R, et al. Coccidioidomycosis in biopsies with presumptive diagnosis of malignancy in dogs: report of three cases and comparative discussion of published reports. *Mycopathologia.* 2016;181:151.

Sakai MR, et al. Terbinafine pharmacokinetics after single dose oral administration in the dog. *Vet Dermatol.* 2011;22:528.

Shubitz LE, et al. Incidence of *Coccidioides infection* among dogs residing in a region in which the organism is endemic. *J Am Vet Med Assoc.* 2005;226:1846.

Shubitz LF. Comparative aspects of coccidioidomycosis in animals and humans. *Ann N Y Acad Sci.* 2007;1111:395.

Shubitz LF. Efficacy of Nikkomycin Z for respiratory coccidioidomycosis in naturally infected dogs. *Med Mycol.* 2013;51:747.

Simões DM, et al. Retrospective analysis of cutaneous lesions in 23 canine and 17 feline cases of coccidiodomycosis seen in Arizona, USA (2009-2015). *Vet Dermatol.* 2016;27:346.

Tofflemire K, Betbeze C. Three cases of feline ocular coccidioidomycosis: presentation, clinical features, diagnosis, and treatment. *Vet Ophthalmol.* 2010;13:166.

Criptococose

Barrs VR, et al. Feline pyothorax: a retrospective study of 27 cases in Australia. *J Fel Med Surg*. 2005;7:211.

Bernhardt A, et al. Molecular identification of fungal pathogens in nodular skin lesions of cats. *Med Mycol*. 2015;53:132.

Byrnes EJ 3rd, et al. Cryptococcus gattii with bimorphic colony types in a dog in western Oregon: additional evidence for expansion of the Vancouver Island outbreak. *J Vet Diagn Invest*. 2009;21:133.

Duncan C, et al. Clinical characteristics and predictors of mortality for Cryptococcus gattii infection in dogs and cats of southwestern British Columbia. *Can Vet J*. 2006a;47:993.

Duncan CG, et al. Evaluation of risk factors for Cryptococcus gattii infection in dogs and cats. *J Am Vet Med Assoc*. 2006b;228:377.

Duncan C, et al. Follow-up study of dogs and cats with asymptomatic Cryptococcus gattii infection or nasal colonization. *Med Mycol*. 2005a;43:663.

Duncan C, et al. Sub-clinical infection and asymptomatic carriage of Cryptococcus gattii in dogs and cats during an outbreak of cryptococcosis. *Med Mycol*. 2005b;43:511.

Flatland B, et al. Clinical and serologic evaluation of cats with cryptococcosis. *J Am Vet Med Assoc*. 1996;209:1110.

Graves TK, et al. Diagnosis of systemic cryptococcosis by fecal cytology in a dog. *Vet Clin Pathol*. 2005;34:409.

Lester SJ, et al. Clinicopathologic features of an unusual outbreak of cryptococcosis in dogs, cats, ferrets, and a bird: 38 cases (January to July 2003). *J Am Vet Med Assoc*. 2004;225:1716.

Lester SJ, et al. Cryptococcosis: update and emergence of Cryptococcus gattii. *Vet Clin Pathol*. 2011;40:4.

Ma H, May RC. Virulence in Cryptococcus species. *Adv Appl Microbiol*. 2009;67:131.

MacDougall L, et al. Spread of Cryptococcus gattii in British Columbia, Canada, and detection in the Pacific Northwest, USA. *Emerg Infect Dis*. 2007;13:42.

McGill S, et al. Cryptococcosis in domestic animals in Western Australia: a retrospective study from 1995-2006. *Med Mycol*. 2009;47:625.

Malik R, et al. Combination chemotherapy of canine and feline cryptococcosis using subcutaneously administered amphotericin B. *Aust Vet J*. 1996;73:124.

Malk R, et al. Asymptomatic carriage of Cryptococcus neoformans in the nasal cavity of dogs and cats. *J Med Vet Mycol*. 1997;35:27.

Myers A, et al. Atypical cutaneous cryptococcosis in four cats in the USA. *Vet Dermatol*. 2017;28:405.

Newman SJ, et al. Cryptococcal pyelonephritis in a dog. *J Am Vet Med Assoc*. 2003;222:180.

O'Brien CR, et al. Retrospective study of feline and canine cryptococcosis in Australia from 1981 to 2001: 195 cases. *Med Mycol*. 2004;42:449.

Okabayashi K, et al. Antifungal activity of itraconazole and voriconazole against clinical isolates obtained from animals with mycoses. *Nippon Ishinkin Gakkai Zasshi*. 2009;50:91.

Olsen GL, et al. Use of terbinafine in the treatment protocol of intestinal Cryptococcus neoformans in a dog. *J Am Anim Hosp Assoc*. 2012;48:216.

Quimby JM, et al. Adverse neurologic events associated with voriconazole use in three cats. *J Vet Intern Med*. 2010;24:647.

Singer LM, et al. Antifungal drug susceptibility and phylogenetic diversity among Cryptococcus isolates from dogs and cats in North America. *J Clin Microbiol*. 2014;52:2061.

Sykes JE, et al. Clinical signs, imaging features, neuropathology, and outcome in cats and dogs with central nervous system cryptococcosis from California. *J Vet Intern Med*. 2010;24:1427.

Sykes JE, et al. In vivo development of fluconazole resistance in serial Cryptococcus gattii isolates from a cat. *Med Mycol*. 2017;55:396.

Tangeman L, et al. Abdominal cryptococcosis in two dogs: diagnosis and medical management. *J Am Anim Hosp Assoc*. 2015;51:107.

Tintelnot K, et al. Pitfalls in serological diagnosis of *Cryptococcus gattii* infections. *Med Mycol*. 2015;53:874.

Trivedi SR, et al. Clinical features and epidemiology of cryptococcosis in cats and dogs in California: 93 cases (1988-2010). *J Am Vet Med Assoc*. 2011a;239:357.

Trivedi SR, et al. Feline cryptococcosis: impact of current research on clinical management. *J Feline Med Surg*. 2011b;13:163.

Vorathavorn VI, et al. Cryptococcosis as an emerging systemic mycosis in dogs. *J Vet Emerg Crit Care (San Antonio)*. 2013;23:489.

Histoplasmose

Bromel C, Sykes JE. Histoplasmosis in dogs and cats. *Clin Tech Small Animal Pract*. 2005;20:227.

Clinkenbeard KD, et al. Feline disseminated histoplasmosis. *Comp Cont Ed Pract Vet*. 1989;11:1223.

Cook AK, et al. Clinical evaluation of urine Histoplasma capsulatum antigen measurement in cats with suspected disseminated histoplasmosis. *J Feline Med Surg*. May 24, 2012;[Epub ahead of print].

Cunningham L, et al. Sensitivity and specificity of *Histoplasma* antigen detection by enzyme immunoassay. *J Am Anim Hosp Assoc*. 2015;51:306.

Hanzlicek AS, et al. Antigen concentrations as an indicator of clinical remission and disease relapse in cats with histoplasmosis. *J Vet Intern Med*. 2016;30:1065.

Hodges RD, et al. Itraconazole for the treatment of histoplasmosis in cats. *J Vet Intern Med*. 1994;8:409.

Jarchow A, et al. Antigenemia without antigenuria in a cat with histoplasmosis. *JFMS Open Rep*. 2015;1:2055116915618422.

Johnson LR, et al. Histoplasmosis infection in two cats from California. *J Am Anim Hosp Assoc*. 2004;40:165.

Kirsch EJ, et al. Evaluation of Coccidioides antigen detection in dogs with coccidioidomycosis. *Clin Vaccine Immunol*. 2012;19:343.

Lin Blache J, et al. Histoplasmosis. *Compend Contin Educ Vet*. 2011;33:E1.

Pearce J, et al. Management of bilateral uveitis in a *Toxoplasma gondii*-seropositive cat with histopathologic evidence of fungal panuveitis. *Vet Ophthalmol*. 2007;10:216.

Reinhart JM, et al. Feline histoplasmosis: fluconazole therapy and identification of potential sources of *Histoplasma* species exposure. *J Feline Med Surg*. 2012;14:841.

Renschler JS, et al. Reduced susceptibility to fluconazole in a cat with histoplasmosis. *JFMS Open Rep*. 2017;3:2055116917743364.

Schulman RL, et al. Use of corticosteroids for treating dogs with airway obstruction secondary to hilar lymphadenopathy caused by chronic histoplasmosis: 16 cases (1979-1997). *J Am Vet Med Assoc*. 1999;214:1345.

Smith KM, et al. Utility of antigen testing for the diagnosis of ocular histoplasmosis in four cats: a case series and literature review. *J Feline Med Surg*. 2017;19:1110.

Ward JI, et al. Acute histoplasmosis: clinical, epidemiologic and serologic finding of an outbreak associated with exposure to a fallen tree. *Am J Med*. 1979;66:587.

CAPÍTULO 98
Infecções Polissistêmicas por Protozoários

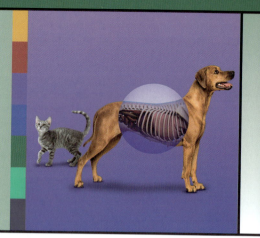

BABESIOSE

Etiologia e epidemiologia

A babesiose em cães é causada, principalmente, por *Babesia canis*, *B. rossi*, *B. vogeli*, *B. gibsoni* e *B. conradae*. Esses protozoários parasitam as hemácias e são mais associados ao desenvolvimento de anemia e seus sinais. A distribuição mundial, os vetores e a virulência de *Babesia* spp. mostram-se variáveis. A *B. rossi* é transmitida por *Haemaphysalis elliptica* (anteriormente *leachi*) e revela-se a mais patogênica; a *B. canis* é transmitida por *Dermacentor* spp. e *Rhipicephalus sanguineus* e mostra-se moderadamente patogênica; e a *B. vogeli* é a menos patogênica e transmitida por *R. sanguineus*. A *B. vogeli* é a subespécie de *B. canis* que mais infecta cães nos EUA. A *B. gibsoni* é transmitida por *Haemaphysalis longicornis* e *Haemaphysalis bispinosa* em alguns países; o vetor nos EUA mostra-se desconhecido, mas se supõe que seja o *R. sanguineus*. A presença de DNA de *B. gibsoni* no sangue de cães nos EUA foi associada a um histórico de mordedura por cães, especialmente por Pit Bull Terrier Americano. Esse fato sugere que brigas são uma via de transmissão (Birkenheuer et al., 2003b). A *B. conradae* induz anemia hemolítica em cães no sul da Califórnia; o vetor é desconhecido, mas se suspeita que seja o *R. sanguineus* (Kjemtrup et al., 2006). A *Theleiria annae* e a *B. vulpes* são microrganismos semelhantes à *B. microti* detectada em cães da Europa e da América do Norte e podem ser transmitidos por *Ixodes* spp. (Solano-Gallego e Baneth, 2011; Solano-Gallego et al., 2016).

Em uma pesquisa na América do Norte, as infecções por *Babesia* spp. foram detectadas em 29 estados dos EUA e em Ontário, no Canadá (Birkenheuer et al., 2005). Outras novas *Babesia* spp. de genética bastante variável em comparação com outros isolados de *B. canis* ou *B. gibsoni* foram descritas nos EUA; no entanto, a taxa de prevalência dessas infecções não é conhecida (Meinkoth et al., 2000; Birkenheuer et al., 2004a). Como as *Babesia* spp. também podem ser transmitidas por transfusões de sangue, recomenda-se a realização de exames específicos em doadores de sangue (Wardrop et al., 2016).

A babesiose em gatos parece ser menos comum do que em cães. Os gatos são infectados por *B. cati* (Índia), *B. felis* (África, sul da Ásia, Europa, Qatar), *B. herpailuri* (América do Sul, África), *B. canis presentii* (Israel), *B. canis* (Europa) e *B. vogeli* (Brasil, Tailândia, Qatar, EUA). O DNA de *Babesia vogeli* foi amplificado a partir de *Ctenocephalides felis* coletados de gatos em Jerusalém (Kamani et al., 2018). Não se sabe se isso reflete apenas a ingestão de *B. vogeli* no sangue pela pulga ou se a pulga participa da transmissão de *B. vogeli*.

Depois da infecção por cepas patogênicas de *B. canis*, *B. vogeli* ou *B. gibsoni*, o período de incubação é de dias a semanas. O grau de parasitemia varia de acordo com o microrganismo estudado; no entanto, a parasitemia já pode ser detectada de maneira transitória em alguns cães no primeiro dia. Os microrganismos replicam-se no meio intracelular das hemácias, o que causa anemia hemolítica intravascular ou extravascular. As reações imunomediadas contra os parasitas ou os autoantígenos alterados pioram a anemia hemolítica e tendem a provocar resultados positivos no teste de Coombs direto. A ativação de macrófagos causa febre e hepatoesplenomegalia. A hipoxia grave deve-se à rápida degradação das hemácias. Alguns cães infectados apresentam coagulação intravascular disseminada durante a infecção aguda.

A gravidade da doença depende da espécie e da cepa de *Babesia* e do estado imunológico do hospedeiro; a infecção subclínica crônica é comum. A administração de glicocorticoides ou a esplenectomia podem reativar portadores crônicos e levar à doença aguda. Cães esplenectomizados submetidos à infecção experimental desenvolvem manifestações clínicas e laboratoriais mais graves da doença causada por *B. vogeli* (Wang et al., 2018). A coinfecção por *Bartonella* spp. pode aumentar o potencial patogênico.

Características clínicas

As características clínicas mais observadas em cães infectados por *Babesia* spp. de todo o mundo foram revistas (Solano-Gallego e Baneth, 2011). Nos EUA, as infecções subclínicas por *Babesia* spp. são mais comuns. As infecções peragudas ou agudas por *Babesia* spp. causam anemia e febre, com mucosas pálidas, taquicardia, taquipneia, depressão, anorexia e fraqueza. Alguns cães apresentam icterícia, petéquias e hepatosplenomegalia, dependendo do estágio da infecção e da presença de coagulação intravascular disseminada. Anemia grave, coagulação intravascular disseminada, acidose metabólica e doença renal são mais comuns durante a infecção aguda e, de modo geral, são mais graves nas infecções por *B. rossi* na África do Sul. A hipoxemia tecidual é importante na patogênese da doença em cães com a forma grave. Os principais diagnósticos diferenciais da babesiose aguda são a anemia hemolítica imunomediada primária e a trombocitopenia imunomediada. De modo geral, cães com infecções crônicas apresentam perda de peso e anorexia. Ascite, sinais gastrintestinais, doença do sistema nervoso central (SNC), edema e evidências clínicas de doença cardiopulmonar são observados em alguns cães com infecção atípica. O DNA de *B. canis* ou *B. gibsoni* foi amplificado do sangue ou efusão (um cão; *B. gibsoni*) de alguns cães com derrame pericárdico (Tabar et al., 2018).

Diagnóstico

Anemia regenerativa esferocítica, hiperbilirrubinemia, bilirrubinúria, hemoglobinúria, trombocitopenia, acidose metabólica, azotemia, gamopatia policlonal, proteinúria e cilindrúria são comuns em cães infectados por *Babesia* spp. patogênicas. A presença do microrganismo em hemácias, detectada por colorações de Wright ou Giemsa em esfregaços de sangue finos (ver Capítulo 91), pode indicar o diagnóstico; a parasitemia, porém, pode ser intermitente, com resultados falso-negativos. O sangue capilar é a fonte preferida para confecção do esfregaço de sangue. Nos EUA, a *B. vogeli* costuma ser observada como corpos piriformes únicos ou pareados de 2,5 × 4,5 μm de tamanho; observa-se a *B. gibsoni* como corpos anulares únicos (geralmente mais de um por célula) de 1 × 3 μm, enquanto a *B. conradae* tipicamente forma anéis ou corpos ameboides de 0,3 × 3 μm.

O diagnóstico de babesiose baseia-se, principalmente, em sorologia e reação da cadeia da polimerase (PCR). Nos EUA, realiza-se comercialmente a imunofluorescência indireta para detecção de *B. vogeli* e *B. gibsoni*. No entanto, pode haver reatividade sorológica cruzada, de modo que os resultados não podem determinar a espécie infectante de maneira definitiva. A demonstração de títulos crescentes ao longo de 2 a 3 semanas condiz com infecção recente ou ativa. Como não existe padronização entre os laboratórios, os títulos positivos de corte sugeridos variam. Podem ocorrer sorologias falso-negativas em alguns cães, em especial naqueles com doença peraguda ou imunossupressão concomitante. Muitos cães são soropositivos, mas clinicamente normais; assim, a sorologia por si só não pode estabelecer o diagnóstico definitivo de babesiose clínica.

Resultados positivos de PCR em sangue comprovam a infecção atual e podem diferenciar as espécies de *Babesia*. Contudo, como existem portadores subclínicos, os resultados positivos nem sempre são correlacionados com a doença clínica. Além disso, nem todos os ensaios de PCR realizados em laboratórios comerciais são equivalentes.

As proteínas de fase aguda, como amiloide A sérica, haptoglobina e paraoxonase 1, foram estudadas em um pequeno número de animais na tentativa de diferenciar portadores subclínicos de pacientes com manifestações clínicas da doença. Em gatos com infecção natural por *B. vogeli*, as concentrações séricas de haptoglobina aumentaram e as de paraoxonase 1 diminuíram em comparação com gatos saudáveis de tutores (Vilhena et al., 2017). Esses tipos de ensaios podem ter benéficos clínicos no futuro.

Tratamento

Cuidados de suporte, incluindo transfusões de sangue, administração de bicarbonato de sódio para correção da acidose e fluidoterapia, devem ser instituídos conforme indicado. Vários medicamentos, como aceturato de diminazeno, fenamidina, isetionato de pentamidina, parvaquona, atovaquona e niridazol, também foram usados na tentativa de tratar diferentes infecções por *Babesia* spp. Nos EUA, se houver suspeita de doença clínica associada a *B. vogeli*, o diproprionato de imidocarbe pode ser eficaz quando administrado em dose de 5 a 6,6 mg/kg por via subcutânea [SC] ou intramuscular [IM] 2 vezes, com 14 dias de intervalo, ou 7,5 mg/kg SC ou IM 1 vez. Os efeitos adversos são salivação transitória, diarreia, dispneia, lacrimejamento, necrose no sítio de injeção e depressão.

O imidocarbe como agente único não é tão eficaz no tratamento da infecção por *B. gibsoni*. Nos EUA, a suspeita de doença clínica associada a *B. gibsoni* ou *B. conradae* deve ser tratada com azitromicina (10 mg/kg por via oral [VO] a cada 24 horas por, pelo menos, 10 dias) e atovaquona (13,3 mg/kg VO a cada 8 horas por, pelo menos, 10 dias). No entanto, esta combinação nem sempre elimina a infecção, e a *B. gibsoni* pode ser resistente a esses medicamentos (Birkenheuer et al., 2004b; Di Cicco et al., 2012; Jefferies et al., 2007). Na Ásia, a combinação de clindamicina, diminazeno e imidocarbe foi eficaz no tratamento da infecção por *B. gibsoni* em 11 de 13 cães (Lin et al., 2012) e deve ser considerada nos casos com cepas resistentes à atovaquona (Baneth, 2018). A administração oral de uma combinação de doxiciclina, enrofloxacino e metronidazol levou à melhora clínica em 85,7% dos cães infectados com cepas asiáticas de *B. gibsoni* (Lin e Huang, 2010). Embora as taxas de sucesso desse protocolo com cepas norte-americanas não tenham sido relatadas, é possível considerá-lo em cães infectados em caso de ausência ou ineficácia de atovaquona ou diminazeno. Como nenhum medicamento é conhecido por eliminar a infecção de maneira confiável, parece improvável que o tratamento de cães saudáveis e soropositivos seja benéfico.

Aspectos zoonóticos e prevenção

Não há evidências que sugiram que a infecção de cães e gatos por *Babesia* spp. possa causar doenças em humanos. No entanto, como algumas *Babesia* spp. que infectam humanos (*B. microti*) são geneticamente semelhantes às que infectam cães, o controle de carrapatos deve ser instituído, se possível. Há proteção cruzada mínima entre as espécies; um cão que se recuperou da babesiose ainda pode ficar doente se infectado por outra espécie. A administração de medicamentos imunossupressores ou a esplenectomia devem ser evitadas em cães previamente infectados. Mordeduras de cão devem ser evitadas. Existem vacinas contra determinadas *Babesia* spp. em alguns países, mas não nos EUA. Nos programas de doação de sangue, cães de raças de alto risco (Pit Bull Terrier Americano, Greyhound) ou áreas endêmicas devem ser submetidos a exames para detecção de *Babesia* spp. por sorologia ou PCR; os animais positivos devem ser excluídos do programa (Wardrop et al., 2016).

A *B. canis* é transmitida a 50% dos cães experimentalmente infectados por *D. reticulatus* após 8 horas de repasto (Varloud et al., 2018). Assim, indicam-se acaricidas que repelem ou causam morte rápida, em áreas endêmicas. Em um estudo de campo, um colar de imidacloprido/flumetrina foi 99,7% eficaz contra a infestação por carrapatos e teve 91,6% de eficácia na prevenção de *A. platys* e 91,6% de *B. vogeli* (Dantas-Torres et al., 2013).

CITAUXZOONOSE

Etiologia e epidemiologia

O *Cytauxzoon felis* é um protozoário de gatos no sudeste, no meio-Atlântico e no centro-sul dos EUA que costuma ser fatal em caso de doença clínica, a menos que o tratamento apropriado seja instituído. A infecção por *Cytauxzoon* spp. também foi registrada em vários outros países, inclusive Itália (Carli et al., 2012), França (Legroux et al., 2017), Espanha (Díaz-Regañón et al., 2017) e Portugal (Alho et al., 2016). Contudo, a doença clínica foi detectada apenas de maneira ocasional em gatos infectados na Europa. Isso sugere que se trata de uma cepa ou variante diferente de *C. felis* (Gallusová et al., 2016).

Em contrapartida, isolados de gatos domésticos foram geneticamente semelhantes entre os estudos realizados nos EUA (Birkenheuer et al., 2006b). De modo geral, os linces apresentam a doença subclínica e podem, portanto, ser os hospedeiros naturais do microrganismo. Uma análise genética recente em *C. felis* de linces e pumas sugere a existência de várias cepas do microrganismo em felinos selvagens (Shock et al., 2012). Os gatos domésticos podem ser infectados por diferentes genótipos, de modo isolado ou combinado (Cohn et al., 2011). O microrganismo pode ser transmitido experimentalmente de linces infectados para gatos domésticos por *Dermacentor variabilis* e *Amblyomma americanum*; porém, com base na distribuição geográfica dos gatos infectados, o *A. americanum* parece mais importante. A doença clínica ocorre após um período de incubação de 5 a 20 dias. Diagnostica-se a maioria dos casos em abril, maio e junho (Reichard et al., 2008). Após a infecção, formam-se esquizontes e macroesquizontes nos fagócitos mononucleares. Os macrófagos infectados revestem o lúmen das veias de todo o corpo. Os merozoítos liberados dos macrófagos infectados infectam as hemácias. A doença clínica causa obstrução do fluxo sanguíneo pelos tecidos devido aos infiltrados mononucleares e à anemia hemolítica. Os gatos domésticos ocasionalmente sobrevivem à infecção – isso sugere que há variantes menos virulentas nos EUA. A infecção perinatal não ocorreu entre duas gatas e seus 14 filhotes (Lewis et al., 2012).

Características clínicas

A maioria dos casos de citauxzoonose ocorre em gatos com acesso a áreas externas. Febre, anorexia, dispneia, depressão, icterícia, mucosas pálidas e morte são os achados clínicos mais comuns. O diagnóstico diferencial primário é a hemoplasmose. Raramente se identificam carrapatos nos gatos acometidos.

Diagnóstico

Anemia regenerativa, pancitopenia e leucocitose neutrofílica são os achados hematológicos mais comuns; alguns gatos têm trombocitopenia. Hemoglobinemia, hemoglobinúria, hiperbilirrubinemia e bilirrubinúria são incomuns. O diagnóstico *ante mortem* baseia-se na demonstração da fase eritrocítica em esfregaços de sangue finos (Figura 98.1) corados com Wright ou Giemsa (ver Capítulo 91). Os macrófagos infectados podem ser detectados à citologia de aspirados de medula óssea, baço, fígado ou linfonodo. O microrganismo é facilmente identificado à avaliação histopatológica da maioria dos órgãos. Não há sorologia comercial. A PCR pode ser usada para amplificar o DNA do microrganismo a partir do sangue; e os resultados positivos comprovam a infecção atual.

Tratamento

Os cuidados de suporte são fluidoterapia e transfusão de sangue, administradas conforme indicado. Recentemente, um estudo prospectivo comparou a sobrevida em gatos tratados com atovaquona na dose de 15 mg/kg VO a cada 8 horas e azitromicina na dose de 10 mg/kg VO a cada 24 horas e naqueles tratados com imidocarbe na dose de 3,5 mg/kg IM (Cohn et al., 2011). As taxas de sobrevida após o tratamento com atovaquona/azitromicina e imidocarbe foram de 60% e 26%, respectivamente. A administração de diminazeno na dose de 2 mg/kg IM 2 vezes, com 7 dias de intervalo, foi realizada em cinco gatos que sobreviveram à infecção (Greene et al., 1999). No entanto, alguns casos não responderam ao tratamento com diminazeno e efeitos colaterais podem ser observados, inclusive monoparesia no sítio de injeção, náuseas e possível hepatotoxicidade (Lewis et al., 2014).

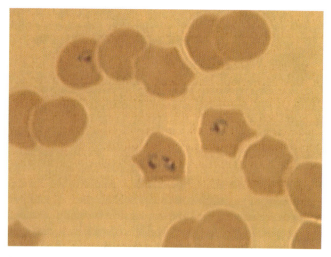

Figura 98.1 *Cytauxzoon felis* nas hemácias do sangue de um gato. (Cortesia do Dr. Terry M. Curtis, Gainesville, FL., EUA.)

Aspectos zoonóticos e prevenção

O *C. felis* não é considerado zoonótico. A doença só pode ser prevenida ao evitar a exposição. O controle de carrapatos deve ser instituído, e os gatos de áreas endêmicas não devem ter acesso a áreas externas durante os períodos de pico de atividade desses parasitas. O *C. felis* é transmitido pelo *A. americanum* entre 36 e 48 horas após o repasto (Thomas et al., 2018). A coleira de imidacloprido/flumetrina foi eficaz no bloqueio da transmissão por *A. americanum* em um estudo experimental (Reichard et al., 2013). Gatos sabidamente positivos para *C. felis* não devem ser usados como doadores de sangue; além disso, nas áreas endêmicas, os gatos doadores de sangue devem apresentar resultados negativos à PCR (Wardrop et al., 2016).

HEPATOZOONOSE

Etiologia e epidemiologia

Em cães, a hepatozoonose é causada pelos protozoários *Hepatozoon canis* e *Hepatozoon americanum*. Na América do Norte, o *H. americanum* é predominante, transmitido pelo *Amblyomma maculatum* e mais comum na Costa do Golfo do Texas, no Mississippi, no Alabama, na Geórgia, na Flórida, em Louisiana e em Oklahoma, nos EUA. Na África, no sul da Europa e na Ásia, o *H. canis* é predominante e transmitido por *R. sanguineus*. Na América do Sul, o *H. canis* é transmitido pelo *R. sanguineus* e pelo *A. ovale*. O *H. canis* também pode ser transmitido por via transplacentária. Os cistozoítos são a fase infecciosa de *Hepatozoon* spp. e formam-se no tecido de hospedeiros paratênicos, como coelhos, camundongos e alguns ratos; os cistozoítos podem infectar cães após a predação (Johnson et al., 2009a,b). Em um estudo com 614 cães com suspeita de hepatozoonose nos EUA, as taxas de prevalência de *H. americanum*, *H. canis* ou ambos foram de 27,2%, 2,3% e 2,3%, respectivamente (Li et al., 2008).

Pelo menos três espécies de *Hepatozoon* podem ser detectadas no sangue de gatos na Europa (Díaz-Regañón et al., 2017; Giannelli et al., 2017); além disso, o microrganismo pode ser amplificado a partir de carrapatos removidos de gatos (Duplan et al., 2018). As vias de transmissão e associações clínicas não são claras, mas os gatos são comumente coinfectados com o vírus da leucemia felina ou o vírus da imunodeficiência felina.

Hospedeiros vertebrados desenvolvem macrogametas e microgametas em neutrófilos e monócitos após a infecção por *Hepatozoon* spp. O carrapato ingere o microrganismo durante o repasto, e há o desenvolvimento de oocistos. Depois que o cão ingere o carrapato infectado, os esporozoítos são liberados e infectam fagócitos mononucleares e células endoteliais de baço, fígado, músculos, pulmões e medula óssea; por fim, formam cistos contendo macro e micromerontes. Os micromerontes desenvolvem-se em micromerozoítos, que infectam leucócitos e geram gamontes. As fases teciduais induzem inflamação piogranulomatosa, o que provoca doença clínica. Glomerulonefrite e amiloidose podem decorrer de inflamação crônica e doença por imunocomplexos. Cães infectados podem servir como fonte de contaminação de carrapatos por meses a anos (Ewing et al., 2002).

Características clínicas

Embora a infecção subclínica seja comum, o *H. americanum* e o *H. canis* podem ser patógenos primários e causar doença clínica na ausência de deficiência imunológica concomitante. Os cães clinicamente acometidos pertencem a todas as faixas etárias, porém a doença é mais comum em filhotes. Febre, perda de peso e hiperestesia grave nas regiões paravertebrais são achados comuns. Alguns cães apresentam anorexia, mucosas claras devido à anemia, depressão, secreção oculonasal, meningoncefalomielite e diarreia com sangue. Lesões cutâneas, compostas por aumento de volume pruriginoso, foram descritas em um cão (Little e Baneth, 2011). Os sinais clínicos podem ser intermitentes e recorrentes.

Diagnóstico

A leucocitose neutrofílica (20.000 a 200.000 células/$\mu\ell$) com desvio à esquerda é o achado hematológico mais comum em cães infectados com *H. americanum*. A trombocitopenia é incomum, a menos que haja coinfecção com *Ehrlichia canis*, *Anaplasma* spp. ou *Leishmania* spp. A anemia normocítica, normocrômica e não regenerativa é comum e, provavelmente, causada pela inflamação crônica. Observa-se o aumento da atividade da fosfatase alcalina, mas não da creatinoquinase, em cães infectados com *H. americanum*. Alguns cães apresentam hipoalbuminemia, hipoglicemia e, raramente, gamopatia policlonal. As reações periósteas da resposta inflamatória direcionada às fases teciduais em músculos podem ocorrer em qualquer osso, exceto no crânio, são mais comuns em cães jovens, não ocorrem em todos os casos e não são patognomônicas para hepatozoonose. O diagnóstico definitivo baseia-se na identificação de gamontes em neutrófilos ou monócitos em esfregaços de sangue corados por Giemsa ou Leishman ou pela demonstração do microrganismo em cortes de biópsia muscular. No entanto, os microrganismos podem ser detectados no sangue de cães e gatos saudáveis. A sorologia está disponível em alguns países e, como as fases teciduais não são eliminadas, os resultados positivos sugerem que o cão está infectado. No entanto, como a infecção pode ser subclínica, a presença de anticorpos séricos não prova que as manifestações clínicas sejam causadas pela infecção por *Hepatozoon* spp. A PCR é realizada em alguns laboratórios, e os resultados positivos confirmam a infecção (Li et al., 2008; Modrý et al., 2017). Os resultados da PCR quantitativa podem ser usados para acompanhar as respostas terapêuticas no futuro.

Tratamento

Nenhum esquema terapêutico eliminou a infecção por *H. canis* ou *H. americanum* dos tecidos. No entanto, a doença clínica logo se resolve com vários protocolos terapêuticos. No tratamento de *H. americanum*, a combinação de trimetoprima-sulfadiazina (15 mg/kg VO a cada 12 horas), pirimetamina (0,25 mg/kg VO a cada 24 horas) e clindamicina (10 mg/kg VO a cada 8 horas) por 14 dias é bastante eficaz na fase aguda (Macintire et al., 2001). O uso de decoquinato (10 a 20 mg/kg a cada 12 horas) com alimentos diminui a probabilidade de recidiva da doença clínica e prolonga o tempo de sobrevida.

O dipropionato de imidocarbe (5 a 6 mg/kg IM ou SC) administrado uma ou duas vezes com 14 dias de intervalo é o fármaco de escolha para o tratamento de H. canis e pode ser eficaz para H. americanum. Um estudo recente mostrou que a administração de ponazurila como agente terapêutico único não eliminou a infecção (Allen et al., 2010). A administração de agentes anti-inflamatórios não esteroides pode diminuir o desconforto para alguns cães. A administração de doxiciclina ou oxitetraciclina tem sido usada em alguns gatos na Europa com suspeita de hepatozoonose (Lloret et al., 2015).

Aspectos zoonóticos e prevenção

Não existe evidência de transferência zoonótica de H. americanum ou H. canis de cães infectados para humanos. O controle de carrapatos é o melhor modo de prevenção. A administração de glicocorticoides deve ser evitada porque pode exacerbar a doença clínica. No entanto, a prednisona foi usada no tratamento de um caso de meningoencefalomielite sem exacerbação evidente da infecção (Marchetti et al., 2009).

LEISHMANIOSE

Etiologia e epidemiologia

As Leishmania spp. consistem em flagelados que causam doenças cutâneas, mucocutâneas e viscerais em cães, seres humanos e outros mamíferos. Roedores e cães são reservatórios primários de Leishmania spp.; é provável que humanos e gatos sejam hospedeiros acidentais, e os mosquitos-pólvora (Ceratopogonidae) são os vetores na maioria das regiões endêmicas, exceto nos EUA. Os gatos também são comumente expostos em áreas com infecção canina endêmica. Em um estudo, os flebotomíneos eram infectados após o repasto em um gato com infecção natural. Esse fato sugere que essa espécie deve ser avaliada como possível reservatório (Maroli et al., 2007).

A leishmaniose era considerada sem importância nos EUA até pouco tempo, com relatos apenas ocasionais. Em 1999, a infecção por Leishmania infantum foi confirmada em vários animais de um canil de Foxhounds no estado de Nova York (Gaskin et al., 2002). Uma investigação mais aprofundada de mais de 12.000 Foxhounds e outros canídeos registrou a infecção por L. infantum em 18 estados dos EUA e em duas províncias canadenses (Duprey et al., 2006). A infecção de outros canídeos além de Foxhounds parece ser incomum na América do Norte. Nos EUA, as Leishmania spp. parecem ser transmitidas de forma vertical (Freeman et al., 2010).

Em outros países, promastigotas flagelados desenvolvem-se em mosquitos-pólvora e injetam-se no hospedeiro vertebrado durante o repasto. Os promastigotas são engolfados por macrófagos e disseminam-se pelo corpo. Após um período de incubação de 1 mês a 7 anos, desenvolvem-se formas amastigotas (não flageladas) e lesões cutâneas; os flebotomíneos são infectados durante a alimentação. Em Foxhounds nos EUA, a transmissão parece ser, principalmente, de cão para cão (Duprey et al., 2006) e também pode ser por luta, agulhas compartilhadas, transfusões de sangue, reprodução e vertical (Boggiatto et al., 2011; Duprey et al., 2006; de Freitas et al., 2006). O DNA de Leishmania infantum foi amplificado a partir de carrapatos R. sanguineus coletados de cães com infecção natural; mais estudos sobre essa possível via transmissão são necessários (Solano-Gallego et al., 2012). O microrganismo intracelular induz respostas imunológicas extremas; gamopatias policlonais (e, às vezes, monoclonais); e proliferação de macrófagos, histiócitos, plasmócitos e linfócitos em órgãos linforreticulares. A formação de imunocomplexos que causam glomerulonefrite e poliartrite é comum. Coinfecções, como a de Ehrlichia canis, podem potencializar o desenvolvimento de manifestações clínicas da doença (Attipa et al., 2018).

De modo geral, acredita-se que os gatos sejam mais resistentes à leishmaniose do que os cães. No entanto, a síndrome geralmente inclui lesões cutâneas (Pennisi et al., 2015).

Características clínicas

De modo geral, os cães desenvolvem leishmaniose visceral. Uma fase subclínica da infecção pode persistir por meses ou anos. Perda de peso apesar do apetite normal a aumentado, poliúria, polidipsia, perda de massa muscular, depressão, vômitos, diarreia, tosse, petéquias, equimoses, epistaxe, espirros e melena revelam-se queixas comuns. Esplenomegalia, linfadenopatia, alopecia facial, febre, rinite, dermatite, aumento de sons pulmonares, icterícia, dor e aumento de volume em articulações, uveíte e conjuntivite são comumente identificados no exame físico. As lesões cutâneas caracterizam-se por hiperqueratose, descamação, espessamento, úlceras mucocutâneas e nódulos intradérmicos no focinho, no pavilhão auricular, nas orelhas e nos coxins palmares e plantares (Figura 98.2). Alguns cães apresentam lesões ósseas. Infertilidade e prostatite foram detectadas em um cão com infecção crônica (Mir et al., 2012). A maioria dos cães vai a óbito ou é submetida à eutanásia em consequência de doença renal crônica. De modo geral, os gatos infectam-se de modo subclínico; as principais manifestações clínicas são cutâneas. As lesões cutâneas costumam ser nodulares e ulcerativas nas orelhas e, com menor frequência, no focinho e na pele periorbital (Navarro et al., 2010; Trainor et al., 2010). A histopatologia revela inflamação granulomatosa com numerosos amastigotas dentro dos macrófagos.

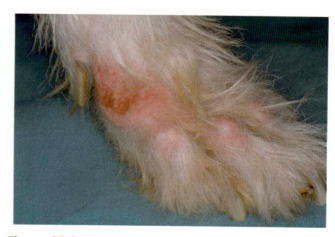

Figura 98.2 Lesão cutânea característica associada à Leishmania spp. no membro de um cão na Espanha. (Cortesia do Dr. Arturo Font, Barcelona, Espanha.)

Diagnóstico

As principais anomalias clínico-patológicas são hiperglobulinemia, hipoalbuminemia, proteinúria, aumento da atividade das enzimas hepáticas, anemia, trombocitopenia, azotemia, linfopenia e leucocitose com desvio à esquerda. A hiperglobulinemia costuma ser policlonal, mas uma gamopatia monoclonal de imunoglobulina G (IgG) foi relatada. A poliartrite neutrofílica ocorre em alguns cães como manifestação de uma reação de hipersensibilidade do tipo III. A demonstração de amastigotas (2,5 a 5 μm × 1,5 a 2 μm) em aspirados de linfonodos, aspirados de medula óssea ou impressões cutâneas coradas com Wright ou Giemsa estabelece o diagnóstico definitivo (Figura 98.3). O microrganismo também pode ser identificado por avaliação histopatológica ou imunoperoxidase de pele ou biópsia de órgão, cultura, inoculação de *hamsters* ou PCR. Os anticorpos contra *Leishmania* podem ser detectados no soro por diversas técnicas, e há ensaios pontuais em alguns países. De modo geral, os títulos de IgG desenvolvem-se 14 a 28 dias após a infecção e diminuem 45 a 80 dias após o tratamento. Como há reatividade sorológica cruzada entre *T. cruzi* e *Leishmania*, os resultados positivos de anticorpos nem sempre são correlacionados com a infecção por *Leishmania*. As vacinas contra *Leishmania* spp. em alguns países complicou o diagnóstico sorológico da doença em cães imunizados (Solano-Gallego et al., 2017). Como é improvável que os cães eliminem a infecção de maneira espontânea, a maioria dos animais com resultados verdadeiro-positivos à sorologia está atualmente infectada. A PCR pode ser realizada em sangue anticoagulado com ácido etilenodiaminotetracético e aspirados de medula óssea, baço ou linfonodo. A PCR em tempo real pode monitorar a resposta à terapia (Francino et al., 2006).

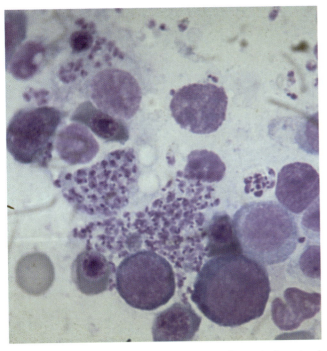

Figura 98.3 O esfregaço por impressão de um linfonodo de um cão infectado com *Leishmania* spp. revela amastigotas intracelulares. (Cortesia do Dr. Arturo Font, Barcelona, Espanha.)

Tratamento

O manejo da leishmaniose canina pode ser realizado, com recomendações publicadas pelo grupo LeishVet (Solano-Gallego et al., 2012). Cães soropositivos e positivos à citologia ou à PCR com manifestações clínicas da doença condizentes com leishmaniose devem ser tratados. Embora os sinais clínicos da doença geralmente melhorem com a administração de medicamentos, o prognóstico da leishmaniose visceral em cães varia; a maioria dos casos é recorrente. Nenhum fármaco, sozinho ou combinado, foi eficaz na eliminação de *Leishmania*. A combinação de compostos de antimônio e alopurinol (15 mg/kg VO a cada 12 horas) foi superior ao tratamento com qualquer um dos fármacos de forma isolada (Denerolle et al., 1999), mas nem mesmo a terapia prolongada elimina a infecção (Manna et al., 2008). Em um estudo com cães tratados com antimoniato de meglumina (50 mg/kg SC a cada 12 horas) até a resolução das anomalias clínicas e clínico-patológicas e alopurinol (15 mg/kg VO a cada 12 horas por 6 meses), não foram relatadas recidivas em 1 ano de monitoramento; além disso, o intervalo livre de doença em alguns cães foi de até 65 meses (Paradies et al., 2012). Miltefosina e domperidona são comercializadas em alguns países. A miltefosina administrada com alopurinol (Miró et al., 2009) e a domperidona administrada como agente único também mostraram eficácia terapêutica na leishmaniose canina (Gómez-Ochoa et al., 2009). Como não há antimônio nos EUA, o tratamento dos cães infectados deve começar com alopurinol. Em um estudo, o marbofloxacino foi eficaz *in vitro* e pode ser considerado no tratamento de cães infectados na ausência de outros fármacos à disposição (Vouldoukis et al., 2006). A anfotericina B lipossomal ou em emulsão lipídica em doses variáveis (0,8 a 3,3 mg/kg IV por vários tratamentos) foi prescrita com bons resultados clínicos, mas ainda podem ocorrer recidivas (Cortadellas, 2003). Cães com doença renal crônica têm prognóstico ruim, mas um estudo mostrou que a administração de alopurinol é benéfica (Plevraki et al., 2006). Em gatos, a administração prolongada de alopurinol na dose de 10 a 20 mg/kg VO a cada 12 ou 24 horas pode ser clinicamente benéfica (Pennisi et al., 2015).

Aspectos zoonóticos e prevenção

As medidas de controle da leishmaniose podem ser avaliadas (Solano-Gallego et al., 2011; Miró et al., 2017). O principal risco zoonótico da leishmaniose canina é o animal que atua como hospedeiro reservatório para o microrganismo. Parece improvável que o contato direto com amastigotas em lesões exsudativas cause infecção humana. Nenhum dos 185 humanos com possível exposição a Foxhounds infectados tinha evidência de infecção (Duprey et al., 2006). O combate de flebotomíneos infectados é o principal meio de prevenção em áreas endêmicas. Em áreas endêmicas, os animais devem permanecer dentro de casa durante a noite, e os locais de reprodução de flebotomíneos devem ser controlados. O uso de imidacloprido a 10%/permetrina a 50% pode diminuir a transmissão em áreas endêmicas de flebotomíneos (Otranto et al., 2007). Em um estudo, os autores sugeriram que a permetrina a 65% aplicada a cada 2 a 3 semanas seria eficaz (Molina et al., 2012). Muitas vacinas foram estudadas e podem ser usadas em cães de alguns países (Dantas-Torres, 2006; Fernández Cotrina et al., 2018; Palatnik-de-Sousa, 2012). Nos programas de doação de sangue, cães de raças de alto risco (p. ex., Foxhounds) ou áreas endêmicas devem ser submetidos a sorologia ou PCR para a detecção de *Leishmania* spp.; os animais positivos devem ser excluídos do programa (Wardrop et al., 2016).

NEOSPOROSE

Etiologia e epidemiologia

O *Neospora caninum* é um coccídeo antes confundido com *T. gondii*, devido à sua morfologia semelhante. O ciclo sexual completa-se no sistema gastrintestinal dos canídeos e provoca a eliminação de oocistos nas fezes. Alguns cães eliminam oocistos por vários meses (McGarry et al., 2003). Os esporozoítos desenvolvem-se em oocistos em 24 horas. Taquizoítos (estágio de divisão rápida) e cistos teciduais com centenas de bradizoítos (estágio de divisão lenta) são os outros dois estágios do parasita. Em um estudo, cães alimentados com oocistos esporulados foram infectados e soroconvertidos, mas não eliminaram oocistos (Bandini et al., 2011). Os cães são infectados pela ingestão de bradizoítos, mas não de taquizoítos. A infecção foi registrada após a ingestão de diversos tecidos bovinos infectados. Os cães também podem ser infectados pela ingestão de hospedeiros intermediários, como o veado-de-cauda-branca; além disso, o microrganismo foi detectado em tecidos de galinhas criadas soltas (Gondim et al., 2004; Gonçalves et al., 2012). Assim, os cães soltos parecem ter maior risco de infecção. A infecção transplacentária foi bem identificada; as mães que dão à luz filhotes infectados podem repetir a infecção transplacentária em gestações subsequentes. Devido às infecções transplacentárias repetidas, os filhotes de uma cadela que já deu à luz filhotes infectados correm risco maior. A neosporose canina foi relatada em muitos países. A soroprevalência da infecção variou de 0 a 100%, dependendo do país e estilo de vida do cão (Dubey et al., 2007a). Em um artigo da Austrália, a taxa de prevalência canina aumentou em um período de 20 anos (Sloan et al., 2017). Oocistos raramente são relatados à coproparasitologia; em um estudo com 24.677 amostras de cães, oocistos condizentes com *N. caninum* foram detectados em 0,3% (Barutzki e Schaper, 2011). O DNA de *N. caninum* também foi amplificado a partir de fezes de coiotes (Klein et al., 2018). A patogênese da doença está relacionada, principalmente, com a replicação intracelular dos taquizoítos. Embora a replicação do microrganismo ocorra em muitos tecidos, inclusive nos pulmões, a doença clínica canina é predominantemente neuromuscular. A administração de glicocorticoides pode ativar os bradizoítos nos cistos teciduais e levar ao desenvolvimento de doença clínica.

A encefalomielite e a miosite desenvolvem-se em filhotes de gatos submetidos à infecção experimental e gatos soropositivos naturalmente expostos foram detectados (Bresciani et al., 2007); no entanto, não há relato de doença clínica em gatos com a infecção natural. Felídeos não domésticos soropositivos para *N. caninum* também foram relatados (Spencer et al., 2003; Sedlák et al., 2014). A infecção por *N. caninum* pode causar grandes perdas econômicas devido ao aborto em bovinos. As estratégias para controle da infecção em bovinos foram revistas (Dubey et al., 2007a).

Características clínicas

A paralisia ascendente com hiperextensão dos membros posteriores em cães com infecção congênita é a manifestação clínica mais comum da doença. Observa-se a atrofia muscular em muitos casos. A polimiosite e a doença multifocal do SNC podem ocorrer de forma isolada ou combinada. Uma síndrome clínica recentemente reconhecida, composta por ataxia e atrofia cerebral, foi associada à neosporose (Garosi et al., 2010). Os sinais clínicos podem ser evidentes logo após o nascimento ou surgir depois de várias semanas. A morte neonatal é comum. Embora a doença tenda a ser mais grave em cães com infecção congênita, animais de até 15 anos adoeceram. Em um cão com doença respiratória, a tosse foi o principal sinal. Alguns cães apresentam miocardite, disfagia, dermatite ulcerativa, pneumonia e hepatite. Não se sabe se a doença clínica em cães mais velhos é aguda, decorrente de infecção primária ou da exacerbação de uma infecção crônica. A administração de glicocorticoides com ou sem ciclosporina pode ativar bradizoítos em cistos teciduais e levar ao desenvolvimento de doença clínica. A doença é causada pela replicação intracelular de taquizoítos de *N. caninum*. De modo geral, a infecção das estruturas do SNC causa infiltrados de células mononucleares, o que sugere um componente imunomediado na patogênese da doença. Cistos teciduais intactos em estruturas nervosas geralmente não estão associados à inflamação, mas cistos rompidos induzem inflamação. A doença não tratada leva à morte.

Diagnóstico

Os achados hematológicos e bioquímicos são inespecíficos. A miosite comumente aumenta as atividades da creatinoquinase e aspartato aminotransferase. As anomalias do liquor são aumento da concentração de proteínas (20 a 50 mg/dℓ) e pleocitose mista branda (10 a 50 células/$\mu\ell$) composta por monócitos, linfócitos, neutrófilos e, raramente, eosinófilos. Os padrões intersticiais e alveolares podem ser observados em radiografias torácicas. A ressonância magnética de sete cães com doença cerebelar mostrou atrofia cerebelar bilateral simétrica acentuada circundada por uma área hiperintensa ponderada em T2 e hipointensa em T1 (Garosi et al., 2010).

O diagnóstico definitivo baseia-se na demonstração do microrganismo no liquor ou nos tecidos. Os taquizoítas são raramente identificados no exame citológico de liquor, impressões de lesões dermatológicas e lavado broncoalveolar. A inflamação mista com neutrófilos, linfócitos, eosinófilos, plasmócitos, macrófagos e taquizoítos foi observada no aspirado transtorácico de um cão com doença pulmonar. Os cistos teciduais de *N. caninum* têm parede com espessura superior a 1 μm; os cistos de *T. gondii* têm parede com menos de 1 μm de espessura (Figura 98.4). Os oocistos podem ser detectados nas fezes por exame microscópico após flotação ou PCR. O microrganismo pode ser diferenciado de *T. gondii* à microscopia eletrônica, imuno-histoquímica e PCR. Há um ensaio de PCR multiplex que detecta *T. gondii* e *N. caninum* em tecidos ou liquor (Schatzerg et al., 2003). Em um grupo de cães com doença cerebelar relacionada com a infecção por *N. caninum*, quatro dos cinco cães testados foram positivos para DNA do microrganismo à PCR em liquor.

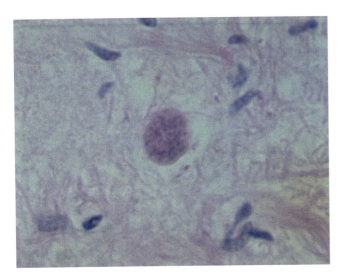

Figura 98.4 Cisto de *Neospora caninum* preenchido por bradizoítos no tecido do sistema nervoso central de um cão.

O diagnóstico presuntivo de neosporose pode ser feito pela combinação dos sinais clínicos de doença e sorologia positiva ou presença de anticorpos no liquor e exclusão de outras etiologias que induzem síndromes clínicas semelhantes, em especial *T. gondii*. Alguns ensaios apresentam reatividade sorológica cruzada entre *T. gondii* e *N. caninum*. Títulos de anticorpos IgG de, pelo menos, 1:200 foram detectados na maioria dos cães com neosporose clínica; a reatividade sorológica cruzada é mínima com títulos de *T. gondii* de 1:50 ou mais à imunofluorescência.

Tratamento

Embora muitos cães com neosporose venham a óbito, alguns sobreviveram após o tratamento com sulfadiazina-trimetoprima e pirimetamina, tratamento sequencial com cloridrato de clindamicina, sulfadiazina-trimetoprima e pirimetamina ou ainda administração apenas de clindamicina. Embora diferentes doses tenham sido recomendadas por diferentes autores, a administração de trimetoprima-sulfadiazina (15 mg/kg VO a cada 12 horas) com pirimetamina (1 mg/kg VO a cada 24 horas) por 4 semanas ou clindamicina (10 mg/kg VO a cada 8 horas) por 4 semanas é bastante usada no tratamento da neosporose canina. A terapia deve ser mantida em caso de melhora. Um Wolfhound irlandês de 7 semanas com miosite associada à *N. caninum* teve melhora clínica significativa após 18 semanas de tratamento com clindamicina (Crookshanks et al., 2007). Em um estudo recente com Beagles naturalmente infectados, a administração de clindamicina (75 mg/cão com 9 semanas de idade, VO, a cada 12 horas [dose dobrada às 13 semanas] por 6 meses) diminuiu os sinais clínicos da doença, mas não eliminou a infecção (Dubey et al., 2007b). Quatro dos seis cães com doença cerebelar associada à infecção por *N. caninum* tratados com diferentes combinações de clindamicina, trimetoprima, sulfadiazina e pirimetamina tiveram respostas positivas (Garosi et al., 2010). A ponazuril é um microbicida e pode ser eficaz no tratamento da neosporose na dose de 20 mg/kg VO por dia (Silva et al., 2016). O tratamento de cães com a doença clínica deve, se possível, começar antes do desenvolvimento de rigidez em extensão. O prognóstico de cães com acometimento neurológico grave é ruim.

Aspectos zoonóticos e prevenção

Anticorpos contra *Neospora caninum* foram detectados em humanos, mas não foram relacionados com abortos repetidos (Petersen et al., 1999). Além disso, como o microrganismo não foi isolado de tecidos humanos, seu potencial zoonótico ainda não foi comprovado. Há uma associação epidemiológica entre cães e bovinos; deve-se tentar diminuir a contaminação fecal de animais em alimentos e os cães não devem ingerir placentas bovinas. O consumo de carne crua é um fator de risco para cães e deve ser evitado (Reichel et al., 2007). O comportamento de caça dos cães deve ser restringido, se possível. Cadelas com filhotes clinicamente acometidos não devem se reproduzir. Se possível, não dê glicocorticoides a animais soropositivos, devido à possibilidade de ativação da infecção.

TOXOPLASMOSE FELINA

Etiologia e epidemiologia

O *Toxoplasma gondii* é um dos principais parasitas que infectam vertebrados de sangue quente. Apenas os gatos completam o ciclo de vida dos coccídeos e eliminam oocistos resistentes ao ambiente nas fezes. Os esporozoítos desenvolvem-se em oocistos depois de 1 a 5 dias de exposição ao oxigênio e à temperatura e à umidade ambientais adequadas. Os taquizoítas disseminam-se no sangue ou na linfa durante a infecção ativa e replicam-se rapidamente no meio intracelular até a destruição da célula. Os bradizoítos são estágios teciduais e persistentes de divisão lenta que se formam nos tecidos extraintestinais de hospedeiros infectados conforme as respostas imunes atenuam a replicação de taquizoítos. Os cistos teciduais logo se formam no SNC, nos músculos e nas vísceras. Os bradizoítas podem persistir nos tecidos por toda a vida do hospedeiro. Existem diferentes genótipos de *T. gondii* com potencial patogênico variável, o que parcialmente explica por que até mesmo alguns gatos imunocompetentes podem adoecer.

A infecção de vertebrados de sangue quente ocorre após a ingestão de qualquer uma das três fases da vida do microrganismo ou por meio da placenta. A maioria dos gatos não é coprofágica e, portanto, mostra-se mais comumente infectada pela ingestão de bradizoítas de *T. gondii* em carnes; os oocistos são eliminados nas fezes em 3 a 21 dias. Os oocistos esporulados podem sobreviver no ambiente por meses a anos e são resistentes à maioria dos desinfetantes (Figura 98.5). Um estudo confirma que o período pré-patente de eliminação de oocistos do *T. gondii* depende do estágio (a ingestão de bradizoítos tem período pré-patente mais curto do que a ingestão de esporozoítos) e não depende da dose (Dubey et al., 2006). Além disso, a transmissão de *T. gondii* é mais eficiente quando os gatos consomem cistos teciduais (carnivorismo) e hospedeiros intermediários consomem oocistos (transmissão fecal-oral). A infecção por *T. gondii* em roedores altera o comportamento das presas, tornando-as menos avessas aos gatos e, talvez, aumentando a probabilidade de infecção do hospedeiro definitivo (felino) e a fase sexual do microrganismo (Vyas et al., 2007). Vários estudos acerca da associação entre a infecção por *T. gondii* e anomalias comportamentais em humanos tiveram resultados mistos (ver Capítulo 99). Em um estudo nos EUA, detectaram-se anticorpos contra *T. gondii* em 31,6% dos 12.628 gatos com a doença clínica (Vollaire et al., 2005); assim, a exposição dos gatos ao patógeno é comum e, provavelmente, associada à predação.

Características clínicas

Cerca de 10 a 20% dos gatos submetidos à inoculação experimental desenvolvem diarreia autolimitada do intestino delgado por 1 a 2 semanas após a administração oral primária de cistos teciduais de *T. gondii*; presume-se que a diarreia seja causada pela replicação enteroepitelial do microrganismo. No entanto, a detecção de oocistos de *T. gondii* nas fezes é raramente relatada em estudos com gatos naturalmente expostos com ou sem diarreia, devido ao curto período de eliminação. Por exemplo, em um estudo na Alemanha, a taxa de eliminação de oocistos foi estimada em 0,8% em 8.640 gatos (Barutzki e Schaper, 2011). Estágios enteroepiteliais de *T. gondii* foram observados nos tecidos intestinais de dois gatos com doença inflamatória intestinal. A resposta positiva a fármacos contra *Toxoplasma* nesses dois gatos sugere que a toxoplasmose pode induzir doença inflamatória intestinal.

A toxoplasmose extraintestinal fatal pode se desenvolver a partir da replicação intracelular intensa de taquizoítos após a infecção primária; os tecidos hepáticos, pulmonares, pancreáticos e do SNC são os mais acometidos. Os filhotes infectados por via transplacentária ou transmamária desenvolvem os sinais mais graves de toxoplasmose extraintestinal e geralmente vêm a óbito por doença pulmonar ou hepática. Os achados clínicos comuns em gatos com toxoplasmose disseminada são depressão, anorexia e febre seguidos por hipotermia, derrame peritoneal, icterícia e dispneia.

Em um hospedeiro imunossuprimido com toxoplasmose crônica, os bradizoítas nos cistos teciduais podem se replicar com rapidez e disseminar-se novamente como taquizoítos; isso é comum em humanos com síndrome da imunodeficiência adquirida (AIDS). A toxoplasmose disseminada foi registrada em gatos também infectados com o vírus da leucemia felina, o vírus da imunodeficiência felina ou o vírus da peritonite infecciosa felina, bem como após a administração de ciclosporina para doença cutânea ou transplante renal (Barrs et al., 2006). A síndrome do desconforto respiratório agudo foi recentemente identificada em um gato com toxoplasmose disseminada (Evans et al., 2017).

Alguns gatos apresentam toxoplasmose crônica subletal. A infecção por *T. gondii* deve estar na lista de diagnósticos diferenciais em gatos com uveíte anterior ou posterior, lesões cutâneas, febre, hiperestesia muscular, miocardite com arritmias, perda de peso, anorexia, convulsões, ataxia, icterícia, diarreia ou pancreatite (Figura 98.6). A toxoplasmose cutânea caracteriza-se por nódulos hiperêmicos que podem não estar ulcerados. Com base na presença de anticorpos específicos como *T. gondii* no humor aquoso e nos resultados de PCR, a toxoplasmose parece ser uma causa infecciosa comum de uveíte em gatos. Cães e gatos podem apresentar polineuropatias distais (Mari et al., 2016).

Filhotes infectados por via transplacentária ou lactacional tendem a apresentar doença ocular. A formação e a deposição de imunocomplexos nos tecidos e as reações de hipersensibilidade tardia podem ocorrer na toxoplasmose clínica subletal crônica. Embora a infecção tecidual crônica e a formação de imunocomplexos sejam comuns, não houve associação entre anticorpos contra o *T. gondii* e a doença renal crônica (Hsu et al., 2011). Nenhum dos medicamentos contra *Toxoplasma* elimina o patógeno por completo; assim, a doença pode recidivar em alguns gatos, e os títulos séricos de IgG raramente tornam-se negativos.

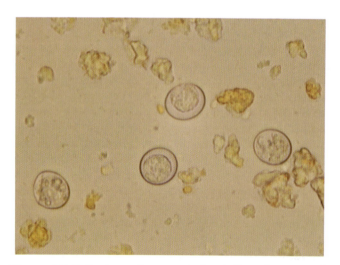

Figura 98.5 Oocistos não esporulados de *Toxoplasma gondii* não corados. Os oocistos têm 10 × 12 μm.

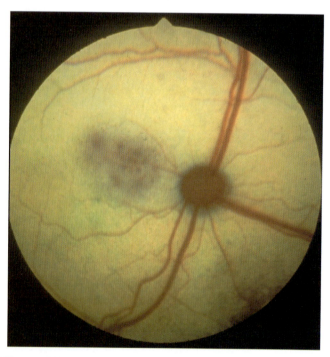

Figura 98.6 Coriorretinite pontilhada causada por *Toxoplasma gondii* em um gato submetido à inoculação experimental.

Diagnóstico

Gatos com toxoplasmose clínica podem ter diversas anomalias clínico-patológicas e radiográficas, mas nenhuma indica a doença. Anemia não regenerativa, leucocitose neutrofílica, linfocitose, monocitose, neutropenia, eosinofilia, proteinúria e bilirrubinúria, bem como aumentos nas concentrações séricas de proteínas e bilirrubina e aumento das atividades de creatinina quinase, alanina aminotransferase, fosfatase alcalina e lipase, são observadas em alguns gatos. A toxoplasmose pulmonar geralmente causa padrões intersticiais difusos a alveolares ou derrame pleural. Lesões em massa podem ser detectadas em exames de tomografia computadorizada ou ressonância magnética. As concentrações de proteínas e números de células no liquor costumam ser mais altos do que o normal. Os leucócitos predominantes no liquor são pequenas células mononucleares, mas os neutrófilos também são comumente encontrados.

O diagnóstico definitivo *ante mortem* de toxoplasmose felina pode ser estabelecido pela demonstração do microrganismo; no entanto, isso é incomum, em especial em associação à doença subletal. Os bradizoítos ou os taquizoítos raramente são detectados em tecidos, derrames, fluidos de lavado broncoalveolar, humor aquoso ou liquor. A visualização de oocistos de 10 × 12 μm nas fezes de gatos com diarreia sugere toxoplasmose, mas não é definitiva porque as infecções por *Besnoitia* e *Hammondia* de gatos produzem oocistos de morfologia semelhante.

Antígenos, imunocomplexos e anticorpos (IgM, IgG, IgA) específicos contra *T. gondii* podem ser detectados no soro de gatos normais, bem como naqueles com sinais clínicos de doença; logo, o diagnóstico *ante mortem* de toxoplasmose clínica com base apenas nesses exames é impossível. À sorologia, IgM tem a melhor correlação com a toxoplasmose felina clínica porque essa classe de anticorpos raramente é detectada no soro de gatos saudáveis. O diagnóstico presuntivo *ante mortem* de toxoplasmose clínica pode ser fundamentado na seguinte combinação:

- Demonstração de anticorpos no soro, que indica a exposição a *T. gondii*
- Demonstração de um título de IgM acima de 1:64 ou um aumento de quatro vezes ou mais no título de IgG, o que sugere infecção recente ou ativa
- Sinais clínicos de doença atribuíveis à toxoplasmose
- Exclusão de outras causas comuns para a síndrome clínica
- Resposta positiva ao tratamento adequado.

Alguns gatos com toxoplasmose clínica terão alcançado o título máximo de IgG ou passado por mudança de classe de anticorpos de IgM para IgG no momento da sorologia; assim, a ausência de registro do aumento do título de IgG ou do título positivo de IgM não exclui o diagnóstico de toxoplasmose clínica. Como alguns gatos saudáveis têm títulos de anticorpos séricos extremamente altos e alguns gatos com a doença clínica têm baixos títulos de anticorpos séricos, a magnitude do título é relativamente irrelevante no diagnóstico. Como o microrganismo não pode ser eliminado, a maioria dos gatos continua a apresentar sorologia positiva para o resto da vida; e não há necessidade de repetição do exame após a resolução da doença clínica.

A combinação de detecção de anticorpos específicos contra *T. gondii* no humor aquoso ou no liquor e amplificação do DNA de *T. gondii* por PCR é a maneira mais precisa de diagnóstico da toxoplasmose ocular ou do SNC (www.dlab.colostate.edu; Laboratório de Diagnóstico, College of Veterinary Medicine and Biomedical Sciences, Colorado State University, Fort Collins, Colorado, EUA.). Por exemplo, em 6 gatos com uveíte, 5 tinham DNA de *T. gondii* no sangue ou no humor aquoso, mas não anticorpos séricos contra *T. gondii* (Powell et al., 2010). Embora IgA, IgG e DNA de *T. gondii* possam ser detectados no humor aquoso e no liquor de gatos normais e clinicamente doentes, a IgM específica foi detectada apenas no humor aquoso ou no liquor de gatos doentes e, portanto, talvez seja melhor indicador de doença clínica. Como o DNA de *T. gondii* pode ser amplificado do sangue de gatos saudáveis, a PCR positiva nem sempre é correlacionada com a doença clínica (Burney et al., 1999).

Tratamento

Os cuidados de suporte devem ser instituídos conforme necessário. O cloridrato de clindamicina (10 a 12 mg/kg VO a cada 12 horas) administrado por 4 semanas é usado com mais frequência pelo autor para o tratamento da toxoplasmose felina clínica. A azitromicina (10 mg/kg VO a cada 24 horas) foi utilizada com sucesso em um pequeno número de gatos, porém a duração ideal da terapia não é conhecida. A ponazurila pareceu eficaz no tratamento da infecção por *T. gondii* em um cão e em um modelo murino (Mitchell et al., 2004). A ponazurila mostra-se segura em gatos para o tratamento de infecções por *Isospora* spp. e deve ser mais estudada. A combinação de sulfonamida-trimetoprima na dose de 15 mg/kg VO a cada 12 horas por 4 semanas foi usada em alguns gatos com toxoplasmose, mas não é tolerada por muitos pacientes. A pirimetamina combinada com as sulfas é eficaz no tratamento da toxoplasmose humana, porém provoca vômito ou inapetência e pode causar anemia em gatos. Gatos com sinais clínicos sistêmicos de toxoplasmose, como febre ou dor muscular combinada com a uveíte, devem ser tratados com fármacos específicos e corticosteroides tópicos, orais ou parenterais para evitar luxações de cristalino e glaucoma secundário. Os gatos soropositivos para *T. gondii* com uveíte que são normais podem ser tratados apenas com glicocorticoides tópicos, a menos que o quadro ocular seja recorrente ou persistente. Nessas situações, a administração de um medicamento com atividade contra *T. gondii* pode ser benéfica.

Os sinais clínicos não associados aos olhos ou ao SNC geralmente desaparecem nos primeiros 2 a 3 dias após a administração de clindamicina ou azitromicina; a toxoplasmose ocular e a do SNC respondem à terapia de forma mais lenta. Se a febre ou hiperestesia muscular não diminuir após 3 dias de tratamento, outras causas devem ser consideradas. A recidiva dos sinais clínicos pode ser mais comum em gatos tratados por menos de 4 semanas. Como não há evidências que sugeriram a possibilidade de eliminação completa do microrganismo, recidivas são comuns e os gatos infectados sempre serão soropositivos. O prognóstico é mau em gatos com doença hepática ou pulmonar causada pela replicação do patógeno, em especial nos imunocomprometidos.

Aspectos zoonóticos e prevenção

O *T. gondii* é uma das principais zoonoses. A infecção primária das mães durante a gestação pode causar toxoplasmose clínica no feto; natimortalidade, doença do SNC e doença ocular são manifestações clínicas comuns. A infecção primária em animais imunocompetentes causa febre autolimitada, mal-estar e linfadenopatia. Com a diminuição do número de linfócitos T auxiliares, cerca de 10% dos humanos com AIDS desenvolvem encefalite por toxoplasmose por ativação de bradizoítos em cistos teciduais.

Em humanos, as principais formas de infecção por toxoplasmose são a via transplacentária e a ingestão de oocistos esporulados ou cistos teciduais. Evitar a ingestão de carnes malcozidas e lavar ou cozinhar esses produtos com cuidado são as duas maneiras mais importantes de evitar a toxoplasmose (Boxe 98.1). Em um estudo com 6.282 amostras de 698 varejistas, o *T. gondii* não foi encontrado em nenhuma das carnes de boi ou frango testadas (por bioensaio em gatos); e apenas um pequeno número de amostras de carne de porco revelou-se positivo (Dubey et al., 2005). No entanto, o microrganismo foi detectado em tecidos de galinhas criadas soltas provavelmente infectadas pela ingestão de oocistos esporulados (Gonçalves et al., 2012). Como estes também são infecciosos, a ingestão de materiais que podem estar contaminados com fezes felinas (p. ex., solo contaminado ou vegetais não lavados) deve ser evitada. Também há uma associação entre toxoplasmose e ingestão de certos moluscos crus que podem concentrar o microrganismo de águas contaminadas (Jones et al., 2009). A infecção por toxoplasmose ao tocar um gato provavelmente não é comum pelos seguintes motivos:

- Em geral, os gatos eliminam os oocistos por dias a semanas após a inoculação primária
- A reativação da eliminação de oocistos é rara em gatos saudáveis com a infecção crônica, mesmo naqueles tratados com doses clínicas de glicocorticoides ou ciclosporina ou infectados pelo vírus da imunodeficiência felina ou vírus da leucemia felina
- A eliminação repetida pode ocorrer se gatos com a infecção crônica forem expostos novamente, mas, de modo geral, o número de oocistos eliminado é menor (Zulpo et al., 2018)
- Os gatos são muito meticulosos e, de modo geral, não deixam que as fezes permaneçam na pele por períodos longos o suficiente para causar a esporulação do oocisto; o microrganismo não foi isolado da pele de gatos que eliminaram milhões de oocistos nos 7 dias anteriores
- O maior risco de toxoplasmose não foi associado à posse de um gato em humanos com AIDS ou na maioria dos estudos com profissionais de saúde veterinária.

Contudo, uma minoria de estudos que avaliam os fatores de risco associou o contato com gatos à toxoplasmose. Um estudo, por exemplo, associou o risco à posse de três ou mais filhotes (Jones et al., 2009). Portanto, as mãos sempre devem ser lavadas após o manuseio de filhotes e fezes felinas. Oocistos com 10 × 12 µm em uma amostra de fezes felinas são considerados pertencentes à *T. gondii*. As fezes devem ser coletadas todos os dias até o término do período de eliminação do oocisto. Historicamente, a administração de clindamicina (25 a 50 mg/kg, VO, divididos a cada 12 horas) pode reduzir os níveis de eliminação de oocistos. Como os seres humanos geralmente não são infectados com *T. gondii* pelo contato com gatos, o exame de animais saudáveis não é recomendado. O exame fecal é um procedimento adequado para determinar o momento de eliminação ativa dos oocistos, mas não pode prever quando isso já ocorreu. Nenhum ensaio sorológico prevê com precisão o momento anterior de eliminação de oocistos de *T. gondii*, e a maioria dos gatos que estão eliminando oocistos é soronegativa. A repetição da eliminação mostra-se improvável na maioria dos gatos soropositivos que completou o período de eliminação do oocisto; a maioria dos gatos soronegativos elimina o microrganismo, se infectada. Tutores preocupados com a possibilidade de toxoplasmose devem procurar seu médico para fazer o exame.

BOXE 98.1

Prevenção da toxoplasmose humana.

Prevenção da ingestão de oocistos
Evite alimentar gatos com carnes malcozidas
Não deixe os gatos caçarem
Limpe a caixa de areia diariamente e incinere ou jogue as fezes no vaso sanitário
Limpe a caixa de areia periodicamente com água fervente ou use um forro específico
Use luvas ao mexer com terra
Lave bem as mãos com sabão e água quente após mexer com terra
Lave bem os vegetais frescos ou cozinhe-os antes da ingestão
Mantenha as caixas de areia das crianças cobertas
Ferva a água de bebida que foi obtida no ambiente geral
Controle possíveis hospedeiros intermediários
Trate gatos que eliminam oocistos com fármacos específicos contra *Toxoplasma*

Prevenção da ingestão de cisto tecidual
Cozinhe todos os produtos cárneos a 66°C
Use luvas ao manusear carnes
Lave bem as mãos com sabão e água quente após manusear carnes
Congele todas as carnes por no mínimo 3 dias antes de cozinhar

TOXOPLASMOSE CANINA

Etiologia e epidemiologia

Os cães não produzem oocistos de *T. gondii* como os gatos, mas podem transmitir oocistos de forma mecânica após a ingestão de fezes felinas. A infecção por *T. gondii* ocorre em cães e pode induzir doenças clínicas. Cerca de 20% dos cães nos EUA são soropositivos para *T. gondii* (Levy et al., 2011). Antes de 1988, muitos cães com diagnóstico de toxoplasmose com base na avaliação histológica eram, na verdade, infectados por *N. caninum* (ver seção *Neosporose*). Observa-se a infecção transplacentária de *T. gondii* e *N. caninum* em cães. Em um estudo com 41 filhotes natimortos, 78,6% foram positivos para *T. gondii* (Taques et al., 2016). As cepas de *Toxoplasma gondii* de cães do Brasil são de quatro genótipos diferentes, todos comprovadamente virulentos em camundongos (da Silva et al., 2017).

Características clínicas

A infecção respiratória, gastrintestinal ou neuromuscular que causa febre, vômito, diarreia, dispneia e icterícia é mais comum em cães com toxoplasmose generalizada. A toxoplasmose generalizada revela-se mais comum em cães imunossuprimidos, como aqueles infectados pelo vírus da cinomose canina ou tratados com ciclosporina para evitar a rejeição de um rim transplantado. Os sinais neurológicos dependem da localização das lesões primárias e são ataxia, convulsões, tremores, déficits de nervos cranianos, paresia e paralisia. Cães com miosite apresentam fraqueza, rigidez ao andar ou perda de massa muscular. A progressão para tetraparesia e paralisia com disfunção do neurônio motor inferior pode ser rápida. Um estudo associou os anticorpos contra *T. gondii* à polirradiculoneurite em cães (Holt et al., 2011). Alguns cães com suspeita de toxoplasmose neuromuscular, provavelmente, têm neosporose. Observa-se infecção miocárdica que causa arritmias ventriculares em alguns cães. Dispneia, vômitos e diarreia são observados em cães com doença polissistêmica. Retinite, uveíte anterior, iridociclite e neurite óptica ocorrem em alguns cães com toxoplasmose, porém são menos comuns do que em gatos. A doença cutânea também foi relatada.

Diagnóstico

Como em gatos, as anomalias clínico-patológicas e de imagem não são específicas. A hiperglobulinemia pode ser observada em cães com infecção crônica (Yarim et al., 2007). Ocorre o aumento das concentrações de proteínas e infiltrados celulares inflamatórios mistos em cães com toxoplasmose do SNC.

A demonstração do microrganismo associada à inflamação em tecidos ou exsudatos pode levar a um diagnóstico definitivo. De modo geral, o diagnóstico *ante mortem* baseia-se na combinação de sinais clínicos, exclusão de outras etiologias prováveis, anticorpos séricos positivos, exclusão de infecção por *N. caninum* por sorologia e resposta a um fármaco com ação contra *Toxoplasma*. A interpretação dos resultados de sorologia em soro, humor aquoso e liquor é discutida na seção sobre toxoplasmose em gatos.

Tratamento

O autor usa com mais frequência cloridrato de clindamicina (10 a 12 mg/kg VO a cada 12 horas) para tratar a toxoplasmose canina. A trimetoprima-sulfa (15 mg/kg VO a cada 12 horas) é um protocolo alternativo. O tratamento deve ser mantido por, no mínimo, 4 semanas. A ponazuril na dose de 20 mg/kg VO a cada 24 horas por 28 dias foi eficaz em um cão com ceratite supurativa e conjuntivite necrótica (Swinger et al., 2009). A uveíte também deve ser tratada com glicocorticoides tópicos.

Aspectos zoonóticos e prevenção

A fase enteroepitelial completa de *T. gondii* não ocorre em cães, mas esses animais podem transmitir oocistos de forma mecânica após a ingestão de fezes felinas. Como todos os outros vertebrados de sangue quente, os cães são infectados pela ingestão de oocistos esporulados ou cistos teciduais. A infecção pode se repetir e parece que a infecção venérea também pode ocorrer (Arantes et al., 2009; Taques et al., 2016). A prevenção da toxoplasmose canina baseia-se na ausência de coprofagia e alimentação apenas com carne e subprodutos cozidos.

TRIPANOSSOMÍASE AMERICANA

Etiologia e epidemiologia

O *Trypanosoma cruzi* é um flagelado que infecta muitos mamíferos e causa a tripanossomíase americana. Diagnostica-se a doença, principalmente, na América do Sul, mas vários casos foram detectados em cães da América do Norte. O *Trypanosoma caninum* é uma nova espécie identificada em cães no Brasil (Madeira et al., 2014). A prevalência desse agente e sua importância clínica nos EUA ainda não foram definidas por completo. O *T. cruzi* é molecularmente diverso, mas os isolados da Califórnia foram semelhantes aos da América Latina. Portanto, é provável que possam induzir doenças (Shender et al., 2016). Os vetores triatomíneos (reduvídeos, barbeiros) de *T. cruzi* são comuns em partes dos EUA, como Texas e Califórnia, e são frequentemente encontrados em casas e canis (Curtis-Robles et al., 2018). Embora mamíferos reservatórios infectados (cães, gatos, guaxinins, gambás, tatus) e vetores sejam encontrados nos EUA, a infecção de cães ou humanos é rara; isso pode estar relacionado com diferenças no comportamento do vetor e nos padrões sanitários do país. Em um estudo no Texas, o número de cães com sorologia positiva aumentou entre 1987 e 1996 (Meurs et al., 1998). Foxhounds infectados com *Leishmania* spp. são comumente coinfectados com *T. cruzi* (Duprey et al., 2006). Em um estudo com 860 cães do Tennessee, 6,4% apresentaram títulos positivos de anticorpos séricos. Isso sugere que a exposição era comum (Rowland et al., 2010). Em outro estudo menor, a taxa de soroprevalência na Virgínia foi de 1%. Embora alguns gatos no México sejam sabidamente soropositivos, a doença clínica felina não foi caracterizada (Longoni et al., 2012).

O microrganismo tem três estágios de vida: tripomastigotas (estágio flagelado livre no sangue), amastigotas (forma intracelular não flagelada) e epimastigotas (forma flagelada no vetor). Os vetores infectados defecam durante o repasto, e os epimastigotas entram no hospedeiro vertebrado, infectam macrófagos e miócitos e transformam-se em amastigotas. Os amastigotas dividem-se por fissão binária até a ruptura da célula hospedeira, liberando tripomastigotas na circulação. Assim, o vetor é infectado pela ingestão de tripomastigotas durante o repasto. A transmissão também pode ocorrer por via transplacentária, ingestão do vetor, transfusão de sangue ou ingestão de leite ou tecidos infectados. A coinfecção com parasitas, como o *Ancylostoma caninum*, pode potencializar a infecção por *T. cruzi* (Enriquez et al., 2016). O pico de parasitemia ocorre 2 a 3 semanas após a infecção, causando doença aguda. A doença em cães é, sobretudo, uma cardiomiopatia decorrente de danos induzidos pelo parasita às células do miocárdio ou reações imunomediadas.

Características clínicas

Intolerância ao exercício e fraqueza são queixas inespecíficas relacionadas com a miocardite ou a insuficiência cardíaca durante infecção aguda. Linfadenopatia generalizada, palidez, taquicardia, déficits de pulso, hepatomegalia e distensão abdominal podem ser detectados no exame físico. Anorexia, diarreia e sinais neurológicos são ocasionalmente observados. Os cães que sobrevivem à infecção aguda podem apresentar cardiomiopatia dilatada crônica. Em 537 cães no Texas com doença confirmada à sorologia ou à histopatologia, as anomalias clínicas primárias foram anorexia, ascite, distúrbios de condução cardíaca, cardiomegalia, letargia e angústia respiratória (Kjos et al., 2008). Em outro estudo com 11 cães com infecção crônica, doença cardíaca direita, distúrbios de condução, arritmias ventriculares e arritmias supraventriculares foram os achados mais comuns (Meurs et al., 1998).

Diagnóstico

As anomalias clínico-patológicas comuns são linfocitose e aumento da atividade de enzimas hepáticas e creatinoquinase. Os achados radiográficos torácicos e abdominais e ecocardiográficos condizem com doença cardíaca e insuficiência cardíaca, mas não são específicos para a tripanossomíase. Os achados eletrocardiográficos primários são contrações ventriculares prematuras, bloqueio cardíaco e inversão da onda T. O diagnóstico definitivo baseia-se na demonstração do microrganismo. Tripomastigotas (um flagelo, 15 a 20 μm de comprimento) podem ser identificados durante a doença aguda em esfregaço de sangue espesso ou da camada leucocitária após a coloração com Giemsa ou Wright. Às vezes, detecta-se o microrganismo em aspirados de linfonodos ou derrames abdominais. A avaliação histopatológica do tecido cardíaco geralmente revela miocardite (98%), e amastigotas (82%) são identificados com frequência (Kjos et al., 2008). A sorologia pode comprovar a exposição ao *T. cruzi*. A PCR também pode ser usada para amplificar o DNA de *T. cruzi* de tecidos ou sangue, e resultados positivos comprovam infecção. Os tripomastigotas podem ser cultivados a partir do sangue ou em bioensaios em camundongos.

Tratamento

O nifurtimox foi prescrito para a doença de Chagas, mas se mostra tóxico e não é comercializado nos EUA. Em um estudo recente, o alopurinol foi eficaz no tratamento da infecção por *T. cruzi* em um modelo murino de infecção experimental. Assim, o tratamento de cães com a doença clínica com alopurinol, conforme descrito para *Leishmania*, pode ser prudente. Em estudos recentes, a administração de benzonidazol ou ravuconazol diminuiu a parasitemia, mas não evitou a infecção em cães (Diniz Lde et al., 2010; Kratz et al., 2018; Santos et al., 2012). A administração de uma estatina, a sinvastatina, em dose de 20 mg, VO, a cada 24 horas diminuiu a disfunção cardíaca ao longo do tempo em um cão com infecção experimental, provavelmente devido aos efeitos imunomoduladores do fármaco (Melo et al., 2011). Resta saber se os mesmos benefícios serão observados em cães com a infecção natural. Vacinas de DNA de uso terapêutico também se mostram promissoras (Quijano-Hernandez et al., 2008). A administração de glicocorticoides pode melhorar a sobrevida de cães infectados. O tratamento de arritmias ou insuficiência cardíaca deve ser instituído conforme necessário. A maioria dos cães que sobrevivem à infecção aguda desenvolve cardiomiopatia dilatada. O tempo de sobrevida em 11 cães variou de 0 a 60 meses.

Aspectos zoonóticos e prevenção

Os cães infectados podem ser reservatórios de *T. cruzi* para vetores. Além disso, seu sangue pode ser infeccioso para os seres humanos (Travi, 2018). O controle de vetores é o principal meio de prevenção. Em um estudo, o uso de coleiras de deltametrina reduziu o repasto de *Triatoma infestans* em cães (Reithinger et al., 2005; Travi, 2018). No entanto, o tratamento com fipronil não oferece proteção adequada (Gurtler et al., 2009; Amelotti et al., 2012). Convém manter os cães longe de outros hospedeiros reservatórios (como gambás), e eles não devem ser alimentados com carne crua. Os possíveis doadores de sangue de áreas endêmicas devem ser submetidos à sorologia. Nos programas de doadores de sangue, cães de raças de alto risco (p. ex., Foxhounds) ou áreas endêmicas devem ser submetidos à sorologia ou à PCR para a detecção de *T. cruzi*, e os animais positivos devem ser excluídos (Wardrop et al., 2016). As vacinas experimentais para cães diminuíram a parasitemia e o potencial de desenvolvimento de doença de Chagas.

Leitura sugerida

Babesiose

Annoscia G, et al. A new PCR assay for the detection and differentiation of *Babesia canis* and Babesia vogeli. Ticks Tick Borne Dis. 2017;8:862.

Baneth G. Antiprotozoal treatment of canine babesiosis. Vet Parasitol. 2018;254:58.

Birkenheuer AJ, et al. Babesia gibsoni infections in dogs from North Carolina. J Am Anim Hosp Assoc. 1999;35:125.

Birkenheuer AJ, et al. Detection and molecular characterization of a novel large Babesia species in a dog. Vet Parasitol. 2004a;124:151.

Birkenheuer AJ, et al. Development and evaluation of a seminested PCR for detection and differentiation of Babesia gibsoni (Asian genotype) and B. canis DNA in canine blood samples. J Clin Microbiol. 2003a;41:4172.

Birkenheuer AJ, et al. Efficacy of combined atovaquone and azithromycin for therapy of chronic Babesia gibsoni (Asian genotype) infections in dogs. J Vet Intern Med. 2004b;18:494.

Birkenheuer AJ, et al. Geographic distribution of babesiosis among dogs in the United States and association with dog bites: 150 cases (2000-2003). J Am Vet Med Assoc. 2005;227:942.

Birkenheuer AJ, et al. Serosurvey of anti-Babesia antibodies in stray dogs and American pit bull terriers and American Staffordshire terriers from North Carolina. J Am Anim Hosp Assoc. 2003b;39:551.

Dantas-Torres F, et al. Efficacy of an imidacloprid/flumethrin collar against fleas, ticks and tick-borne pathogens in dogs. Parasit Vectors. 2013;6:245.

Davies S, et al. Prevalence of ticks and tick-borne pathogens: *Babesia* and *Borrelia* species in ticks infesting cats of Great Britain. *Vet Parasitol*. 2017;244:129.

Di Cicco MF, et al. Re-emergence of *Babesia conradae* and effective treatment of infected dogs with atovaquone and azithromycin. *Vet Parasitol*. 2012;187:23.

Freyburger L, et al. Comparative safety study of two commercialised vaccines against canine babesiosis induced by *Babesia canis*. *Parasite*. 2011;18:311.

Jefferies R, et al. *Babesia gibsoni*: detection during experimental infections and after combined atovaquone and azithromycin therapy. *Exp Parasitol*. 2007;117:15.

Jongejan F, et al. The prevention of transmission of *Babesia canis canis* by *Dermacentor reticulatus* ticks to dogs using a novel combination of fipronil, amitraz and (S)-methoprene. *Vet Parasitol*. 2011;179:343.

Kamani J, et al. Pathogenic and endosymbiont apicomplexans in *Ctenocephalides felis* (Siphonaptera: Pulicidae) from cats in Jerusalem, Israel. *Comp Immunol Microbiol Infect Dis*. 2018;57:29.

Kelly PJ, et al. Survey of vector-borne agents in feral cats and first report of *Babesia gibsoni* in cats on St Kitts, West Indies. *BMC Vet Res*. 2017;13:331.

Kjemtrup AM, et al. *Babesia conradae*, sp. Nov., a small canine Babesia identified in California. *Vet Parasitol*. 2006;138:103.

Lin EC, et al. The therapeutic efficacy of two antibabesial strategies against *Babesia gibsoni*. *Vet Parasitol*. 2012;186:159.

Lin MY, Huang HP. Use of a doxycycline-enrofloxacin-metronidazole combination with/without diminazene diaceturate to treat naturally occurring canine babesiosis caused by *Babesia gibsoni*. *Acta Vet Scand*. 2010;52:27.

Malheiros J, et al. Identification of vector-borne pathogens in dogs and cats from Southern Brazil. *Ticks Tick Borne Dis*. 2016;7:893.

Penzhorn BL. Why is Southern African canine babesiosis so virulent? An evolutionary perspective. *Parasit Vectors*. 2011;4:51.

Solano-Gallego L, Baneth G. Babesiosis in dogs and cats — expanding parasitological and clinical spectra. *Vet Parasitol*. 2011;181:48.

Solano-Gallego L, et al. A review of canine babesiosis: the European perspective. *Parasit Vectors*. 2016;9:336.

Tabar MD, et al. PCR evaluation of selected vector-borne pathogens in dogs with pericardial effusion. *J Small Anim Pract*. 2018;59:248.

Varloud M, et al. Early *Babesia canis* transmission in dogs within 24 h and 8 h of infestation with infected pre-activated male *Dermacentor reticulatus* ticks. *Parasit Vectors*. 2018;11:41.

Vilhena H, et al. Acute phase proteins response in cats naturally infected with *Hepatozoon felis* and *Babesia vogeli*. *Vet Clin Pathol*. 2017;46:72.

Wang J, et al. First description of the pathogenicity of *Babesia vogeli* in experimentally infected dogs. *Vet Parasitol*. 2018;253:1.

Wardrop KJ, et al. Update on canine and feline blood donor screening for blood-borne pathogens. *J Vet Intern Med*. 2016;30:15.

Wulansari R, et al. Clindamycin in the treatment of *Babesia gibsoni* infections in dogs. *J Am Anim Hosp Assoc*. 2003;39:558.

Cytauxzoonose

Alho AM, et al. First report of Cytauxzoon sp. infection in a domestic cat from Portugal. *Parasit Vectors*. 2016;9:220.

Birkenheuer AJ, et al. Cytauxzoon felis infection in cats in the mid-Atlantic states: 34 cases (1998.2004). *J Am Vet Med Assoc*. 2006a;228:568.

Birkenheuer AJ, et al. Development and evaluation of a PCR assay for the detection of Cytauxzoon felis DNA in feline blood samples. *Vet Parasitol*. 2006b;137:144.

Brown HM, et al. Identification and genetic characterization of Cytauxzoon felis in asymptomatic domestic cats and bobcats. *Vet Parasitol*. 2010;172:311.

Carli E, et al. Cytauxzoon sp. infection in the first endemic focus described in domestic cats in Europe. *Vet Parasitol*. 2012;183:343.

Cohn LA, et al. Efficacy of atovaquone and azithromycin or imidocarb dipropionate in cats with acute cytauxzoonosis. *J Vet Intern Med*. 2011;25:55.

Díaz-Regañón D, et al. Molecular detection of Hepatozoon spp. and Cytauxzoon sp. in domestic and stray cats from Madrid, Spain. *Parasit Vectors*. 2017;10:112.

Gallusová M, et al. Cytauxzoon infections in wild felids from Carpathian-Danubian-Pontic Space: further evidence for a different Cytauxzoon species in European felids. *J Parasitol*. 2016;102:377–380.

Greene CE, et al. Administration of diminazene aceturate or imidocarb dipropionate for treatment of cytauxzoonosis in cats. *J Am Vet Med Assoc*. 1999;215:497.

Haber MD, et al. The detection of Cytauxzoon felis in apparently healthy free-roaming cats in the USA. *Vet Parasitol*. 2007;146:316.

Legroux JP, et al. First clinical case report of Cytauxzoon sp. infection in a domestic cat in France. *BMC Vet Res*. 2017;13:81.

Lewis KM, Cohn LA, Birkenheuer AJ. Lack of evidence for perinatal transmission of Cytauxzoon felis in domestic cats. *Vet Parasitol*. 2012;188:172.

Lewis KM, et al. Failure of efficacy and adverse events associated with dose-intense diminazene diaceturate treatment of chronic Cytauxzoon felis infection in five cats. *J Feline Med Surg*. 2014;16:157.

Meinkoth J, et al. Cats surviving natural infection with Cytauxzoon felis: 18 cases (1997-1998). *J Vet Intern Med*. 2000;14:521.

Reichard MV, et al. Confirmation of Amblyomma americanum (Acari: Ixodidae) as a vector for Cytauxzoon felis (Piroplasmorida: Theileriidae) to domestic cats. *J Med Entomol*. 2010;47:890.

Reichard MV, et al. Temporal occurrence and environmental risk factors associated with cytauxzoonosis in domestic cats. *Vet Parasitol*. 2008;152:314.

Reichard MV, et al. Efficacy of an imidacloprid 10%/flumethrin 4.5% collar (Seresto®, Bayer) for preventing the transmission of Cytauxzoon felis to domestic cats by Amblyomma americanum. *Parasitol Res*. 2013;112 Suppl 1:11.

Rizzi TE, et al. Prevalence of Cytauxzoon felis infection in healthy cats from enzootic areas in Arkansas, Missouri, and Oklahoma. *Parasit Vectors*. 2015;8:13.

Sherrill MK, Cohn LA. Cytauxzoonosis: diagnosis and treatment of an emerging disease. *J Feline Med Surg*. 2015;17:940.

Shock BC, et al. Variation in the ITS-1 and ITS-2 rRNA genomic regions of Cytauxzoon felis from bobcats and pumas in the eastern United States and comparison with sequences from domestic cats. *Vet Parasitol*. 2012;190:29.

Thomas JE, et al. Minimum transmission time of Cytauxzoon felis by Amblyomma americanum to domestic cats in relation to duration of infestation, and investigation of ingestion of infected ticks as a potential route of transmission. *J Feline Med Surg*. 2018;20:67.

Hepatozoonose

Allen K, et al. Treatment of Hepatozoon americanum infection: review of the literature and experimental evaluation of efficacy. *Vet Ther*. 2010;11:E1.

Allen KE, et al. Diversity of Hepatozoon species in naturally infected dogs in the southern United States. *Vet Parasitol*. 2008;154:220.

Allen KE, et al. Hepatozoon spp infections in the United States. *Vet Clin North Am Small Anim Pract*. 2011;41:1221.

Baneth G. Perspectives on canine and feline hepatozoonosis. *Vet Parasitol*. 2011;181:3.

Díaz-Regañón D, et al. Molecular detection of Hepatozoon spp. and Cytauxzoon sp. in domestic and stray cats from Madrid, Spain. *Parasit Vectors*. 2017;10:112.

Duplan F, et al. Anaplasma phagocytophilum, Bartonella spp., haemoplasma species and Hepatozoon spp. in ticks infesting cats: a large-scale survey. *Parasit Vectors*. 2018;11:201.

Ewing SA, et al. Transmission of Hepatozoon americanum (Apicomplexa: Adeleorina) by ixodids (Acari: Ixodidae). *J Med Entomol*. 2002;39:631.

Giannelli A, et al. Three different Hepatozoon species in domestic cats from southern Italy. *Ticks Tick Borne Dis*. 2017;8:721.

Johnson EM, et al. Alternate pathway of infection with Hepatozoon americanum and the epidemiologic importance of predation. *J Vet Intern Med*. 2009b;23:1315.

Johnson EM, et al. Experimental transmission of Hepatozoon americanum to New Zealand White rabbits (Oryctolagus cuniculus) and infectivity of cystozoites for a dog. *Vet Parasitol*. 2009a;164:162.

Li Y, et al. Diagnosis of canine Hepatozoon spp. infection by quantitative PCR. *Vet Parasitol*. 2008;157:50.

Little L, Baneth G. Cutaneous Hepatozoon canis infection in a dog from New Jersey. *J Vet Diagn Invest*. 2011;23:585.

Lloret A, et al. Hepatozoonosis in cats: ABCD guidelines on prevention and management. *J Feline Med Surg*. 2015;17:642.

Macintire DK, et al. Treatment of dogs infected with Hepatozoon americanum: 53 cases (1989-1998). *J Am Vet Med Assoc*. 2001;218:77.

Marchetti V, et al. Hepatozoonosis in a dog with skeletal involvement and meningoencephalomyelitis. *Clin Pathol*. 2009;38:121.

Modrý D, et al. A review of methods for detection of Hepatozoon infection in carnivores and arthropod vectors. *Vector Borne Zoonotic Dis*. 2017;17:66.

Potter TM, Macintire DK. Hepatozoon americanum: an emerging disease in the south-central/southeastern United States. *J Vet Emerg Crit Care (San Antonio)*. 2010;20:70.

Leishmaniose

Attipa C, et al. Association between canine leishmaniosis and Ehrlichia canis co-infection: a prospective case-control study. *Parasit Vectors*. 2018;11:184.

Ayllón T, et al. Vector-borne diseases in client-owned and stray cats from Madrid, Spain. *Vector Borne Zoonotic Dis*. 2012;12:143.

Boggiatto PM, et al. Transplacental transmission of Leishmania infantum as a means for continued disease incidence in North America. *PLoS Negl Trop Dis*. 2011;5:e1019.

Cavaliero T, et al. Clinical, serologic, and parasitologic follow-up after long-term allopurinol therapy of dogs naturally infected with Leishmania infantum. *J Vet Intern Med*. 1999;13:330.

Coelho WM, et al. Seroepidemiology of Toxoplasma gondii, Neospora caninum, and Leishmania spp. infections and risk factors for cats from Brazil. *Parasitol Res*. 2011;109:1009.

Cortadellas O. Initial and long-term efficacy of a lipid emulsion of amphotericin B desoxycholate in the management of canine leishmaniasis. *J Vet Intern Med*. 2003;17:808.

da Silva SM, et al. Efficacy of combined therapy with liposome-encapsulated meglumine antimoniate and allopurinol in treatment of canine visceral leishmaniasis. *Antimicrob Agents Chemother*. 2012;56:2858.

Dantas-Torres F. Leishmune vaccine: the newest tool for prevention and control of canine visceral leishmaniosis and its potential as a transmission-blocking vaccine. *Vet Parasitol*. 2006;141:1.

de Freitas E, et al. Transmission of Leishmania infantum via blood transfusion in dogs: potential for infection and importance of clinical factors. *Vet Parasitol*. 2006;137:159.

Denerolle P, et al. Combination allopurinol and antimony treatment versus antimony alone and allopurinol alone in the treatment of canine leishmaniasis (96 cases). *J Vet Intern Med*. 1999;13:413.

Duprey ZH, et al. Canine visceral leishmaniasis, United States and Canada. 2000-2003. *Emerg Infect Dis*. 2006;12:440.

Fernández Cotrina J, et al. A large-scale field randomized trial demonstrates safety and efficacy of the vaccine LetiFend® against canine leishmaniosis. *Vaccine*. 2018;36:1972.

Francino O, et al. Advantages of real-time PCR assay for diagnosis and monitoring of canine leishmaniosis. *Vet Parasitol*. 2006;137:214.

Freeman KS, et al. Leishmaniasis in a dog native to Colorado. *J Am Vet Med Assoc*. 2010;237:1288.

Gaskin AA, et al. Visceral leishmaniasis in a New York foxhound kennel. *J Vet Intern Med*. 2002;16:34.

Gómez-Ochoa P, et al. Use of domperidone in the treatment of canine visceral leishmaniasis: a clinical trial. *Vet J*. 2009;179:259.

Maia C, Campino L. Can domestic cats be considered reservoir hosts of zoonotic leishmaniasis? *Trends Parasitol*. 2011;27:341.

Manna L, et al. Real-time PCR assay in Leishmania-infected dogs treated with meglumine antimoniate and allopurinol. *Vet J*. 2008;177:279.

Maroli M, et al. Infection of sandflies by a cat naturally infected with Leishmania infantum. *Vet Parasitol*. 2007;145:357.

Mir F, et al. Subclinical leishmaniasis associated with infertility and chronic prostatitis in a dog. *J Small Anim Pract*. 2012;53:419.

Miró G, et al. Multicentric, controlled clinical study to evaluate effectiveness and safety of miltefosine and allopurinol for canine leishmaniosis. *Vet Dermatol*. 2009;20:397.

Miró G, et al. Novel areas for prevention and control of canine leishmaniosis. *Trends Parasitol*. 2017;33:718.

Molina R, et al. Efficacy of 65% permethrin applied to dogs as a spot-on against Phlebotomus pernicious. *Vet Parasitol*. 2012;187:529.

Navarro JA, et al. Histopathological lesions in 15 cats with leishmaniosis. *J Comp Pathol*. 2010;143:297.

Otranto D, et al. Efficacy of a combination of 10% imidacloprid/50% permethrin for the prevention of leishmaniasis in kennelled dogs in an endemic area. *Vet Parasitol*. 2007;144:270.

Palatnik-de-Sousa CB. Vaccines for canine leishmaniasis. *Front Immunol*. 2012;3:69.

Paradies P, et al. Monitoring the reverse to normal of clinico-pathological findings and the disease free interval time using four different treatment protocols for canine leishmaniosis in an endemic area. *Res Vet Sci*. 2012;93:843.

Pena MT, et al. Ocular and periocular manifestations of leishmaniasis in dogs: 105 cases (1993-1998). *Vet Ophthalmol*. 2000;3:35.

Pennisi MG, et al. Leishmaniosis in cats: ABCD guidelines on prevention and management. *J Feline Med Surg*. 2015;15:638.

Petersen CA. New means of canine leishmaniasis transmission in North America: the possibility of transmission to humans still unknown. *Interdiscip Perspect Infect Dis*. 2009;802:712.

Plevraki K, et al. Effects of allopurinol treatment on the progression of chronic nephritis in Canine leishmaniosis (Leishmania infantum). *J Vet Intern Med*. 2006;20:228.

Rosypal AC, et al. Emergence of zoonotic canine leishmaniasis in the United States: isolation and immunohistochemical detection of Leishmania infantum from foxhounds from Virginia. *J Eukaryot Microbiol*. 2003;50:691.

Silva DA, et al. Assessment of serological tests for the diagnosis of canine visceral leishmaniasis. *Vet J*. 2012;195:252.

Solano-Gallego L, et al. Detection of Leishmania infantum DNA mainly in Rhipicephalus sanguineus male ticks removed from dogs living in endemic areas of canine leishmaniosis. *Parasit Vectors*. 2012;5:98.

Solano-Gallego L, et al. LeishVet guidelines for the practical management of canine leishmaniosis. *Parasit Vectors*. 2011;4:86.

Solano-Gallego L, et al. Diagnostic challenges in the era of canine Leishmania infantum vaccines. *Trends Parasitol*. 2017;33:706.

Solcà Mda S, et al. Qualitative and quantitative polymerase chain reaction (PCR) for detection of Leishmania in spleen samples from naturally infected dogs. *Vet Parasitol*. 2012;184:133.

Trainor KE, et al. Eight cases of feline cutaneous leishmaniasis in Texas. *Vet Pathol.* 2010;47:1076.

Vouldoukis I, et al. Canine visceral leishmaniasis: comparison of in vitro leishmanicidal activity of marbofloxacin, meglumine antimoniate and sodium stibogluconate. *Vet Parasitol.* 2006;135:137.

Neosporose

Bandini LA, et al. Experimental infection of dogs (Canis familiaris) with sporulated oocysts of Neospora caninum. *Vet Parasitol.* 2011; 176:151.

Barutzki D, Schaper R. Results of parasitological examinations of faecal samples from cats and dogs in Germany between 2003 and 2010. *Parasitol Res.* 2011;109:S45.

Basso W, et al. First isolation of Neospora caninum from the feces of a naturally infected dog. *J Parasitol.* 2001;87:612.

Bresciani KD, et al. Antibodies to Neospora caninum and Toxoplasma gondii in domestic cats from Brazil. *Parasitol Res.* 2007; 100:281.

Cavalcante GT, et al. Shedding of Neospora caninum oocysts by dogs fed different tissues from naturally infected cattle. *Vet Parasitol.* 2011;179:220.

Crookshanks JL, et al. Treatment of canine pediatric Neospora caninum myositis following immunohistochemical identification of tachyzoites in muscle biopsies. *Can Vet J.* 2007;48:506.

Dubey JP, et al. Epidemiology and control of neosporosis and Neospora caninum. *Clin Microbiol Rev.* 2007a;20:323.

Dubey JP, et al. Neosporosis in Beagle dogs: clinical signs, diagnosis, treatment, isolation and genetic characterization of Neospora caninum. *Vet Parasitol.* 2007b;149:158.

Dubey JP, et al. Neosporosis in cats. *Vet Pathol.* 1990a;27:335.

Dubey JP, et al. Newly recognized fatal protozoan disease of dogs. *J Am Vet Med Assoc.* 1988;192:1269.

Dubey JP, et al. Repeated transplacental transmission of Neospora caninum in dogs. *J Am Vet Med Assoc.* 1990b;197:857.

Dubey JP, Schares G. Neosporosis in animals–the last five years. *Vet Parasitol.* 2011;180:90.

Garosi L, et al. Necrotizing cerebellitis and cerebellar atrophy caused by Neospora caninum infection: magnetic resonance imaging and clinicopathologic findings in seven dogs. *J Vet Intern Med.* 2010;24:571.

Gondim LF, et al. Transmission of Neospora caninum between wild and domestic animals. *J Parasitol.* 2004;90:1361.

Klein C, et al. Neospora caninum DNA in coyote fecal samples collected in an urban environment. *J Wildl Dis.* 2018;doi: 10.7589/2018-02-027.

McAllister MM, et al. Dogs are definitive hosts of Neospora caninum. *Int J Parasitol.* 1998;28:1473.

McGarry JW, et al. Protracted shedding of oocysts of Neospora caninum by a naturally infected foxhound. *J Parasitol.* 2003;89:628.

Petersen E, et al. Neospora caninum infection and repeated abortions in humans. *Emerg Infect Dis.* 1999;5:278.

Reichel MP, et al. Neosporosis and hammondiosis in dogs. *J Small Anim Pract.* 2007;48:308.

Rosypal AC, et al. Toxoplasma gondii and Trypanosoma cruzi antibodies in dogs from Virginia. *Zoonoses Public Health.* 2010;57:e76.

Schatzerg SJ, et al. Use of a multiplex polymerase chain reaction assay in the antemortem diagnosis of toxoplasmosis and neosporosis in the central nervous system of cats and dogs. *Am J Vet Res.* 2003; 64:1507.

Sedlák K, et al. Seroprevalence of Neospora caninum in cats from the Czech Republic. *Acta Parasitol.* 2014;59:359.

Silva RC, Machado GP. Canine neosporosis: perspectives on pathogenesis and management. *Vet Med (Auckl).* 2016;7:59.

Sloan S, et al. High seroprevalance of Neospora caninum in dogs in Victoria, Australia, compared to 20 years ago. *Parasit Vectors.* 2017; 10:503.

Spencer JA, et al. Seroprevalence of Neospora caninum and Toxoplasma gondii in captive and free-ranging nondomestic felids in the United States. *J Zoo Wildl Med.* 2003;34:246.

Taques IIGG, et al. Molecular assessment of the transplacental transmission of Toxoplasma gondii, Neospora caninum, Brucella canis, and Ehrlichia canis in dogs. *Comp Immunol Microbiol Infect Dis.* 2016;49:47.

Tranas J, et al. Serological evidence of human infection with the protozoan Neospora caninum. *Clin Diagn Lab Immunol.* 1999;6:765.

Toxoplasmose

Arantes TP, et al. Toxoplasma gondii: evidence for the transmission by semen in dogs. *Exp Parasitol.* 2009;123:190.

Barrs VR, et al. Antemortem diagnosis and treatment of toxoplasmosis in two cats on cyclosporin therapy. *Aust Vet J.* 2006;84:30.

Bresciani KD, et al. Transplacental transmission of Toxoplasma gondii in reinfected pregnant female canines. *Parasitol Res.* 2009;104:1213.

Burney DP, et al. Detection of Toxoplasma gondii parasitemia in experimentally inoculated cats. *J Parasitol.* 1999;5:947.

da Silva JR, et al. Isolation and genotyping of Toxoplasma gondii in brazilian dogs. *Korean J Parasitol.* 2017;55:239.

Dabritz HA, Conrad PA. Cats and Toxoplasma: implications for public health. *Zoonoses Public Health.* 2010;57:34.

Davidson MG, et al. Feline immunodeficiency virus predisposes cats to acute generalized toxoplasmosis. *Am J Pathol.* 1993;143:1486.

Dubey JP, et al. Clinical Sarcocystis neurona, Sarcocystis canis, Toxoplasma gondii, and Neospora caninum infections in dogs. *Vet Parasitol.* 2006;137:36.

Dubey JP, et al. Histologically confirmed clinical toxoplasmosis in cats: 100 cases (1952-1990). *J Am Vet Med Assoc.* 1556;203:1993a.

Dubey JP, et al. Neonatal toxoplasmosis in littermate cats. *J Am Vet Med Assoc.* 1546;203:1993b.

Dubey JP, et al. Prevalence of viable Toxoplasma gondii in beef, chicken, and pork from retail meat stores in the United States: risk assessment to consumers. *J Parasitol.* 2005;91:1082.

Evans NA, et al. Acute respiratory distress syndrome and septic shock in a cat with disseminated toxoplasmosis. *J Vet Emerg Crit Care (San Antonio).* 2017;27:472.

Gonçalves IN, et al. Molecular frequency and isolation of cyst-forming coccidia from free ranging chickens in Bahia State, Brazil. *Vet Parasitol.* 2012;190:74.

Holt N, et al. Seroprevalence of various infectious agents in dogs with suspected acute canine polyradiculoneuritis. *J Vet Intern Med.* 2011;25:261.

Hsu V, et al. Prevalence of IgG antibodies to Encephalitozoon cuniculi and Toxoplasma gondii in cats with and without chronic kidney disease from Virginia. *Vet Parasitol.* 2011;176:23–26.

Jones JL, et al. Risk factors for Toxoplasma gondii infection in the United States. *Clin Infect Dis.* 2009;49:878.

Lappin MR, et al. Polymerase chain reaction for the detection of Toxoplasma gondii in aqueous humor of cats. *Am J Vet Res.* 1589; 57:1996a.

Lappin MR, et al. Primary and secondary Toxoplasma gondii infection in normal and feline immunodeficiency virus-infected cats. *J Parasitol.* 1996b;82:733.

Levy JK, et al. Prevalence of infectious diseases in cats and dogs rescued following Hurricane Katrina. *J Am Vet Med Assoc.* 2011; 238:311.

Lindsay DS, et al. Mechanical transmission of Toxoplasma gondii oocysts by dogs. *Vet Parasitol.* 1997;73:27.

Mari L, et al. Distal polyneuropathy in an adult Birman cat with toxoplasmosis. *JFMS Open Rep.* 2016;2:2055116916630335.

Mitchell SM, et al. Efficacy of ponazuril in vitro and in preventing and treating Toxoplasma gondii infections in mice. *J Parasitol.* 2004; 90:639.

Plugge NF, et al. Occurrence of antibodies against Neospora caninum and/or Toxoplasma gondii in dogs with neurological signs. *Rev Bras Parasitol Vet.* 2011;20:202.

Powell CC, et al. Bartonella species, feline herpesvirus-1, and Toxoplasma gondii PCR assay results from blood and aqueous humor samples from 104 cats with naturally occurring endogenous uveitis. *J Feline Med Surg.* 2010;12:923.

Powell CC, Lappin MR. Clinical ocular toxoplasmosis in neonatal kittens. *Vet Ophthalmol.* 2001;4:87.

Swinger RL, et al. Keratoconjunctivitis associated with Toxoplasma gondii in a dog. *Vet Ophthalmol.* 2009;12:56.

Taques IIGG, et al. Molecular assessment of the transplacental transmission of Toxoplasma gondii, Neospora caninum, Brucella canis and Ehrlichia canis in dogs. *Comp Immunol Microbiol Infect Dis.* 2016;49:47.

Torrey EF, et al. Toxoplasma oocysts as a public health problem. *Trends Parasitol.* 2013;29:380.

Vollaire MR, et al. Seroprevalence of Toxoplasma gondii antibodies in clinically ill cats in the United States. *Am J Vet Res.* 2005;66:874.

Vyas A, et al. Behavioral changes induced by Toxoplasma infection of rodents are highly specific to aversion of cat odors. *Proc Natl Acad Sci USA.* 2007;104:6442.

Wallace MR, et al. Cats and toxoplasmosis risk in HIV-infected adults. *JAMA.* 1993;269:76.

Yarim GF, et al. Serum protein alterations in dogs naturally infected with Toxoplasma gondii. *Parasitol Res.* 2007;101:1197.

Zulpo DL, et al. Toxoplasma gondii: a study of oocyst re-shedding in domestic cats. *Vet Parasitol.* 2018;249:17.

Tripanossomíase americana

Amelotti I, et al. Effects of fipronil on dogs over Triatoma infestans, the main vector of Trypanosoma cruzi, causative agent of Chagas disease. *Parasitol Res.* 2012;111:1457.

Barr SC, et al. Trypanosoma cruzi infection in Walker Hounds from Virginia. *Am J Vet Res.* 1995;56:1037.

Barr SC. Canine Chagas' disease (American trypanosomiasis) in North America. *Vet Clin North Am Small Anim Pract.* 2009;39:1055.

Curtis-Robles R, et al. Analysis of over 1500 triatomine vectors from across the US, predominantly Texas, for Trypanosoma cruzi infection and discrete typing units. *Infect Genet Evol.* 2018;58:171–180.

de Oliveira Tda S. Report of new cases of Trypanosoma caninum in Brazil. *Rev Soc Bras Med Trop.* 2015;48:347.

de Paula Costa G, et al. Doxycycline and benznidazole reduce the profile of Th1, Th2, and Th17 chemokines and chemokine receptors in cardiac tissue from chronic Trypanosoma cruzi-infected Dogs. *Mediators Inflamm.* 2016;3694714.

Diniz Lde F, et al. Effects of ravuconazole treatment on parasite load and immune response in dogs experimentally infected with Trypanosoma cruzi. *Antimicrob Agents Chemother.* 2010;54:2979.

Enriquez GF, et al. Is the infectiousness of dogs naturally infected with Trypanosoma cruzi associated with poly-parasitism? *Vet Parasitol.* 2016;223:186.

Gobbi P, et al. Allopurinol is effective to modify the evolution of Trypanosoma cruzi infection in mice. *Parasitol Res.* 2007;101:1459.

Gürtler RE, et al. Effects of topical application of fipronil spot-on on dogs against the Chagas disease vector Triatoma infestans. *Trans R Soc Trop Med Hyg.* 2009;103:298.

Jimenez-Coello M, et al. Efficacy of recombinase polymerase amplification to diagnose Trypanosoma cruzi infection in dogs with cardiac alterations from an endemic area of mexico. *Vector Borne Zoonotic Dis.* 2018;18:417.

Kjos SA, et al. Distribution and characterization of canine Chagas disease in Texas. *Vet Parasitol.* 2008;152:249.

Kratz JM, et al. Clinical and pharmacological profile of benznidazole for treatment of Chagas disease. *Expert Rev Clin Pharmacol.* 2018; doi:10.1080/17512433.2018.1509704.

Longoni SS, et al. Detection of different Leishmania spp. and Trypanosoma cruzi antibodies in cats from the Yucatan Peninsula (Mexico) using an iron superoxide dismutase excreted as antigen. *Comp Immunol Microbiol Infect Dis.* 2012;35:469.

Madeira MF, et al. Trypanosoma caninum, a new parasite described in dogs in Brazil: aspects of natural infection. *J Parasitol.* 2014;100:231.

Melo L, et al. Low doses of simvastatin therapy ameliorate cardiac inflammatory remodeling in Trypanosoma cruzi-infected dogs. *Am J Trop Med Hyg.* 2011;84:325.

Meurs KM, et al. Chronic Trypanosoma cruzi infection in dogs: 11 cases (1987-1996). *J Am Vet Med Assoc.* 1998;213:497.

Patel JM, et al. Isolation, mouse pathogenicity, and genotyping of Trypanosoma cruzi from an English Cocker Spaniel from Virginia, USA. *Vet Parasitol.* 2012;187:394.

Pinto AG, et al. Evaluation of 18S rDNA PCR assay using skin fragments as a diagnostic test for Trypanosoma caninum. *Vet Parasitol.* 2014;205:343.

Quijano-Hernandez IA, et al. Therapeutic DNA vaccine against Trypanosoma cruzi infection in dogs. *Ann N Y Acad Sci.* 2008;1149:343.

Reithinger R, et al. Chagas disease control: deltamethrin-treated collars reduce Triatoma infestans feeding success on dogs. *Trans R Soc Trop Med Hyg.* 2005;99:502.

Rowland ME, et al. Factors associated with Trypanosoma cruzi exposure among domestic canines in Tennessee. *J Parasitol.* 2010;96:547.

Santos FM, et al. Cardiomyopathy prognosis after benznidazole treatment in chronic canine Chagas' disease. *J Antimicrob Chemother.* 2012;67:1987.

Shender LA, et al. Molecular Diversity of Trypanosoma cruzi Detected in the Vector Triatoma protracta from California, USA. *PLoS Negl Trop Dis.* 2016;10:e0004291.

Travi BL. Considering dogs as complementary targets of Chagas Disease control. *Vector Borne Zoonotic Dis.* 2018;doi:10.1089/vbz.2018.2325.

CAPÍTULO 99

Zoonoses

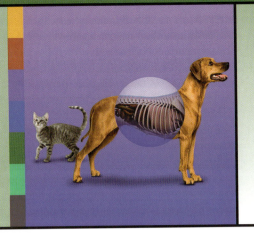

As doenças zoonóticas são definidas como comuns, compartilhadas ou de transmissão natural entre humanos e outros vertebrados. A maioria dos agentes discutidos neste capítulo pode infectar e causar doenças em humanos imunocompetentes, mas elas tendem a ser mais prevalentes ou graves em indivíduos imunodeficientes. A imunossupressão é comum em humanos. Discute-se sobre os pacientes com síndrome da imunodeficiência adquirida (AIDS) mais frequentemente, mas a população também inclui os muito idosos, os muito jovens e aqueles submetidos à quimioterapia para doenças imunomediadas, transplante de órgãos ou neoplasia. Às vezes, os humanos imunossuprimidos são aconselhados a desistir dos animais de estimação. No entanto, como é improvável que os humanos contraiam doenças zoonóticas pelo contato com seus animais saudáveis, isso não é necessário na maioria dos casos. Todos os profissionais de saúde devem fornecer informações precisas aos tutores sobre os riscos e benefícios da posse de animais de estimação para que possam tomar uma decisão informada sobre sua aquisição e sua manutenção. O site do "Healthy Pets Health People", dos Centers for Disease Control and Prevention dos EUA, é uma excelente fonte de informações para médicos, veterinários e tutores (www.cdc.gov/healthypets/index.html).

Muitos agentes infecciosos podem infectar humanos pelo contato direto com animais de estimação, seus exsudatos ou seus excrementos (Tabela 99.1). Esses agentes revelam-se os mais importantes para os profissionais de saúde veterinária e os tutores de cães e gatos e são discutidos neste capítulo segundo a provável via de exposição. Em algumas zoonoses, como *Anaplasma* spp. (carrapatos), *Bartonella* spp. (pulgas e talvez carrapatos), *Borrelia burgdorferi* (carrapatos), *Ehrlichia* spp. (carrapatos) e *Rickettsia* spp. (pulgas [*R. felis*] e carrapatos [*R. rickettsii*]), o animal traz o vetor do microrganismo para o ambiente, possibilitando a exposição humana. Em outras zoonoses, como *Histoplasma capsulatum*, *Coccidioides immitis*, *Blastomyces dermatitidis* e *Cryptococcus neoformans*, o tutor e o animal são infectados por exposição ambiental compartilhada ao patógeno.

Os Boxes 99.1 e 99.2 apresentam uma breve descrição das zoonoses caninas e felinas mais observadas na clínica de pequenos animais e listam as orientações gerais para evitar a transferência zoonótica de doenças para veterinários e tutores, respectivamente.

ZOONOSES ENTÉRICAS

Vários agentes infecciosos do sistema gastrintestinal podem ser compartilhados entre animais e humanos. Muitos veterinários nos EUA agora usam laboratórios diagnósticos comerciais para flotação fecal, o que possibilitou a publicação de resultados de amostras grandes (Little et al., 2009). Os resultados de 1.199.293 amostras de cães, por exemplo, mostraram taxas de prevalência nacionais gerais de ascarídeos (2,2%), ancilostomídeos (2,5%) e *Giardia* (4%). Outros trabalhos mostraram altas taxas de prevalência de agentes zoonóticos entéricos também em gatos (De Santis et al., 2006a; De Santis et al., 2006b). Esses achados enfatizam que as investigações para diagnóstico de infecções entéricas em animais de estimação com sinais gastrintestinais de doença são indicadas por causa dos possíveis riscos à saúde humana.

O plano diagnóstico mínimo para avaliação de zoonoses entéricas em animais de estimação com diarreia inclui flotação fecal e teste de antígenos ou anticorpos por imunofluorescência para detecção de *Giardia*. Em um estudo, a reação da cadeia da polimerase (PCR) em fezes foi menos sensível do que outros ensaios, provavelmente devido a inibidores presentes nas amostras. Portanto, essa técnica não deve ser o procedimento de triagem de *Giardia* (Hascall et al., 2016). A cultura de bactérias de amostras de fezes deve ser considerada em caso de suspeita de infecção por *Salmonella* spp. ou *Campylobacter* spp.

NEMATOIDES

A larva *migrans* visceral pode ser induzida pela infecção de humanos com *Toxocara cati*, *Toxocara canis* ou *Baylisascaris procyonsis* (ver Tabela 99.1). Nos EUA, a infecção humana ainda é comum; a soroprevalência ajustada à idade é de cerca de 14% (Won et al., 2008). Esses nematódeos comuns são eliminados como ovos nas fezes. Os ovos formam larvas e tornam-se infecciosos depois de 1 a 3 semanas e podem sobreviver no ambiente por meses. Os humanos são infectados após

PARTE 14 ■ Doenças Infecciosas

 TABELA 99.1

Infecções zoonóticas comuns em cães e gatos.

Via de exposição	Agente	Espécies acometidas	Síndromes clínicas principais
Mordeduras, arranhões, exsudatos			
Bartonella spp.[a]	Bactérias	Cães e gatos	Subclínica; febre, hiperglobulinemia, uveíte, linfadenopatia, outras
		Humanos	Febre, mal-estar, linfadenopatia, angiomatose bacilar, peliose bacilar, outras
Capnocytophaga canimorsus	Bactéria	Cães e gatos	Portador oral subclínico
		Humanos	Bacteriemia
Dermatófitos	Fungos	Cães e gatos	Doença dermatológica superficial
		Humanos	Doença dermatológica superficial
Francisella tularensis[b]	Bactéria	Cães e gatos	Sepse, pneumonia
		Humanos	Ulceroglandular, oculoglandular, glandular, pulmonar ou tifoide (dependendo da via de inoculação)
Raiva	Vírus	Cães e gatos	Doença progressiva do sistema nervoso central
		Humanos	Doença progressiva do sistema nervoso central
Sporothrix spp.[b]	Fungos	Gatos	Fístulas cutâneas
		Humanos	Fístulas cutâneas
Yersinia pestis[b]	Bactéria	Cães e gatos	Bubônica, bacterêmica ou pneumônica (dependendo da via de inoculação)
		Humanos	Bubônica, bacterêmica ou pneumônica (dependendo da via de inoculação)
Agentes entéricos			
Ancylostoma spp.[c]	Ancilóstomos	Cães e gatos	Anemia por perda de sangue, diarreia, mau estado geral
		Humanos	Larva *migrans* cutânea; dor eosinofílica
Baylisascaris procyonis	Nematódeo	Cães	Retardo de crescimento
		Humanos	Larva *migrans* visceral; doença do sistema nervoso central
Campylobacter jejuni e *Campylobacter coli*	Bactérias	Cães e gatos	Diarreia e vômito
		Humanos	Diarreia e vômito
Cryptosporidium spp.[d]	Coccídeos	Cães e gatos	Diarreia e vômito
		Humanos	Diarreia e vômito
Escherichia coli	Bactéria	Cães e gatos	Diarreia e vômito
		Humanos	Diarreia e vômito
Echinococcus multilocularis	Cestódeo	Cães e gatos	Infecção subclínica
		Humanos	Doença polissistêmica
Echinococcus granulosus	Cestódeo	Cães e gatos	Diarreia e vômito
		Humanos	Diarreia e vômito
Entamoeba histolytica[e]	Ameba	Cães	Diarreia e vômito
		Humanos	Diarreia e vômito
Giardia spp.[f]	Protozoário flagelado	Cães e gatos	Diarreia e vômito
		Humanos	Diarreia e vômito

(continua)

TABELA 99.1

Infecções zoonóticas comuns em cães e gatos. (*Continuação*)

Via de exposição	Agente	Espécies acometidas	Síndromes clínicas principais
Helicobacter spp.[g]	Bactérias	Cães e gatos Humanos	Vômito Doença de refluxo e vômito
Salmonella spp.	Bactérias	Cães e gatos Humanos	Diarreia e vômito Diarreia e vômito
Strongyloides stercoralis	Ancilóstomo	Cães e gatos Humanos	Anemia por perda de sangue, retardo de crescimento Larva *migrans* cutânea
Toxocara canis e *T. cati*[c]	Nematódeos	Cães e gatos Humanos	Vômito, retardo de crescimento Larva *migrans* ocular e visceral
Toxoplasma gondii[h]	Coccídeo	Gatos Humanos	Raramente diarreia, doença polissistêmica Doença ocular, SNC, doença polissistêmica
Uncinaria stenocephala[c]	Ancilóstomo	Cães e gatos Humanos	Anemia por perda de sangue, diarreia, mau estado geral Larva *migrans* cutânea
Yersinia enterocolitica	Bactéria	Cães e gatos Humanos	Infecção subclínica Diarreia e vômito
Respiratória ou ocular			
Bordetella bronchiseptica	Bactéria	Cães e gatos Humanos	Espirros e tosse Pneumonia em imunossuprimidos
Chlamydia felis	Bactéria	Gatos Humanos	Conjuntivite, espirros Conjuntivite
Francisella tularensis[i]	Bactéria	Gatos Humanos	Sepse, pneumonia Ulceroglandular, oculoglandular, glandular, pulmonar ou tifoide (dependendo da rota de infecção)
Streptococcus do grupo A	Bactéria	Cães e gatos Humanos	Doença subclínica, portador transitório Faringite estreptocóccica, sepse
Yersinia pestis[j]	Bactéria	Gatos Humanos	Bubônica, bacterêmica ou pneumônica Bubônica, bacterêmica ou pneumônica
Urogenital			
Brucella canis	Bactéria	Cães Humanos	Orquite, epididimite, aborto, natimortalidade, corrimento vaginal, uveíte, febre Febre, mal-estar
Leptospira spp.	Espiroquetas	Cães Humanos	Febre, mal-estar, doença inflamatória urinária ou hepática, uveíte, doença do sistema nervoso central Febre, mal-estar
Coxiella burnetii[i]	Riquétsia	Gatos Humanos	Subclínica; aborto ou natimortalidade Febre, pneumonia, linfadenopatia, mialgia, artrite
Transmissão por pulgas			
Bartonella spp.[a]	Bactérias	Cães e gatos Humanos	Subclínica; febre, hiperglobulinemia, uveíte, linfadenopatia, outras Febre, mal-estar, linfadenopatia, angiomatose bacilar, peliose bacilar, outras

(*continua*)

TABELA 99.1

Infecções zoonóticas comuns em cães e gatos. (Continuação)

Via de exposição	Agente	Espécies acometidas	Síndromes clínicas principais
Rickettsia felis	Riquétsia	Gatos Humanos	Subclínica; febre Febre, doença do sistema nervoso central
Yersinia pestis	Bactéria	Gatos Humanos	Bubônica, bacterêmica ou pneumônica (dependendo da via de inoculação) Bubônica, bacterêmica ou pneumônica (dependendo da via de inoculação)
Transmissão por carrapatos[j]			
Anaplasma phagocytophilum	Riquétsia	Cães e gatos Humanos	Febre, poliartrite Febre polissistêmica
Borrelia burgdorferi	Espiroqueta	Cães Humanos	Infecção subclínica, febre, poliartrite, nefropatia Poliartropatia, doença cardíaca e do sistema nervoso central
Ehrlichia spp.	Riquétsia	Cães Humanos	Infecção subclínica, febre, polissistêmica Febre polissistêmica
Rickettsia rickettsii	Riquétsia	Cães Humanos	Infecção subclínica, febre, polissistêmica Febre polissistêmica

[a] A *Bartonella henselae*, a *Bartonella koehlerae* e a *Bartonella clarridgeiae* são transmitidas a cães e gatos por *C. felis* e, portanto, estão listadas entre as doenças transmitidas por pulgas. Outras *Bartonella* spp. têm implicações zoonóticas. De modo geral, os gatos apresentam bacteriemia maior do que os cães e, assim, são epidemiologicamente mais associados a doenças humanas. O vetor de algumas *Bartonella* spp. é desconhecido.
[b] Os cães raramente eliminam microrganismos o suficiente para representar um risco à saúde pública.
[c] Como as larvas eclodem após a eliminação dos ovos no meio ambiente, a transmissão direta é menos provável do que a exposição por contaminação ambiental.
[d] A maioria dos cães e gatos é infectada por *Cryptosporidium canis* ou *C. felis*, respectivamente, e essas espécies adaptadas ao hospedeiro raramente estão associadas a doenças em humanos.
[e] Considera-se rara a infecção de cães nos EUA.
[f] Existem formas adaptadas ao hospedeiro e zoonóticas. Cães e gatos podem abrigar formas zoonóticas, mas não se sabe se os níveis de infecção levam à reinfecção de humanos.
[g] A maioria das *Helicobacter* spp. encontradas em cães e gatos é adaptada ao hospedeiro. A detecção de *Helicobacter pylori* em um cão ou gato, provavelmente, decorre de uma transmissão zoonótica reversa.
[h] Como a esporulação de oocistos ocorre após a eliminação no meio ambiente, a transmissão direta é menos provável do que a exposição por contaminação ambiental.
[i] Também pode ser transmitida por vetores.
[j] O DNA de *Bartonella* spp. foi amplificado de alguns carrapatos, mas a extensão do papel desses vetores na transmissão do patógeno agentes não foi esclarecida por completo.

a ingestão de ovos embrionados. Ovos embrionados de *Toxocara* foram transmitidos por minhocas, moscas e baratas e encontrados na pele de animais de estimação (Sasmal et al., 2008; Overgaauw et al., 2009). Os cães são considerados mais problemáticos do que os gatos no que se refere à propagação dos ovos. No entanto, áreas como caixas de areia para crianças e hortas podem ser contaminadas com *T. cati* por causa dos hábitos de defecação dos gatos. A infecção humana após o contato direto com cães ou gatos é bastante improvável porque os ovos não são imediatamente infecciosos.

Cães e gatos podem apresentar a doença subclínica ou pelame de má qualidade, retardo de crescimento e sinais gastrintestinais. Os humanos apresentam reações granulomatosas eosinofílicas em pele, pulmões, sistema nervoso central (SNC) ou olhos que podem causar sinais clínicos de doença. Os sinais clínicos e as anomalias ao exame físico são erupção cutânea, febre, retardo de crescimento, sinais do SNC, tosse, infiltrados pulmonares e hepatosplenomegalia. A eosinofilia periférica mostra-se comum. A larva *migrans* ocular é observada, principalmente, na retina e pode causar diminuição da acuidade visual; também podem ocorrer uveíte e endoftalmite. A larva *migrans* visceral é mais comum em crianças entre 1 e 4 anos, enquanto a larva *migrans* ocular se revela mais habitual

BOXE 99.1

Orientações gerais para evitar a transferência zoonótica de doenças a médicos-veterinários.

- Os veterinários e sua equipe devem estar familiarizados com as questões zoonóticas e atuar de maneira ativa na discussão dos riscos e benefícios para a saúde da posse de animais de estimação com os tutores para que estes tomem decisões lógicas sobre a conduta e o manejo
- A clínica veterinária deve informar que compreende as doenças associadas à deficiência imunológica, é discreta e está disposta a ajudar; sinais ou cartazes podem ser eficazes para esse fim
- Os tutores devem receber informações sobre os aspectos veterinários ou de saúde pública das zoonoses; os veterinários, porém, não devem diagnosticar doenças em humanos ou discutir tratamentos específicos
- Os tutores com doenças clínicas devem sempre ser encaminhados a um médico para mais informações e tratamento
- Veterinários e médicos têm experiências diferentes com relação a zoonoses; veterinários devem se voluntariar para falar com o médico do tutor e esclarecer questões zoonóticas quando indicado
- O aconselhamento relacionado com a saúde pública deve ser registrado no prontuário médico
- Ao diagnosticar doenças zoonóticas de notificação compulsória, contate os oficiais apropriados de saúde pública
- Planos diagnósticos para avaliação da presença de microrganismos com potencial zoonótico devem ser oferecidos, especialmente para tutores com animais de estimação com doenças clínicas
- Todos os cães e gatos devem ser vacinados contra a raiva
- Cães e gatos devem ser vermifugados de modo rotineiro
- O controle de pulgas e carrapatos deve ser mantido de maneira constante
- A equipe clínica veterinária deve ensinar aos proprietários as técnicas para evitar mordeduras ou arranhaduras
- Evite picadas de agulhas contaminadas com sangue ou derrames

BOXE 99.2

Orientações gerais para evitar a transferência zoonótica de doenças a tutores.

- Para a adoção de um novo animal de estimação, o cão ou gato com menor risco zoonótico é o animal adulto clinicamente normal, livre de artrópodes, de uma família
- Após a identificação, o animal a ser adotado deve ser colocado em quarentena de qualquer pessoa imunocomprometida até a realização de um exame físico completo e a avaliação de risco de zoonoses por um veterinário
- Todos os animais de estimação com doenças clínicas devem ser atendidos por veterinários
- O exame físico e o exame coproparasitológico devem ser realizados, pelo menos, uma ou duas vezes por ano
- O material fecal produzido no ambiente doméstico deve ser removido diariamente, de preferência por alguém não imunocomprometido
- Use forros para caixa de areia e limpe-as periodicamente com água fervente e detergente
- Não deixe que cães ou gatos tomem água do vaso sanitário
- Use luvas ao cuidar do jardim e lave bem as mãos ao terminar
- Filtre ou ferva a água de fontes no meio ambiente
- Lave as mãos após manusear animais
- Não manuseie animais com os quais não esteja familiarizado
- Animais clinicamente enfermos não devem ser manuseados por humanos imunocomprometidos
- Os animais de estimação devem ser mantidos dentro do ambiente doméstico para diminuir a exposição a outros animais que podem transportar agentes zoonóticos, excrementos de outros animais, pulgas e carrapatos
- Os animais de estimação só devem receber alimentos processados comerciais
- Os humanos não devem compartilhar utensílios alimentares com animais de estimação
- Evite ser lambido por animais
- Corte as unhas dos gatos com frequência para diminuir o risco de penetração delas na pele
- Para diminuir o risco de mordeduras e arranhaduras, não provoque ou contenha fisicamente cães e gatos
- Em caso de mordedura ou arranhadura de cão ou gato, procure atendimento médico.
- Controle possíveis hospedeiros intermediários, como moscas e baratas, que podem trazer agentes zoonóticos para dentro de casa
- Cozinhe a carne para consumo humano a 80°C por, no mínimo, 15 minutos (bem passado)
- Use luvas ao manusear carne e lave bem as mãos com água e sabão ao terminar

em crianças mais velhas. O diagnóstico em humanos é confirmado por biópsia ou pode ser presumido em casos com manifestações clínicas clássicas, eosinofilia e sorologia positiva.

O *Ancylostoma caninum*, o *Ancylostoma braziliense*, o *Ancylostoma tubaeformis*, a *Uncinaria stenocephala* e o *Strongyloides stercoralis* foram associados à larva *migrans* cutânea nos EUA. As taxas de prevalência de infecção por ancilóstomos variam entre os estudos e mudaram ao longo dos anos. Em um grande estudo com mais de 1 milhão de cães examinados de 547 hospitais veterinários privados em 44 estados dos EUA, 4,5% das amostras continham ovos de *Ancylostoma* spp. (Little et al., 2009). Em áreas e animais de alto risco, as taxas de infecção podem ser muito mais altas. Por exemplo, o *A. tubaeforme* e o *A. braziliense* foram encontrados nas fezes de 26 de 40 (65%) dos gatos selvagens de um estudo na Flórida (Liotta et al., 2012). Após a eliminação dos ovos de anciloóstomos nas fezes, as larvas infecciosas são liberadas após 1 a 3 dias de incubação; os humanos infectam-se pela penetração cutânea. Além disso, relatou-se a enterite eosinofílica em humanos após a ingestão de ovos larvados de *A. caninum* (Landmann e Prociv, 2003).

Os animais apresentam doença subclínica ou sinais inespecíficos, como pelame de má qualidade, ausência de ganho de peso, vômitos ou diarreia. Filhotes com infestações significativas podem ter mucosas claras, devido à anemia por perda de sangue. Em humanos, as larvas não conseguem penetrar na junção dermoepidérmica e geralmente morrem na epiderme. Os sinais clínicos estão relacionados com a migração das larvas, que formam um túnel cutâneo eritematoso e pruriginoso. Os sinais cutâneos geralmente desaparecem em semanas. A dor abdominal é o sinal clínico mais comum em humanos com infecção intestinal por *A. caninum*.

O *Trichuris vulpis*, um nematódeo, está mais associado à diarreia do intestino grosso em cães. O microrganismo é comum em cães dos EUA (prevalência geral de 1,2%; Little et al., 2009) e foi detectado nas fezes de alguns humanos (George et al., 2017).

A prevenção de ancilóstomos e nematódeos baseia-se no controle de excrementos de animais em ambientes humanos. Todos os filhotes devem ser submetidos a exame coproparasitológico com flotação e à vermifugação rotineira com um anti-helmíntico eficaz contra nematódeos e ancilostomídeos. O Companion Animal Parasite Council (www.capcvet.org) publicou as orientações para controle otimizado das infecções parasitárias zoonóticas de cães e gatos.

CESTÓDEOS

O *Dipylidium caninum*, o *Echinococcus granulosa* e o *Echinococcus multilocularis* são cestódeos de cães ou gatos que podem infectar humanos. Os carnívoros selvagens mostram-se os principais hospedeiros definitivos de *Echinococcus* spp. e eliminam ovos infecciosos no meio ambiente. Os ovos de *E. granulosa* podem ser transmitidos nas fezes de cães após a ingestão de tecidos de ovelhas ou coelhos infectados; o *E. multilocularis* pode ser transmitido nas fezes de cães ou gatos após a ingestão de um roedor infectado. A transmissão para humanos ocorre após a ingestão do hospedeiro intermediário (pulga, *Dipylidium*) ou ovos (*Echinococcus* spp.). De modo geral, a infecção de cães e gatos por cestódeos é subclínica. A infecção por *Dipylidium* revela-se mais comum em crianças depois da ingestão acidental de pulgas e pode causar diarreia e prurido anal. Em humanos, após a ingestão de ovos, que são imediatamente infecciosos, o *Echinococcus* entra na circulação porta e espalha-se pelo fígado e por outros tecidos. O *E. multilocularis* é mais comum no norte e no centro da América do Norte, mas parece estar se disseminando com a população de raposas (principal hospedeiro definitivo). A prevenção ou o controle de cestódeos baseiam-se em procedimentos sanitários e uso de tenicidas. Indica-se o praziquantel no tratamento de *Echinococcus* spp. A restrição do comportamento de caça de cães e gatos e o oferecimento somente de alimentos processados ou cozidos devem diminuir a exposição aos *Echinococcus* spp. A administração mensal de praziquantel deve ser considerada em cães e gatos que caçam em áreas endêmicas. O controle de pulgas deve ser mantido para diminuir o risco de infecção por *D. caninum*.

COCCÍDEOS

Os *Cryptosporidium* spp. habitam o epitélio respiratório e intestinal de muitos vertebrados, inclusive pássaros, mamíferos, répteis e peixes. Antes consideradas comensais, os *Cryptosporidium* spp. são hoje conhecidos por causar doenças do sistema gastrintestinal em várias espécies de mamíferos, como roedores, cães, gatos, bezerros e humanos. Os microrganismos têm um ciclo de vida entérico semelhante ao de outros coccídeos que culmina na produção de oocistos autoinfecciosos de paredes finas e oocistos de paredes espessas e resistentes no meio ambiente, os quais são eliminados nas fezes (Figura 99.1). Os oocistos (4 a 6 μm de diâmetro) revelam-se esporulados e imediatamente infecciosos para outros hospedeiros. Há várias espécies de *Cryptosporidium* spp., incluindo *Cryptosporidium parvum*, *Cryptosporidium hominis*, *Cryptosporidium felis* e *Cryptosporidium canis*. Embora alguns *Cryptosporidium* infectem várias espécies de animais, outros têm uma gama de hospedeiros limitada. No entanto, as cepas que infectam animais de estimação e humanos não podem ser diferenciadas à microscopia óptica daquelas que infectam apenas animais; logo, todos os *Cryptosporidium* spp. devem ser considerados potencialmente zoonóticos. A infecção por *Cryptosporidium parvum* em humanos após a exposição a bezerros infectados foi reconhecida há anos. Hoje, sabe-se que a maioria das infecções humanas é causada por *C. hominus*. Os principais isolados de *Cryptosporidium* spp. em cães e gatos são aqueles adaptados ao hospedeiro, *C. canis* e *C. felis*, respectivamente; assim, muitos consideram que as infecções de animais de estimação por *Cryptosporidium* spp. não sejam riscos significativos para humanos (Lucio-Forster et al., 2010). Em um estudo, a posse de um gato ou cão não foi estatisticamente associada à criptosporidiose em humanos infectadas com o vírus da imunodeficiência humana (HIV) (Glaser et al., 1998).

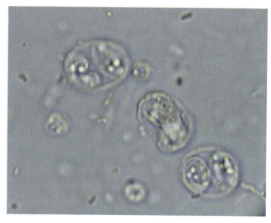

Figura 99.1 Oocistos de *Cryptosporidium parvum* e *Toxoplasma gondii* em flotação fecal. Os oocistos de *C. parvum* têm cerca de 4 × 5 μm e os oocistos de *T. gondii*, aproximadamente 10 × 12 μm.

De modo geral, a infecção de cães e gatos por *Cryptosporidium* spp. é subclínica, mas alguns casos apresentam diarreia do intestino delgado. A imunossupressão pode potencializar a doença; vários cães e gatos também apresentaram infecção por FeLV, infecção pelo vírus da cinomose canina ou linfoma intestinal. A criptosporidiose clínica caracteriza-se por diarreia do intestino delgado e é autolimitada em humanos imunocompetentes; a infecção fatal, porém, mostra-se comum em humanos com AIDS.

O pequeno tamanho (aproximadamente 4 a 6 μm de diâmetro) dos oocistos de *Cryptosporidium* spp. dificulta o diagnóstico. A flotação de rotina em solução salina e o exame microscópico com aumento de 100 × geralmente têm resultados falso-negativos. A combinação de técnicas de concentração com imunofluorescência ou coloração álcool-ácido resistente parece ser mais sensível. Há diversos ensaios imunoenzimáticos comerciais para a detecção do antígeno de *C. parvum* nas fezes, mas não são precisos para *C. felis* ou *C. canis*. A PCR é a técnica mais sensível até o momento e agora realizada como rotina, mas não se encontra padronizada entre os laboratórios.

Nenhum medicamento eliminou os *Cryptosporidium* spp. do sistema gastrintestinal. No entanto, os sinais clínicos geralmente desaparecem com a administração oral de azitromicina em dose de 10 mg/kg a cada 24 horas, tilosina em dose de 10 a 15 mg/kg a cada 8 horas ou nitazoxanida em dose de 37,5 a 75 mg/kg duas vezes com 14 dias de intervalo. A duração ideal do tratamento é desconhecida; alguns casos exigiram a administração de azitromicina por várias semanas antes da resolução dos sinais clínicos. Evitar a exposição é a forma mais eficaz de prevenção. Os desinfetantes de rotina precisam de contato extremamente longo com o microrganismo para serem eficazes. A secagem, o congelamento, o descongelamento e a limpeza a vapor podem inativar o microrganismo. A água de superfície coletada no campo deve ser fervida ou filtrada antes de bebida. Se o tutor de um cão ou gato com *Cryptosporidium* spp. quiser saber se o animal apresenta uma espécie adaptada ao hospedeiro ou zoonótica, a genotipagem pode ser realizada em laboratórios comerciais dos EUA (www.dlab.colostate.edu).

O *Toxoplasma gondii* é um coccídeo onipresente com distribuição mundial (Lappin et al., 2010). A maioria dos estudos de soroprevalência realizados nos EUA sugere que, pelo menos, 30% dos gatos e humanos já foram expostos. Os gatos são o único hospedeiro definitivo conhecido do microrganismo, completando o ciclo enteroepitelial (fase sexual) que resulta na eliminação de oocistos não esporulados e resistentes ao ambiente nas fezes. A esporulação do oocisto ocorre em 1 a 5 dias na presença de oxigênio; os oocistos esporulados são infecciosos para a maioria dos vertebrados de sangue quente (ver Figura 99.1). Após a infecção por *T. gondii*, há uma fase extraintestinal que leva à formação de cistos teciduais contendo o microrganismo. A infecção por *T. gondii* ocorre após a ingestão de oocistos esporulados, de cistos teciduais ou por via transplacentária. De modo geral, a infecção transplacentária em humanos e gatos ocorre apenas se a mãe for infectada pela primeira vez durante a gestação.

Em cães e gatos, a doença clínica por *T. gondii* é ocasionalmente observada e provoca, sobretudo, febre, uveíte, doença pulmonar, doença hepática e doença do SNC (ver Capítulo 98). Os humanos imunocompetentes infectados são assintomáticos; podem ocorrer febre autolimitada, linfadenopatia e mal-estar. A infecção transplacentária em humanos causa manifestações clínicas, inclusive natimortalidade, hidrocefalia, hepatosplenomegalia e retinocoroidite. A presença de anticorpos contra *T. gondii* foi associada a anomalias comportamentais em humanos, mas não houve estabelecimento de uma relação direta de causa e efeito (Fuglewicz et al., 2017). A infecção tecidual crônica em humanos pode ser reativada pela imunossupressão, o que leva à disseminação e ao desenvolvimento de doença clínica grave; isso tem sido bastante associado à imunossupressão induzida por fármacos e pela AIDS. Cerca de 10% dos humanos com AIDS desenvolvem encefalite por toxoplasmose.

Oocistos de *T. gondii* são demonstrados com maior facilidade nas fezes de gatos após técnicas de centrifugação com solução de açúcar ou outras. O diagnóstico clínico de toxoplasmose é difícil em humanos, cães e gatos, mas, de modo geral, baseia-se na combinação de sinais clínicos, sorologia, técnicas de demonstração do patógeno e resposta ao tratamento específico (Lappin, 2010; ver Capítulo 98).

Embora a toxoplasmose seja uma das zoonoses mais comuns, os humanos geralmente não são infectados pelo contato direto com gatos. O período de eliminação de oocistos é de vários dias a várias semanas (≈ 7 a 10 dias se o gato foi infectado por ingestão de cisto tecidual). Como os oocistos precisam esporular para ser infecciosos, o contato com fezes frescas não pode causar infecção. Os gatos são bastante meticulosos e não deixam que as fezes continuem em sua pele por períodos longos o suficiente para causar a esporulação de oocistos. Em um estudo, os oocistos não foram isolados da pele dos gatos 7 dias após a conclusão do período de eliminação. A maioria dos estudos que avaliam a posse de um gato como um fator de risco para toxoplasmose humana mostrou associações mínimas, inclusive um estudo com indivíduos infectados pelo HIV (Wallace et al., 1993). Além disso, um estudo com membros de uma equipe veterinária que trabalhava frequentemente com gatos apresentou baixas taxas de soroprevalência. Isso sugere que a exposição a gatos não aumentou o risco de infecção por *T. gondii* (Shuhaiber et al., 2003). Os gatos infectados por *T. gondii* não eliminam ou eliminam menos oocistos em exposições secundárias (Zulpo et al., 2018) e não voltaram a eliminar oocistos após a administração de ciclosporina em um estudo recente (Lappin et al., 2015). Os gatos não precisam ser removidos de casas com humanos imunodeficientes ou gestantes devido ao risco de toxoplasmose (www.cdc.gov/parasites/toxoplasmosis/gen_info/pregnant.html). O Boxe 98.1 resume a prevenção da infecção por *T. gondii*.

FLAGELADOS, AMEBAS E CILIADOS

Giardia spp. (flagelados), *Entamoeba histolytica* (amebas) e *Balantidium coli* (ciliados) são protozoários entéricos que podem ser transmitidos a humanos pelo contato com fezes; os cistos não requerem um período de incubação para se tornar infecciosos. A infecção por *Entamoeba histolytica* é extremamente rara em cães e gatos; a infecção por *B. coli* mostra-se rara em cães e não foi relatada em gatos.

A infecção de cães e gatos por *Giardia* spp. é comum e pode ser detectada nas fezes de animais e naqueles com diarreia do intestino delgado (e, às vezes, diarreia do intestino delgado e grosso em gatos). Os sinais clínicos da doença tendem a ser mais graves em nos imunodeficientes. Como o microrganismo é imediatamente infeccioso quando excretado como cistos nas fezes, a transferência zoonótica direta revela-se possível. Estudos genéticos detectaram múltiplas *Giardia* spp., e a maioria dos cães e gatos está infectada com as formas C, D e F adaptadas ao hospedeiro (Scorza et al., 2012). No entanto, como é o caso de *Cryptosporidium*, como a determinação de cepas zoonóticas de *Giardia* spp. à microscopia não é possível, suponha que as fezes de todos os cães e gatos infectados com *Giardia* spp. são um possível risco para a saúde humana. O exame de fezes deve ser realizado em todos os cães e gatos pelo menos uma vez por ano; e o tratamento com fármacos com atividade específica, como fembendazol, metronidazol ou febantel/praziquantel/pirantel, deve ser instituído se indicado (ver Capítulo 28). Atualmente, a combinação de febantel/praziquantel/pirantel é aprovada para o tratamento da giardíase em cães em alguns países. A maioria dos parasitologistas considera as técnicas de centrifugação (sulfato de zinco ou açúcar) ideais para a demonstração de cistos. As fezes frescas de cães ou gatos com diarreia podem ser examinadas em preparado úmido para detecção de trofozoítos móveis com maior sensibilidade (ver também Capítulo 91). Também há testes de imunofluorescência com base em anticorpos monoclonais, testes de antígenos fecais e PCR, mas essas técnicas devem ser adicionadas (e não substituir) à flotação fecal, que também pode revelar outros parasitas. A combinação de uma técnica de centrifugação fecal com um teste de antígeno de *Giardia* tem aproximadamente 97% de sensibilidade. Os resultados da PCR em fezes podem ser menos sensíveis, devido à existência de inibidores fecais (Hascall et al., 2016). O Companion Animal Parasite Council não recomenda o tratamento de portadores saudáveis com mais de um medicamento (www.capcvet.org). Se um animal de estimação for saudável, mas persistentemente positivo para *Giardia*, a genotipagem pode ser realizada para determinar se a forma é zoonótica (www.dlab.colostate.edu).

As vacinas de *Giardia* para cães ou gatos não são mais comercializadas nos EUA. A prevenção da giardíase zoonótica inclui ferver ou filtrar a água de superfície para beber e lavar as mãos que manipularam material contaminado com fezes, mesmo com o uso de luvas. Em cães e gatos submetidos ao tratamento da giardíase, a infecção pode ser registrada novamente várias semanas depois em aproximadamente 75% dos animais. Assim, o principal objetivo do tratamento da giardíase é a eliminação da diarreia. Não se sabe se esses casos são insucessos terapêuticos ou reinfecções.

BACTÉRIAS

Os *Campylobacter* spp., as *Escherichia coli*, os *Helicobacter* spp., as *Salmonella* spp. e as *Yersinia enterocolitica* podem infectar cães e gatos e causar doenças em humanos. Animais de estimação com *Clostridium difficile* provavelmente foram infectados por humanos e, de modo geral, são portadores subclínicos. A transmissão de animais para humanos ocorre por contato fecal-oral. Os cães podem ser portadores subclínicos de *Shigella* spp., mas os humanos são os hospedeiros naturais. Embora o *Helicobacter pylori* tenha sido isolado de uma colônia de gatos, não está claro se cães e gatos são uma fonte comum dessa infecção em humanos. No entanto, segundo estudos epidemiológicos, isso é improvável. Na maioria dos estudos sobre a prevalência de zoonoses entéricas, as infecções por *Salmonella* spp. e *Campylobacter* spp. eram incomuns em cães e gatos de estimação. A prevalência de infecções por *Salmonella* e *Campylobacter* é maior em animais jovens alojados em ambientes não higiênicos ou superlotados.

Cães e gatos podem ter gastrenterite causada por *Salmonella* spp., *Campylobacter* spp. ou *E. coli*; a *Y. enterocolitica* é provavelmente um agente comensal em animais, mas causa febre, dor abdominal, poliartrite e bacteriemia em humanos. As infecções por *Helicobacter* causam gastrite, que geralmente se manifesta como vômito, eructações e pica. A infecção por *Salmonella* spp. em cães e gatos costuma ser subclínica. Cerca de 50% dos gatos clinicamente afetados têm gastrenterite; muitos apresentam sinais de bacteriemia, em especial febre (Tauni et al., 2000). A salmonelose em gatos e humanos tem sido associada a pássaros canoros (febre dos pássaros canoros). Aborto, natimortalidade e morte neonatal podem ser causados por infecção *in utero*. O diagnóstico de *Salmonella* spp., *Campylobacter jejuni*, *E. coli* e *Y. enterocolitica* baseia-se na cultura de fezes (ver Capítulo 91). Apenas uma cultura negativa pode não excluir a infecção. Embora haja PCR, a cultura é superior por possibilitar a realização de antibiograma.

A antibioticoterapia pode controlar os sinais clínicos da infecção por *Salmonella* spp. ou *Campylobacter* spp. (ver Capítulo 28), mas não deve ser administrada por via oral a animais de estimação, devido ao risco de resistência aos antibióticos. Fármacos parenterais devem ser administrados se houver suspeita de bacteriemia. Cepas de *Salmonella* resistentes à maioria dos antibióticos foram detectadas em vários gatos. A prevenção de zoonoses entéricas bacterianas baseia-se na higienização e no controle da exposição às fezes. Humanos imunodeficientes devem evitar animais jovens e locais superlotados ou pouco higiênicos, em especial aqueles com sinais clínicos de doença do sistema gastrintestinal.

ZOONOSES POR MORDEDURAS, ARRANHADURAS OU EXPOSIÇÃO A EXSUDATOS

BACTÉRIAS

Estima-se que, entre 2005 e 2009, ocorreram cerca de 300 mil lesões não fatais por mordeduras de cães por ano nos EUA (Quirk, 2012). A maioria das bactérias aeróbias e anaeróbias associadas a feridas por mordedura ou arranhadura causa apenas infecção local em indivíduos imunocompetentes. No entanto, 28 a 80% das mordidas de gato infeccionam e podem ser associadas a sequelas graves, como meningite, endocardite, artrite séptica, osteoartrite e choque séptico. A maioria das bactérias aeróbias e anaeróbias associadas a mordeduras de cães ou gatos ou feridas causadas por arranhadura provoca apenas infecção local em indivíduos imunocompetentes. Humanos imunodeficientes ou expostos a *Pasteurella* spp., *Capnocytophaga canimorsus* (DF-2) ou *Capnocytophaga cynodegmi* desenvolvem doença clínica sistêmica de maneira mais consistente. Humanos esplenectomizados apresentam maior risco de desenvolvimento de bacteriemia.

Cães e gatos são portadores subclínicos de múltiplas bactérias na cavidade oral. A mordedura (ou arranhadura) causa celulite local e, depois, evidências de infecção tecidual mais profunda. A bacteriemia e os sinais clínicos associados de febre, mal-estar e fraqueza são comuns, e pode ocorrer morte horas após a infecção com *Capnocytophaga* spp. em humanos imunodeficientes ou esplenectomizados. Confirma-se o diagnóstico por cultura. O tratamento de animais portadores não é necessário. Realiza-se o tratamento de humanos com a doença clínica por meio de cuidado local da ferida e antibioticoterapia parenteral. Os derivados da penicilina são altamente eficazes contra a maioria das infecções por *Pasteurella*; penicilinas e cefalosporinas são eficazes contra *Capnocytophaga* spp. *in vitro*.

Cães e gatos normais, bem como aqueles com sinais clínicos de doença, podem ser portadores de *Staphylococcus aureus* resistente à meticilina (MRSA) e *Staphylococcus pseudintermedius* (MRSP) resistente à meticilina (MRSP). Como esses agentes podem ser disseminados entre pacientes veterinários ou humanos, médicos e médicos-veterinários, esse é um problema significativo em hospitais (Febler et al., 2018; Weese et al., 2006). Um estudo recente de amostras nasais e perianais em um abrigo de admissão aberta revelou a presença de MRSA em 0,5% das amostras de gatos, MRSA em 0,5% das amostras de cães e MRSP em 3% das amostras de cães (Gingrich et al., 2011). De modo geral, essas taxas de prevalência são menores do que as de cães ou gatos de hospitais veterinários. Esses animais não representam um risco para humanos imunocompetentes e saudáveis, mas convém ter cuidado para evitar a contaminação de feridas abertas ao cuidar de cães e gatos infectados. Os hospitais veterinários devem ter uma política de MRSA e MRSP para os membros da equipe; as infecções repetidas em casos veterinários podem indicar que um membro da equipe é portador, com necessidade de exames.

Infecções humanas por *Mycoplasma* spp. associadas a mordeduras de gatos, uma com celulite e outra com artrite séptica, foram relatadas. As bactérias na forma L são microrganismos com parede celular deficiente associadas a feridas exsudativas crônicas na pele em gatos, comumente resistentes a antibióticos inibidores da parede celular, como penicilinas e cefalosporinas. Registrou-se a infecção de um humano após a mordedura por um gato. O diagnóstico pode ser confirmado apenas pelo exame histológico do tecido. A doxiciclina tem sido eficaz no tratamento de gatos e humanos. Use luvas ao cuidar de gatos com fístulas e limpe bem as mãos.

A *Bartonella henselae* pode infectar cães e gatos e é a causa mais comum de doença por arranhadura de gato, bem como angiomatose bacilar e peliose bacilar – distúrbios comuns em humanos com AIDS (Breitschwerdt et al., 2010). Cães e gatos também podem ser infectados com várias outras *Bartonella* spp., como *B. clarridgeiae*, *B. koehlerae*, *B. vinsonii* (cães) e *B. quintana* (ver Capítulo 94). A *Bartonella henselae* foi isolada do sangue de gatos soropositivos com doenças subclínicas e de alguns gatos com diversas manifestações clínicas, como febre, letargia, linfadenopatia, uveíte, gengivite e doenças neurológicas. A infecção de cães também foi associada a doenças clínicas. A soroprevalência felina varia de acordo com a região, mas até 93% dos gatos de algumas áreas geográficas dos EUA são soropositivos para *Bartonella* spp. *Bartonella* spp. também foram detectadas na saliva de cães, que foram associadas à bartonelose humana (ver Capítulo 94). A *Bartonella henselae*, a *B. clarridgeiae* e a *B. koehlerae* são transmitidas entre gatos por pulgas; assim, a prevalência é maior em gatos de locais em que esses parasitas são comuns (Breitschwerdt et al., 2010). De modo geral, a transmissão para humanos ocorre após mordeduras ou arranhaduras de gatos; a doença parece ser transmitida, principalmente, por filhotes. Como a *B. henselae* sobrevive em pulgas por pelo menos 9 dias, as unhas e dentes do gato estão provavelmente contaminados com *B. henselae* durante o *grooming*, o que enfatiza a manutenção do controle de pulgas em cães e gatos (Figura 99.2). Em um estudo de gatos com infestação por *C. felis*, o DNA de *Bartonella* spp. pode ser amplificado da pele (31%) e dos leitos ungueais (18%) (Lappin e Hawley, 2009).

Humanos com doença da arranhadura do gato apresentam diversos sinais clínicos, como linfadenopatia, febre, mal-estar, perda de peso, mialgia, dor de cabeça, conjuntivite, erupções cutâneas e artralgia (Breitschwerdt et al., 2007; Breitschwerdt et al., 2010). A angiomatose bacilar é uma doença difusa que causa erupções cutâneas vasculares. A peliose bacilar consiste em uma vasculite sistêmica difusa do parênquima de órgãos, sobretudo do fígado. O período de incubação da doença da arranhadura do gato é de cerca de 3 semanas. A maioria dos casos de doença da arranhadura do gato mostra-se autolimitada, mas a resolução completa pode levar vários meses. Recentemente, a *B. henselae* foi registrada como uma causa de síndromes de doenças crônicas como febre, dores de cabeça, poliartrite e fadiga crônica; provedores de saúde veterinária imunocompetentes ou pesquisadores de *Bartonella* podem estar super-representados devido ao maior risco de exposição

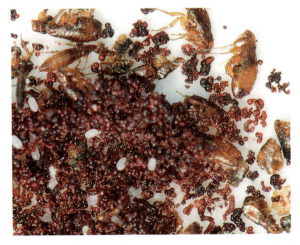

Figura 99.2 Os excrementos e os ovos de *Ctenocephalides felis* podem conter *Bartonella* spp. ou *Rickettsia felis* vivas. (Cortesia de HESKA Corporation, Loveland, Colorado, EUA.)

(Breitschwerdt et al., 2007). A maioria dos médicos pode não reconhecer esse diferencial e deve ser informada se um paciente apresentar esses problemas.

A hemocultura, a PCR do sangue e a sorologia podem determinar o risco de gatos, cães ou humanos (ver Capítulo 94). O uso de meio de cultura Bartonella Alpha-Proteobacteria (BAPGM) com PCR foi uma das formas mais sensíveis de comprovar a bacteriemia por *Bartonella* spp. em cães e humanos. Realiza-se esse ensaio por meio de um laboratório comercial (www.galaxydx.com). Em cães e gatos, embora a sorologia possa ser usada para determinar a exposição de um indivíduo, felinos soropositivos e soronegativos podem ser bacterêmicos, o que limita a utilidade diagnóstica do exame. Assim, o exame de gatos ou cães saudáveis para a detecção da infecção por *Bartonella* spp. não é atualmente recomendada pelos Centers for Disease Control and Prevention (CDC) dos EUA (Kaplan et al., 2009) ou pela American Association of Feline Practitioners (Brunt et al., 2006). O exame deve ser reservado para gatos com suspeita de bartonelose clínica.

Em estudos experimentais, a administração de doxiciclina, tetraciclina, eritromicina, amoxicilina-clavulanato ou enrofloxacino pode limitar a bacteriemia, mas não curar a infecção em todos os gatos e não diminuiu o risco de doença da arranhadura do gato. A azitromicina foi comumente administrada a gatos com suspeita de bartonelose clínica, mas agora é considerada contraindicada, devido à rápida indução de resistência antimicrobiana (Biswas et al., 2010). Portanto, o tratamento com antibióticos de gatos bacterêmicos saudáveis mostra-se controverso e não é atualmente recomendado pelos CDC (Kaplan et al., 2009) e pela American Association of Feline Practitioners (Brunt et al., 2006). O tratamento deve ser reservado para gatos com suspeita de bartonelose clínica. O controle rigoroso de pulgas deve ser mantido porque a administração mensal de imidacloprido tópica ou em coleira por 8 meses bloqueou a transmissão de *B. henselae* entre gatos (Bradbury e Lappin, 2010; Lappin et al., 2013). Humanos imunodeficientes devem evitar filhotes. As unhas do gato devem ser mantidas aparadas, e os gatos nunca devem ser provocados. As feridas induzidas por gatos devem ser limpas imediatamente e, a seguir, deve-se procurar orientação médica.

A peste em cães e gatos é causada pela *Yersinia pestis*, um cocobacilo gram-negativo mais comum nos estados do meio-oeste e do extremo oeste, sobretudo Arizona, Novo México e Colorado dos EUA. Os roedores são os hospedeiros naturais dessa bactéria; os gatos são infectados, principalmente, pela ingestão de roedores ou lagomorfos bacterêmicos ou por picadas de pulgas de roedores infectados com *Yersinia*. Os seres humanos são infectados, principalmente, por picadas de pulgas de roedores, mas muitos casos de transmissão por exposição a animais silvestres e gatos domésticos infectados foram registrados. De 1977 a 1998, 23 casos de peste humana (88% do total de casos) decorreram do contato com gatos infectados (Gage et al., 2000). A infecção pode ser induzida pela inalação de secreções respiratórias de gatos com peste pneumônica, por feridas causadas por mordeduras ou por contaminação de mucosas ou pele escoriada com secreções ou exsudatos.

A peste bubônica, septicêmica e pneumônica pode ser observada em gatos e humanos. Ela causa febre, dor de cabeça, fraqueza e mal-estar. Como os gatos são infectados principalmente pela ingestão de roedores bacterêmicos, a linfadenite supurativa (bubões) dos linfonodos cervicais e submandibulares é a manifestação clínica mais comum. Exsudatos de gatos com linfadenopatia devem ser examinados à citologia para a detecção de um grande número de bastonetes bipolares característicos (ver Figura 94.3). O diagnóstico costuma ser confirmado por PCR com amplificação de DNA de *Y. pestis* em exsudatos ou aspirados. O diagnóstico também pode ser confirmado por imunofluorescência de exsudatos; cultura de exsudatos, tonsilas e saliva; e registro do aumento dos títulos de anticorpos. Humanos expostos a gatos infectados devem ser encaminhados com urgência a médicos para terapia antimicrobiana, e as autoridades de saúde pública devem ser alertadas. A doxiciclina, as fluoroquinolonas, o cloranfenicol e os aminoglicosídeos são eficazes no tratamento da peste. Devem ser dados antibióticos parenterais durante a fase bacterêmica. A linfadenite supurativa em gatos ou cães deve levar à suspeita de peste, e convém ter extrema cautela ao manusear exsudatos ou tratar fístulas. Animais suspeitos devem receber o tratamento contra pulgas e ser alojados em isolamento. De modo geral, os animais de estimação não são considerados infecciosos para os humanos após 4 dias de tratamento com antibióticos.

A *Francisella tularensis* é um bacilo gram-negativo encontrado em todo o território continental dos EUA que causa tularemia. Pode ser transmitido por vários carrapatos. A tularemia humana mostra-se mais comum após a exposição a carrapatos e menos comum após o contato com animais infectados. No entanto, há relatos de casos humanos após a exposição a cães ou gatos (Capellan et al., 1993; Rimawi et al., 2015; Salit et al., 2013).

Os gatos infectados apresentam linfadenopatia generalizada e abscessos em órgãos como o fígado e o baço, o que causa febre, anorexia, icterícia e morte. As formas ulceroglandular, oculoglandular, glandular, orofaríngea, pulmonar e tifoide foram descritas em humanos e desenvolvem-se conforme a via de exposição. Ao contrário da peste, o microrganismo não é reconhecido com frequência em exsudatos ou aspirados de linfonodos de gatos infectados. PCR, culturas e registro de títulos crescentes de anticorpos podem confirmar o diagnóstico em animais de estimação e humanos. Como a maioria dos casos de tularemia em animais de estimação foi diagnosticada à necropsia, o tratamento ideal é desconhecido. A estreptomicina e a gentamicina são os medicamentos mais usados no tratamento de humanos. A tetraciclina e o cloranfenicol podem ser usados em casos que não requerem hospitalização, mas podem ser associados a recidivas. Evitar a exposição a coelhos, carrapatos e cães ou gatos infectados previne a doença. Todos os cães ou gatos que morrem com bacteriemia devem ser manuseados com cuidado à necropsia.

FUNGOS

Dos muitos fungos que infectam humanos e animais, apenas os *Sporothrix* spp. e os dermatófitos infectam humanos por exposição direta. As infecções por *Histoplasma*, *Blastomyces*,

Coccidioides, *Aspergillus* e *Cryptococcus* em humanos e animais podem ocorrer na mesma casa, mas geralmente decorrem de uma exposição ambiental comum (ver Capítulo 97).

Os *Sporothrix* spp. têm distribuição cosmopolita, e acredita-se que o solo seja seu reservatório natural. Os primeiros estudos relataram o *S. schenckii* como o agente zoonótico primário. No entanto, no Brasil, o *S. brasiliensis* é mais comum e frequentemente uma zoonose (Della Terra et al., 2017). De modo geral, os cães não produzem um grande número de *Sporothrix* nos exsudatos e não apresentam um risco zoonótico tão grande quanto os gatos. A infecção de gatos e humanos deve-se à contaminação da pele ferida pelo microrganismo. Acredita-se que os gatos sejam infectados por arranhaduras de unhas contaminadas de outros gatos; a infecção é mais comum em machos com acesso a áreas externas. Os humanos podem ser infectados pela contaminação de feridas cutâneas por exsudatos de gatos infectados. A infecção por *Sporothrix* em gatos pode ser cutaneolinfática, cutânea ou disseminada. Fístulas são comuns. Os gatos tendem a produzir um grande número do microrganismo em fezes, tecidos e exsudatos; portanto, há alto risco para a equipe veterinária que trata gatos infectados (Figura 99.3). A doença clínica em humanos assemelha-se à dos gatos. O microrganismo pode ser demonstrado por exame citológico de exsudatos ou cultura. Fluconazol, itraconazol e cetoconazol são tratamentos eficazes. Luvas devem ser usadas ao cuidar de gatos com fístulas, e as mãos devem ser bem limpas.

VÍRUS

A raiva ainda é a única zoonose viral direta de pequenos animais relevante nos EUA. (Ver discussão sobre esse agente no Capítulo 64 e no Compendium on Rabies Control [Brown et al., 2016].) A pseudorraiva é causada por um herpes-vírus que infecta suínos; cães e humanos podem desenvolver doenças cutâneas pruriginosas autolimitadas após a exposição. Às vezes, cães desenvolvem doença do SNC caracterizada por depressão e convulsões. Suspeite do diagnóstico com base no histórico de exposição. A prevenção consiste em evitar a exposição. Até o momento, não há evidências sugerindo que os três retrovírus felinos – vírus da leucemia felina (FeLV), vírus da imunodeficiência felina (FIV) e vírus sincicial felino (FeFV) – infectem humanos. Em um estudo, 204 veterinários e outros indivíduos potencialmente expostos a retrovírus felinos foram avaliados para detectar anticorpos contra FIV e FeFV, antígeno FeLV p27 e provírus de FeLV; os resultados de todos os exames foram negativos (Butera et al., 2000). Como o FeLV e o FIV podem induzir a imunodeficiência, a probabilidade de presença de agentes zoonóticos em gatos infectados por retrovírus deve ser considerada maior do que naqueles não infectados prováveis, particularmente se houver sinais do sistema gastrintestinal.

ZOONOSES OCULARES E DO SISTEMA RESPIRATÓRIO

BACTÉRIAS

A *Bordetella bronchiseptica* é uma bactéria que induz infecções do sistema respiratório em cães e gatos (ver Capítulo 21). A manifestação clínica clássica é a traqueobronquite, mas o microrganismo também pode causar pneumonia, espirros e secreção nasal. Os humanos raramente desenvolvem doença clínica causada por *B. bronchiseptica*, a menos que apresentem comprometimento imunológico (ver Tabela 99.1). A maioria dos casos de infecção por *B. bronchiseptica* em humanos ocorreu em pacientes imunodeficientes (Dworkin et al., 1999; Wernli et al., 2011). A infecção humana por *B. bronchiseptica* foi associada a cães e gatos. Derivados de amoxicilina-clavulanato, cloranfenicol, enrofloxacino e tetraciclina são tratamentos eficazes. Animais com doença inflamatória do trato respiratório superior ou inferior devem ser mantidos longe de humanos imunodeficientes até que estejam clinicamente normais. No entanto, os animais tratados ainda podem eliminar o microrganismo.

A *Chlamydia felis* (antes *Chlamydia psittaci*) causa doença conjuntival branda e rinite em gatos. Observou-se conjuntivite em humanos após contato direto com secreções oculares de gatos. Um isolado humano de *Chlamydia* spp. foi inoculado em gatos e provocou conjuntivite e infecção persistente. Esse fato sugere que era uma cepa felina. Às vezes, o patógeno é associado a doenças sistêmicas; a pneumonia atípica foi diagnosticada em um homem de 48 anos aparentemente imunocompetente; mal-estar e tosse foram observados em uma mulher imunossuprimida e uma mulher de 40 anos apresentou endocardite e glomerulonefrite. O diagnóstico baseia-se na demonstração do microrganismo por cultura, registro citológico de corpos de inclusão característicos ou imunofluorescência de raspados conjuntivais. As pomadas oculares de tetraciclina ou cloranfenicol são geralmente eficazes no tratamento de infecções. A administração oral de doxiciclina ainda é considerada a maneira ideal de resolução do estado de portador. Deve-se tomar cuidado para evitar o contato conjuntival direto com secreções respiratórias ou oculares de gatos, em especial em humanos imunossuprimidos (ver Boxe 99.2). Os funcionários devem ser orientados a usar luvas ou lavar as mãos com cuidado ao cuidar de gatos com conjuntivite.

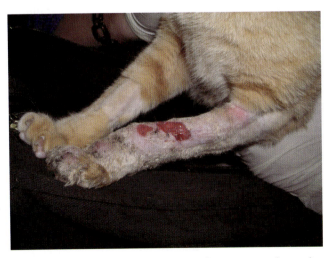

Figura 99.3 Lesões cutâneas associadas ao *Sporothrix schenckii* em um gato do Colorado, EUA.

Os humanos são os principais hospedeiros naturais de *Streptococcus* do grupo A; o *Streptococcus pyogenes* é a causa mais comum de faringite estreptocóccica em humanos. Cães e gatos em contato próximo com humanos infectados podem desenvolver colonização transitória e subclínica dos tecidos da faringe e transmitir a doença a outros humanos. No entanto, isso está mal registrado e é considerado incomum (Wilson et al., 1995). O microrganismo pode ser cultivado a partir das criptas tonsilares. Animais com cultura positiva devem ser tratados com derivados da penicilina. Se os animais forem de uma casa com faringite estreptocóccica crônica e recorrente, todos os humanos também devem ser tratados porque podem ser portadores subclínicos crônicos.

A *Yersinia pestis* e a *F. tularensis* podem ser transmitidas de gatos para humanos pelas secreções respiratórias. Em áreas endêmicas, os gatos com sinais clínicos ou anomalias radiográficas condizentes com pneumonia devem ser tratados como suspeitos de peste ou tularemia. Luvas, máscara, avental e óculos devem ser usados durante a realização de lavados das vias respiratórias transorais em gatos suspeitos.

VÍRUS

Infecções virais por Influenza A foram detectadas em alguns gatos após a exposição a aves infectadas (Leschnik et al., 2007). Em estudos com gatos com exposição natural e infecção experimental, alguns desenvolveram doenças respiratórias e outros tornaram-se portadores assintomáticos. Os resultados dos estudos que avaliam a transmissão entre gatos infectados foram variáveis. Raramente, os gatos infectados com o vírus da influenza são associados a doenças clínicas humanas (Lee et al., 2017).

ZOONOSES DOS TRATOS GENITAL E URINÁRIO

A *Coxiella burnetii* é uma riquétsia encontrada em todo o mundo, inclusive na América do Norte (ver Tabela 99.1). Muitos carrapatos, inclusive o *Rhipicephalus sanguineus*, são naturalmente infectados por *C. burnetii*. Bovinos, ovinos e caprinos comumente apresentam a infecção subclínica e transmitem o microrganismo para o ambiente por meio de urina, fezes, leite e secreções de parturientes. Cães soropositivos foram detectados, mas a transferência zoonótica de cães para humanos não foi registrada. A infecção de gatos é mais comum após exposição a carrapatos, ingestão de carcaças contaminadas ou aerossolização de um ambiente contaminado. Febre, anorexia e letargia foram observadas em alguns gatos com a infecção experimental. A infecção foi associada ao aborto em gatos, mas o microrganismo também pode ser isolado de gatas parturientes normais. A infecção de gatos parece ser comum; 20% dos gatos de um abrigo no sul da Califórnia e 20% dos gatos da costa do Canadá eram soropositivos. O patógeno foi cultivado a partir da vagina de gatas saudáveis no Japão, e seu DNA foi amplificado a partir de tecidos uterinos de gatas do Colorado, EUA (Cairns et al., 2007).

A doença humana associada ao contato direto com gatos infectados ocorre após a exposição ao aerossol do microrganismo transmitido por fêmeas parturientes ou aborto; os sinais clínicos desenvolvem-se em 4 a 30 dias. Os humanos tendem a apresentar sinais clínicos agudos semelhantes aos associados a outras doenças causadas por riquétsias, como febre, mal-estar, dor de cabeça, pneumonia, mialgia e artralgia (Marrie, 1995). Cerca de 1% dos indivíduos desenvolve febre Q crônica após a infecção primária, que pode se manifestar como inflamação hepática ou endocardite valvar. Tetraciclinas, cloranfenicol e quinolonas são eficazes em humanos. Luvas e máscaras devem ser usadas ao se cuidar de gatas parturientes ou com aborto. Humanos com febre ou doença do sistema respiratório depois de exposição a gatas parturientes ou com aborto devem procurar atendimento médico.

As *Leptospira* spp. podem ser transmitidas pela urina de cães e gatos infectados para humanos e causar doença clínica (Sykes et al., 2010). As espécies adaptadas ao hospedeiro provocam infecção subclínica; a infecção por espécies não adaptadas ao hospedeiro comumente leva à doença clínica. Os microrganismos entram no corpo por meio da pele esfolada ou de mucosas intactas. (Ver discussão detalhada sobre as manifestações clínicas dessa doença e seu tratamento em cães e gatos no Capítulo 94.) As síndromes clínicas humanas variam de acordo com o sorovar, mas são semelhantes às que ocorrem no cão. Animais com suspeita de leptospirose devem ser manuseados com luvas. As superfícies contaminadas devem ser limpas com detergentes e desinfetadas com produtos à base de iodo. Vacinas com quatro sorovares de *Leptospira* devem ser consideradas (ver Capítulo 93).

A *Brucella canis* é uma bactéria que infecta preferencialmente os testículos, a próstata, o útero e a vagina de cães (ver Capítulos 55 e 56). A infecção mantém-se em cães, sobretudo, por transmissão venérea. Os humanos podem ser infectados pelo contato direto com secreções vaginais e prepuciais de cães. As síndromes clínicas em cães são diversas, mas principalmente aborto, natimortalidade, dificuldade reprodutiva, orquite, epididimite, corrimento vaginal, uveíte, discoespondilite e bacteriemia. Febre intermitente, depressão e mal-estar são comuns em humanos infectados. O diagnóstico baseia-se em sorologia ou demonstração do microrganismo por cultura ou PCR. Cães com sinais clínicos de brucelose devem ser submetidos à sorologia ou à aglutinação rápida em lâmina de 2-mercaptoetanol. É improvável que cães soronegativos abriguem a *Brucella*, a menos que a síndrome clínica seja peraguda. Os cães soropositivos devem ter os resultados confirmados por aglutinação em tubo ou imunodifusão em gel de ágar. De modo geral, como o tratamento prolongado com antibióticos (tetraciclinas, aminoglicosídeos, quinolonas) não elimina a infecção, alguns recomendam a eutanásia de cães infectados. A ovário-histerectomia ou orquiectomia diminui a contaminação do meio ambiente. As secreções do trato genital devem ser evitadas.

ZOONOSES COM VETORES COMPARTILHADOS

Alguns agentes zoonóticos são transmitidos entre animais e humanos por vetores compartilhados, como pulgas, carrapatos ou mosquitos. A *Rickettsia rickettsii* (carrapatos), a *Rickettsia felis* (pulgas), as *Ehrlichia* spp. (carrapatos), o *Anaplasma phagocytophilum* (carrapatos), a *Borrelia burgdorferi* (carrapatos), as *Bartonella* spp. (pulgas e carrapatos), o *D. caninum* (pulgas), a *Dirofilaria immitis* (mosquitos) e o vírus do Nilo Ocidental (mosquitos) são exemplos de zoonoses transmitidas por vetores comuns nos EUA. Nas zoonoses transmitidas por pulgas e carrapatos, o animal traz o vetor do microrganismo para o meio ambiente, levando à exposição dos humanos. Os profissionais veterinários podem ter risco um pouco maior de exposição porque lidam com muitos animais infestados com pulgas e carrapatos. No entanto, o vetor, e não o contato direto com o animal infestado, é responsável pela infecção humana. O controle de pulgas e carrapatos deve ser sempre realizado, e os animais infestados atendidos na clínica devem ser imediatamente tratados. (Ver discussões detalhadas sobre esses agentes em outras seções deste livro.)

ZOONOSES DE AMBIENTES COMPARTILHADOS

Alguns agentes que infectam animais e humanos não são comumente transmitidos por contato direto, mas são adquiridos da mesma fonte ambiental. São exemplos notáveis: *Histoplasma capsulatum*, *Coccidioides immitis*, *Blastomyces dermatitidis*, *Cryptococcus neoformans* e *Aspergillus* spp. (Ver discussões detalhadas sobre esses agentes no Capítulo 97.)

Leitura sugerida

Biswas S, et al. Comparative activity of pradofloxacin, enrofloxacin, and azithromycin against Bartonella henselae isolates collected from cats and a human. *J Clin Microbiol*. 2010;48:617.

Bradbury CA, Lappin MR. Evaluation of topical application of 10% imidacloprid-1% moxidectin to prevent Bartonella henselae transmission from cat fleas. *J Am Vet Med Assoc*. 2010;236:869.

Breitschwerdt EB, et al. Bartonellosis: an emerging infectious disease of zoonotic importance to animals and human beings. *J Vet Emerg Crit Care (San Antonio)*. 2010;20:8.

Breitschwerdt EB, et al. *Bartonella* species in blood of immunocompetent persons with animal and arthropod contact. *Emerg Infect Dis*. 2007;13:938.

Brown CM, et al; the compendium of animal rabies prevention and control committee. Compendium of animal rabies prevention and control, 2016. *J Am Vet Med Assoc*. 2016;248:505–517.

Brunt J, et al. Association of Feline Practitioners 2006 Panel report on diagnosis, treatment, and prevention of Bartonella spp. infections. *J Feline Med Surg*. 2006;8:213.

Butera ST, et al. Survey of veterinary conference attendees for evidence of zoonotic infection by feline retroviruses. *J Am Vet Med Assoc*. 2000;217:1475.

Capellan J, et al. Tularemia from a cat bite: case report and review of feline-associated tularemia. *Clin Infect Dis*. 1993;16:472.

Cairns K, et al. Prevalence of Coxiella burnetii DNA in vaginal and uterine samples from healthy cats of north-central Colorado. *J Feline Med Surg*. 2007;9:196.

De Santis AC, et al. Estimated prevalence of nematode parasitism among pet cats in the United States. *J Am Vet Med Assoc*. 2006a; 228:885.

De Santis-Kerr AC, et al. Prevalence and risk factors for Giardia and coccidia species of pet cats in 2003-2004. *J Feline Med Surg*. 2006b; 8:292.

Della Terra PP, et al. Exploring virulence and immunogenicity in the emerging pathogen *Sporothrix brasiliensis*. PLoS Negl Trop Dis. 2017;11(8):e0005903.

Dworkin MS, et al. *Bordetella bronchiseptica* infection in human immunodeficiency virus-infected patients. *Clin Infect Dis*. 1999; 28:1095.

Dunston RW, et al. Feline sporotrichosis: a report of five cases with transmission to humans. *J Am Acad Dermatol*. 1986;15:37.

Eidson M, et al. Clinical, clinicopathologic and pathologic features of plague in cats: 119 cases (1977-1988). *J Am Vet Med Assoc*. 1991; 199:1191.

Febler AT, et al. Methicillin-resistant *Staphylococcus aureus* (MRSA) and methicillin-resistant *Staphylococcus pseudintermedius* (MRSP) among employees and in the environment of a small animal hospital. *Vet Microbiol*. 2018;221:153–158.

Fuglewicz AJ, et al. Relationship between toxoplasmosis and schizophrenia: a review. *Adv Clin Exp Med*. 2017;26:1031–1036.

Gage KL, et al. Cases of cat-associated human plague in the Western US, 1977-1998. *Clin Infect Dis*. 2000;30:893.

George S, et al. The molecular speciation of soil-transmitted helminth eggs collected from school children across six endemic countries. *Trans R Soc Trop Med Hyg*. 2017;doi:10.1093/trstmh/trw078. Jan 18, [Epub ahead of print].

Gingrich EN, et al. Prevalence of methicillin-resistant staphylococci in northern Colorado shelter animals. *J Vet Diagn Invest*. 2011; 23:947.

Glaser CA, et al. Association between *Cryptosporidium* infection and animal exposure in HIV-infected individuals. *J Acquir Immune Defic Syndr Hum Retrovirol*. 1998;17:79–82.

Hartley JC, et al. Conjunctivitis due to Chlamydophila felis (Chlamydia psittaci feline pneumonitis agent) acquired from a cat: case report with molecular characterization of isolates from the patient and cat. *J Infect*. 2001;43:7.

Hascall KL, et al. Prevalence of enteropathogens in dogs attending 3 regional dog parks in Northern California. *J Vet Intern Med*. 2016;30:1838–1845.

Kaplan JE, et al. Guidelines for prevention and treatment of opportunistic infections in HIV-infected adults and adolescents. Recommendations and Reports. *MMWR*. 2009;58(RR04):1.

Landmann JK, Prociv P. Experimental human infection with the dog hookworm, *Ancylostoma caninum*. *Med J Aust*. 2003;178:69.

Lappin MR, Hawley JR. Presence of *Bartonella* species and *Rickettsia* species DNA in the blood, oral cavity, skin and claw beds of cats in the United States. *Vet Dermatol*. 2009;20:509.

Lappin MR. Update on the diagnosis and management of *Toxoplasma gondii* infection in cats. *Top Companion Anim Med*. 2010;25:136.

Lappin MR, et al. A flea and tick collar containing 10% imidacloprid and 4.5% flumethrin prevents flea transmission of Bartonella henselae in cats. *Parasit Vectors*. 2013;25(6):26.

Lappin MR, et al. Effect of oral administration of cyclosporine on *Toxoplasma gondii* infection status of cats. *Am J Vet Res*. 2015; 764:351–357.

Lee CT, et al; the Influenza A (H7N2) Response Team. Outbreak of Influenza A (H7N2) among cats in an animal shelter with Cat-to-Human transmission - New York City, 2016. *Clin Infect Dis*. 2017;doi:10.1093/cid/cix668. Jul 28, [Epub ahead of print].

Leschnik M, et al. Subclinical infection with avian Influenza A (H5N1) virus in cats. *Emerg Infect Dis*. 2007;13:243.

Liotta JL, et al. Prevalence of *Ancylostoma braziliense* in cats in three northern counties of Florida, United States. *J Parasitol*. 2012;98: 1032–1033.

Little SE, et al. Prevalence of intestinal parasites in pet dogs in the United States. *Vet Parasitol*. 2009;166:144.

Lucio-Forster A, et al. Minimal zoonotic risk of cryptosporidiosis from pet dogs and cats. *Trends Parasitol.* 2010;26:174.

Marrie TJ. Coxiella burnetii (Q fever) pneumonia. *Clin Infect Dis.* 1995;21(suppl):S253.

O'Rourke GA, Rothwell R. *Capnocytophaga canimorsis* a cause of septicaemia following a dog bite: a case review. *Aust Crit Care.* 2011;24:93.

Overgaauw PA, et al. Zoonotic parasites in fecal samples and fur from dogs and cats in The Netherlands. *Vet Parasitol.* 2009;163:115.

Quirk JT. Non-fatal dog bite injuries in the U.S.A., 2005-2009. *Public Health.* 2012;126:300.

Rimawi RH, et al. Hunting for tularaemia - a review of cases in North Carolina. *Zoonoses Public Health.* 2015;62:159–164.

Salit IE, et al. Tularemia endocarditis from domestic pet exposure. *Am J Med.* 2013;126:1.

Sasmal NK, Pahari TK, Laha R. Experimental infection of the cockroach Periplaneta americana with *Toxocara canis* and the establishment of patent infections in pups. *J Helminthol.* 2008;82:97.

Scorza AV, et al. Comparisons of mammalian Giardia duodenalis assemblages based on the β-giardin, glutamate dehydrogenase and triose phosphate isomerase genes. *Vet Parasitol.* 2012;189:182.

Shuhaiber S, et al. Seroprevalence of *Toxoplasma gondii* infection among veterinary staff in Ontario, Canada (2002): implications for teratogenic risk. *BMC Infect Dis.* 2003;3:8.

Souza MJ, et al. *Baylisascaris procyonis* in raccoons (Procyon lotor) in eastern Tennessee. *J Wildl Dis.* 2009;45:1231–1234.

Sykes JE, et al. 2010 ACVIM small animal consensus statement on leptospirosis: diagnosis, epidemiology, treatment, and prevention. *J Vet Intern Med.* 2011;25:1–13.

Talan DA, et al. Bacteriologic analysis of infected dog and cat bites. *N Engl J Med.* 1999;340:84.

Tauni MA, et al. Outbreak of *Salmonella typhimurium* in cats and humans associated with infection in wild birds. *J Small Anim Pract.* 2000;41:339.

Thiry E, et al. Highly pathogenic avian influenza H5N1 virus in cats and other carnivores. *Vet Microbiol.* 2007;122:25.

Torrey EF, et al. Antibodies to *Toxoplasma gondii* in patients with schizophrenia: a meta-analysis. *Schizophr Bull.* 2007;33:729.

Valtonen M, et al. *Capnocytophaga canimorsus* septicemia: fifth report of a cat-associated infection and five other cases. *Eur J Clin Microbiol Infect Dis.* 1995;14:520.

Wallace M, et al. Cats and toxoplasmosis risk in HIV-infected adults. *J Am Med Assoc.* 1993;269:76.

Weese JS, et al. Suspected transmission of methicillin-resistant *Staphylococcus aureus* between domestic pets and humans in veterinary clinics and in the household. *Vet Microbiol.* 2006; 6115:148.

Wendte JM, et al. In vitro efficacy of antibiotics commonly used to treat human plague against intracellular Yersinia pestis. *Antimicrob Agents Chemother.* 2011;55:3752.

Wernli D, et al. Evaluation of eight cases of confirmed Bordetella bronchiseptica infection and colonization over a 15-year period. *Clin Microbiol Infect.* 2011;17:201–203.

Wilson KS, Maroney SA, Gander RM. The family pet as an unlikely source of group A beta-hemolytic streptococcal infection in humans. *Pediatr Infect Dis J.* 1995;14:372–375.

Won KY, et al. National seroprevalence and risk factors for zoonotic *Toxocara* spp. Infection. *Am J Trop Med Hyg.* 2008;79:552.

Zulpo DL, et al. *Toxoplasma gondii*: a study of oocyst re-shedding in domestic cats. *Vet Parasitol.* 2018;249:17–20.

Índice Alfabético

A
Abdome agudo, 403
Abdominocentese, 537
Abiotrofia(s), 1065
- e degenerações neuronais associadas à raça, 1138
Abordagem(ns)
- à interpretação do ECG, 34
- ao paciente com
-- lesões metastáticas, 1272
-- linfadenopatia ou esplenomegalia, 1394
-- massa(s), 1271
--- mediastinal, 1273
--- solitária, 1271
-- trombocitopenia, 1374
- ao tratamento
-- da arritmia, 76
-- da insuficiência cardíaca, 57
- clínico-diagnóstica, 1200
- diagnóstica
-- ao paciente com febre de origem indeterminada, 1405
-- de doença
--- hepática, 525
-- de doença pancreática, 526
-- em animais com doença intracraniana, 1060
-- em cães e gatos com doença do trato respiratório inferior, 282
-- para derrames pleurais com base na citologia de fluidos, 358
Abortifaciente, 1020
Aborto associado a outras bactérias, 951
Abscesso(s), 605
- de linfonodo, 1388
- pancreáticos, 635
- pulmonar, 340
Acalasia, 445
Acantocitose, 1327
Ácaros nasais, 262
Acepromazina, 217, 235, 382, 724, 1168
Acetamidas, 1417
Acetato
- de cálcio, 728
- de fludrocortisona, 876, 883
- de metilprednisolona, 382, 507
- de zinco, 640
Aciclovir, 1008
Acidente(s) vascular(es), 1061
- cerebral, 1061
Ácido(s)
- acetilsalicílico, 227, 238, 674, 728, 1182, 1194, 1239
- biliar, 527, 529
- fíbrico, 899
- ursodesoxicólico, 640

Acidose metabólica, 683
Acromegalia
- felina, 741
- versus hiperadrenocorticismo, 744
ACTH endógeno, 870
Acúmulo de fluido intersticial pulmonar, 17
Adenocarcinoma(s)
- do cólon, 496
- do saco anal, 499
- intestinal, 496
Adenovírus canino, 1434
Aderência temporária da pálpebra, 1016
Administração
- de bicarbonato, 834
- de fosfato, 833
- de insulina
-- de ação mais longa, 835
-- durante cirurgia, 814
- de magnésio, 834
- de potássio, 832
- de sangue, 1339
- intravenosa de fluidos e eletrólitos, 622
- parenteral de fluidos, 426
Adrenalectomia, 863
- médica com mitotano, 862
Aelurostrongylus
- *abstrusus*, 294, 295, 326, 342
- *milksi*, 294
Aferição da pressão arterial, 213
- direta, 213
- indireta, 213
Agalactia, 963, 1020
Agenesia
- da cauda em gatos Manx, 1140
- entérica, 999
Agentes
- antiarrítmicos, 87
- antitrombóticos, 238
- de classe
-- I, 92
-- III, 95
- de controle de pressão arterial, 693
- dopaminérgicos, 946
- inotrópicos positivos, 67
Aglepristona, 1020, 1021
Ajuste da insulinoterapia e monitoramento da glicemia, 825
Albumina, 527, 531, 536
Alcaloides vegetais, 1257
Álcool etílico, 149
Aldosterona, 55, 1345
Alendronato, 913, 919
Aliasing, 27, 30
Alimentação frequente, 841

Alopecia
- endócrina, 739
- X, 740
Alopurinol, 728
Alteração(ões)
- de consciência, 1059
- do tamanho do fígado, 518
- funcionais e morfológicas no tecido renal remanescente, 685
- involuntárias no tônus e movimento musculares, 1165
- leucocitárias em doenças, 1353
- na cor das fezes, 520
Amantadina, 1182, 1194
Amebas, 1517
Amicacina, 382, 507, 1417
Amilase, 534
Amiloidose, 670
- hepática, 569
- reativa, 671
- sistêmica, 671
Aminofilina, 382
Aminoglicosídeos, 1417
Amiodarona, 89, 95, 237
Amitriptilina, 725, 728
Amônia, 527, 530
Amostras pulmonares, 284
Amoxicilina, 382, 507, 637, 1194, 1418
- com ácido clavulânico, 1168, 1194
- com clavulanato, 382, 1418
Ampicilina, 382, 508, 637, 1168, 1194
- com sulbactam, 382, 1418
- sódica, 1418
Analgesia, 622
Análise(s)
- da aparência
-- macroscópica, 1175
-- microscópica, 1177
- de fluidos, 621
-- na doença hepática e pancreática, 537
- peritoneal, 418
- sinovial, 1173
- do liquor, 1055
- do sêmen, 932
- dos cálculos, 703
- fecais por ELISA, IFA e PCR, 409
Anaplasma phagocytophilum, 1113, 1177, 1449
Anaplasmose
- granulocitotrópica
-- canina, 1449
-- felina, 1451
- trombocitotrópica canina, 1452
Anasarca, 1001
Anatomia funcional do sistema nervoso e localização da lesão, 1023

Ancilostomídeos, 480
Andar em círculos, 1032
Anemia, 689, 1322
- aplásica idiopática, 1224
- da doença
-- crônica, 1334
-- renal, 1335
- e trombocitopenia, 1203
- hemolítica, 1327
-- imunomediada, 222, 1216, 1331
--- felina, 1223
- não regenerativa, 1203, 1333, 1406
- por deficiência de ferro, 1336
- por perda de sangue, 1327
- regenerativa, 645, 1203, 1327, 1406
Anestro, 924
- prolongado, 941
Anfotericina B, 508, 1485
Angiocardiografia, 49
Angiostrongylus vasorum, 206
Angiotensina, 1345
- I, 54
- II, 54
Angústia respiratória, 281
Anlodipino, 62, 69, 216, 217, 674, 728
Anomalia(s)
- aparentes no exame neonatal, 998
- cardíacas causadoras de cianose, 113
- cardiovasculares, 116
- congênitas da placa ductal, 604
- da bexiga, 715
- da placa ductal, 568
- de condução atrioventricular, 41
- de Pelger-Huët, 1353
- de QRS, 44
- do anel vascular, 116, 451
- do ciclo estral canino, 940
- oculares, 1016
- pericárdicas, 174
- pulmonares em radiografias torácicas, 286
- pupilares, 1069
- sistêmicas pediátricas, 1009
- ST-T, 44
- vasculares, 117
Anorexia, 402
Anrinona, 236
Antagonista(s)
- do receptor
-- 2 de histamina, 433
-- de neurocinina, 432
-- de serotonina, 432
-- H2, 433
- α_1-adrenérgicos, 217
Anti-helmínticos, 438
Anti-inflamatórios, 435
Antiácidos, 433
Antibacterianos, 436

Índice Alfabético

Antibióticos, 338, 587, 626, 638
- antitumorais, 1257
- da classe das sulfonamidas, 773
Anticolinérgico, 90
Anticorpos
- antiplaquetários, 1201
- relacionados à tireoidite linfocítica, 770
Antieméticos, 432, 626
Antiencefalopático, 638
Antiestrógenos, 945
Antifibróticos, 587
Antimetabólitos, 1257
Antioxidantes, 584, 639
Antiprogestágenos, 946
Antissecretores, 435
Antitussígenos, 325, 333
Aparência da urina, 657
Ápice, 9
Apixabana, 239
Aplasia eritrocitária pura, 1223
Aplasia-hipoplasia da medula óssea, 1335, 1364
Apomorfina, 508, 1169
Áreas valvares, 7
Arginina vasopressina, 55
Armazenamento e diluição de insulina, 805
Arritmia(s)
- cardíacas, 76, 130
- comuns, diagnóstico e tratamento de, 77
- sinusal, 37
Artefatos
- comuns, 46
- em foguete pulmonar" ou "cauda de cometa", 32
Arterite-meningite responsiva a corticosteroides, 1103
Artrite
- do tipo reumatoide em gatos, 1193
- fúngica, 1186
- séptica (bacteriana), 1182
- viral, 1186
Artrocentese, 1175
Ascaridíase adquirida pela mãe, 1013
Aspergillus fumigatus, 259
Aspergilose, 259
Aspiração pulmonar transtorácica e biópsia, 307
Aspirado de pulmão, 297
Ataxia, 1031
- vestibular, 1032
Atelectasia, 292
Atenolol, 89, 94, 217, 236
Atividade(s)
- das enzimas séricas hepáticas, 526
- plasmática de proteína C, 531
- séricas
-- de ALT e AST, 527
-- de FA e GGT, 527
Átrio
- direito, 15
- esquerdo, 14
Atrofia idiopática da tireoide, 759
Atropina, 90, 97, 237, 382, 508, 1169
Aumento
- da pressão de fechamento uretral, 726

- de volume da câmara, 43
- do esperma ejaculado, 1021
Ausculta torácica, 7, 283
Autoaglutinação, 1327
Avaliação(ões)
- citológica de fezes, 410
- clínico-patológica do paciente com sangramento, 1370
- da língua, 1042
- da visão, pupilas e da resposta a ameaças, 1039
- de estrabismo, nistagmo e inclinação da cabeça, 1040
- diagnóstica, 1083
- do ciclo estral para a identificação do momento ideal para a cópula, 926
- do fluido pericárdico, 180
- do paciente, 1429
- dos nervos
-- faciais, 1041
-- glossofaríngeos (NC9), vagos (NC10) e hipoglossos (NC12), 1043
-- trigêmeos, 1041
- e tratamento pré-adulticida, 196
- laboratorial de rotina, 407, 1048
- neuro-oftalmológica, 1069
- regional de nervos cranianos, 1042
- sensorial, 1037
AVC isquêmico ou hemorrágico, 1061
Avulsão do plexo braquial, 1142
Azatioprina, 508, 675, 728, 1169, 1194, 1208, 1210, 1239
Azitromicina, 382, 508, 1417
Azotemia, 642

B

Babesia spp., 1494
Babesiose, 1494
Bactérias, 1518
Bacteriemia, 1422
Bacteriúria subclínica, 697
Balanço externo de soluto, 686
Balanopostite, 978
Balantidium coli, 1517
Barbitúricos/tiobarbituratos, 46
Bartonella vinsonii berkhoffii, 1437
Bartonelose
- canina, 1437
- felina, 1438
Base, 9
Basofilia, 1358
Batimento(s)
- de captura, 40
- prematuros frequentes, 80
Benazepril, 62, 66, 217, 234, 674, 728
Benzoato de estradiol, 945
Besilato de anlodipino, 97, 216, 235
Betabloqueadores, 46, 93, 94
- em pacientes com insuficiência cardíaca, 72
Betanecol, 508, 725, 728, 1169
Bexiga hiperativa, 727
- idiopática, 728
Bicarbonato de sódio, 834, 920
Bicitopenia, 1361

Bigeminia, 6
- atrial ou ventricular, 38
Bilirrubina, 527, 528, 536, 658
Bilirrubinúria, 520
Biópsia(s)
- com pinça, 253
- da membrana sinovial, 1178
- de espessura total, 424
- de músculos, 1057
- de nervos, 1057, 1058
- de pâncreas, 552
- do fígado
-- indicações, 548
-- técnicas, 548
- endomiocárdica, 50
- endoscópica, 422
- nasal, 252
- por aspiração com agulha fina, 422
- pulmonar, 309
- renal, 665, 681
Bioquímica sérica, 407, 535, 1342
Bisacodil, 440, 508
Bisfosfonatos, 913
Blastomicose, 1482
Blastomyces dermatitidis, 1482
Bleomicina, 1269
Bloqueador(es)
- α₁-adrenérgicos, 217
- β₁-adrenérgicos, 93, 216, 217
- da entrada de cálcio, 96
- de canais de cálcio, 97, 217, 674
- do receptor
-- de aldosterona, 674
-- de angiotensina, 67, 216, 235, 674, 693
Bloqueio
- AV, 42
- da condução atrioventricular, 87
Bordetella bronchiseptica, 256, 258, 318, 1428, 1433, 1434, 1521
Borrelia burgdorferi, 1113, 1178, 1435
Botulismo, 1153
Bradiarritmias, 85
Bradicardia sinusal, 85
Brometo
- de glicopirrônio, 90, 97, 238, 382
- de piridostigmina, 1169
- de potássio, 1088, 1169
- de propantelina, 238, 729
Broncodilatadores, 329, 333, 340
Broncopneumopatia eosinofílica, 345
Broncoscopia, 309
Bronquiectasia, 288
Bronquite
- alérgica, 326, 334
- bacteriana, 326
- crônica canina, 321
- felina idiopática, 325, 326
- por *Mycoplasma*, 326
Brucella canis, 1426, 1522
Brucelose, 985
- canina, 950
Budesonida, 508
Bulbo, 1024
Bulhas cardíacas transitórias, 7
Buprenorfina, 382, 623, 1194
Butorfanol, 382, 508, 623
Bypass ureteral subcutâneo, 707

C

Cabergolina, 946, 1020, 1021
Cães e gatos machos, 931
Cãibra Scotty (Scotty Cramp), 1091
Cálcio, 535, 883, 919
Calcitonina, 912
- de salmão, 919
Calcitriol, 693
Cálculo(s)
- de apatita, 712
- de fosfato de cálcio, 712
- de oxalato de cálcio, 705
- de sangue seco solidificado em gatos, 712
- de urato, 710
- de estruvita, 709
Calicivírus, 1186
- felino, 256, 1432
Campilobacteriose, 475
Campylobacter jejuni, 1150
Câncer, complicações da quimioterapia no, 1260
Capilaríase nasal, 262
Capillaria
- *aerophila*, 294, 295, 326, 341
- *boehmi*, 262
Captopril, 62, 217, 234
Capuzes de oxigênio, 379
Características clínico-patológicas, 1361
Carbamatos, 1084
Carbapenéns, 1417
Carbimazol, 787, 789, 883
Carboidrato, 585
Carbonato
- de alumínio, 729
- de lantânio, 729
Carcinoma, 326, 1244
Carcinomatose abdominal, 506
Cardiologia nuclear, 17
Cardiomegalia, 14
Cardiomiopatia(s)
- arritmogênica do ventrículo direito, 147
-- em cães, 149
-- em gatos, 169
- dilatada, 140
-- em estágio B, 144
-- em estágio C, 144
-- em gatos, 168
-- idiopática, 56
- hipertrófica, 151
-- em gatos, 157
--- subclínica, 163
- induzida por taquicardia, 151
- não classificada, 170
- restritiva em gatos, 166
- tireotóxica, 781
Cardiotoxicidade, 1267
Cardite de Lyme, 152
Carprofeno, 624, 1182, 1194
Carvão ativado, 1169
Carvedilol, 94
Catarata, 818
- congênita, 1016
Catárticos, 438
Catecolaminas, 61
Cateteres
- nasais, 380
- transtraqueais, 380

Índice Alfabético

Cateterismo cardíaco, 49
Caulim-pectina, 508
Cavidade pleural, 361
Cefadroxila, 383, 1417
Cefalexina, 383, 637, 1169, 1194, 1417
Cefalosporinas, 1417
Cefazolina, 383, 508, 637, 1417
Cefotaxima, 1169, 1194, 1417
Cefovecina, 383, 1417
Cefoxitina, 383, 508, 1417
Cefpodoxima, 1417
Ceftiofur, 1417
Ceftriaxona, 1169, 1194
Célula(s)
- e cinética tumoral, 1253
- epiteliais, 659
-- parietais, 667
- malignas, 1243
- mesangiais do glomérulo, 667
Celulite juvenil, 1017
Centro pontino de micção, 721
Cerebelo, 1024
Cesárea, 957
Cestódeos, 481, 1516
Cetamina, 383
- em infusão, 624
Cetirizina, 383
Cetoacidose diabética, 830, 831
Cetoconazol, 508, 863, 883, 1485
Cetonas, 658
Cetose diabética, 831
Chlamydia felis, 1407, 1433, 1521
Chlamydophila felis, 256
Choque hipovolêmico, 427
Chumbo, 1084
Cianose, 282
- diferencial, 5
Cicatriz esofágica, 452
Ciclo
- de vida da Dirofilaria, 192
- estral
-- da cadela, 923
-- da gata, 934
-- prevenção, 944
Ciclofosfamida, 383, 675, 729, 1194
Ciclosporina, 436, 508, 675, 729, 1169, 1194, 1209, 1210, 1239
Ciliados, 1517
Cilindros, 660
Cilindrúria, 660
Cimetidina, 639
Cinética tumoral, 1253
Cinomose, 1465
Cintilografia, 547
- da tireoide, 785
Cios
- divididos, 939
- silenciosos, 939
Cipionato de estradiol, 945
Cipro-heptadina, 508
Cirrose biliar, 566
Cisaprida, 508
Cistatina C, 652
Cistite
- bacteriana, 695
-- complicada, 695, 699
-- esporádica, 695
-- recorrente, 696, 699
- hemorrágica estéril, 1268

- idiopática felina
-- não obstrutiva, 718
-- obstrutiva, 716
Cisto(s)
- articulares medulares, 1131
- biliares, 569
- e pseudocistos pancreáticos, 635
- ovariano(s)
-- luteinizado, 941, 1021
-- foliculares, 1021
-- não funcionais, 942
- pancreáticos, 635
- pericárdicos, 174
Cistometrografia, 665
Citauxzoonose, 1496
Citologia, 1241, 1409
- do fígado, 547
Citopenias e leucoeritroblastose combinadas, 1361
Citosina-arabinosídeo (Cytosar®), 1169
Citrato
- de maropitant, 729
- de sildenafila, 235
- de tamoxifeno, 945
Claudicação, 1032, 1204
Clindamicina, 383, 508, 1169, 1417
Clopidogrel, 238, 1239
Cloprostenol, 1020, 1021, 1022
Clorambucila, 436, 508, 675, 1194, 1209, 1210, 1239
Cloranfenicol, 383, 508, 1417
Cloreto, 535
- de amônio, 729
- de edrofônio, 98, 1169
- de pralidoxima, 1169
Clorfeniramina, 383
Cloridrato
- de fenilefrina, 98
- de sevelâmer, 729
Clorotiazida, 62, 234, 883
Clorpromazina, 432, 637, 729, 1169
Clorpropamida, 883
Clostridium tetani, 1165
Coagulação, 407
- intravascular disseminada, 1380
Coagulopatias, 523
- tratamento de, 588
Cobalamina, 1345
Cobre, 585, 591
Coccídeos, 1516
Coccidioides
- *immitis*, 1484
- spp., 1482
Coccidioidomicose, 1484
Coccidiose, 481
Colângio-hepatite linfocítica, 564
Colangite, 561, 593
- esclerosante, 566
- linfocítica, 564
- não supurativa, 564
- neutrofílica, 563
- supurativa, 563
Colangite-colângio-hepatite exsudativa, 563
Colangitecolângiohepatite aguda, 563
Colapso
- da laringe, 273
- de traqueia, 330
- do Border Collie, 1092

- episódico em Cavalier King Charles Spaniels, 1091
- induzido por exercício, 1092
- associado à dinamina, 1092
Colchicina, 676, 729, 1194
Colecistite, 567, 593
Coleréticos, 584
Colesterol, 527, 532, 536
Coleta
- de sêmen, 931
- e análise
-- de fluido sinovial, 1175
-- de liquor, 1052
Colite
- granulomatosa
-- canina, 491
-- idiopática, 491
- por clostrídios, 488
- ulcerativa granulomatosa/ histiocítica, 488
Colocação de sonda nasoesofágica para alimentação, 561
Coloides, 427
Coloração de amostras citológicas, 1242
Coma mixedematoso, 764
Complexo(s)
- de escape, 40
- de fusão, 40
- hiperplasia endometrial cística, 971
- QRS, 32, 34
- respiratório infeccioso canino, 318
- supraventricular prematuro, 38
- ventriculares prematuros, 40
Complicações
- cardiovasculares, 689
- metabólicas, 689
- pulmonares, 200
- tromboembólicas pulmonares após a terapia adulticida, 199
Comportamento materno inadequado, 960
Compostos dopaminérgicos, 946
Compressão dos nervos da cauda equina, 1134
Concentração
- de ácido biliar na urina, 530
- de hormônio adrenocorticotrófico endógeno, 859
- plasmática
-- de ACTH endógeno, 870
-- de amônia, 527, 530
- sérica
-- basal
--- de FT4, 767
--- de T4, 766, 783
--- de TSH, 768
-- de ácido biliar, 527, 529
-- de albumina, 527, 531
-- de bilirrubina, 527, 528
-- de colesterol, 527, 532
-- de frutosamina, 809
--- em cães com agressividade agitação ou estresse, 813
--- em gatos diabéticos estressados, 827
-- de T4 livre, 784
-- de TSH, 784
-- de ureia, 527, 532
-- de vitaminas, 418

Congestão
- hepática, 611
- venosa pulmonar, 123
Consolidação do lobo pulmonar, 291
Constipação intestinal, 400, 499
- causada por indiscrição dietética, 500
Consulta pré-acasalamento, 921
Controle neurológico da micção, 1028
Convulsões, 1078
- classificação e localização da, 1079
- descrições das, 1078
- parciais, 1078
- psicomotoras ou automatismos, 1079
Cor
- da mucosa, 282
- *triatriatum*, 116
Coreia da cinomose, 1109
Coronavírus felino, 1468
Corpos
- de Heinz, 1327
- estranhos
-- esofágicos, 451
-- gástricos, 460
-- lineares, 492
Corpúsculos de Howell-Jolly, 1327
Cortisol sérico, 408
Corynebacterium urealyticum, 696
Coxiella burnetii, 1522
Creatinina sérica, 651
Creatinina/SDMA, 1343
Crenosoma vulpis, 294, 295, 342
Crepitações pulmonares inspiratórias, 427
Cretinismo, 764
Criptococose, 259, 1487
Criptorquidia, 976
Criptosporídeos, 482
Criptosporidiose, 951
Crise
- addisoniana aguda, 874
- encefalopática aguda, 602
Cristais na urina, 661
Cryptococcus
- *gatti*, 1113
- *neoformans*, 259, 1113, 1487
- spp., 1482
Cryptosporidium spp., 1516
Cuidados de suporte, 1222, 1227
Cultura(s)
- bacteriana de amostras de fezes, 409
- de fluido sinovial, 1177
- nasais, 254
Curta duração do efeito da insulina, 829
Curvas glicêmicas, 810

D

Dalteparina, 238
Darbepoetina alfa, 693, 729
Defeito(s)
- cardíacos congênitos, 100
- congênitos
-- da função plaquetária, 1379
-- do pericárdio, 174
-- da espermatogênese, 990
- do septo
-- atrial, 111
-- ventricular, 109

1528 Índice Alfabético

- hemostáticos, 689
-- mistos (combinados), 1380
-- primários, 1374
-- secundários, 1379
Deficiência(s)
- congênitas de fator de coagulação, 1379
- de tiamina, 1063, 1100
- de vitamina K, 1380
- metabólica e nutricional, 150
Déficits neurológicos, 1061
Deformidade facial, 245
Degeneração
- cortical cerebelar, 1065
- súbita adquirida de retina, 1072
Demonstração do microrganismo, 1407
Depuração
- de creatinina, 653
- de iohexol, 654
- fracionada de eletrólitos, 657
Deracoxibe, 1182, 1195
Derivações, 33
- bipolares padrões dos membros, 35
- ortogonais, 35
- unipolares
-- aumentadas dos membros, 35
-- do tórax, 35
Derivados
- da fenotiazina, 432
- do ácido fíbrico, 899
Dermatite
- escrotal, 978
- necrolítica superficial, 608, 609
Dermatomiosite, 1161, 1237
Dermatose responsiva ao hormônio do crescimento, 741
Derrame(s), 1061
- abdominal, 402, 513
- articular, 1204
- causado por neoplasia, 361
- exsudativos, 176
- hemorrágico, 358, 361
- neoplásico, 371
- pericárdico, 175
-- hemorrágico, 175
-- idiopático, 175, 180
-- neoplásico, 181
- pleural, 361
- quiloso, 358, 360
- transudativos, 176
Desconforto respiratório, 375
Desenvolvimento de arritmias, 76
Desequilíbrios eletrolíticos, 45, 901
Deslorelina, 1021, 1021
Desmopressina, 883
Desnutrição proteico-calórica, 523
Desoxicolato de anfotericina B, 1485
Detecção
- de acúmulo de fluido, 6
- de anticorpos, 204, 1413
-- antinucleares, 1202
- de antígeno(s), 204
-- de tumor de bexiga, 655
-- na urina, 295
Determinação
- da idade gestacional e fetal, 936
- de glicemia em uma única amostra de sangue, 809
Dexametasona, 383, 508, 946, 1239
Dexrazoxano, 1268

Dextrometorfano, 383
Dextrose, 1169
1,25-di-hidroxicolecalciferol calcitriol, 730
Diabetes
- gestacional, 952
- insípido, 733
-- central, 734
--- completo, 734
--- parcial, 734
-- nefrogênico, 732, 734
--- secundário, 732
-- juvenil, 1017
- melito
-- complicações crônicas de, 818, 829
-- em cães, 799
-- em gatos, 820
- resistente à insulina tratamento do, 745
Diabinase®, 883
Diagnóstico molecular, 1412
Diâmetro da raiz aórtica, 26
Diarreia, 394
- aguda, 468
-- induzida pela dieta, 469
- associada ao vírus da imunodeficiência felina, 474
- crônica do intestino grosso, 397
- do intestino
-- delgado responsiva à dieta, 484, 485
-- grosso responsiva
--- à dieta, 487
--- a fibras, 487
- infecciosa, 470
- não associada ao endoparasitismo, 1014
- responsiva a antibióticos, 395
Diazepam, 383, 729, 1089, 1169
Diazóxido, 841, 883
Dicloridrato de melarsomina, 198
Diencéfalo, 1024
Diestro, 924, 925
- prolongado, 941
Dieta(s), 634
- caseiras hipoalergênicas, 429
- com baixíssimo teor de gordura, 428
- com restrição de iodo, 787, 789
- comerciais de alta digestibilidade, 429
- de eliminação, 428
- de fácil digestão, 428
- e diabetes, 806
- enriquecidas com fibras, 429
- enterais, 430
- para suporte enteral especial, 431
- parcialmente hidrolisadas, 428
- terapêuticas veterinárias, 891
Dietilestilbestrol, 724, 726, 729, 945
Difenidramina, 383, 508, 1169
Difenoxilato, 434, 435
Diferenciação entre regurgitação, vômito e expectoração, 387
Digoxina, 46, 62, 67, 84, 90, 97, 235
Dilatação, 461
- grave do tronco pulmonar principal, 15
Diltiazem, 89, 96, 237
Dimetil arginina simétrica, 652
Dimetilsulfóxido, 729

Dinitrato de isossorbida, 62
Dioctil, 440
- sulfosuccinato de sódio, 509
Dipylidium caninum, 1516
Direção do nistagmo, 1094
Diretrizes gerais de biossegurança, 1428
Dirofilariose, 192, 193, 326
- complicada tratamento de cães com, 200
- em cães, 192
- em gatos, 202
-- diagnóstico da, 204
-- tratamento da, 205
- larval pulmonar, 203
- prevenção da, 202, 206
Disautonomia, 450, 1156
Disbiose, 395
Discinesia, 1167
- ciliar, 323
-- primária, 1009
- paroxística(s), 1090
-- de Soft Coated Wheaten Terriers, 1091
Discoespondilite, 1127
Discos intervertebrais, 1120
Disfagia, 385
- faríngea, 446
Disfunção
- cricofaríngea, 445
- diastólica crônica, 72
- miocárdica induzida por sepse, 154
- peraguda ou aguda da medula espinal, 1118
- plaquetária, 1377
- progressiva da medula espinal, 1127
- renal, 131
Displasia
- microvascular, 603
- mitral, 112
- tricúspide, 112
Dispneia, 375
- e desconforto, 375
Disrafismo espinal, 1140
Distensão
- da veia jugular, 5
- de volume abdominal, 405
Distocia, 954, 1020
Distrofia
- muscular, 1163
- neuroaxonal, 1065
Distúrbio(s)
- associados
-- à alta pressão portal, 603
-- à baixa pressão portal, 597
-- à doença vestibular central, 1100
-- à febre de origem indeterminada, 1403
- autoimunes, 1199
- congênitos não progressivos em animais jovens, 1140
- convulsivos, 1079
- da cavidade
-- oral, faringe e esôfago, 441
-- pleural e do mediastino, 367
- da glândula adrenal, 846
- da hemostasia, 1367
- da junção neuromuscular, 1152
- da medula espinal, 1115
- da micção, 721

- das articulações, 1172, 1180
- de condução, 41
-- dentro do nó atrioventricular, 41
-- intraventricular, 42
- de consciência, 1029
- de diferenciação sexual, 991
- de posição e movimento ocular, 1071
- degenerativos hereditários com acometimento cerebral, 1065
- do estômago, 456
- do parênquima pulmonar e da vasculatura, 337
- do peritônio, 503
- do sistema
-- cardiovascular, 1
-- digestório, 385
-- reprodutivo, 921
-- respiratório, 240
- do trato
-- biliar, 593
-- intestinal, 468
-- reprodutivo em cadelas e gatas ovário-histerectomizadas, 965
-- respiratório inferior, 280
-- urinário, 642
- dos nervos periféricos e da junção neuromuscular, 1141
- eletrolíticos, 885
- gastrintestinais, 689
- hepatobiliares e do pâncreas exócrino, 512
- hipofisários juvenis, 1017
- imunomediados, 1196
-- patogênese dos, 1197
- inflamatórios
-- infecciosos, 1108
-- não infecciosos, 1103
- intracranianos, 1060
- mamários, 963
- metabólicos, 885, 952, 961
- mieloproliferativo, 1302
- musculares, 1158
- musculoesqueléticos, 1010
- nervosos e neuromusculares, 1023
- neurodegenerativos, 1101
- obstrutivos de ejaculação, 990
- peritoneais diversos, 506
- pós-parto, 960
- pré-natais, 946
- progressivos
-- crônicos, 1129
-- em animais jovens, 1138
-- subagudos, 1127
- prostáticos em cães machos não castrados, 987
- que causam
-- alopecia endócrina, 740
-- doença vestibular periférica, 1096
-- intolerância ao exercício ou colapso, 1167
- respiratórios, 1009
- trombóticos e tromboembólicos, 1384
- uterinos, 962
- vasculares congênitos, 597
- vestibulares, 1041
Disúria, 645
Diurese, 59
Diuréticos, 62, 64, 234
- da classe das tiazidas, 65

- de alça, 65, 674, 683
- osmóticos, 683
Diuril®, 883
Divertículos (cistos) aracnoides medulares, 1132
DL-metionina, 729
Dobutamina, 236
Doença(s)
- arterial pulmonar grave, 200
- articular(es)
-- degenerativa canina, 1180
-- inflamatórias infecciosas, 1182
-- não inflamatória, 1180
- associada(s)
-- à *Helicobacter*, 458
-- à má absorção sem perda de proteínas, 484
-- à má digestão, 484
- bacterianas, 474, 1409
-- polissistêmicas, 1437
- biliar, 560
- cardíaca(s)
-- congênita, 100
-- pré-clínica, 59
-- sinais de, 1
- cardiovasculares, 1009
- causadas por
-- clostrídios, 476
-- protozoários, 951
-- riquétsias, 1113, 1410
- cerebrovascular, 1101
- concomitante, 836
-- que causam resistência à insulina, 829
- crônica(s)
-- da valva mitral, 127
-- das vias respiratórias, 130
-- da cavidade nasal, 256
-- da glândula
--- paratireoide, 750
--- tireoide, 759
-- da laringe e da faringe, 275
-- da medula óssea, 1334
-- da traqueia e dos brônquios, 318
-- das áreas perineal e anal, 497
-- das vias respiratórias maiores, 375
-- de cães e gatos
--- fêmeas, 939
--- machos, 976
- de Lyme, 152, 1113, 1185
- de von Willebrand, 1378
- degenerativa da valva atrioventricular, 119
-- pré-clínica (estágio B), 126
- dermatológicas, 1017
- do armazenamento de cobre, 589
-- em gatos, 570
- do espaço pleural, 378
- do hipotálamo e da hipófise, 732
- do miocárdio em gatos, 169
- do pâncreas endócrino, 797
- do trato
-- gastrintestinal, 782
-- urinário inferior dos felinos, 715
- endócrinas, 732, 1017
- extracraniana, 1082
- fúngicas, 1410
- gástricas infiltrativas, 465
- glomerular, 667
-- tratamento de pacientes com, 673

- hepatobiliares
-- em cães, 578
-- em gatos, 555
-- imunomediadas, 1196, 1205, 1216
-- patogênese das, 1196
-- primárias tratamento de, 1205
-- infecciosas, 1407
-- diagnóstico
--- *ante mortem* de, 1415
--- laboratorial de, 1407
-- prevenção de, 1428
-- triagem de, 922
-- inflamatória, 503, 1065, 1100
-- do intestino grosso, 488
-- infecciosa, 1127
-- não infecciosa, 1127
- intestinal inflamatória" do intestino delgado, 486
- intracranianas, 1059, 1081
- metabólicas do armazenamento, 1138
- miocárdica(s)
-- do cão, 140
-- do gato, 157
-- isquêmica, 150
-- secundária, 149
- neurológicas, 1016
- oftalmológicas, 1016
- parasitárias cutâneas, 1410
- parenquimatosa pulmonar, 377
- pericárdica(s), 173
-- congênitas, 173
-- constritiva, 183
- polissistêmicas causadas por riquétsias, 1449
- progressiva, 1251
- pulmonar eosinofílica, 345
- renal, 642
-- crônica, 678, 684
--- e hipotireoidismo iatrogênico, 782
- respiratória associada à dirofilariose, 203
- sistêmicas causadas por protozoários, 1410
- transmitida por vetores, 952
- tromboembólica, 220
-- aguda, 226
- urogenitais, 1010
- valvar e endocárdica adquirida, 119
- vestibular
-- canina geriátrica, 1098
-- central, 1095
-- periférica, 1095
-- virais, 1410
-- polissistêmicas, 1465
Dolasetrona, 432
Dopamina, 236, 729
Doppler
- de onda(s)
-- contínuas, 29
-- pulsada, 27
-- tecidual, 31
Dor, 1038
- abdominal, 405, 513
- articular, 1204
- cervical, 1103
- no pescoço, 1041
Doxapram, 383
Doxiciclina, 383, 509, 1169, 1195, 1418

Doxorrubicina, 149, 1268
Drenos torácicos, 364
Duplicação, 999

E

Echinococcus
- *granulosa*, 1516
- *multilocularis*, 1516
Eclâmpsia, 961
Ecocardiografia, 17, 124
- bidimensional, 19
- cardiomiopatia
-- dilatada, 143
-- hipertrófica em gatos, 159
- com Doppler, 26
- contrastada, 26
- derrames pericárdicos, 178
- dirofilariose, 196, 205
- em modo M, 21
- hipertensão pulmonar, 191
- transesofágica, 31
- tridimensional, 31
Edema, 427
- cardiogênico, 17
- do disco óptico, 1073
- gestacional, 953
- hepático, 611
- pulmonar, 4, 353
- pulmonar cardiogênico, 32
Edrofônio, 90
Efedrina, 1021
Efeito(s)
- Frank-Starling, 53
- renais da insuficiência cardíaca, 56
- tóxicos da digoxina, 68
Ehrlichia
- *canis*, 1113, 1177, 1431, 1453
- *ewingii*, 1113, 1177
Eixo
- de derivação, 33
- elétrico médio, 34, 43
Ejaculação retrógrada, 990
Eletrocardiografia, 32, 123
- ambulatorial, 47
- cardiomiopatia
-- dilatada, 142
-- hipertrófica em gatos, 159
- derrame pericárdico, 179
- dirofilariose, 196, 205
- hipertensão pulmonar, 190
Eletrocardiograma, 873
Eletrodos, 33
Eletroencefalografia, 1057
Eletrólitos séricos e equilíbrio ácido-básico, 1343
Eletromiografia, 1057
Eletrorretinografia, 1057
Eliptocitose, 1327
Embolia
- da veia cava, 201
- fibrocartilaginosa, 1126
Emergência hipertensiva, 218
Enalapril, 62, 66, 217, 234, 674, 730, 1239
Encefalite, 1065, 1102
- causada por parasitas, 1114
Encéfalo, 1023
Encefalopatia(s)
- associada ao vírus da imunodeficiência felina, 1108

- hepática, 516
-- aguda tratamento da, 602
-- tratamento da, 600
- hipertensiva, 1062
- isquêmica felina, 1062
- metabólicas, 1059
Endocardite
- bacteriana, 1422
- infecciosa, 131
Endometrite pós-parto, 962
Endoscopia, 419, 430
- por cápsula, 422
Endotélio, 221
Enemas, 438
- com contraste de bário, 418
Enoxaparina, 238
Enrofloxacino, 383, 509, 637, 1170, 1195, 1418
Ensaios de enzimas pancreáticas específicas, 619
Entamoeba histolytica, 1517
Enterite
- aguda, 468
- granulomatosa idiopática, 491
- parvovirótica
-- canina, 470
-- felina, 472
- por coronavírus
-- canino, 473
-- felino, 473
Enteropatia
- com perda de proteínas, 397, 488
-- em Soft Coated Wheaten Terriers, 490
- crônica, 486
- do intestino delgado responsiva a antibióticos, 485
- em Shar-peis, 490
- em Shiba inu, 491
- imunoproliferativa do Basenji, 490
- responsiva a antibióticos, 485, 631
Enterotoxemia, 469
Enzimas
- colestáticas, 536
- do pâncreas, 632
- hepáticas, 1343
- hepatocelulares, 536
- pancreáticas, 509
Eosinofilia, 1357, 1406
Eosinopenia, 1357
Epididimite infecciosa, 985
Epilepsia, 1078
- adquirida relacionada com o tecido cicatricial, 1082
- idiopática, 1080
Eplerenona, 65
Epsiprantel, 439, 509
Equilíbrio
- ácido-básico, 688
- de cálcio e fósforo, 687
- glomerulotubular, 686
Equinocitose, 1327
Eritema necrolítico migratório, 608
Eritrocitose, 1349
- absoluta, 1349
- primária, 1349
- relativa, 1349
- secundária, 1349
Eritromicina, 509, 1417
Eritropoetina, 689, 693
- epoetina alfa, 730

Erliquiose
- granulocitotrópica canina, 1458
- monocitotrópica
-- canina, 1453
-- felina, 1457
Erosão gastrintestinal, 463
Escherichia coli, 477
Escolha da vacina, 1431
Esferocitose, 1327
Esfíncter uretral
- externo, 721
- interno, 721
Esfregaço(s)
- corado, 1407
- direto, 1407
- por impressão, 1242
Esmolol, 89, 94, 217, 236
Esofagite, 448
Esofagoscopia, 389
Esomeprazol, 433, 509
Espessamento pleural, 361
Espinha bífida, 1140
Espironolactona, 62, 65, 234, 640, 674
Espirro, 244
- reverso, 244
Esplenectomia, 1213
Esplenite, 1393
Esplenomegalia(s), 1387, 1391
- infiltrativas, 1393
- localizada, 1391
- tratamento da, 1398
Espondilomielopatia cervical, 1135
Esquistocitose, 1327
Estado(s)
- ácido-básico, 315
- comatoso, 1029
- de mal epiléptico, 1090
- delirante, 1029
- depressivo, 1029
- hiperglicêmico hiperosmolar diabético, 836
- mental, 1029
- normal, 1029
Estase gástrica, 459
Estatinas, 899
Estenose
- benigna, 452
- lombossacra degenerativa, 1134
- pilórica, 459
- pulmonar, 100, 107
- retal benigna, 500
- subaórtica, 100, 105
Esteroides anabolizantes, 693
Estertor, 245
Estimativa do gradiente de pressão, 29
Estomatite, 444
- caudal, 444
Estrabismo, 1040
Estreptozotocina, 842
Estresse da parede ventricular, 53
Estricnina, 1084
Estridor, 269
Estriol, 724, 730
Estro, 924, 934, 935
- prolongado, 940
Estrógenos, 723, 926, 945
Estroma intestinal, 496
Estrongiloidíase, 481
Estruvita, 703
Estudos contrastados do intestino delgado, 417

Estupor, 1029
Etilenoglicol, 1084
Etodolaco, 1182, 1195
Eutocia, 954
Eventos paroxísticos, 1078
- não convulsivos, 1090
- não epilépticos, 1078
Exame(s)
- cardiovascular, 3
- coproparasitológico, 408
- de digestão
-- e absorção, 418
-- fecal, 408
- de fezes, 539, 1407
- de função
-- da glândula tireoide, 766
-- endócrina pancreática, 535
-- pancreática exócrina, 533
- diagnósticos, 1174, 1200
- de doenças neurológicas e neuromusculares, 1048
- do sistema
--- cardiovascular, 12
--- urinário, 651
- do trato alimentar, 407
- para a cavidade pleural e o mediastino, 361
- para avaliação
--- da inflamação e função pancreática, 532
--- do sistema hepatobiliar, 526
--- funcional do sistema hepatobiliar, 528
- para cavidade nasal e seios paranasais, 246
- para gatos com sinais do trato urinário inferior, 716
- para laringe e faringe, 271
- para o sistema hepatobiliar e pancreático, 525
- para o trato respiratório inferior, 285
- do eixo hipofisário-adrenocortical, 854, 868
- eletrodiagnóstico, 1057
- especiais para doença do trato alimentar, 418
- específicos de inflamação pancreática, 532
- físico, 407
- imunológicos e sorologia, 1178
- inespecíficos da função hepática, 531
- neurológico, 1048
-- de triagem, 1028
- para detecção de lúpus eritematoso, 1202
- para diagnóstico de doenças imunomediadas, 1200
- sorológicos, 193, 204
- urodinâmicos, 664
Excesso de glicocorticoides, 1162
Exercício e diabetes, 807
Exploração do seio frontal, 252
Exsudatos, 176
- não sépticos, 358, 360
- patogênese dos, 515
- sépticos, 358, 360
Extrato de oxicoco (*cranberry*), 699
Extrusão(ões)
- aguda de disco intervertebral, 1120

- de disco
-- cervical, 1120, 1124
-- toracolombar, 1124
- traumáticas de disco, 1125

F

Famotidina, 433, 509, 730, 1239
Fanciclovir, 383
Farelo de trigo, 440
Faringe, 270
Faringite, 444
Faringoscopia, 272
Fármaco(s)
- anti-helmínticos, 438
- antiarrítmicos, 236, 237
-- de classe I, 87
-- de classe II, 93
-- de classe III, 94
-- de classe IV, 96
-- de classe V, 97
- anticolinérgicos, 97
- antitireoidianos orais, 786, 795
- imunossupressores, 586
- inespecíficos à fase do ciclo celular, 1256
- inotrópicos positivos, 235
- não específicos do ciclo celular, 1256
- para dirofilariose, 238
- simpatomiméticos, 97, 324, 329
- usados em
-- distúrbios do trato urinário, 728
-- doenças
--- gastrintestinais, 507
--- respiratórias, 382
Fase de amplificação, 221
Fator(es)
- de crescimento de fibroblastos 23, 653
- reumatoide, 1179, 1202
Febantel, 439
- mais pirantel mais praziquantel, 509
Febre, 1403
- de origem indeterminada, 1403
- do tremátodeo elokomin, 474
- familiar do shar-pei, 1190
- maculosa, 1453
- recorrente, 1403
Felbamato, 1089, 1170
Felimazol®, 884
Fembendazol, 383, 439, 509
Fenda palatina, 998
Fenilefrina, 90, 383
Fenilpropanolamina, 724, 730
Fenitoína, 89, 92
Fenobarbital, 638, 772, 1087, 1170
Fenoldopam, 683
Fenoxibenzamina, 217, 235, 725, 730, 883, 1170
Fentanila em adesivo, 623
Fentolamina, 217
Feocromocitoma, 877
Feromônios, 718
Fezes acólicas, 521
FGF-23, 688
Fibra, 585
Fibrilação
- atrial, 39l, 83, 84
- solitária, 85
- ventricular, 40

Fibrinólise, 220
Fibroelastose endocárdica, 117
Fibrose pulmonar idiopática, 326, 346
Filaroides hirthi, 294
Fimose, 979, 982
Finasterida, 1020
Firocoxibe, 1182, 1195
Fisiologia
- da hemostasia, 1367
- de Eisenmenger, 114
Fisioterapia, 340
Fístula
- arterioportal, 605
- perianal, 498, 1235
Flagelados, 1517
Flecainida, 89, 92, 236
Florfenicol, 1417
Flotação fecal, 1408
Flucitosina, 1485
Fluconazol, 1485
Fluido(s)
- corpóreos, 1414
- pleural, 358
- sinovial, 1175
Fluidoterapia, 426, 428, 831
Fluoroscopia, 272
Flutter atrial, 38, 39
Folato, 1345
Fondaparinux, 228, 232, 239
Fosfato, 536, 833
- dissódico de dexametasona, 883
Fração de crescimento, 1253
Francisella tularensis, 1520
Fraqueza, 2
- esofágica, 388, 446
-- adquirida, 447
-- congênita, 446
Frêmito precordial, 6
Frequência respiratória em repouso, 282
Frutosamina, 809
- em cães com agressividade agitação ou estresse, 813
- em gatos diabéticos estressados, 827
FT4, 767
Função
- da glândula lacrimal, 1071
- do nervo craniano, 1043
- do trato urinário, 1039
- glomerular, 651
- tubular, 655
Fungos, 1520
Furosemida, 62, 64, 72, 234, 383, 641, 674, 683, 730, 919, 1170
Furunculose anal, 1235

G

G-glutamiltransferase, 653
Gabapentina, 1021, 1089, 1170, 1182, 1195
Gaiolas de oxigênio, 381
Galactostasia, 964
Galgos, 1341
Galope
- atrial, 9
- de soma, 8
- pré-sistólico, 9
- ventricular, 8
Gasometria, 310
Gastrenterite hemorrágica, 456

Índice Alfabético

Gastrite, 456
- aguda, 456
- crônica, 457
Gastrogramas com contraste, 416
Gastroprotetores, 626
Gastrosquise, 998
Gengivite, 444
- linfocítica-plasmocítica felina, 444
Gentamicina, 1417
Gestação
- diagnóstico da, 935
- tratamento medicamentoso na, 946
Giardia spp., 1517
Giardíase, 482
Glândula(s)
- apócrina, 499
- lacrimal, 1071
- nasal, 1071
Glicemia, 532, 536, 811
- sérica, 527
Glicocorticoides, 324, 328, 333, 436, 586, 772, 841, 1206
Gliconato
- de cálcio, 914, 919, 1020, 1022, 1170
- de potássio, 920, 1170
Glicosamina, 1182, 1195
Glicosaminoglicanos polissulfatados, 1182, 1195
Glicose na urina, 658
Glomérulo estrutura normal, 667
Glomerulonefrite, 1232
- por imunocomplexos, 668
Glucagon, 884
GNRH, 1021
Gordura, 585
Gradiente de pressão, 29
Grandes vasos, 15
Granuloma eosinofílico felino, 443
Granulomatose eosinofílica pulmonar, 200, 345
Gravidade específica da urina, 656, 657
Greyhounds, 1341
Grupos sanguíneos, 1338

H

Halitose, 385, 386
Halotano/metoxiflurano, 46
HCG, 1021
Head tilt, 1094
Hemácias, 1341
- no sedimento urinário, 659
Hemangiossarcoma, 175
- abdominal, 506
- em cães, 1304
Hematêmese, 392
Hematócrito, 536
Hematologia, 1322, 1341
Hematopoese extramedular, 1393
Hematoquezia, 398
Hematúria, 643
- renal idiopática, 645
Hemiparesia, 1031
Hemiplegia, 1031
Hemitartarato de hidrocodona, 383
Hemoabdome, 505
Hemoglobinúria por dirofilariose, 201
Hemograma completo, 284, 407, 535

Hemólise
- aguda e peraguda, 1336
- intravascular, 201
- prevenção de, 1220
Hemoptise, 280
Hemorragia, 175
- intracraniana espontânea, 1061
- intrapericárdica, 181
- não traumática no canal espinal, 1120
Hemostasia, 1342
- primária, 220
- secundária, 220
Heparina, 1240
- sódica, 238
Hepatite(s)
- aguda, 592
- crônica, 578
-- características clínicas de todas as formas de, 582
-- causas tóxicas de, 581
-- idiopática, 580
-- imunomediada, 581
-- patogênese, 582
- lobular dissecante, 581
- portal linfocítica, 564
- reativa não específica, 611
Hepatopatia(s)
- secundárias, 610
- tóxica, 574
Hepatotoxicidade, 1269
Hepatozoonose, 1497
Hérnia(s)
- de hiato, 449
- diafragmática peritôniopericárdica, 173
- perineal, 498
- umbilicais, 999
Herpes-vírus, 951
- canino, 1003
- felino, 256, 952, 1432
Hetamido, 509
Heterobilharzia, 484
Hidralazina, 61, 62, 69, 217, 235, 730
Hidrocarbonetos clorados, 1084
Hidrocefalia, 1063
Hidroclorotiazida, 62, 234
Hidrocoloide de *psyllium*, 509
Hidromielia, 1139
Hidromorfona, 383, 623
Hidróxido
- de alumínio, 433, 509, 729
- de magnésio, 433, 509
Hiosciamina, 90, 238
Hiperadrenocorticismo
- e a acromegalia, 744
- em cães, 846
- em gatos, 866
- hipófise-dependente, 846
- iatrogênico, 847
- oculto (atípico) em cães, 866
Hipercalcemia, 46, 909
- idiopática, 912
Hipercoagulabilidade, 222
Hipercolesterolemia, 899
Hiperêmese gravídica, 952
Hiperestenúria, 656
Hiperestrogenismo, 967
Hiperfiltração, 685

Hiperfosfatemia, 683, 915
- aguda, 679
Hiperglicemia, 797
- de estresse, 827
Hiperlipidemia, 677, 894
- familiar felina, 895
- idiopática do schnauzer miniatura, 895
Hipermagnesemia, 918
Hipermetria, 1060
Hipernatremia, 901
Hiperparatireoidismo, 687, 750
- adrenal secundário, 750
- primário, 750
- secundário
-- nutricional, 750
-- renal, 750
Hiperpatia, 1038
Hiperplasia
- fibroadenomatosa mamária felina, 965
- mamária, 1021
- nodular, 607
- prostática benigna, 987, 1020
-- cística, 987
- vaginal, 943
Hiperpneia e aumento do esforço respiratório, 375
Hiperpotassemia, 46, 905
Hiperproteinemia, 1280, 1400
Hiperquilomicronemia, 1145
- pós-prandial, 895
Hipersegmentação nuclear, 1353
Hipersensibilidade
- do tipo I, 1196
- do tipo II (citotóxica), 1196
- do tipo III (imunocomplexos), 1197
Hipertensão, 677
- arterial
-- pulmonar, 16
-- sistêmica, 210
- portal, 1393
-- não cirrótica, 603
-- tratamento da, 587
- pulmonar, 129, 189, 350
-- com reversão de *shunt*, 114
- sistêmica, 782, 819
Hipertireoidismo em gatos, 778
Hipertrofia
- cardíaca, 54
- concêntrica, 53
- da mucosa do antro gástrico, 459
- de trabalho, 1392
- excêntrica, 53
- miocárdica secundária em gatos, 166
- pilórica muscular benigna, 459
Hipoadrenocorticismo, 871
- atípico, 877
Hipoalbuminemia, 676
Hipocalcemia, 46, 913
- puerperal, 1022
Hipocromasia, 1327
Hipofisectomia, 865
Hipofosfatemia, 915
Hipoglicemia, 797, 814
- crônica tratamento médico da, 841
- e remissão do diabetes, 828

Hipoglicemiantes orais, 825
Hipomagnesemia, 917
Hipomotilidade gástrica idiopática, 463
Hiponatremia, 903
Hipoparatireoidismo primário, 755
Hipoplasia
- cerebelar, 1065
- primária da veia porta, 603
Hipopotassemia, 45, 46, 907
Hiporexia, 402
Hipostenúria, 656
Hipotensão, 218
Hipotireoidismo, 942, 1100, 1162
- congênito, 1017
- em cães, 759
- em gatos, 777
- primário congênito, 760
- secundário, 759
- terciário, 760
Hippus, 1071
Histoplasma capsulatum, 1407, 1482
Histoplasmose, 477, 1490
hIVIG, 1210, 1240
Homocisteína, 1345
Hormônio(s)
- de crescimento, 884
- luteinizante, 927
- tireoestimulante, 759
- tireoidianos, 1344

I

Icterícia, 520
Identificação de microfilária, 194
Imagem(ns)
- da cavidade oral, faringe e esôfago, 411
- do esôfago, 411
- do estômago e intestino delgado, 414
- nuclear, 294
- radiográficas sem contraste do abdome, 414
Imidacloprido/moxidectina, 439
Imidapril, 62
Imipeném-cilastatina, 1417
Imipramina, 730
Impulso(s)
- ectópicos, 37
- precordial, 6
Imuno-histoquímica, 1203
Imunocomplexos, 669
Imunofluorescência, 1203
Imunoglobulina intravenosa humana, 1213
Imunologia, 1049
Imunossupressão, 1227
Incidências
- ecocardiográficas bidimensionais comuns, 19
- em modo M, 21
- laterais e dorsoventrais ou ventrodorsais, 13
Inclinação da cabeça, 1040, 1094
Incompetência do mecanismo do esfíncter uretral, 723
Incontinência
- de urgência, 722
- fecal, 400
- urinária, 722, 726

Índice Alfabético

Índice
- de volume sistólico final, 25
- mitótico, 1253

Indução
- da ovulação durante o estro, 1021
- de estro, 944
-- durante o anestro, 1021
- de remissão, 1286

Infarto(s)
- agudo do miocárdio, 150
- da medula espinal, 1120
- isquêmicos, 1101

Infecção(ões)
- anaeróbias, 1420
- de pele e tecido mole, 1425
- do sistema nervoso central, 1422
- do trato
-- respiratório superior felino, 256
-- urinário, 782
--- esporádica, 695
-- urogenital, 1426
- hepatobiliares, 573
- micóticas, 1113
-- polissistêmicas, 1482
- musculoesqueléticas, 1424
- não complicadas do trato urinário, tratamento de, 699
- parasitárias, 1013
- pelo vírus da raiva em cães e gatos, 1110
- polissistêmicas por protozoários, 1494
- por *Angiostrongylus*, 206
- por *Neospora caninum*, 1145
- por *Toxoplasma gondii*, 1111
- recorrentes, 697
- respiratórias, 1424
- subclínicas do trato urinário, 700

Infertilidade
- adquirida, 989
- congênita, 991
- subfertilidade em cadelas e gatas, 969

Infestação por trematódeos hepáticos, 566

Infiltração pulmonar, 17

Infiltrados, 17
- pulmonares com eosinófilos, 345

Inflamação
- brônquica crônica, 288
- da orofaringe, 441

Influenza canina, 318, 1435

Inibidores
- da enzima conversora de angiotensina, 62, 65, 66, 234, 674, 693
- de bomba de prótons, 433

Inoculação em animais, 1413

Inotrópicos positivos, 62

Inseminação artificial, 931
- com sêmen fresco, fresco refrigerado e congelado, 932
- intrauterina, 933
- vaginal, 932

Instabilidade
- atlantoaxial, 1127
- e luxação atlantoaxial, 1138

Insuficiência
- adrenal primária tratamento de manutenção da, 876

- cardíaca
-- associada a corticosteroides em gatos, 170
-- causada por disfunção diastólica, 63
-- causas gerais de, 56
-- congestiva, 53
--- aguda, 59
--- do lado direito, 201
--- em gatos, 164
--- recorrente ou refratária, 73
--- refratária crônica em gatos, 166
--- sinais brandos a moderados, 128
--- sinais moderados a graves, 128
-- crônica tratamento da, 64
-- em estágio final/refratário, 129
-- tratamento da, 53
- ovariana prematura, 942
- pancreática exócrina, 484, 630
- renal, 642

Insulina, 802, 884
- cristalina regular, 919
- detemir, 803
- glargina, 803
- NPH, 803
- primeiras recomendações para cães diabéticos, 805

Insulinoterapia, 834
- complicações da, 814, 827
- durante a cirurgia, 827
- em gatos diabéticos, 824

Interferona ômega (IFN-W), 509

Interpretação
- da curva glicêmica, 812
- das concentrações séricas de hormônios, 926
- de amostras citológicas, 1242

Interrupção
- da coagulação intravascular, 1383
- da gestação, 945

Intervalo(s)
- de tempo sistólico, 26
- interestros
-- curtos, 942
-- prolongados, 941
- PR, 34, 36
- QT, 34, 44

Intervenção cirúrgica para o tratamento de cálculos ureterais, 707

Intolerância ao exercício, 2, 281

Intoxicação(ões), 1059
- por fármacos, 45
- por metronidazol, 1101
- por salmão, 474
- que causam disfunção neurológica aguda, 1084
- tratamento de emergência de, 1085

Intussuscepção, 494, 1015
- cecocólica, 495

Iodo radioativo, 787, 791, 795

Irbesartana, 235

Isoprenalina, 90, 238

Isostenúria, 656

Isquemia renal, 679

Itraconazol, 383, 509, 1485

Ivabradina, 97

Ivermectina, 238, 383, 439, 509

J

Jejum, 625
Junção neuromuscular, 1027

L

L-carnitina, 71, 150
L-lisina, 383
Lactescência, 896
Lactulose, 438, 440, 509, 638
Laringe, 269
Laringite obstrutiva, 278
Laringoscopia, 272

Lavado
- broncoalveolar, 297
-- não broncoscópico, 302
- nasal, 253
- traqueal, 296, 297

Laxantes, 438
Leflunomida, 675, 1170, 1195, 1210, 1211, 1240
Lei de Laplace, 53
Leiomiomas intestinais, 496
Leiomiossarcomas intestinais, 496
Leishmaniose, 1185, 1498
Leptospira spp., 1435
Leptospirose, 1442

Lesão(ões)
- caudais ao quiasma óptico, 1073
- cavitárias, 292
- de retina, disco óptico e nervo óptico, 1072
- do quiasma óptico, 1073
- dos nervos do plexo
-- braquial, 1142
-- lombossacro, 1142
- em C1-C5, 1116
- em C6-T2, 1116
- em L4-S3, 1117
- em T3-L3, 1116
- encefálicas, 1024
- glomerular, 668
- hepáticas focais, 605
- histopatológicas de glomerulonefrite, 669
- no prosencéfalo, 1024
- no tronco cerebral, 1024
- pulmonar aguda, 353
- renal aguda, 678
- traumáticas do canal vertebral, 1118
- vestibulares periféricas, 1095

Leucemia(s), 1293
- agudas, 1293
-- em cães, 1295
-- em gatos, 1301
- crônicas
-- em cães, 1299
-- em gatos, 1302
- linfoblástica aguda, 1293
- mieloide aguda, 1293
- subagudas e crônicas, 1293

Leucócitos, 1342
- no sedimento urinário, 659
Leucocitose, 1352
Leucoencefalite necrótica, 1107
Leucopenia, 1327, 1352
Levetiracetam, 638, 1088, 1170
Levotiroxina sódica, 774, 884
Lidocaína, 46, 87, 88, 90, 236
- em infusão, 624
Limite de Nyquist, 27, 30

Lincomicina, 1417
Linfadenite, 1247, 1388
Linfadenopatia, 1387
- esternal e hilar, 911
- generalizada, 1388
- hiperplásica, 1247
- reativa, 1247, 1388
- regional, 1388
- solitária, 1388
- tratamento da, 1398
Linfangiectasia intestinal, 489
Linfocitose, 1359, 1406
Linfoma(s), 185, 1277
- alimentar, 495, 1291
- cutâneo, 1291
- do sistema nervoso central, 1290
- indolentes tratamento de cães com, 1290
- nasofaríngeo, 1279
- ocular, 1279, 1291
- renal, 1279
- solitários e extranodais tratamento de, 1290
- verdadeiro, 1280
Linfonodo(s), 1247
- normal, 1247
Linfopenia, 1359
Linhas B, 32
Lipase, 534
Lipidose hepática, 555
- primária, 555
- secundária, 557
Lipocalina associada à gelatinase de neutrófilos, 653
Lipoproteínas
- de alta densidade, 894
- de baixa densidade, 894
- de densidade muito baixa, 894
Lisinopril, 62, 235, 730
Lissencefalia, 1065

Localização
- da lesão, 1045, 1095
-- da medula espinal, 1027
-- e exame neurológico, 1023
-- na medula espinal, 1115
- do cateter derrame pericárdico, 183
Longa duração do efeito da insulina, 829
Loperamida, 434, 509
Losartana, 674
Lúpus eritematoso sistêmico, 1179, 1231

M

Má absorção intestinal, 395
Macrocitose, 1327
Macrolídeos/lincosamidas, 1417
Magnésio, 834, 919
Malformação da valva atrioventricular, 112

Manejo
- alimentar, 428
- reprodutivo veterinário, 930

Manifestações
- clínicas
-- da doença cardíaca, 1
-- de distúrbios
--- do trato respiratório inferior, 280
--- gastrintestinais, 385
--- hemorrágicos espontâneos, 1368

Índice Alfabético

--- urinários, 642
-- de doença(s)
--- hepatobiliares e pancreáticas, 512
--- laríngea e faríngea, 269
--- nasal, 240
-- e exames diagnósticos de doenças
--- articulares, 1172
--- da cavidade pleural e do mediastino, 357
- eletrocardiográficas de intoxicação por fármacos e desequilíbrios eletrolíticos, 45
- hepatobiliares de doença sistêmica, 575
Manipulação do ciclo estral, 944
Manitol, 730, 920, 1170
Manobra vagal, 81
Manuseio
- de amostras, 300
- seguro de medicamentos antitumorais, 1258
Manutenção da boa perfusão em órgãos parenquimatosos, 1384
Mapeamento de fluxo em cores, 30
Marbofloxacino, 384, 637, 1418
Marca-passo subsidiário, 40
Marcadores bioquímicos cardíacos, 12
Marcha, 1030
Maropitant, 325, 432, 432, 510, 638
Máscaras de oxigênio, 379
Massa(s)
- adrenal incidental, 880
- da orofaringe, 441
- esplênicas, 1393, 1394
- mediastinais, 373
Mastite, 964
Mastocitomas
- em cães, 1310
- em gatos, 1310, 1315
Material para reanimação neonatal, 994
Mecanismo(s)
- de ação dos medicamentos antitumorais, 1256
- de Frank-Starling, 53
- de lesão
-- imunológica, 669
-- imunopatológica, 1197
- hemostáticos normais, 220
- imunopatológicos, 1196
- neuro-hormonais, 54
Meclizina, 1170
Medetomidina/xilazina, 46
Mediastino, 362
Medicamento(s)
- anti-hipertensivos, 216
- antiepilépticos, 1085, 1087
- antitumorais, tipos de, 1257
- específicos à fase do ciclo celular, 1256
- imunossupressores, 675
- usados
-- em distúrbios reprodutivos, 1020
-- no tratamento de doenças hepatobiliares e pancreáticas, 637
Medida de pressão venosa central, 49
Medula espinal, 1024

Megacólon idiopático, 500
Megaesôfago, 446
Melarsomina, 238
Melatonina, 741, 884
Melena, 398
Meloxicam, 1182, 1195
Meningiomas, 1066
Meningite, 1102
- asséptica, 1103
- causada por parasitas, 1114
- eosinofílica canina, 1107
- supurativa responsiva a corticosteroides, 1103
Meningoencefalite
- de etiologia desconhecida, 1102
-- em cães, 1104
- eosinofílica
-- canina, 1107
-- idiopática, 1107
- granulomatosa, 1105
- necrótica, 1106
Meningoencefalomielite bacteriana, 1108
Meperidina, 623
Meropeném, 384, 1417
Mesalazina, 435, 510
Mesotelioma, 184, 506
Metadona, 623
Metaldeído, 1084
Metarubricitos, 1327
Metilsulfato de neostigmina, 1170
Metimazol, 787, 884
Metocarbamol, 1170
Metoclopramida, 432, 510, 638, 730, 1020
Método(s)
- de coleta, 1175
- de injeção única para estimativa da taxa de filtração glomerular, 654
- oscilométrico, 214
- ultrassonográfico com Doppler, 214
Metoprolol, 89, 237
Metotrexato, 1195
Metronidazol, 384, 439, 510l, 637, 1170, 1195, 1418
Mexiletina, 89, 92, 236
Miastenia gravis, 1027, 1153
- adquirida, 1234
- localizada, 418
Micofenolato de mofetila, 675, 1170, 1210, 1212, 1240
Micoses
- nasais, 259
- sistêmicas disseminadas, 1113
Micotoxinas tremorgênicas, 1084
Microalbuminúria, 655
Microbiologia, 1049
- e fertilidade
-- feminina, 970
-- masculina, 983
Microcitose, 1327
Microrganismos na urina, 661
Microscopia eletrônica, 410, 1413
Mielite, 1102
- causada por parasitas, 1114
Mielofibrose, 1365
Mieloftise, 1364
Mielografia, 1049
Mielopatia degenerativa, 1133
Milbemicina, 238, 384, 439, 510

Milrinona, 236
Minociclina, 384, 1418
Miocardite, 152
Miocardite
- bacteriana, 152
- em gatos, 170
- infecciosa, 152
- não infecciosa, 153
- protozoótica, 153
- traumática, 154
- viral, 152
Mioclonia, 1166
Miopatia(s)
- centronuclear, 1164
-- do labrador retriever, 1164
- hereditária
-- do dinamarquês, 1164
-- não inflamatórias, 1163
- inflamatórias, 1158
- metabólicas
-- adquiridas, 1162
-- hereditárias, 1165
- miotubulares ligadas ao X, 1164
Miosite
- atrófica, 445
- dos músculos mastigatórios, 445
- extraocular, 1159
- imunomediada, 1236
- inflamatória infecciosa, 1161
- mastigatória, 1158, 1236
Miotonia, 1164
Mirtazapina, 510
Misoprostol, 434, 510
Mitotano, 861
Modelo baseado em células, 221
Modificadores de motilidade, 434
Modo M, 25
Molécula de lesão renal 1, 653
Monitor de eventos intermitentes, 48
Monitoramento
- caseiro de glicemia, 811
-- e remissão do diabetes, 826
- com holter, 47
- da concentração de glicose na urina, 810
- terapêutico das insuficiências cardíacas, 129
Monocitose, 1358, 1406
Mononitrato de isossorbida, 62
Monoparesia, 1031
Monoplegia, 1031
Morfina, 384, 623
Morfologia e fisiologia de leucócitos normais, 1352
Movimento
- da valva
-- mitral, 25
-- tricúspide, 25
- sistólico anterior, 25
Moxidectina, 238
Mucocele da vesícula biliar, 594
Mucosas, 4
- cianóticas, 5
- de cor anormal, 5
- ictéricas, 5
- injetadas, com cor de tijolo, 5
- pálidas, 5
Músculo esquelético, 1028, 1158
Mycoplasma, 1444
- *cynos*, 318
- *felis*, 1407

N
N-acetil-B-D-glicosaminidase, 653
N-acetilcisteína, 639
Nanismo hipofisário, 745
- hereditário, 745
Nanophyetus salmincola, 474
Narcolepsia, 1093
Nasofaringe caudal, 250
Necessidades especiais de órfãos, 1008
Necrose
- da glândula salivar, 441
- do hipocampo felino, 1062
- epidérmica metabólica, 608
Nefrectomia, 645
Nefropatia diabética, 819
Nefrotóxico, 679
Nefrotoxinas, 679
Negligência unilateral, 1029
Nematódeos, 479
Nematoides, 1511
Neo-mercazole®, 883
Neomicina, 510, 637, 1417
Neonatologia, 993
Neonatos doentes, 1001
Neoplasia, 1066, 1247
- aural, 1099
- da cavidade oral
-- em cães, 441
-- em gatos, 443
- da medula espinal, 1127
- de células B secretoras de insulina, 836
- de tireoide em cães, 791
- do intestino
-- delgado, 495
-- grosso, 496
- do pâncreas exócrino, 634
- em cães e gatos, 1304
- esofágicas, 453
- gástricas, 465
- hepática
-- em gatos, 570
-- em cães, 607
- intracraniana, 1100
- laríngea, 279
- perianais, 499
- prostática, 989
- pulmonar, 348
- secretora de gastrina, 842
- testicular em cães machos não castrados, 982
Neorickettsia helminthoeca, 474
Neospora caninum, 1112, 1500
Neosporose, 951, 1112, 1500
Neostigmina, 1240
Nervo(s)
- abducente, 1043
- acessório, 1043
- cranianos, 1039, 1043
- facial, 1041, 1043
- glossofaríngeo, 1043
- hipoglosso, 1043
- oculomotor, 1043
- olfatório, 1043
- óptico, 1039, 1043
- periféricos, 1027, 1141
- trigêmeo, 1041, 1043
- troclear, 1043
- vago, 1043
- vestibulococlear, 1043
Neurite óptica, 1072

Neuroborreliose de Lyme, 1113
Neuromiopatia isquêmica, 1146
Neurônio(s) motor(es)
- inferior, 1025
- pré-ganglionares, 721
- superior, 1026
Neuropatia
- diabética, 819, 829
- focais, 1141
- periférica, 837
- traumáticas, 1141, 1142
Neurotoxicidade, 1269
Neutrofilia, 1356
- com desvio à esquerda, 1356, 1406
- extrema, 1356
- madura, 1356
Neutrófilos, 536
Neutropenia, 1353, 1406
- idiopática, 1228
- imunomediada, 1228
- responsiva a corticosteroides, 1228
Niacina, 899
Nistagmo, 1040, 1094
- de repouso, 1094
- espontâneo, 1094
- fisiológico, 1094
- pendular, 1094
- posicional, 1041, 1042, 1094
Nitratos, 70
Nitroglicerina, 61, 62, 235
Nitroimidazol, 1418
Nitroprusseto, 217, 235
Nitroprussiato de sódio, 61
Nizoral®, 883
Nódulo fibro-histiocítico esplênico, 1394
NT-proBNP, 12, 13
Núcleo de Barrington, 721
Nutrição parenteral, 431

O

Obesidade, 885, 886
Obstetrícia, 935
Obstrução
- da saída gástrica, 459
- das vias respiratórias
-- extratorácicas (superiores), 377
-- maiores intratorácicas, 377
- do canal pélvico por cicatrização desalinhada de fraturas pélvicas antigas, 500
- do ducto biliar
-- extra-hepático, 520, 567, 595
-- perto do duodeno, 520
- do fluxo de saída ventricular, 105
- do trato biliar associado à pancreatite, 626
- esofágica, 388, 451
- iatrogênica da saída gástrica, 461
- intestinal, 491
-- com encarceramento, 492
- intestinal simples, 491
Ocitocina, 1020
Octreotida, 435, 884
Ollulanus tricuspis, 459
Olsalazina, 435, 510
Ômega-3, 899
Omeprazol, 433, 510, 1240
Oncologia, 1241
Onda(s)
- cardíacas normais, 32, 34

- P, 34, 36, 37, 38
- T, 34
Ondansetrona, 432, 510, 638, 730
Onfalite, 1001
Onfalocele, 998
Opistótono, 1165
Orbifloxacino, 384, 510, 1418
Organofosforados, 1084
Ormetoprima-sulfadimetoxina, 1418
Orquite, 985
- imunomediada, 989
Ortopneia, 4
Oslerus osleri, 294, 295, 335
Osmolalidade
- da urina, 656
- em amostras aleatórias de plasma, 736
Osteoartrite felina, 1181
Osteosclerose, 1365
Osteossarcoma, 1307
Otite média-interna, 1097
Ototoxicidade
- por aminoglicosídeos, 1099
- por substâncias químicas, 1100
Ovário-histerectomia, 959
Ovulação canina, 926
Oxacilina, 1418
Oxalato de cálcio, 703
Oxibutinina, 725, 730
Óxido nítrico sintetase, 56
Oxigênio suplementar, 59
Oximetazolina, 384
Oximetria de pulso, 64, 315

P

Pacientes hospitalizados, 1429
PaCO₂, 312
Padrão(ões)
- alveolar, 288
- brônquico, 287
- de aumento de volume da câmara cardíaca, 14
- de edema pulmonar, 17
- dos bloqueios de ramos, 43
- intersticial, 290
- respiratório, 4, 282
- vascular, 287
Painéis autoimunes, 1203
Palato mole alongado, 270
Pamidronato, 920
Pamoato de pirantel, 510
Pancitopenia, 1327, 1361
Pâncreas exócrino, 614
Pancreatite, 615, 1267
- aguda, 616
- crônica, 616, 627
-- autoimune, 627
-- idiopática, 627
Pantoprazol, 433, 510
PaO₂, 312
Papiledema, 1073
Paracetamol, 624
Parada
- atrial, 86
- sinusal, 37
Parafimose, 979
Paragangliomas não cromafins, 184
Paragonimus kellicotti, 294, 295, 326, 341
Paralisia, 1030
- de ambos os membros em um lado, 1031

- de um membro, 1031
- do Coonhound, 1150
- do nervo
-- facial, 1144
-- trigêmeo, 1145
- dos membros posteriores, 1031
- dos quatro membros, 1031
- laríngea, 275
- por picada de carrapato, 1152
Paraparesia, 1031
Paraplegia, 1031
Parasitas
- do trato alimentar, 479
- nasais, 262
- pulmonares, 326, 341
Parasitologia, 294
Paresia, 1030
- de ambos os membros em um lado, 1031
- de um membro, 1031
- dos membros posteriores, 1031
- dos quatro membros, 1031
Parto
- e distúrbios parturientes, 954
- prematuro, 1021
Parvovírus canino, 952, 1434
Patologia clínica em greyhounds e outros galgos, 1341, 1345
Pausa
- compensatória, 40
- não compensatória, 38
Pediatria, 993
Penicilamina, 640
Penicilina, 1418
- G, 1418
Pentobarbital, 1170
Pentoxifilina, 1213, 1240
Peptídeo natriurético, 12
- atrial, 56
- cerebral, 56
- pró-B, 1344
Perda
- de peso, 401, 885
- de sangue, 1336
- de visão, 1069, 1072
- gestacional, 947
- associada a doenças
--- infecciosas, 950
--- virais
---- caninas, 951
---- felinas, 952
Perfil
- de coagulação, 527, 537
- de pressão uretral, 664, 723
Pericardiocentese, 181
- complicações da, 183
Pericardite infecciosa, 181
Período pós-ictal, 1078
Periodontite, 444
Peritonite
- biliar, 596
- infecciosa felina, 507, 952, 1111, 1434
- por sêmen, 947
- séptica, 503
Persistência
- do ducto arterioso, 100, 101
- do frênulo peniano, 978
Pesquisa por anomalias sistêmicas, 1048
Peste felina, 1440
PGF2A, 1020

pH da urina, 658
Physaloptera rara, 458
Pielonefrite, 700
Pimobendana, 62, 67, 126, 235
Piodermite, 761
Piometra, 971
- e metrite pós-parto, 1022
Piotórax, 367
Pirantel, 439
Piridostigmina, 435, 510, 1240
Pirimetamina, 1170
Piroxicam, 1182, 1195
Pithium insidiosum, 478
Pitiose, 465, 478
Pivalato de desoxicorticosterona, 884
Placa ductal, 568
Plaquetas, 536, 1342
Plasma
- fresco congelado, 641
- pobre em crioprecipitado, 1338
Pleurodese, 372
Pneumomediastino, 373
Pneumonia(s)
- bacteriana, 337
- fúngica, 341
- intersticiais idiopáticas, 346
- por aspiração, 326, 343
- virais, 337
Pneumonyssoides caninum, 262
Pneumotórax, 362, 371
- espontâneo, 372
- por tensão, 372
- traumático, 372
Poiquilocitose, 1327
Poliarterite juvenil, 1103
Poliartrite, 1174, 1229
- de tipo reumatoide em cães, 1191
- erosiva dos greyhounds, 1192
- imunomediada erosiva felina, 1193
- induzida por lúpus eritematoso sistêmico, 1189
- não erosiva imunomediada idiopática, 1187
- não infecciosa
-- erosiva, 1191
-- não erosiva, 1186
- por *Mycoplasma*, 1184
- por riquétsias, 1184
- proliferativa periósteia felina, 1193
- reativa, 1186
Policromasia, 1327
Polidipsia, 513, 646, 687, 732
- primária, 732, 738
- psicogênica, 648
Polifagia com perda de peso, 885
Polimiopatia hipopotassêmica felina, 1162
Polimiosite, 1237
- idiopática
-- canina, 1160
-- felina, 1160
Polineuropatia(s), 1146
- associada ao insulinoma, 1149
- congênitas/hereditárias, 1147
- crônicas adquiridas, 1148
- desmielinizante inflamatória crônica, 1149
- diabética, 1148
- hipotireoidiana, 1148
- idiopática crônica, 1149
- paraneoplásica, 1149
Polioencefalite felina, 1107

Pólipos
- nasais em cães, 263
- nasofaríngeos, 1099
-- em gatos, 263
- retais, 497
Polirradiculoneurite aguda, 1150
Polissulfato de pentosana, 1182, 1195
Poliúria, 513, 646, 687, 732
Ponte, 1024
Ponto J, 34, 44
Posaconazol, 1485
Postura, 1029
- de Schiff-Sherrington, 1029
Potássio, 45, 535, 832
Pradofloxacino, 384, 1195, 1418
Praziquantel, 384, 439, 510
Prazosina, 62, 70, 217, 235, 724, 730
Pré-excitação
- de Wolff- Parkinson-White (WPW), 42
- ventricular, 42
Prebióticos, 437
Precórdio, 6
Prednisolona, 384, 510, 639, 884, 920, 1195, 1240
Prednisona, 324, 384, 675, 884, 920, 1170, 1195, 1210, 1240
Pregabalina, 1089
Preparações de vitamina D, 884
Preservação das fezes, 1409
Pressão
- arterial anormal, 131
- venosa central, 49, 63, 180
Priapismo, 979, 1021
- isquêmico, 981, 982
- não isquêmico, 981, 982
- verdadeiro, 981
Princípios
- da análise dos cálculos, 703
- do tratamento do câncer, 1249
Privação gradual de água, 657
Probióticos, 437
Problemas
- gastrintestinais, 1012
- respiratórios, tratamento emergencial de, 375
Procainamida, 46, 88, 91, 236, 1171
Procarbazina, 1171
Procedimentos de biossegurança
- para hospitais de pequenos animais, 1428
- para tutores, 1430
Processos
- hiperplásicos, 1243
- inflamatórios, 1243
Proclorperazina, 432, 510
Proctite aguda, 497
Proeminência
- das artérias pulmonares, 16
- das veias pulmonares, 16
Proestro, 924, 934, 940
Progesterona, 928
Proglycem®, 883
Prolapso
- da glândula da terceira pálpebra, 1016
- retal, 497
- uretral, 978
Proliferações da orofaringe, 441
Propafenona, 89, 236
Propantelina, 90
Propiltiouracila, 787

Propofol, 638, 1171
Propranolol, 89, 94, 217, 237
Prosencéfalo, 1023
Prostaglandinas, 56, 945
Prostatite
- bacteriana, 700
- infecciosa, 988
- séptica aguda, 988
Proteína(s), 585, 1343
- C reativa, 1202
- de fase aguda, 1400
- na urina, 658
Proteinúria, 1204
Protetores
- gástricos e citoprotetores, 433
- intestinais, 434
Proteus mirabilis, 709
Protocolo(s)
- baseados
-- em CHOP, 1288
-- em COP, 1288
- básicos de desinfecção, 1430
- clínico, 930
- de "baixo orçamento" para tratamento do linfoma, 1292
- de reanimação neonatal, 994
- de vacinação, 1431
-- para cães, 1434
-- para gatos, 1432
Prototecose, 478
Prototheca zopfi, 478
Protrusão
- da terceira pálpebra, 1076
- do disco intervertebral de tipo II, 1132
Prova cruzada, 1338
Pseudociese, 935, 943, 1021
Pseudocistos
- pancreáticos, 635
- perinéfricos, 649
Psyllium, 440
PTHRP (proteína relacionada ao PTH), 1280
Puberdade tardia, 939
Pulmões, 286
Pulso(s)
- arteriais, 6
-- anormais, 6
- hipercinéticos, 6
- hipocinético, 6
- jugulares, 5
- paradoxal, 176
Pulsus
- *alternans*, 6
- *paradoxus*, 6, 176
- *parvus et tardus*, 6
Punção
- aspirativa com agulha fina, 1241
- cisternal, 1054
- lombar, 1055

Q

Quelantes de cobre, 586
Quemodectomas, 184
Quetamina, 510
Quilomícrons, 894
Quilotórax, 370
Quimioterapia, 795, 1254
- antimicrobiana prática, 1416
- indicações e contraindicações da, 1256

- metronômica, 1258
- prática, 1253
- princípios básicos da, 1254
Quinidina, 46, 88, 91, 236
Quinolonas, 1418
Quitosana, 899

R

Radiação óptica, 1069
Radiografia, 1049, 1178
- cardíaca, 13
- cardiomiopatia
-- dilatada, 141
-- hipertrófica em gatos, 159
- da coluna, 1049
- da faringe e laringe, 271
- da traqueia cervical, 285
- derrame pericárdico, 177
- dirofilariose, 195, 204
- do abdome, 540
- do rim, 663
- do trato alimentar, 410
- hipertensão pulmonar, 190
- nasais, 246
- pleural, 361
- torácicas, 284, 285
Radioisótopos, 654
Radiomiméticos, 1257
Radioterapia
- com feixe externo, 794
- hipofisária, 864
- paliativa, 1309
Raiva, 1110, 1434
Ramipril, 62, 217, 235
Ranitidina, 433, 511, 640, 731
Razão
- corticoide/creatinina na urina, 854
- cortisol/creatinina na urina, 869
- proteína e creatinina na urina, 655
Reação(ões)
- adversas ao tratamento com mitotano, 862
- da esterase leucocitária, 658
- de hipersensibilidade, 1265
- leucoeritroblástica, 1361
- posturais, 1033
Reanimação neonatal, 993
Receptores β$_1$-adrenérgicos, 93
Recuperação dos pacientes após a coleta de LBA, 305
Reflexo(s), 1035
- bulbouretral, 1035, 1036
- ciático, 1035
- de ofuscamento, 1070
- de retração (flexor) do membro
-- anterior, 1035
-- posterior, 1033
- de vômito, 1042
- do músculo cutâneo (panículo) do tronco, 1036
- espinais, 1033, 1035
- extensor cruzado, 1036
- músculo cutâneo do tronco, 1035
- oculocefálico, 1094
- palpebral, 1042
- patelar, 1033, 1035
- perineal, 1035, 1036
- pupilar à luz, 1042, 1070
- retirada de membro
-- anterior, 1035
-- posterior, 1035

- tibial cranial, 1035
- vestíbulo-ocular, 1042
Regurgitação, 387
Reindução, 1286
- da remissão ou resgate, 1289
Relações das medidas de gasometria, 314
Remissão, 1251
Remoção dos cálculos, 704
Remodelamento cardíaco, 53
Renina, 54, 1345
Renomegalia, 649
Respiração paradoxal, 378
Resposta(s)
- a ameaças, 1069
- ao teste terapêutico com acetato de desmopressina, 736
- auditiva evocada do tronco cerebral, 1057
- cardíacas, 53
- completa, 1251
- de ameaça, 1042
- de Somogyi, 815
- parcial, 1251
- sistêmicas, 54
Ressonância magnética, 547, 1051
- cardíaca, 17
- da laringe ou faringe, 272
- nasal, 249
- torácica, 293
Restrição de fósforo, 692
Retenção de sódio, 676
Rickettsia
- *felis*, 1460
- *rickettsii*, 1113
Rigidez
- de descerebração, 1030
- pulmonar, 4
Rinite
- alérgica, 265
- bacteriana, 258
- crônica canina idiopática, 267
- idiopática, 265
- linfoplasmocítica, 267
Rinorreia, 240
Rinoscopia, 250
Rinossinusite crônica felina, 265
Riquétsias, 1449
- outras infecções por, 1460
Ritmo(s)
- cardíaco, 35
- de escape, 41
- de galope, 8, 427
- ectópicos, 37
- idioventricular acelerado, 40
- irregulares rápidos, 78
- regulares rápidos, 78
- sinusais, 36, 37
- ventricular acelerado, 40
Rivaroxabana, 239
Rodenticida, 1380
Ronidazol, 439, 511, 1418
Ruídos pulmonares, 283
Ruptura
- de cordas tendíneas, 130
- do átrio esquerdo, 130
Rutina, 384

S

S-adenosil metionina, 639
Saculite anal, 498

1536 Índice Alfabético

Salbutamol, 324, 384
Salicilato de bismuto, 434
Salmonelose, 475
Sangue oculto na urina, 658
Sarcoma(s), 1244
- em sítio de injeção em gatos, 1316
- hepático primário, 570, 608
Seborreia, 761
Sedimentoscopia, 658
Segmento ST, 34
Selamectina, 238
Sensibilidade, 1414
- facial, 1042
Septicemia bacteriana neonatal, 1001
Shunt(s)
- arteriovenoso extracardíaco, 101
- intracardíaco, 109
- portossistêmicos congênitos, 571, 597
Sialoadenite, 441
Sialocele, 441
Sialorreia, 385, 386
Sildenafila, 384
Silimarina, 639
Simetria facial, 1042
Simpatomimético, 90, 238
Sinal(is)
- de vaqueiro" ou "pernas tortas", 15
- faríngeos em cães e gatos, 270
- gastrintestinais, 512
- laríngeos em cães e gatos, 270
- lobar, 288
- relacionados ao neurônio motor
-- inferior, 1025
-- superior, 1026
- respiratórios, 3
Síncope, 2
- causas cardiovasculares de, 3
Sincronização, 37
Síndrome(s)
- amiloides, 671
- bradicardia-taquicardia, 86
- da cauda equina, 1134
- da diarreia hemorrágica aguda, 456
- da doença não tireoidiana, 771
- da dor do beagle, 1103
- da medula espinal central, 1027
- da veia cava, 201
- das vias respiratórias braquicefálicas, 270, 277
- de angústia respiratória aguda, 353
- de Chédiak-Higashi, 1353
- de cólica epileptoide canina, 1091
- de Eisenmenger, 114
- de Evans, 1228
- de Horner, 1074
-- idiopática, 1075
- de insuficiência hepática, 201
- de lesão pulmonar associada à transfusão, 1340
- de lise tumoral aguda, 1270
- de obstrução das vias respiratórias braquicefálicas, 277
- de poliartrite específica a raças, 1190
- de Wobbler, 1135
- de WPW, 42
- diarreica hemorrágica aguda, 476, 477
- do desaparecimento do ducto biliar, 592
- do esmorecimento, 1003

- do eutireoidiano doente, 771
- do intestino curto, 495
- do macrotumor hipofisário, 848
- do nó sinusal, 85
- do ovário remanescente, 967
- do tremor canino responsivo a corticosteroides, 1107
- do vômito bilioso, 463
-- hepática aguda, 201
-- hepatocutânea, 608
-- hipereosinofílica, 1357
-- mielodisplásica, 1294, 1365
-- nefrótica, 667
-- poliendócrinas autoimunes, 764
-- pós-cava, 201
-- pré-leucêmica, 1294
-- similar à panleucopenia, 473
-- vestibular(es)
--- congênitas, 1099
--- idiopática felina, 1099
--- paradoxal (central), 1096
Sinovite linfoplasmocitária, 1190
Siringomielia, 1139
Sistema
- de escala vertebral, 13
- de estadiamento TNM, 1283
- de monitoramento contínuo de glicose, 812
- gastrintestinal e infecções hepáticas, 1422
- neuromuscular, 1027
- orgânicos, 1199
- renina-angiotensina-aldosterona, 54
Sobrecirculação, 16
Sódio, 535
Solução salina hipertônica, 427, 919
Somatostatina, 842, 884
Sombra cardíaca, 13
Sonda(s)
- de enterostomia, 431
- de faringostomia e esofagostomia, 430
- de gastrostomia, 430 431
-- de baixo perfil, 431
- endotraqueais, 380
- nasoesofágicas, 429
- traqueais, 381
Sons
- de galope, 8
- pulmonares, 283
- transitórios, 9
Sopro(s)
- cardíacos, 9
- contínuos, 11
- de ejeção, 10
- de ejeção sistólica, 10
- diastólicos, 11
- fisiológicos, 10
- holossistólico, 9
- inocentes, 9
- para frente e para trás, 11
- pré-sistólicos, 9
- sistólicos, 9, 10
Soro, 1413
Sorologia, 295, 1049
- para a detecção
-- de doença de Lyme, 1178
-- de riquétsias, 1179
Sotalol, 89, 95, 237
Speckle tracking em 2D, 31

Sporothrix schenckii, 1482
Staphylococcus
- intermedius, 709
- pseudointermedius, 1425
Stents ureterais, 707
Subcirculação pulmonar, 16
Subdosagem de insulina, 815, 828
Subinvolução de sítios placentários, 962
Subsalicilato de bismuto, 435, 511
Succinato sódico de metilprednisolona, 1171
Sucralfato, 433, 434, 511, 640, 731, 1240
Sulfadimetoxina, 439, 511
Sulfas potencializadas, 1418
Sulfassalazina, 511
Sulfato
- de condroitina, 1182, 1195
- de zinco, 640
Sulfonamidas potencializadas, 637
Superdosagem de insulina e contrarregulação de glicose, 815
Suplementação
- de enzimas digestivas, 434
- de oxigênio, 379
- nutricional especial, 429
Suplementos alimentares, 71
Suporte
- inotrópico, 61
- ventilatório, 381
Supressão de estro, 1021
Swab nasal, 253

T

T4, 766, 783
- livre, 784
Tamanho
- e posicionamento do manguito, 213
- e simetria das pupilas, 1070
Tamponamento cardíaco, 176
Tansulosina, 725
Taquiarritmias, 78
- supraventriculares, 80
- ventriculares, 81, 83
Taquicardia(s)
- atrial, 38
- AV recíproca, 42
- idioventricular, 40
- paroxística, 38
- supraventricular, 38, 80
-- paroxística, 80
- sustentada, 38
- ventricular, 40, 81
Tartarato de metoprolol, 94
Taurina, 71, 150
Taxa de filtração glomerular, 680
Tecido(s)
- epiteliais, 1242
- hematopoéticos, 1243
- mesenquimatosos, 1243
- normais, 1242
Técnica(s)
- de administração intramuscular de insulina
-- de hora em hora, 834
-- intermitente, 835
- de Baermann, 1408
- de cultura, 1411
- de diagnóstico por imagem, 540, 873

-- da cavidade nasal, 246
-- de rotina, 1049
-- do sistema nervoso, 1049
-- de infusão intravenosa constante de insulina em baixa dose, 835
- endotraqueal, 300
- imunológicas, 1412
- para o monitoramento do controle do diabetes, 809
- para obtenção de LBA-NB
-- em cães, 304
-- em gatos, 304
-- teciduais, 1410
-- transtraqueal, 296
Telmisartana, 235, 674
Tempo
- de duplicação, 1253
- de preenchimento capilar, 4
Tenesmo, 399
Teofilina, 90, 324
- base, 384
- ER, 238
Teor, liberação e utilização de oxigênio, 315
Terapia(s)
- adulticida em cães, 198
- antiarrítmica, 76
- antitrombótica, 674
- com diazóxido, 841
- com estreptozotocina, 842
- com glicocorticoides, 841
- com somatostatina, 842
- de reidratação oral, 428
- de reposição endócrina, 693
- de transfusão, 1338
- dietética, 428
- imunossupressora, 436
- microfilaricida, 206
- prebiótica, 437
- probiótica, 437
Teratospermia hereditária, 991
Terbinafina, 384, 1485
Terbutalina, 90, 238, 324, 329, 384, 1021
Teriogenologia, 921
Terminal central de Wilson, 33
Teste(s)
- de aglutinação em lâmina, 1200
- de Coombs, 1201
- de estimulação
-- com hormônio adrenocorticotrófico, 857, 870
-- de TSH e TRH, 770
- de privação de água, 656
- de quilomícron, 896
- de reação da cadeia da polimerase, 296
- de refluxo hepatojugular (abdominojugular), 5
- de supressão
-- com dexametasona, 869
--- administração oral, 857
--- alta dose de, 857
--- em baixa dosagem, 854
-- de T3, 785
- direto de antiglobulina, 1201
- do nervo craniano, 1042
- modificado de privação de água, 736
- terapêutico com acetato de desmopressina, 736

Índice Alfabético 1537

Tétano, 1165
Tetraciclina, 1418
- em pomada oftálmica, 384
Tetralogia de Fallot, 113
Tetraparesia, 1031
- aguda do neurônio motor inferior, 1149
Tetraplegia, 1031
Tiabendazol, 511
Tiamina, 1063
Ticarcilina e clavulanato, 1418
Tilosina, 511, 1417
Tiopronina 2-MPG, 731
Tipagem de sangue, 1338
Tireoidectomia, 787, 789
Tireotoxicose, 777
Tocodinamometria, 956
Tomada de decisão na avaliação citológica de linfonodo, 1248
Tomografia computadorizada, 1051
- abdominal, 546
- cardíaca, 17
- da laringe ou faringe, 272
- nasal, 249
- pleural, 363
- torácica, 293
Tônus mandibular, 1042
Toracocentese derrame pleural, 363
Toracoscopia, 309
- com biópsia pulmonar, 297
- derrame pleural, 364
Toracotomia, 309
- com biópsia pulmonar, 297
- derrame pleural, 364
Torasemida, 62, 234
Torção
- do lobo pulmonar, 292
- mesentérica, 492
- testicular, 977
Tosse, 3, 280
- dos canis, 318
- produtiva, 280
Toxemia da gestação, 952
Toxicidade(s)
- dermatológica, 1266
- dos antibióticos, 1419
- gastrintestinal, 1264
- hematológica, 1262
- pulmonar, 1269
Toxinas miocárdicas, 149
Toxocara cati, 295
Toxoplasma gondii, 295, 1150, 1161, 1501
Toxoplasmose, 326, 340, 951, 1111
- canina, 1504
- felina, 1501
Trabalho de parto prematuro idiopático, 947
Tramadol, 623, 1182, 1195
Transfusão de sangue, 1221
- complicações da terapia de, 1339
Transplante fecal, 438
Transporte reverso do colesterol, 895
Transtornos do sono, 1093
Transudatos, 176, 358
- modificados, 358
- patogênese dos, 513
- puros e modificados, 358

Traqueia, 285
Traqueobroncomalácia, 330
Traqueobronquite infecciosa canina, 318
Tratamento
- do câncer
-- fatores relacionados com a família, 1250
-- fatores relacionados com o paciente, 1249
-- fatores relacionados com o tratamento, 1250
- do paciente
-- anêmico, 1327
-- com sangramento, 1373
-- imunossupressor, 1205
-- simbiótico, 437
Trato urinário, 695
Traumatismo, 1099, 1118
- craniano, 1060
- uterino, 962
Tremor(es), 1167
- idiopático da cabeça, 1091
Tríade de Virchow, 221
Tricomoníase, 483
Tricurídeos, 479
Triglicerídeos, 536
Trilostano, 860, 884
Trimetoprima-sulfadiazina, 384, 439, 511, 1171, 1418
Tripanossomíase americana, 1505
Tritrichomonas fetus, 1407
Trombocitopenia, 1203, 1327, 1374, 1406
- imunomediada, 1224, 1376
-- felina, 1228
Trombocitose, 1406
Tromboelastografia, 352
Tromboembolia, 676
Tromboembolismo, 848
- arterial sistêmico em gatos, 223
-- profilaxia do, 229
- prevenção de, 1222
- pulmonar, 223, 351
Trombose, 1384
- aórtica profilaxia da, 231
- arterial sistêmico em cães, 229
- associada à AHIM, 222
- gestacional, 953
- venosa, 232
Troponina cardíaca, 12, 1344
Trypanosoma cruzi, 1505
TSH, 768, 784
Tumor(es)
- adrenocorticais, 846
- cardíacos, 173, 184
- cerebrais primários, 1066
- da bainha do nervo periférico, 1141
- da coluna, 1129
- da glândula perianal, 499
- da orelha interna e média, 1099
- de células redondas (discretas), 1245
- do ducto biliar, 570
- do trato biliar, 608
- hepatocelular, 570, 608
- intracranianos, 1066
- nasais, 264
- neuroendócrino, 570, 608
- primários múltiplos indeterminados, 1304
Turbinectomia, 254

U

Úlcera gastrintestinal, 463
Ultrassonografia, 1049
- abdominal, 543, 868
- cardíaca, 17
- cervical, 752, 785
- da faringe e laringe, 272
- do estômago e intestino delgado, 414
- do trato alimentar, 410
- pleural, 363
- pulmonar, 32
- renal, 664
- torácica, 292
Umidificação das vias respiratórias, 339
Ureaplasma, 1444
Ureia, 527, 532, 651
- creatinina, 535
Uremia, 689
- como intoxicação, 685
Ureteres ectópicos, 722, 1010
Ureterolitíase em cães e gatos, 705
Uretrocistoscopia, 665
Urina, propriedades
- físicas da, 657
- químicas da, 658
Urinálise, 408, 539, 646, 657
Uro-hidropropulsão miccional, 704
Urografia excretora, 664
Urolitíase, 703
- de cistina e sílica em gatos e cães, 712
- de oxalato de cálcio, prevenção da 708
- de urato
-- em cães, 710
-- em gatos, 711
Urólito(s), 703
- de cistina e sílica, 712
- de urato, 711
- de xantina, 713
Urotoxicidade, 1268
Ursodiol, 584
Uveíte induzida por material da lente, 819

V

Vacina(s)
- contra cascavel, 1435
- essenciais, 1432, 1434
- não essenciais, 1433, 1434
- tipos de, 1431
Vacinação
- durante a gestação, 947
- pediátrica, 1019
Vacuolização de hepatócitos, 610
Vaginoscopia, 928
Varfarina, 239
Variabilidade da frequência cardíaca, 46
Variações normais do ciclo estral, 939
Vasculite(s), 953
- necrótica, 1103
Vasodilatação, 61
Vasodilatadores, 69
Vasos
- pulmonares lobares, 16
- sanguíneos intratorácicos, 15
- jugulares, 5

Velocidades de condução nervosa, 1057
Ventrículo
- direito, 15
- esquerdo, 15
Verapamil, 90, 96
Vestibulopatias agudas, 1101
Vestibulovaginite crônica em cadelas ovário-histerectomizadas ou ovariectomizadas, 965
Vetoryl®, 884
Vias
- respiratórias
-- maiores extratorácicas, 375
-- superiores, 375
- sensoriais da medula espinal, 1026
- simpática toracolombar, 721
Vincristina, 1210, 1214, 1240
Vírus
- da cinomose canina, 1109, 1434
- da hepatite de células acidófilas caninas, 580
- da imunodeficiência felina, 952, 1433, 1471
- da leucemia felina, 473, 952, 1433, 1474
- da panleucopenia felina, 952, 1432
- da parainfluenza, 1435
- da rinotraqueíte felina, 256
- entéricos caninos, 473
Visão, 1069
Vitamina(s), 418
- B$_1$, 1063
- B$_{12}$, 641, 511
- C, 641
- D, 920
- E, 639, 641
- hidrossolúveis, 585
- K$_1$, 641
- lipossolúveis, 585
Vólvulo
- gástrico, 461
-- crônico parcial ou intermitente, 462
- mesentérico, 492
Vômito, 389, 512
- agudo, 391
Voriconazol, 1485

X

Xantina, 713
Xarope de ipeca, 1171
Xilazina, 511, 1171

Y

Yersinia pestis, 1440

Z

Zinco, 585, 591, 639
Zonisamida, 1088, 1171
Zoonoses, 1511
- com vetores compartilhados, 1522
- de ambientes compartilhados, 1523
- dos tratos genital e urinário, 1522
- entéricas, 1511
- oculares e do sistema respiratório, 1521
- por mordeduras, arranhaduras ou exposição a exsudatos, 1518